U0359111

创伤骨科学

Skeletal Trauma

Basic Science，Management，and Reconstruction

成人卷

第 4 版

下卷

〔美〕

布鲁斯·D·布朗诺

杰西·B·朱庇特

艾伦·M·莱文 **主 编**

皮特·G·特拉夫顿

〔德〕克里斯汀·科尔特克

马信龙 冯世庆 李世民 周 方 **主 译**

娄思权 阚世廉 叶伟胜

孙景城 徐卫国 任秀智 **副主译**

魏学磊 刘 林 郭乾臣

天津出版传媒集团

天津科技翻译出版有限公司

著作权合同登记号：图字：02 - 2011 - 34

图书在版编目(CIP)数据

创伤骨科学. 成人卷/(美)布朗诺(Browner, B. D.)等主编；马信龙等译. —天津：天津科技翻译出版有限公司,2015.6
书名原文：Skeletal trauma:basic science, management, and reconstruction
ISBN 978 - 7 - 5433 - 3299 - 7

Ⅰ.①创… Ⅱ.①布… ②马… Ⅲ.①骨损伤 - 诊疗 Ⅳ.①R683

中国版本图书馆 CIP 数据核字(2014)第 275112 号

授权单位:Elsevier (Singapore) Pte Ltd.
出　　　版:天津科技翻译出版有限公司
出 版 人:刘 庆
地　　　址:天津市南开区白堤路 244 号
邮政编码:300192
电　　　话:(022)87894896
传　　　真:(022)87895650
网　　　址:www.tsttpc.com
印　　　刷:山东临沂新华印刷物流集团有限责任公司
发　　　行:全国新华书店
版本记录:889×1194　16 开本　177 印张　4000 千字　配图 6200 幅
　　　　　2015 年 6 月第 1 版　2015 年 6 月第 1 次印刷
　　　　　定价:660.00 元(上·下卷)

(如发现印装问题,可与出版社调换)

译校者名单

主　译

马信龙　　冯世庆　　李世民　　周　方

副主译

娄思权　　阚世廉　　叶伟胜　　孙景城　　徐卫国

任秀智　　魏学磊　　刘　林　　郭乾臣

译校者(按姓氏汉语拼音排序)

蔡　迎	陈　有	邓书贞	董立平	冯洪永
冯世庆	宫可同	郭　琰	郭乾臣	阚世廉
李　洁	李桂石	李明新	李世民	李鑫鑫
刘　举	刘　林	刘兆杰	娄思权	吕　扬
马　英	马光辉	马剑雄	马信龙	苗普达
任秀智	孙　静	孙景城	万春友	王敬博
王晓南	王志彬	魏学磊	吴英华	夏　群
徐桂军	徐卫国	闫富宏	叶伟胜	于顺禄
袁　永	詹海华	张　波	张春虹	张建兵
张佐光	赵　飞	周　方	周恒星	

编者名单

Joseph A. Abate, III, M.D.
Associate Professor, University of Vermont, Department of Orthopaedics and Rehabilitation, Burlington, Vermont
Dislocations and Soft Tissue Injuries of the Knee

Albert J. Aboulafia, M.D.
Assistant Clinical Professor, Department of Orthopaedic Surgery, University of Maryland School of Medicine; Co-Director, Sarcoma Service, Alvin and Lois Lapidus Cancer Center, Sinai Hospital, Baltimore, Maryland
Pathologic Fractures

Annunziato Amendola, M.D., F.R.C.S.(C.)
Associate Professor, University of Western Ontario, London, Ontario, Canada
Compartment Syndromes

Caesar A. Anderson, M.D., M.P.H.
Fellow, Yale–New Haven Hospital, New Haven, Connecticut
Substance Abuse Syndromes: Recognition, Prevention, and Treatment

Paul A. Anderson, M.D.
Professor, Department of Orthopedic Surgery and Rehabilitation, University Hospital, Madison, Wisconsin
Injuries of Lower Cervical Spine

Michael T. Archdeacon, M.D.
Vice-Chairman and Associate Professor, Department of Orthopaedic Surgery, University of Cincinnati; Director, Division of Musculoskeletal Traumatology, University Hospital, Cincinnati, Ohio
Patella Fractures and Extensor Mechanism Injuries

Terry S. Axelrod, M.D.
Associate Professor of Surgery, University of Toronto Faculty of Medicine; Head, Division of Orthopaedic Surgery, Sunnybrook and Women's College Health Sciences Centre, Toronto, Ontario, Canada
Fractures and Dislocations of the Hand

Rahul Banerjee, M.D.
Assistant Professor, Texas Tech University Health Sciences Center; Chief of Orthopaedic Trauma, William Beaumont Army Medical Center, El Paso, Texas
Foot Injuries

Craig S. Bartlett, III, M.D.
Assistant Clinical Professor, Orthopaedic Trauma Service, Department of Orthopaedics, University of Vermont College of Medicine, Burlington, Vermont
Fractures of the Tibial Pilon

Rebecca M. Bauer, M.D., M.P.H.
Research Coordinator, Division of Orthopedic Trauma, Vanderbilt Orthopedic Institute, Nashville, Tennessee
Outcomes Research in Orthopaedics

Michael R. Baumgaertner, M.D.
Professor, Department of Orthopaedics and Rehabilitation, Yale University School of Medicine; Chief, Orthopaedic Trauma Service, Yale–New Haven Hospital, New Haven, Connecticut
Medical Management of the Patient with Hip Fracture; Intertrochanteric Hip Fractures

Fred F. Behrens, M.D.*
Fractures with Soft Tissue Injuries

Mark R. Belsky, M.D.
Associate Clinical Professor of Orthopaedic Surgery, Tufts University School of Medicine, Boston; Chief of Orthopaedic Surgery, Newton-Wellesley Hospital, Newton, Massachusetts
Fractures and Dislocations of the Hand

Daniel R. Benson, M.D.
Professor, Department of Orthopaedics, University of California, Davis, School of Medicine; Orthopaedic Surgeon, University of California, Davis, Medical Center, Sacramento, California
Initial Evaluation and Emergency Treatment of the Spine-Injured Patient

Daniel J. Berry, M.D.
Professor of Orthopaedic Surgery, Mayo Clinic College of Medicine; Consultant, Department of Orthopaedics, Mayo Clinic, Rochester, Minnesota
Periprosthetic Fractures of the Lower Extremity

*Deceased.

Mohit Bhandari, M.D., M.Sc., F.R.C.S.C
Clinical Research Fellow, St. Michael's Hospital, Toronto, Ontario, Canada
Fractures of the Humeral Shaft

Christopher T. Born, M.D., F.A.A.O.S., F.A.C.S
Professor, Department of Orthopaedic Surgery, The Alpert Medical School, Brown University; Director, Orthopaedic Trauma Service, Rhode Island Hospital, Providence, Rhode Island
Disaster Management

Michael J. Bosse, M.D.
Orthopaedic Trauma Surgeon, Department of Orthopaedic Surgery, Carolinas Medical Service, Charlotte, North Carolina
Damage Control Orthopaedic Surgery: A Strategy for the Orthopaedic Care of the Critically Injured Patient

Robert T. Brautigam, M.D., F.A.C.S.
Associate Professor of Surgery, School of Medicine, University of Connecticut, Farmington, Connecticut; Director of the Surgical Program, American College of Surgeons Comprehensive Education Institute; Associate Director, Neuroscience, Neurosurgery/Trauma Intensive Care Unit; Associate Director, Surgical Intensive Care Unit, Department of Surgery, Hartford Hospital, Hartford, Connecticut
Evaluation and Treatment of the Multiple-Trauma Patient

Mark R. Brinker, M.D.
Clinical Professor of Orthopaedic Surgery, Tulane University School of Medicine, New Orleans, Louisiana; Clinical Professor of Orthopaedic Surgery, Baylor College of Medicine; Director of Acute and Reconstructive Trauma, Fondren Orthopedic Group, Texas Orthopedic Hospital, Houston, Texas
Nonunions: Evaluation and Treatment

Bruce D. Browner, M.D., M.S., F.A.C.S.
Gray-Gossling Chair,
Professor and Chairman Emeritus,
Department of Orthopaedic Surgery,
University of Connecticut Health Center;
Director, Department of Orthopaedics,
Hartford Hospital, Hartford, Connecticut
Principles of Internal Fixation; Surgical Site Infection Prevention; Chronic Osteomyelitis

Ryan P. Calfee, M.D.
Fellow of Orthopaedic Trauma, Department of Orthopaedic Surgery, Brown University School of Medicine; Fellow of Orthopaedic Trauma, Department of Orthopaedic Surgery, Rhode Island Hospital, Providence, Rhode Island
Disaster Management

Jason H. Calhoun, M.D.
Department of Orthopaedics and Rehabilitation, University of Texas Medical Branch, Galveston, Texas
Surgical Site Infection Prevention

Andrew E. Caputo, M.D.
Clinical Assistant Professor, Department of Orthopaedic Surgery, University of Connecticut Health Sciences Center, Farmington; Co-Director, Hand Surgery Service, Hartford Hospital and Connecticut Children's Medical Center, Hartford, Connecticut
Principles of Internal Fixation

James B. Carr, M.D.
Associate Clinical Professor, Department of Orthopaedic Surgery, University of South Carolina, Columbia, South Carolina; Attending Orthopedic Surgeon, Lewis Gale Medical Center, Salem, Virginia
Malleolar Fractures and Soft-Tissue Injuries of the Ankle

Charles Cassidy, M.D.
Chairman, Department of Orthopaedics, Henry H. Banks Associate Professor of Orthopaedic Surgery, Tufts–New England Medical Center, Boston, Massachusetts
Fractures and Dislocations of the Carpus

Mark S. Cohen, M.D.
Professor, Director, Hand and Elbow Section, Director, Ortopaedic Education, Department of Orthopaedic Surgery, Rush University Medical Center, Chicago, Illinois
Fractures of the Distal Radius

Peter A. Cole, M.D.
Associate Professor, Department of Orthopaedic Surgery, University of Minnesota, Minneapolis, Minnesota; Chief, Department of Orthopaedic Surgery, Regions Hospital, Saint Paul, Minnesota
Tibial Plateau Fractures

Christopher L. Colton, M.D., F.R.C.S., F.R.C.S.Ed.
Senior Consultant in Orthopaedic Trauma, Nottingham University Hospital, Nottingham, England
The History of Fracture Treatment

Leo M. Cooney, Jr., M.D.
Humana Foundation Professor of Geriatric Medicine, Professor and Chief, Section of Geriatrics, Yale University School of Medicine, New Haven, Connecticut
Medical Management of the Patient with Hip Fracture

Brian W. Cooper, M.D., F.A.C.P.
Director, Division of Infectious Disease, Allergy, and Immunology, Hartford Hospital; Professor of Clinical Medicine, University of Connecticut School of Medicine, Farmington, Connecticut
Avoidance of Occupationally Acquired Blood-Borne Pathogens

Charles N. Cornell, M.D.
Associate Professor, Orthopaedic Surgery, Cornell University Joan and Sanford I. Weill Medical College and Graduate School of Medical Sciences, New York; Chairman, Department of Orthopaedic Surgery, New York Hospital Medical Center of Queens and Flushing Hospital Medical Center, Flushing, New York
Osteoporotic Fragility Fractures

Jerome M. Cotler, M.D.
Professor of Orthopaedic Surgery, Thomas Jefferson University Hospital, Philadelphia, Pennsylvania
Fractures in the Stiff and Osteoporotic Spine

Bradford L. Currier, M.D.
Mayo Clinic Department of Orthopaedic Surgery, Rochester, Minnesota
Complications in the Treatment of Spinal Trauma

Joseph P. DeAngelis, M.D.
Department of Orthopaedic Surgery, University of Connecticut School of Medicine, Farmington, Connecticut
Principles of Internal Fixation

Christopher W. DiGiovanni, M.D.
Assistant Professor, Department of Orthopaedic Surgery, Brown University School of Medicine; Director, Foot and Ankle Service, Rhode Island Hospital, Providence, Rhode Island
Foot Injuries

Mark E. Easley, M.D.
Assistant Professor, Division of Orthopaedic Surgery, Duke University Medical Center, Durham, North Carolina
Foot Injuries

Robert K. Eastlack, M.D.
Clinical Instructor, Department of Orthopaedic Surgery, University of California–San Diego; Orthopaedic Spine Surgeon, Orthopaedic Medical Group, Sharp Memorial Hospital, San Diego, California
Complications in the Treatment of Spinal Trauma

Thomas A. Einhorn, M.D.
Professor of Orthopaedic Surgery and Biomedical Engineering, Chairman, Department of Orthopaedic Surgery, Boston University School of Medicine, Boston, Massachusetts
Biology and Enhancement of Skeletal Repair

Frank Eismont, M.D.
Professor and Vice-Chairman, Department of Orthopaedic Surgery, University of Miami School of Medicine; Co-Director, Acute Spinal Cord Injury Unit, Jackson Memorial Hospital, Miami, Florida
Thoracic and Upper Lumbar Spine Injuries; Gunshot Wounds of the Spine

Nathan K. Endres, M.D.
Assistant Professor, Department of Orthopaedics and Rehabilitation, University of Vermont; Orthopaedic Surgeon, Fletcher Allen Health Care, Burlington, Vermont
Fractures of the Tibial Pilon

David V. Feliciano, M.D.
Professor of Surgery, Emory University School of Medicine; Chief of Surgery, Chief of Vascular Surgery, Grady Memorial Hospital, Atlanta, Georgia
Evaluation and Treatment of Vascular Injuries

Theodore Fischer, M.D., M.S.
Orthopaedic Spine Surgeon, Illinois Bone and Joint Institute, Chicago, Illinois
Spinal Orthoses

John C. France, M.D.
Professor, Orthopaedics, West Virginia University, Morgantown, West Virginia
Injuries of the Cervicocranium

Robert Frigg
Chief Technology Officer, Synthes GmBH, Bettlach Solothurn, Switzerland
Locking Plates: Development, Biomechanics, and Clinical Application

Richard H. Gannon, Pharm.D.
Adjunct Clinical Professor, School of Pharmacy, University of Connecticut, Storrs, Connecticut; Clinical Specialist, Pain Management, Department of Pharmacy Services, Hartford Hospital, Hartford, Connecticut
Pharmacologic Management of the Orthopaedic Trauma Patient

Steven R. Garfin, M.D.
Professor and Chair, Department of Orthopaedics, University of California, San Diego, San Diego, California
Thoracic and Upper Lumbar Spine Injuries

Peter V. Giannoudis, M.D.
Professor of Trauma and Orthopaedics, The University of Leeds, The General Infirmary at Leeds, Leeds, West Yorkshire, United Kingdom
Femoral Shaft Fractures

Gregory E. Gleis, M.D.
Associate Clinical Professor, Department of
Orthopaedic Surgery, University of Louisville School
of Medicine, Louisville, Kentucky
Diagnosis and Teatment of Complications

Ryan T. Gocke, M.D.
Department of Orthopaedics, West Virginia
University, Morgantown, West Virginia
Injuries of the Cervicocranium

James A. Goulet, M.D.
Professor, Department of Orthopaedic Surgery,
University of Michigan Medical School; Director,
Orthopaedic Trauma Service, University of Michigan
Hospital, Ann Arbor, Michigan
Hip Dislocations

Andrew Green, M.D.
Associate Professor, Department of Orthopaedic
Surgery, Brown Medical School; Chief of Shoulder and
Elbow Surgery, Orthopaedic Surgery, Rhode Island
Hospital, Providence, Rhode Island
Proximal Humerus Fractures and Glenohumeral Dislocations

Stuart A. Green, M.D.
Clinical Professor, Orthopaedic Surgery, University of
California, Irvine, School of Medicine, Irvine,
California
Principles and Complications of External Fixation

Neil Grey, M.D.
Department of Endocrinology, Hartford Hospital,
Hartford, Connecticut
Surgical Site Infection Prevention

Munish C. Gupta, M.D.
Associate Professor, Department of Orthopaedics,
University of California, Davis, School of Medicine;
Orthopaedic Surgeon, University of California, Davis,
Medical Center, Sacramento, California
*Initial Evaluation and Emergency Treatment of the
Spine-Injured Patient*

George J. Haidukewych, M.D.
Division of Adult Reconstruction and Orthopedic
Trauma, Florida Orthopedic Institute and Tampa
General Hospital, Temple Terrace, Florida
Post-Traumatic Reconstruction of the Hip Joint

Sigvard T. Hansen, Jr., M.D.
Professor and Chairman Emeritus, Department of
Orthopaedic Surgery, University of Washington School
of Medicine; Director, Foot and Ankle Institute,
Harborview Medical Center, Seattle, Washington
Post-Traumatic Reconstruction of the Foot and Ankle

Wilson C. Hayes, Ph.D.
Professor, Nutrition and Exercise Science, College of
Health and Human Science, Oregon State University;
Adjunct Professor, Mechanical Engineering,
College of Engineering, Oregon State University,
Corvallis, Oregon
Biomechanics of Fractures

John A. Hipp, Ph.D.
Department of Orthopedic Surgery, Baylor College
of Medicine, Houston, Texas
Biomechanics of Fractures

Lenworth M. Jacobs, M.D., M.P.H., F.A.C.S.
Professor of Surgery, University of Connecticut School
of Medicine, Farmington; Director, Traumatology,
Hartford Hospital, Hartford, Connecticut
*Evaluation and Treatment of the Multiple-Trauma
Patient*

Jesse B. Jupiter, M.D.
Director, Orthopaedic Hand Service,
Massachusetts General Hospital; Hansjörg
Wyss/AO Professor, Harvard Medical School,
Boston, Massachusetts
*Fractures and Dislocations of the Hand; Fractures of the
Distal Radius; Diaphyseal Fractures of the Forearm;
Trauma to the Adult Elbow and Fractures of the Distal
Humerus; Injuries to the Shoulder Girdle*

Sanjeev Kakar, M.D., M.R.C.S.
Orthopaedic Research Associate, Department of
Orthopaedic Surgery, Boston University School of
Medicine; Orthopaedic Surgery Resident,
Orthopaedic Surgery, Boston Medical Center,
Boston, Massachusetts
Biology and Enhancement of Skeletal Repair

Steven P. Kalandiak, M.D.
Assistant Professor of Clinical Orthopaedics Surgery
of the Shoulder and Elbow, Department of
Orthopaedics and Rehabilitation, Miller School of
Medicine, University of Miami, Miami,
Florida
Gunshot Wounds to the Musculoskeletal System

Timothy L. Keenen, M.D.
Clinical Associate Professor of Orthopaedic
Surgery, Oregon Health Sciences University
School of Medicine, Portland, Oregon
*Initial Evaluation and Emergency Treatment of the
Spine-Injured Patient*

James F. Kellam, M.D., F.R.C.S.(C.), F.A.C.S., F.R.C.S.(I.)
Director, Orthopaedic Trauma Program and Fellowships, Vice Chairman, Department of Orthopaedic Surgery, Carolinas Medical Center, Charlotte, North Carolina
Damage Control Orthopaedic Surgery: A Strategy for the Orthopaedic Care of the Critically Injured Patient; Pelvic Ring Disruptions; Diaphyseal Fractures of the Forearm

Gino M.M.J. Kerkhoffs, M.D., Ph.D.
Orthopedic Surgeon, University of Amsterdam; Orthopedic Surgeon, Department of Orthopaedic Surgery, Academic Medical Center, Amsterdam, The Netherlands
Malunions and Nonunions About the Knee

Choll W. Kim, M.D., Ph.D.
Assistant Professor, Orthopaedic Surgery, University of California–San Diego, San Diego, California
Complications in the Treatment of Spinal Trauma

Ioannis P. Kioumis
Center for Anti-Infective Research and Development, Aristotle University of Thessaloniki, Medical Faculty, Thessaloniki, Greece
Antibiotic Therapy: General Considerations

Christian Krettek, M.D.
Director, Trauma Department, Hannover Medical School, Hannover, Germany
Fractures of the Distal Femur

Joseph L. Kuti, Pharm. D.
Associate Director, Clinical and Economic Studies Center for Anti-Infective Research and Development, Hartford Hospital, Hartford, Connecticut
Antibiotic Therapy: General Consderations

Brian K. Kwon, M.D., Ph.D., F.R.C.S.(C.)
Combined Neurosurgical and Orthopaedic Spine Program, Department of Orthopaedics, University of British Columbia, Vancouver, British Columbia, Canada
Injuries of Lower Cervical Spine

Joseph M. Lane, M.D.
Professor of Orthopaedic Surgery, Assistant Dean, Weill College of Medicine of Cornell University; Chief, Metabolic Bone Disease Service, Attending, Orthopaedic Trauma Service, Hospital for Special Surgery, New York, New York
Osteoporotic Fragility Fractures

Yu-Po Lee, M.D.
Assistant Clinical Professor, Orthopedic Surgery, University of California–San Diego, San Diego, California
Thoracic and Upper Lumbar Spine Injuries

Alan M. Levine, M.D.
Director, Alvin and Lois Lapidus Cancer Institute, Sinai Hospital, Baltimore, Maryland
Pathologic Fractures; Spinal Orthoses; Low Lumbar Fractures; Fractures of the Sacrum

Bruce A. Levy, M.D.
Assistant Professor, Department of Orthopaedic Surgery, University of Minnesota, Minneapolis, Minnesota; Vice Chief of Orthopaedic Surgery, Regions Hospital, St. Paul, Minnesota
Tibial Plateau Fractures

Frank A. Liporace, M.D.
Assistant Professor, Department of Orthopaedics—Trauma Division, New Jersey Medical School; Assistant Professor, Department of Orthopaedics—Trauma Division, University of Medicine and Dentistry of New Jersey, Newark, New Jersey
Fractures with Soft Tissue Injuries

Susan MacArthur, R.N., C.I.C., M.P.H.
Infection Control Practitioner, Clinical Quality Management Specialist, Hartford Hospital, Hartford, Connecticut
Avoidance of Occupationally Acquired Blood-Borne Pathogens; Surgical Site Infection Prevention

Luke Madigan, M.D.
Attending Spine Surgeon, Knoxville Orthopaedic Clinic, Knoxville, Tennessee
Fractures in the Stiff and Osteoporotic Spine

René K. Marti, M.D.
Department of Orthopaedic Surgery, Academic Medical Center, Amsterdam, The Netherlands
Malunions and Nonunions About the Knee

Peter J. Mas, M.S., D.A.B.M.P.
Medical Health Physicist and Radiation Safety Officer, Hartford Hospital, Hartford, Connecticut
Optimal and Safe Use of C-Arm X-Ray Fluoroscopy Units

Jeffrey W. Mast, M.D.
Northern Nevada Medical Center, Sparks, Nevada
Principles of Internal Fractures

Keith A. Mayo, M.D.
Orthopaedic Center, Tacoma, Washington
Pelvic Ring Disruption

Augustus D. Mazzocca, M.D.
Assistant Professor, Department of Orthopaedic Surgery, University of Connecticut Health Sciences Center, Farmington, Connecticut
Principles of Internal Fixation

Michael D. McKee, M.D.
Associate Professor, Division of Orthopaedics, Department of Surgery, University of Toronto; Staff Surgeon, Division of Orthopaedic Surgery, St. Michaels Hospital, Toronto, Canada
Trauma to the Adult Elbow and Fractures of the Distal Humerus

Michael W. Mendes, M.D.
Attending Physician, McLeod Regional Medical Center, Florence, South Carolina
Principles of Internal Fixation

Stuart E. Mirvis, M.D., F.A.C.R.
Professor, Department of Radiology, University of Maryland School of Medicine; Director, Trauma and Emergency Radiology, Diagnostic Radiology, University of Maryland Medical Center, Baltimore, Maryland
Spinal Imaging

Victor A. Morris, M.D.
Assistant Professor of Medicine, General Medicine; Director, Hospital Service; Director, Medicine Consult Service; Director, Medicine Consult Service, Yale University School of Medicine, New Haven, Connecticut
Medical Management of the Patient with Hip Fracture

Amir Mostofi, M.D.
Resident, University of Connecticut, Farmington, Connecticut
Surgical Site Infection Prevention

David P. Nicolau, Pharm.D., F.C.C.P.
Center for Anti-Infective Research and Development, Hartford Hospital, Hartford, Connecticut
Antibiotic Therapy: General Considerations

Florian Nickisch, M.D.
Assistant Professor of Orthopaedic Surgery, Department of Orthopaedics, University of Utah, Salt Lake City, Utah
Foot Injuries

Sean E. Nork, M.D.
Associate Professor, Orthopaedics and Sports Medicine, University of Washington; Associate Professor, Orthopaedics and Sports Medicine, Veterans' Hospital, Seattle, Washington
Subtrochanteric Fractures of the Femur

Tom R. Norris, M.D.
Orthopaedic Surgery, California Pacific Medical Center, San Francisco, California
Proximal Humerus Fractures and Glenohumeral Dislocations

William T. Obremskey, M.D., M.P.H.
Associate Professor, Department of Orthopaedics and Rehabilitation, Division of Orthopaedic Trauma, Vanderbilt University Medical Center, Nashville, Tennessee
Outcomes Research in Orthopaedics

Daniel P. O'Connor, Ph.D.
Assistant Professor, University of Houston, Houston, Texas
Nonunions: Evaluation and Treatment

Matthew E. Oetgen, M.D.
Resident, Orthopaedic Surgery, Yale–New Haven Hospital, New Haven, Connecticut
Intertrochanteric Hip Fractures

Patrick W. Owens, M.D.
Assistant Professor of Clinical Orthopaedics, Department of Orthopaedics, Miller School of Medicine, University of Miami, Miami, Florida
Gunshot Wounds to the Musculoskeletal System

Dror Paley, M.D., F.R.C.S.C.
Director, Rubin Institute for Advanced Orthopaedics, Co-Director, International Center for Limb-Lengthening, Sinai Hospital of Baltimore, Baltimore, Maryland
Principles of Deformity Correction

George A. Perdrizet, M.D., Ph.D., F.A.C.S.
University of Connecticut; Staff Surgeon, Hartford Hospital, Hartford, Connecticut
Substance Abuse Syndromes: Recognition, Prevention, and Treatment

Ed Pesanti, M.D., F.A.C.P.
Professor, Department of Medicine, University of Connecticut School of Medicine; University of Connecticut Health Center, Farmington, Connecticut
Chronic Osteomyelitis

Michael S. Pinzur, M.D.
Professor, Department of Orthopaedic Surgery and Rehabilitation, Loyala University Medical Center, Maywood, Illinois
Amputations in Trauma

Ryan M. Putnam, M.D.
Clinical Instructor, Orthopaedic Surgery and Rehabilitation, University of Vermont; Clinical Instructor, Orthopaedic Surgery and Rehabilitation, Fletcher Allen Health Care, Burlington, Vermont
Fractures of the Tibial Pilon

Mark C. Reilly, M.D.
Department of Orthopaedic Surgery, Newark, New Jersey
Subtrochanteric Fractures of the Femur

David Ring, M.D., Ph.D.
Assistant Professor, Orthopaedic Surgery, Harvard
Medical School; Medical Director and Director of
Research, Orthopaedic Hand and Upper Extremity
Service, Massachusetts General Hospital, Boston,
Massachusetts
Injuries to the Shoulder Girdle

Craig S. Roberts, M.D.
Professor, Residency Program Director, University
of Louisville School of Medicine, Louisville, Kentucky
Diagnosis and Treatment of Complications

Kenneth J. Robinson, M.D., F.A.C.E.P.
Associate Professor of Emergency Medicine,
University of Connecticut School of Medicine,
Farmington, Connecticut; Medical Director, Program
Director, LIFE STAR Helicopter Program; Chief,
Prehospital Services, Department of Emergency
Medical Services/Trauma, Hartford Hospital,
Hartford, Connecticut
*Evaluation and Treatment of the Multiple-Trauma
Patient*

Craig M. Rodner, M.D.
Assistant Professor, University of Connecticut
Department of Orthopaedics, Farmington, Connecticut
Chronic Osteomyelitis

Jonathan G. Roper, M.D.
Department of Orthopaedic Surgery, Kaiser
Permanente Medical Center, San Diego, California
Gunshot Wounds of the Spine

Milton Lee (Chip) Routt, Jr., M.D.
Professor, Orthopaedics and Sports Medicine,
University of Washington; Professor, Orthopaedics and
Sports Medicine, Harborview Medical Center, Seattle,
Washington
Surgical Treatment of Acetabular Fractures

Leonard K. Ruby, M.D.
Professor of Orthopaedic Surgery,
Tufts University School of Medicine; Senior Staff,
Hand Surgery, Department of Orthopaedic Surgery,
New England Medical Center, Boston, Massachusetts
Fractures and Dislocations of the Carpus

Roy W. Sanders, M.D.
Clinical Professor of Orthopaedics, University of South
Florida College of Medicine, Tampa, Florida
Patella Fractures and Extensor Mechanism Injuries

Richard A. Saunders, M.D.
Orthopedic Surgeon, The Glens Falls Hospital, Glens
Falls, New York
Physical Impairment Ratings for Fractures

Joseph Schatzker, M.D.
Professor, University of Toronto Faculty of Medicine;
Orthopaedic Surgeon, Sunnybrook Health Science
Center, Toronto, Ontario, Canada
Tibial Plateau Fractures

Emil H. Schemitsch, M.D., F.R.C.S.C.
Professor and Head, Division of Orthopaedic Surgery,
St. Michael's Hospital, Toronto, Ontario, Canada
Fractures of the Humeral Shaft

David Seligson, M.D.
Department of Orthopaedic Surgery, University
of Louisville, Louisville, Kentucky
Diagnosis and Treatment of Complications

Richard Sheppard, M.D.
Sub-specialty Chair, Orthopaedics and Anesthesia,
Hartford Anesthesiology Associates, Hartford,
Connecticut
*Evaluation and Treatment of the Multiple-Trauma
Patient*

Randy Sherman, M.D.
Professor of Surgery, Orthopedics, and Neurologic
Surgery, Chief, Division of Plastic Surgery, Keck
School of Medicine, University of Southern
California; Chair, Department of Surgery, Associate
Medical Director, Surgical Services, Los Angeles
County and U.S.C. Medical Center, Los Angeles,
California
Soft Tissue Coverage

Michael S. Sirkin, M.D.
Associate Professor, University of Medicine and
Dentistry of New Jersey Medical School; Chief,
Orthopaedic Trauma Service, University Hospital,
Newark, New Jersey
Fractures with Soft Tissue Injuries

Raymond Malcolm Smith, M.D., F.R.C.S.
Chief, Orthopaedic Trauma Service, Massachusetts
General Hospital; Associate Professor in Orthopaedics,
Harvard Medical School, Boston, Massachusetts
Femoral Shaft Fractures

Michael D. Stover, M.D.
Director, Division of Orthopaedic Surgery, Loyola
University Medical Center, Maywood, Illinois
Pelvic Ring Disruption

Marc F. Swiontkowski, M.D.
Professor and Chair, University of Minnesota, Department of Orthopaedic Surgery, Minneapolis, Minnesota
Outcomes Research in Orthopaedics; Intracapsular Hip Fractures

Max Talbot, M.D., F.R.C.S.
1 Canadian Field Hospital, Canadian Forces
Fractures of the Humeral Shaft

Cary Templin, M.D.
Staff Surgeon, Hinsdale Orthopaedic Associates, Hinsdale, Illinois
Thoracic and Upper Lumbar Spine Injuries

Peter G. Trafton, M.D.
Professor of Orthopaedics, The Warren Alpert Medical School of Brown University; Former Surgeon-in-charge, Orthopaedic Trauma, Rhode Island Hospital, Providence, Rhode Island
Tibial Shaft Fractures

Bruce C. Twaddle, M.D., F.R.A.C.S.
Director of Orthopaedic Trauma, Auckland Hospital, Auckland, New Zealand
Compartment Syndromes

Elizabeth E. C. Udeh, Pharm.D., B.C.P.S.
Assistant Clinical Professor, University of Connecticut School of Pharmacy, Storrs, Connecticut; Clinical Pharmacy Coordinator, Department of Pharmacy, Hartford Hospital, Hartford, Connecticut
Anticoagulation

Michael A. Wagner, M.D.
Professor and Director, Division of Trauma Surgery and Sports Medicine, Wilhelmin Hospital, Vienna, Austria
Locking Plates: Development, Biomechanics, and Clinical Application

J. Tracy Watson, M.D.
Professor of Orthopaedic Surgery, Wayne State University School of Medicine; Vice Chief of Orthopaedics, Divison of Orthopaedic Traumatology, Detroit Receiving Hospital, Detroit Medical Center, Detroit, Michigan
Tibial Plateau Fractures

Brent B. Wiesel, M.D.
Instructor, Orthopaedic Surgery, University of Pennsylvania, Philadelphia, Pennsylvania
Physical Impairment Ratings for Fractures

Sam W. Wiesel, M.D.
Professor and Chair, Department of Orthopaedics, Georgetown University Medical Center, Washington, D.C.
Physical Impairment Ratings for Fractures

Susan L. Williams, M.D.
Orthopaedic and Spine Surgery, Roseburg, Oregon
Spinal Orthoses

Luther H. Wolff, III, M.D.
Mayo Clinic, Rochester, Minnesota
Periprosthetic Fractures of the Lower Extremity

Michael J. Yaszemski, M.D., Ph.D.
Professor, Departments of Orthopedic Surgery and Biomedical Engineering, Mayo Clinic College of Medicine; Consultant, Orthopedic Spine Surgery, Department of Orthopaedic Surgery, Mayo Clinic, Rochester, Minnesota
Complications in the Treatment of Spinal Trauma

Gregory A. Zych, D.O.
Christine E. Lynn Distinguished Chair in Orthopaedic Trauma, Associate Chairman for Clinical Affairs, Department of Orthopaedics and Rehabilitation, Miller School of Medicine at the University of Miami; Chief, Orthopaedic Trauma, Ryder Trauma Center, Jackson Memorial Hospital, Miami, Florida
Gunshot Wounds to the Musculoskeletal System

中文版序——原作者致辞

自《创伤骨科学》第 1 版于 1992 年面市以来,本书诸位编委、作者和出版者一直致力于为罹患骨折、脱位和其他肌肉骨骼系统损伤的患者提供诊断、决策、治疗和康复的实用指南。每出版一次新版本都会增加一些新素材和新作者,以便体现骨科领域的新进展并回应读者反馈的信息。为了紧跟互联网和电子出版物的发展,我们正通过电子媒体稳步地扩展着获取本书的渠道。悉闻本书已然成为全球认可的标准参考书并指导了众多伤者的康复治疗,我们深感欣慰。

中国人口众多,中国骨科医师面临着治疗骨科创伤的各种挑战,因此,Elsevier 同意出版本书第 4 版的中文版,我倍感欣喜和荣幸。我相信,中文版本会使中国正接受培训和临床一线的骨科医师获取相关重要信息更加便捷,并有助于他们为日益增多的骨创伤患者提供专业化治疗。除了道路交通事故损伤以外,人口老龄化和骨质疏松性脆性骨折病例数的扩大,目前已成为中国医疗的重大负担。本版还包括有困扰中国骨科医生的股骨近端和其他部位骨折的相关内容。

在中国,工业化和城市化使道路上的机动车数量激增,随之而来的是道路交通事故死伤人员数量的剧增。在 2009 年,全国发生交通事故 238 351 起,造成 65 758 人死亡,275 125 人受伤,直接经济损失高达 9.1 亿元。人均交通事故死亡率高于其他发达国家。现已发现有多种因素造成了这一日益严重的问题。行人和骑自行车的人横穿马路,越出非机动车道;而司机通常又不停车避让,往往就会撞上他们。在上下班高峰期行车情况会变得更糟。由于安全带使用率低,司机受伤会更严重,此外在车满为患的道路上摩托车、轻型摩托车和电动车的数量也在与日俱增,也会使没有安全保护的人员受到伤害。

缺乏统一且广泛适用的院前护理以及训练有素的急症和创伤救护人员的不足,也会增加交通事故中受伤者的死亡和残疾风险。2003 年,中国政府把道路交通事故认定为危害公众健康的主要问题,建立了道路安全部长协调系统,并制定了一系列新的道路安全法律法规。在过去的 5 年中,姜保国教授一直代表政府在北京从事标准化院前创伤救护的开发工作,是这一工程的重要创始人。《创伤骨科学》(第 4 版)中文版付梓在即,我诚邀他为之作序,他欣然应允,并详细介绍了这项工作。我希望《创伤骨科学》能同他一道帮助中国内外科医生为道路交通事故受害者提供最好的救护。

我相信在我们国家骨科手术医师有很多机会通过学习并与其他医生合作提高处理肌肉骨骼系统疾病的水平,为广大民众解除痛苦。最好能与各家救护中心面对面的互动和互访,但是由于时间和资金有限,难以满足患者和家庭成员对护理的不同需求,因而促使我们更多地利用互联网来进行讨论。好在现代技术能让我们高清晰度地进行多地互动。

中美两国作为主要的经济实体和尖端的医疗团体，完全应该携起手来共同协助发展中国家的同事应对预防和救护道路交通事故、战争和自然灾害造成的骨骼创伤所面临的巨大挑战。

能够与姜教授携手共建我们两个专业团体深化合作的桥梁，我感到万分荣幸。最后，我对所有参与本书翻译的业界同仁表示衷心的感谢。

Bruce D. Browner, MD, MHCM, FACS

中文版序——原作者致辞

Since publication of the first edition in 1992, the editors, authors and publisher of *Skeletal Trauma* have strived to make the text a practical resource to guide diagnosis, decision-making, treatment and rehabilitation of patients with fractures, dislocations and other injuries to the musculoskeletal system. New material and new authors have been added as each new edition was published to incorporate advances in the field and respond to input from readers. In keeping with the evolution of the Internet and electronic publishing, we have steadily expanded the access to the content via electronic media. We have been gratified by the worldwide adoption of the text as a standard reference and the knowledge that it has guided the care of so many injured people.

Given the immense population of China and the many challenges facing its orthopaedic surgeons who treat skeletal injuries, I am pleased and honored that Elsevier China has agreed to create a Chinese translation of the fourth Edition. The translation will make vital information more accessible to the orthopaedic surgeons in training and practice and aid their efforts to provide expert care for a growing number of skeletal injuries. In addition to road traffic injuries, the aging of the population and expanding number of osteoporotic fragility fractures are now a major portion of the country's medical burden. The text also covers fractures of the proximal femur and other parts of the skeleton that challenge Chinese surgeons.

Growing industrialization and urbanization has led to a burgeoning number of vehicles on the roads in China that has been associated with a tremendous increase in road traffic deaths and disabling injuries. In 2009, there were 238,351 traffic crashes leading to 65,758 deaths and 275,125 injuries with a direct economic cost of 0.91 billion Chinese Yuan. The rate of traffic related fatality per population is higher than in other highly developed countries.

A number of factors have been noted to explain the growing problem. Pedestrians and cyclists cross roads and don't remain in designated lanes. Drivers hit them frequently, because they often will not stop for them. The situation is even worse during rush hour when driving is more aggressive. Drivers are sustaining more injuries, because seat belt use is low. In addition growing number of motorcycles, scooters, and e-bikes are on the roads with heavier vehicles, leading to injuries of less protected riders.

The lack of uniform widely available prehospital care and trained emergency and trauma providers contributed to the deaths and disabilities of those injured in crashes. In 2003 the Chinese Government recognized road traffic injuries as a major public health problem, established The Ministerial Coordination System on Road Safety and implemented a number of new road safety laws. For the past five years, Professor Baoguo Jiang has lead an important initiative on behalf of the government to develop standardized prehospital and trauma care in Beijing. I am honored that he has agreed to write the forward for the Chinese translation of the Fourth Edition and has described his wonderful program in some detail. I hope that Skeletal Trauma can be an adjunct to his efforts that will assist the Chinese physicians and surgeons in delivering optimal care for their citizens who are injured in road traffic crashes.

I believe there are many opportunities for orthopaedic surgeons in our countries to learn from and work with each other to improve the care of injuries and other musculoskeletal problems that face our populations. Although there is no substitute for face-to-face interaction and reciprocal visits to centers of practice, the respective demands of patient care and families resulting in limited time and funds for travel should move us to greater use of Internet based conferencing. Technology is now available to enable live interactive multisite programs with high definition quality.

As leading economic powers and sophisticated medical communities we should work together to assist our colleagues in the developing world to meet their enormous challenges for prevention and care of skeletal injuries from road traffic crashes, war and natural disasters.

It would be a privilege and honor to work with Professor Jiang to build bridges between our professional communities to foster collaboration. Finally, I would like to acknowledge the colleagues who translated this book into Chinese.

Bruce D. Browner, MD, MHCM, FACS

中文版序二

　　《创伤骨科学》由 Browner 等百余位国际知名骨科专家编写,自 1991 年第一版问世至今已是第四版,是一部享誉欧美亚、惠及世界各地的经典创伤骨科学教科书。本书分为总论、脊柱、骨盆、上肢、下肢 5 篇,共 65 个章节,系统地介绍了肌肉、骨骼创伤疾病诊断及治疗的新进展。其独特之处是着重关注创伤骨科学临床上共同关注问题的判断以及行之有效的诊疗技术,并对相关的诊疗技术进行了系统的综述和评价。在各论中每个章节均包括相关的解剖、损伤机制、损伤的分类、损伤的诊断与治疗以及对相关诊疗热点问题的讨论,具有系统性专业参考书的深度和广度。因此,对临床有很好的指导作用。在再版过程中,作者紧跟科技时代的发展步伐,在丰富和完善内容的基础上,尝试采用光盘视频和网络来展示外科技术,使其更易于广大医师尤其是年轻医师学习使用。此外,本书各个章节引用的文献比较多,不仅涉及最新的研究进展,同时也有既往的经典文献,利于读者深入学习阅读。本书内容丰富,观点明确,呈现形式生动新颖,给人耳目一新之感,是一本难得的创伤骨科学专著。

　　笔者在 2013 年美国创伤年会(OTA)上介绍了中国创伤救治现状及为此而做的一些工作,得到了 Browner 教授的高度认可,Browner 教授还惠赠了第四版的《创伤骨科学》。仔细拜读后深切感受到该书的经典与实用。笔者认为,此书不仅可以指导年轻医师对肌肉、骨骼损伤进行正确处理,同时可以完善临床资深创伤骨科医师的理论技术水平。本书中文版的出版发行,必将有助于进一步提高我国肌肉和骨骼创伤疾病的整体诊治水平。

　　饮水思源,在此向为本书出版面世付出辛勤劳动的著者和出版者表示敬意!也向本书在中国翻译、出版、发行过程中,所有付出努力的译者及工作者表示感谢!

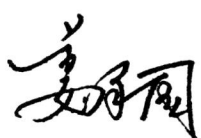

第四版中文版前言

《创伤骨科学》(Skeletal Trauma)和《骨折》(Fracture)两部创伤骨科医学著作,都是目前世界创伤骨科医学领域最具影响力的两部经典。但《骨折》一书以突出理论阐述为特色,而《创伤骨科学》则重点放在传授创伤骨科临床的实践经验,它涵盖了与时代同步的几乎所有肌肉骨骼创伤的治疗方法和具体技术细节,因此更具有指导性和实用性。该书第三版中文译本于 2007 年出版后,立即受到我国创伤骨科医师的热烈欢迎。

《创伤骨科学》第四版仍然由创伤骨科界权威 Browner 等 117 位北美和欧洲的世界顶级创伤骨科专家撰稿,在原第三版的基础上对各个章节段落进行了全面修订、补充和更新,注入了大量最新的理论概念和技术内容,而这些正是临床创伤骨科医师所急切渴望了解、掌握和使用的。第四版修订也吸收了欧美国家许多近期出现的卓越优秀骨科创伤学家参加工作,同时创建了与《创伤骨科学》相关的讲座和手术操作的 DVD 视频和网站浏览。第四版修订本是创伤骨科经典专著与时代技术同步的一次国际性修订的典范,体现了它的权威性、先进性和广泛的实用性。

《创伤骨科学》共三卷,前两卷为成人卷,后一卷是儿童卷。儿童肌肉骨骼损伤具有与成人明显不同的特殊性,我国是世界人口大国,儿童众多,肌肉骨骼创伤患儿的处理知识和技术亟需推进,疗效还有必要进一步提高,所以第四版中文译本一并将儿童卷翻译引进,以供国内儿童创伤骨科临床医师参考。

本书全体翻译者均在骨科临床工作,每天医疗业务极其繁忙,大家利用有限的业余时间完成译稿,确实非常辛苦。北京大学第三医院骨科牛晓燕同志对译稿收集给予了很大帮助,在此均致以衷心感谢。

马信龙 冯世庆 李世民 周方

序

很荣幸可以为 Browner 等人编写的《创伤骨科学》最新一版作序。自第一版问世，经后几版补充，此书逐渐成为创伤骨科学诊断、治疗和康复的重要参考书。

编者将此版书分为诊断和解剖两大部分。书的开始阐述总体原则，如骨折修复和生物机制原则，以及治疗的广泛基础原则，如多发伤患者治疗时骨肌修复的作用。此版增加了一些重要章节来介绍锁定钢板的使用、损伤控制骨科学概念、重大事故处理预案。另外，还包括与目前认可度较高的创伤治疗方法评估结果相关的重要材料。

本书由脊柱部分开始，逐渐介绍到骨盆部分，而后是上肢损伤部分和下肢损伤部分。贯穿全文，每个部分包括很多由该领域知名专家撰写的章节，这些章节均阐述清晰，不仅深刻诠释治疗原则，而且介绍了能够使个体损伤治疗达到最佳结果的特定手术技术。另外，此版还邀请很多新作者加入，而他们的贡献也不容小觑。

无论在哪，骨创伤仍旧是造成残疾的主要原因。尽管在北美每天都有道路交通损伤和工业创伤造成的无辜死亡，但在日新月异的发展下，这些问题并没有引起足够重视。这些国家迅速工业化，与此同时，却没有提高工业厂房安全质量，也没有加强对工人的保护。快速工业化还造成了过度城市化和汽车数量激增。2007 年已有 100 万例汽车事故死亡事件，有专家估计，除非我们在创伤预防和治疗工作上得到惊人进展，否则未来五年此数字将翻倍。

去年的一份国际调查报告(包括多数新兴国家)显示，在创伤预防和治疗中存在五个重要问题，其中有一些是我们个人力所不及的，如改进交通设施和驾驶员培训，而我们需要做的是提高创伤治疗的质量，以最大程度减少创伤患者残疾的发生。恰当的创伤骨科学治疗不仅可以缩短患者急性功能障碍的时间，而且治疗质量直接关系治疗结果，因而决定患者骨损伤成功愈合后的残余功能障碍程度。骨创伤治疗的恰当与否是减少患者残余功能障碍最重要的因素，因此应不断增强自身的技术，并且带教他人，以此提高治疗质量和患者评估结果。

我赞赏此书的编辑和作者，他们提炼了传统的理论，注入新的观点，帮助临床骨科医生提高技能，为患者带来福音。

此作历经辛苦，锤炼而成，望广大读者认真研读，饱尝硕果。

James P. Waddell，*M.D.*，*F.R.S.C.C*

前 言

第一版

第一版《创伤骨科学：骨折，脱位，韧带损伤》编于 1988 年至 1991 年间，为此教材的产生奠定基础，同时也符合创伤患者日益增多的特殊要求。到 20 世纪 80 年代中期，美国和加拿大已拥有超过 500 家地方创伤中心，钝挫伤和合并骨肌伤无论从数量还是程度上都达到高峰期。《创伤骨科学》的编辑和撰稿人在此期间一直工作在重要创伤中心的前线。他们开展了新的手术方法治疗这些损伤，提倡早期固定和活动。这些珍贵的临床经验帮助他们更好地为本书撰稿。

20 世纪 90 年代初期，许多国家开始颁布儿童安全装置和安全带的相关法律。酒后驾车的控制成功降低了撞车事故的发生率。汽车设计的改进，如增加气囊和车身强度也同样降低了钝挫伤和复合肌骨损伤的发生率和严重度。尽管在大城市枪击造成的损伤和死亡大幅增加，但穿透伤通常不会达到车祸引起骨损伤的多样性和严重度。另外，管理式医疗合同制度将创伤患者分散到社区医院，因此减少了创伤中心的就医人数。总之，20 世纪 80 年代为此书的诞生创造了绝好的条件。

W.B.Saunders 出版公司的制作部门将撰稿人出色的手稿和艺术家美丽的插图精心收入这部杰出的著作。此书的出版年，即 1992 年，迎来了它第一个医学奖项——美国出版协会的"最佳新医书"奖。由于本书描述清晰，内容实用，它得到了全世界骨科和创伤医生的广泛好评。他们不断表达对我们的研究的赞赏，尤其是争议临床判断和手术技术的讨论。无论是仍在学习的医学生还是已经工作的临床医生，都将这本书看做是能够指导他们治疗肌骨损伤的实用资源。

第二版

第二版出版于 1998 年，基本保留了第一版的基本原理和整体结构，并做了改进。增加了一些新的章节，将一些第一版未阐述清晰的重要课题重新编写。

在《创伤骨科学》第二版出版的年代，全球新的流行趋势造成了世界范围的肌骨损伤角色的转换。在发达市场经济下，出生率下降，寿命延长，由此产生了人口老龄化的问题。骨质疏松和合并脆性骨折的发生率和严重度显著上升。这些国家道路安全的进步，如儿童安全装置、安全带、酒驾控制、气囊、汽车设计改进以及法律的颁布都有效降低了道路事故损伤的数量和严重程度。然而在发展中国家，道路事故损伤却仍持续增加。易受伤人群如行人、自行车、摩托车，以及过于拥挤的公交和卡车上的乘客都是主要道路事故损伤受害者。每年有 120 万人丧生于世界各地的道路事故，估计有 2.4~3.3 亿人严重损伤或残疾。

为了唤醒医生对肌骨疾病问题严重性的认识，治愈患者，提高预防和治疗这些疾病的能力，扩大多学科合作，联合国总秘书长 Kofi Annan 将 2000 年至 2010 年命名为"骨与关节十年"。同时参与此活动的还有世界卫生组织、世界银行和 40 个国家的政府。

第三版

第三版《创伤骨科学》出版于 2003 年,编写此书是不仅认识到时代的挑战,同时遵照"骨与关节十年"主题精神,致力于全世界范围肌肉创伤骨科学的治疗水平的提高。尽管在发达国家,生物学、药物学、技术和固定法上都取得显著进步,肌骨损伤的治疗质量得到了很大提高,但世界上绝大部分人们仍缺乏基础医疗保健,只能得到有限的骨科治疗。在发展中国家,道路交通损伤和死亡已达到非常普遍的程度。联同阿曼领导层及其联合国代表团,联合国在 2004 年发布了一项国际道路安全计划。世界卫生组织作为协调机构,与联合国地区委员会和成员国共同强调这个重要的全球健康问题。预防是此次活动的核心内容,但严重的事故损失仍会不断发生,因此发展中国家骨伤治疗的能力建设也非常重要。

很多年来,《创伤骨科学》编写团队一直希望编纂一本独立著作,专门撰写骨创伤重建相关内容。我们的撰稿人对于创伤后重建有丰富经验,但此领域一直没有完整的专著。通过和出版社协商,我们决定把这些资源加入此书第三版中。受限于两卷本的篇幅,第三版删减了部分基础科学章节,对其他内容也进行了压缩,以便将有关重建的章节加入本书。新增加的章节包括:围术期疼痛的处理,骨质疏松脆性骨折,慢性骨髓炎,脊柱枪击伤,僵硬性和骨质疏松性脊柱的骨折,髋关节骨折的治疗,髋关节骨折初次治疗失败后的全髋关节成形术,急性足外伤,足外伤重建,下肢力线,假体周围骨折,以及创伤的截肢术。前两版的作者继续完成他们的工作,但做出了很多修改,新作者给本版增添了国际性的前沿内容,并拓宽了本书专业领域。微创钢板固定术是一项重要的新技术,由其主要研发者之一负责编写,并纳入股骨远端章节中。促进骨折愈合章节中介绍了一些新的生物学制剂。

除了讨论急性外伤的处理之外,解剖章节作者还受邀介绍了骨不连、畸形愈合、骨丢失、骨髓炎和骨质疏松骨折的固定和处理。另外,治疗创伤后关节病的融合术和关节成形术也有详细介绍。

第四版

此次最新版增加了新的特色,并且对前几版做了重要补充。目前很多教科书都通过赠送 DVD 或网站上传的方式为读者提供手术技术和演讲的视频。为了给本书补充此方面的欠缺,我们找到了 Christian Krettek 教授,他是德国汉诺瓦医科大学创伤系院长,同时还是一名杰出的创伤科医生、教育家、探索者和创新者,他是骨科学和创伤学教育使用视频教学的领军人物。通过他的帮助,几段经过精心挑选的与本书相关的视频被纳入随书的 DVD 中,同时这些视频也可以从《创伤骨科学》第四版网站上下载。为了感谢 Krettek 教授组织、制作和翻译这些视频做出的贡献,我们已将其加入编写团队,成为我们的一员。Krettek 教授的学院中有很多前几版的撰稿人,且其前任 Harald Tscherne 教授为本书第三版书写序,这使我们的关系更进一层。欧洲的很多医生对肌骨创伤治疗的发展贡献极大,与这个重要的欧洲医学中心保持良好的关系,吸纳更多欧洲作者表明我们的著作已趋于国际化。

由于认识到了新一代医生通过网络获取大量信息的现状,第四版被冠以网络版和印刷版"专家咨询"的称号。本书出版商,Elsevier 出版公司自 2003 年 3 月第一部作品面世后,已出版超过 70 本著作/网络读物,内容涉及医学和手术技术。这种印刷版著作与网络读物结合的方式很受欢迎,并已趋于成熟。出版社将此概念市场化和品牌化,可以使信息广泛传播,方便携带,并且节省传统的印刷版所带来的印刷费用。许多研究表明,新一代的住院医师和学者更倾向于网络途径获取信息。网络部分的特点包括全文搜索;通过 Pubmed 和 Cross Ref 站内搜索获取全文;所有的图像和数据可下载为 Power Point 格式或视频;以及最受欢迎的特点,内容更新。

编者们很感谢来自世界各地医生的评论反馈,这表明《创伤骨科学》已被很多创伤中心和骨科培训机构采用为主要的骨科教材。我们希望听到赞扬之声,但也欢迎建设性的批评意见,因为此版中很多修改都来源于这些医生和我院住院医师的评论。

感谢我们的撰稿人,是他们极高的学术水平以及对于章节编写、视频制作的贡献造就了这本可读性高且实用的参考书。现代医疗工作压力很大,这些医生自身的工作比二、三版编写时更加繁忙,因此我们应特别感谢他们在百忙之中还能与其他医生进行相关课题的交流讨论。总之我们调整了一下此书结构,突出了读者需要的信息,如基础科学、急性损伤处理和创伤后重建。

Bruce D. Browner, M.D.
Jesse B. Jupiter, M.D.
Alan M. Levine, M.D.
Peter G. Trafton, M.D.
Christian Krettek, M.D.
(孙静 译 叶伟胜 校)

致　谢

非常有幸能与其他编组人员一同工作,他们传承了第一版、第二版和第三版的优良传统。特别感谢出版部经理 Kim Murphy、本书策划 Global Surgery 和高级研发编辑 Janice Gaillard,是他们保证了各项工作的顺利进行。此外我们还要感谢项目经理 David Saltsbergh,他很好地协调了本书的制作过程。没有他们的努力工作,就不会有这本优秀的著作。

我们没有特别雇佣其他人参与本书的制作,而是完全靠自己员工的辛勤工作和投入顺利完成了出版。没有他们的帮助,我们就无法兑现此项目的承诺。

Bruce Browner 非常感谢哈佛医院执行助理 Kaye Straw 和康涅狄格州大学执行助理 Sue Ellen Pelletier 对他的帮助。前者协助他在第四版设计和编辑各阶段与作者保持沟通,而后者帮助其与作者、编辑和出版社签订合同。最后,他还感谢他的同事、住院医生、医生助理、护士和学生,是他们建设性的反馈意见帮助了此书的改进。

Alan Levine 十分感谢他的科研助理 Sylvia Horasek 不辞辛苦地校对手稿、核对页码和查对引文。他还要感谢办公室主任 Joanne Barker 联系作者和公司所做的努力,这使他能够集中精力完成此书。最后,还要感谢 Sinai 医院和 Maryland Shock 创伤中心的全体人员,没有他们的帮助,很难成功完成此书的编著。

Peter Trafton 感谢骨外科大学所有同事长久以来的支持,以及布朗大学骨科同事的激励和建设性批评意见,尤其是布朗大学骨科创伤中心人员的帮助,他们对骨外科专业技能的追求和理解使他每天都有创作的灵感。

Christian Krettek 衷心感谢创伤基金会的 Daniela Koss 为协调所有视频编辑和翻译过程所做出的巨大努力。他还要向 Hannover 医学院创伤 & 骨科系全体工作人员致谢,尤其感谢 Stefan Hankemeier 博士、Michael Klein 博士、Jacob Huefner 和 Kurt Subgeknann 的努力工作。最后,特别感谢 Hannover 视频工作室做出的突出贡献,他们花费大量时间和精力制作这些视频,并将其专业技术与视频资料贡献出来与《创伤骨科学》读者共同分享。

(孙静 译　叶伟胜 校)

计量单位说明

　　书中介绍的内植入物、固定架、固定钢板、螺钉、髓内钉等,以及相关的分类系统、手术方法、康复措施、图表等,有些采用英制单位。由于这些单位在世界范围内的该领域中使用极为普遍,并已被业内人士共同认可,故在中文版中仍延用原书的计量单位。这样做一来行文方便,二来也便于业内的技术交流。换算成我国的法定计量单位时,请参照下列换算式。

　　长度:1 英寸=2.54 cm,1 英尺=12 英寸=0.3048 m,1 英里=1.6 km

　　质量:1 盎司=28.35 g,1 磅=0.454 kg

　　能量:1 磅(力)·英尺=1.356 J

　　力矩:1 英寸·磅(力)=0.113 N·m,1 英尺·磅(力)=1.356 Nom

　　压强:1 磅(力)/英寸^2=6.895 kPa

　　血压:1 mmHg=0.1333 kPa

　　血糖:1 mg/dL=0.0555 mmol/L

目　录（下卷）

第4篇

上肢

Jesse B. Jupiter, M.D.

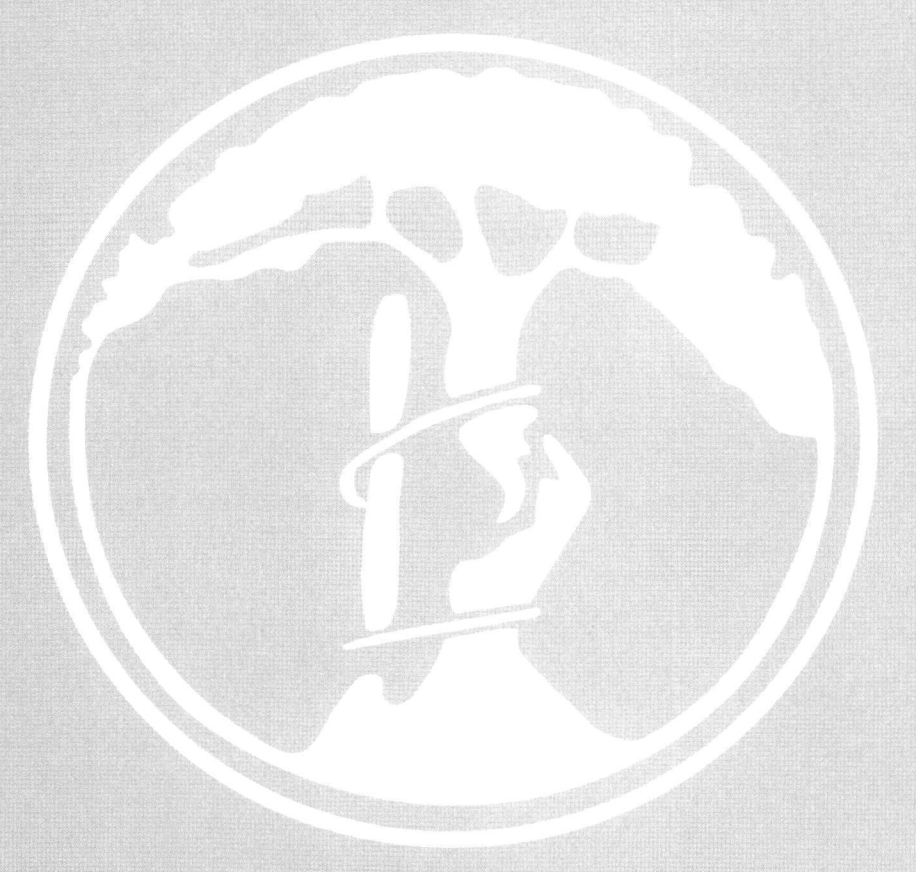

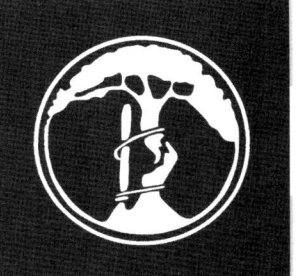

第 **38** 章

手部骨折和脱位

Jesse B. Jupiter, M.D., Terry S. Axelrod, M.D., and Mark R. Belsky, M.D.

手是人类与外界接触的最精巧的器官。对待每根手指的态度都要像对待完整的肢体一样。没有任何其他身体部位能与手相比。手部的小关节精细、稳定,内在及外在动力存在精细平衡,而且肌腱滑行结构复杂,这些都要求稳定且与其功能匹配的骨骼结构的支撑。手部骨骼损伤后,在很多情况下,紧密包绕管状骨的滑行结构常是功能恢复的决定因素。Charnley 意识到这一点,并发出这样的感叹:"治疗指骨骨折和股骨骨折一样,都会影响骨科医生的声望[58]。"

在所有骨折中,手部管状骨骨折最常见[98,145,233,258,330,340,378]。Van Onselen 等对他们医疗中心急诊部 1 年中的 36 518 名患者进行了统计,4303 名患者有 1 处或以上的骨折,手部骨折占 19%[356]。尽管指骨、掌骨骨折骨不连少见[169],但要使骨折愈合后无成角畸形,无旋转畸形,无肌腱粘连,无关节活动障碍,即使对最有经验的外科医生来说也绝非易事[332]。在经济方面,手损伤的花费惊人(表 38-1)。在美国,每年所有创伤中约 1/3 为上肢损伤,大约有 1600 万例以上,其中约 50 万例需住院治疗,600 多万例需急诊处理[182]。每年约有 150 万例手部骨折,以及约 600 万例手部开放伤[209]。这些损伤导致损失 1600 万工作日,工人收入损失约 20 亿美元,工厂损失约 40 亿美元[150]。在欧洲,此类经济损失也有报道。Boehler 发现,在奥地利赔偿手部损伤的支出大约相当于赔偿其他长骨骨折的 2 倍[27]。据 Tubiana 报道,在 1975 年,法国在赔偿因工致残的支出中,手部损伤约占 27%,损失的工作日近 800 万[352]。

第一节　功能解剖

从腕弓伸展时,4 个手指掌骨形成手的宽度(图

38-1)。手的纵弓和横弓都经过掌骨,是各个掌指关节(MCP)的共同基础(图 38-2)。手的中轴骨为第二、三掌骨,而第一、四、五掌骨及其腕掌关节(CMC)为手掌的活动边界。4 个掌骨由掌深横韧带相连接,从而增加了稳定性。

掌骨为管状骨,结构上划分为头、颈、干和基底(图 38-3)。掌骨基底从冠状面上看,有掌骨干的 2 倍粗细,就像山脚一样。第二、三掌骨与小多角骨、头状骨相关节,由于有强有力的支持韧带的连接及关节结构特点,第二、三腕掌关节基本无活动度。与之相比,第四、五掌骨基底与钩骨形成近似鞍状关节面,使其在矢状面上有一定的活动度。

掌骨干稍向背侧弯曲。凹侧的掌骨皮质比背侧厚[199],这些都支持功能负荷的假说,即,掌骨掌侧要承受压应力,而背侧承受张应力[166]。

从矢状面上看,掌骨头呈多个同心弧形,从掌骨背侧经关节面到掌侧,直径逐渐增加。冠状面上,掌骨头呈梨形,掌面上向两侧逐渐增宽(图 38-4)。掌指关节侧副韧带起于掌骨头的背侧,呈扇形止于近节指骨的掌侧。部分由于侧副韧带这种特殊的起止,使掌指关节屈曲时该韧带紧张,掌指关节伸直时侧副韧带松弛。掌骨远端是手外在肌及骨间肌屈曲及内收的着力点[172]。

第一掌骨比其他掌骨粗短,与大多角骨相关节,呈外展旋前位以适合其复杂的功能。在自然界各种关节中,拇指腕掌关节功能最为独特。一些作者将其描述为双凹的鞍状关节[136,187,248],其他一些作者将其描绘为"脊柱侧凸马"的马鞍[173]。拇指鞍状关节面,其凹、凸弓相交约 90°,使拇指能外展、旋前、屈曲。同样,强有力的鱼际肌及外在肌附着于拇指,再加上关节韧带,使拇指腕掌关节很稳定(图 38-5)。

表38-1 手管状骨损伤的流行病学调查(1975~1976 年)			
损伤	数量	损失工作时间 (天)	活动受限时间 (天)
掌骨	150 000	1 157 000	3 421 000
指骨	856 000	711 000	6 244 000
手多发骨折	22 000	—	67 000
手指关节脱位	67 000	—	156 000

Source：Compiled from Kelsey, J. L.; Pastides, H.; Kreiger, N.; et al. Upper Extremity Disorders. A Survey of Their Frequency and Cost in the United States. St. Louis, C. V. Mosby, 1980.

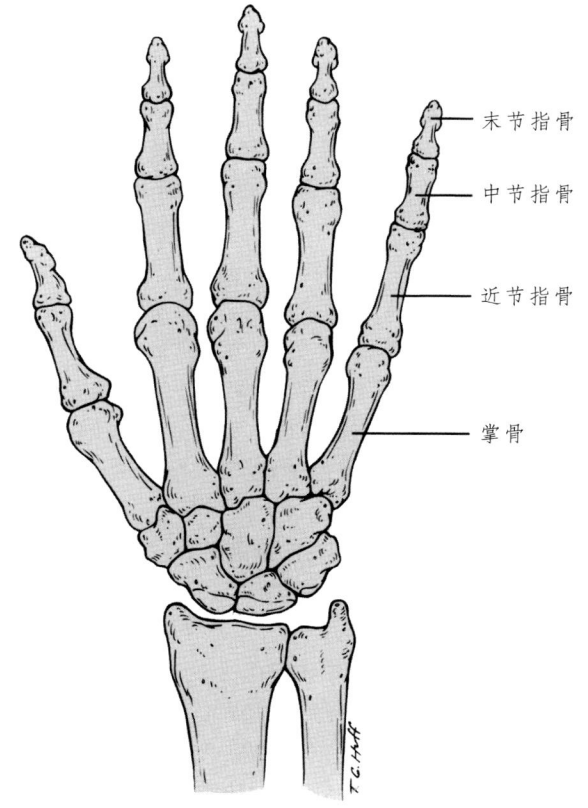

图 38-1 手部管状骨。

拇指掌指关节与其他掌指关节相比,屈伸时较稳定,但侧方活动度稍小。掌骨头有双髁,桡侧髁稍大。这种结构使拇指在做捏夹动作的最后一步时有轻度的旋前。

与彼此相连的掌骨不同,各手指指骨间互不相连。三节指骨长度变化值符合斐波那契数列,各段之比接近 0.618(黄金分割率)[211],此数列是公元 1202 年由莱奥纳多·达比萨发现的[211]。按照从近节到末节方向,近节指骨长度相当于中节、末节指骨长度之和[213]。近指间关节(PIP)为手指长度的中点,这使 PIP 成为功能活动及解剖的中心[213]。这种正常的骨骼排列可保持内在肌及外在肌的平衡,只需很小的力就可使手指移动并保持在某一特殊的位置。如有长度的改变、旋转或角度排列有改变,就会破坏这种微妙的平衡并使功能失调。

近节指骨和中节指骨在结构上可分成基底、干、颈和头(髁)4 部分(图 38-6),但末节指骨仅有基底、干和粗隆 3 部分。近节及中节指骨背面平直,掌侧呈中凹状。与掌骨相比,指骨背侧皮质稍厚[316]。在正常功能下,屈曲力量强大提示指骨背侧机械张应力较大。但在某些指骨骨折时,肌力不平衡导致背侧压缩骨折,显然不符合此概念[142,303]。

与掌骨相比,指骨表面主要是由内在和外在肌腱的滑行结构所覆盖。因缺少肌肉,并且皮下脂肪很少,指骨损伤后肌腱活动有受限倾向,因而应用内固定的可能性大大增加了(图 38-7)。

小的指间(IP)关节无论是功能上,还是结构上都比较复杂,这将在近指间关节骨折及脱位的章节中做进一步讨论。

第二节 总原则

不管手部骨折多么明显,医生都要详细评估病史,然后进行详细的体检和 X 线检查。

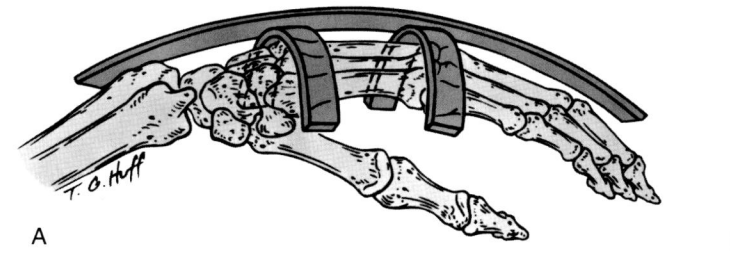
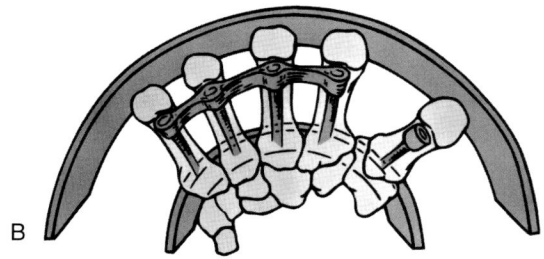

图 38-2 手部经过掌骨的纵弓(A)及横弓(B)。掌骨基底被复杂的韧带连接,远端有掌深横韧带连接。

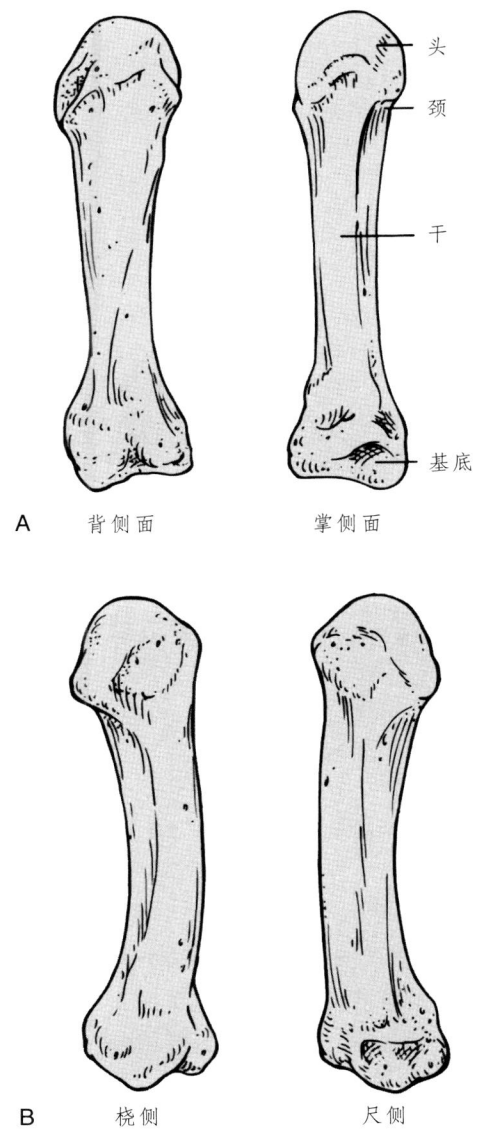

图 38-3　(A,B)掌骨的外科解剖。

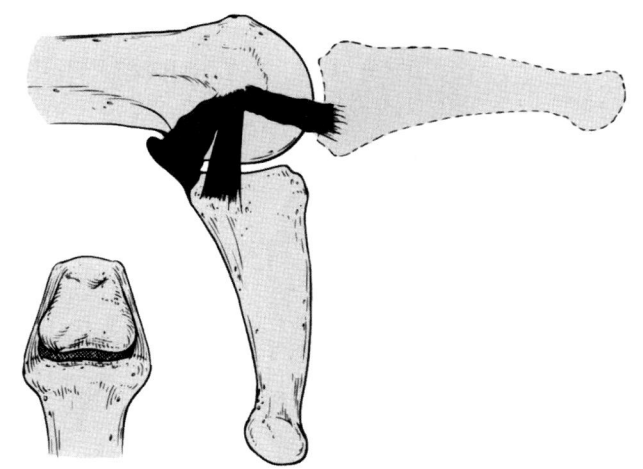

图 38-4　掌指关节。掌骨关节面呈现从背侧到掌侧直径逐渐增加的弧形。这可解释侧副韧带在伸时松弛,在屈曲时紧张。

在探究手部受伤史之前,应先明确患者的职业及优势手,再进一步明确手部受伤的机制,这对理解骨骼及软组织的损伤很重要。如果手为机器所伤,那么一些细节对决定损伤范围很重要。这些细节包括轧伤时冲床的大小、金属加工机器的滚轴间距等等。

询问病史时,应追问受伤时的畸形情况,例如脱位有可能在当时已经复位了,以及有无开放伤,有无大量出血,手或手指当时血液循环情况,以及有无感觉和运动障碍症状。

一般的问题包括有无相关的病史,有无过敏史、吸烟史以及破伤风注射史。如果是在车间受伤,治疗早期需要对此进行适当澄清。

当手部多发骨折及较多复合伤时,必须仔细检查整个上肢,明确是否存在近端损伤。应脱去衣服,以便检查上肢的骨与关节。必须摘去紧缩的服饰,包括珠宝和戒指。

当评估掌骨及指骨骨折时,医生需要检查复位前后的对位情况。体检时可检查手指充分伸直时指甲与指骨的关系。指甲应差不多平行,尽管有些人示指、末指的末节向内成角。在屈曲位时,各指尖都应指向舟骨结节(图 38-8),这一点很重要。对侧手对决定成角或旋转畸形有重要的对比作用。

手开放或闭合骨折都有可能伴有神经、血管、肌腱损伤。检查感觉时应包括轻触觉、刺痛觉及二点分辨觉。可通过视诊或毛细血管充盈实验来检查血运,检查时需与邻指或另一手相应的手指进行比较。

开放伤还需行一些必要的细微检查。常要检查伤口远端,以明确血管、神经、肌腱的完整性。有明显出血时,在急诊室内不能用钳夹夹闭血管,以免损伤指动脉。在伤口上直接加压包扎,即可轻易控制出血。

医生应仔细检查屈、伸肌腱损伤情况以及韧带有无损伤。

手部管状骨要求拍三种 X 线片:前后位、侧位及斜位,以便精确评估骨关节的完整性及位置有无改变(图 38-9)。指骨需拍一个真正的侧位片,受伤的手指应与其他指骨隔开,以免重影。人们已发明了一系列拍片机器,用以检查骨的某些特殊区域,在具体的骨折章节里将做进一步探讨。

在很多病例中,常需麻醉以便在无痛情况下评估

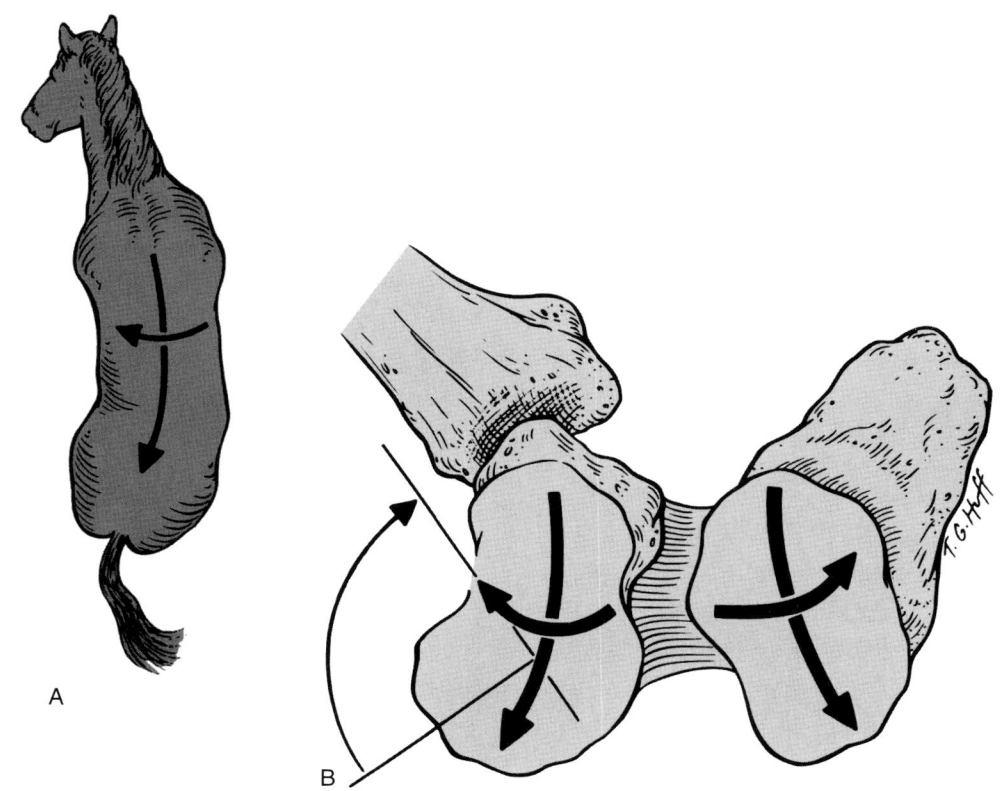

图 38-5　第一掌骨及其与大多角骨复杂的关节系统(B)。一些人认为是鞍状关节,一些人将此描述为类似一个"脊柱侧凸"的马鞍样关节(A)。

对位关系以及能否闭合复位。

第三节　急诊麻醉

对于掌指关节以远处的损伤,在掌骨头部行指总神经阻滞即可获得满意的麻醉效果(图 38-10D)。局麻用 25 号针头,吸取 2~4mL 1%~2%利多卡因或 0.25%~0.5%布比卡因,不加肾上腺素。从背侧插入针头,顶起掌侧皮肤回抽无血,以证实未入动脉,缓慢注入麻药。两侧指总神经要分别阻滞,背侧皮肤进针点亦需要行神经阻滞。

腕部阻滞稍微困难一些,但在用于手部或指部损伤时有一些优点。主要是此阻滞可提供完整的感觉神经阻滞,而不影响外在肌的屈伸。术者在术中可检查

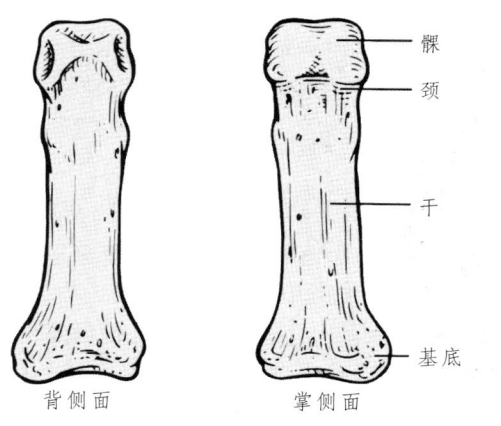

图 38-6　近节指骨的外科解剖。

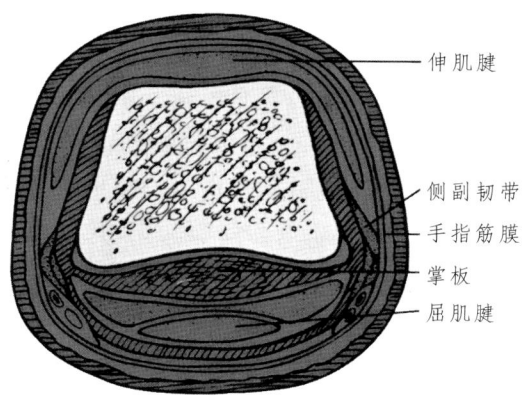

图 38-7　近指间关节的横断面,示出指骨与滑行结构的内在关系。

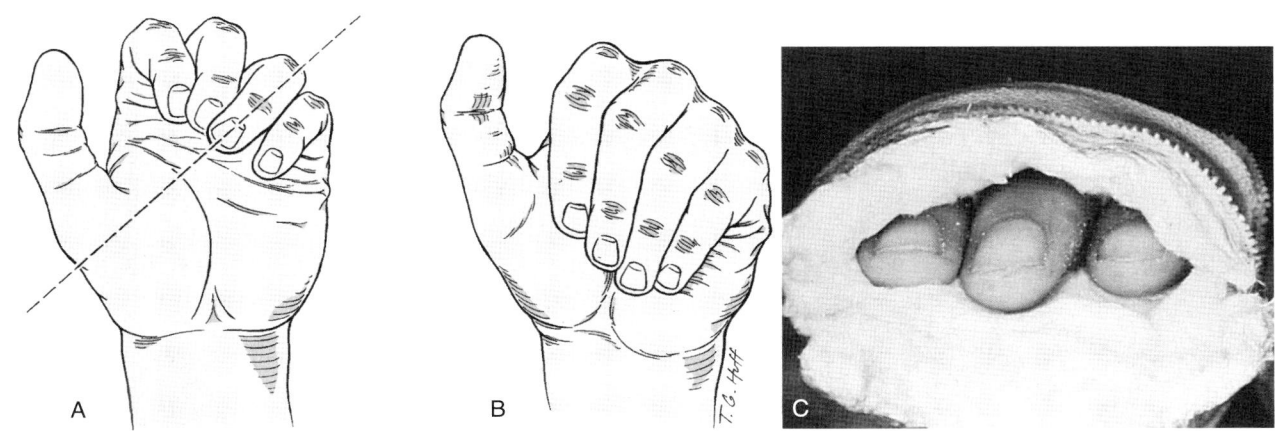

图 38-8　(A)在决定手部骨骼旋转及成角关系时,指甲应与手指延长线平行。(B)在屈曲位时,各指应指向舟骨结节。(C)这名 22 岁男子中指的近节指骨有短斜骨折。在手指伸直时有旋转畸形。

是否有畸形以及骨折固定是否确实。

在腕部阻滞时,对正中神经、尺神经及其背支、桡神经浅支,需根据骨折情况选择性阻滞或全部阻滞。麻醉药品常用卡伯卡因或 1%利多卡因,再加入 5~8mL 0.5%布比卡因,都不加肾上腺素。注射针采用 5~8 英寸 25 号针头。正中神经阻滞部位可在腕管近端 1.5cm,位于掌长肌腱桡侧深处。如与桡神经浅支同时阻滞,可用于治疗以下骨折:拇指、示指、中指及一些

环指的骨折。桡神经浅支阻滞部位在桡骨茎突近端约 3 横指处,阻滞时需在腕部呈半环行封闭。

尺神经阻滞部位在腕掌纹近端,于尺侧屈腕肌腱下横行注射麻醉药品。注射时必须回吸,以防损伤旁边的尺动脉。阻滞尺神经背支时可经皮在第五掌骨基底背侧注射。尺神经阻滞主要用于小指骨折,可与正中神经、桡神经浅支联合阻滞治疗环指骨折(见图 38-10A~C)。

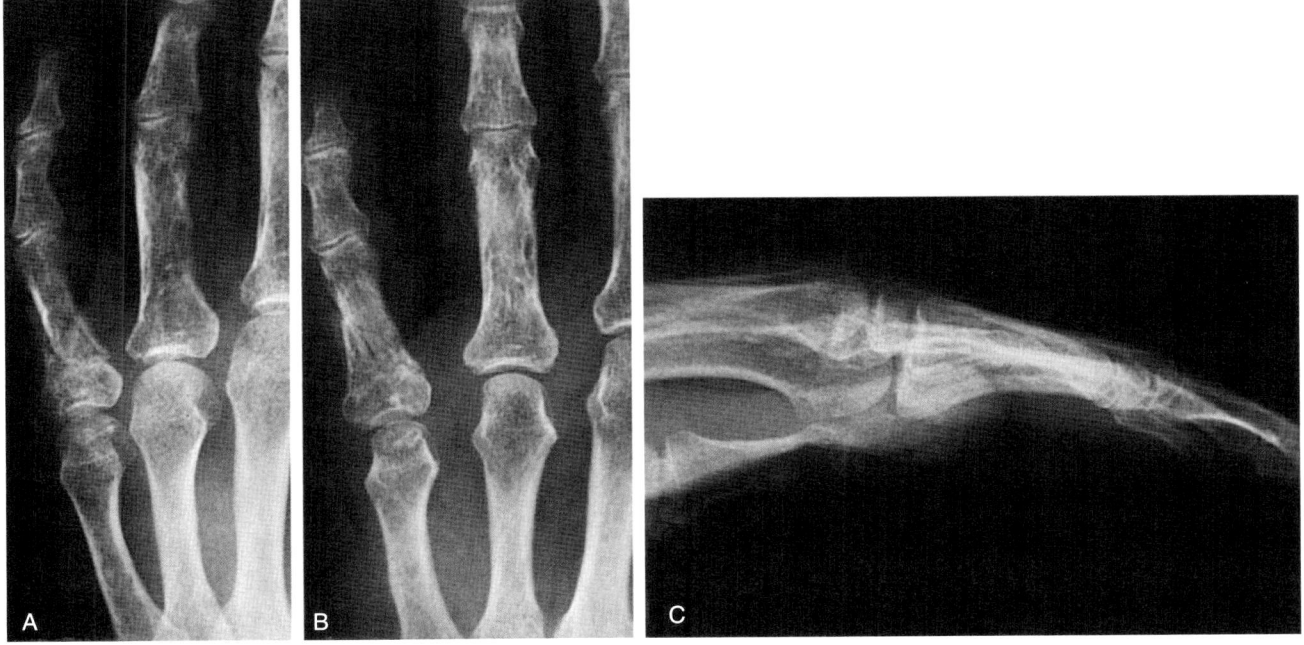

图 38-9　(A~C)手管状骨要求拍三种体位 X 线片来决定线性关系情况。这个指骨骨折在斜位片上看得很清楚(A)。

第四节　掌骨及指骨骨折治疗的概念及目的

手部骨折常见因未治疗而致畸形,治疗不当而致活动受限、畸形和关节僵硬[340]。

掌骨及指骨骨折治疗的目的是复位和恢复功能(表38-2)。复位的目的是使骨折块位置与其功能相一致,并尽量恢复关节的完整性。要达此目的,医生要选择治疗方法,使软组织损伤最小,而且术后在不影响骨折稳定性前提下能早期活动。治疗方法的选择主要根据临床体征及X线片资料[86,353]。

大多数手管状骨骨折都应采用有组织的、精心的

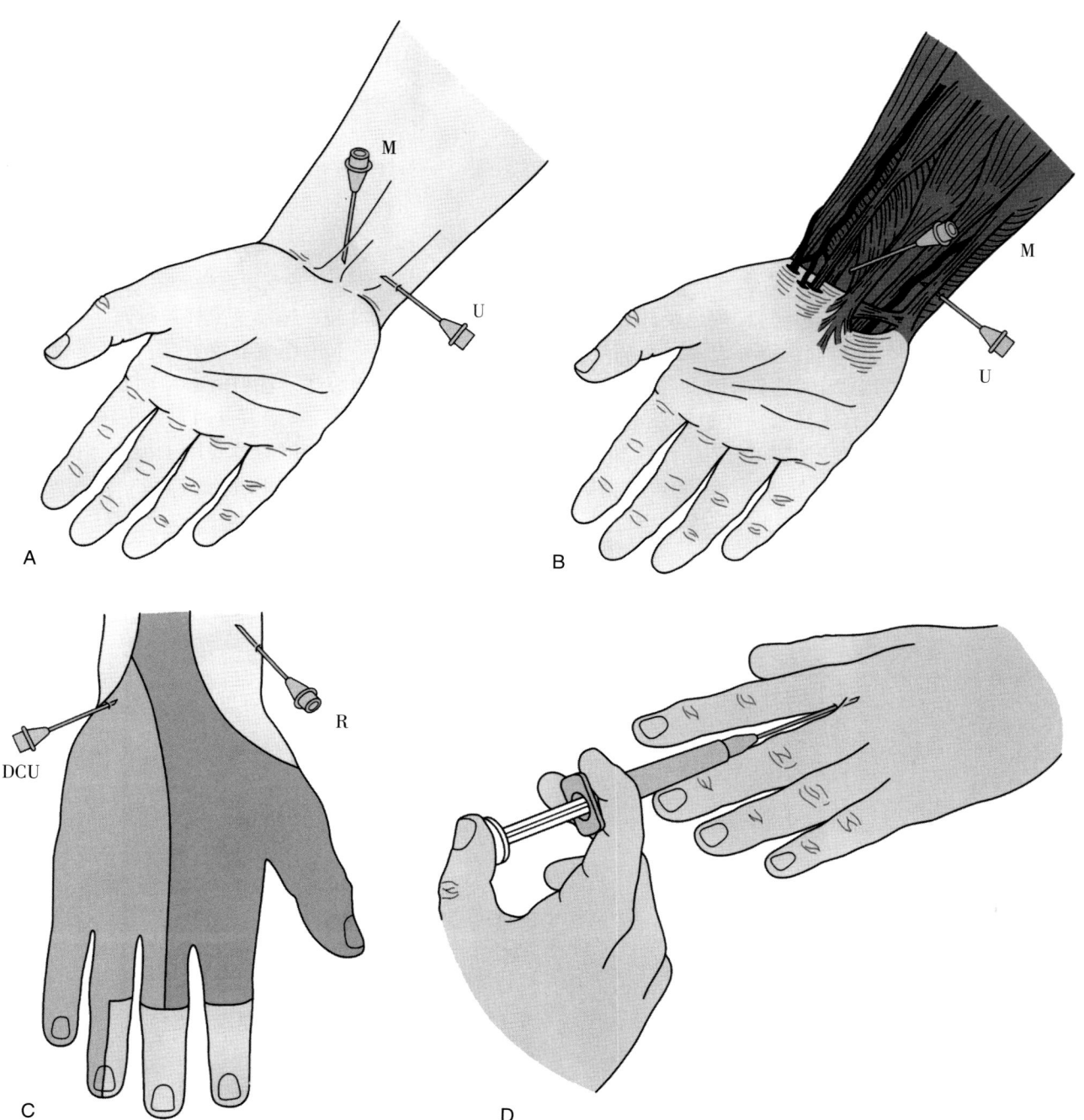

图38-10　4种腕部神经阻滞。(A,B)腕部阻滞正中神经(M)及尺神经(U)的部位。(C)于腕阻滞桡神经浅支(R)及尺神经背侧皮支(DCU)的部位。(D)指神经阻滞可从手背侧指蹼之间到达指总神经。

表 38-2　手部骨折的治疗目标
恢复关节正常对位
纠正旋转及成角畸形
用损伤最小的技术方法维持复位的骨折稳定
可接受的手术切口
尽早活动

表 38-4　稳定的掌指骨骨折
嵌插骨折
没有或有很小移位的骨折
许多单一掌骨干骨折
末节指骨骨折
手指活动时无移位的骨折

非手术治疗以达到满意效果[240]。因为许多证据表明，稳定的线性掌骨、指骨骨折短期制动的功能恢复相当满意[13,14,163]。据 Borgeskov[29]（485 例骨折），Wright[374]（809 例骨折），Pun 等[274]（284 例骨折）报道，对掌指骨稳定骨折经 1~2 周制动后得出以上结论。

根据临床检查及 X 线检查可以将骨折分类。功能性分类应涉及骨折部位、骨折形态、软组织损伤情况、畸形及稳定性等（表 38-3）。其他相关因素包括患者年龄、医疗条件、社会经济地位及动机。

手部石膏的目的是固定手，而不是使手休息[164,185]。制动时要使腕部处于背伸 20°，掌指关节处于屈曲 60°~70°，指间关节处于伸直位。制动时，这种"安全"的位置可防止掌指关节及指间关节侧副韧带挛缩，并使第一掌骨保持于外展位，以维持第一指蹼功能而不产生挛缩畸形（图 38-11）。

总之，稳定骨折包括：骨干闭合嵌插骨折，无或有很小移位的骨折，大多数末节指骨骨折，许多单一掌骨干骨折，以及手指活动时无移位的骨折（表 38-4）。Pun 等人制定的用于评定可接受的指骨、掌骨骨折复位的 X 线标准[274]包括：

（1）在矢状面上或冠状面上 10° 成角，而在干骺端矢状面上 20° 成角亦可接受。

（2）第五掌骨颈向前 45°（矢状面上）成角亦可接受。

（3）骨折面对合 50% 以上。

（4）无旋转畸形。

而另外一些骨折闭合手法复位后常不稳定（表

38-5）。这些骨折常需要某种形式的固定，但最终结果常由以下因素决定：①原始暴力的大小；②相关软组织损伤程度；③污染程度；④骨重建的措施[11,155,163,274,334]。

因此，为达到功能恢复的目的，医生应把骨折的一系列因素考虑进去，得出一个合理的治疗方法。以下是常用手术方案[86]：

（1）早期活动（使用或不使用固定）；

（2）闭合复位，外固定；

（3）闭合复位经皮穿针；

（4）闭合复位后牵引或外固定；

（5）切开复位后内固定或外固定。

治疗方案需根据骨折特点、术者经验及患者要求加以修改。注意掌骨及指骨骨折已被骨创伤协会进行了分类。

Kawamura 及 Chung[195]指出，治疗的外科医生需熟悉所有治疗技术，这一点是必需的。

第五节　骨折固定技术

手指对每个人来说当然都很珍贵，但对某些人，如音乐家、艺术家来说，失去一个手指要比失去一条大腿更严重。依我们目前的观点，指骨骨折固定需通过以下操作技能之一来完成：长斜骨折的环扎及横行骨折经关节的穿针固定[195]。

早在 20 世纪 70 年代，各种复杂的手术技术就已被用于手部骨折[8,18,37,83,161,234]。但即使对最简单的骨

				表 38-3　掌指骨骨折的分类参数		
部位	**骨折线形态**	**骨骼情况**	**畸形**	**软组织**	**相关损伤**	**稳定性**
基底	横行	简单骨折	成角	闭合	皮肤	稳定
干	斜行	嵌插	背侧移位	开放	肌腱	不稳定
颈	螺旋	粉碎	掌侧移位	—	韧带	—
头（髁）	撕脱	骨缺失	旋转	—	神经	—
骨骺	—	—	短缩	—	血管	—

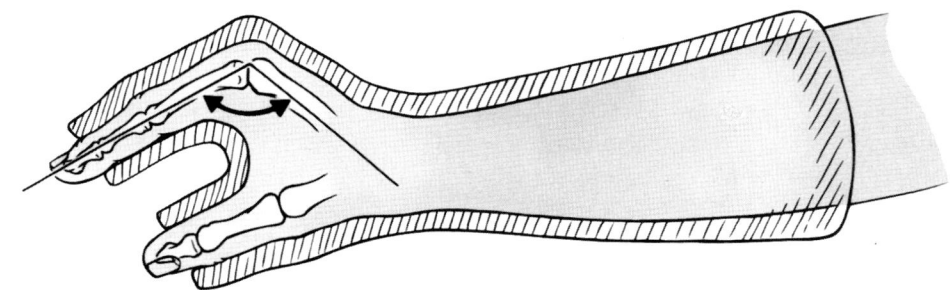

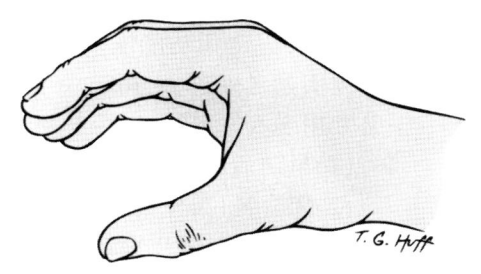

图 38-11 手部石膏制动于腕背伸 20°, 掌指关节屈曲 60° ~70°, 指间关节处于伸直位。

折, 医生对手术方法仍未达成共识。钢板、螺丝钉的内固定技术虽已有很大发展, 但还代替不了石膏托、石膏管型或克氏针。医生处理手部损伤时应精通这些治疗方法, 然后根据骨折情况加以选择[192]。

一、指骨骨折: 生理位石膏管型或阻止伸直位夹板固定

由 Burkhalter 及 Reyes 推广普及的生理位石膏管型(阻止伸直位的夹板固定), 其原理主要是掌指关节

表 38-5 不稳定的掌指骨骨折
粉碎性骨折
移位大的骨折
短斜和螺旋骨折
多发掌骨骨折
手指近节髁下骨折
手指中节掌侧基底骨折
骨折伴周围软组织广泛损伤
一些骨折脱位
移位关节骨折
Bennett 骨折及反 Bennett 骨折
Rolando 骨折
单髁或双髁骨折
完全或不完全离断(复杂性损伤)

屈曲 90°时可以使屈肌及手内在肌力达到平衡[46,283,343]。在闭合指骨骨折中, 向掌侧成角的横行骨折、短斜骨折及基底嵌插骨折, 在复位后使用此种固定方法被证实很稳定。解剖复位后制动可使屈伸肌力平衡, 完整的背伸机制可对掌侧皮质呈一"张力带"固定[40,67]。将 4 指固定在一起可在很大程度上控制旋转及成角。橡胶结构的夹板(Orthoplast)与石膏管型及伸直阻止设备一样有效。但使用可移动的夹板时, 需要患者能配合。

方法

腕部或掌骨部阻滞后, 可用以下方法复位: 先纵轴牵引, 再过伸, 最后屈曲。应在屈曲位检查有无成角和旋转。可用绷带临时固定, 掌指关节固定于屈曲 90°, 这对维持复位后位置相当关键。绑好绷带后, 复查 X 线片。经必要修复后, 短臂石膏管型固定于腕背伸 30°及掌指关节屈曲 90°位, 近指间关节活动不受限。也可用热塑成形夹板来固定, 将手及手指固定于同样位置。一旦管型或夹板固定完成后, 可将内置绷带小心去除。邻指固定可允许手指有轻度旋转。从固定开始后即鼓励患者在安全弧范围内主动活动(图 38-12)。

在 3 周内应每周复查患者手部体征及 X 线片, 3 周后去除管型或夹板, 再用支具固定 2~3 周 (图 38-13)。生理位石膏管型固定时, 尽管侧位片不好读, 但必须要查侧位片, 以保证骨折无移位(表 38-6)。在随访中应注意有无旋转畸形。

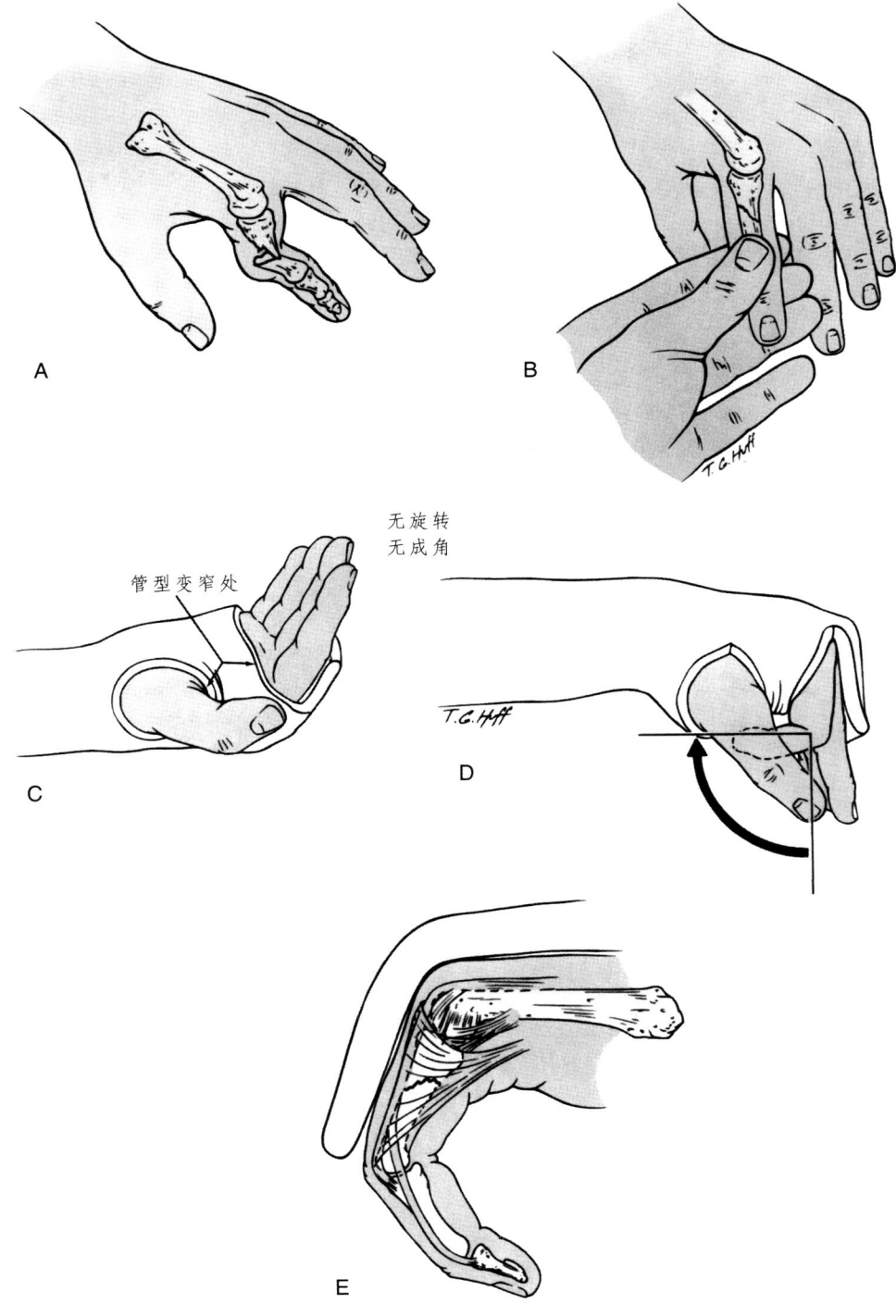

图 38-12　骨折复位后用阻止伸直位石膏管型固定。(A)一例移位的近节指骨骨折。(B)经掌骨部阻滞,纵向牵引复位后,掌指关节置于最大屈曲角度。(C,D)用短臂石膏管型固定,掌指关节置于最大屈曲角度。石膏背侧需超过近指间关节,掌侧不超过掌指关节,以使掌指关节屈曲不受限。(E)阻止伸直位石膏托固定,利用完整的背侧结构以维持复位后的稳定。

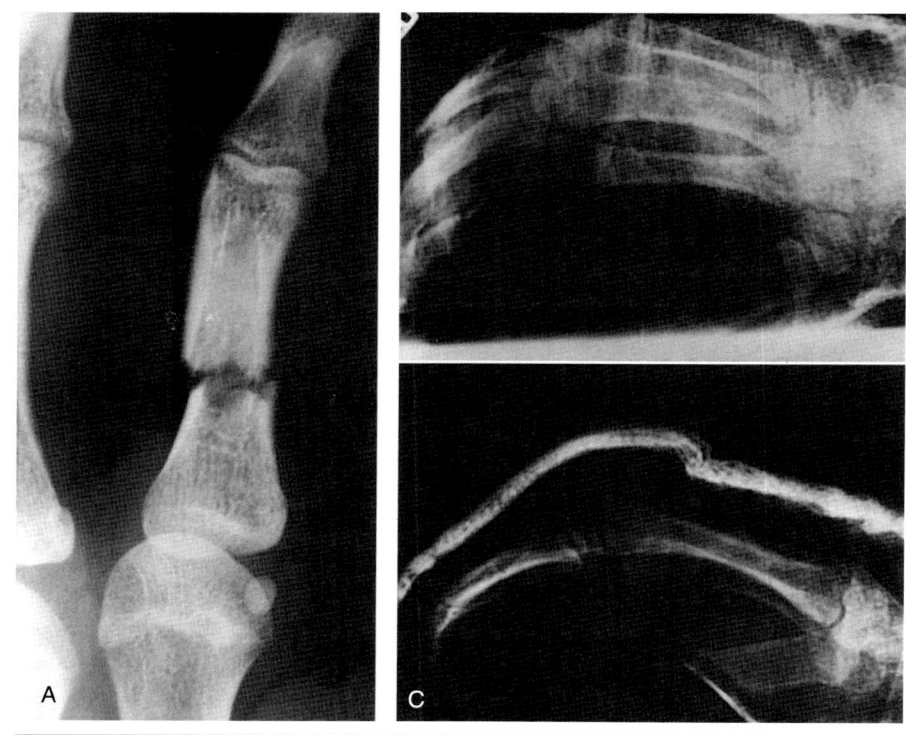

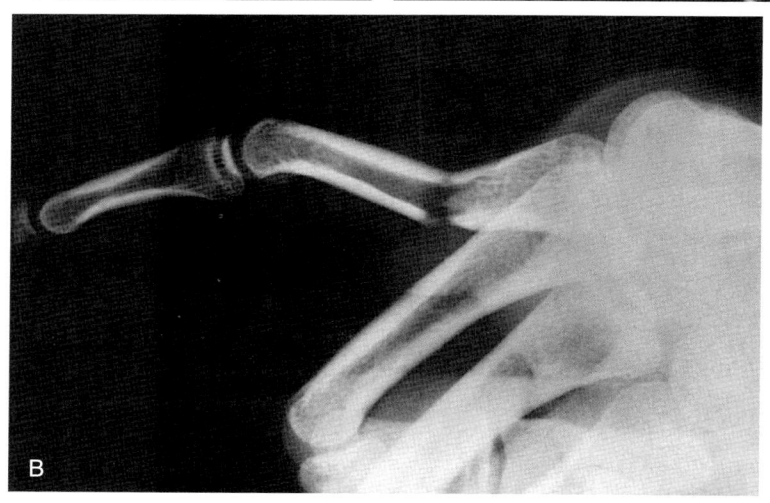

图38-13　(A,B)一名19岁女性优势手的示指近节指骨的中段闭合骨折,有移位。闭合复位后行阻止伸直位石膏管型固定。(C)4周后骨折愈合,6周后可正常活动。

表38-6　阻止伸直位石膏管型固定
指征
手指近节指骨干闭合骨折,向背侧成角、短斜或基底嵌插骨折
优点
不需手术
不用仪器
技术简单
早期活动
缺点
应用局限于几种骨折
X线评估困难

这种技术,需要注意掌指关节维持于屈曲位的细节;可允许并鼓励指间关节主动活动,并安排足够的随访检查。

如果用这些保守方法不能维持骨折位置,应采取以下措施。

二、克氏针

用针固定手部骨折最先在美国被报道,Tennant在1924年用一钢制留声机针固定掌骨骨折[344]。值得注意的是,半个多世纪过去了,与其他骨固定方法相比,克氏

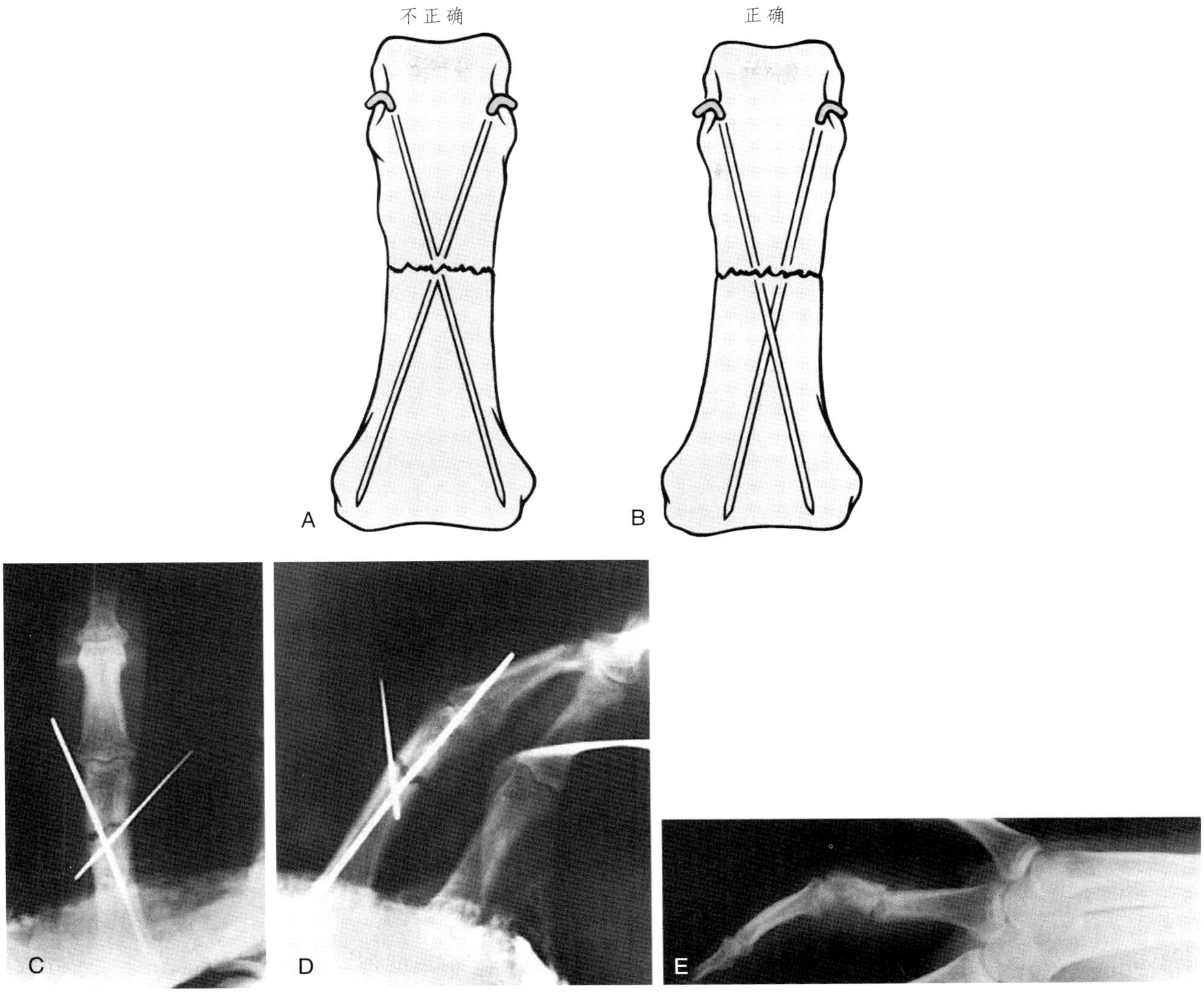

不正确

正确

A

B

C

D

E

图 38-14 (A,B)交叉克氏针的交叉点最好在骨折线的近端或远端。(C~E)该 28 岁男子近节指骨开放骨折,用交叉克氏针治疗,骨折端保持分离,最终导致骨不连。

针固定仍被认为是金标准[17,127,167,334]。但用克氏针固定手部骨折面临着现实及潜在的一系列问题。这些固定物会松动且需外加石膏制动[25,222,226,357]。如果用交叉克氏针,可能会导致骨折分离及延迟愈合。在 23 例骨不连的手管状骨骨折研究中,最常见的原因是克氏针固定不适当或无效[169]。交叉克氏针常切开后逆行打入,可以使骨折分离[95]。如果应用此技术,克氏针必须交叉通过远近骨折块,以使骨折块获得稳定的支撑[304](图 38-14)。

Namba 及其同事证实了影响克氏针夹持力的机械因素[247]。他们发现,套针比有菱形尖或手术室内咬出尖的克氏针穿透力强(图 38-15)。他们还发现,用慢速钻钻出的针孔,克氏针不易松动。

除去这些机械及技术上的缺点,闭合经皮穿针有其

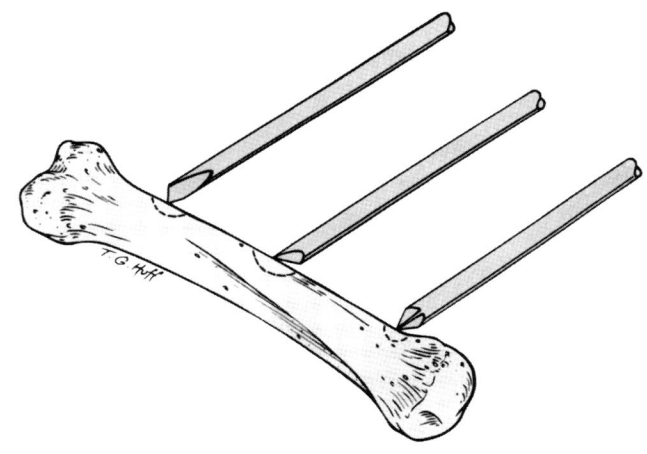

图 38-15 套管针穿经指骨皮质,比用菱形尖克氏针或自剪尖的克氏针更牢固。

明显优点,可避免切开及更多软组织损伤[17,72,127,167,206]。在指骨中,经皮穿针可用于闭合的不稳定性指骨髁、基底及颈部骨折。在掌骨骨折中,它可被有效地用于单一的掌骨干、颈部及基底骨折。Orbay 发明了一种带锁髓内钉,允许固定后不用保护即可活动[254,255]。

置入克氏针有多种途径,主要取决于骨折形态及术者习惯。交叉克氏针最常见,其他包括两三根平行克氏针固定、髓内针固定(单根或多根)、穿关节固定及克氏针加钢丝固定并用。横行或短斜行骨折最好用髓内针的方法,长斜行及螺旋骨折用多根克氏针固定,基底骨折用穿关节髓内针固定技术(图 38-16)。

Rafique 等[275]回顾了 100 例用克氏针固定的掌骨、指骨骨折,发现针尾露出皮外时有较高的感染率。

方法

对近节指骨骨折来说,闭合复位后经皮穿针技术需行腕部神经阻滞,将掌指关节屈曲80°,近指间关节屈曲45°,再纵向牵引中节指骨。对横断骨折,用一枚 0.035 英寸或 0.045 英寸克氏针避开伸肌腱 (以免粘连),经掌骨头,穿过掌指关节到达指骨头的软骨下方。一些指骨颈部骨折可用两三根 0.028 英寸克氏针固定,这样更稳定一些(图 38-17)。

另一种方法是从指骨侧副韧带窝部打入克氏针,由于贴着掌骨头,克氏针可经近节指骨外侧基底,穿过髓腔完成固定。这种技术可避免固定关节并可减少软组织损伤(图 38-18)。

螺旋及斜行骨折复位后用巾钳或复位钳经皮固定。用两三枚 0.028 英寸克氏针从指骨长轴垂直方向打入,穿过双侧皮质。在克氏针穿过骨折线的情况下,针距越远越好。

应用克氏针固定时,针尾露出皮肤部分需仔细包好,在掌指关节屈曲位行石膏管型固定。3 周后去除管型,鼓励患者手指活动,贯穿关节的克氏针在去除石膏管型时也应去除,以利活动。横向克氏针多保留 1周,可在针未去除前就开始活动(表 38-7)。

三、钢丝内固定

Lister 最早普及钢丝内固定技术[210],在一些指骨横行骨折、撕脱骨折及关节内骨折应用效果不错[122]。主要适用于有软组织损伤的横行骨折、再植及关节融合。主要技术是用 26 号钢丝,经中轴侧背部,横行绕过骨折线,并用一枚克氏针斜行穿过髓腔,以防止旋转(图 38-

表 38-7　克氏针固定
指征
主要是不稳定的闭合骨折行经皮穿针,其次是切开复位治疗骨折
优点
应用简便
价格低,可用于多种骨折
使用仪器少
可经皮应用
缺点
固定力弱,需额外保护
可使骨块分离
会松动及骨折再移位

19)。尽管此固定稳定,可以允许有限的活动,但斜行的克氏针可引起肌腱和皮肤刺激,从而限制了早期活动(表 38-8)。Zimmerman 及 Weiland[377]改进了此技术,他们应用两根相互垂直的 26 号钢丝固定(图 38-20)。这种改进尽管要求额外的手术切开显露,但力学试验发现骨折相当稳定。事实上,Vanik 及其同事对内固定技术力量的比较研究中发现,相互垂直的两根钢丝圈固定,其稳定性可与钢板固定相媲美[357](表 38-9)。

方法

Lister 描述的钢丝内固定技术(A 型)主要通过以下过程完成:在距骨折端远近各约 5mm 处,在指骨侧中线背侧,用 0.035 英寸克氏针钻 2 个平行针道;在骨折复位前,先用一枚 0.035 英寸克氏针斜行穿过远端皮质;当克氏针尖从骨折端穿出后复位,将克氏针打入近端,用一根 26 号钢丝绕过二针道。用粗的持针器拉紧钢丝,使钢丝贴紧皮质,然后拧紧(见图 38-19)。

对关节内骨折及侧副韧带附着点的撕脱骨折患者,可用一单股钢丝穿过骨块周围软组织(如骨块较大,可在骨块上平行钻孔),经骨折线,穿过对侧皮质,然后将骨折复位,拧紧钢丝。这种方法(B 型)可避免破坏骨块血运,缺点是着力点是对侧骨皮质而非骨折线(图 38-21 及表 38-10)。

双垂直钢丝固定技术要求较高,需钻两组平行于骨折线的针道,且两组针道相互垂直。在拉紧每根线之前,常仔细旋转对线。穿钢丝时可用一枚 20 号皮针将钢丝带出。再将钢丝从背侧向掌侧穿出,可将骨折处极度屈曲以利于穿入成功。尽管这项技术难度较

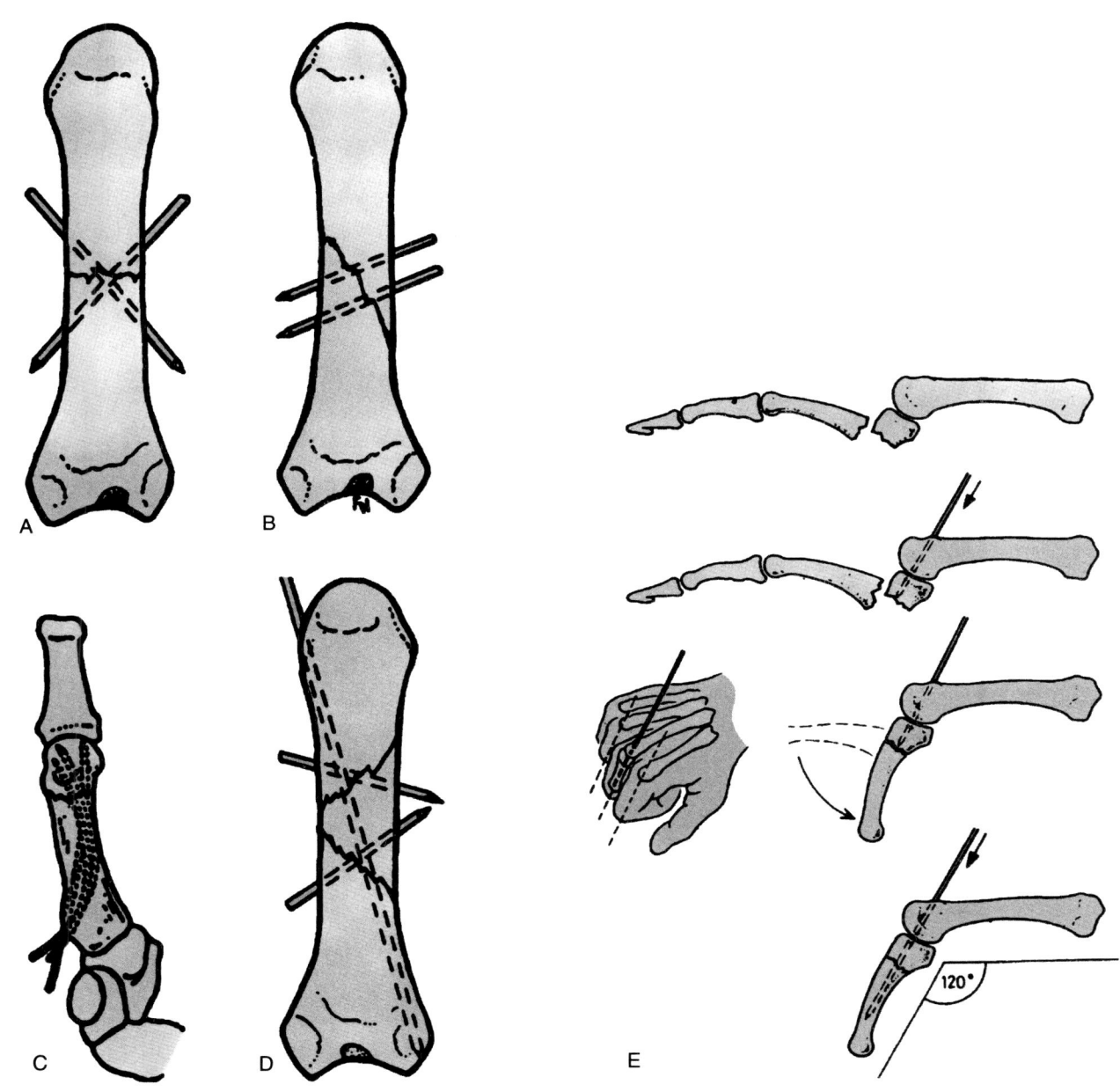

图 38-16　各种克氏针应用方法。(**A**)交叉。(**B**)斜行及平行。(**C**)髓内针。(**D**)多针固定。(**E**)穿关节髓内针固定。

大,且需较大的手术暴露,但稳定性高,允许恢复期早期负重(见图 38-20)。

四、张力带钢丝

　　Belsole 及其同事通过研究指骨功能负荷的机械应力,进一步发展了钢丝内固定技术[20,21,130]。在稳定状态下,指骨、掌骨主要受屈曲应力,受伸直、旋转及纵向应力较小。这些应力结果是掌侧为压应力,而背侧为张应力。如果在背侧放置内固定物,不仅可阻止屈曲

及分离移位,还将功能负荷转为骨折面的压应力[166,303]。对任何一种内固定,要想取得满意效果,必须能抵抗旋转应力及剪切应力。张力带钢丝在克氏针固定骨块后,通过将不锈钢丝缠绕露出皮质的克氏针,用于锁定骨折块[259]。

方法

　　张力带钢丝需切开显露,主要适用于不能经皮穿针固定的不稳定骨折(见表 38-5)。骨折复位后用

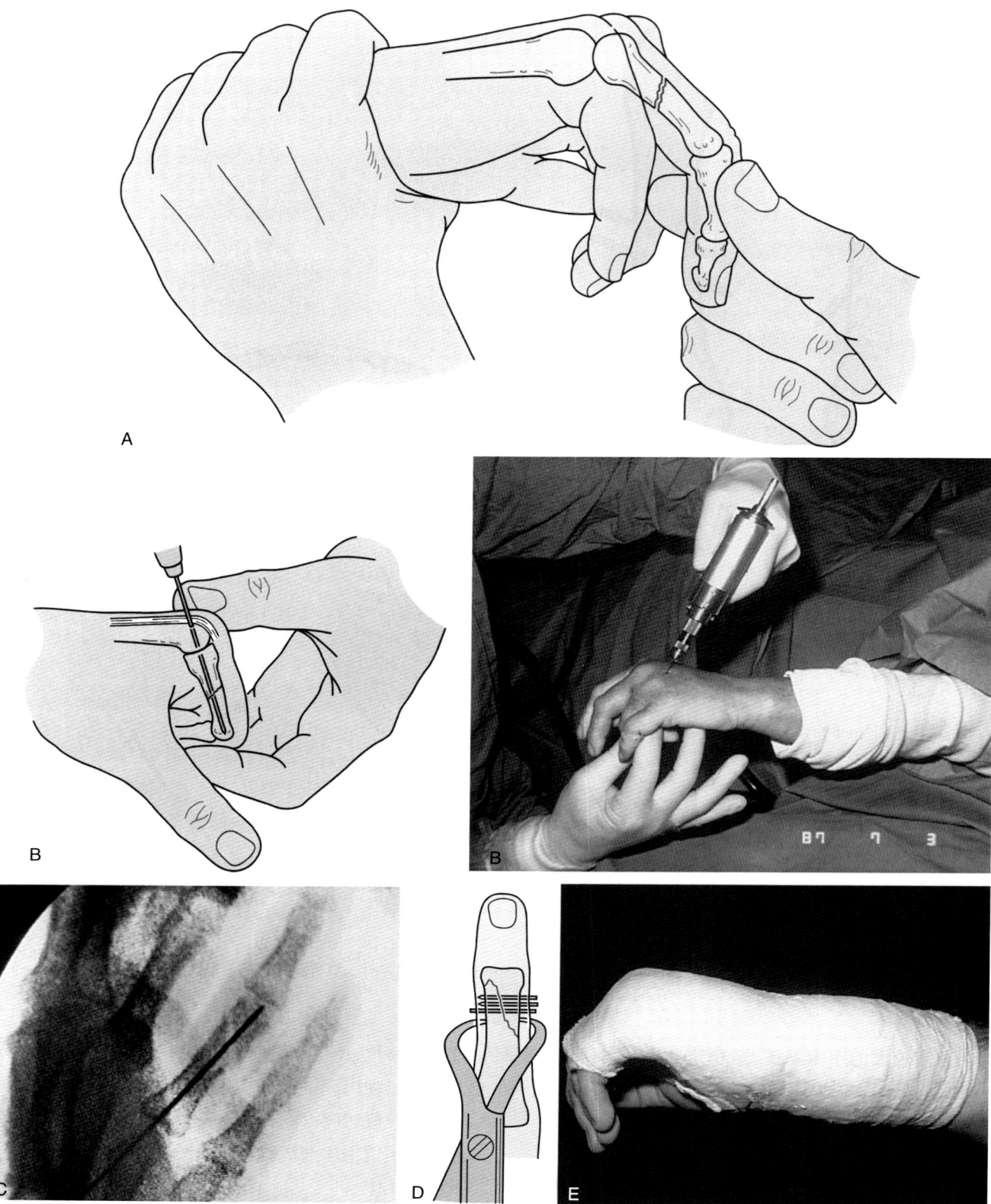

图 38-17　指骨骨折闭合穿针方法。(**A**) 在掌指关节屈曲 80°，指尖关节屈曲 45° 位，牵引中节指骨以复位。(**B,C**) 对横行骨折，常用一枚 0.035 英寸或 0.045 英寸克氏针，在 X 线下，偏离伸肌腱，经掌骨头到指骨颈部软骨下。X 线片显示骨折已复位，固定确实。(**D**) 对斜行骨折，用带尖的复位钳固定，用 2~3 枚 0.028 英寸克氏针穿经骨折线。(**E**) 克氏针穿出皮处，剪短包好，于掌指关节屈曲 80° 位石膏管型固定。

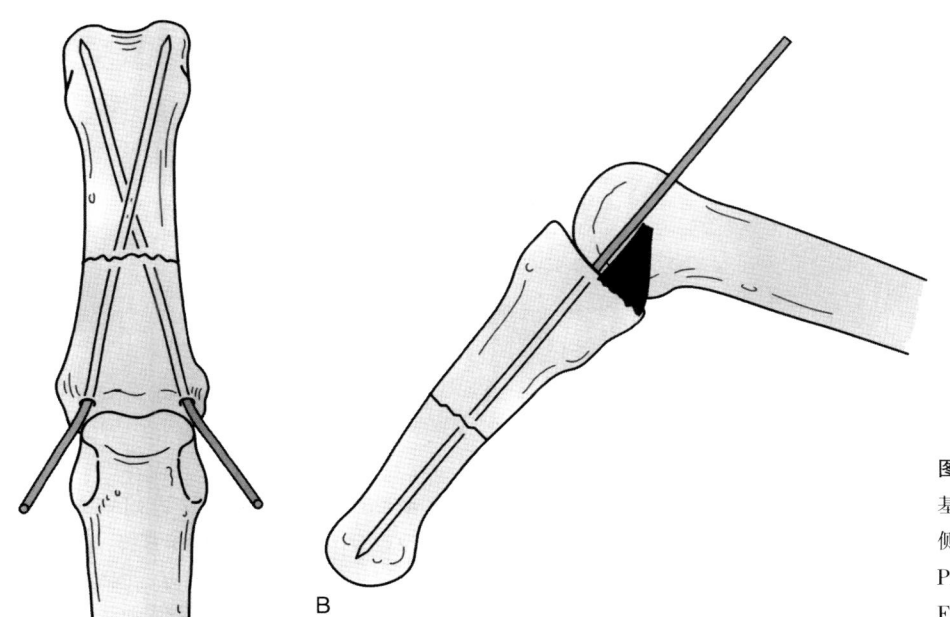

图 38-18　(A,B)交叉克氏针经指骨基底入髓腔,进针点在侧副韧带起点的侧中隐窝。(Redrawn from　Heim, U.; Pfeiffer, K. M. Internal Fixation of Small Fractures. 3rd ed. New York, Springer-Verlag, 1987.)

0.035 英寸克氏针固定。对横行及短斜行骨折,要用交叉克氏针。对长斜行及螺旋骨折,克氏针要与骨折线垂直。针两端各只留 1~2mm 露出皮质,克氏针尽量避免影响肌腱滑行。用 26 号或 28 号钢丝绕克氏针尾成"8"字形后拧紧(图 38-22)。如果骨折为粉碎性,则多用几枚克氏针。如果张力带对侧有皮质缺损,在拉紧钢丝前,建议先植骨。术后几天就应鼓励患者开始主动活动,因为功能负荷会促进骨折愈合,更重要的是防止术后粘连(表 38-11)。

　　这种固定技术优点是使用快捷,在再植或多指合并血管损伤时应用较好。缺点是克氏针尾及钢丝圈会刺激周围软组织,更重要的是所获得的稳定度有限。生物力学证明,简单的克氏针内固定不太稳定,术后应辅以外固定。钢丝内固定技术合并其他技术应用可使稳定性有所提高,有利于术后非保护状态下早期活动,但此优点尚不确定[342]。钢板螺丝钉技术是所有内固定技术中最稳定的[166,357]。

五、加压螺钉

　　在大骨骼上应用很成功的钢板、螺丝钉演化为小螺钉、微型螺钉及钢板,无论在概念上还是形式

表 38-8　钢丝内固定:Lister 技术(A 型)

指证

　　开放横行指骨骨折

　　再植

优点

　　技术简单

　　仪器使用少

　　早期固定稳定

缺点

　　临床应用受限

　　需切开显露

　　克氏针限制肌腱滑动

表 38-9　双垂直钢丝内固定技术

指证

　　开放横行骨折

　　再植

　　关节融合

优点

　　生物机械力强

　　内固定物体积小

　　所需器械少

缺点

　　要求一定的技术

　　应用有限

　　应用于骨缺损时效果差

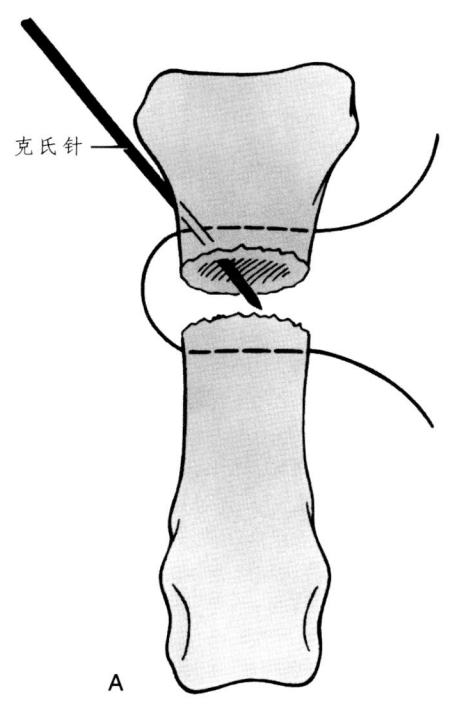

克氏针

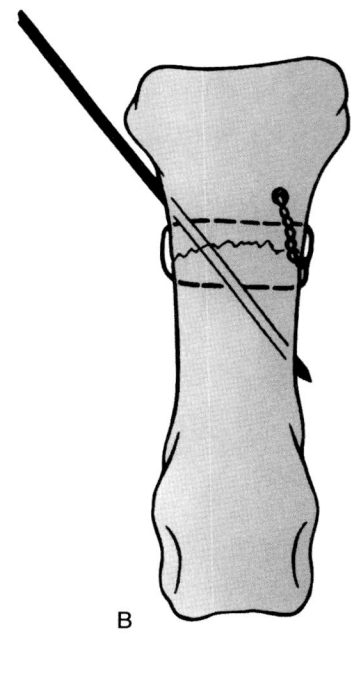

B

图 38-19　Lister 钢丝内固定技术（A型）。**(A)** 在指骨侧中线偏背侧,用一根不锈钢丝横行穿过骨折线远、近端。再用一枚 0.035 英寸克氏针斜行穿过远端,于骨折端内露出克氏针尖。**(B)** 复位骨折,克氏针打入近端,拉紧钢丝。钢丝结可塞入皮质上钻的孔里。

上都是一种进步（图 38-23）[245]。但在手部应用这些内固定时,需要掌握手部的解剖特征及应用这些内固定的经验。指骨周围的滑行结构很容易受内固定的损害,这通常使放置内固定的位置受限。指骨皮质很薄,骨折块又小,供血又很脆弱,要想获得稳定内固定又不破坏骨块血运,这对术者绝对是很大的挑战。

除了技术比较复杂外,这些微型螺钉还具有精确、牢固及外形小的优点,给医生处理复杂手部损伤

提供了巨大帮助[69,107,149,293]。在掌骨、指骨中,移位的长斜行骨折、螺旋骨折,以及超过关节面 25% 的关节骨折是螺钉固定的极好指征（图 38-24）。另外,对单髁骨折及大的撕脱骨折,单用一枚螺钉即可获得稳定固定。即使非常复杂的手部损伤,用此内固定技术也可提供很好的功能恢复机会（表 38-12）。

骨块间应用拉力螺钉在第 4 章已描述。在手部应用需注意以下几点:①2.7mm 螺钉主要用于掌骨基底及粗的成人掌骨干;②2.0mm 螺钉主要用于小掌骨,

---

表 38-10　钢丝内固定:Lister 技术(B型)

指证
　关节内骨折
　撕脱骨折
优点
　暴露小
　不影响骨块血运
　内固定物体积小
　技术简单
缺点
　固定稳定受限
　控制旋转差
　钢丝可损伤韧带和血管

表 38-11　张力带钢丝

指证
　需要切开复位和内固定的不稳定掌指骨骨折
　钢板、螺丝钉固定失败
　骨干骨折有 3~4 个骨折块
优点
　稳定性好
　符合生物机械力学
　外观好
　器械简单
缺点
　手术切口显露大
　一些骨折操作困难

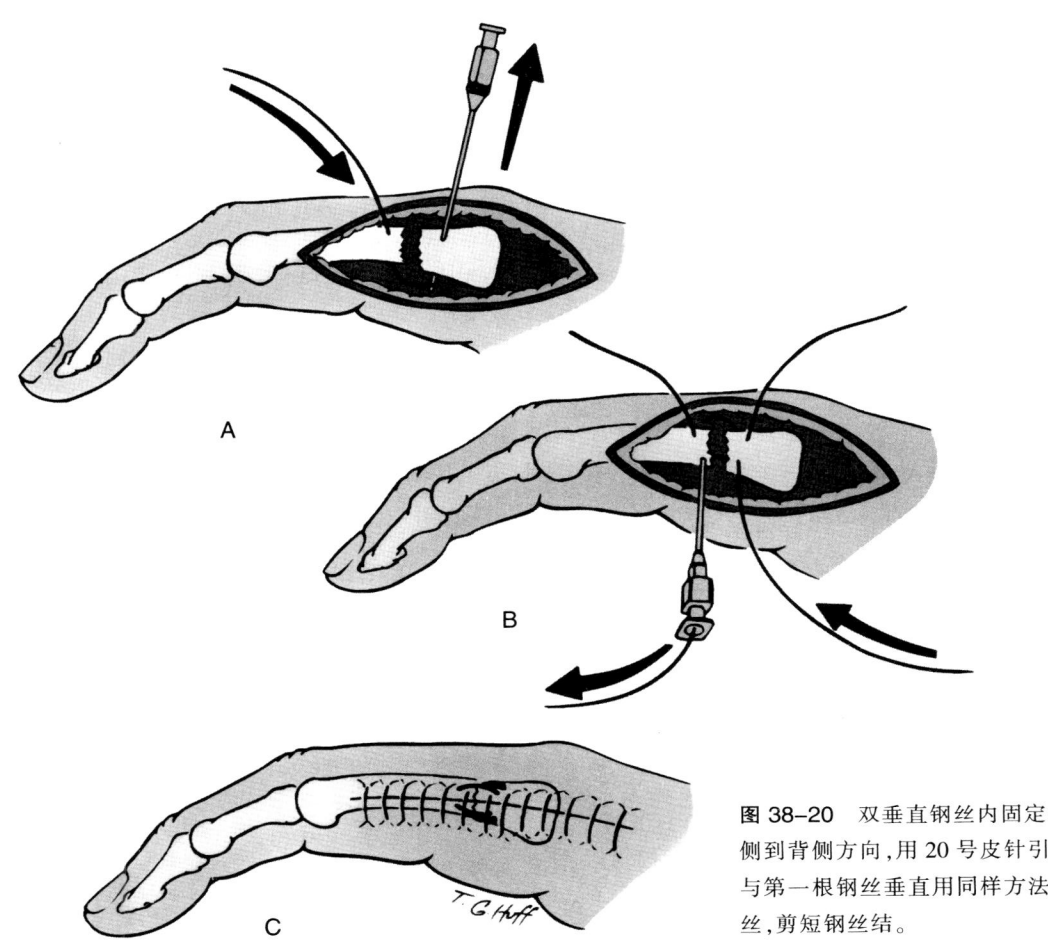

图 38-20　双垂直钢丝内固定技术。(A)第一根钢丝从掌侧到背侧方向,用 20 号皮针引出。(B)第二根 26 号钢丝与第一根钢丝垂直用同样方法引出。(C) 复位后拉紧钢丝,剪短钢丝结。

可与 2.7mm 螺钉联合使用, 小螺钉主要用于骨折尖部;③在指骨中,常用 1.5mm 螺钉,2.0mm 螺钉主要在小螺钉滑扣时使用。

微型螺钉目前有几家制造商生产,刚开始主要用于上颌骨,型号从 0.8mm 到 1.2mm 大小不等。微型螺钉在小块骨骼中,特别是中节及末节指骨中,扮演着重要角色。

小空心钉目前应用也较好,但大小常超过 2.7mm,

可用于经皮固定掌骨基底骨折。

应用此技术时需注意以下几点[41,142]:

(1)骨干骨折单用螺钉固定时,骨折线至少为骨干直径的 2 倍。

(2)骨折需切开显露,应根据骨折线来决定螺钉位置,并找出隐蔽的骨折线及碎骨片,以防其抵消螺钉抓力。

(3)骨折应解剖复位以锁定骨折块,并达到对骨

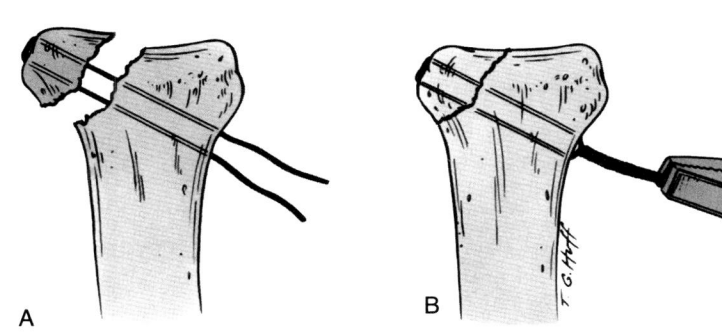

图 38-21　Lister B 型钢丝内固定技术。(A)用 26 号或 28 号不锈钢丝绕过或穿过小骨块,经骨折线到对侧皮质。(B)将骨块对紧,拉紧钢丝并拧紧。

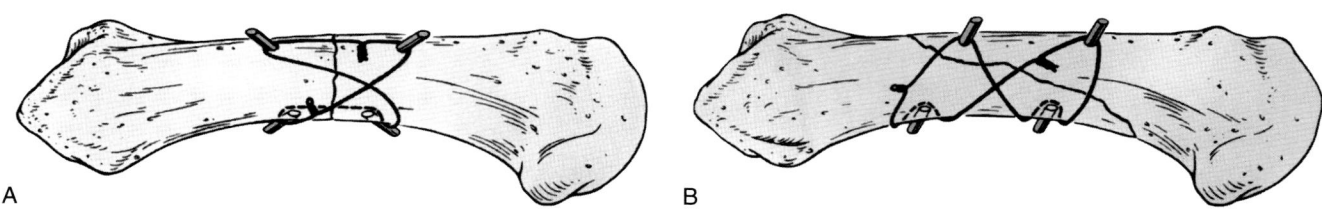

图 38-22 张力带技术。(A)对一个横行或短斜行骨折,克氏针交叉固定后,用 26 号不锈钢丝于克氏针尾绕成"8"字形。(B)对螺旋或长斜骨折,用与骨折面相垂直的两枚平行克氏针固定。

折块的最大压力。

(4)为避免影响螺钉抓握力,不要重复钻孔。

(5)放置螺钉的位置不应是在最易放的位置,而应放在最符合机械力学的位置(图 38-25)。

(6)用螺钉固定单个骨片时,骨片需大于 3 倍螺钉直径。

六、钢板固定

尽管手部不像其他中轴骨那样,钢板放置明显受限,但在复杂的手部骨折中,如应用钢板内固定,对手术后功能恢复可提供很好的稳定性[244]。应用指征包括:掌骨骨折伴软组织缺损,短缩或旋转不良的粉碎骨折,粉碎性关节内或周围骨折,以及有骨折块缺失的骨折。因手指周围滑行结构所限,钢板固定只适用于骨质缺损、关节内髁部 T 形骨折、复合骨折(包括伴有广泛软组织损伤的骨折或完全断肢者)以及一些关节周围粉碎骨折。

人们已经设计出了一系列手部钢板[107,142]。掌骨干骨折可用 2.4mm 螺钉固定 1/4 管状钢板,但如存在骨

缺损,可以用更有力的 2.4mm 动力加压钢板(DC)[73]。关节周围骨折可用 2.0mm 髁钢板,2.7mm 的 L 或 T 形钢板,或新型的 2.0mm 三孔或四孔的 T 形钢板[42]。与之相似的钢板使用 1.5mm 和 2.0mm 的螺钉,可适用于指骨。但对手指来说,最常见的是 1.5mm 的髁钢板。实

表 38-12　螺钉内固定
指证
移位的螺旋或长斜行骨折
超过关节面 25% 的关节内骨折
撕脱骨折
优点
功能恢复时固定稳定
应用合理时可如期愈合
可不用去除内固定
缺点
需要一定技术
需要切开显露
器械要求复杂

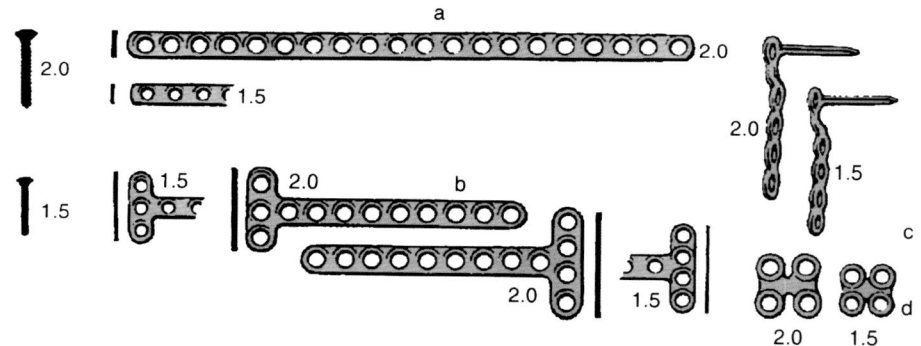

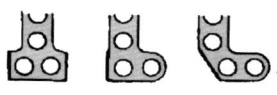

图 38-23 手部外科常用的内固定,包括 2.7mm、2.0mm 及 1.5mm 内植物及螺钉。

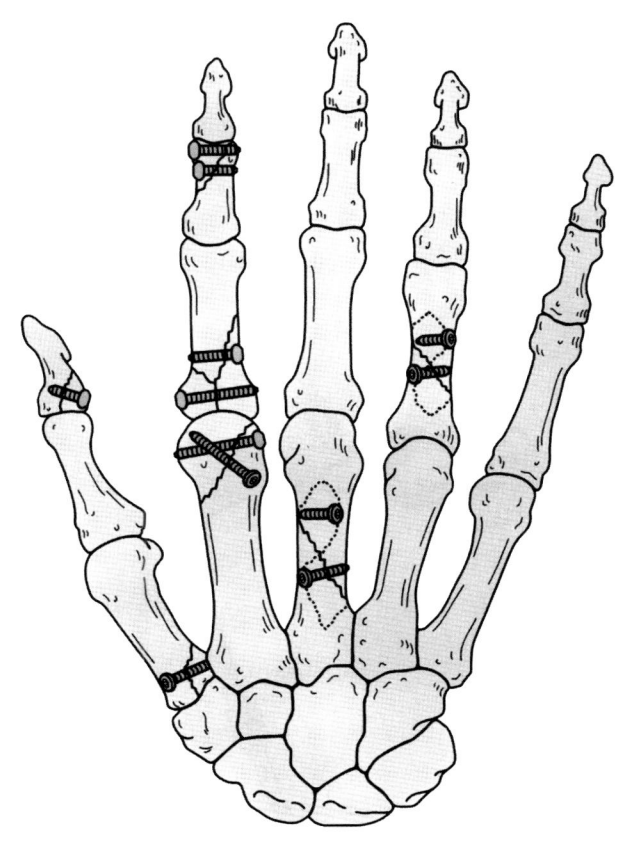

图 38-24　手部骨折的螺钉内固定方法。

验室研究发现,双皮质螺钉固定与单皮质螺钉相比并没有显著的优势[87]。

　　与单用螺钉固定骨折不同,钢板因对表面的肌腱有影响,在骨折愈合后需取出[63]。但钢板固定后可早期活动,从而减少粘连机会。骨折愈合后,应考虑去除钢板以进一步恢复功能。在指骨骨折患者中,除非特别复杂的损伤或骨折,应尽可能少用钢板。

　　小髁钢板,因其用途广,体积小,设计合理,而应用越来越多[42](表 38-13)。在掌骨远端,钢板主要应用于背侧方,以适应侧副韧带的起点——背侧结节。在指骨骨折中,常在前后方向放置钢板。指骨近端双髁骨折,使用髁钢板的技术在指骨髁部骨折章节中讨论。

　　外形小的骨科固定系统和生物可吸收内植物系统可改善软组织的问题[2,89,361]。

七、骨折外固定器

　　在手部使用外固定器并不是一个新概念[71,273]。目前设计的小外固定架,不仅固定可靠,而且容易在术中、术后调整[223,264,285,337]。一般结构包括:需预先钻孔的斯氏针,可旋转调节的夹钳,以及使骨折端加压和牵引的装置。过去人们常用外固定支架治疗手部复杂的复合伤[105,308],但随着设计的改进,外固定架已应用于像指间关节骨折脱位及高度粉碎的髁部骨折这类的复合损伤(表 38-14)[6,143,144]。

　　由克氏针及丙烯酸水泥制成的简单外固定架,尽管急诊可以应用,但因其稳定性差,容易出现针道问题及斯氏针松动。目前 Henri Jacquet 于 1976 年设计的微型外固定支架已在很大程度上解决了这些问题[285](图 38-26)。

方法

　　预先用 1.5mm 钻头经一导引装置钻孔。用手动螺丝刀拧入 2.0mm 自攻的斯氏针或克氏针。将针尾连于夹钳,夹钳用一连接棒连接好,此棒的关节可使之在各个面上进行调整。此装置对手指效果特别好,因为针可在复位前预先放置。可旋转的夹钳允许对骨折端进行牵引及加压。需用凹槽扳手进行调整,以固定夹钳及连接装置。外固定器支架及连接装置,可根据需要设计成多种多样的组合。

　　很多厂家生产新的微型外固定架可通用。Synthes 现在正推出一种使用 1.25mm 和 1.6mm 斯氏针的外固定器。

　　Hotchkiss 发明了一种带关节的远指间关节外固定器,它通过一个可调节弧控制活动,并可根据需要进行牵引及加压。此装置也允许自行选择以下运动方式:主动活动,被动活动(经螺丝调节),完全无活动度(图 38-27)[153]。

表 38-13　钢板应用
指证
伴软组织缺损及骨缺失的掌骨及指骨骨折
复杂的关节内或关节周围骨折
优点
固定稳定
可保持或恢复长度
髁钢板的侧面还允许行其他固定
缺点
操作困难
不容许错误
钢板大小会影响表面肌腱滑动

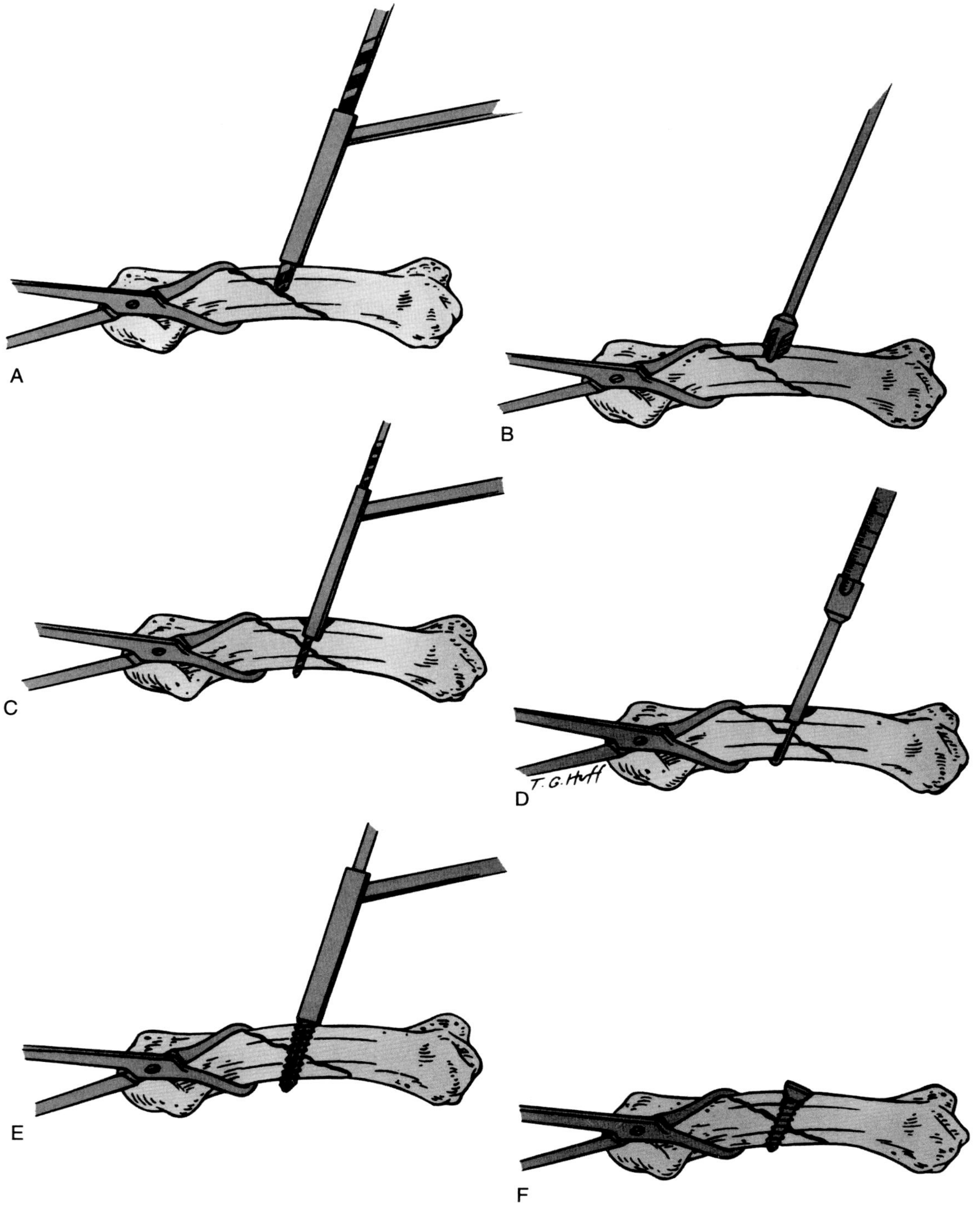

A

B

C

D

T. G. Huff

E

F

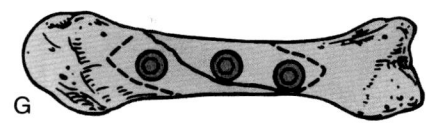

G

图 38-25 用 2.0mm 螺钉固定螺旋形掌骨骨折的顺序。(A)用 2.0mm 钻头钻出滑槽,不要穿透同侧皮质。(B)打埋头孔。(C)经套管用一枚 1.5mm钻头钻透双层皮质。(D)测深。(E)用一枚 2.0mm 螺丝攻攻出螺纹。(F)拧入 2.0mm 螺钉。(G)像第一枚螺钉一样拧入两三枚螺钉,其拧入位置随骨折线做调整。

表 38-14 外固定器

指证

高度粉碎骨折

骨折合并骨缺损

骨折合并严重软组织损伤

骨折处感染

维持虎口

复杂的近侧指间关节骨折脱位

优点

不切开显露骨折处

牵引时不经关节

易处理软组织损伤

可经皮应用此技术

缺点

操作复杂

穿针可影响滑动结构

针道感染

牵引可致骨折延迟愈合

第六节 掌骨骨折

第二至第五掌骨与其基底及颈部相连,如果有损伤,则局部明显肿胀、疼痛及活动受限。20 世纪 40 年代以前几乎所有掌骨骨折治疗主要是将手部缠于一绷带卷上,基本不尝试复位[363]。掌骨骨折治疗已有很大发展。目前的治疗方案需依据骨折部位、有无成角畸形或移位、内在稳定性、相关软组织损伤情况及患者功能要求来制定。

掌骨治疗时需恢复手的纵弓及横弓的完整,预防旋转畸形,因其可导致手指相互重叠现象。掌骨干 5° 的旋转可导致手指重叠约 1.5cm[107]。掌骨短缩不超过 3mm 时, 此时仅有掌指关节屈曲时掌骨头轮廓消失。如超过此限度, 会导致内在肌及外在肌肌力的不平衡。因掌指关节代偿不同,第二、三掌骨背侧成角不应超过 10°,环指不超过 20°,小指不超过 30°。第五掌骨颈所能允许的背侧成角畸形角度,目前尚有争论。一些作者认为畸形达 70°也能接受[253,320]。屈曲畸形越重,手掌部掌骨头越突出。

掌骨骨折可简便地按解剖位置分类:基底、掌骨干、掌骨颈及掌骨头。Dobyns 及其同事,在其统计的 1621 例手及腕部骨折脱位病例中,报道了 421 例掌骨骨折(表 38-15)[86]。

这些骨折需拍摄标准的前后位、侧位及斜位 X 线片。因骨骼的重叠,有时判定屈曲畸形很困难。在这种情况下可多照几张斜位片、侧位片或用 CT 平扫来鉴别。但评估手部畸形,特别是旋转畸形时,X 线片绝不能替代仔细的手部物理检查。

一、关节外骨折

(一)关节外基底骨损伤

一般来说,因掌腕关节强有力的关节囊和骨间韧带,使掌骨基底关节外骨折比较稳定[134]。如果为直接外力所伤,关节外骨折常为嵌插性,且多为稳定骨折。对这些病例,使用支持夹板即可。如创伤力加大,可引起复杂的软组织损伤, 应使用克氏针内固定。如用 2.0mm 或 2.7mm 的髁钢板则稳定性更好(图 38-28)。

(二)腕掌关节(CMC)部骨折脱位

腕掌关节骨折、脱位在治疗上要比关节外基底骨折困难。这种损伤常为高能量损伤的后遗症,周围软组织肿胀明显。在很多有关 CMC 骨折脱位的报道中[26,140,147,184,277],第五 CMC 报道最多[28,81,123,246]。

如果检查发现局部严重肿胀、疼痛、骨擦音,检查者应当心 CMC 损伤的可能。因邻近 CMC 重叠,阅读前后位及侧位 X 线片时,CMC 损伤有时看不清,必须

表 38-15 掌骨骨折脱位的发生率统计(N=421)	
类型	**数目**
颈部	110
骨干	
螺旋/斜行	55
横行	94
纵行	1
粉碎性	7
基底	55
关节头部	32
髁部(近端)	4
背侧基底	4
掌侧基底	6
侧方基底	50*
粉碎性	3

*:37 例为 Bennett 骨折。

Source: Compiled from Dobyns, J.H.; Linscheid, R.L.; Cooney, W.P., 3rd. Fractures and dislocations of the wrist and hand, then and now. J Hand Surg [Am] 8:687-690, 1983.

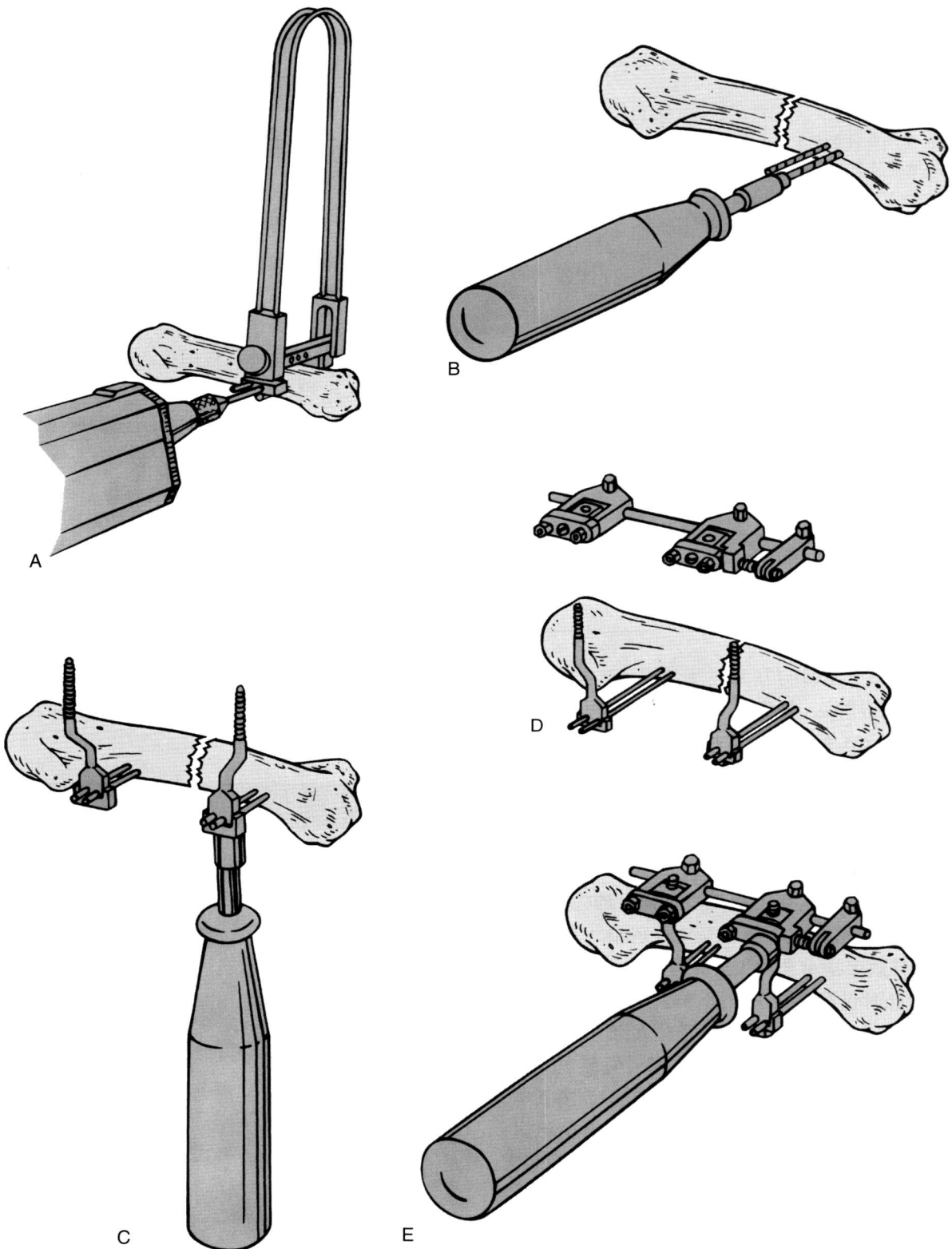

图 38-26 Jacquet 铰链式微型外固定器技术。(A)在导向器指导下钻孔。(B)用一手动螺丝刀拧入固定针。(C)安装把持固定针装置。(D)简单支架的连接装置。(E)用套管扳手拧紧各连接螺钉。

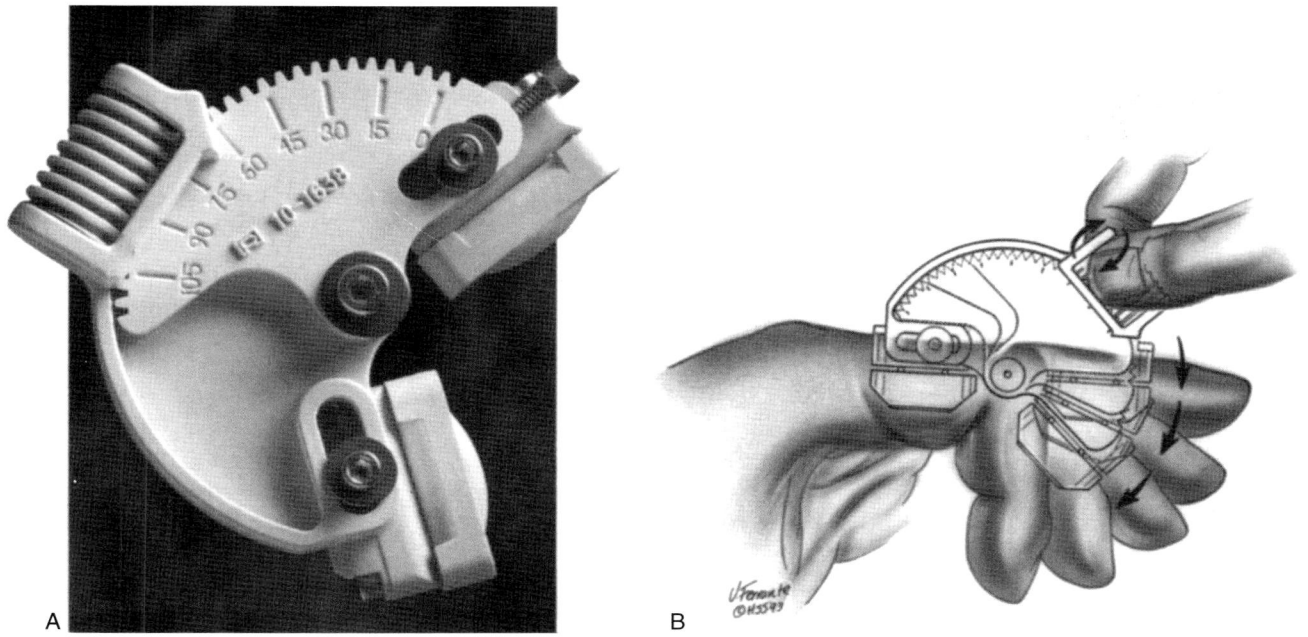

图 38-27　Hotchkiss 设计的罗盘式指间关节装置。(A)此仪器的照片。(B)此装置可允许主动及被动活动,也可锁定于一个角度行关节制动。(From　Hotchkiss, R. N. Compass Proximal Interphalangeal ［PIP］Joint Hinge：Surgical Technique. Product Guide. Memphis, TN, Smith & Nephew Richards, 1993.)

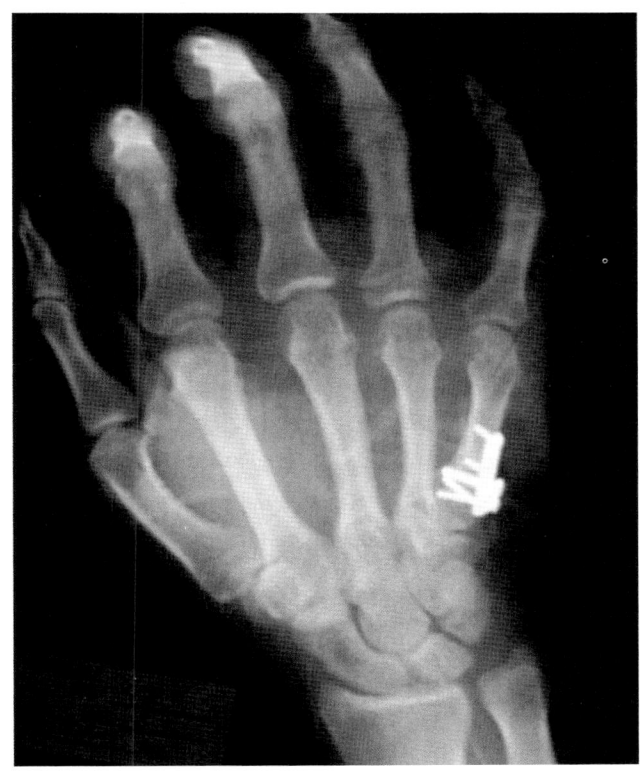

图 38-28　一名 28 岁男子手被滚轴轧伤致广泛软组织损伤。用一块 2.0mm 髁钢板固定第五掌骨基底骨折。(Courtesy of Dr. Alan Freeland.)

拍两个 30°斜位片,即前臂旋前位及旋后位。这样可突出第二、第五 CMC[180]。CT 在诊断 CMC 骨折脱位中很有帮助,并可显示关节损伤范围(图 38-29)。

第五 CMC 骨折脱位对关节恢复的要求高于第四 CMC。钩骨远端被分成两个关节面,分别与第四、第五掌骨部关节面相关节。第五腕掌关节面呈"鞍"状,与拇指 CMC 类似。此关节可使第五腕掌关节屈 20°,伸 30°,也可以轻度旋转以利于对掌[134,277]。钩骨的桡侧关节面较平坦,仅允许第四掌骨 10°~15°的活动范围。

这两个关节的损伤常是复合力作用的结果,纵向力可导致粉碎骨折。止于第五掌骨基底的尺侧伸腕肌,在关节损伤后可导致畸形,造成一定程度的"反 Bennett"骨折的不稳定。尺神经深支经过钩骨钩附近,如发生骨折,可引起深支损伤[75,76,265]。

与第一掌骨基底骨折类似,这些骨折可分为 4 种(图 38-30):基底骨折,两部分骨折(反 Bennett 骨折),三部分骨折,粉碎骨折。移位的基底上骨折及两部分骨折脱位,在充分麻醉下,经第五掌骨的纵向牵引,再用手挤压掌骨基底,即可复位。拍片时,充足的麻醉是必要的,应用手部牵引装置以维持复位。因为此骨折不稳定,复位后需经皮打入两根 0.045 英寸的克氏针。一针要经过掌钩关节,另一针要进入第四掌骨基底。

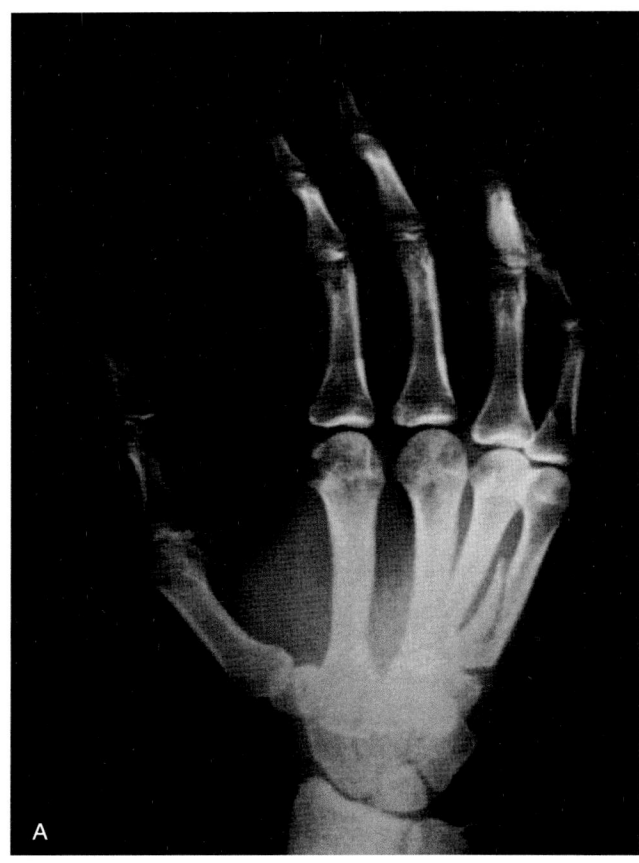
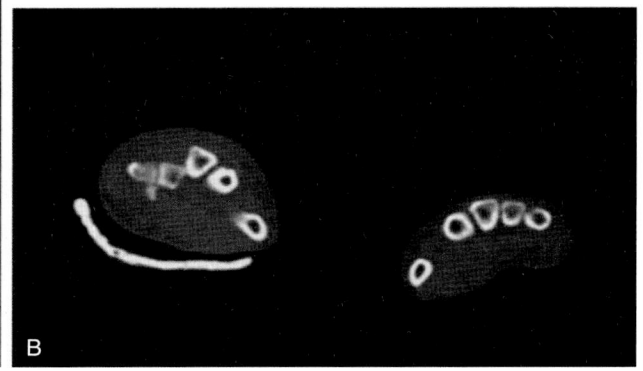

图 38-29 　(A) 第四、第五腕掌关节骨折脱位的斜位片。常规的侧位片很难诊断。(B) 与对侧对比,可很清楚显示损伤情况。

在打克氏针时,可用一粗皮针作为导针,针尾留在皮外,用尺侧槽形石膏固定 6 周(图 38-31)。

对于三部分或粉碎骨折来说,单纯纵向牵引复位困难。在高能量损伤时,粉碎性骨折很常见[76,147,303]。因单纯牵引不易完全复位,所以 CT 对明确损伤情况很关键。对于以手维生的患者来说,如果骨折未经治疗,有症状的创伤后关节炎将带来无尽的烦恼[61]。

关节内骨折块很小,且很难复位和固定。因此,尝试用外固定器固定于掌骨干及钩骨,通过韧带拉力复位是可行的(图 38-32)。如果拍片证实骨折仍未复位,可于尺背侧小切口复位或结合内侧及掌侧入路,并用 0.028 英寸或 0.035 英寸克氏针固定。嵌插性骨折复位后常有骨缺损,此时可用少量桡骨远端松质骨来填塞(图 38-33)。外固定器再固定 6 周,并用尺侧槽形石膏或夹板予以保护。

多发腕掌关节骨折脱位:如果检查发现多发腕掌关节骨折脱位,早期很好复位。但对大多数病例来说,复位后并不稳定,需用 0.045 英寸克氏针斜行经腕掌关节到近排腕骨加以固定。软组织常有肿胀[125]。肿胀

开始消退时,应用石膏管型进行保护。如果 5~7 天后才发现此种复合腕掌关节骨折脱位,就不适于闭合复位了。可行纵向切口切开复位,这样对静脉及淋巴回流影响小(图 38-34)。复位多发腕掌关节骨折脱位的关键是,先复位第三腕掌关节。复位后可用克氏针制动。需告知患者关节可自发融合,或者如果出现创伤性关节炎,则可行关节融合术。

在多发腕掌关节骨折脱位时,如为粉碎性,可早期选择关节融合。对开放伤及复合伤来说,为使手部功能康复,早期融合可提供最大的稳定性。第二、三掌骨的腕掌关节本身活动很小,即使融合也对功能影响不大,但对环、小指的腕掌关节来说,则要尽量保护此关节(图 38-35)。

二、掌骨干骨折

闭合的单一掌骨干骨折移位常很有限[166,277]。这主要是因为四根掌骨被骨间肌包绕,近端及远端都被骨间韧带所连接。在掌骨远端,掌深横韧带将掌骨颈连接在一起。因骨间肌牵拉,横断骨折常向背侧成角,掌

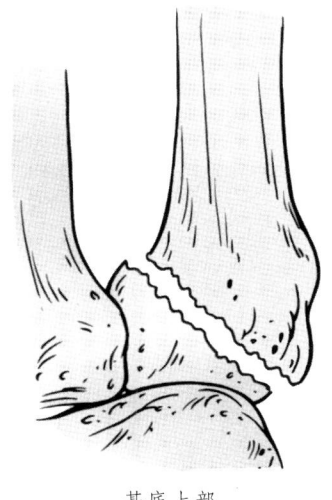

A 基底上部

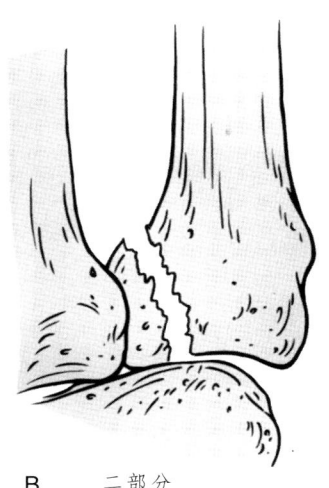

B 二部分

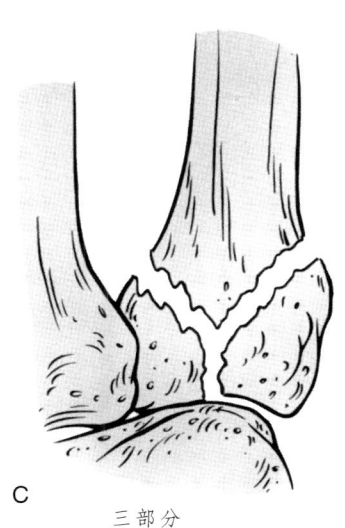

C 三部分

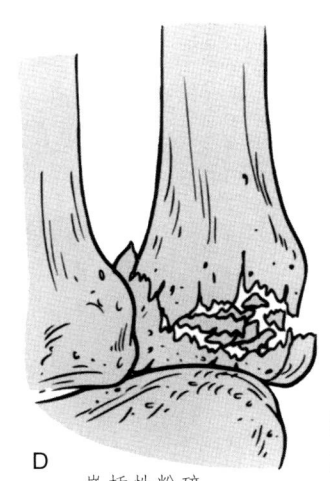

D 嵌插性粉碎

图 38-30 (A~D)第五掌骨基底骨折的四种类型。

骨头由于骨间肌的作用向掌侧移位(图 38-36)。掌骨头向掌侧移位会影响抓握力,成角畸形可导致掌指关节过伸及近指间关节伸直受限。第四及第五腕掌关节可允许一定程度的背侧成角,但相对比较固定的第二、第三掌骨则不允许向背侧成角。第四、第五掌骨可允许20°背侧成角,第二、第三掌骨不能超过10°[253,320]。如第四、第五掌骨骨折接近掌骨颈,则允许的成角还可稍大些。

斜行骨折可导致短缩畸形,螺旋形骨折可导致旋转(图 38-37)。如掌骨缩短不超过 3mm,还可接受,只是在掌指关节屈曲时,掌骨头的轮廓变小。旋转畸形必须矫正[107]。总之,第二、第五掌骨骨折不如第三、第四掌骨骨折稳定,因为后者有更多的骨性支撑。

(一)单一的掌骨干骨折

如果骨干骨折为闭合横行骨折,无或仅有很小移位,此种骨折比较稳定,可用石膏夹板或管型固定 3~4 周[253]。石膏管型固定于掌指关节屈曲 60°~70°,要仔细塑形,以使三点与石膏接触:一点是骨折线背侧,两点在骨折近、远端掌侧。Debnath 等[77]报道了对于小指掌骨骨折在成角小的畸形时,使用一短手石膏管型固定,掌指关节及腕关节不固定的效果非常好。

如果骨折移位大或石膏管型固定时发生移位,可考虑经皮穿针固定。穿针的方法有几种,可选用0.045 英寸的克氏针。有一种技术特别适用于第二、

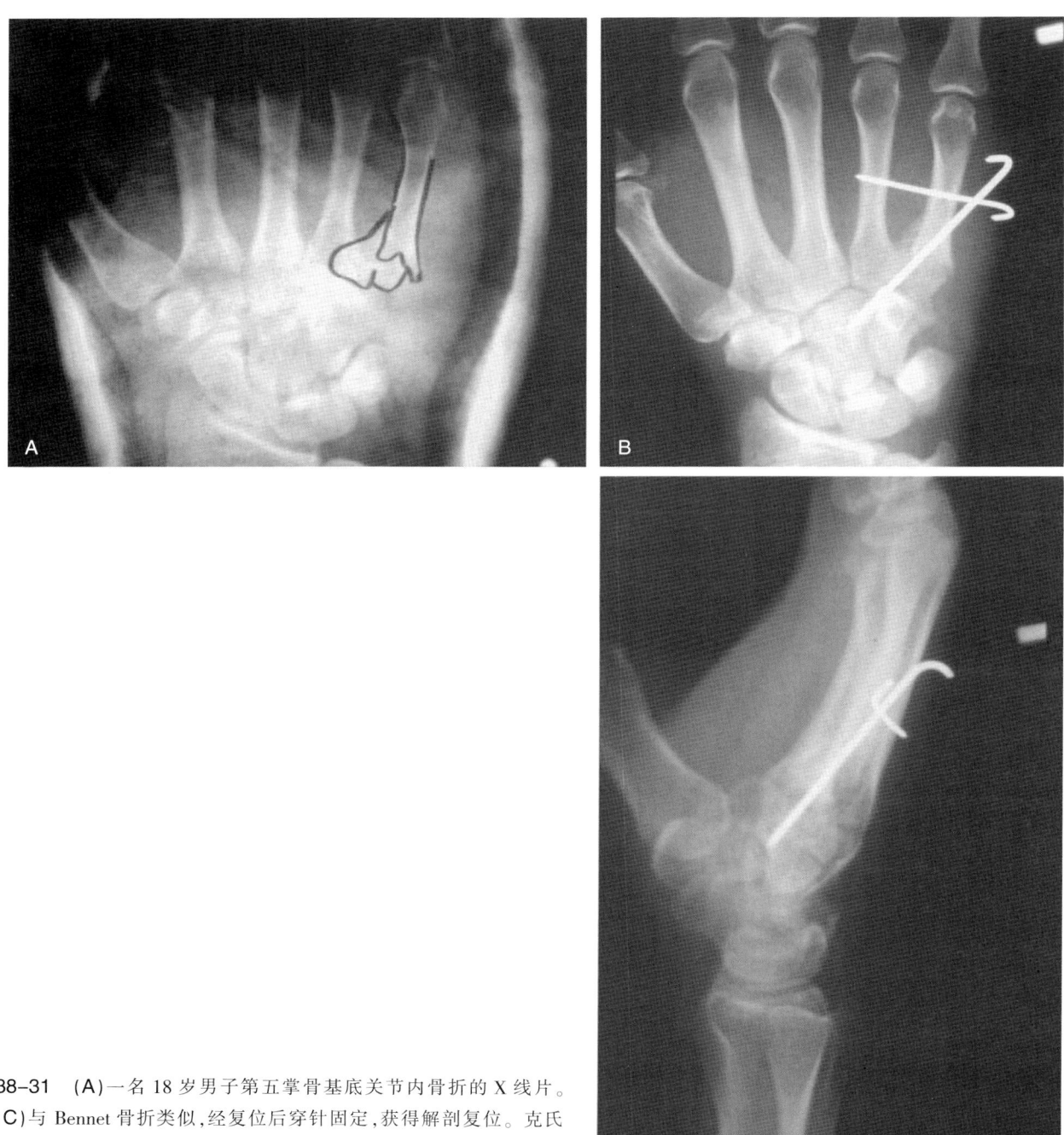

图 38-31 (A)一名 18 岁男子第五掌骨基底关节内骨折的 X 线片。(B,C)与 Bennet 骨折类似,经复位后穿针固定,获得解剖复位。克氏针固定 6 周后,开始掌腕关节活动。

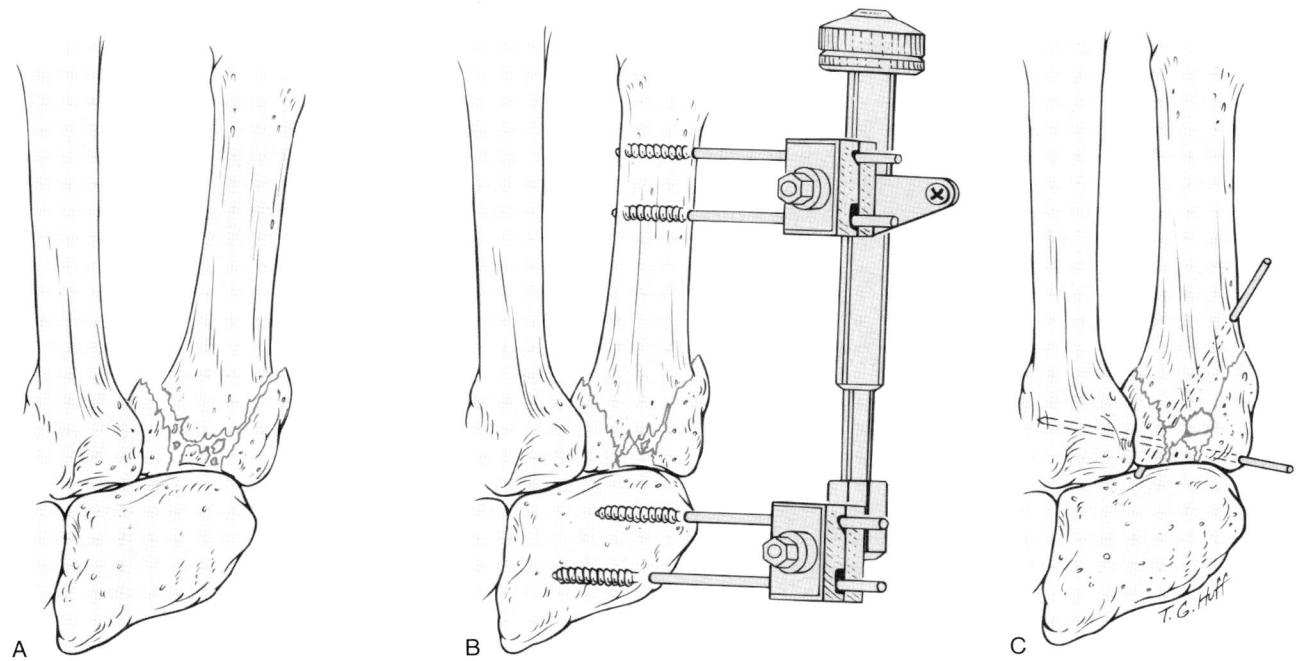

图 38-32　(A~C)用一微型牵引架,对第五掌骨嵌插性骨折进行复位及固定的三个步骤。

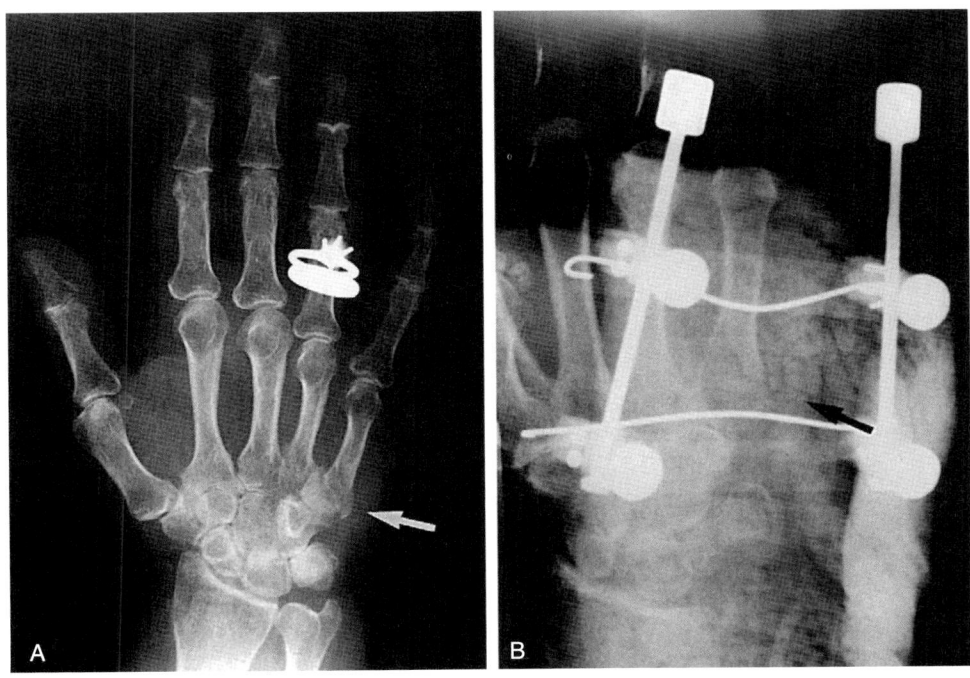

图 38-33　(A,B)第五掌骨严重粉碎骨折脱位(箭头所示),经一微型延长器帮助下,成功复位,用一微型牵引架固定,并辅以石膏管型。

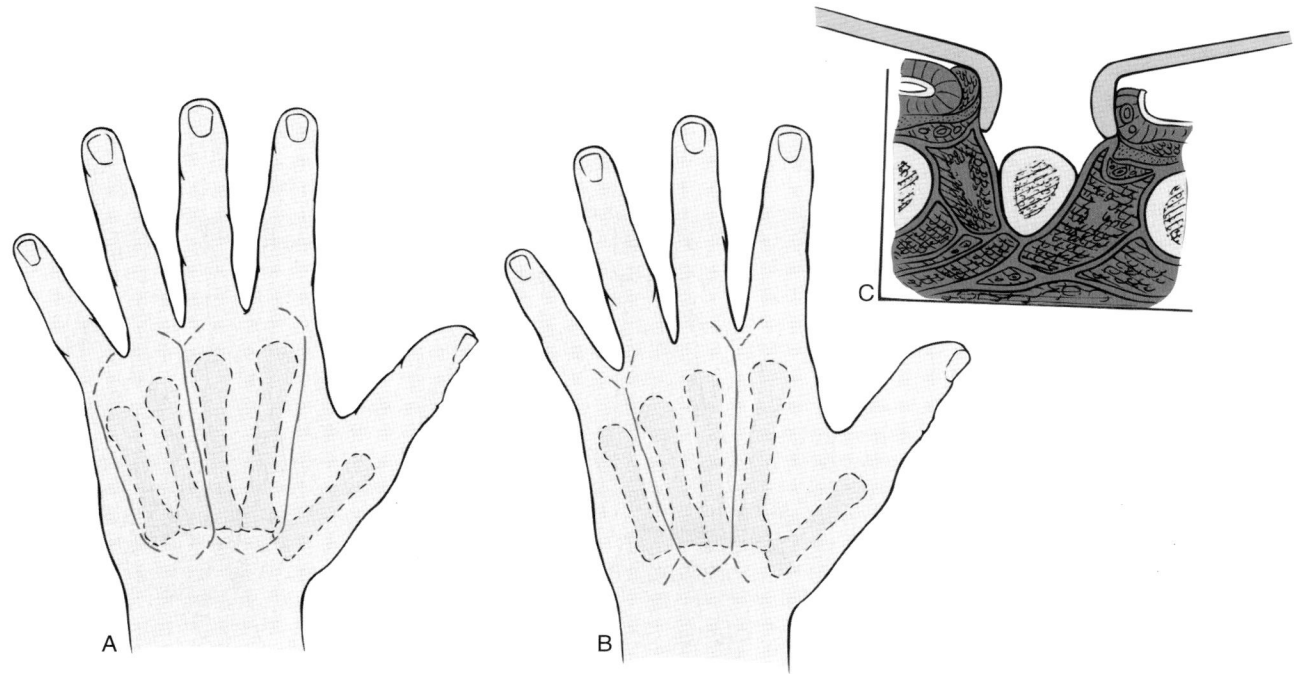

图 38-34　显露掌骨的手术径路。(A)显露单根掌骨的切口。(B)显露全部四根掌骨的切口。(C)背侧骨膜下显露掌骨,尽量减少剥离骨间肌。

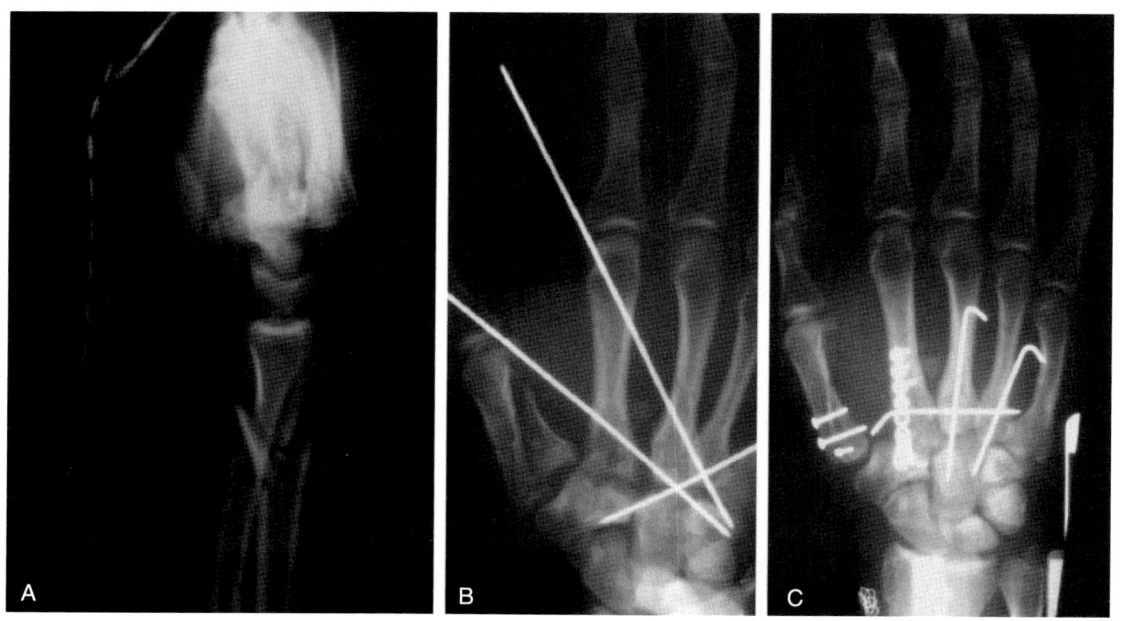

图 38-35　(A)一名 19 岁男子优势手挤压伤,损伤包括:第一掌骨经关节纵向骨折,第二腕掌关节为复杂的骨折,第三、第四掌骨为简单脱位。(B)第一步处理是闭合穿针固定损伤的关节。注意未复位的关节及第二腕掌关节内有较多碎骨块。(C)切开复位,第二腕掌关节融合,用桡骨远端行植骨,放置钢板,切开穿针固定第三、第四腕骨关节。第一掌骨损伤用拉力螺钉固定。

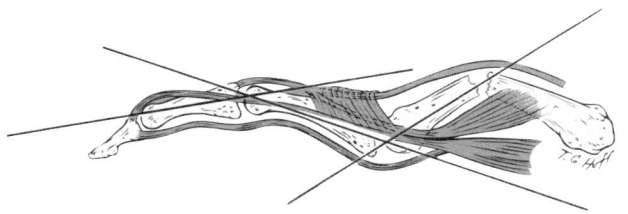

图38-36 掌骨干骨折因骨间肌的牵拉向背侧成角。

第五掌骨,即将骨折远近端各横穿一根克氏针,固定于邻近掌骨上(图38-38)[193]。此种方法最早被Massengill及其同事[226]报道,经生物力学检测,固定很可靠。另一种方法是经掌骨头结节纵行穿针,将掌指关节固定以屈曲位。但此方法可带来一潜在问题,即影响掌指关节的活动。Hall描述了第三种技术[137],他将此技术命名为"弹性髓内针"。此种技术采用针直径为0.8mm,长度为10cm,有一圆尖。于掌骨基底做一1.0cm切口,用一0.045英寸克氏针打几个孔,注意只穿透一层皮质。在X线下复位,将髓内针穿过预先打好的孔,经骨折线到远端软骨下骨。术中注意拍片证实骨折未再移位。髓腔需填满髓内针,将针剪短,剩余1~2mm露出骨外。Hall提醒,针的入口尽量离骨折线远一些,以减少再移位的发生。此技术也可适用于脱位的掌骨颈骨折(图38-39)。这三种穿针技

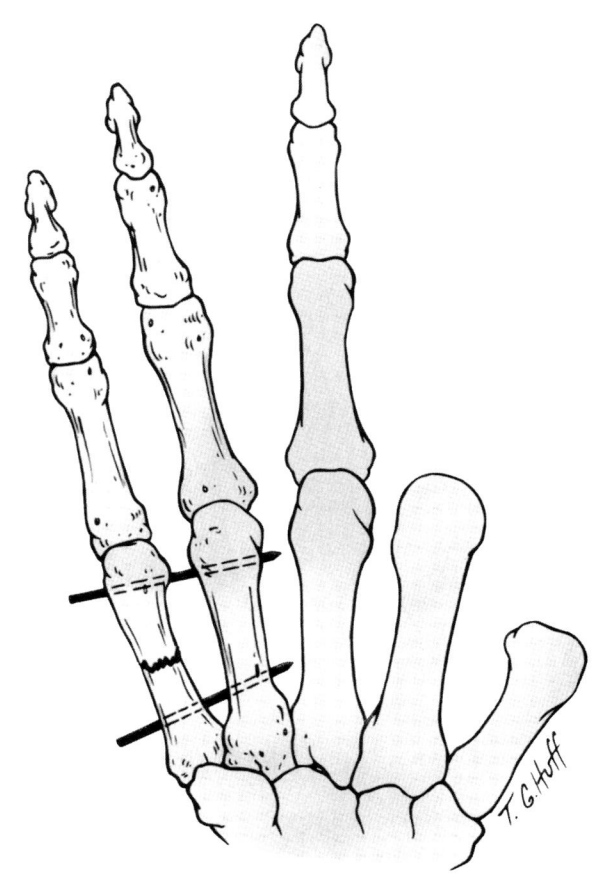

图38-38 第二、第五掌骨干横行邻近掌骨骨折,可用两根0.045英寸的克氏针固定,将其横穿于第三或第四掌骨。

术,都需用石膏管型固定3~4周,去除针后开始主动及被动活动[181,254]。

　　单一闭合的斜行或螺旋掌骨干骨折,如对位差,即使尝试手法复位也不稳定。尽管闭合经皮穿针技术有其优点,但要固定可靠且无旋转常很困难。在这种情况下,如又有成角及旋转移位,应该考虑切开复位(图38-40)。

(二)多发掌骨干骨折

　　多发掌骨干骨折,特别是伴有软组织损伤时,是切开复位内固定(ORIF)的一个指征。

显露掌骨的路径

　　于手背行纵行切口,常不用横行或S形切口。第二、第五掌骨的显露可于第二、第三或第四、第五掌骨间做切口。第三、第四掌骨显露可在二者之间切开,近远端显露不清楚时可做"Y"形延长。4根掌骨都需显

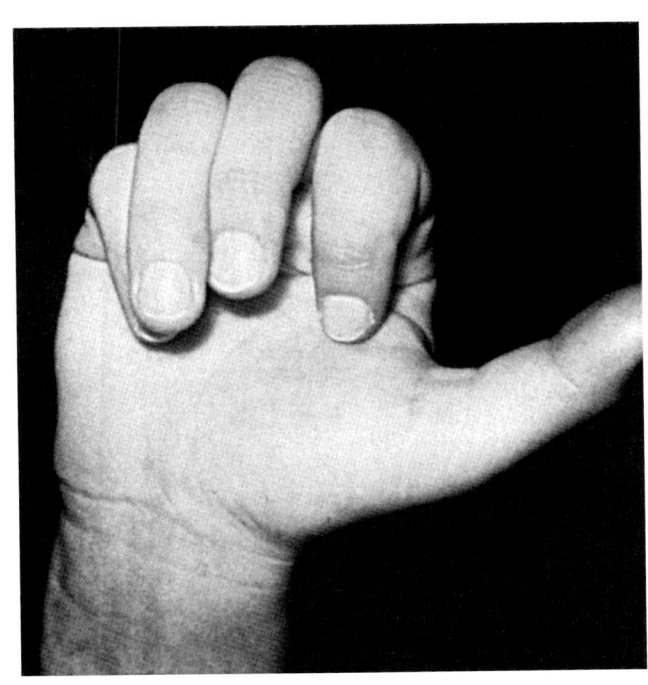

图38-37 掌骨干骨折旋转畸形愈合导致手指重叠。

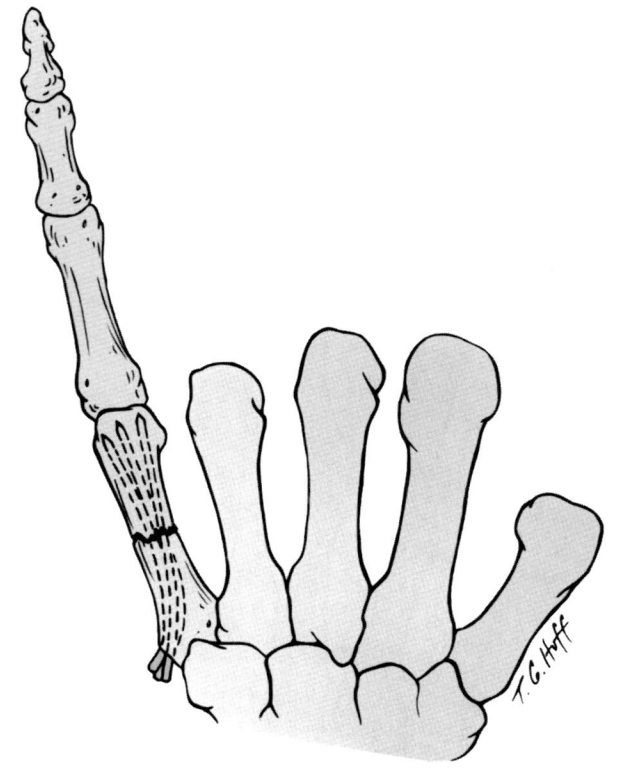

图 38-39　Hall 的弹性髓内针技术。将髓腔内填满弯曲的圆尖针,经骨折线到骨折远端。

露时,可做两个切口,即于第二、第三掌骨间及第四、第五掌骨间切口(图 38-34)。

　　指总伸肌腱间的腱联合,在显露时可劈开,闭合伤口前再修复。纵向切开骨膜,显露骨折端。手术时尽量减少对骨间肌起点的剥离,只要切口能完成固定即可,不要盲目增加显露范围。为减少软组织损伤,应用小拉钩及锐尖的固定钳(图 38-34C)。骨膜在完成固定后尽量缝合。

　　多发掌骨骨折内固定方法主要取决于术者的选择及经验(见"骨折固定技术")[82]。使用内固定的基本原则就是固定稳定,以利于术后早期恢复功能锻炼,避免石膏固定。

　　螺旋形掌骨骨折可用拉力螺钉固定。在使用小螺钉时关键要注意一些细节(见"骨折固定技术")。在成人,粗大的掌骨用 2.7mm 螺钉,在较小的掌骨,可用 2.0mm 螺钉。单用螺钉固定适用于骨折线至少是骨干直径的 2 倍,而且螺旋骨折至少需要两个螺钉。螺钉放置的位置取决于骨折面。如果用两枚螺钉,要阻止剪力及扭转力,一枚必须垂直于骨折线,另一枚必须

垂直于掌骨干。固定稳定后,只要患者感觉舒适,就可开始主动活动(图 38-40)。

　　如果术中发现用螺钉内固定稳定性不好,则可用 Belsole 及 Greene 提倡的张力带固定技术[21],因为此种固定很稳定,术后不用石膏管型固定就可开始功能锻炼[20,21]。采用环形钢丝固定也可获得成功[4]。

　　用螺钉固定短斜行骨折时,必须用一钢板来中和剪力及旋转力。钢板的选择取决于骨折的位置。但使用钢板的一般原则是,在骨折远近端各拧入两枚螺钉,螺钉需穿过对侧皮质。大多数成人在掌骨干中部常用 1/4 管状钢板并采用 2.7mm 螺钉,或用 2.0mm 螺钉(使用加压钢板)。如果骨折位于掌骨近端 1/3,应使用"T"形或"L"形钢板。先拧入"T"或"L"形钢板短轴部分,再固定长轴部分。如果此过程弄反了,则在拧紧螺钉时,易导致旋转畸形(图 38-41)。用一枚拉力螺钉时,可穿过钢板,也可不经过钢板。使用钢板时,应仔细将钢板塑形,以使"T"形或"L"形钢板螺钉拧紧时无扭转力,从而避免导致骨折移位。

　　在多发骨折中常伴有软组织损伤,此时是钢板固定很好的适应证(图 38-42)。如无粉碎骨折且掌侧骨皮质完整,可用 2.7mm 螺钉的钢板或 2.0mm 的加压钢板。如果将钢板放于掌骨背侧,此时钢板类似于张力带。拧紧螺钉时,可对掌侧皮质加压。这样可以防止屈曲[142]。

　　当骨折为粉碎性骨折时,应尽量减少软组织损伤,不破坏骨片血运。此时可应用生物力学钢板或间接复位[227]。钢板只固定远端及近端,可作为骨块间的桥梁。骨折块被周围软组织牵拉而贴近钢板并复位。另外可用几枚螺钉经钢板固定骨片。通过这种方法,可用 2.4mm 或 2.7mm 加压钢板固定。如果骨折有一个或两个蝶形骨块,也可用张力带钢丝技术,将骨块组装成一完整骨干。此技术也很有效,但要特别注意细节(图 38-43)。单用克氏针固定不能防止旋转,并且需石膏制动。特别强调的最后一点是,因为此种损伤的软组织损伤广泛,除非万不得以,才可用克氏针固定。

　　Fusetti 和 Della Santa[111,112]回顾了 104 例掌骨干骨折,都采用了钢板固定。他们发现骨折类型、患者的职业与固定不良之间有明显相关性。12 例患者出现固定不稳,其中 8 例患者为横形骨折[111,112]。

(三)伴骨缺损的掌骨骨折

　　伴有骨缺损的掌骨干骨折通常只是骨与软组织

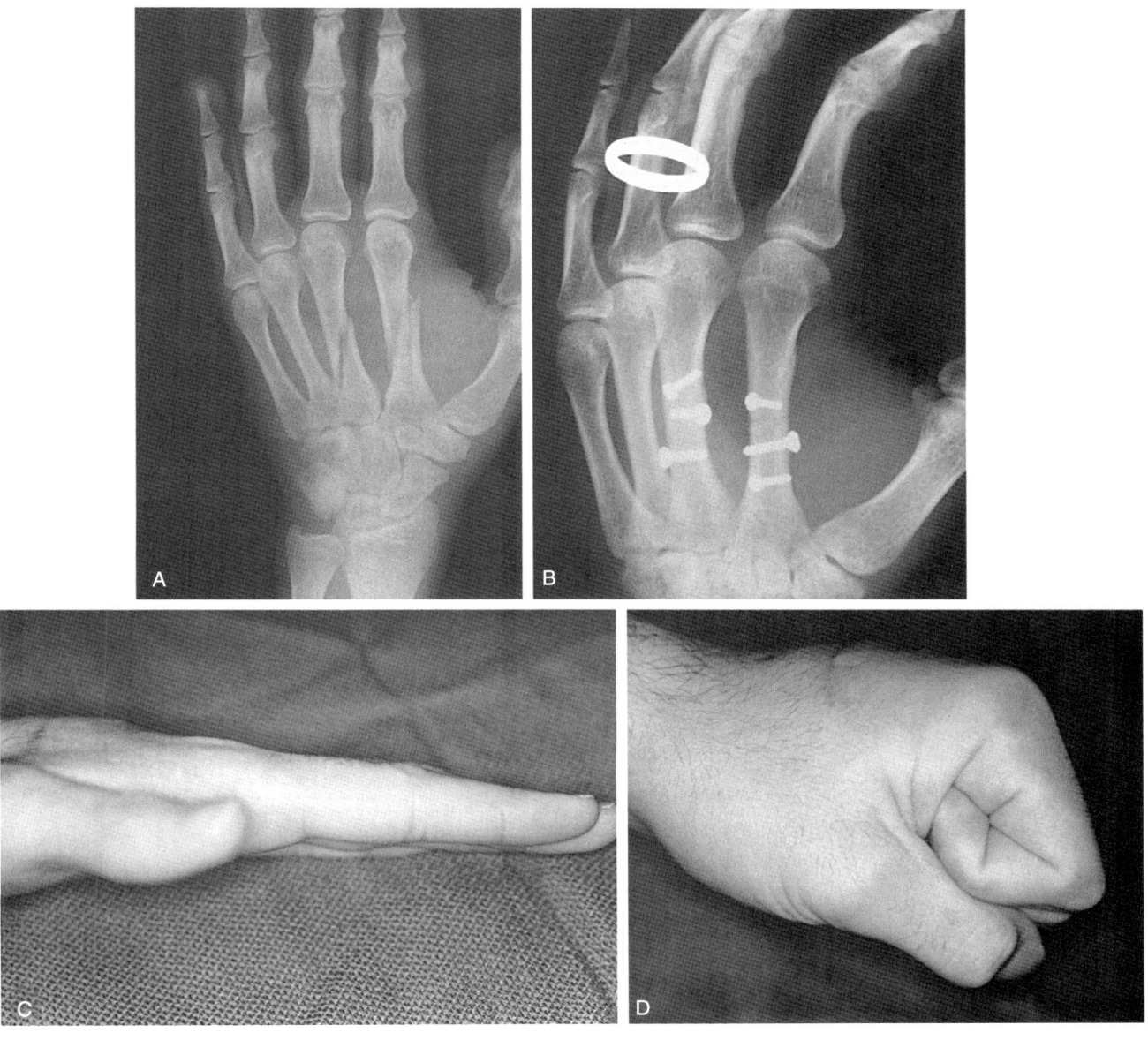

图 38-40　一名 23 岁男子在橄榄球比赛中两根掌骨发生螺旋形骨折,存在移位,当时肿胀明显。拍片证实螺旋骨折,用骨间拉力螺钉固定。(A)术前拍片证实长斜骨折。(B)将骨折解剖复位后,使用 2.7mm 及 2.0mm 拉力螺钉牢固固定。(C,D)活动完全不受限制。

复合损伤的一部分。传统方法是先用外固定架或克氏针维持骨骼长度,修复软组织损伤,软组织愈合后再次手术,以恢复骨的连续性,而且远端指间关节会有一定的活动度[260]。

　　随着骨折固定技术及软组织修复技术的发展,人们逐渐意识到早期修复缺损可加速功能恢复,减少制动时间。Freeland 及其同事报道,在损伤 10 天内修复掌骨缺损,效果令人非常满意[106]。他们的主要方法是,彻底清创,去除失活组织,用一系列技术保

持骨的长度及排列,包括用克氏针作支架及使用外固定器等,3~7 天后做二次清创。如果伤口很干净,可用自体髂骨移植,并做坚强内固定,同时做全厚软组织重建（见第 14 章）[294]。据 Freeland 及其同事报道,不伴有感染的骨折愈合率很高[106]。此方法在处理严重复合伤时有明显优点,骨长度及外形容易保证,而不像传统方法那样周围软组织已挛缩,顺应性很低[56,291]。将移植骨块置于血运好的环境下并做坚强内固定,很容易愈合[305]。早期修复骨缺损可以使

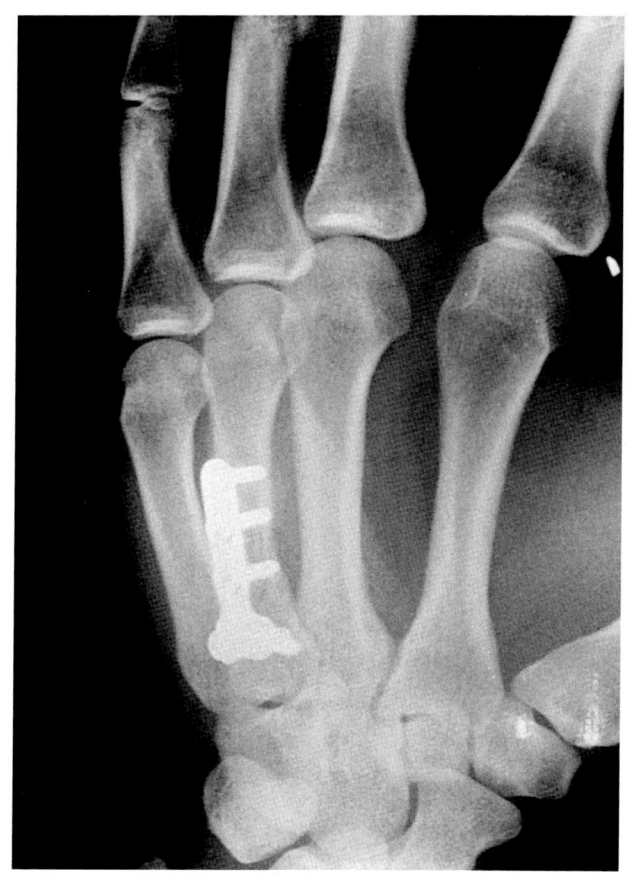

图 38-41 第四掌骨近端短斜行骨折,有旋转移位,用一 T 形钢板固定。碎骨片用螺钉经钢板斜行穿过骨折线固定。(From Jupiter, J. B.; Silver, M. A. In: Chapman, M. W., ed. Operative Orthopaedics. Philadelphia, J. B. Lippincott, 1988, pp.1235 – 1250.)

患者早期开始功能锻炼,并减少关节挛缩及肌腱粘连的机会。

三、掌骨颈骨折

手部掌骨颈骨折比较常见,常见的损伤是手握拳时掌骨头受力所致。第五掌骨颈骨折最常见,被称为"拳击手骨折"。但这是一种误解,因职业拳击手常见的是第二、第三掌骨颈骨折。

掌骨颈骨折时,常发生背侧成角,掌骨头向掌侧移位。这可导致内在肌力不平衡,出现爪形指畸形(图38-44)。查体时应确保无旋转,如果成角明显,则突出的掌骨头会使抓握受限,特别是在使用螺丝刀及锤子时更明显。

测量移位角度时需拍摄纯侧位 X 线片。第四、第五掌骨掌腕关节在一定范围内成角是允许的。一些作者认为,向掌侧 30°成角可以接受[320],另一些作者则认为,只要不超过 50°成角,即不考虑复位[14,96,151,156]。

因第二、第三腕掌关节基本无活动度,所以在其治疗上没有什么异议。只要成角超过 10°即可引起症状。评估第二、第三掌骨骨折时侧位片用处很大。不需要复位的掌骨颈骨折,可用槽形石膏固定 2 周,掌指关节屈曲 60°。

如掌骨头向掌侧移位超过限度,可在腕部阻滞或直接于骨折处阻滞后,将掌指关节屈曲 90°位,行手法闭合复位。握住近节指骨牵引,纠正旋转及向掌侧成角,然后纵向推挤掌骨头(图 38-45)[100,162]。复位后用一短石膏管型或槽形夹板固定 3 周,固定位置为掌指关节屈曲 90°,指间关节伸直位。复位后 7~10 天拍片复查。目前人们已经接受了 Jahss 的观点[162],即近指间关节不能屈曲位固定,否则可导致严重的屈曲挛缩,甚至因关节处皮肤受压坏死而致皮肤缺损(图 38-46)。

目前市场上推广的支架,使用三点固定的原理维持复位,有一定的价值。尽管支架比较小巧、舒服,构思很合理,但使用时会出现一定的问题。常见的并发症是支架接触点因受压而导致皮肤坏死,这方面已有报道。因此我们建议使用支架时要仔细观察,以防止此类问题的发生[116,257]。

Poolman 等[271]的一篇综述发现没有任何一种非手术治疗方法的最终结果优于其他的手术方法。

如果掌骨颈骨折成角超过 50°,或 5~7 天后才发现骨折,则闭合复位后石膏固定就不太有效了。在这种情况下,可经皮穿针固定。经皮穿针技术有很多种,如图 38-47 所示。我们的观点是尽量避免将针通过或接近掌骨头的滑行结构。在这种情况下,可采用 Hall 提倡的多针固定技术(图 38-48)[137]。术后掌骨需要制动 2~3 周,再用可除去的夹板固定 1 周。

掌骨颈骨折很少需要行切开复位。如果患者受伤 3~4 周后才发现骨折,且闭合复位不成功,在这种情况下,可于手背侧纵向皮肤切口暴露骨折线。通过伸肌行纵向切口也可暴露骨折线。我们的内固定方式选择两枚克氏针固定后再行张力带钢丝固定 (图 38-49)。此时其他的选择是手背侧放置 T 形或髁钢板,效果也很好。已形成的骨痂在复位时必须去除,然后作为局部植骨以加速愈合(图 38-50)。

在此区域使用钢板固定,最好只限于合并软组织及骨缺损的复杂损伤。如果行带松质骨的骨移植,最常见的钢板是 2.4mmT 形或 L 形钢板(图 38-51)。伸肌腱

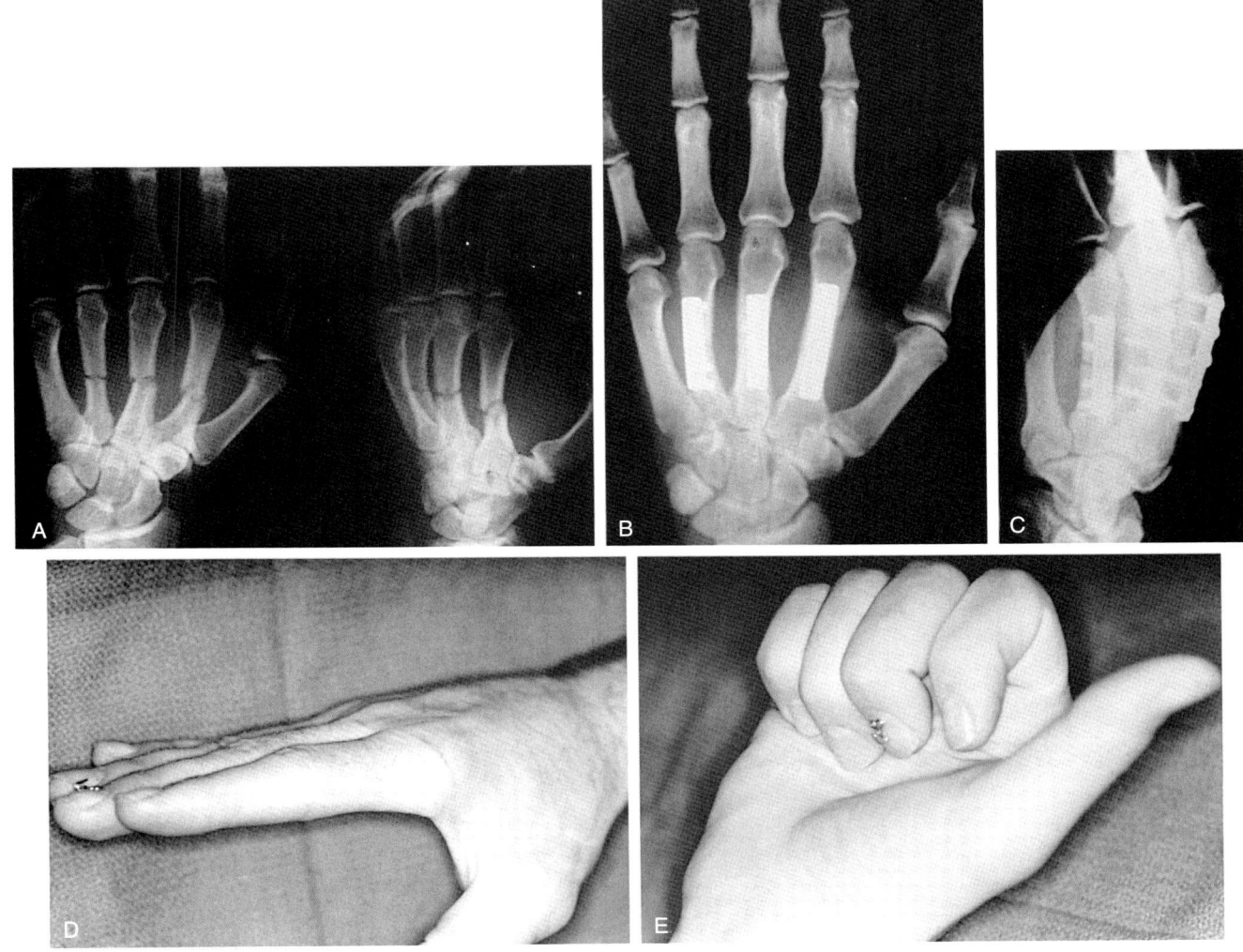

图 38-42 一名工人右手的钝器伤,大面积肿胀,三根掌骨骨折。(A)在侧位片(右)及前后位片(左)上可见三根掌骨干横行骨折,存在一些小碎骨片。(B,C)经两个纵行切口进行减张,骨折用四孔钢板固定。(D,E)术后第一天即开始主动活动并缠绕弹力绷带减轻肿胀。2周后,活动基本不受限。术后 8 周,恢复正常工作。(From Jupiter, J. B.; Silver, M. A. In: Chapman, M. W., ed. Operative Orthopaedics, Philadelphia, J. B. Lippincott, 1988, pp.1235–1250.)

下的这些内固定对功能恢复影响很大。但随着 2.0mm 及 2.4mm 髁钢板的出现, 因其可放置于掌骨颈或掌骨干(有骨移植)侧面,则上述问题得到很大改善。

　　这些病例还可应用另一种方法, 即外固定器。Pritsch 及其同事[272]采用此技术,将一根斯氏针固定于掌骨头,另一根斯氏针固定于掌骨干,即使对闭合骨折效果也很好。但针松动及影响肌腱滑动是其缺点。

四、掌骨头骨折

　　损伤中累及掌骨头的关节内骨折不常见。Hast-

ings 及 Carroll 在统计 250 例开放及闭合关节骨折时,发现仅 16 例累及掌骨头,5 例为闭合性骨折[143]。McElfresh 及 Dobyns 统计了 103 例这样的骨折[230],骨折形式从侧副韧带撕脱骨折到伴骨缺损的粉碎性骨折。McElfresh 及 Dobyns 将掌骨头两部分骨折分为三种:一种是纵斜行(矢状面)骨折(从掌骨干劈裂至掌骨头),另一种是垂直(冠状面)骨折,最后一种是横行骨折(水平面)(图 38-52)。最常见的是掌骨头粉碎骨折,在 103 例骨折中,有 31 例掌骨头粉碎骨折。第二掌骨最常见受累,一些作者推测,这主要是第二掌骨位于手掌边缘,且掌腕关节活动度小的原因。而掌

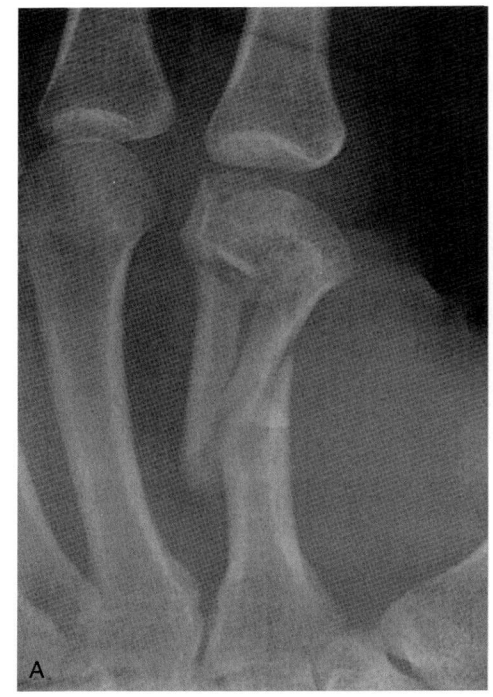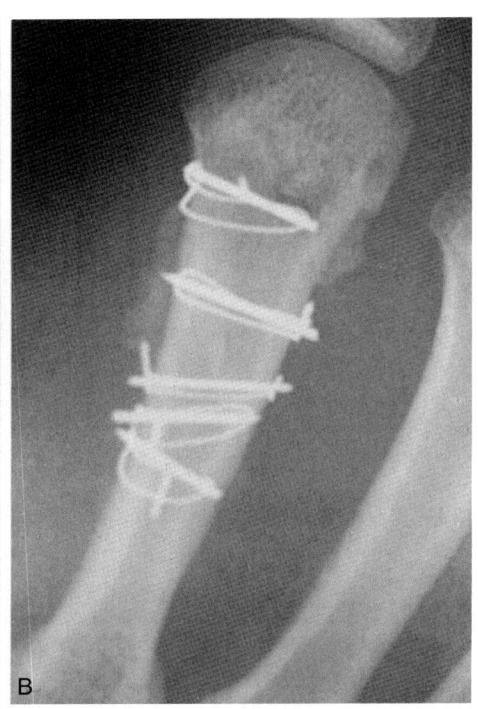

图 38-43 (A,B)一例掌骨干粉碎骨折,用张力带钢丝固定。(Courtesy of Dr. Robert Belsole.)

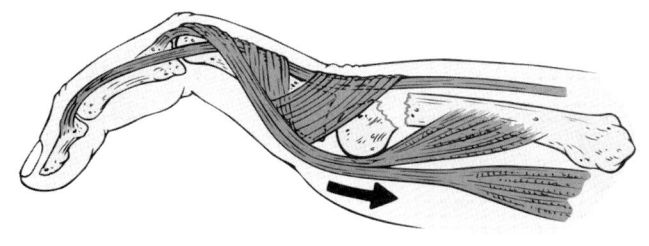

图 38-44 掌骨颈骨折后导致肌力不平衡, 形成 "爪形指"畸形。在手掌可扪及掌骨头,影响抓握力。

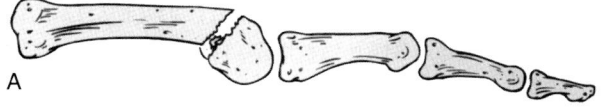

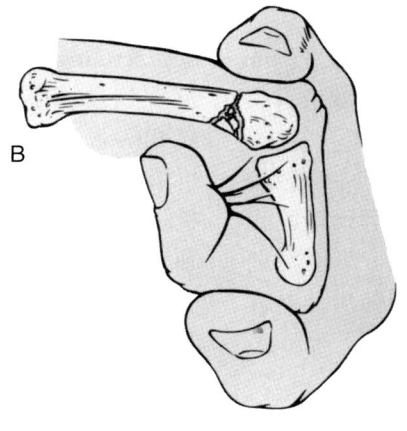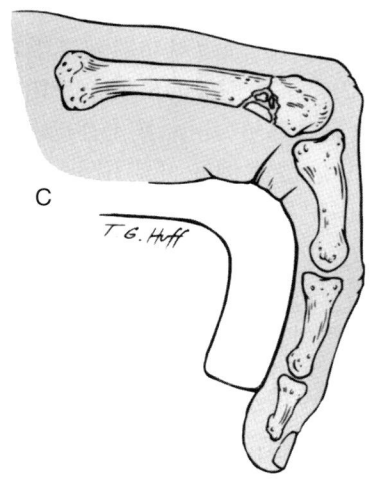

图 38-45 移位的掌骨颈骨折,复位时可将掌指关节(MCP)屈曲 90°,用近节指骨控制旋转,并作为杠杆将掌骨头抬起。(A)掌骨颈骨折脱位,掌侧皮质有粉碎骨块。(B)用近节指骨推挤掌骨头来复位。 (C)石膏固定时,需将掌指关节屈曲 70°~90°,近指间关节完全伸直。

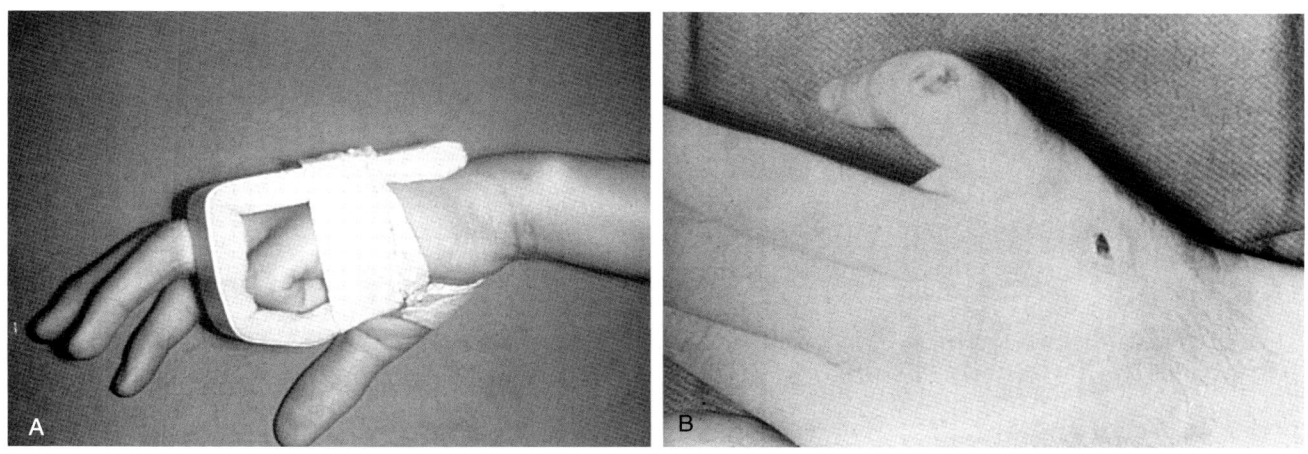

图 38-46　一名 40 岁妇女发生的第五掌骨颈骨折。(A)骨折复位后将掌指关节及近指间关节固定于极度屈曲位。(B)导致严重近指间关节屈曲挛缩,关节处皮肤受压坏死,功能很差。

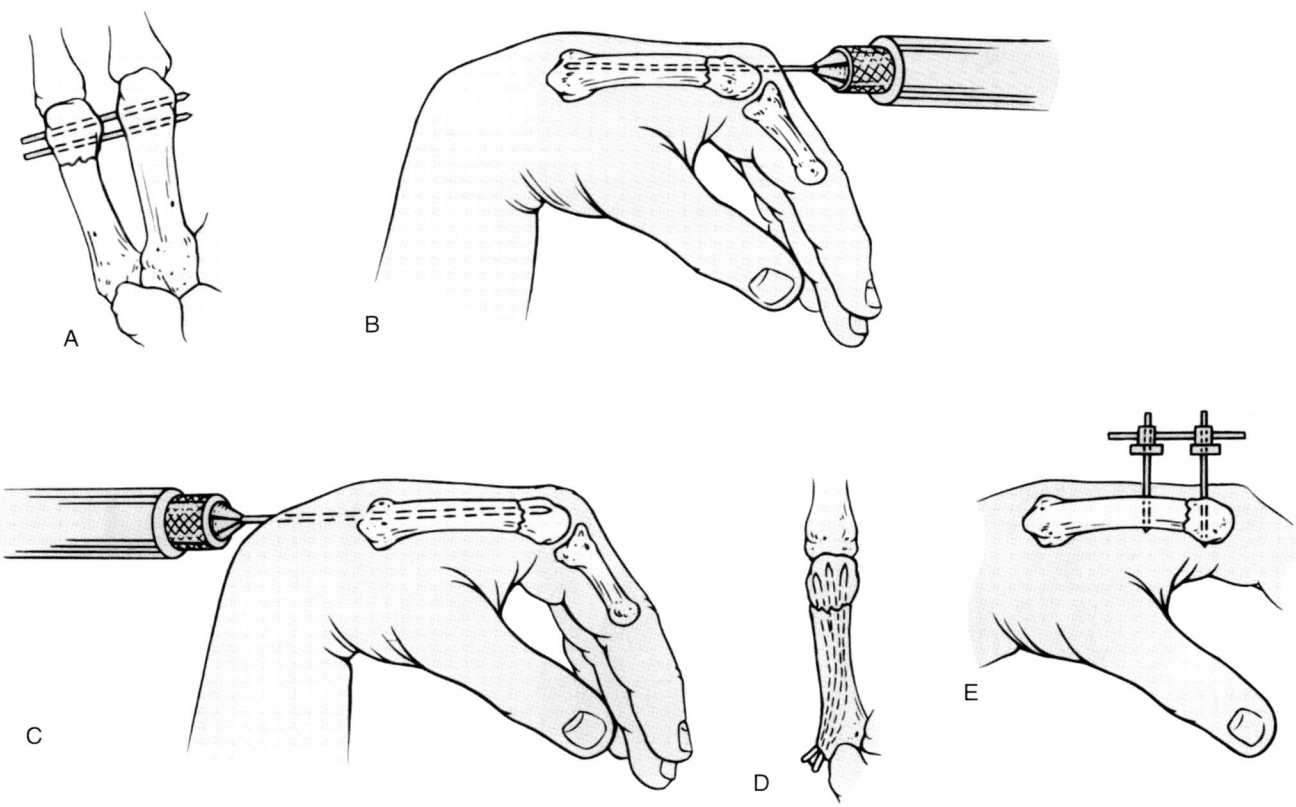

图 38-47　一系列经皮穿针固定掌骨颈骨折的技术。(A)横行穿针固定于邻近掌骨。(B)经掌骨头偏心处穿针纵行经骨折线到近端。(C)纵行向远端穿针。(D)从掌骨基底开窗,多针固定。(E)两枚外固定针维持复位。

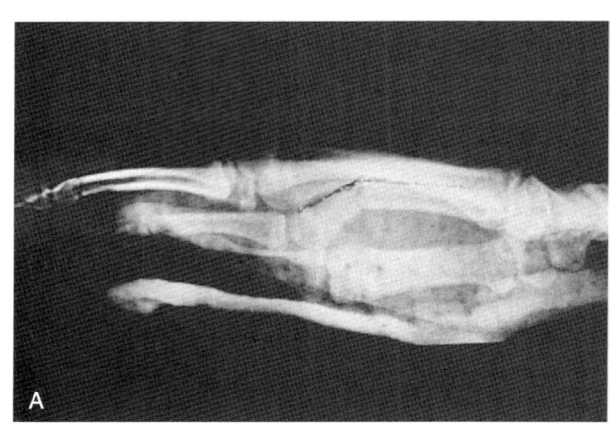

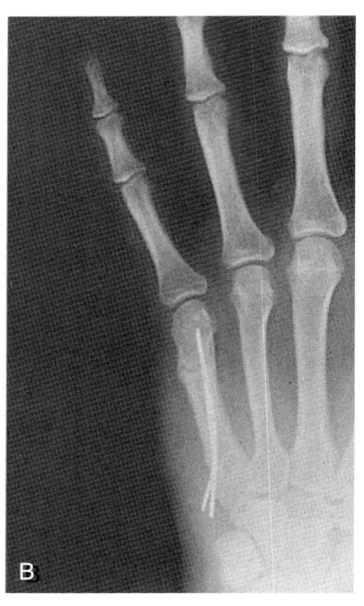

图 38-48 (A)15 岁青年发生第五掌骨颈骨折,成角 60°。(B)手法复位后,用多针穿过掌骨基底固定。(From Jupiter, J. B.; Silver, M. A. In: Chapman, M. W., ed. Operative Orthopaedics. Philadelphia, J. B. Lippincott, 1988, pp. 1235–1250.)

腕关节活动度较大的第五掌骨,在纵轴向力作用时可有一定程度屈曲,但这使掌骨颈骨折在所有掌骨中最常见。

这些损伤的常规 X 线片不好阅读,尤其是侧位片因邻近掌指关节重叠而更不易看清。而 Brewerton 体位拍片对这些损伤比较好识别[198]。具体位置就是手指背侧平贴 X 线胶片盒,掌指关节屈曲 60°~70°。球管从尺侧,与胶片盒成 15°角投照。前后位及侧位片不仅可证实骨折的存在,也可区别骨折类型(图 38-53)。厚度为 1mm 的 CT 扫描在确定骨折时用处很大。

掌骨头近端的小横伤口常提示为人牙所伤。在处理打架伤时,如未认识到此问题,很易感染。急诊处理时须冲洗、清创、引流,并静脉应用抗生素。

对大多数无移位的掌骨头骨折,都可采用非手术制动的方法。

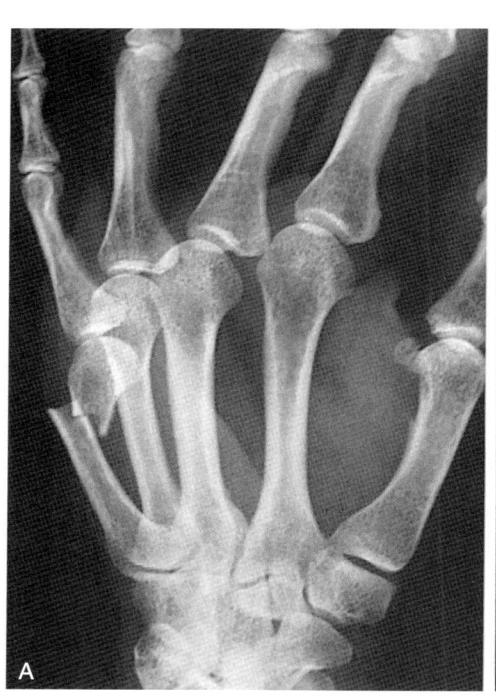

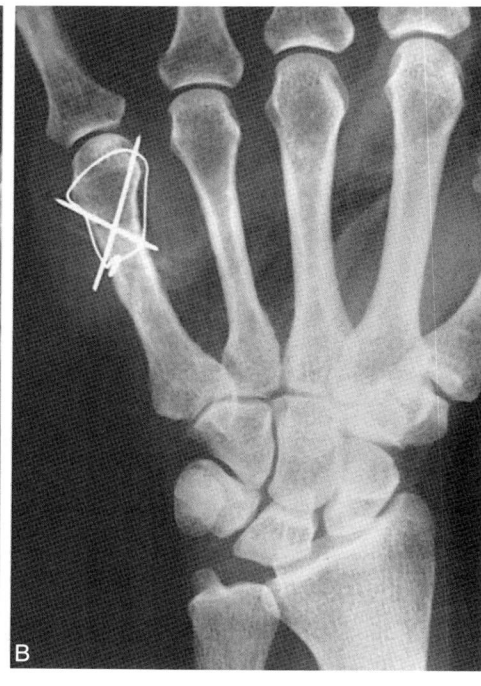

图 38-49 (A)一名 40 岁妇女骑马时摔下,3 周后才发现第五掌骨颈骨折。(B) 经切开复位后,用两根交叉克氏针固定,再用张力带钢丝绕过克氏针。因固定确实,允许患者早期活动。

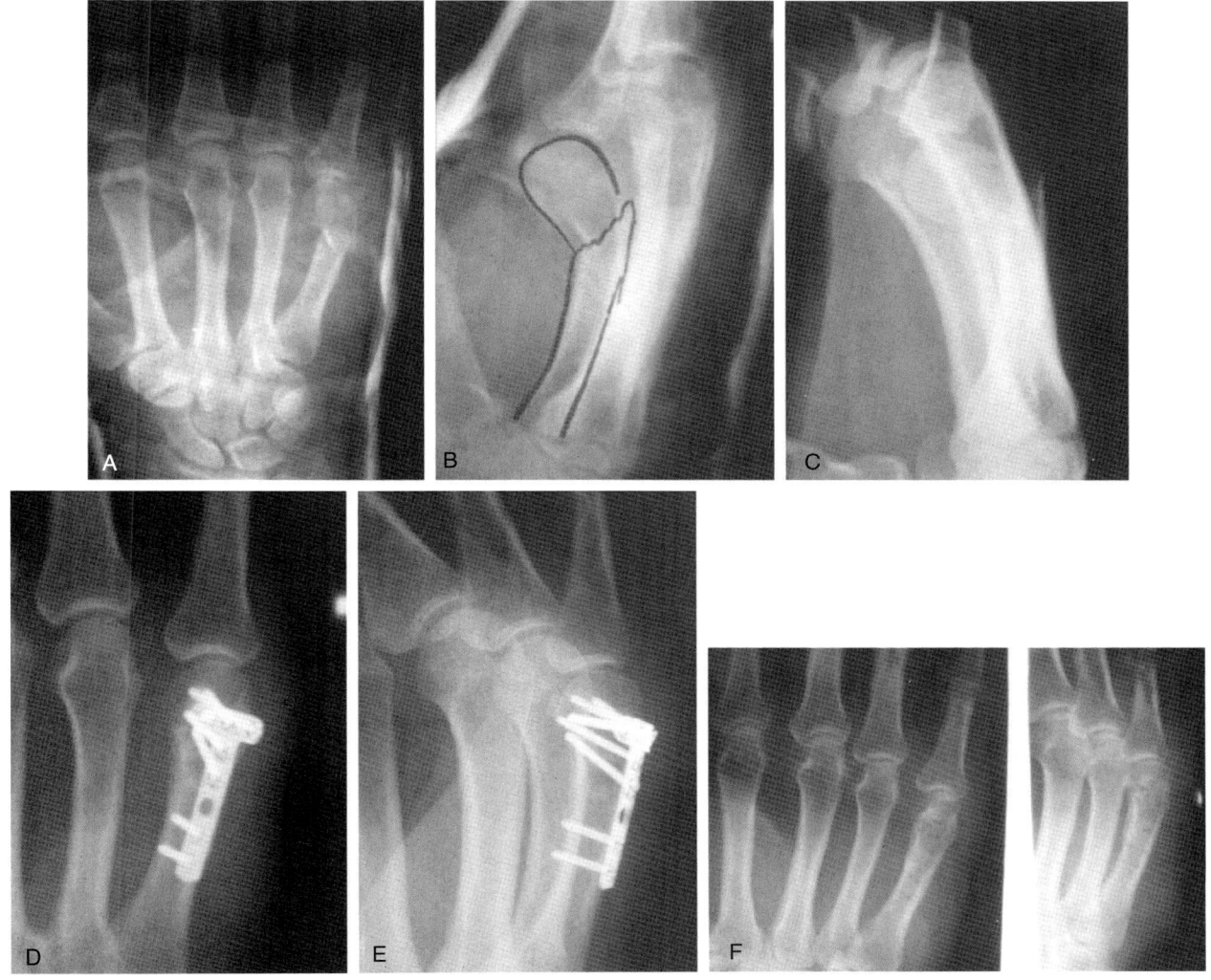

图 38-50 (A,B)"拳击手骨折"即第五掌骨颈骨折对位不好,但此位置可接受。用管型石膏固定。(C)4 周后骨折变为屈曲 85°畸形。(D,E)行折骨术,复位后用背侧 2.0mm T 形钢板内固定。(F)钢板去除后,行肌腱松解及滑囊切除术,此后掌指关节活动正常且无痛。

对有移位的骨折,需特殊考虑。治疗这些关节内骨折的目的,就是解剖复位,并行牢固固定,以利手术后功能锻炼。如术前考虑达不到目标,就不要手术。对于手术成功机会不大的粉碎骨折,可采用牵引或外固定架牵引治疗,或单纯制动。

手术采取背侧切口,于伸肌腱与矢状束间显露。手术操作应轻柔,以免影响小骨块的血运。Hastings 及 Carroll 曾报道用克氏针固定这些小骨块[143]。这些克氏针虽可固定骨块,但稳定性不足以允许早期活动。另外,针尾可刺激周围的软组织,也限制了活动。因此,如果骨块足够大,可以用微型螺钉或自动加压 Herbert 螺钉,螺钉的头可埋于软骨面下,对一些这样的骨折

很有效(图 38-54)[183]。将螺钉头放在背侧,埋头后可不影响肌腱活动。解剖复位后,如将骨片加压固定可增加愈合率。掌骨干或掌骨头骨折如有较多游离骨块,可用钢板固定。微型髁钢板,可作为支持结构,对关节骨块支持性及稳定性都很好。当将关节骨折复位时,常需在软骨下移植松质骨,松质骨可取自桡骨下端,也可取自尺骨近端。

在打架中,贯通伤引起的掌骨头骨折应被视为高度污染的伤口。彻底冲洗、清创很关键。一些医生会将伤口开放 24 小时,以后再二次清创,内固定后再关闭伤口。

此种骨折最严重后遗症是虽经细心手术,但关节

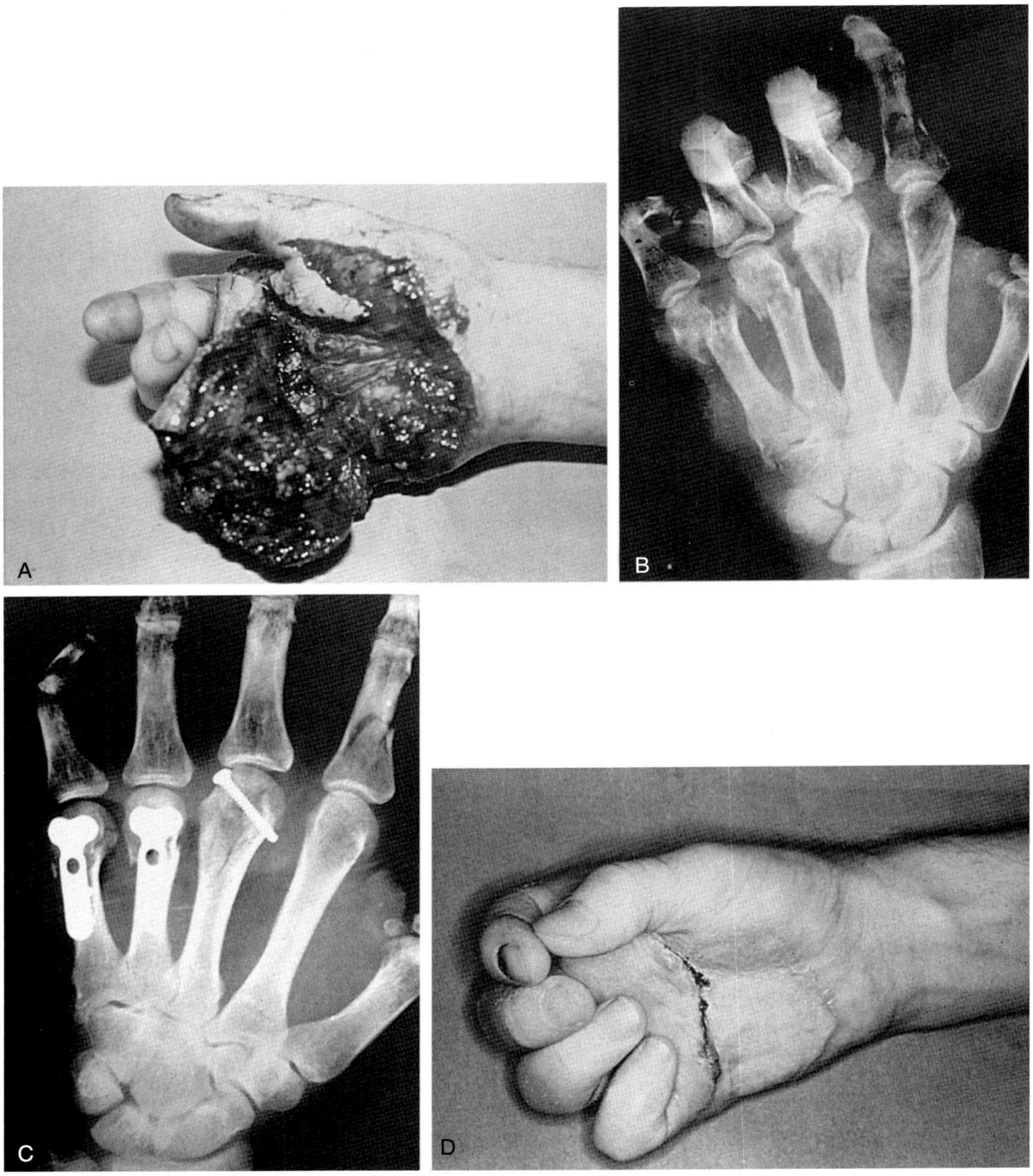

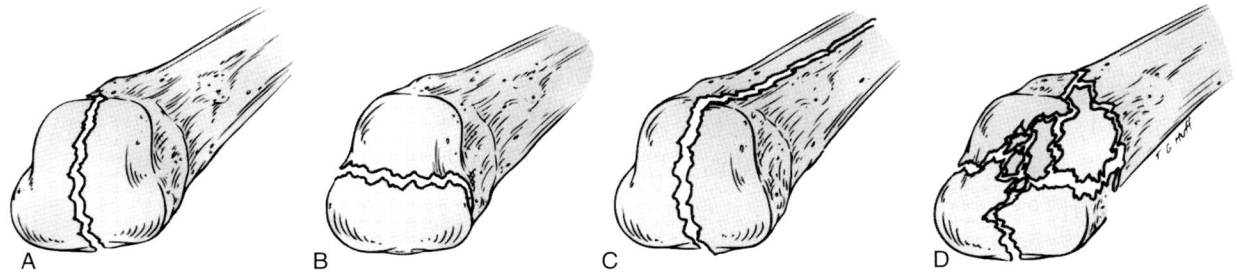

图 38-51 一名 27 岁男子被机器轧伤,伤情复杂。(A)手掌大范围软组织损伤。(B)X 线片显示三根掌骨颈骨折。(C)使用 2.7mm T 形钢板及拉力螺钉固定。(D)软组织损伤修复 5 天后开始功能锻炼。

图 38-52 掌骨头骨折有几种类型。(A)垂直(冠状面)。(B)横行(水平面)。(C)斜行(矢状面)。(D)粉碎性。

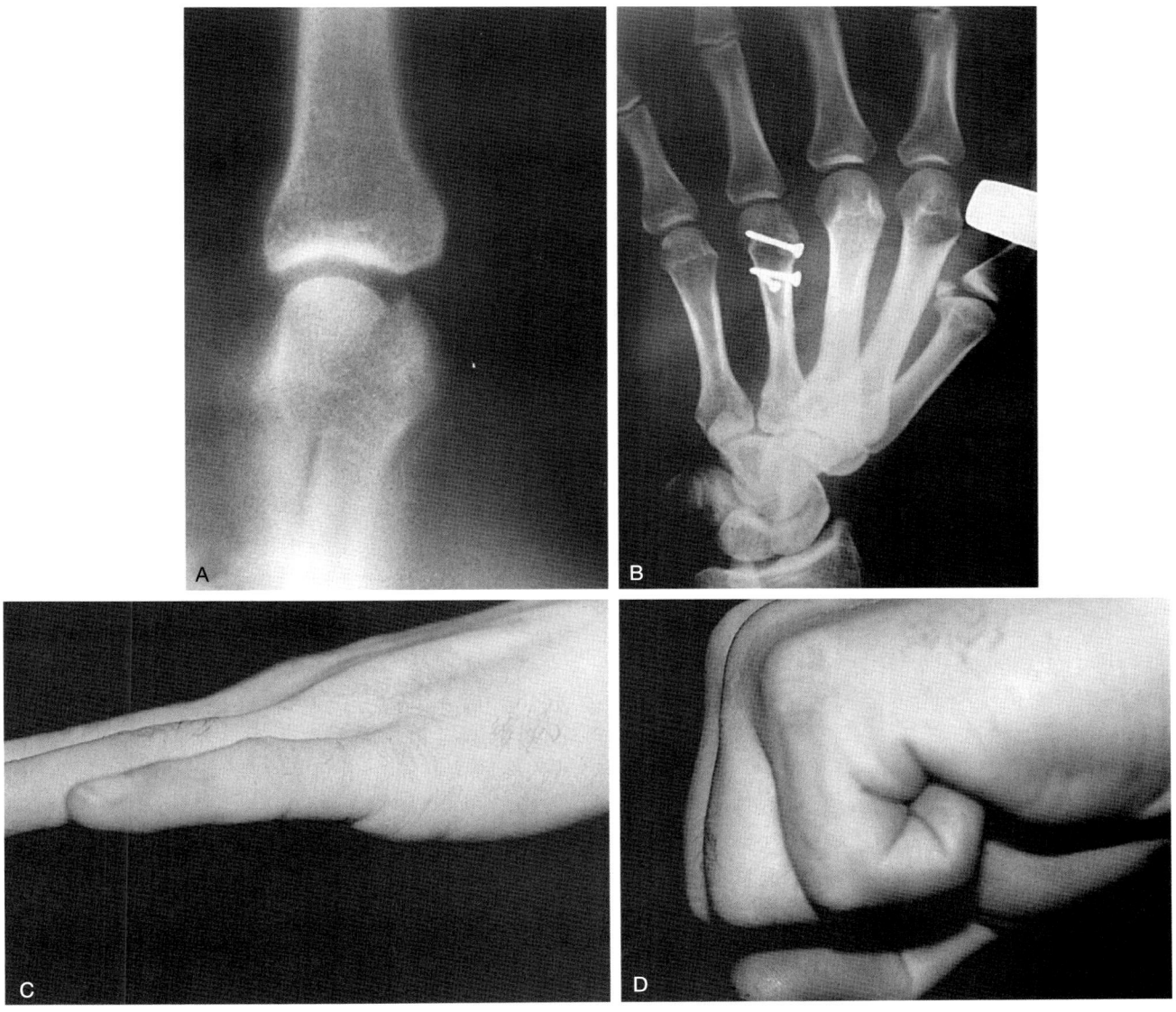

图 38-53 一名 38 岁男子第四掌骨头矢状位骨折累及掌骨干。(A)前后位 X 线片显示关节完整。(B)仔细拧入拉力螺钉获得稳定固定。(C,D)损伤 5 周后功能恢复。

运动丧失[224]。早期损伤及手术操作都可引起缺血坏死。据 Hastings 及 Carroll 统计[143],16 例掌骨头骨折屈曲幅度为 1°~83°不等;在 Buechler 及 Fischer 统计中[42],17 例关节内掌骨头剪切骨折,掌骨远端内固定后有 3 例缺血坏死。

五、第一掌骨骨折

第一掌骨骨折发病率仅次于第五掌骨骨折,占所有掌骨骨折的 25%[114]。在第一掌骨骨折中,约 80% 为基底骨折[114,233,321]。此种骨折分为四型,与第五掌骨基底骨折分类相似(图 38-55 和表 38-16):关节外基底

表 38-16 第一掌骨骨折的发生率	
类型	%
Bennett 骨折	34
基底骨折	44
Y/T 形骨折	9
斜行关节外骨折	46
横行关节外骨折	29
骨干骨折	10
颈/头骨折	12

Source:Gedda, K, O. Studies on Bennett fractures: Anatomy, roentgenology, and therapy. Acta Chir Scand Suppl 193:5,1954.

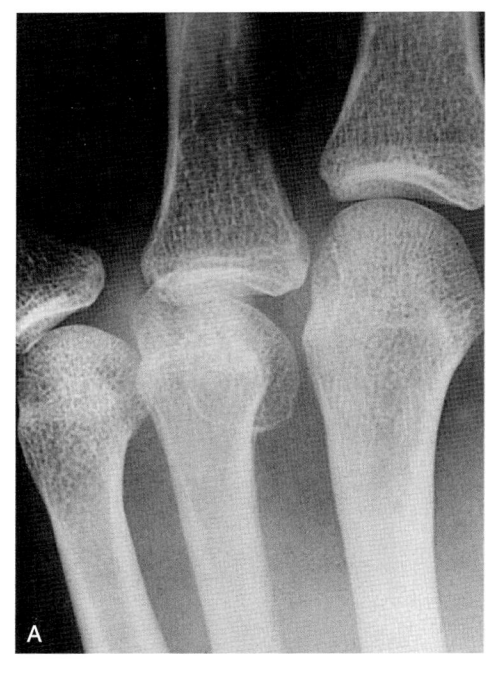
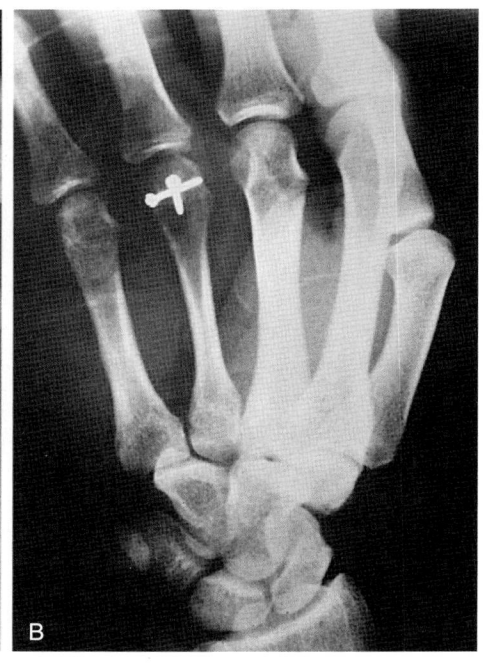

图 38-54 (A,B)掌骨头嵌插骨折,行手术切开复位,用两枚螺钉固定,钉尾埋入背侧皮质。

骨折,Bennett 骨折,Rolando 骨折及粉碎性骨折。四型骨折损伤机制都差不多,大多为掌骨干部分屈曲时轴向暴力的结果。

(一)基底上部骨折

在第一掌骨基底上部不影响关节的骨折中,横行骨折比斜行骨折多见。此段的骨折如成角小于 30°,对第一腕掌关节活动和力量无明显影响[129]。大多数横行骨折比较稳定,可将拇指用人字形绷带固定 4~6 周。如成角大于 30°,可手法复位后经皮克氏针固定。克氏针可纵行穿入大多角骨,也可用两根克氏针横行穿入第二掌骨。

基底上斜行骨折 X 线片有时会与 Bennett 骨折相混,用薄断层 CT 可以明确有无关节受累。如果骨折有移位,应考虑闭合复位后克氏针固定。

(二)Bennett(两部分)骨折

在拇指骨折中, 累及第一腕掌关节的骨折最常见[58,114,233]。自从 Bennett 在 1882 年首次描述此骨折后[22],治疗方案花样百出,结论多种多样,但没一种治疗方案对所有病例都理想[36,53,118,129,270,295,322,350]。

第一腕掌骨关节由两个相互对应的鞍状关节面组成,分别允许屈、伸、内收及外展[136,248,262,268]。Cooney 及其同事将拇指腕掌关节定性为多向关节, 可做屈、伸、收、展及旋转运动,但活动受关节囊、韧带及

外在肌腱限制[65,66]。掌斜韧带在关节稳定中起关键作用,其起于大多角骨结节,向尺侧斜行止于第一掌骨基底掌尺侧结节。此韧带在第一掌骨屈曲、外展、旋后位时张力最大。在 Bennett 骨折时,掌骨内前结节被撕脱,限制此骨块的就是掌斜韧带。结果是因拇长展肌牵引,而使掌骨基底旋前并向背侧脱位,掌骨头也因拇收肌牵拉向掌侧移位 (图 38-56 和图 38-57)[262]。

Bennett 骨折,与其他骨折类似,是第一掌骨部分屈曲时轴向作用力的结果。男女比例约为 10:1,其中约 2/3 发生于优势手[262]。在 Gedda 的详细研究中,发现近半数 Bennett 骨折患者年龄小于 30 岁[114]。

因为第一掌骨与手掌不在一平面上,常规 X 线片常不能显示真实的骨折形状以及掌骨半脱位。Roberts[288]描述了用以下方法可获得第一掌骨真正的前后位片:将前臂最大限度旋前,将拇指背面贴于胶片盒上。Billing 及 Gedda[23]描述的侧位片价值更大,即前臂平放于桌子上,手约旋前 20°,以使拇指平放于胶片盒上,X 线球管从正上方倾斜约 10°投照(图 38-58)。这种投照可准确评估:①骨折移位情况;②掌侧骨块大小及位置;③骨块与掌骨基底间隙。当提示有嵌插骨折时,通常考虑断层扫描。

治疗 Bennett 骨折的方法多种多样,大批医生报道用其方法取得很好的效果,因此目前尚未确定哪种方法最好[22,36,53,114,129,270,295,322,350]。治疗此种骨折缺

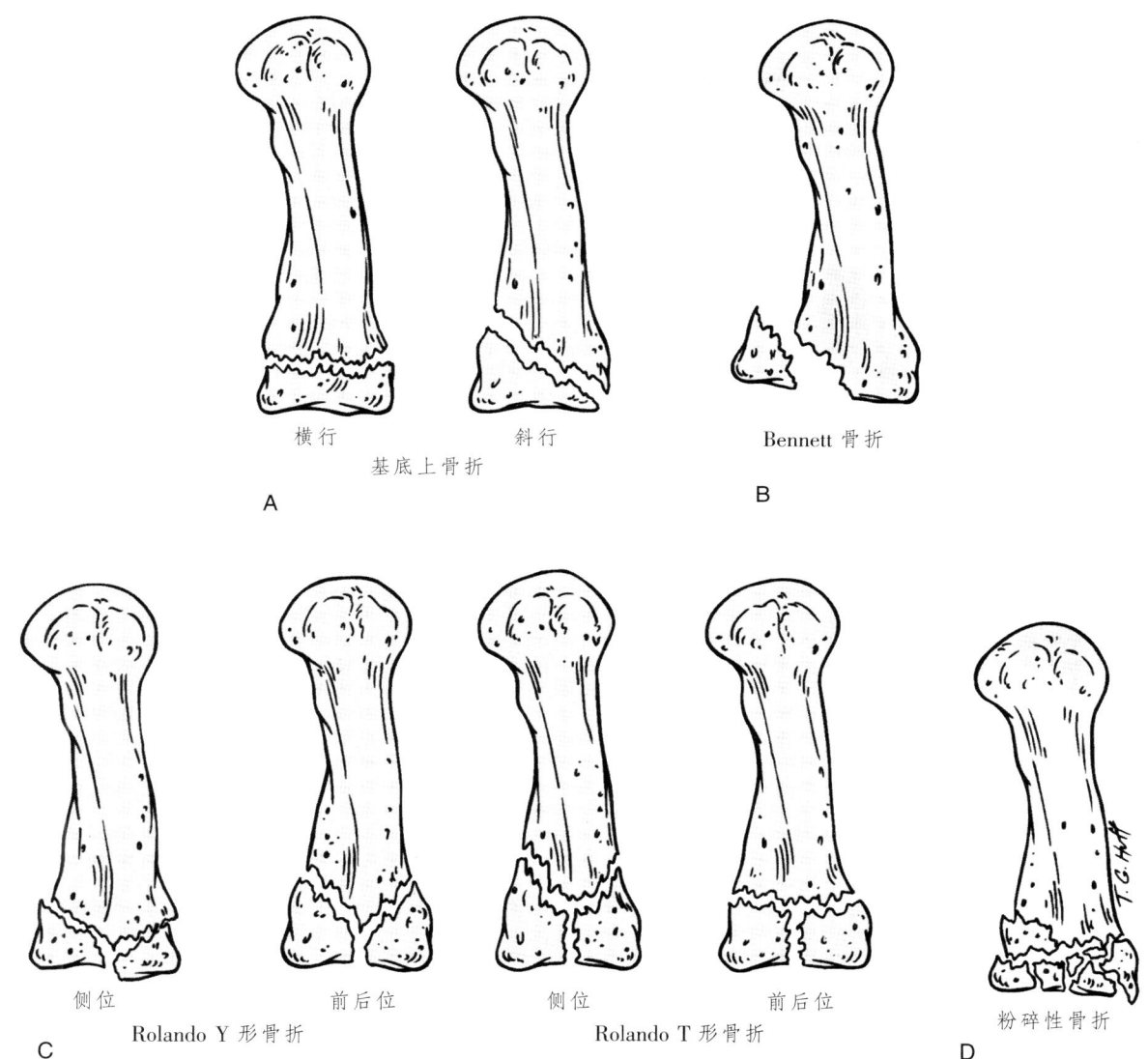

图 38-55 第一掌骨基底骨折可分为四型:基底上骨折(A),Bennett 骨折(B),Rolando Y 形、T 形骨折(C),粉碎性骨折(D)。

少共识的根本原因是对关节解剖及后期疗效评估缺乏共识。Gedda 的数据显示了骨折未复位与形成关节炎的逐步 X 线变化的关系[114,115],但在其他统计中未显示有此因果关系[53,58,131,262,270,295,359]。Pellegrini 及 Burton 发现,在有拇指掌骨基底骨折病史的患者中,仅约 2.8%需二次手术治疗有症状的关节炎[263]。据这些作者解释,解剖复位与好的愈合关系不大。其原因主要是,功能恢复取决于关节活动是否受限。但他们也推荐对移位小于 3mm 的骨折使用闭合穿针,克氏针固定。对移位大于 3mm 的骨折使用切开复位内固定。Lutz 等对 32 例 Bennett 骨折采用切开复位内固定经皮克氏针固定进行了比较,平

均随访了 74 年。尽管结果似乎相同,但克氏针组有较高的内收畸形[218]。

1954 年的 Gedda[114]及最近的 Buechler[41]描述了出现此问题的原因(图 38-59)。Gedda 注意到尺掌侧骨折块的大小有很大变异,他描述了一些关节内嵌插骨折的例子。Buechler[41]用三种方法来区别骨折:(1)骨折部位及移位情况;(2)掌骨基底压缩或嵌插范围;(3)大多角骨桡侧关节面是否有剪切伤或嵌入伤。

Buechler 将掌骨基底分为三区,中部区域为负荷区(图 38-59)。如果损伤发生于其他两个区域,不会出现什么后遗症。即使损伤发生于中部区域,如果掌

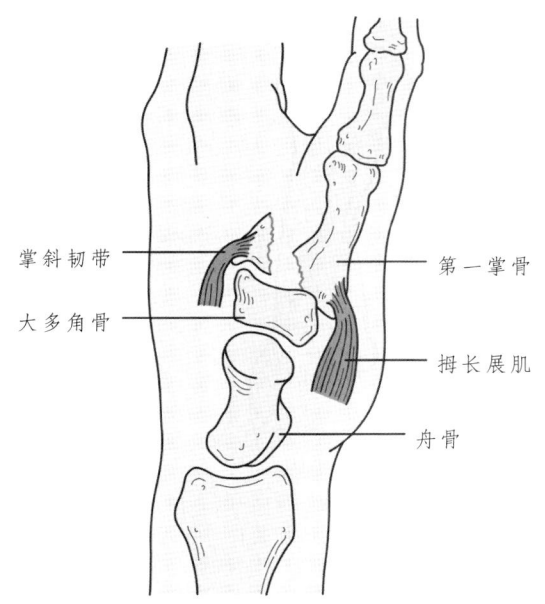

掌斜韧带

大多角骨

第一掌骨

拇长展肌

舟骨

图 38-56 Bennett 骨折中导致掌指关节脱位的作用机制。注意到掌斜韧带将掌内侧骨块固定于大多角骨上。

骨半脱位被矫正,关节面无嵌插,则预后也相当好。只有当 Bennett 骨折中关节面有嵌插时,才会导致对大多角骨较大的剪力, 日后会发展成创伤后的一系列病变[196]。

目前,治疗移位性 Bennett 骨折的方法,主要取决于骨折类型。Bennett 骨折发生在 1 区、3 区及无嵌插的 2 区骨折,可闭合复位后经皮穿针固定(图 38-60)。治疗目的就是,复位后将掌骨基底与未移位骨

块固定。因闭合操作大多效果不错,故切开复位常无必要。复位方法:牵引拇指末端,将第一掌骨置于伸直外展位,再将拇指旋前,即可复位(图 38-61)。一根克氏针经掌骨基底固定于大多角骨, 另一根克氏针固定于第二掌骨近端。第二根克氏针可控制拇指旋转及外展(图 38-62),没有必要一定穿过小骨块(图 38-63)。Geissler[117]证实在第一掌骨基底,存在大块关节骨块时采用经皮空心钉固定有效。

如果单独应用石膏固定,会出现以下问题[270]:①对第一掌骨进行精确的三点固定很复杂, 特别在软组织消肿后石膏加压点不好保持; ②经石膏照相常不能清晰显示骨折情况; ③用石膏管型固定 4 天后结果常不好[58,131]。

Bennett 骨折切开复位内固定的指征:①闭合复位后关节面移位仍超过 2mm;②X 线证实有嵌插骨折,特别是在 Buechler 2 区(最好用 CT 证实);③因为社会经济原因。Gedda 及 Moberg 提倡于掌侧切口显露[115](图 38-64)。术中应注意保护桡神经浅支(常绕经第一掌骨基底部)。于掌骨近端骨膜下剥离拇短展肌及拇对掌肌,证实腕掌关节后打开,去除血肿。检查关节内有无游离骨片, 嵌插部位及大多角骨关节面损伤情况。用牙科凿子去除血肿,牵引复位掌骨,复位后用一根 0.035 英寸克氏针做临时固定。如果尺侧骨块很小,可将第二根克氏针固定于第二掌骨,并用石膏管型固定 6 周。

如果 2 区骨折块较大,可用拉力螺钉固定[103]。大多角骨的关节面如有嵌插,则需复位。如软骨下可见

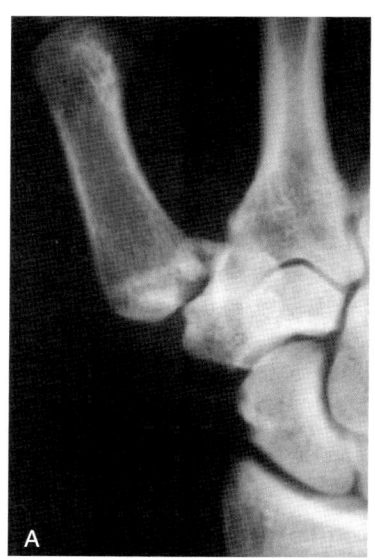

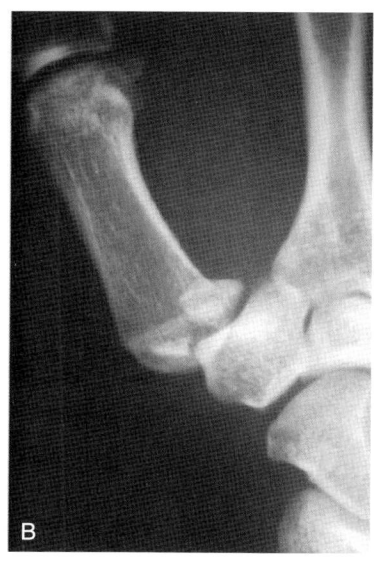

图 38-57 (A,B)一名 24 岁 Bennett 骨折患者典型的骨折移位。(待续)

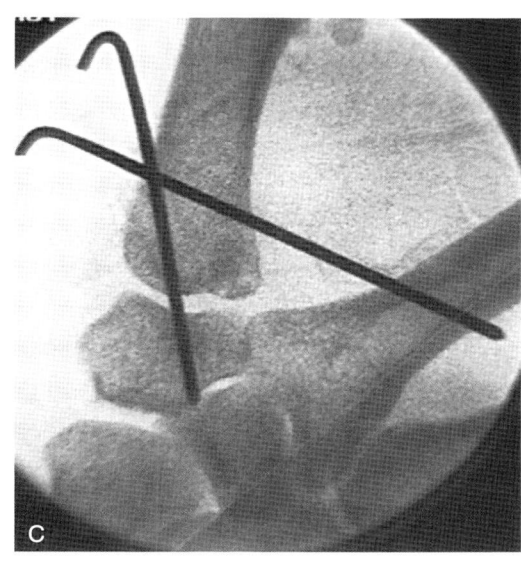
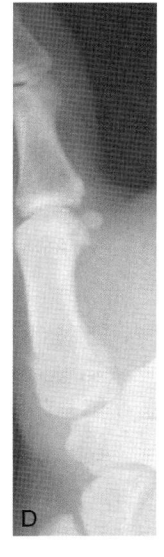
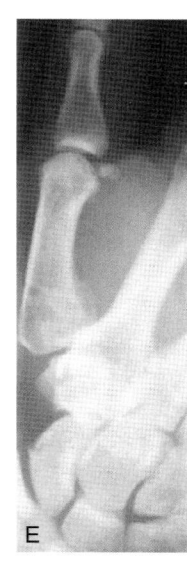

图 38-57(续) (C)术中照相显示解剖复位并用克氏针固定,穿关节克氏针不固定中间骨块。(D,E)6周后骨折解剖位愈合,允许去除克氏针。

骨缺损,可取桡骨远端松质骨进行骨移植,以支持抬起的软骨面。在决定用什么型号螺钉时,医生需谨记螺钉直径需小于骨块的30%,否则会使骨块再次骨折(见"骨折固定技术")[103]。大多数情况下可用 2.7mm螺钉,如骨折块很大,可再用一枚 2.0mm 螺钉(图 38-65)。需拍单纯前后位片及侧位片,以证实复位的精确度及螺钉的长度。

松开止血带后,缝合大鱼际肌及伤口。使用术后可去除的夹板固定,一旦患者无不适,即开始主动活动。在术后一个月内应禁止做掐捏动作,术后 6~8 周即可恢复正常活动。

像以前描述的一样,对简单的 Bennett 骨折,应用拉力螺钉与应用经皮克氏针相比,其长期疗效没什么优势。此种技术操作困难,且容易出现并发症。因此,

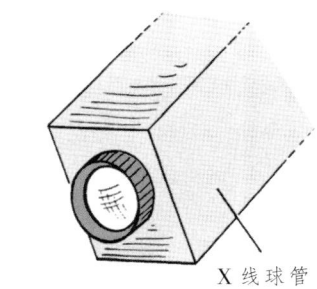

X 线球管

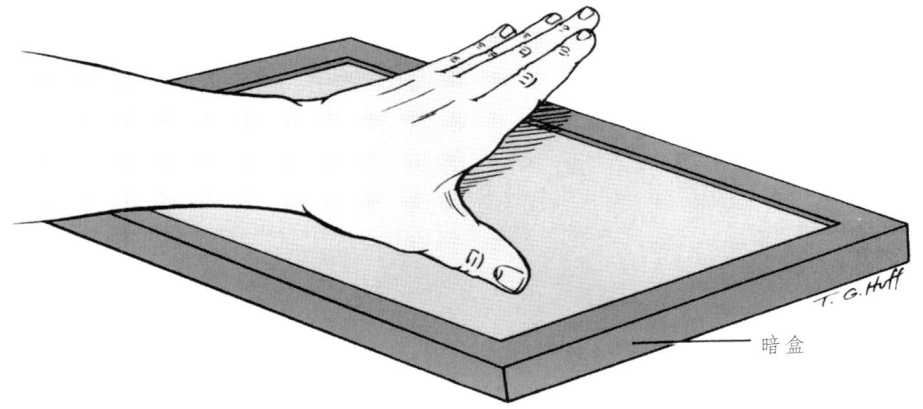

暗盒

图 38-58 拇指腕掌关节纯侧位片拍法:拇指平放于胶片盒上,手旋前 20°~30°,球管倾斜约 10°。

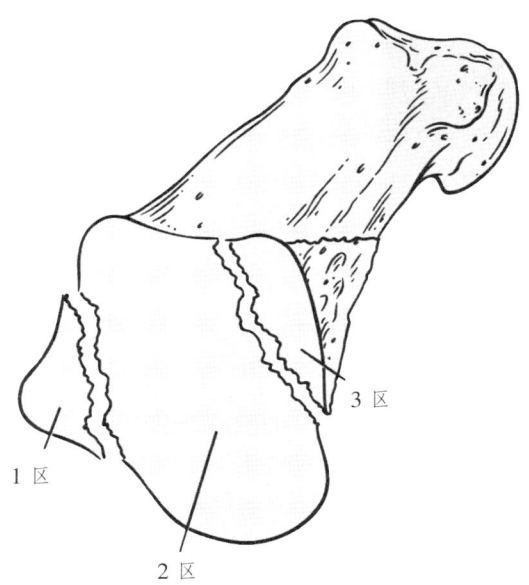

图 38-59　Buechler 提出的 Bennett 骨折分区。影响 2 区关节面的移位或嵌插骨折有发展成创伤性关节炎的可能。1 区及 3 区术后不易发生创伤性关节炎。

克氏针技术应用较多。

(三)Rolando(三部分)骨折

1910 年,Rolando 描述了这种目前以其名字命名的骨折[290]。他报道了三种经第一掌骨基底的"Y"形关

节内骨折。此种骨折的预后很差。

尽管早先 Rolando 描述的是三部分骨折,但其他作者使用 Rolando 名字命名骨折常指比较粉碎的骨折[114](图 38-66)。我们仍将此种不常见的、真正的三部分的第一掌骨关节内骨折,命名为 Rolando 骨折。需拍前后位及侧位片证实 Rolano(三部分)骨折。CT 价值不大,拍 X 线片时可在纵向牵引拇指时拍片。

如果拍片发现一大骨块,最好的治疗就是切开复位内固定。手术路径与 Bennett 骨折相似。纵向牵引复位后,临时用 0.028 英寸或 0.035 英寸克氏针固定,骨块间以一枚 2.0mm 螺钉固定。然后用一块 2.7mm 的 T 形或 L 形钢板固定(图 38-67)[103]。骨折块偶尔存在嵌插,需撬起后用桡骨远端的松质骨来支撑。术后处理与 Bennett 骨折类似(图 38-68)。

另一种可考虑的治疗是牵引治疗。牵引有静态牵引(用外固定器)及动态牵引(用一枚牵引针从掌骨基底穿经虎口,再连于牵引器上)[118,350]。使用外固定器的牵引(固定于大多角骨干),可与有限的内固定(如螺钉或克氏针)合并使用,牵引器可减轻经关节的轴向负荷,中和移位的各种力量,从而使内固定物发挥其作用。最后,如果对这些小骨块应用内固定困难,这两种方法都是最后的补救措施(图 38-69)。

需注意的是,Demir 等[79]通过对 30 例采用手术治

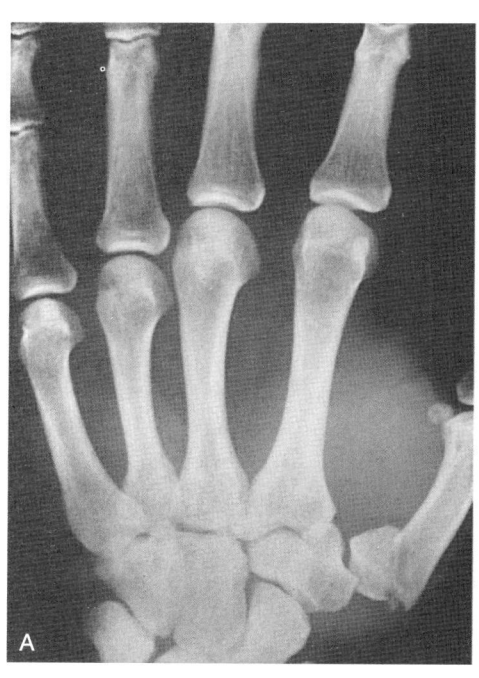

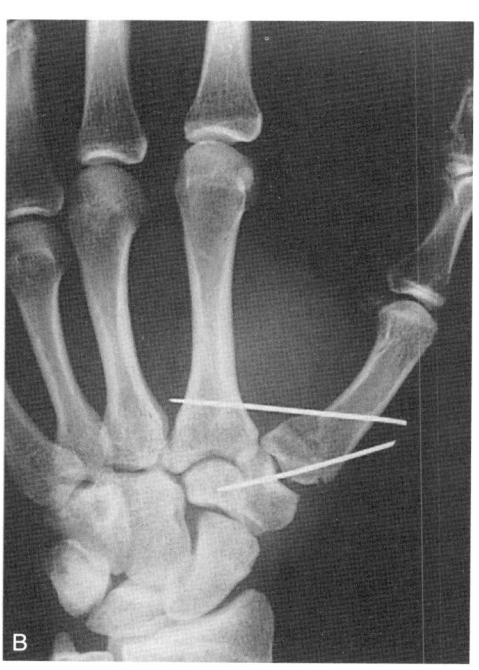

图 38-60　(A)一名 36 岁男子优势手的第一掌骨基底上部斜行骨折。(B)牵引复位后,用 0.045 英寸克氏针固定。

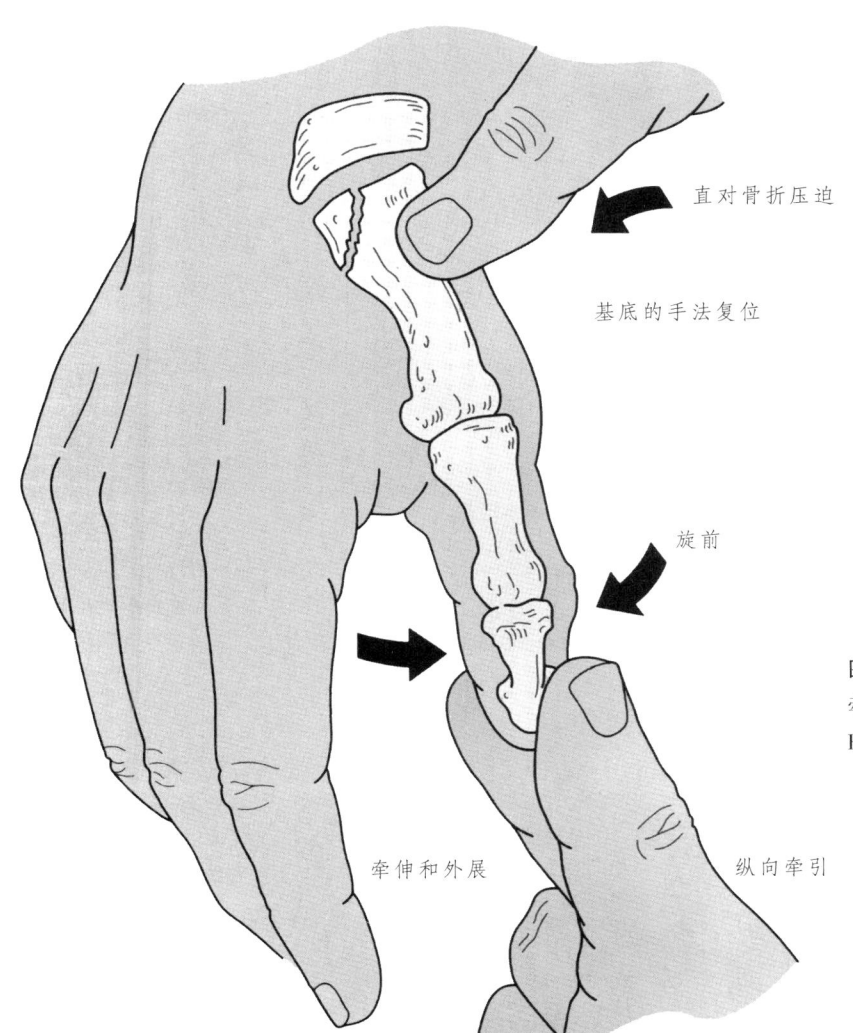

直对骨折压迫

基底的手法复位

旋前

牵伸和外展

纵向牵引

图 38-61　将第一掌骨置于旋前伸直位,纵向牵引拇指末端,在基底部加压以复位脱位的 Bennett 骨折。

疗的第一掌骨基底骨折随访,发现 X 线片关节面修复质量与主观感觉结果间基本没有关联。

(四)粉碎性骨折

　　粉碎性骨折处理起来相当困难。Gedda 在对 14 例患者进行了充分的随访后,发现 50% 以上的患者出现创伤性关节炎[114]。与 Rolando 骨折一样,治疗这些骨折时,牵引扮演了一个重要角色。如果关节面碎裂成多块,要解剖复位将很困难。在这种情况下,可行简单的外固定器牵引,克氏针固定于邻近掌骨,或行动力牵引(将一钩形针固定于掌骨,然后弹性固定于远端),这些治疗可能效果最好。动力牵引是由 Spangberg 及 Thoren 提出的[322],可对抗缩短力及掌骨颈向内成角的力(图 38-70)。牵引应用后,韧带轴向力可使大多数骨折复位,只有少部分嵌插骨折未复位。闭合经皮操作

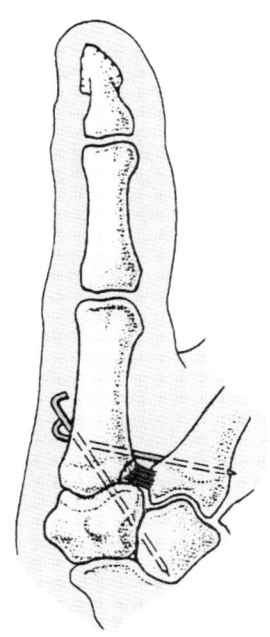

图 38-62　图 38-60B 描述的用克氏针的固定方法。(From Heim, U.; Pfeiffer, K. M. Internal Fixation of Small Fractures, 3rd ed. New York, Springer-Verlag. 1987.)

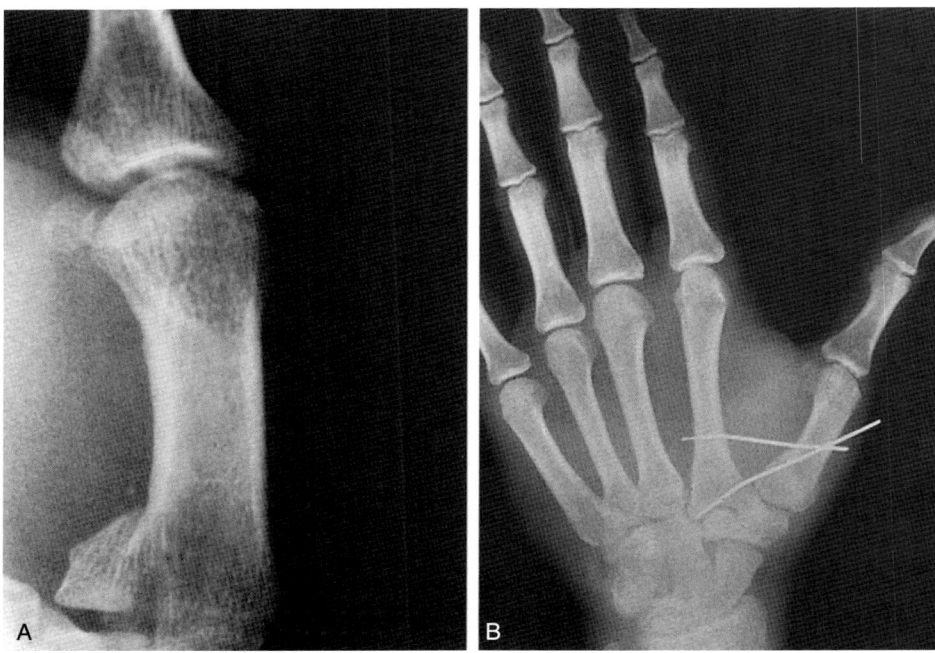

图 38-63 一名 24 岁男子患 Bennett 骨折并脱位，闭合复位后经皮穿针固定。(A)X 线片显示 Bennett 骨折及脱位。(B)将复位后的掌骨用两根 0.045 英寸克氏针固定在大多角骨上。

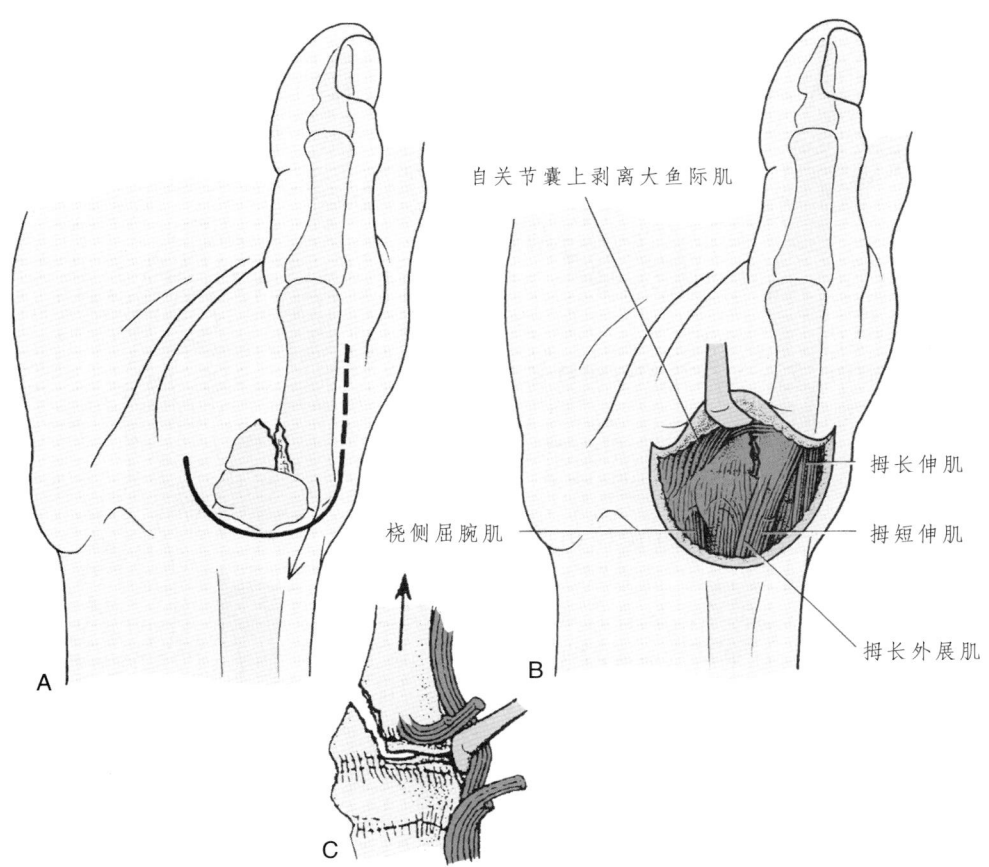

图 38-64 (A~C) 经 Gedda-Moberg 入路显露掌骨基底部，以固定 Bennett 骨折。(Modified form Heim, U.; Pfeiffer, K. M. Internal Fixation of Small Fractures, 3rd ed. New York, Springer-Verlag, 1987.)

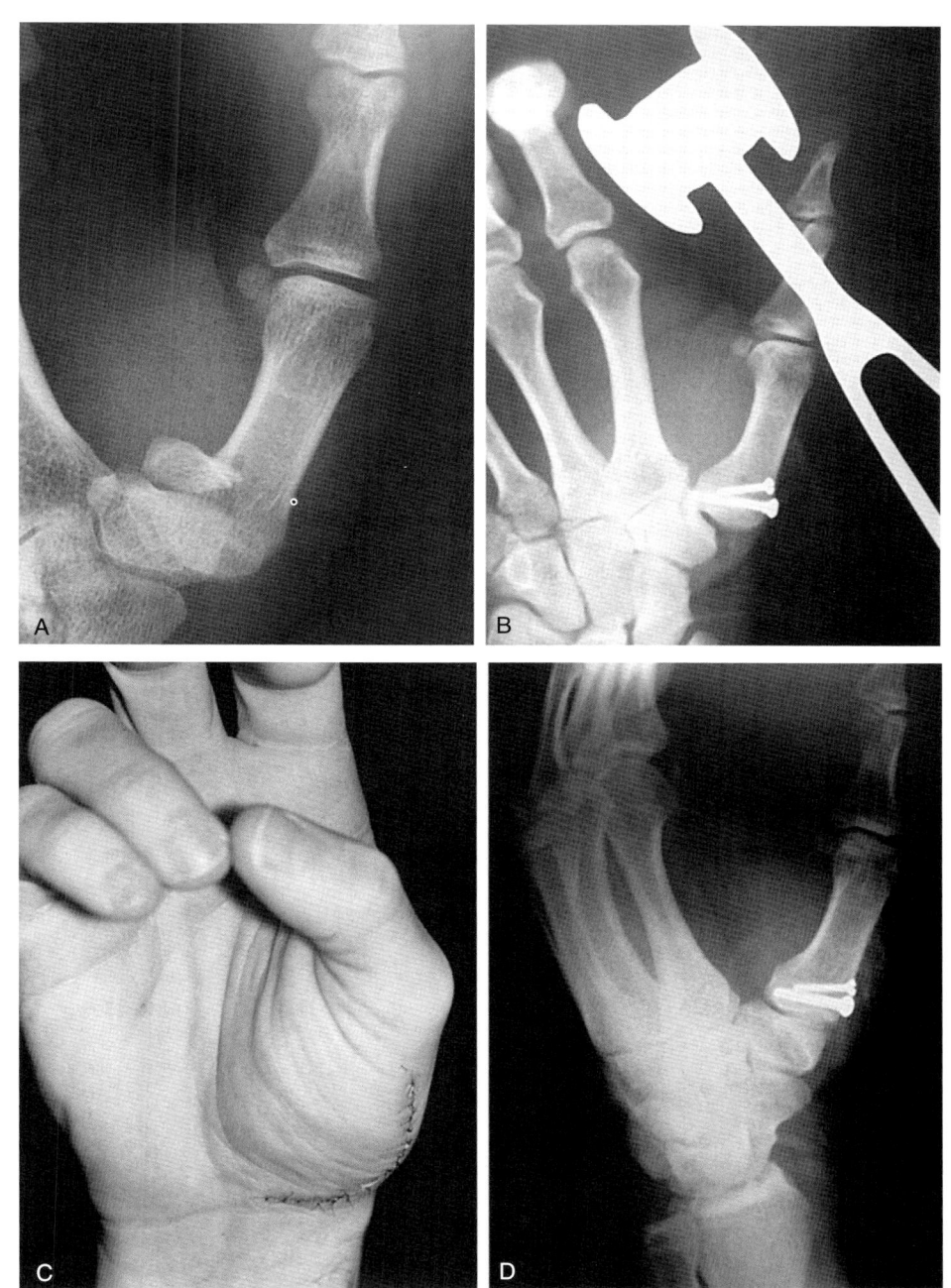

图 38-65　一名 37 岁男医生优势手 Bennett 骨折脱位。(A)X 线片显示骨折有移位。(B)术中将一大嵌插骨块撬起，复位后用 2.7mm 及 2.0mm 两枚螺钉固定。(C)术后早期制动。(D)达到了解剖复位，功能不受限。该医生伤后 2 周恢复工作。

（可撬拨），在复位时对软组织损伤最小。如果骨折粉碎不严重，骨折块较大的，则可以切开复位。术中可应用牵引器，通过周围韧带来帮助复位。

　　手术路径前面已经有描述。针可分别进入大多角骨体及远端掌骨干，然后固定于微型牵开器。经长轴牵引后，骨块可复位，再用 0.028 英寸的克氏针固定，可同时行松质骨移植。牵开器固定 4 周后去除，再用拇指人字形夹板或管型石膏管型固定 2 周

（图 38-71）。Thoren 描述的另一种方法也可作为一种选择 [36,118,350]，即将一枚克氏针纵向经过虎口，也很有效。

　　这些骨折多是高能量损伤的结果，常伴有软组织及其他骨骼的损伤。微型外固定器如用于粉碎关节骨折，也可作为一种牵开器，而且通过连接在外固定器上的第二掌骨，可以有效地维持指蹼的间隙 [105,107]（图 38-72）。

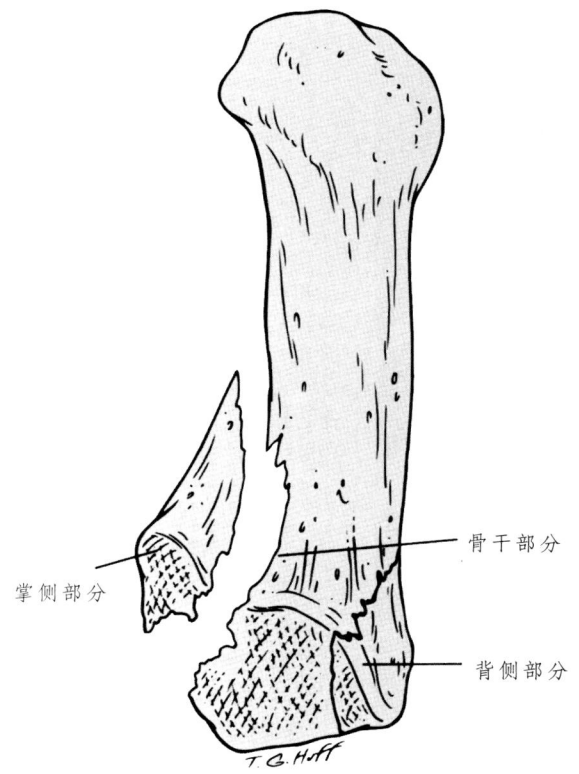

掌 侧 部 分

骨干部分

背侧部分

图 38-66 以 Rolando 名字命名的原始骨折图。

第七节　指骨骨折

一、发 生 率

指骨骨折是常见的。在一组 2501 例手部骨折中，Gedda 和 Moberg 注意到 50% 以上为近节和中节指骨骨折[115]。在一组 485 例掌骨和指骨骨折中，Borgeskov 发现 17.3% 为近节指骨，5.7% 为中节指骨，45% 为末节指骨[29]。在一组 177 例近节和中节指骨骨折中，Thomine 注意到 60% 为近节指骨，40% 为中节指骨，骨折的部位和例数列在表 38-17 中[348]。

表 38-17　指骨骨折的相对发生率		
	近节指骨 (N=106)	中节指骨 (N=71)
指骨头	18	12
指骨颈	11	16
指骨干	72	35
指骨基底	5	8

Source：Thomine，J. M. Les Fractures Ouvertes du Squeulette Digital dans les Plaies de la Main et des Doigts. Actual Chir. Paris，Masson，1975，pp.776-780.

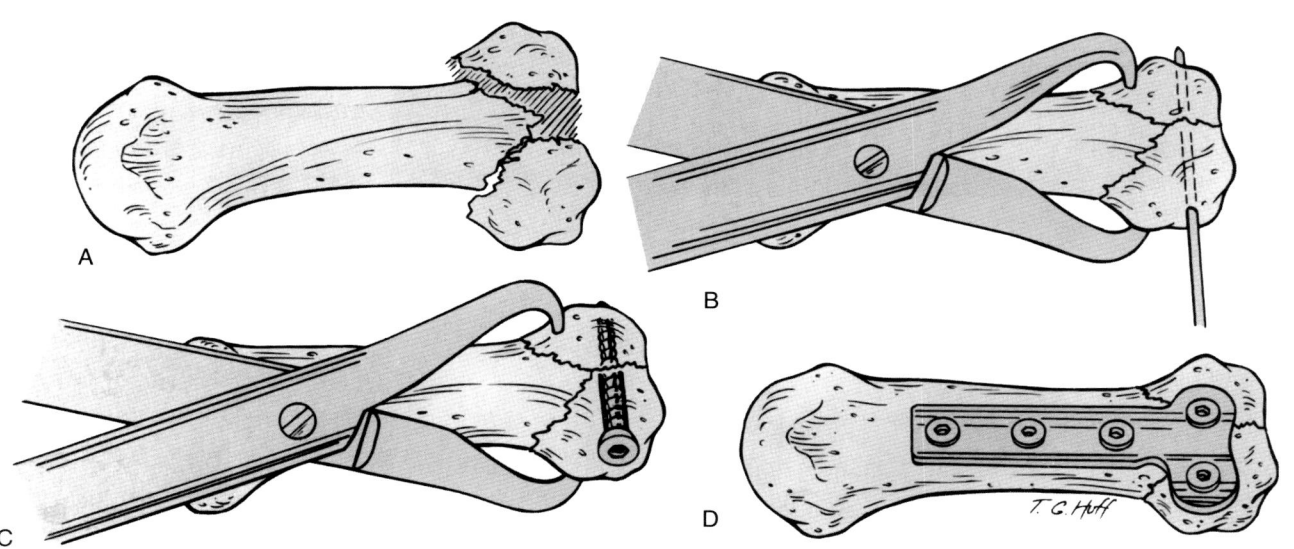

A

B

C

D

图 38-67　手术切开复位内固定三部分的 Rolando 骨折技术。(**A**)三部分 T 形骨折。(**B**)牵引复位关节内骨折。(**C**)关节内骨折块用一拉力螺钉固定。(**D**)关节骨折块用 T 形或 L 形钢板固定于掌骨干。

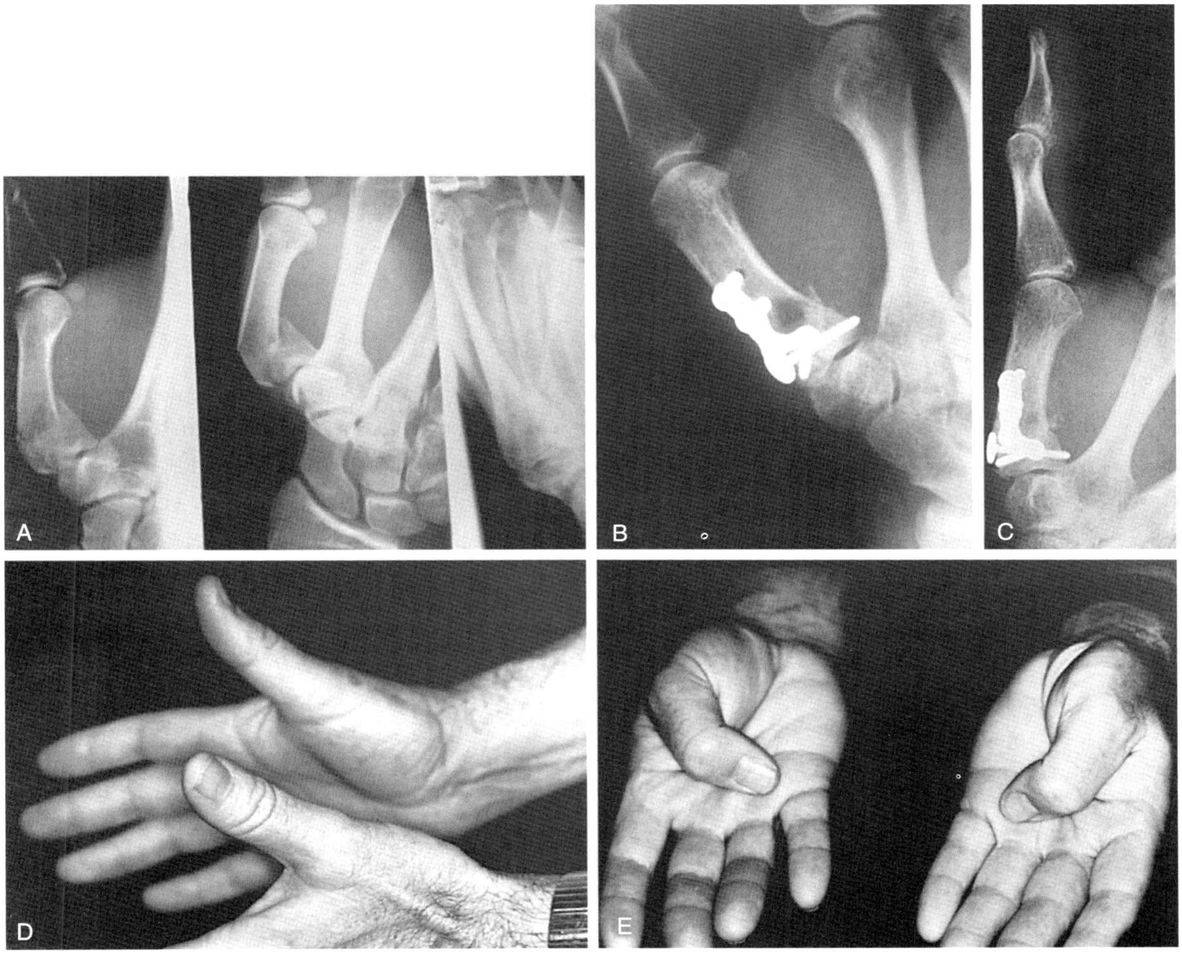

图 38-68　一名 42 岁男子优势手为右手,其拇指发生三部分 Rolando 骨折。(A)X 线片显示骨折。(B,C)对其实施了切开复位内固定。用一枚 2.0mm 拉力螺钉(带垫圈)稳定关节内骨折,骨折块与骨干用一块 L 形钢板及 2.7mm 螺钉固定。(D)用桡骨远端松质骨移植,以支撑复位后的关节面。(E)活动恢复正常。

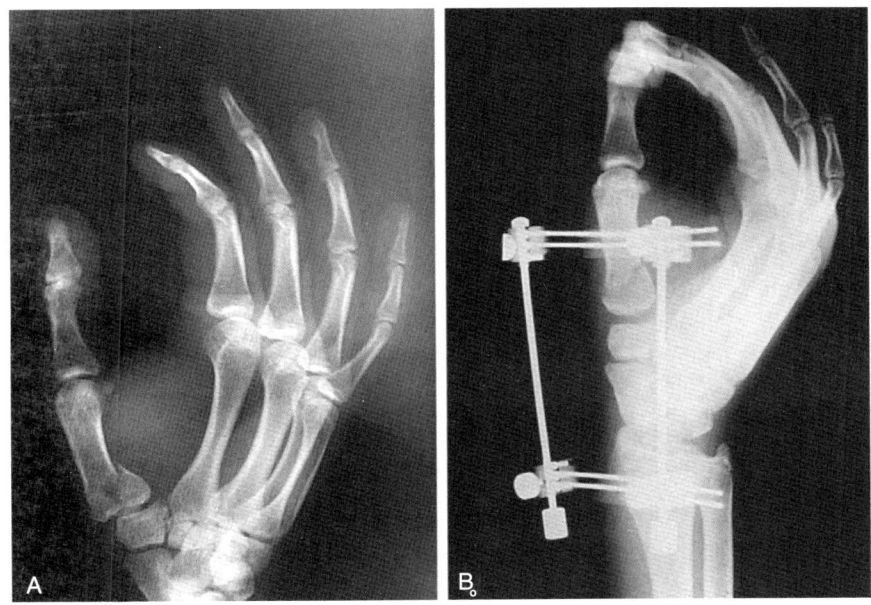

图 38-69　(A,B)Rolando 骨折行闭合复位,外固定器固定于第一掌骨及桡骨,用作牵开器。

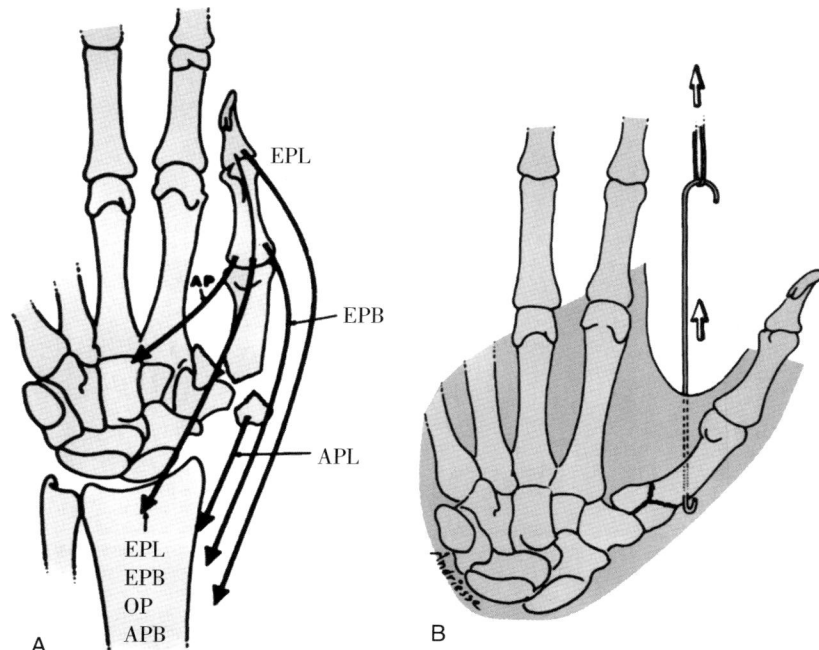

图 38-70 (A)Rolando 骨折内翻畸形的示意图。AP,拇收肌;APB,拇短展肌;APL,拇长展肌;EPB,拇短伸肌;EPL,拇长伸肌;FPB,拇短屈肌;FPL,拇长屈肌;OP,拇对掌肌。(B)斜行牵引以复位移位骨折。(From Breen, T, F.; Gelberman, R.H.; Jupiter, J.B. Intra-articular fractures of the basilar joint of the thumb. Hand Clin 4:491-501,1988.)

虽然指骨骨折很常见,并且在很多病例几乎无须担忧[29,40,274,374],但是发生软组织粘连、关节功能障碍和畸形愈合的可能性使得必须明确每例骨折的"个性",并进行相应的治疗[62,154,196,318,325,333,340]。没有什么检查能替代仔细的体格检查来发现骨折对线不良和发生晚期畸形的可能性。

二、近节指骨骨折

(一)关节外的近节指骨基底骨折

对于成人,近节指骨基底骨折有时可能是令人烦恼的。受到撞击暴力时,骨折多向掌侧成角畸形。如

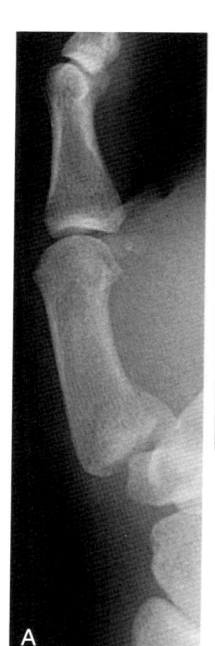

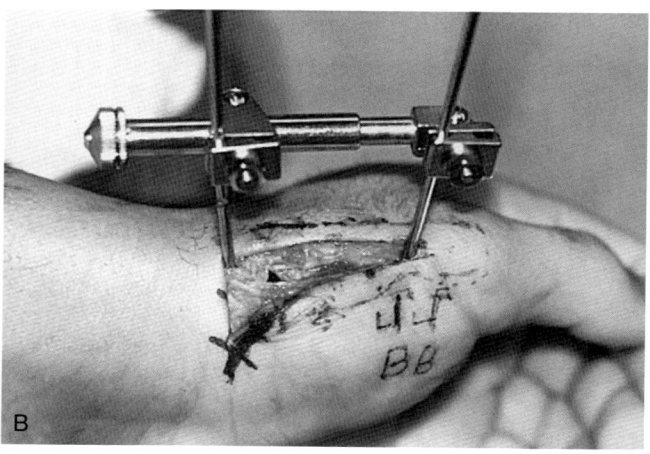

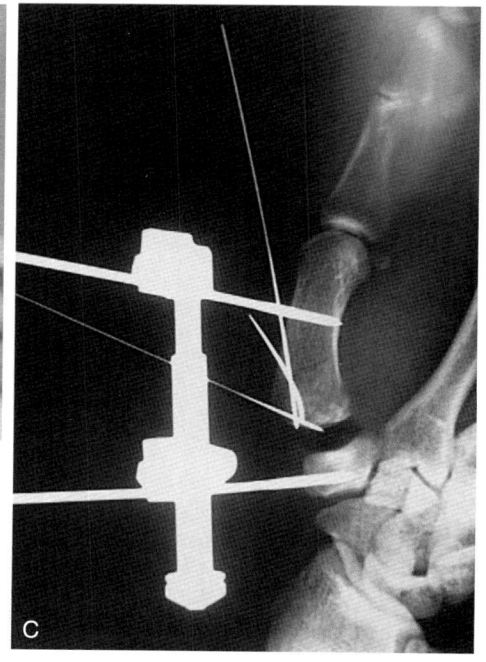

图 38-71 一例 19 岁男性患者确诊为第一掌骨基底粉碎性关节内骨折。(A)X 线显示至少有 4 个较大骨折块。(B)采用微型牵引器治疗。钢针分别固定在大多角骨和第一掌骨上。(C)复位骨折块,用小克氏针固定并取桡骨远端松质骨植骨。

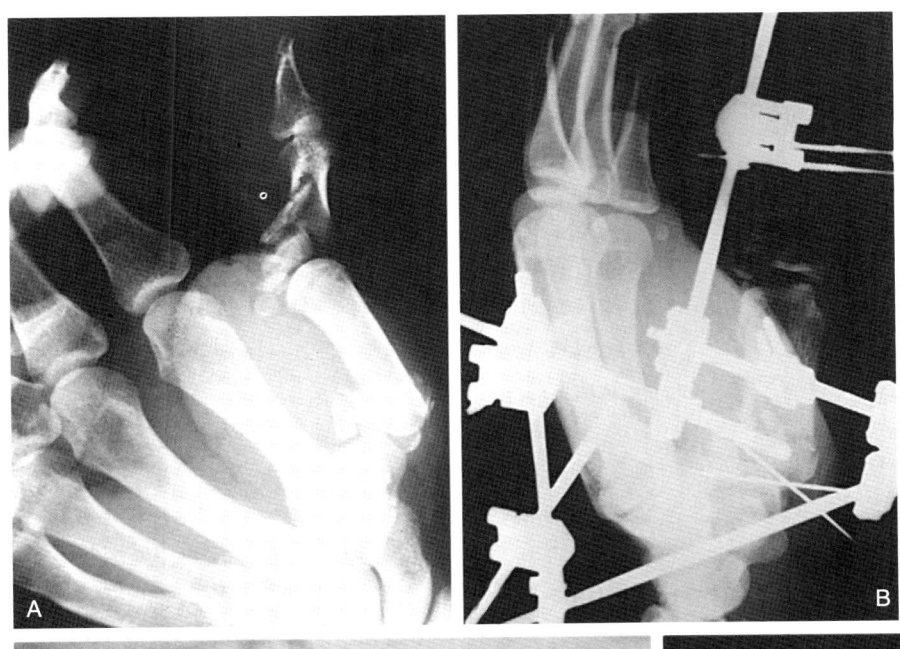

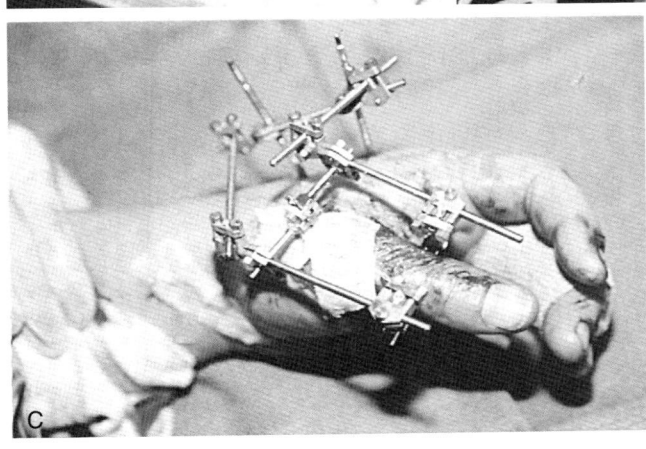

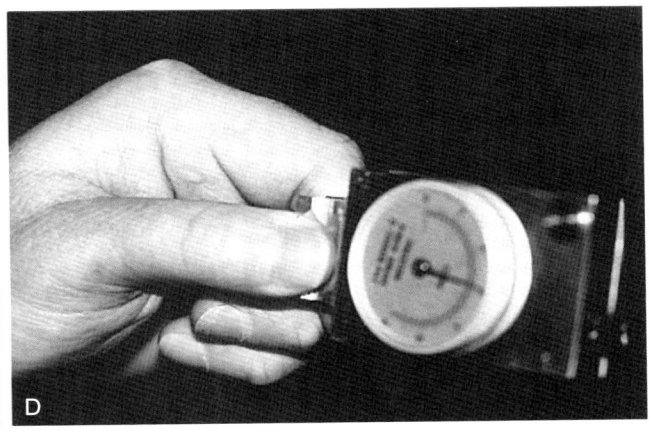

图 38-72 一例 30 岁男性遭受一次严重的拇指多平面损伤。(A)X 线片显示伸直位掌骨或近节指骨粉碎性关节内骨折。(B)采用牵引固定两处粉碎性骨折,克氏针固定掌骨骨折块,取远端桡骨植骨。(C)重建拇指血运,外固定器连接固定在第二掌骨上的钢针。(D)术后功能结果优秀。(From Jupiter, J. B.; Silver, M. A. In: Chapman, M. W., ed. Operative Orthopaedics, Philadelphia, J. B. Lippincott, 1988, pp. 1235-1250.)

果允许有 25°或更大成角畸形愈合,手指的活动将减少,因为伸肌腱的机械装置变短将导致近侧指间关节不能完全伸直[67](图 38-73)。这些骨折的成角畸形程度可能在 X 线片上是难以准确判断的,因为相邻手指的遮挡,在侧位 X 线片上很难看到成角,而且因为骨折线处骨骼的重叠,在前后位 X 线片上不会有很多显示。

Coonrad 和 Pohlman 发现,采用闭合复位、石膏托固定治疗近节指骨基底骨折,最常见的问题是由于在石膏内掌指关节的屈曲角度不充分,使得复位不能很好维持[67]。如果骨折在复位时是稳定的,石膏托固定应该保持掌指关节至少在 60°~70°的屈曲位(见"骨折固定技术")。然而,如果复位不稳定或者患者就诊时在损伤后 5~7 天以上,推荐采用闭合手法复位,纵行经皮针固定(见"骨折固定技术")。在这两种情况下,石膏维持 3 周,随后做主动活动,并用绷带将患指与相邻手指绑在一起,再维持 2 周。

伴有复杂创伤的骨折,特别是屈肌腱断裂时,应该采用稳妥的内固定治疗。应用一个小的 1.5mm 或 2.0mm 的直钢板放在背侧伸肌装置的下面是最容易的处理办法,然而应用 1.5mm 的髁钢板放到指骨的

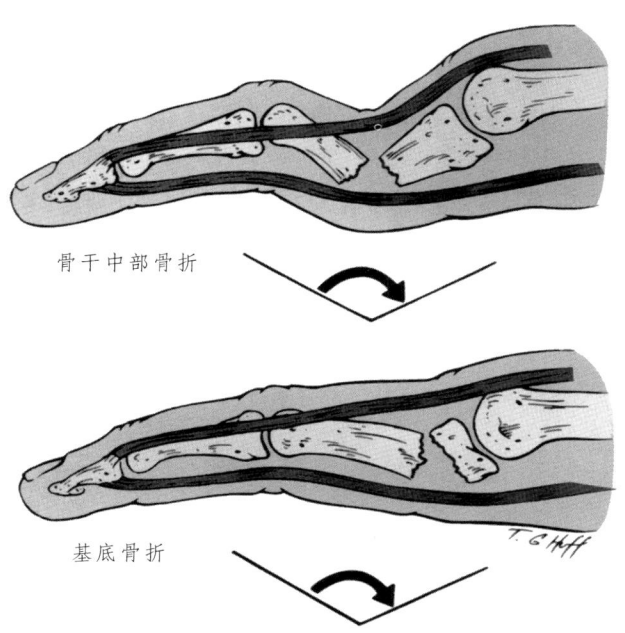

骨干中部骨折

基底骨折

图 38-73 临床上近节指骨基底骨折的成角不如骨干中部骨折明显。

侧面可使得骨折稳定,对伸肌装置的干扰比应用背侧钢板要小[42]。

(二)近节指骨基底关节内骨折

近节指骨基底关节内骨折可以再分为三型 (图38-74):侧副韧带撕脱骨折,压缩骨折和延伸到关节的垂直骨干骨折。撕脱骨折最多见于拇指伴有尺侧副韧带的创伤[16]。压缩骨折是由于轴向作用力的结果,常常有中间的嵌插和旋转骨块。纵行骨折也可有嵌插或分离关节的骨块[143]。

小块没有移位的撕脱骨块治疗无困难,可采用绷带将患指与伤侧的相邻手指固定。如果骨块移位,将其解剖复位是重要的,以防止关节的慢性不稳定和创伤后关节炎。Shewring 和 Thomas 对 33 例近节指间基底撕脱 6 年以上的患者进行了回顾。8 例保守治疗的骨折没愈合,需要手术治疗[312]。已证实,张力带钢丝固定撕脱的骨块可获得预想的结果。有限的软组织分离是其优点,而且可避免骨块碎裂[171]。手术技术涉及一个背侧入路,在伸肌腱和侧腱束之间进入。打开关节囊,清除骨折部血肿。用轻柔的手法可将骨块复位,恢复关节面的解剖学排列。在距骨块

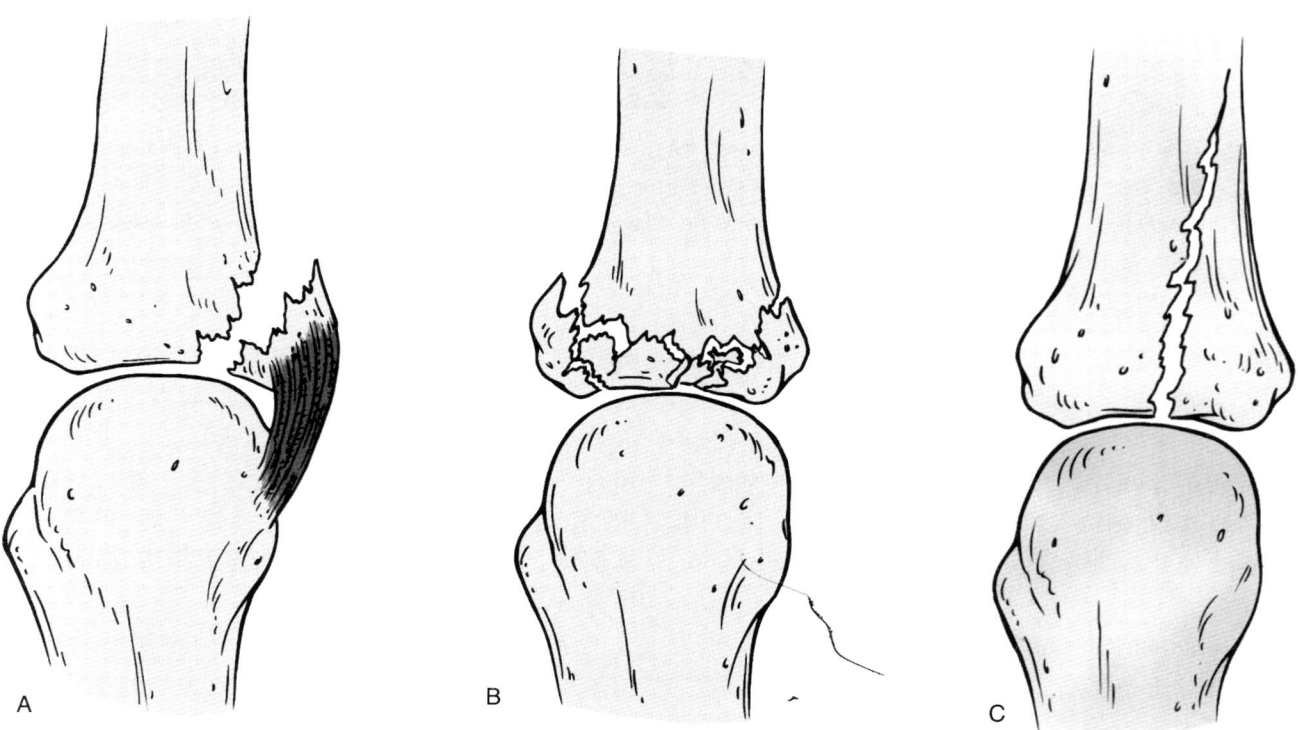

图 38-74 近节指骨基底的骨折可以分为三种类型:(A)侧副韧带撕脱骨折;(B)压缩骨折;(C)纵行劈裂。

远侧大约 1cm 处，在近节指骨上，自背向掌用 0.035 英寸克氏针钻一个孔，将 26 号或 28 号单股不锈钢丝穿过该孔，用弯的止血钳从掌侧面拉回。将一个 20 号皮下针弯成微微的弯，穿过附着在骨块上的侧副韧带的抵止部。将钢丝以一个"8"字形环绕在骨块周围，然后穿入针尾的斜面，通过韧带出来。将骨块复位，拧紧钢丝，将拧结的钢丝剪短，沿指骨挝弯（图 38-75）。

相同方法可用于骨块碎裂时。然而，如果骨块严重粉碎，有多个小的骨块，可能更适宜切除骨块，将侧副韧带直接重新抵止到指骨上。这项技术也可用流行的适合这个目的的小缝线锚来完成。选择性地应用传统的抽出缝合技术也能满足要求。此种修复方法在 3~4 周后才能活动手指，因为愈合不像骨与骨修复的愈合那样迅速。

Kuhn 和他的同事提供了一组 11 例这样的撕脱骨折患者，通过掌侧 A₁ 滑车入路，获得非常好的显露和良好的功能结果[189]。

在纵行劈裂的情况时，张力带钢丝将会提供非常好的稳定性；然而，附加一枚克氏针或一枚骨片间的螺钉加一枚克氏针是必要的。

骨性固定方法手术后，在手指用绷带与相邻手指

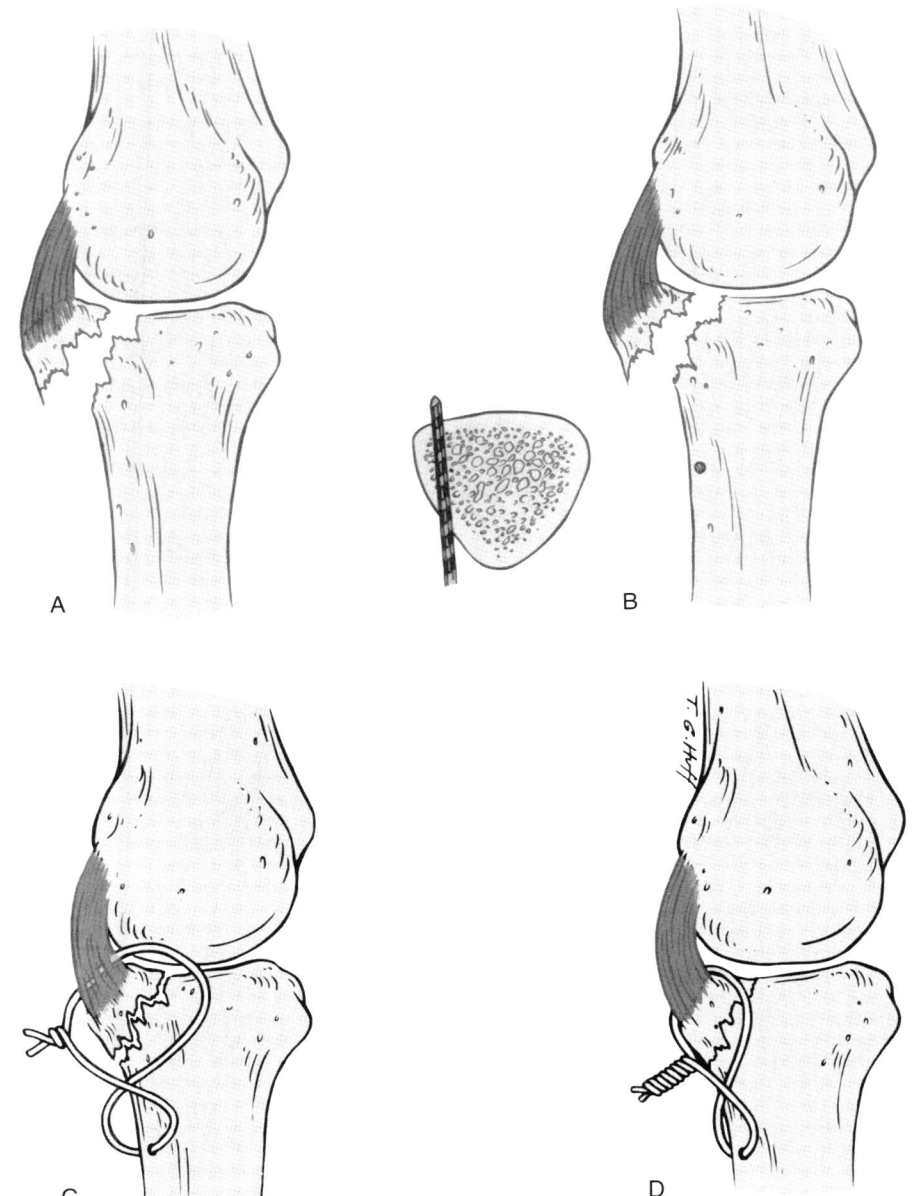

图 38-75　张力带固定侧副韧带撕脱骨折的手术步骤。(A)旋转移位的骨折块。(B)在骨折部位远侧 1cm 处垂直钻孔。(C)28 号不锈钢丝穿过该孔，并穿过附着在骨块上的韧带抵止部。(D)拧紧钢丝后，剪短，挝弯。

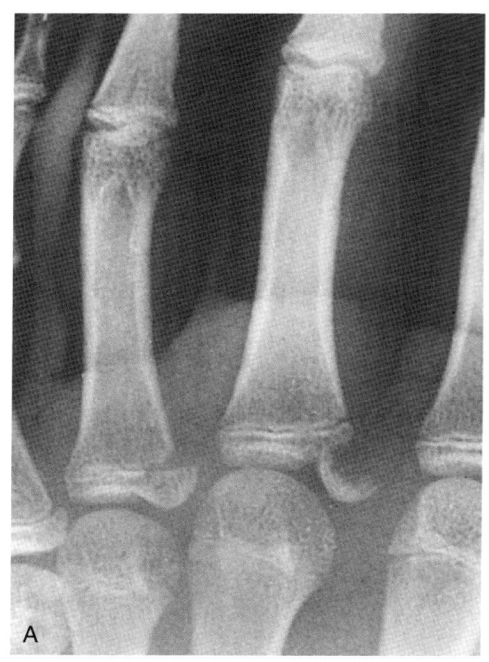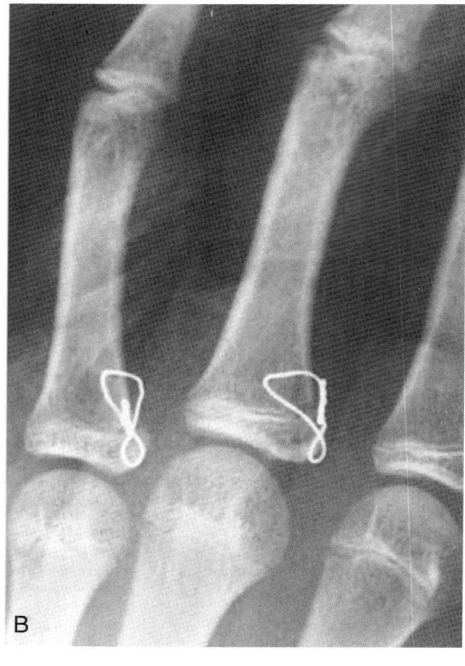

图 38-76　一名 15 岁男孩，中指和环指的近节指骨基底两处旋转撕脱骨折。(A)X 线片显示撕脱骨折的移位情况。(B)骨块用张力带钢丝稳定固定。两周内恢复活动，可观察到骨折已迅速愈合了。

固定在一起的情况下，患者能开始主动活动（图 38-76）。正像前面描述的那样，韧带至骨的修复方法最好行 3~4 周制动。

压缩骨折不能通过纵向牵引复位，因为嵌插的骨块可能缺乏软组织的附着。如果移位足以导致关节内的阶梯状大于 1~2mm，或者引起手指的成角畸形，压缩骨折可能需要切开复位，轻柔地复原凹陷嵌插的关节骨块。掌骨头将实际上起到一个模板作用，在掌骨头上可建立起适应掌骨头的近节指骨关节面。需要松

质骨植骨以支撑关节面骨块。有些病例要应用骨块间螺丝固定。但缺损处必须用紧密的松质骨植骨填充，以防止骨块压缩，失去了重建关节的适应性[143]。Strickler 和他的助手报道了单纯采用骨移植术成功治疗的 10 例患者 13 个部位的基底干骺端嵌插骨折（图 38-77）[335]。一些复杂的压缩骨折，可用小 T 形钢板或用小的髁钢板，因为它们可起到支撑重建的关节并通过钢板孔获得骨块间压紧的作用（图 38-78）。

Hattori 和同事描述了一种通过掌侧 A₁ 滑车入路

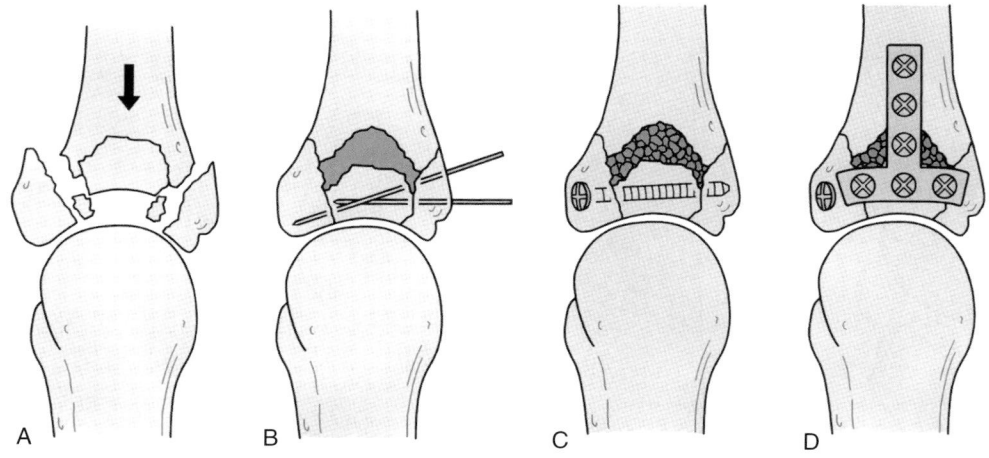

图 38-77　近节指骨基底压缩骨折。(A)注意中间嵌插的骨块，骨块使内侧和外侧关节面分离。(B)采用切开复位，中间骨块向下推回掌骨头表面，骨折两侧复位，临时用克氏针把持住。(C)用松质骨植骨支撑复位的关节面，并用拉力螺丝钉（或者在存在多骨块时，用定位螺丝钉）以稳定关节的重建。(D)用小的 T 形钢板或髁钢板作为支撑结构，并把关节骨块贴附到指骨干上。

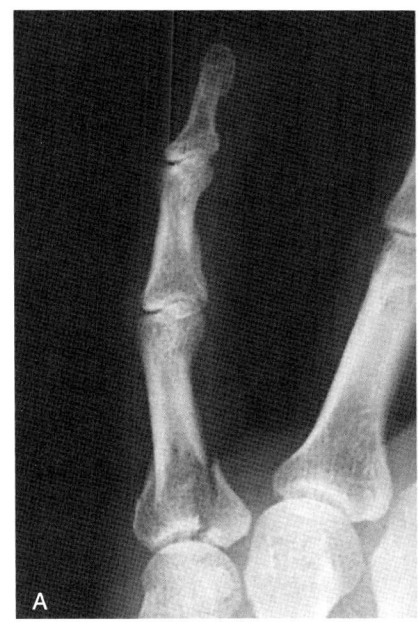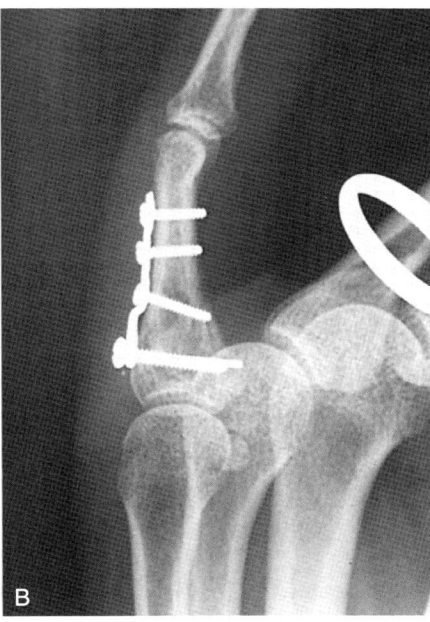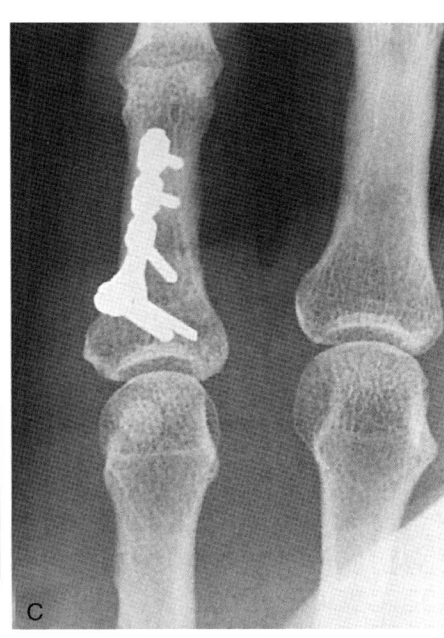

图 38-78 一名 35 岁男性患者滑雪时跌伤,导致小指近节指骨基底复杂的压缩骨折。(A)X 线片显示关节面分离,可见一大块嵌插骨块。(B,C)骨折经解剖复位,松质骨植骨,并将一个小髁钢板放在侧面,提供了稳定的骨性和关节结构。术后第一天即开始了活动。

的切开复位钢板固定治疗近节指骨基底关节内骨折的技术。通过这种入路,不干扰伸肌装置,很容易应用一个掌侧支撑钢板[146]。

有时,纵行骨折也能通过掌指关节在屈曲位纵向牵引指骨成功获得复位。如果关节和远端骨干的组成部分达到解剖复位,应考虑在电视 X 线机监视下行经皮克氏针固定。更新的设备正在研制中,以允许经皮用钳夹住复位和小型拉力螺丝钉固定。如果不能通过闭合方法获得复位,提倡采用切开复位骨块间拉力螺丝钉固定(图 38-79)。

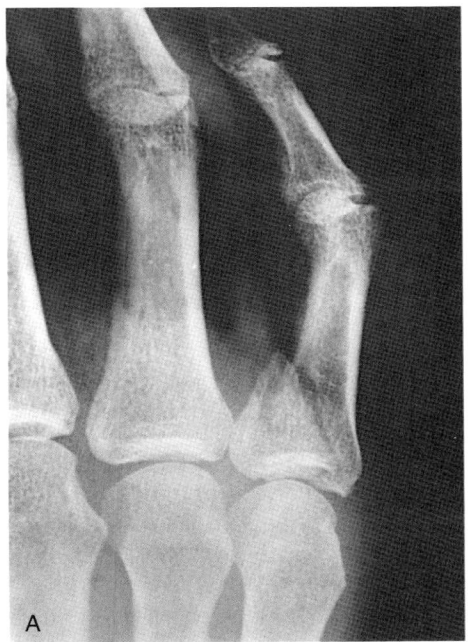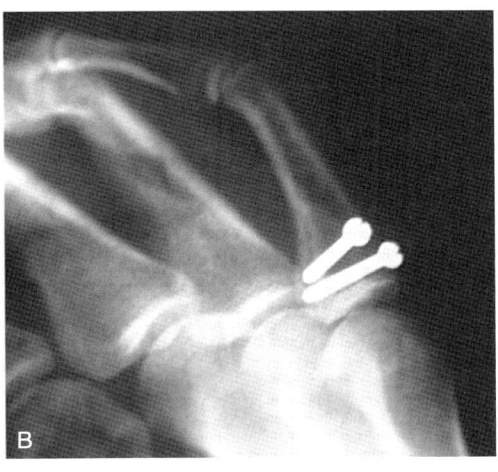

图 38-79 (A,B)手指近节指骨基底纵行关节内骨折,手术复位,用几个骨块间拉力螺钉进行了固定。

三、近节和中节指骨骨折

(一)指骨干骨折

近节和中节指骨干骨折的畸形受内在肌和外在肌的力量影响。这些肌肉的力量和受伤的机制是决定骨折类型的两个主要因素[233]。

横断骨折有向掌侧成角的趋向(图38-80)。近节指骨骨折，这种成角是由于抵止到指骨近侧部分的骨间肌止点所致；近节指骨远侧部分由于伸肌腱装置的中央腱和侧腱束牵拉的结果而伸展。横断的中节指骨骨折，成角的方向可依据骨折的平面而不同。因此，中节指骨近1/3的横断骨折可向背侧成角，而在指浅屈肌抵止部以远的骨折趋于向掌侧成角。

螺旋和长斜行骨折趋于沿纵轴旋转移位，而短斜行骨折可以旋转移位，也可成角畸形或两者兼有之。可以通过手指伸直时指甲的评估和手指屈曲时末节手指的偏离来证实旋转畸形(图38-8)。

骨干粉碎性骨折常常伴有较重的软组织损伤，可发生短缩畸形，不过在手指肿胀时，短缩畸形或许难以判断。

在评估这些骨折的稳定性、畸形情况及合并软组织损伤时(见"总则")，医生一定要记住，僵直、成角或旋转畸形、肌腱粘连，不仅影响到受伤的手指，还会影响到相邻手指，以及整个手的活动。

1.闭合性无移位的稳定性骨折

对于无移位的稳定性骨折的治疗，一开始就应直接提供一个舒适的、避免过长的固定。将伤指用绷带与邻指绑在一起或用槽形夹板制动，一般就足以达到这些预期的目标[14,274,331,374]。如果允许早期活动，应在

5~7天时拍对照X线片，以确认没有发生移位。虽然X线片要5周的时间才能看到骨折愈合的明显征象(表38-18)，但临床上3周就可发生愈合。

2.闭合性有移位的、复位后稳定的骨折

对于横行或短斜行的骨折类型，限制伸直的石膏固定是有效的，应该考虑(见"骨折固定技术")。因为它在力学上是合理的，所以主动屈曲手指的压力被传递到稳定的掌侧皮质，而且伸肌腱装置和骨膜可帮助保持骨折的位置。限制伸直的石膏固定不仅有助于保持骨折复位，而且可保持周围软组织的长度，并预防近侧指间关节的僵硬[46,283]。夹板固定4周，随后2周保护性用绷带将患指与邻指固定，几乎对所有的闭合性指骨骨折都能满足要求。

对于复位后可稳定活动的螺旋骨折，提倡用背侧和掌侧的夹板或石膏固定。手指末节和指甲应该能够看到，石膏固定后1周和2周建议行X线检查，以确定没有发生旋转移位。

3.闭合性有移位的、复位后不稳定的骨折

对于复位后不稳定的大部分骨折，经皮穿针是适应证("见骨折固定技术")。优点包括：保护包绕在骨折周围的软组织，保持韧带和肌腱的静止长度以及有限的病残率。注意穿针的细节，在针的外面加石膏固定，并认真做好术后处理，这样才能获得满意的结果。大多数病例组结果是好的，优良率为90%[17,127,167](图38-81至图38-83，表38-18)。有些作者描述了采用皮肤牵引和可延伸夹板治疗这类骨折获得成功的结果[64]。

4.闭合性移位的、粉碎的、复位后不稳定的骨折

严重闭合性粉碎性骨折不常见，但可能是最难以处理的。这样的骨折都有很强的短缩、成角和旋转移位的倾向。单纯石膏固定或纵行经皮穿克氏针固定加石膏固定可能都不足以控制畸形的趋向。通过皮肤、指腹或钢针的外在牵引，后果无法预计，而且有多种潜在问题，包括指腹坏死、针道感染和关节僵硬。

同样，对这些复杂骨折的手术治疗会冒着骨折不稳定、小块骨折片失血供、增加软组织创伤以及骨折的迟缓愈合、骨不连等风险。这样的骨折在手术后，软组织粘连、关节僵硬是常见的。采用钢板稳定的固定，加上早期活动将会减少这些问题的发

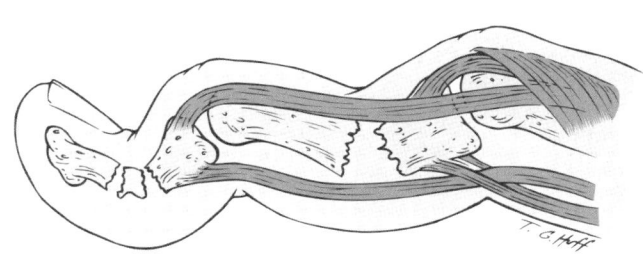

图38-80 近节和中节指骨干横断骨折，由于内在肌和外在肌作用的结果，趋于向掌侧成角。

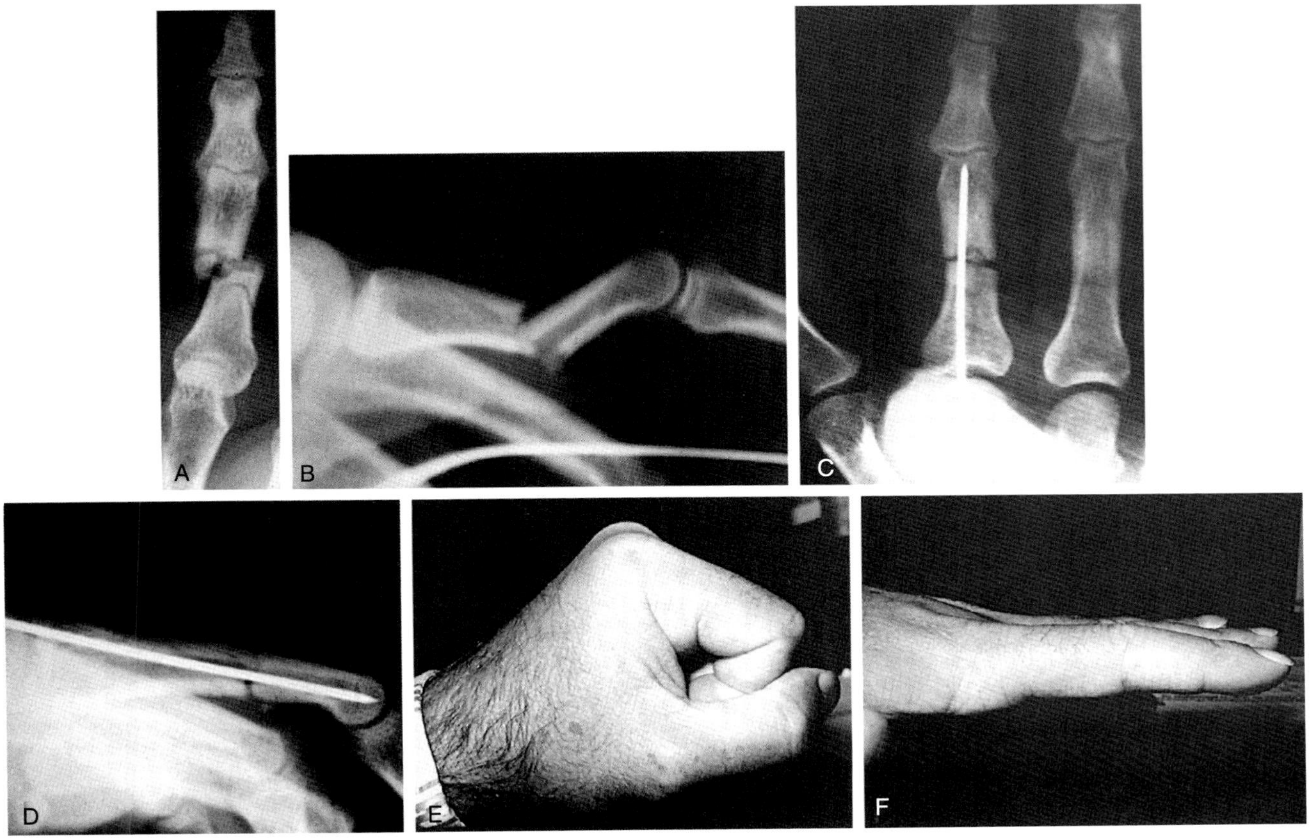

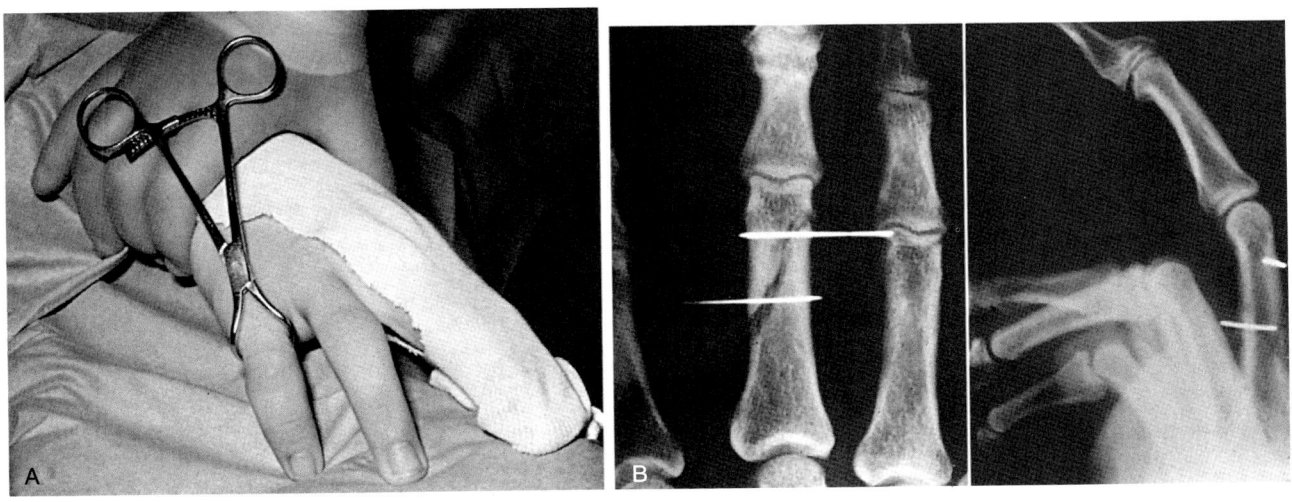

图 38-81   近节指骨不稳定横行骨折,闭合复位纵行克氏针内固定。正位 X 线片 (A)、侧位 X 线片 (B) 显示畸形。在闭合复位克氏针内固定术之后拍摄的正位 X 线片 (C)、侧位 X 线片 (D)。(E,F) 拔除克氏针后 3 周功能达到完全恢复。

图 38-82   闭合复位经皮用 0.028 英寸克氏针横行固定治疗近节指骨不稳定性纵行骨折。(A) 在增强影像下骨折闭合复位。(B) 采用横穿 0.028 英寸克氏针稳定地固定骨折。

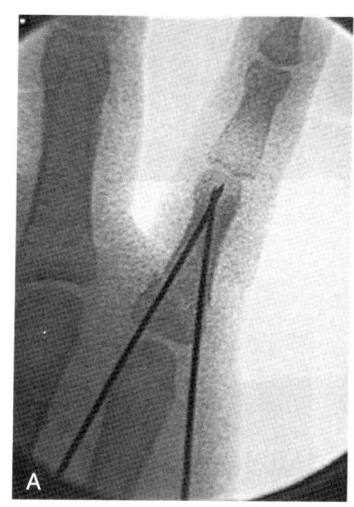
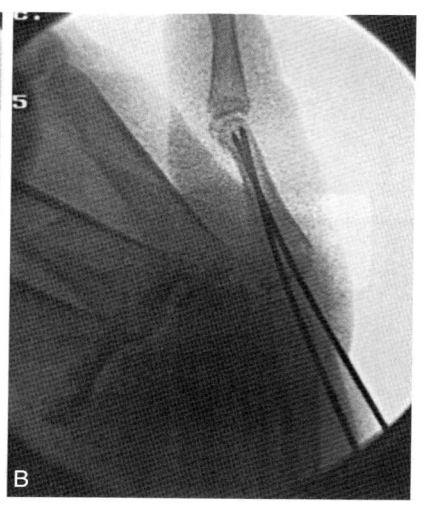

图 38-83   (A,B)患者 19 岁,近节指骨基底不稳定性骨折,有移位。一期采用闭合复位但没有维持适当的位置。本次采用克氏针髓腔内固定,不穿过掌骨头和侧副韧带。骨折解剖愈合。

生,但是由于骨干粉碎骨折的程度可能不允许用螺丝钉固定。

由于上述理由,对这些少见的病例最好采用微型外固定装置治疗。这些装置的优点包括:保留完好且有良好血供的软组织包绕,允许近侧和远侧关节活动,而且其技术要求比内固定技术更低(见"骨折固定技术")[24,272,285]。固定器应保持至少 4 周,也可能到 5 周,这要根据 X 线片证实有骨痂形成来决定。再附加应用 2 周保护性支具,在此期间仅允许支具保护以外的部分做轻微主动活动(图 38-84,表 38-18)。

5.闭合性移位的、不能成功复位的骨折

大多数急诊骨折,不能获得满意复位的并不多见。然而,如果骨折断端间有软组织,可能会阻滞一些复位。临床上这种窘境更常见于损伤后 2 周或更长时间的骨折,骨痂已开始形成,但还没有发展为牢固的愈合。而这些情况下,将骨折复位,做稳定的内固定可能比等待实行截骨术更加可取,后者常常需要行附加肌腱松解术或关节囊切除术。

采用最低限度的软组织分离、骨膜剥离及应用促进复位的钢板这些生物学钢板固定原则,对这种多碎块复杂骨折是可取的。

(二)手术暴露

近节和中节指骨可通过真正背侧、背侧方或侧正中皮肤切口暴露。骨干部位可纵行劈开中央腱或在侧腱束与中央腱之间进入。无论采用哪种入路,均应将骨膜以一个长的、宽的瓣状掀起并保护好,而后再缝回原位,以便在内植物与伸肌腱装置之间起到滑

表 38-18 近、中节指骨骨干骨折的治疗		
骨折类型	**治疗选择**	**优点**
闭合、无移位、稳定骨折	邻指绷带固定	活动
闭合、有移位、复位后稳定骨折		
横行/短斜行骨折	限制伸直的石膏固定	保持活动和软组织长度
螺旋骨折	石膏固定	减小活动时移位的危险
闭合、有移位、复位后不稳定骨折		
横行、短斜行、螺旋骨折	经皮克氏针	保持长度和软组织完整,成功率高和合并症低
粉碎骨折	外固定器	保持长度和软组织完整,允许近、远关节活动
闭合、移位、不能复位的骨折	切开复位内固定	直接控制骨折
横行/短斜面骨		能够解剖复位
长斜行/螺旋粉碎骨折	张力带钢丝,间隙螺丝钉,钢板	稳定的固定,允许早期活动

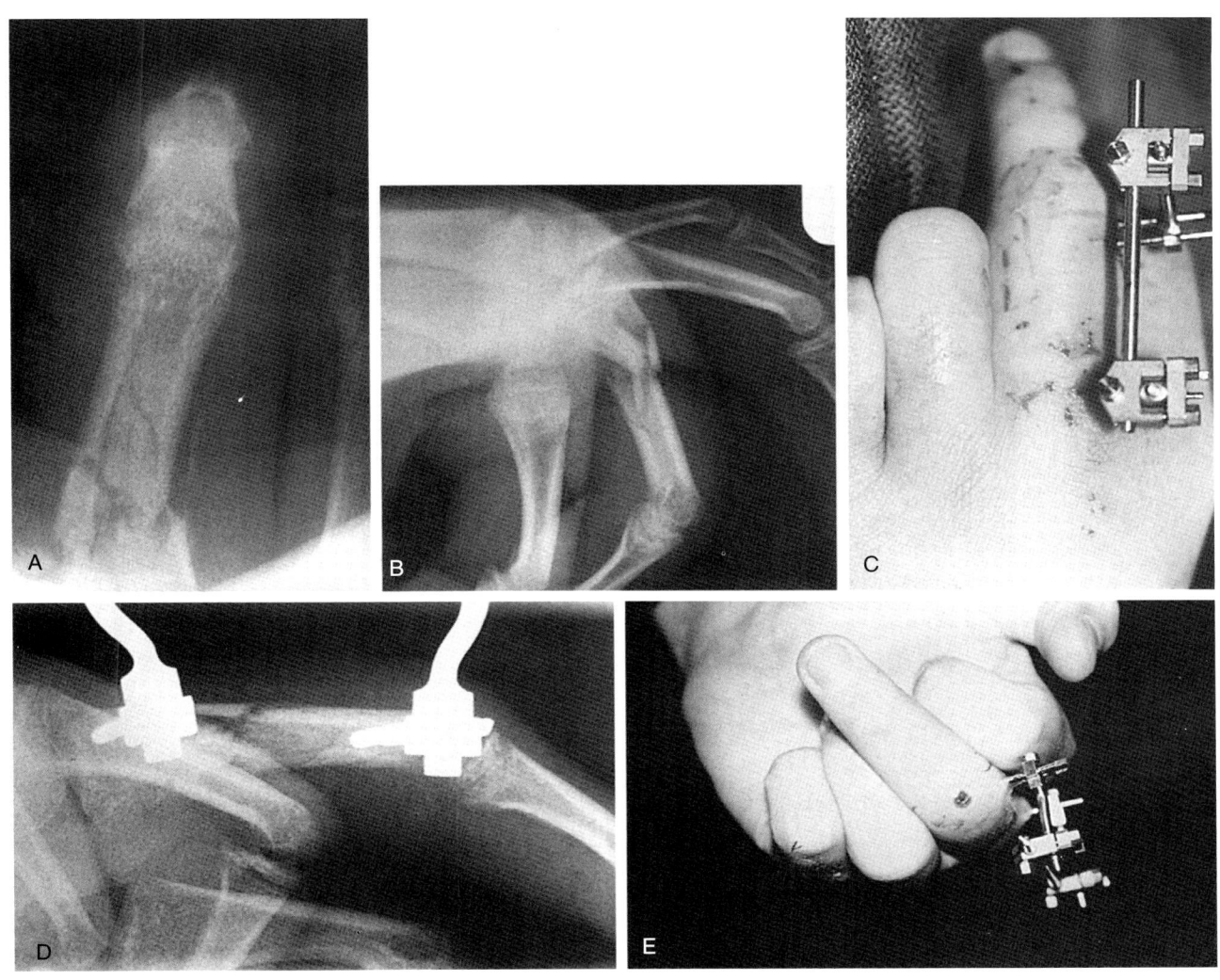

图 38-84　16 岁男性患者,中指近节指骨闭合骨折 2 周。活动受限。正位 X 线片(**A**)和侧位 X 线片(**B**)显示骨折为粉碎性,成角及早期骨痂形成。(**C,D**)应用微型外固定支架,两根针固定于指骨基底,两根针固定于指骨颈。骨折复位后安装支架。(**E**)外固定很稳定,允许掌指关节和指间关节活动。4 周后去除支架。(待续)

动层的作用(图 38-85)。

　　近节和中节指骨的闭合性横行和短斜行骨折,需要切开复位内固定时应采用张力带钢丝。这种技术可提供足够的稳定性,允许术后早期活动,而且外形体积不大(见"骨折固定技术")。这一特色是特别重要的,因为指骨周围肌腱和软组织几乎不能耐受庞大的内置物(图 38-86)[255]。

　　长斜行和螺旋骨折最好选择用 1.5mm 骨片间拉力螺钉治疗(见"骨折固定技术")[149]。这些装置也可提供稳定的固定而且体积不大(图 38-87)。

　　如果骨折是粉碎性的,适宜用钢板作为固定方法以保持其长度和排列,并具有相当的稳定性。太厚、太硬的钢板设计,如 DC 钢板能应用于背侧,或者选择微钢板和微型髁钢板,可应用手指骨的侧面,还可减少对背侧滑动结构的干扰[42,73,142,172,305](图 38-88,表 38-18)。

　　Kurzen 和他的助手评估了采用钢板固定治疗的 54 例患者的 64 处指骨骨折。64 处骨折中 33 处有一个或一个以上主要并发症发生,关节僵硬是发病率最高的并发症[190]。

四、指骨颈骨折

　　虽然在儿科组闭合性指骨颈骨折面临着非常困难的治疗问题,但在成人组此骨折很少见。在儿童,这些骨折常向背侧翻转,软组织嵌入也并不少见[10,84,306]。

　　在成人,移位的骨折采用闭合方法复位并不困

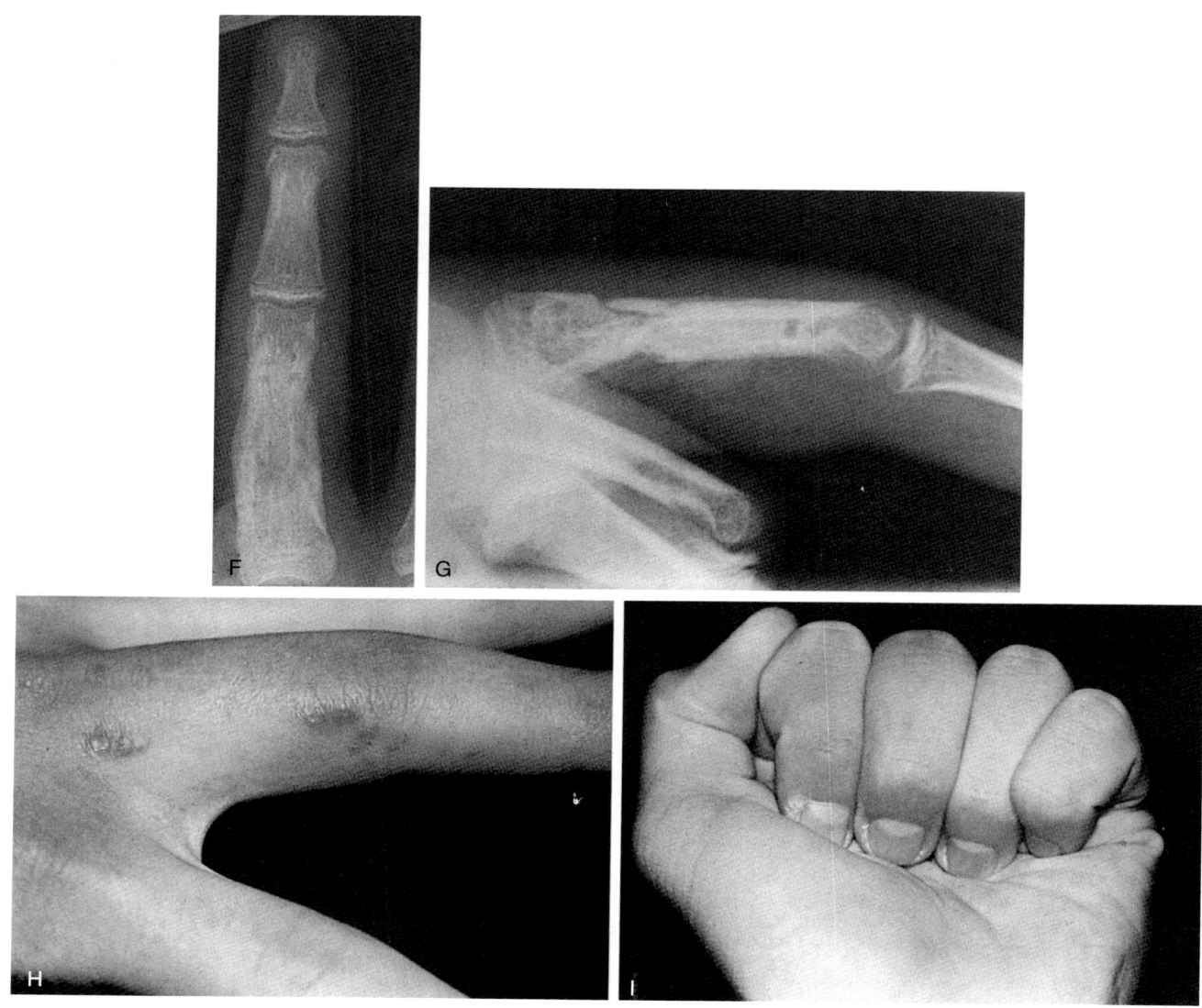

图 38-84(续)　(F,G)术后 6 周显示骨折愈合好。(H,I)6 周后功能已完全恢复。

难，但是采用外固定夹板或石膏管型固定来控制其再移位是困难的。基于这一原因，应用经皮克氏针固定，可经屈曲 80°位的掌指关节进针，或经近节指骨侧方基底(见"骨折固定技术")[17]。夹板固定至少需要三周，再过一周后再去除固定针(图 38-89)。

五、指骨髁骨折

(一)功能解剖

指骨头部髁的形状构成独特的屈戌关节的一个组成部分。这些关节的稳定性依赖于动力因素和被动因素。动力稳定性是由关节压力形成的,这种压力随着捏握活动而增加;这些压力增加了侧方稳定性,反过来它又依赖于关节结构的完整性。如果由于移位的关节内骨折使关节结构不正常,这种压力不再指向活动的正常轴线,从而会造成不稳定[33]。被动稳定性是由侧副韧带的张力形成的, 它随着关节屈曲而增加。真正的侧副韧带在关节屈曲时是最重要的,而在伸直时是松弛的,而且关节在伸直位时,副侧副韧带和掌板起主要作用[186,188]。

从末端看时,髁类似于沟状滑车。然而,它们在形状和外形上是不对称的。掌侧面几乎是背侧缘的两倍宽。中节和末节指骨基底有髁间隐窝,支撑着关节髁,但是这种排列不是完全一致的。这种特征允许有一些旋转和侧移,使得手指能更好地适应手紧握时不整齐的外形[33](图 38-90)。

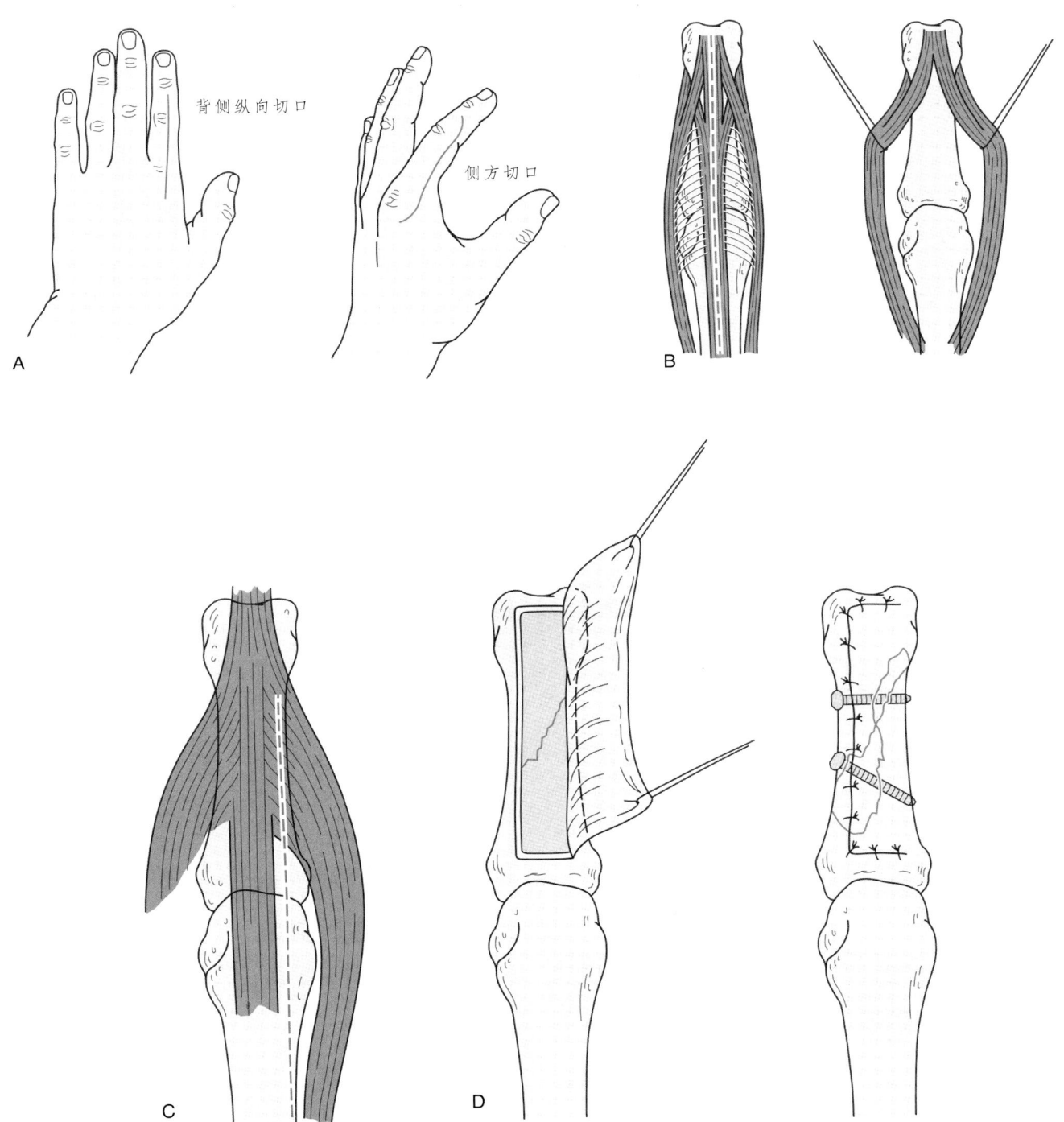

图 38-85　近节指骨手术入路。(A)可采用侧方或背侧纵行皮肤切口。(B)劈开中央腱。(C)或于中央腱与侧束之间切开。(D)切开骨膜成一瓣状,待内固定植入后再原位缝合覆盖内植物。

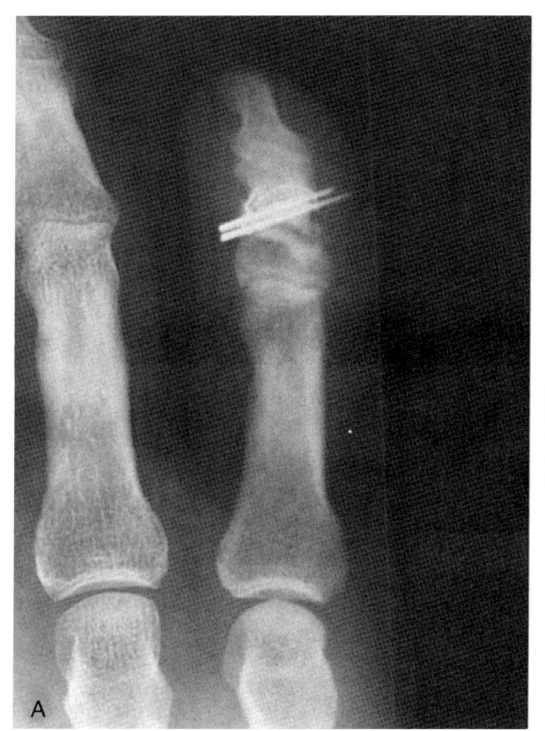

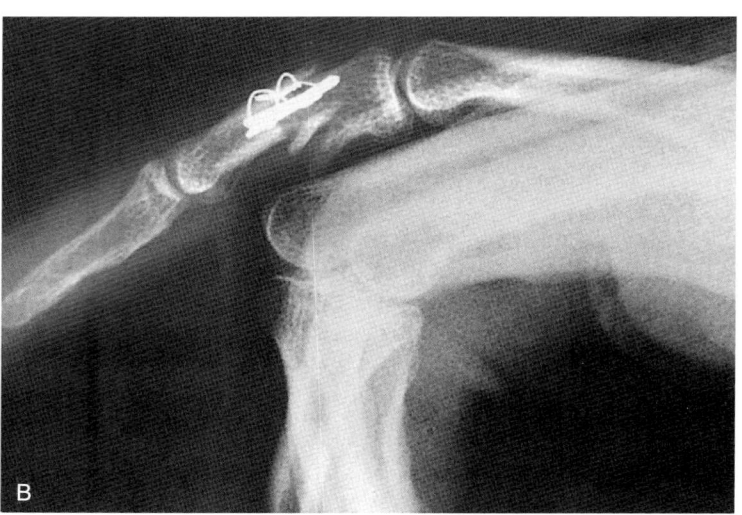

图 38-86　(A,B)张力带克氏针固定治疗中节指骨闭合骨折。

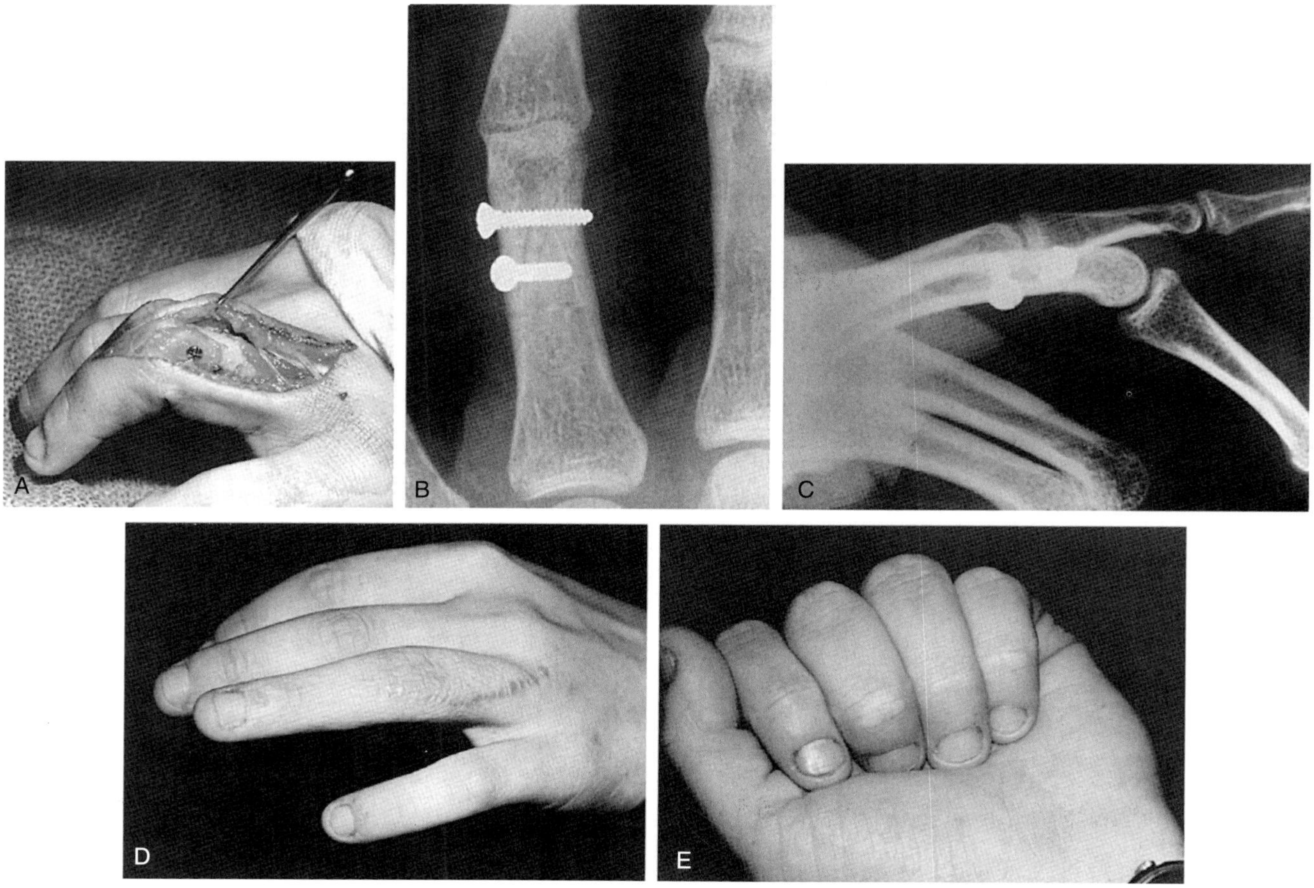

图 38-87　女性患者,28 岁,兽医,螺旋型骨折石膏固定 2 周后就诊。手指旋转,软组织肿胀,掌指关节和指间关节活动受限。(A)暴露骨折,用 2 枚 2.0mm 螺丝钉固定骨折。正位 X 线片(B)和侧位 X 线片(C)显示骨折解剖复位及植入的螺丝钉。(D,E)开始早期活动。术后 6 周功能完全恢复。

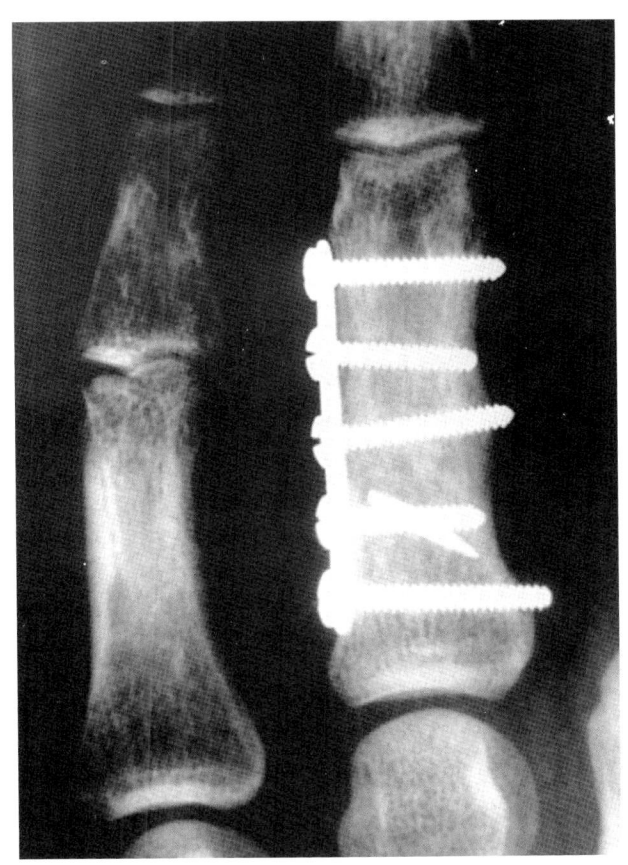

图 38-88　采用小钢板治疗近节指骨骨折，钢板放在指骨侧方以减小对伸肌腱装置的干扰。注意骨内断裂的钻头。

(二)治疗的目标

指骨头髁结构的骨折能导致疼痛、畸形和活动丧失[15,143,202,229]。这种损伤后，屈曲挛缩是常见的。因为指间关节的功能与指总伸肌腱功能的一部分协调一致，所以一个手指的功能障碍常常影响到其他手指。因此，解剖学复位是治疗目标。移位骨折偶尔能经非手术方法获得解剖复位，然而大多数常常需要手术治疗[26,40,149,183,303-305,325]。获得稳定的内固定将会增大无法估量的最终结果。

(三)单髁骨折

单髁骨折是一种剪力造成的结果，趋于不稳定。虽然骨折可以是单纯的侧向移位，但是抵止于其上的侧副韧带常会使得髁旋转。这样不仅导致关节内不对称，而且使得更远端的指骨成角移位。

没有移位的单髁骨折可采用非手术治疗，用手指夹板固定 7~10 天，随后做有保护的活动(即用绷带将患指与邻指固定在一起)。由于骨折线是斜行的，所以这些患者应该重复做 X 线片复查，以确定解剖学位置(图 38-91)。

当单髁骨折是一种孤立的损伤，没有合并其他骨或软组织损伤时，可以考虑闭合复位。复位是通过轴向牵引和背离损伤髁的手指侧成角来完成的。用一个尖的复位夹钳加压髁部，经皮横穿一枚 0.028 英寸的

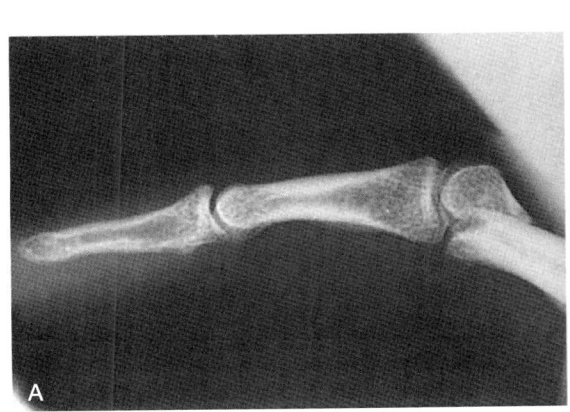
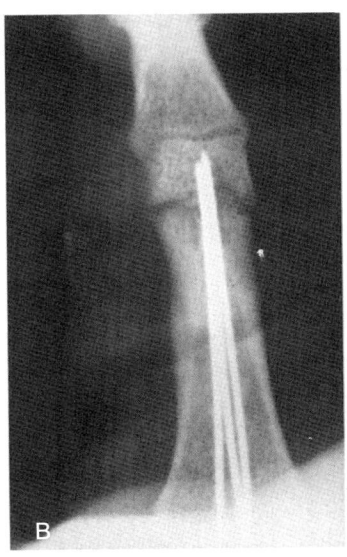
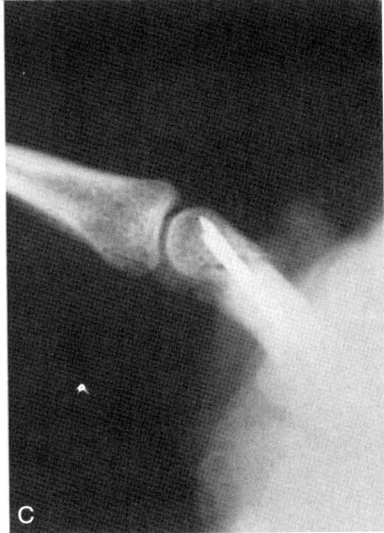

图 38-89　闭合复位经皮克氏针纵行固定治疗小指近节指骨颈部骨折。(A)侧位 X 线片显示指骨颈部骨折移位。正位 X 线片(B)和侧位 X 线片(C)显示骨折闭合复位经皮克氏针固定。克氏针固定 4 周。(待续)

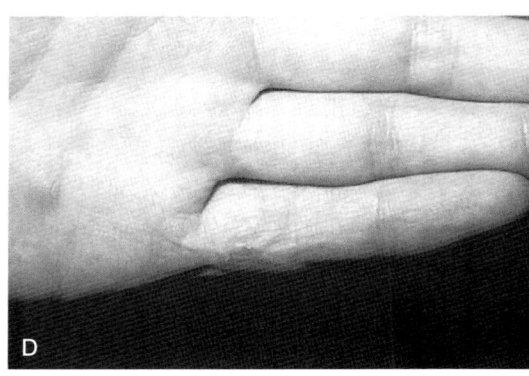
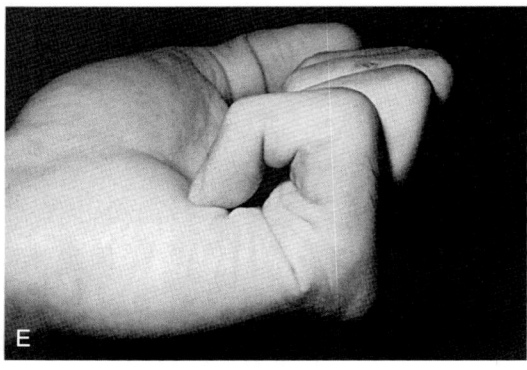

图 38-89(续) (D,E)克氏针拔除后 2 周小指功能接近正常。

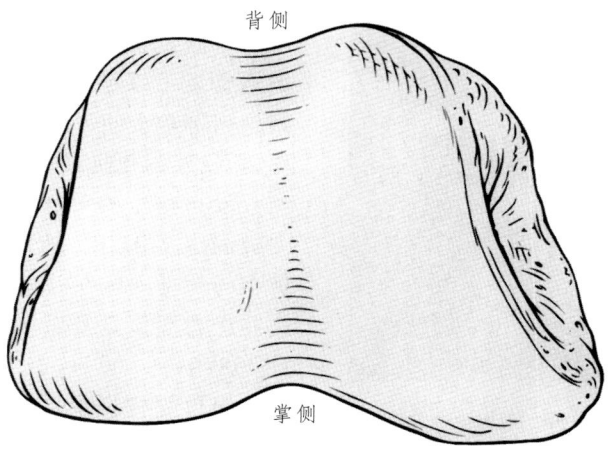

图 38-90 近节指骨头髁的排列,两侧不对称。

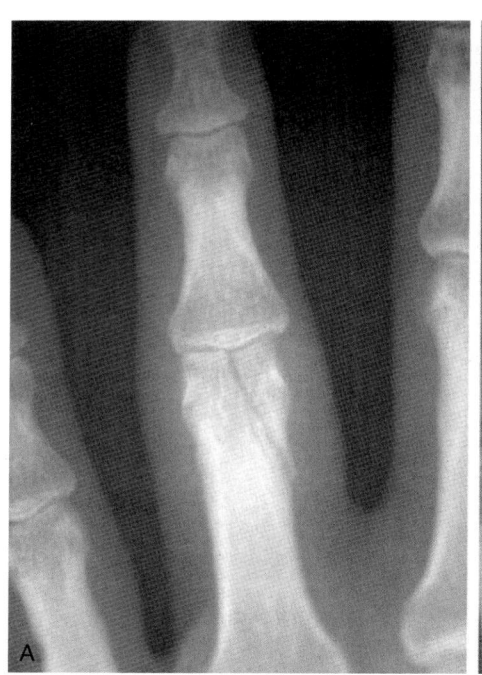
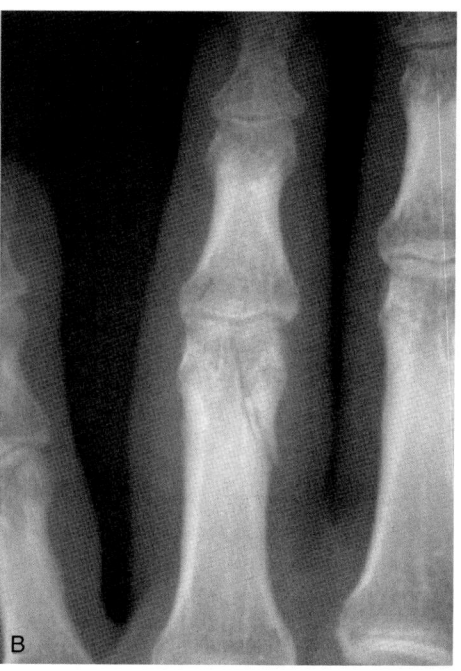

图 38-91 (A)单髁骨折轻度移位。建议患者行经皮克氏针内固定。但患者拒绝手术,采用夹板固定观察。(B)3 周后复查骨折无进一步移位,功能恢复良好。需要每周复查,以确保骨折没有进一步移位。

克氏针到对侧髁。在手术室用标准的 X 线片(三个位置显示)仔细地确定复位情况,因为如果不能获得高质量的 X 线片 , 这些小的骨折块可能会误导外科医生。前后位片看上去好像是很小的不对称 , 但事实上可能存在有旋转移位 , 在一个真正的侧位片上显示很明显。当达到解剖复位时 , 真正侧位片上两个髁相互重叠在一起。有旋转移位时 , 一个髁明显可见(图 38-92)。

大多数的单髁骨折采用手术治疗,因为不能耐受非解剖复位。手术入路自手指背侧 , 在伸肌腱和同侧的侧腱束之间进入以暴露髁部。选择下文所描述的 Chamay 暴露方法是有用的[57](图 38-93)。一旦关节内的血肿被清除 , 骨折的解剖关系便能被识别清楚。在复位之前 , 应该评估以下两个特征 : 首先是髁骨块的大小 , 特别是与所要用的螺丝钉螺纹直径 (通常是 1.5mm)的关系 ; 二是仔细识别侧副韧带的抵止点 , 以便在复位和内固定时能保护它。髁骨块的血运部分依靠侧副韧带。因此 , 过度的手术创伤会导致骨块的缺血性坏死。

直视下完成复位 , 用一个横行 0.028 英寸的克氏针获得临时固定。如果骨块有足够大小(见"骨折固定技术"),用一枚 1.5mm 的螺丝钉固定。理想的入钉点应刚好在侧副韧带起点的近侧上方 , 以避免损伤韧带以及髁骨块潜在的缺血性坏死(图 38-94)。对于长斜

骨折线的大骨折块 , 再用一枚克氏针 , 以中和对螺丝钉的剪力。对于骨折线向干骺端或骨干延伸并伴有关节平面碎片的情况 , 应用微型片状髁钢板作为支撑或中和剪力的内置物是有帮助的。这种技术在下一小节"双髁骨折"中加以介绍。

对于较小的骨块 , 两枚 0.028 英寸的克氏针或新的上颌与面部的微型螺丝钉足以维持解剖学对位。

由于采用骨块间螺丝钉固定提供了稳定性,手指活动能在手术后几天内开始。患指用绷带固定于邻指 , 保持 2~3 周(图 38-95)。

(四)双髁骨折

双髁骨折是由于直接作用于指骨头的压力使两个髁分离造成的。抵止在骨块上的侧副韧带,使得骨块相互分离和旋转。因此 , 闭合复位异常困难。然而 , 手术方法一定不能轻率考虑 , 因为暴露可能是有限的 , 骨块小且不稳定 , 而且内固定的技术要求高。1.5mm 的髁钢板可提供一个稳定的内固定,沿着指骨侧面放置,这样可避免对近侧指间关节表面的伸肌腱的干扰(见"骨折固定技术")。

在有些病例中 , 骨折线向更近侧延伸(图 38-96),允许单独用骨片间螺丝钉提供稳定的固定[215]。一种选择性技术是用改良的张力带钢丝固定技术。如

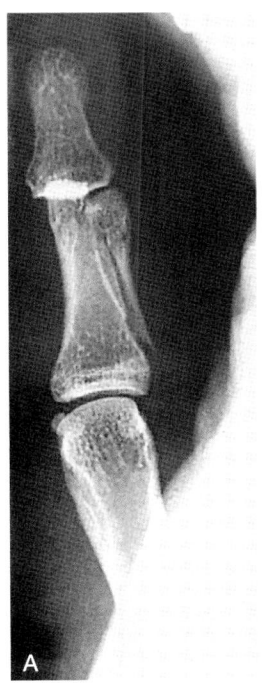

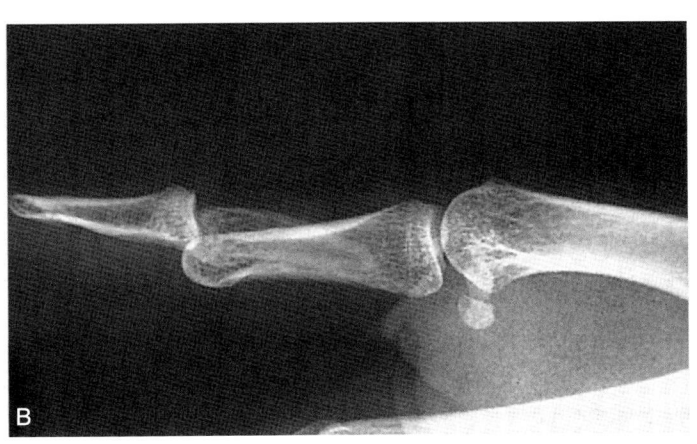

图 38-92　女性 , 26 岁 , 滑雪时摔伤。(A)正位 X 线片显示关节面骨折移位。(B)侧位片显示髁和指间关节移位明显。

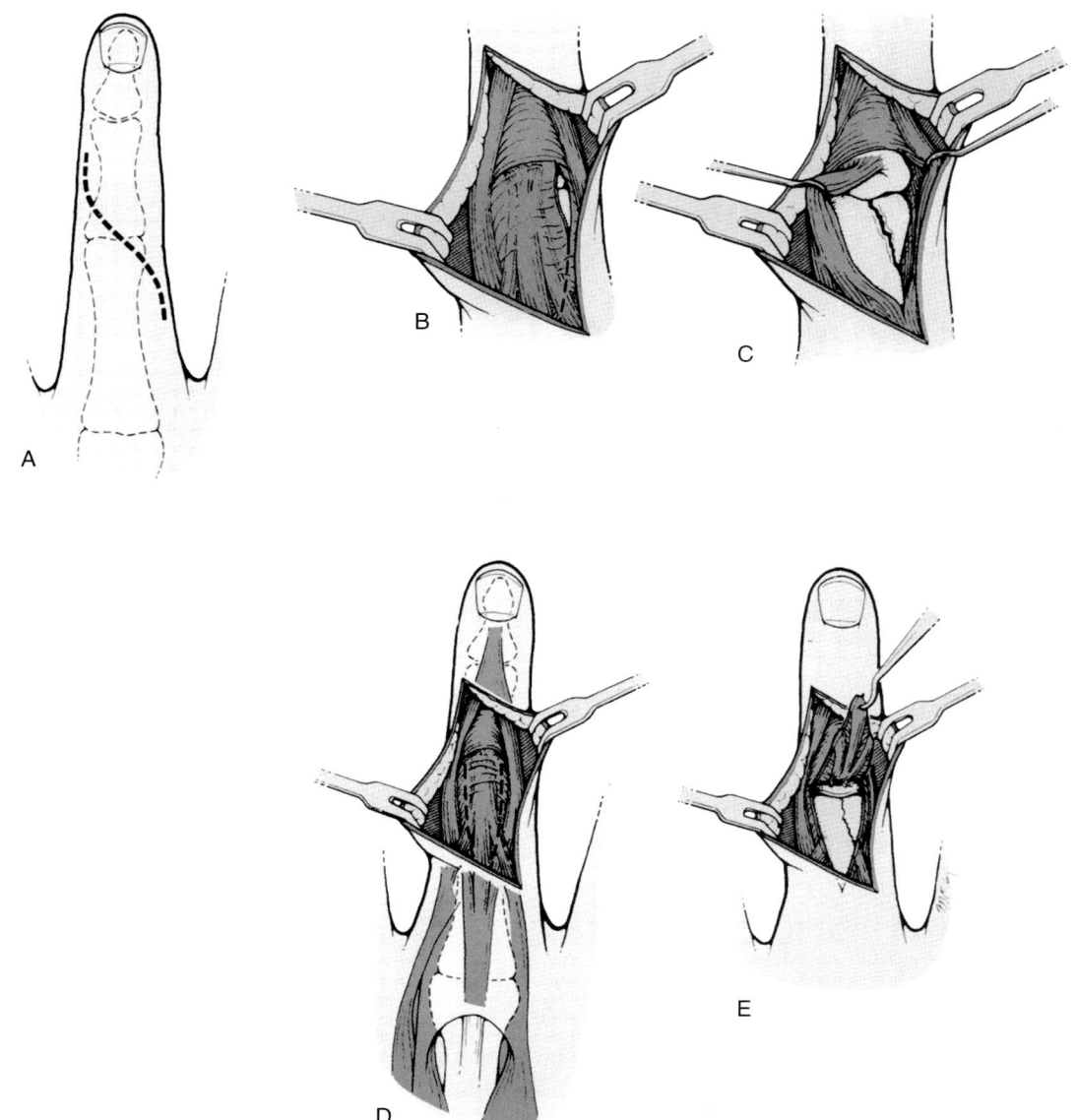

图38-93　(A)近侧指间关节背侧暴露的典型皮肤切口。(B,C)于侧束与中央束之间切开进入关节。(D,E) Chamay 暴露方法是将中央束形成一个基底在远端的瓣，掀起后暴露关节。(From Freeland, A. E.; Benoist, L. A. Open reduction and internal fixation method for fractures at the proximal interphalangeal joint. Hand Clin 10:239-250,1994.)

果用钢板固定出现问题，这种技术是特别有效的。两组 0.028 英寸的克氏针从每个髁的远侧斜行穿到对侧更近端的皮质。克氏针刚好从侧副韧带的上方穿入，不要在关节软骨面的周围。30 号标准规格的单股不锈钢丝在克氏针尖端经过，环绕髁的周围，在指骨的背侧形成"8"字，然后环绕克氏针近端的突出部。将每个"8"字拉紧把持住髁，从而避免旋转畸形。不锈钢丝在伸肌腱装置下面通过，恰好到指骨表面。采用这种方法获得的固定足以允许术后

早期活动（图 38-97）。

　　1.5mm 微型髁钢板对移位的双髁指骨骨折提供稳定的内固定是理想的。它对于延伸到干骺端或骨干并从关节平面游离的单髁骨折的固定或复杂的近关节的指骨骨折的固定也是有作用的（图 38-98）。

　　操作方法：按 Chamay[57]描述的侧正中入路或背侧入路暴露骨折部位（图 38-93）。牵拉开横支持韧带使得手术能轻易进入到侧腱束的下面。在近节指

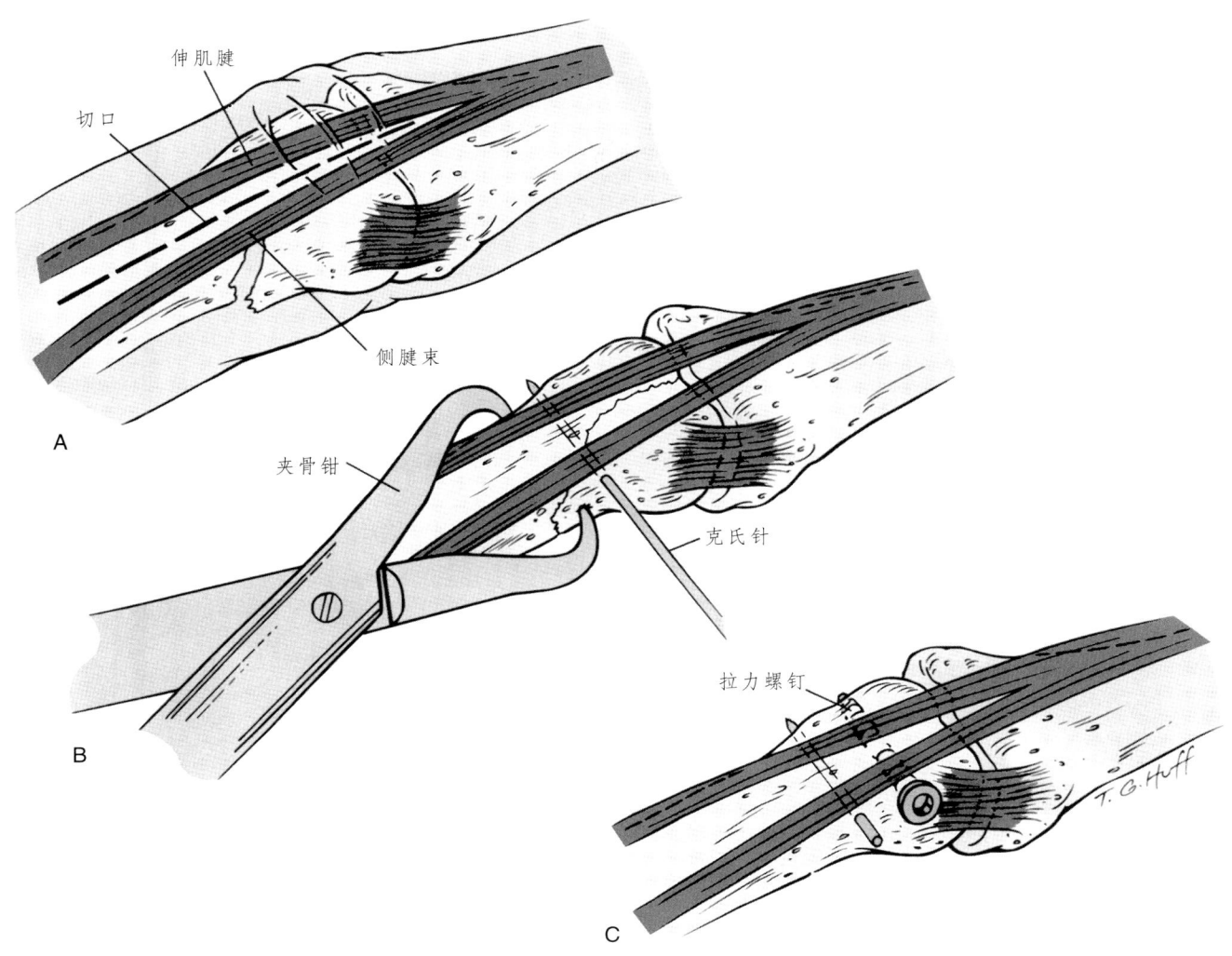

图 38-94　近节指骨头单髁骨折内固定的手术入路。(A)在伸肌腱与侧腱束之间进入。复位前确定骨折块的大小,骨折块至少是要用的螺丝钉直径的 3 倍,以允许骨块间螺丝钉安全地用于固定。(B)将骨块复位,用一枚 0.028 英寸的克氏针临时固定。(C)螺丝钉应该在侧副韧带起点的稍背侧和近侧打入。对于大的骨块,克氏针可保留,以增加对旋转的控制。

骨髁部为钢板放入暴露出一块区域。为了操作方便,可以将侧副韧带起点的一小部分从髁上掀起,这种掀起必须是有保留的,以保护对髁的足够血供。将髁间骨折复位,用一枚 0.028 英寸横行克氏针从背侧或掌侧的位置放置做临时固定,在这个位置将插入钢板刃部,并用它作为后来放置钢板刃部的导针。用一枚克氏针确定关节的轴向,此后用 1.5mm 钻头通过一个适当的保护套为钢板刃部钻孔。测量深度,用刻丝钳或小的钢板切断钳将标准的 14mm 钢板刃部按所需长度切断。将钢板刃部插入钻孔内,再将髁下部分复位,观察钢板在指骨干的位置。常常需要画出钢板的轮廓,这一点仅在移去钢板时才能做到。再次放置钢板,通过钢板刃部

附近的钢板远侧孔放入 1.5mm 的骨块间螺丝钉。此时,髁已经重建并且很好地相互固定了,钢板与骨干接触后,再用 1.5mm 螺丝钉将钢板固定。通过刚好在柄附近的钢板上的斜孔引入一枚附加的骨块间拉力螺丝钉(图 38-99)。

由于这些关节的复杂性,骨折块较小及血供问题,关节与伸肌装置的紧密关系等,这些骨折属于手部最难处理的骨折之一。不稳定和不合适的放置固定,过多的软组织剥离,术后管理不当都能导致不满意的结果(图 38-100)。

这种关节损伤如果合并了软组织损伤,就变得更加复杂了。这种方法对于关节的重塑以及稳定的固定有着明确的优点(图 38-101)。

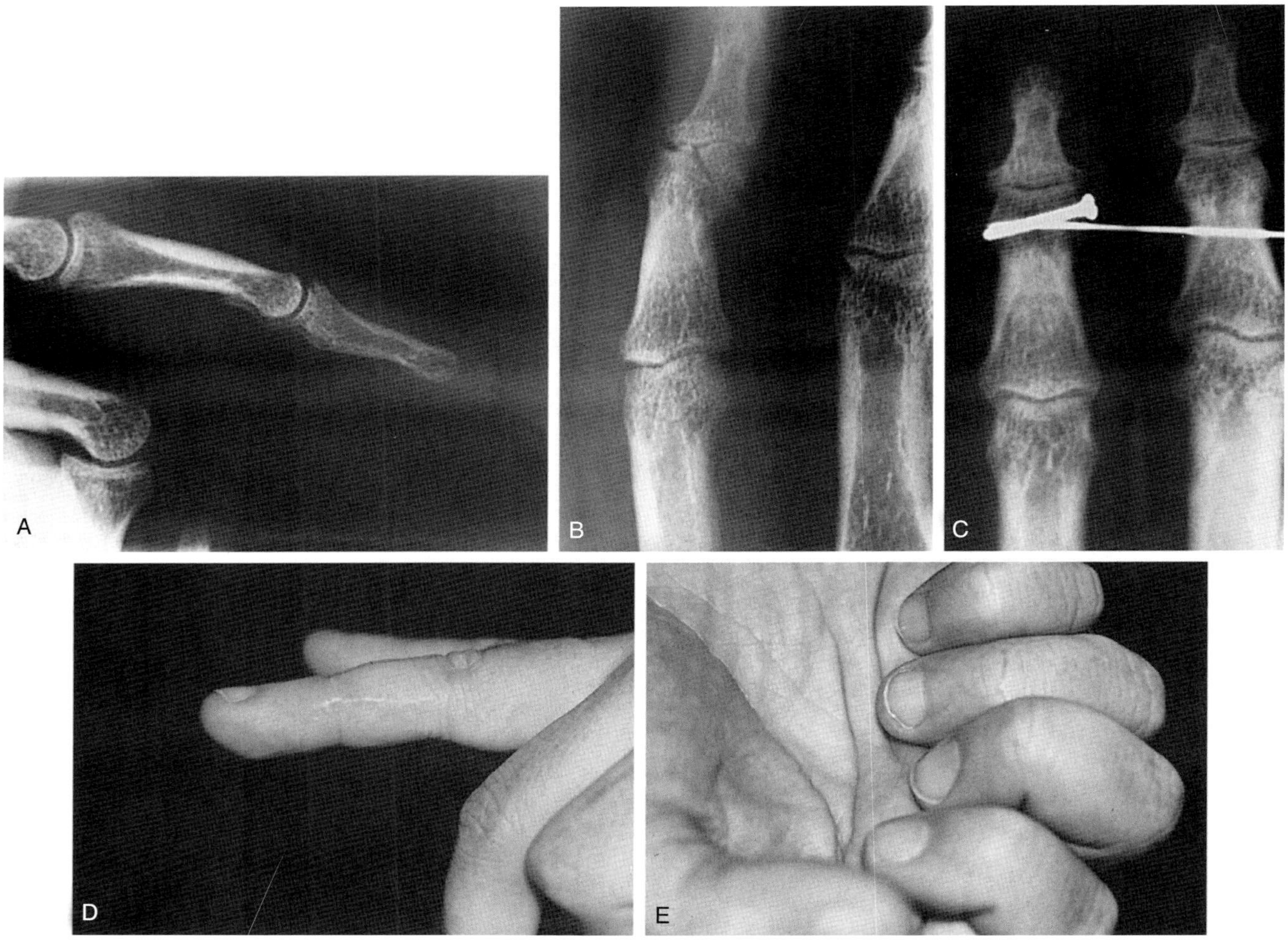

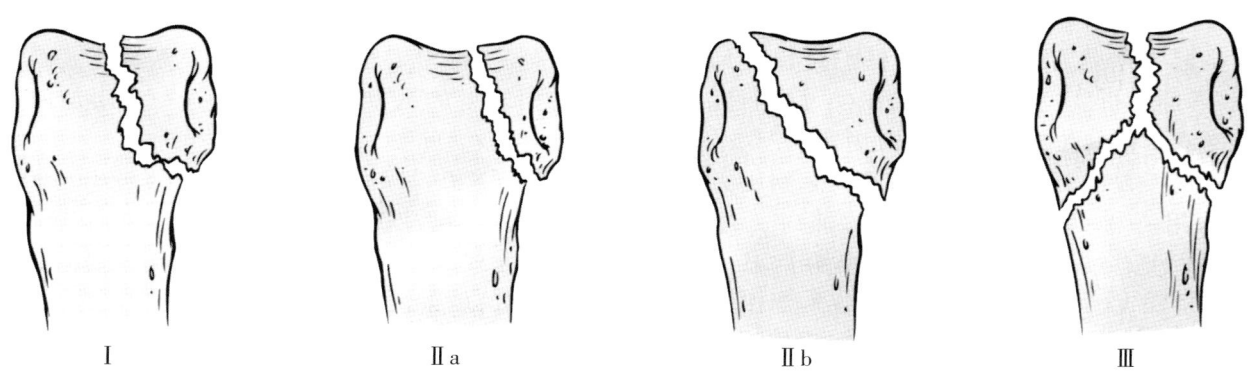

图 38-95　一位神经外科住院医师被确诊为右手环指中节指骨髁旋转移位骨折。侧位(**A**)和斜位(**B**)X 线片显示髁的旋转。(**C**)切开复位,用 1.5mm 骨块间螺丝钉和 0.028 英寸克氏针行内固定。(**D,E**)全部功能得到恢复,术后 2 周他回到了外科工作。

Ⅰ　　　　　　　　Ⅱa　　　　　　　　Ⅱb　　　　　　　　Ⅲ

图 38-96　指间关节髁骨折的 London 分级。

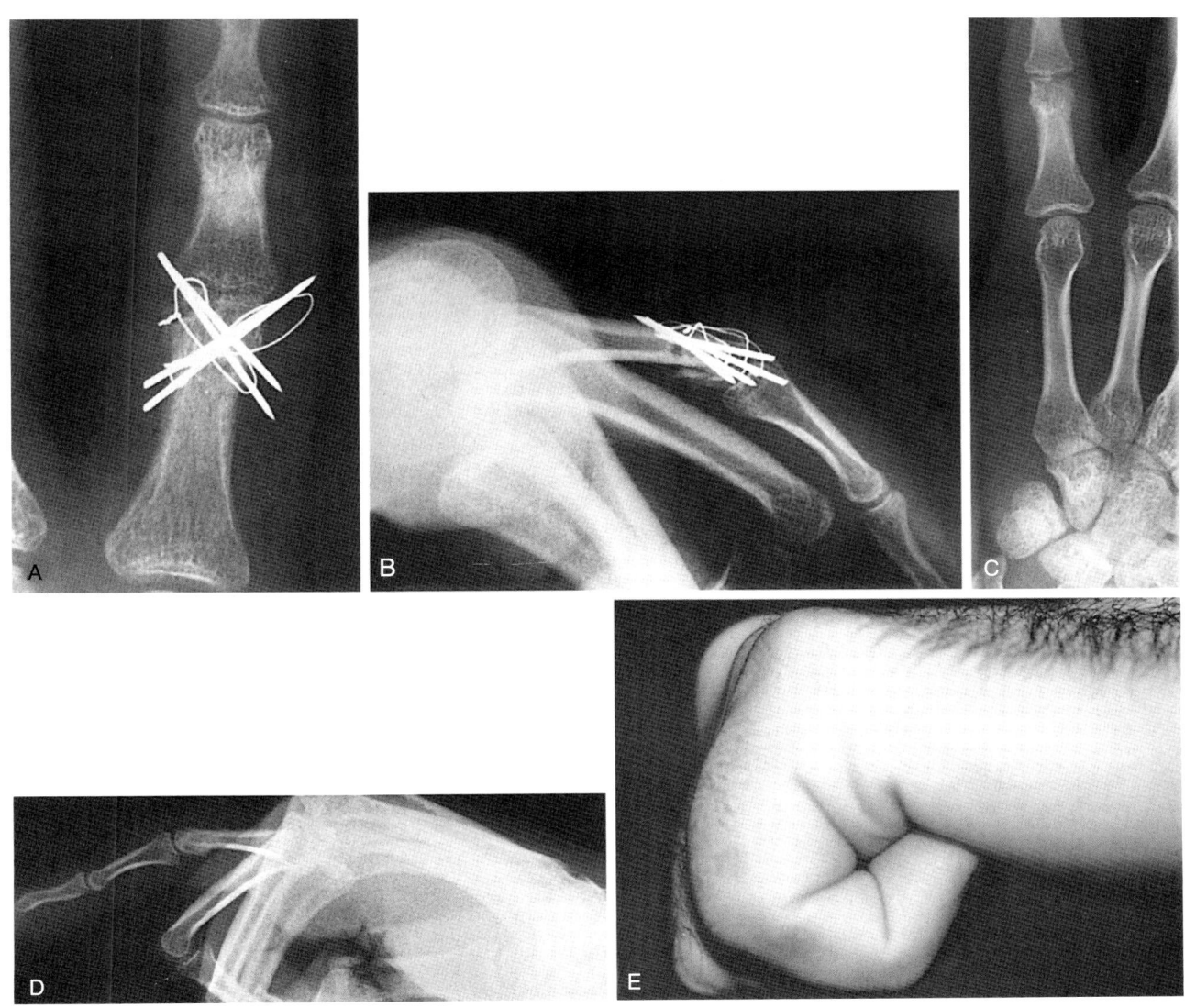

图 38-97　一位 23 岁的男性患者，左手小指近节指骨移位的双髁骨折。(A,B)试图用 1.5mm 的髁钢板固定骨折不成功，采用张力带钢丝技术替代。(C,D)骨折愈合，没有缺血性改变的征象。(E)获得了充分的屈曲和伸直差 5°的功能结果。

六、近侧指间关节的骨折

(一)中节指骨基底骨折

中节指骨基底的关节内骨折是轴向负荷作用的结果。这种特殊类型骨折的移位方向和角度取决于外力的性质[9,216]。

在这种骨折中，最常见的类型是在掌侧基底掌板附着处的骨折。它通常是由于直接的轴向外力所致，骨折常仅局限于中节指骨掌侧唇的一小部分(如体育活动中的"挫伤")(图 38-102)。其治疗只是为了减轻不适并加以保护。Coban 弹性绷带可以最大限度地减轻水肿，背侧的外固定板可以防止再次损伤。外固定板只佩戴 2 周，接下来的 2~4 周则将患指与相邻手指用绷带固定。

中节指骨基底掌侧骨折合并背侧脱位，可分为闭合复位后稳定的和闭合治疗难以维持稳定的两种类型。Schenck 根据骨折的程度及与关节稳定性的关系对这种损伤进行了新的分类[299](图 38-103)。稳定的掌侧骨折通常累及关节面的范围要小于 30%~40%，这样的骨折比较稳定，是由于侧副韧带在中节指骨的背侧附着部的作用(图 38-104)。

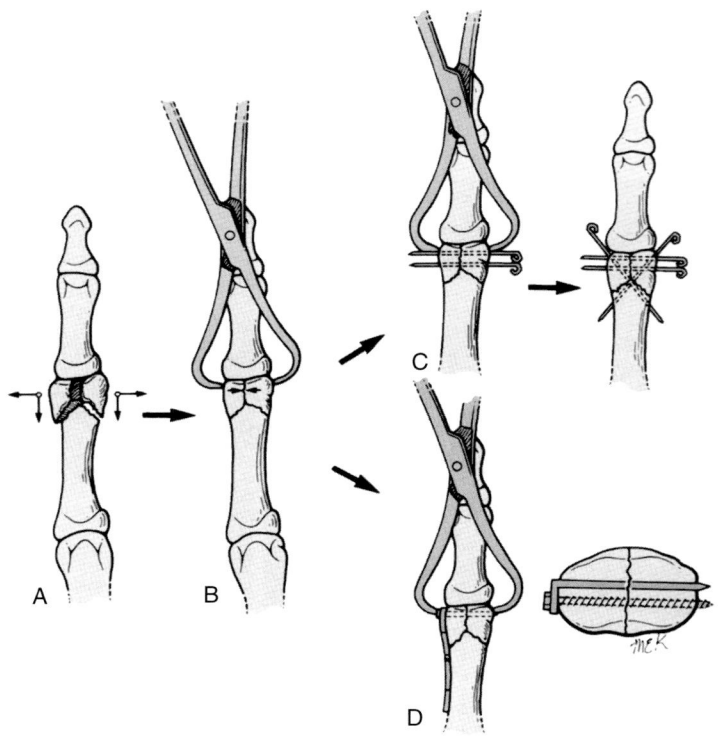

图 38-98　(A) 移位的双髁骨折的复位和内固定技术。(B)使用复位钳轻柔地进行牢固的复位。(C)使用克氏针进行暂时或最终的固定。(D)更加稳定的内固定装置是微型髁钢板,它能使已经重建的、稳定的关节重新附着到骨干上。(From Freeland, A. E.; Benoist, L. A. Open reduction and internal fixation method for fractures at the proximal interphalangeal joint. Hand Clin 10:239–250,1994.)

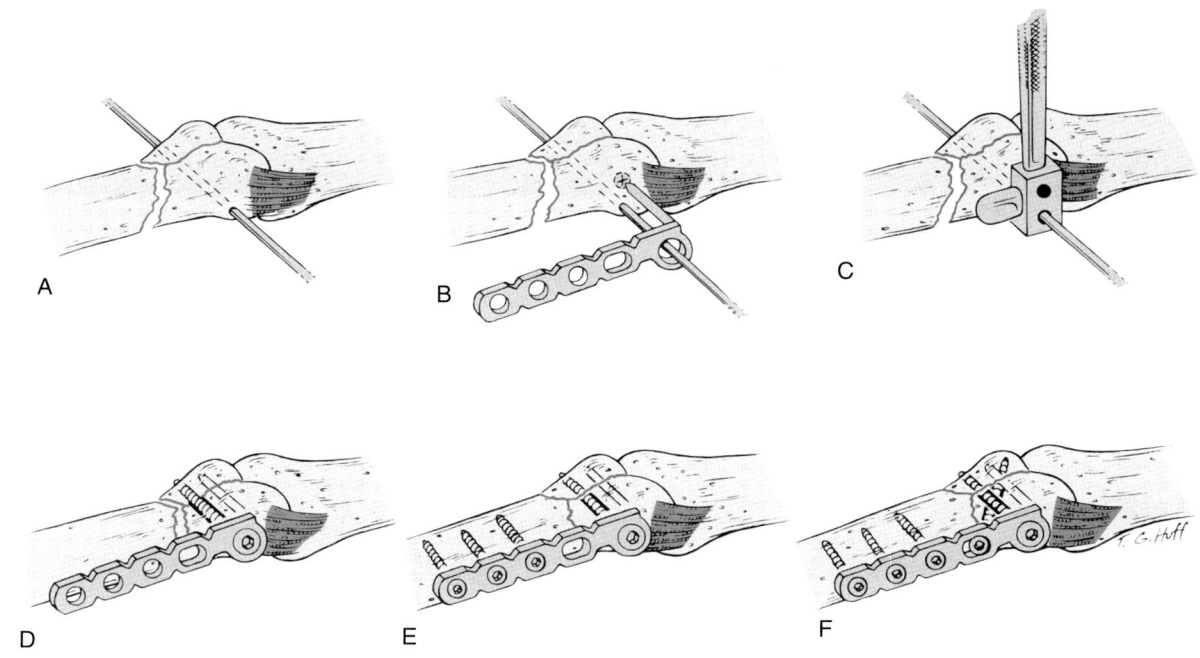

图 38-99　对指骨髁部 T 形骨折采用 1.5mm 的髁钢板进行固定。(A)使用 0.028 英寸的克氏针平行于关节面进针,对髁部的骨折进行复位并维持对位。(B)将髁钢板穿过克氏针,并标记钢板刃部的进入位置,确保其正好位于侧副韧带起始部的近背侧。(C)通过导向器,使用 1.5mm 的钻头为钢板刃部打孔。(D)摆好钢板的位置,下部贴近骨干,插入刃部,并用 1.5mm 的螺钉通过拉力螺钉方式打入髁部,即有加压的作用。(E)将髁部复位到骨干上,打入近端的螺钉。(F)最后,在骨折块间斜行打入加压螺钉,并通过钢板上最远的孔,这样就对关节的骨折块进行了加压。

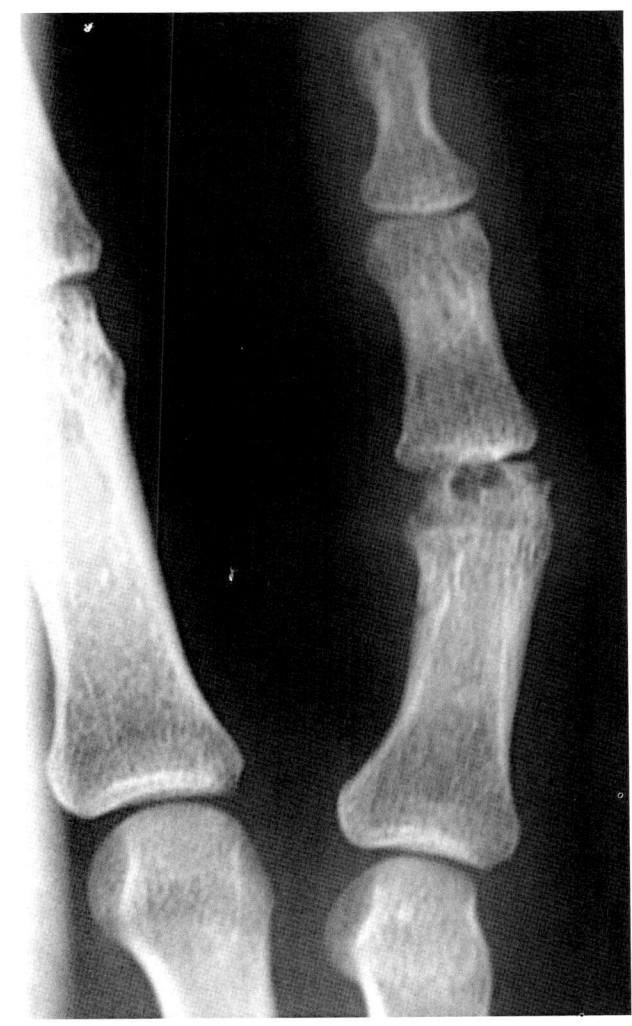

图 38-100　髁部骨折时如果剥离过多的软组织或者螺钉过长，都能够导致缺血性改变。图中的 X 线片显示单髁骨折行切开复位内固定后，由于缺血性坏死导致软骨下的退行性改变。

McElfresh 和他的同事提倡的技术包括闭合复位和控制背伸的外固定板[231]，这种技术适合于复位后近侧指间关节保持在屈曲位能够维持稳定的背侧骨折与脱位。该技术在掌部阻滞麻醉下很容易进行。纵向牵引，屈曲近侧指间关节即能复位。拍真正的侧位片以确定背侧脱位已经复位。然后使手指缓慢地伸直，直到再次出现向背侧半脱位，记下此时的位置，然后再次复位，并屈曲到超过上述位置 5°~10°。患指打上短臂石膏托，并结合一个外固定板延伸至患指背侧。维持腕关节背伸 30°，掌指关节屈曲 60°~80°，近侧指间关节屈曲到恰好超过它的不稳定点的位置。用绷带缠至近节指骨，这样就能允许后

期患关节的主动屈曲。当然，还要拍侧位片确定已经复位。

患者每周复查一次，每次都要将患关节的外固定板伸直 10°，直到手指完全伸直。理论上讲，损伤可在 4~6 周恢复，此时要去掉外固定板，再用绷带将患指固定至邻指 2~3 周。

Strong 建议使用一种巧妙的夹板方法治疗这些骨折脱位：将两个背侧外固定板在患关节处相互弯曲，维持关节的屈曲休息位，同时也维持了复位[336]。分别将两块外固定板绑于患指，开始主动的屈曲锻炼。McElfresh 和他的同事也曾提出类似的方法，也是要每周将关节伸展 10°。然而这种技术只适用于依从性好的患者，因为上述的外固定板可能滑动或者松弛。

当骨折的范围达到中节指骨基底的 30%~50% 时，上述技术的效果就不可预见了[143]。在 McElfresh 和他的同事的研究中，17 例患者中只有 4 例的骨折范围大于 30%。如果关节骨折块不是粉碎的，切开复位内固定可以获得预想的结果。侧正中入路能提供很好的暴露，然后手法牵引中节指骨，关节很容易复位。使用的内固定最好能够允许早期功能锻炼。既可以选择单个螺钉固定，也可以选择 Lister B 型骨内针技术（见"骨折固定技术"）。根据某些作者的经验，经关节的克氏针 3 周即可拔除，然后可以换成指背侧的外固定板[143,229,371]。

如果是粉碎性骨折，外固定板不能够维持稳定的话，那么就可以选择动力学牵引或者掌板关节成形术。目前已有很多种动力学牵引技术可供选择，包括：①Agee 所设计的动力学牵引连接技术[3]；②环行牵引装置下的动力学牵引，早期被动活动（Schenck[298,300] 提倡的技术）；③Hastings 和 Ernst 所描述的动力学外固定技术[144]。

动力学牵引方法要求在中节指骨头插入骨内牵引针，然后该针通过橡胶带与一个直径 6 英寸的弓形可活动装置相连（图 38-105）。Schenck 回顾了其最初使用该方法治疗的 10 例患者，并平均随访 9 年。平均的关节累及范围可达 63%。随访发现，患指的活动范围从屈曲 5°畸形到屈曲 92°，活动范围为 87°，均没有疼痛，没有特殊症状。后期的关节重塑记载于更长的随访记录中。对于广泛累及关节面的骨折病例，其他学者用此方法也有同样成功的经验[80,242]。

在 1987 年，Agee 报道了使用牵引方法并结合外固定板，对近侧指间关节的不稳定骨折脱位进行治

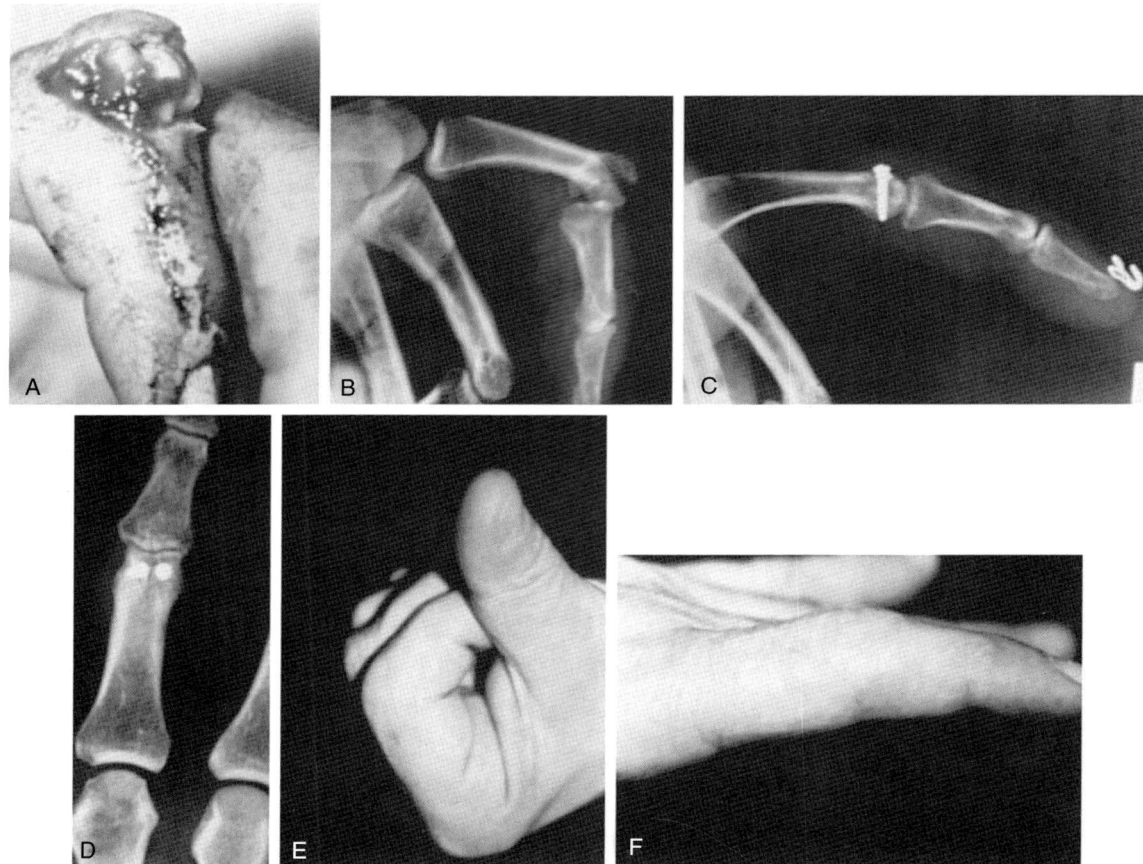

图 38-101　(A)图中为一位 33 岁的男性,其左示指的背侧被锯子锯伤,伸肌腱被破坏,关节髁存在垂直和水平方向上的分裂。(B)示指的侧位 X 线片显示损伤累及关节。(C,D)经过彻底的清创,然后以两枚 1.5mm 的螺钉进行复位内固定,并一期修复了伸肌腱。术后 6 周时拍片显示解剖复位,未发现缺血性坏死。(E,F)患者伤指基本上可以完全伸直,屈曲可达 80°。术后 3 周时开始功能锻炼以恢复伸肌腱功能。

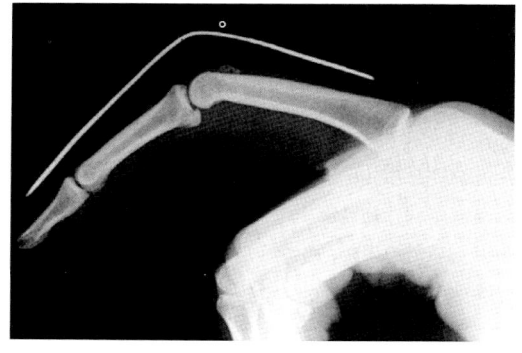

图 38-102　一位 23 岁的女性在打排球中挫伤了手指,疼痛,肿胀。X 线片显示中节指骨基底存在小的撕脱骨折,没有移位。使用 Coban 弹性绷带以及保护性的外固定板治疗,并早期功能锻炼,患指得到了迅速的恢复。

疗,以维持复位的方法[3]。这种外固定板的结构过于复杂,但是只要使用正确,再结合牵引以及早期主动功能锻炼,也能取得很好的效果(图 38-106)。

Eaton 和 Malerich 对于此类损伤则采用掌板关节成形术来一期治疗[93]。这种手术方式采用掌侧入路。去除粉碎的骨折块,将中节指骨复位。于掌板上编织抽出钢丝,将掌板紧拉向骨折处,经骨折部,穿透皮肤,将钢丝在中节指骨的背侧固定。如果骨折不稳定,那么先复位,再用 0.035 英寸的克氏针斜行穿过关节。2 周后拔针,替换成防止背伸的外固定板,再配合功能锻炼(图 38-107 和图 38-108)。

到目前为止,在中节指骨基底骨折中,最复杂的损伤是大于关节面 50%的关节粉碎性骨折。对于此类骨折脱位,问题的关键在于失去了侧副韧带对中节指骨干的支持作用(图 38-104)。外在的屈肌腱更远端的

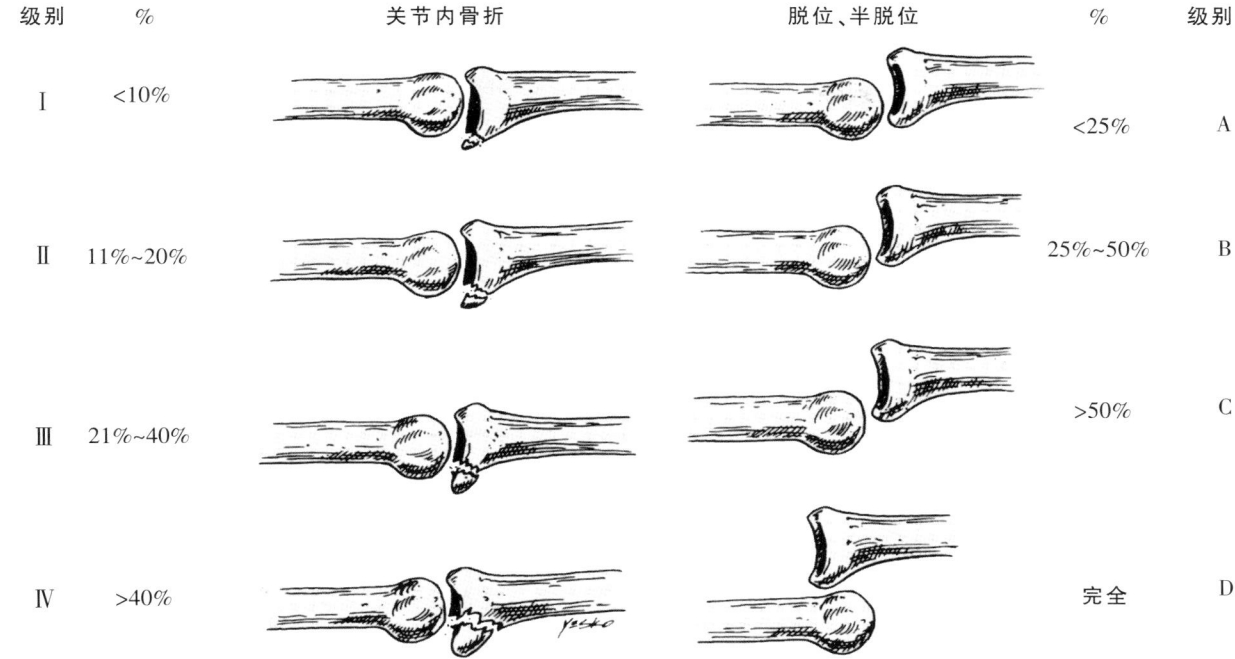

级别	%	关节内骨折	脱位、半脱位	%	级别
I	<10%			<25%	A
II	11%~20%			25%~50%	B
III	21%~40%			>50%	C
IV	>40%			完全	D

图 38-103 Schenck 对近侧指间关节的骨折、脱位、半脱位进行了新的分类。损伤的严重程度按以下两方面分级：骨折累及关节面的百分比（用数字 I~IV 来表示），脱位与半脱位的程度（用字母 A~D 来表示）。因此，如果骨折累及关节面达 11%~20%，脱位达 25%~50%，那么其分级就属于 II B 级。(From Schenck, R.R. Classification of fractures and dislocations of the proximal interphalangeal joint. Hand Clin 10：179–185，1994.)

附着点,牵拉中节指骨加重了畸形[143]。牵引、外固定伴或不伴切开复位、内固定，或者掌板关节成形术的效果均不确定，但是 Schenck 描述的环形牵引装置对这种骨折是有效的。在中节或末节指骨上穿水平的骨内针进行牵引，维持 6~8 周。对于这种复杂的骨折，Schenck 报道了其对 10 例患者进行了 9 年的随访，他们近侧指间关节的平均活动范围为 87°[298,300]。对于此类型的骨折，Zemel 和他的同事提倡采用截骨术并行掌侧骨块移植，恢复更好的掌侧支撑作用，也是可行的[376]。

中节指骨基底骨折伴或不伴背侧脱位是常见的损伤。但不幸的是，即使是最轻微的损伤，都难以保证其良好结果。这种关节损伤常常会造成近侧指间关节

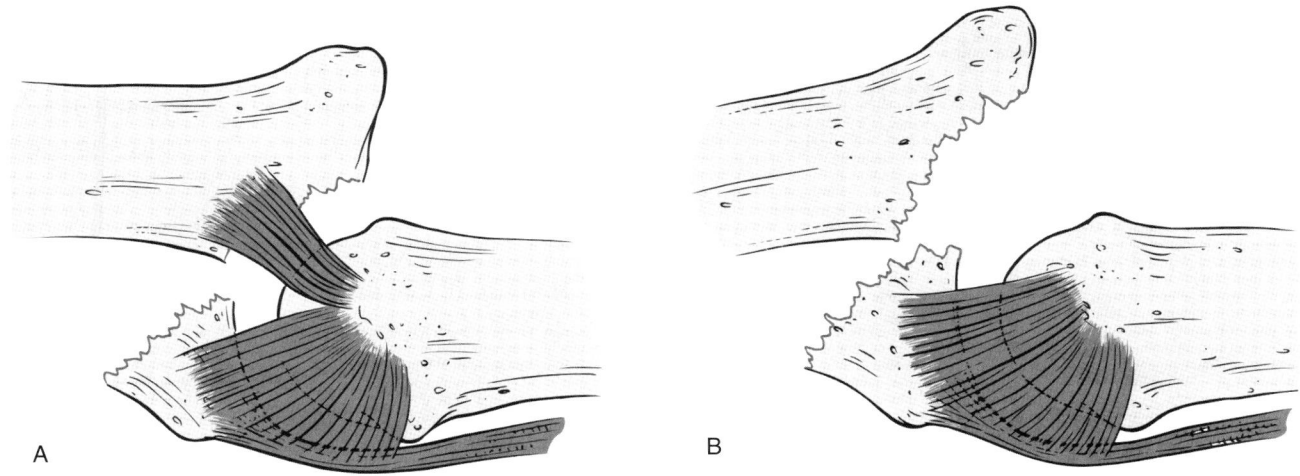

图 38-104 (A,B)向背侧移位的骨折脱位的稳定性取决于侧副韧带。如果中节指骨基底掌侧的关节内骨块大于关节面的 40%~50%，那么将不会再有侧副韧带的附着。

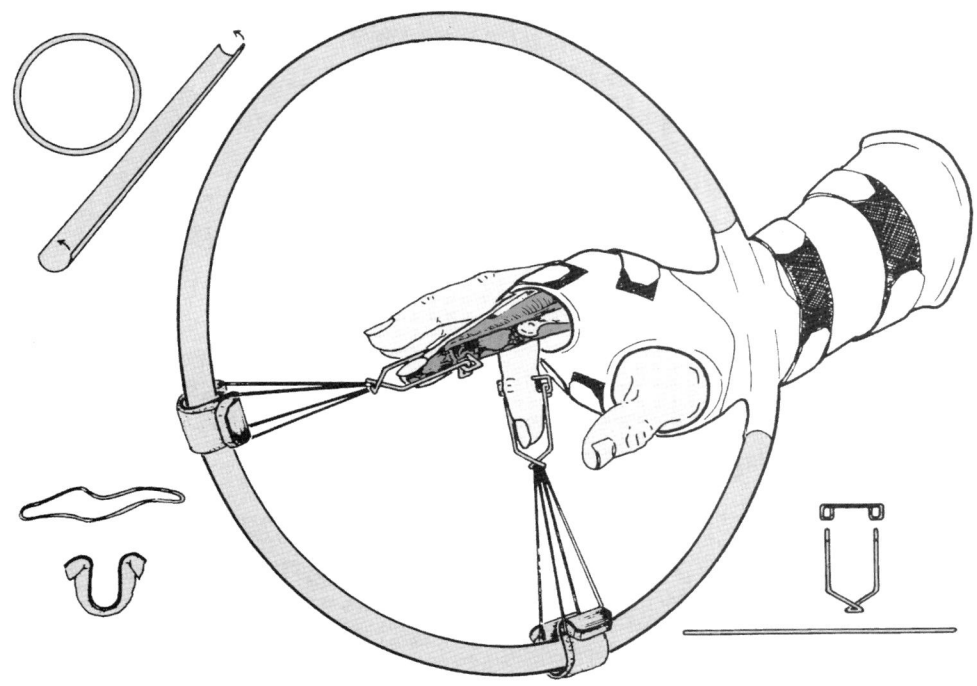

图 38-105 该环行装置需要在骨内针和可移动的(类似于"荷兰女孩帽子")装置之间使用一个轭状针。这种动力学牵引允许在一条直线上做牵引，并能主动屈曲受损伤的近侧指间关节。(From Schenck, R, R. Dynamic traction and early passive movement for fractures of the proximal interphalangeal joint. J Hand Surg 11:850–858, 1986.)

僵硬、屈曲挛缩以及再脱位。

可能只有在极少数的开放骨折合并组织缺损的情况下，才会行一期关节融合术。另外，对于那些要求很低的患者，关节不可重建时，可以使用柔韧的硅橡胶(弹性)铰链关节置换进行早期的功能重建。

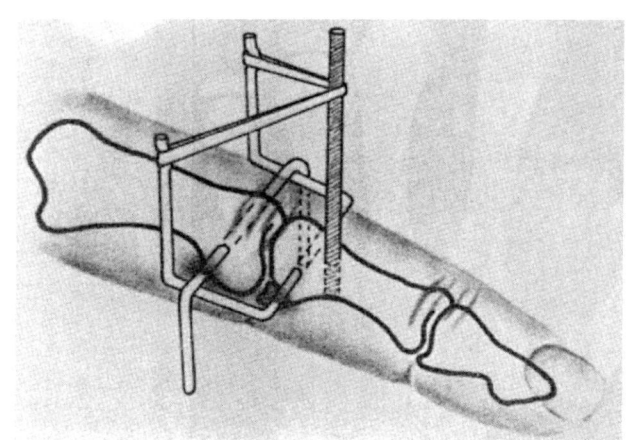

图 38-106 Agee 的动力学牵引装置的示意图。该装置能维持关节复位，而且丝毫不影响主动与被动活动。(From Agee, J. M. Unstable fracture-dislocations of the proximal interphalangeal joint of the fingers. Clin Orthop 214:101–112,1987.)

1. 中节指骨基底背侧的骨折

中节指骨基底背侧的撕脱性骨折表明伸肌腱的中央腱束附着处的损伤。这种损伤可以认为是急性扣眼指骨折，因此治疗采用伸直位外固定板固定 6 周，其间，远侧指间关节(DIP)可以主动活动。

在少数情况下，该类损伤可能合并中节指骨的掌侧脱位。可以试行闭合复位，成功的话再用经关节的克氏针固定 3 周。同时也要采用外固定板维持伸直位，远侧指间关节可以活动。如果背侧骨折块够大，就可以采用切开复位内固定技术。如果采用切开复位，最好应用张力带来维持稳定，因为它能够允许早期主动的功能锻炼(图 38-109)。

2. 撞击骨折

Hastings 和 Carroll 曾在一篇文章中综述了大量的关于中节指骨基底关节面撞击骨折的类型[143]。一种直接的轴向外力产生了中间的撞击骨折。虽然这种损伤不常见，但其中有一些病例是适合手术治疗的。正如拇指基底关节面的粉碎性骨折适合外固定支架牵引一样，这种器械有助于确定骨折块，可使大块的压缩的关节面骨块重新抬高，并且使其适应于近节指骨头

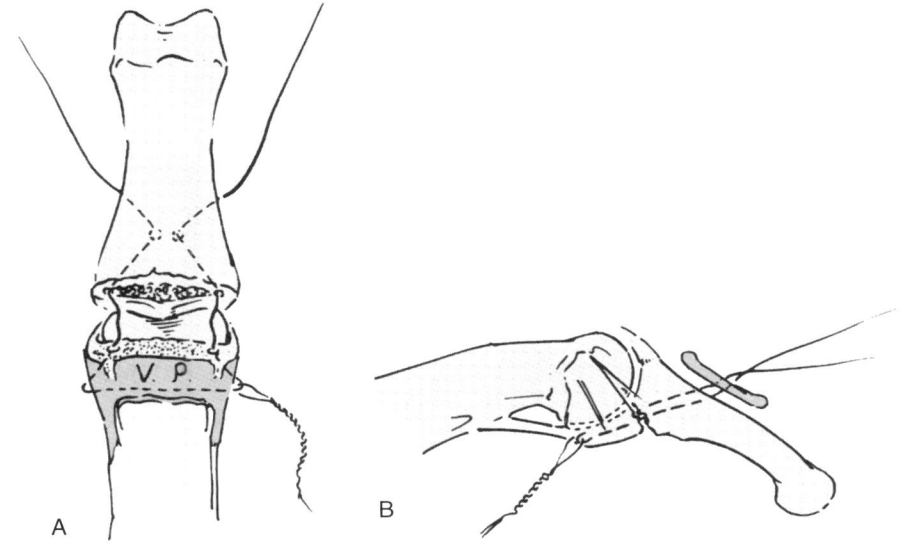

图 38-107 (A) Eaton 掌板(V.P.)关节成形术的手术技术。在中节指骨基底掌侧小心地做一个槽。(B)用透皮的抽出缝合将掌板拉进槽中,并在背侧的纽扣上打结。详细的方法参见 1980 年 Eaton 和 Malerich 的文章。(From Eaton, R. G.; Malerich, M. M. Volar plate arthroplasty of the proximal interphalangeal joint: A review of 10 years' experience. J Hand Surg 5;260 - 268,1980.)

关节面的形状。当然,还必须要在抬起的关节面下植入松质骨。不幸的是,此种类型的损伤往往是高能损伤,因此很难恢复功能。但是,为了恢复骨骼的解剖对位,采用关节融合术以及关节成形术都是有帮助的(图 38-110)。

3. 侧坪骨折

偏心的外力造成的骨折可以导致中节指骨基底关节窝掌侧的破坏。由于侧副韧带的存在,骨折块会有旋转及脱位,常见关节面的撞击性损伤。这种骨折可能有向背侧的不稳定,或者因为有完整的侧副韧带在对侧的牵拉作用,患指也可能旋转。手术治疗可以达到恢复关节稳定性和关节的解剖位置。如果掌侧骨折块够大,可以使用 1.5mm 的螺钉进行内固定(图 38-111)。另一种固定方式的选择是以一枚克氏针和单股不锈钢丝(28 号或 30 号)穿过侧副韧带的抵止部并编绕骨折块周围。如果部分关节面需要抬高,就可以行松质骨植骨来支持关节面(图 38-112)。

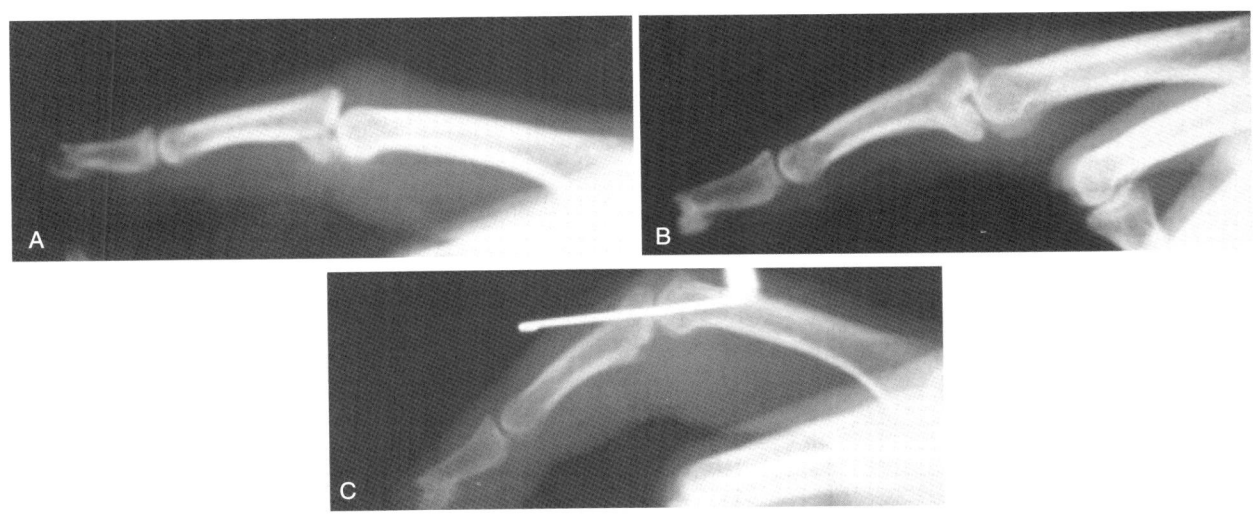

图 38-108 (A)一位 38 岁的建筑工人,近侧指间关节骨折-半脱位的原始 X 线片。(B)因为没有了解到关节移位的角度,只采用了背侧的外固定板治疗,骨折即在半脱位的情况下畸形愈合,关节的活动范围很小,并伴有疼痛。(C)掌板关节成形术后的 X 线片。术中切除了掌侧的骨折块,关节解剖复位,用克氏针在轻微屈曲的情况下穿经关节固定。最后,该关节的活动范围可达 75°,只有 20°的屈曲畸形。

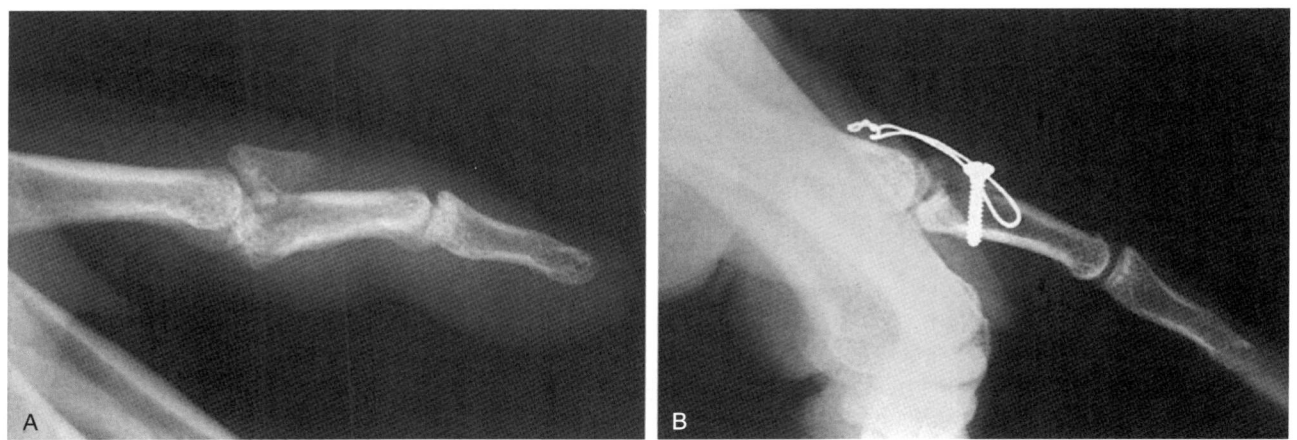

图 38-109   (A)一位 20 岁的男性,中节指骨基底背侧骨折,合并向掌侧脱位。(B)采用切开复位螺钉内固定。并在中节指骨背侧钻孔,使用了张力带,通过中央腱束打结,使螺钉上的力量平衡。

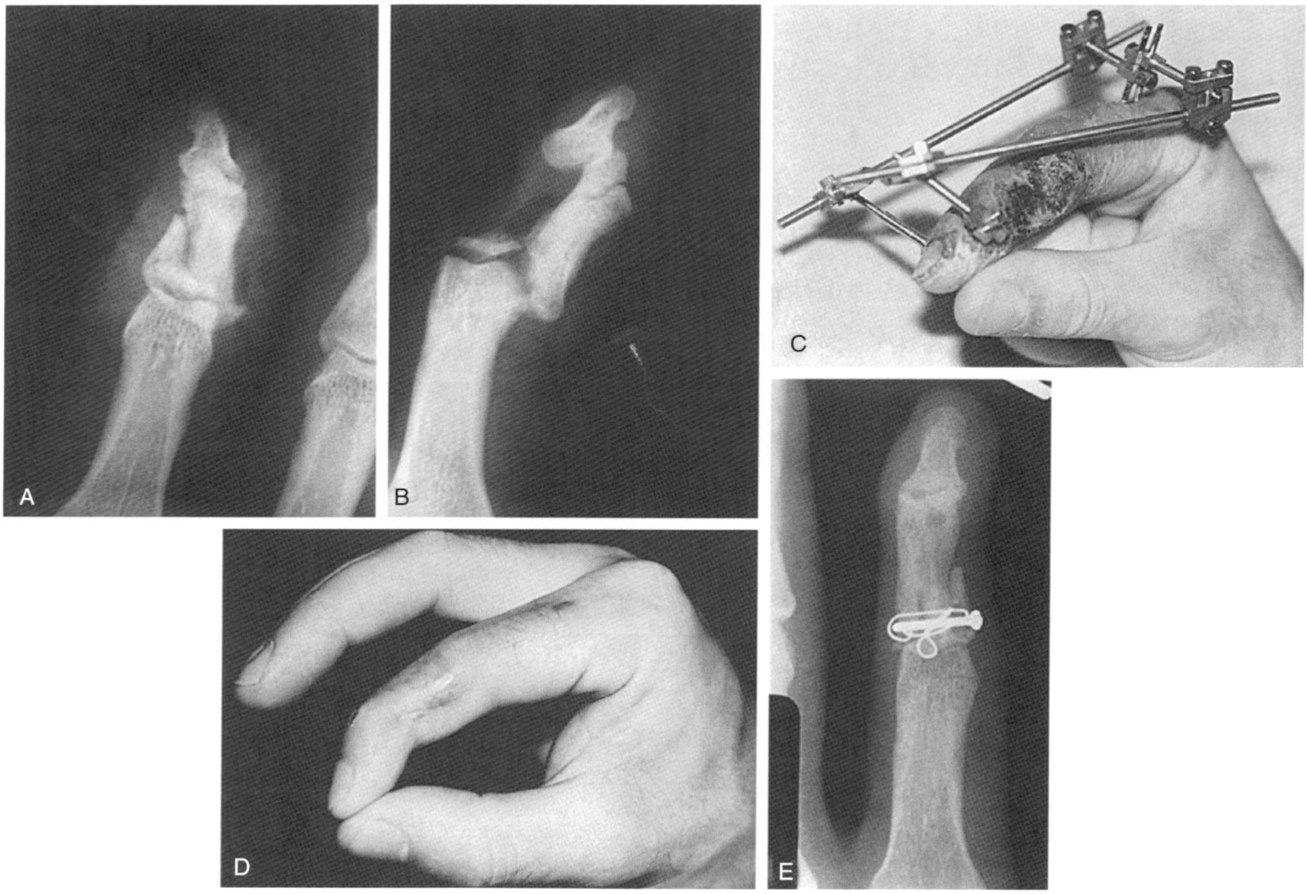

图 38-110   一位 26 岁的男性患者,优势手示指的中节指骨受到严重的撞击性损伤。(A,B)X 线片显示关节面严重受累。(C)使用微型牵引器,使关节面复位,并行内固定及取桡骨远端松质骨植骨。(D)虽然关节僵硬,但关节稳定,没有疼痛。(E)随访 6 个月时的 X 线片。

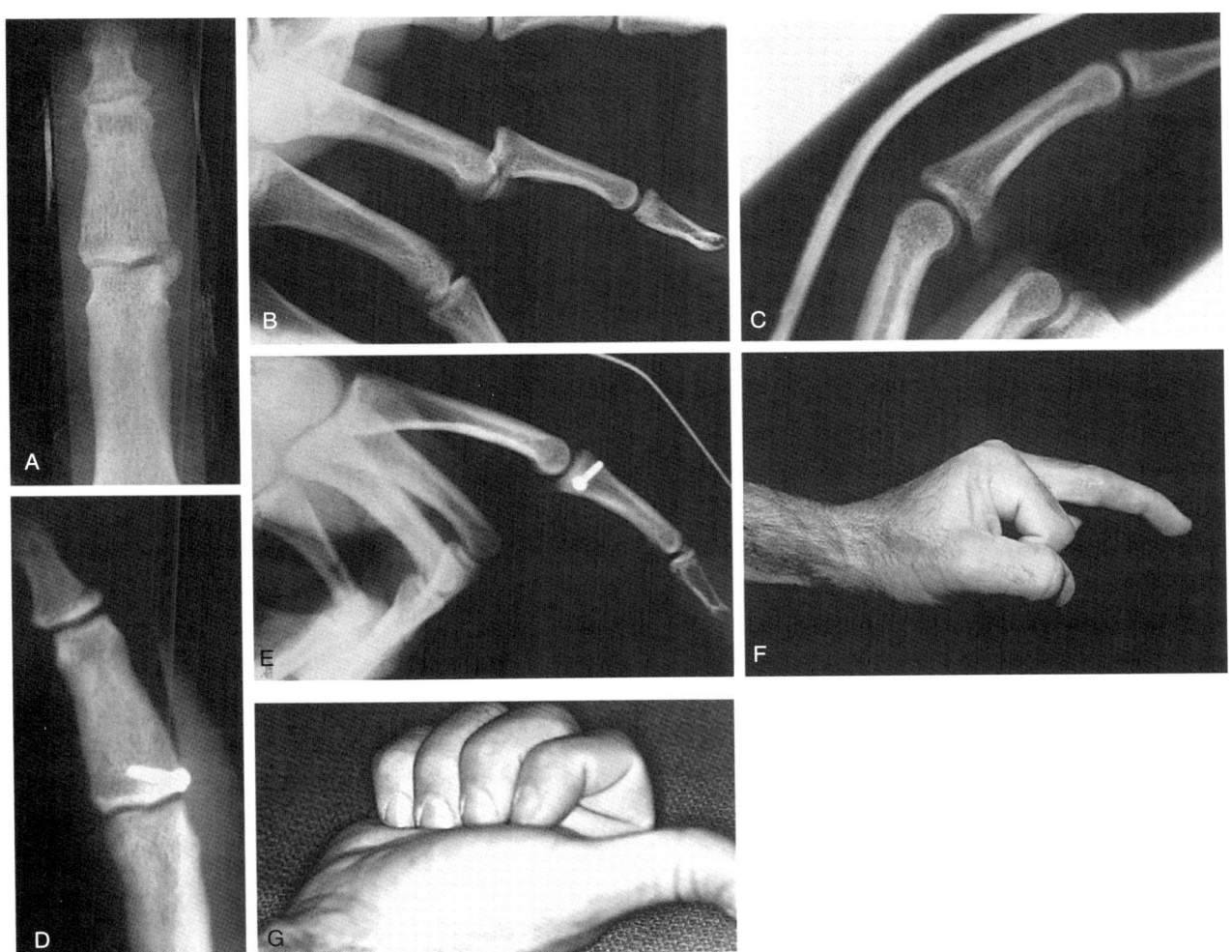

图 38-111　一位 21 岁的男性患者在体育运动中伤及中指，存在骨折与脱位。前后位(A)和侧位(B)X 线片显示存在大块的掌侧侧坪骨折，并有脱位。(C)由于侧副韧带的附着，闭合复位没有成功。(D,E)切开复位并用 1.5mm 的螺钉进行内固定，关节面解剖复位，而且稳定，早期即开始功能锻炼。(F,G)患者基本上能够完全伸直与屈曲。

七、中节指骨骨折

中节指骨骨折的预后总体来说要优于近节指骨。这可能是由于与近侧指间关节或掌指关节相比，远侧指间关节活动的受限对功能的影响要小一些。

由于这类骨折后近侧指间关节是稳定的，所以手法复位比较容易。对于那些不稳定的骨折，如果骨折线是顺行的，复位后用克氏针固定是最好的选择。只有当合并广泛的软组织损伤时，才考虑切开复位内固定。远侧指间关节的畸形愈合及关节并发症的发生率要小于近侧指间关节，即使发生了，也可以很容易地通过关节融合术来解决。所以，只要治疗没有不得当，就可以选择外固定板进行固定，早期功能锻炼，另外还可以先选择微型牵引器对关节进行 3 周的牵引，相应进行后续治疗。

单髁、双髁骨折类似于近节指骨头骨折，所以其治疗原则可参照前面的内容(参见"指骨髁部骨折")。但是由于骨折块相对较小，因此固定比较困难。远侧

八、末节指骨骨折

(一)解剖

人类的末节指骨具有很独特的构造，这就决定了它不仅对手指的外形和功能很重要，而且骨折的类型也是相当复杂的。另外，末节指骨背覆的软组织也是特别的，这也对骨折的治疗原则有影响。

与中节指骨相比，末节指骨最明显的区别在于其远端宽大的铲状粗隆。这个称之为甲粗隆的结构代表

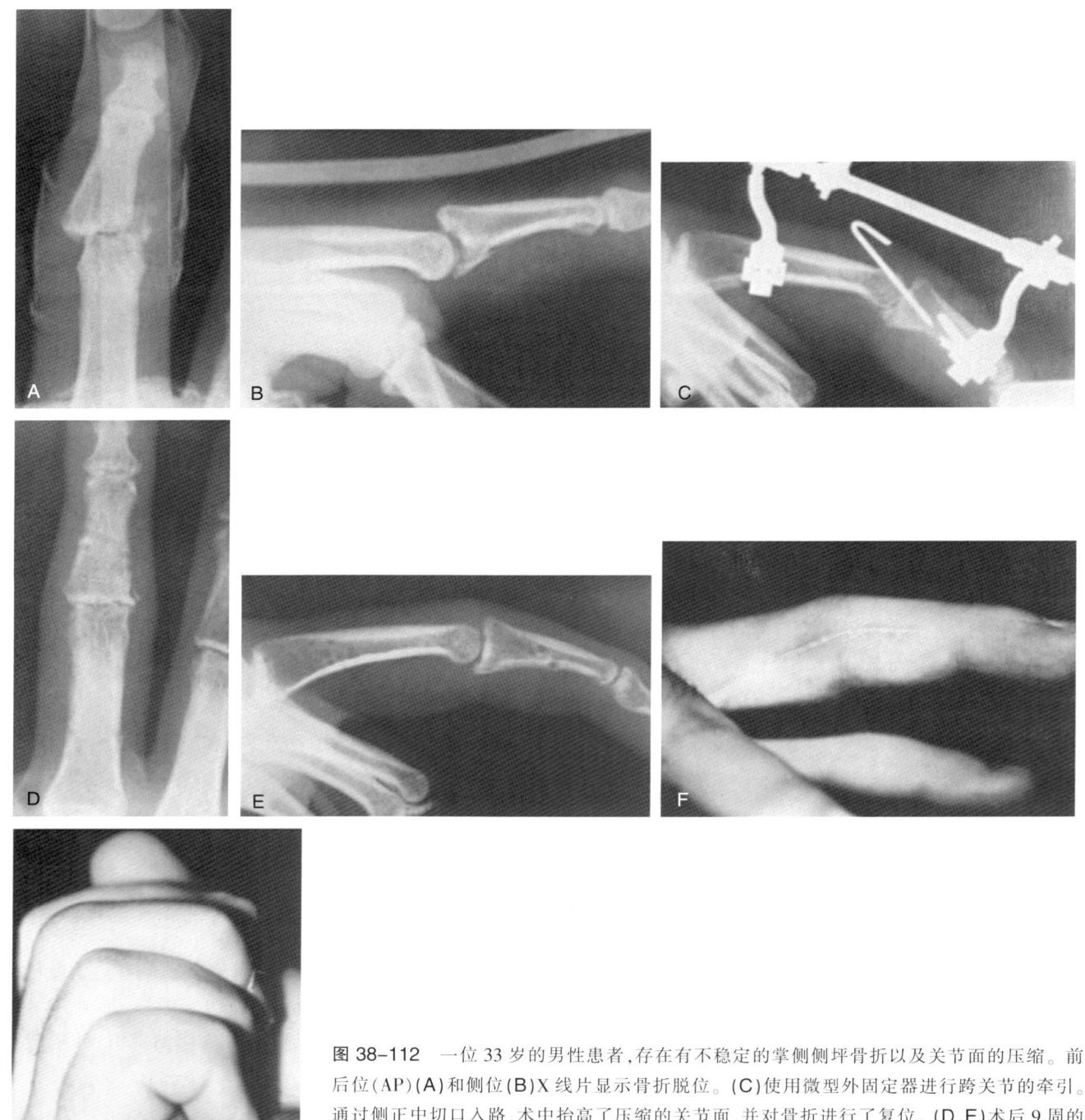

图 38-112 一位 33 岁的男性患者,存在有不稳定的掌侧侧坪骨折以及关节面的压缩。前后位(AP)(A)和侧位(B)X 线片显示骨折脱位。(C)使用微型外固定器进行跨关节的牵引。通过侧正中切口入路,术中抬高了压缩的关节面,并对骨折进行了复位。(D,E)术后 9 周的前后位和侧位 X 线片。(F,G)术后 6 周去除外固定,术后 9 周活动几乎可以达到正常范围。

了早期人类的进化,它可能与手部的指腹握持动作以及工具的使用有关[315],现在大多数的灵长类动物都没有这个特点[339]。

甲粗隆的掌面有很多筋膜束带附着,即在指腹形成了许多楔形的间隔,这有些类似于趾垫[160]。这种特殊的解剖结构通过圆锥形脂肪柱分散压力,使指腹各

处受压相等[315]。同时,外覆的甲板也在稳定末端指腹变形中起一定作用。

甲粗隆的两侧均有棘状的突起。它像"锚"一样拉紧了起自末节指骨基底侧方结节的侧方骨间韧带(图 38-113)。Shrewsbury 和 Johnson 认为,侧方骨间韧带是位于近侧的斜支持韧带的骨关节囊部分的延

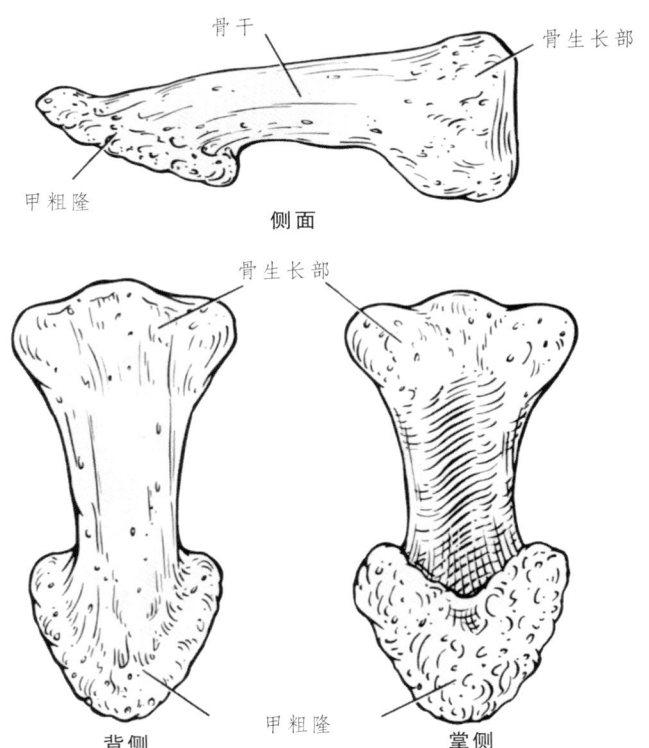

图 38-113 末节指骨的结构与近、中节指骨有着很大的不同。

侧面

骨干 骨生长部

甲粗隆

骨生长部

甲粗隆

背侧 掌侧

侧的侧副韧带延伸到另一侧副韧带,它们的纤维混入关节囊和骨膜,实际上延伸至甲根[178]。由于这些抵止点广泛,所以在临床上观察到与腱性"锤状指"的区别是很明确的。末节指骨基底两侧的侧方结节接近掌侧,是远侧指间关节侧副韧带的附着处,同时还附着有侧方骨间韧带。关节面还被突起的髁间嵴分成尺、桡侧两个不对称的隐窝[121]。这是因为中节指骨头的髁部不对称,相邻的手指即有不同的偏离程度[121]。在掌面,指深屈肌腱抵止部延伸至末节指骨的中部。该止点的宽度基本上与指骨的宽度一致,之后,腱纤维混入掌板和骨膜[178]。腱纤维呈螺旋形走行,浅部的纤维附着于远节指骨的双侧及侧方结节,深部的纤维走行更远,更靠中央[225,370]。

值得注意的是,远侧指间关节的结构能允许被动地过伸,这个特点只在人类的近亲——长臂猿身上被发现[354]。与近侧指间关节不同,远侧指间关节的掌板附着于中节指骨处的组织比较柔韧,因此该关节可以过伸[121]。这种特点使人类的指腹有更加充分的接触。

(二)末节指骨骨折的类型与治疗

到目前为止,末节指骨骨折是手部骨折中最常见的骨折,在有些报道中大约占 50%[51,74]。这样的频发也不奇怪,因为手指的末端是最暴露、最易受到损伤的部位。大多数末节指骨骨折的原因是受到挤压,而且通常是粉碎性骨折,并伴有软组织和甲床损伤。但是由于有纤维间隔和甲基质的支持,又无肌腱跨越,因此该处的骨折常常能很好地愈合,而且没有并发症[51]。对于医生来说,还是要小心它潜在的并发症,如疼痛、不耐冷、敏感性的改变、甲床指甲畸形、畸形愈合,甚至骨不连等[301]。

续,当神经血管束转向背侧甲床时,它可以对其起保护作用[315]。当发生粗隆粉碎性骨折时,该韧带还可以防止骨折移位(图 38-114)。

末节指骨骨干和腰部受到的保护不如甲粗隆,皮质相对厚一些。腰部恰好在背侧表面,腰部掌面凹陷形成甲凹,这都是人类所特有的。

末节指骨基底背侧突起的嵴是伸肌腱终腱的止点。肌腱牢固地附着于背侧关节囊,其背侧部分从一

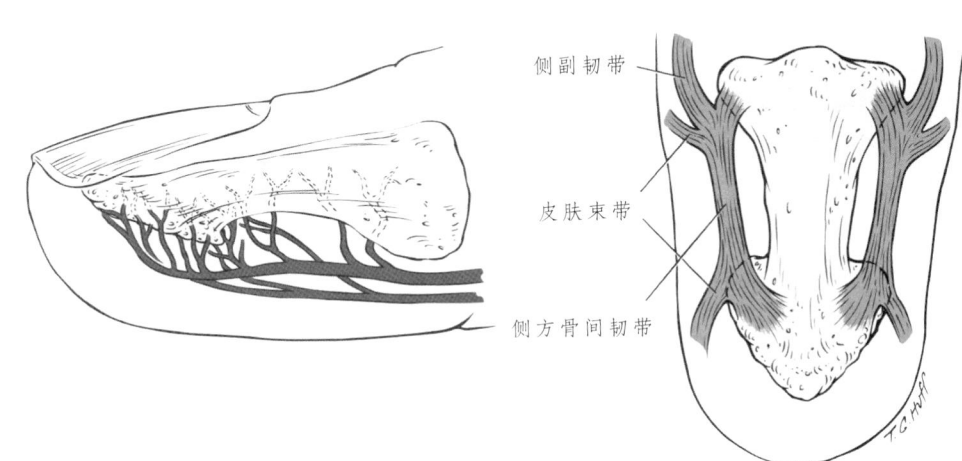

侧副韧带

皮肤束带

侧方骨间韧带

图 38-114 末节指骨的前后位和侧位图,图中显示侧方骨间韧带和神经血管束。当神经血管束转向背侧甲床的时候,侧方骨间韧带对其起着保护的作用。

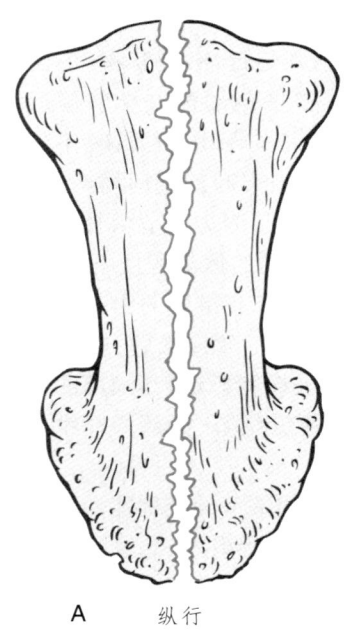

A 纵行

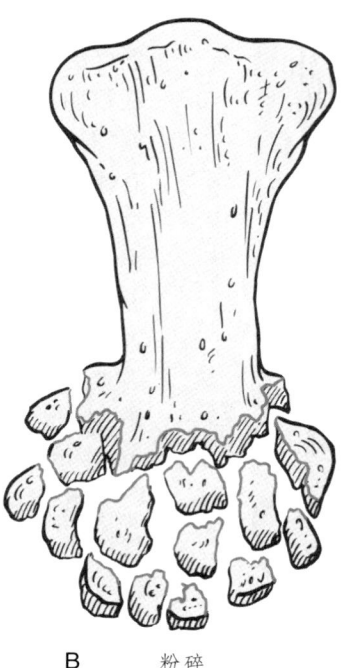

B 粉碎

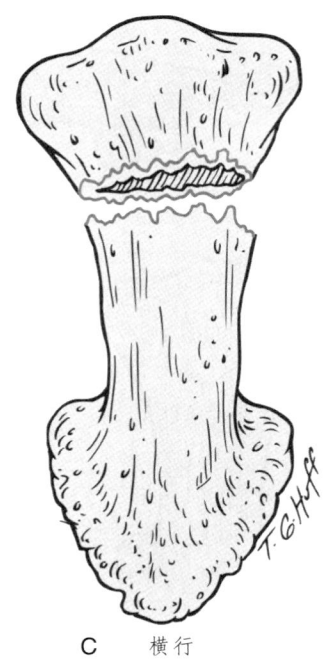

C 横行

图 38-115 (A~C)末节指骨骨折的 Kaplan 分类方法。

1. 分类

针对末节指骨骨折，目前有许多分类的方法。Kaplan 将其分为 3 大类[176]（图 38-115）：①纵行骨折；②粉碎性骨折（通常合并软组织损伤）；③横行骨折。如果发生在基底部，还可以发生成角畸形。

另一种或许是更有用的分类方法（表 38-19），这是 Dobyns 和同事们根据骨折的解剖部位与软组织损伤的情况，将末节指骨骨折进行了更加细致的分类[85]。

2. 治疗原则

（1）粗隆骨折：由于指腹分隔的间隙，没有足以容纳骨折血肿的空间，所以闭合的粗隆骨折会异常疼痛。可以用烧热的回形针或可使用的烙器来清除甲下血肿，然后冰敷，外固定板固定，即可缓解症状固定骨折。可以用玻璃输液瓶上展性极强的铝材来制作简易的外固定板，外附胶布，固定患指。另外，Velcro 支持治疗师采用温度变形材料定做的指端外固定板，该板易于安装及清洗，也比较舒适。还可以用许多种产品，如

表 38-19 Dobyns 和其同事对末节指骨骨折的分类		
	闭合	开放
粗隆骨折	具有内在稳定性 6~8 周后愈合	若伴有指腹、甲床损伤，则骨折可能不稳定
骨干骨折	无移位骨折 8~12 周后愈合	可能不稳定 常伴甲床损伤 有可能发生骨不连
基底骨折（生长部骨折）	可能不稳定，常需要闭合复位 6 周可愈合	甲上皮损伤 可能有成角或旋转，需闭合或切开复位

Stax 外固定板。一般来说,大多数闭合粗隆骨折的外固定板佩戴时间不会超过 3 周[40]。

开放的粗隆骨折通常不稳定,是因为失去了指腹和甲板的支持。在腕部阻滞麻醉下即可行清创、清洗,以及软组织修复。对于这种骨折,除了偶尔会使用 0.028 英寸的克氏针外,大多数情况下,修复软组织即可稳定骨折块。术后口服抗生素,并预防破伤风。

不能只单纯地注意外固定板可使患者舒适,如果绑得太紧,就有可能使皮肤坏死。伤后数月内,患指末端都会有触痛。X 线片显示骨折愈合可能需要 6 个月到 1 年[85],医生不能将患指的不适归因于延迟愈合或可能发生的不愈合(图 38-116)。患指的高敏状态多是由于伤及了指神经的许多细小终末支所致。在这种情况下,应当由资深的手部治疗医师来制定脱敏计划。

(2)骨干骨折:就像闭合的粗隆骨折一样,大多数闭合的末节指骨骨干骨折没有移位,具有内在稳定性,需要有限的外固定板固定。虽然纵行骨折需要 3~4 周

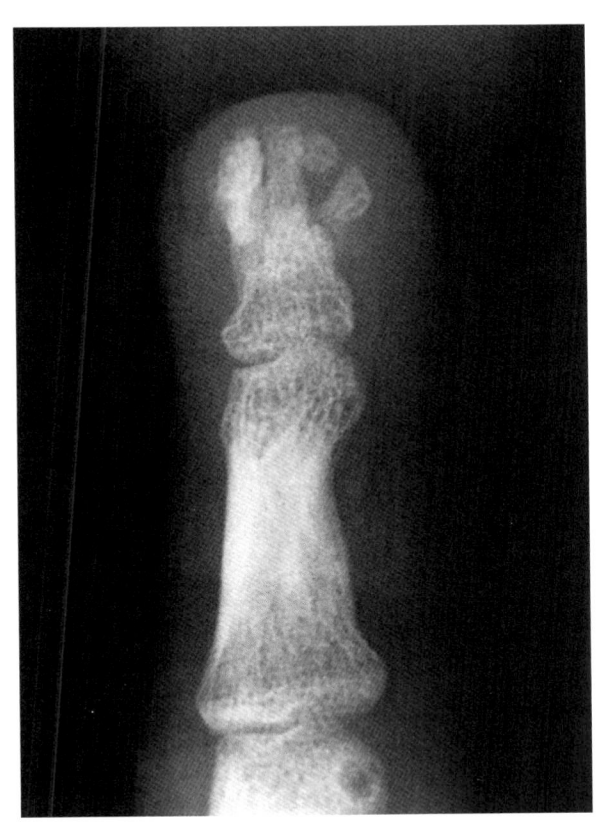

图 38-116 手指的冲击性损伤,X 线片显示为患指的粉碎性粗隆骨折存在延迟愈合。然而骨不连是少见的。

愈合,横行的愈合时间还要长一些,但最好等临床症状减轻,X 线片显示有骨折愈合征象后再去掉固定。

开放的骨干骨折相对复杂一些,而且常常合并甲床的损伤。所以在清创、清洗时,要掀起指甲,检查甲床损伤与否。有时,缺乏生长能力的甲基质会移位到骨折线中,影响复位,甚至引起骨折骨不连。骨干骨折需要正确的复位,如果复位后不稳定,就应当使用 0.035 英寸的克氏针进行固定(图 38-117)。应当在显微镜下用 7-0 可吸收线来修复缺乏生长能力的甲基质。如果指甲本身完好,就应该用肥皂和碘化聚乙烯吡咯烷酮清洗后再置于原位,这样就可以协助固定骨折,有利于软组织恢复,并能防止甲上皮与甲基质之间形成瘢痕。如果指甲不理想,也可以用凡士林油纱来代替,效果也很理想。术后需要外固定板固定 10~14 天。正确的轴向复位能够防止后期指甲畸形。

(3)基底(骺部)骨折:即使不考虑软组织的损伤程度,末节指骨基底骨折也是不稳定的。因为存在屈、伸肌腱的牵拉,而且没有指甲和甲板的支持,该骨折通常有向背侧的成角移位(图 38-118)。

对于成人来说,末节指骨基底骨折最好用外固定板治疗,使骨折的远折块和远侧指间关节维持伸直位,最少 4 周。此类型的开放骨折还有旋转移位的趋势,并通常伴有严重的软组织损伤(如不全离断),属于不稳定骨折。可以用 0.035 英寸或 0.045 英寸的克氏针逆行法穿入,提供充分的内固定(图 38-119)。除了骨折近侧块是粉碎的,或者骨折块太小难以打上克氏针以外,最好不要将克氏针穿过远侧指间关节。

当对末节指骨进行克氏针内固定时,需要提醒大家注意,末节指骨粗隆正好位于不育甲基质的下方,顺行进针时入针点应当在甲下皱襞的下面(图 38-120)。如果第一次穿针不满意,也不应该立刻拔出,因为再次进针时很有可能还是原孔。在这种情况下,应当先保留第一根针,直接打入第二根针后再拔出第一根。16 号的注射针头可以作为克氏针有效的导向器,防止针尖在粗隆处滑脱(图 38-121)。术中应将针尖折弯并夹紧,可以防止克氏针挂住物品,还能避免骨折部位或修复的软组织发生扭转(图 38-122)。

在儿科组,根据患者的年龄有两种不同类型的末节指骨骺部的损伤(图 38-123)。在青少年以前,骺部损伤往往是开放的 Salter-Harris I 型或 II 型骨骺

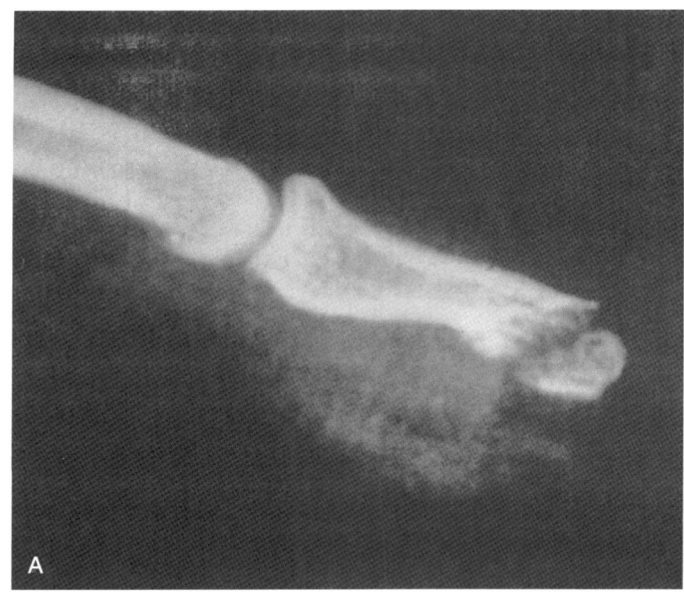
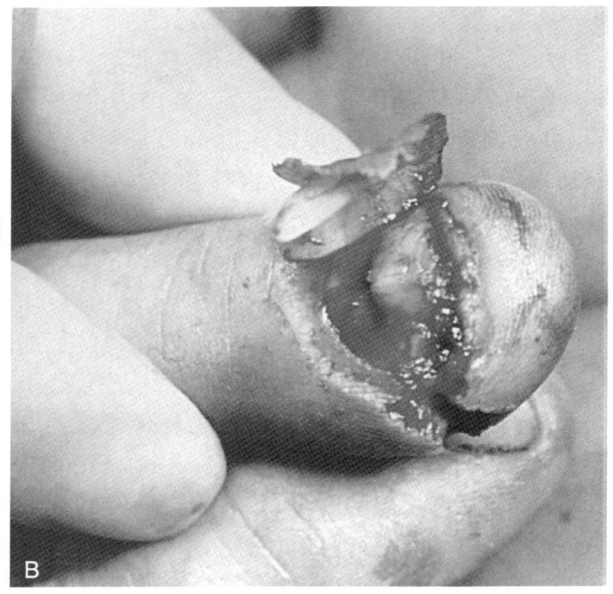

图 38-117　开放的末节指骨干骨折(A)通常伴有不育甲基质的撕裂(B)。

分离[296,310]。这种损伤很容易被误诊为远侧指间关节脱位或锤状指。伤后,伸肌腱仍然附着于近侧骨折块,然而指深屈肌腱会将远节指骨远端拉向屈曲位。临床上常见的情况是,骨折远端的基底突出于伤口,将甲上皱襞顶起,指甲和甲床依然附着在远侧骨折端。绝对不能轻视此类损伤,因为已经证实它有许多潜在的危险,比如再次发生畸形、未成熟骨骺闭合、脓毒症及残甲畸形[10,15,306,372]。

　　治疗时要给予充分的麻醉,常常需要全麻。轻柔地暴露骨折处,彻底地清洗。轻微牵引,将远折块和指甲伸直,即可复位,并将指甲置回甲上皱襞下面。指甲本身就能充分地固定骨折,最好保护好指

甲。如果可能的话,应尽量避免使用克氏针,因为有研究显示,对于这种类型的损伤,使用克氏针的感染率极高[284]。尽管在儿童30°的掌侧或背侧成角是可以接受的(因为可重新塑形),但是还是要争取解剖复位。复位后可以使用外固定板配合石膏托固定,4周即可。

　　在大一些的儿童中,骺部骨折特别类似于锤状指损伤。闭合复位时轻柔地伸直末节指骨即可成功。术后同样使用外固定板和石膏托固定,对于比较顽皮的儿童,可以单独使用石膏托固定,固定时间也为4周(图38-124;见"锤状指损伤")。

3. 指深屈肌腱的撕脱骨折

　　在末节指骨上,指深屈肌腱附着处的撕脱骨折虽然相对少见,但是却对功能影响很大。其发生机制是患指主动屈曲持物时,受到了一个过伸的外力。环指最常受累,典型的例子就是在足球比赛中,球员为了阻止对方而抓住对手的运动衫导致的骨折[47,133,368]。

　　临床上可以发现患指肿胀,尤其是在撕脱处,还可能有瘀斑。因为患者仍然可以主动地屈曲掌指关节和近侧指间关节,所以这种损伤容易被忽略,或者仅认为是挫伤。检查时如果发现远侧指间关节不能屈曲,就应该考虑到此种类型的损伤。三种X线片(前后位、侧位、斜位)都应该拍摄,因为骨折可能只是一个小的薄片贴附在远侧指间关节处的软组织上(图38-125)。

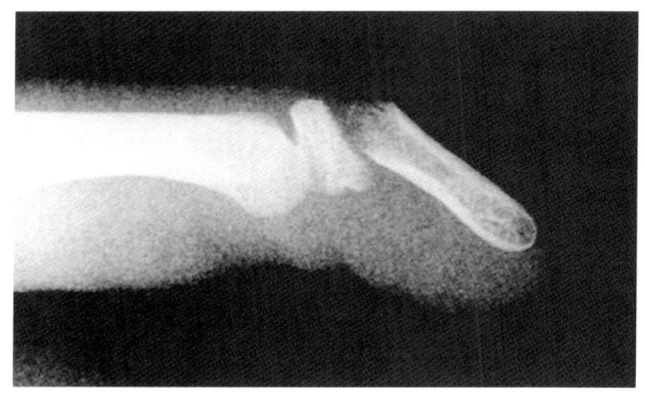

图 38-118　末节指骨基底骨折通常不稳定,呈向背侧的成角移位。

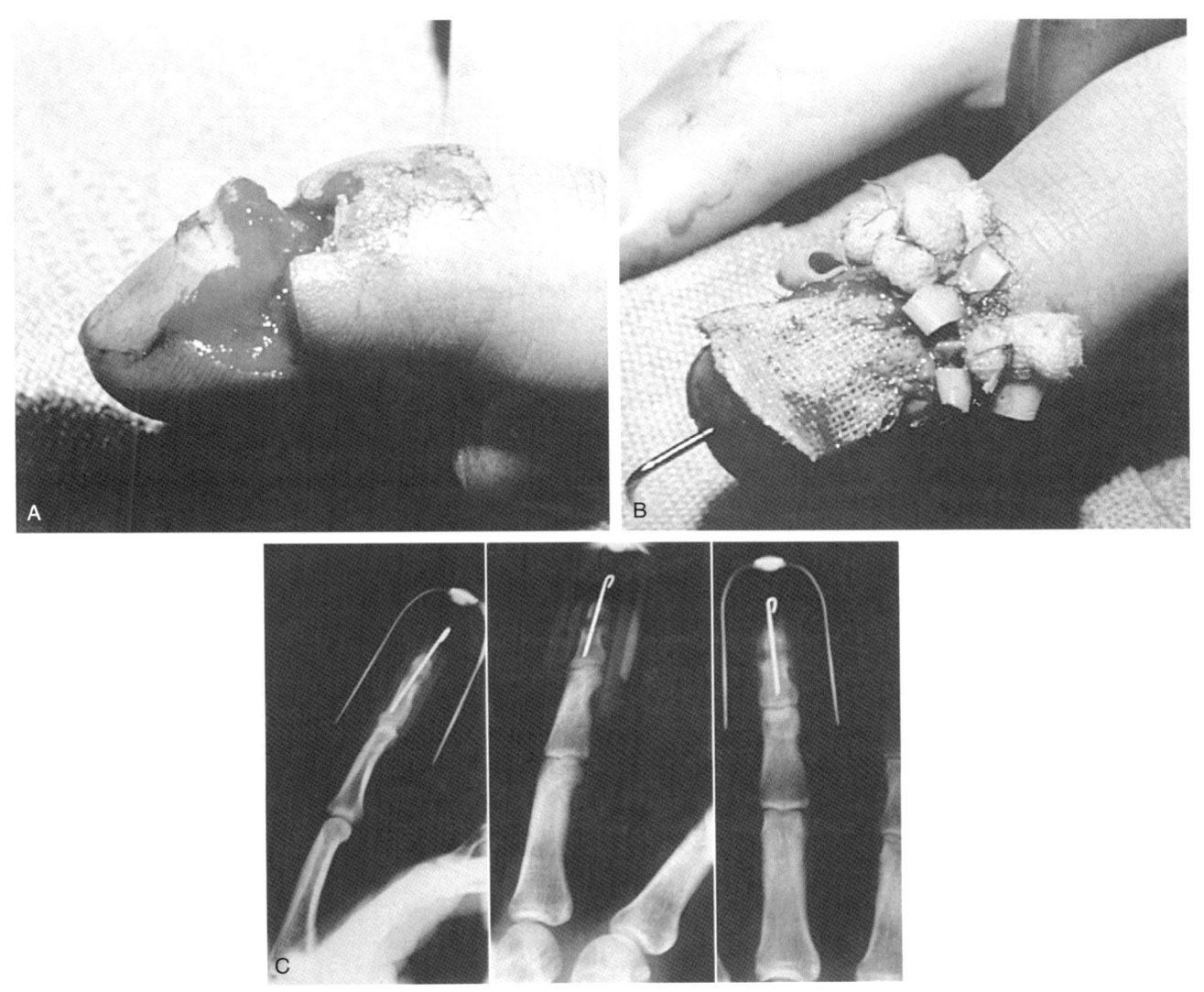

图 38-119 (A~C)末节指骨的不全离断伤,清创,纵行克氏针内固定,并且修复甲床。

分类 有很多学者对指深屈肌腱的撕脱骨折提出了分类方法。Leddy 和 Packer 提出了一种既简单又实用的分类方法[200,201](图 38-126)。

Ⅰ型:肌腱于止点处断裂并缩到手掌,没有发生骨折,腱纽均被破坏,肌腱的血供中断。

Ⅱ型:肌腱回缩到近侧指间关节并由完好的长腱纽牵持在该平面,X 线片显示末节指骨有薄片状骨折。

Ⅲ型:有大块的骨质被撕脱,肌腱回缩到中节指骨中部被 A4 滑车所阻止。

Smith 建议再附加一型——Ⅳ型,即末节指骨基底掌侧的撕脱骨折,并同时伴有指深屈肌腱独立地回缩到近节指骨基底处[319]。

Robins 和 Dobyns 提出了基于指深屈肌腱附着处解剖特点的分类方法[289]:

(1)指深屈肌腱撕脱,不伴有骨折。

(2)指深屈肌腱撕脱,伴有大块骨折。止点处肌腱的浅层纤维或深层纤维,或二者共同存在于骨折块上,或者被撕掉。

(3)指深屈肌腱撕脱,伴有小块骨折。深层的腱纤维被撕脱,但浅层的腱纤维常常保留,将骨折块拉向近侧。

(4)指深屈肌腱撕脱,同时伴有大块和小块的骨折。浅层的腱纤维附着于小骨折块,并将其拉向近侧。大骨折块没有纤维附着,被掌板、侧副韧带或者 A4 滑车保持留在远侧。

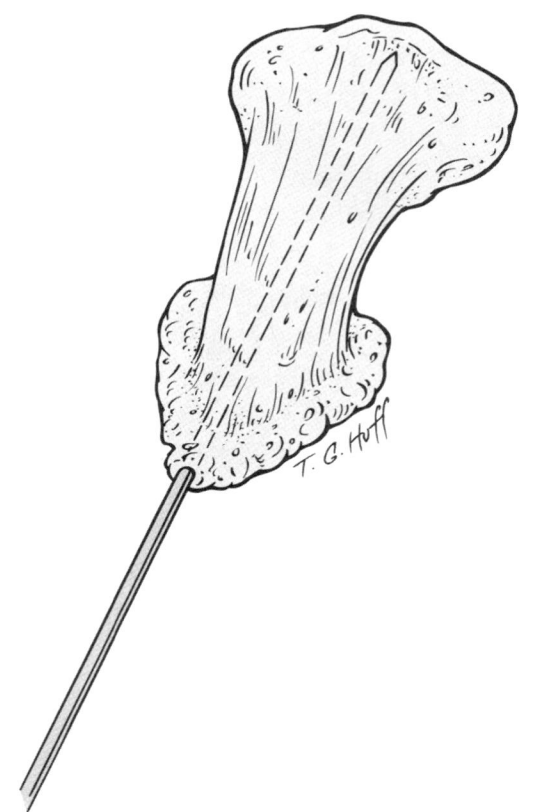

图 38-120　使用克氏针对末节指骨进行固定，应在甲下皱襞以下入针，穿入指骨粗隆。

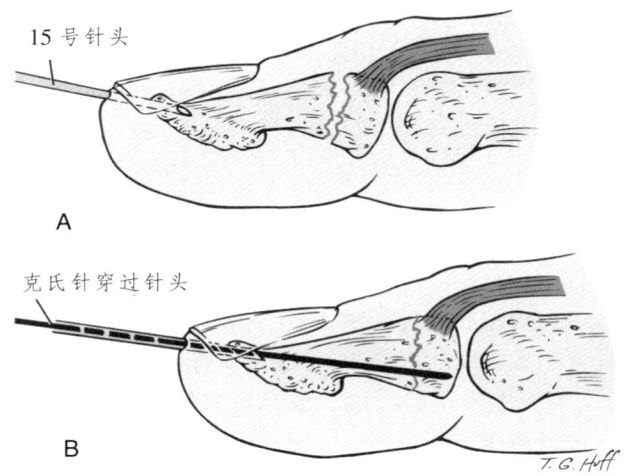

15 号针头

A

克氏针穿过针头

B

图 38-121　(A,B)15 号注射针头是克氏针穿入末节指骨粗隆的理想导向器。

折弯针的末端

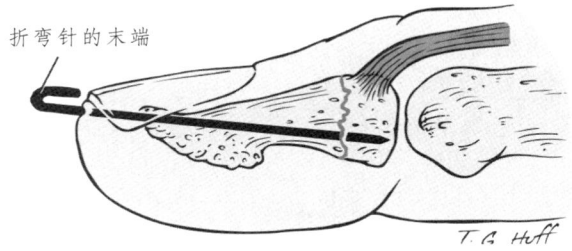

图 38-122　将穿入末节指骨的克氏针末端折弯，可以避免针尖挂住物品，并可防止骨折扭转。

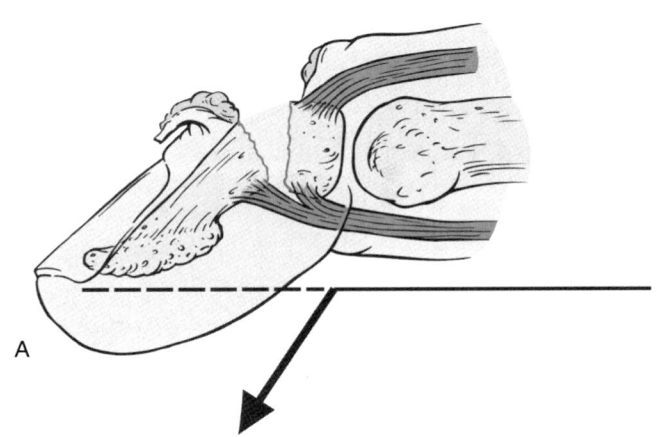

A

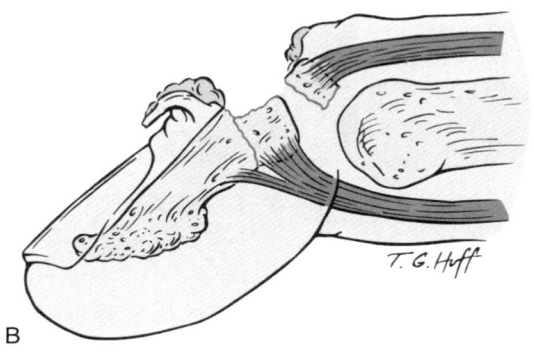

B

图 38-123　发生于儿童的两种特殊类型的末节指骨骺部损伤，包括小儿开放的 Salter-Harris Ⅰ 型或 Ⅱ 型骨骺分离 (A)，以及稍大一些儿童的锤状指型骨折 (B)。

Bowers 和 Fajgenbaum 报道了一个容易与指深屈肌腱撕脱骨折所混淆的病种[34]。远侧指间关节处的掌板于末节指骨附着处撕脱，并伴有小块的骨折。损伤的机制是，末节指骨背侧半脱位时受到过伸的外力。建议切开复位，并用克氏针固定该关节于屈曲 45°位，4 周即可。

治疗:该损伤的疗效在于准确地诊断和及早手术。

影响结果的其他因素包括:指深屈肌腱的回缩水平，撕脱肌腱的剩余血液供应，以及 X 线片显示的骨折块的大小[200,201]。

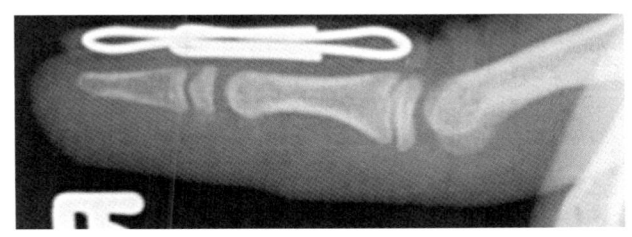

图 38-124 末节指骨基底的骨骺分离,闭合复位后用外固定板配合纸夹进行固定,以增加固定的强度。

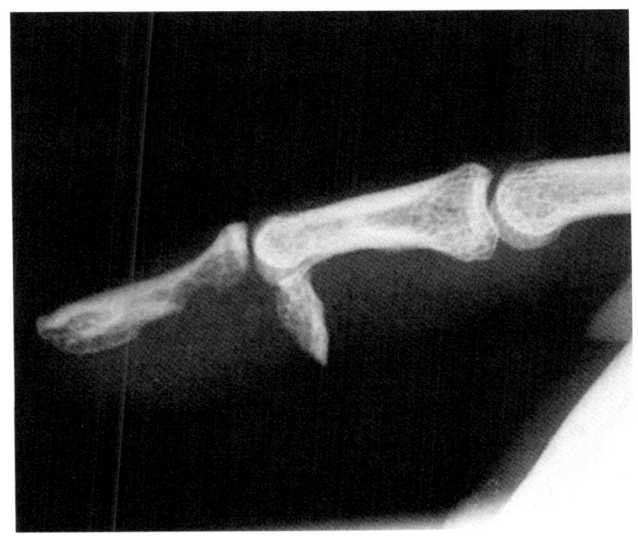

图 38-125 一位 19 岁男性患者的指深屈肌腱撕脱骨折。

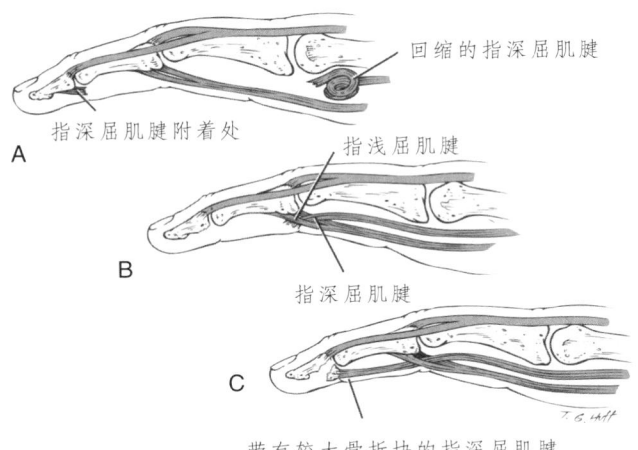

回缩的指深屈肌腱

指深屈肌腱附着处

指浅屈肌腱

A

B

指深屈肌腱

C

带有较大骨折块的指深屈肌腱

图 38-126 Leddy 和 Packer 对指深屈肌腱(FDP)撕脱性损伤的分类方法。(A)I 型:FDP 撕脱并回缩到手掌。(B)II 型:FDP 撕脱并回缩到近侧指间关节水平,可有薄片状骨折。(C)III 型:有大块的骨质被 FDP 撕脱。

对于 Leddy 和 Packer 的 I 型损伤,必须将肌腱收回,通过完好的滑车系统,重新植入其止点处。但是这样治疗的前提是在伤后 10 天以内明确诊断,即在发生肌腱水肿、胶原退变、肌肉挛缩之前。在此之后的肌腱再植入,将会导致远侧关节和近侧指间关节明显的屈曲挛缩。

术中寻找肌腱时可以采用侧正中切口或者掌侧的"Z"字形切口。使用小的软管或儿饲管将肌腱拉出,这样可以保留完整的滑车和屈肌腱鞘。在末节指骨基底掀起一个远侧基底的骨膜瓣,然后在末节指骨上钻孔,并钻透指甲。将肌腱末端用 4 号单丝线进行编织,再用 Keith 针将线尾从钻孔中导出,穿过指甲上的海绵及纽扣,打节。

在某种程度上,术后的护理要取决于术者对肌腱损伤程度的认识。已经有研究表明,Duran 提出的被动活动方案对大多数病例都有效[91]。将患手置于背侧阻滞的外固定板中,腕部中度屈曲位,掌指关节大约屈曲 45°,近侧指间和远侧指间关节基本伸直。锻炼时患手处于外固定板中,全天每间隔 2 小时练习一次被动屈曲近侧指间和远侧指间关节。该练习要在理疗师或手外科医师的指导下进行,而且不适用于依从性差的患者。

如果患者受伤超过 10 天,可以考虑不治疗,或者行游离肌腱移植、远侧指间关节腱固定术或关节融合术。

相反,如果肌腱只是回缩到近侧指间关节平面(Leddy 和 Packer II 型损伤),那么在伤后 6 周还可以行肌腱抵止点重建。找到肌腱后,将其穿过 A4 滑车,以 I 型损伤同样的方法把肌腱再植入到远节指骨基底处。该类型损伤的薄片状骨折可以在植回肌腱前切除,术后的处理同 I 型损伤。

在治疗 Leddy 和 Packer II 型撕脱性骨折时,Robins 和 Dobyns 提醒描述的各种骨折类型是有用的指导[289]。有时通过术前全指的 X 线片,就可以认识到前文描述的少见的双骨折类型。其中,带有薄片骨折的指深屈肌腱向近端回缩。许多伴有大块骨折的撕脱性损伤存在有末节指骨向背侧的半脱位,在撕脱的骨折上常可以见到末节指骨基底的关节面。总的来说,对于屈肌腱撕脱合并肌腱与骨折分离的患者,以及末节指骨基底粉碎性骨折的患者,预后的功能常常是不佳的[91]。

手术时要特别注意保留骨折块与软组织的相连,尤其是指深屈肌腱止点部分断裂的患者。当骨折块比较大时,A4 滑车可以防止骨折被肌腱向近端拉回至更远处,因此术中要注意保护滑车。骨折复位时要使关节面恢复解剖复位,除非关节面已粉碎。这种情况常常是开放性损伤,可以考虑一期行远侧指间关节的融合术。

采用两根 0.028 英寸平行克氏针,或者单个 1.5mm 的皮质骨螺钉行内固定均可(图 38-127)。术后 3～4 周可以拔针。如果肌腱已经从止点撕脱,可以采用 4-0 单丝线编织于肌腱末端,将线尾从末节指骨两侧及指甲穿出,并打结于海绵纽扣上。当然,还要在肌腱和原止点处的骨膜或软组织间加固几针。术后的治疗要取决于肌腱在撕脱骨块上破坏的程度。如果与骨块完全分离,患指就要制动 3 周,而后应在理疗师的指导下锻炼。2 周后拆线。

第八节　锤状指损伤

Segond 早在 1880 年就提出了"锤状指"畸形[307],现已被大家所熟知。然而不像其命名的那样简单,该损伤仍存在很大争议。实际上,此类损伤只有很少数表现为锤状指。"垒球指"同样也会产生误导,因为这项运动所造成的损伤只占"锤状指损伤的一小部分"[175]。

"锤状指"的治疗方法和装置有很多。手术治疗的指征和技术还存在争论。甚至什么是"好"的疗效,是否考虑患者对治疗的期望,以及治疗后遗留的功能障碍等方面,都还没有统一的结果。然而,治疗的基础是

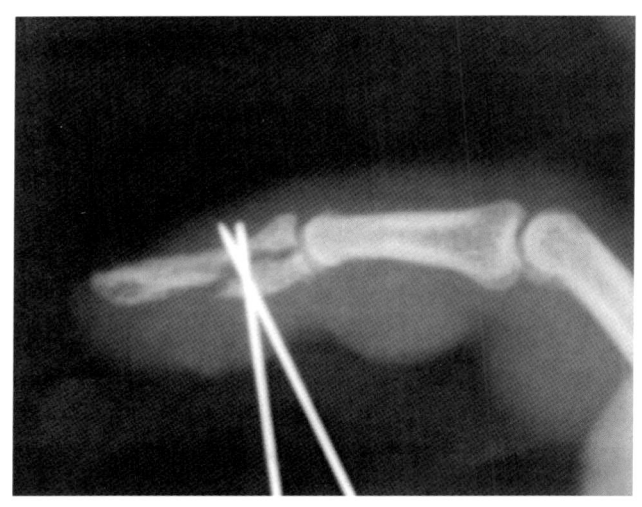

图 38-127　Ⅲ型指深屈肌腱的撕脱性骨折,复位后行克氏针固定。

要知道伸肌腱终腱损伤的类型,因为不同类型的病理表现是不同的。

一、腱性锤状指

腱性锤状指表示伸肌腱在远侧指间关节处失去了连续性。这种常见损伤的机制是主动伸直时受到屈曲的外力。它不仅可以发生在体育活动中,还可以由生活中的微小活动引起,如穿袜子、洗衣服或铺床等。不常见的原因还包括中、末节指骨背侧的裂伤,以及关节远端的压碾性损伤。它们可以导致肌腱的缺血性坏死,损伤数周后才表现出"锤状指"。

Watson-Jones 将伸肌腱损伤分为下面的三种类型[362](图 38-128):

(1)伸肌腱纤维受到牵拉,导致不全性损伤。临床检查时可以发现手指末节有不明显的低垂(15°～30°),还保留着部分主动伸直的功能。但对抗外力时要弱于邻指,并常伴有疼痛。

(2)伸肌腱于远节指骨止点处完全破坏,并常伴有背侧关节囊的破裂。手指末节低垂更明显 (30°～60°),即完全不能对抗重力主动伸直。但是在伸肌腱和背侧关节囊均破坏的情况下,患指却没有更加屈曲,Stack 将其归结于有斜支持带的存在[197,324]。这种解释受到了 Shrewsbury 和 Johnson 的质疑,因为他们在解剖中发现,并不是任何人都有斜支持带[313,314]。所以他们认为更像是侧副韧带抵消了指深屈肌腱的牵拉。

(3)伸肌腱在末节指骨背侧的止点处被破坏,并且撕脱下薄片状的骨折能够在侧位 X 线片中发现。不能将这种损伤归为骨性锤状指,应该按照腱性锤状指来治疗,能够取得很好的疗效。

(一)临床表现

闭合的腱性锤状指多见于中年患者,常常发生在单纯的创伤后。在一项对 92 例患者的研究中,Abouna 和 Brown[1]发现,73% 的患者是在家中受的伤,20% 在工作中,7% 在体育活动中。伤后很快就诊时,患者的主诉通常是疼痛,手指末节不能完全伸直,并常伴有水肿、皮肤瘀斑以及触痛,远侧指间关节呈屈曲位。在这些关节松弛的患者中,由于伸肌装置的不平衡而出现近侧指间关节过伸,这种过伸引起伸肌腱在中节指骨基底的过度牵拉。

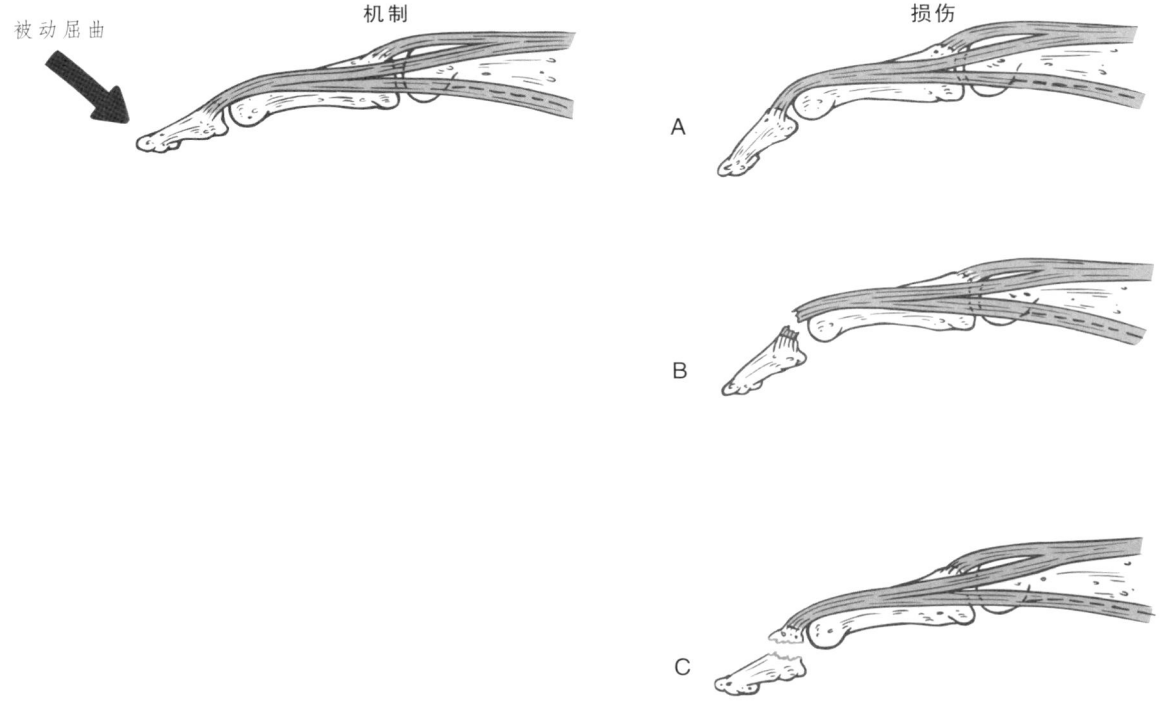

图 38-128　Watson Jones 于 1956 年将腱性锤状指损伤分为三种类型：于伸肌腱止点处的牵拉(A)，伸肌腱完全被破坏(B)，伸肌腱完全被破坏，合并远节指骨的薄片状撕脱骨折(C)。

(二)治疗

大多数学者普遍认为只需要对远侧指间关节进行制动[1,7,39,97,128,152,243,326]。治疗这三种腱性锤状指的方法与治疗Ⅰ型不全损伤的制动时间稍有不同。

在急性处理时，可以选择展性好的材料或者温度变形材料来制作三点接触式外固定。有些学者选择将外固定置于掌侧，再用黏膏粘住远侧指间关节以维持稳定。但有一点要牢记，当关节处于充分的过伸位时，由于关节周围皮肤的血运情况不稳定，因此应用夹板将皮肤坏死的可能性降到最低是明智的[278]。对于Ⅰ型损伤，外固定最少佩戴4周，推荐使用6周。Ⅱ、Ⅲ型腱性锤状指损伤的外固定要维持6~8周，摘除外固定后的3~4周内，夜间也要佩带外固定。可以根据患处皮肤的情况，以及水肿、触痛的情况来判断肌腱的愈合情况。肌腱与皮肤贴得很近，后者能很好地反映前者的愈合情况。如果6周后，皮肤仍然有肿胀、触痛、瘀斑，那么外固定最少还要再佩戴4周，4周后再观察。

对于腱性锤状指，即使是伤后2~3个月再进行治疗，疗效也非常好[1,7,138,243,287]。这时，外固定最少维持8~12周。

有时，由于患者的工作性质不允许佩戴外固定，就可以使用克氏针固定远侧指间关节，并将针头埋于皮下[55]。此时必须考虑到针孔感染、关节脓毒症及骨髓炎等并发症。使用高压灭菌的小外固定板，医师可以在不手术的情况下进行治疗，疗效也很好。

二、骨性锤状指

末节指骨背侧关节面的骨折（通常累及 1/3 或更多)造成锤状指畸形。附着于骨折块上的伸肌腱不能够使末节指骨伸直(图 38-129)。

腱性锤状指的外固定治疗方法是被广泛认同的，不同于此,骨性锤状指的治疗方法还存在着争论。因此,大家应该认识到骨性锤状指的不同解剖类型,使之具体化,从而简化治疗。

首先,骨性锤状指有多种不同的发生机制,其中有些类似于腱性锤状指(如伸指时受到屈曲的外力,可以有大小不等的撕脱骨折留在伸肌腱上)。另一种不同的机制是作用于伸直手指的直接暴力所引起,将末节指骨基底顶向中节指骨头[152,232]。这时末节指骨不会特别低垂，但是除了有部分末节指骨基底有部分移位外，还会使软骨下骨板产生一定程度

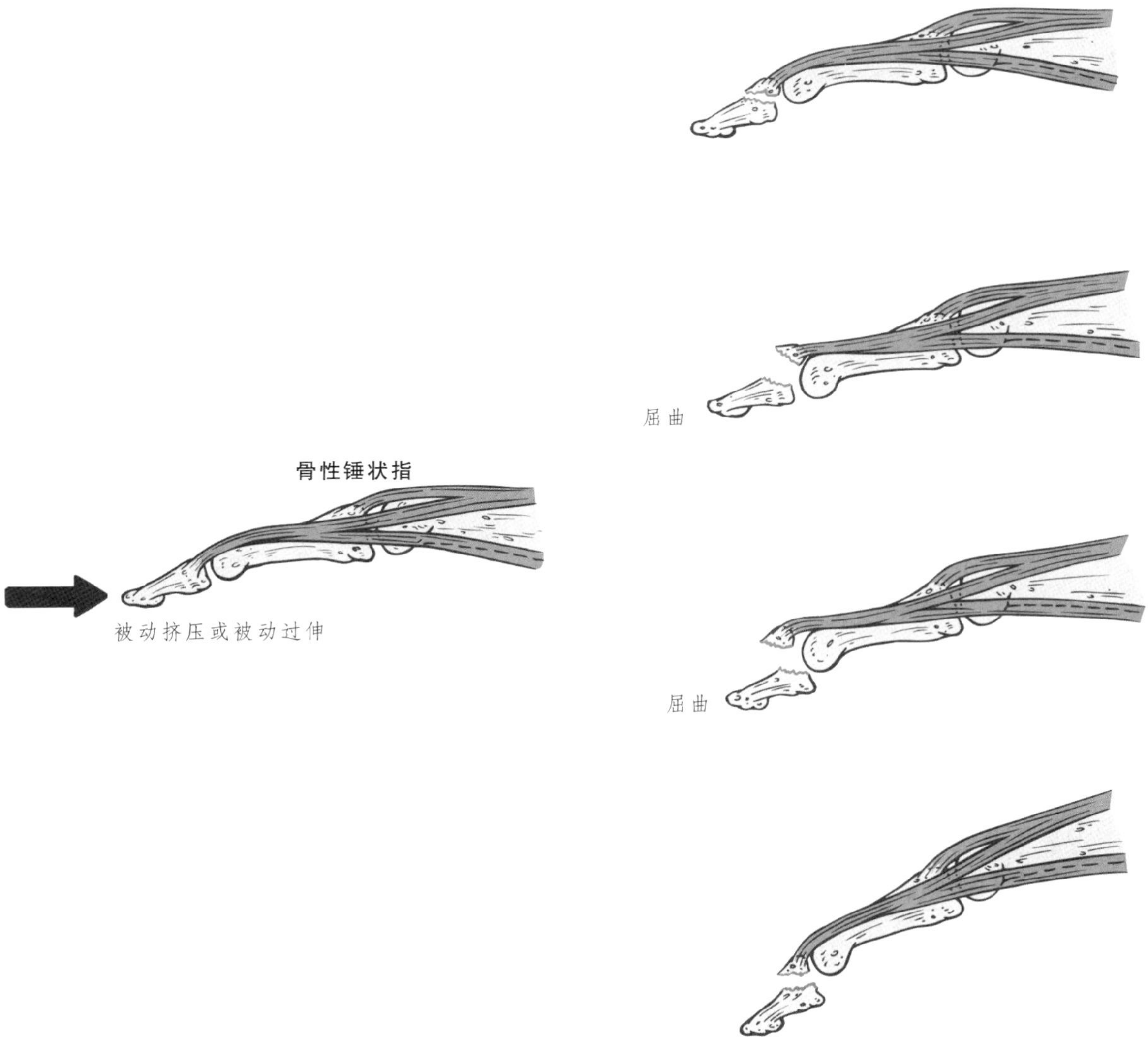

骨性锤状指

被动挤压或被动过伸

屈曲

屈曲

图 38-129　骨性锤状指有多种骨折类型。

的压缩。这种损伤多发生于参加体育活动的青年患者,而且多发生于参加体育活动时[152]。

第三种损伤原因是受到突然的过伸外力,使末节指骨基底的背侧撞击于中节指骨头,产生背侧唇的骨折,并伴有末节指骨向掌侧的半脱位。此类损伤常常累及大于 50% 的关节面,治疗也相当困难,因为常规的过伸固定会加重半脱位的程度,所以应当考虑切开复位[142](图 38-130)。

Wehbe 和 Schneider 对骨性锤状指进行了分类,但没有包括压缩骨折这种类型[367](表 38-20)。另外,他们对所有类型的骨性锤状指采用非手术治疗,均能够获得很好的疗效。每例患者的骨折都能很好地愈合,并且保留了关节面。在 22 例患者中,有 21 例获得了接近正常的无痛活动范围。治疗均采用外固定板,维持 6~8 周。但他们认为唯一的缺点是关节背侧有残存的肿块。

尽管许多骨性锤状指可以非手术治疗,但若有以

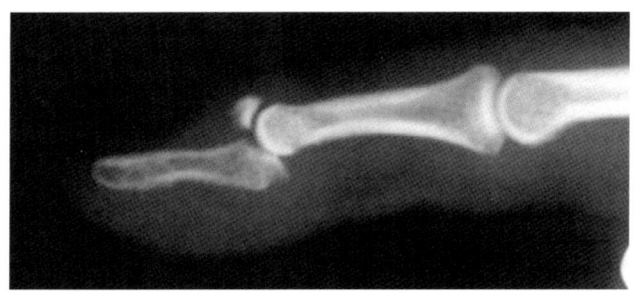

图 38-130　一位 36 岁的女性患者,小指发生了骨性锤状指损伤,并伴有远节指骨的半脱位,考虑手术治疗。

表 38-20　Wehbe 和 Schneider 对骨性锤状指的分类

1 型：不同程度的骨损伤，没有关节的半脱位

2 型：骨折伴有关节的半脱位

3 型：骨骺及骨骺板的损伤

每型又分 3 种亚型：

　A. 骨折块小于末节指骨关节面的 1/3

　B. 骨折块累及范围占关节面的 1/3~2/3

　C. 骨折块累及大于关节面的 2/3

Source：Wehbe, M. A.; Schneider, L. H. Mallet fractures. J Bone Joint Surg Am 66:658–669, 1984.

下情况，还是手术治疗的效果更好：骨折、脱位的范围累及 50% 或更多的关节面，骨折伴有末节指骨向掌侧的半脱位，以及末节指骨基底有压缩性损伤。另外，治疗拇指指间关节的"锤状"骨折，应该考虑到有力的外在肌腱会使骨折移位，所以最好进行手术治疗。

Stark 和同事的研究表明，手术治疗具有非常好的疗效[327]。他们使骨折解剖复位，并用细克氏针固定。对于这种不稳定的骨折，张力带钢丝技术也同样有效[171]。手术可以采用背侧的"H"形切口，清除血肿后很容易确定骨折情况并复位。在骨折线以远，指骨的侧正中轴背侧钻孔，再于骨折块上的伸肌腱止点处绑上 30 号的单股不锈钢丝，钢丝尾穿过刚打的孔，将骨折块复位，再慢慢地将钢丝拉紧，打结。这样就可以固定骨折块，并且防止其向背侧旋转。治疗合并有末节指骨半脱位的骨折时，要纵向打入克氏针，将远侧指间关节固定 2~3 周（图 38-131）。

Teoh 和 Lee 描述了应用微小钩钢板治疗骨性锤状指[345]。

对于此类损伤，尽管许多学者积极地支持手术治疗，但是手术是相当困难的，而且并发症较多[302]。此处的软组织很薄，骨折块小且易碎，而且常发生关节僵硬。在决定手术前，医师应当仔细地考虑是否可用外

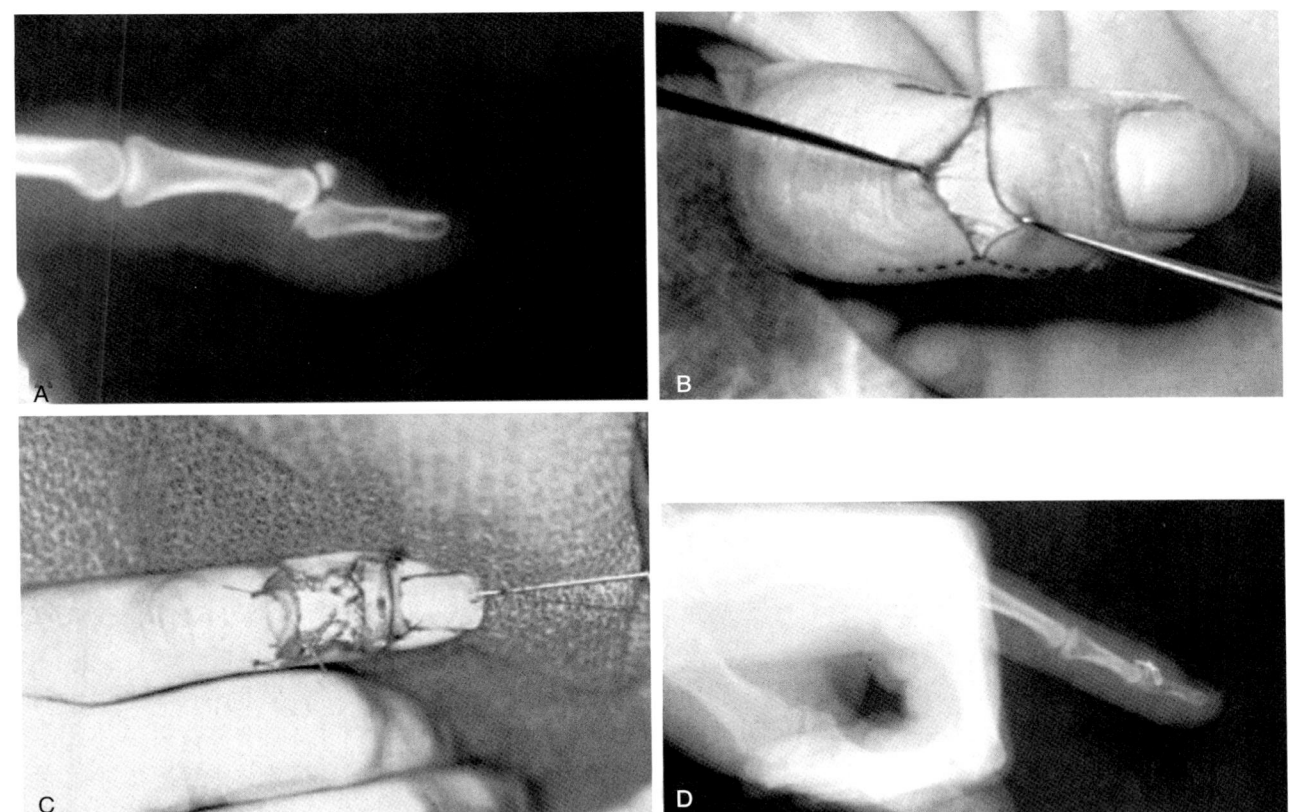

图 38-131　一位 25 岁的研究生，发生了闭合性的骨性锤状指，并伴有关节脱位，外固定治疗效果不理想。(A)侧位的 X 线片显示移位的关节骨折块。(B)通过指背侧的"H"形切口，可以容易地暴露伸肌腱以及其附着处的骨折块。(C)清除骨折的血肿后，直视下使骨折块复位。在骨折线以远，远节指骨侧正中轴背侧钻孔，将 30 号单股不锈钢丝绑于伸肌腱附着处，穿过上述孔，复位后在指骨上拉紧，打"8"字节。(D)术后固定位置极佳，并且没有小骨折块碎裂的危险。

固定板治疗。在非手术治疗方面，Wehbe 和 Schneider 对治疗此类损伤中最严重的病例仍取得了优异的疗效[367]。

第九节 脱位

手部脱位和韧带的损伤是常见的[19,88,92,249]。虽然最常发生于近侧指间关节，但也可能发生于手指和拇指其他关节。韧带损伤的范围从小的牵拉伤(扭伤)到完全断裂。

关节脱位引起的畸形是根据脱位远端骨系列与近端的相对应关系来分类的。因此，所谓的"近侧指间关节掌侧脱位"是指相对于近节指骨，中节指骨向掌侧的脱位类型(图 38-132)。

大多数手指脱位的机制是同时受到了轴向和成角的外力作用。损伤时外力的大小和方向以及关节所处的位置确定了脱位的类型和程度。

一、临床评价

一般情况下，手部的小关节脱位临床上表现明显。体格检查前，必须拍摄真正的侧位 X 线片以确定是否存在骨折。仔细检查受累关节后，确定手指的感觉和血液循环。仔细检查每个皮裂伤，因为皮肤撕裂的存在可以定义为开放性关节脱位，因此要求在手术室无菌环境中处理。如果需要闭合复位或关节的应力试验，应给予掌部或腕部神经阻滞麻醉。

复位后，应确定关节的稳定性。Eaton 建议通过手指的主动及被动活动来判断其稳定性[92]。主动活动时的移位说明有重要的韧带断裂。检查者应以轻柔的侧向压力检查每个侧副韧带，以及由背侧向掌侧的直接力来检查掌板。与对侧相同关节相比，其出现成角或者移位增加，表明受累的韧带或多个韧带断裂。

二、近侧指间关节

近指间关节的韧带损伤和脱位常见，常合并挫伤。单纯脱位可见三种类型：掌侧、背侧和侧方脱位(图 38-132)。应选择闭合复位治疗。通过一个掌骨头或腕部神经阻滞诱导的局部麻醉后，纵向牵引和手法复位可以解决大多数的近指间关节的脱位。远节指骨旋转的脱位很可能因为近端指骨头周围的屈肌腱卡压。这些损伤通过闭合手法复位不能恢复，要求行切开复位，以牵开卡压的肌腱。

脱位的关节临床上复位后，要求拍片证实关节的

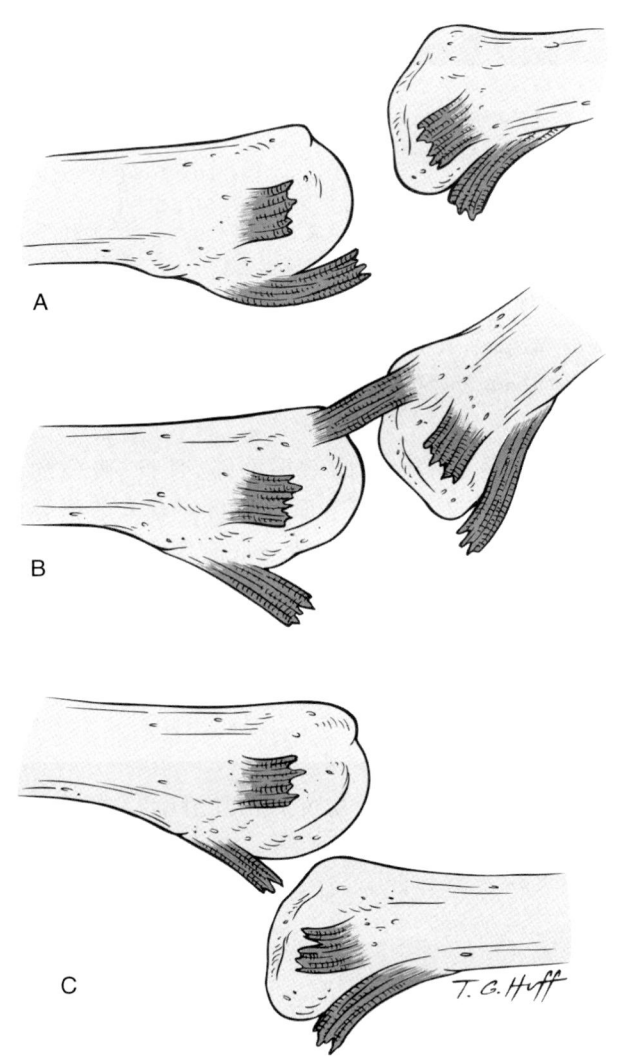

图 38-132 手部脱位是根据远端骨系列与近端的相对应关系来分类的。(A)近侧指间关节(PIP)背侧脱位。(B)PIP 关节侧方脱位。(C)PIP 关节掌侧脱位。

位置。主动及被动的关节活动检查有助于确定是否存在有关节不稳定及其程度。假如发现关节不稳定，特别是主动活动时，可能有软组织嵌入。在这些情况下，应行切开复位。

背侧脱位表示掌板于中节指骨基底抵止点完全撕裂。侧副韧带断裂较常见。闭合复位后，我们建议手指屈曲 10°~15°背侧铝板外固定。一旦感觉舒适，患者能带着外固定主动屈曲活动(图 38-133)。大多数情况下，2 周后可去除铝板，再用绷带将患指与邻指固定 2 周。运动员的活动练习期间，建议这样的固定至少 6 周以上。

近指间关节侧方脱位表明一侧的侧副韧带断裂

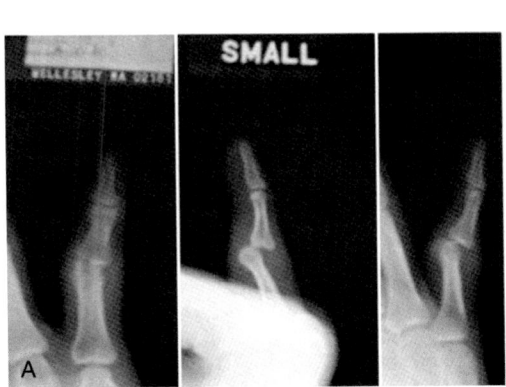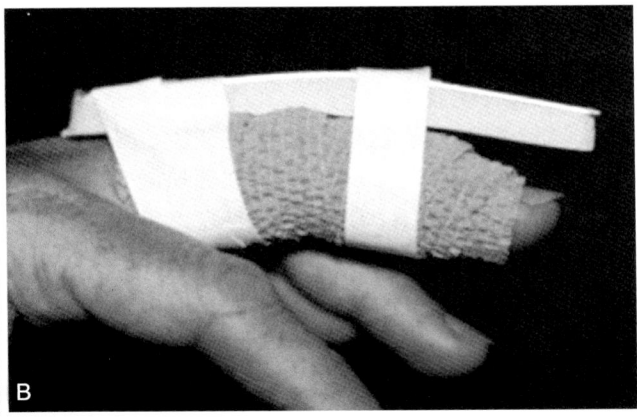

图38-133 一位18岁男性,近指间关节背侧脱位。(A)侧位X线片显示中节指骨向背侧移位。(B)掌部神经阻滞后,闭合手法复位,用弹力绷带包扎手指,指背侧伸直行铝泡沫板外固定。

同时有掌板断裂。由于中节指骨在完整的侧副韧带上可以转动,所以指骨可能既有成角又有旋转。闭合复位后,主动及被动活动检查可以确定关节的内在稳定性。一般情况下,我们在允许活动前夹板固定2~3周。去除夹板后,建议患指与邻指固定3~4周。

如果复位失败或者复位后拍片显示近指间关节间隙增宽,则怀疑有软组织插入。在这种情况下,近节指骨头髁部在断裂的侧副韧带一侧的伸肌腱中央腱和侧束之间的裂隙中突出,形成"扣眼指",必须采用手术治疗[88]。

近指间关节向掌侧脱位罕见,应该以不同的方法处理[261,323,349]。在这种情况下,伸肌装置的中央腱沿侧副韧带和掌板部分受损伤。如果未达到解剖复位或者未能维持复位状态,将出现"扣眼指"畸形,会导致明显关节功能障碍。复位时,应屈曲掌指关节,牵拉复位中节指骨。如果复位成功,会发现患者能够屈伸关节。如果能够背伸关节达完全伸直的30°以内,背侧加以铝板固定,使近侧指间关节维持完全伸直位,但要允许远侧指间关节活动。假如不能主动背伸,很可能中央腱已

经完全断裂,此时应考虑手术治疗[88,349](图38-134)。

三、远侧指间关节

远侧指间关节脱位较少见。如果发生,则向背侧脱位较掌侧多见。尽管这些损伤经常引起侧副韧带及掌板破裂,但通常在掌部神经阻滞麻醉下闭合复位多能复位。由于这些损伤在复位后往往很稳定,所以远指间关节略屈曲位铝板固定仅需要7~14天。

开放性损伤的关节已经被污染,需要彻底地冲洗伤口。松松的包扎以及外固定2周,以便软组织完全愈合。

远指间关节向掌侧脱位处理较困难,因为往往伴有伸肌腱末端抵止点断裂,以及侧副韧带和掌板的破裂。复位后要求在关节伸直位外固定8周,以便伸肌腱愈合。

四、掌指关节

掌指关节向背侧脱位较少见。常由于软组织嵌入阻挡复位(复杂性脱位),处理困难[88,92,177,220,249]。掌指关

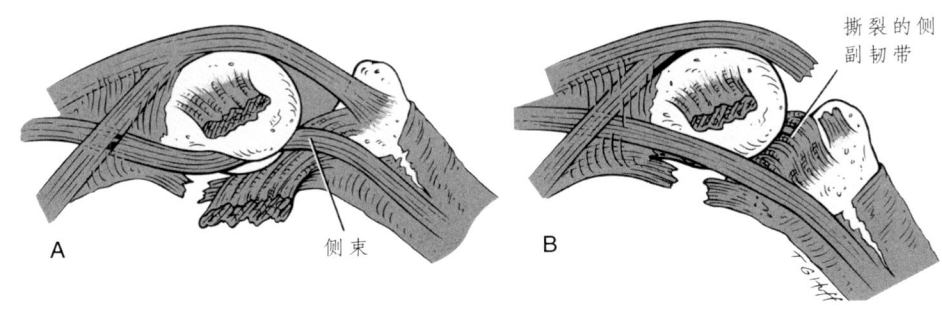

图38-134 近侧指间关节的掌侧脱位损伤了掌板、侧副韧带和中央腱。(A)侧束嵌入关节内形成难复性掌侧脱位。(B)难复性掌侧脱位也可由撕裂的侧副韧带嵌入所致。

节脱位时,如果在掌骨头部位可见皮肤凹陷,应怀疑为复杂性脱位。示指及小指由于只有一侧的掌侧骨间韧带,所以较容易发生脱位。

很多文章已经介绍了复杂性掌指关节脱位的病理解剖特点。Kaplan 和其他学者指出,在屈肌腱和蚓状肌之间,掌骨头部位存在"钮孔",他们建议手术采用掌侧入路[177,220,249]。然而,掌板仍抵止于向背侧移位的近节指骨上,嵌插在两关节面之间,妨碍了闭合手法复位。因此,背侧的手术切口操作简单且较安全。脱位后指神经因掌骨头而发生移位,只位于掌侧皮下,减少了指神经损伤的可能性。通过背侧切口暴露关节后,用手术刀纵向剖开掌板,然后用小皮钩向两边牵拉,这样掌骨头就能够较容易的复位(图 38-135)。复位后,关节通常很稳定,因此,鼓励患者早期功能活动。术后要求关节屈曲在 60°~75° 制动几天。随后用背侧阻挡夹板防止过度背伸的情况下行早期功能练习。3~4 周后去除外固定。

五、拇指

(一)腕掌关节

拇指腕掌关节无伴有骨折的完全脱位很少见[311]。一般都认为,起始于大多角骨达拇指掌骨掌侧突起的斜行韧带已经完全断裂[9,92]。然而,Burkhalter 经过对

几例腕掌关节脱位患者的手术探索后,未发现有并发此韧带的完全断裂。但他发现,掌骨从关节囊脱出并向外旋转[45]。他建议复位时应该向内旋转拇指掌骨。关节即使复位后大多仍不稳定,容易发生再脱位。所以,闭合复位后,最好用经皮克氏针穿过掌骨和大多角骨,以及沿拇指石膏托外固定 6 周。复位后通过正位和侧位拍片证实复位情况(见"Bennett 骨折"有关部分)(图 38-136)。

(二)掌指关节

拇指掌指关节的急性韧带损伤较多见,正像大家熟知的滑雪棍所致损伤[119]。此关节的稳定性不但与侧副韧带、关节囊和掌板有关,而且还与鱼际肌的作用有关[65,68]。在准确检查损伤拇指掌指关节时,可能要求将鱼际肌肉阻滞麻醉,因为鱼际肌肉的动态稳定会影响检查结果。

尺侧副韧带损伤远较桡侧多见。可表现为多种不同类型的撕脱骨折。这种损伤多因为突然的外翻应力所致,常常伴有关节过度背伸。这类损伤可见于手的第一指蹼通过附加的套紧紧握牢滑雪棍,滑雪者摔倒时与插地的滑雪棍分离,柄的移动力作用于第一指蹼,使拇指近节指骨外翻和过伸。疼痛立即出现。

查体主要检查损伤的局部特征。治疗之前,必须

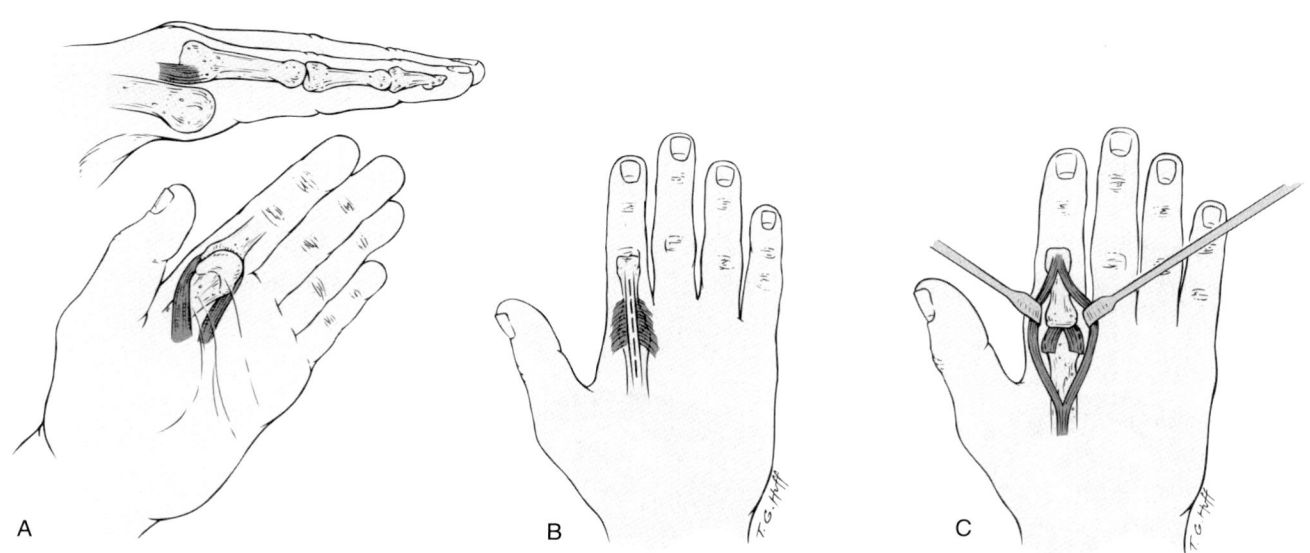

图 38-135 掌指关节背侧脱位被认为是一种复杂性脱位,常因为掌板的嵌入而很少能闭合复位成功。(A)掌板移位至掌骨头背侧。此外,掌骨头是在屈肌腱和蚓状肌之间形成"扣眼"。(B)复杂性脱位通过背侧切口,劈开伸肌腱,复位较容易。(C)纵向劈开掌板,然后掌骨背无创伤性复位。

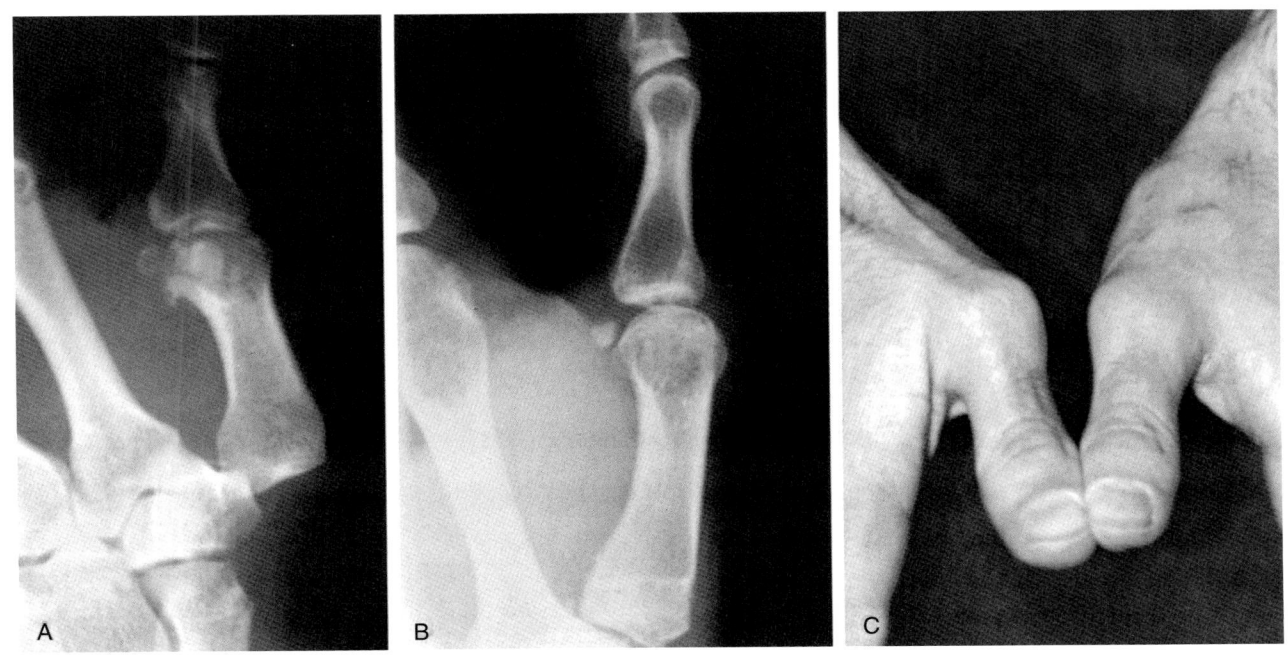

图 38-136　一位 20 岁的体操教练从双杠上摔下 4 周后右拇指出现疼痛和活动受限。(A)X 线片显示拇指腕掌关节完全性脱位。(B)切开复位和用一束桡侧腕屈肌腱增加稳定性。(C)表现为关节很好的长期稳定性。

确定是否存在明显的畸形和显著的局部疼痛,并检查侧副韧带的稳定性。

应在关节完全伸直及屈曲 30°时检查其稳定性[35,65,88,104,194,249]。应先在腕部行桡神经及正中神经阻滞,使患者在无痛和鱼际肌松弛情况下进行检查。如果侧压拇指出现桡偏 25°~35°,超出对侧拇指掌指关节以相同力量产生的桡偏范围,则怀疑韧带完全断裂。这种不稳定在关节完全伸直及屈曲 30°时应得到证实。皮下淤斑大多暗示韧带完全撕裂。通过侧位 X 线片可以发现近节指骨的掌侧半脱位。关节造影及 X 线下应力检查具有误导性,我们不建议对急性损伤采用这些检查[35]。

在 1962 年,Stener 在手术中观察到完全断裂的尺侧副韧带经常移向近端,拇收肌腱膜嵌入韧带与抵止点之间(图 38-137)[328]。这些发现已经被其他学者所证实。如果怀疑韧带完全撕裂,则是外科手术探查的适应证。侧副韧带损伤后分离过宽,阻止了撕裂的韧带理想的愈合,因此闭合治疗方法不能恢复关节足够的稳定性。Pichora 和他的同事们提供了他们对闭合处理侧副韧带完全断裂患者的治疗结果[266]。许多学者认为,完全性断裂必须手术修复。不完全性撕裂行拇指人字形石膏固定 4~6 周,然后用可移动的手部矫形塑料托,以防止外翻力损伤愈合的韧带。

手术入路采用背尺侧切口[91,328]。小心剥离组织,辨认出桡神经背侧感觉分支并加以保护。平行于第一掌骨纵行切开拇收肌腱膜,留出一个 12cm 边缘以便缝合。然后可见到关节囊,关节囊背侧常可见撕裂。必要时在关节囊撕裂处向远侧延长,以便充分显露韧带撕裂处和掌侧板相应的损伤情况。不仅要将韧带修复于近节指骨基底正常的抵止点,而且要修复到掌骨板上[88]。采用直接缝合修复非完全性撕裂(罕见)。对于典型的韧带远端撕脱,用凿子或电钻在骨上做出槽,用抽出缝合技术将韧带前移到骨槽部位。使用微型缝合锚可能更简单且很少出现纽扣下皮肤问题。微型锚很容易嵌入撕脱部位的基底,用 1-0 或 2-0 不可吸收缝线将韧带缝合固定到该处。缝合关节囊可增加修复的稳定性。之后缝合拇收肌腱膜。用人字形石膏制动拇指 4 周后,在可动夹板固定下拇指进行保护性的屈伸活动。在充分的软组织修复后,多不需要交叉针固定关节。

原始 X 线片上能确定撕脱骨折。可采用近节指骨基底关节内骨折描述的治疗方法[143,171](图 38-138)。假如骨块移位很小,侧副韧带将位于满意的位置,韧带将会随着骨的愈合而愈合。骨块移位较大或伴有关节排列不良表明关节存在不稳定性,这是不

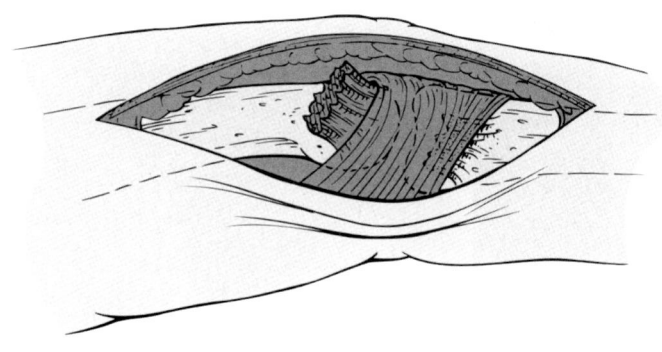

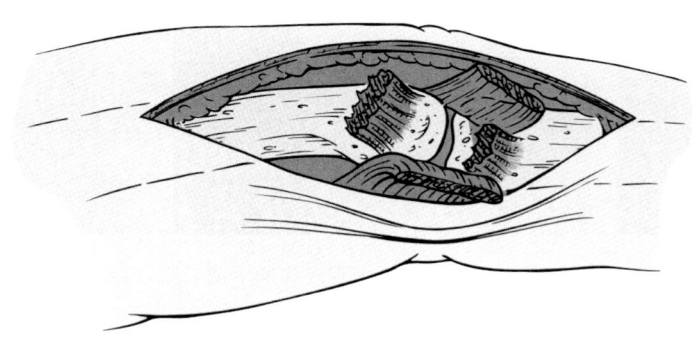

图 38-137　Stener 损伤是指拇掌指关节尺侧副韧带复杂性断裂。韧带移位,拇内收肌腱嵌入其近端和表面。

可接受的,必须手术治疗。一般来说,按前文描述的方法,骨块能够再复位。如果骨块粉碎严重,无法满意内固定,最好切除骨块,用前面描述的方法将肌腱直接与骨固定。

第十节　开放性骨折

介绍手部开放性骨折的特有的处理方法是很有价值的,它与其他部位是有区别的。幸运的是手具有非常好的宏观和微观的血液供应系统,因此能更大程度地耐受开放性伤口。必须掌握伤口处理的原则,有助于防止发生脓毒症及手部开放性骨折感染性骨不连等并发症。

正如 Szabo 和 Spiegel[341]指出,大多数手及腕部骨折感染发生于开放性骨折并有主要的软组织缺损或者伴有血管损伤。

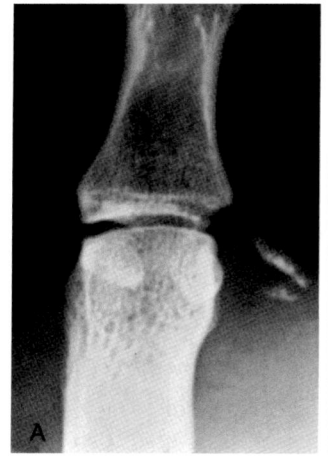
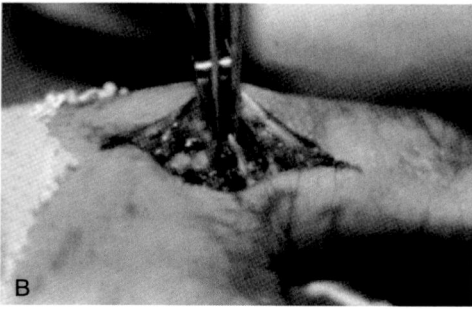
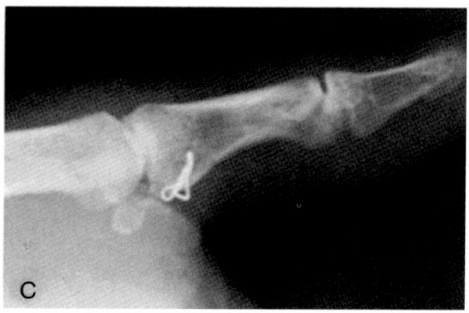

图 38-138　一位 34 岁患者滑雪时损伤了拇掌指关节。(A)前后位 X 线片显示尺侧副韧带附着部位发生撕脱性骨折。(B)术中可见粉碎的骨块上附有侧副韧带,移位到拇收肌的近端。(C)将骨块和附着韧带复位,再用张力钢丝"8"字固定。

手部开放性骨折的创伤可以造成组织坏死、血管挫伤及软组织的严重污染。严重的手部损伤常见为挤压伤、交通事故伤、枪伤、湖水污染的伤口以及农业或工业设备损伤。

除了手部最远端的开放骨折之外,所有手部开放骨折患者的初步处理都应在手术室无菌的环境下进行。必须清除所有坏死失活组织,包括皮肤、筋膜、肌肉和无血运的小骨块。彻底清创后,用大量的无菌生理盐水或使用加有抗生素的盐水灌洗伤口中的骨和软组织。在手部,通常 4~5L 液体足够了。搏动性加压灌洗可能更有好处,因为它有机械清创的效果。

开放性损伤骨折的稳定性较为关键。不是说所有骨折都需要钢板固定,而是要求骨折固定稳定。这种稳定性可减少进行性的软组织损伤、出血、血肿形成和炎症反应[52,135]。此外,骨折固定稳定后有利于软组织的修复和伤口的闭合。

软组织污染不重,伤口彻底清创后,骨折的处理与前面章节描述的闭合性骨折的相同部位和类型的方法是一样的。唯一的区别是骨移植应推迟,待伤口完全愈合后再进行。围术期抗生素的应用应遵循在开放性骨折章节中描述的指导原则。侵入手部伤口的最常见的菌类为葡萄球菌和链球菌,近来多种需氧和厌氧的革兰阳性和革兰阴性菌联合引起的感染性败血症的患者数量也有增加的趋势[341]。

在软组织损伤程度严重和伴有骨质失活的情况下,很少考虑植入内固定物治疗骨折。此时,外固定在骨折的稳定性方面开始起到更为重要的作用。

Tan 和他的同事评估了 28 例采用稳定钢板和螺丝钉固定治疗的关节内骨折患者,发现尽管有稳定的骨内固定,开放骨折的结果较差[342]。

正如 Freeland 和同事的描述[105,106],在伤口严重污染并有骨缺损的情况下,应采用经抗生素浸泡的间隔充填物甲基异丁烯酸盐填补缺损并用克氏针经髓内支撑(图 38-139)。这种结构将维持骨的长度及排列,填补了潜在的无效腔,创造了良好的组织位置,有助于二次或三次清创和重建手术时,取髂骨植骨和坚强内固定。采用这种方法更有利于康复治疗,所有的重建方法都能够较早地在手部骨骼稳固、内固定的情况下完成。

软组织的修复极为重要,有时需要利用局部皮瓣、旋转皮瓣、带蒂皮瓣或游离皮瓣转移来获得充分创面覆盖。本章在这里不详细介绍。

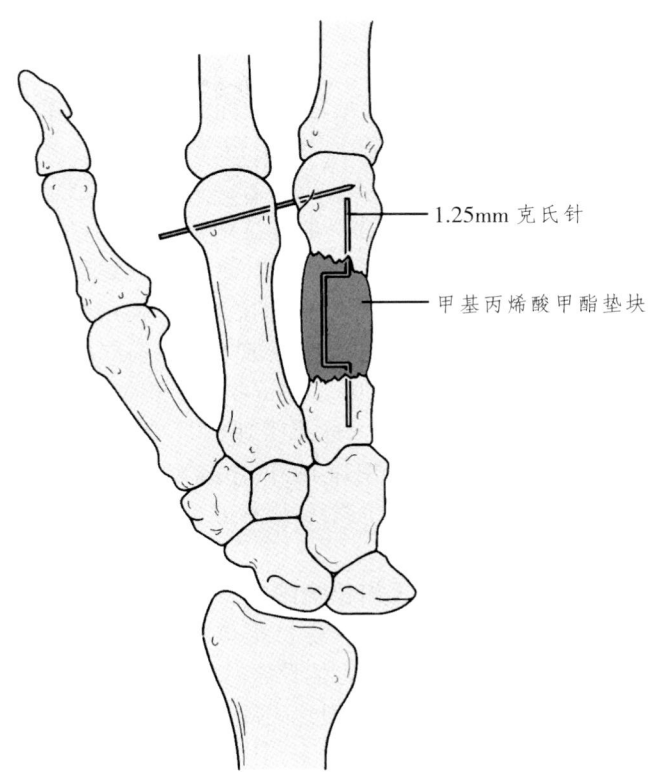

1.25mm 克氏针

甲基丙烯酸甲酯垫块

图 38-139 使用甲基丙烯酸甲酯/克氏针填充在潜在严重污染的掌骨骨折无效腔。骨水泥用抗生素粉剂浸泡(庆大霉素)。间隔物用来维持空间,以便今后植骨和钢板重建。钢针保持了掌骨的长度和排列。

第十一节 复杂性损伤

复杂性损伤是指完全离断或者伴有主要的神经、血管、肌腱、骨、肌肉和皮肤多种组织损伤,指体无血运。具体的骨折类型类似于本章前面各节中介绍的骨折特点。然而,对于复杂性损伤,在决定理想的骨折处理方法时,不仅要考虑骨折的类型,而且要考虑软组织损伤情况[60,78]。

一、复杂性损伤时内固定的作用

Freeland 和他的同事为我们对这些复合性损伤需要骨折固定方面评价做出了极大的贡献。这些作者指出,恢复骨的稳定性是整个损伤治疗的重要部分,它为软组织的修复和重建提供了基础和支架,而且对保护和促进软组织愈合是很必要的。骨折稳固的解剖复位和固定可以缓解疼痛,改善局部组织微灌注和血管再通,消除无效腔,有助于预防伤口感染,提高了骨折愈合的可能性,是恢复最佳功能的关键[107]。

复杂性损伤中骨折处理的目标是以尽可能简单和有效的措施达到骨的最大稳定性,然后再进行软组织的修复。正如前文所述,很多方法可以用来稳定骨折。对于复杂性损伤,选择的方法应该为操作容易且快捷,并能提供足够的稳定性,以便依据肌腱和软组织损伤的严重性及时开始功能康复治疗。使用的方法也在于个人的偏爱,许多作者报道了采用不同的内植物的治疗方法获得了成功。Zimmerman 和 Weiland 采用 90-90 的钢丝固定方法效果很理想[377],Nunley 和他的同事用微型 H 钢板[250],Lister 组合钢丝技术[210]等等,在这里仅仅提这一些。问题是哪种方法能够提供所要求的骨骼的稳定性。

Jones 在一篇有关内植物固定力量的生物力学方面的综述中,阐述了钢板和螺钉提供了手部骨折内固定的最稳定形式,接近于完整骨骼时的力量[166]。然而,其他获得成功的方法的稳固性仍需进一步探讨。

二、损伤的治疗

经清创和检查全部损伤情况后,下一步将处理骨折必要的稳定性。可以通过简单的横行截骨缩短骨端,以利于迅速骨折固定。骨缩短的优点是显而易见

的。外科医生不会保留失活的组织,因为它将成为坏死组织,包括骨在内。骨缩短后,有利于伤口的闭合,即使伴有组织缺损时,也能够一期修复受损的神经和血管。在获得这些优势的同时,在一定程度上是以基本解剖改变、肌腱和肌肉的长度-张力关系发生变化为潜在代价的(图 38-140)。使用简单的直径为 1.5mm 或 2.0mm 四孔钢板较合适,近关节损伤可用微型髁钢板。微型 H 钢板也是理想的内置物,因为它能在附加软组织分离最少的情况下应用。

一旦骨的稳定性建立以后,就能够在骨支架的基础上修复软组织。

三、展望

Chen 和他的合作者报道了 72 例指骨及掌骨复杂性损伤患者采用微型钢板来恢复骨的稳定性[59]。依据美国手外科协会的治疗结果标准,他们的结果良好率为 46%。仅 5 例骨折出现延迟愈合,但最终全部愈合。他们认为,优势的取得在于内置物的使用和处理复杂伤的技术。随着手外科医生使用微型钢板熟练程度的提高,操作速度将会提高,发生并发症比例将会减少,而且治疗结果将会改善。

另外,对于手术后最大限度的功能恢复结果,组织好重建步骤是很重要的[139]。

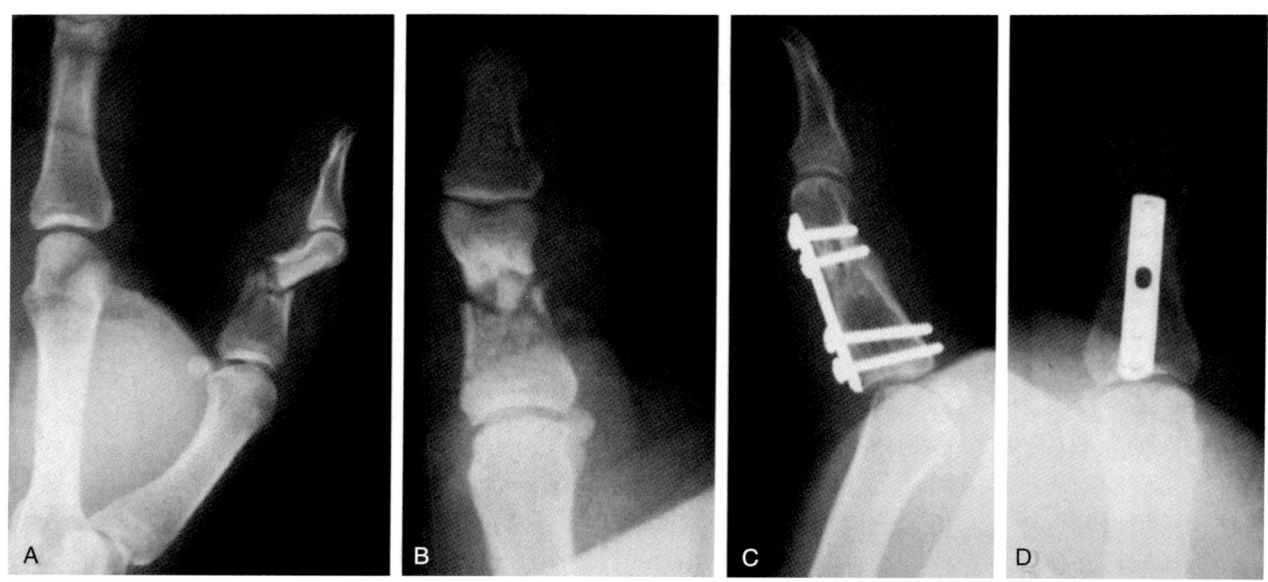

图 38-140　(A,B)电锯所致优势手拇指的复合性损伤的正侧位 X 线片表现。背侧、尺侧和掌侧皮肤横行伤口,屈、伸肌腱和一侧神经血管束断裂,拇指尚有血运。(C,D)略有短缩骨断端,在指骨背侧以 2.0mm 微型钢板坚强内固定,修复损伤的软组织。一期修复所有损伤的结构。长期随访结果很好,指间关节活动度为正常侧的 85%,在受伤的尺侧两点移动辨别觉恢复到 5mm。

第十二节　手部骨折治疗的并发症

手部骨折治疗的常见并发症有延迟愈合或骨不连、败血症、畸形愈合、关节挛缩和僵直、神经压迫以及创伤后骨性关节炎。

Jupiter 和同事报道了手部骨折后伴发骨不连的发生率较低[169]。闭合方法处理手部骨折发生骨不连非常少见。骨折骨不连的最常见原因是在用克氏针内固定时技术操作不当。主要的问题是克氏针在骨折线部位交叉。钢丝没有横过骨折部位或者骨的两个断端对合差也容易发生骨不连。

只有当骨折骨不连伴有一定程度的功能障碍时，才需要考虑进一步处理。许多患者没有症状。手部骨折骨不连的治疗原则与长骨相同。去除不合适或断裂的内置物，清除所有坏死和污染的组织，用拉力螺钉和钢板进行坚强固定，而且常需要植骨以促进骨愈合。在有生长活力的所谓肥大性骨折骨不连时可能不需要植骨。牢固的内固定是必要的，因为它可提供一个有充足血供的条件，有助于骨愈合。通过肌腱松解和关节囊切开术解决软组织挛缩，操作中要尽量减少对内植物施加弯曲力，以利于恢复最大限度的功能。

延迟愈合只需要佩戴支具外固定保护，直到骨折愈合。偶尔因内固定失败，有适应证，应行植骨和内植物翻修术以促进骨愈合。

败血症处理较困难[94]。应遵循长骨的处理原则。手术清除所有坏死组织，保持伤口开放，应用抗生素球或间隔物可能是有帮助的。使用外固定或内固定维持骨稳定。明显的感染去除后，用松质骨植骨能够促进骨愈合。带血管软组织覆盖伤口更有助于组织和骨的愈合。Szabo 和 Spiegel 于 1988 年发表了一篇有关手和腕部骨折感染后处理很好的综述[341]。

畸形愈合是手部骨折的一种常见并发症。最影响功能的是手指旋转畸形，使得当手指屈曲时与邻指重叠（图 38-141 和图 38-37）。过度成角会导致手功能损害，特别是示指和中指系列。如果症状明显，可采用矫形截骨处理这些畸形。一旦再次发生，则使用稳定的内固定或外固定可以维持正常位置，加上早期功能练习，能够提高骨愈合的比例[309]。

创伤后骨性关节炎是手部关节内骨折的常见并发症。处理方法要根据受累的部位和患者自身的症状

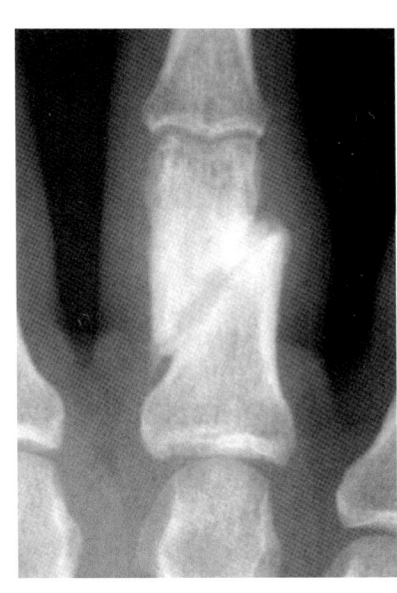

图 38-141　近节指骨长斜行骨折闭合治疗后，出现短缩和旋转畸形。

确定。标准的重建方法包括清创术、关节融合、调整骨力线或关节成形术。

应根据具体位置选择合适方法。远侧指间关节的骨性关节炎使用关节融合较容易治疗，可使用 Herbert 螺钉固定或者钢丝固定等方法进行融合。近侧指间关节很少耐受融合，但融合仍是处理有明显临床症状关节炎的主要方法。关节成形术主要用于要求低的患者，特别是靠中间的手指。掌指关节不适合用关节融合术，因此，Swanson Silastic 成形术仍是合理的重建措施。腕掌关节一般最好采用关节融合术治疗，因为非拇指的腕掌关节采用成形术还没有获得成功的报道。对于拇指的腕掌关节，韧带嵌入成形术是很好的重建方法，因为它是功能位关节融合术。

神经压迫综合征多见于腕部损伤。在掌骨骨折中少见，但如果出现则应行解压和神经松解术。

挛缩和僵直是手部骨折常见并发症。治疗的主要措施包括应用进行性静态和动力性夹板固定，直到理想的功能恢复。如果挛缩缓解仍不满意，可以考虑行肌腱松解、关节囊切开，或者两者同时应用。手部创伤后掌指关节的关节囊切开术或许是最为常用的。假如使用了内植物，当骨折已完全愈合后，在取内植物时可同时行肌腱松解和关节囊切开。这种方法是为了减少肌腱下的固定物质，减轻因植入引起的不适，并可减少术后肌腱再粘连的机会。

一、畸形愈合和畸形

在指骨和掌骨骨折中，畸形是最常见的并发症[108,128,168]。如果畸形导致功能丧失,矫形仍是最好的处理方法[30,38,40,62,90,124,126,165,205,207,217,221,235,238,267,269,276,279,280,292,309,351,355,358,365,373,376]。文献中经常有少量的回顾性研究和病例报道。很少有数据可以反映大多数医生情愿选择矫形截骨术的原因。随着内植物固定牢固性的提高,截骨术后并发症很少见。除了创伤后畸形以外,指骨和掌骨中使用矫形截骨术的适应证还有骨骺损伤、先天性畸形、固定性屈曲挛缩、慢性关节不稳、疼痛性关节炎、麻痹和畸形骨不连[110,113,239,276,373]。

关节外骨折畸形愈合可致剪式指,会影响邻指的功能,包括活动范围缩小、继发于关节排列不良的疼痛、肌肉/肌腱平衡障碍、握力降低或这些后遗症合并出现[43,49,67,110,235,279,297,309]。关节内畸形愈合可能导致关节面不平,引起活动阻滞、滑膜炎、关节囊挛缩、畸形或者创伤性关节炎(或这些合并症同时存在)[43,205,207,229,371,376]。根据对功能影响的程度确定是否需要行矫正截骨。

初次评价畸形愈合时,首先应尽量搜集完整的病史,包括患者年龄、优势手、职业、初次受伤的机制和严重性(简单性或合并性损伤)、初次的治疗、患者依从性以及治疗时间。体格检查应包括:查看皮肤、血液循环、手部所有关节活动度,肌腱、韧带、关节囊的损伤情况,疼痛定位等。

X线检查包括手的正位、侧位和斜位片,与对侧正常平片对比。更复杂的畸形可能要求拍一个真正的正位和侧位平片,包括畸形的近端和远端,这些片子有助于指导术前计划。用三维断层、计算机断层检查或者两者联用来检查受累关节。畸形愈合的精确定位(关节外、关节内、合并性、骨骺、干骺端或骨干),确定畸形方向(屈曲/背伸、桡/尺偏、旋转、短缩,这些畸形合并出现),相关的软组织挛缩、缺失或神经血管缺损,评价骨骼的成熟度对患者的治疗和愈后都很关键。简单性畸形界定为原发骨排列紊乱,而复杂性畸形则涉及相关的软组织或关节的损伤。

掌骨和指骨干畸形愈合矫形截骨治疗的时机选择与许多因素有关。可将截骨时机分为三个时期[43,170,205]。第一个时期为急性期,此期仍可能通过巧妙手法复位(儿童在7~10天,成人为2周)。第二期为中期,出现纤维化软骨或软骨痂时(成人在2~4周)。第三期是成熟期,此期骨愈合已经形成,软组织水肿已

经消失(4~8周)。尽管大多认为应在急性期处理复位(有或无固定)以恢复解剖位置,而在中期或成熟期是否实施截骨术仍存争议。有人认为,中期截骨可进一步限制主动活动范围并导致功能不良[43]。其他人认为,晚期截骨操作上更为困难,只会延误功能恢复[170,205]。

除了损伤时间外,截骨的时机还要考虑软组织覆盖情况以及相关的关节活动情况。尽力恢复关节的最大功能,同时要认识到,改变肌腱平衡可能限制功能的完全恢复。术前加强肌肉力量也有助于术后康复。

围绕关节内骨折畸形愈合争论很少,一旦发现问题,就应考虑手术治疗。直到骨折后8~10周仍可以鉴别出原始骨折线。损伤后6个月,很可能发展为不可逆性改变,因此,在这时期大多数患者需要选择性治疗。

掌指骨畸形的关节外截骨的类型和位置由许多因素决定。一般情况下应在畸形的位置截骨。很多因素可以决定截骨的类型,包括畸形部位、肌腱平衡和软组织或关节挛缩。对于许多纯桡侧或尺侧成角畸形,建议实施部分性截骨[43,50,62,110,126,205,279,329,355]。除了累及中节及远节指骨外,开放性楔形截骨术能够更准确恢复指骨长度,重新调整伸肌腱的张力,而且仅需要极小的内固定。如果不需考虑长度问题,可以采用闭合性楔形截骨,使用不同尺寸的钻头,保留对侧皮质和骨膜完整,这样会获得更高的愈合率[110](图38-142A~F)。

向背侧或掌侧成角畸形的治疗,多推荐采用张开式楔形截骨同时镶嵌植骨。但术者应注意外在肌造成骨畸形的力量较大,所以必须使用坚固内固定。Yong和他的同事描述了一种梯形旋转骨移植治疗,这种治疗也适用于需要纠正长度的成角畸形[375]。

单纯旋转畸形需要完全性截骨,大多数病例在畸形部位横向截骨。因此,几位作者建议,指骨纯旋转性畸形通过在掌骨水平旋转截骨可以矫正[30,235,269,329,365]。尽管理论上具有吸引力,因为其技术上要求不高且很少引起指骨水平上内在和外在肌腱的失衡,但其矫形的程度有限,而且还可能导致复杂的畸形[43]。Gross和Gelberman[132]通过对尸体的解剖研究发现,掌深横韧带可限制示、中、环指指骨旋转在19°,小指可限制在20°和30°。对合并有严重软组织损伤和关节功能障碍的患者,我们限制使用此方法,此时应用阶梯截骨术显得较为简单[221,267]。

当遇到多方向复杂畸形或相关肌腱和关节功能

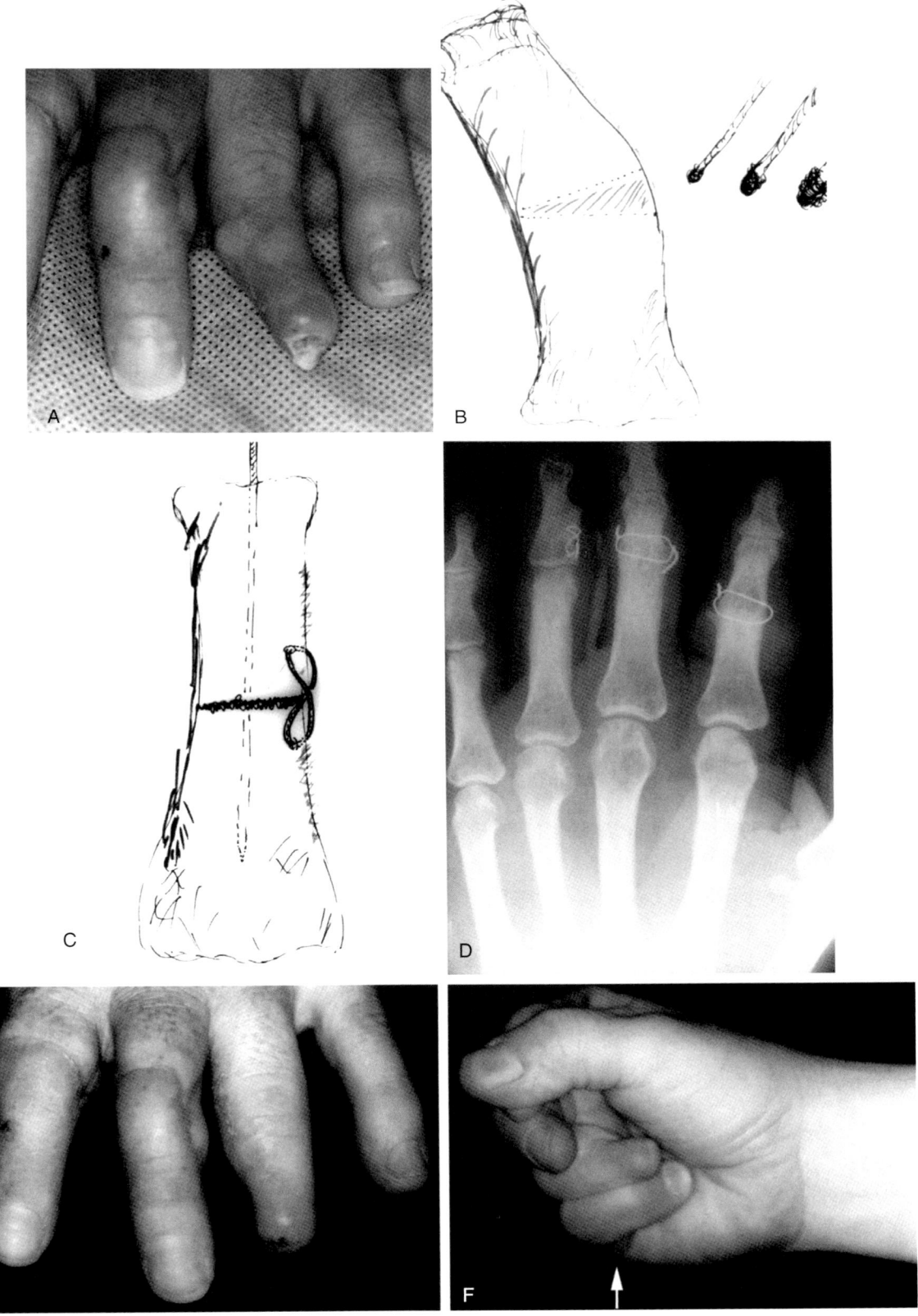

图 38-142 患者 42 岁,木匠,示、中指曾行经近指间关节再植术,环指中节指骨成角畸形。(A)指骨畸形的临床表现。(B,C)术前做出有关使用骨钻闭合式楔形截骨的计划。建议采用张力带和纵行克氏针固定。(D)截骨后愈合的正位 X 线片表现。(E,F)满意的临床结果使其能继续从事原职业。

障碍(或两者同时出现)时,应采用横行截骨加坚强内固定,而且经常有必要行皮质松质骨植骨。

(一)矫形截骨的方法技巧

术前准备是成功截骨的关键。在做任一个矫形截骨手术时(掌骨或指骨),手术方案的拟订都是必要的[282]。术前绘出骨畸形图的目的是为了在手术前了解截骨的位置,需要植骨的大小和必备的仪器[251]。

合适的手术暴露是很重要的,因为软组织的剥离有利于截骨后骨折块的对位。两枚克氏针固定可以帮助控制成角和旋转畸形。克氏针应垂直于受累骨的长轴,从手背侧到掌侧和桡尺方向打入,而且各种旋转畸形还应包括有远端一细针。通过观察克氏针在正面、轴向和侧面的平行情况,可以帮助确定矫形的精确程度[43,303]。使用最薄的骨刀做完全性截骨,而部分截骨可以使用小钻来完成。

截骨方法的选择取决于许多因素。除了闭合式截骨(此时对侧软组织及骨膜未被破坏)以外,矫形截骨应进行更为坚强的内固定,一般要求比相同部位的急性骨折固定还要坚强。这种要求上的差别是由多方面决定的,包括:截骨所留的光滑面没有交错对插的骨折线稳定,手术操作对血运的影响和锯骨产生热效应可引起延迟愈合,以及在同时行肌腱松解和(或)关节囊切开时需要很好的骨内固定。

骨干截骨一般用直钢板可达到很好的固定,钢板多放在骨的侧方,而近关节截骨术最好用髁钢板固定。近节指骨用 2.0mm,中节指骨用 1.5mm,掌骨用 2.0mm 或 2.7mm 钢板(图 38-143A~E)。

虽然术后康复方案取决于是否出现肌腱和关节问题,但截骨术后总目标是迅速恢复手指功能。所以,应在手治疗师指导下,鼓励患者进行手指的早期系统的功能练习。动力夹板、持续被动活动和静态背伸装置的使用要取决于损伤情况、内固定稳定性和患者的耐受性。

如果遇到关节内骨折畸形愈合,除了采用截骨术,还可以选择关节融合术、关节置换成形术、骨突起切除术[32,93,128,141,158,159,205,208,369]。选择的方法可能特别适用于那些需要稳定的关节,比如拇指指间关节或掌指关节。术前三维断层扫描是非常有用的,因为手术暴露要根据关节不协调的具体部位而定。

(二)畸形矫正的失误

通过对手部小管状骨截骨来矫正畸形,是一种复杂的重建手术方法,而且有限的暴露和软组织或关节挛缩会使手术过程更为复杂。引起不理想结果的原因包括:术前计划不完善,低估了相关软组织的损伤,没有明确畸形的平面,以及组织的医源性损伤。

(三)掌骨畸形愈合

虽然掌骨骨折经常引起畸形,但功能缺陷的手术矫正却不多见[5,102,156,292]。畸形愈合多见于掌骨颈骨折或者"拳击手骨折"。处理急性骨折时,第四、五掌骨发生向掌侧 30°~50° 成角,第一、二掌骨 10° 成角是可接受的[5,14,96,102,156,168]。旋转畸形在 10° 以内也可接受。如果旋转畸形超过 10°,很可能出现手指偏斜[221,292,321,366]。Weeks 和 Wray 认为,旋转 5° 可引起手指完全屈曲向侧方移位 1.5cm[366]。由于第四、五腕掌关节具有较大的活动能力,这些掌骨发生掌侧畸形时很少影响掌指关节的活动。但有些掌骨颈骨折向掌侧移位的患者结果是不理想的,因为发现掌骨头向掌侧突出、骨折部位疼痛而且外观上不满意[351]。这种病例具备矫形手术指征。

畸形愈合的部位距离骨干的中部越近,其功能和外观就会越差。超过 20° 的骨干中部畸形愈合则需要矫正治疗[126]。可能出现的各种畸形愈合包括成角、旋转、短缩畸形,或者这些畸形合并出现。上文所述的处理原则适用于掌骨干骨折的畸形愈合[31,217,235,267,297,309,355]。

有关掌骨畸形愈合的文献多为病例报告和回顾性研究[31,90,124,174,217,292,297,309,355]。正像各种畸形愈合一样,功能情况仍是主要的手术指征。Lucas 和 Pfeiffer 回顾性分析了 26 例行掌骨截骨术治疗结果,发现 17 例为优,7 例为良,2 例为可[217]。Pichora 和他的同事回顾性评价了 7 例掌骨截骨术的治疗结果[267]。所有 7 例患者 8 周后均获得骨愈合,而且所有病例的骨排列均满意。掌指关节活动平均改善 2.1°±9.6°,近指间关节活动平均改善 4.0°±11.9°。

介绍应用截骨术治疗掌骨关节内骨折畸形愈合的文章不多[31,90,207]。这些研究中最大的一组是 Duncan 和 Jupiter 对 3 例患者的回顾性分析[90]。其中 2 例为近关节的截骨,1 例为关节内截骨。所有患者在关节解剖关系和功能上都有所改善。到目前为止文献报道关于掌骨关节内截骨矫形不到 10 例,所以尚难得出肯定的结论。此外,在这些文献中作者都强调了早期识别和治疗的重要性,而且骨块要足够大以便能进行稳定的内固定,术后康复的依从性,并且没有发生创伤后关节炎。

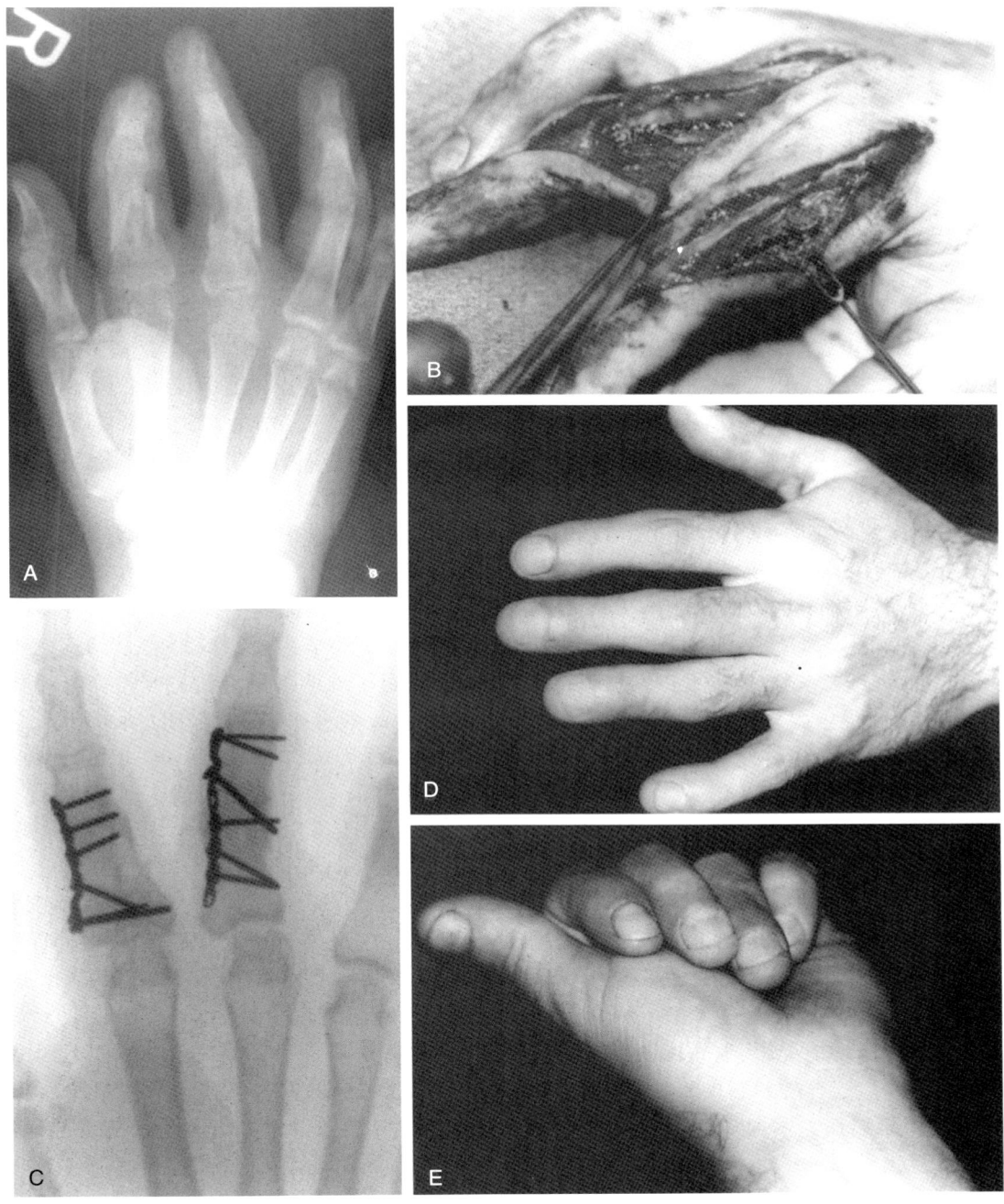

图 38-143 一位 19 岁的工人,开放性骨折后出现示、中指近节指骨复杂性畸形愈合。(A)正位 X 线片显示示、中指畸形。(B)手术矫正包括复杂性截骨、髁钢板的牢靠固定、松解屈伸肌腱,切开近侧指间关节囊。(C)愈合后的正位 X 线片表现。(D,E)临床功能结果满意。

拇指具有很好的灵活性。拇指掌指关节的短缩或者成角畸形,在任何平面上只要不超过 15°都是可以忍受的[309]。但是旋转畸形是难以接受的,常常需要进行矫正。Bennett 骨折所致的拇指掌骨近端畸形愈合,偶尔会导致掌骨-大多角骨关节的半脱位。

Clinkscales 建议,可以通过闭合式楔形截骨来对拇指进行畸形矫正,以预防创伤后关节炎的发生[62]。其他人应用关节内截骨也取得了良好的效果[44,120,165,358,360]。正像所有的关节内畸形愈合一样,如果较早发现骨折,进行截骨矫正是明智的选择[50]。如果已经发生了创伤性关节炎,则需进行关节固定术或者关节成形术[48,54,101,109,359]。

(四)指骨畸形愈合

尽管没有具体的指导原则告诉我们应该何时进行截骨矫正，但一般认为手的功能受到影响是指骨畸形愈合的手术适应证。一般来说，拇指指骨的关节外畸形愈合和手指的中、末节指骨的畸形愈合不会带来太大的功能障碍，而近节指骨畸形愈合则会带来较大的功能障碍。

指骨畸形愈合可以分为以下四种：掌侧成角、侧方成角、旋转畸形和短缩畸形。但多数情况下并非单一的类型[43,297,329]。

指骨骨折可以导致手指的旋转畸形，临床上多用"剪刀指"来描述，这表示了外观和功能的畸形。形成的原因包括不充分的矫正和在夹板固定中矫正的丧失。通常情况下，10°这么小的旋转畸形就可能影响手的正常功能[100]。

向掌侧成角的骨折常发生在近节指骨。这类骨折经常导致"假爪指"畸形，伴有近侧指间关节屈曲挛缩。这类畸形的治疗应该首选在畸形处进行切开的楔形截骨加植骨，并做坚强内固定。一些作者进行了闭合的楔形截骨亦取得了成功[329]。

同侧的骨丢失常会导致侧方成角。早期进行植骨可以防止这一并发症，但是局部软组织条件经常会不允许早期植骨。同掌侧成角畸形愈合一样，对于这些畸形进行切开或闭合式截骨矫形会取得良好效果[43,126,128,279,329]。

孤立的指骨短缩多发生于长螺旋、短斜行和高度粉碎骨折。采用闭合治疗方法时，仔细阅读 X 线片是很重要的，以防止畸形愈合。长螺旋、短斜行骨折引起的畸形愈合会导致屈曲功能受限，这是由于骨折近块存在尖端的原因。发生这样的骨折畸形愈合时，应尽可能实行简单的骨尖端切除术而不用截骨术矫正畸形[62,126,128,203]。

对关节内骨折畸形愈合的治疗多少有些自相矛盾。早期的畸形愈合（当可以描述出骨折块时）可以通过截骨术和重新复位来治疗[43,207,229,371,376]，并且早期截骨术的疗效是鼓舞人心的。这些病例中通过断层扫描来精细地显示这些复杂性骨折畸形愈合是非常关键的。手术治疗的病例应该有足够大的关节内骨块，而且最好行坚强内固定。非骨折块的退行性关节炎是截骨矫形的禁忌证[128]。尽管已经有人在骨折后近 15 年还开展了关节内截骨，但这些病例并非达到技术上的满意效果[376]。

多数累及近侧指间关节的病例是由于未复位的陈旧性骨折脱位[229,371,376]。在这些病例中，畸形发生在中节指骨。损伤的机制是纵向的压力合并过度伸展，常见为手指被球打击。中节指骨掌侧骨块的大小常有不同，并且对脱位的稳定性起决定作用。矫正这类畸形的手术步骤包括：关节复位和关节内固定，在中节指骨基底截骨矫形，掌侧唇骨块的复位，以及植骨。切开复位多采取近侧指间关节侧面正中切口。应该在近端或远端进行侧韧带的松解。然后对关节做铰链式切开。通常有必要对背侧关节囊进行剥开，偶尔需要做对侧的侧副韧带松解以便于关节复位。所需骨块可以从桡骨远端或尺骨鹰嘴获得。对掌侧唇骨块进行复位后，可以通过背掌侧方向的针来维持复位。有时掌侧的骨块可能是粉碎的，这就要做抽出钢丝固定。维持关节复位的针可于 3 周后去除，并允许轻微的主动活动。术后 6 周可以去除维持掌侧骨块的针。

许多作者在他们一期指骨关节内骨折治疗的病例中包含了关节内骨折畸形愈合的病例[31,207,229,371,376]。Light 报道了 6 例近侧指间关节关节内畸形愈合矫正的病例[207]。所有病例的疼痛在术后都得到了缓解，5 例患者获得了满意的功能。Zemel 和他的同事通过截骨和植骨治疗了 14 例慢性近侧指间关节脱位[376]。所有的活动范围改善在 30°~68°，对其中的一些患者进行了长达 10 年的随访。关节内骨折畸形愈合的治疗选择包括近关节的截骨术、关节外轴向矫正术、部分关节镜诊治、全关节成形术和关节固定术[93,208,235,369,376]。关节内畸形偶尔会导致创伤后关节炎和严重的软组织损伤。这些更严重的损伤有时需要做截指术[62]（图 38-144A~C）。

Teoh 和他的同事描述了一种髁前移技术来矫正近节指骨头髁部畸形愈合。他们创建了一种方法，通过髁部骨折线截骨术，将髁部前移至它的解剖位置，并用螺丝钉固定[346]。

Fahmy 和 Harvey 用"畸形愈合骨折"来描述罕见的可复位畸形愈合，而 Green 和 Rowland 则称这是纤维畸形愈合[99,128]。这些术语指的是在应力 X 线效果上可矫正的畸形愈合。同闭合复位不同的是，这类骨折可通过动力屈曲外固定来治疗[128]。

在过去的 30 年中，英文文献中关于指骨畸形愈合矫正截骨的报道还不到 200 篇。多数的报道比较琐碎，所以对此进行正确的理解很困难。Pichora 和同事回顾了 16 例指骨截骨病例[267]。到 8 周时所有的 16 例骨折愈合，对位满意。掌指关节活动平均得到了 3.7°±

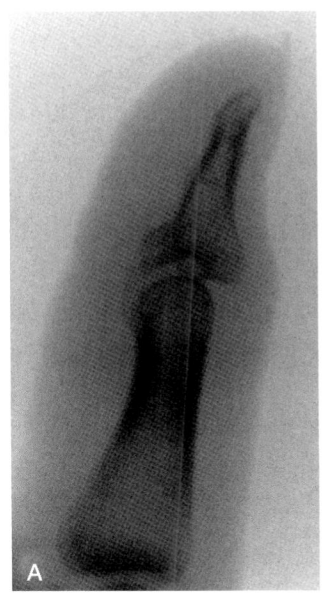
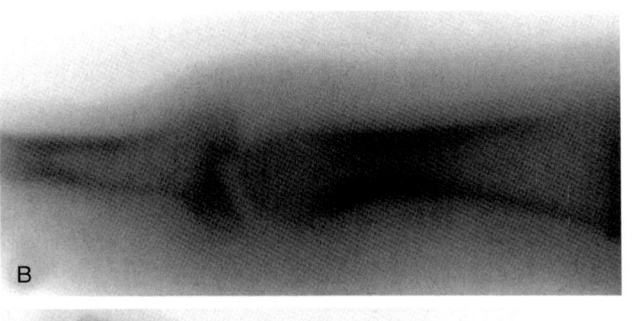
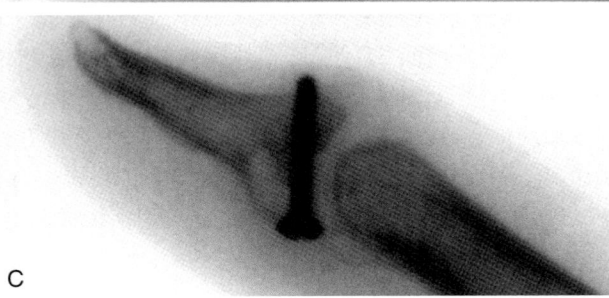

图 38-144 一位 17 岁高中生，是一名足球守门员，拇指末节指骨基底的关节内骨折畸形愈合。(A)X 线片显示撞击性关节畸形愈合。(B)X 线侧面断层照片可以清楚看到关节面不平整。(C)关节内截骨后，取桡骨远端自体骨移植来消除骨缺损，用小螺钉固定。

10°的改进，近侧指间关节得到了 3.9°±10.5°的改进。Van der Lei 和同事回顾性研究了 9 例指骨骨折畸形愈合患者的治疗[355]。7 例术后畸形得到矫正，没有丧失术前的活动度。2 例患者因为存在持续的成角畸形而对疗效不满意。Lucas 和 Pfeiffer 回顾性研究了 10 例指骨截骨术的经验，优 6 例，良 1 例，可 3 例[217]。他们发现，差的结果反应为持续畸形或邻近关节活动受限。这些作者还发现，他们治疗的患者(包括掌骨和指骨畸形愈合)中 66%需要去除金属植入物。Buechler 和他的同事[43]报道了最多的一组资料。他们回顾性报道了 57 例采用截骨、坚强固定和早期活动治疗指骨畸形愈合。50%的患者做了肌腱和关节囊松解术。所有患者均获得了牢固的骨性愈合，89%的患者关节活动范围增加。对于单一畸形愈合的患者，96%获得了优和良的结果。

(五)儿童的骨折畸形愈合

儿童期的骨骺损伤可以在成人时出现掌骨和指骨畸形。当损伤发生在接近成熟期时，畸形将不会继续发展以致要求手术治疗。如果损伤发生在儿童的早期，成年时经常会出现明显畸形，需要截骨治疗[62,110]。

"陷阱"或者髁下骨折，在儿童期提示近节或中节指骨颈骨折。这些罕见骨折经常发生于小儿，因此维持复位很困难。X 线片充分证实小儿的复位和手的制动是很困难的。正确的初始治疗往往会防止发展为更复杂的畸形愈合。初始治疗提倡采用开放复位内固定和闭合复位穿针固定[10,50,70,84,204,317]。发生畸形愈合后，经常需要切开复位内固定或切除掌侧骨突[49,239,317,329]。

其他少见的儿童畸形是吮手指导致旋转畸形。吮指可继发牙和骨的畸形。这些畸形常发生在指骨和掌骨，如果在 6 岁前去除这种不良习惯(正像大多数儿童那样)，牙和指畸形会消失。如果 6 岁后继续吮指，重塑不可能消除手指畸形，需要行掌骨和指骨的截骨术来矫正[214,276,280]。

(六)骨不连

掌骨和指骨骨折的愈合率较高，特别是闭合性损伤。骨不连发生率为 0.2%~0.7%[10,29]。界定骨折骨不连的时间仍存在争议。X 线片骨愈合可以达到 1 年，而患者的症状消失(和治愈)时间是不同的，可短至 3 周[11,169,318,329]。Wray 和 Glunk 界定延迟愈合为 X 线片 1 个月未出现骨愈合，骨不连为 3 个月后未出现愈合[373]。Jupiter 和同事将掌骨和指骨骨折延迟愈合和骨不连作为一个整体来定义[169]。这个定义为损伤后 4 个月以上影像检查骨折缺乏稳固性连接和临床检查活动功能明显丧失[169]。这种定义是一个功能性定义，即手部制动 3 个月以上导致功能缺损，可能需要行其他重建手术[212]。如果延迟愈合和骨不连能够早期诊断，手术治疗可避免二期治疗这些并发症。

与其他部位骨折一样,手部骨折骨不连可以分为萎缩性和肥大性。Weber 和 Cech[364]对手部骨不连的分类具有实用性。手部肥大性骨不连很少见,已证明通过牢靠固定能够愈合[169,303]。发生了萎缩性骨折骨不连时,必须要清除所有的纤维组织,有时需要植骨填充所出现的骨缺损间隙[329]。

手部骨折骨不连的原因包括骨缺损、固定不充分、骨折分离(经常由于针固定不充分或软组织嵌入所致)和败血症[9,49,50,62,149,169,212,252,329]。与畸形愈合相似,手术治疗的指征取决于症状和手的功能。

手部骨折骨不连的处理方法与其他部位骨骼系统相似,包括观察、电刺激、固定和植骨固定[62,124,148,157,169,252,281,329]。外科医生对固定方法有不同的选择,也应该根据患者的具体病理而个性化选用[124,149,157,169,191,212,329]。有生长能力的骨不连需要牢固的内固定。感染性骨不连宜于清创、外固定和延迟植骨。正像在畸形骨愈合中见到过的,最后再行肌腱松解和关节囊切开,并牢靠固定以便早期活动。如果手指严重的关节僵直或肌腱缺损,则为补救性手术的指征,包括关节融合和截指[169](图38-145A~K)。

末节指骨的压砸伤经常导致骨不连[50,62,160]。甲板具有外固定的功能,有利于骨折稳定和愈合。但骨折发生在末节指骨的基底时,甲板不能有效提供稳定性,可能产生疼痛性纤维骨不连。这些病例使用简单的克氏针固定能够为骨愈合提供足够的稳定性[126,281]。

Jupiter 和同事回顾性研究了连续用固定加或不

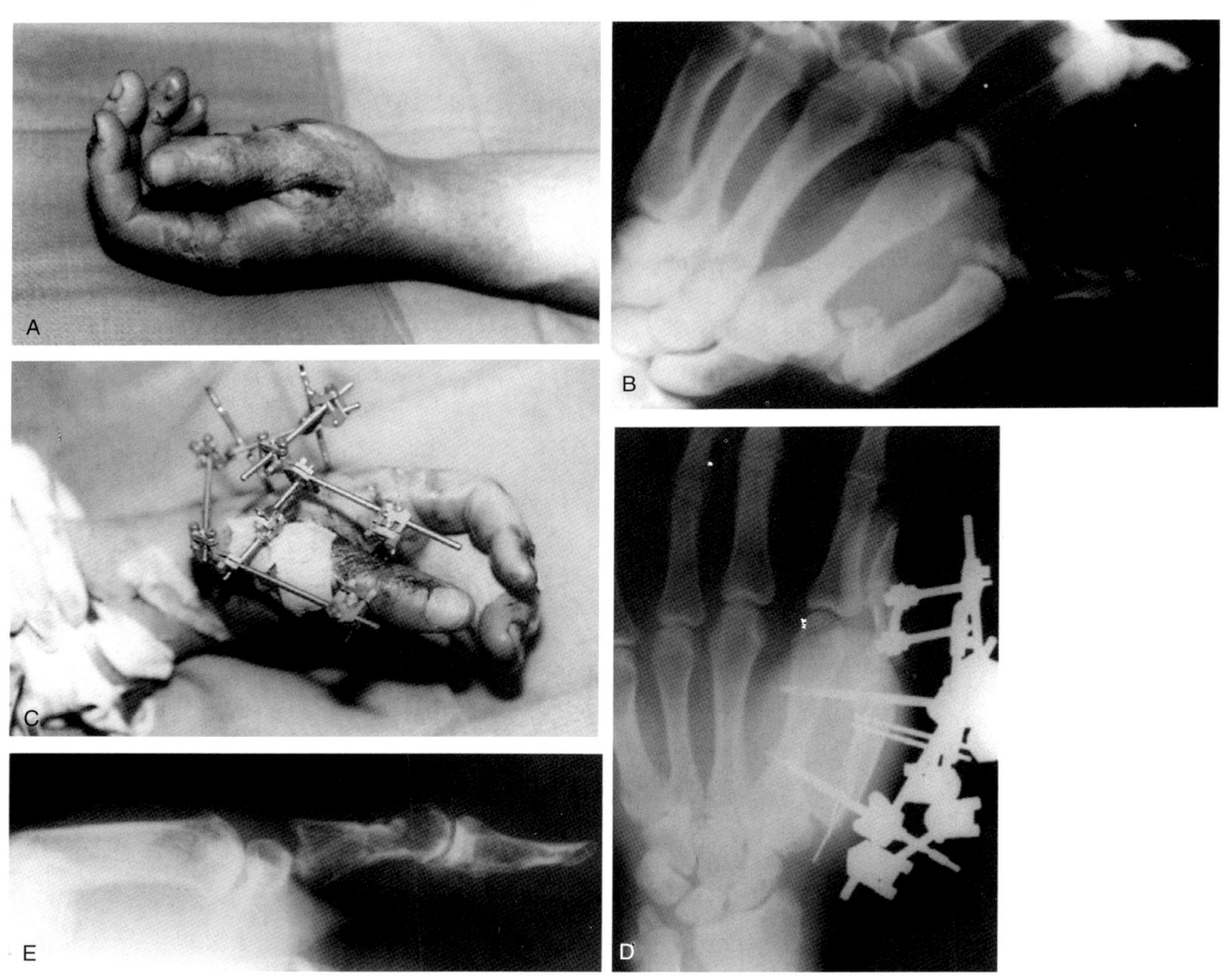

图 38-145 一位工人拇指复杂性损伤,指体无血运。骨折固定后,近节指骨基底部出现骨不连。(A)拇指的初始临床表现。(B)原始 X 线显示掌骨基底和近节指骨复杂性骨折。(C)血管再通后,克氏针和外固定架联合应用。(D)骨折固定后的 X 线片。(E)近节指骨基底骨不连伴捏持不稳定。(待续)

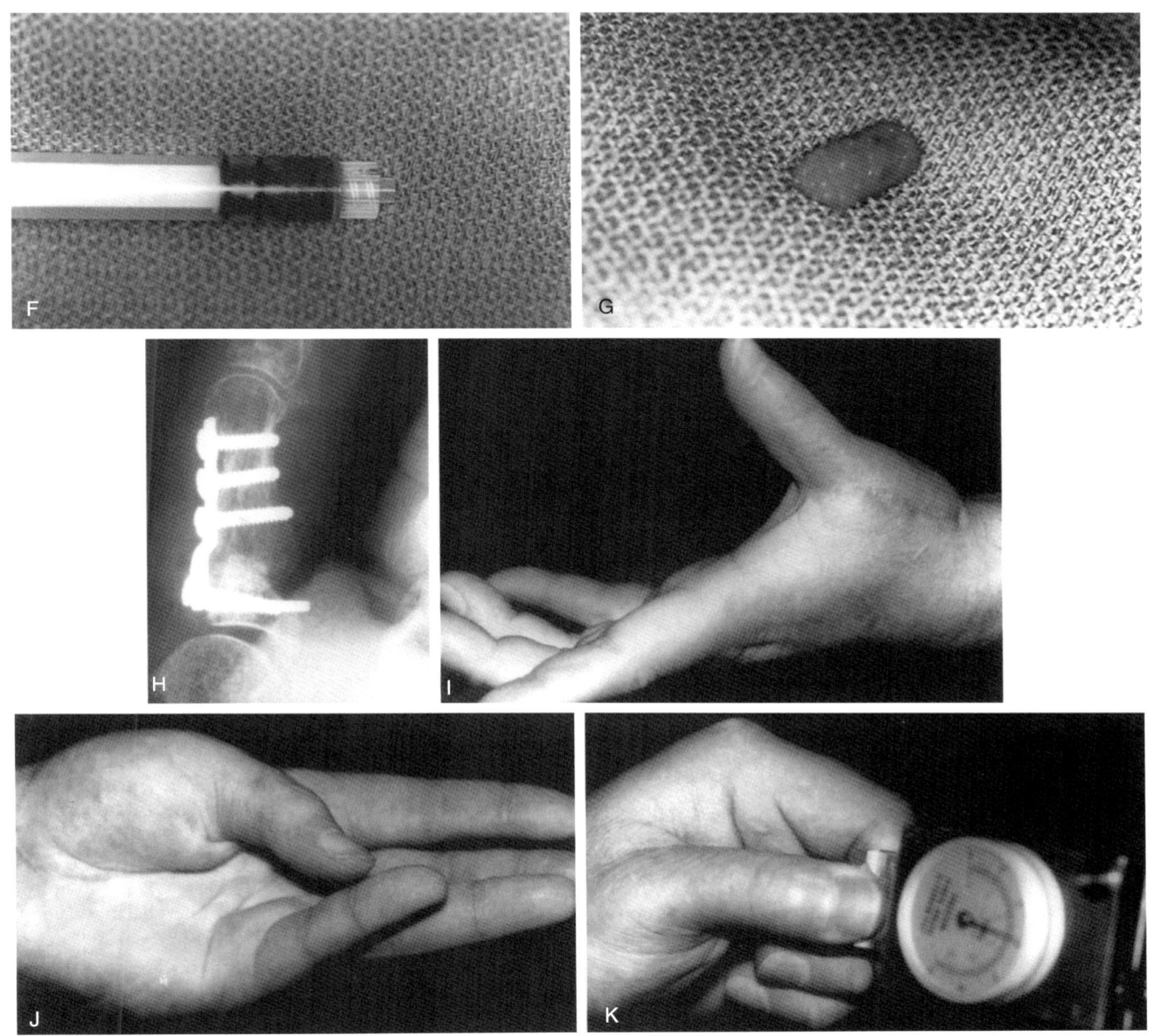

图 38-145（续） （F,G）使用一个小的注射器将松质骨植骨块挤压致密。（H）应用髁钢板牢固固定。（I~K）维持了拇、示指指璞间隙，可稳定捏持,功能结果优秀。

加植骨治疗的 25 例指骨和掌骨不连[169]。所有病例平均在 11.4 周骨折愈合。在他们的研究中,7 例内固定治疗的患者获得了明显的临床改善。相反,Wray 和 Glunk 用克氏针固定治疗了 13 例骨延迟愈合、畸形愈合和骨不连,发现早期活动和克氏针固定取得满意结果[373]。不管何种固定方法,治疗的目标仍是改善功能。如果患者没有症状, 手的使用没有困难,X 线显示的骨折骨不连可以被忽略。

（阚世廉 李明新 译 李世民 校）

参考文献

1. Abouna, J.M.; Brown, H. The treatment of mallet finger. The results in a series of 148 consecutive cases and a review of the literature. Br J Surg 55:653–667, 1968.

2. Agarwal, A.K.; Pickford, M.A. Experience with a new ultra low-profile osteosynthesis system for fractures of the metacarpals and phalanges. Am Plast Surg 57:206–212, 2006.

3. Agee, J.M. Unstable fracture-dislocations of the proximal interphalangeal joint of the fingers. Clin

Orthop Relat Res 214:101–112, 1987.

4. Al-Qattan, M. Metacarpal shaft fractures of the fingers: Treatment with interosseous loop wire fixation and immediate postoperative finger mobilization in a wrist splint. J Hand Surg Eur 32:482–483, 2007.

5. Arafa, M.; Haines, J.; Noble, J.; et al. Immediate mobilization of fractures of the neck of the fifth metacarpal. Injury 14:277–278, 1986.

6. Asche, G. Possibility of the para-articular finger fractures with external minifixation. Handchir Mikrochir Plast Chir 16:195–205, 1984.

7. Auchincloss, J.M. Mallet finger injuries: A prospective controlled trial of internal and external splintage. Hand 14:168–173, 1982.

8. Baratz, M.E.; Divelbiss, B. Fixation of phalangeal fractures. Hand Clin 13:541–555, 1997.

9. Bartelmann, U.; Kotas, J.; Landsleitner, B. Causes for reoperation after osteosyntheses of the finger and mid-hand fractures. Handchir Mikrochir Plast Chir 29:204–208, 1997.

10. Barton, N.J. Fractures of the phalanges of the hand in children. Hand 11:134–143, 1979.

11. Barton, N.J. Fractures of the shafts of the phalanges of the hand. Hand 11:110–133, 1979.

13. Barton, N.J. Fractures and joint injuries of the hand. In: Wilson, J.W., ed. Watson-Jones Fractures and Joint Injuries, 6th ed. Edinburgh, Churchill Livingstone, 1983, pp. 739–788.

14. Barton, N.J. Fractures of the hand. J Bone Joint Surg [Br] 66:159–167, 1984.

15. Barton, N.J. Intraarticular fractures and fracture–dislocations. In: Bowers, W., ed. The Interphalangeal Joints. New York, Churchill Livingstone, 1987, pp. 77–93.

16. Beklev, H.; Gokce, A.; Beyzadeopq, T. Avulsion fractures from the base of phalanges of the fingers. Tech Hand Up Ext Surg 10:1578–161, 2006.

17. Belsky, M.R.; Eaton, R.G.; Lane, L.B. Closed reduction and internal fixation of proximal phalangeal fractures. J Hand Surg [Am] 9:725–729, 1984.

18. Belsky, M.R.; Eaton, R.G. Closed percutaneous wiring of metacarpal and phalangeal fractures. In: Tubiana, R., ed. The Hand, Vol. 2. Philadelphia, W.B. Saunders, 1985, p. 790.

19. Belsky, M.R.; Ruby, L.K.; Millender, L.H. Injuries of the finger and thumb joints. Contemp Orthop 7:39–48, 1983.

20. Belsole, R. Physiologic fixation of displaced and unstable fractures of the hand. Orthop Clin North Am 11:393–404, 1980.

21. Belsole, R.J.; Greene, T.L. Comparative strengths of internal fixation techniques. J Hand Surg [Am] 10:315–316, 1985.

22. Bennett, E.H. Fractures of the metacarpal bones. Dublin J Med Sci 73:72, 1882.

23. Billing, L.; Gedda, K.Q. Roentgen examination of Bennett's fracture. Acta Radiol 38:471–476, 1952.

24. Bilos, Z.J.; Eskestrand, T. External fixator use in comminuted gunshot fractures of the proximal phalanx. J Hand Surg 4:357–359, 1979.

25. Black, D.M.; Mann, R.J.; Constine, R.; et al. The stability of internal fixation in the proximal phalanx. J Hand Surg [Am] 11:672–677, 1986.

26. Bloem, J.J. The treatment and prognosis of uncomplicated dislocated fractures of the metacarpals and phalanges. Arch Chir Neerl 23:55–65, 1971.

27. Boehler, L. Die Technik der Knockenbruchbehandlung. Wien, Aufl. Maudrich, 1951.

28. Bora, F.W., Jr.; Didizan, N.H. The treatment of injuries to the carpometacarpal joint of the little finger. J Bone Joint Surg [Am] 56:1459–1463, 1974.

29. Borgeskov, S. Conservative therapy for fractures of the phalanges and metacarpals. Acta Chir Scand 133:123–130, 1967.

30. Boteilheiro, J.C. Overlapping of fingers due to malunion of a phalanx corrected by a metacarpal rotational osteotomy—Report of two cases. J Hand Surg [Br] 10:389–390, 1985.

31. Bouchon, Y.; Merle, M.; Foucher, G.; et al. Les cals vicieux des metacarpiens et des phalanges: Resultant du traitement chirurgical. Rev Chir Orthop 62:542–555, 1982.

32. Boulas, H.J.; Herren, A.; Buchler, U. Osteochondral metatarsophalangeal autografts for traumatic articular metacarpophalangeal defects: A preliminary report. J Hand Surg [Am] 18:1086–1092, 1993.

33. Bowers, W.H. The anatomy of the interphalangeal joints. In: Bowers, W.H., ed. The Interphalangeal Joint. New York, Churchill Livingstone, 1987, pp. 2–13.

34. Bowers, W.H.; Fajgenbaum, D.M. Closed rupture of the volar plate of the distal interphalangeal joint. J Bone Joint Surg [Am] 61:146, 1979.

35. Bowers, W.H.; Hurst, L.C. Gamekeeper's thumb. Evaluation by arthroscopy and stress roentgenography. J Bone Joint Surg [Am] 59:519–524, 1977.

36. Breen, T.F.; Gelberman, R.H.; Jupiter, J.B. Intraarticular fractures of the basilar joint of the thumb. Hand Clin 4:491–501, 1988.

37. Brennwald, J. Bone healing in the hand. Clin Orthop 214:7–10, 1987.

38. Broad, C.P. Non-union of a fractured fifth metacarpal. Postgrad Med J 44:817–818, 1968.

39. Brooks, D. Splint for mallet fingers. Br Med J 2:1238, 1964.

40. Brown, P. The management of phalangeal and metacarpal fractures. Surg Clin North Am 53:1393–1437, 1973.

41. Buechler, U. Personal communication, 1989.

42. Buechler, U.; Fischer, T. Use of a minicondylar plate for metacarpal and phalangeal periarticular injuries. Clin Orthop 214:53–58, 1987.

43. Buechler, U.; Gupta, A.; Ruf, S. Corrective osteotomy for post-traumatic malunion of the phalanges

in the hand. J Hand Surg [Br] 21:33–42, 1996.

44. Bunnell, S. Surgery of the Hand, 2nd ed. Philadelphia, J.B. Lippincott, 1948, pp. 712–715.

45. Burkhalter, W. Newsletter #18. Denver, American Society for Surgery of the Hand, 1981.

46. Burkhalter, W.; Reyes, P. Closed treatment of fractures in the hand. Bull Hosp Joint Dis 44:145–151, 1984.

47. Burton, R.I.; Eaton, R.G. Common hand injuries in the athlete. Orthop Clin North Am 4:809–838, 1973.

48. Burton, R.I.; Pellegrini, V.D. Surgical management of basal joint arthritis of the thumb, part II: Ligament reconstruction with tendon interposition arthroplasty. J Hand Surg [Am] 11:324–332, 1986.

49. Butler, B.; Neviaser, R.J.; Adams, J.P. Complication of treatment of injuries to the hand. In: Epps CP, ed. Complication in Orthopaedic Surgery, 3rd ed. Philadelphia, J.B. Lippincott, 1978, pp. 359–361.

50. Butler, B.; Rankin, E.A. Complications of hand surgery. In: Epps CP, ed. Complication in Orthopaedic Surgery, 3rd ed. Philadelphia, J.B. Lippincott, 1978, pp. 389–401.

51. Butt, W.D. Fractures of the hand, II. Statistical review. Can Med Assoc J 86:775–779, 1962.

52. Calkins, M.S.; Burkhalter, W.; Reyes, F. Traumatic segmental bone defects in the upper extremity. J Bone Joint Surg [Am] 69:19–27, 1987.

53. Cannon, S.; Dowd, G.; Williams, D.; et al. A long-term study following Bennett's fracture. J Hand Surg [Br] 11:426–431, 1986.

54. Carroll, R.E. Arthrodeses of the carpometacarpal joint of the thumb: A review of patients with a long postoperative period. Clin Orthop Relat Res 220:106–110, 1987.

55. Casscells, S.W.; Strange, T.B. Intramedullary wire fixation of mallet finger. Follow-up note. J Bone Joint Surg [Am] 51:1018–1019, 1969.

56. Chait, C.A.; Cort, A.; Brown, S. Metacarpal reconstruction in compound contaminated injuries of the hand. Hand 13:152–157, 1981.

57. Chamay, A. A distally based dorsal and triangular tendinous flap for direct access to the proximal interphalangeal joint. Ann Chir Main Memb Super 7:179–183, 1988.

58. Charnley, J. The Closed Treatment of Common Fractures, 3rd ed. Edinburgh, Churchill Livingstone, 1974, p. 150.

59. Chen, S.U.; Wei, F.C.; Chen, H.C.; et al. Miniature plates and screws in acute complex hand injury. J Trauma 37:238–242, 1994.

60. Chow, S.P.; Pun, W.K.; So, Y.C.; et al. A prospective study of 245 open digital fractures of the hand. J Hand Surg [Br] 16:138–140, 1991.

61. Clendenin, M.B.; Smith, R.J. Fifth metacarpal hamate arthrodesis for posttraumatic osteoarthritis. J Hand Surg [Am] 9:374–378, 1984.

62. Clinkscales, G.S., Jr. Complications in the management of fractures in hand injuries. South Med J 63:704–707, 1970.

63. Cohen, M.S.; Turner, T.M.; Urban, R.M. Effects of implant material and plate design on tendon function and morphology. Clin Orthop Relat Res 445:81–90, 2006.

64. Collins, A.L.; Timlin, M.; Thornes, B.; et al. Old principles revisited—Traction splinting for closed proximal phalangeal fractures. Injury 33:235–237, 2002.

65. Cooney, W.; Chao, E. Biomechanical analysis of static forces in the thumb during hand function. J Bone Joint Surg [Am] 59:27–36, 1977.

66. Cooney, W.; Lucca, M.; Chao, E.; et al. The kinesiology of the thumb trapeziometacarpal joint. J Bone Joint Surg [Am] 63:1371–1381, 1981.

67. Coonrad, R.; Pohlman, M. Impacted fractures in the proximal portion of the proximal phalanx of the finger. J Bone Joint Surg [Am] 57:1291–1296, 1969.

68. Coonrad, R.N.; Goldner, J.L. A study of the pathological findings and treatment in soft tissue injury of the thumb metacarpophalangeal joint. J Bone Joint Surg [Am] 50:439–451, 1968.

69. Crawford, G.P. Screw fixation for certain fractures of the phalanges and metacarpals. J Bone Joint Surg [Am] 58:487–492, 1976.

70. Crick, J.C.; Franco, R.S.; Conners, J.J. Fractures about the interphalangeal joints in children. J Orthop Trauma 1:318–325, 1988.

71. Crockett, D.J. Rigid fixation of bone of the hand using K-wires bonded with acrylic resin. Hand 6:106–107, 1974.

72. Crofoot, C.D.; Saing, M.; Raphael, J. Intrafocal pinning for juxtaarticular phalanx fractures. Tech Hand Upper Extrem Surg 9:164–168, 2005.

73. Dabezies, E.J.; Schulte, J.P. Fixation of metacarpal and phalangeal fractures with miniature plates and screws. J Hand Surg [Am] 11:283–288, 1986.

74. DaCruz, D.J.; Slade, R.J.; Malone, W. Fractures of the distal phalanges. J Hand Surg [Br] 13:350–352, 1988.

75. Dahlin, L.; Palffy, L.; Widerberg, A. Injury to the deep branch of the ulnar nerve in association with dislocated fractures of the metacarpals II–IV. J Plast Reconstr Surg Hand Surg 38:250–252, 2004.

76. Dammisse, I.G.; Lloyd, G.J. Injuries to the fifth carpometacarpal region. Can J Surg 22:240–244, 1979.

77. Debnath, U.K.; Nassab, R.S.; On, J.A.; et al. A prospective study of the treatment of fractures of the little finger metacarpal shaft with a short hand cast. J Hand Surg [Br] 30:99, 2005.

78. DeBoer, A.; Robinson, P.H. Ray transposition by intercarpal osteotomy after loss of the fourth digit. J Hand Surg [Am] 14:379–381, 1989.

79. Demir, E.; Unglaub, F.; Witteman, M.; et al. Surgically treated intraarticular fracture of the trapeziometacarpal joint—A clinical and radiological outcome study. Unfallchirurg 109:13–21, 2006.

80. Dennys, L.J.; Hurst, L.N.; Cox, J. Management of proximal interphalangeal joint fractures using a new dynamic traction method and early active motion. J Hand Ther 5:16, 1992.

81. Dennyson, W.G.; Stother, I.G. Carpometacarpal dislocations of the little finger. Hand 8:161–164, 1976.

82. Diao, E. Metacarpal fixation. Hand Clin 13:557–571, 1997.

83. Diwaker, H.N.; Stothard, J. The role of internal fixation in closed fractures of the proximal phalanges and metacarpals in adults. J Hand Surg [Br] 1:103–108, 1986.

84. Dixon, G.L., Jr.; Moon, N.F. Rotational supracondylar fractures of the proximal phalanx in children. Clin Orthop 83:151–156, 1972.

85. Dobyns, J.H.; Beckenbaugh, R.D.; Bryan, R.S.; et al. Fractures of the hand and wrist. In: Flynn, J.E., ed. Hand Surgery, 3rd ed. Baltimore, Williams & Wilkins, 1982, pp. 111–180.

86. Dobyns, J.H.; Linscheid, R.L.; Cooney, W.P., 3rd. Fractures and dislocations of the wrist and hand, then and now. J Hand Surg [Am] 8:687–690, 1983.

87. Dona, E.; Gillies, R.M.; Gianoutsas, M.P.; et al. Plating of metacarpal fractures unicortical or bicortical screws. J Hand Surg [Br] 29:218–221, 2004.

88. Dray, G.; Eaton, R. Dislocation in the digits. In: Green, D.P., ed. Operative Hand Surgery, 2nd ed., Vol. 1. New York, Churchill Livingstone, 1988, p. 795.

89. Dumont, C.; Fuchs, M.; Burchardt, H.; et al. Clinical results of absorbable plates for displaced metacarpal fractures. J Hand Surg [Am] 32:491–496, 2007.

90. Duncan, K.H.; Jupiter, J.B. Intraarticular osteotomy for malunion of metacarpal head fractures. J Hand Surg [Am] 14:888–893, 1989.

91. Duran, R.J.; Houser, R.G.; Coleman, C.R.; et al. A preliminary report on the use of controlled passive motion following flexor tendon repairs in zones II and III. J Hand Surg 1:79, 1976.

92. Eaton, R.G. Joint Injuries of the Hand. Springfield, IL, Charles C Thomas, 1971, p. 23.

93. Eaton, R.G.; Malerich, M.M. Volar plate arthroplasty of the proximal interphalangeal joint: A review of 10 years' experience. J Hand Surg 5:260–268, 1980.

94. Ebraheim, N.A.; Biyani, A.; Wong, F.Y.; et al. Management of infected defect nonunion of the metacarpals, a case report. Am J Orthop 26:362–364, 1997.

95. Edward, G.S.; O'Brien, E.T.; Hechman, M.M. Retrograde cross pinning of transverse metacarpal and phalangeal fractures. Hand 14:141–148, 1982.

96. Eigenholtz, S.N.; Rizzon, P.C. Fracture of the neck of the fifth metacarpal bone—Is overtreatment justified? JAMA 178:425–426, 1961.

97. Elliott, R.A. Splints for mallet and boutonnière deformities. Plast Reconstr Surg 52:282–285, 1973.

98. Emmett, J.E.; Breck, L.W. A review and analysis of 11,000 fractures seen in a private practice of orthopaedic surgery. J Bone Joint Surg [Am] 40:1169–1175, 1958.

99. Fahmy, N.R.M.; Harvey, R.A. The "s" quattro in the management of fractures in the hand. J Hand Surg [Br] 17:321–331, 1992.

100. Flatt, A.E. Closed and open fracture of the hand. Fundamentals of management. Postgrad Med 39:17–26, 1966.

101. Foliart, D.E. Swanson silicone finger joint implants: A review of the literature regarding long-term complications. J Hand Surg [Am] 20:445–449, 1995.

102. Ford, D.J.; Ali, M.S.; Steel, W.M. Fractures of the fifth metacarpal neck: Is reduction or immobilization necessary? J Hand Surg [Br] 14:165–167, 1989.

103. Foster, R.J.; Hastings, H., II. Treatment of Bennett, Rolando, and vertical intraarticular trapezial fractures. Clin Orthop 214:121–129, 1987.

104. Frank, W.E.; Dobyns, J.H. Surgical pathology of collateral ligament injuries of the thumb. Clin Orthop 83:102–114, 1972.

105. Freeland, A.E. External fixation for skeletal stabilization of severe open fractures of the hand. Clin Orthop 214:93–100, 1987.

106. Freeland, A.E.; Jabaley, M.E.; Burkhalter, W.E.; et al. Delayed primary bone grafting in the hand and wrist after traumatic bone loss. J Hand Surg [Am] 9:22–28, 1984.

107. Freeland, A.E.; Jabaley, M.E.; Hughes, J.L. Stable Fixation of the Hand and Wrist. New York, Springer-Verlag, 1987.

108. Freeland, A.E.; Lindley, S.G. Malunion of the finger metacarpals and phalanges. Hand Clin 22:341–355, 2006.

109. Froimson, A.I Tendon arthroplasty of the trapeziometacarpal joint. Clin Orthop Relat Res 70:191–199, 1970.

110. Froimson, A.I. Osteotomy for digital deformity. J Hand Surg 6:585–589, 1981.

111. Fusetti, C.; Della Santa, D.R. Influence of fracture pattern on consolidation after intercarpal plate fixation. Chir Main 23:32–36, 2004.

112. Fusetti, C.; Meyer, H.; Borisch, N.; et al. Complications of plate fixation in metacarpal fractures. J Trauma 52:535–539, 2002.

113. Futami, T.; Nakamura, K.; Shimajiri, I. Osteotomy for trapeziometacarpal arthrosis: 41-6 year follow-up of 12 cases. Acta Orthop Scand 63:462–464, 1992.

114. Gedda, K.O. Studies on Bennett fractures: Anatomy, roentgenology, and therapy. Acta Chir Scand Suppl 193:5, 1954.

115. Gedda, K.O.; Moberg, E. Open reduction and osteosynthesis of the so-called Bennett's fracture in the carpometacarpal joint of the thumb. Acta Orthop Scand 22:249–256, 1953.

116. Geiger, K.R.; Karpman, R.R. Necrosis of the skin

over the metacarpal as a result of functional fracture-bracing: A report of three cases. J Bone Joint Surg [Am] 71:1199–1202, 1989.

117. Geissler, W.B. Cannulated percutaneous fixation of intraarticular hand fractures. Hand Clin 22: 297–305, 2006.

118. Gelberman, R.H.; Vance, R.M.; Zakaib, G.S. Fractures at the base of the thumb: Treatment with oblique traction. J Bone Joint Surg [Am] 61:260–262, 1979.

119. Gerber, C.; Senn, E.; Matter, P. Skier's thumb. Surgical treatment of recent injuries to the ulnar collateral ligament of the thumb metacarpophalangeal joint. Am J Sports Med 9:171–177, 1981.

120. Giachino, A.A. A surgical technique to treat a malunited symptomatic Bennett's fracture. J Hand Surg [Am] 21:149–151, 1996.

121. Gigis, P.I.; Kuczynski, K. The distal interphalangeal joints of the human fingers. J Hand Surg 7:176–182, 1982.

122. Gingrass, R.P.; Fehring, B.H.T.; Matloub, H. Intraosseous wiring of complex hand fractures. Plast Reconstr Surg 66:383–394, 1980.

123. Gore, D.R. Carpometacarpal dislocation producing compression of the deep branch of the ulnar nerve. J Bone Joint Surg [Am] 53:1387–1390, 1971.

124. Goudot, B.; Voche, P.H.; Bour, C.H.; et al. Osteotsynthese par mini-plaque en "L" des fractures metaphysaires et metaphyso-epiphysaires des metacarpiens et des phalages. Rev Chir Orthop 77:130–134, 1991.

125. Graham, T.J. The exploded hand syndrome: Logical evaluation and comprehensive treatment of the severely crushed hand. J Hand Surg [Am] 31:1012–1023, 2006.

126. Green, D.P. Complication of phalangeal and metacarpal fractures. Hand Clin 2:307–328, 1986.

127. Green, D.P.; Anderson, J.R. Closed reduction and percutaneous pin fixation of fractured phalanges. J Bone Joint Surg [Am] 55:1651–1654, 1973.

128. Green, D.P.; Rowland, S.A. Fractures and dislocations in the hand. In: Rockwood, C.A.; Green, D.P., ed. Fractures and Dislocations. Philadelphia, J.B. Lippincott, 1984, pp. 317–323.

129. Green, D.P.; O'Brien, E. Fractures of the thumb metacarpal. South Med J 65:807–814, 1972.

130. Greene, T.L.; Noellert, R.C.; Belsole, R.J. Treatment of unstable metacarpal and phalangeal fractures with tension band wiring techniques. Clin Orthop 214:78–84, 1987.

131. Griffiths, J. Fractures at the base of the first metacarpal bone. J Bone Joint Surg [Br] 46:712–719, 1964.

132. Gross, M.S.; Gelberman, R.H. Metacarpal rotational osteotomy. J Hand Surg [Am] 10:105–108, 1985.

133. Gunter, G.S. Traumatic avulsion of the insertion of the flexor digitorum profundus insertion in athletes. J Hand Surg 4:461–464, 1979.

134. Gunther, S.F. The carpometacarpal joints. Orthop Clin North Am 15:259–277, 1989.

135. Gustilo, R.B. Management of infected fractures, Part IV. Instr Course Lect 31:18–29, 1982.

136. Haines, R.W. The mechanism of rotation at the first carpometacarpal joint. J Anat 78:44, 1944.

137. Hall, R.F. Treatment of metacarpal and phalangeal fractures in noncompliant patients. Clin Orthop 214:31–36, 1987.

138. Hallberg, D.; Lindholm, A. Subcutaneous rupture of the extensor tendon of the distal phalanx of the finger, mallet finger: Brief review of the literature and report on 127 cases treated conservatively. Acta Chir Scand 119:260–267, 1960.

139. Hardy, M.A. Principles of metacarpal and phalangeal fracture management. A review of rehabilitation concepts. J Orthop Sports Phys Therapy 34:78–99, 2004.

140. Hartwig, R.H.; Louis, D.S. Multiple carpometacarpal dislocations. J Bone Joint Surg [Am] 61:906–908, 1979.

141. Hasegawa, T.; Yamano, Y. Arthroplasty of proximal interphalangeal joint using costal cartilage grafts. J Hand Surg [Br] 17:583–585, 1992.

142. Hastings, H., 2nd. Unstable metacarpal and phalangeal fracture treatment with screws and plates. Clin Orthop Relat Res 214:38–52, 1987.

143. Hastings, H., 2nd; Carroll, C., IV. Treatment of closed articular fractures of the metacarpophalangeal and proximal interphalangeal joints. Hand Clin 4:503–528, 1988.

144. Hastings, H., 2nd.; Ernst, J.M. Dynamic external fixation for fractures of the proximal interphalangeal joint. Hand Clin 9:659–674, 1993.

145. Hasting, H., 2nd; Simmons, B.P. Hand fractures in children. Clin Orthop Relat Res 188:120–130, 1984.

146. Hattori, Y.; Doi, K.; Sakamotos, S. Volar plating for intraarticular fractures of the base of the proximal phalanx. J Hand Surg [Am] 32:1299–1303, 2007.

147. Hazlett, J.W. Carpometacarpal dislocations other than the thumb: A report of 11 cases. Can J Surg 11:315–322, 1968.

148. Heim, U. The treatment of nonunions in the bones of the hand. In: Chapibal G., ed. Pseudarthroses and Their Treatment. Stuttgart, Germany, George Thieme, 1979, pp. 168–169.

149. Heim, U.; Pfeiffer, K.M. Internal Fixation of Small Fractures, 3rd ed. New York, Springer-Verlag, 1988.

150. Holbrook, T.L.; Grazier, K.; Kelsey, J.; et al. The Frequency of Occurrence, Impact, and Cost of Selected Musculoskeletal Conditions in the United States. Chicago, American Academy of Orthopaedic Surgeons, pp. 1–87, 1984.

151. Holst-Nielsen, F. Subcapital fractures of the four ulnar metacarpal bones. Hand 8:290–293, 1976.

152. Honner, R. Acute and chronic flexor and extensor mechanism injuries at the distal joint. In: Bower, W.H., ed. The Interphalangeal Joints. Edinburgh, Churchill Livingstone, 1987, pp. 111–118.

153. Hotchkiss, R.N. Compass Proximal Interphalangeal

(PIP) Joint Hinge: Surgical Technique. Product Guide. Memphis, TN, Smith & Nephew Richards, 1993.

154. Howard, L.D., Jr. Fractures of the small bones of the hand. Plast Reconstr Surg 29:334–335, 1962.

155. Huffaker, W.H.; Wray, R.C.; Weeks, P.M. Factors influencing final range of motion in the fingers after fractures of the hand. Plast Reconstr Surg 63:83–87, 1979.

156. Hunter, J.M.; Cowen, N.J. Fifth metacarpal fracture in a compensation clinic population. J Bone Joint Surg [Am] 52:1159–1165, 1970.

157. Ireland, M.L.; Taleisnik, J. Nonunion of metacarpal extraarticular fractures in children: Report of two cases and review of the literature. J Pediatr Orthop 6:352–355, 1986.

158. Iselin, F. Arthroplasty of the proximal interphalangeal joint after trauma. Hand 7:41–42, 1975.

159. Ishida, O.; Ikuta, Y.; Kuroki, H. Ipsilateral osteochondral grafting for finger joint repair. J Hand Surg [Am] 19:372–377, 1994.

160. Itoh, Y.; Uchinishi, K.; Oka, Y. Treatment of pseudarthrosis of the distal phalanx with the palmar midline approach. J Hand Surg 8:80–84, 1983.

161. Jabaley, M.E.; Freeland, A.E. Rigid internal fixation in the hand: 104 cases. Plast Reconstr Surg 7:288–298, 1986.

162. Jahss, S.A. Fractures of the proximal phalanges. A new method of reduction and immobilization. J Bone Joint Surg [Am] 20:178–186, 1938.

163. James, J.I.P. Fractures of the proximal and middle phalanges of the fingers. Acta Orthop Scand 32:401–412, 1962.

164. James, J.I.P. The assessment and management of the injured hand. Hand 2:97–105, 1970.

165. Jebson, P.J.L.; Blair, W.F. Correction of malunited Bennett's fracture by intra-articular osteotomy: A report of two cases. J Hand Surg [Am] 22:441–444, 1997.

166. Jones, W.W. Biomechanics of small bone fixation. Clin Orthop 214:11–18, 1987.

167. Joshi, B.B. Percutaneous internal fixation of fractures of the proximal phalanges. Hand 8:86–92, 1976.

168. Jupiter, J.B.; Axelrod, T.S.; Belsky, M.R. Fractures and dislocations of the hand. In: Browner, B.D.; Jupiter, J.B.; Levine, A.M.; et al., eds. Skeletal Trauma, 2nd ed. Philadelphia, W.B. Saunders, 1998, pp. 1225–1342.

169. Jupiter, J.B.; Koniuch, M.; Smith, R.J. The management of delayed unions and nonunions of the metacarpals and phalanges. J Hand Surg [Am] 4:457–466, 1985.

170. Jupiter, J.B.; Ring, D. A comparison of early and late reconstruction of malunited fractures of the distal end of the radius. J Bone Joint Surg [Am] 78:739–748, 1996.

171. Jupiter, J.B.; Sheppard, J.E. Tension wire fixation of avulsion fractures in the hand. Clin Orthop 214:113–120, 1987.

172. Jupiter, J.B.; Silver, M.A. Fractures of the metacarpals and phalanges. In: Chapman, M.W., ed. Operative Orthopaedics. Philadelphia, J.B. Lippincott, 1988, pp. 1235–1250.

173. Kapandji, A.I. Selective radiology of the first carpometacarpal joint. In: Tubiana, R., ed. The Hand. Philadelphia, W.B. Saunders, 1985, pp. 635–644.

174. Kapandji, A.I. Osteosynthesis using perpendicular pins in the treatment of fractures and malunions of the neck of the fifth metacarpal bone. Ann Chir Main Memb Super 12:45–55, 1993.

175. Kaplan, E.B. Mallet or baseball finger. Surgery 7:784–791, 1940.

176. Kaplan, L. The treatment of fractures and dislocations of the hand and fingers. Technic of unpadded casts for carpal, metacarpal, and phalangeal fractures. Surg Clin North Am 20:1695–1720, 1940.

177. Kaplan, E.B. Dorsal dislocation of the metacarpophalangeal joint of the index finger. J Bone Joint Surg [Am] 39:1081–1086, 1957.

178. Kaplan, E.B. Functional and Surgical Anatomy of the Hand, 2nd ed. Philadelphia, J.B. Lippincott, 1965.

179. Kawamura, K.; Chung, K.C. Fixation choices for closed simple unstable oblique phalangeal and metacarpal fractures. Hand Clin 22:287–295, 2006.

180. Kaye, J.J.; Lister, G.D. Another use for the Brewerton view. J Hand Surg 3:603, 1978.

181. Kelsch, G.; Ulrich, C. Intramedullary K-wire fixation of metacarpal fractures. Arch Orthop Trauma Surg 124:523–526, 2004.

182. Kelsey, J.L.; Pastides, H.; Kreiger, N.; et al. Upper Extremity Disorders. A Survey of Their Frequency and Cost in the United States. St. Louis, C.V. Mosby, 1980.

183. Kilbourne, B.C.; Paul, E.G. The use of small bone screws in the treatment of metacarpal, metatarsal, and phalangeal fractures. J Bone Joint Surg [Am] 40:375–383, 1958.

184. Kleinman, W.B.; Grantham, S.A. Multiple volar carpometacarpal joint dislocations. J Hand Surg 3:377–382, 1978.

185. Koch, S.L. Disabilities of the hand resulting from loss of joint function. JAMA 104:30–35, 1935.

186. Kuczynski, K. The proximal interphalangeal joint. J Bone Joint Surg [Br] 50:656–663, 1968.

187. Kuczynski, K. Carpometacarpal joint of the human thumb. J Anat 118:119–126, 1974.

188. Kuczynski, K. Lesser-known aspects of the proximal interphalangeal joints of the human hand. Hand 7:31–34, 1975.

189. Kuhn, K.M.; Dao, K.D.; Shin, A.Y. Volar A1 pulley approach for fixation of avulsion fractures of the base of the proximal phalanx. J Hand Surg [Am] 26:762–771, 2001.

190. Kurzen, P.; Fusetti, C.; Banaccio, M.; et al. Complications after plate fixation of phalangeal fractures.

J Trauma 60:841–843, 2006.

191. Lagarev, A.A.; Panfilov, V.M. Bone arthroplasty in ununited fractures, pseudarthroses, and improperly united fractures of the metacarpal bones and the phalanges digitorum manus. Ortop Travmatol Protez 10:44, 1980.

192. Lamb, D. Training in hand surgery. J Hand Surg [Br] 15:148–150, 1990.

193. Lamb, D.W.; Abernathy, P.A.; Raine, P.A.M. Unstable fractures of the metacarpal (a method of treatment by transverse wire fixation to intact metacarpals). Hand 5:43–48, 1973.

194. Lamb, D.W.; Angarita, G. Ulnar instability of the metacarpophalangeal joint of the thumb. J Hand Surg [Br] 10:113–114, 1985.

195. Lambotte, A. Contribution to conservative surgery of the injured hand. Arch FrancoBelges Chir 31:759, 1928.

196. Lamphier, T.A. Improper reduction of fractures of the proximal phalanges of fingers. Am J Surg 94:926–930, 1957.

197. Landsmeer, J.M.F. The anatomy of the dorsal aponeurosis of the human finger and its functional significance. Anat Rec 104:31, 1949.

198. Lane, C.S. Detecting occult fractures of the metacarpal head: The Brewerton view. J Hand Surg 2:131–133, 1977.

199. Lazar, G.; Shulter-Ellis, F.P. Intramedullary structure of human metacarpals. J Hand Surg 5:477, 1980.

200. Leddy, J.P. Avulsions of the flexor digitorum profundus. Hand Clin 1:77–83, 1985.

201. Leddy, L.P.; Packer, J.W. Avulsion of the profundus insertion in athletes. J Hand Surg 4:461–464, 1979.

202. Lee, M.L.H. Intraarticular and periarticular fractures of the phalanges. J Bone Joint Surg [Br] 45:103–109, 1963.

203. Leonard, M.H. Blocking spur on proximal phalanx [letter]. Hand 13:321, 1981.

204. Leonard, M.H.; Dubravchik, P. Management of fractured fingers in the child. Clin Orthop Relat Res 73:160–168, 1970.

205. Lester, B.; Mallik, A. Impending malunion of the hand. Treatment of subacute, malaligned fractures. Clin Orthop Relat Res 327:55–62, 1986.

206. Liew, K.H.; Chan, B.K.; Low, C.O. Metacarpal and proximal phalangeal fractures—Fixation with multiple Kirschner wires. Hand Surg 5:125–130, 2000.

207. Light, T.R. Salvage of intraarticular malunions of the hand and wrist, the role of realignment osteotomy. Clin Orthop 214:130–135, 1987.

208. Linscheid, R.L.; Murray, P.M.; Vidal, M.A.; et al. Development of a surface replacement arthroplasty for proximal interphalangeal joints. J Hand Surg [Am] 22:286–298, 1997.

209. Lipton, H.A.; Skoff, H.; Jupiter, J.B. The management of hand injuries. New Dev Med 3:5–42, 1988.

210. Lister, G. Intraosseous wiring of the digital skeleton.

J Hand Surg 3:427–435, 1978.

211. Littler, J.W. On the adaptability of man's hand (with reference to the equiangular curve). Hand 5:187–191, 1973.

212. Littler, J.W. Metacarpal reconstruction. J Bone Joint Surg 29:723–727, 1947.

213. Littler, J.W.; Thompson, J.S. Surgical and functional anatomy. In: Bowers, W.H., ed. The Interphalangeal Joints. New York, Churchill Livingstone, 1987, pp. 14–20.

214. Lloyd-Roberts, G.C. Orthopaedics in Infancy and Childhood. London, Butterworth, 1971.

215. London, P.S. Sprains and fractures involving the interphalangeal joints. Hand 3:155–158, 1971.

216. Lubahn, J.D. Dorsal fracture–dislocations of the proximal interphalangeal joint. Hand Clin 4:15–24, 1988.

217. Lucas, G.L.; Pfeiffer, C.M. Osteotomy of the metacarpals and phalanges stabilized by AO plates and screws. Ann Chir Main 8:30–38, 1989.

218. Lutz, M.; Sailer, R.; Zimmerman, R.; et al. Closed reduction transarticular Kirschner wire fixation versus open reduction internal fixation in the treatment of Bennett's fracture–dislocation. J Hand Surg [Br] 28:142–147, 2003.

219. Majunder, S.; Peck, F.; Watson, J.S.; et al. Lessons learned from the management of complex intraarticular fractures at the base of the middle phalanges of fingers. J Hand Surg [Br] 28:559–565, 2003.

220. Malerich, M.M.; Eaton, R.G. Complete dislocation of a little finger metacarpophalangeal joint treated by closed technique. J Trauma 20:424–425, 1980.

221. Manketelow, R.T.; Mahoney, J.L. Step osteotomy: A precise rotation osteotomy to correct scissoring deformities of the fingers. Plast Reconstr Surg 68:571–576, 1981.

222. Mann, R.J.; Black, D.; Constine, R.; et al. A quantitative comparison of metacarpal fracture stability with five different methods of internal fixation. J Hand Surg [Am] 10:1024–1028, 1985.

223. Margic, K. External fixation of closed metacarpal and phalangeal fractures of digits. A prospective study of one hundred consecutive patients. J Hand Surg [Br] 31:30–40, 2006.

224. Margles, S. Intraarticular fractures of the metacarpophalangeal and proximal interphalangeal joints. Hand Clin 4:67–74, 1988.

225. Martin, B.F. The tendons of the flexor digitorum profundus. J Anat 92:602–608, 1958.

226. Massengill, J.B.; Alexander, H.; Langrana, N.; et al. A phalangeal fracture model—Quantitative analysis of rigidity and failure. J Hand Surg 7:264–270, 1982.

227. Mast, J.; Jakob, R.; Ganz, R. Planning and Reduction Technique in Fracture Surgery. Berlin, Heidelberg, Springer-Verlag, 1989.

228. Matev, I. Treatment of ununited fractures of the metacarpal bones and finger phalanges. Ortop Trav-

matol Protez 27:64–68, 1966.

229. McCue, F.; Honner, R.; Marriott, C.; et al. Athletic injuries of the proximal interphalangeal joint requiring surgical treatment. J Bone Joint Surg [Am] 52:938–956, 1970.

230. McElfresh, E.C.; Dobyns, J.H. Intra-articular metacarpal head fractures. J Hand Surg [Am] 8:383–393, 1983.

231. McElfresh, E.C.; Dobyns, J.H.; O'Brien, E.T. Management of fracture–dislocation of the proximal interphalangeal joint by extension-block splinting. J Bone Joint Surg [Am] 54:1705–1710, 1972.

232. McMinn, D.J. Mallet finger and fracture. Injury 12:477- 479, 1981.

233. McNealy, R.W.; Lichtenstein, M.E. Fractures of the bones of the hand. Am J Surg 50:563–570, 1940.

234. Melone, C.P. Rigid fixation of phalangeal and metacarpal fractures. Orthop Clin North Am 17:421–435, 1986.

235. Menon, J. Correction of rotary malunion of the fingers by metacarpal rotational osteotomy. Orthopaedics 13:197–200, 1990.

236. Michelinakis, E.; Vourexaki, H. Displaced epiphyseal plate of the terminal phalanx in a child. Hand 12:51–53, 1980.

237. Mikic, Z.; Helal, B. The treatment of the mallet finger by Oakley splint. Hand 6:76–81, 1974.

238. Milka, S.; Wojcik, B. Mikrozespol fixator in treatment of metacarpal malunion (preliminary report). Chir Nargadow Ruchu Ortop Pol 62:21–25, 1997.

239. Mintzer, C.M.; Waters, P.M.; Brown, D.J. Remodelling of a displaced phalangeal neck fracture. J Hand Surg [Br] 19:594–596, 1994.

240. Moberg, E. Fractures and ligamentous injuries of the thumb and fingers. Surg Clin North Am 40:297, 1960.

241. Moberg, E. Three useful ways to avoid amputation in advanced Dupuyten's contracture. Orthop Clin North Am 4:1001–1005, 1973.

242. Morgan, J.P.; Gordon, D.A.; Klug, M.S.; et al. Dynamic digital traction for unstable comminuted intraarticular fractures and dislocations of the proximal interphalangeal joint. Paper presented at the 48th Annual Meeting of the American Society for Surgery of the Hand, Kansas City, MO, September 1993.

243. Moss, J.G.; Steingold, R.F. The long-term results of mallet finger injury: A retrospective study of 100 cases. Hand 15:151–154, 1983.

244. Mudgal, C.S.; Jupiter, J.B. Plate and screw design in fractures of the hand and wrist. Clin Orthop Relat Res 445:68–80, 2006.

245. Müller, M.E.; Allgöwer, M.; Schnieder, R.; et al. Preoperative planning and principles of reduction. In: Müller, M.E.; Allgöwer, M.; Schnieder, R.; et al., eds. Manual of Internal Fixation, 3rd ed. Berlin, Springer-Verlag, 1991, pp. 159–176.

246. Nalebuff, E.A. Isolated anterior carpometacarpal dislocation of the fifth finger: Classification and case report. J Trauma 8:1119–1123, 1968.

247. Namba, R.S.; Kabo, M.; Meals, R.A. Biomechanical effects of point configuration in Kirschner wire fixation. Clin Orthop 214:19–22, 1987.

248. Napier, J. The form and function of the carpometacarpal joint of the thumb. J Anat 89:362–369, 1955.

249. Neviaser, R.J. Dislocations and ligamentous injuries of the digits. In: Chapman, M.W., ed. Operative Orthopaedics. Philadelphia, J.B. Lippincott, 1989, pp. 1199–1212.

250. Nunley, J.A.; Goldner, R.D.; Urbaniak, J.R. Skeletal fixation in digital replantation. Use of the "H" plate. Clin Orthop 214:66–71, 1987.

251. O'Donoghue, D.H. Controlled rotation osteotomy of the tibia. South Med J 33:1145–1148, 1940.

252. Ohl, M.D.; Smite, W.S. Treatment of a phalangeal delayed union using electrical stimulation. Orthopedics 2:585–588, 1988.

253. Opgrande, J.D.; Westphal, S.A. Fractures of the hand. Orthop Clin North Am 14:779–792, 1983.

254. Orbay J. Intramedullary nailing of metacarpal shaft fractures. Tech Hand Up Ext Surg 9:69–73, 2005.

255. Orbay, J.L.; Touhami, A. The treatment of unstable metacarpal and phalangeal shaft fractures with flexible nonlocking and locking intramedullary nails. Hand Clin 22:279–286, 2006.

256. Ouellette, E.A.; Dennis, J.J.; Latta, L.L., et al. The role of soft tissues in plate fixation of proximal phalanx fractures. Clin Orthop Relat Res 418:213–219, 2004.

257. Owens, C. Letter to the editor. J Bone Joint Surg [Am] 73:89, 1991.

258. Packer, G.J.; Shakeen, M.A. Patterns of hand fractures and dislocation in a district general hospital. J Hand Surg [Br] 18:511–514, 1993.

259. Peblivan, O.; Kiral, A.; Solakoglu, A.; et al. Tension band wiring of unstable transverse fractures of the proximal and middle phalanges. J Hand Surg [Br] 29:130–134, 2004.

260. Peimer, C.A.; Smith, R.J.; Leffert, R.D. Distraction fixation in the primary treatment of metacarpal bone loss. J Hand Surg 6:111–124, 1981.

261. Peimer, C.A.; Sullivan, D.J.; Wild, D.R. Palmar dislocation of the proximal interphalangeal joint. J Hand Surg [Am] 9:39–48, 1984.

262. Pellegrini, V.D., Jr. Fractures at the base of the thumb. Hand Clin 4:87–102, 1988.

263. Pellegrini, V.D., Jr.; Burton, R.I. Surgical management of basal joint arthritis of the thumb: Part I. Long-term results of silicone arthroplasty. J Hand Surg [Am] 11:309–324, 1986.

264. Pennig, D.; Gavsepohl, T.; Mader, K.; et al. The use of minimally invasive fixation in fractures of the hand—The minifixator concept. Injury 31:102–112, 2000.

265. Peterson, P.; Sack, S. Fracture–dislocation of the base of the fifth metacarpal associated with injury to the deep motor branch of the ulnar nerve: A case report. J Hand Surg [Am] 11:525–528, 1986.

266. Pichora, D.R.; McMurtry, R.Y.; Bell, M.J. Gameskeeper thumb: A prospective study of functional bracing. J Hand Surg [Am] 14:567–573, 1989.

267. Pichora, D.R.; Meyer, R.; Masear, V.R. Rotational step-cut osteotomy for treatment of metacarpal and phalangeal malunion. J Hand Surg [Am] 16:551–555, 1991.

268. Pieron, A.P. The mechanism of the first carpometacarpal (CMC) joint. An anatomical and mechanical analysis. Acta Orthop Scand 148:7–104, 1973.

269. Pieron, A.P. Correction of rotational malunion of a phalanx by metacarpal osteotomy. J Bone Joint Surg [Br] 54:516–519, 1972.

270. Pollen, A. The conservative treatment of Bennett's fracture–subluxation of the thumb metacarpal. J Bone Joint Surg [Br] 50:91–101, 1968.

271. Poolman, R.W.; Goslings, J.C.; Lee, J.B., et al. Conservative treatment for closed fifth (small finger) metacarpal neck fractures. Cochrane Database Syst Rev:3D003210, 2005.

272. Pritsch, M.; Engel, J.; Frian, I. Manipulation and external fixation of metacarpal fractures. J Bone Joint Surg [Am] 63:1289–1291, 1981.

273. Pritsch, M.; Engel, J.; Tsur, H.; et al. The fractured metacarpal neck: New method of manipulation and external fixation. Orthop Rev 7:122–123, 1978.

274. Pun, W.K.; Chow, S.P.; Luk, K.D.K.; et al. A prospective study on 284 digital fractures of the hand. J Hand Surg [Am] 14:474–481, 1989.

275. Rafique, A.; Ghani, S.; Sadiq, M. Kirschner wire pin tract infection rates between percutaneous and buried wires in treating metacarpal and phalangeal fractures. J Coll Physicians Pak 16:518–520, 2006.

276. Rankin, E.A.; Jabaley, M.E.; Blair, S.J.; et al. Acquired rotational digital deformity in children as a result of finger sucking. J Hand Surg [Am] 13:535–539, 1988.

277. Rawles, J.G., Jr. Dislocations and fracture–dislocations at the carpometacarpal joints of the fingers. Hand Clin 4:103–112, 1988.

278. Rayan, G.M.; Mullins, P.T. Skin necrosis complicating mallet finger splinting and vascularity of the distal interphalangeal joint overlying skin. J Hand Surg [Am] 12:548–552, 1987.

279. Reid, D.A.C. Corrective osteotomy in the hand. Hand 6:50–57, 1974.

280. Reid, D.A.; Price, A.H. Digital deformities and dental malocclusion due to finger sucking. Br J Plast Surg 37:445–452, 1984.

281. Reid, L. Non-union in a fracture of the shaft of the distal phalanx. Hand 14:85–88, 1982.

282. Renner, A.; Santh, E.; Manninger, J. Karreturosteotomien nach fehlstellung verheilten bruchen der mittelhand- und fingerknochen. Handchirurgie 11:213–218, 1979.

283. Reyes, F.A.; Latta, L.L. Conservative management of difficult phalangeal fractures. Clin Orthop Relat Res 214:23–30, 1987.

284. Rider, D.L. Fractures of the metacarpals, metatarsals, and phalanges. Am J Surg 38:549–559, 1947.

285. Riggs, S.A., Jr.; Cooney, W.P., III. External fixation of complex hand and wrist fractures. J Trauma 23:332–336, 1983.

286. Ring, D. Malunion and nonunion of the metacarpals and phalanges. Inst Course Lect AAOS 55:121–128, 2006.

287. Robb, W.A.T. The results of treatment of mallet finger. J Bone Joint Surg [Br] 41:546–549, 1959.

288. Roberts, P. Bulletins et memoires de la Societe de Radiologie Medicale de France. 24:687, 1936.

289. Robins, P.R.; Dobyns, J.H. Avulsion of the insertion of the flexor digitorum profundus tendon associated with fracture of the distal phalanx. In: AAOS Symposium on Flexor Tendon Surgery in the Hand. St. Louis, C.V. Mosby, 1975, p. 151.

290. Rolando, S. Fracture de la base du premier metacarpien et principalement sur une varietè non encore ècrite. Presse Med 33:303–304, 1910.

291. Rose, E.H. Reconstruction of central metacarpal ray defects of the hand with a free vascularized double metatarsal and metatarsophalangeal joint transfer. J Hand Surg [Am] 9:28–31, 1984.

292. Royle, S.G. Rotational deformity following metacarpal fracture. J Hand Surg [Br] 15:124–125, 1990.

293. Ruedi, T.P.; Burri, C.; Pfeiffer, K.M. Stable internal fixation of fractures of the hand. J Trauma 11:381–389, 1971.

294. Saint-Cyr, M.; Gupta, A. Primary internal fixation and bone grafting for open fractures of the hand. Hand Clin 22:317–327, 2006.

295. Salgeback, S.; Eiken, O.; Carstam, N.; et al. A study of Bennett's fracture—Special reference to fixation by percutaneous pinning. Scand J Plast Reconstr Surg 5:142–148, 1971.

296. Salter, R.B.; Harris, W.R. Injuries involving the epiphyseal plate. J Bone Joint Surg [Am] 45:587–622, 1963.

297. Sanders, R.A.; Frederick, H.A. Metacarpal and phalangeal osteotomy with miniplate fixation. Orthop Rev 20:449–456, 1991.

298. Schenck, R.R. Dynamic traction and early passive movement for fractures of the proximal interphalangeal joint. J Hand Surg [Am] 11:850–858, 1986.

299. Schenck, R.R. Classification of fractures and dislocations of the proximal interphalangeal joint. Hand Clin 10:179–185, 1994.

300. Schenck, R.R. The dynamic traction method combining movement and traction for intraarticular fractures of the phalanges. Hand Clin 10:187–198, 1994.

301. Schneider, L.H. Fractures of the distal interphalangeal joint. Hand Clin 12:277–288, 1994.

302. Schiund, R.; Cooney, W.P.; Burny, F.; et al. Small external fixation devices for the hand and wrist. Clin Orthop Relat Res 293:77–82, 1993.

303. Segmueller, G. Surgical Stabilization of the Skeleton of the Hand. Baltimore, Williams & Wilkins, 1977, pp. 18–22.

304. Segmueller, G. Principles of stable internal fixation in the hand. In: Chapman, J.M., ed. Operative Orthopaedics. Philadelphia, J.B. Lippincott, 1988, pp. 1213–1218.

305. Segmueller, G. Indications for stable internal fixation in hand injuries. In: Chapman, M., ed. Operative Orthopaedics. Philadelphia, J.B. Lippincott, 1988, pp. 1219–1233.

306. Segmueller, G.; Schonenberger, F. Fractures of the hand. In: Weber, B.G.; Gruner, C.; Fruehler, F., eds. Treatment of Fractures in Children and Adolescents. New York, Springer-Verlag, 1980, p. 340.

307. Segond, P. Note sur un cas d'arrachment du point d'insertion des deux languettes phalangettiennes de l'extenseur du petit doigt par flexion forcèe del la phalangette sur la phalangine. Prog Med 8: 534–535, 1880.

308. Seitz, W.H., Jr. Management of severe hand trauma with a miniexternal fixateur. Orthopedics 10: 601–610, 1987.

309. Seitz, W.H., Jr.; Froimson, A.I. Management of malunited fractures of the metacarpal and phalangeal shafts. Hand Clin 4:529–538, 1988.

310. Seyman, N. Juxtaepiphyseal fractures of the terminal phalanx of the finger. J Bone Joint Surg [Br] 48:347–349, 1966.

311. Shah, J.; Patel, M. Dislocation of the carpometacarpal joint of the thumb. A report of four cases. Clin Orthop 175:166–169, 1983.

312. Shewring, D.J.; Thomas, R.H. Avulsion fractures from the base of the proximal phalanges of the fingers. J Hand Surg [Br] 28:10–14, 2003.

313. Shrewsbury, M.M.; Johnson, R.K. A systematic study of the oblique retinacular ligament of the human finger: Its structure and function. J Hand Surg 2:194–199, 1977.

314. Shrewsbury, M.M.; Johnson, R.K. Ligaments of the distal interphalangeal joint and the mallet position. J Hand Surg 5:214–216, 1980.

315. Shrewsbury, M.M.; Johnson, R.K. Form, function, and evolution of the distal phalanx. J Hand Surg 8:475–479, 1983.

316. Shulter-Ellis, F.P.; Lazar, G. Internal morphology of human phalanges. J Hand Surg [Am] 9:490–495, 1984.

317. Simmons, B.P.; Peters, T.T. Subcondylar fossa reconstruction for malunion of fractures of the proximal phalanx in children. J Hand Surg [Am] 12:1079–1082, 1987.

318. Smith, F.L.; Rider, D.L. A study of the healing of one hundred consecutive phalangeal fractures. J Bone Joint Surg [Am] 17:91–105, 1935.

319. Smith, J.H., Jr. Avulsion of a profundus tendon with simultaneous intraarticular fracture of the distal phalanx—Case report. J Hand Surg 6:600–601, 1981.

320. Smith, R.J.; Peimer, C.A. Injuries to the metacarpal bones and joints. Adv Surg 2:341–374, 1977.

321. Soyer, A.D. Fractures of the base of the first metacarpal: Current treatment options. J Am Acad Orthop Surg 7:403–412, 1999.

322. Spangberg, O.; Thoren, L. Bennett's fracture: A method of treatment with oblique traction. J Bone Joint Surg [Br] 45:732–739, 1963.

323. Spinner, M.; Choi, B.Y. Anterior dislocation of the proximal interphalangeal joint. J Bone Joint Surg [Am] 52:1329–1336, 1970.

324. Stack, H.G. Mallet finger. Hand 1:83–89, 1969.

325. Stark, H.H. Troublesome fractures and dislocations of the hand. Instr Course Lect 19:130–149, 1970.

326. Stark, H.H.; Boyes, J.H.; Wilson, J.N. Mallet finger. J Bone Joint Surg [Am] 44:1061–1068, 1962.

327. Stark, H.H.; Gainor, B.J.; Ashworth, C.R.; et al. Operative treatment of intraarticular fractures of the dorsal aspect of the distal phalanx of digits. J Bone Joint Surg [Am] 69:892–896, 1987.

328. Stener, B. Displacement of the ruptured ulnar collateral ligament of the metacarpophalangeal joint of the thumb. J Bone Joint Surg [Br] 44:869–879, 1962.

329. Strickland, J.W.; Steichen, J.B.; Kleinman, W.B.; et al. Phalangeal fractures, factors influencing digital performance. Orthop Rev 11:39–50, 1982.

330. Stern, P.J. Fractures of the metacarpals and phalanges. In: Green, D.P., ed. Operative Hand Surgery, 3rd ed. New York, Churchill Livingstone, 1993, pp. 695–758.

331. Stern, P.J.; Wieser, M.J. Complications of plate fixation in the hand skeleton. Clin Orthop Relat Res 214:59–65, 1987.

332. Strickland, J.W.; Steichen, J.B.; Kleinman, W.B.; et al. Phalangeal fractures, factors influencing digital performance. Orthop Rev 11:39–50, 1902.

333. Strickland, J.W.; Steichen, J.B.; Kleinman, W.B.; et al. Factors influencing digital performance after phalangeal fracture. In: Strickland, J.W.; Steichen, J.B., eds. Difficult Problems in Hand Surgery. St. Louis, C.V. Mosby, 1982, pp. 126–139.

334. Strickland, J.W.; Steichen, J.B.; Showalter, J.F. Phalangeal fractures in a hand surgery practice: A statistical review and in-depth study of the management of proximal phalangeal shaft fractures. J Hand Surg 4:285, 1979.

335. Strickler, M.; Nagy, L.; Büchler, U. Rigid internal fixation of basilar fractures of the proximal phalanges by cancellous bone grafting only. J Hand Surg [Br] 26:455–458, 2001.

336. Strong, M.L. A new method of extension block splinting of the proximal interphalangeal joint. Preliminary report. J Hand Surg 5:606–607, 1980.

337. Stuchin, S.A.; Kummer, F.J. Stiffness of small-bone external fixation methods: An experimental study.

J Hand Surg [Am] 9:718–724, 1984.

338. Stussi, J.D.; Prevost, P.; Babin, S. Medial and volar approach to fractures of the base of the fifth metacarpus. Rev Chir Orthop Reparatrice Appar Mot 88:633–637, 2002.

339. Susman, R.L. Comparative and functional morphology of hominid fingers. Am J Physiol Anthropol 50:215–236, 1979.

340. Swanson, A.B. Fractures involving the digits of the hand. Orthop Clin North Am 1:261–274, 1970.

341. Szabo, R.; Spiegel, J.D. Infected fractures of the hand and wrist. Hand Clin 4:477–489, 1988.

342. Tan, V.; Beredjiklian, P.K.; Weiland, A.J. Intraarticular fractures of the hand: Treatment by open reduction and internal fixation. J Orthop Trauma 19:518–523, 2005.

343. Tavassoli, J.; Roland, R.T.; Hogan, C.J.; et al. Three cast techniques for the treatment of extra-articular metacarpal fractures. J Bone Joint Surg [Am] 9:2196–2201, 2005.

344. Tennant, C.E. Use of a steel phonograph needle as a retaining pin in certain irreducible fractures of the small bones. JAMA 83:193, 1924.

345. Teoh, L.C.; Lee, J.Y. Mallet fractures: A novel approach to internal fixation using a hook plate. J Hand Surg Eur 32:24–30, 2007.

346. Teoh, L.C.; Tan, P.L.; Tan, S.H.; et al. Cerclage-wiring-assisted fixation of difficult hand fractures. J Hand Surg [Br] 31:637–642, 2006.

347. Teoh, L.C.; Yong, F.C.; Chong, K.C. Condylar advancement osteotomy for correcting condylar malunion of the finger. J Hand Surg [Br] 27:31–35, 2002.

348. Thomine, J.M. Les Fractures Ouvertes du Squeulette Digital dans les Plaies de la Main et des Doigts. Actual Chir. Paris, Masson, pp. 776–780, 1975.

349. Thompson, J.S.; Eaton, R.G. Volar dislocation of the proximal interphalangeal joint. J Hand Surg 2:232, 1977.

350. Thoren, L. A new method of extension treatment in Bennett's fracture. Acta Chir Scand 110:485–493, 1955.

351. Thurston, A.J. Pivot osteotomy for the correction of malunion of metacarpal neck fractures. J Hand Surg [Br] 17:580–582, 1992.

352. Tubiana, R. Incidence and cost of injuries to the hand. In: Tubiana, R, ed. The Hand, Vol. 2. Philadelphia, W.B. Saunders, 1985, pp. 159–164.

353. Tubiana, R. Evolution of bone and joint techniques in hand surgery. In: Tubiana, R, ed. The Hand, Vol. 2. Philadelphia, W.B. Saunders, 1985, pp. 469–494.

354. Tuttle, R.H. Quantitative and functional studies on the hand of the Anthropoidea. J Morphol 128:309–364, 1969.

355. Van der Lei, B.; de Jonge, J.; Robinson, P.H.; et al. Correction osteotomies of phalanges and metacarpals for rotational and angular malunion: A long-term follow-up and a review of the literature. J Trauma 55:902–908, 1993.

356. Van Onselen, E.B.; Karim, R.B.; Hage, J.J.; et al. Prevalence and distribution of hand fractures. J Hand Surg [Br] 28:491–495, 2003.

357. Vanik, R.K.; Weber, R.C.; Matloub, H.S.; et al. The comparative strengths of internal fixation techniques. J Hand Surg [Am] 9:216–221, 1984.

358. Vasco, J.R. An operation of old unreduced Bennett's fractures. J Bone Joint Surg 29:753–756, 1947.

359. Wagner, C. Transarticular fixation of fracture–dislocation of the first metacarpal carpal joint. West J Surg Gynecol Obstet 59:362–365, 1951.

360. Wagner, C.J. Method of treatment of Bennett's fracture dislocation. Am J Surg 80:230–231, 1950.

361. Waris, E.; Ninkovic, M.; Harpf, C.; et al. Self-reinforced bioabsorbable miniplates for skeletal fixation in complex hand injury: Three case reports. J Hand Surg [Am] 29:452–457, 2004.

362. Watson-Jones, R. Fractures and Joint Injuries, 4th ed. Edinburgh, E. & S. Livingstone, 1956, pp. 645–646.

363. Waugh, R.L.; Ferrazzano, G.P. Fractures of the metacarpals exclusive of the thumb. A new method of treatment. Am J Surg 59:186–194, 1943.

364. Weber, B.G.; Cech, O. Pseudarthrosis. New York, Grune & Stratton, 1976.

365. Weckesser, E.C. Rotational osteotomy of the metacarpal for overlapping fingers. J Bone Joint Surg [Am] 47:751–756, 1965.

366. Weeks, P.M.; Wray, C. Management of Acute Hand Injuries. St. Louis, C.V. Mosby, 1973.

367. Wehbe, M.A.; Schneider, L.H. Mallet fractures. J Bone Joint Surg [Am] 66:658–669, 1984.

368. Wenger, D.R. Avulsion of the profundus tendon insertion in football players. Arch Surg 106:145–149, 1973.

369. Wilgis, E.F. Distal interphalangeal joint silicone interpositional arthroplasty of the hand. Clin Orthop 342:38–41, 1989.

370. Wilkinson, J.L. The insertions of the flexor pollicis longus and digitorum profundus. J Anat 87:75–88, 1953.

371. Wilson, J.N.; Rowland, S.A. Fracture–dislocation of the proximal interphalangeal joint of the finger. Treatment by open reduction and internal fixation. J Bone Joint Surg [Am] 48:493–502, 1966.

372. Wood, V.E. Fractures of the hand in children. Orthop Clin North Am 7:527–542, 1976.

373. Wray, R.C.; Glunk, R. Treatment of delayed union, nonunion, and malunion of phalanges of the hand. Ann Plast Surg 22:14–18, 1989.

374. Wright, T.A. Early mobilization in fractures of the metacarpals and phalanges. Can J Surg 11:491–498, 1968.

375. Yong, F.C.; Tan, S.H.; Tow, B.P.; et al. Trapezoid

rotational bone graft osteotomy for metacarpal and phalangeal fracture malunion. J Hand Surg Eur 32:282–288, 2007.

376. Zemel, N.P.; Stark, H.H.; Ashworth, C.R.; et al. Chronic fracture–dislocation of the proximal inter-phalangeal joint—Treatment by osteotomy and bone graft. J Hand Surg 6:447–455, 1981.

377. Zimmerman, N.B.; Weiland, A.J. Ninety-ninety intraosseous wiring for internal fixation of the digital skeleton. Orthopedics 12:99–104, 1989.

378. Zur Verth, M. Behandlung der Finger und Hand-verletzungen. Hefte Z Unfallh, Vol. 6, 1929–1930.

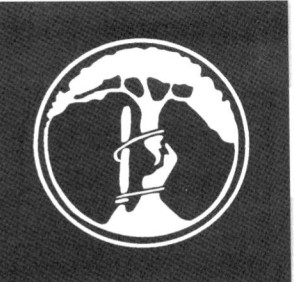

第 **39** 章

腕部骨折与脱位

Charles Cassidy, M.D. Leonard K. Ruby, M.D.

第一节　舟骨骨折

　　舟骨骨折占所有腕骨骨折的 60%~70%[21]，在腕部骨折中其发病率仅次于桡骨远端骨折，居第二位。舟骨骨折几乎全部发生在青壮年，诊断较为困难。通常其治疗过程较长，而且即使在最好的治疗下，也会对患者产生较大的影响，而其中很多人正处于劳动能力最强的年龄。最近一份欧洲学者的研究[297]表明，舟骨骨折的患者伤后平均 6 个月不能参加劳动。在美国，据估计每年有 345 000 人发生舟骨骨折[204]，而且即使经过正确的治疗，仍有至少 5%[20,278] 的患者发生骨不连。这对社会的影响很大。因此，目前对即使无移位的舟骨骨折往往也采用外科治疗[28]。

一、损伤机制

　　舟骨的功能是靠强有力的韧带在远、近排腕骨之间起连接作用，这使舟骨腰部容易发生骨折[82,100,157,189,258]。有两种不同的机制能够造成舟骨骨折。到目前为止，较为常见的损伤机制涉及过伸和过屈两方面。为了阐明发病机制，Weber 和 Chao 两人[314]一直反复试验通过对尸体手掌的桡侧施加轴向应力而造成舟骨骨折，此时尸体的腕关节始终位于 95°~100°背伸位。据估计，在此位置下因为有位于舟骨近、背、桡侧的桡骨，尺侧的头状骨和月骨以及掌侧的桡月长韧带和桡舟头韧带的作用，而使舟骨近端的位置较为固定[20]。与此同时，舟骨远端能够随远排腕骨自由地向背侧移动，然而该骨的掌侧面不能随之伸展，同样其背侧面也不能随之压缩，因此导致骨折常发生于舟骨腰部。Smith 和其同事[258]对尸体标本的腕舟骨实施截骨产生 27°掌侧

成角，这样就导致了腕关节塌陷畸形并伴有近排腕骨背伸。这一研究证实了舟骨有连接和稳定近、远排腕骨的功能。而许多研究者也曾经依据舟骨的解剖和临床经验对其功能进行过推测[82,92,157,189,258]。

　　最近 Horii 和其同事[124]报道了一种不常见的舟骨腰部骨折的机制，被称为"冲压工舟骨"。在这种机制中，腕关节处于中立或轻度屈曲位，暴力沿第二掌骨传递，通过大多角骨和小多角骨，然后经舟骨远端而形成屈曲剪力。研究者发现，在这些患者中掌骨头开放性骨折的发生率很高。因此，掌骨头开放性骨折的患者伴有腕部疼痛，就应高度怀疑有舟骨骨折。

二、诊断

　　因为舟骨骨折是临床中的常见病，所以提高警惕是早期诊断的关键[82,100,157,189,258]。有时舟骨骨折所产生的疼痛、肿胀或活动受限很难发现[175]，因此对于年轻患者有明确手掌着地摔倒病史伴有腕部鼻烟窝区疼痛及压痛，都应考虑到舟骨骨折的诊断，除非明确诊断是其他疾病。个别舟骨近端或远端骨折的患者，压痛点可位于腕背侧或是掌侧的舟骨结节部。

　　X 线检查仍然是确诊骨折的最好方法。虽然研究者们推荐了不同体位的 X 线检查，但我们和大多数研究者发现，初期诊断较有用的一系列 X 线片包括：标准后前位(PA)，尺偏 PA，真正侧位(即桡骨、尺骨和头状骨在同一条线上)以及 45°旋前 PA(图 39-1)。侧位片有助于发现腕骨排列异常，这多见于移位型舟骨骨折。在尺偏及 45°旋前位片中，舟骨长轴更加平行于 X 线底片，从而骨折线也更加平行于 X 线。同时尺偏也容易使骨折端分离(图 39-1D)。以上这两种因素都有助于发现骨折[163]。如果以上这些 X 线片检查显示阴性

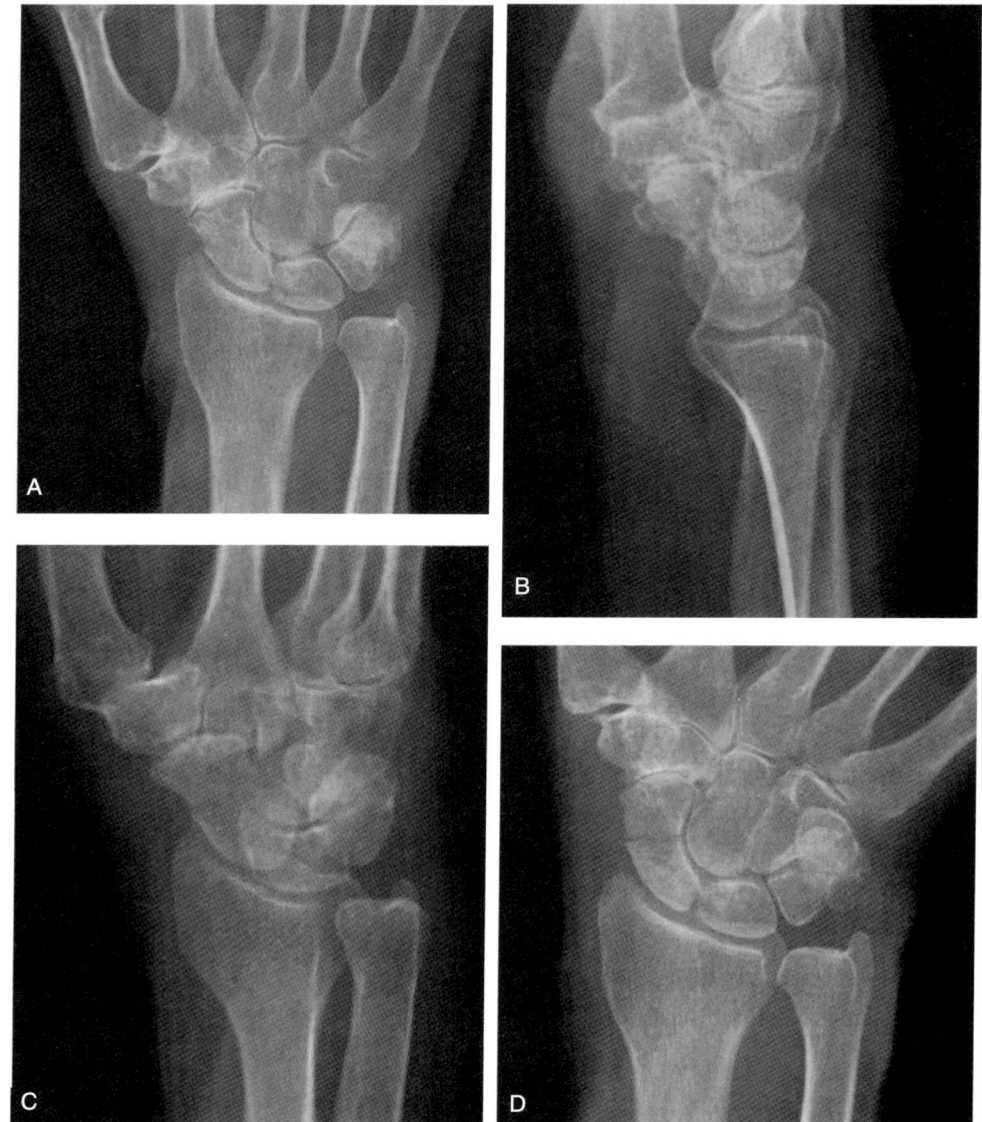

图 39-1　一组舟骨 X 线片。正位(PA)(A)和侧位(B)X 线片骨折模糊。可见无移位舟骨骨折。在这种 X 线片下,骨折很难被发现。(C)45°旋前位可见舟骨骨折。(D)尺偏正位片骨折线非常清楚。

或可疑,而临床表现又非常支持诊断,应进一步做其他斜位片检查。Stecher[270]推荐做从远端到近端垂直倾斜 20°的 PA 片检查。这种体位检查同样能使 X 线更加平行于骨折线。

据报道,起初的 X 线片假阴性率在 2%~ 25%[154,210,289,312,313]。如果怀疑舟骨骨折可能性较大,可以进行经验性治疗或者进行其他影像学检查,如 CT[31]、MRI[32,130]或者骨扫描[90,91,138,203]。如果选择经验性治疗,拇指人字形石膏固定 2 周并进行复查[98]。虽然当骨折部位发生吸收时,隐性骨折会在接下来的 X 线片上变得明显[138],但是总体看来,意义不大[174]。传统认为,骨扫描

具有最敏感但特异性最小的成像特征。然而,最近一项研究认为 CT 在发现隐性骨折方面优于骨扫描。而且,如果骨扫描提示舟骨骨折,附加影像学 CT 检查是必要的,可以更好地界定骨折。因此,类似这样的病例我们推荐用 CT 扫描。当行 CT 扫描时,因为腕部横断面扫描时常规检查且阅读这些照片难以说明骨折情况,所以还要请求放射科医师进行舟骨矢状面扫描 (图 39-2B)。换句话说,平片所用的体位同样适用于 CT。为了获得最佳效果,射线一定要平行于可疑骨折线或者垂直于舟骨长轴。图像应有 1mm 的间隔。另外,在这样的侧位片上也能得到腕骨间排列信息, 因为桡骨-尺

骨–头状骨的关系以及舟骨成角骨折都能被很好地显示出来(图 39-2C)。根据我们实践经验,MRI 适用于那些有关节严重损伤患者以除外舟骨骨折。

三、确定治疗方案

很明显对于舟骨骨折的治疗存在的争议最大[28,41,63,173]。经皮舟骨骨折固定方法的出现,结合早期功能锻炼,使外科治疗受到外科医生和患者的推崇。然而,外科治疗即使无移位舟骨骨折的观点并不新鲜。1954 年,McLaughlin 提倡所有舟骨腰部骨折都采用开放治疗,公开表示对"提倡长时间制动并把舟骨骨折病例归因于需要该项'长时间'治疗的外科医师的反对"[187]。治疗医师一定要权衡这些问题,事实上许多无移位舟骨骨折病例无外科手术治疗也可自愈。

虽然没有一种公认的舟骨骨折分类标准,但目前存在一些指导性的分类原则(图 39-3 和图 39-4)可以帮助医生为患者制定最好的治疗方案。可依据以下几个特征进行骨折分类。

病程:急性骨折指 3 周以内的骨折。Langhoff 和 Anderson[151]指出,对骨折患者延迟到 4 周后再进行石

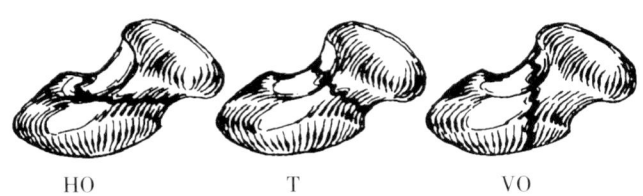

图 39-3　舟骨骨折的 Russe 分型。缩略语:HO,水平斜行;T,横断;VO,垂直斜行。(Reproduced with permission from Taleisnik, J. The Wrist. New York, Churchill Livingstone, 1985. Copyright 1985 Elisabeth Roselius.)

膏治疗,其骨折愈合率会明显下降。骨折延迟愈合是指 4~6 个月内骨折仍未愈合。超过 6 个月骨折仍未愈合则可认为是骨折不愈合(骨不连)[274]。当然,这个定义有些武断,因为没有任何人能确定何时算是骨折延迟愈合的开始,而何时又算是结束。

位置:骨折又可以依据解剖位置分为远 1/3(端部)、中 1/3(腰部)和近 1/3(端部)。腰部骨折最常见,大约占所有舟骨骨折的 80%[51,298]。近端骨折和远端骨折则分别占 15% 和 5%。

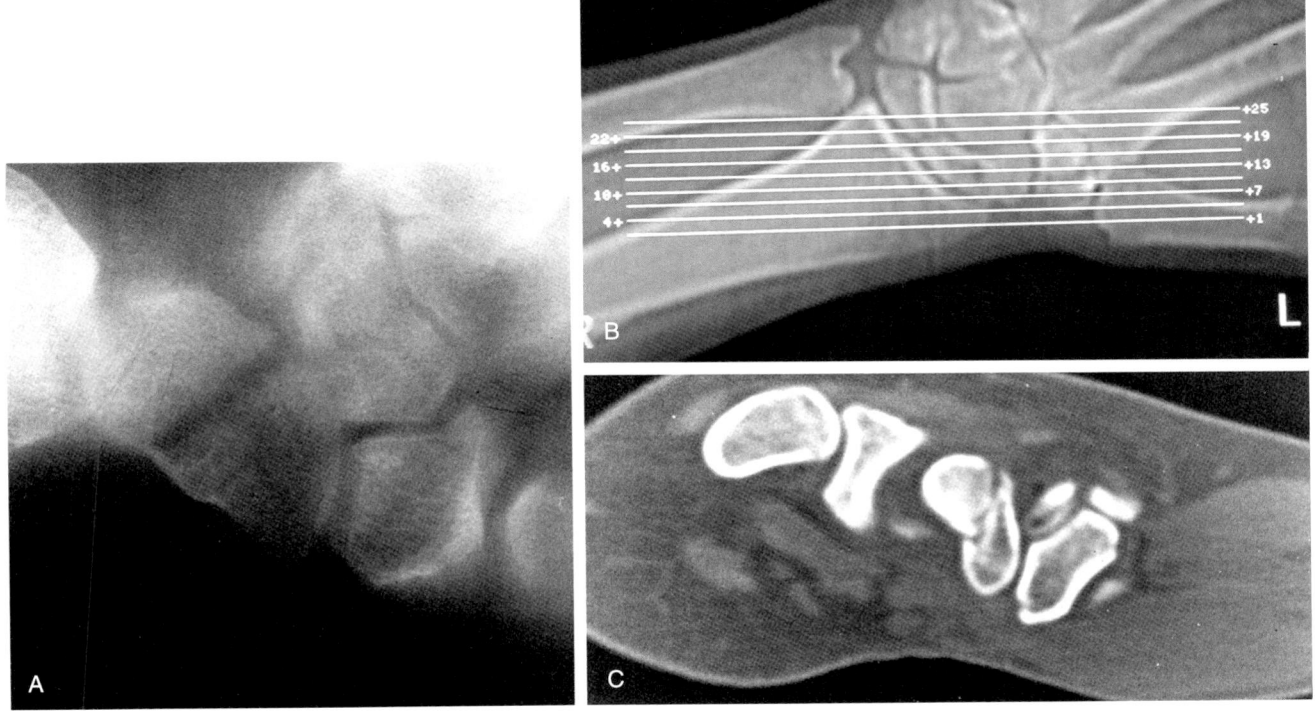

图 39-2　(A)侧位多断层 X 线片明显显示舟骨腰部骨折线。(B)CT 扫描显示舟骨矢状面的平行断层。(C)舟骨矢状面 CT 像显示舟骨腰部骨折,有成角。

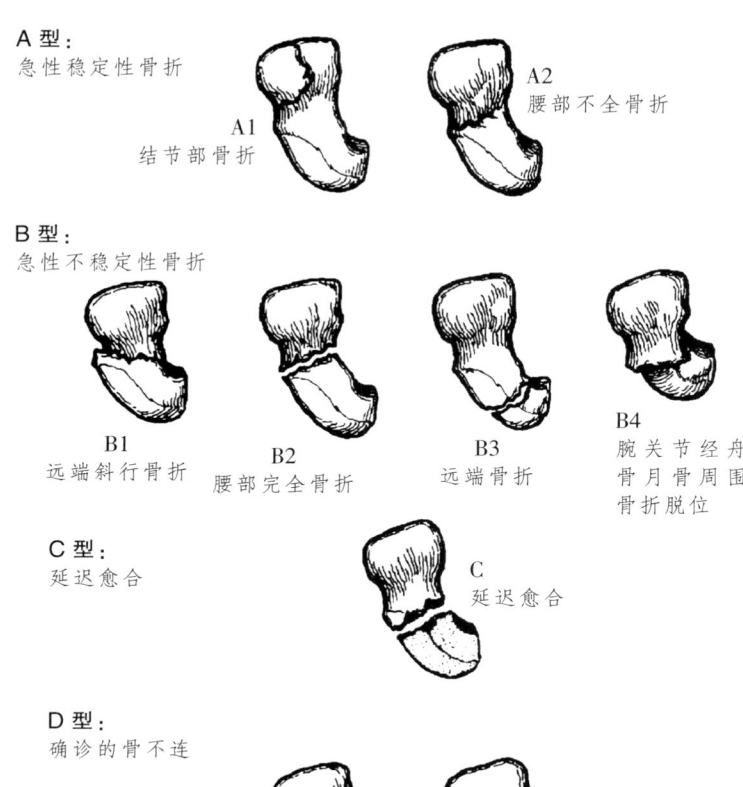

A 型：
急性稳定性骨折

A1
结节部骨折

A2
腰部不全骨折

B 型：
急性不稳定性骨折

B1
远端斜行骨折

B2
腰部完全骨折

B3
远端骨折

B4
腕关节经舟
骨月骨周围
骨折脱位

C 型：
延迟愈合

C
延迟愈合

D 型：
确诊的骨不连

D1
纤维连接

D2
假关节形成

图 39-4 舟骨骨折的 Herbert 分型（Herbert 和 Fisher，1984）。（Reproduced with permission from Amadio, P. C.; Taleisnik, J. Fractures of the carpal bones. In: Green, D. P., ed. Operative Hand Surgery, 4th ed. New York, Churchill Livingstone, 1999, pp.809-864.）

这种分类法有助于判断预后。近端骨折比远端骨折愈合率低，可能是因为骨的血供被破坏，进入舟骨的血供位于骨的中 1/3 或以远[99,237,284]。Gelberman 和 Menon[97]指出，舟骨的血供主要来自桡动脉的分支，此分支从舟骨的腰部或以远的背侧嵴进入。整个骨的血供 70%~80% 来自此分支，而近端的血供 100% 来自于此（图 39-5）。舟骨近端骨折的骨坏死率达到了 100%。

方向：Russe（图 39-3）[237]和后来的 Herbert 与 Fisher（图 39-4）[118]提出骨折断面的方向很重要，并提出了水平斜行、垂直斜行和横断骨折。他们得出结论是垂直方向的骨折比较不稳定，因此很少能愈合。

移位：Cooney 和他的同事们[51]以及 Weber[312]认为，可依据移位来确定骨折的稳定性。有以下任何一种表现可认为是移位性骨折：在任意 X 线片上骨折错位（stepoff）超过 1mm，舟月角超过 60°，月头角大于 15°，或侧位舟骨内角超过 20°。如果对舟骨腰部骨折行保守治疗，移位会显著影响骨折愈合[51]，有报道称骨折不愈合率高达 92%[71]。

粉碎：粉碎性骨折是内在的不稳定因素。

联合损伤：舟骨骨折经常合并月骨周围脱位。对这些不稳定损伤需要切开复位内固定（ORIF）。这种治

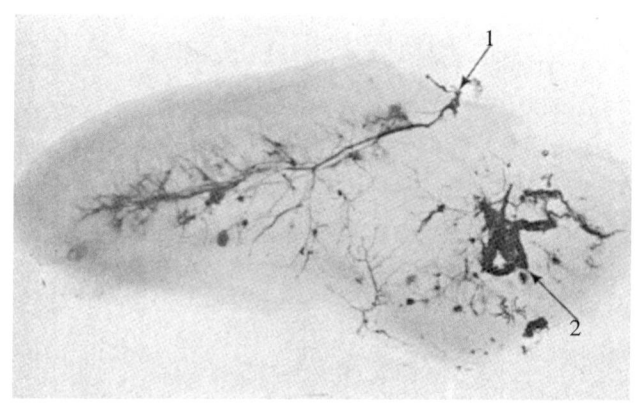

图 39-5 舟骨矢状切面，左侧为舟骨近端。1.桡动脉舟骨背侧分支；2.桡动脉舟骨掌侧分支。（From Gelberman, R. H.; Menon, J. The vascularity of the scaphoid bone. J Hand Surg 5:508-513,1980.）

疗将在"腕关节脱位"一节中讨论。

大约有 5% 的桡骨远端骨折伴有舟骨骨折[125]。这种高能暴力损伤通常需要手术治疗。

患者因素：一项吸烟对外科治疗舟骨骨折不愈合的研究认为，吸烟对愈合不利[172]。虽然没有确切资料显示吸烟对急性舟骨骨折有影响，但我们仍建议患者戒烟。依据个体特征，对于急性舟骨骨折的吸烟者而言，外科医师多多少少倾向于手术治疗。选择石膏制动的患者的潜在经济影响也是一个因素。

我们也认为，相对于骨折断面的方向来说骨折移位和成角是影响预后的更重要的因素。但是，仅依靠平片可能并不足以说明舟骨骨折是否确实无移位。一些研究者[195,228]建议对所有腕腰部骨折拍舟骨 CT，指出移位性舟骨骨折常发生骨不连、畸形愈合和缺血性骨坏死。他们的理由是，治疗医师有责任证实在非手术治疗前确实为无移位骨折。

总之，使舟骨骨折保守治疗预后较差的因素包括诊断较晚、近端骨折、移位或成角，或许也包括骨折线的倾斜度。舟骨骨折伴月骨周围脱位也不稳定，因而需要内固定。

四、无移位骨折

石膏制动仍然是治疗无移位舟骨骨折的主要手段[183,228,298]。然而，石膏的类型却是争论的焦点。腕关节任何位置的固定几乎都有其支持者，包括屈曲位[141,314]、背伸位[89]、桡偏位[314]、尺偏位[141]、中立位[237]以及各种联合位置。大多数研究者建议石膏固定要包括拇指[262,296]，而另一些研究者建议包括拇指、示指和中指（三指石膏）[59]。然而其他一些人则认为简单的短臂石膏就已足够[27,48,116]。

毫无疑问，石膏制动的争论焦点在于长臂石膏和短臂石膏[99,141,298]。在这方面研究最多的是 Gellman 和他的同事们[99]。他们得出结论认为是，在骨折最初 6 周用长臂带拇指的"人"字石膏固定可以加速愈合（长、短臂之间愈合时间之比为 9.5 周∶12.7 周，$P<0.05$），并可降低骨不连的发生率（0∶8.7%，无统计学意义）。然而，最近一项尸体研究表明，短臂石膏病例在贯穿整体的前臂旋转运动中舟骨骨折端移位仅 0.2mm[184]。而且另一位研究者认为，长臂石膏对舟骨骨折愈合是不利的，因为它们阻碍正常的前臂旋转，并且当患者尝试用患手时，桡腕关节旋转将增加[148]。

一些人报道了应用石膏固定治疗新鲜无移位的舟骨骨折的成功率（94%~98.5%），成功率之间的差异

可能是因为应用了不同类型的石膏[332]。这说明，恰当的石膏类型并不是治疗成功的决定性因素。因此，我们赞成在中立位使用自肘关节至腕关节合适的短臂带拇指"人"字形玻璃纤维石膏。通常要每隔两周更换一次石膏，以保证石膏固定的有效贴紧。固定 6 周要查后前位、侧位及尺偏位 X 线片。如果 X 线片不能确定骨折愈合情况，则需再次使用短臂带拇指"人"字形石膏并进行舟骨 CT 扫描。如果 X 线片显示骨折未愈合，尽管此时疼痛消失，也应再行低肘位石膏固定 6 周。如果经过总共 12 周的石膏固定，X 线片仍不能确定骨折已经愈合，则应进行 CT 检查。

有些证据显示，石膏固定加电刺激能促进骨折愈合[29,89]。但依据我们的经验，在这种情况下电刺激的作用有限。

虽然多数外科医生仍认为石膏固定治疗无移位舟骨骨折的效果满意，但目前医生对内固定治疗此类骨折的兴趣越来越大。据 Herbert 和 Fisher[118]报道，非手术治疗的失败率为 50%，因而许多患者适于早期内固定，尤其是年轻的手工劳动者和职业运动员，他们不能忍受长期的石膏制动。Rettig 和其同事[227]的研究也证实了这一观点。据他们报道，患者经过掌侧入路行舟骨固定，在 6 周内即恢复了运动。最近，经皮舟骨固定技术使用空心钉从掌背侧[57-59]或掌侧[5,28,110,328]入路已被广泛使用。几项报道[5,28,57,58,110,328]中称，骨折愈合率达 100%，而且很快可进行功能活动。在军队中进行的一系列经皮舟骨固定术的患者，康复工作的时间比石膏治疗早一个月。这种方法是否为过度医疗尚存争议[63]。

经掌侧入路可能的优点包括：①外科医生感觉更加方便，因为传统对腰部骨折开放手术治疗是从掌侧入路的；②更容易获得 X 线片，因为腕关节必要的伸直位置使舟骨长轴平行于桡骨；③一步即可安置导针；④骨折移位的可能性更小。掌侧入路可能的缺点包含了皮神经和舟骨–大多角骨的损伤以及生物力学固定可能较差，因为将钉尖端置入近极中央较困难。背侧入路的最大优点是钉进入近极中央较容易。使用螺钉通过掌背入路对近极骨折来说是关键。如果选择关节镜辅助入路，则建议选择掌背入路。掌背入路的缺点包括：①对技术要求高于掌侧入路；②造成伸肌腱的损伤；③对舟骨近极关节面破坏以及钉对桡骨显著破坏；④置入导针需要腕关节面极大弯曲，导致骨折移位。在选择舟骨固定术病例中，作者推荐掌侧入路治疗腰部骨折，为了保护伸肌肌腱和确认合适的螺钉位置，近极骨折做小切口。

(一)经皮舟骨固定技术

1.经皮掌侧舟骨固定术(图 39-6)

我们更喜欢用非黏性绷带包裹腕关节保持伸直位,以这种方式,导针插入时,平行于桡骨并向尺侧成近 45°角。一枚 0.45 英寸导针自舟骨远极桡侧进入至近极中央。从不同角度透视以证实合适的进针点位置。然后将一枚防旋针平行于第一枚针置入。为了测量合适的螺钉长度,在导针进针点位置做 1.0cm 切口,第二枚导针平行于前枚导针徒手推进至远极。测量后,在透视下,徒手推进管状锥。然后拧入一枚比测量值短 2.5mm 的 Acutrak 螺钉。在透视下确认骨折复位情况,这恰好是螺钉长度。在最后固定前,将导针退出。皮肤缝合用 5-0 缝线,并用黏性绷带和夹板固定。随访 2 周后,拆线治疗并拆除夹板。虽然没有加固,但鼓励腕关节活动。术后 6 周行 X 线检查,然后如果有必要,可以每月进行一次检查。如果舟骨骨折愈合后,可以进行无限制功能活动。

2.经皮背侧舟骨固定术(Slade[253-255];图 39-7)

行 X 线检查时,腕关节屈 45°,掌心向下至舟骨近远极重叠。确定入口点,行小切口,保护伸肌腱,并打开小关节囊。对于近极骨折,要确认复位满意。将内径 0.045 英寸导针置入舟骨骨环重叠部分的中央,通过掌侧皮肤至大多角骨附近。然后导针向远端后退并通过伸腕获得高质量 X 线片。一旦位置适合且闭合复位,导针向掌背侧推进后再退回以使尖端在舟骨远极软骨关节面水平。可以测得螺钉长度,选择螺钉小于测量长度 4mm 以使螺钉位于骨内。然后导针再次向掌侧推进,以防遇到破坏可有补救余地。防旋针可能是必要的。用手持扩髓钻将导针自近端向远端钻入。在透视下确认合适的钻头深度,电钻移开,螺钉通过导针推进至关节软骨下。余下操作过程和术后护理与掌侧入路相同。

五、移位或不稳定性骨折

对于急性移位性舟骨骨折的治疗很少有争议。这种骨折需要手术治疗。手术治疗的选择包括:闭合复位经皮穿针或螺钉固定[286,325],关节镜辅助下穿针或螺钉固定[286,321,322],以及切开复位穿针[73]或螺钉固定[36,98,118]。我们采取切开复位内固定(ORIF)的方法,用导管螺钉固定骨折。近端骨折常规采用背侧入路。对于腰部或远 1/3 部骨折采用掌侧入路比较安全,因为

舟骨主要的血供位于背侧[97]。如有必要植骨,骨块通常取自桡骨远端。有关手术技术将在"骨不连"一节中讨论。

六、延迟愈合

舟骨骨折的部位明显影响骨折愈合的时间。结节部骨折的平均愈合时间为 4~6 周,腰部骨折为 10~12 周,近端骨折为 12~20 周。因此,普遍认为的 4 个月为"正常"愈合的时间上限[169],这一观点应视具体的骨折部位而定。

对于骨折治疗失败者,一些研究者曾建议使用非侵入性电刺激治疗[11,89]。根据电刺激治疗后的经验,Osterman 和 Mikulics[182]认为,电刺激治疗最适合于那些事先没有进行植骨、对位良好的腰部骨折,并且不伴有骨折端萎缩、近端没有小的骨折块或没有明显的骨性关节炎。因为缺乏可对照的实验研究证实电刺激治疗有效[1],所以我们推荐植骨术作为石膏固定治疗失败的下一步措施。

七、骨不连

(一)手术治疗

当患者舟骨骨折骨不连并伴有症状时,决定手术相对容易些。然而,临床上也可见到患者受伤后新发生腕部疼痛而 X 线片又证实有长时间的骨不连。对这种情况,医生或许会仅建议患者腕部夹板固定,期待患者疼痛缓解,恢复到无症状的骨不连状态,而事实并非如此。外科医生所面临的难题是建议无症状的骨不连患者进行手术治疗。据 Mack 和其同事[175]、Ruby 和其同事[234]以及 Lindstrom 和 Nystrom[164]报道,如果不对骨不连进行治疗,则 5~10 年后会发生腕关节紊乱和关节炎。如果对骨折选择手术治疗,那么应该时刻牢记治疗目的不仅要促进骨折愈合,而且要恢复良好的腕关节与舟骨的排列[8,134]。手术方法目前包括内固定术、植骨术或二者同时进行。补救性手术有桡骨茎突切除术[10]、Bentzon 手术[15]、植入性关节成形术[260]、近排腕骨切除术[54,106,197]、全部[38,103]或部分关节融合术[21,282,308]以及联合术式。

1.植骨术

对已明确的骨不连和骨折延迟连接,植骨术是最早的治疗方法。自体骨植骨的作用包括以下几个方面。植骨块有骨传导和骨诱导的作用,并且提供了成

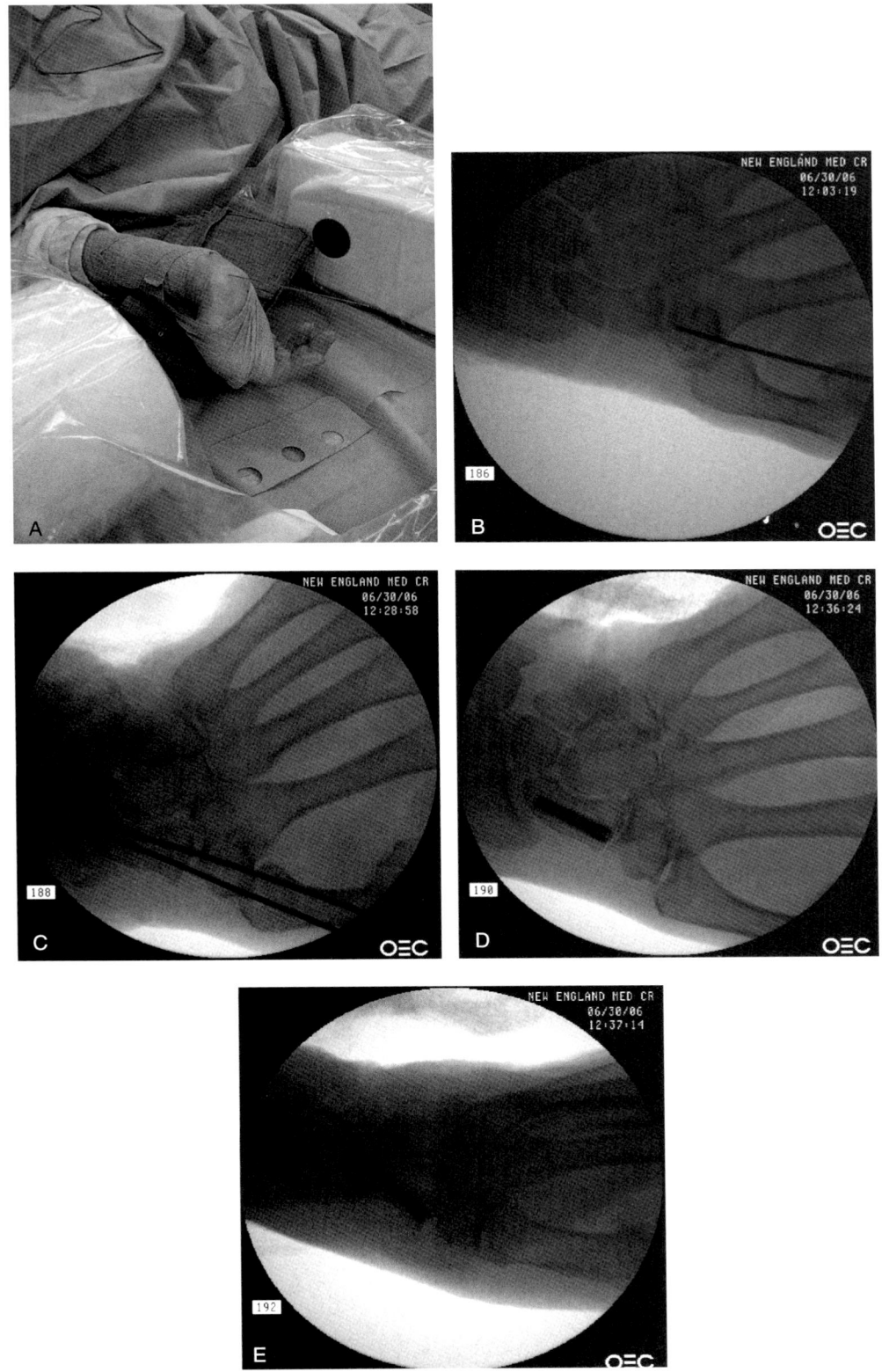

图 39-6　用 Acutrak 螺钉经皮掌侧舟骨固定术(如图 39-1 描述的骨折)。(A)用无菌外科绷带固定腕关节于伸直位。微型 C 型臂置于水平位。内径 0.045 英寸导针从远端至近端经皮插入,大致平行于桡骨并与尺骨成 45°角。(B)在透视下确定合适的进针点。(C)已经置入导针及防旋针。多方位透视以保证导针合适的位置。(D,E)置入最后螺钉。(A 见彩图)

骨细胞的来源。另外,它还可以作为结构性植骨塑形后填充骨缺损以及纠正舟骨的畸形。供骨区可选择髂嵴[77,79,105,237]、桡骨远端[34,83,105]及尺骨近端[186]。组织形态

特征研究显示,取自髂嵴的松质骨的质量优于取自其他部位[243]。Hull 和其同事[127]做了一次不很严密的临床研究证实,用取自髂嵴的骨块植骨治疗舟骨骨不连优

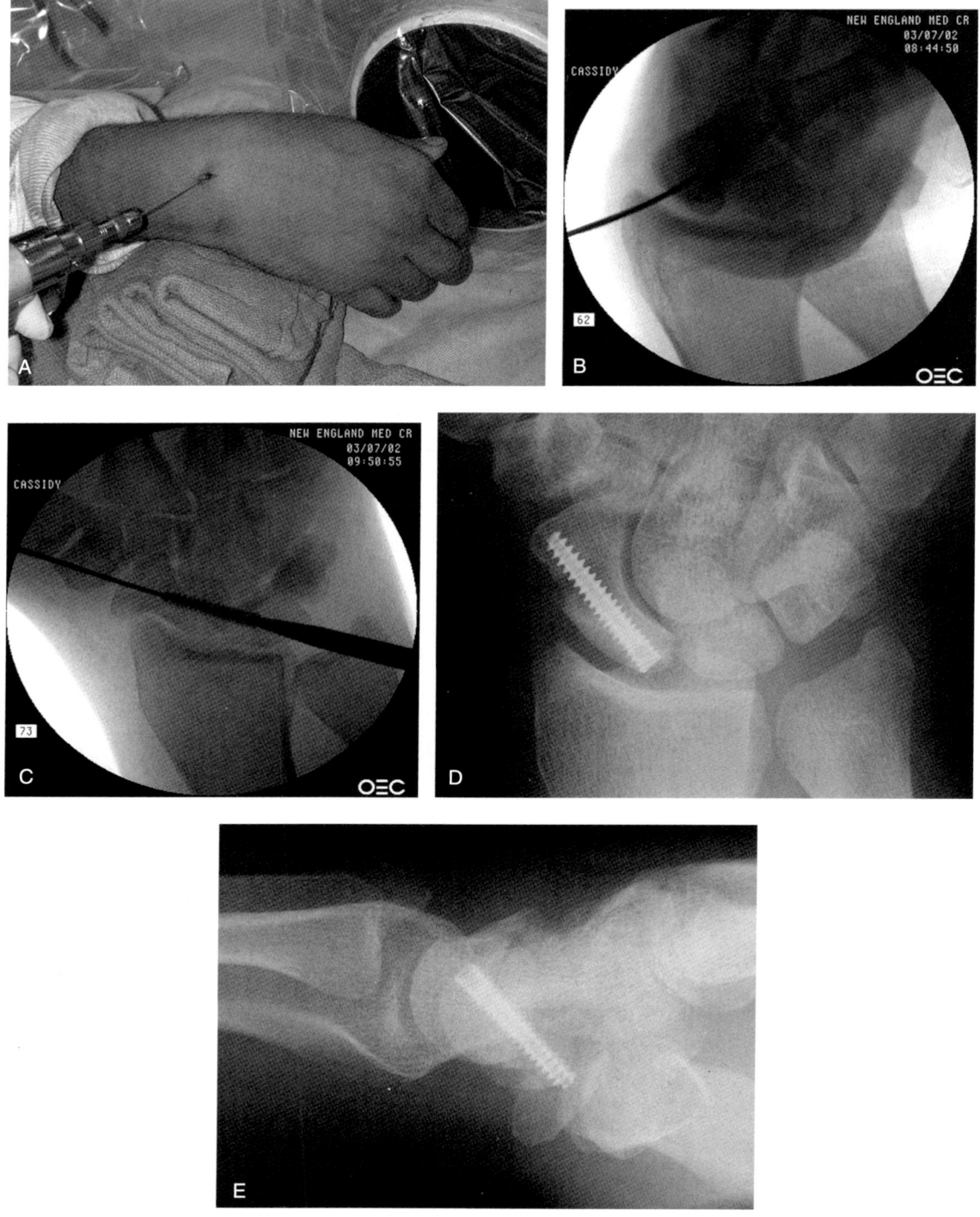

图 39-7　用 Acutrak 螺钉经皮背侧舟骨固定术。(A)腕关节屈曲旋前。微型 C 型臂置于水平位。在舟骨近极行小切口置入导针。(B) X 线片显示合适的导针位置在"环形"中央;近极与远极重叠。(C)确认和测量合适导针位置。防旋针通过鱼际隆起前进后退回,管状锥透视下推进。(D,E)置入最后螺钉。(B 见彩图)

于用桡骨远端的骨块。我们几乎全部采用髂嵴骨块植骨，除了对于舟骨近端缺血性骨不连，我们依据Zaidemberg 和其同事[330]所报道的方法采用桡骨远端带血运的骨块植骨。

　　近年来报道了几种不同的植骨方法[2,10,79,87,179,194,237,265]。目前最普遍应用的是皮质-松质骨[237]或松质骨[179]中间嵌入式植骨和前部楔入式植骨[79]。1937 年提出的原始Matti 植骨法[179]是，从背侧入路将骨折近段和远段中间挖空，把松质骨骨条植入两个空腔中起到内固定装置的作用，同时也作为成骨中心（图 39-8）。1960 年，Russe 报道从掌侧入路也用松质骨植骨[237]。后来，他又提出应用双皮质-松质骨条植骨术（图 39-9）[105]。因为舟骨的血供主要来自背侧，所以目前最普遍采用的是掌侧入路。Matti-Russe 式植骨术适用于不伴有腕关节背侧嵌插不稳定性（DISI）的骨不连。当存在 DISI 时，继 Fisk[82]、Fernandez[79]或 Cooney 和其同事[52]所提出的方法之后，临床上更乐于采用前部楔入式植骨法。Green[105]指出，当舟骨骨折近端无血运时，即手术中骨断面不出血，Matti-Russe 手术的成功率较低。他所报道的 5 例患者在手术中舟骨近段没有出血，术后失败

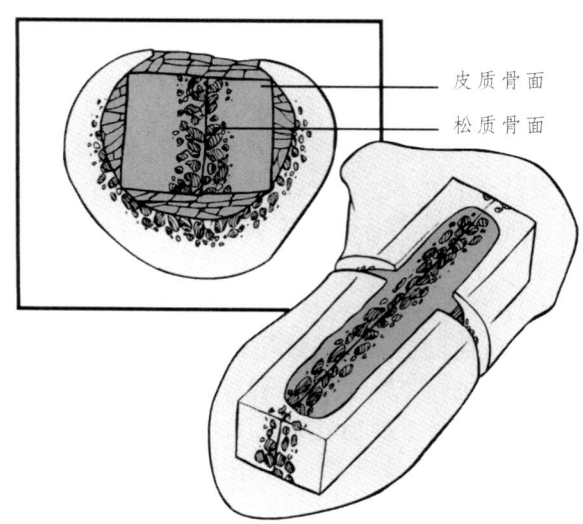

图 39-9　Russe 的最新技术也沿用了 Matti 的"挖空"观念，但采用混合有皮质骨和松质骨的植骨块来加强固定，并采用掌侧入路。（From Green, D. P. The effect of avascular necrosis on Russe bone grafting for scaphoid nonunion. J Hand Surg [Am] 10: 597-605, 1985.）

率为 100%。他和其他一些人指出，X 线片显示（骨骼）无血运并不代表实际的血运情况。我们所采用 Matti-Russe 手术的结果和大多数研究者一致，患者可有80%~90%的愈合率[134]。

　　（1）Matti-Russe 手术[179,237]：在掌侧行 4~5cm "Z" 形切口，位于舟骨结节桡侧腕屈肌腱的止点上方。仔细分离皮肤，避免损伤掌侧正中神经皮支，它通常位于桡侧腕屈肌腱上方皮内。牵动桡侧腕屈肌腱，将其分向尺侧，将桡动脉分向桡侧。在切口的远端可以看到桡动脉浅支。如果要显露舟-大多角骨关节，可能需要结扎桡动脉浅支，但术中并非必须游离桡动脉。纵向分离桡侧腕屈肌腱鞘后壁，显露其下的关节囊周脂肪。分离脂肪层，用一个双极仪器烧灼脂肪层内的血管丛以达到止血目的。将布卷垫在腕关节下使腕关节背伸，这样有利于显露关节囊。自桡骨远端向下至舟骨结节锐性分离掌侧腕关节囊和关节囊韧带。术中要求手法细致，尽可能保留腕关节掌侧的囊外韧带复合体。

　　依此入路，能够显露桡舟关节和舟骨的全部掌侧面。通常骨折部位清楚可见。但偶尔仅可见舟骨关节软骨皱褶，提示此处为骨折部。通过牵引手指和背伸，腕关节能更好地显露骨折部。在骨折部位将舟骨不连续的皮质开窗，分别在骨折两端挖出相对的两个洞。Russe 建议这一步仅用手动工具来做，但我们用

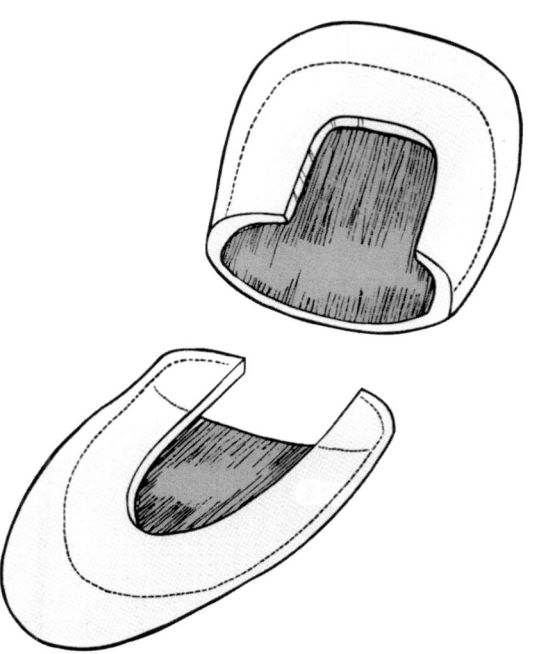

图 39-8　本图复制于 Matti 的原图（1937），显示了植骨所需挖空舟骨的程度。用取自大转子的松质骨块填入所挖的空腔，要仔细将植骨块塞入腔内，就像牙医将黄金填入牙齿内一样小心。(From Verdan, C.; Narakas, A. Fractures and pseudarthrosis of the scaphoid. Surg Clin North Am 48:1083-1095, 1968.)

带有 2×bit 的 Midas Rex 气动工具完成初步的刮除，然后用直的和弯的手持刮匙完成挖空操作。如果骨折近端太小并且无血运，则需要挖空到软骨下骨。因为关节软骨营养来自滑液，所以骨折近段则变成了一个骨软骨性的植骨块。在操作中要特别注意不能穿通骨折近段。骨折两端挖空要足够大（可见到松质骨出血），从髂嵴取大小和形状合适的松质骨块，然后用力分离骨折两端将植骨块紧紧塞入挖好的空洞中。术中可能要钻入克氏针作为"调节杆"。用松质骨片填满所有的空隙。被动活动腕关节使之屈伸、尺偏和桡偏，检查固定的稳定性。如果不稳定，则需要从远端向近端经过植骨块平行穿入两枚直径 0.045 英寸的克氏针。术中用 X 线确认克氏针位置合适以及舟骨和其他腕骨排列位置正常。用 2-0 可吸收缝线

水平褥式缝合掌侧关节囊和韧带。然后常规闭合其余部分。

如果术中用克氏针固定，那么要把剪断针尾埋于皮下，因为通常要保留克氏针固定超过 6 周。术后用桡侧开槽的夹板（拇指与手掌间分开的夹板）固定 5~7 天。然后更换为包括拇指的短臂"人"字石膏固定，此后每 2~3 周更换一次。术后 6 周去除石膏拍片，然后继续用包括拇指的短臂"人"字石膏再固定 6 周或直至 X 线片显示骨折完全愈合。我们几乎对全部患者行舟骨 CT 检查，以证实骨折愈合。

当骨折部有成角伴有背侧嵌插不稳定型 DISI 时，大多采用 Fisk-Fernandez 方法。

(2)Fisk-Fernandez 手术[52,79,82]（图 39-10）：依照 Fernandez[79]和 Cooney 及同事[52]的方法，通过测量正常

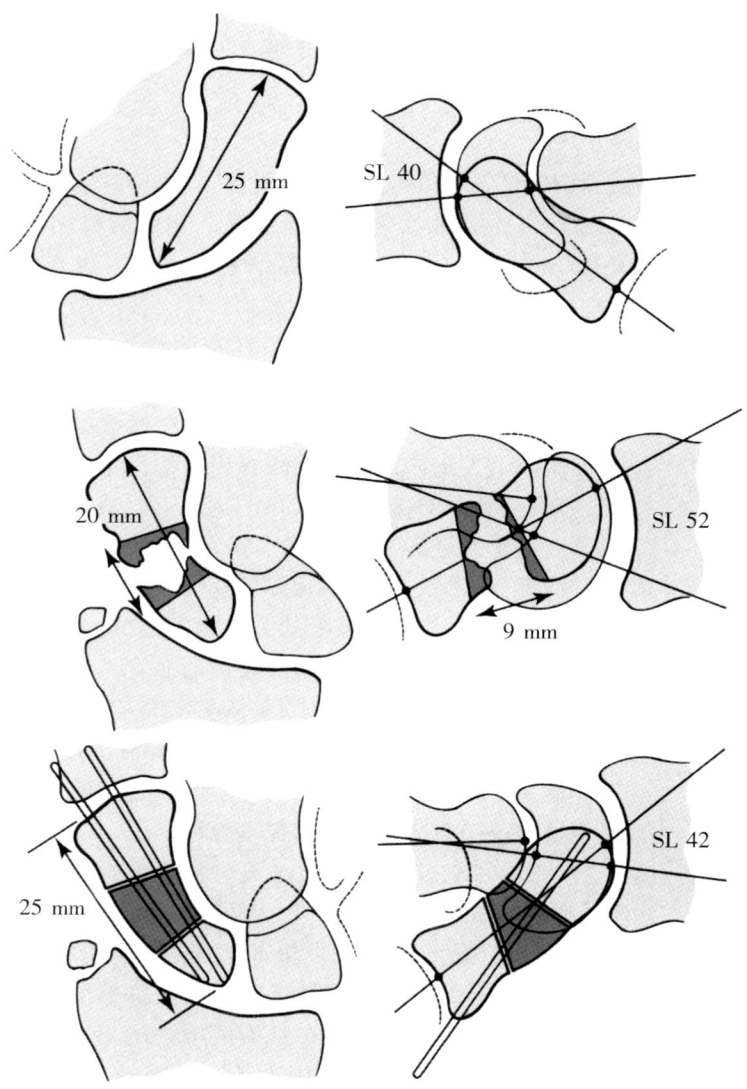

图 39-10 线条图显示 Fisk-Fernandez 植骨技术。上图，正常腕关节舟骨长度和舟月角(SL)参考值。中图，畸形需要纠正的程度。下图，要恢复的合适舟骨长度和舟月角。(Redrawn from Fernandez, D. L., A technique for anterior wedge-shaped grafts for scaphoid nonunions with carpal instability. J Hand Surg 9:733-737,1984.)

舟骨来决定切除骨质的多少以及植骨块的大小和形状是有帮助的。采用与 Matti-Russe 法相似的入路。虽然因为掌侧成角而不易发现骨折部位，但通过腕关节背伸和尺偏可以显示骨折。用一个小的板状撑开器伸入到舟骨骨折内并尽可能撑开以消除腕关节 DISI 畸形。这种方法通常用来使骨折和不稳定的腕骨复位。也可以将直径 0.054 英寸的克氏针分别插入骨折远段和近段作为"控制杆"来引导骨折复位。如果腕关节塌陷严重，则需首先通过腕中关节将月骨移向掌侧以恢复与桡骨的对位。然后自桡骨向月骨穿入一枚直径 0.062 英寸的克氏针作为临时固定[257]。这项操作会导致两个骨折断端移位，必要时植骨。

在骨折部位进行彻底的刮除，直至看到骨折两个断面的松质骨有良好的血运。从髂嵴取一楔形皮质-松质骨块。有的患者舟骨已有短缩，并且骨折向掌侧和尺侧成角。这可能是因为骨折时背侧粉碎，或是因为骨折断端活动的磨损[82]。在这种情况下，骨折复位后在掌侧会有较大的缺损，背尺侧会存在间隙。因此，把双皮质植骨块修成梯形使之适合掌侧的骨缺损并保证皮质面向前。然后安放骨块，将一枚直径 0.045 英寸的克氏针从舟骨结节部穿入，通过舟骨远段和植骨块直至近段。

如果骨折近段太小或因为缺血骨质被广泛刮除，我们应尝试用克氏针穿入月骨来改善固定。另外也可采取背侧入路植骨用克氏针[310]或螺钉固定[60]来治疗舟骨近段骨折。被动活动腕关节观察骨折部位的稳定性。利用腕部后前位及侧位平片检查骨折对位和内固定的位置。术后用桡侧开槽的夹板固定 7~10 天。然后改用包括拇指的短臂"人"字石膏将腕关节固定于中立位 6 周；每 2~3 周更换一次。此后拍片，必要时行 CT 检查。如有必要，石膏要继续固定 6~9 周或更长，直到拍片显示骨折牢固愈合。同样应每 2~3 周更换一次石膏。

（3）带血运骨移植：近 20 年来，应用带血运骨移植的方法治疗顽固性骨不连受到越来越多的关注。这些方法包括：掌侧的旋前肌带蒂植骨[139]，1、2 背侧骨间动脉支（Zaidemberg）带蒂植骨[330]（图 39-11），Fernandez 血管束移植[80]，乃至带游离血管的髂嵴骨块植骨[211]。即使在今天，相对于常规的不带血运游离植骨，这些方法的效果并不确切。最近 Mayo 诊所一项研究认为，1、2 骨间背侧动脉支 Zaidemberg 植骨可能不像想象那样矫正舟骨塌陷"驼峰样"愈合，而不带血管蒂松质骨皮质通过掌侧移植效果更好。我们认为，植骨块的作

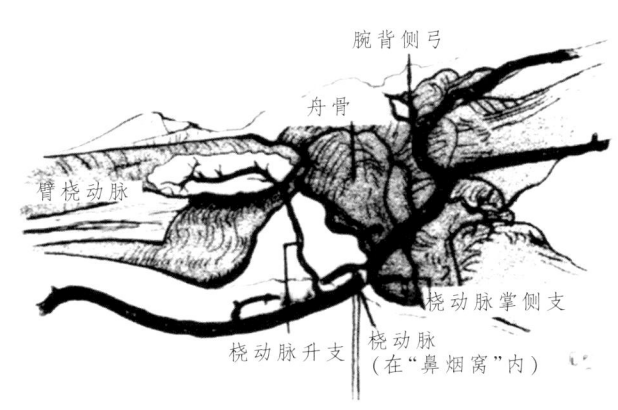

图 39-11　Zaidemberg 1、2 间室动脉带蒂植骨的原图，植骨涉及桡动脉升支。(From Zaidemberg, C.; Siebert, J. W.; Angrigiani, C. A new vascularized bone graft for scaphoid nonunion. J Hand Surg [Am]16:474-478,1991.)

用是提供骨折部位结构的需要，比改善血运更为重要。背侧带蒂植骨治疗对复位良好的近段骨折有明显的作用。

2. 内固定术

有关内固定的适应证上文已经提及，包括：急性移位性骨折，骨折伴随韧带损伤（如经舟骨月骨周围的骨折脱位），以及植骨治疗骨折延迟愈合或不愈合时单纯植骨块固定不够稳定。相对适应证是患者不能忍受长时间石膏制动。已使用的内固定物有克氏针[265]、螺钉[5,28,42,57,58,77,94,110,118,126,157,180,328]以及 U 形钉固定[304]，不过 U 形钉并未被广泛应用。其中，克氏针是最简单的，螺钉是最牢固的。

在螺钉固定的方法中，Herbert 螺钉系统应用最广泛[36,52,60,229,263]。Herbert 螺钉中间平滑，两端有不同螺距的螺纹。随着螺钉的旋入，钉头螺纹的斜度将大于钉尾，这样能在骨折部位产生加压作用，使整个螺钉留于骨内。这枚螺钉可以徒手或用调节加压工具拧入。然而，和克氏针相比，这种方法技术上要求较高[305]。

在舟骨固定术中一项进步是小型空心螺钉的发展。外科医生可以在拧入螺钉位置先置入一枚小导针，对舟骨创伤较小，效果较好。在过去 10 年里，最普遍应用的舟骨螺钉是 Acutrak 螺钉和 AO3.0 空心螺钉。这两种螺钉用不同的方式产生压力。AO 螺钉有钉帽，带有部分螺纹，这样可通过标准的"相位滞后"作用产生压力。带螺纹的垫圈可以用来加强近侧皮质的推力。Acutrak 螺钉无头，呈锥形，空心钉，带有不同的

弧度斜面,当螺钉旋进时,可产生压力。不像 AO 螺钉,Acutrak 螺钉压力由螺纹长度、大小和骨折位置决定。较长、标准的空心钉尾部(进入位点)最接近于骨折端将会产生更大压力[12,65]。

一些研究比较了不同螺钉固定舟骨的效果[198,246,247,290]。Shaw[247]指出,3.5mm 的 AO 套管螺钉能产生比 Herbert 螺钉多 2.5 倍的压力。Newport 和其同事[198]认为,Howmedica 通用加压螺钉优于其他的螺钉。而 Toby 和其同事[290]并不支持这种观点,他们认为,较大的通用加压螺钉拧入部位容易产生医源性骨折。在那项研究中,Acutrak、Hebert-Whipple 和 AO 螺钉比Herbert 螺钉好。

在临床实践中,Trumble 和其同事[294]发现,对于治疗舟骨骨不连 Herbert 螺钉和 AO 套管螺钉结果没有差别。然而他们发现,对于舟骨近端骨折,螺钉的位置非常重要。当螺钉位于舟骨近 1/3 段轴心时,骨折愈合时间会明显缩短。最近关于 Acutrak 螺钉长度生物力学研究中,Slade 和他的同事证明较长空心钉可减少

骨折端移动,并认为理想的螺钉长度应该是比舟骨长度短 4mm。总之,注意技术上的细节(例如,螺钉的长度和位置)是确保骨折固定的关键。

(1)Acutrak 螺钉经掌侧入路方法:采取类似Russe 手术的掌侧入路,远端延长至舟-大多角骨关节(图 39-12)。分离并结扎桡动脉浅支,横向打开舟-大多角骨关节。近端应减少剥离以减轻对掌侧关节囊韧带的损伤。然后分开骨折部位,如前所述准备好骨折断端。如果存在大的缺损,从髂嵴外面取楔形皮质-松质骨块并植入。可以由远端至近端方向插入 0.045英寸 Acutrak 导针。常见错误是导针置入太靠近舟骨结节前方,从而导致结节骨折或者脱离掌侧舟骨腰部。为防止这种情况的发生,我们首先在腕下方置入卷筒状毛巾使腕关节背伸,然后用咬骨钳咬除少量大多角骨桡掌侧角,这样使导针更靠近远极中央插入。一旦在透视下插入角度效果满意,导针可以推进至近极软骨平面。在不同角度透视下核实合适的导针位置。较理想的导针应穿过近极中央 1/3。不经意刺入桡

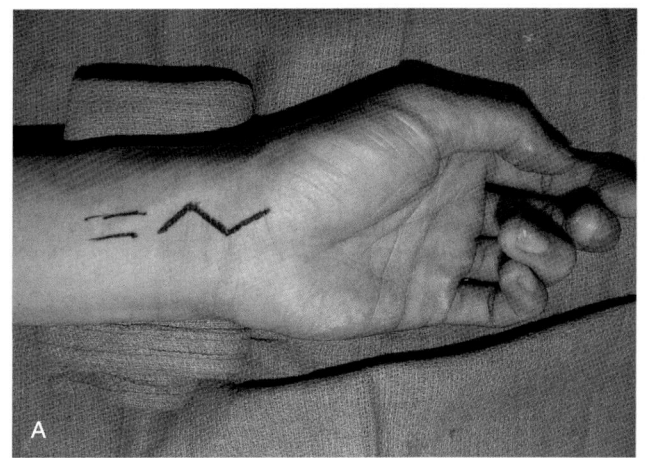
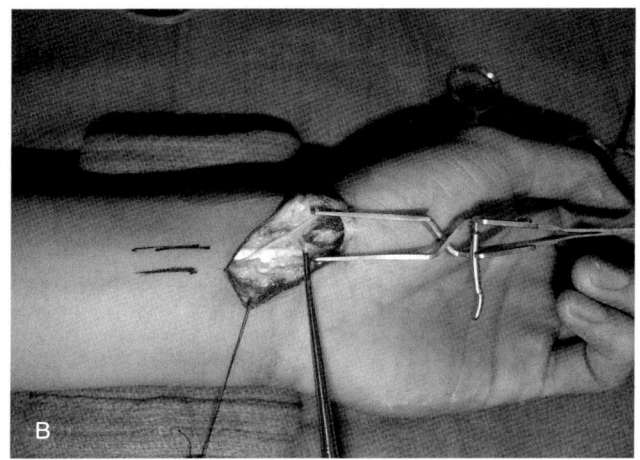
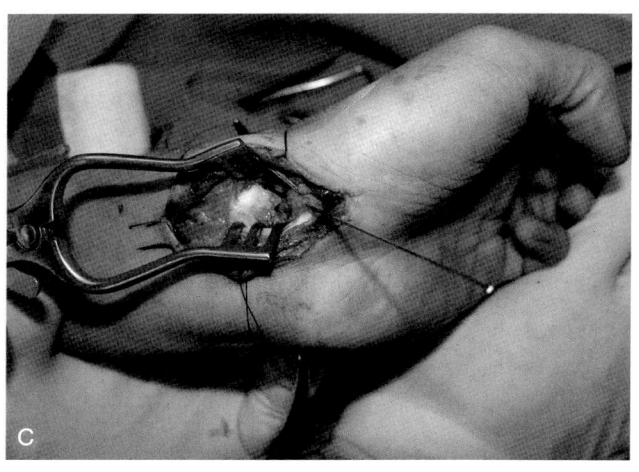

图 39-12 经掌侧入路舟骨固定。(A)"Z"字形切口经桡侧腕屈肌中心向上肢远端拇指方向做切口。(B)桡动脉浅支(探针下方)在腕横纹经过桡侧腕屈肌需要结扎。注意皮神经从中央至侧面斜行经过桡侧腕屈肌肌腱。(C)桡侧腕屈肌尺侧回缩;远端关节囊切开显露舟骨腰部骨折。近端关节囊切开限制以保护关节囊韧带。切口向近端延伸以获得从桡骨松质骨移植。操纵杆在舟骨远极。(见彩图)

腕关节的常见位置是近极桡掌侧面。通过舟骨结节桡侧可减少这种情况的发生。满意的螺钉长度可以通过导针测量,注意确认深度可及舟骨。总之,我们选择比测量长度短 2.5mm 的螺钉有几个理由:舟骨-大多角骨与螺钉插入角度相倾斜而引起螺钉撞击大多角骨;螺钉前端不能刺入桡舟关节;而 Acutrak 螺钉呈锥形,在没有加压固定前不能退回。一枚 0.045 英寸防旋针在导针钻入过多前,可以通过骨折端插入。在透视下,徒手钻入至尖端到达想要的螺钉位置。钻孔失败,可能导致在拧螺钉时,骨折端分离。当外科医师检查骨折位置旋转或裂缝时,螺钉可以通过导针拧入。为防止形成箍闭,在拧入螺钉前退回导针。通过移动腕关节和骨折位置来检查稳定性,最后进行 X 线检查。如果对骨折稳定性怀疑,防旋针可以留在原位置并剪除皮下部分,按层次关闭切口并用低肘关节夹板固定。经 10~14 天,拆除缝合线。如果骨折稳定性较好,可以移除腕关节夹板。在最初一个月不必使用正规治疗或固定。术后 6 周行 X 线随访检查,对不明确的病例行 CT 扫描。

(2)Acutrak 螺钉背侧入路方法:背侧入路适用于近极骨折和那些伴有舟骨周围掌侧脱位的舟骨骨折。在这些病例行通过腕关节背侧纵行切口。如果损伤仅限于舟骨,切开第四伸肌支持带末端至桡侧,行韧带保留的关节囊切开术[17]。对于经舟骨月骨周围损伤病例,需要行更长切口。在那些病例中,将拇长伸肌腱韧带切开,切除 Lister 结节,保护关节囊纵行切开深至第四肌间隔。在背嵴小心剥离以减少对舟骨医源性血管损伤。复位骨折时,如有必要可把克氏针做操纵杆。对于近极骨折,我们更赞成使用微型 Acutrak 螺钉。导针起始点近于舟骨韧带腱膜。腕关节一定要极度弯曲以保证克氏针位置满意。一旦通过多个角度透视克氏针位置满意,测量合适的螺钉长度。导针自远端推进如遇克氏针损坏,它可能退回。选择螺钉比实际测量短 2~4mm。同掌侧入路,完全钻入是必要的,以减少骨折端分离的可能性。小的防旋针是必要的。认真确保螺钉针尾位于关节软骨下。对微型 Acutrak 螺钉来说,近极有时可能太小。对于这样的病例,2.0mm 或 2.7mm 埋头孔的 AO 螺钉是有用处的。

3. 补救性手术

如果决定放弃尝试使舟骨愈合,那么还有其他几种选择。应该强调,这些手术的指征通常是经过一期治疗失败的病例。对大多数患者,基本治疗是力图获得骨折愈合。假若植骨术有较高的骨折愈合成功率,那么补救性手术只适合于相当少的一部分患者[41]。

(1)桡骨茎突切除术:这种手术可能适合于作为植骨或内固定术的辅助手术,尤其是存在舟骨远端和桡骨茎突关节炎时。切除的骨块可以用于植骨,而且当采用桡侧入路时切除桡骨茎突可以增加舟骨的显露。当然,单纯桡骨茎突切除术本身对舟骨不连并没有治疗作用,而且假若疼痛是由骨不连引起,那么必须要采取一些其他的措施。如果医生过分切除桡骨远端,则可能因为桡舟头韧带和桡月长韧带起点被剥离,而使腕关节变得不稳定[251]。还没有长时间的随访来评价这一手术的效果,我们也不认为它能作为一种独立的手术而常规应用。

(2)近排腕骨切除术:如果患者不适合长时间腕关节制动,并且对腕关节的功能要求很低,或者经植骨术后骨折不能愈合,也可选择近排腕骨切除术。尽管一些研究显示,这一手术在年轻手工劳动患者中取得良好效果[106,131,137,188,197,264,266,275],但我们更愿意将它应用于老年患者。遗憾的是,桡月关节或头状骨关节炎是此手术的禁忌证。舟骨骨折长期不愈合,关节炎首先发生在舟骨远端桡侧面,然后是朝向头状骨头部的近端面[234]。

Green[124]报道了一系列他本人实施的近排腕骨切除病例,15 例患者,平均年龄 34 岁。随访 6 个月至 6 年,平均 30 个月。在 15 例患者中,4 例完全无痛,6 例有轻度不适,3 例中度不适,2 例严重疼痛。12 例患者术后能从事他们先前的,甚至更重的工作。13 例患者腕关节活动度:背伸 39°,掌屈 40°,尺偏 31°,桡偏 5°。7 例优势腕损伤的患者,腕关节力量平均恢复到对侧腕的 83.5%,6 例非优势腕损伤的患者恢复到对侧的 41%。因此,Green 引用 McLaughlin 和 Baab[188]的话得出结论:"无论任何时候,腕关节能够活动,即使以无力和不适为代价,也比一个有力量、无痛但僵直的关节要好得多。"近排腕骨切除术可以作为腕关节融合术之外的另一个选择。我们对这一手术的经验有限,因为我们的患者在舟骨不连治疗失败后很少有头状骨关节面正常的,而且我们最先考虑的是减轻患者的腕关节疼痛。

(3)手术方法(图 39-13):以 Lister 结节为中心,在腕背侧纵向切开皮肤。在第 3 间隔切开伸肌支持带,向远端延伸至第 2 间室。把拇长伸肌腱拉向桡侧。纵行切开关节囊,尽可能将关节囊和骨膜剥离向尺侧或桡侧,并完全显露腕关节深部所有其他伸肌腱。术

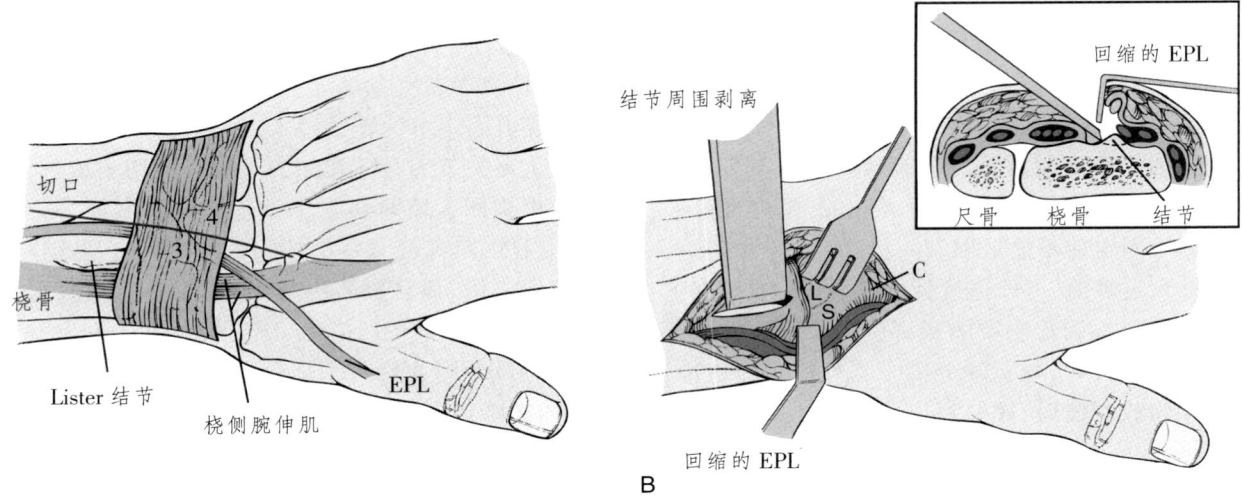

图 39-13 (A,B)腕骨间融合手术背侧入路示意图。缩略语:C,头状骨;EPL,拇长伸肌;3,第3背侧间室(EPL);4,第4背侧间室(EDC);L,月骨;S,舟骨。(Redrawn from Weil, C.; Ruby, L. K. The dorsal approach to the wrist revisited. J Hand Surg [Am]11:911–912,1986.)

中无须打开第4间室。然后用一把1/4英寸月牙形骨凿作为刀用来分离腕周韧带,取出月骨和三角骨。然后用一枚带螺纹的克氏针穿入腕骨以便于切除。使头状骨头部置入先前月骨的位置。补充的针固定通常没有必要。逐层闭合伤口,将拇长伸肌腱置于皮下组织。留置引流24~48小时。术后用夹板固定一周,直到肿胀消退,然后用短臂石膏固定4~6周。术后即可鼓励患者活动手指。

需要强调以下几点:第一,如果头状骨头部或桡骨的月骨关节面有明显退变,则是此手术的禁忌证。第二,如果残留的舟骨远端1/3部分与桡骨茎突有撞击,则应将其切除。如果仍有撞击,则应有限切除桡骨茎突。第三,保留腕掌侧韧带相当重要,以免剩余的腕骨向尺侧移位。

(4)关节融合术:部分或全关节融合术只适用于那些长期存在骨不连、严重关节炎或广泛缺血性骨坏死伴有塌陷的患者。部分关节融合术包括:桡舟月关节[38,282,307]、舟头关节[115,277]或全部腕中关节融合,舟骨远端切除及其舟骨近端—月—头状骨融合术[299],舟骨切除及其四角关节融合术[176,293]。硅树脂代舟骨关节成形术已不再提倡。

对于长期的舟骨不连,特别是有严重的关节炎以及先前做过其他手术的患者,我们推荐实施全腕关节融合术。然而,对于某些特定的职业,尤其是水管工,需要腕关节有一定的活动度。另外有些患者愿意以轻度疼痛为代价而保留腕关节部分活动功能,这样就可以选择部分关节融合。当考虑要实行部分腕关节融合时,一定要了解关节炎的严重程度。幸好,尽管病程很长的病例,其桡月关节通常也没有被破坏[234],所以应很好地利用桡月关节,有些手术可使关节术后保留少量的活动。依我们的经验,在这种情况下舟骨切除并行四角关节融合效果令人满意。

(5)全关节融合术手术方法:以 Lister 结节为中心,做斜行直切口。找出拇长伸肌腱并将其拉向桡侧,切除结节。切开腕关节囊和桡骨远端骨膜,将这两层自骨膜下剥离拉开,避免显露第4、5间室的伸肌腱。在此位置用电动磨钻将要融合的关节面去除。手术操作中,我们常规包括第3腕掌关节、桡腕关节以及除舟-大多角-小多角关节以外的腕中关节。保留三角骨近端关节面、膜状的月—三角(LT)韧带以及月骨的尺侧半。把取自桡骨远端和髂嵴的松质骨紧紧填塞入关节间隙。然后用预弯的 AO/ASIF 浅弧面腕关节融合接骨板(Synthes Ltd,Paoli,PA)固定[317](图 39-14)。逐层闭合伤口,置引流。术后以夹板固定1周,然后改为短臂石膏固定,直至 X 线片显示骨质融合。这通常需要6周时间。我们对28例患者术后平均随访4年,其握力恢复到正常的75%,且不伴有疼痛。

4. 其他补救性手术

(1)舟骨远端切除关节成形术[177]:这种手术通过切除舟骨远端和桡骨茎突,或许能消除因骨折不愈合

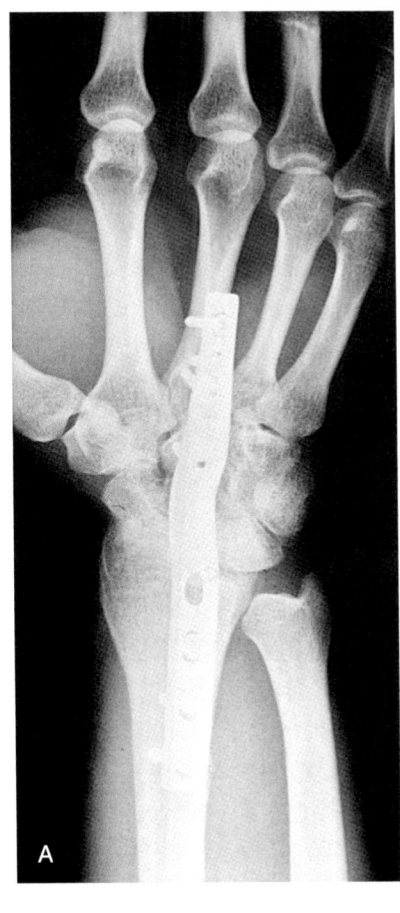
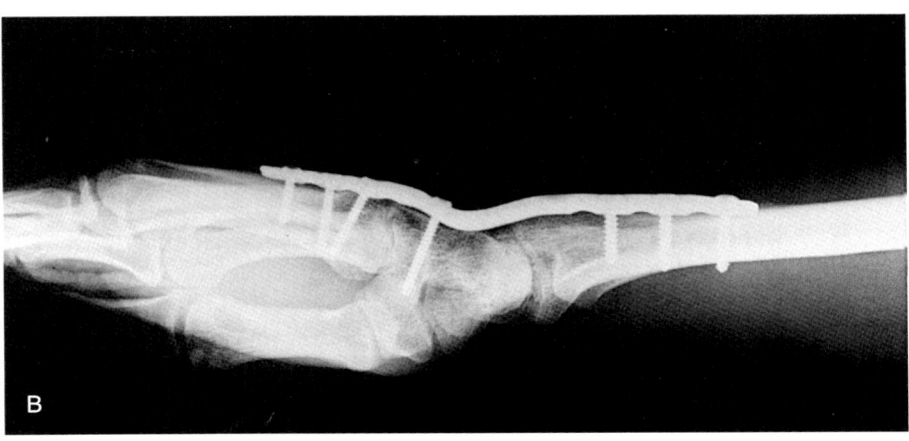

图 39-14　利用 AO 接骨板行腕关节融合术的前后位(AP)片(**A**)和侧位片(**B**)。

或桡舟关节撞击造成的疼痛。在他们 19 例患者中均伴有 DISI 畸形。术后 13 例疼痛完全缓解,并且腕关节塌陷不再发展。手术者认为头月关节炎是手术的禁忌。这看来对那些要求低、年长的患者是有意义的。在认同这一手术之前,我们希望能有更长时间的随访,尤其是在腕关节塌陷方面。

(2)Bentzon 手术[15]:假关节是由于来自桡背侧关节囊的软组织嵌入骨折部位而造成的。显然,舟骨不连的疼痛可能主要来源于骨不连本身。Boeckstyns 和 Busch[26]报道了一组长期随访的大样本病例取得了很好的临床效果,不过大多数患者仍有关节塌陷。在我们看来,Bentzon 手术很好地证明了这一论点,即疼痛从根本上是源于舟骨不连。然而,随着关节炎外观的进展,该手术并不能恢复腕关节的正常动力学,而重要的是它预防了桡腕关节炎。我们对此手术还无经验。

5.特殊情况

(1)近极骨折:如前所述,Gelberman 和 Menon[97]以及 Taleisnik 和 Kelly[284]通过对血运的研究认为,舟骨近 1/3 的骨折很可能破坏骨折近端血运,因为骨的大部分血供是在此水平以远进入骨质的。舟骨近极几乎全部被软骨覆盖,如果和远端离断则其血运极差。保守治疗近极骨折可能需要 20 周康复,尽管这样,也不能保证骨折愈合。因此,许多外科医生包括我们支持无移位近极骨折也应用内固定。我们处理这些骨折通过先前描述那样行背侧切口。对于近极骨折不愈合病例,我们推荐采取 DeMaagd 和 Engber[60]的方法,从背侧入路进行松质骨植骨及内固定。特别重要的是,骨折部位近极刮除要彻底,直到松质骨有出血,如果没有出血则要刮至软骨下骨。然后用松质骨植骨块紧紧地填塞(Matti 法),用螺钉[7]或克氏针[310]进行内固定。这种手术同样适用于不伴有塌陷或明显关节炎的舟骨近极缺血性坏死,尽管有些人报道其成功率有限[105]。一些学者推荐采用带血运植骨的方法来治疗缺少或没有血运的近端骨折[109,135,330]。Zaidemberg 和其同事[330]报道了采用带血运的桡骨远端植骨方法治疗 11 例患者,桡骨远端血供来自鼻烟窝部的桡动脉升支。X 线片证实其成功率达到 100%,而且其中 5 例为先前行 Matti-Russe 手术失败的病历。Chang 等[45]提供了对这种方法的客观评价,他报道了用 Zaidemberg 方法治疗的 25 例近极骨不连患者仅有 18 例(72%)成功愈合(72%)。

对于舟骨近极塌陷、明显的关节炎或植骨失败的情况,有几种可行的方法。外科医生可以进行再次植骨,或行近端骨折段切除,可以用也可以不用肌腱[68,69]或硅胶垫[332]移植替代。Zemel 和其同事[332]报道 21 例硅胶移植替代治疗的患者,平均术后 5 年有 20 例(95%) 获得很好的临床效果,尽管所有患者都显示舟-月角有一定的增加以及腕关节塌陷。未出现硅胶性滑膜炎的报道。Watson 和 Ballet[312]曾经建议,切除舟骨后行舟骨置换并且予以头-钩-三角-月关节融合。现在他们建议不用舟骨置换。我们认为,这些报道也表明了疼痛是因为骨不连本身引起的。因此,任何手术只要去除了骨不连的因素,都会在一定程度上有效地缓解疼痛,Bentzon 手术就是一个范例。然而,为腕关节结构的改变将不可避免地在以后出现关节炎,并可能出现临床症状。另外必须要提到,现在众所周知硅胶有引起滑膜炎的危险[260]。考虑到舟月韧带必定会丧失维持稳定的功能而导致舟月分离,所以我们曾经勉强进行过舟骨近端切除。因此,我们更愿意用部分或完全腕关节融合的方法来治疗植骨失败的舟骨近极骨不连。

(2) 远极骨折:远极骨折最常见的情况是关节外结节部撕脱骨折。半旋前位(斜位)的 X 线片能较好地显示小骨折片(图 39-15)。通常石膏固定数周就已足够。对有症状的骨不连,可以将骨片切除。舟骨体部远端1/3的新鲜无移位骨折,石膏固定 4~8 周应该能愈合[237]。还有一种较少见的情况并且通常很难发现,是位于关节内的垂直骨折[220],这种骨折可能只有通过断层摄影或 CT 检查才能发现。如果骨折无移位,应该给予石膏制动治疗;如果有移位,则应予以切开复位内固定(ORIF)。由于此部位有很好的血运,故很少发生骨不连[171]。

3. 作者的首选方法

我们对有移位 X 线片应仔细阅读。凭经验,如果在通过骨折区域的标准 X 线片骨折端可见,那么骨折被认为是有移位的。在不明确的病例,行舟骨 CT 扫描以证实骨折有无移位。对于急性无移位骨折,建议短臂石膏固定于腕关节中立位。应用石膏固定 6 周,每2~3 周更换一次。6 周时拍片,如果未显示有坚固的愈合,改为短臂石膏固定,每间隔 2~3 周更换一次,直至3~4 个月。每间隔 3~4 周拍片直至坚固愈合,对有疑问的病例采用断层摄影或 CT 检查证实。对于觉得石膏治疗资金困难的患者或者确诊超过一个月的患者,我

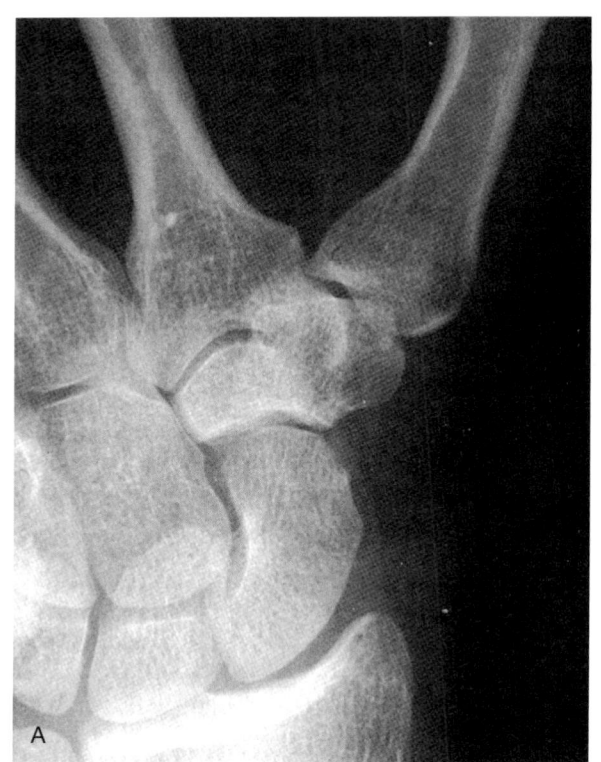

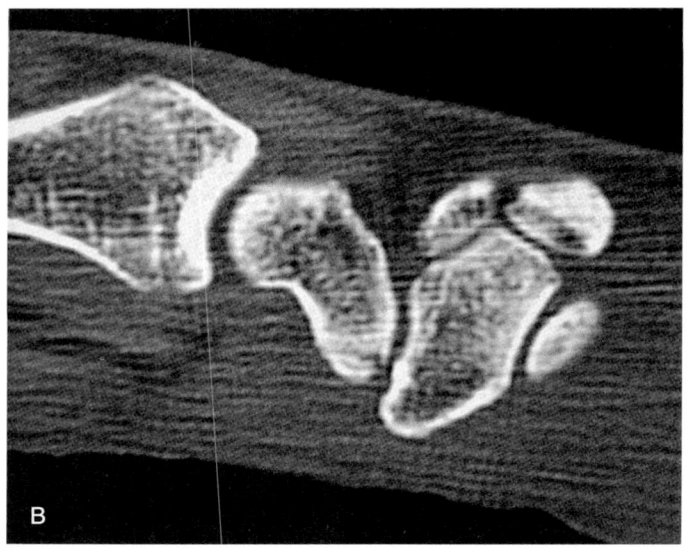

图 39-15 (A,B)舟骨远极小块骨折的骨不连。这是非关节内骨折,在腕关节半旋前后前位片(A)或 CT 扫描片(B)上显示清楚。建议切除骨折块。

们建议行经皮舟骨固定术。对于腰部骨折,我们建议经皮掌侧入路;对于近极骨折,我们选择微小切口掌背入路。

对于急性移位骨折,建议外科治疗。如果骨折移位较小,我们尝试透视下经皮用操纵杆复位和稳定骨折端。如果复位效果不满意,我们予以开放治疗骨折。腰部骨折掌侧入路治疗,而近极骨折背侧入路治疗。腰部骨折用 Acutrak 螺钉固定,而近极骨折用微小 Acutrak 螺钉治疗。

对于无移位的骨折延迟愈合或不愈合,采用从前面入路松质骨或皮质-松质骨植骨术。对于移位的骨不连,采用从前面入路切开复位楔形或梯形骨块植骨结合内固定。如果骨折位于舟骨近 1/3,要用背侧入路。当骨折近端缺乏血运而整体上腕骨排列正常时,我们建议采用带血运的桡骨远端骨块植骨结合内固定。

对于植骨失败的,可采取再次植骨、舟骨切除结合四角融合或全部腕中关节融合术。

对于有症状的长期骨不连并伴有明显的骨性关节炎（通常在受伤 10 年或更长时间后才出现）的患者,如果患者要求较高,首选全腕关节融合手术。如果关节炎的症状不特别明显或患者的要求不太高,或许不必施行手术,要么也可以切除部分舟骨[69,177]。

八、月骨骨折

除去 Kienböck 病外,急性月骨骨折相当少见,大约占总体腕部骨折的 1%[288],Kienböck 通常是高动能过伸或轴向损伤造成的,可能伴有桡骨远端、头状骨或腕掌关节的骨折[49]。然而,或许骨折很细微,只有在高度怀疑的情况下,CT 检查才能有所显示(图 39-21)。Teisen 和 Hjarbaek[288]把急性月骨骨折分为五型。掌侧端骨折最为常见,并且可能伴有腕关节半脱位。其次为边缘骨折,此型是稳定骨折。背侧端、矢状以及横断骨折相当罕见(图 39-16)。移位性体部骨折以及骨折-半脱位是手术指征。

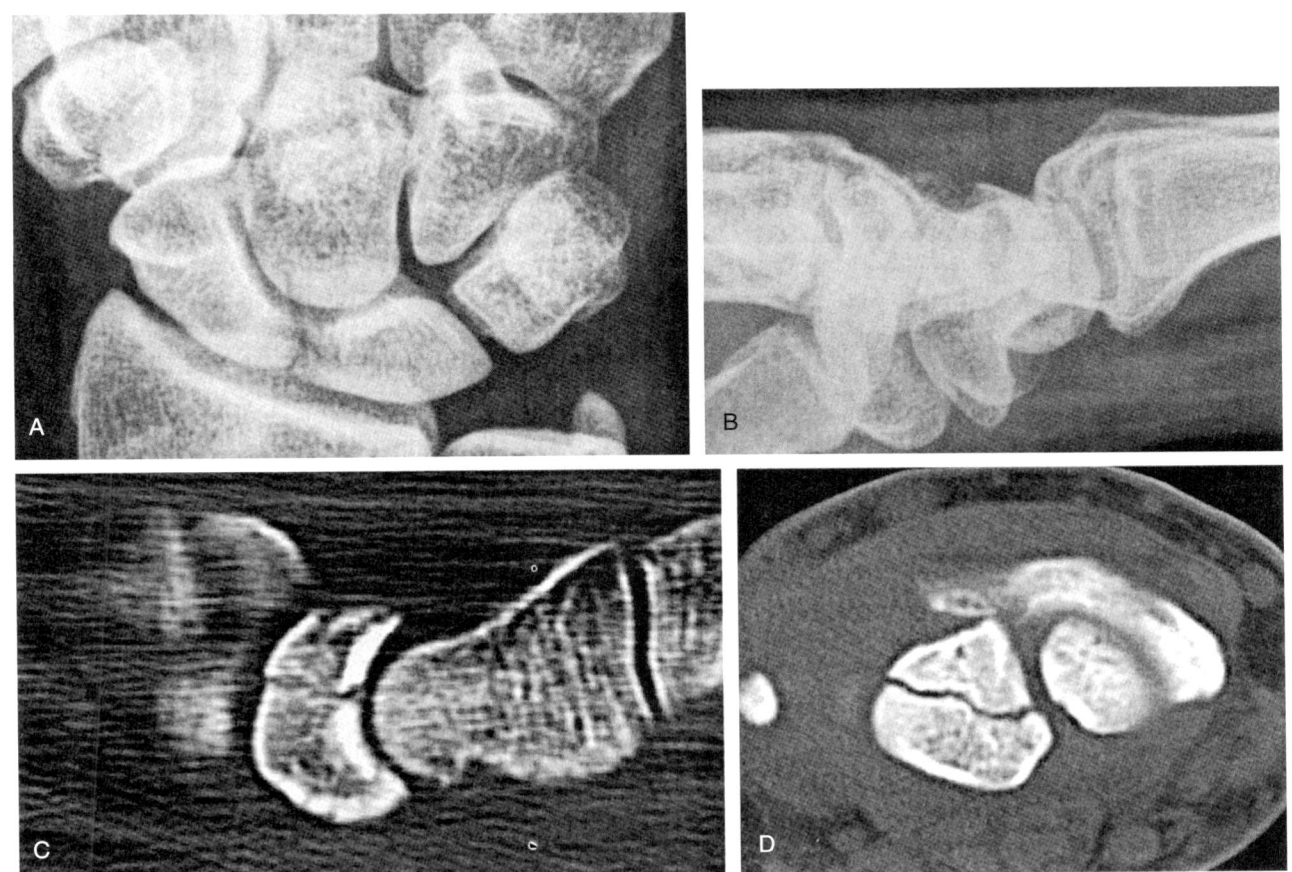

图 39-16 月骨横断骨折。(A,B)X 线平片只显示月骨有些不规则。(C,D)轴位和矢状位 CT 片显示月骨横断骨折。(Courtesy of Andrew L. Terrono, M. D.)

第二节 Kienböck 病

自从 Kienböck[140]在 1910 年首次描述月骨软化以来,其确切的病因学、自然病程以及治疗仍然使竭尽心力的研究者们感到迷惑[96]。从定义上讲,Kienböck 病是指放射学表现出月骨缺血性坏死。目前普遍认为,月骨缺血只是疾病过程的一部分,但它是否为疾病的起因还是创伤或是骨折后的结果,尚未得知。遗憾的是,临床医生在治疗中势必要经常处理它所造成的腕部疼痛以及功能障碍。

一、病因

造成月骨血运丧失的原因有原发性骨折[13]、反复损伤产生的微骨折[72,96]以及供应月骨血运的韧带损伤[140]。在 1928 年 Hulten[129]指出,此疾病与患者腕部后前位 X 线片显示的尺骨短于桡骨有统计学关系(图 39-17)。这被称为"尺骨的负变异"。如果尺骨远端关节面长于桡骨,则被称为"尺骨的正变异"。"尺骨的中性变异"是指桡骨关节面和尺骨关节面在同一水平。Razemon[224]认为,月骨桡侧部支撑于桡骨,而余下的尺侧部则适应于三角纤维软骨,如果月骨内存在剪切应力则容易导致骨折。因此,一些学者认为,尺骨的负变异与 Kienböck 病的病因有关[129,213,224]。然而,Kienböck 病的病因可能有多种因素,在大部分患者中,应力以及血供的不稳定起了一定的作用[283]。

二、诊断

从定义上讲,诊断来源于影像学的表现。在极早期月骨可能显示正常,但随着时间进展,会出现典型的硬化、月骨高度的丢失、月骨碎裂,以及最终出现的腕关节塌陷和关节炎。在临床上,如果患者是年轻的成年人,伴有腕背侧中部疼痛、压痛、肿胀、活动受限、握力降低,则应该怀疑此病。如果临床上怀疑但 X 线所见为阴性,那么核素锝扫描或是 MRI 检查将有助于诊断。尺骨的负变异增加了诊断 Kienböck 病的可能性。骨折通常发生于冠状面,断层摄影或 CT 能够清楚地显示骨折线。Reinus 和其同事认为[226],MRI 是显示腕骨缺血性坏死的特异性检查技术。

三、治疗

由于 Kienböck 病的治疗存在很多方法,因此尚没

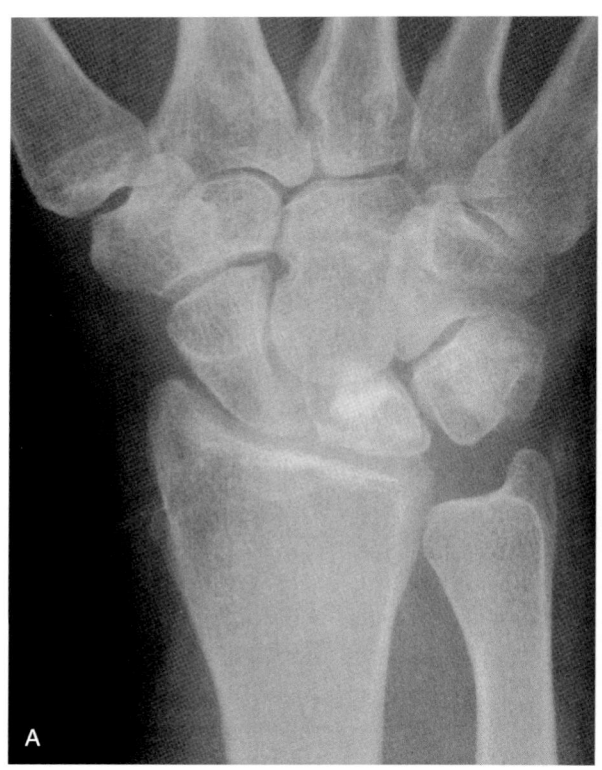
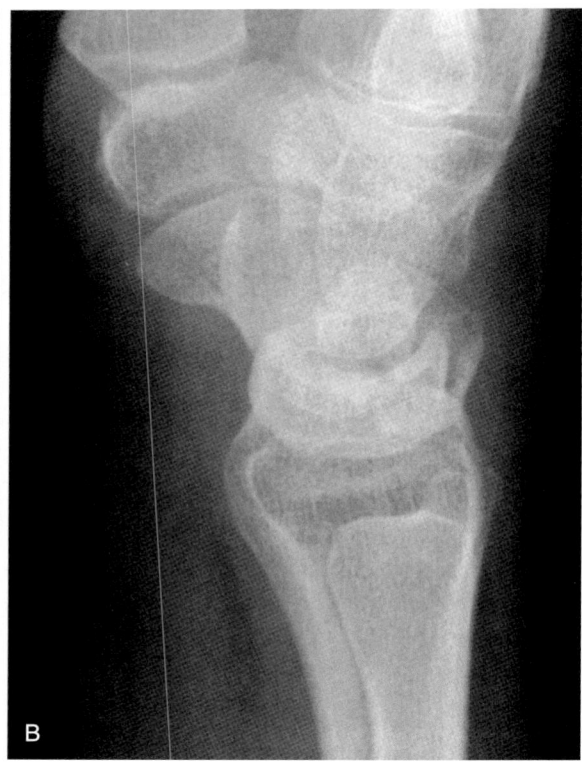

图 39-17 (A,B)Kienböck 病,有月骨塌陷。如图所示,尺骨负变异是典型特征。

有任何一个治疗方案被普遍认同[283]。虽然如此,但某些治疗方法会比其他方法更常用,在此对这些方法做些介绍。

石膏制动已不再被认为是一种治疗 Kienböck 病的有效方法[74,265]。在众多自然病程的研究中,1980 年 Beckenbaugh 和其同事[13]对 36 例手术治疗和 10 例非手术治疗的患者进行了比较。他们发现,非手术治疗患者的 X 线表现仍随时间进展(虽然这些变化并非必定与临床表现的进展有关)。

目前认为,应该按照疾病进程的 X 线分级来选择治疗方案。Stahl[265]和 Lichtman 及其同事[159]提出了分级方法(图 39-18)。目前公认的分级为:Ⅰ 级,表现轻度硬化或骨折;Ⅱ 级,有硬化和骨碎裂但无塌陷;Ⅲ 级,有骨碎裂且伴有塌陷。Lichtman 和其同事又把 Ⅲ 级细分为 A 和 B 两个亚型。Ⅲ A 级,有月骨塌陷但不伴有舟骨排列不良。Ⅲ B 级,存在舟骨排列不良,结果相对于月骨和桡骨来说舟骨的位置比较垂直。Ⅳ 级,同时存在骨碎裂、塌陷以及关节炎。

手术方法大致可以分为应力消除(减负荷)、重建血运、月骨置换以及补救性手术。应力消除手术又可细分为关节平衡术(桡骨短缩,尺骨延长)、头状骨短缩、部分关节融合以及牵引术。Ⅰ 级的治疗方法包括无需治疗、石膏制动或应力消除手术,而有明确骨折的可采用切开复位。Ⅱ 级可采用应力消除手术、血运重建[121]或月骨切除后置换,也有人提倡联合以上手术。Ⅲ 级可采取与 Ⅱ 级同样的方法,不过大多数学者表明其预后较差。对于 Ⅳ 级有明显症状的患者,推荐采用补救性手术,如腕关节融合或近排腕骨切除术。

关节平衡术包括桡骨短缩[6,319]和尺骨延长。Almquist 综述了包括他自己的病例在内的 7 组病例,79 例被实施桡骨短缩术的患者中有 69 例临床效果很好。他建议这种手术只用于"不伴有明显塌陷"(即 Ⅰ 级或 Ⅱ 级)的尺骨负变异患者。

1950 年,Persson 首次描述了尺骨延长术[213],因为桡骨短缩切除后仍存在问题。Armistead 和其同事[9]报道了他们有关此手术的经验,并提出此手术可用于 Ⅱ 级和 Ⅲ 级早期的患者。他们报道了两组病例取得良好效果,第二组包括 22 例患者[167],其中 1 例失败,3 例失访。

还需要更多的实践和时间来验证关节平衡术在治疗 Kienböck 病中所起的作用。在 1985 年《手外科杂志》的一篇评论中[165],Linscheid 指出,要谨慎采用关节平衡术,因为依据他的经验术后会增加月骨的尺侧关

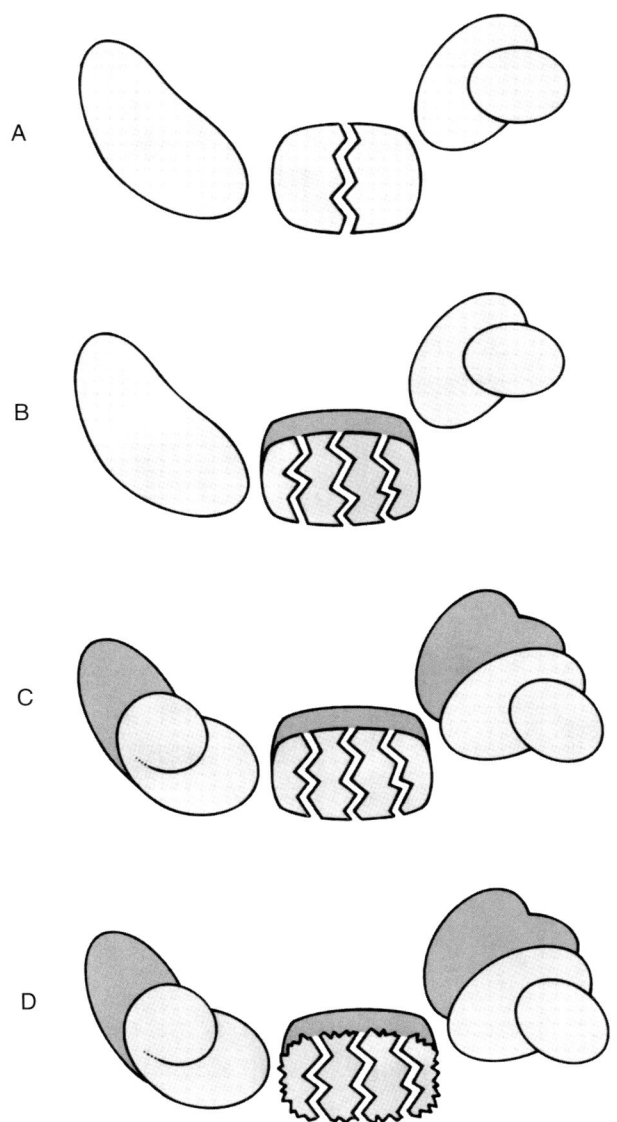

图 39-18 Kienböck 病 4 个分级的图示。(A) Ⅰ 级:月骨硬化。(B) Ⅱ 级:有硬化和骨碎裂。(C) Ⅲ 级:硬化和塌陷。(D) Ⅳ 级:硬化、塌陷以及腕骨间关节炎。(From Taleisnik,J. The Wrist. New York,Churchill Livingstone,1985,p.190.)

节面、三角纤维软骨以及三角骨的磨损和退变。

Almquist 建议,头状骨短缩术可以作为消除头状骨应力的一种手段。Horii 和其同事[122]证实,头状骨短缩可以降低月骨 60% 的应力。但我们要高度警惕医源性造成头状骨的头部缺血性坏死,因此要慎用头状骨短缩术。

有些人[46,300]提出了另一种应力消除(减负荷)的手术,即有限(部分)腕关节融合。理论上讲,这种手术降低了月骨的负荷应力,而使之通过被融合的腕骨传

导。Watson 和 Hempton[308]建议舟-大多角-小多角骨融合，而 Chuinard 和 Zeman[46]提倡头-钩状骨融合，另外 Almquist[6]描述了头-钩状骨融合结合头状骨短缩的方法。所有这些方法都是试图降低月骨的正常负荷，而使之转移到其他的近排腕骨。Trumble 和其同事[291]在离体的研究中显示，头-钩状骨融合并不能有效地降低月骨的负荷。关节平衡术、舟-大多角-小多角骨融合以及舟-头状骨融合术能有效地降低月骨的负荷，但会明显导致腕关节活动范围减小。此外，Linscheid[165]指出，部分腕关节融合改变了腕关节的活动范围，并且可能导致后期出现关节炎。

本章的一位作者(LKR)报道了一种减负荷-重建血运的手术方法，效果令人满意[331]。这种手术尤其适用于尺骨正变异的患者，因为他们禁忌桡骨短缩术。手术包括月骨刮除术和松质骨植入或带血运的骨块植骨术，以及外固定器固定 6~8 周使月骨短期减负荷。这种手术最适合于疾病处于Ⅰ级或Ⅱ级的患者。

在 Kienböck 病的治疗方面，其他的重建血运手术正在普及。在 1979 年，Hori 和其同事[121]最早介绍了一种有关血管束植入的手术方法。近来，Sheetz 和其同事[248]描述了桡骨远端皮质-松质骨块带蒂植骨术。这种手术显示出优越的前景，而且它可能最适合与关节平衡术或减负荷手术联用。

对于疾病更严重者，推荐采用月骨置换术。置换物多种多样，包括肌腱、硅树脂及钴铬钼合金。当然，硅树脂最为常用，但由于大量的合并症（如植入物脱位、进行性腕关节塌陷[9]以及硅树脂性滑膜炎[260]）限制了其应用。

治疗严重 Kienböck 病的补救性手术包括：腕部神经切断术、近排腕骨切除术，以及部分或全部腕关节融合术。一些证据[261]表明，近排腕骨切除术治疗 Kienböck 病的效果可能不如治疗创伤后患者那样好。

依据我们的经验，如果对 Kienböck 病不加治疗大多会导致月骨进一步损坏，继而导致腕关节的退变[13]。因此，我们推荐对Ⅰ级、Ⅱ级和ⅢA级患者实施关节平衡术（桡骨短缩）。当存在尺骨中性变异或正变异时，我们推荐采用外固定结合带血运的桡骨远端骨块植骨。对于ⅢB级，如果要求恢复运动功能，我们推荐全部腕中关节融合术，但它的远期效果尚未得知。全腕关节融合术适用于Ⅳ级。

桡骨短缩术

在桡骨中远 1/3 交界部取掌侧入路。选择一枚 6

孔动力加压接骨板放置在合适位置。拧入远端两枚螺钉，在桡骨上做标记以方便旋转截骨及对位。然后取下接骨板，在第 3 孔和第 4 孔之间按预定的大小切除部分桡骨以拉平桡骨和尺骨关节面。重新放置接骨板，拧入其余的螺钉。

Rayhack 的倾斜截骨系统使桡骨短缩手术有了新的进展。类似于他的尺骨短缩系统[223]，此装置有一个截取定位导钩，它可以确保特殊设计的接骨板安置在桡骨的相同钉孔上。我们发现，此装置明显地使手术变得简单了。

全腕骨间关节融合术

采用腕背侧入路，用磨钻清除腕骨间的关节软骨。使腕骨分离以纠正腕关节塌陷畸形，钻入 0.054 英寸或 0.062 英寸克氏针穿过舟-头状骨、三角-钩状骨和头状骨关节。从髂嵴取松质骨并将其紧紧填入腕骨间隙。逐层闭合腕部切口，用"U"形超肘夹板固定。在 1~2 周后将夹板改为超肘石膏固定，拆除缝线。6~8 周后去除石膏，拍片观察愈合情况。如果关节融合成功，则去除克氏针并开始活动。

对于疾病Ⅳ级，我们推荐全部桡腕和腕中关节融合。如果桡骨和头状骨关节面完好，也可以考虑近排腕骨切除术。总之，对于Ⅰ、Ⅱ和ⅢA级，我们建议用减负荷手术。对于ⅢB级，采用全腕骨间关节融合术。对于Ⅳ级，推荐采用补救性手术，尤其是全腕关节融合术。

第三节 头状骨骨折

头状骨骨折相当罕见，Böhler[27]报道的 826 例腕骨损伤中头状骨骨折占 0.8%。当伴有舟骨骨折时，头状骨骨内的血供会减少，这无疑是导致其预后差的一个因素[222,296]。单纯的头状骨腰部或近端部分骨折也曾有报道[4]。然而，更多的情况是头状骨骨折出现在复合型损伤之中。

头状骨骨折合并有舟骨骨折被称为舟头综合征[272]。损伤的原因是腕关节过度背伸，这样桡骨远端背侧脊便充当了支点，造成舟骨从腰部、头状骨从颈区发生骨折。当腕关节继续背伸时，头状骨的头部和舟骨骨折近段便一起旋转，而且头状骨远端部分将转移到其近端的背侧。当腕关节恢复到中立位时，头状骨骨折远端令其头部旋转了 180°（图 39-19）。结果使头状骨头部的骨折面朝向了邻近的月骨关节面。显而易见，头状骨不会在此位置愈合。此病诊断困难，所以一定

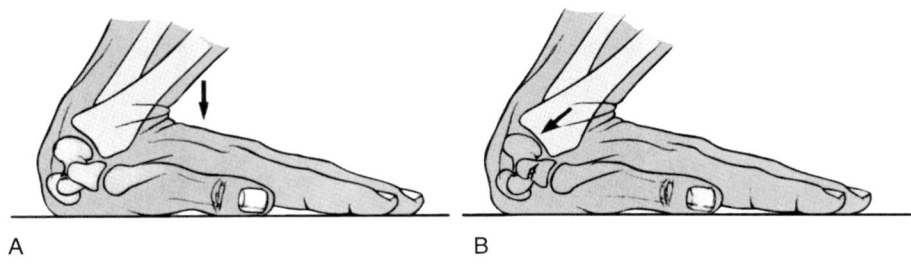

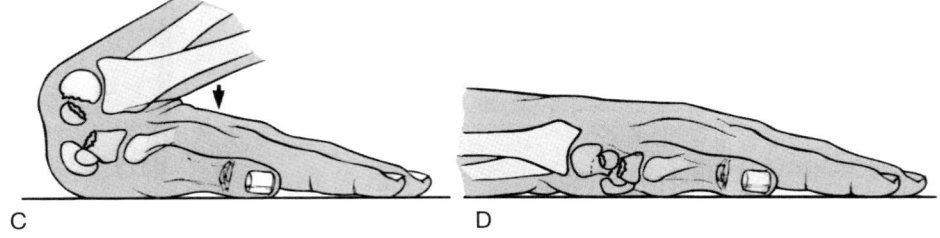

图 39-19　(A~D) 舟头综合征的损伤机制示意图。

要仔细阅片 (图 39-20)。CT 检查有助于评估移位程度以及确定合并损伤 (图 39-21A,B)。一旦诊断成立,必须行切开复位内固定术 (ORIF)[35,81]。

石膏固定可足以治疗确实无移位的单纯头状骨腰部骨折。然而,大部分头状骨骨折有移位或伴有复合损伤,或者二者兼有,因此要手术治疗。通过背侧入路显露头状骨,使之解剖复位,然后用多根克氏针或用一枚无帽的螺钉 (平头螺钉或称埋头螺钉) 固定。我们采用一枚微型 Acutrak 螺钉 (可吸收钉) 从头状骨头部纵行拧入,然后将尾部埋入骨内。

头状骨骨折后的并发症包括骨不连、缺血性坏死以及继发性关节炎[296]。作为头状骨缺血性坏死的补救

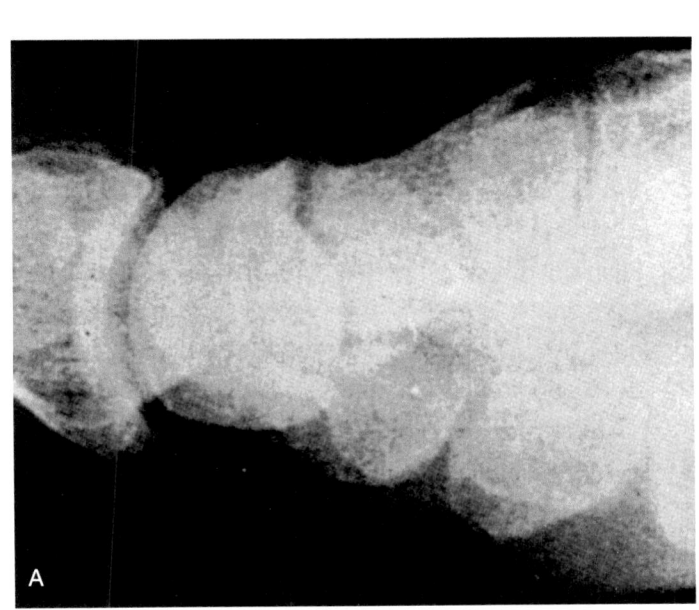
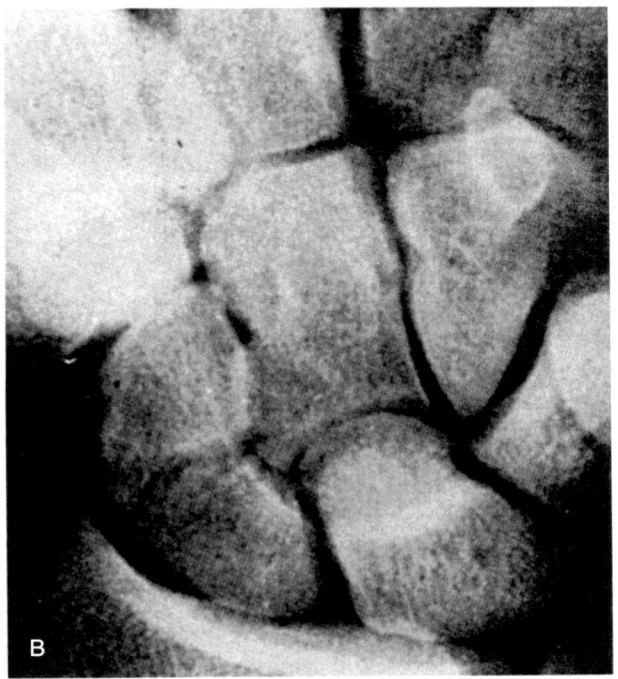

图 39-20　(A) 腕关节侧位片显示舟头综合征,头状骨近端旋转 180°,关节面对应骨折面。(B) 腕关节前后位片显示舟头综合征有头状骨近端旋转。(From Monahan, P. R. W.; Galasko, C. S. B. The scapho-capitate fracture syndrome: A mechanism of injury. J Bone Joint Surg Br 54:122–124,1972.)

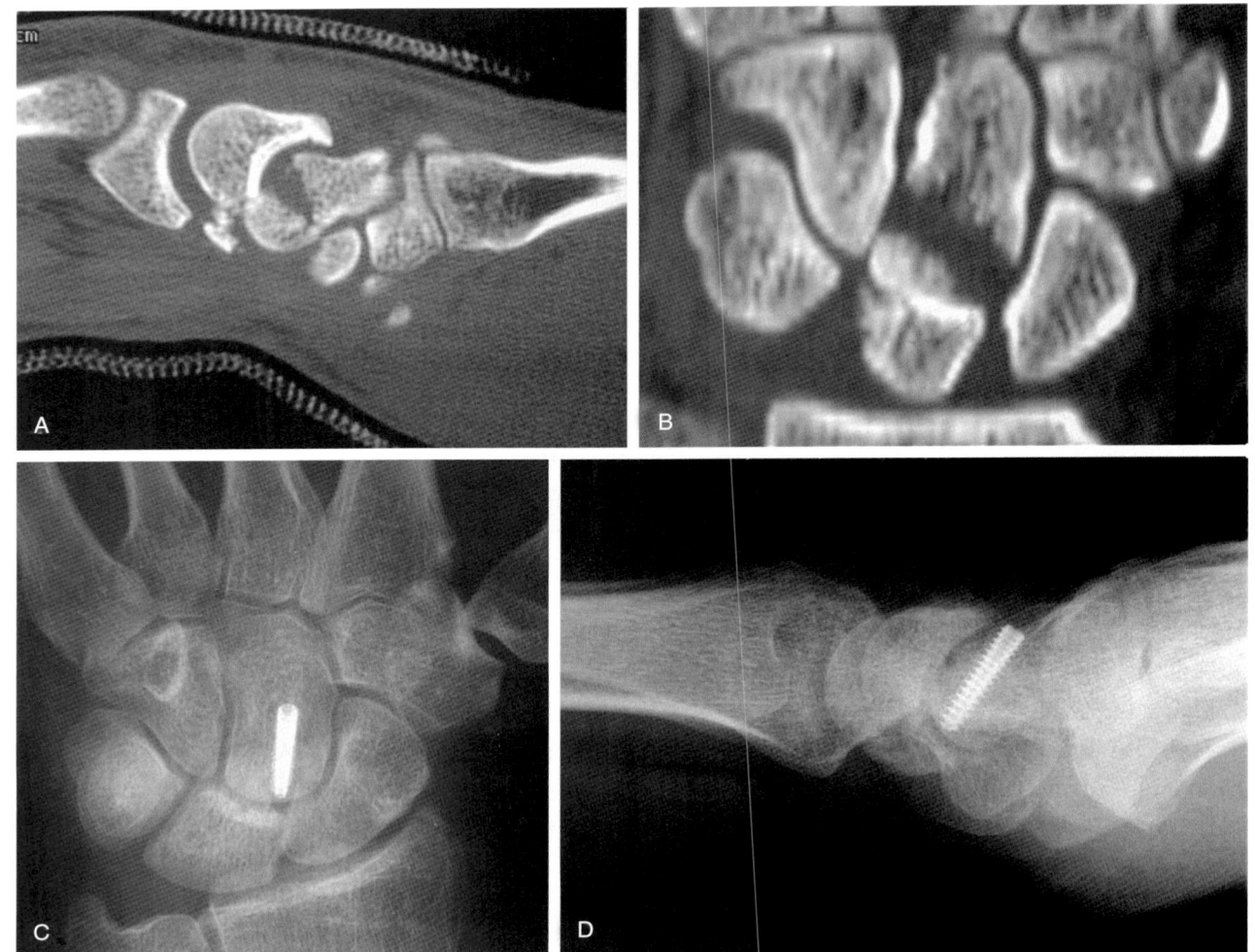

图 39-21   (A,B)矢状位和冠状位 CT 片显示移位性头状骨骨折-半脱位伴有月骨掌侧端骨折。(C,D)后前位和侧位 X 线片显头状骨骨折用微型 Acutrak 螺钉固定术后。

方法,一些研究者建议切除无血运的骨折近端,然后融合头状骨余部、舟骨和月骨[35]。我们成功地为一名患者施行了头-钩关节融合术。

第四节 钩骨骨折

钩骨体骨折并不常见,其大多伴有第 4、5 腕掌关节骨折脱位。矢状位的 CT 扫描非常有助于诊断。如果骨折无移位、关节对位良好,通常闭合治疗已足够。如果骨折有移位或不稳定,则应该施行经皮关节穿针或切开复位内固定术。到目前为止,单纯钩骨体骨折的报道少见。如有移位的骨折片应予以切开复位内固定[202]。

钩骨的钩部骨折更常见一些,在文献中越来越受到关注,因为它是一个关节致残的重要因素,并且经常被忽视[43,268]。骨折经常发生于高尔夫球、网球、短网拍墙球以及垒球运动员。造成骨折的原因可为钩骨钩部的直接暴力[268],或是腕横韧带及豌豆骨-钩骨韧带在钩骨钩部附着点的撕脱骨折[23]。如果患者在伤后出现手掌(基底部)尺侧半位置不明确的深部疼痛,医生应考虑到钩骨骨折的诊断。查体可发现钩骨钩部或钩骨尺背侧压痛、尺神经症状,并且极少数可有屈肌腱断裂[56]。在合适体位的平片上可以显示骨折,但做到这点可能比较困难。腕管位(图 39-22)及旋后 45°斜位 X 线片可能有助于诊断。如果这些平片不能确诊,应该行断层摄影或 CT 检查。

如果骨折位于钩骨钩的基底部,尤其是无移位时,采用石膏制动可以治愈。然而骨折靠近钩骨钩的尖部,则通常会有移位并且很少能愈合。对于急性移位性钩骨钩的基底部骨折,我们采用内固定,骨折块的大小足以拧入螺钉。然而,似乎切除钩骨钩部无较

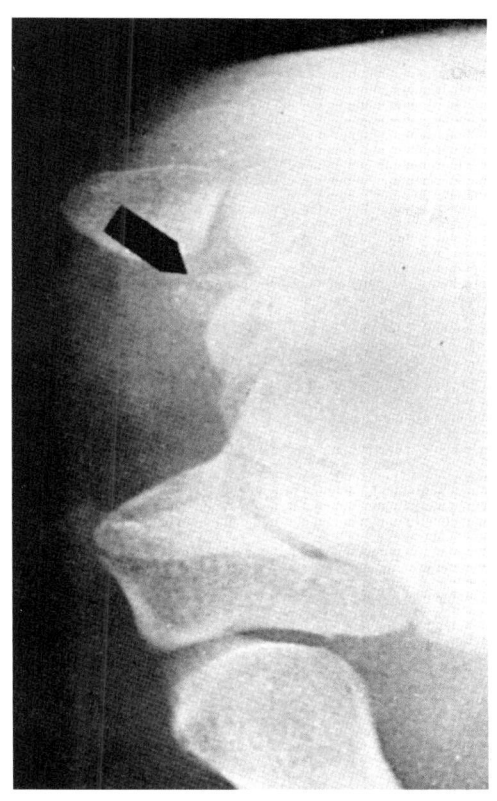

图 39-22　腕管位 X 线片显示钩状骨钩部劈裂骨折（箭头所示）。侧位断层摄影和斜位 X 线片也许不能显示此骨折。(From　Carter, P. R.; Eaton, R. G.; Littler, J. W. Ununited fracture of the hook of the hamate. J Bone Joint Surg Am 59:583–588, 1977.)

大不良影响。目前,普遍应用的治疗方法是切除钩骨钩部的骨折块,然后尝试采用制动[35,43,200]。

手术方法

在钩骨掌侧部做短纵行或"Z"形切口。看清楚尺神经运动支和尺动脉,它们就在钩骨钩的尺侧。切开钩骨周围骨膜直到骨折部位。切除骨折块,将粗糙的骨折面打磨光滑,然后用骨膜覆盖。关闭伤口,合适的夹板固定。在可耐受的情况下,逐渐进行运动功能恢复。在术后最初的 4 周,使用带垫的手套可以有助于握拳功能锻炼。

第五节　三角骨骨折

单纯的三角骨骨折在腕骨骨折中的发生率排在舟骨和月骨骨折之后,占第三位[35]。最常见的情况是,当腕关节强力背伸及尺偏时,位于三角骨近端背面的

尺骨茎突撞击三角骨产生的剪力或直接暴力而造成骨折[156](图 39-23A,B)。在侧位片上可以看到游离的骨折片(见图 39-23C)。通常采用石膏制动 4~6 周保守治疗,不过在数月内骨折仍可有残留症状。如果症状持续存在,可将骨折片切除。

三角骨体部骨折可伴有月骨周围脱位,此时需要切开复位内固定。目前还没有三角骨缺血性坏死的报道。偶尔,可发现单纯三角骨体部骨折。平片可能低估损伤特征,在 CT 或者 MRI 上表现更清楚(图 39-24)。

三角骨掌桡侧部的撕脱骨折并不常见,此损伤会出现严重的 LT(月-三角)韧带复合体破裂[266]。这样的骨折可能只在腕关节桡偏正位片上有所表现。如果不治疗,会导致腕关节塌陷(掌腕间分离不稳,VISI)。我们建议修复或重建 LT(月-三角)韧带复合体。

第六节　大多角骨骨折

单纯大多角骨骨折并不常见,占全部腕骨骨折的 2%~5%[53]。骨折分为两型:大多角骨体部骨折和大多角骨嵴部骨折。大多角骨体部骨折(图 39-25)是因作用于拇指的强大轴向暴力所造成的,表现为纵向的骨折线或是粉碎、压缩骨折。旋前 20°位片能使大多角骨显示得较清楚,通常这样最有助于诊断。此种骨折属于关节内骨折,常伴有掌骨关节骨折或半脱位。移位性大多角骨骨折需要手术治疗,切开复位内固定及牵引的方法均有报道[30,53]。

第二种骨折是大多角骨嵴部骨折(图 39-26)。这种骨折较为少见[206],它可因直接暴力造成,如摔倒时手部着地;或是当手掌撑在坚硬的平面上并且掌横弓被强力展开时,由屈肌支持带造成撕脱骨折。局部压痛提示骨折存在,确诊需要腕管位 X 线片或是 CT 扫描[185](图 39-26B)。因为常规的 X 线片不能显示此骨折,所以要对其高度注意。骨折的部位决定治疗方案。如果骨折位于尖端(Ⅱ型),采用石膏固定,拇指处于外展位 3~6 周就可以了。如果骨折位于基底部(Ⅰ型),建议早期切除骨折片,因为其经常发生骨不连。如果任何一型导致骨不连并伴有疼痛,则应像治疗钩骨钩部骨不连那样采取切除术[206]。切除术后的效果通常会很好。

第七节　豌豆骨骨折

这类骨折也相当少见,占全部腕骨损伤的 1%~

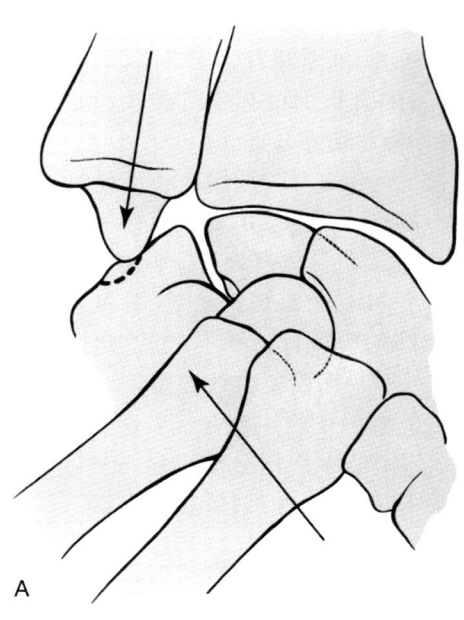

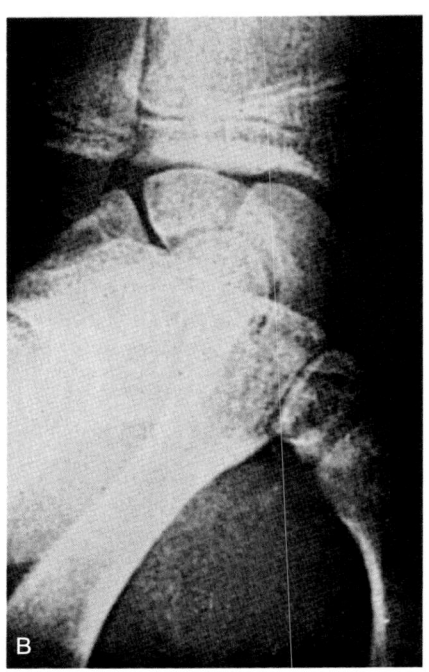

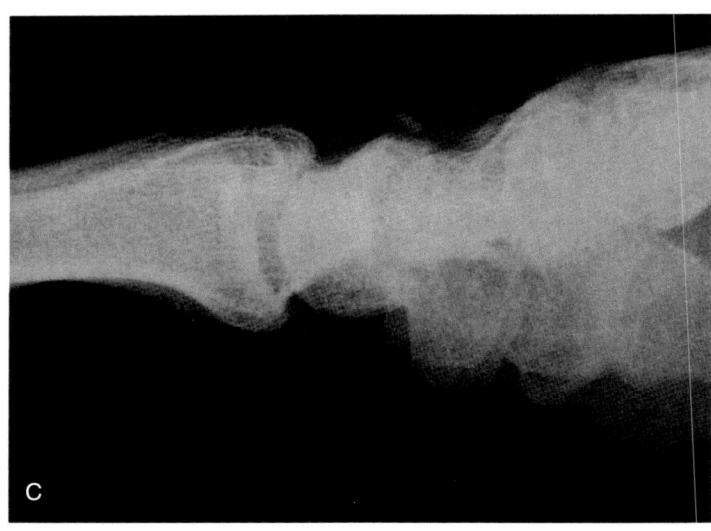

图 39-23 （A）图中显示三角骨"砍凿"骨折的损伤机制。沿着尺骨的箭头代表躯干的重力，斜箭头代表摔倒时地面的作用力，此时腕关节处于背伸和尺偏位。（B）X 线片显示三角骨砍凿骨折。（C）侧位片显示三角骨背侧撞击产生的小骨片。(From Levy, M.; Fischel, R. E.; Stern, G. M. et al. Chip fractures of the os triquetrum. J Bone Joint Br 61:355-357, 1979.)

3%。几乎一半伴有桡骨远端、钩骨或三角骨骨折。局部疼痛及压痛和手尺侧面的直接打击病史可提示骨折诊断。或许会出现尺神经症状。30°旋后斜位片、腕管位片或 CT 扫描能进一步证实诊断。治疗可采取腕关节屈曲 30°尺偏位短臂石膏制动 6 周。晚期可出现豌豆三角关节游离体[273]。如果出现疼痛性骨不连或游离体，切除豌豆骨效果较好。纵行劈开尺侧腕屈肌后可以看到豌豆骨。仔细进行骨膜下切除，然后修复尺侧腕屈肌腱。注意不应把未成年患者出现的不规则骨化中心与骨折相混淆[30,35]。

第八节　小多角骨骨折

由于小多角骨位于腕骨弓的拱心位置以及它由韧带紧密地与周围连接，因此小多角骨骨折极其罕见，只占全部腕骨骨折的 0.2%。虽然爆炸冲击伤或挤压伤能够造成小多角骨骨折[149,237]，但损伤机制通常是沿着第二掌骨的轴向暴力造成骨折。在平片上很难发现骨折，所以建议做 CT 检查（图 39-27）。石膏制动治疗通常已足够。对于移位性骨折或伴有韧带损伤的病

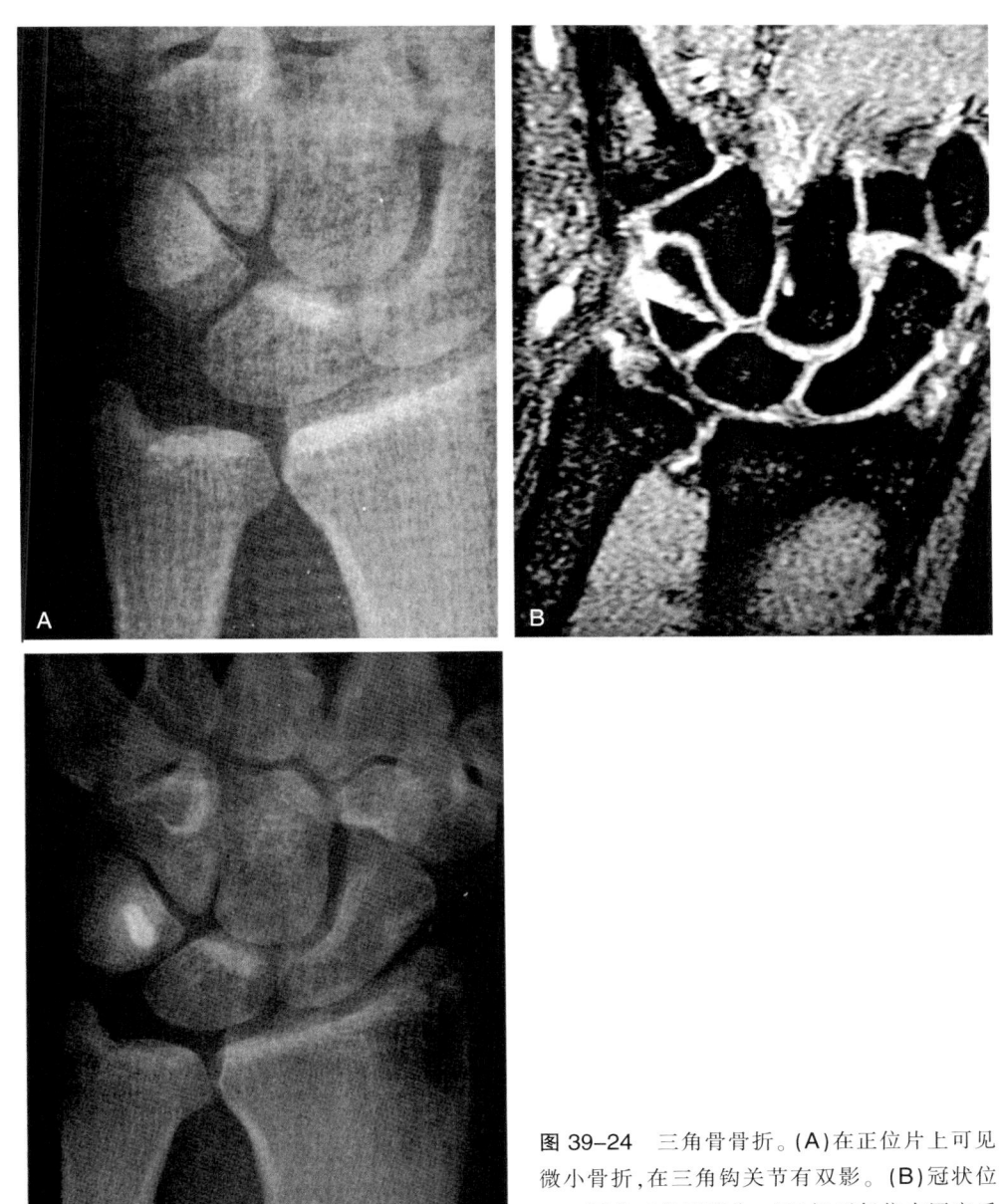

图 39-24　三角骨骨折。(A)在正位片上可见微小骨折,在三角钩关节有双影。(B)冠状位 MRI 证实三角骨移位。(C)切开复位内固定后用微型 Acutrak 螺钉。修复解剖对线。

例可行手术治疗。小多角骨脱位也曾有报道[271]。

第九节　腕骨脱位

一、概述

(一)功能解剖

可以把腕关节看成是一个机械系统,它的功能是提供运动,以及在远端的手和近端的前臂之间传导动力。为了能以最小的体积完成动态和静态这样一对看似矛盾的功能,腕关节进化成一个由 7 块腕骨组成的复合关节(豌豆骨是支撑尺侧腕屈肌的一块籽骨),腕骨间有复杂的韧带结构连接。腕骨与韧带之间的相互作用使这个独特的复合关节很好地完成运动以及传导能量的功能。目前,主要有几种理论来解释腕关节的功能,包括横排理论、纵柱理论和椭圆环理论。

1. 横排理论

这个理论可以概括如下:腕关节由 3 个近排腕骨(舟骨、月骨、三角骨)和 4 个远排腕骨(大多角骨、小

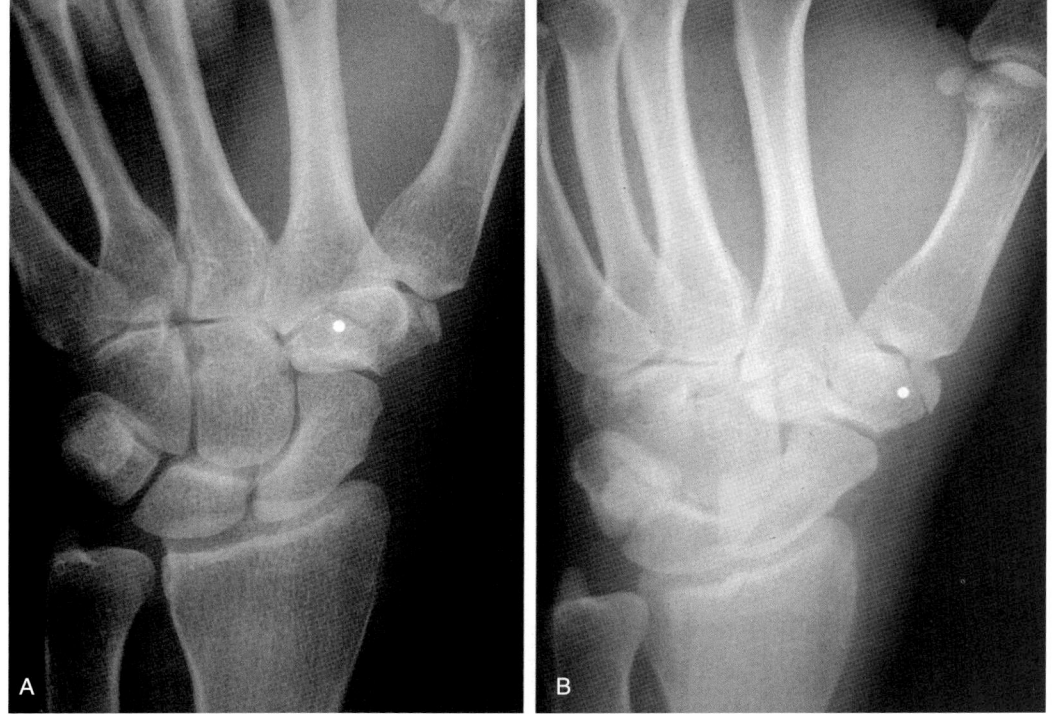

图 39-25　大多角骨体部骨折。(A)后前位(PA)片不容易显示骨折线。(B)半旋前位 PA 片证明骨折存在。

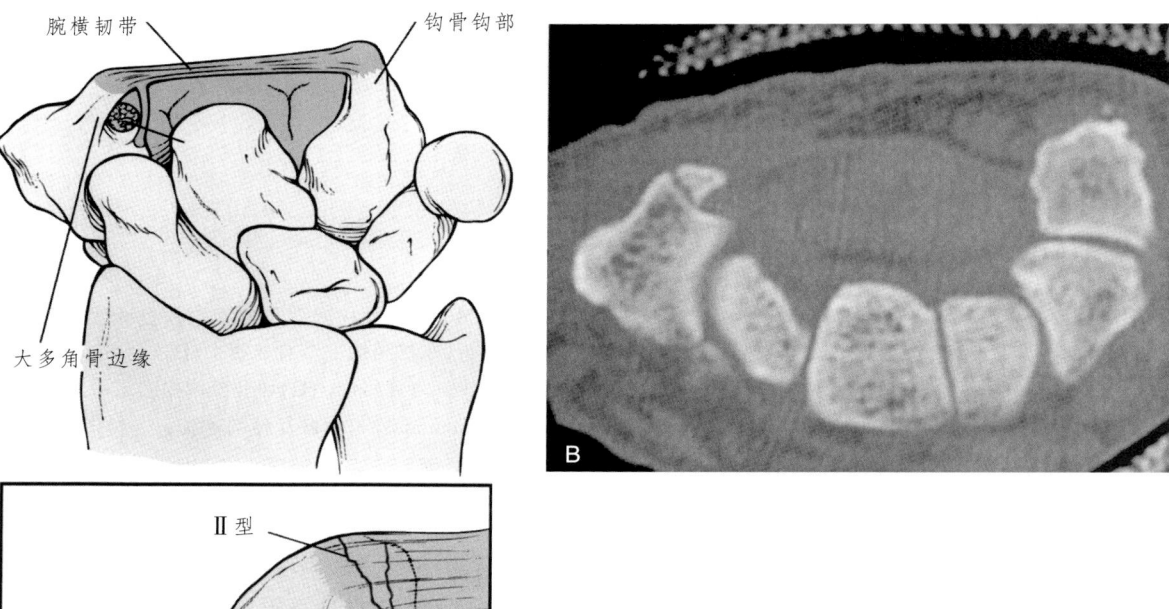

图 39-26　(A)图中显示大多角骨边缘 I 型(基底)和 II 型(尖部)骨折。(B)轴位 CT 片显示大多角骨边缘骨折。石膏制动足以恢复。(A,from Palmer, A.K. Trapezial ridge fractures.J Hand Surg [Am] 6:561-564, 1981.)

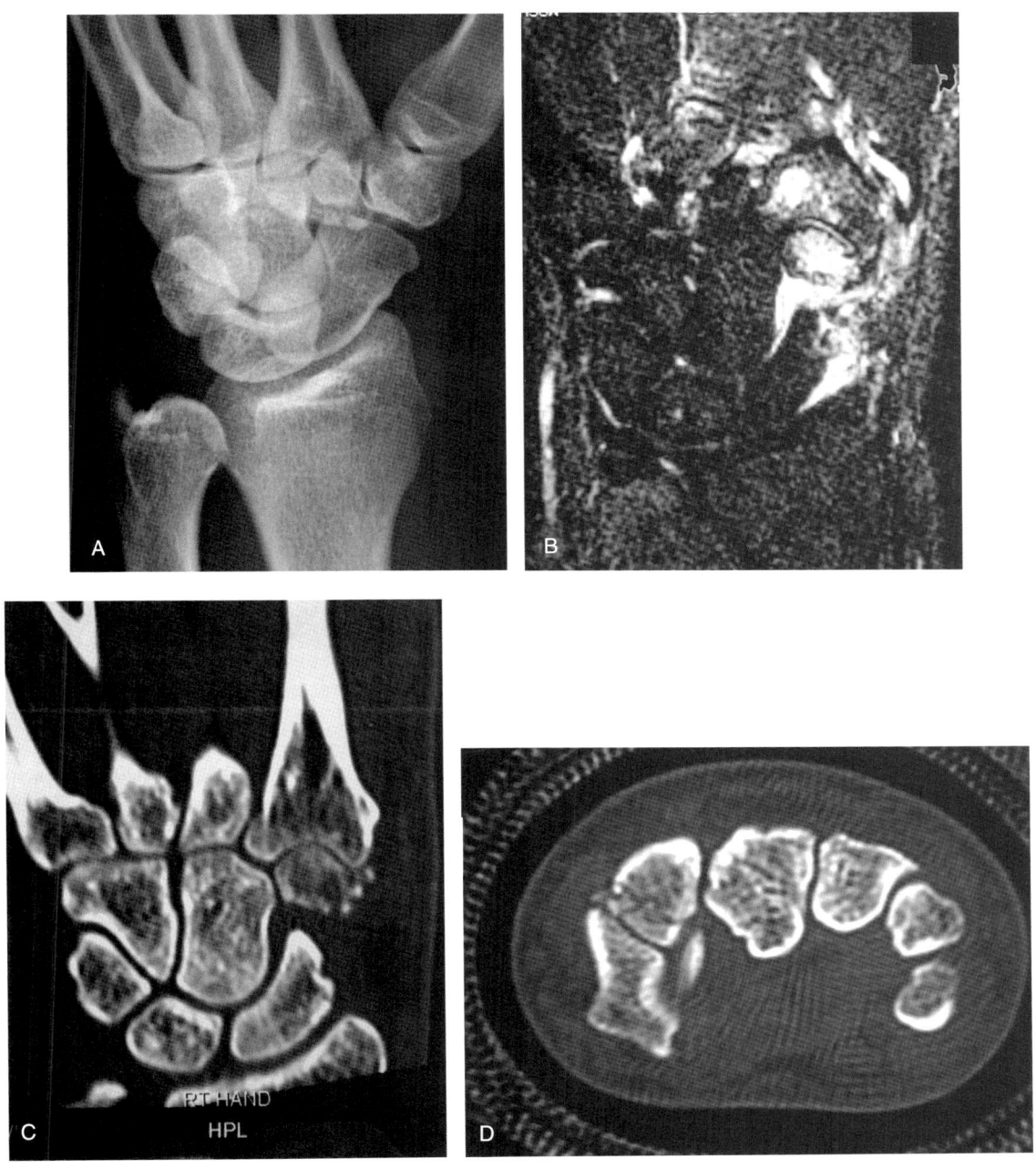

图 39-27　小多角骨骨折。(A)斜位像平片可见微小的纵向分离。(B)冠状面去脂肪 MRI 可见关节积液和小多角骨高信号。冠状面重建(C)和水平面 CT(D)可清楚显示小多角骨粉碎骨折,这个骨折可在使用石膏固定获得愈合。

多角骨、头状骨、豌豆骨)组成(图 39-28)。这种排列形成了两个主要关节:桡腕关节和腕中关节。舟骨桥接两排腕骨,为腕中关节提供了稳定的连接[64,81,84,170,233]。近排腕骨是远排腕骨和近端的桡骨及三角纤维软骨(TFC)之间的中介部分[64,81,150,233]。虽然近排腕骨坚硬不会变形,但通过舟骨、月骨和三角骨之间有限的运动改变近排腕骨的排列外形,从而适应腕关节的任何位

置[232]。这样就可以使压力从远排腕骨通过作为中介的近排腕骨到达桡骨和 TFC。Weber[313]认为,大部分力量从第 2、3 掌骨传递到小多角骨和头状骨,然后到舟骨的近 2/3 部和月骨,最后到达桡骨。Palmer 和 Werner[209]指出,尺骨的变异影响传递到桡骨力量的大小。他们的研究显示,尺骨负变异时腕部 100% 的力量通过桡骨传递。尺骨正变异时,70% 的力量通过桡骨,而其余

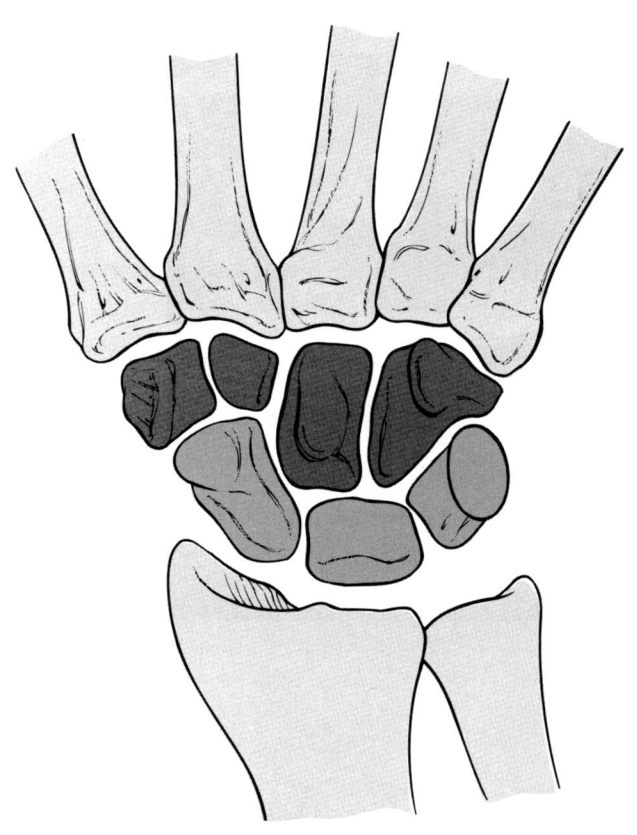

图 39-28 腕骨解剖的横排理论。(From Green, D.P. Operative Hand Surgery, 2nd ed., Vol.2. New York, Churchill Livingstone, 1988, p.876.)

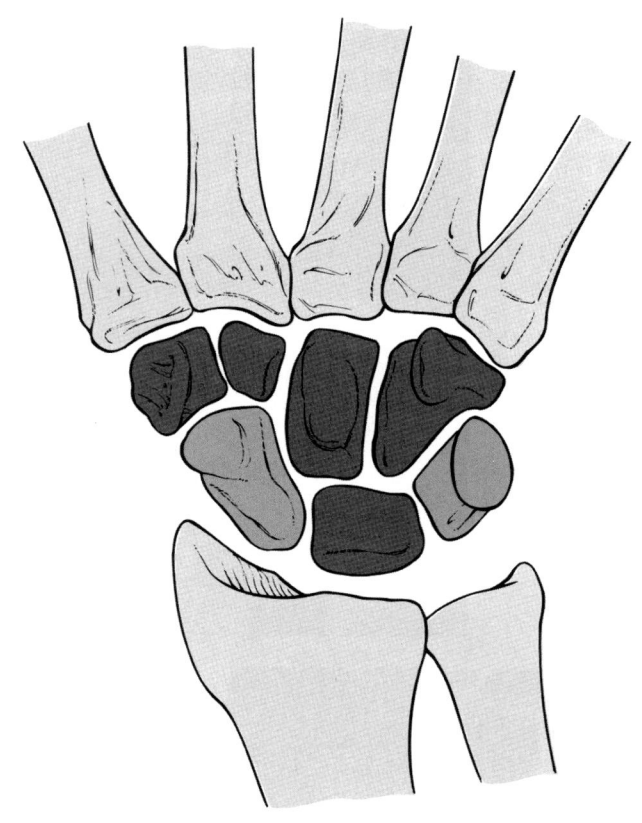

图 39-29 腕关节解剖的纵柱理论。(Redrawn from Lichtman, D. M., et al. Ulnar midcarpal instability—Clinical and laboratory analysis. J Hand Surg [Am] 6:515-523,1981. By permission of Churchill Livingstone, New York,1981.)

的部分由 TFC 和尺骨头承担。

2. 纵柱理论

这个理论从不同的角度来描述腕骨。Taleisnik[279,280]重新引入并修正了 Navarro 的理论[195],他认为腕关节由三个柱组成(图 39-29)。中间柱包括近端的月骨、头状骨和其余的远排腕骨,是主要的屈伸柱。桡侧运动柱完全由舟骨构成,尺侧或称旋转柱由三角骨构成。

3.椭圆环理论

Lichtman 和他的同事们[161]描述了椭圆环理论,椭圆环理论综合了横排理论和纵柱理论,是由近排的三块腕骨和全部的远排腕骨共四部分组成。腕骨间结构的完整性和腕骨间韧带对腕关节功能非常重要。骨折或者骨间韧带损伤都会破坏椭圆环而造成腕关节功能障碍。

这些腕关节功能的主要理论都是建立在尸体研

究基础上的。近来报道了一项利用 CT 实施非侵袭性骨成像技术,应用这项技术能在一定程度上清楚地显示出活体腕关节的运动[323],早期数据显示正常腕关节活动非常复杂,而且包括了上述各种理论。这项新技术可能会帮我们更好地理解腕关节正常和病理的活动。

4. 韧带解剖

腕骨间的彼此连接以及腕骨和掌骨及前臂之间的连接是通过一套复杂的韧带装置形成的。Taleisnik[275]、Mayfield 和其同事[182]、Berger 和其同事[19,20]在这方面做了广泛的研究,他们的研究成为我们目前理论的基础。简而言之,腕部有三组韧带:腕背、腕掌和骨间韧带。两条腕背韧带,背侧腕骨间韧带(DIC)和背侧桡腕韧带(DRC),相对较细,形成横"V"形结构(图 39-30)。DIC 有助于保持近排腕骨的横向稳定,而 DRC 有助于保持近排腕骨相对于桡骨的稳定,并且防止其向尺侧

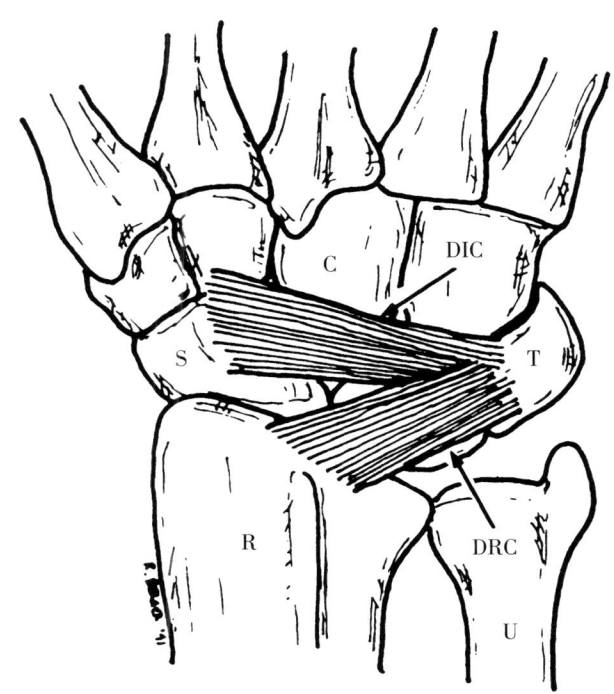

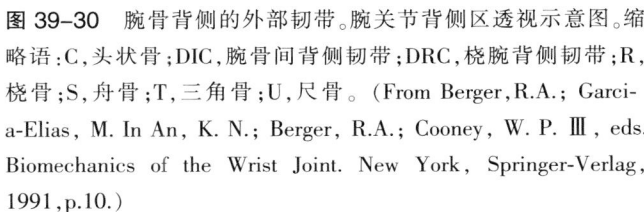

图 39-30　腕骨背侧的外部韧带。腕关节背侧区透视示意图。缩略语：C，头状骨；DIC，腕骨间背侧韧带；DRC，桡腕背侧韧带；R，桡骨；S，舟骨；T，三角骨；U，尺骨。(From Berger,R.A.; Garcia-Elias, M. In An, K. N.; Berger, R.A.; Cooney, W. P. Ⅲ, eds. Biomechanics of the Wrist Joint. New York, Springer-Verlag, 1991,p.10.)

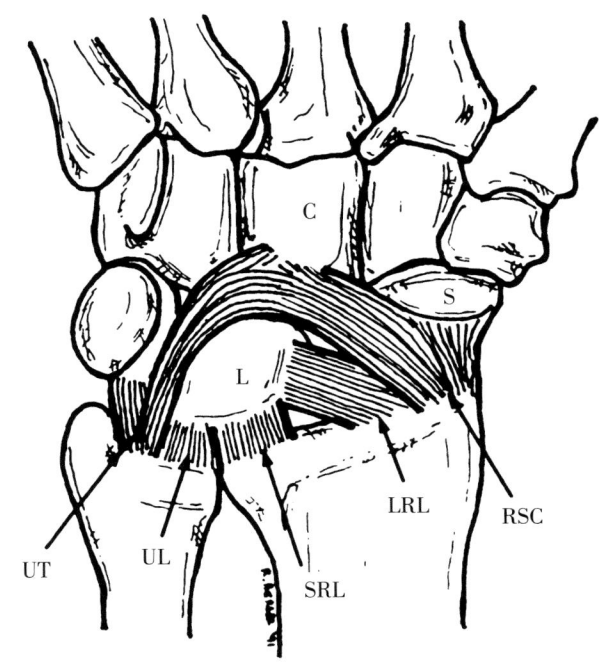

图 39-31　腕骨掌侧外部韧带。腕关节掌侧区透视示意图，并显示有掌侧腕骨外部韧带。缩略语：C，头状骨；L，月骨；LRL，长桡月韧带；RSC，桡舟头韧带；S，舟骨；SRL，短桡月韧带；UL，尺月韧带；UT，尺三角韧带。图中可见月骨掌侧角周围的 RSC 韧带中间大部分纤维与来自 UL/UT 复合体的纤维相互交错组成弓形韧带，弓形韧带支撑头状骨头部。只有来自此韧带的少部分纤维附着在头状骨体部。(From Berger, R. A.; Garcia-Elias, M. In An, K. N.; Berger, R. A.; Cooney, W. P. Ⅲ, eds. Biomechanics of the Wrist Joint. New York, Springer-Verlag, 1991,p.6.)

移位。DIC 和 DRC 组合在一起有类似于背侧桡舟韧带的功能，间接稳定舟骨的近端[301]。掌侧韧带位于关节内，可以很容易在关节镜下看到。掌侧韧带的形状是一个"V"形内又有一个"V"形，在它们之间有一个薄弱区被称为 Poirier 间隙（图 39-31），它恰好位于头月关节处。近端的"V"形韧带连接腕骨到前臂，远端的"V"形或三角形韧带连接远排腕骨到近排腕骨以及桡骨。桡舟头韧带是唯一跨越两排腕骨的韧带。

　　最重要的掌侧韧带有桡舟头韧带、长桡月韧带、短桡月韧带、尺月韧带和尺三角韧带[275]。远端的"V"形或三角形韧带是由舟头韧带和三角头韧带组成（图39-32A）。总的来讲，掌侧韧带非常重要，其作用不仅是稳定腕中关节，而且使腕骨稳定于桡骨和尺骨。应该牢记，掌侧韧带加厚了掌侧腕关节囊，并且在掌侧面很难将韧带组织单独区分开来。近排腕骨间靠舟月骨间韧带和月三角骨间韧带进一步连接在一起，这些韧带使近排腕骨间活动被限制在20°[233]。远排腕骨通过其骨间韧带连接得更加紧密（图39-32B），远排腕

骨间活动小于 9°，且活动多发生在呈弓形的小多角骨、头状骨和钩骨之间。在腕关节可能并不存在侧副韧带，而是由桡侧第一背伸肌间室和尺侧第六间室的腱鞘起到类似作用。

（二）腕关节的动力学

　　在正常的腕关节，腕背伸和屈曲的活动弧约150°[114]。腕中关节和桡腕关节活动度基本相同，共同构成腕关节活动。然而，当腕关节从中立到完全屈曲时，腕中关节对屈腕的作用（62%）大于桡腕关节。相反，当腕关节从中立到完全背伸时，桡腕关节的作用（62%）大于腕中关节[239]。另外，腕关节的桡-尺偏也是由腕中和桡腕的运动共同承担，运动主要发生在腕中关节（55%）[233]（图39-33）。当腕关节运动从桡偏到尺偏时，近排腕骨在尺偏的同时也有背伸。当腕关节运动是从尺偏到桡

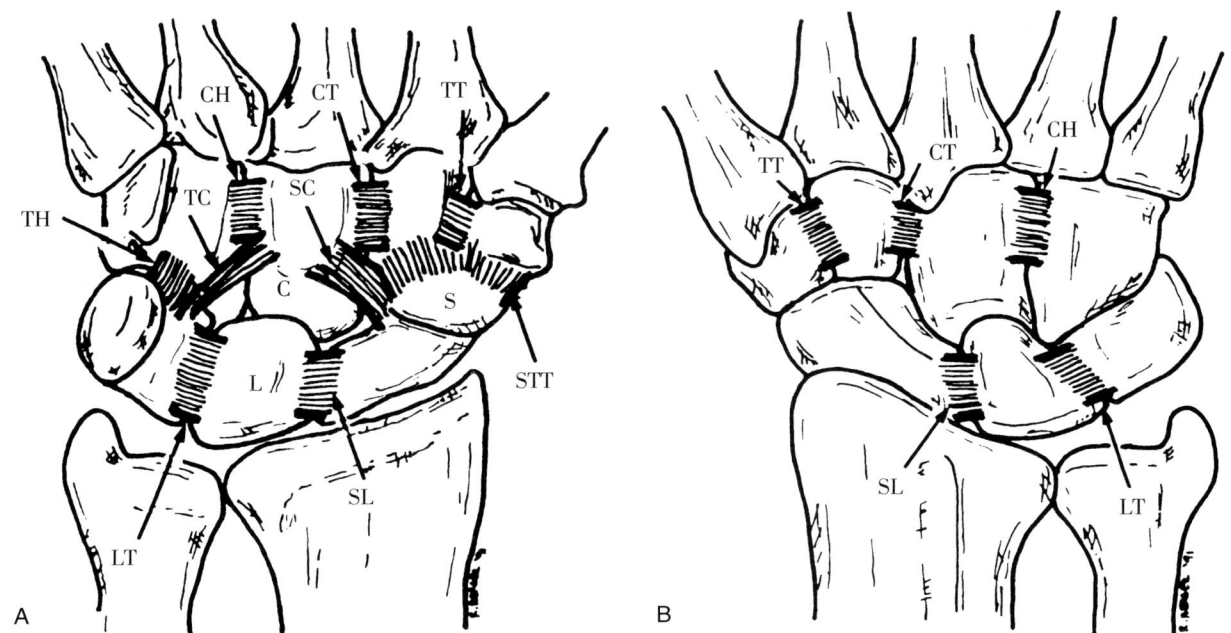

图 39-32　(A)腕骨掌侧区透视示意图,并显示有腕骨掌侧内部韧带。缩略语:C,头状骨;CH,头钩韧带;CT,头-小多角韧带;L,月骨;LT,月三角韧带;S,舟骨;SC,舟三角韧带;SL,舟月韧带;STT,舟-大多角-小多角韧带;TC,三角头韧带;TH,三角钩韧带;TT,大-小多角韧带。SL、LT、TT、CT 和 CH 是近排或远排腕骨掌侧的骨间连接韧带。STT、SC、TC 和 TH 是腕骨掌侧跨越腕中关节的内部韧带。(B)腕骨背侧区透视示意图,并显示有腕骨背侧内部韧带。缩略语:CH,头钩韧带;CT,头-小多角韧带;LT,月三角韧带;SL,舟月韧带;TT,大-小多角韧带。只有跨越背侧腕中关节的骨间韧带未在本图中示出。(From Berger, R. A.; Garcia-Elias, M. In An, K. N.; Berger, R.A.; Cooney, W. P. Ⅲ, eds. Biomechanics of the Wrist Joint. New York, Springer-Verlag, 1991, pp. 6, 13.)

偏时,近排腕骨发生屈曲和桡偏。同样,在腕关节尺偏运动时,远排腕骨移向背侧,桡偏时移向掌侧。远排腕骨的移动可能是引起近排腕骨屈伸的原因[313]。同时,在每一排腕骨之间也发生小幅度的运动。所有腕骨正常的平滑一体化运动保证了整个腕关节运动的同步和流畅。腕关节运动轨迹从掌尺侧到桡背侧,称作"标枪"轨迹运动,这也可能是腕关节运动最自然的方式[55]。Destot[62]认为,近排腕骨的功能是在远排腕骨和桡骨-TFC 之间充当了一个形状可变的中介部分,我们认同这一观点[232]。

因为活动腕关节的肌肉都附着于掌骨,所以整个腕关节的运动是靠腕骨的外形和其附着于上面的韧带来调节的。但造成这些腕骨移动的确切机制还未完全弄清楚。一些研究者[313]认为,三角-钩骨关节发挥了主要作用,而另一些人[64]认为,舟骨和其附着的韧带最为重要。现在,有一种机制为大家普遍所接受。1972 年,Linscheid 和其同事[170]在研讨会的一篇文章中描述了后来广为人知的腕骨机制,并强调了作为中介的近排腕骨的重要性。他们也提出了一些有用的临床 X 线检查方法。在标准的正常腕关节侧位片中,测量舟骨长轴与月骨长轴之间的夹角为 47°, 其范围在 30°~60°(图 39-34)。另外,桡骨、月骨和头状骨的长轴与月骨长轴平行或轻度掌屈。如果相对于桡骨而月骨背伸,则称之为 DISI(图 39-35A)。相反,如果相对于桡骨而月骨掌屈,则称之为 VISI(图 39-35B)。这种命名是认定月骨为近排腕骨的主体,也是整个中介部分的主体。这两种类型(DISI 和 VISI)是临床上常见的重要腕关节不稳的类型。Youm 和 Flatt[329]把腕关节的高度定义为从第三掌骨基底与桡骨远端关节面之间的距离。他们进一步把腕高度比率定义为用腕关节高度除以第三掌骨的长度。正常的比例为 0.54±0.03(图 39-36)。因此,无论任何原因引起的腕关节纵向塌陷,如 DISI 或 VISI,都将减小腕关节高度值以及腕高度比率。

(三)损伤机制

临床上大多数重要的腕关节脱位以及骨折脱位都是腕关节过伸纵向压应力的损伤结果,造成此损伤的原因为摔倒时手掌张开着地引起。暴力的确切大小

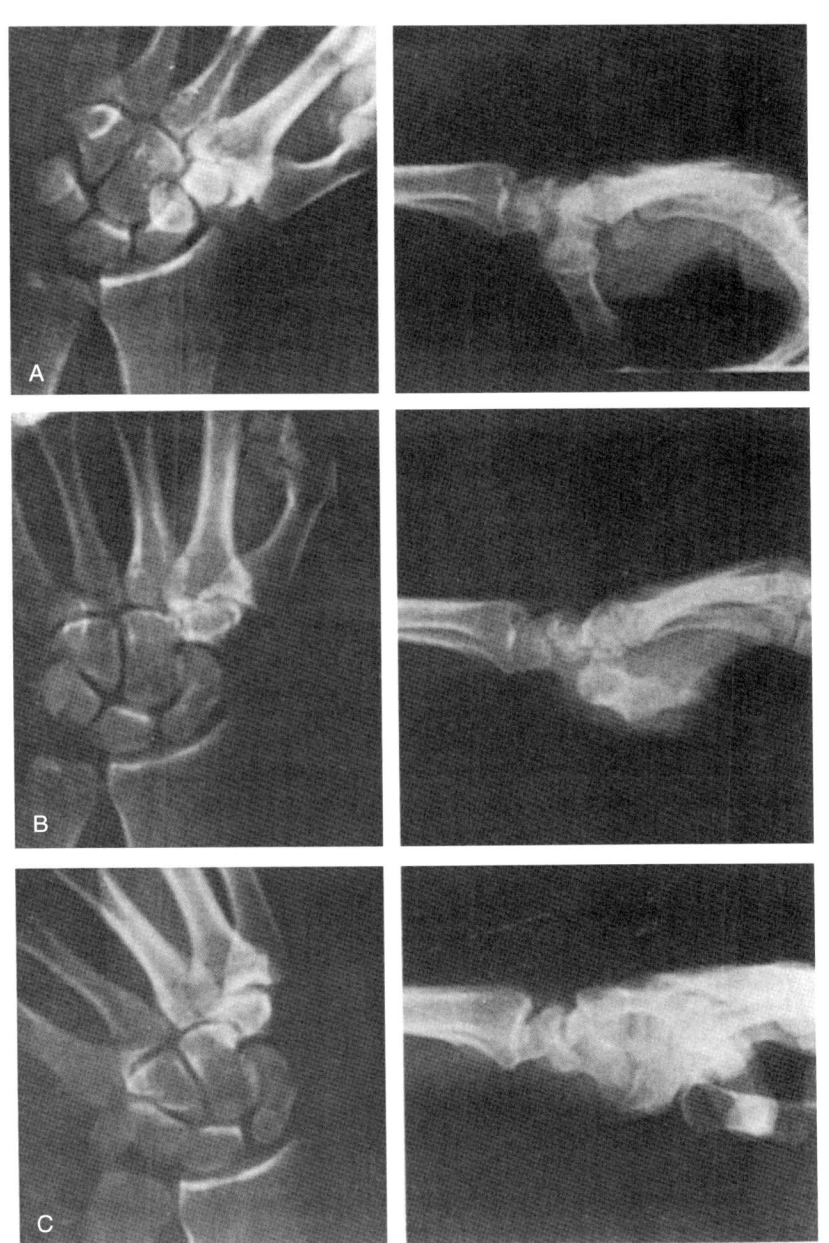

图 39-33　(A)腕关节桡偏时,近排腕骨偏向桡侧、移向尺侧,并有屈曲,这通过观察侧位片的尺骨影可知道。(B)当腕关节中立时,头状骨、月骨和桡骨几乎呈一条直线。(C)尺偏时,近排腕骨偏向尺侧,移向桡侧,并通过侧位片月骨影像可知近排腕骨呈背伸。

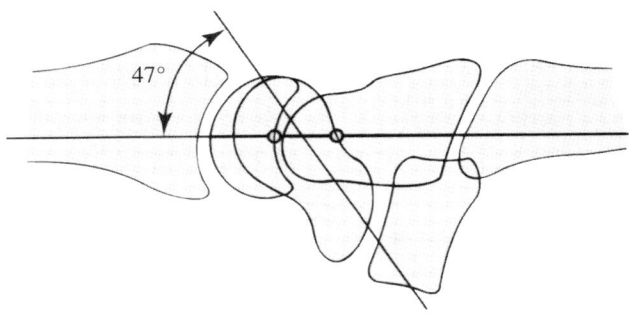

图 39-34　Linscheid 和其同事所画图中显示的正常舟月角。(From Linscheid, R. L., Dobyns, J. H.; Beabout, J.W.; et al. Traumatic instability of the wrist. J Bone Joint Surg Am 54:1612–1632,1972.)

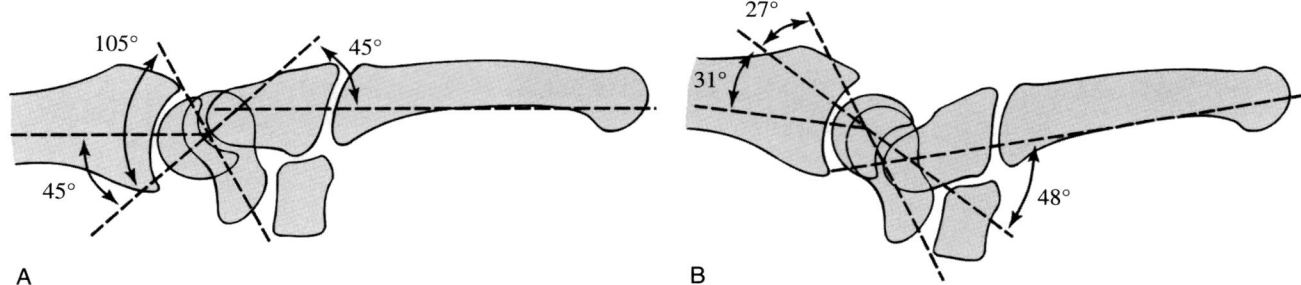

图 39-35 (A)背侧中介部不稳。舟月角加大(105°),头月角加大(45°),以及桡月角加大(45°)。月骨代表了中介部分。(B)掌侧中介部不稳。舟月角减低 (27°)。(From Linscheid, R. L.; Dobyns, J. H.;Beabout, J. W.; et al. J Bone Joint Surg Am 54:1612–1632,1972.)

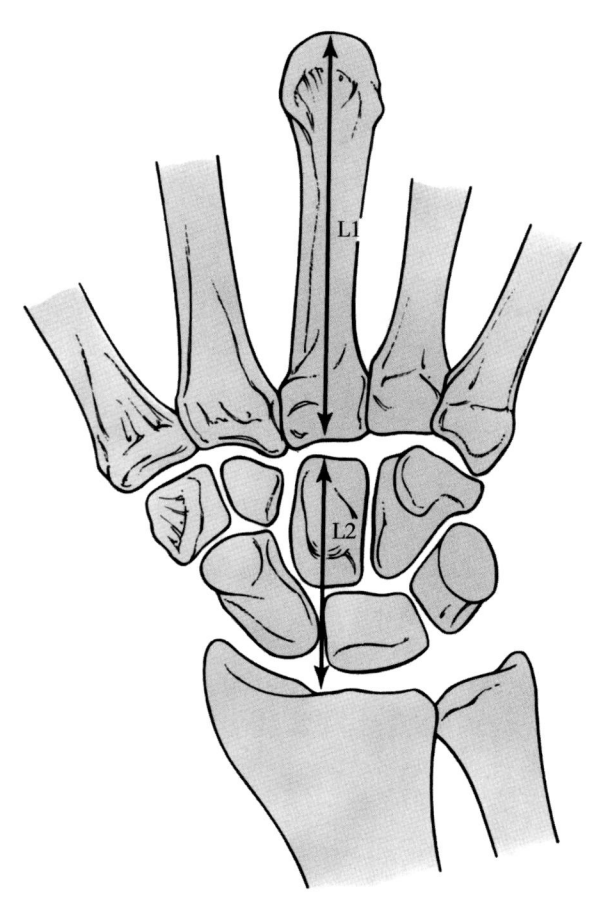

图 39-36 测量腕高指数(比率)。从桡月关节面到第 3 掌骨基底的长度(L2)除以第 3 掌骨长度(L1)。正常的比率为 0.54±0.03mm。(Redrawn from Youm, Y.; Flatt, A. Kinematics of the wrist Clin Orthop 149:21–32,1980.)

及其作用方向和强度,再加上腕关节的组织韧性决定了损伤的程度。常见的损伤是远排腕骨向近排腕骨的背侧移位。如果发生此型损伤,那一定存在两排腕骨间的韧带撕裂。如果有舟月脱位,则可能存在舟骨骨折或舟月骨间韧带撕裂。如果暴力较严重,可能发生月骨周围完全脱位,并且直到 LT 骨间韧带也撕裂,损伤的能量才会消散。

Mayfield 和他的同事[181]尽力在体外复制这些受伤机制。他们对尸体的腕关节施加力量来增加关节的破坏程度,并把月骨周围不稳分为四级,称之为进行性月骨周围不稳(图 39-37)。损伤机制是腕关节背伸、尺偏和腕骨间旋前位时的损伤。因此,Ⅰ级是由于舟月骨间韧带和长桡月韧带撕裂造成的舟月间不稳,这级损伤与临床上舟月脱位相对应。Ⅱ级损伤是暴力通过头月掌侧关节囊(Poirier 间隙)传导造成月–头关节半脱位。Ⅲ级是暴力继续通过月–三角韧带传导造成月–三角脱位。Ⅳ级是由于背侧桡月关节囊撕裂,月骨相对于舟骨、头状骨、三角骨和桡骨而产生半脱位,这样基于短桡月韧带的完整可使月骨向前旋转进入腕管。因此,月骨周围不稳的最终结果就是月骨掌侧的脱位。

应该强调的是,这些研究并没有涉及单纯的尺侧不稳。Horii 和其同事[123]以及 Viegas 和其同事[300]研究了单纯尺侧不稳的受伤机制。Horii[123]指出,在尸体标本上完全切断 LT 骨间韧带只会引起腕关节动力学的改变,但并不造成 VISI。如果同时切断关节囊韧带(背侧桡三角以及背侧腕骨间韧带),则会产生静态的 VISI。

Larsen 和其同事[152]认为腕关节不稳的分类要依据以下 6 个方面:慢性、恒定、原因、脱位及脱位的方向和类型。根据受伤的时间可分为急性(小于 1 周)、亚急性(1~6 周)、慢性(大于 6 周)。恒定是指不管是标准

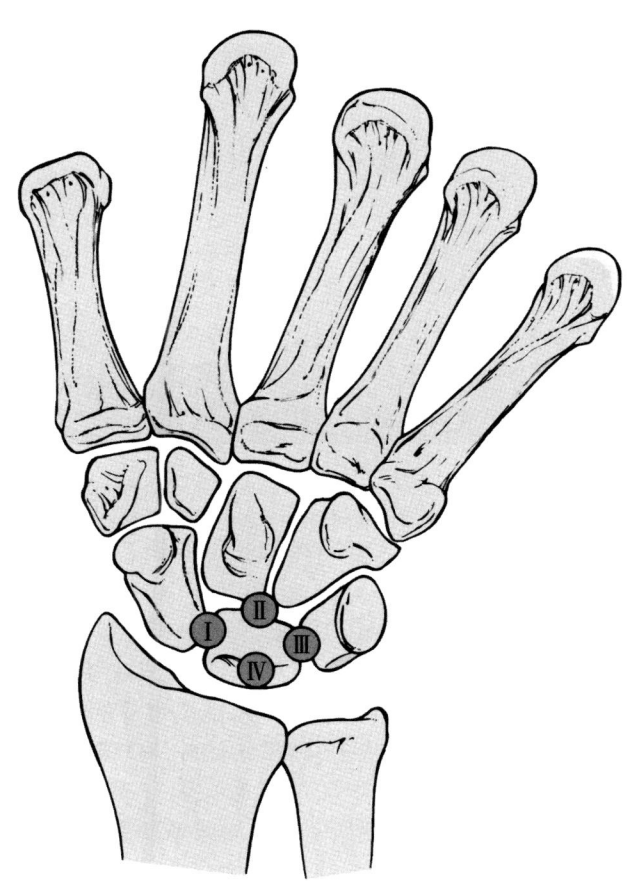

图 39-37　Mayfield 和其同事图示出月骨周围不稳的病理机制和逐步加重的情况。Ⅰ，相对于月骨有舟骨不稳；Ⅱ，相对于月骨有舟骨加头状骨不稳；Ⅲ，相对于月骨有舟骨加头状骨加三角骨不稳；Ⅳ，月骨脱位。(From Mayfield, J. K.; Johnson, R. P.; Kilcoyne, R. K. Carpal dislocations: Pathomechanics and progressive perilunar instability. J Hand Surg [Am] 5:226–241, 1980.)

X 线得到的静态图片，还是应力影像学、荧光检查或关节镜得到的动态图片都显示腕关节不稳。原因有可能是外伤或炎症。不稳定的脱位有可能是桡腕间的（如掌侧的 Barton 骨折），也可能是腕骨间的（如腕管间韧带撕裂）。方向指的是腕骨的 DISI 或 VISI。类型可能是分离，指近排腕骨间关系的破坏，也可能是骨间韧带损伤或周骨骨折，或韧带未损伤腕骨间无移位。我们根据自己的经验将此类方案简化为①原因；②解剖；③严重程度；④时间（CAST）。

（四）诊断

　　主要诊断依据应该包括明确病史，系统详细的体格检查和患腕的影像学检查。对于严重的腕关节不稳，常规的 X 线检查表现明显，这样诊断相对容易（静态）；然而一些轻微的不稳，可有腕关节疼痛但 X 线表现正常，这样诊断较困难。所以对于这些有症状的患者，要清楚地认识到并非所有的腕关节不稳都有疼痛，也并非所有的腕部疼痛都是由不稳引起的[232]。

1. 病史

　　在收集病史时，对每一位患者都要详细询问是否有创伤史，如摔倒时手掌张开着地。应当询问患者是否有"卡嗒"声或撞击感。有时患者能明确指出疼痛的位置。如果知道腕关节在哪些活动时症状加重，则有助于诊断。

2. 体格检查

　　检查时要以健侧作为对照。检查是否有肿胀和擦伤，可以为明确损伤机制提供线索。触诊确认压痛点，如第一背侧间室（Quervain 腱鞘炎）、腕鼻烟部（舟骨骨折）、第一腕掌关节（关节炎）、舟月间隙（舟月韧带撕裂或腱鞘囊肿）、月三角关节（LT 韧带撕裂）、桡骨背侧（骨折）、桡尺关节（不稳）、尺侧腕伸肌腱（肌腱炎或半脱位）、尺侧伸腕肌和尺侧屈腕肌间隙（尺-腕骨撞击，三角纤维软骨破裂）。掌侧触诊，豌豆骨部（骨折、关节炎）和钩骨钩部（骨折）。记录腕关节主、被动活动情况，应该注意有无腕骨同步运动失调或撞击声。可伴有或不伴有关节活动范围减小。测量双侧握力也很重要，因为任何腕关节疾病通常都会使握力减弱。因为腕关节肿胀明显，这些检查意义不大。在这种情况下，如果影像学检查正常，应该制动腕关节，并在晚些时候复查。

3. 应力试验

　　有许多检查方法用于定位腕关节疾病。背侧和掌侧平移试验，检查者用一只手固定前臂，另一只手使腕关节分别向背侧和掌侧平移。正常情况下，腕关节能向掌侧半脱位（腕中关节），但不能向背侧。如果有向背侧平移不稳，则提示舟月关节病变（图 39-38）。舟骨移动试验[306]常用来检查舟骨不稳（图 39-39）。这一试验由 Watson 提出，它是一种能够激发症状的检查，阳性结果不仅表现出不稳，而且能引发疼痛。Easterling 和 Wolfe[67]指出，此试验有很高的假阳性率（32%），因此，此试验的结果必须结合患者的其他检查结果综合考虑。

　　还有其他一些应力试验用于定位腕尺侧病变。在尺-腕骨应力试验[88]，检查者将患者腕关节最大尺

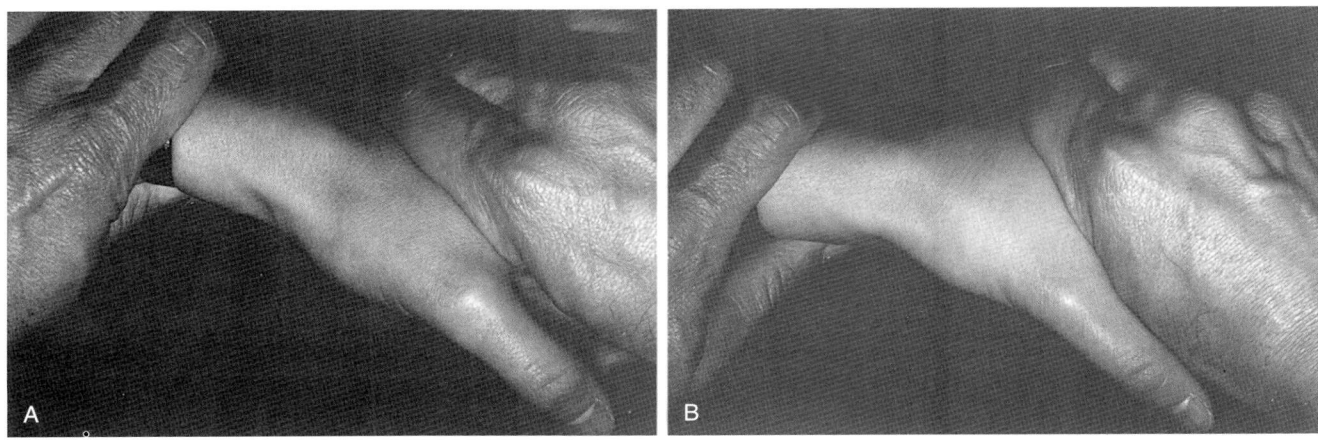

图 39-38　(A)掌侧移动试验。检查者固定患者前臂远端,同时将患手平移向掌侧。正常情况下,患者和检查者能感到"移动",但无疼痛。这通常表示腕中关节松弛,并且应该检查健侧加以对比。(B)背侧移动试验。检查者一只手固定患者前臂远端,同时将患手平移向背侧。正常情况下,移动很小。当患者有背侧中介部不稳时,应力试验结果与健侧相比有移动增加或疼痛,或二者有时都为阳性。

偏,旋转前臂并施加轴向压力。还有一个相关的检查,尺-腕骨移动试验, 把尺骨头向下压的同时尺侧腕骨向上抬(图 39-40)。阳性结果是引起疼痛,这两个试验均有助于鉴别尺骨撞击综合征和 TFC 破裂。

月-三角关节冲击触诊试验[225]对于 LT 撕裂有较高的特异性。用一只手固定月骨,另一只手使三角骨被动向掌侧和背侧平移,阳性结果能引起疼痛。

Lichtman 和其同事[162]提出的腕中关节移动试验用来诊断非分离性腕中关节不稳。前臂固定于旋前位,检查者对患者腕关节尽力施加向掌侧的应力并最

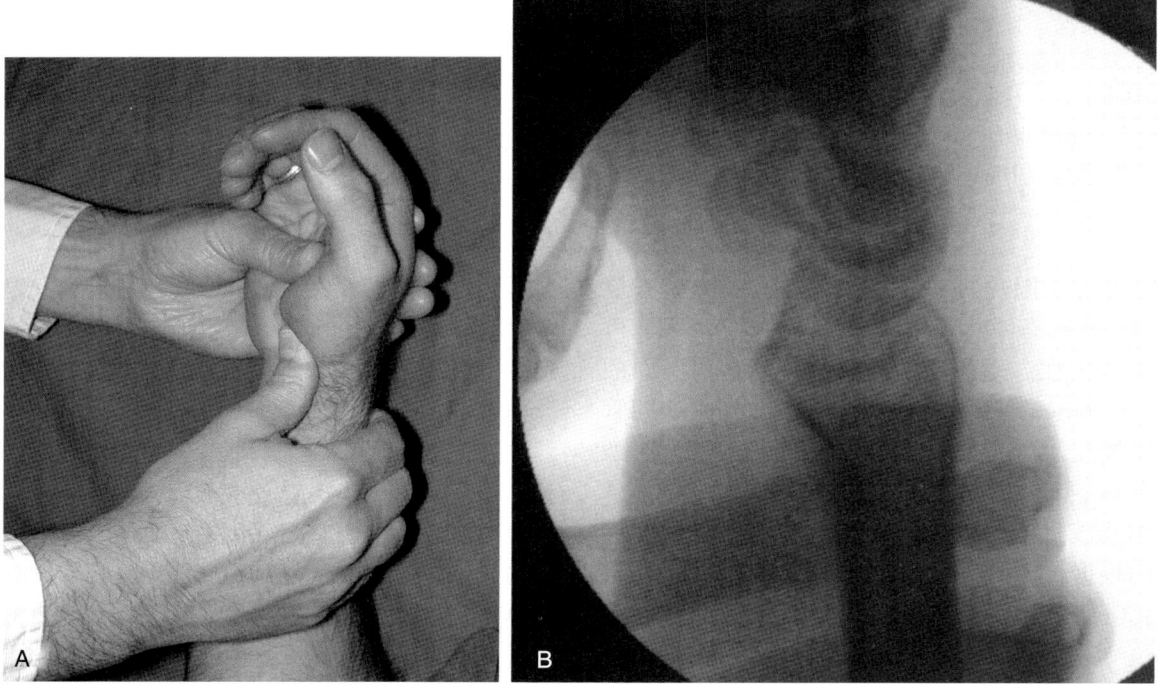

图 39-39　舟骨移动试验(Watson et al,1988)。(A)当腕关节从尺偏到桡偏动作时,检查者的拇指按在患者的舟骨结节,将其推向背侧。如果有舟月不稳,舟骨近端从舟骨窝向背侧半脱位。当去除压力后,舟骨突然复位回舟骨窝,并可有撞击感。(B)应力侧位 X 线片显示舟骨向背侧半脱位。

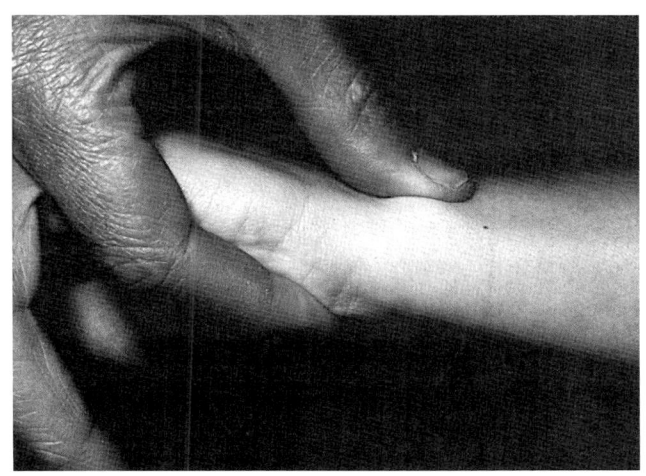

图 39-40　尺侧腕骨移动试验。检查者将尺骨头向下压,同时上抬豌豆骨。阳性结果表现为患者感到尺侧腕伸肌和尺侧腕屈肌之间疼痛。尺-腕撞击的患者可能有阳性表现。

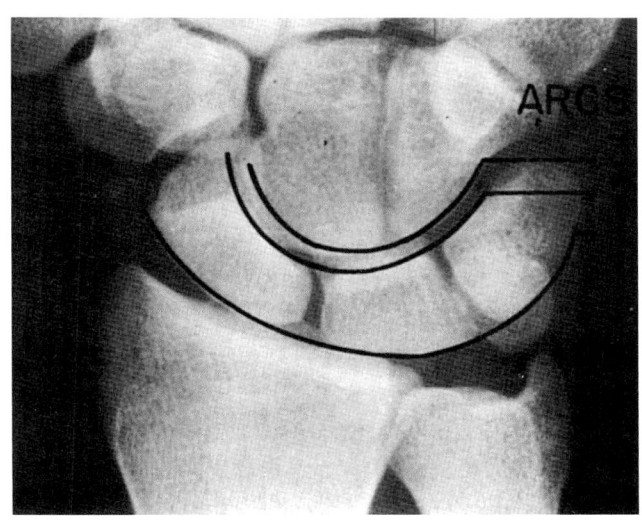

图 39-41　正常腕关节前后位片上可显示 3 条平滑的弧线。如果任何一条线被打断,则应该高度怀疑腕骨间错位。(From Bellinghausen, H. W.; Gilula, L. A.; Young, L. V.; Weeks, P. M. Posttraumatic palmar carpal subluxation: Report of two cases. J Bone Joint Surg Am 65:999,1983.)

大尺偏腕关节。Lichtman 依据腕中关节向掌侧移位的程度和撞击声的程度对关节不稳的程度进行分级[75]。

尽管这些检查操作起来都不困难,但还是需要丰富的经验来解释其结果。首先检查正常的腕关节作为一个比较标准,这样非常有助于诊断。

(五)影像学检查

确诊仍要依靠 X 线检查。在诊断腕关节不稳时一定要清楚,X 线片通常反映的是关节动力学疾患的静态影像。

1. 常规平片

常规片应该包括 PA(后前位)、标准侧位和 45°旋前位片。在所有平片上第三掌骨都应与桡骨在一条直线上。Bellinghausen、Gilula 和其同事[14]指出,在正常腕关节正位片上能够显示出三条平滑的曲线 (Gilula 曲线)。如果这些曲线断开,应该怀疑有关节不稳。位于近端的曲线是近排腕骨的近端关节面,位于中间的曲线是近排腕骨的远端关节面,位于远端的曲线是远排腕骨的近端关节面(图 39-41)。在正位片中要注意到头状骨与其余腕骨,特别是月骨的重叠是否增加。如果月骨呈三角形而不是四边形,则应怀疑有月骨周围不稳。舟骨正常显示为长条形。如果 X 线片中舟骨变短并呈现"环状"双皮质密度(双边影),表明舟骨相对于桡骨变得异常的垂直,在舟月脱位以及 VISI 中可出现这种表现。检查者还应该注意舟月间隙是否增加(舟月脱位时其间隙>3mm)并估计腕骨高度[329](图 39-36)。如前所述

(图 39-34 和图 39-35),在侧位片上也应该注意头状骨、月骨和桡骨的正常线性关系[101]。同样,应该测量舟月角,以确定有无舟月脱位(角度>60°)或 VISI(角度<30°)。必须强调的是,因为正常腕关节的近排腕骨桡偏和尺偏时可伴有屈曲和背伸,所以只有在所有的平片中第 3 掌骨与桡骨纵轴平行时才能进行测量。

2. 其他影像

如果常规 X 线片结果正常,但临床怀疑有关节不稳,那么应力位 X 线片或动态序列照片可能有助于诊断[101]。这些照片包括桡偏、中立和尺偏时后前位(PA)片,握拳时前后位片(能使舟月分离显示更清楚),以及桡偏、中立和尺偏时侧位片。对于诊断困难的腕关节不稳通常要加照这些平片。然而据 Levinsohn 和 Palmer[155]报道,即使做了以上所有检查也有 65%的假阴性率。注意桡偏时月三角骨移位是一种正常的表现,这一点很重要[212]。

(1)动态拍片(电影 X 线摄影):当静态拍片结果正常或可疑而不能确定时,X 线动态拍片有助于诊断[221]。当摄影师明确知道拍片目的或医生协助摄影师一起拍片时,此时所拍的照片最有意义。腕关节主动或被动进行尺偏或桡偏运动,对检查者拍 PA 位、侧位或斜位片,有时可发现腕骨运动不同步。牵引以及应力位的荧光检查拍片可能有助于发现一些微小

病变。

(2)关节造影:对于怀疑有腕关节韧带损伤的患者通常要继续进行关节造影检查[50,117,147,208,244]。这种方法能够鉴别舟月骨间韧带和月三角骨间韧带撕裂、三角纤维软骨破裂、滑膜炎、隐性滑膜囊肿以及大面积软骨缺损(图39-42)。但是因为假阳性[143]和假阴性率[117]太高,所以人们越来越少使用这种方法。患者的症状也并不一定与舟月韧带和月三角韧带的造影表现相吻合。部分原因是,骨间韧带中间很薄的部分对韧带的稳定功能并没有太大作用。50岁以后,这种撕裂情况越来越常见[190],因而此时关节造影的价值变得很小。这种关节造影对于研究年轻人的腕关节最有意义,特别是对于20岁以下的患者。同样要重视的是,造影阴性结果也并不能排除严重的腕关节疾患。Chung和其同事[47]发现,造影表现为阴性的在关节镜下只有20%为阴性(阴性造影结果对于诊断的价值仅为关节镜的20%)。

(3)骨扫描:闪烁扫描法作为一种筛选试验可能很有价值。如果结果正常,则能明确排除骨折和严重的滑膜炎。对于完全骨间韧带撕裂,其敏感性可高达98%,但是对于确定TFC疾患和部分骨间韧带撕裂,

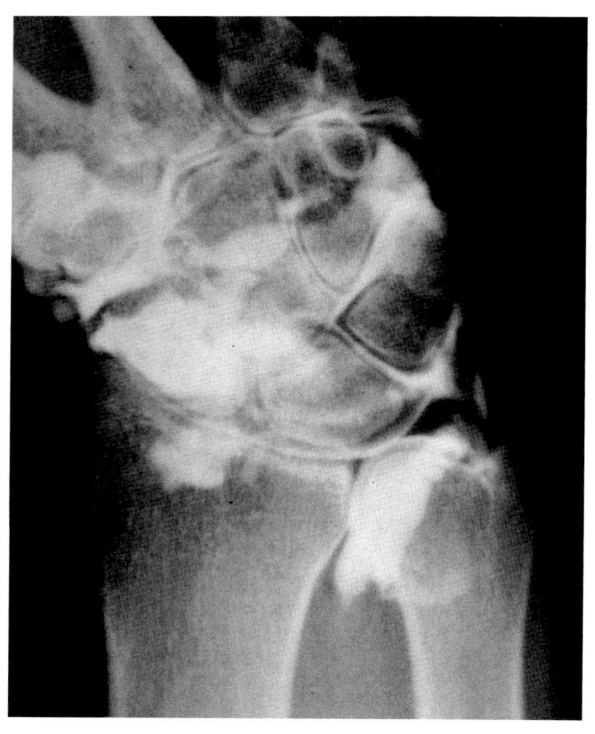

图39-42 腕关节造影。片中显示桡腕关节注射的造影剂流入腕中关节和下尺桡关节,提示月三角韧带和三角纤维软骨破裂。

其应用价值较小[215]。就其本身而言,骨扫描并不能用于诊断腕关节不稳,但其为腕关节的异常提供了客观依据。如果检查结果为阴性,则可能并无严重的腕关节疾病。

(4)CT:单纯CT对诊断腕关节不稳意义不大,因为图像清楚,所以更多用来诊断骨折,评估骨折的偏转或骨折不愈合[218],而且在测量侧位像上舟月角和桡月角的微小改变用处较大[171]。联合关节造影和多层螺旋CT在诊断舟月韧带和月三角韧带撕裂上要比未增强MR优越。

(5)磁共振成像:多年以来人们一直试图通过MRI检查来看清韧带撕裂,但在很大程度上并不成功。据Johnstone和其同事[136]报道,MRI对于诊断舟月韧带和LT骨间韧带撕裂的敏感性分别为37%和0%。研究者们得出结论,MRI对于腕关节不稳的研究并无帮助。在许多研究中心推荐使用专用线圈、1.5T磁场、三维立体采样以及梯度恢复回声序列[240],也并没有明显效果。虽然如此,随着技术的进步,情况也许会有所改观。直接或间接MR下关节造影技术已经发展起来,它可以提高腕关节MR的准确性,间接MR关节造影是指在静脉内注入钆,它可以扩散到腕关节滑液中,从而得到造影图片,相比未增强MR,它在诊断舟月韧带撕裂(69%:38%)方面更加敏感,但在评估TFCC或月三角韧带上要稍差一点[111](图39-43),直接MR关节造影是在关节内直接注入钆或盐水。在欧洲的一个研究中心,他们报道使用专用三隔室线圈的MRI关节造影术对于诊断完全韧带撕裂的敏感性达97%[241]。使用普通的MRI扫描机,关节不稳的表现可能只是腕中关节背侧滑膜炎[113]。当然,MRI非常有助于诊断骨缺血性坏死[292]。

(6)关节镜技术:在过去的几年中,腕关节镜技术已成为标准诊断技术[66],用以诊断腕关节不稳[197,199,200,230,267,315]。Ruch和其同事[236]依据关节镜技术提出了腕关节韧带损伤的分级。一些研究者也报道了利用关节镜治疗腕关节不稳[25,235,236,318]。

我们应用腕关节镜的治疗效果非常满意,对于诊断不明原因引起的腕关节疼痛有很高的成功率,并且几乎没有什么副作用。在插入关节镜之前应该在麻醉下检查腕关节。从桡腕第3、4入路进入关节镜,医生应该检查骨软骨的损伤程度、掌侧外在韧带(extrinsic)的损伤情况以及舟月骨间韧带有无损伤或多余部分。从尺侧入路能够很清楚地看到LT韧带,我们通常用6R入路。还必须要进行腕中关节的关节镜下检查,因

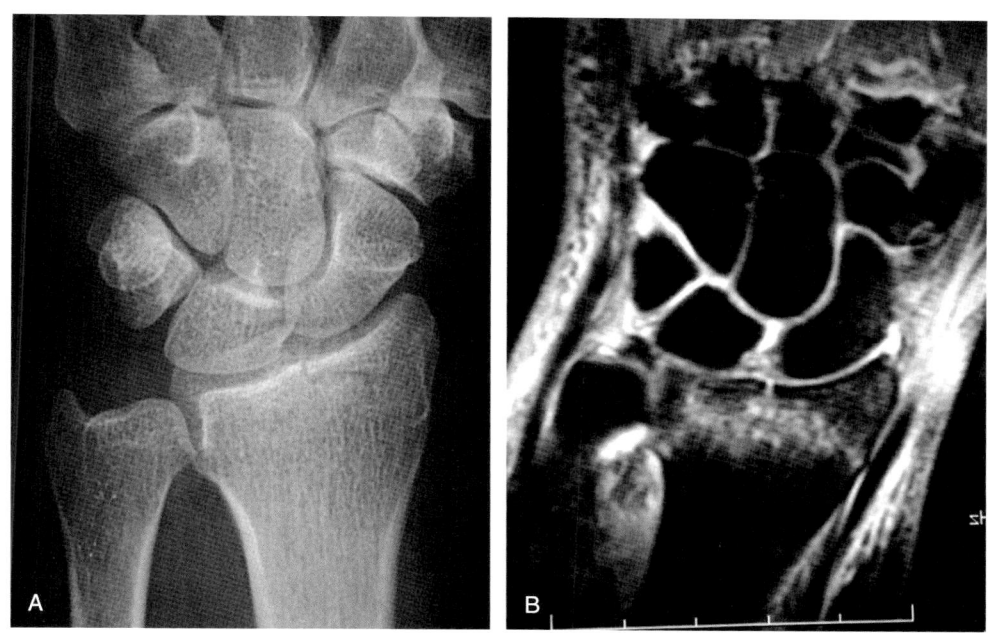

图 39-43　间接 MR 成像。(A)后前位影像显示在舟骨和月骨关节面上移位最小的关节间隙。(B)间接 MR 去脂成像显示舟月韧带撕裂合并桡骨远端骨折。

为这能显示月骨和舟骨和(或)三角骨之间细微的移位或旋转,而这些表现在桡腕关节不能被显示。虽然关节镜是一种非常有价值的诊断工具,但在治疗腕关节不稳方面,它很大程度上还仅限于清除增厚的韧带撕裂部[267]。我们在关节镜下辅助应用射频仪固缩韧带和关节囊的方法取得了较满意的近期效果。但这项技术的远期效果还有待证实。

　　总之,目前对腕关节疼痛患者的诊断,我们首先应系统询问病史,进行物理检查,特别要注意疼痛的部位和程度,并进行各种应力检查,然后拍 X 线片,如果我们怀疑有隐匿的关节不稳,则加拍应力位片。如果仍不能确诊,并且患者很可能有关节不稳或韧带撕裂,我们通常采用腕关节镜检查。如果怀疑有骨缺血性坏死,则应用 MRI 检查。如果怀疑有骨折,则进行CT 扫描。

二、特殊的脱位

(一)月骨周围脱位及骨折脱位

　　如前所述,这种损伤[104,201]是月骨周围不稳的最终阶段(Mayfied Ⅳ 级)的表现(图 39-44)。月骨周围不稳可能是单纯韧带损伤(小弓区损伤),也可能是骨与韧带的联合损伤(大弓区损伤)。如果损伤的暴力通过某

一腕骨造成骨折,命名时则要在前面加用"经"。因此,背侧月骨周围、掌侧月骨周围、经桡骨结节、经舟骨、经头骨以及经三角骨月骨周围脱位,这些都是同类损伤的不同表现。其中最常见的是经舟骨月骨周围脱位,占全部月骨周围脱位的 60%[92,115]。连接月骨与其余腕骨的软组织结构全部撕裂。短桡月和尺月韧带保持完整。头状骨和其余的腕骨向月骨背侧移位。根据损伤程度不同,可能是月骨相对于桡骨位置正常,而其余腕骨脱向背侧(月骨周围背侧脱位);也可能是月骨向前脱位伴有旋转,而头状骨和其余腕骨相对于桡骨位置大致正常(月骨脱位)。

1. 诊断

　　月骨周围脱位是由于高能量损伤造成的,比如交通事故或从高处的坠落伤。这些患者常有合并损伤,因此腕关节损伤被漏诊的情况并不少见。如果早期可发现腕部肿胀,腕关节及手指活动会受限。常伴有正中神经功能障碍,尤其是月骨脱位。如果发现较晚,患者主诉腕关节疼痛,但腕关节活动度可能相当大。除了正中神经病变外,晚期还可有尺神经病变以及屈肌腱断裂[274]。

　　虽然脱位可能在后前位(PA)片上显示相对正常,致使非专业人员可能会忽略,但凭借标准腕关节 X 线片足以做出诊断。正如 Green 和 O'Brien[107]所指出的,

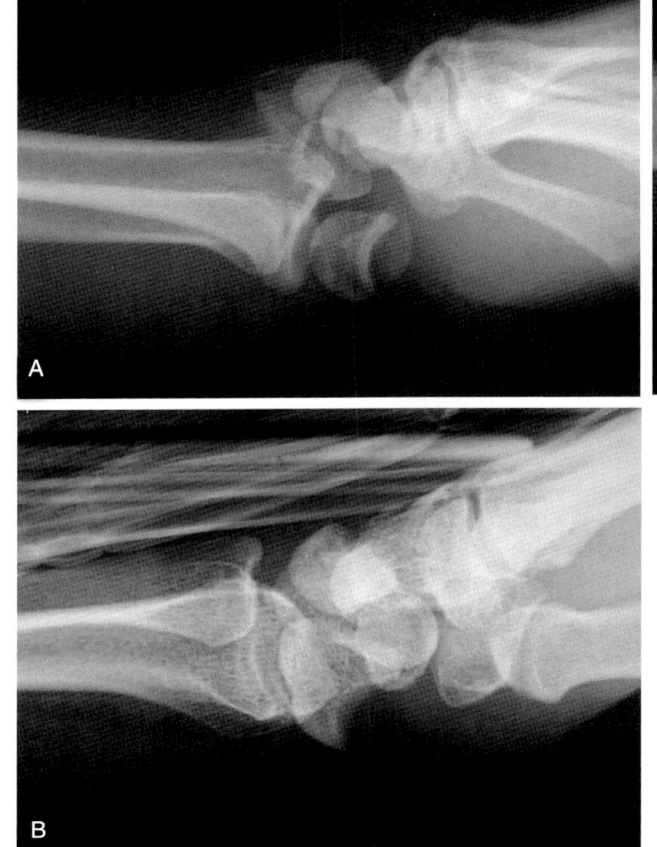

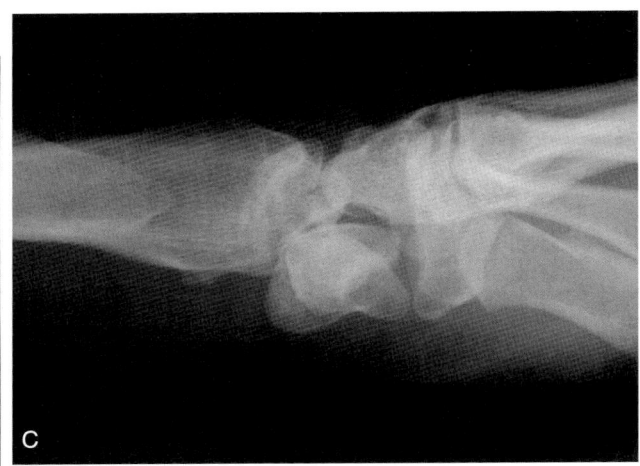

图 39-44　腕关节脱位的患者，初始侧位片可见有不同类型的损伤。(A)月骨周围经茎突、经周骨背侧脱位。(B)中间状态。(C)多发性外生骨疣患者的月骨掌侧脱位。

侧位片是关键,在侧位片上可发现桡骨、月骨和头状骨失去正常的对位。月骨周围背侧脱位时,头状骨位于月骨的顶部。月骨掌侧脱位时,月骨可围绕完整的短桡月韧带面对掌侧转动,这个表现被称为茶杯溢出征[107]。头状骨向近端移位并进入月骨窝。在后前位(PA)片上可发现腕骨重叠以及腕高度丢失。屈曲位时月骨呈现三角形。如合并骨折也可在片中发现。在复位之前拍牵引位片,可能会提供更多有关损伤程度的信息。

2. 治疗

对于急性病例,必须早期闭合复位。复位可以减轻疼痛、肿胀和手指僵直,也能降低正中神经受损的危险。然而,最终的治疗仍有争议。治疗的选择包括石膏制动、经皮穿针固定[322],以及背侧入路[3,39,40,146]、掌侧入路[108,281]或掌背侧联合入路[64,92,119]切开复位内固定术。石膏制动治疗月骨周围脱位的报道可以追溯到20世纪20年代至40年代。目前普遍认为,单纯石膏制动治疗后,晚期发生关节不稳的危险高得令人难以接受。也有一些人[322]支持经皮穿针治疗,但通过闭合手法很难达到准确复位。也经常发生骨软骨碎块形成的游离体。另外,一些研究者[104]认为,治疗中必须修复韧带。我们认为,对于损伤严重并有切开治疗禁忌的患者,经皮穿针不失为一种好的选择。

许多研究者,也包括我们,常建议采用切开复位内固定手术治疗。但是采取哪种入路最好仍有争议。Campbell 和其同事[39]报道了 9 例患者采用背侧入路和 4 例患者采用掌侧入路,均未出现骨缺血性坏死的并发症。一些研究者推荐采用背侧入路并指出:①通常必须清除月骨间隙内的瘢痕组织;②通过背侧入路容易显露腕骨并容易对位。Dobyns 和其同事[64]支持采用背侧和掌侧联合入路来修复掌侧韧带。Green 和 O'Brien[108]以及 Taleisnik[281]也建议通过掌侧入路修复韧带。据 Adkinson 和 Chapman 报道[3],单纯采用背侧入路取得了良好效果,他们指出,如果腕骨能够复位并用克氏针维持固定,则无须缝合掌侧韧带。

我们建议采用背侧入路切开复位克氏针内固定来治疗这类损伤。如果患者有尺神经功能障碍,我们也在掌侧做切口松解屈肌支持带,探查神经并且修复掌侧关节囊。然而,依据我们的经验,单纯背侧入路足以能够复位内固定,而且缝合修复掌侧韧带也非绝对必要。

施行复位的时间将影响最终结果,因此越早越好。尽管有个案报道在伤后 4~5 个月治疗获得成功[108],但(通常)决定性的治疗在 1~2 周内施行才能取得最好的结果。大多数患者能恢复到正常活动的 50% 左右,并且通常都会残留一些僵直[108]。经舟骨月骨周围脱位效果要好些,一项最新的研究通过背侧入路用螺钉固定舟骨,修复月三角韧带获得了 91% 的活动范围和80% 的力量[146]。

(1)闭合复位技术:闭合复位最好在局麻或全麻下进行。利用指套纵向牵引 10 分钟,并在上臂实施10~15 磅的对抗力量。我们利用腕关节镜配套设备通过指套对拇指、示指和中指施加 6kg 牵引力,并用肩关节固定器固定上臂(图 39-45)。也可以选择用手术台端牵引。Green 和 O'Brien[108]建议此时拍 PA 和侧位片,以便能更好地确定损伤程度。然后去除指套,按Tavernier[287]所描述的方法进行闭合手法复位[287]。

医生在纵向牵引的同时用一只手背伸腕关节,用另一只手的拇指固定在月骨的掌侧。然后逐渐屈曲腕关节,推挤在月骨背侧的头状骨。用包括拇指的"人"字短臂石膏托将腕关节固定于轻度屈曲位,并且在复位后拍片复查。

(2)经皮穿针技术:这是一项较困难的技术。我们的方法是,助手固定前臂,术者握住患者的手,并将手指放在头状骨背侧。然后用力将头状骨推向掌侧,用一枚 0.062 英寸的光滑克氏针从头状骨向近端穿入月骨。这样使舟月之间达到稳定。用图像增强器或常规X 线片来检查复位情况以及克氏针的位置。如果位置满意,将舟骨近端向下压(由背侧向掌侧),此时术者将一枚 0.062 英寸克氏针从鼻烟窝部经舟骨穿入头状骨,将另一枚 0.062 英寸克氏针从舟骨穿入月骨。我的一位同事喜欢同时用一枚克氏针固定月三角关节。拍片检查复位效果和克氏针的位置。如果位置满意,剪断多余的针尾将其埋于皮下。术后用超肘"U"形夹板固定 1 周直至肿胀消退,然后用超肘带拇指的"人"字短石膏托制动,总共 12 周。每 2~3 周更换一次石膏,以减小克氏针松动的可能。如果闭合复位或经皮固定失败,建议采用切开复位内固定手术。如前所述,比起

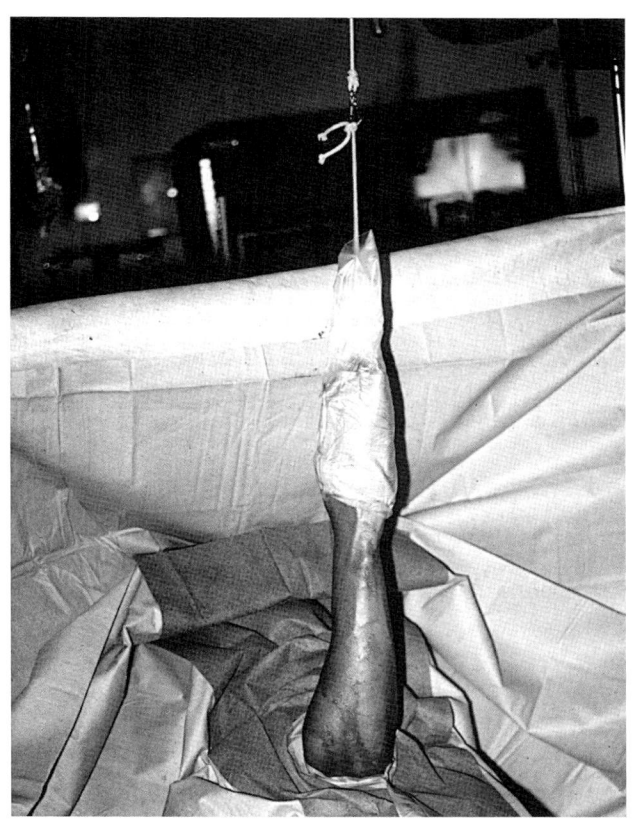

图 39-45　患者仰卧,上臂用带子固定在上臂板上,用指套将患手悬挂于一个高吊的滑轮系统,并施加牵引重量(2.25~3.15kg)。

经皮内固定来,在大多数情况下我们更愿意在治疗一开始就采用切开复位内固定术。

(3)切开复位内固定术:采用在"骨折治疗"一节中所描述的背侧直切口入路。将拇长伸肌腱拉向桡侧,由于损伤导致背侧关节囊撕裂并从桡骨撕脱下来,这样可使全部背侧腕骨都显露在视野之下。舟骨近端和头状骨很容易看到,月骨则在它们下面。在清除月骨间隙的软组织后,牵引患手并在月骨前面将其推向上方即可达到复位。在头状骨头部和月骨之间放入一个钝的骨膜剥离器,并将月骨撬向背侧,这样更容易使月骨复位。要清除任何小的骨软骨块,通过向掌侧推移头状骨来恢复头月对位关系,并从近端向远端方向穿入一枚 0.062 英寸的光滑克氏针,使之通过月骨并穿入头状骨来固定头月对位关系。将头状骨相对于月骨桡偏大约 10°,这样也有利于穿针固定。通过使腕关节桡偏并用力向下推舟骨近端可以复位舟月关系。用克氏针作为操纵杆,对舟-月骨施加压力以减小舟月间隙。然后将一枚 0.062 英寸克氏针从舟骨穿入头状骨,将另一枚克氏针从舟骨穿入月骨。再

将一枚克氏针从三角骨穿入月骨。拍片检查复位情况和穿针的位置。笔者的一位同事喜欢用缝合锚钉来修补舟月韧带。常规方法闭合伤口,尽管背侧关节囊可能损伤严重而无法修补。术后用"U"形超肘夹板使腕关节固定于中立位,1 周后改为带拇指 "人"字短臂石膏托固定。石膏托制动 10~12 周,每隔 2~3 周更换一次石膏托。在取出克氏针后开始进行康复治疗。一开始康复的重点在于关节运动,然后加强力量练习。

(二)经舟骨月骨周围脱位

经舟骨月骨周围脱位(图 39-46)的发生机制非常类似于月骨周围背侧脱位,只是损伤的能量通过腕舟骨传导而非通过连接舟月间的韧带传导。闭合复位的方法和复位月骨周围背侧-月骨掌侧脱位的方法相同。但遗憾的是,即使开始复位很好,(后来)通常也会出现舟骨成角以及腕关节塌陷成 DISI 畸形,表现为近排腕骨和舟骨近端向背侧成角,而舟骨远端和远排腕骨向掌侧成角。因此,我们同意一些研究者的观点[39,40,108,192],治疗早期就选择切开复位内固定术。

手术的细节仍有争议。像单纯舟月脱位一样,手术入路有掌侧、背侧以及联合入路。我们选用背侧入路,就像治疗月骨周围背侧脱位一样,选择此入路的理由也相同。这个方法也存在缺点,假如舟骨掌侧皮质粉碎,则很难再做植骨来维持复位后的稳定。另外,

也无法修补掌侧韧带。然而,通常不必顾虑这个问题,因为像治疗月骨周围背侧-月骨掌侧脱位时那样,必须要松解腕管才能使正中神经减压。

1. 背侧入路手术

以 Lister 结节尺侧几毫米为中心,在背侧做直切口。将拇长伸肌腱拉向桡侧,分别向桡侧和尺侧分开腕背关节囊(由于创伤,腕背关节囊多已从腕骨和桡骨远端上撕脱),此时可以看到头状骨头部和舟骨远端。清除舟月窝的凝血块,牵引患手。将月骨以及与其连接的舟骨近端推向上(背侧),而将位于月骨背侧的头状骨和舟骨远端骨块压向下(掌侧)。另外要将钝的骨膜剥离器插入骨折部位作为撬拨杠杆,这样容易复位,通过尺偏和桡偏腕关节来检查复位情况及其稳定性。舟骨使用 Acutrak 螺钉或 Herbert 螺钉从近往远固定(图 39-47),如果需要我们用骨锚修复月三角韧带,并用 0.062 英寸克氏针固定月三角关节,如果舟骨粉碎骨折或舟月韧带损伤,我们也会固定舟月关节,对于严重的舟骨粉碎骨折,有必要进行掌背侧联合入路并进行植骨。X 线片证实骨折解剖复位以及克氏针位置合适后,闭合伤口。用"U"形超肘夹板固定 1 周。然后用短超肘带拇指"人"字石膏托固定 6 周。如果影像学检查证实舟骨愈合后把石膏换成可移动的夹板,克氏针通常在 10~12 周拔除。

2. 掌侧入路手术

在桡侧屈腕肌部位切开皮肤,暴露桡侧屈腕肌并

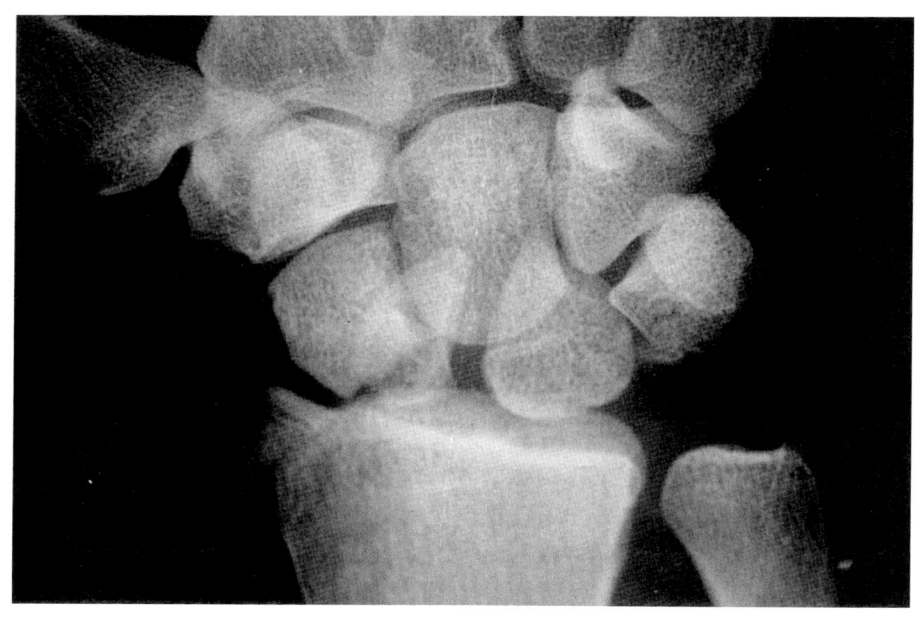

图 39-46 经舟骨月骨周围脱位伴有桡骨结节骨折。

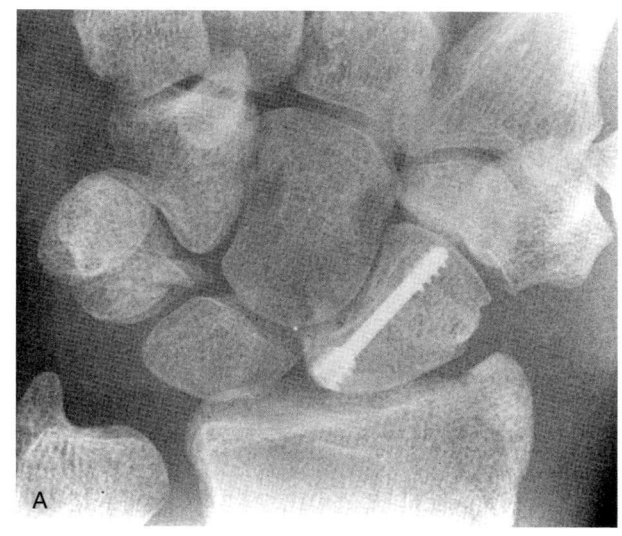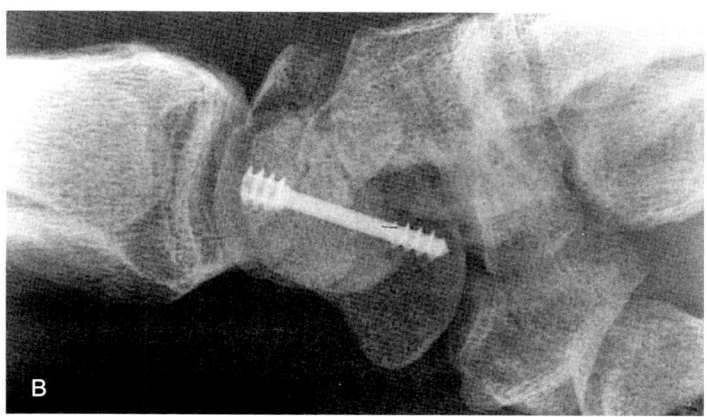

图 39-47　经舟骨月骨周围脱位患者,应用 Herbert 螺钉固定舟骨骨折的术后前后位片(A)和侧位片(B)。通过背侧入路,在不使用定位钩情况下逆行置入螺钉。

将其拉向尺侧。注意保护桡动脉。纵行切开桡侧屈腕肌背侧腱鞘,分开关节囊外脂肪。在分开掌侧关节囊后可以看到舟骨近端和月骨。牵引患手以便尽可能清除骨折面及其背侧的血凝块。一定要显露舟骨远端和头状骨头部。将骨折近端压向背侧,同时把骨折远端推向掌侧。如果复位成功,进行内固定或植骨,也可二者联合应用。假如舟骨掌侧皮质非常碎而影响骨折解剖复位和固定的稳定性,我们建议进行植骨。因为掌侧入路不能很好地显示重要的舟月-三角骨关系,所以不得不拍片检查或另做背侧切口。然后从骨折远端向近端穿入两枚 0.045 英寸的光滑克氏针进行内固定,或者像舟骨骨折治疗一节描述的那样,使用 Acu-trak 螺钉。常规闭合伤口,术后处理同背侧入路手术一样。另外,关节僵直是伤后常见的并发症,因此必须进行积极的、长时间的康复锻炼。

并发桡骨结节骨折者并不少见,这种损伤被称为经桡骨经舟骨骨折脱位。如果桡骨骨折是一大块,应该予以内固定,因为它有助于维持桡腕关节的骨与韧带稳定。如果骨折块太小或粉碎,可以将其切除。

(三)经三角骨月骨周围骨折脱位

有一些腕骨脱位,其尺侧损伤部位并不是在月骨和三角骨之间而是在三角骨。三角骨骨折近端随月骨在原位,而远端则随头状骨和远排腕骨向背侧移位,这种损伤类似于经舟骨月骨周围脱位。治疗方法和月骨周围脱位相同,三角骨骨折也会自动复位。我们建议采用经背侧入路切开复位内固定的方法来治疗骨折和腕骨脱位。

(四)头状骨-钩骨脱位

如果手部受到强烈的挤压伤,损伤平面可能产生在头状骨和钩骨与第三、四掌骨之间(图 39-48)。这种损伤波及三角骨近端或三角骨与钩骨之间。这种损伤容易被漏诊,因此当患者手部受到挤压伤伴有中指和环指分离时,应考虑到这个诊断。这种损伤在后前位片上显示得最清楚。脱位的复位和固定非常重要,如果失败的话,则会造成手掌的横弓破坏以及手指旋转畸形。Primiano 和 Reef[219]对 4 例患者实施了腕关节松解和内固定。Garcia-Elias 和其同事[91]综述了到 1985 年为止的 13 例患者,其中 4 例是他们自己的患者,结论是闭合复位远期效果良好。

(五)舟月脱位

此病实质上可以定义为舟骨相对于月骨同步运动失调。尽管在近排腕骨中舟骨的活动度最大,但其运动方向和幅度与月骨和三角骨基本相似[233]。如果舟骨相对于月骨同步运动失调,则可以说存在舟月脱位[170]。尽管有很多韧带,包括舟月骨间韧带、桡三角背侧韧带、背侧腕骨间韧带和月三角韧带,共同维持舟月稳定,但是我们一直认为舟月骨间韧带是最重要的一条。

舟月骨间韧带实际上由三个不同部分组成:相

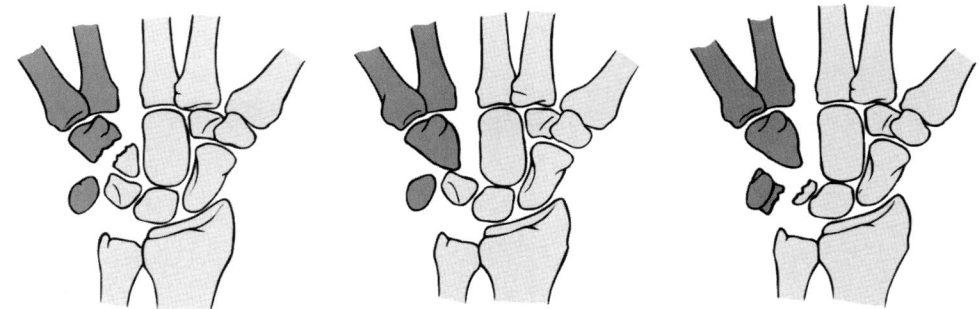

图 39-48　Garcia-Elias 和其同事描述了头状骨–钩骨分离的 3 种类型。(Redrawn from Garcia-Elias, M.; Abanco, J.; Salvador, E.; et al. Crush injury of the carpus. J Bone Joint Surg Br 67:289, 1985.)

对较薄的掌侧韧带,纤维软骨近部(膜部),以及较厚的背侧韧带[16](图 39-49)。当然,背侧纤维最强有力而且在临床中也最重要[18]。如前所述,损伤机制通常包括过度背伸、尺偏和腕骨间旋后。在舟月间隙,损伤暴力是从掌侧向背侧传导。如果仅有舟月韧带掌侧部和近部破裂, 对腕关节动力学影响不大。有趣的是,舟月韧带在破裂前可被拉长 100%[307],因此虽然在手术中看到它结构是完整的但是却没有功能,舟月韧带的完全破裂合并掌侧桡舟头韧带

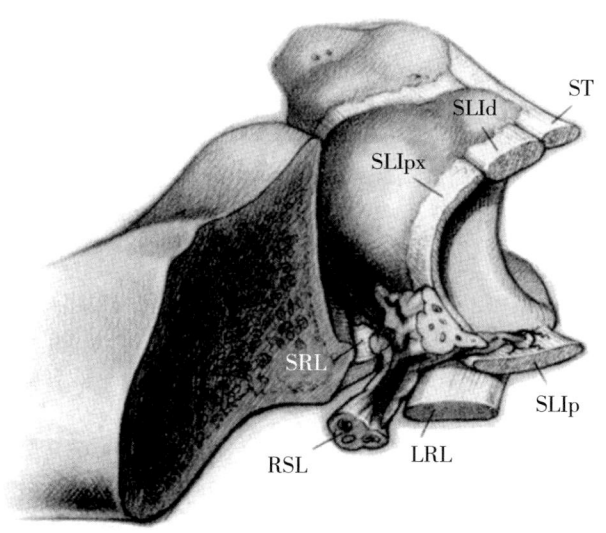

图 39-49　舟月骨间韧带图解。去除舟骨,可显示出舟月骨间韧带(SLI),又可将其细分为 3 部分:背侧(d)、近端(px)和掌侧(p)。缩略语:LRL,长桡月韧带;RSL,桡舟月韧带;SRL,短桡月韧带;ST,舟三角背侧(或骨间)韧带。(Reproduced with permission from Berger, R. A. The gross and histologic anatomy of the scapholunate ligament. J Hand Surg [Am] 21:170–178,1996.)

和(或)舟大小多角骨韧带损伤时会被拉长产生静态畸形。

当舟月韧带完全撕裂时,舟骨的位置表现为更垂直(屈曲),而月骨和三角骨表现为背伸。结果,舟骨和桡骨之间的联系完全丧失[37],致使应力集中于舟骨远端和桡骨结节,以及舟骨近端和桡骨背侧唇。这些部位是关节炎最开始发生的位置。头状骨和月骨之间的不正常连接也可导致此关节发生关节炎。

Watson 和其同事[309,311]将舟月不稳分为 4 型:动力前型、动力型、静力型和舟月严重塌陷型[307]。动力前型不稳是指舟月关节局部疼痛伴有舟骨移动应力试验阳性(见应力试验),X 线片表现正常,包括应力位片。是否应划分此型仍有争议。动力型不稳是指只在应力位片中显示异常。例如,部分舟月韧带撕裂在应力位片可见异常。静力型不稳在常规平片就有明显表现。长时间的静力型不稳可导致广泛的关节炎退变或舟月骨的严重塌陷(SLAC)。

舟月脱位也可见于桡骨远端骨折。在关节镜下见其发生率高达 31%[95]。在 X 线片中其发生率约为 5%[193]。单纯石膏制动治疗效果并不理想[278]。

1. 诊断

根据患者的年龄、损伤程度以及合并损伤,可出现多种症状和体征 [170]。应详细询问有无过伸损伤病史,尽管并不是所有患者都会有。症状包括腕关节桡背侧疼痛、握力减弱、活动受限,以及活动时有"咔哒"音或撞击感。可能有肿胀。压痛点位于舟月背侧间隙或桡骨背侧缘。背移应力试验通常表现为阳性。当头状骨头部从月骨凹脱位时,此部位疼痛加重。舟骨移动试验[306]可产生疼痛并表现出不稳。

X 线片检查应包括腕关节中立时后前位 (PA) 和

侧位片,要求第三掌骨与桡骨平行。健侧对照拍 X 线片有助于诊断。轻度舟月间隙增大而没有 DISI 可能是正常的变异,但是这通常要建立在该腕关节未受累基础上[44,275]。静力型不稳的后前位(PA)片(图 39-50A)可有以下表现:

(1)舟月关节间隙增宽(即所谓 Terry Thomas 征)。间隙超过 3mm 则可疑,间隙超过 5mm 则可诊断为舟月韧带撕裂[191]。

(2)"舟骨环"征[44]。当舟骨屈曲,舟骨结节在腰部呈双影,皮质显示为环形或椭圆形。舟骨尺侧角和皮质环边缘的距离小于 8mm 可视为阳性[24]。只有在舟骨异常屈曲时才能显示此征,因此它不是诊断舟月韧带撕裂的特异性检查。

(3)腕骨高度减小,腕高比率减小(<0.54)。

(4)月骨影与头状骨影重叠增加,月骨形状更类似于三角形。

(5)由于三角骨在背屈位,其影像表现为宽度增加。

在侧位片上的表现有(见图 39-50B):

(1)舟月角大于 60°[170]。

(2)月骨和三角骨相对于桡骨和头状骨表现为背屈(DISI)。有月-头角反转,正常月骨掌屈(倾)角度为 0°~15°。如果此角度向背侧超过 10°可认为异常。

(3)Taleisnik"V"形征。正常情况下,舟骨掌侧缘和桡骨呈现"C"形。当舟骨异常屈曲时,则上述骨皮质面呈"V"形[283]。

如果依据常规 X 线片的结果不能确诊,应该拍应力位片,包括桡偏和尺偏前后位(PA)以及握拳前后位片。后者要求舟、月对应的关节面与 X 线平行,以便能清楚地显示舟月间隙。其他检查包括 X 线动态摄影、关节造影术、MRI 和关节镜检查。X 线动态摄影有助于确定可疑的物理检查结果。关节造影术有助于年轻患者的诊断,其局限性前文已经叙述。常规 MRI 检查对于显示舟月韧带撕裂的敏感性很差(37%)[136]。我们发现 MRI 对这种情况没有作用。上面提到的直接或间接 MR 关节造影可能会有帮助。

对临床上可疑有动力型舟月不稳者,腕关节镜检查已成为确诊的手段[50]。通过桡腕 3、4 入口,在关节镜下能清楚地看到舟月骨间韧带、桡舟月韧带、桡月韧带,以及舟骨、月骨和桡骨邻近的关节面。如前所述,通过腕中关节入口通常能清楚地观察到舟月间隙或其错位。依据 Geissler 和其同事提出的方法对不稳进行分型[95](表 39-1)。

2. 治疗

本书对急慢性疾病的治疗方面做了精心的阐述,分别叙述了各种不同的治疗方法和预后情况[280]。同时应该强调,在腕关节方面最具权威的两位学者,Linschheid 和 Dobyns 曾指出,"这种疾病的治疗效果很少能令人满意"[168]。遗憾的是,我们自己的治疗经验和他们的结论也相一致。

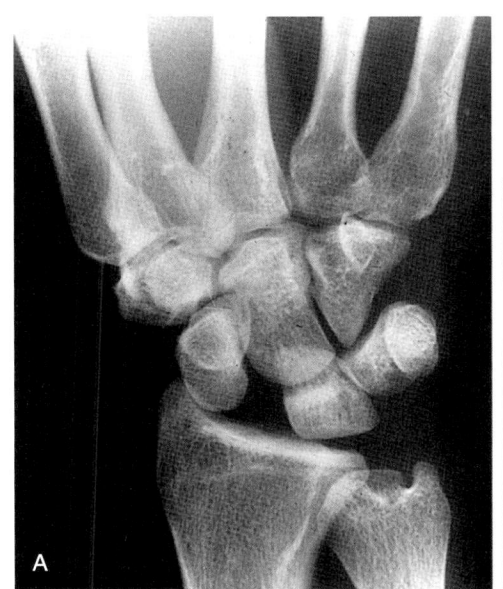
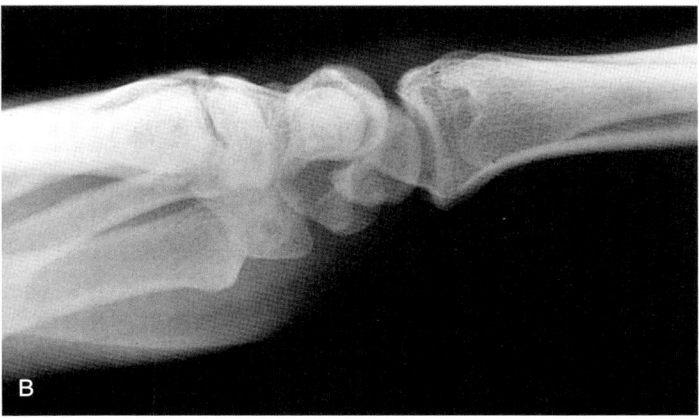

图 39-50　舟月分离的前后位片(A)和侧位片(B)。

表 39-1　腕骨间韧带撕裂的关节镜下分型

分级	描述
I	从桡腕关节间隙可见骨间韧带变细或出血。从腕中间隙可见腕骨排列无错位
II	从桡腕关节间隙可见骨间韧带变细或出血。腕骨排列不一致或错位。腕骨间隙可有轻度增宽(小于关节镜探针的宽度)
III	从桡腕间隙和腕中间隙均可见腕骨排列不一致或错位。探针可通过腕骨间隙
IV	从桡腕间隙和腕中间隙均可见腕骨排列不一致或错位。手法推动腕骨肉眼可见不稳。2.7mm 关节镜可通过腕骨间隙

Reproduced with permission from Geissler, W. B.; Freeland, A. E.; Savoie, F. H.; et al. Intracarpal soft-tissue lesions associated with an intra-articular fracture of the distal end of the radius. J Bone Joint Surg Am 78:357–365,1996.

(1)急性舟月脱位:这种损伤经常容易被漏诊。事实上,开始时患者可能无明显症状。然而,一旦遇到急性损伤,大多数学者,也包括我们,多推荐采用切开复位内固定术。在我们的治疗中,还没有闭合复位成功的病例。这种损伤闭合复位最困难的地方可能在于舟骨复位很棘手[182]。为了要减小舟月间隙,应该桡偏腕关节来挤压舟月关节。但是,这样做同样能使舟骨位置更加垂直,从而增加了舟月角。相反,为了使舟骨位置比较水平,应该尺偏腕关节,可这样又使舟月关节分离而增大间隙。尽管如此,按照后面所述的方法仍有可能完成闭合复位。

一些研究者[166,201]提倡在图像增强器监视下来闭合复位并且经皮穿针内固定。其他的一些人[235,320]推荐在关节镜的协助下进行复位和穿针。Whipple[320]所报道的患者中,症状出现少于 3 个月、术前舟月间隙增宽较健侧少于 3mm 的患者,治疗后临床和 X 线片检查其成功率为 85%。否则,治疗结果尚可接受者只有53%。我们相信腕关节镜技术有助于诊断和治疗伴有部分舟月韧带撕裂的动力型舟月关节不稳。对于急性、完全舟月韧带撕裂者,最好采用切开复位内固定手术治疗。

A.闭合复位经皮穿针技术:臂丛神经阻滞或全身麻醉满意后,固定前臂,将患手推向掌侧和桡侧,这样可使头状骨相对于月骨移向掌侧以及桡偏,从而达到头月关节复位。这种手法非常类似于掌侧移动试验

(图 39-35A)。然后,由助手将 1 枚 0.062 英寸的克氏针穿过头月关节,用 X 线透视观察其位置,随后使腕关节桡偏 15°~20°,同时用力向下(向前)压舟骨近端以复位舟骨。将第 2 枚同样的克氏针穿过舟头关节,第 3 枚克氏针穿过舟月关节。如果复位困难,可以将 2枚克氏针分别穿入月骨和舟骨背面,作为"操纵杆"帮助复位。再次用 X 线观察复位情况和针的位置。术后用"U"形带拇指"人"字夹板固定 1 周,然后用短臂带拇指"人"字石膏继续固定 8~10 周,每隔 2~3 周更换 1次。另一种穿针的方法在前面已经叙述过,用 2 枚克氏针从舟骨穿到头状骨,另 2 枚针从舟骨穿到月骨[201]。Dobyns 和其同事[64]建议,以一枚针从桡骨穿入到月骨,另一枚针从桡骨穿入到舟骨。

B.作者首选的方法:我们采用从背侧入路切开复位,穿针的位置如同前面所讲的闭合复位穿针。另外,如果舟月骨间韧带明显需要修补,用 0 号不可吸收线水平褥式缝合。可能的话,穿过骨质重建舟月韧带[64]。这种手术尤其适用于舟月韧带从舟骨缘附着点撕脱,这也是通常做法。偶尔,我们用骨锚钉在舟骨近端做加强修补。术后治疗同闭合复位穿针固定治疗一样。

(2)慢性舟月脱位:急性和慢性之间并没有明显的界限,只是有些人[281]以 3 周为界限,有些人[166]以 3 个月为界限。大多数舟月韧带撕裂都以急慢性进行分类。Lavernia 和其同事[153]认为,决定韧带修补可行性的关键因素是韧带的质量、关节的恢复能力和关节炎的程度,而不是时间。关于亚急性和慢性舟月脱位的治疗仍存在着争议和困难,效果也难以预料。没有任何一种方法的治疗效果能始终令人满意[102]。编者曾推荐过许多种软组织手术和骨的手术。

A.软组织法:这包括舟月韧带修补术、关节囊紧缩术(关节囊固定术)和肌腱移植术。治疗慢性不稳的首选方法和急性一样,即经背侧入路切开复位,穿针固定三个关键腕骨(头状骨、月骨和舟骨),以及修补舟月韧带。然而,韧带的质量通常很差。

a. 直接韧带修补:Lavernia 和其同事[153]描述了一种韧带修补和背侧关节囊融合联合手术。他们发现,先决条件是如果韧带质量好,关节恢复能力强以及关节炎程度轻,那么受伤和手术的间隔时间长短并不重要。他们治疗的 21 例患者优良结果达到 90%,其中主要的术后不良结果是腕关节屈曲度丢失约15°。术中必须要注意的细节是腕骨解剖复位和细心地修补韧带。

b. 背侧关节囊紧缩术:Blatt[24]描述了一种软组织

手术,它并不像 Linscheid[166]所推荐的那样依靠重建舟月韧带来恢复舟月之间的连接。Blatt 创造了一种背侧关节囊紧缩术来矫正舟骨或使之相对于桡骨 "水平化"(图 39-51)。从背侧入路显露腕关节,在背侧关节囊近端基底部做一个宽 1cm 的关节囊瓣。然后复位舟骨,用 1 枚 0.045 英寸克氏针将舟骨和头状骨固定。在舟骨远端背侧开槽,用缝合锚钉或 1 根拉向掌侧的钢丝将关节囊瓣附着于舟骨开槽部。术后 2 个月去除石膏后开始活动,术后 3 个月去除克氏针。近来,改良的背侧关节囊紧缩术是利用背侧腕骨间韧带代替背侧关节囊[169,256]。我们认为,背侧关节囊紧缩术对于治疗动力型舟月不稳可能有一定的作用,但我们对这项技术治疗慢性舟月脱位没有任何经验。

  c. 肌腱移植:有许多报道采用肌腱移植来重建韧带。但这种手术比较复杂,技术要求较高,而且结果也难以确定。Dobyns 和 Linscheid 以及他们的同事[64,207]描述了一种方法,在舟骨和月骨上钻孔,在其间穿过一条取材于桡侧腕短伸肌或长伸肌的肌腱,尝试重建舟月韧带而恢复舟骨和月骨之间的连接。他们强调了以下

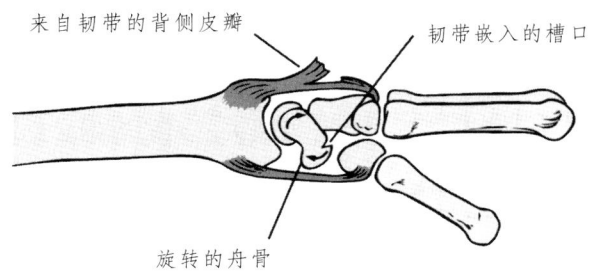

来自韧带的背侧皮瓣　　韧带嵌入的槽口

旋转的舟骨

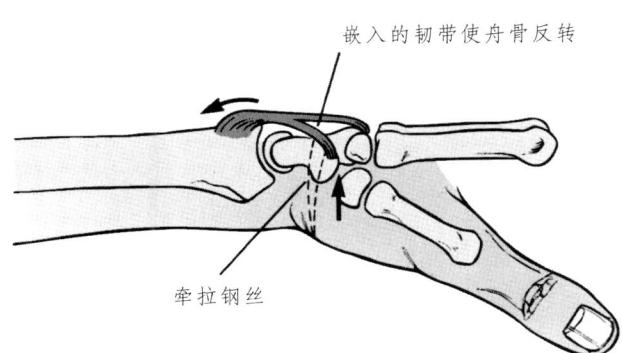

嵌入的韧带使舟骨反转

牵拉钢丝

图 39-51 Blatt 背侧关节囊融合手术,用以治疗慢性舟骨旋转半脱位。(Redrawn from Blatt, G. Capsulodesis in reconstructive hand surgery: Dorsal capsulodesis for the unstable scaphoid and volar capsulodesis following excision of the distal ulna. Hand Clin North Am 3:81-102,1987.)

技术要点:①钻孔要细心,避免造成骨折;②移植肌腱的质量要足够好;③桡月-头和舟骨关节要依次复位并用 3 枚克氏针维持复位;④术后制动 6~8 周后去除克氏针,然后每天部分时间用夹板固定再持续 6 周。

  Brunelli 和 Brunelli [33] 提出了另一种肌腱移植方法,利用一半桡侧腕屈肌腱进行移植。他们认为,舟-大多角-小多角骨韧带功能丧失是舟月不稳的一个重要特点,这一点在韧带重建时一定要注意。因此,移植腱远端基底要经过舟-大多角-小多角骨关节的掌侧,然后穿过舟骨结节,转到背侧并附着于桡骨远端的背侧面。Van Den Abbeele[295]将上述术式做了改良,他用骨锚将肌腱固定在月骨上而不是桡骨上。术后 30 天去除克氏针,开始活动。

  Garcia-Elias 等[93]人描述了一种新的韧带重建术,即一种三条肌腱的腱固定术(图 39-52 和图 39-53)。它综合了最常见的各种韧带重建技术的原理,目的是恢复背侧舟月韧带、桡三角韧带和舟大多角骨韧带功能。在他们的 38 例病例中,只有 4 例出现了腕骨塌陷和(或)关节炎。对于无法直接修复的慢性、可还原的舟月分离病例,我们推荐这种术式。

  d. 骨-肌腱-骨移植:由于膝关节韧带重建的成功,一些研究者[57,250,316]也已开始用骨-肌腱-骨技术来重建舟月韧带。供腱区包括 Lister 结节前方的伸肌支持带[250,316]和足舟骨-第 1 楔骨韧带[57]。有一组病例报道[316],5 例静力型不稳中只有 2 例有明显的改善。我们期待有大样本病例长期随访的报道。

  B.腕骨间关节融合:因为软组织手术难度大、结果不确定,所以一些研究者提出各种各样的有限腕骨间融合手术来使腕关节稳定。

  a. 舟月关节融合:这种手术直接从不稳的关键处入手,似乎看起来它是一个解决慢性舟月脱位的合理方案。遗憾的是,一些医生实施这种手术后发现其关节融合率很低[112,120]。但不管怎样,即使关节面未融合,患者临床症状也会有所改善,并且 X 线片也显示出舟月已复位。综合所有治疗慢性舟月脱位的手术方法,还未见报道对大样本病例有确定的良好结果。

  手术方法:从背侧入路显露舟骨近侧半、月骨和头状骨。用动力钻或手动工具在舟骨和月骨相邻关节面处钻入,注意须先清除关节软骨面。像前面所讲的急性脱位复位方法一样,使头状骨向月骨复位或过度复位。用 0.062 英寸克氏针从头状骨穿入月骨以固定此关节。使舟骨向月骨复位,分别用 0.062 英寸的克氏针固定舟月关节和舟头关节。也可以用舟月

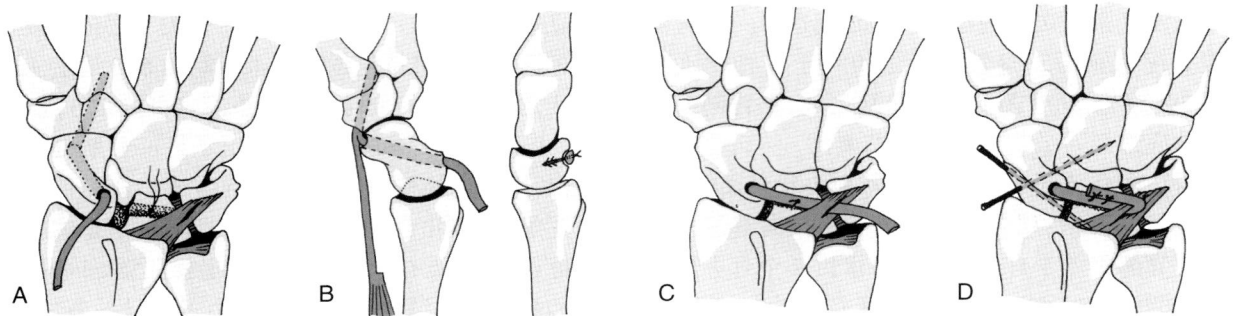

图 39-52 三条肌腱腱固定技术。(A)保留桡侧腕屈肌肌腱止点,向近端游离并部分切断,将游离的肌腱从掌侧舟骨结节斜行穿过舟骨至背侧舟骨嵴,这也是正常舟月韧带的附着处。(B)游离的肌腱跨过舟月关节,并用骨锚固定于舟骨背侧槽内。(C)为获得足够的张力,在桡三角韧带远端做一切口,移植肌腱从这个切口内穿过。(D)移植的肌腱最后和自己缝合起来,用两枚克氏针固定舟月,舟头关节于中立位。这个不同于 Brunelli 腱固定技术,游离的肌腱不经过桡腕关节。 (From Garcia-Elias, M.; Lluch, A.L., Stanley, J.K.Three-ligament tenodesis for the treatment of scapholunate dissociation: indications and surgical technique. J Hand Surg [Am] 31: 125–134, 2006.)

螺钉固定。然后从桡骨远端或髂嵴取松质骨紧紧填入舟月关节间隙。常规闭合伤口,用"U"型超肘夹板固定 1 周。然后用短臂石膏托固定 10 周,一定要每隔 2~3 周更换一次。然后去除克氏针进行关节活动练习,最后进行肌力锻炼。全部康复锻炼通常要 4~6 个月。

　　b. 舟月-头关节融合[231]:这种手术提高了融合率,也解决了不稳的问题。但是,这至少要丢失 50%的活动度,而且没有融合的关节晚期也可能发生退变。以我们的经验,包括舟骨、月骨、头状骨、三角骨和钩骨在内的全部腕骨融合也不会更加重关节障碍,而且在短期内可有确切的效果。

　　手术方法:如前所述,从背侧第 3 间室骨膜入路显露腕关节,注意不要暴露伸指总肌腱。去除所有腕骨间关节的软骨和软骨下骨,暴露松质骨。复位腕关节,术中注意维持近排腕骨近端关节面的解剖对位和

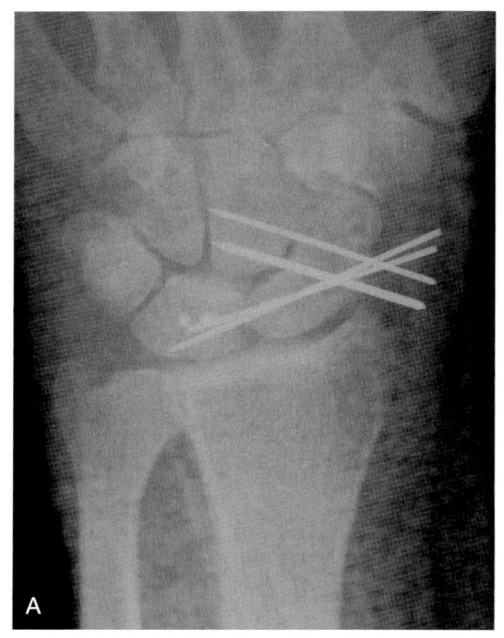

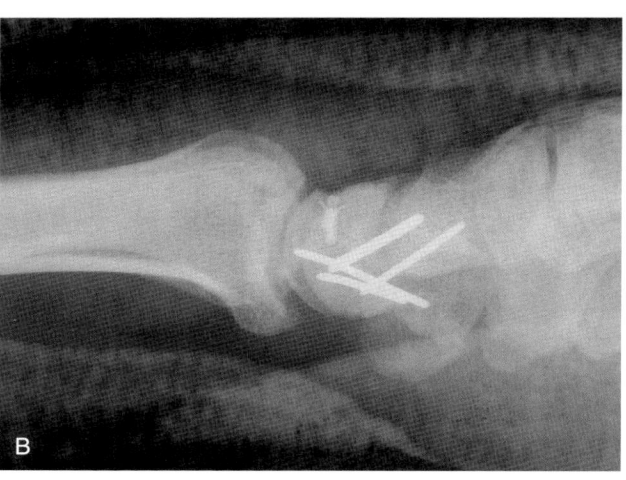

图 39-53 术后后前位(A)和侧位(B)X 线片显示复位后用三条肌腱的腱固定技术稳定舟月关节,在月骨上用 2 个骨锚。

腕关节的外形。用 0.062 英寸的克氏针固定所有腕骨间关节。从髂嵴取松质骨紧紧填入已除去关节面的关节间隙。逐层闭合伤口，置引流条。用超肘"U"型夹板固定，注意在术后 48 小时要更换一次。术后 1 周改为短臂石膏托固定，每 2~3 周更换一次，直到固定 6~8 周或拍片证实关节已坚固融合。然后开始康复锻炼。需要 3~6 个月后患者才能恢复负重活动。

c. 舟-大多角-小多角骨关节融合：这是一种治疗舟骨垂直型塌陷的骨性方法。像 Blatt 方法一样，不再力图恢复舟月间的联系。虽然此关节融合术由 Peterson 和 Lipscomb[214] 在 1967 年首先报道，但后来是 Watson 和 Hempton[308] 将其推广。Watson 和 Hempton[308] 以及 Kleinman 和其同事[145] 都报道这一手术取得了满意的临床结果。Kleinman[144] 着重描述了他治疗的 41 例患者腕关节的动力学改变，并报道了 11 种并发症。像 Blatt 的背侧关节囊紧缩术一样，舟-大多角-小多角骨关节融合手术的基本原理是防止舟骨变为垂直位，因为舟骨位置垂直会使其近端向背侧半脱位，脱出桡骨关节面，这样随之而来的就是骨关节炎和腕中关节塌陷。有关这种手术的报道要多于其他关节融合术[70,85,132]，但是依据我们个人的经验，此种手术并没有确定的满意效果，所以我们不再采用它。

Watson 手术方法[324]：在腕关节桡背侧舟骨上方做横切口。将肌腱和神经拉向一边，横切开腕关节囊显露舟骨、大多角骨和小多角骨。清除舟骨远端、大多角骨和小多角骨近端以及大多角-小多角骨关节的关节面软骨。在第 1、2 伸肌腱间室之间另做横切口，从桡骨远端取植骨块。然后将三块腕骨对位合适，使舟骨和桡骨长轴成 45°，并保持腕关节正常外形。至少要预置 3 枚 0.045 英寸（1.15mm）克氏针，每枚都穿入准备好的关节并使克氏针尖稍突出于关节面。为确保舟骨位置合适，在对位好舟骨近端和月骨的关系后，将另两枚克氏针从舟骨穿入头状骨。将松质骨填入备好的关节，将预置的克氏针继续穿过关节。然后再填入皮质骨，拍片确认复位和克氏针的位置合适。每枚克氏针都不应穿入到桡骨或尺骨。剪断针尾埋于皮下，长臂夹板固定。10 天后改为长臂石膏托，要包括示指和中指。术后 4 周去除，改为短臂石膏托。鼓励患者活动手指。术后 8 周，如果拍片显示愈合满意，取出克氏针并用轻型掌侧夹板固定。开始进行腕关节活动度锻炼。9 周时应停止所有的制动固定，进行全面的关节锻炼。

作者首选的方法：对于急性舟月不稳患者，我们

按照 Linscheid 和其他学者提出的方法，进行切开复位软组织修补力图恢复舟月之间的连接。对于亚急性和慢性患者，我们也尝试利用原位可用的韧带重建舟月之间的软组织连接。通常是在舟骨钻孔，将 0 号不可吸收线穿过骨孔，然后水平褥式缝合月骨上的残余韧带，暂不打结。复位头月关节，用 1 枚 0.062 英寸克氏针固定。舟骨向月骨复位并用 2 枚克氏针固定，一枚从舟骨到头状骨，另一枚从舟骨到月骨。打结系紧缝线。在闭合伤口时，将桡三角背侧韧带与关节囊重叠缝合进行背侧关节囊紧缩。剪掉针尾埋于皮下，留置 3 个月。在术后 6 周开始保护性桡腕关节活动，术后 12 周取出针后鼓励患者进行全面的功能锻炼。如果韧带不能直接修复，而且腕骨可以复原而无明显关节炎表现，我们推荐三条韧带的腱固定术。当然这是术中决定的，如果必要，术前术者应告知患者这个补救术式。如果患者年轻或对腕关节要求较高，则不重建舟月韧带，而予以全腕骨间关节融合（LKR）或切除舟骨实施四角融合，但不包括桡腕或腕掌关节。如果一个腕关节需要多种手术，那么全腕关节融合术是一种相当可靠的解决办法。

（六）月三角脱位

在有些情况下可出现月三角（LT）韧带复合体撕裂。如上所述，月骨周围脱位和月骨脱位时可发生月三角脱位。在这种情况下，月三角韧带撕裂是整体不稳定的一部分（见"月骨周围脱位和骨折脱位"）。在其他情况下，如慢性创伤性尺侧腕部痛，可见月三角韧带撕裂。当尺骨比较长（尺骨正变异）时，腕关节尺侧反复超负荷应力会导致 TFC 退变、尺骨头和月骨的尺骨面关节软骨软化以及月三角韧带撕裂。这种情况被称为尺骨撞击综合征。手术治疗应包括尺骨短缩或复合物削薄。

最后，也可能会出现单纯急性月三角韧带复合体损伤。这种月三角韧带撕裂的损伤机制似乎和月骨周围脱位不同。事实上，这种包括了腕关节背伸、尺偏和腕间旋前的联合损伤机制被称为反月骨周围机制[225]。月三角不稳分为 3 度[300]。当损伤局限于月三角韧带，无不稳表现。如伴有月三角掌侧韧带损伤时，可导致动力型不稳。当损伤扩大到背侧桡三角韧带时，则导致静力型 VISI。

1. 诊断

临床上或许有腕关节背屈或扭伤后出现腕部尺侧

疼痛的病史。物理检查可见压痛点位于月三角关节[126]，以及应力试验阳性。Reagan 和其同事[225]描述了应力试验的方法，用一只手固定月骨，同时用另一只手向掌侧和背侧推移三角骨。阳性结果会引起疼痛，检查者可能会感觉到活动度增加或有摩擦感。也应该考虑到其他引起尺侧腕部疼痛的原因，如 TFC 损伤、三角骨压缩骨折以及尺侧腕伸肌腱炎。

在大多数病例中，常规 X 线检查结果正常。即使韧带完全撕裂，可能也看不到月三角间隙（增宽）。然而，在 PA 片中偶尔可以显示月三角关节近端和远端错位（图 39–54）。其表现就像 Gilula 和 Weeks[101]所描述的近排腕骨线被打断，这在尺偏时显示会更明显。应该测量有无尺骨变异。在侧位片可能会显示 VISI。在平片显示有异常时，关节镜检查可能会看到三角骨和月骨相对移动而使错位增大。关节镜的局限性在前文已经叙述。对于诊断月三角韧带撕裂，MRI 检查通常没有作用（图 39–55）。

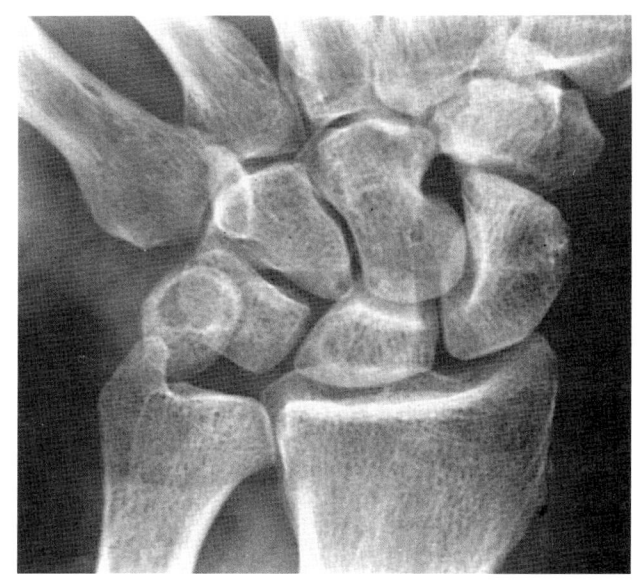

图 39–54　三角–月关节不稳患者的 X 线片。注意尺偏时有三角–月关节错位。

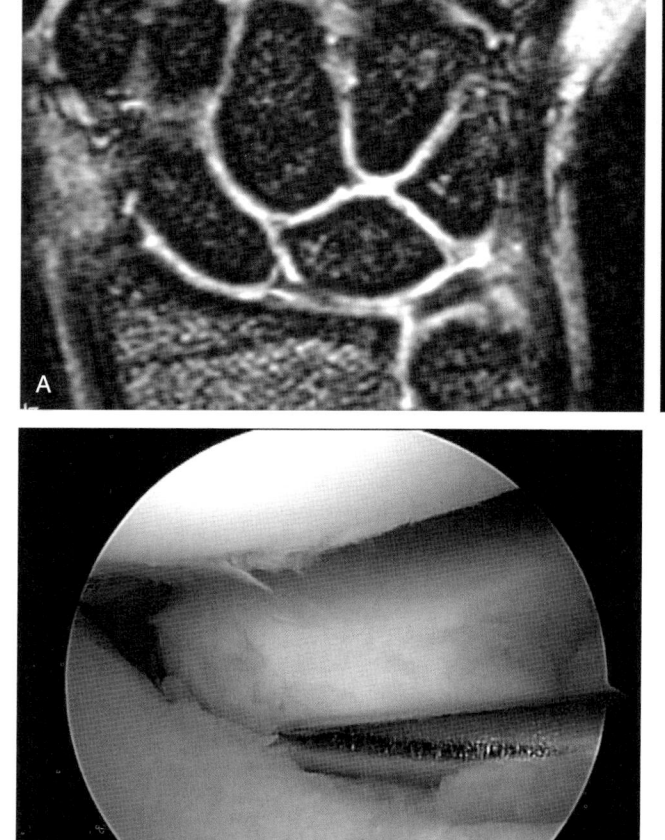

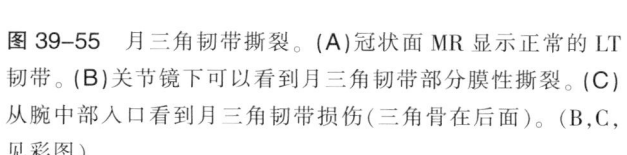

图 39–55　月三角韧带撕裂。(A)冠状面 MR 显示正常的 LT 韧带。(B)关节镜下可以看到月三角韧带部分膜性撕裂。(C)从腕中部入口看到月三角韧带损伤（三角骨在后面）。(B,C,见彩图)

腕关节镜已成为确诊临床可疑月三角韧带撕裂的一种手段[50]。通过 4、5 或 6R 桡侧腕入口，能清楚地看到月三角韧带撕裂。通过腕中入口也可能会看到月三角错位。按照 Geissler 和其同事[95]所提供的方法对不稳成度进行分类(表 39-1)。

2. 治疗

对于怀疑有月三角韧带撕裂但无静力性畸形的患者，最初可用石膏制动的非手术方法治疗[225]。非手术治疗在多数病例中可获得成功。对于顽固性疼痛实施关节镜术并清理膜状的月三角韧带，可同时穿针固定[205]或不固定[235,318]月三角关节，其成功率可达 80%~100%。

对于月三角韧带撕裂(不伴 VISI)所造成的慢性疼痛，有些医生提出了一些可采用的办法，包括关节囊紧缩术[24]、月三角关节融合[142,196,216]、韧带重建以及尺骨短缩切除术[22,128,216]。除了一篇论文[24]外，几乎没有人提到应用关节囊紧缩术治疗此病。月三角关节融合的结果也不确定。有报道称，假关节率达到 57%[142,196,252]，即使采用螺钉固定也如此[245]。另外，月三角关节融合成功也不一定代表能缓解疼痛[196,216]。腕关节活动度也会丢失 20%~30%。以我们个人的经验，月三角关节融合术的结果令人失望。

有些研究者推荐月三角韧带重建[225,249]。这种手术技术要求较高，有人报道了一种重建方法[249]，取尺侧腕伸肌腱远侧基底部一条肌腱，分别穿入三角骨和月骨上钻好的孔后编织缝合。据报道，此技术的作者治疗了 9 例患者，其中 8 例疼痛明显减轻，关节活动度也确实改善了 9%。我们对这项技术还没有经验。

对于不伴有静力性不稳的 LT 韧带撕裂，尺骨截骨短缩术也是一种较为常用的方法[22,128,216]。这种手术有以下几个优点：①此为关节外手术；②手术后也可使尺侧腕部韧带变得更紧张，从而有助于稳定月三角关节；③尺骨短缩 2.5mm 可以使尺腕关节压力从 20%降低到 4%；④腕关节尺侧面减压后也可缓解 TFC 破裂以及月骨软化所引起的症状，而这两种情况常伴有月三角韧带撕裂。以我们的经验，尺骨短缩的效果是肯定的。

作者首选的方法：对于急性创伤性尺侧腕痛而 X 线显示正常者，我们采用石膏制动，在 2 周时再次评估临床症状。在少数情况下，我们高度怀疑完全月三角韧带断裂(无 VISI)时，采用在 X 线和关节镜监

视下以 2~3 枚 0.045 英寸克氏针经皮穿针内固定 LT 关节。克氏针留置 6~8 周。对于亚急性不稳，我们采用关节镜下清理月三角韧带并不穿针固定。对于慢性不稳，特别是伴有尺骨正变异或中性变异者，我们用 Rayhack 和其同事[223]提出的方法进行尺骨截骨短缩。如果有 VISI，我们进行舟–头–月–三角–钩（全腕中关节）关节融合(LKR)，或予以舟骨切除后四角关节融合。

(七)腕中关节不稳

Lichtman[160]和 Dobyns[64]以及他们的同事指出，有些患者特别是韧带松弛者，当腕关节尺偏时全部近排腕骨突然向背伸方向移动，腕关节桡偏时又突然移向屈曲方向，而患者又没有近排腕骨脱位(没有骨间韧带撕裂)的表现。他们称这种情况为非分离性腕骨不稳。有人认为，这种潜在的病理状态是因为掌侧弓形复合体和(或)背侧桡三角韧带损伤造成的。患者可能主诉腕关节尺偏和旋前时有疼痛的撞击感 (称之为 catch-up clunk)，而且患者有可能自主诱发这种症状。腕中关节移动试验[161]能再现这些症状。常规 X 线片可能显示正常，也可能显示有静力性 VISI 畸形(图 39-56)。X 线动态摄影对诊断可疑病例较有价值。关节造影可能显示正常；MRI 可能偶有非特异性腕中关节背侧滑膜炎的表现[113]。除非严格的排除引起疼痛的其他疾病，否则不建议使用关节镜检查。

目前治疗上还有一定的困难。大多数研究者试着采用夹板、前臂力量锻炼和动态矫正的方法来治疗。对于顽固性疼痛者，手术方法包括关节平衡术、软组织稳定术以及腕骨间融合术。对于尺骨负变异伴有轻度症状的患者，可采用桡骨短缩或尺骨延长术，其原理是尺骨头–TFC 支撑着腕关节尺侧部[326]。我们对这种情况没有经验。软组织手术可采用掌侧或掌–背侧联合入路。Johnson 和 Carrera[135]报道了一种掌侧软组织修补术，术中紧缩桡舟月和桡月三角之间的间隙，消除了 Poirier 间隙。Lichtman 和其同事[161]报道了修复背侧和掌侧弓形("V"字形)韧带。Lichtman 和其同事指出 [158]，这些软组织手术治疗中重度病例肯定会失败。有限腕骨间关节融合术包括三角–钩关节融合和四角融合 [158]。腕中关节融合术虽可以取得治愈的效果，但可能过于激进。

作者首选的方法：我们建议非手术治疗，并应集中于前臂力量训练和避免加重病情的活动。如果非手

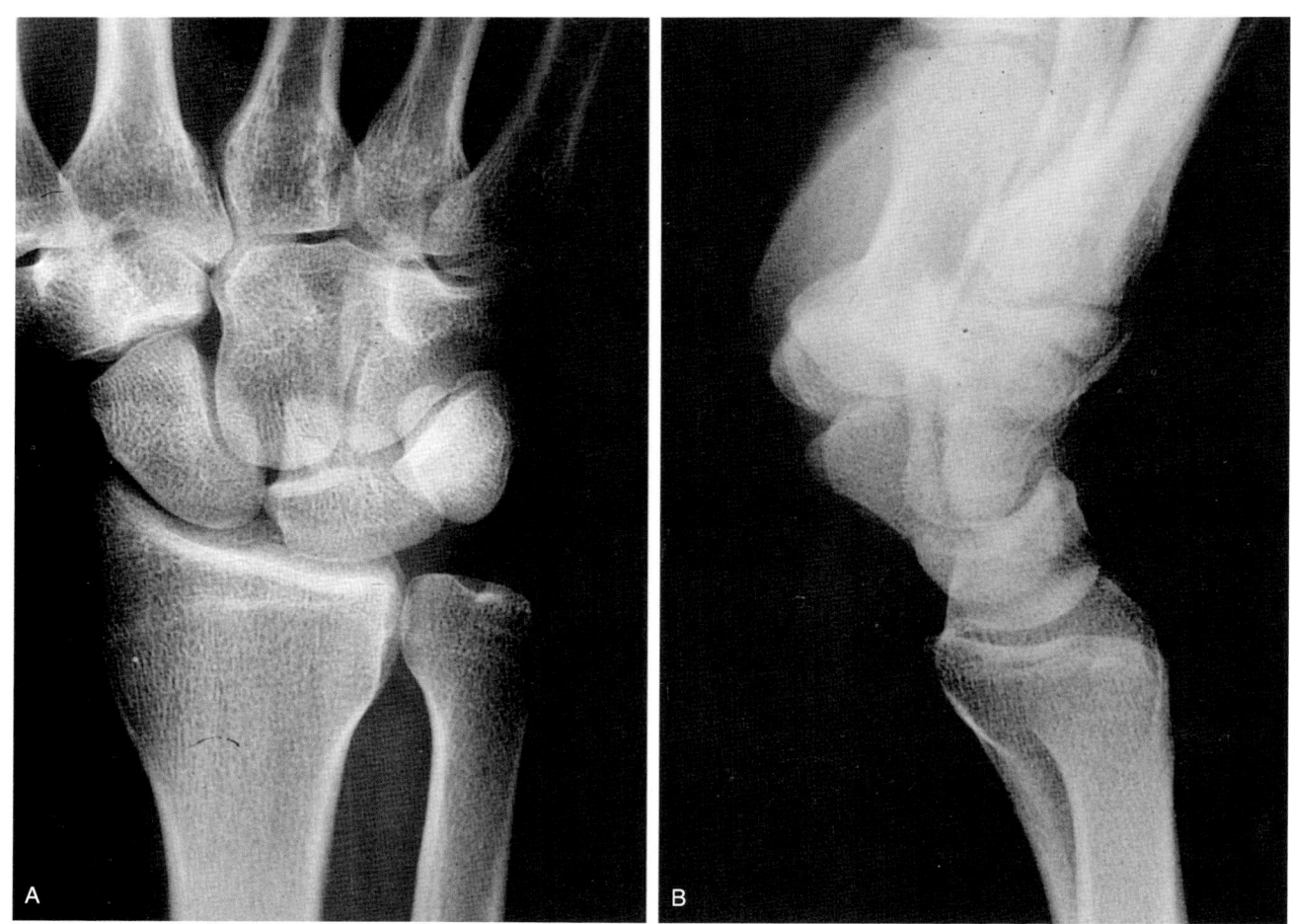

图 39-56 (A,B)非分离性掌侧中介部不稳(掌侧腕中关节不稳)。

术治疗失败,那么除严重病例外,可首先考虑软组织重建术。根据我们的经验,轻度的腕中关节不稳可以用关节镜检查并缝合背侧桡腕关节囊及掌侧腕中关节关节囊来成功治疗,术后用石膏固定6周。相反,如果患者能感觉到撞击感,用软组织处理的方法总是会失败。对顽固性病例可采取全腕中关节融合或切除舟骨的四角融合术。

(八)第二腕中关节不稳

另外一种形式的非分离性腕中关节不稳被称为第二腕中关节不稳或者适应性的 DISI,可能是因为桡骨远端的畸形愈合引起的[285]。整个近排腕骨为了适应桡骨远端畸形愈合而处于背侧倾斜的位置 (图 39-57),骨间韧带没有损伤。因为接触力的改变,患者可能会主诉无力或者疼痛,而且有可能会发展成关节炎[212]。有潜在韧带松弛的患者,处于背侧 10°位置会造成适应性的 DISI[78]。对于有症状的适应性 DISI 治疗应该是桡骨远端开放楔形截骨术[178]。目前我们通过掌侧入路利用锁定板来纠正背侧倾斜和改变径高比,并用自体松质骨来填塞骨缺损。

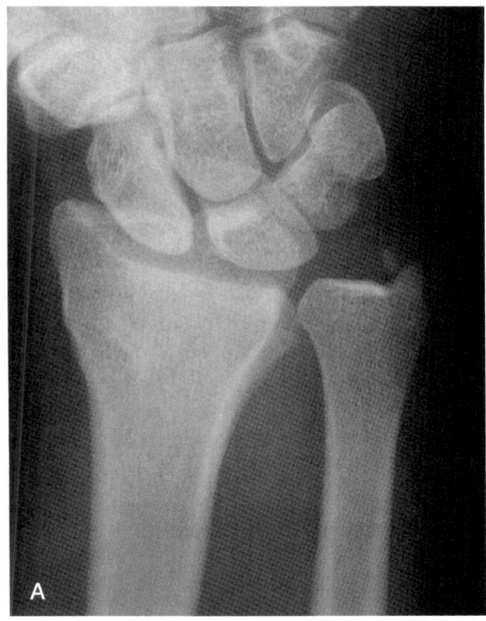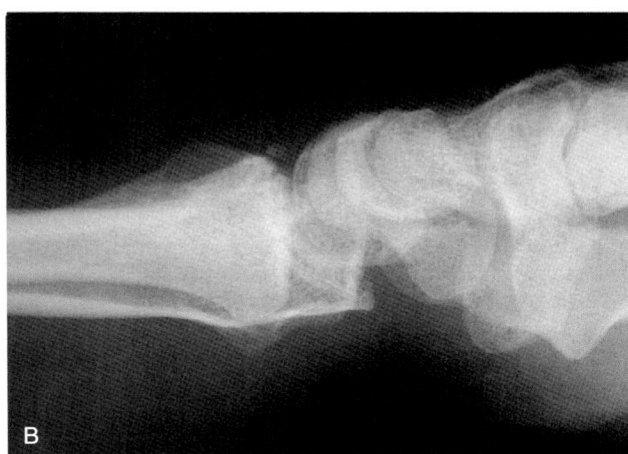

图 39-57 适应性桡骨远端畸形愈合的腕中关节不稳。后前位(A)和侧位(B)平片显示桡骨远端的背伸倾斜和 DISI 模式。

(宫可同 苗普达 张波 译 李世民 校)

参考文献

1. Adams, B.D.; Frykman, G.K.; Teleisnik, J. Treatment of scaphoid nonunion with casting and pulsed electromagnetic fields: A study continuation. J Hand Surg [Am] 17:910–914, 1992.

2. Adams, J.D. Fracture of the carpal scaphoid: A new method of treatment with a report of one case. N Engl J Med 198:401–404, 1928.

3. Adkinson, J.W.; Chapman, M.W. Treatment of acute lunate and perilunate dislocation. Clin Orthop Relat Res 164:199–207, 1982.

4. Adler, J.B.; Shafton, G.W. Fractures of the capitate. J Bone Joint Surg Am 44:1537–1547, 1962.

5. Adolfsson, L.; Lindau, T.; Arner, M. Acutrak screw fixation versus cast immobilisation for undisplaced scaphoid waist fractures. J Hand Surg [Br] 26:192–195, 2001.

6. Almquist, E.E. Kienböckapos's disease. Hand Clin North Am 3:141–148, 1987.

7. Alnot, J.Y.; Bellan, N.; Oberlin, C.; et al. Fractures and nonunions of the proximal pole of the carpal scaphoid bones: Internal fixation by a proximal to distal screw. Ann Chir Main 7:101–108, 1988.

8. Amadio, P.C.; Berquist, T.H.; Smith, O.K.; et al. Scaphoid malunion. J Hand Surg [Am] 14:679–687, 1989.

9. Armistead, R.B.; Linscheid, R.L.; Dobyns, J.H.; et al. Ulnar lengthening in the treatment of Kienböck's disease. J Bone Joint Surg Am 64:170–178, 1982.

10. Barnard, L.; Stubbins, S.G. Styloidectomy of the radius in the surgical treatment of nonunion of the carpal navicular. J Bone Joint Surg Am 30:98–102, 1948.

11. Bassett, C.A.L.; Mitchell, S.K.; Gaston, S.R. Pulsing electromagnetic field treatment in ununited fractures and failed arthrodesis. JAMA 247:623–628, 1982.

12. Beadel, G.P.; Ferreira, L.; Johnson, J.A.; et al. Interfragmentary compression across a simulated scaphoid fracture: Analysis of 3 screws. J Hand Surg [Am] 29:273–278, 2004.

13. Beckenbaugh, R.D.; Shives, T.C.; Dobyns, J.H.; et al. Kienböck's disease: The natural history of Kienböck's disease and consideration of lunate fractures. Clin Orthop Relat Res 149:98–106, 1980.

14. Bellinghausen, H.W.; Gilula, L.A.; Young, L.V.; et al. Posttraumatic palmar carpal subluxation: Report of two cases. J Bone Joint Surg Am 65:998–1006, 1983.

15. Bentzon, P.G.K.; Randlov-Madsen, A. On fracture of the carpal scaphoid: A method for operative treatment of inveterate fractures. Acta Orthop Scand 16:30–39, 1945.

16. Berger, R.A. The gross and histologic anatomy of the scapholunate ligament. J Hand Surg [Am] 21:170–178, 1996.

17. Berger, R.A.; Bishop, A.T.; Bettinger, P.C. New dorsal capsulotomy for the surgical exposure of the wrist. Ann Plast Surg 35:54–59, 1995.

18. Berger, R.A.; Imeada, T.; Berglund, L.; et al. Constraint and material properties of the subregions of the scapholunate interosseous ligament. J Hand Surg [Am] 24:953–962, 1999.

19. Berger, R.A.; Garcia Elias, M. General anatomy of the wrist: Ligamentous anatomy. In An, K.N.; Berger, R.A.; Cooney, W.P. III, eds. Biomechanics of the Wrist Joint. New York, Springer-Verlag, 1991, pp. 5–14.

20. Berger, R.A.; Kauer, J.M.G.; Landsmeer, J.M.F. Radioscapholunate ligament: A gross anatomic and histologic study of fetal and adult wrists. J Hand Surg [Am] 16:350–355, 1991.

21. Bertheussen, K. Partial carpal arthrodesis as treatment of local degenerative changes in the wrist joints. Acta Orthop Scand 52:629–631, 1981.

22. Bilos, Z.J.; Chamberland, D. Distal ulnar head shortening for treatment of triangular fibrocartilage tears with ulna positive variance. J Hand Surg [Am] 16:1115–1119, 1991.

23. Bishop, A.T.; Beckenbaugh, R.D. Fracture of the hamate hook. J Hand Surg [Am] 13:135–139, 1988.

24. Blatt, G. Capsulodesis in reconstructive hand surgery: Dorsal capsulodesis for the unstable scaphoid and volar capsulodesis following excision of the distal ulna. Hand Clin North Am 3:81–102, 1987.

25. Bleton, R.; Alnot, J.Y.; Levane, J.H. Arthroscopy therapeutic possibilities in the chronic painful wrist: Report of a series of 27 cases in 55 arthroscopies. Ann Chir Main 12:313–325, 1993.

26. Boeckstyns, M.E.H.; Busch, P. Surgical treatment of scaphoid pseudarthrosis: Evaluation of the results after soft tissue arthroplasty and inlay bone grafting. J Hand Surg [Am] 9:378–382, 1984.

27. Böhler, L. The Treatment of Fractures, 4th ed. Baltimore, MD, William Wood, 1942.

28. Bond, C.D.; Shin, A.Y.; McBride, M.T.; et al. Percutaneous screw fixation or cast immobilization for nondisplaced scaphoid fractures. J Bone Joint Surg Am 83:483–488, 2001.

29. Bora, F.W., Jr.; Osterman, A.L.; Woodbury, D.F.; et al. Treatment of nonunion of the scaphoid by direct current. Orthop Clin North Am 15:107–112, 1984.

30. Botte, M.J.; Gelberman, R.H. Fractures of the carpus, excluding the scaphoid. Hand Clin North Am 3:149–161, 1987.

31. Breederveld, R.S.; Tuinebreijer, W.E. Investigation of computed tomographic scan concurrent criterion validity in doubtful scaphoid fracture of the wrist. J Trauma 57:851–854, 2004.

32. Breitenseher, M.J.; Metz, V.M.; Gilula, L.A.; et al. Radiographically occult scaphoid fracture: Value of MR imaging in detection. Radiology 203:245–250, 1997.

33. Brunelli, G.A.; Brunelli, G.R. A new surgical technique for carpal instability with scapho-lunar dissociation: Eleven cases. Ann Chir Main Memb Super 14:207–213, 1995.

34. Brunelli, G.A.; Brunelli, G.R. A personal technique for treatment of scaphoid non-union. J Hand Surg [Br] 16:148–152, 1991.

35. Bryan, R.S.; Dobyns, J.H. Fractures of the carpal bones other than lunate and navicular. Clin Orthop Relat Res 149:107–111, 1980.

36. Bunker, T.D.; McNamee, P.B.; Scott, T.D. The Herbert screw for scaphoid fractures. J Bone Joint Surg Br 69:631–634, 1987.

37. Burgess, R.C. The effect of rotary subluxation of the scaphoid on radio-scaphoid contact. J Hand Surg [Am] 12:771–774, 1987.

38. Campbell, C.J.; Keokarn, T. Total and subtotal arthrodesis of the wrist. J Bone Joint Surg Am 46:1520–1533, 1964.

39. Campbell, R.D.; Lance, E.M.; Yeoh, C.B. Lunate and perilunar dislocations. J Bone Joint Surg Br 46:55–72, 1964.

40. Campbell, R.D., Jr.; Thompson, T.C.; Lance, E.M.; et al. Indications for open reduction of lunate and perilunate dislocations of the carpal bones. J Bone Joint Surg Am 47:915–937, 1965.

41. Carrozzella, J.C.; Stern, P.J.; Murdoc, R.A. The fate of failed bone graft surgery for scaphoid nonunions. J Hand Surg [Am] 14:800–806, 1989.

42. Carter, P.R.; Benton, L.J. Treatment of scaphoid fractures and scaphoid nonunion with Herbert compression screw: Exhibit. American Society for Surgery of the Hand, Annual Meeting, Las Vegas, NV, February 1985.

43. Carter, P.R.; Eaton, R.G.; Littler, J.W. Ununited fracture of the hook of the hamate. J Bone Joint Surg Am 59:583–588, 1977.

44. Cautille, G.P.; Wehbe, M.A. Scapho-lunate distance and the cortical ring sign. J Hand Surg [Am] 16:501–503, 1991.

45. Chang, M.A.; Bishop, A.T.; Moran, S.L.; et al. The outcomes and complications of 1,2-intercompartmental supraretinacular artery pedicled vascularized bone grafting of scaphoid nonunions. J Hand Surg [Am] 31:387–396, 2006.

46. Chuinard, R.G.; Zeman, S.G. Kienböck's disease: An analysis and rationale for treatment by capitate-hamate fusion. J Hand Surg [Am] 5:290, 1980.

47. Chung, K.C.; Zimmerman, N.B.; Travis, M.T. Wrist arthrography versus arthroscopy: A comparative study of 150 cases. J Hand Surg [Am] 21:591–594, 1996.

48. Clay, N.R.; Dias, J.J.; Costigan, P.S.; et al. Need the thumb be immobilized in scaphoid fractures? A randomised prospective trial. J Bone Joint Surg Br 73:828–832, 1991.

49. Cohen, M.S. Fractures of the carpal bones. Hand Clin 13:587–599, 1997.

50. Cooney, W.P. III. Evaluation of chronic wrist pain by arthrography, arthroscopy, and arthrotomy. J Hand Surg [Am] 18:815–822, 1993.

51. Cooney, W.P.; Dobyns, J.H.; Linscheid, R.L. Fractures of the scaphoid: A rational approach to management. Clin Orthop Relat Res 149:90–97, 1980.

52. Cooney, W.P. III; Linscheid, R.L.; Dobyns, J.H.; et al. Scaphoid nonunion: Role of anterior interpositional bone grafts. J Hand Surg [Am] 13:635–650, 1988.

53. Cordrey, L.J.; Ferrer-Torells, M. Management of fractures of the greater multangular. J Bone Joint Surg Am 42:1111–1118, 1960.

54. Crabbe, W.A. Excision of the proximal row of the carpus. J Bone Joint Surg Br 46:708–711, 1964.

55. Crisco, J.J.; Coburn, J.C.; Moore, D.C.; et al. In vivo radiocarpal kinematics and the dart thrower's motion. J Bone Joint Surg Am 87:2729–2740, 2005.

56. Crosby, E.B.; Linscheid, R.L. Rupture of the flexor profundus tendon of the ring finger secondary to ancient fracture of the hook of the hamate. J Bone Joint Surg Am 56:1076–1078, 1974.

57. Davis, C.A.; Culp, R.W.; Hume, E.L.; et al. Reconstruction of the scapholunate ligament in a cadaver model using a bone-ligament-bone autograft from the foot. J Hand Surg [Am] 23:884–892, 1998.

58. Davis, E.N.; Chung, K.C.; Kotsis, S.V.; et al. A cost/utility analysis of open reduction and internal fixation versus cast immobilization for acute nondisplaced mid-waist scaphoid fractures. Plast Reconstr Surg 117:1223–1235, 2006.

59. Dehne, E.; Deffer, P.A.; Feighney, R.E. Pathomechanics of the fracture of the carpal navicular. J Trauma 4:96–114, 1964.

60. DeMaagd, R.L.; Engber, W.D. Retrograde Herbert screw fixation for treatment of proximal pole scaphoid nonunions. J Hand Surg [Am] 14:996–1003, 1989.

61. De Smet, L.; Degreef, I.; Truyen, J.; et al. Outcome of two salvage procedures for posttraumatic osteoarthritis of the wrist: Arthrodesis or proximal row carpectomy. Acta Chir Belg 105:626–630, 2005.

62. Destot, E. Injuries of the Wrist: A Radiological Study. London, Ernest Benn, 1925.

63. Dias, J.J.; Wildin, C.J.; Bhowal, B.; et al. Should acute scaphoid fractures be fixed? A randomized controlled trial. J Bone Joint Surg Am 87:2160–2168, 2005.

64. Dobyns, J.H.; Linscheid, R.L.; Chao, E.Y.S.; et al. Traumatic instability of the wrist. Instr Course Lect 24:182–199, 1975.

65. Dodds, S.D.; Panjabi, M.M.; Slade, J.F. III. Screw fixation of scaphoid fractures: A biomechanical assessment of screw length and screw augmentation. J Hand Surg [Am] 31:405–413, 2006.

66. Dovan, T.T.; Gelberman, R.H.; Cooney, W.P. III. In Trumble, T.E., ed. Hand Surgery Update 3. Rosemont, IL, American Academy of Orthopaedic Surgeons, 2003, pp. 205–216.

67. Easterling, K.J.; Wolfe, S.W. Scaphoid shift in the uninjured wrist. J Hand Surg [Am] 19:604–606, 1994.

68. Eaton, R.G. Personal communication, 1990.

69. Eaton, R.G.; Akelman, E.; Eaton, B.H. Fascial implant arthroplasty for treatment of radioscaphoid degenerative disease. J Hand Surg [Am] 14:766–774, 1989.

70. Eckenrode, T.F.; Louis, D.S.; Greene, T.L. Scaphoid-trapezium-trapezoid fusion in the treatment of chronic scapholunate instability. J Hand Surg [Am] 18:815–822, 1993.

71. Eddeland, A.; Eiken, O.; Hellgren, E.; et al. Fractures of the scaphoid. Scand J Plast Reconstr Surg 9:234–239, 1975.

72. Eiken, O.; Niechajev, I. Radius shortening in malacia of the lunate. Scand J Plast Reconstr Surg 14:191–196, 1980.

73. Ender, H.G.; Herbert, T.J. Treatment of problem fractures and nonunions of the scaphoid. Orthopedics 12:195–202, 1989.

74. Evans, G.; Burke, F.D.; Barton, N.J. A comparison of conservative treatment and silicone replacement arthroplasty in Kienböck's disease. J Hand Surg [Br] 11:98–102, 1986.

75. Feinstein, W.K.; Lichtman, D.M.; Noble, P.C.; et al. Quantitative assessment of the midcarpal shift test. J Hand Surg [Am] 24:977–983, 1999.

76. Feldon, P.; Terrono, A.L.; Belsky, M.R. Wafer distal ulna resection for triangular fibrocartilage tears and/or ulna impaction syndrome. J Hand Surg [Am] 17:731–737, 1992.

77. Fernandez, D.L. Anterior bone grafting and conventional lag screw fixation to treat scaphoid nonunions. J Hand Surg [Am] 15:140–147, 1990.

78. Fernandez, D.L. Corrective osteotomy for extra-articular malunion of the distal radius. In Saffar, P.; Cooney, W.P. III, eds. Fractures of the Distal Radius. London, Martin Dunitz, 1995, pp. 104–117.

79. Fernandez, D.L. A technique for anterior wedge-shaped grafts for scaphoid nonunions with carpal instability. J Hand Surg [Am] 9:733–737, 1984.

80. Fernandez, D.L.; Eggli, S. Nonunion of the scaphoid: Revascularization of the proximal pole with implantation of a vascular bundle and bone grafting. J Bone Joint Surg Am 77:883–893, 1995.

81. Fick, R. Über die Bewegungen in den Handgelenken. Abh Math-Phys Cl Sachs Ges Wis (Leipzig) 26:419–467, 1901.

82. Fisk, G.R. Carpal instability and the fractured scaphoid. Ann R Coll Surg Engl 46:63–76, 1970.

83. Fisk, G.R. Non-union of the carpal scaphoid treated by wedge grafting. J Bone Joint Surg Br 66:277, 1984.

84. Fisk, G.R. The wrist. J Bone Joint Surg Br 66:396–407, 1984.

85. Fortin, P.T.; Louis, D.S. Long-term follow-up of scaphoid-trapezium-trapezoid arthrodesis. J Hand Surg [Am] 18:675–681, 1993.

86. Foucher, G.; Schuind, F.; Merle, M.; et al. Fractures of the hook of the hamate. J Hand Surg [Br] 10:205–210, 1985.

87. Friedenberg, Z.B. Anatomic considerations in the treatment of carpal navicular fractures. Am J Surg 78:379–381, 1949.

88. Friedman, S.L.; Palmer, A.K. The ulnar impaction syndrome. Hand Clin 7:295–310, 1991.

89. Frykman, G.K.; Taleisnik, J.; Peters, G.; et al. Treatment of nonunited scaphoid fractures by pulsed electromagnetic field and cast. J Hand Surg [Am] 11:344–349, 1986.

90. Ganel, A.; Engel, J.; Oster, Z.; et al. Bone scanning in the assessment of fractures of the scaphoid. J Hand Surg [Am] 4:540–543, 1979.

91. Garcia-Elias, M.; Abanco, J.; Salvador, E.; et al. Crush injury of the carpus. J Bone Joint Surg Br 67:286–289, 1985.

92. Garcia-Elias, M.; Irisarri, C.; Henriquez, A.; et al. Perilunar dislocation of the carpus: A diagnosis still often missed. Ann Chir Main 5:281–287, 1986.

93. Garcia-Elias, M.; Lluch, A.L.; Stanley, J.K. Three-ligament tenodesis for the treatment of scapholunate dissociation: Indications and surgical technique. J Hand Surg [Am] 31:125–134, 2006.

94. Gasser, H. Delayed union and pseudarthrosis of the carpal navicular: Treatment by compression screw osteosynthesis. J Bone Joint Surg Am 47:249–266, 1965.

95. Geissler, W.B.; Freeland, A.E.; Savoie, F.H.; et al. Intracarpal soft-tissue lesions associated with an intra-articular fracture of the distal end of the radius. J Bone Joint Surg Am 78:357–365, 1996.

96. Gelberman, R.H.; Bauman, T.D.; Menon, J.; et al. The vascularity of the lunate bone and Kienböck's disease. J Hand Surg [Am] 5:272–278, 1980.

97. Gelberman, R.H.; Menon, J. The vascularity of the scaphoid bone. J Hand Surg [Am] 5:508–513, 1980.

98. Gelberman, R.H.; Wolock, B.S.; Siegel, D.B. Fractures and non-unions of the carpal scaphoid. J Bone Joint Surg Am 71:1560–1565, 1989.

99. Gellman, H.; Caputo, R.J.; Carter, V.; et al. Comparison of short- and long-thumb spica casts for non-displaced fractures of the carpal scaphoid. J Bone Joint Surg Am 71:354–357, 1989.

100. Gilford, W.W.; Bolton, R.H.; Lambrinudi, C. The mechanism of the wrist joint with special reference to fractures of the scaphoid. Guys Hosp Rep 92:52–59, 1943.

101. Gilula, L.A.; Weeks, P.M. Posttraumatic ligamentous instabilities of the wrist. Radiology 129:641–651, 1978.

102. Goldner, J.L. Treatment of carpal instability without joint fusion: Current assessment. [Guest editorial.] J Hand Surg [Am] 7:325–326, 1982.

103. Graner, O.; Lopes, E.I.; Carvalho, B.C.; et al. Arthrodesis of the carpal bones in the treatment of Kienböck's disease, painful ununited fractures of the navicular and lunate bones with avascular necrosis, and old fracture dislocations of carpal bones. J Bone Joint Surg Am 48:767–774, 1966.

104. Green, D.P. Carpal dislocations and instabilities. In Green, D.P., ed. Operative Hand Surgery, 2nd ed. Vol. 2. New York, Churchill Livingstone, 1988, pp. 875–938.

105. Green, D.P. The effect of avascular necrosis on Russe bone grafting for scaphoid nonunion. J Hand Surg [Am] 10:597–605, 1985.

106. Green, D.P. Proximal row carpectomy. Hand Clin North Am 3:163–168, 1987.

107. Green, D.P.; O'Brien, E.T. Classification and management of carpal dislocations. Clin Orthop Relat Res 149:55–72, 1980.

108. Green, D.P.; O'Brien, E.T. Open reduction of carpal dislocations: Indications and operative techniques. J Hand Surg [Am] 3:250–265, 1978.

109. Guimbertceau, J.C.; Panconi, B. Recalcitrant nonunion of the scaphoid treated with a vascularized bone graft based on the ulnar artery. J Bone Joint Surg Am 72:88–97, 1990.

110. Haddad, F.S.; Goddard, N.J. Acute percutaneous scaphoid fixation: A pilot study. J Bone Joint Surg Br 80:95–99, 1998.

111. Haims, A.H.; Schweitzer, M.E.; Morrison, W.B.; et al. Internal derangement of the wrist: Indirect MR arthrography versus unenhanced MR imaging. Radiology 227:701–707, 2003.

112. Hastings, D.E.; Silver, R.L. Intercarpal arthrodesis in the management of chronic carpal instability after trauma. J Hand Surg [Am] 9:834–840, 1984.

113. Hausman, M. Imaging for wrist instability problems. Presented at the American Society for Surgery of the Hand, Annual Meeting, Seattle, WA, 2000.

114. Heck, C.V.; Hendryson, I.E.; Carter, R.R. Joint Motion: Method of Measuring and Recording. Chicago, American Academy of Orthopaedic Surgeons, 1965, p. 14.

115. Helfet, A.J. A new operation for ununited fractures of the scaphoid. J Bone Joint Surg Br 34:329, 1952.

116. Herbert, T.J. The Fractured Scaphoid. St. Louis, MO, Quality Medical Publishing, 1990.

117. Herbert, T.J.; Faithfull, R.G.; McCann, D.J.; et al. Bilateral arthrography of the wrist. J Hand Surg [Br] 15:223–235, 1990.

118. Herbert, T.J.; Fisher, W.E. Management of the fractured scaphoid using a new bone screw. J Bone Joint Surg Br 66:114–123, 1984.

119. Herzberg, G.; Comtet, J.J.; Linscheid, R.L.; et al. Perilunate dislocations and fracture-dislocations: A multicenter study. J Hand Surg [Am] 18:768–779, 1993.

120. Hom, S; Ruby, L.K. Attempted scapholunate arthrodesis for chronic scapholunate dissociation. J Hand Surg [Am] 16:334–339, 1991.

121. Hori, Y.; Tamai, S.; Okuda, H.; et al. Blood vessel transplantation to bone. J Hand Surg [Am] 4:23–33, 1979.

122. Horii, E.; Garcia-Elias, M.; An, K.N.; et al. Effect of force transmission across the carpus in procedures used to treat Kienböck's disease. J Hand Surg [Am] 15:393–400, 1990.

123. Horii, E.; Garcia-Elias, M.; An, K.N.; et al. A kinematic study of lunotriquetral dissociation. J Hand Surg [Am] 16:355–362, 1991.

124. Horii, E.; Nakamura, R.; Watanabe, K.; et al. Scaphoid fracture as a "puncher's" fracture. J Orthop Trauma 8:107–110, 1994.

125. Hove, L.M. Simultaneous scaphoid and distal radius fractures. J Hand Surg [Br] 19:384–388, 1994.

126. Huene, D.R. Primary internal fixation of carpal navicular fractures in the athlete. Am J Sports Med 7:175–177, 1979.

127. Hull, W.J.; House, J.H.; Gustillo, R.B.; et al. The surgical approach and source of bone graft for symptomatic non-union of the scaphoid. Clin Orthop Relat Res 115:241–247, 1976.

128. Hulsizer, D.; Weiss, A.P.; Ackelman, E. Ulna-shortening osteotomy after failed arthroscopic débridement of the triangular fibrocartilage complex. J Hand Surg [Am] 22:694–698, 1997.

129. Hulten, O. Über anatomische variationen der handgelenkknochen. Acta Radiol 9:155–168, 1928.

130. Hunter, J.C.; Escobedo, E.M.; Wilson, A.J.; et al. MR imaging of clinically suspected scaphoid fractures. Am J Roentgenol 168:1287–1293, 1997.

131. Inglis, A.E.; Jones, E.C. Proximal row carpectomy for diseases of the proximal row. J Bone Joint Surg Am 59:460–463, 1977.

132. Ishida, O.; Tsai, T.M. Complications and results of scapho-trapezio-trapezoid arthrodesis. Clin Orthop Relat Res 287:125–130, 1993.

133. Jensen, B.V.; Christensen, C. An unusual combination of simultaneous fracture of the tuberosity of the trapezium and hook of the hamate. J Hand Surg [Am] 15:285–287, 1990.

134. Jiranek, W.A.; Ruby, L.K.; Millender, L.B.; et al. Long-term results after Russe bone grafting: The effect of malunion of the scaphoid. J Bone Joint Surg Am 74:1217–1228, 1992.

135. Johnson, R.P.; Carrera, G.F. Chronic capitolunate instability. J Bone Joint Surg Am 68:1164–1176, 1986.

136. Johnstone, D.J.; Thorogood, S.; Smith, W.H.; et al. A comparison of magnetic resonance imaging and arthroscopy in the investigation of chronic wrist pain. J Hand Surg [Br] 22:714–718, 1997.

137. Jorgensen, E.C. Proximal row carpectomy. J Bone Joint Surg Am 51:1104–1111, 1969.

138. Jorgensen, T.M.; Andresen, J.; Thommesen, P.; et al. Scanning and radiology of the carpal scaphoid bone. Acta Orthop Scand 50:663–665, 1979.

139. Kawai, H.; Yamamoto, K. Pronator quadratus pedicled bone graft for old scaphoid fractures. J Bone Joint Surg Br 70:829–831, 1988.

140. Kienböck, R. Concerning traumatic malacia of the lunate and its consequences: Degeneration and compression fractures. Translation of 1910 article. Clin Orthop Relat Res 149:4–8, 1980.

141. King, R.J.; MacKenney, R.P.; Elnur, S. Suggested method for closed treatment of fractures of the carpal scaphoid: Hypothesis supported by dissection and clinical practice. J Soc Med 75:860–867, 1982.

142. Kirschenbaum, D.; Coyle, M.P.; Leddy, J.P. Chronic lunotriquetral instability: Diagnosis and treatment. J Hand Surg [Am] 18:1107–1112, 1993.

143. Kirschenbaum, D.; Sieler, S.; Solonick, D.; et al. Arthrography of the wrist: Assessment of the integrity of the ligaments in young asymptomatic adults. J Bone Joint Surg Am 77:1207–1209, 1995.

144. Kleinman, W.B. Management of chronic rotary subluxation of the scaphoid by scapho-trapezio-trapezoid arthrodesis. Hand Clin North Am 3:113–133, 1987.

145. Kleinman, W.B.; Steichen, J.B.; Strickland, J.W. Management of chronic rotary subluxation of the scaphoid by scapho-trapezio-trapezoid arthrodesis. J Hand Surg [Am] 7:125–136, 1982.

146. Knoll, V.D.; Allan, C.; Trumble, T.E. Trans-scaphoid perilunate fracture dislocations: Results of screw fixation of the scaphoid and lunotriquetral repair with a dorsal approach. J Hand Surg [Am] 30:1145–1152, 2005.

147. Kricun, M.E. Wrist arthrography. Clin Orthop Relat Res 187:65–71, 1984.

148. Kuhlmann, J.N.; Boabighi, A.; Kirsch, J.M.; et al. Experimental study on a plaster cast in fractures of the carpal scaphoid: Clinical deductions. Rev Chir Orthop Reparatrice Appar Mot 73:49–56, 1987.

149. Kuhlmann, J.N.; Fournol, S.; Mimoun, M.; et al. Fracture of the lesser multangular (trapezoid) bone. Ann Chir Main 5:133–134, 1986.

150. Landsmeer, J.M.F. Studies in the anatomy of articulation. 1. The equilibrium of the "intercalated" bone. Acta Morphol Neerl Scand 3:287–303, 1961.

151. Langhoff, O.; Anderson, J.L. Consequences of late immobilization of scaphoid fractures. J Hand Surg [Br] 13:77–79, 1988.

152. Larsen, C.F.; Amadio, P.C.; Gilula, L.A.; et al. Analysis of carpal instability: Description of the scheme. J Hand Surg [Am] 20:752–764, 1995.

153. Lavernia, C.J.; Cohen, M.S.; Taleisnik, J. Treatment of scapholunate dissociation by ligamentous repair and capsulodesis. J Hand Surg [Am] 17:354–359, 1992.

154. Leslie, I.J.; Dickson, R.A. The fractured carpal scaphoid: Natural history and factors influencing outcome. J Bone Joint Surg Br 63:225, 1981.

155. Levinsohn, E.M.; Palmer, A.K. Arthrography of the traumatized wrist: Correlation with radiography and the carpal instability series. Radiology 146:647–651, 1983.

156. Levy, M.; Fischel, R.E.; Stern, G.M.; et al. Chip fractures of the os triquetrum. J Bone Joint Surg Br 61:355–357, 1979.

157. Leyshon, A.; Ireland, J.; Trickey, E.L. The treatment of delayed union and nonunion of the carpal scaphoid by screw fixation. J Bone Joint Surg Br 66:124–127, 1984.

158. Lichtman, D.M.; Bruckner, J.D.; Culp, R.W.; et al. Palmar midcarpal instability: Results of surgical reconstruction. J Hand Surg [Am] 18:307–315, 1993.

159. Lichtman, D.M.; Mack, G.R.; MacDonald, R.I.; et al. Kienböck's disease: The role of silicone replacement arthroplasty. J Bone Joint Surg Am 59:899–908, 1977.

160. Lichtman, D.M.; Schneider, J.R.; Swafford, A.R. Midcarpal instability. Presented at the 35th Annual Meeting of the American Society for Surgery of the Hand, Annual Meeting, Atlanta, GA, February 4–6, 1980.

161. Lichtman, D.M.; Schneider, J.R.; Swafford, A.R.; et al. Ulnar midcarpal instability: Clinical and laboratory analysis. J Hand Surg [Am] 6:515–523, 1981.

162. Lichtman, D.M.; Wroten, E.S. Understanding midcarpal instability. J Hand Surg [Am] 31:491–498, 2006.

163. Lindgren, E. Some radiological aspects of the carpal scaphoid and its fractures. Acta Chir Scand 98:538–548, 1949.

164. Lindstrom, G.; Nystrom, A. Natural history of scaphoid nonunion with special reference to "asymptomatic" cases. J Hand Surg [Br] 17:697–700, 1992.

165. Linscheid, R.L. Kienböck's disease: [Editorial.] J Hand Surg [Am] 10:1–3, 1985.

166. Linscheid, R.L. Scapholunate ligamentous instabilities (dissociations, subdislocations, dislocations). Ann Chir Main 3:323–330, 1984.

167. Linscheid, R.L. Ulnar lengthening and shortening. Hand Clin North Am 3:69–79, 1984.

168. Linscheid, R.L.; Dobyns, J.H. Athletic injuries of the wrist. Clin Orthop Relat Res 198:141–151, 1985.

169. Linscheid, R.L.; Dobyns, J.H. Treatment of scapholunate dissociation. Hand Clin 8:645–652, 1992.

170. Linscheid, R.L.; Dobyns, J.H.; Beabout, J.W.; et al. Traumatic instability of the wrist. J Bone Joint Surg Am 54:1612–1632, 1972.

171. Linscheid, R.L.; Dobyns, J.H.; Young, D.K. Trispiral tomography in the evaluation of wrist injury. Bull Hosp Joint Dis Orthop Inst 44:297–308, 1984.

172. Little, C.P.; Burston, B.J.; Hopkinson-Woolley, J.; et al. Failure of surgery for scaphoid non-union is associated with smoking. J Hand Surg [Br] 31:252–255, 2006.

173. London, P.S. The broken scaphoid bone: The case against pessimism. J Bone Joint Surg Br 43:237–244, 1961.

174. Low, G.; Raby, N. Can follow-up radiography for acute scaphoid fracture still be considered a valid investigation? Clin Radiol 60:1106–1110, 2005.

175. Mack, G.R.; Bosse, M.J.; Gelberman, R.H.; et al. The natural history of scaphoid nonunion. J Bone Joint Surg Am 66:504–509, 1984.

176. Mack, G.R.; Kelly, J.P.; Lichtman, D.M. Scaphoid non-union. In Lichtman, D.M., ed. The Wrist and Its Disorders. Philadelphia, W.B. Saunders, 1997, pp. 234–267.

177. Malerich, M.; Clifford, J.; Eaton, R.; et al. Distal scaphoid resection arthroplasty for the treatment of degenerative arthritis secondary to scaphoid nonunion. J Hand Surg [Am] 24:1196–1205, 1999.

178. Malone, K.J.; Magnell, T.D.; Freeman, D.C.; et al. Surgical correction of dorsally angulated distal radius malunions with fixed angle volar plating: A case series. J Hand Surg [Am] 31:366–372, 2006.

179. Matti, H. Über die Behandlung der navicular Fraktur und der refractura Patellae durch Plombierung mit Spongiosa. Zentralbl Chir 64:23–53, 1937.

180. Maudsley, R.H.; Chen, S.C. Screw fixation in the management of the fractured carpal scaphoid. J Bone Joint Surg Br 54:432–441, 1972.

181. Mayfield, J.K.; Johnson, R.P.; Kilcoyne, R.K. Carpal dislocations: Pathomechanics and progressive perilunar instability. J Hand Surg [Am] 5:226–241, 1980.

182. Mayfield, J.K.; Johnson, R.P.; Kilcoyne, R.F. The ligaments of the human wrist and their functional significance. Anat Rec 186:417–428, 1976.

183. Mazet, R., Jr.; Hohl, M. Conservative treatment of old fractures of the carpal scaphoid. J Trauma 1:115–127, 1961.

184. McAdams, T.R.; Spisak, S.; Beaulieu, C.F.; et al. The effect of pronation and supination on the minimally displaced scaphoid fracture. Clin Orthop Relat Res 411:255–259, 2003.

185. McClain, E.J.; Boyes, J.H. Missed fractures of the greater multangular. J Bone Joint Surg Am 48:1525–1528, 1966.

186. McGrath, M.H.; Watson, H.K. Late results with local bone graft donor sites in hand surgery. J Hand Surg [Am] 6:234–237, 1981.

187. McLaughlin, H.L. Fracture of the carpal navicular (scaphoid) bone: Some observations based on treatment by open reduction and internal fixation. J Bone Joint Surg Am 36:765–774, 1954.

188. McLaughlin, H.L.; Baab, O.D. Carpectomy. Surg Clin North Am 31:451–461, 1951.

189. Melone, C.P., Jr. Scaphoid fractures: Concepts of management. Clin Plast Surg 8:83–94, 1981.

190. Mikic, Z.D.J. Arthrography of the wrist joint: An experimental study. J Bone Joint Surg Am 66:371–378, 1984.

191. Moneim, M.S. The tangential posteroanterior radiograph to demonstrate scapholunate dissociation. J Bone Joint Surg Am 63:1324–1326, 1981.

192. Moneim, M.S.; Hofammann, K.E. III; Omer, G.E. Transscaphoid perilunate fracture dislocation. Clin Orthop Relat Res 190:227–235, 1984.

193. Mudgal, C.S.; Jones, W.A. Scapho-lunate diastasis: A component of fractures of the distal radius. J Hand Surg [Br] 15:503–505, 1990.

194. Murray, G. End results of bone grafting for nonunion of the carpal navicular. J Bone Joint Surg 28:749–756, 1946.

195. Nakamura, R.; Imaeda, T.; Horii, E.; et al. Analysis of scaphoid fracture displacement by three-dimensional computed tomography. J Hand Surg [Am] 16:485–492, 1991.

196. Nelson, D.L.; Manske, P.R.; Pruitt, D.L.; et al. Lunotriquetral arthrodesis. J Hand Surg [Am] 18:1113–1120, 1993.

197. Neviaser, R.J. Proximal row carpectomy for posttraumatic disorders of the carpus. J Hand Surg [Am] 8:301–305, 1983.

198. Newport, M.L.; Williams, C.D.; Bradley, W.D. Mechanical strength of scaphoid fixation. J Hand Surg [Br] 21:99–102, 1996.

199. North, E.R.; Meyer, S. Wrist injuries: Correlation of clinical and arthroscopic findings. J Hand Surg [Am] 15:915–920, 1990.

200. North, E.R.; Thomas, S. An anatomic guide for arthroscopic visualization of the wrist capsular ligaments. J Hand Surg [Am] 13:815–822, 1988.

201. O'Brien, E.T. Acute fractures and dislocations of the carpus. Orthop Clin North Am 15:237–258, 1984.

202. Ogunro, O. Fracture of the body of the hamate bone. J Hand Surg [Am] 8:353–355, 1983.

203. Olsen, N.; Schousen, P.; Dirksen, H.; et al. Regional scintimetry in scaphoid fractures. Acta Orthop Scand 54:380–382, 1983.

204. Osterman, A.L.; Mikulics, M. Scaphoid nonunion. Hand Clin North Am 4:437–455, 1988.

205. Osterman, A.L.; Seidman, G.D. The role of arthroscopy in the treatment of lunatotriquetral ligament injuries. Hand Clin 11:41–50, 1995.

206. Palmer, A.K. Trapezial ridge fractures. J Hand Surg [Am] 6:561–564, 1981.

207. Palmer, A.K.; Dobyns, J.H.; Linscheid, R.L. Management of posttraumatic instability of the wrist secondary to ligament rupture. J Hand Surg [Am] 3:507–532, 1978.

208. Palmer, A.K.; Levinsohn, E.M.; Kuzma, G.R. Arthrography of the wrist. J Hand Surg [Am] 8:15–23, 1983.

209. Palmer, A.K.; Werner, F.W. Biomechanics of the distal radioulnar joint. Clin Orthop Relat Res 187:26–35, 1984.

210. Parvizi, J.; Wayman, J.; Kelly, P.; et al. Combining the clinical signs improves diagnosis of scaphoid fractures: A prospective study with follow-up. J Hand Surg [Br] 23:324–327, 1998.

211. Pechlaner, S.; Hussl, H.; Konzel, K.H. Alternative operationsmethode bei Kahnbeinpseudarthrosen: Prospektive studie. Handchirurgie 19:302–305, 1987.

212. Peh, W.C.; Gilula, L.A. Normal disruption of carpal arcs. J Hand Surg [Am] 21:561–566, 1996.

213. Persson, M. Causal treatment of lunatomalacia: Further experiences of operative ulna lengthening. Acta Chir Scand 100:531–544, 1950.

214. Peterson, H.A.; Lipscomb, P.R. Intercarpal arthrodesis. Arch Surg 95:127–134, 1967.

215. Pin, P.G.; Semenkovich, J.W.; Young, V.L.; et al. The role of radionucleotide imaging in the evaluation of wrist pain. J Hand Surg [Am] 13:810–814, 1988.

216. Pin, P.G.; Young, V.L.; Gilula, L.A.; et al. Management of chronic lunotriquetral ligament tears. J Hand Surg [Am] 14:77–83, 1989.

217. Pogue, D.J.; Viegas, S.F.; Patterson, R.M.; et al. Effects of distal radius fracture malunion on wrist joint mechanics. J Hand Surg [Am] 15:721–727, 1990.

218. Posner, M.A.; Greenspan, A. Trispiral tomography for the evaluation of wrist problems. J Hand Surg [Am] 13:175–181, 1988.

219. Primiano, G.A.; Reef, T.C. Disruption of the proximal carpal arch of the hand. J Bone Joint Surg Am 56:328–332, 1974.

220. Prosser, A.J.; Brenkel, I.J.; Irvine, G.B. Articular fractures of the distal scaphoid. J Hand Surg [Br] 13:87–91, 1988.

221. Protas, J.M.; Jackson, N.T. Evaluating carpal instabilities with fluoroscopy. AJR Am J Roentgenol 135:137–140, 1980.

222. Rand, J.A.; Linscheid, R.L.; Dobyns, J.H. Capitate fractures. Clin Orthop Relat Res 165:209–216, 1982.

223. Rayhack, J.M.; Gasser, S.I.; Latta, L.L.; et al. Precision oblique osteotomy for shortening of the ulna. J Hand Surg [Am] 18:908–918, 1993.

224. Razemon, J.P. Étude pathogenique de la maladie de Kienböck. Ann Chir Main 1:240–242, 1982.

225. Reagan, D.S.; Linscheid, R.L.; Dobyns, J.H. Lunotriquetral sprains. J Hand Surg [Am] 9:502–514, 1984.

226. Reinus, W.R.; Conway, W.F.; Totty, W.G.; et al. Carpal avascular necrosis: MR imaging. Radiology 160:689–693, 1986.

227. Rettig, A.C.; Kollias, S.C. Internal fixation of acute stable scaphoid fractures in the athlete. Am J Sports Med 24:182–186, 1996.

228. Ring, D.; Jupiter, J.B.; Herndon, J.H. Acute fractures of the scaphoid. J Am Acad Orthop Surg 8:225–231, 2000.

229. Robbins, R.R.; Carter, P.R. Iliac crest bone grafting and Herbert screw fixation of nonunion of the scaphoid with avascular proximal poles. J Hand Surg [Am] 20:818–831, 1995.

230. Roth, J.H.; Haddad, R.G. Radiocarpal arthroscopy and arthrography in the diagnosis of ulnar wrist pain. Arthroscopy 2:234–243, 1986.

231. Rotman, M.B.; Manske, P.R.; Pruitt, D.L.; et al. Scaphocapitolunate arthrodesis. J Hand Surg [Am] 18:26–33, 1993.

232. Ruby, L.K. Carpal instability. J Bone Joint Surg Am 77:476–487, 1995.

233. Ruby, L.K.; Cooney, W.P.; An, K.N.; et al. Relative motion of selected carpal bones: A kinematic analysis of the normal wrist. J Hand Surg [Am] 13:1–10, 1988.

234. Ruby, L.K.; Stinson, J.; Belsky, M.R. The natural history of scaphoid nonunion: A review of 55 cases. J Bone Joint Surg Am 67:428–432, 1985.

235. Ruch, D.S.; Poehling, G.G. Arthroscopic management of partial scapholunate and lunotriquetral injuries of the wrist. J Hand Surg [Am] 21:412–417, 1996.

236. Ruch, D.S.; Siegel, D.; Charbon, S.J.; et al. Arthroscopic categorization of intercarpal ligamentous injuries of the wrist. Orthopedics 16:1051–1056, 1993.

237. Russe, O. Fracture of the carpal navicular: Diagnosis, nonoperative treatment and operative treatment. J Bone Joint Surg Am 42:759–768, 1960.

238. Sanders, W.E. Evaluation of the humpback scaphoid by computed tomography in the longitudinal axial plane of the scaphoid. J Hand Surg [Am] 13:182–187, 1988.

239. Sarrafian, S.K.; Melamed, J.L.; Goshgarian, G.M. Study of wrist motion in flexion and extension. Clin Orthop Relat Res 126:153–159, 1977.

240. Scheck, R.J.; Kubitzek, C.; Hierner, R.; et al. The scapholunate interosseous ligament in MR arthrography of the wrist: Correlation with non-enhanced MRI and wrist arthroscopy. Skeletal Radiol 26:263–271, 1997.

241. Scheck, R.J.; Romagnolo, A.; Hierner, R.; et al. The carpal ligaments in MR arthrography of the wrist: Correlation with standard MRI and wrist arthroscopy. J Magn Reson Imaging 9:468–474, 1999.

242. Schmid, M.R.; Schertler, T.; Pfirrmann, C.W.; et al. Interosseous ligament tears of the wrist: Comparison of multi-detector row CT arthrography and MR imaging. Radiology 237:1008–1013, 2005.

243. Schnitzler, C.M.; Biddulph, S.L.; Mesquita, J.M.; et al. Bone structure and turnover in the distal radius and iliac crest: A histomorphometric study. J Bone Miner Res 11:1761–1768, 1996.

244. Schwartz, A.; Ruby, L.K. Wrist arthrography revisited. Orthopedics 5:883–888, 1982.

245. Sennwald, G.R.; Fischer, M.; Mondi, P. Lunotriquetral arthrodesis: A controversial procedure. J Hand Surg [Br] 20:755–760, 1995.

246. Shaw, J.A. A biomechanical comparison of scaphoid screws. J Hand Surg [Am] 12:347–353, 1987.

247. Shaw, J.A. Biomechanical comparison of cannulated small bone screws: A brief follow-up study. J Hand Surg [Am] 16:998–1001, 1991.

248. Sheetz, K.K.; Bishop, A.T.; Berger, R.A. Arterial blood supply of the distal radius and its potential use in vascularized pedicled bone grafts. J Hand Surg [Am] 20:902–914, 1995.

249. Shin, A.Y.; Battaglia, M.J.; Bishop, A.T. Lunotriquetral instability: Diagnosis and treatment. J Am Acad Orthop Surg 8:170–179, 2000.

250. Shin, S.S.; Moore, D.C.; McGovern, R.D.; et al. Scapholunate ligament reconstruction using a bone-retinaculum bone autograft: A biomechanical and histological study. J Hand Surg [Am] 23:216–221, 1998.

251. Siegel, D.B.; Gelberman, R.H. Radical styloidectomy: An anatomical study with special reference to radiocarpal intracapsular ligamentous morphology. J Hand Surg [Am] 16:40–44, 1991.

252. Siegel, J.M.; Ruby, L.K. A critical look at intercarpal arthrodesis: Review of the literature. J Hand Surg [Am] 21:717–723, 1996.

253. Slade, J.F. III; Geissler, W.B.; Gutow, A.P.; et al. Percutaneous internal fixation of selected scaphoid nonunions with an arthroscopically assisted dorsal approach. J Bone Joint Surg Am 85(Suppl 4):20–32, 2003.

254. Slade, J.F. III; Gutow, A.P.; Geissler, W.B. Percutaneous internal fixation of scaphoid fractures via an arthroscopically assisted dorsal approach. J Bone Joint Surg Am 84(Suppl 2):21–36, 2002.

255. Slade, J.F. III; Jaskwhich, D. Percutaneous fixation of scaphoid fractures. Hand Clin 17:553–574, 2001.

256. Slater, R., Jr.; Szabo, R.; Bay, B.K.; et al. Dorsal intercarpal ligament capsulodesis for scapholunate dissociation: Biomechanical analysis in a cadaver model. J Hand Surg [Am] 24:232–239, 1999.

257. Smith, B.S.; Cooney, W.P. Revision bone grafting for nonunion of the scaphoid. Clin Orthop Relat Res 327:98–109, 1996.

258. Smith, D.; Cooney, W.; An, K.N.; et al. The effects of simulated unstable scaphoid fractures on carpal motion. J Hand Surg [Am] 14:283–290, 1989.

259. Smith, D.K.; Murray, P.M. Avulsion fracture of the volar aspect of the triquetral bone of the wrist: A subtle sign of carpal ligament injury. AJR Am J Roentgenol 166:609–614, 1996.

260. Smith, R.J.; Atkinson, R.E.; Jupiter, J.B. Silicone synovitis of the wrist. J Hand Surg [Am] 10:47–60, 1985.

261. Sotereanos, D.G.; Varitimidis, S.E.; Riano, F.A. Proximal row carpectomy: Results in Kienböck's disease versus scapholunate advanced collapse. Presented at American Society for Surgery of the Hand, Annual Meeting, Seattle, WA, 2000.

262. Soto-Hall, R.; Haldeman, K.O. The conservative and operative treatment of fractures of the carpal scaphoid (navicular). J Bone Joint Surg 23:841–850, 1941.

263. Sprague, H.; Carter, P.; Osterman, L.; et al. Use of the Herbert screw for scaphoid fractures. Orthop Trans 9:176, 1985.

264. Stack, J.K. End results of excision of the carpal bones. Arch Surg 57:245–252, 1948.

265. Stahl, F. On lunatomalacia (Kienböck's disease): A clinical and roentgenological study, especially on

its pathogenesis and the late results of immobiliza-
tion treatment. Acta Chir Scand 95(Suppl
126):133, 1947.

266. Stamm, T.T. Developments in orthopaedic operative
procedures. 2. Excision of the proximal row of the
carpus. Guys Hosp Rep 112:6–8, 1963.

267. Stanley, J.K.; Trail, I.A. Carpal instability. J Bone
Joint Surg Br 76:691–700, 1994.

268. Stark, H.H.; Jobe, F.W.; Boyes, J.H.; et al. Fracture
of the hook of the hamate in athletes. J Bone Joint
Surg Am 59:575–582, 1977.

269. Stark, H.H.; Rickard, T.A.; Zeme, N.P.; et al.
Treatment of ununited fractures of the scaphoid by
iliac bone grafts and Kirschner wire fixation. J Bone
Joint Surg Am 70:982–991, 1988.

270. Stecher, W.R. Roentgenography of the carpal navic-
ular bone. AJR Am J Roentgenol 37:704–705, 1937.

271. Stein, A.H., Jr. Dorsal dislocation of the lesser mul-
tangular bone. J Bone Joint Surg Am 53:377–379,
1971.

272. Stein, F.; Siegel, M.W. Naviculocapitate fracture
syndrome: A case report: New thoughts on the
mechanism of injury. J Bone Joint Surg Am
51:391–395, 1969.

273. Steinmann, S.P.; Linscheid, R.L. Pisotriquetral
loose bodies. J Hand Surg [Am] 22:918–921, 1997.

274. Stern, P.J. Multiple flexor tendon ruptures following
an old anterior dislocation of the lunate: A case
report. J Bone Joint Surg Am 63:489–490, 1981.

275. Stern, P.J.; Agabegi, S.S.; Kiefhaber, T.R.; et al.
Proximal row carpectomy. J Bone Joint Surg Am
87(Suppl 1, Part 2):166–174, 2005.

276. Stewart, M.J. Fractures of the carpal navicular
(scaphoid): A report of 436 cases. J Bone Joint Surg
Am 36:998–1006, 1954.

277. Sutro, C.J. Treatment of nonunion of the carpal
navicular bone. Surgery 20:536–540, 1946.

278. Szabo, R.M. Overview of scapholunate instability.
Presented at American Society for Surgery of the
Hand, Annual Meeting Seattle, WA, 2000.

279. Taleisnik, J. The ligaments of the wrist. J Hand Surg
[Am] 1:110–118, 1976.

280. Taleisnik, J. Posttraumatic carpal instability. Clin
Orthop Relat Res 149:73–82, 1980.

281. Taleisnik, J. Scapholunate dissociation. In Strick-
land, J.W.; Steichen, J.B., eds. Difficult Problems
in Hand Surgery. St. Louis, MO, Mosby, 1982.

282. Taleisnik, J. Subtotal arthrodeses of the wrist joint.
Clin Orthop Relat Res 187:81–88, 1984.

283. Taleisnik, J. The Wrist. New York, Churchill
Livingstone, 1985.

284. Taleisnik, J.; Kelly, P.J. The extraosseous and
intraosseous blood supply of the scaphoid bone.
J Bone Joint Surg Am 48:1125–1137, 1966.

285. Taleisnik, J.; Watson, H.K. Midcarpal instability
caused by malunited fractures of the distal radius.
J Hand Surg [Am] 9:350–357, 1984.

286. Taras, J.S.; Sweet, S.; Shum, W.; et al. Percutaneous
and arthroscopic screw fixation of scaphoid fractures
in the athlete. Hand Clin 15:467–473, 1999.

287. Tavernier, L. Les deplacements traumatiques du
semilunaire. Lyon, Theses, 1906, pp. 138–139.

288. Teisen, H.; Hjarbaek, J. Classification of fresh frac-
tures of the lunate. J Hand Surg [Br] 13:458–462,
1988.

289. Tiel-van Buul, M.M.; van Beek, E.J.R.; Broekhui-
zen, A.H.; et al. Radiography and scintigraphy of
suspected scaphoid fracture: A long-term study in
160 patients. J Bone Joint Surg Br 75:61–65, 1993.

290. Toby, E.B.; Butler, T.E.; McCormick, T.J.; et al. A
comparison of fixation screws for the scaphoid dur-
ing application of cyclical bending loads. J Bone Joint
Surg Am 79:1190–1197, 1997.

291. Trumble, T.; Glisson, R.R.; Seaber, A.V.; et al.
A biomechanical comparison of the methods for
treating Kienböck's disease. J Hand Surg [Am]
11:88–93, 1986.

292. Trumble, T.E. Histologic and magnetic resonance
imaging correlations in Kienböck's disease. J Hand
Surg [Am] 15:879–884, 1990.

293. Trumble, T.E.; Bour, C.J.; Smith, R.J.; et al. Inter-
carpal arthrodesis for static and dynamic volar inter-
calated segment instability. J Hand Surg [Am]
13:396–402, 1988.

294. Trumble, T.E.; Clarke, T.; Kreder, H.J. Non-union
of the scaphoid: Treatment with cannulated screws
compared with Herbert screws. J Bone Joint Surg
Am 78:1829–1837, 1996.

295. Van Den Abbeele, K.L.S.; Loh, Y.C.; Stanley, J.K.;
et al. Early results of a modified Brunelli procedure
for scapholunate instability. J Hand Surg [Br]
23:258–261, 1998.

296. Vander Grend, R.; Dell, P.C.; Glowczewskie, F.;
et al. Intraosseous blood supply of the capitate and
its correlation with aseptic necrosis. J Hand Surg
[Am] 9:677–680, 1984.

297. van der Molen, A.B.; Groothoff, J.W.; Visser, G.J.;
et al. Time off work due to scaphoid fractures and
other carpal injuries in the Netherlands in the period
1990 to 1993. J Hand Surg [Br] 24:193–198, 1999.

298. Verdan, C.; Narakas, A. Fractures and pseudar-
throsis of the scaphoid. Surg Clin North Am 48:
1083–1095, 1968.

299. Viegas, S.F. Limited arthrodesis for scaphoid non-
union. J Hand Surg [Am] 19:127–133, 1994.

300. Viegas, S.F.; Patterson, R.M.; Peterson, P.D.; et al.
Ulnar-sided perilunate instability: An anatomic
and biomechanical study. J Hand Surg [Am] 15:
268–278, 1990.

301. Viegas, S.F.; Yamaguchi, S.; Boyd, N.L.; et al. The
dorsal ligaments of the wrist: Anatomy, mechanical
properties, and function. J Hand Surg [Am]
24:456–468, 1999.

302. Waeckerly, J.F.A. A prospective study identifying
the sensitivity of radiographic findings and the

efficacy of clinical findings in carpal navicular fractures. Ann Emerg Med 16:733, 1987.

303. Waizenegger, M.; Wastie, M.L.; Barton, N.J.; et al. Scintigraphy in the evaluation of the "clinical" scaphoid fracture. J Hand Surg [Br] 19:750–753, 1994.

304. Warner, W.C.; Freeland, A.E.; McAndrew, J.C. The scaphoid staple for stabilization of selected fractures and nonunions. Orthop Trans 4:18–19, 1980.

305. Warren-Smith, C.D.; Barton, N.J. Nonunion of the scaphoid: Russe graft vs. Herbert screw. J Hand Surg [Br] 13:83–86, 1988.

306. Watson, H.K.; Ashmead, D. IV; Makhlouf, M.V. Examination of the scaphoid. J Hand Surg [Am] 13:657–660, 1988.

307. Watson, H.K.; Ballet, F.L. The SLAC wrist scapholunate advanced collapse pattern of degenerative arthritis. J Hand Surg [Am] 9:358–365, 1984.

308. Watson, H.K.; Hempton, R.F. Limited wrist arthrodesis. 1. The triscaphoid joint. J Hand Surg [Am] 5:320–327, 1980.

309. Watson, H.K.; Ottoni, L.; Pitts, E.C.; et al. Rotary subluxation of the scaphoid: A spectrum of instability. J Hand Surg [Br] 18:62–64, 1993.

310. Watson, H.K.; Pitts, E.C.; Ashmead, D. IV; et al. Dorsal approach to scaphoid nonunion. J Hand Surg [Am] 18:359–365, 1993.

311. Watson, H.K.; Weinzweig, J.; Zeppieri, J. The natural progression of scaphoid instability. Hand Clin 13:39–50, 1997.

312. Weber, E.R. Biomechanical implications of scaphoid waist fractures. Clin Orthop Relat Res 149:83–89, 1980.

313. Weber, E.R. Concepts governing the rotational shift of the intercalated segment of the carpus. Orthop Clin North Am 15:193–207, 1984.

314. Weber, E.R.; Chao, E.Y. An experimental approach to the mechanism of scaphoid waist fractures. J Hand Surg [Am] 3:142–148, 1978.

315. Weiss, A.P.; Akelman, E.; Lambiase, R. Comparison of the findings of triple-injection cinearthrography of the wrist with those of arthroscopy. J Bone Joint Surg Am 78:348–356, 1996.

316. Weiss, A.P.C. Scapholunate ligament reconstruction using a bone-retinaculum-bone autograft. J Hand Surg [Am] 23:205–215, 1998.

317. Weiss, A.P.C.; Hastings, H. Wrist arthrodesis for traumatic conditions: A study of plate and local bone graft application. J Hand Surg [Am] 20:50–56, 1995.

318. Weiss, A.P.C.; Sachar, K.; Glowacki, K.A. Arthroscopic débridement alone for intercarpal ligament tears. J Hand Surg [Am] 22:344–349, 1997.

319. Weiss, A.P.C.; Weiland, A.J.; Moore, J.R.; et al. Radial shortening for Kienböck's disease. J Bone Joint Surg Am 73:384–391, 1991.

320. Whipple, T.L. The role of arthroscopy in the treatment of scapholunate instability. Hand Clin 11:37–40, 1995.

321. Whipple, T.L. The role of arthroscopy in the treatment of wrist injuries in the athlete. Clin Sports Med 17:623–634, 1998.

322. Whipple, T.L. Stabilization of the fractured scaphoid under arthroscopic control. Orthop Clin North Am 26:749–754, 1995.

323. Wolfe, S.W.; Neu, C.; Crisco, J.J. In vivo scaphoid, lunate, and capitate kinematics in flexion and in extension. J Hand Surg [Am] 25:860–869, 2000.

324. Wollstein, R.; Watson, H.K. Scaphotrapeziotrapezoid arthrodesis for arthritis. Hand Clin 21:539–543, 2005.

325. Wozasek, G.E.; Moser, K.D. Percutaneous screw fixation for fractures of the scaphoid. J Bone Joint Surg Br 73:138–142, 1991.

326. Wright, T.W.; Dobyns, J.H.; Linscheid, R.L.; et al. Carpal instability non-dissociative. J Hand Surg [Br] 19:763–773, 1994.

327. Yasuwaki, Y.; Nagata, Y.; Yamamoto, T.; et al. Fracture of the trapezoid bone: A case report. J Hand Surg [Am] 19:457–459, 1994.

328. Yip, H.S.; Wu, W.C.; Chang, R.Y.; et al. Percutaneous cannulated screw fixation of acute scaphoid waist fracture. J Hand Surg [Br] 27:42–46, 2002.

329. Youm, Y.; Flatt, A. Kinematics of the wrist. Clin Orthop Relat Res 149:21–32, 1980.

330. Zaidemberg, C.; Siebert, J.W.; Angrigiani, C. A new vascularized bone graft for scaphoid nonunion. J Hand Surg [Am] 16:474–478, 1991.

331. Zelouf, D.S; Ruby, L.K. External fixation and cancellous bone grafting for Kienböck's disease. J Hand Surg [Am] 21:743–753, 1996.

332. Zemel, N.P.; Stark, H.H.; Ashworth, C.R.; et al. Treatment of selected patients with an ununited fracture of the proximal part of the scaphoid by excision of the fragment and insertion of a carved silicone rubber spacer. J Bone Joint Surg Am 66:510–517, 1984.

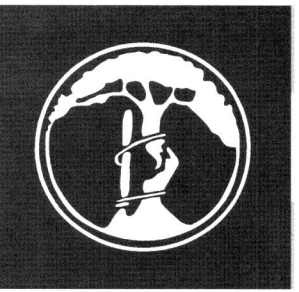

第 **40** 章

桡骨远端骨折

Mark S. Cohen, M.D. Jesse B. Jupiter, M.D.

桡骨远端骨折非常多见,据统计在急症科所有见到的骨折中占 1/6[82,97,167]。最多发生在两个年龄组,6~10 岁和 60~69 岁[4]。这类骨折女性比男性更为多见。由于低能性跌倒比高能性创伤更为多见,所以随着年龄的增长发生率在增加。随着人口老龄化,在未来 20 年这类损伤的发病率还要增加。

尽管 Colles 在 1814 年第一次描述了桡骨远端骨折,但有关这类骨折的分类、恰当的治疗和预期的结果还存在很多争论。Colles 最初阐述这类骨折愈合后,腕关节最终可达到"所有腕部活动完好自由,没有任何疼痛"[45]。长期以来的概念是,桡骨远端骨折作为一组同类型的损伤,可采用非手术治疗并且预后有良好的功能结果。

现在认识到,超过半数的这类骨折既可累及下桡尺关节也可累及桡腕关节,采用牵引或手法整复的传统复位方法不能恢复桡骨远端的解剖。此外,许多这类的骨折,尽管最初可以手法复位用简单的石膏管型固定,但由于内在的不稳定而导致骨折塌陷。最近的报道证实,晚期的功能结果与残留的畸形有直接的关系。现在重点已经转变,用适当的手术方法努力恢复关节完整和桡骨远端的解剖。最后,更新的技术,例如前侧锁定钢板,对这类损伤带来创新性的治疗,牢靠的固定使活动和功能更早期的恢复。

第一节 功能解剖

桡骨远侧的末端形成腕关节的解剖基础。桡骨干骺端位于邻近桡腕关节大约 2~3cm 处。桡骨远端关节面分为两个小关节面,通过纵向矢状嵴与舟骨和月骨相关节(图 40-1)。桡骨远端的尺侧面有一个独立的关

节面,乙状切迹,可容纳尺骨。当前臂旋转时,此处桡骨和腕骨围绕尺骨旋转。三角纤维软骨位于从桡骨远端边缘到尺骨茎突基底,稳定下桡尺关节和支撑尺侧腕骨。

正常桡骨远端关节面在额状面上向桡侧倾斜 22°~23°(图 40-2)[59,74,198]。关节面向掌侧倾斜 4°~22°,平均 10°~12°[74]。这在纯正的侧位片上能最好地观察到。桡侧长度是指桡骨茎突顶端至远侧尺骨头关节面之间的距离[76,159,193]。桡侧长度平均为 11~12mm。尺侧长度是尺骨头和桡骨远端关节面之间的相对长度。必须在放射照片无旋转的后前位(PA)时进行测量,因为前臂旋转影响桡骨远端到尺骨相对的长度[65,170]。尺骨底端到桡骨底端的平均长度在 1mm 之内[80]。这些解剖参数在桡骨远端骨折的放射学评估时已得到很好的应用(图 40-2)[42,59,76,132,178,193,206,209]。

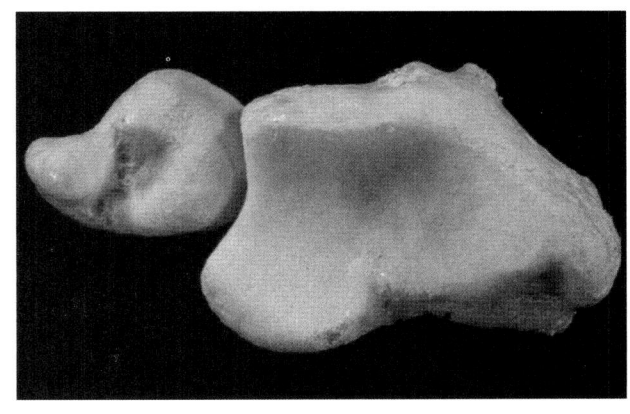

图 40-1 右腕桡骨远端关节面解剖标本。注意三角形关节面是舟骨和月骨的关节面,它的前后径较长。关节面被矢状嵴分开。(见彩图)

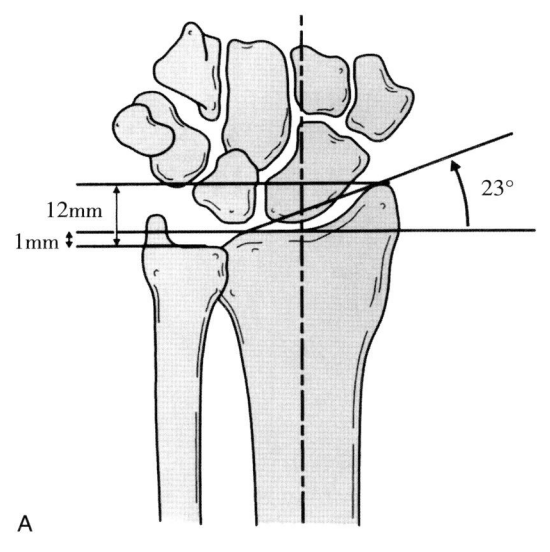

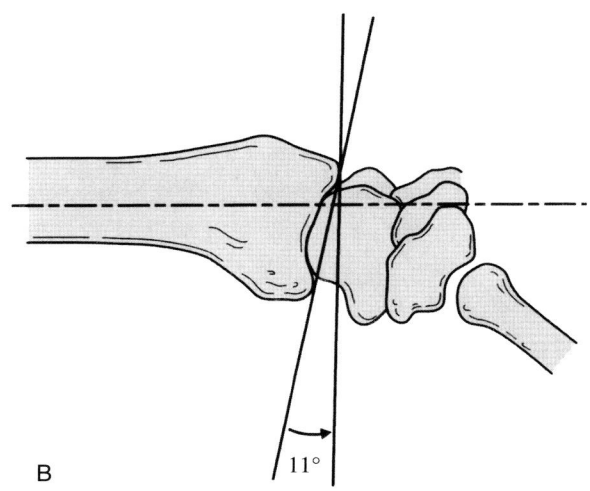

图 40-2　(A)桡骨和尺骨远端放射照相测量参数。桡侧倾斜,测量与桡骨干垂直的角度,平均 23°。位于尺骨头和桡骨茎突顶部之间的桡骨长度是不同的(平均 12mm)。尺骨在尺骨头和桡骨远端尺骨面之间的长度也有不同的变化 (底片尺侧显示1mm)。(B)掌侧倾斜,从放射照片侧位上测量,平均 11°。

第二节　分类

分类系统是治疗的基础和评估不同治疗方法结果的手段[154]。或许没有其他部位的骨损伤像桡骨远端骨折这样长时间用人名来命名[172]。这些骨折的分类,如 Colles 骨折、Smith 骨折、Barton 骨折,继续在临床实践和文献上使用。可是多数的桡骨远端骨折不是Colles 和 Smith 所述的单纯关节外骨折。使用这些术语已经导致选择治疗和预期后果的冲突。

20 世纪 60 年代,一些分类方案已经发展起来,试图更精确地描述桡骨远端骨折类型的变化和范围[76,132,159]。1967 年,Frykman 建立了一套分类系统,确定累及桡腕关节和下桡尺关节以及有无尺骨茎突骨折[75]。尽管这套系统已被许多研究者应用,但它不能确定关节内损伤的范围、移位的程度或背侧粉碎的程度。把轻微成角和短缩的简单低能性骨折与累及多个碎片移位的高能性骨折归入一类。因此,这样的分类系统对指导治疗和预期结果没有什么价值。

Fernandez[67]、Jupiter 和 Fernandez[106]以局部损伤机制为基础,建立了更为实用的分类。它反映出对各种骨折类型的深入理解:

(1)弯曲——在伸展应力下干骺端骨折(Colles 骨折,Smith 骨折)。

(2)压缩——关节面骨折合并软骨下和干骺端骨嵌插(die-punch 骨折)。

(3)剪切——关节面骨折(Barton 骨折,桡骨茎突骨折)。

(4)撕脱——韧带附着处骨折(尺、桡骨茎突骨折)。

(5)高能性损伤——(1)~(4)的组合。

Melone 引入的概念是,桡骨远端骨折经常出现关节内碎片相同的类型[149]。他描述了这类骨折有 4个基本因素是常见和可辨认的:①桡骨干;②桡骨茎突(桡骨远端舟状面);③背侧月状窝;④掌侧月状窝。月状窝部分是桡腕关节和下桡尺关节功能的中枢,被称为中间复合体。在这一原则之内发生的大部分所谓关节外骨折,含有无移位关节内骨折的成分,最常见累及月骨关节面背侧。Melone 以骨折片作为指导,根据骨折片粉碎和分离程度将关节内骨折分为5 型[149,150]。

最详细的分类系统是 AO 系统(图 40-3)。这一方案是以骨关节损伤增加严重程度的顺序制定的。这一分类将桡骨远端骨折分为:关节外骨折(A 型),部分关节骨折(B 型),以及完全关节骨折(C 型)。每一型再分为三组。例如,C 型可以分为:C1(简单关节骨折和干骺端骨折),C2(简单关节骨折和复杂干骺端骨折),C3(复杂的关节和干骺端骨折)。这些分组依次可以进一步分为亚组,反映出形态的复杂、治疗的难度和预后的情况。一些研究已经显示,此分类系统在不同评估者对骨折类型取得一致意见的能力上,具有可靠性和稳定性,但在型和亚型的很小范围内存在分歧(图40-3)[6,72,124]。

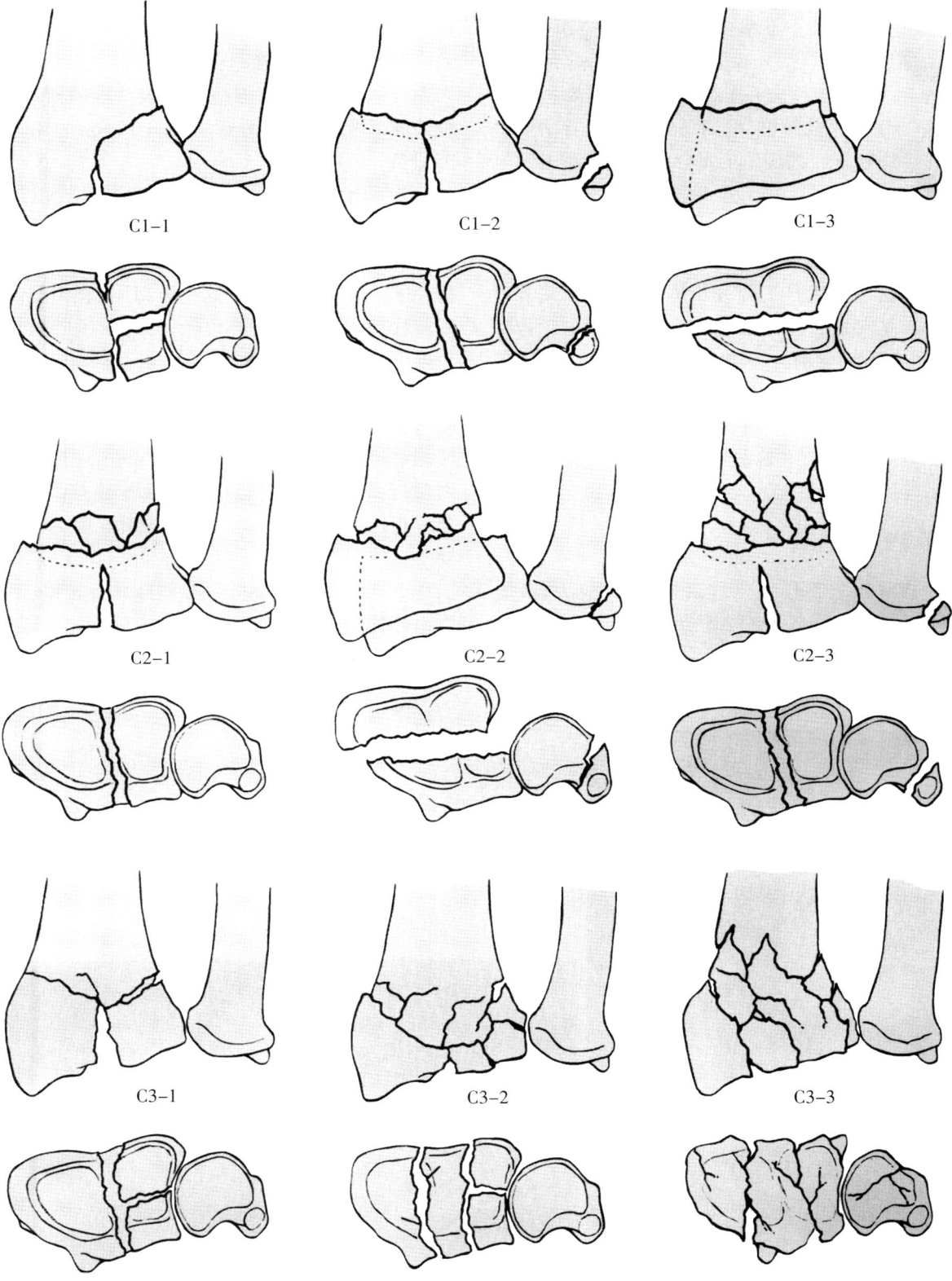

图 40-3　桡骨远端关节完全骨折的 AO 分类。

用骨折"部位"数目的解剖型骨折分类来描述桡骨远端骨折,已在临床上得到了更广泛的应用[105,143],在本章中即应用这一分类系统。它用 Melone 的骨折碎片原理,并将其扩展,包括关节外和关节内的骨折类型。这一分类的目的是,把局部定义为具有功能意义并能够手法整复或内固定的足够大小的骨碎片。

一、关节外骨折

关节外骨折是没有累及到桡腕关节和下桡尺关节的骨折。这些骨折是二部分骨折(桡骨干和关节部分),其特征是发生在桡骨远端 3~4cm 处。如果骨折移位,下桡尺关节必定有一定程度的损伤或破裂,除非靠近下桡尺关节的尺骨也有骨折(图 40-4)。二部分关节外骨折可以合并轻微或明显程度的背侧粉碎。原始的移位和粉碎程度决定这些损伤是否一次复位就能获得稳定(见下文的讨论)。

二、关节内骨折

关节内骨折包括任何累及到桡腕或桡尺关节的骨折,移位超过 1~2mm。这些骨折进一步分为二、三、四、五部分或更多部分骨折。

最多见的二部分关节内骨折是简单横行弯曲骨折,它累及下桡尺关节但没有累及桡腕关节。尽管这些骨折经常认为是关节外骨折,但是桡骨远端的乙状切迹断裂,可以导致下桡尺关节功能障碍(疼痛和前臂旋转受限)。在桡骨远端骨折中不应忽略下桡尺关节损伤。

累及桡腕关节的二部分关节内骨折包括背侧和掌侧 Barton 骨折。这些骨折一般都合并有桡腕关节半脱位。桡骨茎突骨折(chauffeur 骨折)和背尺侧嵌插骨折(die-punch 骨折)也是这一类型。这类损伤的关键因素是桡腕关节相对的部位保持完整,所以桡骨的残端是连续的(图 40-5)。

典型的三部分关节内骨折累及桡骨远端的月骨和舟骨关节面,它们被纵行的骨折线分开。这些碎片彼此移位和向桡骨近端移位(图 40-6)。月骨关节面特别关键,因为它不仅与桡腕关节相连接,也与下桡尺关节相连接。据 Melone 描述,这类骨折类似于中度复杂骨折[149,150]。

四部分关节内骨折与三部分骨折相似,但月骨关节面碎片向背侧和掌侧更进一步分离。一般情况下,任何移位的关节内骨折,在冠状面上(侧位片观察)都

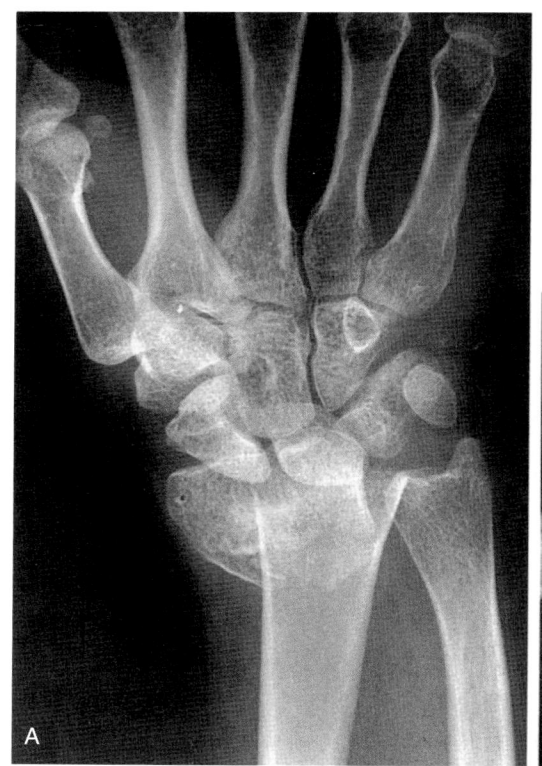
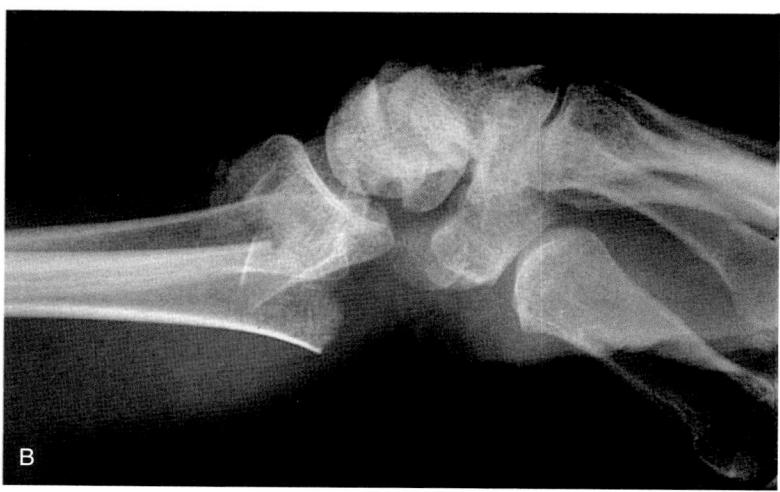

图 40-4 明显移位的桡骨远端关节外骨折和下桡尺关节断裂的放射照片。(A)后前位。(B)侧位。

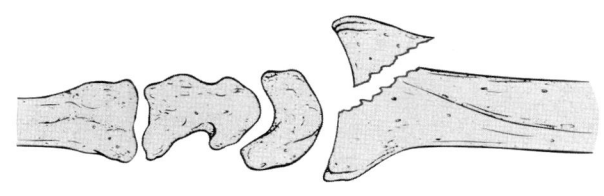
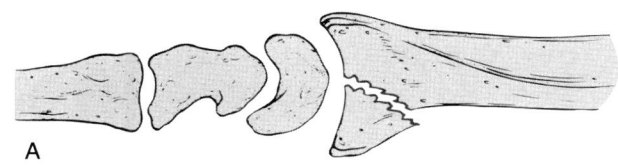
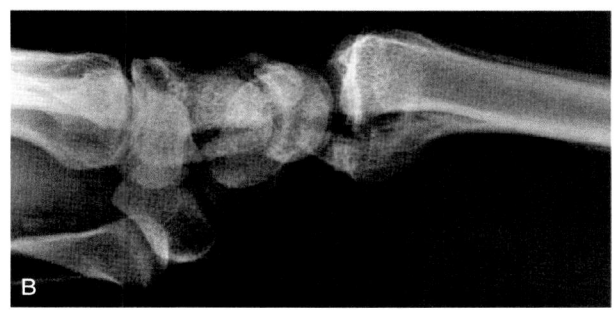

图 40-5 二部分骨折。(**A**)背侧和掌侧 Barton 骨折半脱位的示意图。(**B**)掌侧 Barton 骨折侧位放射照片。合并撕脱暴力的内在不稳定型损伤。

会累及月骨关节面,必定会合并下桡尺关节骨折(图40-7)。

五部分或多部分关节内骨折包含广泛的高能性桡骨远端骨折。有时关节表面的破裂程度会妨碍直接整复或固定。

第三节　影像学检查

评估桡骨远端骨折的基本影像技术有普通平片、计算机扫描(CT)和透视检查。多数的桡骨远端骨折用高质量的放射照片能够准确评估。这些检查需要确定骨折的"特性",包括最初移位的程度和骨折片的内在稳定性。最初的放射照相非常重要,它是确定骨折稳定性的关键。例如,二部分骨折最初有明显的粉碎和移位,并有轻度的成角,而精确复位后情况则完全不同。

除了标准的后前位和侧位片外,其他位置的放射照相也经常是必需的[80]。对准侧位片由远端至近端

20°~25°,能更好地观察桡骨远端关节面[137]。部分旋后倾斜的后前位能够检查月状窝的背侧面(例如背侧中间关节面)(图40-8)。投照桡骨茎突最好的位置是部分旋前倾斜后前位(图40-9)。斜位通常显示关节内伸展或移位,而用标准的前面和侧面投照则不能很好地显示。在治疗计划方面,如何强调高质量放射照相(必要时去除夹板)的重要性也不过分。在某种程度上,不恰当的放射照相和随之产生的模糊的骨折特征,给比较这些损伤的各种治疗结果造成了困难。

CT[43,89,104,115,181]对准确地认定解剖断裂是有价值的,特别是对有多种因素的关节内骨折。这一技术可以清晰地确认骨折片和骨折片移位。通常在中间的嵌插碎片不能在平片上显示出来。矢状面和冠状面扫描可以清晰地看到这些骨片,粉碎和移位几乎总是比平片能得到更好地显示。

最后,患者在局麻或全麻下进行透视检查可以获得大量的信息。有时,通过常规照相来确认骨折的准确特性是困难的。石膏管型或夹板材料可使骨折细节变得模糊。这些情况经常发生在粉碎或移位非常明显的骨折。牵引下进行透视检查,可以更多地了解骨折并指明治疗方法,特别适合需要整复的骨折。在可以获得更详细的影像同时进行手术切开非常多见,例如需要切开复位和探查关节面或外科手术使用掌侧支撑板等。

第四节　稳定性的确认

多数桡骨远端骨折最初可以通过手法闭合复位。用韧带整复法(通过完整韧带使骨折复位)这一技术恢复解剖关系[14]。最能确认骨折稳定的是,手法整复致解剖位置后能够抵抗移位。除解剖类型外,一些局部因素也影响骨折稳定,包括干骺端粉碎程度、骨骼的质量、损伤的能量和最初移位的程度。

粉碎程度或骨折片移位程度,随损伤能量和患者年龄的增加而增加。皮质粉碎的程度对预测骨折复位的内在稳定性特别重要[31,35,38,42,50,54,59,84,103,178,198,214,225,229,230]。反映基础骨骼骨质减少的骨质量与骨折的短缩趋势有直接的关系,也和骨骼内植物连接达到坚强的能力有直接的关系。桡骨远端骨折在绝经妇女中更为多见,骨的质量与治疗的选择有直接的关系。在这组患者中,用钢丝或内固定维持复位困难,且影响治疗的结果。

损伤时作用在骨和软组织的能量也影响骨折稳定。桡骨远端骨折最常发生在跌倒时手部伸展,受

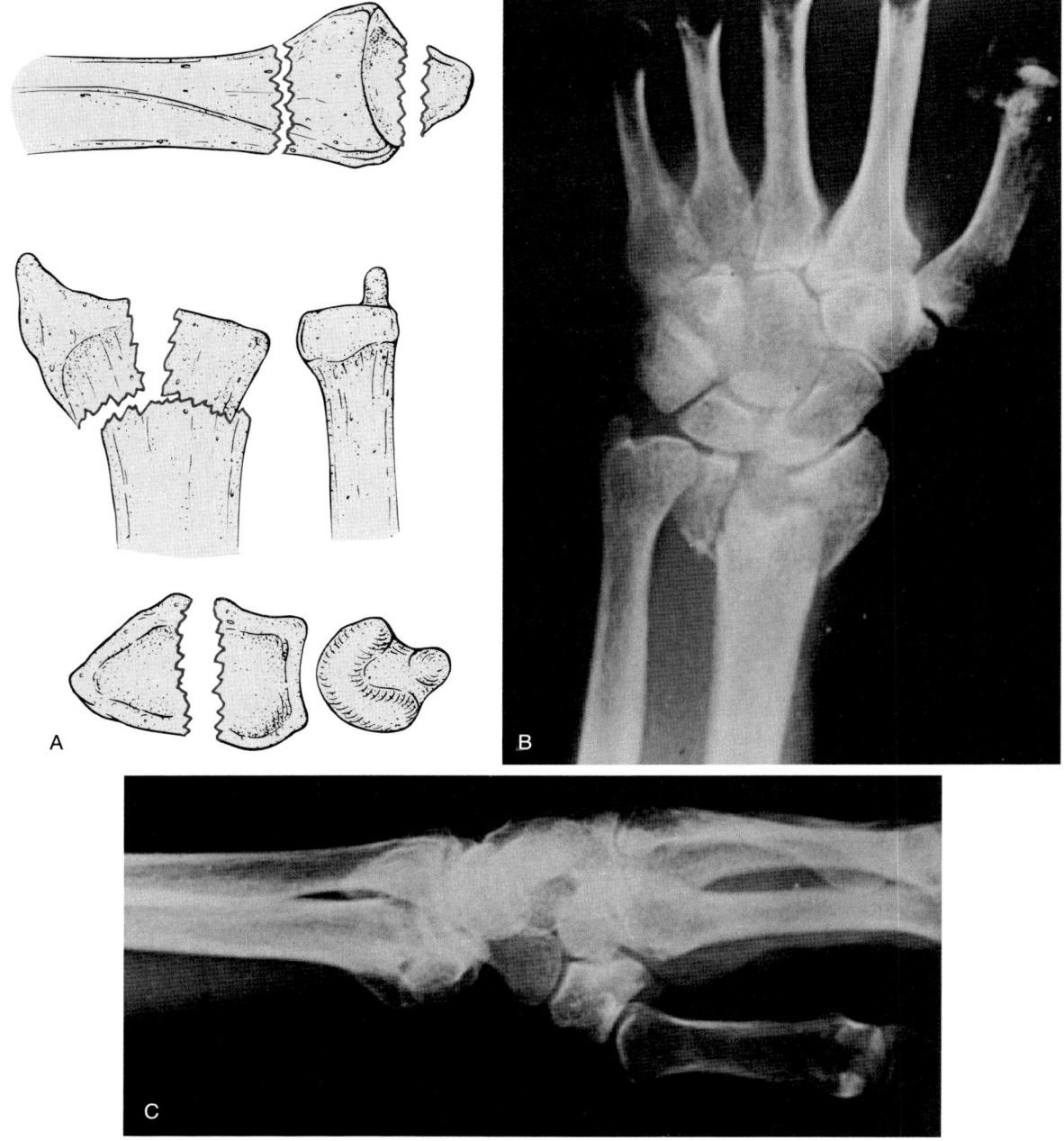

图 40-6 三部分骨折。三部分骨折放射照片。(A)示意图。(B)后前位 X 线片。(C)侧位 X 线片。注意桡骨茎突(舟骨关节面)从完整的桡骨远端月骨关节面分离。

到相对的低能性损伤。正如前文所述,这些骨折更多发生在局部或全身骨质疏松的绝经妇女。相比之下,青壮年多见高能性损伤,在相应的处理上也更困难[10,24,39,108,119,149,150,176,194,218]。高能性损伤造成更大的移位和粉碎,以及损伤后的不稳定。

骨关节移位可使正常的韧带撕裂。移位的范围越大,越有可能存在软组织剥脱和不稳定[50]。在评估治疗选择时,必须考虑最初骨折移位的程度。另外,治疗医生必须牢记,移位范围与合并肿胀或神经血管损害之间的相互关系。

Cooney 等试图更精确地判定不稳定的桡骨远端骨折。他们认为这种骨折有明显移位和背侧粉碎,背侧成角大于 20°,或关节内受累广泛,复位后有很大可能会再移位[50]。Weber 扩大了这个概念,包括在侧位片

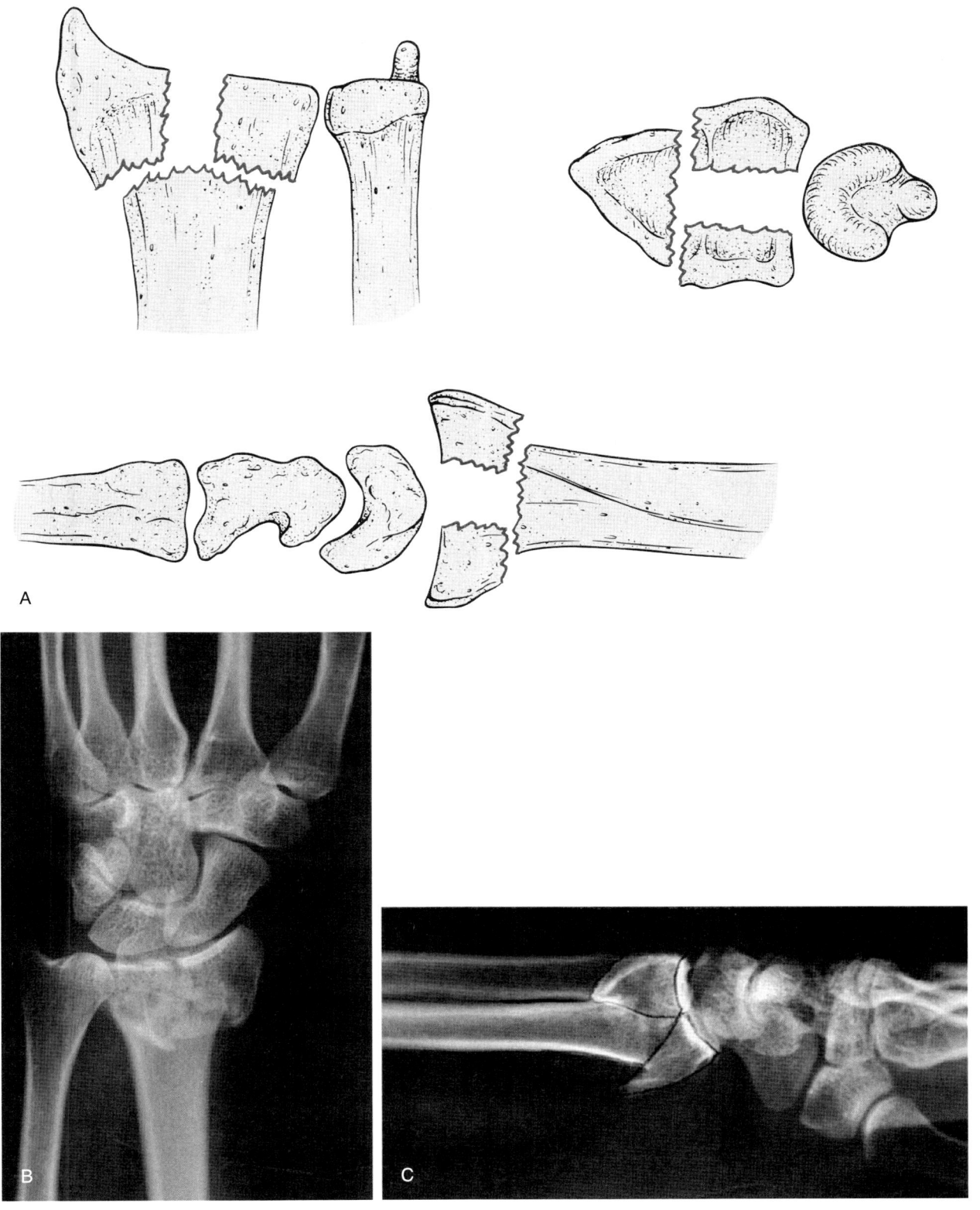

图 40-7　四部分骨折。四部分桡骨远端骨折的示意图 (A) 及后前位 (B) 和侧位 (C) X 线片。注意冠状位月骨关节面倾斜进入掌侧和背侧碎片。这将导致背侧和掌侧不稳定。常需要背侧入路和掌侧联合入路。

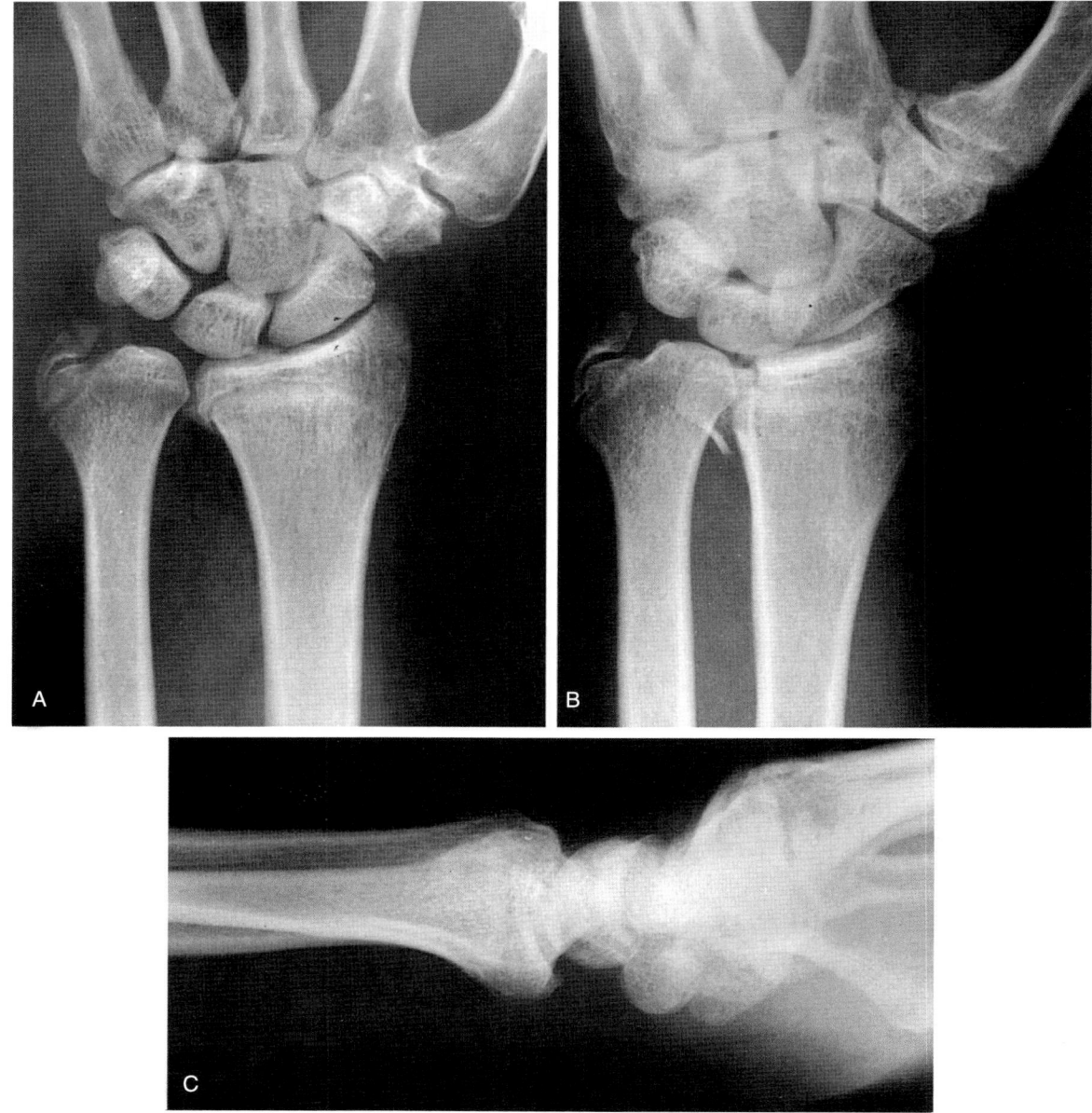

图 40-8　50 岁劳动者跌倒后桡骨远端照片。(A)后前位 X 线片。(B)侧位 X 线片。有陈旧性尺骨茎突畸形,但没有明显损伤到桡骨。(C)部分旋前斜位 X 线片显示月骨关节面背侧移位(嵌插骨折)。

看到任何掌侧到桡骨中轴面有背侧粉碎的骨折[229]。LaFontaine 等提出了五个因素用以说明桡骨远端骨折的不稳定:①最初背侧成角大于 20°;②背侧干骺端粉碎;③累及桡腕关节内;④合并有尺骨骨折;⑤患者年龄大于 60 岁[127]。Nesbitt 等发现年龄是继发移位和不稳定的最显著的危险因素[158]。最后,Abbaszadegan 等提出,如果初始照片显示嵌插大于 4mm 或轴向短缩,即说明存在不稳定[1]。这些讨论非常明确,重新建立骨折稳定性是绝对的准则。每个局部因素都可影响稳

定,因此必须做出判断夹板和石膏管型是否能够维持骨折复位稳定。非手术治疗边缘骨折,必须反复拍片,密切观察判断移位。

第五节　解剖和功能的关系

有关桡骨远端残留畸形和功能结果之间的确切关系还存在争论。例如,现在清楚地认识到,对于低要求的桡骨远端骨折后的患者,无疼痛的良好的腕关节

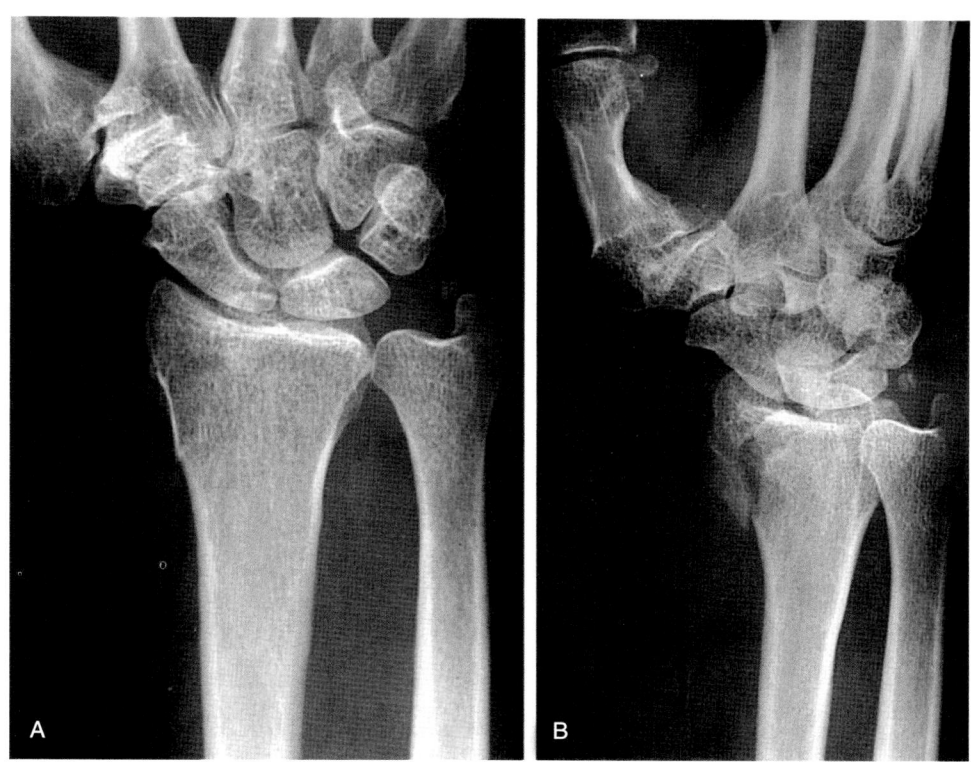

图 40-9　(A)桡骨远端后前位片,显示无明显骨折。(B)部分旋前斜位显示移位的桡骨茎突骨折。这是显示桡骨茎突的最好方法。

功能与影像上的畸形可以同时存在[33,206,239]。然而,甚至观察到成功结果与解剖复位没有关联的学者也注意到,客观的结果可能不如患者的主观评价重要[5,175,206]。此外,一些回顾性研究提出,残留畸形和劳动能力的丧失有直接的关系[12,42,50,54,76,84,132,142,146,178,193,198,210,216,217,223,225,227]。

桡骨远端形态有微小的改变会影响到通过腕部的负重形式。正常情况下,桡腕关节的轴向负重主要分布在桡骨(82%),其余通过三角纤维软骨复合体负重在尺骨远端(18%)[168,169]。当桡骨远端向背侧倾斜大约10°时,通过桡腕关节的负重开始明显改变。例如,向背侧倾斜20°时,尺骨承受50%的负重,桡腕的力量向背侧转移集中在舟骨关节面[151,204]。向背侧倾斜45°时,尺骨通过腕部承受67%的轴向负重。桡骨只缩短很小的2.5mm,负重力量也会明显地向尺骨远端转移(总负重从18%增至42%)[116,168,174,222]。这些更加干扰了下桡尺关节[26,96,117,231]的关系和力量,表现为前臂旋转时明显疼痛和受限(除尺腕关节影响之外)。这些生物力学参数证实,桡骨末端骨折后需要更积极地治疗,以恢复其解剖关系。

一些同期的前瞻性研究已经把重点放在解剖和功能的关系上。Howard 等在比较外固定和夹板固定的研究中发现,功能结果与恢复解剖的质量有显著的关系,而很少受到固定方法的影响[99]。这些发现被 van der Linden 和 Ericson[225],Porter 和 Stockley[178],Jenkins 等[103]所进行的前瞻性研究所证实。如果骨折在背侧成角大于 20°或桡侧倾斜小于 10°的情况下愈合,这些研究中每一个都反映出握力和耐力的功能会受到损害。在一些病例中,桡骨短缩合并有下桡尺关节撕裂。

残留的关节内不完整也可影响晚期功能结果,并发展为退行性关节炎。尽管老年绝经妇女在低能性骨折中关节轻微受累,但这些患者中一般很少会影响到良好的结果[75,132,178],而在年轻人、更强壮的患者中则不然。累及关节内的骨折近年来已经受到更多的关注,因为这些骨折复位不能使关节完整性达到2mm 以内,特别是青壮年将会引起有症状的创伤后关节炎[11,13,24,34,39,108,119,149,150,176,194,218,228]。

年轻患者的关节嵌插骨折更多是高能损伤的结果,可以合并一系列的损伤,包括腕部不稳定[21,119,148]、下桡尺关节的撕裂和局部软组织损伤。我们在更深入地了解了这些骨折的病理机制的基础上,现已认识到,采用传统的牵引手法整复不能使许多嵌插骨折或关节旋转骨折很好复位,也不能恢复腕间韧带的分离。

一些学者强调,桡骨远端骨折后下桡尺关节对整个功能结果极为重要[49,75,82,152]。下桡尺关节可以受到直接损伤导致的分离和桡骨远端残留畸形的双重影响。尽管最初对尺骨远端切除的 Darrach 手术抱有很高的期望,但一直未能达到预期的功能结果[18,23,63]。由于尺骨远端不稳定[18,23]且无力[23,66],所以对尺骨远端切除的兴趣在减少,因此,更积极的医生把研究重点放在恢复下桡尺关节的解剖上。

事实上,大多数桡骨远端骨折发生在有潜在塑形能力的青年患者中,或者发生在一般功能要求低的老年患者中,所以很多患者的大部分主要临床指标都比较好,这个事实并不惊奇[31,34,37,45,48,49,52,54,67,68,75,87,88,107,109,113,132,143,146,155,159,166,171,174,182]。

然而,问题也确实存在,特别是对腕关节要求高的患者。Bacorn 和 Kurtzke 评估了大多数工作与桡骨远端骨折有关的患者,他们发现,受累肢体的劳动能力平均丧失 24%,没有劳动能力丧失者仅占病例总数的 3%[12]。

第六节 治疗

一、患者因素

桡骨远端骨折后最初的治疗选择,必须根据患者的需要和功能的需要。同样的骨折发生在腕关节健壮的 20 岁运动员和需要家庭护理、腕关节不健壮的 72 岁的患者,没有必要选择同样的治疗。评估患者应当综合考虑年龄、职业、优势手和生活方式需要,不必仅依据患者的年龄顺序来决定。患者的心理预期和医疗条件也应加以考虑。

桡骨远端骨折患者的诊断检查应包括:详细的病史,全身体格检查和常规实验室检查。对于年龄较大的患者,应该考虑做骨密度检查,因为这类患者合并骨质疏松,出现典型的机能不全性骨折。合并威胁生命的损伤或长年的系统疾病是更具侵入性治疗的相对禁忌证。患者有滥用药物病史或经常缺乏配合,对于复杂的治疗选择也是相对的禁忌证。最好的治疗选择是,结合患者的需要和骨折的特点进行适当的治疗。

劳动者或经常从事体育娱乐活动的患者对负重会有很高的期望。正常功能活动中桡骨和尺骨远端所承载的负重尚没有精确的测定。Brand 等[25]计算出前臂肌肉系统产生的潜在力量大约是 500kg。喜好活动的年轻患者希望桡骨远端可以承受高负重,并且可以持续多年的强有力活动。预期有负重功能应当比患者年龄更影响治疗。在这些喜欢活动的患者中,应当尽力将重点放在恢复桡骨远端形态和关节完整性方面。

二、治疗选择

桡骨远端骨折的治疗方法包括:肘上和肘下石膏管型固定,经皮穿针和石膏管型固定,外固定用或不用经皮穿针,有限或正规的切开复位。对于复杂的骨折,经常需要综合这些治疗方法。

第七节 关节外骨折

一、稳定骨折

对确认内在稳定的桡骨远端骨折,大约 75%~80% 可以采用闭合复位加石膏管型固定进行治疗[47,76,105,132]。稳定骨折一般是没有或仅有轻微移位和嵌插的骨折。如前所述,最初明显移位和背侧粉碎是内在不稳定的体征。

对关节外稳定性骨折,大多数患者使用简单的肘下石膏管型或塑形的"糖夹"夹板可以很好地固定骨折。骨折复位后第一周用夹板保持位置,此后换成石膏管型。要注意,夹板的近端截止在掌指关节掌侧面的屈曲皱褶处。整个愈合过程强调手指活动。1 周和 2 周时需要随访拍片,以监测管型内的任何移位。在具有代表性的 5~6 周固定时间内,由于软组织肿胀消退和失用性萎缩,需要更换几次新的塑形好的石膏管型。

尽管广泛采用了石膏管型固定,但关于最好的固定位置以及是否需要超过肘关节固定仍存在问题。几位学者以前瞻性方式研究了这些问题[171,175,210,225],进行了前臂旋后位功能支架与短臂夹板的比较[196,197,210],长臂管型与短臂管型的比较[174],并分别观察手和腕的不同位置[225]。在这些研究中,固定的位置和超过肘关节的管型,都不会明显影响功能结果。这些研究说明,维持骨折的力线,主要依赖于骨折的内在特征(如最初移位、粉碎和骨质量)。所以,我们倾向于对稳定桡骨远端骨折使用短臂石膏管型固定。

据文献报道,在管型或夹板固定期间出现骨折复位松动并非少见,需要再次处理。可是,两个回顾性研究发现,再次处理后的病例有 46% 和 67% 会再次发生移位[44,147]。在年轻患者中和初始复位后 7~15 天再次处理的骨折患者中，应尽最大的可能维持复位[44,132]，但失败率仍然很高。所以，管型内复位松动是骨折不稳定的体征，如果要保证患者的功能需要，应考虑更具侵入性的治疗。

二、不稳定骨折

不稳定关节外桡骨远端骨折复位失败的患者，维持解剖位置非常重要，目前有多种治疗可供选择。这些治疗包括远端骨片经皮穿针[38,54,59,214]、骨外固定装置和切开复位内固定[7,39,50,99,100,183,202,226]。前侧锁定钢板的研发为这类损伤带来了创新性的治疗，是目前最常使用的外科方法。

(一)经皮穿针

有移位和广泛粉碎的关节外骨折，应采用骨折片经皮穿针，并使用管型的治疗方法。这一方法虽然早在 1952 年就被 De Palma[54] 所倡导，但 Clancey[38]、Benoist 和 Freeland[19] 最近才报道了采用经皮穿针固定治疗移位、不稳定骨折。Clancey 报道，30 例患者中 28 例维持在解剖复位；Benoist 和 Freeland 报道，大多数病例仅有很少的并发症。但是，这一技术在高能复杂骨折中很少有完好的结果。Benoist 和 Clancey 推荐在高能复杂的损伤中应使用骨移植。骨折合并软组织损伤不能使用环行管型，也是这类治疗方法的相对禁忌证。对于骨折合并软组织损伤的病例，经皮穿针结合外固定是有效的，详见后面的讨论。

经皮穿针技术要使用影像增强剂。要进行局麻。如果在损伤后 5~7 天内治疗骨折，全部需要手法复位，以恢复桡骨长度和掌侧倾斜。牵引下复位，远端骨片牵向尺侧和背侧加压，桡骨干掌侧皮质反方向加压(图 40-10)。变位时两根 0.062 英寸克氏针要交叉放置来保持骨折位置。经皮穿针要使用动力钻。直径小于 0.062 英寸的针只有很小的力量抵抗扭转和弯曲[156,215]。精确的复位和放置钢丝要经过透视或普通平片得到证实。

两根克氏针要在皮下切断，使用环形石膏或纤维玻璃管型固定(使用充气止血带)。应当立即开始手指活动，这是非常重要的。5~7 天时随访拍片，确保维持复位，并更换新的非常合适的管型。大约 5~6 周后取出克氏针，大约在 6 周时将石膏管型更换为腕部夹板，在舒适和支撑的范围内允许腕关节练习活动。

尽管多数骨折用这种方法不会发生再移位，但严

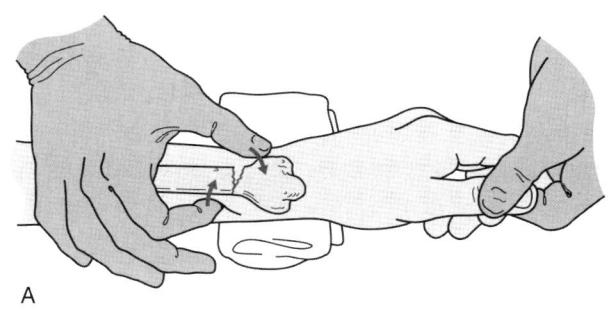

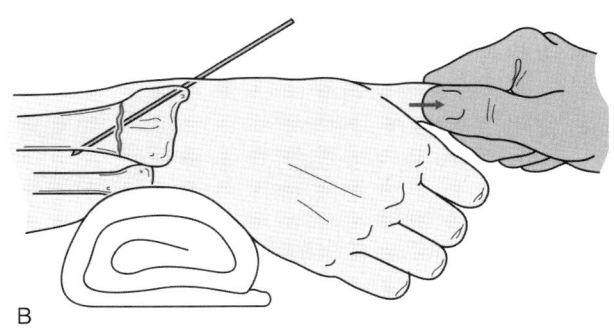

图 40-10　(A)桡骨远端骨折经皮穿刺技术从骨折复位开始。远端碎片背侧加压和桡骨反方向加压进行复位，同时腕部在毛巾卷上向尺侧偏离。(B)第一根针向尺侧通过桡骨茎突从桡骨干尺侧皮质穿出。第二根针在桡骨的背尺角穿向掌侧桡骨。穿针固定在透视引导下完成。(Redrawn from Benoist, L. A.; Freeland, A. E. J. Hand Surg［Br]20;82-96,1995.)

重的骨质疏松或过多的背侧粉碎可能导致骨折塌陷或针移动而使复位失败。即使腕部使用石膏管型固定，每天的活动也有压迫负重通过腕部。所以，用这一方法治疗骨折必须进行密切监测。如果在克氏针固定时有不稳定的体征或者骨质量非常差(对这些患者维持力线是重要的)，应当考虑给予更坚固的外科治疗方法。最多的情况是，这类骨折的治疗，掌侧锁定钢板代替了石膏固定(将在后文讨论)。

(二)骨骼外固定

骨外固定尽管在过去治疗桡骨远端关节外不稳定骨折时非常多见，但是在今天已经很少见了。多数被更新的前侧锁定钢板所取代。钢板系统可以避免外固定架所引起的移位、固定及针道刺激软组织等问题。但是，外固定是非常有效的治疗方法，一些学者报道使用外固定架有非常好的结果[7,50,100,157,184,226,229,239]。几个前瞻性随机试验对不稳定桡骨远端骨折使用

外固定架治疗和石膏管型治疗进行比较,指出外固定架在维持骨折位置和手的功能恢复方面更具有优势[99,103,114,122]。事实上,外固定比早期切开复位的方法(在锁定钢板开展之前)有更好的远期疗效[86,123]。动力外固定的概念非常有意义,通过复杂的运转装置缓慢地维持腕部牵引,同时也能使腕部活动,研究表明,与之相比,静态外固定更容易出现复位失败,有更多的并发症,腕部活动无好处[211]。

当通过有限的暴露联合使用皮下穿针或骨移植时,外固定架可在使用后 4~5 周取出[11,28,130,202]。在夹板的舒适和支撑下,大约 6 周时,腕部可在保护下开始活动。如果没有辅助治疗,固定装置最好放置 6~8 周取出,直到骨折愈合。

应用外固定技术,一些细节需要严格的注意。如果骨折复位前放置固定针,骨折复位后,穿针部位的皮肤张力会有改变。骨折精确的复位后再放置外固定针,可以避免这一问题。如前所述,放置固定架之前,应用简单的克氏针维持复位。使用外固定的方法,外固定架的功能好像是坚强的中和装置而不是维持骨折位置的专用方式。外固定技术不需要腕部分离(对手指活动和最终腕部活动两者都是有害的)来维持复位。另加克氏针也可明显改善骨折稳定,从而促进愈合[60,224,233]。

在第二掌骨和前臂远端标记外固定针的放置部位(图 40-11)。前臂针最好放置在靠近第一背侧间隙露出肌肉的部位,背桡侧前臂桡侧腕伸肌和桡侧腕短伸肌之间。掌骨针应当放在与掌侧水平面大约呈 45°,以允许拇指向后活动。我们提倡小切口,尽力保护桡神经感觉分支,并使针位于骨骼中央。即使在青年人坚硬的皮质骨上,用 2.5mm 半螺纹针(斯氏针)时,通常不需要钻孔。放置针要稍有角度,使更多的螺纹位于第二掌骨干的狭窄处。

针放置后,放置外固定架,确保桡腕关节轻度地分开和腕关节几乎中立位。放置斯氏针后,必须注意放松皮肤张力,避免局部皮肤坏死和随后出现的针道问题。尽管表面针道感染并不少见,但多数经局部应用抗生素和伤口护理后很少出现骨髓炎[3,118]。固定架放置后,手指必须立即开始活动,包括拇指。如果使用固定架时也使用支撑掌侧夹板,患者常会感觉更牢靠。在愈合过程中,专业医生要密切监测手指活动、水肿和针道护理。

对远端大碎块的不稳定关节外损伤,据报道应将远侧外固定针放置到远端骨块,不跨过腕关节[145]。用

这种方法,能够进行早期活动和功能恢复。但是,比较治疗方法,静态外固定允许腕部早期活动,但不能预测功能活动最终丧失。腕部骨折后,早期的简单活动能使功能更快地恢复。

(三)切开复位

关节外不稳定骨折目前最常用的治疗方法是切开复位内固定。这是因为比较新的前侧锁定钢板系统已经普及[112,128,129,155,160,161,163,164,232]。这项技术使桡骨干坚强固定,远端在关节面下方使用螺钉或锁钉锁入钢板。钢板在骨的伸侧提供坚强的固定维持复位。使用这些带有角度的结构,不需要暴露或填充骨折粉碎和移位造成的背侧骨缺损(图 40-12)。前侧钢板可以使用比较小的内植物,能够避免在背侧放置较大内植物所带来的肌腱问题。另外,暴露桡骨前侧的皮质更容易复位。这一侧的皮质较厚,更容易复位恢复恰当的长度和斜度,远端的旋转与桡骨干有关。

桡骨远端的前侧入路要通过桡侧腕屈肌的深部(图 40-13)。打开腱鞘,把肌腱牵向尺侧。用手术刀打开腱鞘的深部,将腕管的内容(屈肌腱和正中神经)轻轻地从桡侧牵向尺侧显露旋前方肌,它覆盖在桡骨远端的前侧。肌腱和正中神经牵向尺侧,可以看到一些桡动脉血管的分支。对这些血管进行止血。向桡侧非常仔细地解剖至桡侧腕屈肌的水平。保护正中神经掌侧的皮下分支,这一分支在桡侧腕屈肌和掌长肌之间进入手掌的桡侧。如果术前有正中神经的症状,我们一般推荐做腕横韧带的松解。通过单独的一个掌侧切口很容易完成。

另一个不太常用的入路,向尺侧暴露得更充分,将屈肌腱、正中神经、桡动脉和桡侧腕屈肌牵向外侧[93,144]。这一更广泛的暴露,在手术过程中,对正中神经有潜在的持续牵拉。这一入路能更直接地显露月骨前关节面。使用这一扩展的入路,常规地松解腕横韧带,使软组织结构有更宽大的活动范围。

无论选择哪一种显露方法,下一步是靠近桡侧切开旋前方肌。使用电刀非常容易切开。掀开旋前肌,骨膜下靠近中间和外侧剥离显露桡骨前侧。在远端要小心,不要切开重要的前侧腕部韧带。前侧入路桡骨远端的关节面是看不到的。旋前肌向尺侧掀开直到能够显露月骨前关节面。小的 Homan 或 Bennett 拉钩对显露视野非常有帮助。继续向桡侧解剖,直到能看见第一背侧筋膜室的肌腱。在这些肌腱的下方,骨膜下松解桡侧附着点或当远端碎片具有牵拉力量时切开附着点。

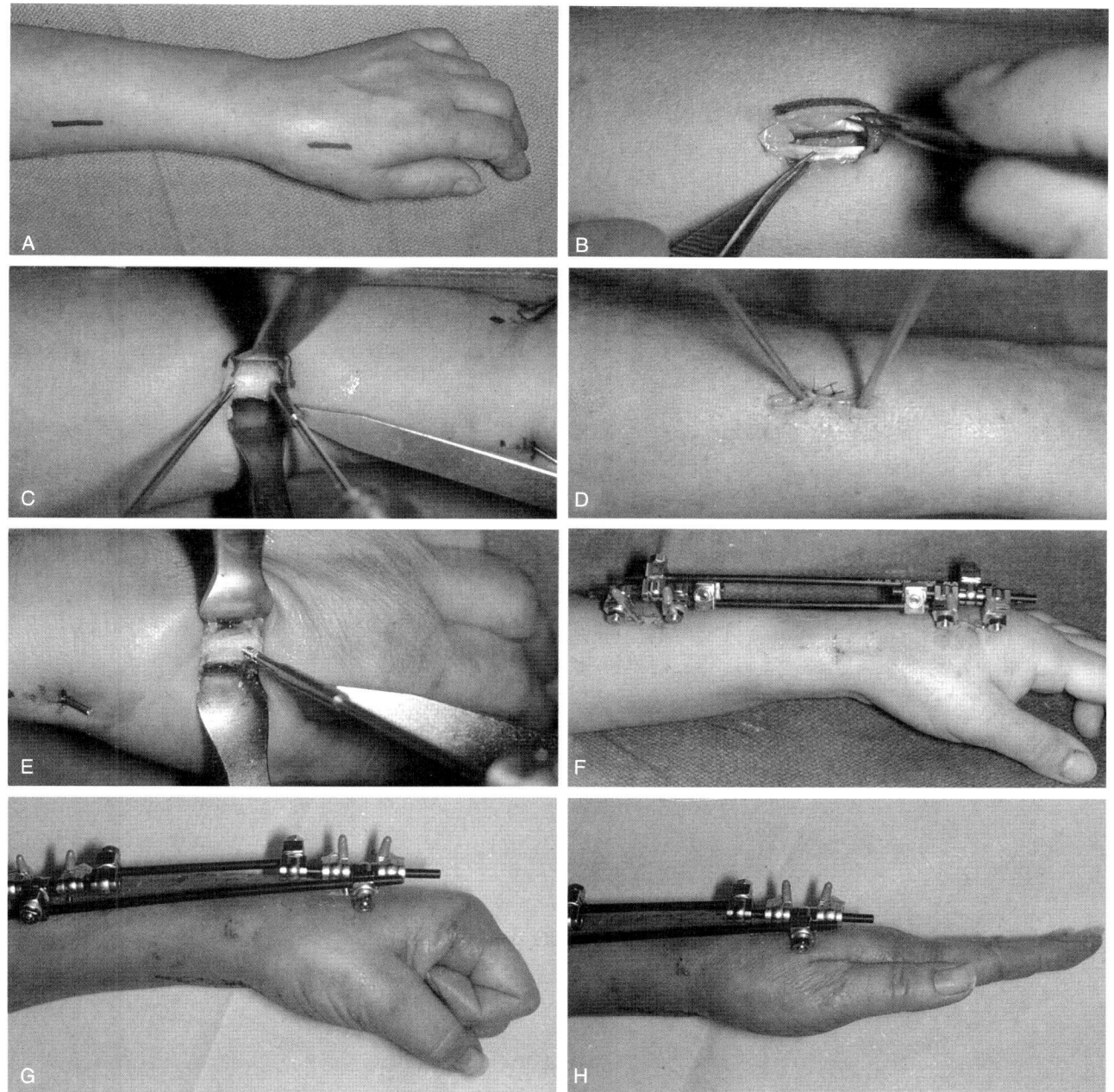

图 40-11　应用外固定架技术。(A)在桡骨和第二掌骨的背桡侧标记进针点。(B)桡侧针放置在桡侧腕长伸肌和桡侧腕短伸肌之间,恰好在第一间隙外层肌肉的近端。(C)Homan 牵开器和钻瞄准器保护软组织。(D)不放支架的进针部位松弛关闭易于缝合。(E)第二掌骨针小切口放置,可以直视下放置在骨中间。每一切口必须保护桡神经感觉分支。(F)装配外固定架。在固定架固定期间应当强调早期手指屈曲(G)和手指伸直(H)。(见彩图)

用爪形钳控制住骨折的桡骨干近端使骨折容易复位。一旦骨折线明确和清晰,远端碎片即可转动复位。在许多病例,较厚的前侧皮质无明显的粉碎,复位相对比较容易。要注意确保桡骨在外侧面的中间复位。通常,桡骨干有向尺侧移位的倾向。一经复位,如有必要可以用克氏针通过桡骨茎突临时维持复位。

选择并放置前侧锁定钢板。大多数是对桡骨远端前侧膨大预制的钢板,可以在骨折的桡骨干近端通过卵圆孔放置螺钉。根据术中透视调节钢板的位置。钢板的位置在远端放置螺钉前要对前后位(AP)和侧位拍照来证实。术中必须使用影像检查。多数情况是钢板首先固定在桡骨干。当远端碎片转动重新建立掌偏

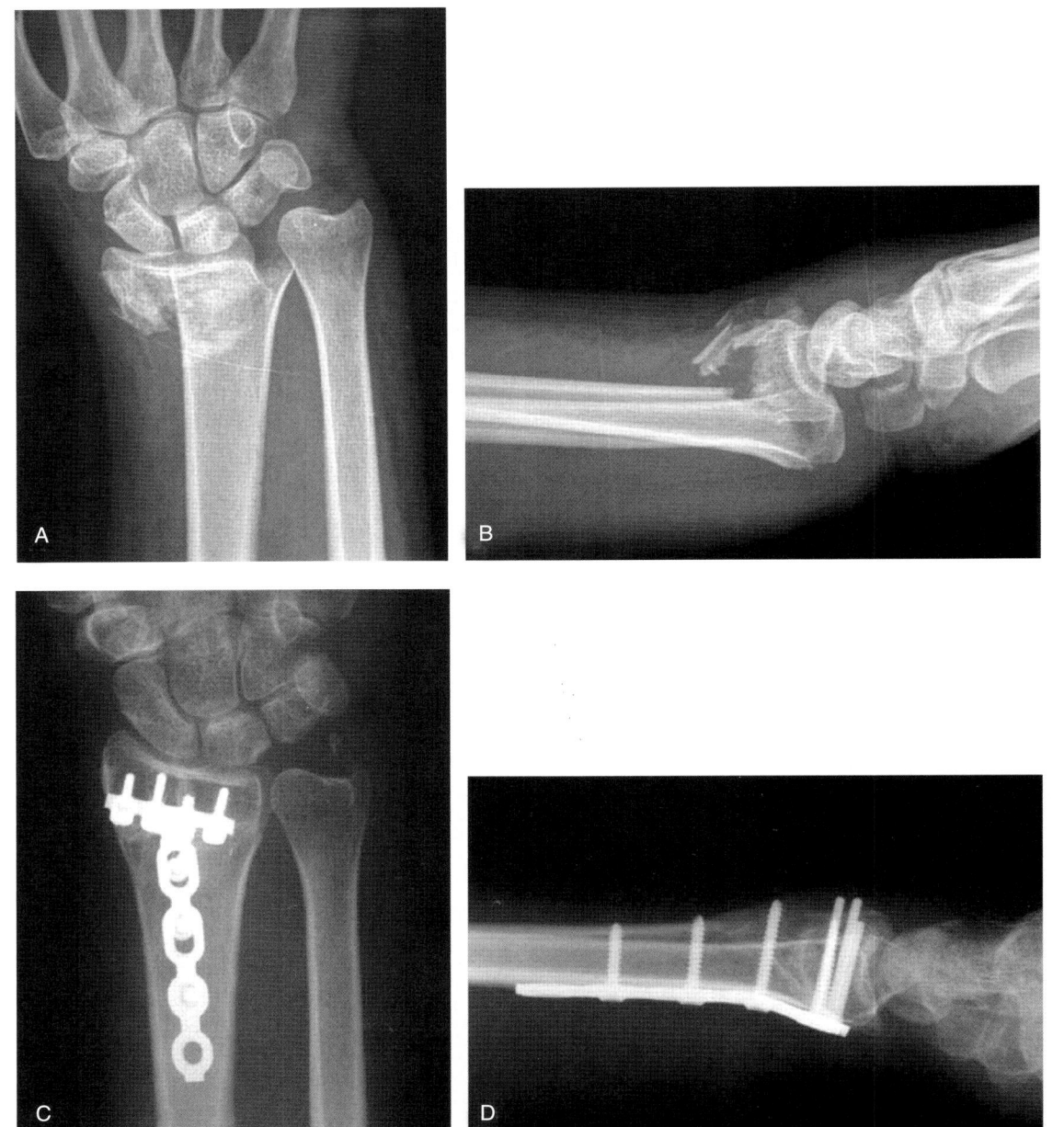

图40-12 高能量,粉碎,不稳定二部分关节外桡骨远端骨折的(A)后前位和(B)侧位片。注意背侧高度粉碎。切开复位前侧锁定钢板内固定术后(C)后前位和(D)侧位片。尽管肌腱侧的骨折粉碎,但背侧皮质用带角度的钢板固定非常牢固。这些内植物为不稳定桡骨远端骨折带来创新性的治疗。

角时,可以放置远端的螺钉或螺栓。远端放置螺钉时要小心,螺钉不要超过背侧皮质。如测量背侧皮质的螺钉长度,要减去几毫米,不要让螺钉锋利的尖部伤到伸肌腱,这些肌腱紧紧地贴附在桡骨的背侧。

尽管目前大多数的钢板系统对远端螺钉可以瞄准方向,但仍然必须注意,应确保内植物不侵袭到桡骨远端的关节面。通常情况下,桡骨茎突的螺钉向远

侧倾角,标准的侧位投照可以显示没有露出关节面。从桡骨的远端到近端瞄准一条线,这条线与关节面垂直,这样可以得到侧位投照[137]。记录半旋前和斜位观以证实掌侧的金属物放置在软骨下的水平,避免伤到桡腕关节[125,207]。

钢板螺钉固定之后,缝合旋前方肌,常规方式修补软组织。通常旋前肌在钢板上面不能完全复原。这

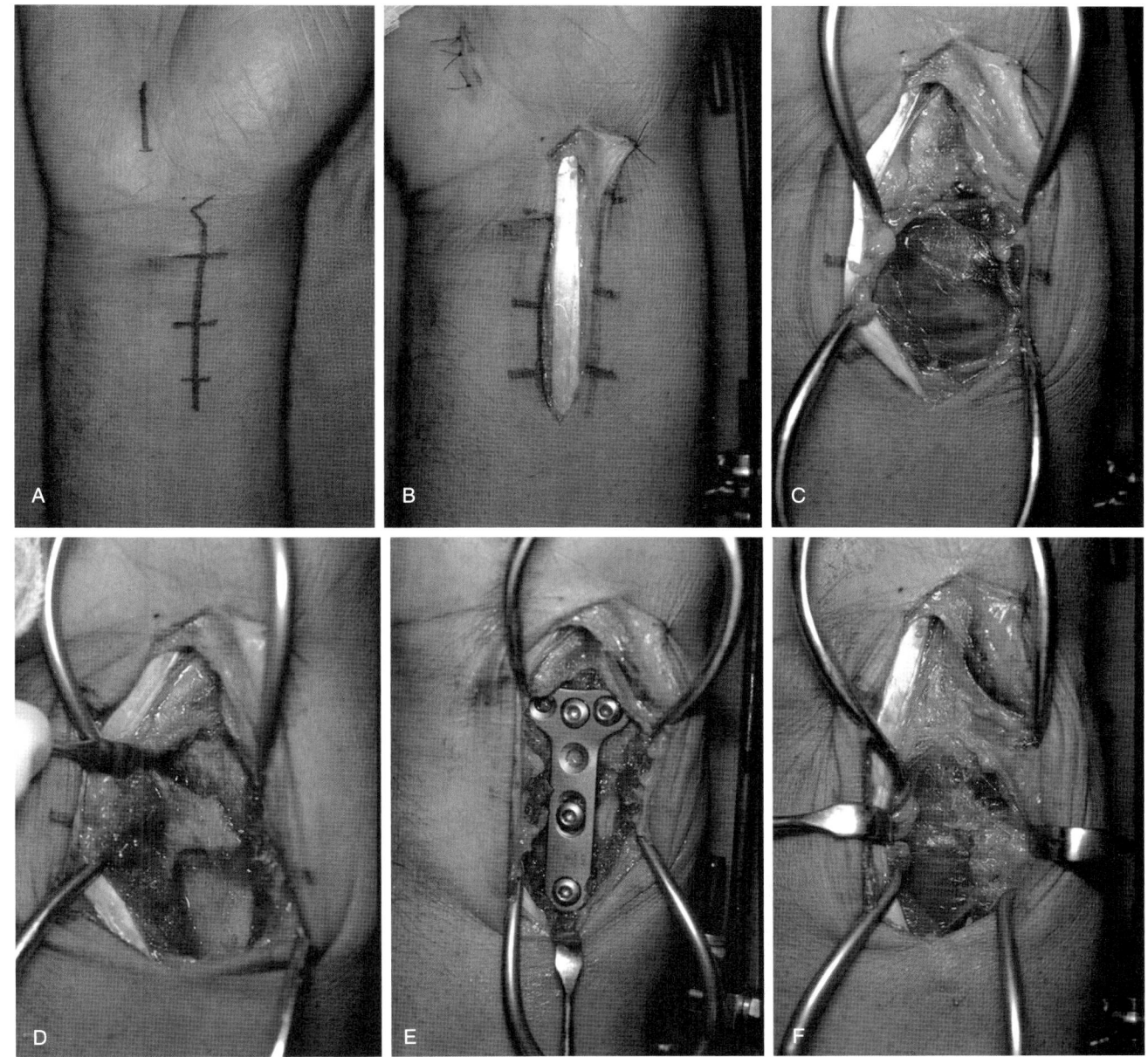

图 40-13　右腕桡骨远端常用的桡侧间隙掌侧入路主要步骤的术中照片。(A)直接触及桡侧腕屈肌(FCR)腱并绘制切口。(B)桡侧腕屈肌(FCR)腱鞘切开。(C)肌腱牵向尺侧,显露旋前方肌,它覆盖桡骨远端。注意这一入路不需要暴露桡动脉。(D)旋前方肌向桡侧掀开(保留附着处便于修补),显露桡骨远端的掌侧面。(E)使用掌侧钢板。(F)修补旋前肌肉覆盖钢板。旋前方肌不一定能解剖修补。(见彩图)

样没什么影响,因为薄型金属物位于皮质面的前侧,不会妨碍屈肌腱的功能。事实上,修补旋前肌是否有功能上的优势还不清楚。

用锁定钢板固定能很快地恢复。内植物维持稳定,从最初的几天至数周,可以制定早期的关节活动度训练计划。这对于需要自理的老年患者特别重要。但是必须强调,尽管早期活动能更快地恢复功能并使恢复曲线左移,但最终腕部的功能活动没有出现更好的结果。桡骨远端骨折后大约 3~6 个月,早期活动与最初固定相比没有差别[29]。一项回顾性研究特别对前侧锁定钢板和外固定进行了比较。尽管研究者指出内固定能更好地恢复长度和掌偏角,但在远期功能两组之间没有差别[237]。

最后必须强调,尽管前侧锁定钢板容易复位和固定,但也要注意细节,也有出现自身并发症的危险。据报道,远端关节碎片随着远端的针或螺钉塌陷,不过这一并发症更多见于老年患者,骨质疏松的人群以及损伤的远端累及桡腕关节[161,192]。前侧入路显露关节面有限,必须特别小心,如不留神放置远端螺钉可能进入桡腕关节或下尺桡关节（或二者都有）(图40-14)。远端螺钉通过背侧皮质的突起,可以导致伸肌腱功能障碍和断裂(图40-32)。拇长屈肌的断裂已有报道[17]。

第八节　关节内骨折

一、稳定骨折

治疗累及下桡尺关节或桡腕关节的稳定性关节内骨折,其治疗原则与稳定性关节外骨折是相同的。必须注意密切观察这些损伤,因为初期累及关节内很小的移位骨折,可以导致骨折在石膏管型内塌陷和移位(图40-15)。如前所述,累及桡腕关节内的骨折本身

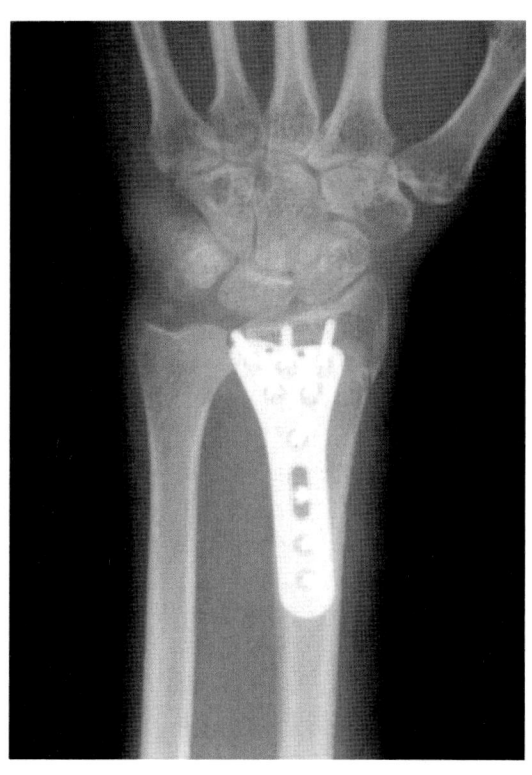

图40-14　前侧锁定钢板螺钉穿入下桡尺关节后前位X线片。注意侵及到尺骨头。由于螺钉与钢板带有角度固定,必须小心确保钢板放置合适的位置,避免远端螺钉进入桡骨关节面。使用这类钢板需要术中透视。

就是潜在的骨折不稳定体征。必须经常拍片,直到证实骨折稳定。

二、不稳定骨折

最多见的关节内桡骨远端骨折是下桡尺关节撕裂,没有桡腕关节移位,例如简单二部分弯曲骨折。这些骨折的治疗与不稳定关节外骨折一样,现在最常见采用前侧锁定钢板固定。必须注意确保桡骨远端乙状切迹的精确复位。不稳定横行远端骨折经常向桡侧移位,使桡侧倾斜消失。这将导致下桡尺关节不完整。为纠正下桡尺关节不完整,应在骨折复位时,远端骨片除牵引掌偏外,还必须尺偏。复位后准确的评估下桡尺关节的唯一方法是,在前臂中立位或0°旋转位拍片或透视[65,170]。所幸的是,最常见使用的前侧锁定钢板能够使任何的旋转和移位得到复位。累及桡腕关节的无移位关节内骨折是这些损伤的常见形式。必须注意,在骨折复位时要保持关节面的平整。

(一)二部分桡腕关节骨折

高能性、撕脱、二部分桡腕关节骨折脱位(Barton骨折,反Barton骨折)需要关节复位,以保证腕关节功能和防止创伤后关节炎[53,64,111,171,221]。尽管有些病例通过闭合方法能够解剖复位,但这些骨折终究是不稳定骨折,通常需要内固定。前骨折脱位(Barton骨折)远比背侧的骨折脱位多见。桡腕关节骨折脱位更多发生在骨质强壮的青年人,因此应当使用小支撑板维持复位[53,64,171,221]。

由于关节骨块较小,且伴有很多软组织结构,外科入路有限,因此手术处理撕脱骨折是困难的。有必要做好术前准备。CT扫描有时对进一步确定骨折的解剖是有帮助的。

处理损伤的手术入路应当根据脱位的方向来确定,以便能够准确判断和整复移位的关节碎片。例如,前面的骨折脱位最好使用前面入路的前切口。在处理前侧剪切损伤时操作中必须小心,不要被干扰,因为前侧皮质经常有无移位的纵行骨折线。事实上,大多数掌侧剪切损伤有两个或更多的关节[88]。因为钢板具有夹紧的功能,所以螺钉不必强制通过远侧碎片。非常适合钢板维持复位。青壮年骨骼比较坚硬并伴有成角时,前侧有大的碎片,但是,远端在碎片之间放置锁定螺钉,有助于复位的稳定(图40-16)。

关节完整通常在透视下或术中平片照相可得到

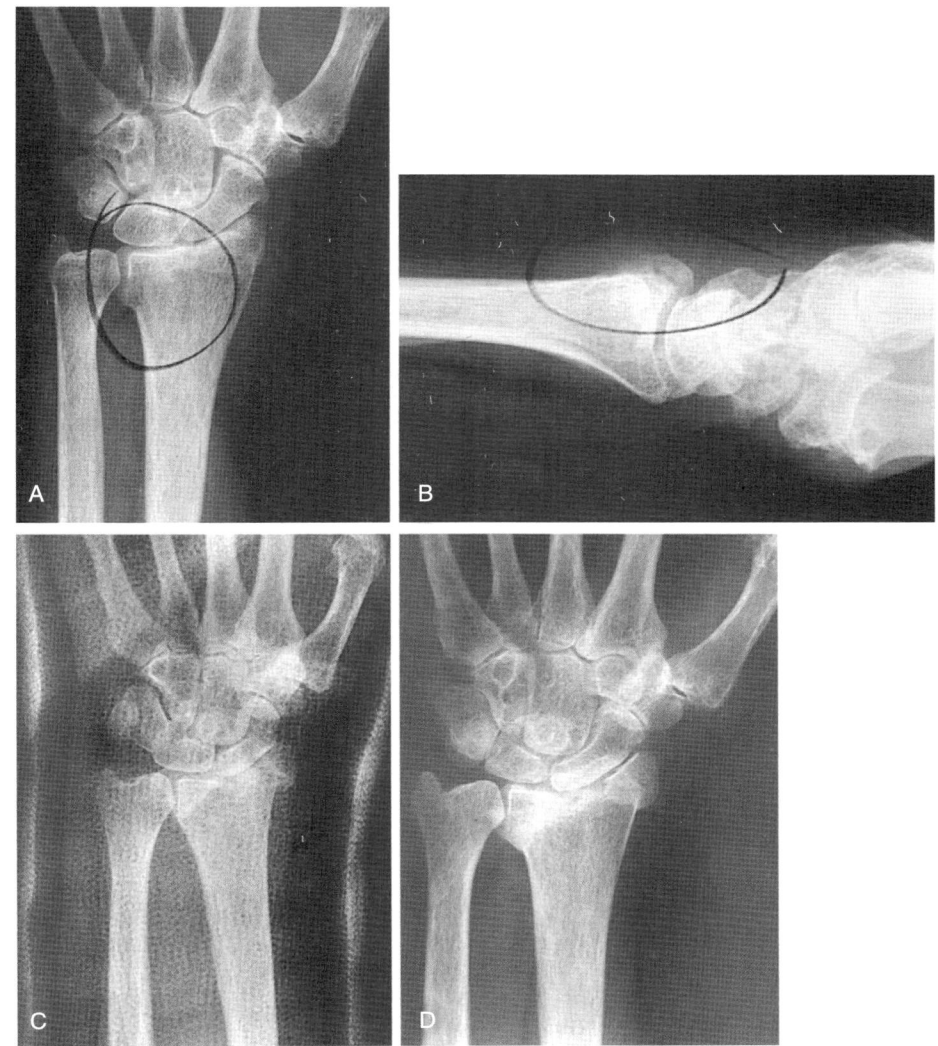

图 40-15　65 岁患者桡骨远端无移位关节内骨折的放射照片。已做石膏制动,门诊后 4 周来院就诊。(A)后前位。(B)侧位。(C,D)X 线片上显示在管型固定中出现关节内移位和塌陷。关节内骨折即使有微小的移位也应仔细观察。

证实。如前所述,应当注意,不要横行切开重要的掌侧桡腕韧带。过分暴露和解剖掌侧腕部韧带,会导致骨折碎片的不稳定、干骺端碎片血流阻断和潜在的腕间不稳定。如果需要探查关节面,必须要通过专用的有限背侧入路。仅从背侧暴露就能很好地探查桡骨远端关节面[93]。

在这些前侧剪切损伤中特别提到月骨前关节面。这一部分经常被忽略,手术中通过桡侧腕屈肌的标准入路不能很好地观察到关节面。不幸的是,大多数传统的桡骨前侧钢板没有设计固定月骨尺掌侧缘。如果没有恰当的支撑,前侧桡腕和下尺桡韧带的力量可以导致术后塌陷和关节半脱位(图 40-17)[88]。比较新的前侧锁定钢板系统已经设计固定这一关节(图 40-

18)。对这一部分进行适当的术前准备是极为重要的。

使用掌侧钢板后,必须仔细检查桡骨茎突,以确定是否单一受累。这经常需要半旋前后前位透视像。掌侧支撑板不能固定桡骨茎突,即使无移位茎突骨折也可能由于肱桡肌的牵拉而移位[92]。如果有骨折线存在,桡骨茎突应当另用克氏针或螺钉加以固定。幸运的是,许多比较新的前侧锁定钢板远端分开,用螺钉直接固定在桡骨茎突。在这种情况下,没有必要使用克氏针。

对于不常见的背侧骨折脱位,应采用纵行切口,通过第三背侧间隙暴露桡骨远端(图 40-19)[93]。这一入路用在显露桡骨远端关节面。沿第三间隙切开支持带,牵开拇长伸肌腱,骨膜下向尺侧和桡侧解剖。这

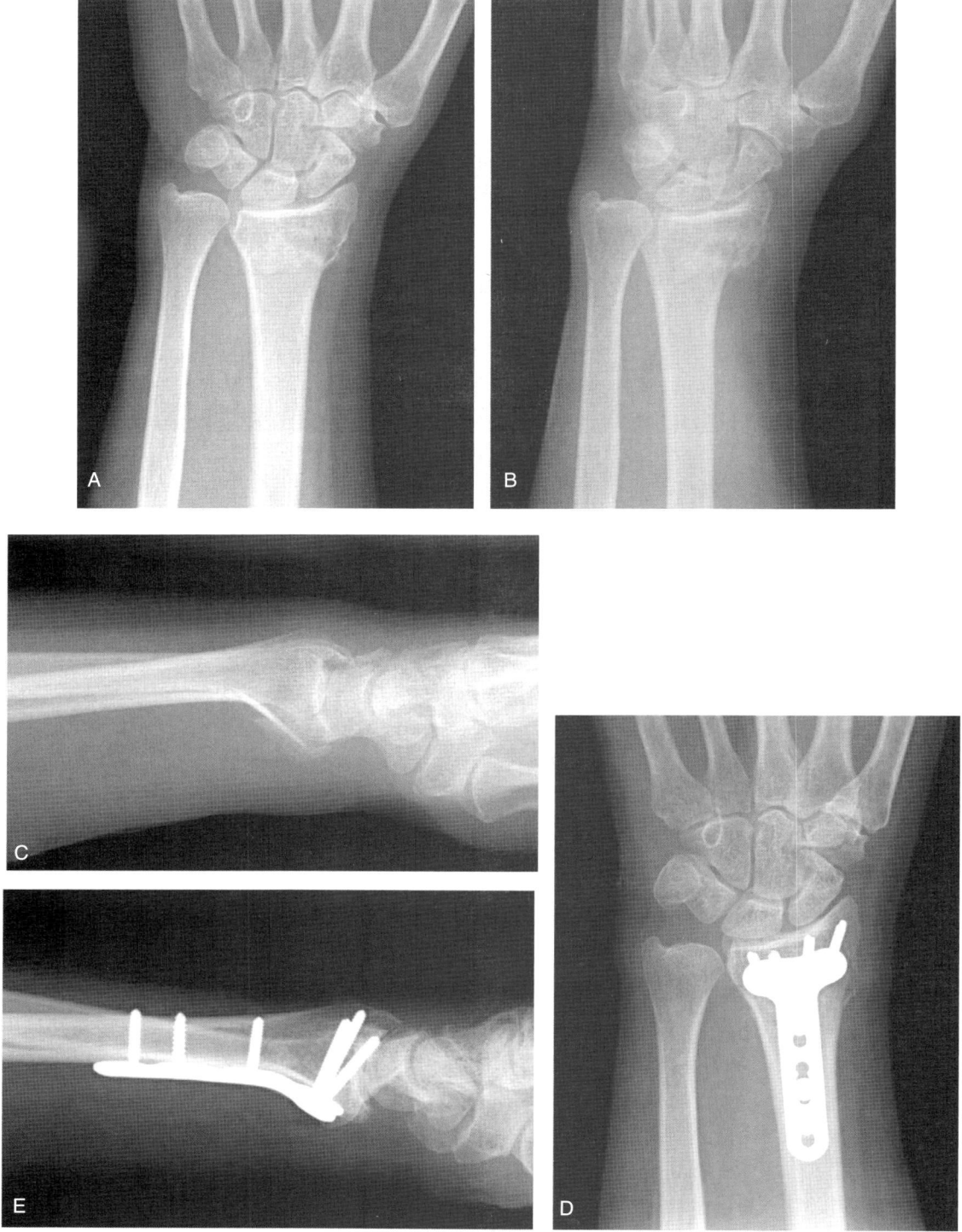

图 40-16 桡骨远端前侧二部分剪切骨折的(A)后前位、(B)斜位和(C)侧位片。尽管背侧皮质没有受累,但前侧关节面与腕骨完全脱位。切开复位前侧锁定钢板内固定术后的(D)后前位和(E)侧位片。尽管钢板具有支撑固定关节半脱位的功能,但远端应放置小锁定螺钉确保稳定。

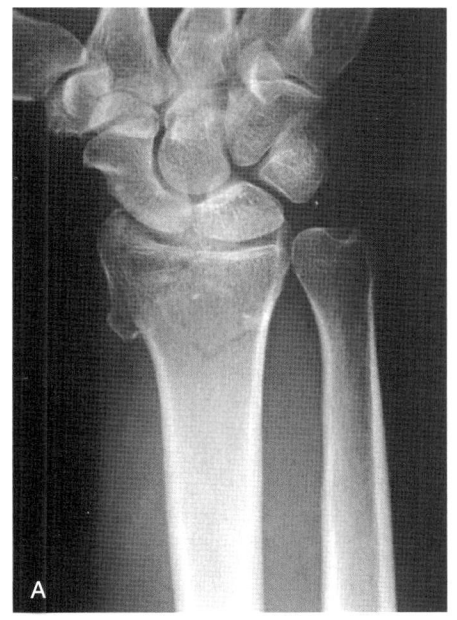
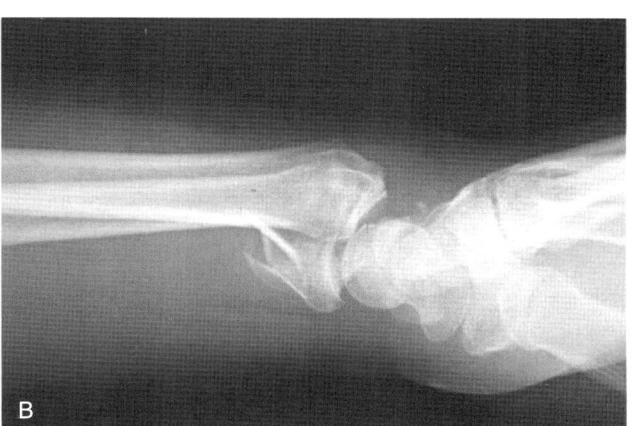
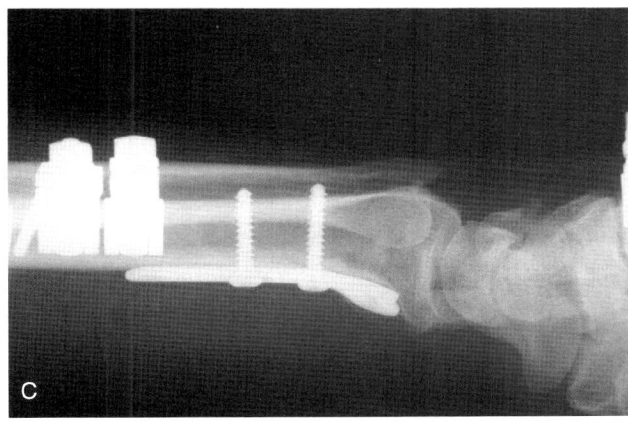
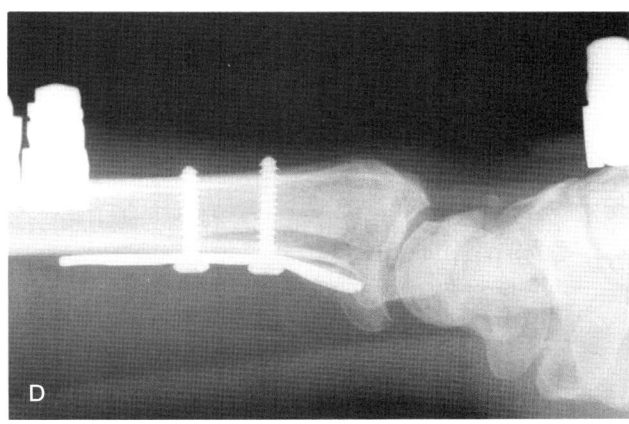

图 40-17 桡骨远端前侧剪切骨折合并关节半脱位的 (A)后前位和(B)侧位片。尽管前侧的碎片是一块,但多数这类损伤前侧剪切骨块是粉碎的,最初的拍片有可能不能清晰地显影。(C)切开复位使用传统的无锁定桡骨远端前侧钢板,术后侧位。使用外固定架抵消骨折愈合过程中变形的力量。注意关节面要复位。(D)几周后影像随访显示月骨前关节面脱位。传统的桡骨前侧钢板不能支撑关节面。(待续)

样,包含指伸肌腱的第四间隙腱鞘下不受影响。术中在术台末端沿手指做重力牵引有助于复位和观察关节表面。

在这一部位应用内植物,会更多地出现伸肌腱滑向背侧骨骼的后果。由于大的背侧钢板引起肌腱问题[37,40,113,191,200],现在使用比较小的"碎片特制"内植物,可以使月骨关节面和桡骨茎突分别固定[20,57,101,199]。这些比较小、比较薄的内植物很少引起背侧伸肌腱问题。但是,如果在这一区域使用钢板和螺钉,为保险起见,经常需要骨折愈合后取出这些钢板和螺钉。手术后尽早在 3~4 个月取出内固定。纵向(不是横向)切开

关节囊然后关闭和修复支持带,将拇长伸肌移向背侧(图 40-19)。

(二)二部分嵌插骨折

二部分嵌插骨折是由于桡骨远端关节面的嵌插所致,首先累及的是月骨关节面。这类骨折既可以是独立的损伤,也可以是更复杂的三部分或四部分骨折的一部分。Saito 和 Shibata[194]描述了整个月骨关节面从桡骨茎突分离移位(正中楔状骨折)。这与在典型的三部分桡骨远端骨折上看到的尺侧碎片是相同的。Scheck 为从月骨关节面背侧部分撕脱下来的骨折命

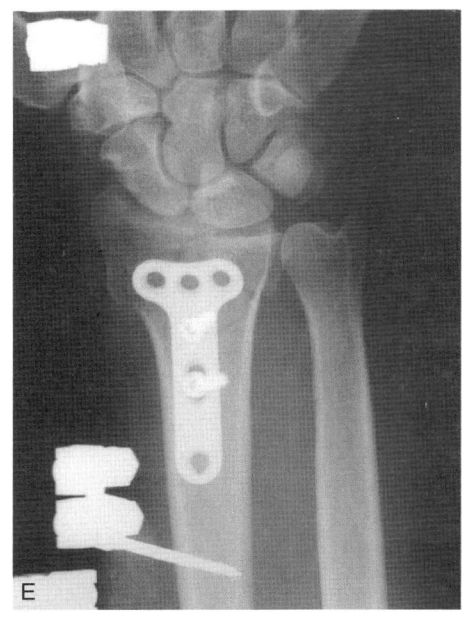

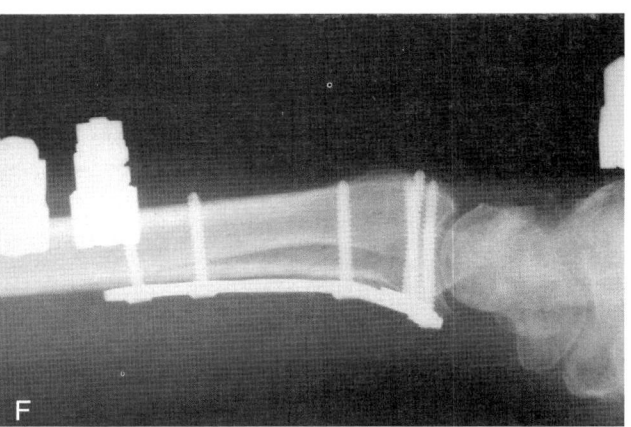

图 40-17(续) (E)后前位特别显示月骨前关节面脱位。(F)切开复位使用新型前侧锁定钢板内固定的侧位片。注意钢板的远端，它可以覆盖和支撑桡骨远端前侧的整个关节面(包括月骨关节面)。

名了一个术语，叫做 die-punch 碎片[198]。这一碎片类似于在四部分损伤上看到的背尺侧碎片。通常这些碎片仅使用韧带整复法不能精确复位，需要用切开的方法。

二部分分离的掌侧骨折也可继发于关节面掌侧

直接撕脱暴力。这类骨折与掌侧 Barton 骨折相似，但并未累及关节面的整个前部，所以，可以不合并桡腕半脱位。掌侧边缘骨折可以导致桡骨茎突前部或月骨关节面前部的分离移位。

治疗桡骨远端舟骨或月骨关节面的分离掌侧边

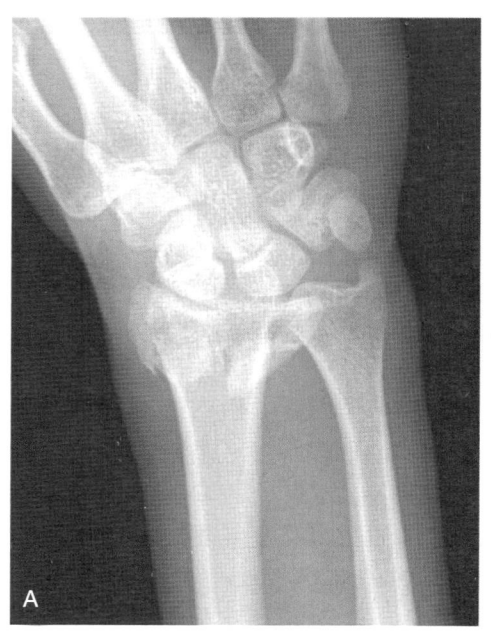

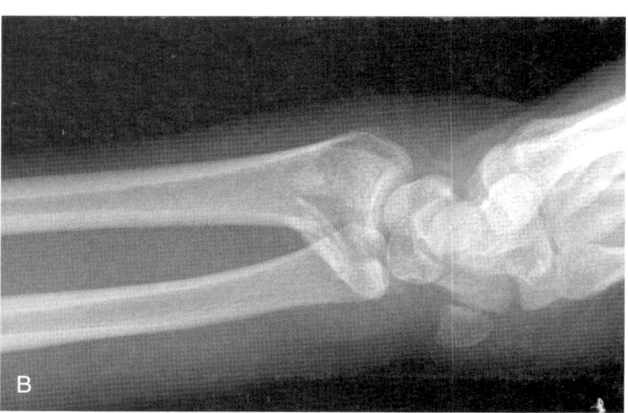

图 40-18 桡骨远端高能量多碎片前侧剪切骨折合并关节半脱位的(A)后前位和(B)侧位片。正面投影能最好地显示前侧关节碎片明显分开。(待续)

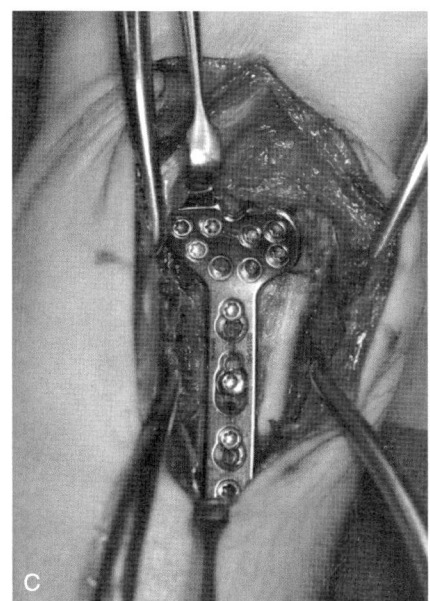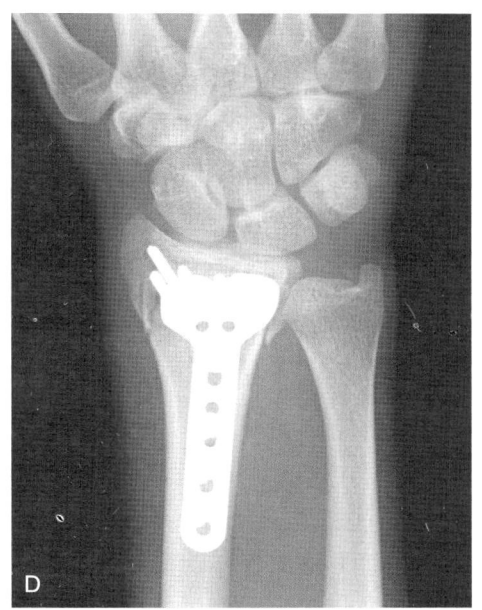

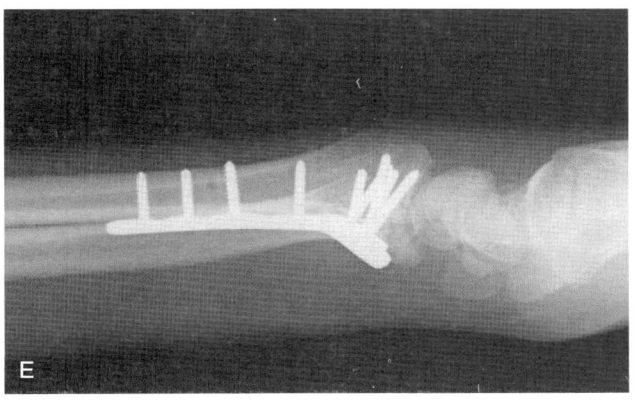

图 40-18(续)　(C)新型设计的前侧锁定钢板固定后的术中照片。注意钢板向尺侧延长,这种特殊设计能更好地支撑月骨前关节面。钢板的桡侧边缘更靠近端,远端锁定直接固定在桡骨茎突。(D)内固定术后正位和(E)侧位片。注意远端带角度的螺钉固定桡骨茎突,钢板的尺侧向远端延伸。这种新型钢板能够固定包括月骨关节面在内的整个关节面的前侧。(C 图见彩图)

缘骨折,与治疗掌侧 Barton 骨折是一样的。通过前侧入路,复位骨折并使用支撑板。通常可以达到牢靠的内固定,使腕关节早期康复(图 40-20)。

　　累及月骨关节面背侧部分(die-punch 骨折)或整个月骨关节面(正中楔形骨折)的关节二部分嵌插骨折,可以使用骨髂外固定架和有限切开技术相结合的方法进行治疗[10,77]。使用固定架后,做背侧纵向小切口,然后在透视下从干骺端将嵌插碎片顶起,不用直视关节面。外固定架的功能是抵消造成骨折移位或塌陷的纵向力量。现在这些损伤最常见的是使用小的锁定钢板,它可以在桡骨远端的掌侧和(或)背侧使用。

　　如果在透视下认为复位不满意,可延长切口直接探查关节面。这样可以直接整复碎片,保证关节面的解剖复位。骨折复位后,如果干骺端有大的缺损,可以采用纯松质骨自体植骨(或骨替代物)填充缺损,以支撑复位的关节面。必要时可以从髂嵴或同侧鹰嘴取骨[27]。植骨供区的部位在手术治疗前必须要和患者商讨。如果使用锁定钢板,通常可以不用植骨。

(三)二部分桡骨茎突骨折

　　由于更深入地了解了桡骨远端韧带的结构,现已明确一些茎突骨折是掌侧腕骨韧带和腕间韧带损伤的一部分。桡骨茎突骨折合并舟月骨间韧带撕裂将在以后讨论。桡骨茎突骨折的解剖复位是非常重要的,不仅要使关节面复位,也要保护好韧带结构。尽管这

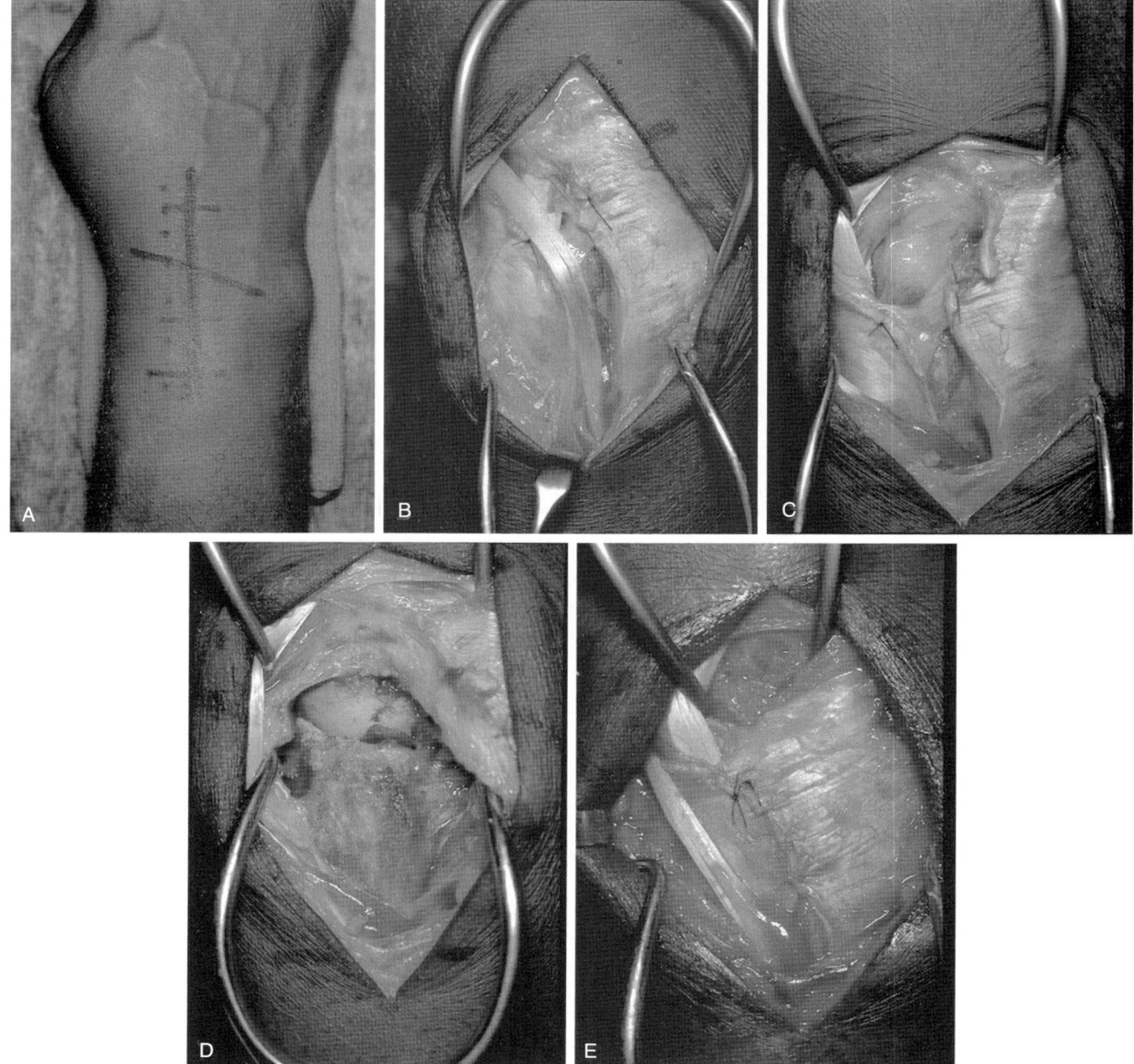

图40-19 右腕桡骨远端背侧入路主要步骤的术中照片。(A)标记背侧切口在桡骨中心轴稍偏桡侧。斜线是在透视下确定桡骨远端关节面的标记。(B)第三间隙支持带已经打开,显露拇长伸肌腱(EPL)。(C)拇长伸肌腱牵向桡侧。牵开器放置在第二(桡侧腕短伸肌腱)和第四(指固有伸肌腱)伸肌间隙肌腱之间的远侧,以暴露背侧腕关节囊。(D)骨膜下剥离暴露桡骨远端和近排腕骨。注意第四背侧间隙腱鞘下保持完好。(E)复位后,对支持带解剖进行修补,背侧保护好的位置放置EPL。(见彩图)

些骨折可能是三部分或四部分桡骨远端骨折的一部分,但分离的桡骨茎突骨折,在青壮年经常是由高能性损伤引起的。

移位的桡骨茎突骨折常可通过闭合方法复位,但这些骨折也有内在的不稳定,例如撕脱型骨折,因此最好用牢固的内固定。简单的克氏针和石膏管

型即能很好的固定。有两种可靠的方法可供选择,传统的方法或空心碎片间加压螺钉的方法。螺钉理想的位置是与骨折线垂直,尽力加压防止撕脱。建议做皮下解剖,以免使用螺钉时损伤桡神经背侧感觉分支。

如果牵引不能达到解剖复位,可以经皮克氏针穿

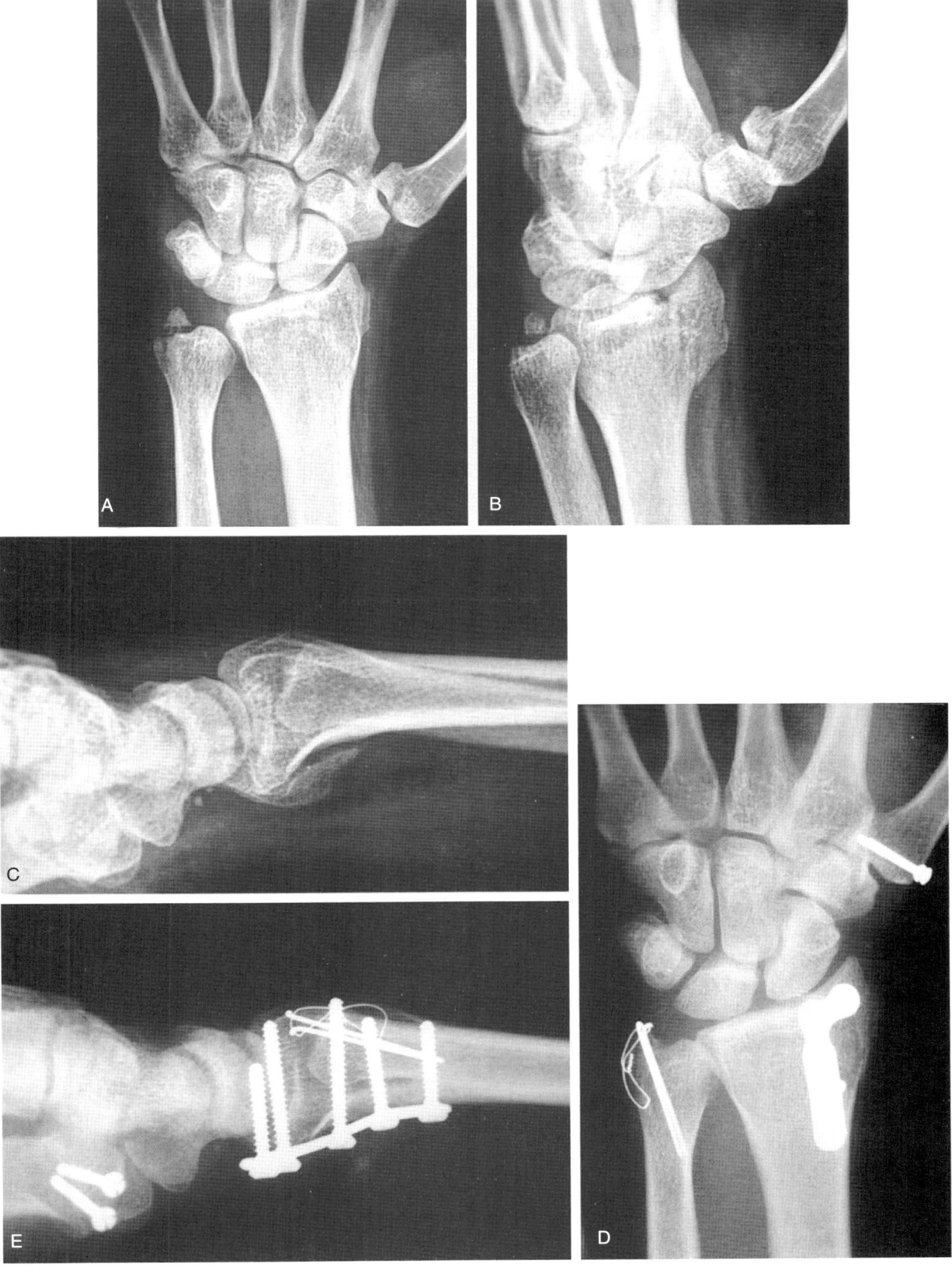

图 40-20　(A~C)放射照片显示仅有舟骨关节面掌侧边缘撕脱骨折。(D,E)用 2.7mm L 形钢板固定。注意尺骨茎突基底骨折用张力带钢丝技术固定。

入茎突碎片,通过杠杆作用帮助复位。茎突碎片通常需要牵引、屈曲、旋前得到复位(即与原始致畸暴力相反)。

　　如果闭合复位不能成功,或骨块的后面有明显的干骺端粉碎(茎突骨折合并轴向压缩),则需要切开复位。最好是通过桡侧多个切口完成,在第一和第二背侧间隙之间解剖[93]。对于粉碎的压缩型有月骨关节面粉碎的茎突骨折,如使用钉板不能达到稳定,使用外固定架有助于抵消纵向致畸暴力(图 41-21)。必要时可以再次植骨,以填充干骺端缺损。

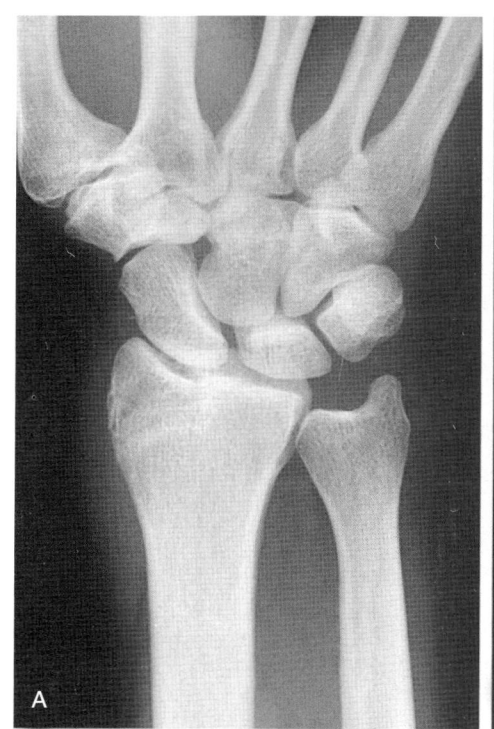
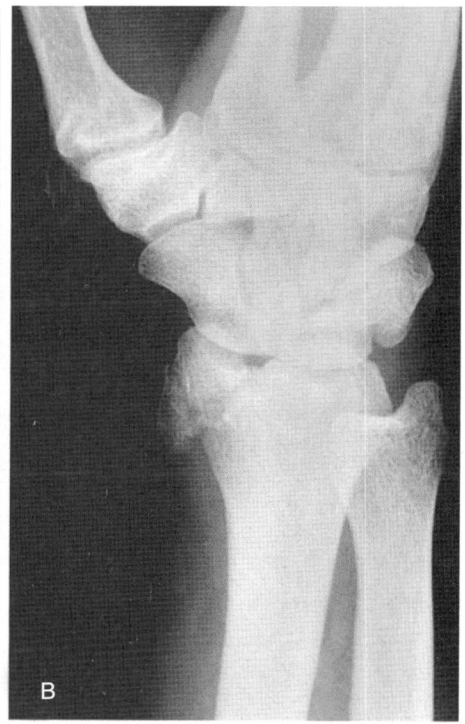
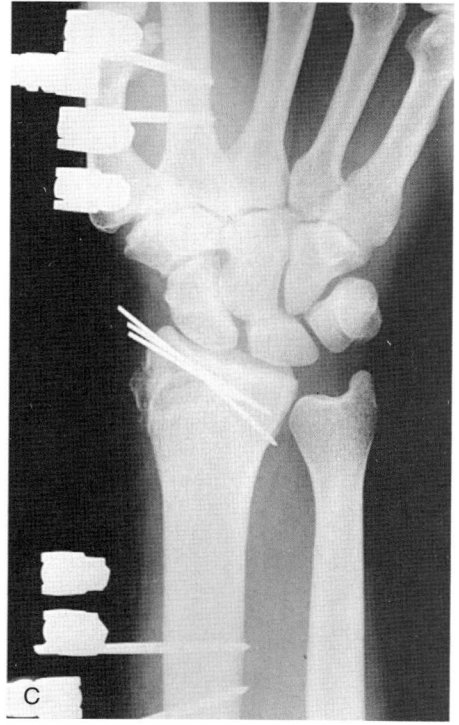

图 40-21 (A,B)由轴向压迫机制造成的高能性桡骨茎突骨折合并关节嵌插和干骺端粉碎。(C)骨折治疗采用第一和第二背侧间隙之间切开复位和外固定架的方法。植骨填充干骺端缺损,支撑关节面。

(四)三部分关节内骨折

在三部分骨折中，月骨和舟骨关节面碎片分离，彼此间移位或向桡骨近端移位。这些是不稳定损伤，用直接牵引(韧带整复法)、骨复位钳等闭合方法。在过去，如果骨折碎片解剖复位，可以用经皮克氏针外固定维持稳定。但是，现在这些骨折理所应当的使用前路锁定钢板固定(图 40-22)。多数情况下，骨折碎片行前路复位，术中辅助透视。如果关节面不能复位，使用有限的背侧入路。在背侧直接复位关节碎片并用针临时固定，这样可以保证在桡骨远端前侧使用锁定钢板。三部分骨折可以使用碎片专用固定，就是分别固定桡骨茎突和月骨关节的碎片 [20,57,101,199](图 40-23)。

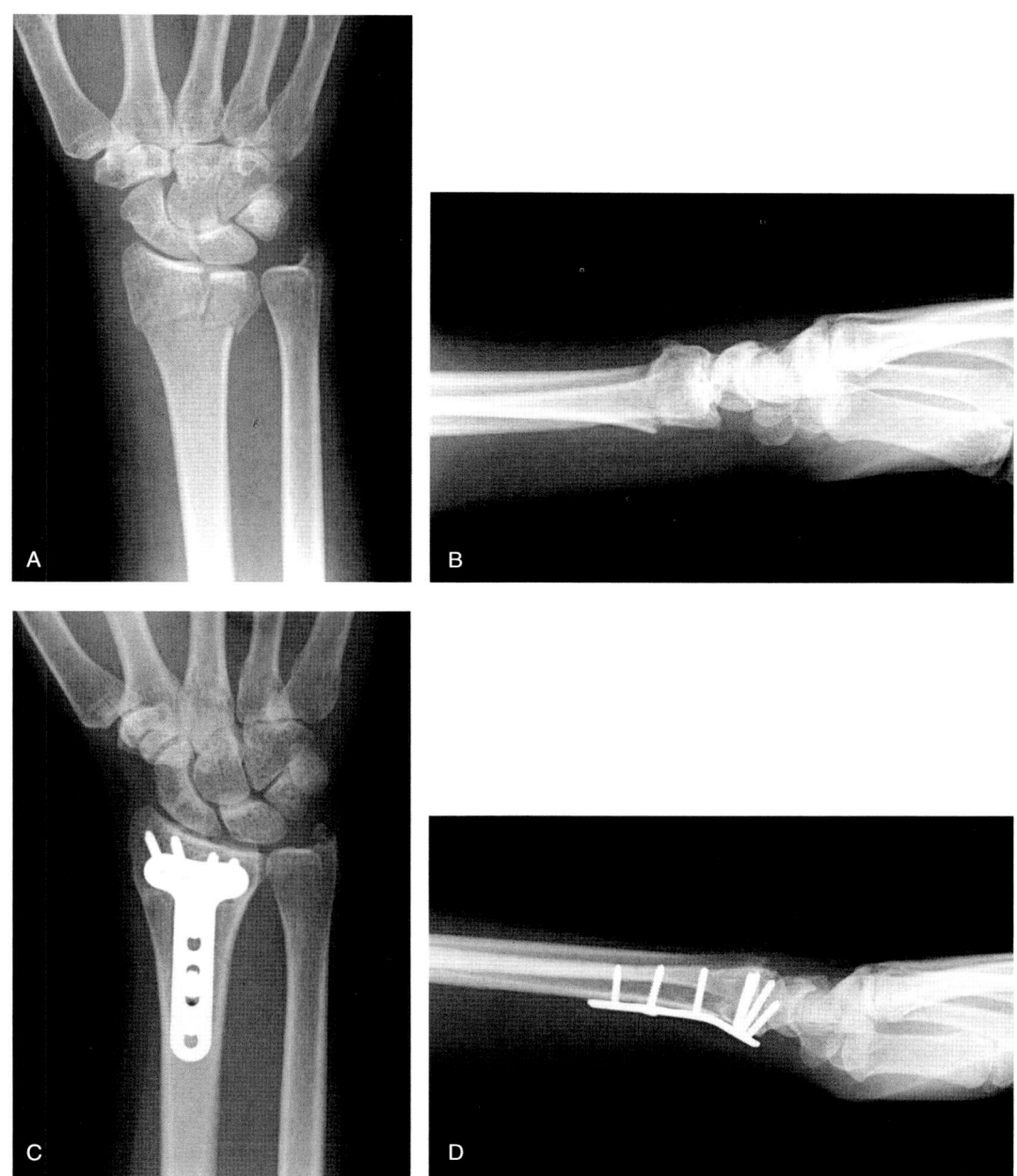

图 40-22　桡骨远端三部分关节内骨折合并关节脱位的(A)后前位和(B)侧位片。使用前侧锁定钢板内固定的(C)正位和(D)侧位片。采用单一前侧入路术中辅助透视,经常可以使关节碎片得到复位。这种新型内植物可以使所有损伤部位稳定复位。

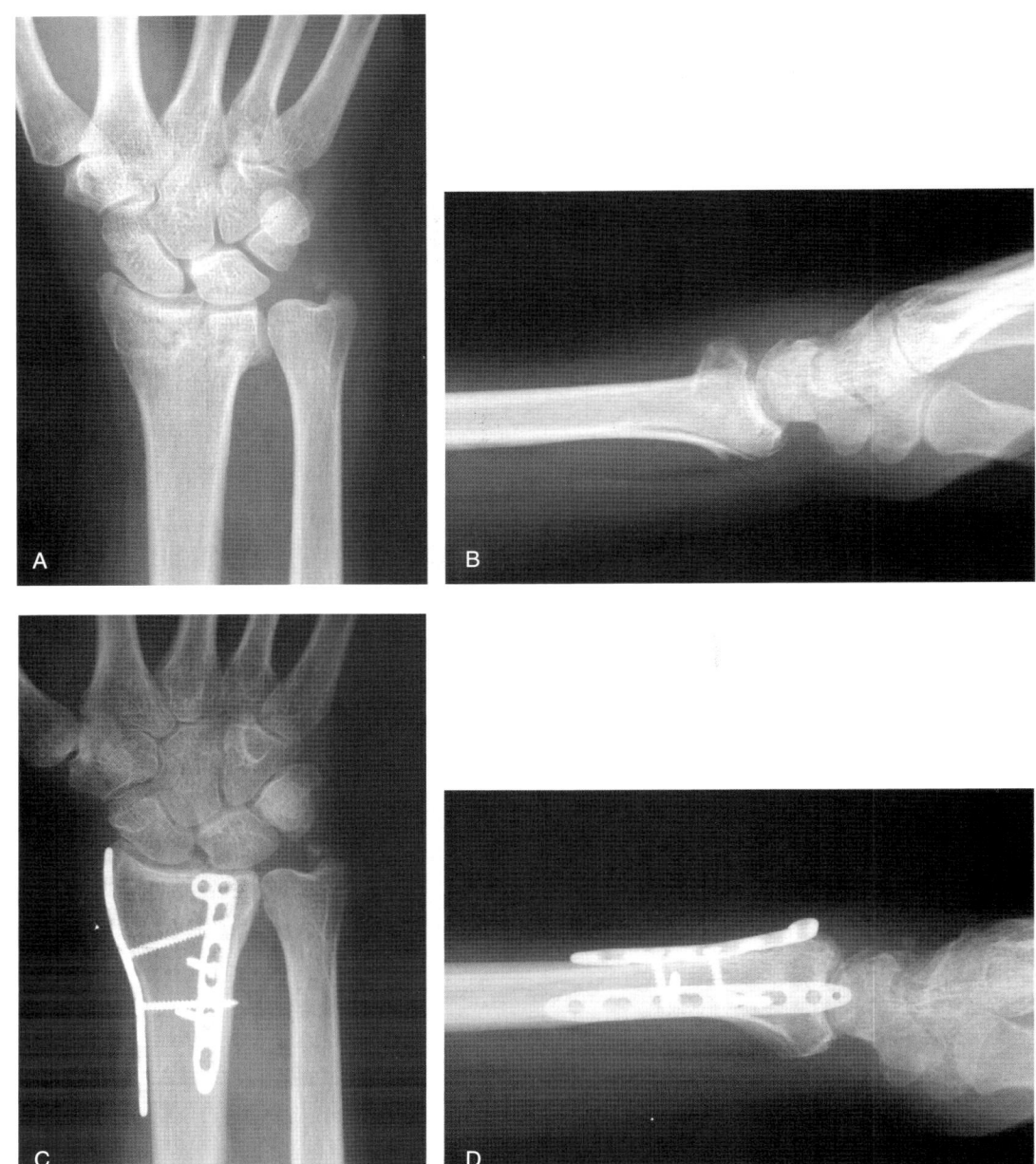

图 40-23　桡骨远端不稳定三部分关节内骨折的(A)后位和(B)侧位片。小碎片特制内植物固定桡骨茎突和月骨关节面的(C)正位和(D)侧位片。薄型背侧钢板能支持和支撑月骨关节面,与以前设计的横跨整个桡骨背侧面的钢板相比很少出现肌腱问题。

(五)四部分关节内骨折

四部分关节内骨折是三部分骨折的延伸,月骨关节碎片进一步向背侧和掌侧分离。中间的碎片构成了中间复合体,这一部位具有强壮的韧带附着于腕部、尺骨茎突和下桡尺关节[149,150]。这些移位的复合体改变了桡腕关节和下尺桡关节的功能。

因为有软组织附着,前侧月骨关节碎片总是比背侧碎片移位更明显,因此不能使用闭合方式进行手法复位。当有移位时可牵引复位,碎片向掌侧伸展(通过强壮的桡腕韧带)和向背侧屈曲,都可导致更严重的畸形。在这种情况下,背侧和掌侧方向都存在不稳定。需要使用掌侧支撑板恢复掌侧皮质稳定,抵消掌侧碎片旋转伸展的趋势。一旦掌侧关节碎片稳定,它可作为支撑使背侧月骨关节面顶起和复位(图40-24)。在过去的治疗过程中,通常需要外固定以

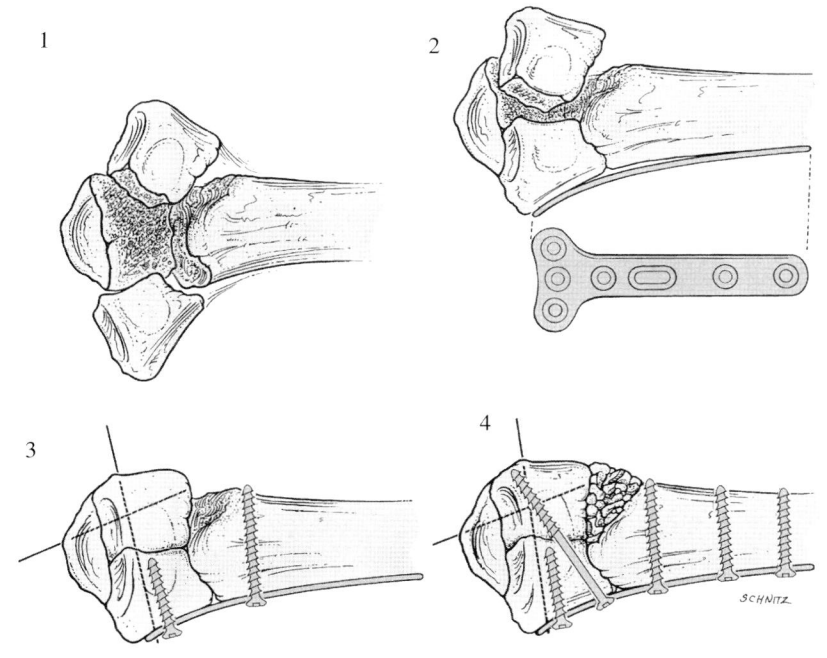

图 40-24　四部分骨折(1)的治疗顺序。开始复位时,先使用掌侧支撑板恢复掌侧皮质稳定(2 和 3)。这时一般不拧入远端螺钉。通过手法或单独的背侧入路使背侧月骨关节面复位。虽然过去一般植骨填充潜在不稳定的干骺端缺损 (4),但现在使用前侧锁定钢板不需要植骨。用这种方法一旦背侧月骨关节面复位,通过前侧切口放置远端锁钉螺钉或锁栓,支持和锁住关节碎片。桡骨茎突也必须复位和固定。(From Hastings H. Adv Op Orthop 2:227-277,1994.)

抵消外力和维持软组织长度。但是,现在这些损伤的许多病例可以使用更新的锁定钢板固定而不用另加外固定。

　　治疗移位的四部分骨折通常采用掌侧入路,与治疗掌侧 Barton 骨折相似。有几个因素使四部分移位骨折放置掌侧板比简单二部分前骨折脱位时更困难。首先,掌侧皮质有纵行骨折线,它是游离的桡骨茎突分开而形成的。桡骨茎突骨片不能从掌侧准确地看到和复位。其次,经常存在没有移位并需要保护的纵行掌侧骨折线。再加上移位的背侧月骨关节碎片合并背侧粉碎,这类骨折放置螺钉到远侧碎片更加困难。

　　使用掌侧钢板使掌侧皮质稳定后,桡骨茎突和背侧月骨关节面可以此为支撑进行复位。断端复位后放置远端螺钉。用点状钳,手法复位透视下可以试行闭合复位。但是,复位经常需要有限切开或比较正规的通过第三间隙背侧入路。嵌插和移位的关节碎片用克氏针抬起,临时固定。然后仅放置前侧钢板的远端螺钉。如果需要稳定,也可使用背侧钢板[70,188]。如果需要固定月骨关节面,可以使用更好更新的背侧薄型钢板(图 40-25)。尽管专用碎片钢板设计放在桡侧支撑桡骨茎突,比较新的前侧钢板系统向远端桡侧有角度,能够从前侧固定桡骨茎突。

　　通常,在透视下更能明显地观察到粉碎和移位。

桡骨茎突要牵向远端和旋前,与掌尺侧碎片形成直线。用锁定钢板系统固定通常不需要松质骨植骨。

(六)五部分或多部分的关节内骨折

　　五部分或更多部分关节内骨折是高能性损伤,经常合并骨骼粉碎或软组织损伤[10,24,106,119,147,176]。这类损伤的严重性实际上在治疗后才反映出来,多数患者尽管功能改善,但还残留有腕部活动和握力受限[10,24,108,150,176]。几位研究者曾建议,为获得良好的功能结果和防止晚期创伤后关节炎,关节面解剖复位是最关键的因素[10,24,119,147,149,176]。

　　外科处理这类骨折特别困难,并会出现明显的早期和晚期并发症。术前计划(包括前后位和 CT)经常是有帮助的。在这些病例中,要注意检查软组织损伤。如果存在明显肿胀,可以先行复位,延期外科手术。在严重软组织肿胀时,进行过度的外科治疗会引发本身的并发症。我们在等待确定手术之前的几天里,可以抬高患肢,消除肿胀,恢复手指活动。

　　如同四部分关节内骨折一样,外科入路由骨折碎片的移位决定。一些损伤关节面有严重的碎片和粉碎,而没有明显掌侧皮质断裂。试图从掌侧入路进行固定,但是最常用的是背侧暴露。严重的关节粉碎骨折是外固定极好的适应证,复位后能很好地固定关节碎片[190]。许多损伤骨折粉碎严重以至于不能使用标准

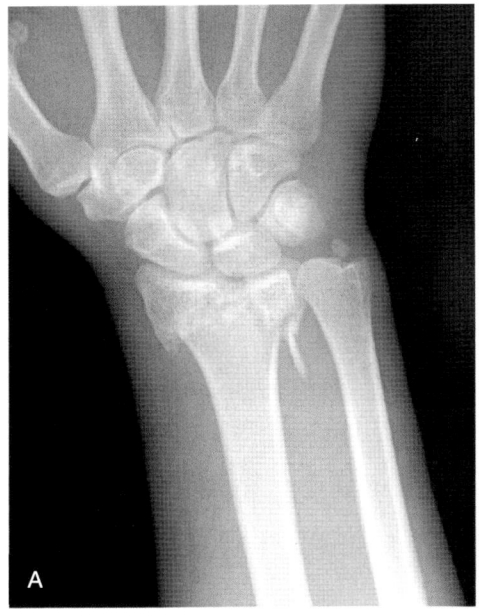

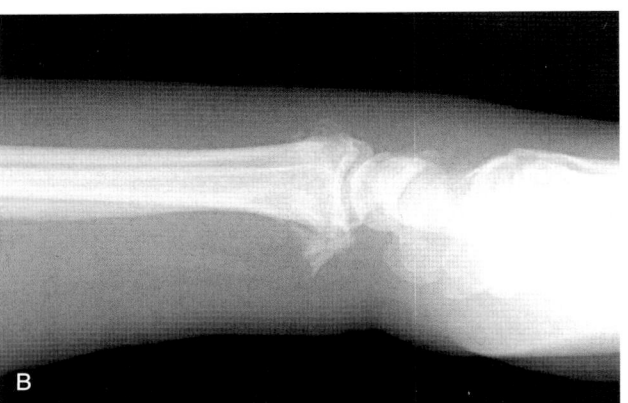

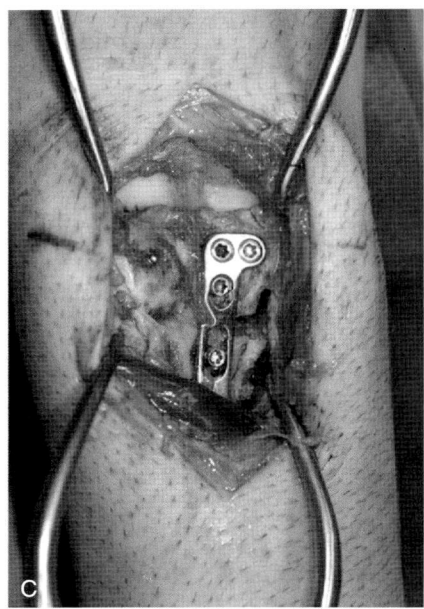

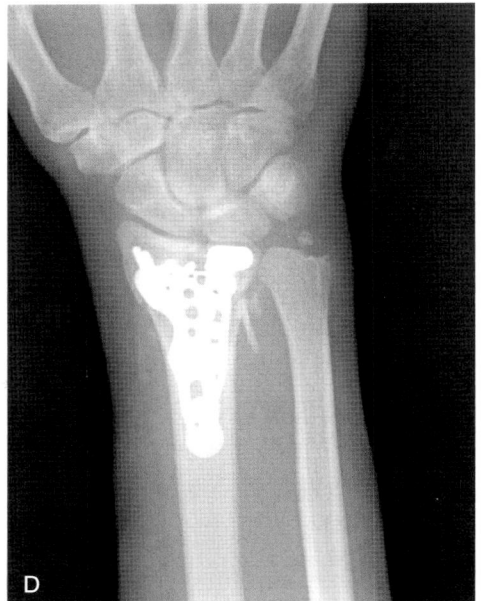

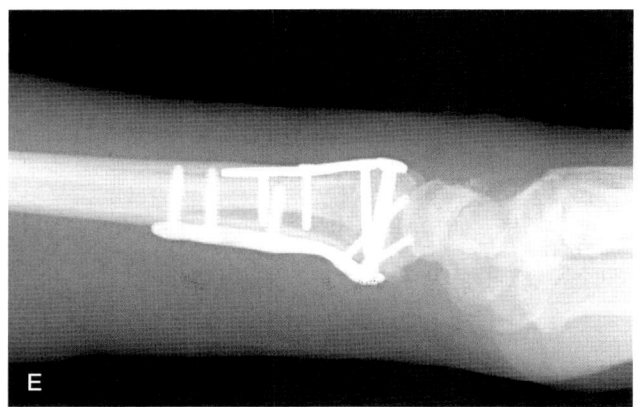

图 40-25 桡骨远端不稳定四部分骨折的(A)后前位和(B)侧位片。注意侧位投照可以看到前侧皮质移位。这表示前月骨关节面碎片位置有旋转。(C)放置前侧锁定钢板后显露桡骨背侧的术中照片。因为单独显露前侧月骨背侧关节面复位后不稳定,所以还要背侧显露确保关节的完整。注意使用小的薄型碎片特制钢板固定月骨关节面。掌侧和背侧双侧钢板固定的(D)后前位和(E)侧位片。比较复杂的损伤需要双侧外科入路。(C 见彩图)

的掌侧锁定钢板和螺钉。这些固定可以恢复长度,术中有助于消除通向关节的压缩力量。偶尔关节复位后单独使用外固定(需要另外加针)(图 40-26)。

如果牵引不能使用关节面复位,通常需要背侧入路。这样可以抬高关节的碎片,用针支撑并松质骨自体植骨或骨替代物植骨(图 40-27)。在针的背侧使用小碎片专用锁定钢板,这样可以避免使用固定架,或者可以比较早期去除固定架。但是,当有严重的关节

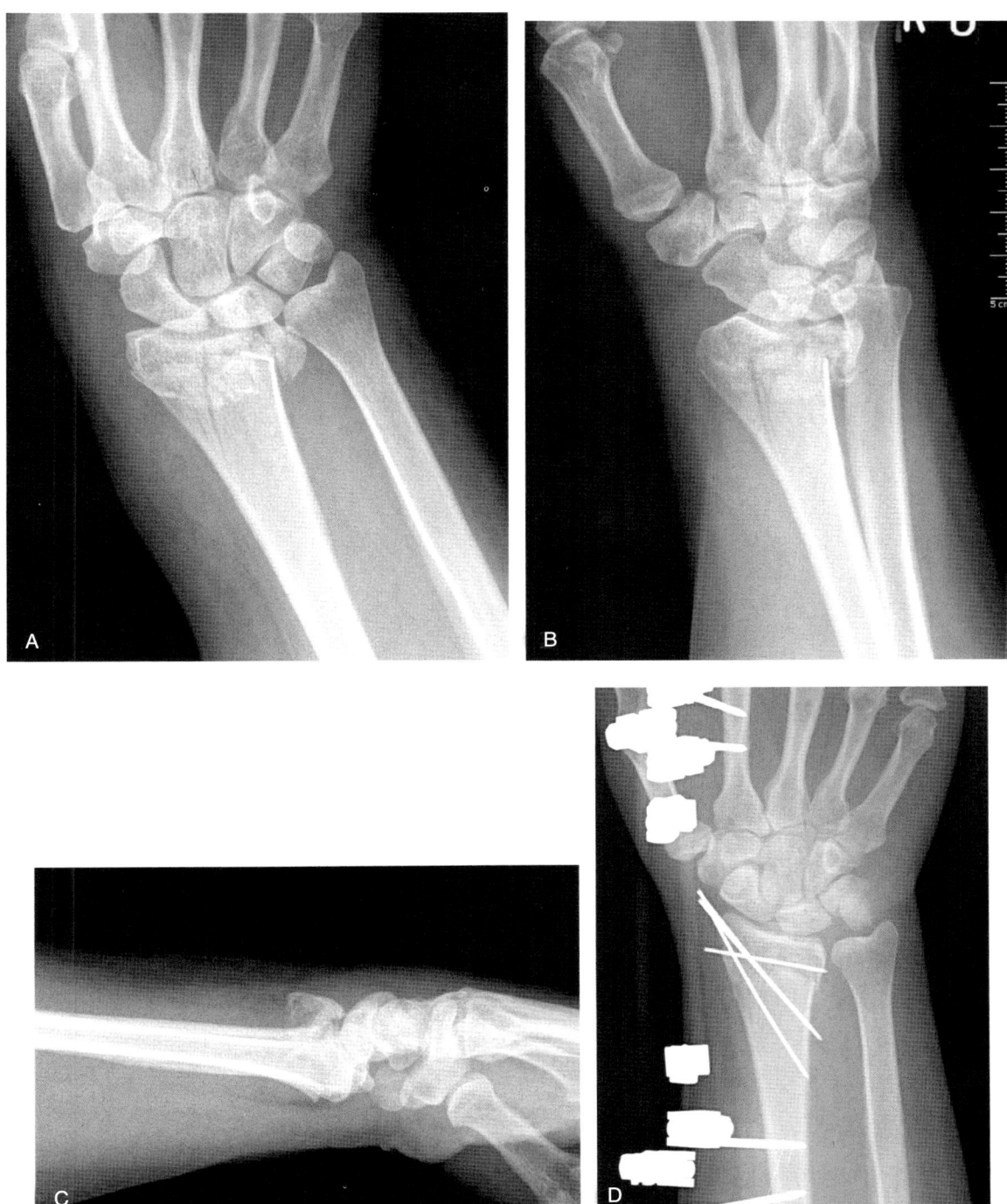

图 40-26　高能量关节面严重粉碎桡骨远端骨折的(A)后前位、(B)斜位和(C)侧位片。这是中间嵌插背侧高度粉碎累及多个关节碎片。注意这是高能量损伤,纵行骨折线延伸到桡骨干。许多这种高能量关节损伤使用简单的前侧锁定钢板不容易固定。手法闭合复位外固定架固定的(D)后前位片。(待续)

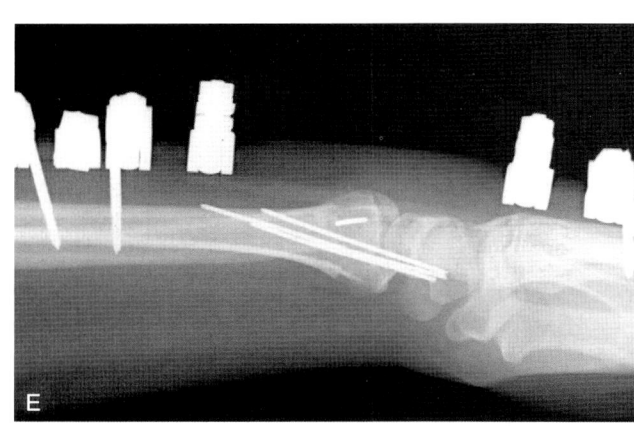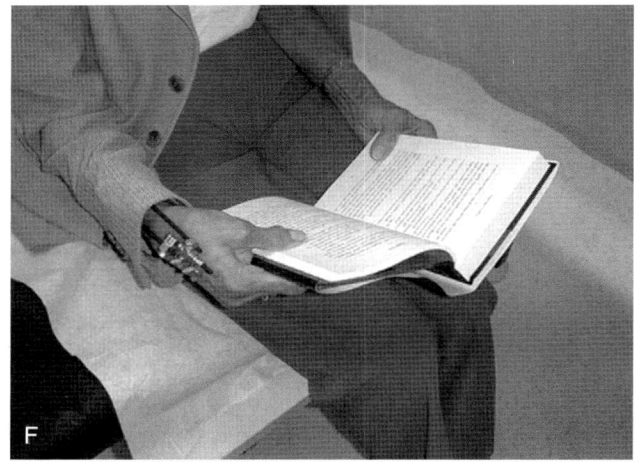

图 40-26(续) (E)侧位片。另外加针穿过关节面复位。这一病例仅用闭合方法复位和治疗骨折。(F)患者在办公室的照片,显示手和上肢的功能,使用轻薄型外固定架。

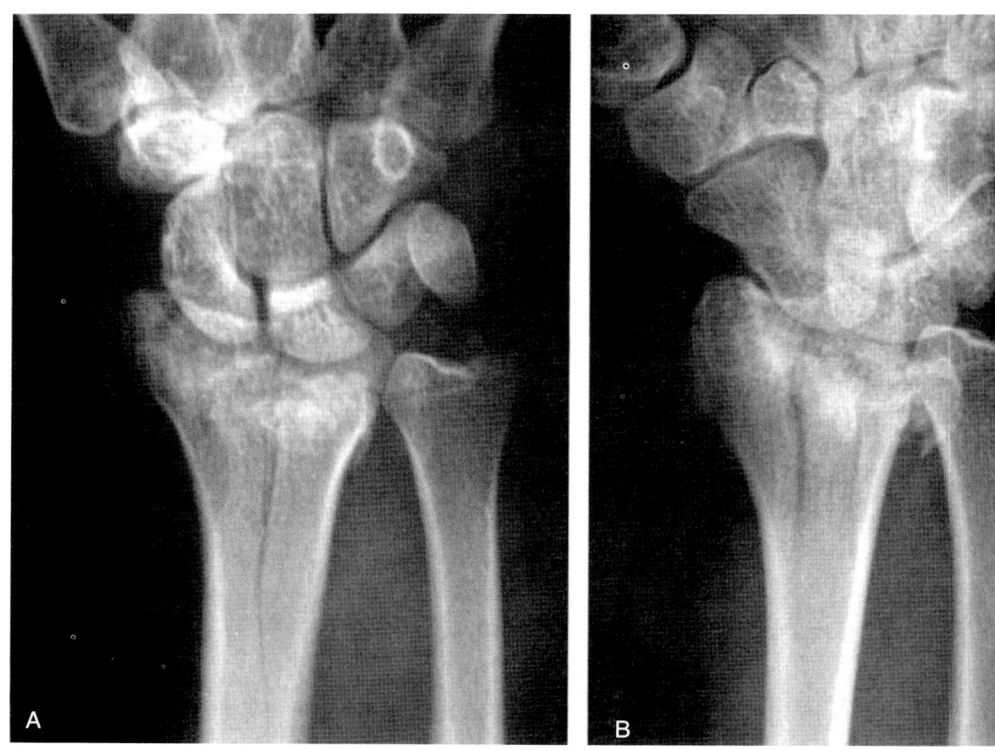

图 40-27 高能量多部分关节损伤的(A)后前位和(B)斜位片。(待续)

碎片和关节面不平整时,可以简单地使用稳定钢板固定和外固定架固定。在粉碎严重的关节损伤中必须强调,盲目放置前侧锁定钢板不能维持关节的轮廓和长度。如前文所述,要放置外固定抵消导致塌陷移位的压缩力量。

在高能性骨折中,碎片向两个方向移位,则需要掌侧和背侧联合入路。一些骨折关节碎片非常严重,以致不能将关节面切开和内固定。这种情况经常需要早期或延期桡腕关节融合[220]。

尽管对复杂桡骨远端骨折手术治疗的积极性越来越高,但医生和患者必须注意到,可能会出现明显的并发症。这些并发症包括固定失败、正中神经炎、交

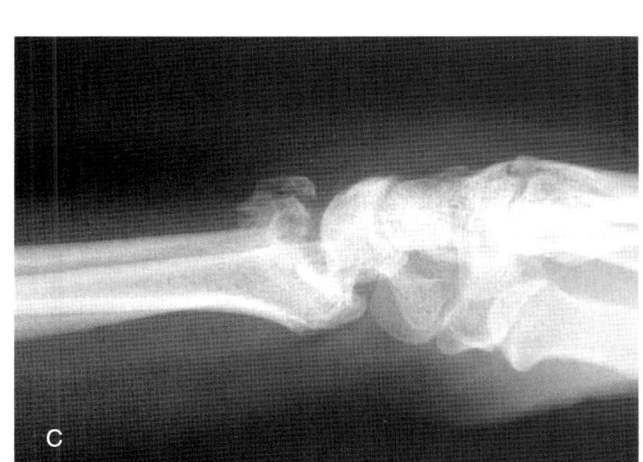

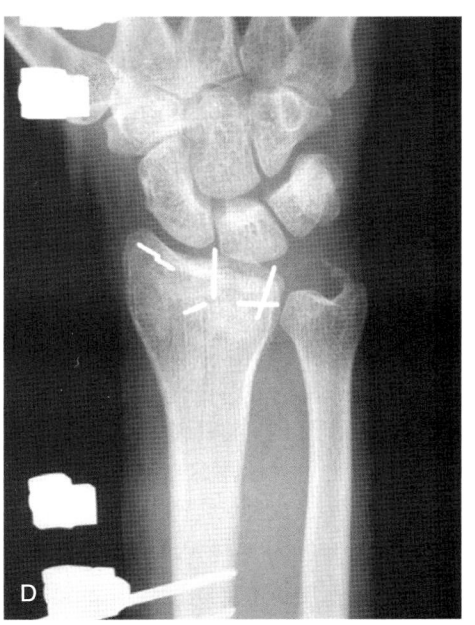

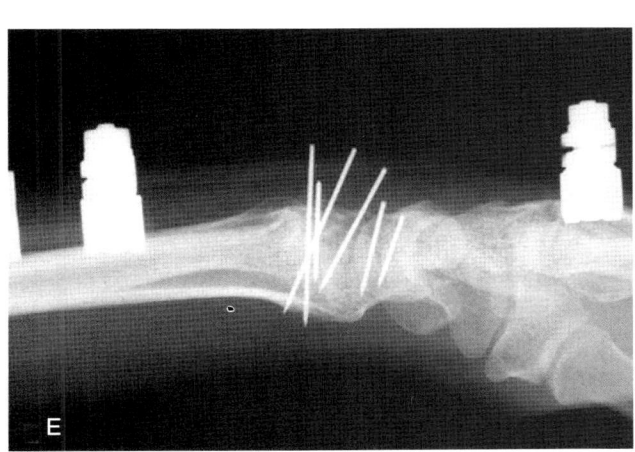

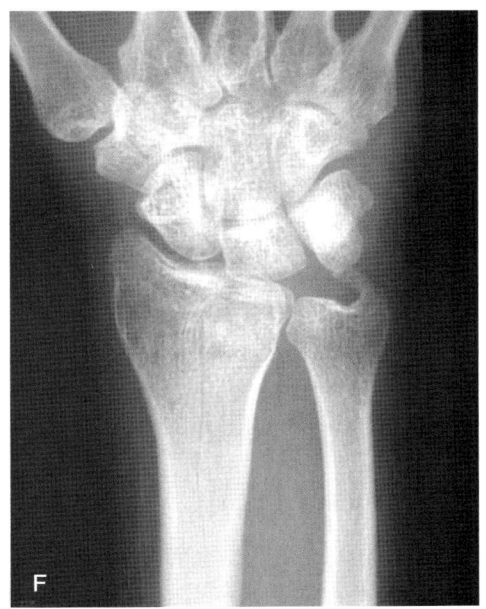

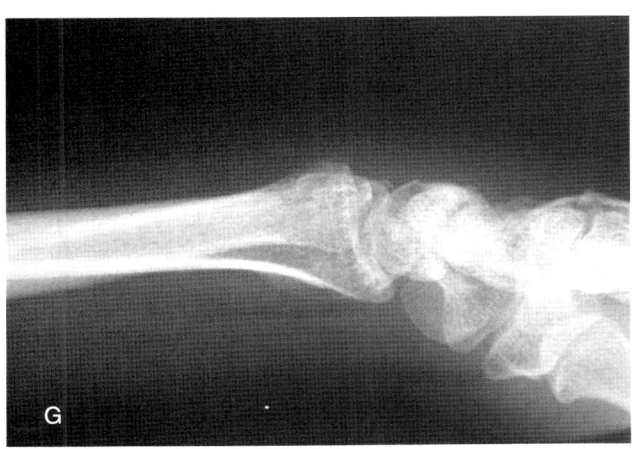

图 40-27(续) (C)侧位片。注意侧位投照能最清楚地显示关节面中间嵌插。这类骨折不能闭合手法复位,通过背侧入路切开复位,使用外固定架结合克氏针固定。前侧入路不能很好地显示桡骨远端关节面。切开复位的(D)后前位和(E)侧位片。注意多个克氏针固定关节碎片。还应注意正位片干骺端高密度影,显示自体植骨支撑关节面。这一病例在骨折愈合过程中始终使用外固定架。综合方法治疗使关节面得以很好的恢复,最终结果的(F)后前位和(G)侧位片。

感反射不良和晚期创伤后关节炎[10,15,108,176]。

第九节　合并损伤

一、尺骨茎突骨折

　　尺骨茎突骨折非常多见,占桡骨远端骨折的 50%~70%[12,75,132]。这些骨折多数是尺骨茎突顶端的小撕脱骨折。一些回顾性研究表明,这些撕脱骨折愈合与否不会明显影响功能结果[30,132,216]。

　　但是,非常靠近尺骨茎突基底的骨折,则会导致下桡尺关节不稳定[134,141]。在这些损伤中,断裂会在尺骨窝的三角纤维软骨尺侧附着点。如果临床上确定这些损伤合并有明显的下桡尺关节不稳定,尺骨茎突基底骨折应进行复位和固定[69,203]。通常需要切开复位内固定。在尺侧腕伸肌和腕屈肌之间解剖相对简单。小心辨认和保护尺神经背侧感觉支,它靠近尺骨茎突的顶部穿过。用小碎片螺钉或更为常见的张力带钢丝技术固定(图 40-28 和图 40-20)。用 0.035 英寸的针和 26 号的单根钢丝做张力带固定非常稳固。这种薄型结构能够在金属之上关闭骨膜,并伸肌腱支持带。

　　多数累及尺骨头和尺骨颈的尺骨近端骨折,通常需要复位和内固定。这些病例仅占 3%~6%[22]。这类损伤用 2.4mm 或 2.7mm 钢板进行固定非常有帮助。由于下桡尺关节不能在远端桡骨干和双皮质固定,治疗这类损伤使用锁定钢板非常有效[52]。

二、腕关节损伤

　　跌倒时手部伸展可导致桡骨末端骨折和腕内特有的骨软组织损伤。如果最初骨折角度在矢状面上超过 25°~30°,三角纤维软骨几乎都会断裂[174]。一些关节镜检查也已证实,很多患者合并有掌侧桡腕韧带和舟月骨间腕韧带损伤[51,87,133,134,153,182]。这些损伤的程度可有不同,轻者中间稳固的韧带被穿破,重者韧带完全断裂,造成腕部潜在的不稳定。由伸展暴力造成的桡骨茎突骨折和舟骨月骨关节面劈裂多数合并有舟月韧带断裂(图 40-29)。

　　在一定程度上,这些隐匿的软组织损伤,在桡骨远端骨折后甚至骨结构已恢复后,仍会有持续的不适[16]。对桡骨远端骨折的评估和治疗,必须仔细拍片检查腕骨的力线。腕部不稳定可以在最初复位后的

照相中看到,或者到晚期仅在生理负重下看到。腕部不稳定也可在使用外固定支架后显示出来,因为如果舟月韧带完全断裂,在牵引下舟骨会移向远端(图 40-30)。发现腕骨不稳定需早期切开复位和内针固定[153]。

　　腕骨损伤也可伴有桡骨远端骨折,因为它们是由同一损伤机制造成的[166]。这些骨折容易漏诊,因为注意力集中在明显的桡骨畸形上。无移位腕部骨折通常不需要另外治疗,因为用固定桡骨的方法也完全可以固定腕骨。舟骨是一个例外,因为舟骨愈合需要长时间固定。这种情况下,舟骨通常需要内固定,以便在桡骨远端骨折愈合后能使腕部活动。

第十节　并发症

一、神经损伤

　　在多数的桡骨远端骨折中,正中神经功能障碍是最多见的并发症[8,49,75,81,98,121,138,143,175,212,217]。尽管可能出现急性筋膜室综合征[139],但这类损伤多数是神经挫伤或牵拉损伤,不需要立即外科治疗。在急症室,骨折复位前和复位后必须要评价感觉功能。一般在临床上即可观察到正中神经的感觉轻微减退。为使神经恢复,通常需要骨折复位并适当内固定。如果神经损伤合并骨折,即使是神经不完全损伤,也需要外科治疗同时行神经松解。

　　当桡骨远端骨折合并持续的剧烈疼痛,随后又出现进行性感觉消失,必须考虑筋膜室综合征[139]。最初治疗需要松解固定的束缚,抬高腕部到心脏的水平。如果这样不能使症状缓解,需要行腕管的松解。这种情况下测量腕管的压力有助于诊断[146]。如果掌侧前臂远端肿胀明显,松解应当包括靠近腕屈肌皱褶处的前臂筋膜[131]。

　　正中神经症状也可以在桡骨远端骨折晚期出现。特别是在背侧成角畸形,它能机械地顶起神经[8,75,131,217]。晚期腕管综合征通常需要给腕管注射可的松。如果这样不能很好地缓解症状,可以行腕横韧带切开。

　　在骨折愈合期间出现逐渐疼痛、肿胀、关节活动丧失或麻痹,应当考虑临界营养不良。Atkins 等观察到,这些症状比以前想到的桡骨远端骨折并发症更常见[9]。Lynch,Lipscomb[138]和 Stein[213]注意到,极有可能正中神经压迫是反射交感性营养不良最常见的前兆。

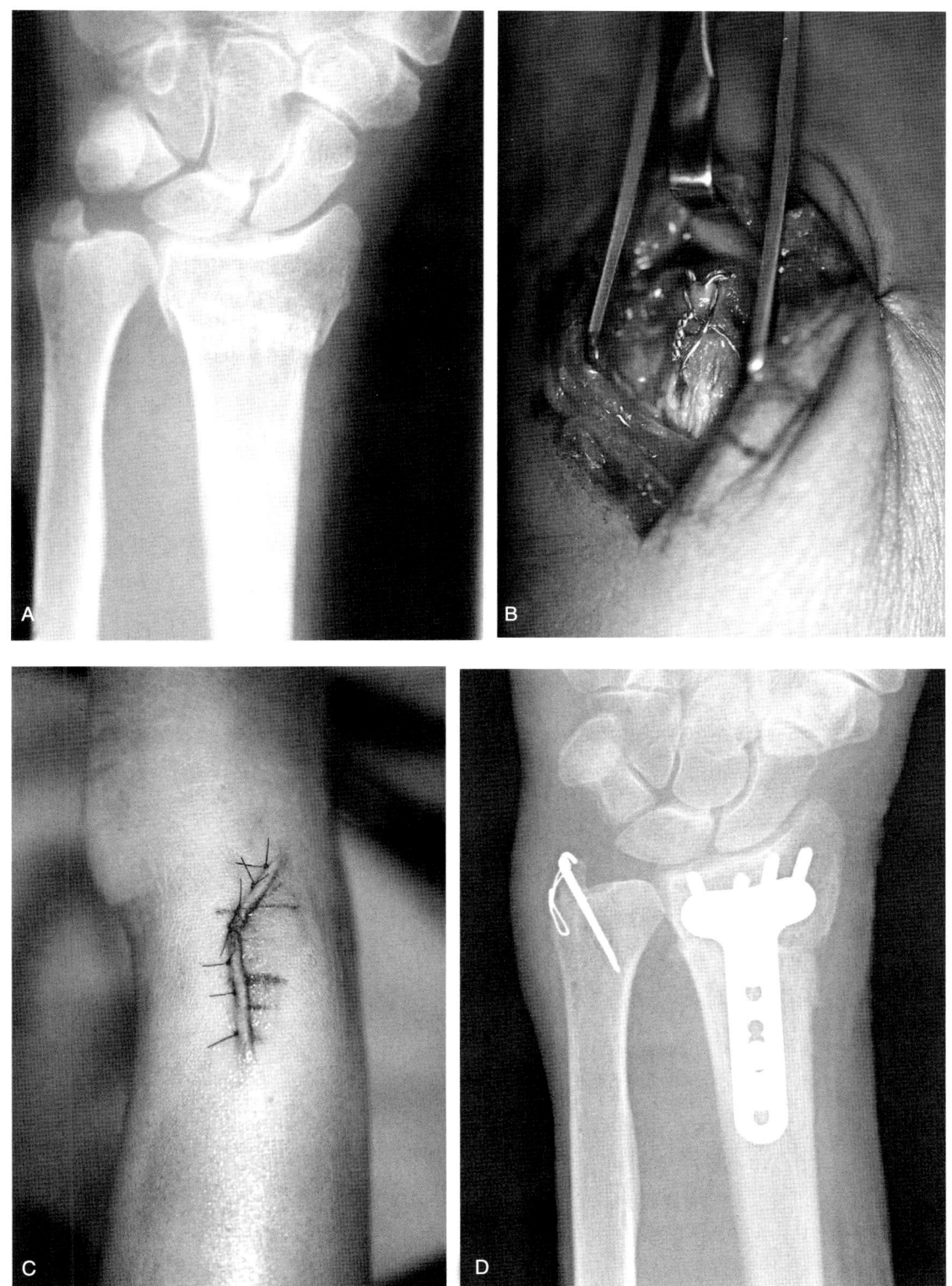

图 40-28　桡骨远端关节外骨折合并尺骨茎突基底损伤脱位的(A)后前位片。这些大的尺骨茎突骨折合并下桡尺关节不稳定。(B)尺骨茎突基底骨折切开复位张力带钢丝内固定术中照片。注意这一方法属于微型固定。(C)"曲棍球棒"型缝合切口用于显露和修复尺骨茎突的术中照片。(D)尺骨茎突张力带钢丝固定的最终照片。桡骨使用前侧锁定钢板固定。(B 见彩图)

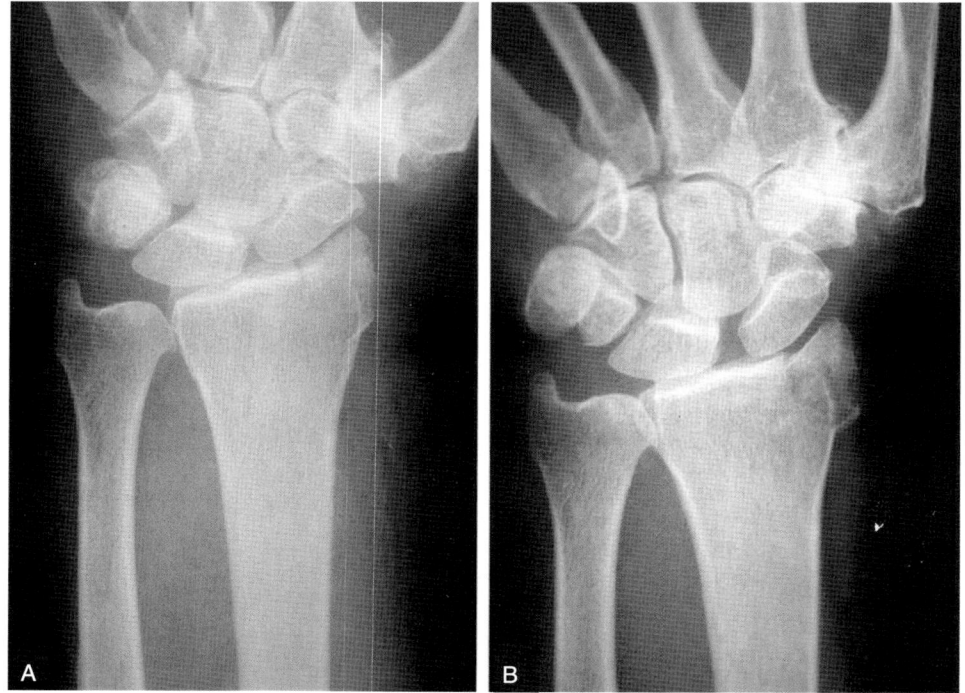

图 40-29 (A)后前位 X 线片显示明显的无移位的桡骨茎突斜行骨折,因此使用管型固定。(B)一周后随访照片显示骨折移位。显露出明显的合并有舟月韧带断裂。舟月韧带撕裂合并桡骨茎突骨折,两者发生的机制是相似的。

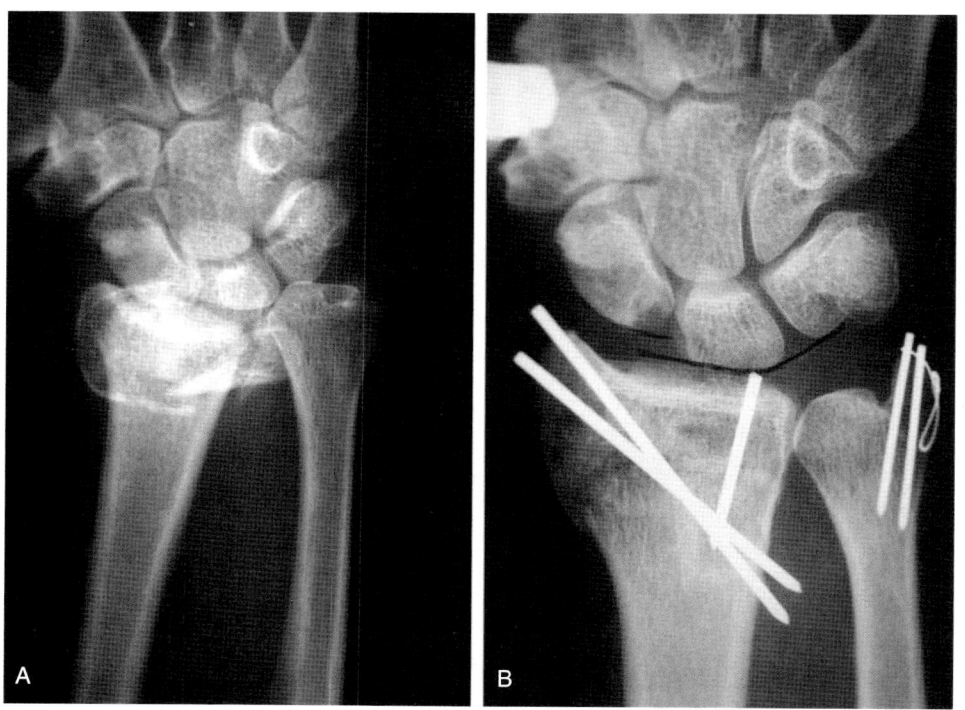

图 40-30 (A)后前位 X 线片显示高能性桡骨远端骨折。(B)用外固定架牵引后,显示舟月韧带损伤。由于舟骨向远端移位,近排腕骨的轮廓呈现出明显的折断。如果舟月韧带功能不健全,在牵引下舟骨会向远端移位。

Stein 观察到,桡骨远端骨折后,有反射性营养不良体征的 4 例患者,正中神经减压后症状明显改善。多数研究者赞同,早期诊断正中神经压迫对预防晚期的损害非常重要[9,12,75,132,138,143,213]。

桡骨远端骨折合并尺神经功能障碍非常少见,多见于高能性开放损伤。这些损伤多数是神经挫伤或牵拉损伤,可以采用保守治疗[121]。

二、肌腱粘连和断裂

不管采用哪种治疗方法,桡骨远端骨折后必须强调早期手指活动。应当注意,使用夹板或管型材料,一定要固定到近侧掌指关节掌屈皱褶处,使手指活动不受限制。这是非常重要的,因为手指活动不仅可防止肌腱粘连,也可使软组织肿胀的手指恢复功能。早期手指僵硬,应积极采用适当的专业治疗。手术治疗桡骨远端僵硬,肿胀合并手指活动受限会使功能恢复更加困难。

肌腱炎多数影响到第一背侧间隙的肌腱(de Quervain 病)。背侧较大的内植物导致伸肌腱功能障碍已如前文所述。掌侧板前侧的长螺钉尖部直接导致伸肌腱断裂(图 40-32)。如果不使用内植物,发生肌腱断裂少见,但几乎总是累及拇长伸肌腱[33,56]。肌腱炎最多发生于创伤后 8 周内,但是在骨折愈合的晚期才能观察到。关于断裂的确切原因还存在争论,它可能是机械和缺血机制综合作用的结果。尽管肌腱磨损和短缩通常不能直接端端吻合,但是肌腱断裂后,用食指固有伸肌腱移植,能可靠地恢复拇指伸肌腱的功能。

三、畸形愈合

桡骨远端骨折畸形愈合,可以发生在干骺端部位的关节外或关节内并伴有残留关节面不完整。关节外畸形愈合最多发生在骨折移位的方向,也就是关节面背侧成角、短缩和桡侧倾斜丧失。远端碎片的旋前位畸形也很常见。正如前述,畸形愈合会明显影响经过桡腕关节和下桡尺关节的生物力学力量。进一步讲,背侧成角畸形愈合改变了屈伸弧,导致掌屈受限和腕伸加大。在年轻人和喜好活动的人,它也能导致腕骨向背侧半脱位,继发桡腕关节疼痛和腕骨间疼痛(内在的腕骨间不稳定)[21,66,109,219]。桡骨短缩会导致尺腕关节的连接和前臂旋转出现异常。

尽管在 X 线片上有明显畸形,但仍可有良好的腕功能而仅有轻微的症状。但是,这一结果在功能需要低的人群中比较多见。桡骨矫正截骨术常见的指征:为特殊功能要求而需桡骨远端解剖复位的年轻患者,以及由于畸形预计会出现晚期退行性关节炎的患者。喜爱运动的年轻人,截骨术的指征是背侧成角超过 15°~20°。在老年人,如果桡骨畸形引起腕部桡侧症状,而尺侧腕部重建手术(例如 Darrach 切除、尺骨短缩截骨、半切除关节成形)[69,165]又不能改善症状,也是截骨术的指征。近一半桡骨截骨术的患者,需要另外做尺侧腕部的处理,以矫正下桡尺关节的异常[68]。

桡骨远端的截骨术需要仔细的术前准备。截骨的目的是恢复桡骨远端关节面的力线和恢复下桡尺关节的机械平衡,改善功能和减少关节软骨应力集中。单一截骨术的禁忌证包括:进展性关节病,固定的腕骨排列不齐,广泛的骨质疏松,患者功能性能力受限。畸形愈合时,重建前恢复某些活动和软组织平衡会有所帮助。但是,早期外科治疗与延期外科治疗相比,早期手术在技术上更容易,恢复也更全面[110]。

从技术角度上讲,模板对手术准备是非常有帮助的。多数的背侧成角畸形愈合,治疗采用背侧张开楔形截骨。过去最常采用背侧入路,但更新的前侧锁定钢板使外科截骨简单化[162,236]。用这种方法,远端碎片临时放置钢板从前侧完成截骨(图 40-31)。临时放置克氏针有助于截骨。要在透视下检查。截骨尽可能要靠近畸形的顶端,通常平行于关节面。一旦完成截骨,远端再次放置钢板。在透视下,钢板和远端碎片与桡骨干复位。肱桡肌的附着点有使其移位的力量,将此处松解使复位更容易。在很多比较简单的畸形病例中,让掌侧皮质和骨膜完全离断,远端碎片可以向背侧(和桡侧)铰链张开,即可恢复长度和掌侧倾斜。有些病例需要显著恢复长度,可以在前侧皮质保留一个缝隙。

尽管过去背侧缺损用结构植骨,现在使用带有角度的钢板固定后背侧仅需要松质骨植骨[189]。现在钢板的功能是桥接的方式,背侧不需要皮质松质骨植骨,可通过前路填塞植骨。但是,我们发现了一个非常有用的用于这类植骨的微创背侧入路。牵开拇长伸肌(截骨前)直视下直接填塞背侧缺损(图 30-31)。在这些病例,我们推荐在同侧的鹰嘴取松质骨自体植骨[27]。但是,同种异体植骨或骨替代物移植也是合理的。

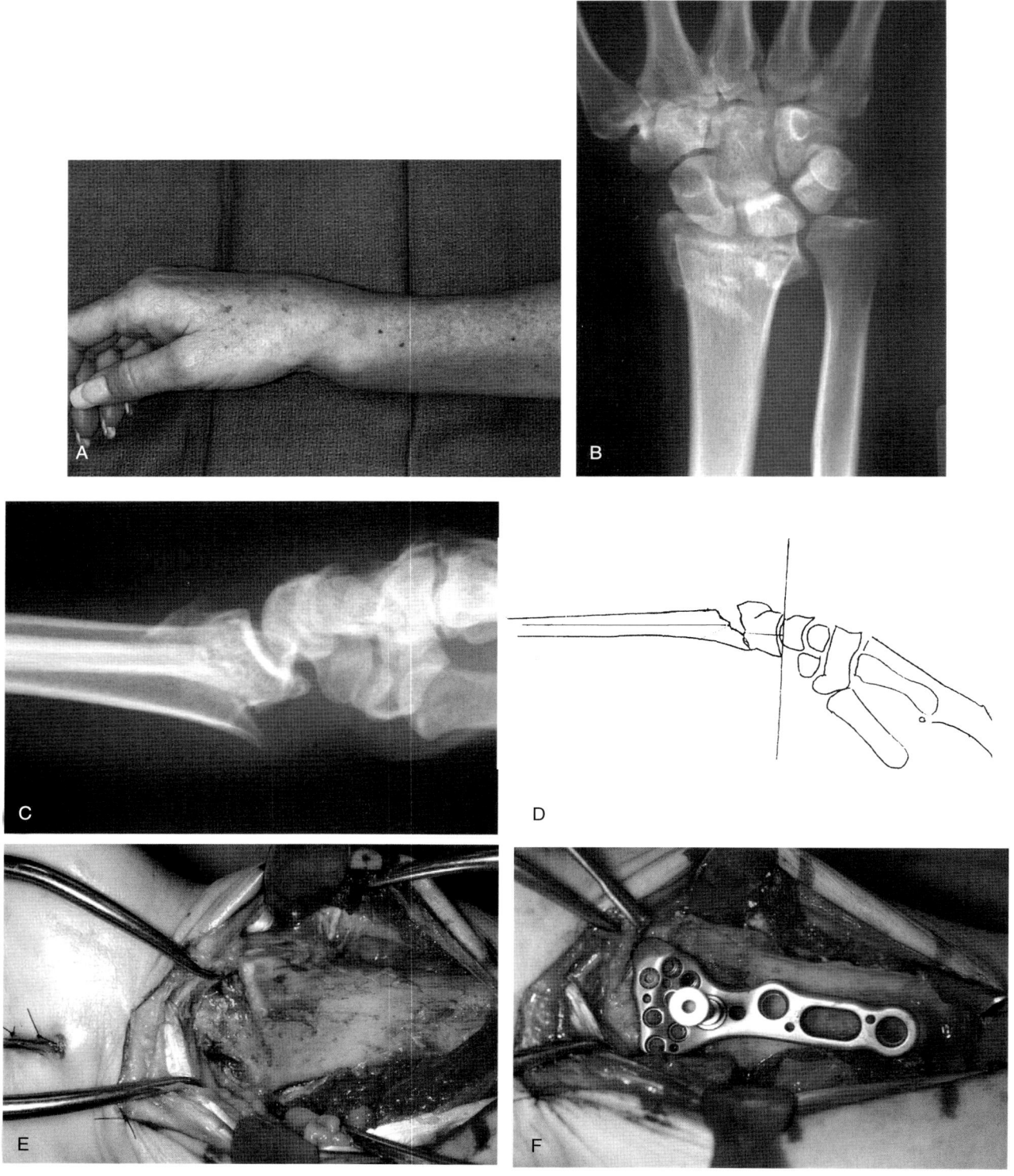

图 40-31 　(A)桡骨远端骨折背侧骨不连畸形临床照片。桡骨明显背侧成角短缩的(B)后前位和(C)侧位片。注意手相对于前臂轴向背侧移动,临床出现畸形。(D)术前设计正确的截骨模板。(E)桡骨前侧显露术中照片。骨折愈合后仍可以看到原始骨折线。(F)远端碎片前侧锁定钢板临时固定。钢板位置在透视下以关节面作为依据。(待续)(E 见彩图)

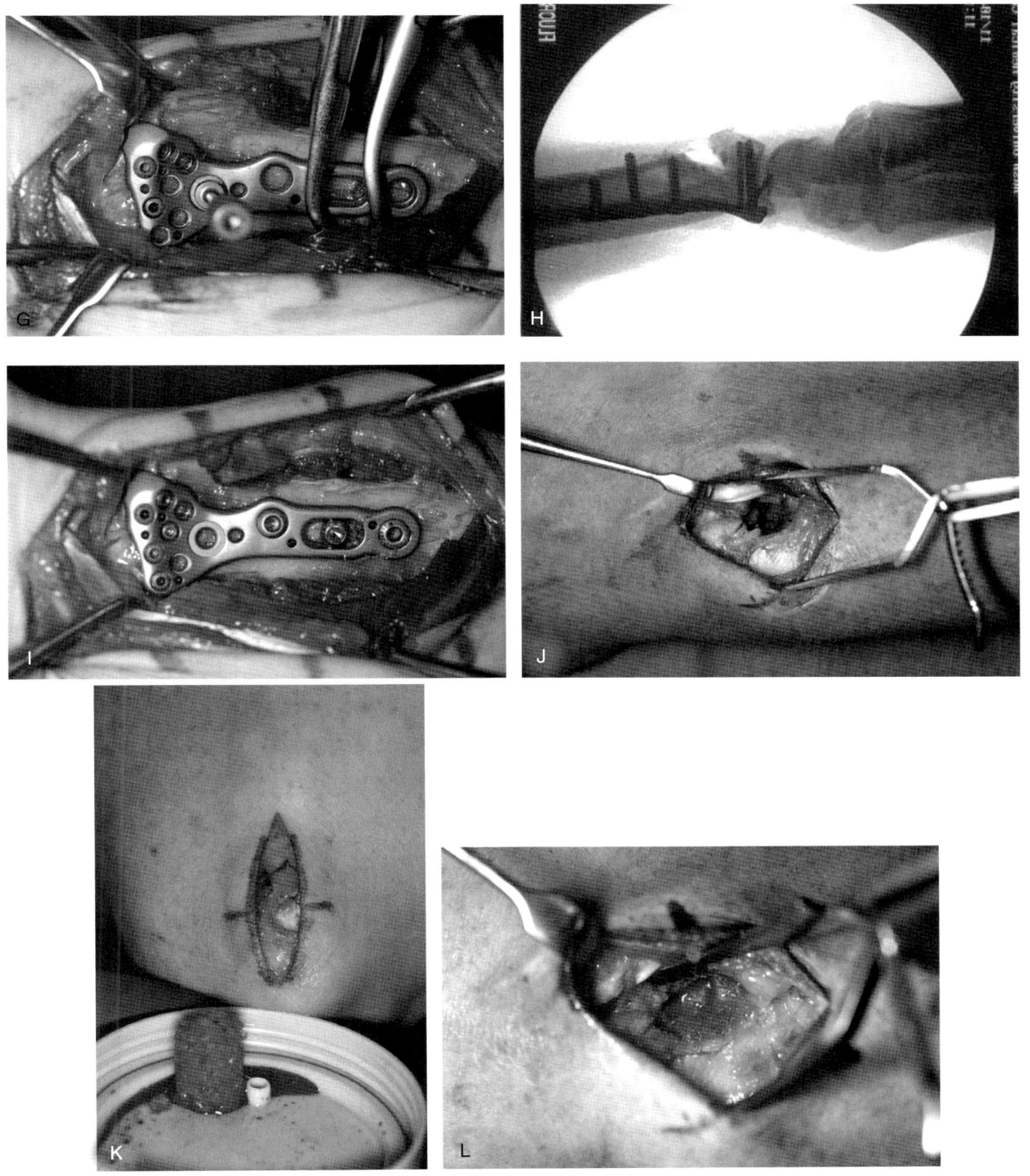

图 40-31(续) (G)桡骨截骨,在远端碎片再次放置钢板。桡骨干复位钢板固定。(H)放置钢板后术中透视。注意背侧缺损与术前模板相同。(I)最终放置的桡骨钢板。(J)背侧有限入路游离拇长伸肌,确认截骨造成的背侧缺损。(K)同侧肘部取尺骨鹰嘴自体植骨。(L)植骨填塞到背侧缺损。(待续)(G~L 见彩图)

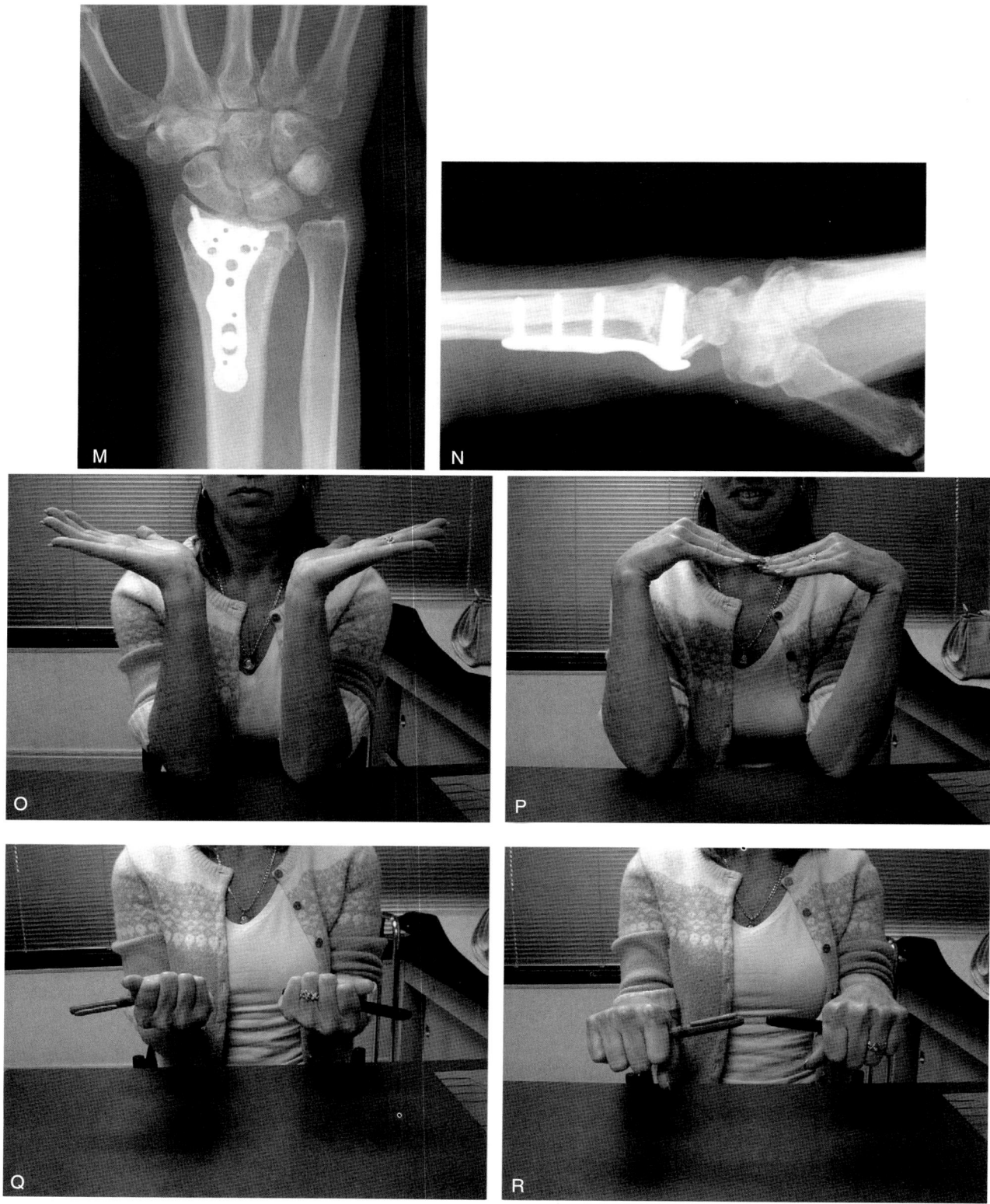

图 40-31(续)　桡骨矫形结合植骨最终的(M)正位和(N)侧位片。(O)伸展活动,(P)屈曲活动,(Q)旋后活动,(R)旋前活动。注意右腕相对于左腕屈曲轻度受限。幸运的是这一病例功能活动得以恢复。

对背侧成角畸形愈合，可选用掌侧基底关闭截骨，不使用植骨[179]。这一技术最常用于桡骨远端乙状切迹不连续的老年人。通过关闭楔形截骨重新整复桡腕和腕间关节，但结果会出现桡骨相对短缩，因此需要做相应的尺骨远端切除。

掌侧成角畸形愈合，远端碎片呈现典型的短缩、屈曲和旋前。前臂旋转受限常见，特别是旋后。减少外层屈肌腱的机械力量，可以导致握力丧失。矫正的原则与背侧骨折畸形愈合是相同的。远端碎片伸展和旋后应采用掌侧入路(图 40-32)。由于从掌侧入路不能

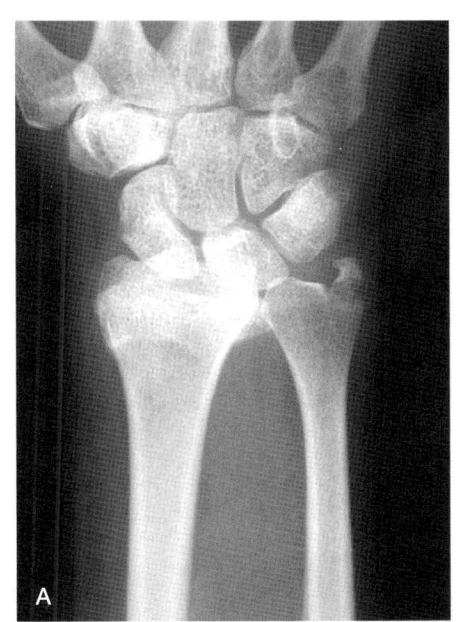
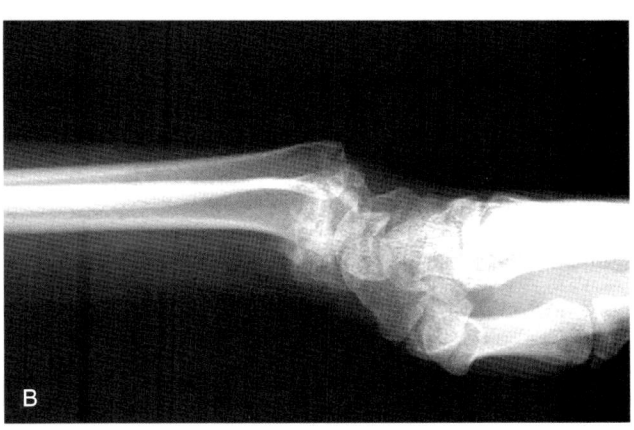
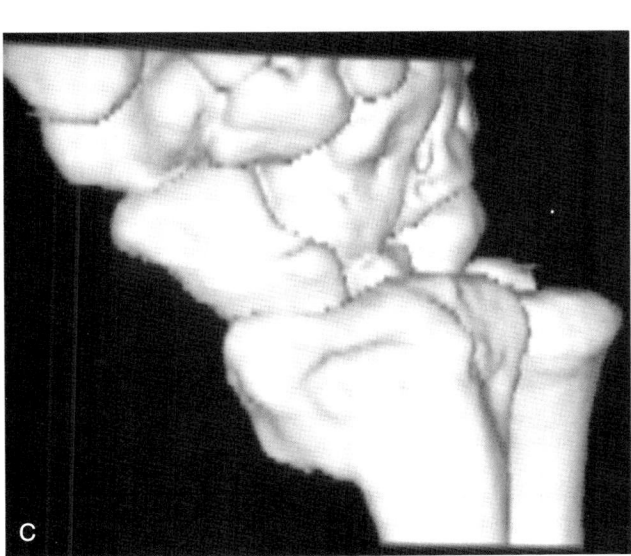
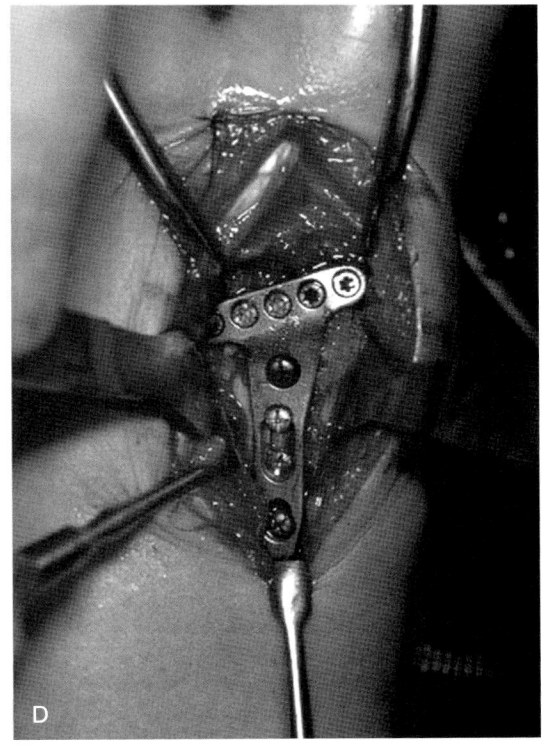

图 40-32　桡骨远端掌侧骨不连的(A)后前位和(B)侧位片。(C)三维重建 CT 显示桡骨畸形。注意远端碎片典型的旋前畸形，需要从前路手术。(D)掌侧楔形张开截骨前侧锁定钢板固定术中照片。(待续)(D 见彩图)

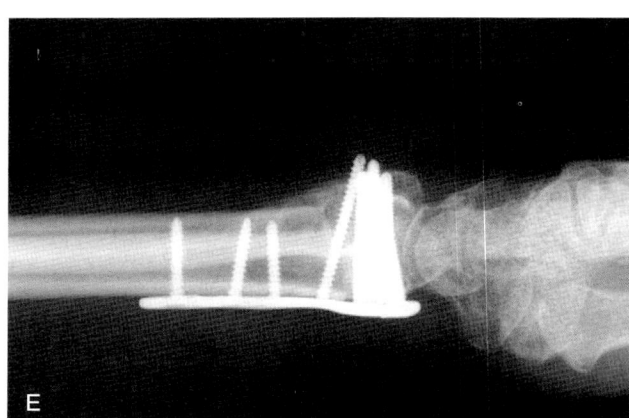

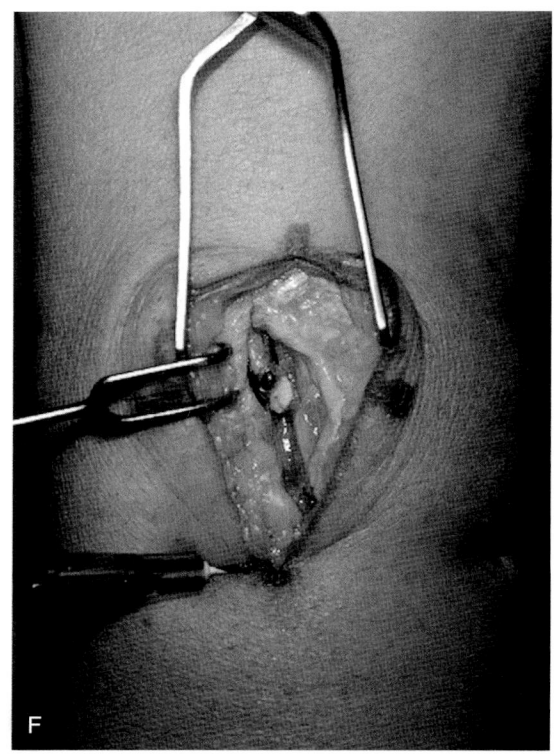

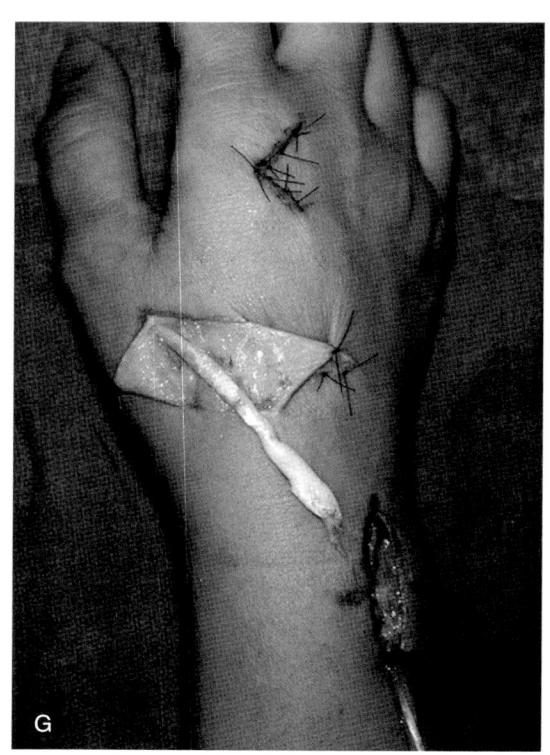

图 40-32(续) (E)矫正畸形后侧位照片。可见斜位螺钉直接穿过远端,在截骨部位碎片之间固定。螺钉要稍长一些。患者术后 4 周拇指伸展功能丧失。(F)术中照片,暴露背侧上部显示螺钉尖部直接刺向 Lister 结节,造成拇长伸肌腱断裂。这些自锁螺钉尖部非常锋利,使用桡骨远端前侧钢板必须要小心,螺钉不要穿过背侧皮质。假如螺钉太长,有可能测量到 Lister 结节。(G)术中照片显示拇长伸肌断裂。治疗采用示指固有伸肌腱转移。(F,G 见彩图)

直视到桡腕关节面,因此术中必须进行透视。掌侧缺损需要植骨,并在桡骨前面使用内固定[135,204]。

关节内畸形愈合行截骨术,技术要求很高。仅用于没有退行性改变的选择性病例中,需仔细地重新整复关节内骨折[140,187,236]。当关节表面不能精确复位时,需要早期行关节固定术[220]。

尽管矫正截骨术一般能改善活动和减少疼痛,但是多数病例的重建手术并不能恢复解剖和功能"正常"[73]。一些患者在成功行桡骨截骨术后,病理性腕骨排列不齐仍不能矫正[95]。这就强调了初期治疗这些损伤中预防畸形愈合的重要性。

四、骨不连

桡骨远端骨折骨不连非常少见[70,90,180,201,208]。骨不连多见于合并多种疾病的老年人。不恰当的固定和周围神经病变(Charcot 关节)的患者,容易出现这种并发症。另一个原因是使用外固定架造成局部碎片过牵。

治疗桡骨远端骨折骨不连,需要采用用于治疗复杂急性骨折的许多方法。这些方法包括骨移植、内固定以及必要时外固定。对骨质很差和小远端碎片的老年患者,可行关节固定术来恢复腕部的稳定性。

第十一节 结果评估

桡骨远端骨折结果的报告存在明显差异。这主要是由于骨折类型繁多,放射和临床评估方法不统一,而且损伤的随访时间长短不等造成的。多数研究者依据 Gartland 和 Werley 评估系统[76],它依据致残等级评估表对 McBride 缺隔点评分系统进行了修改[142]。这套系统评估主观、客观和放射学参数,但缺乏客观性。例如,尽管没有主观症状或功能丧失,但还要指定观察者评估残留畸形或放射学改变。客观评估是不定量的,并且没有与对侧相比。Sarmiento 等修改了这套系统[196],增加了握力和旋前丧失的评估。Lucas 和 Sachtjen[136]进一步修改了这套系统,增加了更多针对手功能障碍的特定标准,包括正中神经压迫、反射交感性营养不良和手指僵硬。

几位研究者已经指出,Cartland 和 Werley 系统不能精确地测量功能结果。Porter 和 Stockley[177]发展了测量握力、手腕部角度和旋转活动、抵抗力的功能指数,并测量对侧腕部进行比较。McQueen 和 Caspers[146]进一步发展了功能性评估,结合一些实验用以说明手的灵巧性、握力和耐力、日常工作、疼痛和麻木参数。Bradway 等[24]使用 Green 和 O'Brien[85]评估分级,证明能够更严格地评估活动和力量,但不考虑影像学结果。在手术治疗的一些患者中,用这套评估系统 56% 有优良的结果,相比之下,使用 Gartland 和 Werley 系统优良结果占 81%。

当代文献得出共识,桡骨远端骨折后要精确地阐明结果,必须重视大量的强调功能解剖的参数和患者对功能需要的参数。

第十二节 将来的设想

一、骨替代材料

纯松质骨自体植骨是最多用于填充干骺端大块缺损的物质,干骺端缺损能使关节塌陷和畸形愈合。一些骨的替代物(例如磷酸碱基钙陶瓷)也可应用。就其价格、骨诱导和骨传导性、使用方便和机械支撑强度方面,各有其优缺点[62,91,94,126,235]。这些材料不需要供区植骨,但在与骨结合的能力和早期提供结构支撑方面不如纯松质骨。

现在使用更新的骨水泥在植骨的部位可以有矿物质形成[41,46,62]。将此物质注射到骨折部位随后变得坚硬。随着时间的推移,它会快速再塑形,被大量的宿主骨替代,其方式与自身的骨形成是相同的。复位后用骨水泥注入背侧干骺端缺损处,可以对远端关节碎片起到稳定的支撑作用(图 40-33)[111,120,238]。一项回顾性多中心随机研究,对移位桡骨远端骨折的注射骨水泥方法与传统的治疗方法进行了比较[29]。研究结果显示,骨水泥治疗患者 6~8 周后,活动、力量、手的使用、社交和情感等功能都得到改善。到 3 个月后,所有的参数结果与对照相比都是相同的。放射照相分析显示,两组随访无差异,没有与骨水泥直接相关的副作用。两项传统的回顾性研究显示,骨质疏松的老年患者结果是相同的[195,241]。所以,干骺端使用机械性能完善的骨替代材料,可以使腕部早期活动。但是,已如前述,使用新的前侧锁定钢板固定是治疗不稳定桡骨远端骨折的标准,可以使功能早期恢复。现在骨水泥多用于填充缺损而不是当初的治疗方法。

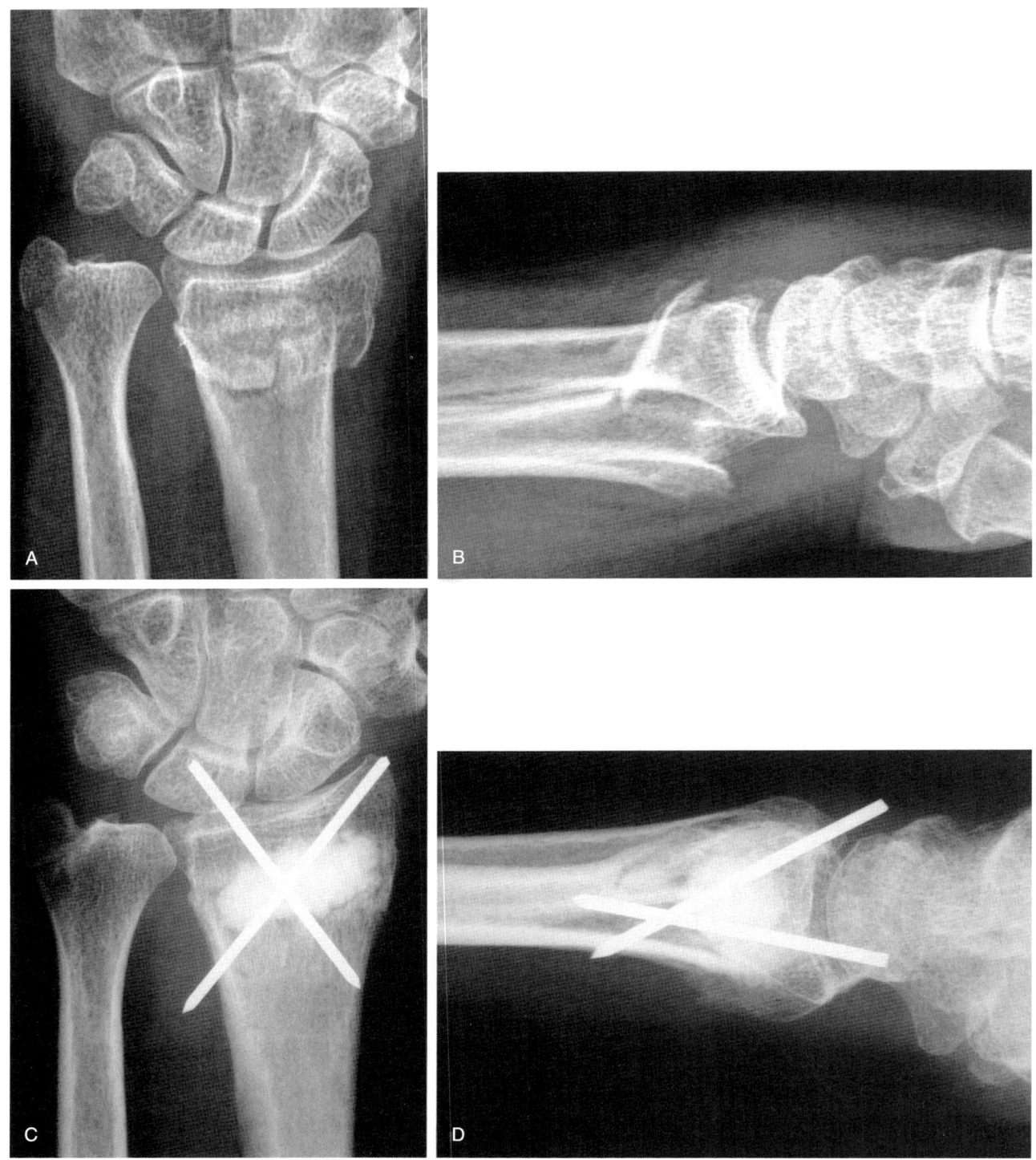

图 40-33　不稳定桡骨远端骨折的放射照片。(A)后前位片。(B)侧位片。(C,D)复位克氏针固定,碳酸盐磷灰石骨水泥填充干骺端骨缺损的术后照片。(待续)

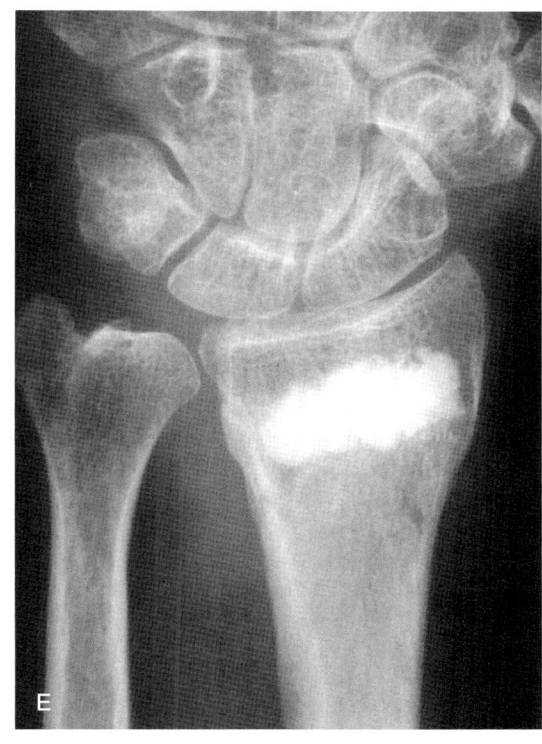
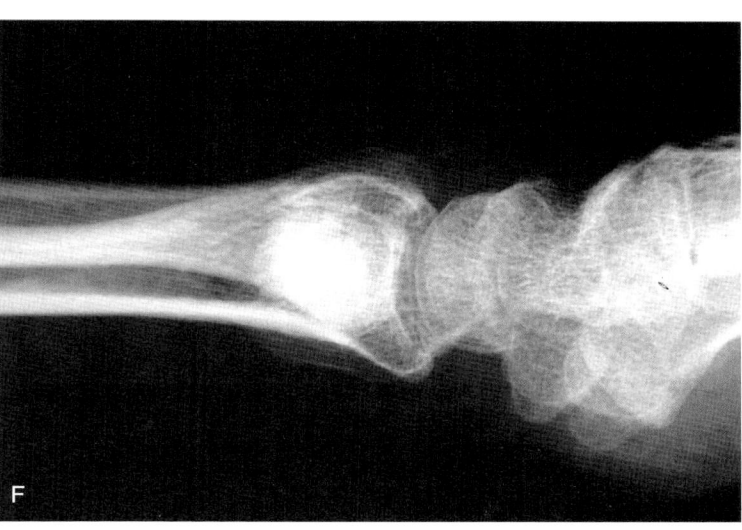

图 40-33(续) (E,F)随访照片显示,不管是否早期活动仍能维持复位。这种骨替代物坚硬,可提供远端碎片的支撑作用。对老年骨质疏松患者特别适用,可早期恢复功能。

二、特殊的钢板系统

由于伸肌腱和桡骨远端背侧皮质的内在关系,使用背侧钢板容易导致伸肌腱粘连和损害肌腱滑动。一种预先成型的设计螺孔为隐形的背侧 T 形钢板已经使用[32]。另一种是 T 形网眼钢板系统,它的设计可以放置多个螺钉和锁针,固定小的干骺端和邻近关节的骨碎片[186]。不幸的是,所有这些较大的背侧钢板可以潜在地引发伸肌腱的刺激和功能障碍[37,40,113,191,200]。已经设计了更新型的背侧钢板系统,较薄型钢板放在桡侧,另一个放置在背侧 50°~70°,这样能更好地支撑 "柱形"桡骨(图 40-23 和图 40-25)[20,57,101,173,185,199]。这些背侧内植物最初的结果令人鼓舞。但是,已如前述,更新型的带固定角度的掌侧钢板或远端锁定螺钉为桡骨远端骨折带来革命性的治疗改变。前侧放置钢板的优点包括:暴露简单,复位更加可靠,固定更加稳固,没有背侧钢板引起的软组织问题。

三、关节镜引导下复位

一些研究者曾使用侵袭性很小的关节镜方法精确复位关节移位[2,37,48,51,58,78,79,148,234]。这一方法可以检查关节面,而不需要做广泛的背侧暴露。但是,关节镜治疗桡骨远端骨折比没有骨折的普通腕关节镜有更多的并发症。视野更困难,且合并有明显的出血。这一技术仅在对腕关节镜技术非常有经验的医生中进行。医生的经验也决定了是否会减少背侧暴露需要增加手术时间的并发症,是否会减少手术器材,是否会减少桡骨远端骨折急症使用关节镜的潜在并发症。

小 结

桡骨远端骨折非常多见,特别是在老年人。多数功能要求低的患者,即使存在很小的残留畸形,预后也可有满意的结果。现在已经认识到,在功能要求高的年轻患者,应当进行更积极、更适当的治疗。正如 Edwards 和 Clayton 在 1929 年指出的:"对于老年关节炎患者认为是好的结果,年轻的劳动者可能却悔恨结果非常失败[61]。"

治疗桡骨远端骨折要根据骨折类型、损伤能量、并发症、骨质量、功能需求以及患者的依从性,这远比

年龄大小更简单。恢复和维持解剖位置强调的是恢复
潜在的完全功能。无论选择哪种治疗方法,关键是要
详细而仔细地随访患者。

(孙景城 译 李世民 校)

参考文献

1. Abbaszadegan, H.; Johnsson, U.; von Sivers, K. Prediction of instability of Colles' fractures. Acta Orthop Scand 60:646–650, 1989.

2. Adolfsson, L.; Jorgsholm, P. Arthroscopically-assisted reduction of intra-articular fractures of the distal radius. J Hand Surg Br 23:391–395, 1998.

3. Ahlborg, H.G.; Josefsson, P.O. Pin-tract complications in external fixation of fractures of the distal radius. Acta Orthop Scand 70:116–118, 1999.

4. Alffram, P.A.; G'doran, C.H.B. Epidemiology of fractures of the forearm. J Bone Joint Surg 44A:105–114, 1962.

5. Altissimi, M.; Antenucci, R.; Fiacca, C.; Mancini, G.B. Longterm results of conservative treatment of fractures of the distal radius. Clin Orthop 206:202–210, 1986.

6. Andersen, D.J.; Blair, W.F.; Steyers, C.M., Jr.; et al. Classification of distal radius fractures: An analysis of interobserver reliability and intraobserver reproducibility. J Hand Surg Am 21:574–582, 1996.

7. Anderson, R.; O'Neill, G. Comminuted fractures of the distal end of the radius. Surg Gynecol Obstet 78:434–440, 1944.

8. Aro, H.; Koirunen, J.; Katevuo, K.; et al. Late compression neuropathies after Colles' fractures. Clin Orthop 233:217–225, 1988.

9. Atkins, R.M.; Duckworth, J.; Kanis, J.A. Algodystrophy following Colles' fracture. J Hand Surg 14B:161–164, 1989.

10. Axelrod, T.J.; McMurtry, R.Y. Open reduction and internal fixation of comminuted intraarticular fractures of the distal radius. J Hand Surg 15A:1–11, 1990.

11. Axelrod, T.; Paley, D.; Green, J.; et al. Limited open reduction of the lunate facet in comminuted intraarticular fractures of the distal radius. J Hand Surg 13A:372–377, 1988.

12. Bacorn, R.W.; Kurtzke, J.F. Colles' fracture: A study of 2,000 cases from the NY State Workmen's Compensation Board. J Bone Joint Surg 35A:643–658, 1953.

13. Baratz, M.E.; DesJardins, J.D.; Anderson, D.D.; et al. Displaced intra-articular fractures of the distal radius: The effect of fracture displacement on contact stresses in a cadaver model. J Hand Surg Am 21:183–188, 1996.

14. Bartosh, R.A.; Saldana, M.J. Intraarticular fractures of the distal radius: A cadaveric study to determine if ligamentotaxis restores radiopalmar tilt. J Hand Surg 15A:18–21, 1990.

15. Bass, R.L.; Blair, W.F.; Hubbard, P.P. Results of combined internal and external fixation for the treatment of severe AO-C3 fractures of the distal radius. J Hand Surg Am 20:373–381, 1995.

16. Batra, S.; Gupta, A. The effect of fracture-related factors on the functional outcome at 1 year in distal radius fractures. Injury 33:499–502, 2002.

17. Bell, J.S.; Wollstein, R.; Citron, N.D. Rupture of flexor pollicis longus tendon: A complication of volar plating of the distal radius. J Bone Joint Surg Br 80:225–226, 1998.

18. Bell, M.J.; Hill, R.J.; McMurtry, R.Y. Ulnar impingement syndrome. J Bone Joint Surg 67B:126–129, 1985.

19. Benoist, L.A.; Freeland, A.E. Buttress pinning in the unstable distal radius fracture. J Hand Surg 20B:82–96, 1995.

20. Benson, L.S.; Minihane, K.P.; Stern, L.D.; et al. The outcome of intra-articular distal radius fractures treated with fragment-specific fixation. J Hand Surg [Am] 31:1333–1339, 2006.

21. Bickerstaff, D.R.; Bell, M.J. Carpal malalignment in Colles' fractures. J Hand Surg 14B:155–160, 1989.

22. Biyani, A.; Simison, A.J.M.; Klenerman, L. Fractures of the distal radius and ulna. J Hand Surg 20B:357–364, 1995.

23. Bower, W.H. The distal radioulnar joint. In Green, D.P., ed. Operative Hand Surgery, 2nd ed. Philadelphia, J.B. Lippincott, 1988, pp. 939–989.

24. Bradway, J.; Amadio, P.C.; Cooney, W.P. Open reduction and internal fixation of displaced, comminuted intraarticular fractures of the distal end of the radius. J Bone Joint Surg 71A:839–847, 1989.

25. Brand, P.W.; Beach, R.B.; Thompson, D.E. Relative tension and potential excursion of muscles in the forearm and hand. J Hand Surg 3B:209–219, 1981.

26. Bronstein, A.J.; Trumble, T.E.; Tencer, A.F. The effects of distal radius fracture malalignment on forearm rotation: A cadaveric study. J Hand Surg Am 22:258–262, 1997.

27. Bruno, R.J.; Cohen, M.S.; Berzins, A.; Sumner, D.R. Bone graft harvesting from the distal radius, olecranon and iliac crest: A quantitative analysis. J Hand Surg 26A:135–141, 2001.

28. Cannegieter, D.M.; Juttmann, J.W. Cancellous grafting and external fixation for unstable Colles' fractures. J Bone Joint Surg Br 79:428–432, 1997.

29. Cassidy, C.; Jupiter, J.B.; Cohen, M.; et al. SRS cement compared with conventional fixation in distal radial fractures. A randomized study. J Bone Joint Surg Am 85-A:2127–2137, 2003.

30. Castaing, J. Les fractures recentes de l'extremité inferieure du radius chez l'adulte. Rev Chir Orthop 50:581, 1964.

31. Carrozzella, J.; Stern, P.J. Treatment of comminuted distal radius fractures with pins and plaster. Hand

Clin 4:391–397, 1988.

32. Carter, P.R.; Frederick, H.A.; Laseter, G.F. Open reduction and internal fixation of unstable distal radius fractures with a low-profile plate: A multicenter study of 73 fractures. J Hand Surg Am 23:300–307, 1998.

33. Cassebaum, W.H. Colles' fracture. A study of end results. JAMA 143:963–965, 1950.

34. Catalano, L.W., 3rd; Cole, R.J.; Gelberman, R.H.; et al. Displaced intra-articular fractures of the distal aspect of the radius. Long-term results in young adults after open reduction and internal fixation. J Bone Joint Surg Am 79:1290–1302, 1997.

35. Chapman, D.R.; Bennett, J.B.; Bryan, W.J.; et al. Complications of distal radius fractures: Pins and plaster treatment. J Hand Surg 7A:509–512, 1982.

36. Chen, A.C.; Chan, Y.S.; Yuan, L.J.; et al. Arthroscopically assisted osteosynthesis of complex intra-articular fractures of the distal radius. J Trauma 53:354–359, 2002.

37. Chiang, P.P.; Roach, S.; Baratz, M.E. Failure of a retinacular flap to prevent dorsal wrist pain after titanium Pi plate fixation of distal radius fractures. J Hand Surg [Am] 27:724–728, 2002.

38. Clancey, G.J. Percutaneous Kirschner-wire fixation of Colles' fractures. J Bone Joint Surg 66A:1008–1014, 1984.

39. Clyburn, T.A. Dynamic external fixation for comminuted intraarticular fractures of the distal end of the radius. J Bone Joint Surg 69A:248–254, 1987.

40. Cohen, M.S.; Turner, T.M.; Urban, R.M. Effects of implant material and plate design on tendon function and morphology. Clin Orthop 445:81–90, 2006.

41. Cohen, M.S.; Whitman, K. Calcium phosphate bone cement—the Norian skeletal repair system in orthopedic surgery. AORN J 65:958–962, 1997.

42. Cole, J.M.; Obletz, B.E. Comminuted fractures of the distal end of the radius treated by skeletal transfixion in plaster cast: An end-result study of thirty-three cases. J Bone Joint Surg 48A:931–945, 1966.

43. Cole, R.J.; Bindra, R.R.; Evanoff, B.A.; et al. Radiographic evaluation of osseous displacement following intra-articular fractures of the distal radius: Reliability of plain radiography versus computed tomography. J Hand Surg Am 22:792–800, 1997.

44. Collert, S.; Isacson, J. Management of redislocated Colles' fractures. Clin Orthop 135:183–186, 1978.

45. Colles, A. On the fracture of the carpal extremity of the radius. Edinb Med Surg J 10:182–186, 1814.

46. Constantz, B.R.; Ison, I.C.; Fulmer, M.T.; et al. Skeletal repair by in situ formation of the minimal phase of bone. Science 267:1796–1799, 1995.

47. Cooney, W.P. Management of Colles' fractures. Editorial. J Hand Surg 14B:137–139, 1989.

48. Cooney, W.P.; Berger, R.A. Treatment of complex fractures of the distal radius: Combined use of internal and external fixation and arthroscopic reduction. Hand Clin 9:603–612, 1993.

49. Cooney, W.P.; Dobyns, J.H.; Linscheid, R.L. Complications of Colles' fractures. J Bone Joint Surg 62A:613–619, 1980.

50. Cooney, W.P.; Linscheid, R.L.; Dobyns, J.H. External pin fixation for unstable Colles' fractures. J Bone Joint Surg 61A:840–845, 1979.

51. Culp, R.W.; Osterman, A.L. Arthroscopic reduction and internal fixation of distal radius fractures. Orthop Clin North Am 26:739–748, 1995.

52. Dennison, D.G. Open reduction and internal locked fixation of unstable distal ulna fractures with concomitant distal radius fracture. J Hand Surg [Am] 32:801–805, 2007.

53. De Oliveira, J.C. Barton's fractures. J Bone Joint Surg 55A:586–594, 1973.

54. De Palma, A.F. Comminuted fractures of the distal end of the radius treated by ulnar pinning. J Bone Joint Surg 34A:651–662, 1952.

55. Dias, J.J.; Wray, C.C.; Jones, J.M.; et al. The value of early mobilization in the treatment of Colles' fractures. J Bone Joint Surg 69B:463–467, 1987.

56. Dobyns, J.H.; Linscheid, R.L. Complications of treatment of fractures and dislocations of the wrist. In Epps, C.H., Jr., ed. Complications in Orthopaedic Surgery. Philadelphia, J.B. Lippincott, 1978, pp. 271–352.

57. Dodds, S.D.; Cornelissen, S.; Jossan, S.; et al. A biomechanical comparison of fragment-specific fixation and augmented external fixation for intra-articular distal radius fractures. J Hand Surg [Am] 27:953–964, 2002.

58. Doi, K.; Hattori, Y.; Otsuka, K.; et al. Intra-articular fractures of the distal aspect of the radius: Arthroscopically assisted reduction compared with open reduction and internal fixation. J Bone Joint Surg Am 81:1093–1110, 1999.

59. Dowling, J.J.; Sawyer, B., Jr. Comminuted Colles' fractures. Evaluation of a method of treatment. J Bone Joint Surg 34A:651–662, 1952.

60. Dunning, C.E.; Lindsay, C.S.; Bicknell, R.T.; et al. Supplemental pinning improves the stability of external fixation in distal radius fractures during simulated finger and forearm motion. J Hand Surg Am 24:992–1000, 1999.

61. Edwards, H.; Clayton, E.B. Fractures of the lower end of the radius in adults. Br Med J 1:61–65, 1929.

62. Einhorn, T.A. Current concepts review: Enhancement of fracture healing. J Bone Joint Surg 77A:940–956, 1995.

63. Ekenstam, F.; Engkvist, O.; Wadin, K.; et al. Results from resection of the distal end of the ulna after fractures of the lower end of the radius. Scand J Plast Reconstr Surg 16:177–181, 1982.

64. Ellis, J. Smith's and Barton's fractures: A method of treatment. J Bone Joint Surg 47B:724–727, 1965.

65. Epner, R.A.; Bowers, W.H.; Guilford, W.B. Ulnar variance: The effect of wrist positioning and roentgen filming technique. J Hand Surg 7A:298–305, 1982.

66. Fernandez, D.L. Correction of posttraumatic wrist deformity in adults by osteotomy, bone grafting and

internal fixation. J Bone Joint Surg 64A:1164–1178, 1982.

67. Fernandez, D.L. Avant-bras segment distal. In Müller, M.E.; Nazarian, S.; Koch, P., eds. Classification AO des Fractures des Os Longs. Berlin, Springer-Verlag, 1987, pp. 106–115.

68. Fernandez, D.L. Radial osteotomy and Bowers arthroplasty for malunited fractures of the distal end of the radius. J Bone Joint Surg 70A:1538–1551, 1988.

69. Fernandez, D.L. Reconstructive procedures for malunion and traumatic arthritis. Orthop Clin North Am 24:341–363, 1993.

70. Fernandez, D.L.; Ring, D.; Jupiter, J.B. Surgical management of delayed union and nonunion of distal radius fractures. J Hand Surg [Am] 26:201–209, 2001.

71. Fitoussi, F.; Ip, W.Y.; Chow, S.P. Treatment of displaced intra-articular fractures of the distal end of the radius with plates. J Bone Joint Surg Am 79:1303–1312, 1997.

72. Flinkkila, T.; Nikkola-Sihot, A.; Kaarela, O.; et al. Poor interobserver reliability of AO classification of fractures of the distal radius. Additional computed tomography is of minor value. J Bone Joint Surg Br 80:670–672, 1998.

73. Flinkkila, T.; Raatikainen, T.; Kaarela, O.; et al. Corrective osteotomy for malunion of the distal radius. Arch Orthop Trauma Surg 120:23–26, 2000.

74. Friberg, S.; Lindstrom, B. Radiographic measurements of the radiocarpal joint in normal adults. Acta Radiol (Stockh) 17:249, 1976.

75. Frykman, G. Fracture of the distal radius including sequelae: Shoulder-hand-finger syndrome, disturbance in the distal radioulnar joint and impairment of nerve function. A clinical and experimental study. Acta Orthop Scand (Suppl) 108:1–155, 1967.

76. Gartland, J.J., Jr., Werley, C.W. Evaluation of healed Colles' fractures. J Bone Joint Surg 33A:895–907, 1951.

77. Geissler, W.B.; Fernandez, D.L. Percutaneous and limited open reduction of the articular surface of the distal radius. J Orthop Trauma 5:255–264, 1991.

78. Geissler, W.B.; Freeland, A.E. Arthroscopically assisted reduction of intraarticular distal radial fractures. Clin Orthop 327:125–134, 1996.

79. Geissler, W.B.; Freeland, A.E. Arthroscopic management of intra-articular distal radius fractures. Hand Clin 15:455–465, 1999.

80. Gelberman, R.H.; Salamon, P.B.; Jurist, J.M.; et al. Ulnar shortening in Kienböck's disease. J Bone Joint Surg 57A:674–676, 1975.

81. Gelberman, R.H.; Szabo, R.M.; Mortensen, W.W. Carpal tunnel pressures and wrist position in patients with Colles' fractures. J Trauma 24:747–749, 1984.

82. Golden, G.N. Treatment and programs of Colles' fracture. Lancet 1:511–514, 1963.

83. Goldfarb, C.A.; Rudzki, J.R.; Catalano, L.W.; et al. Fifteen-year outcome of displaced intra-articular fractures of the distal radius. J Hand Surg [Am] 31:633–639, 2006.

84. Green, D.P. Pins and plaster treatment of comminuted fractures of the distal end of the radius. J Bone Joint Surg 57A:304–310, 1975.

85. Green, D.P.; O'Brien, E.T. Open reduction of carpal dislocation: Indications and operative techniques. J Hand Surg 3A:250–265, 1978.

86. Grewal, R.; Perey, B.; Wilmink, M.; et al. A randomized prospective study on the treatment of intraarticular distal radius fractures: Open reduction and internal fixation with dorsal plating versus mini open reduction, percutaneous fixation, and external fixation. J Hand Surg Am 30:764–772, 2005.

87. Hanker, G.J. Arthroscopic evaluation of intraarticular distal radius fractures. Presented at the Annual Meeting of the American Society for Surgery of the Hand, Orlando, Florida, 1991.

88. Harness, N.G.; Jupiter, J.B.; Orbay, J.L.; et al. Loss of fixation of the volar lunate facet fragment in fractures of the distal part of the radius. J Bone Joint Surg Am 86-A:1900–1908, 2004.

89. Harness, N.G.; Ring, D.; Zurakowski, D.; et al. The influence of three-dimensional computed tomography reconstructions on the characterization and treatment of distal radial fractures. J Bone Joint Surg Am 88:1315–1323, 2006.

90. Harper, W.M.; Jones, J.M. Nonunion of Colles' fracture: Report of two cases. J Hand Surg 15B:121–123, 1990.

91. Hartigan, B.J.; Cohen, M.S. Use of bone graft substitutes and bioactive materials in treatment of distal radius fractures. Hand Clin 21:449–454, 2005.

92. Hastings, H. Treatment of complex distal radial fractures. Adv Operative Orthop 2:227–277, 1994.

93. Hastings, H.; Leibovic, S.J. Indications and techniques of open reduction: Internal fixation of distal radius fractures. Orthop Clin North Am 24:309–326, 1993.

94. Herrera, M.; Chapman, C.B.; Roh, M.; et al. Treatment of unstable distal radius fractures with cancellous allograft and external fixation. J Hand Surg Am 24:1269–1278, 1999.

95. Hinzpeter, D.A.; Jupiter, J.B.; Moreno, R.; et al. Carpal Alignment After Corrective Osteotomy for Malunited Fractures of Distal Radius. American Society for Surgery of the Hand 54th Annual Meeting, Boston, September, 1999.

96. Hirahara, H.; Neale, P.G.; Lin, Y.T.; et al. Kinematic and torque-related effects of dorsally angulated distal radius fractures and the distal radial ulnar joint. J Hand Surg [Am] 28:614–621, 2003.

97. Hollingsworth, R.; Morris, J. The importance of the ulnar side of the wrist in fractures of the distal end of the radius. Injury 7:263–266, 1976.

98. Hove, L.M. Nerve entrapment and reflex sympathetic dystrophy after fractures of the distal radius. Scand J Plast Reconstr Surg Hand Surg 29:53-58,

1995.

99. Howard, P.W.; Stewart, H.D.; Hind, R.E.; et al. External fixation or plaster for severely displaced comminuted Colles' fractures? J Bone Joint Surg 71B:68–73, 1989.

100. Jakob, R.P.; Fernandez, D.L. The treatment of wrist fractures with the small AO external fixation device. In Uhthoff, H.K., ed. Current Concepts of External Fixation of Fractures. Berlin, Springer-Verlag, 1982, pp. 307–314.

101. Jakob, M.; Rikli, D.A.; Regazzoni, P. Fractures of the distal radius treated by internal fixation and early function. A prospective study of 73 consecutive patients. J Bone Joint Surg Br 82:340–344, 2000.

102. Jenkins, N.H. The unstable Colles' fracture. J Hand Surg 14B:149–154, 1989.

103. Jenkins, N.H.; Jones, D.G.; Johnson, S.R.; MintowtCzyz, W.T. External fixation of Colles' fractures: An anatomical study. J Bone Joint Surg 69B:207–211, 1987.

104. Johnston, G.H.; Friedman, L.; Kriegler, J.C. Computerized tomographic evaluation of acute distal radius fractures. J Hand Surg 17A:738–744, 1992.

105. Jupiter, J.B. Current concepts review: Fractures of the distal end of the radius. J Bone Joint Surg 73A:461–469, 1991.

106. Jupiter, J.G.; Fernandez, D.L. Comparative classification for fractures of the distal end of the radius. J Hand Surg Am 22:563–571, 1997.

107. Jupiter, J.G.; Fernandez, D.L.; Toh, C.L.; et al. Operative treatment of volar intra-articular fractures of the distal end of the radius. J Bone Joint Surg Am 78:1817–1828, 1996.

108. Jupiter, J.B.; Lipton, H. Operative treatment of intraarticular fractures of the distal radius. Clin Orthop 292:48–61, 1993.

109. Jupiter, J.B.; Masem, M. Reconstruction of posttraumatic deformity of the distal radius and ulna. Hand Clin 4:377–390, 1988.

110. Jupiter, J.B.; Ring, D. A comparison of early and late reconstruction of malunited fractures of the distal end of the radius. J Bone Joint Surg Am 78:739–748, 1996.

111. Jupiter, J.B.; Winters, S.; Sigman, S.; et al. Repair of five distal radius fractures with an investigational cancellous bone cement: A preliminary report. J Orthop Trauma 22:110–116, 1997.

112. Kamano, M.; Honda, Y.; Kazuki, K.; et al. Palmar plating for dorsally displaced fractures of the distal radius. Clin Orthop Relat Res 397:403–408, 2002.

113. Kambouroglou, G.K.; Axelrod, T.S. Complications of the AO/ASIF titanium distal radius plate system (pi plate) in internal fixation of the distal radius: A brief report. J Hand Surg [Am] 23:737–741, 1998.

114. Kapoor, H.; Agarwal, A.; Dhaon, K. Displaced intra-articular fractures of distal radius: A comparative evaluation of results following closed reduction, external fixation and open reduction with internal fixation. Injury 31:75–79, 2000.

115. Katz, M.A.; Beredjiklian, P.K.; Bozentka, D.J.; et al. Computed tomography scanning of intra-articular distal radius fractures: Does it influence treatment? J Hand Surg [Am] 26:415–421, 2001.

116. Kazuki, K.; Masakata, K.; Shimazu, A. Pressure distribution in the radial carpal joint measured with a densitometer designed for pressure sensitive film. J Hand Surg 16A:401–408, 1991.

117. Kihara, H.; Palmer, A.K.; Werner, F.W.; et al. The effect of dorsally angulated distal radius fractures on distal radioulnar joint congruency and forearm rotation. J Hand Surg Am 21:40–47, 1996.

118. Klein, W.; Dee, W.; Rieger, H.; et al. Results of transarticular fixator application in distal radius fractures. Injury 31 (Supp. 1):71–77, 2000.

119. Knirk, J.L.; Jupiter, J.B. Intraarticular fractures of the distal end of the radius in young adults. J Bone Joint Surg 68A:647–659, 1986.

120. Kopylov, P.; Jonsson, K.; Thorngren, K.G.; et al. Injectable calcium phosphate in the treatment of distal radial fractures. J Hand Surg Br 21:768–771, 1996.

121. Kozin, S.H.; Wood, M.B. Early soft tissue complications after fractures of the distal part of the radius. J Bone Joint Surg 75A:144–153, 1993.

122. Kreder, H.J.; Agel, J.; McKee, M.D.; et al. A randomized, controlled trial of distal radius fractures with metaphyseal displacement but without joint incongruity: Closed reduction and casting versus closed reduction, spanning external fixation, and optional percutaneous K-wires. J Orthop Trauma 20:115–121, 2006.

123. Kreder, H.J.; Hanel, D.P.; Agel, J.; et al. Indirect reduction and percutaneous fixation versus open reduction and internal fixation for displaced intra-articular fractures of the distal radius: A randomised, controlled trial. J Bone Joint Surg Br 87:829–836, 2005.

124. Kreder, H.J.; Hanel, D.P.; McKee, M.; et al. Consistency of AO fracture classification for the distal radius. J Bone Joint Surg Br 78:726–731, 1996.

125. Kumar, D.; Breakwell, L.; Deshmukh, S.C.; et al. Tangential views of the articular surface of the distal radius—aid to open reduction and internal fixation of fractures. Injury 32:783–786, 2001.

126. Ladd, A.L.; Pliam, N.B. Use of bone-graft substitutes in distal radius fractures. J Am Acad Orthop Surg 7:279–290, 1999.

127. LaFontaine, M.; Hardy, D.; Delince, P.H. Stability assessment of distal radius fractures. Injury 20:208–210, 1989.

128. Lee, H.C.; Wong, Y.S.; Chan, B.K.; et al. Fixation of distal radius fractures using AO titanium volar distal radius plate. Hand Surg 8:7–15, 2003.

129. Leung, F.; Zhu, L.; Ho, H.; et al. Palmar plate fixation of AO type C2 fracture of distal radius using a locking compression plate—a biomechanical study in a cadaveric model. J Hand Surg [Br] 28:263–266, 2003.

130. Leung, K.S.; Tsang, H.K.; Chiu, K.H.; et al. An

effective treatment of comminuted fractures of the distal radius. J Hand Surg 15A:11–17, 1990.

131. Lewis, M.H. Median nerve decompression after Colles' fracture. J Bone Joint Surg 60B:195–196, 1978.

132. Lidstrom, A. Fractures of the distal radius: A clinical and statistical study of end results. Acta Orthop Scand 41:1–118, 1959.

133. Lindau, T.; Adlercreutz, C.; Aspenberg, P. Peripheral tears of the triangular fibrocartilage complex cause distal radioulnar joint instability after distal radial fractures. J Hand Surg Am 25:464–468, 2000.

134. Lindau, T.; Arner, M.; Hagberg, L. Intraarticular lesions in distal fractures of the radius in young adults. A descriptive arthroscopic study in 50 patients. J Hand Surg Br 22:638–643, 1997.

135. Linder, L.; Stattin, J. Malunited fractures of the distal radius with volar angulation: Corrective osteotomy in six cases using the volar approach. Acta Othop Scand 67:179–181, 1996.

136. Lucas, G.L.; Sachtjen, K.M. An analysis of hand function in patients with Colles' fractures treated by Rush rod fixation. Clin Orthop 155:172–179, 1981.

137. Lundy, D.W.; Quisling, S.G.; Lourie, G.M.; et al. Tilted lateral radiographs in the evaluation of intra-articular distal radius fractures. J Hand Surg Am 24:249–256, 1999.

138. Lynch, A.C.; Lipscomb, P.R. The carpal tunnel syndrome and Colles' fractures. JAMA 185:363–366, 1963.

139. Mack, G.R.; McPherson, S.A.; Lutz, R.B. Acute median neuropathy after wrist trauma: The role of emergent carpal tunnel release. Clin Orthop 3:141–146, 1994.

140. Marx, R.G.; Axelrod, T.S. Intraarticular osteotomy of distal radial malunions. Clin Orthop 327:152–157, 1996.

141. May, M.M.; Lawton, J.N.; Blazar, P.E. Ulnar styloid fractures associated with distal radius fractures: Incidence and implications for distal radioulnar joint instability. J Hand Surg [Am] 27:965–971, 2002.

142. McBride, E.D. Disability Evaluation, 4th ed. Philadelphia, J.B. Lippincott, 1948.

143. McCarroll, H.R., Jr. Nerve injuries associated with wrist trauma. Orthop Clin North Am 15:279–287, 1984.

144. McMurtry, R.Y.; Jupiter, J.B. Fractures of the distal radius. In Browner, B.; Jupiter, J.; Levine, A.; Trafton, P., eds. Skeletal Trauma. Philadelphia, W. B. Saunders, 1992, pp. 1063–1094.

145. McQueen, M.M. Redisplaced unstable fractures of the distal radius. A randomized, prospective study of bridging versus non-bridging external fixation. J Bone Joint Surg Br 80:665–669, 1998.

146. McQueen, M.; Caspers, J. Colles' fracture: Does the anatomic result affect the final function? J Bone Joint Surg 70B:649–651, 1988.

147. McQueen, M.M.; MacLaren, A.; Chalmers, J. The value of remanipulating Colles' fractures. J Bone Joint Surg 68B:232–233, 1986.

148. Mehta, J.A.; Bain, G.I.; Heptinstall, R.J. Anatomical reduction of intra-articular fractures of the distal radius. An arthroscopically-assisted approach. J Bone Joint Surg Br 82:79–86, 2000.

149. Melone, C.P., Jr. Articular fractures of the distal radius. Orthop Clin North Am 15:217–236, 1984.

150. Melone, C.P., Jr. Open treatment for displaced articular fractures of the distal radius. Clin Orthop 202:103–111, 1986.

151. Miyake, T.; Hashizume, H.; Inoue, H.; et al. Malunited Colles' fracture: Analysis of stress distribution. J Hand Surg 19B:737–742, 1994.

152. Mohanti, R.C.; Kar, N. Study of triangular fibrocartilage of the wrist joint in Colles' fracture. Injury 11:321–324, 1980.

153. Mudgal, C.; Hastings, H. Scapholunate diastasis in fractures of the distal radius: Pathomechanics and treatment options. J Hand Surg 18B:725–729, 1993.

154. Müller, M.E.; Nazarian, S.; Koch, P., eds. Classification AO des Fractures des Os Longs. Berlin, Springer-Verlag, 1987.

155. Musgrave, D.S.; Idler, R.S. Volar fixation of dorsally displaced distal radius fractures using the 2.4-mm locking compression plates. J Hand Surg [Am] 30:743–749, 2005.

156. Naidu, S.H.; Capo, J.T.; Moulton, M.; et al. Percutaneous pinning of distal radius fractures: A biomechanical study. J Hand Surg Am 22:252–257, 1997.

157. Nakata, R.Y.; Chand, Y.; Matiko, J.D.; et al. External fixators for wrist fractures: A biomechanical and clinical study. J Hand Surg 10A:845–851, 1985.

158. Nesbitt, K.S.; Failla, J.M.; Les, C. Assessment of instability factors in adult distal radius fractures. J Hand Surg [Am] 29:1128–1138, 2004.

159. Older, T.M.; Stabler, E.U.; Cassebaum, W.H. Colles' fracture: Evaluation of selection of therapy. J Trauma 5:469–476, 1965.

160. Orbay, J.L.; Fernandez, D.L. Volar fixation for dorsally displaced fractures of the distal radius: A preliminary report. J Hand Surg [Am] 27:205–215, 2002.

161. Orbay, J.L.; Fernandez, D.L. Volar fixed-angle plate fixation for unstable distal radius fractures in the elderly patient. J Hand Surg [Am] 29:96–102, 2004.

162. Orbay, J.L.; Indriago, I.; Badia, A.; et al. Corrective osteotomy of dorsally mal-united fractures of the distal radius via the extended FCR approach. J Hand Surg [Am] 28 (Suppl 1):2, 2003.

163. Orbay, J.L.; Touhami, A. Current concepts in volar fixed-angle fixation of unstable distal radius fractures. Clin Orthop Relat Res 445:58–67, 2006.

164. Osada, D.; Viegas, S.F.; Shah, M.A.; et al. Comparison of different distal radius dorsal and volar fracture fixation plates: A biomechanical study. J Hand Surg

[Am] 28:94–104, 2003.

165. Oskam, J.; Bongers, K.M.; Karthaus, A.J.; et al. Corrective osteotomy for malunion of the distal radius: The effect of concomitant ulnar shortening osteotomy. Arch Orthop Trauma Surg 115:219–222, 1996.

166. Oskam, J.; DeGraaf, J.S.; Klasen, H.J. Fractures of the distal radius and scaphoid. J Hand Surg Br 21:772–774, 1996.

167. Owen, R.A.; Melton, L.J.; Johnson, K.A.; et al. Incidence of a Colles' fracture in a North American community. Am J Public Health 72:605–613, 1982.

168. Palmer, A.K. The distal radioulnar joint. Hand Clin 3:31–40, 1987.

169. Palmer, A.K. Fractures of the distal radius. In Green, D.P., ed. Operative Hand Surgery, 2nd ed. Philadelphia, J.B. Lippincott, 1988, pp. 991–1026.

170. Palmer, A.K.; Glisson, R.R.; Werner, F.W. Ulnar variance determination. J Hand Surg 7A:376–379, 1982.

171. Pattee, G.A.; Thompson, G.H. Anterior and posterior marginal fracture dislocations of the distal radius. Clin Orthop 231:183–195, 1988.

172. Peltier, L.F. Fractures of the distal end of the radius: An historical account. Clin Orthop 187:18–22, 1984.

173. Peine, R.; Rikli, D.A.; Hoffmann, R.; et al. Comparison of three different plating techniques for the dorsum of the distal radius: A biomechanical study. J Hand Surg Am 25:29–33, 2000.

174. Pogue, D.L.; Viegas, S.F.; Patterson, R.M.; et al. Effects of distal radius fracture malunion on wrist joint mechanics. J Hand Surg 15A:721–727, 1990.

175. Pool, C. Colles's fracture. A prospective study of treatment. J Bone Joint Surg 55B:540, 1973.

176. Porter, M.L; Tillman, R.M. Pilon fractures of the wrist: Displaced intraarticular fractures of the distal radius. J Hand Surg 17B:63–68, 1992.

177. Porter, M.; Stockley, I. Functional index: A numerical expression of posttraumatic wrist function. Injury 16:188–192, 1984.

178. Porter, M.; Stockley, I. Fractures of the distal radius: Intermediate and end results in relation to radiologic parameters. Clin Orthop 220:241–251, 1987.

179. Poser, M.A.; Ambrose, L. Malunited Colles' fractures: Correction with a biplanar closing wedge osteotomy, J Hand Surg 16A:1017–1026, 1991.

180. Prommersberger, K.J.; Fernandez, D.L. Nonunion of distal radius fractures. Clin Orthop Relat Res 419:51–56, 2004.

181. Pruitt, D.L.; Gilula, L.A.; Manske, P.R.; et al. Computed tomography scanning with image reconstruction in evaluation of distal radius fractures. J Hand Surg 5A:720–727, 1994.

182. Richards, R.S.; Bennett, J.D.; Roth, J.H.; et al. Arthroscopic diagnosis of intra-articular soft tissue injuries associated with distal radial fractures. J Hand Surg Am 22:772–776, 1997.

183. Riis, J.; Fruensgaard, S. Treatment of unstable Colles' fractures by external fixation. J Hand Surg 14B:145–148, 1989.

184. Rikli, D.A.; Kupfer, K.; Bodoky, A. Long-term results of the external fixation of distal radius fractures. J Trauma 44:970–976, 1998.

185. Rikli, D.A.; Regazzoni, P. Fractures of the distal end of the radius treated by internal fixation and early function. A preliminary report of 20 cases. J Bone Joint Surg Br 78:588–592, 1996.

186. Ring, D.; Jupiter, J.B.; Brennwald, J.; et al. Prospective multicenter trial of a plate for dorsal fixation of distal radius fractures. J Hand Surg Am 22:777–784, 1997.

187. Ring, D.; Prommersberger, K.J.; Gonzalez del Pino, J.; et al. Corrective osteotomy for intra-articular malunion of the distal part of the radius. J Bone Joint Surg Am 87:1503–1509, 2005.

188. Ring, D.; Prommersberger, K.; Jupiter, J.B. Combined dorsal and volar plate fixation of complex fractures of the distal part of the radius. J Bone Joint Surg Am 86-A:1646–1652, 2004.

189. Ring, D.; Roberge, C.; Morgan, T.; et al. Osteotomy for malunited fractures of the distal radius: A comparison of structural and nonstructural autogenous bone grafts. J Hand Surg [Am] 27:216–222, 2002.

190. Rogachefsky, R.A.; Lipson, S.R.; Applegate, B.; et al. Treatment of severely comminuted intra-articular fractures of the distal end of the radius by open reduction and combined internal and external fixation. J Bone Joint Surg Am 83-A:509–519, 2001.

191. Rozental, T.D.; Beredjiklian, P.K.; Bozentka, D.J. Functional outcome and complications following two types of dorsal plating for unstable fractures of the distal part of the radius. J Bone Joint Surg Am 85-A:1956–1960, 2003.

192. Rozental, T.D.; Blazar, P.E. Functional outcome and complications after volar plating for dorsally displaced, unstable fractures of the distal radius. J Hand Surg [Am] 31:359–365, 2006.

193. Rubinovich, R.M.; Rennie, W.R. Colles' fracture: End results in relation to radiologic parameters. Can J Surg 26:361–363, 1983.

194. Saito, H.; Shibata, M. Classification of fractures at the distal end of the radius with reference to treatment of comminuted fractures. In Boswick, J.A., Jr., ed. Current Concepts in Hand Surgery. Philadelphia, Lea & Febiger, 1983, pp. 129–145.

195. Sanchez-Sotelo, J.; Munuera, L.; Madero, R. Treatment of fractures of the distal radius with a remodellable bone cement: A prospective, randomized study using Norian SRS. J Bone Joint Surg Br 82:856–863, 2000.

196. Sarmiento, A.; Pratt, G.W.; Berry, N.C.; et al. Colles' fracture: Functional bracing in supination. J Bone Joint Surg 57A:311–317, 1975.

197. Sarmiento, A.; Zagorski, J.B.; Sinclair, W.F. Functional bracing of Colles' fractures: A prospective study of immobilization in supination vs. pronation.

Clin Orthop 146:175–183, 1980.

198. Scheck, M. Long-term follow-up of treatment of comminuted fractures of the distal end of the radius by transfixation with Kirschner wires and cast. J Bone Joint Surg 44A:337–351, 1962.

199. Schnall, S.B.; Kim, B.J.; Abramo, A.; et al. Fixation of distal radius fractures using a fragment-specific system. Clin Orthop Relat Res 445:51–57, 2006.

200. Schnur, D.P.; Chang, B. Extensor tendon rupture after internal fixation of a distal radius fracture using a dorsally placed AO/ASIF titanium pi plate. Ann Plast Surg 44:564–566, 2000.

201. Segalman, K.A.; Clark, G.L. Un-united fractures of the distal radius: A report of 12 cases. J Hand Surg Am 23:914–919, 1998.

202. Seitz, W.H., Jr.; Putnam, M.D.; Dick, H.M. Limited open surgical approach for external fixation of distal radius fractures. J Hand Surg 15A:288–293, 1990.

203. Shaw, J.A.; Bruno, A. Paul, E.M. Ulnar styloid fixation in the treatment of posttraumatic instability of the radial ulnar joint: A biomechanical study with clinical correlation. J Hand Surg 15A:712–720, 1990.

204. Shea, K.; Fernandez, D.L.; Jupiter, J.B.; et al. Corrective osteotomy for malunited, volarly displaced fractures of the distal end of the radius. J Bone Joint Surg Am 79:1816–1826, 1997.

205. Short, W.H.; Palmer, A.K.; Werner, F.W.; et al. A biochemical study of distal radial fractures. J Hand Surg 12A:529–534, 1987.

206. Smaill, G.B. Long-term follow-up of Colles' fracture. J Bone Joint Surg 47B:80–85, 1965.

207. Smith, D.W.; Henry, M.H. The 45 degrees pronated oblique view for volar fixed-angle plating of distal radius fractures. J Hand Surg [Am] 29:703–706, 2004.

208. Smith, V.A.; Wright, T.W. Nonunion of the distal radius. J Hand Surg [Br] 24:601–603, 1999.

209. Solgaard, S. Classification of distal radius fractures. Acta Orthop Scand 56:249–252, 1985.

210. Solgaard, S.; Binger, C.; Soelund, K. Displaced distal radius fractures. Arch Orthop Trauma Surg 109:34–38, 1989.

211. Sommerkamp, T.G.; Seeman, M.; Silliman, J.; et al. Dynamic external fixation of unstable fractures of the distal part of the radius. J Bone Joint Surg 76A:1049–1161, 1994.

212. Sponsel, K.H.; Palm, E.T. Carpal tunnel syndrome following Colles' fracture. Surg Gynecol Obstet 121:1252–1256, 1965.

213. Stein, A.H. The relation of median nerve compression to Sudek's syndrome. Surg Gynecol Obstet 115:713–720, 1962.

214. Stein, A.H., Jr.; Katz, S.F. Stabilization of comminuted fractures of the distal inch of the radius: Percutaneous pinning. Clin Orthop 108:174–181, 1975.

215. Steinberg, B.D.; Plancher, K.D.; Idler, R.S. Percutaneous Kirschner wire fixation though the snuff box: An anatomic study. J Hand Surg 20A:57–62, 1995.

216. Stewart, H.D.; Innes, A.R.; Burke, F.D. Factors affecting the outcome of Colles' fracture: An anatomical and functional study. Injury 16:289–295, 1985.

217. Stewart, H.D.; Innes, A.R.; Burke, F.D. The hand complications of Colles' fractures. J Hand Surg 10B:103–106, 1985.

218. Szabo, R.M.; Weber, S.C. Comminuted intraarticular fractures of the distal radius. Clin Orthop 230:39–48, 1988.

219. Taleisnik, J.; Watson, H.K. Midcarpal instability caused by malunited fractures of the distal radius. J Hand Surg 9A:350–357, 1984.

220. Terral, T.G.; Freeland, A.E. Early salvage reconstruction of severe distal radius fractures. Clin Orthop 327:147–151, 1996.

221. Thompson, G.H.; Grant, T.T. Barton's fractures—reverse Barton's fractures: Confusing eponyms. Clin Orthop 122:210–221, 1977.

222. Trumble, T.; Glisson, R.R.; Seaber, A.V.; et al. A biochemical comparison of the methods for treating Kienböck's disease. J Hand Surg 11A:88–93, 1986.

223. Trumble, T.E.; Schmitt, S.R.; Vedder, N.B. Factors affecting functional outcome of displaced intraarticular distal radius fractures. J Hand Surg [Am] 19:325–340, 1994.

224. Trumble, T.E.; Wagner, W.; Hanel, D.P.; et al. Intrafocal (Kapandji) pinning of distal radius fractures with and without external fixation. J Hand Surg Am 23:381–394, 1998.

225. van der Linden, W.; Ericson, R. Colles' fracture: How should its displacement be measured and how should it be immobilized? J Bone Joint Surg 63A:1285–1291, 1981.

226. Vaughn, P.A.; Lui, S.M.; Harrington, I.J.; et al. Treatment of unstable fractures of the distal radius by external fixation. J Bone Joint Surg 67B:385–389, 1985.

227. Villar, R.N.; Marsh, D.; Rushton, N.; et al. Three years after Colles' fracture. J Bone Joint Surg 69B:635–638, 1987.

228. Wagner, W.F., Jr.; Tencer, A.F.; Kiser, P.; et al. Effects of intra-articular distal radius depression on wrist joint contact characteristics. J Hand Surg Am 21:554–560, 1996.

229. Weber, E.R. A rational approach for the recognition and treatment of Colles' fractures. Hand Clin 3:13–21, 1987.

230. Weber, S.C.; Szabo, R.M. Severely comminuted distal radial fracture as an unsolved problem: Complications associated with external fixation and pins and plaster techniques. J Hand Surg 11A:157–165, 1986.

231. Werner, F.W.; Murphy, D.J.; Palmer, A.K. Pres-

sures in the distal radial ulnar joint: Effect of surgical procedures used for Kienböck's disease. J Orthop Res 7:445–450, 1989.

232. Willis, A.A.; Kutsumi, K.; Zobitz, M.E.; et al. Internal fixation of dorsally displaced fractures of the distal part of the radius. A biomechanical analysis of volar plate fracture stability. J Bone Joint Surg Am 88:2411–2417, 2006.

233. Wolfe, S.W.; Austin, G.; Lorenze, M.; et al. A biomechanical comparison of different wrist external fixators with and without K-wire augmentation. J Hand Surg Am 24:516–524, 1999.

234. Wolfe, S.W.; Easterling, K.J.; Yoo, H.H. Arthroscopic-assisted reduction of distal radius fractures. Arthroscopy 11:706–714, 1995.

235. Wolfe, S.W.; Pike, L.; Slade, J.F., 3rd; et al. Augmentation of distal radius fracture fixation with coralline hydroxyapatite bone graft substitute. J Hand Surg Am 24:816–827, 1999.

236. Wright, T. Osteotomy for distal radius malunion. Tech in Hand and Upper Extrem Surg 4:222–235, 2000.

237. Wright, T.W.; Horodyski, M.; Smith, D.W. Functional outcome of unstable distal radius fractures: ORIF with a volar fixed-angle tine plate versus external fixation. J Hand Surg [Am] 30:289–299, 2005.

238. Yetkinler, D.N.; Ladd, A.L.; Poser, R.D.; et al. Biomechanical evaluation of fixation of intra-articular fractures of the distal part of the radius in cadavery: Kirschner wires compared with calcium-phosphate bone cement. J Bone Joint Surg Am 81:391–399, 1999.

239. Young, B.T.; Rayan, G.M. Outcome following nonoperative treatment of displaced distal radius fractures in low-demand patients older than 60 years. J Hand Surg Am 25:19–28, 2000.

240. Zanotti, R.M.; Louis, D.S. Intra-articular fractures of the distal end of the radius treated with an adjustable fixator system. J Hand Surg 22:428–440, 1997.

241. Zimmermann, R.; Gabl, M.; Lutz, M.; et al. Injectable calcium phosphate bone cement Norian SRS for the treatment of intra-articular compression fractures of the distal radius in osteoporotic women. Arch Orthop Trauma Surg 123:22–27, 2003.

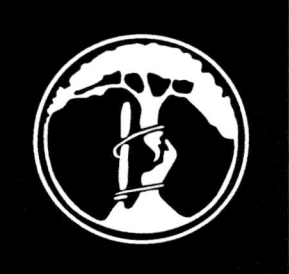

第 **41** 章

前臂骨干骨折

Jesse B. Jupiter, M.D., James F. Kellam, M.D. F.R.C.S.(C.)

上肢的骨骼和关节可把末端部分的手置放于空间的适当位置。在成人，桡骨和尺骨的骨干骨折需要准确的复位以确保前臂的运动。前臂骨折甚至可以看做是维持其旋前和旋后功能的内在关节骨折。不能令人满意的治疗将导致运动功能的缺失，如肌力失衡、手的功能障碍[45,89,129]。

很早以前，人们就已经认识到处理前臂骨折的困难[8,35,64,110,139]。除 Evans 以外[45]，大多数调查人所做的关于前臂骨折的结论均未得到广泛的认同[8,13]。即使在 Evans 的著作中，也有近 30% 的患者的前臂旋转功能缺失超过 50°。Hughston[64]指出，单纯桡骨骨折（Galeazzi 骨折）得不到满意结果的概率很高。Charnley[26]在他的经典著作中强调用非手术方法进行骨折护理，并推荐用手术方法治疗成人的前臂骨折。

早期的手术治疗由于缺乏足够的内固定方法及种种其他原因，多不能获得满意效果。据 Knight 和 Purvis[77]报道，不适当的钢板固定即使用石膏制动也仍有很高的骨不连发生率。Smith 和 Sage[138]发明了一种特制的髓内钉来治疗尺骨和桡骨骨折。这种方法需要切开复位和超过肘上的管型石膏固定 3 个月，即便如此，仍有近 7% 的骨不连发生率。Marek[87]改进了使用髓内钉的方法，研发了一种方形钉，并改为从桡骨茎突进钉，从 Lister 结节穿出。这种方法需要切开显露和过肘的管型石膏固定。虽然其愈合率达 100%，但仍有 22% 的功能恢复结果不能令人满意。

成人四肢骨中其他任何部位上的骨折应用钢板可能都没有在前臂骨折时的作用显著。1964 年，Burwell 和 Charnley[22]发表了一部里程碑式的著作，书中回顾了应用未加压的 Burns 或 Sherman 钢板治疗的

150 例患者 218 处骨折。即使应用那些现在看来很陈旧的钢板，他们也取得了很好的效果，倘若那些钢板长度在 3.5 英寸以上，有 6 个或更多的钉子，骨折的粉碎度不超过皮质的 50%，效果会更佳。当时，石膏制动还很少使用。

1947 年，随着 Danis 发明的加压钢板的出现，前臂应用钢板固定后的功能恢复明显增强[32]。1975 年，Anderson 和他的同事们[3]公布了由内固定物研究协会（AO/ASIF）提出的以牢固固定作为主要原则的经验：使用加压钢板治疗后，尺骨骨折愈合率为 96.3%，桡骨骨折的愈合率为 97.9%。他们的结果后来被许多别的研究者沿用，从而使加压钢板治疗前臂骨折成为其他治疗方法必须参考的标准。

第一节　治疗目标

以恢复前臂的功能为出发点，前臂骨折的治疗目标应为：①骨折的解剖复位，骨干长度、旋转功能和骨间隙的恢复；②骨骼的坚强固定，以便进行早期软组织康复[67]。

第二节　前臂骨干骨折的分类

从实际应用出发，前臂骨折的分类必须考虑骨折的部位、骨折类型、软组织损伤程度、近侧和远侧尺桡关节（DRUJ）的损伤程度等因素。

考虑到手术需要，临床上很多人把前臂骨分成三段（图 41-1）。桡骨的近 1/3 包括从桡骨结节到桡骨弓始端。中 1/3 包括从桡骨弓到桡骨干变直处。远侧 1/3 延伸到桡骨向外张开的干骺端。与此相反，相对较直

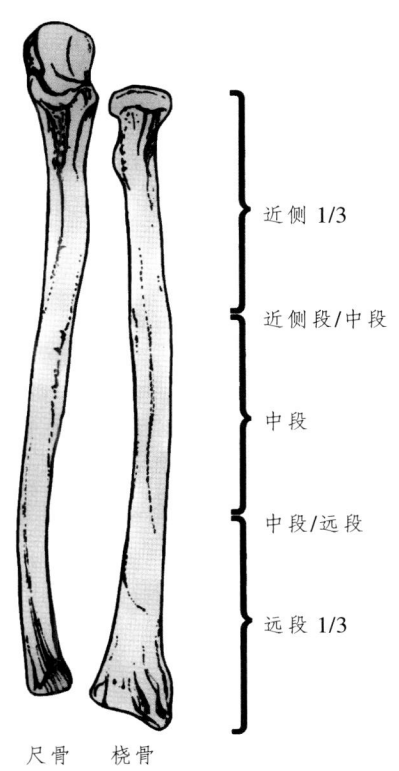

近侧 1/3

近侧段/中段

中 段

中段/远段

远段 1/3

尺骨　桡骨

图 41-1　前臂骨骼外科分类的三分法。

的尺骨只是在长度的基础上分为三部分(见图 41-1)。最后,确定前臂损伤类型必须要考虑到外围及相关的软组织。

为适应前臂骨折更详细分类的需要,Müller 和他的同事们[100]写的《骨折统一分类》已经被大多数人所接受(图 41-2)。应用这种方法,在骨创中心比较不同治疗方案的结果时尤为重要。

第三节　治疗

一、非手术治疗的指征

成人前臂骨折中,非手术治疗的首要指征为直接暴力造成的单纯尺骨干骨折(警棍骨折)(图 41-3)。即使骨折移位达到骨干的 25%~50%,在用长石膏管型或骨折功能支架固定 8~10 周后,尺骨仍能牢固愈合。后来 Sarmiento 和他的同伴们报道说[126,127],在支架上用的维持前臂骨间隙的模型小心做好后,就可以成功维持骨的解剖位置。

当尺骨远段移位,尤其是短缩移位时,会导致远

侧尺桡关节的畸形。所以用非手术方法治疗这个部位的骨折时必须小心观察。

桡骨骨干的非移位性骨折,只要桡骨解剖弓能够维持,非手术方法治疗可能成功。但愈合时间可能会延长,因为完整的尺骨长度会使桡骨断端无法接触。

二、手术治疗

有移位前臂骨折的最好治疗方法是手术。钢板固定和早期功能康复大多可获得预期的结果。但是钢板固定还存在一些问题尚未解决,包括手术时机的选择、手术入路、固定方法、植骨的指征和手术后治疗。除了确定的单纯尺骨骨折外,所有的桡骨或(和)尺骨骨干骨折都要行切开复位内固定。

(一)手术时机选择

虽然曾经有一段时间认为,为了确保较高的愈合率,手术时间应该推迟[138],但现在认为没必要推迟手术。相反,早期手术可以减轻血肿引起的筋膜内压力升高,有利于骨折碎片的复位,这样可减轻软组织损伤[47,52,99]。尽管多数开放性前臂骨折及时手术治疗显示效果良好[25,37,66,94],但是,有一些情况,如多发性骨折或者危及软组织筋膜的安全时,最好推迟手术时间,以利于全身或局部状况好转[82,114,134]。

(二)手术技术

患者取仰卧位,上肢外展放在手术台旁小桌上,在这种体位大多数前臂骨折可以比较容易地显露。然而,取这种体位时,如涉及尺骨干时则需要屈肘,这使一些医生在手术时倾向于取俯卧位。值得注意的是,显露尺骨时前臂旋前,显露桡骨时前臂旋后。在局部神经根阻滞麻醉状态下患者会感到不适,并且可能会增加患者的麻醉风险。

除软组织覆盖被严重损伤(见“开放性骨折”)外,多数情况下建议使用气囊止血带。应用止血带时,气囊的充气时限最好在 90~120 分钟。止血带在关闭伤口前放气以确保出血点的全部结扎。

(三)手术入路

前臂骨折类型和软组织损伤的多变性,使得外科医生熟练掌握的几种不同的手术入路显得至关重要[27]。

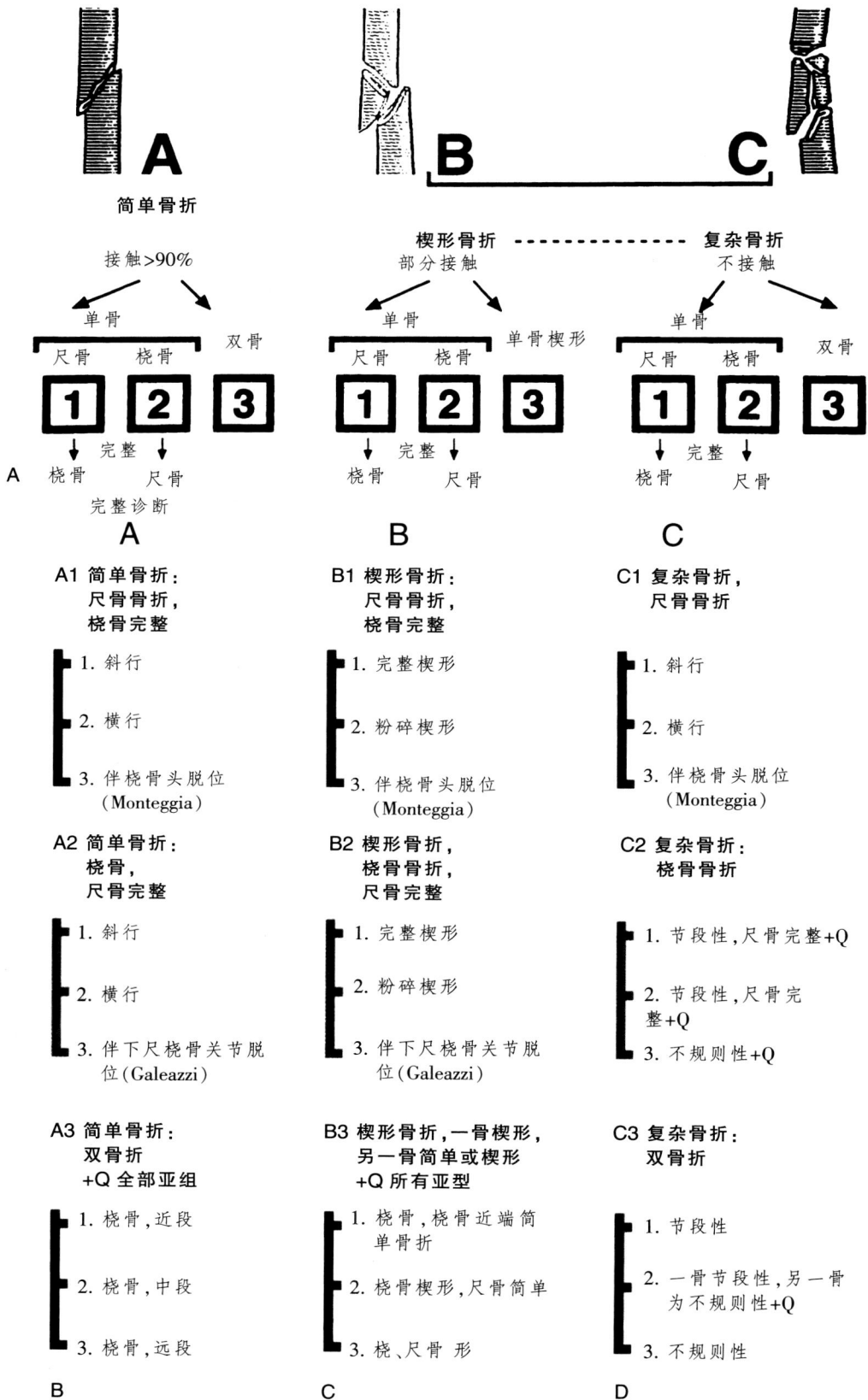

图 41-2 (A)骨折的综合分类类型。(B)单纯关节外骨干骨折的详细分类及亚类。(C)楔形骨折的详细分类及亚类。(D)复杂骨折的详细分类及亚类。(待续)

条件=Q

A3+B3：
1. 无脱位
2. 伴桡骨头脱位(Monteggia)
3. 伴下尺桡关节脱位(Galeazzi)

C1.1：
1. 无脱位
2. 伴桡骨头脱位(Monteggia)

C1.2
1. 简单
2. 楔形

C1.3
1. 桡骨完整
2. 桡骨简单
3. 桡骨楔形

C2.1：
1. 无脱位
2. 伴下尺桡关节脱位(Monteggia)

C1.2：1.,2.条同上文 C1.2

C2.3：
1. 尺骨完整
2. 尺骨简单
3. 尺骨楔形

C3.2：
1. 桡骨双处,尺骨不规则
2. 尺骨双处,桡骨不规则

一般条件：7. 骨丢失　8. 部分截肢　9. 截肢

E

图 41-2(续)　(E)骨折综合分类的限制条件。

1. 桡骨

　　桡骨干骨折时提倡两种常规手术入路：Henry 描述的前侧入路[60]和 Thompson 描述的背侧入路[149]（表 41-1）。前侧入路是可延长的,向上可延长过肘,向下可延长至手,以显示桡骨远侧的平面；而且这个入路也符合筋膜切开术的要求。不过,当从前侧进入桡骨的近端时,外科医生面对的是前臂的主要血管神经结构,这些结构呈扇形展开在肘的前面。

　　背侧入路或 Thompson 入路的优点在于桡骨的远侧半基本上都在皮下。桡骨近侧段也容易显露,只有总伸肌盖在桡骨上。此外,钢板还能应用于背侧皮质面或屈侧。缺点包括：如需要行筋膜切开术将受限不

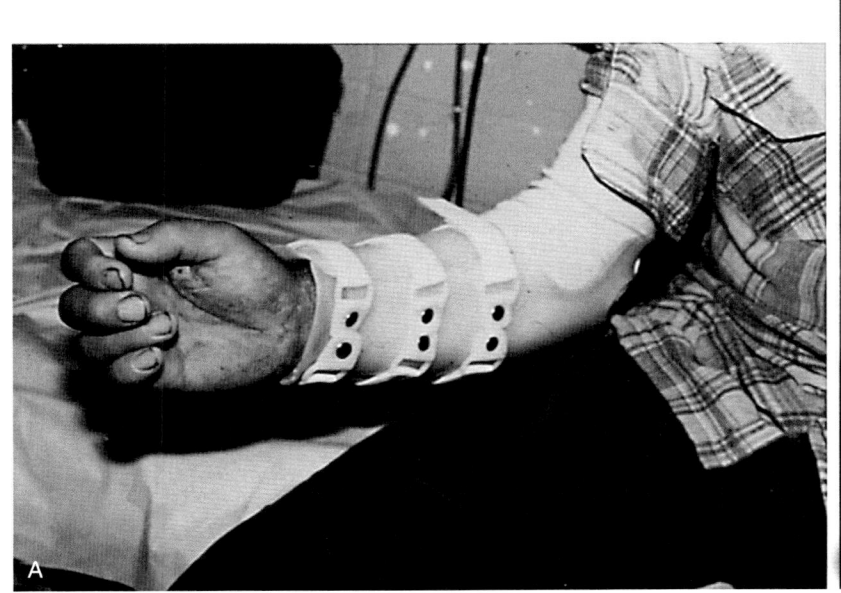

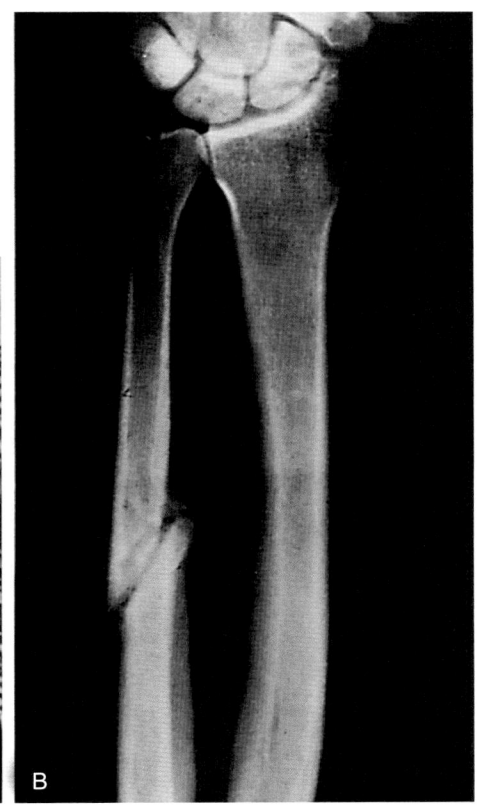

图 41-3　(A,B)轻度移位的尺骨警棍骨折用长臂功能支架进行了有效治疗。注意早期的骨痂。

表 41-1　桡骨的手术入路

入路	优点	缺点	推荐的适用范围
前侧（Henry）	可延长，符合筋膜切开要求	易损伤近侧的神经血管结构	远、近侧 1/3 骨折
后侧（Thompson）	容易，钢板可置放在张力侧	不可延伸	中 1/3 骨折

能接近前侧表面，近段显露时可能损伤骨间背侧神经，而且事实上这种入路不能延长。

（1）前侧或 Henry 入路：前侧入路时，患者取仰卧位，手臂外展，前臂旋后。为显露近侧桡骨，在肱二头肌外侧沟做切口，向近侧越过肘横纹，向远侧到前臂中部。确认肱桡肌，然后沿其内侧缘切开（图 41-4A）。保护好前臂外侧皮神经。向外侧牵拉肱桡肌，识别肱二头肌和肱肌肌腱并向内侧牵拉。一定要切开肱二头肌筋膜，即可显露桡神经。并可见桡神经浅感觉支从旋后肌上方进入前臂，骨间背侧神经穿入旋后肌（见图 41-4B）。前臂最大程度的旋后，在远离桡神经近端处切开旋后肌，并留两层肌纤维以保护骨间背侧神经。切开旋后肌后，再向桡侧拉开肱桡肌、桡侧腕长短伸肌，即可显露桡骨干（见图 41-4C）。

为向远侧延伸，切口可从肱二头肌外侧缘 1 横指处延长至桡骨茎突。沿肱桡肌尺侧缘切开筋膜。这块肌肉连同其边缘向桡侧牵开。在肱桡肌的下面可以看见桡神经浅支。在这一层次可以看到桡动脉走行在指浅屈肌的表面并跨过旋前圆肌。桡骨旋前，便可完全观察桡骨背面（见图 41-4C）。如果切口必须向末端延长到腕管，掌长肌可作为识别正中神经的标志。正中神经位于掌长肌和桡侧腕屈肌之间。向桡侧牵拉掌长肌和正中神经，向尺侧牵拉浅、深屈肌。这样可以显露旋前方肌，并从桡骨桡侧剥离。这样可以显示包括自桡骨关节面到桡骨干区域。

前侧入路的闭合很简单。通常需要缝合的是近端旋后肌和远端的旋前方肌；其余的肌肉可以自行归位。深筋膜不缝合，放置引流管，缝合皮下组织和皮肤（图 41-5A~H）。

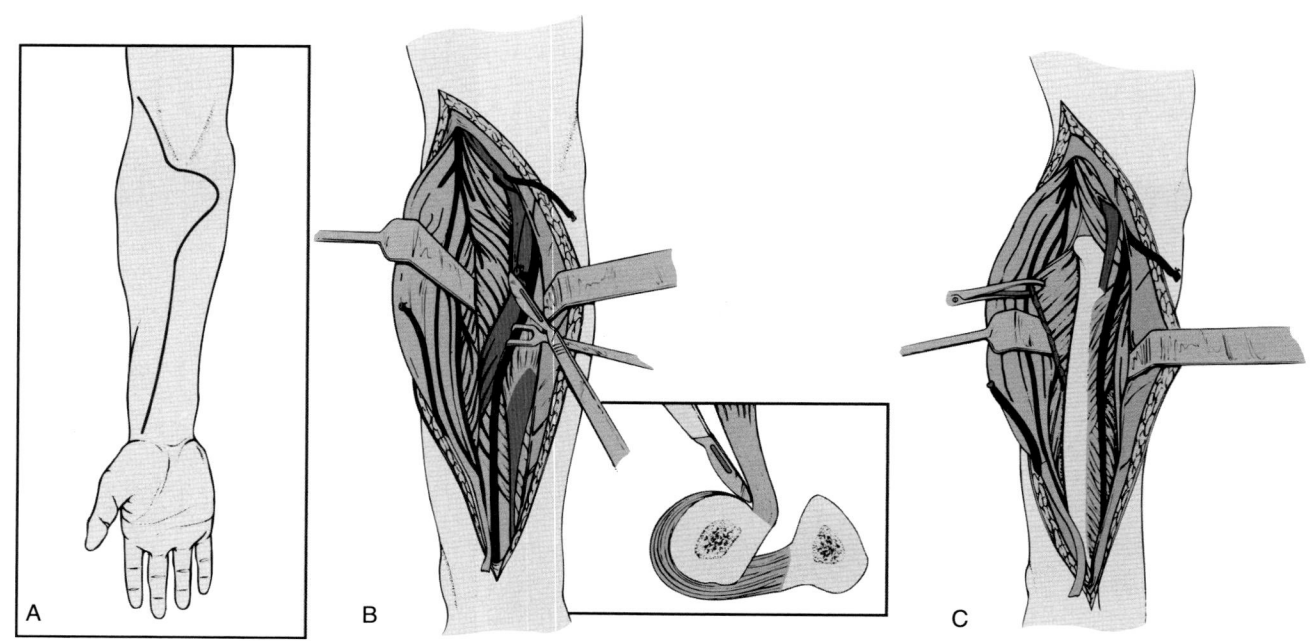

图 41-4　桡骨前侧入路。(A)手术切口始于肱二头肌外侧沟，横过肘横纹向上延伸，向远侧沿肱桡肌内侧延伸。(B)前臂充分旋后，在桡骨近端切开旋后肌，并留两束肌纤维保护骨间背侧神经。(C)分开旋后肌后，肱桡肌和桡侧腕伸肌很容易拉开，显露大部分桡骨干。

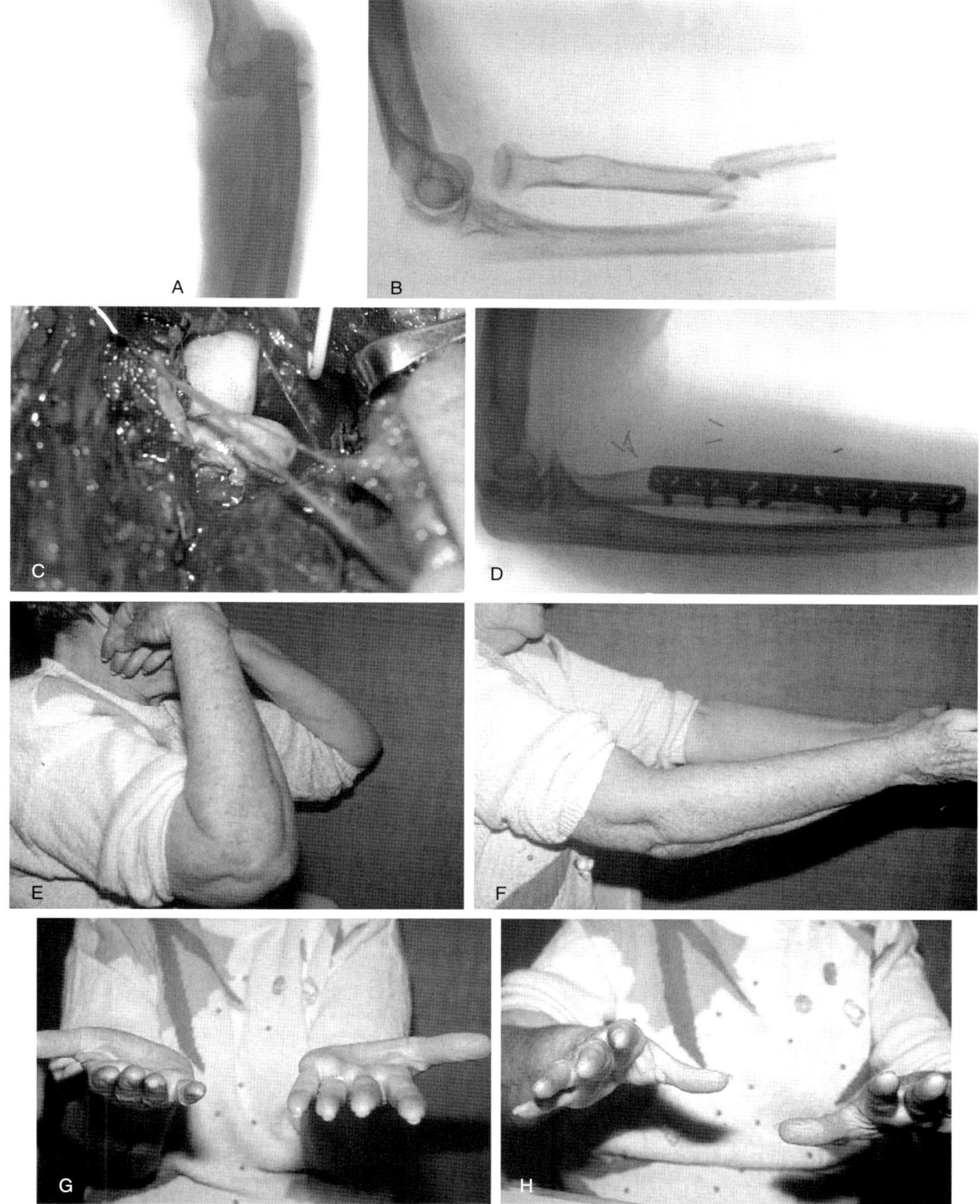

图 41-5 (A~H)60 岁女性患者,桡骨近侧 1/3 骨折伴桡骨肱骨小头关节脱位。(A,B)骨折-脱位的前后位和侧位 X 线片。(C)经前侧入路显露骨折和肘部。(D)桡骨应用局限接触的动力加压钢板牢固固定。(E~H)良好的功能结果。

（2）背外侧或 Thompson 入路：背外侧入路最适用于桡骨近中段骨折。患者取仰卧位，肩外展，手臂放在手术台旁小桌子上。切口从肱骨外上髁沿 Henry 肌组（桡侧腕短、长伸肌和肱桡肌）游离缘的背侧缘向下到桡骨茎突。切口的长度视骨折的需要而定。在指伸肌和 Henry 肌组游离缘之间切开筋膜。这个间隙在远侧更明显，支配拇指的肌群在此处膨起于桡骨面。在桡侧腕短伸肌和指总伸肌之间常可见到一条纤维束。沿此缝从近侧向外侧髁分离，可在前臂近端 1/3 显露旋后肌（图 41-6A）。

在这个点上，骨间背侧神经从前侧穿过旋后肌，神经走行与肌纤维相垂直。在桡骨头远侧大约 3 横指处分开旋后肌肌纤维可见此神经（见图 41-6B）。桡骨旋后显露旋后肌的附着部，在此处将旋后肌与桡骨剥离。骨间背侧神经在提起旋后肌时位置更靠前，所以在提起旋后肌时注意保护这支神经。这样就可以显露近中段桡骨。

在显露远侧 1/3 时，外科医生一定要在肱桡肌和指伸肌之间标定桡神经浅支的精确位置。突出的拇指肌群在这一个水平从桡骨之上斜行越过。这块肌肉很容易被提起，钢板可以放在下面，桡骨的剩余部分都在皮下。

背侧入路关闭伤口时，只需要放置引流管后缝合皮下组织及皮肤即可。

2. 尺骨

尺骨干全长皆在皮下，唯一重要的结构就是绕过尺骨的尺神经背侧皮支，在距尺骨茎突 6~8cm 处从尺侧腕屈肌背面通过。因此，当在尺骨远段做切口时必须小心注意保护这支神经。

显露尺骨干时，在可触到的尺骨嵴稍背侧或掌侧做平行于尺骨干的切口。从尺骨嵴上分离伸肌。钢板既可置于骨干伸侧，也可置于屈侧，视骨折构型和术前设计而定。切口可以向近侧延长以显露鹰嘴或远端肱骨。必须确认肱尺结合点上尺神经并加以保护（图 41-7）。

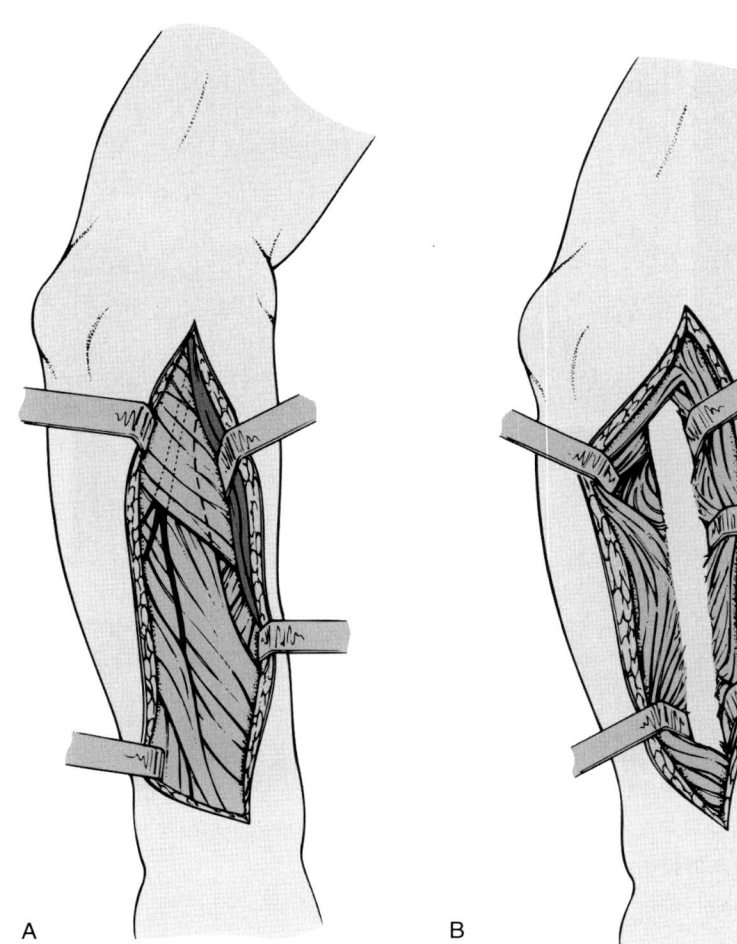

A　　　　B

图 41-6　桡骨背侧入路。(A) 手术切口在桡侧腕短伸肌和指总伸肌间延伸，在前臂近 1/3 显露旋后肌。**(B)** 从桡骨上剥离旋后肌，提供显露桡骨近中段的通路。

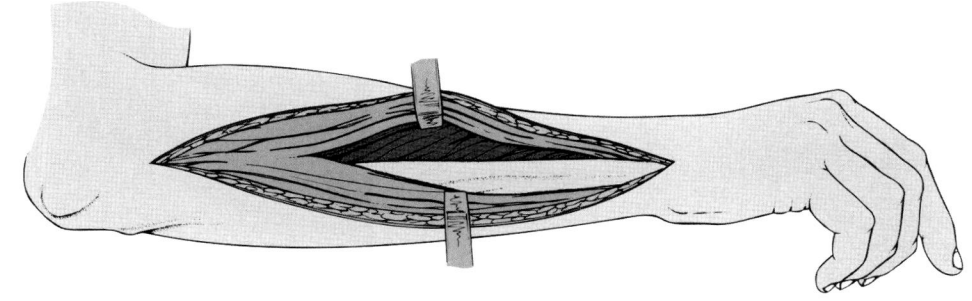

图 41-7　在尺骨嵴(可触知)稍背侧或掌侧做平行的切口,显露尺骨干的手术入路。

(四)复位技术

前臂为双骨结构,明显的困难在于一骨的复位和固定时需要另一骨的复位。因此,较明智的方法为同时显露两骨,选择骨折较轻的先复位,临时用一钢板和两个持骨器固定。这样做可以先恢复骨的长度以利于另一骨折的复位。同样,第二根骨也要临时固定,并拍 X 线片。当显露一单纯骨折时,必须同时检查近侧和远侧的关节。

粉碎性骨折可以用间接方法复位,如应用小牵引器(图 41-8)或钢板对骨行纵向牵引[88](图 41-9A~H)。

骨折复位的方法有很多种,最简单的方法是拼接骨折碎块使骨折线闭合或利用骨干的轮廓对接骨折。在断端粉碎时通过上述方法辨认、拼接较为困难。在这种情况下,临时固定双侧骨折后,做前臂的旋前和旋后试验。如果前臂的旋转功能已恢复,应该认为复位是可以接受的,而且功能可以恢复到预期效果。如果前臂旋转功能是不完全的,一定要再次复位,并再

次检查旋转功能。必须在透视下复位。

钢板的应用

3.5mm 动力加压钢板应用最为广泛。在大多数病例中,一块足够长的、正确应用的钢板,可以在骨折愈合过程中,有足够的强度承受功能性载荷。除了在一个单纯的横行骨折中尺、桡骨每一边用 6 个皮质钉即可有效固定(图 41-10)外,其余骨折通常每侧至少需要 8 个皮质钉才能有效地固定。在粉碎性骨折时,推荐用带 10 或 12 个孔的钢板(图 41-11)。

前臂骨折间接复位技术(由 Mast 和他的同事们发起[84])和更加符合生物学的钢板固定技术已经出现了,如有限接触加压钢板。这种钢板有如下特点:钢板下的凹槽提高了钢板下面的血液供给;即使不折弯,纵向螺孔也允许螺钉在钢板长轴方向倾斜到 40°;统一螺孔间距可以随意改变和调换钢板的长度;对称的钢板孔,在对付复杂骨折和斜行骨折块时可以有更大的变化空间(图 41-12)。

很显然,骨干的血液供给对外部接触的标准加压钢板是非常敏感的。钢板固定的稳定性部分取决于钢板和其下面的骨头之间的摩擦力,这种连续性接触会导致在钢板下面的骨皮质坏死。这些观察结果不仅引导对植入物进行改进,使其以比较少的表面与其下面的骨接触,而且新设计了一种可用螺丝钉锁住的钢板,达到了近似体内夹板固定的效果。随着这些植入器的发展,已经使钢板接触到的区域变成彼此分开的小点,较公认的方法是,把螺丝钉头固定在钢板上,钉的长度可以缩短到单皮质固定(图 41-13A~D)。很可能在不久的将来,标准钢板与带锁螺丝钉和双层皮质固定的联合应用将全面取代标准螺丝钉[123]。

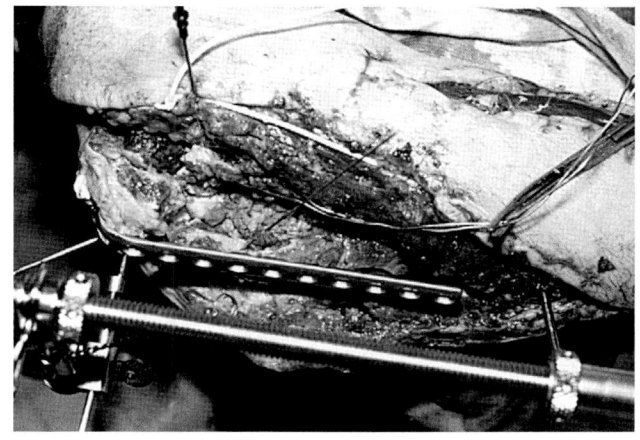

图 41-8　用小牵引器间接复位技术复位近侧尺骨粉碎性骨折。

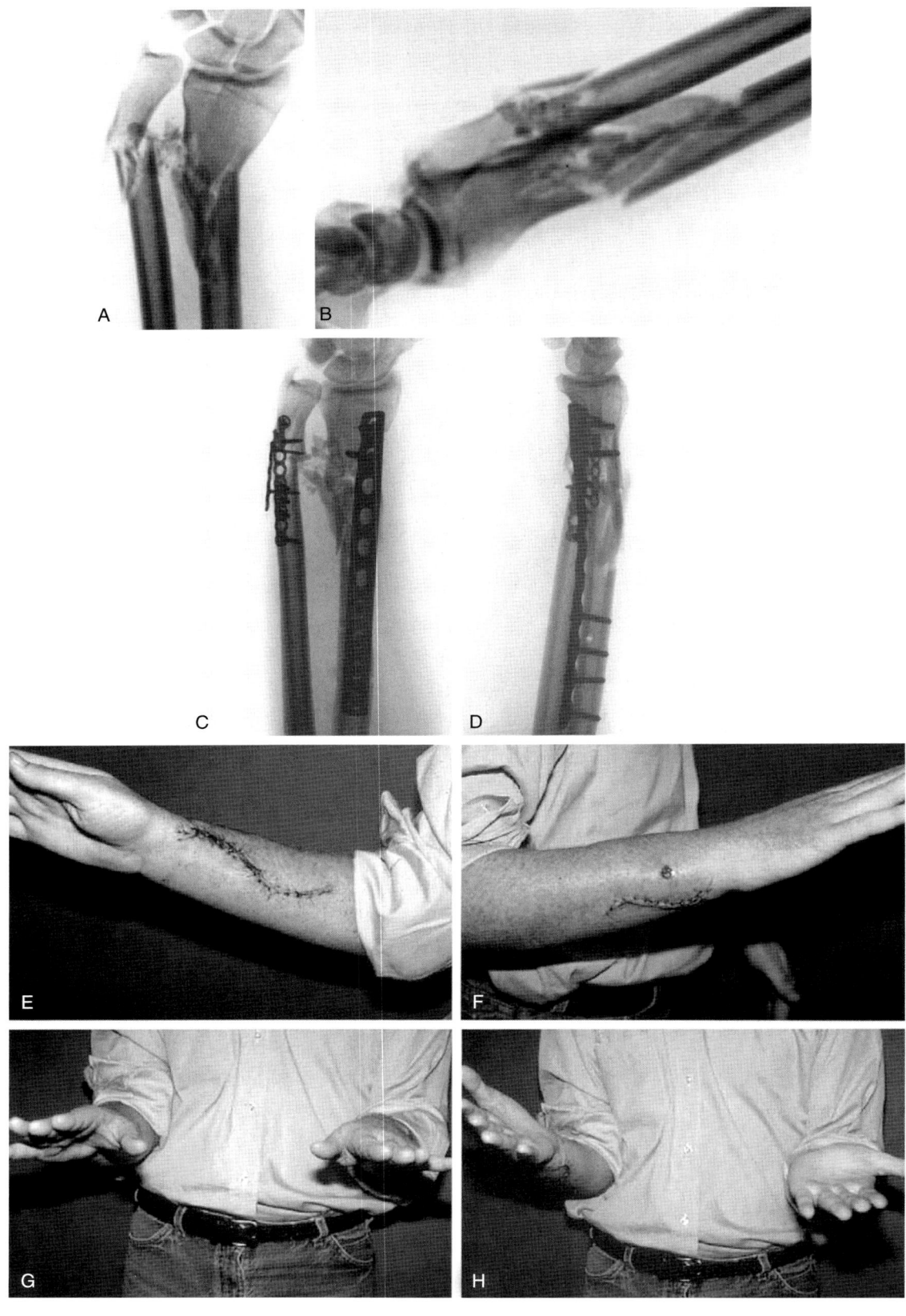

图 41-9　31 岁男性,在枪击事故中造成前臂远侧 1/3 粉碎性骨折。(A,B)粉碎性骨折的前后位和侧位 X 线片。(C,D)用小牵引器复位骨折,恢复长度后,在桡骨上应用桥形钢板。(E~H)固定牢固后即允许早期运动,因此取得良好的功能结果。

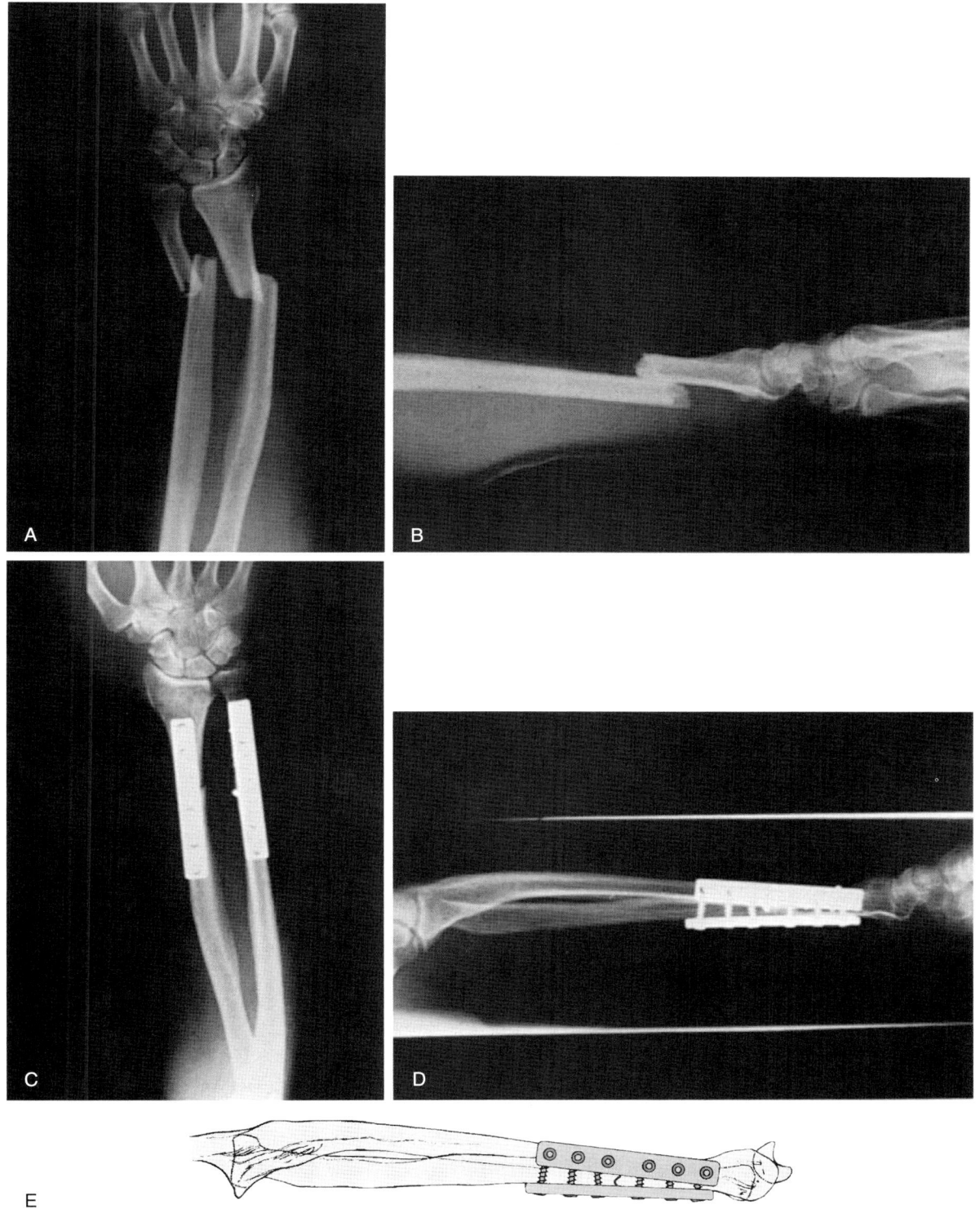

图 41-10 32 岁男性建筑工人，右侧肢体(右利)的尺桡骨远侧 1/3 双骨折。(A,B)在前后位和侧位 X 线片上看到前臂中远 1/3 交接处尺桡骨横行双骨折。(C,D)每根骨的骨折处用带 6 个孔的 3.5mm 动力加压钢板牢固固定，获得了良好的功能结果。(E)内固定示意图。

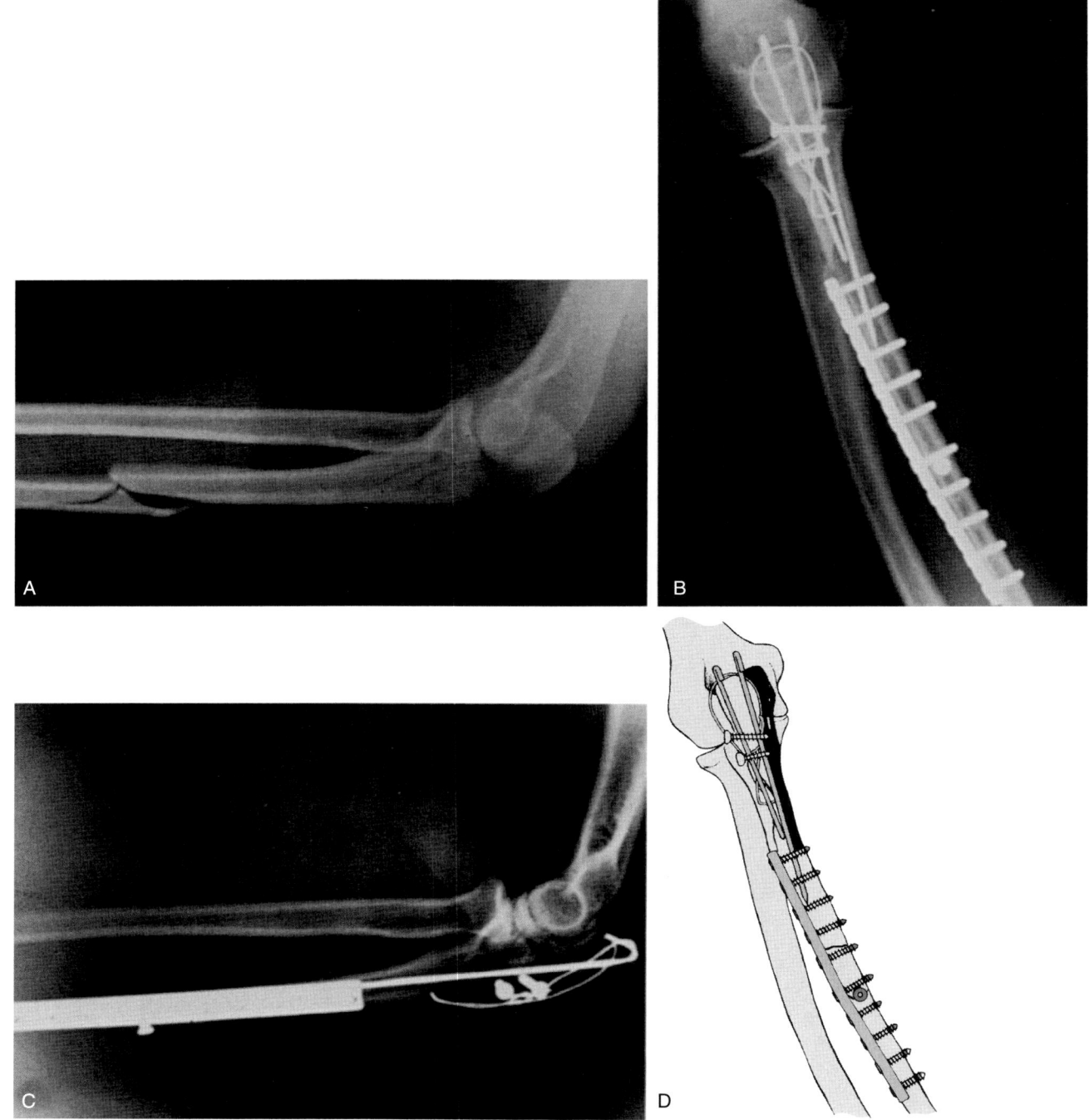

图 41-11　包括一个大的楔形碎片和一个更近位的鹰嘴粉碎性骨折的复合性骨折。(A)侧位 X 线片。(B,C)前后位和侧位 X 线片显示用拉力螺钉牢固固定 10 孔 3.5mm 动力加压钢板,同时用拉力螺钉和张力带固定鹰嘴骨折。(D)固定的示意图。

只要可能,即可再用一个螺丝钉固定碎片,螺丝钉或者穿过钢板,或者与钢板联合应用(图 41-14)。在单纯的横行骨折时,则不存在上述可能。在斜行骨折中,先预弯钢板,使其放在骨折部位后与骨干之间保持 1mm 间隙(图 41-15A)。复位骨折,将钢板用骨固定器固定在骨干上,先通过普通孔打入螺钉,将钢板与骨干固定 (图 41-15B);再通过骨折线对侧的加压孔,拧入螺钉加压;第三步通过骨折线拧入拉力螺钉。安放拉力螺钉时,将骨折线对侧的皮质用 2.5mm 的钻头打孔,再用 3.5mm 丝锥攻丝,最后拧入适当长度的

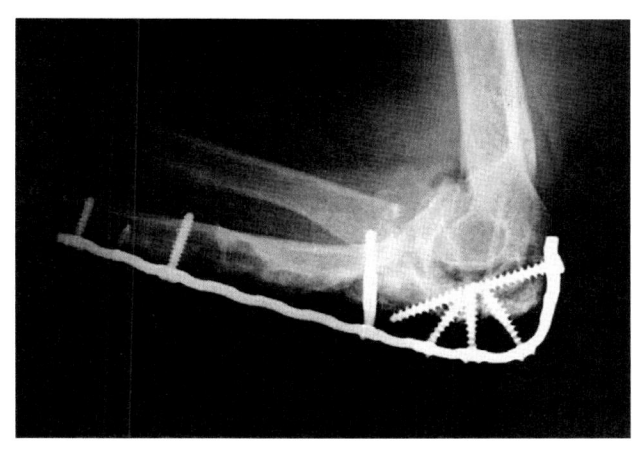

图 41-12　局限性接触动力加压钢板是一种可变形钢板,是前臂骨折或骨不连的理想固定物。这是用于近侧尺骨骨不连X 线片。

螺钉(图 41-15C~E)。

螺旋形骨折最佳治疗方案是用碎片钉固定螺旋形的骨折全长。这些螺丝钉作为完成骨折加压的初步方法。然后用钢板作为中立位钢板,跨越骨折线。钢板应该足够长以保证骨折的任一边上的皮质骨至少可以钻进 6 个皮质钉(见图 41-14)[84]。

粉碎性骨折的治疗更困难[31]。首先就是要保护粉碎性骨折碎片的附属软组织。除了在骨折点外,手术入路应该在骨膜外显露骨骼。在严重的粉碎性骨折时,外科医生应该不要试图复位所有的骨碎片,而应

该改为应用钢板以维持骨骼的长度和对位;钢板在这种情况下起到桥的作用(见图 41-9)。骨折越粉碎,需要的钢板越长。牵引器的使用证明,在不广泛清除骨碎片的情况下,也能恢复骨的长度[88](图 41-16)。在这种情况下应该行松质骨植骨。通常,如果与钢板接触的骨皮质缺失超过 1/3 或不能确保骨折的绝对稳定,则需要松质骨植骨。

节段性骨折是很棘手的[31,135]。如果一个钢板不够长,可以用两块钢板。当在骨头上应用两块钢板时,两块钢板应相互垂直(图 41-17)。尺骨是一根直骨,在部分性骨折时,更应该用髓内钉固定较为牢固。

尺骨钢板最适用于尺骨平坦的中间边缘,而在桡骨上,钢板位置很大程度取决于手术方式。如桡骨近段和中段骨折,钢板通常应用于前侧或背外侧表面。桡骨中段和远段骨折时,其远侧平坦前表面是放置钢板的首选位置。

(五)植骨的指征

通常,每当粉碎性骨折或骨质缺失影响到骨折碎片的解剖复位时,都推荐行松质骨植骨术。Anderson和同事们[3]推荐,当骨缺损超过骨干皮质的 1/3 时使用植骨,已得到了广泛认同。事实上,在粉碎性骨折中使用松质骨植骨后,可以使骨折愈合率与闭合性、非粉碎性骨折的愈合率相当[25]。而另一些研究结果并非如此[118]。

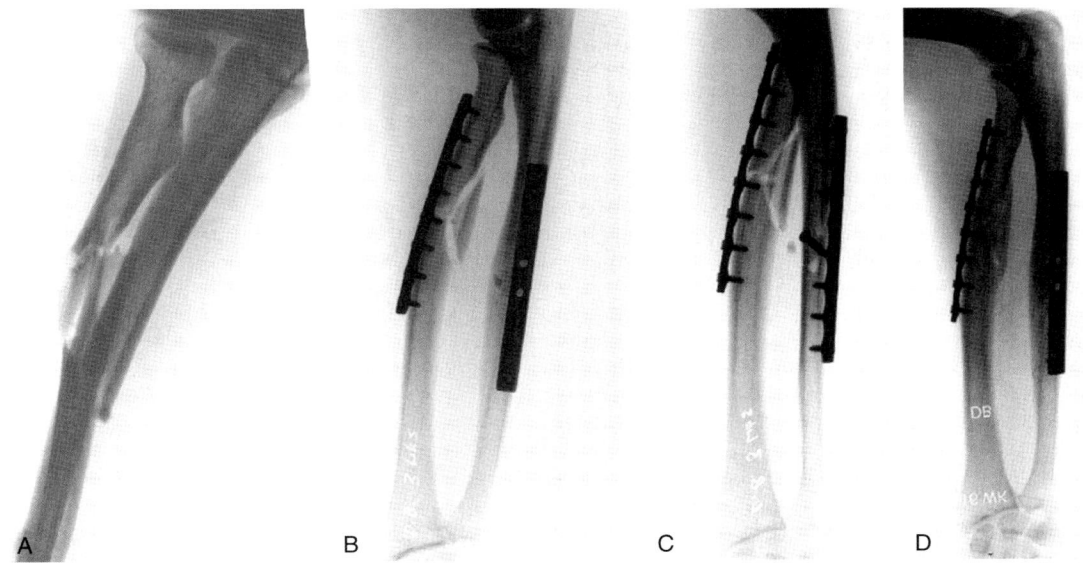

图 41-13　(A~D)38 岁男性,前臂复杂性骨折,以单皮层骨钉点接触钢板固定。(A)骨折原始片。(B)术后 X 线片。注意:并没有固定桡骨的粉碎骨片。(C)6 周后的 X 线片。(D)4 个月后的 X 线片。注意蝶状碎片与骨干的关系。

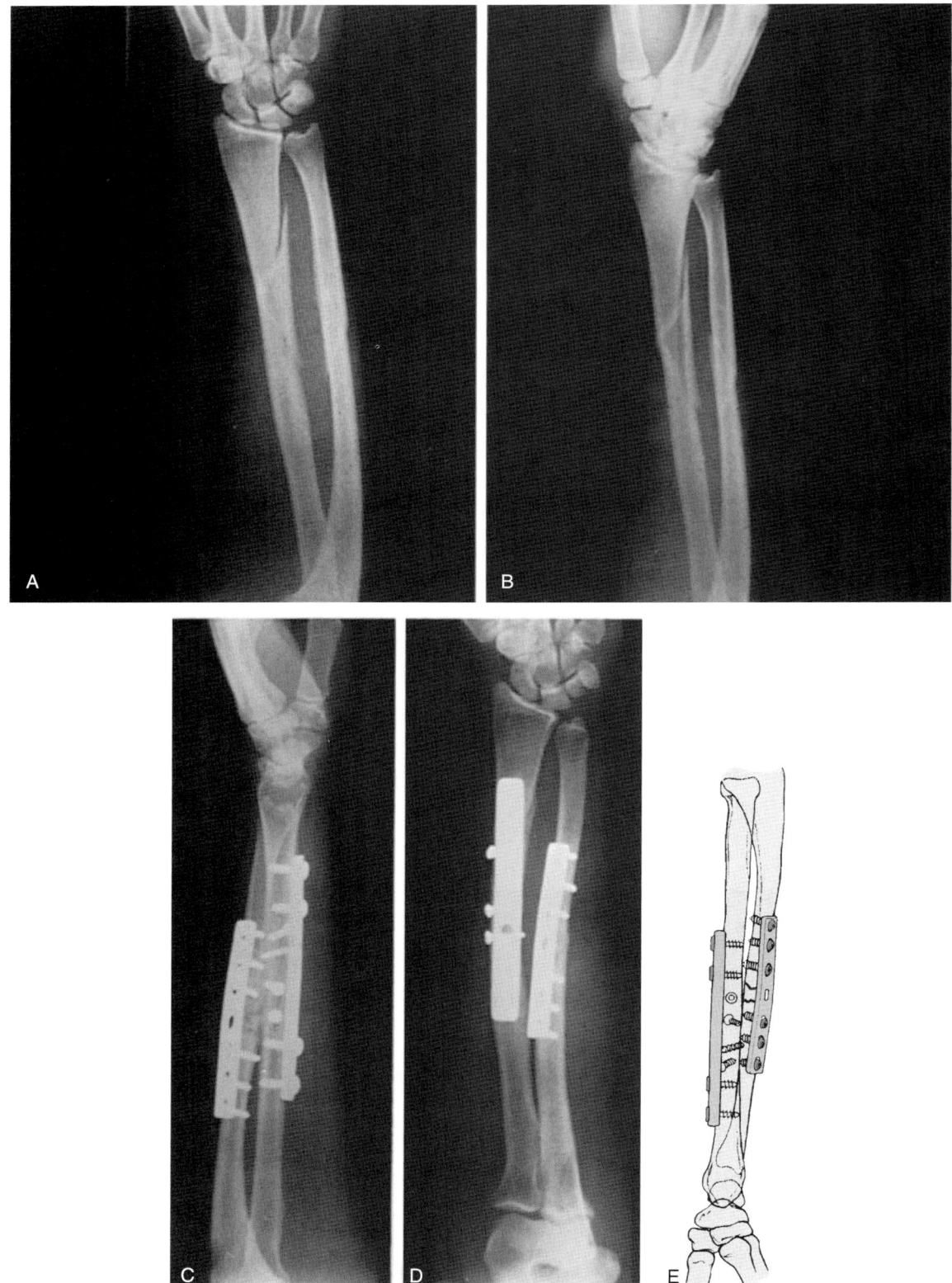

图 41-14 用多枚拉力螺丝钉和钢板治疗桡骨螺旋形骨折。(A,B)前后位和侧位 X 线片显示桡骨螺旋形骨折和尺骨干横行骨折。(C,D)前后位和侧位 X 线片显示多个拉力螺丝钉对螺旋形骨折处加压。这些螺丝钉被 3.5mm 动力加压钢板保护。6 个孔的加压钢板保证了尺骨干横行骨折的稳定。(E)钢板固定螺旋形骨折示意图。螺旋形碎块间以中间位拉力螺丝钉固定。

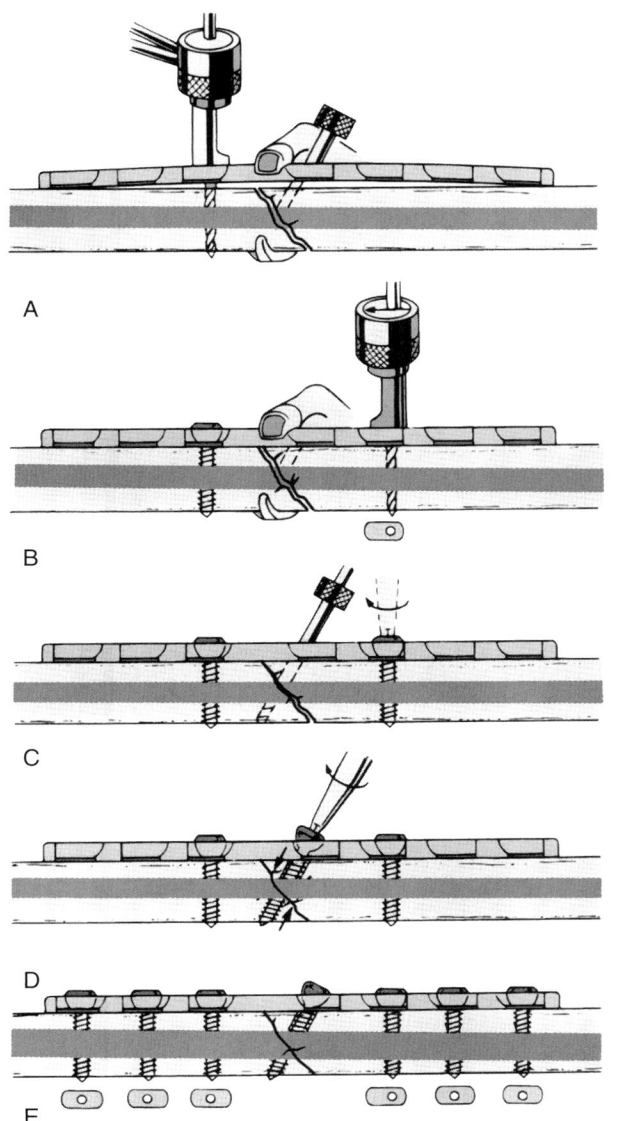

图 41-15　斜行前臂骨干骨折应用动力加压钢板骨钉技术的示意图。(A)预弯钢板，使其放在骨折部位后与骨干之间保持1mm间隙。复位骨折，将钢板用骨固定器固定在骨干上,通过滑动孔(其孔斜面是朝向钢板外面的)打入螺钉,将钢板与骨干固定。(B)在钢板另一端的拉力孔或加压孔拧入螺钉,在加压时使骨折断端拉向钢板。(C)通过骨折线拧入拉力螺钉。安放拉力螺钉时,将骨折线对侧的皮质用2.5mm的钻头打孔,再用3.5mm丝锥攻丝。(D)拧入适当长度的螺钉。(E)在钢板上拧入剩余的螺钉。

髂骨前嵴是植骨的一个优良来源,不过远侧桡骨或鹰嘴也能够为多数骨折提供足够的松质骨。必须加倍小心避免移植骨跨过骨间膜,尤其在位于相同水平的前臂双骨折,以防止骨联结的形成。

在高能量损伤或枪伤时,骨质缺损可能很明显[29,41,56,66,82]。在损伤急性期或软组织稳定之后,钢板的应用可以确保骨骼的长度和旋转功能,维持前臂骨膜间隙。在7~10天内通过松质骨植骨术填充骨缺损。保证前臂良好的血供,骨缺损通常会很快长合(图41-18)。

(六)关闭伤口

在内固定完成后,将止血带放气,确定止血完全。创口绝不应该在有不适当的张力情况下关闭。或许,先暂时保持伤口开放,在48~72小时后回手术室做延迟缝合或薄皮片移植是比较明智的选择。在此期间,用盐水纱布覆盖伤口。

在软组织缺损广泛时,可能需要皮片覆盖[37,66]。据我们的经验,前臂开放性粉碎性骨折时,内固定治疗要好于外固定治疗,因为内固定不仅能保证骨折愈合,还能保持前臂解剖结构与功能。

(七)术后治疗

伤口关闭后,为患者方便起见,以钢板固定的骨干骨折通常用石膏夹板把前臂固定于休息位。从开始就鼓励患者主动活动手指和肘关节。在确定患者无不适且伤口安全之后,开始前臂旋转功能锻炼,通常在手术后3~5天内。如果存在有任何关于内固定稳定性或患者配合性问题,应该安装Sarmiento[126]外固定支具(见图41-3A和B)。这种支具通过其夹板创造的合适的前臂骨膜间隙达到极佳的支持作用,并且可以进行肢体的功能锻炼。

通常,以钢板固定的前臂骨折在3~4个月内可愈合。在这一时期内,允许患者使用肢体进行日常活动,但要避免提重物和进行体育活动。在X线片显示骨折愈合后,患者可以恢复正常生活。X线片发现骨痂、骨折处骨质再吸收,或者植入器松动时,经治医师应该警惕内固定不稳定的可能性。

一些研究对功能结果进行了长期随访,发现有的损伤5年后,仍存在一些无力及运动缺失。

第四节　开放骨折

由于解剖复位可以提高前臂骨折愈合后的功能,因此钢板固定被应用到大多数前臂开放性骨折的治疗。Moed等[94]与Chapman等[25]的临床研究表明,前臂开放骨折应用钢板治疗感染率较低,分别为50例患

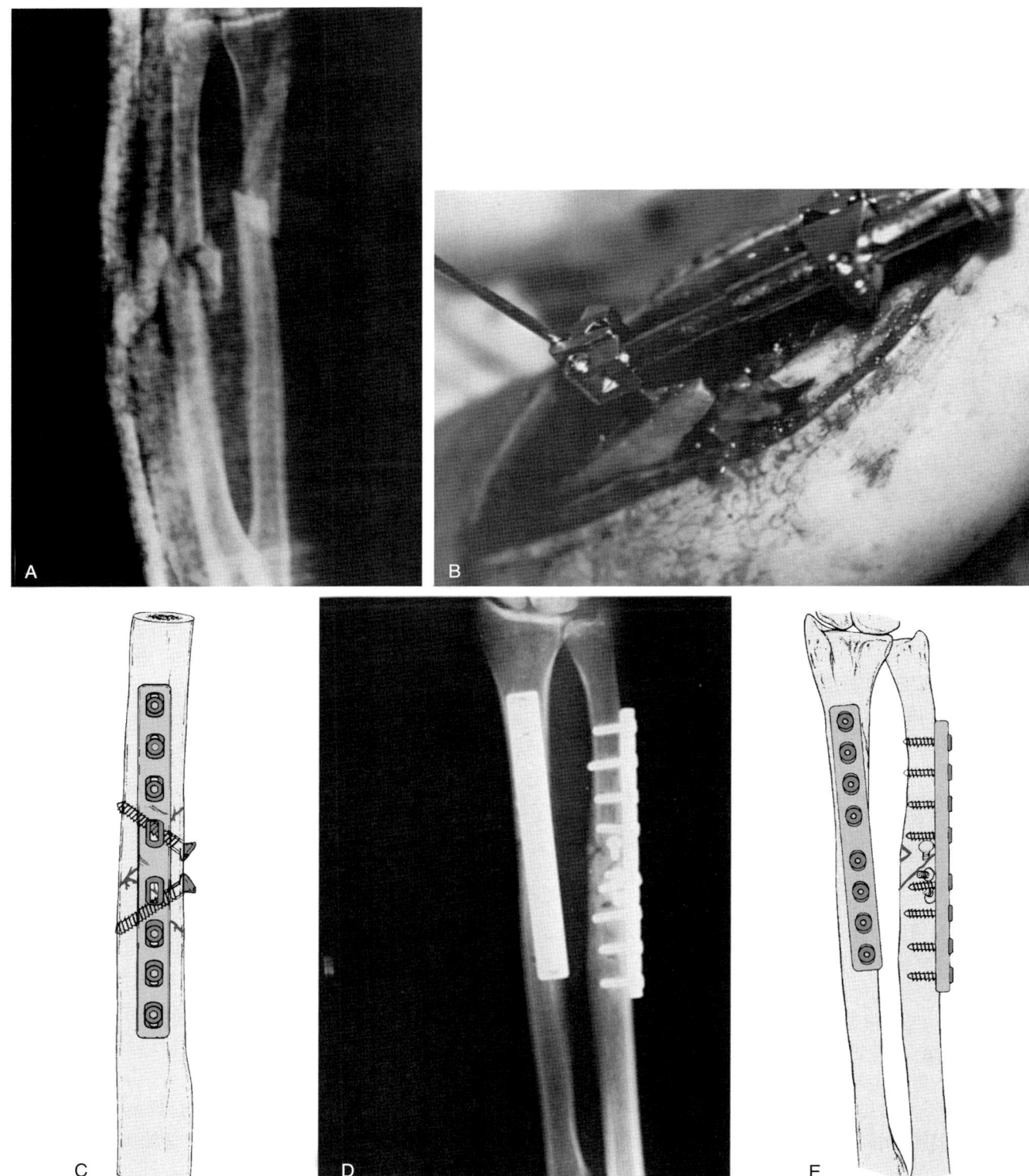

图41-16　27岁医师,前臂开放性粉碎性双骨折。(**A**)前后位X线片显示桡骨和尺骨粉碎性骨折。(**B**)在尺骨上用微牵引器拉开大的骨碎片,把小碎片挑出放回原位。(**C**)牵引器在适当位置的示意图。(**D**)用拉力螺丝钉把碎片牢固固定,8孔动力加压钢板用于尺骨和桡骨骨折处。(**E**)钢板位置示意图。(待续)

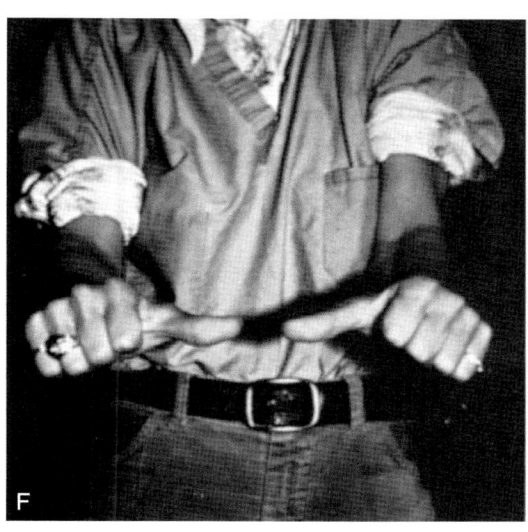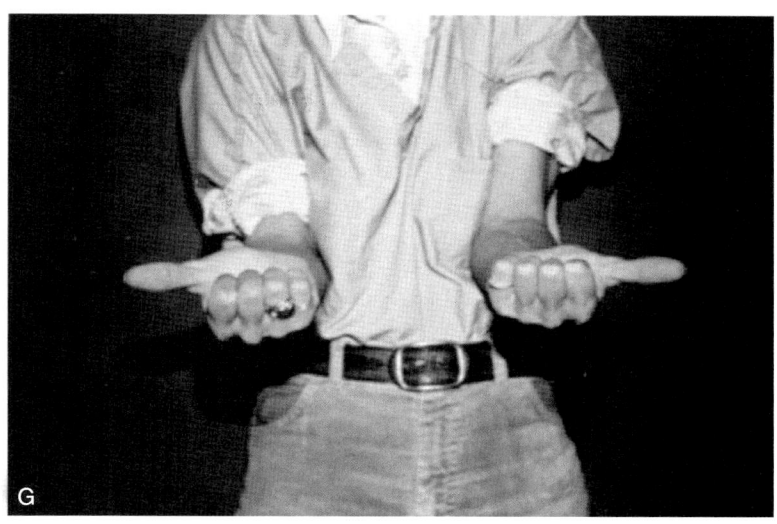

图 41-16(续) (F,G)恢复了正常功能。

者 79 处骨折中有 1 例感染,87 例患者 129 处骨折中有 2 例感染。这些研究结果和许多其他中心的经验显示,前臂开放性骨折在行内固定后感染和骨不连很少见[55,58,61,80,91,102,109,119,120,125,150]。

处理开放性骨折要求对软组织和骨骼的损伤予以同样的重视。细菌培养应在清创前进行,随后应用广谱抗生素,不要忘记预防性使用破伤风抗毒素。可以应用止血带,但在骨骼肌肉广泛损伤时没必要充气。广泛地暴露损伤组织,应用机械清创,彻底冲洗伤和对骨折断端的直接清创,构成了开放骨折清创的基本技术。所有无血供的组织,包括松散的骨碎片,应该全部清除掉。骨折达到解剖复位后再应用钢板固定,尽量把钢板置于可存活的软组织下。关闭外科手术时所做的切口,创伤所致伤口保持敞开。抗生素通常在手术后维持应用 2 天(图 41-19)。

根据创伤的范围、污染的性质和相关联的损伤的程度,推荐在 48~72 小时第二次检查伤口。那时,可以考虑最终关闭伤口。大多数 Gustilo1 级或 2 级伤口,可行延迟一期关闭伤口或行中厚皮片移植。广泛软组织缺损或钢板外露的伤口,需要移植带蒂皮瓣(见第 15 章)。钢板对侧部分有骨缺损或为粉碎性骨折时,在伤口完全关闭前应考虑行髂嵴松质骨植骨[25,56,94]。

对于广泛软组织缺损、严重污染或多发性损伤的患者,内固定有时被推迟[82,85,132,136]。应用外固定器或以钢针经掌骨行骨牵引,以帮助维持骨骼的长度和对位以及软组织的长度,直到患者返回手术室。一旦判断伤口已经清洁便可以改为内固定(图 41-20)。严格的骨骼固定,仔细彻底的清创,早期闭合伤口,加上充分的松质骨移植,不仅可减

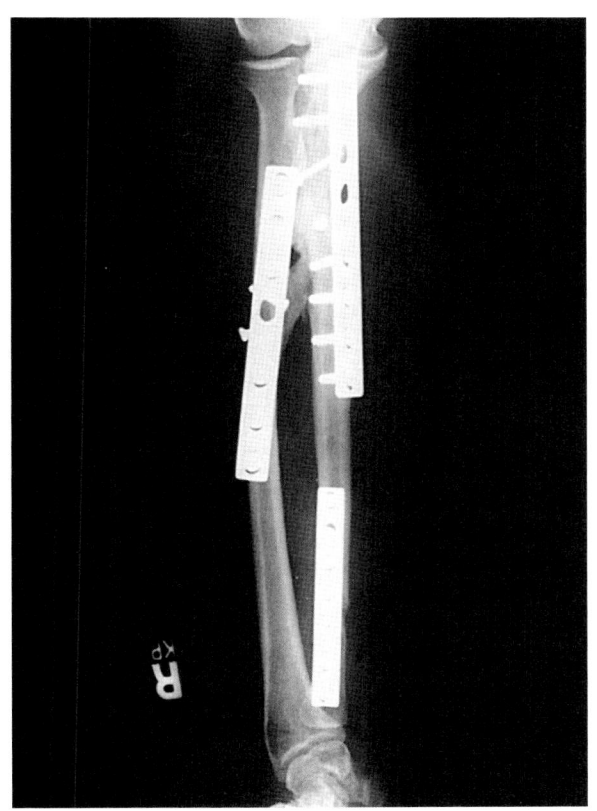

图 41-17 用间接复位法治疗部分开放性Ⅲ度骨折,两块动力加压钢板恢复骨骼的长度和对位。注意骨膜间骨性连接。

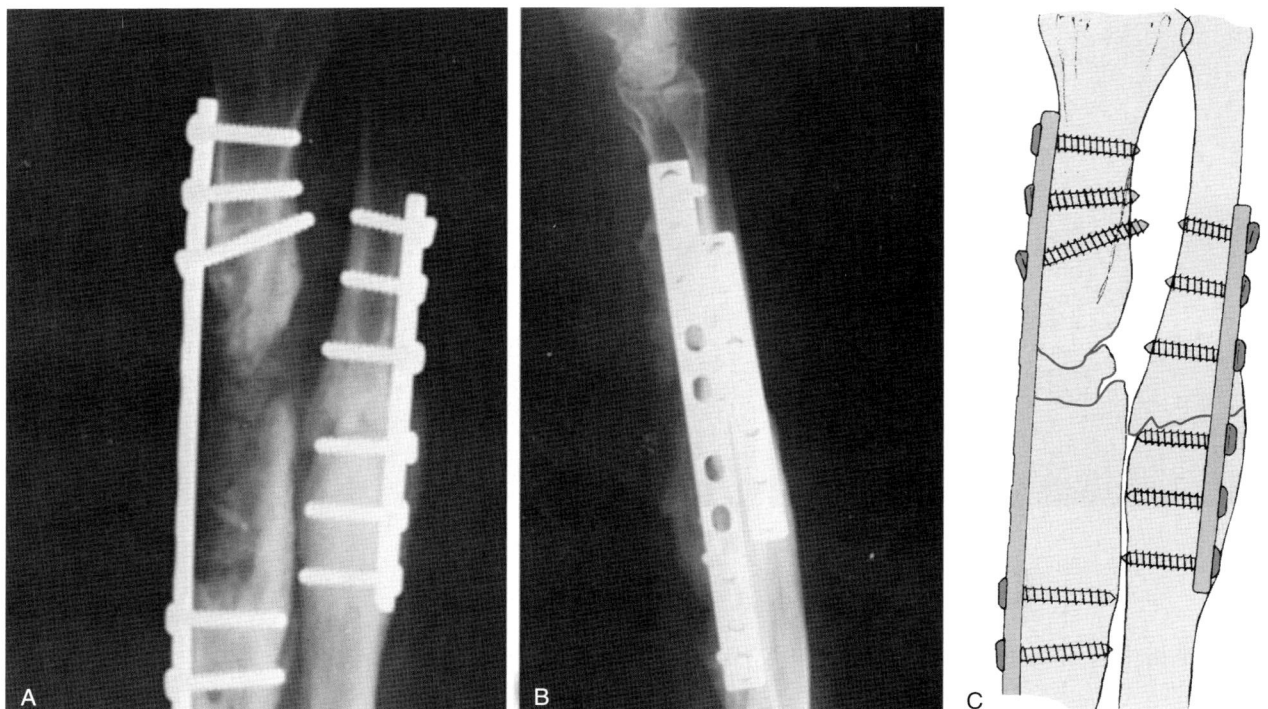

图 41-18　28 岁男性,右前臂受到高能量伤害,骨骼和软组织广泛损伤。在广泛清创后,尺骨用 6 孔动力加压钢板固定。剥一穹窿形皮瓣覆盖于软组织缺损处。10 天后,用一牵引器将桡骨恢复长度,并用一钢板固定;缺损处取髂嵴松质骨植骨填充。术后 4 周后的前后位(A)和侧位(B)X 线片显示移植的松质骨的长合情况。(C)内固定的示意图。

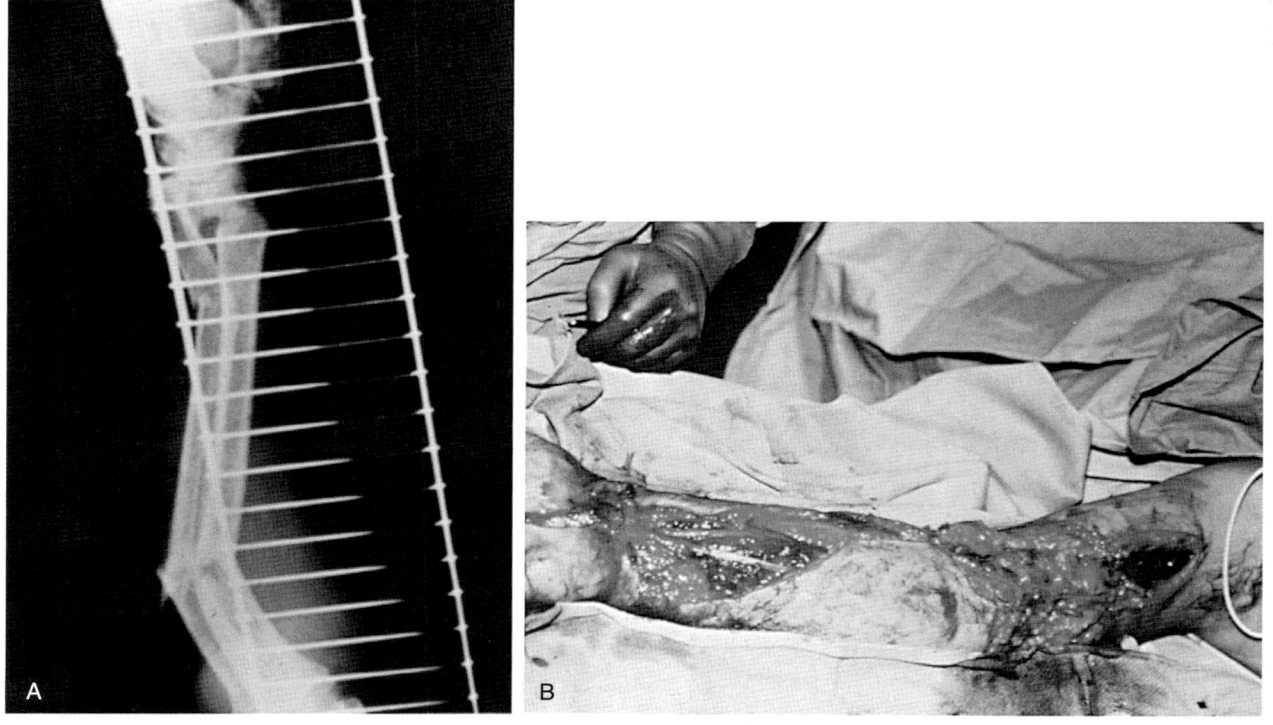

图 41-19　60 岁男性劳动者的右臂(优势臂)挤压挫裂伤。(A)X 线片显示尺桡骨为分离性骨折,均为开放性。(B)通过前侧入路行广泛性清创和前臂减压。(待续)

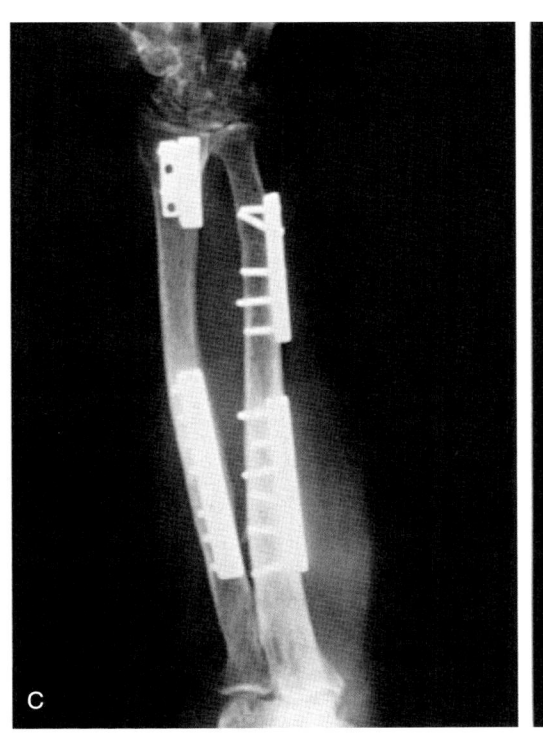
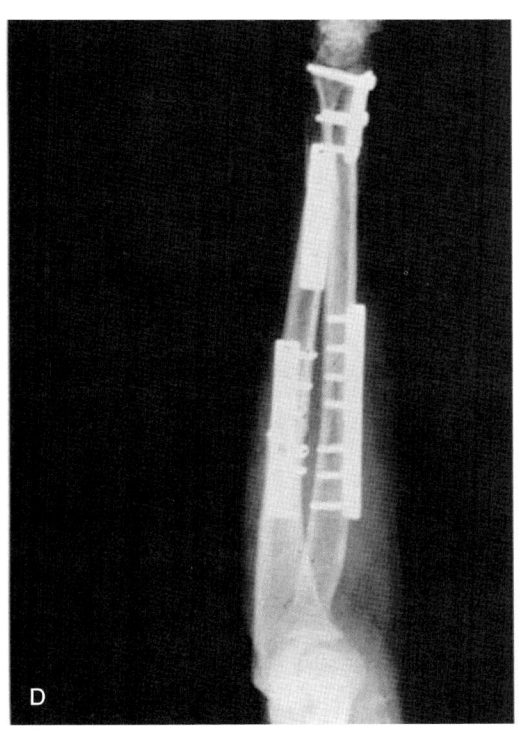

图 41-19(续) 前后位(C)和侧位(D)X 线片显示钢板固定分离性骨折。良好的功能结果。

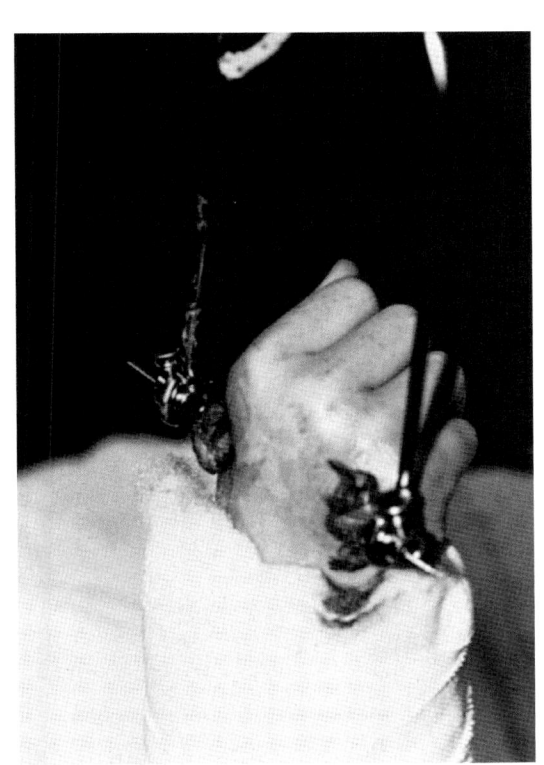

图 41-20 严重污染的前臂开放性骨折，受伤发生在马厩中。广泛清创后，用一钢针穿过第二和第三掌骨临时牵引。

少这些严重损伤的并发症，还可以最大限度地恢复功能[56,66,81,94]。

第五节 特殊损伤

一、远侧三分之一

涉及前臂远段的骨折很难治疗。此处位于骨干和干骺端的交接处，这些骨折很不稳定，并且只能提供一个有限的长度给钢板和螺丝钉完成牢固固定。

一种特别麻烦的骨折是桡骨的短斜行骨折（图41-21）。常常呈粉碎性，本身很不稳定且常常合并下尺桡关节破坏。常被看成是干骺端骨折，提倡用骨骼外固定钢针跨过骨折，穿过掌骨固定。用这种方法，固定最少必须在 8 周以上，以防止再移位的发生（图 41-22），粉碎性骨折更容易出现再移位。我们建议优先选择切开复位和钢板内固定，且钢板可以起支撑作用（图41-23）。合并下尺桡关节破坏的骨折的处理方法同Galeazzi 骨折相似[46]。

如果这一水平的尺骨骨干骨折存在缩短或成角，也可导致功能受损，从而改变下尺桡关节的机制。

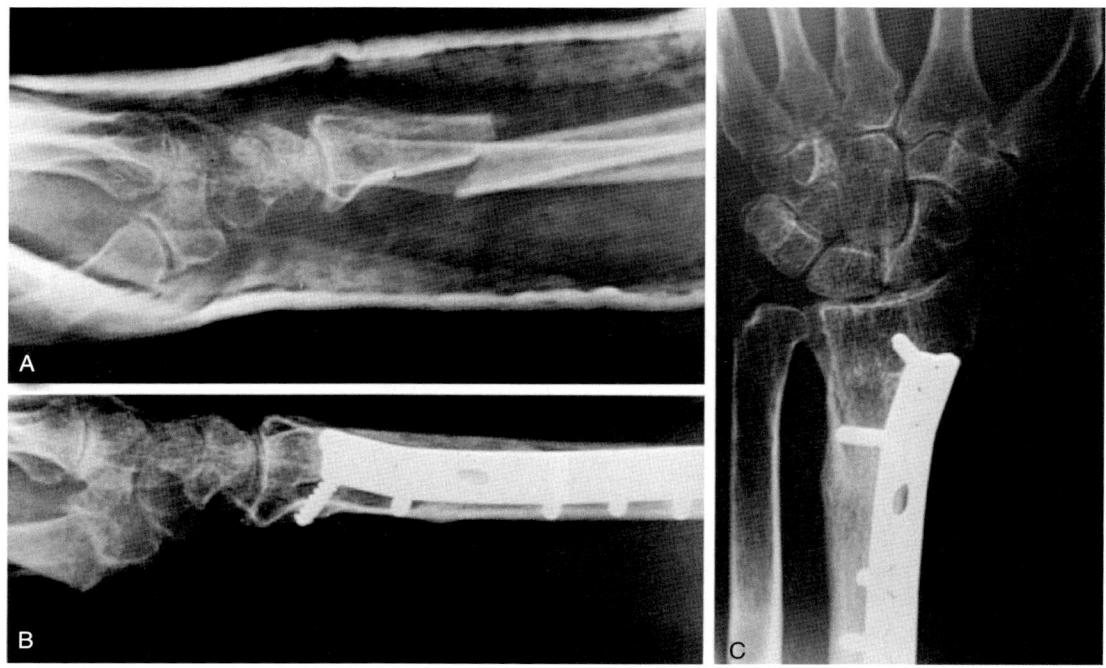

图 41-21　56 岁男性患者,远侧桡骨短斜行骨折。最初骨折以管型固定。然而,随访的 X 线片 (A) 显示对位不满意。用 4.5mm 动力加压钢板固定一年后的前后位 (B) 和侧位 (C) X 线片。已完全恢复功能。

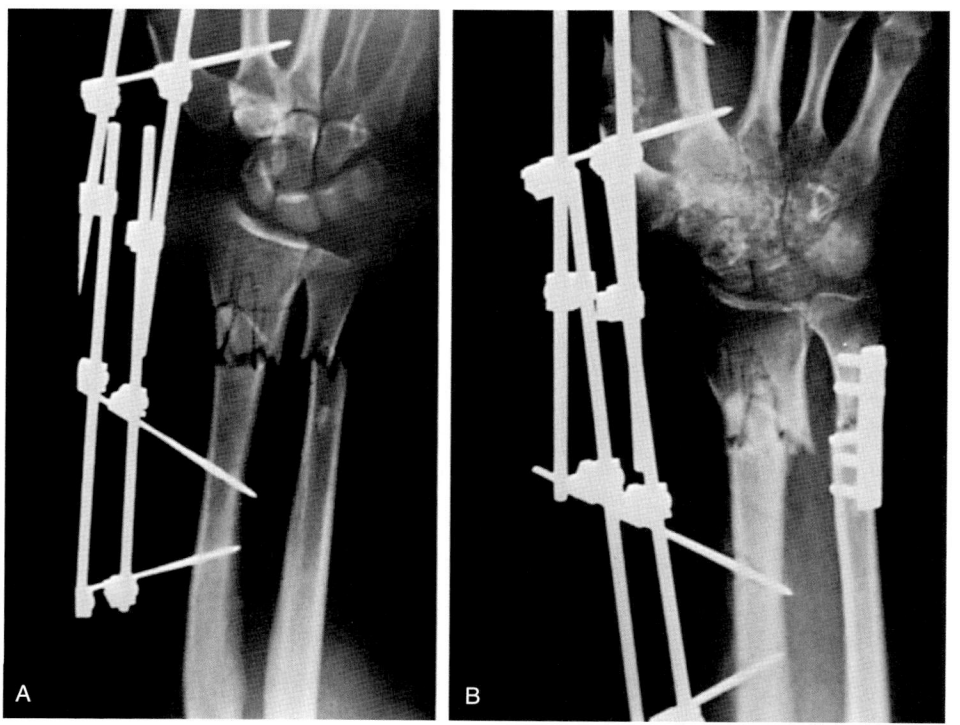

图 41-22　50 岁女性患者尺桡骨远侧粉碎性骨折。(A) 骨折的最初治疗是用钢针穿于近侧桡骨和掌骨固定骨骼。(B) 尺骨骨折以 5 孔动力加压钢板固定,但桡骨仍然用外固定器固定。远侧桡尺关节功能破坏,骨折处出现沉积物。

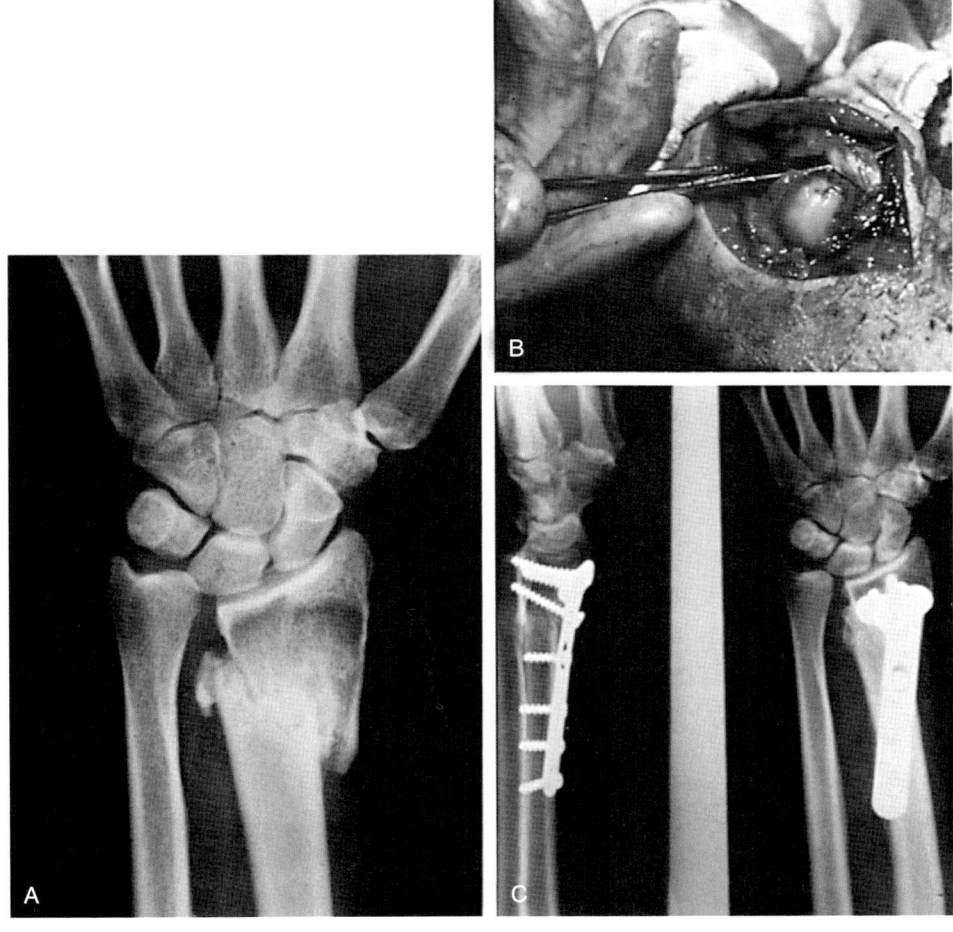

图 41-23　32 岁女性患者,多发性损伤,以小夹板固定 6 周,治疗短斜行桡骨骨折。(A)前后位 X 线片显示远端桡骨短斜行骨折有短缩畸形,远侧桡尺关节破坏。(B)手术时,尺侧腕伸肌嵌入尺骨头和远侧桡骨间。(C,D)骨折处理后,骨碎片以 4.5mmT 形钢板固定,恢复骨长度并牢固固定骨碎片。仍残留远侧桡尺关节破坏,前臂旋转功能限制在正常的 30%。

二、盖氏(Galeazzi)骨折

单纯桡骨远端骨折是很棘手的,通常将其称之为 Galeazzi 骨折[49],也被称为反 Monteggia 骨折[153]、Piedmont 骨折[64]或 Darrach-Hughston-Milch 骨折[128]。无论如何命名,其显著特征是合并下尺桡关节的脱位或半脱位。

Galeazzi 骨折不太常见,其发生率占前臂骨折的 3%[158]~6%[49,96,126]。尽管通常认为是在前臂过度旋前位轴向负荷力所致[92,124,141,153,158,233],但是这种机制从未在实验室模型中复制出来[48,63,97]。男性多见[35,92,96],临床特征包括疼痛和畸形,这种畸形是由桡骨远端骨折和下尺桡关节脱位共同引发的。而桡骨远端的骨折则多发生在桡骨中、远 1/3 交界处。桡骨近段或中段的单纯

骨折也可合并下尺桡关节脱位[38,40,71,76,78,93,103,109,110]。桡骨骨折普遍有短斜行移位,从侧面看向背侧成角,在前后位 X 线片上会有缩短(图 41-24)。

下列放射学发现提示在创伤性单纯桡骨干骨折时伴有下尺桡关节脱位[2,21,96]:

(1)尺骨茎突基底部的骨折。

(2)在前后位 X 线片上看到下尺桡关节间隙的变宽。

(3)在标准的侧位片上看到桡骨相对于尺骨的脱位。

(4)相对于远侧尺骨,桡骨缩短超过 5mm。

(一)治疗

通常认为 Galeazzi 骨折的最好治疗方法是手术。

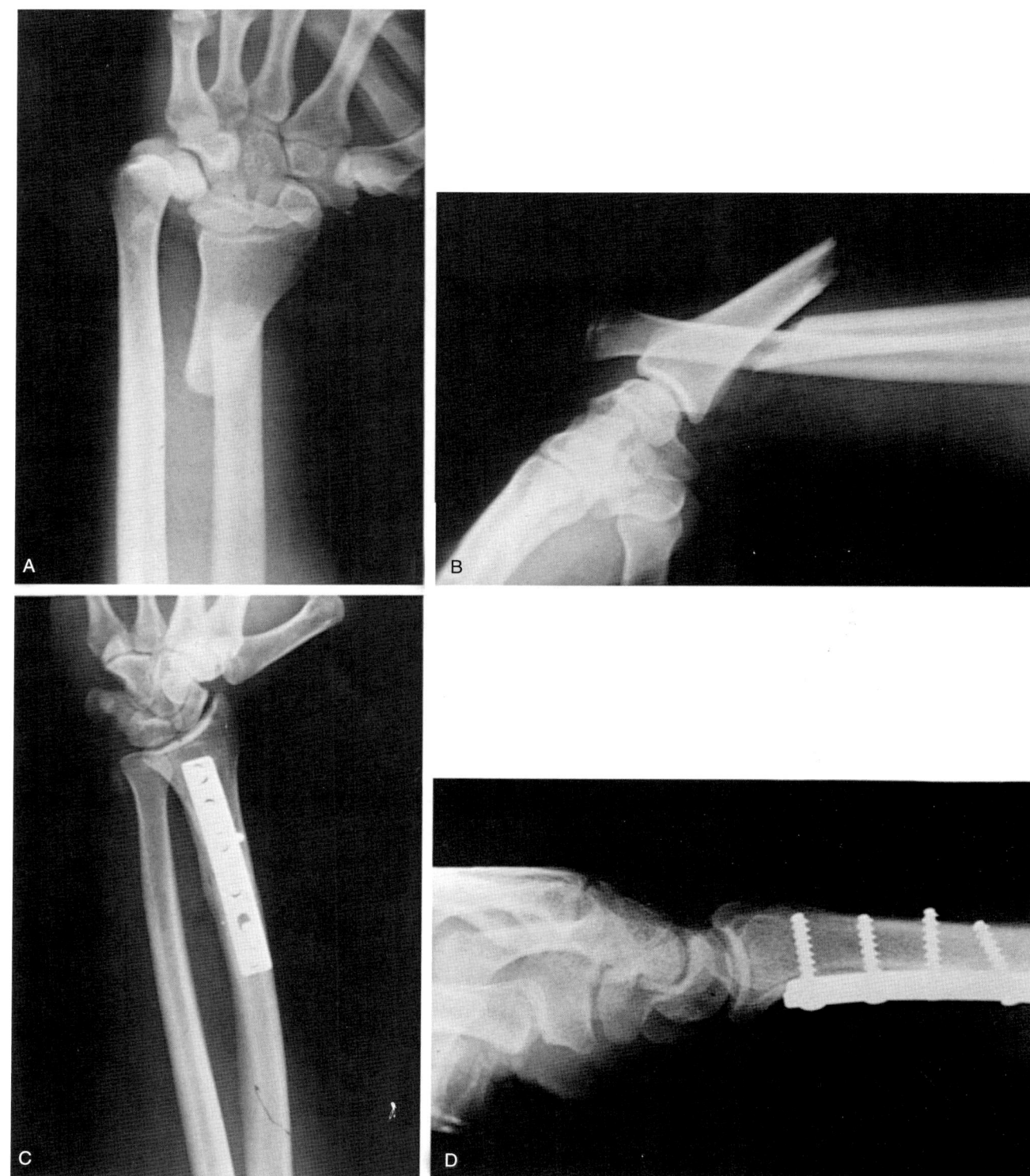

图 41-24   20 岁劳动者从 20 英尺高的脚手架上摔下,发生开放性 Galeazzi 骨折。前后位(A)和侧位(B)X 线片显示远侧桡尺关节全部破坏,前臂中远段交界处短斜行骨折。(C,D)伤口清创后,桡骨以六孔 3.5mm 动力加压钢板固定,用一个螺丝钉穿过钢板作为拉力螺钉固定斜行骨折处。桡骨复位后证实远侧桡尺关节很稳定。

Campbell 在 1941 年指出, Galeazzi 骨折是"一种需要手术治疗的骨折"[145]。非手术治疗的困难后来在 1957 年被 Hughston 证实[64],确认 38 例闭合复位和石膏固定治疗后,其中的 35 例(92%)未得到令人满意的结果。他确定有一些不能被石膏控制的变形力量,这些力量包括肱桡肌、旋前方肌和拇伸肌的拉力及手的重力。后来的临床研究也支持他的观察结果[78,92,96,131,158]。

远段桡骨通过前侧(Henry)显露很容易到达。最少五到六孔加压钢板和螺钉才能达到可靠的固定。髓内钉或小钢板可能无法控制变形力,用这种方法固定时,多致延迟愈合或骨不连[35,38,144]。

在确保解剖复位后, 钢板临时用两枚螺丝钉固定, 在前后位和标准侧位 X 线片上比较下尺桡关节。如果完成复位,旋转前臂以检查其临床稳定性(图 41-25)。如果在完全旋转的情况下仍然复位稳定,不需要手术后的制动并可以早期开始功能锻炼。

如果下尺桡关节复位后前臂旋转功能不稳定,可以有两种选择。如果尺骨茎突基底部有骨折可切开复位,有时在茎突基底部用克氏针或小螺丝钉就可以有效固定下尺桡关节[92](图 41-26)。如果复位稳定,可用超肘石膏管型固定前臂于旋后位 4~6 周以待软组织愈合。如果没有茎突骨折,可以用一根或两根 0.062 英寸克氏针穿过远侧尺骨固定于桡骨上 4 周。在此期间同样应该用超肘石膏管型将前臂固定于旋后位(图 41-27)。

少数情况下尺桡关节不能复位,为软组织块阻挡所致[12,24]。下尺桡关节可以通过背侧切口显露,确认嵌顿组织块来源并移除。在大部分病例报告中,尺侧腕伸肌腱可以阻挡下尺桡关节复位(见图 41-19B)。下尺桡关节不稳定可能因为未能正确识别损伤类型,或术中摄 X 线片角度不当所致。

(二)并发症

Galeazzi 骨折的并发症很常见,Moore 和同事[96]报告在 36 例患者中发生率为 39%。并发症包括骨不连、骨连接不正、感染、下尺桡关节的不稳定、取出钢板后再骨折,以及与手术相关的神经损伤。在与石膏管型和不恰当的内固定相关联的报道中,最普遍的是骨不连或畸形愈合[96,128,144]。

桡神经是最常受损的神经。据 Moore 报道,6 例背侧感觉神经损伤和 1 例骨间膜后神经损伤[96]。在 6 例感觉神经损伤中,3 例发生在前侧入路,3 例发生在背侧入路。6 例神经损伤中的 4 例未能在术中发现。

三、孟氏(Monteggia)损伤

近侧尺骨骨折合并桡骨头脱位以 Monteggia 的名字命名, 他于 1814 年首先在米兰描述了这一类型骨折[95]。Bado[6,7]提出的 Monteggia 损伤概念为,肱桡关节脱位合并尺骨骨折。

尽管已经出版了许多有关骨折的不同描述、治疗选择和并发症,但 Monteggia 损伤仍然相对不常见,其

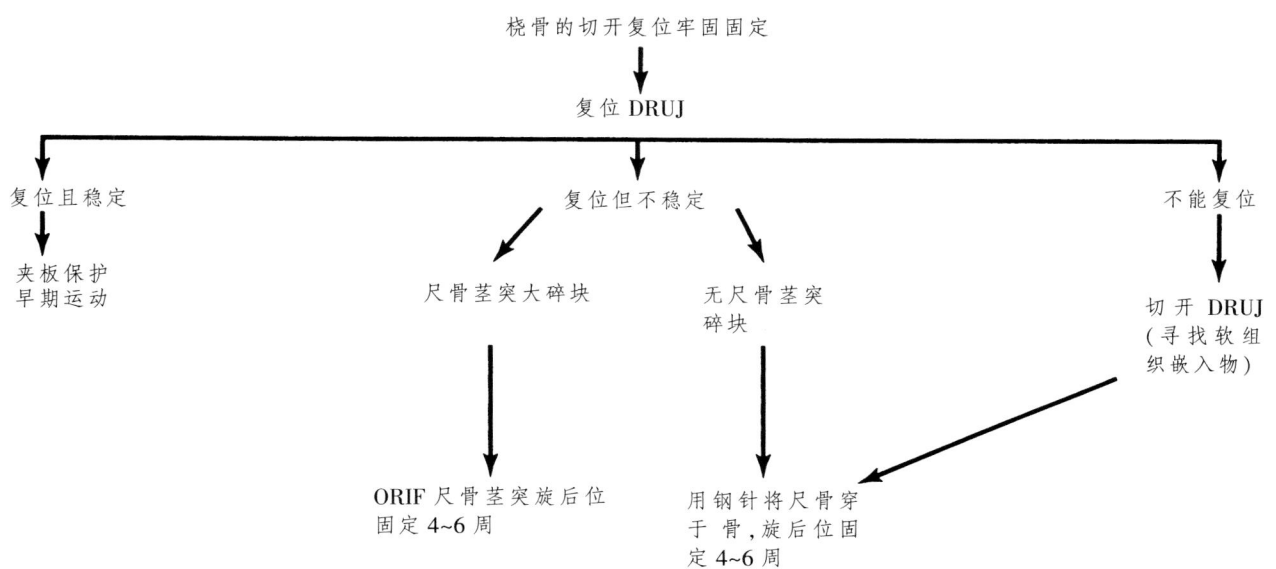

图 41-25　桡骨骨折的治疗流程。缩略词:DRUJ,远侧桡尺关节;ORIF,切开复位和内固定。

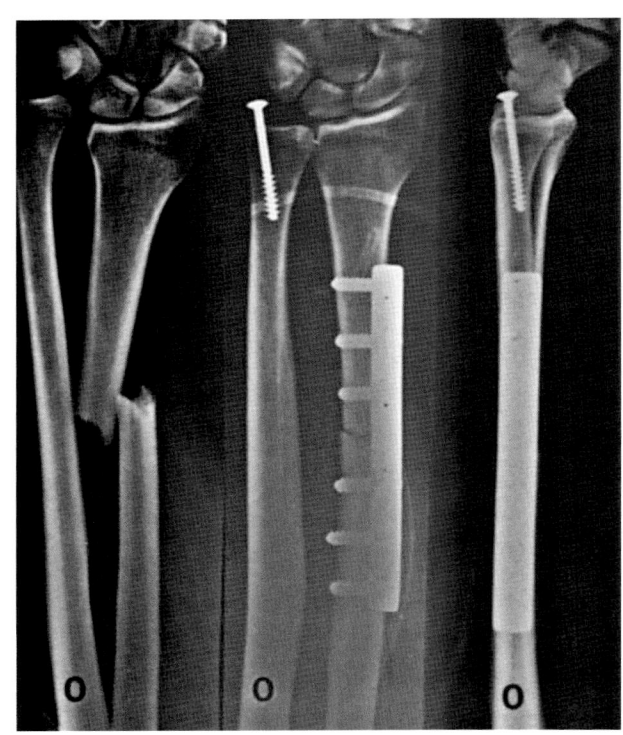

图 41-26　尽管桡骨已经解剖复位和内固定,但远侧桡尺关节仍不稳定的 Galeazzi 骨折。在茎突大碎块固定完成后,证实关节稳定。

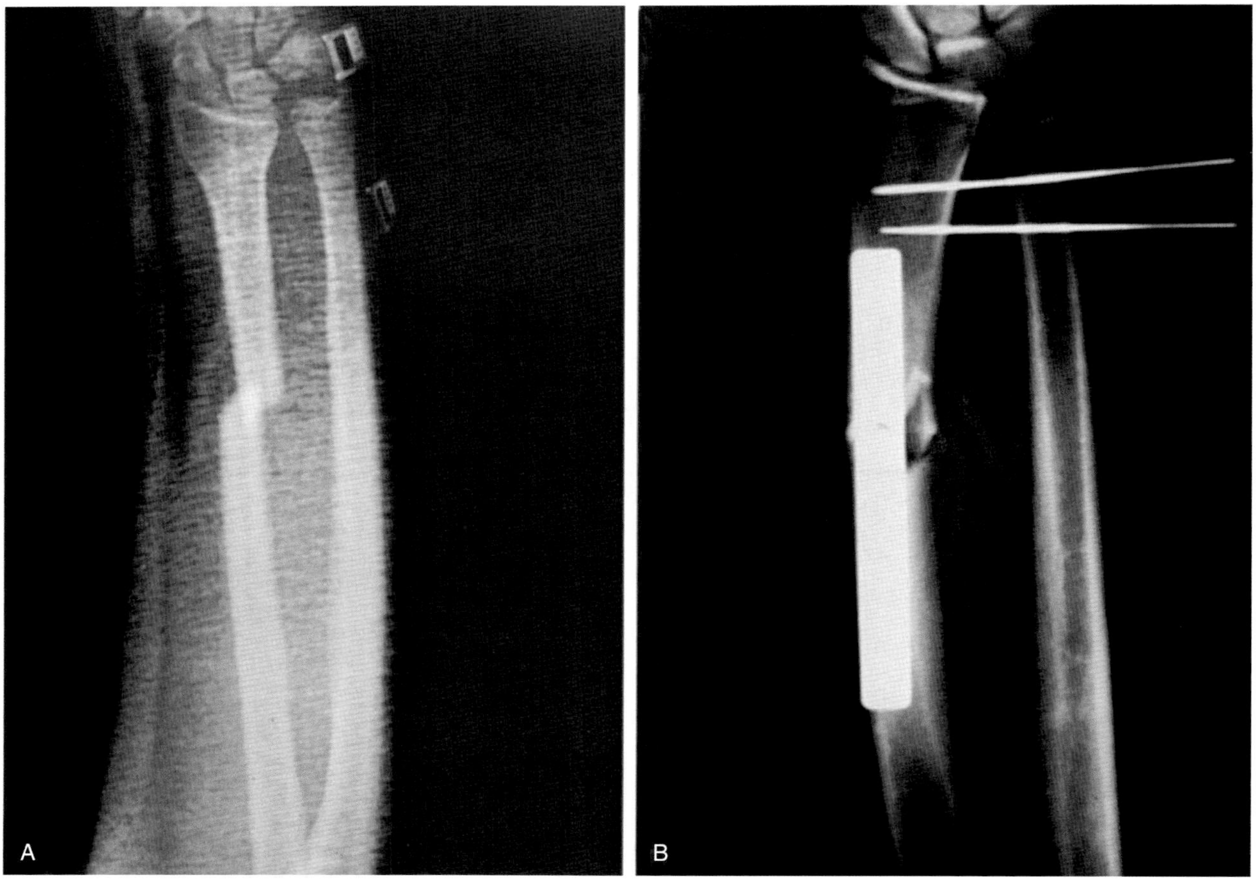

A

B

图 41-27　(A)尽管桡骨骨折已牢固固定,但远端尺骨仍然不稳定,即使前臂旋后。因此,用两根克氏针把尺骨牢固固定于桡骨 4 周(B)。

发生率占全部前臂骨折的 1%~2%[20,22,23,109,110,128]。因此,对这种损伤的理解常出现问题,这是因为只有少数外科医生具备这方面的经验。许多书籍和报道将成人和儿科的这种损伤混淆,请读者不要被这样的报道所误导。

根据桡骨头的脱位方向分类 Monteggia 骨折已经逐渐为人所接受:前向、后向或侧向。虽然发生在近端或远端并非不常见,但最典型的尺骨骨折位于近、中 1/3 段交界处。尺骨骨折成角的顶和桡骨头脱位在同一方向(图 41-28)。Bado 扩展了分类,包括有第四类骨折:桡骨头前脱位合并前臂的尺桡骨近 1/3 骨折[6]。

第 I 种类型:前向损伤长期以来认为是来自前臂后方的直接暴力, 使尺骨骨折和桡骨头向前移位[137,140]。然而,Evans[43]在尸体上把肱骨用老虎钳固定,用力使前臂过度旋前,能够制造出这种损伤。他认为这种损伤是倒地时手伸开撑地,前臂过分旋前所至。在这种情况下躯干旋转,旋前的前臂导致

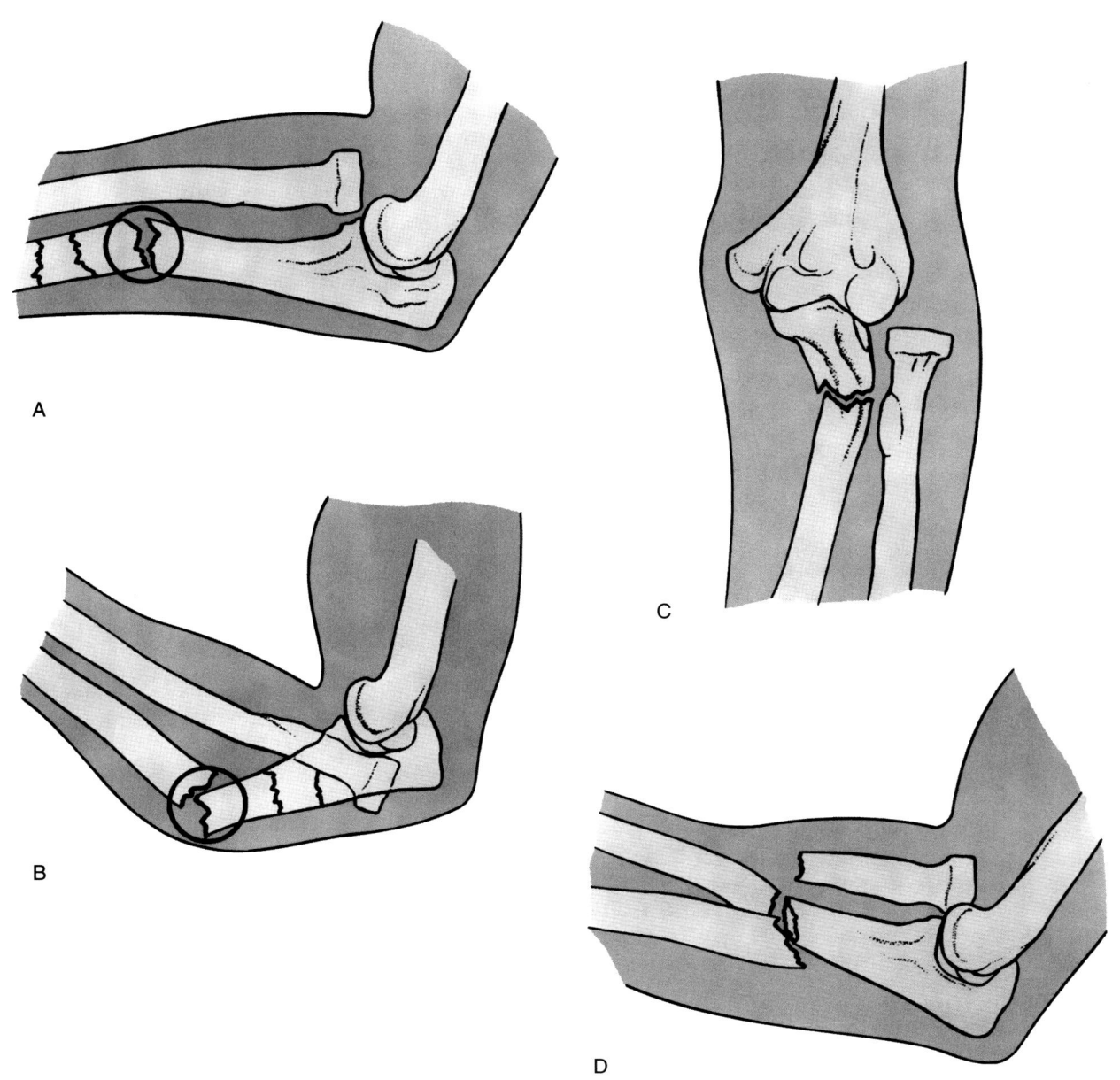

图 41-28 Bado 的 Monteggia 损伤分类。(A) I 类:尺骨骨折向前成角且桡骨头向前脱位。(B) II 类:尺骨骨折向后成角且桡骨头向后脱位。(C) III 类:尺骨近侧干骺端骨折伴桡骨头向外脱位。(D) IV 类:桡骨头向前脱位伴尺骨桡骨双骨折。

尺骨骨折;骨折的尺骨迫使桡骨过度旋前,并向前脱位。

前向脱位(Bado 分类 I 型)被认为是最常见的类型,一些作者认为占全部 Monteggia 损伤的 60%~80% (见图 41-28A)[15,140]。后向和侧向脱位不常见。但是这些报道将成人损伤和儿科损伤混淆,所以已公布的发生率可能不适用于成人[117]。

在 Penrose[105] 和 Pavel 等[104] 的系列研究中,证明后向脱位比前向脱位更常见(见图 41-28B)。调查者确定了这种损伤的三个独特组成特征:①在近端尺骨冠突附近粉碎性骨折,常包括一个三角形或四边形的碎片;②近端桡骨后向脱位;③桡骨头前面三角形薄片骨折(由肱骨小头的剪切力造成的损伤)(图 41-29A 和 B)。Penrose 认为,这种损伤更像是肘部后脱位的一种变形,除非能证明在这种情况下手肘的韧带联结比尺骨骨干更结实[105]。为了证明这一理论,他把尸体的肱骨放在坚硬的支持物上,肘部弯曲 60°,前臂适

度旋前,在腕关节处给予直接的暴力打击,造成肘的后脱位。当尺骨的上部前表面出现凹痕时,一个连续的类似力量造成了他在临床观察到的后向 Monteggia 损伤。与前向 Monteggia 损伤(常在儿科中发生)不同,这种损伤在中年人中更常见,其典型成因:肘部弯曲约 60°,前臂旋前约 30°,手外伸时倒地。麻省总医院从 1981 到 1988 年,手术治疗 20 例成人 Monteggia 骨折;14 例是后向型[72]。

第三类 Monteggia 骨折就是桡骨头向外脱位,在儿科和成人中均已确认。它是内收力量[107] 或成角和旋转两种力量造成的损伤[101]。这种损伤常伴有桡神经损伤[141]。和所有的 Monteggia 损伤一样,其临床表现为肘部疼痛,肘关节拒弯、拒伸、拒旋转。必须评估神经血管状况;骨间背侧神经、骨间前神经、尺神经的损伤均有报道[43,65,72,83,133,143]。

Monteggia 损伤可能在最初的检查时被误诊[116]。尺骨骨折显而易见,而桡骨的脱位会被忽略。这是由

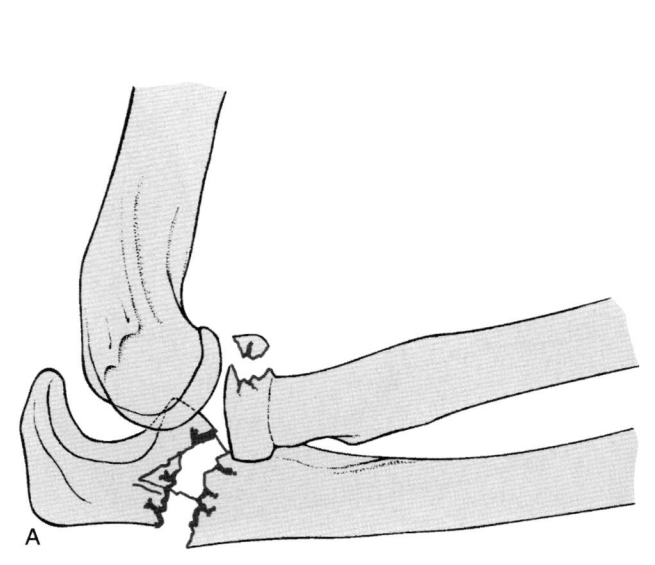

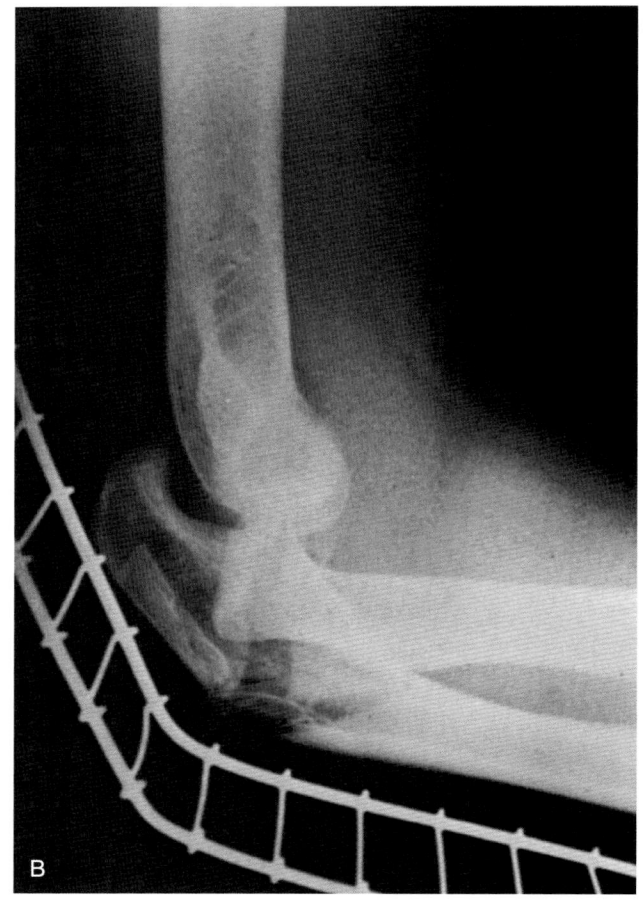

图 41-29 (A)后向 Monteggia 损伤的示意图。这种骨折脱位的特征包括:(1)近尺骨冠突处粉碎性骨折;(2)近侧桡骨向前移位;(3)肱骨小头剪切力引起的桡骨头三角形片状骨折。(B)36 岁男性患者后向 Monteggia 损伤的侧位 X 线片。

于[53]这种损伤不常见,因此不会留意发现桡骨脱位;由于相关软组织肿胀或肘部出现畸形,桡骨头的位置难以确定;另外,当尺骨用夹板固定的时候,桡骨头可能已经复位;X线片可能投照不正确,只集中在尺骨骨折处而遗漏肘部。

在处理单纯前臂骨干骨折时,临床医生必须要预测另一根骨损伤的可能性。如果桡骨头位置正确,经桡骨干和桡骨头画线,无论肘部在屈伸的任何位置,线都应该穿越肱骨小头[90]。

闭合治疗为大部分小儿科骨折的标准治疗方法。在成人,有移位的 Monteggia 损伤必须手术复位和牢固固定。尺骨骨折一定要达到解剖复位并确保

牢固,以保证桡骨头的准确复位。在大多数的病例中,最好以钢板固定,不过有时用髓内针也能达到良好效果。

在手术固定完成以后,外科医生一定要确定在充分屈肘、伸肘和旋转前臂时,检查桡骨头是否稳定,最好在透视下进行。桡骨头不稳定或不完全复位常提示尺骨骨折复位不当[128],尤其是在后向损伤时。除非有严格的保护,否则尺骨干骺端粉碎性骨折容易在骨折处弯曲,把桡骨头挤向后方。因此,在这些骨折中,在尺骨的背侧表面上应用钢板可以更好地确保解剖复位,其机制类似于一条张力带(图 41-30)。

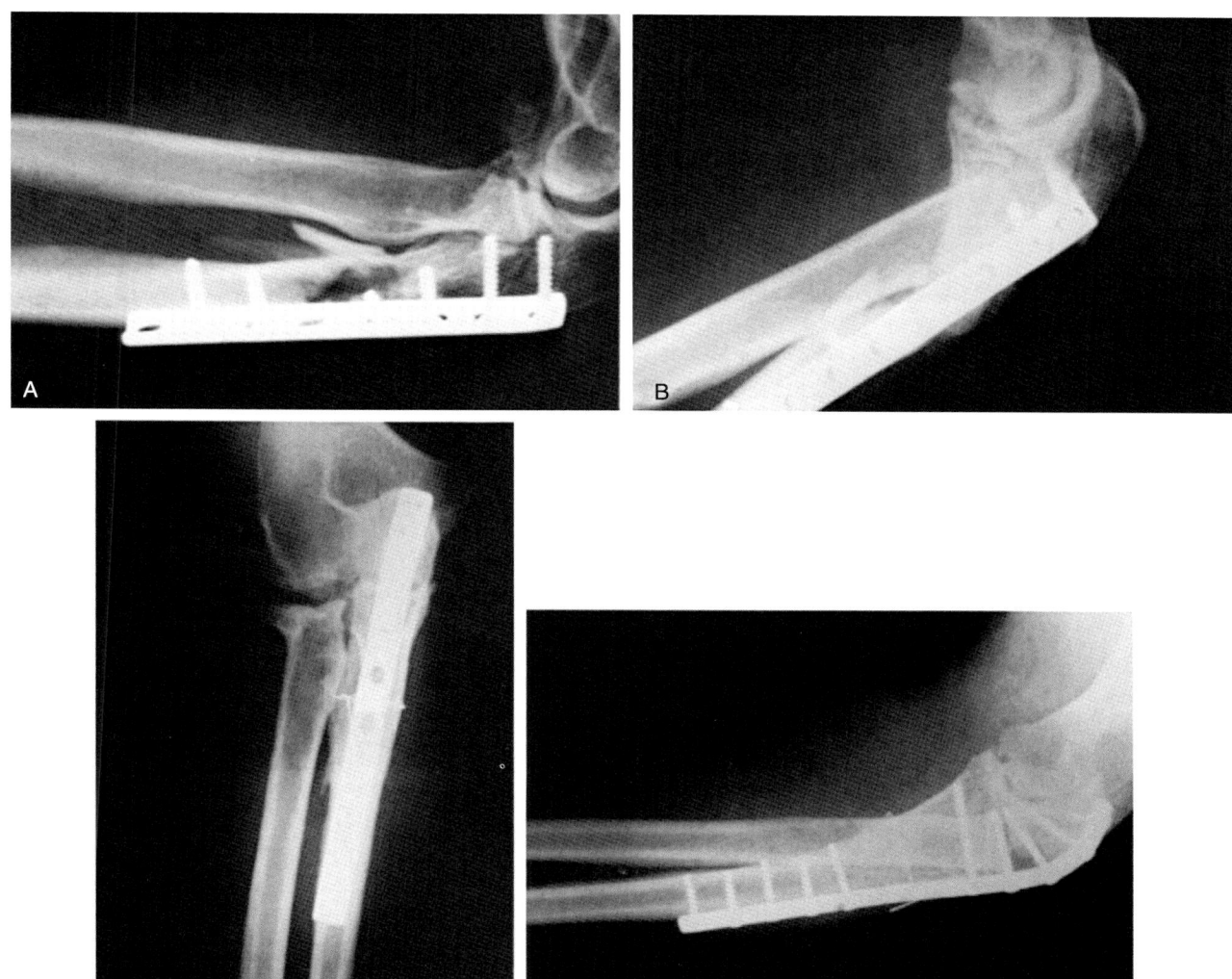

图 41-30 44 岁男性,后向 Monteggia 损伤,尺骨外侧面钢板固定治疗。图中可见桡骨头不完全复位。(A)侧位 X 线片显示骨骼钢板固定不恰当。注意骨折的桡骨头持续性后向半脱位。(B)骨折移位的不恰当固定。修正手术包括植入 12 孔 3.5mm 动力加压钢板于张力侧和桡骨头切除,术后 5 个月的前后位(C)和侧位(D)X 线片。

如果在尺骨解剖复位后桡骨头仍无法复位(所占病例<10%),切口应该按照 Boyd-Thompson 入路延长,从尺骨显露肘肌、尺侧腕伸肌、旋后肌并显露桡腕关节[16]。插入到中间的软组织可能是阻碍桡骨头复位的原因;可累及关节囊、环状韧带,在一些病例中甚至累及骨间背侧神经。

Boyd 和 Boals[15]描述了通过用从前臂远侧到近侧剥离的条状筋膜重建环状韧带以稳定桡骨头的过程。我们和其他人在这方面经验[110]都很少,认为前臂可能布满残留的伤疤并导致旋转功能的缺失。

在桡骨头骨折中,骨折碎片也可能会阻碍复位或

肘部运动。大的、单纯骨碎片最好用内固定,而较小的碎片应该清除。桡骨头粉碎性骨折是桡骨头置换手术的指征之一[113]。

Monteggia 损伤的并发症很多且能致残[93]。并发症包括运动功能的缺失、畸形愈合、骨不连和神经瘫痪(常常累及骨间背侧神经)。神经瘫痪预后很好,在受伤后的 6~8 周内开始恢复[65]。如果在那时神经功能没有恢复的迹象,建议探查神经。已报道的迟发性桡神经瘫痪与持久的桡骨头脱位有关,在行神经探查和桡骨头切除后反应良好[4,83]。

畸形愈合发生在漏诊桡骨头脱位、尺骨骨折的不

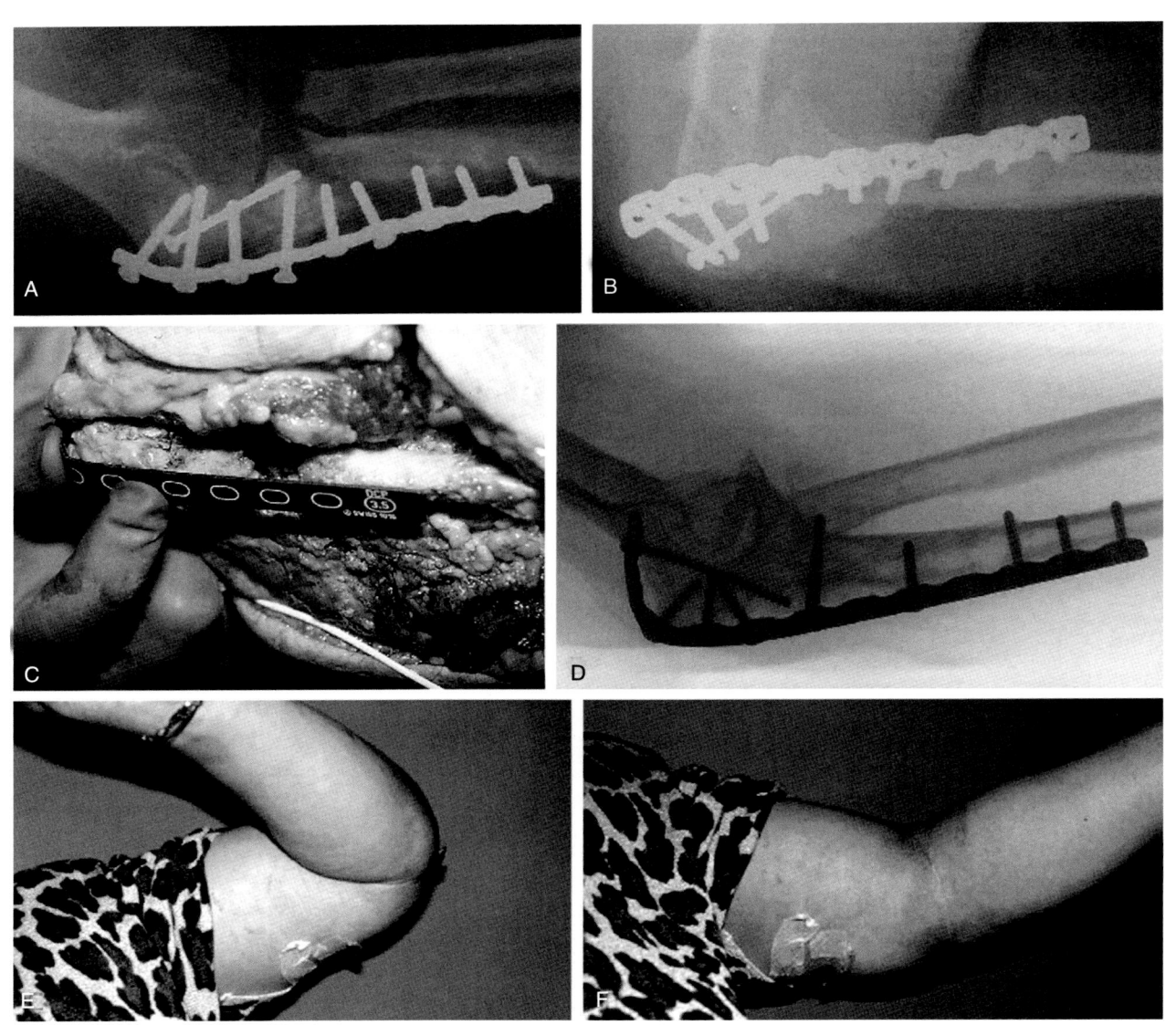

图 41-31 (A~F)67 岁教师,变形的后向 Monteggia 损伤,手术治疗后尺骨骨不连。(A,B)两张 X 线片可看到不稳定的骨不连。(C)钢板取出和骨不连滑囊清创后,应用可塑形模版引导造型钢板。

适当复位或不牢固内固定的情况下。经确认是这种情况时,需要考虑行尺骨切除术和钢板固定术。在持久畸形时,可能需要切除桡骨头。

尺骨骨折骨不连几乎总是骨骼固定不充分的反映。在没有感染的情况下,在背侧张力面应用钢板固定后,很容易愈合,在一些病例中,需通过髂嵴植骨补充缺损(图 41-31)。

第六节 并发症

一、钢板移出和再骨折

钢板下骨的应力遮挡、应力集中于钢板末端和不适的感觉,提示必须取出前臂钢板。钢板末端发生骨折的实际发生率是未知的,对于运动员来说确实是令人担心的。

钢板取出后,并非没有并发症[11]。目前一些报道认为,钢板取出后再骨折的发生率小于 4%[25,35,79],而另外一些作者认为可能高达 25%[34,57]。在分析造成再骨折的几个原因后,再发率有如此之大差异就好理解了。Deluca[34]、Hidaka 和 Gustilo[62]确认,再骨折的原因为塑形尚未完成时取出钢板(少于伤后一年),延迟愈合或骨不连,不恰当的钢板安装方法。

长期以来人们一直认为,钢板下骨缺失是由于骨的不负重机制(应力遮挡)导致的。现在 Perren[106]证实,最初在钢板下观察到的空洞是局部血液循环中断的结果,随骨质改建而出现坏死。按照这些观察结果,只能在骨重建完全完成,钢板下皮质接近正常状态后,才应该考虑取出钢板。Rosson 等作者[121,122]提出,应用钢板后钢板下的骨重建需要 18~21 个月。

鉴于这些结果,我们的原则是不建议常规取出钢板。如果要取出钢板,应该有 X 线片骨质重建的证据,这常常需要两年(应用钢板后)。对于要求高的运动员,如果要做取出钢板的决定,只能在 X 线片骨重建明显的情况下做出。取出钢板后,前臂应该用前臂功能支架保护 6 周,恢复活动应该在钢板取出后 3~4 个月[112]。

如果取出钢板的理由是因为疼痛,外科医生必须确认疼痛是不是位于骨折原发部位。应该做适当的影像检查,包括拍 X 线片和断层 X 线摄影,以明确骨折的恢复状况。

二、骨间膜骨化

Gross 在 1864 年首先描述了前臂骨交锁愈合(cross union)[57],随后几乎在前臂每个类型的骨折中均可见到[14,124,154,155]。尽管在近中段骨折中更常见,但远侧前臂并不能完全免除这个很棘手的并发症(图 41-32)。

前臂骨折继发交锁愈合的发生率很难确定,因为并非所有前臂骨折的文献都报道这个问题。Vince 和 Miller[154]回顾了文献中报道的 2381 例骨折后确认,交锁愈合的发生率约为 2%。在 Monteggia 骨折中发生率可能更高,尤其在那些前臂双骨折伴桡骨头脱位的骨折中[17,150]。

交锁愈合的形成涉及很多因素,但最主要的因素包括高能量损伤引起的开放性骨折[5,19,86,108]、感染[23]、伴头颅损伤的多发损伤[50,154]和延迟(即几周后)内固定[10,42,139,154]。不常见的因素包括:未达到解剖复位、贴附植骨、用的螺丝钉太长并穿过骨间膜[14,28,77]。

尽管没有确定的措施来防止交锁愈合,但可以肯定,无论开放性还是闭合性骨折,如果早期牢固的内固定术后早期活动,则会减少交锁愈合的发生[55,69,71]。

损伤后桡尺骨交锁愈合造成的前臂旋转功能的丧失会相当大地损害整个上臂的功能。过去,由于对造成骨间膜骨化的因素并不了解,因此为防止骨间膜骨化曾经建议在手术中切断骨间膜并填充一些东西,包括肌肉、硅胶片、移植的脂肪[130]。人工髋关节置换术后小剂量射线照射防止异位骨化的方法,应用于前臂骨折切开复位内固定同样可得到较好的结果[1,30]。

在过去对前臂近段手术方法效果不佳,近来在远段或中段切除骨联合已被广泛接受。据我们中的一位作者(JBJ)报道,17 例患者 18 处近段桡尺交锁愈合,行切除术获得了良好的结果[73]。有 8 例患者不到 12 个月就手术了,切除术实行的平均时间为损伤后 19 个月。已经证实,在损伤后 6 个月时就切除骨间膜骨化,联合应用放疗,可获得很明显的成功。在这一组 17 例患者中,只有一例有闭合性颅脑损伤的患者有复发的记录,其余的 17 个肢体中平均前臂旋转功能为 139°。没有发现神经血管问题(图 41-33)。

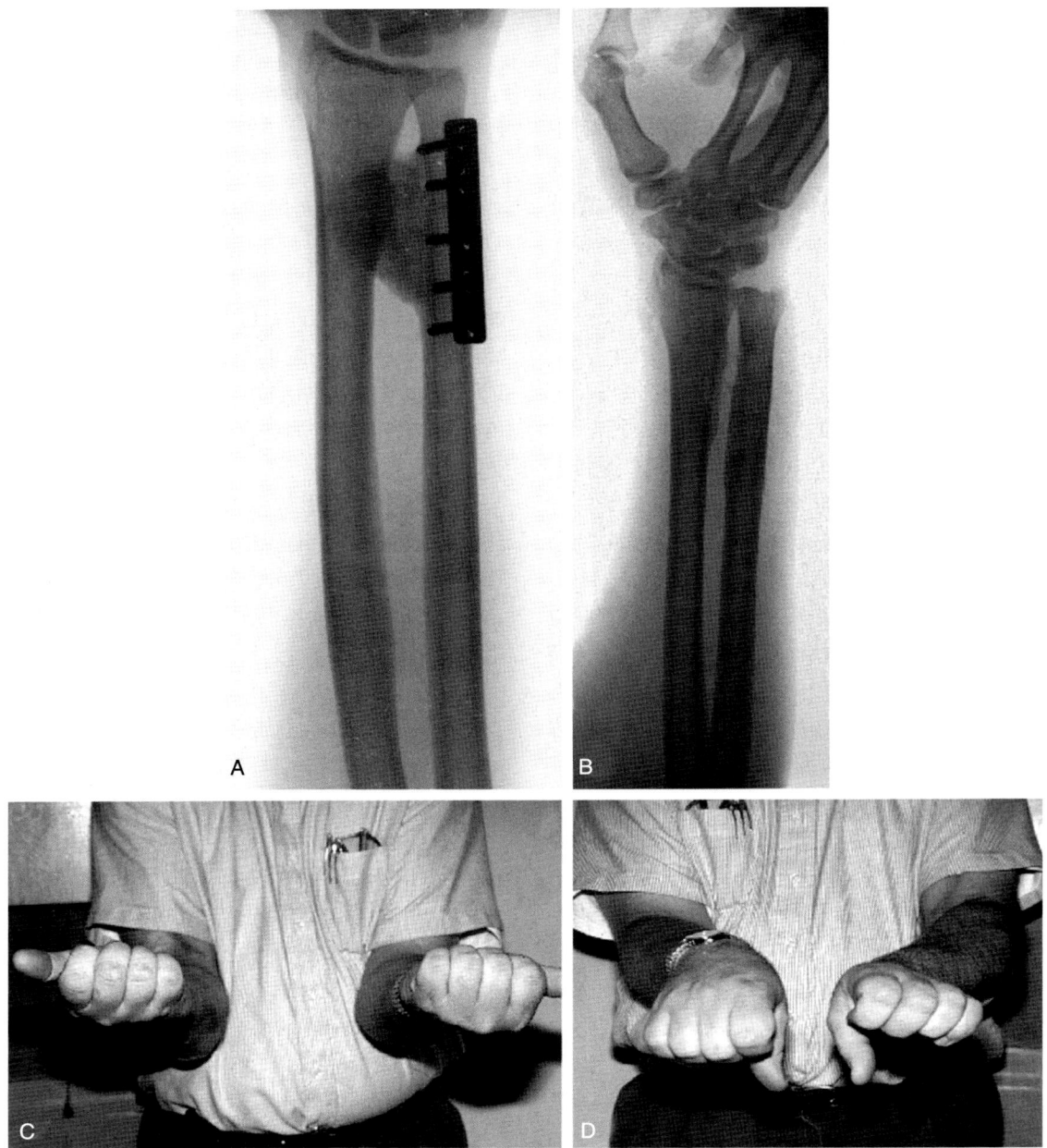

图 41-32　(A~D)切开复位内固定不稳定性尺骨骨折后,远端尺桡骨创伤后骨性连接。(A)骨性连接很容易看到。(B)取出钢板并切除骨性连接后的 X 线片。(C,D)良好的前臂旋转功能。

三、血管神经损伤

大多数与前臂骨折相关的大血管损伤只是一个简单的动脉破口,不会威胁到手的存活。一些研究显示,在这种情况下修复血管可能无价值,因为动脉血液倒流可能会形成血栓[70]。

已有报道,前臂骨折可伴发正中神经、尺神经、桡神经瘫痪[65,98,143]。Monteggia 骨折–脱位最常见的神经损伤之一就是骨间背侧神经瘫痪[65,141,143]。与前臂骨折相关的神经瘫痪通常是由挫伤或牵拉引起的功能性麻痹,可以自然恢复。神经卡压在骨折部位甚至被锋利骨折碎片切断十分罕见[98]。通常,早期与骨折相关的神经功能缺失不是神经探查术的指征,除非在复位后神经系统检查显示神经损伤加重,并伴有相应的血管损伤;或者有开放性伤口;或骨折不能复位[133]。多数前臂骨折采用手术治疗,手术时可顺便探查一下,不

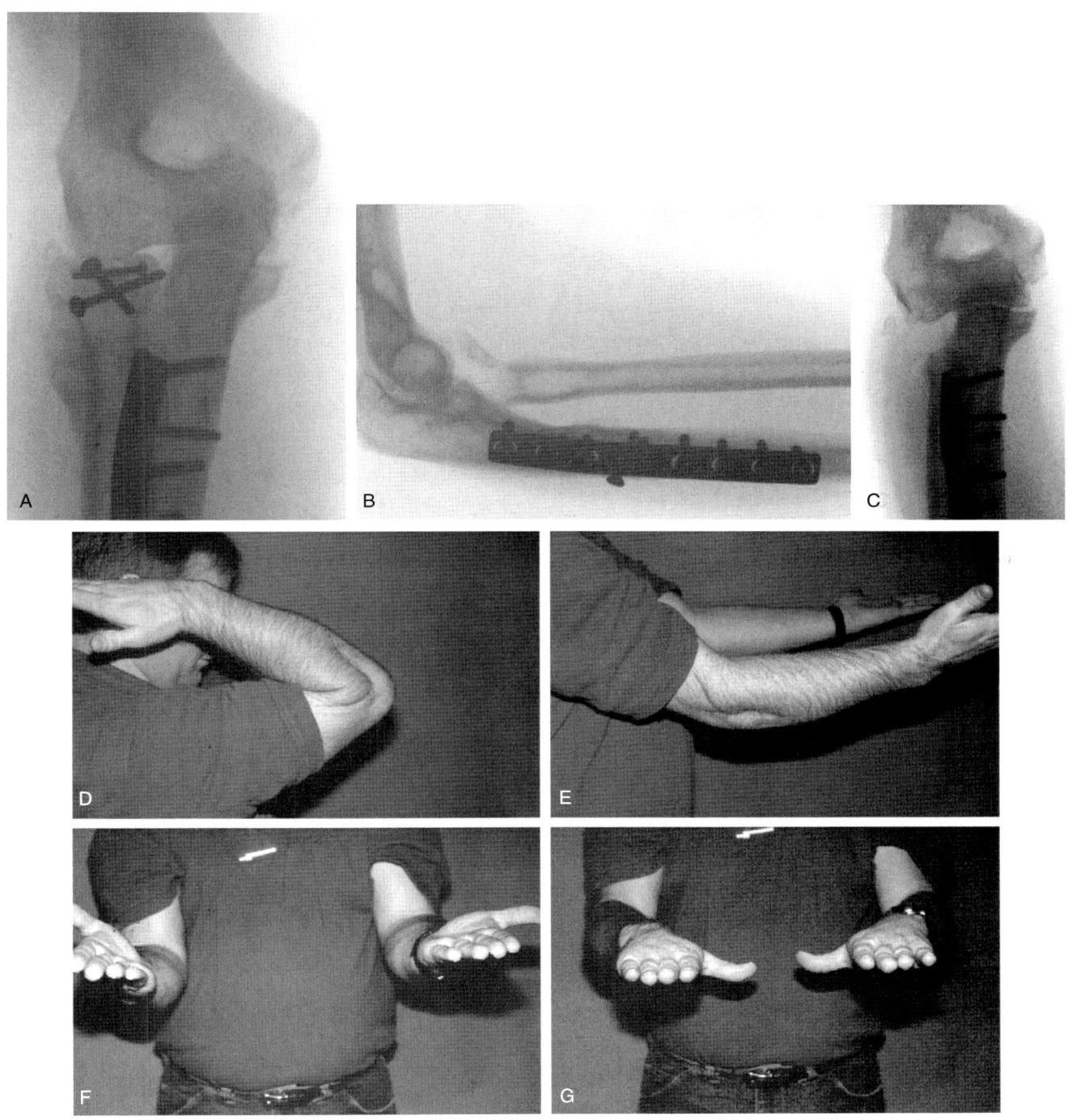

图 41-33　(A~G) 复合性前臂骨折,创伤后近侧尺桡骨骨性连接。(A)前后位 X 线片显示骨性连接范围从桡骨颈超出桡骨结节。(B,C)切除不相称的桡骨头和近侧尺桡骨骨性连接后的 X 线片。(D~G)良好的功能。

用额外手术切口。

　　大多数神经损伤,甚至是高速子弹伤相关伴发的神经损伤,都能自然恢复[41,70,81,133,136]。神经探查术可以在最初的冲洗和清创术时进行。然而,神经损伤的范围很难确定。在神经断裂的情况下,可以把

神经末端缝合于相近的软组织上以防止神经回缩。在伤口清洗干净和恰当的清创后,再对神经进行延迟修复。

　　血管神经复合性损伤只是严重的上肢撕裂性损伤的可逆后遗症之一。血管损伤的入路相当程度

上随相关的神经损伤情况而改变,因为有证据证明最佳的血供可以提高神经功能的恢复[70,82]。即使在尺动脉和桡动脉都破坏后,手也能存活,因为除了两条主要的动脉供应前臂外,上肢还有很多纵向侧副血管[70]。如果两根动脉都在相关的神经损伤中破坏,不论手的血运状态如何,都建议同时修复神经血管,以最大程度促进神经恢复。如果有一根大血管保留完整且能给整个手提供足够的血供（以 Allen 试验检查）,那么破坏的动脉无需修复,只需修复神经。

修复血管应该在骨折固定（如果可行）后（常常用临时方法,如外固定）进行,以给修复好的血管提供保护。血管再建完成后,应该检查筋膜室内压力,如有指征应切开筋膜[51]。

对于上肢严重的毁损伤,早期截肢术可能是最好的选择。然而,由于上肢假体不能提供很好的上肢替代功能,所以任何合理的肢体挽救尝试都是有价值的[70,82]。除了经治疗医生的判断（根据病史、检查、影像学研究和手术探查做出）之外,毁损肢体评分标准有助于判断是否需要一期截肢。

前臂骨折的手术治疗会使患者暴露于医源性神经损伤的风险中。因为桡神经浅支神经在近段桡骨显露时会随肱桡肌一起被拉向外侧,可能会发生失神经性瘫痪。这支神经有时靠近桡动脉,会在显露时损伤,不过很罕见。这些破坏可以通过常规观察和保护这些结构来避免。在前侧（Henry）和背侧（Thompson）入路的中间显露桡骨可以保护骨间后神经。此神经穿过旋后肌,行掌侧入路在皮质下剥离旋后肌时前臂最大程度旋后,行背侧入路使骨间背侧神经显露于直视下,都是保护该神经的有效方法,否则都有损伤的危险。

慢性区域性疼痛综合征（反射性交感神经营养失调）的治疗着重于在早期的激进性治疗,并通过区域阻滞或系统药理治疗中断异常的交感神经。神经阻滞,如星状神经节阻滞,治疗交感神经性持续上肢疼痛,可以获得良好的短期效果,允许激进的物理治疗并尽可能地促进恢复。药物治疗有效但有副作用。

然而,经验证明,如果交感神经引起的持续性疼痛与确定的神经损伤有关,手术方法治疗,包括联合修复、重建或（和）松解所累及神经、局部肌皮瓣的旋转,可增强损伤区域的血供并有效减少瘢痕形成[75]。

四、感染

人们曾经理所当然地认为,导致感染的危险与前臂骨折的手术治疗有关。然而,以目前手术技术（包括围术期预防性应用抗生素）,手术治疗闭合性骨折后感染并不常见[3,25,91]。此外,引述的报道中开放性前臂骨折立即用钢板-螺丝钉固定后,只有可接受的较低的感染率(0%~3%)[25,67,66,81,94]。恰当的清创和充分的清洗是必需的,应该重复数次直至干净、健康的软组织床显现出来。手术切口首先关闭,损伤创口在系列清创、清洁范围界定后再关闭(图 41-34)。

如果发生感染,不必依靠取出植入物来清除感染。只要骨碎片和软组织血供良好,内固定有利于伤口护理并能帮助维持长度、对位、运动范围和全部的功能,而且不会阻碍感染的治疗。成功清除感染后（敏感抗生素和局部伤口护理）,可对伤口进行灌洗并关闭。

五、感染和骨缺损

有时,未感染的前臂骨折经连续清创导致骨缺损。当骨缺损的血供较差、缩短和包被软组织不稳定时,骨的重建会变得复杂起来。建立在无血供基础上的自体或异体植骨手术方法不可行,因为重建移植骨依靠周围的软组织提供血运[69]。先前的感染对植骨来说也是一种威胁[142]。

然而我们发现,如果表面覆盖的软组织血供良好,尽管骨缺损达 6cm 仍可以用 Weber 和 Brunner 描述[156]的"波形"钢板技术和自体髂嵴松质骨植骨进行重建。"波形"钢板是用普通钢板改造的,在缺损的近端和末端离开骨头(图 41-35)。小牵引器的应用有助于减少软组织的额外切除量和血供应阻断。这种钢板观念与全面强调生物学的内固定是一致的。这种钢板的轮廓不仅使钢板下骨的血供更充分,而且把环形应力通过更宽大的接触面传递到钢板上,减少了钢板断裂的危险[115]。这个轮廓创造出的空隙可以使自体移植的骨接近周围软组织,重建血供。

在已感染骨折彻底清创后,骨和软组织混合缺损重建的另一种选择是带血管的腓骨移植,连同腓骨上肌肉或骨肌皮瓣移植[69,157]。这种方法可以达到一次重建的手术目的,即与骨缺损骨干近似长度的桡骨或尺骨连同软组织带血管蒂一起重建骨缺损部分（图 41-36)。Jupiter 和同事们报道了 9 例用平均长度为 7.9cm 的腓骨及平均面积为 11.8cm×5.9cm 的相连皮肤筋膜混合物治疗复合性缺损。平均在 24 个月后,除 1 例外

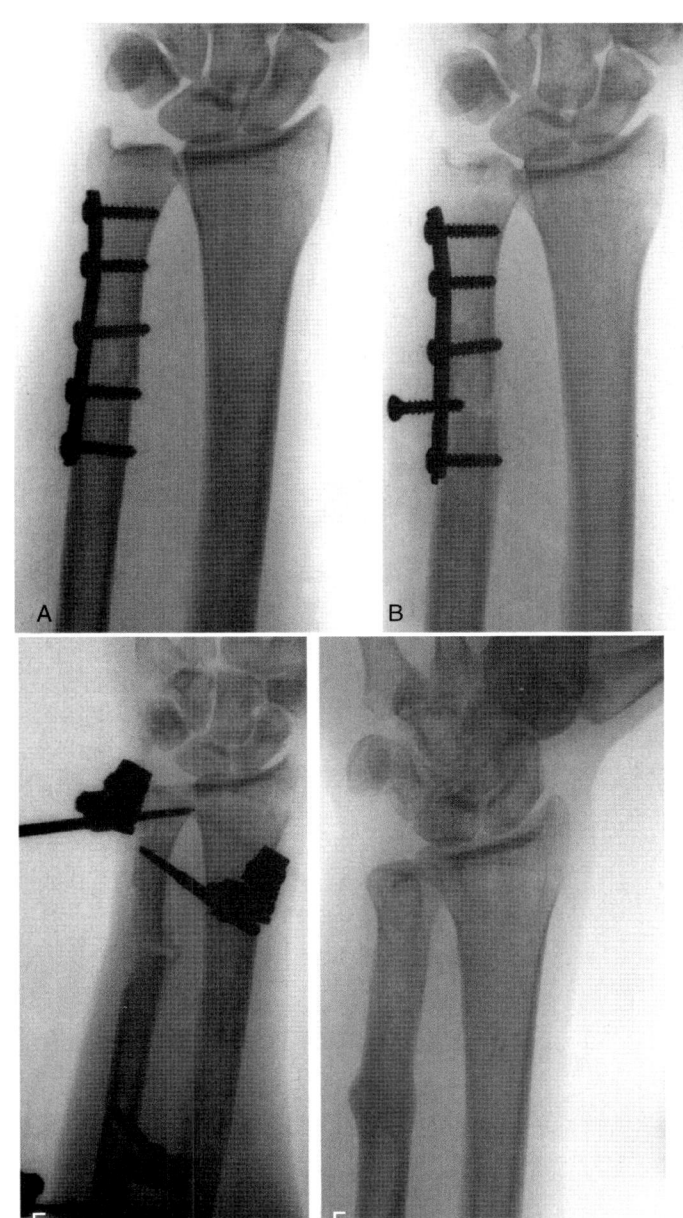

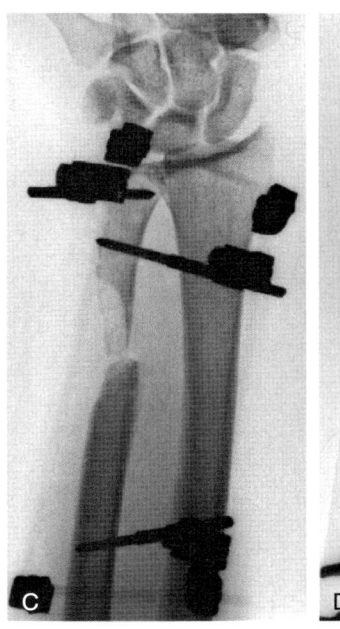

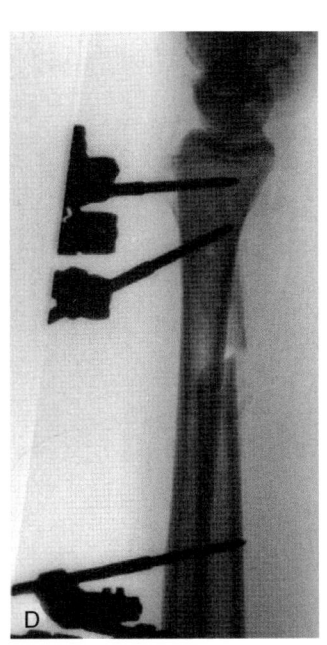

图 41-34　26 岁男性，尺骨骨折，出现感染，钢板和螺丝钉松动。(A,B)感染，钢板松动后的 X 线片。(C,D)随后清创，应用外固定架。(E)松质骨植骨。(F)3 个月后良好愈合和完全功能恢复。

所有患者X 线片上两个接合点都有骨愈合表现。所有患者都没有涉及供体腿的症状，6 人回到了伤前的工作岗位。

　　Ilizarov 发明的牵拉-组织生长方法给骨骼和软组织复合缺损的重建提供了又一种选择。然而，这种方法技术复杂，手术时间长，并可伴发多种并发症[148]。这项技术可在自体骨移植前用来重新对位和拉伸软组织结构（图 1-37）。

六、骨不连

　　在过去，闭合治疗前臂双骨折的骨不连发生率通常很高[13,18]。骨不连与复位不佳有关。此时骨折断端对合较差。因此，提倡切开复位内固定。

　　早期内固定（包括缝合、钢丝、螺丝钉和髓内针）稳定性较差，同时需要延长管型石膏固定时间[76]。所有手术治疗的缺点，包括额外软组织损伤、骨折碎片的缺血坏死、感染的危险及医源性血管神经损伤，都会延长制动的时间。在经历手术治疗的前臂骨折（即闭合治疗不能复位）中，骨不连发生率仍然很高，功能恢复远不能令人满意[33,77]。

　　1957 年，Smith 和 Sage[138]公布了早期用不同类型髓内钉固定前臂骨折的研究结果并不理想。克氏针的

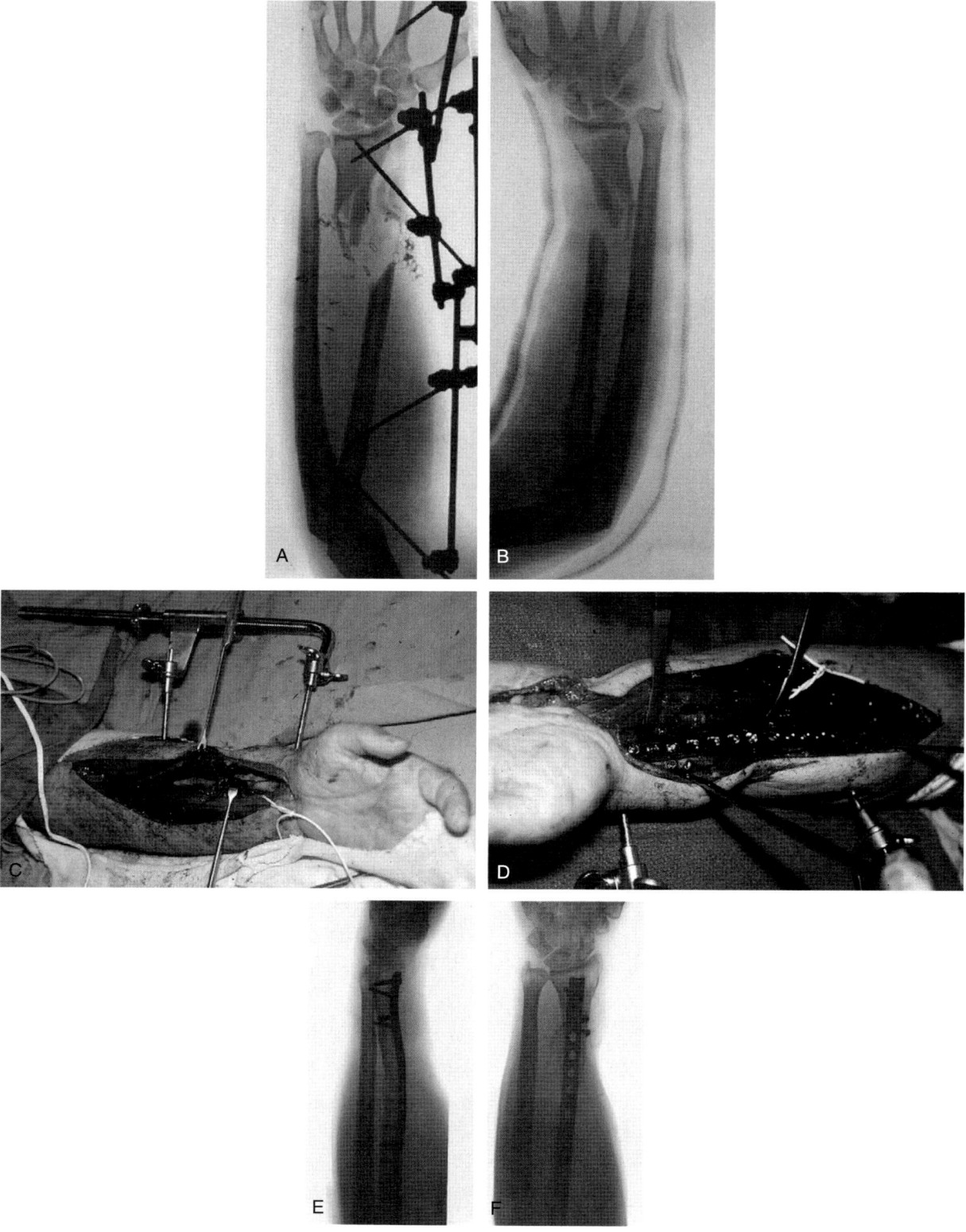

图 41-35 47 岁男性,前臂开放性骨折,出现感染,需要广泛植骨和重新对位。(A)清创和外固定后 4 周的前后位 X 线片。(B)患者在损伤后 10 周出现长度缺损。(C)手术中使用骨折分离器重新对位骨折,并拉长到放置适当波形钢板的长度。(D)使用波形钢板和松质骨植骨以桥接缺口。(E,F)4 个月后 X 线片显示松质骨植骨完全长合,获得良好的前臂旋转功能。

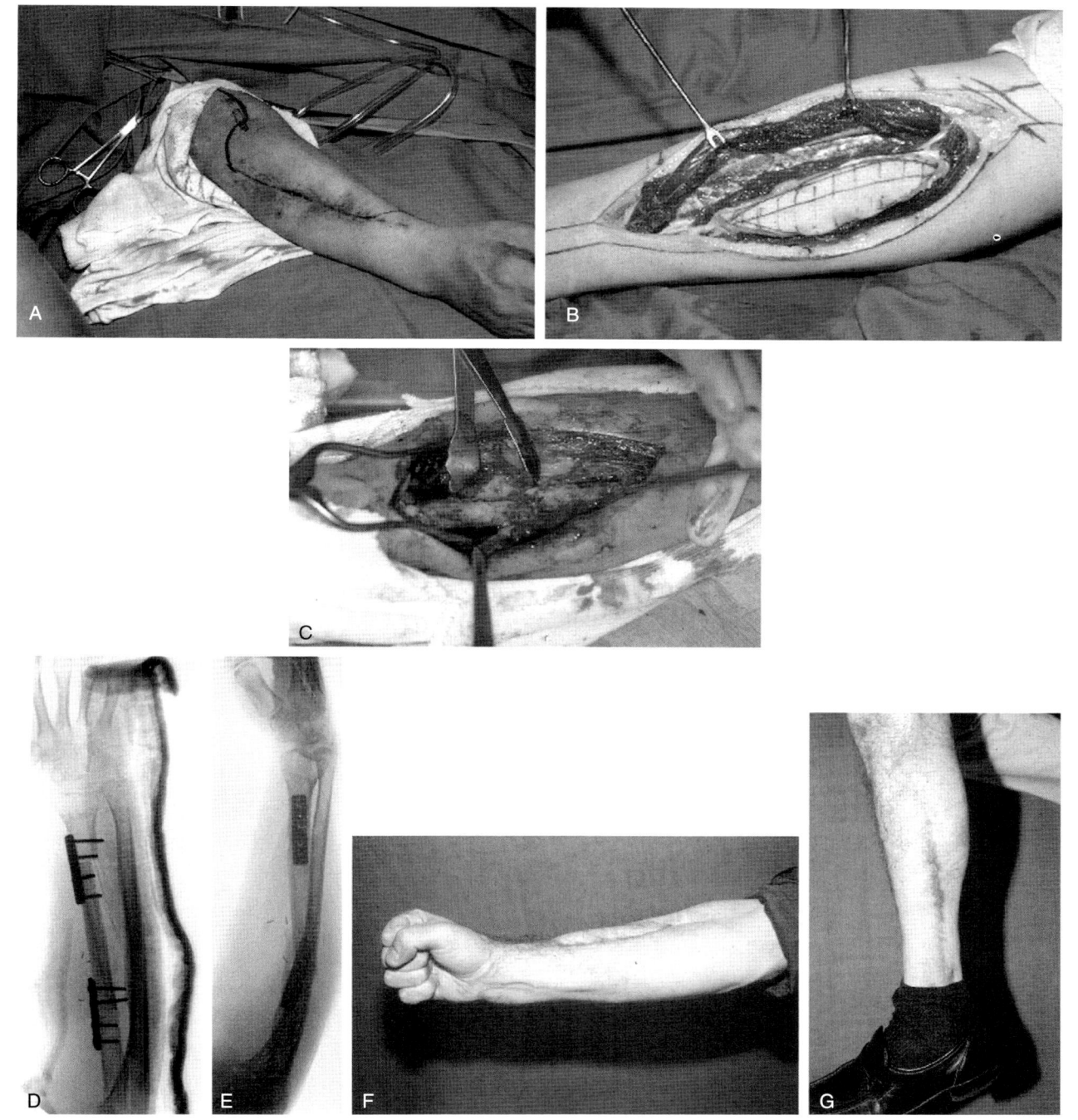

图 41-36　37 岁男性患者,感染的复合性桡骨骨折。(A)伤口的临床表现。(B)清创后留下 7cm 的缺损。(C)剥取带血管的腓骨及上面的皮肤。(D,E)植骨处的 X 线片。(F,G)取骨处遗留小的畸形,功能良好。

应用、相关软组织损伤和延迟治疗,都与骨不连的风险增高相关。Caden[23]记录的用 Rush 针固定的结果同样糟糕。

　　研究尸体桡骨后,Sage[124]引进了一种钉子,近端和远端弯曲成角和截面为三角形以尝试提高桡骨弓的复位和旋转的稳定。其并发症包括钉子突出、撑裂

骨皮质、拇长伸肌腱断裂、骨性联结和桡神经瘫痪。在 6 个月内,11.1%的骨折未能愈合, 其中很多病例是因为技术失误和并发症所致。Marek[87]报道应用方形钉愈合率达到 100%,不过,他以临床愈合为标准,在很多病例中随访时间很短,且把许多骨折描述为需要超过 6 个月才能痊愈。尽管人们继续对髓内钉感兴趣并

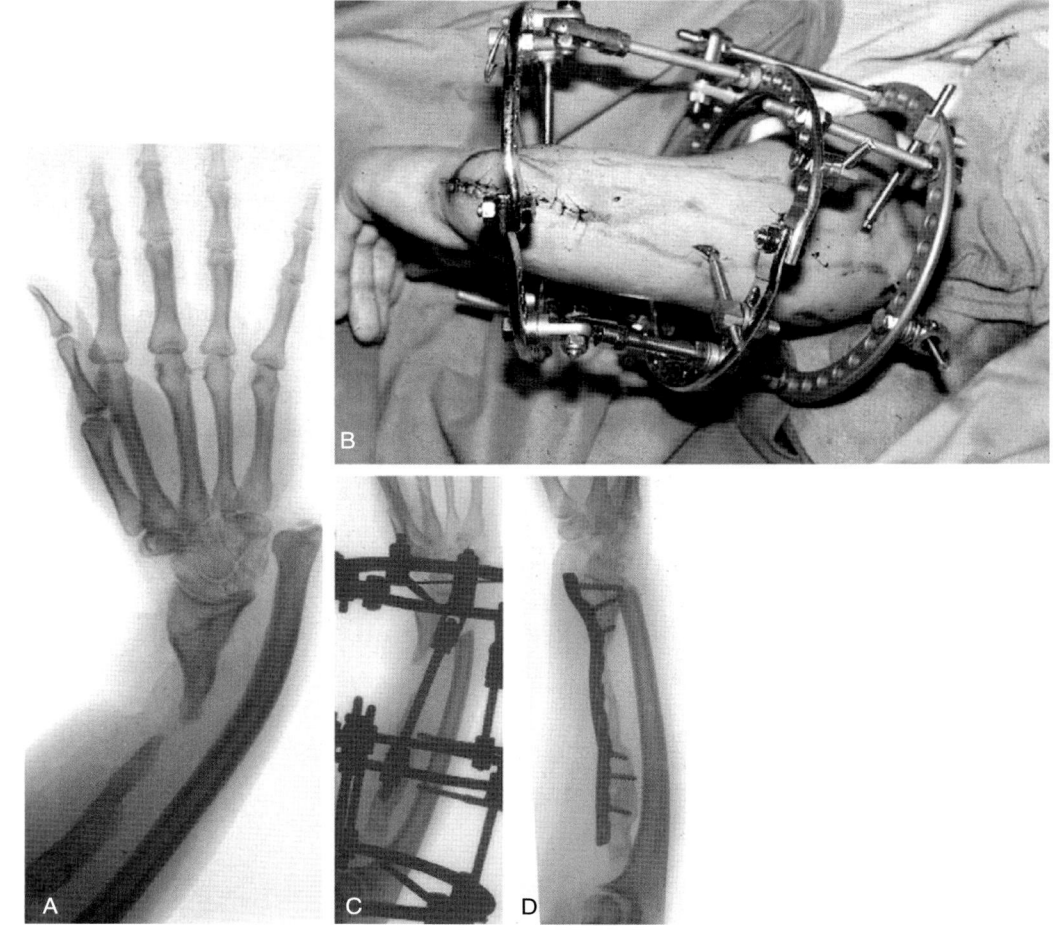

图 41-37　32 岁女性,小时候骨折和感染,涉及骨缺损、严重畸形、远侧桡尺关节破坏的复杂性重建问题。(A)前后位 X 线片上表现为严重畸形。(B)应用 Ilizarov 技术获取足够长度和正确对位,切除远侧尺骨。(C,D)波形钢板和自体骨移植成功地完成了桡骨再建。

不断有新钉诞生,但面对困难和并发症仍有许多技术问题有待解决[59]。

钢板-螺丝钉固定技术的提高几乎排除了所有的前臂骨折骨不连。最初的改进记录始于应用 Eggers 长孔大钢板[9,39]。在 1964 年,Burwell 和 Charnley[22]指出,在 3.5 英寸长钢板应用后,骨不连变得很罕见。随着 AO/ASIF 倡导的骨折线加压技术的应用[100],治疗前臂骨折遗留下来的唯一难题是骨实质缺损或骨粉碎[3,25,29,35,55,102,125,147]。早期植骨会显著减少骨不连的发生[3,25]。而且 Chapman 等[25]发现,用 3.5mmDC 钢板同传统的 4.5mm 钢板相比,不会增加骨不连发生率。

如果技术应用恰当,目前的骨不连发生率低于 2%[25]。骨不连主要来源于治疗技术不当,如应用的钢板型号(例如,半管形钢板)或长度不当,不恰当的复

位,粉碎性骨折和开放性骨折未行植骨[74,80,144]。

Jupiter 回顾了 15 年中 44 例前臂骨干骨折治疗后连续骨不连的患者。24 例是单纯桡骨骨折,11 例为尺骨,9 例为双骨。患者的平均年龄是 38 岁。34 例是高能量损伤的结果,24 例是开放性伤口。患者主要的不适为严重的功能缺失。20 例有过相关感染。在包括牢固内固定和自体松质骨植骨的手术治疗后,除了两例肥大型骨不连以外,所有骨不连全部治愈。前臂的旋后功能平均为 60°~70°,旋前功能平均为 60°~70°。所有患者功能明显提高(图 41-38)。

七、畸形愈合

随着现代钢板-螺丝钉固定前臂骨折的成功,畸形愈合已经成为影响功能结果最重要的决定因

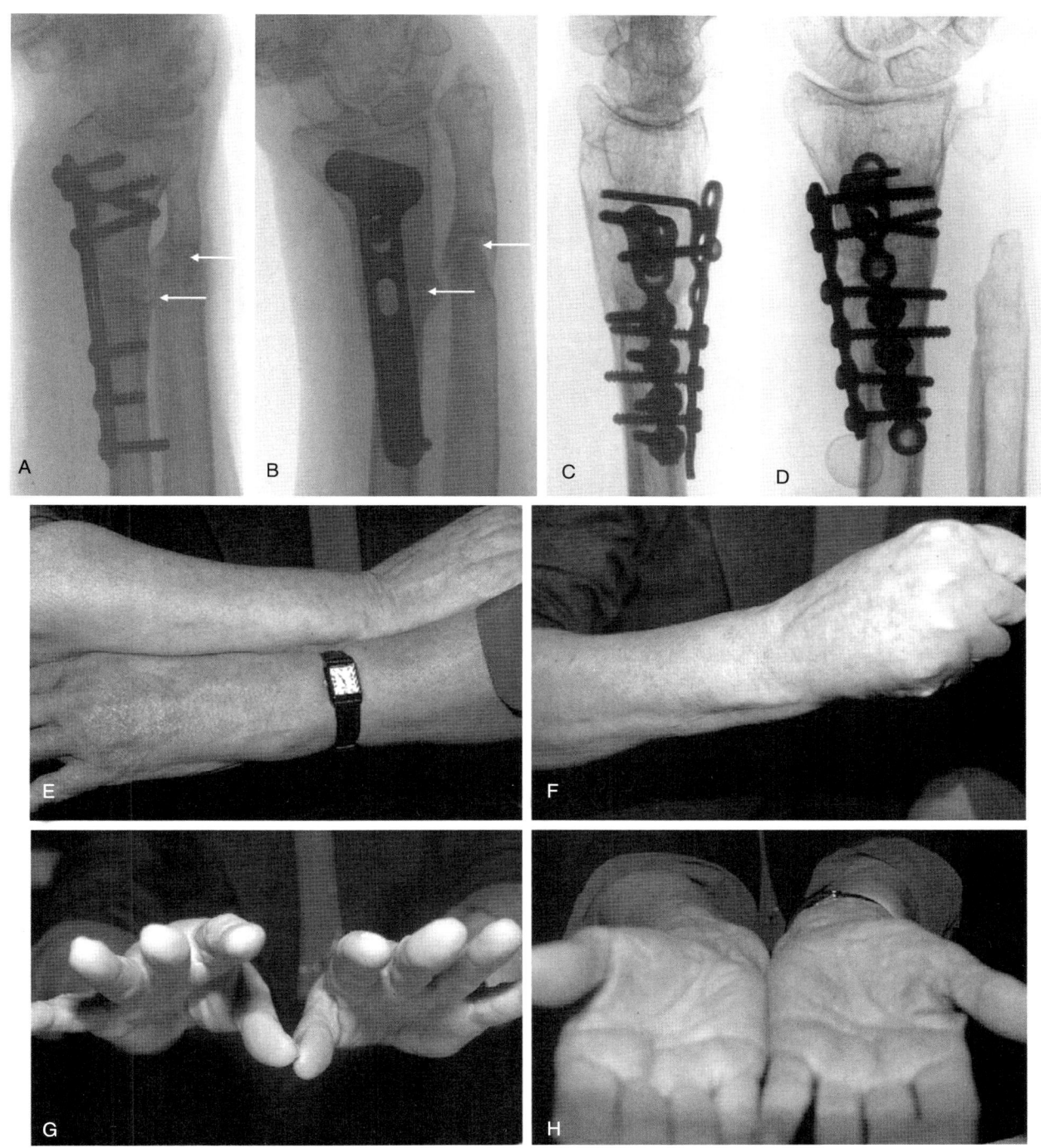

图 41-38　75 岁经常活动的女性患者的骨折久不愈合。为使骨折愈合，之前已进行两次手术治疗。(A,B)未愈合的桡骨和尺骨的前后位和侧位 X 线片表现。注意远侧桡尺关节的严重破坏。(C,D)用两块 2.7mm 髁钢板相互垂直固定，桡骨完成接合。远侧尺骨作为自体骨移植的来源。(E~H)获得良好的功能结果。

素之一[111]。传统上我们认为的满意复位就是放置骨折块后没有明显的肉眼畸形，但经常存在成角和旋转。治疗后旋前和旋后受限的原因是：桡骨和尺骨间畸形愈合、旋转愈合、交锁愈合、骨间膜断面

收缩和挛缩，以及制动时间延长引起的硬变（图41-39）。

Evans 强调了旋转畸形愈合的问题[45]，他指出，不恰当或不稳定复位是导致旋前或（和）旋后严重受

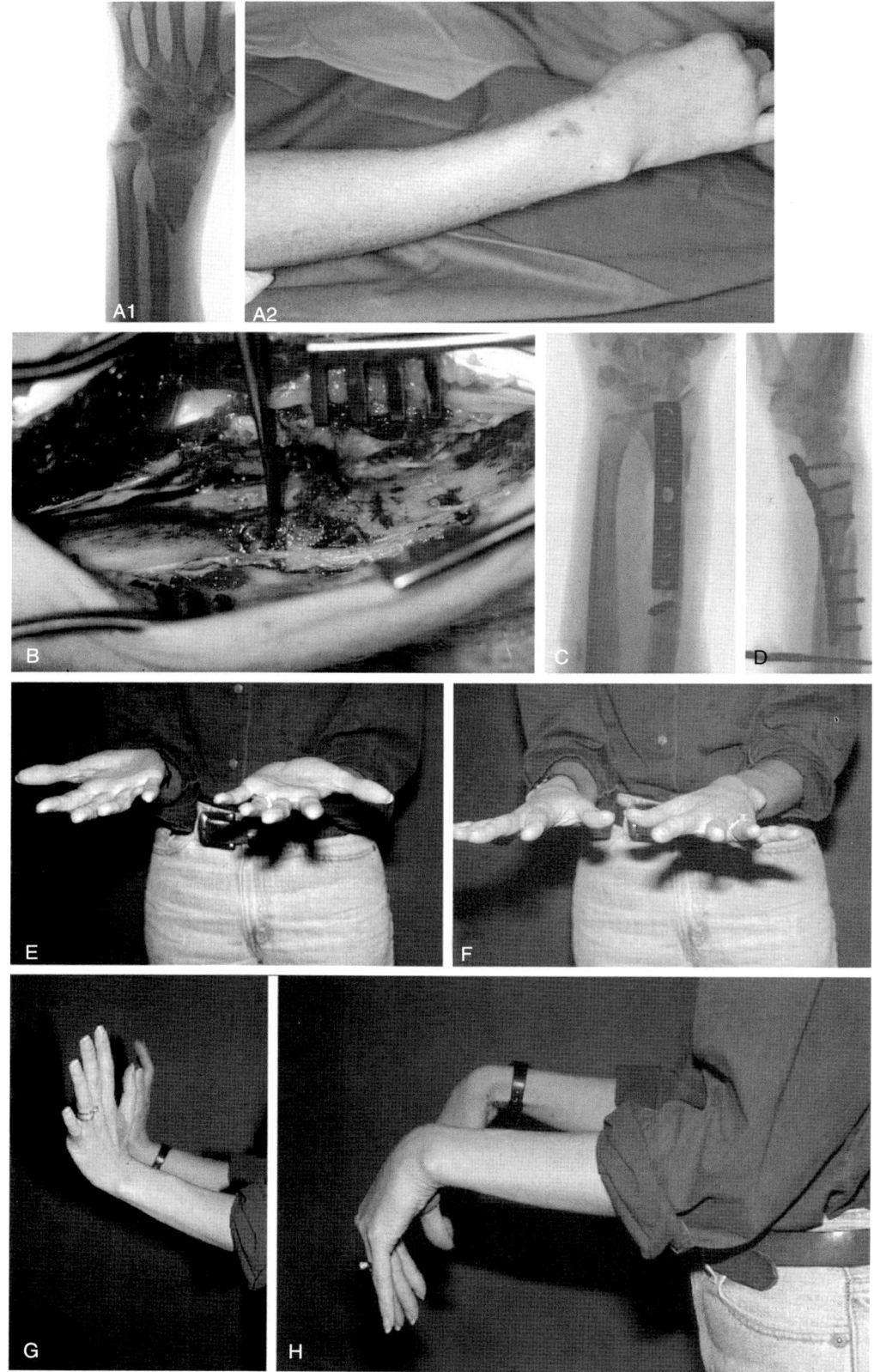

图 41-39　29 岁女性,Galeazzi 骨折损伤后 4 个月畸形愈合。(**A**)前后位 X 线片显示骨骼畸形。注意远侧桡尺关节破坏。(**B**)用骨凿显示原始骨折线。(**C,D**)用牵引器恢复长度,用有限接触动力加压钢板固定,近侧牵引器的钢针仍在(术中 X 线片)。(**E~H**)恢复全部功能。

限的原因。在严重的成角畸形愈合时,尤其是畸形愈合的成角顶点集中到一块时,可能会发生桡尺冲突。接下来对尸体的前臂成角畸形对旋前和旋后的影响的研究显示,随成角畸形增大,前臂旋转功能缺失程度增加[89,146]。作者总结为在闭合复位后桡骨和尺骨的联合畸形成角是 10° 或更小时,旋转运动的受限往往小于 20%,是可以接受的。对于闭合复位来说很难完成。

　　主张通过闭合治疗和髓内钉治疗前臂骨折的学者,强调了保留桡骨弓正常解剖结构的重要性[124]。Schemitsch 和 Richard[129] 报道了用钢板螺丝钉固定治疗畸形愈合的作用,证明恢复桡骨弓的跨度形状和位置在功能恢复方面的重要性(图 41-40)。

　　在他们的研究中,所有的患者用现代钢板螺丝钉固定,延长制动时间对前臂运动限制的影响很小。如果桡骨弓的位置和大小的损失在 4%~5% 以内,前臂的相关旋转功能缺失就会超过 20%。畸形愈合时握力同样会减小。他们建议关注桡骨弓的对位(包括在困难病例中与未损伤的一侧对照) 和钢板的恰当轮廓,以帮助恢复最佳功能结果(图 41-41)。

第七节　结果评价

　　成人前臂骨折的治疗目标是恢复正常功能和骨

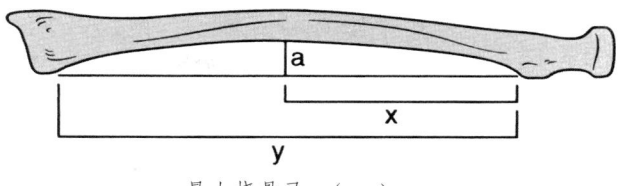

最 大 桡 骨 弓 = a(mm)

最 大 桡 骨 弓 的 位 置 = x/y×100%

图 41-40　Schemitsch 和 Richards 的测量最大桡骨弓大小和位置的方法。其大小取决于从肱二头肌结节到腕部桡骨最尺侧面划的线。从桡骨弓最高点向这条线作垂线,长度以毫米计算。最大桡骨弓的位置是肱二头肌结节至最大弓点的距离除以整条线的长度。其值用百分比表示。

髂愈合。因此,结果评价必须明确标准和相关的并发症。Anderson 和同事们[3] 的评价标准提供了一种鉴定结果的可靠方法,是一种综合了各种研究结果的较准确的方法(表 41-2)。

　　在 Anderson 和同事们记录的 244 名患者 330 例急性骨折中,85% 获得了满意或良好结果。在桡骨骨折中,平均 7.4 周愈合率为 97.9%;在尺骨骨折中,平均 7.3 周愈合率为 96.3%。感染者占 2.9%,骨不连者占 2.9%。大部分患者用的是 4.5mmDC 钢板。

　　Chapman 和同事们[25] 在稍后的报道中,用同样的

图 41-41　患有 Paget 病的 62 岁男性,桡骨数次骨折后复合性畸形愈合。(A)侧位 X 线片显示严重畸形。(B)临床表现。(C)根据 CT 扫描制造出来的骨模型,用于术前设计治疗方案。(待续)

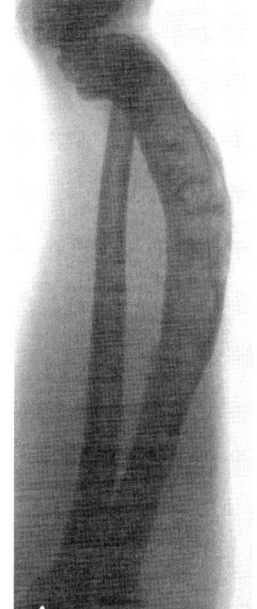
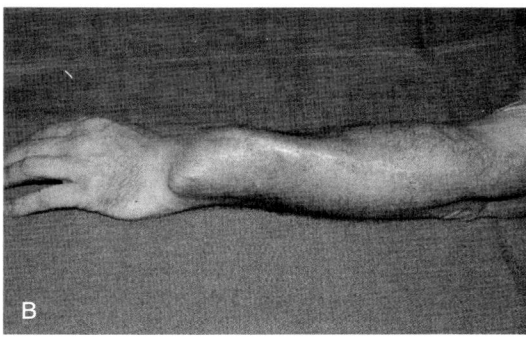
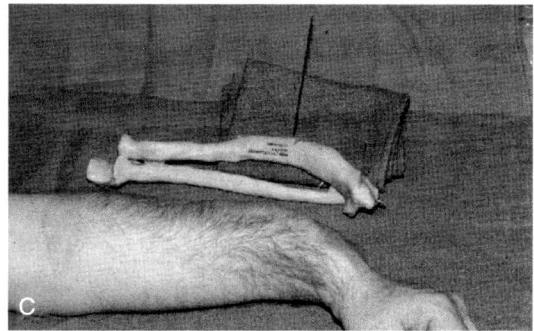

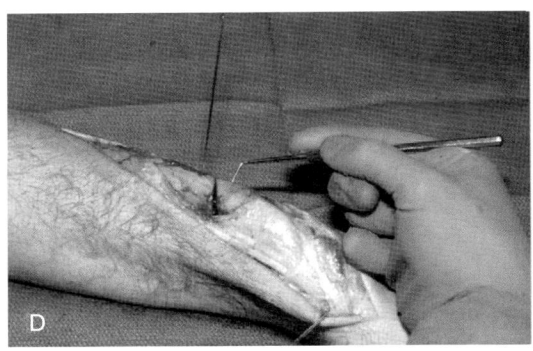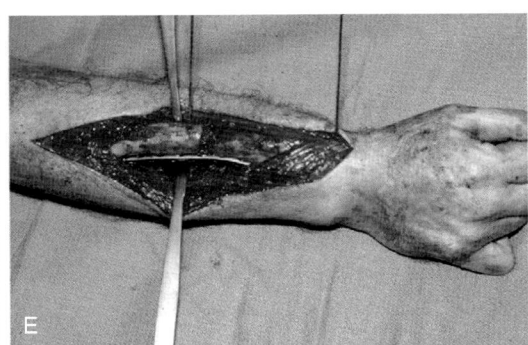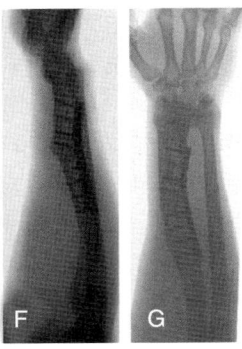

图 41-41（续）　（D）通过一个单一斜行切口矫正畸形。（E）应用预弯钢板。（F，G）畸形校正后的 X 线片。

表 41-2　结果评价标准	
等级	结果
良好	愈合，肘部或腕部屈或伸功能缺失<10°，前臂旋转功能缺失<25%
满意	愈合，肘部或腕部屈或伸功能缺失<20°，前臂旋转功能缺失<50%
不满意	愈合，肘部或腕部屈或伸功能缺失>30°，前臂旋转功能缺失>50%
失败	畸形愈合，骨不连，或未治愈的骨髓炎

Source：Anderson，L.D.，et al. J Bone Joint Surg Am 57：287，1975.

分级系统评价了 129 例前臂骨干骨折。他们主要使用 3.5mm 钢板，记录的骨折愈合率为 98%，92% 的患者获得满意或良好结果。2.3% 的病例发现有感染。

在其他报道中，前臂骨折钢板固定的并发症发生率较高[34,144]，作者强调，大部分并发症源自缺乏对细节的注意、判断错误或技术错误。

一些研究证实，采用钢板成功固定前臂骨折，会残留功能问题。Goldfarb 等在他们的患者手术后，随访了 34 个月，存在旋前、抓及握力受限，并且伴有主观感觉差[54]。

Droll 等[36]对 30 名患者术后平均随访 5.4 年。通过工作模拟装置，他们发现与未损伤肢体相比，有 30% 手部及前臂力量丧失，还有其他一些主观问题长期存在[36]。

（李明新 译　李世民 校）

参考文献

1. Abrams, R.A.; Simmons, B.P.; Brown, R.A. Treatment of posttraumatic radioulnar synostosis with excision and low-dose radiation. J Hand Surg Am 8A:703, 1993.
2. Alexander, A.H.; Lichtman, D.M. Irreducible distal radioulnar joint occurring in a Galeazzi fracture. Case report. J Hand Surg Am 6:258, 1981.
3. Anderson, L.D.; Sisk, T.D.; Tooms, R.E.; et al. Compression-plate fixation in acute diaphyseal fractures of the radius and ulna. J Bone Joint Surg Am 57:287, 1975.
4. Austin, R. Tardy palsy of radial nerve from a Monteggia fracture. Injury 7:202, 1976.
5. Ayllon-Garcia, A.; Davies, A.W.; Deliss, L. Radioulnar synostosis following external fixation. J Hand Surg Br 18:592, 1993.
6. Bado, J.L. The Monteggia lesion. Clin Orthop 50:71, 1967.
7. Bado, J.L. The Monteggia Lesion. Springfield, IL, Charles C Thomas, 1962.
8. Bagley, C.H. Fracture of both bones of the forearm. Surg Gynecol Obstet 42:95, 1926.
9. Baker, G.I.; Burkhalter, W.E.; Barclay, W.A.; et al. Treatment of forearm shaft fractures in long slotted plates. J Bone Joint Surg Am 51:1035, 1969.
10. Bauer, G.; Arand, M.; Mutschler, L. Posttraumatic radioulnar synostosis after forearm fracture osteosynthesis. Arch Orthop Trauma Surg 110:142, 1991.
11. Bednar, D.A.; Grandwilewski, W. Complications of forearm plate removal. Can J Surg 35:428, 1992.
12. Biyani, A.; Bhan, S. Dual extensor tendon entrapment in Galeazzi fracture-dislocation. A case report. J Trauma 29:1295, 1989.
13. Bolton, H.; Quinlan, A.G. The conservative treatment of fractures of the shaft of the radius and ulna in adults. Lancet 1:700, 1952.

14. Botting, T.D.J. Posttraumatic radio-ulnar cross-union. J Trauma 10:16, 1970.

15. Boyd, H.B.; Boals, J.C. The Monteggia lesion. Clin Orthop 66:94, 1969.

16. Boyd, H.B. Surgical exposure of the ulna and proximal third of the radius through one incision. Surg Gynecol Obstet 71:87, 1940.

17. Brady, L.P.; Jewett, E.L. A new treatment of radioulnar synostosis. South Med J 53:507, 1960.

18. Brakenbury, P.H.; Corea, J.R.; Blakemore, M.E. Nonunion of the isolated fracture of the ulnar shaft in adults. Injury 12:371, 1985.

19. Breit, R. Posttraumatic radioulnar synostosis. Clin Orthop 174:149, 1983.

20. Bruce, H.E.; Harvey, J.P.; Wilson, J.C. Monteggia fractures. J Bone Joint Surg Am 56:1563, 1974.

21. Bruckner, J.D.; Lichtman, D.M.; Alexander, A.H. Complex dislocations of the distal radioulnar joint: Recognition and management. Clin Orthop 275:90, 1992.

22. Burwell, H.N.; Charnley, A.D. Treatment of forearm fractures in adults with particular reference to plate fixation. J Bone Joint Surg Br 46:404, 1964.

23. Caden, J.G. Internal fixation of fractures of the forearm. J Bone Joint Surg Am 43:1115, 1961.

24. Cetti, N.E. An unusual cause of blocked reduction of the Galeazzi injury. Injury 9:59, 1977.

25. Chapman, M.W.; Gordon, J.E.; Zissimos, A.G. Compression plate fixation of acute fractures of the diaphysis of the radius and ulna. J Bone Joint Surg Am 71:159, 1989.

26. Charnley, J. The Closed Treatment of Fractures, 3rd ed. New York, Churchill Livingstone, 1961.

27. Corea, J.R.; Brakenbury, P.H.; Blakemore, M.E. The treatment of isolated fractures of the ulnar shaft in adults. Injury 12:365, 1981.

28. Crenshaw, A.H. Campbell's Operative Orthopaedics, 7th ed. St. Louis, C.V. Mosby, 1987, p. 94.

29. Crowie, R.J. Fractures of the forearm treated by open reduction and plating. Br J Surg 44:263, 1956.

30. Cullen, J.P.; Pellegrini, V.D.; Miller, R.J.; et al. Treatment of traumatic radioulnar synostosis by excision and postoperative low-dose radiation. J Hand Surg Am 19:394, 1994.

31. Dabezies, E.J.; Stewart, W.E.; Goodman, F.G.; et al. Management of segmental defects of the radius and ulna. J Trauma 11:778, 1971.

32. Danis, R. Théorie et Pratique de l'Osteosynthèse. Paris, Masson, 1947.

33. DeBuren, N. Causes and treatment of nonunion in fractures of the radius and ulna. J Bone Joint Surg Br 44:614, 1962.

34. Deluca, P.A.; Lindsey, R.W.; Rowe, P.A. Refracture of bones of the forearm after the removal of compression plates. J Bone Joint Surg Am 70:1372, 1988.

35. Dodge, H.S.; Cady, G.W. Treatment of fractures of the radius and ulna with compression plates: A retrospective study of one hundred and nineteen fractures in seventy-eight patients. J Bone Joint Surg Am 54:1167, 1972.

36. Droll, K.P.; Perna, P.; Harniman, E.; et al. Outcomes following plate fixation of both bones of the forearm in adults. J Bone Joint Surg Am 89:2619–2624, 2007.

37. Duncan, R.; Geissler, W.; Freeland, A.E.; et al. Immediate internal fixation of open fractures of the diaphysis of the forearm. J Orthop Trauma 6:22, 1992.

38. Edwards, G.S.; Jupiter, J.B. Radial head fracture with acute radioulnar dislocation: Essex-Lopresti revisited. Clin Orthop 234:61, 1988.

39. Eggers, G.W.N. Internal contact splint. J Bone Joint Surg Am 30:40, 1948.

40. Eglseder, W.A.; Hay, M. Combined Essex-Lopresti and radial shaft fractures. Case report. J Trauma 34:310, 1993.

41. Elstram, J.A.; Pankovich, A.M.; Eqwele, R. Extra-articular low-velocity gunshot fracture of the radius and ulna. J Bone Joint Surg Am 60:335, 1978.

42. Emery, M.A. The incidence of delayed union and nonunion following fractures of both bones of the forearm in adults. Can J Surg 8:285, 1965.

43. Engber, W.D.; Keene, J.S. Anterior interosseous nerve palsy associated with a Monteggia fracture. Clin Orthop 174:133, 1983.

44. Evans, E.M. Pronation injuries of the forearm with special reference to anterior Monteggia fractures. J Bone Joint Surg Br 31:579, 1949.

45. Evans, E.M. Rotational deformities in the treatment of fractures of both bones of the forearm. J Bone Joint Surg Br 27:373, 1945.

46. Faierman, E.; Jupiter, J.B. The management of acute fractures involving the distal radioulnar joint and distal ulna. Hand Clin 14:213, 1998.

47. Failla, J.M.; Amadio, P.C.; Morrey, B.F. Post-traumatic proximal radioulnar synostosis: Results of surgical treatment. J Bone Joint Surg Am 69:1208, 1989.

48. Frykman, G. Fracture of the distal radius including sequelae: Shoulder hand finger syndrome, disturbance in the distal radioulnar joint and impairment of nerve function. A clinical and experimental study. Acta Orthop Scand 108(Suppl):1, 1967.

49. Galeazzi, R. Ueber ein besonderes Syndrom bei Verletzungen im Bereich der Unterarmknocken. Arch Orthop Unfallchir 35:557, 1934.

50. Garland, D.E.; Dowling, V. Forearm fractures in the head-injured adult. Clin Orthop 176:190, 1983.

51. Gelberman, R.H.; Garfin, S.R.; Hergenroeder, P.T.; et al. Compartment syndromes of the forearm: Diagnosis and treatment. Clin Orthop 161:252, 1981.

52. Gelberman, R.H.; Zakaib, G.S.; Mubarak, S.J.; et al. Decompression of forearm compartment syndromes. Clin Orthop 134:225, 1978.

53. Giustra, P.E.; Killoran, P.J.; Furman, R.S.; et al. The missed Monteggia fracture. Radiology 10:45, 1974.

54. Goldfarb, C.; Ricci, W.M.; Tull, F.; et al. Functional outcome after fracture of both bones of the forearm. J Bone Joint Surg Br 87:374–379, 2005.

55. Grace, T.G.; Eversmann, W.W., Jr. Forearm fractures: Treatment by rigid fixation with early motion. J Bone Joint Surg Am 62:433, 1980.

56. Grace, T.G.; Eversmann, W.W., Jr. The management of segmental bone loss associated with forearm fractures. J Bone Joint Surg Am 58:283, 1976.

57. Gross, S.D. A System of Surgery, 3rd ed. Philadelphia, Blanchard & Lea, 1864, p. 916.

58. Hadden, W.A.; Reschauer, R.; Seggl, W. Results of AO plate fixation of forearm shaft fractures in adults. Injury 15:44, 1983.

59. Hall, R.H.; Bugg, E.I.; Vitolo, R.E. Intramedullary fixation of fractures of the forearm. South Med J 45:814, 1982.

60. Henry, W.A. Extensile Exposures, 2nd ed. New York, Churchill Livingstone, 1973, p. 100.

61. Hicks, J.H. Fractures of the forearm treated by rigid fixation. J Bone Joint Surg Br 43:680, 1961.

62. Hidaka, S.; Gustilo, R.B. Refracture of bones of the forearm after plate removal. J Bone Joint Surg Am 66:1241, 1984.

63. Hotchkiss, R.N.; An, K.; Sowa, D.T.; et al. An anatomic and mechanical study of the interosseous membrane of the forearm: Pathomechanics of proximal migration of the radius. J Hand Surg Am 14:256, 1989.

64. Hughston, J.C. Fracture of the distal radius shaft: Mistakes in management. J Bone Joint Surg Am 39:249, 1957.

65. Jessing, P. Monteggia lesions and their complicating nerve damage. Acta Orthop Scand 46:601, 1975.

66. Jones, J.A. Immediate internal fixation of high energy open forearm fracture. J Orthop Trauma 5:272, 1991.

67. Jupiter, J.B. AO Manual of Elbow and Forearm Fractures, Thieme 2008.

68. Jupiter, J.B. Nerve injury associated with devascularizing trauma. In: Gelberman, R.H., ed. Operative Nerve Repair and Reconstruction. Philadelphia, J.B. Lippincott, 1991, pp. 679–686.

69. Jupiter, J.B.; Gerhard, J.; Guerrero, J.; et al. Treatment of segmental defects of the radius with use of the vascularized osteocutaneous fibular autogenous graft. J Bone Joint Surg Am 79:542, 1997.

70. Jupiter, J.B.; Kleinert, H.E. Vascular injuries in the upper extremity. In: Tubiana, R., ed. The Hand, Vol. 3. Philadelphia, W.B. Saunders, 1988, p. 593.

71. Jupiter, J.B.; Kour, A.K.; Richards, R.R.; et al. The floating radius in bipolar fracture-dislocation of the forearm. J Orthop Trauma 8:99, 1994.

72. Jupiter, J.B.; Leibovic, S.J.; Ribbans, W.; Wilk, R.M. The posterior Monteggia lesion. J Orthop Trauma 5:395, 1991.

73. Jupiter, J.B.; Ring, D. Operative treatment of post-traumatic proximal radioulnar synostosis. J Bone Joint Surg Am 80:248, 1998.

74. Jupiter, J.B.; Ruedi, T. Intraoperative distraction in the treatment of complex nonunions of the radius. J Hand Surg Am 17:416, 1992.

75. Jupiter, J.B.; Seiler, J.G.; Zienowicz, R. Sympathetic-maintained pain (causalgia) associated with a demonstrable peripheral nerve lesion. J Bone Joint Surg Am 76:1376, 1994.

76. Khurana, J.S.; Kattapuram, S.V.; Becker, S.; et al. Galeazzi injury with an associated fracture of the radial head. Clin Orthop 234:70, 1988.

77. Knight, R.A.; Purvis, G.D. Fractures of both bones of the forearm in adults. J Bone Joint Surg Am 31:755, 1949.

78. Kraus, B.; Horne, G. Galeazzi fractures. J Trauma 25:1093, 1985.

79. Labosky, D.A.; Cermak, M.B.; Waggy, C.A. Forearm fracture plates: To remove or not to remove. J Hand Surg Am 15:294, 1990.

80. Langkamer, V.G.; Ackroyd, C.E. Internal fixation of forearm fractures in the 1980s: Lessons to be learnt. Injury 22:97, 1991.

81. Lenihan, M.R.; Brien, W.W.; Gellman, H.; et al. Fractures of the forearm resulting from low velocity gunshot wounds. J Orthop Trauma 6:32, 1992.

82. Levin, L.S.; Golder, R.D.; Urbaniak, J.R.; et al. Management of severe musculoskeletal injuries of the upper extremity. J Orthop Trauma 4:432, 1990.

83. Lichter, R.L.; Jacobsen, T. Tardy palsy of the posterior interosseous nerve with a Monteggia fracture. J Bone Joint Surg Am 57:124, 1975.

84. Lindvall E, Sage HC. Selective screw placement in forearm compression plating: Result of 75 consecutive fractures stabilized with 4 cortices of screw fixation on either side of the fracture. J Orthop Trauma 20:157–162, 2006.

85. Lyritis, G.; Ioannidis, T.; Hartofylakidis-Garofalidis, G. The influence of timing and rigidity of internal fixation on bony union of fractures of the forearm. Injury 15:53, 1982.

86. Maempel, F.Z. Posttraumatic radioulnar synostosis: A report of two cases. Clin Orthop 186:182, 1984.

87. Marek, F.M. Axial fixation of forearm fractures. J Bone Joint Surg Am 43:1099, 1961.

88. Mast, J.; Jakob, R.; Ganz, R. Planning and Reduction Techniques in Fracture Surgery. New York, Springer-Verlag, 1989.

89. Matthews, L.S.; Kaufer, H.; Garver, D.F.; et al. The effect on supination-pronation of angular malalignment of fractures of both bones of the forearm. J Bone Joint Surg Am 64:14, 1982.

90. McLaughlin, H.L. Trauma. Philadelphia: W.B. Saunders, 1959.

91. Mih, A.D.; Cooney, W.P.; Idler, R.S.; et al. Long-term follow-up of forearm bone diaphyseal plating. Clin Orthop 299:256, 1994.

92. Mikic, Z.D. Galeazzi fracture-dislocations. J Bone Joint Surg Am 57:1071, 1975.

93. Modabber, M.R.; Jupiter, J.B. Current concepts review: Reconstruction for post-traumatic conditions of the elbow joint. J Bone Joint Surg Am 77:1431, 1995.

94. Moed, B.R.; Kellam, J.F.; Foster, J.R.; et al. Immediate internal fixation of open fractures of the diaphysis of the forearm. J Bone Joint Surg Am 68:1008, 1986.

95. Monteggia, G.B. Instituzione Chirurgiche, 2nd ed. Milan, G. Maspero, 1813–1815.

96. Moore, T.M.; Klein, J.P.; Patzakis, M.J.; et al. Results of compression plating of closed Galeazzi fractures. J Bone Joint Surg Am 67:1015, 1985.

97. Moore, T.M.; Lester, D.K.; Sarmiento, A. The stabilizing effect of soft tissue constraints in artificial Galeazzi fractures. Clin Orthop 194:189, 1985.

98. Morris, A.H. Irreducible Monteggia lesion with radial nerve entrapment. J Bone Joint Surg Am 56:1744, 1974.

99. Mubarak, S.J.; Owen, C.A.; Hargens, A.R. Acute compartmental syndromes: Diagnosis and treatment with the aid of the wick catheter. J Bone Joint Surg Am 60:1091, 1978.

100. Müller, M.E.; Allgöwer, M.; Schneider, R.; Willenegger, H. Manual of Internal Fixation, 2nd ed. Berlin, Springer-Verlag, 1979.

101. Mullick, S. The lateral Monteggia fracture. J Bone Joint Surg Am 33:543, 1977.

102. Naiman, P.T.; Schein, A.J.; Siffert, R.S. Use of ASIF compression plates in selected shaft fractures of the upper extremity: A preliminary report. Clin Orthop 71:208, 1970.

103. Odena, I.C. Bipolar fracture-dislocation of the forearm. J Bone Joint Surg Am 34:968, 1952.

104. Pavel, A.; Pitman, J.M.; Lance, E.M.; Wade, P.A. The posterior Monteggia fracture: A clinical study. J Trauma 5:185, 1965.

105. Penrose, J.H. The Monteggia fracture with posterior dislocation of the radial head. J Bone Joint Surg Br 33:65, 1951.

106. Perren, S.M.; Cordey, J.; Rahn, B.A.; et al. Early temporary porosis of bone induced by internal fixation implants. Clin Orthop 232:139, 1988.

107. Pollen, A.G. Fractures and Dislocations in Children. Edinburgh, Churchill Livingstone, 1973.

108. Razeman, J.P.; Decoulx, J.; Leclair, H.P. Les synostoses radiocubitales posttraumatiques de l'adulte. Acta Orthop Belg 31:5, 1965.

109. Reckling, F.W.; Cordell, L.D. Unstable fracture-dislocations of the forearm: The Monteggia and Galeazzi lesions. Arch Surg 96:999, 1968.

110. Reckling, F.W. Unstable fracture-dislocation of the forearm (Monteggia and Galeazzi lesions). J Bone Joint Surg Am 64:857, 1982.

111. Richards, R.R. Chronic disorders of the forearm. J Bone Joint Surg Am 78:916, 1996.

112. Ring, D.; Jupiter, J.B. Complications of forearm fractures in adults. In: McQueen, M.; Jupiter, J.B., eds. Radius and Ulna. London, Butterworth, 1999, pp. 119–137.

113. Ring, D.; Jupiter, J.B. Current concepts review: Fracture-dislocation of the elbow. J Bone Joint Surg Am 80:566, 1998.

114. Ring, D.; Jupiter, J.B. Mangling upper limb injuries in industry. Injury 30:SB5, 1999.

115. Ring, D.; Jupiter, J.B. Wave plate osteosynthesis in the upper extremity. Tech Hand Upper Extremity Surg 1:(3)168, 1997.

116. Ring, D.; Jupiter, J.B.; Sanders, R.W.; et al. Transolecranon fracture-dislocation of the elbow. J Orthop Trauma 11:545, 1997.

117. Ring, D.; Jupiter, J.B.; Simpson, N.S. Monteggia fractures in adults. J Bone Joint Surg Am 80:1733, 1998.

118. Ring, D.; Rhim, R.; Carpenter, C.; et al. Comminuted diaphyseal fractures of the radius and ulna: Does bone grafting affect nonunion rate? J Trauma Injury Infecti Crit Care 59:436–440, 2005.

119. Rosacker, J.A.; Kopta, J.A. Both bone fractures of the forearm: A review of surgical variables associated with union. Orthopaedics 4:1353, 1981.

120. Ross, E.R.S.; Gourevitch, D.; Hastings, G.W.; et al. Retrospective analysis of plate fixation of diaphyseal fractures of the forearm bones. Injury 20:211, 1989.

121. Rosson, J.W.; Petley, G.W.; Shearer, J.R. Bone structure after removal of internal fixation plates. J Bone Joint Surg Br 73:65, 1991.

122. Rosson, J.W.; Shearer, J.R. Refracture after removal of plates from the forearm: An avoidable complication. J Bone Joint Surg Br 73:415, 1991.

123. Ruedi, T.P.; Murphy, W.M., eds. AO Principles of Fracture Management. Stuttgart, AO Publishing-Thieme, 2000.

124. Sage, F.P. Medullary fixation of fractures of the forearm: A study of the medullary canal of the radius and a report on 50 fractures of the radius treated with a prebent triangular nail. J Bone Joint Surg Am 41:1489, 1959.

125. Sargent, J.P.; Teipner, W.A. Treatment of forearm shaft fractures by double-plating: A preliminary report. J Bone Joint Surg Am 47:1475, 1965.

126. Sarmiento, A.; Cooper, J.S.; Sinclair, W.F. Forearm fractures: Early functional bracing. A preliminary report. J Bone Joint Surg Am 51:297, 1975.

127. Sarmiento, A.; Latta, L.L. Closed Functional Treatment of Fractures. New York, Springer-Verlag, 1981.

128. Schatzker, J.; Tile, M. The Rationale of Operative Fracture Care. Berlin, Springer-Verlag, 1987.

129. Schemitsch, E.H.; Richards, R.H. The effect of malunion on functional outcome after plate fixation of fractures of both bones of the forearm in adults. J Bone Joint Surg Am 74:1068, 1992.

130. Schneider, C.F.; Leyra, S. Siliconized Dacron interposition for traumatic radioulnar synostosis: Case report. J Med Assoc State Ala 33:185, 1964.

131. Schneiderman, G.; Meldrum, R.D.; Bloebaum, R.D.; et al. The interosseous membrane of the forearm: Structure and its role in Galeazzi fractures. J Trauma 35:879, 1993.

132. Schuid, F.; Andrianne, Y.; Burny, F. Treatment of forearm fractures by Hoffman external fixation. Clin Orthop 266:197, 1991.

133. Seigel, D.B.; Gelberman, R.H. Peripheral nerve injuries associated with fractures and dislocations. In: Gelberman, R.H., ed. Operative Nerve Repair and Reconstruction. Philadelphia, J.B. Lippincott, 1991, p. 619.

134. Shea, K.G.; Fernandez, D.L.; Casillas, M. Fixation methods in contaminated wounds and massive crush injuries of the forearm. Hand Clin 13:737, 1997.

135. Simpson, S.; Jupiter, J.B. Complex fracture patterns of the upper extremity. Clin Orthop 318:43, 1995.

136. Slauterbeck, J.R.; Britton, C.; Monheim, M.S.; et al. Mangled extremity severity score: An accurate guide to treatment of the severely injured upper extremity. J Orthop Trauma 8:282, 1994.

137. Smith, F.M. Monteggia fractures: An analysis of twenty-five consecutive fresh injuries. Surg Gynecol Obstet 85:630, 1947.

138. Smith, H.; Sage, F.P. Medullary fixation of forearm fractures. J Bone Joint Surg Am 39:91, 1957.

139. Smith, J.E.M. Internal fixation in the treatment of fractures of the shaft of the radius and ulna in adults. J Bone Joint Surg Br 41:122, 1959.

140. Speed, J.S.; Boyd, H.B. Treatment of fracture of the ulna with dislocation of the head of the radius (Monteggia fracture). JAMA 115:1699, 1940.

141. Spinner, M.; Freundlich, B.D.; Teicher, J. Posterior interosseous nerve palsy as a complication of Monteggia fractures in children. Clin Orthop 58:141, 1968.

142. Spira, E. Bridging of bone defects in the forearm combined with intramedullary nailing. J Bone Joint Surg Br 36:642, 1954.

143. Stein, F.; Grabia, S.L.; Deiffer, P.A. Nerve injuries complicating Monteggia lesions. J Bone Joint Surg Am 53:1432, 1971.

144. Stern, P.J.; Drury, W.J. Complications of plate fixation of forearm fractures. Clin Orthop 175:25, 1983.

145. Stewart, M. Discussion of paper. J Bone Joint Surg Am 39:264, 1957.

146. Tarr, R.R.; Garfinkel, A.I.; Sarmiento, A. The effects of angular and rotational deformities of both bones of the forearm: An in vitro study. J Bone Joint Surg Am 66:65, 1984.

147. Teipner, W.A.; Mast, J.W. Internal fixation of forearm fractures: Double plating versus single compression (tension band) plating. A comparative study. Orthop Clin North Am 11:381, 1980.

148. Tetsworth, K.; Krome, J.; Paly, D. Lengthening and deformity correction of the upper extremity by the Ilizarov technique. Orthop Clin North Am 22:689, 1991.

149. Thompson, J.E. Anatomical methods of approach in operations on the long bones of the extremities. Ann Surg 68:309, 1918.

150. Tile, M.; Petrie, D. Fractures of the radius and ulna. J Bone Joint Surg Br 51:193, 1969.

151. Trousdale, R.T.; Linscheid, R.L. Operative treatment of malunited fractures of the forearm. J Bone Joint Surg Am 73:894, 1995.

152. Valande, M. Luxation en arrière du cubitus avec fracture de la diaphyse radiale. Bull Mem Soc Nat Chir 55:435, 1929.

153. Vesely, D.G. The distal radioulnar joint. Clin Orthop 51:75, 1967.

154. Vince, K.G.; Miller, J.E. Cross-union complicating fractures of the forearm: Part I. Adults. J Bone Joint Surg Am 69:640, 1987.

155. Watson, F.M., Jr.; Eaton, R.G. Post-traumatic radio-ulnar synostosis. J Trauma 18:467, 1978.

156. Weber, B.G.; Brunner, C. Special Techniques in Internal Fixation. Berlin, Springer-Verlag, 1982.

157. Weiland, A.J. Current concept review: Vascular bone transplants. J Bone Joint Surg Am 63:166, 1981.

158. Wong, P.C.N. Galeazzi fracture dislocation in Singapore 1960–1964: Incidence and results of treatment. Singapore Med J 8:186, 1967.

159. Yong-Hing, K.; Tchang, S.P.K. Traumatic radioulnar synostosis treated by excision and a free fat transplant: A report of two cases. J Bone Joint Surg Br 65:433, 1983.

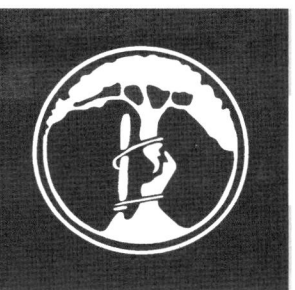

第 **42** 章

成人肘部创伤和肱骨远端骨折

第一部分

成人肘部创伤

Michael D. McKee　　*Jesse B. Jupiter*

肘关节是上肢的中间关节，联结上臂与前臂和手。肘关节是被同一关节囊包裹的，肱桡关节、肱尺关节和近侧桡尺关节组成的三关节复合体。肘关节有两个作用，一是将前臂和手置放在空间的任意位置，二是持重。

肘关节存在两种不同的运动方式：屈伸运动主要由肱尺关节完成；旋前和旋后则通过肱桡关节和近侧桡尺关节完成，近侧尺桡关节在运动过程中与远侧桡尺关节相互偶联。这一独特结构是由两足哺乳动物的前肢操作运动进化而来。即使简短地回顾进化过程，对理解肘关节的功能解剖也是十分有利的。

2.8 亿~1.8 亿年前，近似哺乳动物的爬行动物正处在进化阶段，并出现了近似于前肢的结构（图 42-1）。肱骨远端被一浅沟分开形成两大块球状髁样骨突；而尺骨近端，逐渐发育出一个纵向的低嵴，此嵴与肱骨远端两个球状骨突中间的浅沟形成关节。肱骨增宽的内、外侧骨突反映了前肢在屈伸程度增大的情况下更大的负重要求。桡骨头内侧边较直就是桡骨轴向旋转的结果，其主要作用仍然是负重[67]（图 42-2）。

生活在 1 亿~3500 万年前的始原猴（premonkeys）适应了在树林中的生活，可以发现其前肢在攀登过程中具备了更强的特异性[18]。肱骨远端的髁间沟更像滑车的形状，尺骨近端形成了一个深大的 S 形突起，其前端则像一个托架（原始冠突）。这个变化反映出负重

和稳定部位从桡骨已经转移到肱尺关节，同时桡骨头更加椭圆，增加了前臂的旋转范围[169]。类人猿（2500万~1200 万年前）代表灵长类进化的更高级阶段，运动方式以手臂旋转为主。尺骨滑车变宽变深，形成的关

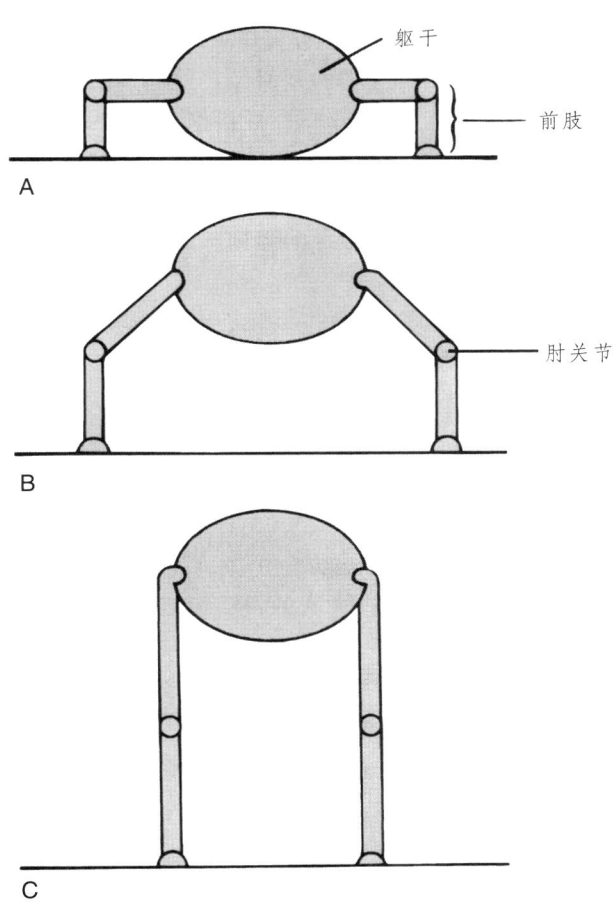

图 42-1　在进化过程中，前肢开始向躯干靠近。

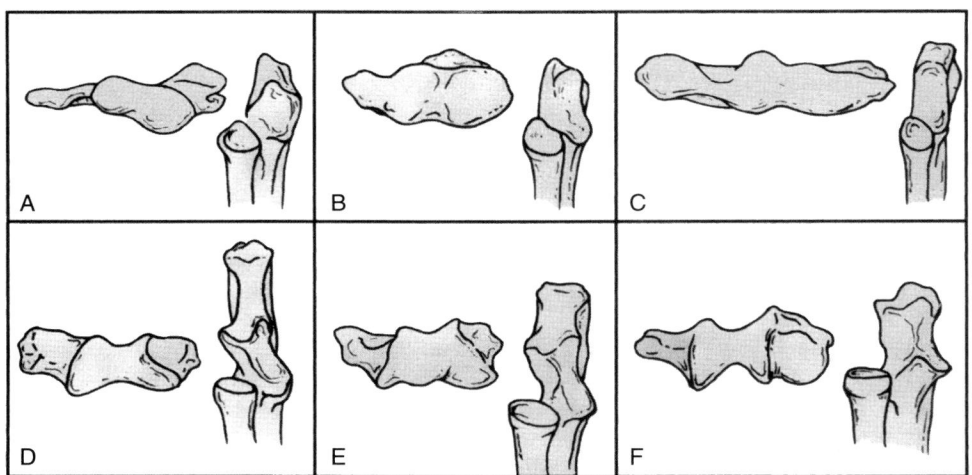

图 42-2 肘关节结构发展的主要阶段。图的左侧表示肱骨远端,图的右侧是相应的旋转了 180°的桡骨和尺骨。(A)原始的陆栖四足动物肘关节(3.45 亿~2.3 亿年前)。(B)早期类哺乳动物的爬行动物的肘关节(2.8 亿~1.8 亿年前)。(C)最初的哺乳类肘关节(2.3 亿~1.8 亿年前)。(D)原猴类(猴子之前)的肘关节(1.35 亿~1 亿年前)。(E)早期类人猿的肘关节(3500 万~2500 万年前)。(F)类人猿的肘关节(2500 万~1200 万年前)。(Modified from Jenkins,F. A. The functional anatomy and evolution of the mammalian humeroulnar articulation. Am J Anat 137:281–298,1973.)

节面形合更好,肱尺关节成为肘关节内外侧稳定的决定因素。随肱桡关节稳定和负重作用的消失,圆形的桡骨头开始拥有在肘部屈伸的任何位置使前臂最大程度旋转的能力。手在上肢活动时能达到更多的位置[80,96]。

猿猴祖先进化为早期人类大约发生在 1500 万~600 万年前。随着双足站立的进化,上肢开始主要用于抓握和操作了。现代人肘部的结构与远古人类和现代猿的区别只是成比例减小(见本章第二部分)[49,178]。

肘部运动对上肢功能的影响是十分重要的,这一点可以通过比较单纯肘关节融合后上肢功能的降低与单纯肩、腕关节融合后功能的降低而知。

第一节 桡骨头骨折

桡骨头骨折是相对较常见的损伤,大约占肘部损伤的 20%[70,158,181]。尽管这方面的报道很多,但尚缺乏满意的治疗方案[248,287]。但是从长期制动到手术固定和快速功能负重,每一种治疗方法都有据可依。随骨折类型及相关软组织损伤的认识增多,骨折固定技术的提高,对于那些需要手术干预的桡骨头骨折的病例,仅仅采取桡骨头切除的治疗方法应当仔细地重新评价[78]。桡骨头是肘部第二个重要的稳定结构。很显然,在肘部最重要的稳定结构被损毁的前提下,再行桡骨头切除是不当的[28,124]。并且,桡骨头粉碎性骨折并发的软组

织损伤的概率高达 95%[64]。

创伤性桡骨头切除术后可见:桡骨近侧部分缺损后导致力量的缺失[115],外翻不稳定[112],早期再发肘部不稳定[170],以及桡骨向近侧移位而致腕部疼痛[28,124]。虽然在生理状态下肌肉张力的保护作用可以减少骨和关节的负重[114],但肘部的静载荷研究结果显示,通过肘关节的力量 60%被肱桡关节承载[3,4,53,180]。桡骨头抗拒外翻力的作用仍然存在着争论[62,112,113,132,157]。但是在内侧副韧带对抗内翻力量缺失的状态下,桡骨头是保持肘关节内翻稳定的第二道防线。这种作用在内侧副韧带破裂或力量减弱时发挥出来并可起主导作用。因此,当伴有内侧副韧带损伤时[115,116],如再行桡骨头切除,结果会出现病理性外翻不稳定。在这种情况下,应努力保留或复位桡骨头。相类似,当桡骨头骨折伴随有骨间膜或下尺桡关节损伤时(Essex-Lopresti 损伤),桡骨头就起主要的稳定作用。在这种情况下切除桡骨头可能导致桡骨向近侧移位[37,111]。

临床上,如果其他结构破坏后(如在严重的肘部三联伤时,见下文),桡骨头在前后向的稳定上也发挥作用,切除后会引起后向不稳定[40,124,144](图 42-3)。最近的报道指出,在桡骨头切除的病例中可以看到复发性的肘关节后外侧旋转不稳定(图 42-4)[52],治疗可以集中于桡骨头本身,如果桡骨头已不能重建,那么切除是正确的。如有其他损伤(临床医生一定反复观察

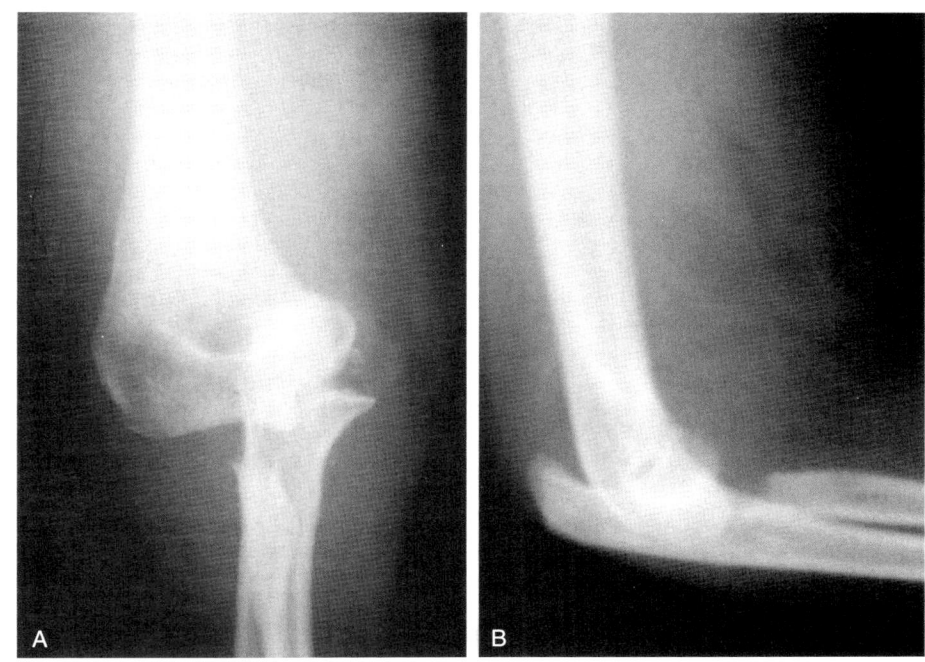

图 42-3　这位 56 岁老年女性肘部脱位伴 I 类冠突骨折和桡骨头粉碎性骨折。治疗医生切除桡骨头和冠突碎片。肘部在术后不久再脱位,可以在前后位(A)和侧位(B)X 线片看到。在大部分肘部骨折-脱位时桡骨头单独切除属于禁忌证。

后排除已经发生的和有可能出现的损伤),提示要重建或复位桡骨头。

一、损伤机制

　　早期的 Thomas 及后来 Oldeberg-Johnson[126]的实验提示:桡骨头骨折是在手外伸、前臂旋前的情况下跌倒的结果。轴向载荷力有不同的大小和方向,可伴有不同大小的外翻力,所以伴有不同的软组织和骨骼损伤[172,173]。这些损伤中有 30%的患者伴有桡骨头骨折和

腕部骨折[75]、下桡尺关节和骨间膜破坏[30,35,37,95,170]、Monteggia 骨折脱位、肱骨小头骨折[129,141]以及肘部软组织损伤(尤其是内外侧副韧带损伤)。从 Mayo Clinic 对就诊的桡骨头骨折和远侧桡尺关节破坏(同桡尺关节脱位)患者的回顾性检查显示,腕部损伤未识别出来时只有 14%的成功率,与此相对应,那些最初就正确诊断和治疗的成功率为 80%。此报道说明,早期识别相关的前臂和腕部损伤病理具有极其重要的治疗意义。

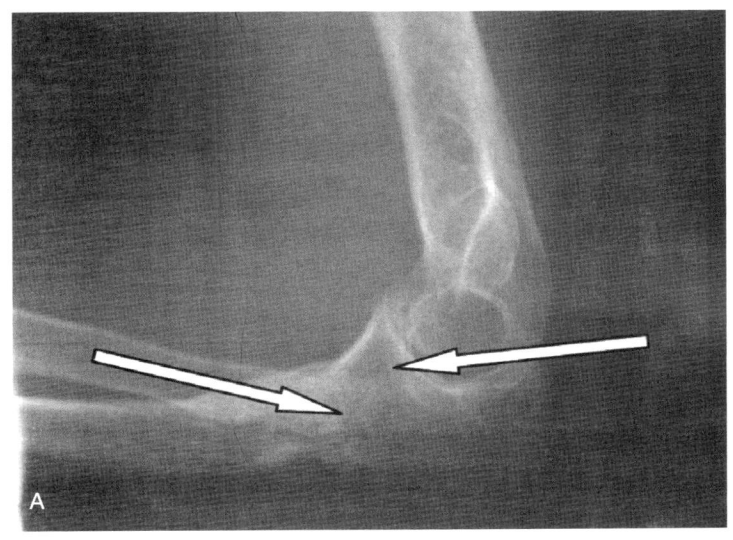

图 42-4　(A)从肘关节旋后位的侧位 X 线片看,桡骨头切除后肘关节后外侧旋转不稳定(PLRI)。注意看余留桡骨干部分(左箭头)与肱骨小头(右箭头)不在同一线上。(待续)

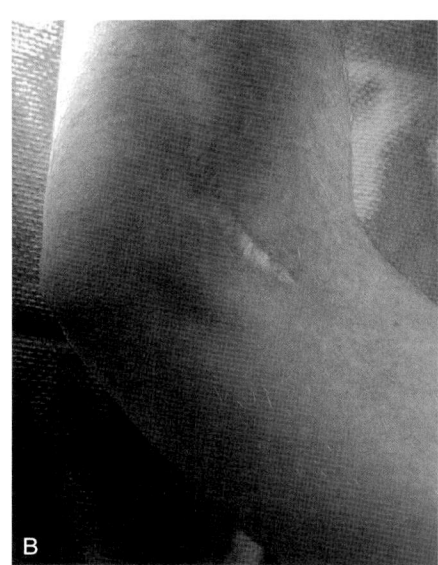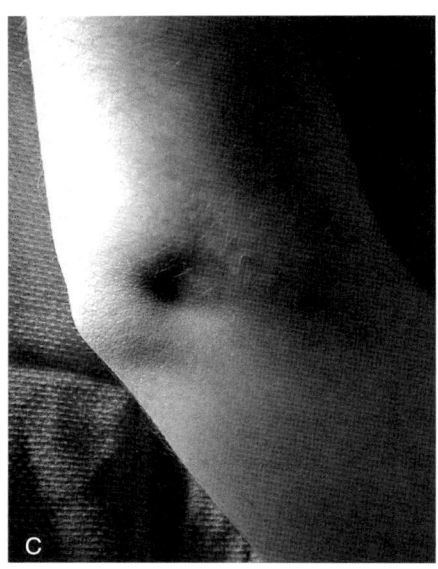

图 42-4(续) (B)从临床资料照片上看,对同一患者进行轴移试验,肘关节位于旋前位。注意照片中可看到桡骨头切除术后的瘢痕。(C)行侧位轴移试验,左肘关节旋后位拍摄的临床照片。注意桡骨颈边缘的皮肤造窝,它沿后侧方穿行。(见彩图)

二、分类

桡骨头骨折分类已经历了相当大的进步。Scharplatz 和 Allgöwer 基于造成损伤力量的方向不同把有关肘部损伤分为两大类[153]:①纯粹轴向力造成的损伤;②继发于内翻或外翻力的移位(表 42-1)。早期 Carstam[21]、Bakalim[9](图 42-5)和 Mason[92](图 42-6)的分类只考虑骨折的 X 线片表现,而忽略了其他损伤。Johnston 在 Mason 的上述分类的基础上补充了第四类:伴有肘关节脱位的骨折[70]。这种分类方法被很多著者采纳[12,27,45,112]。

因为常规 X 线片只能在二维空间投射出桡骨头的轮廓,骨在三维空间的损伤很有可能重叠而被掩盖,因此建立在 X 线片上的分类方法具有一定的武断性。理想的分类方法应当有很高的可重复性,无论是观察者本人,还是观察者之间的观察结果变异性很低,并且可以直接指导治疗。在现阶段,尚缺乏理想的分类方法[16]。最近,关节骨折内固定已扩大到桡骨头,促进了分类系统的发展,经比较一系列的手术治疗结果后,证明这种改进是有价值的(图 42-7)。任何分类都包括相关损伤的详细描述,这对决定如何治疗是至关重要的,相关损伤至少和骨折类型同样重要,而且二者密切相关(随着骨折严重程度的增加,软组织损伤的概率也相应增加)[64]。

三、诊断

(一)病史及体格检查

肘关节外侧面触痛或肿胀,肘部或前臂主动或被动活动受限时,检查者应该警惕发生桡骨头骨折的可能。仔细触摸前臂可能显示沿骨间膜有触痛。在病史中有明显远侧桡尺关节不稳定、关节压痛或腕部疼痛,提示 Essex-Lopresti 损伤。肘关节内侧疼痛或病史中有自发性脱位,提示伴随有内侧副韧带的损伤。病

表 42-1 Scharplatz 和 Allgöwer 的肘部损伤分类
轴向力引起的骨折和骨折脱位
鹰嘴横行骨折
鹰嘴粉碎性骨折
鹰嘴横行或粉碎性骨折伴桡骨和尺骨前向脱位
鹰嘴横行或粉碎性骨折伴桡骨头前向脱位(非典型 Monteggia 损伤)
尺骨干骨折伴桡骨头前向脱位(Monteggia 损伤)
冠突骨折伴鹰嘴后向脱位
横向力和侧向力引起的骨折
桡骨头边缘性骨折
桡骨头边缘性骨折伴远侧桡尺关节脱位

Source:Modified from Scharplatz, D.; Allgöwer, M. Fracture-dislocation of the elbow. Injury 7:143-159,1976.

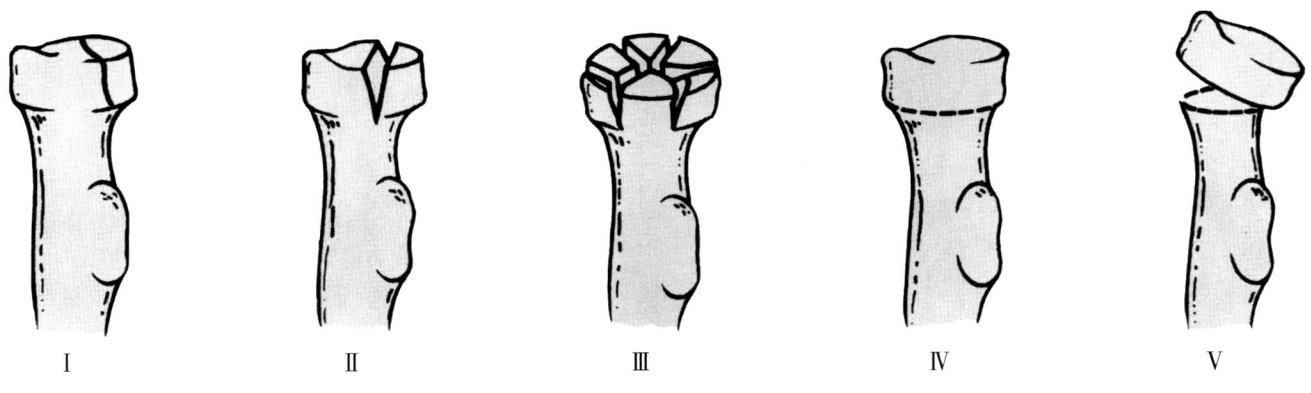

图 42-5　Bakalim 的桡骨头骨折分类系统。

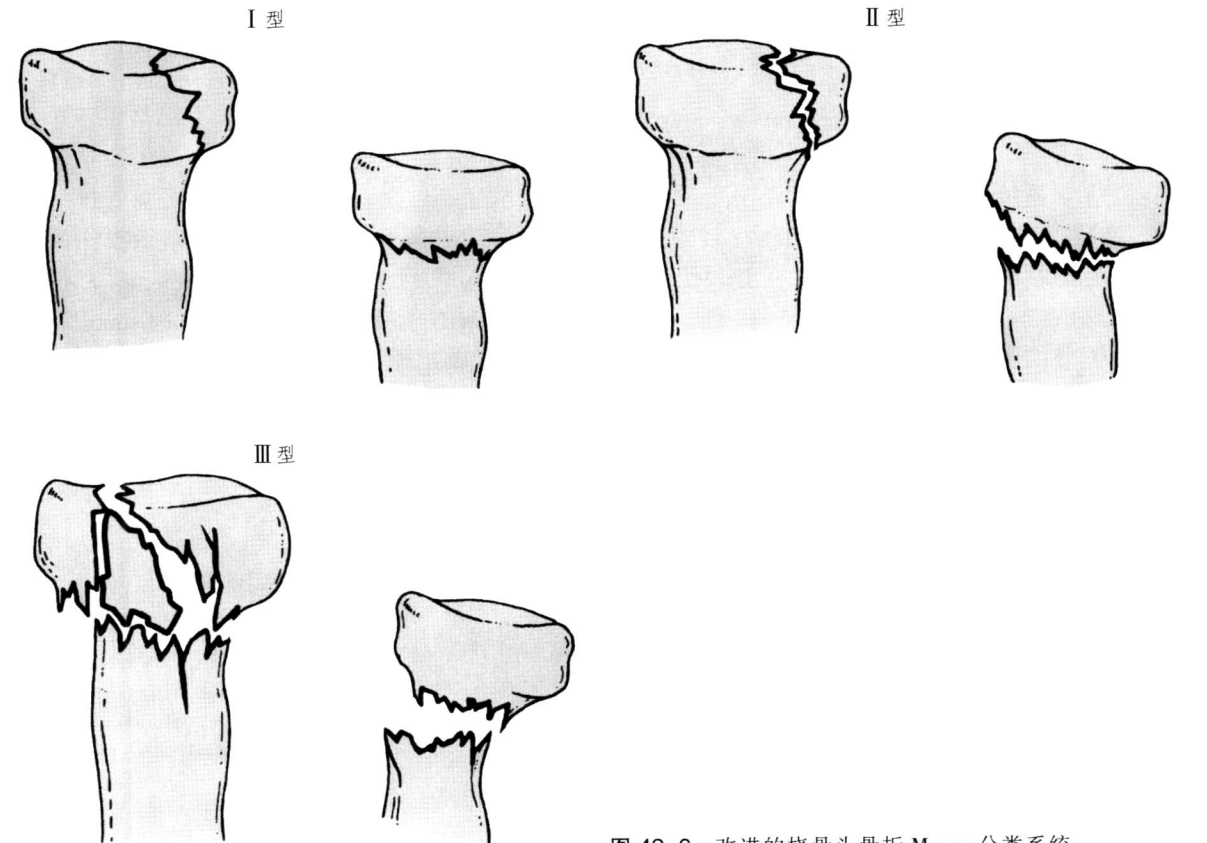

图 42-6　改进的桡骨头骨折 Mason 分类系统。

史很重要,可提示严重的内翻损伤合并内侧副韧带破坏。仔细检查肘关节,并在旋转或屈伸中施用阻力。应用关节内局部麻醉可能会协助完成这一操作。

(二)X 线片

常规前后位(AP)和侧位 X 线片可能不能够提供每个骨折的精确类型。如果外伤史明确,体检时发现因关节内积血而隆起的前后脂肪垫(即所谓 sail 征),可能是无移位桡骨头骨折的唯一线索(图 42-8)。据 Skaggs 和 Mirzayan 报道,sail 征阳性的儿童在随后的跟踪 X 线片中 76% 发现桡骨头骨折[155]。Greenspan 和 Norman 指出,骨折类型的正确识别将影响治疗方法[48]。拍摄桡骨小头像,就是在标准侧位 X 线片基础上,使管球 45°朝向于肩关节。最近 Starch 和 Dabezies 做的

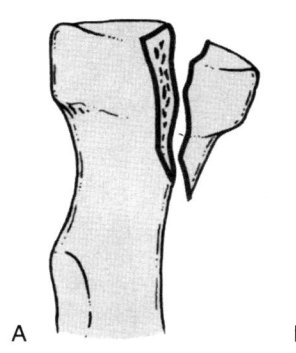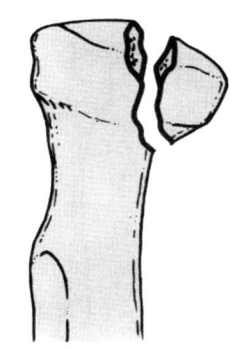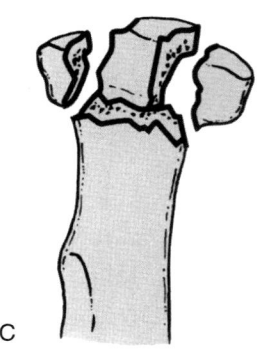

图 42-7 Schatzker 和 Tile 关于桡骨头骨折的分类系统。(A) I 类:这类骨折可能有或无移位。(B) II 类:压缩性骨折,部分桡骨头和颈保持完整。骨折处外斜和压缩,可出现粉碎。(C) III 类:严重的粉碎性骨折。桡骨头和颈部呈粉碎状,粉碎很严重。

核磁共振图像(MRI)调查显示,骨间膜损伤时会出现沿着骨间膜的积血或积液[162]。这一有前途的发现可能有助于这些损伤的早期诊断,并有助于治疗方法的选择(图 42-9)[8]。例如,在 MRI 上已识别出有骨间膜损伤,是患者行桡骨头单独切除的禁忌证。

(三)关节穿刺抽吸术

肱桡关节穿刺抽吸术的价值不仅局限于诊断桡骨头骨折,还可以减轻疼痛达到一定的治疗目的。作为骨折移位后的结果,在确定是否存在骨块阻碍前臂或肘部的运动方面证明有不可估量的价值。对大多数来说,关节内积血穿刺抽吸术后和局部注射麻醉药后活动仍有阻挡是手术指征[155]。这个方法由 Quigley 描述,在无菌的条件下实施。前臂旋前以减少损伤桡神经的可能性,在由桡骨头、鹰嘴尖和外上髁构成的三角形中心穿针[136]。关节积血穿刺抽吸术后,可以用同一根针实施局部麻醉 (图 42-10)。在 Fleetcroft 进行的一项研究中,在关节穿刺抽吸后,对于桡骨头无移位或移位很小的骨折治疗效果较好,可以鼓励早期活动而不是长期固定[39]。然而,一项前瞻性的 60 例对照研究显示,长期疗效无任何优势,

并且有关节内感染的潜在危险[60]。因此,主要适用于诊断和减轻急性期疼痛。

四、治疗

尽管大部分人认为这些骨折损伤较轻微,但治疗结果恢复却很令人失望。不满意的结果不单是治疗的原因,更重要的是由于损伤本身。因此,确定有无合并其他软组织或骨骼的损伤,以及明确骨折的分类至关重要。随着影像技术的发展,软组织损伤的并发诊断也显著起来,尤其是严重骨折。Itamura 和他的同事最近应用 MRI 检查了 24 例肘关节 Mason II 型或 III 型骨折,发现软组织开放伤的概率非常高,有 54% 的内侧副韧带损伤,80% 的外侧副韧带损伤,29% 的鹰嘴损伤,94% 的肱骨小头关节囊挫伤,92% 的组织松散[64]。基于上述发现,在治疗桡骨头骨折时,医生非常有必要检查评估治疗这些损伤。

(一)桡骨头骨折:无或微小移位

无或微小移位的桡骨头骨折包括无分离型或轻度分离型关节骨折(图 42-11)。对位良好的压缩性桡骨颈骨折也可以包含在这一类型中。

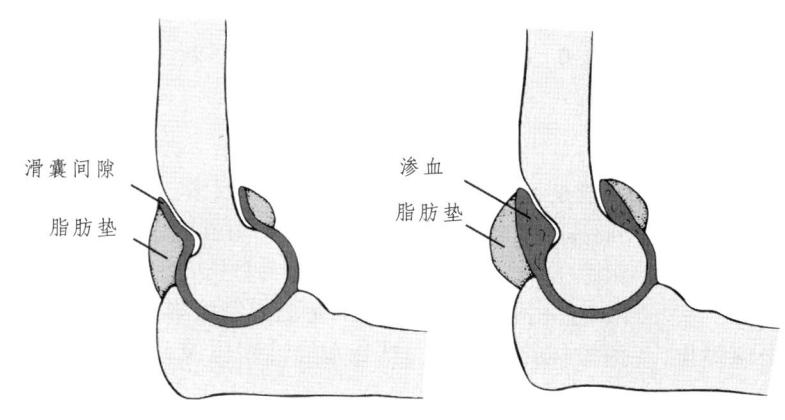

滑囊间隙
脂肪垫
渗血
脂肪垫

图 42-8 关节内渗血,在 X 线片上脂肪垫被膨起而变得显而易见。

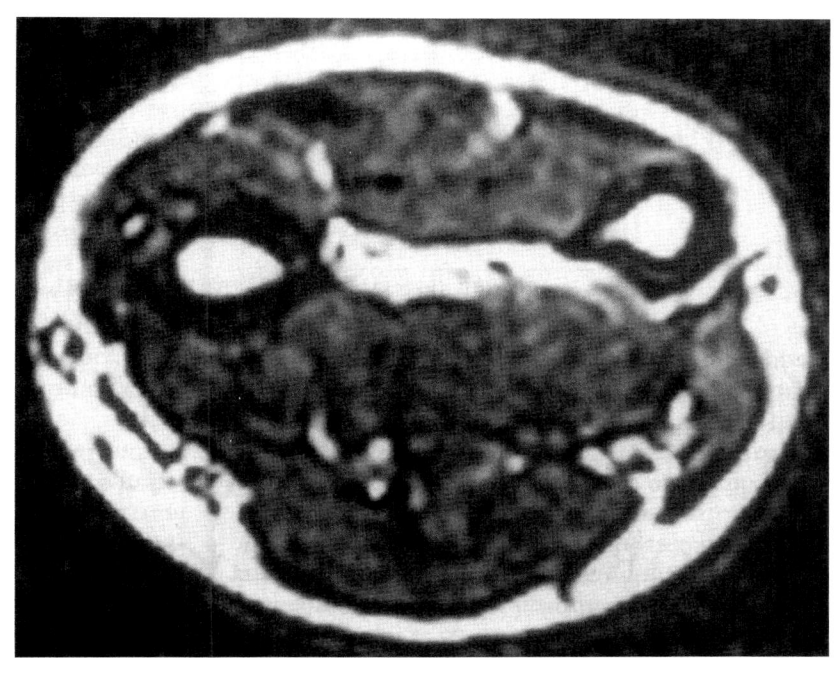

图 42-9　Essex-Lopresti 损伤患者,在核磁共振(T2 加权像)检查中,沿骨间膜处可见信号增强。这一结果显示这种影像技术在复杂性肘部/前臂创伤时诊断骨间膜损伤的价值。(From D. W.; Dabezues, E, J. Magnetic resonance imaging of the interosseous membrane of the forearm. J Bone Joint Surg Am 83:235-242,2001.)

出于对肘关节运动功能缺失的担忧,很多人建议这些"稳定"的前臂和肘关节骨折应该早期活动[1,60,91,182]。事实上一些研究显示,微小移位的桡骨头骨折,早期功能活动可以提高恢复结果[60,182]。然而,在涉及大块关节面的骨折时就需要仔细考虑是否早期活动了。Radin 和 Riseborough 的报道显示[137],一些涉及大于 1/3 关节面的骨折,损伤后早期活动会引发移位和运动功能缺失。据 Herbertsson 和他的同事报道,从长期随访结果

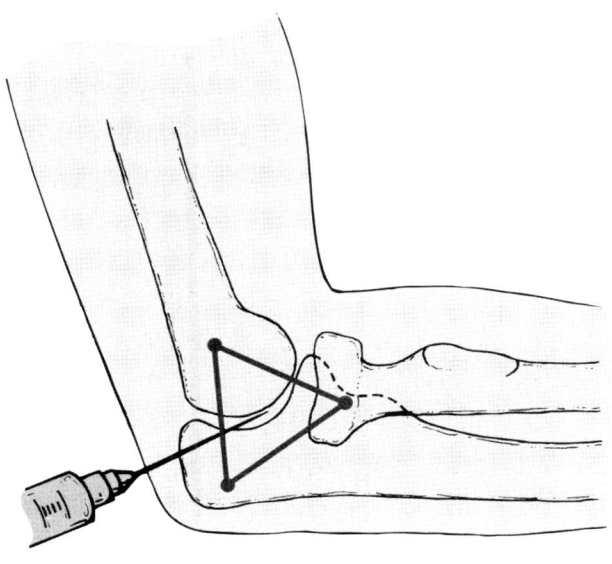

图 42-10　肱桡关节的穿刺抽吸术在由桡骨头、鹰嘴尖和外上髁构成的三角形中心穿针实行。

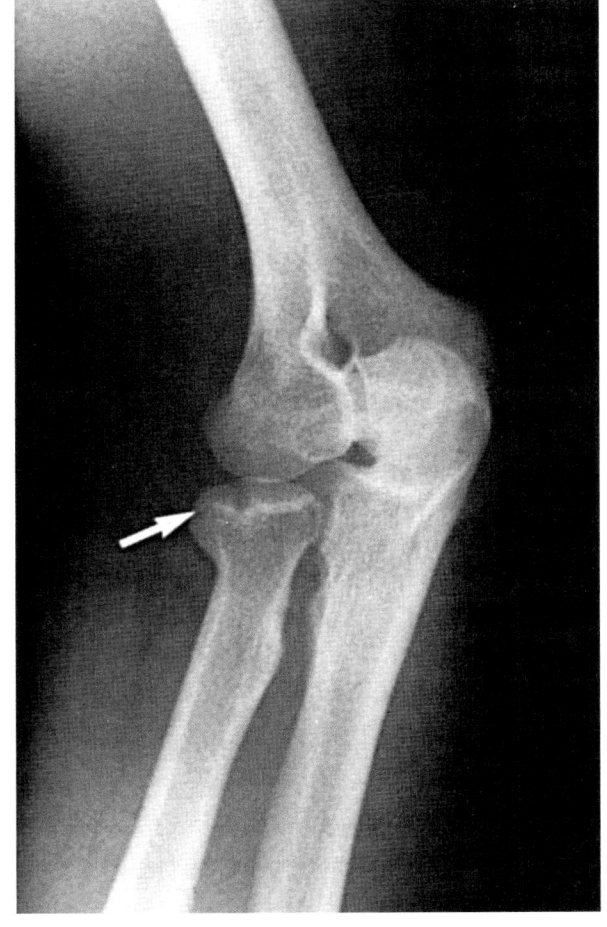

图 42-11　微小移位的桡骨头骨折(箭头所示),只要不妨碍前臂或肘关节活动,可以用夹板治疗。

看（15~30 年），Mason Ⅰ型骨折患者（其中桡骨头骨折占的比例不足 30%）恢复效果非常好，尽管骨折的肘关节多有轻度的退行性改变（85%）。这些患者大部分在接受了短期的制动后开始早期活动。

推荐治疗

对那些涉及关节面损伤不超过 1/3 或者老年、要求较低的人，应该考虑早期活动。然而对那些经常活动的人或者所涉及的骨折超过关节面的 1/3 时，应该用夹板或吊带支持治疗 10~14 天，然后在保护下进行 7~10 天附加功能活动。这类骨折的预后通常很好，不过 Mason 在系列调查中报道有 1/3 的患者伸展功能缺失平均为7°[92]。告诫患者这是有可能发生的，是一种谨慎的做法[92]。有移位的骨折尽管不常见，但其功能恢复结果很差[137]。如果注意到有移位，则提示立即手术修复。

（二）二部分移位的桡骨头骨折

在治疗二部分移位的桡骨头骨折时，意见出现了分歧。部分原因是这类骨折类型随所涉及的关节面损伤的大小、骨折碎片的压缩程度、桡骨颈有无粉碎性骨折及相关的软组织损伤轻重的不同，会给这类骨折的预后带来较大的差异（图 42-12）。

推荐治疗

选择治疗方法的关键在于评价前臂旋转和肘部屈伸程度。在无运动阻碍和无关节面不连续时，通常用夹板行保守治疗就能得到很好的效果[110]。然而，如果发现有明确的运动阻碍，应考虑手术干预治疗。此时，已有的相关软组织或骨骼损伤成为决定治疗方法的重要因素。麻醉下检查、关节内局部注射麻醉后检查和应力 X 线片有助于确立诊断[111]。

（1）无其他损伤有移位的二部分骨折：无其他损伤有移位的二部分骨折更适合选择切开复位和内固定治疗（ORIF）[144]。尽管在这些骨折时已经有报道说切除桡骨头后效果良好，但一些研究注意到桡骨头切除后有桡骨向近侧移位[95,163,170]和握力下降[115]。

随着小型植入物设计和应用技术的提高，桡骨头的内固定变得更可靠[12,121,156,176]。手术入路为通过标准的外侧切口，辨认在肘肌和尺侧腕伸肌之间的间隔。纵向切开筋膜，清除骨折处血肿，显露骨折断端。最常见的是骨折涉及桡骨头的前外侧部分，这使得容易接近复位和在可视下行克氏针固定[70]。两根（埋头的）2.0mm 或 2.7mm 螺钉或自加压 Herbert 螺钉能提供足够的稳定性，允许术后早期进行功能活动，单独 1 根螺钉不能维

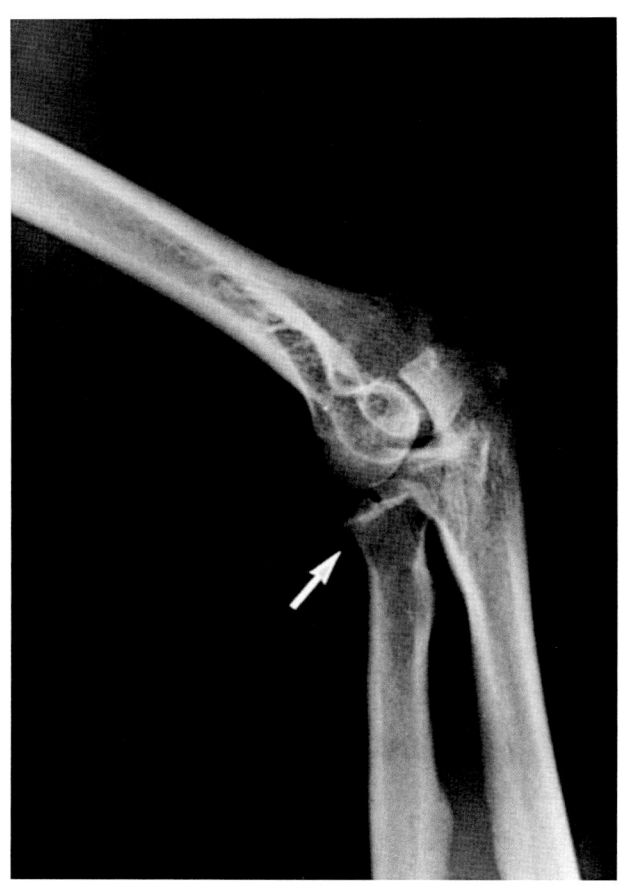

图 42-12 桡骨头二部分骨折（箭头所示），其在累及关节面的范围、移位的大小、累及桡骨颈的程度和相关软组织损伤方面可有很大不同。

持旋转稳定。虽然 Herbert 螺钉不同的钉帽倾角可以为骨折块之间提供有效的加压，但更重要的是可以把植入物埋入桡骨头关节边缘下面（图 42-13）。

然而应该注意的是，粉碎性骨折的实际情况常比术前 X 线片表现得要重，所以，近 70% 的骨折患者倾向于最后实行固定术。其余的需要桡骨头切除和（或）置换。手术医生必须对这个结果有所准备。

尽管桡骨头的大部分边缘和尺骨的近端被覆有关节软骨，但这个关节还有一个近 110° 的弧形"非关节"部分。这个"非关节"部分，或"安全地带"，在手术时很难确定。最近的尸体研究显示，手臂于中立位时，钢板直接应用于桡骨头和颈的外侧，不会碰到近侧尺桡关节[278]。自桡骨茎突近侧向 Lister 结节画线（这都是可触的体表标志），与该线相对的桡骨近段上的弧线可被认定为"安全地带"。一旦应用固定，应该在闭合伤口之前检查前臂的旋转范围。总之，螺钉比钢板轮廓小，因此认为螺钉固定对前臂的旋转影响小，而且

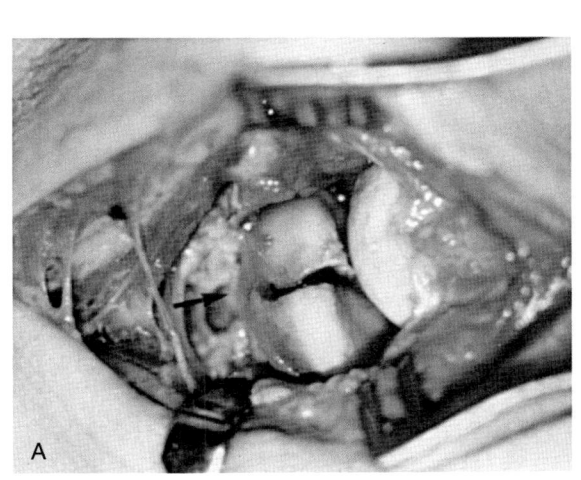
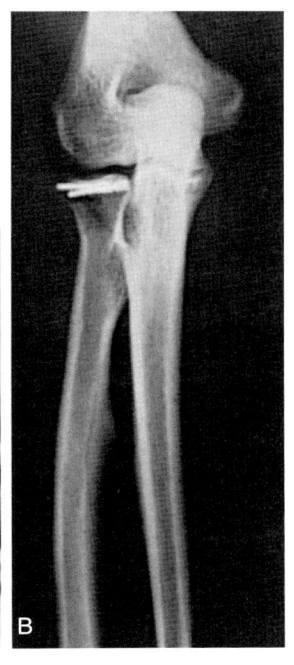

图 42-13　38 岁女性发生的桡骨头二部分移位骨折。在检查时,察觉到一个可触及的团块阻碍前臂旋转。(A)术中图片显示关节移位程度。(B)骨折用两根 Herbrt 螺钉牢固固定。术后一周恢复全部功能。

在植入手术中,需要暴露的结构少(尤其是环状韧带及韧带以远组织)。

当骨折碎块缺乏软组织覆盖时,似乎应该反对常规固定,因为涉及缺血性坏死和骨不连。然而,小碎片多能常规愈合,只有很低的坏死发生率,推测是从邻近有血液供应的骨通过"爬行替代"重建了血供。Yamaguchi 和同事们的注射研究揭示,关节内血液供应直接进入桡骨头的无软骨部分,血供也可以来自骨间膜血管[187](图 42-14A 和 B)。这种分开的血供有助于解释缺血性坏死的低发生率,甚至在整个桡骨头骨折和缺乏相联结的软组织时也很少发生坏死。Patel 和 Elliott 报道了在肘关节骨折-脱位后,发生骨折并完全游离的桡骨头的 X 线影像存活状况[130]。在用钢板和植骨重建后桡骨头愈合,在随后两年的跟踪调查显示桡骨头是成活的,而且患者的肘关节活动范围是 10°～130°。其他的作者曾把这种情况下的桡骨头重建作用描述为生物转换器:如果有骨不连或缺血性坏死介入其间可将其清除;一旦有足够的韧带愈合就可以修复肘关节的稳定性[130]。

如果关节碎片受到压缩需要掀起碎片修复关节面,掀起的碎片下面将会出现缺损。缺损处最好用松质骨填充,建议肱骨外上髁作为松质骨的供区。

Caputo 和他的同事特别指出,有一种特殊损伤类型,包括关节的、肱骨小头后外侧面软骨的碎块,阻挡在孤立的桡骨头骨折块中。推测发生机制为桡骨头轴

向负荷作用于肱骨小头,由于桡骨头骨折剪切应力导致软骨碎块,发生在后外侧半脱位过程中[19]。他们指出根据术前的影像学检查难以发现损伤的全貌,但是 10 例患者中有 5 例在前臂旋转可查及的痛性捻发音。所有 10 例患者均接受了软骨块切除及桡骨头骨折内固定术,最后获得良好的恢复效果。

(2)伴有软组织损伤移位骨折:当移位二部分桡骨头骨折伴有肘关节脱位或与下尺桡关节和骨间膜破坏时,保护桡骨头就成为最优先的选择(图 42-15)。如骨折的内固定不具有可行性,还有一些其他方案。如骨折碎片累及的关节面少于桡骨头关节面的 1/3,可取出骨碎片[21]。然而,当处理大的碎片时,部分切除桡骨头较完全切除桡骨头的效果还要差[29]。其他较好的选择是假体置换,而切除桡骨头并探查修复肘关节内侧韧带复合体是个相对满意的选择[27,54,55,111]。

假体置换的优点是可提供较正常的关节关系、减轻疼痛、内在稳定性和消除桡骨干向近侧移位[55,165]。植入桡骨头假体也能为外侧副韧带修复提供适当的张力,有助于对关节脱位后伴发的外侧不稳定进行韧带修复。Carn 和同事们[20]的研究显示,目前较为流行的聚硅酮桡骨头假体在设计上有一些缺点。首先,聚硅酮橡胶假体太柔软因此不能把正常力量从桡骨近端传向肱骨小头。因此,未能起到静态支撑作用。第二个问题是聚硅酮假体破碎和由此引发滑膜炎所引起的局部疼痛和远期植入物松动[47,185]。鉴于这个原因,目前

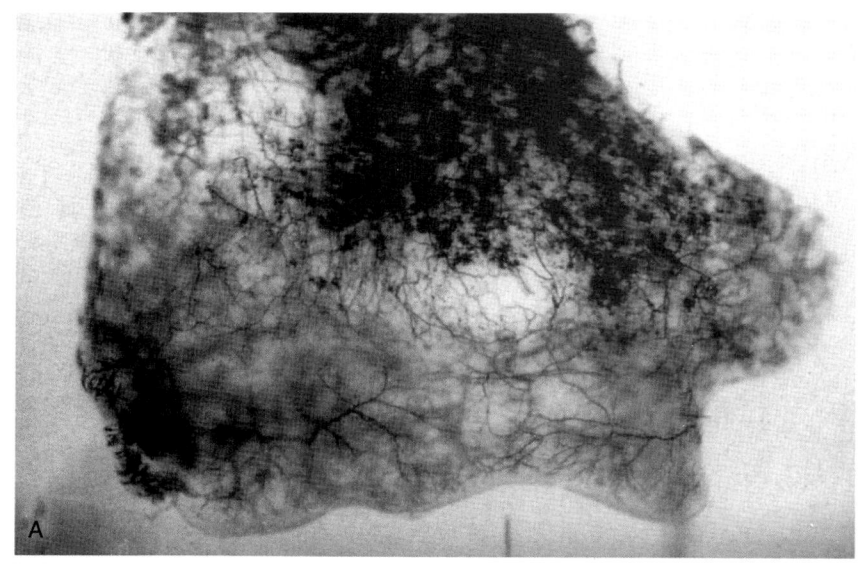

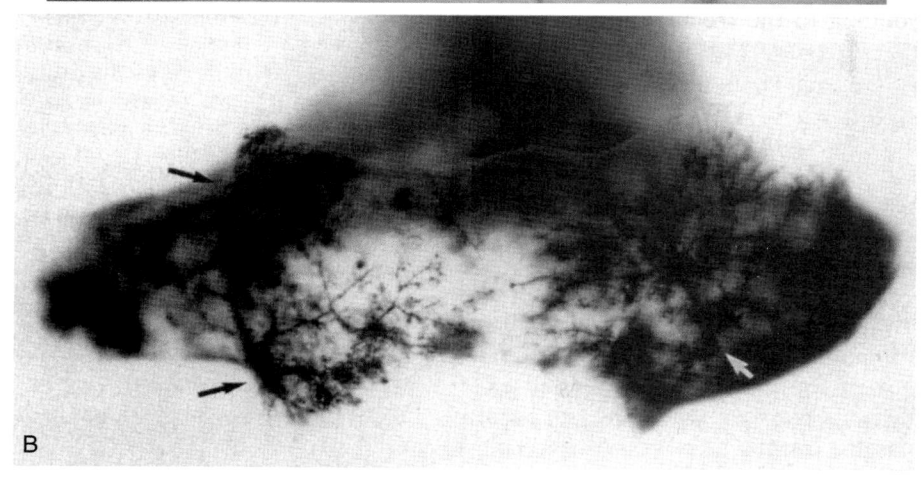

图 42-14　(A,B) 肱骨远段和肘关节的血液供应，用印度墨水/乳胶注射技术显示。注意滑车的血液供应很稀少。(From Yamaguchi, K., et al. The extraosseous and intraosseous arterial anatomy of the adult elbow. J Bone Joint Surg Am79:1653-1661,1997.)

的标准做法是用金属植入物，其机械性能更稳定，更耐磨，而且不会在肘关节产生炎性反应。现在有许多不同的选择，最理想的是用金属按标准型式尺寸设计制造的假体，这种假体可根据不同个体选择合适的周径、头高度及头直径。这类设计优化了自体肱桡关节的生物力学性能，避免设计过大或过小。

　　金属桡骨头置换技术如下所述：桡骨头在干骺端起始处切除，尽可能多地保留桡骨颈以保持环状韧带的完整。在假体置入的最后阶段，"Z"形或斜行切开环状韧带，然后缝合(图 42-16)。磨平断端以安装假体，应用的植入物应和原桡骨头一样大小。小的植入物可能不能提供最佳的稳定性，而大的植入物会碰撞周围组织，因而使活动范围减少。假体的干应该直接插入直到把金属柄插入桡骨的近端。在使用桡骨头假体

时，损伤造成的不稳定性已使桡骨近端有了足够大的移位，通常足以能进入植入物，不会有什么问题。

　　(3)内固定和假体置换比较：关于粉碎性桡骨头骨折的治疗，选择内固定还是桡骨头切除一直存在争议。总的来说，手术内固定的理念优先。考虑应用置换的患者因素包括：高龄，日常活动量，有潜在的不利于骨折愈合的因素(如患者嗜烟)，有泼尼松、非类固醇类抗炎药物应用史，其他并存疾病等。考虑应用置换的骨折因素包括：递增的骨折粉碎程度，无法修复的软骨损伤，骨折线延向远端可达桡骨颈，严重的软组织损伤，骨质疏松，固定的牢固度无法满足早期活动的要求等。Ring 和他的同事们的研究证实：内固定最好用于治疗轻度粉碎性骨折，关节粉碎不超过三块。例如，Mason Ⅱ 型患者 15 例中有 11 例恢复效果满意，

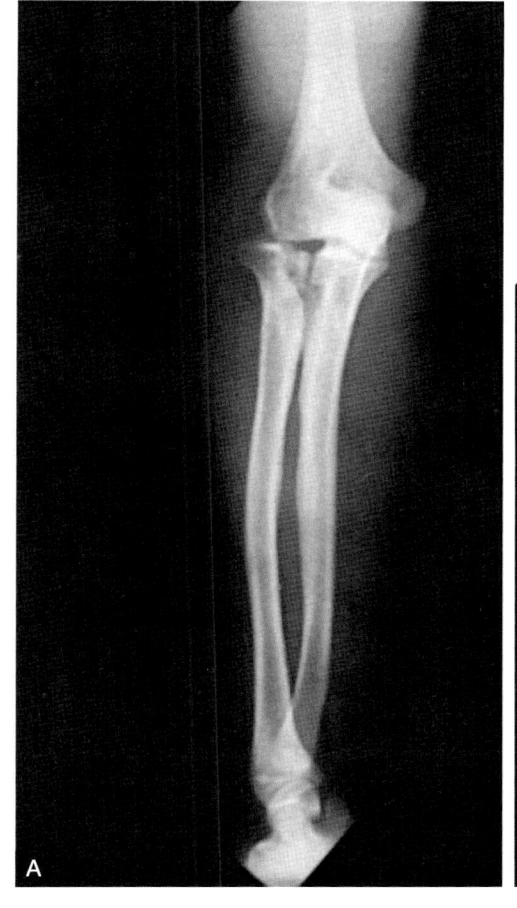
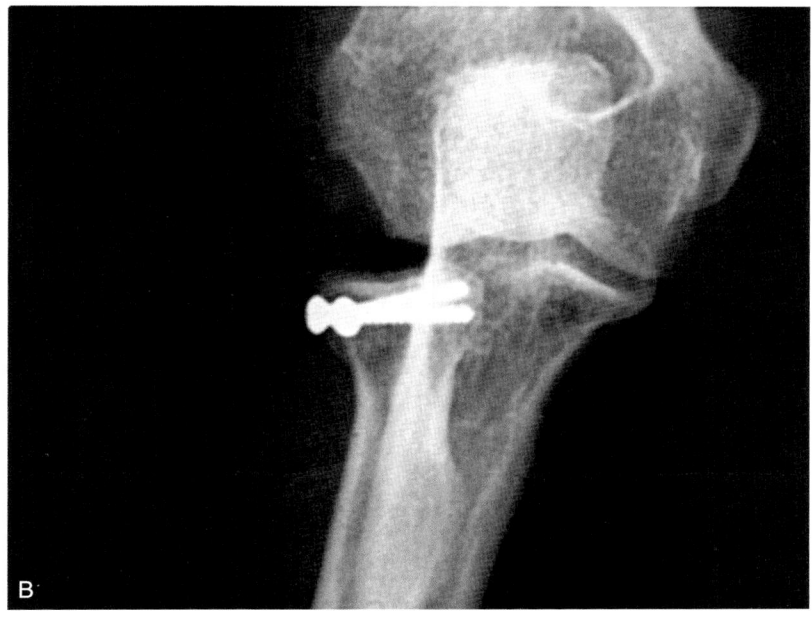

图 42-15 27 岁男性,右侧(优利侧)上肢高能损伤。(A)远侧桡尺关节疼痛,从 X 线片可以看到移位的桡骨头二部分骨折。(B)切开复位,并用两根 2.7mm 螺钉内固定。

而 Mason Ⅲ 型,骨折碎块为三块及以上的患者 14 例中仅有 1 例获得满意的恢复效果。如果合并肘关节不稳(理论上这种情况下桡骨承担更多的应力),内固定治疗的结果会打折扣[143]。有文献中介绍了关于桡骨头骨折手术的时机选择问题[248]。有人认为,应该迅速手术以避免发生异位骨化和骨化性肌炎[42,65,174];而另外一些人则建议在损伤一周内考虑手术[21,92]。其实,最重要的是确定原发损伤的性质和选择术式,而手术时机相对来说不如前者重要。因为主要并发症是异位骨化,因此对桡骨头切除或修复后有发生倾向的患者(如那些广泛性骨骼肌损伤,伴有神经损伤或翻修手术者),应该采取预防措施(如吲哚美辛,放疗)以防止发生异位骨化[105]。必须知道,这些药剂可能影响骨折愈合。

(三)桡骨头粉碎性骨折

常与高能量损伤伴随发生的粉碎性骨折,很难做到稳定的内固定。软组织肿胀和淤斑提示可能有关节囊、肱骨或韧带损伤,包括自行复位的脱位[69]。肱骨小头骨折、Monteggia 骨折脱位和腕及前臂损伤可能与桡骨头粉碎性骨折伴随存在[141]。将软组织考虑进去,手术时机的选择可能更有意义。但总的来说,我们主张快捷可行的方式处理这类损伤。偶尔也有一些患者或骨折病例需要在伤后早期行松动术,因而要延迟(6 周以后)进行桡骨头切除[11,163]。

桡骨头切除治疗粉碎性骨折用得越来越少。这是因为合并肘内侧副韧带、骨间膜、外侧副韧带、下尺桡关节损伤的情况下,切除桡骨头后期会有关节不稳及创伤性关节炎等并发症 (图 42-17)[30,35,37,71,95,108,170]。Sanchez-Sotelo 和同事们最近的研究显示,若肘关节脱位伴有桡骨头粉碎性骨折,应立即切除桡骨头并检查其效果。考虑到不稳定的需要术后制动平均为 23 天,两例患者需要术后在桡骨和肱骨间穿针固定[152]。作者承认,尽管短期效果看上去还可以,但在这群年轻患者中(平均年龄为 39 岁),术后平均 4.6 年期内有 80%

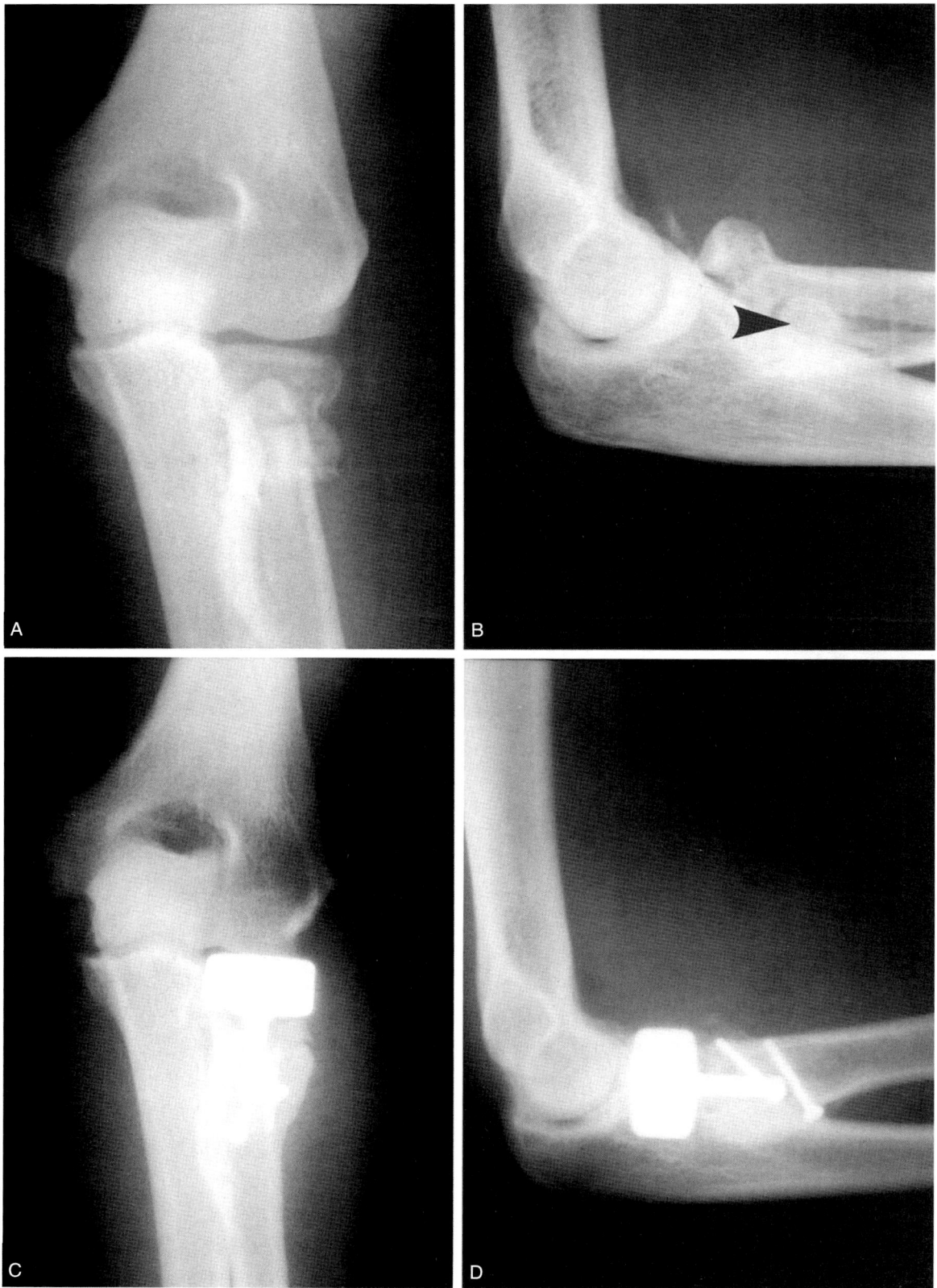

图 42-16 32 岁男性,严重的肘关节外翻损伤后,肘关节的正位(**A**)和侧位(**B**)X 线片。图中可见桡骨粉碎性骨折,有一碎块从桡骨颈压进,并劈开裂口(箭头所示)。(**C,D**)桡骨头碎片去除后,出现大体外翻不稳定(提示伴有内侧副韧带损伤)。用拉力螺钉固定桡骨颈骨折,恢复了稳定。随后进行了金属桡骨头置换。

例冠突骨折等）。尽管大多数患者术后功能恢复满意，而且无一例需要桡骨头假体翻修，关节活动度轻微减少，力量持久力轻度下降。但伤后 6 周临床表现没有进一步改善，而且 19% 的患者有轻度的关节炎表现。

通常，当已诊断有肘关节侧副韧带或骨间膜损伤时，便是桡骨头单独切除的禁忌证（图 42-18）。因为这些病例的早期会有严重不稳定存在，所以需要行桡骨头置换或重建（见图 42-3）。除了普遍出现的并发症，如外翻不稳，前臂轴向不稳，复发性后脱位外，Hall 和 McKee 报道了 7 例桡骨头切除术后出现了后外侧旋转不稳的并发症[52]。文中强调了桡骨头对于维持外侧韧带适当张力的重要性，诊断的困难，桡骨头置换是成功的治疗方法和外侧韧带重建的重要性。

推荐治疗

若为低能量损伤、老年患者，或缺乏相关的软组织破坏的体检发现提示，桡骨头单独切除是较简单的方法，并且在大多数病例中实施后没有相关联的长期后遗症[25]。Janssen 和 Vegter 报道了 21 例桡骨头粉碎性骨折的肘关节损伤，用早期切除方式治疗后，20 例获得良好效果。跟踪时间从 16 年到 30 年不等，需要特别指出的是需除外肘关节的其他损伤（如脱位）[66]。超过一半的患者 X 线片证实桡骨向近侧移动了 1~3mm，但是只有很少的患者有一些（轻微）腕部症状。

然而，如果观察到内侧副韧带不稳定或下尺桡关节破坏（Essex-Lopresti 损伤），治疗中应该包括桡骨头内固定或假体置换（图 42-19）。在桡骨头重建或置换后，应该检查肘关节的外翻稳定性，并用手检查下尺桡关节的稳定性。如果观察到有外翻不稳，建议探查并修复内侧副韧带复合体。在肱骨远端内侧柱锚定撕脱的内侧副韧带[146]。相类似，如果远端尺骨不稳定，最好在前臂旋后位时用钢针把尺骨固定在桡骨上。这样，就可以主动屈伸肘关节，克氏针需要留置 4~6 周[175]（图 42-20）。

最近有研究报道，伴有桡骨头粉碎性骨折的肘关节脱位，经切开复位、桡骨头固定、修复韧带及随后早期活动锻炼的治疗后结果[40]。Frankle 和同事们记录了 17 例因有桡骨头骨折而早期手术治疗的肘关节脱位。9 例修复桡骨头，8 例假体置换。在操作结束的时候，修复所有病例中破坏了的外侧副韧带复合体，并检查了肘关节。6 例通过修复内侧副韧带或（和）装外固定，增加了稳定性。所有肘关节手术后立即进行运动康复训练，恢复结果都很好。

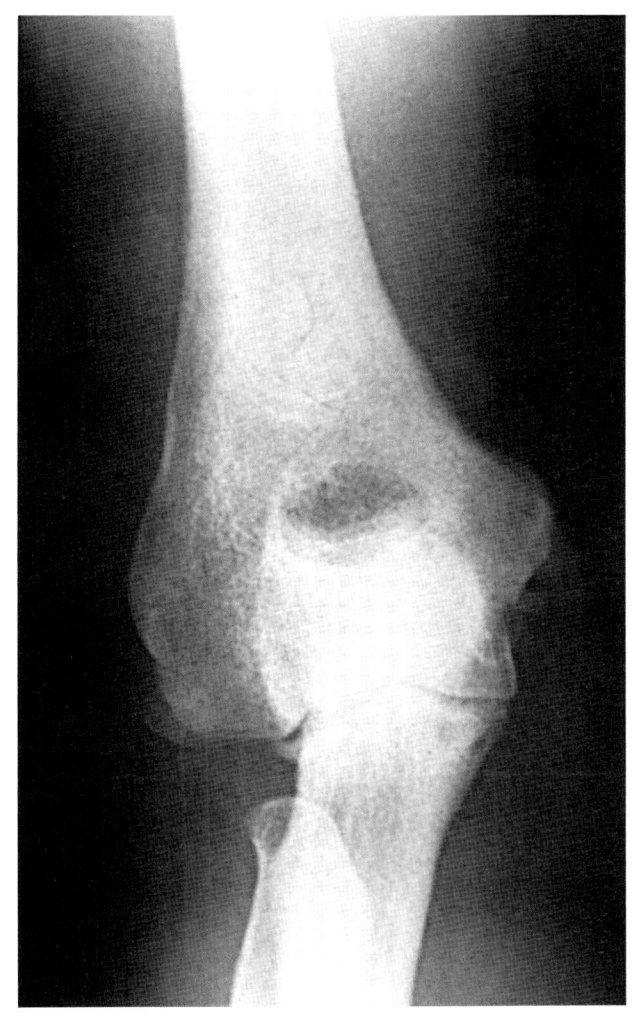

图 42-17　50 岁男性，两年前肘关节骨折脱位，最初进行了闭合复位和切除桡骨头治疗。观察到有疼痛、不稳定、尺神经炎症状。X 线片显示肱尺关节炎征象。

的患者 X 线片上出现令人不安的退行性改变。

通常，在桡骨头置换和早期活动（由于稳定性的提高使其成为可能）后效果很好。Harrington 和同事们跟踪报道了 20 例伴有桡骨头粉碎性骨折的不稳定肘关节骨折-脱位，用金属桡骨头假体置换治疗的长期（平均 12.1 年）效果。16 例效果良好，两例效果较差[54]。Popovic 描述了应用金属双极桡骨头假体治疗的 11 例类似病例；没有患者需要翻新手术，只有一例结果较差[131]。上述报道提示，应用金属桡骨头后稳定性提高，允许早期活动，这增强了功能恢复的结果和关节的运动范围。

Grewal 等报道了应用按标准型金属假体治疗 26 例粉碎性毁损的桡骨头骨折术后 2 年的结果[50]。同其他报道一致，他们指出合并损伤的高发率（22 例脱位，13

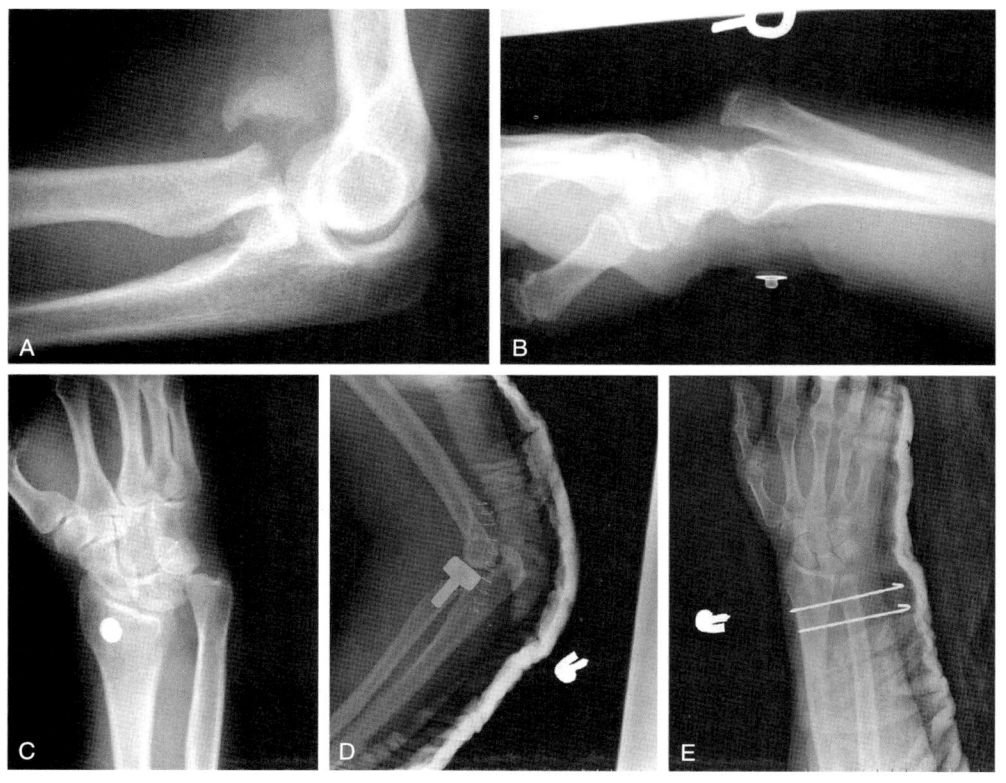

图42-18　肘关节侧位片（A）
腕关节侧位片（B）和正位片
（C）一位年轻男性 Essex-Lo-
presi 损伤患者，合并桡骨头粉
碎骨折，近侧桡骨干移位，骨
间膜断裂，下尺桡关节脱位。
在这种情况下，单纯切除桡骨
头是手术禁忌，因为会导致桡
骨短缩，前臂功能障碍。应用
桡骨头置换治疗，单头金属假
体，闭合复位经皮穿针治疗下
尺桡脱位（D,E）。术后4周拔
出钢针，随后进行积极地功能
锻炼，患者获得优良的功能恢
复（MEPS 评分90），前臂旋转
略受限。

五、并发症

与桡骨头骨折相关联的并发症可以分为两大类：
①与骨折相关联的并发症，②桡骨头切除后引起的并
发症。

对大部分患者来说，非手术治疗的并发症是运动
的缺失和疼痛，最常见的是伸展功能的全部丧失。这
些并发症通常见于较复杂的桡骨头粉碎性骨折，而在
微移位的类型中很罕见。

已报道的桡骨头切除后并发症已经得到证实，
包括握力的缺失[30,35,37,167,170]，腕部疼痛[95]，外翻不稳
定[62,132,157]，异位骨化[174]和滑车-鹰嘴关节的创伤后关节
炎[108,111]。

第二节　冠突骨折

冠突突起骨折约占肘关节脱位的 10%~15%[139,159]。
作为大 C 形鹰嘴切迹的前支撑，冠突基部连接内侧副
韧带的前束和前关节囊的中间部分[139]。

一、分类

Regan 和 Morrey 在骨折部分大小的基础上把这

些骨折分为以下三类[139]（图 42-21）：

　　Ⅰ型：尖部撕脱。

　　Ⅱ型：单纯或粉碎性骨折，累计范围小于等于冠
突的 50%。

　　Ⅲ型：单纯或粉碎性骨折，累计范围大于冠突的
50%。

二、损伤机制

以前，Ⅰ型和一些Ⅱ型骨折合称为"撕脱性"骨
折，描述为受到关节囊和肱肌的撕脱力量而产生的。
研究显示这种解释是错误的。第一，冠突尖在关节镜
和关节切开时可以清晰地看到没有与软组织相连。
Neil Cage 的解剖学观察再次证实了这一点[119]。第二，
Amis 和 Miller 的研究显示，轴向的间接力量在水平方
向产生的剪切力是引起大部分冠突骨折的机制。第
三，单纯冠突骨折和肘关节骨折脱位时出现的冠状突
骨折二者之间骨折类型相似，强烈支持损伤的剪切机
制。事实上，许多权威人士认为，冠突骨折的出现是发
生肘关节不稳定的特有体征[124]。因此，尽管Ⅰ型冠突
骨折在力学基础上可能不需要修复或固定，但就损伤
机制和软组织损伤的可能性来说，固定是必需的[171]。

最近 O'Driscoll 提出一种更便于理解的分类方法

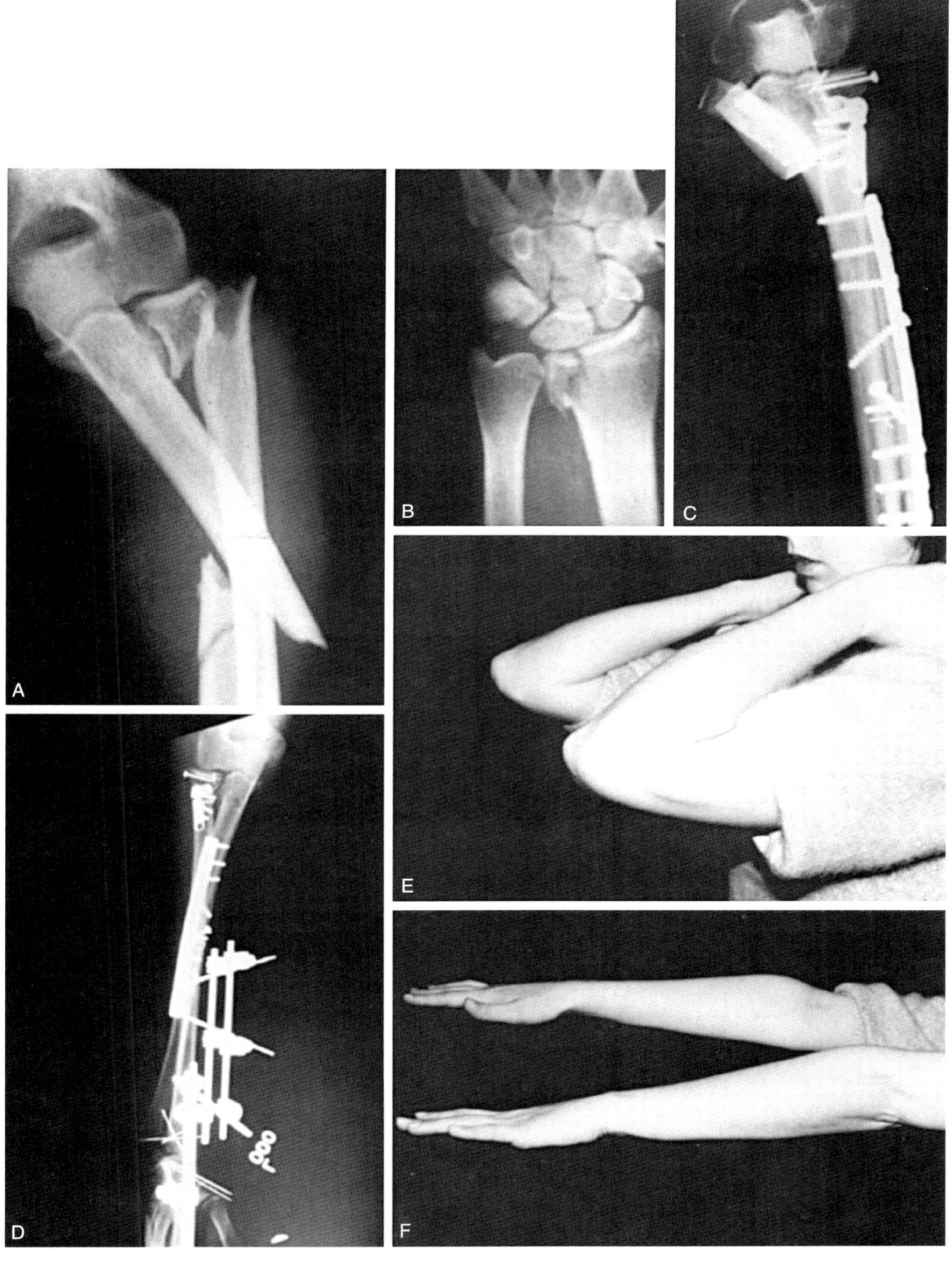

图 42-19 24 岁女性,在摩托车车祸中受到高能量损伤。右侧优势肢体多发损伤。(A)X 线片显示桡骨头和颈复杂性骨折。(B)骨折累及尺骨干、桡骨远端、手舟骨和头状骨。远侧桡尺关节破坏。(C)切开复位,桡骨头和颈用 2.0mm 螺钉、两根 0.028 英寸克氏钢丝和微型 T 钢板内固定。(D)前臂损伤的其余部分酌情用内固定和外固定治疗。(E,F)术后,患者恢复全部屈伸功能。(待续)

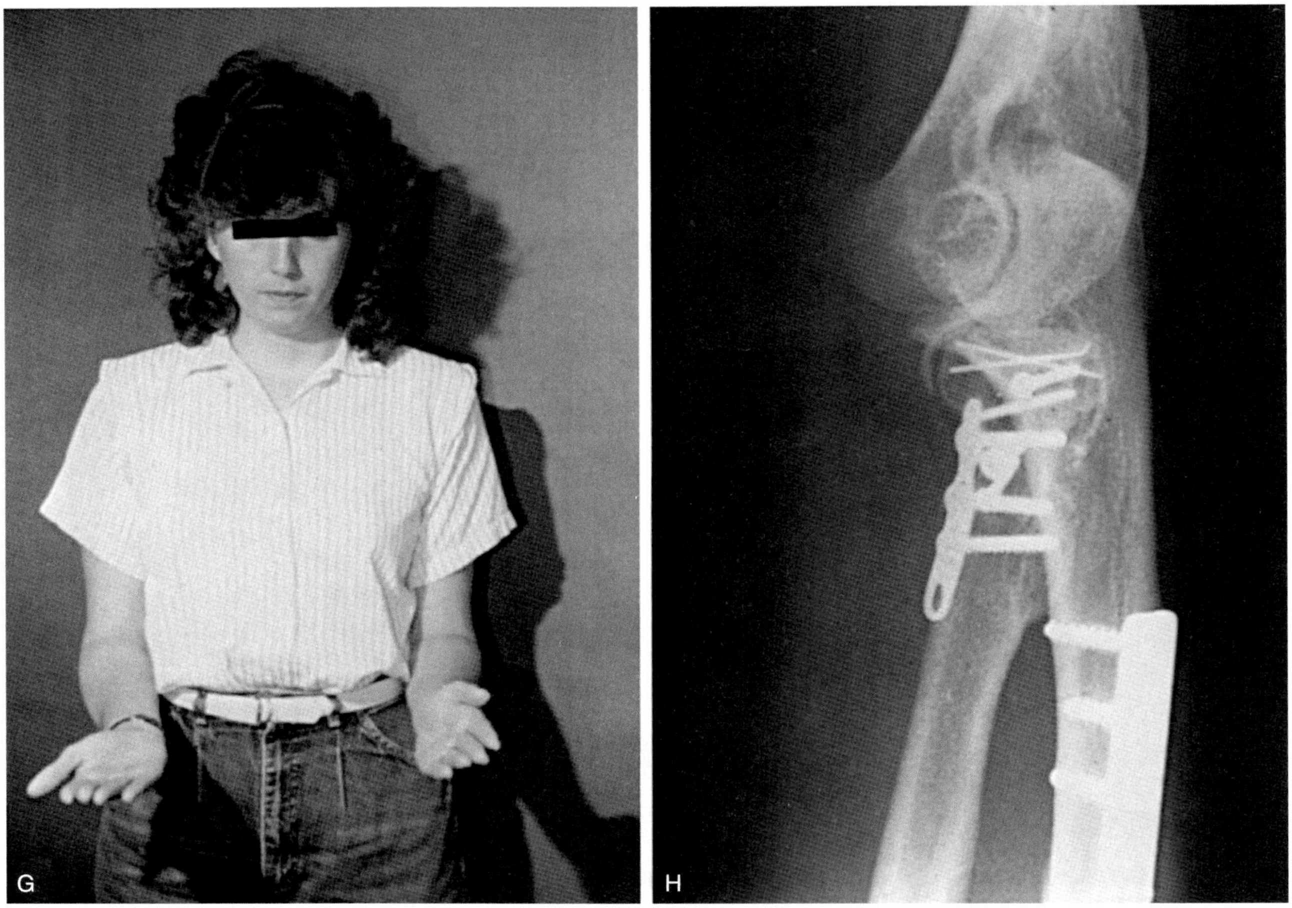

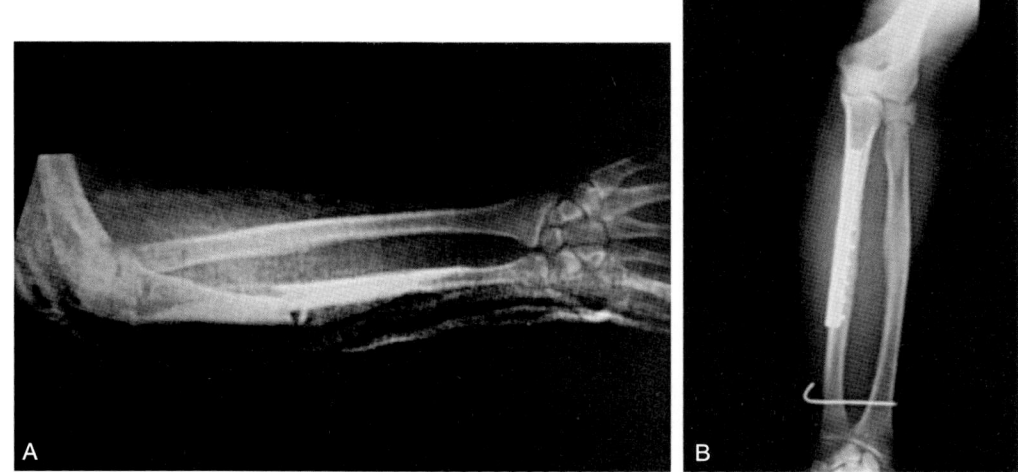

图 42-19(续) (G)前臂的旋后功能受限制,因为残余的远侧桡尺关节破坏。(H)X 线片显示愈合良好,关节周围组织有钙化。(From Jupiter, J. B. The management of fractures in one upper extremity. J Hand Surg[Am]11:279–282,1986.)

图 42-20 28 岁男性,左上肢遭受高能量损伤。(A)X 线片显示桡骨头粉碎性移位骨折,尺骨干骨折,远侧桡骨骨折和远侧桡尺关节破坏。(B)切除粉碎的桡骨头碎片和钢板固定尺骨,用聚硅酮桡骨头假体置换。(待续)

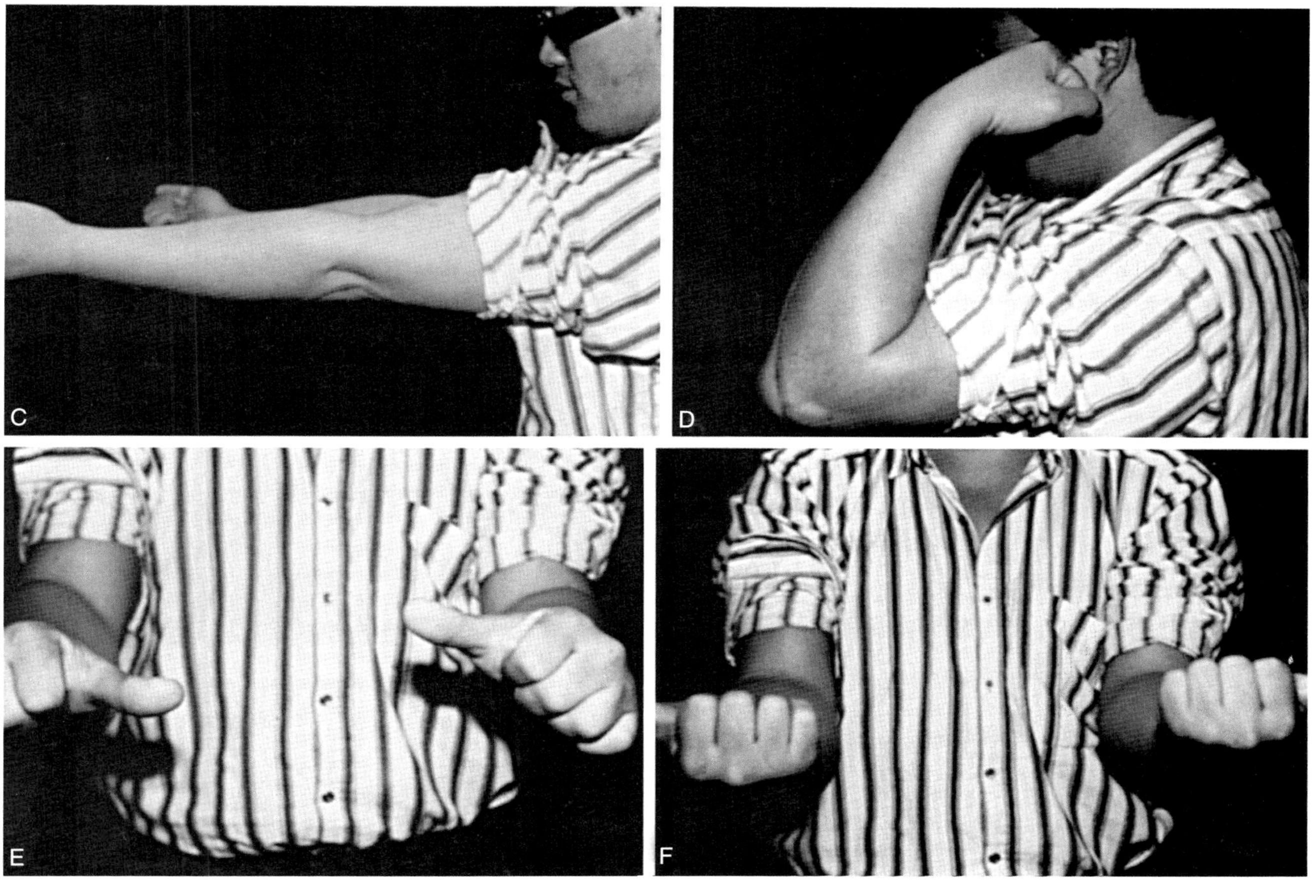

图 42-20（续）　另外,前臂旋后,尺骨远端用钢针固定于桡骨。肘关节恢复全部功能(C,D)和前臂接近恢复全部功能(E,F)。

（图 42-22）[123,151]。随着我们对冠突骨折复杂性认识的提高,Reagan 和 Morrey 基于骨折块的大小的分类不能足够用于体现这些变化。O'Driscoll 的分类法对损伤进行整体描述,指导具体损伤结构的治疗,根据骨折决定固定的方式冠突骨折分类法(O'Driscoll)(如应用支撑钢板治疗前内侧面的压缩性骨折)。

三、生物力学机制

关于冠突的研究越来越多,因为冠突在肘关节的

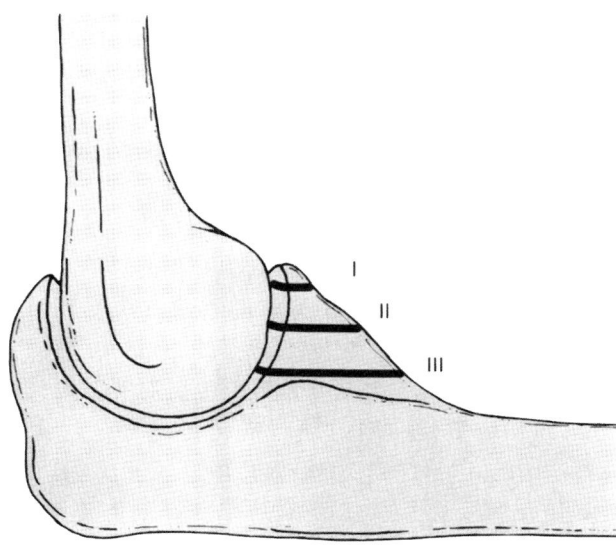

图 42-21　Reagan 和 Morrey 把冠突骨折分为三种类型。

	图 42-22　O'Driscoll 冠突骨折分类法	
骨折位置	**亚型**	**描述**
尖部	1	冠突高度≤2mm(即"薄片"骨折)
	2	冠突高度>2mm
前内侧	1	前内侧缘
	2	前内侧缘+尖部
	3	前内侧缘+极尖部(±尖部)
基底	1	冠突体部及基底
	2	横贯鹰嘴及冠突基底骨折

稳定性上的作用开始变得明显起来。Closkey 等进行了肘关节在各种姿势下的轴向负重的生物力学研究。他们发现涉及骨折超过冠突 50% 时比那些涉及骨折未超过冠突 50% 时[22]，肘关节更容易向后移位。当肘关节屈曲超过 60°时，即使副韧带完整，这个发现尤其正确。这一研究有助于解释为什么与Ⅲ型冠突骨折(未修复)相联系的肘关节损伤预后很差，并支持当前的研究结果：这种类型骨折的固定有助于恢复肘关节的稳定[11,22,25,28]。

与冠突基部相连的软组织包括前侧关节囊、肱肌前面和内侧副韧带的内侧附着处。这些软组织结构对恢复肘关节稳定也很重要，并且不依赖于骨碎片的力学作用。Terada 报道了 3 例所谓的严重肘关节三联伤患者，包括冠突骨折、桡骨头骨折和肘关节脱位。即使在桡骨头骨折和韧带修复后，这些患者仍可发生后向不稳定，直到小冠突骨折碎片修复后症状才消失[171]。这些骨折患者稳定性的提高可能归功于相关联的软组织结构的修复。

四、治疗

Regan 和 Morrey，同其他作者一样，证实了伴有冠突大块骨折的肘关节脱位更不稳定，并发症更多[85,139,159]。以前在这种情况下推荐在过屈曲位实行持续更长时间(3~4 周)的制动而非手术，但这种治疗可能影响肘关节复位，还可能导致丧失全部活动能力和肘关节永久性屈曲挛缩。冠突骨折固定的并发症包括手术切开肱肌后可能出现的骨化性肌炎。在这种情况下，优先考虑手术稳定移位的冠突骨折，术后根据患者及软组织损伤情况短期制动(1~7 天)。

尽管冠状突的碎骨块与冠突窝保持着正常关系，移位的冠突骨折仍然会阻碍肘关节的屈曲活动，这一点是手术复位和手术稳定这些损伤的另一个原因和指征(图 42-23)。

五、冠突前内侧面骨折

最近，多名作者分别报道了冠突前内侧面的压缩性骨折，这种骨折发生于肘关节的内翻应力[32,123,151]。O'Driscoll 等提出一种新的更便于理解的分类方法[123]。这种损伤类似于胫骨平台的内侧面骨折，伴有外侧副韧带损伤(图 42-24)。其损伤机制明显不同于典型的肘关节后侧及后外侧骨折脱位，而多是内翻暴力，因此需要特别的治疗方法。如不接受治疗，肘关节会内翻内后侧旋转不稳定(PMRI)，主要因为冠

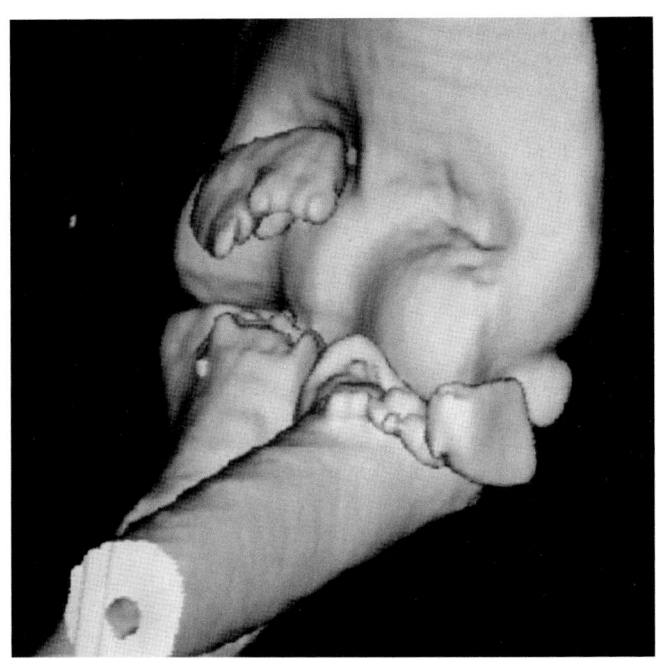

图 42-23 肘关节"恐怖三联症"的三维数字断层摄影重建显示，大冠突碎片保留在冠突窝，尺骨和桡骨近端脱位或半脱位。

突的前内侧压缩性骨折或骨折移位(图 42-25)。Doornberg 等强调了牢固固定的重要性，如果前内侧面骨折块足够大，可用小支撑钢板固定骨折，并且修复外侧副韧带加强固定的牢固度及保护内固定(图 42-26)。 在他们的病例资料中，9 例患者接受可靠的冠突固定后结果 MEPS 评分平均为 97 分（7 例优，2 例良），无肘关节不稳的症状及体征。9 例冠突骨折患者接受了有限的治疗，MEPS 评分平均为 83 分，其中 5 例可，4 例差，9 例中的 7 例有肘关节不稳的表现。

六、冠突的晚期重建

冠突缺损的预后较差，因此冠突的重要性被特别强调。目前普遍认为冠突缺损后肱尺关节将不可避免地向后半脱位，继而导致创伤性关节炎。治疗肘关节冠突晚期缺损没有统一可靠的重建方法。到目前为止，最大宗的治疗数据来源于 Papandrea 等的报道，他们报道了 21 例冠突骨折脱位后肘关节持续不稳定，损伤后重建时间与预后密切相关[128]。总共 21 例患者中的 13 例(62%)接受了客观的评测，其中 9 例中有 5 例接受了重建手术并有良好的恢复效果，都是由经验丰富的肘关节外科医生完成的手术，出现并发症的概率高达 71%。这组数据强调了治疗冠

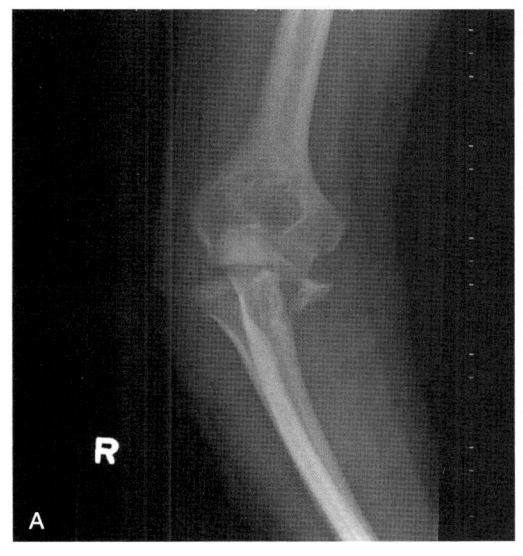 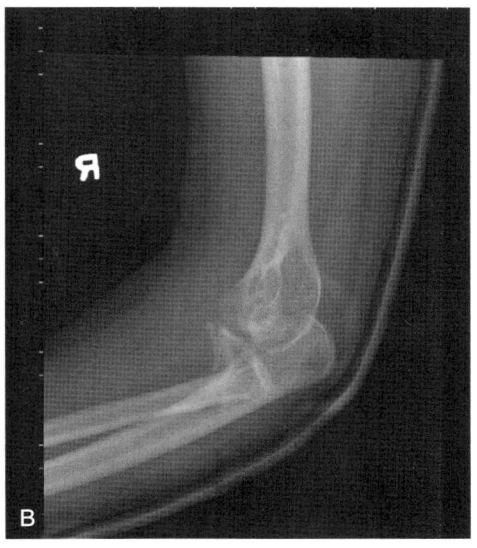

图 42-24　前后位(A)及侧位(B)X 线片示一青年男性患者,肘关节严重的内翻暴力导致的冠突前内侧面骨折,伴有外侧副韧带撕裂,结果是内翻后内侧旋转不稳定(PMRI)。这种明确的冠突损伤类型不同于之前被认识的那些肘关节损伤（如肘关节 "恐怖三联症"）。如同胫骨平台骨折损伤,如果不及时治疗也有类似的较差的预后。

突缺损没有可靠的重建方法，再次证明了一期修复冠突骨折的重要性。

第三节　肘关节"恐怖三联症"

Hotchkiss 用肘关节"恐怖三联症"来描述肘关节脱位、桡骨头骨折和冠突骨折[61]。受损的肘关节倾向于早期复发不稳定、慢性不稳定和创伤性关节炎。尽管很少有单独介绍的报道，但很多包括这种损伤类型损伤的有关肘关节骨折脱位或桡骨头骨折的报道称，其疗效很差。例如，在一篇报道中 13 例患者只有 4 例获得满意的结果。那些切除桡骨头的患者 90%未获得满意的结果[124]。Heim 和他的同事报道了 AO 系统治疗桡骨近端及尺骨复合骨折的经验，发现在 11 例肘关节"恐怖三联症"患者中 8 例早期即出现了的关节不稳的后遗症[58]。Joseffson 报道的 4 例肘关节"恐怖三联症"病例中，切除桡骨头后出现复发性关节脱位[71]。

两项独立的研究完整描述了这种损伤。Ring 回顾了他们机构治疗肘关节脱位伴桡骨头骨折、冠突骨折的治疗，他们对此没有统一的治疗方式，11 例患者中 7 例的 MEPS 评分为差[144]。Pugh 等报道采用一套标准的外科治疗方法，应用在 36 位患者(36 例肘关节)，显著地改良了恢复效果。这套治疗包括冠突骨折的固定，桡骨头骨折的固定或置换，关节囊的修复以及外侧副韧带的修复。对于难治愈的病例，也采用内侧韧带修复或铰链固定[135]。伤后平均随访 34 周，MEPS 评分为 88 分，肘关节屈伸活动度平均 111°，前臂旋转活动度平均 136°。尽管再手术率较高，效果仍满意，36 例中的 34 例肘关节恢复了同向稳定性。同其他治疗

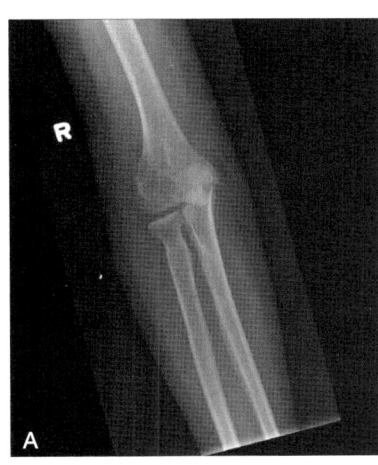 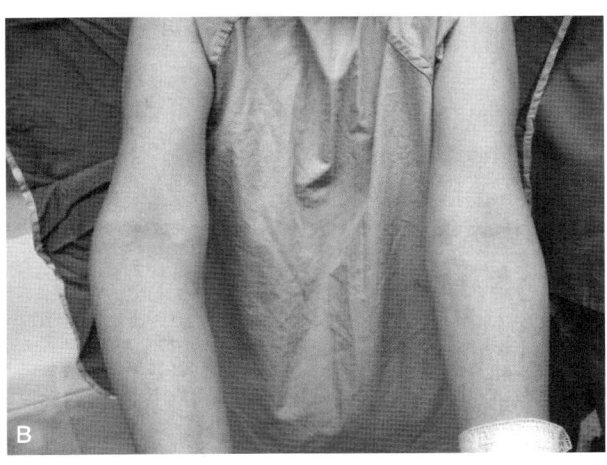

图 42-25　前后位(A)X 线片及临床资料照片(B)示一中年女性患者，摔伤后右肘关节疼痛，僵硬 1 年。她的肱骨远端残留半脱位，这是由未查出的冠突前内侧面压缩性骨折导致的缺损所致。临床征象示严重的肘内翻畸形。治疗这种凹陷性关节内的畸形愈合，修复非常困难，因此强调早期诊断治疗的重要性。

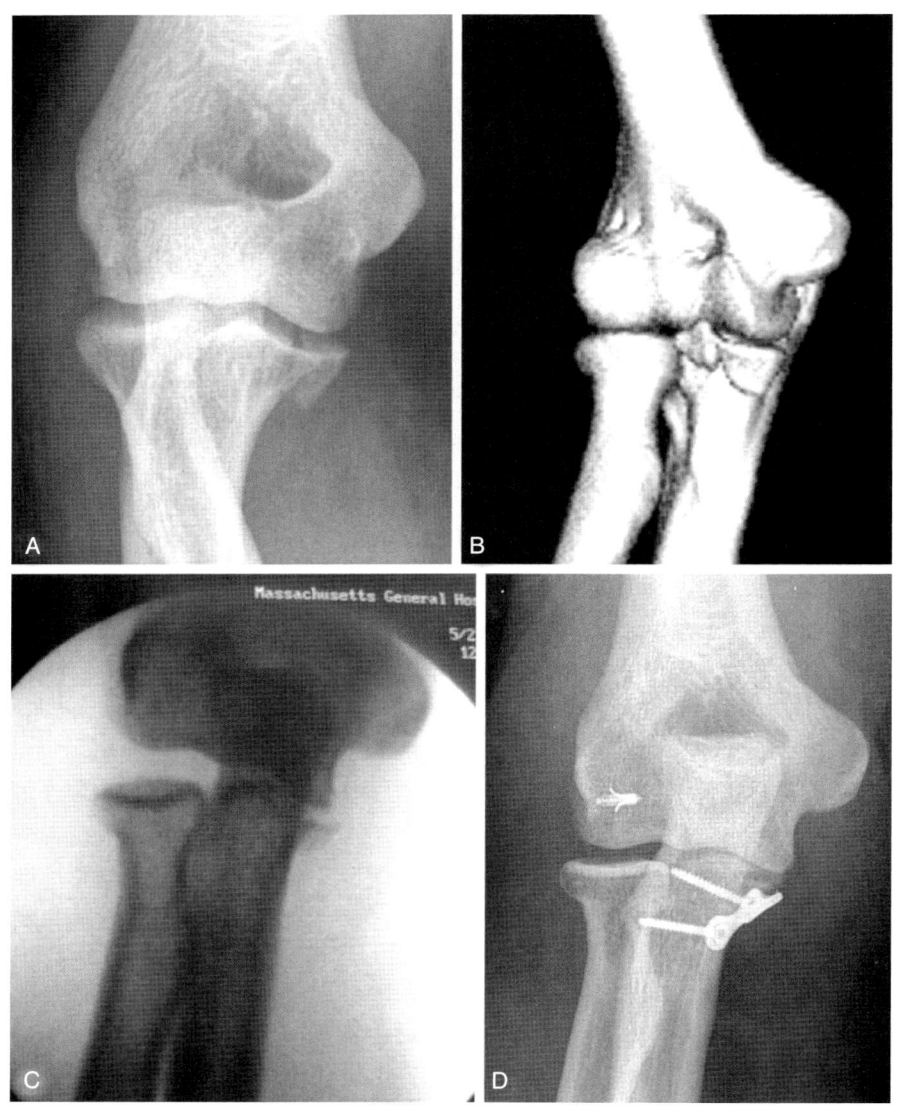

图 42-26　(A)前后位 X 线片示冠突前内侧面骨折移位。(B)CT 示畸形情况。(C) 术中应力位像证实外侧副韧带的不完整。(D)这种损伤(内翻后内侧旋转不稳定) 的成功治疗应该是掀起塌陷的冠突骨折块,并予以支撑固定,同时修复外侧副韧带。(Copyright and Courtesy of Dr. David Ring, Massachusetts General Hospiatal,Boston, Massachusetts.)

技术比较,这项治疗结果代表了新的改良标准。

　　这种损伤的治疗方法是直接对损伤的每一部分进行顺序修复(图 42-27A~C)。禁忌桡骨头单独切除,优先选择桡骨头重建或假体置换。基本上有三种用于复位和固定冠突骨折的方法。如果碎片太小而不能实行内固定,可用不能吸收的"套索"绕过骨折碎片的顶和关节囊前侧,穿过在尺骨上打好的孔进行缝合绑紧后,再对关节囊前侧和冠突进行固定,这样可增加稳定性。尽管在过去这是常规治疗方法, 但根据 Beingessner 等人最近的一项尸体标本生物力学实验报道,Ⅰ型冠突骨折缝合修复术后肘关节的稳定性并没有改善[10]。第二,如果碎片足够大,可以用螺钉固定,从尺骨的后面插入空心螺钉,从关节的内侧在直视下固定骨折。这种固定常常通过有限暴露从外侧关节切开,尤其是在桡骨头切除后(在桡骨头置换之前)。第三,如果这种方法太困难,骨折可以直接从前外侧入路显露,这在内侧软组织结构(内侧副韧带、屈肌-旋前肌复合体)破坏时很方便,而在这些损伤中经常会出现内侧软组织结构破坏。这种情况在冠突前内侧面骨折时表现得更明显, 这种骨折是由于内翻暴力所致[32,123,151]。同外侧结构一样,手术过程中破坏的任何软组织结构都应尽力修复。

　　在冠突和桡骨头固定后,外侧副韧带复合体(一般是从外上髁撕脱下来的)用缝合线锚定在打孔的尺骨上(图 42-28)。在不稳定性肘关节骨折脱位中,外侧韧带复合体的损伤普遍存在。最近的一项病理解剖学研究中详细描述了这种软组织损伤[101]。这种损伤最常见的部位是软组织自肱骨远端的起点处袖状撕脱,在

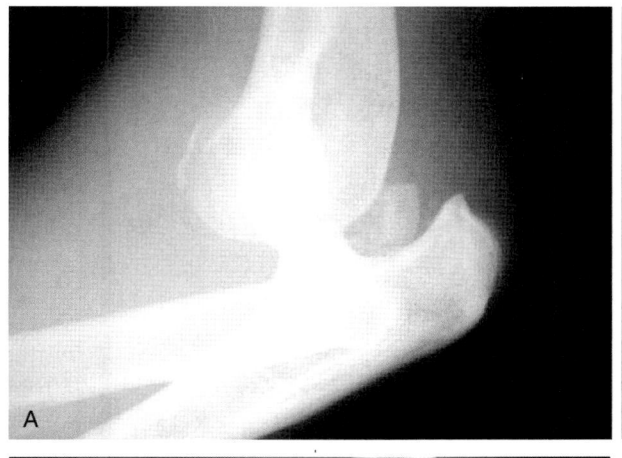
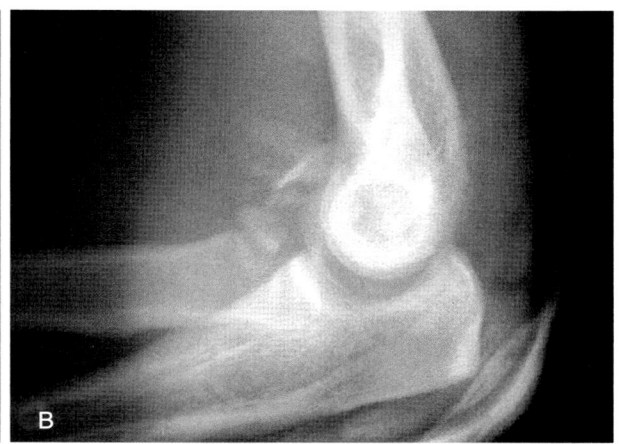
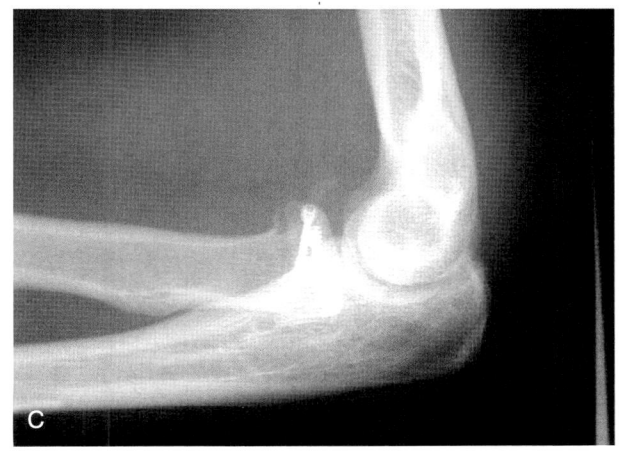

图 42-27 (A)肘关节的严重三联伤侧位 X 线片,包括肘关节脱位、桡骨头骨折和冠突骨折。(B)闭合复位后,桡骨头没有完全复位,肱尺关节间隙增大,冠突碎片未恢复原位。(C)这些损伤经闭合复位后不稳定,因为有限的软组织或骨性限制向后转移。

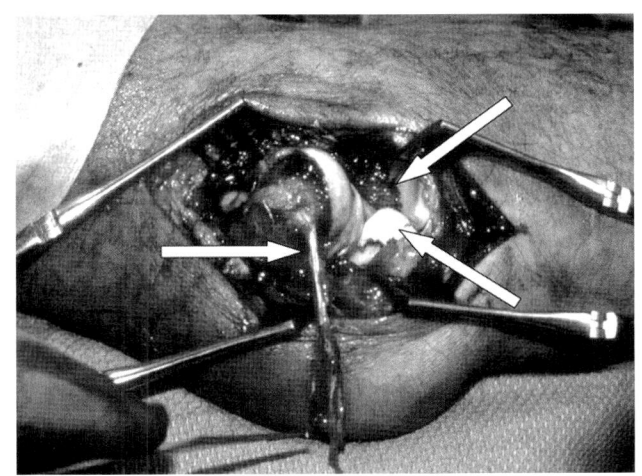

图 42-28 遭受"恐怖三联症"的患者,肘部外侧切口后的术中照片。注意外侧广泛软组织损伤,外侧副韧带和后外侧关节囊损伤(左箭头所示)。冠突尖骨折并楔入关节而阻止复位(右下箭头所示),而且有桡骨头骨折(右上箭头所示)。

肱骨远端外侧柱的后外侧面上有一个典型的"裸点",另外一种较常见的类型是肱骨外上髁的撕脱骨折、韧带撕裂,少见的是尺侧面的病理损伤(图 42-29)。第二种外侧稳定结构是伸肌总腱的起点,2/3 的不稳定肘关节骨折脱位中都有伸肌总腱的撕裂。这些发现非常有意义:(1)手术过程中,要努力修复因损伤而导致的那些软组织的缺损,而不是手术破坏,造成更多的软组织损伤。(2)要恢复关节稳定,固定骨折的同时必须修复这些结构。通常用锚钉把撕脱的外侧副韧带固定在肱骨远端,或把外侧副韧带缝在起点的骨头上。另外,用结实的不可吸收缝线穿过预先在肱骨远端或尺骨上钻的眼,重建韧带后能立即加强修复力量。

第四节 鹰嘴骨折

鹰嘴是尺骨近侧的关节成分,和冠突共同构成 C 形大切迹。大切迹和肱骨远端的滑车构成关节。这个关节提供了肘关节屈伸运动,其内在结构增加了肘关

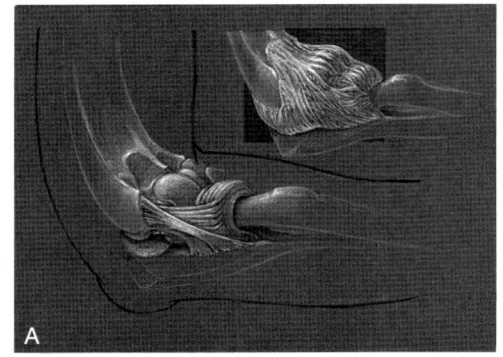

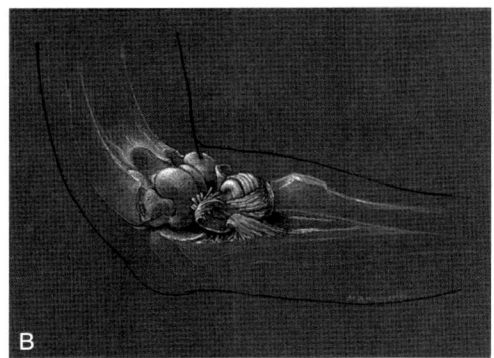

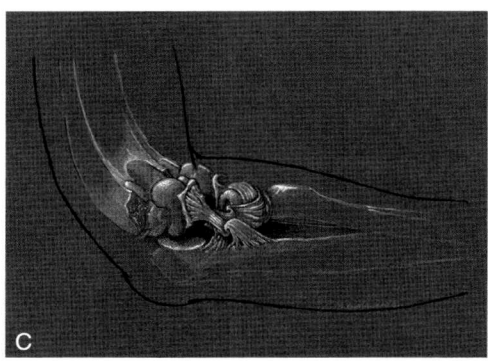

图 42-29 （A）外侧韧带复合体示意图。(B)可见不稳定性肘关节骨折脱位典型损伤,外侧副韧带自肱骨远端的起点处撕脱,在肱骨远端外侧柱的后外侧面上有一个典型的"裸点"。(C)另外,可有部分外上髁的撕脱。

节的稳定性。肱三头肌肌腱附着于鹰嘴上,内外侧伸肌附着于尺骨近端的骨膜上,也就是前臂筋膜的近侧部分。尺神经在肱骨远端的内上髁下面穿过尺神经沟,沿鹰嘴的内侧面下行,在两个尺侧腕伸肌头间进入前臂掌侧。

鹰嘴位于皮下,容易受到直接损伤。骨折的类型因受伤机制不同而不同,包括直接暴力打击、在肘屈曲手外伸时跌倒或高能量损伤(常伴桡骨头骨折或肘关节脱位)[153,165,184]。

尽管血管神经损伤少见,但也可发生,通过仔细

查体还是不难发现的, 尤其是邻近的尺神经损伤。Ishigaki 等人检查了 18 例鹰嘴骨折患者, 从而确定其中 4 例尺神经瘫痪者是否有些共同的特点[63]。他们发现之前有尺神经退行性改变, 或复位不良骨折块累及尺神经管的病例, 术后尺神经有病理改变的风险。在高危群体中,如狭窄的解剖空间受累及,都会导致不良后果。他们强调精确复位以维持尺神经管边界的重要性。

鹰嘴损伤是关节内骨折,这种情况下常表现为肿胀、疼痛和渗出。骨折本身也许可以触到。为精确确定骨折平面、骨折碎片的数目和关节破坏程度,需要摄标准侧位 X 线片。如果患者表现有伴随损伤或桡骨头移位,桡骨头像有助于了解损伤情况。

鹰嘴骨折的分类方法较多,但变化不大。骨折类型是决定最佳治疗方案的最重要因素。尽管从传统上看,手术治疗是所有鹰嘴骨折的一种治疗方式,但不同骨折的机制特点不一样,不能简单地用同一种方法治疗的趋势越来越明显。

Colton[26]把鹰嘴骨折分为两大类:无移位骨折(I 型)和移位骨折(II 型)。 I 型无移位骨折定义为分离小于 2mm,肘关节屈曲到 90°时移位无增加,患者可以克服重力伸展肘关节(图 42-30)。Colton 把 II 型骨折进一步分为 II A 型,撕脱性骨折; II B 型,斜行和横行骨折; II C 型,粉碎型; II D 型,骨折脱位型。

Schatzker[154]介绍了骨折的生物力学要求,特别是在放置内固定物方面。他把横行骨折(发生在滑车切迹的最深点)分为简单(两部分)或复杂(涉及关节面粉碎或凹陷)两型。有分离的骨折类型包括斜行骨折,从滑车切迹中点向远侧延伸。这些骨折单纯用张力带固定后不稳定。他的最后一类包括粉碎性骨折,其中可以包括:(1)冠突尖骨折;(2)骨折延伸超过滑车切迹中点;(3)桡骨头骨折或脱位(图 42-31)。

鹰嘴骨折的治疗目标应包括以下几个客观标准[17]:关节恢复,伸肌运动力量的保留,稳定,避免可能发生的并发症引起的僵硬和运动受限。无移位骨折(尽管不常见) 通过用长臂夹板或管型石膏在肘关节屈曲 90°时制动 4 周就可以有效治疗。在 7~10 天时应拍摄X 线片以确定骨折没有发生移位。

一、移位骨折

治疗建议

移位骨折需要手术治疗。鹰嘴近侧部分的撕脱骨

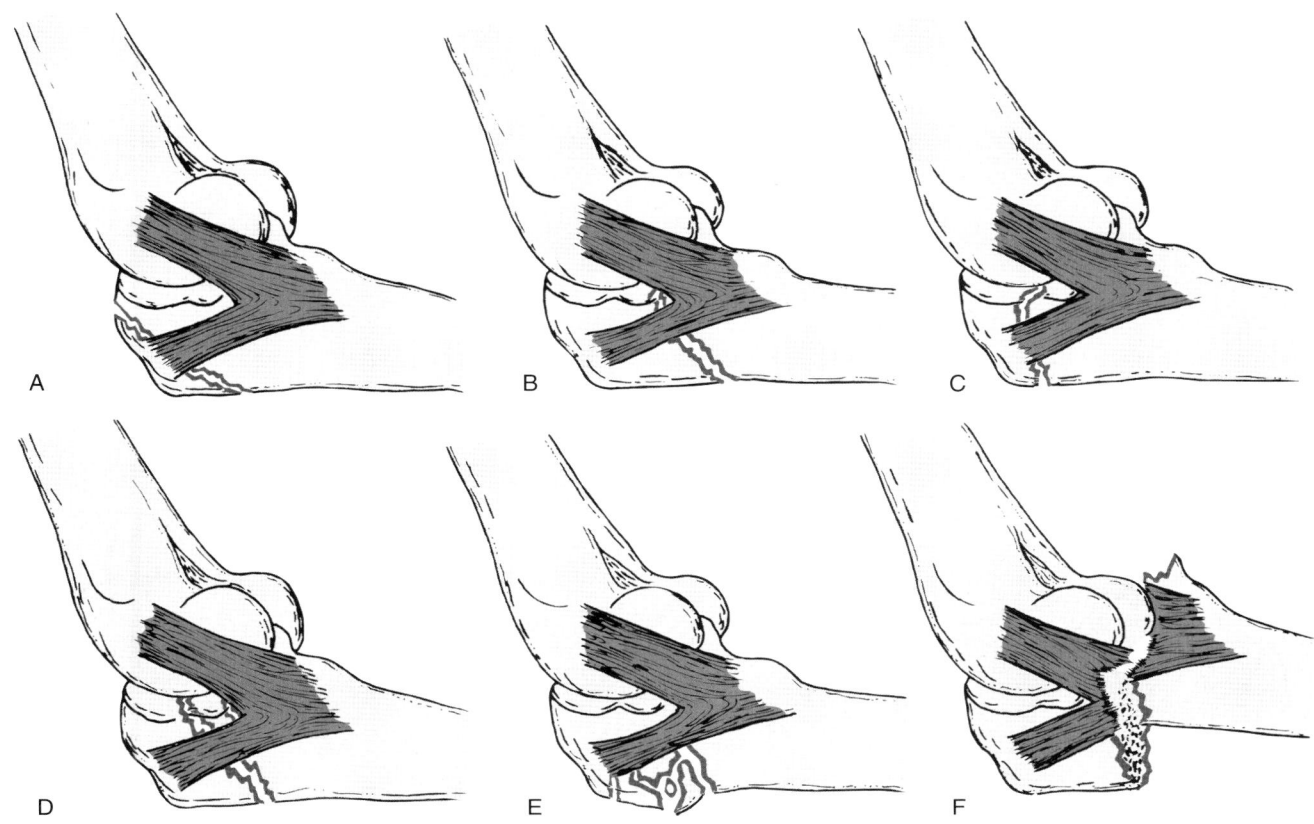

图 42-30　鹰嘴骨折的 Colton 分类。(A)撕脱性骨折。(B)斜行骨折。(C)横行骨折。(D)斜行伴粉碎性骨折。(E)粉碎性骨折。(F)骨折脱位型。

折,尽管实际上是关节外骨折,也应该手术治疗,因为这种骨折破坏了肱三头肌的附着。这种骨折在老年人中更常见,手术治疗包括用结实的、不可吸收缝线通过打孔把肱三头肌缝回尺骨近端[148,179]。用张力带加强修复效果。

　　有移位的关节内鹰嘴骨折的治疗方法有两种:切开复位内固定或碎片清除,以及肱三头肌重建。回顾鹰嘴骨折的治疗历史,就可以很清晰地理解这些不同方法的进展。建议手术是因为制动后结果总是很差,最初建议在肘关节伸直位固定,这会影响运动功能。这种方法后来改为屈曲位制动,这又会导致骨碎片移位和伸肌功能减弱[31]。从 1883 年的 Lister 开始,有创新精神的外科医生开始用各种不同的方法和材料来牢固固定鹰嘴,以允许进行功能活动和避免发生移位[86,94,117,177,183,188]。尽管曾经应用过很多方法,但没有发现哪一种方法疗效最满意。内固定的不足使医生们考虑了清除骨折碎片和肱三头肌止点重建的手术方法[34]。这种方法被 McKeever 和 Buck[104]推荐,并被一些作者接受,发现特别适用于老年患者[2,44,148]。

　　在决定使用哪一种方法治疗移位的鹰嘴骨折时,Schatzker 的分类系统对此有很大帮助。尽管有一些作者非常支持切除鹰嘴,但在下列骨折情况下切除鹰嘴是不明智的,包括:骨折伴有肘关节不稳定、冠突撕脱,粉碎性骨折部分向鹰嘴远侧面延伸,以及发生在对功能要求较高的年轻患者。An 和同事们[6]在一个生物力学模型中,证实了鹰嘴的重要稳定功能,并指出鹰嘴的近侧部分在关节限制上起的作用比通常认为的要大。

二、横行骨折

治疗建议

　　横行骨折,无论单纯型还是涉及关节面的粉碎或压陷型,都可以用强劲的机械张力带固定技术来修复。这种技术是在尺骨中轴背侧上应用钢丝环扎。在这种情况下,骨折处的牵拉力量转变为加压力量。用两根克氏针作为内固定夹板以抵消旋转和成角移位力。克氏针平行放置,从上后向下前方向延伸,并抓住骨折线远

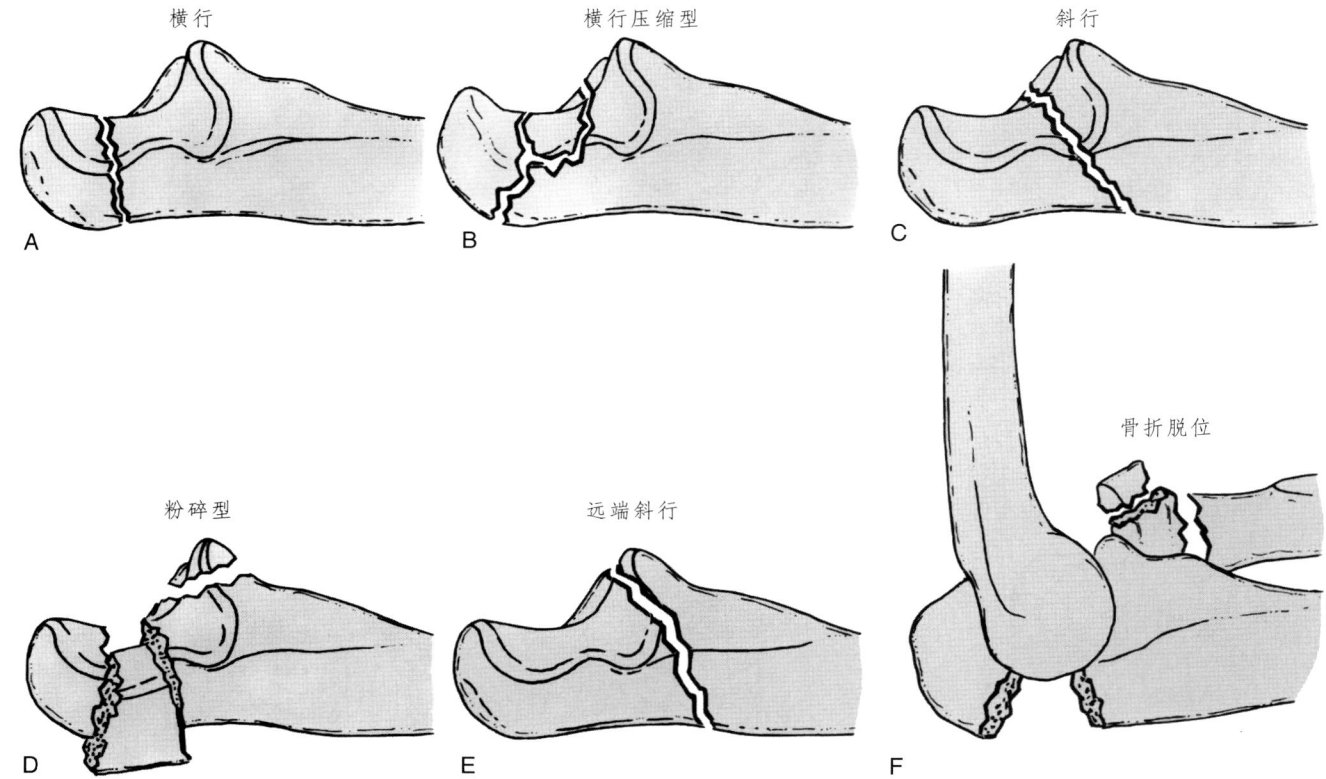

图 42-31 鹰嘴骨折的 Schatzker 分类系统。(A)横行骨折。(B)横行压缩性骨折。(C)斜行骨折。(D)粉碎性骨折。(E)远端斜行骨折。(F)骨折脱位。

端的尺骨皮质(图 42-32)。这种方法可以克服一些已报道过的困难,如克氏针脱出、导致不便和活动受限。环状钢丝的应用是这种方法奏效的基础[68,90,118]。用 2.0mm 钻头在从尺骨背侧向中轴钻一孔,至少要距离骨折点 2.5~3.0cm,把张力带从孔中穿过。作为准则,钢丝从骨折处跨过的距离至少要等于从骨折到鹰嘴尖的距离。张力带从肱三头肌肌腱深处通过,并套在两根平行的嵌入到远端皮质的克氏针上(图 42-32)。在肘关节伸位时小心地拉紧张力带。这种方法导致骨折在关节面轻微的过度复位,在肘关节主动伸展后消失。

伴有关节面有压陷的横行骨折应该把关节面掀起,如果需要,使用拉力螺钉。有时,需要松质骨植骨以协助关节的修复。需要的松质骨可以很容易从肱骨远端的外上髁区域获取。张力带可以有效保护关节掀起的部分,并且允许在术后早期主动功能锻炼(图 42-33)。

如果可能,斜行骨折应该用拉力螺钉穿过骨折线。这种加压螺钉通过克服张力带或背侧钢板引发的旋转力或分离力可以起到中立作用(图 42-34)。

有移位的粉碎骨折延伸到冠突在所有用内固定治疗鹰嘴骨折中是最困难的。有时,作为高能量损伤的结果,这类骨折常出现肘关节不稳定。因为是粉碎性骨折,张力带技术对这类骨折效果不太好。

典型的此类骨折包括一个三角形的冠突碎片,这个碎片对骨折恢复后的稳定很重要。通过显露主要的骨折线并用加压螺钉固定骨折碎片是较明智的选择。一旦这个碎片被固定,鹰嘴骨折的主要部分就修复了(图 42-35)。必要时在背侧面用钢板固定。3.5mm 动力加压重建钢板或 1/3 管状钢板,可以预弯以适合鹰嘴尖近侧周围形状。McKee 和同事们回顾了在上肢用有限接触动力加压(LCDC)钢板的结果,显示了这种设计在这种骨折中的优势[102]。LCDC 钢板窄小的截面和预弯能力是尺骨近端的理想选择,并且不会降低强度,需要加压时也可以应用加压孔(图 42-36)。松质骨内的螺钉会增强钢板近侧部分的支持力,因为他们可以从两个不同的方向拧入。目前,专为尺骨近端设计的复合加压预弯钢板已经上市,这种钢板横截面窄小,是这个领域传统钢板的一个有效补充。

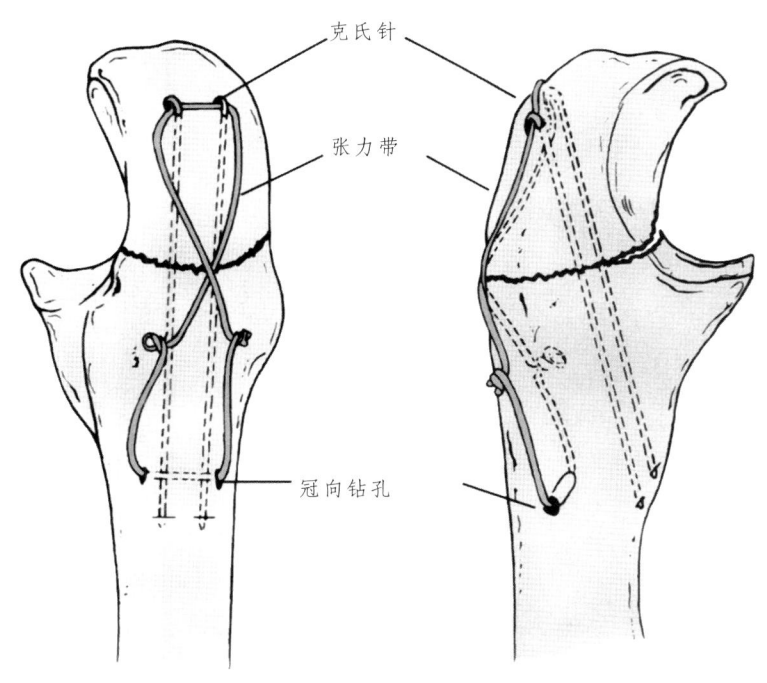

克氏针

张力带

冠向钻孔

图 42-32　鹰嘴横行骨折最佳治疗方法是张力带技术。注意克氏针平行,从背侧近部向前侧远部,到达前侧皮质。这样应用可以防止克氏针的移位。

应该应用松质骨植骨以帮助重建关节,并填充钢板对侧面的皮质缺损(图 42-37)。在鹰嘴骨折特别是处理老年粉碎性骨折时,维持牢固固定比较困难,使得一些人继续提倡鹰嘴切除和肱三头肌止点重建[28,44]。在要求不高的肘关节,这种方法证明是有效的,假使稳定的情况下,甚至可以切除鹰嘴的 2/3(图 42-38)。Gartsman 和同事们[44]通过功能和力学强度的评价研究显示,肘关节在鹰嘴骨折行切除和肱三头肌再连接后与内固定后的力量相等。然而,经过这两种操作后,力量比对侧未受损伤的肘关节显著减弱。可是在 Gartsman 和同事们的报道中,内固定方法不统一并且关节被制动,因此患者术后的功能锻炼被推迟了。另外,无论鹰嘴切除后是否行肱三头肌止点重建,其功能都与恰当地实施内固定联合早期术后康复训练后的功能一样有效。

三、并发症

鹰嘴骨折的特殊并发症包括肘关节屈伸功能的丧失、畸形愈合、骨不连和创伤性关节炎。虽然鹰嘴骨折并不是肘关节伸展功能障碍的主要原因,但这种并发症在肘关节损伤中并不少见[36]。

复位不良是不多见的并发症,多为误诊的结果,如在 Monteggia 损伤伴近侧尺骨骨折时错误地诊断为单纯鹰嘴骨折。在这种情况下,张力带在骨折处不能抵抗成角的力量,同时常发生移位[76]。改为背侧应用钢板治疗通常能获得满意效果。

有关鹰嘴骨折有过很多的报道,不过这种并发症也不常见。有时,在背侧应用钢板以替代张力带,治疗大多很成功。

创伤后关节炎是一个棘手的问题,因为滑车鹰嘴关节在肘关节内在稳定性上所起作用很大。幸而这种并发症并不多见。

第五节　肘关节脱位

肘关节脱位占全部脱位的 20%,仅次于肩关节和指间关节脱位。肘关节脱位多见于年轻人,发病的高峰期为 5~25 岁。常伴有关节囊的破坏和韧带损伤,合并的损伤包括:骨折如桡骨头或颈骨折(见"桡骨头骨折"),肱骨小头骨折,尺骨冠突骨折[139,159],以及在年轻人中的内外侧上髁的撕脱。相关软组织损伤涉及血管[85,87,166]或神经损伤[42,93,133,160,164],后者常为正中或尺神经拉伤。

尽管在临床上肘关节脱位多能诊断正确,但肿胀常常会模糊肘关节的骨性标志(图 42-39)。因为必须要考虑到肱骨髁上及相关骨折,所以行 X 线检查是十分必要的。

X 线片表现可以确定脱位的类型。尺桡骨双脱位

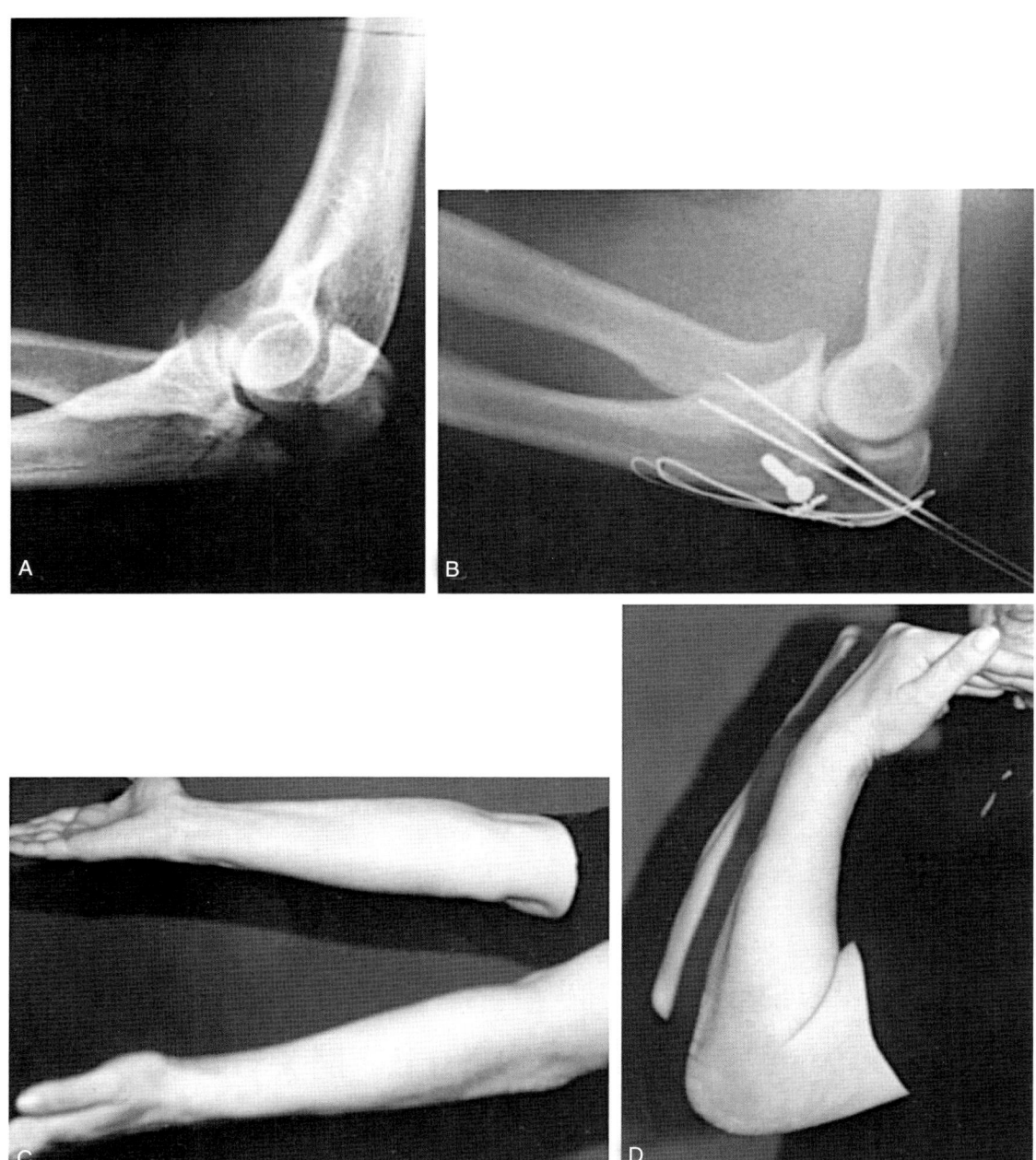

图 42-33 38 岁女性,压缩性横行鹰嘴骨折。(A)侧位 X 线片显示压缩的横行鹰嘴骨折。(B)在挺起大骨折碎片后,打入拉力螺钉固定碎片。用双钢丝张力带确保粉碎的尺骨背侧皮质骨牢固。缠绕张力带之前注意克氏针斜行位置。(C,D)伤后 3 周内即恢复了全部伸屈功能。

是最常见的类型,对于肱骨远端可以是后向、内向、外向或前向脱位。桡骨和尺骨也可以向不同的方向脱位。桡骨或尺骨单独脱位也有过报道,但是很罕见(图 42-40)。

在所有肘关节脱位中,后向或后外向脱位占 80% 以上[79,85,146]。这种损伤的机制有两种。过伸理论认为,在肘关节伸直位时暴力作用于手上[56,84],这将使鹰嘴撞在鹰嘴窝上,应力的继续作用将尺骨和桡骨撬离开被韧带固定的原位。肱肌可能会被撕裂,肘关节脱位或半脱位时产生的剪切力导致冠突骨折。连续的伸展力量导致关节囊和韧带与外上髁的连接断裂,而且在一些病例中,外展力可导致桡骨头或肱骨小头的损伤[101]。

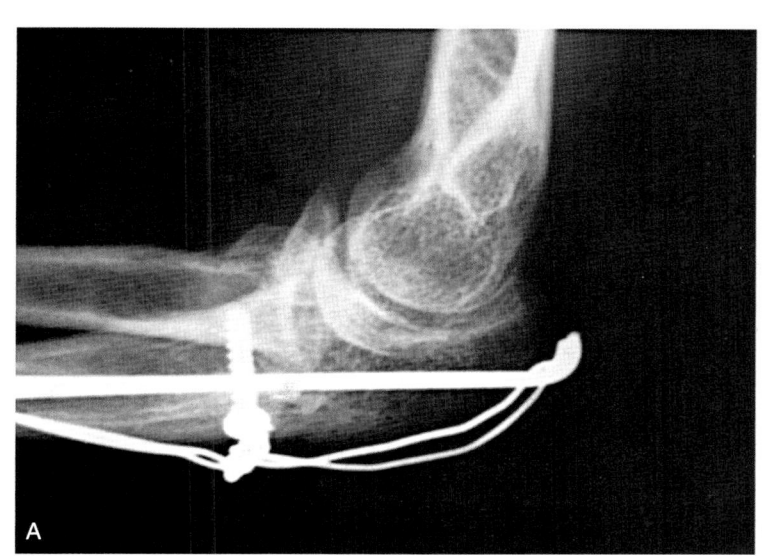
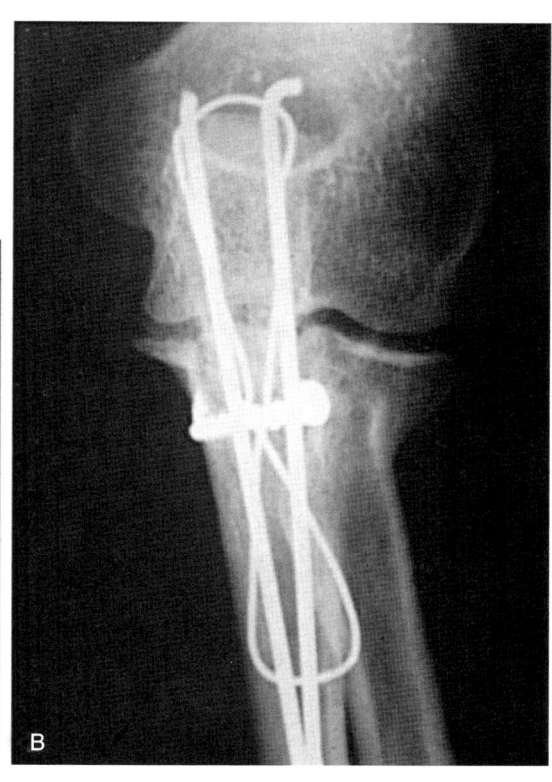

图 42-34 (A,B)鹰嘴斜行骨折,以拉力螺钉、张力带和两根克氏针固定。

第二种理论认为,脱位发生于肘关节微屈时受到轴向暴力[129]。桡侧副韧带和外侧关节囊撕裂,引起前臂在肱骨上向前脱位。

无论哪一种机制,在后向或后外向肘关节脱位时,肱骨远端都会牵拉关节囊前部和肱肌,前臂最后的位置一定程度上取决于暴力的方向。标准的前向或外向脱位极罕见,常为暴力撕脱或牵拉力量所致(如在工业事故中发生的损伤)。在前向脱位中,可能导致软组织严重损伤,因为这可能是暴力打击鹰嘴的结果。这种情况也见于多向的脱位,如桡骨从尺骨上移位,尺桡骨从肱骨上脱位。

一、治疗

任何肘关节脱位的治疗目标都是尽快恢复关节的对位和尽可能减少损伤。复位之前,必须仔细评估神经血管并记录任何感觉或运动缺损。尽管肘关节常常可以在不用任何麻醉的情况下复位,但最好还是在局麻或全麻下复位,以减轻复位所需的拉力。

常见的后向脱位曾介绍过几种复位方法[82,84,107,120,131]。大概最常用的方法是,缓缓牵拉前臂,同时向相反方向牵拉上臂。随后缓慢屈前臂,矫正剩余的肘关节内侧或外侧移位。复位通常可通过触摸感知,有时可听到"咔哒"声。用力过度会起反作用,也应该小心避免过伸,以减少肱肌的附加损伤。经处理后必须摄侧位和前后位 X 线片,以确定复位是否准确。肘关节应该完全屈伸以确保没有阻挡存在,并记录下运动平面上存在的不稳定。另外,肘关节在完全伸直位和适度屈曲位易遭受内翻和外翻压力。对于更不常见的内向或外向脱位,需要持续牵引和反向牵拉。旋转前臂也能协助移位恢复(图 42-41)。

关节脱位伴有微型骨折或急性内外上髁的撕脱骨折很常见。近期的研究中,Kobayashi 和同事们检查了有这种损伤的 12 例患者(一半伴有脱位,一半伴有半脱位)。尽管是回顾性研究,8 例用单纯的闭合复位,平均在 3 周时活动,治疗效果和 4 例手术修复的治疗效果差不多[81]。这表明,相关的撕脱性骨折对治疗的影响不大。如果完成同轴闭合复位,应该早期活动并延迟手术修复。

二、复位后处理

肘关节屈至 90°,用衬垫夹板固定。必须留下足

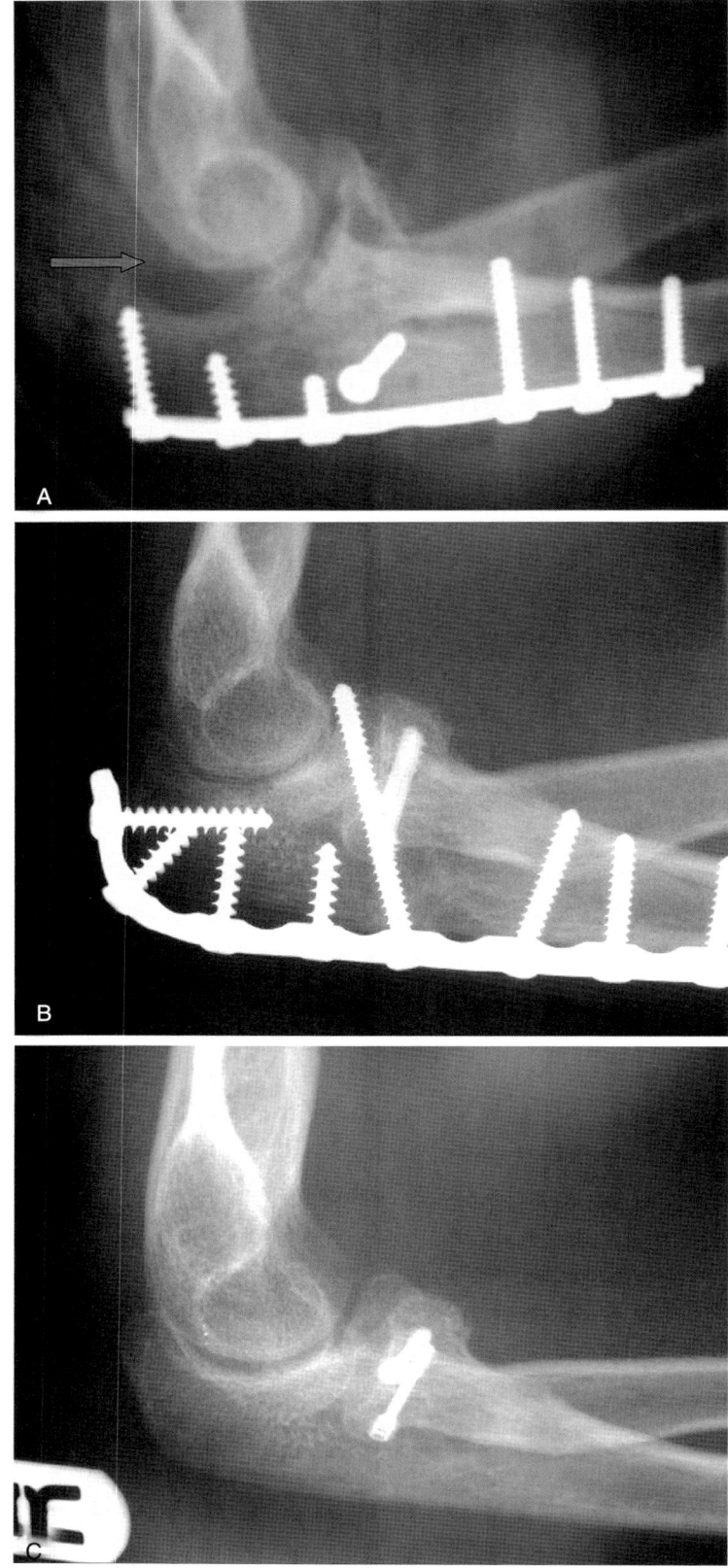

图 42-35 (A)尺骨近侧复杂骨折的侧位 X 线片,其冠突碎片还未修复;肘关节后向半脱位。(B)用螺钉直接拧入冠突碎片固定,并修复未被识别的桡骨头骨折后。(C)直接切除后的最后结果显示关节同中心复位。

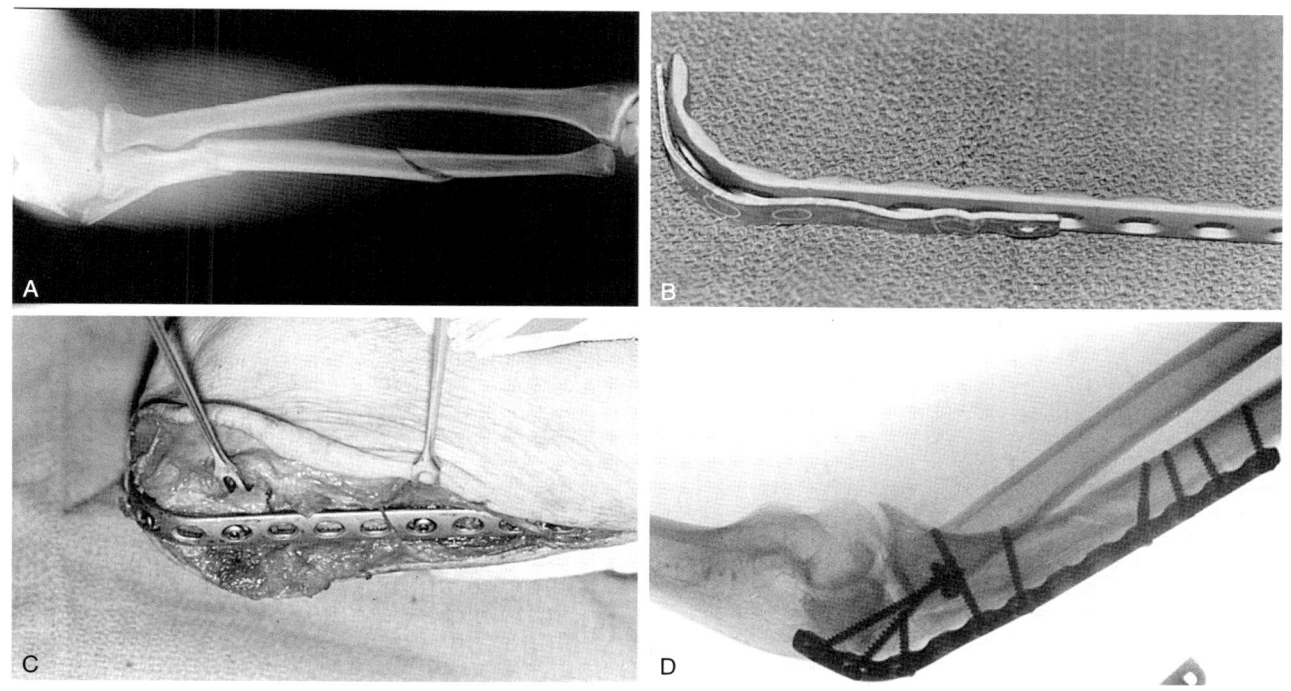

图 42-36 (A)28 岁男性,在汽车事故中造成的鹰嘴粉碎性骨折伴尺骨干骨折。(B)术中把有限接触动力加压(LCDC)钢板加工成模型。钢板螺丝孔和孔之间的轮廓很平坦,因此提供了没有棱角的平坦界面。(C)术中照片显示钢板应用于尺骨近端。(D)术后 X 线片显示 LCDC 钢板包绕于尺骨近端。

够的空隙观测手和腕部的神经血管状态。如果出现血管或神经功能缺损的症状或体征,应该立即在床边测量前臂筋膜室内压力(见第 12 章),并用数字袖带阻抗体积描记法或正规动脉造影术在床边记录动脉血流。

在复位稳定的情况下,只需要制动 7~10 天,随后即可以去除夹板进行主动活动。对于复位后在手术室内给予外力有复发脱位倾向的,持续制动 2~3 周是明智的选择。复位后 3~5 天内需要摄 X 线片,以确定关节保持在适当位置[74]。制动超过 3 周后就会产生明显

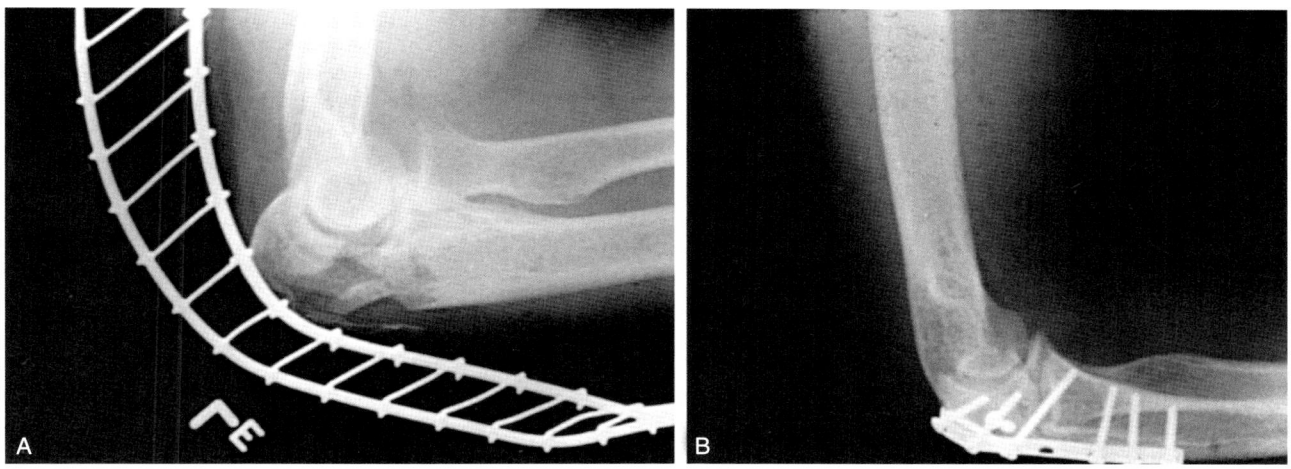

图 42-37 55 岁,女性,从 10 英尺(约 3 米)高的梯子上摔下,左肘直接着地。(A)侧位 X 线片显示鹰嘴广泛粉碎性骨折,并延伸至半圆形切迹的远侧面。(B)把骨碎片小心地放回原位并用拉力螺钉固定后,用 3.5mm1/3 管形钢板包绕鹰嘴。注意钢板与鹰嘴的近侧表面形状相符合,螺钉以不同的角度直接打入。

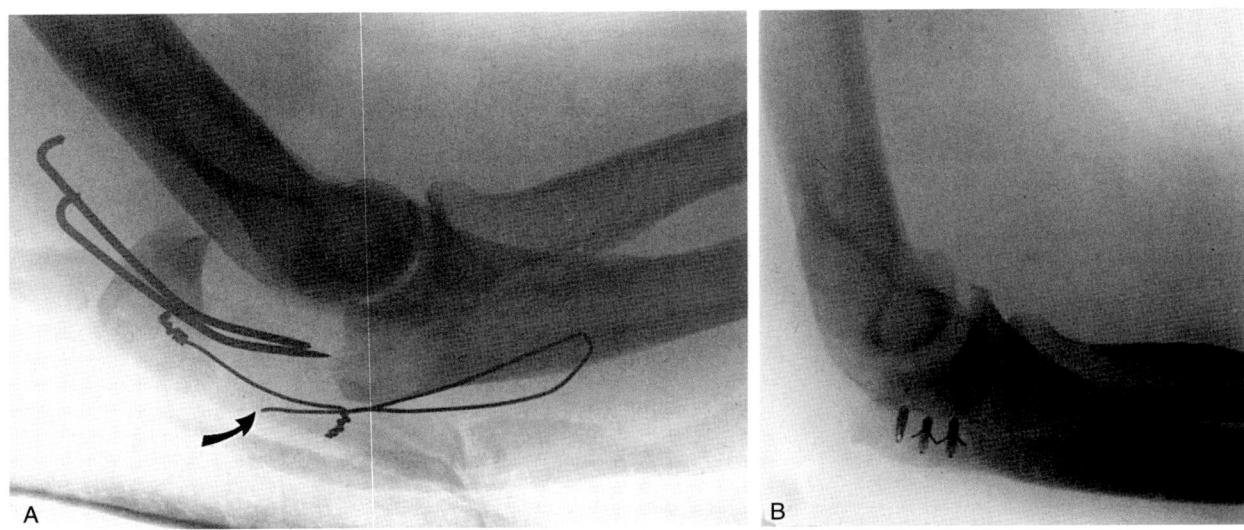

图 42-38 (A)58 岁,糖尿病患者,依从性差,鹰嘴骨折固定失败。侧位 X 线片显示环形钢丝断裂(箭头所示)和克氏针脱出。(B)切除鹰嘴碎片,用锚把肱三头肌连接在骨上。肘关节的稳定性未受影响。

的不利效果,特别是遗留下运动缺失和肘关节屈曲挛缩[71,72]。

单纯肘关节脱位(无骨折)很少行切开复位。事实上,Josefsson 和同事们的前瞻性研究显示,手术复位和非手术复位对单纯肘关节脱位的恢复结果无明显差别[74]。然而,手术治疗可以显示软组织的损伤范围。甚至在单纯的脱位中几乎所有病例都有内侧副韧带完全破坏[26,33,65,88],大部分病例有外侧副韧带破坏。另外,前侧关节囊和肱肌的广泛损伤也很常见。虽然如此,大部分单纯的肘关节脱位一旦复位,都很

稳定。这一发现支持 Morrey 和同事们[112,115]的生物机制研究结果:肘关节的稳定 50%由相互适合的滑车和鹰嘴提供。

许多调查显示,单纯肘关节脱位经复位后可获得良好的长期效果[72,73,74,85,106,120,135]。Josefsson 和同事们[72]回顾了 52 例平均损伤 24 年后的患者,发现超过 50%的患者没有残留症状。尽管 19 例患者有一些运动缺失,但没有关于不稳定的主诉;尽管 76%的患者关节周围有钙化,但是随后的 X 线片显示大部分没有关节间隙的减小。

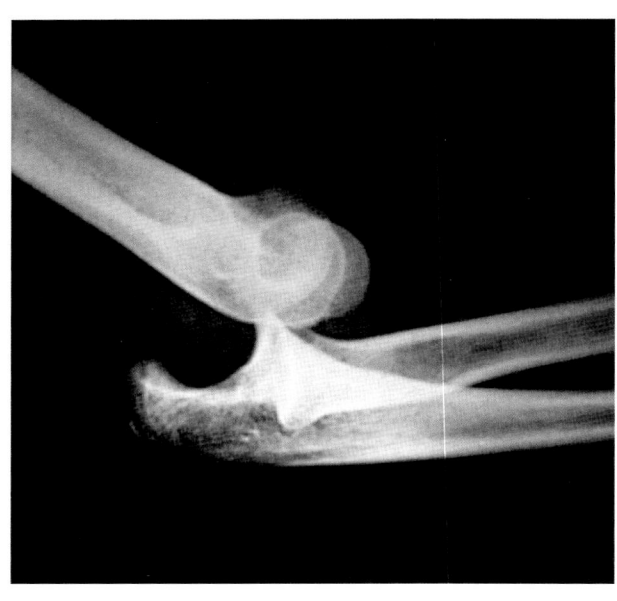

图 42-39 26 岁,女性,怀孕 6 个月,手臂外伸位摔倒。因为怀孕,损伤当时未拍 X 线片。因左肘关节持续性疼痛和肿胀,在损伤后一周就医。X 线片显示肘关节完全后外向脱位,脱位已经持续一周。

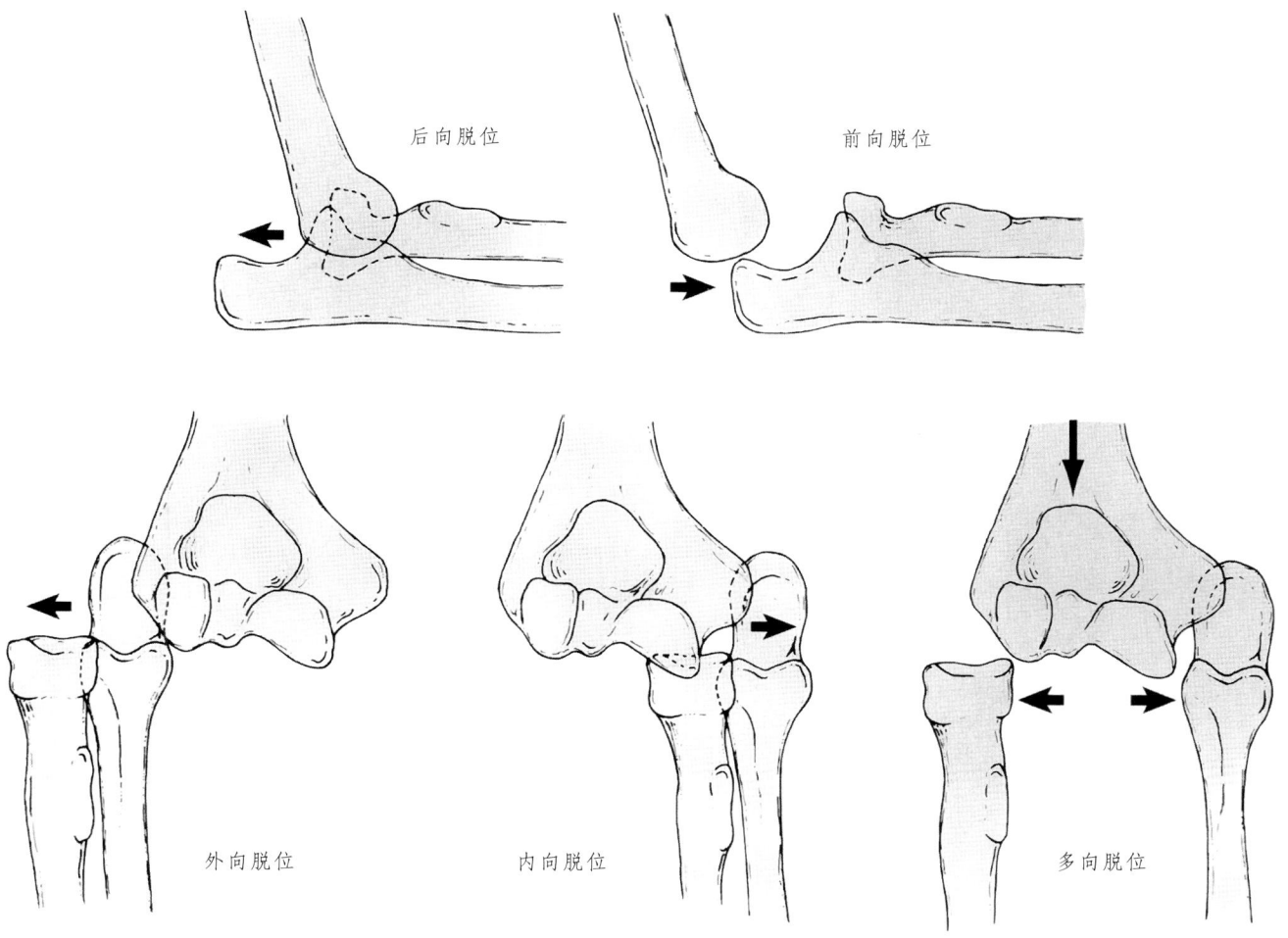

后向脱位　　前向脱位

外向脱位　　内向脱位　　多向脱位

图 42-40　肘关节脱位以前臂骨的方向来定义。

伴有桡骨头、鹰嘴或冠突突起骨折的肘关节脱位常不能获得良好效果。有 5%~10% 的肘关节脱位伴有桡骨头骨折[84]，这些骨折多比单纯桡骨头骨折恢复效果差[1,27,70,110,174]。作为一项通常原则，当脱位尤其是骨折导致关节不稳定时，应该实施固定以增强轴向复位并有利于早期活动[124,142]（图 42-42）。并发症包括运动缺失、创伤性关节炎、不稳定和尺神经炎。在一些研究中还提到骨化性肌炎[174]。当碰到桡骨头骨折伴肱尺关节脱位时，应该通过切开复位内固定或用金属假体置换来保留桡骨头。在手术室切除桡骨头后，如果不能保留桡骨头而且在外翻力下明显不稳定的话，建议内侧切口修复内侧副韧带。

肘关节脱位伴鹰嘴骨折是特别复杂的损伤，多为高能量创伤伴广泛软组织损伤的结果。在这种情况下，很容易发生肌炎。对任何复杂关节内骨折，治疗的目标应该是关节重建和早期活动。尽管在需要重建软组织

时，这些目标常常不能实施（图 42-43）。另外，鹰嘴骨折常伴桡骨小头后向脱位，手术治疗这类脱位也很有挑战性（见第 41 章的"前臂后向 Monteggia 损伤"）。

肘关节内向、外向、多向和单纯桡骨头脱位不太常见。在临床上，肘关节若有变形，尽管上臂和前臂长度正常，也应该高度怀疑内向或外向肘关节脱位[134]。X线片显示肱骨远端从正常的关节大 C 型切迹中完全暴露出来。复位方法上文已经描述过（见"肘关节脱位的治疗"）。

多向脱位特别少见，多与暴力创伤相关。在这种损伤中，尺骨后向脱位，桡骨头及桡骨前向脱位。应尝试用手闭合复位，但桡骨复位可能有疑问，是典型的手术适应证。对这种复杂性损伤，必须在术前和术后仔细评估神经血管状况。

在成人中，创伤性桡骨头脱位不伴有尺骨骨折是极为罕见的，但单纯的前向和后向脱位已有报

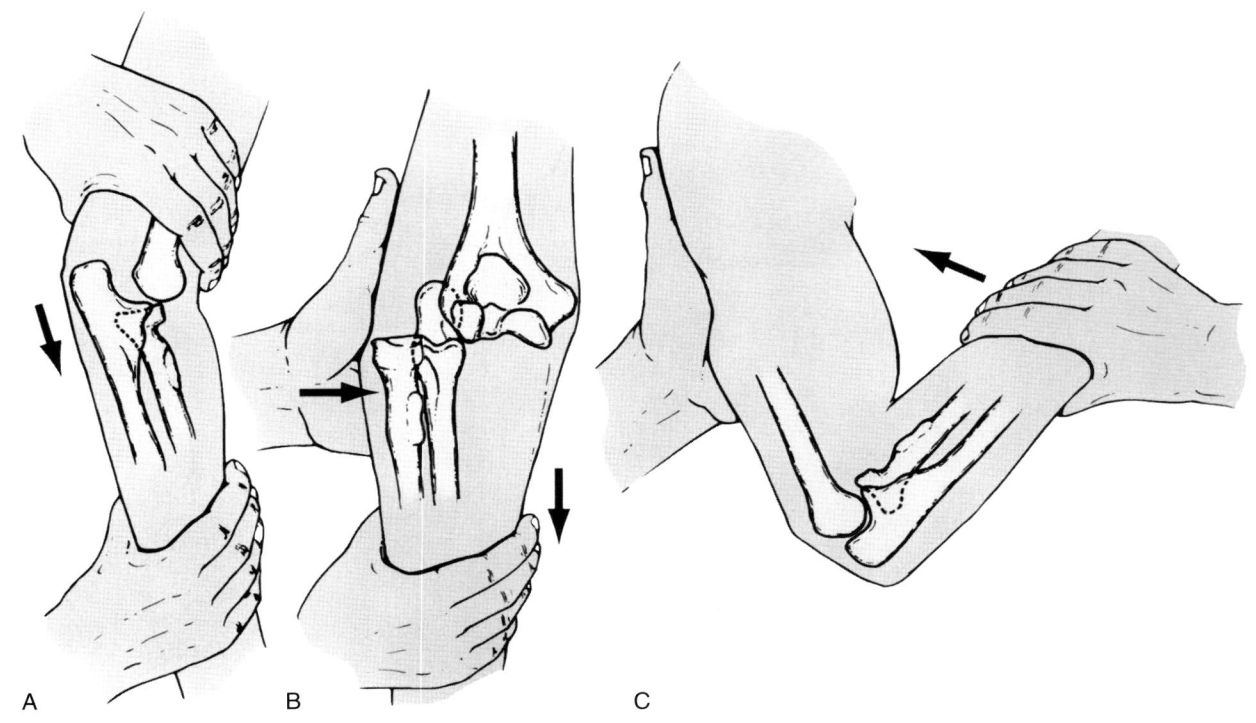

图 42-41　肘关节后向脱位的复位,包括轴向牵拉(A)、校正内外移位(B)和屈肘(C)。

道[15,57,149,150]。尽管可能需要手术切开复位,但闭合复位仍然适用于某些情况[15]。其方法是,在肘关节伸直位纵向牵引,然后在前臂旋后时直接持续按压桡骨头(图 42-44)。

三、并发症

肘关节脱位的并发症为功能丧失,包括复发不稳定(急性或慢性)、僵硬、骨化性肌炎、异位骨化和血管

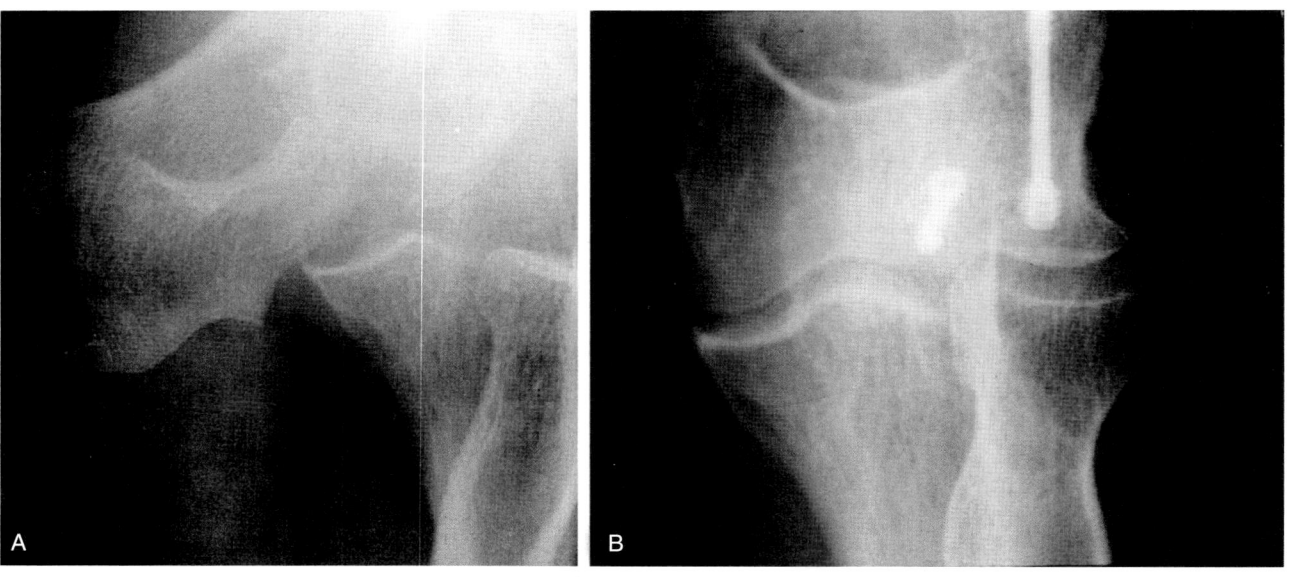

图 42-42　64 岁,女性,跌倒时手臂伸直,手掌着地。(A)遭受肘关节脱位伴肱骨小头移位/外侧柱骨折。(B)用 Herbert 螺钉完成坚固的内固定,使关节相适合且恢复稳定并允许早期功能锻炼,因此提高了恢复效果。

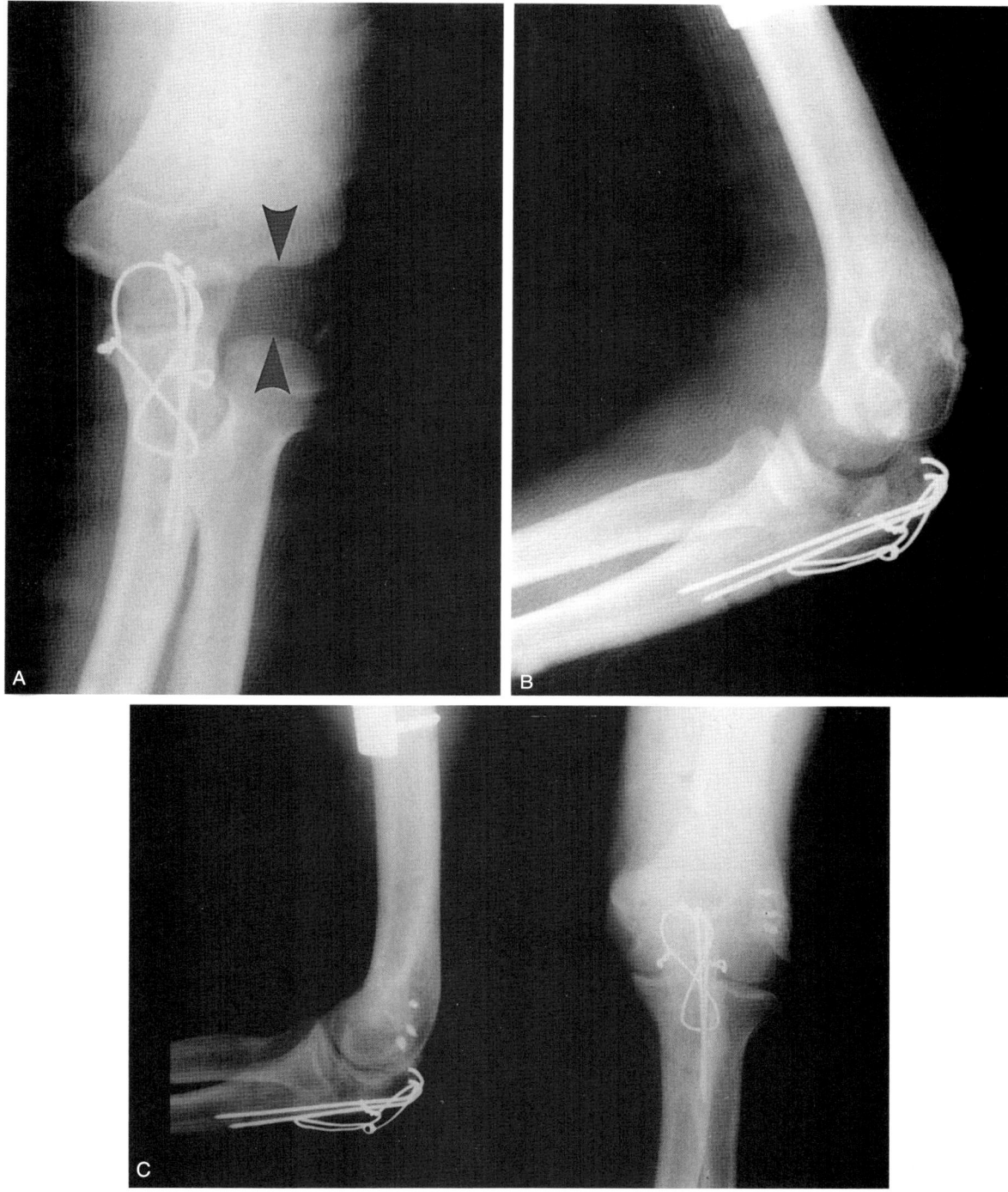

图 42-43　24 岁，男性，在高速汽车事故中受伤，遭受多发骨折，包括左臂肱骨干骨折、鹰嘴移位骨折和肘关节脱位。肱骨干用钢板固定，鹰嘴用张力带法修复。术后 4 周，患者出现明显的不稳定征象，包括肱桡关节间隙变宽、肱尺关节不相适合。肘关节在体格检查时总体不稳定。(A)肘关节前后位 X 线片显示肱尺关节变宽(箭头所示)。(B)侧位 X 线片显示肱尺关节断口。(C)患者经切开后反复关节复位，在外侧柱上用缝锚重建外侧韧带结构，用铰链式肘关节外固定器保护修复，并早期锻炼。3 个月以后 X 线片显示关节相互适合。(待续)

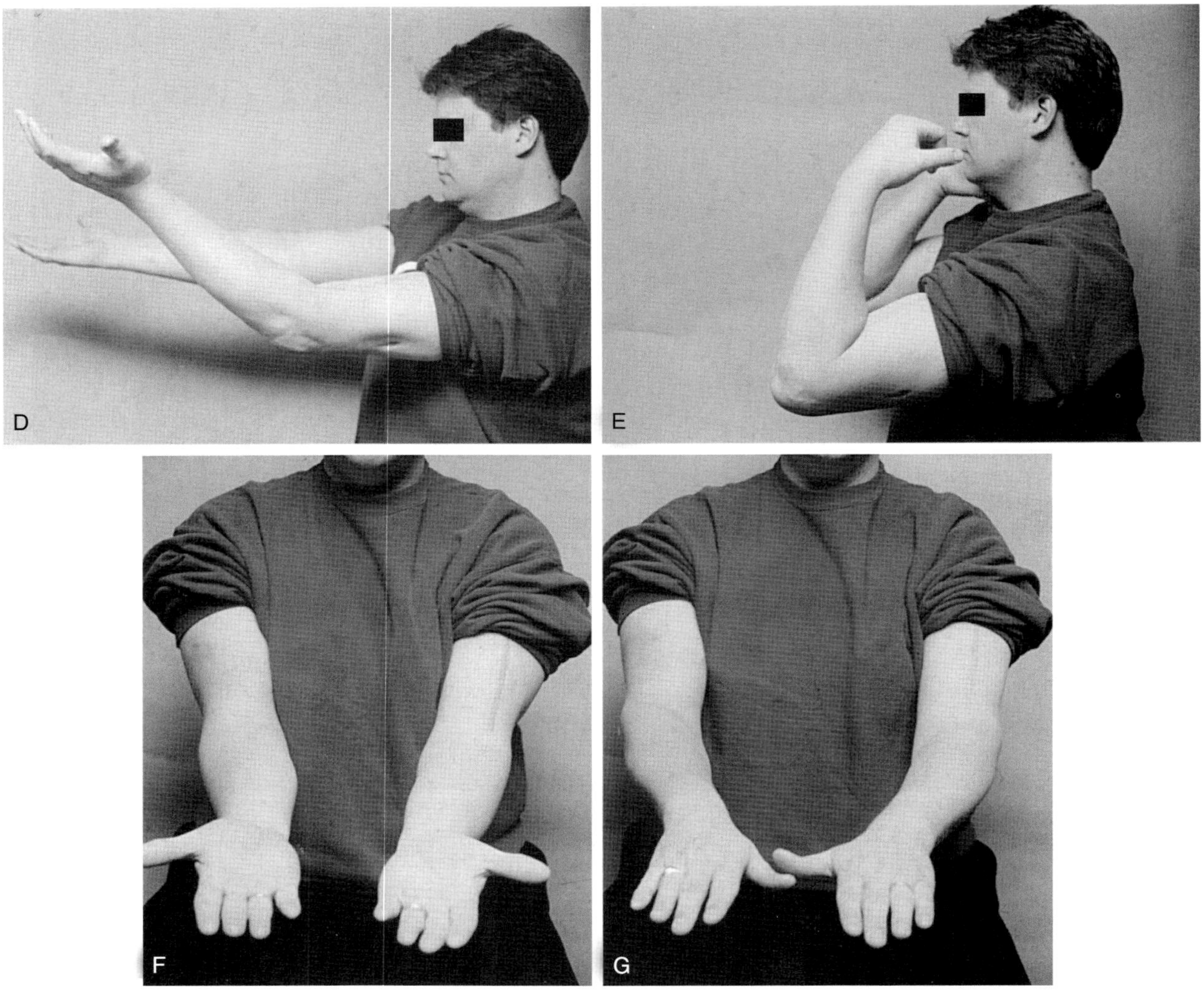

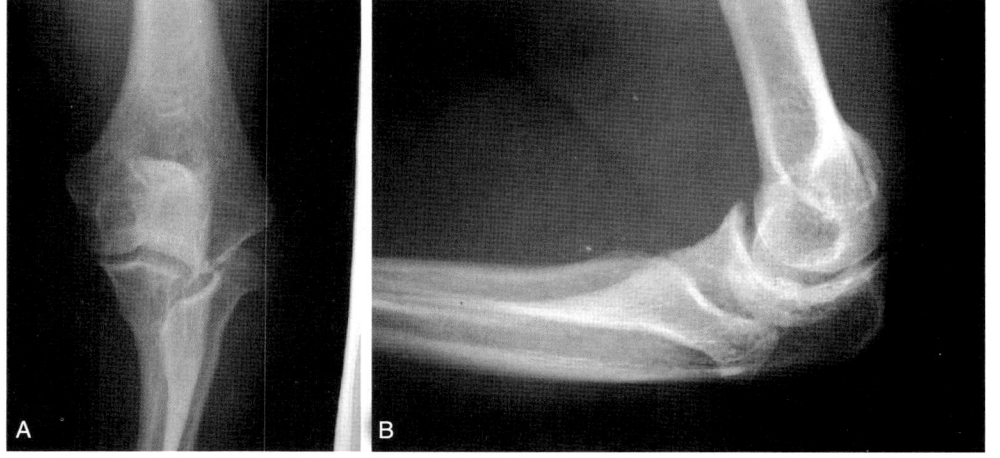

图 42-43(续) (D~G)患者肘关节活动范围从 30°~130°,旋转功能完全恢复,关节达到临床稳定。

图 42-44 肘关节的正位片(A)及侧位片(B)显示,一名年轻女性患者来急诊治疗,她在打棒球时受伤导致肘部疼痛。最初的临床印象为"急性桡骨小头脱位",事实上,该患者为先天性桡骨小头脱位,有轻微的并发创伤。根据 X 线检查提示,确切的诊断应为先天性发育不良桡骨小头畸形,正位片上肱骨小头的轮廓显示不清,早期肱尺关节退行性改变,明显桡骨颈成角畸形。急性创伤性单纯桡骨头脱位在成年患者中很少见,要给出这个诊断,必须充分排除一些常见损伤(例如先天性脱位,未确认的孟氏骨折)。

神经功能紊乱[43,79,138,145]。

尽管用闭合复位和早期活动能够成功处理大多数肘关节脱位，但仍有比例很小却相当可观的患者存在早期复发不稳定（图 42-45）。这些病例中肘关节脱位多由高能量损伤造成的（车祸、工业创伤、从高处跌落），而且多伴有冠突或桡骨头骨折。最初复位后 X 线片上显示轴向对位不佳，常为存在稳定问题的第一个线索。因为在某一位置通过延长制动时间来维持稳定是有损害的，且经常导致肘关节僵硬，所以治疗的目标是手术恢复稳定及早期功能锻炼。这个目标通过固定相关骨折、韧带修复和早期保护下功能锻炼来完成。

Eygendaal 和同事们调查了 41 例肘关节侧后向脱位患者，在以闭合复位方式治疗平均 9 年后的情况[38]。他们发现，有肘关节内侧持续不稳定的患者，肘关节恢复较差，有疼痛记录，X 线片上有退行性改变。因此，内侧不稳定缺乏修复（原发损伤较重，不标准的修复过程）可能是使这种损伤恢复效果较差的一个原因。

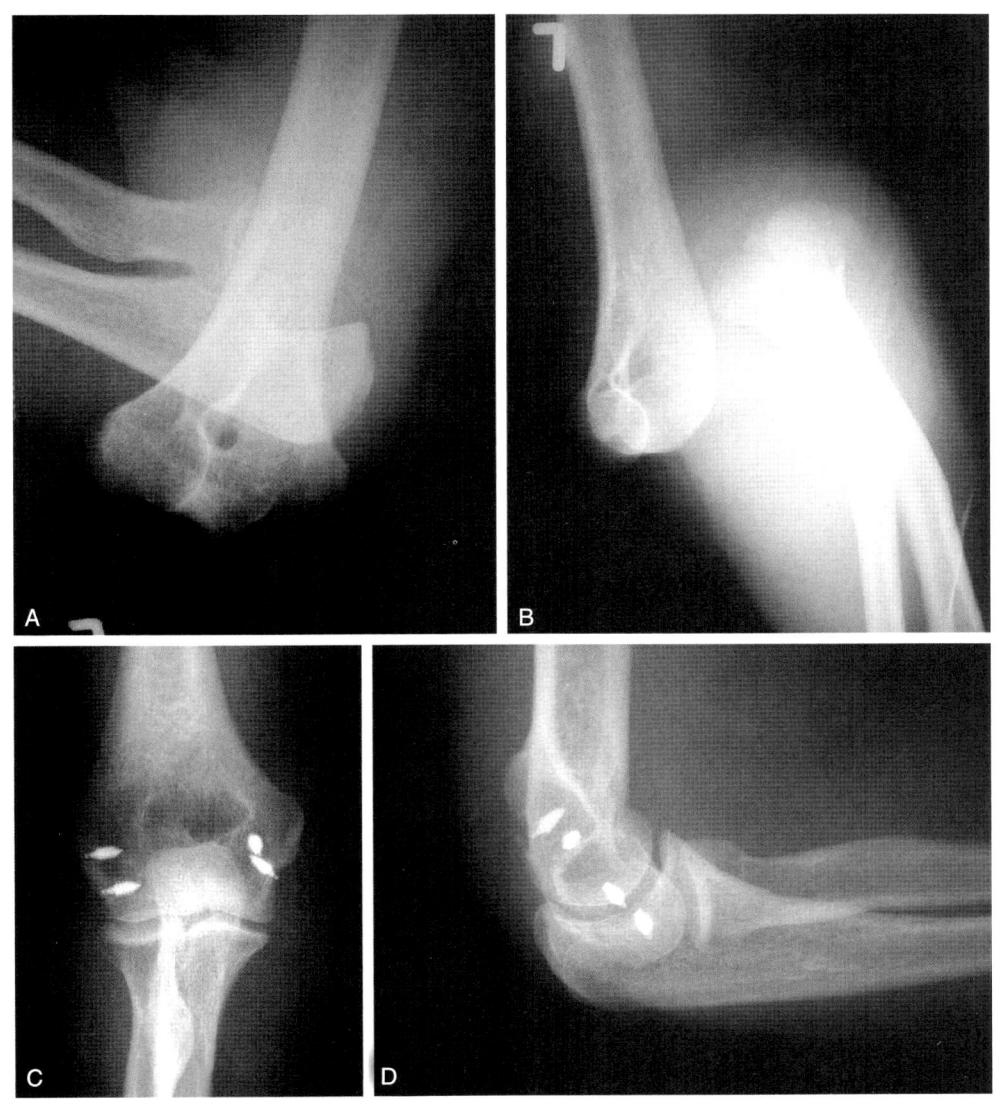

图 42-45　一位中年女性主管，自楼梯摔下导致肘关节严重损伤。正位片（A）和侧位片（B）示单纯严重的肘关节脱位，无合并骨折，内侧有一开放创口。闭合复位后肘关节极不稳定，这是根据脱位的程度及伤口可以预先判断出来的。术中发现，对于肘关节稳定结构起首要作用的内侧及外侧副韧带完全撕裂，起次要作用的屈肌群、旋前肌、伸肌总腱、前侧关节囊也完全撕裂。治疗应用锚定缝合修复韧带，术后早期活动，最终患者的关节无痛并且稳定，伤后一年的 MEPS 评分为 95（C，D）。

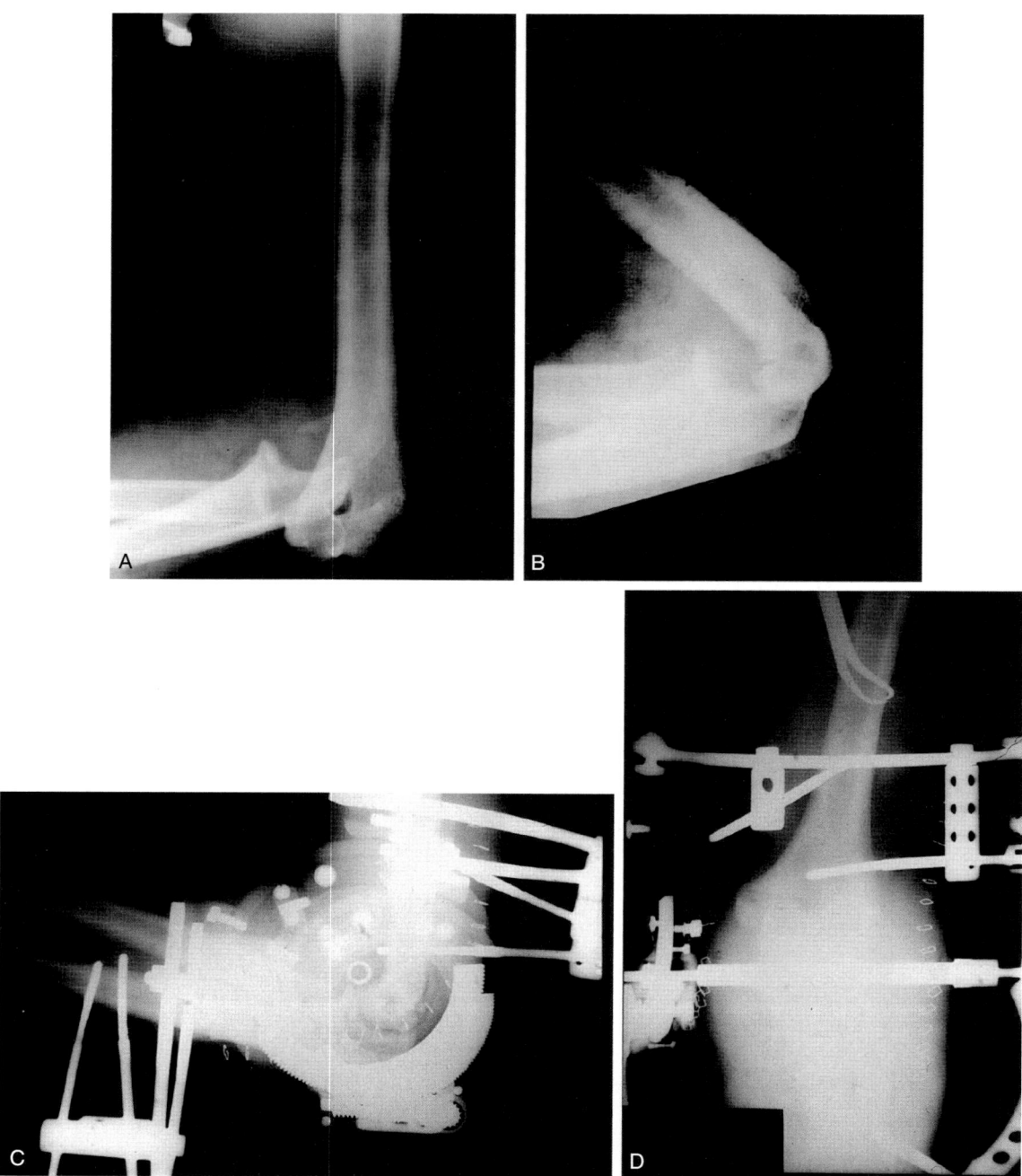

图 42-46　(A)22 岁男性,在一次事故中手臂卷入伐木机。患者上肢广泛软组织撕裂伤。术前 X 线片显示肘关节前向脱位。(B)在全麻下闭合复位尝试后,前后位 X 线片显示残留肘关节前向半脱位和关节的不相适合。(C,D)随后的切开复位显示肱骨远端软组织严重撕脱。患者切开复位肘关节,移位尺神经并重建内外侧韧带。X 线片显示肘关节准确复位,应用铰链外固定器以保护肘关节的稳定和允许早期功能锻炼。(待续)

四、铰链外固定

在常规的手术治疗不足以修复肘关节的稳定时,可以选择另外的治疗方法。有报道称,肘关节用铰链外固定器维持稳定并提供早期活动,在这些有挑战性的病例中显示出积极的效果[24,100](图 42-46)。这些固定器已替代了旧的用钢针贯穿关节的技术,后者常会出现并发症,包括钢针折断、复位不完全和严重的关

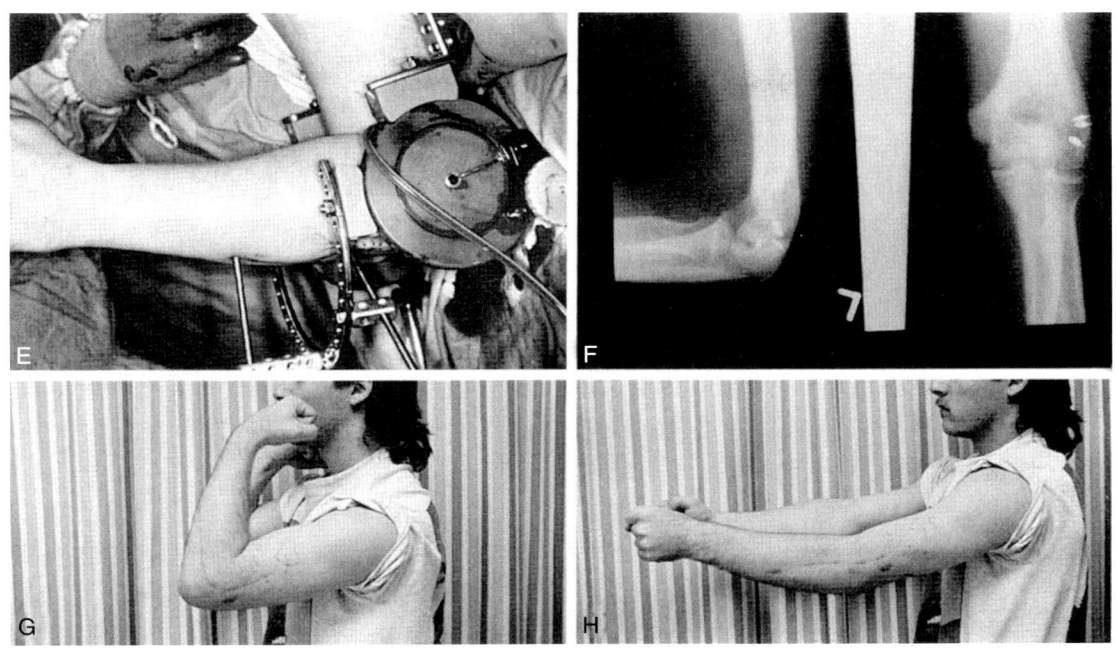

图 42-46(续)　(E)术中应用固定器后的照片。(F)术后 3 个月 X 线片显示关节关系良好。(G,H)临床随访 3 个月显示已恢复活动功能范围、全范围旋转和肘关节稳定。

节僵硬(图 42-47)。Cobb 和 Morrey[24]描述了在 8 例复发与骨折相关的肘关节不稳定患者,用铰链固定器重建轴向稳定,并允许早期功能锻炼。McLee 和同事们描述了相似的 16 例肘关节脱位患者,这是一些典型的最初治疗失败或与粉碎性骨折相关不可能通过修复达到稳定的患者[97]。采用这一技术均达到了好的功能结果(平均屈伸超过 100°),而且肘关节稳定轴向复位。Wyrsch 和同事们用同样的器械获得了类似的结果[186]。从这一系列研究中可以看出,应用这些设备的主要指征是:①常规手术治疗(韧带修复,桡骨头固定和(或)置换等)后肘关节不能达到进行早期锻炼需要的稳定性;②治疗就诊较晚的患者,常见于首次治疗失败的患者。

　　用这种设备治疗成功的关键在于,临时钢针插入点要穿过肘关节旋转轴的中心,这是铰链固定器结构的基础。放置于临时性钢针上,然后再通过半针固定到肱骨和尺骨上。如果钢针在旋转中心对位不佳,会出现无轴向活动和抵抗力增加,并可危及到最终恢复效果。Madey 和同事们进行了一项生物力学研究,发现铰链固定器轴即使只偏位 10mm,活动时就会产生 10 倍的抵抗力,因此要强调准确放置铰链固定器的重要性[89]。肘关节轴向旋转的中心通过肱骨小头的中心位于内上髁前下侧的稍内处。在插入钢针时必须注意保护尺神

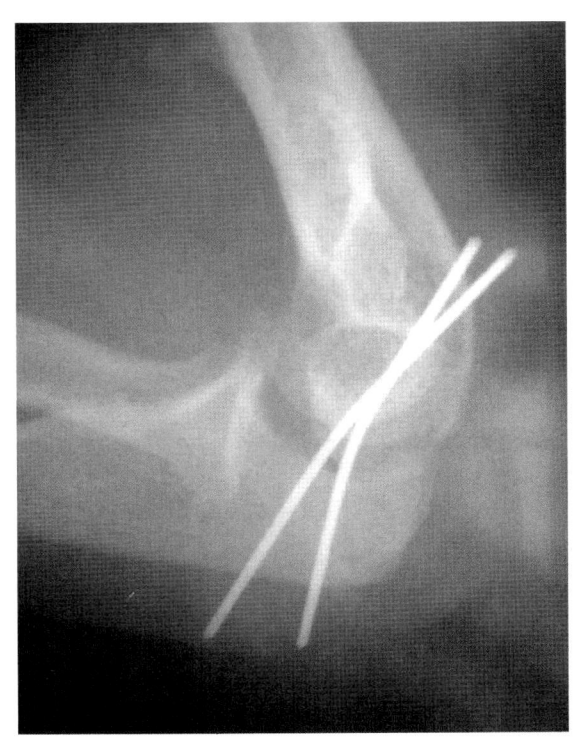

图 42-47　用穿过关节的钢针治疗不稳定肘关节的侧位 X 线片。钢针已弯曲,肘关节未轴向复位(桡骨头直接在肱骨小头后方,肱尺关节间隙变宽)。随着肘关节铰链固定器(不仅可以保持稳定性,还允许早期功能锻炼)的进一步发展,图中所示技术在大部分病例中已不再使用。

1448 第 4 篇 上肢

经。随着对肘关节主要稳定结构(如外侧副韧带复合体)手术修复经验的增加,以及避免了一些普遍的错误(如单独切除桡骨头治疗急性肘关节不稳),应用铰链固定治疗关节不稳的需求逐渐减少。

复发性或习惯性脱位虽不常见,但特别难以治疗。已经提出了很多理由来解释这种慢性不稳定,包括侧副韧带的减弱、关节的滑车或半尺骨切迹缺损、大块冠突骨折不愈合和前侧关节囊不愈合[168]。Osborne 和 Cotterill 指出原因在外侧部分,并在这种推测的基础上设计出一种修复方法[127]。近来,O'Driscoll 和同事们详细说明了肘关节后外侧旋转不稳定状况的条件[122]。这种创伤后状况是外侧副韧带不完善以及使桡骨头和尺骨近端从肱骨远端后外侧方向旋转的结果(图 42-48)。治疗方法为直接修复或重建外侧副韧带[125]。

随着复发性肘关节半脱位/脱位的病理机制越来越明确,以前描述的许多手术方法开始成为历史。Milch[109]把胫骨块植于冠突尖,而 Reichenheim[140]描述了把肱二头肌腱转移到冠突区,通过已钻出的孔,从尺骨背侧面穿出。Kepel[77]描述了一种用三头肌腱膜制成"十字"韧带的方法,其固定方法与肱二头肌腱转移固定方法类似。Arafiles[7]描述了用游离肌腱移植的类似想法。Osborne 和 Cotterill[127]建议修复他们认为不完善的后外侧关节囊和外侧副韧带,并将之固定在肱骨远端外侧面的粗糙区域,与 O'Driscoll 和 Morrey 推荐的重建方法类似[125]。这种修复类型很快成为这种能力丧失状况的标准手术治疗方法。

Schwab 和同事们[157]把更多注意力集中于内侧副韧带的作用上,建议术后再连接或用游离肌腱移植重建内侧副韧带。这种技术对有外翻不稳定症状的患者特别有用。

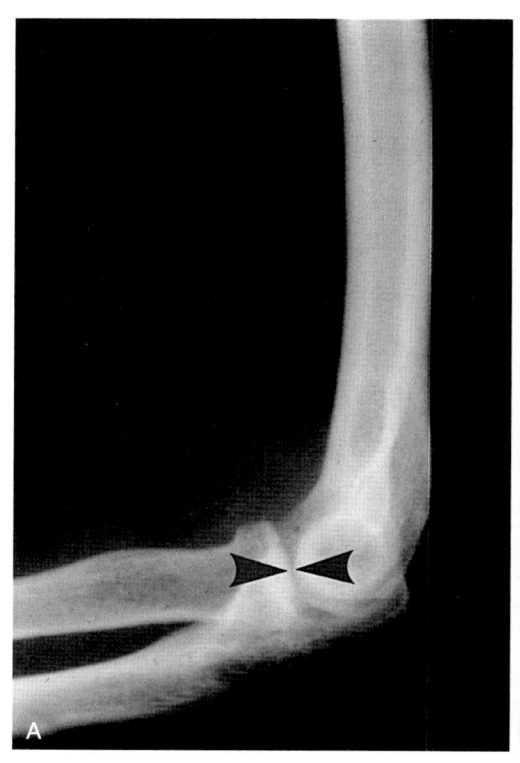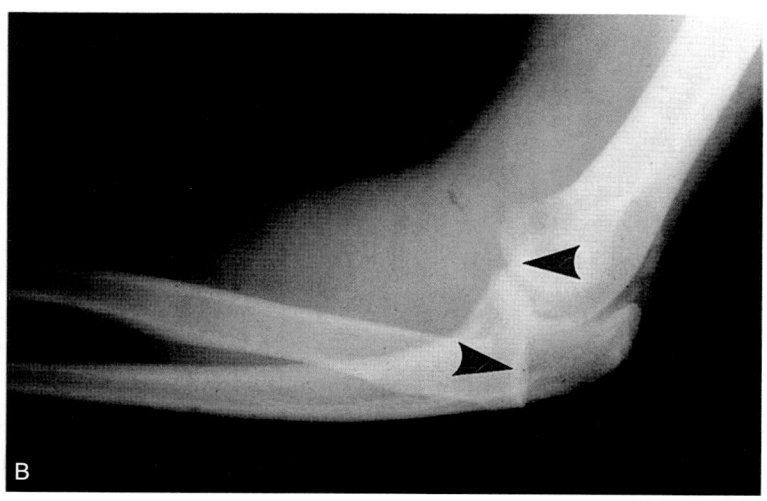

图 42-48 32 岁患者,在同朋友摔跤时肘关节脱位。在闭合复位和管形石膏固定 2 周后,开始允许早期运动。随后患者开始抱怨在他的肘部有不稳定的感觉、力量减弱和"咔哒"声。(A)标准侧位 X 线片显示肘关节轴向复位(箭头所示)。(B)在旋后和外翻应力下 X 线片显示桡骨头后向半脱位(箭头所示)。这种异常是由肘关节脱位引起的后外侧旋转不稳定。

第二部分

肱骨远端骨折

Michael D. McKee Jesse B. Jupiter

第一节 肱骨远端的解剖

一、功能解剖

肘关节的特点就像一个合页关节，只有一个单一的旋转轴[241]。从定义看，这是一个限制性关节。就肘关节而言，尺骨相对于肱骨绕其横轴旋转。肘关节的圆柱部分，包括尺骨近侧部分的半尺切迹，用关节连于肱骨远端的滑车，即肘关节的中心轴（图42-49）。

滑车（trochlea）这个词来源于希腊语，意为滑轮（pulley），尽管现在看来更像一个线轴。就像用拇指和食指夹住线轴的两端一样（图42-50），滑车的功能关节轴在两个骨柱之间。肱骨的末端呈 Y 形分开，形成两个支撑滑车的圆柱。因此，肘关节末端很像一个三角形。这是理解肱骨远端关节内骨折固有机制的基础。破坏这个三角形的任意一边，其整体结构的稳固性减弱可能超过想象[251]。这一论点很重要，并且有助于解释在骨折内固定后，除非这个三角形三边都有效固定才可以达到有效稳定（肱骨远端粉碎性骨折最好用钢板把内外侧柱同时固定）。

可是，把肱骨远端关节解释为在滑车的基础上构成的三角形就会忽视肱骨小头。有理由考虑把肱骨小头及与桡骨组成的关节从肘关节上分离出来（也就是肱尺关节）。肱桡关节是前臂旋转的功能基础，并独立于肘关节的屈伸。简而言之，肘关节固定而仍有前臂的全部旋转功能是有可能的。进而，切除这个关节后（例如，桡骨头切除），肘关节的屈伸功能不会受到明显影响。

从后面看肱骨远端，很容易意识到滑车及其关节面悬吊于肱骨远端内外柱的正中间[193]。另一方面，看不到肱骨小头，只有从前面看肱骨远侧时小头才很明显，肱骨小头代表肱骨远端外侧柱上软骨覆盖的前侧面。这样看待肱骨小头较将之作为肱骨远端和肘关节看待更为客观。在创伤或手术时把小头从肱骨远侧部分去除，不会影响肱骨远端三角的结构完整。然而，若肱骨小头碎片在近侧畸形愈合，因为会碰撞桡骨，因而会限制肘关节屈曲（见"外科解剖"）。因为尺骨和桡骨密切相关，任一骨活动受限都会影响到另一骨的活动。

尽管肱尺关节功能像个单一旋转轴的合页关节，而在临床上肘关节的活动更复杂。这种复杂性可能部分在于滑车轴和体的纵轴不平行，以及伴随肘关节屈伸时前臂投影实际上穿过几个矢向平面。事实上，前臂时常保持在倾斜于身体的冠状面和矢状面的一平面。滑车轴相对于肱骨长轴在男性外翻近94°，在女性外翻近98°（图42-51）。另外，滑车轴相对于内外侧上髁的连线可以外旋转3°~8°。这种定位使肘关节屈到

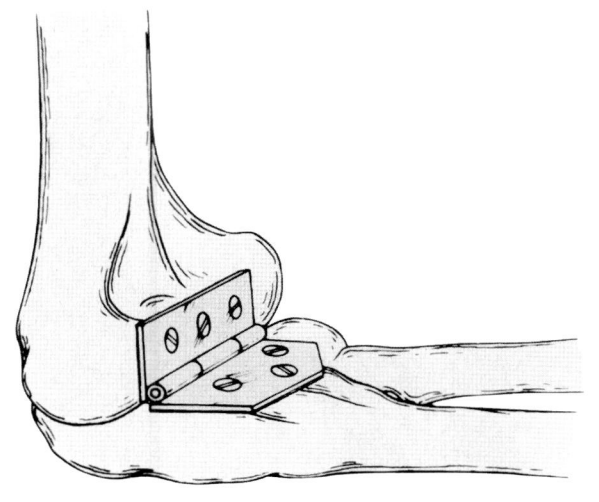

图 42-49　肘关节是一个单轴合页关节。

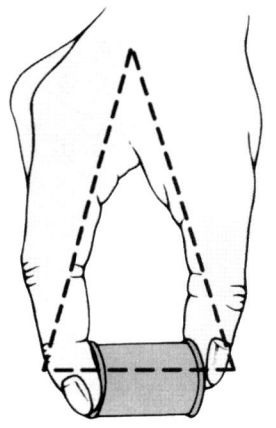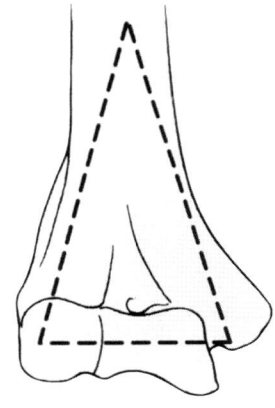

图 42-50　滑车的功能就像肱骨远端的关节轴，位于两个骨柱中间，很像夹在拇指和食指之间的线轴。

90°时前臂轻度向外旋转。

　　肘关节的正常外翻姿势也就是肘关节的臂外偏角。功能上看,肘关节外旋转和外翻使得在伸直肘关节时所携带的物体远离身体。当更深入思考这个概念时,充分伸直肘关节,物体不是搬运而是悬挂的概念就清晰了。这种结构在力学上不利于肩带肌,因为抬起上肢的肌肉止点距离携带物甚远。伸肘抬举物体使之远离躯干,短时间就会导致肩关节外展肌的疲劳。这使臂外偏角的生理意义受到质疑。

　　理解臂外偏角的基本原理所遇到的第二个疑问是,如果在肘关节伸直时手提重物,物理原则上物体的重心必须在肩关节的旋转中心下面。钟摆挂摆的位置与钟摆悬挂在哪里并没有多大关系(图 42-52)。提持重物时躯干倾斜,要比肘关节的臂外偏角在功能上更有效。最后关于臂外偏角在上肢功能活动中的用途的争论还在于,这个角只有在解剖位置真正的表现出来 (也就是说, 肱骨在旋转的中立位和前臂充分旋后)。事实上,这个姿势在日常生活中很难呈现出来,上肢最常见的携带重物的姿势,是肱骨内旋 45°、前臂旋后 45°、掌心朝向大腿,上肢离开躯干。在这个姿势,肘关节几乎没有臂外偏角。

二、外科解剖

　　当从后侧标准入路观察时,肱骨干分为纵向上的内、外侧柱。这些柱终止在与滑车横行连接的点上。内侧柱终止点较滑车远端约近 1cm,而外侧柱延伸到滑车的远侧面(图 42-53),在此处其软骨覆盖前侧面形成小头。

　　鹰嘴窝就是被肱骨远端的三角形结构围圈出的近似三角形凹陷。这个凹陷在肘关节完全伸直时容纳鹰嘴尖的近侧。肱骨的髓腔在鹰嘴窝近侧 2~3cm 处逐渐变细,同时肱骨在内外侧柱间开始变得很薄。多达 6%患者可能在此处有一个骨缺损,称为隔膜孔(正常的解剖变异)。通常在鹰嘴窝中包含一层脂肪组织(后期为脂肪垫)。脂肪垫就像三明治一样夹在两层后侧关节囊之间(也就是纤维层位于脂肪垫的表面,而滑囊层位于深面)[249]。关节内渗出时,脂肪垫向后移位,在侧位 X 线片上可以看到,即所谓脂肪垫后凸征(见图 42-7)。近来的研究工作证实,76%的儿童患者出现

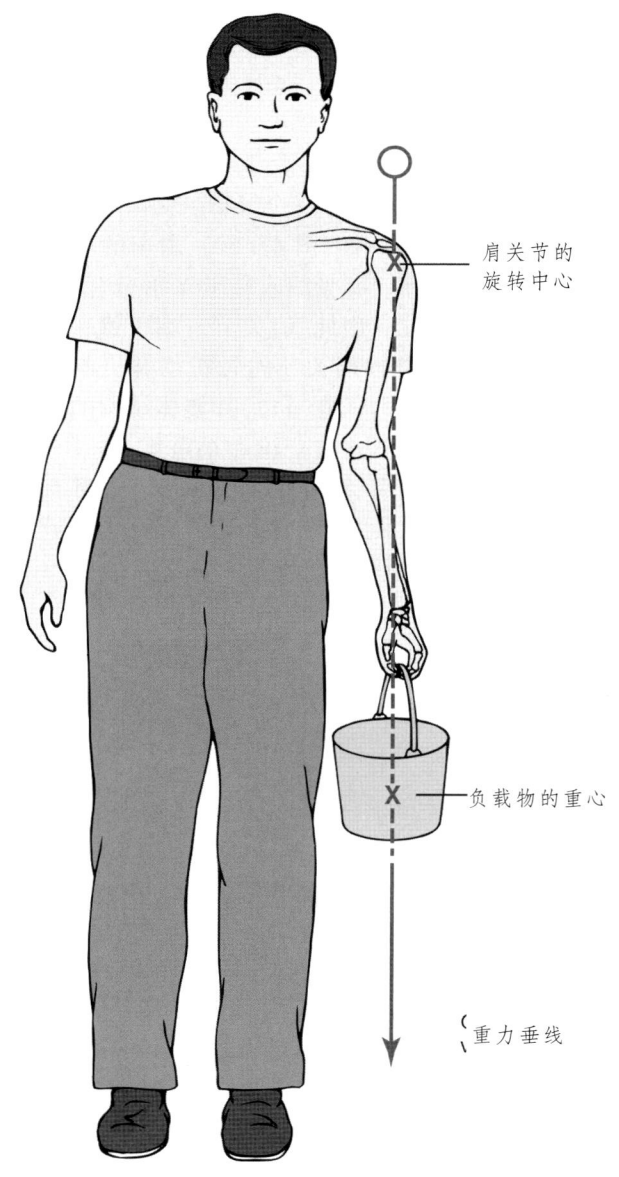

肩关节的旋转中心

负载物的重心

重力垂线

图 42-52 肘关节完全伸直,携带的物体更像是悬挂着。

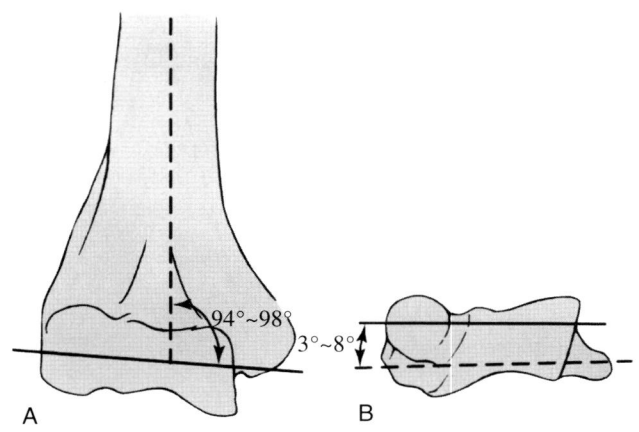

94°~98°

3°~8°

A　　　　B

图 42-51 滑车轴相对于肱骨远端长轴外翻(A),相对于横轴外旋转(B)。

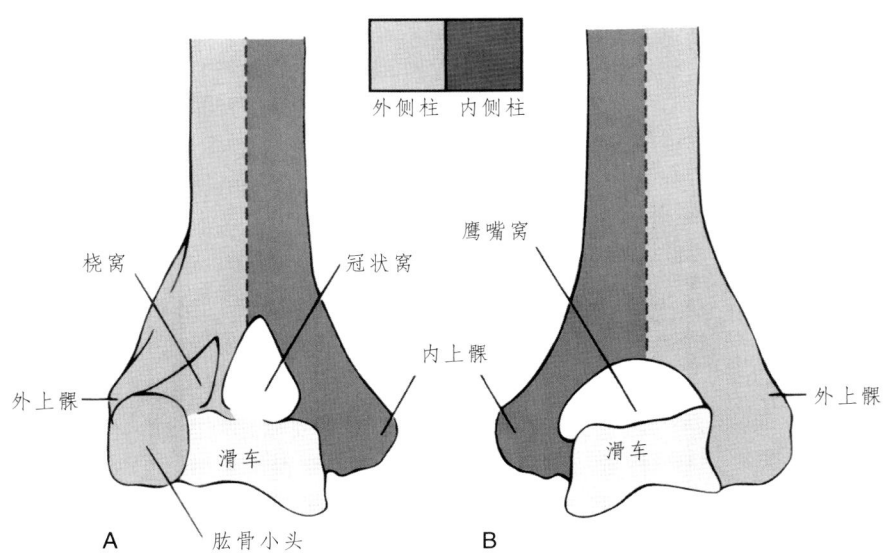

外侧柱 内侧柱

桡窝 冠状窝

鹰嘴窝

外上髁 内上髁

滑车 滑车

外上髁

肱骨小头

A B

图 42-53 从前面和后面看肱骨远 1/3 处的内外侧柱。

与骨折相关的脂肪垫后凸征[161]。在正常情况下,肘关节伸直后,脂肪垫移位以容纳鹰嘴尖。脂肪垫的移位,可以向后也可以向上下,在伸直肘关节时侧位 X 线片也可以看到。创伤或手术后,向后的脂肪垫有时会纤维化或黏附于鹰嘴窝,导致常见的大创伤后肘关节不能完全伸直。

内外侧柱从前侧看不太明显(见图 42-53),主要因为没有深鹰嘴窝对比。然而,小冠突窝邻近滑车和更小的桡窝邻近于小头。这两个凹陷被一纵向骨嵴分开,骨嵴向远侧延伸为滑车的外侧唇缘。这一纵嵴和滑车外侧唇缘构成内外柱的解剖分界线。冠突窝和滑车位于两柱之间,构成一对称的柱间弓(见图 42-53)。内侧柱始于此弓的内侧界。

内侧柱在肱骨远端约 45° 角度上从肱骨干上分出。此柱近侧 2/3 为皮质骨,远侧 1/3 就是由松质骨构成的内上髁[252],截面为椭圆形。内上髁的内侧面和上侧面是前臂屈肌群的起始点。内上髁还是尺侧(内侧)副韧带前束和后束的起点[197,219,222,259,291]。这种解剖结构对于肘关节的稳定作用显著:内上髁骨折碎片的准确复位和固定可以帮助重建肘关节的稳定。

认识内上髁下侧面的解剖特征,便于在此处放置内固定物。尺神经从这一结构下方的尺神经沟通过,可以转移到前面,整个后内侧柱可以用来放置内固定物。因为内侧柱的前侧面没有关节,螺钉不会影响关节功能。这个内侧柱的三角形形状应该牢记在心中,因为此结构为植入螺钉提供了良好的植入部位。螺钉在打入时应该稍偏向内侧,以到达前内侧皮质上,因

为这儿更结实。在内侧柱的远侧骨质储备较差,钢板可以预弯成镰刀形,以适合内上髁曲度,并帮助骨折复位(图 42-54)。

外侧柱在肱骨干上和内侧柱同一水平的远端分出,但方向相反,与肱骨干长轴成角约为 20°。此柱近侧半为皮质骨,后侧面宽阔平坦,是放置钢板的理想位置。外侧柱的远侧半为松质骨,这部分无论从解剖还是从外科角度看都有点复杂。从后侧看,外侧柱的这一部分始于鹰嘴窝的中间水平,随着向远侧延伸,开始逐渐向前弯曲。肘肌沿滑车附近的弯曲覆盖外侧柱。在此弯曲的最远点,开始出现肱骨小头软骨。这表示在外侧柱远侧的后面使用内固定会受限制,违反这一点而实施固定会导致与桡骨头相碰撞。肱骨远端的柱状结构概念在考虑何处放置内固定物时很重要,因为在后面不能直接看到外侧柱的前面。一定要牢记,滑车位于两柱中间,而肱骨小头是外侧柱的一部分。鹰嘴窝和冠突窝与柱间的滑车相联系,而桡窝及肱骨小头是外侧柱的一部分。在外侧柱的后侧面应用钢板固定时,桡窝在螺钉拧入时很易受损伤。

从前面看,外侧柱的冠状结构远端延伸出一骨嵴,成为外侧髁上嵴。肱桡肌和桡侧腕长伸肌起源于此骨嵴,此骨嵴最后在远端与外上髁混合。外上髁尽管比内侧髁小,但它是肘关节外侧副韧带的起点[222]。此韧带虽然没有内侧韧带那样明显,却也是外侧韧带复合体的一部分,并与伸肌起点和环状韧带混杂在一起[265]。外侧副韧带的前侧肌纤维插入尺

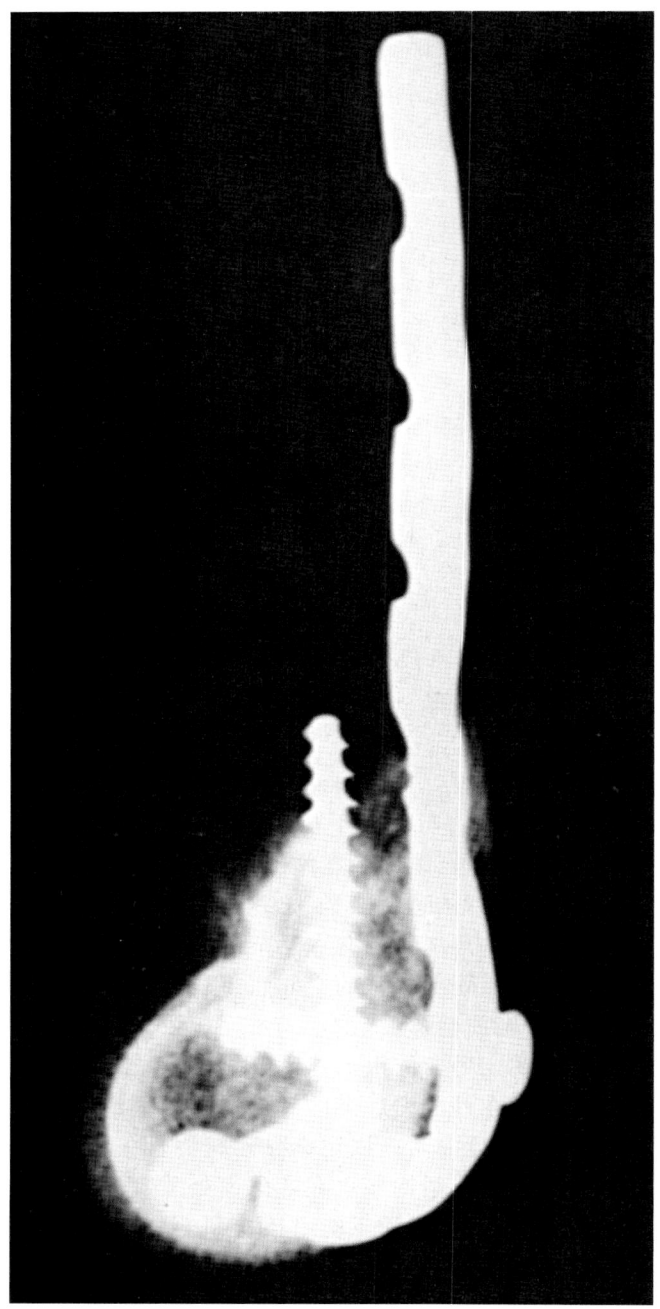

图 42-54　内侧髁可以用一个 90°弯曲的钢板支撑。两个远侧螺钉相互垂直交叉打入，这样形成机械交锁结构。

骨近端的旋后肌嵴。外侧副韧带复合体是限制肘关节后外侧不稳定的首要因素。此处骨折片的准确复位有助于防止在此平面出现不稳定。指总伸肌的起点从外上髁的尖到外侧副韧带桡骨部分的后面(图 42-55)。

外侧柱前内侧界是一个粗糙的纵向骨嵴，向远

侧延伸过程中形成一个浅凹，即桡骨窝。就在桡骨窝的下面，肱骨小头向前突出，被一个软骨帽覆盖，呈类似半球状。半球的中部朝前，在矢状面上呈 180°弓形。此弓必须与肱骨滑车形成的 270°相匹配。肱骨小头的旋转中心在肱骨干轴心线前方 12~15mm 之间，但是却在滑车轴心的延长线上。所以尺骨和桡骨同轴屈伸。

滑车是肱骨两柱间的"连接杆"，形似线轴，由内外侧唇缘及介于其间的沟组成。此沟与尺骨近端的半尺切迹相关节，两唇缘给这个单一关节提供内外侧的稳定。滑车的外侧唇缘的前侧和远侧面较内侧唇缘曲度半径要大，因而改变了滑车的对称性。这种不对称给人一种滑车是机械复合体的印象。尽管很多人认为这种不对称形状决定尺骨从屈曲到伸展在不同的轴上转动[291]，而 London[240]已经展示这是一个纯粹且简单合页关节的一部分。然而，随肘关节屈伸弧的运动，正常运动学上允许在外翻或内翻上有 3°~4°的松弛以适应各种力量的作用[257,264]。这样，肘关节在功能上不是一个限制很紧的关节，而允许适度的内翻、外翻松弛，被描述为"一个宽松的合页"，在肘关节成形术设计时可以效仿。像(图 42-56)中所描绘的，从末端观看滑车时，"失去"的前外侧和后内侧唇缘被"填充"，可以看到一个对称的线轴。

在这种描述中，没有提到肱骨髁的解剖学划分。尽管肱骨髁在解剖和矫形外科著作中已经确立，但这个名词与其说是解剖划分，不如说是病理描述。骨髁这个词源于希腊语 kondylos，意为突起部，并定义为圆形骨突起[208]。尽管这个名词准确地描述了股骨的末端或掌骨头，但没有明显的解剖结构使他们把这个名词应用在肱骨的末端。鉴于此，我们没有选择把"骨髁"这个词定义为肱骨远端一部分的解剖划分描述；改为用它来描述肱骨远端的骨折。

三、血液供应

尽管肱骨远端的骨骼发生缺血性坏死很罕见(与肱骨近端比较)，但由于种种临床上的原因，维持其血液供应十分重要，包括提高骨折愈合。近来 Yamaguchi 和同事们通过在尸体上注射印度墨水/乳胶的方法显示，肱骨远端的血供按骨内和骨外循环相协调的方式供血[187](见图 42-14)。肘关节的血供有三个动脉弓：内侧弓、外侧弓和后侧弓。内侧弓由尺侧副动脉上下支和尺侧返动脉后支组成；外侧弓由桡动脉和中副动脉、桡侧返动脉及骨间返动脉组

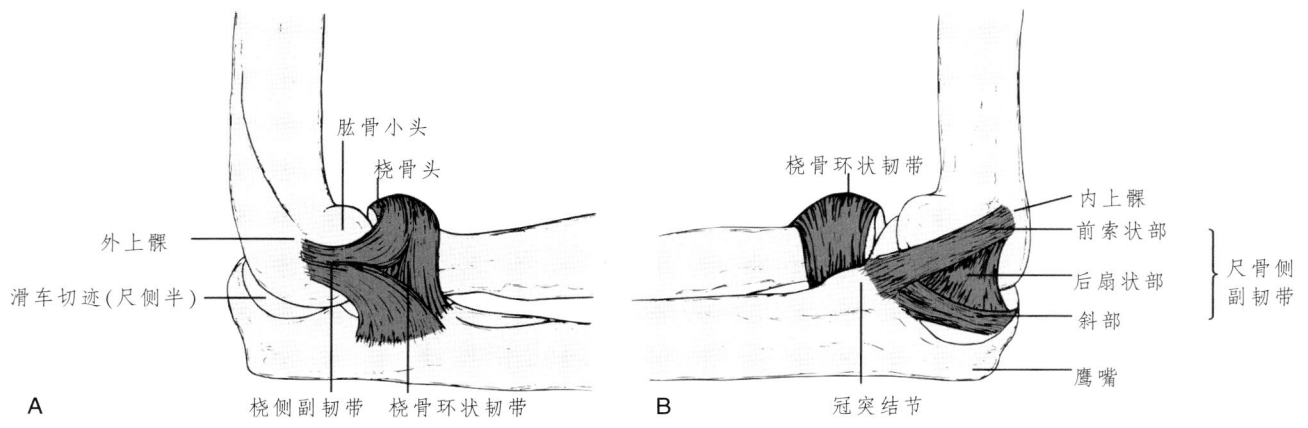

图 42-55　肘关节副韧带的外侧(A)和内侧(B)观。

成。而后侧弓最初源自内、外侧弓。骨内循环主要来源于这些弓上分出的滋养孔血管,因此建议小心保护这些血管,以增强血液供应和通过适度伸展肘部促进骨折愈合。保护这些血管很重要,尤其是那些确认为只有较少血供的 "分水岭区域"(例如滑车沟)。

第二节　综合分类

　　传统的肱骨远端骨折分类以肱骨末端结构的解剖概念(如骨髁)为中心(因此有髁上、髁、髁间和双髁骨折这些术语)[280]。如上所述,把肱骨远端描述为两个分开的由髁间关节面(也就是滑车)支持的柱更精确且更容易理解。把骨髁这个术语改为骨柱,仍然可以维持骨折的大体分类,并且可以更精确地描述骨折(表 42-2)。最近,根据主要骨折线特点,Davies 和 Stanley 提出一种新的分类方法(图 42-57),分为关节外、囊内骨折及关节骨折。该分类法优点在于与治疗相关,一项研究证明这种分类优于其他方法,不仅更

合理 (κ=0.664,"基本一致"),而且可重复性高(κ=0.732,"基本一致")。

第三节　单柱骨折

　　单柱骨折很罕见,只占肱骨远端骨折的 3%~4%[197,237]。外侧柱骨折较内侧柱常见[197,252,262]。这些骨折贯穿内侧柱或外侧柱并向远侧延伸,穿过肱骨远端的柱间部分。分离的骨碎片与邻近的滑车一起作为骨折柱的远侧部分。事实上,滑车随柱碎片分离范围与柱骨折部位在近侧多高或远侧多低直接相关。骨折部位越高,随柱分离的滑车碎片越大(图 42-58)。这些骨折可以作为肘关节骨折-脱位的一部分发生,外侧髁和相关软组织结构(外侧副韧带、总伸肌起点)的准确复位对恢复肘关节的稳定很重要。

一、分类

　　单柱骨折在传统上认为是髁骨折,以 Milch 分类为标准[197,207,252,262]。Milch 在滑车外侧壁是否与肱骨的主体相连的基础上把骨折分为两种类型:相连为 Ⅰ 型,分离为 Ⅱ 型。他认为,Ⅱ 型是一种骨折-脱位,因为桡骨和尺骨随骨折碎片移位而移位。在这个概念的基础上,他建议 Ⅰ 型损伤可以用非手术治疗,而 Ⅱ 型损伤以手术治疗效果更好[252]。

　　在我们的印象中,涉及外侧滑车嵴的骨折的移位比有较大的关节囊相连接和无论任意一侧副韧带破坏的骨折的移位小[197]。

　　目前的分类是建立在肱骨远端的柱的概念上的。

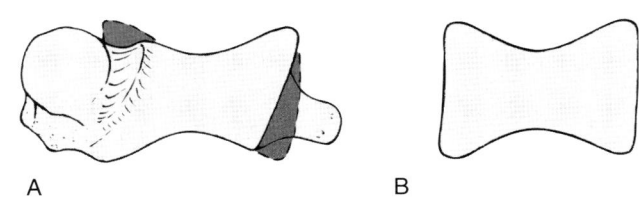

图 42-56　(A)从远端看滑车。(B)前外侧和后内侧唇缘"填充"后,滑车像一个对称的线轴。

单柱骨折的两种基本分类可能有区别,取决于柱从肱骨残余上分离。骨折水平(近或远)实际上是连续的,但是把这些损伤分为低位和高位很有用。

高位骨折有以下特征:

1. 骨折柱包括滑车的大部分;

2. 尺骨或桡骨随骨折移位而移位;

3. 内固定可靠,技术简单,因为在远侧碎片上有足够的骨骼供放置内固定设备。

而低位骨折特征与此相反。

另一种类型的肱骨远端单柱骨折,由 Kuhn 和同事们描述[238]。这种骨折曾称为分散单柱骨折,发生于在鹰嘴和冠突窝之间有一个大窝或隔膜孔的青少年中[218]。著者提出,压缩损伤时鹰嘴压向近侧并以不同方式劈开内侧和外侧柱,骨折在各自的骨柱向上脱出(图 42-59)。这种机制可能是很多肱骨远端双髁骨折的固有部分。

二、病史和查体

骨折的机制在过去的研究中已经很好地描述过。Milch[252]提出,这些骨折可能是由外展或内收力造成的,但这种机制从未得到明确证实。这种骨折可能是车祸、直接打击肘部或手外伸位跌倒导致的结果[197]。肘关节开始肿胀和疼痛,此后活动受限。高位骨折比低位骨折更不稳定,并且可能发生外翻或内翻畸形[284]。副韧带损伤可能与骨折相关[207],但可能直到骨折内固定以后才显而易见。然而,典型的韧带损伤韧带与骨折碎片连在一起,使韧带变得不完整,因为失去其骨性起点而不是韧带实质断裂。对高位和低位单柱骨折,必须评估并记录肢体末端的血管神经状况。

肘关节的标准前后位和侧位 X 线片通常足以诊断单柱骨折。在区别外侧柱骨折和小头骨折时,需要观察桡骨头和小头[221]。这种观察也可能会发现隐藏的桡骨头骨折。在更复杂的病例中精确定义骨骼和关节损伤时,断层扫描或数字断层扫描(CT)可能有补充价值。

三、治疗

尽管这些高位和低位损伤都是关节内损伤,但一些著者继续提倡用闭合复位治疗低位骨折[197]。肘关节的任何关节内骨折的闭合治疗的缺点是:制动时间延长,早期或晚期的潜在移位和关节面的剩余部分不相适合。这些缺点会导致关节不稳定和创伤后关节炎。

我们认为,移位的单柱骨折最好用切开复位内固定治疗,然后早期活动肘关节。但在某些情况下,内固定可能并非明智选择,例如在那些广泛周围手术的多发创伤患者在初期稳定和长骨处理时,可能不需要内固定。在这些病例中,可以考虑骨折闭合复位,肘关节屈曲到 90° 以夹板固定。直到患者医学上最适合时再实施最后的固定。为提高关节的稳定性,对外侧柱骨折,前臂应维持在旋前位;而对内侧柱骨折,前臂应维

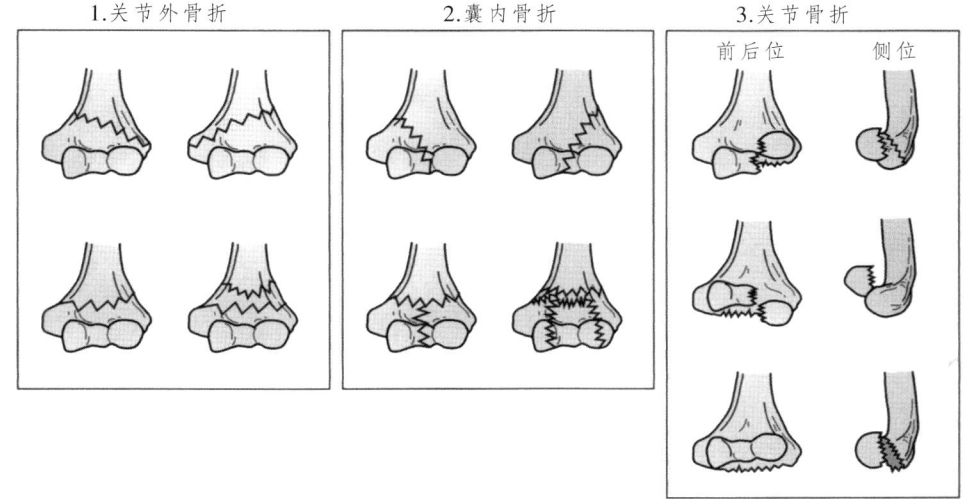

图 42-57　Davies 肱骨远端骨折分类法。

持在旋后位[197,207]。

当考虑到手术入路、手术计划、技巧和术后恢复计划时,与那些双柱骨折描述的近似,只有很少不同之处。这些不同包括:外侧柱骨折时通常不需要把尺神经前置;在恢复肱骨远端三角的机械完整性时,只需要一个单纯的钢板另加远侧贯穿滑车的螺钉即可固定。Divergent 单柱骨折最好在两柱之间以螺钉固定碎片,因为肌肉的拉力把滑车拉向近侧,把两柱向两侧推开,因而导致闭合治疗失败[238]。

术后护理和康复与双柱骨折同样重要,读者可查阅下一节。

第四节　双柱骨折

双柱骨折是肱骨远侧骨折中最常见和最难治疗的类型。骨折破坏了肱骨远端三角的每个组成部分(见"功能解剖"),因而导致每个柱从对侧柱和肱骨干近侧脱位。

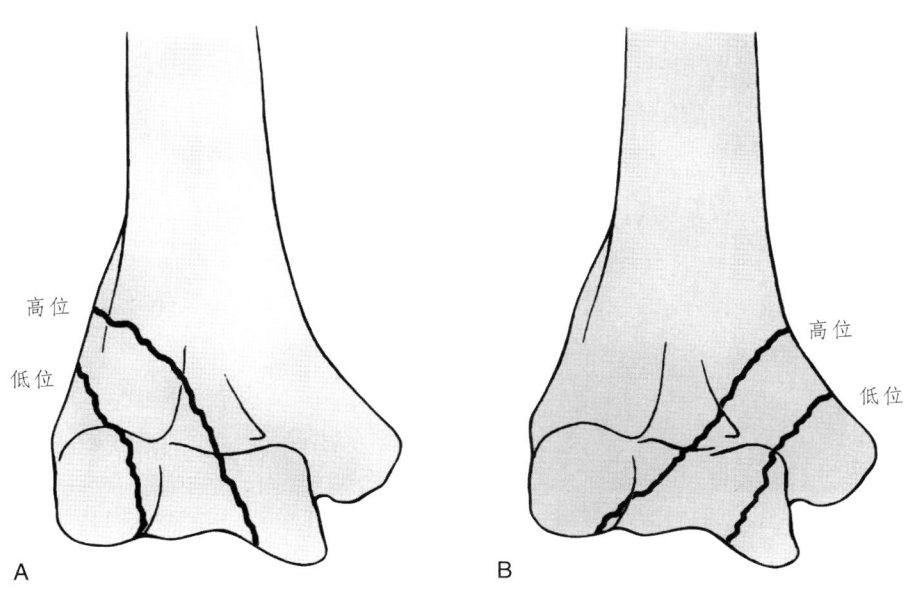

图 42-58　肱骨远端单柱骨折。高位骨折涉及滑车大部分,因为尺骨移位且伴有骨折碎片而不稳定。低位骨折本身很稳定。

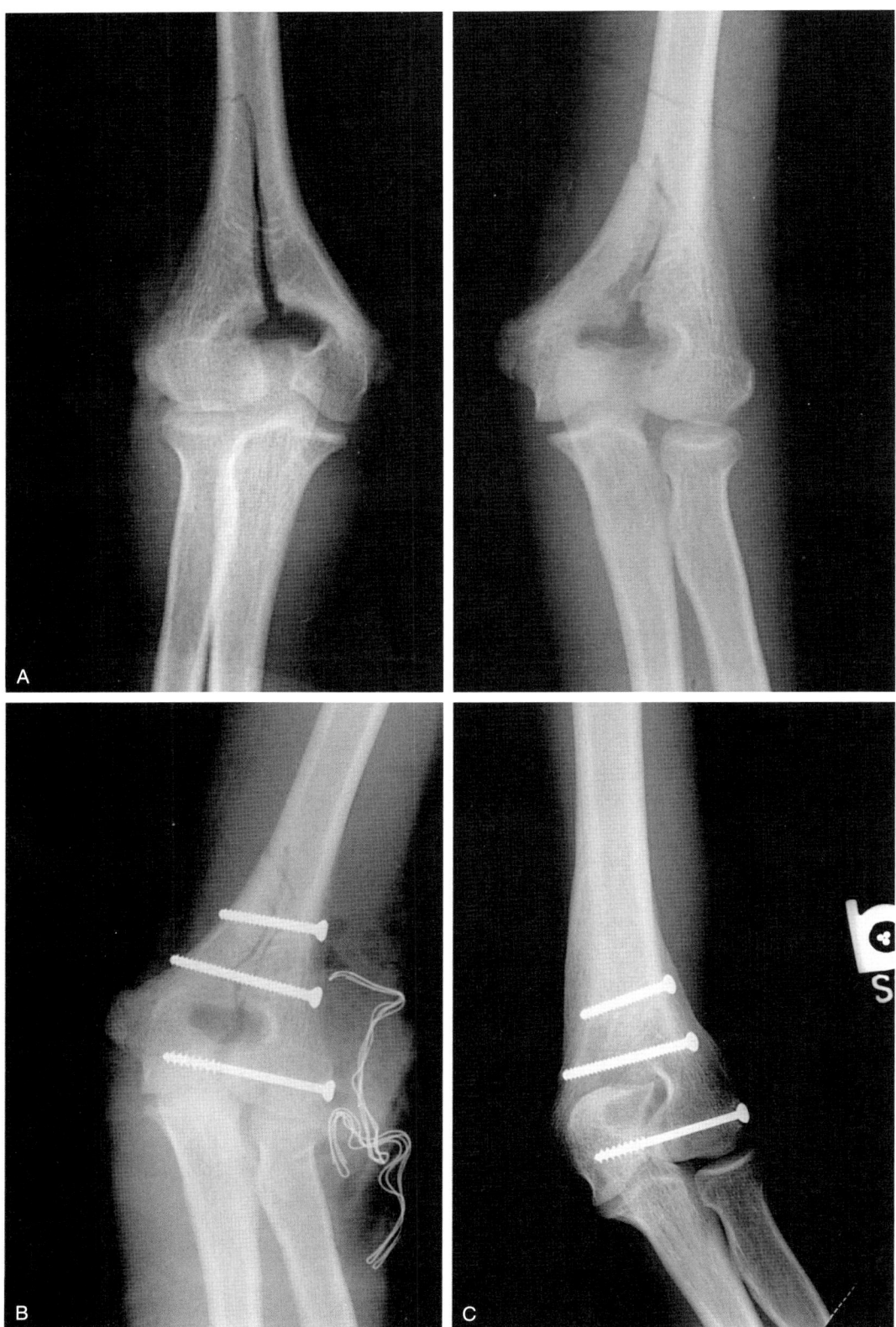

图 42-59 (A)15 岁男孩肱骨远端分叉骨折后的 X 线片。因为有一个髁上隔膜孔,患者有发生此骨折的倾向。这些骨折相隔一年发生。(B)术中 X 线片显示解剖复位,用3个拉力螺钉在左肘部固定骨折。(C)术后 6 个月达到牢固骨愈合。

一、发生率

有关双柱骨折的发生率的统计在不同的著作中变化很大,从占所有肱骨远端骨折较低的 5%[234]到高达 62%[242]。相对于全部骨骼的骨折发生率,这些骨折并不常见。一项临床研究发现,在麻省总医院就诊的 4536 例连续骨折病例中,有 14 例(0.31%)是双柱骨折[242]。然而,这种骨折的发生率在老年人群中正在增加,这是由于该人群数量及日常活动量有所增加;而在年轻人中,机动车管理机制的强化改进了创伤急救的效率,增加了有严重四肢创伤的患者的存活率。

二、损伤机制

尽管很多著者认为双柱骨折是肱骨远端被鹰嘴"楔形"分开的结果[201,213,285],但这种机制并没有在力学研究中复制出来。在南加利福尼亚大学的生物力学试验室实施的尸体研究中,肘关节屈曲到 90°时,反复用直接暴力打击鹰嘴,会导致鹰嘴横行骨折。只有在肘关节屈曲超过 90°时,才会出现双柱骨折(图 42-60)。

三、合并损伤

尽管偶尔有闭合双柱骨折合并神经综合征或血

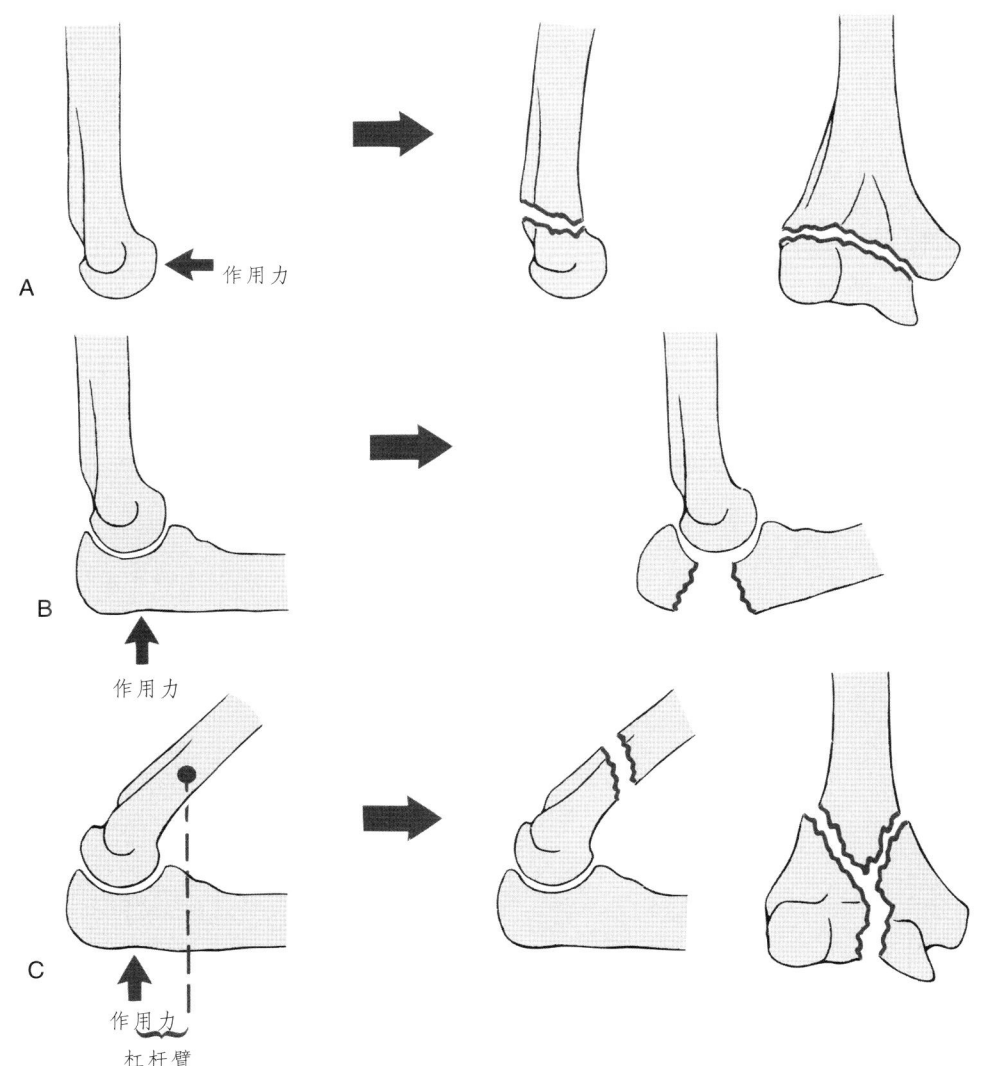

图 42-60 肘关节骨折的类型常为损伤暴力大小和方向的反映。(A)横过骨柱的骨折是在肘关节屈曲 90°时轴向负荷力直接作用于前臂的结果。(B)鹰嘴骨折通常发生于肘关节屈曲 90°直接撞击鹰嘴时。(C)肱骨远端的髁间骨折发生在肘关节屈曲 90°,轴向负荷力作用于鹰嘴时。

管损伤的报道,但这些损伤特别少见[191,199]。开放性双柱骨折很常见,尤其在高能量车祸或工业创伤中,发生率从20%到一些报道中提到的高达50%[215,232,251]。与战争有关的骨折,如爆炸伤和高速子弹伤引起的骨折,常常累及邻近的骨和软组织结构(图42-61)。这些损伤多需要专门治疗(见下文)[83]。

四、分类

自从1936年Reich首次描述了T形和Y形骨折分类后,已经有很多对双柱骨折分类的修订[271]。Riseborough和Radin在1969年把这些骨折根据其分离、旋转和远侧关节碎片粉碎细分为四类[274]。随着手术方法治疗这些骨折的增多,人们开始意识到这些分类法不能准确反映损伤范围或帮助制定手术计划。AO/ASIF(内固定研究协会)分类法扩大了关节内组成部分的详细说明,但它同样没有确定包含柱时的解剖。

下面的分类系统提出了双柱骨折各种类型的详细特征,有助于在术前制定内固定计划。

(1)高位T形骨折:横行骨折线在鹰嘴窝近侧界或以上把双柱分开(图42-75A)。

(2)低位T形骨折:最常见和最难治疗的骨折之一,横行骨折线穿过鹰嘴窝,通常正好位于滑车的近侧,远侧骨折碎片相对较小(图42-76A)。

(3)Y形骨折:在这种类型中,斜行骨折线穿过两柱后在鹰嘴窝交汇,在远侧成一竖线。斜行骨折线和有宽大骨折面的大碎片使这种骨折用内固定治疗时相对较简单(图42-77A)。

(4)H形骨折:在这种类型中,内侧柱的骨折位于内侧髁的上方和下方,外侧柱T形或Y形骨折。滑车因而成为游离碎片并且有发生缺血性坏死的危险。这种类型骨折可能是最难治疗的(图42-78A)。

(5)内侧λ形骨折:大部分近侧骨折线在内侧,外侧骨折线在外上髁的远侧,这样只有外侧有一个很小的区域可供实施内固定(图42-79A)。

(6)外侧λ形骨折:这种骨折类型与没有外侧柱骨折的H形骨折相似。尽管从技术上看不是真正的双柱骨折(因为内侧柱保持完整),但仍然需要用那些与双柱骨折近似的方法固定(图42-80A)。

(7)多平面骨折:这种复杂骨折包括标准的肱骨远侧T形骨折伴另外一种骨折线在冠状平面上的骨折。除了标准固定外,还需用Herbert埋头钉穿过关节软骨协助固定[236](图42-81A)。

一个理想的分类系统应是可以重复的,可以用来指导治疗,并与诊断和治疗效果密切相关。随着相关检查方法的日渐增多,在意识到这三个特征方面的不足后,出现了许多的骨折分类设计。Wainwright和同事

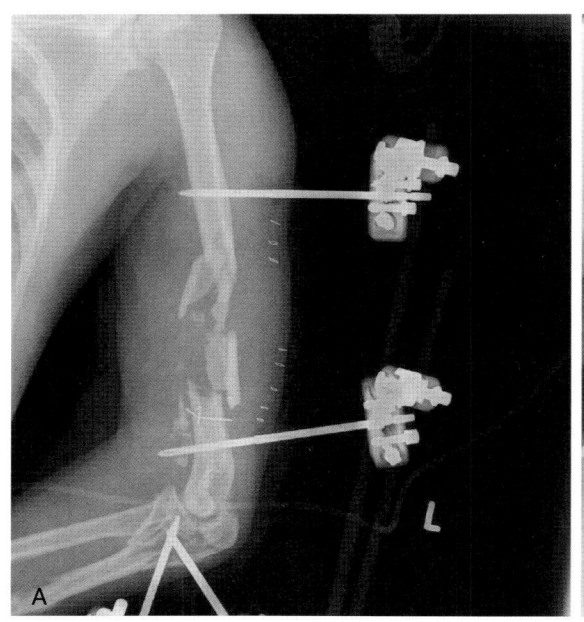
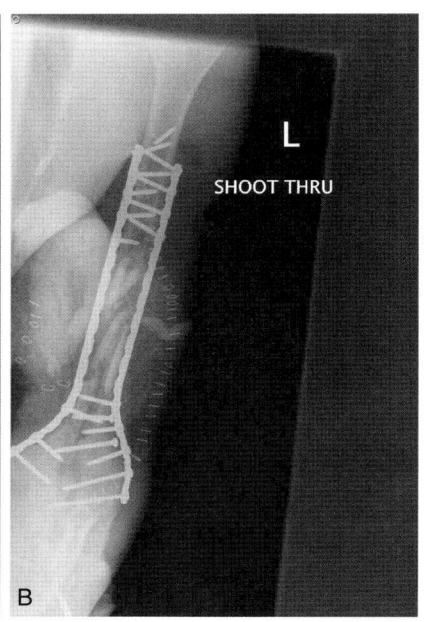

图42-61　患者在一次镇压阿富汗反叛者的军事行动中遇袭,为来福枪弹伤导致严重肱骨远端多段骨折,伴有尺骨近端轻度骨折移位(**A**)。在受伤时即接受了伤口冲洗清创,并有外固定支架固定,使得:(1)先救治其他致命伤,(2)治疗其他多处损伤,(3)此后伤口坏死及失活组织的界限清晰了,继而接受"二次探查术"。一周后,当患者的身体条件及医疗环境稳定后,进行了可靠的固定(**B**)。

们曾组织了一组矫形外科医生、放射学专家和矫形外科实习生,对三种最通用的肱骨远端骨折分类系统进行了观察者之间(不同观察者在相同的时间)和观察者内部(相同观察者在不同时间)的调查[178]。他们发现,尽管 Riseborough 和 Radin 系统有"中等"程度的一致性,但所检查的骨折只有一半能够准确分类。完整的 AO 系统和 Jupiter/Mehne 标准能够应用于所有类型的骨折,但他们的一致程度只是"公平"。如果把 AO 标准限制在"类型"上加以简化,那么一致程度可提高到"实质上"的程度,但这种分类相当简单,因此对治疗的指导作用或预测最后效果作用很小。很显然,理想的分类系统还未制定出来。Davies 和 Stanley 分类法被认为更有临床价值,可重复性更高[206]。

五、临床特征

通常,肘关节会肿胀,并有可能出现畸形。手臂有可能出现短缩,因为远侧骨折片和手臂向近侧移位[196]。必须仔细检查血管神经状况。另外,还应该仔细检查包绕在后侧的软组织,以防出现开放性创口(在1/3 以上的病例中会出现这种情况)[198,215,232,241,284]。这种创口一般出现在后侧或后外侧,是由骨髁劈开后尖锐的肱骨干断端横行穿刺伸肌结构和皮肤造成的[99](图42-62)。

标准的前后位和外侧位 X 线片通常足以确定骨折类型。在手术室,牵拉手臂的情况下在前后位透视可以进一步明确这些骨折的关节内状况,尤其是在粉碎程度较高的时候。CT 也有作用,可以确定关节内骨块的位置及大小(图 42-63)。

六、治疗

20 世纪 70 年代以前,针对这种骨折的绝大多数研究,多按保守治疗或手术治疗方法来处理损伤。保守治疗方法从不予处理到牵拉法和管型固定[198,234,255,292]。手术方法建立在手术暴露和有限内固定的基础上。这些方法的治疗结果很难进行分析,因为应用的评定等级系统差别很大。例如,在一些病例中良好结果可以包括 60°的屈曲挛缩[201]。Riseborough 和 Radin 在 1969 年的综述中认为,切开复位和充分内固定不容易做到,而且达到良好效果的可能性不大[274](图 42-64)。其他著者也证实,这些骨折的手术治疗在技术上有一定困难[213,234,242,254,255,269,284,285]。

在 1985 年,Jupiter 和同事们[232]报道了在瑞士的一个 AO 中心用切开复位内固定治疗的 39 例骨折。13

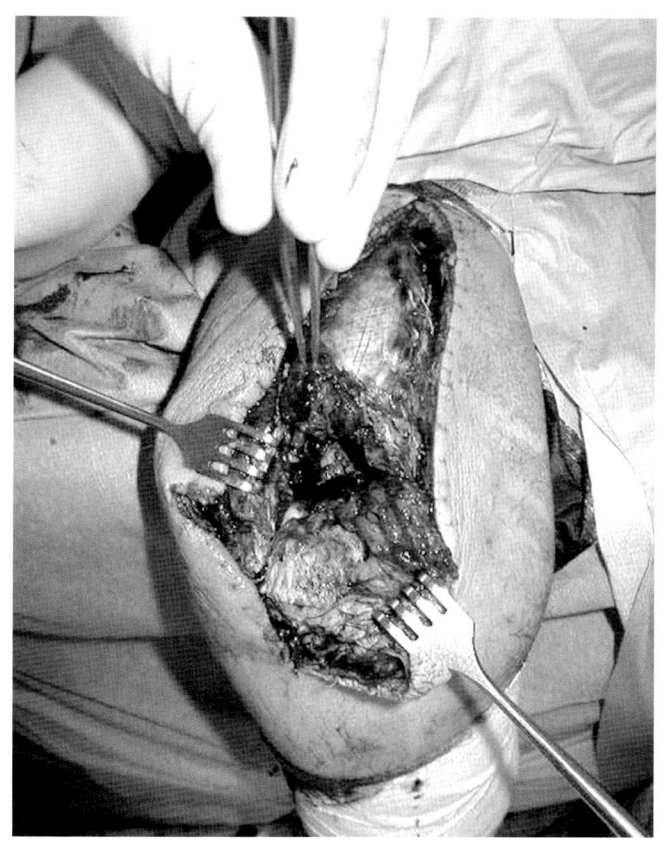

图 42-62　肱三头肌/肌腱创伤性缺损的术中照片,是在开放性肱骨髁上骨折后由肱骨干的突起造成的。通过这个缺损进入是合理的,在此创口附近再做第二个切口没有必要。术前看到后部有开放伤口时即可预计到此缺损。

例患者效果极佳,14 例效果良好,并由此得出结论认为,切开复位内固定治疗能取得可预知的效果,并能提供功能恢复的机会,甚至是老年患者。这些结果在随后的其他研究中得到证实[215,251]。这些著者指出,手术治疗成功的关键在于获得足够的稳定性,从而可以在术后早期进行锻炼,这通常需要在内外侧柱上用钢板和螺钉固定。因为肱骨远端的三角形状,重建两柱的纵向稳定性显得尤为重要。稳定的修复一般意味着应该使用钢板,然而,如果在单纯骨折线相互插合在一起,一枚拉力螺钉就已经足够了。在这些困难的骨折中,单独用克氏针固定很少能够提供足够的稳定[244,257]。手术治疗后延长制动时间(超过 3~4 周)会导致令人无法接受的僵硬[286]。

(一)术前设计

理想情况是,手术应该尽快实施,最好在骨折后

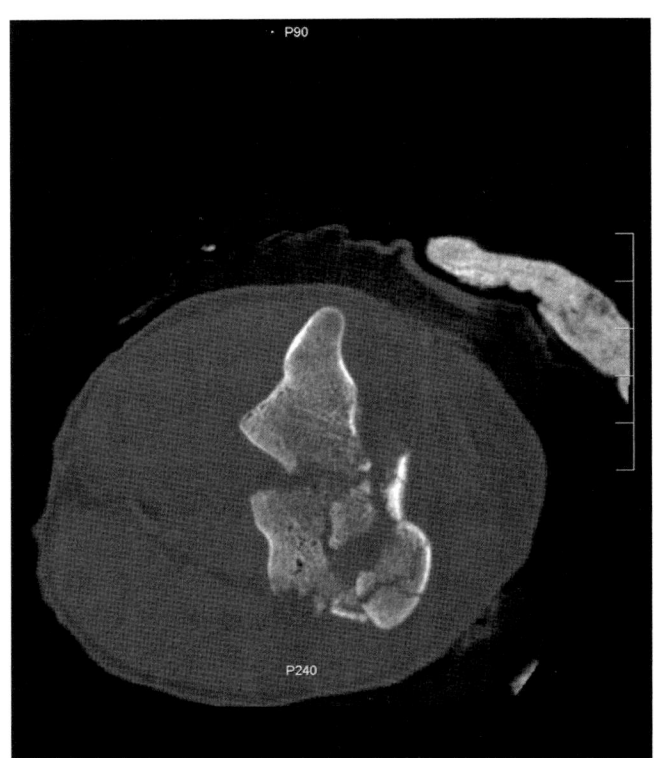

图 42-63　肱骨远端 CT 扫描有助于明确关节内骨块的大小及位置。通常可显示出平片中难以发现的粉碎块。

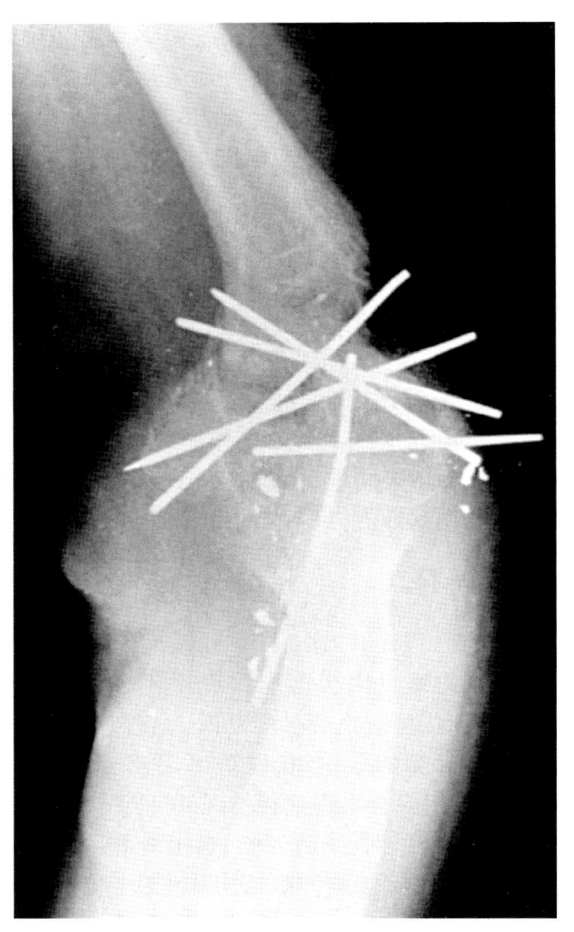

图 42-64　肱骨远侧复杂骨折用柔韧的钢针固定后，不能提供允许早期锻炼的稳定性，从而导致复位不完全和活动受限。

的 2~3 天内。对多发创伤患者需要特殊考虑。可应用后侧铸型夹板或过头牵引，以稳定患肢，同时治疗更严重的系统损伤。

　　手术方针应在术前设计，并取决于由清晰的 X 线片确定的骨折类型。在考虑这些骨折的外科稳定时，应该充分利用器械的补充作用，包括各种型号的钢板和螺钉。现在专为肱骨远端骨折设计的预弯钢板已经上市。无菌手臂止血带、锋利的解剖刀和锋利的骨凿就是这些手术过程需要使用的全部器械。

　　最好选用全麻，因为这些手术操作时间会很长，并且有可能需要取髂嵴骨进行植骨。外侧卧位较通用，可以暴露髂嵴和整个手臂[251]，且患者在俯卧位时不会引起可能出现的难题[226]（图 42-65）。把患者置于侧卧位，把无菌止血带缚于高位手臂，把一个 8~10 英寸折叠起来的布巾塞在手臂和胸壁之间，或在手术台上连接一个托手盘，把手臂放在上面。

（二）手术方法

1. 手术入路

　　患者侧卧位，患肢在上方，手臂用布巾包绕置于垫子上或折叠的布巾上。或者患者取仰卧位，患侧手臂以布巾包被放于胸前。在上臂的背侧面从鹰嘴尖近侧 15~20cm 处开始做纵向切口，在肘部向内侧弯曲以绕过鹰嘴，然后返回中线并延伸到鹰嘴尖远侧 5cm 处（图 42-66）。游离尺神经自尺神经沟近侧 6~8cm 至尺神经沟远侧 5cm 处。因为内固定通常在尺神经沟和内上髁附近，因此要把尺神经向前移到内上髁的皮下。切开尺侧腕短屈肌上面的筋膜，分开肌肉，在无张力的情况下把尺神经放入新位置。

　　显露肱骨远端的较好方法是后侧入路（"进入肘关节的大门开在后方"），可向近侧和远侧延长，对血管神经结构的影响最小。可是，必须要处理好涉及的伸肌结构。对付伸肌结构主要有两种选择：鹰嘴切除术或肱三头肌的软组织操作，这包括分开或剥离肱三头肌附着部。切骨术的优点包括能够最大限度地显露关节和最大限度将三头肌牵开，这些优点成为其他入

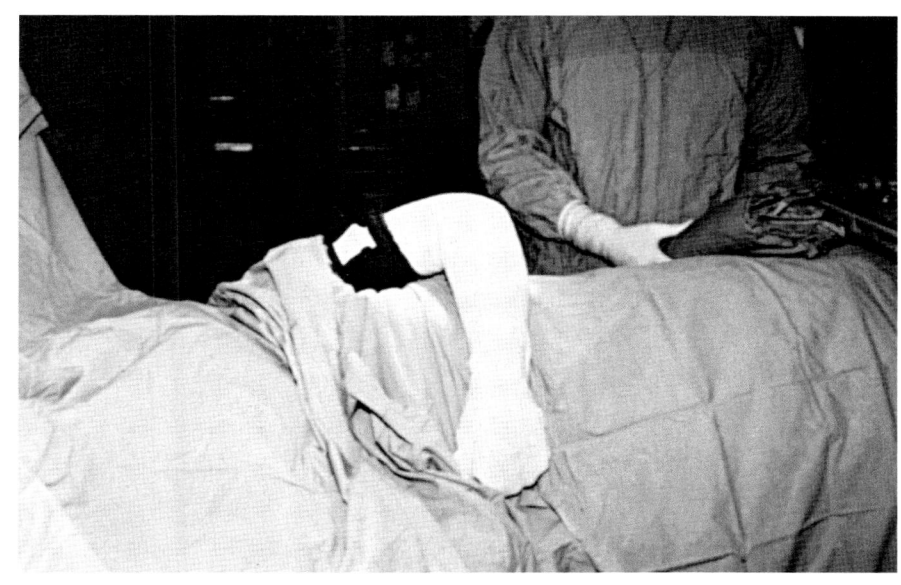

图 42-65 外侧卧位可提供不同的入路到肘部骨折。便于暴露整个手臂以及髂嵴。

路参考的金标准。缺点包括手术时间的延长、显著的并发症发生率（延迟愈合，不愈合）和术后用于固定的

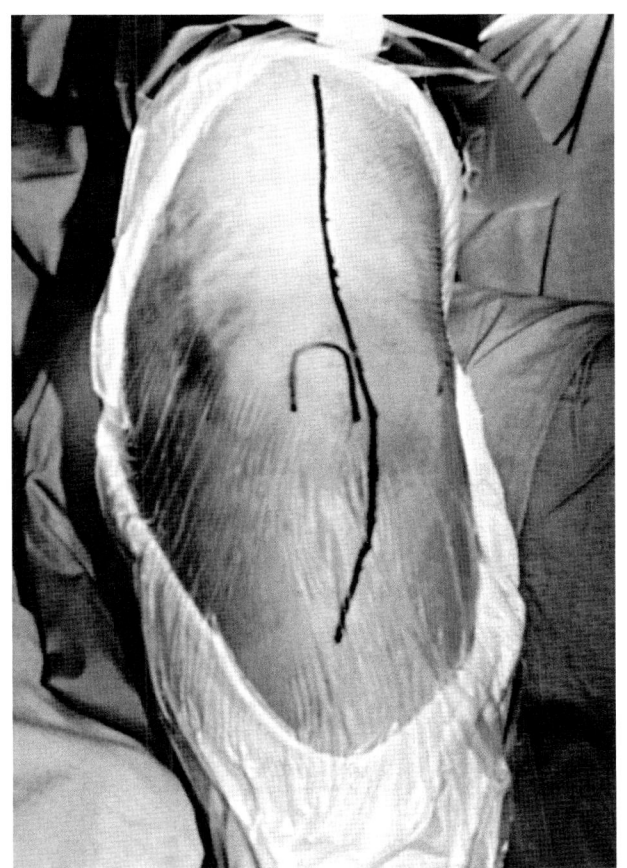

图 42-66 肱骨远端骨折的皮肤切口，可以延长，刚刚绕开鹰嘴尖。

皮下硬物的刺激[107]。Coles 和同事报道鹰嘴切除术治疗 70 例肱骨远端关节内骨折（其中仅 5 例是单纯的肱骨骨折），有 2 例早期进行了鹰嘴内固定的翻修术，1 例延迟愈合，18 例手术切除皮下硬物[203]。

　　肱三头肌切开入路的优点是：操作简单，可以用尺骨近端的完整滑车切迹作为复位参照并可以检查活动范围；关闭伤口无需植入硬物；再有，必要时可在此入路基础上进行肘关节置换术（图 42-67）。以前认为，切开肱三头肌会减弱其力量。然而，近来 McKee 和同事们的研究对肘关节的伸肌力量做了客观的比较，有 25 例患者，为治疗肱骨远端移位的关节内骨折而行肱三头肌切开或鹰嘴切除[103]。在这两组患者中，没有发现肘关节伸肌力量有任何差别，患侧力量接近于对侧的 75%（图 42-68）。

　　Ziran 和同事治疗 33 例患者 34 侧关节内骨折，29 例 AO 分型为 C。据他们报道，采用鹰嘴切骨术固定骨折时显露充分，并且避免了那些典型的并发症[293]。至于分开的或剥离的肱三头肌的最后处理，肱三头肌腱应该用间断的、不可吸收缝线通过骨钻孔连接到鹰嘴上。这样再连接后可以防止肌腱的术后分离。

　　为施行切骨术，应剥离肱骨三头肌附着部，把肱三头肌远段与周围组织分开。把关节囊从鹰嘴两侧游离，只保留肱三头肌腱。在鹰嘴切除过程中，用纱布通过尺骨滑车切迹作为悬带并提供反向牵拉力。用有锋利刀刃的锯或锋利的薄骨凿来实施切骨术。如果选用骨锯，在切骨术的最后应用骨凿来完成，这样会产生更不平坦的骨面，以利于以后的复位和固定。切骨术

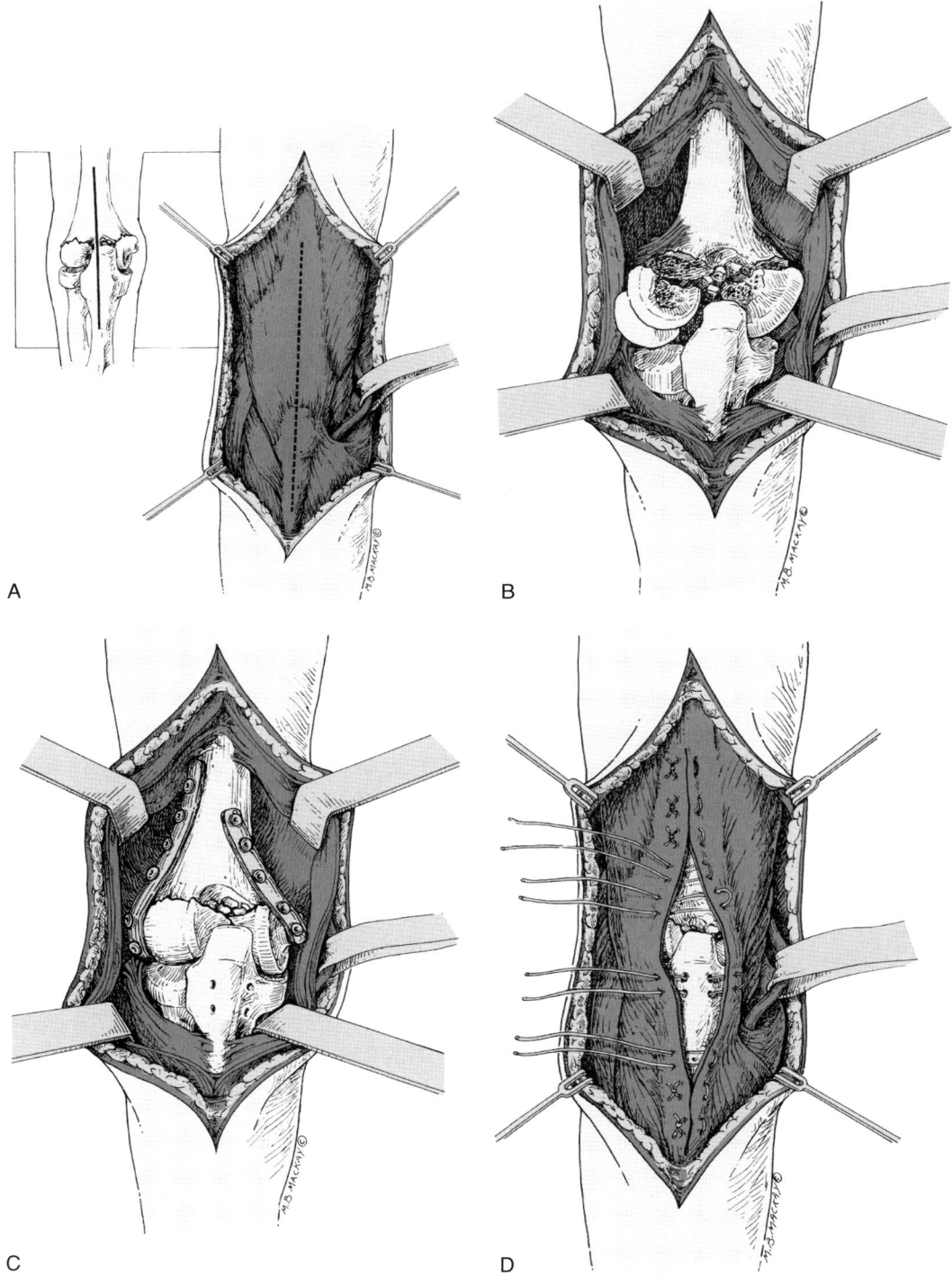

A

B

C

D

图 42-67 肱三头肌切开途径治疗肱骨远端骨折的操作步骤。(A)左肘部后面切开皮肤和皮下组织的后面观。虚线代表通过肱三头肌和肌腱的设计切口。辨认尺神经并用 Penrose 引流条牵开全程保护。(B)沿肱三头肌和肌腱中线切开后显露骨折部位。通过从鹰嘴上锐性剥离肌腱显露并在内侧和外侧附近保留一层很重要,这样可以在手术结束时缝合再连接。屈曲肘关节或用一纱布向后牵拉住鹰嘴(或两者合用)可以扩大关节的前侧视野。(C)肱骨双柱、关节内骨折在内外侧柱上用钢板固定后的肘部后侧观。在鹰嘴上打孔以再连接肱三头肌。此时,评估关节活动范围和骨折复位程度。因为鹰嘴仍然保持完整,滑车沟的任何变窄(也就是经过粉碎性骨折的过压缩后),都可以很容易的通过伸展肘关节和观察鹰嘴滑车关节确定。(D)间断缝合肱三头肌切口,包括经过鹰嘴上的孔缝合。(From McKee, M.D., Wilson, T.L.; Winston, L.; et al. Functional outcome following surgical treatment of intra-articular distal humeral fractures through a posterior approach. J Bone Joint Surg Br 82:1701-1707,2000.)

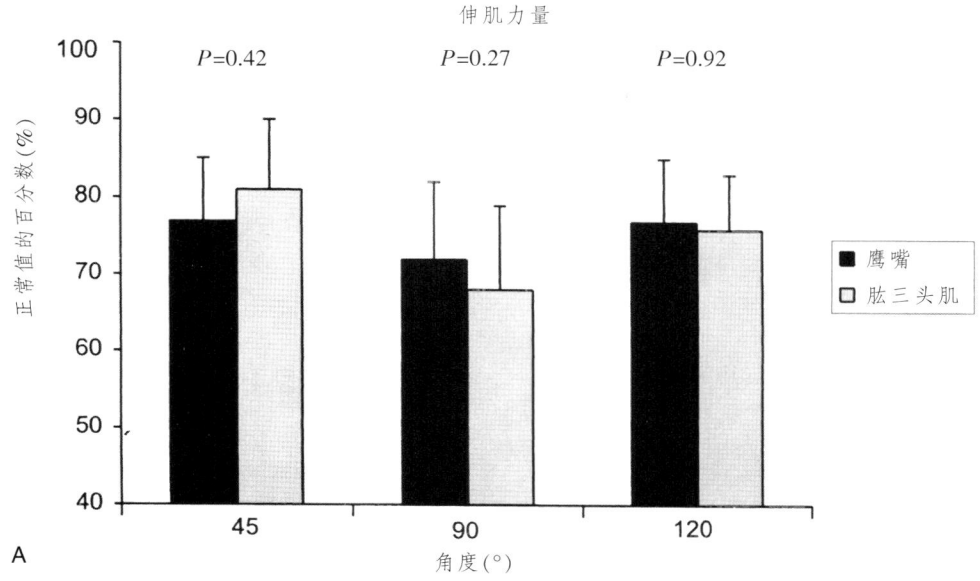

伸肌力量

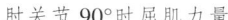

肘关节 90° 时屈肌力量

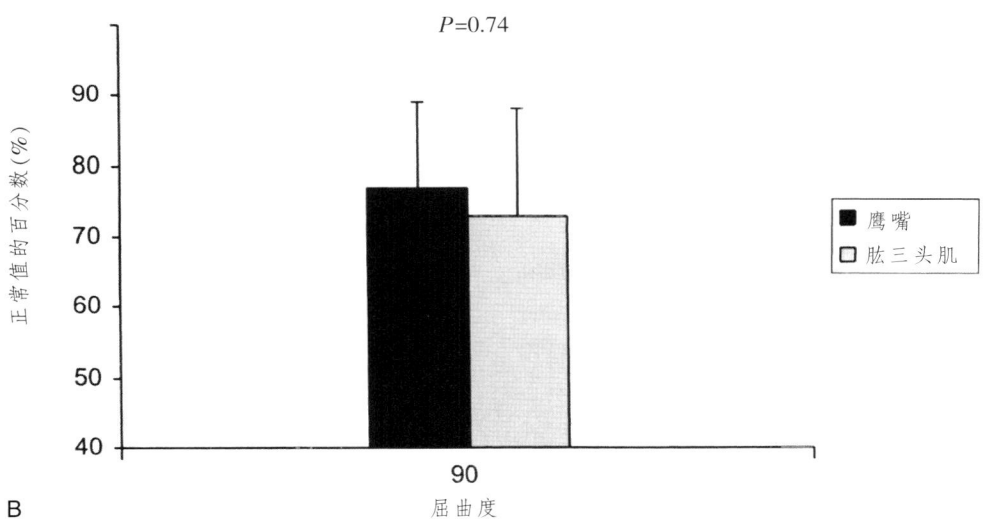

图 42-68　通过涉及鹰嘴切除(OLECR)或肱三头肌切开(SPLIT)的后侧入路,手术修复关节内脱位肱骨骨折后,客观测量的肌肉力量大致相等,以百分数的形式与对侧正常手臂力量进行比较。(A)肘关节屈曲在 45°、90°和 120°的伸肌力量。两组肌肉间无明显差别。(B)有趣的是,肘关节屈肌力量显著减弱到正常值的近 75%,尽管实际上手术未涉及肘部屈肌。

直接垂直于尺骨干的长轴横行切除或以顶点向远侧呈"V"字形切除。后者的优点是在完成肱骨远端固定后容易复位松质骨的接触面更宽阔,可以迅速地愈合。如果外科医生选择用大螺钉如 6.5mm 松质骨钉,则需要考虑提前在鹰嘴钻孔(图 42-69)。

一旦鹰嘴切除术完成后,把鹰嘴和肱三头肌用湿纱布包绕,向近侧牵开以暴露骨折。将小的骨折碎块轻柔地从血肿中移出, 然后脉冲冲洗血肿,达到无创清理的目的。这时可以考虑复位和骨骼内固定了。

2. 固定

这些骨折的固定原则是解剖关系重建以及肱骨远端三角每一边的稳定。必须记住,由于很多解剖原因使这些骨折很难牢固固定,包括以下几个方面:

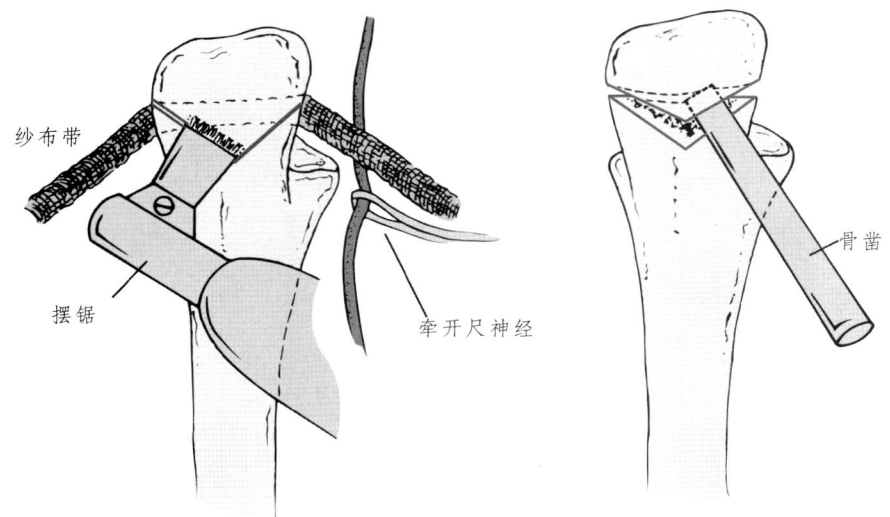

图 42-69 "V"字形切除鹰嘴在复位时更容易操作,并且为愈合提供了更宽阔的接触面。

(1)远侧碎片太小,限制了应用螺钉的数目。

(2)远侧碎片是松质骨,这使得很难用螺钉牢固固定。

(3)为保持最大的功能,硬物放置应避开关节面和三个窝。

(4)这个区域的骨骼和关节面很复杂,使得预制钢板很困难。

尽管必须依靠明确的骨折类型而做出修改,但内固定原则仍适用于所有类型骨折。图 42-70 举例说明了标准的固定方法。滑车骨折可以用加压螺钉把碎片牢固固定。然而,如果为粉碎性骨折,外科医生必须小心以防在滑车切迹上用力过度。对这种病例,螺钉需要在没有压力的模式下拧入。把滑车"连接杆"用钢板重新连接到内外侧柱。肱骨远端应用重建钢板提供了很多明确的优点,因为它可以在三维中弯曲,从而可与肱骨远侧柱的复杂几何形状相符合。内上髁可以作为"支点"把钢板远段弯曲 90°(见图 42-54)。通过把两个工具放入钢板远段临近的孔内,并施加扭矩,可以完成这项弯曲(图 42-71)。这样,远侧的两个螺钉相互垂直,形成机械交锁结构,其力量大于两个螺钉螺纹的组合拔出力量。

放置外侧钢板应尽可能远,直到几乎到达肱骨小头软骨的后侧界。最远侧的螺钉是指向近端,以避开肱骨小头并可以提供机械的交锁结构(图 42-72)。两块钢板垂直放置可以提高其生物力学强度。如果两块钢板位置靠后,那样钢板较弱的一面便处于肘关节的

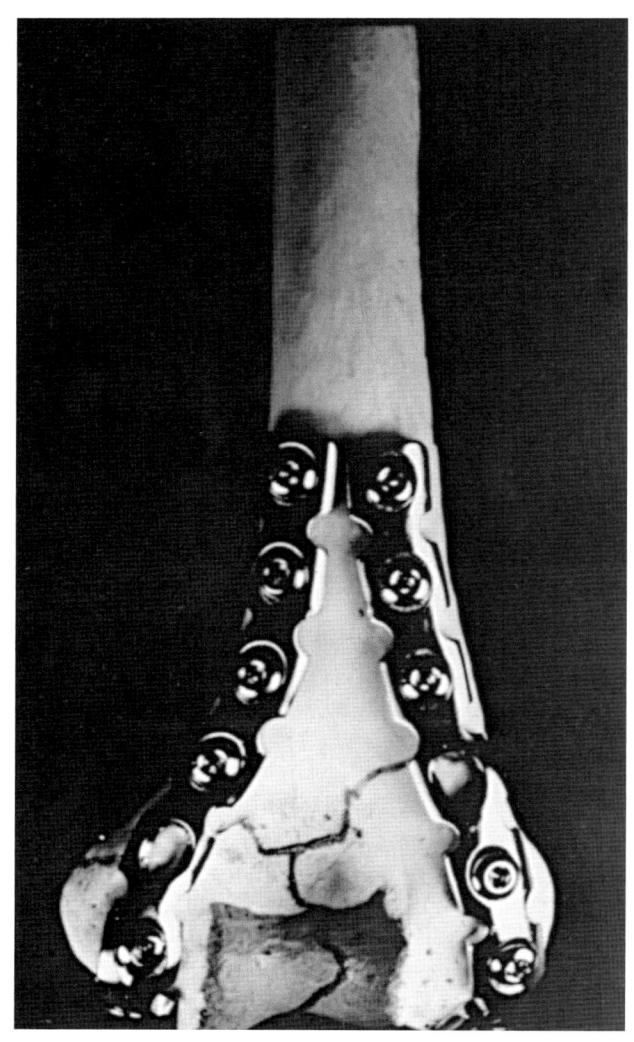

图 42-70 用 3.5mm 预弯重建钢板在桡骨远端实施双柱固定。

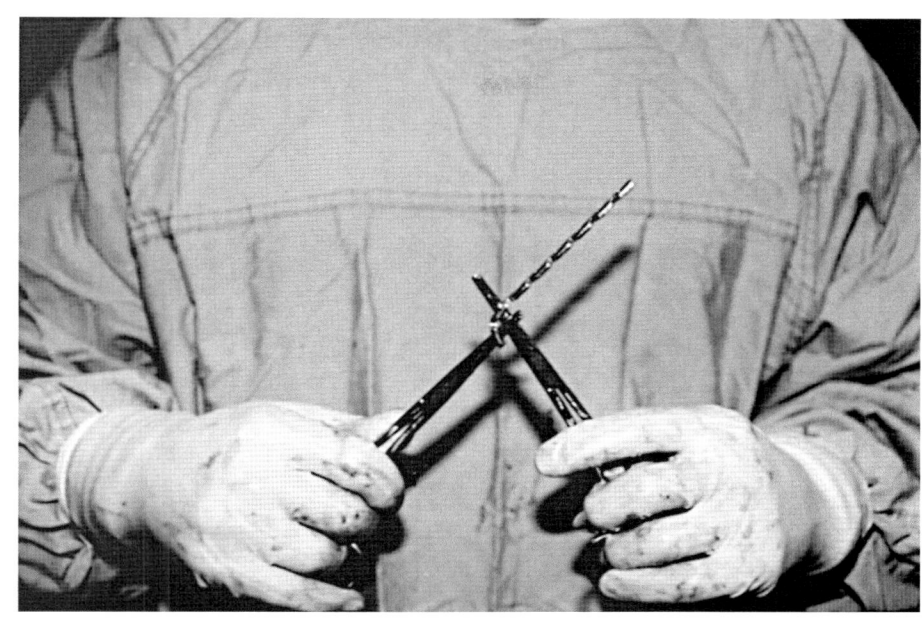

图 42-71 把两把 Kocher 持骨钳放入远端的两个孔里可以弯曲重建钢板。

运动平面上，如果干骺端-骨干交界点的骨折愈合延迟，则会使钢板发生疲劳断裂。如果使用两块骨盆重建钢板或比较弱的 1/3 管形钢板，则更容易出现这种结果。

固定的顺序可有多种变化，并且必须与各个骨折类型相适合。有时，首先固定较长的骨折平面是较明智的，这个骨折通常累及其中的一个柱。需要记住的另一个基本原则是，钢板的塑形状，以及按从远到近的方向来固定，因为远侧钢板的放置位置对最大限度发挥远侧螺钉的作用极为重要。当骨骼不结实和螺钉质量不佳时，预弯的钢板也可以用来协助"支持"远侧的小碎片或维持碎片的位置[286]（图 42-73）。在不能达到解剖重建时，外侧柱应与钢板相适合，这将协助再造外侧柱的前侧自然弯曲（图 42-74）。

目前"锁定钢板"的应用受到广泛关注，螺钉被固定在钢板的孔中防止移动，而且不会出现像普通钢板那样板钉间有"弹拨触发活动"。这种"角稳定"代表了内植物稳定性能的显著改进。目前用这种钢板治疗肱

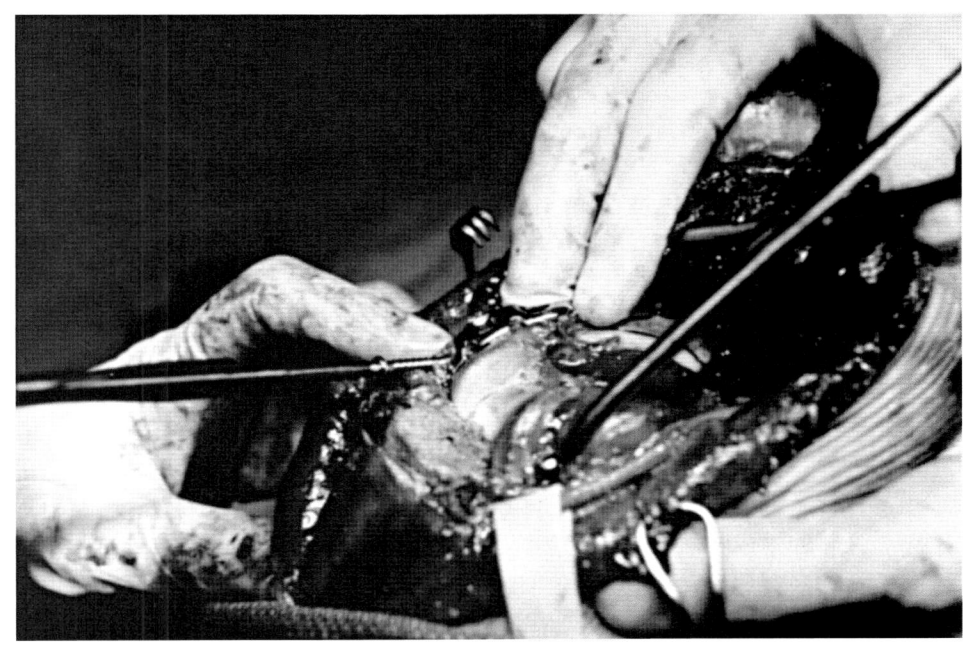

图 42-72 在外侧柱后面的钢板，可以向远侧延长至远侧柱的后面。

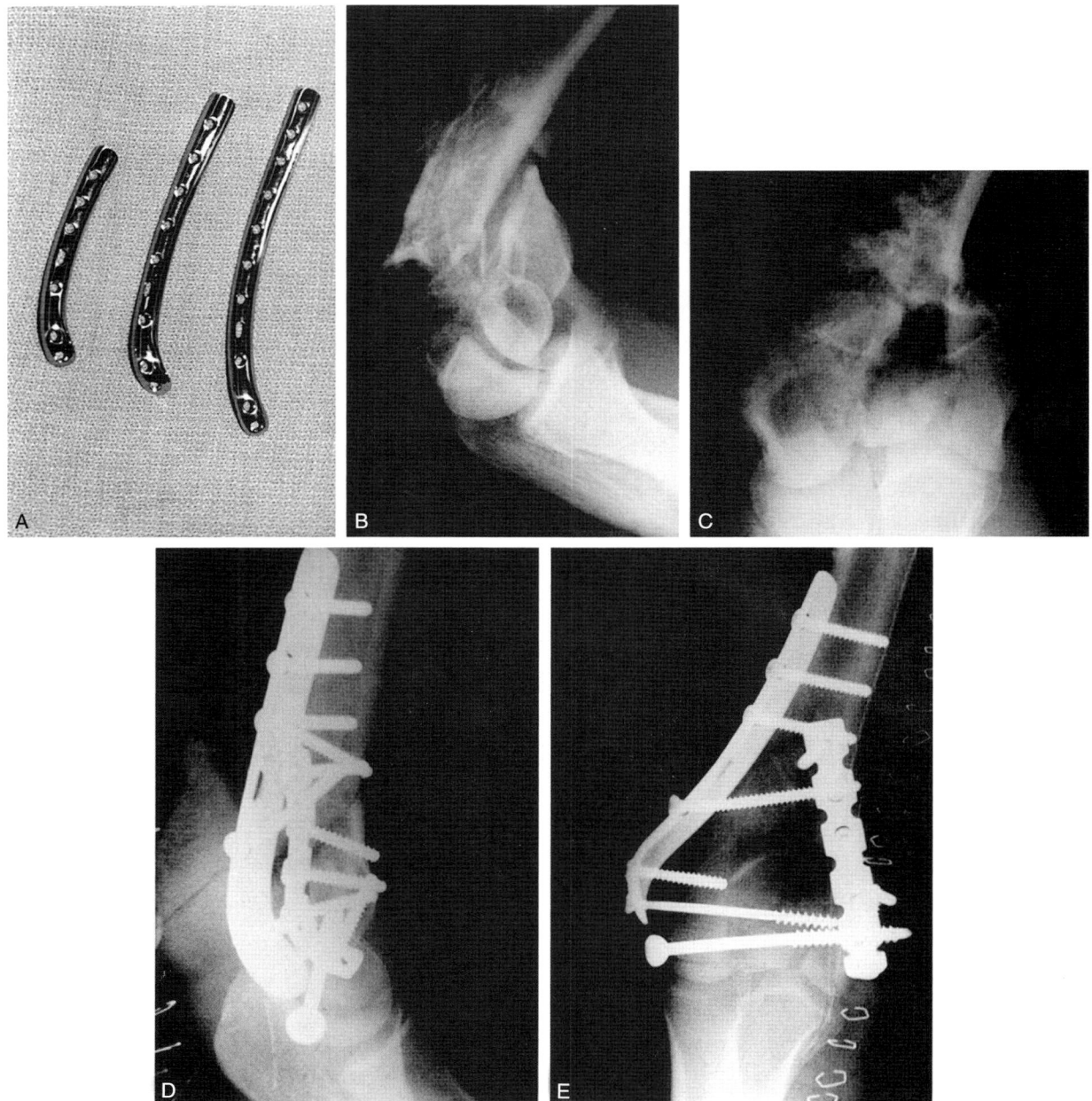

图42-73 (A)"Dupont"钢板是预弯好的外侧柱钢板,适用于粉碎的肱骨远侧。这种钢板很有用,由于它允许肱骨的外侧柱远端沿钢板实现重建。这样就可以准确地再建外侧柱远端和肱骨小头的特有弯曲了。(B,C)高能量远侧肱骨粉碎性骨折的术前X线片。(D,E)术后X线片显示预弯"Dupont"钢板的应用。

骨远端骨折的有效性缺乏临床证据支持,但已经开展了一些此类治疗的生物力学研究。Korner和同事在尸体标本上模拟了肱骨远端骨折(用髁上一道5mm的间隙表示干骺端),研究这类钢板[236]。他把标本分为四组:普通重建钢板或锁定加压钢板分别自后侧或成90°角固定。他们发现成90°角固定组的抗前后方向的折弯力和抗扭转力比后置钢板组更牢固。然而有趣的

是,同一角度固定的不同类钢板牢固度没有差别。因此他们得出结论,钢板放置的位置而不是钢板类型决定钢板稳定度。目前还有待验证,因为增加了成本,理论上锁定钢板的那些优点是否值得。另外,要提醒的是,掌握锁定钢板治疗关节周围骨折(即肱骨近端)技术有一定"学习曲线",并有其特殊的并发症,例如螺钉钻入关节的概率高,而且在特别坚固的内植物周围

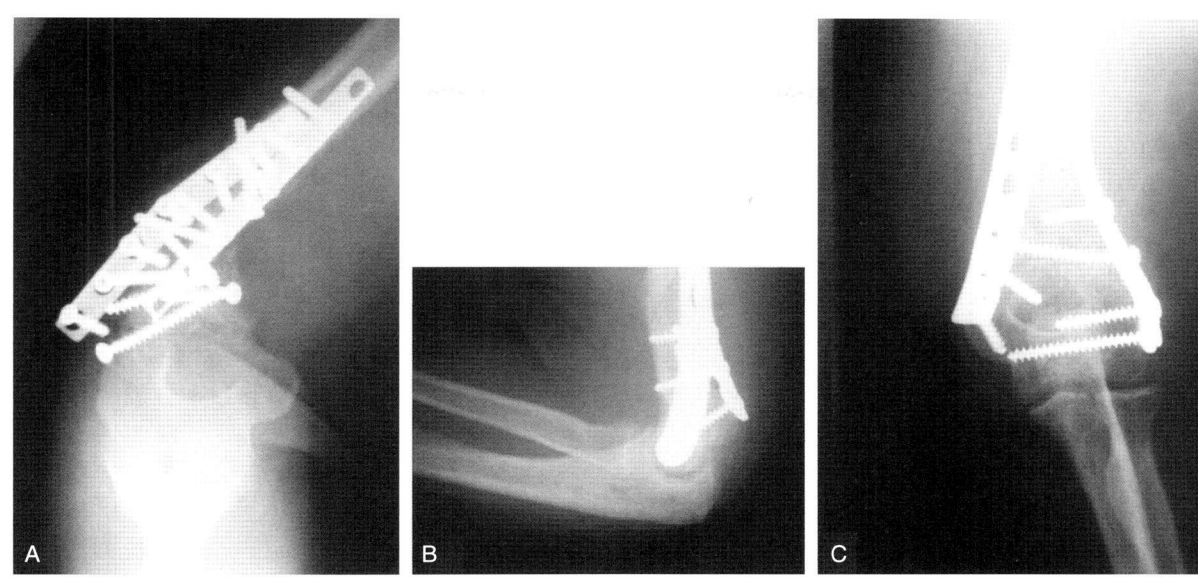

图 42-74 （A）肱骨远侧骨折手术修复后,早期固定失败的 X 线片。钢板固定向远侧延伸不够。（B,C）外侧用预弯的"Dupont"钢板,内侧用有限接触动力加压钢板抢救治疗后获得牢固愈合。当骨折碎片的精确解剖重建被时间和前期手术变得模糊时,钢板刚性和预弯设计在翻修手术的情况下很有用。

有可能发生骨质疏松性骨折塌陷。

3. 特殊类型骨折的固定

（1）高位 T 形骨折:高位 T 形骨折是最简单的可以牢固固定的类型,因为远侧碎片相对较大。其垂直

骨折线最长,因而通常首先用贯穿拉力螺钉固定(图 42-75)。

（2）低位 T 形骨折:低位 T 形骨折最常见,一个特殊难题是外侧碎片常常难以固定。鉴于此,通常先固

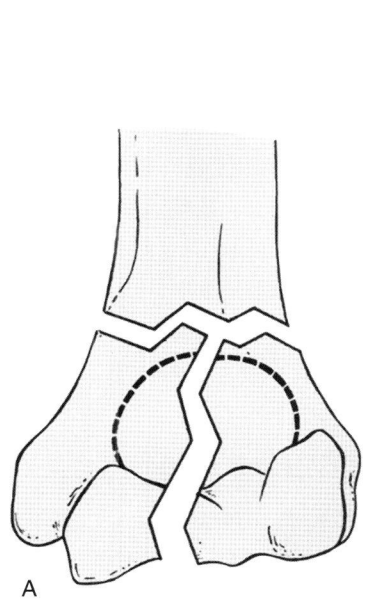
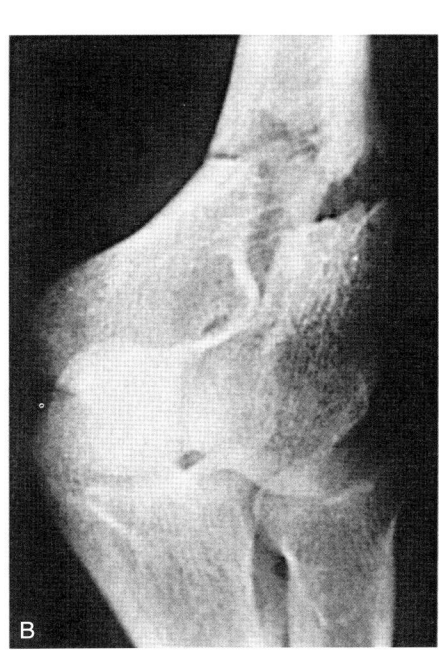
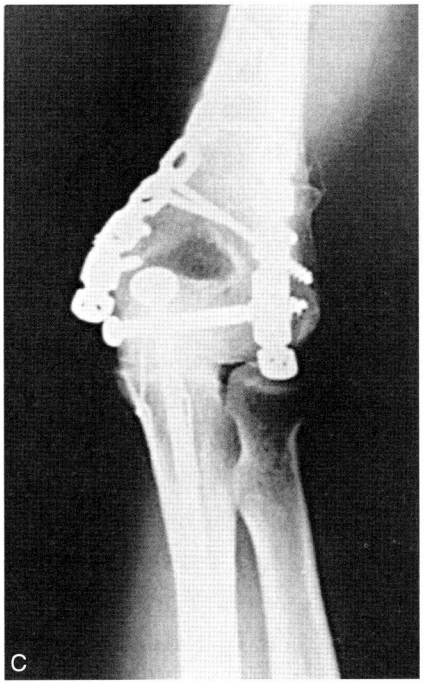

图 42-75 （A~C）高位 T 形骨折是最容易达到牢固内固定的双柱骨折,因为其远侧碎片较大。

定内侧柱,因为事实证明此柱是最容易固定的。用长髁螺钉通过钢板远侧孔把内侧柱牢固固定于外侧柱,这样在外侧柱上可获得一个更近的支点。应用钢板固定后外侧柱可获得稳固,此钢板要在矢状面上扭曲包绕在外侧柱上(图42-76)。

(3)Y形骨折:斜行骨折平面允许使用加压螺钉固定骨折碎块。对Y形骨折,钢板只能起到中和的功能(图42-77)。

(4)H形骨折:原则上讲,滑车碎块必须在远侧柱上重新对位。远侧三碎块用点状复位钳复位到两个上柱。在引入4.0mm或6.5mm螺钉固定碎块时,先临时用克氏针贯穿,以协助稳定滑车和防止碎块移位。按以前的描述,对内外侧柱进行固定牢固(图42-78)。

(5)内侧λ形骨折:内侧λ形骨折的困难之处在于,外侧碎块上可利用的区域很微小,另外,内侧滑车碎块即使用螺钉固定也太小,而在低位T形骨折时可用螺钉固定。外侧柱用两根4.0mm螺钉把小头固定到内侧柱,完成远侧贯穿固定。然后用两根外侧4.0mm螺钉把同一碎块固定到外侧钢板,这样便可固定整个外侧柱。内侧柱用标准3.5mm重建钢板牢固固定(图42-79)。

(6)外侧λ形骨折:在外侧λ形骨折中,滑车是一个游离碎块,就像在H形骨折中那样,但其内侧柱完整。因此,首先应该努力把滑车碎块固定于内侧柱上。内侧柱也可以用标准钢板固定。在钢板远侧两钉孔用3.5mm钻头扩孔后可以拧入4.0mm松质骨钉。钢板远侧扭曲为矢向,使远侧两钉孔贴于滑车的内侧面。两根4.0mm螺钉通过钢板钉孔直接拧入滑车和小头。两根螺钉可以确保钢板稳定并把远侧碎块拉到一起。这块钢板的近侧以标准形式固定于内侧柱。这种外侧柱骨折用标准钢板技术很容易固定(图42-80)。

(7)多块骨折:Jupiter和同事们描述了这种少见的骨折类型,包括肱骨远侧T形骨折另加滑车前侧面的冠状骨折[230]。这样,骨折线位于水平面、矢状面和冠状面(图42-81)。通过后侧入路,切除鹰嘴后固定骨折。骨折的冠状部分用埋入滑车的关节软骨下的Herbert螺钉固定,然后用螺钉把矢状面上的碎块固定,关节以3.5mm重建钢板固定于骨柱。这种刚性固定允许患者早期活动,在他们的系列调查中有助于获得好的结果(100%愈合,无缺血坏死,平均活动范围为104°)[230]。

(8)肱骨远端开放性骨折:治疗肱骨远端关节内骨折本身就很有挑战性,在这些骨折伴有软组织损伤时,并发症发生率和损伤的复杂性会明显增加。这个部位的开放性骨折,是高能量创伤,例如汽车事故、生产事故和从高处跌落的结果。在同侧肢体常发现相关损伤并会影响治疗,与开放性损伤的性质和部位有关。

开放性损伤通常是由髁骨折时尖利的肱骨干末端和肱骨远端的锋利突起刺破周围的软组织所造成的。如果伤口在前侧,肱动脉和正中神经有损伤的危险,应该仔细检查血管神经。尽管前侧伤口常见于儿童伸直型损伤,可是最近的研究显示后侧伤口在成人中常见,后者通常是肘关节屈曲位受直接暴力打击的结果,或跌倒时肘关节屈曲手着地引起。

就治疗而言,后侧伤口具有重要意义。若在肘部的后侧刺破皮肤,骨干必然已经穿过肱三头肌或肌腱。如果是这种情况,通过肱三头肌的这个破口或缺损并把它合并到入路是合乎逻辑的,这样在损伤后即刻行鹰嘴切除时就可以避免第二次破坏伸肌结构。在这种情况下,肱骨末端可能有大量的污物和碎片存在,因而要仔细清创。

很少有描述这种特殊损伤的报道。McKee和同事报道了肱骨远端开放性关节内骨折26例,通过后侧入路立即冲洗、清创和切开复位内固定[99]。感染率为11%,尽管只有1例患者因感染需要而重新手术。13例肱三头肌切开联合肱三头肌缺损处入路与13例鹰嘴切断入路比较,臂、肩、手的功能障碍评分(DASH)和Mayo肘关节功能评分结果分别为18比30(P=0.06)和85比74(P=0.05),肘关节运动范围比较为102°比92°,因此认为经肱三头肌入路效果要好。他们的结论是,立即切开复位内固定是一种安全可靠的方法,并且肱三头肌切开入路好于鹰嘴入路(图42-82)。Mostafavi和Tornetta报道,外固定对肱骨干开放性骨折和由枪伤造成的肱骨远端开放性骨折有良好效果。然而,尽管这种技术允许骨折重新对位(在没有或很小关节内移位的情况下),但这对粉碎性关节内骨折的重建没有好处[261]。

4. 远侧肱骨骨折的全肘关节成形术

随着全肘关节成形术(TEA)临床效果和技术的改进,研究者正试图确定TEA在急性肱骨远端骨折治疗的作用[263]。就像其他周围关节(肩关节、髋关节)的关节置换一样,在处理有骨质疏松或先前就

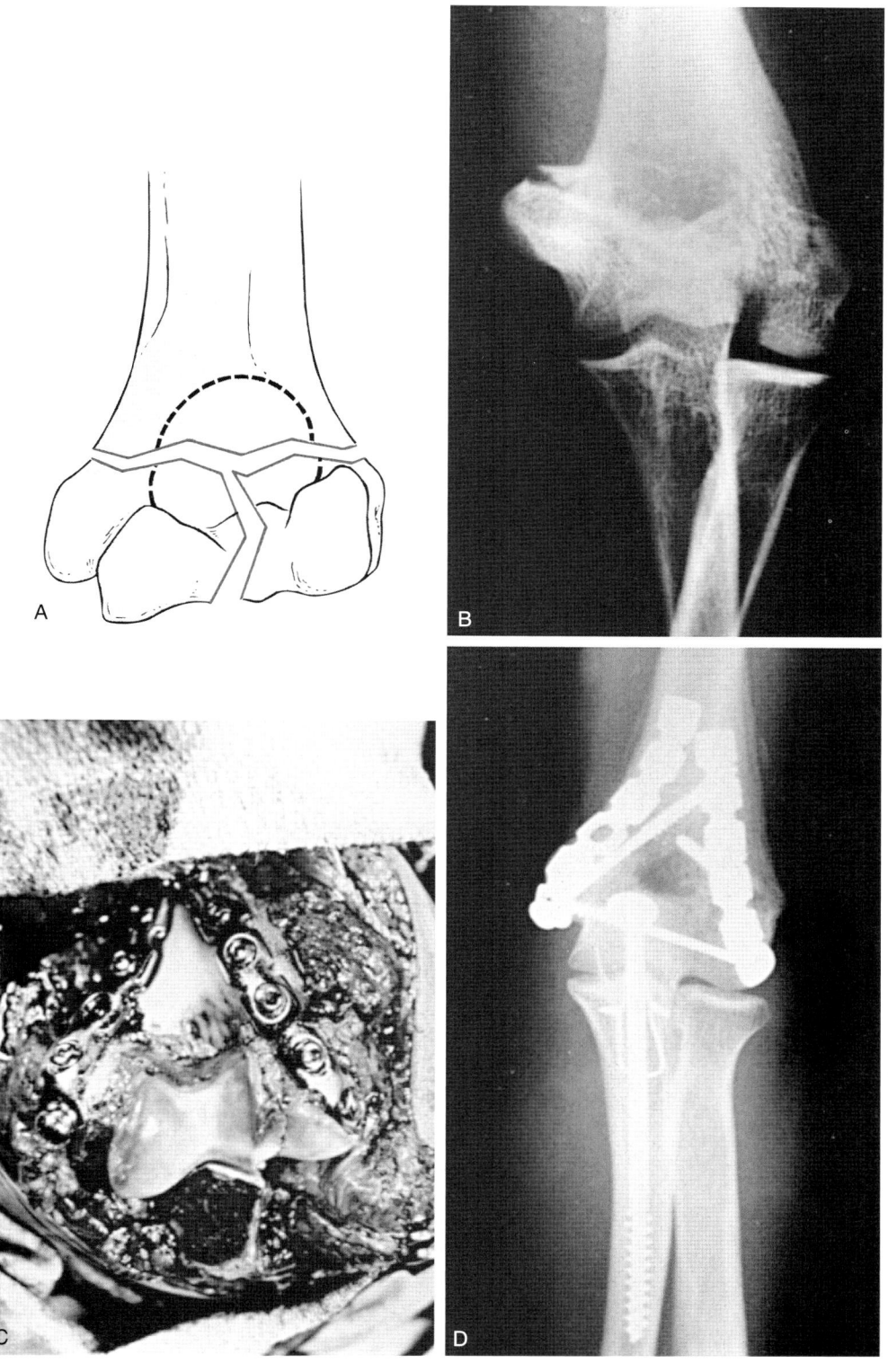

图 42-76 （A,B）低位 T 形双柱骨折。(C)低位 T 形骨折内固定的术中所见。注意两块钢板沿肱骨远端的骨柱向远侧延伸。(D)低位 T 形双柱骨折内固定后的 X 线片。

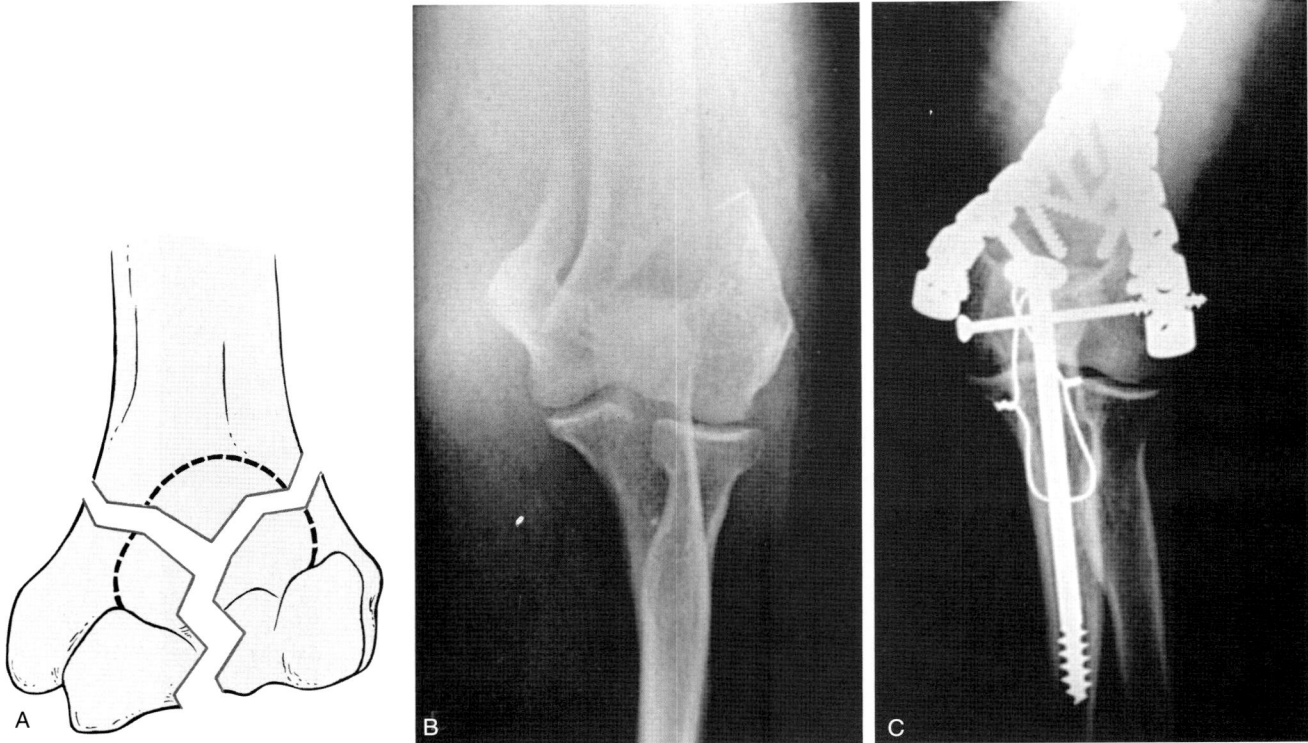

图 42-77　(A,B)Y 形双柱骨折的骨折面为斜行,允许使用加压螺钉通过骨折线固定碎块。(C)Y 形双柱骨折的稳定固定。

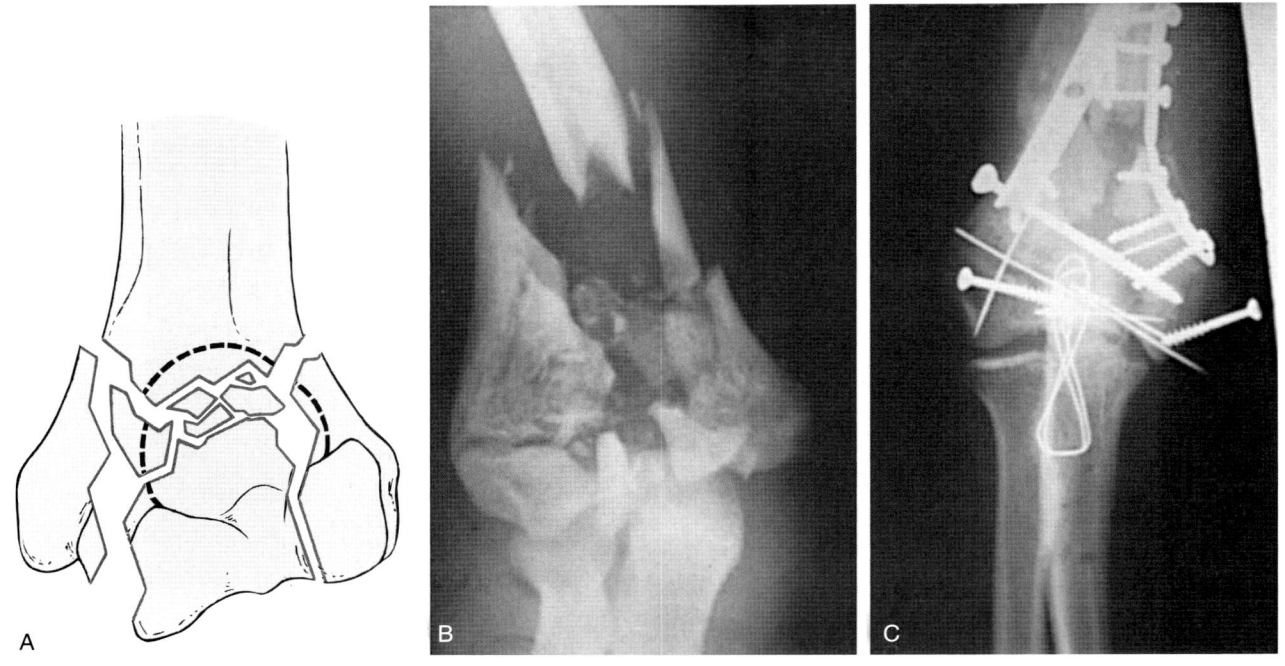

图 42-78　(A,B)H 形骨折是最复杂的双柱骨折。(C)内固定完成稳定固定。最后肘关节活动范围为屈 125°和伸 40°。

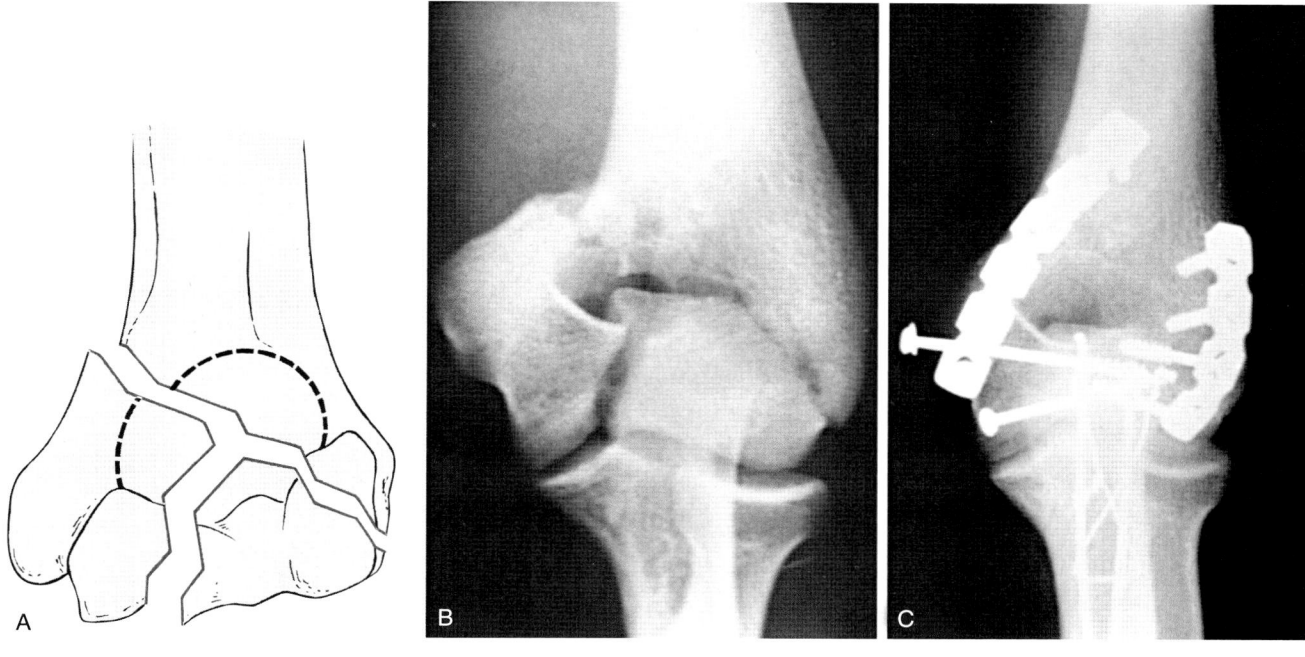

图 42-79　(A,B)内侧 λ 形双柱骨折。(C)内侧 λ 形双柱骨折的内固定。

存在病理状态(图 42-83)的粉碎骨折时,TEA 有几个优点。TEA 后可以立即活动,立即达到稳定,并可消除潜在的骨不连、畸形愈合和缺血性坏死等并发症。因为发现这些骨折中缺乏骨性支持,所以半限制假体好于表面置换假体。尽管 Adolfsson 和 Hammer 报道应用半限制假体治疗 4 例患者获得满意效果,但目前还是缺乏足够的数据来证明这种治疗的可靠性[190]。老年人和要求较低的患者可考虑应用这种治疗,术前 X 线片发现骨质较差或骨折过于粉碎,常规固定治疗特别困难时,应该考虑选择半限制 TEA (图 42-84)。

　　肘关节成形术必须由有经验的医师完成。通常肱三头肌切开入路要好于鹰嘴切除术入路。另一方面,鹰嘴切除可能会危害到附着部和尺骨部分的稳定。此外,在肱三头肌未从鹰嘴上分离的情况下实施 TEA 是有可能的。因为已经证实肱骨髁可以在不影响(半限制)假体的寿命和稳定的情况下安全切除,所以它的优点是,移除骨折远侧碎片从而在远侧创造出"植入假体的空间"。这种技术通过单纯把肱三头肌从肱骨远端剥离而保留三头肌附着部,因而使肱骨附着部和尺骨保持部分完整(图 42-85)。这种方法可以大大减少手术时间、后期疼痛及肿胀,并可从根本上消除三头肌裂开的可能。

　　另一个需要关注的是,急性骨折肱骨髁切除后,可能会产生负面影响,因为失去旋前圆肌和总伸肌的骨性起点,使前臂、腕部和手的力量减弱。在关闭伤口的时候,把这些连续的袖筒中结构再连接到近侧软组织,可以减少这种负面影响。McKee 和同事们最近研究了一组 32 例用 TEA 治疗的患者, 在涉及肌肉力量的客观检测中,肱骨髁切除与未切除患者之间在前臂旋转或腕部握力方面没有明显的区别[102]。两组前臂和握力均达到正常的未受累侧的近 70%。

　　除了一些与技术有关的文章外,目前只有两篇描述这种技术应用的报道。Cobb 和 Morrey 报道了 21 例遭受肱骨远端关节内骨折,以半限制 TEA 治疗的患者[23]。平均手术后 3 年时,15 例效果佳,5 例良好,只有 1 例需要重做。需要提示的是,这些患者平均年龄为 72 岁, 大约一半有风湿性关节炎,要求相对较低。从最近一项对他们之前治疗的随访结果研究看,同组报道的 43 例患者 MEPS 评分达 93 分,平均屈伸度为 107°[233]。然而,5 例接受关节翻修术的患者平均术后 7 年发生了再骨折。Garcia 报道了 19 例患者,Gambirasio 和同事报道了 10 例患者,Ray 等报道了 7 例患者,他们的结论都基本一致[214,216,217,270]。在仅有的对照研究中,Frankle 和同事们报道了连续 24 例老年女性患者(平均年龄 73 岁),肱骨远端的移位关节内骨折, 其中一半用 ORIF 治疗而另一半以半限制 TEA 治疗[41]。结果(Mayo 肘关节表现评分)表明 TEA 组(11

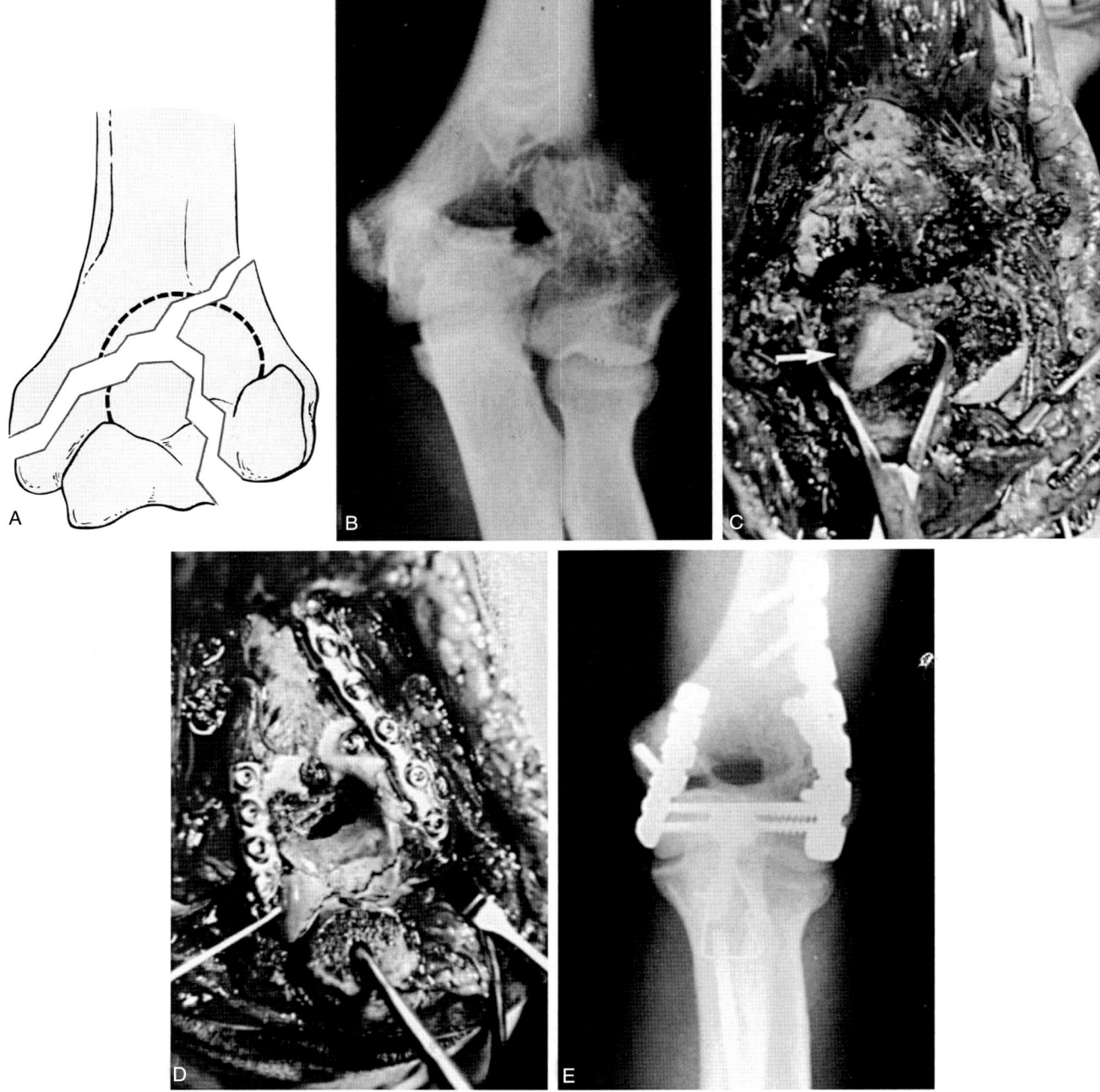

图 42-80 (A,B)外侧 λ 形双柱骨折。(C)术中用点状复位钳夹住滑车(箭头所示)的照片。滑车周围完全没有软组织相连。(D)外侧 λ 形骨折在滑车碎块复位并固定于肱骨骨柱后的术中照片。(E)外侧 λ 形骨折内固定后的 X 线片。

例佳,1 例良好)好于 ORIF 组(4 例佳,4 例良好,1 例尚可,3 例差),并且 ORIF 组中 3 例需要改用 TEA 治疗。可是,这两组研究都是回顾性研究。恰当的前瞻性随机分组比较 TEA 和 ORIF 效果较为理想。目前,显示 TEA 是一种治疗肱骨远端的有移位关节内骨折的很有前途的技术。

治疗老年肱骨远端关节内粉碎性骨折最理想的治疗方法难以评价,理想的研究应是来源于随机的多中心前瞻性临床试验,有明确的临床试验纳入标准、标准的治疗程序以及便于理解的结果评价指标。最近加拿大骨科协会完成了这样一项研究。他们把 42 例患者(平均年龄 78 岁)随机分组,两块钢板切开复位

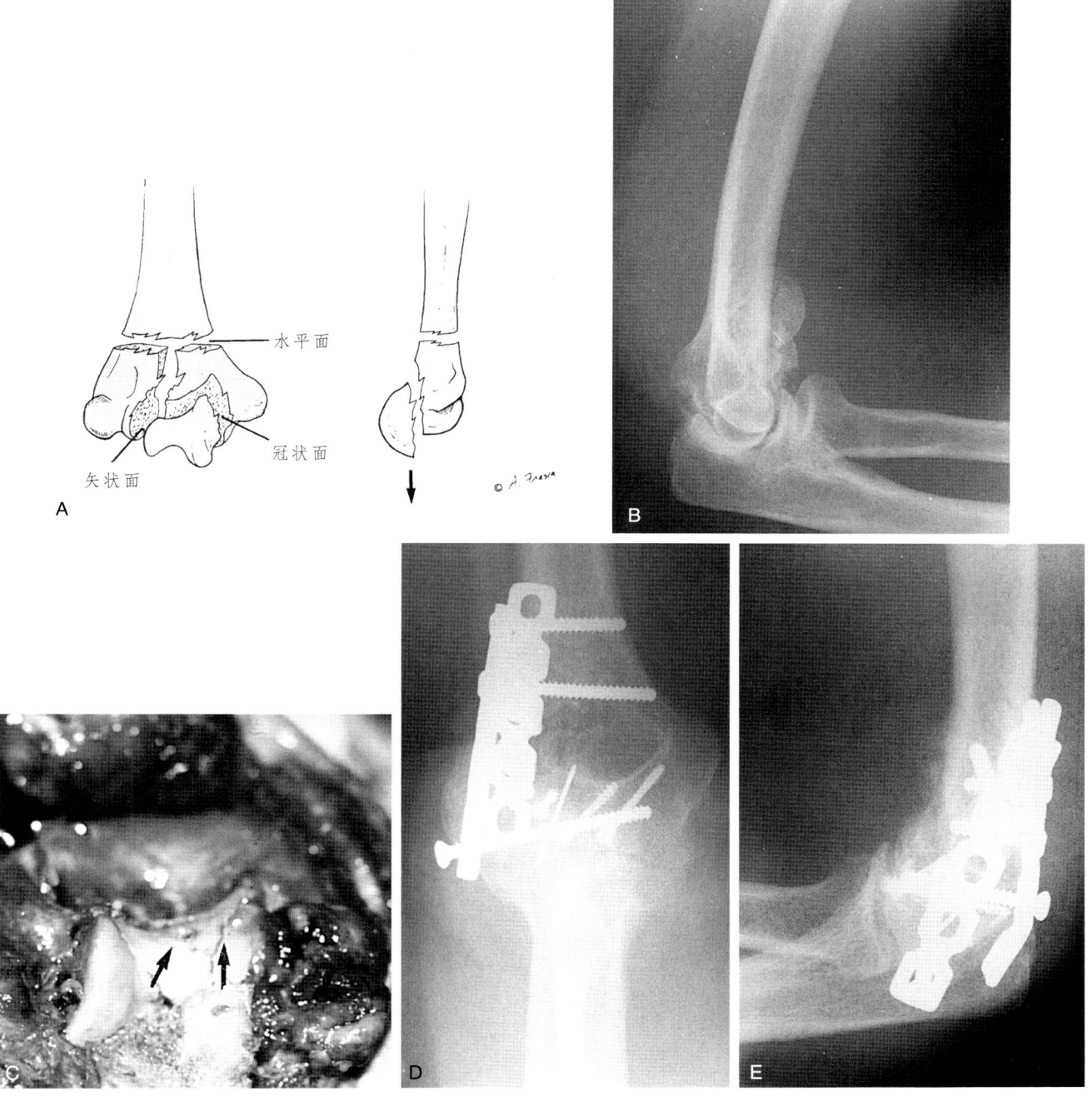

图 42-81 (A)肱骨远端多重骨折示意图。其骨折线位于水平面、矢状面和冠状面。滑车的游离部分产生于冠状平面。(B)59 岁女性,手外伸位跌倒,肱骨远端遭受这种复杂关节内骨折。(C)术中照片清晰显示滑车的冠向裂缝用两个 Herbert 钉牢固固定(箭头所示)。沿外侧柱钢板固定和皮质骨松质骨联合植骨。(D,E)获得牢固固定,术后一年后功能恢复良好。

骨折内固定组,半限制关节置换组。每组中在最后的随访前各有 1 例患者死亡,因此每组剩余 20 例患者。由于难以获得稳定固定,经研究委员会同意,骨折内固定组中 5 例患者在术中临时改为关节置换,因此最终有 15 例接受骨折内固定,25 例接受关节置换。在术后相同时间点进行评价, 关节置换组均获得更高的 MEPS 评分,而且早期的 DASH 评分也有改善。尽管关节置换组比骨折内固定组关节活动度更大 (107°比 95°),再手术率(3/25,12% 比 4/15,27%),但这些差异没有统计学意义(P=0.19)。但作者强调关节置换组早

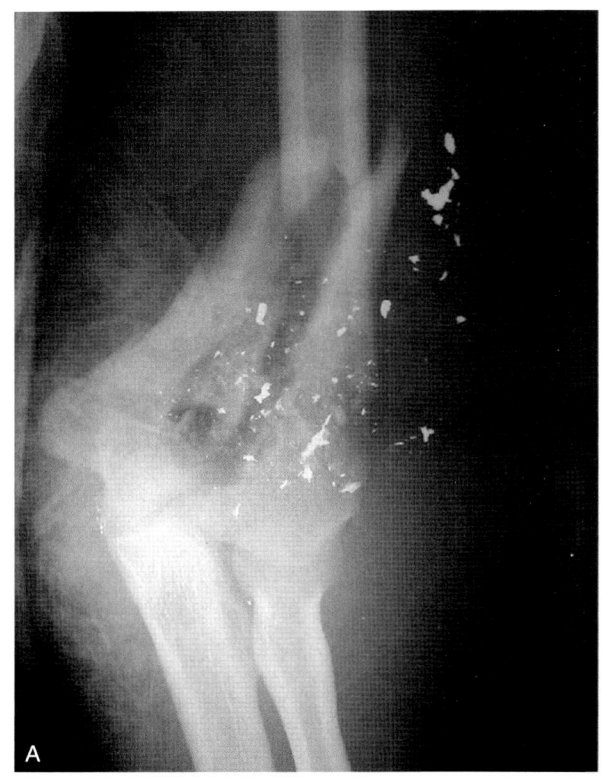
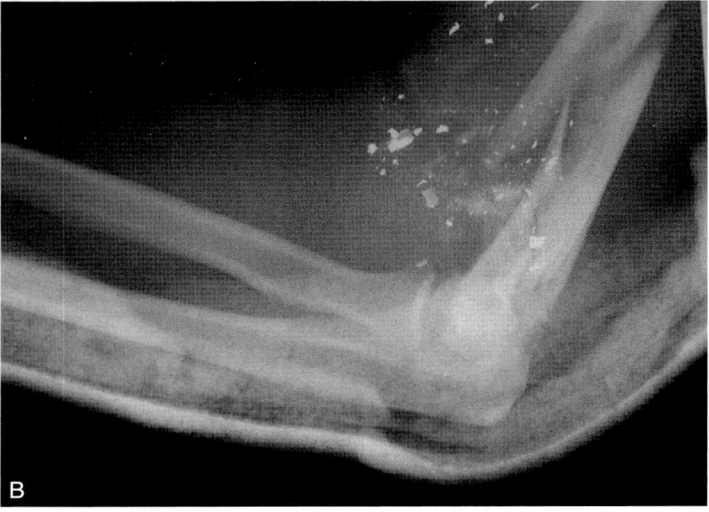

图 42-82 肱骨髁上骨折术前的前后位(A)和侧位(B)X 线片。骨折为枪伤所致,伴有相关的桡神经瘫痪,从子弹的轨迹可以预料到在肱三头肌会有缺损。

期功能活动改善,并且功能康复更迅速[200]。目前,就治疗老年肱骨远端关节内粉碎性骨折而言,与标准的骨折内固定相比,似乎关节置换技术的优点更明显。一项重要的人口统计数据显示,这类骨折的概率已经显著增加,而且这种趋势还将继续[268],老年人骨折固定的结果不可预测[227,237,269,280]。

鹰嘴切除后的再连续:切下来的鹰嘴可以在一个垫圈上用 6.5mm 螺钉固定(见鹰嘴骨折),同时合并应用张力带或两根克氏针。在用 6.5mm 螺针固定时,必须小心非常大或非常窄的尺神经沟。在前者,螺针往往不能发挥最好的作用,尤其在松质骨较差的老年患者。而在后者,螺钉可能在未达到预定位置前夹在两皮质骨中间而失去作用。在这两种情况的任一种下,优先选择克氏针/张力带技术。医生应该能够全范围活动肘关节,没有硬物阻碍或未显示有不稳定(图 42-86)。在伤口的深处放置一个小引流管,然后逐层缝合伤口。应用无菌的大块敷料和后侧铸型夹板。引流管术后 24 小时拔除,患者在伤口稳定后即可以开始主动锻炼。只有在不舒适的情况下才考虑制动。绷带悬挂可以提供足够的稳定,并可以避免潜在的因延长制动而引起的术后

僵硬。患者肘部可以在有垫的桌子上休息,集中放松肱二头肌,并使肘关节伸展坚持 15~20 秒,伸直和主动屈曲交替进行,每次尽量坚持 15~20 秒。

在 X 线片显示骨愈合后,通常在 4~6 周内,方可允许患者主动伸展练习,慢慢增加主动屈曲和伸展练习的抵抗力。患者练习应从被动屈伸开始,但要指导患者伸展到不适的程度即可,而不能到疼痛程度才停止。

七、效果评价

通常,肘关节功能的可接受参量包括以下几方面[259]:

(1) 活动范围(正常,0~140°):20°~125°
   a. 肘关节伸展(正常,0°):20°~25°
   b. 肘关节屈曲(正常,140°~150°):120°~130°
   c. 前臂旋后(正常,85°):80°
   d. 前臂旋前(正常,75°):75°
(2) 力量
   a. 肘关节屈曲:健侧的 80%
   b. 肘关节伸展:健侧的 75%
   c. 握力:健侧的 80%

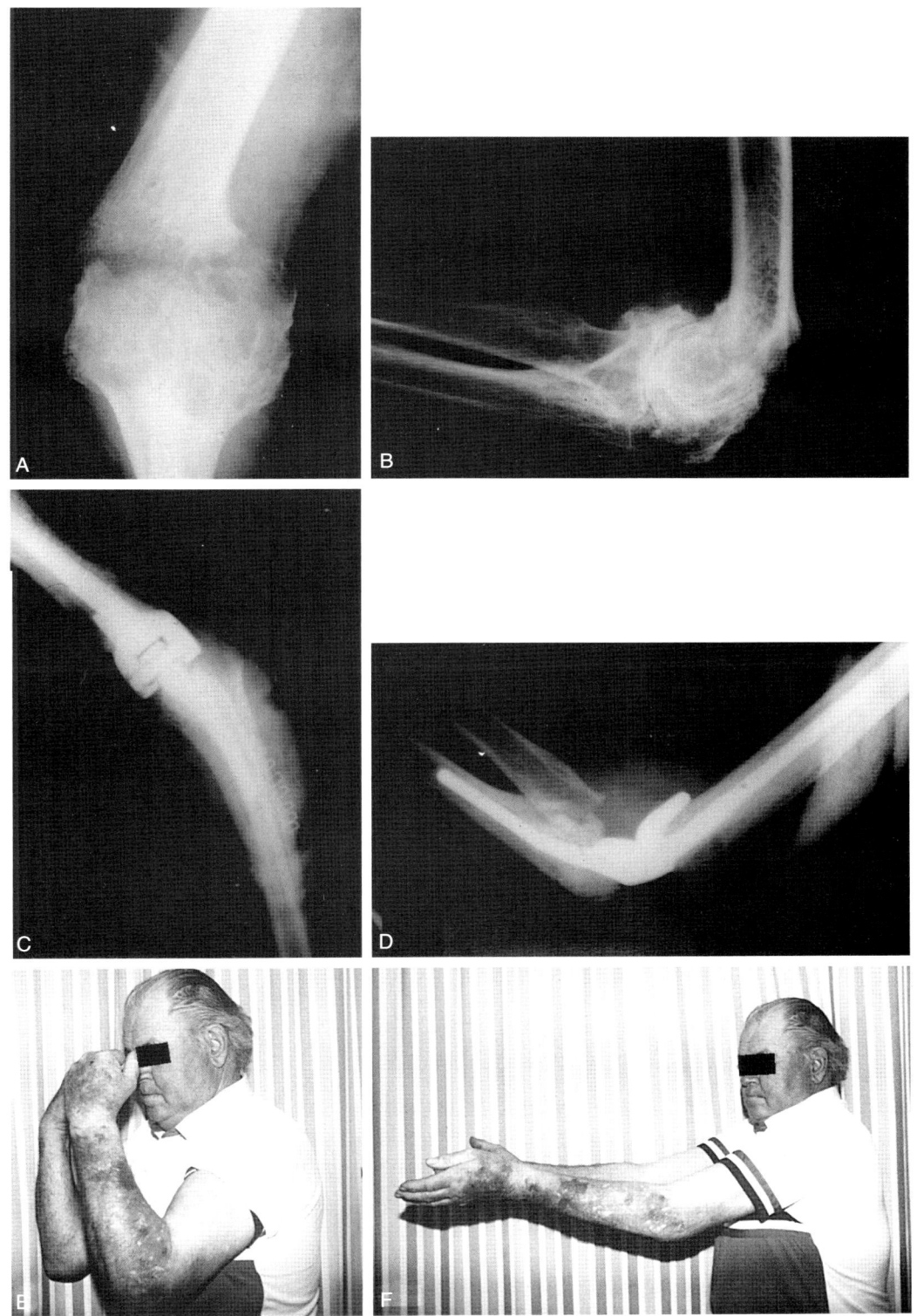

图 42-83　55 岁农民,左肘部疼痛和僵硬已经有很长的时间,后来,手臂于外伸位跌倒,左肘即刻疼痛不止。(A,B)手术前前后位和侧位 X 线片显示严重的关节炎改变,伴随有肱骨髁上骨折。固定骨折,患者会遗留肘部疼痛;并且因为邻近关节僵硬,会使固定处于紧张状态。(C,D)术后 X 线片显示半限制的全关节成形术,假体位置良好。肘关节成形术的这种设计的特殊优点在于不牺牲肘关节稳定的情况下允许切除整个远侧肱骨断端。在非限制性设计中不可能有这种结果。(E,F)术后功能展示无疼痛,肘关节屈伸能力提高,旋转功能正常。

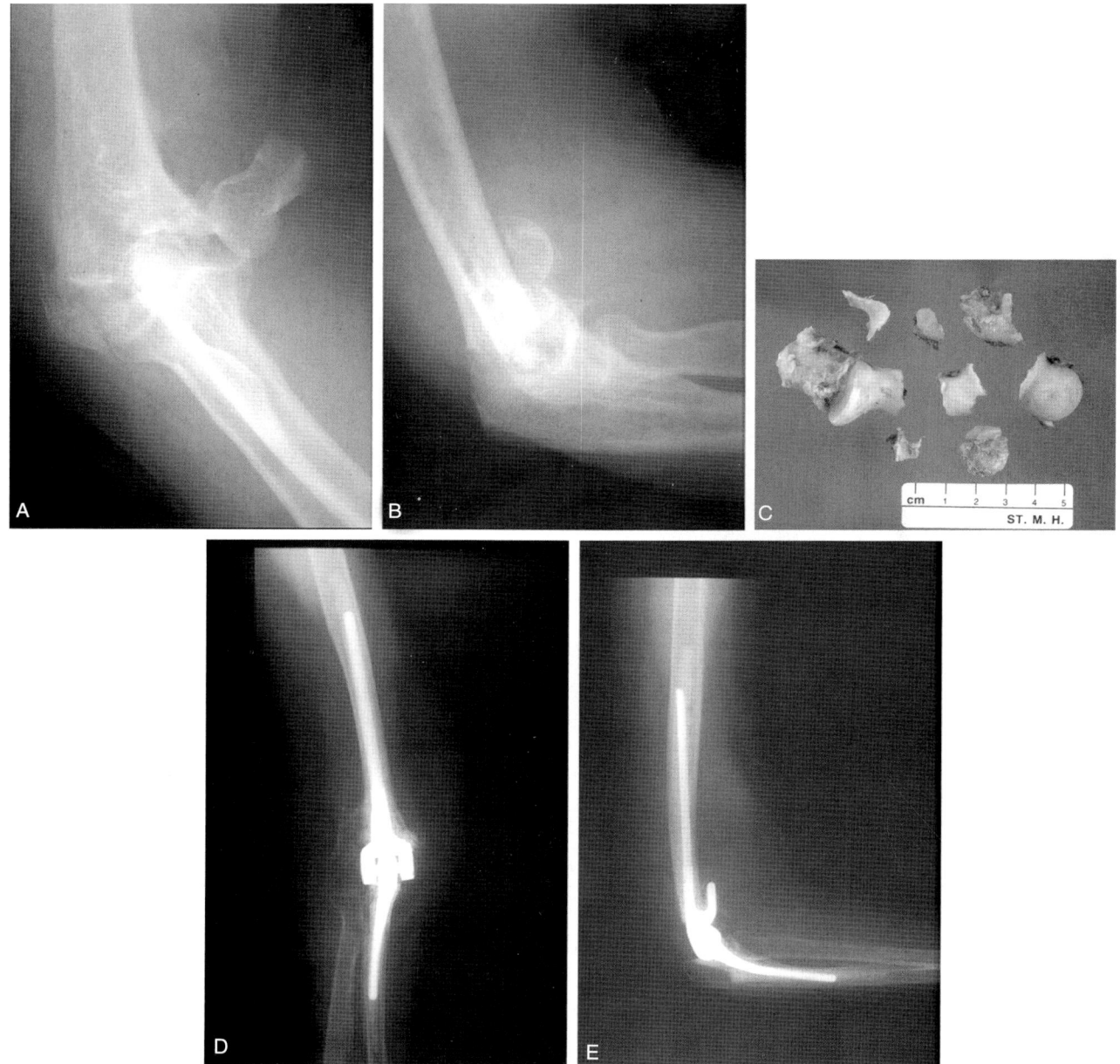

图 42-84 (A)75 岁女性,肱骨末端复杂关节内骨折,术前的前后位 X 线片。注意粉碎和移位的内侧碎片。(B)侧位 X 线片显示小头碎片向上移位。(C)肱骨远侧骨折碎片清除后的照片。骨块多且小,且骨质疏松。软骨包裹的碎片很多无相连的软组织。(D,E)全肘关节成形术后的前后位和侧位 X 线片。在这种情况下半限制设计很重要,因为正常的骨性和软组织稳定机制已丧失。

日常生活的大部分活动可在 30°~130° 范围内进行[251,260],前臂在中立轴上旋转弧为 100°。缺乏伸展较缺乏屈曲更容易补偿。

现在认为,上肢骨折手术修复后的传统结果评价方法不能准确地反映患者对结果的满意程度。过去,评价治疗成功的方法严重依赖如 X 线片或活动范围等参量。现在认为,应该强调患者而不是医生的感

受。上肢手术治疗的成功或失败,新的评价方法以患者为主导,已证实是正确而可靠的,以患者自己的感受作为标准是可重复的[246,267]。这些研究包括双上肢专用方法(如 DASH)和总体健康状况手段(如 SF-36)。这些评分还可以在不同的方法(择期的、突发的)和不同的关节间(肘关节、肩关节等)比较。这种标准的身体功能和疼痛部分与肩肘关节的标准评分

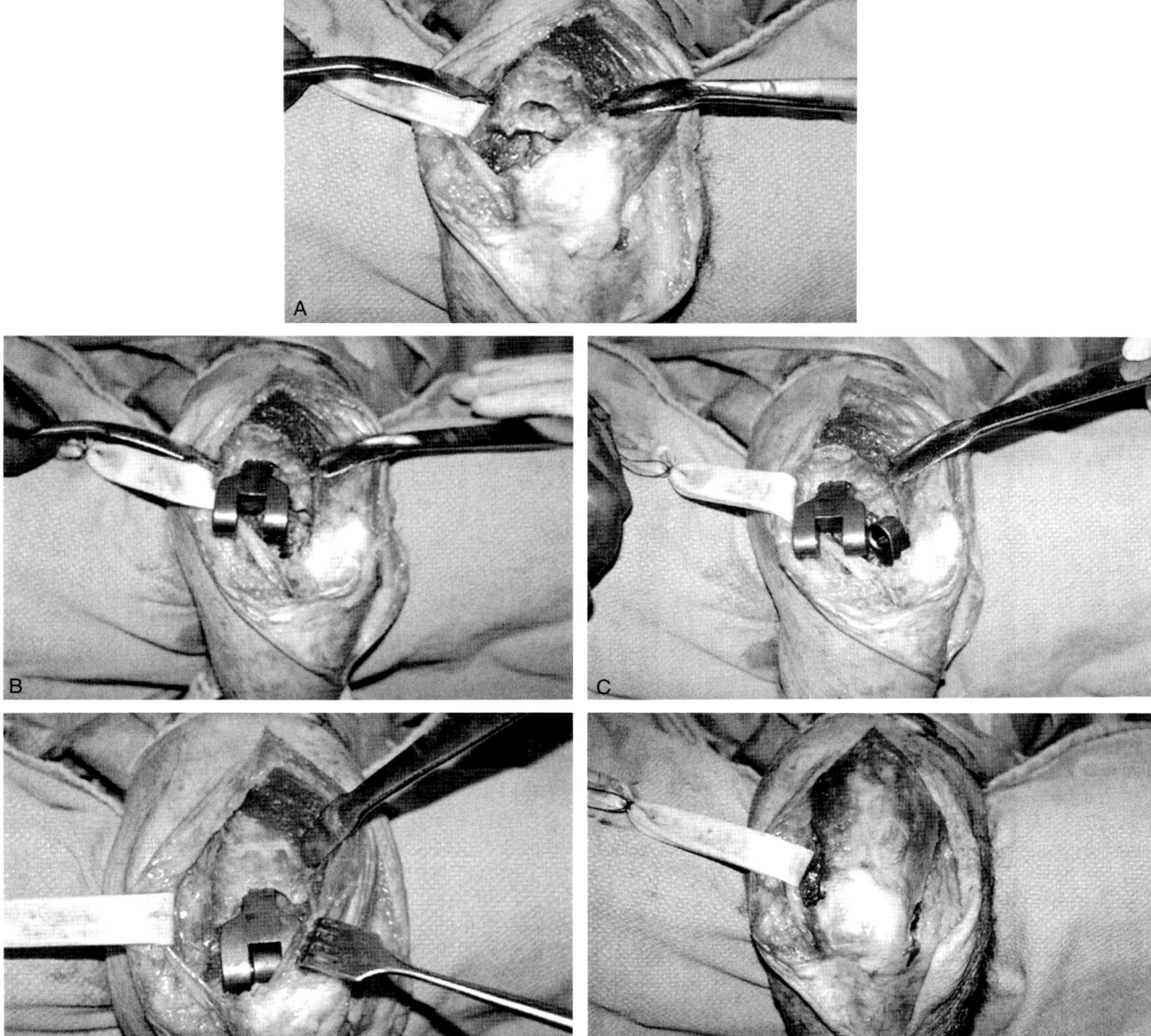

图 42-85　在肱骨髁切除后全肘关节成形术的术中后侧观,未把肱三头肌从鹰嘴中分离。(A)术中照片显示,通过肱骨髁切除创造出的肱骨管和置换空间。(B)插入肱骨侧(确认尺神经并以 Penrose 管保护)。(C)插入尺骨侧,前臂旋前时很方便。(D)复位、拉开肱三头肌,以显示关节。(E)最后的肱三头肌附着部保持完整。这个入路可以减轻后期疼痛和肿胀,有利于康复,并且可以消除肱三头肌裂开的可能。

密切相关[267]。DASH 有一份 30 项问题的问卷由患者回答[15,33]。DASH 评分中 0 分提示正常,功能无疼痛,100 分提示上肢功能完全丧失[15]。有一些病例尽管外观上手术成功, 但这些评分可能显示有明显残留功能障碍,并与患者恢复到日常生活的娱乐或职业追求的能

力密切相关。据报道,肱骨远端关节内骨折术后 DASH 评分一般在 20~30 分[102]。

八、预期结果和并发症

在预测最后的效果时,不是由骨折类型决定最终

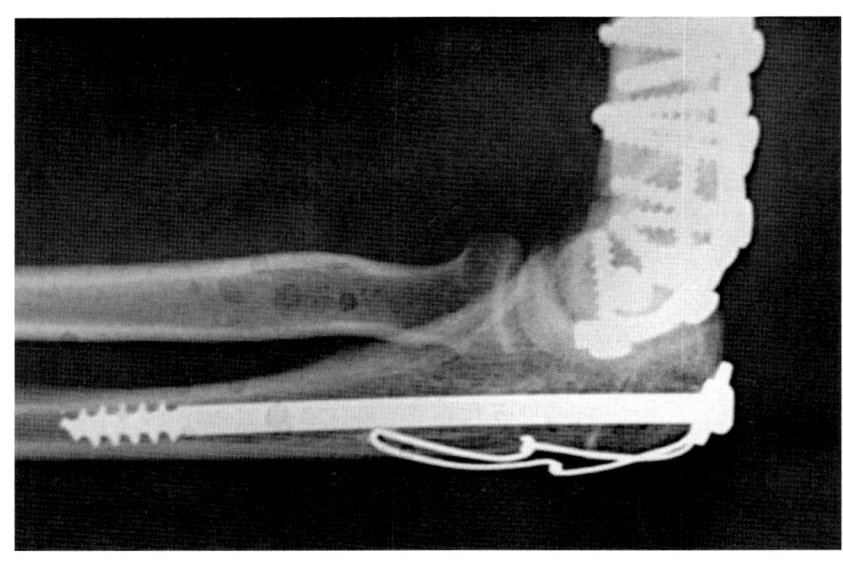

图 42-86 鹰嘴切开后可以在一个垫圈上用 6.5mm 螺钉或张力带技术固定。

效果，而通常是由最初创伤时肘关节吸收的能量决定[13,232,251]。高能量创伤，例如擦边撞击伤、从高处落下、车祸和枪伤等，都会导致广泛软组织创伤，致使留下伤疤和活动范围减小。这一节讲述的是在肱骨远侧移位关节内骨折时切开复位内固定的疗效。

(一)活动范围和僵硬

早期活动是手术修复后功能弧恢复的关键。骨折、ORIF 和长期管型固定的联合应用会导致僵硬。已经证实，手术固定后制动超过 3 周是发生僵硬和活动范围功能缺失的顶点[286]。因此，术中完成牢固固定以便能早期活动(在著者的单位一般是在 24 小时内)是必需的。在文献中报道，如果将所有患者都包括在内，肱骨远端关节内移位骨折行 ORIF 后平均屈伸弧在100°~110°之间[215,232,251]。高能量损伤患者通常比低能量损伤患者缺失更多的活动范围。屈曲功能通常最先恢复，常在 2 个月内。伸展功能恢复较慢，可能直到 4~6 个月也不能达到最后恢复[215,251]。尽管已是最佳治疗，但典型的患者仍遗留屈曲畸形；在损伤后多数屈曲程度在 20°~25°之间。偶尔可见严重的僵硬，但只要骨折愈合、关节内对位良好，这种类型的肘关节可以通过硬物移除和肘关节松解进行抢救。异位骨化见于同时伴头颅损伤的患者。在这种情况下，应考虑应用一些预防措施，如吲哚美辛或放射线治疗。

双柱骨折时旋后和旋前基本上未受影响，尤其是骨折后早期活动者[191,198,202,213,225,255,271]。然而，伴有前臂损伤或延长制动的患者，甚至前臂旋转可能也会受影响，一般是关节内广泛粘连所致。

(二)力量

在这种类型损伤后，大约 25%的患者可能会发生劳累性疼痛，尤其是肘关节活动量较大或重复屈伸时。疼痛表现与创伤的能量大小、活动范围或放射性关节炎无相关性[232,251]。这种现象可能是肌肉虚弱的结果。

McKee 和同事检查了 25 例肱骨远端移位关节内骨折行 ORIF 治疗成功的患者，在平均损伤后 37 个月，客观测试了肘关节的肌肉力量[103]。屈肌和伸肌力量都减弱到对侧正常肢体的近 75%。有趣的是，尽管所有骨折都是经后路固定，可是屈曲力量减弱程度和伸肌力量减弱近似。因为肘关节伸肌在手术过程中未受到损伤，所以这个结果提示力量减弱是损伤后的固有结果，而与手术入路无关。这也可以解释为什么肌肉容易疲劳，力量缺乏持久性，肌肉疼痛和压缩感，很多患者在他们试图回到以前的重体力岗位或娱乐工作时，都有过这种经历。

应用后侧入路，无论鹰嘴切开还是肱三头肌切开方式，对伸肌力量都没有影响。

(三)固定失败

固定失败常为手术时钢板和螺钉固定不牢固的结果。在成人肱骨远端骨折切开复位后，单用克氏针或平头钉很少能够达到牢固固定(图 42-64)。固定失败通常见于远侧关节和肱骨干交界处的骨折。临床上，固定失败常伴有疼痛、活动范围减小和植入物松动或断裂的放射学证据。如果肘关节出现这种情况，可预料到会发生骨不连[232]。如果内固定物断裂或从骨上脱落,或者骨折断端开始移位到无法使功能得以康复的位置,应考虑尽早重新手术。然而,如果注意到早期有松动,但重建未完全破坏,可以考虑管型制动。这种制动有可能使骨折愈合,但这会使运动功能缺失和最终肘关节僵硬。

(四)骨不连和畸形愈合

尽管不常见,但骨不连会因为疼痛、运动缺失和相关的尺神经病变引起功能障碍(见下文)[190,199,229,232,251]。这在高能量创伤导致的骨折或固定失败后更容易发生,常为内固定不够牢固的结果(图42-87)。因为骨的

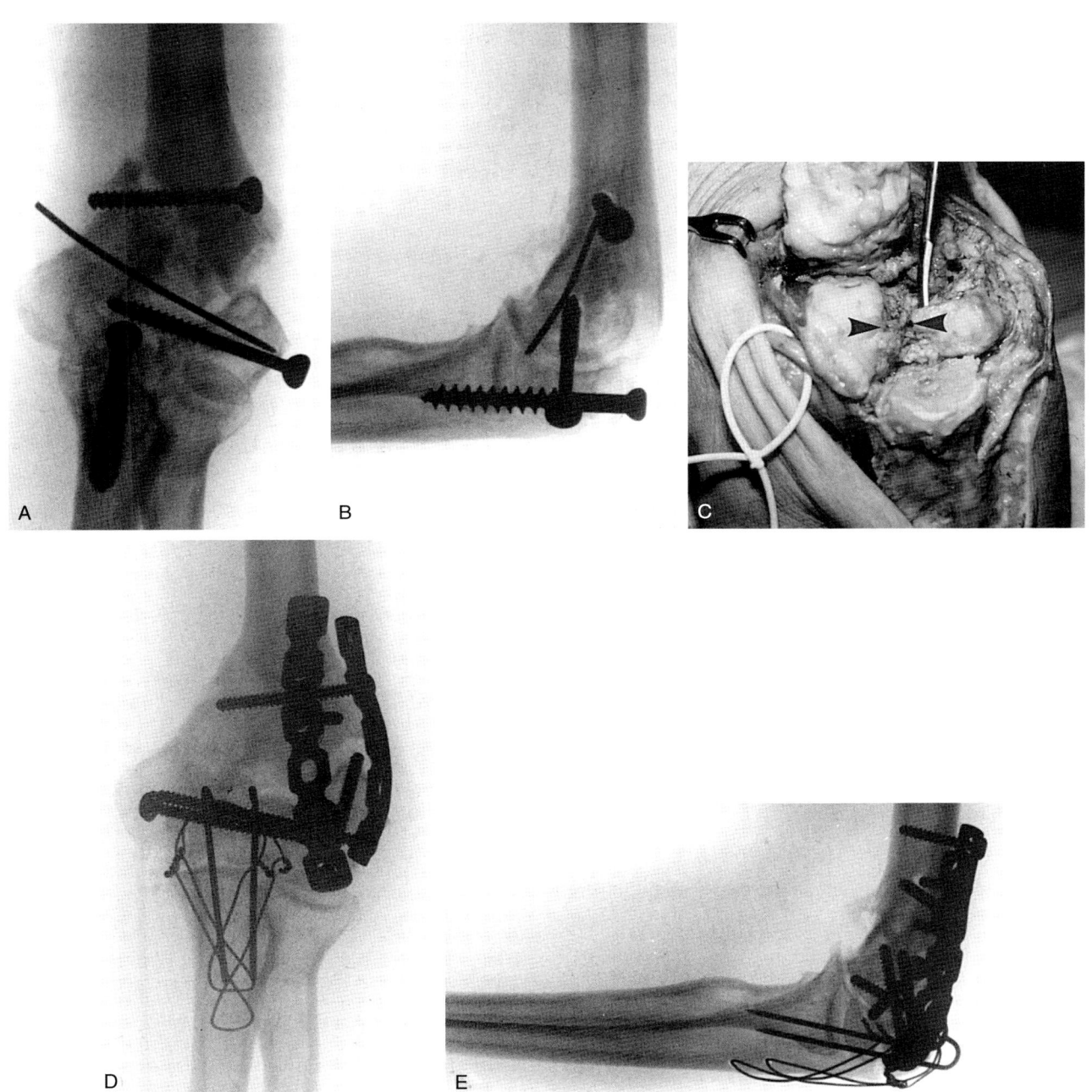

图42-87 (A,B)55岁女性,跌倒后以肘部着地,遭受肱骨远端关节内骨折。用钢针和拉力螺钉未达到牢固固定,导致肱骨远端关节内骨不连。(C)术中X线片显示在小头和滑车之间有关节内骨不连的特征(箭头所示)。(D,E)用钢板和螺钉再固定并行髂嵴皮质骨与松质骨联合植骨后,关节轮廓得到修复。

储备很差、局部解剖变形、相关的尺神经病变、先前植入的硬物、关节周围广泛纤维化等,这些损伤的手术修复在技术上要求很高。治疗的目标必须包括肘关节功能修复、骨性愈合和可接受的对位。如果患者喜欢运动,有足够的骨储备和保留有关节软骨,优先选择植骨重建方法治疗。手术方法包括:广泛暴露,尺神经松动术和松解术,软组织松解,骨对位,牢固固定和自体骨植骨。固定必须足够牢固以便于进行早期功能锻炼,否则有可能再发僵硬。据 McKee 和同事们[247]以及 Jupiter 和 Goodman[231]所做的系列研究报道,肱骨远端复杂关节内畸形愈合或骨不连成功重建后,肘关节平均运动弧在 100°以上。另外,还提到在疼痛减轻和尺神经功能修复方面获得了满意的结果。总体上看,对这些患者的观察未发现会进展创伤后关节炎(图 42–88;见第 20 章)。

对于骨储备不够或晚期关节炎改变的老年、低要求患者,TEA 是一种合理的选择。对患者先前存在的感染必须进行细致的评价;如果没有感染存在,一些著者报道应用这种技术可获得良好的效果[257,258]。半限制假体,如 Coonard-Morrey 肘关节置换在这方面有其优势,其对软组织或骨性支持的依赖比无限制或再涂层关节成形术要少。这样,在不伴有任何不稳定风险的情况下,这种假体可以用于有更大程度缺损或畸形的患者(图 42–89)。Morrey 和 Adams 回顾了平均年龄为 68 岁,因远端肱骨骨不连行半限制 TEA 后平均 50.4 个月的 36 例患者。这些著者报道,86%的患者获得满意效果,其术后平均活动范围是 111°;再手术率为 13%[256]。其他报道也获得了近似的结果[257]。

(五)肘内翻及后外侧不稳定

O'Driscoll 和同事报道 25 例肱骨远端骨折肘内翻畸形愈合后(这是典型的儿童期损伤),经过较长时期肘关节出现后外侧不稳定[266]。他们指出这是由于内翻引起外侧副韧带受牵张作用继发创伤导致关节不稳。这些病例平均内翻角度为 20°,这与 Beuerlein 及其同事的生物力学研究是一致的,他们发现肘内翻畸形在 20°~25°,外侧韧带张力增加了[194]。因此,很显然在治疗青年患者时,可接受的复位标准必须避免出现关节外肘内翻畸形。治疗要修复或重建韧带,截骨矫形以减少甚至消除关节不稳(图 42–90)。

(六)鹰嘴切开后骨不连

鹰嘴切开后骨不连已经得到很多人的认可[190,232,252]。固定失败可发生在很多种不同的固定方法上,部分因

为切开后的平整"骨折"平面。"V"字形的尖应该指向远侧,以避免切开的鹰嘴分离。可通过反复缝骨术治疗骨不连,最好在尺骨的皮下面应用钢板。如果最初的鹰嘴切骨术只包括鹰嘴的近侧部分而且骨不连的碎片相对较小,还可以考虑碎片清除和肱三头肌腱再连接。

(七)感染

尽管这些骨折中大部分是开放性损伤,且手术时间很长,手术操作很复杂,但感染并不常见。在文献中感染率的范围为 0%~6%[191,195,198,199,215,232,251]。据他们的描述,在 3 度开放性伤口中常见,但未明确与某种治疗方法有关。如果固定可靠,需要反复冲洗并清创;这些骨折中很多有骨缺损,因此需要在以后伤口清洁时进行植骨。

(八)不稳定

就我们见到的大部分肱骨远端移位骨折,对肘关节的损伤严重程度而言,术后不稳定的发生率惊人的低,很可能是因为内外侧副韧带相对骨折的骨髁是完整的,并且骨一旦复位和稳定后,肘关节本身就是稳定的。另外,因为在这种损伤后可见不同程度的伤疤和纤维化,因此,与不稳定相反,僵硬反倒是常见的临床难题。Hall 和同事们报道了一例肱骨远端严重的开放性骨折,在固定后发展为急性肘关节不稳定[51]。这很可能是未能准确复位外侧髁碎片的结果。用铰链肘关节外固定器固定后,成功重建了肘关节的稳定并恢复了运动的功能范围。

(九)尺神经麻痹

尺神经病变是肱骨远端骨折最常见的功能障碍后遗症之一,曾在很多手术治疗的肱骨远端骨折中报道过[197,198,215,232]。神经的手术操作,不充分的、不适当的松解,骨碎片或硬物的影响或损伤,以及手术后纤维化(尤其是肘关节延长制动时)等,都可能导致发生这个问题。幸运的是,这些损伤很少涉及神经的横断,而且尺神经病变治疗后可获得良好的效果。McKee 和同事们报道了肘关节重建时伴发的创伤后尺神经病变,后行尺神经松解术的 20 例患者[98]。尺神经功能的 Gabel 和 Amadio 平均评分,从手术前的 3.2 分提高到手术后的 6.5 分,与其相应的是,1 例效果佳,17 例良好,2 例较差。出现较差结果与肘关节重建的潜在失败有关。其中 14 例患者手术前本身就有肌肉虚弱,按医学研究委员会的分级,12 例肌肉力量

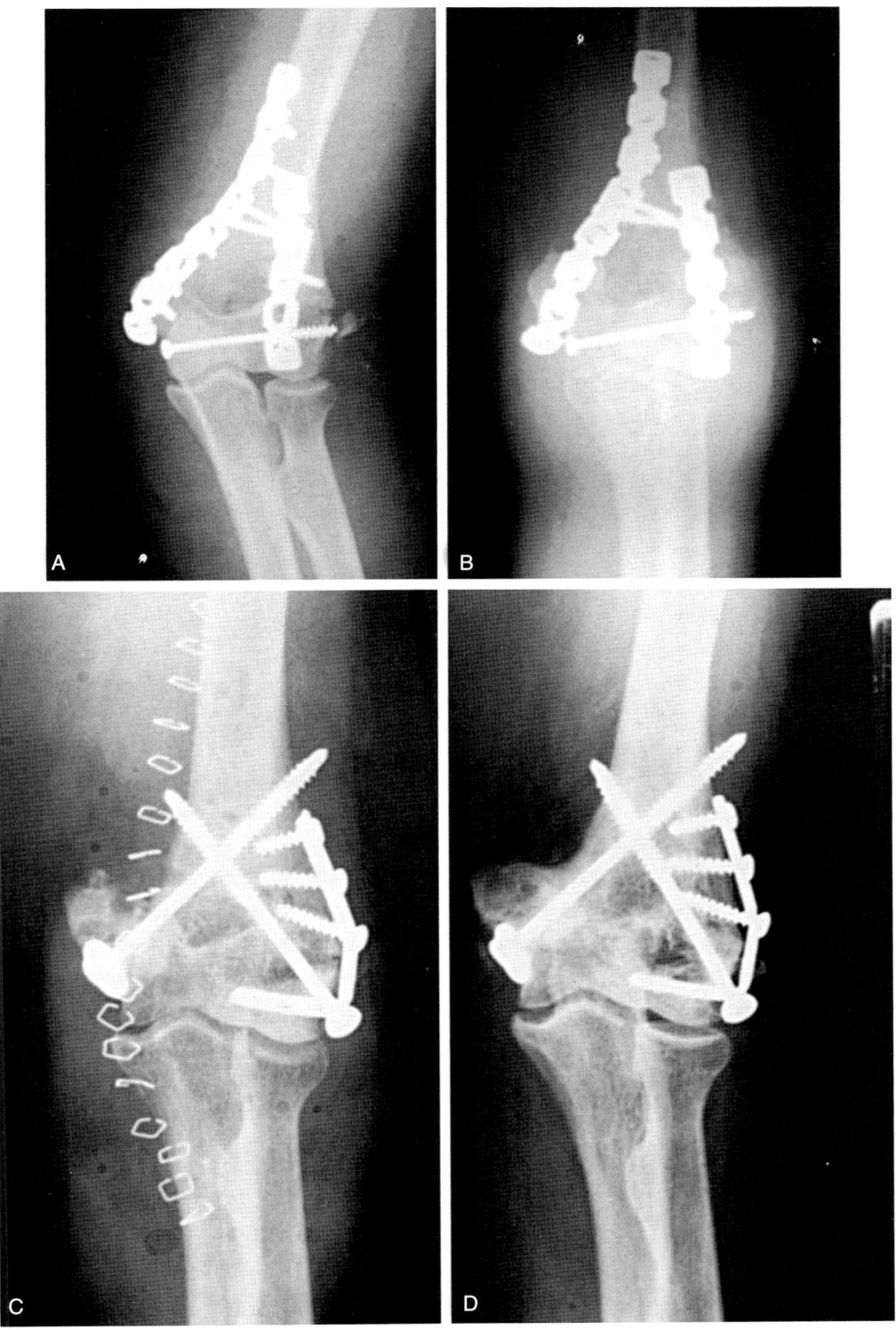

图 42-88　(A)双柱骨折用两块钢板和一根碎块拉力螺钉内固定。(B)术后 5 个月,提示有固定不牢固和骨不连。(C)沿外侧柱用预弯钢板牢固固定骨不连。(D)骨不连固定 12 个月后的 X 线片。

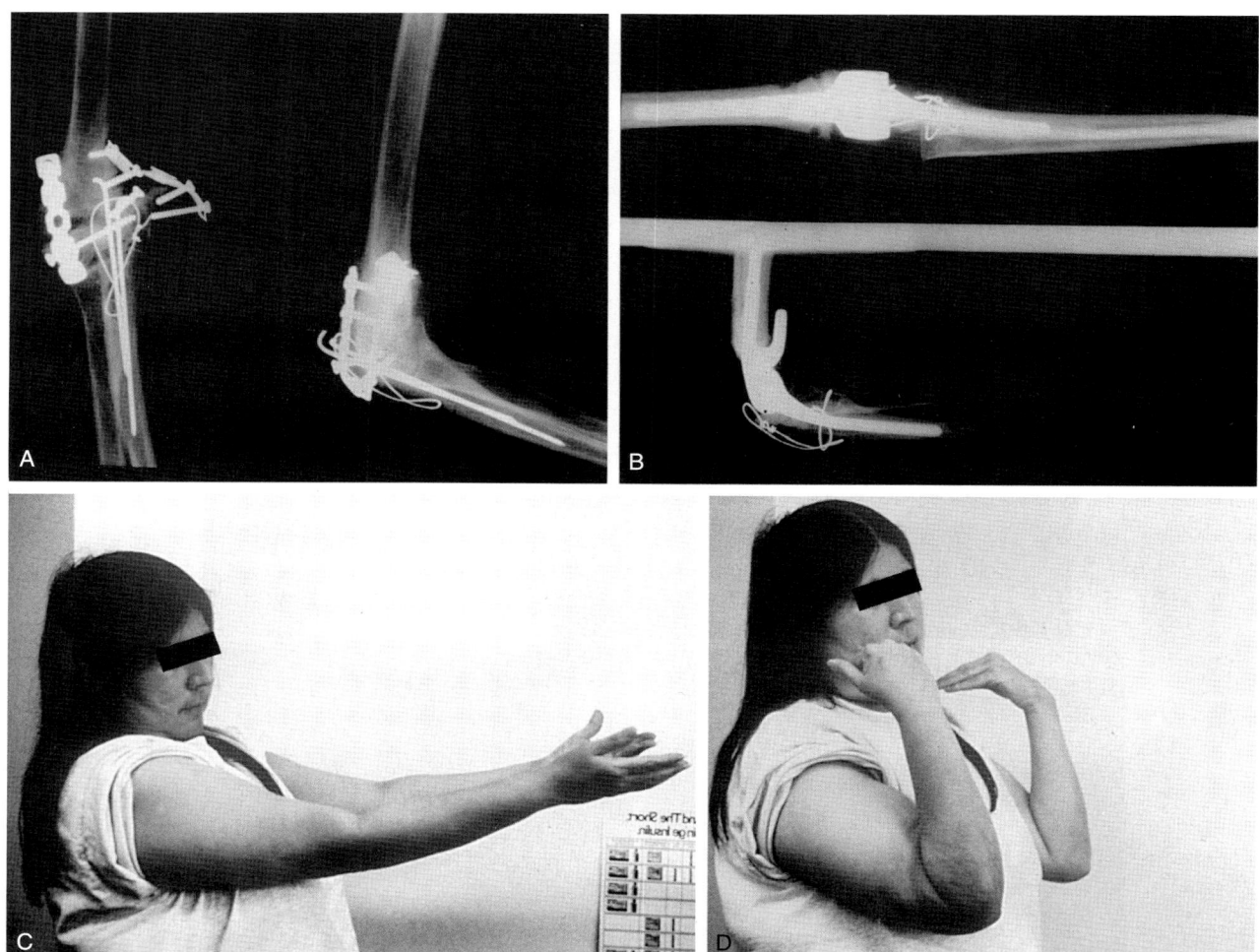

图 42-89　(A)35 岁,女性,先前有风湿性关节炎累及肘关节的病史,跌倒后遭受肱骨远端髁上骨折。随后通过后侧入路在鹰嘴切开后用拉力螺钉行行内固定。导致疼痛性假关节愈合,X 线片显示骨不连、植入物断裂、关节间隙消失。(B) 患者随后用半限制 Coonrad-Morrey 假体行全肘关节成形术。因为鹰嘴切开后骨不连,需要用张力带技术固定鹰嘴。(C,D)获得极佳的功能效果。患者只是在过量活动时有轻微疼痛,但是可以从事原来的出纳员工作。

恢复到 V 级和 2 例肌肉力量恢复到 IV 级[250]。尽管有很大提高,但这些患者仍不能恢复到正常功能,这使得在开始手术时适当移动和保护神经显得十分重要,可减少发生这种并发症的危险。很多作者建议在手术结束时把神经前置,远离植入的硬物和骨性碎片[232]。

第五节　肱骨小头和关节面骨折

　　肱骨远端关节面和肱骨小头骨折非常罕见。估计其发生率占全部肘关节骨折的 1%,约占全部肱骨远端骨折的 6%[196]。最近,Watts 和同事报道其年发病率为每 10 万人 1.5 例[288]。这些损伤基本上都是剪切损伤,主要骨折线在冠状平面上的剪切骨折,使肱骨小头从肱骨远端外侧柱上移位,伴外侧髁不同程度改变;关节面甚至可能延伸到滑车和内上髁内。所描述的这种骨折,女性较男性更常见[204,220]。小头骨折可能伴有桡骨头骨折,同时伴肘关节向后脱位[196,239]。随着先进的影像检查设备的应用,人们手术治疗经验的增加,人们开始逐渐认识到肱骨远端关节表面的各种复杂骨折[210,273]。

　　大部分小头骨折是"完全"骨折,在 19 世纪最初由 Hahn[223]和 Steinthal[281]描述,因此这种骨折在随后的著作中被称为 Hahn-Steinthal 骨折 [192,211,275]。另外一个不太常见的类型是,只累及小头前侧软骨的外壳及薄层下骨。这种损伤被称为 Kocher-Lorenz 骨折[192,211,220,239,275]。

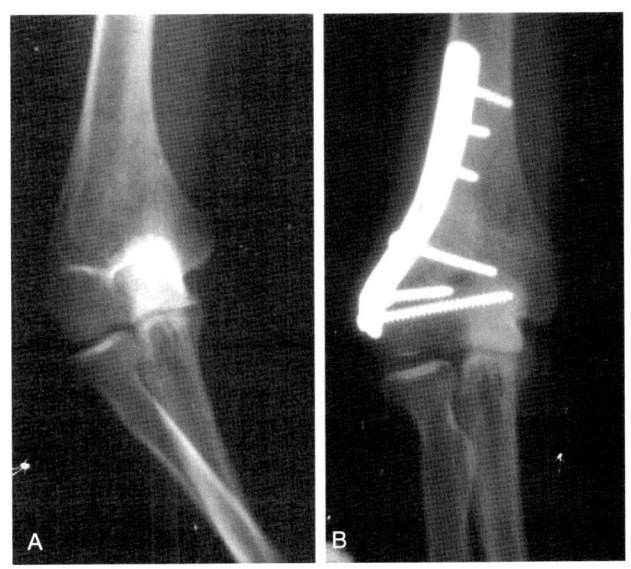

图 42-90 (A)正位片显示一青年男性患者严重肘内翻畸形，15 年前为儿童髁上骨折畸形复位。该患者有明显的后内侧内翻旋转不稳定的症状体征，治疗采用外侧截骨术，外侧韧带修复，关节不稳得到了纠正(B)。

现代更实用的分类是由 Bryan 和 Morrey 提出的[199]。Ⅰ型骨折是小头完全骨折；Ⅱ型骨折是更表浅的 Kocher-Lorenz 损伤；Ⅲ型是粉碎性小头骨折（图 42-91）。第四种类型是冠状剪切骨折，由 Mc-Kee 和同事描述了其特征[245]。这种骨折就像其名称所示，是肱骨远端前侧面的剪切骨折，以致使小头和滑车的大部分，包括滑车的外侧唇缘，作为一个碎块发生分离（图 42-92）。另一种独立的骨折是 Stricker 和同事们报道的、发生在儿童中的骨折[282]。这种骨折有一个 X 线片特征，即"双弧"征，表示小头的软骨下骨和外侧滑车嵴。Ring 及其同事把更复杂的关节表面骨折进行了分类，包括外髁或侵及滑车的骨折[273]。

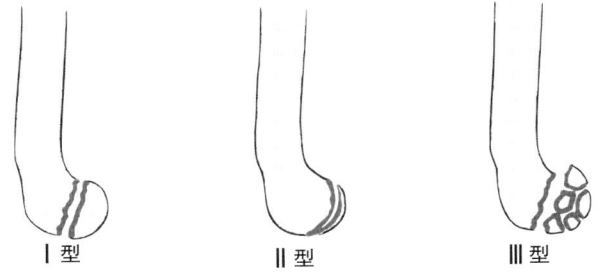

图 42-91 肱骨小头骨折可以分为：Ⅰ型，小头完全骨折；Ⅱ型，更表浅的 Kocher-Lorenz 损伤；Ⅲ型，粉碎性小头骨折。

一、临床特征

这种骨折见于中年和老年患者从一人高的地方跌倒。女性患者多见；年轻患者(尤其是男性患者)多具有较高能量损伤机制。其特征与桡骨头骨折近似：肿胀和沿肘关节外侧面有触痛。前臂旋转时疼痛。

在大部分病例中标准前后位和侧位 X 线片可显示骨折。有时，这种骨折可能与移位的外侧髁上骨折相混淆。因为涉及的髁下骨折范围可能很小，Ⅱ型骨折更难诊断。在这些病例中，桡骨头-肱骨小头位 X 线片有助于诊断[221]。也可用 X 线断层扫描和 CT 扫描来详查这种骨折。Watt 和同事报道了平片检查往往低估了骨折的复杂程度，他们建议常规应用 CT，尤其是对年龄超过 60 岁的老年患者[288]。

像所有的肘关节创伤一样，必须仔细检查腕部和肩部。

二、治疗

因为这种骨折很少见，即使是临床经验很丰富的医生也是如此。文献中对这方面的建议变化很大，包括有闭合治疗[202,211,220,272]、手术切开[192,243]和 ORIF[204,210,239,242]。尽管闭合复位已经有过描述，但如果是移位骨折，成功复位和复位后维持并不太容易。一些著者提倡行骨碎片切除[191]，但有一项研究通过切除治疗 11 例骨折并且平均监测了 5 年，提示结果不满意[220]。然而随着小碎片固定方法的发展，这些骨折行切开复位内固定已取得有良好效果[197,226,239,242]。更复杂的骨折，包括老年人关节表面骨折的治疗，可用半限制关节置换。

（1）Ⅰ型骨折：这种类型的骨折应该考虑闭合复位。但是在预期行闭合复位时，手术时机的选择十分关键。应该尽可能快地去做，在全麻或局麻下使肌肉完全松弛。患者取仰卧位，在助手的牵拉下前臂旋后，肘关节屈曲在 90°。外科医生的拇指向下压小头碎片[202]。如果达到解剖复位，肘部应该用铸型后侧夹板或长臂管型制动至少 3~4 周，然后行主动运动范围锻炼。闭合治疗成功可达到解剖或近似解剖复位。

如果闭合复位不成功或骨折后已过了好几天，应该考虑切开复位内固定治疗（图 42-93）。建议用外侧入路治疗，切口从外上髁近侧 2cm 向下延伸到桡骨头远侧 3~4cm。用锋利的骨凿剥离总伸肌起点，并向远侧翻起，显露肘关节外侧。复位小头碎片，用尖的复位钳暂时固定，临时用克氏针固定。内固定可以用 2.0mm 的小螺钉，以拉力螺钉的形式固定，或用 4.0mm

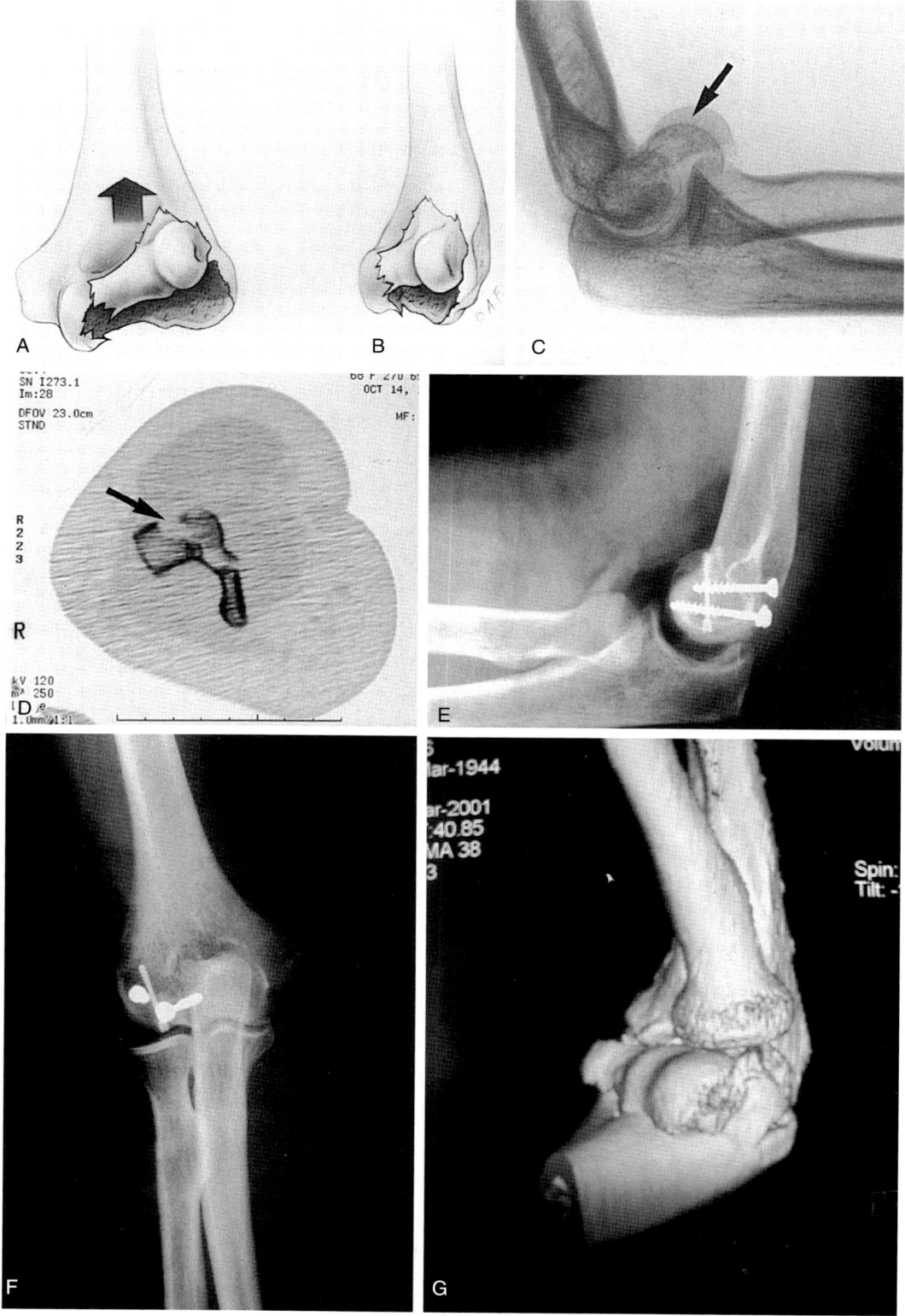

图 42-92　肱骨远端冠状剪切骨折。(A,B)如图所示,远端碎块分离,近侧移位和远端骨折块旋转(箭头所示),累及大部分前侧关节面。(C)从外侧斜视图可见特征性的双弧征(箭头所示)。一个弧表示小头的软骨下骨,另一弧表示滑车外侧嵴。(D)术前通过肱骨远端的 CT 扫描显示冠向骨折线(箭头所示)。累及小头和滑车外侧嵴。术后侧位(E)和前后位(F)X 线片显示,解剖复位并用 Herbert 和 4.0mmAO 螺钉内固定。患者恢复效果良好,一年后肘关节评分达 92 分(Morrey 标准)。(G)冠向剪切骨折三维 CT 扫描重建。注意有内侧伸展。

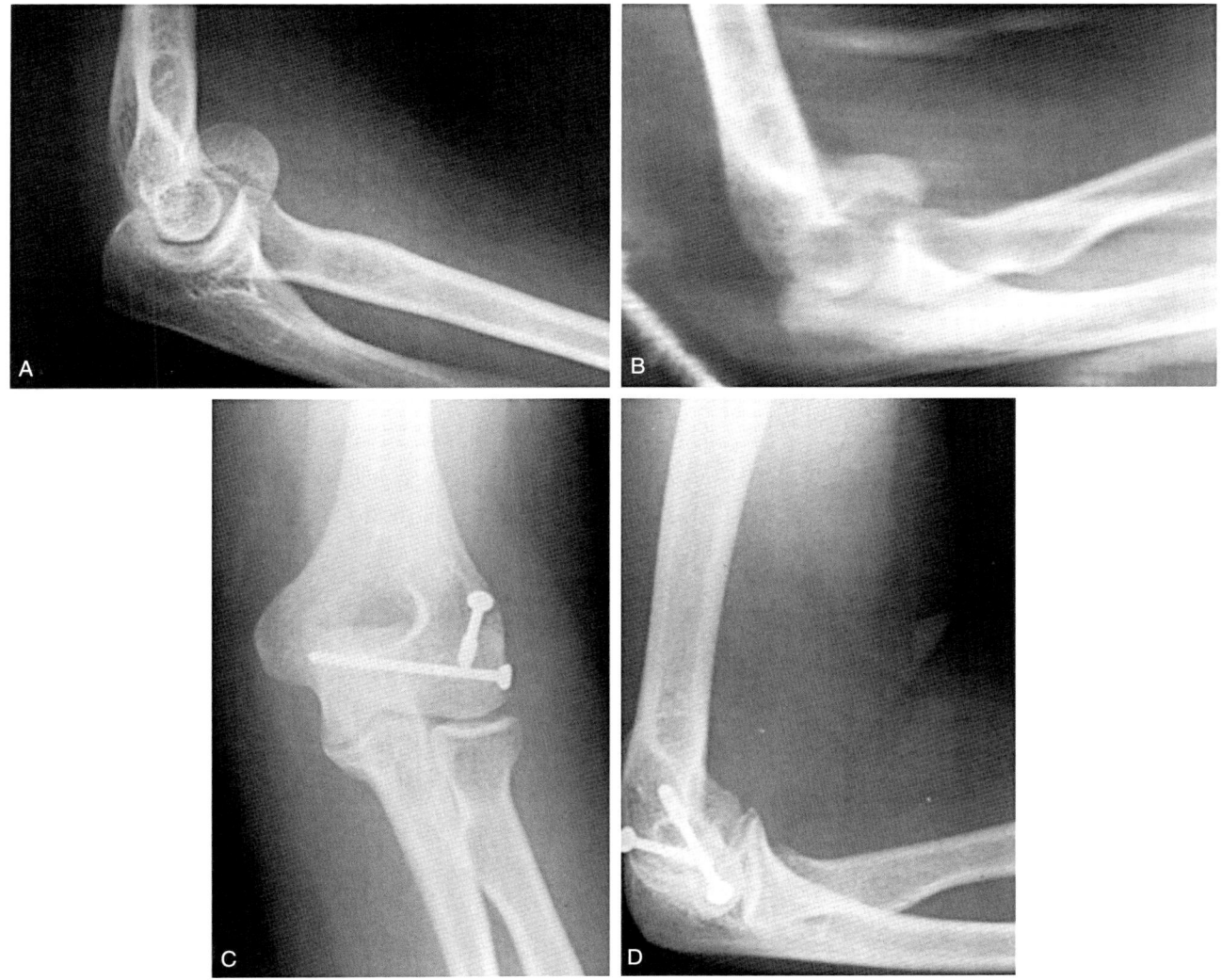

图 42-93　28 岁,女性,移位的 I 型小头骨折。(A)侧位 X 线片显示小头旋转移位。(B)侧位 X 线片提供了移位程度的极佳图片。(C,D)经外侧入路,用两根螺钉完成解剖对位和牢固固定。恢复全部功能。

松质骨钉直接在后前位固定。在这些病例中也可以用 Herbert 螺钉,其优点是可以埋入髁下软骨内。

　　必须小心操作,以避免损伤肱桡肌和肱肌之间的桡神经。桡神经损伤的主要原因是在显露时过分牵拉软组织。

　　应该证实固定牢固,术后只要可以忍受即可开始活动。如未证实固定牢固,需要用后侧夹板或管型支持肘关节 3~4 周。

　　(2)II 型和 III 型骨折:剪切骨折或粉碎性骨折的内固定不容易完成。在大多数病例中,建议碎片切除。手术入路同 I 型骨折一样,并且显露的方法和切除术很简单。再次建议在损伤后尽早考虑手术。切除的短期效果很好[192,211],但因为运动缺失或不稳定使长期效

果不太好[204,211,220]。

　　(3)IV 型骨折:建议用内固定治疗 IV 型骨折,这些骨折如不能达到解剖复位,会使肱骨远端的前侧面不适合,而且因为滑车外侧嵴的不稳定会引起肘关节潜在不稳定。最好通过外侧入路实施固定,并用 Herbert 螺钉通过软骨埋入加强固定[245](见图42-92)。

　　(4)关节表面复杂骨折:更复杂的肱骨小头骨折,包括外髁骨折以及骨折线涉及关节内侧面等损伤,是目前外科手术面临的一大挑战。当骨折线延伸至内侧时,自后侧入路可明确显露关节内侧面。通常,用埋头钉拧入关节面,并用一块外侧支撑管型钢板固定骨折。如果骨折位于内侧,用内侧钢板更好,可

防止内翻塌陷。在老年患者,由于骨质疏松,粉碎的骨块难以重建,应该行铰链式关节置换术。Dubberly和同事报道了应用骨折内固定治疗28例肱骨小头骨折和关节表面骨折移位患者[210],获得满意的疗效。MEP评分平均为91±11,运动弧为19°~138°。两例患者转换为半限制关节置换术,作者指出孤立的、非复杂性骨折关节治疗效果更好。

三、并发症

在小头骨折可以预料到的主要并发症是肘关节运动缺失[204,220],而且碎片清除伴发的比切开复位内固定伴发的要多。

不太常见的并发症是小头碎片的缺血性坏死[192,196]。小头骨折的缺血性坏死比通常认为的要常见,但在临床上或X线片上可能不明显,因为小碎片的血供重建很快。在缺血性坏死发生和开始有临床症状时,提示需要延迟切除[220]。

畸形愈合不常见,问题出在部分患者拒绝治疗或治疗医生来确诊这种损伤,导致这项并发症(图42-94)。通常的结果是肘关节屈曲严重受限。治疗包括碎片切除和前侧软组织松解。

最后,另外一种并发症是小头碎片的骨不连。疼痛或明显的肘关节运动缺失证实存在骨不连。通过外侧入路行小头碎片的清除并行肘关节软组织松解可以全面提高功能恢复。

第六节　关节外囊内骨折:贯穿骨柱骨折

一、病理解剖

贯穿骨柱骨折在肱骨远端双柱发生横断,但关节面未受破坏。尽管骨折线可能多在鹰嘴窝上方,但也常有在鹰嘴下面的,事实上可能是关节囊内骨折。这种骨折有四种类型:高位、低位、外展和内收。

高位和低位骨折可以进一步分为伸展型和屈曲型两类。我们把这些骨折分为以下几个亚类(图42-95)。

高位伸展骨折:斜行骨折线,从上后侧近端延伸至远端前侧,伴后向移位。

高位屈曲骨折:斜行骨折线,从上前侧开始,并向远侧延伸,伴前向移位。

低位伸展骨折:骨折线轻度倾斜,或横行伴后向移位。

低位屈曲骨折:骨折线轻度倾斜,或横行伴前向移位。

外展骨折:斜行骨折线,是上外-下内方向,有外向移位。

内收骨折:斜行骨折线,上内-下外方向延伸,伴内向移位。

二、发生率

这些骨折在小儿科患者中更常见, 而在成人中罕见。图42-96示出从一些参考文献中统计出的并发症[196,207,228,276],显示贯穿骨柱骨折特别罕见。高位伸展骨折是最常见的贯穿骨柱骨折。

三、诊断

贯穿骨柱的骨折多为跌倒所致。有人认为伸展骨折是手外伸位跌倒,肱骨远端后侧受到直接暴力[197]。相反,屈曲骨折被认为是向前的暴力直接打在肱骨远端后侧[284]。内收和外展骨折是在内翻或外翻时轴向负荷力作用于肱骨远端。屈曲类型的患者也可能有作用

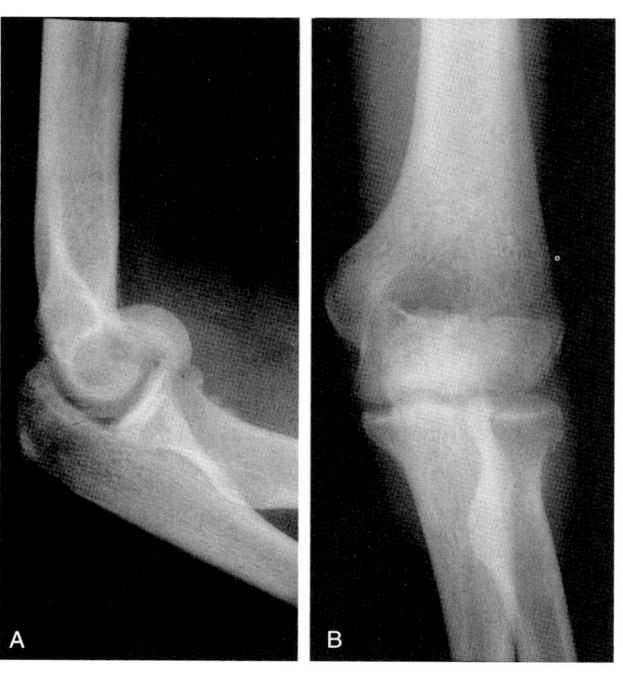

图42-94 (A,B)患者肘部着地跌倒,发生小头骨折。尽管在另一家机构建议进行手术治疗,但他拒绝。损伤近9个月后在我们机构评价时,患者小头已畸形愈合,肘关节屈曲受到严重限制。

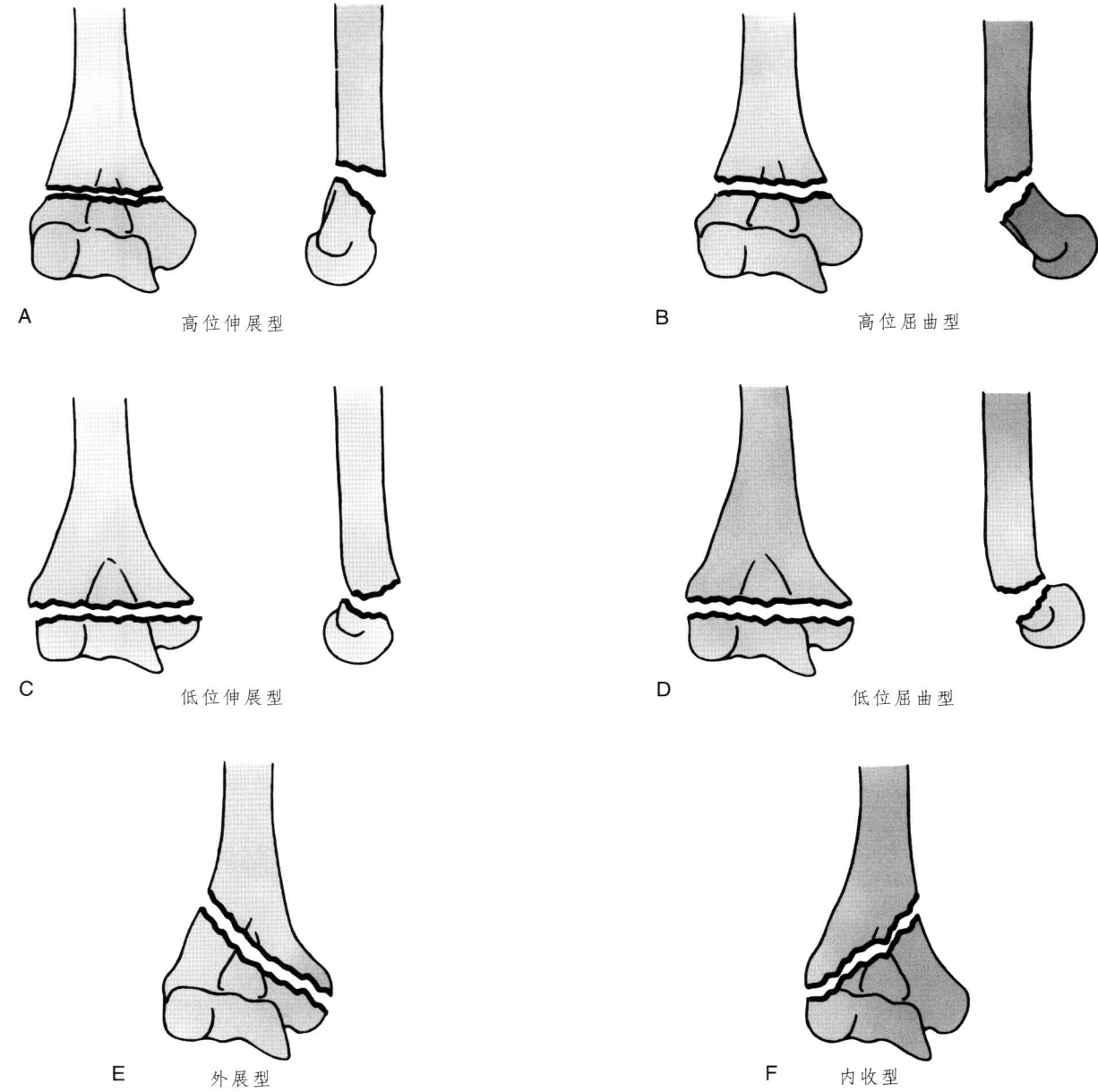

图 42-95 （A~F）贯穿骨柱骨折。这些骨折有四种基本类型：高位、低位、外展和内收。高位和低位骨折可以进一步分为伸展型和屈曲型。相比于其他肱骨远端骨折，贯穿骨柱的骨折不常见。

于肱骨远端后侧面的直接创伤史，通常是在肘关节屈曲时[207,255,277]。

　　贯穿骨柱骨折在肘部有很明显的肿胀，如果是移位骨折可能会出现畸形。伸展骨折可能有明显的后向移位，而屈曲骨折是明显的前向移位。

　　必须迅速有效地检查患肢的血供。尽管不常见，但肱动脉损伤可能发生在这些骨折的任何类型中，尤其是伸展型骨折中。如果出现骨折部位广泛肿胀，远

侧动脉搏动减弱或消失，应考虑做动脉造影术。必须对前臂筋膜室做出评价[289]。最后，必须检查神经病变状况，因为三个主要神经都有过损伤的记录，桡神经和正中神经多与伸展损伤相关联，而尺神经多与屈曲骨折相关联。

　　常规前后位和侧位 X 线片通常足以确诊贯穿骨柱骨折。单独依靠前后位 X 线片即可区别低位或高位骨折，甚至在有斜行骨折线时，也可以区别出来。然

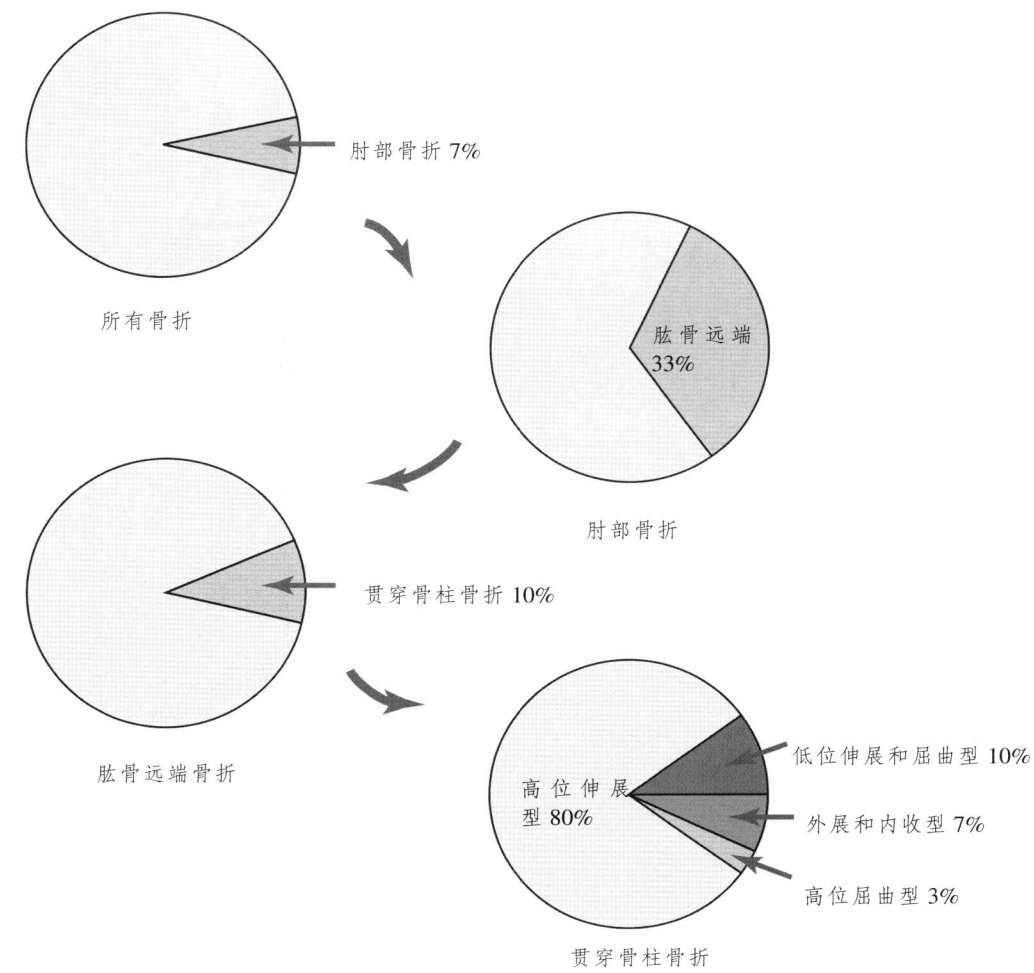

图 42-96 肱骨远端各种类型骨折的相对发生率。注意贯穿骨柱骨折少见。

而,可能难以区别贯穿骨折和双柱损伤。因为双柱是很常见的损伤,所以这种区别特别重要。侧位 X 线片可以区别屈曲型和伸展型骨折,同时也能确认斜行骨折平面的范围。更先进的影像学技术,例如断层扫描和 CT 很有帮助,但常无必要。

四、处理

关于专门治疗这些骨折的研究资料相对较少,大多情况下,这些骨折被归入成人双柱骨折[201,213,232,255,291]或归入肘关节创伤的总体描述中[195,205,224,283]。过去,大多数著者提倡闭合复位和石膏制动来治疗这些骨折[210,229,242,253,289]。然而,目前成人贯穿骨折的闭合复位指征很局限,包括手术治疗风险很大且骨折伴有限制牢固内固定的病理状况。如果可能,这些成人骨折的标准治疗方法是准确切开复位内固定。

闭合复位的方法与其他骨折相同。对伸展骨折,肱骨牵引和手臂反方向牵引,可使远侧骨折碎片维持在伸展位置。外科医生用两个拇指把远侧碎片向远侧和前侧按压。用 X 线透视或正侧位 X 线片检查是否复位。如完成满意复位,肘关节最大的屈曲后再伸展可达 10°~20°,放置好衬垫,并塑形好夹板。

屈曲骨折在复位后用后侧铸型夹板更难维持。在这些病例中,用 Sultanpur 描述的圆柱状管型方法可能更有效[283]。这种方法为后向力量在前臂屈曲时作用于肱骨远侧碎片而设计,通过已塑好的前臂管型以相反的力量"后推"圆柱手臂管型的后侧部分。在牵引维持下,手臂圆柱开始直接在肱骨外上髁应用。在这个时刻,肘关节应屈曲。等管型坚硬后,医生用一只手在后侧托住管型,用另一只手向后推患者的前臂,以复位骨折。应用长臂石膏管型。这些骨折闭合复位的并发症包括:损伤肱动脉为过度屈曲所致,尤其在有明显的软组织肿胀时。如果存在动脉损伤,必须伸展肘关节直到在远侧可触到搏动。如果怀疑有肱动脉损伤,建议术中行动脉造影。

在闭合复位操作失败或不能维持复位时,很多著者提倡过头[254]或手臂旁[196]行鹰嘴牵引,或经皮用钢针固定[228]。这些方法失败率高,且需长时间制动。为此,如果不是麻醉禁忌证,不主张采用。

切开复位和内固定

对大多数骨折来说,良好的手术设计和内固定操作将给患者最好的愈合机会,同样对恢复功能也很重要。我们认为,所有成人的移位性贯穿骨柱骨折都应该考虑这种治疗方法,除非患者的总体状况不宜手术,或医生认为手术不能达到牢固的固定。双柱贯穿骨折的手术时机、方法和术后护理,同双柱骨折一样,其指导思想为:双柱远侧不需要相互固定在一起。远侧柱固定这种需要的排除,事实上有利于内固定(图42-97)。

双柱贯穿骨折牢固固定后的术后护理同双柱骨折的固定。在治疗师的监护下控制活动,是全部治疗计划的完整组成部分。

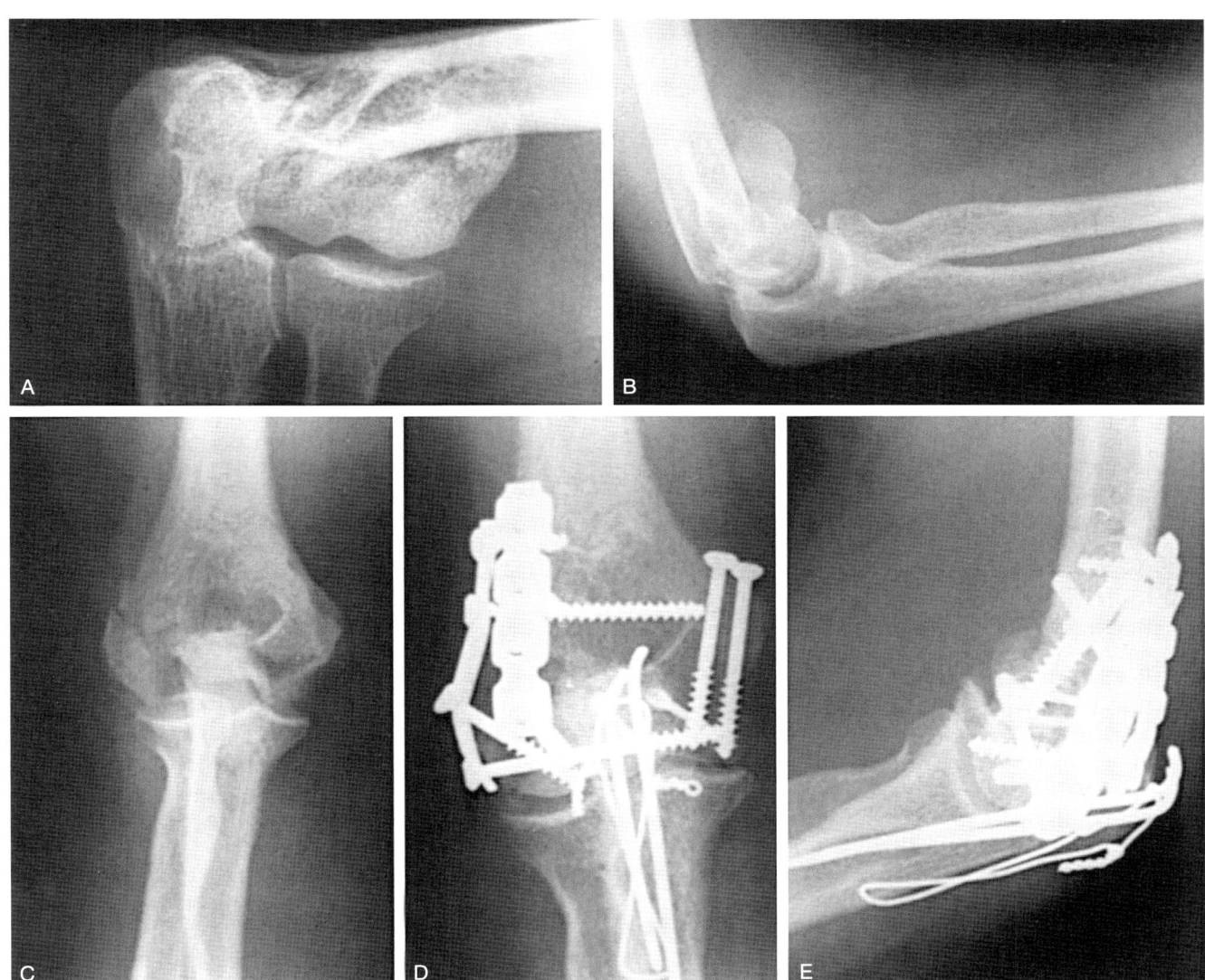

图 42-97　50 岁女性,在徒步旅行时跌倒,肘部着地。前后位(A)和侧位(B)X 线片显示移位骨柱骨折。(C)前臂牵引下的前后位 X 线片,提供了一个更清晰的骨折类型照片。(D,E)通过鹰嘴切开,用螺钉和钢板把关节碎片固定牢固。固定很牢固足以允许术后活动。

(张建兵 李桂石 译　李世民 校)

参考文献

成人肘部创伤

1. Adler, J.B.; Shafton, G.W. Radial head fractures: Is excision necessary? J Trauma 4:115–136, 1964.
2. Adler, S.; Fay, G.F.; MacAusland, W.R., Jr. Treatment of olecranon fractures: Indications for excision of the olecranon fragment and repair of the triceps tendon. J Trauma 2:597–602, 1962.
3. Amis, A.A.; Dowson, D.; Wright, V. Elbow joint force predictions for some strenuous isometric actions. J Biomech 8:765–775, 1980.
4. Amis, A.A.; Dowson, D.; Wright, V.; et al. The derivation of elbow joint forces and their relation to prosthesis design. J Med Eng Technol 3:229–234, 1979.
5. Amis, A.A.; Miller, J.H. The mechanisms of elbow fractures: An investigation using impact tests in vitro. Injury 26:163–168, 1995.
6. An, K.N.; Morrey, B.F.; Chao, E.Y.S. The effect of partial removal of proximal ulna on elbow constraint. Clin Orthop Relat Res 209:270–279, 1986.
7. Arafiles, R.P. Neglected posterior dislocation of the elbow: A reconstruction operation. J Bone Joint Surg [Br] 69:199–203, 1987.
8. Arvidson, H.; Johansson, O. Arthrography of the elbow joint. Acta Radiol 43:112–118, 1955.
9. Bakalim, C. Fractures of radial head and their treatment. Acta Orthop Scand 42:320–331, 1970.
10. Beingessner, D.M.; Stacpoole, R.A.; Dunning, C.E.; et al. The effect of suture fixation of Type I coronoid fractures on the kinematics and stability of the elbow with and without medial collateral ligament repair. J Shoulder Elbow Surg 16:213–217, 2007.
11. Broberg, M.A.; Morrey, B.F. Results of delayed excision of the radial head after fracture. J Bone Joint Surg [Am] 68:669–674, 1986.
12. Broberg, M.A.; Morrey, B.F. Results of treatment of fracture–dislocation of the elbow. Clin Orthop Relat Res 216:109–119, 1987.
13. Broudy, A.; Jupiter, J.; May, J.W., Jr. Management of supracondylar fracture with brachial artery thrombosis in a child: A case report and literature review. J Trauma 19:540–543, 1979.
14. Bunker, T.D.; Newman, J.H. The Herbert differential pitch bone screw in displaced radial head fracture. Injury 16:621–624, 1985.
15. Burgess, R.C.; Sprague, H.H. Posttraumatic posterior radial head subluxation. Clin Orthop Relat Res 186:192–194, 1984.
16. Burstein, A.H. Fracture classification systems: Do they work and are they useful [editorial]? J Bone Joint Surg [Am] 75:1743–1744, 1993.
17. Cabanela, M. Olecranon fractures. In: Morrey, B.F., ed. The Elbow and Its Disorders. Philadelphia, W.B. Saunders, 1987.
18. Campbell, B.G. Human Evolution: An Introduction to Man's Adaptations, 2nd ed. Chicago, Aldine, 1974.
19. Caputo, A.E.; Burton, K.J.; Cohen, M.S.; et al. Articular cartilage injuries of the capitellum interposed in radial head fractures: A report of ten cases. J Shoulder Elbow Surg 15:716–721, 2006.
20. Carn, R.M.; Medige, J.; Curtain, D.; et al. Silicone rubber replacement of the severely fractured radial head. Clin Orthop Relat Res 209:259–269, 1986.
21. Carstam, N. Operative treatment of fractures of the upper end of the radius. Acta Orthop Scand 19:502–526, 1950.
22. Closkey, R.F.; Goode, J.R.; Kirschenbaum, D.; et al. The role of the coronoid process in elbow stability. J Bone Joint Surg [Am] 82:1749–1753, 2000.
23. Cobb, T.K.; Morrey, B.F. Total elbow arthroplasty as primary treatment for distal humeral fractures in elderly patients. J Bone Joint Surg [Am] 79:826–832, 1997.
24. Cobb, T.K.; Morrey, B.F. Use of distraction arthroplasty in unstable fracture dislocations of the elbow. Clin Orthop Relat Res 312:201–210, 1995.
25. Coleman, D.A.; Blair, W.F.; Shurr, D. Resection of the radial head for fracture of the radial head. J Bone Joint Surg [Am] 69:385–392, 1987.
26. Colton, C.L. Fractures of the olecranon in adults: Classification and management. Injury 5:121–129, 1973–1974.
27. Conn, J., Jr.; Wade, P.A. Injuries of the elbow: A ten-year review. J Trauma 1:248–268, 1961.
28. Copf, F.; Holz, V.; Schauwecker, H.H. Biomechanische Probleme bei Ellenbogenluxationen mit Frakturen am Processus coronoideus und Radius koepfchen. Langenbecks Arch Chir 350:249–254, 1980.
29. Crenshaw, A.H. Fractures of the shoulder girdle, arm, and forearm. In: Crenshaw, A.H., ed. Campbell's Operative Orthopaedics. Toronto, Mosby–Year Book, 1992, pp. 1031–1033.
30. Curr, J.; Coe, W. Dislocation of the inferior radioulnar joint. Br J Surg 34:74–77, 1946.
31. DeLee, J.C.; Green, D.P.; Wilkins, K.E. Fractures and dislocations of the elbow. In: Rockwood, C.; Green, D.P., eds. Fractures and Dislocations. Philadelphia, J.B. Lippincott, 1985, pp. 559–652.
32. Doornberg, J.N.; Ring, D.C. Fracture of the anteromedial facet of the coronoid process. J Bone Joint Surg [Am] 88:2216–2224, 2006.
33. Duerig, M.; Mueller, W.; Ruedi, T.P.; et al. The operative treatment of elbow dislocation in the adult. J Bone Joint Surg [Am] 61:239–244, 1979.
34. Dunn, N. Operation for fracture of the olecranon. Br Med J 1:214–215, 1939.
35. Edwards, G.; Jupiter, J.B. The Essex-Lopresti lesion revisited. Clin Orthop Relat Res 234:61–69, 1988.
36. Eriksson, E.; Sahlen, O.; Sahdahl, V. Late results of conservative and surgical treatment of fracture of the olecranon. Acta Chir Scand 113:153–166, 1957.

37. Essex-Lopresti, P. Fractures of the radial head with distal radioulnar dislocation. J Bone Joint Surg [Br] 33:244–247, 1951.

38. Eygendaal, D.; Verdegaal, S.H.M.; Obermann, W.R. et al. Posterolateral dislocation of the elbow joint. J Bone Joint Surg [Am] 82:555–560, 2000.

39. Fleetcroft, J.P. Fractures of the radial head: Early aspiration and mobilization. J Bone Joint Surg [Br] 66:141–142, 1984.

40. Frankle, M.A.; Koval, K.J.; Sanders, R.W.; et al. Radial head fractures associated with elbow dislocations treated by immediate stabilization and early motion. J Shoulder Elbow Surg 8:355–361, 1999.

41. Frankle, M.A.; Sanders, R.W.; DiPasquale, T. A comparison of ORIF vs. primary total elbow arthroplasty in the treatment of intra–articular fractures of the distal humerus in females greater than sixty–five years of age. Paper presented at the American Shoulder and Elbow Surgeons' 15th Annual Open Meeting, Anaheim, California, February 7, 1999.

42. Galbraith, K.A.; McCullough, C.J. Acute nerve injury as a complication of closed fractures or dislocations about the elbow. Injury 11:159–164, 1979.

43. Garland, D.E.; O'Halloren, R.M. Fractures and dislocations about the elbow in the head injured adult. Clin Orthop Relat Res 168:38–41, 1982.

44. Gartsman, G.M.; Sculco, T.P.; Otis, J.C. Operative treatment of olecranon fractures: Excision or open reduction with internal fixation? J Bone Joint Surg [Am] 63:718–721, 1981.

45. Gaston, S.R.; Smith, F.M.; Baab, D.D. Adult injuries of the radial head and neck: Importance of time element in treatment. Am J Surg 78:631–635, 1949.

46. Goble, E.M. The development of suture anchors for use in soft tissue fixation to bone. Am J Sports Med 22:236–239, 1994.

47. Gordon, M.; Bullough, P.G. Synovial and osseous inflammation in failed silicone–rubber prostheses. J Bone Joint Surg [Am] 64:574–580, 1982.

48. Greenspan, A.; Norman, A. The radial head capitellar view: Useful technique in elbow trauma. AJR Am J Roentgenol 8:1186–1190, 1982.

49. Gregory, G.K. The humerus from fish to man. Am Mus Novit 1400:1–54, 1949.

50. Grewal, R.; MacDermid, J.C.; Faber, K.J.; et al. Comminuted radial head fractures treated with a modular metallic radial head arthropasty. A study of outcomes. J Bone Joint Surg [Am] 88:2192–2200, 2006.

51. Hall, J.; Schemitsch, E.H.; McKee, M.D. Use of a hinged external fixator for elbow instability after severe distal humeral fracture. J Orthop Trauma 14:442–448, 2000.

52. Hall, J.A.; McKee, M.D. Posterolateral rotatory instability of the elbow following radial head resection. J Bone Joint Surg [Am] 87:1571–1579, 2005.

53. Halls, A.A.; Travill, A. Transmission of pressures across the elbow joint. Anat Rec 150:243–248, 1964.

54. Harrington, I.J.; Sekyi–Otuu, A.; Barrington, T.W.; et al. The functional outcome with metallic radial head implants in the treatment of unstable elbow fractures: A long-term review. J Trauma 50:46–52, 2001.

55. Harrington, I.J.; Tountas, A.A. Replacement of the radial head in the treatment of unstable elbow fractures. Injury 12:405–409, 1981.

56. Hassman, G.C.; Brunn, F.; Neer, C.S. Recurrent dislocation of the elbow. J Bone Joint Surg [Am] 57:1080–1084, 1975.

57. Heidt, R.S., Jr.; Stern, P.J. Isolated posterior dislocation of radial head. Clin Orthop Relat Res 168:136–138, 1982.

58. Heim, U. Combined fractures of the radius and ulna at the elbow level in the adult. Analysis of 120 cases after more than 7 year. Rev Chir Orthop Reparatrice Appar Mot 84(2):142–153, 1998.

59. Herbertsson, P.; Josefsson, P.O.; Hasserius, R.; et al. Displaced Mason type I fractures of the radial head and neck in adults: A fifteen to thirty-three year follow-up study. J Shoulder Elbow Surg 14:73–77, 2005.

60. Holdsworth, B.J.; Clement, D.A.; Rothwell, P.N. Fractures of the radial head: The benefit of aspiration. A prospective controlled trial. Injury 18:44–47, 1987.

61. Hotchkiss, R.N.; Fractures and dislocations of the elbow. In: Rockwood, C.A., Wilkins, K.E., King, R.E., eds. Rockwood and Green's Fractures in Adults, 4th ed., Vol. 1. Philadelphia, J.B. Lippincott, 1996, pp. 929–1024.

62. Hotchkiss, R.N.; Weiland, A.J. Valgus stability of the elbow. J Orthop Res 5(3):372–377, 1987.

63. Ishagaki, N.; Uchiyama, S.; Nakagawa, H.; et al. Ulnar nerve palsy at the elbow after surgical treatment for fractures of the olecranon. J Shoulder Elbow Surg 13:60–65, 2004.

64. Itamura, J.; Roidis, N.; Mirzayan, R.; et al. Radial head fractures: MRI evaluation of associated injuries. J Shoulder Elbow Surg 14:421–424, 2005.

65. Jacobs, R.L. Recurrent dislocation of the elbow joint: A case report and review of the literature. Clin Orthop Relat Res 74:151–154, 1971.

66. Janssen, R.P.A.; Vegter, J. Resection of the radial head after Mason type–III fractures of the elbow: Follow–up at 16 to 30 years. J Bone Joint Surg [Br] 80:231–233, 1998.

67. Jenkins, F.A. The functional anatomy and evolution of the mammalian humeroulnar articulation. Am J Anat 137:281–298, 1973.

68. Jensen, C.M.; Olsen, B.B. Drawbacks of traction-absorbing wiring (TAW) in displaced fractures of the olecranon. Injury 17:174–175, 1986.

69. Johansson, O. Capsular and ligament injuries of the elbow joint. Acta Chir Scand Suppl 287:1–159, 1962.

70. Johnston, G.W. Follow–up of one hundred cases of fracture of head of the radius with a review of the literature. Ulster Med J 31:51–56, 1962.

71. Josefsson, P.O.; Gentz, C.F.; Johnell, O.; et al. Dislocation of the elbow and intraarticular fractures. Clin Orthop Relat Res 246:126–130, 1989.

72. Josefsson, P.O.; Johnell, O.; Gentz, C.F. Long–term sequelae of simple dislocation of the elbow. J Bone Joint Surg [Am] 66:927–930, 1984.

73. Josefsson, P.O.; Johnell, O.; Wendeberg, B. Liga-

mentous injuries in dislocations of the elbow joint. Clin Orthop Relat Res 222:221–225, 1987.

74. Josefsson, P.O.; Gentz, C.F.; Johnell, O.; et al. Surgical versus nonsurgical treatment of ligamentous injuries following dislocations of the elbow joint. J Bone Joint Surg [Am] 69:605–608, 1987.

75. Jupiter, J.B. The management of fractures in one upper extremity. J Hand Surg [Am] 11:279–282, 1986.

76. Jupiter, J.B.; Leibovic, S.J.; Ribbans, W.; et al. The posterior Monteggia lesion. J Orthop Trauma 5:395–402, 1991.

77. Kapel, O. Operation for habitual dislocation of the elbow. J Bone Joint Surg [Am] 33:707–714, 1951.

78. Keon–Cohen, B.T. Fractures at the elbow. J Bone Joint Surg [Br] 48:1623–1639, 1966.

79. Kini, M.G. Dislocation of the elbow and its complications. J Bone Joint Surg 22:107–117, 1940.

80. Kluge, A.G. Chordate Structure and Function, 2nd ed. New York, Macmillan, 1977, pp. 179–269.

81. Kobayashi, Y.; Oka, Y.; Ikeda, M.; et al. Avulsion fracture of the medial and lateral epicondyles of the humerus. J Shoulder Elbow Surg 9:59–64, 2000.

82. Lavine, L. A simple method of reducing dislocations of the elbow joint. J Bone Joint Surg [Am] 35:785–786, 1953.

83. Lerner, A.; Stahl, S.; Stein, H. Hybrid external fixation in high–energy elbow fractures: A modular system with a promising future. J Trauma 49:1017–1022, 2000.

84. Linscheid, R.L. Elbow dislocations. In: Morrey, B.F., ed. The Elbow and Its Disorders. Philadelphia, W.B. Saunders, 1985, pp. 414–432.

85. Linscheid, R.L.; Wheeler, D.K. Elbow dislocations. JAMA 194:1171–1176, 1965.

86. Lister, J. An address on the treatment of fracture of the patella. Br Med J 2:855, 1883.

87. Louis, D.S.; Ricciardi, J.E.; Spengler, D.M. Arterial injury: A complication of posterior elbow dislocation. A clinical and anatomical study. J Bone Joint Surg [Am] 56:1631–1636, 1974.

88. Mackay, I.; Fitzgerald, B.; Miller, J.H. Silastic replacement of the head of the radius in trauma. J Bone Joint Surg [Br] 61:494–497, 1979.

89. Madey, S.M.; Bottlang, M.; Steyers, C.M.; et al. Hinged external fixation of the elbow: Optimal axis alignment to minimize motion resistance. J Orthop Trauma 14:41–47, 2000.

90. Maeko, D.; Szabo, R.M. Complications of tension–band wiring of olecranon fractures. J Bone Joint Surg [Am] 67:1396–1401, 1985.

91. Mason, J.A.; Shutkin, N.M. Immediate active motion in the treatment of fractures of the head and neck of the radius. Surg Gynecol Obstet 76:731–737, 1943.

92. Mason, M. Some observations on fractures of the head of the radius with a review of one hundred cases. Br J Surg 42:123–132, 1954.

93. Mateo, I. A radiological sign of entrapment of the median nerve in the elbow joint after posterior dislocation: A report of two cases. J Bone Joint Surg [Br] 58:353–355, 1976.

94. McAusland, W.R. The treatment of fractures of the olecranon by longitudinal screw or nail fixation. Ann Surg 116:293–296, 1942.

95. McDougall, A.; White, J. Subluxation of the interior radioulnar joint complicating fracture of the radial head. J Bone Joint Surg [Br] 39:278–287, 1957.

96. McHenry, H.M.; Corruccini, R.S. Distal humerus in hominoid evolution. Folia Primatol 23:227–244, 1975.

97. McKee, M.D.; Bowden, S.H.; King, G.J.; et al. Management of recurrent, complex instability of the elbow with a hinged external fixator. J Bone Joint Surg [Br] 80:1031–1036, 1998.

98. McKee, M.D.; Jupiter, J.B.; Bosse, G.; et al. Outcome of ulnar neurolysis during post-traumatic reconstruction of the elbow. J Bone Joint Surg [Br] 80:100–105, 1997.

99. McKee, M.D.; Kim, J.; Kebaish, K.; et al. Functional outcome after open supracondylar fracture of the humerus: The effect of the surgical approach. J Bone Joint Surg [Br] 82:646–651, 2000.

100. McKee, M.D.; Bowden S., King, G.; et al. The management of recurrent complex elbow instability with a hinged external fixator. J Bone Joint Surg [Br] 80:1031–1036, 1998.

101. McKee, M.D.; Schemitsch, E.H.; Sala, M.; et al. The pathoanatomy of lateral ligamentous disruption in complex elbow instability. J Shoulder Elbow Surg 12:391–396, 2003.

102. McKee, M.D.; Seiler, J.G.; Jupiter, J.B. The application of the limited contact dynamic compression plate (LCDCP) in the upper extremity: An analysis of 114 consecutive cases. Injury 26:661–666, 1995.

103. McKee, M.D.; Wilson, T.L.; Winston, L.; et al. Functional outcome following surgical treatment of intra–articular distal humeral fractures through a posterior approach. J Bone Joint Surg 82:1701–1707, 2000.

104. McKeever, F.M.; Buck, R.M. Fractures of the olecranon process of the ulna. JAMA 135:1–5, 1947.

105. McLaren, A.C. Prophylaxis with indomethacin for heterotopic bone after open reduction of fractures of the acetabulum. J Bone Joint Surg [Am] 72:245–247, 1990.

106. Mehlhoff, T.L.; Noble, P.C.; Bennett, J.B.; et al. Simple dislocation of the elbow in the adult. Results after closed treatment. J Bone Joint Surg [Am] 70:244–249, 1988.

107. Meyn, M.A.; Quigley, T.B. Reduction of posterior dislocation of the elbow by traction on the dangling arm. Clin Orthop Relat Res 103:106–108, 1974.

108. Mikic, Z.D.; Vukadinovic, S.M. Late results in frac-

tures of the radial head treated by excision. Clin Orthop Relat Res 181:220–228, 1983.

109. Milch, H. Bilateral recurrent dislocation of the ulna at the elbow. J Bone Joint Surg 18:777–780, 1936.

110. Miller, G.K.; Drennan, D.B.; Maylahn, D.J. Treatment of displaced segmental radial head fractures: Long-term follow-up. J Bone Joint Surg [Am] 63:712–717, 1981.

111. Morrey, B.F. Radial head fracture. In: Morrey, B.F., ed. The Elbow and Its Disorders, 2nd ed. Philadelphia, W.B. Saunders, 1993.

112. Morrey, B.F.; An, K.N. Articular and ligamentous contributions to the stability of the elbow joint. Am J Sports Med 11:315–319, 1983.

113. Morrey, B.F.; An, K.N. Functional anatomy of the ligaments of the elbow. Clin Orthop Relat Res 201:84–90, 1985.

114. Morrey, B.F.; An, K.N.; Stormont, T.J. Force transmission through the radial head. J Bone Joint Surg [Am] 70:250–256, 1988.

115. Morrey, B.F.; Chao, E.Y.; Hui, F.C. Biomechanical study of the elbow following excision of the radial head. J Bone Joint Surg [Am] 61:63–68, 1979.

116. Morrey, B.F.; Tanaka, S.; An, K.N. Valgus stability of the elbow: A definition of primary and secondary constraints. Clin Orthop Relat Res 265:187–195, 1991.

117. Müller, M.E.; Allgöwer, M.; Schneider, R.; et al. Manual of Internal Fixation, 2nd ed. New York, Springer-Verlag, 1979.

118. Murphy, D.F.; Greene, W.B.; Dameron, T.B. Displaced olecranon fractures in adults. Clin Orthop Relat Res 224:215–223, 1987.

119. Neill Cage, D.J.; Abrams, R.A.; Callahan, J.J.; et al. Soft tissue attachments of the ulnar coronoid process. An anatomic study with radiographic correlation. Clin Orthop Relat Res 320:154–158, 1995.

120. Nevasier, J.S.; Wickstrom, J.K. Dislocation of the elbow: A retrospective study of 115 patients. South Med J 70:172–173, 1977.

121. Odenheimer, K.; Harvey, J.P., Jr. Internal fixation of fractures of the head of the radius. J Bone Joint Surg [Am] 61:785–787, 1979.

122. O'Driscoll, S.W., Bell, D.F., Morrey, B.F. Posterolateral rotatory instability of the elbow. J Bone Joint Surg [Am] 73:440–446, 1991.

123. O'Driscoll, S.W, Jupiter, J.B.; Cohen, M.S.; et al. Difficult elbow fractures: Pearls and pitfalls. Instr Course Lect 2003:52:113–134.

124. O'Driscoll, S.W.; Jupiter, J.B.; King, G.J.W.; et al. The unstable elbow. J Bone Joint Surg [Am] 82:724–738, 2000.

125. O'Driscoll, S.W., Morrey, B.F. Surgical Reconstruction of the Lateral Collateral Ligament. Master Techniques in Orthopaedic Surgery. New York, Raven, 1994.

126. Oldeberg-Johnson, G. On fractures of the proximal portion of the radius and their causes. Acta Radiol 3:45, 1924.

127. Osborne, G.; Cotterill, P. Recurrent dislocation of the elbow. J Bone Joint Surg [Br] 48:340–346, 1966.

128. Papandrea, R.F.; Morrey, B.F.; O'Driscoll, S.W. Reconstruction for persistent instability of the elbow after coronoid fracture-dislocation. J Shoulder Elbow Surg 16:68–77, 2007.

129. Parrin, R.W. Closed reduction of common shoulder and elbow dislocations without anaesthesia. Arch Surg 75:972–975, 1957.

130. Patel, V.R.; Elliott, D.S. Salvage of the head of the radius after fracture-dislocation of the elbow. J Bone Joint Surg [Br] 81:306–308, 1998.

131. Popovic, N.; Gillet, P.; Rodriguez, A.; et al. Fracture of the radial head with associated elbow dislocation: Results of treatment using a floating radial head prosthesis. J Orthop Trauma 14:171–177, 2000.

132. Pribyl, C.R.; Kester, M.A.; Cook, S.D.; et al. The effect of the radial head and prosthetic radial head replacement on resisting valgus stress at the elbow. Orthopedics 9:723–726, 1986.

133. Pritchard, D.J.; Linscheid, R.L.; Svien, H.J. Intraarticular median nerve entrapment with dislocation of the elbow. Clin Orthop Relat Res 90:100–103, 1973.

134. Protzman, R.R. Dislocation of the elbow joint. J Bone Joint Surg [Am] 60:539–541, 1978.

135. Pugh, D.M.W.; Wild, L.M.; Schemitsch, E.H.; et al. Standard surgical protocol to treat elbow dislocations with radial head and coronoid fractures. J Bone Joint Surg [Am] 86:1122–1130, 2004.

136. Quigley, T.B. Aspiration of the elbow joint in treatment of fractures of the head and neck of the radius. N Engl J Med 240:915–916, 1949.

137. Radin, E.L.; Riseborough, E.J. Fractures of the radial head. J Bone Joint Surg [Am] 48:1055–1064, 1966.

138. Rana, N.A.; Kenwright, J.; Taylor, R.G.; et al. Complete lesion of the median nerve associated with dislocation of the elbow joint. Acta Orthop Scand 45:365–369, 1974.

139. Regan, W.; Morrey, B. Fractures of the coronoid process of the ulna. J Bone Joint Surg [Am] 71:1348–1354, 1989.

140. Reichenheim, P.P. Transplantation of the biceps tendon as a treatment for recurrent dislocation of the elbow. Br J Surg 35:201, 1947.

141. Reith, P.L. Fractures of the radial head associated with chip fractures of the capitellum in adults: Surgical considerations. South Surg 14:154, 1948.

142. Ring, D.; Jupiter, J.B. Fracture–dislocation of the elbow. J Bone Joint Surg [Am] 80:566–580, 1998.

143. Ring, D.; Quintero, J.; Jupiter, J.B. Open reduction and internal fixation of fractures of the radial head. J Bone Joint Surg [Am] 84:1811–1815, 2002.

144. Ring, D.C., Jupiter, J.B., Zilberfarb, J. Posterior dislocation of the elbow with fractures of the radial head and coronoid. J Bone Joint Surg [Am] 84:547–551, 2002.

145. Roberts, J.B. The surgical treatment of heterotopic ossification of the elbow following long–term coma. J Bone Joint Surg [Am] 61:760–763, 1979.

146. Roberts, P.H. Dislocation of the elbow. Br J Surg 56:806–815, 1969.

147. Romer, A.S.; Parsons, T.S. The Vertebrate Body, 6th ed. Philadelphia, W.B. Saunders, 1986.

148. Rowe, C. The management of fractures in elderly patients is different. J Bone Joint Surg [Am] 47:1043–1059, 1965.

149. Ryu, J.; Pascal, P.E.; Levine, J. Posterior dislocation of the radial head without fracture of the ulna: A case report. Clin Orthop Relat Res 168:136–138, 1982.

150. Salama, R.; Wientroub, S.; Weissman, S.C. Recurrent dislocation of the head of the radius. Clin Orthop Relat Res 125:156–185, 1977.

151. Sanchez-Sotelo, J.; O'Driscoll, S.W.; Morrey, B.F. Medial oblique compression fracture of the coronoid process of the ulna. J Shoulder Elbow Surg 14:60–65, 2005.

152. Sanchez-Sotelo, J.; Romanillos, O.; Garay, E.G. Results of acute excision of the radial head in elbow radial head fracture–dislocations. J Orthop Trauma 14:354–358, 2000.

153. Scharplatz, D.; Allgöwer, M. Fracture–dislocation of the elbow. Injury 7:143–159, 1976.

154. Schatzker, J. Olecranon fractures. In: Schatzker, J.; Tile, M., eds. The Rational Basis of Operative Fracture Care. New York, Springer–Verlag, 1987.

155. Schatzker, J. Fractures of the radial head. In: Schatzker, J.; Tile, M., eds. The Rational Basis of Operative Fracture Care. New York, Springer–Verlag, 1987.

156. Schmueli, G.; Herold, H.Z. Compression screwing of displaced fractures of the head of the radius. J Bone Joint Surg [Br] 63:535–538, 1981.

157. Schwab, G.H.; Bennett, J.B.; Woods, G.W.; et al. Biomechanics of elbow instability: The role of the medial collateral ligament. Clin Orthop Relat Res 146:42–52, 1980.

158. Schwartz, R.P.; Young, F. Treatment of fractures of the head and neck of the radius and slipped radial epiphysis in children. Surg Gynecol Obstet 57:528–537, 1933.

159. Selesnick, F.H.; Dolitsky, B.; Haskell, S.S. Fracture of the coronoid process requiring open reduction with internal fixation: Case report. J Bone Joint Surg [Am] 66:1304–1306, 1984.

160. Sharma, R.K.; Covell, N.A.G. An unusual ulnar nerve injury associated with dislocation of the elbow. Injury 8:145–147, 1976.

161. Skaggs, D.L.; Mirzayan, R. The posterior fat pad sign in association with occult fracture of the elbow in children. J Bone Joint Surg [Am] 81:1429–1433, 1999.

162. Starch, D.W.; Dabezies, E.J. Magnetic resonance imaging of the interosseous membrane of the forearm. J Bone Joint Surg [Am] 83:235–242, 2001.

163. Stephen, I.B.M. Excision of the radial head for closed fracture. Acta Orthop Scand 52:409–412, 1981.

164. Strange, F.G.St.C. Entrapment of the median nerve after dislocation of the elbow. J Bone Joint Surg [Br] 64:224–225, 1982.

165. Stugh, L.H. Anterior dislocation of the elbow with fracture of the olecranon. Am J Surg 75:700–703, 1948.

166. Sturm, J.T.; Rothenberger, D.A.; Strate, R.G. Brachial artery disruption following closed elbow dislocation. J Trauma 18:364–366, 1978.

167. Swanson, A.B.; Jaeger, S.H.; LaRochelle, D. Comminuted fractures of the radial head: The role of silicone implant replacement arthroplasty. J Bone Joint Surg [Am] 63:1039–1049, 1981.

168. Symeonides, P.P.; Paschaloglov, C.; Stavrov, Z.; et al. Recurrent dislocation of the elbow: Report of three cases. J Bone Joint Surg [Am] 57:1084–1086, 1975.

169. Szaly, F.S.; Dagosto, M. Locomotor adaptations as reflected on the humerus of paleogene primates. Folia Primatol 34:1–45, 1980.

170. Taylor, T.K.F.; O'Connor, B.T. The effect upon the inferior radioulnar joint and excision of the head of the radius in adults. J Bone Joint Surg [Br] 46:83–84, 1964.

171. Terada, N.; Yamada, H.; Seki, T.; et al. The importance of reducing small fractures of the coronoid process in the treatment of unstable elbow dislocation. J Shoulder Elbow Surg 9:344–346, 2000.

172. Thomas, T.T. A contribution to the mechanism of fractures and dislocations in the elbow region. Ann Surg 89:108, 1929.

173. Thomas, T.T. Fractures of the head and the radius. An experimental study and recent report of cases. Univ Penn Med Bull 18:184–197, 221–234, 1905.

174. Thompson, H.C., III; Garcia, A. Myositis ossificans: Aftermath of elbow injuries. Clin Orthop Relat Res 50:129–134, 1967.

175. Trousdale, R.T.; Amadio, P.C.; Cooney, W.P.; et al. Radioulnar dissociation: A review of twenty cases. J Bone Joint Surg [Am] 74:1486–1497, 1992.

176. Vierhout, R.J.; Oostvogel, H.J.M.; Van Vroonhoven, J.M.V. Internal fixation of the head of the radius. Neth J Surg 35:13–16, 1983.

177. Wadsworth, T.G. Screw fixation of the olecranon after fracture or osteotomy. Clin Orthop Relat Res 119:197–201, 1976.

178. Wainwright, A.M.; Williams, J.R.; Carr, A.J. Interobserver and intraobserver variation in classification systems for fractures of the distal humerus. J Bone Joint Surg [Br] 82:636–642, 1999.

179. Wainwright, D. Fractures of the olecranon process. Br J Surg 29:403–406, 1941–1943.

180. Walker, P.S. Human Joints and Their Artificial Replacements. Springfield, IL, Charles C. Thomas, 1978, pp. 182–183.

181. Watson-Jones, R. Fractures and Other Bone and Joint Injuries, 2nd ed. Baltimore, Williams & Wilkins, 1941.

182. Weseley, M.S.; Barenfeld, P.A.; Eisenstein, A.L. Closed treatment of isolated radial head fractures. J Trauma 23:36–39, 1983.

183. Willenegger, H. Problems and results in the treatment of comminuted fractures of the elbow. Reconstr Surg Traumatol 11:118–127, 1969.

184. Wolfgang, G.; Burke, F.; Bush, D.; et al. Surgical treatment of displaced olecranon fractures by tension band wiring technique. Clin Orthop Relat Res 224:192–204, 1987.

185. Worsing, R.A.; Engber, W.D.; Lange, T.A. Reactive synovitis from particulate Silastic. J Bone Joint Surg [Am] 64:581–585, 1982.

186. Wyrsch, R.B.; Seiler, J.G.; Weikert, D.R.; et al. Early experience with the compass elbow hinge: A retrospective review. Orthop Trans 21:442, 1997.

187. Yamaguchi, K.; Sweet, F.A.; Bindra, R.; et al. The extraosseous and intraosseous arterial anatomy of the adult elbow. J Bone Joint Surg [Am] 79:1653–1661, 1997.

188. Zuelzer, W.A. Fixation of small but important bone fragments with a hook plate. J Bone Joint Surg [Am] 33:430–436, 1951.

肱骨远端骨折

189. Ackerman, G.; Jupiter, J. Nonunion of fractures of the distal end of the humerus. J Bone Joint Surg [Am] 70:75–83, 1988.

190. Adolfsson, L.; Hammer, R. Elbow hemiarthroplasty for acute reconstruction of intraarticular distal humerus fractures. Acta Orthop 77:785–787, 2006.

191. Aitken, G.K.; Rorabeck, C.H. Distal humeral fractures in the adult. Clin Orthop Relat Res 207:191–197, 1986.

192. Alvarez, E.; Patel, M.; Nimberg, P.; et al. Fractures of the capitellum humeri. J Bone Joint Surg [Am] 57:1093–1096, 1975.

193. Anson, B.J.; Maddock, W.G., eds. Callander's Surgical Anatomy. Philadelphia, W.B. Saunders, 1958.

194. Beuerlein, M.J.; Reid, J.T.; Schemitsch, E.H.; et al. Effect of distal humeral varus deformity on strain in the lateral collateral ligament and ulno-humeral joint stability. 86:2235–2242, 2004.

195. Böhler, L. The Treatment of Fractures, 5th ed., Vol. 1. New York, Grune & Stratton, 1956.

196. Brown, R.F.; Morgan, R.G. Intercondylar T-shaped fractures of the humerus: Results in ten cases treated by early mobilization. J Bone Joint Surg [Br] 53:425–428, 1971.

197. Bryan, R.S. Fractures about the elbow in adults. Instr Course Lect 30:200–223, 1981.

198. Bryan, R.S.; Bickel, W.H. "T" condylar fractures of the distal humerus. J Trauma 11:830–835, 1971.

199. Bryan, R.S.; Morrey, B.F. Fractures of the distal humerus. In: Morrey, B.F., ed. The Elbow and Its Disorders. Philadelphia, W.B. Saunders, 1985, pp. 302–339.

200. COTS (McKee, M.D., Principal investigator). A multicenter, prospective, randomized, controlled trial of open reduction-internal fixation versus total elbow arthroplasty for displaced intra-articular distal humeral fractures in elderly patients. J Shoulder Elbow Surg (accepted for publication), 2008.

201. Cassebaum, W.H. Open reduction of T and Y fractures of the lower end of the humerus. J Trauma 9:915–925, 1969.

202. Christopher, F.; Bushnell, L. Conservative treatment of fractures of the capitellum. J Bone Joint Surg 17:489–492, 1935.

203. Coles, C.P.; Barei, D.P.; Nork, S.E.; et al. The olecranon osteotomy: A six-year experience in the treatment of intra-articular fractures of the distal humerus. J Orthop Trauma 20:64–71, 2006.

204. Collert, S. Surgical management of fractures of the capitellum humerus. Acta Orthop Scand 48:603–606, 1977.

205. Conwell, H.E.; Reynolds, F.C., eds. Key and Conwell's Management of Fractures, Dislocations, and Sprains, 7th ed. St. Louis, C.V. Mosby, 1961.

206. Davies, M.B.; Stanley, D. A clinically applicable fracture classification for distal humeral fractures. J Shoulder Elbow Surg 15:602–608, 2006.

207. DeLee, J.C.; Green, D.P.; Wilkins, K.E. Fractures and dislocations of the elbow. In: Rockwood, C.A. Jr.; Green, D.P., eds. Fractures, 2nd ed. Philadelphia, J.B. Lippincott, 1984.

208. Dorland's Illustrated Medical Dictionary, 24th ed. Philadelphia, W.B. Saunders, 1965.

209. DePalma, A.F. The Management of Fractures and Dislocations, Vol. 2. Philadelphia, W.B. Saunders, 1970.

210. Dubberly, J.H.; Faber, K.J.; Macdermid, J.C.; et al. Outcome after open reduction and internal fixation of capitellar and trochlear fractures. J Bone Joint Surg [Am] 88:46–53, 2006.

211. Dusuttle, R.; Coyle, M.; Zawalsky, J.; Bloom, H. Fractures of the capitellum. J Trauma 25:317–321, 1985.

212. Eastwood, W.J. The T-shaped fracture of the lower end of the humerus. J Bone Joint Surg 19:364–369, 1937.

213. Evans, E.M. Supracondylar Y fractures of the humerus. J Bone Joint Surg [Br] 35:381–385, 1953.

214. Frankle, M.A.; Herscovici, D., Jr; DiPasquale, T.G.; et al. A comparison of open reduction and internal fixation and primary total elbow arthroplasty in the treatment of intra-articular distal humerus fractures in women older than age 65. J Orthop Trauma 12:73–80, 2003.

215. Gabel, G.T.; Hanson, G.; Bennett, J.B.; et al. Intraarticular fractures of the distal humerus in the adult. Clin Orthop Relat Res 216:99–107, 1987.

216. Gambirasio, R.; Riand, N.; Stern, R.; et al. Total

elbow replacement for complex fractures of the distal humerus. An option for the elderly patient. J Bone Joint Surg [Br] 83:974–978, 2001.

217. Garcia, J., Mykula, R., Stanley, D. Complex fractures of the distal humerus in the elderly. The role of total elbow replacement as primary treatment. J Bone Joint Surg [Br] 84:12–16, 2002.

218. Glanville, E.U. Perforation of the coronoid–olecranon in septum humeroulnar relationships in Netherlands and African populations. Am J Phys Anthropol 26:85–92, 1967.

219. Grant, J.C.B. Grant's Atlas of Anatomy, 6th ed. Baltimore, Williams & Wilkins, 1972.

220. Grantham, S.A.; Norris, T.R.; Bush, D.C. Isolated fracture of the humeral capitellum. Clin Orthop Relat Res 161:262–269, 1981.

221. Greenspan, A.; Norman, A. Radial head-capitellum view: An expanded imaging approach to elbow injuries. Radiology 164:272–274, 1987.

222. Guyot, J. Atlas of Human Limb Joints. Berlin, Springer-Verlag, 1981.

223. Hahn, N.F. Fall von einer besonderes Varietät der Frakturen des Ellenbogens. Z Wund Geburt 6:185, 1853.

224. Hamilton, F.H. A Practical Treatise on Fractures and Dislocations, 8th ed. Philadelphia, Lea Brothers, 1891.

225. Hasner, E.; Husky, J. Fractures of the epicondyle and condyle of the humerus. Acta Chir Scand 101:195, 1951.

226. Heim, V.; Pfeiffer, K.M. Small Fragment Set Manual. Berlin, Springer–Verlag, 1982.

227. John, H.; Rosso, R.; Neff, U.; et al. Distal humerus fractures in patients over 75 years of age. Long-term results of osteosynthesis. Helv Chir Acta 60:19–24, 1993.

228. Jones, K.G. Percutaneous fixation of fractures of the lower end of the humerus. Clin Orthop Relat Res 50:53–69, 1967.

229. Jupiter, J.B. Complex fractures of the distal part of the humerus and associated complications. J Bone Joint Surg [Am] 76:1252–1263, 1994.

230. Jupiter, J.B.; Barnes, K.A.; Goodman, L.J.; et al. Multiplane fracture of the distal humerus. J Orthop Trauma 7:215–220, 1993.

231. Jupiter, J.B.; Goodman, L.J. The management of complex distal humerus nonunion in the elderly by elbow capsulectomy, triple plating, and ulnar nerve neurolysis. J Shoulder Elbow Surg 1:37–46, 1992.

232. Jupiter, J.B.; Neff, U.; Holzach, P.; et al. Intercondylar fracture of the humerus. J Bone Joint Surg [Am] 67:226–239, 1985.

233. Kamineni, S; Morrey, B.F. Distal humeral fractures treated with noncustom total elbow replacement. J Bone Joint Surg [Am] 86:940–947, 2004.

234. Keon–Cohen, B.T. Fractures at the elbow. J Bone Joint Surg [Am] 48:1623–1639, 1966.

235. Knight, R.A. Fractures of the humeral condyle in adults. South Med J 48:1165–1173, 1955.

236. Korner, J.; Diederichs, G.; Arzdorf, M; et al. A biomechanical evaluation of methods of distal humerus fracture fixation using locking compression plates versus conventional reconstruction plates. J Orthop Trauma 18:86–93, 2004.

237. Korner, J.; Lill, H.; Muller, L.P.; et al. Distal humerus fractures in elderly patients: Results after open reduction and internal fixation. Osteoporos Int 16(Suppl 2):S73–79, 2005.

238. Kuhn, J.E.; Louis, D.S.; Loder, R.T. Divergent single-column fractures of the distal part of the humerus. J Bone Joint Surg [Am] 77:538–542, 1995.

239. Lansinger, O.; More, K. Fractures of the capitellum humeri. Acta Orthop Scand 52:39–44, 1981.

240. London, J.T. Kinematics of the elbow. J Bone Joint Surg [Am] 63:529–536, 1981.

241. MacAusland, W.R.; Wyman, E.T. Fractures of the adult elbow. Instr Course Lect 24:165–181, 1975.

242. Mazel, M.S. Fracture of the capitellum. J Bone Joint Surg 17:483–488, 1935.

243. McKee, M.D.; Jupiter, J.B. A contemporary approach to the management of complex fractures of the distal humerus and their sequelae. Hand Clin 10:479–494, 1994.

244. McKee, M.D.; Jupiter, J.B.; Bamberger, H.B. Coronal shear fractures of the distal end of the humerus. J Bone Joint Surg [Am] 78:49–54, 1996.

245. McKee, M.D.; Jupiter, J.B.; Bosse, G.; et al. The results of ulnar neurolysis for ulnar neuropathy during post-traumatic elbow reconstruction. J Bone Joint Surg [Br] 80:100–105, 1997.

246. McKee, M.D.; Jupiter, J.B.; Toh, C.L.; et al. Reconstruction after malunion and nonunion of intraarticular fractures of the distal humerus. Methods and results in 13 adults. J Bone Joint Surg [Br] 76:614–621, 1994.

247. McKee, M.D.; Pederson, E.; Pugh, D.M.W.; et al. The effect of condylar resection on strength and functional outcome following semi–constrained total elbow arthroplasty. J Bone Joint Surg [Am] 85(5): 802–807, 2003.

248. McLaughlin, H.L. Some fractures with a time limit. Surg Clin North Am 35:555, 1955.

249. McVay, C.B. Surgical Anatomy, 5th ed., Vol. 2. Philadelphia, W.B. Saunders, 1971.

250. Medical Research Council. Aids to the Examination of the Peripheral Nervous System. London, Her Majesty's Stationary Office, 1976.

251. Mehne, D.K.; Matta, J. Bicolumn fractures of the adult humerus. Paper presented at the 53rd Annual Meeting of the American Academy of Orthopaedic Surgeons, New Orleans, 1986.

252. Milch, H. Fractures and fracture–dislocations of the humeral condyles. J Trauma 4:592–607, 1964.

253. Milch, H. Fracture Surgery: A Textbook of Common Fractures. New York, Hoeber, 1959.

254. Miller, O.L. Blind nailing of the T fracture of the lower end of the humerus which involves the joint.

J Bone Joint Surg 21:933–938, 1939.

255. Miller, W.E. Comminuted fractures of the distal end of the humerus. J Bone Joint Surg [Am] 46: 644–656, 1964.

256. Morrey, B.F.; Adams, R.A. Semiconstrained elbow replacement for distal humeral nonunion. J Bone Joint Surg [Br] 77:67–72, 1995.

257. Morrey, B.F.; Adams, R.A. Semiconstrained elbow replacement arthroplasty: Rationale, technique and results. In: Morrey, B.F., ed. The Elbow and Its Disorders, 2nd ed. Philadelphia, W.B. Saunders, 1993.

258. Morrey, B.F.; Adams, R.; Bryan, R.S. Total replacement for posttraumatic arthritis of the elbow. J Bone Joint Surg [Br] 73:607–612, 1991.

259. Morrey, B.F.; An, K. Functional anatomy of the ligaments of the elbow. Clin Orthop Relat Res 201:84–89, 1985.

260. Morrey, B.F.; Askew, L.J.; Chao, E. A biomechanical study of normal functional elbow motion. J Bone Joint Surg [Am] 63:872–877, 1981.

261. Mostafavi, H.R.; Tornetta, P. III. Open fractures of the humerus treated with external fixation. Clin Orthop Relat Res 337:187–197, 1997.

262. Niemann, M. Condyle fracture of the distal adult humerus. South Med J 70:915–918, 1977.

263. O'Driscoll, S.W. Prosthetic elbow replacement for distal humeral fractures and nonunion. Oper Techn Orthop 4:54–57, 1994.

264. O'Driscoll, S.W.; An, K.N.; Korinek, S.; et al. Kinematics of elbow semi–constrained total elbow arthroplasty. J Bone Joint Surg [Br] 74:297–299, 1992.

265. O'Driscoll, S.W.; Horii, E.; Morrey, B.F.; et al. Anatomy of the ulnar part of the lateral collateral ligament of the elbow. Clin Anat 5:296–303, 1992.

266. O'Driscoll, S.W.; Spinner, R.J.; McKee, M.D.; et al. Tardy posterolateral rotatory instability of the elbow due to cubitus varus. J Bone Joint Surg [Am] 83:1358–1369, 2001.

267. Otsuka, N.Y.; McKee, M.D.; Liew, A.; et al. The effect of comorbididty and duration of nonunion on outcome following surgical treatment for nonunion of the humerus. J Shoulder Elbow Surg 7:127–133, 1998.

268. Palvanen, M.; Kannus, P.; Niemi, S.; et al. Secular trends in the osteoporotic fractures of the distal humerus in elderly women. Eur J Epidemiol 14: 59–64, 1998.

269. Pereles, T.R.; Koval, K.J.; Gallagher, M.; et al. Open reduction and internal fixation of the distal humerus: Functional outcome in the elderly. J Trauma 43:578–584, 1997.

270. Ray, P.S.; Kakarlapudi, K.; Rajsejhar, C.; et al. Total elbow arthroplasty as primary treatment for distal humeral fractures in elderly patients. Injury 32: 687–692, 2000.

271. Reich, R.S. Treatment of intercondylar fractures of the elbow by means of traction. J Bone Joint Surg 18:997–1004, 1936.

272. Rhodin, R. Treatment of fractures of the capitellum.

Acta Chir Scand 86:475, 1942.

273. Ring, D.; Jupiter, J.B.; Gulotta, L. Articular fractures of the distal humerus. J Bone Joint Surg [Am] 85:232–238, 2003.

274. Riseborough, E.J.; Radin, E.L. Intercondylar T fractures of the humerus in the adult. A comparison of operative and nonoperative treatment in twenty–nine cases. J Bone Joint Surg [Am] 51:130–141, 1969.

275. Simpson, L.A.; Richards, R.R. Internal fixation of a capitellar fracture using Herbert screws. Clin Orthop Relat Res 209:166–169, 1986.

276. Siris, I.E. Supracondylar fractures of the humerus. Surg Gynecol Obstet 68:201–222, 1939.

277. Smith, F.M. Surgery of the Elbow, 2nd ed. Philadelphia, W.B. Saunders, 1972.

278. Soyer, A.D.; Nowotarski, P.J.; Kelso, T.B.; et al. Optimal position for plate fixation of complex fractures of the proximal radius: A cadaver study. J Orthop Trauma 12:291–293, 1998.

279. Speed, J.S. Surgical treatment of condylar fractures of the humerus. Instr Course Lect 7:187–194, 1950.

280. Srinivasan, K.; Agarwal, M.; Matthews, S.J.; et al. Fractures of the distal humerus in the elderly: Is internal fixation the treatment of choice? Clin Orthop Relat Res 434:222–230, 2005.

281. Steinthal, D. Die isolirte Fraktur der eminentia Capetala in Ellenbogengelenk. Zentralb Chir 15:17, 1898.

282. Stricker, S.J.; Thomson, J.D.; Kelly, R.A. Coronal plane transcondylar fracture of the humerus in a child. Clin Orthop Relat Res 294:308–311, 1993.

283. Sultanpur, A. Anterior supracondylar fracture of the humerus (flexion type): A simple technique for closed reduction and fixation in adults and the aged. J Bone Joint Surg [Br] 60:383–386, 1978.

284. Suman, R.K.; Miller, J.H. Intercondylar fractures of the distal humerus. J R Coll Surg Edinb 27:276–281, 1982.

285. VanGorder, G. Surgical approach in supracondylar "T" fractures of the humerus requiring open reduction. J Bone Joint Surg 22:278–292, 1940.

286. Waddell, J.P.; Hatch, J.; Richards, R.R. Supracondylar fractures of the humerus: Results of surgical treatment. J Trauma 28:1615–1621, 1988.

287. Watson–Jones, R. Fractures and Joint Injuries, 4th ed., Vol. 2. Baltimore, Williams & Wilkins, 1955.

288. Watts, A.C.; Morris, A.; Robinson, C.M. Fractures of the distal humeral articular surface. J. Bone Joint Surg [Br] 89:510–515, 2007.

289. Whitesides, T.E., Jr.; Hanley, T.C.; Morimoto, K.; et al. Tissue pressure measurements as a determinant for the need of fasciotomy. Clin Orthop Relat Res 113:44–51, 1975.

290. Wickstrom, J.; Meyer, P.R. Fractures of the distal humerus in adults. Clin Orthop Relat Res 50:43–51, 1967.

291. Warwick, R.; Williams, P.C., eds. Gray's Anatomy,

3rd ed. Philadelphia, W.B. Saunders, 1980.

292. Zagorski, J.B.; Jennings, J.J.; Burkhalter, W.E.; et al. Comminuted intraarticular fractures of the distal humeral condyles: Surgical vs. nonsurgical treatment. Clin Orthop Relat Res 202:197–204,

1986.

293. Ziran, B.; Smith, W.R.; Balk, M.L.; et al. A true triceps-splitting approach for treatment of distal humeral fractures. J Trauma 58:70–75, 2005.

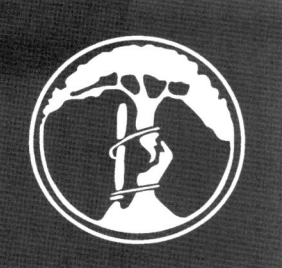

第 **43** 章

肱骨干骨折

Emil H. Schemitsch, M.D., F.R.C.S.C., Mohit Bhandari, M.D., M.Sc., F.R.
C.S.C., Max Talbot, M.D., F.R.C.S.

肱骨干骨折是一种很常见的损伤。在美国,平均每年有 66 000 例以上的肱骨干骨折,以此计算所需的住院时间超过 363 000 天。根据文献准确的估计,肱骨干骨折发生率约占所有骨折的 3%。尽管绝大部分肱骨干骨折可以通过非手术治疗,但仍然有很多关于手术治疗适应证的报道。最终能否获得一个满意的结果,取决于是否能在骨折类型和患者的要求之间选择一个合适的治疗方案。对肱骨干骨折分类的定义需要了解基础解剖和功能方面的知识。

第一节　解剖

肱骨干近端起于胸大肌止点的上缘,远端至肱骨髁上。肱骨干近端部分呈圆柱形,远端的 1/3 更近似于三棱柱形。三条边缘将肱骨干分成三个面(图 43-1):前缘,从肱骨大结节嵴到冠状突窝;内侧缘,从小结节嵴到内上髁嵴;外侧缘,从大结节后部到外上髁嵴。前外侧面有三角肌粗隆和桡神经沟,桡神经和肱深动脉从此沟经过。前内侧面形成平坦的结节间沟。前外侧面和前内侧面远端相邻的部位为肱肌的附着点。后面形成一个螺旋形的沟,容纳桡神经通过,此沟的外上方和下方分别为肱三头肌的外侧头和内侧头附着点(见图 43-1)。

内侧和外侧的肌间隔膜将上臂分成前、后两个肌间隔。肱二头肌、喙肱肌、肱肌、肘肌、肱动脉和静脉,以及正中神经、肌皮神经和尺神经均在前肌间隔内。后肌间隔内包括肱三头肌和桡神经(图 43-2)。

肱骨干的血液供应来自肱动脉的分支。从肱动脉发出的一支或多支营养血管、肱深动脉或旋肱后动脉,提供肱骨干远端和髓内的血液供应。骨膜周围的

血液循环也是由这些血管和许多小的肌支,以及肘部动脉吻合支构成的。在手术治疗骨折的时候必须小心避免同时破坏髓内和骨膜周围的血液供应。

因为在手术暴露和固定肱骨干的时候可能会伤及桡神经,所以对外科医生而言,知道它和周围解剖标志之间的关系是必需的。据 Gerwin 和他的同事们这样报道,桡神经起自距离内上髁 20cm 走行到距离外上髁 14cm 的区域[15],大约有 6.5cm 直接走行在肱骨干后方。同时要知道个体之间存在差异。桡神经穿过外侧肌间隔膜进入前侧肌间隔,走行于肱桡肌与肱肌之间。

第二节　生物力学问题

通过分析肱骨干骨折可以发现肌肉力量作用在骨干不同水平所产生的影响(图 43-3)。发生在胸大肌止点上方的骨折,近骨折段由于受肩袖肌肉的作用而外展外旋(见图 43-3A)。发生在近端的胸大肌止点和远端的三角肌止点之间的骨折,近骨折段内收,远骨折段向近端和外侧移位(见图 43-3B)。在三角肌止点远端发生的骨折引起近骨折段外展,远骨折段在肱三头肌和肱二头肌收缩的作用下而向上移位(见图 43-3C)。

决定骨折移位大小的一个重要因素是骨折时肱骨吸收的能量大小。由于肌间隔像夹板一样起到内部稳定的作用,低能量的骨折可以不引起移位。在低速损伤中,上臂的重量可以起到维持肱骨对线和长度的作用。而高能量损伤可以造成粉碎骨折和软组织撕裂,因此丧失了这种内夹板式的稳定作用。

除了骨折部位和造成创伤的能量大小这些因素

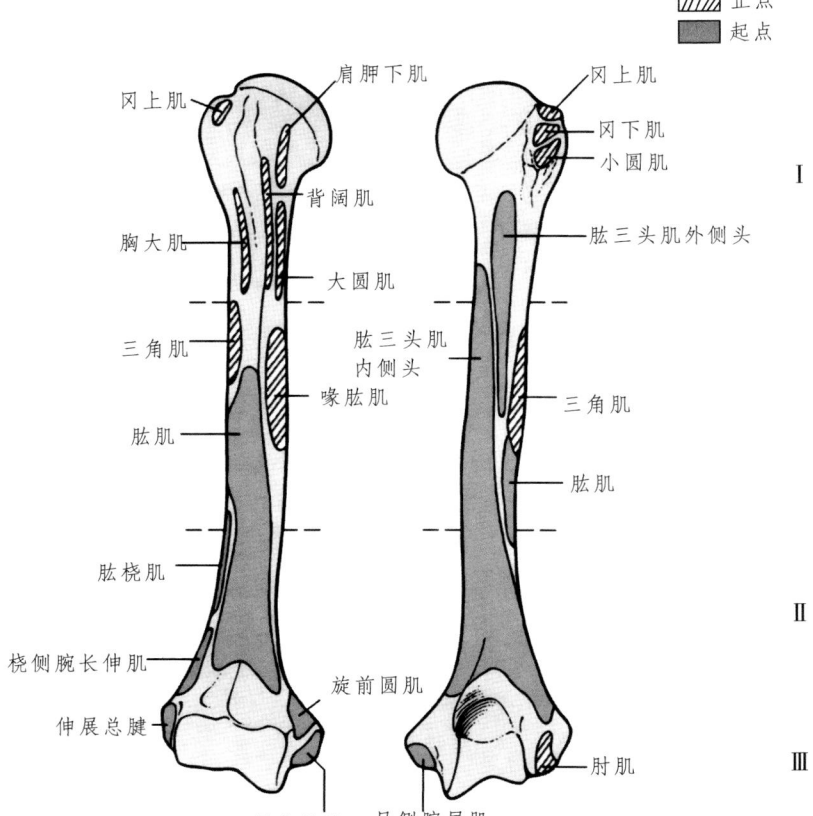

止点
起点

冈上肌
肩胛下肌
冈上肌
冈下肌
小圆肌
背阔肌
胸大肌
肱三头肌外侧头
大圆肌
三角肌
肱三头肌内侧头
喙肱肌
三角肌
肱肌
肱肌
肱桡肌
桡侧腕长伸肌
旋前圆肌
伸展总腱
肘肌
屈曲总腱
尺侧腕屈肌
前侧
后侧

Ⅰ

Ⅱ

Ⅲ

图 43-1　分成三个面显示的肱骨干。

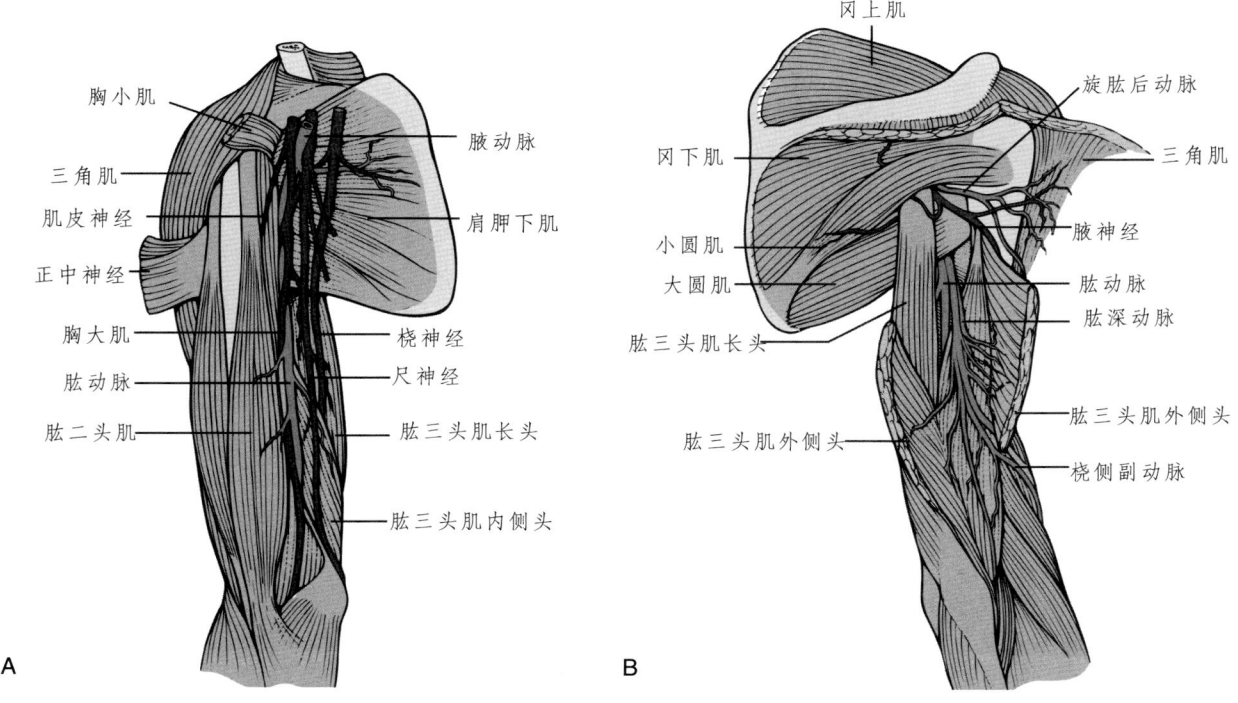

胸小肌
三角肌
腋动脉
肌皮神经
肩胛下肌
正中神经
胸大肌
桡神经
肱动脉
尺神经
肱二头肌
肱三头肌长头
肱三头肌内侧头

A

冈上肌
旋肱后动脉
冈下肌
三角肌
小圆肌
腋神经
大圆肌
肱动脉
肱深动脉
肱三头肌长头
肱三头肌外侧头
肱三头肌外侧头
桡侧副动脉

B

图 43-2　上臂前、后间室的肌肉、神经和血管结构。

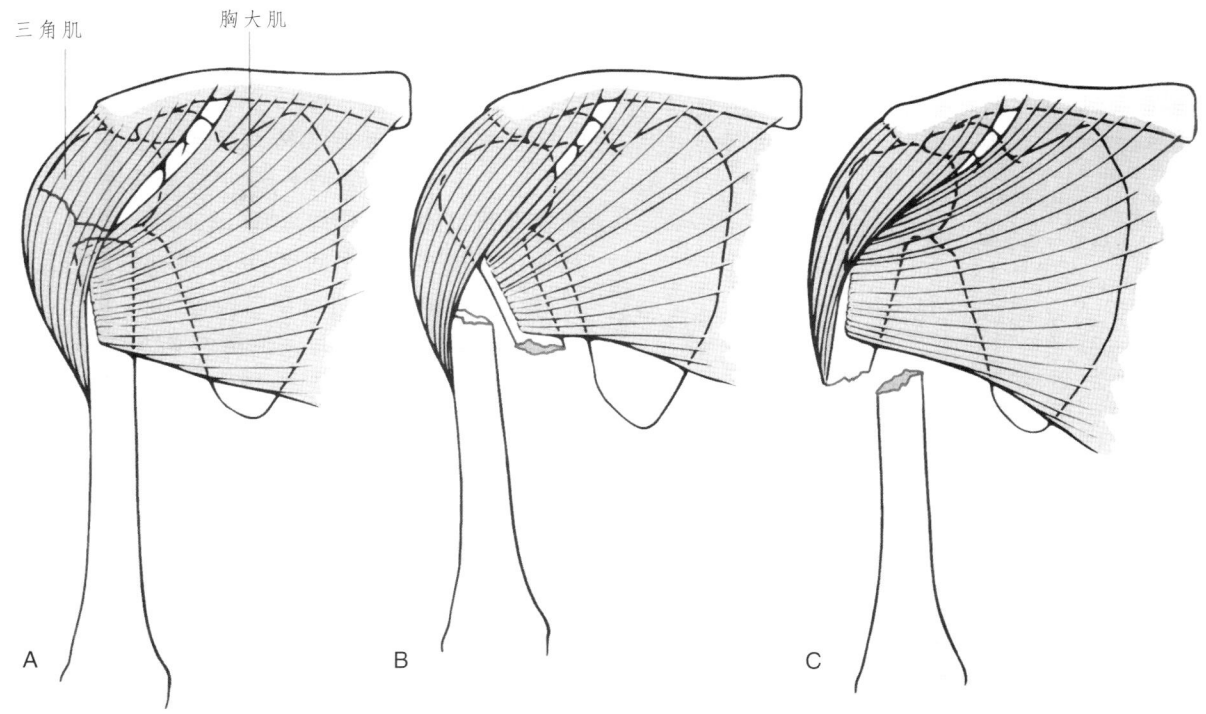

三角肌 胸大肌

图 43-3 不同位置水平的骨折,由于肱骨干肌肉附着的不同而产生不同角度的移位。(A)胸大肌止点上方的骨折,由于肩袖肌肉的作用,近骨折段外展外旋。(B)三角肌止点和胸大肌止点之间的骨折,三角肌牵拉远骨折段向近端和外侧移位。(C)三角肌止点以下的骨折,近骨折段外展。

以外,另外一个需要考虑的因素是肩关节和肘关节的活动度,它能够减小创伤后成角和旋转畸形造成的影响。Klenerman 通过试验证实,肱骨周围的肌肉组织可以适应 20°的向前成角和 30°的向内成角畸形,不影响功能和外观。正常的肩关节和肘关节的活动度可以代偿这种角度畸形。肱骨也可以接受 15°的旋转对位不良而几乎不影响功能。不超过 3cm 的短缩移位在肱骨干骨折中也可以接受,不至于引起显著的功能障碍。

第三节 分类

肱骨干骨折通常是以骨折线的位置和形态、创伤时的受力大小(低能量或高能量)以及合并软组织损伤的程度来进行分类的。这些因素也决定了骨折独特的类型(表 43-1)。

横行骨折时,如果失去了肌间隔的夹板式内稳定作用将会变得难于固定,相反,斜行骨折通常容易复位固定。远端 1/3 的螺旋形骨折(Holstein-Lewis 骨折)可以引起桡神经损伤。多段骨折也难于复位固定,经常会发生骨折段一处或多处的延迟愈合。有移位的横行骨折由于肌肉或者神经嵌入骨折断端之间,造成骨折复位困难,尤其是远端 1/3 的骨折和比较少见的中段 1/3 的骨折,这种骨折常表现为愈合缓慢。由于合并有软组织损伤,粉碎性骨折很难进行内固定,但是用非手术治疗方法常可使骨折很好地复位。

合并软组织损伤的程度可以决定治疗的方式。Gustilo I 型(低能量,伤口小于 1cm)和 II 型(中等能量和中等程度的软组织损伤,伤口大于 1cm)的开放骨折适合进行内固定和软组织清创修复治疗,而 Gustilo III 型(高能量,伤口大于 10cm)的损伤应该进行外固定治疗。合并神经或者血管损伤的开放伤,需要进行固定以保护这些修复的组织。

由于表 43-1 中所列的特征是一种粗略的描述,因此它们对临床研究工作以及在治疗结果的研究方面应用有限。对于肱骨干骨折,AO 分类法是一种被大家公认的比较好的解剖分类方法 (图 43-4)。简单而言,骨折被分为简单型(A 型)、楔形(B 型)和复杂型(C型)。每一种骨折类型又根据骨折的解剖位置分为不同的亚型。大致上,A、B、C 型表示骨折的严重性逐渐递增。

表 43-1　肱骨干骨折的分类

解剖位置
　　胸大肌止点以上
　　胸大肌止点以下,三角肌止点以上
　　三角肌止点以下
骨折形态(骨折的方向和特征)
　　横行骨折
　　斜行骨折
　　螺旋形骨折
　　多段骨折
　　粉碎骨折
合并软组织损伤(Gustilo 分级)
　　开放损伤
　　　Ⅰ 型
　　　Ⅱ 型
　　　Ⅲ 型
　　关节周围损伤
　　　盂肱关节
　　　肘关节
　　神经损伤
　　　桡神经
　　　正中神经
　　　尺神经
　　血管损伤
　　　肱动脉
　　　肱静脉
骨内在因素
　　正常
　　病理性
　　代谢性
　　转移性
　　感染性
　　不完全骨折

第四节　诊断

一、病史和体格检查

　　肱骨干骨折通常发生在坠落伤、绞伤、穿通伤、行走时摔伤和车祸中。对于一个多发伤患者,由于病情的影响以及合并其他的损伤,因此很少能提供病史。在这种状况下,受伤机制的描述可以对患者病情的判断提供重要的线索。在了解受伤机制的基础上,应该

从患者和家属那里获得更多的关于并发症的信息,如既往是否有神经损伤、骨代谢疾病、恶性肿瘤或者下肢损伤(需要进行紧急救护的)。

　　体格检查的顺序主要取决于创伤事件的严重程度。对于单纯的肱骨钝击伤,患者未合并其他损伤的,只需要直接检查受伤的上臂。然而对于发生在机动车碰撞中造成多发伤的患者,应该依据进展性创伤生命维持(ATLS)的原则进行体格检查。

　　肱骨干骨折往往是其他相关损伤的标志。在一项纳入 1070 个机动车碰撞的患者的报告中指出,复合伤患者的肱骨干骨折能明显地预测肝脏损伤(损伤严重度评分[ISS]>12)[1],而且肱骨骨折合并上肢和下肢骨折的风险也在增加。因此,一个显而易见的肱骨干骨折应该提醒外科医生进行详细的体格检查以发现腹腔内的病变和其他的肢体损伤。

　　应该在不同的水平对整个肢体的神经血管功能分别进行评估。必须仔细地检查桡神经、尺神经、正中神经的感觉和运动功能。检查上臂和前臂的软组织间隙,除外骨筋膜室综合征的可能。肩和肘关节也要仔细检查。上臂的擦伤、裂伤、刺伤,应该高度怀疑是否存在必须急诊处理的开放性损伤。

二、影像学检查

　　肱骨的标准影像学检查应该包括正位、侧位像,而且必须将肩、肘关节包括在内。

　　在病理性骨折中,为了解疾病的程度,通常必须进行诸如锝标记的骨扫描、CT、MRI 等检查。

　　超声检查在诊断长骨的骨折中也很有价值。一项前瞻性的研究报道了 58 例患者在急诊室进行超声检查来检测股骨和肱骨骨折[28]。这些检查由经过很少培训的检查者进行超声成像。敏感性和特异性分别为93% 和 83%。这项技术最佳适应证是无法获得 X 线的边远地区或军事环境下。

第五节　治疗

　　以前,骨不连在肱骨干骨折中发生率很高。然而,在过去的 20 年里,随着手术固定技术的进步和治疗骨折的外用支具的发展,骨不连的发生率已经有明显下降。

　　在制定治疗计划之前,有几个因素必须加以考虑。应该综合考虑患者的骨折类型、软组织损伤的程

要点：所有骨干骨折均可按两块主要骨折块复位后的接触情况分为 3 类：(A)
接触>90%=简单型骨折；(B)部分接触=楔形骨折；(C)无接触=复杂型骨折

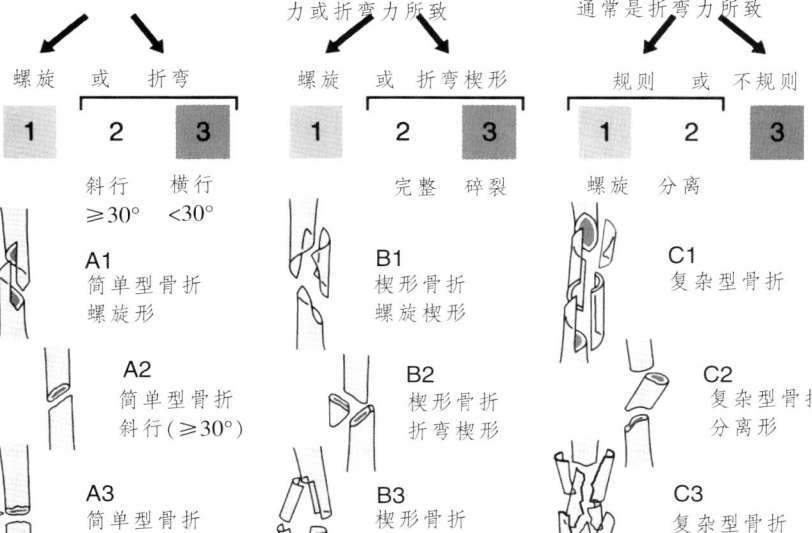

简单型骨折

接触>90%

简单型骨折的类型取决于其发生机制：螺旋骨折是扭力所致；斜行或横行骨折是折弯力所致

楔形骨折
部分接触

楔形骨折的类型取决于其发生机制：螺旋楔形是扭力所致；折弯楔形是折弯力所致；碎裂楔形是扭力或折弯力所致

复杂型骨折
无接触

复杂型骨折的类型取决于其发生机制：螺旋形复杂骨折是扭力所致；分离形不规则复杂骨折通常是折弯力所致

多段骨折

螺旋 或 折弯

1 2 **3**

斜行 横行
≥30° <30°

A1
简单型骨折
螺旋形

A2
简单型骨折
斜行(≥30°)

A3
简单型骨折
横行(<30°)

螺旋 或 折弯楔形

1 2 **3**

完整 碎裂

B1
楔形骨折
螺旋楔形

B2
楔形骨折
折弯楔形

B3
楔形骨折
碎裂楔形

规则 或 不规则

1 2 **3**

螺旋 分离

C1
复杂型骨折

C2
复杂型骨折
分离形

C3
复杂型骨折
不规则形

定义

简单型骨折：骨干的单纯环状面断裂。不足环状面10%的皮质小碎块可忽略不计，因为其对治疗或预后无意义

　　螺旋形：扭力所致

　　斜行：骨折线与骨长轴垂线的角度等于或大于30°

　　横行：骨折线与骨长轴垂线的角度小于30°。通常可发现一个小于10%环状面的小楔块

楔形骨折：骨干的多碎块骨折，有一块或多块中间碎块，复位后主要骨折块之间有部分接触

　　螺旋形：也称之为"蝶形碎块"骨折或三碎块骨折

　　折弯形：主要由直接暴力所致。因此其软组织损伤比螺旋楔形骨折严重

　　碎裂形：复位后主要骨折块仍有部分接触的楔形骨折

复杂型骨折：骨干的多碎块骨折，有一块或多块中间碎块，复位后主要的近端碎块和远端碎块之间无任何接触

　　螺旋形：累及多块且通常较大的中间骨折块

　　分离形：发生在两个平面（两部位）或三个平面（三部位）上的骨折。复位后中间骨折块与每个主要骨折块环状面的接触大于50%

　　不规则形：有多个中间骨折块的骨干骨折，且无特定的外形，通常伴有严重的软组织损伤

图 43-4 肱骨干骨折的 AO 分类。（From the Comprehensive Classification of Fracture. Bern, Switzerland, M. E. Müller Foundation, 1997.）

度、相应的神经损伤、年龄、并发症和顺应性，以期取得治疗的成功，并降低并发症的风险。对所有的患者，在治疗骨折的同时必须进行早期的活动和受伤肢体的康复锻炼，以减少固定引起的相关并发症。

一、非手术治疗

绝大多数肱骨干骨折能够通过非手术治疗治愈，其愈合率甚至能达到100%[42]。John Charnley 爵士说过："肱骨干骨折可能是采用保守治疗方法最容易治疗的长骨骨折。"[19]通常非手术治疗的良好效果意味着必须接受上臂的部分畸形愈合。正如前文所述，Klenerman 提出 20° 的向前成角和 30° 向内成角畸形在肱骨周围肌肉的代偿下是可以接受的[21]。由于骨折断端碎片重叠而引起的 3cm 以内的短缩畸形也是可以接受的，基本上不影响肱骨的功能。

在治疗这种类型的创伤中，功能性骨折支具已经基本上取代了其他的治疗措施。比较有代表性的，如在骨折后 3~7 天应用接骨夹板或者悬垂石膏，直到骨折引起的疼痛逐渐减轻。然后换成功能性骨折支具。其他非手术治疗方法还包括 Velpeau 式胸臂束缚衣和吊带、外展架、肩人字石膏和骨牵引。表 43-2 列出了各种治疗措施的优缺点。

(一)悬垂石膏

Caldwell 在 1933 年就开始介绍使用悬垂石膏技术，到现在为止它仍然是一种治疗肱骨干骨折的标准技术。应用悬垂石膏的指征包括有短缩移位，特别是斜行或者螺旋形的肱骨中段骨折。由于存在着牵引后骨折端分离和愈合障碍，悬垂石膏不适用于横行骨折。

当应用悬垂石膏技术时，应该遵守以下几个原则：①应用轻质的石膏；②石膏的近端应该超过骨折断端 2cm，石膏必须跨越肘和腕关节，曲肘 90°，前臂旋转中立位；③石膏在腕部必须有金属环或者石膏环悬吊固定（骨折向前/后或者内/外成角可以通过垂直的吊带固定于不同的环上进行调整）（图 43-5）；④患者应该保持手臂一直处于下垂的状态。

许多外科医生喜欢在第一周应用悬垂石膏获得骨折的复位，然后换用功能性支具直到骨折愈合。然而，如果要选择持续使用悬垂石膏直到骨折愈合，那么在第一个月里要每周一次频繁进行影像学检查评估。过牵常常是使用这一技术的风险。应该允许患者在能够忍受疼痛的前提下开始进行肩部的被动活动

表 43-2 肱骨干骨折的非手术治疗

治疗方法	优点	缺点	适应证
悬垂石膏	帮助恢复长度 可以通过腕部的环来控制角度	患者必须处于直立或者半直立状态 牵引可以引起骨不连 限制了手、腕、肘和肩的活动范围	大多数用于短缩骨折早期治疗以获得复位 在早期治疗一段时间后常换成功能性支具
接骨夹板	便宜 操作简便 允许手腕关节的活动	可能无法限制骨折的短缩 引起腋部不适 肥胖的患者发生成角畸形	无移位或者移位很小的骨折的早期治疗 常更换成功能性支具
Velpeau 束缚衣和吊带	对无法管理的儿童和不合作的老年患者非常有用	限制了所有关节的活动 有皮肤软化的可能	用于不合作的儿童和老年患者的早期治疗
外展石膏或外展架	没有明显的优点	很难忍受，位置很不舒适，对肩袖有一定压力	经常在参考书中列出，但没有很好的应用适应证
骨牵引	可以用于卧床的患者 可以用于大面积软组织缺损和便于处理伤口	需要患者合作 感染的危险 需要严密观察 有损伤尺神经的可能	因为和外固定架相比没有明显的优势，所以很少使用
功能性骨折支具	允许各个关节活动 轻便，耐受性很好 降低骨不连发生率	不适用于骨折早期复位或使骨折恢复长度	在早期使用悬垂石膏或者接骨夹板后，功能性支具是大多数肱骨干骨折治疗的金标准

Source：Degnan, G. In：Baratz, M. E., ed. Othopaedic Surgery：The Essentials. New York, Thieme, 1999, p.317.

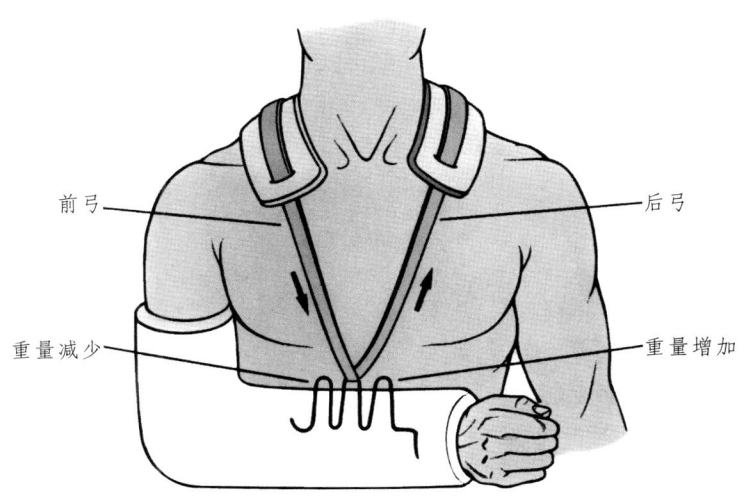

前弓　　　　　　　　　　后弓

重量减少　　　　　　　　重量增加

图 43-5 悬垂石膏用于骨折的复位,同时在此复位的位置上骨折愈合。

和手的功能锻炼。建议上肢其余的肌肉进行等长收缩练习,有助于获得良好的结果。对患者进行仔细的选择和正确的技术应用,可以获得高骨折愈合率。

(二)Velpeau 式胸臂束缚衣和吊带

这是一种便宜、易用的装置,用于固定肩和肱骨。与之类似的是一种限制性更强的装置,胸臂束缚吊带(见图 43-7),它常被用于治疗 8 岁以下的儿童或者老年人的无移位或者轻度移位的骨折,他们通常无法耐受其他的治疗方式。由各种材料做成的软垫可以置于腋窝,用以控制骨折端的成角。这些夹板作为应力分散装置,在很大程度上依靠骨折周围软组织的完整性来维持稳定性。Velpeau 束缚衣很少应用,如果有可能的话应该尽快换用功能性骨折支具。

(三)接骨夹板

对于移位很小或者不适合进行悬垂石膏固定的肱骨干骨折,可用一种叫接骨夹板(类似于夹方糖的夹子或者 U 型夹板)的工具加上一个吊带和套囊进行固定。在使用石膏固定以前,应该将肢体用弹力袜套和辅助软垫保护起来。应该保证石膏的长度超过三角肌,包绕肘关节,近端到腋部。

已经有这种夹板改良技术的使用报道。其中一种改进包括将石膏完全包裹三角肌并达颈部,并且环绕整个腋窝。应用这一技术需要另外使用绷带缠绕于胸部以防止滑落。患者可以活动前臂和腕关节(肘关节已经限制活动)。必须进行密切的随访观察,以除外诸如腋神经刺激、骨折短缩移位和疼痛等并发症的发生。

(四)外展架——肩人字石膏

尽管应用不多,但仍然有人建议使用石膏或是矫形塑料夹板在外展位支撑上肢,治疗某些肱骨干骨折。主要适应证是骨折闭合复位后需要明显的外展、外旋上肢时。然而在这种状况下,经常需要采用手术方式来稳定骨折。应用这种固定方式的不利之处包括:肢体处于一个不合适的位置,肩关节也被限制活动,而且肩袖受压。

(五)骨牵引

骨牵引应用很少。但是当某些患者需要保持卧位或者存在广泛软组织损伤需要开放伤口进行治疗(这种状况现在认为也很适合于进行手术固定)的时候,可以使用骨牵引。方法是用克氏针或者施氏针穿过尺骨鹰嘴进行牵引。应该从内侧向外侧进行穿针,以减少尺神经损伤的危险。

(六)功能性支具

Sarmiento 等在 1977 年首先提出了功能性支具的概念。功能性支具是一种通过软组织的挤压达到骨折复位的矫形器具。开始的时候设计成一个环绕包裹的套袖,而现在则通过前后两个夹板,分别和肱二头肌、肱三头肌相贴附,对骨折产生足够的压力和支撑。两侧的夹板设计要合适,然后用有弹性的绷带将支具固定在适宜的位置。随着时间的延长当水肿逐渐消退时,这些绷带可以重新打紧。尽管现在已经习惯使用 Sarmiento 等发明的支具,但早在他们之前就已经有了可供选择和广泛使用的支具(图 43-6)。

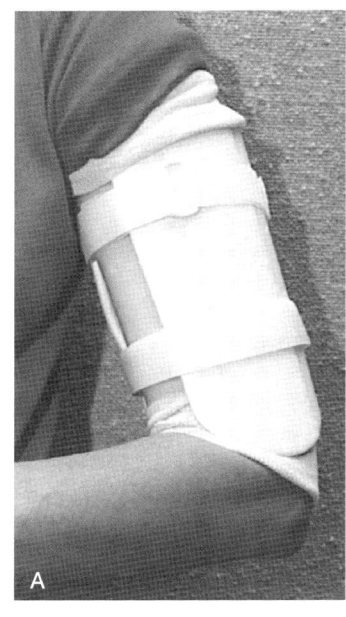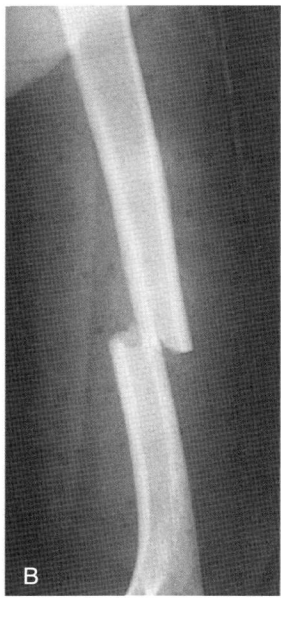

图 43-6　(A)一种利用水压来维持骨折对合的肱骨骨折支具,允许整个上肢活动。(B)显示应用功能性骨折支具后骨对合情况的 X 线片。

应用 Velpeau 吊带或者悬垂石膏固定骨折的患者应该在 3~7 天,也就是急性疼痛和肿胀消失后换用功

能性支具。在开始的时候可以使用吊带,但由于它可以引起内翻和内旋畸形,因此只要有可能就应该换用其他固定方式。在患者能够忍受的前提下,允许患者活动和使用受伤的肢体。支具套袖的远端应该露出内外髁,以允许肘关节活动。在骨折已经基本愈合并且在影像学上证实以前,外展应该被限制在 60°~70°之内。支具应该至少戴 8 周,如果影像学资料显示骨折愈合而且患者外展已经没有疼痛,可以将支具拆除。应用这一装置的骨折愈合率报道的骨折愈合率在 96%~100%[42,43](图 43-7)。

Sarmiento 等报道了一组大宗的应用功能性支具治疗肱骨干骨折的病例[42]。922 例应用功能性支具治疗的患者,获得随访的有 620 例(67%)。所有患者都采用标准的模式治疗。简言之,患肢早期固定是采用接骨夹板或者超肘石膏,平均使用 9 天,在这之后使用已经制作好的支具和辅助用的领及套囊。患者在指导下开始进行摆动练习和主动/被动的活动度练习。闭合骨折(465 例,75%)平均在 9.5 周愈合,而开放骨折(155 例,25%)平均愈合的时间是 14 周。97%愈合的患者没有发生并发症。有 9 例(6%)开放骨折的患者和 7 例(<2%)闭合骨折的患者骨折未愈合。绝大部分患者最终的成角畸形是可以接受的(治愈的患者中 87%

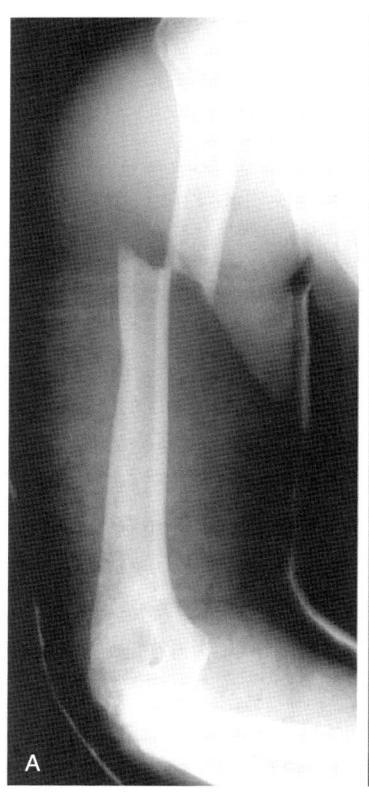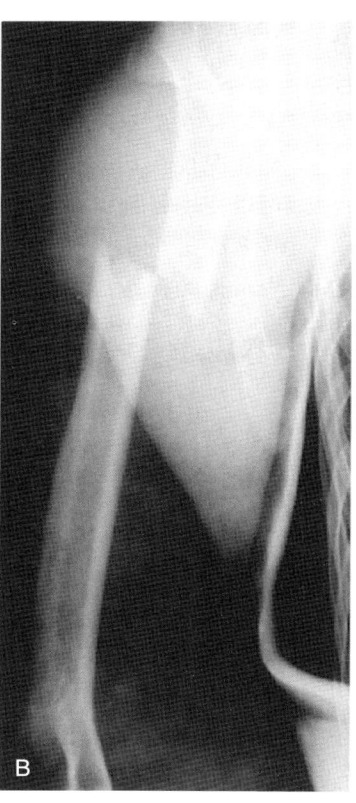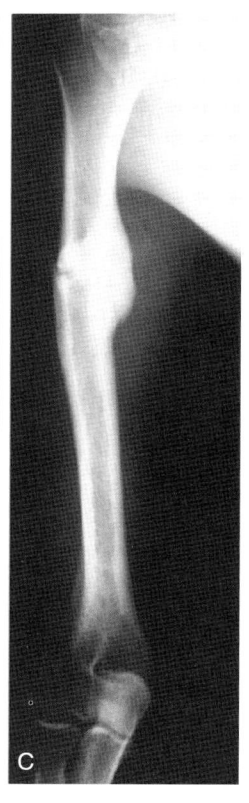

图 43-7　明显移位的肱骨干骨折早期应用悬垂石膏治疗(A),后改为肱骨干骨折支具(B)。(C)X 线片显示骨折在去除功能性骨折支具后对合良好。

有<16°的内翻畸形；81%有<16°的向前成角）。4 例患者（<1%）在治疗后发生了再骨折[22,49]。Koch 报道了用相同的方法治疗 67 例患者有 87% 的愈合率。骨折平均愈合时间为 10 周。15 例横行（A3）骨折中有 6 例骨折没有愈合，支持了这种骨折类型有不愈合风险。42%轴向成角大于 10°。总体上讲，95%的患者有一个好的结果[22]。Toivanen 报道了连续治疗的 93 例成人患者。他们改良了 Sarmiento 协议，就是在急诊室立刻使用功能性支具，愈合率为 77%。当患者在第 6 周仍然没有愈合征象的时候要提前通知他们进行手术治疗。用功能性支具唯一可以预测的高的愈合率是中段或远端 1/3。相反 Koch 的研究横行的（A3）骨折有 87% 的愈合率[49]。

最近，外科医生描述了侧方的长蝶形骨折，而且这种骨折用非手术治疗方法会有较高的不愈合率[8]。它包括近端的骨折合并有侧方附着在三角肌上的长的蝶形的碎块。人们推测，三角肌强大的力量是骨折不易愈合的主要原因。

尽管 Sarmiento 等报道的结果很不错，但使用功能性支具仍然可能发生成角畸形并限制活动范围。乳房下垂、肥胖的女性患者容易发生内翻成角畸形。而内翻成角畸形引起的外观缺陷常很容易掩饰。在使用夹板期间日常的卫生也很重要，可以防止发生皮肤损伤。肩关节和肘关节活动受限也常发生。在 Koch 的研究中，38%的患者在受伤一年后肩关节活动有一些限制。在大多数病例中这种限制是很小的。肩关节的环转功能是最常见的受限制的方式，但是往往小于 20°[22]。这可能是因为肩关节关节囊的挛缩造成的，然而一项 CT 研究表明：相比较有正常肩关节活动的患者在接受了支具固定后肩关节环转运动，受限的患者会出现肱骨远端骨折的旋转畸形愈合[12]。这项研究缺乏数据上的支持。作者假设，在转换成支具之前持续使用 U 型夹板的患者往往发生骨折的旋转畸形愈合。

使用功能性支具的禁忌证包括：①软组织损伤严重或者有骨缺损；②无法取得患者信任或者无法遵医嘱的患者；③无法获得或者维持良好对线的骨折。以上这些情况应该考虑使用其他的治疗方法。

二、手术治疗

尽管非手术治疗在大多数肱骨干骨折的患者中可以取得很好的效果，但在某些特殊情况下，仍然需要手术治疗，包括：①闭合复位失败；②累及关节的骨折；③合并神经血管损伤；④合并同侧前臂和肘关节骨折（图 43-8）；⑤粉碎骨折；⑥病理骨折；⑦开放骨折；⑧多发创伤合并有骨折；⑨双侧肱骨骨折；⑩假体周围骨折（图 43-9 和表 43-3）。采取手术稳定的方式包括髓内钉、加压钢板和接骨螺钉以及外固定[71]。

(一)接骨钢板

1. 肱骨钢板的手术入路

肱骨干有几种手术入路可以使用，包括扩大的外侧入路、前外侧入路、后侧入路和前内侧入路。其中，肱骨干骨折的手术内固定常采用前外侧和后侧入路。通常，近端 2/3 的骨折采用前外侧入路暴露。当需要暴露桡神经时，可直接选用外侧入路。肱骨远端 1/2 的孤立骨折可以采用后侧入路。由于容易造成血管神经损伤，因此很少采用前内侧入路。在复位和钢板固定的过程中桡神经一直有损伤的危险，所以在使用钢板前一定要辨认好桡神经并加以保护。在固定过程中，外科医生必须确认桡神经远离钢板，也不要意外地将神经压在钢板和肱骨的接触面之间。

（1）前外侧入路：前外侧入路通常用于肱骨干近 1/3 和中 1/3 的骨折（图 43-10），它也可以同时用于远端骨折。此外，当使用前外侧入路治疗远端骨折时，桡神经则更容易暴露。患者采取仰卧位，肩下垫枕以支撑肩胛骨。铺单时应该暴露颈部、肩部、肘部和前臂。肩关节外展 45°~60°。

皮肤切口从喙突远端 5cm 开始，沿着三角肌胸肌肌间沟走行。切口顺着二头肌外侧缘向下延续至肘关节上方 7.5cm。分离浅筋膜和深筋膜，注意保护头静脉。通过三角肌和胸大肌之间可以暴露肱骨干的近端。再往远端，将二头肌牵向内侧，暴露肱肌。沿着肱肌长轴向深方纵行切开（中线偏外侧）暴露肱骨干。由于肱肌的外侧部分受桡神经支配，内侧部分由肌皮神经支配，因此在应用此入路时要保护好支配肱肌的神经。屈曲肘关节，沿着肱肌内侧起点的前方附着部分分离，有助于更好地暴露肱骨。虽然桡神经绕着肱骨干走行，但是通过肱肌的外侧部分可以保护桡神经。再往远端，仍然通过肱肌的内侧和外侧间隙暴露肱骨。操作中应该避免损伤外侧的桡神经和内侧的前臂外侧皮神经。

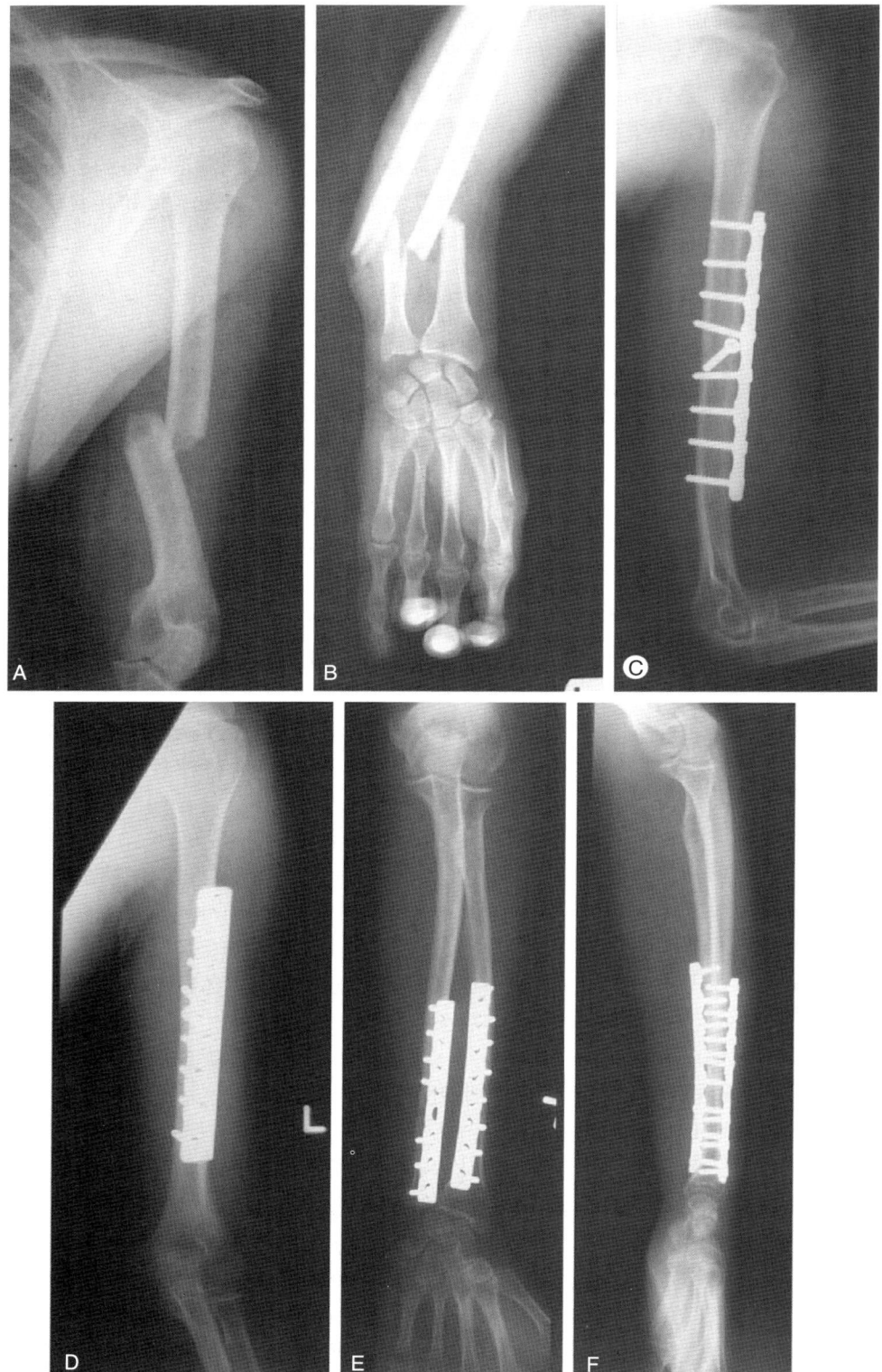

图 43-8 (A)X 线片显示移位的肱骨干骨折。(B)X 线片显示同侧前臂双骨折。(C,D)显示应用有限接触动力加压钢板和拉力螺钉行肱骨骨折切开复位内固定的X 线片。(E,F)应用有限接触动力加压钢板进行切开复位内固定的桡骨、尺骨骨折的 X 线片。

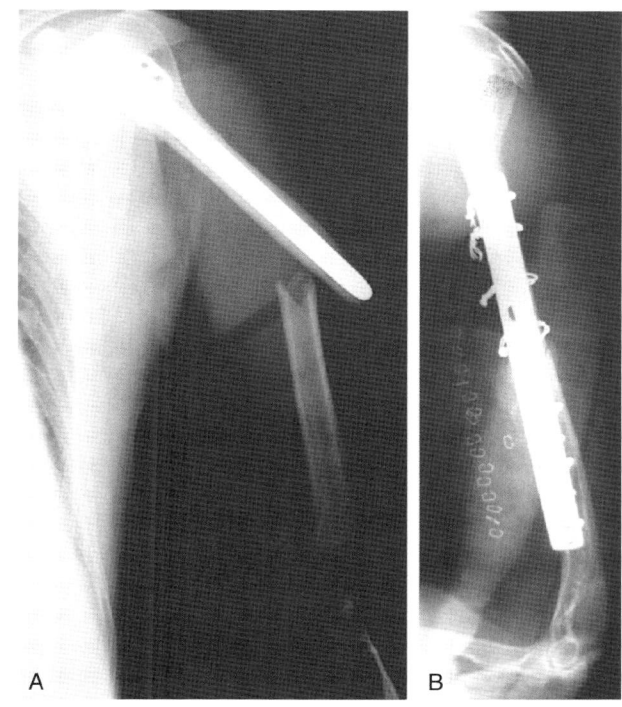

图 43-9 (A)肱骨假体周围骨折的 X 线片。(B)切开复位,采用动力加压钢板内固定,远端螺钉固定,近端钢缆捆绑固定。

表 43-3 外科手术的适应证
肢体适应证
闭合复位失败
复位后再移位
患者无法忍受或者顺应性不好
开放骨折
血管/神经损伤
多段骨折
漂浮肘(合并前臂骨折)
合并关节内骨折
合并臂丛神经损伤
慢性问题(骨不连、畸形愈合、感染)
患者适应证
双侧骨折
病理骨折
帕金森病
多发创伤
头外伤
烧伤
胸外伤
多发骨折

Source:Adapted from Lange,R. In:Levine,A.,ed. Orthopaedic Knowledge Update:Trauma. Rosemont, IL, American Academy of Orthopaedic Surgeons, 1996.

(2)后侧入路:后侧入路是通过劈开肱三头肌暴露从鹰嘴窝到中上 1/3 的肱骨。在单纯的肱骨远端骨折中,后侧入路非常有用(图 43-11)。同时它也适用于需要对桡神经损伤进行探查和修复的手术。

患者取俯卧位或者侧卧位,上臂外展 90°,肘关节处于休息位。铺单时暴露肘和肩关节。采用直切口从

肩峰后外侧缘到鹰嘴尖。典型的切口是从三角肌的游离缘到鹰嘴尖近端 4cm。近端顺着肱三头肌长头腱和外侧头腱之间钝性分离。远端要从肱三头肌腱进行锐性分离。保护臂外侧皮神经。肱三头肌内侧头(深头)

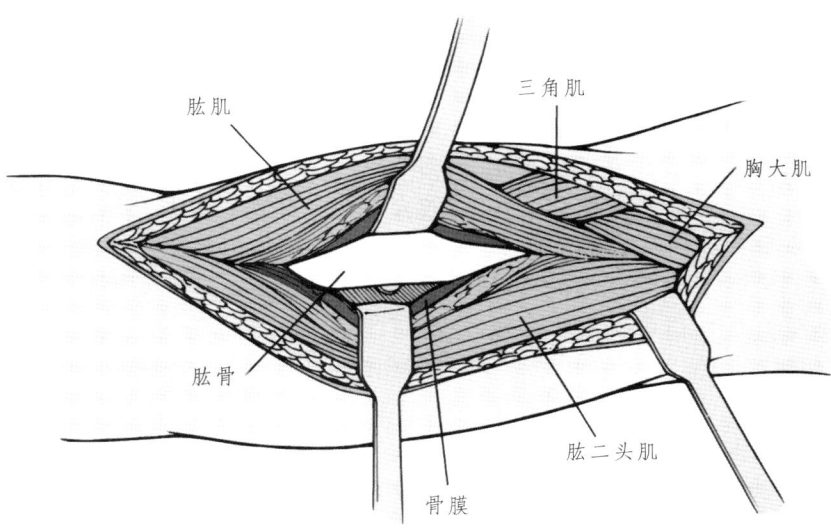

图 43-10 肱骨干前外侧入路。

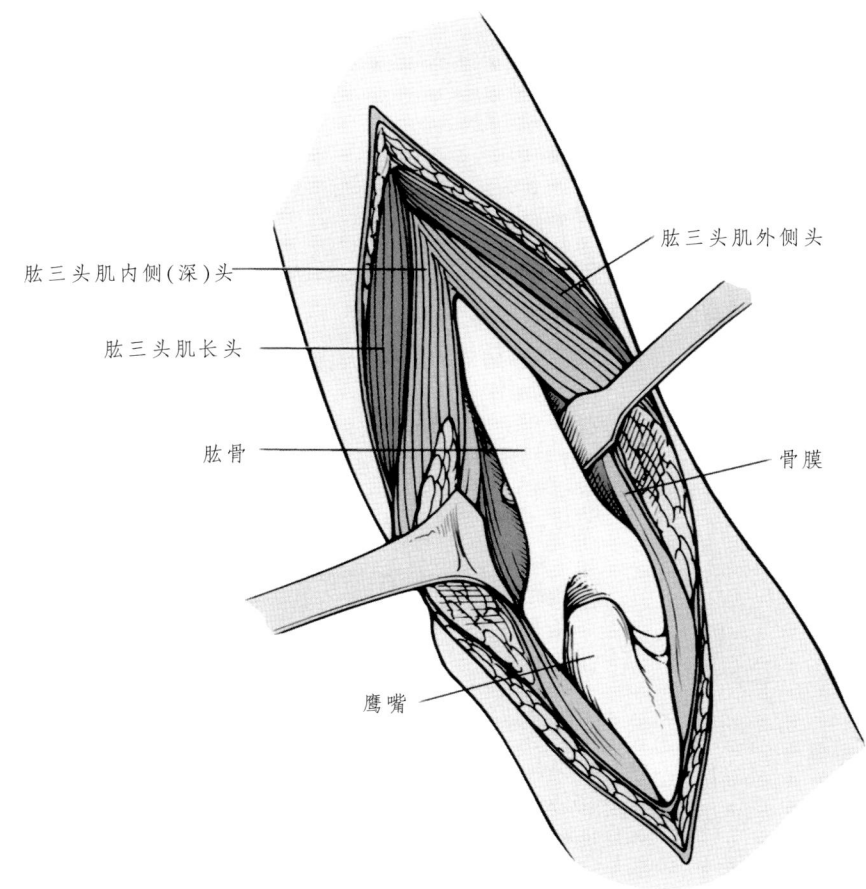

肱三头肌内侧(深)头

肱三头肌长头

肱骨

鹰嘴

肱三头肌外侧头

骨膜

图43-11　肱骨干后侧入路。

顺着中线劈开可以暴露肱骨。在内侧头的近端,肱深动脉和桡神经沿着螺旋沟走行,应该仔细暴露和保护。近端暴露受到腋神经和肱骨后方血管丛限制。

此入路最大的缺点是桡神经和肱深动脉穿越切口区域,因而存在损伤的风险。

(3)外侧入路:扩大的外侧入路除了具有外侧入路可以暴露肘关节的优点以外,还可以进一步暴露肱骨近端[34](图43-12)。患者取卧位,肱骨就在肱三头肌和外侧及间隔之间显露出来。在上臂的远端可以直接看到桡神经,在骨膜下将三头肌拉向内侧。 这个切口可以向近延长至腋神经,暴露肱骨干的94%[15]。如果需要的话,将肱三头肌后侧劈开后切口可进一步向近端[34]或前外侧延长(通过三角肌间隙)。

(4)前内侧入路:通过肌间隔的后侧可以暴露肱骨干的前内侧面,切口可以从内髁向近端延长(图43-13)。需要从肱三头肌内游离尺神经并牵向内侧。肱三头肌从内侧肌间隔和邻近肱骨干的后表面游离。在暴露的过程中有伤及正中神经和肱动脉的危险。在骨折

的固定中很少使用这种切口;然而在伴有血管损伤和软组织条件差而无法使用其他切口的患者骨折治疗时却很有用,而且当担心患者外侧和后侧入路切口产生疤痕时,往往也会使用这种切口。

(5)微创切口:微创钢板内固定(MIPO)在上肢骨折的治疗中越来越流行。它理论上的优势在于美观,而且保留了骨折愈合的环境。但是微创治疗肱骨骨折的经验仍很有限。解剖学上的研究已经明确了MIPO的安全性[3],在肱二头肌和肱三头肌之间近端做一个小口。远端在肱二头肌外侧做一个小切口,在距离肘关节横纹以近5cm,保护好臂外侧皮神经,纵向地劈开肱肌、肱肌的外侧部分来保护桡神经。在前臂旋后位,钢板和桡神经的平均距离为3.2mm,旋前位可以使神经贴近钢板。作者建议在整个手术过程中始终让前臂旋后,同时不要在肱骨干中段的后面直接使用螺钉,在这个部位使用内固定工具翻转很容易造成桡神经沟部位桡神经的损伤[3]。目前文献记录只有20例这样的内固定病例[3,26],只有1例(5%)没有愈合。没有医源

性的桡神经损伤。目前还没有明显的证据表明这种技术比其他传统术式有优势，而且需要更多的经验积累。钢板和桡神经的安全区间很小，这也可能会使这种技术不能获得广泛的接受。

2. 接骨钢板的使用方法

（1）术前计划：当准备进行手术治疗时，应该在术前仔细分析骨折的特点以及手术部位的软组织条件。相应的骨折部位采用相应的手术入路。通常，肱骨干近端 2/3 的骨折采用前外侧入路，而后侧入路能够很好地暴露肱骨远端的骨折。通常建议将肱骨远端骨折的钢板放在肱骨的后侧，因为肱骨后侧比较平坦，而且钢板可以向远端放置而不影响肘关节功能，从后方拧入螺钉也比前方容易。

（2）生物力学问题：由于肱骨干容易发生粉碎性骨折，因此绝不能单独使用螺钉固定。另外，通过使用钉孔左右参差排列的 4.5mm 宽的动力加压钢板可以有效地固定肱骨纵行的骨折裂缝（图 43-14）。偶尔，患者的肱骨比较狭窄，可以使用小于 4.5mm 的动力加压钢板。尽管拉力螺钉是使螺旋形和斜行骨折的骨折片之间获得加压稳定的最有效手段，但是它在承受旋转和折弯应力方面却不够坚强。因此，我们建议在使用拉力螺钉时，需要额外辅以一块普通钢板加以保护。

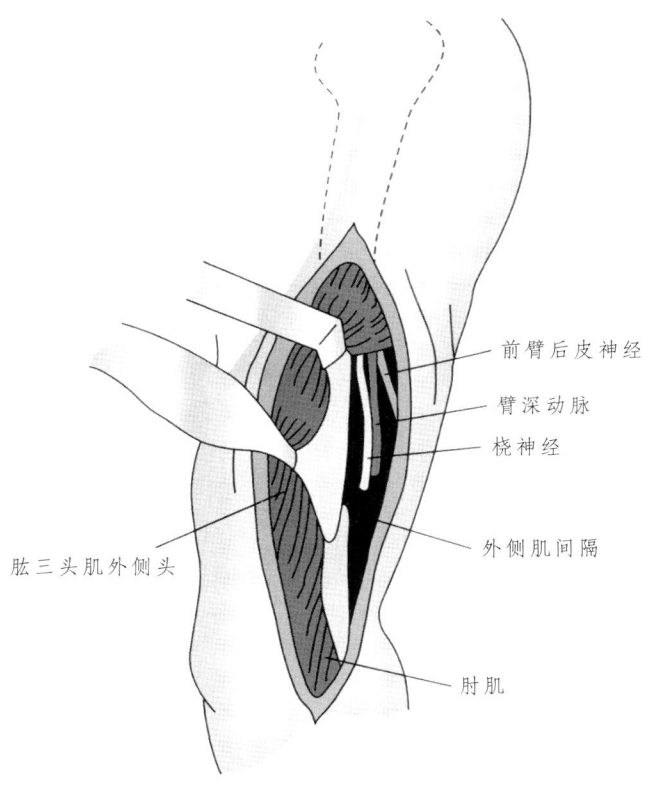

前臂后皮神经
臂深动脉
桡神经
外侧肌间隔
肘肌
肱三头肌外侧头

图 43-12 肱骨干前内侧入路。

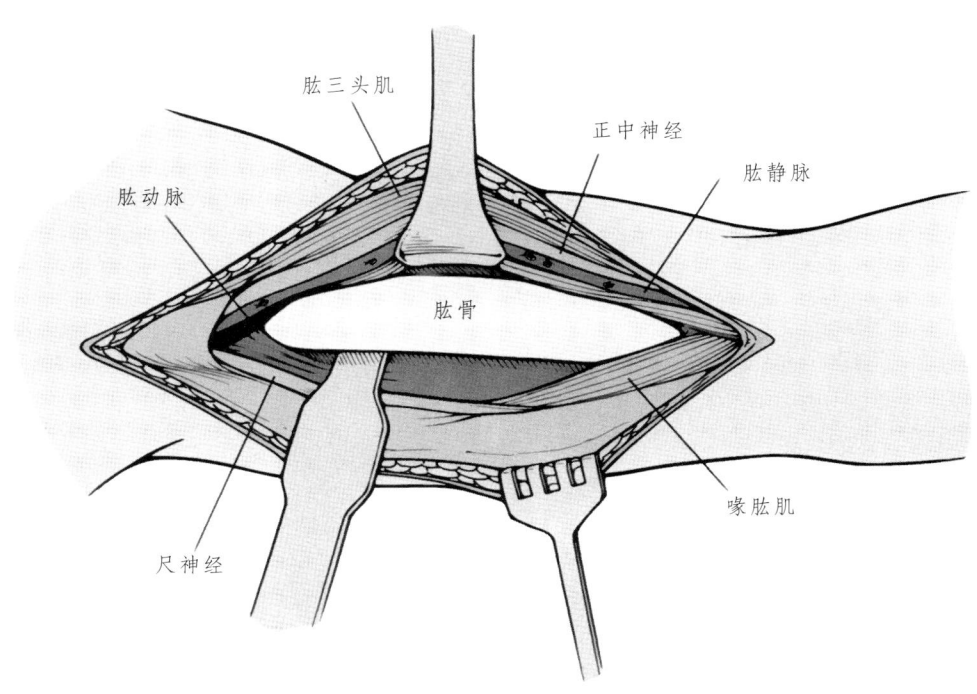

肱三头肌
正中神经
肱静脉
肱动脉
肱骨
喙肱肌
尺神经

图 43-13 肱骨干前内侧入路。

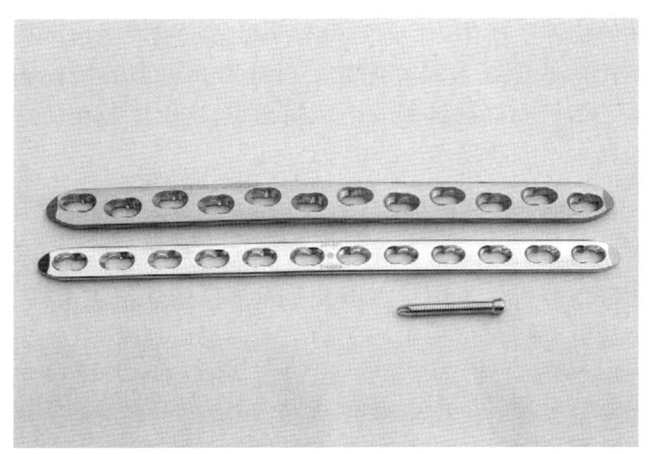

图 43-14　上方的是 4.5mm 宽的动力加压钢板,通过钉孔参差排列可以防止肱骨纵行的骨折裂缝。下方的是较小的 4.5mm 的动力加压钢板,用于肱骨干狭窄的患者。

在横行骨折中,骨折断端之间的加压主要依靠动力加压钢板。如果能够通过钢板放置一枚经过骨折线的螺钉,则可以极大地加强内固定的稳定性。在所有肱骨干骨折的内固定手术中,骨折远近两端都必须至少要有 6 层皮质,最好是 8 层皮质被穿透固定(最少要 3~4 枚螺钉),以获得足够的稳定性(图 43-15)。钢板末端的骨折是早为大家所熟知的并发症。为了减少钢板末端应力集中的影响,骨折进行钢板固定的末端钉孔应使用单层皮质螺钉。然而生物力学方面的研究尚没有确认这种操作是否有用。

传统意义上讲,小的(3.5mm)钢板固定肱骨不能够提供足够的强度。最近的生物力学数据显示大的钢板虽然更结实,但是小的钢板在极限负荷和疲劳试验上有可能足以让钢板固定后的肱骨承受瞬间的负荷(O'Toole,未发表的数据,骨创伤协会,2005)。这个中心的初步临床数据也提示不管是锁定钢板还是非锁定钢板都有良好结果(Sheerin,未发表的数据,骨创伤协会,2004)。但是现在这个理论并没有得到广泛欢迎。

肱骨干远端移行部位的骨折固定比较困难,但是

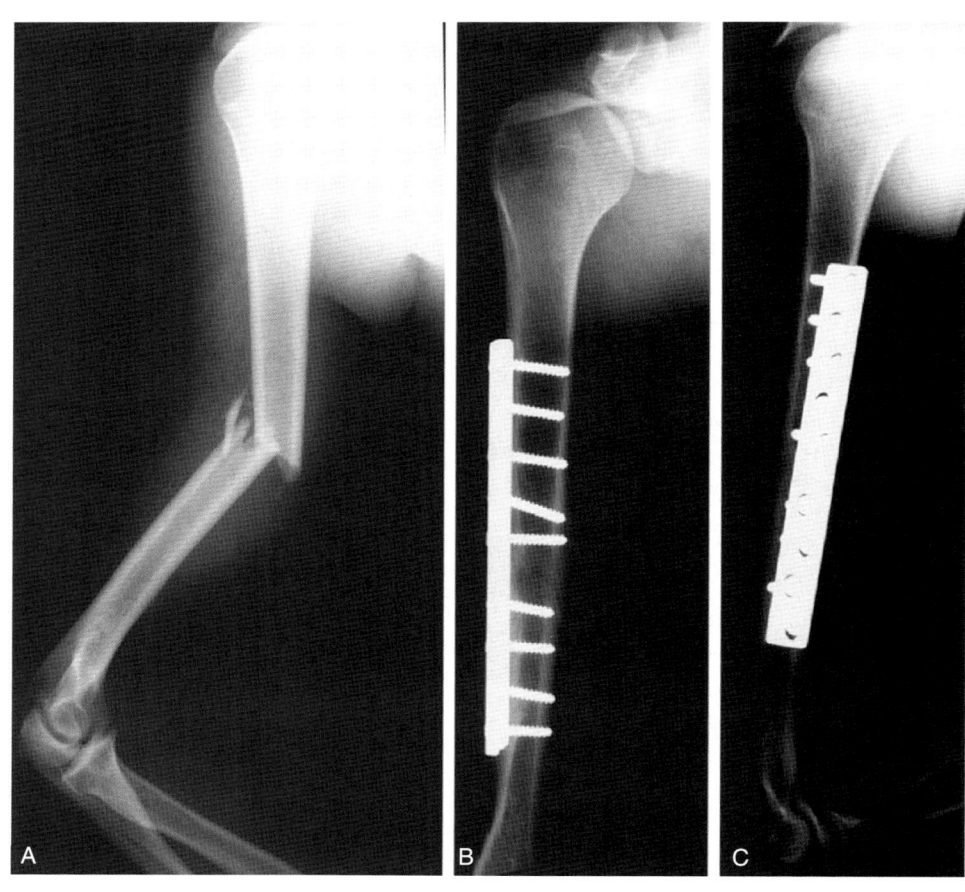

图 43-15　(A)一位多发创伤患者的移位肱骨干骨折。(B,C)使用动力加压钢板切开复位内固定。

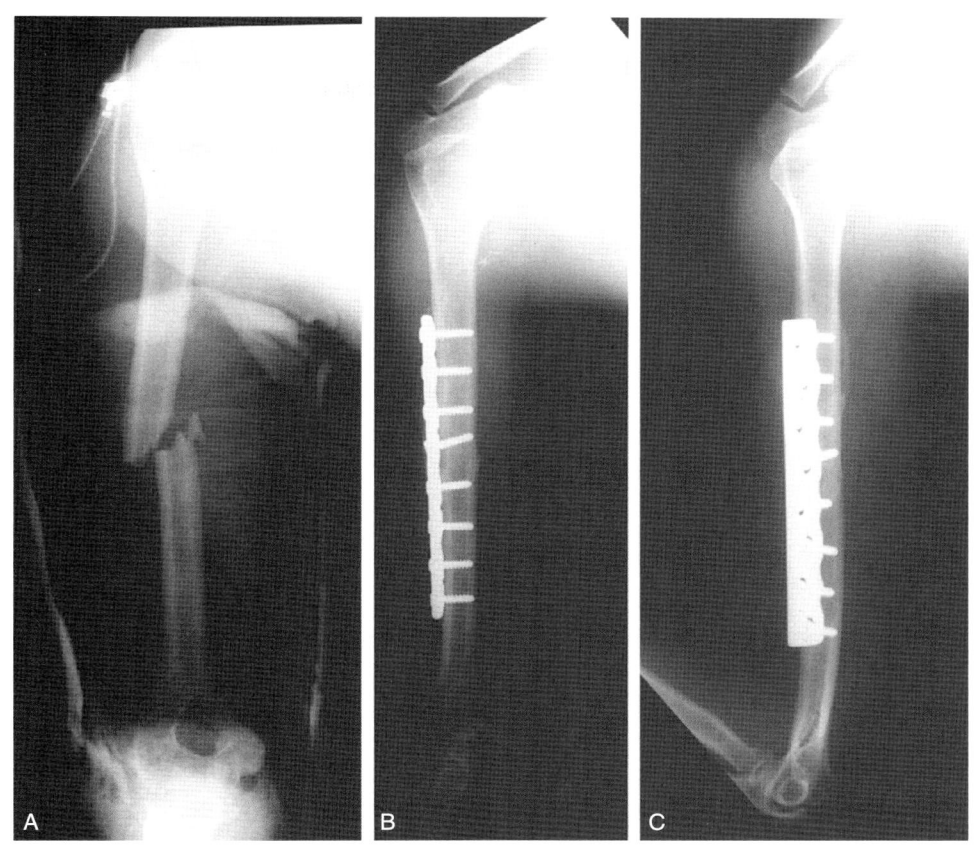

图 43-16　(A)一位双侧肱骨干骨折的患者的 X 线片,一侧肱骨干骨折移位。(B,C)使用有限接触动力加压钢板行切开复位内固定。骨折对合良好,并很好地愈合。

可以通过使用两块 3.5mm 的加压动力钢板获得有效的固定。数项研究对肱骨远端骨折的最佳的内固定方法进行了评估,Schemitsch 和他的同事运用尸体的肱骨进行研究,研究表明在正中和侧方用两块钢板(或彼此成 90°)与肱骨皮质接触可获得满意内固定强度,如果不能和皮质接触上,在正中和侧方的两块平行钢板能够获得最大的固定强度[44]。在一项类似研究中,Jacobson 等人报道了在 5 种不同钢板(包括角钢板)中,正中的骨盆重建钢板联合后外侧 DC 板有最大的强度(在矢状面和冠状面方向)[19]。

　　骨质量下降给获得稳定的内固定带来了额外的挑战,骨水泥、Schuhli 锁定螺钉、同种异体骨移植和髓内腓骨移植等固定方式都被讨论过。近端的肱骨干骨折(延续到干骺端)如果存在骨质量的下降,可以采用一种接骨板,这些原理可以同时用于治疗新鲜骨折或不愈合骨折(图 43-17 和图 43-18)。对于骨质疏松的病例,锁定钢板比其他技术简单易行而更有吸引力。Hak 和他的同事通过骨质疏松患者的肱骨生物力学的研究指出,虽然锁定钢板和标准钢板强度类似,但是让锁定钢板失败所需要的能量要明显更高(Hak,未发表的数据,骨创伤协会,2004)。锁定钢板在急性骨折的临床数据尚缺乏。

　　(3)操作技术:在暴露骨折端和清除血肿后,应该将骨折临时复位。通过复位钳或者克氏针将骨折临时稳定。只要可能的话,就应该在整个骨折的手术计划中包括使用拉力螺钉。然后选取一块和骨干能够很好贴附的 4.5mm 宽的动力加压钢板。需要特别注意的是,在放置钢板之前应确认没有将桡神经压在钢板之下。在横行骨折中,钢板使用加压模式。另外,预先折弯钢板可以在拧入螺钉时更加有利于骨折缝之间的加压保护。在螺旋形或者斜行骨折中,骨折片间使用拉力螺钉可以维持复位,骨折周围使用钢板可以降低旋转和折弯应力。粉碎骨折应该使用桥接钢板把粉碎骨折区域跨越过去,而不影响骨折块的血运。在临时复位稳定阶段和关闭皮肤伤口之前,都要通过放射线确认骨折已经复位。

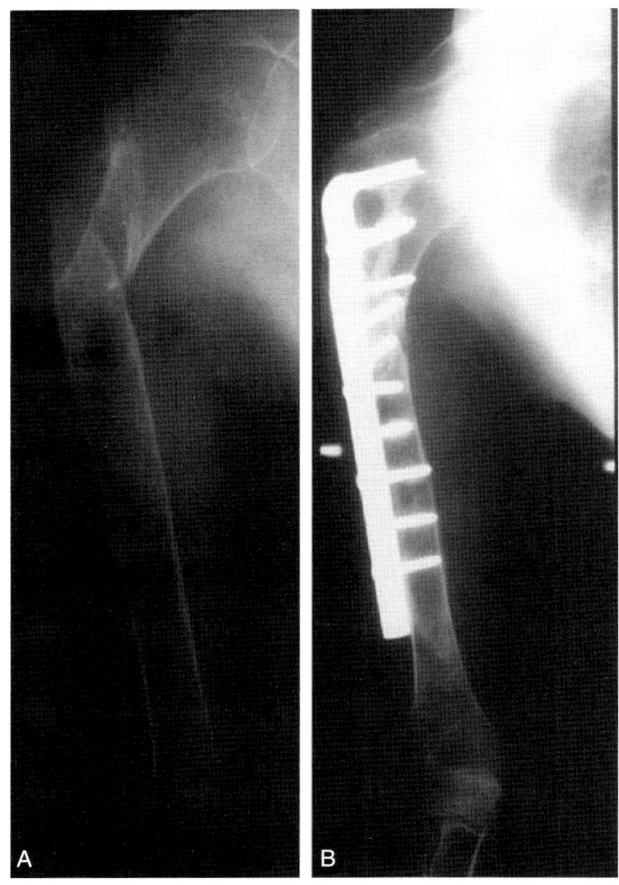

图 43-17　(A)近端肱骨干萎缩性骨不连。(B)利用角钢板和骨水泥强化的螺钉行切开复位内固定。

术后第一周,如果内固定可靠稳定,患者就可以开始肩关节和肘关节的功能锻炼, 如果可以耐受,可以逐渐增加活动量。根据以往的经验,患者在手术后4~6周通常禁止负重锻炼。但是在 Tingstand 等的研究中,观察了 83 例肱骨干骨折的患者[48],在那些逐渐负重锻炼和不负重锻炼的患者之间,骨折愈合和不愈合率没有显著性差异。

(二)髓内钉

由于下肢长骨骨折的成功治疗,髓内固定的方式越来越多地得到使用。历史上,曾有很多装置被用于髓内固定, 包括多股的 Hertzog 钢丝、直的 Kuntscher 苜蓿型针(可以顺行或者逆行插入肱骨)、胫骨髓内钉以及作为商品提供的肱骨交锁髓内钉。肱骨髓内钉可以分为膨胀钉(内稳定方式,例如 Seidel 和 Truflex 钉)和交锁钉[如 Russell-Taylor(Smith 和 Nephew),加压交锁(Synthes)]。一些新型的螺钉包括可以通过液压

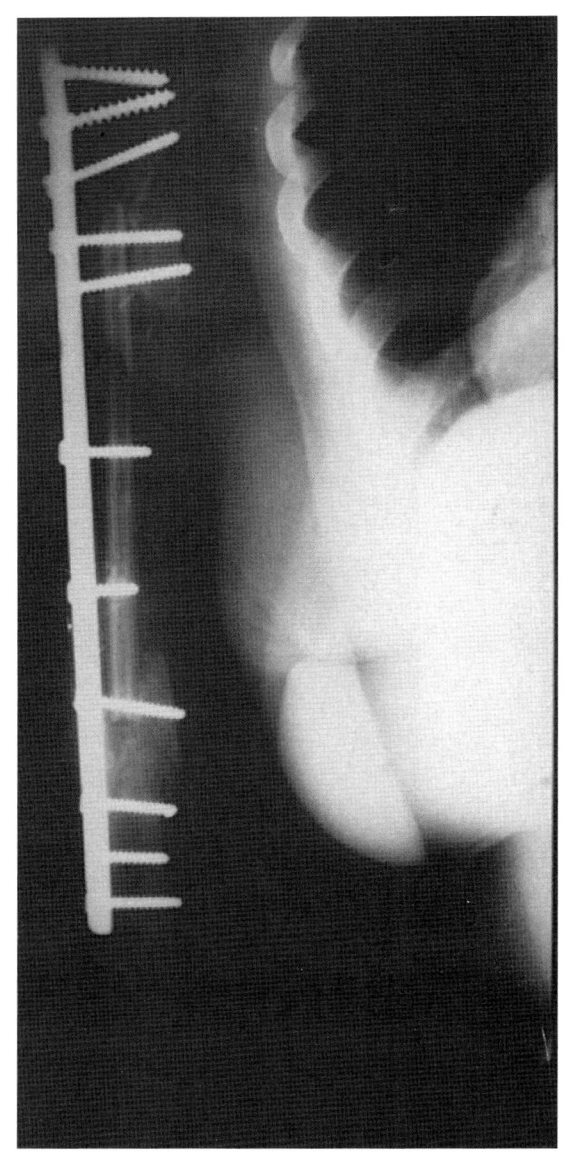

图 43-18　患者有肱骨骨缺损,采用自体腓骨段移植加角钢板固定。

扩张而贴附紧密的膨胀钉(Fixion 钉)和通过拧入螺钉的张力而变坚硬的弹性锁定钉(见图 43-21)[46]。

尽管适合手术治疗的肱骨骨折都可以进行闭合髓内钉治疗,但在某些情况下使用髓内钉仍然更为适合,包括多段骨折、骨质疏松时的骨折、病理性或者即将发生的病理性骨折。

1. 髓内钉的生物力学问题

在力学上, 髓内钉和钢板、外固定相比有很多优点。由于和钢板贴附于骨表面相比,髓内钉更接近机械轴,因此髓内钉比钢板承受更小的折弯应力。髓内钉也

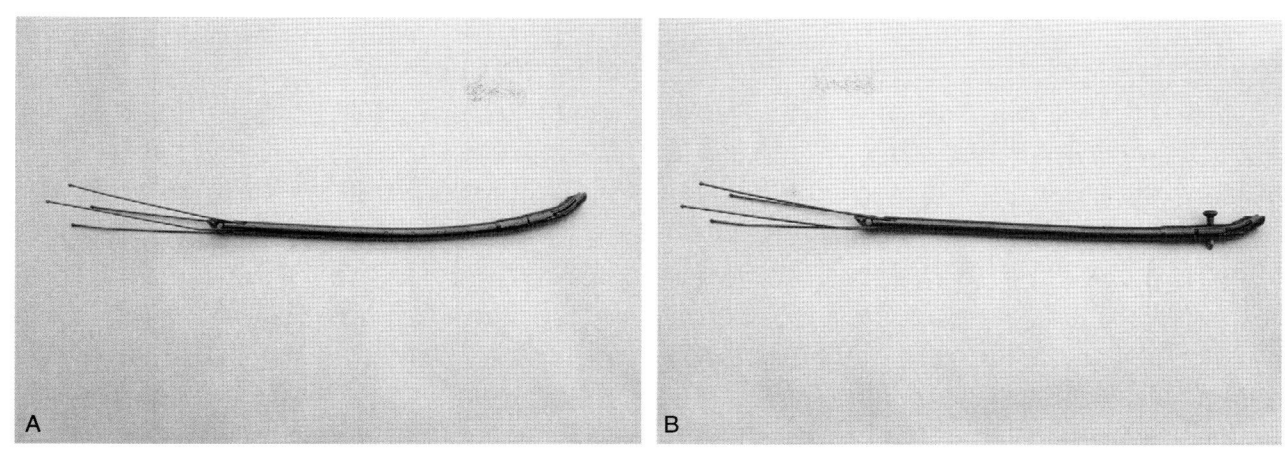

图 43-19　钛弹性钉，可以光滑插入（A）。用螺钉锁住并拉紧弹性钉使之更坚固（B）。如果需要逆行插入肱骨近端，弹性钉的末端有金属线可以提供额外的固定效果。

可以通过和骨皮质的接触分散应力。另外，在髓内钉上也大大减小了在钢板和螺钉上常见的应力遮挡。

Zimmerman 等利用尸体肱骨制作中段横行骨折的模型，比较了远端交锁固定（Seidel）、刚性交锁钉和弹性髓内钉固定在生物力学特性上的区别[51]。在对抗旋转应力上，刚性交锁钉和钢板固定的力学特性一样；但是使用刚性髓内钉可提供更好的抗折弯特性和更大的强度。另外，刚性髓内钉和远端交锁钉或者弹性髓内钉相比，抗旋转和折弯应力明显增强[51]。

随着逆行肱骨髓内钉的应用逐渐增加，许多研究者试图找出适合进行逆行固定的生物力学数据[24]。在肱骨干远端骨折中，和顺行髓内钉相比，逆行髓内钉可以显著增加早期的稳定性，提供更好的抗折弯性能和抗旋转强度。在肱骨近端骨折中则恰好相反：顺行髓内钉有更好的生物力学特性。正如大家所预计的，在治疗肱骨中段骨折中，顺行或者逆行的髓内钉有着相同的特性[24]。Blum 和他的同事们在尸体的横行肱骨干骨折模型上比较了两种逆行髓内钉[6]（AO/ASIF 非扩髓肱骨髓内钉和 Russell-Taylor 髓内钉）。他们指出 AO/ASIF 非扩髓肱骨髓内钉抗扭转力量比髓内钉-螺栓交界（环形孔对插槽）要显著增加。

2. 肱骨顺行髓内钉

（1）手术指征：顺行入路通常用于治疗近端和中段 1/3 的肱骨干骨折；然而，远端 1/3 的骨折同样可以采用顺行肱骨髓内钉治疗。髓内钉的近端部分有个弯曲向上的弧形，用来从大结节插入，因此不应用于治疗过于近端的骨折。距离大结节至少 5~6cm 的骨折适合应用此种髓内钉治疗。直的髓内钉顺着髓腔插入，

适于固定近端肱骨干骨折。但是，这种髓内钉会影响到肩袖和外侧关节软骨。

基于以下的一些原因，术前必须准确估计髓腔的直径：①肱骨无法耐受很好的扩髓；②有些髓内钉只提供一种尺寸（例如，Seidel 髓内钉，Howmedica）；③过度的扩髓可能有潜在的风险（例如，骨皮质坏死），当使用直径小的髓内钉时，一些特定类型的髓内钉更容易产生并发症。

（2）解剖：典型的手术切口在肩峰的前外侧。外侧或者后侧切口在插入髓内钉时会增加肱骨近端骨折的危险。通常使用经三角肌入路，暴露三角肌下滑囊并将其切除以显露冈上肌腱。切口不应超过三角肌远端 4~5cm，以避免损伤腋神经。在手臂内收屈曲于胸前后，在冈上肌腱的腱纤维连接部切开。入点在大转子的内侧。外侧入点存在的缺点是，当插入髓内钉时，由于和肱骨髓腔不在同一条线上，需要另外将肩袖内侧部分撕开。当插入髓内钉以后，必须仔细地修复冈上肌腱。

Reimer 等从解剖学上描述了一种前侧入路顺行插入髓内钉的方法[37]。在肩关节伸展 30°时于肩峰的前侧做切口。直接切开喙肩韧带可以到达肱骨髓腔。选取这个入点可以避免损伤肩袖，因此可以作为一个常规的手术入路。另外一种不损伤肩袖的方法是在三角肌侧方整齐分开，然后在大结节下方 1cm 作为进针点，这个进针点在肩袖远端，避免在肩袖上插入[10]。

远端锁钉的切口在肱二头肌的外侧。将二头肌腱牵拉向内侧，仔细保护外侧前臂皮神经的分支。在顺行入路中，在前后方向插入远端交锁钉时，有可能损

伤前骨间神经。这种损伤通常是暂时性的,在数周到数月内会逐渐好转。

(3)操作技术:患者取半坐位于透射线的手术床上,类似于沙滩椅或者同样的支撑床,并于肩胛骨下垫肩枕。肩关节可以很容易外展到30°,以便于从肩峰下暴露肱骨头。

C臂机可以置于以下三个位置之一,便于进行手术:①在患者不受影响的一侧;②在患者的头端,C臂机可以平行的移向肱骨;③在患侧和患者垂直,C臂可以和患者在一条线上。C臂机要在术前准备好,以便于手术中能在无菌区自由移动。当上臂置于解剖位置时,可以获得肱骨的前后位像。轻轻转动后也可以投射出侧位像。需要指派一名专业的C臂管理人员以便于确定所需髓内钉的长度。

沿着骨的纵轴适度的牵引和手法整复可以使骨折获得复位。但是过度的牵引和整复会增加神经损伤的机会。据报道,使用肱骨闭合髓内钉时可利用体表诱发电位(SSEP)进行监测,利用桡神经和正中神经体表诱发电位作为基线参考,通过这种监测可以准确鉴别神经问题是否需要改变手术计划。

利用导向针很容易找到近端进针点。在肱骨头外侧1/3和外侧关节面的交点用尖锥顺着先前置入的导向针扩开皮质。这个进针点直接对着髓腔,但是需要用透视来证实。

使用扩髓钻可以便于选择合适的髓内钉。当选择使用扩髓钻时,在通过扩髓钻之前,医生必须确认已经扩至骨折端的皮质骨部分。当扩髓钻通过骨折端时,皮质骨的断端缝隙有损伤桡神经的风险。不扩髓的髓内钉必须徒手置入或者非常轻地打入。我们先前曾报道过在置入髓内钉前扩髓与不扩髓相比,可以显著增加肌肉和周围软组织的血供,这种血流量的增加可以持续6周以上。软组织血流量的增加也同样可以增加骨皮质的血供。另一组人证实了在大鼠股骨扩髓后置入髓内钉和对照组相比可以增加5倍的血流量。在取得良好结果的患者中,扩髓的程度同样也非常重要。我们的工作表明,在危及循环的骨折中(例如多段骨折),与标准扩髓以及对照组相比,有限扩髓可以达到最低程度的皮质骨孔隙。

由于在置入髓内钉时进行骨折牵引存在潜在的危险,因此必须注意确认骨折是否已经复位。髓

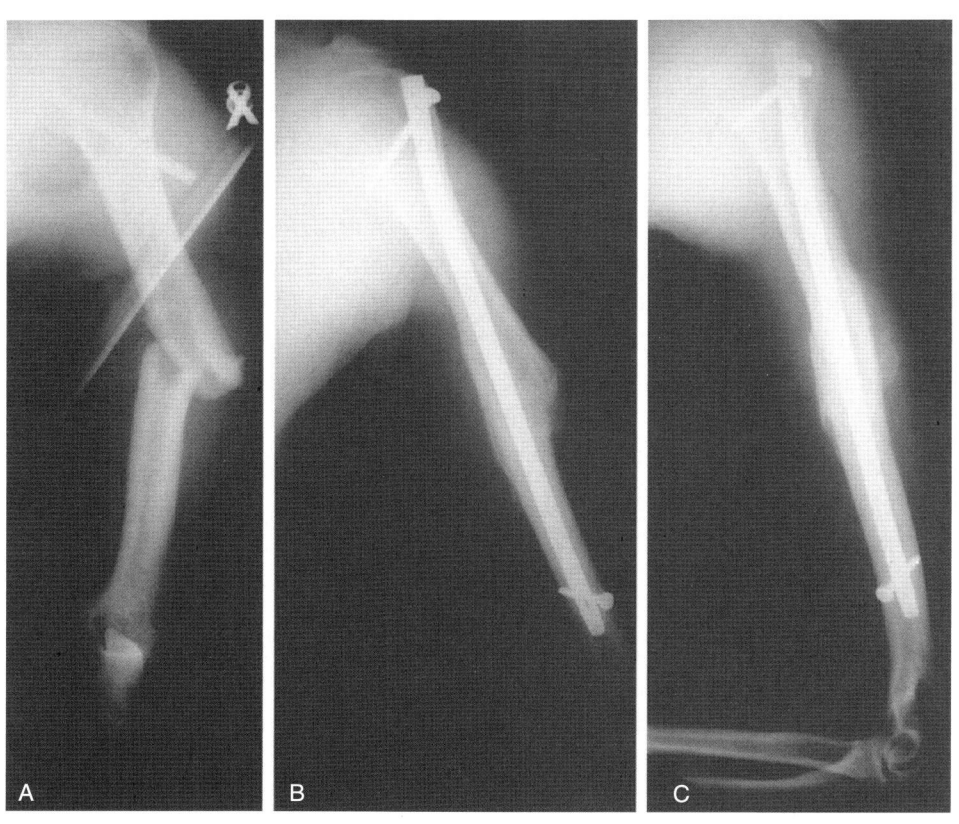

图43-20　(A)一例多发创伤的患者肱骨干骨折,移位明显。(B,C)用静态锁定的髓内钉行闭合复位内固定。

内钉也可以用来进行骨折端的加压[15]。肱骨髓内钉通常选择直径在 8~9mm 之间。年轻患者由于髓腔直径比较细，通常需要在植入髓内钉之前进行扩髓；在髓腔直径比较宽的老年患者中，可以直接使用不扩髓的 9mm 直径的髓内钉。确认髓内钉的近端被埋入肱骨头的骨质内非常重要，这样可以减少肩的撞击。

远端可以通过交锁钉固定或者直接固定。为了确保旋转稳定性，我们建议在每一个髓内钉尾端采用螺钉固定来控制旋转（图 43-20）。

与股骨和胫骨的髓内钉采用外侧锁入远端交锁钉相比，肱骨髓内钉的远端锁钉可以从后向前（对于周围神经来说是最安全的），从前向后，或者从外侧向内侧方置入；然而对于多发创伤的患者，使用从后向前置入锁钉会有一定困难。当使用外侧入路置入锁钉时，必须小心使用钝性分离达到骨面，确保桡神经远离钻头。聚甲基丙烯酸甲酯可以增加固定的强度，但是应尽量避免使用，除非是在无法进行交锁钉固定的时候。应尽量在 C 臂机的引导下将交锁钉置入髓内钉孔内。

3. 肱骨逆行髓内钉

（1）手术指征：骨折累及骨干和远端 1/3 的肱骨干，最适于进行逆行髓内钉固定。

（2）解剖：在上臂的远端后方正中做 5cm 的切口可以暴露肱骨的远端。将肱三头肌从肱骨上切开。必须仔细确认切开的肌腱位于鹰嘴的近端，并且刚好位于桡神经沟和桡神经的远端（图 43-21）。用 4.5mm 的钻在距离鹰嘴窝上方 1.5~2cm 的后侧皮质上钻孔进入髓腔（图 43-22）。Strothman 等研究了进针点对于肱骨力量的影响[47]。据他们报道，在干骺端和鹰嘴窝进针，分别可以减少 29% 和 45% 的扭力。这项研究对于术后的康复有重要的指导作用。

（3）操作技术：患者可以在常规手术台上取仰卧位、俯卧位或者侧卧位。无论采取何种体位，肘关节都要维持高屈曲，以保证能够平行于肱骨干插入髓内钉。进针点用骨凿扩大，用扩髓钻充分扩开后，可以允许扩髓钻顺着肱骨干进入髓腔。接着使用头端为球形的扩髓钻进一步逆向扩髓，直到获得理想的髓腔直

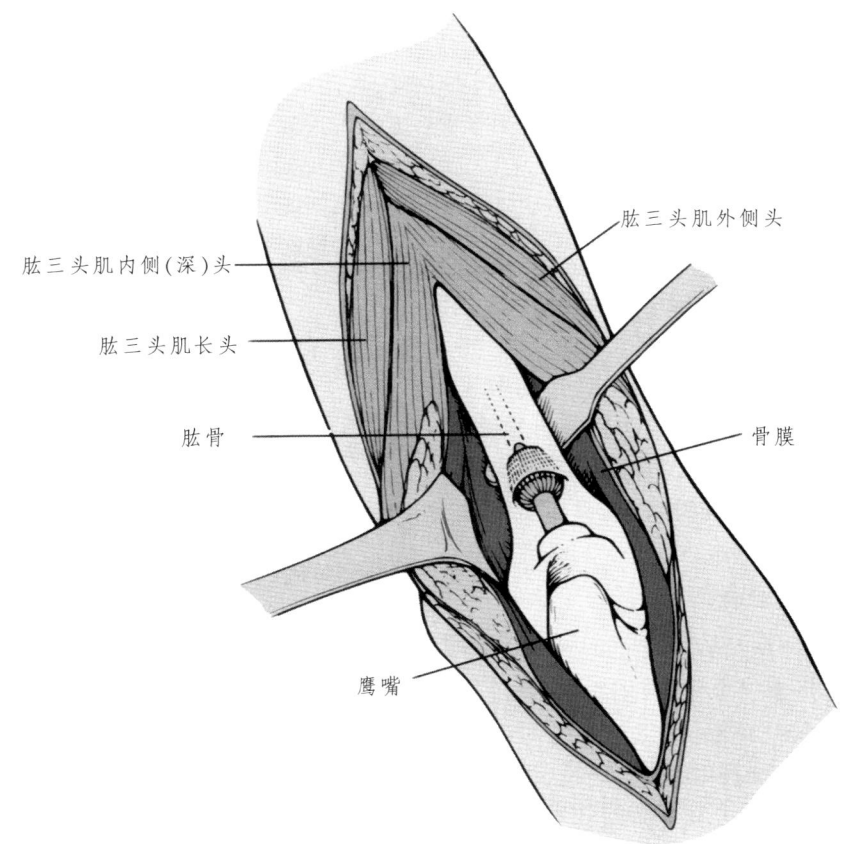

肱三头肌内侧（深）头
肱三头肌长头
肱骨
鹰嘴

肱三头肌外侧头
骨膜

图 43-21 肱骨干骨折远端入路和逆行髓内钉内固定步骤。图示是手术入路。

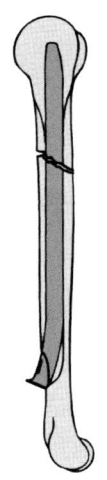

图 43-22 用 4.5mm 的钻在鹰嘴窝的近端 1.5~2cm 的位置钻破后侧骨皮质,然后扩大进针点。

径。必须使用交锁螺钉,或者在鹰嘴窝上方使用一枚螺钉,在髓内钉的远端部分锁定髓内钉,防止发生髓内钉移动或者退出。如果使用不扩髓的髓内钉,必须在骨折片已经完全复位后才可以插入髓内钉,以避免损伤桡神经。髓内钉顺着肱骨干一直插到距离肱骨头 1~1.5cm 的地方。

计划使用髓内钉时,无论扩髓与否,了解髓内钉的特性很重要。特别是必须要考虑髓内钉的直径和长度。交锁髓内钉也有很多种选择。

4. 弹性髓内装置

弹性髓内装置,例如 Ender 钉、Hackethal 钉、Rush 杆、Nancy(Prevot)钉和最近引入的 Kirschner 钢缆均可用来治疗肱骨干骨折(见图 43-16 至图 43-19)。这些装置的优点是操作方便快捷。不管怎样,弹性髓内装置不能提供坚强的固定:它们既不能防止骨折短缩,又不能有效控制旋转。为了增加骨折的稳定性,应该使用多枚髓内钉。并要联合使用功能性支具以防止骨折移位。

5. 髓内钉使用时的特殊注意事项

在使用肱骨髓内钉时存在有潜在的损伤神经血管结构的可能,它们被分为三个主要的部分:①在开髓和钉子插入时可能损伤桡神经,②近端锁定时损伤腋神经,③远端锁定时损伤桡神经、肌皮神经、正中神经和肘动脉。Ferrago 等对肱骨干骨折后的并发症做了全面的总结回顾。

(1)损伤桡神经:尽管扩髓和插入髓内钉时有损伤桡神经的风险,但医源性桡神经损伤的报道较少。这些报道都是暂时性麻痹,进行髓内钉操作时将神经完全切断的病例比较罕见。

在闭合复位肱骨干髓内钉固定的过程中,使用扩髓钻或者插入髓内钉之前确定骨折的准确复位(没有缝隙),并且避免将扩髓钻插入粉碎骨折区域(此区域神经紧挨着骨折),即可减少损伤桡神经的风险。如果手术之前出现桡神经瘫,相比尝试髓内钉固定应该更重视桡神经的探查。

在远端侧方向正中打入锁钉的时候也可能会损伤桡神经。不推荐通过切口进行远端锁钉操作。

(2)损伤腋神经:绝大多数髓内钉采用从外侧向内侧锁定的锁钉技术。应该避免前后入路,因为无论是螺钉还是钻头穿透后侧皮质都有损伤腋神经主干的危险。同样,极度的内旋上臂也会造成神经损伤,即便是从外侧向内侧锁钉。腋神经大约距离肩峰顶 5~6cm。在临近这一水平由外向内置入的螺钉应该避免损伤到神经,但是在某些髓内钉的设计中近端的两枚锁钉非常靠近神经。由于腋神经经常在肱骨的外侧出现分叉,小的神经可能会因不被注意而受到损伤(近端直接损伤)。这种未被认识到的现象大概可以解释在顺行髓内钉置入后出现的一些肩疼和功能障碍。通常,在距离肩峰 5cm 的范围内使用标准的锁钉套筒系统进行近端锁钉应该是安全的。虽然需要穿透内侧皮质以增加螺钉的稳定性,但应该避免过度穿入,因为存在损伤腋神经的危险。

在逆行髓内钉置入的过程中,近端锁钉从前往后过度穿入会有损伤腋神经主干的危险。为了防止发生这种并发症,一些学者建议逆行插入的髓内钉近端不要超过外科颈(理想的位置是在骨干的近端),或者使用那些逆行的设计成外侧向内侧尾端锁钉的髓内钉。

(3)损伤肌皮神经和正中神经:由于肱骨近端有重要的神经结构,并且它们的位置易变,髓内钉尾端所处的位置也不固定,同时又缺乏明确可见的或可触及的标志或者"安全区域",因此通过经皮穿刺插入远端锁钉的方法是有危险的。在前后入路中有损伤正中神经、肌皮神经(和外侧皮支)和腋血管的危险。无论髓内钉如何设计或者选择何种操作技术,为了保护神经和血管都需要有足够大的切口,在直视下拧入螺钉。在前后入路行远端锁定时,建议从外侧切开肱二头肌腱。尽管存在着这些风险,但由于远端锁钉引起的医源性神经瘫痪仍然很罕见;少数的几例报告出现短暂的神经麻痹,随后都完全自愈了。

根据近端神经的解剖结构,尽管应用由后向前入路进行远端锁钉可能是最安全的,但是对于仰卧位或者侧卧位的患者这样的操作不切实际。存在的困难是,对于多发损伤的患者(占大部分需要进行肱骨干骨折内固定的患者)无法采用俯卧位进行手术。

(4)肩部进针点的并发症:使用髓内钉不可避免地会在进针点引起一些症状。尽管在手术技术上采取了很多改良,从肩袖边缘的"小"切口到正常的打开肩袖,然后进行修复,肱骨髓内钉仍然可以导致肩部出现疼痛和僵硬。肩部疼痛可能与肩袖损伤,内置物突出,以及肩关节撞击有关系。

在 1991 年,Habernak 和 Orthner 报道的 19 例患者中 18 例在使用顺行 Seidel 髓内钉术后 6 周肩关节达到完全的活动功能[16]。但是,在他们的原始文献刊登 7 年后,他们写给编辑一封信,放弃了对 Seidel 髓内钉的支持,报告中说他们没有在原始文献中评估肩关节的功能,而且他们认为通过肩袖的顺行髓内钉不可避免地会引起损伤 [17]。Blum 对逆行(n=57)和顺行(n=27)非扩髓髓内钉治疗进行了评估[5],只有 5 例出现明显肩关节疼痛,顺行 3 例,逆行 2 例,顺行组只有 1 例出现肩关节运动损失大于30°。Dimakopoulos 等人在大结节下方 1cm 进针,骨折全部愈合,而且在术后 4 个月获得非常好的肩关节功能[10],Constant 评分平均 96 分[10]。与之相反,Ajmal 等人[2]报道了通过侧方经过肩袖的顺行髓内钉治疗的患者 41% 有肩关节的运动障碍。Lin 等人[25]报道 87 例顺行髓内钉治疗的患者中有 5 例肩关节抬高损失大于 30°,对于肩部撞击和疼痛持续的影

响范围和严重程度,各文献报道的不尽相同,可能和手术操作技术、评估方法和随访的时间不同有关。最近的随机事件研究表明应用顺行髓内钉治疗的患者 1/5 会出现肩关节撞击和随之而出现的疼痛(表 43-4)。

另外关于肩关节功能障碍问题,有许多关于顺行和逆行髓内针治疗引起肩关节功能障碍的相似病例的报道[5,46]。而且,Flinkkila 专门进行了一项比较髓内钉和钢板固定引起的肩关节功能障碍的回顾性研究[13]。他们对肩关节运动范围、力量(使用测力器)、肩关节评分(Constant 评分和 L'Insalata 评分)进行详细评估,两组中均使用疼痛评分评估。肱骨干骨折侧的肩关节相对正常侧是受损伤的,钢板组和髓内钉组唯一的区别在于 DC 钢板组有更好的曲度和更好的外展趋势。两组中肩关节评分类似。

在肱骨头表面的下方插入髓内钉,使它不至于太突出,并且同时仔细修补肩袖的切口和三角肌劈开的部分,可以有助于减少肩部撞击。最近报道了多种近端的进针点。Riemer 和 Dimakopoulos 技术在前面已经提起过。另一种可供选的方案是弹性交锁髓内钉[46]。这种髓内钉在肩袖下进针,它的弹性可以让它很容易在进针点进入(和髓腔不在一条直线上),而且没有造成医源性粉碎骨折的可能。插入以后,一个螺钉会使髓内钉绷紧,随后髓内钉会变得坚硬而且具有锁定功能。在一项前瞻性研究中,20 例这种顺行弹性锁定髓内钉患者没有肩关节运动的丧失。2 例有中度或重度的肩关节疼痛。超过 1 年随访的患者平均 Constant 评分为 90。

如果顺行髓内钉位置很好,要将其取出,则可能发生其他的问题。不仅仅是取出髓内钉时肩袖可能会

表 43-4　临床随机研究结果:钢板和髓内钉对比											
	样本 *	肩关节问题		骨不连		神经麻痹		感染		再手术	
		钢板	髓内钉	钢板	髓内钉	钢板	髓内钉	钢板	髓内钉	钢板	髓内钉
刚性髓内钉											
Chapman	46/38	0	6	3	2	2	1	3	0	4	6
McCormack	23/21	0	3	1	2	0	3	0	1	1	7
Bolano	14/14	1	6	1	4	—	—	—	—	—	—
总计	83/73	1	15	5	8	2	4	3	1	5	13
弹性髓内钉											
Rodriguez-Merchan	20/20	0	0	0	1	0	0	1	0	—	—

* 样本数是钢板/髓内钉总数。

再次损伤,而且取钉不能保证缓解疼痛。我们对于处理并发症如骨折不愈合或内置物折断时取出髓内钉的经验是:它们会对肩袖产生明显的损害。

(5)肘关节进针点的并发症:逆行髓内钉越来越流行。Fernandez[11]报道了51例逆行非扩髓髓内钉治疗肱骨干骨折。4例患者肘关节活动受限大于30°。Blum[5]报道了57例逆行髓内钉治疗的病例,只有1例肘关节功能差。Lin[25]关于肱骨干髓内钉治疗并发症的报告证实了这些发现[25]。

我们使用这种技术的经验有限;但是很显然,进针点的入孔必须足够大,才可以使髓内钉顺利插入。在插入髓内钉后,会造成髓内钉末端骨质的缺损,并且引起局部应力增加[47]。

(6)髓腔狭窄:尽管我们有这样的临床经验,如果肱骨髓腔狭窄的话,插入髓内钉会很困难,但只有一篇文献报告关注了这一问题。在一组使用Seidel髓内钉的40例患者中,Reimer等注意到,当患者的髓腔直径小于9mm,和10mm直径的相比[38],并发症存在显著的差异(58%比4%)。这一发现表明,当患者的肱骨干髓腔大于(或等于)10mm时,可以降低93%的并发症发生率,可以避免包括医源性粉碎骨折、感染和骨不连(见图43-23)。

对松质骨进行扩髓相对无害甚至在大多数情况下是有益的,但是皮质骨扩髓可以使皮质变得更薄。皮质骨扩髓时,合并产热增加,可以损伤骨内膜的

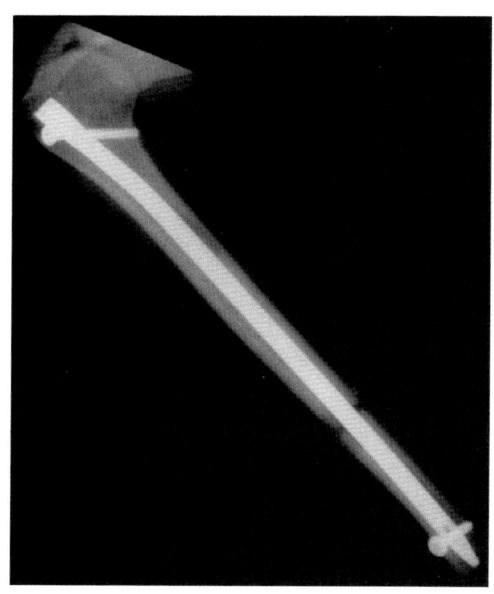

图 43-23 肱骨干骨折,髓腔狭窄,采用髓内钉固定。骨折有2mm的移位,6个月时骨折未愈合。

血液供应,如果操作过度,可以导致骨内膜结构完全改变,阻止血管的再长入。对于肱骨干的髓腔这种作用被进一步放大,它的远端逐渐变细,干骺端较小,这种结构不能分散钻头的压力或者扩髓钻产生的磨屑。

扩髓不够会增加粉碎骨折或者骨折端分离的危险,这在肱骨中是无法接受的。尽管对于Seidel膨胀螺钉的正确使用要求必须远端紧密的接触,然而并不要求髓内钉系统都依赖于远端交锁。新的髓内钉系统同样有各种较小的尺寸,包括7mm、8mm和9mm直径,可用于髓腔较细的患者。但是需要在术前谨慎细致地测量所要处理的肱骨的X线片;如果髓腔的直径需要额外的皮质扩髓以适应可供选择的髓内钉内植物,就需要考虑选择其他的固定方法[25]。

文献报道认为可锁定的小直径不扩髓的髓内钉固定组和应用标准扩髓髓内钉固定组愈合率相似。根据可提供的初步数据结果表明,扩髓并不会显著增加骨不连率,同时应用机械强度增强的新型小直径髓内钉,临床所见的固定失败正逐渐减少。

(7)医源性粉碎骨折:在肱骨干骨折时使用直径较大的髓内钉可以导致骨折部位或者进针点的粉碎骨折。据报道,逆行髓内钉手术过程中造成进针点的骨折偶有发生,并会造成肘关节的病变[5,11,25]。随着人们对这个并发症逐渐的了解,最近一系列的报道[5,11]中发生率约为6%。大部分的病例是无移位的裂纹骨折,不需要进行固定。随着近期髓内钉直径的减小,肱骨干医源性粉碎骨折发生率在1.8%[5,10,11,25]。有趣的是,据Stannard报道[46],在使用弹性锁定髓内钉进行顺行和逆行髓内固定时没有一例出现进针点的骨折。

(8)植入远端骨折:这种并发症在下肢髓内钉治疗中很少出现。然而,肱骨的髓腔和胫骨或股骨存在根本的不同。除了干骺端较宽以外,肱骨髓腔的锥度直到鹰嘴窝处结束。因此,髓内钉的尾端置于骨干,而不是干骺端。这种骨干部位的刚性植入物和临近皮质的钻孔锁钉的组合在生物力学上是不利的(图43-24)。

是否改进髓内钉或者锁钉的设计有助于减少这种并发症仍然不清楚。因此需要严格仔细的操作,尤其是要避免在锁钉孔以外的皮质上钻孔,造成皮质骨的部分缺损。

McKee等人报道了3例髓内钉远端的骨折。所有骨折都发生在远端锁定钉的位置[32]。在所有病例

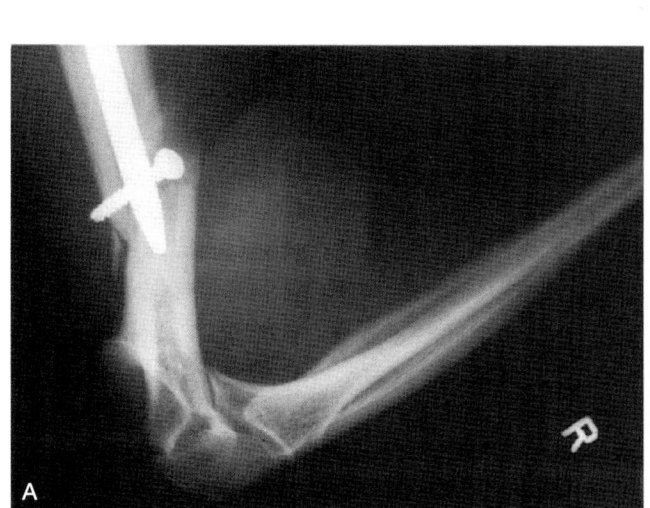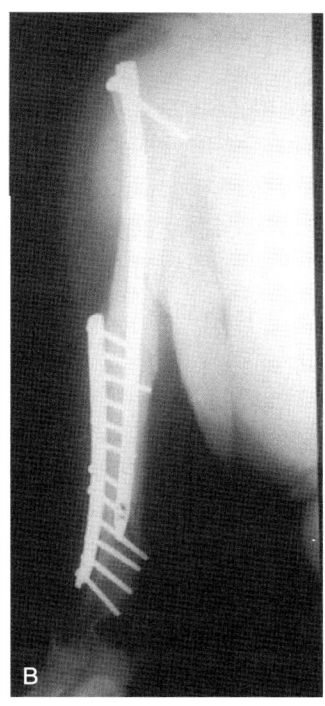

图 43-24　(A)肱骨干骨折用交锁髓内钉治疗。注意骨折位于髓内钉的末端。(B)在外侧用小的钢板行切开复位内固定,操作困难。

中,远端的螺钉必须移出来以获得骨折的复位。两例患者通过取出内固定物然后使用外固定治疗。另一例使用切开复位内固定。因为这种病例报道的数量有限,给出推荐的治疗方案有点困难。把影响复位的髓内钉取出来避免插入在骨折区域似乎是合理的。外科医生可以选择钢板固定(我们更喜欢的选择)和保守治疗。

(三)钢板和髓内钉对比:临床结果

　　已发表的几篇文献评价了应用钢板和髓内钉的报告结果。绝大多数研究局限于回顾性研究的特点。由于它们的异质性限制了将这些研究集中在一起。它们在技术操作,内置物选择(特别是髓内钉),医生经验,评价结果的标准等方面都不同。一种评估钢板和髓内钉的"真实有效"的更好方法需要通过随机试验来获取,对结果的评估,治疗的分配以及患者的随访均采取双盲对照的办法。肱骨干骨折采用钢板或者髓内钉治疗的效果已经在一组小量随机数据中进行了报道(见表 43-4)。这些试验符合所有的标准,这在限制倾向性方面很重要。目前可以获得的关于外科医生选择钢板或者髓内钉治疗肱骨干骨折的证据是 Bhandari 等人提出的荟萃分析[4]。主要的发现是:相比髓内钉,钢板固定减少了74%再手术风险,减少了90%肩关节撞击综合征风险。骨折不愈合率,桡神经麻痹和感染的发生率的风险并没有显著降低。作者认为,需要更大规模的临床试验来确认钢板固定的优越性。术者在决定术式的时候也要考虑术者对每种技术的操作技巧的掌握程度。

(四)顺行髓内钉和逆行髓内钉对比:临床结果

　　Bhandari 等人提出的荟萃分析同时也给出了关于髓内钉进针点更好的方法。钢板内固定相对逆行髓内钉固定的优势(相对风险减少 42%)要小于钢板内固定相对顺行髓内钉固定的优势 (相对风险减少72%)。这个发现提示在减少再手术方面逆行髓内钉要比顺行髓内钉更有优势。一项前瞻性的多中心研究专门对顺行髓内钉(n=27)和逆行髓内钉(n=57)进行比较。逆行组中 5 例需要第二次处理以达到骨折愈合,而顺行组中没有。3.7%的顺行组患者出现肩关节疼痛,1.8%的逆行组患者出现肩关节疼痛。骨折不愈合与骨折区域出现的间隙相关。作者指出逆行髓内钉固定技术上有难点,同时指出必须防止骨折区域间隙形成。

三、外固定

外固定很少使用,通常应用在其他现有的治疗方法禁忌使用的时候。使用外固定架主要的适应证包括:严重的开放骨折伴有大面积软组织损伤和骨缺损,伴发于烧伤的需要能够方便地对肢体进行处理的感染性骨不连,需要活动的患者发生严重的粉碎骨折,以及可能同时存在同侧肢体肱骨、桡骨和尺骨骨折的患者(漂浮肘)。外固定主要的有利之处是,允许对软组织的损伤进行处理。外固定可以通过动力化、牵引或者加压来影响骨痂的形成。通常,外固定仅仅用于临时固定,直到可以使用其他的方式来取代(例如,功能性支具或者内固定)。

在透视下确定骨折复位后,在骨折的上下方各置入两枚螺钉。螺钉应该穿透两层皮质并且在同一平面。为了尽量减少软组织和神经血管的损伤,每个螺钉必须在直视下置入。如果在处理骨折的过程中发生桡神经损伤,需要立刻进行开放手术。外固定常见并发症是钉道的感染和一小部分发展成为骨不连。这些后遗症可以通过细心护理钉道和相对正确的技术,以及当需要的时候通过适合的外固定提供压力来加以避免。

Marsh 等报道了他们应用单侧外固定装置治疗15 例开放性肱骨干骨折的经验[27]。4 例患者(26%)需要再手术治疗(2 例需要重新安装外固定架,2 例需要骨移植并重新放置钢板)。8 例患者发生钉道感染(53%),所有感染患者经过局部皮肤护理和使用抗生素都得到解决。

Mostafavi 和 Tornetta 评价了 18 例利用外固定架治疗肱骨开放骨折的患者。经过平均 34 个月的随访,他们报道有 67%(12/18)的患者获得良好到优的功能。在这组患者中发生的并发症包括:2 例拆除外固定架后发生迟发骨折,3 例畸形愈合和 8 例钉道感染[35]。

第六节　并发症

一、桡神经损伤

最近一项综述总结了 1079 例有桡神经损伤的患者资料[45]。肱骨干骨折中桡神经损伤的发病率为11.8%,桡神经损伤危险因素包括:横行和螺旋形骨折,还有发生在中段或者中远 1/5 部分。

经典学说认为 90% 的这种桡神经麻痹是神经失用,这些患者会自行恢复功能。然而 Shao 的综述发现 70% 的桡神经损伤患者可以经过保守治疗恢复功能[45]。一般会在三个月内恢复,但是也可能会推迟到 6 个月[39,45]。因为这个原因,骨折时出现桡神经麻痹并不是外科手术的适应证。然而,在特定情况下需要及时进行探查。开放性骨折进行清创术是桡神经探查的一个重要适应证。在这些病例中,大约有一半的病例可以发现受伤的神经[39]。这些损伤往往是因为高能量创伤造成的,而且会造成广泛的神经损伤。在这种情况下早期的修复也只有很低的成功率[39]。如果是尖锐的物体造成桡神经损伤,出现神经功能的丧失也需要进行探查。在这些情况下需要进行早期修复,枪击伤产生的冲击波会明显影响神经,而且最初损伤的范围很难确定。通常来讲,桡神经损伤伴有肱骨干中段或中远 1/3(Holstein-Lewis 骨折)的螺旋斜行骨折是外科手术的指征。然而保守治疗 Holstein-Lewis 骨折合并桡神经损伤现在被人们所青睐。Sarmiento 和他的同事们使用支具治疗 85 例关节外肱骨远端粉碎骨折患者(18%合并神经损伤)[43]。所有损伤的神经功能都恢复了,96%骨折获得愈合。在经过最初的骨折处理之后出现的新的突然的神经麻痹表示有神经的挫伤,或者是更常见的在操作或治疗过程中骨折块影响到神经。在这种情况下应该考虑进行神经探查。

仔细的临床检查是发现桡神经损伤最有效的方法。需要仔细地检查肱桡肌和桡侧腕长伸肌的运动功能。肌电图和神经传导的研究对追踪受伤后神经恢复有帮助,然而这些研究只能在体格检查后最多一个月之后才能提示神经的恢复[39]。另外它们不能识别切断的神经[39]。有一个报告指出超声检查成像可能会对治疗方案的制定有指导作用[7]。经验丰富的医生能够很清楚地看到神经被骨折块、内置物、血肿或骨痂压迫的图像,而且还可以鉴别这些对神经干扰的因素,在 11 例患者的检查中获得了有前景的结果[7],5 例经过手术的患者,术中所见证实了超声结果。在推荐这个检查方法前还需要进行更多的研究。在采取外科手术之前需要等待神经恢复多长时间现在还不能确定。同时也要考虑到骨折的类型,我们建议至少等待 4 个月。

神经损伤后不能自行恢复的患者要考虑进行手术,包括肌腱移位和桡神经手术,治疗方法的选择需要考虑到患者的目标和期望值[39]。桡神经晚期手术包括神经外膜松解,术中对神经功能的评估后进行神经内膜的松解,切断神经瘤后缝合恢复连续性和神经移植。有些时候,对神经的挫伤可以早期进行修复。当桡神经损伤继发于肱骨干骨折时,88%的患者可以期待恢复Ⅲ级或者更好的肌力[20]。

髓内钉治疗有较低的神经损伤概率。然而,如果要采用髓内钉治疗的话,术前出现桡神经麻痹,我们建议术中进行探查以确保神经不会出现在被髓内钉或者扩髓器损伤的范围内。即使不考虑神经功能的检查,Holstein-Lewis 骨折在骨折边缘部位也有很高损伤的概率,所以在考虑髓内钉治疗之前要优先考虑神经探查,尤其是在内侧成角和骨折区域有间隙形成的时候[23]。对于术前神经功能不能确定的患者(如头部损伤或者昏迷患者等)的治疗目前还不能给予准确的建议,在这种情况下 SSEP 监测或许会有用[33]。在大多数有神经麻痹的病例进行闭合髓内钉治疗后,可以进行观察,因为有完全恢复的可能,尤其是插入髓内钉或扩髓时没有间隙形成。在没有临床上和肌电图上可以显示的神经恢复信息 3~4 个月时,需要进行探查。

最近,Olarte 等人提议在急性骨折固定时将桡神经从骨折区域移送到肱骨干中段的位置[36]。在这个位置需要进行再次手术的时候不容易损伤到神经。作者对有高风险骨折不愈合需要再次手术的 10 例患者进行了上述操作,没有医源性麻痹的发生。2 例患者需要再次手术。作者还指出因为改变了神经位置,第二次手术要相对简单了。

二、血管损伤

尽管并不常见,但肱骨干骨折时可以合并损伤或者撕裂肱动脉。开放骨折或穿通伤会增加损伤血管的概率。如果怀疑有动脉损伤,应该做损伤部位的血管造影来确定,然后进行血管修补。在骨折获得稳定的固定后,无论是钢板螺钉固定还是外固定,均可以考虑进行血管的重建。当患者准备进行手术治疗之前,可以通过直接压迫止血的办法控制出血。在手术过程中需要暴露血管,将其修复,并且稳定骨折。肱骨干内侧入路适合同时进行血管探查和内固定。通常,应该在重建血管前先进行骨折固

定。当重建血液循环后,应该将上臂、前臂和手的骨筋膜室切开。

三、骨不连

(一)危险因素

评估患者是否发生肱骨骨不连需要完整的病史以及物理检查。大多数研究将肱骨干骨折延迟愈合定义为受伤后 4~6 个月仍然没有愈合迹象,骨折不愈合是受伤后 6 个月仍没有愈合迹象[14,30,41]。延迟愈合和不愈合的危险因素包括肱骨近端和远端的骨折,骨折分离,软组织的嵌顿和不充分的固定,还不能确定横行骨折是不是一个危险因素。当进行切开复位内固定的时候,固定不可靠是失败最常见原因[29]。随机研究的证据(见表 43-4)表明,在钢板和髓内钉固定中发生骨不连的概率分别是 5%和 10%。在髓内钉固定后发生更多的骨不连可能与固定过程中骨折过度牵引有关。骨折的分离是相当有害的,许多医生都建议先进行远端锁钉(已经有些髓内钉是这样设计的),然后在近端锁钉前"往回挤压",使得骨折断端之间加压(图 43-25)。

(二)治疗原则

肱骨干骨折不愈合的治疗包括重建骨折对线,获得骨折愈合和恢复功能。治疗方法包括非手术治疗(如功能性支具、超声、电刺激)和手术治疗(如伴或不伴骨移植的内固定或外固定)。治疗原则包括:①获得骨质的稳定;②保护血运;③纠正畸形;④根除感染(如果存在的话)。同时也要注意全身因素,包括足够的营养、戒烟和控制糖尿病。

1.髓内钉治疗后骨折不愈合

对于使用肱骨交锁髓内钉后出现的骨折不愈合,其治疗和下肢的骨折不愈合并不一样(图 43-26)。McKee 报道了 10 例更换髓内钉的方法只成功了 4 例[31]。Flinkkila 获得了相似的结果。最初 14 例更换髓内钉治疗病例只有 3 例愈合,随后继续进行更换髓内钉又有 3 例获得愈合[14]。另外,由于在肩部重复进针导致肩关节功能差。McKee 发现,虽然切开复位内固定联合骨移植在技术上有点困难,但却有很高的成功率,所有 9 例交锁髓内钉治疗后骨折不愈合的患者使用上述方法全部获得了骨折的愈合[31]。尽

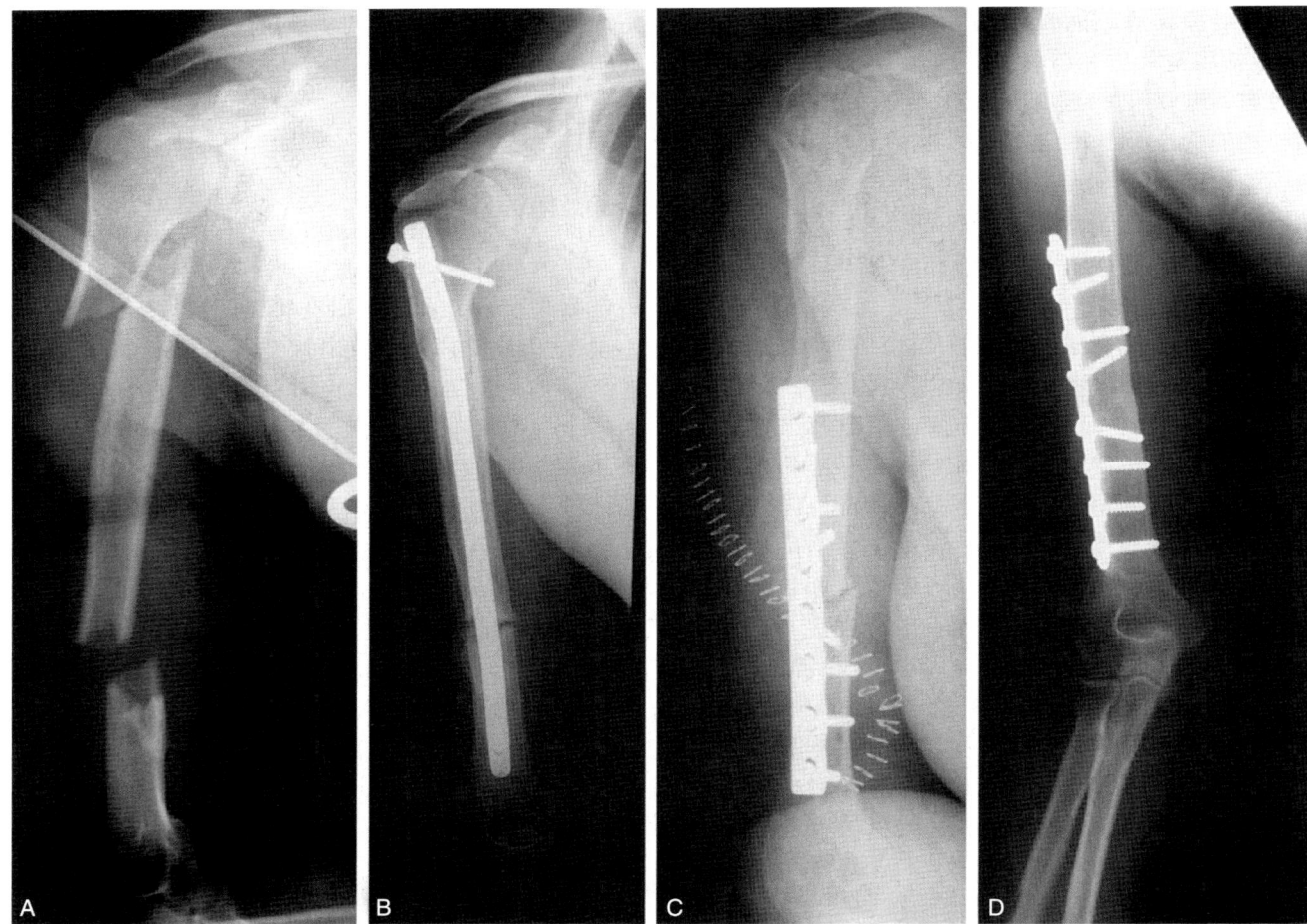

图 43-25 (A)一例多发创伤患者发生肱骨多段骨折的 X 线片。(B)骨折通过交锁髓内钉固定。近端骨折已经愈合,但远端骨折发展成骨不连。注意髓内钉周围的透亮带。(C)拔除髓内钉后,用加压钢板固定骨不连。注意取出髓内钉后常易发生进针点并发症。(D)加压钢板固定后骨不连愈合。

管当对这两种不同的方法进行回顾性比较时需要谨慎地分析,但切开复位内固定联合骨移植要优于更换髓内钉治疗[38]。

2.钢板

许多人认为钢板是治疗肱骨骨折不愈合的金标准。Marti 报道了用这种方法治疗的 51 例病例,并且已经使用了 23 年,总共有 7 例采用了骨移植。所有患者获得了愈合,术后一年有 49 例患者有正常的肩关节和肘关节活动范围。96%的患者认为他们的治疗结果是优秀或良好。只有两例在手术显露过程中造成桡神经感觉的短暂性障碍。其他一些小的系列研究有相似的结果。

Ring 和他的同事在尝试用钢板治疗来提高愈合率并且减少并发症,他们评估了桥接钢板在肱骨干骨折不愈合治疗中的效果。他们在 15 例肱骨干萎缩性不愈合(平均骨缺损在 3.0cm)的患者中采用自体松质骨骨移植和桥接钢板(波浪形)成功治愈 14 例(93%)[40]。尽管和普通钢板相比,桥接钢板对骨的愈合可能相对更有利,而且手术操作更简单,但是生物力学上并不优于普通钢板。

3.骨质疏松症

患骨质疏松的骨折不愈合是难题,在这些病例中,一系列的方法曾经提出来以提高固定的效果。但是现在锁定钢板给大家提供了一个更有趣的解决方案。在 24 例延迟愈合或者不愈合的老年骨质疏松患者使用锁定钢板合并骨移植治疗,没有一例出现固定失败,并且所有病例全部愈合。2 例需要重复骨移植[41]。

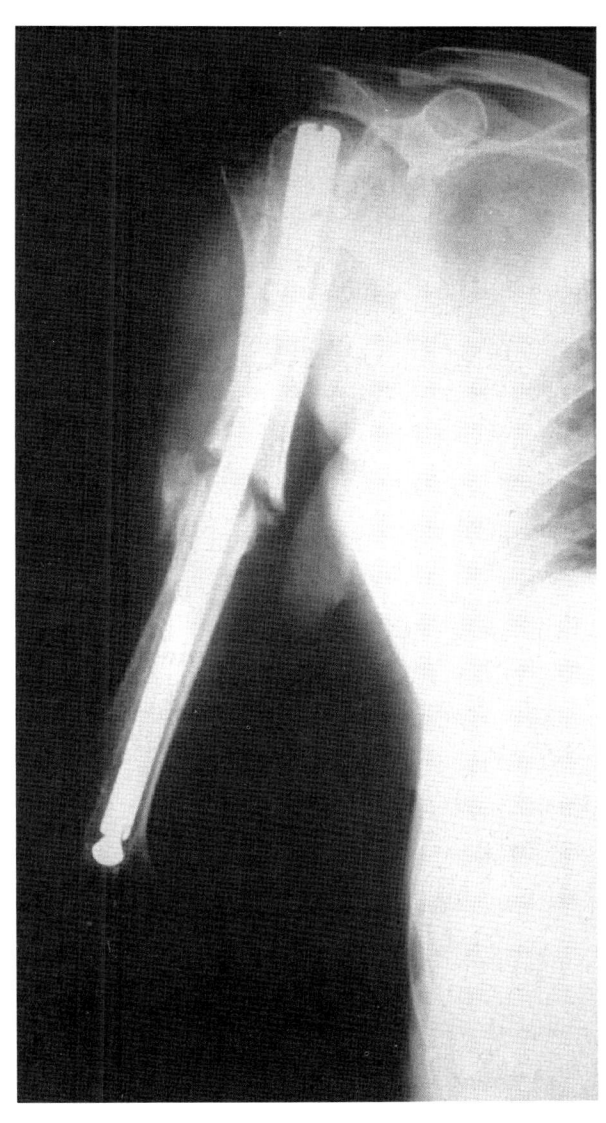

图 43-26　肱骨干骨折髓内钉固定后发生骨不连。注意髓内钉近端和远端都出现显著的透亮带,提示骨丢失明显。同时,髓内钉埋入肱骨头较深,因此取出困难,且会带来明显的进针点并发症。

4.髓内钉与钢板比较

有两项髓内钉和钢板治疗骨折不愈合的比较研究。Martinez 等人[30]在一项 50 例肱骨骨折不愈合病例中回顾性地对钢板合并骨移植(n=26)和逆行锁定髓内钉(n=24)治疗进行了比较。许多患者之前都是采用闭合方法,并且所有病例获得愈合。作者得到结论:两种治疗方法都足以治疗骨折不愈合。这是唯一一个报道髓内钉有如此优秀的结果的研究。去除骨折不愈合周围的骨皮质并进行骨移植消除了髓内钉治疗的优势。当显露骨折不愈合并进行上述操作时,钢板固定在技术上要更简单。Wu 和 Shih 对 35 例肱骨干骨折不愈合采用钢板(n=19)和顺行髓内钉(n=16)治疗效果进行比较,钢板固定有 89.5%愈合率,

愈合时间为 4.5±1.7 个月,顺行髓内钉有 87.5%愈合率,愈合时间在 4.4±1.8 个月[50]。有趣的是,钢板固定组患者的并发症大约是交锁髓内钉组的两倍(21%比 12%)。虽有这些研究,但我们认为钢板应该是肱骨骨折不愈合治疗的主要方法。它避免了重复从肩关节进入,而且如果进行骨移植也不用增加手术显露部位。

5.部分骨缺损

对于先前进行过多次手术的病例经常会出现骨缺损。虽然松质骨移植可以成功治愈,但是成功率会随着骨缺损长度的增加而减少。在更复杂不愈合的病例,先前多次尝试使骨折愈合的手术造成的骨质部分缺损,对于有经验的医生,带血管的腓骨移

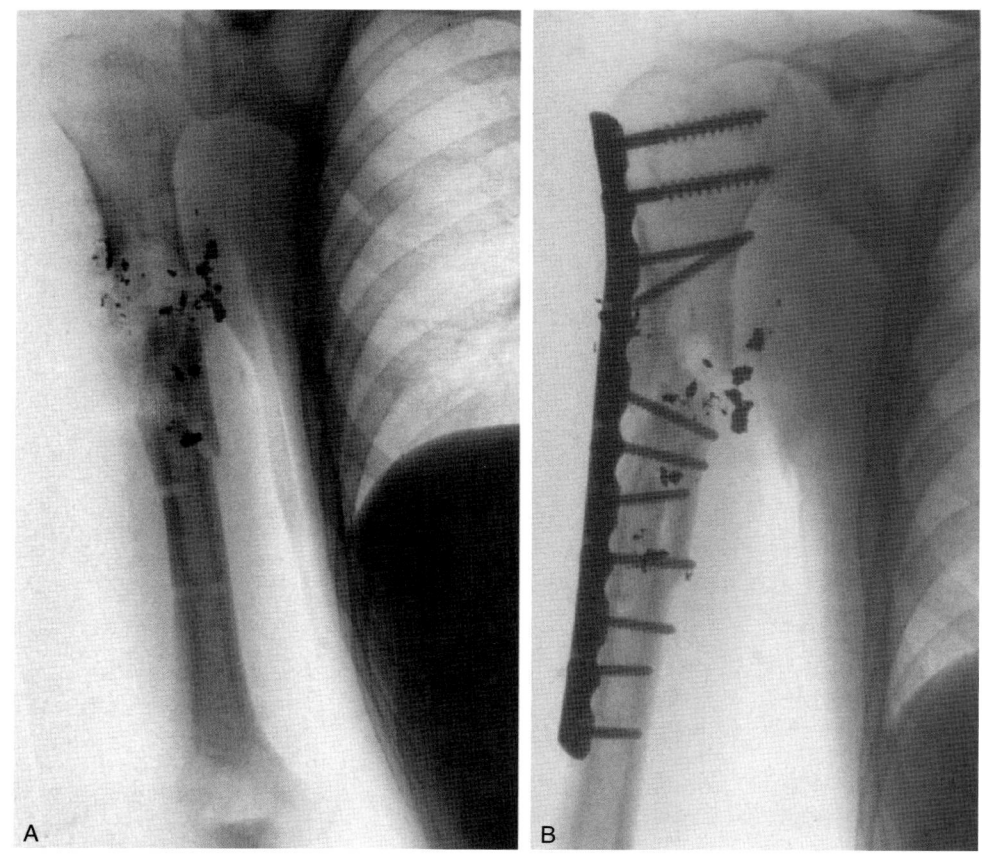

图 43-27　(A)枪伤引起的开放性肱骨干骨折,早期进行外固定稳定。(B)患者随后采取钢板固定稳定骨折。

植有比较好的结果。并发症包括移植物的骨折和不愈合[18]。

第七节　特殊的问题

开 放 骨 折

　　肱骨干开放骨折的治疗可以参照其他任何长骨开放骨折的治疗原则。用无菌单布覆盖伤口,上臂夹板固定,在预防破伤风的同时选择广谱抗生素注射。患者需要立刻送往急诊手术室,扩开伤口边缘的皮肤进行正规的清创,以完全显露损伤的部位。清创从表浅的组织开始,然后是深部的软组织,最后是骨折的部位。所有坏死的和缺血的组织都必须清除干净,并且对伤口进行脉冲冲洗。Ⅰ类伤口在清创后可视为闭合性骨折处理,当伴有严重的软组织损伤时,将骨折稳定可以有利于处理软组织损伤。当出现严重污染时,骨折最初的固定选择外固定支架是明智的选择。

然而对于大多数开放骨折,直接的钢板固定是安全的。McKee 报道了 53 例开放骨折(14 例 Gustilo Ⅲ 型)直接用钢板固定并没有出现深部的感染(McKee,未发表的数据,骨创伤协会,1999)。高能量的软组织损伤合并骨损伤的患者,应该在 48 小时以后再次进手术室进行"二次"清创。早期覆盖伤口可取得更好的治疗结果;伤口一旦干净,闭合,并且干燥后,如有必要,可以在 6 周内进行骨移植(图 43-27)。

小　结

　　肱骨干骨折是相对常见的损伤。尽管大多数可以通过非手术治疗,但是良好的结果仍然有赖于将骨折的类型以及患者的需要与治疗方法相结合。如果选择切开复位,对于有移位的肱骨干骨折采用钢板内固定仍然是金标准。

（詹海华　张波　译　李世民　校）

参考文献

1. Adili, A.; Bhandari, M.; Sprague, S.; et al. Humeral shaft fractures as predictors of intra-abdominal injury in motor vehicle collision victims. Arch Orthop Trauma Surg 122:5–9, 2002.

2. Ajmal, M.; O'Sullivan, M.; McCabe, J.; et al. Antegrade locked intramedullary nailing in humeral shaft fractures. Injury 32:692–694, 2001.

3. Apivatthakakul, T.; Arpornchayanon, O.; Bavornrata-navech, S. Minimally invasive plate osteosynthesis (MIPO) of the humeral shaft fracture: Is it possible? A cadaveric study and preliminary report. Injury 36:530–538, 2005.

4. Bhandari, M.; Devereaux, P.J.; McKee, M.; et al. Compression plating versus intramedullary nailing of humeral shaft fractures—a meta-analysis. Acta Orthopaedica 77:175–176, 2006.

5. Blum, J.; Janzing, H.; Gahr, R.; et al. Clinical performance of a new medullary humeral nail: Antegrade versus retrograde insertion. J Orthop Trauma 15:342–349, 2001.

6. Blum, J.; Machemer, H.; Baumgart, F.; et al. Biomechanical comparison of bending and torsional properties in retrograde intramedullary nailing of humeral shaft fractures. J Orthop Trauma 13:344–350, 1999.

7. Bodner, G.; Buchberger, W.; Schocke, M.; et al. Radial nerve palsy associated with humeral shaft fracture: Evaluation with US—initial experience. Radiology 219:811–816, 2001.

8. Castella, F.B.; Garcia, F.B.; Berry, E.M.; et al. Nonunion of the humeral shaft: Long lateral butterfly fracture—a nonunion predictive pattern? Clin Orthop Relat Res 424:227–230; 2004.

9. Charnley, J. The Closed Treatment of Common Fractures. Baltimore, Williams & Wilkins, 1961.

10. Dimakopoulos, P.; Papadopoulos, A.X.; Papas, M.; et al. Modified extra rotator-cuff entry point in antegrade humeral nailing. Arch Orthop Trauma Surg 125:27–32, 2005.

11. Fernandez, F.F.; Matschke, S.; Hulsenbeck, A.; et al. Five years' clinical experience with the unreamed humeral nail in the treatment of humeral shaft fractures. Injury 35:264–271, 2004.

12. Fjalestad, T.; Stromsoe, K.; Salvesen, P.; et al. Functional results of braced humeral diaphyseal fractures: Why do 38% lose external rotation of the shoulder? Arch Orthop Trauma Surg 120:281–285, 2000.

13. Flinkkila, T.; Hyvonen, P.; Siira, P.; et al. Recovery of shoulder joint function after humeral shaft fracture: A comparative study between antegrade intramedullary nailing and plate fixation. Arch Orthop Trauma Surg 124:537–541, 2004.

14. Flinkkila, T.; Ristiniemi, J.; Hamalainen, M. Nonunion after intramedullary nailing of humeral shaft fractures. J Trauma 50:540–544, 2001.

15. Gerwin, M.; Hotchkiss, R.N.; Weiland, A.J. Alternative operative exposures of the posterior aspect of the humeral diaphysis with reference to the radial nerve. J Bone Joint Surg Am 78:1690–1695, 1996.

16. Habernek, H.; Orthner, E. A locking nail for fractures of the humerus. J Bone Joint Surg Br 73:651–653, 1991.

17. Habernek, H. A locking nail for fractures of the humerus. J Bone Joint Surg Br 80:557, 1998.

18. Heitmann, C.; Erdmann, D.; Levin, L.S. Treatment of segmental defects of the humerus with an osteoseptocutaneous fibular transplant. J Bone Joint Surg Am 84:2216–2223, 2002.

19. Jacobson, S.R.; Glisson, R.R.; Urbaniak, J.R. Comparison of distal humerus fracture fixation: A biomechanical study. J South Orthop Assoc 6:241–249, 1997.

20. Kim, D.H.; Kam, A.C.; Chandika, P.; et al. Surgical management and outcome in patients with radial nerve lesions. J Neurosurg 95:573–583, 2001.

21. Klenerman, L. Fractures of the shaft of the humerus. J Bone Joint Surg Br 48:105–111, 1966.

22. Koch, P.P.; Gross, D.F.; Gerber, C. The results of functional (Sarmiento) bracing of humeral shaft fractures. J Shoulder Elbow Surg 11:143–150, 2002.

23. Lin, J. Locked nailing of spiral humeral fractures with or without radial nerve entrapment. Clin Orthop Relat Res 403:213–220, 2002.

24. Lin, J.; Inoue, N.; Valdevit, A.; et al. Biomechanical comparison of antegrade and retrograde nailing of humeral shaft fracture. Clin Orthop Relat Res 351:203–213, 1998.

25. Lin, J.; Shen, P.W.; Hou, S.M. Complications of locked nailing in humeral shaft fractures. J Trauma 54:943–949, 2003.

26. Livani, B.; Belangero, W.D. Bridging plate osteosynthesis of humeral shaft fractures. Injury 35:587–595, 2004.

27. Marsh, J.L.; Mahoney, C.R.; Steinbronn, D. External fixation of open humerus fractures. Iowa Orthop J 19:35–42, 1999.

28. Marshburn, T.H.; Legome, E.; Sargsyan, A.; et al. Goal-directed ultrasound in the detection of long-bone fractures. J Trauma 57:329–332, 2004.

29. Marti, R.K.; Verheyen, C.C.; Besselaar, P.P. Humeral shaft nonunion: Evaluation of uniform surgical repair in fifty-one patients. J Orthop Trauma 16:108–115, 2002.

30. Martinez, A.A.; Cuenca, J.; Herrera, A. Treatment of humeral shaft nonunions: Nailing versus plating. Arch Orthop Trauma Surg 124:92–95, 2004.

31. McKee, M.D.; Miranda, M.A.; Riemer, B.L.; et al. Management of humeral nonunion after the failure of locking intramedullary nails. J Orthop Trauma 10:492–499, 1996.

32. McKee, M.D.; Pedlow, F.X.; Cheney, P.J.; et al. Fractures below the end of locking humeral nails: A report of three cases. J Orthop Trauma 10:500–504, 1996.

33. Mills, W.J.; Chapman, J.R.; Robinson, L.R.; et al.,

Somatosensory evoked potential monitoring during closed humeral nailing: A preliminary report. J Orthop Trauma 14:167–170, 2000.

34. Mills, W.J.; Hanel, D.P.; Smith, D.G. Lateral approach to the humeral shaft: An alternative approach for fracture treatment. J Orthop Trauma 10:81–86, 1996.

35. Mostafavi, H.R.; Tornetta, P. III. Open fractures of the humerus treated with external fixation. Clin Orthop Relat Res 337:187–197, 1997.

36. Olarte, C.M.; Darowish, M.; Ziran, B.H. Radial nerve transposition with humeral fracture fixation: Preliminary results. Clin Orthop Relat Res 413:170–174, 2003.

37. Riemer, B.L.; D'Ambrosia, R.; Kellam, J.F.; et al. The anterior acromial approach for antegrade intramedullary nailing of the humeral diaphysis. Orthopedics 16:1219–1223, 1993.

38. Riemer, B.L.; Foglesong, M.E.; Burke, C.J. III; et al. Complications of Seidel intramedullary nailing of narrow diameter humeral diaphyseal fractures. Orthopedics 17:19–29, 1994.

39. Ring, D.; Chin, K.; Jupiter, J.B. Radial nerve palsy associated with high-energy humeral shaft fractures. J Hand Surg [Am] 29:144–147, 2004.

40. Ring, D.; Jupiter, J.B.; Quintero, J.; et al. Atrophic ununited diaphyseal fractures of the humerus with a bony defect: Treatment by wave-plate osteosynthesis. J Bone Joint Surg Br 82:867–871, 2000.

41. Ring, D.; Kloen, P.; Kadzielski, J.; et al. Locking compression plates for osteoporotic nonunions of the diaphyseal humerus. Clin Orthop Relat Res 425:50–54, 2004.

42. Sarmiento, A.; Zagorski, J.B.; Zych, G.A.; et al. Functional bracing for the treatment of fractures of the humeral diaphysis. J Bone Joint Surg Am 82:478–486, 2000.

43. Sarmiento, A.; Horowitch, A.; Aboulafia, A.; et al. Functional bracing for comminuted extra-articular fractures of the distal third of the humerus. J Bone Joint Surg Br 72:283–287, 1990.

44. Schemitsch, E.H.; Tencer, A.F.; Henley, M.B. Biomechanical evaluation of methods of internal fixation of the distal humerus. J Orthop Trauma 8:468–475, 1994.

45. Shao, Y.C.; Harwood, P.; Grotz, M.R.; et al. Radial nerve palsy associated with fractures of the shaft of the humerus: A systematic review. J Bone Joint Surg Br 87:1647–1652, 2005.

46. Stannard, J.P.; Harris, H.W.; McGwin, G. Jr.; et al. Intramedullary nailing of humeral shaft fractures with a locking flexible nail. J Bone Joint Surg Am 85:2103–2110, 2003.

47. Strothman, D.; Templeman, D.C.; Varecka, T.; et al. Retrograde nailing of humeral shaft fractures: A biomechanical study of its effects on the strength of the distal humerus. J Orthop Trauma 14:101–104, 2000.

48. Tingstad, E.M.; Wolinsky, P.R.; Shyr, Y.; et al. Effect of immediate weightbearing on plated fractures of the humeral shaft. J Trauma 49:278–280, 2000.

49. Toivanen, J.A.; Nieminen, J.; Laine, H.J.; et al. Functional treatment of closed humeral shaft fractures. Int Orthop 29:10–13, 2005.

50. Wu, C.C.; Shih, C.H. Treatment for nonunion of the shaft of the humerus: Comparison of plates and Seidel interlocking nails. Can J Surg 35:661–665, 1992.

51. Zimmerman, M.C.; Waite, A.M.; Deehan, M.; et al. A biomechanical analysis of four humeral fracture fixation systems. J Orthop Trauma 8:233–239, 1994.

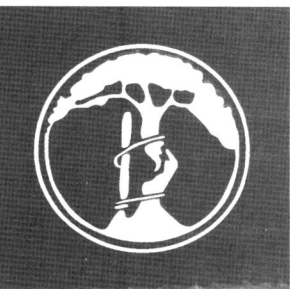

第44章

肱骨近端骨折和盂肱关节脱位

第一部分
基本原理
Andrew Green, M.D.
Tom R. Norris, M.D.

创伤性肩胛带损伤的原因大多是盂肱关节脱位和肱骨近端骨折。由于这些损伤很可能带来巨大的社会经济损失和严重的功能障碍,因此,及时、准确的评估和诊断对于选择合适的处理来说尤为重要。对这种损伤相关的解剖学知识、组织愈合的原理和适当的康复锻炼的原则进行充分理解,这是获得其最佳预后的重要环节。

Nordqist 和 Petersson[33]总结了连续 504 例患者资料后注意到,肩胛带损伤的机制和类型在儿童、成人和老年人中有着显著的差异。他们的研究表明,儿童肩胛带损伤中锁骨骨折的比例占到 87%,同时儿童肩胛带损伤的原因半数是玩耍和运动中意外造成的。在 15~64 岁年龄段患者的肩胛带损伤中,肱骨近端骨折占 1/3,锁骨骨折占 1/3,原发性盂肱关节脱位占 1/6。这些损伤大多是机动车车祸或运动创伤的结果。65 岁以上的老年人群的肩胛带损伤中肱骨近端骨折的比例则达 81%。老年人群肩胛带损伤的约六成是由轻微外力下室内摔倒所致。

肱骨近端和盂肱关节的骨折脱位包含了内容广泛的临床问题。尽管其中一些问题是显见并易处理的,但其他一些问题则给治疗带来明显的挑战。单独的肩胛带损伤通常在早期即可得以认识并评估,而在多发性创伤的情况下有一些肩胛带损伤则被漏诊,被忽略,或被认为不值一提。而其他肌肉骨骼损伤,如下肢及脊柱损伤,常需优先处置。对肩胛带损伤的患者进行全面处置时,要求骨科医生必须认识到肩胛带损伤后其功能的恢复和保留极其重要。

本章旨在论述急性盂肱关节脱位和肱骨近端骨折或合并脱位的相关解剖学、生物力学、流行病学、临床分型、评估、处理、并发症及治疗预后。

第一节 相关解剖学和生物力学

为了理解肱骨近端骨折或合并脱位和盂肱关节脱位所致的病理变化,对处于发育期的人和正常成人的盂肱关节的解剖学知识进行领会,是极为重要的。

肱骨近端由三个骨化中心发育而来。肱骨头的中央近关节部位的骨骺在出生后 4~6 个月时出现。大结节骨骺在大约 3 岁时出现,而小结节骨骺则在 5 岁时出现。肱骨近端的这三个骨化中心在 4~6 岁之间出现连接,并在 20~23 岁之间融合形成干骺端(图 44-1)。

Codman 认为成人肱骨近端骨折是沿着骺线发生的,其损伤类型包含 4 部分[8,29](图 44-2)。这 4 部分包括:关节部分、附着肩胛下肌腱的小结节、相应关节面上附着有冈上肌、冈下肌与小圆肌肌腱的大结节,以及肱骨干。

肱骨头正常情况下相对于肱骨远端的髁上轴线向后倾 18°~30°(范围 10°~55°)[4,25]。肩关节的位置既不在身体的矢状面上,也不在冠状面上,肩胛骨的运动平面相对于冠状面前倾 30°。普通成年人肱骨头有一个 22~25mm 的曲率半径[20]。关节面部分的最靠头侧的表面平均高于大结节 8mm。肱骨头的大小决定大结

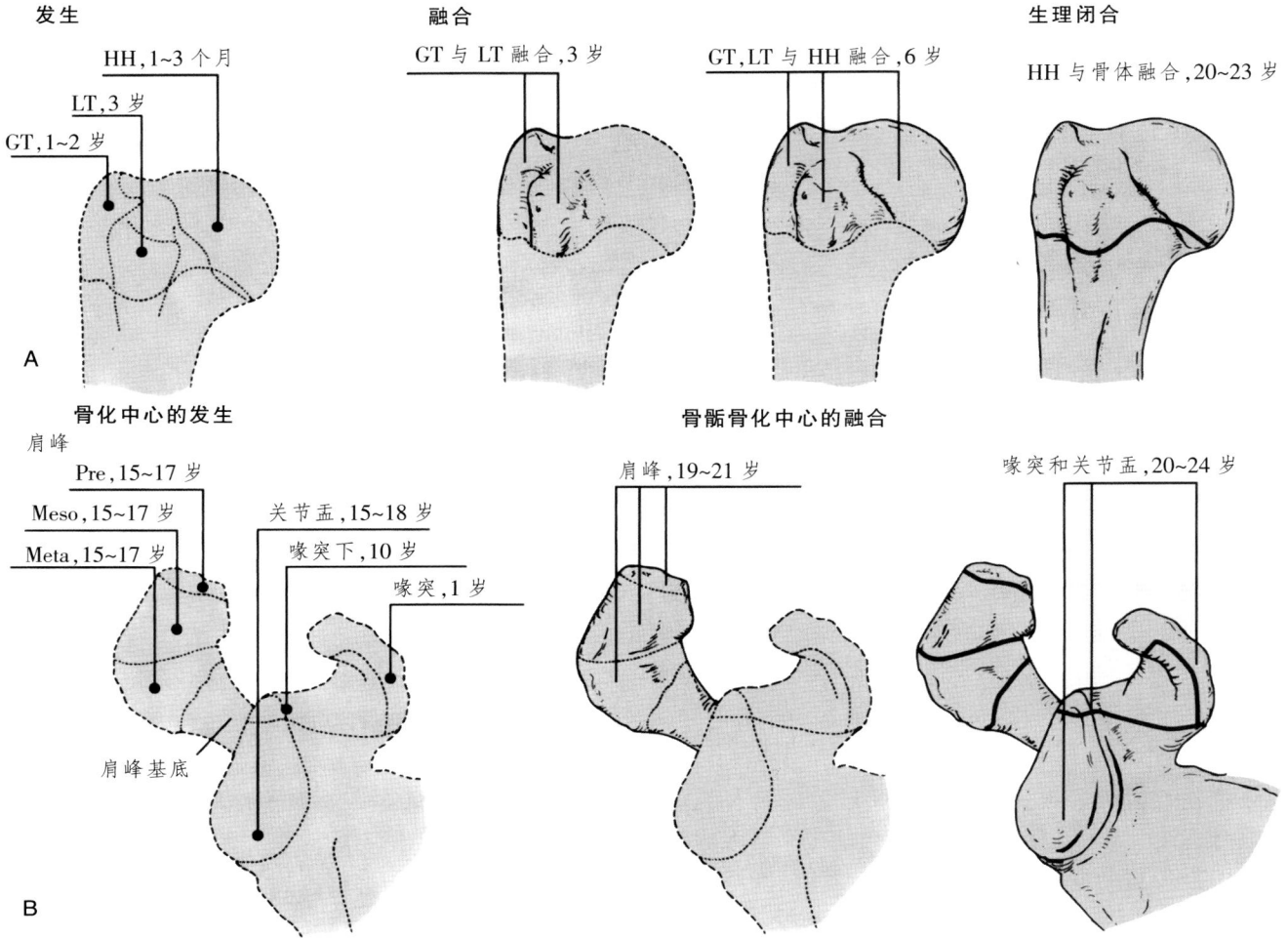

发生
HH,1~3 个月
LT,3 岁
GT,1~2 岁

融合
GT 与 LT 融合,3 岁
GT,LT 与 HH 融合,6 岁

生理闭合
HH 与骨体融合,20~23 岁

A

骨化中心的发生
肩峰
Pre,15~17 岁
Meso,15~17 岁
Meta,15~17 岁
关节盂,15~18 岁
喙突下,10 岁
喙突,1 岁
肩峰基底

骨骺骨化中心的融合
肩峰,19~21 岁
喙突和关节盂,20~24 岁

B

图 44-1 盂肱关节的骨化中心的发生和闭合。(A)肱骨的近端。(B)肩峰、喙突和关节盂。肩峰基底在出生时即已出现。缩略语：GT,大结节;HH,肱骨头关节面部分;LT,小结节;Meso,肩峰的中间骨骺;Meta,肩峰的后骨骺;Pre,肩峰的前骨骺。(Redrawn from Hodges, P. C. AJR Am J Roentgenol 30:809,1933.)

节的侧方位移和肩袖附着处的位置,并对盂肱关节的静力学产生影响。这些参数对影像、修复重建及肩胛带康复有重要意义。解剖变异,诸如伴有肱骨头塌陷或大结节上部畸形愈合的那些情况,会导致肩关节丧失主要的运动功能。

尽管关节盂和肱骨头是相适应的,但是关节盂的表面积只是肱骨头的 25%~30%,这只能提供非常小的骨性稳定性[39]。因此,盂肱关节的稳定性主要靠软组织来维持。

关节盂唇是一圈楔形的软组织结构,它与关节盂环相连。组织学上看,关节盂唇是一种移形结构,它介于关节盂的透明关节软骨和纤维性的盂肱关节囊之间。除了与关节盂环相连接的部分是纤维软骨成分以外,关节盂唇主要是纤维成分。当关节盂唇和关节囊融为一体时它变为纤维性的。关节盂唇的上面部分与肱二头肌长头腱紧密连接。关节盂唇的下面部分有钝圆的边沿,并与关节盂环牢固连接。关节盂唇使得关节盂深度增加了大约 50%。

盂肱关节是全身活动度最大的关节。松散的韧带结构使这种大的关节活动度得以实现,同时也为防止肩关节的不稳定提供了被动的限制。它们主要在盂肱关节活动的最大限度时发挥作用。不像其他关节不连续的韧带结构那样,盂肱关节韧带则是关节囊组织的增厚而来。这些结构最重要的是盂肱下韧带复合体,其前韧带和后韧带分别和腋窝前后壁相连。前韧带经由肱骨颈下方沿着关节盂环的前面向上绕行,止于关节盂的前下 1/4 的前盂唇处。它在肩关节外展外旋时紧张,这时它成为肩关节的主要稳定结构。创伤性盂

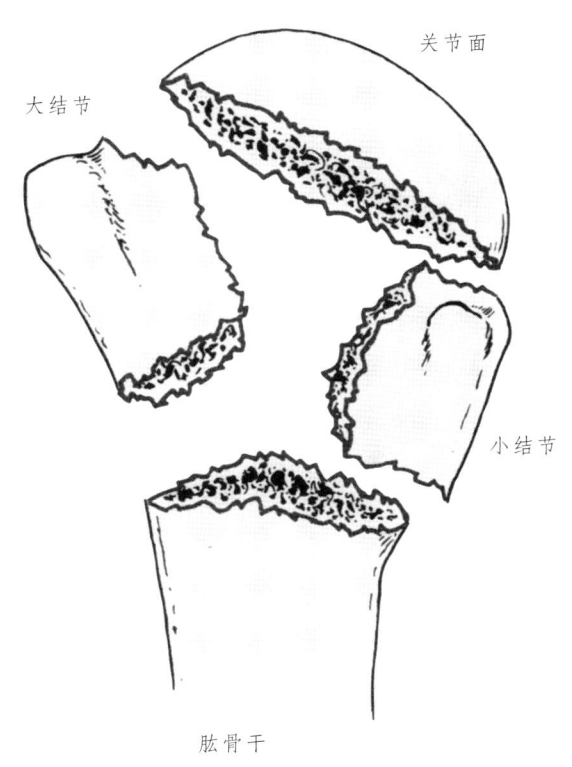

图 44-2　肱骨近端四部分骨折的 Codman 分型。

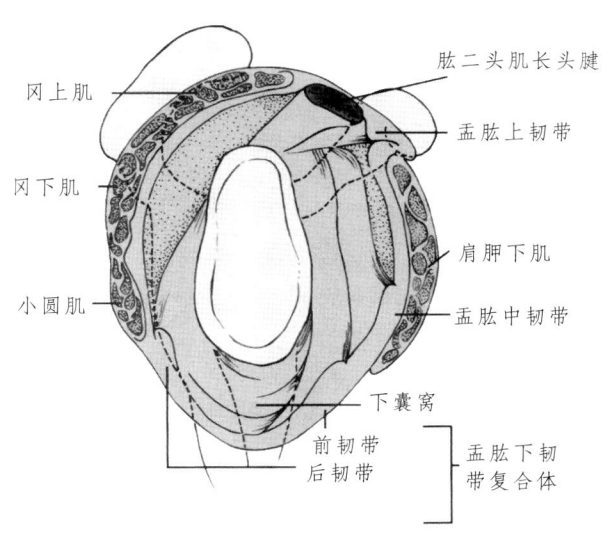

图 44-3　关节盂。盂肱韧带、肩袖和肱二头肌长头腱的相互关系。(Redrawn from Hodges, P. C. AJR Am J Roentgenol 30: 809, 1933.)

肱关节前下脱位,最常见的原因是前下盂唇和盂肱前下韧带复合体的损伤。盂肱下韧带的后韧带发育相当薄弱,它起自肱骨颈,向上走行止于后关节盂环并延续为后关节盂唇(图 44-3)。

上盂唇、盂肱上韧带、盂肱中韧带和喙肱韧带的临床意义尚未明确阐述。盂肱上韧带起自上盂唇的顶端,沿着肱二头肌长头腱走行止于喙突基底。盂肱中韧带附着于关节盂颈的前部。上盂唇和盂肱上、中韧带之间的脱离[上盂唇的前后(SLAP)病变]与肩关节的不稳定相关。

肩袖间隙,包含喙肱韧带和盂肱上韧带,可阻止肱骨内收时的向下移位,并防止肩关节屈曲或外展和外旋位时的后脱位。喙肱韧带在防止肩关节下方不稳定和限制外旋方面起作用。肩周炎和肩关节挛缩时常常看到外旋受限。另外,肩袖间隙对盂肱关节后方稳定性也起重要作用。

当肱骨头在关节盂中保持稳定时,完整的肱骨头就成为一个支点,三角肌、肩袖通过这一支点起作用,并产生抬高胳膊的力量。肩袖的主动力量为被动的韧带稳定装置提供保护作用,以免韧带的过度拉长或撕裂。如果肱骨头骨折或脱位破坏了肱骨头支点作用,

肩关节的旋转和抬高功能将丧失。

肱骨头的直接血供大部分来自旋肱前动脉供应的弓形动脉,而旋肱前动脉则从大圆肌上缘由腋动脉第三段发出[31,50](图 44-4)。弓形动脉沿着肱二头肌肌间沟的外侧上行并在肱二头肌肌间沟进入肱骨头,它主要供给肱骨头关节面部分的血运。旋肱后动脉在关节囊附着处的区域从后内侧也发出分支进入大结节[16,22]。通过肩袖肌腱在结节上的附着处和关节囊也提供较少的一部分血运。外翻冲击四部分骨折时,关节囊内侧部分的血管可能对关节面部分仍然保持血供[5]。如果腋动脉或其上行分支由于骨折或手术受到损伤,则与此相关的是骨坏死的发生率将增加。

完全超过头的肩关节运动中大约 2/3 通过盂肱关节发生,1/3 通过肩胸关节发生。如果关节损毁或关节面破坏,则肱骨头支点功能将丧失。随着这个支点功能的丧失,肩关节功能会受到影响。

肩关节的正常功能要求有能量和力量,它们来自至少 26 块肌肉的协同作用,包括肩胸、肩肱和胸肱肌肉。尽管肩关节与髋关节和膝关节的负荷类型和强度并不相同,而被认为是非负重关节,但它可以负重。跨越盂肱关节的肌肉产生的力量是强大的。当上臂保持外展 90°姿势时,关节的相互作用力等于体重的 90%。可以想象,这些力量将随着活动阻力的增加而增加。

肩袖肌群和三角肌各自提供大约 50%的力量,以满足上举过头的动作所需[9]。这些结构和稳定肩胛骨

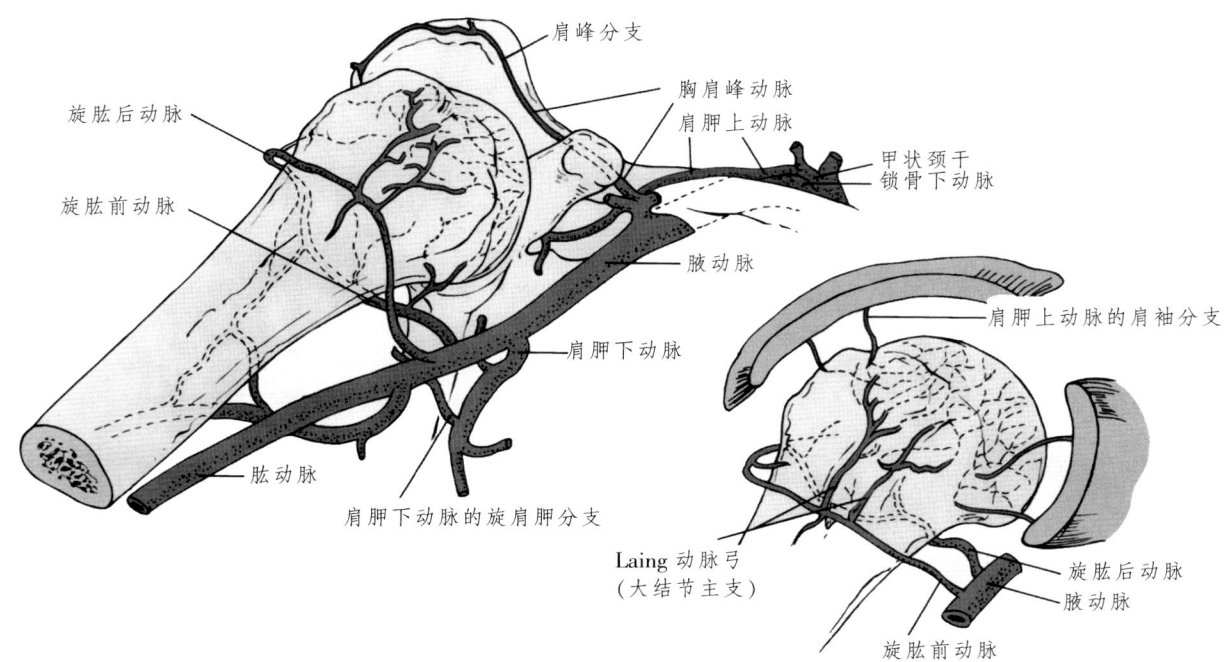

图 44-4　肩关节区域的血液供应。（见彩图）

的肌肉一起维持上臂的空间位置，并使其有力和精确。盂肱关节的动态稳定性主要是由肩袖肌肉和肌腱维持（图 44-5）。Lippett 和他的同事[25]证明，肩关节稳定性与关节盂凹面的深度及肩袖肌群产生的压缩力的强度相关，由此证实肩袖的作用是肩关节动态稳定的机制。他们将其称为凹面-压缩。稳定肩胛骨的肌肉在维持盂肱关节稳定性方面有辅助作用，它们保持关节盂作为肱骨近端的稳定支架。当盂肱关节脱位伴有肩袖撕裂时，这种作用受到破坏。这些复杂的稳定机制中任何一种被破坏都会导致肩关节的疼痛和功能障碍。

即使肱骨头和三角肌止点之间的微小改变都将显著改变三角肌的长度-张力比值[31]。有效的三角肌收缩可以减少肱骨头的向下半脱位，同时，轻微的收缩即可以产生上举的力量（图 44-6）。

肩胛带肌肉也可以影响骨折块移位的角度和方向。冈上肌、冈下肌和小圆肌的牵拉可导致大结节向上和向后的移位。肩胛下肌可使小结节向内移位。三角肌、胸大肌、背阔肌和大圆肌可使肱骨干移位。

神经血管解剖

臂丛神经和外周神经与盂肱关节和肩胛带联系密切。尽管真正的解剖异常并不常见，但我们仍然可以看到外周神经和其他肩胛带结构之间的确切关系

上有着相当多的变异。Burkhead 和其合作者[6]的研究显示，从喙突中部发出的腋神经的长度在男性中平均为 5.4cm，在女性中平均为 6.2cm。Glousman 和其同事证实限于距离喙突 5cm 远的范围之内劈开三角肌纤维这一推荐的标准入路，在 44%的女性中会导致腋神经的横断。肌皮神经已被证实可从距离喙突 2~8cm 的范围内任一处进入，止于喙突的肌肉。冈上肌运动支在盂上结节内侧大约 3cm 处，而冈下肌运动支则在距离后关节盂缘大约 2cm 处[42]。

肩带的血供来源于锁骨下动脉的分支及腋动脉丰富的分支（见图 44-4）。这些血管包括肩胛上动脉、胸肩峰动脉、肩胛下动脉和旋肱前动脉及旋肱后动脉。肩胛上动脉和旋肱后动脉分别紧邻肩胛上神经和腋神经。

第二节　急性肩关节损伤的评估

一、病史

详细的病史应当包括与患者的健康状况、活动能力和受伤细节相关的信息。一般病史包括患者的年龄、性别、优势手、职业、爱好，以及日常生活中患肢的使用情况。对患者的一般健康状况的充分把握（例如是否存在有骨质疏松或可能会影响伤口或骨折愈合

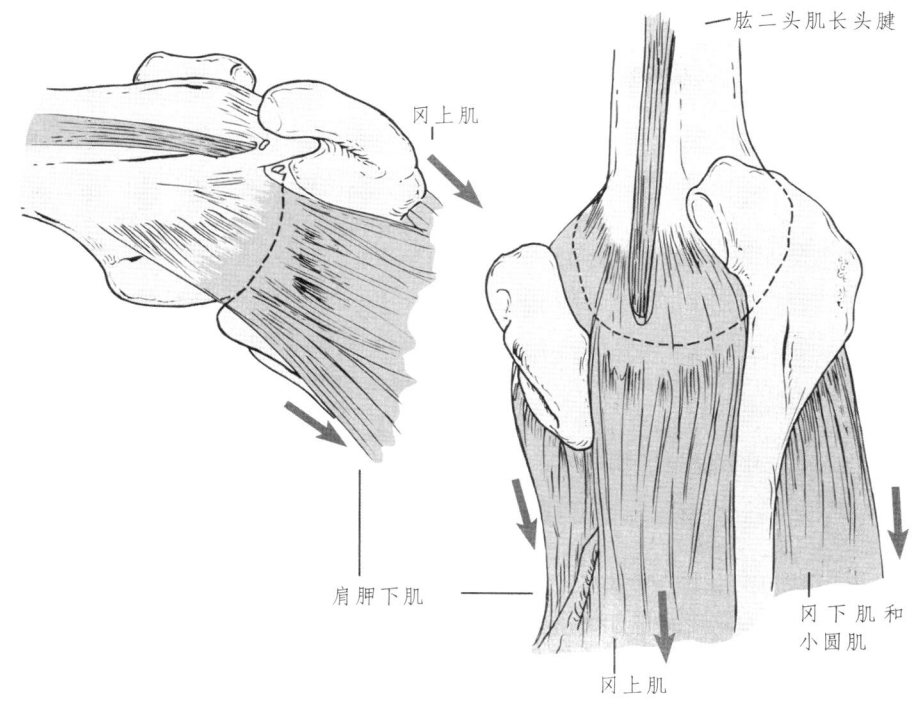

图 44-5　肩袖的力量作用于肱骨近端以提供肩关节的动态稳定性，这是通过使肱骨头维持在关节盂的中央并防止盂肱之间的异常移位来实现的，同时肩袖的力量使得胳臂产生旋转。肩袖提供了上臂上举所需力量的 50% 及外旋所需力量的 90%。

的其他状况) 极为重要。骨质疏松的发病率在人到中年后迅速增加，女性尤为多见。骨质疏松在使用传统的内固定技术以维持复位后位置的情况下有严重的潜在影响。患者对手术后的活动度的期望也会影响治疗方式。一些患者很可能原来就有肩关节病损，这一病史作为潜在的因素使任何新的急性肩关节损伤变得更为复杂。

对患者在可能长期和繁复的康复过程中的动机

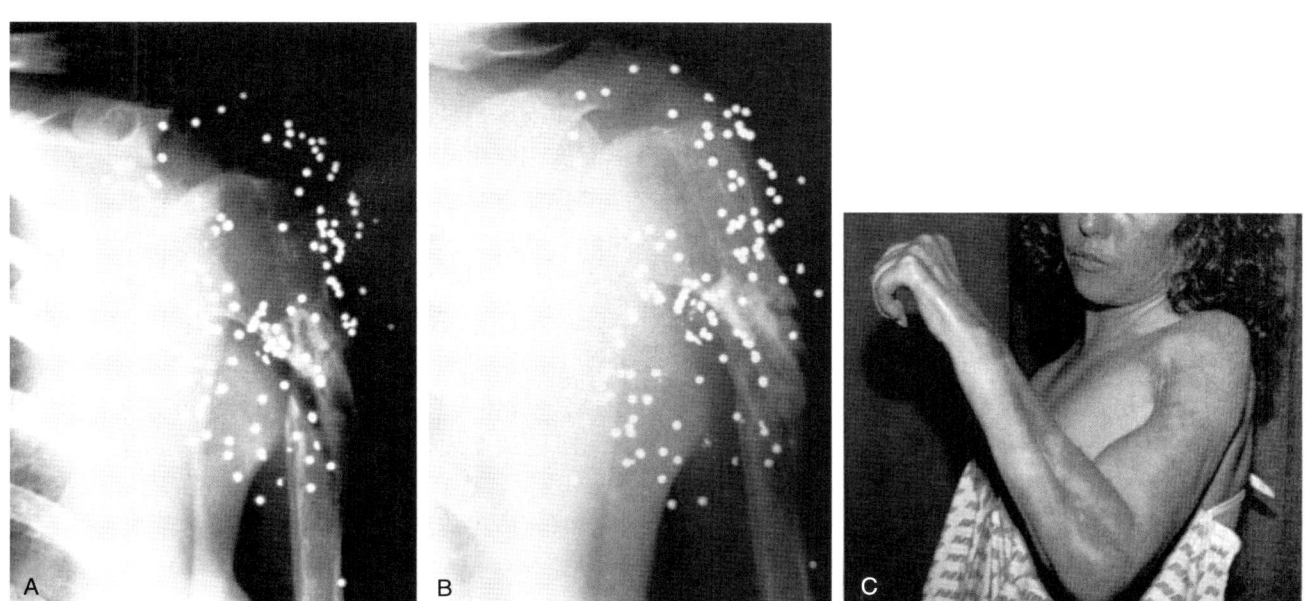

图 44-6　肱骨近端骨缺失引起肩关节下方不稳定。(A) 散弹枪伤后三角肌起点和止点间的 5cm 骨缺失。(B) 三角肌的有效收缩用于肱骨头复位并使上臂轻微上举。(C) 腋动脉损伤所致的 Volkmann 缺血性肌挛缩。

和心理健康以及其理解和遵循术后指导的能力进行评估,是十分必要的。如果在治疗的过程中这些评估后来出现变化,则可以调整制动方式,监督治疗,并对运动范围做明确的指导。

损伤机制(即,是轻度、中度,还是剧烈创伤)是一个重要的因素,它的判定应当和患者的生理状态相联系而做出。必须经常监测血管神经的损害程度及其可能很快加重症状的发生时间。受伤前上臂的位置和受力的方向决定盂肱关节脱位的方向。

二、体格检查

完整的体格检查要求查看所有受到损伤的解剖结构。有时,急性的肩胛带损伤的患者进行简单的体格检查后即应被转送到放射科拍片。X 线片检查并不能代替仔细的体格检查。体格检查时要求充分显露肩胛带和上肢。检查女患者时应在双肩以下放置衣袍以掩盖乳房。检查男患者时则要求其脱去上衣并显露腰以上的上半身。诊室中间的检查床应适于从前方、侧方和后方对坐着的患者进行查体。仰卧位时患者全身其他肌肉可以放松,同时查体时患者可以感到更为舒适。

肩关节脱位和骨折移位时,畸形比其他体征更为常见。肩关节脱位常伴有皮肤及下方软组织的可见和可触及的凹陷。肩关节前脱位时,肱骨头向前内下移位,肩峰下可见并可触及后外侧的凹陷。后脱位时,喙突变得明显突起而显出肩关节前方的凹陷,并可以注意到肩关节后方的突出,同时胳臂常常处于内收内旋位,且肱骨的轴线指向后方。肩关节后脱位伴随的典型体征是上臂无法外旋。结果,尽管前臂可以旋后,但手掌却不能翻转向上。罕见的肩关节棘突下后脱位时胳臂处于外展位。肩关节骨折脱位的体征不如单独的肩关节脱位那样显而易见。肩关节向上脱位常伴随喙肩弓的破坏及慢性大范围肩袖撕裂,常不是创伤造成的。

肱骨近端骨折时,三角肌和软组织可能会掩盖明显的骨折移位或脱位。肿胀和肥胖也会使骨性标志的任何变化显得模糊不清。检查者必须高度怀疑骨性损伤的存在以免误诊。在急性期可能没有肿胀和瘀斑,但随着时间推移这些表现将逐渐出现。伤后 48 小时左右,可以看见瘀斑扩展到整个胸部或向下播延到肘部。

在诊断肱骨近端骨折之前还应检查身体的其他部位。检查颈椎有无触痛和活动相伴的疼痛。如果不能明确颈椎有无损伤的状态,做颈部的任何活动以前应当进行颈椎的放射学检查。新鲜或正在愈合的骨折处直接触痛,常常是提示肋骨、锁骨、肩峰和肱骨骨折

的一个有用的体征,而且经常提示应当关注这个区域。活动或纵向压缩或牵拉肩关节时可以间接引发疼痛和触痛。

对上肢的所有肌肉都要进行神经检查。一般来说,关节的轻柔活动并使肌肉等长收缩,以便对各肌群进行触诊,这足以成为判断肌肉的完整性和神经支配情况的一项筛查试验。在没有同侧前臂和手外伤的情况下,桡神经、正中神经和尺神经的功能检查可以不牵扯肱骨近端骨折。有人尝试评估肱二头肌、肱三头肌、三角肌的三部分、冈上肌、冈下肌、胸大肌、胸小肌、背阔肌和斜方肌的功能状态。皮肤感觉图像可被记录,但很可惜的是,上臂外侧部分的腋神经分布区的皮肤感觉灵敏度用于检测腋神经的运动功能的试验并不可靠。重要的是记住,5%~30% 的肱骨近端的复杂骨折可以发生血管神经损伤[2,13]。有一项研究显示,50 岁以上患者肱骨近端骨折脱位合并神经损伤的发生率超过 50%。外周神经损伤中腋神经损伤最常见。另外,腋神经损伤经常和其他外周神经损伤合并出现。在这些合并损伤中,一些是锁骨下臂丛神经损伤。不幸的是,联合神经损伤经常不能完全康复。

肱骨头向下半脱位伴有的三角肌萎缩在早期即可发生,一定要和腋神经损伤相鉴别。肌电图和神经传导的检查在受伤时可以排除原有的损伤,并可以为 3 周后再次检查以评估神经受累的程度时提供可比较的基准。受伤早期的肌电图检查可以鉴别出原有失神经改变的证据。在沃勒变性之前进行神经传导功能检查可以确认神经的连续性。如果患者合作,进行仔细并且详尽的神经系统检查应该是可能的。这些检查结果通常会提供足够的信息,以便对神经损伤的部位和程度进行精确的判断。

应检查受累上肢远端的皮肤颜色、毛细血管充盈和桡动脉搏动,并与健侧上肢做比较。如果怀疑动脉损伤,则应进行更多细致的血管检查。肩胛带创伤合并血管损伤比合并神经损伤少见一些。最显著的血管损伤是动脉损伤(图 44-7)。侧支循环可能掩盖动脉损伤,它使肢体远端的脉搏仍可触及。早期可以没有临床可见的缺血表现。增大的腋窝血肿提示存在血管损伤。上臂的定位可以通过对主要血管的外在压迫作用来限制血液供应。对于任何可能有血管损伤的患者,都应进行多普勒压力检查,有血管畸形,则应当进一步通过血管造影来检查。静脉损伤不常见,罕有述及。然而,静脉撕裂可致局部大出血。使用双功能超声和静脉造影可以发现锁骨下静脉血栓。

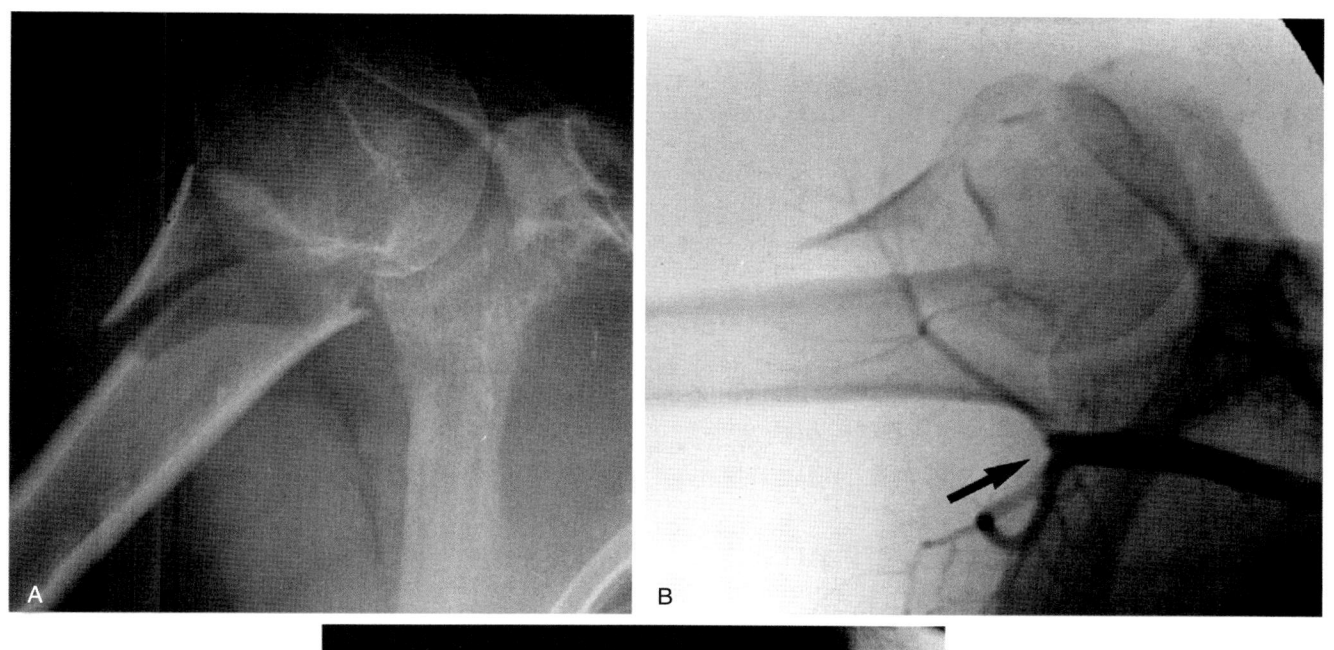

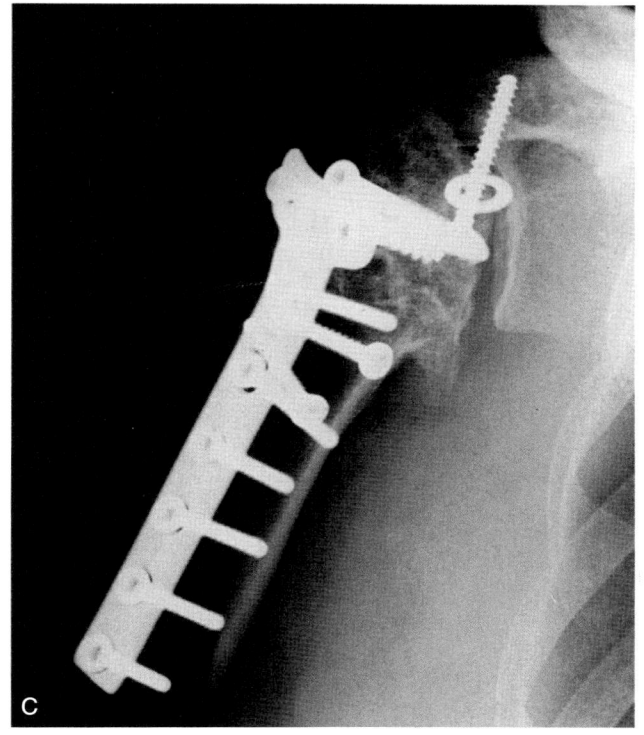

图 44-7　28 岁男患者摔下楼梯时肩关节受伤,这是他的肩关节 X 线片。(A)他遭受的是肱骨近端外科颈骨折。尽管他的手部血供满意,但是桡动脉搏动却不能触及。(B)动脉造影证实,肱骨近端骨折合并腋动脉的闭塞(箭头所示)。造影观察发现腋动脉在骨折部位受压而闭塞。(C)骨折复位并用钢板螺钉固定。4 年后患者出现有症状的肱骨头缺血性坏死。

复杂损伤,尤其是多发损伤,和包含有开放骨折的那些损伤的患者,患肢要用夹板固定,除要求患者主观投入或尝试以证实肌肉的功能以外,许多检查可以等到患者的状况稳定或患者被送入手术室进行复合损伤治疗时再进行。

临床评估骨折的稳定性有助于肱骨近端骨折进行早期处理。当在肘关节处握住肱骨并轻柔旋转上臂时,则可以判断肱骨头是否和骨干一起旋转。如果没有软组织的嵌入,对于有移位或不稳定的骨折小心的手法操作和纵轴牵引,可以引出骨擦音,这是其常见的体征。有移位的骨折没有骨擦音并且不能获得准确的闭合复位,提示软组织的嵌插。如果肱骨头随着肱骨干运动,则骨折比较稳定,可能是由于出现嵌插或骨折正在愈合。

三、影像学检查

盂肱关节位于身体的矢状面和冠状面之间。可供选择的情况下,完整的平片诊断包含肩关节的五个位置的影像:创伤系列的 3 个 90°位像(真前后位像、腋窝侧位像和 Y 位像)(图 44-8)和内旋、外旋的 AP 位像。CT、三维重建、X 线平片附加成像、关节镜、超声、磁共振成像,所有这些影像方法都可以为肩关节损伤提供进一步界定。

精确的 X 线影像对确定肩关节损伤的准确诊断非常重要。肩关节损伤时常被漏诊,其原因是所拍的 X 线片只有身体平面的前后位像而不是肩胛骨平面的前后位像(图 44-9)。这些影像中,重叠的结构妨碍了肩关节损伤的完整诊断。特定位置的 X 线片可提供骨骼损伤的信息,帮助诊断。

(一)5 个筛选 X 线放射影像

1. 创伤系列(三位像)

盂肱关节的对应和复位情况及 4 部分彼此的相互关系,可用 3 个 90°创伤系列图像在三维空间上来表现(见图 44-8)。拍摄这些影像是相对于肩胛骨平面而不是身体的冠状面。以盂肱关节为中心的肩胛骨 AP 位像是 30°后斜位片,可以清楚显示盂肱关节间隙。如果肩关节没有半脱位或脱位,则肱骨头不应该与关节盂重叠,但在身体的矢状位上拍摄的旋转 AP 位像上却截然不同(见图 44-9)。

腋窝侧位像是评估肱骨头相对于关节盂位置的最有效方法。尽管在 AP 位和肩胛骨侧位片上可以很容易鉴别肩关节前脱位,但是肩关节半脱位、骨折脱位和向后脱位则很难诊断,需拍摄多方向 X 线片。

肩关节向后的骨折脱位和有移位的大结节骨折是最易漏诊的肱骨近端骨折,常常是由于没有进行腋窝侧位像拍摄所致。拍摄腋窝侧位像更难,但可以避免这些不常见损伤的漏诊。尽管因为疼痛或身体体型的原因可能很难摆放肩关节的位置,但许多体位和投照技术却可用来获取良好的腋窝侧位片。如果想全包括肱骨头的 AP 位或大结节的位置,则应进行 CT 扫描。

急性创伤时可以拍摄辅助的腋位像,它要求在肘部施加轻柔的纵向牵引并使肩关节略外展和轻度屈曲。保持这一体位可用一个泡沫软垫。X 线片盒放于肩上并紧贴颈部。在贴近臀部安放球管,投射方向指向头端并向内侧,这样可使肩胛骨充分显现以精确评估关节盂的情况,充分显示肱骨头关节面和关节盂唇骨折,并可以鉴别任何半脱位或脱位。患者也可仰卧并手握静脉输液竿或可向对侧的健侧卧位(见图 44-8 和图 44-22C)。

腋窝像及其特殊改良像是用于评估肱骨头和关节盂关节面的最佳影像。肱骨头劈裂型骨折在腋窝侧位 X 线片上常可以客观显示。肱骨头缺损、关节盂骨折、喙突基底骨折、锁骨远端和肩峰骨折在轴位像上也可以很好显示。

Bloom-Obata 改良轴位像是特别设计用来判断肩关节是否存在后脱位或骨折脱位[3](图 44-10)。它不必牵动上臂。这一照相体位对于年老驼背的患者来说比较困难,他们经常难于将身体后仰并使其保持在 X 线台上。

另一改良腋窝像是 West Point 腋窝像,它用于显示前下关节盂环(图 44-11)。前关节盂环骨折或许多前下关节盂唇脱失伴有不稳定情况下出现的异位骨化,在这一改良腋窝像上可以清楚显示。

肩胛骨侧位像是在肩胛骨 AP 位像的垂直 90°位上拍摄;因此,X 线以前斜 60°的角度投射时与肩胛冈平行。肱骨头与关节盂均衡并完全重叠,这样肱骨头正好位于"Y"的中心,而 Y 是由肩胛冈和上方的喙突和下方的肩胛骨体形成的(图 44-12)。这个位置上的投影很容易发现肩关节前脱位,并能附带获得有关肱骨结节和肱骨干移位的更多信息。肱骨大结节撕脱骨片在 AP 位片上可能与肱骨头重叠,但在 Y 位像上通常可见其在肱骨头的后方。判断肱骨头的状态时轻微的肩胛骨错位将导致影像出现混淆。通过透视摆放患者体位,使不熟练的技师能够重叠肩胛骨的腋缘和脊柱缘。一旦肩胛骨的腋缘和脊柱缘重合,在正常的肩关节影像中肱骨头位于关节盂的中间。

2. 内旋及外旋的前后位像(两位像)

当肱骨头随着肱骨干移动时,特别是在骨不连或畸形愈合的晚期病例中,内旋和外旋前后位加上创伤系列三位片组成肩关节常规评估所推荐的 5 个标准的筛选影像检查 (图 44-13)。内旋前后位片和 Stryker 切迹位片这两个投照方法最有可能证实肱骨头后外侧压缩骨折(Hill-Sachs 病变)。

肩胛骨平面的前后位：
上臂由吊索支撑

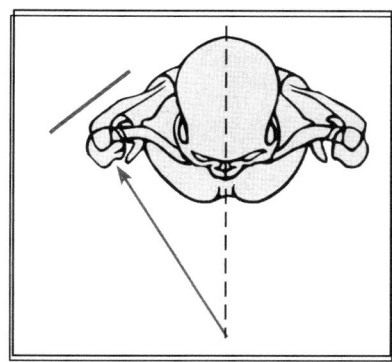

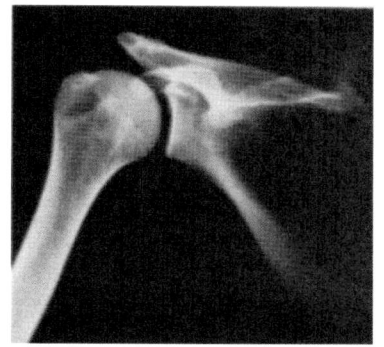

肱骨头和关节盂不重叠

肩胛骨平面的侧位：
上臂由吊索支撑

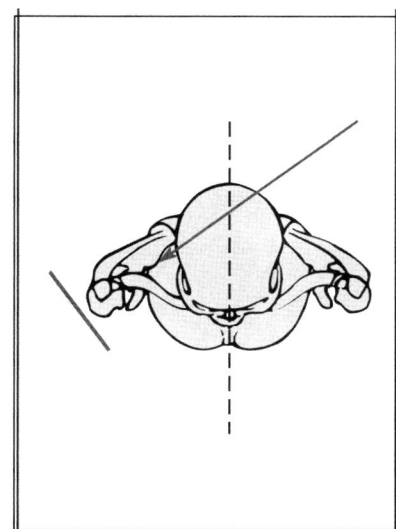

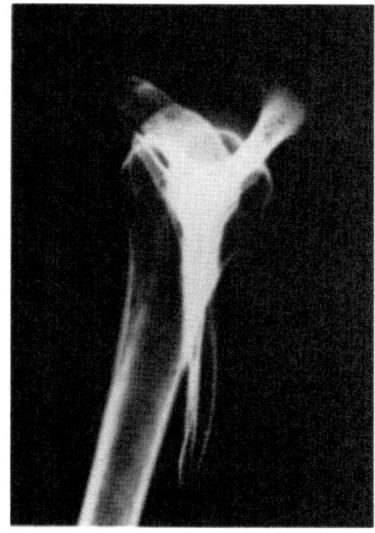

和前后位呈90°
肱骨头在关节盂中心
鉴别前移位和后移位
鉴别大结节移位
评价肩峰形状，查明撞
　击或肩袖撕裂的原因

急症腋窝位：
上臂轻微外展
球管放在髋部
受累肩支撑在垫子上
上臂持静脉输液杆或由
　助手支撑

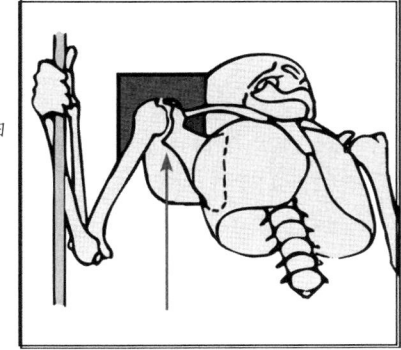

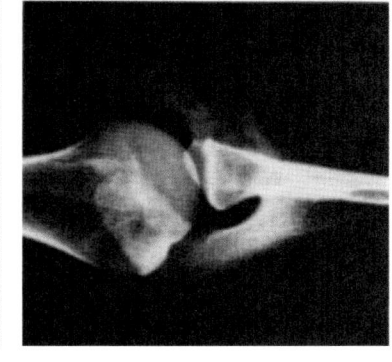

评价关节盂有无不均匀
　磨损或边缘骨折
鉴别前脱位和后脱位
鉴别有移位的结节
鉴别未融合的肩峰骨骺

图 44-8 创伤系列影像。(From Norris, T. R. In: Chapman, M. W.; Madison, M., eds. Operative Orthopaedics. Philadelphia, J. B. Lippincott, 1988, pp. 203-220.)

　　外旋位像上正常可见大结节。当外旋位像看不到大结节时，应当拍摄腋位像以找到肱骨结节的骨片位置。肱骨结节撕脱骨片可能是因为冈上、下肌收缩而被牵向肩胛冈基底。由于在前后位片上肱骨结节撕脱骨片与肱骨头重叠，所以很难被发现。

　　过度曝光的旋转前后位片和肩胛骨侧位片可用于发现钙质沉着。有时，肩袖撕脱伤伴有肱骨结节小

骨片可能与钙质沉着相混淆（图 44-14）。

　　身体矢状面上的前后位影像并不足以发现后内侧移位，后方的骨折脱位常常被漏诊。在身体矢状面上拍摄的 AP 位片上可以想象肱骨头和关节盂的影像相互重叠，而这一真实的 AP 位片却适于诊断后脱位或后方的骨折脱位（图 44-15）。

　　对肱骨近端骨折进行准确的分类和诊断，学者们

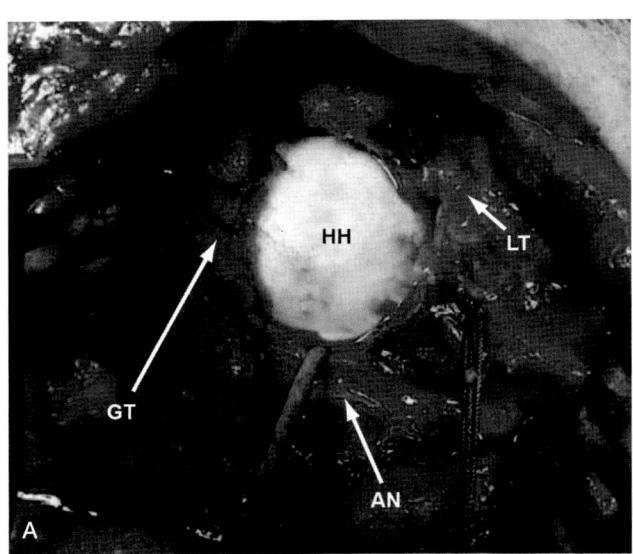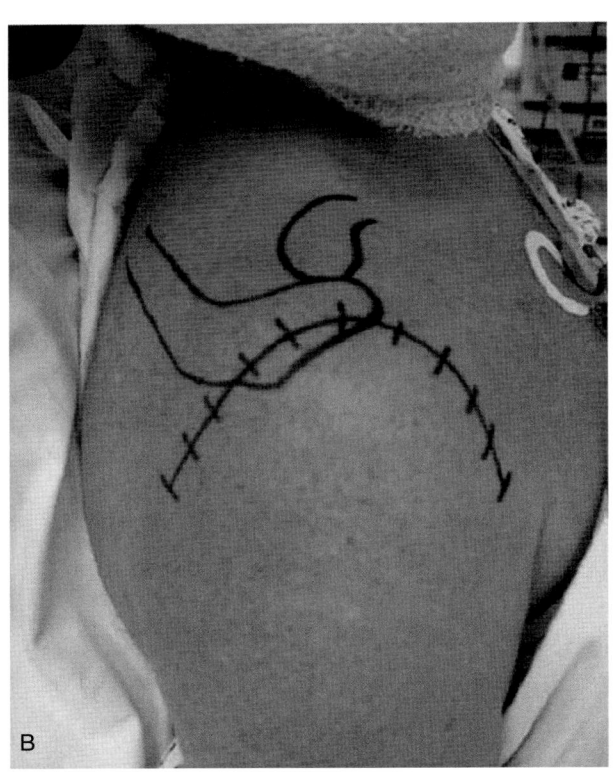

图 44-9 (A)右肩关节延长三角肌劈开入路。AN,腋神经;GT,大结节;HH,肱骨头。(B)右肩关节延长三角肌劈开入路皮肤切口的标志。(见彩图)

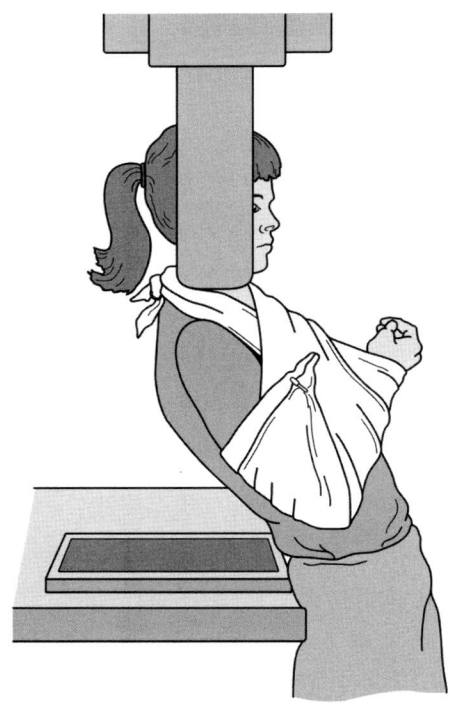

图 44-10 Bloom-Obata 改良轴位像。(Redrawn from Bloom, M. H.; Obata, W. G. Diagnosis of posterior dislocation of the shoulder with use of Velpeau axillary and angle-up roentgenographic view. J Bone Joint Surg Am 49:943-949,1967.)

一致强调其重要性。不准确的评估经常导致错误的诊断和不恰当的治疗。详细的病史采集、体格检查和X线平片检查构成肩关节评估的基础。所有类型的肩关节疾患中,骨折的诊断也许最依赖于准确的X线放射影像技术。所有的肩关节损伤的患者都应该拍摄肩关节创伤系列三位像(盂肱关节前后位、腋窝侧位和肩胛骨侧位)。如果仅能拍摄其中两个影像,真正的AP位和腋窝侧位最有意义。

(二)CT扫描

在本书第一版出版时,CT只是偶尔用来评估肱骨近端骨折、骨折-脱位及盂肱关节脱位。早期扫描仅限于轴向成像。成像技术的进步提高了图像质量,并可对选择平面进行重建及三维CT重建。改善的成像技术对于一些病例可更精确地定义骨折,并明确治疗。然而,CT并不是必须的常规检查。显然,对无移位骨折CT扫描不适合。

CT扫描和标准的X线影像相比较而言,CT扫描的优势在于可以更好地评价骨折线的位置、骨折块相对于其正常位置的移位、肱骨关节面的旋转以及关盂和肱骨头的骨折。据 Castagno 和其合作者报道,在

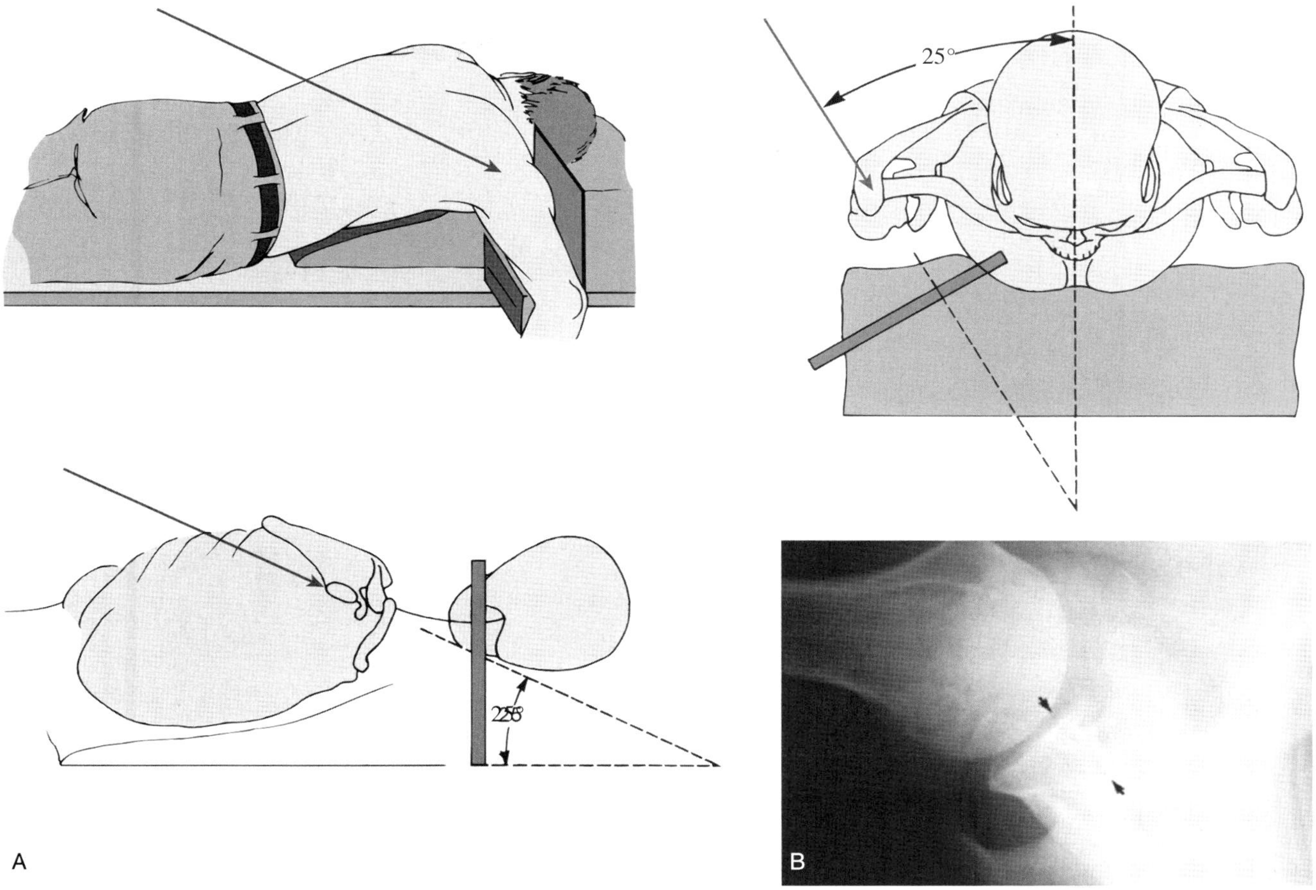

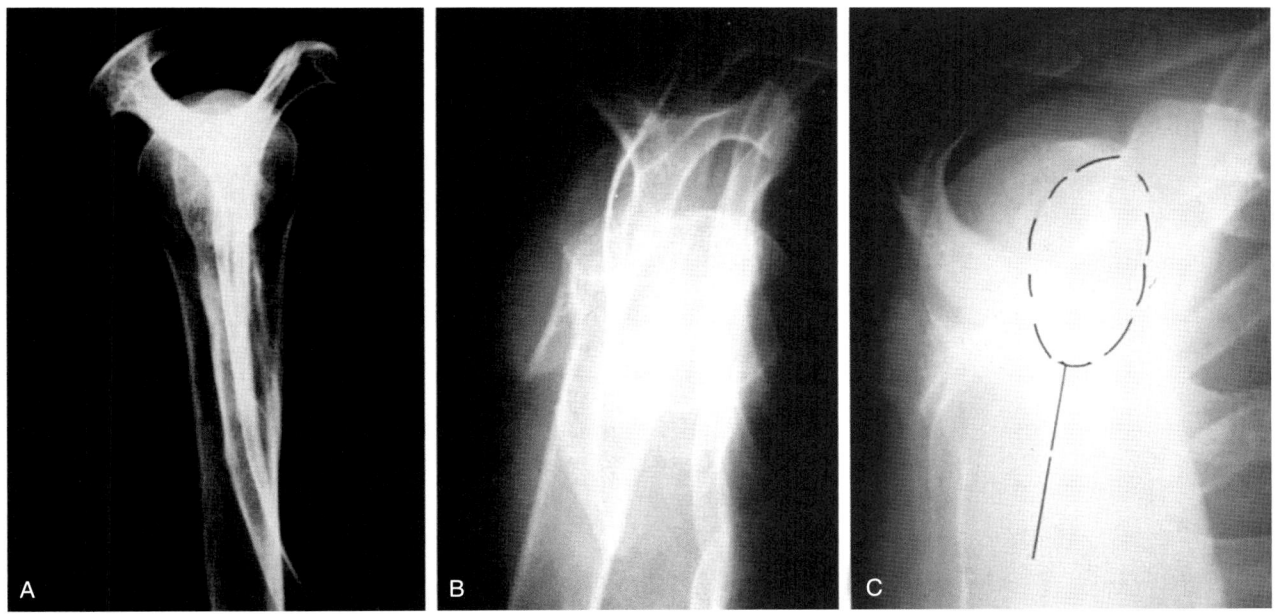

图 44-11　West Point 腋窝像用于显示前下盂环,它可证实盂唇脱失或盂环骨折。(A)X 线照相评估。(B)肩关节前脱位后前下盂环骨折(箭头所示)。

图 44-12　(A)侧位或肩胛骨 Y 位像。肱骨头处于关节盂的中央,而关节盂位于喙突、肩胛冈和肩胛骨体的接合处。(B)前脱位伴有外科颈二部分骨折和腋神经麻痹,肱骨头在关节盂的前方并半脱位。(C)肩关节向后的骨折脱位时,以肩胛骨 Y 为中心则肱骨头的更多部分在关节盂的后方。如单凭此影像,难以诊断轻微的肩胛骨旋转。

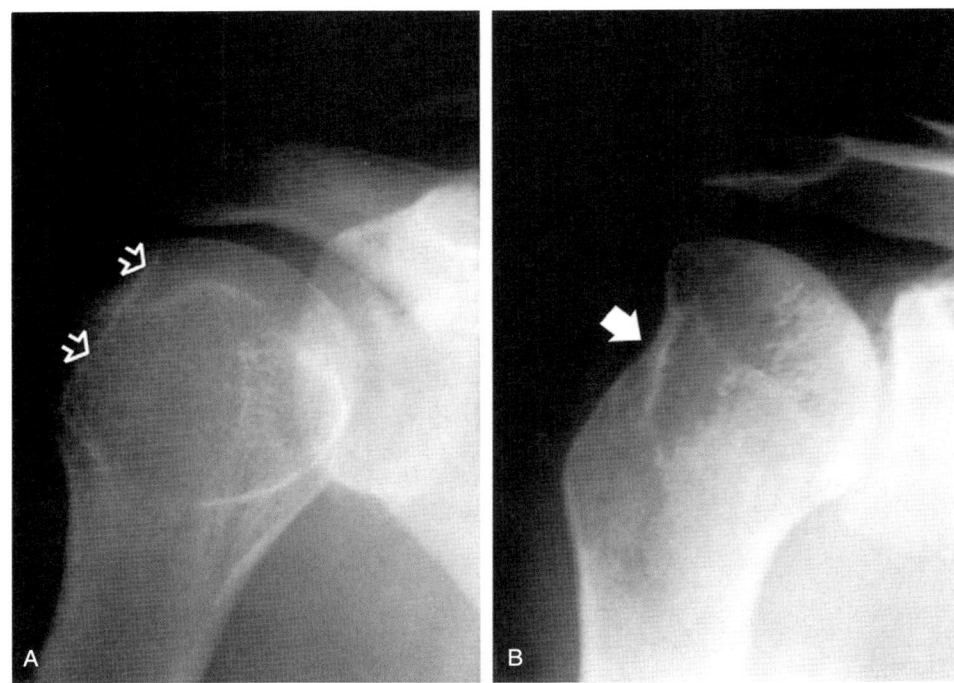

图 44-13 前脱位并复位后的旋转前后位像上可见病变之举例。(A)内旋前后位像上可以注意到肱骨头后外侧压缩骨折(Hill-Sachs 骨折)。(B)有移位的二部分大结节骨折并有前脱位,外旋的前后位像上可见大结节不在其正常位置上。

17 例患者中,CT 诊断结果改变了其中 15 例患者的治疗。8 例接受手术的患者中有 6 例 X 线检查并未发现异常,而 CT 检查发现异常并导致外科治疗。在这项研究中,当在中轴平面上重建这些图像时,证实头尾侧的移位与水平移位并不一样。

相反,Burnstein 和其合作者却发现,按照 Neer 分型,辅助使用 CT 扫描仅引起观察者内自身诊断的可信度略有增加,而在观察者之间诊断的可重复性却没有增加。资深肩关节外科医生作为观察者,在应用 CT 作为平片的辅助检查时,他们之间关于诊断和治疗的可重复性并没有变化[10]。尽管如此,CT 扫描在评估复杂骨折或畸形愈合时仍特别有用。CT 在显示骨性细微结构方面优于 MRI(表 44-1)。

CT 扫描也可用于盂肱关节不稳定征象的评估。盂肱关节不稳定征象包括关节盂环骨折、Hill-Sachs 病变以及当行关节镜检查时的关节盂唇病变。

MRI 检查

自本书第一版开始,MRI 就已经开始得到广泛应用,而且目前在美国 MRI 检查越来越多地用于评估肩关节疾病。虽然如此,肩关节骨折急性期评估却很少使用 MRI。然而,如果 X 线平片不能证实存在骨折而临床过程的进展并不满意,则可用 MRI 来证实隐匿性无移位的骨折,其中最常见的是肱骨大结节骨折、肩袖撕裂或隐匿性关节面损伤(见图 44-9)。在急性期评估肱骨近端移位骨折时,MRI 常不会提供修复治疗的信息。

超声波

肩关节超声已被应用于肩袖损伤的诊断。尽管在一些治疗中心,一些医生采用超声波作为评估手段,

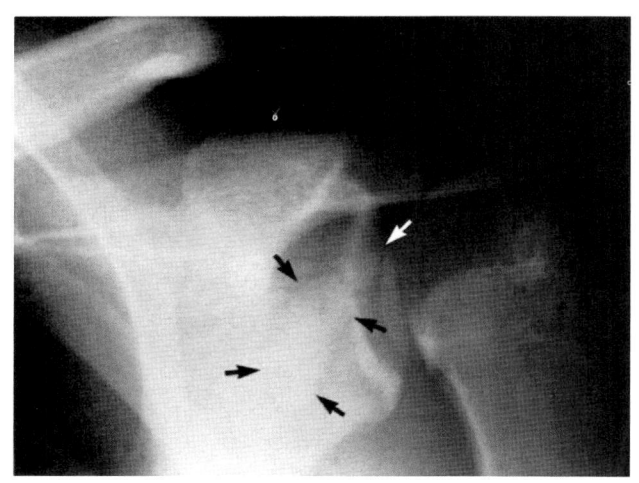

图 44-14 孤立的小结节骨折并向内侧移位(箭头所示)。移位的小结节可能被混淆为钙化性肌腱炎。

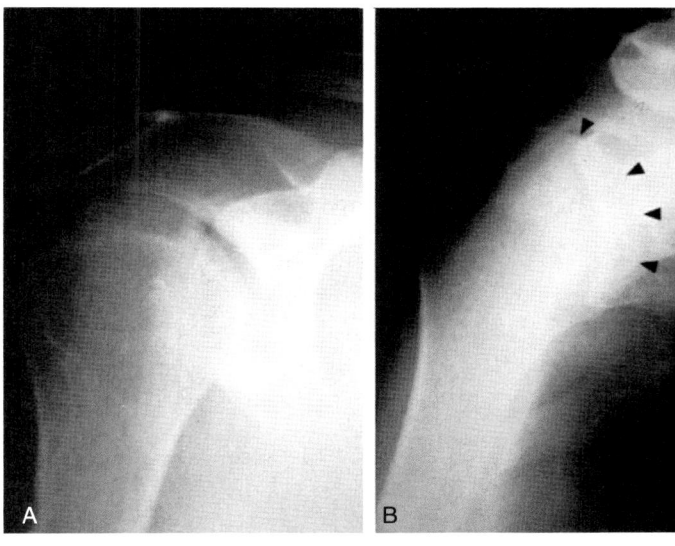
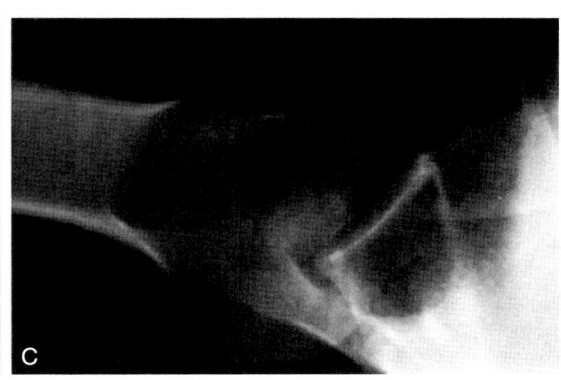

图 44-15　前后位 X 线片。(A)身体矢状面的 AP 位片(漏诊后脱位)。(B)肩胛骨矢状面的 AP 位片上,肱骨头和关节盂的重叠(箭头所示)提示脱位。(C)腋位像或 CT 扫描是诊断后脱位或骨折脱位的最好影像。

但未获得广泛认可。据 Patten 和其合作者报道,超声也可用于鉴别隐匿性无移位大结节骨折。

三维成像

来自于 CT 扫描的三维重建很容易获取, 它使得从任何一个角度均能观察骨折并能实时判断骨折块的方位和移位。这项技术给主治医生一个无与伦比的机会,使其能做出精确的诊断和重建计划。我们发现,在有些患者,尤其复杂骨折患者中,三维影像是有用的。在骨折畸形愈合或关节盂异常和创伤性盂肱关节炎的情况下,运用三维模式对其进行展现则更为有用(图 44-16)。

(三)肩袖评估

肱骨结节的较宽大的移位提示肩袖撕裂。40 岁以

表 44-1　CT 的常见用途

无移位骨折

大结节或小结节移位

四部分骨折

肩关节后方的骨折脱位

肱骨头缺血坏死合并塌陷

结节畸形愈合

关节盂变形评价

肩关节游离体

上患者的肩关节前脱位常常合并冈上肌和冈下肌,即后上肩袖的撕脱。用来评估肩袖的影像学检查包括超声、关节镜和 MRI。少见情况下,前向脱位可导致单独肩胛下肌撕脱或合并前上肩袖损伤(伤及肩胛下肌腱及冈上肌腱)。完整的肩袖撕裂比较少见,与肩关节上脱位有关。

超声检查花费最少,无需使用 X 线,并且也很容易检查对侧肩关节显现的影像以作对照。在北美,超声检查的经验多种多样, 其检查结果依赖于操作者。据 Teefey 和其合作者的一项研究报道,超声用于检测肩袖撕脱具有很高的敏感性和特异性[40]。

历史上,肩关节镜检查曾被认为是检测肩袖全层撕裂存在与否的金标准。然而,在评估肩袖撕裂的大小程度或证实慢性病理改变方面,它不如临床检查或MRI 有帮助意义,所述的慢性病理改变,如体格检查发现的肌肉萎缩,或 MRI 检查发现的肌肉组织被脂肪组织替代的影像[21]。

新近 MRI 技术的发展和扫描仪的日益增多,使MRI 成为评估肩关节有无肩袖病理改变的标准检查。MRI 可以提供高质量的影像,并且在检测肩袖病变方面具有很高的敏感性、特异性和精确性[21]。

(四)透视

透视很少使用,但它在下面一些情况下具有明显的优势:摆放患者体位进行 X 线照相,判断延迟愈合或骨不连部位的反常活动,以及在稳定性是切开复位

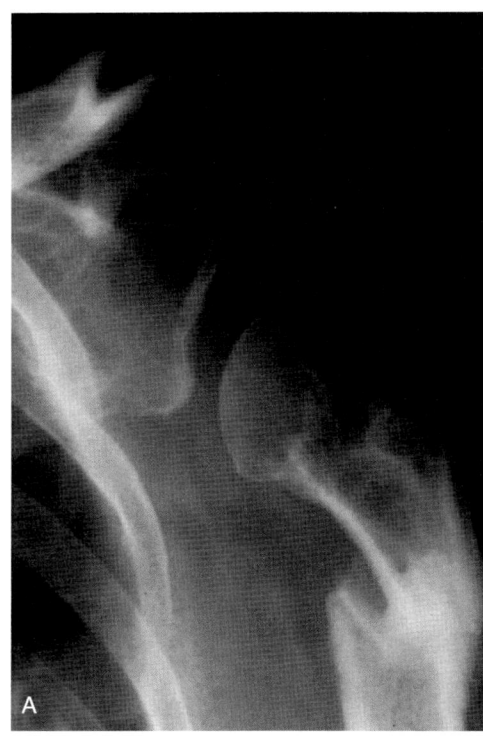
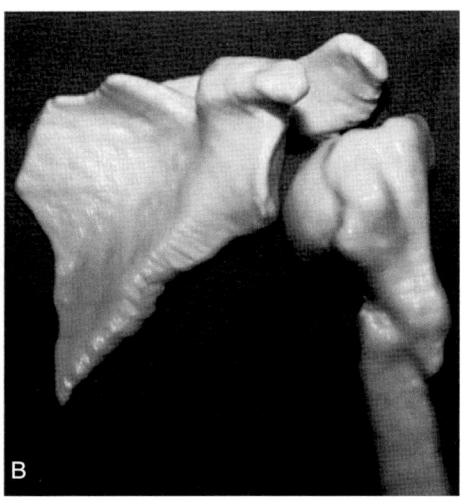

图 44-16 三部分骨折伴有大结节畸形愈合及肱骨短缩。(A)前后位片显示内翻畸形愈合。(B)三维重建证实肱骨干上段的内翻畸形愈合、肱骨头的向下半脱位以及直接位于肱骨干上方的大结节的对位不良。后期的肩关节假体重建术要求行大结节的双平面截骨,同时复位时大结节应低于关节面并更靠外侧。(From Norris, T. R. In Watson, M., ed. Surgical Disorders of the Shoulder. London, Churchill Livingstone, 1991,pp.473-510.)

内固定的决定因素的病例中用于评估稳定性。透视对术中评估特别有用。

第三节 鉴别诊断

肱骨近端骨折通常容易做出诊断。肱骨近端骨折和盂肱关节脱位的鉴别诊断包括:肌肉挫伤或扭伤,肩袖撕裂,臂丛神经损伤,感染,腋动脉断裂,神经病变性关节病,以及腋静脉血栓形成。病史和体格检查结合影像学检查能够对这些损伤进行鉴别。评估肱骨近端骨折时,需要考虑是否合并肩袖损伤。

第四节 肱骨近端和盂肱关节损伤的手术治疗

肩关节损伤的手术治疗要求术者具有详细和全面的肩胛带解剖知识。肩关节的解剖比较复杂,对于不熟练或非专职肩关节外科医生而言,没有足够的解剖知识则手术将是危险的。肩关节损伤很少要求即刻或急诊手术。大多数情况下手术进行的前提是,患者的病情平稳,术者和手术室准备完毕,而且器械配备充分。在患者被麻醉以前,手术室应备好所有的内固定器械和假体。

一、麻醉事项

肩胛带的闭合复位或开放外科手术可以使用全身麻醉或斜角肌间隙径路神经阻滞麻醉。全身麻醉时,能够麻醉患者以使得肩关节周围肌肉松弛并易于牵开和显露,这是非常重要的。许多专业的肩关节外科中心对斜角肌间隙径路神经阻滞麻醉具有很多经验(图 44-17)。区域阻滞麻醉避免了全身麻醉相关的潜在的心血管并发症,避免了经常发生的令人不愉快的全麻不良反应,同时与它相关的并发症发生率并不显著。阻滞麻醉要求在手术之前给予超前镇痛,这可能会给患者带来好处。重要的是,阻滞麻醉为患者提供了确切的术后镇痛,同时避免了手术后即刻大量使用麻醉药物。区域阻滞麻醉成功用于肩关节手术,这

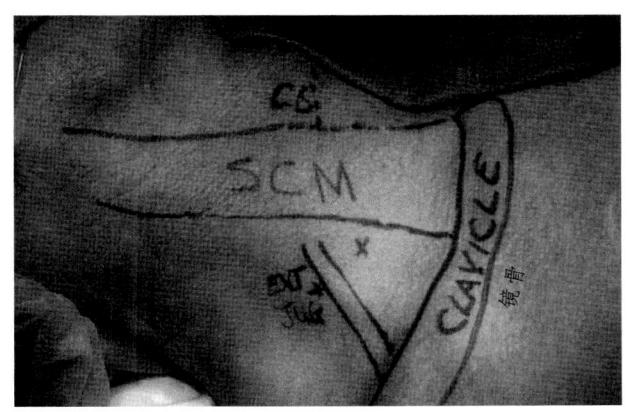

图 44-17　斜角肌间隙神经阻滞和体表解剖标记。C6,第 6 颈水平;EXT JUG,颈外静脉;SCM,胸锁乳突肌。

有赖于熟练掌握这些技术的麻醉师。区域阻滞麻醉结合全麻比较理想。患者半昏迷及不配合手术者麻醉时,全麻可以控制气道避免出现问题,同时区域阻滞可以使术区麻木。

二、术中影像学检查

对肱骨近端骨折和骨折脱位的手术治疗进行充分的评估,则要求术中照相。因为患者经常位于"沙滩椅"或半坐位而使盂肱关节平面倾斜,所以在这些情况下获得高质量的影像将格外富有挑战性。影像增强技术非常有用,因为它可以更加灵活地获取正确的投照方向,同时不必等待冲洗胶片即可获得多幅图像。双相 X 线照相术或影像增强技术的操作有难度,但适

当的患者体位可以使其易于实现。如果患者仰卧位进行手术,则可以使用透 X 线的手术台。如果患者取"沙滩椅"位进行手术,大多数标准的手术台均可设置以便使用影像增强器。

三、体位

手术台上放置凝胶海绵垫可以提供额外的台垫并可以保护骨突部位。患者仰卧于"沙滩椅"体位适于前入路和上方入路,而侧卧体位适于大多数后入路。标准手术台的上部设有一个可调节角度的头架（图44-18）,它可以根据体位进行调节并支持头部,这样使得颈部略屈曲并偏向对侧大约 10°。这种体位使得在颈部区域能够提供更好的显露。安置患者于手术台的一侧从而使得胳臂能够伸展并垂下床沿。肩胛骨下用凝胶软垫向前垫高。窄凝胶垫可放置于胶带缠绕的眼睛上方。手术巾包裹头部,以使头发和麻醉管道离开手术野。麻醉输液管应安置于手术野以外。对侧上臂和双小腿及双足跟应放置好并垫起,以保护其皮肤和外周静脉。

如果有必要进行自体骨移植(除了手术野以外所有可能部位的取骨而进行移植）,那么可能的供骨部位是髂前上棘。臀下垫枕可使得髂前上棘更加突出而易于显露。对侧髂前上棘取骨和肩关节手术可以同时进行。然而,如果以同侧髂前上棘为取骨部位,患者则可以用健侧胳臂支撑助步器离床行走。后者为首选。

手术野先用消毒肥皂水刷洗,然后用生理盐水或酒精冲洗。可粘贴的无菌手术单放置于颈部的高处,

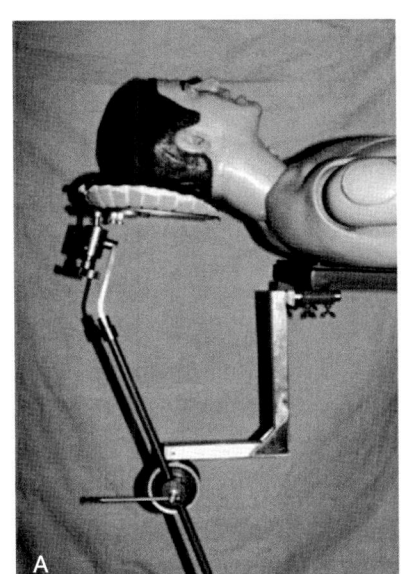

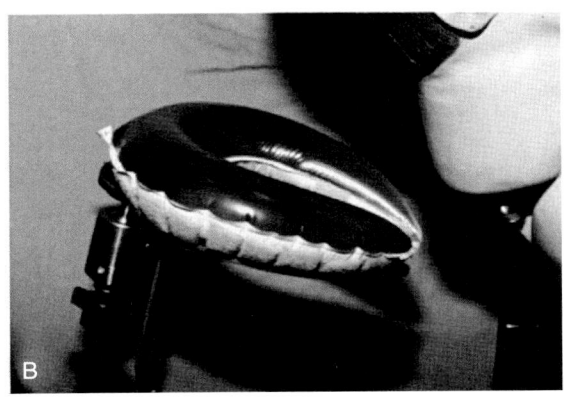

图 44-18　(A)McConnell 头架。通过一系列的万向轴调节头架并放置位置以保护颈脊柱。(B)凝胶垫用其最小的平均分配力量支撑头颈,从而提供安全的固定。

其尾部指向腋窝,这样就将手术野隔离出来了。

肩关节和上肢通过手腕悬吊后,用碘溶液或碘剂进行术区准备。手术过程中无菌的万向轴的上肢支架非常有用,因为它可以用来精确地摆放胳臂的位置。这一装置的使用易于手术的显露和照相体位的摆放,并腾出助手的双手(图44-19)。在切开皮肤前给予预防性抗生素并连续使用24小时。如果手术预期会出现显著的失血,则可使用自体血回输机[3]。皮肤切口做好标记,显露区皮肤用无菌手术贴膜覆盖。

四、手术入路

外科医生需要熟悉肩关节手术的三种常用的手术入路。三角肌-胸大肌入路可以用于大多数骨折。上方入路可到达肩峰下间隙,包括大结节及肩袖。上方三角肌劈裂入路可向远端暴露腋神经。有时,采用后方入路处理肩胛盂后下部骨折或大结节骨折畸形愈合,但此入路很少用于急性肱骨近端骨折的切开复位内固定术或行假体置换。

(一)三角肌-胸大肌入路

三角肌-胸大肌切口起于锁骨远端1/3,经过喙突的外缘,并延伸至三角肌止点处(图44-20)。切口长度主要依赖于患者体型及需要暴露的肱骨长度。最近医生感兴趣的小切口和微创技术会误导医生减小暴露范围。肱骨近端暴露少会导致对深部肌肉的过度牵拉,会增加瘢痕及神经损伤。有时,更美容的切口选择可以沿着从喙突至腋窝的Langer线做切口。注意保护头静脉并将其和三角肌向外牵开。在三角肌-胸大肌间隙的上端,注意避免切断头静脉的横行分支。切开胸锁筋膜,显露肩胛下肌肌腱和小结节。在三角肌下和肩峰下间隙,小心钝性分离以增加显露的范围。使

用Richardson牵开器或腹部Balfour牵开器将三角肌向外侧和头侧牵开,并将止于喙突的肌群完整地牵向内侧。使用自动牵开器时应该注意避免造成医源性的神经损伤。如有必要,将胳臂外展并切断三角肌止点的前份1cm和胸大肌止点的上份1/2,则可提供更好的组织松解和伤口显露。保持止于喙突的肌群完整,同时不应做喙突截骨以保护臂丛神经。尽管切断喙肩韧带可以增加显露的范围,但我们应在可能的情况下尽量保留它。腋神经在内侧可以触及,它除了位于三角肌之下还在肩胛下肌的下方。在整个手术过程中都应该注意保护腋神经。肱二头肌长头腱是肱骨近端部分的手术入路的关键标志。

对于二部分外科颈骨折,手术时很少需要切开盂肱关节。对于肱骨头关节面缺损少于20%的肩关节后脱位,可以使用经肩胛下肌的切开入路;但是,如果缺损在20%~40%之间时,小结节的截骨手术可以使得小结节转位并填充肱骨头缺损。

三部分骨折时,因大结节或小结节的撕脱,肩关节已经显露出来。可以经肩胛下肌和冈上肌之间的肩袖间隙向内侧延伸,以改善盂肱关节的显露。在盂肱关节内伸入一指常用于评估肱骨头的关节面情况。

四部分骨折时,大结节和小结节通常是分离的,但是罕见的情况下它们在肱二头肌肌间沟处仍然可以保持完整,结节间沟处骨质裂开并且肩袖经由回旋肌间隙裂开。

(二)上方入路伴或不伴前方肩峰成形术

上方入路合并有三角肌的劈开(图44-21A)。手术过程中不包括肩峰成形术时,可以经由肩峰的外侧缘沿着Langer皮肤切口线做切口。皮肤和皮下组织全层的内侧和外侧可以游离并提起,以提供广泛的切口

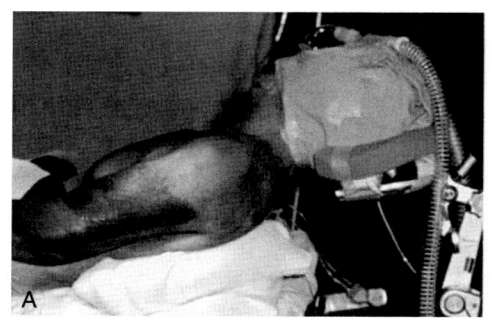
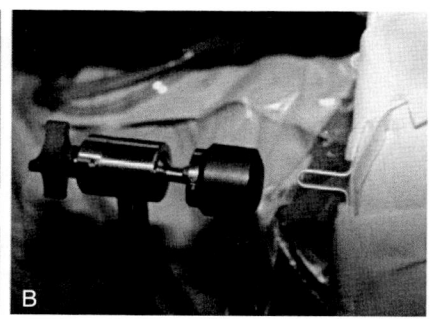
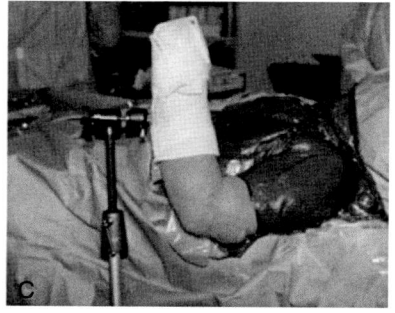

图44-19 半福乐式沙滩椅体位用于肩关节的前入路和上方入路。(A)保护颈脊柱于略屈曲位。头架允许肩胛带的上方显露。(B)McConnell胳臂支架系缚固定前臂,以使得胳臂能够位于任何旋转或抬高位(C)。

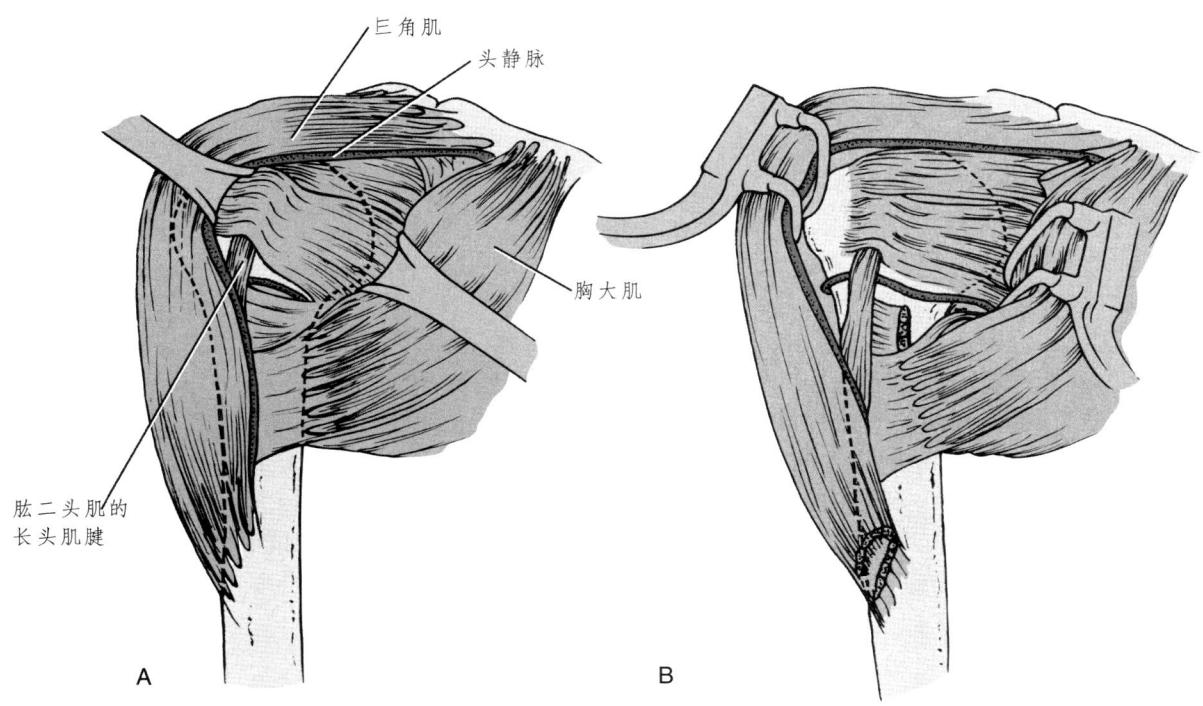

图 44-20 三角肌-胸大肌入路注意保护头静脉。保持冠状突完整以保护臂丛神经。Richardson 牵开器(A)或 Balfour 自动牵开器(B)保持肱骨近端的显露。

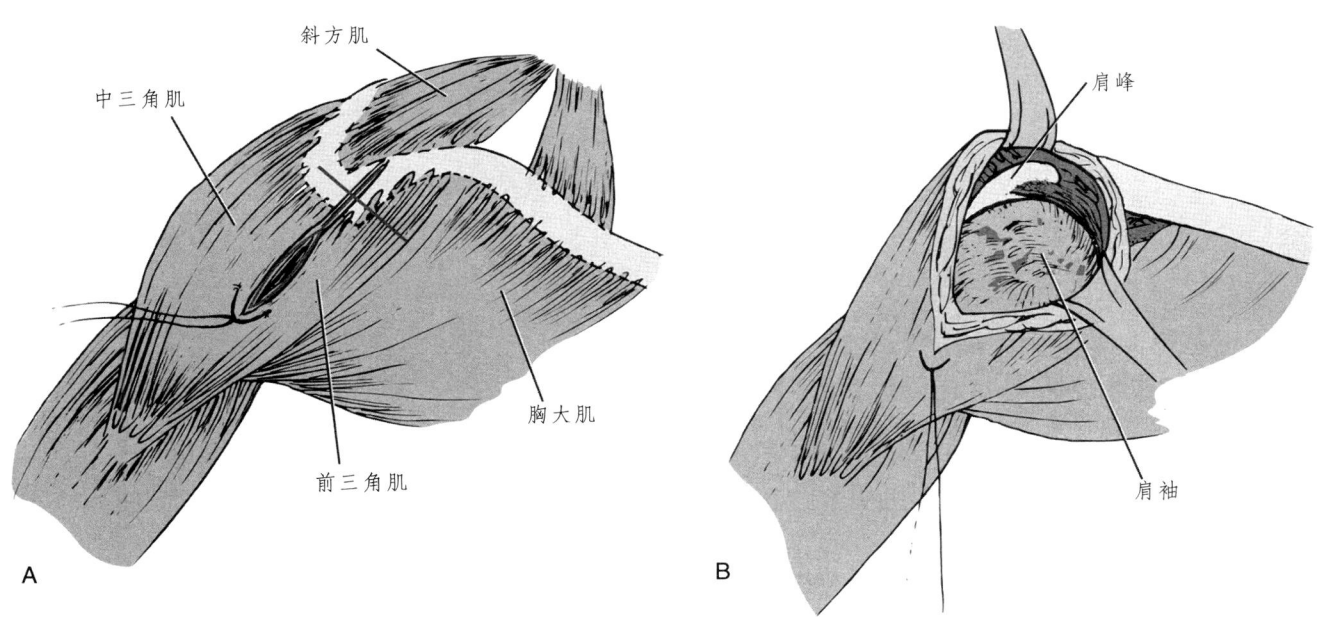

图 44-21 (A)劈开三角肌的上方入路但不进行前路肩峰成形术。(B)前路肩峰成形手术入路。皮肤切口沿着 Langer 线经过肩峰的顶部并与三角肌劈开方向垂直。

暴露。在肩峰前外侧角的后方一点和三角肌的前份和中份之间的腱缝后方一点的两点连线的外侧，劈开三角肌。胸肩峰动脉的肩峰支可以电凝切断。可以放置小的 Richardson 牵开器以牵开三角肌。注意避免在距离肩峰外侧 4~5cm 以外劈开三角肌，以防止损伤腋神经。任何影响暴露出血性滑囊均应切开。在肩峰下方 5cm，三角肌劈开处的远端部分，留置固定缝线以防止腋神经损伤。这一手术入路通常用于大结节骨折，以及外展嵌插骨折。除非三角肌进一步劈开，此入路不允许向远端暴露外科颈及肱骨近端。

前三角肌可以在肩峰的前方切断并提起，以暴露更大的术野且有利于行前方肩峰成形术（见图 44-21B）保留三角肌的 Sharpey 纤维（穿通纤维）以用于后期的附着点重建。喙肩韧带只需从其肩峰附着处松解游离而无需切断。三角肌前份可以在肩峰的前方切断并提起，这样可以增加显露的范围，因为三角肌可以更好地收缩，同时腋神经的损伤风险较少。

沿上臂的纵轴方向牵引可以增加肩峰下间隙的可视范围。在肩峰下间隙放置平头 Darrach 骨膜起子，以将肱骨头推向下方，也可有助于增加可视范围。骨刀或骨凿用来去除肩峰前面的骨刺和底面的突起。肩峰成形术的目的是创造一个平坦的表面。在肩锁关节的内侧和外侧的三角肌起点处注意去除骨刺。如果存在创伤性关节炎，切除锁骨的远端能够使外展上臂时锁骨和肩峰的内侧部分没有接触。松解肩峰下和三角肌下滑囊的瘢痕和粘连，以显露肩袖和大结节与小结节。手术结束时，用不可吸收缝线穿骨固定，使得三角肌重新附着于肩峰上。

最近对上方三角肌劈开入路进行了一些改良，找到腋神经后继续向远端暴露。三角肌在腋神经以远进一步暴露肱骨近端。此种方法可适于安放钢板固定肱骨近端骨折的需要，对腋神经损伤的担忧是合理的，但这种情况似乎可以避免[15]。

(三)后入路

大多数情况下，肩关节的后入路（图 44-22）是在

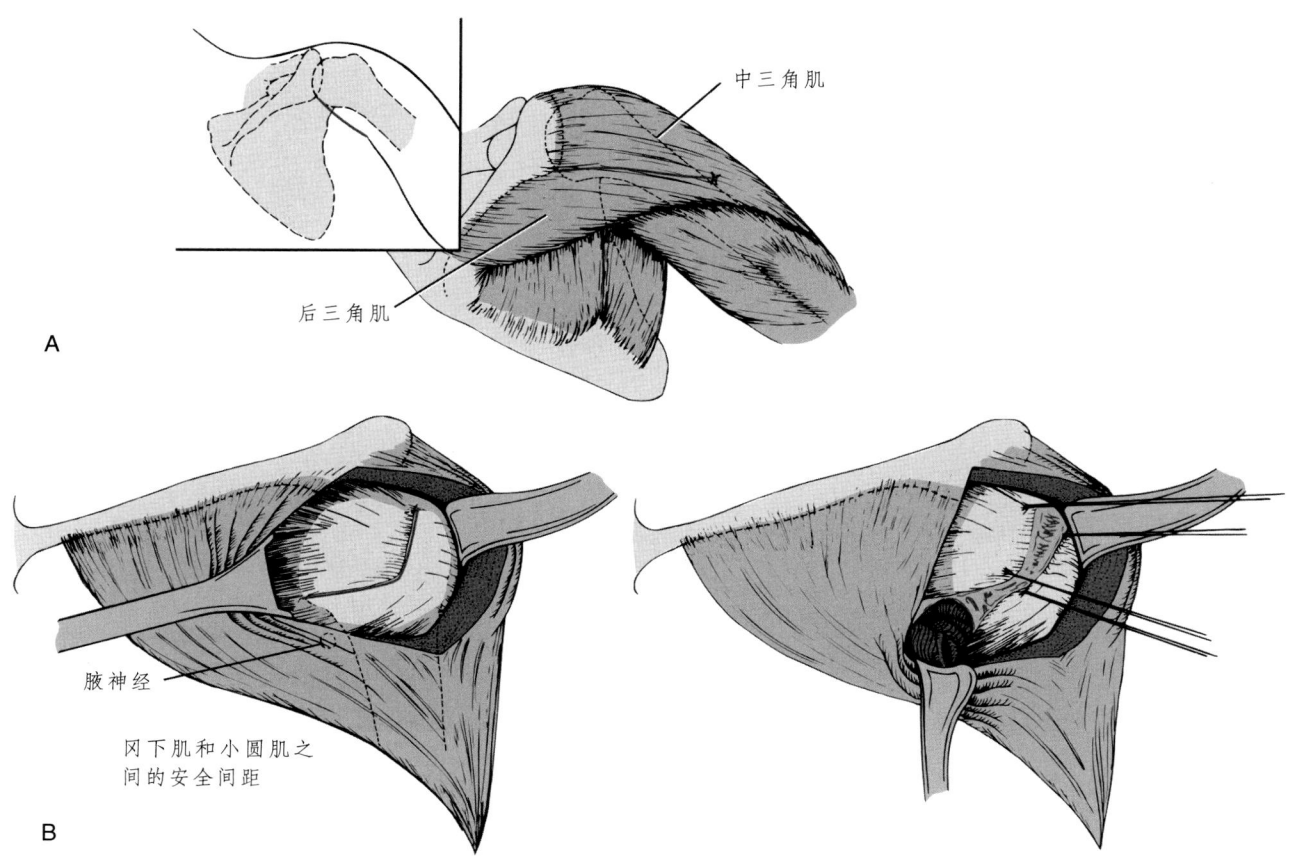

图 44-22　(A)后入路，纵向切口。劈开三角肌的后部直至肩峰以远 8cm，以显露冈下肌和小圆肌。(B)垂直冈下肌切开关节并在冈下肌和小圆肌之间的神经间平面上做任一水平切口。

患者侧卧位时进行手术。小布袋或髋关节体位固定系统用于支撑患者。凝胶软垫放置于上胸壁的下面，以保护臂丛神经和下垂的肩部。头部用凝胶垫的头架保护。胳臂置于手术台对侧的无菌可调关节的臂架上。

我们推荐的后路手术切口是垂直向下并沿着Langer线，它起自肩峰的后外侧角的内侧2cm或3cm处，向尾端延伸直至腋窝的内缘一点。如果有必要，这一切口可以沿肩胛冈向内侧延伸，或经过肩关节的顶部向上延伸。游离皮肤和皮下层后，在距离肩胛后棘水平6~8cm之间劈开三角肌，注意不要损伤腋神经(见图44-9)。通过从肩胛冈内侧和外侧切断三角肌止点可以获得额外的显露。可以替换的方法是外展胳臂并使得三角肌下边小心地向头侧回缩。后一种方法可以显露肩胛骨的后面和肩胛骨的外侧缘。显露的要点是定位和保护沿三角肌的内表面走行至小圆肌的腋神经及其分支。通过劈开冈下肌和肌腱或通过打开冈下肌和小圆肌的间隙，可以获得盂肱关节后方的显露[104]。

后入路一般用于肩胛骨体和关节盂骨折；然而，它也曾用于肩关节假体成形术。

第五节 结果评价

临床医疗实践的新近趋势强调预后评估的重要性。许多骨科评分系统已被描述。最初，大多数评分系统被设计用于评估特殊的外科手术的预后，但是目前更多的研究工作已强调使用一般健康状况的测量标准和评估治疗结果的基因位点专一性与疾病专一性的预后的重要性。

早期肩关节评分的制定用于评估特殊肩关节手术的结果。Neer评分设计用于评估肩关节成形手术的结果[31]；Rowe评分用于评估肩关节不稳定的修复术的结果。最近，几个评估肩关节的预后评价系统已被制定，包括Constant-Murley评分、美国肩肘外科医生评分和臂肩手残障问卷(DASH)。另外，其他评分系统也已有提出。

Constant-Murley评分用于评价疼痛、进行日常生活活动的能力、肩关节运动和外展力量。另外，评分按年龄进行标化[12]。该评分系统在其最初发表时是获得批准的唯一的确认有效的测量手段[10]。Conboy和其合作者[10]研究了Constant-Murley评分系统并提出关于对所有的肩关节疾患的一般评估的效度问题。

最初的美国肩肘外科医生评估表提供了一种有机组成形式以记录主观和客观数据。它没有被用于复

合分数的计算的打算。这项工作在实际试验中进行了更新和评估[36]。最近的关于预后评估的研究工作强调患者的主观参数。

DASH评估是由美国骨科手术医生学会和多伦多大学的劳动和卫生学院及肌肉骨骼专业团体理事会的成员组织共同制定的[1]。它包括许多患者报告模块，比如症状、功能、预期、满意度和生活质量。它被设计成为一种广泛应用的上肢的预后评估工具。

骨科患者的一般健康状况的评估最常用简表36(SF-36)问卷[41]。SF-36健康调查表被制定为医学预后研究调查表的一个简表，它对40个躯体和心理的健康概念进行评估。它是一个一般性的评价方法，因为它评估的健康概念表现了与患者的功能状况和健康相关的基本价值。SF-36健康调查表的8个量表大体评价了行为功能、感知健康、社会和角色残障和健康的个体评估的躯体和精神因素。

肱骨近端骨折的预后评估很复杂，因为事实上无法获得发病前的评估。这样，那些设计用于慢性肩关节病损(如盂肱关节炎和肩袖撕裂)的治疗预后评估工具对肱骨近端骨折可能并不有效。评估肱骨近端骨折时，与健侧肢体进行比较常常是有帮助的，就如同与年龄相仿的正常人肢体的功能做比较一样。

(李明新 译 娄思权 徐卫国 校)

参考文献

1. American Academy of Orthopaedic Surgeons. Disabilities of the Arm, Shoulder, and Hand. Rosemont, IL, American Academy of Orthopaedic Surgeons, 1995.
2. Blom, S.; Dahlback, L.O. Nerve injuries in dislocations of the shoulder joint and fractures of the neck of the humerus: A clinical and electromyographic study. Acta Chir Scand 136:461–466, 1970.
3. Bloom, M.H.; Obata, W.G. Diagnosis of posterior dislocation of the shoulder with the use of Velpeau axillary and angle-up roentgenographic views. J Bone Joint Surg [Am] 49:943–949, 1967.
4. Boileau, P.; Walch, G. The three dimensional geometry of the proximal humerus, implications for surgical technique and prosthetic design. J Bone Joint Surg [Br] 79:857–865, 1997.
5. Brooks, C.H.; Revell, W.J.; Heatley, F.W. Vascularity of the humeral head after proximal humerus fractures. J Bone Joint Surg [Br] 75:132–136, 1993.
6. Burkhead, W.Z.; Scheinberg, R.R.; Boc, G. Surgical anatomy of the axillary nerve. J Shoulder Elbow Surg 1:31–36, 1992.

7. Burnstein, J.; Adler, L.M.; Blank, J.E.; et al. Evaluation of the Neer system of classification of proximal humerus fractures with computerized tomographic scans and plain radiographs. J Bone Joint Surg [Am] 78:1371–1375, 1996.

8. Codman, E.A. The Shoulder. Boston, T. Todd, 1934.

9. Colachis, S.C., Jr; Strohm, B.R.; Brecher, V.L. Effects of axillary nerve block on muscle force in the upper extremity. Arch Phys Rehabil Med 50:647–654, 1969.

10. Conboy, V.B.; Morris, R.W.; Kiss, J.; et al. An evaluation of the Constant-Murley shoulder assessment. J Bone Joint Surg [Br] 78:229–232, 1996.

11. Conn, R.A.; Cofield, R.H.; Byer, D.E.; et al. Interscalene block anaesthesia for shoulder surgery. Clin Orthop Relat Res 216:94–98, 1987.

12. Constant, C.R.; Murley, A.H.G. A clinical method of functional assessment of the shoulder. Clin Orthop 214:160–164, 1987.

13. De Laat, E.A.T.; Visser, C.P.J.; Coene, L.N.; et al. Nerve lesions in primary shoulder dislocations and humeral neck fractures. J Bone Joint Surg [Br] 76:381–383, 1994.

14. Flatow, E.L.; Bigliani, L.U.; April, E.W. An anatomical study of the coracoid muscles. Clin Orthop Relat Res 244:166–171, 1989.

15. Gardner, M.J.; et al. The extended anterolateral acromial approach allows minimally invasive access to the proximal humerus. Clin Orthop Relat Res 434:123–129, 2005.

16. Gerber, C.; Schneeberger, A.; Vinh, T.S. The arterial vascularization of the humeral head. An anatomical study. J Bone Joint Surg [Am] 72:1486–1494, 1990.

17. Harryman, D.T.; Sidles, J.A.; Harris, S.L.; et al. The role of the rotator interval capsule in passive motion and stability of the shoulder. J Bone Joint Surg [Am] 74:53–66, 1992.

18. Hawkins, R.J.; Neer, C.S., II; Pianta, R.M.; Mendoza, F.X. Locked posterior dislocation of the shoulder. J Bone Joint Surg [Am] 69:9–18, 1987.

19. Horak, J.; Nilsson, B.E. Epidemiology of fracture of the upper end of the humerus. Clin Orthop Relat Res 112:250–253, 1975.

20. Iannotti, J.P.; Gabriel, J.P.; Schneck, S.L.; et al. The normal glenohumeral relationships: An anatomical study of one hundred and forty shoulders. J Bone Joint Surg [Am] 74:491–500, 1992.

21. Iannotti, J.P.; Zlatkin, M.B.; Esterhai, J.L.; et al. Magnetic resonance imaging of the shoulder: Sensitivity, specificity, and predictive value. J Bone Joint Surg [Am] 73:17–29, 1991.

22. Laing, P.G. The arterial supply to the adult humerus. J Bone Joint Surg [Am] 38:1105–1116, 1956.

23. Lim, E.V.A.; Day, L.J. Thrombosis of the axillary artery complicating proximal humeral fractures. J Bone Joint Surg [Am] 69:778–780, 1987.

24. Linson, M.A. Axillary artery thrombosis after fracture of the humerus: A case report. J Bone Joint Surg [Am] 62:1214–1215, 1980.

25. Lippett, S.B.; Vanderhooft, E.; Harris, S.L.; et al.

Glenohumeral stability from concavity compression: A quantitative analysis. J Shoulder Elbow Surg 2: 27–35, 1993.

26. Mason, B.J.; Kier, R.; Bindleglass, D.F. Occult fractures of the greater tuberosity of the humerus: Radiographic and MR imaging findings. Am J Roentgenol 172:469–473, 1999.

27. Moseley, J.B; Jobe, F.W.; Pink, M.; et al. EMG analysis of the scapular muscles during a shoulder rehabilitation program. Am J Sports Med 20:128–134, 2002.

28. Müller, M.E.; Allgöwer, M.; Schneider, R.; Willenegger, H. Manual of Internal Fixation. Berlin, Springer-Verlag, 1991.

29. Neer, C.S., II. Displaced proximal humeral fractures: I. Classification and evaluation. J Bone Joint Surg [Am] 52:1077–1089, 1970.

30. Neer, C.S., II. Fractures about the shoulder. In: Rockwood, C.A.; Greene, D.P., eds. Fractures in Adults. Philadelphia, J.B. Lippincott, 1984.

31. Neer, C.S., II; Watson, K.C.; Stanton, F.J. Recent experience in total shoulder replacement. J Bone Joint Surg [Am] 64:319–336, 1982.

32. Neviaser, R.J.; Neviaser, T.J.; Neviaser, J.S. Anterior dislocation of the shoulder and rotator cuff rupture. Clin Orthop Relat Res 291:103–106, 1993.

33. Nordquist, A.; Petersson, C.J. Incidence and causes of shoulder girdle injuries in an urban population. J Shoulder Elbow Surg 4:107–112, 1995.

34. Norris, T.R.; Green, A. Imaging modalities in the evaluation of shoulder disorders. In: Matsen, F.A., III; Fu, F.H.; Hawkins, R.J., eds. The Shoulder: A Balance of Mobility and Stability. Rosemont, IL, American Academy of Orthopaedic Surgeons, 1993, pp. 353–368.

35. Pearl, M.L.; Volk, A.G. Retroversion of the proximal humerus in relationship to prosthetic replacement arthroplasty. J Shoulder Elbow Surg 4:286–289, 1995.

36. Richards, R.; An, K.N.; Bigliani, L.U.; et al. A standardized method for assessment of shoulder function. J Shoulder Elbow Surg 3:347–352, 1994.

37. Rose, S.H.; Melton, L.J., III; Morrey, B.F.; et al. Epidemiologic features of humeral fractures. Clin Orthop Relat Res 168:24–30, 1982.

38. Shaffer, B.S.; Conway, J.; Jobe, F.W.; et al. Infraspinatus muscle-splitting incision in posterior shoulder surgery: An anatomic and electromyographic study. Am J Sports Med 22:113–120, 1994.

39. Soslowsky, L.J.; Bigliani, L.U.; Flatow, E.L.; et al. Articular geometry of the glenohumeral joint. Clin Orthop Relat Res 285:181–190, 1992.

40. Teefey, S.A.; Hasan, S.A.; Middleton, W.D.; et al. Ultrasonography of the rotator cuff. A comparison of ultrasonographic and arthroscopic findings in one hundred consecutive cases. J Bone Joint Surg [Am] 82:498–504, 2000.

41. Ware, J.E. SF-36 Health Survey: Manual and Interpretation Guide. Boston, The Health Institute, New England Medical Center, 1993.

42. Warner, J.P.; Krushell, R.J.; Masquelet, A.; et al. Anatomy and relationships of the suprascapular nerve: Anatomical constraints to mobilization of the supraspinatus and infraspinatus muscles in the management of massive rotator cuff tears. J Bone Joint Surg [Am] 74:36–45, 1992.

43. Winnie, A.P. Interscalene brachial plexus block. Anesth Analg 49:455–466, 1970.
44. Wirth, M.A.; Butters, K.P.; Rockwood, C.A., Jr. The posterior deltoid-splitting approach to the shoulder. Clin Orthop Relat Res 296:92–98, 1993.

第二部分
肱骨近端骨折及骨折脱位

Andrew Green, M.D.
Tom R. Norris, M.D.

第一节　流行病学

肱骨近端骨折占全部骨折的 5%[24]。尽管肱骨近端骨折可以发生在任何年龄（例如可发生在出生阶段），但是由于骨质疏松的发生随着年龄的增加而增多，因此肱骨近端骨折的发生率也随着年龄在中老年人群中明显增加。

Rose 及其同事研究了明尼苏达州罗切斯特（Rochester, Minnesota）10 年间 53 000 位住院患者中 564 位患者的 586 例肱骨骨折[123]。在成人中，肱骨近端骨折的发生率在 20~30 岁年龄组最低，其后发生率逐渐升高。直到 50 岁，男女间无明显区别。50 岁之后，发生率继续升高，但男女比例为 1:4。成年男性在 30~60 岁发生率最高，而女性在绝经后发生的机会大大增加。Court-Brown 等[24]发现发病率随年龄增加而快速上升，80%的患者年龄超过 50 岁。Lee 等[81]通过回顾肱骨近端骨折的 6900 例女性患者，发现骨骼脆性与易于摔倒是不相干的独立危险因素。女性同时有低骨密度（BMD）及易于摔倒的危险因素时，是只有一个或无危险因素妇女发病率的 3 倍[81]。

Kristiansen 及其同事在一项对 500 000 人中 565 例肱骨近端骨折的研究发现，在所有年龄组中女性占 77%[77]。女性所占比例如此之高的原因被认为与女性的进行性骨质疏松有关。肱骨近端骨折与脊柱、股骨近端、骨盆或桡骨远端骨折相比，其与骨骼脆性的关系更加密切[56,66]。

因此，年龄越高造成肱骨近端骨折所需的创伤外力越小。在年龄小于 50 岁的患者中，引起肱骨近端骨折最常见的原因常常是强烈的外力，例如高空坠落伤、车祸伤和运动创伤。而在年龄大于 50 岁的患者中，轻度或中度的外力即可导致骨折，例如摔倒或直接撞击[66]。肱骨近端最常见的骨折类型外科颈骨折中，75%发生在 65 岁以上的老年人。

流行病学调查研究证实，肱骨近端骨折的发生率随着人预期寿命的延长而增高[3]。Kannus 及其同事研究了所有芬兰医院在 1970~1993 年间收治的肱骨近端骨折患者，发现各个年龄段的女性和男性肱骨近端骨折发生率皆稳步上升[68]。基于人口增长的趋势他们预计，肱骨近端骨折在接下来的 30 年内会增长 300%。

第二节　损伤机制

在采集肩关节损伤的病史过程中，经常会出现一种或几种机制共同造成肱骨近端骨折。对肱骨前侧、外侧或后外侧的直接撞击可以造成骨折。在年轻患者中，这种直接撞击可以出现在汽车或滑雪事故中，而对于年老的患者单纯摔倒就可能导致骨折。

轴向负荷可以通过屈曲的肘关节或者伸直肘关节时屈曲的手掌或前臂传导至肱骨，引起骨折。远端骨折片的移位方向取决于施加轴向负荷时手掌和肘关节的位置。间接暴力往往作用于摔倒过程中外展伸出的手臂。这时大结节无法避开肩峰，而肱骨颈顶撬在肩峰上而引起骨折、骨折脱位或脱位，最终造成何种损伤取决于骨与周围韧带强度的对比关系。手法闭合复位时要将病史中外伤时手臂所处位置前、外或后，以及骨折片移位情况和旋转外力结合起来考虑。

癫痫大发作或受到电击时肌肉的剧烈收缩可以导致肩关节的骨折或骨折脱位。由于内旋、内收上臂的肌群力量大于外旋肌群，而造成肩关节向后的骨折脱位[9]。由癫痫大发作或电击造成的骨折发生率为 1%

~3%[70]。据 Kelly 报道，每 10 000 次惊厥会诱发 4 次肩关节骨折，或每 1 000 例治疗的患者中有 6.8 例发生骨折[70]。惊厥发作是造成肩关节双侧向后骨折脱位最常见的原因。这类骨折往往是肱骨头压缩骨折绞锁或粉碎型骨折脱位[29,85,88]。

局部肿瘤，如多发性骨髓瘤或转移瘤，或者代谢性疾病，会导致病理性骨折[79]。这些患者骨折的机制更多的是因为骨皮质的破坏。病因的鉴别加上对随时可能发生的骨折做预防性治疗是处理这类疾病最有效的方法。

肱骨近端骨折的伴随创伤同样重要。车祸伤、高空坠落伤、高速坠落伤（如滑雪）、高能量枪击伤，经常会造成更加严重的合并创伤，而且对合并损伤的治疗与最终疗效关系密切。

第三节　伴发损伤

一、肩袖撕裂

肱骨近端骨折后的肩袖撕裂会对功能结果产生严重影响。急性肩袖撕裂一般不和肱骨近端骨折伴随发生。在老年患者中，原有肩袖撕裂的情况更为常见。尽管如此，急性肩袖撕裂一旦发生会对治疗效果产生明显的影响。大结节的显著移位提示肩袖撕裂的存在，冈上肌腱和肩胛下肌腱之间的肩袖间隙的纵向撕裂是最常见的损伤，而且可伴有大结节或小结节的移位。

二、同侧上肢骨折

同侧上肢的骨折并不常见。最常见于多发创伤或严重的上肢多部位损伤。严重创伤时，同侧肢体的多发骨折可以和肱骨近端骨折伴随发生。在处理多发创伤时，由于其他创伤的突显而容易忽略肱骨近端骨折。Pierce 和 Hodurski[120]报道了 21 例患者同侧尺桡骨双骨折，50% 以上的患者残留神经损伤，包括臂丛、桡神经和尺神经的损伤。骨干或肱骨远端的骨折都可能伴发肱骨近端骨折或骨折脱位（图 44-23）。在老年患者的撑地伤时还可能伴发腕关节和肘关节的骨折。这些肩关节骨折患者的康复就显得非常困难了。同侧肱骨干骨折的处理难度很大。老年患者的骨骼质量下降，很难通过手术获得骨骼稳定。如果肱骨近端并非

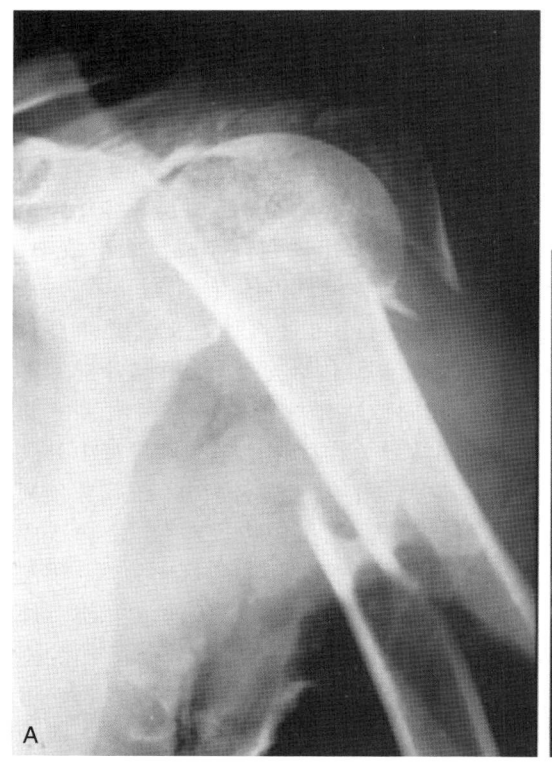
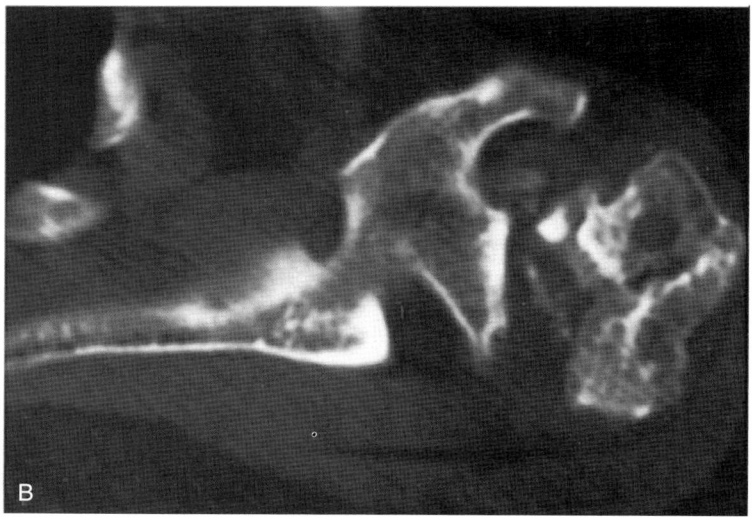

图 44-23　(A)肱骨近端三部分大结节骨折合并肱骨干中段骨折。(B)单纯治疗骨干骨折后导致严重的盂肱关节炎，后期需要行关节置换。

粉碎骨折的话,闭合髓内钉手术是一种治疗选择。对某些病例,闭合髓内钉固定是最佳选择,可以取得很好的疗效(图44-24)。骨质条件较好的年轻患者,也可以选择其他的手术方法。

三、神经损伤

锁骨下的臂丛及其周围分支在解剖上正好位于盂肱关节的前内侧,因此在盂肱关节前脱位、骨折脱位或累及肱骨外科颈骨折时可能会损伤这些神经。神经的损伤可以是骨折碎片的直接压迫或者是牵拉性损伤。神经损伤更多见于骨折脱位,大结节的骨折脱位最常合并的是单纯腋神经损伤。

利用肌电图诊断盂肱关节前脱位和肱骨颈骨折伴有腋神经或其他神经损伤时,神经损伤的比例是20%~30%,而50岁以上患者的比例高达50%[6,117]。据Stableforth报道,四部分肱骨近端骨折的患者中6.1%合并有臂丛损伤,其中只有1/3的患者获得了完全恢复。

创伤性臂丛神经损伤可以分为锁骨下损伤和锁骨上损伤两类。在一项对420例臂丛神经麻痹患者手术过程的综述研究中,25%的损伤在锁骨下,75%在锁骨上。420例中15%是两个水平都有损伤[2]。90%的臂丛损伤发生在15~30岁间,多见于汽车或摩托车事故。单纯腋神经损伤以及臂丛后束的损伤绝大多数是由于肩关节前或下方脱位所致。Alnot报道的病例中,80%的单纯腋神经损伤属于神经失用症,可以在4~6个月内恢复。然而,在Seddon报道的病例中只有44%的患者获得了完全恢复,12%获得不完全恢复,44%的患者没有恢复[130]。肩关节突然的向下和向后的运动会导致臂丛牵拉性损伤;累及锁骨、肩胛骨或肱骨上段的多发创伤会引起神经主干和终末分支的弥漫性损伤,也有血管损伤的可能。腋神经位于四边孔内,肩胛上神经走行于紧邻喙突的肩胛切迹内,肌皮神经是最常受损的神经。

由于创伤后早期的疼痛和制动使得检查很难进行,从而造成神经损伤的漏诊。腋神经损伤并不总是伴有感觉的丧失。不幸的是,神经损伤的恢复常常是不完全的。尽管由于腋神经损伤造成的永久性三角肌麻痹很罕见,但是神经支配恢复前需要一段漫长的等待来排除永久性损伤。肌肉转移术作为治疗三角肌麻痹的晚期挽救措施,其效果很差。因此,Narakas[102]和其他学者[12,19]建议,严重创伤后应早期探查锁骨下的臂丛神经损伤。

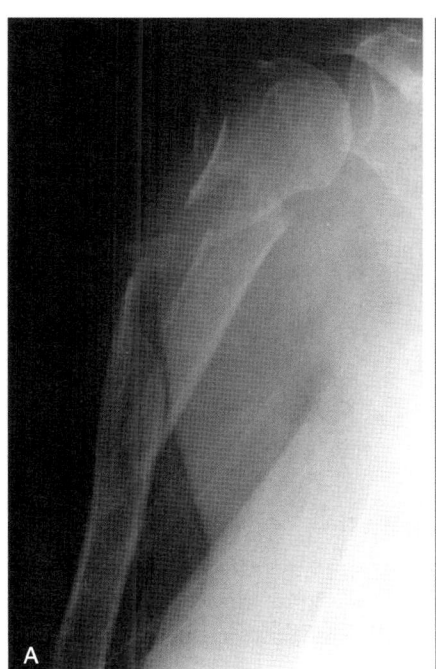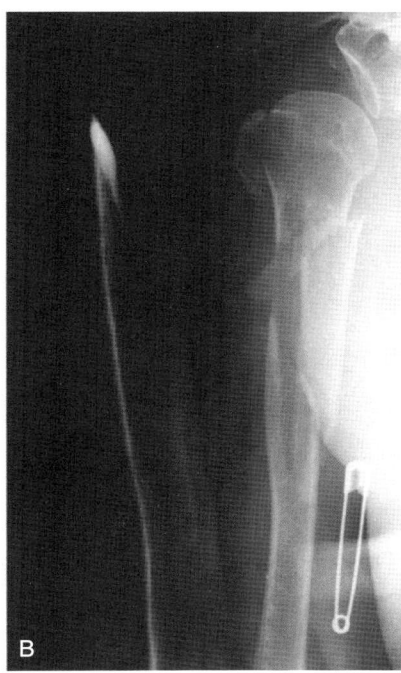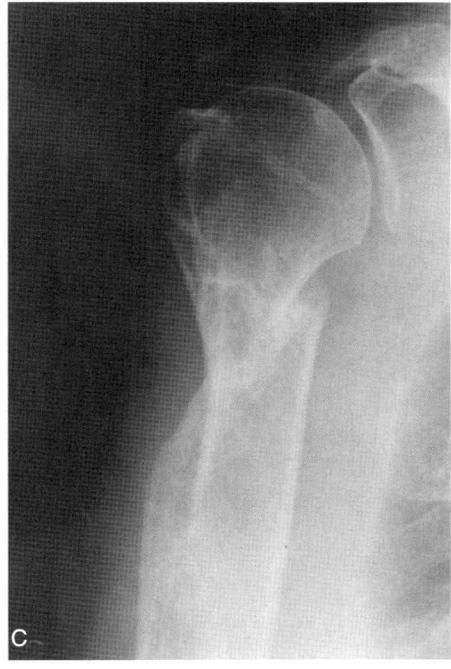

图44-24 (A)86岁,女性,优势臂肱骨近端粉碎骨折累及大结节和外科颈并向远端延伸至三角肌结节。(B)接合夹板治疗,领袖制动,一旦获得早期愈合即开始被动运动。(C)伤后1年,骨折解剖对线完全愈合,接近完全的主动肩关节运动以及恢复全部肩关节功能。

四、血管损伤

肱骨近端骨折伴发血管损伤很少见。但是血管损伤漏诊的后果将是灾难性的,所以对血管状态的早期评价是绝对优先的。动脉硬化是老年人动脉损伤的易发因素。肱骨近端骨折可以导致腋动脉闭塞、破裂、血栓形成以及假性动脉瘤。报道中肱骨近端四部分骨折发生腋动脉损伤的概率是 5%[135]。肢体的肿胀和侧支循环可能掩盖血管损伤的程度。需要触摸外周血管(如桡动脉)的搏动。由于肩关节周围广泛的侧支循环,腋动脉损伤时依然有可能触及桡动脉搏动。血管损伤的其他征象包括感觉异常、苍白或青紫以及增大的血肿。感觉异常可能是继发于末梢循环不良,提示有血管损伤。避免并发症的关键是要早期诊断、早期治疗[148]。

如果怀疑血管损伤,多普勒超声和动脉造影检查是必需的(见图 44-7)。如果需要血管修补或重建,内固定或外固定稳定骨折需要在血管手术之前完成。在固定骨折过程中可安置临时的血管旁路以保证远端的血液灌注。如果缺血时间延长,需要考虑预防性上臂和前臂筋膜切开。术后反复多普勒超声检查排除血管闭塞是必要的,否则,血栓形成、缺血、筋膜室综合征会难以避免(见图 44-6C)。

五、其他损伤

据报道,胸廓损伤在四部分骨折和骨折脱位的发生率是 2.5%[135]。肱骨外科颈骨折时肱骨头脱入胸腔,以及气胸、血气胸皆见于肱骨近端骨折的报道中[51,118]。移位至腹膜后和对侧胸腔的病例也有报道[37,144](图 44-25)。在这些情况下,对并发损伤的详细评估是必需的。

第四节　骨折分型

在过去的一个世纪里,众多的分型分类方法被用于描述肱骨近端骨折。大多数分型方法并不完善,不能够深入分辨骨折的严重程度。由于分类方法众多,因此很难对早期的关于肱骨近端骨折和骨折脱位的文献结果进行比较。尽管这一骨折的文献很多,但在治疗方面仍然存在争议。

根据骨折线解剖水平的分型方法没有考虑到骨折解剖的重要性,没有将明显移位的骨折和无移位的骨折区分开来。Codman 注意到,绝大多数肱骨近端骨折发生在肱骨近侧末端曾经的骺线位置[18]。Codman 和 DeAnquin 强调,肱骨近端骨折中肱骨头血供极为重要[18,28]。Neer 意识到这一重要性,强调每一个解剖部分

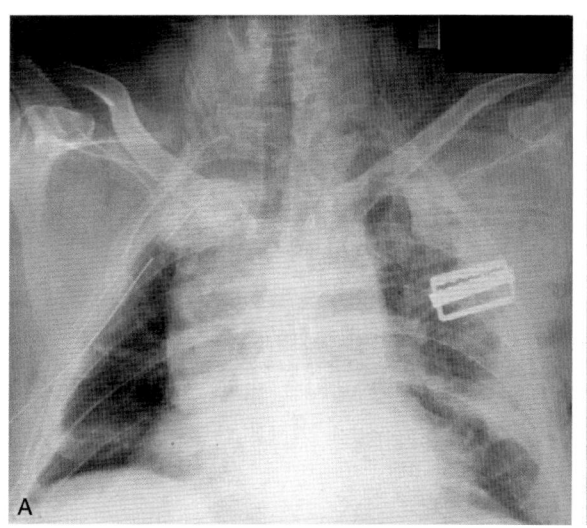
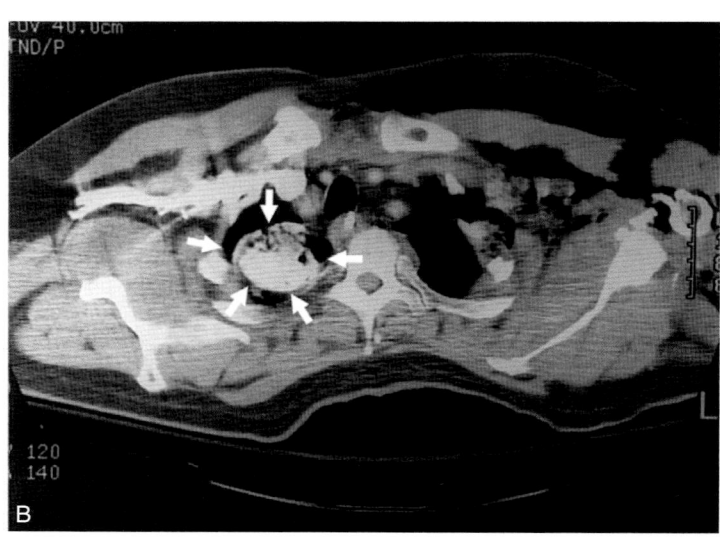

图 44-25 (A)64 岁男性,肱骨近端骨折,对侧胸腔内脱位。肱骨头穿过纵隔进入胸腔。伴有臂丛神经损伤以及背阔肌和胸大肌肱骨上的止点撕脱。肱骨头可在左上肺野内看到。(B)CT 扫描显示肱骨头(箭头所示),采用胸腔镜切除肱骨头。(From Eberson, C. P.; Ng, T,; Green, A.Contralateral intrathoracic displacement of the humeral head. A case report. J Bone Joint Surg [Am] 82:105-108,2000.)

移位或成角的程度，制订了 Codman 四部分分型系统[104]。Neer 将这一分型系统与对大量肱骨近端骨折患者疗效的回顾性研究结果联系起来。这一分型系统试图预测骨折的移位程度对肩袖功能、盂肱关节生物力学以及关节部分血供的影响(图 44-26)。

Neer 的分型系统是基于关节部分、大结节、小结节和肱骨干的位置关系。骨折块的移位取决于附着于其上的肌肉韧带组织的牵拉。

第一部分是关节面。骨折线可以通过解剖颈或劈裂肱骨头或同时存在，骨折的移位程度取决于创伤的大小，而与软组织附着无关。

第二部分是大结节及其附着的肌肉韧带组织，包

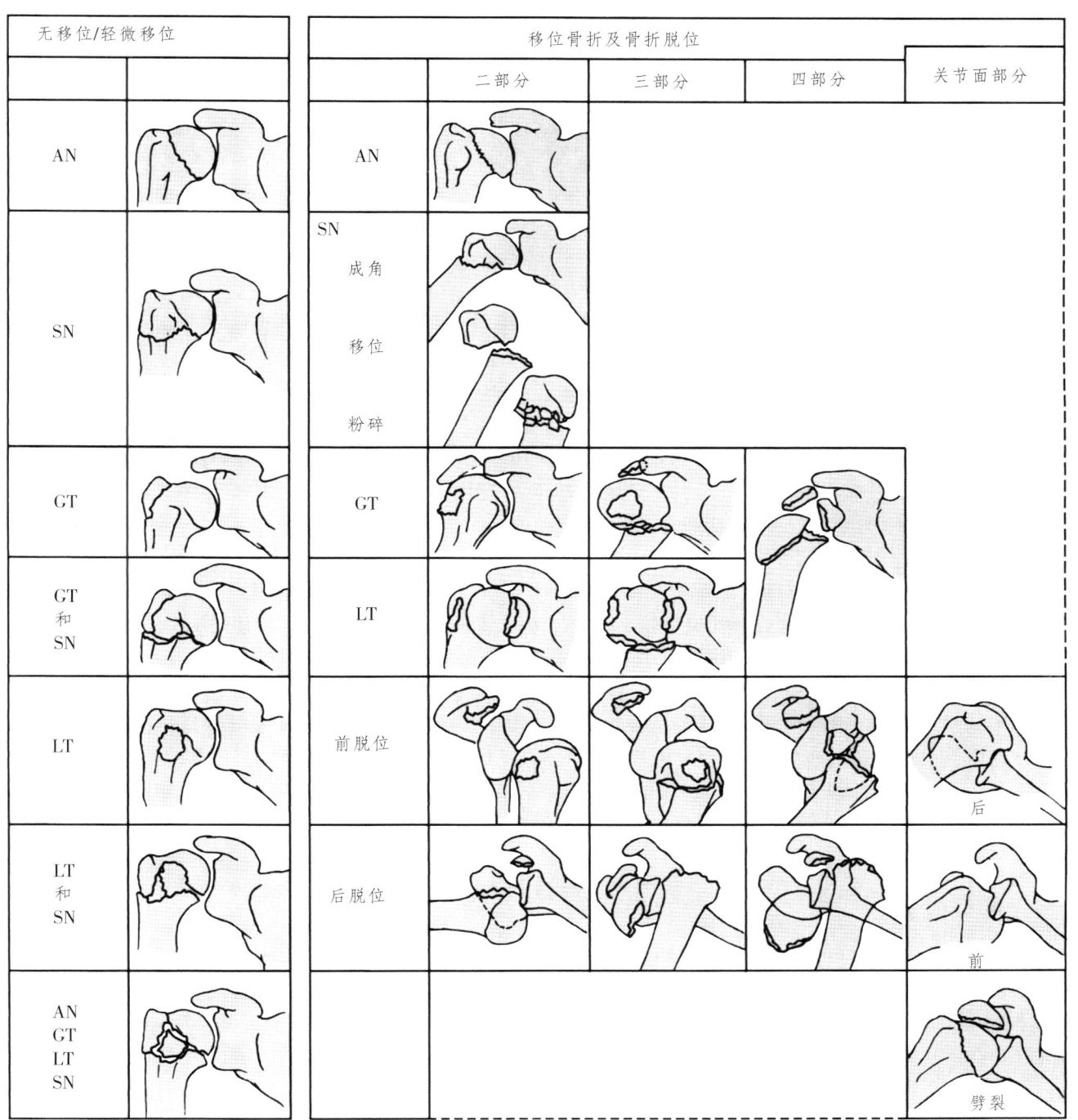

图 44-26　骨折和骨折脱位的四部分分类。缩写：AN，解剖颈；GT，大结节；LT，小结节；SN，外科颈。

括冈上肌、冈下肌和小圆肌。在外科颈骨折或三部分小结节骨折时，这些肌肉牵拉肱骨头外展、外旋。在两部分或三部分大结节骨折时，这些附着于大结节的韧带向后内牵拉大结节。这一部分通常是粉碎骨折，不同患者的骨块的大小、位置以及受累的肩袖韧带数量可能不同。

第三部分是小结节及附着其上的肩胛下肌肌腱。肩胛下肌起平衡大结节上肌肉的牵拉力量和内旋肱骨头的作用。第四部分是结节下或外科颈水平以下的肱骨干。

当这一分型系统在1970年最初被提出的时候，强调的是在对影像学资料的准确判读下将肱骨近端骨折分为移位骨折和无移位骨折。根据 Neer 的标准，移位骨折的标准是任何一部分的移位在 1cm 或 1cm 以上或者成角大于 45°[104]。Neer 定义了肱骨近端移位骨折的 6 种类型。

最近 AO 协会/美国内固定协会/骨创伤协会（AO/ASIF/OTA）使用综合长骨分类系统对肱骨近端骨折进行了分类。此分类系统根据骨折部位、嵌插、移位、成角外科颈粉碎情况及是否伴脱位，分为 3 种主要类型及 3 个亚型。A 型骨折是单一骨折，涉及大结节或外科颈；B 型骨折是双处骨折；C 型骨折涉及关节内解剖颈骨折及头劈裂型骨折。此分类不如 Neer 分类系统更有指导性。与 Neer 分类相比，此分类明确证实，解剖颈外翻–嵌插骨折不同于其他四部分骨折[104]。外展–嵌插型与其他四部分骨折不同，尚有部分血管通过完整关节囊到达关节面骨折块，因此缺血性坏死概率较小。

Hertel 等最近通过对移位肱骨近端骨折术中采取激光多普勒及肱骨头钻孔，检查了血管情况，此发现证实了 Neer 分类系统的要点。另外，研究发现内侧的完整性与内侧关节囊破裂有关，关节面骨折块涉及干骺端不足 8mm 预示肱骨头缺血[55]。

Neer 分型使用最广泛，但 AO/OTA 分类对粉碎性骨折描述最具体，对选择手术方法有帮助。

一、一部分骨折

一部分骨折是无移位或仅有很小的移位（大结节骨折移位小于 0.5cm，其他部位移位小于 1cm），且成角小于 45°[104]。47%~85% 的肱骨近端骨折是一部分骨折[17,49,63,74,104,123]。从经验上讲，移位小于 1cm 的粉碎骨折很少造成软组织的破裂或关节部分血供的破坏。这样的骨折称之为一部分骨折或轻微移位骨折，这种骨

折的骨膜、关节囊和肩袖韧带将骨折块拢在一起。稳定的无移位骨折可采用非手术治疗（早期功能锻炼以避免关节僵硬）。

二、二部分骨折

累及任何一部分的移位骨折即为二部分骨折。大结节二部分骨折和外科颈骨折是最常见的类型，小结节二部分骨折和单纯解剖颈骨折非常少见。累及某一结节的二部分骨折常常与盂肱关节脱位合并出现。单纯大结节撕脱骨折可以伴发肩关节前脱位，而脱位在摄片之前已自然复位了。如果大结节仍处于解剖位置，在这一分型系统里应属于一部分骨折。当出现单纯小结节二部分骨折时，需要想到伴发的肩关节后脱位。

针对大结节愈合不良和错位愈合的研究表明，需要对这类骨折进行更为慎重的评价。移位 1cm 或成角 45° 作为是否错位的诊断标准过于宽泛，特别是当大结节在关节面的上方时。当上举患肢时，错位愈合的大结节会对肩峰下间隙造成撞击。McLaughlin 认为，大结节 0.5cm 的向上移位即足以值得切开复位了[95]。近来，Park 及其同事建议，对于运动员或需要手臂过头的重体力劳动者，3mm 的错位也应当手术复位[116]。

三、三部分骨折

三部分骨折涉及移位的三个部分，通常是肱骨头、外科颈以下的肱骨干和其中一个结节。由于肌肉对无骨折结节的牵拉力量失去对另一个骨折结节的对抗，使得关节面发生旋转，面向对侧撕脱的结节。例如，在一个大结节三部分骨折中，附着于完好的小结节上的肩胛下肌牵拉肱骨头，使其转向后方。这种骨折可以在腋位或肩胛水平侧位片上很好地显示，可以看到关节面转向后方，与骨干分离（图 44-27）。在小结节三部分骨折中，附着于大结节的冈下肌和小圆肌使肱骨头旋向前方（图 44-28）。

四、四部分骨折

在四部分骨折中，所有的四个部分全都移位。关节面部分可能嵌入骨干的近端，向外侧移位至三角肌下间隙，或者脱位至前方或后方。外旋肌群和冈上肌向后上牵拉大结节，小结节被牵至前内侧，胸大肌向内、前牵拉肱骨干，三角肌止于外科颈下方有牵拉

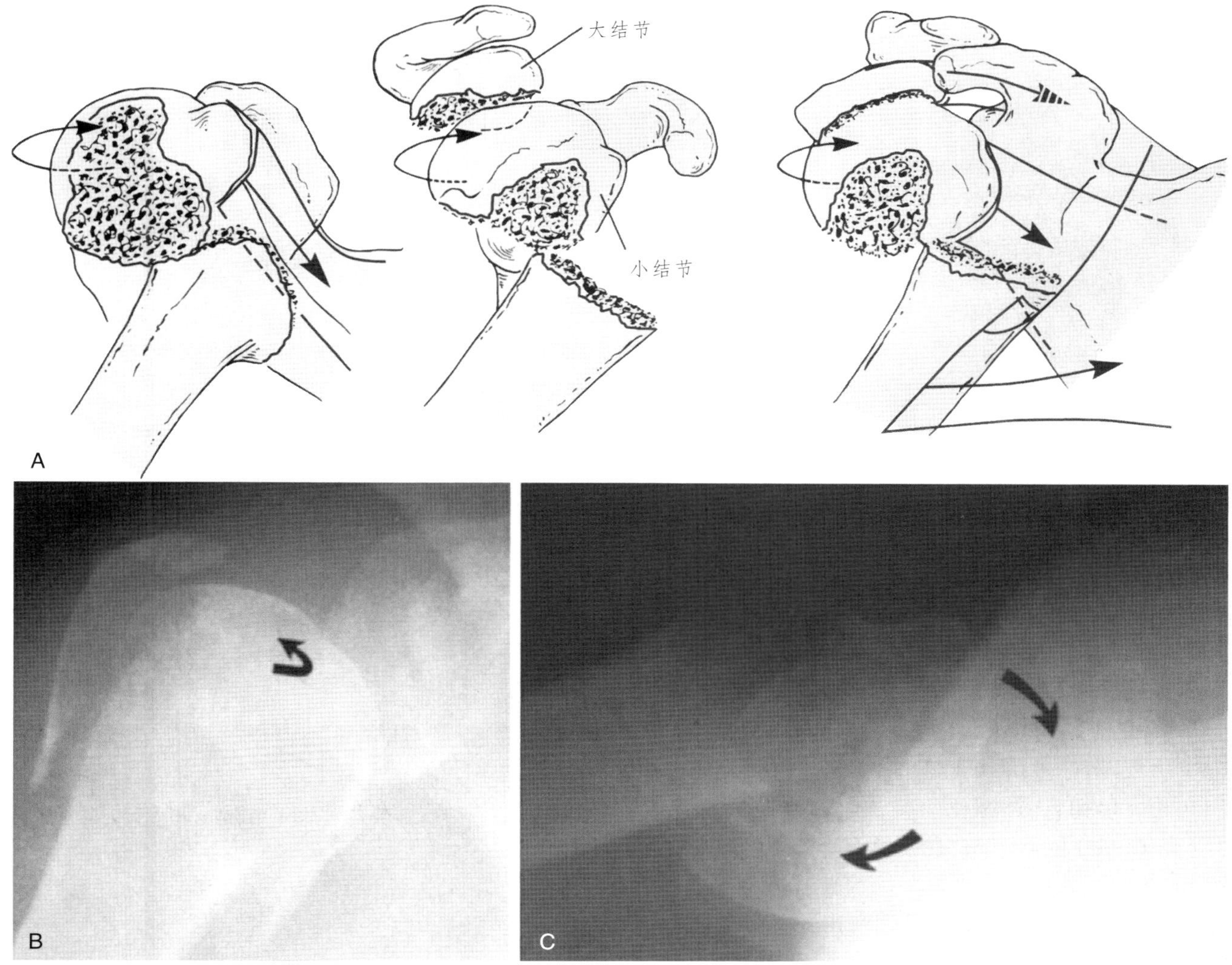

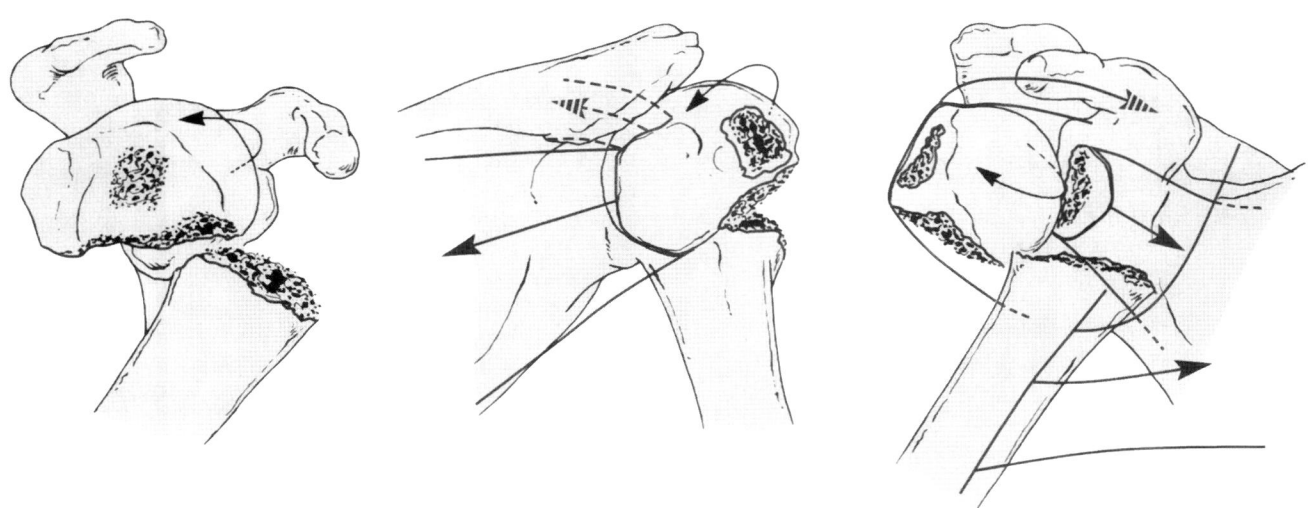

图 44-27 （A~C）三部分大结节骨折。胸大肌将肱骨干拉向前内。大结节被冈上肌、冈下肌和小圆肌牵拉。关节面因肩胛下肌完好而向后旋转。肩袖间隙撕裂明显。箭头所示结节被肌肉牵拉而移位的方向。

图 44-28　三部分小结节骨折。附着于大结节上完整的冈上肌、冈下肌和小圆肌将关节面向前旋转。撕脱的小结节和移位的肱骨干不能将肱骨头维持于旋转中立位。出现肩袖间隙的撕裂。箭头所示为结节被肌肉牵拉而移位的方向。

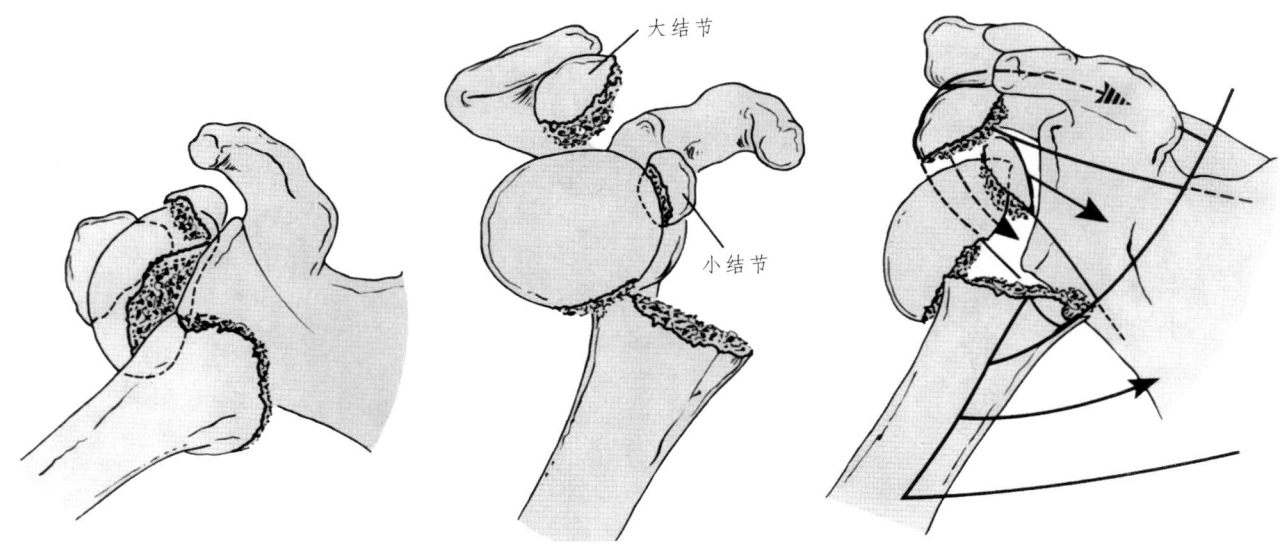

大结节

小结节

图 44-29 四部分骨折。肱骨干和大、小结节因有肌肉附着而发生移位。关节面部分可以向前、后、下或外侧方向发生脱位或半脱位,还有可能嵌插于肱骨干上端。供应关节面部分的血供中断。可能发生旋转间隙的撕裂。箭头所示为因肌肉牵拉结节发生移位的方向。

肱骨干内收的趋势(图 44-29)。近期的一些报道将外翻嵌插的四部分骨折从典型的四部分骨折中区分出来[64](图 44-30)。外翻位的关节面部分提示关节囊内、下附着部分依然完整,肱骨头的一部分血供可能完好[11]。

这种分型方法是基于肱骨近端主要部分的转归,而与骨折线的多少、损伤机制无关。骨折粉碎程度是影响治疗和结果的另外一个重要因素。AO/ASIF/OTA分类的优势在于其对粉碎程度的描述。只有肱骨头部分例外,肱骨头压缩骨折和肱骨头劈裂骨折需要单独考虑。

五、骨折脱位

骨折脱位时,肱骨头与关节盂脱位,无论肱骨头是否与大小结节相连。二、三或四部分骨折都可能合并肱骨头向前、后或外侧脱位。前下脱位是最常见的类型。前下脱位时肱骨头与臂丛、腋动脉解剖关系密切,大大增加了血管神经损伤的机会。

关节面后方的压缩骨折,又称为 Hill-Sachs 损伤,发生在盂肱关节前脱位时。由后方关节面撞击盂唇的前缘造成。与此类似,关节面前方的压缩骨折,有时称为反 Hill-Sachs 损伤,由向后骨折脱位时盂唇的后缘撞击关节面的前方造成。

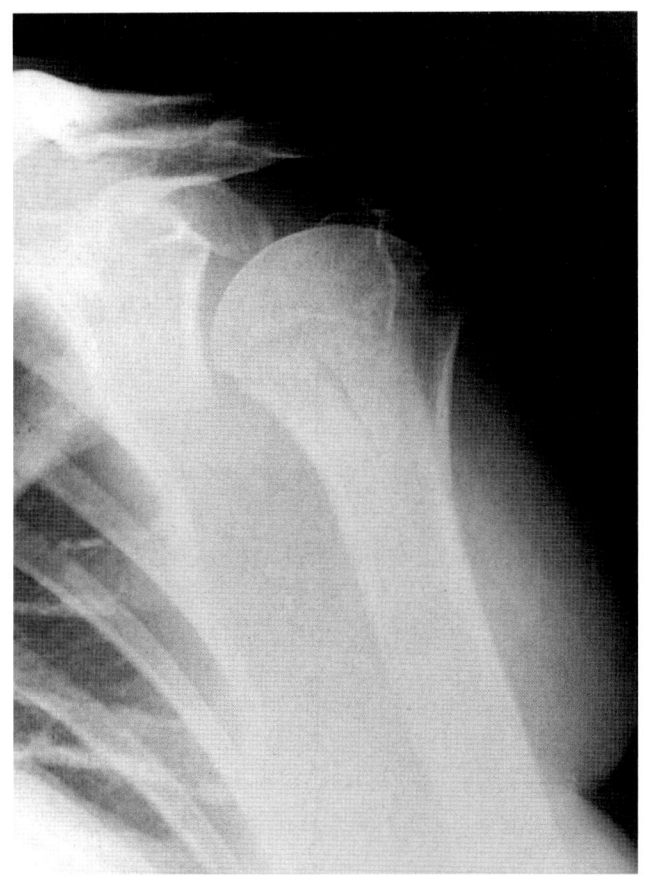

图 44-30 肱骨近端外翻嵌插型骨折。

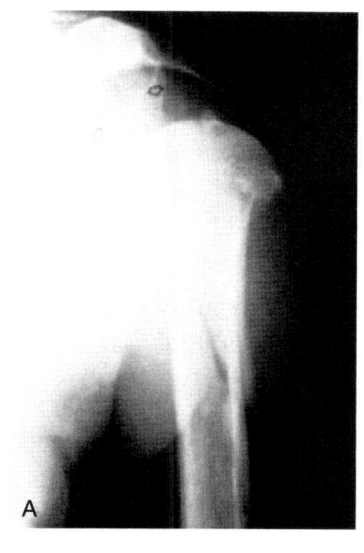
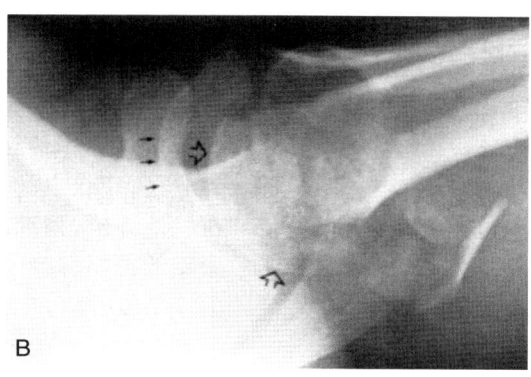

图 44-31　肱骨头劈裂型骨折。(A)前后位 X 线片。(B)腋位像。关节面的双边表现提示肱骨头移位劈裂 (箭头所示)。

六、肱骨头劈裂骨折

肱骨头劈裂骨折指肱骨头关节面的粉碎骨折。X 线片上的关节面双边现象是比较敏感的,提示更严重的关节面损伤征象(图 44-31)。

七、分型系统的用途

在 Neer 最初的分型系统中[104],Ⅰ 类骨折为无移位骨折,Ⅱ~Ⅵ类骨折为移位骨折。Ⅱ 类骨折为解剖颈骨折移位, Ⅲ 类骨折包括众多的外科颈骨折类型,Ⅳ 类骨折为大结节骨折,Ⅴ 类骨折为小结节骨折,Ⅵ 类为骨折脱位。这一分类方法将大结节的二、三、四部分骨折都归为Ⅳ类骨折中;与此类似,小结节的二、三、四部分骨折都归为Ⅵ类骨折;无论是二、三、四部分、前脱位或后脱位,所有的骨折脱位都归为Ⅵ类骨折。采用这种分类方法在比较治疗结果时,如果每个骨折部分都被考虑进去的话也不成问题,但是许多后续文章在比较结果时只是将骨折泛泛地归类,而不进行骨折部分数量的比较。

Neer 后来在对分类系统进行修订时,摒弃了分组分类的概念而强调四个部分的概念[107]。Bigliani[5]将肱骨头劈裂骨折和压缩骨折也列入了 Neer 的分型系统中(见图 44-26)。

Jakob 及其同事批评 Neer 的分型系统里没有足够的亚型来进行细致的分析和记录[63]。他们同时指出,根据移位的分类方法并不能在临床或试验研究中建立起来。例如他们强调,外展嵌插型的四部分骨折中会保留关节面的活力和可以接受的功能,尽管仍有缺

血性坏死的可能。Neer 分型中并没有将这一特殊类型损伤列入单独的一型。另外,对两部分骨折中移位的解剖颈骨折的分类,并没有强调几乎通常情况下都会发生缺血性坏死这一灾难性并发症的严重性。

由 AO/内固定和创伤研究协会(ASIF)和骨科创伤学会推崇的骨折综合分类方法以骨折的严重程度进行分型[99](图 44-32)。肱骨近端骨折分为 A、B、C 三型。A 型包含了关节外的单处骨折(二部分),B 型包含了关节外的双处骨折 (三部分),C 型包括解剖颈和股骨头关节面的骨折。每一类型的骨折又包括 3 种骨折方式,每一种骨折方式又按照移位的程度分成 3 个亚组,这样每一个类型的骨折即包含了 9 个亚组。尽管这一分类方法可以详细的研究许多骨折类型, 而与 Neer 分型相比并没有解决上面的问题,反而在使用上比 Neer 分型更加繁杂。

对肩关节 X 线片的判读历来很困难。虽然 Neer[104]将显著移位定义为 1cm 或 45°,但具体的数值还依靠对 X 线片的判断。对移位的肱骨近端骨折 X 线片评价的观察者间差异性和观察者自身差异性都会对治疗方法的选择和最终治疗效果产生显著的影响[10,131,132]。AO/ASIF 分类系统也存在对 X 线片判断准确性的同样问题。而是否需要采取手术治疗同样受到影响。

CT 扫描比普通 X 线片的优势也有研究报道[14,133]。Bernstein 等证实,CT 扫描的观察者自身可靠性轻微增加,而观察者间可重复性并没有增加[14]。资深肩关节外科医生的诊断和治疗并没有因为 CT 检查而改变。Sjödén 及其同事的结论是, 即便是 CT 扫描,肱骨近端骨折的 Neer 分型和 AO 分型的可重复性都是有

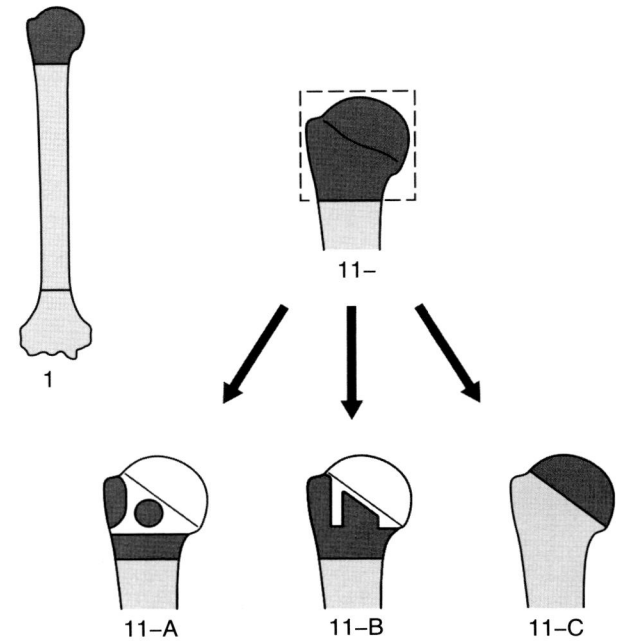

图 44-32　肱骨近端骨折 AO 分类。这种分类法包括 3 型(A~C),每型包括 9 个亚型。A 亚型指关节外的单一骨折,B 亚型指关节外的两处骨折,C 亚型指解剖颈或关节面骨折。

第五节　治疗

一、一般原则

对于肱骨近端骨折的治疗取得了很大的发展。尽管在早期的文献中不同的治疗方法都取得了良好的治疗效果,但这些研究中涉及的骨折并没有进行很好的分类分型,疗效也没有进行严格的比较。对骨折移位和血供的评价,精细的手术技术,明确的手术目的,术后康复的提高,这些方面都需要着重强调才能利于评价治疗手段,提高对肱骨近端骨折的疗效。

早期对该骨折的治疗手段包括牵引、悬垂石膏和外展架。尽管这些保守治疗有其最初的历史意义,但只适合极少部分的患者。外展架和夹板会使骨折远端向近端移位,因此已不推荐使用。胸大肌和背阔肌将肱骨干拉向前、内侧,这一力量随着外展而加强(图 44-33)。况且,外展架沉重,佩带起来并不舒服,而且限制了早期活动。当患者平躺时,随着手臂的后伸,畸形也会加重。

限的[133]。然而他们发现,观察者自身的可重复性在肩关节专家中较好一些,而且也好于 Neer 分型。不同读片者进行肱骨近端骨折分类时,尽管采用 CT 可能不会提供太大可靠性,但对描述骨折的特殊细节还是有好处的。

一些作者建议采用三维成像技术,因为这一技术能够提供更好的病理解剖关系。然而,Sally 及其同事的研究发现,三维成像技术的使用并不能提高肱骨近端骨折分型的可靠性[125]。我们的经验认为,三维 CT 利于对复杂骨折病例及骨折移位的细节观察,从而提出相应治疗方案。

对肱骨近端骨折分类与其他部位一样,不同观察者的结论有一定的差异。除平片外,CT 可以提高分型的准确率及可重复性。最重要的是,阅片及治疗肱骨近端骨折的经验提高了理解这些骨折的一致性[129]。

现代肱骨近端骨折分类依赖于平片及 CT。分类最重要的一点是,观察移位程度,决定是否手术治疗。另外,根据分类决定采用哪种手术固定技术。不幸的是,对同一病例判断的不同结果,会导致采取不同治疗方案,对不同研究进行比较时明显受限。

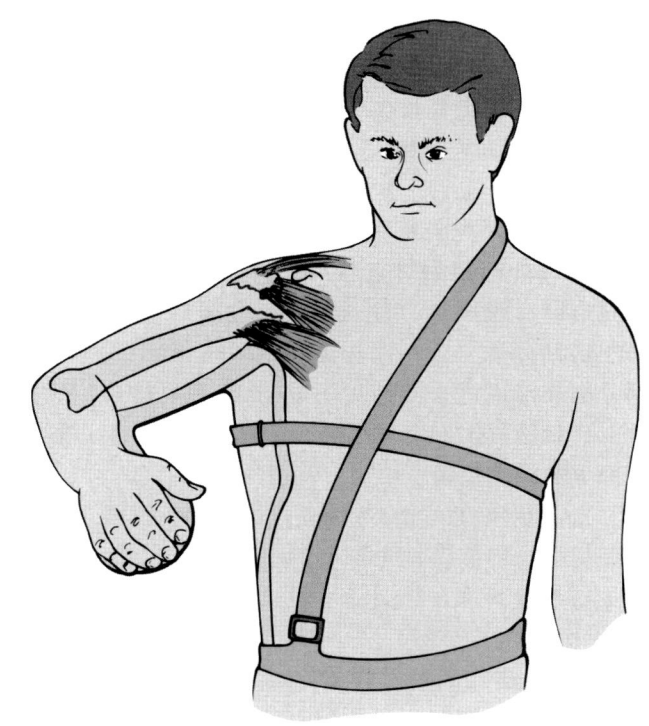

图 44-33　外展位时胸大肌的牵拉造成畸形。胸大肌向胸壁侧牵拉肱骨干使得外科颈骨折发生移位。

牵引针通过鹰嘴的头上或体侧的牵引,常用于多发创伤卧床的患者,治疗其外科颈骨折。Neviaser 建议内收屈曲上臂牵引[111],而 Callahan 建议对骺端骨折需要保持上臂在体侧[15]。随着手术技术的提高,这些牵引方法已经被放弃使用了。

目前的治疗方法包括非手术(通常指吊带固定早期活动)、闭合复位加吊带固定、闭合复位内固定、外固定、各种切开复位内固定技术(缝合、髓内钉、钢板、螺钉、U 形钉或克氏针)、假体置换,以及很少采用的肱骨头切除(同时修补肩袖或不修补肩袖)和关节融合。骨折块的移位情况依然是决定治疗方法的主要因素(图 44-34)。

50%~80% 的肱骨近端骨折属于无移位骨折或轻微移位骨折,稳定性好。这样的骨折采用非手术治疗。一般来讲,闭合复位对于外科颈两部分骨折是可行的,除非有软组织嵌入。闭合或切开复位内固定用于大多数的二、三部分骨折和某些四部分骨折。人工关节置换用于大多数的四部分骨折和某些骨质疏松的三部分骨折以及关节面的粉碎骨折。

肱骨近端移位骨折如果初次治疗后疗效不良则很难再次手术重建,这就突显了初次治疗选择的重要。不稳定或移位骨折,必须早期恢复骨和软组织的

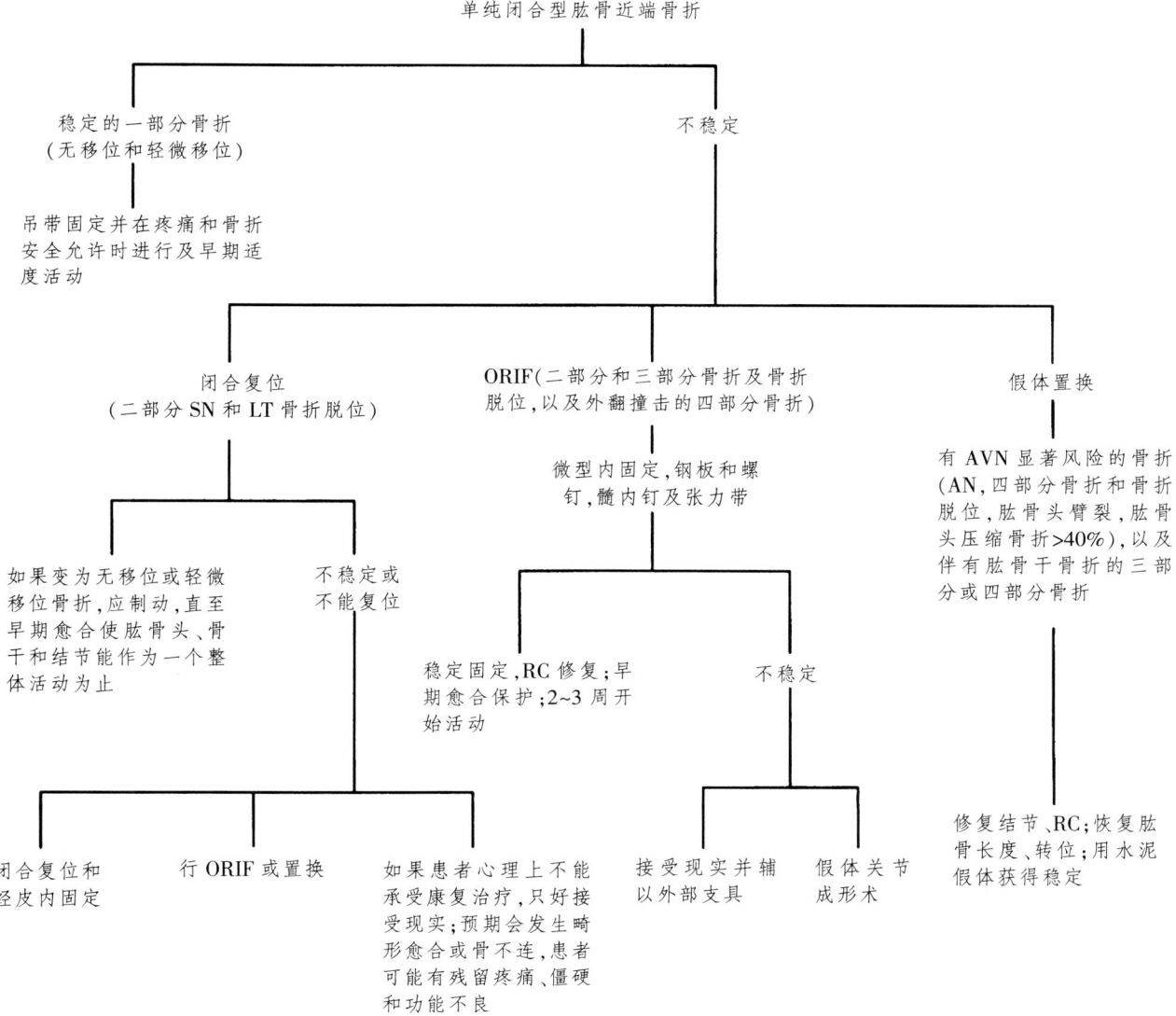

图 44-34 单纯肱骨近端闭合骨折的诊治流程图。缩写:AN,解剖颈;AVN,缺血性坏死;LT,小结节;ORIF,切开复位内固定;RC,肩袖;SN,外科颈。

解剖结构才能获得好的效果。

畸形愈合、骨不连和缺血性坏死是非手术治疗最常见的并发症，这些并发症常常导致肩关节活动受限、无力，还有可能引发持久的疼痛和肩关节功能障碍。这些问题可以通过有效的手术成功地加以预防。但手术治疗也不能过于轻率，失败的手术会导致更加严重的后果。

二、多发创伤患者的治疗考虑

多发创伤患者的肱骨近端骨折和骨折脱位的治疗难度较大。对危及生命的内脏损伤、颅脑损伤、脊柱损伤和下肢损伤的治疗应优先于肩带和上肢损伤。多发创伤中的肱骨近端骨折常常伴发于同侧骨折、神经血管损伤和软组织损伤(图44-35)。前臂骨折较单纯的肱骨近端骨折具有更高的神经损伤概率。而且，多发创伤的患者常常不能主动参与肩关节的康复训练。

在对其他损伤进行检查时可用夹板将肱骨近端骨折临时固定，避免进一步损伤的发生。在早期的检查治疗中危及生命的内脏损伤是绝对要优先处理的。头部外伤与肢体骨折部位骨化性肌炎发生率增高有关联。

当伴发血管神经损伤时，对脱位进行复位并手术固定不稳定的骨折，是血管神经组织修复的前提。在骨折固定之前，损伤的动脉应暂时进行分流。对于合并神经损伤的骨折的处理仍然存在争议。在手法闭合复位骨折之前，详细的检查排除任何可能的神经损害是非常重要的。如果骨折是开放的，在进行伤口清创

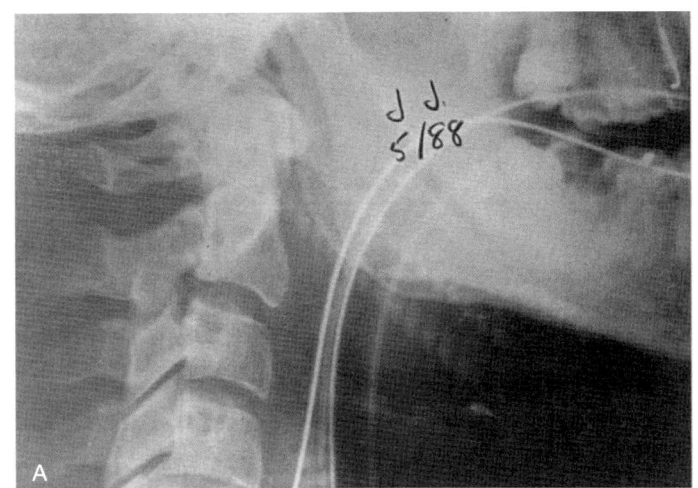
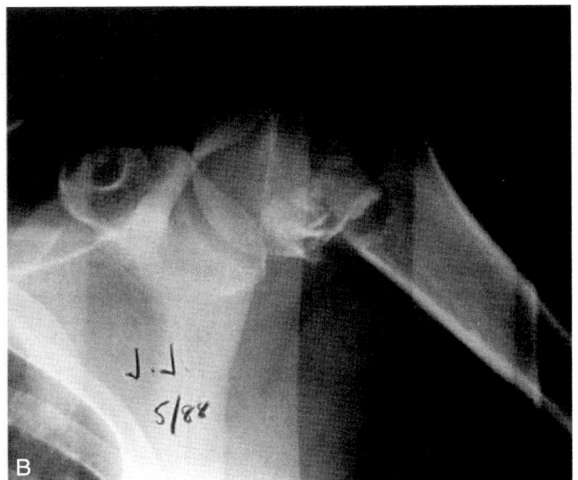
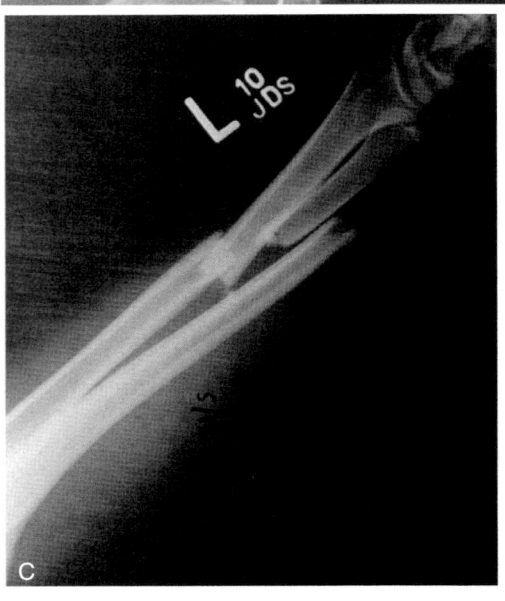

图44-35 多发创伤患者。(A)C2骨折。(B)肱骨外科颈粉碎骨折。(C)同侧前臂双骨折。

固定骨折时应进行神经探查。虽然肩胛骨胸壁脱位极少发生,但在巨大暴力造成的严重肩带损伤的患者中必须考虑这种可能。

尽管许多近端骨折精确修复的必要性很少被问及,但在盂肱关节的主要骨折方面还是容易被无意间忽略掉。在高能量损伤造成肱骨近端骨折和伴发其他严重损伤时,肱骨近端骨折常被忽视。所以通过影像学检查来获得关于骨折和脱位的足够信息是必要的。

AO/ASIF 组织建议对移位的关节周围和关节内骨折施行坚强内固定[128]。急诊切开复位内固定建议用于治疗开放性骨折和伴发血管损伤的骨折。其他骨折的治疗要在患者稳定之后进行。吊带、夹板、牵引、外固定可以用于需要手术的骨折的临时固定或制动。任何的手术客观上都会增加多发创伤患者的应激,有时需要谨慎地推迟肩关节损伤患者的手术,直到患者在不使用患肢的情况下可以下床活动的时候。不幸的是,此种选择常是不现实或不可能的,必须采取一些措施保护最近固定的肱骨近端骨折。

肩带开放性骨折和其他开放性骨折的处理方法相同。最初的治疗包括充分暴露伤口、清创、冲洗、预防性抗生素、临时外固定或规范的内固定,以及延期软组织闭合。肱骨的开放性骨折极少,通常是骨折端穿透或高能量钝伤所致。

为避免漏诊,全面的影像学检查是必需的。50%~80%的后方骨折脱位被初诊医生漏掉,尽管有众多的读物在强调这一点[30,53]。在多发创伤患者中,肩关节骨折、骨折脱位和盂唇关节面的骨折常被漏诊或忽视,直到那些更危及生命的颅脑、胸部和腹部损伤得到治疗后。带有讽刺意味的是,在所有其他损伤治愈后,肩关节损伤可能是最令患者虚弱的永久性损伤。

三、肱骨近端骨折

肱骨近端骨折有不同的治疗方法,列于表44-2。治疗方法的选择需要考虑患者和骨折的多种因素,这些因素包括:患者的活动量、健康状况和对疗效的期望值,治疗的风险和好处,治疗方法的可能效果。医生必须熟悉肩部手术的特殊技术和漫长的术后康复方法。

手术前的计划和准备需要进行患者的健康状况评价、血管神经检查和对可能损伤的结构的判断。血管神经评估可以辅以肌电图和神经传导检查、多普勒超声检查或动脉造影。需要至少三个平面的平片来对骨折进行分型并判断其稳定性。CT 扫描有助于明确骨折的关系,从而决定是否需要手术和术中计划。术

表 44-2 肱骨近端骨折的治疗方法
吊带
闭合复位+吊带
接骨板
悬垂石膏
经皮螺纹针内固定
外固定
切开复位内固定
缝线或钢丝——单纯修补或张力带固定
髓内钉
Rush 钉
Ender 钉
Mouridian 钉
肱骨锁定钉
张力带+髓内 Ender 棒
螺钉
钢板+螺钉
假体关节置换

前准备型号齐全的钢板、螺钉、髓内钉和假体,因为治疗方式可能在手术中更改(例如内固定不可靠时或者术中发现额外的骨折块移位时)。

对绝大多数病例来说,可选择斜角肌间沟阻滞麻醉或辅以全身麻醉。在某些病例中,闭合复位可在静脉诱导下完成。如果全身麻醉由于患者内科方面的问题而被排除,那么手术可在肌间沟阻滞下完成[21]。但是肌间沟阻滞对术前怀疑有神经损伤的患者是禁忌,因为阻滞后在术后的早期医生很难对患者的神经状态进行检查。通过神经阻滞或全身麻醉获得良好的肌肉松弛是尤其重要的,完全的肌肉松弛有利于对骨折的显露。

手术的禁忌证包括:患者的一般状况或康复潜力很差(如痴呆的患者),手术医生对手术技术或治疗的潜在并发症的经验不足。

(一)无移位骨折或一部分骨折

无移位的肱骨近端骨折治疗方法依赖于骨折稳定性。上臂采用吊带式绷带固定。早期一旦肱骨头和肱骨干证实可以一起运动时即可开始轻柔的被动钟摆活动。嵌插的稳定骨折可立即开始活动。不必考虑粉碎程度,稳定的骨折在活动时是作为一体在运动。要注意避免做过分激烈的被动活动,否则会使骨折移位,最终难以实现无并发症愈合,预计会发生某些僵

硬,因此要权衡考虑活动和保护。

对于不稳定的骨折,运动必须开始在早期骨折愈合后。这一原则也适用于移位的骨折经过闭合复位后转变成无移位骨折或轻微移位骨折的患者。对大多数患者,这些复位后的骨折并不稳定。如果骨折块不能作为一个整体参与活动,过度的早期活动可能导致骨不连或畸形愈合。需要特别留意避免不适当的早期活动造成结节骨块的移位。

非嵌插的外科颈骨折,需要将患肢悬吊于体侧,直到肱骨头和骨干在旋转时成为一个整体。这时可以加入钟摆运动,直到愈合有足够的强度来允许更大的被动和主动运动以及力量练习。这类骨折在下面三种情况下有加剧移位和骨不连的危险:采用牵引治疗,过早进行旋转练习,肩关节僵硬的手法治疗。

上肢自身的重量提供了 10~15 磅的牵引力量,这一重量可以利用吊带或袖套的支撑抵消,以维持骨折的位置。一些作者报道了利用悬垂石膏提供的额外牵引力量获得成功的经验。但不幸的是,悬垂石膏的使用需要很好的调整,否则也可能出现问题。在许多患者中,沉重的悬垂石膏可能牵拉外科颈骨折部位,导致不愈合。较多肱骨外科颈远端骨折用一骨折支具固定(超过三角肌此点)。此种支具可抵消导致骨折外翻成角的力量。

康复练习随着骨折愈合的进程而进行。用吊带来支撑患肢。早期三角肌的等长收缩练习是很有帮助的,一旦骨折稳定了,第一阶段的被动锻炼就可以开始了。康复锻炼随忍受力和确实的骨折愈合而加强。主动活动和力量练习在伤后 6 周左右开始。滑轮和平卧被动活动范围练习可在伤后 4~6 周开始。4~6 周时可以加上等长收缩练习。如果愈合允许,6~8 周开始主动练习。定期的临床和影像学检查对评价功能进展和除外骨折移位是很重要的。

最常见的远期问题是残留盂肱关节运动的丢失。通过锻炼,肩胛胸壁运动的增加可在一定程度上弥补这一损失。无移位的大结节骨折愈合后发生肩峰下撞击的情况并不少见。肩峰下出血后瘢痕形成或骨折愈合部位的瘢痕会缩小肩峰下间隙。所以应当鼓励患者功能锻炼一直持续到伤后至少 6 个月。尽管这一骨折的预后良好,但功能常常明显受损,尤其是在老龄患者中。保守治疗的无移位骨折的满意率为 90%。

对于无移位骨折,延续的僵硬和天气相关性疼痛可能继续,有时会出现永久性的僵硬[74]。无移位骨折制动时间越长所需的物理治疗时间和功能不良时间越长[17,74]。Lefevre-Colan 及其同事[81] 研究了非手术治疗肱骨近端嵌插骨折的早期结果。在一项随机对照研究中,他们对即刻活动与 3 周内制动进行比较,发现即刻运动可获得较好的早期结果。但 3 个月后,统计无明显差异。

闭合治疗也有相关的并发症。牵引治疗即和较高的骨不连比例有关[67]。在 Jones 及其同事的 13 例患者中,9 例(69%)通过闭合复位,但只有 5 例(38%)骨折愈合[67]。肱骨头缺血性坏死尽管不常见,但可在无移位的粉碎性骨折时发生,进行短期随访需要注意。尽管影像学表现在一年的时候有可能表现很好,但是肱骨头可能在接下来的年岁中塌陷而最终结局很差。

(二)一部分骨折伴脱位

当无移位或轻微移位的一部分骨折合并脱位时,复位时必须特别注意是否避免了骨折的移位[54]。全身麻醉或肌间沟阻滞为复位提供了更加充分的肌肉松弛。如果闭合复位的最初尝试没有成功,则应考虑切开复位以确保轻微无创复位。

(三)移位骨折

移位骨折的治疗需要考虑患者个体的特殊性,如患者的内科状况、骨质情况、术后配合康复训练的能力(见图 44-34)。尽管只有 20% 的肱骨近端骨折是移位的[107,123],但据 Jakob 及其同事[63]报道,其治疗的患者中 53% 是移位的。因此,肱骨近端骨折严重情况或移位情况要比过去想象得多。

移位骨折的保守治疗或闭合治疗的效果是令人失望的。可复位的外科颈二部分骨折、大结节骨折、四部分骨折和骨折脱位,经保守治疗的满意率分别是 75%~85%、50% 和不足 10%[17,20,32,137]。因此,多数的学者建议移位的骨折应采用手术治疗。手术复位内固定的最初目的是重建正常解剖,获得足够的稳定性,允许早期活动范围练习,以促进恢复和功能锻炼。假体置换为更加粉碎或复杂的肱骨近端骨折的稳定性重建提供了一种可预知结果的方法。对一些患者来讲,对不稳定骨折加以稳定和固定,因为减少了疼痛和避免了额外的软组织损伤而有助于早期的恢复。然而,手术治疗对于肱骨近端移位骨折并不总是最好的治疗方法。不能参与术后康复的患者(如老龄患者或酗酒者)以及合并内科严重并发症的患者,手术治疗常不能取得良好的效果,同时容易发生手术并发症。

文献中介绍过许多内固定技术,包括针固定、缝线和钢丝、单独的螺钉、U 形针、传统的钢板和螺钉、成角稳定板-钉装置(接骨板和锁片)的骨内固定,以及各种髓内装置。治疗方法的制定受到许多因素的影响,包括骨折的类型、患者年龄和活动量、骨质的情况以及医生的经验。

一些研究报道了切开复位内固定手术并发症的高发生率,包括畸形愈合、骨不连、内固定移位、感染、关节僵硬和缺血性坏死。据几篇文章报道,畸形愈合的发生率高达 16%,残留内固定物撞击 15.6%,感染 12.5%,缺血性坏死 12.5%,内固定松动需要取出的占 6%。据 Kristiansen 和 Christensen 报道,他们对患者进行了 2~7 年的观察,55%的疗效不满意[78]。不幸的是,在许多研究报道之间进行比较是很难的,有良好对照的前瞻性研究少之又少。

据 Neer 报道,经切开复位内固定治疗的四部分骨折发生肱骨头缺血性坏死的概率是 75%[104,105]。Lee 和 Hansen 注意到,缺血性坏死可能直到伤后 3.5 年才出现,因此长期随访观察是必要的[80]。Sturzenegger 等根据自己的经验推荐采用"微创接骨术",利用螺钉、张力带固定尽可能不破坏供应关节面部分的血供。他们报道的钢板固定的三部分、四部分骨折中,肱骨头坏死的发生率为 34%[136]。

最近研究的兴趣又集中到闭合或切开复位后微创内固定的技术上了。影像检查的提高及适当选择患者,会提高将来的手术效果。

众多的研究报道,对移位的肱骨近端骨折晚期重建是很难的,而且效果十分有限[4,8,37,113,138]。"如果最初的闭合复位或切开复位内固定失败了,那么关节置换是一项很容易的挽救措施",这种想法是不正确的。就算疗效是满意的,疼痛减轻了,功能提高了,但是这一效果也无法和成功的初次治疗效果相比,包括成功的初次肩关节置换。

(四)骨折的固定

可以选择众多不同的内固定技术,这一事实说明任何单独一种技术都不能用于所有特定的骨折类型。粉碎和骨质疏松常常影响到任何固定技术的稳定性和强度。良好的骨质是个例外,只有那些可以获得骨块间和轴向稳定而又不过多的剥离软组织的固定技术才更容易成功。

由于肱骨头内把持力很差,螺钉固定通常是不成功的。最佳的螺钉固定位置是肱骨头的中央部位[86]。螺钉固定大结节容易失败,原因是尽管螺钉可以把持到

肱骨头,但脆弱的大结节可能围绕螺钉发生移位。通常采用粗丝线固定,丝线可以穿过骨或肩袖在大结节骨块的附着点,后者的固定强度更大。

干骺端的粉碎骨折是特殊情况,由于外科颈内壁的粉碎,保持肱骨的长度和关节面的位置就显得尤其困难。内翻畸形愈合是外科颈内壁粉碎常见的后遗症。髓内钉固定和角钢板螺钉可以提高轴向稳定性。所有的病例都应该避免过多剥离软组织,以保留关节的血供。

最近的几篇生物力学研究评价了几种固定技术的强度和稳定性,其中大多证实额外的轴向稳定可以增加肱骨近端骨折的固定。Instrum 及其同事发现,对肱骨近端外科颈截骨采用半管状接骨板的固定强度要优于 AO 的 T 形钢板[60]。Koval 及其同事研究了肱骨近端标本外科颈骨折的 10 种固定方法的稳定性和临界强度[75]。他们发现,T 形钢板螺钉在无骨质疏松的标本下固定强度最大,其次是 Ender 钉加张力带固定。在有骨质疏松的标本上,用 4 枚 Schanz 针固定后(其中 1 枚穿过大结节)加上 T 形钢板螺钉的固定强度最大。两组中单独张力带的强度都是最差的。

Wheeler 和 Colville 比较了采用经皮克氏针和带锁髓内钉分别固定肱骨近端三部分骨折的生物力学。髓内钉提供更强的周期负荷下成角移位的对抗力量和更强的旋转扭矩[142]。

Williams 和同事评价了肱骨近端标本外科颈截骨后采用髓内 Ender 钉固定加 8 字钢丝固定的效果[143],两根 Ender 钉的使用增加了最大扭转负荷 1.5 倍。另外,他们并没有发现平均最大负荷和标本的骨矿物质密度之间的必然联系[143]。

Lin 及同事[87]对 T 型钢板、交叉螺钉骨缝合术、不扩髓髓内钉、螺旋刃钢板、肱骨近端钉(Synclaw)、锁定加压钢板固定肱骨近端骨折的强度进行了比较。他们发现,开始固定强度越大,施加旋转负荷时早期出现松动、固定失败的比例越高。

这些研究只是测定了骨折模型标本上的固定强度,并没有考虑到周围软组织的影响。周围软组织在不同的损伤程度下也可以提供相当的支撑和稳定作用。但这些研究还是为我们治疗肱骨近端骨折提供了固定技术的理论基础。

顺行锁定棒适于进行内固定。尽管此技术创伤小,但术后可发生肩峰下问题。在肱骨外科颈水平粉碎骨折,并涉及远端范围较广时,髓内钉是一种理想的选择,因为用钢板固定需广泛暴露,而用髓内钉不用广泛暴露。

（五）二部分骨折和骨折脱位

Chun 等报道了一组 141 例肱骨近端二部分骨折的病例[16]，其中外科颈骨折 113 例、大结节骨折 24 例、解剖颈骨折 2 例、小结节骨折 2 例。71%的病例采用吊带悬吊和早期功能锻炼的治疗方法[16]。

1. 解剖颈骨折

肱骨近端单纯的解剖颈骨折非常少见，只占所有肱骨近端骨折的 0.54%[63,107]。移位的解剖颈骨折使得供应肱骨头关节面部分的血供完全中断[11]。这类骨折的手术指征是骨折移位或者脱位。

还没有关于移位或脱位的单纯解剖颈骨折经闭合复位或闭合钢针固定获得成功的长期随访报告。闭合复位容易导致畸形愈合和关节面塌陷[107]。在老年患者中，倾向采用早期关节置换，以避免畸形愈合和由于关节面血供的中断而几乎必然出现的关节面塌陷。

年轻患者可以考虑选择切开复位加螺钉或克氏针的微创固定方法。

无论是切开复位内固定还是肱骨头置换，都采用三角肌胸大肌间隙入路。有时候可以将肱骨头从外翻位撬起来获得复位，可以将骨撬从干骺端的开窗插进去。如果肱骨头移位非常明显，可以将肩胛下肌和前关节囊距其小结节止点 1cm 处打开，以获得对肱骨头的完全显露，必要时显露关节盂。肱骨头可在直视下解剖复位，螺钉、克氏针或斯氏针可以穿过结节固定到肱骨头。可以在直视下外旋患肢，以确保关节面没有被内固定穿破（图 44-36）。如果肱骨头已脱位，可以使用骨钩钩住肱骨干近端并向外侧牵拉，同时屈曲、内收上肢来松弛三角肌。这一技术提供了充足的空间，以便对移位或脱位的肱骨头进行复位。一旦骨折解剖复位了，即可采用斯氏针、克氏针或螺钉固定。所有的钢丝或钢针都要进行随访，一旦断裂或开始移位都要去除；或者骨折愈合情况允许时去除内固定，通

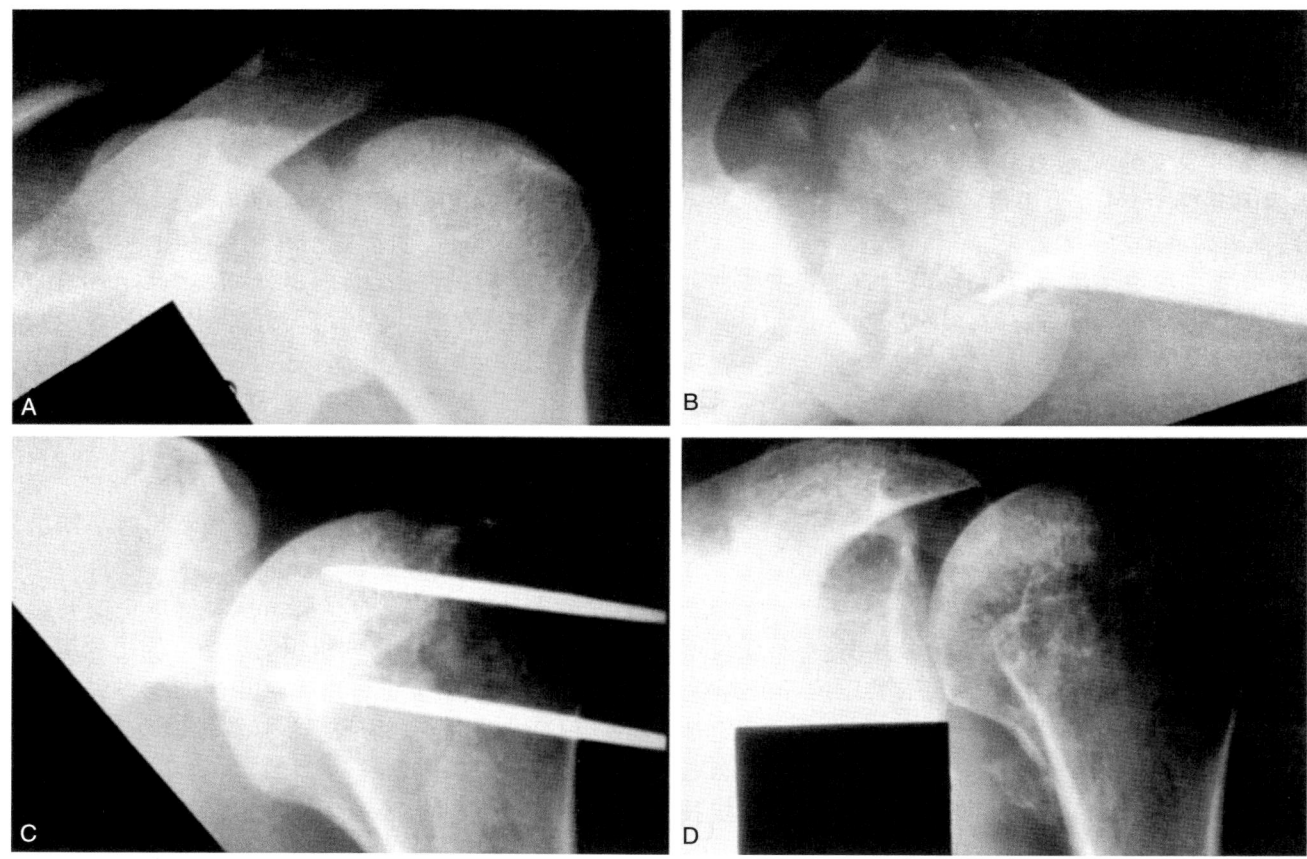

图 44-36　二部分解剖颈骨折后脱位。(A)3 名骨科医生通过前后位片没有诊断出骨折脱位。(B)腋位片证实肱骨头后脱位。(C)用两根 Steinmann 螺纹针行切开复位内固定。(D)6 周时取出螺纹针，随访 4 个月显示关节部分早期愈合。需要长期随访，以确定没有因缺血性坏死而发生关节面塌陷。(Courtesy of Charles A. Rockwood, Jr., M. D.)

常是在术后6周的时候[149]。术中需要避免的并发症包括肱骨头的碎裂以及内固定穿透肱骨头关节面。如果不能获得确实的固定或者关节面已碎裂,应放弃内固定转而行肱骨头置换(图44-37)。

如果骨质疏松明显或由于创伤造成骨支撑的缺失,可以用自体骨或合成骨替代材料填充肱骨头下方的干骺端部位。

经皮或是埋于皮下的钢针在术后6~8周拔除。螺钉可以永久性留在原处,除非发生肱骨头的塌陷。如果发现螺钉穿透了肱骨头关节面,患者应尽早手术。可以用较短的螺钉替换或干脆去除螺钉。

不做三角肌止点剥离的经三角肌胸大肌间隙入路,对于肱骨头置换十分理想。骨折线常沿着骺线发生。如果发现存在骨缺损,可以用肱骨头作为骨移植的自体骨来源。通常情况下,干骺端骨质支撑并控制假体的旋转。肩胛下肌于小结节止点内1~2cm处打开,肘关节垂于手术台下,后伸肩关节,将肱骨干推向前方。推荐采用解剖型假体重建,保留正常30°~40°的后倾,肱骨头假体外侧翼恰好位于二头腱沟的后方。

尝试用试体复位后,应估计关闭肩袖时的张力。取出试体,在放置最终假体之前预置并牵拉关闭肩袖的缝线。如果不能很好地用压配合固定假体,则选择骨水泥固定。

2. 外科颈骨折

移位的肱骨近端骨折最常累及外科颈。这类骨折占成人所有肱骨近端骨折的60%~70%,约占移位骨折的20%[16,63,104]。肱骨干部分可以嵌插、成角、被胸大肌拉向前内侧、粉碎、骨折线延伸到结节或合并肩关节前脱位。

由于骨折粉碎或有软组织嵌入,这类骨折在闭合复位后常是不稳定的。肱二头肌长头腱、肩胛下肌或三角肌是最常嵌入的软组织。

上臂的悬垂石膏可能因为过牵骨折或无法预计的成角导致畸形愈合和骨不连的高发生率。虽然悬垂石膏可以在早期对骨折端进行牵引,但随着肌肉的疲劳,这种牵引可能过度。而且,当患者躺下时这种牵引力就不存在了。

这类骨折的手术治疗方法很多,取决于骨折的形态、粉碎的程度以及闭合复位后是否能够保持稳定。在多发创伤的患者中,复位后内固定便于护理同时允许更早期的活动,这些对骨折是有利的。

(1)嵌插和成角:嵌插的外科颈骨折通常向前外侧成角。后方的骨膜合页可能保持完整。尽管在没有结节撕脱时嵌插型的骨折并没有考虑进AO的骨折分类中[63],但这种骨折却是Neer描述的移位外科颈二部分骨折三种类型中的一种类型。成角的骨折约占肱骨近端移位骨折的26%,而其中的很大比例与延伸至结节的骨折同时出现[63]。考虑到上举功能的丢失与骨折成角大小是成正比例的[69],如果这种骨折是稳定的,应考虑接受这种畸形。大结节转入肩峰下间隙的内翻畸形愈合,对于活动量大的患者或者需要上举过头的患者,都是无法接受的[67,107,109]。骨折成角角度需在外旋下的真正前后位平片来测量(图44-38A)。年轻患者及活动量大的患者应进行复位和内固定以纠正成角畸形。

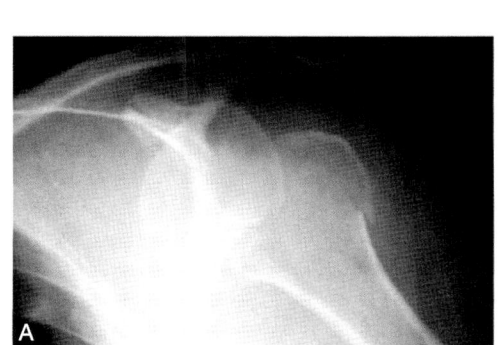
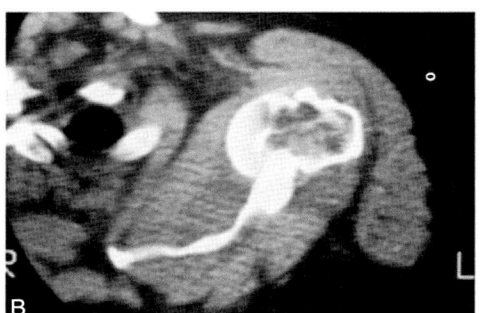
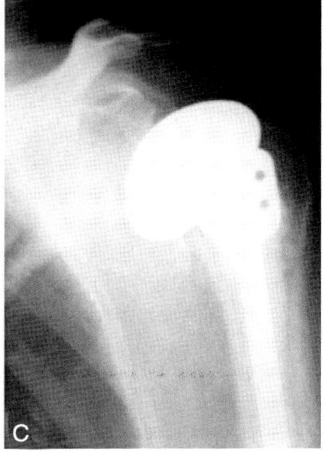

图44-37 二部分解剖颈骨折前脱位。(A)前后位片可见解剖颈骨折伴无移位大结节骨折。(B)CT扫描证实肱骨头前脱位。(C)假体置换术后。

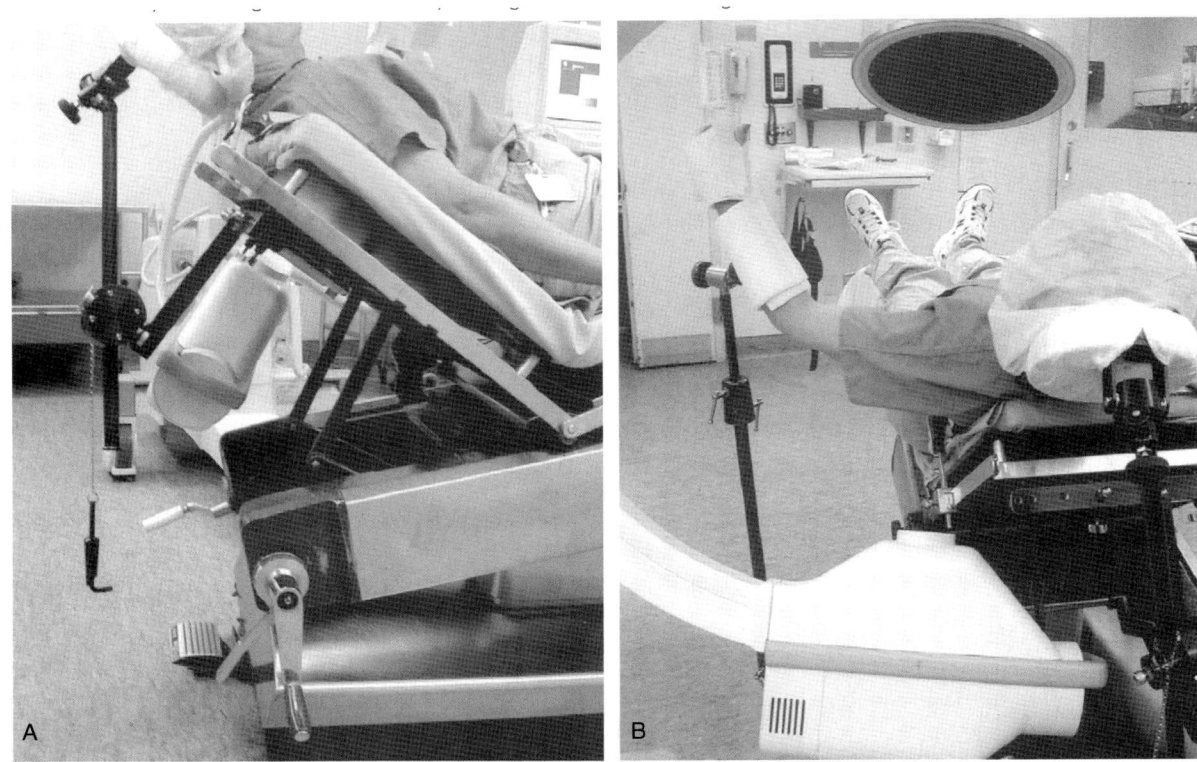

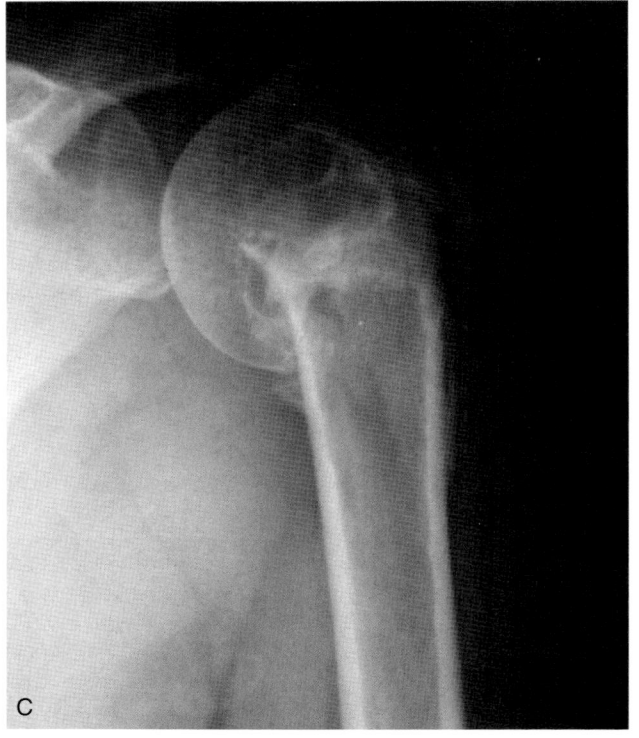

图 44-38　(A) 从非手术侧可见 X 线球管置于肩关节后方。(B) 从手术台头侧可见 X 线球管置于肩关节后方以获得前后位片。(C) 在肱骨旋转时获得真正的前后位平片,显示外科颈骨折最大成角。在标准手术台上的沙滩椅位置下进行拍片。

（2）移位和不稳定：某些外科颈骨折在复位后是稳定的。复位可以在屈曲内收位纵向牵引下，对肱骨近端施加向后的力量。复位后患者置于体侧吊带悬吊3~6周。如果对复位后稳定性有疑问，应该采用透视检查，如果复位不稳定，则应该经皮穿针固定或切开复位内固定。一旦肱骨头和骨干可以作为一体，即可开始轻微的钟摆样练习。通常在6周便开始愈合，接下来可以加入柔和的被动伸展运动。轻微的抗阻练习可以在10~12周的时候开始，并随忍耐程度而加强。肢体多发损伤时应考虑进行稳定的内固定。在老年人低能量损伤也可发生多发伤，髋部骨折合并肱骨近端骨折并不少见。

A.闭合复位：采取闭合复位时，应该做好可能切开复位的准备。复位可以在肌肉或静脉输入止疼药和肌松剂，更理想的是在全麻或肌间沟阻滞麻醉下（肌肉松弛得更好）进行。术中透视对评估复位情况很有帮助。内翻成角可在纵向牵引下前举内收上臂以放松胸大肌和背阔肌，对骨折部位施加自外向内的挤压达到复位。一旦骨折嵌插松开，恢复对线后，向上推压肘关节即可将骨折再次嵌插而获得稳定的闭合复位。患肢置于体侧悬吊制动。

对于少数不能手术或需要推迟手术的病例，可以经鹰嘴骨牵引获得复位。患肢需要屈曲内收来松弛胸大肌。这一技术的缺点在于将患者限于床上，并且需要不断调整牵引，以保证维持复位又不至于过度牵引。如果最终的治疗目的是骨折的解剖复位，那么早期手术治疗才是最佳选择。

如果骨折不能维持在复位后的位置上，那么需要采用固定方法，闭合克氏针或切开复位内固定。在稳定的闭合复位后，当不能手术固定或者肩关节外展时固定不稳定时，为了避免复位后移位并允许更早功能锻炼，也可以选择经皮的固定技术（图44-39）。如果手术固定困难或复位不稳定，则将肩关节置于外展位是一种选择（图44-40），以减少内翻畸形。

B.复位、经皮螺纹针固定：闭合复位加经皮钢针内固定是可复性外科颈骨折的理想选择。将患者平卧于可透射线的手术台上，利于透视。可采用沙滩椅位手术（图44-38B，C）。术中用可调关节的肩臂支撑架来固定患肢位置。按照前面描述的方法进行骨折复位。将顶端带螺纹的2.5mm粗螺纹针经三角肌结节钻入肱骨头。钻入螺纹针时应避免穿透关节面。一根经大结节上半部分直接钻入内侧肱骨矩的螺纹针可以提高固定的稳定性。必须小心避免损伤到腋神经，腋神经

经途经肩峰远端5cm三角肌前中区域。骨质疏松是其相对禁忌证，因为骨质太差，不能维持肱骨头位置，易于失败。另外，肱骨外科颈合并骨干粉碎骨折时，经皮穿针不能提供足够的支撑。

螺纹针可以绞短埋于皮下或留于皮外，如果将针留于皮外，需要对针道仔细护理，如果出现任何感染的征象需要将针取出并口服抗生素治疗。将针尾埋于皮下往往可简化术后处理。但随着软组织肿胀消退，埋于皮下的针可能会突出。经大结节的固定针于术后4周拔除，大结节远侧的固定针于术后6周拔除。

骨折固定稳定后吊带悬吊4~6周。术后2~3周开始做轻柔的钟摆样运动。在肱骨头和肱骨干可以作为一体旋转之前，任何功能锻炼都不能开始。骨折完全愈合前任何的过度手法锻炼都是禁止的。尽管外科医生、患者和理疗师都希望恢复盂肱关节的运动，以避免远期的关节强直，但是早期过度的物理治疗却是肱骨外科颈骨折骨不连的常见原因（图44-41）。

患者可以在术后6周左右逐步过渡到拉伸练习和主动抗阻练习。患肩重获最大的活动范围、力量和耐力需要9~12个月的时间。

（3）切开复位：少数外科颈骨折由于软组织嵌入骨折端（常见的是肱二头肌长头腱、肩胛下肌或三角肌）而无法复位（图44-42）；或由于骨折粉碎而无法复位。偶尔骨折虽然可以复位，但是一旦松开牵引骨折即移位。现阶段切开复位内固定的手术技术包括经皮钢针固定、钢丝或粗的不可吸收线8字张力带固定、顺行或逆行髓内钉固定、髓内钉和张力带结合固定、钢板螺钉固定。

多数情况下，肱骨外科颈骨折用可调节的肩臂支撑架固定，在沙滩椅位置下手术采用三角肌胸肌入路。术中需尽量不切断肱骨近端组织，以保护肱骨头血运。多数情况下，采用尽量小的暴露即可复位骨折。

A.钢板螺钉固定：传统的钢板螺钉固定技术需要广泛的软组织剥离，而事实上钢板螺钉内固定并不需要广泛的剥离软组织。间接复位骨折后，把钢板固定于肱骨近端。不幸的是，螺钉常常不能很好地把持肱骨头的松质骨，而拧入螺钉前用稍微细一点的克氏针来代替钻头钻孔可以提高螺钉的固定效果。细的松质骨螺钉比粗的松质骨螺钉更好，因为细螺钉有更多的螺纹来把持软骨下骨。钢板螺钉固定技术在伴有骨质疏松的老年患者中就显得更加困难。牢固固定的钢板可以为早期康复提供保障，但用于骨质疏松患者时需要谨慎（图44-43）。传统的钢板螺钉应该用于骨质良

好的年轻患者。带有短小分叶的三叶草钢板(Synthes)可以允许多根螺钉固定,同时可避免造成肩峰下间隙撞击(图44-44)。

固定角度的钢板(例如90°角钢板、成角的半管状钢板或动力加压钢板)和肱骨近端锁定钢板可提供更高的稳定性。这些钢板不依赖钢板螺钉界面来达到对肱骨近端的牢固固定。

钢板螺钉固定时,可用张力带缝合肩袖到钢板或肱骨骨折远端进行加强。使用钢板螺钉时需避免穿透关节面。所有病例都应术中拍片。术后肱骨头塌陷,导致螺钉穿透关节面,是固定角度器械或锁定螺钉的一个特有问题。

钢板螺钉内固定足够稳定以允许早期轻柔的肩关节活动度练习。尽管固定角度的钢板螺钉比传统钢板螺钉更坚固,但仍可因严重骨质疏松而失败。

B.Ender钉和张力带联合固定:切开复位经三角肌胸大肌入路。于大结节与关节面的连接部位钻孔作为改良Ender钉的入点(图44-45)。放置这些固定钉

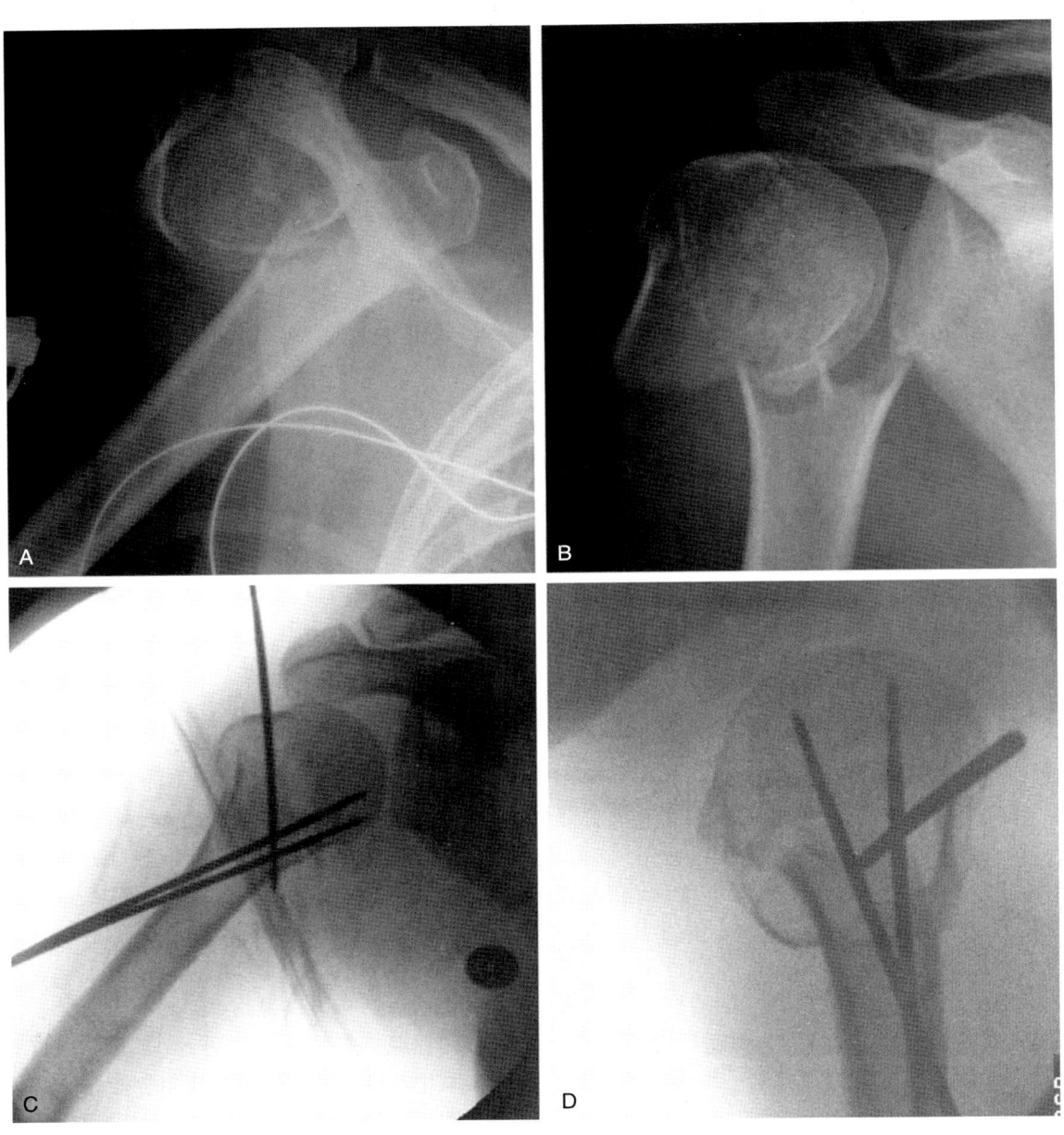

图44-39　38岁女性被树砸伤,伴T8骨折脱位,导致截瘫。(A,B)X线片显示严重移位的外科颈骨折。(C,D)显示经闭合复位经皮螺纹针固定术后的前后位片和腋位片。

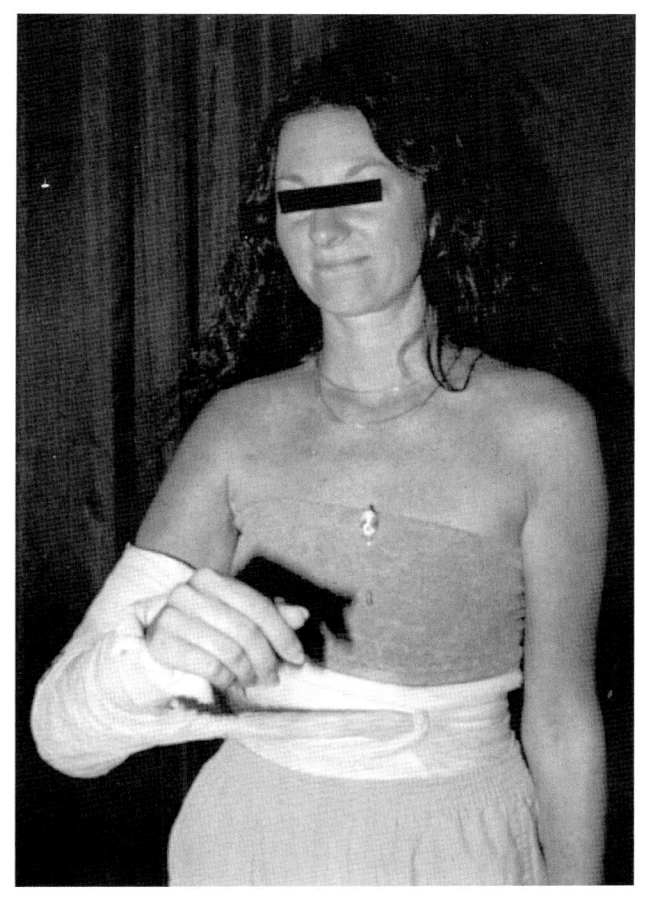

图 44-40　二部分外科颈骨折的术后体位。

同时张力带缝合,在技术上要求很高,但却提供了髓内固定,张力带对骨折端进行加压,经过缝合孔的缝合可以避免固定钉向近端移位。

利用穿线器将一根 5 号不可吸收编织线从近端髓内钉的一个入口穿入,自另一个入口穿出。这一钉作为 8 字张力带缝合的顶端部分,线的两端穿过改良 Ender 钉的顶端针孔。

在骨干上钻孔,其距骨折线的距离等于髓内钉进针点距骨折线的距离,这样 8 字缝合可以获得最大的张力带加压。将一条缝线穿过骨干上的孔,留作打结。另外用两条缝线,分别穿过骨折远端的一个钻孔,上行经过骨干髓内穿过骨折线。每一条缝线再穿过骨折近端髓内,自髓内钉近端入口穿出,经过 Ender 钉近端钉眼后,经同一髓内钉入口返回,每一缝线再经过骨折远端的对侧钻孔穿出。

将髓内钉从近端进针点穿入经过骨折进入骨折远端的髓腔。骨折解剖复位后,打入髓内钉直到针尾刚好位于进针点皮质下方。打紧远端缝线,避免髓内钉因张力带的牵拉而从近端脱出(见图 44-45D)。这一技术可以确保没有金属撞击的出现,这样就免于二次手术取出内固定物。打紧张力带后获得确实的固定,骨折端的加压稳定允许早期功能锻炼。

关闭伤口前需检查骨折的牢固性。患肢吊带悬吊,术后第一天即可开始钟摆练习。若固定牢固,术后

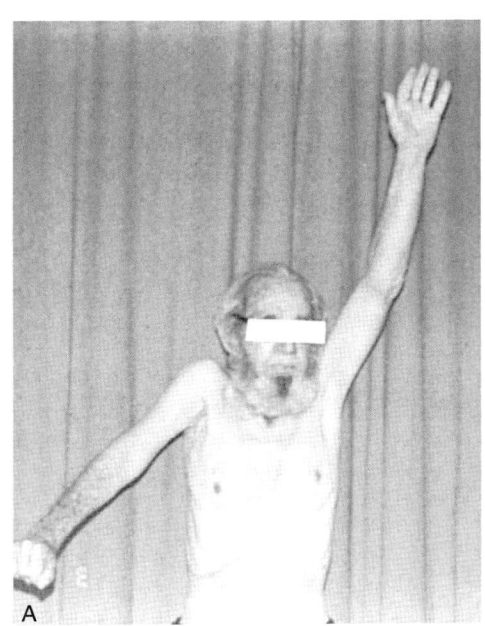

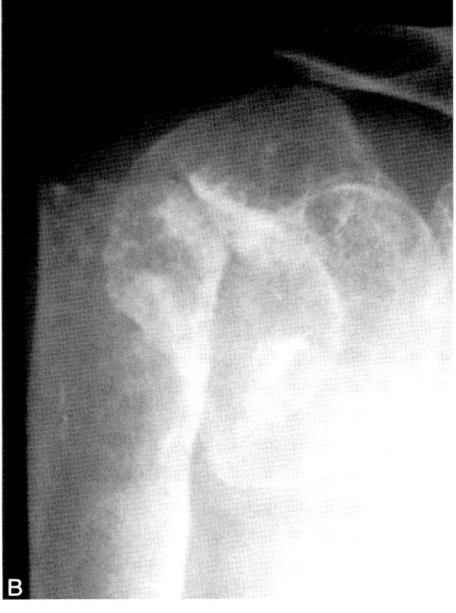

图 44-41　二部分外科颈骨折未愈合前手法按摩治疗后的骨不连。手术重建之前关节功能和疼痛缓解都不满意。

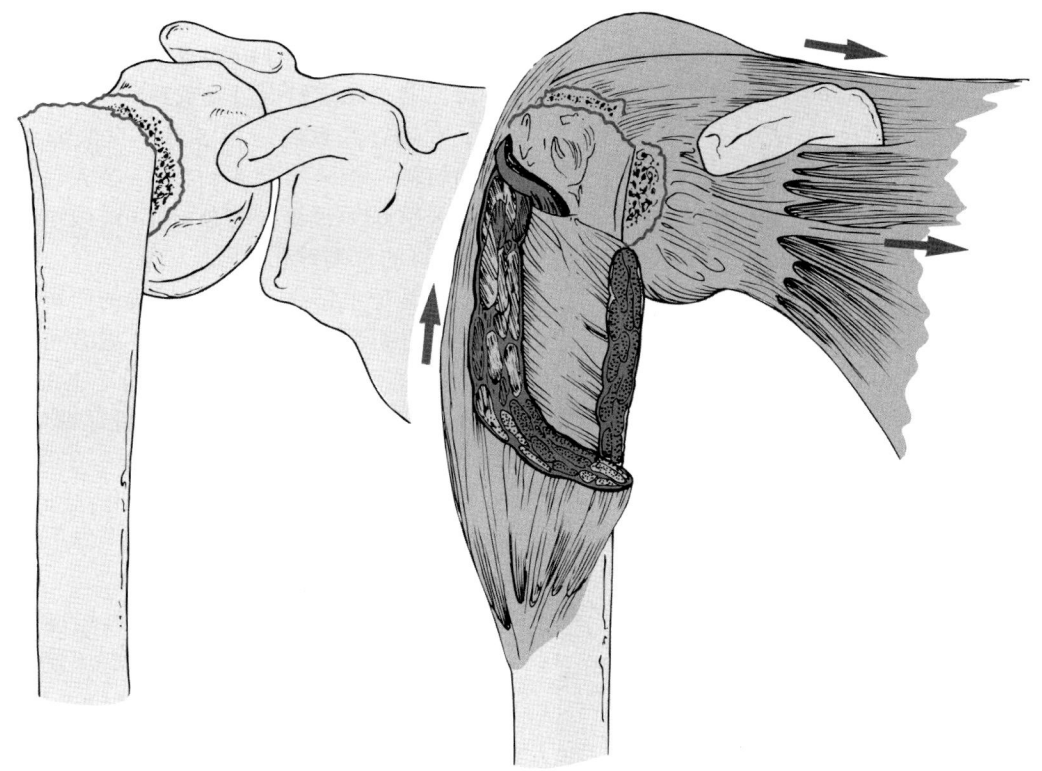

图 44-42　嵌入外科颈骨折处的肱二头肌长头腱妨碍复位的稳定性。除非将长头腱取出,否则将导致骨折的骨不连。

早期即可开始被动运动,具体方法在术后康复章节内讨论(见图 44-45E,D)。

C.顺行带锁髓内钉:顺行带锁髓内钉常结合闭合复位下进行。对单独外科颈骨折,此技术比经皮穿针更稳定,对老年骨质疏松患者特别有效。它也可减少暴露骨折,避免干扰已经开始的愈合过程,在外科颈

粉碎骨折时特别有效,效果优于使用经皮穿针及钢板螺钉固定。

患者可采用沙滩椅位或侧卧位。前者的优点是,如果必要的话可很快转为切开复位。可在肩峰前外侧做一小切口,显露三角肌。三角肌在肩峰前部劈开显露肩峰下间隙。在肱二头肌沟后侧,冈上肌上做一小

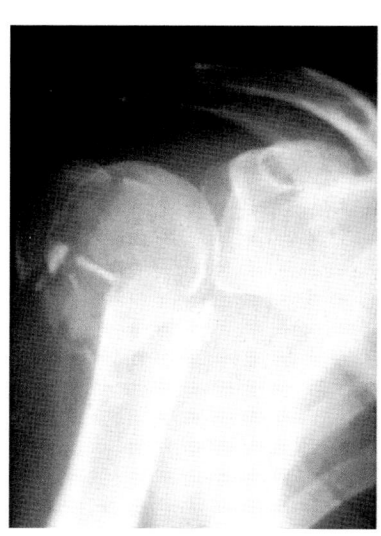
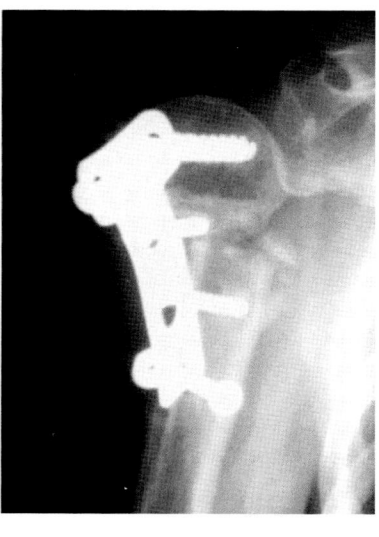

图 44-43　二部分外科颈骨折伴无移位大结节骨折。钢板和螺钉在二次尝试切开复位内固定时自松软的骨质中拔出。

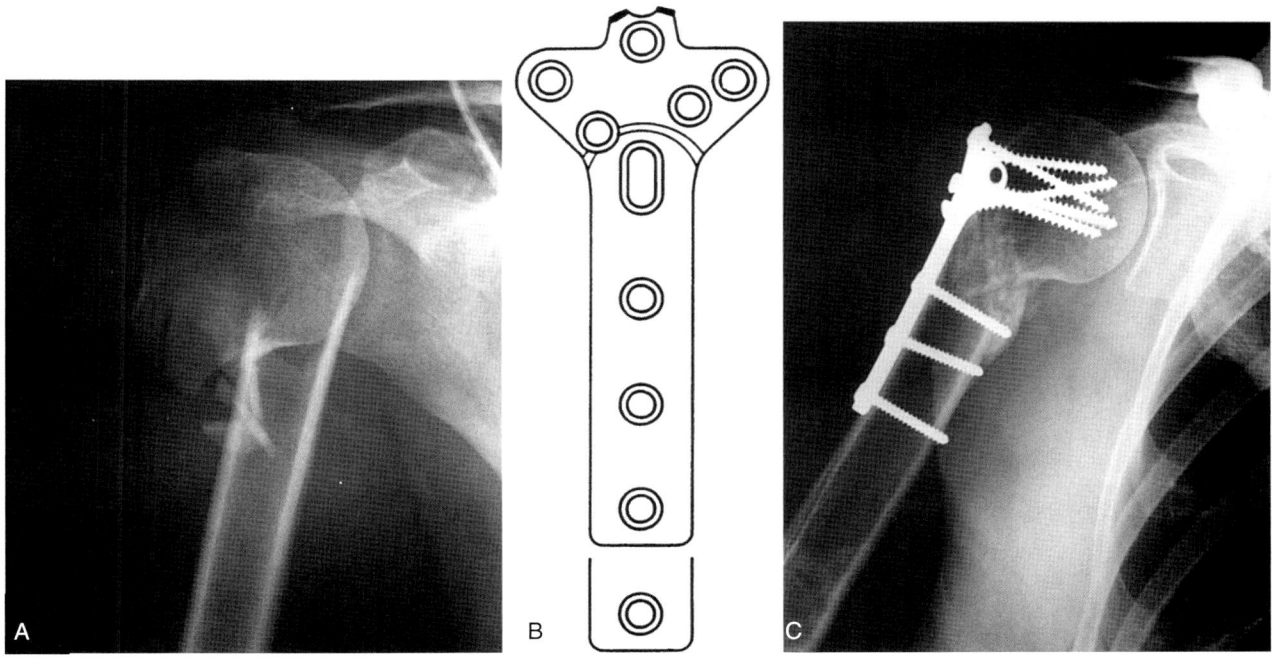

图 44-44 （A）47 岁女性患者，被摩托车撞伤造成移位的外科颈骨折的 X 线片。（B）改良型三叶草钢板（Synthes）。（C）随访 X 线片证实骨折愈合。

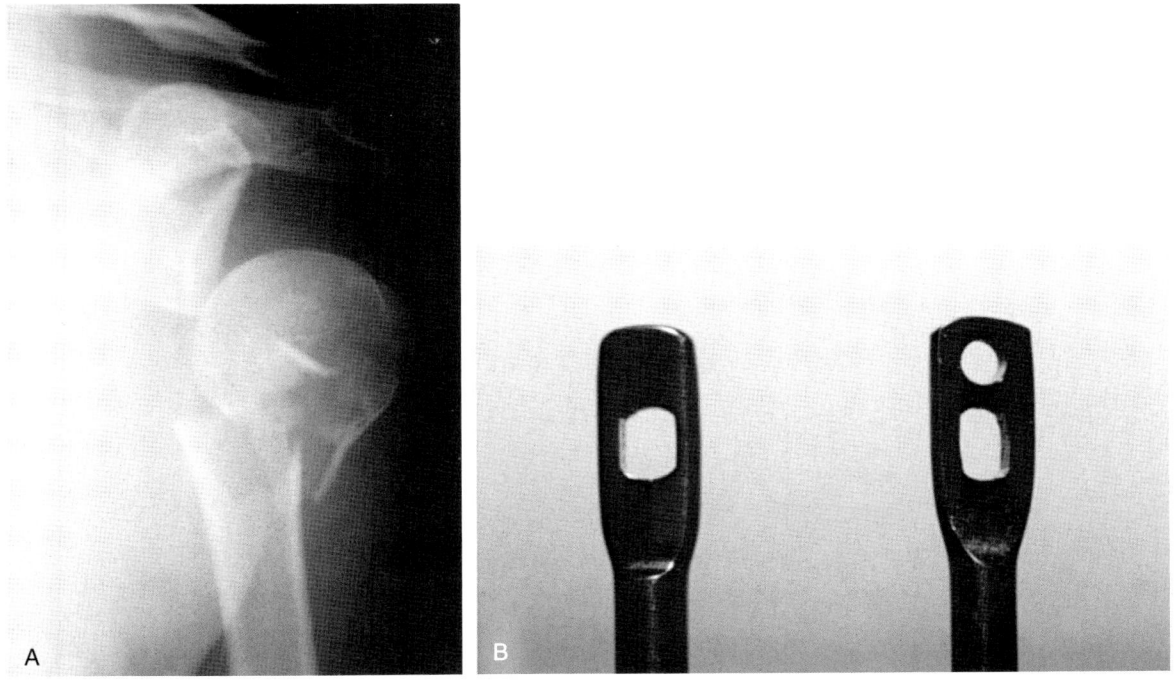

图 44-45 Ender 髓内钉结合张力带固定技术治疗二部分外科颈骨折。（A）不稳定外科颈骨折伴肱骨头向下半脱位。（B）改良型 Ender 钉上端的小孔可以穿过 5 号不可吸收缝线。（待续）

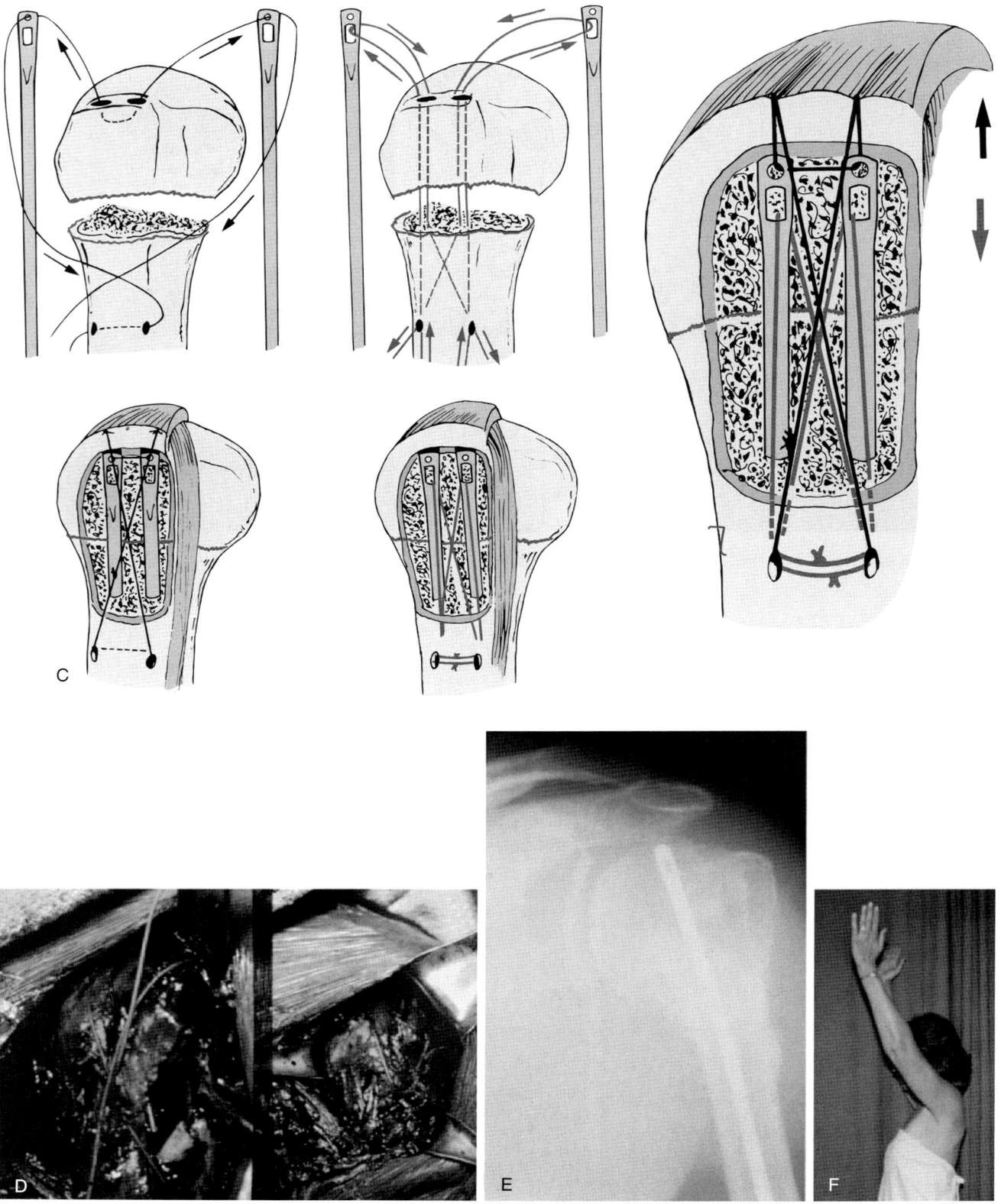

图 44-45(续)　(C)切开复位改良 Ender 钉内固定技术治疗二或三部分外科颈骨折。上端小孔用于 8 字张力带,穿过固定钉和骨折近端骨道的缝线,以阻止固定钉滑向肩峰下间隙。(D)将一个不稳定的二部分外科颈骨折转变为一个稳定的一部分骨折,允许早期活动。(E)术后 6 个月骨折获得良好愈合。(F)接近正常的上举运动。

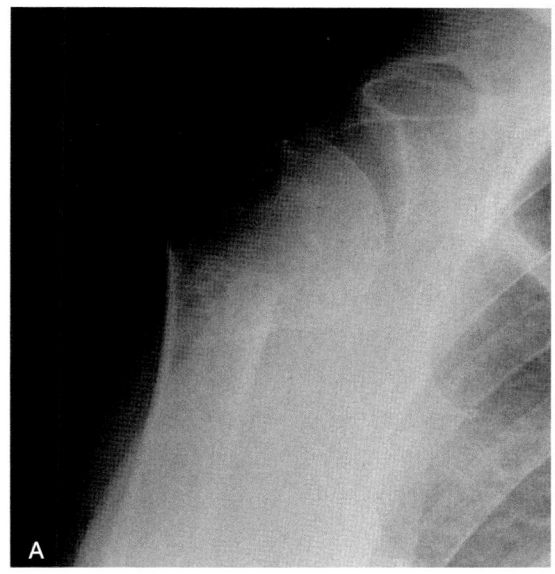

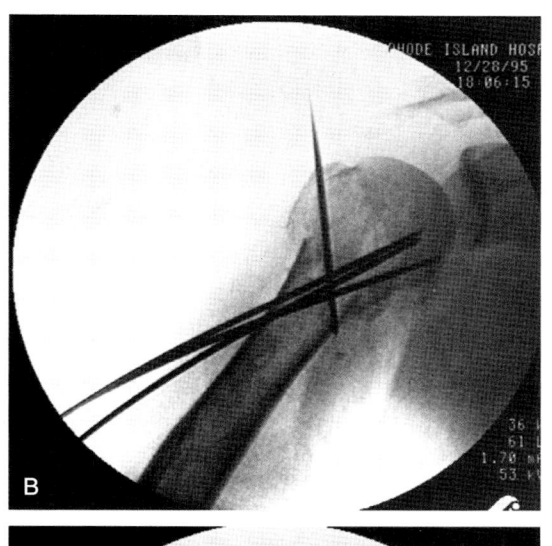

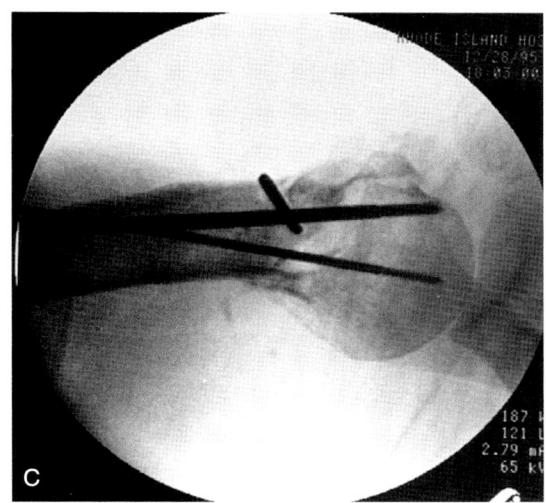

图44-46　(A)一名30岁理发师优势侧明显成角的外科颈骨折。(B,C)闭合复位无法完成,故切开复位加经皮螺纹针固定。

切口,暴露肩袖止点内侧及肱骨头关节面。然后在肱骨上开口插入髓内钉。需注意钉近端正位于关节面下。可用透视控制髓内钉插入及复位,然后放置近端及远端锁定螺钉。安装远端锁钉时需注意腋神经。用不可吸收线修复冈上肌。锁定髓内钉进行内固定比较稳定,可允许早期保护的肩关节活动度练习,并可减小肩峰下瘢痕。

D.逆行髓内钉:逆行髓内钉固定时,在闭合复位后,可用多根细针或钢丝固定外科颈骨折。骨折闭合复位后,在透视帮助下,多根针经远端入口到达肱骨头。这项技术可避免损伤肩袖,不常使用。

E.切开复位经皮螺纹针固定:采用三角肌胸大肌入路显露骨折。手法复位骨折过程中利用微创技术尽量保留软组织附着及血液供应(图44-46)。尖端带螺纹的2.5mm钢针经过三角肌结节钻入肱骨头,类似闭合复位经皮钢针固定。经过大结节或小结节的螺纹

针、钢丝、钢缆或张力带缝线可以加强固定,还可以用螺钉进行内固定。

F.切开复位缝合固定:内固定也可用粗线缝合或钢丝固定的方法。固定时缝线横穿过大、小结节(图44-47),然后在骨折远端钻孔,缝线穿过远端孔,形成一张力带固定。此技术要求肱骨干插入肱骨头,以提供附加稳定性。此方法不能用于外科颈粉碎患者。缝线也可先经过肩袖,再穿过远端孔固定。为填充干骺端缺损及提高复位稳定性,可采用自体、同种异体骨,或采用植骨替代物植入骨折处(图44-48)。

(4)干骺端粉碎:干骺端粉碎的外科颈骨折意味着暴力很大,处理起来很困难。骨折线可以沿骨干延伸至不同长度。这些骨折需特殊考虑。如果粉碎向远端延伸较长,则任何内固定都会受到影响。老年骨质疏松患者,如果骨块粉碎则会影响肱骨头固定的稳定性。对年轻患者来说,内固定一定要有效桥接粉碎骨折。

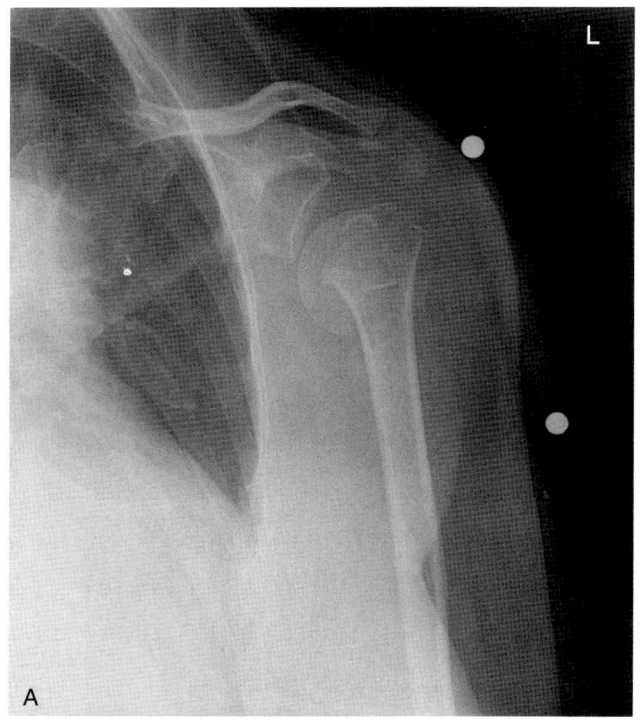

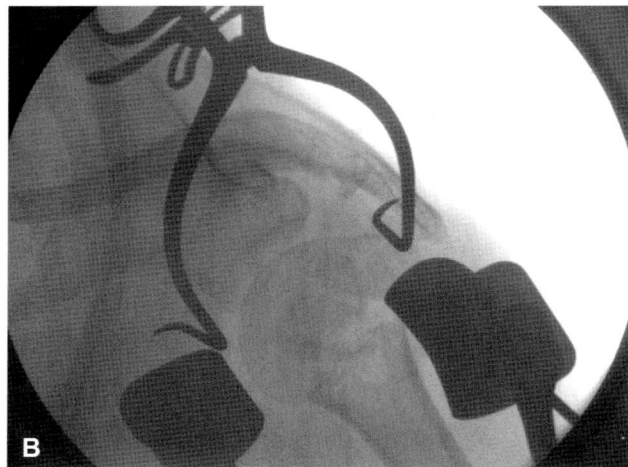

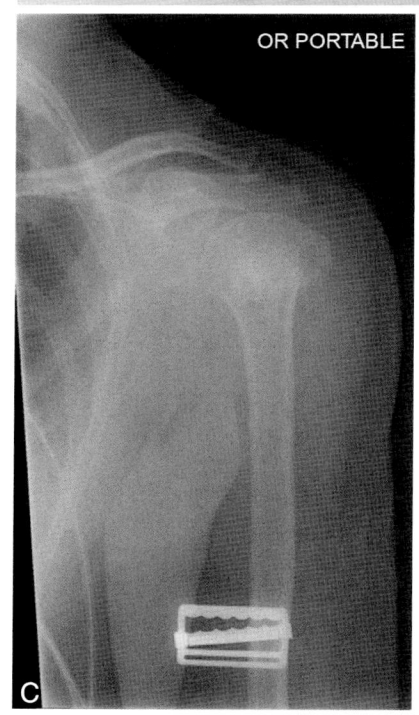

图 44-47 不稳定性肱骨外科颈骨折,切开复位后,用粗线张力带缝合固定。(A) 术前平片显示内翻成角畸形。(B)术中拍片显示骨折已复位。(C)术后随访发现肱骨干嵌入肱骨头愈合。

在一些病例,将上臂置于体侧用吊带固定,即可恢复力线,超肩接骨板或骨折固定支具,可以维持复位控制旋转(图 44-49)。

对于骨质量好的年轻患者,可采用切开复位后钢板螺钉固定。钢板远端固定于肱骨干时,可用锁定螺钉或加压螺钉。如果骨质量非常好,开始时可用一或两枚加压螺钉,提高锁定钢板的固定强度。增加钢板长度也会提高固定稳定性。顺行髓内钉也是一个选择。髓内钉会桥接粉碎骨折,锁钉可提供近、远端的稳定性。如果骨质疏松严重,则肱骨头会限制固定强度。近端骨块越短,骨折愈难固定。这些病例可用髓内钉固定。闭合穿钉不会影响骨折处血肿及自然的骨折愈

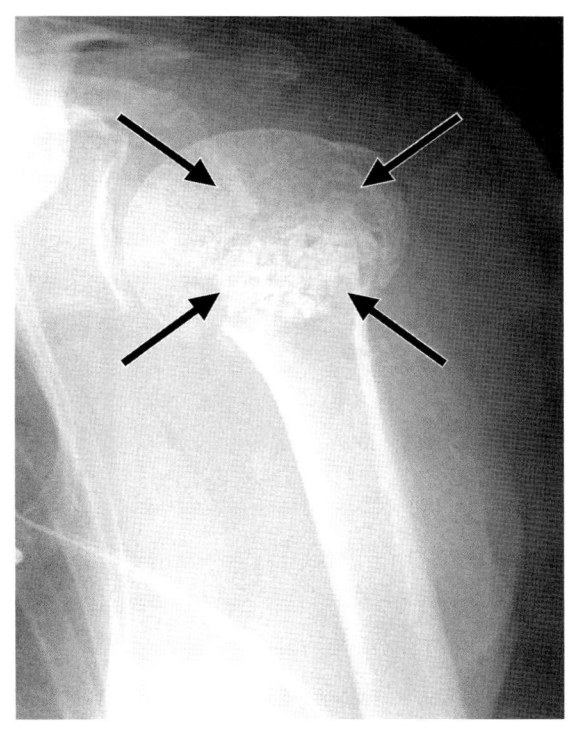

图 44-48　骨移植替代物(箭头所示)在填入关节面下干骺端缺损处以支撑图 44-47 所显示的复位。

合反应。一旦骨折稳定后,术后康复同其他经切开复位的二部分外科颈骨折。如果担心骨折块缺乏稳定性,则康复的进度应适当放慢。

(5)伴盂肱关节脱位的外科颈骨折:盂肱关节脱位伴移位的外科颈骨折非常罕见。这种骨折比单纯外科颈骨折增加了腋动脉和臂丛神经损伤的概率。复位前对血管神经状况进行仔细的检查和记录是必需的。

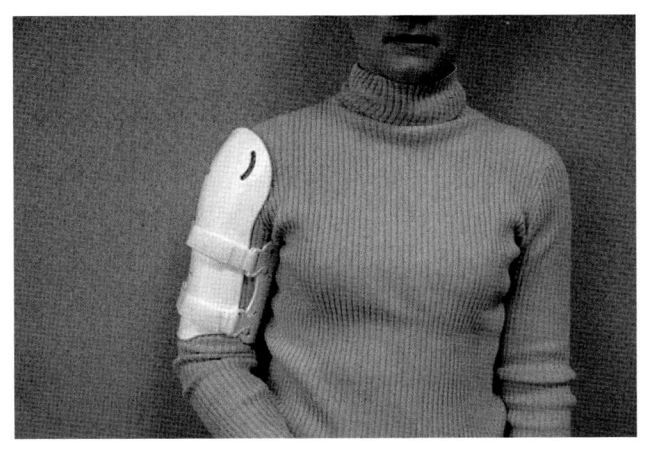

图 44-49　肱骨骨折支具近端超过三角肌。

闭合复位可在屈曲内收患肢下牵引试行。绝大多数脱位是前脱位,用手指尖轻压即可复位,任何压迫臂丛的手法 (例如用脚抵住腋窝作为对抗牵引力)都应该避免采用。

如果闭合复位难以成功或合并神经损伤,应考虑切开复位内固定。采用三角肌胸大肌入路,手术技术与二部分外科颈骨折类似。前脱位的肱骨头需要与臂丛分离开。患肢前屈时可以使用骨钩将肱骨干向外侧牵开,然后小心将肱骨头与臂丛分开,复回到关节内。

外科颈骨折合并盂肱关节后脱位甚至更加少见。甚至在外科颈骨折没有移位时, 也要行切开复位,以避免外科颈骨折的移位。

任何 40 岁以上合并脱位的患者,都极有可能在前脱位时伴肩胛下肌撕脱、后脱位时伴冈上肌和冈下肌后上部分的撕裂。术中如果发现肌腱组织的撕裂,都需要在骨性止点进行骨道或缝合锚的重建(图 44-50)。

骨折脱位后更容易发生创伤后三角肌无力。患肢需要足够的支撑来避免肩关节向下的半脱位。持续性的向下半脱位提示神经损伤、肩袖撕裂或者肱骨的短缩(图 44-51 和图 44-52)。

这类骨折的康复锻炼被延期而且常常被低估。初期进行轻微的被动运动,6~8 周后逐渐开始主动拉伸和肌力练习。

3. 大结节骨折

二部分大结节骨折约占脱位或无脱位肱骨近端移位骨折的 15%[16,63](图 44-53)。肩关节前脱位中 10%~33% 出现大结节骨折[94,100,124,141]。Codman 将大结节骨折描述成最差的肱骨近端骨折之一,因为冈上肌连同骨块一起被撕开了[18]。

解剖上,大结节为冈上肌、冈下肌和小圆肌分别提供了肌肉止点。肩袖撕裂容易发生在这些肌肉止点发生严重移位的患者上。大结节一个小的移位骨块常提示肩袖撕脱,在肩峰下出现时常是冈上肌撕脱。冈上肌、冈下肌和小圆肌牵拉着整个大结节向后移位。这种情况在前后位 X 线片上很难看到,但在外旋位片上即可看到大结节缺如。在肩胛骨侧位片和腋位片上可以看到移位的结节。如果考虑手术治疗的话,CT 平片可以判断骨块移位的程度。CT 可以准确地反应结节向后和向内的移位情况, 但对向上的移位判断不准。冠状面、矢状面重建图像以及三维重建图像可以提供非常精细的解剖信息。

尽管 Neer 标准中规定了移位的判断标准,但绝大

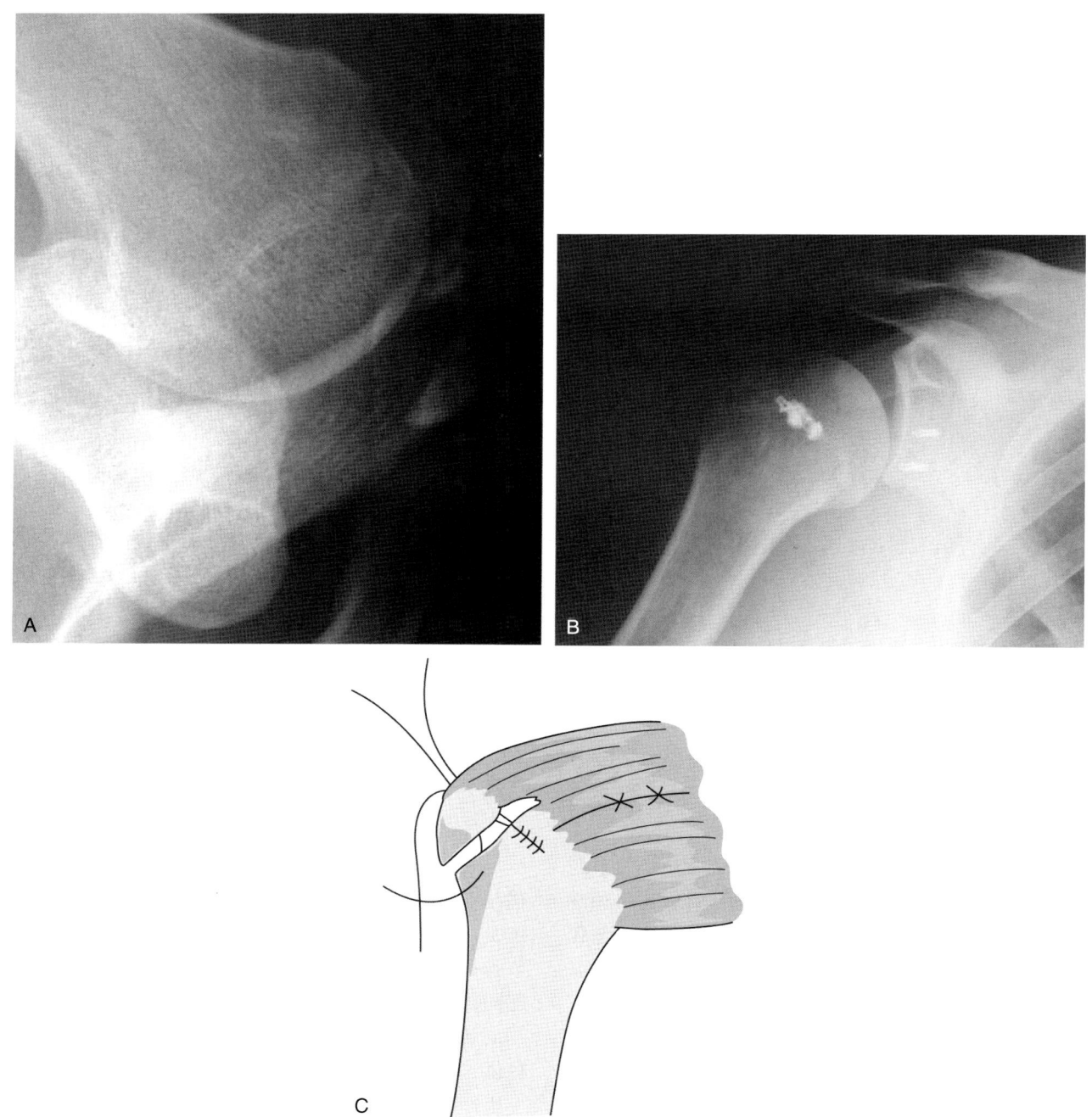

图 44-50 （A）肱骨内旋位前后位平片（AP）显示大结节骨折移位。（B）术后前后位平片显示大结节骨折复位,用缝合锚固定大结节,并用线经肩袖到肱骨近端皮质行辅助固定,如图 44-55 所述。（C）大结节用缝合锚及经骨缝合固定示意图。

多数作者一致认为，肩关节无法耐受大结节的移位。McLaughlin 提出,移位超过 5mm 即会产生问题[96]。近来 Park 等提出,需要头上运动的运动员和重体力劳动者,3mm 移位的骨折即需要复位[116]。考虑到正常大结节平均低于关节面顶端 8±3.2mm,所以很小的移位也会对肩关节功能造成影响[59]。

移位的方向很重要。引起肩峰下撞击的上移位比后移位更不能接受。由此尽管许多作者曾把 1cm 作为移位的大结节骨折切开复位的指征,但这一移位程度显然过大。现在手术治疗的指征包括移位超过 5mm 以及移位超过了肱骨头关节面最高点的骨折[94]。由于瘢痕形成,也可能出现晚期撞击,甚至解剖复位的骨

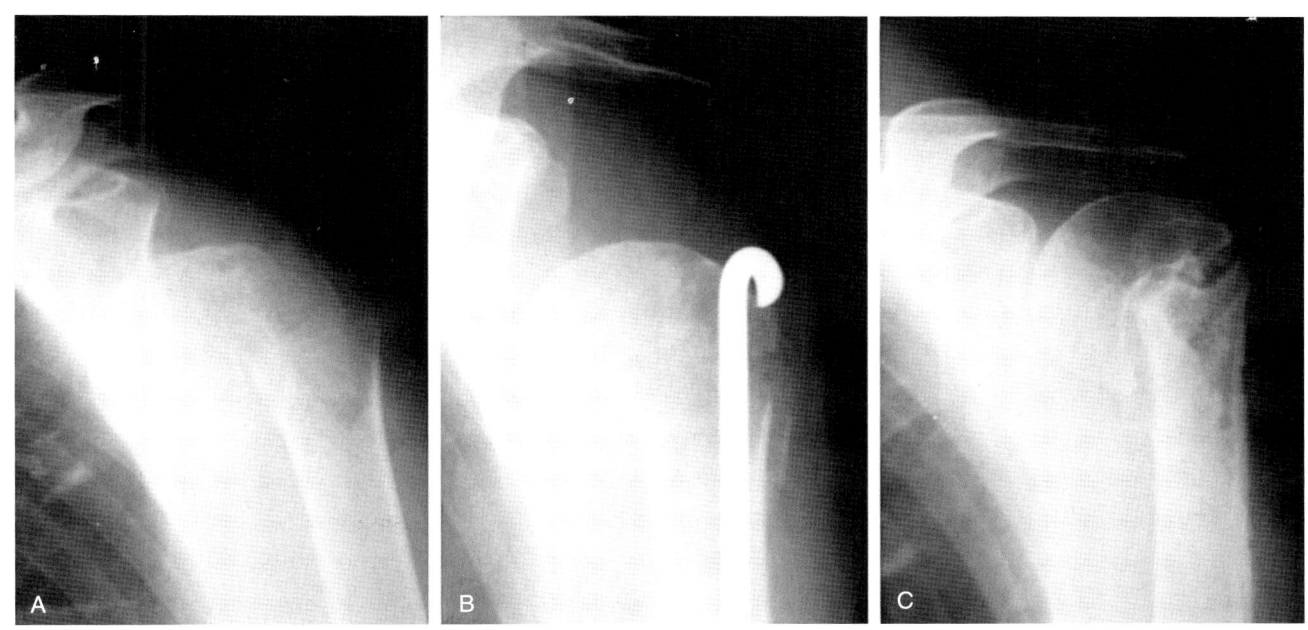

图 44-51 二部分外科颈骨折并前脱位,伴先前闭合复位造成的腋神经损伤。(A)伤后 X 线片。(B)切开复位髓内钉加 8 字张力带缝合内固定术后 X 线片,发现肱骨头向下半脱位。(C)随着腋神经的恢复,半脱位得以恢复。

折。早期手术可以避免瘢痕形成以及肩袖的固定性挛缩。畸形愈合的大结节会阻止肩关节上举或外旋,从而导致肩关节僵硬、无力、疼痛。随着时间的推移,关节面部分会发生软化,需要行肱骨头或全肩关节置换作为晚期的治疗方法。

急性大结节移位骨折可通过三角肌胸肌入路或上方三角肌劈开入路显露(图 44-54)。前一种入路可显露外科颈,在大结节骨块比较长时非常有帮助。当大结节被牵向后部时,从胸大肌三角肌口入路显露比较困难,但这个问题可以解决。在冈上肌、冈下肌腱上

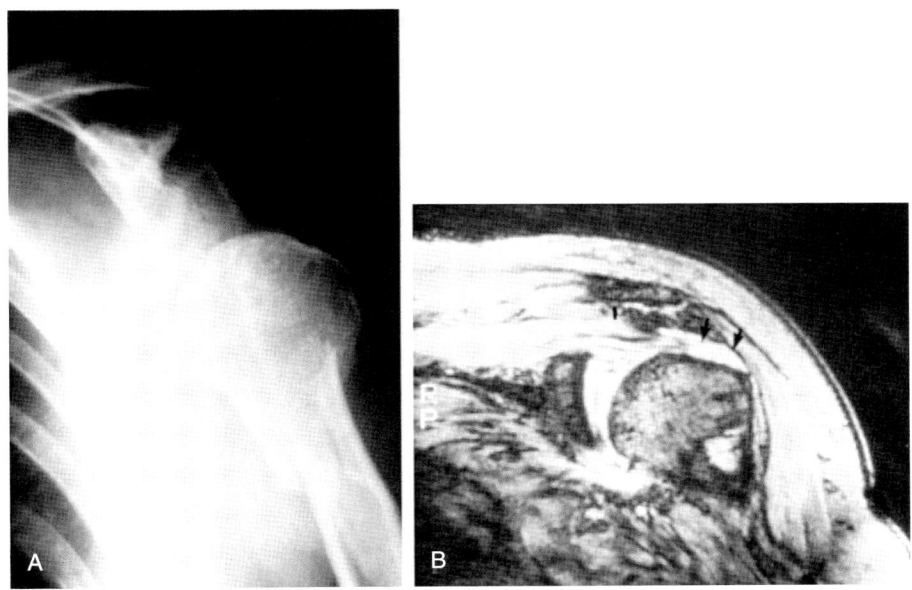

图 44-52 (A)盂肱关节向下半脱位最常见于急性骨折、骨质缺损、三角肌麻痹或巨大肩袖撕裂。骨折后两个半月时,持续的半脱位继发于肌肉无力,经 MRI 扫描证实冈上肌腱撕裂。肌电图检查正常。扫描证实由于骨折造成的肱骨长度丢失仅仅 1cm。(B)肩袖撕裂的MRI 表现(箭头所示)。

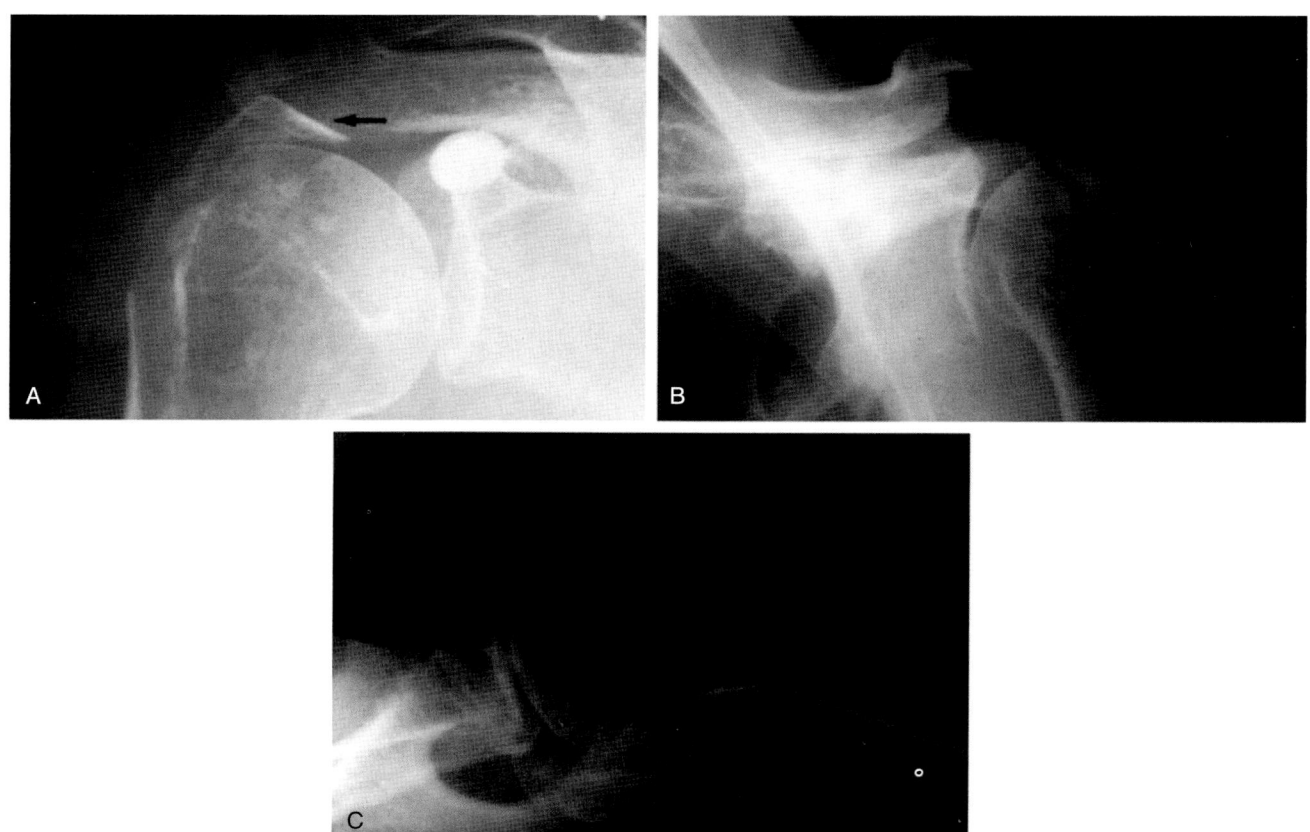

图 44-53　二部分大结节骨折伴肩袖撕裂。(A)二部分大结节撕脱骨折累及冈上肌,箭头所示大结节上移。漏诊的大结节撕脱骨折前后位片(B)和腋位片(C)。撕脱骨折伴大结节向后挛缩造成创伤性关节炎。

穿几根线做牵引线,可用于拉动或复位大结节。肱骨旋转外展以复位骨折。

大结节内固定时要利用肩袖坚强的骨性止点,不要将缝线固定于大结节上(图 44-55)。此技术可降低骨块进一步碎裂的机会,或缝线将骨质疏松骨块及粉碎骨块拉豁口的可能。骨肌腱结合点固定比松质骨块要坚强得多。可采用 2 号或 5 号不可吸收缝线。在骨折远端及前缘钻孔,用多根缝线固定大结节。有时可经小结节钻孔,通过骨折端固定。在处理严重粉碎骨折时,采用锁定技术将缝线穿过肌腱组织。理想的情况是,骨块的皮质边缘与肱骨近端骨折床的皮质边缘相对齐。缝线以 8 字缝合的方式穿过骨折,有助于避免大结节的过度复位[40](图 44-55F)。除了缝线,还可选择钢丝或钛缆固定[34]。需要注意骨块复位时要保证骨块低于关节面水平,另外不要过度复位,否则会限制关节活动。缝合锚需放于关节面外侧,缝线穿过肩袖大结节止点。将大结节向内向近端固定,防止复位丢失,预防过度复位(见图 44-50)。

术中需要探查盂肱关节,以明确有无盂唇和关节盂边缘的损伤。在年轻患者,盂唇撕裂或关节盂边缘骨折都需要修复。

虽然过去曾采用螺钉和垫片来固定大结节骨折,但这一技术常常因为结节的骨质差、复位损失而变得复杂。即使螺钉能充分固定肱骨头,也可能因螺钉造成大结节的损伤和移位。螺钉固定应作为缝线固定的补充。

经皮复位和内固定或关节镜辅助复位和内固定常用于治疗仅有一块碎块且骨质较好的大结节骨折。

需要避免的术中并发症包括使无移位或轻微移位的外科颈骨折发生了错位。手法轻柔、肱骨的支撑以及减小旋转扭力都可以保护外科颈。如果必要,可在骨折固定的同时固定外科颈骨折。

术后康复与一部分骨折类似;吊带悬吊、早期钟摆样练习,随着结节愈合的进程于 4~6 周开始进一步练习。

二部分大结节骨折伴关节前脱位:如前所述,1/3

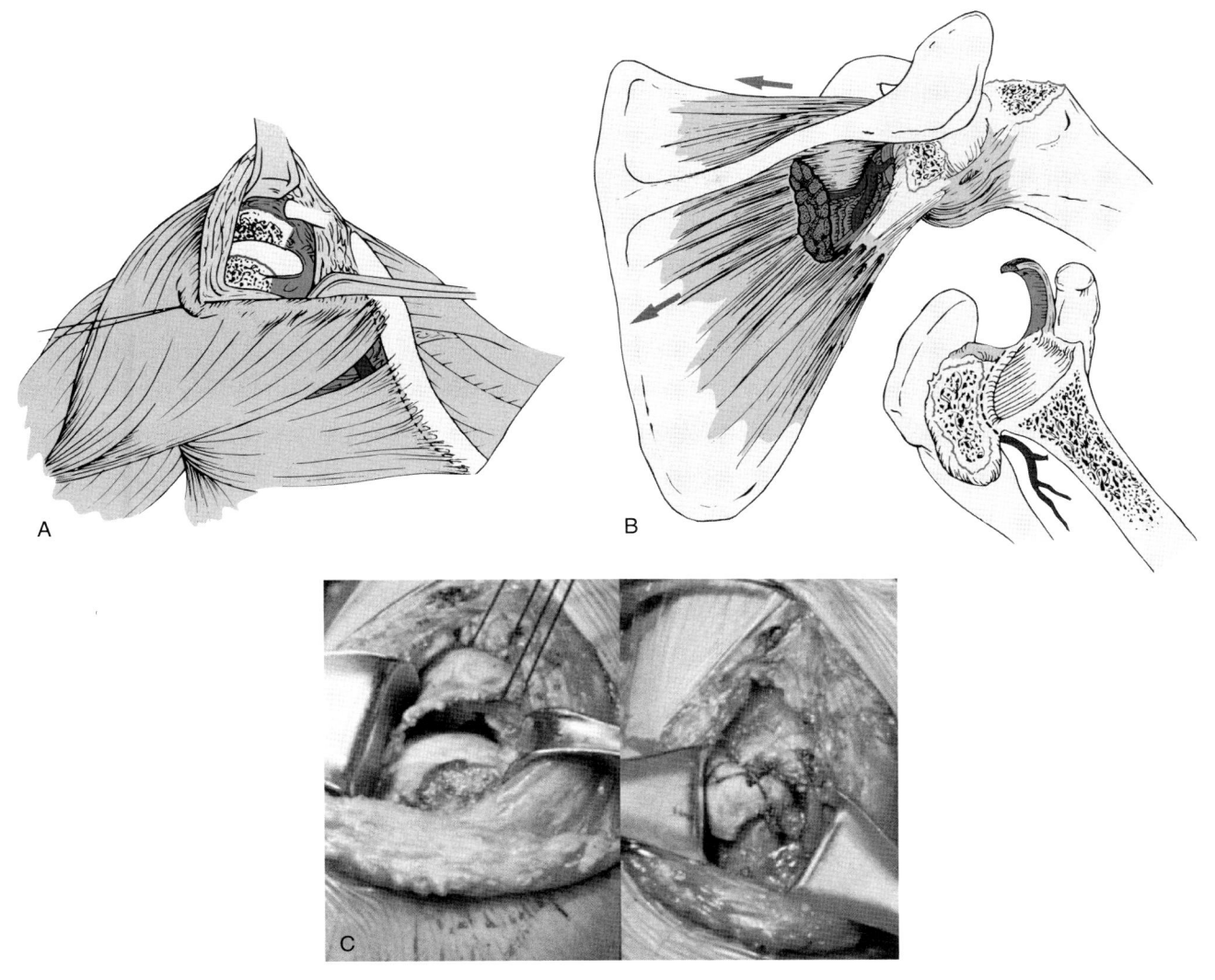

图 44-54 二部分大结节骨折。(**A**)对于大结节骨块回缩的手术入路,需要在三角肌前束和外侧束之间劈开三角肌。对于慢性或巨大结节撕脱的患者,应使用肩峰前下成型入路。(**B**)通过松解表面的滑囊和瘢痕以及后、上盂肱关节囊来游离大结节。肩胛上神经位于肩胛骨切迹内,如果过多的切开松解关节囊有可能损伤此神经。(**C**)经过结节旁肩袖的牵拉缝线可以用来游离大结节,修复大结节时还可以用来固定大结节。

的肩关节前脱位患者可发生大结节骨折,老年人尤其常见[50,94,100,124,141]。某些病例在急诊处理和拍片之前已经自行复位,大约 2/3 的病例盂肱关节在复位后,大结节可以解剖复位[96]。

喙突下肩关节前脱位的闭合复位细节将在肩关节脱位一节中讨论。过度的外展或旋转复位将会增加大结节脱位至肩峰下或外科颈骨折的概率。肩关节复位后,需要评价大结节的移位程度,以制定下一步的治疗计划。手术和术后处理在前面章节已经有所描述。

有一些情况可以说明前方骨折脱位后大结节的位置。大结节骨块可能嵌入盂肱关节囊的囊袋里,而肩关节就是从这个囊袋里脱出的[94]。复位时,结节骨块如果仍在解剖位置,则肩袖间隙可能没有发生撕裂,并在复位后关节囊重新恢复连接关系(图 44-56A~E)。

在肩袖间隙撕裂的患者中,大结节会依旧保持在移位后的位置。在对肱骨头脱位复位时(见图 44-56F 和 G),如果撕裂仅仅累及冈上肌,那么结节会向上移位(见图 44-56H);如果冈上肌、冈下肌和小圆肌都受累,则骨块会向后即肩胛骨切迹的方向移位。早期复位、修复肩袖和结节,对于肩关节功能的恢复是必需的[94](见图 44-56F~H)。

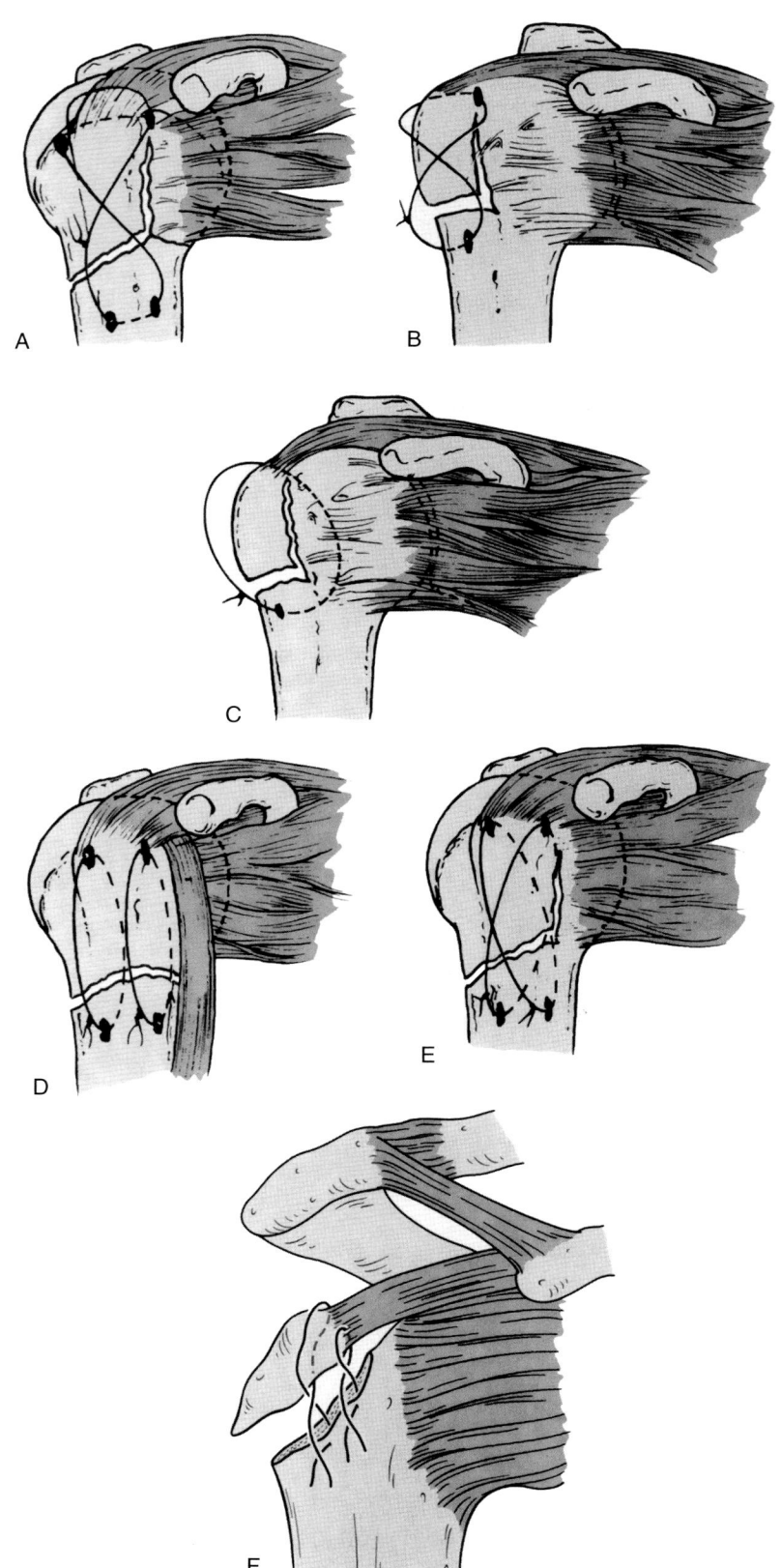

图 44-55　(A,B)这两种缝合方法并未包含大结节在内,仅仅穿过软组织(肩袖)。区别是 B 图包含了骨和肩袖,而 A 图缝合可能会切割肩袖。(C)缝线穿过肩袖止点和大结节,具有良好的把持力。关闭冈上肌和肩胛下肌之间的肩袖间隙。(D)单纯纵向或交叉(E 图所示)缝合,只要包括了肩袖组织,固定效果是满意的。(E)缝线穿过大结节,没有包括肩袖止点的硬质骨,缝线可能对骨造成切割。(F)缝线交叉穿过骨折处,避免对大结节骨折的过度复位。

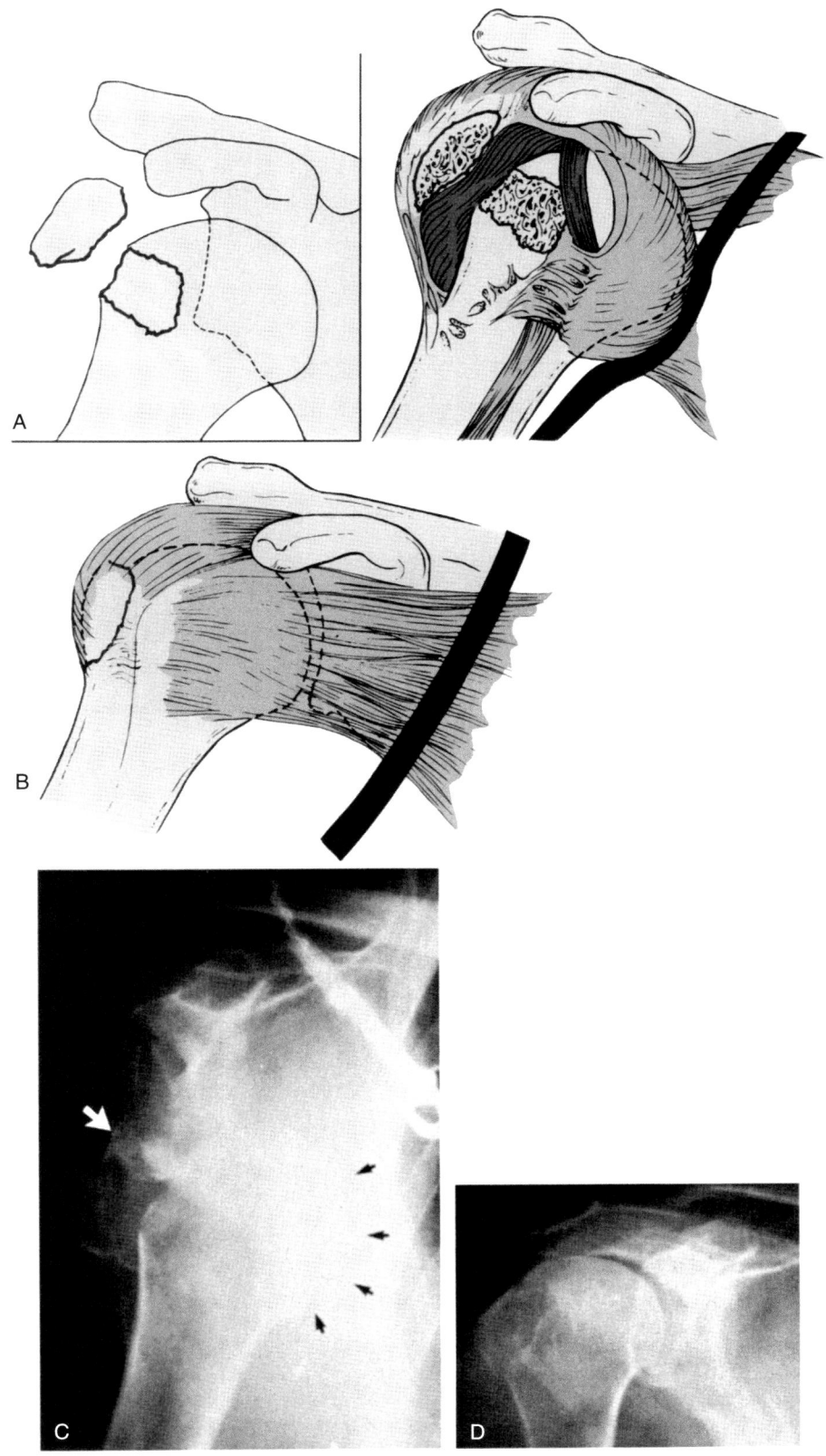

图 44-56   二部分大结节骨折伴前脱位的病理类型。(**A~E**)关节囊剥离而不伴肩袖撕裂。(**A**)前脱位伴大结节移位,关节囊剥离而没有肩袖的撕裂。(**B**)肩关节复位、关节囊闭合后大结节解剖复位。(**C,D**)在 A 和 B 中所示的无肩袖撕裂病理类型的临床例子。(待续)

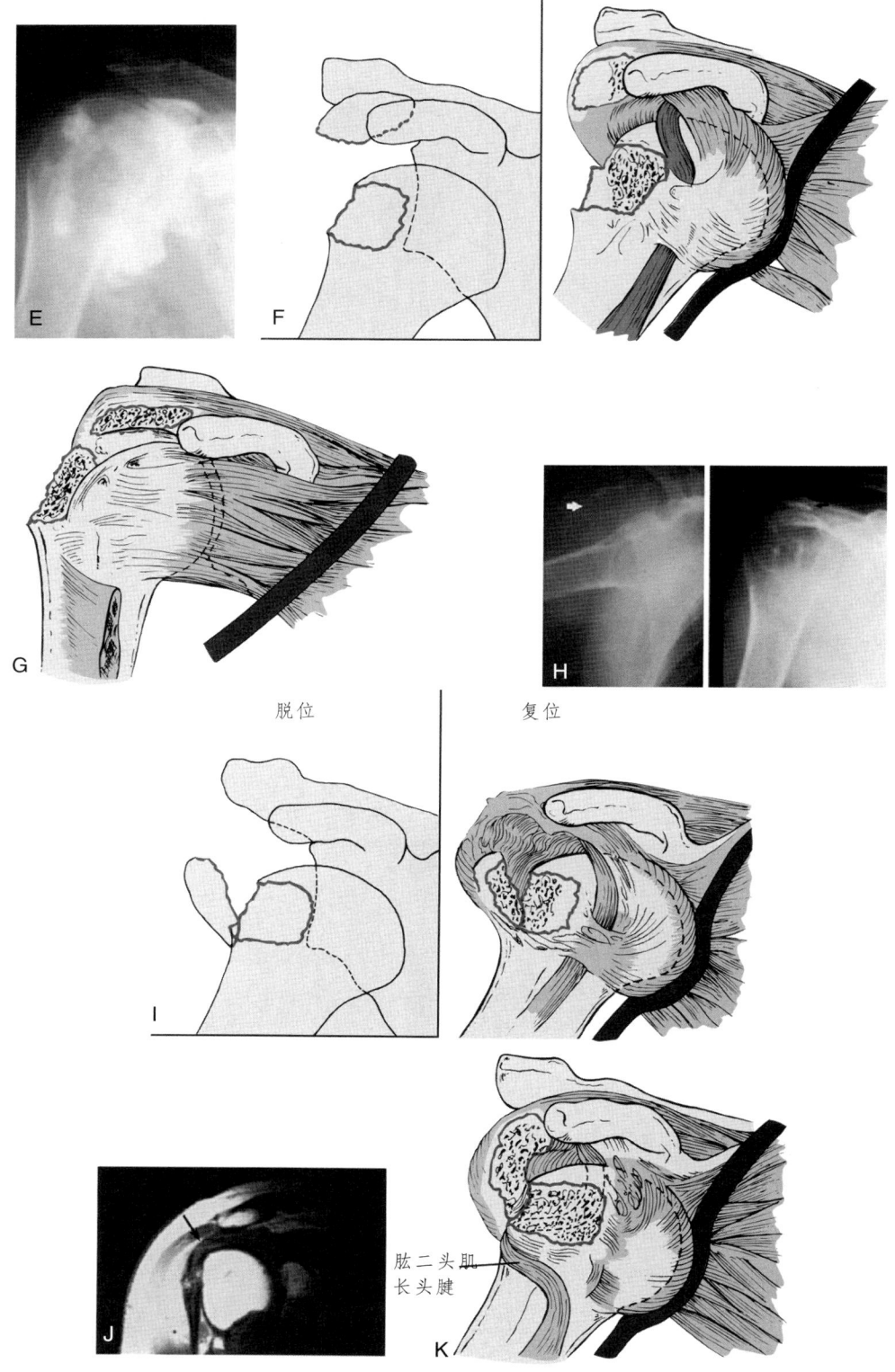

图 44-56(续) (E)关节造影表现。(F~H)大结节撕脱伴肩袖间隙纵向撕裂。(F)前脱位大结节骨折伴冈上肌、肩胛下肌间肩袖间隙纵向撕裂。(G)闭合复位后,持续存在的大结节向上回缩伴冈上肌撕裂。(H)即 F 和 G 的临床影像。(I)大结节不完全移位伴肩袖自止点的剥离,导致复位后依然存在的撕裂。(J)MRI 检查证实大结节解剖复位后依然存在的肩袖撕裂。(K)大结节骨折或肱横韧带撕裂或二者并存导致肱二头肌长头腱嵌入,阻碍闭合复位。

比较少见的情况是大结节骨折随着前脱位的肱骨头一起脱位。在对脱位进行复位时,结节往往不能够准确的复位(见图 44-56I)。这一情况可能出现在合并肩袖从结节止点处撕裂时。需要进行评价肩袖状态的诊断性检查以及早期治疗(见图 44-56J)。

最后,如果骨折累及结节间沟,二头肌腱有可能向后方脱位而阻碍复位[41,65,94](见图 44-56K)。有必要采用切开复位,以便在复位骨折脱位前将嵌入的二头肌长头腱移出。

4. 小结节骨折

单纯二部分小结节骨折非常少见,仅占全部肱骨近端骨折的 0.27%,占肱骨近端移位骨折的 0.5%[63]。这类骨折有可能和钙化性肌腱炎混淆(图 44-57)。尽管在没有后脱位时二部分小结节骨折的临床征象并不显著,但骨折的移位依然会导致内旋无力、内旋受限或喙突撞击。由于发病率很低,小结节发生错位的临床关系还不清楚。不管怎么说,凭直觉就可发现小结节畸形愈合会影响内旋,而不愈合会导致内旋无力。

切开复位内固定的指征不好确定。如果对位不好,则可切开复位内固定小结节以达到愈合(图 44-58)。轻度移位会导致肩关节无力及活动受限。

小结节移位骨折采用胸肌三角肌入路,保留联合肌腱及喙突的完整。需注意保护旋肱前血管,并保护肩胛下肌下缘的腋神经。围绕肩胛下肌在小结节止点穿过缝线。结节和肩胛下肌必须游离充分,以便于复位及保护肩关节功能。内固定技术与大结节骨折类似。利用粗不可吸收线经骨折周围的钻孔向外侧到结节间沟或大结节。肩袖间隙外侧需仔细修复。尽管可使螺钉固定,但应注意骨的质量,这在大结节骨折时已讨论过(图 44-59)。必要时,将小结节削薄以放入骨缺损处,预防喙突撞出综合征(图 44-60 和图 44-61)。

二部分小结节骨折伴后脱位:后脱位合并小结节骨折占全部肱骨近端移位骨折的 1%[63],其发生率较单纯小结节骨折要高。不幸的是,除非在腋位相 X 线片上仔细检查,否则脱位可能会被漏诊。和所有脱位一样,神经损伤的概率要高于单纯骨折。术前计划包括详细的神经血管状态的记录以及腋相或 CT 扫描来评价关节面受累程度。CT 对判断关节面损伤范围最为精确。肱骨头中部骨折时,肱骨头损伤范围可根据肱骨头受累弧度进行判断(见图 44-105)。小结节骨折还可能合并无移位的外科颈骨折。

建议采用全麻或斜角肌间沟阻滞麻醉来降低其他骨折错位的机会。如果外科颈没有骨折,可以尝试闭合复位。患肢前屈内收,随着纵向牵引下从后方挤压肱骨头,放低患肢而后脱位得以复位。使用加强 X 线片以确认复位成功。

一旦骨折得以复位,保守治疗即面临着新的挑战。患肢内旋可以使移位的小结节获得更好的复位,而这一体位可能使肩关节再次发生脱位。相比较而言,需要治疗的更为重要的损伤应该是脱位,患肢在体侧制动,在外旋 10°、后伸 10° 的位置上利于后关节囊愈合。如果小结节移位明显,就应该按照前面讲述的方法施行切开复位内固定。合并外科颈骨折的患者,切开复位是必需的。将患者置于沙滩椅体位,全麻

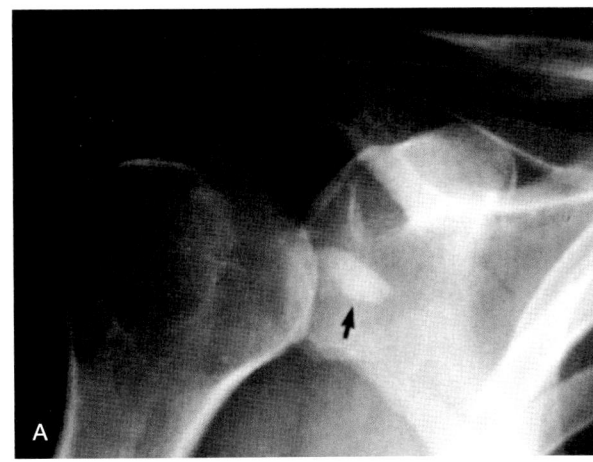
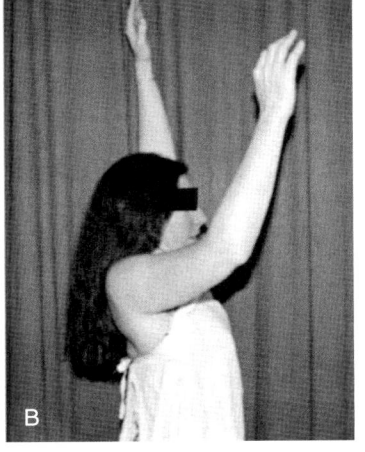

图 44-57　二部分小结节骨折导致晚期关节强直。(A)小结节撕脱(箭头所示)可能与钙盐沉积混淆。(B)骨折闭合治疗 9 个月后上举受限。

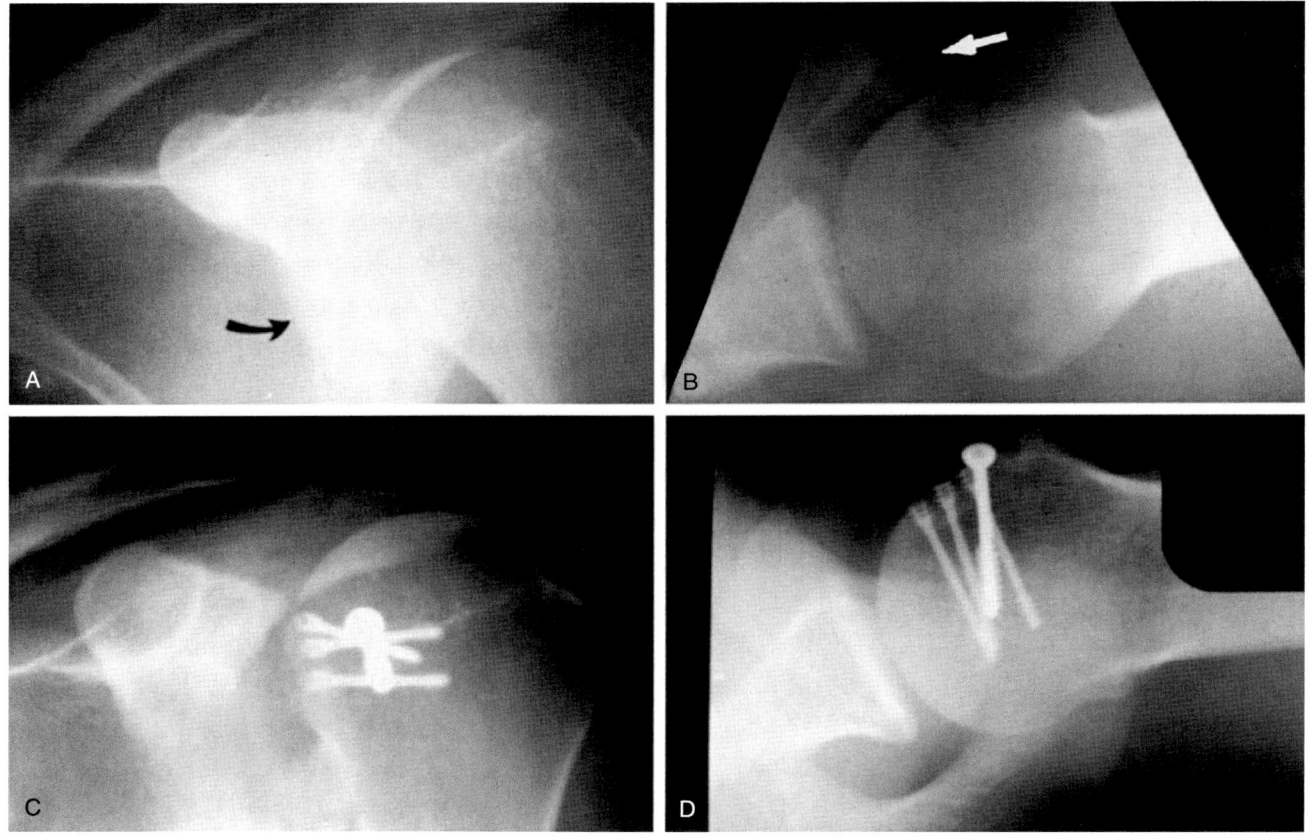

图 44-58　Herbert 螺钉固定头劈裂骨折。25 岁患者在摩托车事故中造成多发创伤：Ⅱ型股骨开放骨折,移位的小结节骨折(A 中箭头所示),小结节骨块包括了 1.5×2.0cm 的关节面前下部分。(**A**)前后位片。(**B**)腋位片。(**C,D**)术后 7 个月的前后位片和腋位片。采用三角肌胸大肌入路,将肩胛下肌与关节囊分离开。解剖复位关节面部分,克氏针临时固定,3 枚 1~2mm Herbert 螺钉永久固定,拧入关节面下,内侧一枚用于加压,关节囊上下返折处各一枚。一枚 4.0mm 松质骨螺钉于关节囊外固定小结节和结节间沟。7 个月后完全恢复无痛活动, 无缺血性坏死和内固定松动。(From Lange, R. H.; Engber, W.D.; Clancy, W.G. Expanding applications for the Herbert scaphoid screw. Orthopedics 9;1393–1398,1986.)

或肌间沟阻滞麻醉,通过三角肌胸大肌入路显露小结节。通过小结节周围穿过牵引线,用 Darrach 骨膜起子或 Fukuda 牵开器绕过关节盂, 把肱骨头轻柔地翘起复回关节内。轻微的外旋后可以允许在肱骨头下方放一个宽一点的骨膜起子。肱骨头复位后,修复小结节。用石膏或支具将患者置于体侧,10°后伸、10°外旋 4~6 周,以便于后关节囊愈合。

　　手术中出现的差异需改变治疗。合并前关节面压缩骨折接近肱骨头总面积 40%的患者,需要术中加以处理。有两种方法可供选择,一种是将小结节转移到缺损的部位并用螺钉固定[107,109];另一种是用同种异体骨软骨块替代肱骨头前方的缺损 [22,39]。超过关节面 40%以上的更大的缺损,应采取关节置换术治疗[92]。关于骨折后脱位的更为详细的讨论在盂肱关节脱位的

章节内讨论。

　　手术时机同样影响治疗效果。在晚期患者,瘢痕的形成妨碍闭合复位。在后期治疗中,由于关节的退行性改变使肱骨头置换或全肩关节置换可能成为必然。在去除支具后,立即开始主动关节活动范围练习而不是被动练习将更有利于康复,但需要避免用力的旋转。因为合并有关节的后脱位,在康复早期进行肩胛骨平面内的上举要好于肩关节屈曲,这主要是因为这样避免了后方关节囊的张力。

5. 二部分骨折的治疗结果

　　(1)外科颈骨折:尽管外科颈骨折很常见,但并非常需要手术治疗,因此很少有文献报道其手术治疗的效果。Chun 及其同事报道的 90%的外科颈骨折采用保守治疗的方法[16]。93%的吊带悬吊治疗的患者获得

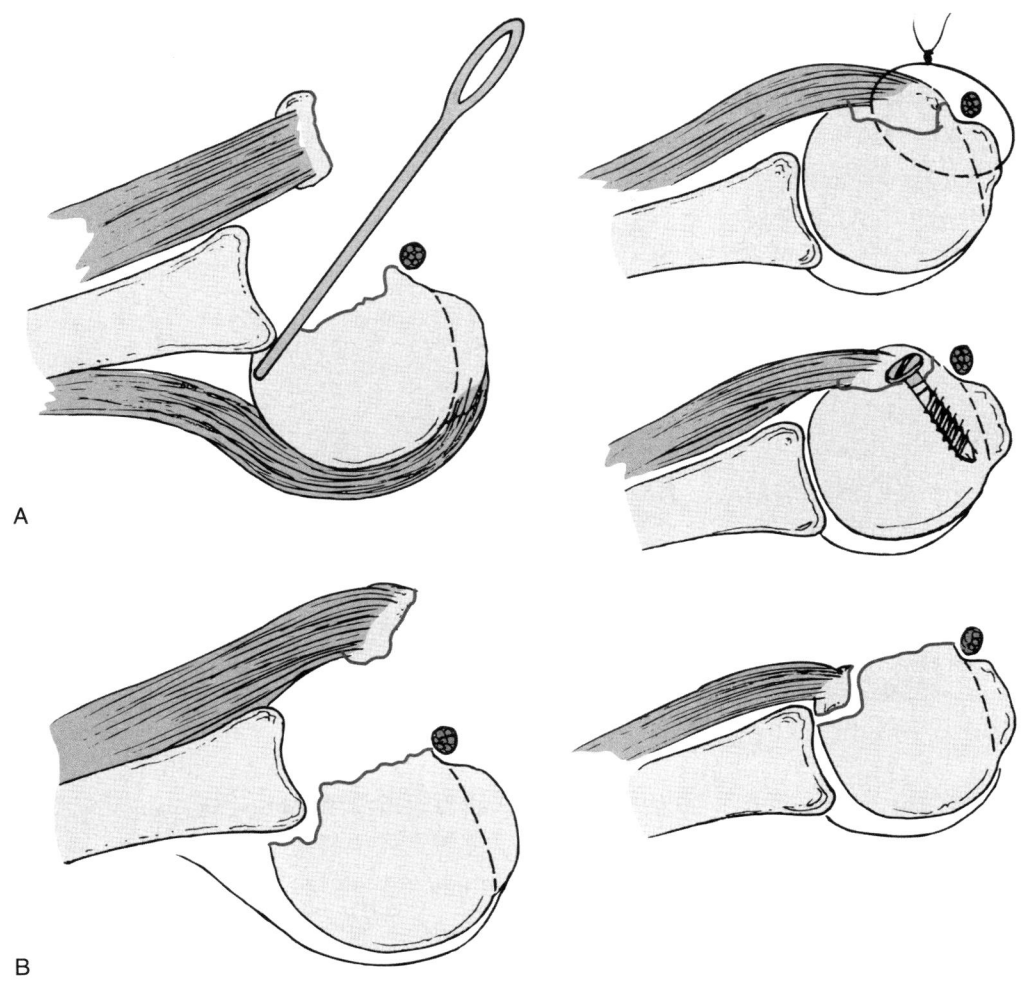

图 44-59　二部分小结节骨折伴后脱位的修复技术。(**A**)用 Darrach 或直骨膜起子来取出后脱位的肱骨头,用缝线或螺钉将结节固定于解剖位置。(**B**)当后脱位造成肱骨头前方压缩骨折时,将小结节移至骨折处并用缝线或螺钉固定。

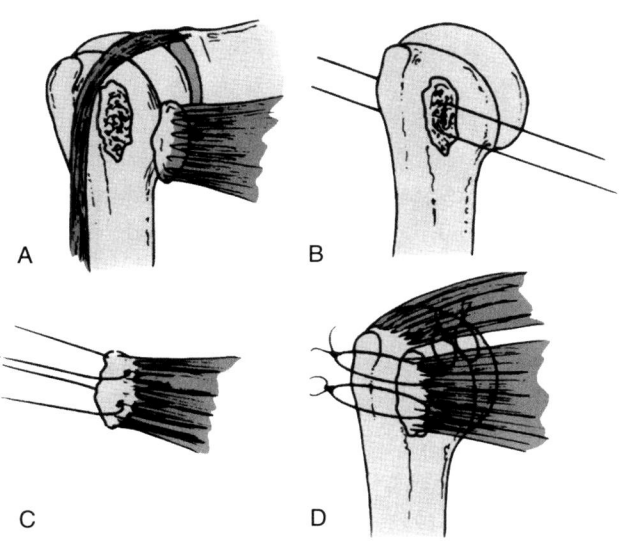

图 44-60　小结节骨折的缝合固定技术。(**A~C**)粗丝线穿过肩胛下肌止点,接着穿过肱骨头。(**D**)修复肩袖间隙。

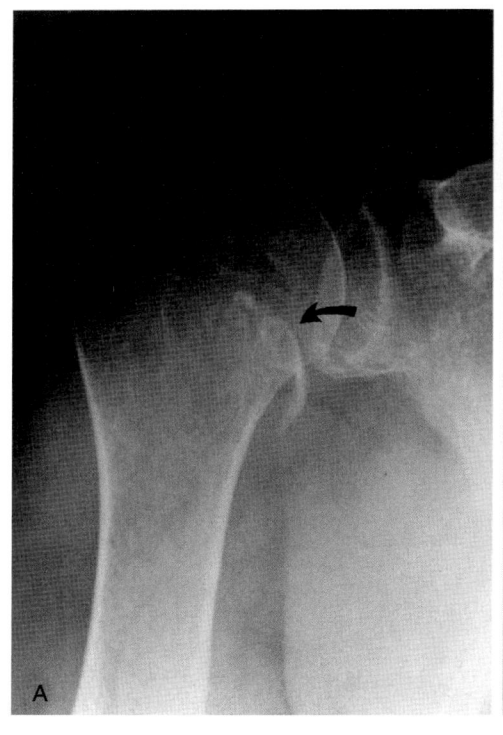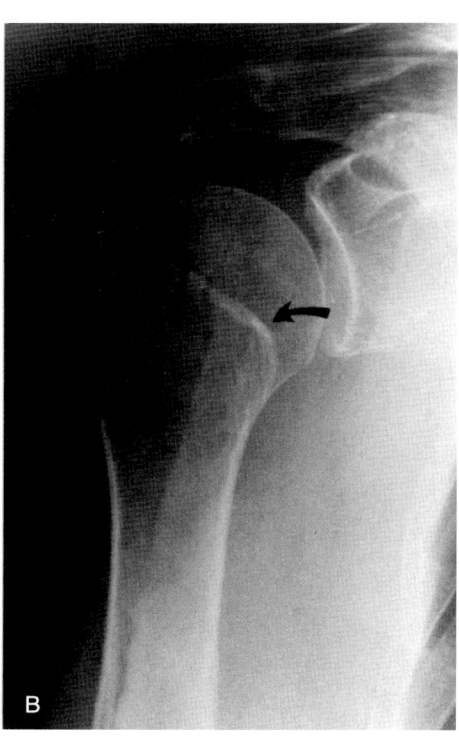

图 44-61 (A)移位的小结节骨折(箭头所示)前后位片。术中发现冈上肌撕裂伴二头肌长头腱脱出至小结节下方。(B) 复位小结节(箭头所示),以粗的不可吸收线缝合固定,复位长头腱,修复冈上肌。患者重新获得完全的主动活动、肌力和功能。

了可以接受的功能结果。Jaberg 研究了 29 例采用闭合复位经皮螺纹针固定的二部分外科颈骨折,14 例优秀,4 例好,8 例一般(优良率 62%)。Cuomo 等报道了 14 例二部分骨折的优良率为 70%,但是并没有说明采用髓内钉固定的病例数[26]。

(2)大结节骨折:尽管移位的大结节骨折相对多见一些,特别是合并盂肱关节前脱位,但治疗的报道却并不多。幸运的是,大多数移位的大结节骨折脱位随着盂肱关节的复位而获得解剖复位。

移位的大结节骨折的非手术治疗的效果很差。根据医生的经验,移位的大结节骨折如果维持移位在 0.5~1.5cm 之间或更大移位,疗效是很差的[69,98,105]。Clifford 报道的疗效良好的只占骨折的 50%,而 100% 的保守治疗的骨折脱位效果很差[17]。McLaughlin 发现,移位超过 1cm 的患者功能明显受限,甚至移位在 0.5~1cm 之间的患者也会有恢复期延长,20%需要进行重建手术[96]。尽管 Young 和 Wallace 报道了 7 例非手术治疗患者获得了良好的效果,但是他们并没有使用严格的关节运动评定标准[147]。尽管如此他们的患者对其肩关节功能还是满意的,同时缓解了疼痛。

只有不多的随访研究描述了移位骨折的外科治疗。Jakob 等综述了一组 930 例肱骨近端骨折的手术治疗,其中只有 17 例单纯大结节移位骨折[63],他们并

没有报道治疗效果。Paavolainen 等报道了 6 例采用螺钉固定移位的大结节骨折获得了良好的效果 [115]。在 Chun 综述的 141 例肱骨近端二部分骨折中, 有 24 例大结节骨折[16],其中 10 例采用切开复位内固定,8 例采用螺钉固定。他们报道了 11 例的治疗效果,虽然 1 例优秀,7 例良好,3 例中等, 但他们并没有说明这些结果是手术治疗还是非手术治疗。Flatow 等报道了通过前上三角肌劈开入路进行切开复位内固定治疗的大结节骨折,获得 100%的优良疗效[34]。

(六)三部分骨折和骨折脱位

在三部分骨折中,肱骨干和其中一个结节分离了。报道中三部分骨折的发生率差别很大,从 3%到占无脱位肱骨近端移位骨折的 29%[63,104,107]。治疗方法包括:善意忽略骨折进行早期活动,闭合复位后制动,闭合复位经皮穿针固定,切开复位内固定和假体关节置换。

对于不能安全地进行麻醉且手术治疗作用有限的老年患者、酒精中毒或类似疾病造成术后不能很好地配合康复的患者,需要保守治疗。尽管保守治疗的满意率低于 50%,但对于某些患者,尤其是老年患者,能达到相对有限的目的也是令人满意的。肩关节运动和功能的受限相对于疼痛来讲通常是晚期的问题。虽然 Schai 报道了切开复位内固定治疗三部分骨折的结

果要好于保守治疗,但他们同时发现,即便是保守治疗的效果也是令人满意的[127]。与之相反,Zyto及其同事对三部分及四部分骨折进行了随机回顾研究,对非手术治疗与张力带固定进行了比较,发现尽管张力带固定组X线较好,但结果相同。

无论采用何种内固定技术,对肱骨头部分血供的保留都是至关重要的,骨的质量是选择内固定方法的最重要的因素。常见的三部分骨折和骨折脱位的患者都是老年人伴有骨质疏松。除了前面讲到的保守治疗的指征外,切开复位内固定的相对禁忌证还包括骨质疏松或不能获得满意的固定效果的患者。骨质疏松不是切开复位内固定的绝对禁忌证。

三部分骨折后极少出现缺血性坏死,除非骨折经切开复位内固定手术后。无移位的结节通常保留有结节间沟的完整,这样就保护了弓动脉,提供了肱骨头部分的血管连接。

1. 三部分大结节骨折

闭合复位经皮内固定是用于治疗三部分大结节骨折的微创技术。可采用经皮穿针或螺钉固定,也可采用锁定髓内钉。此手术比两部分外科颈骨折的手术要困难一些,因为大结节必须复位,充分固定,以防止再移位。经验少会使一些医生选用切开复位。

闭合穿针要求入路与前述外科颈骨折类似。外科颈、内侧骨距及大结节粉碎是经皮穿针的禁忌证,主要是不能获得及维持稳定固定。首先应将肱骨头固定于肱骨干,然后经皮采用穿针或空心钉固定大结节。大结节复位比较困难,经皮穿针可作为一个"撬棒"操作骨块。皮钩或其他带尖器械可用于复位大结节。在大结节近侧边缘,于肩袖止点处放置一小钩有助于复位。经皮穿针固定三部分肱骨近端骨折非常困难。理想的适应证是骨质好、大结节骨块较大(无粉碎)及非粉碎性外科颈骨折。

闭合锁定髓内钉技术也是一种选择,它比闭合复位内固定技术的创伤更小。此技术前面已有描述。与经皮穿针相比,锁定髓内钉可用于外科颈粉碎骨折。大结节移位需复位后经皮穿针或空心钉固定。

手术采用经三角肌胸大肌入路。术中确认肱二头肌长头腱作为肱骨近端的解剖标志。避免游离肌腱周围组织以保存供应肱骨头部分的血供。移位的结节用牵引缝线来复位。将不可吸收线穿过肩袖在结节上的止点,以恢复骨折与肱骨头、另一个结节或肱骨干之间的相对关系。可以选择的固定方法包括:经皮的钢针固定,髓内支撑下或单纯的缝线或钢丝固定以及钢板和螺钉固定。

缝线或钢丝固定技术需要首先对结节和肱骨头进行复位。Hawkins描述的方法是,用两根14号阴道切开用针头穿过肩胛下肌和小结节,经过肱骨头从大结节穿出[52]。接着复位肱骨头对肱骨干的旋转关系。在肱骨干外科颈骨折线远端打2~3个孔,用至少3根5号不可吸收线穿过冈上肌、冈下肌腱在大结节的止点。尽管钢丝比5号缝线更牢固,但却可能切割疏松的骨组织,使骨块破碎或移位,这是一个严重的问题。缝线经钻孔或采用粗针头穿过小结节。有多种绕线方法,钢丝或缝线经过肱骨干的孔形成8字。将肱骨干轻轻插入肱骨头以增加稳定性,也可在干骺端空虚处植骨或骨替代物。缝线或钢丝都要经过二头肌腱深方。如果二头肌腱也包括在修复范围内,那么在肩关节运动过程中二头肌腱将不会在结节间沟内滑动。如果将二头肌腱固定后,则关节内的肌腱部分应被切除以免限制外旋。修补肩袖间隙。还要肩关节在全范围活动以验证稳定性(图44-62A)。

手术的难点在于对肩袖撕裂的松解和修复,以及骨组织过于疏松缺乏足够的把持力。可以将缝线编织到肩袖组织内,以减少被牵出的趋势。外科颈骨折不稳定是个难题,需用钢板螺钉固定或髓内固定以获得稳定性。

用带张力带的髓内固定钉来增强在屈曲时骨干与肱骨头之间的稳定性、在水平时肱骨头与完整结节之间的稳定性(图44-62B)。用Enber钉固定大结节骨折时,需经过完整的小结节。

钢板,包括改良的三叶草钢板、固定角钢板及近端锁定钢板,也是一种治疗选择。新设计的锁定钢板比早期钢板及粗线缝合技术固定更牢固。然而术后可能发生撞击综合征以及术中需要额外的显露,增加了发生缺血性坏死的概率,这些缺点使得钢板固定并不完美。当这类骨折发生在骨质疏松的老年人时钢板固定结果常比较差(图44-63)。锁定钢板有许多优点。

目前在多数情况下肱骨近端锁定钢板已取代了传统钢板螺钉。锁定螺钉提供角稳定固定,将肱骨头固定于肱骨干。三部分或四部分骨折用锁定钢板时,不应忽略对结节的固定。结节用粗不可吸收线固定于肱骨头及钢板。锁定钉以集中方向或分散方向固定。需注意钢板高度,不要撞击肩峰,也不要太低导致螺钉进入肱骨头上部(图44-64)。干骺部粉碎时钢板固

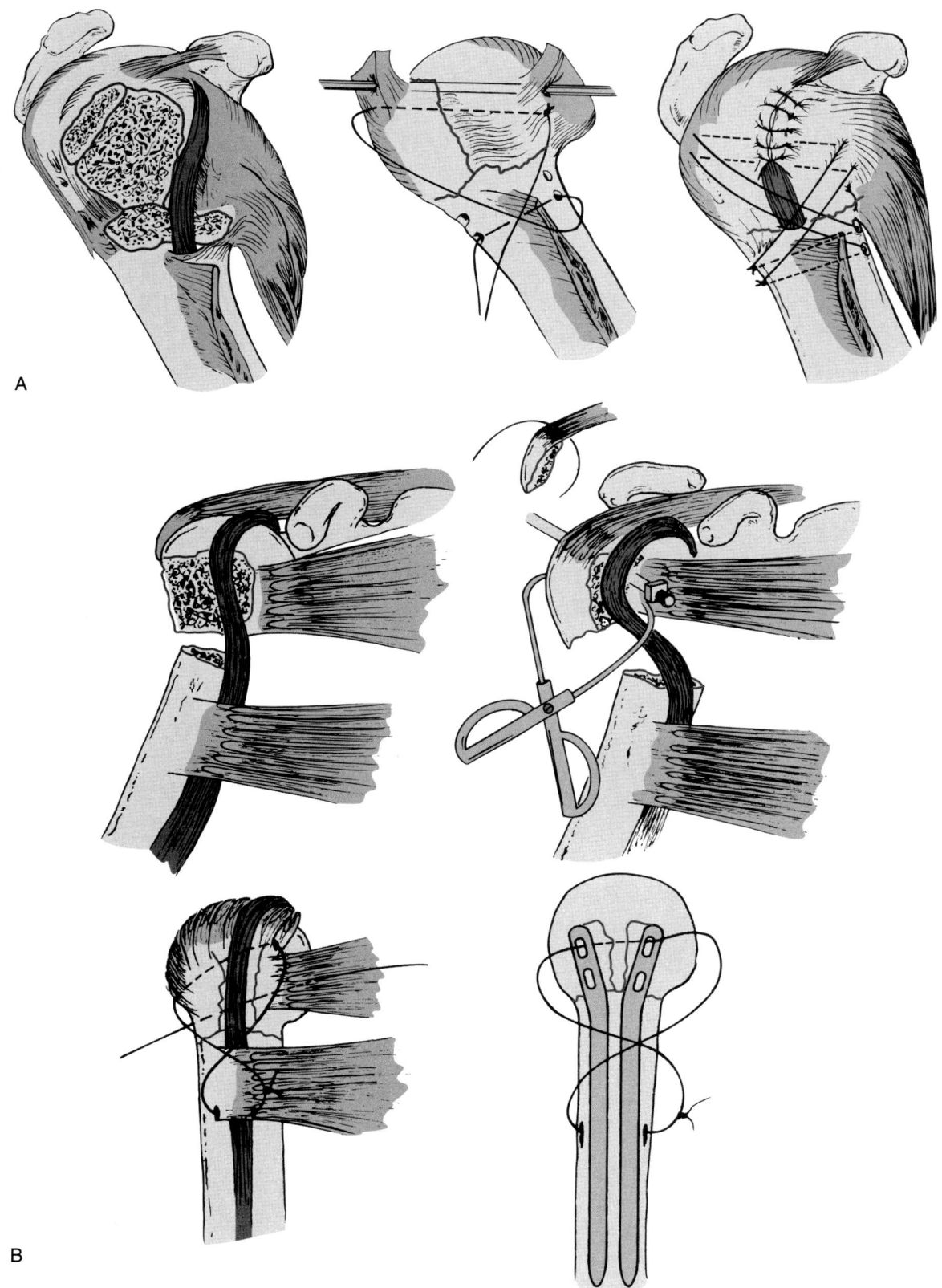

图 44-62 三部分骨折固定技术。(**A**)张力带固定。(**B**)张力带结合髓内钉固定。(Modified from Hawkins, R. J.; Bell,R.H.; Gurr, K, The three-part fracture of the proximal part of the humerus. J Bone Joint Surg [Am] 68:1410–1414,1986.)

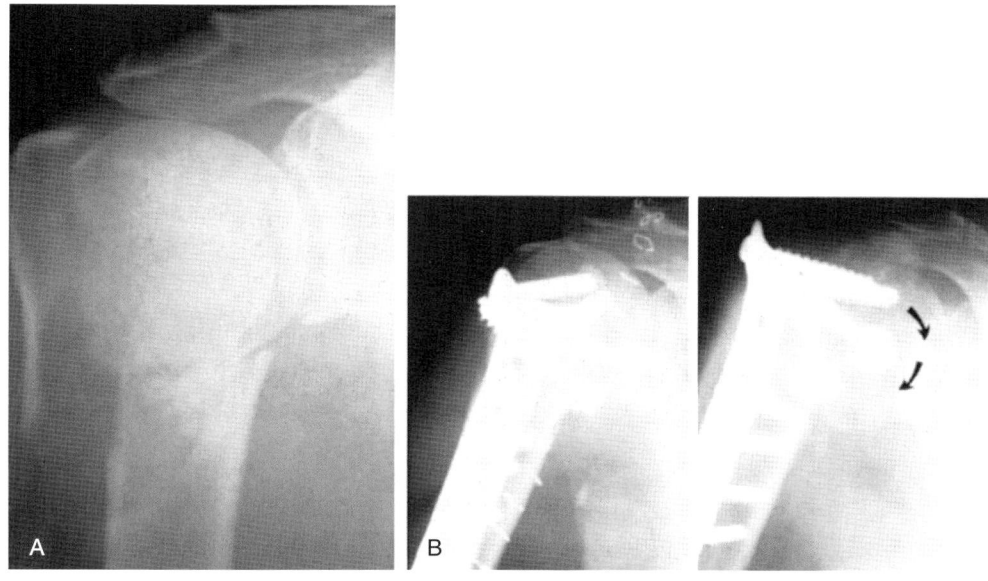

图 44-63　钢板和螺钉在老年骨质疏松患者骨骼里把持力很差。(A)伤后 X 线片显示三部分大结节骨折。(B)术后即刻和 4 周后的 X 线片显示固定丧失(箭头所示)以及肱骨头移位。

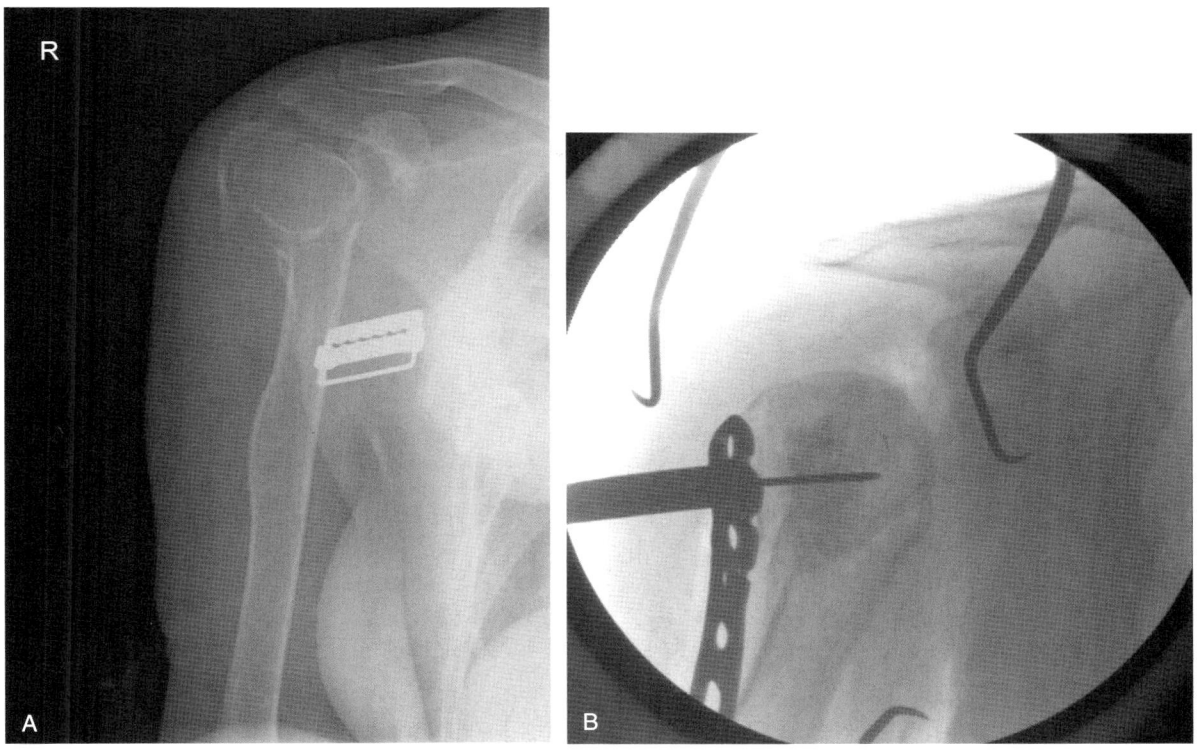

图 44-64　(A)术前平片显示肱骨近端三部分骨折,其外科颈及大结节骨折。(B)术中钢板位置及临时克氏针固定肱骨头。大结节已复位,用粗线固定于肱骨头。(待续)

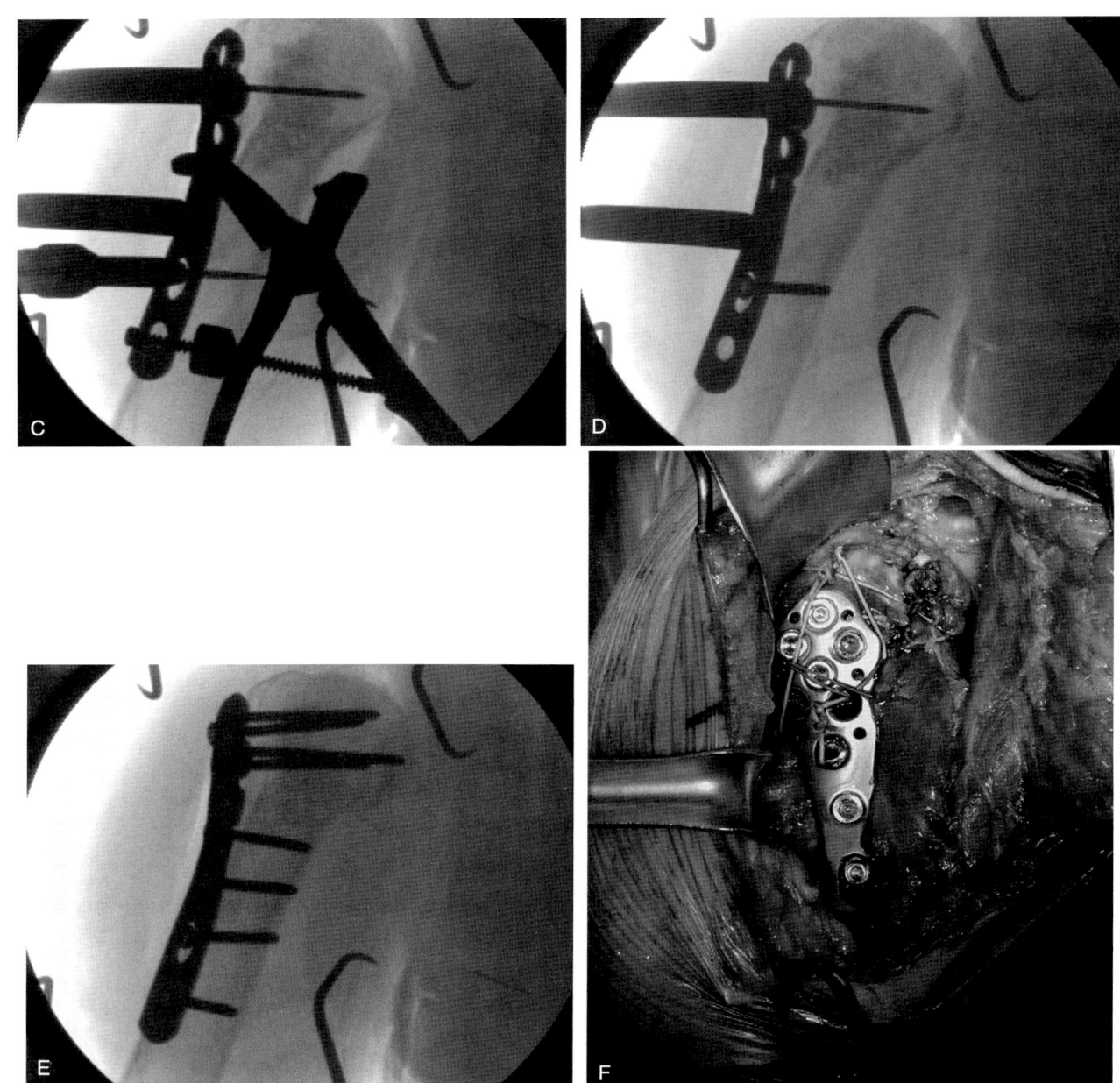

图 44-64(续) (C)用持骨器将肱骨干通过钢板固定于肱骨头。(D)钢板远端固定。(E)钢板固定时,近端用锁定螺钉固定,远端用锁定螺钉结合加压螺钉固定。(F)术中照片显示钢板固定于肱骨近端。注意用缝线复位及固定结节。(F 见彩图)

定稳定性会受影响。Agudelo 等[1]报道颈干角小时,固定于内翻位,容易导致早期复位失败。

使用钢板-螺钉固定时,必须尽量遵守微创原则。使用钢板时不要忽视大结节坚强固定。可用缝线固定大结节。可采用前述的钻孔来穿过缝线,通过钢板或钢板周围,并尽量采取间接复位。

肱骨近端常会出现骨缺损,可采用自体骨移植、同种异体骨移植或替代物移植,以利于稳定骨折及复位。

假体置换术可用于老年骨质疏松患者,切开复位不能获得稳定的固定、肩关节不能早期运动的病例。小结节如果与关节部分分离即成为四部分骨折,这类患者的重建手术在下一节讨论。

2. 三部分小结节骨折

伴有小结节移位的三部分骨折远少于伴有大结节移位的三部分骨折。由于缺少小结节的附着,关节面部分在外旋肌的作用下旋向前方。手术治疗的指征和原理与三部分大结节骨折及外科颈骨折相同。需要仔细检查，以免漏诊后方骨折脱位。

3. 肩关节假体置换

对骨质非常疏松的老年患者，关节置换术较切开复位内固定可以提供更为稳固的固定效果。当骨质疏松非常严重时，即使是缝合固定技术也无法提供足够的固定稳定性。三部分骨折时，如果内固定还达不到稳定，则不能选择内固定，建议采用假体置换。

4. 骨折脱位

三部分骨折脱位以两种方式出现：前脱位伴大结节骨折和后脱位伴小结节骨折。和典型的三部分骨折相比，骨折脱位具有更高的急性血管神经损伤概率以及闭合或切开固定后更高的晚期缺血性坏死概率。

对于三部分大结节骨折前脱位的患者，肩胛下肌和前关节囊可能依然保留对肱骨头的部分血供。闭合复位可能在前屈轻微外展下完成，但通过三角肌胸大肌入路的切开复位可以使结节骨折复位更为准确，可以关闭肩袖，恢复肱骨头对于肱骨干的相对旋转关系。手术技术和术后康复在三部分骨折章节内有所描述。三部分小结节骨折后脱位的患者常常不容易鉴别。肩关节腋位相和CT扫描对于诊断小结节的移位和后脱位是必需的。

5.三部分骨折及骨折脱位的术后

无论是内固定还是假体置换并对结节进行固定的牢固性是在手术中决定的。对于绝大多数患者，术后可以用吊带将患肢固定于体侧，并在短期内开始钟摆样运动。在术后的头三周内避免过度的拉伸练习，否则可能出现骨折的移位。如果结节骨折是在张力下修复的，可以采用45°外展支具固定4~6周。在限制外展的情况下可以进行被动上举和外旋的练习。

6~8周开始主动活动范围的练习，12周开始轻微的抗阻练习。6~12个月的日常拉伸和长期的锻炼对于获得最大的功能效果是必需的。内固定如果发生断裂、松动、移位或发生撞击，则需要取出。

6. 结果

一些研究报告提示，保守治疗三部分骨折与轻中度肩痛和肩关节功能受限有关。大结节突起于关节面高度之上以及外科颈的成角畸形限制了肩关节的上举。创伤后粘连和外科颈的旋转畸形限制了肩关节的旋转。Leyshon[84]报道的非手术治疗三部分骨折，取得70%的满意率，然而Neer[104]的报告只有15%的满意

率。近来Schai等[127]的报道称，保守治疗三部分骨折的一般效果是满意的。

如果结节被准确复位而没有愈合并发症发生的话，切开复位内固定的优良率达80%[26,52,69,78,105,126,136,145]。报道的平均术后上举达130°、外旋30°[85]。

Savoie等[126]报道了12例三部分骨折11例采用AO/ASIF加压钢板切开复位内固定获得满意效果，9例随访两年。观察到5例切开复位内固定同时接受肩峰成形术的患者获得了更好的运动范围。这一组患者的平均上举达130°、外旋35°。Hawkins等[52]报道了14例采用张力带技术治疗的三部分骨折的结果。平均主动上举126°、主动外旋29°、被动内旋至第二腰椎水平。二次手术包括因为缺血性坏死而行关节置换以及取出断裂并突出的钢丝。Cuomo等[26]报道了在他们的研究中三部分骨折患者全部获得满意效果。当外科颈粉碎或不稳定时他们采用Ender钉技术固定。Zyto等在一项随机前瞻性研究中比较了闭合治疗和切开复位内固定治疗老年三部分骨折的患者效果，发现治疗方式对疗效并没有显著的影响[150]。许多作者报道了假体置换术治疗三部分骨折[42,109,138]。假体置换通常用于骨质很差的老年患者。

三部分骨折采用切开复位钢板螺钉内固定术之后，发生肱骨头缺血性坏死、畸形愈合和骨不连的概率很高[114,136]。三部分骨折经闭合治疗的缺血性坏死概率将近14%，切开治疗后的坏死概率上升到25%[136]。和钢板螺钉固定相比，最小限度的内固定可以使缺血性坏死的概率降低5倍[136]。

(七)四部分骨折和骨折脱位

在绝大多数四部分骨折中，肱骨头关节部分与其血液供应完全分离。关节面可能发生向前、后、外侧、向下移位或被压碎。大小结节彼此分开并与肱骨头和肱骨干分开（图44-65）。少数情况下，大小结节虽然在结节间沟处相连，但治疗上依然按照四部分骨折处理。三、四部分骨折中肩袖撕裂相对少见。有时会出现沿肩袖间隙的纵向撕裂，有些患者在骨折之前即存在肩袖撕裂。

在选择治疗方案时，关节骨块血管断裂是一个主要考虑的问题。骨质和粉碎程度也很重要。Neer[104,105]首先证实，四部分骨折和骨折脱位的非手术治疗疗效常常是糟糕的（图44-66）。因此，绝大多数的骨科医生都同意，在患者可以耐受手术并可以参与术后功能康复的情况下，应该考虑手术治疗。Neer事先提倡采用

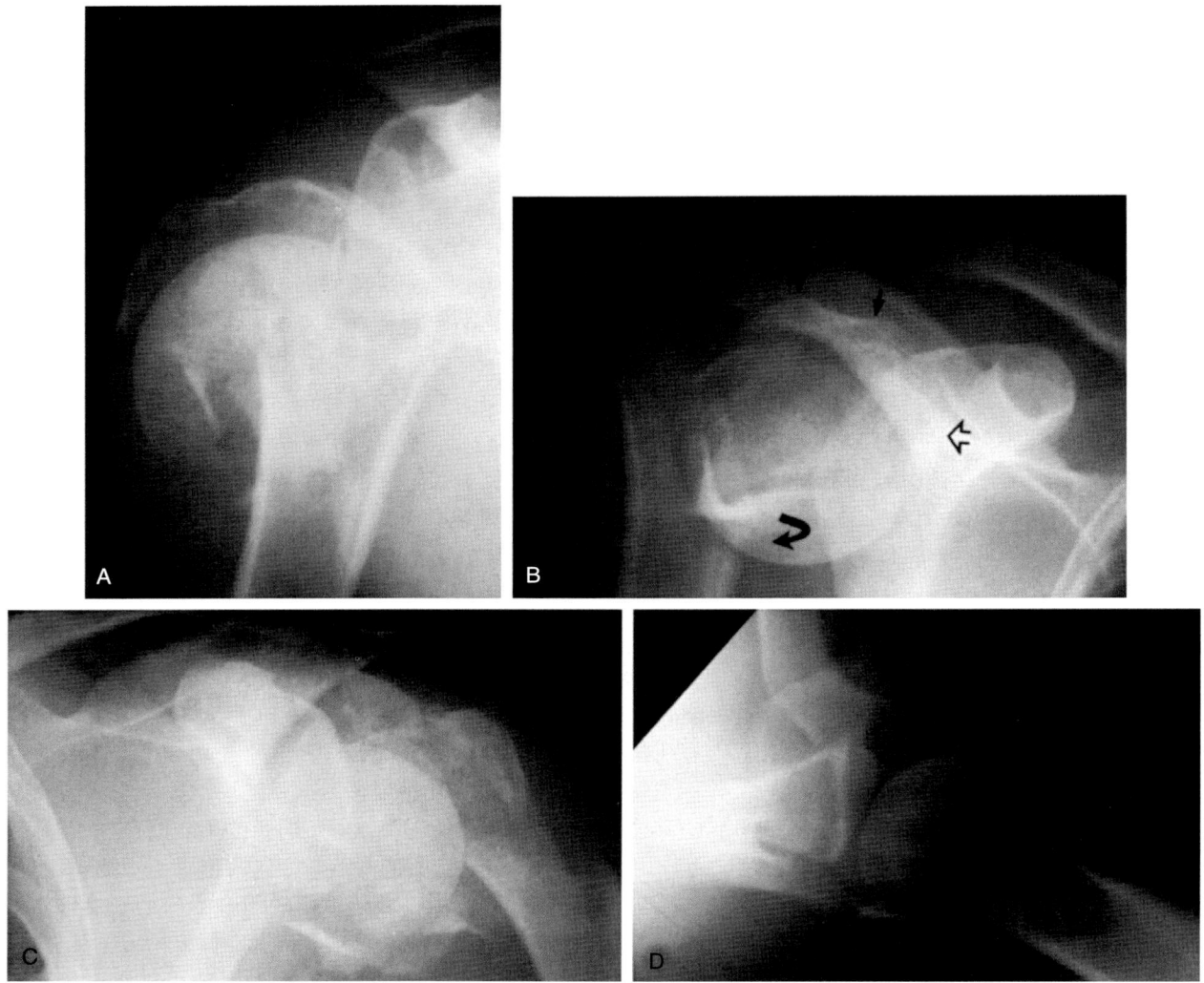

图 44-65 四部分骨折。(A)肱骨头侧方脱位伴外科颈骨折。大小结节在结节间沟处(箭头所示)依然保持连接,但与肱骨头失去了联系。(B)肱骨头后脱位(弧形箭头所示),小结节完全游离(空心箭头所示),大结节骨折(实心箭头所示)。(C)肱骨头前脱位压迫臂丛神经。(D)腋位片(切开复位后,尚未修复大结节)。

假体置换来治疗这些损伤。大多数病例采用假体置换手术。很多的研究都证实,关节置换手术可以获得稳定而且满意的结果,并且很好地消除疼痛,但功能结果却千差万别。

对四部分骨折和骨折脱位的切开复位内固定依然存在争议。对年轻患者,这一技术上很难的手术过程还能有一定的作用。多数采用传统切开复位内固定方法的报道证实,其满意率在 50%左右。近来强调的闭合复位经皮固定的微创治疗技术可能会提高治疗效果。对外展嵌插型四部分骨折这一特殊类型,供应关节部分的血供可能通过内侧关节囊得以保留[11,63,64,121]。

不论切开复位内固定还是关节置换,为了恢复盂肱关节的解剖,手术都是必要的。允许早期活动的手术技术更为理想。切开复位内固定治疗这类骨折许多时候常被提及,但却很少采用。虽然保留了肱骨头,但固定不牢固、固定物的并发症、缺血性坏死和骨不连导致了糟糕的结果。最低限度剥离软组织的手术技术效果是肯定的。最近出现的固定角度器械使医生开始重新关注切开复位内固定,特别是对于年轻患者。肱骨头置换手术的效果不总是可以预计的,但假体和功能的存活率问题在年轻患者身上还不确定。年轻患者骨质好时,不论如何治疗,效果常比较好。老年患者骨质差且粉碎时,特别当大结节有骨折时,结果常不太好。因此,仔细评估患者及选择治疗方法对最终结果很关键。

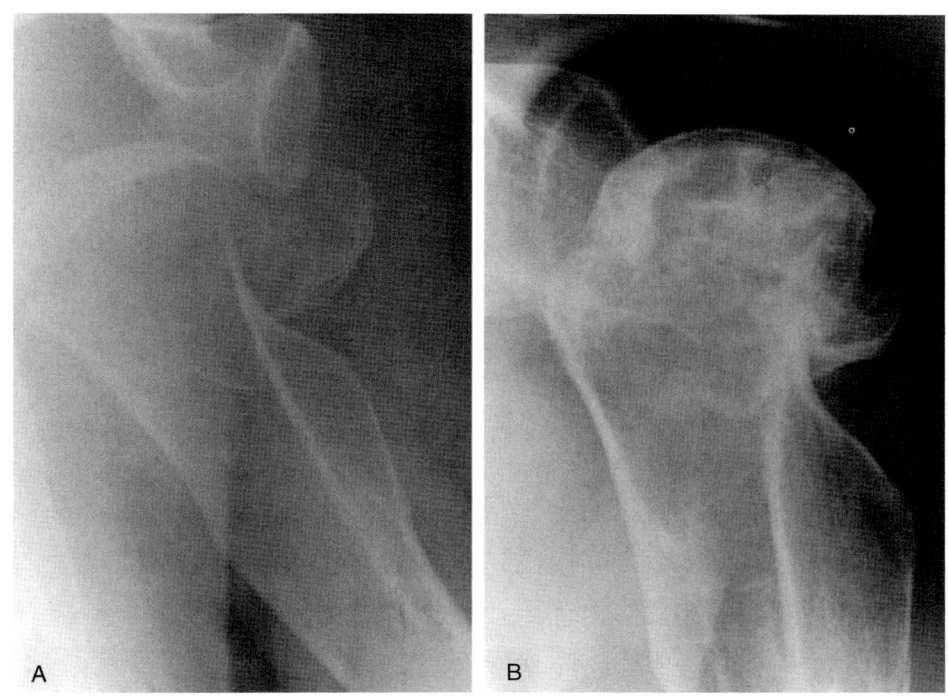

图 44-66　(A)57 岁男性患者四部分骨折脱位。(B)闭合治疗后出现肱骨头缺血性坏死、肱骨近端畸形愈合、疼痛及功能障碍。

1. 作者推荐的治疗方法

我们治疗四部分骨折的办法如下。肱骨头置换对于老年人的多数四部分骨折和所有四部分骨折脱位都是适用的。对年轻活动量大具有良好骨质条件的患者,如果是外展嵌插型骨折以及基于活动量、职业和康复潜力等因素的选择性四部分骨折,也可以采用切开复位内固定。很明显,个体因素非常重要,但是很难将它们归类。外展嵌插型四部分骨折是另一种类型,可采用切开复位内固定。

切开复位内固定:四部分骨折切开复位内固定的主要问题是,无法获得稳定的固定而继发复位失效畸形愈合。采用传统切开复位内固定方法治疗的四部分骨折,至少有 50% 的病例效果是不满意的[78,105,136]。然而在年轻患者使用肱骨头置换术存在假体长期存留需要翻修的问题。最近内固定器械的改善使结果有了改善。

最低限度剥离软组织的切开复位内固定手术,在技术上极具挑战性(图 44-67 和图 44-68)。三角肌胸大肌入路可以为切开复位提供最好的显露,同时便于在内固定不能完成时转为肱骨头置换。可用 C 臂辅助复位,在关节面骨块不能直视时很有帮助。一旦三角肌胸大肌间隙被打开,将肌肉牵开显露肱骨近端,仔

细评估骨折情况。肱二头肌长头定位后,将其作为结节位置的标志。用粗丝线穿过肩袖止点控制结节。多数情况下不损伤肩袖间隙即可复位。如果需要检查盂肱关节,肩袖间隙可被打开然后再修复。

用一把骨膜起子或骨凿插入骨折间隙,帮助复位关节骨块。可用克氏针临时固定关节面骨块到近端肱骨干上。如果关节面骨块在距骨皮质外侧,则有向外侧移位的趋势。干骺端缺损可用自体皮质松质骨或骨移植替代物移植充填,支撑关节骨块及预防大结节过度复位。

将结节牵拉到关节边缘后固定,可用粗线固定结节并维持复位。用肱骨近端锁定钢板可获得比较稳定肱骨头和结节内固定。结节固定需与钢板-螺钉固定相结合。缝线需通过钢板上的孔,以防止结节脱位。

如果外科颈部无粉碎,则用粗线及螺钉进行有限的内固定,就可以提供充分固定。在干骺端进行骨或骨替代物移植,可以显著提高骨折固定的稳定性。

闭合复位内固定也是一种选择。从技术上讲,此方法治疗四部分骨折要求非常高。然而,如果可以复位,则经皮用螺纹针或空心钉维持复位,获得早期愈合。

2.治疗后

术后的前 6 周用吊带制动。如果使用了经皮螺纹

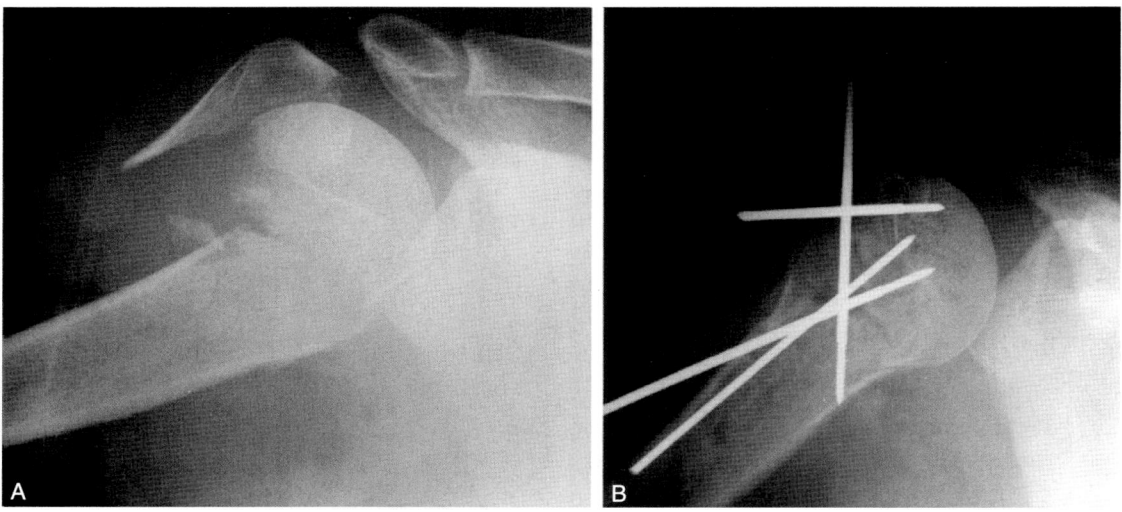

图 44-67 (A)32 岁男性,摩托车事故造成优势侧四部分骨折,合并股骨干闭合骨折、踝关节闭合骨折脱位。(B)切开复位有限内固定获得接近解剖复位。

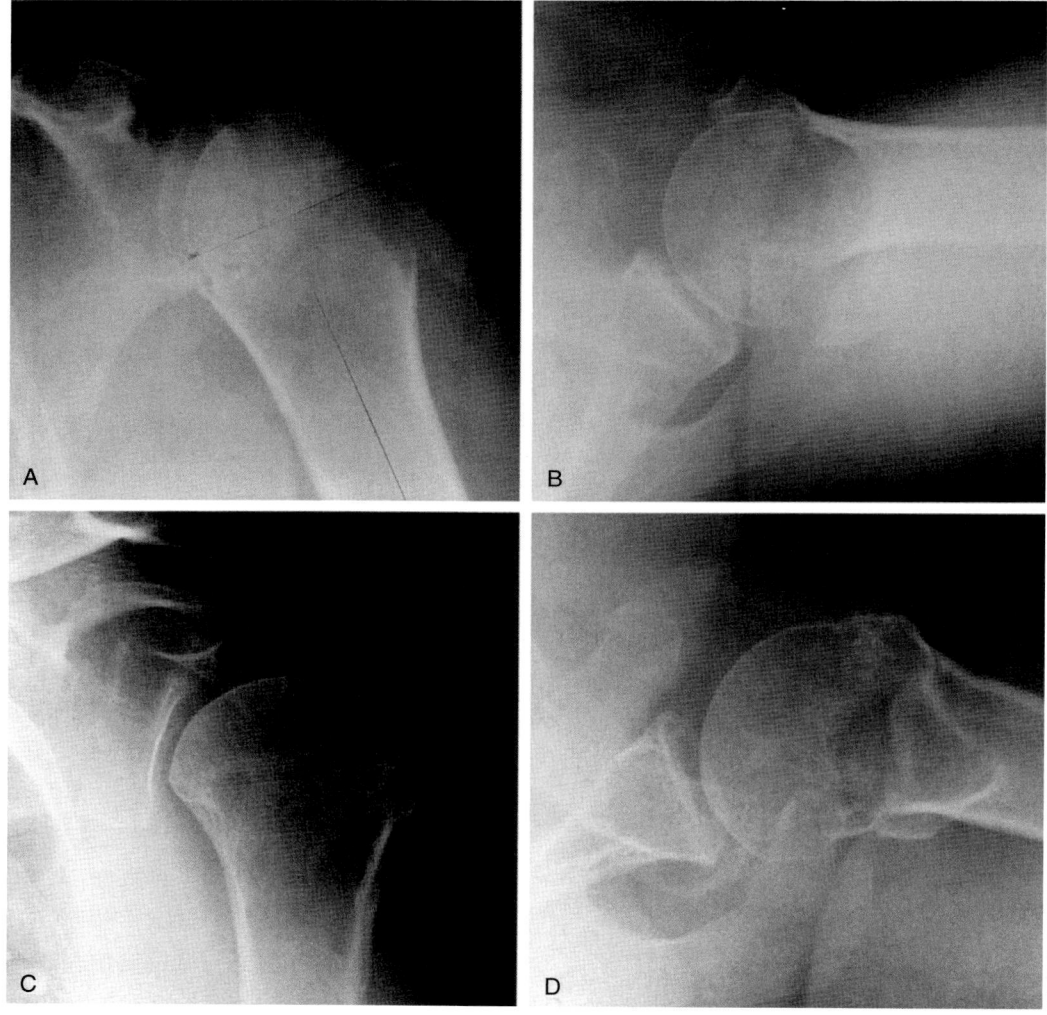

图 44-68 (A,B)67 岁女性外展嵌插型四部分骨折的前后位片和腋位片。采用切开复位有限内固定。(C,D)由于肱骨头嵌插的牢固且稳定,所以术中并未复位。复位大小结节后以粗的不可吸收线固定。

针固定，肩关节开始运动的时间要适当推后。在前3周，肘、前臂、腕及手关节每天要运动数次，以避免远端僵硬。术后大约4周，拔除固定大结节的螺纹针后开始钟摆样运动，其他螺纹针在术后6周拔除，开始更大幅度的练习。如果术中证实固定足够牢固而没有使用螺纹针的患者，钟摆样运动可以更早开始。

(八)外翻嵌插型四部分骨折

真正的外翻嵌插型肱骨近端四部分骨折是移位骨折的一种特殊类型。随着关节面部分嵌插入外翻位，大小结节通常向近端移位。在骨折的干骺端部分，大小结节通常仍然附着于外科颈。我们一般采用胸大肌三角肌入路。经大小结节间隙，将肱骨头用骨凿撬起复位。一旦骨块复位后，大小结节正好回到解剖颈边缘。此时复位比较稳定。骨或骨替代物填入关节骨块下进行支撑。在大小结节间到肱骨近端用骨间"8"字缝合技术，常可达足够的固定强度[64]。

肱骨头置换：假体置换术适用于大多数的四部分骨折，特别是老年患者。尽早的手术有利于减少关节僵硬和异位骨化的机会。早期的报道提示手术应在第一个48小时内完成。然而这一时间表并不真正的必要，手术尽快地完成即可。

术前计划包括对侧肩关节和肱骨的摄片可用于术前决定假体最高点和肱骨干上部的距离。这一对比分析对晚期重建手术尤其有帮助。

肱骨头置换采用三角肌胸大肌入路(见"手术入路")。保留头静脉并和三角肌一块牵向外侧。切开锁胸筋膜，不必行喙突截骨，保留喙突肌群。外展上臂，有必要的话切开三角肌止点前方1cm以及胸大肌止点上半部分，可使显露更为充分而不必剥离三角肌起点(图44-69)。

如果肱骨头向前方脱位，必须特别小心保护臂丛神经和周围神经组织。在这一区域只能使用钝性器械进行分离来显露肱骨头关节部分。轻柔地将锯齿状的骨折边缘自软组织中分离出来，然后切除肱骨头。

肱二头肌长头腱是重要的解剖标志。这一肌腱位于起自胸大肌止点下方的肌间沟内。横断肱横韧带，打开肩袖间隙。松解喙肱韧带有助于游离大小结节。松解喙肩韧带外侧缘可以提高显露。将粗牵引线穿过肩袖于大小结节的止点，这样的牵引线比在骨块上钻孔能更好地控制骨块。保留切下的肱骨头以备植骨用。

如果在肩峰前方有突起或肩锁关节有下方骨赘，应在行肱骨头置换之前使用磨钻、骨刀或咬骨钳切除

这些骨赘。肩峰下这一区域可以在外展上臂松弛三角肌的情况下显露清楚。用锐利剥离器或电刀剥离三角肌于肩峰上止点，准备行肩峰成型。在完成肩峰成型后用缝线穿过留下的肩峰来重建三角肌起点。

检查肩盂以排除关节面异常、骨折或盂唇损伤。任何明显的盂唇骨折必须用内固定加以固定，以保持置换后盂肱关节的稳定性。如果肩盂部分不能修复或合并关节炎，肩盂置换也是可以选择的方法。

后伸上臂将肘关节向上托起，即可将肱骨干移至三角肌胸大肌间隙里。检查外科颈部分是否粉碎。内侧的肱骨矩常作为确定安放假体深度的骨性解剖标志。通过插入不同尺寸的轴向扩髓钻到髓腔内来判断肱骨干的尺寸。接着插入肱骨试体，试体上的外侧翼恰好位于肌间沟稍后方、肱骨头部分的内下缘，至少保留内侧肱骨矩的高度。在髓腔内填入一块纱布有助于维持假体在髓腔内的位置。还可以利用某些假体系统的导向器来保持试体的位置。可以通过判断肱骨头部分和两侧肱骨上髁连线的关系来确定后倾角度。还可以通过判断肱骨头相对外旋后的上臂之间的关系来确定后倾(图44-70)。很多解剖研究证实平均后倾角是20°。对于假体高度的最后判定可以通过术中软组织张力，包括二头肌长头腱和肩袖组织的张力来确定。

需要避免的常见错误包括，切除了过多的骨质并将假体置入髓腔内过深而没有为大小结节留出足够的空间。这一错误可能由于三角肌筋膜被拉得太长而导致肱骨头向下的半脱位。只有假体恢复了肱骨的长度，否则会因为三角肌功能被减弱而不稳定。过大的后倾会造成复位大结节非常困难。相反，过度前倾会使肩胛下肌过度紧张，限制外旋、小结节复位失败或前向不稳。

在向肱骨干填入骨水泥之前，应该为固定大小结节做好准备。在肱骨干上钻孔以备纵向缝合修复大小结节。用试体尝试复位，带有肩袖附着点的大小结节复位于假体关节面部分水平之下，这样可以避免大结节发生撞击并加大了肱骨干上部的长度。在判断高度时可以用巾钳将大小结节钳为一体。取出试体，缝合肩袖间隙但暂不打结。

所有骨折的病例肱骨侧假体都应采用骨水泥固定技术，因为对于这样的患者不可能获得良好的压配合固定。用PMMA骨水泥注入髓腔，使用一塞子限制水泥进入远端。在骨水泥固定过程中，不要对肱骨头施加压力，否则会造成肱骨假体的下沉或变成内翻位。在这一过程中要去除肱骨干上的骨水泥。

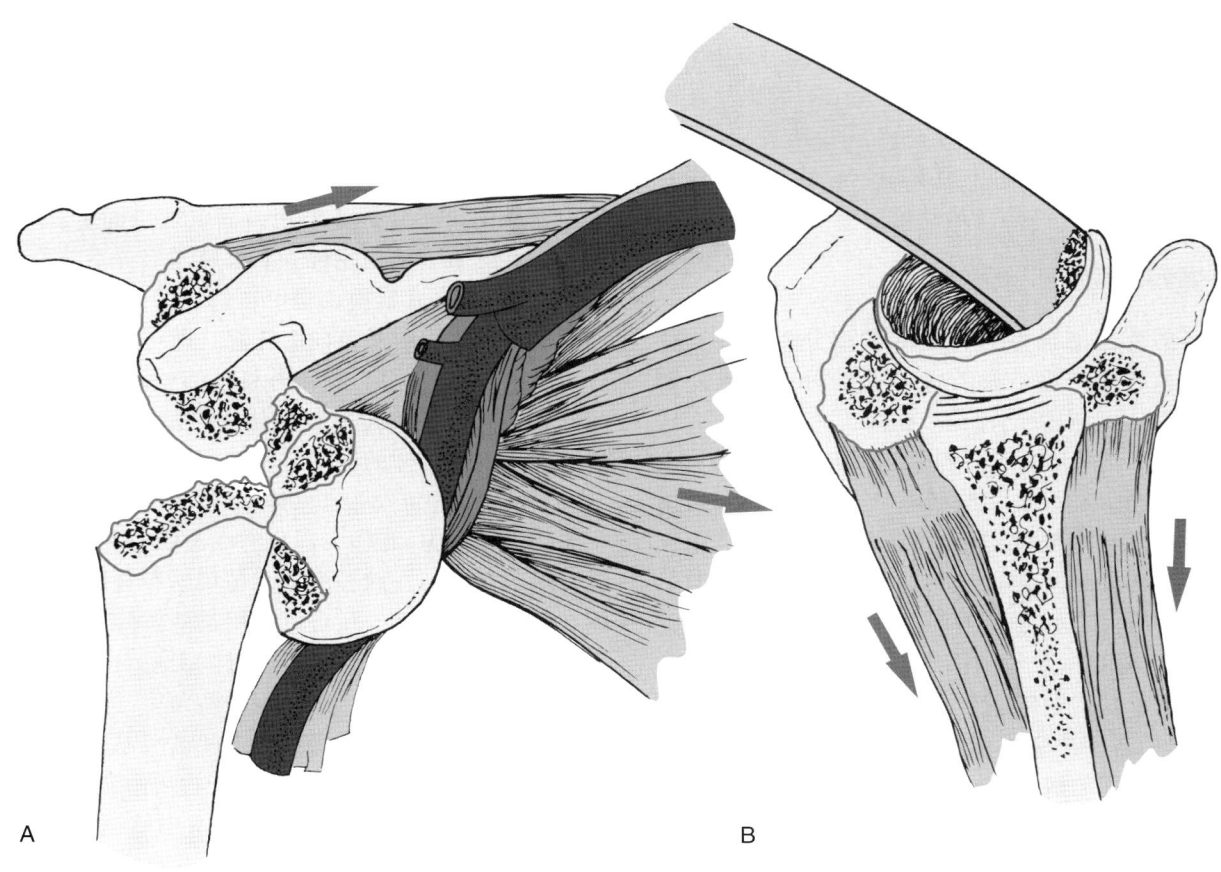

A

B

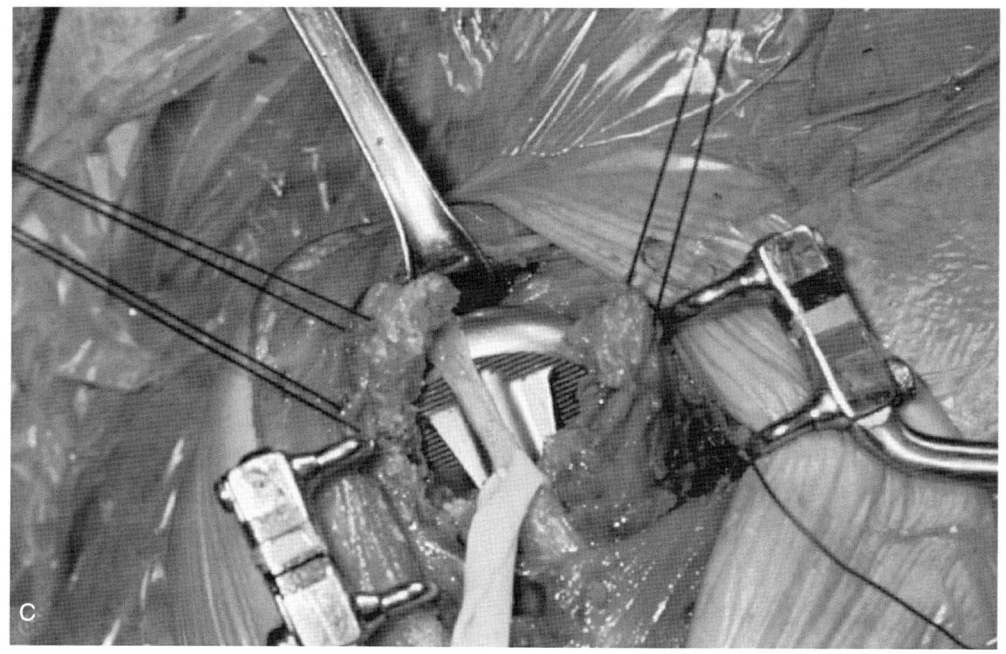

C

图 44-69   四部分骨折假体置换技术。(A)肱骨头血供中断,抵在臂丛神经上,肩袖肌肉的收缩造成大小结节的移位。胸大肌、三角肌和肢体的重力造成肱骨干的移位。(B)腋位大小结节因其附着肌肉的收缩而向内侧挛缩。(C)术中照片显示二头肌长头腱、游离的大小结节和肩袖、复位肱骨头的试体以保留肱骨的长度。(待续)

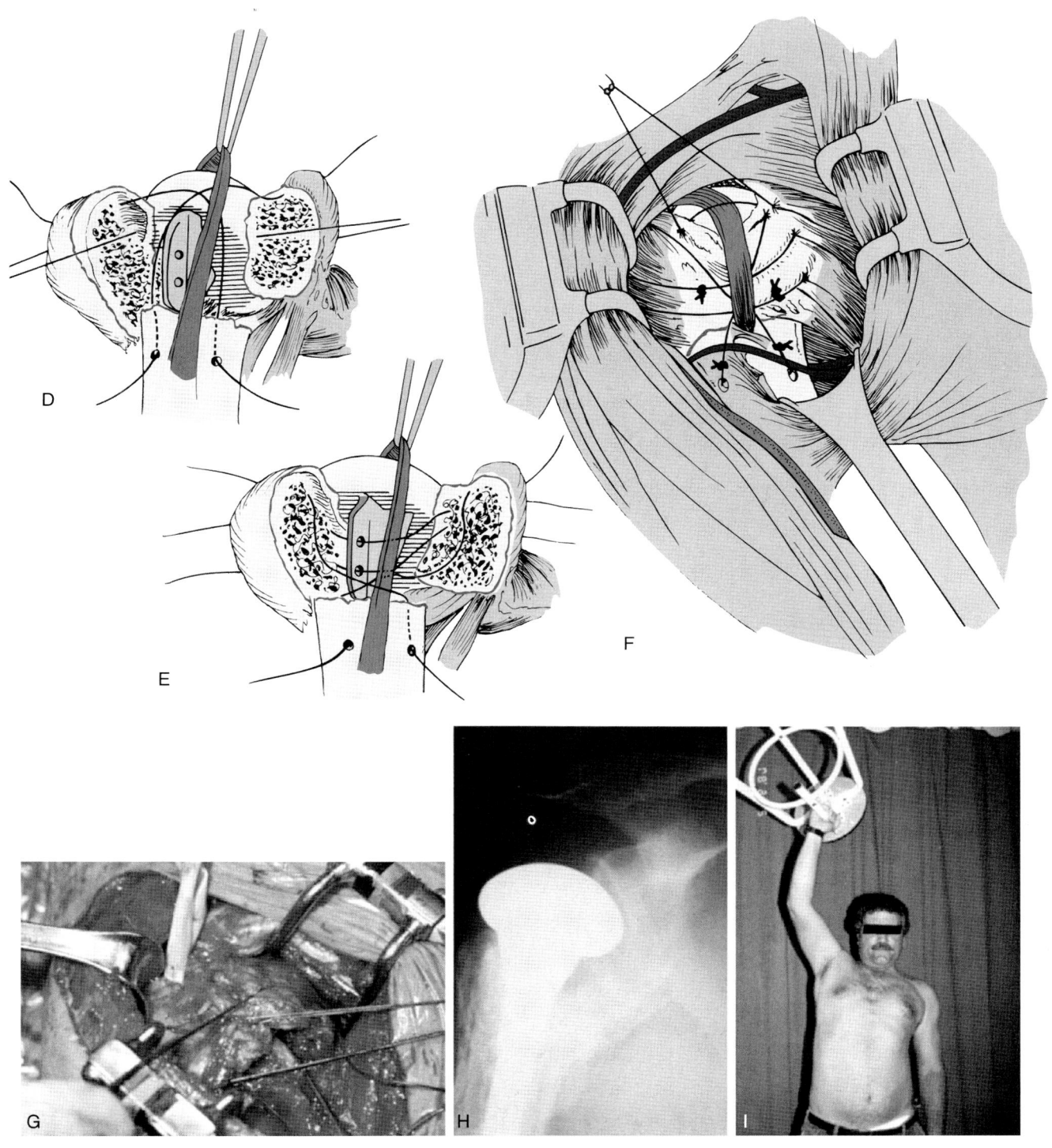

图 44-69(续)　(D)位于肩袖间隙的二头肌长头腱是确定大小结节移位的关键结构。穿过肩袖在大小结节上止点的牵引线还可以用作固定结节的横向缝合或固定肱骨干的纵向缝合。在试体复位过程中,通过观察试体与肱骨矩和关节盂的相互位置关系、二头肌长头腱的张力以及能否关闭包绕假体的肩袖,来确定肱骨假体合适的高度。需要注意的是,大小结节是构成肱骨干上端的重要部分。(E)骨水泥固定假体于合适的后倾和高度后,将大小结节通过横向和纵向的缝合技术固定于关节面下方、骨干上方。(F)将预留于肩袖间隙的缝线打结。(G)术中复位大小结节。(H)轻度的异位骨并不影响手术效果。(I)随访 4 年,良好的肌力以及活动范围的轻度受限。

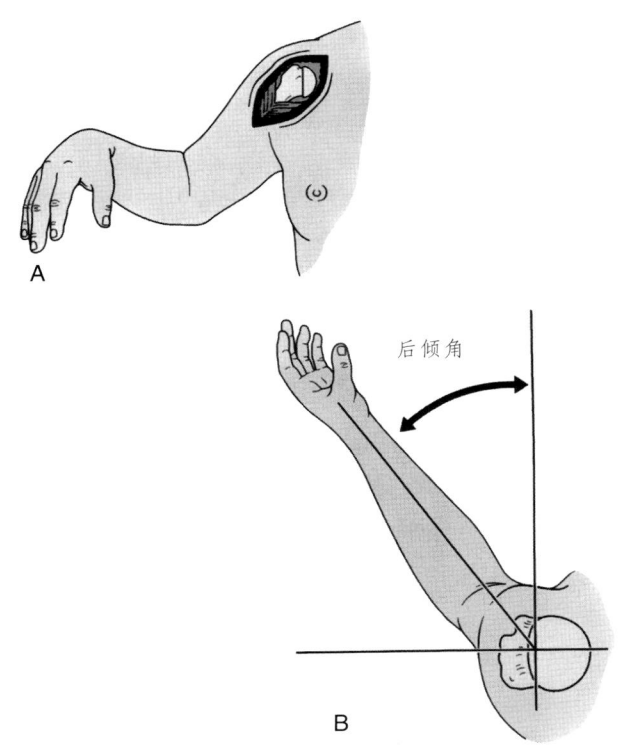

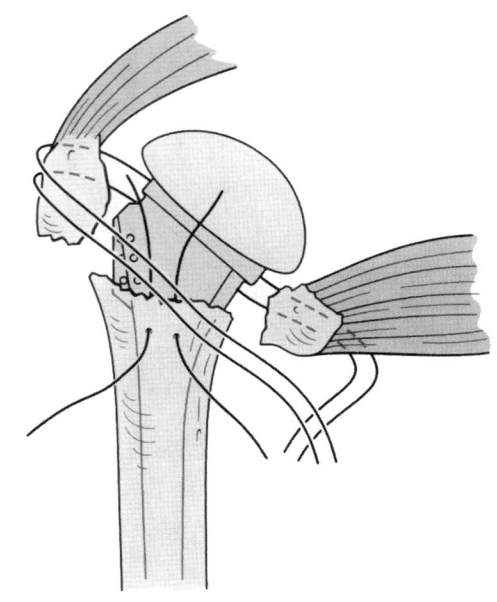

图 44-71　大小结节的固定可通过穿过假体内侧面的环形缝线、围绕假体和大小结节的缝线、围绕假体和穿过骨干上钻孔的缝线来获得。

图 44-70　肱骨假体的后倾可以通过相对于前臂轴线的夹角来确定。肱骨头的背面或假体领与地面垂直时,参考前臂的位置来估计后倾的大小。

骨水泥固定后的假体和肱骨干之间的间隙用大小结节来填充,可以把自体肱骨头的骨填入结节深方来促进结节和肱骨干结合部分的愈合。环绕假体内侧和大小结节的缝线是大小结节的初步固定(图 44-71)[7,36]。Frankle 及同事[36]用尸体模型显示,环绕缝合固定大小结节比传统的固定在假体翼上更好。其他缝线穿过大小结节后,固定于假体翼上的孔上。垂直于骨干的缝线采用“8”字固定进一步固定结节。需注意不要过度复位大小结节。

大结节粉碎是一个严重的问题,需要缝线缝合加强结节。大结节失败是肩关节肱骨头置换预后差的最常见因素。打紧预先留置的关闭肩袖间隙的缝线,评估缝合的牢固程度。活动限度在术中决定,以指导术后康复。

关闭三角肌胸大肌间隙。根据伤口情况留置负压引流。关闭皮下和皮内后,将患肢置于吊带固定,除非要对大结节的修补进行附加的松解。对于这类患者,要使用 45°外展制动装置。

当代大多数的假体置换系统都是组配式的。组配式的肱骨头置换允许更为精确的重建。另外,组配式

的假体还为翻修手术提供了便利。有几种假体专用于骨折治疗。多数设计的肱骨头近端部分比标准的要小,以利于复位大小结节。

必需的术后治疗包括早期康复师指导下的被动运动范围练习,可于术后次日开始。活动包括钟摆样环转、仰卧位时被动外旋。因为大结节愈合失败是引起术后关节功能差的常见原因,术后 6 周才能开始内旋及过度内收。6 周后被动锻炼包括各个方向,仰卧位前举、仰卧位后旋、仰卧位内收及站立位内旋。一旦出现早期愈合征象,即可开始辅助下主动的活动范围练习,一般是在术后 6 周开始。6 周时加入等长收缩练习,12 周时加入等张收缩练习。术后 3 个月时,大多数患者应该能够完成日常活动。最佳的活动范围和功能状态往往需要 12 个月才能达到。

(九)反式全肩关节置换

肱骨近端复杂骨折脱位后进行单纯肱骨头置换后,结果常常不太好,人们开始考虑选择反式全肩关节置换。反式全肩关节置换不用考虑结节愈合的问题(这是单纯肱骨头置换的主要问题),但需要植入关节盂假体,而且有聚乙烯磨损的问题(图 44-72)。对急性肱骨近端骨体明确更换反式全肩关节假体的时间尚需经验。对于关节盂骨质量好的老年患者,可以考虑

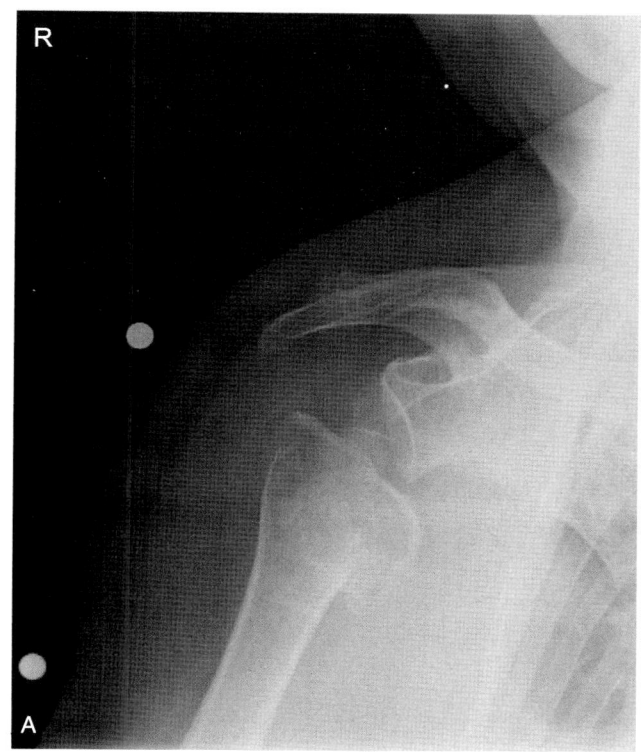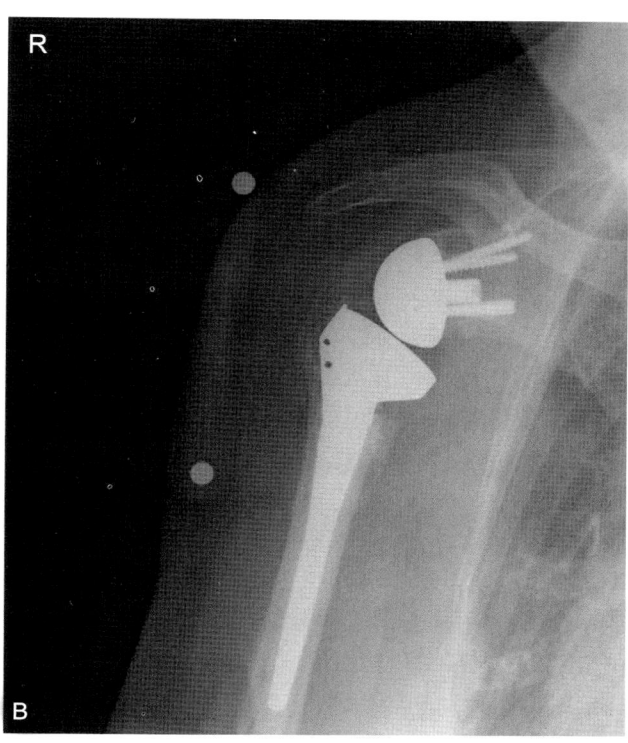

图 44-72 (A)一例老年骨质疏松患者平片显示四部分骨折。(B)采用反式全肩关节假体置换后获得非常好的功能。

更换反式全肩关节假体。

关节盂暴露与近端肱骨骨折暴露一样。保留大结节下部，以便冈下肌及小圆肌可以重新附着于肱骨近端，改善功能。需要去除冈上肌以便给假体预留空间，同样采取骨水泥固定假体柄。

结果

四部分骨折和骨折脱位很少能够闭合复位而获得良好的效果。在假体置换技术引入之前，无论是否切除肱骨头，这类损伤的疗效都很糟糕。

切开复位内固定的结果令人满意的不足 50%[17,78,105,136]。单纯的切开复位内固定后，肱骨头恢复血供的报告提示满意的愈合[72,119]。不幸的是，许多文献中涉及的病例并不常是真正意义上的肱骨头关节部分完全分离的四部分骨折，而随访时间又不足以排除晚期的骨坏死[20,35,80]。Hagg 和 Lundberg 注意到，这样的患者经切开复位内固定后肱骨头缺血性坏死的概率是 74%[48]。Darder 报道的 33 例四部分骨折患者切开复位内固定的结果，采用 Neer 的标准，11 例优，10 例满意，10 例不满意，2 例差。9 例发展为缺血性坏死，其中 7 例为骨折脱位[27]。

绝大多数作者认为，假体置换术后 90%以上的患者可以获得疼痛的缓解，但要是将功能、运动和力量考虑进去的话，结果的差别就很大了。例如，Kraulis 和 Hunter 报道了 11 例关节置换的患者中只有 2 例获得满意的疗效[76]，而 Neer 和 McIlveen 报道了采用三角肌胸大肌入路以及更好的康复治疗，接近 90%的患者获得优的效果[110]。这一技术已经成为被多数医生首选的方法。获得最好效果的患者常常是那些活跃的年龄小于 65 岁的患者。据 Green 最近报道，肱骨头置换治疗肱骨近端骨折超过 90%的患者预计可以获得满意的疗效[44]。Zyto 等[151]报道采用 Constant 评分，三部分骨折只有 51 分，四部分骨折只有 46 分，能进行中度活动，即屈曲和外展 70°。9 名患者有中度或重度疼痛，8 名患者有中度或重度功能障碍。他们认识到假体置换的局限性，提出对切开复位内固定需进一步评价[151]。Mighell 及同事[97]报道了 72 个肩关节患者中 93%无疼痛，平均肩关节抬高 128°。

虽然这样的结果似乎能够经受住时间的考验，但长期随访结果仍不够详细，不足以建议年轻患者使用假体。潜在的远期问题包括盂肱关节炎、肩袖退化和假体失败。

外翻嵌插型四部分骨折应用切开复位微小内固定的远期结果仍不清楚，但近期疗效是肯定的[64]。

总之，闭合复位非手术治疗四部分骨折和骨折脱位的效果是不满意的。如此治疗常引发关节僵硬、持续性疼痛和功能障碍。接受假体置换的患者在疼痛缓解、功能改善、肌力、活动范围方面，要比非手术治疗或手术切除肱骨头以及切开复位内固定的患者更好。将来根据患者是否采取手术、切开复位内固定还是假体置换治疗进一步分类将有助于明确对特殊病例的治疗方案。

尽管许多作者提出，如果出现了缺血性坏死或创伤性关节炎可以二次行肱骨头置换，但这种情况往往会更加复杂。除了缺血性坏死，还常常出现大小结节的畸形愈合[8,37,113,138]。首次的治疗获得的效果最好，后期重建比较困难，常不能获满意效果。后期重建将在"创伤后肱骨近端骨折及骨折脱位关节重建"里仔细描述。大多数情况下，我们对老年四部分骨折和骨折脱位采用初次假体置换，以避免非手术治疗或切开复位内固定的远期问题。与以往的报道相比较[105,108]，早期关节置换术后获得满意疗效的因素包括：完整的三角肌，对稳定性和肌肉力量至关重要的肱骨干的正常长度，适当的肱骨头高度和20°的后倾，采用不可吸收线修补大小结节和肩袖，早期轻微的被动练习，大小结节愈合后开始主动练习[110]。对骨质条件很好的年轻患者行切开复位内固定的指征仍不明确。如果通过精细的手术技术获得解剖对位及稳定的内固定，术后必须定期随访，以便早期发现可能出现的问题。

(十)肱骨头劈裂骨折

肱骨头劈裂骨折可以伴随肱骨头脱位而发生或单独出现。必须区别的两种情况是，关节面的一部分仍附着于某个结节的骨折和关节面晚期碎裂的骨折。需要手术治疗来恢复关节面的平整。在第一种情况下，骨折采用前面章节描述的技术来治疗。如果关节面骨折为大的骨块而没有粉碎，应该采用切开复位内固定。老年患者的粉碎骨折，为了避免关节面不平滑和缺血性坏死以及早期开始功能锻炼，应该采用关节置换手术(图 44-73)。

(十一)肱骨近端合并肱骨干骨折

肱骨近端骨折合并肱骨干骨折并不常见。骨质损伤范围广，治疗具有挑战性。如果骨折无移位或移位小，则考虑制动后功能支具固定，因为这样的骨愈合比较好。手术适于骨折移位患者，并且适合手术者。如果采用内固定，必须强调肱骨头及远端骨折满意复位，稳定性要好，允许早期活动。根据近端骨折的严重性，如果行关节置换，则需应用长柄假体，超过骨折远端(图 44-74)。在这种情况下，长柄假体进行远端锁定时可以用或不用骨水泥。如果肱骨近端可以保留，则可用肱骨近端锁定钢板固定稳定骨折。有时可应用顺

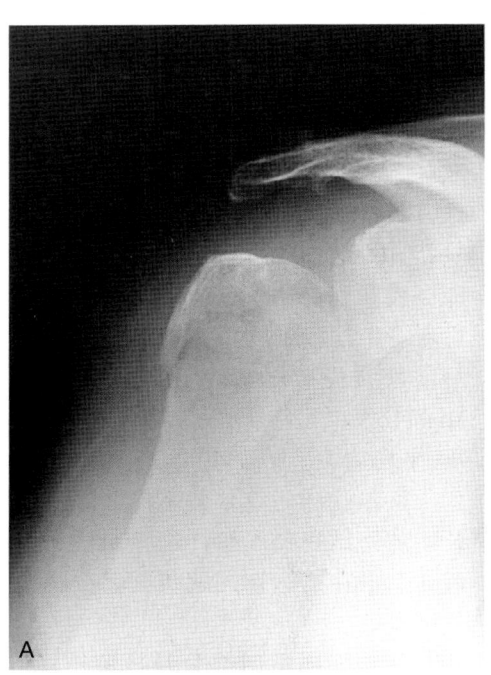
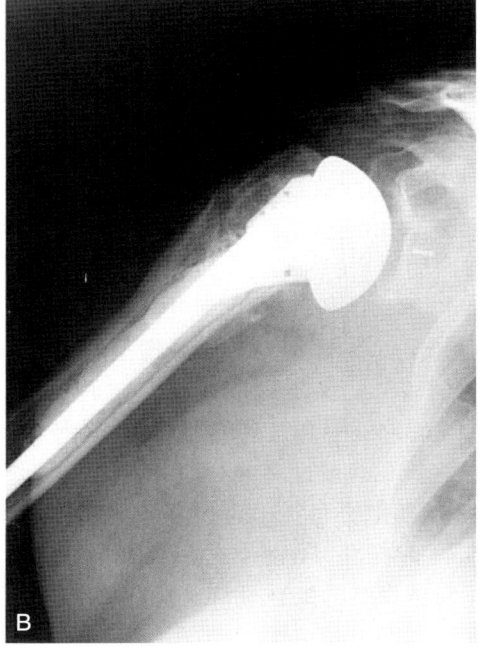

图 44-73 (A)67 岁女性，摔倒造成的肱骨头劈裂型肱骨近端骨折。患者既往有肩痛和肩内捻发音。(B)术中发现明显的盂肱关节炎，遂行全肩置换术。

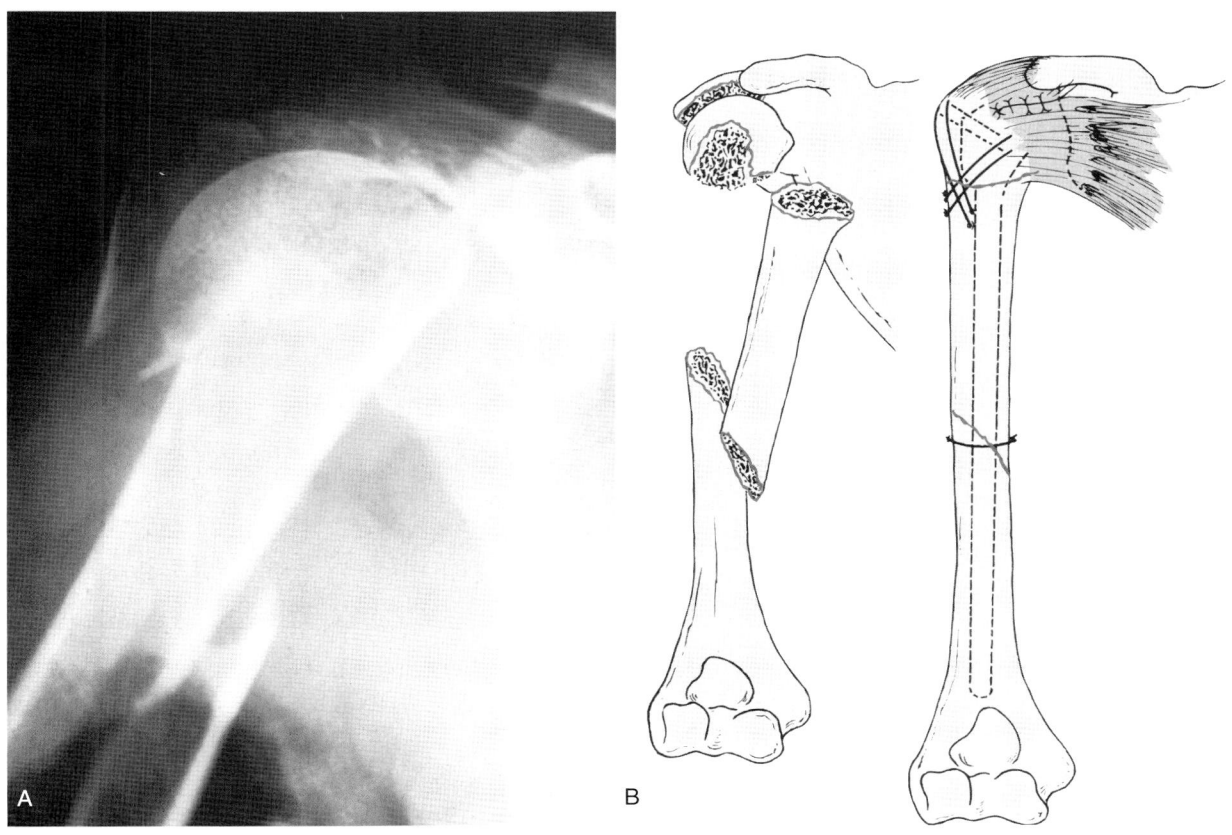

图 44-74 长柄假体。(A)肱骨近端三部分骨折合并骨干的骨折。(B)修复肩袖、结节及骨折采用一长柄假体置换。(B,Redrawn from Norris,T.R:McElheney,E.Semin Arthroplasty 1:138-150,1990)。

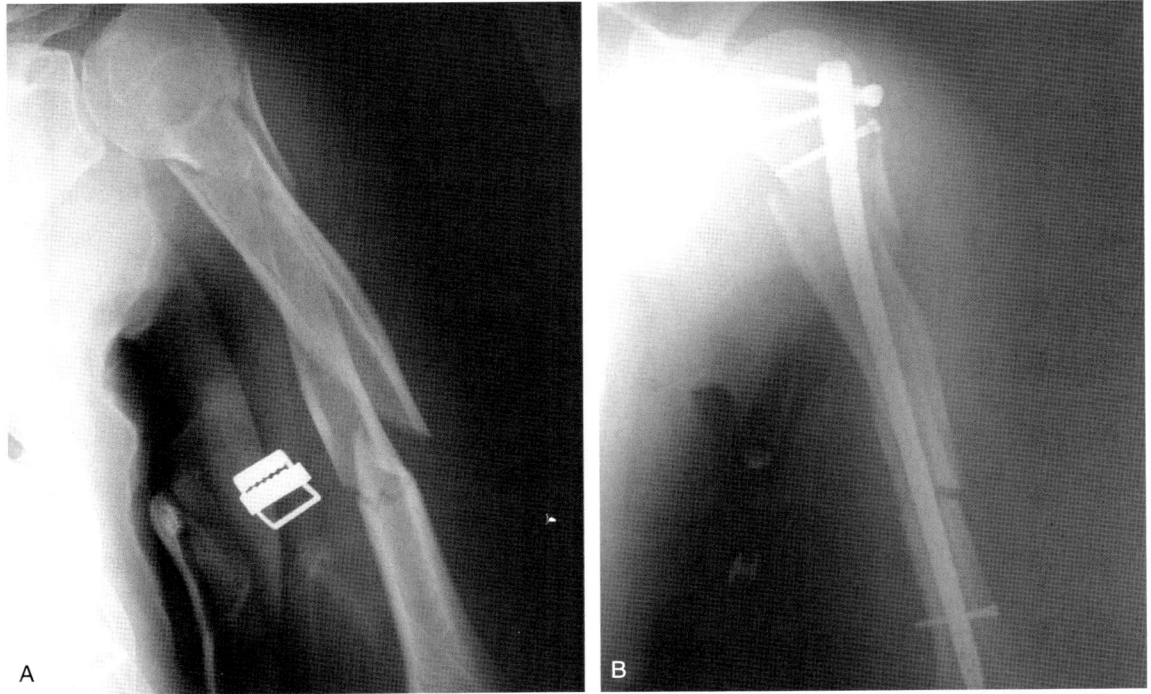

图 44-75 (A)62 岁男性,患者从梯子上摔下,平片显示外科颈合并肱骨干骨折。(B)复位后采用带锁髓内钉固定术后平片。在骨干处做一小切口辅助复位及穿钉。(待续)

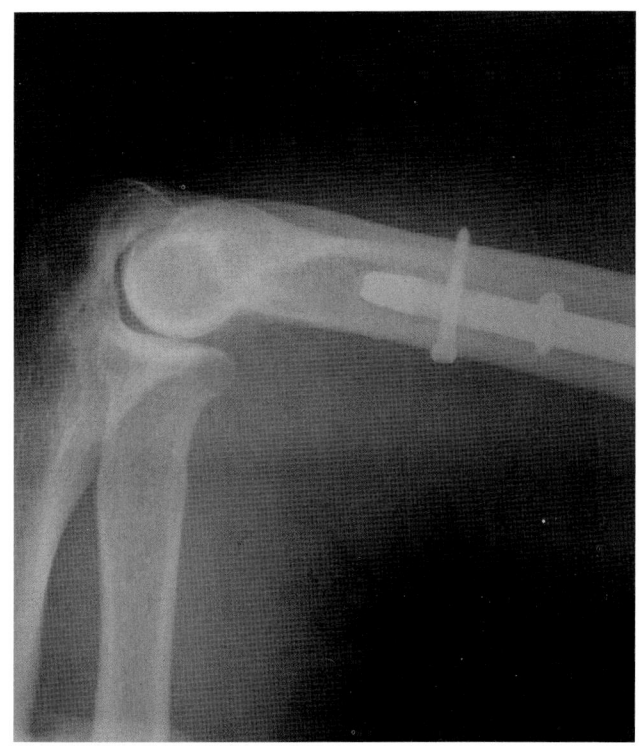

图 44-75(续) (C)侧位片显示远端锁定螺钉。

行髓内钉固定(图 44-75)。

(十二)病理性骨折

大多数病理性骨折的原因是转移瘤。Lancaster 报道了 57 例由于无法手术的晚期癌引起的肱骨骨折或即将发生的肱骨骨折[79]。累及外科颈以上的骨折,最好采用骨水泥假体肱骨头置换。位于外科颈以下的骨折采用骨折髓内固定,最好选择近端和远端都带锁钉的髓内钉。某些肿瘤可以用骨水泥来加固。骨折于 4 个月时愈合[79]。对放疗敏感的肿瘤术后可以局部放疗(图 44-76)。

四、随访和康复

(一)制动

肱骨近端发生骨折后,每次锻炼间期应常规采用吊带保护患肢。骨和软组织愈合需要足够的支持。一些病例需要 45°外展架来帮助松弛大结节。在术后 6周内避免对肩袖和结节修补进行过早的牵拉,过早的牵拉会造成结节和肩袖的开裂[20,138]。

在骨折伴后脱位时,术后的不稳定是个问题。患肢应限制于体侧,肩处于 15°后伸外旋位 4~6 周,以利

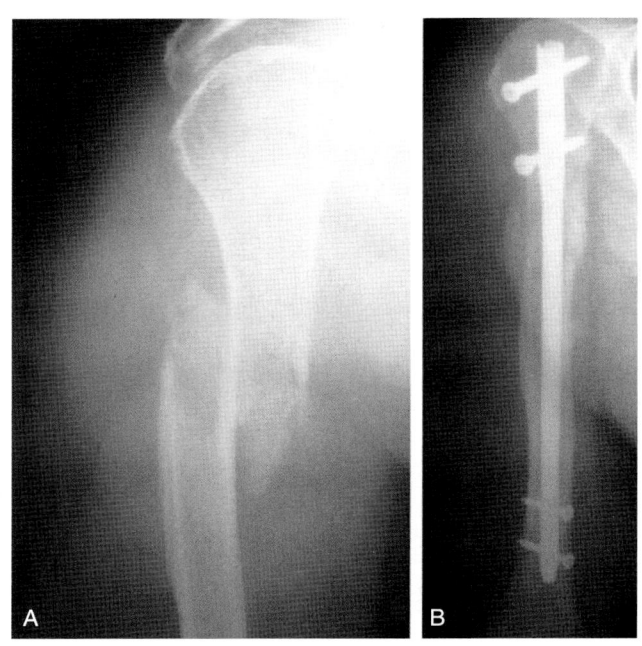

图 44-76 (A)乳腺癌转移灶的病理性骨折。(B)髓内钉固定后可见愈合征象,术后行放疗。

于后关节囊的愈合。

许多患者在夜间时体位很难维持,数周内应该避免完全平躺。我们建议患者倾斜位睡觉,背后垫枕头或者使用斜椅。

(二)活动

如果骨折固定牢固(包括肱骨头置换),术后即刻开始被动活动是可行的。术者应在术中确定安全的活动范围,并指导术后早期的功能锻炼。例如,如果大结节或者冈下肌的修复很脆弱,术后应尽量避免被动的内旋。

也有人建议采用持续被动活动来促进早期康复[25]。然而,没有研究证实持续被动活动可以显著的提高远期疗效。大多数患者可以在术后 1~2 天出院,因此留在院内进行持续被动活动的时间就很少了。现有的家用康复器对于只有一只功能健全手臂的患者来讲并不实用。最重要的是,对于机器的依赖似乎把康复的职责由患者自身转移开来了。那些目标明确又能理解机器和康复计划的患者,可以获得最佳疗效。

锻炼和活动要缓慢进行。而且功能锻炼不能超越缝合和组织的强度。Mason 等[92,93]研究证实,肌腱修复的强度在术后 10~12 天要比手术修复当日弱。3 周时肌腱强度可恢复到修补时的状况。伤后或术后数月以后骨和韧带才能恢复完全的强度。因此,在相当长一

段时间内都应小心。

手术医生应该确定制动时间的长短、练习的次数以及适合的锻炼方式。复杂骨折术后早期被动练习可以提高疗效[109,110]。康复师指导下的功能练习分为三个阶段[58]。

1. 第一阶段锻炼

第一阶段开始于钟摆样环绕以及辅助下的被动拉伸练习，以避免肩峰下、三角肌下关节囊挛缩和粘连，以及肩胛骨胸廓运动平面的粘连(图 44-77)。根据

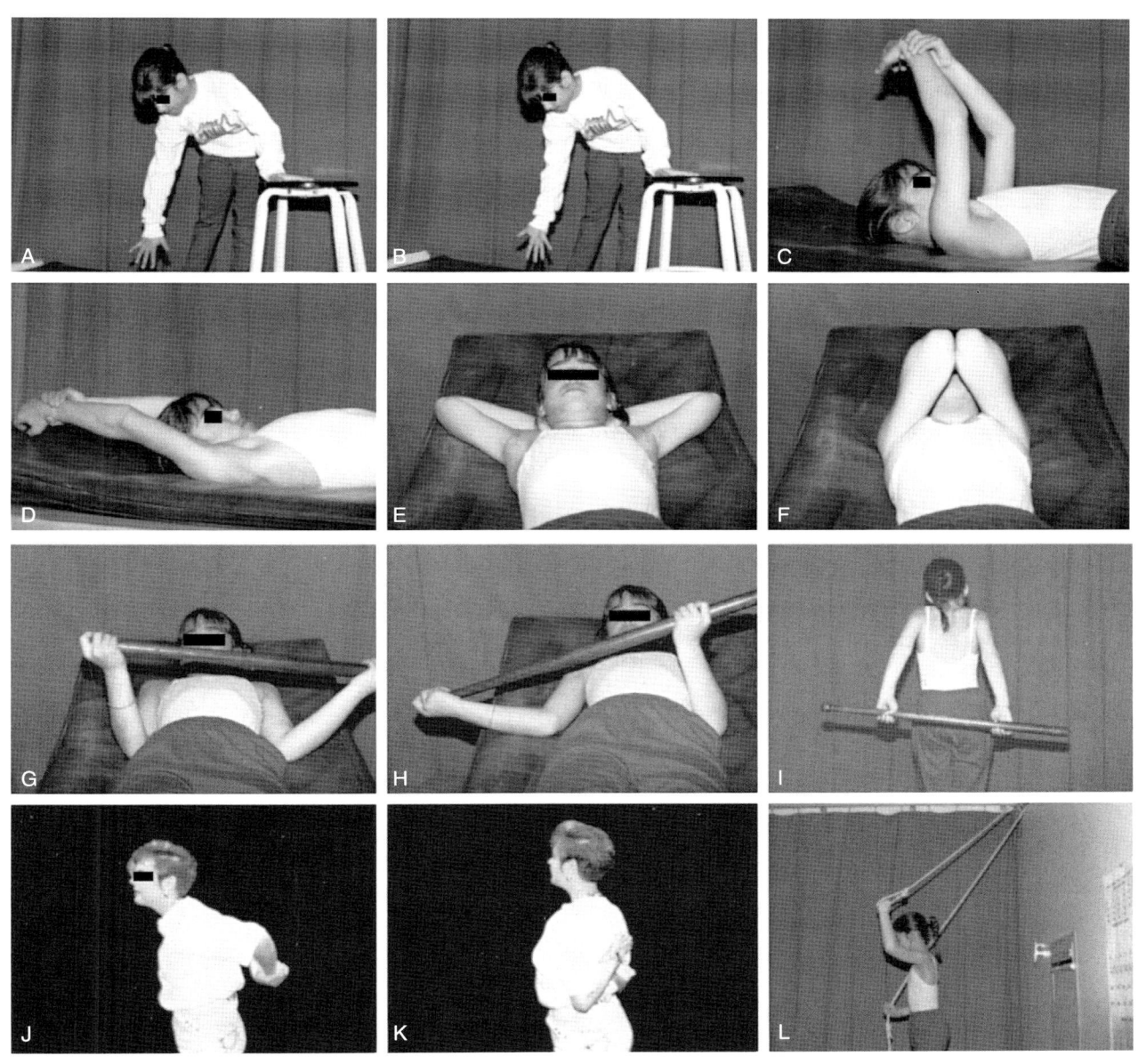

图 44-77　第一阶段康复锻炼，通过被动辅助锻炼预防滑囊和关节囊的粘连，以维持关节运动范围。锻炼时每次的时间要短而每天多练习几次，这样可以避免不必要的疲劳和疼痛。(A,B)钟摆样环绕练习最初在重力的辅助下完成，用健侧支撑身体，手掌向后时轻柔地旋转练习外旋，手掌向前时旋转练习内旋，手臂向下进行顺时针或逆时针旋转。(C,D)平卧位时健侧辅助下(或康复师辅助下)进行患肢被动上举，轻轻地拉伸肩关节。(E,F)当被动上举达到 120°时，可以将手置于颈后开始内外旋拉伸练习。(G,H)平卧位借助手杖进行外旋练习，此时肘关节屈曲 90°，前臂做支点运动。练习时速度要慢而均匀，张口深呼吸可以帮助放松。(I~K)内旋的练习开始于肩后伸练习。握住手杖后伸肩关节至背后，双手向内靠拢直到健侧手握住患肢手腕。去除手杖，后伸屈曲患肢，拇指尽量向上攀爬以获得最大程度的内旋。(L)开始主动辅助下的练习后，可以借助滑轮进行被动的上举。患肢上举至最大程度后，患肢在下降过程中可以分担部分负重。

骨折类型及骨折固定情况决定盂肱关节旋转范围。早期开始外旋可明显减少僵硬。术后早期使用冰敷可以降低水肿和疼痛。到了后期，练习之前可以使用热敷。每天短时间的多次练习要比延长每次练习时间效果更好，长时间的练习更容易引起肿胀和疼痛。

在这个阶段，外科医生、康复师和家属要帮助患者进行上举和旋转的拉伸练习。患肩可以前举、外旋、内旋和水平内收。然后，患者可以单独完成这些动作。冠状面内的外展是禁止的。在进行外旋拉伸练习时需要保持肘关节呈直角，以前臂作为旋转的杠杆。将上臂后伸到背后结合内旋用手来探够背部。一般来讲，需要遵循两条原则：①在热敷和放松状态下拉伸练习的效果更好；②关节活动时牵引比挤压带来的疼痛要轻。

轻柔的三角肌和关节囊的等长练习可以刺激肌肉恢复（图 44-78），但要避免对伤后修补造成张力，这样的等长练习在 6 周后才能开始加强。

2. 第二阶段锻炼

在第二阶段康复中（图 44-79），鼓励主动活动和渐进性拉伸练习。利用滑轮或对侧上肢进行被动的辅助抵抗重力的练习，可以避免对愈合中的骨折和肩袖

组织产生过大张力。由肌肉收缩引起的跨关节的最大应力产生于上举 90° 时。因此，运动在这一角度时给予辅助是有益的。逐渐向患肢施加负荷而又不对早期愈合过度牵拉的方法列于图 44-80。

利用滑轮可以进行头上的拉伸练习，在练习过程中患者可以利用体重来掌握拉伸力度。患者总是抓得很紧以防止术者或治疗者施加的用力伸展。头上的拉伸练习可以借助一扇牢固的门或钉在墙上的楔子来完成。就像做仰卧起坐，膝部弯曲放平以保护腰部，过头拉伸要求背部供成圆形且背部且髋部向前。否则，会因肩关节运动而引发腰疼，这实际是由于伸展腰椎引起的。

轻微的等长抗阻力量练习开始于这一阶段。真正的等张力量练习要到 3 个月时的第三阶段才可以开始[20,138]。

3. 第三阶段锻炼

第三阶段内的抗阻练习强度较大，而且要加上等张和等强力量练习。由拉伸最后阶段获得的 15° 运动以及拉开紧缩的后关节囊，可以明显降低常见于肩关节损伤后的持续性肩痛（图 44-81）。

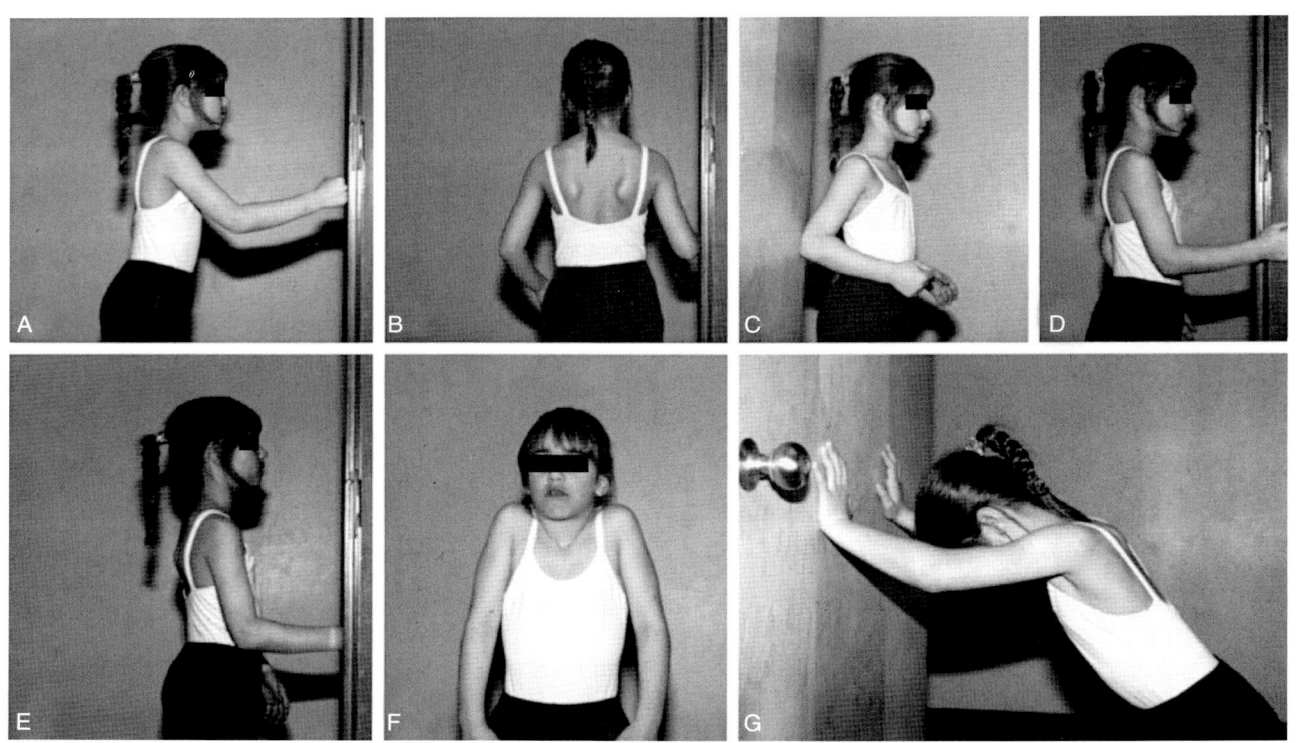

图 44-78 针对三束三角肌的等长肌肉练习。（A）前三角肌。（B）中间三角肌。（C）后三角肌。在第一阶段康复锻炼结束后开始内旋（D）和外旋（E）练习，以避免肌容积的丢失。（F）用肩胛稳定练习增强斜方肌。（G）增强菱形肌和前锯肌时再加上俯卧撑。

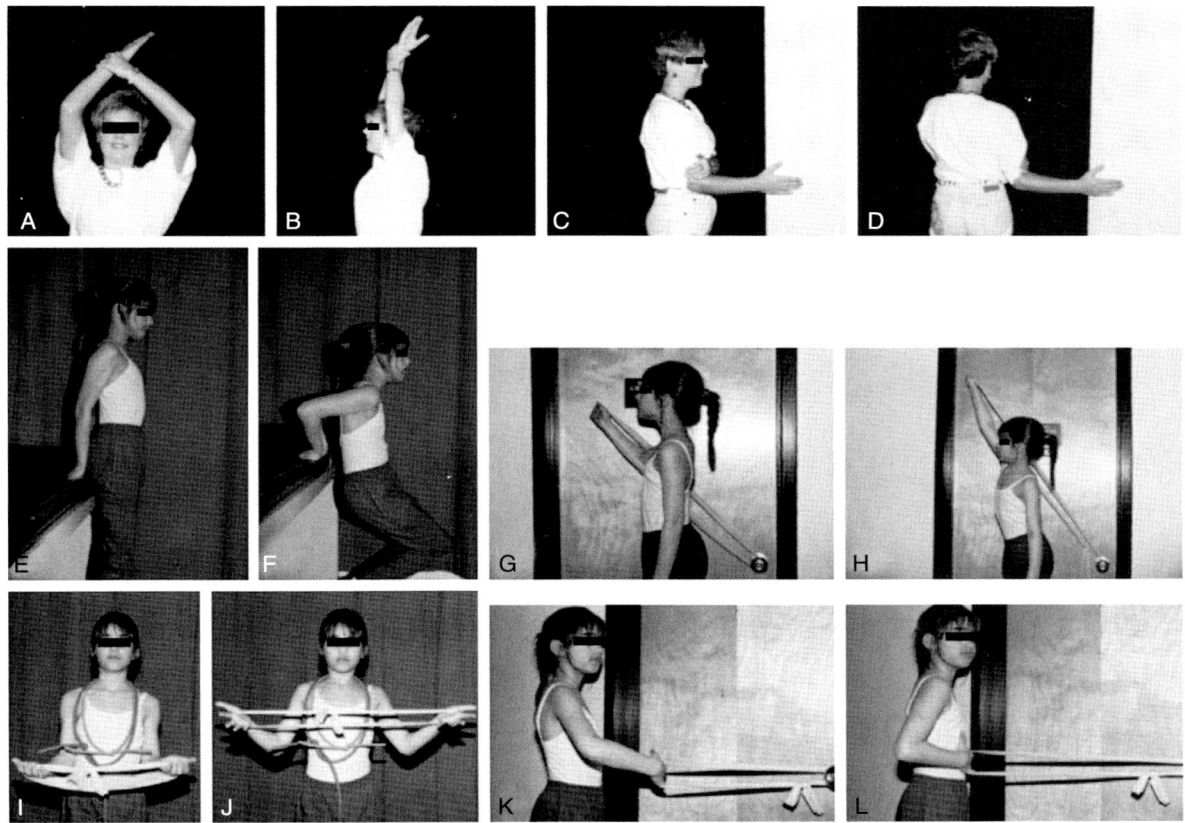

图 44-79　第二阶段康复锻炼,包括早期的主动以及被动的辅助上举和内外拉伸练习。(A,B)上举肌力练习的早期拉伸练习。(C,D)楼道门口的外旋练习。(E,F)双手背在背后双膝深蹲的内旋练习。所有的这些练习方式都是在这三个方向上给以更加有力的拉伸。(G,H)使用弹力带练习三角肌前束的主动上举力量。(I,J)外旋。(K,L)内旋。在矢状面内的三角肌前束练习可以避免在外展时可能出现的撞击。进行外旋肌力练习时,双手等距分开,而且双手分开距离要超过双肘才能获得最大的效果。如果在前屈状态下进行内旋肌力练习,胸肌和内旋肌群都能得到锻炼。如果肘关节后伸的话,三角肌后束将分担更多的负重。

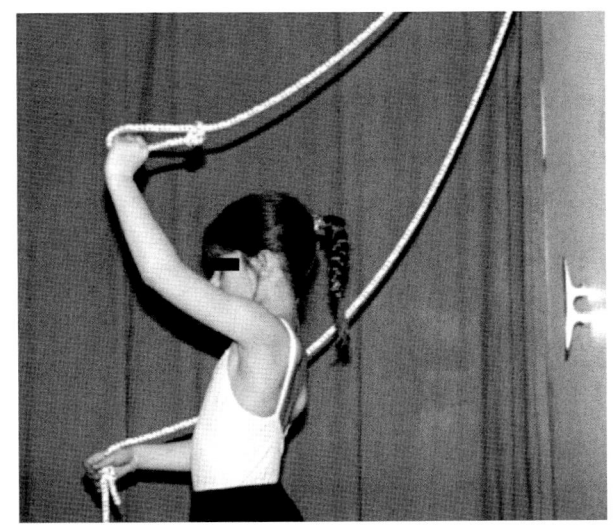

图 44-80　主动与辅助相结合的滑轮练习。

(三)功能障碍的持续时间

　　肱骨近端骨折后功能障碍的持续时间经常被过低地估计[17,109]。许多作者认为功能在 6 个月之后将不会有明显地提高了[71,82,91,99,147]。一部分骨折的运动功能可以在早期得到恢复,但实际上对于更为复杂的骨折往往需要 6~12 个月才能最大限度的恢复关节的舒适性、灵活性和力量[20,52,74,109]。耐力是最后恢复的力量要素。由于天气和关节僵硬引起的疼痛可能会持续存在。手术和非手术治疗肱骨近端移位骨折的众多潜在并发症中,疼痛、僵硬和肩关节功能不全可能是永远存在的[135]。

　　肱骨近端单纯骨折的患者在日常生活中需要一定的辅助。老年人在行走时可能需要手杖或者拐杖的辅助,应该考虑延长在护理病房的住院时间。类似这

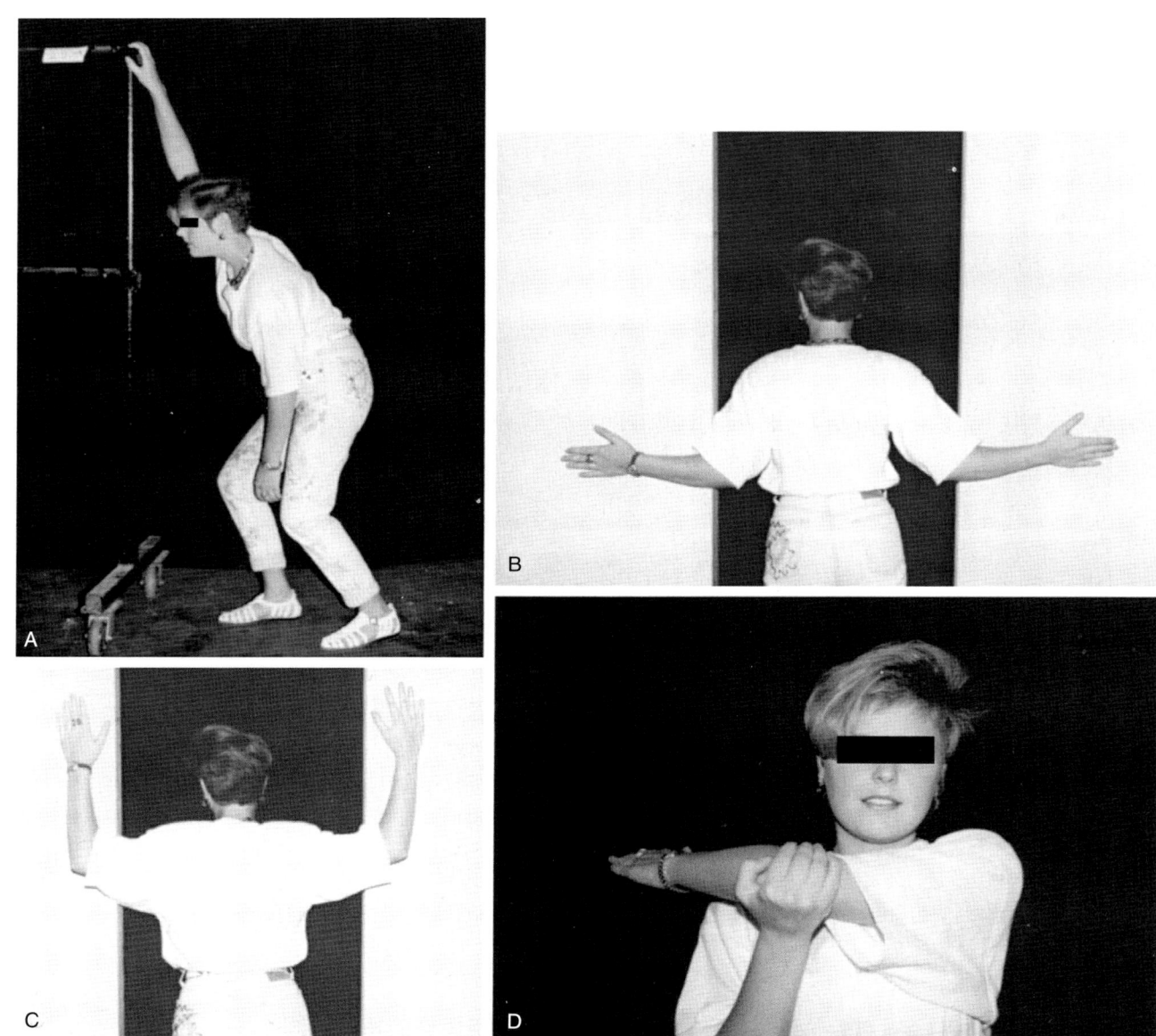

图 44-81 第三阶段康复锻炼。(A)用手握住门的顶端,身体向下,腋部向前可以进行更进一步的拉伸锻炼。(B)患肢位于体侧的外旋练习。(C)手在头上的外展外旋练习。(D)胸前交叉内收拉伸后关节囊,这样可以提高患者对患侧在下睡觉的耐受力。第三阶段主动肌力练习时可以抵抗更大的阻力。练习前热敷有助于改善关节僵硬,练习前冰敷有助于减缓疼痛、降低肿胀。

样有明显功能受限的患者,应选择非手术治疗来促使其恢复日常生活状态。

第六节 结果评价

对肩关节疾病疗效的评价是大多数临床研究的核心内容。多数研究围绕非创伤性疾病的治疗,还没有设计出专门用于肩关节骨折疗效的评价方法。

Koval 和同事报道的研究证实,肱骨近端无移位骨折的非手术治疗效果是有限的,23%的患者效果一般或差[74]。因此,手术治疗肱骨近端骨折的效果不理想就不足为奇了。另外,虽然大部分肱骨近端骨折属于无移位或轻微移位骨折因而采用非手术治疗,但是许多近期的骨科文献都集中于对手术治疗的评价。

对于更为严重的肱骨近端骨折,研究报道的手术治疗效果差别很大。很难判别为何一些研究的结果要优于其他的研究结果。患者构成的不同和观察者的偏差无疑是影响因素。采用现代疗效分析方法的研究正试图获得切开复位内固定对于更为复杂骨折(尤其是四部分骨折)治疗更加确切的疗效。新的内固定器械可能会改善复杂骨折的治疗效果。

对肱骨近端骨折和骨折脱位的记录和评价是一项特殊的挑战。文献中不同作者采用的评分系统各不相同。由于不同类型的骨折和治疗经常被混在一起,这就给评价疗效造成了混乱。无移位的骨折经常不能和移位的骨折区分出来。因为骨折类型和治疗并没有分别进行分析,早期的文献之间的关联性很差。

要想获得可以用来定义某一特定骨折类型自然病程的因素,也就是对手术或非手术治疗的反应如何,首先要有基于详细影像学和术中情况的完备的骨折分类系统。治疗过程中或结束后的评价指标包括:疼痛,运动范围,力量,稳定性,功能状态,患者满意度,骨折愈合的影像学记录,解剖恢复程度,是否需要额外的手术,以及经济因素。最近有很多治疗骨折的研究,在对结果分析时,强调患者对结果的感觉,但很少有研究采用现代结果评估方法。

许多研究用分类等级定量表来评价结果。Neer在1970年提出了一套100分的分级系统,用以评价肩关节置换术治疗肩关节骨折的疗效(表44-3)[104,105,110]。如果患者对手术满意并获得完全功能恢复,主动上举与正常侧相差35°以内,旋转恢复正常侧的90%以上,无明显疼痛,则定义疗效为优。如果患者满意,偶有疼痛或天气相关的疼痛,日常生活功能良好,主动上举超过水平面,旋转恢复到正常的50%,则定义为疗效满意。当任何结果不及满意条件时,定义为疗效不满意。在早先的一份报告中,Neer引入了适用于巨大肩袖、骨或神经功能缺失的患者的有限目标的分类标准,对于这样的患者重建手术适用于对疼痛的缓解,但康复锻炼的直接目的是增强稳定性而不是运动功能。对于一些肱骨近端骨折的患者,这种分类是恰当的。

简单肩关节测试,是患者进行自我功能评分,采

用12个问题,只需作出是或否的判断来检查肩关节进行日常活动的能力及肩关节舒适度[89]。美国肩肘关节外科医生提出了肩关节功能评分是一个纯由患者进行的评分。50%的评分由可视类比疼痛评分决定,而另外50%是基于Likert表格式功能问卷,类似于简单肩关节试验的内容[122](图44-82)。

Constant评分评价效果的指标分主观及客观评分,并根据患者年龄进行了调整[23]。此评分被欧洲肩肘协会采纳,常用于报道结果。在100分中,有35分是关于患者疼痛情况及进行日常生活的评估,而65分是客观评估。客观评估中有40分用于评估肩关节活动情况,25分用于评估肩部力量情况,并根据年龄及性别差异对评分进行调整。

肩、上臂和手功能障碍评分(DASH)是患者对功能恢复自我评估系统,被美国骨科协会采纳。它被进一步发展用于评估上肢功能障碍,其采用Likert形式问卷,得出患者对上肢功能活动的自我评估[57]。

除了局部和肩关节的特殊评估外,还应考虑患者的健康状况。Short-Form[140]36(SF-36)是一种常用的有效工具,关于疼痛和功能的各问题与关节及局部评估结果很相符。

所有这些评估方法都有偏倚,会影响结果定量。对肱骨近端骨折治疗,如果采用同一评估手段则会有可比性。使用不同评估手段,结果对比价值就很有限。

第七节　并发症

肱骨近端骨折后并发症并不少见。由于这类骨折无论采用何种治疗方法都很难处理,所以准确的诊断、使用安全简单的治疗技术、留意特定治疗方法后并发症的发生就显得至关重要。在接下来的章节里要特别讨论肱骨近端骨折常见的并发症。本章最后一节会对肱骨近端骨折后晚期重建进行详细讨论。

一、骨不连

外科颈骨折后骨不连最常见于非手术治疗后。骨折端的牵拉,制动或固定不牢固,以及骨折愈合之前过早的进行关节运动范围的锻炼,都可能造成骨不连。阻止复位的软组织嵌入以及无法维持复位也是可能的原因[114]。

对骨不连的治疗取决于哪部分受累以及是否发生了创伤性关节炎。对于大结节骨折骨不连,将大结

表44-3　Neer的100分评分系统		
项目	分值	分级
疼痛	35	90~100:优
功能	30	80~89:满意
运动	25	70~79:不满意
解剖	10	<70:失败

图 44-82 (A~H)美国肩肘关节外科医师评价肩关节功能的标准表格。(From Richards, R. R.; Kai-Nan An, A.; Bigliani, L.U.; et al. A standardized method for the assessment of shoulder function. J Shoulder Elbow Surg 3: 347-352,1994.)

A

肩关节评价表格(美国肩肘关节外科医师)	
姓名：	日期：
年龄： 优势侧:右 左 双侧	性别： 男 女
诊断：	初次评价? 是 否
手术名称/日期：	随访：月;年

B

患者的自我评价		
是否有肩关节疼痛? (圈出正确答案)	是	否

标出疼痛部位

	是	否
是否有肩关节夜间痛?	是	否
是否服用止疼药(阿司匹林,布洛芬,对乙酰氨基酚等)?	是	否
是否服用麻醉剂类止疼药(可待因或更强)?	是	否
每天服用数量(平均)?	片	

今天的疼痛程度(画线)?
无痛 |—|—|—|—|—|—|—|—|—|—| 最大疼痛

C

是否感觉肩关节不稳(有即将脱位的感觉)?	是	否

不稳的程度(画线)?
非常稳定 |—|—|—|—|—|—|—|—|—| 非常不稳定

D

圈出你可以完成下列活动的能力：
0=无法完成;1=很难完成;2=稍难;3=不难完成

活动	右臂	左臂
1. 穿上外套	0 1 2 3	0 1 2 3
2. 患侧在下的侧卧睡觉	0 1 2 3	0 1 2 3
3. 洗擦后背/从后面穿上胸罩	0 1 2 3	0 1 2 3
4. 擦屁股	0 1 2 3	0 1 2 3
5. 梳头	0 1 2 3	0 1 2 3
6. 伸手够高处的架子	0 1 2 3	0 1 2 3
7. 将10磅重物提过肩膀	0 1 2 3	0 1 2 3
8. 用手将球扔出	0 1 2 3	0 1 2 3
9. 做日常工作,列出：	0 1 2 3	0 1 2 3
10. 做日常运动,列出：	0 1 2 3	0 1 2 3

E

医生评价表				
运动范围	右侧		左侧	
(用肩关节总体运动测角器测量)	主动	被动	主动	被动
前举(最大上臂-躯干夹角)				
外旋(上臂置于体侧)				
外旋(上臂置于90°外展位)				
内旋(大拇指所能够到的背后最高的解剖标志)				
交叉内收(肘窝面向对侧肩峰)				

F

体征 0=无;1=轻;2=中;3=重		
体征	右侧	左侧
冈上肌/大结节压痛	0 1 2 3	0 1 2 3
肩锁关节压痛	0 1 2 3	0 1 2 3
二头肌腱压痛(或断裂)	0 1 2 3	0 1 2 3
其他压痛,列出：	0 1 2 3	0 1 2 3
撞击征Ⅰ(轻度内旋位被动前举)	有 无	有 无
撞击征Ⅱ(90°屈曲位被动内旋)	有 无	有 无
撞击征Ⅲ(90°主动外展-经典痛弧)	有 无	有 无
肩峰下捻发音	有 无	有 无
瘢痕部位		
肌肉萎缩部位	有 无	有 无
畸形:描述	有 无	有 无

G

肌力
(记录 MRC 分级)
0=没有肌肉收缩;1=颤动;2=无重力下关节活动;
3=可以抗重力运动;4=抗部分阻力运动;5=肌力正常

	右侧	左侧
检查是否受到疼痛的影响?	有 无	有 无
前举	0 1 2 3 4 5	0 1 2 3 4 5
外展	0 1 2 3 4 5	0 1 2 3 4 5
外旋(上臂置于体侧)	0 1 2 3 4 5	0 1 2 3 4 5
内旋(上臂置于体侧)	0 1 2 3 4 5	0 1 2 3 4 5

H

不稳定　0=无;1=轻微(0~1cm 平移);
2=中(1~2cm 平移或移至肩盂边缘)
3=重(>2cm 平移或超出肩盂边缘)

前抽屉试验	0 1 2 3	0 1 2 3
后抽屉试验	0 1 2 3	0 1 2 3
下抽屉试验(凹陷征)	0 1 2 3	0 1 2 3
前方恐惧试验	0 1 2 3	0 1 2 3
症状可重复?	是否	是否
随意的不稳定	是否	是否
复位试验阳性?	是否	是否
广泛的韧带松弛?	是否	

其他查体发现：

检查者姓名：

_____ _____ 日期

节恢复至解剖位置需要将关节囊从关节盂和盂唇上游离下来,将肩袖与表面的瘢痕松解开。一般应将大结节修剪得更为合适而不应切除。对于长期骨不连的病例,将大结节恢复至正常位置也许不大可能。小块的大结节骨不连可以切除,并将肩袖松解至结节的位置进行修补。

外科颈骨折骨不连理想的治疗方法是用 Ender 髓内钉或固定角钢板行切开复位内固定。对萎缩性骨不连需要进行补充植骨。然而许多患者的肱骨头由于长期的骨不连发生内陷,同时伴有骨质疏松。对于这样的患者,切除残留的肱骨头进行骨水泥肱骨头置换是更合适的治疗选择。传统上,使用骨水泥的肱骨头假体置换结果不尽相同。最近,如果不需要肩袖的功能,则可选择反式全肩关节假体。四部分、三部分骨折不愈合时,治疗基本都采用假体置换。如果有盂肱关节炎且肩袖功能好,则可用标准全肩关节假体。

二、畸形愈合

肱骨近端骨折后畸形愈合可以出现在外科颈和结节处。大结节处的畸形愈合比小结节处常见。通常是由于闭合或切开复位不完全,或者继发于固定失败的复位丢失。这种并发症在骨质疏松患者行钢板螺钉固定时最常发生。

畸形愈合会带来一系列问题,关节僵硬、妨碍活动、创伤性关节炎以及由于骨折部位的塌陷而造成肢体长度的丢失。Keene 及同事证明骨折畸形与功能及运动结果相关[69]。在无创伤性关节炎的情况下,畸形愈合的大结节可经截骨后重新固定。结节和肩袖表面和深方的粘连必须得到松解。如果大结节和关节面粘连,关节软骨被破坏到一定程度,则需要行肱骨头或全肩关节置换。术后外展支具固定于45°持续3~4周,以保护结节的固定并允许早期骨和纤维愈合。

典型的外科颈畸形愈合伴有内翻成角。而伴骨干或大结节高点向前成角的外科颈畸形愈合可以导致肩袖撕裂,因为突出的骨干或大结节侵占了喙肩出口(见图44-125)。外翻畸形愈合继发于张力带固定过紧造成塌陷而没有结合髓内固定[136]。

对外科颈畸形愈合进行截骨术在技术上有一定困难。腋神经必须被游离出来并妥善保护。闭合或开放的楔形截骨、解剖界面的松解、固定于适当的长度以及允许早期活动的足够固定,都是术后获得满意疗效所必需的。如果合并创伤性关节炎,要么接受畸形

带来的上举功能丢失,要么行肱骨头置换。肱骨头置换简化了固定时对肱骨头高度的调整并可以早期进行功能锻炼。

三、缺血性坏死

关节部分血供的损伤可能导致缺血性坏死。大结节骨折及结节间沟的骨折可能损害旋肱前动脉的升支。来自旋肱后动脉的后内侧关节囊血管的断裂也是一个原因。Hertel 及同事[55]最近研究显示,如果关节骨块向内侧干骺端延伸超过 8mm, 则血运可能是完整的。

在无移位骨折和二部分骨折中极少发生缺血性坏死,偶尔发生在三部分骨折,而最常见于闭合或切开治疗的四部分骨折。对复杂的三部分或四部分骨折进行切开复位内固定需要更大范围的软组织剥离,这样就增加了缺血性坏死的发生概率。Sturzenegger 发现, 钢板螺钉固定技术发生缺血性坏死的概率是单纯螺纹针和张力带技术的 5 倍[136]。虽然也有四部分骨折治疗没有发生缺血性坏死的报道[72],但需要更长期的随访观察,因为缺血性坏死的发生需要数年的时间才会出现临床上的显著特征。Lee 和 Hansen 注意到, 治疗 2 年后完好的肱骨头在 3 年半的时候发生了塌陷[80]。

缺血性坏死的临床特征通常是隐袭性、渐进性加重的肩痛和功能障碍。一些肱骨头已经塌陷的患者只有轻到中度的症状,但大多数患者有功能障碍。Gerber 等[38]研究过创伤后缺血性坏死的临床发生率,其综述了 25 例创伤后肱骨头坏死的病例, 根据 Constant 评分系统坏死组得分是年龄和性别匹配对照组得分的51%,临床效果与肱骨近端愈合后的解剖对线相关。他们注意到,有坏死危险的肱骨近端骨折必须设法解剖复位,如果无法获得解剖复位,那么应该考虑其他的治疗方法,如肱骨头置换。

钻孔减压加上骨移植是治疗激素性或镰状细胞贫血性骨坏死的方法,也被用于预防后期塌陷。术前计划时用核磁共振扫描可以确定坏死灶的位置和范围。手术的目的是刺激坏死骨在发生塌陷前重新获得血供,继续保持关节面的平整。肱骨头因为坏死而塌陷时, 内固定穿入关节会加速创伤性关节炎的发生[90,112,136,149]。

早期肱骨头置换而不是等到塌陷非常严重了再手术是有好处的(图44-83)。如果塌陷范围很大,肱骨头可能包住关节盂而导致进一步的活动受限,损伤关

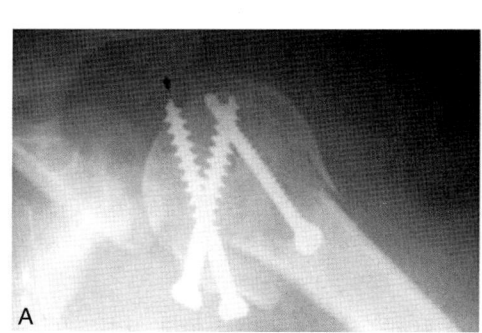
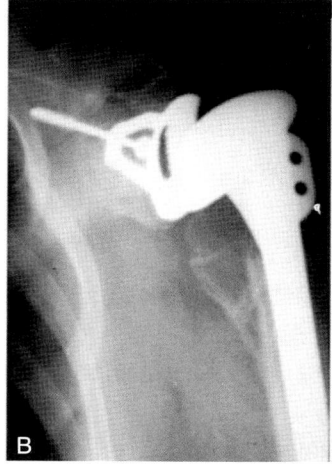
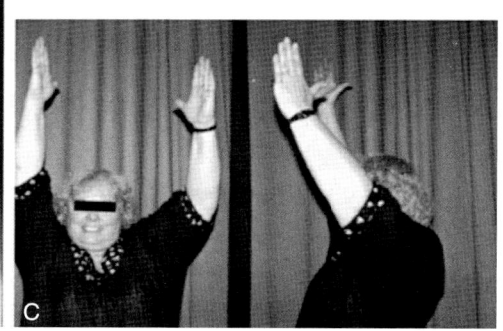

图 44-83　切开复位螺钉内固定的并发症。(A)三部分骨折的切开复位内固定,一枚螺钉进入关节。(B)假体置换时用切下的肱骨头作为肩盂缺损的植骨材料。(C)疼痛缓解和功能恢复的情况。

节盂表面(图 44-84)。在内固定穿入关节以及发生严重的肌肉关节囊挛缩之前进行干预,可以避免需要更为复杂的手术,如肩胛下肌延长以及关节盂置换。长时间的缺血性坏死可能需要做上述的两个手术,才能获得理想的疼痛缓解和功能恢复(见图 44-84)。

四、神经损伤

神经损伤可以发生在骨折当时、闭合复位或手术治疗后。臂丛神经损伤和周围神经损伤需要仔细反复的临床、肌电图和神经传导检查。最常见的单一神经损伤是腋神经,肌皮神经和肩胛上神经少见。如果 3 个月仍不见恢复,需要手术探查。如果神经损伤严重或断裂,前后联合入路是必要的。可以选择腓肠神经移植。

对于陈旧的肩胛上神经损伤,适合行背阔肌转移做外旋动力。肌腱转移用于治疗腋神经完全失效并不非常成功,但对于单纯三角肌前束丧失,将胸肌和三角肌中间束靠拢证明是有效的方法。

肱骨近端骨折合并腋神经损伤的患者,疼痛要比单纯骨折严重得多。因此,肩关节僵硬也是一个常见

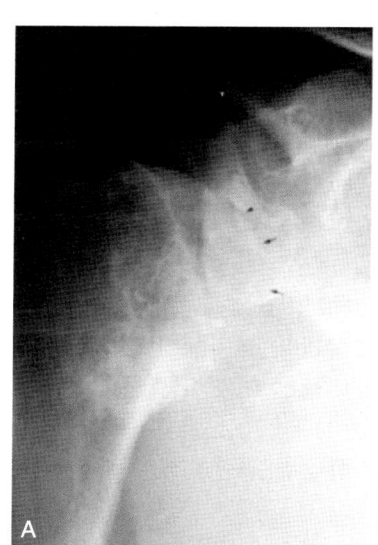
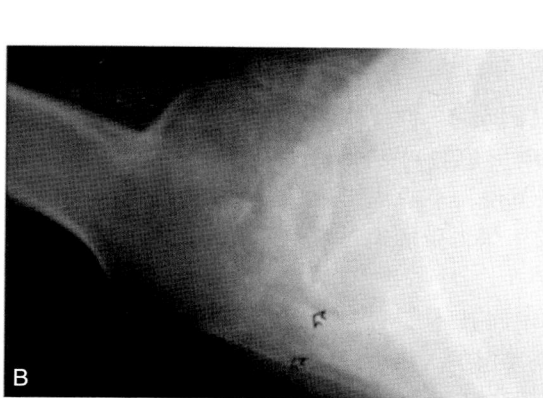
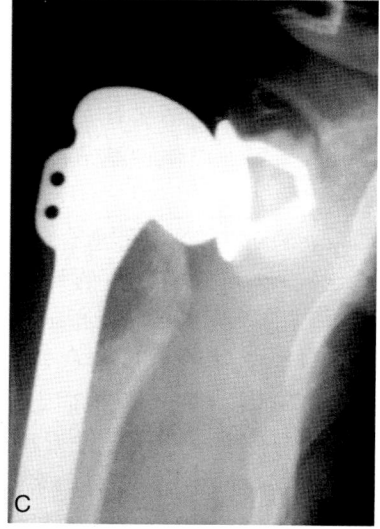

图 44-84　肱骨头劈裂骨折经闭合治疗 10 年后肩关节严重的疼痛,只保留了肩胛骨胸壁间运动。(A,B)增大了的肱骨头(箭头所示)占据了关节盂,并在后缘发生绞索。(C)肩袖完整的条件下,假体置换为关节活动提供了必要的支点,疼痛有所缓解。

的问题,仔细康复会减小僵硬。虽然多数患者可以获得足够的肌力恢复而不需要行肌肉、肌腱转移手术,但肩关节僵硬通常是一个永久性的后遗症。

五、血管损伤

对严重血管损伤的成功处理需要早期诊断早期治疗[134]。前面已经讨论过血管损伤的临床征象和诊断检查。随着年龄的增长,动脉粥样硬化增加了轻微创伤中血管损伤的风险。血管损伤治疗的并发症包括间室综合征和感染(见图 44-6C)。

六、关节僵硬和粘连性关节囊炎

关节僵硬和运动丧失是肱骨近端骨折后相对常见的后遗症。许多病例运动受限很轻微,临床上不足以需要手术治疗。运动丧失出现于过久制动的情况下,最好的预防措施是早期开展运动范围锻炼。不幸的是,就算是影像学上骨折愈合得很满意,如果延长制动也只能获得糟糕的功能结果。活动受限还有可能由于肱骨近端畸形愈合和盂肱关节不平整引起。如果骨折在解剖位置上愈合,那么关节僵硬的原因就是瘢痕和关节囊挛缩。

大小结节畸形愈合造成外旋和内旋受限。大结节可能撞击肩盂后缘,小结节可能撞击肩盂前缘或喙突。大结节向上移位的畸形愈合会导致肱骨外展或上举受限。外科颈畸形愈合常导致上举和旋转丢失。

瘢痕和粘连出现在滑囊和关节囊组织上。一旦骨折获得稳定,拉伸练习需要维持 3~6 个月。如果肩关节僵硬的患者需要取出内固定,切开松解瘢痕和挛缩的粘连,松解喙肱韧带和盂肱下关节囊,则应在麻醉下切开,手法推拿,并积极进行康复训练。如果不需要取出内固定,理疗 6~9 个月之后再考虑切开松解。骨折闭合治疗没有或仅伴有轻微畸形愈合的患者,可以考虑关节镜下松解[13]。关节镜技术可以在微创下对关节面进行评价,可以松解前、后和下关节囊表面,以及肩袖间隙。另外,还可以对肩峰下和三角肌下粘连进行松解和清理。在切开复位内固定后由于关节外瘢痕广泛,关节镜下松解不易取得成功。此时可以通过联合入路,关节镜下盂肱关节囊松解,结合关节囊切开进行关节松解也是一种不错的选择。

麻醉下闭合手法推拿需要特别警惕下面这些风险:骨折再移位,骨质疏松骨折和肩袖撕裂[231]。不常规推荐麻醉下手法推拿。

七、肩袖撕裂

术后肩袖撕裂可见于那些早期未加保护的主动运动或愈合前被动活动过量的患者。对大结节畸形愈合明显对肩峰下产生慢性撞击的患者进行推拿时也可发生肩袖撕裂。

八、三角肌剥离

三角肌剥离或其他三角肌起点的问题最早发生在肩峰前下成形术、肩峰外侧截骨术或经肩峰入路之后。在肩峰成形术入路时,三角肌需要用不可吸收线进行修补并保护 4~6 周。肩峰外侧截骨作为手术入路已经被废弃了。经肩峰入路因为可能造成骨不连或畸形愈合也不推荐采用。

九、盂肱关节向下半脱位

10%~20%的肱骨近端骨折患者会出现向下半脱位[33,139](图 44-85)。切开复位内固定术后,所有的患者最初都会出现向下的半脱位,在没有神经损伤的前提下,由于疲劳而肌肉张力降低是最常想到的原因。向下半脱位还可见于肩盂骨折后、关节囊或韧带撕裂、肩关节脱位伴神经损伤以及单纯臂丛神经损伤[146]。大多数病例可以完全恢复。可以用吊带来支撑肱骨减小向下的半脱位。应早期进行三角肌和肩袖肌群的等长收缩练习。对考虑有神经损伤的患者可以行肌电图检查确诊。肱骨短缩时由于三角肌有效长度变小,可引起明显向下半脱位(图 44-86)。

十、异位骨化

临床上明显的异位骨化是不常见的并发症,文献报道其占肱骨近端骨折的 10%[104](图 44-87)。许多作者提醒避免由于延迟手术治疗肱骨近端骨折造成异位骨化的发生。创伤的严重程度也是一个重要因素。幸运的是,多数的异位骨化不影响患者的疗效。异位骨化更常见于骨折脱位,但反复的不成功闭合复位或延迟治疗也是其促成因素[104](图 44-88)。在肱骨头损伤后异位骨化骨可能成为一个突出问题。只有当骨化成熟了(例如出现了清楚的皮质骨边缘)才可以考虑手术切除,而不能过于积极(例如影像学上还只是松散的骨化灶)。像这样的骨化成熟极少出现在 6 个月之内。手术切除时小剂量的放射治疗被认为可以预防复发。

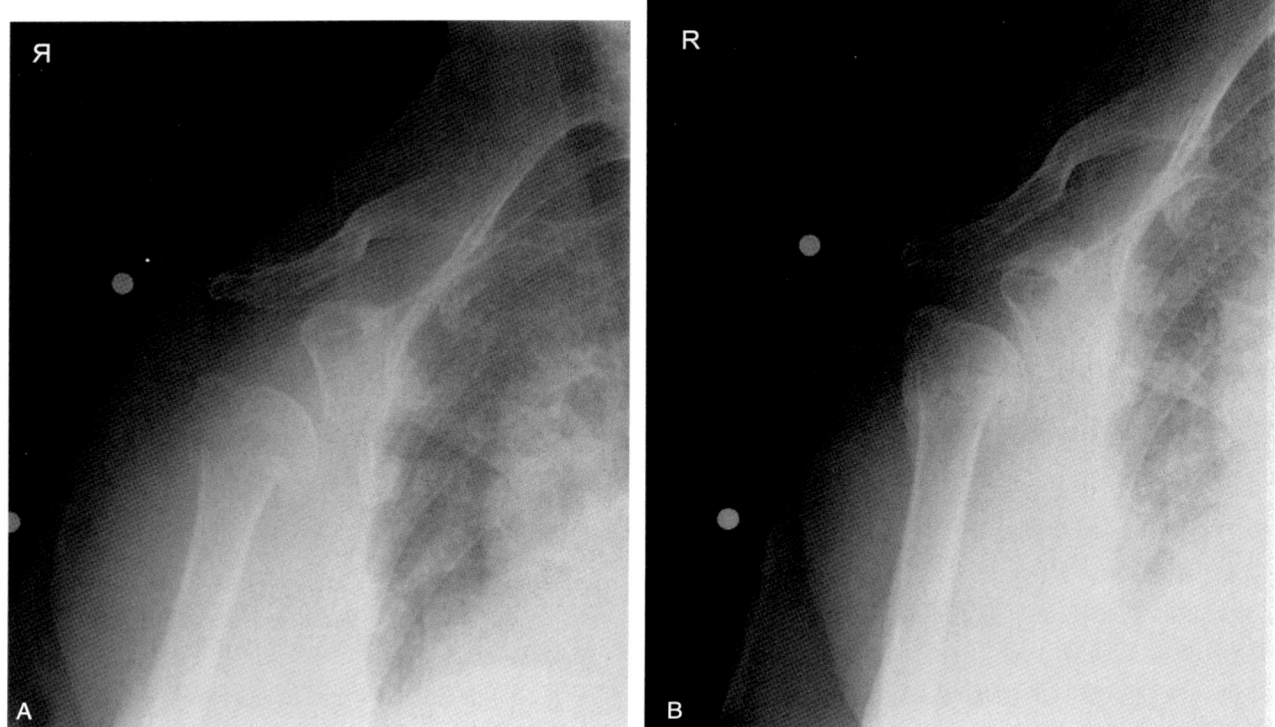

图 44-85　(A)前后位平片显示损伤早期肱骨头明显向下半脱位。虽然关节面骨块有压缩,但由于半脱位向下移位明显。(B)3个月内半脱位获得显著改善。

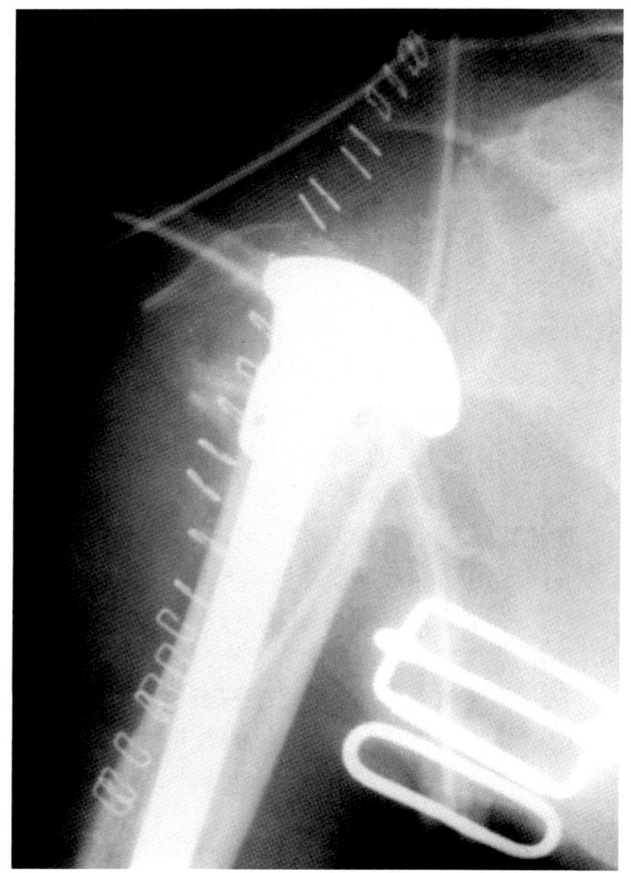

图 44-86　四部分骨折术后早期结节分离。手术的错误在于将假体的突出部分直接坐于肱骨干近端部分,而没有重新恢复肱骨的长度。这一错误导致向下不稳定并且促成结节的分离。

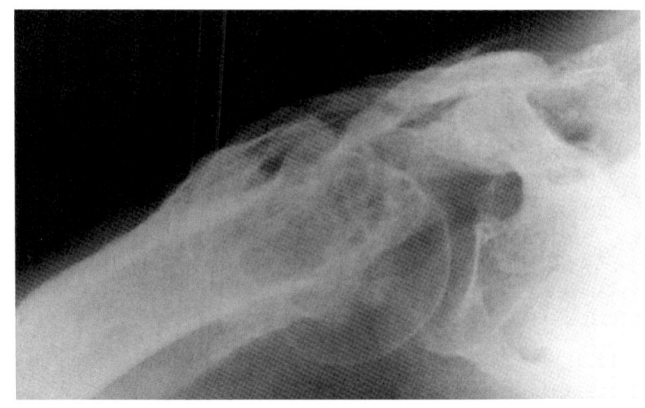

图 44-87　腋位像证实，切开复位内固定治疗移位的四部分骨折后出现了广泛的移位骨化。患者的功能相当于盂肱关节融合。手术是由于其他原因而被推迟。术后盂肱之间没有任何活动，骨桥在三角肌内自肩峰和喙突直到肱骨。

十一、复发性脱位

肱骨近端骨折后通常不会发生盂肱关节不稳定。在少数病例可以评估并认为与盂唇或肩盂缘的撕脱有关。治疗上需要将关节囊缝回关节盂。肱骨高度丢失、使用的肱骨头假体过小、肱骨头畸形愈合或者假体置换后旋转畸形，都可以导致肩关节不稳定。

肩袖向上向后撕裂的特点是肩关节前上半脱位、前脱位或极少见的向下半脱位。肩胛下肌的撕脱可能与前脱位或复发性后方不稳定有关。神经损伤或肌肉失张力可以造成向下的半脱位。明确肩关节不稳定的原因是制定正确重建手术计划的关键。

十二、假体置换的并发症

肱骨近端骨折假体置换的并发症或很差的结果并不少见。假体的选择对疗效有显著的影响。虽然稍大的肱骨头可以获得更好的扭转力臂，但肩袖可能无法关闭，而且过度填充的关节也会造成肩关节僵硬。相反，如果是稍小的肱骨头，关闭肩袖很容易，但肱骨头过小时，由于关节囊和肩袖的松弛而造成肩关节不稳定。幸运的是，大多数现今的假体系统都提供有多个肱骨头的尺寸，便于对肱骨头的解剖重建。

骨水泥假体柄的松动相对少见，松动和下沉在非骨水泥固定的假体柄更为常见。肱骨头置换应该用骨

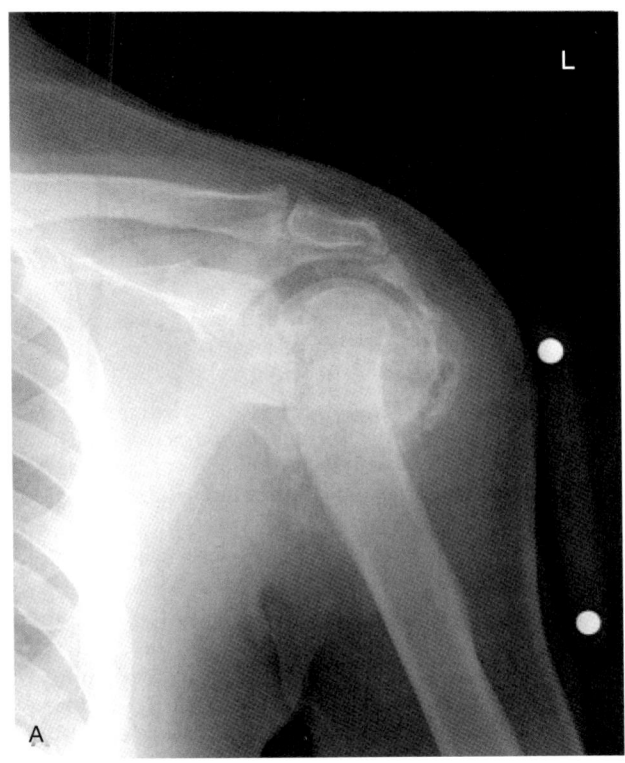

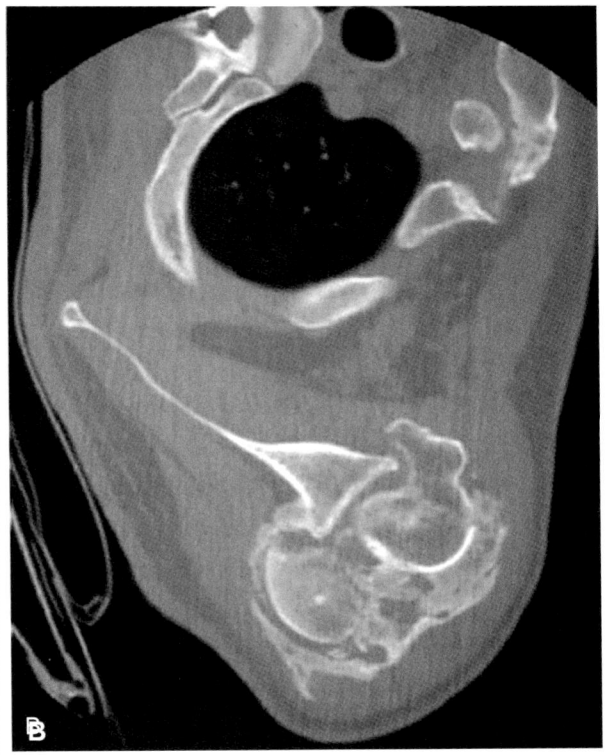

图 44-88　(A)创伤性骨折-脱位 6 周后，前后位平片显示异位骨化。(B)CT 显示肱骨头后部形成大范围异位骨化。

水泥。

如果肱骨假体放置过低,则不能恢复肱骨的正常长度(见图 44-86)。估计假体高度的技术包括术前扫描、关闭时检查二头肌长头腱和肩袖的张力[46],以及骨折模板[7]。

假体错误的后倾可能是由于放置于有旋转畸形的患者或假体柄固定不牢固而发生术后松动。当假体放置在肱骨干顶端而没有恢复肱骨高度时,将假体放置在内翻位并不少见。肱骨头相对低于大结节会造成撞击从而丧失活动。

肱骨假体的翻修是最难完成的骨科手术之一。如果肱骨柄位置良好,安装组配式的假体有利于进行翻修手术。如果肱骨柄位置不好,需要取出假体和骨水泥。在少数情况下,假体被安放在一个内翻的位置或者大结节已经越过肱骨干中心发生了愈合,这时有将新的假体再次安放在内翻位的危险。如果骨水泥已经将假体固定在一个糟糕的位置上,对失败的假体进行翻修是极度困难的。如果骨水泥假体位置不良,无论采用的是整体的 Neer 假体还是组配式假体,都不会获得成功。不幸的是,仅仅更换组配式肱骨头并不能解决问题,必须取出并重新放置假体。在翻修一体式的肱骨假体时,可以用稍短或稍窄的柄重新将骨水泥固定至合适的高度和后倾;如果是成角畸形,清除骨水泥可以更准确地放置新的假体。

为了获得满意的疗效,翻修需要注意所有可能的缺陷。假体应该在合适的高度和后倾位,有利于肩袖的重建。骨缺损需要植骨。足够的术后保护和支撑是必要的,直到足够的愈合出现后才可以开始活动。假体置换的并发症总结在表 44-4 中。

小 结

肱骨近端骨折是常见的损伤,尽管大多数这类骨折直截了当的治疗可能会较复杂。然而,许多患者都残留有明显的功能缺陷。移位的骨折不多见,这类骨折的治疗具有挑战性。在治疗的过程中有许多陷阱需要患者和医生避免。需要强调的是,完全而准确的诊断,并选择安全而简单的技术来重建肌肉骨骼的解剖和肩带功能。有限的组织剥离和有限的内固定技术最适合移位的肱骨近端骨折。新近出现的比较稳定的内固定器械有其优势。假体关节置换在治疗更为严重粉碎的肱骨近端骨折、畸形愈合、骨不连的后期重建以及创伤性关节炎方面,具有重要的价值。反向假体置

表 44-4 肱骨头假体置换的并发症

假体松动而出现下沉、旋转或活塞样运动

位置不良

倾斜度:前倾出现前方不稳;后倾出现后方不稳

假体过低出现不稳定

假体过高出现撞击

假体内翻:肱骨头过低,假体柄穿出骨干,细柄置于粗髓腔内

软组织和骨

结节、肩袖或三角肌分离

脱位或半脱位

感染

异位骨化

神经损伤

肱骨干骨缺损出现高度丢失

结节切除

结节畸形愈合

关节囊挛缩

术中或术后假体远端肱骨干骨折

术后护理和康复不足

换术是一种新的治疗方法,它可能会在某些损伤中发挥作用。

(李明新 译 娄思权 徐卫国 校)

参考文献

1. Agudelo, J.; Schürmann, M.; Stahel, P.; et al. Analysis of efficacy and failure in proximal humerus fractures treated with locking plates. J Orthop Trauma 21:676–681, 2007.

2. Alnot, J.Y. Traumatic brachial plexus palsy in the adult: Retro and infraclavicular lesions. Clin Orthop Relat Res 237:9–16, 1988.

3. Bengner, U.; Johnell, O.; Redlund-Johnell, I. Changes in the incidence of fracture of the upper end of the humerus during a 30 year period: A study of 2125 fractures. Clin Orthop Relat Res 231:179–182, 1988.

4. Beredjiklian, P.K.; Iannotti, J.P.; Norris, T.R.; et al. Operative treatment of malunion of a fracture of the proximal aspect of the humerus. J Bone Joint Surg [Am] 80:1484–1497, 1998.

5. Bigliani, L.U. Fractures of the proximal humerus. In: Rockwood, C.A., Jr.; Matsen, F.A., III, eds. The Shoulder. Philadelphia, W.B. Saunders, 1990, pp. 278–334.

6. Blom, S.; Dahlback, L.O. Nerve injuries in dislocations of the shoulder joint and fractures of the neck

of the humerus: A clinical and electromyographic study. Acta Chir Scand 136:461–466, 1970.

7. Boileau, P.; Walch, G.; Krishnan, S.G. Tuberosity osteosynthesis and hemiarthroplasty for four part fractures of the proximal humerus. Tech Shoulder Elbow Surg 1:96–109, 2000.

8. Boileau, P.; Walch, G.; Trojani, C.; et al. Sequelae of fractures of the proximal humerus: Surgical classification and limits of shoulder arthroplasty. In: Walch, G.; Boileau, P., eds. Shoulder Arthroplasty. Berlin, Springer–Verlag, 1999, pp. 349–358.

9. Breederveld, R.S.; Patka, P.; Dwars, B.J.; Van-Mourik, J.C. Shoulder injury caused by electric shock. Neth J Surg 39:147–148, 1987.

10. Brien, H.; Noftall, F.; MacMaster, S.; et al. Neer's classification system: A critical appraisal. J Orthop Trauma 38:257–260, 1995.

11. Brooks, C.H.; Revell, W.J.; Heatley, F.W. Vascularity of the humeral head after proximal humerus fractures. J Bone Joint Surg [Br] 75:132–136, 1993.

12. Burge, P.; Rushworth, G.; Watson, N. Patterns of injury of the terminal branches of the brachial plexus. J Bone Joint Surg [Br] 67:630–634, 1985.

13. Burkhart, S.S. Arthroscopic subscapularis tenolysis: A technique for treating refractory glenohumeral stiffness following open reduction and internal fixation of a displaced three-part proximal humerus fracture. Arthroscopy 12:87–91, 1996.

14. Bernstein, J.; Adler, L.M.; Blank, J.E.; et al. Evaluation of the Neer system of classification of proximal humerus fractures with computerized tomographic scans and plain radiographs. J Bone Joint Surg [Am] 78:1371–1375, 1996.

15. Callahan, D.J. Anatomic considerations. Closed reduction of proximal humeral fractures. Orthop Rev 13:79–85, 1984.

16. Chun, J.M.; Groh, G.I.; Rockwood, C.A., Jr. Two-part fractures of the proximal humerus. J Shoulder Elbow Surg 3:273–287, 1994.

17. Clifford, P.C. Fractures of the neck of the humerus: A review of the late results. Injury 12:91–95, 1981.

18. Codman, E.A. The Shoulder. Boston, T. Todd, 1934.

19. Coene, L.N.; Narakas, A.O. Surgical management of axillary nerve lesions, isolated or combined with other infraclavicular nerve lesions. Periph Nerve Repair Regen 3:47–65, 1986.

20. Cofield, R.H. Comminuted fractures of the proximal humerus. Clin Orthop Relat Res 230:49–57, 1988.

21. Conn, R.A.; Cofield, R.H.; Byer, D.E.; et al. Interscalene block anaesthesia for shoulder surgery. Clin Orthop Relat Res 216:94–98, 1987.

22. Connor, P.M.; Boatright, J.R.; D'Alessandro, D.F. Posterior fracture–dislocation of the shoulder: Treatment with acute osteochondral grafting. J Shoulder Elbow Surg 6:480–485, 1997.

23. Constant, C.R.; Murley, A.H.G. A clinical method of functional assessment of the shoulder. Clin Orthop Relat Res 214:160–164, 1987.

24. Court Brown, C.M.; Caeser, B. Epidemiology of adult fractures: A review. Injury 37:691–697, 2006.

25. Craig, E.V. Continuous passive motion in the rehabilitation of the surgically reconstructed shoulder: A preliminary report. Orthop Trans 10:219, 1986.

26. Cuomo, F.; Flatow, E.L.; Miller, S.R.; et al. Open reduction and internal fixation of two and three-part displaced surgical neck fractures of the proximal humerus. J Shoulder Elbow Surg 1:287–295, 1992.

27. Darder, A.D.; Darder, A., Jr.; Sanchis, V.; et al. Four-part displaced proximal humerus fractures: Operative treatment using Kirschner wires and tension band. J Orthop Trauma 7:497–505, 1993.

28. deAnquin, C.L.; deAnquin, A. Prosthetic replacement in the treatment of serious fractures of the proximal humerus. In Bayley, I.; Kessel, L., eds. Shoulder Injury. Berlin, Springer-Verlag, pp. 206–217, 1965.

29. Din, K.M.; Meggitt, B.F. Bilateral four–part fractures with posterior dislocation of the shoulder. J Bone Joint Surg [Br] 65:176–178, 1983.

30. Dorgan, J.A. Posterior dislocation of the shoulder. Am J Surg 89:890–900, 1955.

31. Eberson, C.P.; Ng, T.; Green, A. Contralateral intrathoracic displacement of the humeral head. A case report. J Bone Joint Surg [Am] 82:105–108, 2000.

32. Einarsson, F. Fractures of the upper end of the humerus: Discussion based on follow–up of 302 cases. Acta Orthop Scand Suppl 32:10–209, 1958.

33. Fairbank, T.J. Fracture–subluxation of the shoulder. J Bone Joint Surg [Br] 30:454–460, 1948.

34. Flatow, E.L.; Cuomo, F.; Maday, M.G.; et al. Open reduction and internal fixation of two-part displaced fractures of the greater tuberosity of the proximal part of the humerus. J Bone Joint Surg [Am] 73:1213–1218, 1991.

35. Fourrier, P.; Martini, M. Posttraumatic avascular necrosis of the humeral head. Int Orthop 1:187–190, 1977.

36. Frankle, M.A.; Ondrovic, L.E.; Markee, B.A.; et al. Stability of tuberosity reattachment in proximal humeral hemiarthroplasty. J Shoulder Elbow Surg 11:413–420, 2002.

37. Frich, L.H.; Sojbjerg, J.O.; Sneppen, O. Shoulder arthroplasty in complex acute and chronic proximal humeral fractures. Orthopedics 14:949–954, 1991.

38. Gerber, C.; Hersche, O.; Berberat, C. The clinical relevance of posttraumatic avascular necrosis of the humeral head. J Shoulder Elbow Surg 7:586–590, 1998.

39. Gerber, C.; Lambert, S.M.; Allograft reconstruction of segmental defects of the humeral head for treatment of chronic locked posterior dislocation of the shoulder. J Bone Joint Surg [Am] 78:376–382, 1996.

40. Gerber, C.; Warner, J.P. Alternatives to hemiarthroplasty for complex proximal–humeral fractures. In: Warner, J.P.; Iannotti, J.; Gerber, C., eds. Complex and Revision Problems in Shoulder Surgery. Phila-

delphia, Lippincott-Raven, 1997, pp. 215-243,

41. Goldman, A.; Sherman, O.; Price, A.; et al. Posterior fracture dislocation of the shoulder with biceps tendon interposition. J Trauma 27:1083-1086, 1987.

42. Goldman, R.T.; Koval, K.J.; Cuomo, F.; et al. Functional outcome after humeral head replacement for acute three and four-part proximal humerus fractures. J Shoulder Elbow Surg 4:81-86, 1995.

43. Green, A.; Barnard, W.L.; Limbird, R.S. Humeral head replacement for acute, four-part proximal humerus fractures. J Shoulder Elbow Surg 2: 249-254, 1993.

44. Green, A.; Lippitt, S.B.; Wirth, M.A. Outcome of humeral head replacement for displaced proximal humerus fractures: A prospective, multi-center study. Paper presented at the Annual Meeting of the American Academy of Orthopaedic Surgeons, 1998.

45. Green, A.; Lippitt, S.B.; Wirth M.A. Patient self-assessed outcome after humeral head replacement for acute complex proximal humerus fracture. Paper presented at the Annual Meeting of the American Academy of Orthopaedic Surgeons, 2001.

46. Green, A.; Norris, T.R. Humeral head replacement for four-part fractures and fracture-dislocations. Operative Tech Orthop 4:13-20, 1994.

47. Habernek, H.; Schneider, R.; Popp, R.; et al. Spiral bundle nailing for subcapital humeral fractures: Preliminary report of the method of Henning. J Trauma 46:400-406, 1999.

48. Hagg, O.; Lundberg, B.J. Aspects of prognostic factors in comminuted and dislocated proximal humeral fractures. In: Bateman, J.E.; Welsh, R.P., eds. Surgery of the Shoulder. Philadelphia, B.C. Decker, 1984.

49. Hall, M.C.; Rosser, M. The structure of the upper end of the humerus with reference to osteoporotic changes in senescence leading to fracture. Can Med Assoc J 88:290-294, 1963.

50. Hall, R.H.; Isaac, F.; Booth, C.R. Dislocations of the shoulder with special reference to accompanying small fractures. J Bone Joint Surg [Am] 41:489-494, 1959.

51. Hardcastle, P.H.; Fisher, T.R. Intrathorax displacement of the humeral head with fracture of the surgical neck. Injury 12:313-315, 1981.

52. Hawkins, R.J.; Bell, R.H.; Gurr, K. The three-part fracture of the proximal part of the humerus. J Bone Joint Surg [Am] 68:1410-1414, 1986.

53. Hawkins, R.J.; Neer, C.S. II; Pianta, R.M.; et al. Locked posterior dislocation of the shoulder. J Bone Joint Surg [Am] 69:9-18, 1987.

54. Hersche, O.; Gerber, C. Iatrogenic displacement of fracture-dislocations of the shoulder. J Bone Joint Surg [Br] 76:30-33, 1994.

55. Hertel, R.; Hempfing, A.; Stiehler, M.; et al. Predictors of humeral head ischemia after intracapsular fracture of the proximal humerus. J Shoulder Elbow Surg 13:427-433, 2004.

56. Horak J.; Nilsson, B.E. Epidemiology of fracture of

the upper end of the humerus. Clin Orthop Relat Res 112:250-253, 1975.

57. Hudak, P.L.; Amadio, P.C.; Bombardier C.Development of an upper extremity outcome measure: The DASH (Disabilities of the arm, shoulder, and hand). The Upper Extremity Collaborative Group. Am J Ind Med 29:602-608, 1996.

58. Hughes, M.; Neer, C.S. II. Glenohumeral joint replacement and postoperative rehabilitation. Phys Ther 55:850-858, 1975.

59. Iannotti, J.P.; Gabriel, J.P.; Schneck, S.L.; et al. The normal glenohumeral relationships. An anatomical study of one hundred and forty shoulders. J Bone Joint Surg [Am] 74:491-500, 1992.

60. Instrum, K.; Fennell, C.; Shrive, N.; et al. Semitubular blade plate fixation in proximal humeral fractures: A biomechanical study in a cadaveric model. J Shoulder Elbow Surg 7:462-466, 1998.

61. Jaberg, H.; Warner, J.J.P.; Jakob, R.P.; Percutaneous stabilization of unstable fractures of the humerus. J Bone Joint Surg [Am] 74:508-515, 1992.

62. Jager, M.; Wirth, C.J. Luxationstrummerfrakturen des Humeruskopfes–Resektion oder Refixation der Kopffragemente? Unfallheilkunde 84:26-32, 1981.

63. Jakob, R.P.; Kristiansen, T.; Mayo, K.; et al. Classification and aspects of treatment of fractures of the proximal humerus. In: Bateman, J.E.; Welsh, R.P., eds. Surgery of the Shoulder. Philadelphia, B.C. Decker, 1984.

64. Jakob, R.P.; Miniaci, A.; Anson, P.S.; et al. Four-part valgus impacted fractures of the proximal humerus. J Bone Joint Surg [Br] 73:295-298, 1991.

65. Janecki, C.J.; Barnett, D.C. Fracture-dislocation of the shoulder with biceps tendon interposition. J Bone Joint Surg [Am] 61:142-143, 1979.

66. Jensen, G.F.; Christiansen, C.; Boesen, J.; et al. Relationship between bone mineral content and frequency of postmenopausal fractures. Acta Med Scand 213:61-63, 1983.

67. Jones, A.R.; Brashear, H.R.; Dameron, T.B. Surgical neck fracture of the humerus with severe displacement: Factors related to union. Orthop Trans 11:457, 1987.

68. Kannus, P.; Palvanen, M.; Niemi, S.; et al. Increasing number and incidence of osteoporotic fractures of the proximal humerus in elderly people. BMJ 313:1051-1052, 1996.

69. Keene, J.S.; Huizenga, R.E.; Engber, W.D.; et al. Proximal humerus fractures: A correlation of residual deformity with long-term function. Orthopedics 6:173-178, 1983.

70. Kelly, J.P. Fractures complicating electroconvulsive therapy and chronic epilepsy. J Bone Joint Surg [Br] 36:70-79, 1954.

71. Knight, R.A.; Mayne, J.A. Comminuted fractures and fracture-dislocations involving the articular surface of the humeral head. J Bone Joint Surg [Am] 39:1343-1355, 1957.

72. Kofoed, H. Revascularization of the humeral head: A report of two cases of fracture-dislocation of the shoulder. Clin Orthop Relat Res 179:175–178, 1983.

73. Koval, K.J.; Blair, B.; Takei, R.; et al. Surgical neck fractures of the proximal humerus: A laboratory evaluation of ten fixation techniques. J Trauma 40:778–783, 1996.

74. Koval, K.J.; Gallagher, M.A.; Marsicano, J.G.; et al. Functional outcome after minimally displaced fractures of the proximal humerus. J Bone Joint Surg [Am] 79:203–207, 1997.

75. Koval, K.J.; Sanders, R.; Zuckerman, J.D.; et al. Modified tension band wiring of displaced surgical neck fractures of the humerus. J Shoulder Elbow Surg 2:85–92, 1993.

76. Kraulis J.; Hunter, G. The results of prosthetic replacement in fracture–dislocations of the upper end of the humerus. Injury 8:129–131, 1976.

77. Kristiansen, B.; Barfod, G.; Bredesen, J.; et al. Epidemiology of proximal humeral fractures. Acta Orthop Scand 58:75–77, 1987.

78. Kristiansen, B.; Christensen, S.W. Plate fixation of proximal humeral fractures. Acta Orthop Scand 57:320–333, 1986.

79. Lancaster, J.M.; Koman, L.A.; Gristina, A.G.; et al. Pathologic fractures of the humerus. South Med J 81:52–55, 1988.

80. Lee, C.K.; Hansen, H.R. Posttraumatic avascular necrosis of the humeral head in displaced proximal humeral fractures. J Trauma 21:788–791, 1981.

81. Lefevre-Colan, M.M.; Babinet, A.; Fayad, F.; et al. Immediate mobilization compared with conventional immobilization for the impacted nonoperatiely treated proximal humeral fracture. A randomized controlled trial. J Bone Joint Surg [Am] 89:2582–2590, 2007.

82. Lentz, W.; Meuser, P. Treatment of fractures of the proximal humerus. Arch Orthop Trauma Surg 96:283–285, 1980.

83. Levy, J.; Frankle, M.; Mighell, M.; et al. The use of the reverse shoulder prosthesis for the treatment of failed hemiarthroplasty for proximal humeral fracture. J Bone Joint Surg [Am] 89:292–300, 2007.

84. Leyshon, R. Closed treatment of fractures of the proximal humerus. Acta Orthop Scand 55:48–51, 1984.

85. Liebergall, M.; Mosheiff, R.; Lilling, M. Simultaneous bilateral fractures of the femoral necks and the proximal humeral heads during convulsion. Orthop Rev 17:819–820, 1988.

86. Liew, A.S.; Johnson, J.A., Patterson, S.D., et al. Effect of screw placement on fixation in the humeral head. J Shoulder Elbow Surg 9:423–426, 2000.

87. Lin, H.; Hepp, P.; Korner, J.; et al. Proximal humeral fractures: How stiff should an implant be? A comparative mechanical study with new implants in human specimens. Arch Orthop Traum Surg 123:74–81, 2003.

88. Lindholm, T.S.; Elmstedt, E. Bilateral posterior dislocation of the shoulder combined with fracture of the proximal humerus. Acta Orthop Scand 51:485–488, 1980.

89. Lippitt, S.B.; Harryman, D.T. II; Matsen, F.A. III. A practical tool for evaluating function: The Simple Shoulder Test. In: Matsen, F.A. III; Fu, F.H.; Hawkins, R.J., eds. The Shoulder: A Balance of Mobility and Stability. Rosemont, IL, American Academy of Orthopaedic Surgeons, 1993, pp. 501–518.

90. Lower, R.F.; McNiesh, L.M.; Callahan, J.J. Complications of intraarticular hardware penetration. Complications Orthop May/June :89–93, 1989.

91. Lundberg, B.J.; Svenungson–Hartwig, E.; Wikmark, R. Independent exercises vs. physiotherapy in nondisplaced proximal humerus fractures. Scand J Rehabil Med 11:133–136, 1979.

92. Mason, M.L.; Allen, H.S. The rate of healing of tendons: An experimental study of tensile strength. Ann Surg 113:424, 1941.

93. Mason, M.L.; Shearon, C.G. The process of tendon repair: An experimental study of tendon suture and tendon graft. Arch Surg 25:615, 1932.

94. McLaughlin, H. Common shoulder injuries. Am J Surg 3:282–295, 1947.

95. McLaughlin, H. Trauma. Philadelphia, W.B. Saunders, 1959.

96. McLaughlin, H.L. Dislocation of the shoulder with tuberosity fracture. Surg Clin North Am 43:1615–1620, 1963.

97. Mighell, M.A.; Kolm, G.P.; Collinge, C.A.; et al. Outcomes of hemiarthroplasty for fractures of the proximal humerus. J Shoulder Elbow Surg 12:569–577, 2003.

98. Mills, H.J.; Horne, G. Fractures of the proximal humerus in adults. J Trauma 25:801–805, 1985.

99. Moriber, L.A.; Patterson, R.L. Jr. Fractures of the proximal end of the humerus. J Bone Joint Surg [Am] 49:1018, 1967.

100. Moseley, H.F. Athletic injuries to the shoulder region. Am J Surg 98:401–422, 1959.

101. Müller, M.E.; Nazarian, S.; Koch, P.; et al. The Comprehensive Classification of Fractures of Long Bones. New York, Springer-Verlag, pp. 54–63, 1990.

102. Narakas, A. Brachial plexus surgery. Orthop Clin North Am 12:303–323, 1981.

103. Neer, C.S., II. Articular replacement for the humeral head. J Bone Joint Surg [Am] 37:215–228, 1955.

104. Neer, C.S. II. Displaced proximal humeral fractures: I. Classification and evaluation. J Bone Joint Surg [Am] 52:1077–1089, 1970.

105. Neer, C.S. II. Displaced proximal humeral fractures: II: Treatment of three-part and four-part displacement. J Bone Joint Surg [Am] 52:1090–1103, 1970.

106. Neer, C.S. II. Four-segment classification of displaced proximal humeral fractures. Instr Course Lect 24:160–168, 1975.

107. Neer, C.S., II. Fractures about the shoulder. In:

Rockwood, C.A.; Greene, D.P., eds. Fractures in Adults. Philadelphia, J.B. Lippincott, 1984.

108. Neer, C.S., II. Indications for replacement of the proximal humeral articulations. Am J Surg 89:901–907, 1955.

109. Neer, C.S., II. Shoulder Reconstruction. Philadelphia, W.B. Saunders, 1990.

110. Neer, C.S., II; McIlveen, S.J. Humeral head replacement with tuberosity and cuff reconstruction for 4 part displacement: Current results and technique. Rev Chir Orthop 74(Suppl 2):31, 1988.

111. Neviaser, J.S. Complicated fractures and dislocations about the shoulder joint. Instr Course Lect 44:984–998, 1962.

112. Norris, T.R. Fractures and dislocation of the glenohumeral complex. In: Chapman, M.W.; Madison, M., eds. Operative Orthopaedics. Philadelphia, J.B. Lippincott, 1988, pp. 203–220.

113. Norris, T.R.; Green, A.; McGuigan, F.X. Late prosthetic shoulder arthroplasty for displaced proximal humerus fractures. J Shoulder Elbow Surg 4:271–280, 1995.

114. Norris, T.R.; Turner, J.A.; Bovill, D.F. Nonunion of the upper humerus: An analysis of the etiology and treatment in 28 cases. In: Post, M.; Hawkins R.J.; Morrey, B.F., eds. Surgery of the Shoulder. St. Louis, C.V. Mosby, 1990, pp. 63–67.

115. Paavolainen, P.; Bjorkenheim, J.M.; Slatis, P.; et al. Operative treatment of severe proximal humeral fracture. Acta Orthop Scand 54:374–379, 1983.

116. Park, T.S.; Choi, I.Y.; Kim, Y.H.; et al. A new suggestion for the treatment of minimally displaced fractures of the greater tuberosity of the proximal humerus. Bull Hosp Jt Dis 56:171–176, 1997.

117. Pasila, M.; Jaroma, H.; Kiviluoto, O.; et al. Early complications of primary shoulder dislocations. Acta Orthop Scand 49:260–263, 1978.

118. Patel, M.R.; Pardee, M.L.; Singerman, R.C. Intrathoracic dislocation of the head of the humerus. J Bone Joint Surg [Am] 45:1712–1714, 1963.

119. Pettine, K.A. Open reduction and internal fixation of four-part fractures of the proximal humerus. Contemp Orthop 19:49–54, 1989.

120. Pierce, R.O.; Hodurski, D.F. Fractures of the humerus, radius, and ulna in the same extremity. J Trauma 19:182–185, 1979.

121. Resch, J.; Beck, E.; Bayley, I. Reconstruction of the valgus-impacted humeral head fracture. J Shoulder Elbow Surg 4:73–80, 1995.

122. Richards, R.R.; Kai-Nan An, A.; Bigliani, L.U.; et al. A standardized method for the assessment of shoulder function. J Shoulder Elbow Surg 3:347–352, 1994.

123. Rose, S.H.; Melton, L.J. III; Morrey, B.F.; et al. Epidemiologic features of humeral fractures. Clin Orthop Relat Res 168:24–30, 1982.

124. Rowe, C.R. Prognosis in dislocations of the shoulder. J Bone Joint Surg [Am] 38:957–977, 1956.

125. Sallay, P.I.; Pedowitz, R.A.; Mallon, W.J.; et al. Reliability and reproducibility of radiographic interpretation of proximal humerus fracture pathoanatomy. J Shoulder Elbow Surg 6:60–69, 1997.

126. Savoie, F.H.; Geissler, W.B.; Vander Griend, R.A. Open reduction and internal fixation of three-part fractures of the proximal humerus. Orthopedics 12:65–70, 1989.

127. Schai, P.; Imhoff, A.; Preiss, S. Comminuted humeral head fractures: A multicenter analysis. J Shoulder Elbow Surg 4:319–330, 1995.

128. Schatzker, J.; Tile, M. The Rationale of Operative Fracture Care. New York, Springer-Verlag, 1987, pp. 31–70.

129. Shrader, M.W., Sanche-Sotelo, J.; Sperling, J.W.; et al. Understanding proximal humerus fractures: Image analysis, classification, and treatment. J Shoulder Elbow Surg 14:497–505, 2005.

130. Seddon, H.J. Nerve lesions complicating certain closed bone injuries. JAMA 135:11–15, 1947.

131. Sidor, M.L.; Zuckerman, J.D.; Lyon, T.; et al. The Neer classification system for proximal humerus fractures: An assessment of interobserver reliability and intraobserver reproducibility. J Bone Joint Surg [Am] 75:1745–1750, 1993.

132. Siebenrock, K.A.; Gerber, C. The reproducibility of classification of fractures of the proximal end of the humerus. J Bone Joint Surg [Am] 75:1751–1755, 1993.

133. Sjödén, G.O.J.; Movin, T.; Guntner, P.; et al. Poor reproducibility of classification of proximal humerus fractures. Additional CT of minor value. Acta Orthop Scand 68:239–242, 1997.

134. Smyth, E.H.J. Major arterial injury in closed fracture of the neck of the humerus: Report of a case. J Bone Joint Surg [Br] 51:508–510, 1969.

135. Stableforth, P.G. Four-part fractures of the neck of the humerus. J Bone Joint Surg [Br] 66:104–108, 1984.

136. Sturzenegger, M.; Fornaro, E.; Jakob, R.P. Results of surgical treatment of multifragmented fractures of the humeral head. Arch Orthop Trauma Surg 100:249–259, 1982.

137. Svend-Hansen, H. Displaced proximal humeral fractures: A review of 49 patients. Acta Orthop Scand 45:359–364, 1974.

138. Tanner, M.W.; Cofield, R.H. Prosthetic arthroplasty for fracture and fracture-dislocations of the proximal humerus. Clin Orthop Relat Res 179:116–128, 1982.

139. Thompson, F.R.; Winant, E.M. Comminuted fracture of the humeral head with subluxation. Clin Orthop Relat Res 20:94–97, 1961.

140. Ware, J.; Snow, K.K.; Kosinski, M. SF-36 Health Survey: Manual and Interpretation Guide. Boston, The Health Institute, 1993.

141. Weaver, J.K. Skiing-related injuries to the shoulder. Clin Orthop Relat Res 216:24–28, 1987.

142. Wheeler, D.L.; Colville, M.R. Biomechanical comparison of intramedullary and percutaneous pin fixation for proximal humeral fracture fixation. J Orthop Trauma 11:363–367, 1997.

143. Williams, G.R. Jr.; Copley, L.A.; Iannotti, J.P.; et al. The influence of intramedullary fixation on figure–of–eight wiring for surgical neck fractures of the proximal humerus: A biomechanical study. J Shoulder Elbow Surg 6:423–428, 1997.

144. Wirth, M.A.; Jensen, K.L.; Agarwal, A.; et al. Fracture–dislocation of the proximal part of the humerus with retroperitoneal displacement of the humeral head. A case report. J Bone Joint Surg [Am] 79:763–766, 1997.

145. Yamano, Y. Comminuted fractures of the proximal humerus treated with hook plate. Arch Orthop Trauma Surg 105:359–363, 1986.

146. Yosipovitch, Z.; Tikkva, P.; Goldberg, I. Inferior subluxation of the humeral head after injury to the shoulder. J Bone Joint Surg [Am] 71:751–753, 1989.

147. Young, T.B.; Wallace, W.A. Conservative treatment of fractures and fracture-dislocations of the upper end of the humerus. J Bone Joint Surg [Br] 67:373–377, 1985.

148. Zuckerman, J.D.; Flugstad, D.L.; Teitz, C.C.; King, H.A. Axillary artery injury as a complication of proximal humeral fractures: Two case reports and a view of the literature. Clin Orthop Relat Res 189:234–237, 1984.

149. Zuckerman, J.D.; Matsen, F.A. Complications about the glenohumeral joint related to the use of the screws and staples. J Bone Joint Surg [Am] 66:175–180, 1984.

150. Zyto, K.; Ahrengart, L.; Sperber, A.; Tornkvist, H. Treatment of displaced proximal humerus fractures in elderly patients. J Bone Joint Surg [Br] 79:412–417, 1997.

151. Zyto, K.; Wallace, W.A.; Frostick, S.P.; et al. Outcome after hemiarthroplasty for three- and four- part fractures of the proximal humerus. J Shoulder Elbow Surg 7:85–89, 1998.

第三部分

盂肱关节脱位

Andrew Green, M.D.
Tom R. Norris, M.D.

　　我们对盂肱关节脱位的认知始于古代。早在大约公元前 3000 年的 Edwin Smith 草纸文献上就有肩关节脱位的描述[18]。拉姆齐二世墓室中的一处壁画像描述的就是肩关节脱位的闭合复位[60,94]。在古希腊文明的鼎盛时期，Hippocrates 对盂肱关节脱位进行了清楚的描述，并介绍了闭合推拿的手法，还讨论了复发性脱位的手术处理[94,102]。

　　近年来，对盂肱关节稳定性有关的各种因素和力学机制方面的研究取得了显著的进步，从而阐明了很多与盂肱关节不稳相关的临床问题。同时，随着肌肉骨骼系统成像技术和手术技术的进步，以及手术器械的改进，对盂肱关节不稳的治疗方面也已经取得了长足进步。对远期疗效进行评价将明确这些进步的价值。

　　盂肱关节是人体活动度最大，同时也是最常脱位的大关节。其超大的活动范围以损失其内在的骨性结构稳定性为代价。与髋关节相对稳定的球窝结构相比，盂肱关节的稳定更依赖于其软组织结构，包括盂唇、盂肱韧带和肩袖。

　　关于肩关节脱位的文献很多，但是高质量的流行病学研究为数不多。据 Hovelius 报道，瑞典 18~70 岁年龄段的肩关节脱位发病率为 1.7%[55]。多数研究发现，男性肩关节脱位的发病率是女性的 2~5 倍。盂肱关节脱位常常让人联想到年轻人和运动员，但是它可发生于各个年龄段，并且在 45 岁以上和以下的发病数几乎相同。初次脱位最多发生于 10 岁至 20 岁之间[106]。肩关节脱位极少发生于儿童，约有 5% 的儿童创伤性前脱位合并肱骨近端骨骺损伤[118]。

　　患者的年龄是决定盂肱关节脱位的病理、并发症和预后的最重要因素，这一点已经得到证实。例如，老年患者罕见复发性脱位，如果发生的话，常常是继发于肩袖撕裂或肩胛下肌断裂。而并发骨折、肩袖撕裂和神经血管损伤，却常见于老年患者。

　　这一部分的重点是急性盂肱关节脱位的评估和处理。本章第一部分讨论了急性肩关节损伤的总体评估，因此也涉及急性盂肱关节脱位的分类、损伤机制、病理改变、合并损伤、并发症以及治疗。本章第二部分详细讨论了盂肱关节骨折脱位的治疗。

第一节　脱位方向

　　向前：绝大多数盂肱关节脱位是向前脱位（图 44-89）。Rowe 统计的病例中，98%是前脱位，2%是后脱

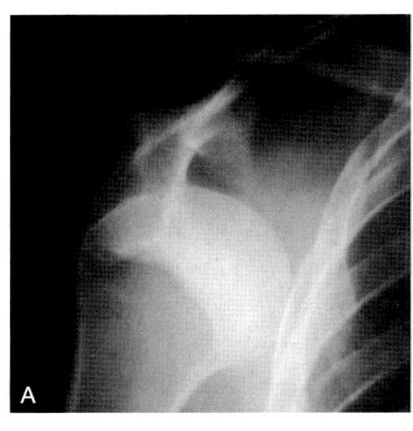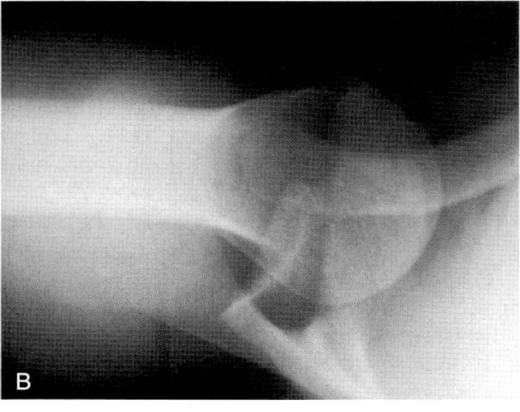

图 44-89　(A)肩关节前后位平片显示盂肱关节脱位。(B)腋部侧位片显示肱骨头在前位。

位[105,106]。很多作者已经讨论过前脱位时肱骨头的不同位置。喙突下脱位是最常见的,其次是盂下、锁骨下和胸廓内。胸廓内脱位是极少见的[36,41]。

向后:盂肱关节后脱位很少见。可以脱向肩峰下、关节盂下或肩胛冈下,以肩峰下后脱位最常见。多数后脱位被认为是绞锁的骨折-脱位,即关节盂后唇嵌入肱骨头关节部的前面[34,49,86]。后脱位偶可自发复位。肱骨小结节骨折、前部的 Hill-Sachs 损伤或压缩骨折是肩关节后脱位的标志。

向下:盂肱关节下脱位或直举性肱骨脱位较少见,常常是严重创伤的结果[38]。仅有几例双侧发病的报道(图 44-90)。

向上:上脱位更少见[35]。伴随着肱骨头的向上移位,可能会发生肩峰、锁骨、喙突和肱骨结节的骨折或肩锁关节的分离。创伤性上脱位应与前上不稳相鉴别,后者可因慢性大块肩袖撕裂而发生,或继发于喙突肩峰弓的手术损伤。

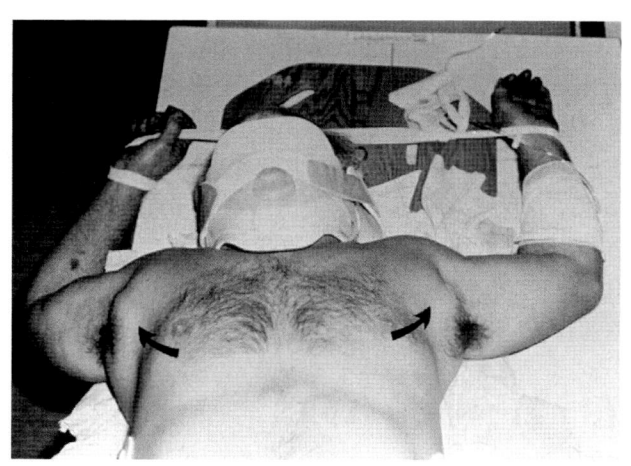

图 44-90　这名患者因为梯子倒塌而致双侧直举性肱骨脱位,双肩过度外展。肱骨头在腋部明显突起(箭头所示)。

第二节　盂肱关节前脱位

一、受伤机制

多数首次发生的急性盂肱关节前脱位继发于严重的外伤,比如运动伤或摔伤。在 Rowe 统计的超过 500 例肩关节脱位中,95%的脱位属于创伤性[106]。创伤类型与年龄非常有关,年轻患者常常是运动伤所致,而老年患者常源于摔伤。少数前脱位可因非常小的外伤造成。这些患者常存在盂肱关节松弛(见于一些儿童及青年)。

多数脱位通过迂回的机制发生。前脱位常因作用于臂部的不同程度的外展、后伸和外旋力而发生。偶尔可源自对肩部的直接撞击伤。下脱位是过度外展力的结果,在以肩峰为支点的杠杆作用下使肱骨近端向下滑出关节盂。

二、病理

纵观 20 世纪的骨科文献,复发性盂肱关节前脱位的所谓"基本损伤"是一个研究热点。Perthes[97]和 Bankart[10,11]明确了关节盂唇和前关节囊从关节盂前缘分离的重要性(图 44-91)。不久以前,还只能通过手术探查才能明确有无盂唇分离或关节囊撕裂。目前已经可以通过多种影像学技术(如 CT 和 MRA)和关节镜检查,来证实在首次急性盂肱关节前脱位中是否存在上述损伤。

Ribbans 等[103]以关节 CT 对急性原发前脱位进行评估后发现,所有 50 岁以下的患者和 75%的 50 岁以上的患者发生了前唇的损伤。MRI 具有高度的精确性,目前广泛用于评估盂唇和关节囊的解剖。

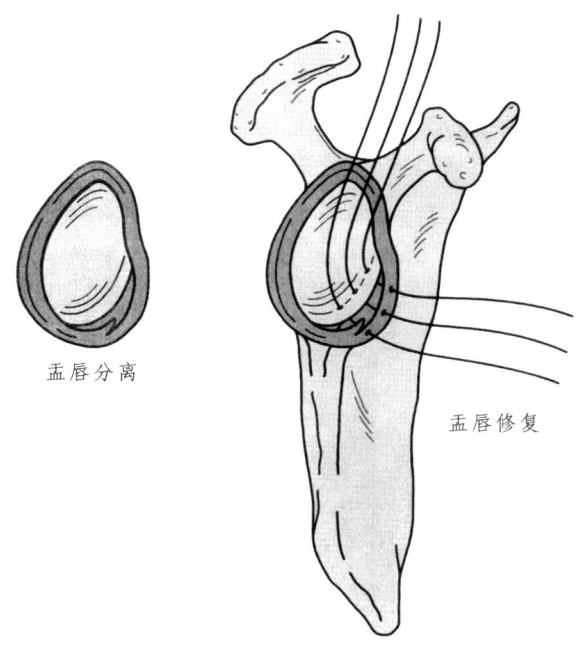

图 44-91　左:盂唇前下部分离。右:以缝线穿过关节盂边缘的骨孔对盂唇进行修复。

关节镜使我们可以在不破坏正常解剖关系的情况下直接看到盂肱关节脱位的病理改变。关节镜检查可以显示其解剖病理改变的细节,优于其他任何成像技术。急性前脱位后使用关节镜检查,可以发现多种关节囊盂唇病变。这些损伤包括前部盂唇撕裂、盂唇上部撕裂、前关节囊闭锁不全及盂肱韧带肱骨部分撕脱(HAGL 损伤)。Hintermann 和 Gachter[53]用肩关节镜评价了 212 例,结果 184 例(87%)有前唇撕裂,168 例(79%)有前关节囊不全,144 例(68%)有 Hill-Sachs 损伤,116 例(55%)有盂肱韧带不全,另有 30 例(14%)发生了完全的肩袖撕裂。Baker 等[9]对 45 例年龄在 30 岁以下,病程在 10 天以内的急性初发肩关节脱位患者以关节镜检查进行了评价。他们依据病理和不稳定的程度将患者分为三组。6 例(13%)有关节囊撕裂但没有盂唇损伤,他们认为这种损伤是稳定的。11 例(24%)有关节囊损伤和部分盂唇分离,这种损伤是轻度不稳。28 例(62%)有关节囊损伤和盂唇分离,明显不稳(图 44-92)。

通过尸体研究已经阐明了各韧带和盂唇对保持盂肱关节稳定性的意义。下盂肱韧带的前束是最重要的防止下脱位和不稳定的韧带结构。然而,这些研究仍未完全解释盂肱关节前向的不稳定。Speer 等证实,单独前盂唇分离不会造成盂肱关节脱位。他们的研究

显示,关节囊的拉长加上盂唇的分离是导致盂肱关节前下方向不稳定的原因[113]。Pouliart 等[99]对 50 具尸体肩关节进行了研究并证实 Bankart 损伤不会导致肱骨头前下脱位。而盂唇上、下部分附着组织的延长造成外旋、外展的紧张机制失效,是导致脱位的必要条件。

在早期文献中,肱骨头缺损或 Hill-Sachs 损伤常被认为是导致复发性盂肱关节脱位的一个因素[52](图 44-93)。虽然肱骨头关节面后外侧的损伤很常见,但是通常认为它们不是盂肱关节脱位的"基本损伤",也不需要特殊的处理。然而,Hill-Sachs 损伤并不是无关紧要的,Hovelius 等[56]发现,肩关节脱位的复发与初次脱位后最初 X 线片显示的 Hill-Sachs 损伤存在显著的相关性。由于疾病发作引起的盂肱关节前脱位可能合并易于复发脱位的 Hill-Sachs 损伤。

以往的文献中对关节囊外肌肉和肌腱的作用存在争论。对关节囊下异常的矫正形成了 Putti-Platt 和 Magnusen-Stack 程序的基础。然而,肩胛下肌的显著损伤,比如肌腱断裂,很少与急性盂肱前脱位相关联。

三、合并损伤及并发症

除了前面讨论过的关节囊和盂唇的病理改变外,还有其他很多种肩胛带损伤并发于盂肱关节前脱位。在老年患者中,骨折、肩袖撕裂,还有神经血管损伤都比较常见。

(一)骨折

大结节和关节盂的骨折是并发于急性盂肱关节前脱位的最常见的骨折[44,58,71,85,105]。肱骨头的压缩骨折已经讨论过了,对治疗和预后没有显著影响。喙突骨折不常见,但已有并发于盂肱关节前脱位的报道。

1. 大结节骨折

大结节骨折并发于 10%~33% 的盂肱关节前脱位,在高龄患者中更多发[85,106,111]。

闭合复位常常可以将大结节复原至其解剖位置。复位后肩关节以吊带制动,2 周后开始钟摆样环转练习和被动外旋。主动活动延迟到伤后 6 周时,以让骨折充分愈合,避免大结节移位。伴大结节撕脱骨折的盂肱关节前脱位不会发生复发性脱位。

对可接受的大结节移位的限度一直存在争论。Neer[90]定义移位 1cm 为明显移位,而 McLaughlin[85]认为移位 0.5cm 就算明显移位了。最近结果显示即使 2~3mm 的移位也足以引起功能损害。即使解剖复位的骨

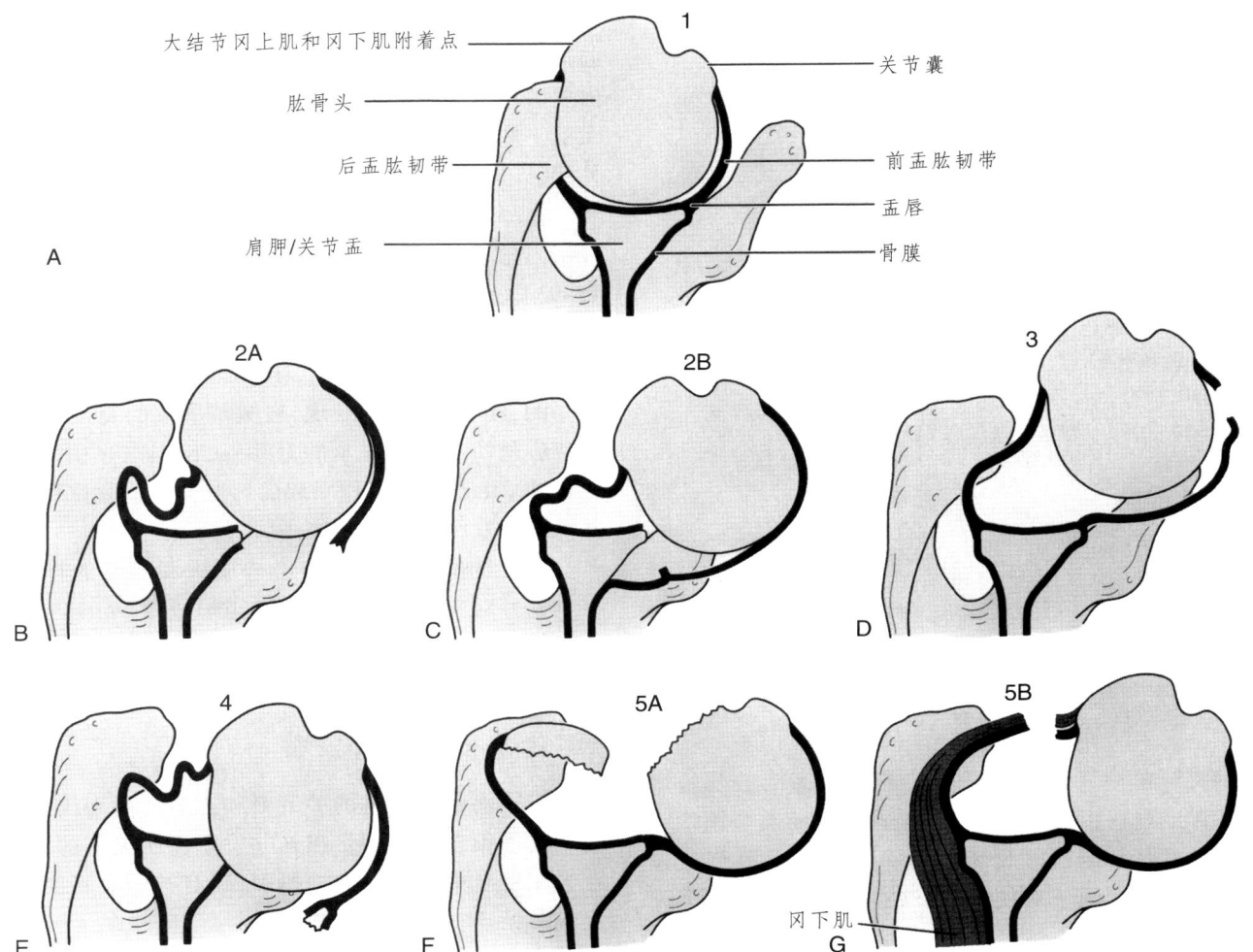

图 44-92 盂肱关节前脱位最常见病理改变的轴位示意图。(A)正常盂肱关节解剖。(B)前方盂唇分离。(C)前方盂唇分离,肩胛骨前颈部骨膜与盂唇仍相连。(D)盂肱关节囊和前方韧带肱骨附着处撕裂。大约有 15%的创伤性盂肱关节前脱位发生这种撕裂。(E)前方关节盂边缘骨折。(F)大结节撕脱骨折,常见于老年患者,发生于近 1/3 的盂肱关节前脱位。(G)后方关节囊破裂,肩袖撕裂(冈下肌)。

折也会因肩峰下瘢痕形成而导致碰撞综合征。

大结节粉碎、肩袖撕裂和软组织嵌入是闭合复位失败的原因。大结节骨折移位的手术治疗在肱骨近端骨折一节里详细讨论。

2. 关节盂骨折

大约 5%的首次盂肱关节前脱位伴发关节盂边缘骨折。与较大的骨折相比,较小的边缘撕裂更为常见,并且多数不会马上表现出临床症状。较大的骨折多数发生于肩关节外部的直接创伤,外力通过肱骨头作用于关节盂。这样一种机制经常包括明显的外伤,并且通常发生于年轻患者。同样的机制作用于老年患者更易于导致肱骨近端骨折。

一直不变的是,骨折累及关节盂前下部(图 44-94),破坏了前下盂唇和下盂肱韧带的稳定功能[8]。移位的关节盂边缘骨折因为相连的关节囊和盂唇组织维持脱位状态,并且盂肱协调被打破,因此更易致脱位复发。Row 报告其复发率为 62%。较大骨折片的畸形愈合可引起明显的盂肱不协调,并导致创伤性关节炎。我们认为,较大移位的关节盂前方骨折是切开复位内固定的指征之一(图 44-95)。

手术治疗的目的在于恢复关节面的协调,并使关节盂缘和韧带重新连接。这个目的通过三角肌胸大肌入路最易于达到。必须游离关节盂骨折以便于准确复位。可用各种技术固定关节盂骨折,从前关节囊处分

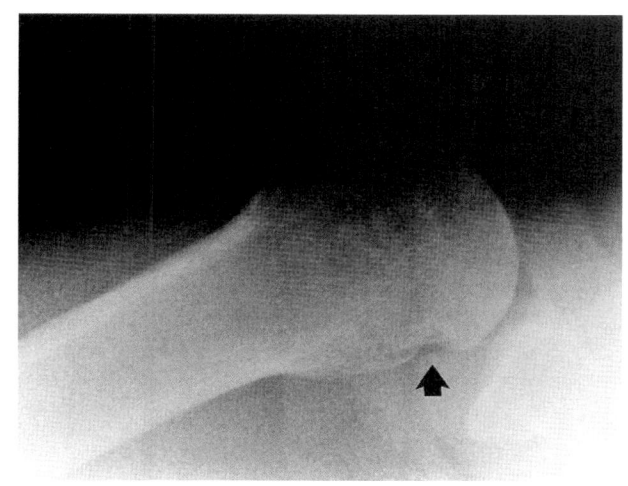

图 44-93　一位复发性盂肱关节前脱位患者的腋部侧位平片。可见肱骨头后部的 Hill-Sachs 损伤(箭头所示),以及肱骨头向前半脱位。

开肩胛下肌,打开内侧关节囊,按照 Bankart 所述,可以很好地显露关节盂移位骨块。此技术的改进包括在外侧切开肩胛下肌关节囊,类似于改良的 Bankart 修复。在前关节囊处做一单一的垂直切口,掀起肩胛下肌,直接到达骨折处螺钉固定。另外,可劈开肩胛下肌,打开内侧关节囊显露关节盂前部骨折。当术野深且窄时,用小空芯钉(3.5 或 4.0mm)和可生物吸收的钉或钉固定骨块。如果碎片过于粉碎,以致于不能安装一枚螺钉的话,有两种处理办法。如果骨折较小,累及关节盂关节面不足 20%,可以切除碎片,将关节盂边缘、关节囊直接缝合到剩余的关节盂上。另一种方法,以缝合锚将关节囊-关节盂复合体和骨碎片固定到关节盂上。

3. 喙突骨折

喙突骨折合并盂肱关节前脱位已经有不少报道[83]。

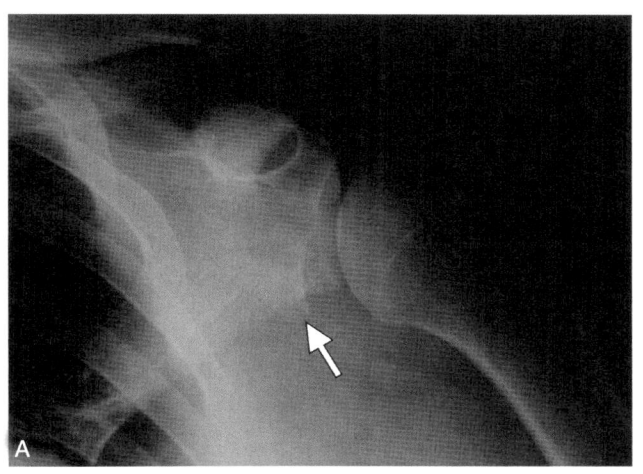

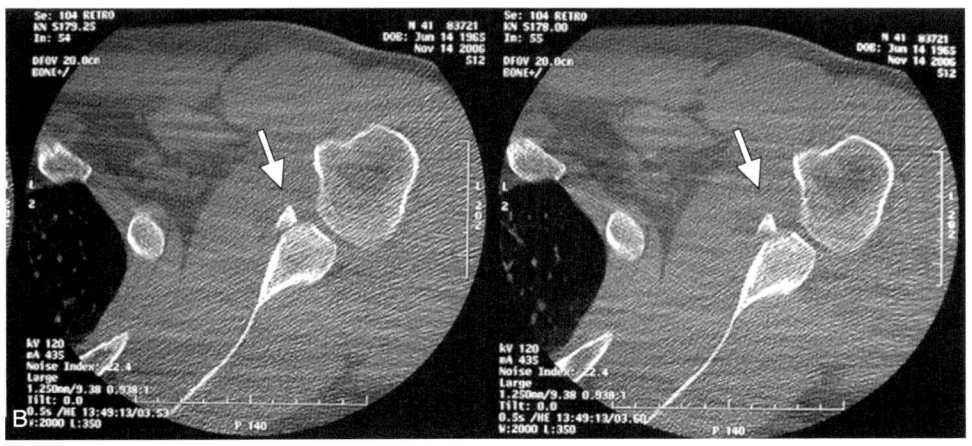

图 44-94　(A)前后位平片显示前下关节盂关节骨折(箭头所示)。(B)CT 显示骨折位置(箭头所示)。

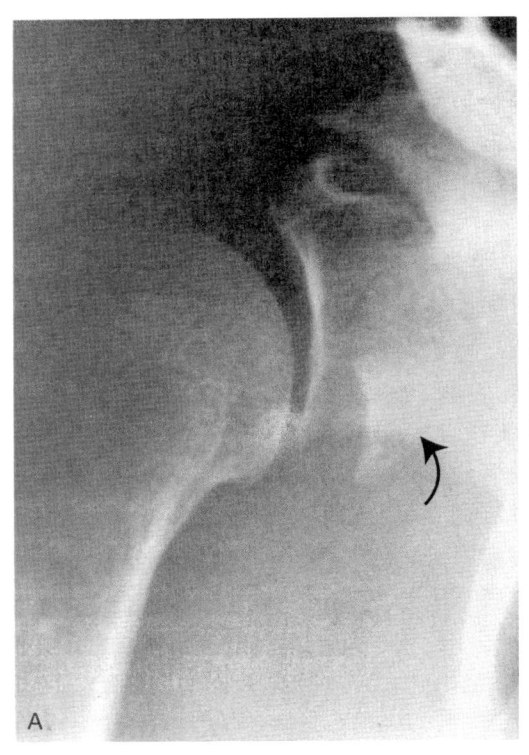

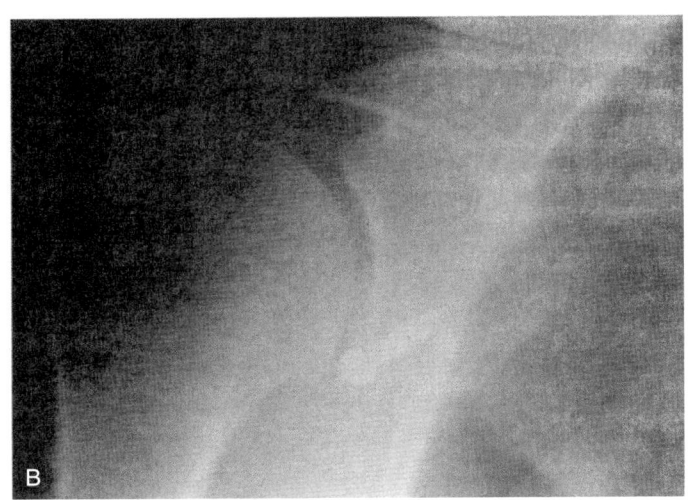

图 44-95 (A)盂肱关节前脱位后关节盂边缘骨折伴移位(箭头所示)。(B)骨折块复位,并以一枚 3.5mm 皮质骨螺钉固定。

其损伤机制为肱骨头直接撞击喙突所致,或者是喙突附着肌肉的强力收缩所致。我们处理过的病例为喙突尖的骨折。移位的程度可以通过 CT 进行评估。移位的喙突骨折的意义不明确,除非并发肩关节损伤或者喙突向后移位可能导致喙突下撞击,我们不推荐切开复位内固定。

(二)肩袖撕裂

伴发于前脱位的肩袖撕裂远比通常料想的更为常见。原发性盂肱关节前脱位伴发的肩袖撕裂反映了肩袖韧带随年龄增长而出现的退变及变弱。在老年患者,其肩袖韧带是相对薄弱的结构。所以,与年轻患者盂肱关节前脱位导致盂肱韧带中间附着部断裂不同,老年患者常发生肩袖撕裂。Craig 将这种年龄相关的差异命名为"前脱位的后机制"[28]。

与前脱位相关联的肩袖撕裂的发生率曾通过关节造影进行了确定。Ribbans 等人证实,在年龄 50 岁以上的病例组中发生肩袖全层撕裂者占 63%[103],而年轻病例中无肩袖撕裂发生。急性肩袖撕裂的真实发病率很难确定,因为即使在肩关节没有症状的老年病例也可能存在肩袖的撕裂。

伴发于前脱位的肩袖撕裂可能会比较广泛,并且常包括冈上肌和冈下肌肌腱的完全撕裂。外旋无力的

患者必有冈下肌的断裂,除非手术修复,其功能可能无法恢复。肩胛下肌腱断裂少见,可伴或不伴冈上肌、冈下肌肌腱的断裂。二头肌腱可以断裂或者移位。

仔细的临床评估和高度的怀疑对于发现伴发于脱位的肩袖撕裂是至关重要的。不能主动举起上臂和外旋无力并存,高度提示大块的肩袖撕裂。外旋无力和外旋延迟,预示着较大的肩袖撕裂。推离实验和压腹实验阳性是肩胛下肌断裂的征象。如果考虑手术修复,较大肩袖撕裂的早期确诊是非常重要的。与延迟对大块短缩、瘢痕化的肩袖缺损的修复相比,早期修复更简单并且会得到更好的疗效[13]。早期手术的最好的适应证是年轻好动并伴有外旋无力或肩胛下肌断裂的患者。

虽然关节造影可以明确全层撕裂的存在,但我们更喜欢 MRI,因为 MRI 可以准确地反映出损伤的范围,包括撕裂的大小、肌腱短缩的程度、肩胛下肌腱和二头肌腱受累的情况,以及对肌肉组织进行评估。

伴发于前脱位的肩袖撕裂的远期预后还不明确。多数研究只评价了手术修复的疗效。Bassett 和 Cofield 发现,急性肩袖损伤的早期修复比延迟修复效果好[13]。尚无比较手术治疗和保守治疗疗效差异的报告。

必须考虑很多种因素,其中患者期望值是最重要的。对生理年龄和早先的运动分级的评估,可帮助确

定准确的恢复目标。实际上，很多患者经过非手术治疗恢复良好。非手术治疗的预后决定于相关的病理、患者的功能要求和参与康复的能力。最明显的远期难题是无力，而不是疼痛。即使外旋无力甚至完全丧失，肩关节仍可靠三角肌抬起。大块肩袖撕裂后的外旋力量丧失但上举或外展力量存在可以这样解释：冈下肌提供 90% 的外旋力，而三角肌提供 50% 的上抬力[25,59]。

对于肩袖缺损的肩关节功能来说，肩胛下肌的完整性至关重要。急性创伤后前上肩袖撕裂的患者，合并肩胛下肌和冈上肌撕裂，常不能主动抬肩。肩胛下肌腱和前关节囊的破裂可导致复发性前脱位[97]。

腋神经损伤的表现可与肩袖撕裂相似。但当三角肌无力或麻痹时，必须考虑到并发肩袖撕裂的可能[92]。并发的肩关节脱位、肩袖撕裂和腋神经损伤被称为"不幸的三联征"[43,69]。

对于年龄较高、健康状况较差、主动性较差、可能配合较差的病例，早期进行侵袭性康复是我们推崇的治疗。对于这些病例，一旦病情允许就要开始康复。偶有年轻患者采取非手术治疗，也可以取得满意的疗效。密切关注康复的进程是很关键的，如果功能没有进步，就要及时采取手术干预。根据最初几周内完成的恢复程度就可预见其最终的疗效。

许多有经验的肩关节外科医生都主张，当积极的健康的患者发生急性大块肩袖撕裂时，要早期进行手术修复。Bassett 和 Cofield[13]、Hawkins 等人[48]注意到，急性肩袖撕裂延迟修复的效果比早期修复差。根据我们的经验，急性大块肩袖撕裂的早期修复预示着极佳的结果。延迟手术导致不可逆的肌肉挛缩和坏死。在延迟手术中，很难活动已经瘢痕化并挛缩的肌腱。然而，即使肌力和主动运动不能完全恢复，疼痛的解除常常是可预知的。

(三)神经损伤

臂丛和上肢外周神经的位置使其在盂肱关节脱位时处于相当大的危险之中。在盂肱关节脱位复位前后仔细查体是确诊神经损伤所必需的。臂丛神经和腋神经损伤是最常见的。

腋神经位于盂肱关节的前方和后方。因为它从后束分支，穿过四方形区域以支配三角肌，所以它特别易于受损伤。Milton[89]讨论了腋神经损伤的可能机制，即继发于盂肱关节脱位和复位。上肢外展和肱骨头下移位使腋神经紧张。外展位时，神经也可被挤压，

顶在三头肌长头的紧张的肌腱上。通过牵拉和内旋进行肩关节复位是特别危险的。因为腋神经环绕肱骨近端，上臂内旋时腋神经的张力增加。外旋可松弛腋神经。

现已确定，32%~65%的脱位患者并发神经损伤，在老年患者和并发骨折的患者中更为常见[15,32,71,95,96,117]。通过体检，Pasila 等[95]发现，50 岁以上患者中有 29% 发生神经损伤。电生理检查显示了更高的神经损伤发生率[79]。Blom 和 Dahlback[15]报道了伴发于盂肱关节脱位的神经损伤发生率为 36%。deLaat 等人[38]发现 32% 的脱位患者并发神经损伤。Toolanen 等人[117]发现，40 岁以上的脱位患者中 65% 发生神经损伤。在老年患者中，神经损伤可伴发肩袖损伤[43,69]。伴发神经损伤的老年患者的预后较差[96]。合并神经损伤的患者在随访时更易于有活动受限，并有明显的症状。这一发现与 Leffert 和 Seddon 关于锁骨下臂丛神经损伤的研究结论是不相符的。据这些研究者报告，这种损伤通常可以得到不错的恢复[77]。

年轻患者存在腋神经损伤时，可能开始症状不明显。肩袖完整有力时，早期很难评估肩关节上举无力。早期发现的无力也可能是肩袖损伤的结果。应时刻想到腋神经损伤合并肩袖损伤的可能性，并进行排除。

(四)血管损伤

虽然血管损伤很少伴发于盂肱关节脱位，但它是一种潜在的毁灭性的问题，一旦漏诊，将可能被迫进行上肢截肢。很多个案报告强调了早期发现这种损伤的重要性。血管损伤在患有动脉粥样硬化的老年患者中更常见。

四、治疗

闭合复位

目前存在多种盂肱关节前脱位闭合复位的方法，其中有些已经存在了数百年。据 Edwin Smith 草纸文献记载，古埃及在处理肩关节骨折、脱位方面很有经验[78]。拉姆齐二世墓室壁画被认为是描述以 Kocher 法进行肩关节复位。Corpus Hippocrates 中介绍的 Hippocratic 法主张纵向牵拉上臂，同时以足跟蹬在腋部对抗[94,102]。

Thomas 认为，在无麻醉下进行肩关节脱位的复位常会继发明显的病症[116]。神经血管损伤是盂肱关节脱

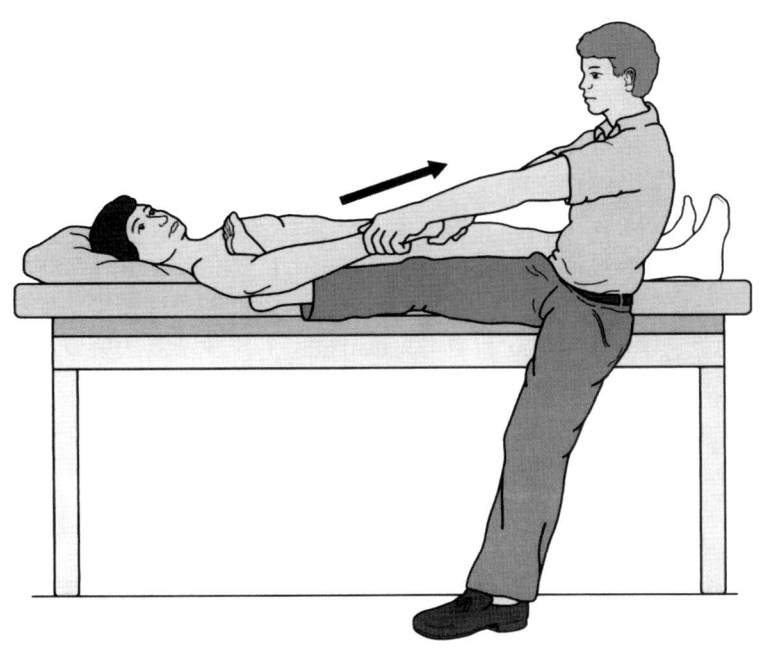

图 44-96　盂肱关节前脱位的 Hippocratic 闭合复位法。以足蹬于肱骨近端，纵向牵引上肢。(Redrawn from Rockwood, C. A.In Rockwood, C.A. ; Green, D, P., eds. Fractures in Adults, Vol. 1. Philadelphia, J. B. Lippincott, 1984.)

位的创伤性闭合复位的常见并发症。在长达 2000 余年的时间里，Hippocratic 法是主要的复位方法[19]（图 44-96）。这种方法即纵向牵引上臂，同时在腋部肱骨头上加上一个对抗力（常常是以足跟部或不同尺寸的球来提供）。在过去的 150 年里，人们提出了其他多种手法复位方法并流传开来，多数创伤较小。

　　各种复位方法的共同目标是将肱骨头从关节盂边缘分离开来。可以分为牵引和杠杆两大类。创伤最小的复位需在充分的放松和麻醉条件下进行。

　　Kocher 法是让患者仰卧，医生站在其一侧来进行[72]（图 44-97）。握住肘关节，牵引其上臂，右手握右肘，左手握左肘。肱骨外旋，肘向胸部移动。肩关节一复位，手被牵向对侧肩关节。虽然成功率很高，但 Kocher 法已经出现过神经血管损伤并发症和肱骨骨折，因此并未广泛推广。

　　Rochwood 推荐牵拉-反牵拉法[104]（图 44-98）。患者仰卧位，以一件床单绕过胸壁提供反牵拉力。沿畸形方向小心牵拉上臂。上臂轻轻旋转可以帮助肱骨头从关节盂边缘分离。

　　Stimson 法是髋关节后脱位复位法的一种翻版[114]（图 44-99）。患者取俯卧位，悬吊上臂。有学者主张附加 10 磅的牵引力。通常还需要采取某种方法使肌肉放松。

　　多项研究均突出了 Milch 法的优越性（图 44-100）。它创伤相对小，成功率高，并易于被患者接受。

Beattie 等人[14]描述了患者俯卧下完成复位的过程。医生的右手置于脱位的右肩的腋部，左手握住患者的手。患者上臂轻轻的外展，并推压肱骨头。上臂充分外展时，外旋并轻轻牵拉上臂即可复位肱骨头。研究结果显示以 Milch 法初次复位成功率可达 72%，而 Kocher 法的初次复位成功率是 70%。他们认为 Milch 法创伤更小。然而，当脱位时间超过 4 小时时 Milch 法的成功率明显降低。Russell 等人[109]报告了 Milch 法复位的成功率为 89%，其中仅 31%的患者需要镇痛药或肌松剂。Lacey 和 Crawford[74]对 Milch 法提出了一种改

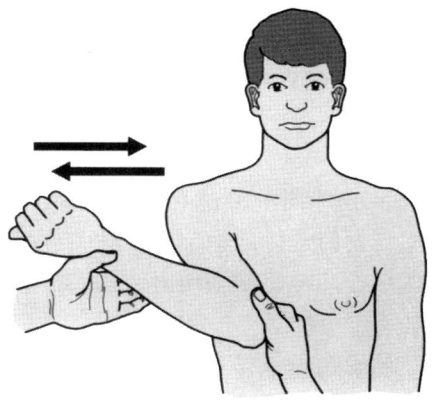

图 44-97　Kocher 复位法。(Redrawn from Manes, H. R. A new method of shoulder reduction in the elderly. Clin Orthop 147：200-202,1980.)

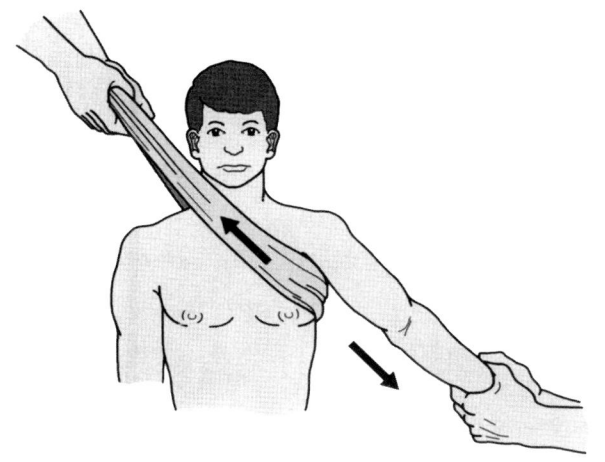

图 44-98 牵拉-反牵拉法复位盂肱关节前脱位。(Redrawn from Rockwood, C. A. In Rockwood, C. A.; Green, D, P., eds. Fracturs in Adults, Vol. 1. Philadelphia, J. B. Lippincott, 1984.)

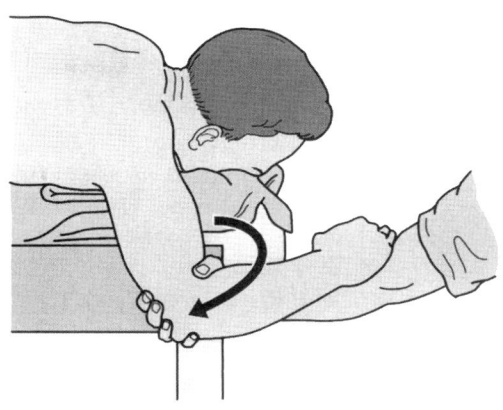

图 44-100 Milch 法闭合复位盂肱关节前脱位,患者取俯卧位。也可取仰卧位采用相同手法复位。(Redrawn from Lacey, T., II; Crawford, H. B.Reduction of anterior dislocation of the shoulder by means of the Milch abduction technique. J Bone Joint Surg [Am] 34:108-109,1952.)

进,让患者取俯卧位。据 McNair[87]报告,应用改进的俯卧位 Milch 法复位成功率达 90%,平均复位时间为 20 分钟。复位所需时间和复位失败的比例在高龄患者有所增加。

肩胛骨复位法创伤更小[1,73]。多数描述与改进的俯卧位 Milch 法很相近(图 44-101)。与外旋肱骨不同,肩胛骨复位法是通过有效地内旋关节盂来使肱骨头分离。患者取俯卧位,上臂加上 5~15 磅的牵引力。一旦放松后,肩胛下角抬高并内旋,同时上部侧旋。这种方法需要充分的放松。Anderson 等[1]和 Kohtari、Dronen[73]报告的复位成功率分别为 92% 和 96%,且无并发症发生。

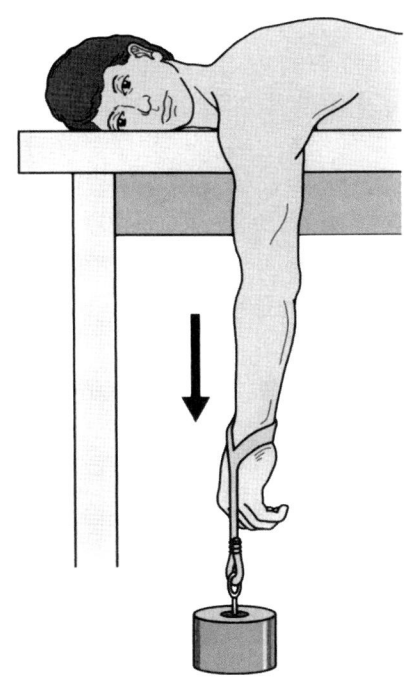

图 44-99 Stimson 法。(Redrawn from Rockwood, C. A. In Rockwood, C. A.; Green, D, P., eds. Fracturs in Adults, Vol. 1. Philadelphia, J. B. Lippincott, 1984.)

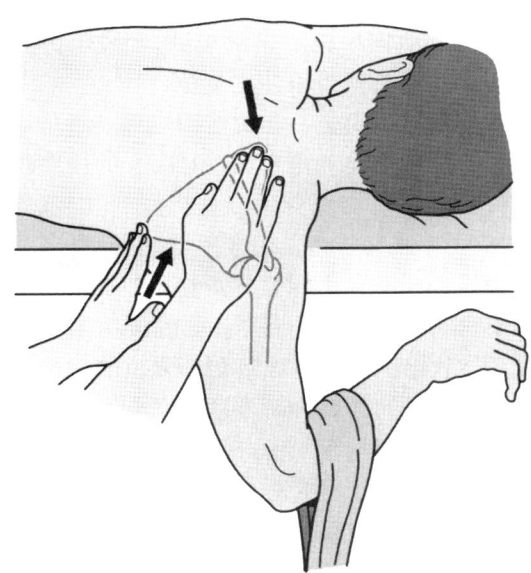

图 44-101 用肩胛骨复位法闭合复位盂肱关节前脱位。(Redrawn from Anderson, D.,Zvirbulis, R.;Ciullo, J. Scapular manipulation for reduction of anterior shoulder diclocation. et al. Clin Orthop Relat Res 164:181-183, 1982.)

从脱位到接受治疗的时间是决定复位难度的一个重要因素。复位的目的就是在不造成新的损伤的前提下尽可能快的使肩关节归位。Rang 引用 Hippocrates 的话说：如果可能的话，复位应在仍然温暖时立即完成，因为在肿胀来临之前复位更快，更简单，给患者带来的痛苦更少[102]。

当脱位发生于体育赛事并有专业人员提供治疗时，通常可以实现早期复位。不幸的是，除了少数病例自发复位之外，大多数盂肱关节脱位的治疗都延迟到患者到达医院急诊室。在繁忙的城区医院里，常常都是在受伤数小时以后才由经验不足的医生来进行复位。多数患者在接受诊疗之前已经发生了严重的疼痛和肌肉痉挛。因此，许多复位需要应用止痛药或肌松剂。

胃肠外给药的镇静止痛药是最常用的药物。一些报告证实了关节腔内局麻的好处[78,84,115]，其原理类似于桡骨远端骨折闭合复位时应用的血肿阻滞。这些研究证实，在密切监测下使用利多卡因进行关节腔内麻醉是安全的，它避免了静脉内给药的常见并发症，如过度镇静、恶心、呕吐，并显著缩短了急诊治疗所需的时间。

Matthews 和 Roberts[84]对这种技术进行了详细阐述，即以带有一个 1.5 英寸 20 号针头的 30mL 注射器于肩关节外侧肩峰稍下方插入关节腔，针头轻度偏向尾端，指向关节盂，先向关节腔充气，之后注入 20mL1%利多卡因（不含肾上腺素）。这种技术提供了理想的麻醉和肌肉松弛。通常来讲，轻轻牵引上肢并用指尖轻压肱骨头就可以使之复位。

少数病例需要更进一步的肌肉松弛。斜角肌间阻滞避免了全麻的风险和副作用。对所有的慢性脱位和怀疑合并有无移位的肱骨近端骨折病例，应该考虑进行斜角肌间阻滞或全麻。在这种情况下，更进一步的肌肉松弛有助于避免医源性骨折移位[51]。

在有充分麻醉下，盂肱关节前脱位偶尔也会无法闭合复位。软组织嵌入是导致切开复位的一个少见原因。肩关节脱位的延误诊断是进行麻醉下闭合复位或切开复位的一个适应证。所有受伤时间和受伤机制不明的脱位，都应视为慢性脱位。慢性肩关节前脱位最常见于年老体衰者。昏迷和合并多发伤是导致肩关节脱位漏诊的另外一个原因。

慢性肩关节脱位的闭合复位必须在极度细心、微创、完全肌肉阻滞（斜角肌间阻滞或全麻）下完成。在复位过程中发生神经血管损伤和骨折的风险是相当大的。典型的老年病例存在有肱骨近端骨质疏松、限

制神经活动的瘢痕形成和动脉粥样硬化。如果不能闭合复位，就应该尝试切开复位。切开复位也有很高的风险，因为其解剖层次不清并有瘢痕形成。所以对一些病例来讲，手术的风险也许超过切开复位所带来的好处。据 Schulz 等人[110]报告，10 例慢性脱位中的 9 例未复位，只有一例满意的结果。对长期脱位并存在明显关节面损伤者，应考虑进行人工关节置换术[101]。

五、复发

复发性盂肱关节不稳定是原发前脱位最常见的后遗症。多种相关因素和复发率的范围都已有报告。绝大多数的复发都发生于初次脱位的 2 年以内[54]。

固定对于预防复发的作用是在进行固定的前提下进行讨论的，这个问题存在争论。但是患者初次脱位时的年龄是引起复发的相关因素，这一点是无可争议的。复发率与患者的年龄成负相关。

年龄在 20 岁以内的患者，复发率为 64%~100%。对于原发创伤性脱位后所引起的复发，100%与骨性结构发育不全有关[82]。与此形成对比的是，低龄患者的非创伤性复发性脱位常可痊愈。据 Rowe 和 Sakellarides[107]报告，年龄低于 20 岁的患者复发率为 94%，而在 Hovelius 等人报告中，年龄低于 22 岁的患者复发率为 64%[50,57]，Henry 和 Genung[50]报告了一组平均年龄 19 岁的 121 例患者，复发率为 88%。61%的复发发生在初次脱位的 6 个月以内。Simonet 和 Cofield[112]报告在年龄低于 20 岁的患者中复发率为 66%。

随着年龄的增长，复发率直线下降。据 Rowe 报告，年龄在 21~30 岁病例复发率为 79%，年龄在 31~40 岁复发率为 50%、年龄在 40 岁以上的患者复发率为 14%[106]。Hovelius[54]经过 5 年随访的前瞻性研究指出，年龄小于 22 岁的患者复发率为 64%，年龄在 23~29 岁复发率是 53%，30~40 岁为 19%。在最年轻的一组中，25%的病例初次复发是在首次脱位后的 2~5 年。Simonet 和 Cofield[112]报告了年龄在 20~40 岁的病例复发率为 40%，而 40 岁以上患者没有复发。

（一）复位后处理

急性盂肱骨关节脱位后早期制动，这一观点迄今为止没有什么争议。传统治疗是将肩关节固定于内旋位。但最近几项研究提出外旋固定比较好[47,61,63,64,88]。（图 44-102）。

Miller 等[102]发现在尸体模型上，人肩关节存在类似 Bankart 病变时，保持肩关节盂唇和关节盂接触的

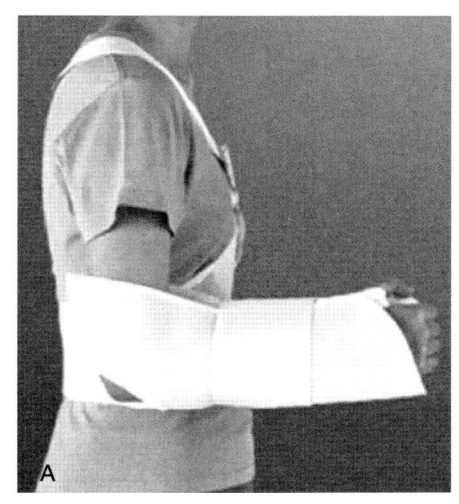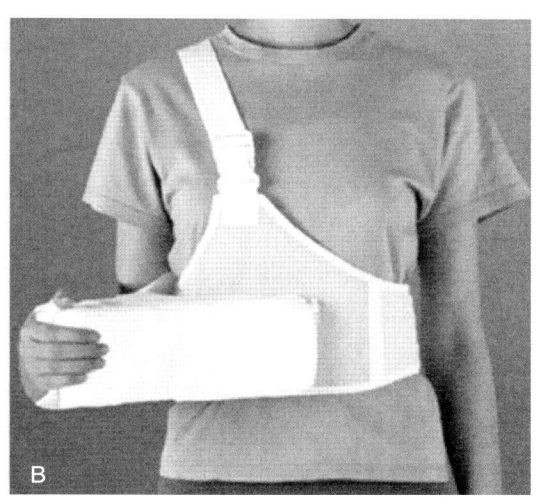

图44-102　一名急性盂肱关节前脱位患者,采用外旋支具固定。(From Itoi,E.;Hatakeyama,Y.;Sato,T.;et al.Immobilization in external rotation after shoulder dislocation reduces the risk of recurrence:A randomized controlled trial.J Bone Joint Surg[Am]89:2124–2131,2007.)

力量,当从中立位到外旋45°时,力量达到最大。在内旋位时,没有保持盂唇与关节盂接触的力。这些发现提示外旋会减少盂唇移位,而且会促进盂唇在解剖位置上愈合。

　　Hart和Kelly[47]使用关节镜评估了25名急性肩关节创伤性前脱位患者在复位后10天的结果。他们对前下关节囊–盂唇复合体与肩关节位置进行了评估,发现在上臂外展30°、外旋约60°时复位比较稳定。作者得出结论,在上臂内旋位固定很可能导致Bankart病变愈合位置不良,导致不稳定的复发。

　　Itoi等[62]对198名患者随访了2年以上,分别随机采用内旋固定或外旋固定。外旋固定复发率为26%,内旋固定复发率为42%。患者年龄低于30岁复发率相对较大。比较研究结果不像早期对40名患者平均15个月随访研究的结果那么令人印象深刻[61]。

　　关于盂肱关节前脱位复位后肩关节固定时间的长短存在争议,也是很多研究和综述的主题。标准建议的根本理论基础包括详尽的病理改变、软组织修复的理解和脱位的自然病程。多项研究已经证实,固定时间的长短是影响复发率的一个因素,特别是年轻患者[71,106,107,112,121]。多数作者建议,对年轻患者进行6周的固定,对老年患者固定的时间应短一些。Rowe[106]的研究证实,固定时间的长短与复发成负相关。Kiviluoto等人[71]对226例进行了长达一年的前瞻性随访研究,年龄高于50岁的127例患者固定1周,年龄低于50岁的99例中的53例固定1周、46例固定3周。年龄低于50岁的病例中固定1周者的复发率为50%,而固定3周者的复发率为25%。Simonet和Cofield[112]建议原发急性盂肱关节前脱位后6周内避免体育运动。

　　相反,另外的大量研究否认了原发性前脱位后固定有益的观点。Henry和Genung[50]对平均年龄19岁的121例患者进行了分析,结果发现应用固定和固定时间的长短对复发率没有影响。Hovelius等人[56]报道了对固定作用的最易理解且详细的长期研究结果。在一个长达10年的前瞻性随机性随访研究中,发现固定时间的长短对复发率没有影响。

　　初次盂肱关节前脱位后康复训练的作用还没有被广泛研究。Aronen和Regan[6]对20名海军军校学生进行了研究,结果发现积极的坚持制动的康复程序可以降低复发率。

　　通过问卷对创伤性盂肱前脱位患者恢复功能活动进行了调查。多数患者经过一段时间制动后恢复了日常活动,而没有明显脱位的危险。相关的肩袖损伤及神经损伤会影响功能恢复。要求比较高的活动,需更长时间恢复。对年轻患者来说,完全恢复体育活动是一个热点问题。Buss等[22]发现青年运动员经历创伤性盂肱关节脱位,10天后87%能恢复运动。然而,26例中的10例遭受运动相关的复发不稳,而需手术治疗。

　　Handodll等[46]对创伤性肩关节脱位患者闭合复位后的保守治疗进行了一项荟萃分析,但并未得出明确结论。与Itoi等人肩关节置于外旋位的结论不同,他们发现两组在复发不稳定性方面没有明显差异。在运动员恢复伤前运动的失败比例上,也没有什么差异。

(二)作者建议的治疗方法

我们对原发创伤性盂肱关节脱位的处理方案如下。对于年龄小于 30 岁的患者建议肩关节固定 3 周，基于以前的文献研究，应考虑外旋位制动。我们早先的经验是着重于让患者接受和进行外旋位固定。对于年龄较大的患者，通常对于 45 岁或以上患者，只是进行简单的固定，使之更感舒适。没有一个明确的年龄分界，其他的一些因素应被考虑到，如创伤的范围、活动分级、优势侧肢体是否受伤、对侧盂肱关节松弛度等。随着患者年龄的增高，伴发肩袖损伤的发生率增高，出于这种考虑必须早期进行肩袖造影。

我们采用了渐进性的康复程序，重点是重建和加强肩袖和肩部肌肉。等长收缩练习是康复过程的第一步，然后进行抗阻力练习。在至少 12 周以内避免外展和外旋位。理想情况下，要到活动范围和力量恢复以后，才能做有风险的运动。在诸如足球、高山滑雪这类体育运动中，肩部支具可能有助于防止复发。运动员在赛季中期创伤性前脱位时，可以考虑快速恢复运动。

六、早期不稳定的修复

过去，很少有人提及在原发性盂肱关节前脱位后进行早期手术修复。在一个原发盂肱关节前脱位的 10 年随访中，Hovelius 等人[56]报道了仅 22.7% 的患者接受过手术重建。最近，急性创伤性盂肱关节前脱位开始考虑为一期手术治疗，在某些病例可以推荐使用。此种思想的转变是基于年轻患者复发率高及关节镜修复微创技术的提高。一些特定职业的需要，包括重体力劳动者、高空作业者和优秀运动员，都适合进行手术修复。1994 年，Arciero 等人[4]对急诊关节镜下 Bankart 修复的效果同美国陆军军官学校运动员的一个固定与康复草案进行了比较。在平均 32 个月的随访中，发现手术组的复发率显著降低。

Handoll 等[45]报道了，对 2003 年的 Cochrane 数据库进行的荟萃分析，他们对参加较高体力要求活动的青年患者的一期手术与非手术做了比较。结果发现，手术治疗复发率明显低于非手术者。然而，他们也得出以下结论：需要更好的随机试验对良好标准的手术治疗与良好的标准保守治疗进行比较。另外，他们认为对活动受限患者的复发率应进行分类。

随后，有一些小规模的研究。Larrain 等[76]对橄榄球运动员非随机的研究发现，95% 非手术治疗患者在 18 个月内出现再脱位。相反，使用关节镜修复的患者复发率只有 5%。Bottoni 等[17]对一个小样本青年军人患者进行了随机研究，对急性关节镜修复与非手术治疗进行了比较。经过 36 个月的随访，他们发现 75% 非手术患者出现复发不稳，手术修复组仅 12% 患者出现复发不稳。最近，Jakobsen 等[65]对一组病例进行了长期的随机对照试验，对早期切开复位与非手术治疗(支具固定，1 周后开始康复训练)进行了比较。经 10 年随访，手术组 72% 获得优或良的结果，而非手术组由于复发、脱位、不稳、疼痛或僵硬而不满意。应进行更大规模且更长时间的研究，以明确一期修复对高要求患者及普通人群的真实有效性[17,45,76]。

对于其职业或运动生涯需要有稳定肩关节的年轻患者，可以考虑首先运用关节镜进行关节囊和盂唇的修复(图 44-103)。对多数患者来说，非手术治疗仍是一种常见选择。手术进行盂唇或韧带的修复、关节囊移位通常仅限于复发性脱位患者。

第三节　后脱位

盂肱关节后脱位和不稳定不很常见，约占所有盂

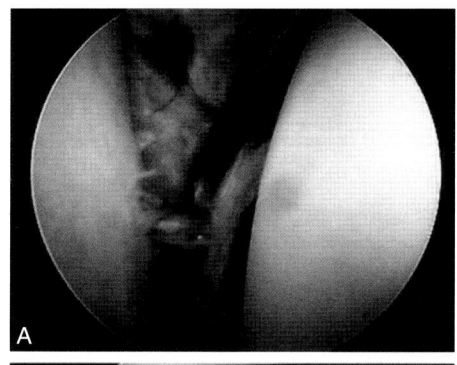

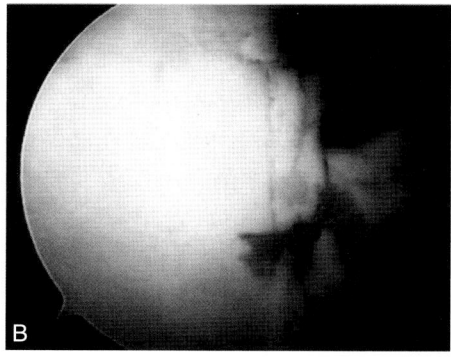

图 44-103　(A)一位足球守门员初次盂肱关节前脱位后前下盂唇分离的关节镜所见。(B)由于患者的运动需要，医生进行了初步的关节镜下修补。

肱关节脱位的 2%[106]。盂肱关节后脱位的主要临床意义涉及其误诊率，常常严重延误治疗时机或导致永久性功能障碍。尽管反复警告，但很多盂肱关节后脱位仍然漏诊。

在 19 世纪早期，Cooper 谈到盂肱关节后脱位时曾写道："这是一个我们不能犯错误的问题。"[5]然而，在盂肱关节后脱位的一系列报告中，在初诊医师如何保证诊断准确性方面几乎没有取得任何进展。1949年，据 Wilson 和 McKeever[120]报道，11 例盂肱关节后脱位中的 6 例在初次就诊时漏诊。将近 40 年以后，Rowe和 Zarins[108]发现 79%的慢性盂肱关节后脱位初诊时漏诊，并且慢性后脱位几乎是慢性前脱位的 2 倍。Hawkins 等人[49]的回顾性研究中几乎所有患者的诊断都被延误了。

后脱位通常发生于肩关节内收和轴向牵拉时，或肩关节前方受到直接的打击时。这些脱位也特征性地发生于癫痫发作或受电击时强烈的肌肉收缩。在曾报道的病例中，癫痫发作是超过 50%后脱位发生的

原因[5]。实际上，骨折合并后脱位可以作为急性发作的初发体征。

后脱位可以是肩峰下后脱位、盂下后脱位或冈下后脱位。肩峰下后脱位最常见。多数后脱位是以肱骨头关节面的前部绞锁在关节盂后缘。这种解剖位置导致了关节前部的压缩骨折，称之为反 Hill-Sachs 损伤。在进行闭合复位前，必须明确肱骨外科颈有无骨折，以免造成医源性脱位。另外，处理外科颈骨折时，必须进行足够的放射检查，以免漏诊后脱位。

一、诊断

了解盂肱关节后脱位或骨折脱位的可能性是做出诊断的关键。病史通常是典型的，尤其是有过癫痫发作史。物理诊断可以明显看出关节后突出物、肩关节前部变平、喙突突出、盂肱关节抬起受限、手臂不能外展以及不能旋转至掌心向上(图 44-104)。双侧发生盂肱关节后脱位的可能性都要考虑到，尤其是当患者疾病发作或受到电击时。腋部侧位片或近似侧位片可

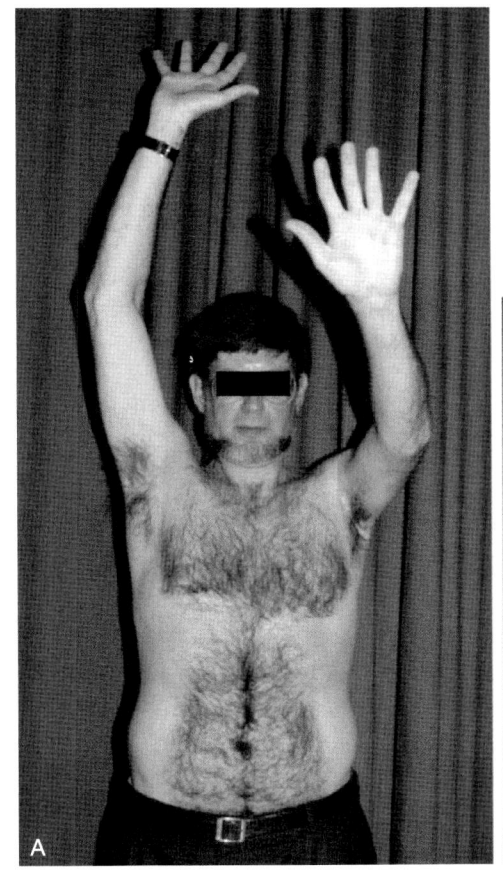
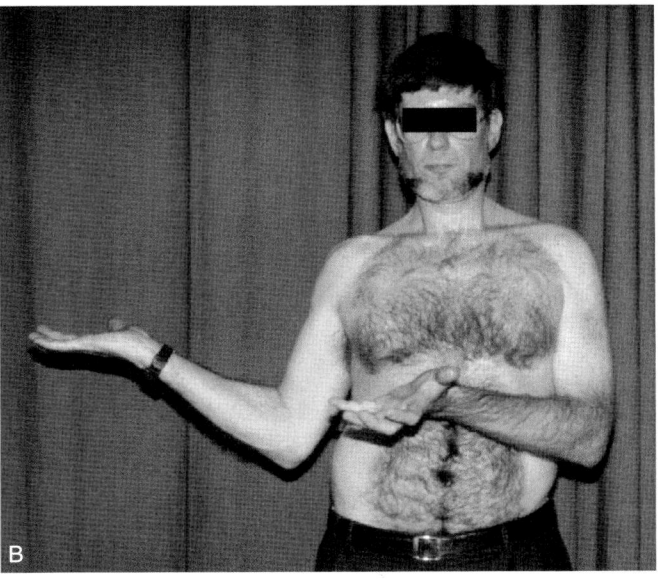

图 44-104　向后骨折脱位的体检。(A)上举受限。(B)外旋受限。

以帮助确诊[16,49]。如果无法进行侧位照相,建议进行 CT 扫描。很多学者已经描述过发现后脱位的细微线索。Cisternino 等人[24]强调了槽线(trough line)。但必须在轴性成像上进行分析才能得出正确的结论。CT 可用于明确前部位压缩骨折的大小。在肱骨头中部切线,可估计肱骨头受损的比例(图 44-105)。

与急性损伤相反,慢性后脱位-骨折患者,通常只有轻微的肩关节疼痛。他们的主要问题是关节活动范围受限和功能受限。这种情况常常以冷冻肩进行治疗,结果不成功。

二、治疗

后脱位的治疗依赖于及时诊断和前方压缩骨折的大小。后部关节囊总是被外伤拉长。急性创伤性盂肱关节后脱位常常合并骨折。10%~15%的肩关节后方不稳定修补术中可发现关节盂后唇分离[98]。急性盂肱关节后脱位和慢性绞锁后脱位是本章的重点。

(一)闭合复位

当肱骨头缺损少于 20%时,应该在充分局麻、静脉镇静或全麻下进行闭合复位。患者最小的抵抗对于成功复位并避免继发肱骨近端骨折是很重要的。复位时,上臂前屈、内旋、内收使肱骨头从关节盂后缘分离。然后,纵向牵拉同时从后方向前推压肱骨头即可

复位。上臂外旋、下垂,以一个纤维玻璃支具或者预制的支架固定于外展 15°、外旋 15°位,维持 4~6 周(图 44-106)。这个体位可以使关节囊后部松弛,在短缩的状态下愈合。闭合复位的禁忌证包括:不易复位的固定脱位,以及无移位的外科颈或结节骨折。肱骨头压缩骨折在 20%~40%时,尽管可以尝试闭合复位,但很容易再脱位。如果盂肱关节闭合复位后不稳,可以考虑经皮临时固定[3]。在关节面损伤不足 20%时这种技术比较可靠,介于 20%~40%时可以作为一个选择,有手术禁忌证者也可考虑。可以经肩峰穿入肱骨头而不是盂肱关节固定。针尾应埋于皮下避免针道感染,4~6 周后去除。

(二)切开复位

当肱骨头缺损超过 20%时、闭合复位不成功或有其他危险损伤时,可以行切开复位。慢性后脱位一期行切开复位的禁忌证包括:慢性损伤,手术风险大的内科并发症,以及不配合的患者。非常顽固的脱位常不适于单独行切开复位。

切开复位并经前方三角肌胸肌入路,找到头静脉保护,牵向外侧。此时必须当心,因为正常解剖已被扭曲(主要是因为肱骨头内旋向后内侧脱位所致)。暴露喙突及联合肌腱,打开胸锁筋膜显露喙肩韧带。找到肱二头肌作为肩袖间隙近端的标志。腋神经位于肩胛

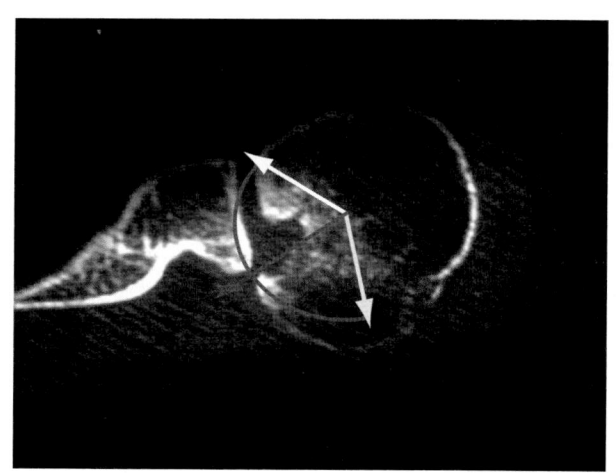

图 44-105 在轴位 CT 上测量肱骨头受损的大小。(From Green, A.Chronic posterior dislocation:Open reduction and tendon-bone transfers. In Zuckerman, JP., ed. Advanced Shoulder: Reconstruction. American Academy of Orthopaedic Surgeons, Rosemont, Ⅲ., 2006, Chapter 13, Fig.3, p.112.)

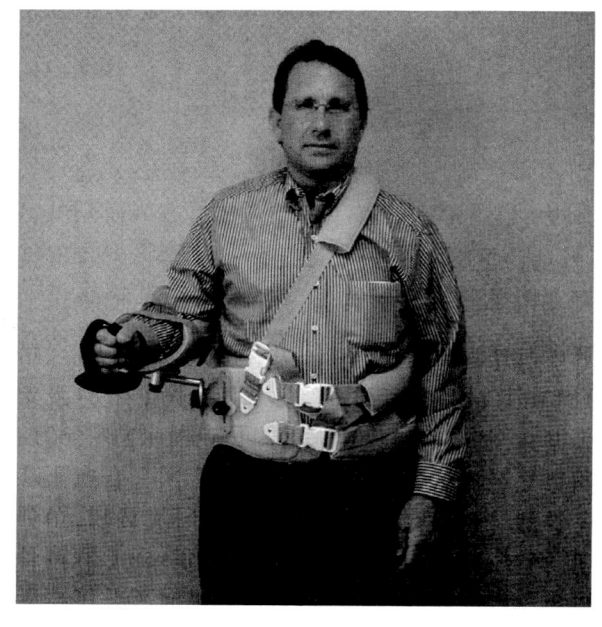

图 44-106 带枪式支具固定后脱位。

下肌下与联合肌腱的深部。由于肱骨近端内旋,腋神经张力极大。胸大肌止点处 1~2cm 的松解,有助于显露。松解喙肱韧带,锐性打开肩袖间隙。

伴有小压缩骨折时,切开复位有时可不打开肩胛下肌前部。肩袖间隙可以打开,显露盂肱关节,以辅助复位。如果盂肱关节需要切开,有四种选择:(1)将肩胛下肌从小结节掀起;(2)垂直切断肩胛下肌;(3)可进行小结节截骨术;(4)水平劈开肩胛下肌。

如果小结节已有骨折,则可进行截骨术。许多急性损伤在未形成明显内部挛缩前,可水平打开肩胛下肌或肌腱。在许多慢性病例,盂肱关节囊需要沿肱骨外科颈向下后松解,右肩至 5 点位置,而左肩需至 7 点位置。必要情况下,肩胛下肌或肌腱可以完整地从关节囊松解,以恢复盂肱关节活动。

用一扁平骨膜起子仔细地将肱骨头仔细从关节盂后方分离(图 44-107)。小心地将起子置于关节盂后缘。使用一杠杆力将肱骨头复位。一旦关节面后部骨块从关节盂清除,将肱骨外旋复位。复位时必须注意保护关节面完整,避免导致外科颈骨折。如果肱骨头不能撬起,则可以切除关节面后部骨块。这会影响关节面的完整性,需行肩胛下肌或小结节转移。

也可采用上方三角肌劈开入路进行切开复位。此入路需切开冈上肌到达盂肱关节。从上可见到关节盂、肱骨近端及骨折块,并允许复位脱位,进行骨缝合术而不损害肱骨头及其血供。进行三角肌劈开入路时,腋神经近端会限制肱骨近端的显露。有时也可进行后路暴露。如果肱骨头不能从关节盂分离、复位,则

需进行后路暴露。

为恢复盂肱关节稳定性及肩关节功能,有几种方法可重建肱骨头前部压缩缺损。压缩骨块可以被撬起的情况比较少见。经大结节皮质开窗,用一根棒将关节面抬起(图 44-108)。关节面下植骨支撑预防塌陷。关节面压缩介于 20%~40% 的需进行重建。将肩胛下肌转移到压缩缺损处,或应用 McLaughlin 或 Neer 的改良术,将小结节转移,预防后脱位复发(图 44-109)。据报道,小结节转移要优于肩胛下肌转移[37]。文章报道关节面压缩 25%~40%,在损伤后 10 天治疗获得良好预后。

大的缺损时可采用同种异体骨关节骨块移植。理想的修复指征是急性期修复,而不是在肱骨头节骨块吸收或退变时进行[26]。尽管肱骨头及股骨头都可用,但股骨头密度高而有其优势。不论如何选择其大小必须匹配。可从同种异体骨上切取相应大小楔形骨块填补缺损,用螺钉固定时需埋头(图 44-110)。Gerber 及 Lambert 报道[39]了一条应用范围有限,但很有前途的经验,即以异体股骨头重建肱骨头大的缺损。同种异体移植的长期可行性仍不清楚,但人们已经关注使用同种异体关节进行其他重建。

当肱骨头缺损较大超过 40%,或关节面发生明显退变时,肱骨头置换术也是一种不错的选择,它可以避免同种异体移植时间较长后出现塌陷的风险。

肱骨的环形截骨是另一种选择。Keppler 等人[77]建议,当肱骨头缺损小于 40% 并且关节软骨完好时可选用这种疗法。这种截骨术可以确保在正常活动时肱骨

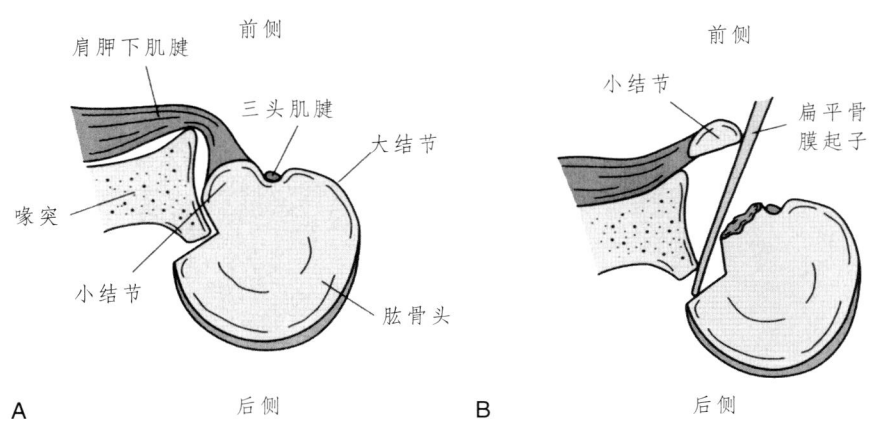

图 44-107　(A)切开复位后方骨折脱位示意图。(B)用一扁平骨膜起子将肱骨头掀起,使用杠杆力将肱骨头撬离关节盂后部。(From Green,A.Chronic posterior dislocation:Open reduction and tendon-bone transfers. In Zuckerman,J.P.,ed.Advanced Shoulder:Reconstruction.American Academy of Orthopaedic Surgeons, Rosemont, 2006,Chapter 13,Fig.5a and b,p.116.)

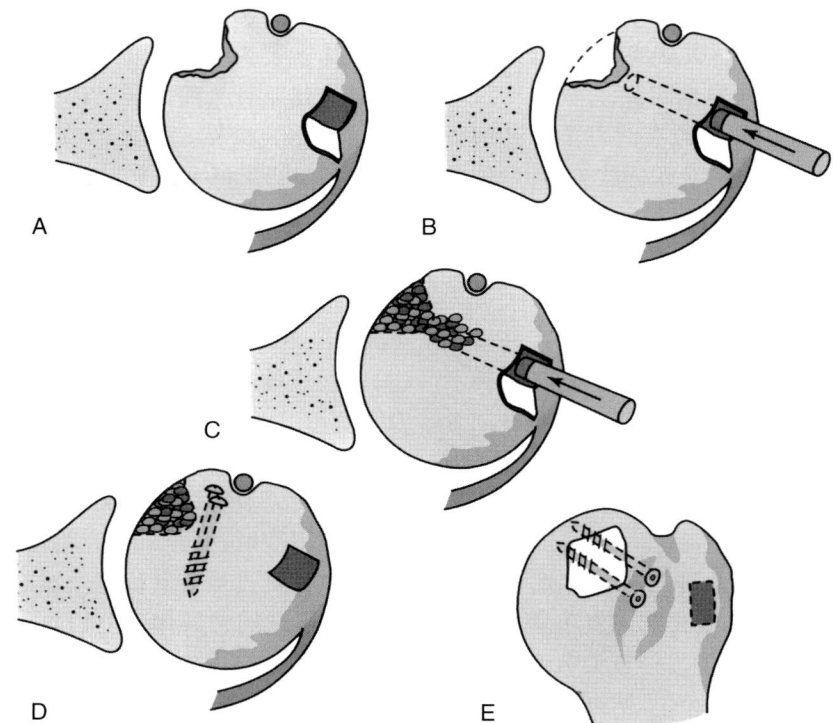

图 44-108　肩关节后部骨折脱位复位后,对反 Hill-Sachs 损伤解除压缩。对不足 3 周的损伤,撬起塌陷后植骨。(A)在骨折对面大结节处开窗。(B)用一撬棒抬起压缩关节面。(C)自体松质骨植骨支撑。(D,E)对植骨处支撑固定。(From Griggs,S.M.;et al.Treatment of locked anterior and posterior dislocations of the shoulder.In Iannotti,J.P.;Williams,G.R.,Jr.,eds.Disorders of the Shoulder:Diagnosis and Management,Philadelphia,Lippincott Williams Wilkins 1999,Chapter 13,Fig.9,p.342)

头缺损总是在关节盂的前方。然而,这种处理限制了外旋。

　　肱骨头缺损较大,或缺损超过 40%,或关节面发生明显退变时,是肱骨头表面置换、肱骨头置换或全肩关节置换的指征。慢性病例由于关节面的退变,关节置换更为必要(图 44-111)。慢性内旋会导致挛缩,很难处理。前部软组织可进行延长,松解肩胛下肌,进行小结节截骨或肩胛下肌冠状面"Z"字成形术(图 44-112)。另外,肱骨结构应该尽量稍后倾以保持盂肱关节的稳定性。

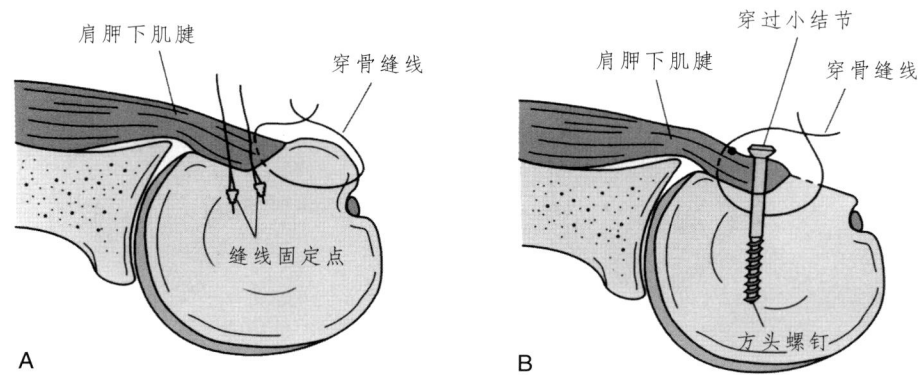

图 44-109　骨折脱位造成反 Hill-Sachs 损伤的手术治疗。(A)转移肩胛下肌肱骨头缺损处与关节盂接触。(B)也可采用小结节转移至病变处。(From Green, A.Chronic posterior dislocation:Open reduction and tendon-bone transfers. In Zuckerman,J.P.,ed.Advanced Shoulder:Reconstruction.American Academy of Orthopaedic Surgeons, Rosemont, Ⅱ.,2006,Chapter 13,Fig.6a and b,p.117.)

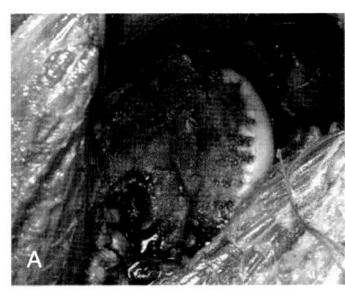 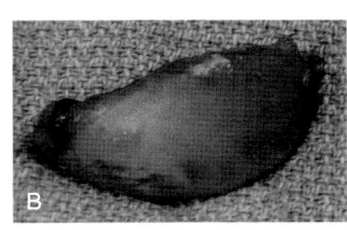 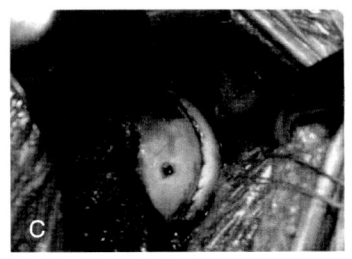

图 44-110　(A)反 Hill-Sachs 损伤术中照片。(B)来自同种异体的肱骨头骨块移植。(C)术中移植关节骨块固定的照片。(From Green, A.Chronic posterior dislocation: Open reduction and tendon-bone transfers. In Zuckerman, J.P., ed. Advanced Shoulder: Reconstruction. American Academy of Orthopaedic Surgeons, Rosemont, Ⅲ.,2006,Chapter 13,Fig.4a–c,p.114.)(见彩图)

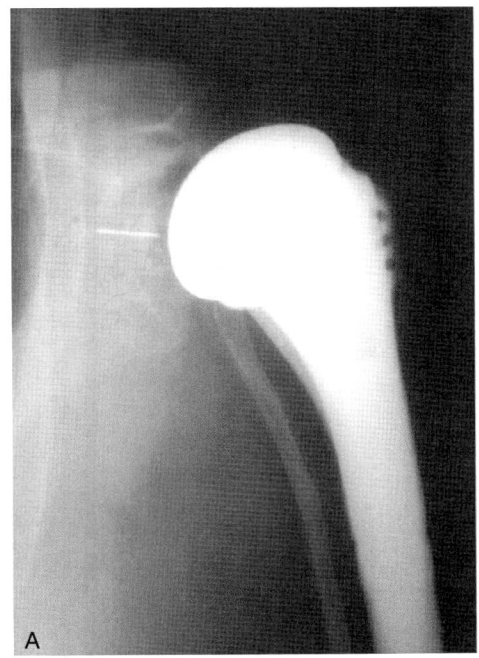 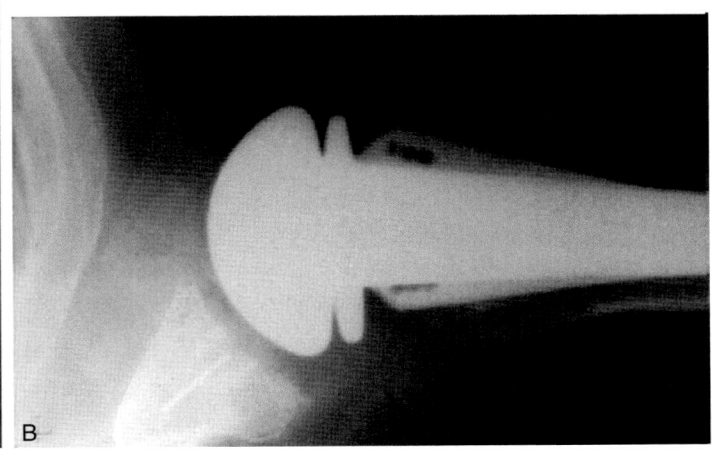

图 44-111　(A,B)肱骨头置换术治疗慢性向后骨折脱位(见图 44-104)。

　　当通过假体置换而保持了很好的稳定性时,应早期开始被动钟摆练习、外展和外旋。关节囊后部早期不要受到牵拉,肩关节固定在上臂位于体侧、外旋大约 15°的位置维持 4~6 周[26](表 44-5 和表 44-6)。术后 4~6 周开始主动练习,3 个月后开始等张力量练习。完全恢复活动范围和肌力可能需要 9~12 个月的时间。

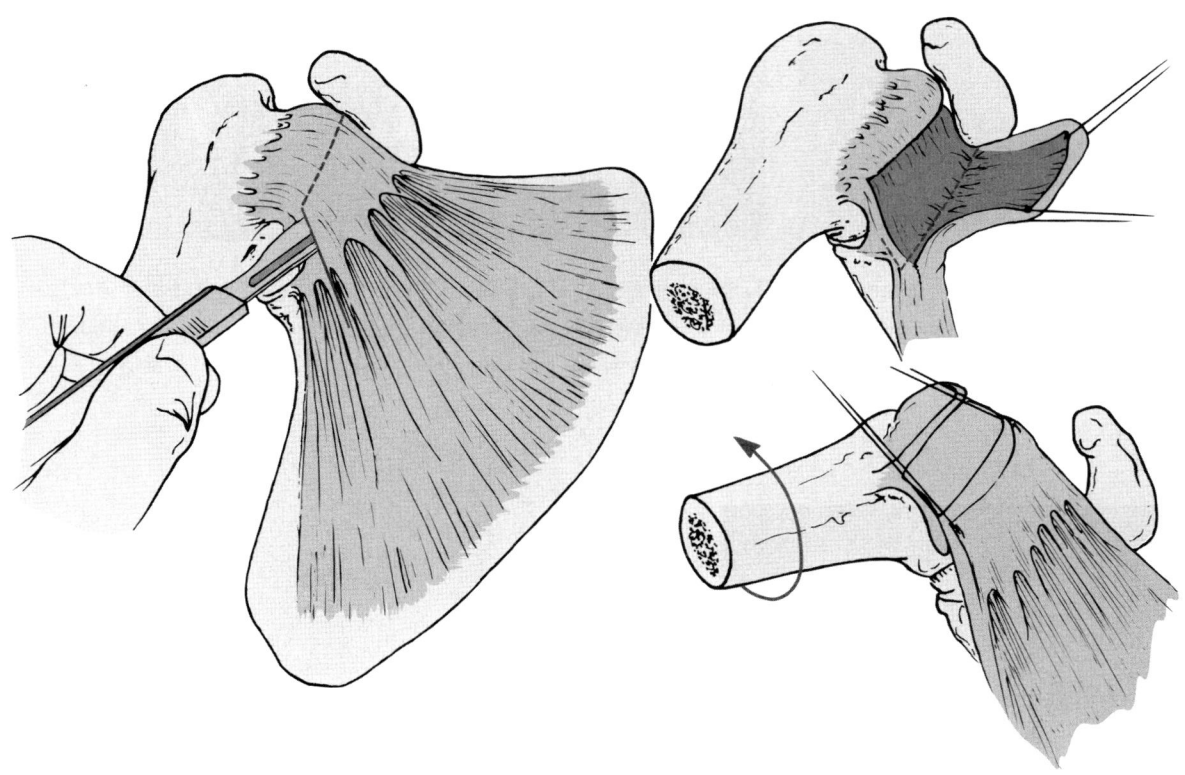

图 44-112　肩胛下肌腱和关节囊的冠状面 Z 字成形术。(From Norris, T.R. In Watson, M., ed. Surgical Disorders of the Shoulder. London, Churchill Livingstone, 1991, p.496.)

表 44-5　肱骨近端骨折和骨折脱位的治疗

大概发病率(%)	骨折分型*	闭合复位	切开复位内固定	假体置换的指征
50~80	无移位的一部分骨折			
10	二部分骨折	小结节骨折,外科颈骨折	难复位的大结节骨折或不稳定的外科颈骨折	高龄患者的解剖颈骨折
3	三部分骨折	少见	大、小结节骨折	大、小结节骨折合并骨质疏松,切开复位内固定后不稳定
4	四部分骨折		外翻嵌入的,年轻患者的四部分骨折	多数四部分骨折
	骨折脱位	二部分骨折合并前或后脱位,无肩袖撕裂者	二部分骨折合并肩袖撕裂者,三部分骨折合并前、后脱位者(部分)	部分三部分骨折合并前、后脱位,多数四部分骨折
	肱骨头爆裂		少见,单纯骨折	多数病例
	肱骨头压缩	<20%,早期	20%~40%小结节移位至缺损处	>40%慢性脱位

* 移位骨折是指移位大于 1 cm,成角大于 45°的骨折。上移位大于 0.5cm 的大结节骨折,目前也视为移位骨折。

表 44-6 假体置换治疗骨折的常见缺陷		
问题	**可能的后果**	**解决方法**
假体太低	三角肌无力,向下半脱位	将大、小结节置于肱骨干和头之间或植骨恢复肱骨长度
假体干太窄	松动,脱出或旋转	选择更宽的假体或骨水泥固定
非骨水泥假体缺乏干骺端骨质支持	松动	对急性骨折的治疗必须用骨水泥
假体外翻	大结节突起,撞击,穿透骨干	在合适的高度和角度调整假体
假体下陷	大结节突起,撞击	在合适的高度以骨水泥固定,必要时植骨
后倾过度	大结节难接触,后方不稳定	调整角度,必要时用骨水泥
前倾过度	前方不稳定	调整角度,必要时用骨水泥
结节撕脱	肩袖再撕裂,上举无力或丧失	推迟康复,修整结节,植骨
术中假体下肱骨干骨折	不稳定骨折	长柄假体(有或无骨水泥)

(李明新 译 娄思权 徐卫国 校)

参考文献

1. Anderson, D.; Zvirbulis, R.; Ciullo, J. Scapular manipulation for reduction of anterior shoulder dislocations. Clin Orthop Relat Res 164:181–183, 1982.
2. Antal, C.S.; Conforty, B.; Engelberg, M.; et al. Injuries to the axillary artery due to anterior dislocation of the shoulder. J Trauma 13:564–566, 1973.
3. Aparicio, G.; Calvo, E.; Bonilla, L.; et al. Neglected traumatic posterior dislocations of the shoulder: Controversies on indications for treatment and new CT scan findings. J Orthop Sci 5:37–42, 2000.
4. Arciero, R.A.; Wheeler, J.H.; Ryan, J.B.; et al. Arthroscopic Bankart repair versus nonoperative treatment for acute, initial anterior shoulder dislocations. Am J Sports Med 22:589–594, 1994.
5. Arndt, J.H.; Sears, A.D. Posterior dislocation of the shoulder. Am J Roentgenol 94:639–645, 1965.
6. Aronen, J.G.; Regan, K. Decreasing the incidence of recurrence of first-time anterior shoulder dislocations with rehabilitation. Am J Sports Med 12:283–291, 1984.
7. Astley, T.M. Dislocation of the shoulder in the elderly. J Bone Joint Surg [Br] 68:676, 1986.
8. Aston, J.W.; Gregory, C.F. Dislocation of the shoulder with significant fracture of the glenoid. J Bone Joint Surg [Am] 55:1531–1533, 1973.
9. Baker, C.L.; Uribe, J.W.; Whitman, C. Arthroscopic evaluation of acute initial anterior shoulder dislocations. Am J Sports Med 18:25–28, 1990.
10. Bankart, A.S.B. Recurrent or habitual dislocation of the shoulder joint. BMJ 2:1132–1133, 1923.
11. Bankart, A.S.B. The pathology and treatment of recurrent dislocation of the shoulder joint. Br J Surg 26:23–29, 1938.
12. Baratta, J.B.; Lim, V.; Mastromonaco, E.; Edillon, E. Axillary artery disruption secondary to anterior dislocation of the shoulder. J Trauma 23:1009–1011, 1983.
13. Bassett, R.W.; Cofield, R.H. Acute tears of the rotator cuff. Clin Orthop Relat Res 175:18–24, 1983.
14. Beattie, T.F.; Steedman, D.J.; McGowan, A.; et al. A comparison of the Milch and Kocher techniques for acute anterior dislocation of the shoulder. Injury 17:349–352, 1986.
15. Blom, S.; Dahlback, L.O. Nerve injuries in dislocations of the shoulder joint and fractures of the neck of the humerus. Acta Chir Scand 136:461–466, 1970.
16. Bloom, M.H.; Obata, W.G. Diagnosis of posterior dislocations of the shoulder with use of Velpeau axillary and angle-up roentgenographic views. J Bone Joint Surg [Am] 49:943–949, 1967.
17. Bottoni, C.R.; Wilckens, J.H.; DeBerardino, T.M.; et al. A prospective, randomized evaluation of arthroscopic stabilization versus nonoperative treatment in patients with acute, traumatic, first-time shoulder dislocations. Am J Sports Med 30(4):76–80, 2002.
18. Breasted, J. The Edwin Smith Papyrus. Chicago, University of Chicago Press, 1930.
19. Brockbank, W.; Griffiths, D. Orthopaedic surgery in the sixteenth and seventeenth centuries: 1. Luxations of the shoulder. J Bone Joint Surg [Br] 30:365–375, 1948.
20. Brown, F.W.; Navigato, W.J. Rupture of the axillary artery and brachial plexus palsy with anterior dislocation. Clin Orthop Relat Res 60:195–199, 1968.
21. Brown, J.T. Nerve injuries complicating dislocation of the shoulder. J Bone Joint Surg [Br] 34:526, 1952.
22. Buss, D.D.; Lynch, G.P.; Meyer, C.P.; et al. Nonoperative management for in-season athletes with anterior shoulder instability. Am J Sports Med 32:1430–1433, 2004.
23. Cautilli, R.A.; Joyce, M.F.; Mackell, J.V., Jr. Posterior dislocations of the shoulder: A method of postreduction management. Am J Sports Med 6:397–399, 1978.

24. Cisternino, S.J.; Rogers, L.F.; Stufflebam, B.C.; et al. The trough line: A radiographic sign of posterior shoulder dislocation. Am J Roentgenol 130:951–954, 1978.

25. Colachis, S.C. Jr.; Strohm, B.R.; Brecher, V.L. Effects of axillary nerve block on muscle force in the upper extremity. Arch Phys Rehabil Med 50:647–654, 1969.

26. Connor, P.M.; Boatright, J.R.; D'Alessandro, D.F. Posterior fracture-dislocation of the shoulder: Treatment with acute osteochondral grafting. J Shoulder Elbow Surg 6:480–485, 1997.

27. Cortes, C.V.; Garcia-Dihinix, C.L.; Rodriquez, V.J. Reduction of acute anterior dislocations of the shoulder without anesthesia in the position of maximum muscular relaxation. Int Orthop 13:259–262, 1989.

28. Craig, E. The posterior mechanism of acute anterior shoulder dislocations. Clin Orthop Relat Res 190:212–216, 1984.

29. Cranley, J.J.; Krause, R.F. Injury to the axillary artery following anterior dislocation of the shoulder. Am J Surg 95:524–526, 1958.

30. Curr, J.R. Rupture of the axillary artery complicating dislocation of the shoulder: Report of a case. J Bone Joint Surg [Br] 52:313–317, 1970.

31. Danzl, D.F.; Vicario, S.J.; Gleis, G.L.; et al. Closed reduction of anterior subcoracoid shoulder dislocation: Evaluation of an external rotation method. Orthop Rev 15:311–315, 1986.

32. deLaat, E.A.T.; Visser, C.P.J.; Coene, L.N.J.E.M.; et al. Nerve lesions in primary shoulder dislocations and humeral neck fractures. J Bone Joint Surg [Br] 76:381–383, 1994.

33. DePalma, A.F.; Cooke, A.F.; Prabhakar, M. The role of the subscapularis in recurrent anterior dislocation of the shoulder. Clin Orthop Relat Res 54:35–49, 1967.

34. Dimon, J.H., III. Posterior dislocations and posterior fracture-dislocation of the shoulder: A report of 25 cases. South Med J 60:661–666, 1967.

35. Drury, J.K.; Scullion, J.E. Vascular complications of anterior dislocation of the shoulder. Br J Surg 67:579–581, 1980.

36. Eberson, C.P.; Ng, T.; Green, A. Contralateral intrathoracic displacement of the humeral head. A case report. J Bone Joint Surg [Am] 82:105–108, 2000.

37. Finkelstein, J.A.; Waddell, J.P.; O'Driscoll, S.W.; Vincent, G. Acute posterior fracture-dislocations of the shoulder treated with the Neer modification of the McLaughlin procedure. J Orthop Trauma 9:190–193, 1995.

38. Freundlich, B.D. Luxatio erecta. J Trauma 23:434–436, 1983.

39. Gerber, C.; Lambert, S.M.; Allograft reconstruction of segmental defects of the humeral head for treatment of chronic locked posterior dislocation of the shoulder. J Bone Joint Surg [Am] 78:376–382, 1996.

40. Gibson, J.M.C. Rupture of the axillary artery following anterior dislocation of the shoulder. J Bone Joint Surg [Br] 44:114–115, 1962.

41. Glessner, J.R. Intrathoracic dislocation of the humeral head. J Bone Joint Surg [Am] 42:428–430, 1961.

42. Gugenheim, S.; Sanders, R.J. Axillary artery rupture caused by shoulder dislocation. Surgery 95:55–58, 1984.

43. Guven, O.; Akbar, Z.; Yalcin, S.; Gundes, H. Concomitant rotator cuff tear and brachial plexus injury in association with anterior shoulder dislocation: Unhappy triad of the shoulder. J Orthop Trauma 8:429–430, 1994.

44. Hall, R.H.; Isaac, F.; Booth, C.R. Dislocations of the shoulder with special reference to accompanying small fractures. J Bone Joint Surg [Am] 41:489–494, 1959.

45. Handoll, H.H.; Almaiyah, M.A.; Rangan, A. Surgical versus non-surgical treatment for acute anterior shoulder dislocation. Cochrane Database Syst Rev 1: CD004325, 2004.

46. Handoll, H.H.; Hanchard, N.C.; Goodchild, L.; et al. Conservative management following closed reduction of traumatic anterior dislocation of the shoulder. Cochrane Database Syst Rev 1: CD004962, 2006.

47. Hart, W.J.; Kelly, C.P. Arthroscopic observation of capsulolabral reduction after shoulder dislocation. J Shoulder Elbow Surg 14:134–137, 2005.

48. Hawkins, R.J.; Bell, R.H.; Hawkins, R.H.; et al. Anterior dislocation of the shoulder in the older patient. Clin Orthop Relat Res 206:192–195, 1986.

49. Hawkins, R.J.; Neer, C.S.; Pianta, R.M.; et al. Locked posterior dislocation of the shoulder. J Bone Joint Surg [Am] 69:9–18, 1987.

50. Henry, J.H.; Genung, J.A. Natural history of glenohumeral dislocation—revisited. Am J Sports Med 10:135–137, 1982.

51. Hersche, O.; Gerber, C. Iatrogenic displacement of fracture-dislocations of the shoulder. J Bone Joint Surg [Br] 76:30–33, 1994.

52. Hill, H.A.; Sachs, M.D. The grooved defect of the humeral head: A frequently unrecognized complication of dislocations of the shoulder joint. Radiology 35:690–700, 1940.

53. Hintermann, B.; Gachter, A. Arthroscopic findings after shoulder dislocation. Am J Sports Med 23:545–551, 1995.

54. Hovelius, L. Anterior dislocation of the shoulder in teenagers and young adults: Five year prognosis. J Bone Joint Surg [Am] 69:393–399, 1987.

55. Hovelius, L. Incidence of shoulder dislocation in Sweden. Clin Orthop Relat Res 166:127–131, 1982.

56. Hovelius, L.; Augustini, B.G.; Fredin, H.; et al. Ten year prognosis of primary anterior dislocation of the shoulder in the young. J Bone Joint Surg [Am] 78:1677–1684, 1996.

57. Hovelius, L.; Eriksson, K.; Fredin, H.; et al. Recurrences after initial dislocation of the shoulder: Results of a prospective study of treatment. J Bone Joint Surg [Am] 65:343–349, 1983.

58. Hovelius, L.; Lind, B.; Thorling, J. Primary dislocation of the shoulder: Factors affecting the two-year prognosis. Clin Orthop Relat Res 176:181–185, 1983.

59. Howell, S.M.; Imobersteg, A.M.; Seger, D.H.; et al. Clarification of the role of the supraspinatus muscle in shoulder function. J Bone Joint Surg [Am] 68:398–404, 1986.

60. Hussein, M. Kocher's method is 3000 years old. J Bone Joint Surg [Br] 50:669–671, 1968.

61. Itoi, E.; Hatakeyama, Y.; Kido, T.; et al. A new method of immobilization after traumatic anterior dislocation of the shoulder: A preliminary study. J Shoulder Elbow Surg 12(5):413–415, 2003.

62. Itoi, E.; Hatakeyama, Y.; Sato, T.; et al. Immobilization in external rotation after shoulder dislocation reduces the risk of recurrence: A randomized controlled trial. J Bone Joint Surg [Am] 89:2124–2131, 2007.

63. Itoi, E.; Hatakeyama, Y.; Urayama, M.; et al. Position of immobilization after dislocation of the shoulder. A cadaveric study. J Bone Joint Surg [Am] 81:385–390, 1999.

64. Itoi, E.; Sashi, R.; Minagawa, H.; et al. Position of immobilization after dislocation of the glenohumeral joint. A study with use of magnetic resonance imaging. J Bone Joint Surg [Am] 83:661–667, 2001.

65. Jakobsen, B.W.; Johannsen, H.V.; Suder, P. et al. Primary repair versus conservative treatment of first-time traumatic anterior dislocation of the shoulder: A randomized study with 10 year follow-up. Arthroscopy 23: 118–123, 2007.

66. Janecki, C.J.; Shahcheragh, G.H. The forward elevation maneuver for reduction of anterior dislocations of the shoulder. Clin Orthop Relat Res 164: 177–180, 1982.

67. Jardan, O.M.; Hood, L.T.; Lynch, R.D. Complete avulsion of the axillary artery as a complication of shoulder dislocation. J Bone Joint Surg [Am] 55:189–192, 1973.

68. Johnson, J.R.; Bayley, J.I.L. Early complications of acute anterior dislocation of the shoulder in the middle-aged and elderly patient. Injury 13:431–434, 1982.

69. Kay, S.P.; Yaszemski, M.J.; Rockwood, C.A., Jr. Acute tear of the rotator cuff masked by simultaneous palsy of the brachial plexus. J Bone Joint Surg [Am] 70:611–612, 1988.

70. Keppler, P.; Holz, U.; Thielemann, F.W.; et al. Locked posterior dislocation of the shoulder: Treatment using rotational osteotomy of the humerus. J Orthop Trauma 8:286–292, 1994.

71. Kiviluoto, O.; Pasila, M.; Jaroma, H.; et al. Immobilization after primary dislocation of the shoulder. Acta Orthop Scand 51:915–919, 1980.

72. Kocher, T. Eine neue reductions Methode für Schulterverrenkung. Berlin Klin 7:101, 1870.

73. Kothari, R.U.; Dronen, S.C. Prospective evaluation of the scapular manipulation technique in reducing

74. Lacey, T. II; Crawford, H.B. Reduction of anterior dislocation of the shoulder by means of the Milch abduction technique. J Bone Joint Surg [Am] 34:108–109, 1952.

75. Landsiedl, F. Arthroscopic therapy for recurrent anterior luxation of the shoulder by capsular repair. Arthroscopy 8:296–304, 1992.

76. Larrain, M.V.; Botto, G.J.; Montenegro, H.J.; et al. Arthroscopic repair of acute traumatic anterior shoulder dislocation in young athletes. Arthroscopy 17:373–377, 2001.

77. Leffert, R.D.; Seddon, H. Infraclavicular brachial plexus injuries. J Bone Joint Surg [Br] 47:9–22, 1965.

78. Lippit, S.B.; Kennedy, J.P.; Thompson, T.R. Intraarticular lidocaine versus intravenous analgesia in the reduction of dislocated shoulders. Orthop Trans 15:804, 1991.

79. Liveson, J.A. Nerve lesions associated with shoulder dislocation: An electrodiagnostic study in 11 cases. J Neurol Neurosurg Psychiatry 47:742–744, 1984.

80. Majeed, L. Pulsatile haemarthrosis of the shoulder joint associated with false aneursym of the axillary artery as a late complication of anterior dislocation of the shoulder. Injury 16:566–567, 1984.

81. Manes, H.R. A new method of shoulder reduction in the elderly. Clin Orthop Relat Res 147:200–202, 1980.

82. Marans, H.J.; Angel, K.R.; Schemitsch, E.H.; Wedge, J.H. The fate of traumatic anterior dislocation of the shoulder in children. J Bone Joint Surg [Am] 74:1242–1244, 1992.

83. Martin-Herrero, T.; Rodriguez-Merchan, C.; Munuera-Martinez, L. Fractures of the coracoid process: Presentation of seven cases and review of literature. J Trauma 30:1597–1599, 1990.

84. Matthews, D.E.; Roberts, T. Intraarticular lidocaine versus intravenous analgesic for reduction of acute anterior shoulder dislocations: A prospective randomized study. Am J Sports Med 23:54–58, 1995.

85. McLaughlin, H.L. Dislocation of the shoulder with tuberosity fracture. Surg Clin North Am 43:1615–1620, 1963.

86. McLaughlin, H.L. Locked posterior subluxation of the shoulder. Surg Clin North Am 43:1621–1622, 1963.

87. McNair, T.J. A clinical trial of the "hanging arm" reduction of dislocation of the shoulder. J R Coll Edinb 3:47–53, 1957.

88. Miller, B.S.; Sonnabend, D.H.; Hatrick, C.; et al. Should acute anterior dislocations of the shoulder be immobilized in external rotation? A cadaveric study. J Shoulder Elbow Surg 13:589–592, 2004.

89. Milton, G.W. The circumflex nerve and dislocation of the shoulder. Br J Phys Med 17:136–138, 1954.

90. Neer, C.S., II. Shoulder Reconstruction. Philadel-

phia, W.B. Saunders, 1990.

91. Neviaser, R.J.; Neviaser, T.J. Recurrent instability of the shoulder after age 40. J Shoulder Elbow Surg 4:416–418, 1995.

92. Neviaser, R.J.; Neviaser, T.J.; Neviaser, J.S. Concurrent rupture of the rotator cuff and anterior dislocation of the shoulder in the older patient. J Bone Joint Surg [Am] 70:1308–1311, 1988.

93. Nicola, F.G.; Ellman, H.; Eckardt, D.; et al. Bilateral posterior fracture-dislocation of the shoulder treated with a modification of the McLaughlin procedure. J Bone Joint Surg [Am] 63:1175–1177, 1981.

94. Pagnani, M.J.; Warren, R.F. The history of anterior shoulder instability: Evolution of principles and treatment: I and II. Contemp Orthop 27:347–354, 465–471, 1993.

95. Pasila, M.; Jaroma, H.; Kiviluoto, O.; et al. Early complications of primary shoulder dislocations. Acta Orthop Scand 49:260–263, 1978.

96. Pasila, M.; Kiviluoto, O.; Jaroma, H.; et al. Recovery from primary shoulder dislocations and its complications. Acta Orthop Scand 51:257–262, 1980.

97. Perthes, G. Ueber Operationen bei der habituellen Schulterluxation. Deutsch Z Chir 85:199–227, 1906.

98. Pollock, R.G.; Bigliani, L.U. Recurrent posterior shoulder instability: Diagnosis and treatment. Clin Orthop Relat Res 291:85–96, 1993.

99. Pouliart, N.; Marmor, S.; Gagey, O. Simulated capsulolabral lesion in cadavers: Dislocation does not result from a Bankart lesion only. Arthroscopy 22:748–754, 2006.

100. Poulsen, S.R. Reduction of acute shoulder dislocations using the Eskimo technique: A study of 23 consecutive cases. J Trauma 28:1382–1383, 1988.

101. Pritchett, J.W.; Clark, J.M. Prosthetic replacement for chronic unreduced dislocations of the shoulder. Clin Orthop Relat Res 216:89–93, 1987.

102. Rang, M. Anthology of Orthopaedics. Edinburgh, E. & S. Livingstone, 1966, p. 225.

103. Ribbans, W.J.; Mitchell, R.; Taylor, G.J. Computerized arthrotomography of primary anterior dislocation of the shoulder. J Bone Joint Surg [Br] 72:181–185, 1990.

104. Rockwood, C.A. Fractures and dislocations about the shoulder: II. Subluxations and dislocations about the shoulder. In: Rockwood, C.A.; Green, D.P., eds. Fractures in Adults, Vol. 1. Philadelphia, J.B. Lippincott, 1984.

105. Rowe, C.R. Anterior dislocations of the shoulder: Prognosis and treatment. Surg Clin North Am 43:1609–1614, 1963.

106. Rowe, C.R. Prognosis in dislocations of the shoulder. J Bone Joint Surg [Am] 38:957–977, 1956.

107. Rowe, C.R.; Sakellarides, H.T. Factors related to recurrences of anterior dislocation of the shoulder. Clin Orthop Relat Res 20:40–48, 1961.

108. Rowe, C.R.; Zarins, B. Chronic unreduced dislocations of the shoulder. J Bone Joint Surg [Am] 64:494–505, 1982.

109. Russell, J.A.; Holmes, E.M.; Keller, D.J.; et al. Reduction of acute anterior shoulder dislocations using the Milch technique: A study of ski injuries. J Trauma 21:802–805, 1981.

110. Schulz, T.J.; Jacobs, B.; Patterson, R.L., Jr. Unrecognized dislocations of the shoulder. J Trauma 9:1009–1023, 1969.

111. Seradge, H. Dislocations of the shoulder with tuberosity fracture. Surg Clin North Am 43:1615–1620, 1963.

112. Simonet, W.T.; Cofield, R.H. Prognosis in anterior shoulder dislocation. Am J Sports Med 12:19–24, 1984.

113. Speer, K.P.; Deng, X.; Borrero, S.; et al. Biomechanical evaluation of a simulated Bankart lesion. J Bone Joint Surg [Am] 76:1819–1826, 1994.

114. Stimson, L.A. An easy method of reduction of dislocation of the shoulder and hip. Med Record 57:356, 1900.

115. Suder, P.A.; Mikkelsen, J.B.; Hougaard, K.; et al. Reduction of traumatic primary anterior shoulder dislocations with local anesthesia. J Shoulder Elbow Surg 3:288–294, 1994.

116. Thomas, H.O. Fractures, Dislocations, Disease, and Deformities of the Bones of the Trunk and Upper Extremities. London, H.K. Lewis, 1887.

117. Toolanen, G.; Hildingsson, C.; Hedlund, T.; et al. Early complications after anterior dislocation of the shoulder in patients over 40 years: An ultrasonographic and electromyographic study. Acta Orthop Scand 64:549–552, 1993.

118. Wagner, K.T.; Lyne, E.D. Adolescent traumatic dislocations of the shoulder with open epiphyses. J Pediatr Orthop 3:61–62, 1983.

119. Weile, F.; Fjeldborg, O. Lesions of the axillary artery associated with dislocation of the shoulder. Acta Chir Scand 137:279–281, 1971.

120. Wilson, J.C.; McKeever, F.M. Traumatic posterior (retroglenoid) dislocation of the humerus. J Bone Joint Surg [Am] 31:160–172, 1949.

121. Yoneda, J.B.; Welsh, R.P.; MacIntosh, D.L. Conservative treatment of shoulder dislocation in young males. In: Proceedings and Reports of Universities, Colleges, Councils, Associations and Societies. J Bone Joint Surg [Br] 64:254–255, 1982.

第四部分
肱骨近端骨折和骨折脱位的创伤后重建

Andrew Green, M.D.
Tom R. Norris, M.D.

多数肱骨近端骨折的预后是满意的,但有少数患者会有持续的问题,可能需要进一步手术治疗。很多情况下,并存的多个问题导致疗效很差,并给后续治疗增加了难度。这些问题包括神经损伤、瘢痕形成致肩关节僵硬、肩袖均能受限、三角肌损伤、骨折畸形愈合或骨不连、缺血性坏死以及创伤性关节炎。即便如此,多数患者经过后续的重建手术仍可以取得满意的疗效,但与肱骨近端骨折后初次治疗即成功相比,其疗效常常是有限的。本章的重点是综述肱骨近端骨折后期手术重建的特征、技术考量和疗效。

第一节　评估

肱骨近端骨折患者初次治疗的失败可能与多种因素有关。确定这些因素需要进行详细、易懂的评价。必须阐明其原发损伤、最初的神经功能状态、初次治疗和康复情况、现存的问题,并回顾以往的医疗记录,因为这些记录常常会为决策提供有用的信息。这些信息可能包括神经状态、术中所见及康复训练的细节。一个详尽的体格检查应包括肩关节主、被动活动的评价,肌肉状况和肌力,神经血管状况。X线片评估应该包括5张平片:后前正位、内旋位、外旋位、Y位和腋窝侧位,并进行CT扫描来评估畸形愈合的解剖关系。另外,CT和磁共振成像(MRI)可提供肩袖损伤的情况。由于神经损伤的高发生率,电生理检查应作为常规检查。完全了解病理解剖可以帮助制定进一步治疗方案,并可推断预后。

第二节　关节成形修复术

在肩关节置换术的多种适应证中,肱骨近端骨折的延迟重建相对于原发盂肱关节炎和急性骨折来说较少见。肩关节疼痛和功能受限,伴有盂肱关节创伤性关节炎是关节成形修复术的基本适应证。创伤性关节炎继发于关节面不匹配、肱骨头缺血性坏死和

塌陷、关节内游离体,或长期的关节僵硬,后者可导致关节面的退变。创伤性关节炎是肱骨近端骨折的相对少见的后遗症,因为多数骨折没有累及肱骨近端关节面。

在一些病例中,轻度的肱骨关节面不规则是可以耐受的。通过早期关节活动使一定程度的急性关节面不匹配重新塑形是可能的。另外,关节面不匹配的部位很重要。由于肩关节活动的复杂性,严重的肱骨头实质不匹配很可能会引起问题。而关节周边部位的不匹配,比如一些大结节骨折时,则会影响肩关节活动的最大范围(图44-113)。

一旦发生了实质性的关节损害和严重的症状,肩关节成形术是最佳的治疗方法。历史上的选择包括关节切除成形术和肩关节融合术[6,29]。在损伤的早期阶段,在关节盂关节面受损之前可以进行肱骨头置换术。关节盂置换术适合于那些关节面受损而肩袖完好无损的病例。早期置换肱骨头,比直到塌陷严重、关节盂受累时再行置换有明显的好处。在早期治疗中,需要的仅仅是肱骨头置换。延迟治疗常常需要关节盂置换和更广泛的软组织松解来对抗挛缩。肱骨头置换可避免关节盂部分失败的问题。

创伤后关节炎很少孤立发生,而是常常伴发肱骨结节或外科颈的畸形愈合,这就使问题更加复杂化[2,3]。一些畸形愈合虽然复杂,但若不伴有盂肱关节炎,最好也以关节成形修复术来治疗。在这些情况下,重建肱骨近端所需的多处截骨会使关节部缺血,或者内固定可能需要做出妥协从而不可能实现稳定的固定。

重建修复术的基本目标是重建肱骨近端的解剖结构。尸体标本研究已经明确了肱骨近端的解剖参数[13](图44-114和表44-7)。其弯曲部分的平均半径大约是24mm(18~28mm),平均关节厚度在15~19mm之间。此直径和厚度与患者身高、肱骨干长度成比例。平均肱骨偏距是56mm(43~68mm)。大结节高度在关节面以上6~8mm。

平均肱骨头后倾角测量结果是20°,但变异很大,大约在10°~50°之间[23]。与针对盂肱关节炎的关节成形修复术不同,常常很难确定一个肱骨近端畸形愈合的正常倾斜角度。努力重建20°的后倾角是最好的解决办法,除非盂肱关节功能受限的具体情况需要正常变异。这些情况包括加大前屈功能障碍者的后倾,或增大后伸功能障碍者的前倾。

恢复肱骨长度是一个不常见但很重要的考量。如果肱骨太短,三角肌筋膜袖缺乏正常功能所需的充分

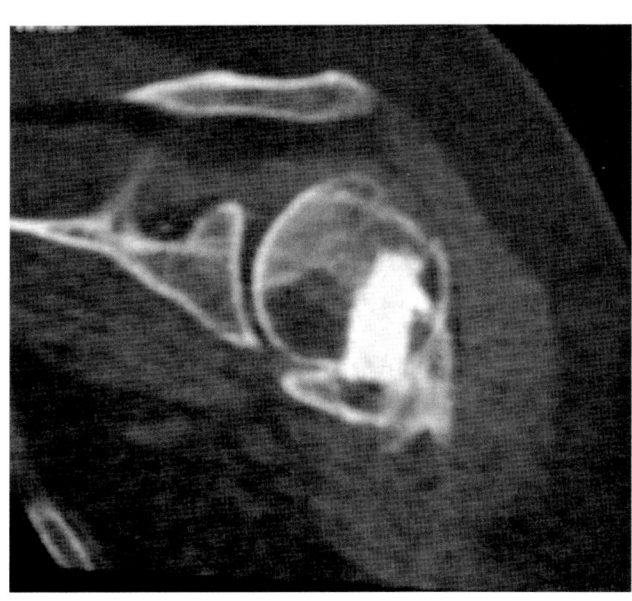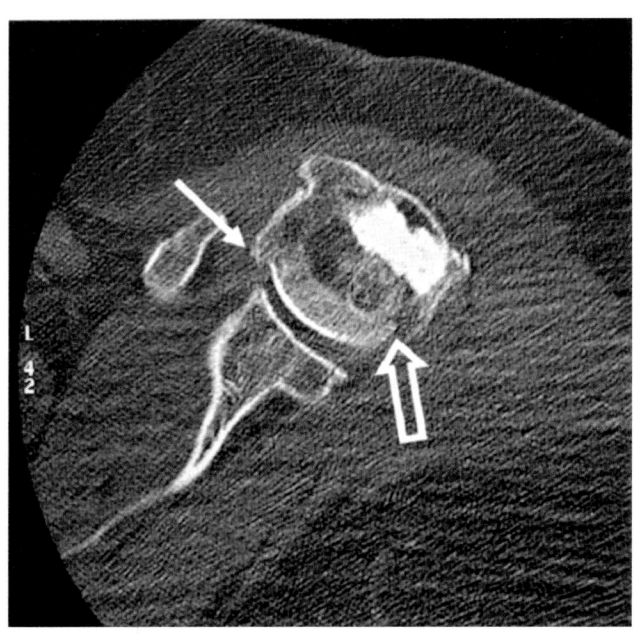

图 44-113　CT 扫描显示四部分肱骨近端骨折切开复位内固定后,术中粗线缝合固定并植骨。大、小结节突出到肱骨头关节面的边缘以外(Diane Fertira)。

的张力,肱骨头将会倾向于固定的向下半脱位。术前比较研究影像学资料,比如断层扫描,可以协助制定重建计划[20]。

未能重建肱骨近端的正常解剖参数可能对关节成形重建术的疗效有显著的影响。肱骨头关节面位置异常影响活动范围和肩峰下接触。肱骨头的大小和体积影响盂肱关节的活动和移动。

创伤后晚期重建需特别注意肩袖功能。如果由于慢性撕裂、软组织瘢痕、结节畸形愈合或肌肉萎缩造

成肩袖无力,则晚期假体置换后的功能会明显受限。肩袖功能障碍可能是影响最终治疗结果的主要因素。Boileau 等人提出了创伤后肱骨近端解剖的分类方法。它们分为关节囊内和关节囊外损伤,前者不需要大结节截骨,后者需要大结节的截骨和复位[4](图 44-115)。前者进行假体置换不复杂,结果容易预见。

最近,开始提倡反式全肩关节置换,用其解决复杂的重建问题。反式全肩关节置换可用于肩袖撕裂无功能者(图 44-116)。由于反式肩关节设计的轴比较稳

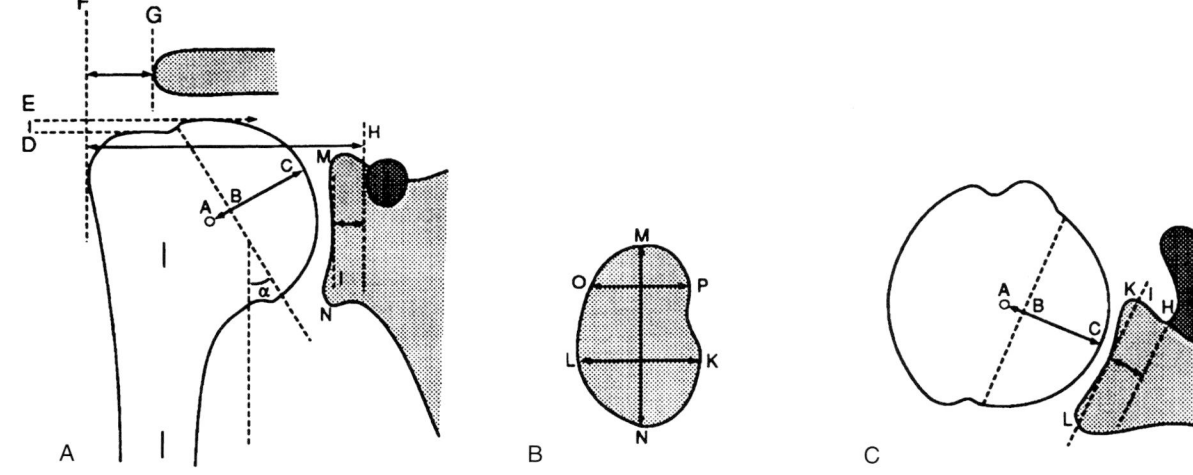

图 44-114　盂肱关节的解剖标志和测量,以及与肩峰和关节盂的关系。

指标	距离	图 44-114 中的位置
表 44-7　盂肱关节的大小和关系		
肱骨头的曲率半径	A-C	A
冠状面	A-C	C
横断面		
肱骨头的厚度	B-C	A
冠状面	B-C	C
横断面		
肩胛盂的尺度	M-N	A 和 B
上下	O-P	B(仅尸体)
前后(顶)	L-K	B 和 C
前后(底)	—	A
颈干角	H-I	A 和 C
肩胛盂的关节线	F-H	A
肱骨外偏	F-G	A
从大结节到肩峰外侧的距离	D-E	A
从肱骨头到大结节的距离		

定,三角肌可带动肩关节活动。反式全肩关节假体置换的出现,使治疗肱骨近端骨折后的功能得到了改善。对骨折后肱骨头置换术失败的翻修是应用反式全肩关节假体的最常见的指征[16]。对一些传统认为治疗效果差的疾病,如骨折不愈合、畸形愈合和创伤性关节炎,都是应用反式全肩关节假体的适应证。这些病例通常是慢性病例,肩袖功能不好。

肱骨近端骨折后,软组织瘢痕形成及畸形愈合使应用反式全肩关节置换比单纯肩袖损伤关节病或假性麻痹(由于肩袖撕裂不能修复,而不能主动抬上臂)要困难一些。通过翻修进行比较,发现关节成形后及骨折后遗症进行反式全肩关节置换,其结果不如肩袖损伤关节病变进行置换。Wall 等报道了最大宗反式全肩关节置换病例,根据术前诊断对结果进行了分析。他们发现关节翻修者及创伤后关节炎进行反式全肩关节置换者,其 Constant 评分最低[31]。但不管怎么说,患者疼痛及功能都得到了改善。反式全肩关节假体的寿命是一个重要考虑因素。由于担心假体的寿命,一般推荐用于老年人及活动少的患者。尽管有这种限制,在一些情况下年轻患者如果有不能忍受的疼痛及功能障碍,则必须在传统的全肩关节置换、盂肱关节融合及反式全肩关节假体间做出选择。

(一)标准肩关节置换技术

标准的前方三角肌胸大肌入路用于肩关节成形术。先前的外伤或手术所致的软组织瘢痕常常导致深

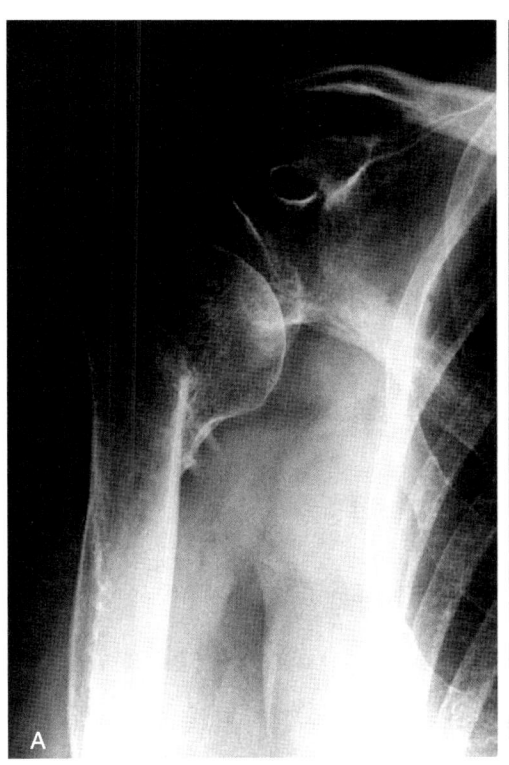
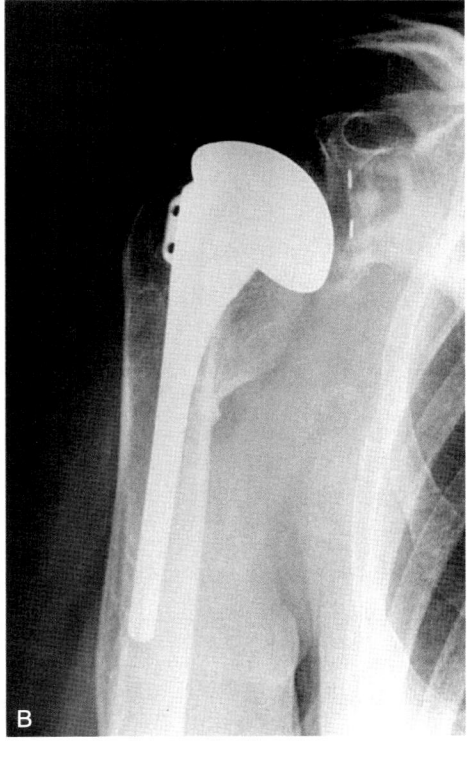

图 44-115　(A)一位 62 岁女性的右肩正位片,其肱骨近端爆裂骨折后接受保守治疗,可见其关节盂不匹配。(B)全肩置换重建肩关节。肱骨头骨折向下移位的部分维持原位,人工肱骨头位于解剖位置。大结节不需要截骨。

部解剖很困难。特别是先前接受过手术的肩关节瘢痕更重。必须特别小心地辨认正常的组织结构,比如联合腱、腋神经、臂丛神经和二头肌肌腱。在接受过手术的肩关节,联合腱常会粘连到肱骨近端上。

联合腱在喙突尖近端比较容易和安全地辨认。一旦肌腱外侧明确,则联合腱及相关肌肉可以从肱骨上分离,随后将肩胛下肌腱、肌肉从外向内方向分离。

另外,应该松解包括肩峰下、三角肌下和喙突下的所有的瘢痕所致的软组织粘连,以增加肩关节的活动度。分离三角肌下粘连很容易损伤到腋神经。保护腋神经的办法是:从近端和远端开始分离,避免从肩峰远端4~5cm区域开始。

一旦解剖结构辨认清楚以后,暴露盂肱关节的手术切口就决定于肩胛下的和前方的关节囊挛缩的范围,以及是否存在肱骨结节的畸形愈合或骨不连。可以切除小结节,或者松解或延长肩胛下肌腱。为了恢复关节活动,关节囊松解是必需的。松解下方关节囊时,必须注意辨认并保护腋神经。如果发现腋神经区域形成了广泛的致密瘢痕,相对安全的办法是避开神经,而不进行令人厌烦的暴露神经所需的瘢痕分离。

大结节畸形愈合常需进行截骨术。在切除关节骨块前就可以进行大结节截骨,将大结节及肩袖作为一个活动整体。在某些情况下,肱骨近端骨折的畸形愈合会被转变成一个四部分骨折,然后按急性骨折进行标准的肱骨头置换术(图44-117)。针对四部分骨折进行肱骨头置换术的技术在本章的第Ⅱ部分已进行了详细介绍。

肩胛下肌腱和前关节囊可以通过冠状面Z字成形术进行延长(见图44-112),或者直接将肱骨结节切下向近端移位后固定。要求行肩胛下肌周围松解,以获得最大肩关节活动。将其从前关节囊颈部切下,再加上从喙突基底部进一步松解就可以使肩胛下肌腱和肌肉松动。

小结节也可截骨,将其与肩胛下肌作为一个整体。小结节截骨的优点是依赖于骨愈合而不是肌腱软组织愈合。手术最后将小结节固定于肱骨近端,采用粗不可吸收缝线、捆绑带或钢丝。理想情况下,应该选择一个与原肱骨头解剖尺寸相同的假体,并且努力获得充分的软组织松解,避免尺寸过小或过大。但在有些情况下,由于肱骨结节或关节囊缺乏足够的活动

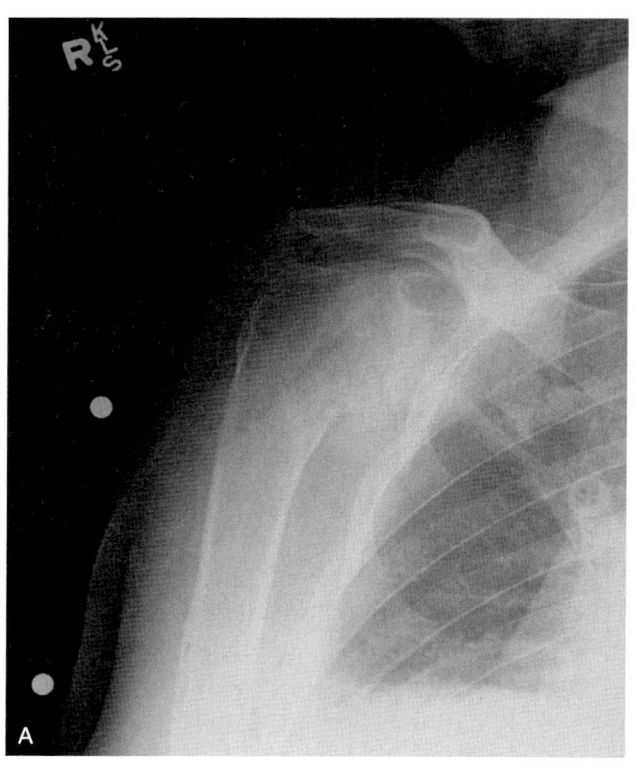
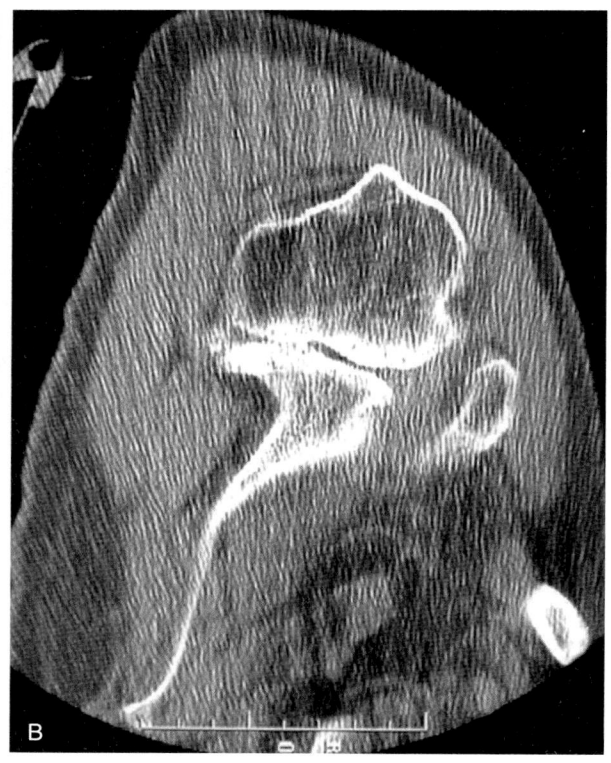

图 44-116 (A)一名66岁患者,30年前肱骨近端骨折的前后位X线平片。(B)轴位CT显示盂肱关节炎,肱骨头和关节盂变平。(待续)

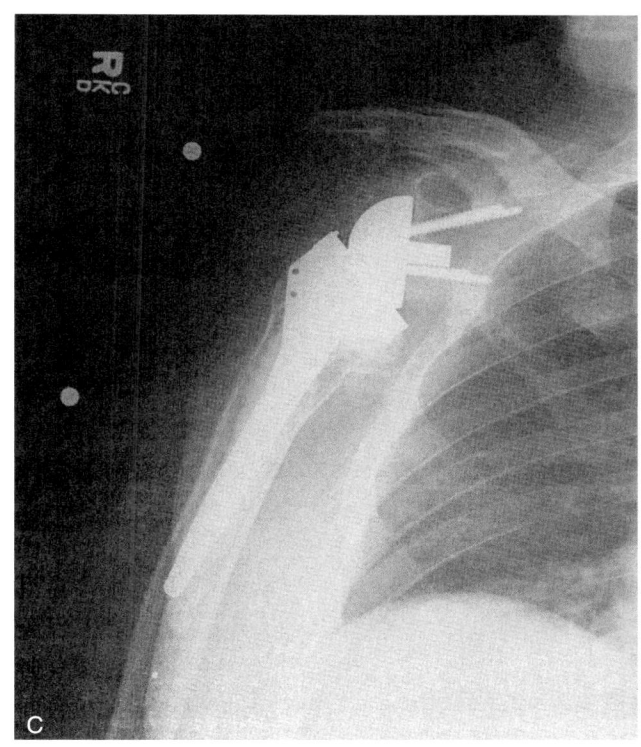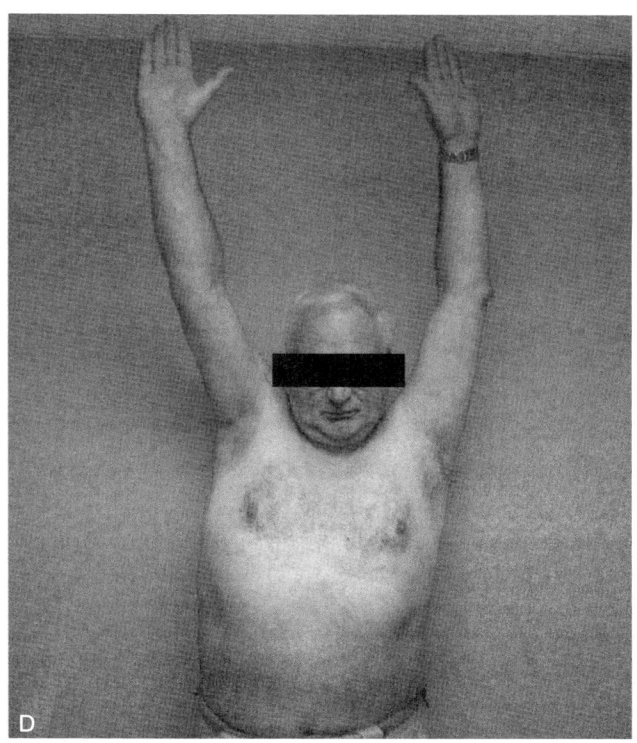

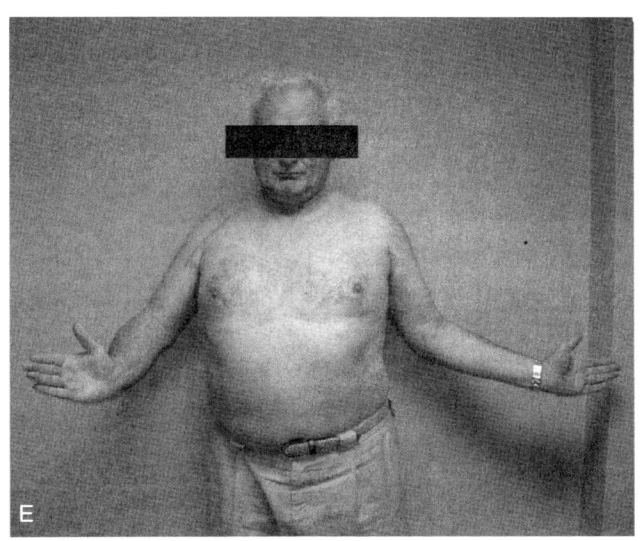

图 44-116(续)　(C)显示反式全肩关节置换的术后其前后位平片。(D,E)术后照片显示右肩关节功能恢复。(D)主动前举。(E)术后主动外旋。

度,有必要选择较小的肱骨头假体(见图 44-50)。

如果进行了肱骨结节截骨术,肱骨头假体要以骨水泥粘牢。而如果重建只需关节部分截骨,肱骨头假体可以通过压配或水泥来安装。

(二)反式全肩关节置换技术

反式全肩关节可采用两种入路。早期提倡采用上部三角肌劈开入路, 主要是因为可直接显露关节盂。如果进行翻修,则上方入路不能充分显露瘢痕组织结构。三角肌胸肌入路是另一种选择,此入路可更广泛显露,进行软组织松解,以充分显露关节盂,特别适用于翻修病例。最近调查发现,75%肩外科专家愿意采用胸大肌三角肌间入路来进行反式全肩关节置换(Andrew Green,未出版数据)。

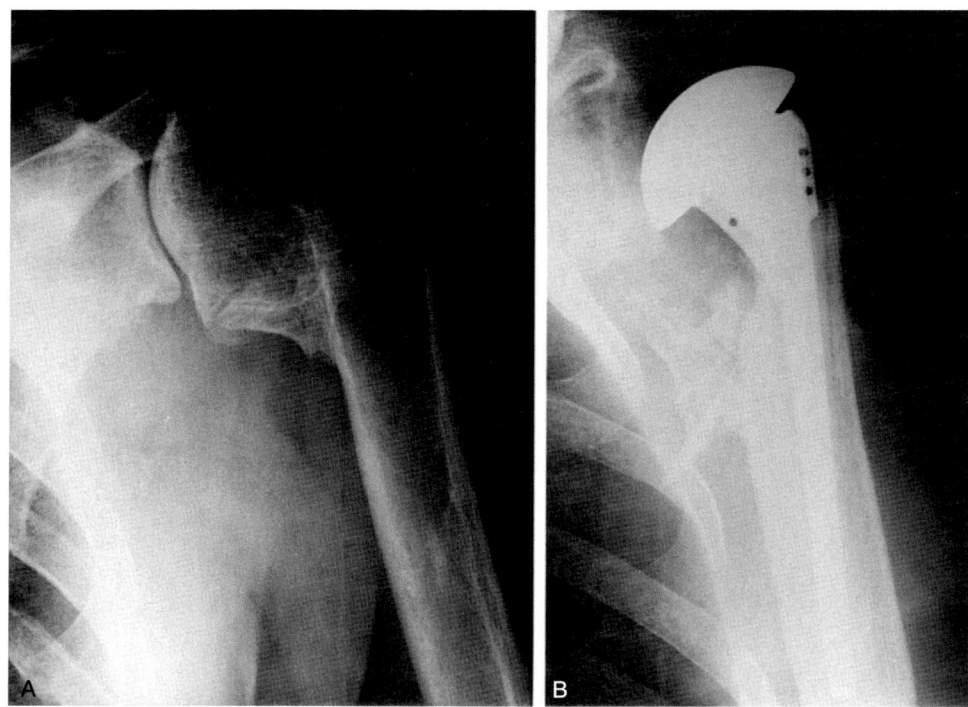

图 44-117　(A)一位 64 岁男性患者,肱骨近端骨折 20 年的肩关节正位片。他因逐渐加重的疼痛和活动受限而就诊。(B)通过肱骨头置换和结节截骨术进行了肩关节重建。

手术开始步骤与早先描述的标准肩关节置换一样。如果有可能,需保护肩胛下肌。如果上部及后部存在肩袖组织,则需进行切除。要广泛松解关节囊,以显露关节且便于安装反式全肩关节假体的关节盂部分。畸形愈合的大结节需行截骨术。关节囊需松解以平衡盂肱关节前后力量并保持稳定性。

术后处理依赖于术中软组织平衡及进行的任何软组织修复。将肱骨头制动于轻度外展位。术后 2~4 周开始钟摆样活动。术后 6 周停止制动,开始轻度主动力量练习。12 周后,在一些病例开始鼓励进行三角肌及内外旋肌肉力量的练习。在老年患者及活动少的患者不强调力量练习。术前告知患者可获得的期望值,包括肩关节主动上举及内外旋转的限制。多数患者不能触到骶骨及下腰部以上的水平。

第三节　关节成形术的结果

急性骨折后进行肱骨头置换的文章较多,而与之相比,肱骨近端骨折后晚期重建的研究不多。有几篇文章报道了肱骨近端骨折（包括几例延迟治疗的病例）进行肱骨头置换的结果。Bosch 等[5]回顾了 25 例患有三部分或四部分肱骨近端骨折并进行关节置换的

患者。他们发现,损伤到手术的等待时间与结果具有有限的相关性。Movin 等[18]报道 29 例肱骨近端骨折进行了肱骨头置换的结果,18 例急性和 11 例晚期。研究结果不如其他报道,但结果与手术时间无关。Frich 等[10]报道了四部分骨折的早期关节成形术,疼痛缓解优于延期(长于 4 月)置换者。他们还报道了晚期置换者出现不稳定的问题。

仅有几篇文章报道了肱骨近端骨折后晚期进行假体置换。Norris 等[21]对肱骨近端骨折后,晚期行肩关节置换的 23 名患者进行了回顾。尽管患者的满意度及疼痛缓解达到预期的标准, 功能恢复不尽相同,但据作者经验, 结果不如急性期进行关节置换者。Beredjiklian 等[3]报道了对肱骨近端骨折畸形愈合者采取手术治疗的结果。在 39 名患者中,开始的损伤不尽相同。32 例患者最初采取闭合复位而没有行内固定。手术重建时, 有 33 名患者年龄小于 65 岁。79%伴有骨和软组织损伤。结果评定根据以下标准:疼痛轻或无,主动提举可以超过 90°,至少 50%功能正常,69%获得满意结果。他们发现手术校正了所有骨和软组织异常与满意的效果有关。Sperling 等[27]报道了对年龄小于 50 岁,进行肩关节成形术的 108 名患者长期随访的结果,35 例出现创伤性关节炎。28 例进行了肱骨头置

换,7 例进行了全肩关节成形术。结果显示:6 例(17%)优,10 例(29%)良,18 例(51%)差。对于创伤后关节炎进行半肩关节成形术者,其翻修率要高于类风湿及其他疾病。

　　Boilean 等[4]报道了大宗肱骨近端骨折后晚期假体置换的病例,回顾了 71 例的结果。他们采用 Constant 评分,功能结果优的有 11 例(16%),良 19 例(26%),可 18 例(25%),差 23 例(33%)。外科颈不愈合或结节严重畸形愈合者,其结果明显差。Dines[7]也发现不需行大结节截骨者的结果较好。

　　Gerber 等[11]对创伤后缺血性坏死的临床相关性进行了评估,认为临床结果与精确解剖复位有关。解剖复位者结果更好些。

　　创伤后反式全肩关节置换及翻修手术结果不如肩袖撕裂关节炎行关节置换者。除了相关功能限制外,术后并发症包括感染及不稳定的发生率也比较高[31]。

第四节　骨不连

　　肱骨近端骨折骨不连相对少见,常见于大结节骨折和外科颈骨折。作用于肱骨近端各个部位的肌肉力量可导致骨折骨不连。另外,骨折处的牵引、固定不牢、内固定失败、软组织嵌入以及骨折牢固愈合之前过早活动,都可能导致骨折骨不连[22](见图 44-41 和图 44-63)。骨折骨不连的治疗方案取决于受累部位以及是否合并创伤性关节炎。

一、大结节骨不连

　　大结节骨不连相对少见,多数发生于大结节后移位时。因为肩袖和关节囊的挛缩使其治疗很困难。腋部侧位片可能无法提供发现骨不连原因的足够细节,但 CT 扫描可以提供更多信息。为了使结节碎片复位

并避免张力过高,需要最高强度的固定,并同时进行粘连松解和关节囊松解(图 44-118)。术后应以外展架保护,避免内旋和内收。另外,内旋和内收活动锻炼应该延迟 6 周,直至已经发生早期骨愈合。在缺乏足够重视而致治疗延误很长时间的病例,可能无法将大结节复位到正常的位置。

二、外科颈骨不连

　　外科颈的骨不连最常发生于骨折闭合治疗之后,可以通过切开复位内固定术或者假体置换术来治疗。通常来讲,这些骨折骨不连伴有骨萎缩,在有些病例中已经形成含有滑液的假关节, 并且与盂肱关节相通。外科颈骨折后固定时间不足 6~8 周的,很易于导致骨不连。Scheck 认为,如果骨折碎片在至少 8 周之内没有作为一个整体活动,就会导致外科颈骨折骨不连[24]。

　　术前的评估应该包括标准的 X 线平片,肱骨长度的评估可以通过与健侧进行对比来进行。应该尽量避免术后肱骨缩短,因为那样可导致固定的肱骨头向下半脱位。

　　切开复位内固定术可以使用髓内钉, 如 Ender 钉或者固定角钢板加上自体骨移植[8,15](图 44-119)。在老年病例中,因为骨质太差切开复位内固定常常是不可能的。有些病例由于外科颈骨折的长期存在,在肱骨干的作用下使肱骨头塌陷。随后,在尚存的很小的骨质疏松的肱骨近端就缺乏固定的支点了。Walch 等人报道了以自体皮质髓质骨栓进行髓内骨移植[30](图 44-120)。这项技术增加了骨表面的接触面积,并且增强了植入肱骨头的螺钉的固定强度。

　　另外,肱骨外科颈骨折骨不连的重建可以通过假体置换术来完成(图 44-121)。在这些病例中,最好是用骨水泥粘牢肱骨头,切除尚存的关节部分,同时保

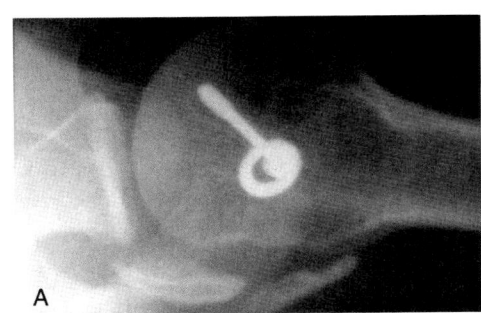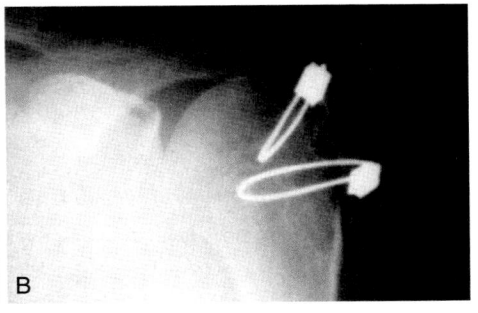

图 44-118　(A)大结节骨不连,继发于切开复位、螺钉加垫圈内固定术后。(B)通过切开复位,钢缆强力缝合内固定治疗。

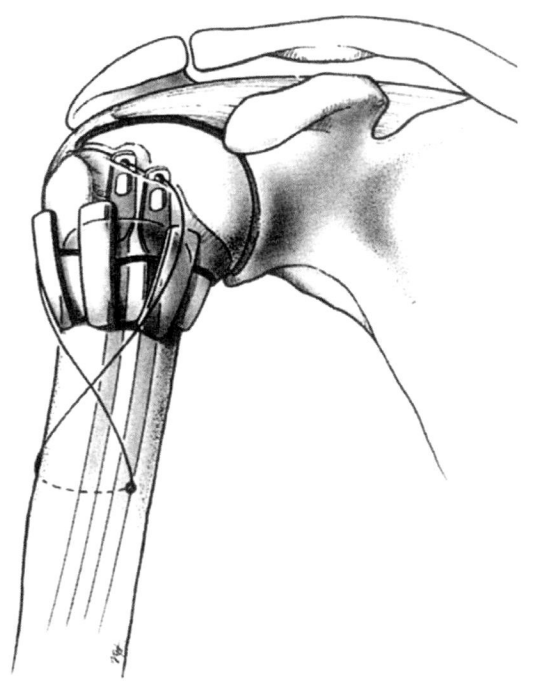

图 44-119 （From Duralde，X. A.，Flatow，E.L.；Pollock，R.G.；
et al. Operative treatment of nonunions of the surgical neck of the
humerus. J Shoulder Elbow Surg 5：169-180，1996.）

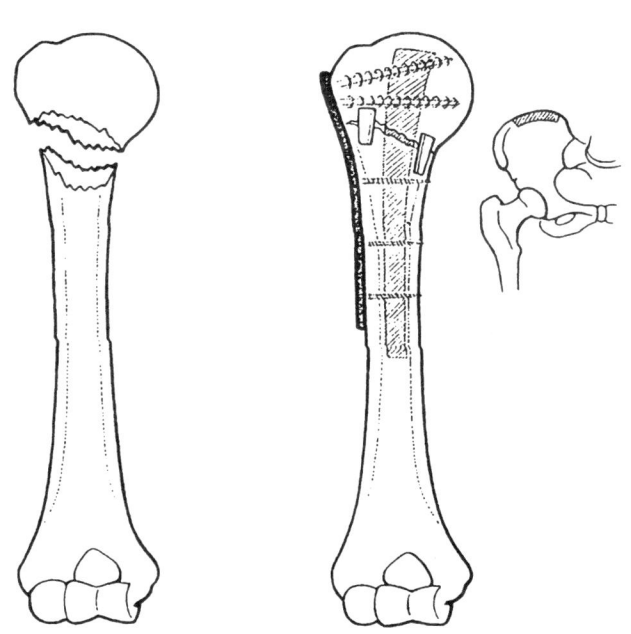

图 44-120 （From Walch，G.，Badet，R,；Noré-Josserand，L.；et
al. Nonunions of the surgical neck of the humerus：Surgical
treatment with an intramedullary bone peg, internal fixation, and
cancellous bone grafting. J Shoulder Elbow Surg 5：161 -
168，1996.）

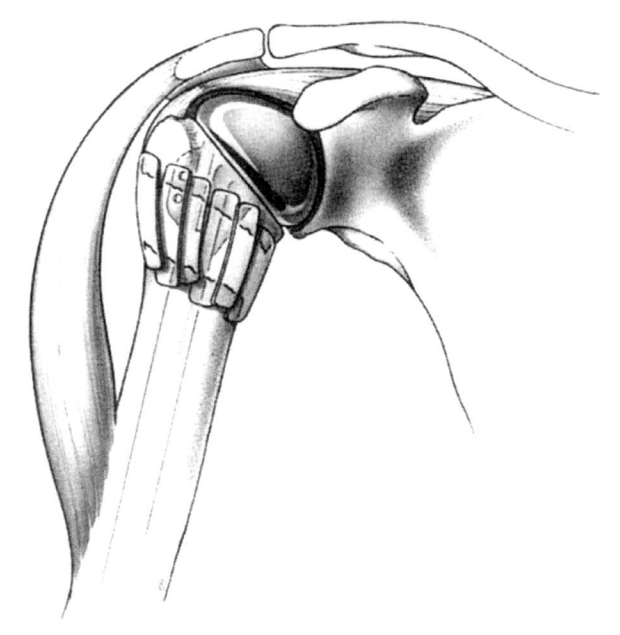

图 44-121（From Duralde，X. A.， Flatow，E. L.；Pollock，R.G.；et
al. Operative treatment of nonunions of the surgical neck of the
humerus. J Shoulder Elbow Surg 5：169-180，1996.）

存肱骨大、小结节。可以应用标准的三角肌胸大肌入路。必须小心进行外科颈周围的分离，以保护位于肩胛下肌腱内下侧和三角肌深面外侧的腋神经。

从本质上看，肱骨近端已被转变成一个四部分骨折。截骨术用于在二头肌间沟分离大、小结节，而关节部分被切除。小心保存足够大的结节部分，使其获得好的骨性愈合。大、小结节被分离后，松解关节囊，这样结节和肩袖就可以移开了。然后就可以进行针对肱骨近端骨折的肱骨头置换的标准手术步骤了。把切下的肱骨头咬碎，用于骨折骨不连处的骨移植[20,21]（图 44-122）。

外科颈骨折骨不连的早期治疗提高了获得满意疗效的可能性。长期存在的骨不连，会使肩袖肌肉萎缩加重，功能受限更显著。长期存在的骨不连还可能伴发关节盂的关节面退变，从而必须进行传统假体或反式假体的全肩关节置换。

第五节 畸形愈合

肱骨近端骨折畸形愈合常发生于大结节和外科颈。关节面平整少见，可发生于闭合整复之后或者继发于不充分的内固定之后的再移位。畸形愈合的临床特征多种多样。一些外科颈骨折的畸形愈合可导致运

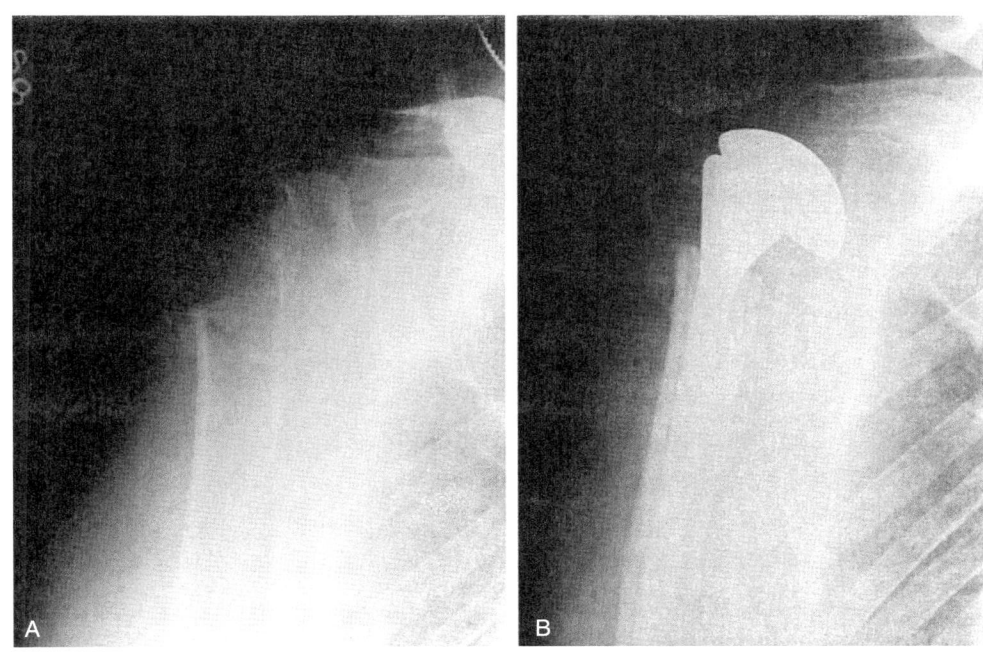

图 44-122　(A)一位老年女性患者的外科颈骨折,箭头勾画出肱骨干骺端的空洞。(B)应用骨水泥人工肱骨头重建肩关节术后随访的 X 线片。

动受限,但是疼痛很轻,所以易于被许多老年患者接受。相比而言,大结节畸形愈合的移位程度即使很轻也会导致明显的症状。关节面不平整可限制盂肱关节活动,导致盂肱关节炎。

　　畸形愈合后的解剖位置改变的细节需要通过影像学检查来搞清楚。五张 X 线平片,包括标准前后位、内旋和外旋前后位、出口位和腋部侧位,通常可以为制定重建手术的方案提供充分的信息。然而,三维重建 CT 可提供最容易理解的解剖信息,在对畸形愈合有任何疑问时应进行 CT 检查。

　　畸形愈合可能导致关节僵硬、活动受限、创伤性关节炎以及肱骨短缩等问题。大结节和小结节的畸形愈合分别导致外旋和内旋受限。大结节可以撞击关节盂后部或肩峰,而小结节可以撞击关节盂前部或者喙突。大结节向上移位的畸形愈合可以导致肱骨外展和上举受限。外科颈畸形愈合常导致上举和旋转的受限。在不合并创伤性关节炎时,肱骨近端骨折畸形愈合的外科治疗常常采用截骨矫形。当大结节和外科颈同时畸形愈合时,可能需要假体置换术(图 44-123)。

一、大结节畸形愈合

　　疼痛是大结节畸形愈合外科治疗的基本适应证。

无痛性关节活动受限的患者常常不就诊。大结节骨折畸形愈合的延迟治疗非常困难,因为肩袖和关节囊常常瘢痕化,使关节僵硬,活动受限。

　　大结节畸形愈合的矫正常常需要截骨,将大结节复位至关节面下方的解剖位置。其手术入路有两个:三角肌胸大肌入路或三角肌上方劈开入路。如果没有并发关节炎或者不需要关节置换,可以使用三角肌上方劈开入路。胸大肌三角肌入路显露比较广泛,利于远端暴露。在浅层,回缩的大结节及其肩袖附着处被从肩峰和三角肌到肩袖游离。在深面,关节囊被从关节盂上松解,不分离盂唇也不涉及二头肌长头区域。打开肩袖间隔,在喙突基底部松解喙肱韧带。如果大结节粘连到关节面上,可能有必要进行肱骨头或全肩置换。术后制动取决于一期不愈合位置及肩袖张力。术后最初 4~6 周内,以夹板固定于约外展 45°位以保护大结节的固定,如果大结节后移位,则术后需制动于外旋位,以保护大结节的固定(见图 44-54 和图 44-56)。

　　虽然缺乏关于单独大结节畸形愈合或骨不连的手术疗效方面的大宗病例报告,但有一些文献谈到手术存在一定难度,疗效很有限[2,17,22]。Tanner 和 Cofield 对一组创伤性关节炎和畸形愈合的病例进行了肱骨头假体置换,发现当进行大结节截骨术时再移位是一个常见的问题[28]。Norris 等人建议,前路肩峰成形术,

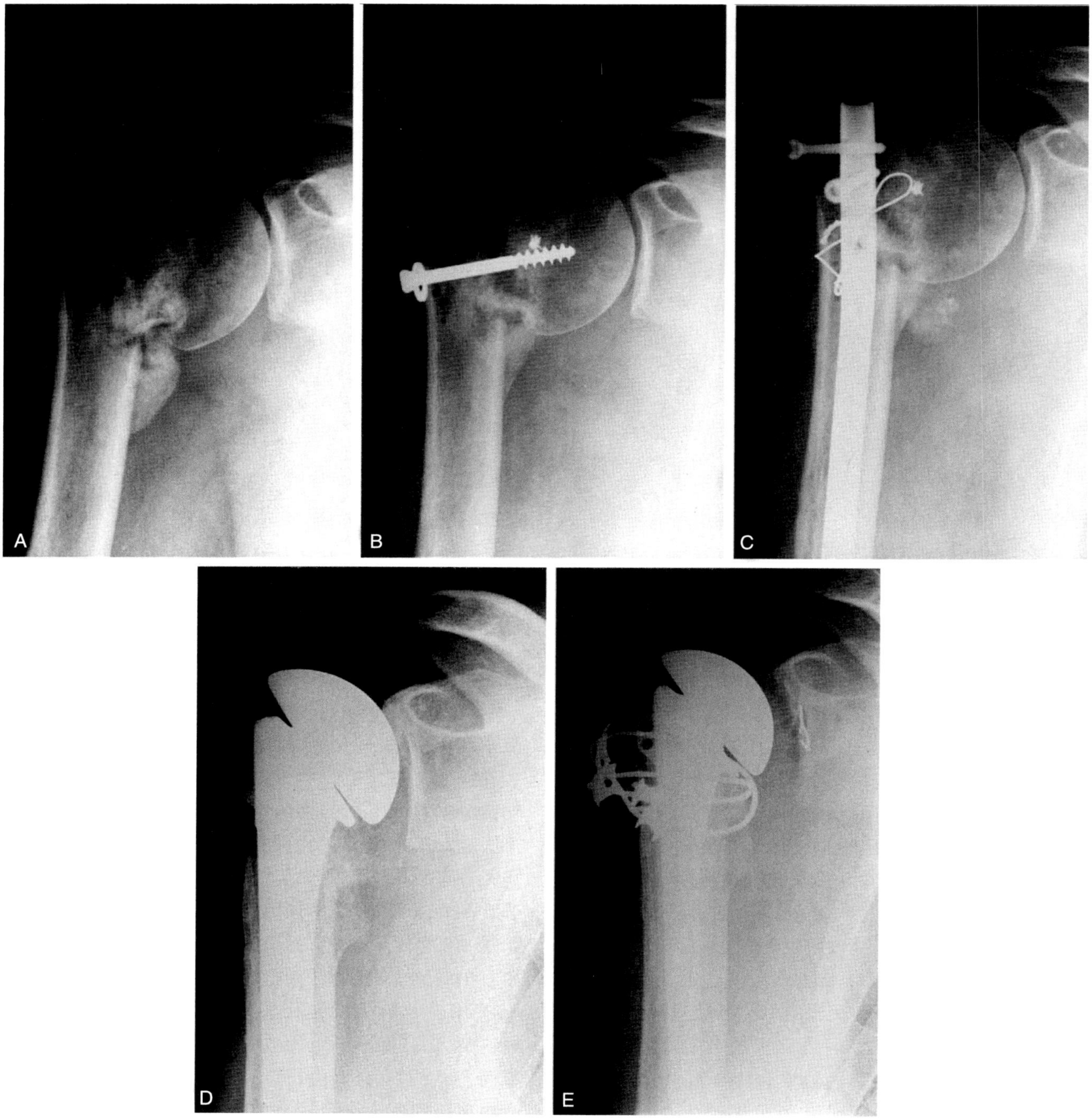

图44-123 (A)一位64岁男性外科颈骨折后保守治疗,造成畸形愈合。(B)初次试行外科颈截骨、螺钉内固定,结果失败。(C)随后又施行髓内钉矫形,再次失败。(D)肱骨头置换术重建肩关节。(E)翻修术中可见大结节和肱骨头后部锁定在盂后。通过肱骨假体翻修、大结节截骨复位和关节盂复位重建肩关节。术后患者疼痛消失,但主动上举受限。通过这一病例可见,满意的疗效需要将所有移位的骨折复位。

大结节骨不连制动,缝合固定于肩袖附着处[22]。Johnson和Bayley对4例大结节移位的患者进行了晚期修复,发现虽然手术疗效很有限,但是可以减轻疼痛并改善功能[14]。

在少数病例中,可以通过切除突出的骨质和修复肩袖来治疗。然而,如果肩袖是完整的,因为存在骨对骨愈合的可能性,可以优先考虑大结节截骨术加上挛缩松解。有时候,当大结节移位并畸形愈合时,可以伴

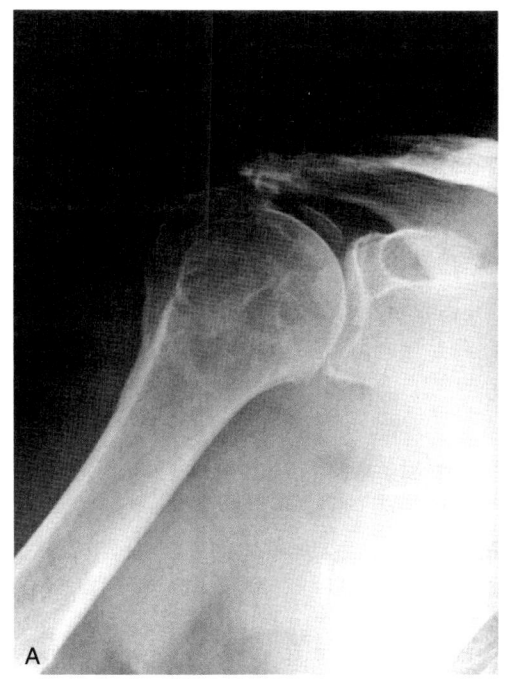 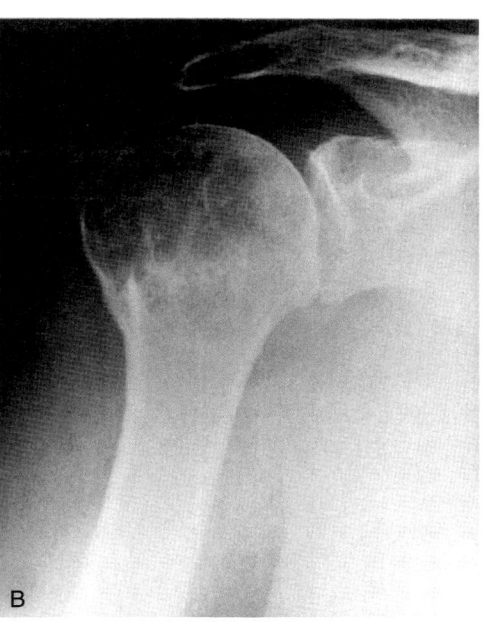

图 44-124　(A)一位老年女性患者的大结节畸形愈合，伴有肩峰大骨刺和累及冈上、冈下肌腱的肩袖撕裂。(B)通过关节镜肩峰成形和大结节成形术获得了满意疗效。

发肩袖撕裂。在这种情况下，可以切除大结节的突出部分并通过标准技术来修复肩袖(图 44-124)。

二、外科颈畸形愈合

外科颈畸形愈合更常见，不过它没有多大的临床意义。它常常包括肱骨近端内翻成角伴有一定程度的向前成角。疼痛通常继发于喙突肩峰弧的不协调，以

及与成角畸形程度相关的活动受限。不幸的是，采用单纯的肩峰成形术治疗这些患者常常是不成功的。对这些病例来说，截骨矫形术是最好的治疗方法。

外科颈畸形愈合的截骨从技术层面讲是有困难的(图 44-125)。必须把腋神经游离出来并加以保护。闭合楔形截骨、冠状面和矢状面的活动、恢复正常长度的固定、足够强度的固定以允许早期活动，都是获

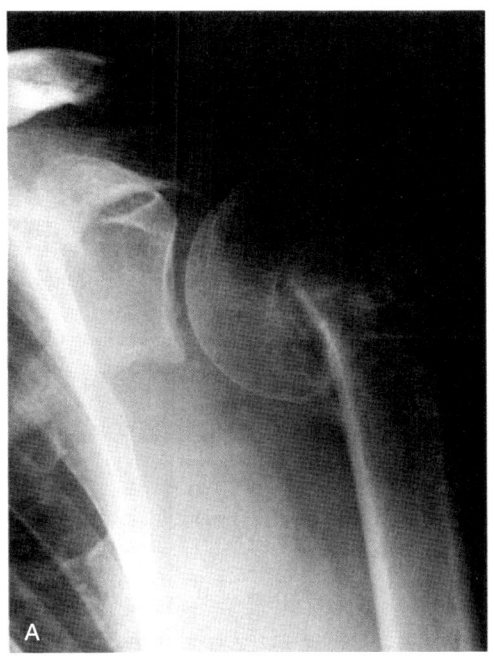 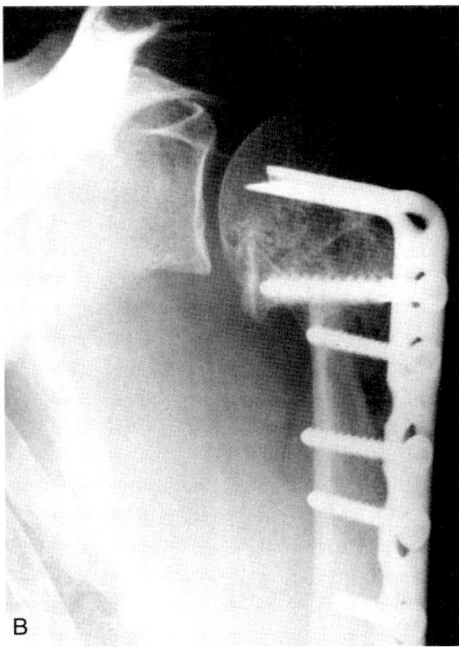

图 44-125　(A)正位片显示外科颈畸形愈合。该患者存在疼痛和活动受限。(B)行闭合楔形截骨、角钢板内固定术重建肩关节。结果疼痛减轻，肩关节上举接近正常。

得一个满意疗效所必需的。使用一个90°的角钢板内固定可以提供安全的固定。如果发生了创伤性关节炎,应该考虑进行假体置换术。

术前用前后平片显示最大畸形角度（图44-126）以估计怎样截骨。术中影像监测为截骨术提供了方便。旋转肱骨直至看见最大外科颈成角。除了观察成角畸形外,还可评估有无旋转畸形。如果后倾角在20°~30°的正常范围内,可在前后位X线片看到肱骨头关节面时,观察前臂的轴线来评估旋转畸形大小。然后进行闭合楔形截骨术来矫正成角。或者,可以进行圆顶状截骨术。在最终的坚强的内固定之前,先以克氏针临时固定。软组织挛缩可以通过关节外松解和切除解决。关节内的关节囊挛缩可以通过从前方肩胛下肌腱处打开盂肱关节松解。

一些合并肱骨干向前成角或大结节突出的外科颈畸形愈合源自大结节受到陷夹。向上移位畸形愈合的大结节可以导致肩袖的损伤。三部分大结节畸形愈合的矫正需要同时矫正外科颈和大结节的畸形。大结节畸形的矫正失败可能影响疗效。如果决定进行完全矫正,应该对关节面进行评估并确认是完好的。如果关节面已经退变了,应该行关节成形术。

第六节　畸形愈合和不愈合的治疗结果

与肱骨近端骨折不愈合和畸形愈合的手术治疗很少相一致,关于其结果的报道也寥寥无几。

Duralde等[9]治疗了31例肱骨近端骨折畸形愈合

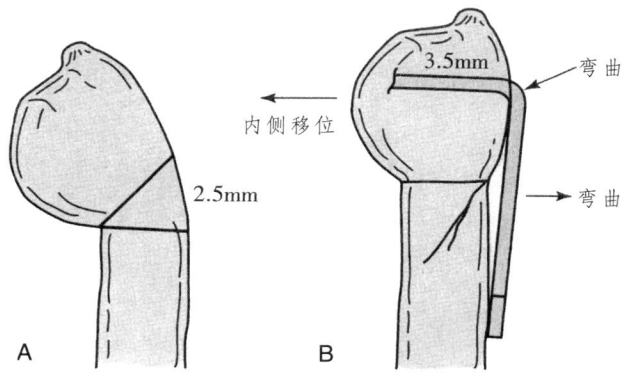

图44-126　外科颈畸形愈合术前示意图（A）和外科颈截骨后用角钢板固定示意图（B）。

的患者,发现结果不如急性期行切开复位内固定效果好。他们还发现,开始闭合治疗者与切开复位内固定后畸形愈合者相比,闭合治疗者疗效更好。

关于外科颈骨折骨不连的治疗效果的报道更少。Healy等人总结了25例外科颈骨折骨不连患者的疗效[12],切开复位内固定加植骨术获得了最佳疗效。他们使用了一种张力带结构,包括肩袖和肱骨近端加上钢板−骨干固定。总的来说,只有48%（12/25）的病例取得了满意疗效。Nayak等人治疗了17例外科颈骨折骨不连的病例[19],10例以Rush钉进行张力带固定并植骨,7例进行肱骨半关节成形术。17例中的11例疗效为中或差。虽然疼痛减轻和功能改善在两组病例相近,但内固定组10例患者中的8例需要进行内植物取出术。Duralde等人[8]治疗了肱骨外科颈骨折骨不连患者共20例。10例进行肱骨头置换,另10例进行切开复位内固定加植骨术。结果优5例（25%）,满意6例（30%）,不满意9例（45%）。初次治疗采用非手术疗法的患者比初次即以内固定治疗的患者疗效更佳。15例患者发生了明显的并发症,其中11例需要再次手术。他们发现,肱骨外科颈骨不连的外科重建常常可使疼痛明显缓解,但在功能的恢复上效果一般。Walch等人使用髓内骨钉、内固定和松质骨植骨的方法治疗20例外科颈骨折骨不连的患者。最终达到骨折愈合并且患者满意度达95%[30]。据Simpson和Jupiter报道,使用90°角钢板切开复位内固定并行自体髂骨取骨植骨术治疗外科颈骨折骨不连,骨折愈合率可达到100%[25]。

Benegas等[1]最近报道了5例患者的肱骨外科颈截骨术。他们采用闭合楔形截骨,用4.5mm的T型钢板固定。Solonen及Vastamaki[26]对7名肱骨近端骨折后内翻畸形患者进行了矫正性外翻截骨,并用T型钢板固定,其中5例获得成功。Green及McKee报道(未发表)了外科颈截骨矫正内翻的结果,用角钢板固定治疗了14名患者。2例截骨未愈合,其中一例进行重新内固定植骨,另一例行全肩关节置换。

小　结

尽管肱骨近端骨折初次治疗失败晚期重建术可以减少肩关节疼痛并改善功能,但是这些操作都很困难,并且与初次治疗就采用正确程序相比,其并发症发生率增高,满意的疗效更少[3,4,10,20,28]。较复杂的肩袖愈合及所有盂肱关节炎者需行假体置换。单独的大结节或外科颈的骨不连可以通过截骨和内固定来处理。关于盂置换可在关节盂明显受累并且肩袖完好无损或可以松解时进行。在肩袖无功能时可选择反式全肩关节置换。

（李明新 译 娄思权 徐卫国 校）

参考文献

1. Benegas, E.; Zoppi Filho, A.; Ferreira Filho A.A.; et al. Surgical treatment of varus malunion of the proximal humerus with valgus osteotomy. J Shoulder Elbow Surg 16:55–59, 2007.
2. Beredjiklian, P.K.; Iannotti, J.P. Treatment of proximal humerus fracture malunion with prosthetic arthroplasty. Instr Course Lect 47:135–140, 1998.
3. Beredjiklian, P.K.; Iannotti, J.P.; Norris, T.R.; et al. Operative treatment of malunion of a fracture of the proximal aspect of the humerus. J Bone Joint Surg [Am] 80:1484–1497, 1998.
4. Boileau, P.; Walch, G.; Trojani, C.; et al. Sequelae of fractures of the proximal humerus: Surgical classification and limits of shoulder arthroplasty. In: Walch, G.; Boileau, P., eds. Shoulder Arthroplasty. Berlin, Springer-Verlag, 1999, pp. 349–358.
5. Bosch, U.; Skutek, M.; Fremery, R.W.; et al. Outcome after primary and secondary hemiarthroplasty in elderly patients with fractures of the proximal humerus. J Shoulder Elbow Surg 7:479–484, 1998.
6. Cofield, R.H.; Briggs, B.T. Glenohumeral arthrodesis. Operative and long term functional results. J Bone Joint Surg [Am] 61:668–677, 1979.
7. Dines, D.M. Post-traumatic changes of the proximal humerus: Malunion, nonunion, and osteonecrosis. Treatment with modular hemiarthroplasty or total shoulder arthroplasty. J Shoulder Elbow Surg 2:11–21, 1993.
8. Duralde, X.A.; Flatow, E.L.; Pollock, R.G.; et al. Operative treatment of nonunions of the surgical neck of the humerus. J Shoulder Elbow Surg 5:169–180, 1996.
9. Duralde, X.A.; Rodosky, M.W.; Pollock, R.G.; et al. Operative treatment of malunions of the proximal humerus. J Shoulder Elbow Surg 4(Suppl):11, 1995.
10. Frich, L.H.; Sojbjerg, J.O.; Sneppen, O. Shoulder arthroplasty in complex acute and chronic proximal humeral fractures. Orthopedics 14:949–954, 1991.
11. Gerber, C.; Hersche, O.; Berberat, C. The clinical relevance of posttraumatic avascular necrosis of the humeral head. J Shoulder Elbow Surg 7:586–590, 1998.
12. Healy, W.L.; Jupiter, J.B.; Kristiansen, T.K.; et al. Nonunion of the proximal humerus. A review of 25 cases. J Orthop Trauma 4:424–431, 1990.
13. Iannotti, J.P.; Gabriel, J.P.; Schneck, S.L.; et al. The normal glenohumeral relationships. An anatomical study of one hundred and forty shoulders. J Bone Joint Surg [Am] 74:491–500, 1992.
14. Johnson, J.R.; Bayley, J.I.L. Early complications of acute anterior dislocation of the shoulder in the middle-aged and elderly patient. Injury 13:431–434, 1982.
15. Jupiter, J.B.; Mullaji, A.B. Blade plate fixation of proximal humeral nonunions. Injury 25:301–303, 1994.
16. Levy, J.; Virani, N.; Pupello, D.; et al. The use of reverse shoulder prosthesis for the treatment of failed hemiarthroplasty in patients with glenohumeral arthritis and rotator cuff deficiency. J Bone Joint Surg [Am] 89:292–300, 2007.
17. McLaughlin, H.L. Dislocation of the shoulder with tuberosity fracture. Surg Clin North Am 43:1615–1620, 1963.
18. Movin, T.; Sjoden, G.O; Ahrengart, L. Poor function after shoulder replacement in fracture patients. A retrospective evaluation of 29 patients followed for 2–12 years. Acta Orthop Scand 69:392–396, 1998.
19. Nayak, N.K.; Schickendantz, M.S.; Regan, W.D.; et al. Operative treatment of nonunion of surgical neck fractures of the humerus. Clin Orthop Relat Res 313:200–205, 1995.
20. Norris, T.R. Unconstrained prosthetic shoulder replacement. In: Watson, M., ed. Surgical Disorders of the Shoulder. London, Churchill Livingstone, 1991, pp. 473–510.
21. Norris, T.R.; Green, A.; McGuigan, F.X. Late prosthetic shoulder arthroplasty for displaced proximal humerus fractures. J Shoulder Elbow Surg 4:271–280, 1995.
22. Norris, T.R.; Turner, J.A.; Bovill, D.F. Nonunion of the upper humerus: An analysis of the etiology and treatment in 28 cases. In: Post, M.; Hawkins R.J.; Morrey, B.F., eds. Surgery of the Shoulder. St. Louis, C.V. Mosby, 1990, pp. 63–67.
23. Pearl, M.L.; Volk, A.G. Retroversion of the proximal humerus relevant to prosthetic replacement arthroplasty. J Shoulder Elbow Surg 8:151–162, 1995.
24. Scheck, M. Surgical treatment of nonunions of the surgical neck of the humerus. Clin Orthop Relat Res 167:255–259, 1982.
25. Simpson, N.S.; Jupiter, J.B. Reconstruction of nonunion of the proximal humerus with a custom blade plate: Result of 17 consecutive cases. J Shoulder Elbow Surg 6:182, 1997.
26. Solonen, K.A.; Vastamaki, M. Osteotomy of the neck of the humerus for traumatic varus deformity. Acta Orthop Scand 56:79–80, 1985.
27. Sperling, J.W.; Cofield, R.H.; Rowland, C.M. Neer hemiarthroplasty and Neer total shoulder arthroplasty in patients fifty years old or less: Long-term results. J Bone Joint Surg [Am] 80:464–473, 1998.
28. Tanner, M.W.; Cofield, R.H. Prosthetic arthroplasty for fracture and fracture-dislocations of the proximal

humerus. Clin Orthop Relat Res 179:116–128, 1982.

29. Tillmann, K.; Braatz, D. Results of resection arthroplasty and the Benjamin double osteotomy. In: Kolbel, R.; Helbig, B.; Blauth, W., eds. Shoulder Replacement. Berlin, Springer-Verlag, 1987, pp. 47–50.

30. Walch, G.; Badet, R.; Nové–Josserand, L.; et al. Nonunions of the surgical neck of the humerus: Surgical treatment with an intramedullary bone peg, internal fixation, and cancellous bone grafting. J Shoulder Elbow Surg 5:161–168, 1996.

31. Wall, B.; Nové–Josserand, L.; O'Connor, D.P.; et al. Reverse total shoulder arthroplasty: A review of results according to etiology. J Bone Joint Surg [Am] 89:1476–1485, 2007.

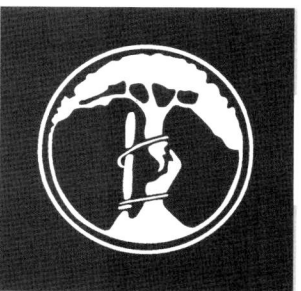

第 45 章

肩胛带损伤

David Ring, M.D., Jesse B. Jupiter, M.D.

　　肩胛带骨折及脱位常以非手术方式来治疗[7]。实际上,锁骨骨折的手术治疗经常伴发愈合问题以及内固定并发症,而肩胛骨骨折的手术治疗也曾认为是十分困难且具有风险的。根据科学的数据资料,最新的趋势已转向对手术治疗大范围移位骨折的关注。处理这类损伤的最佳方法,应基于对适于手术治疗的损伤的仔细选择,以及认真细致的手术技术。

第一节　解剖

　　上肢与中轴骨骼通过锁骨和肩胛骨相连接,而锁骨又通过坚强的喙锁韧带和肩锁韧带与肩胛骨相连。过去曾认为锁骨是绕着肩胛骨转动,而通过将克氏针植入清醒的志愿者的实验表明,两者是紧密连接的整体单位。锁骨通过胸锁关节行升降、伸收和旋转运动,这些运动伴随肩胛骨围绕胸廓做相应的运动。

　　前肢承重的动物是没有锁骨的,这样有利于四肢跑动和更加敏捷。在这些动物中,肩胛骨被许多强大的肌肉稳定在胸廓上。锁骨出现在上臂功能的动物中,很显然是为了使上肢从躯干解放出来,维持全身的姿势以及加强肢体的使用。

　　锁骨曾被认为是可有可无的骨骼。尽管先天性无锁骨的儿童能很好适应生活,因肿瘤或感染行锁骨切除的患者能保留足够功能,但是上述两者都会出现上举上肢的运动困难,这种运动需要更大的力量和灵活性。锁骨切除的患者会因为锁骨残端不稳定,出现臂丛神经激惹。斜方肌麻痹的患者失去锁骨后,会严重妨碍日常生活。我们认为,进化过程决定了锁骨的重要功能,因此要尽量保持其长度和对线。

　　胸锁关节和肩锁关节都是可动关节(有透明软骨覆盖和滑膜的可移动关节),中间有纤维软骨。两者都缺乏内在的骨性关节稳定性,而依靠强大的韧带来维持。肩锁关节与众不同的是,经过该关节的运动很轻微,因此常发生退变性关节炎,特别是在创伤后。肩锁关节的功能目前尚不清楚。肩锁关节或喙锁关节融合术,或者喙锁螺钉固定术的患者,仍能保持完好或接近完好的肩部运动功能。因此,所有的肩胛带与中轴骨的运动都发生在胸锁关节。据 Inman 报道,此关节能有 35°的升降、35°收展和 50°的旋转运动。然而,这些数字与常常认为的肩部 60°~180°的外展不相一致,这意味着胸锁关节能提供至少肩关节 60°的升降运动。胸骨的骨骺到青少年中期才开始骨化,在放射学平片中显影困难。在正常成年人中最迟要到 25 岁才闭合。一些人曾证明,许多明显的胸锁关节脱位事实上是骺板骨折。

　　在尸体的韧带切除研究中发现,喙锁韧带限制锁骨上移位而肩锁韧带则限制后移位。覆盖肩锁韧带上方的囊内韧带上方最结实。由于锁骨远段切除术并发症之一是锁骨后移位撞击肩胛冈,因此许多外科医生强调要保存肩锁韧带,特别是上方。

　　锁骨(clavicle)英文命名,是因为其向前内侧和后外侧突出,形状成 S 形,与音乐符号(clavicula)十分接近(图 45–1)。内侧较大的弯曲部位,扩大了通过肋骨锁骨间隙从颈部到达上肢的神经血管结构的通道。自锁骨的胸骨端向外 2/3 处开始向后弯曲,此处既是喙锁韧带内侧有限的附着处,也是锁骨主要的营养动脉的入口。

　　锁骨由许多致密的骨小梁构成,而缺乏明确的骨髓腔。从横断面来看,锁骨外侧扁平,中部成管状,内侧扩大成均一的三棱镜形。当需要行锁骨髓内固定

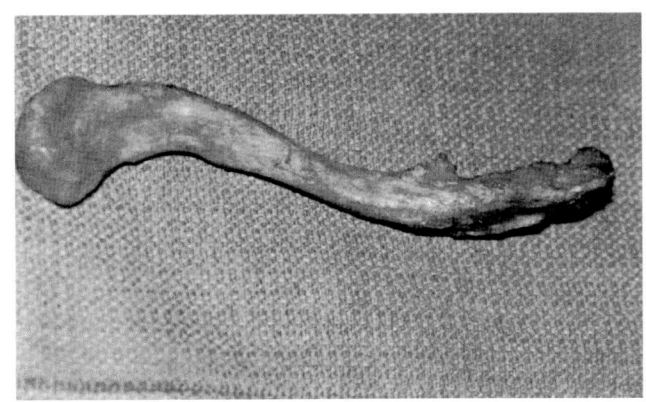

图 45-1　将软组织剥离后的人类锁骨，呈现 S 形。外侧扁平(左侧摄片)，在中外 1/3 交界处相对薄弱。

时，其弧度和横断面的解剖特殊性，包括骨结构，都需要考虑进去。

　　锁骨全长都在皮下，在颈部和上胸部之间形成优美的轮廓。锁骨上神经位于颈阔肌表面，斜向通过锁骨，手术当中因予以暴露辨认和保护，以免损伤后引起胸壁感觉过敏或者感觉减退。

　　在有移位和骨不连的锁骨骨折中，最常见的畸形有短缩、下垂、内收和肩胛带内旋 (图 45-2)。按照 Leffert 的观点(个人资料)，我们把具有这一特点的畸形叫做肩下垂。骨折后使畸形持续或加重的力量，包括有肩部通过喙锁韧带传递的力量，以及作用于锁骨

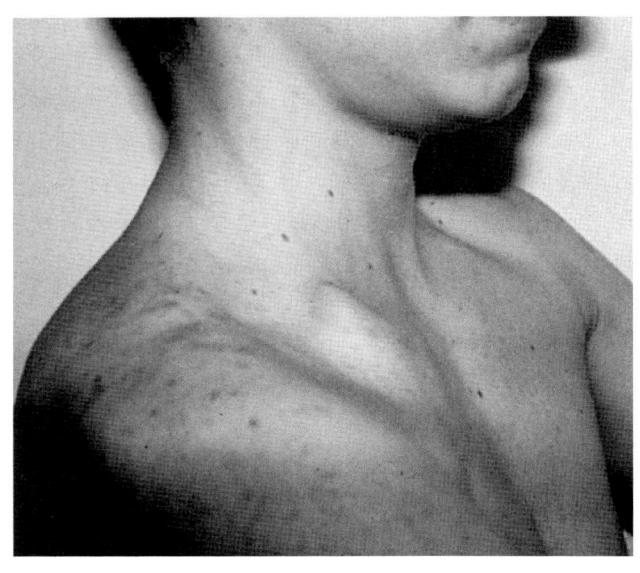

图 45-2　许多锁骨骨折骨不连或畸形愈合的患者，肩关节短缩、下垂、内收和内旋。和 Leffert 一样，我们也把具有这种特点的畸形叫做肩下垂。

远端骨折块及附着于锁骨上的肌肉和韧带的变形力。内侧骨折块因胸锁乳突肌锁骨端牵拉而上翘，插入锁骨内后方。胸大肌促使肩关节内收内旋。

　　毫无疑问，锁骨骨折多发生在中 1/3 处，因为此处骨骼最细最窄，从曲线和横断解剖来看此处是过渡区域，是机械力量薄弱区域，也是锁骨上惟一没有韧带和肌肉附着的部位。这种解剖特点很可能是进化过程中自然选择的结果，因为当难产时，锁骨骨折能对臂丛神经起到保护作用(肩难产)。

　　锁骨和臂丛神经、锁骨下动静脉，以及肺尖之间有着密切的关系，但是我们发现锁骨骨折伴发这些结构的损伤是很少见的。臂丛神经损伤多发生在初次受伤后数周或数年，其原因是肋锁间隙中增生肥大的瘢痕，同时合并畸形愈合的骨折块，造成神经的压迫。由于愈合不良或骨不连造成的肋锁间隙的狭窄，还能引起胸廓出口动力性狭窄。长期对血管的压迫同样可造成并发症。

　　肩胛骨薄而宽，至少是 18 块不同肌肉的起止点。它通过关节盂与肱骨的关节结合，连接上肢。关节盂是一个浅而窄的凹陷，依靠周围的关节唇、韧带和肌腱维持稳定。在进化的过程中，肩峰和喙突变大，这可能是为了给更强大、更具机械效能的上肢肌肉组织提供起点，同时也为内在不稳的肱盂关节提供稳定。

第二节　肩关节悬吊复合体

　　虽然大多数单纯的锁骨骨折和肩胛骨骨折相对来说可以直接进行有效治疗，但是复合损伤治疗则较为困难，且大多需要行手术治疗。为了更好地理解这些组织，人们提出了一个解剖学概念，即上部肩关节悬吊复合体[3]。此复合体位于锁骨和肩胛骨的外侧，包含由骨性结构和软组织形成的环状联结的两部分(图 45-3)。这个环包括了喙突、喙锁韧带、锁骨远端、肩锁韧带、肩峰和关节盂。肩关节复合体环的两处断裂，比某一处断裂会引起更多问题，对此人们仍有争议。较常见的环的双处断裂的例子，包括完全性肩锁关节脱位(如喙锁韧带和肩锁韧带同时断裂)、锁骨外侧端骨折移位(即喙锁韧带损伤和锁骨远端骨折)和锁骨骨折合并关节盂颈部骨折或胸-肩胛脱位。尽管手术治疗这类损伤疗效仍存在争议，但对肩关节功能危害来说，这类损伤比起单一处肩关节悬吊复合体断裂的影响更大。

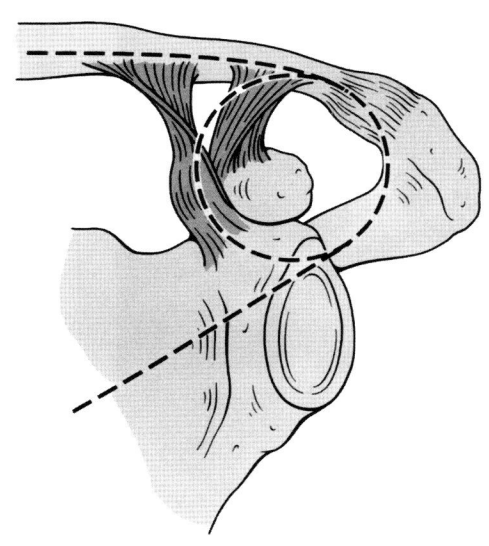

图 45-3 Goss 引入肩关节悬吊复合体的概念。这种连接位于躯干和上肢之间，锁骨和肩胛骨外侧，由两部组成形成骨-韧带环。此复合体某一部分的损伤，可以通过非手术治疗治愈。手术治疗通常适用于该环有两处断裂的病例。(From Goss, T. P. In Iannotti, J. P.; Williams, G. R., eds. Disorders of the Shoulder: Diagnosis and Management. Philadephia, Lippincott Williams & Wilkins, 1999, pp. 597-637.)

第三节　胸锁关节脱位

胸锁关节损伤较为少见。维持该关节稳定的韧带力量强大，足以防止其脱位。大部分胸锁关节脱位原因是交通事故和运动伤。受伤机制可能是肩胛带的过度后伸（后脱位）或内收（前脱位）引起肩部挤压造成的。前脱位较后脱位更常见。锁骨的直接冲击伤（如一名运动员压到另一人身上）能引起胸锁关节后脱位。部分这类损伤也可表现为骺板骨折，因为内侧锁骨的骨骺在成年人当中也有还未闭合的。然而，事实上，这种情况较难出现且似乎不重要（图 45-4A）。

依据压痛、肿胀、皮下淤斑和畸形，胸锁关节脱位诊断较为直接。放射片中较难发现脱位，即使包括了双侧胸锁关节，或特殊的斜位片也难诊断。较常用的代替体位是所谓的偶然发生体位，即双侧胸锁关节往头端倾斜 40°。CT 能确切诊断脱位的方向和相应的骨折情况（见图 45-4）。

胸锁关节脱位代表高能量的胸壁损伤。胸廓和肩胛带都需同时检查有无伴随的损伤，以排除气胸的可能性，并应仔细检查有无神经血管损伤。尤其是在后脱位时更应仔细，因为锁骨内侧部分被向后牵拉损伤气管、食道和重要血管结构（见图 45-4B）。尽管这类损伤少见，但在试行复位时最好请胸外科医生到场，因为出现以上这类结构损伤后果严重。

若在受伤后 48 小时之内手法复位，通常会获得满意效果。全麻和完全的肌松有助于克服疼痛引起的肌肉痉挛。患者取仰卧位，于两肩胛骨间垫布卷有助于肩胛带内收。肩关节外展 90°，侧方牵引上肢，助手于对侧相对抗（图 45-5A）。上肢外展持续牵引，内收肩胛带，复位时能听到清楚的啪声。有时候需要抓住锁骨直接手法复位，特别是在后脱位时多用（见图 45-5B）。如果徒手抓拿锁骨困难，可以消毒皮肤后用无菌巾钳抓拿（见图 45-5C）。

若复位成功，肩胛带需制动悬吊或 8 字绷带固定 6 周，以促进韧带的修复。如果需要切开复位，有的外科医生倾向于关节固定，有的则建议锁骨内侧切除 1~1.5 英寸，再将其固定在第一肋上。不管选择何种方式，光滑钢丝不能用于固定关节，因为有钢丝移位进入胸廓的潜在危险。

此类损伤后的问题包括有胸锁关节不稳或关节病变。不稳时可以用阔筋膜、锁下肌腱或其他肌腱移植物来重构关节囊。疼痛性的胸锁关节炎，可以通过内侧锁骨切除来治疗。

第四节　肩锁关节脱位

肩锁关节脱位表现为连接锁骨和肩胛骨间的韧带不同程度的断裂。治疗目的主要解决潜在的肩锁关节炎相关症状，或由此造成的锁骨脱位和不稳定。大多数患者都可行非手术治疗，因为即使是锁骨与肩胛骨间的韧带完全断裂，以及肩锁关节完全脱位的患者，通常都具有良好的肩胛带功能。

大多数肩锁关节损伤是因肩部某一点摔伤所致。诊断通常依据受伤机制，以及局部的肿胀、淤斑、压痛和肩锁关节畸形。这类损伤可以通过放射影像来分类。最小的移位是由于部分韧带受损或扭伤（1 型）。向上移位小于锁骨宽度的一半，可以认为是肩锁韧带完全撕裂，伴部分喙锁韧带撕裂（2 型）。损伤伴有较大的移位是所有韧带断裂的表现（3 型）。过去曾使用应力位 X 线片（即用手支撑重量下摄片）来评价许多明显的 2 型损伤是否存在完全喙锁韧带损伤。由于现在大部分的外科医生对 2 型和 3 型均采用非手术治疗，因此这种区分变得不重要，也不再主张拍应力位 X 线片。

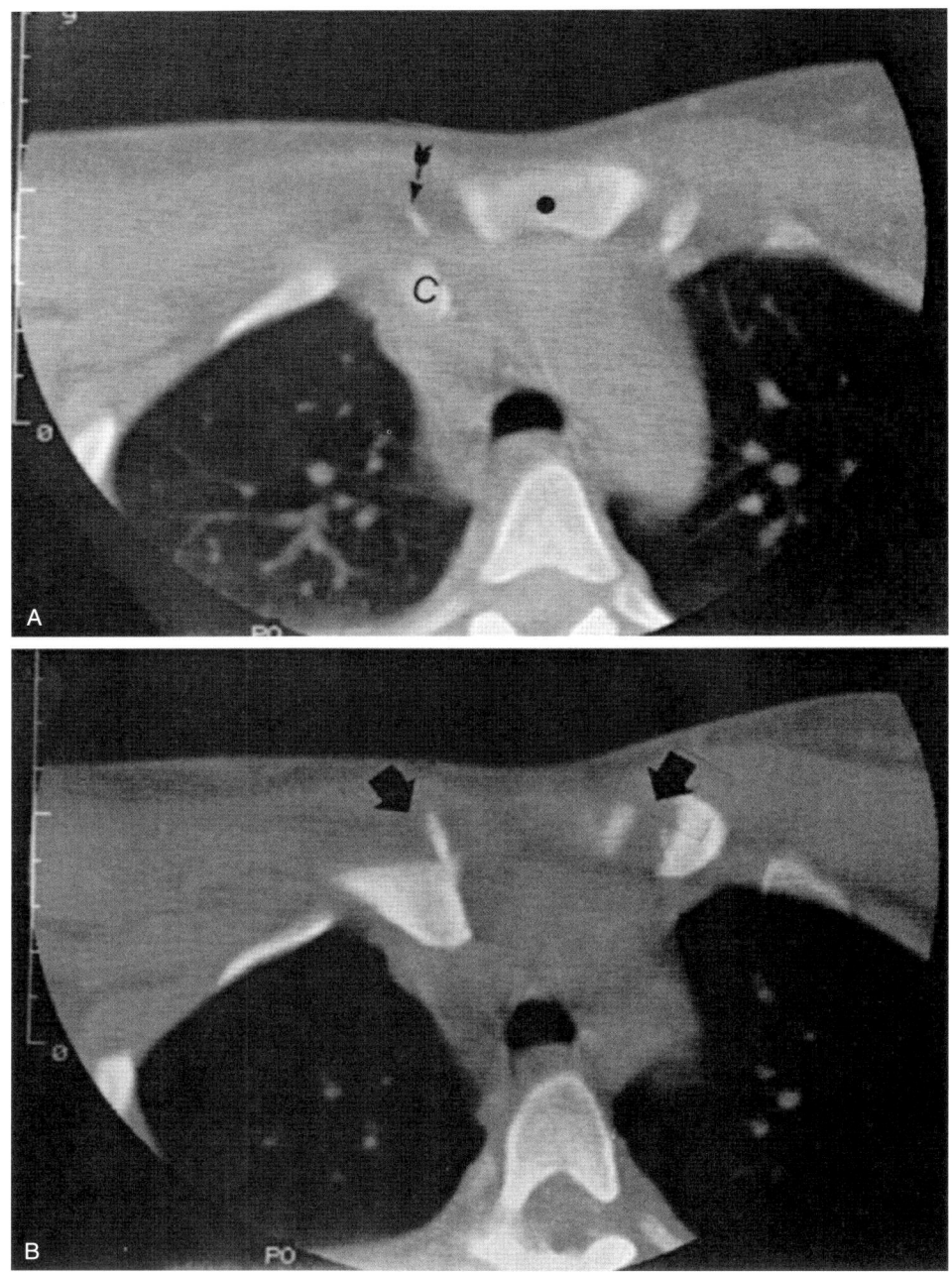

图 45-4 (A)CT 扫描显示一位年轻男性胸锁关节脱位。胸骨(点所示)和内侧锁骨骨垢(箭头所示),保持其通常位置关系,锁骨(C 所示)发生后脱位。(B)后胸锁关节脱位的 CT 扫描。臂静脉压迫锁骨。胸锁关节间隙在健侧和患侧(箭头所示)变化明显。

还有 3 种分型用来区分需要手术治疗的更严重损伤。锁骨后脱位(4 型)时,由于锁骨撞击肩胛冈,很有可能引起慢性症状,常常需要行手术治疗。锁骨极度向上移位不仅仅影响美观,而且突出的锁骨很容易引发症状。这种极度向上移位常伴随有斜方肌、胸大肌和三角肌的广泛剥离(5 型)。锁骨向下移位较为少见,主要是由于直接向下的冲击力造成(6 型)。

非手术治疗的目的是为了缓解症状(如悬吊、冰敷、镇痛药)。整复支架(如 Kenny-Howard 支架)使用不方便且疼痛,还可能引起皮肤受压坏死,因此不提倡使用。运动员常能在数天或数周后恢复训练,即使是 3 型损伤。

手术治疗联合应用韧带修复伴或不伴加强(如喙肩韧带转移),以及肩锁或喙锁固定。肩锁部位固定可

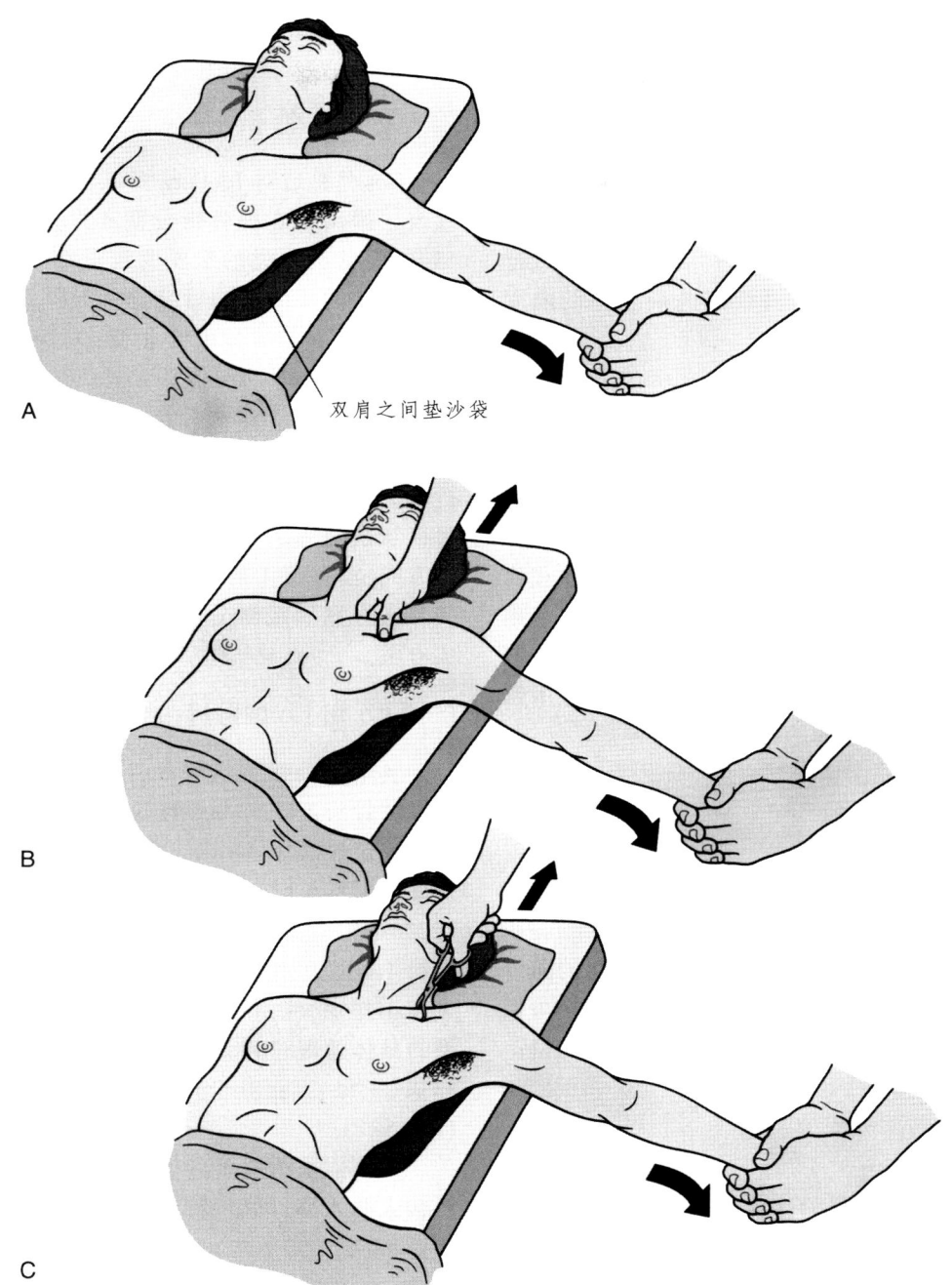

双肩之间垫沙袋

图 45-5　胸锁关节脱位全麻下手法复位。(A)肩胛骨间垫软枕,施以向外牵拉。(B)锁骨的直接手法复位。偶尔需要应用巾钳(C)。

用钢丝、螺钉或钩板(螺钉将钢板固定在远端锁骨,钢板弯曲部位绕过肩锁关节向下钩住肩峰)固定。喙锁固定可以通过螺钉、钢丝、张力缝线、缝合带或缝合锚固定来实现。大部分手术并发症都与内固定相关。光滑钢丝因为其有潜在移位的可能,而具有很大危险性[1]。缝线和带子会腐蚀锁骨或喙突。通过肩锁关节的内

固定物,引起关节炎的危险性仍不明确。有的外科医生认为,肩锁关节炎是不可避免的,因为手术不能完全重建关节正常的对线和稳定性,有些人还建议初始治疗时就行远端锁骨切除。

重建的过程是为了解决肩锁关节炎、不稳和锁骨嵌插或两者兼备。相对稳定的肩锁关节脱位(1 型和

2 型),若出现疼痛和关节炎,可行远端锁骨切除。切除可行开放手术或关节镜,但不管用何种方法,保留上肩锁韧带是十分重要的。行开放手术时,沿锁骨外形切开关节囊,局限型切除锁骨(约 5mm),关闭伤口前行韧带修复,有助于限制锁骨。如果锁骨不稳定(3、4、5 或 6 型),则远端锁骨应当行较广泛的切除,以达到稳定剩余部分的作用。这种式术,可以通过行喙锁韧带连接至锁骨远端,并使用此前所述的内固定技术来完成。

第五节   肩胛骨骨折

肩胛骨骨折可以通过三种方式影响肩胛带的功能:①关节盂损伤伴有对线不良,造成肱盂关节不稳和关节炎;②肩胛骨颈部对线差,可引起旋转袖和肩胛带肌肉组织功能不良;③肩胛骨体部错位能引起疼痛的肩胛骨胸廓骨摩擦音。然而,因为难于制定如何才是不可接受对线差的标准,以及此区域手术技术困难及危险性,使得手术治疗的指征受到限制。

一、手术暴露

(一)前方入路

前路暴露关节盂骨折常使用标准的三角肌胸肌暴露法。偶尔,切开旋转间隙或者沿肩胛下肌的肌纤维劈开肌纤维也能够充分暴露手术切口。另外还可以去除肩胛下肌,在肱盂关节内放入牵引器(例如 Fukada 方法)来牵引肱骨头。

(二)后方入路

后方入路对大部分骨科医生来说较陌生。患者取侧卧位,使肩关节和躯干稍稍向前下垂。为了暴露好关节盂,可以行横向或纵向皮瓣切开。沿三角肌纤维劈开,暴露冈下肌和小圆肌。如需扩大暴露,冈下肌可以先被部分或全部剥离以后,再行重建,或者直接劈开肌纤维,或者扩大棘下肌和小圆肌间隙。为了进入肩胛骨体部下缘,需行纵向皮肤切开。冈下肌和小圆肌的间隙靠内侧扩大,以分离肱三头肌长头腱附着点。外科医生需小心保护肩胛上神经和腋神经。

(三)上方入路

假如前路和后路均不能很好地暴露关节盂上部,手术切口可以向上延伸至肩胛骨的冈部和肩锁关节之间。可以沿着斜方肌和冈上肌的肌纤维到达关节盂的上方。

二、关节盂骨折

Goss[4]通过对 Ideberg 及其同事的分类方案进行修改,提出了 6 种骨折分型和许多亚型的分类(图 45-6)。这种分类的重要鉴别点在于,以组成肱盂关节稳定性的关节盂前后缘骨折为界,分为 I a 和 I b 型;关节盂下方的骨折为 II 型;关节盂上方的骨折为 III 型、IV 型和 V b 型;多部分骨折为 V a,V b 和 VI 型。关节盂隐窝的压缩性骨折,易于产生横向劈裂,从而造成上缘或下缘的骨折块,或者上下缘同时造成骨折块。许多因素可以造成这种损伤形式,包括:在中央区域的压缩力量的集中释放,软骨下横行骨小梁的方向,沿关节盂前缘的方向。后两种特点可能与在关节盂胚胎组成时分别由上下两个骨化中心发育形成有关。

(一)I a 和 I b 型骨折:关节盂前缘和后缘的骨折

关节盂前缘或后缘的骨折(即 Ia 和 Ib 型),可以造成肱骨头盂状窝关节的不稳定。不能够恢复的或复发的稳定性破坏,均需要手术治疗,但是当盂肱关节骨折无明显移位时,手术治疗的指征很小。DePalma 建议,如果关节盂骨折移位大于 10mm,同时包括关节盂前缘 1/4 以上或后缘 1/3 以上出现骨折,易于产生肩关节不稳定,应当行手术治疗。应根据患者和骨折类型的具体情况进行评估。我们发现,三维计算机体层扫描(三维 CT),对于骨折的分类和治疗具有实用性(图 45-7)。

关节盂前缘骨折的手术入路是,经过标准的三角肌胸大肌入路,同时游离肩胛下肌。而后方关节盂的骨折,盂肱关节后方可通过游离冈下肌来获得良好的暴露。大的骨折块可以通过两枚螺钉固定,较小的或粉碎的骨折块需要用重建钢板或更小的螺钉固定。有时,骨折块需要切除,而使用髂骨取骨皮质松质骨植骨,来恢复肩关节稳定。

(二)II 型:下关节盂的骨折

当关节盂下方发生骨折时,肱骨头通常和关节盂保持同心圆位置。由于肱骨头对于关节盂剩余部分的非同心圆性复位所造成的不稳定,是手术治疗的指征。如果稳定性良好,可以避免手术治疗。关节表面可接受的移位通常是 5mm,但缺乏科学依据。不管

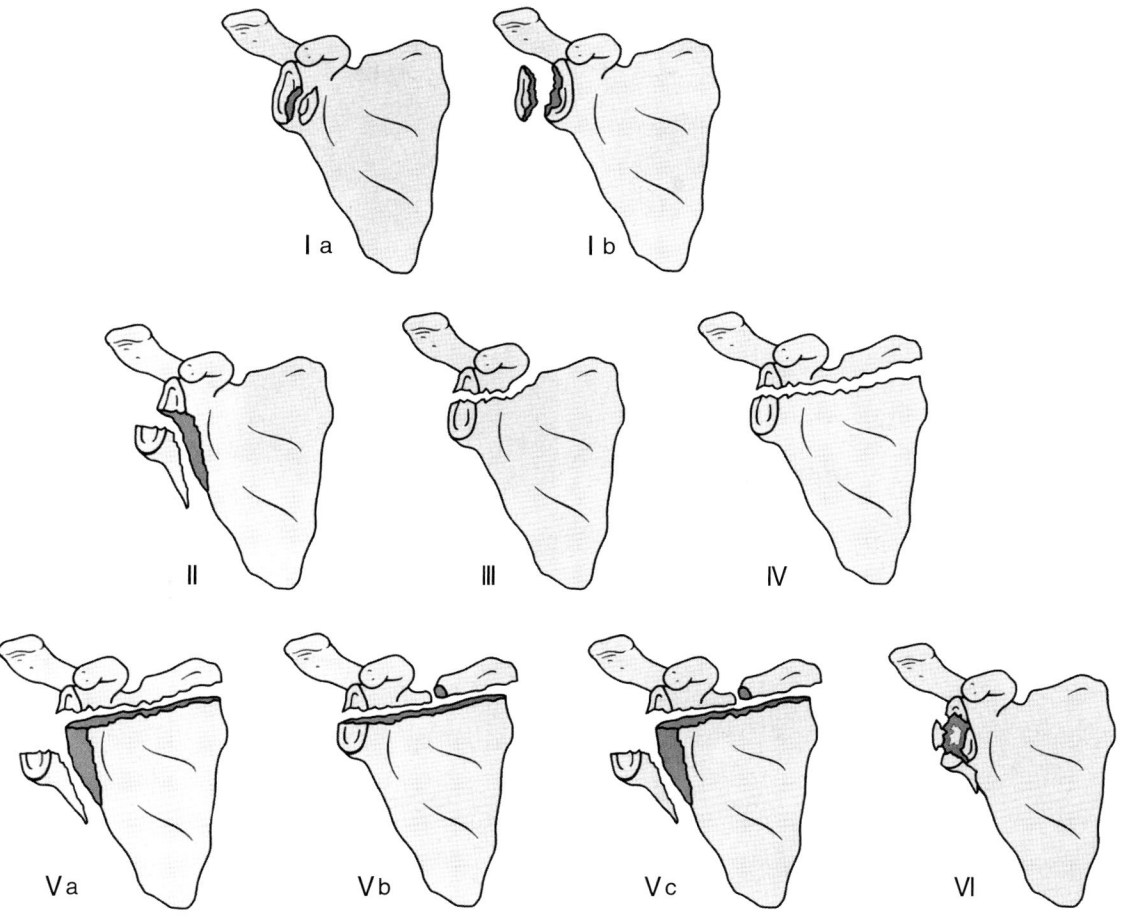

图 45-6　关节盂骨折的 Goss 分类。(From Goss, T. P. In Iannotti, J. P.; Williams, G. R., eds. Disorders of the Shoulder: Diagnosis and Management. Philadelphia, Lippincott Williams & Wilkins, 1999, pp. 597-637.)

怎么说,肩胛带损伤后,在关节内存在骨折时,需要强调恢复关节的稳定性,另外要关注手术潜在的并发症。单一较大的骨折块,可以直接获得重新塑形和良好固定。粉碎的骨折复位固定较困难,手术治疗的改善不明显。

(三)Ⅲ型、Ⅳ型和Ⅴb型:上关节盂的骨折

关节盂上部骨折时,由于很多结构阻止移位,因此,出现较大移位的可能性不大(图 45-8)。移位不超过 5mm 可以接受,换句话说,明显移位时应该手术治疗。其他手术指征包括:神经血管损伤,或者肩关节悬吊复合体的双重断裂。如果怀疑存在肩胛上神经麻痹,那么应当考虑应用肌电图检查来确诊。如果神经损伤得到证实,某些外科医生认为,应当通过手术来获得神经减压,以达到神经康复最好的机会。

如果神经损伤是肩关节悬吊复合体更广泛损伤

的一部分,对于诸如锁骨骨折等其他损伤因素的重新塑形,可以恢复关节盂骨折块可接受的对线位置,并且这样处理可以避免对关节盂行手术治疗。当选择对关节盂骨折块的直接手术治疗时,这一区域的手术入路可以选择前路或后路手术入路。三维计算机体层扫描,有助于计划选择最好的手术方式。可以用克氏针来帮助复位骨折块,达到骨折暂时复位,但要用空心螺钉进行坚强的固定。

(四)Ⅴa、Ⅴb和Ⅵ型:粉碎性骨折

骨折所造成的骨折块,大部分不能通过手术获得最终的改善。如果关节盂上下部分的骨折块较大,但是关节盂颈部没有粉碎,应考虑通过后路手术来使用钢板螺钉固定(图 45-9)。粉碎性骨折通常应对症治疗,例如悬吊和绷带。一些医生认为,早期的被动负重辅助活动,诸如钟摆练习,有助于骨折对线的恢复和

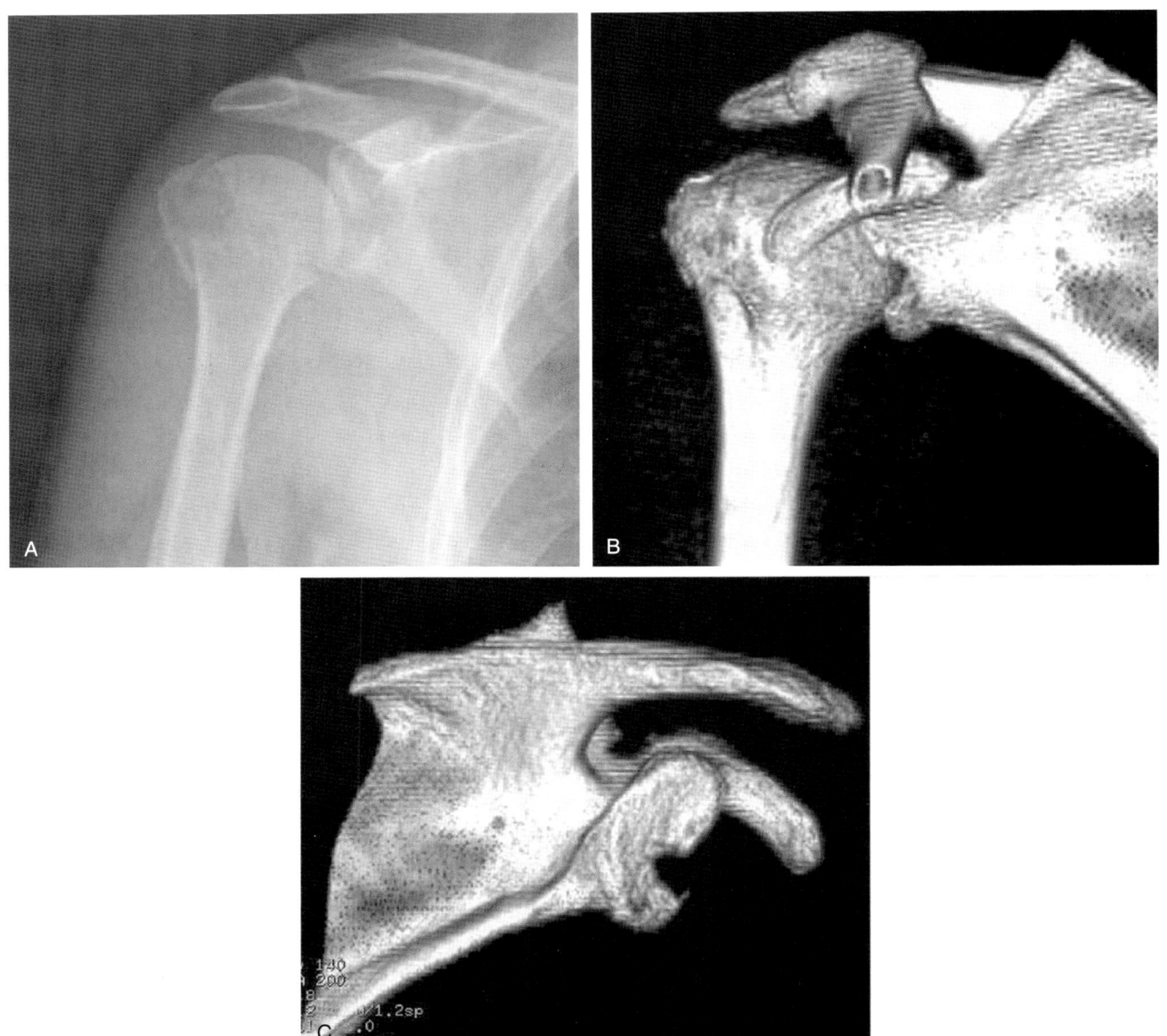

图 45-7 (A)一名 38 岁的男子,在冰上滑倒,在肱骨近端发生了对位良好的稳定骨折,以及关节盂前缘的骨折。(B)三维计算机体层扫描证实了肱骨近端和盂肱关节的良好的对位。(C)肱骨下位显示关节盂的骨折块很小。

骨折的愈合。

三、关节盂颈部的骨折

如果合并有肩胛部其他骨折,关节盂颈部术前有较大移位(10mm)和成角(40°),是不能够接受的。如果骨折移位非常大, 会引起肩袖及肩胛带肌肉功能障碍,导致撞击综合征[1]。骨折的分类系统是根据上出口点的位置(即喙突外侧、喙突内侧或通过肩胛骨体)来确定骨折类型的,但是这种区别对治疗没有什

么影响。

当肩胛盂骨折伴随锁骨骨折移位时,这种损伤称为"漂浮肩"。如果关节盂颈部最初损伤时对位差,那么对锁骨的重新对位和稳定内固定可以很好地恢复肩胛骨的对位,同时也避免对此进行手术。

当需要对关节盂颈部进行手术时,最好是通过后路暴露的方式。理想的方式是通过穿越骨折线的钢板固定。诸如直径 2.7mm 的髁钢板或直径 3.5mm 的复合钢板(Synthes),这种有固定成角的钢板,证明对关节

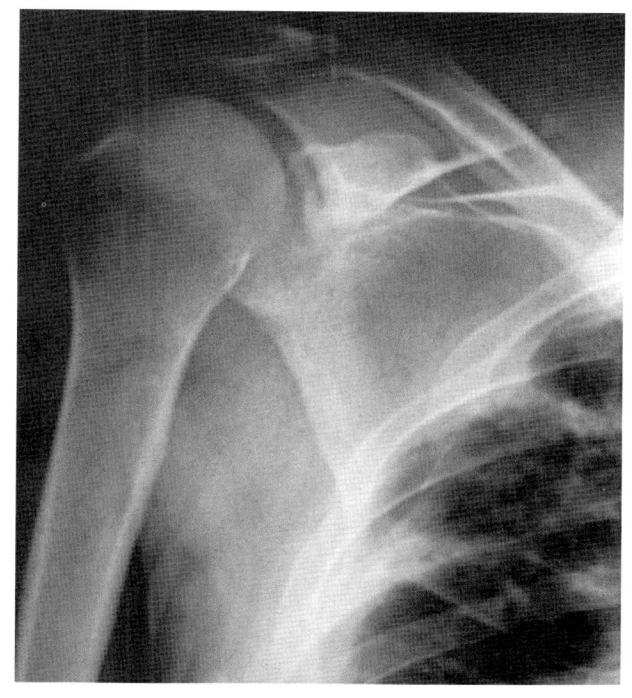

图 45-8　关节盂上部分骨折很少产生明显的移位。

盂干骺端的固定是有效的,而且两块钢板固定时的角度要稍有不同。另外,也可使用空心钉。

四、肩胛骨体的骨折

肩胛骨体部骨折易于愈合,很少需要手术治疗。然而肩胛骨骨折后的骨性突起,会形成疼痛性肩胛胸壁骨擦音(图 45-10)。如果症状很明显,可以通过手术来去除疼痛性赘生物。

五、喙突和肩峰的骨折

喙突和肩峰的骨折相对不常见,没有迫切要求手术治疗的争论。在合并有肩胛部其他骨折时,只有那些对肩关节要求很高,同时骨折移位明显的患者,才考虑进行手术。

第六节　锁骨骨折

传统上,骨科界对锁骨骨折的治疗充满自信[11,16],但目前开始意识到一些骨折不愈合[2,15,18],以及一些畸形愈合会导致肩胛带功能障碍[8,9]。锁骨骨折很常见,长期以来人们一直认为锁骨具有很强的修复能力,所以在骨折后可以很快愈合,除了对症治疗外,不需要其他干预。畸形只是在美容方面关心的问题,因为即

使骨不连也可以获得良好的功能。很多医生认为,最初的手术干预是不明智的,并且只能使情况更糟。即使锁骨周围具有重要的血管、神经和心肺结构,复合性损伤也并不常见。

锁骨中段骨折移位超过 100% 或短缩超过 2cm,应该考虑手术治疗。目前证据证明,锁骨中段骨折移位,特别是骨折粉碎时,约有 10%~15% 出现骨折不愈合,另外还会出现畸形愈合伴发的肩关节畸形、疼痛、功能损失以及神经血管受压[8,9]。

过去热衷于一期手术治疗锁骨中段骨折,目前术者开始热衷于手术治疗移位的锁骨外端骨折。这种现象特别有趣,因为在最近的大宗病例报道中,开始采用非手术治疗后需要手术治疗的风险是 14% (另有 21%不愈合)[14]。该文章对过去争论中偏爱一期手术治疗的锁骨干骨折,转为反对一期手术。很显然,医生及患者需要考虑手术与非手术的风险及收益,然后做出合适的选择。

一、分类和病因学

传统上将锁骨分为 3 段的方法, 看起来有些武断, 因为多数骨折发生于邻近中段和远端 1/3 的连接处。另有作者认为, 应当将锁骨分为 5 段, 中间的 3/5 代表锁骨中段的骨折(图 45-11),外侧 1/5 代表锁骨远端骨折[13](图 45-12)。使用节段性分类不能充分地鉴别锁骨骨折伴有喙锁韧带的损伤。

Neer 将锁骨外侧的骨折定义为斜方肌韧带内侧边界外侧的骨折[10]。他将锁骨远端骨折,没有喙锁韧带损伤定义为 1 型;将伴有喙锁韧带撕裂,同时骨折块有明显移位的定义为 2 型。2 型伴有广泛移位和不稳定的骨折,骨不连的危险性更大(图 45-13)。

没有损伤的为 ⅡA,有喙锁韧带断裂的为 ⅡB。因为缺少对 ⅡA 骨折和锁骨中远端骨折的明确鉴别,这种分类让人产生混淆。在锁骨远端骨折没有韧带损伤的情况下,很少出现不稳定的情况。当喙锁韧带附着在下方骨折块,而骨折块缺少对原有内侧或外侧骨折块任何附着时,容易出现不稳定。Neer 在他最初的报道中注意到, 远端的锁骨骨折偶然会延伸至喙锁关节。他将这种骨折分类为 Ⅲ 型锁骨骨折[10]。

锁骨内侧的骨折不常见,并且毫无例外应对症治疗。由于对这些骨折知之甚少,最近一篇文章报道此部分骨折与年龄较大及骨质疏松有关,而另一篇报道与高能损伤有关,并且有高致死率,这两篇文章完全相反。锁骨内侧骨折较少见,以致于锁骨内侧的骨折

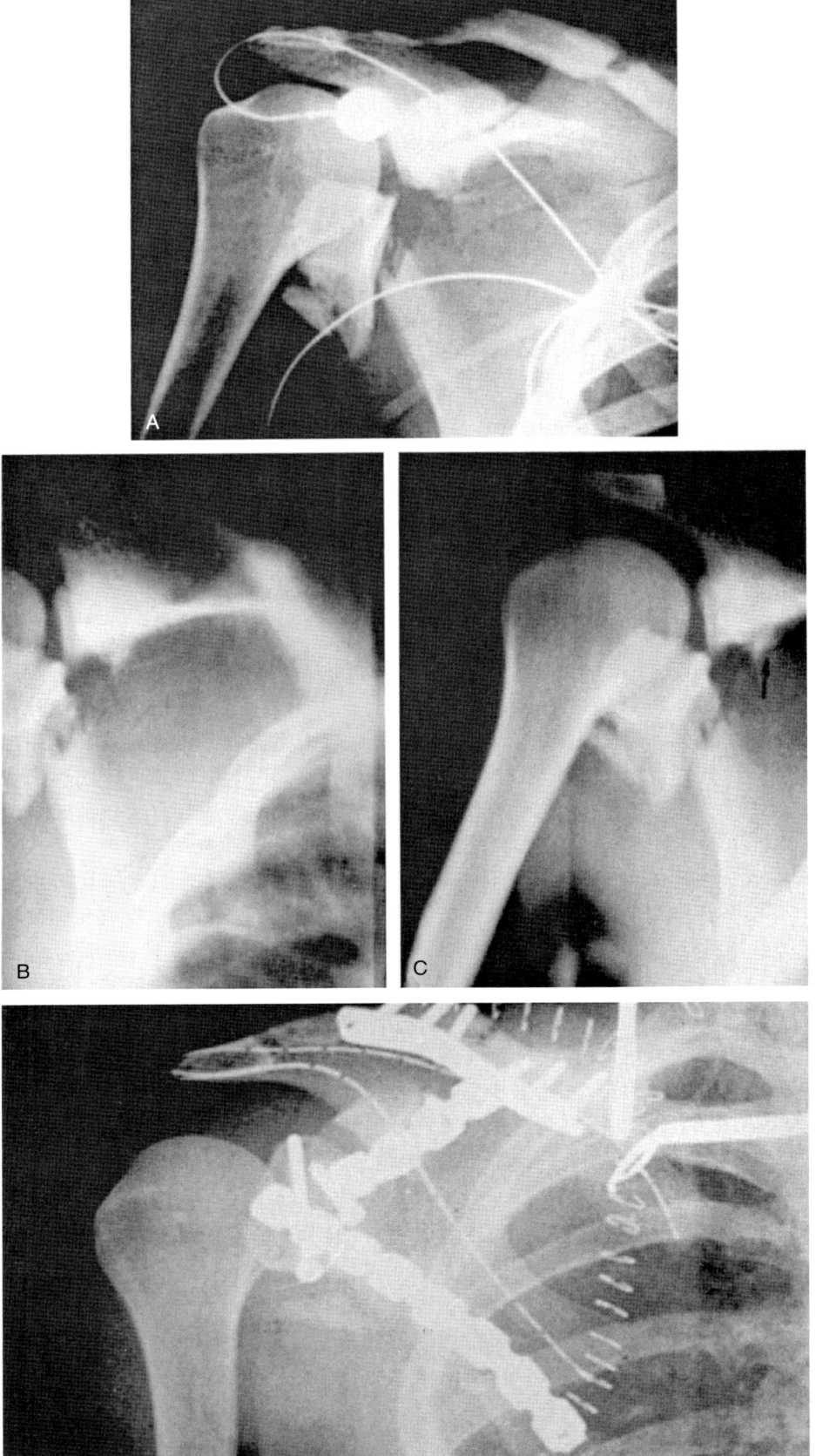

图 45-9 (A~C)关节盂复杂的关节内骨折，其特点是分离为大的单一骨折块。(D) 骨折块获得重新对位，并且应用两枚拉力螺钉和两块钢板来进行固定。(Courtesy of Dr. Roy Sanders.)

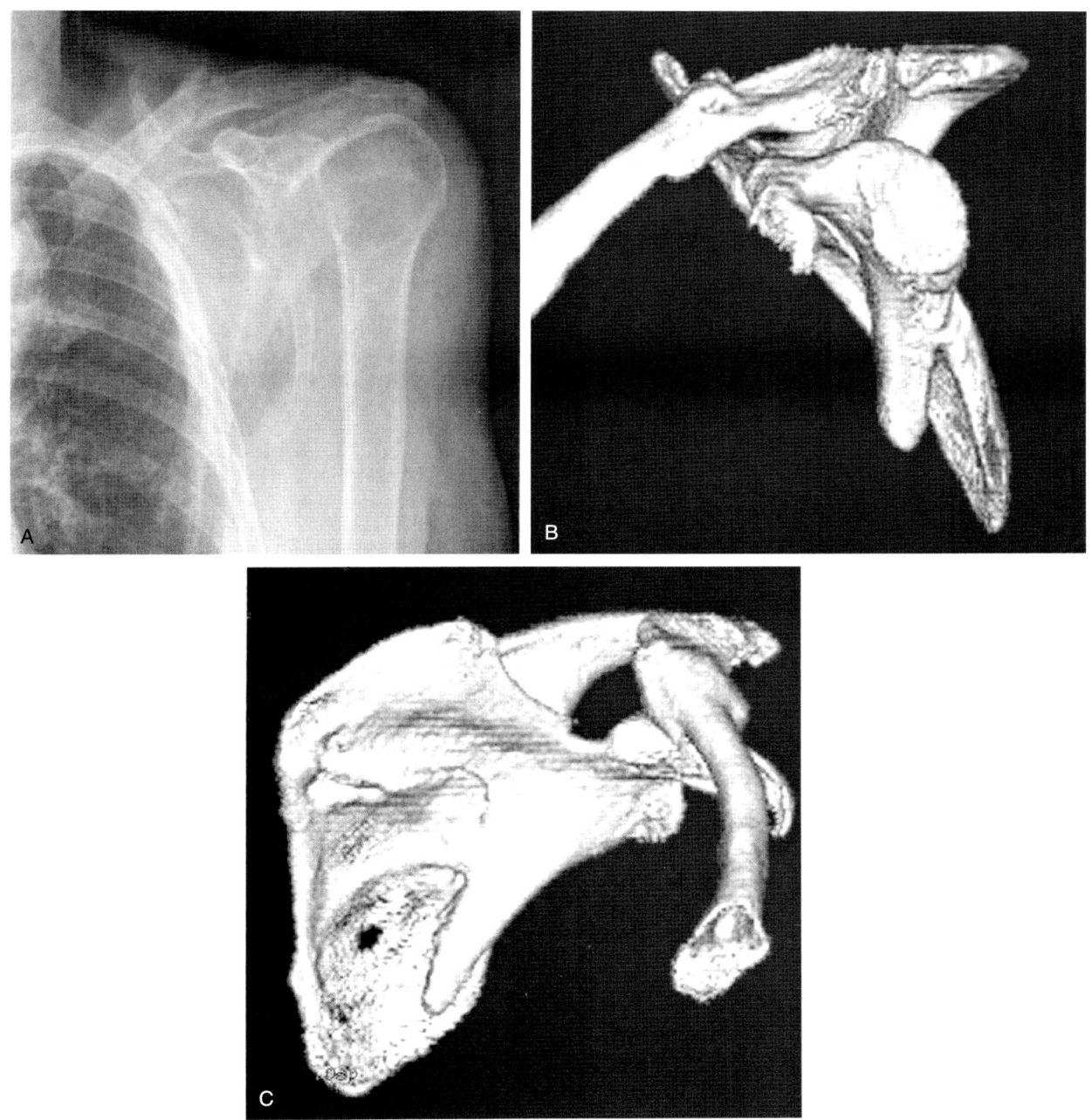

图 45-10　一位 78 岁女性,在交通事故中造成了单侧的锁骨、肩胛骨和肱骨远端的骨折。肱骨远端进行了手术治疗,肩胛带采用了悬吊治疗。8 周以后,她主诉在肩部活动时伴有疼痛和骨摩擦音。(A)放射学影像表现为关节盂骨折块的骨性突出隆起,指向胸廓。(B,C)三维计算机体层扫描清楚地显示,造成肩胛胸关节疼痛骨摩擦音的骨性峰状突起。

很少被描述和研究。不同种类的骨折,如何影响治疗和预后,尚没有明确。

在爱丁堡 6 年内[13],内侧锁骨骨折的发生率是每年 1/100 000,中段锁骨骨折是每年 20/100 000,外侧锁骨骨折是每年 8/100 000,相比之下中段锁骨发生移位和无移位的骨折比例是 2.7/1,而外侧锁骨骨折发生

移位和无移位的比例是 2/1。

二、发生机制

在青少年和成人中,各个位置典型的锁骨骨折是由于中到高能量的创伤所造成的。例如高处坠落、机动车事故、运动损伤、肩关节点撞击伤,但很少是由于

皮质骨对位骨折(2A 型)　　　　　　　　移位骨折(2B 型)

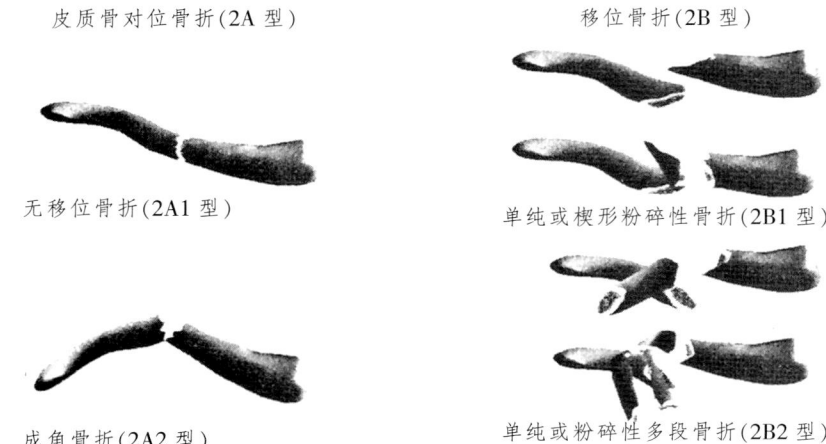

无移位骨折(2A1 型)　　　　　　　　单纯或楔形粉碎性骨折(2B1 型)

成角骨折(2A2 型)　　　　　　　　单纯或粉碎性多段骨折(2B2 型)

图 45-11 Robinson 将锁骨中 3/5 的锁骨骨折分为:没有移位的骨折(2A1 型),成角骨折(2A2 型),具有移位的单纯或楔形骨折(2B1 型)或具有移位的多段骨折(2B2 型)。(From Robinson. C. M. Fractures of the clavicle in the adult: Epidemiology and classification. J Bone Joint Surg Br 80: 476-484,1998.)

锁骨的直接创伤所造成。在老年人中,锁骨骨折通常发生在诸如单纯性摔伤这样的低能量损伤后。

锁骨在压缩暴力作用下易于发生骨折,这一点已经很清楚。压缩暴力致伤,可以在肩关节摔伤和对肩关节的直接冲击力作用下造成。对锁骨的直接冲击力,可以发生在体育运动中(例如曲棍球)。人们传统上认为,伸直位手臂的摔伤是中段锁骨骨折常见的发

生机制,但近期的观察对这一假设提出了质疑[17]。

三、评估

锁骨骨折的诊断通常是直接的,并且以损伤的机制、肿胀和淤斑的位置,以及所伴有的畸形、压痛和骨摩擦音为基础。开放的锁骨骨折并不常见,甚至在高能量创伤性损伤后,通常也是对锁骨的直接冲击力所

皮质骨对位骨折(3A 型)　　　　　　　　移位骨折(3B 型)

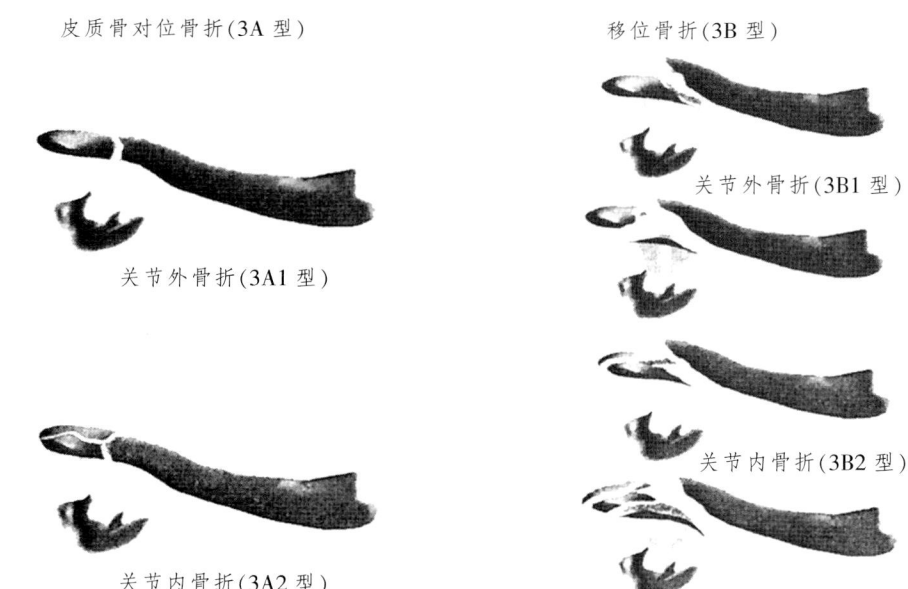

关节外骨折(3A1 型)　　　　　　　　关节外骨折(3B1 型)

关节内骨折(3A2 型)　　　　　　　　关节内骨折(3B2 型)

图 45-12 Robinson 将锁骨远端 1/5 的骨折分为:无移位的关节外骨折(3A1 型),无移位的关节内骨折(3A2 型),移位的关节外骨折(3B1 型)或移位的关节内骨折(3B2 型)。(From Robinson, C. M. Fractures of the clavicle in the adult: Epidemiology and clarification. J Bone Joint Surg Br 80: 476-484,1998.)

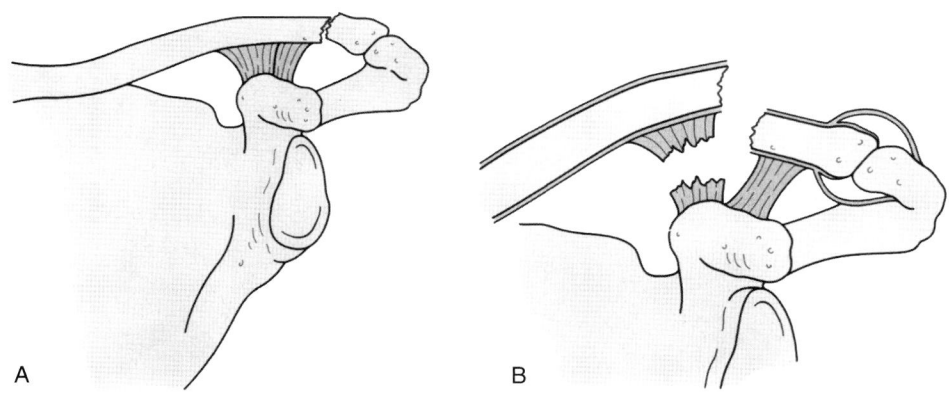

图 45-13　当锁骨远端发生骨折时,韧带可能没有损伤,并且有保护骨折断端位置的作用(A, I 型),或者发生了韧带的断裂,从而造成骨折断端的明显移位(B, II 型)。(Redrawn from Rockwood, C. A.; Green, D. P. eds. Fractures, 4th ed. Vol. 1. Philadelphia, J. B. Lippincott, 1996.)

造成。受伤后,局部皮肤被主要的骨折块顶起,或者被互相交错的粉碎骨折块顶起的情况很常见。但是,很少对皮肤完整性真的造成威胁。

　　锁骨骨折伴有神经血管损伤、气胸和血胸已有报道,但是这些并发症并不常见。和锁骨骨折后迟发性臂丛神经功能障碍相比,锁骨骨折同时发生的急性臂丛神经损伤通常是由于牵拉所致的上部颈神经根损伤,而前者的典型损伤是由于内侧束结构的位置受累。这样的神经根牵拉性损伤,通常发生在高能量损伤的机制中,并且预后相对较差。

　　气胸和血气胸更可能是由于广泛的胸壁损伤所造成,而不是由于锁骨骨折造成胸膜顶部的直接损伤。然而,通过查体和包括同侧上肺野的放射学扫描检查的密切观察来发现可疑气胸的存在是很重要的。

　　当锁骨骨折以高能量创伤的形式造成时,例如机动车事故或高处坠落,应首先把对生命构成威胁损伤的评估摆在首位。重要血管的断裂可以伴随锁骨骨折的发生,但这种情况很少见。在内膜损伤后,可能发生动脉血栓。多数伴随锁骨骨折的血管损伤,合并有胸肩胛的分离。

　　对于上肢血管状态的评价,应当包括和健肢相比其相关温度和颜色的评价。因为上肢有广泛的侧枝循环血供,所以即使重要血管损伤,肢体的循环也可以得到保证。健肢和患肢外周脉搏和血压的区别,可能是血管损伤表现的惟一线索。如果肢体有血管损伤的

危险,或是持续性存在血管损伤,会发生不能解释的出血,此时,血管造影有助于检查和定位任何血管损伤,因此有助于准确的处理。

四、放射学评价

　　锁骨前后位角度,对大多数锁骨骨折可以进行鉴别和定位。前后位平片应当能够对明显移位、无移位和微小移位的骨折进行鉴别。放射学影像平片应当足够大,以便能够评估喙锁关节和胸锁关节,同时也应当包括肩胛带和上肺野。斜位片用来进一步测量移位的程度和方向。实际上,单纯20°~60°向头端倾斜的投射角度就能够提供充分的第二角度,因为这样投射可以使胸廓的影响最小。内侧锁骨骨折,很难在这样的角度上发现其特点,因此常需要行计算机体层扫描。三维 CT 重建有助于理解复杂的锁骨畸形。

　　在前后位平片上,远端锁骨骨折移位的评价需要不同的放射学方法,因为向头端倾斜和向尾端倾斜角度会由于肩部骨性结构和锁骨远端暴露的重叠而受影响。这样,向头端和尾端倾斜位通常不能准确描述移位的程度。

　　外展脊柱前凸位像(图 45-14),是在肩关节外展大于135°,中心放射线向头端呈 25°时采集的。这种角度,可用来评价锁骨骨折使用内固定后的情况。肩关节的外展使锁骨在纵轴方向上旋转,可造成内固定钢板的向上旋转,这样就可以暴露锁骨干和钢板下方的骨折处(图 45-15)。

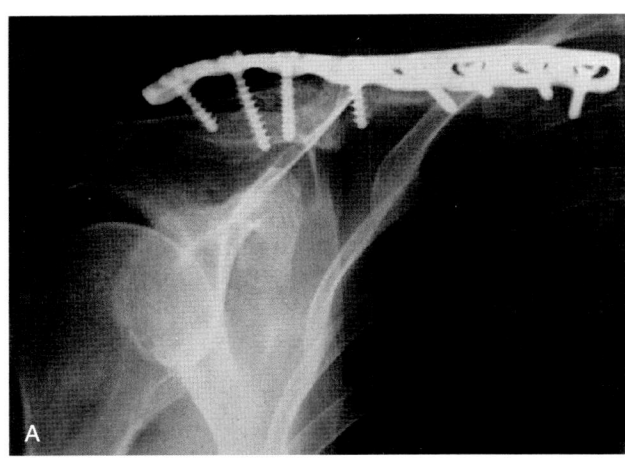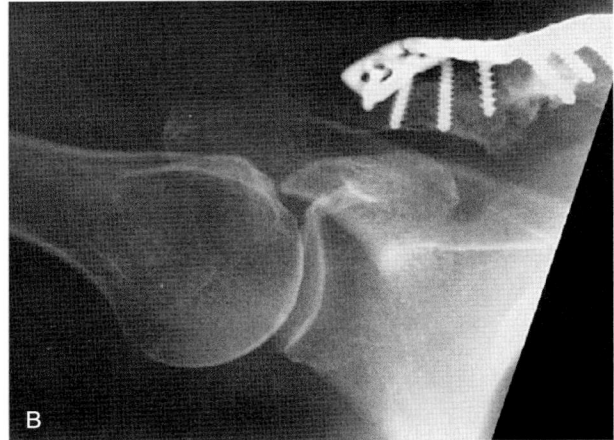

图 45-14　外展颈椎前凸位(B)利用锁骨在肩关节外展位发生旋转活动,来提供锁骨观察的另一个角度。这种放射学投照方法,对于观察钢板下的骨折部位很有用,而在通常的前后位角度放射学检查中通常会难以看清楚(A)。

五、特殊损伤的处理方法

(一)中段锁骨骨折

1.非手术治疗

　　锁骨骨折的闭合复位,因为其复位通常不稳定,而且没有能提供可靠外固定的方法,因此人们很少尝试。曾描述的复位手法用于对胸锁关节脱位的复位。

　　在很多设计用来试图有效的复位或维持闭合复位,而同时将伴有锁骨骨折的畸形减小到最低的器械中,多数器械证明无用,会造成患者的疼痛,甚至有危险。然而,用来维持骨折复位和锁骨骨折制动的设计,有时仍在使用。8 字绷带的优点在于,上肢可以活动,而且限制在有限范围内。缺点包括不断增加的不舒适的

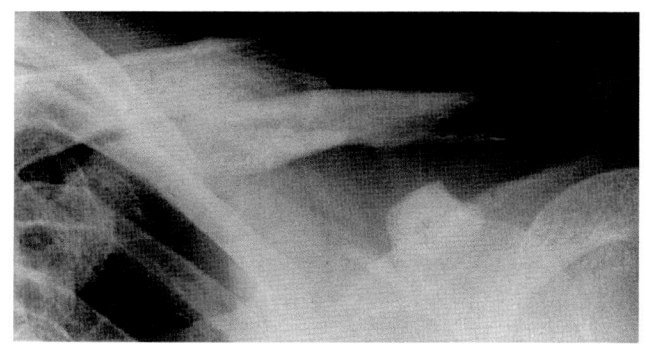

图 45-15　前后位放射学检查证实,锁骨骨折伴有 2cm 重叠的愈合。患者肩关节活动受限,需要切除部分骨质来恢复锁骨长度。

感觉,同时需要不断地调整,需要不断地门诊就诊,并且有发生并发症的潜在危险, 如腋窝的压迫性溃疡和其他皮肤问题,上肢水肿和静脉充血,臂丛神经麻痹。

　　最常见的非手术治疗是使用简单的上肢悬吊方法,同时避免采用任何复位。一些学者将 8 字绷带或复位绷带和单纯使用上肢悬吊或支持绷带的治疗效果进行了一些比较。由于公布的数据不够完善,在这些调查中患者的挑选和评价的细节并不十分清楚。作者认为,有肩关节功能、残余畸形,或完全恢复肩关节运动范围和全部活动的时间早晚上,这些治疗没有区别。

　　锁骨短缩 2cm 或更多会影响肩关节功能,这一点已经比较清楚, 但由于畸形愈合后活动一般不会消失,功能障碍不好定量,这方面已有大宗报道。McKee 等[9] 采用客观力量测试设备对锁骨移位骨折愈合后的患者,进行评估,发现伤侧力量及耐力是健侧的 70%~85%。他们还发现,对畸形愈合后功能障碍者,进行截骨后有一定缓解[8]。这些发现证实锁骨畸形愈合会影响肩胛带功能,但多数患者会接受此功能障碍程度。如果考虑手术,医生与患者需要共同考虑手术与非手术的风险。

2. 手术治疗

　　在传统上,不鼓励对锁骨骨折进行手术治疗。早期文献记录,若不早期采用手术治疗,锁骨骨折照样易于预期愈合。根据 Neer 的统计,2235 名锁骨中段骨折接受闭合复位固定的患者中,只有 3 名(0.1%)发生骨不连 ; 而在即刻进行切开复位内固定的 45 名患者中,只有 2 名(4.4%)发生骨不连[11]。Rowe 发现,闭合复

位固定治疗的骨不连发生率为 0.8%,而在最初接受切开复位治疗的患者中, 其骨不连的发生率为 3.7%[16]。这些数字的解释因选择偏差的可能性而受影响,因为接受手术治疗的是更复杂的骨折。

使用小号钢板时会出现弯曲或折断,使用重建钢板及小于 3.5mm 的限制接触动力加压钢板时需要小心。由于锁骨的复杂解剖及有内植物会突出产生刺激症状,我们提倡使用小型钢板、容易塑形的钢板及预弯钢板。目前提倡采用厚度为 2.7mm 的弧形重建钢板(比普通钢板厚),以及厂商提供的较贵的预弯钢板。

为限制钢板突出,合理塑形,另外钻头不要伤及臂丛神经,建议将钢板放于锁骨前面[6]。缺点是需要剥离较多肌肉,在固定锁骨外端骨折时可能需剥离部分三角肌起点。

切开后髓内固定比较常见,但报道的数据不多[5]。典型的是螺纹针穿过骨折端,而针尾在外侧突出,会刺激皮肤或穿透皮肤。术后 3 个月行二次手术取出螺纹针。在锁骨中段骨折时,可采用一根平滑的坚固钛针固定,在可能的情况下,不切开暴露骨折[5]。两种针固定技术都有引起医源性臂丛神经瘫的危险[5,12],而钢板–螺钉技术很少会出现。

外固定也可用于治疗锁骨骨折,但因其不方便而使其应用前景不明。

3. 作者推荐的治疗方法

无移位和极小移位的中段锁骨骨折,只需要对症治疗。这样的治疗最好是通过上肢悬吊完成,如果需要在伤后早期给患者提供舒适条件,可给予一条宽而长的固定带作为补充。此种固定比较舒适,但不能抬肩及外展。6 周后,基本达到愈合。可以允许主动肩关节活动。锁骨骨伤后一般不会出现冻结肩。在放射影像和临床证实骨折愈合后至少 8 周,应限制患者活动,以降低再骨折发生的危险。

明确的手术指征包括:开放骨折、肩胸脱位及骨折合并大血管损伤(需进行切开修复血管)。骨折移位超过 100% 或短缩大于 1.5cm,特别是粉碎骨折,需要考虑手术治疗。所谓的浮肩损伤(锁骨骨折合并肩胛盂颈的骨折)及肩关节悬吊复合体的两部分断裂,如果移位很小则最好采用非手术治疗。锁骨骨折固定后可进行相应的康复治疗。如果骨折端将要刺穿皮肤,则常强调手术治疗,但真正出现皮肤被穿破的情况比较少见。如果骨折对位差压迫臂丛,则应进行切开复位内固定,但此手术是亚急性手术指征(图 45-16)。

当对锁骨骨折进行切开复位内固定时,我们推荐钢板–螺钉内固定。在 AO/ASIF 技术应用之前,我们使用小的、细的钢板,效果较差,这就使许多医生更倾向于使用钢丝和螺钉做髓内固定。锁骨髓内固定在理论上的困难(因为锁骨的曲线、高密度和骨髓内腔不很明确)在实际工作中从未进行过描述。医生们在不断改变髓内固定的设计,试图防止由于髓内钉移位而造成的并发症;带有螺纹的髓内钉、带头的髓内钉以及在骨折断端可以折弯的髓内钉都曾被广泛使用。然而,即使是带螺纹的和在断端可折弯的髓内钉,仍旧会出现移位,特别是出现折断时。对髓内固定的潜在优势(即疤痕较小且不影响美观)一直有争议,即切开复位需要的切口,并不比钢板固定所需的切口小很多,而且需要做另外一个更靠外侧的切口来取出内固定物。使用髓内固定的最大缺点也许是,不能够控制锁骨所受的旋转力,使其不适合用于粉碎性骨折。

现将我们的锁骨内固定技术阐述如下。患者置于半坐位(沙滩椅姿势)(图 45-17A)。对侧的髂骨通常需要备术和贴手术膜。手术切口通常选择平行,在锁骨长轴的正下方(见图 45-17B 和 G)。穿越手术视野的锁骨上神经,利用小型放大镜发现后给予保护(见图 45-17C)。骨折断端的对位对线通常使用小型牵开器来实现,不需要对骨膜和周围肌肉组织进行广泛剥离。这样的小型牵开器有助于控制骨折断端,同时有助于获得需要的长度和对线,从而避免了在很多病例中对锁骨血供的破坏,以及潜在的对周围组织钳夹的危险(见图 45-17D)。

我们应用直径 3.5mm 限制接触动力加压钢板(LCDC 钢板,Synthes),作用于锁骨的上表面。最少要在骨折断端两侧各放置 3 枚螺钉(见图 45-17E)。如果是粉碎骨折,那么在骨折断端间应用拉力螺钉,可在很大程度增强结构的稳定性(见图 45-17F)。如果骨折断端的血运得到保护,就不需要植骨。在钢板对侧皮质骨被广泛剥离或出现分离时,术者应当考虑应用少量自体髂骨松质骨植骨。如果皮肤条件合适,可以采用皮内缝合的方法(见图 45-17G)。

由于我们相信这种内固定的坚固性,所以当前的临床实践是在术后最初的 7~10 天内使用悬吊而使患者更舒适些。此后,上肢便可以进行功能锻炼,主要是上肢在体侧悬垂活动,而吊带只在需要时使用。患者有时可以进行被动的肩关节钟摆样锻炼。肩关节主动前屈和外展动作,可以在损伤后 6~8 周开始。一旦证明骨折已经愈合了,便允许患者进行循序渐进的力量

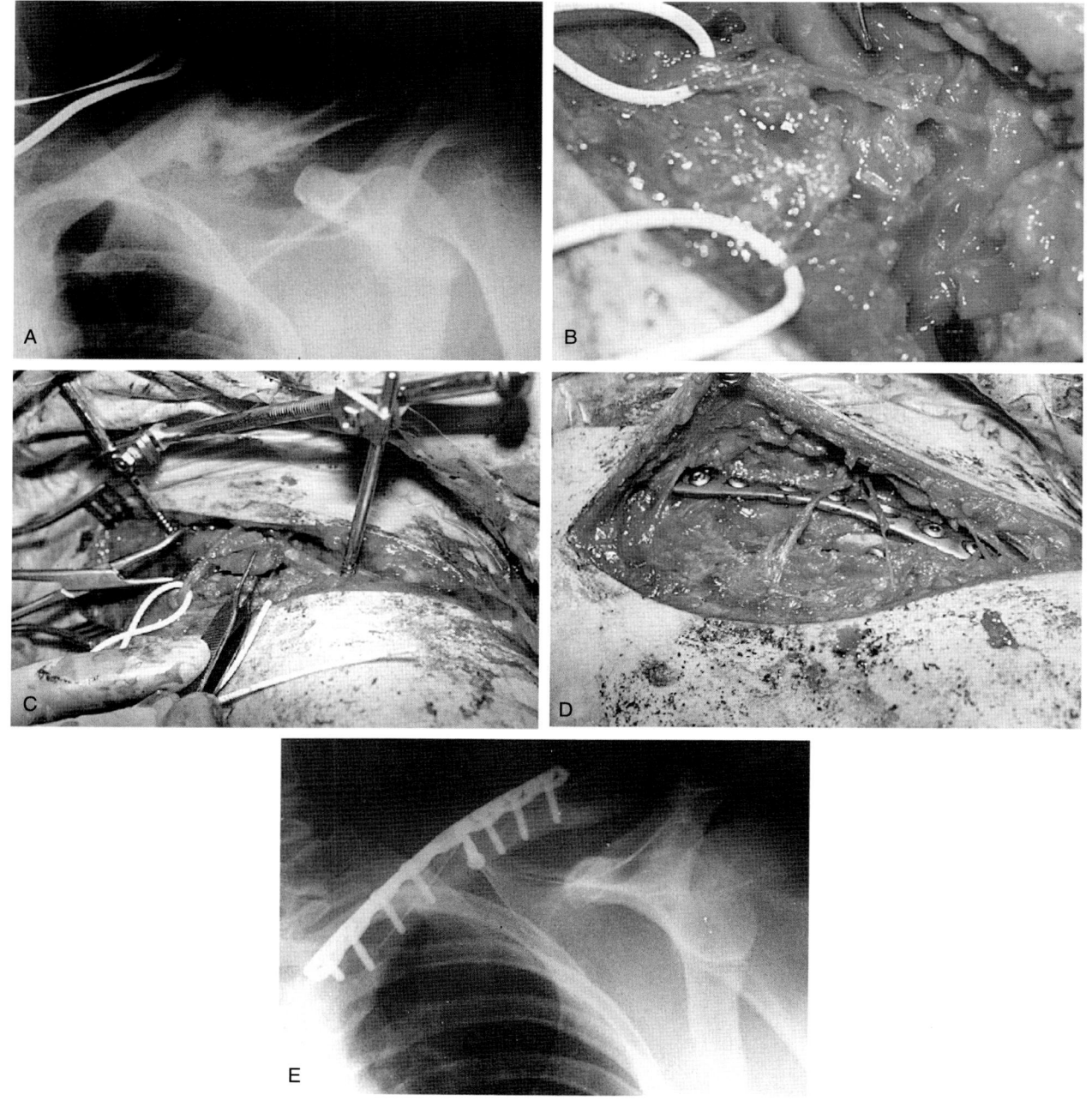

图 45-16　一名 30 岁的男子,表现为锁骨骨折后骨不连,并伴有过多的骨痂形成。其主诉为同侧上肢的麻木和无力。(A)前后位放射影像学显示骨折骨不连和增生骨痂的形成。(B)锁骨上神经在手术暴露锁骨时给予了保护。(C)使用撑开器来恢复锁骨的长度和对位。在锁骨重新塑形时切除的增生骨痂,重新被放回到伤口内。(D)锁骨通过一块 3.5mm 直径的限制接触动力加压钢板而重新获得稳定。(E)术后放射学检查证实,锁骨的长度和对位得到了恢复,并且获得了稳定的钢板固定。

锻炼。通常在手术后 3 个月,患者即可重返工作岗位,并可进行娱乐活动。

在多数病例中,钢板不需要取出。当患者因美容或舒适的原因需要将钢板取出时,我们建议在术后至少 12 个月,最好到 18 个月时再将钢板取出,此时在肩外展脊柱前凸位 X 线片上,可以看到钢板下皮质骨已得到重建。

(二)远端锁骨骨折

有微小移位或者无移位的远端锁骨骨折,可以用

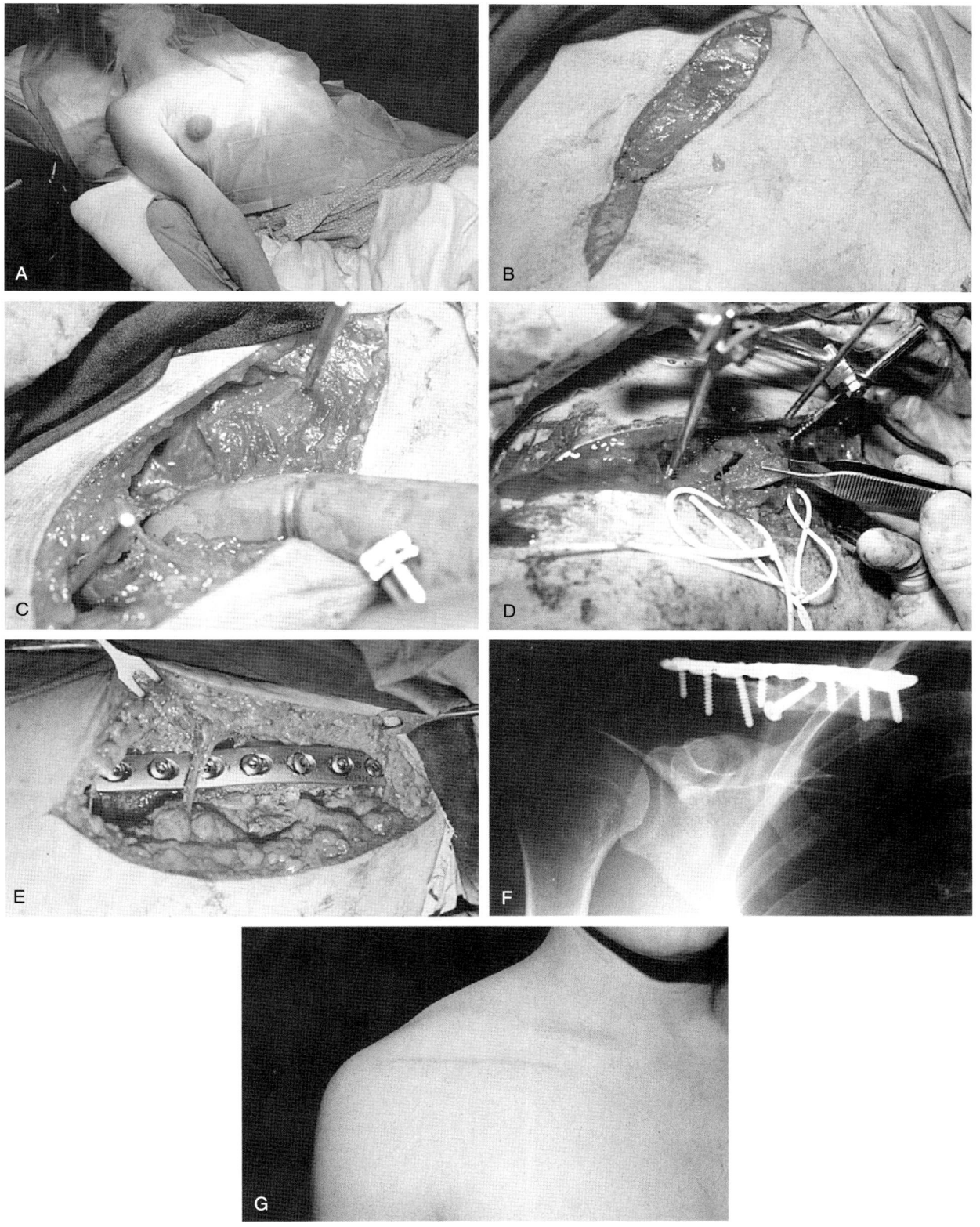

图 45-17　锁骨的钢板固定手术技术。(A)患者处于沙滩椅半卧位体位。(B)于锁骨下方平行切开皮肤。(C)锁骨上神经在小型放大镜下辨认并将其保护。在骨折部位的内外侧各打上 Shantz 螺钉。(D)应用小型撑开器恢复锁骨的长度和对线。在骨块明显缺损或游离骨块处，应用自体髂嵴骨取骨移植。(E)应用直径 3.5mm 限制性接触动力加压钢板固定锁骨。(F)若骨折形态允许的情况下，可以使用拉力螺钉在骨块间加压稳定。(G)瘢痕组织增生少见。

肩关节悬吊对症治疗。虽然曾报道过一些这类骨折后出现骨不连的病例,但是骨不连的发生率很低,而且症状不一。

另一方面讲,移位的远端锁骨骨折,被看做是锁骨骨折的惟一常见类型,通常应考虑一期手术治疗。这种手术指征是以 Neer[10]和其他作者的研究工作为基础的,他们发现,有 22%~33%的这类骨折在非手术治疗后发生骨不连。另外有 45%~67%的患者,骨折愈合时间超过 3 个月。但另外一些人始终坚持非手术治疗,而且 Robinson 等对 101 名锁骨远端移位者非手术治疗后发现只有 14%最终需手术治疗[14]。移位骨折中,未愈合的 21%患者无症状,这使他们支持一期非手术治疗[14]。

应用各种技术对 2 型骨折进行手术治疗,都获得了良好的效果。远端锁骨骨折的另外一些固定技术包括:喙锁螺钉固定、缝线固定或肩锁关节固定。AO/ASIF 推荐使用张力带钢丝结构,两枚克氏针在锁骨的上面进入,以避免肩锁关节的损伤(图 45-18)。另外他们建议使用小钢板,特别是 T 形小钢板,用一枚螺钉直接固定于喙突。一种特殊设计的钢板已得到广泛使用,这种钢板经过塑型,其远端的弧经过肩锁关节固定于肩峰下。如果采用普通钢板,由于固定于肩峰的螺钉常会脱出,从而导致固定失败。此部位的内植物需在 6 个月后取出。

(三)内侧锁骨骨折

锁骨内侧骨折较少见,因此大部分医生对其治疗经验少。文献报道少,大部分以病历报告形式为主,且大多数报道的是内侧骨骺分离损伤。尽管某些作者建议切开复位内固定,但大部分人还是主张首先非手术治疗,若症状持续可切除内侧锁骨。鉴于此区域存在内固定物插入和移位的危险,我们很少考虑手术治疗。骨折移位需从 CT 扫描来判断,从而确定骨块后移是否对颈根部的神经血管造成威胁。

六、并发症

(一)骨不连和畸形愈合

最近一篇对现有文章的综述估计了移位的粉碎锁骨骨折采用非手术治疗的不愈合率为 15.1%[18]。有最近的回顾性随机试验的病例研究中,非手术治疗了 49 名患者,7 例(14%)骨折不愈合;手术 62 例,2 名出现骨折不愈合,1 例出现早期(6 周)固定失败(失败率5%)[2]。Robinson 等[15]证实以下三个因素影响骨折愈合:①缺少皮质(相对危险,RR=0.43);②女性(RR=0.70);③骨折粉碎(RR=0.69)。

随着现代技术的使用,术后骨折骨不连已很少见,主要发生的原因是钢板长度和厚度选择不当(图45-19)。

锁骨骨不连的患者,可能对于畸形有特别的主诉,包括肩关节内收、短缩、内旋畸形,并且由于畸形或疼痛造成肩关节功能改变;或者局部形成对臂丛神经或血管压迫。偶尔,患者会于初次受伤后 20 余年后才首次就诊,部分原因可能是之前有人建议说手术不用做,或做了也没有太大的用处(图 45-20)。

锁骨骨折骨不连,可以伴有神经血管方面的问题,如胸廓出口综合征、锁骨下动静脉压迫、血栓形成、臂丛神经麻痹。锁骨骨折骨不连引起的神经血管

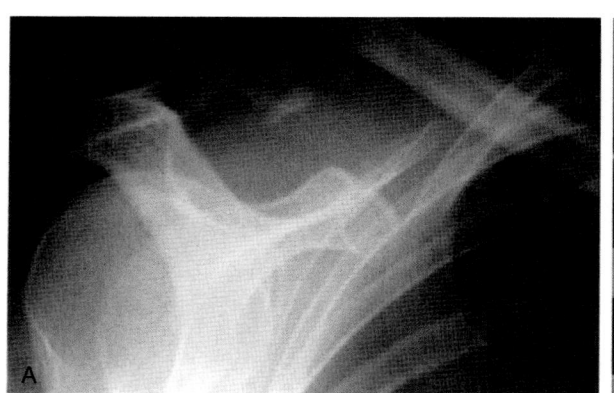
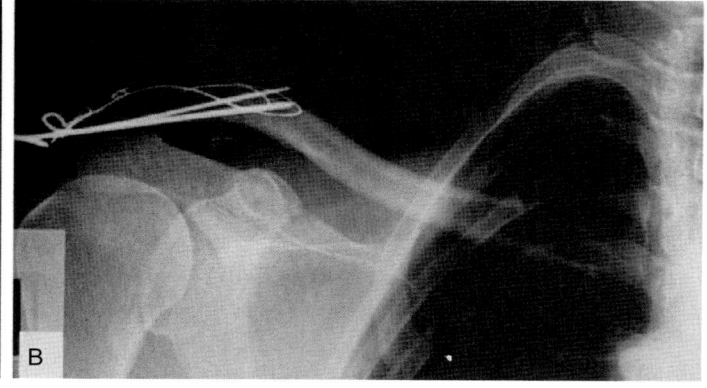

图 45-18　(A)55 岁女性患者交通事故造成锁骨远端Ⅱ型粉碎性骨折。(B)采用两根克氏针穿过肩峰经内侧骨折块的背侧皮质穿出,再用张力带固定。

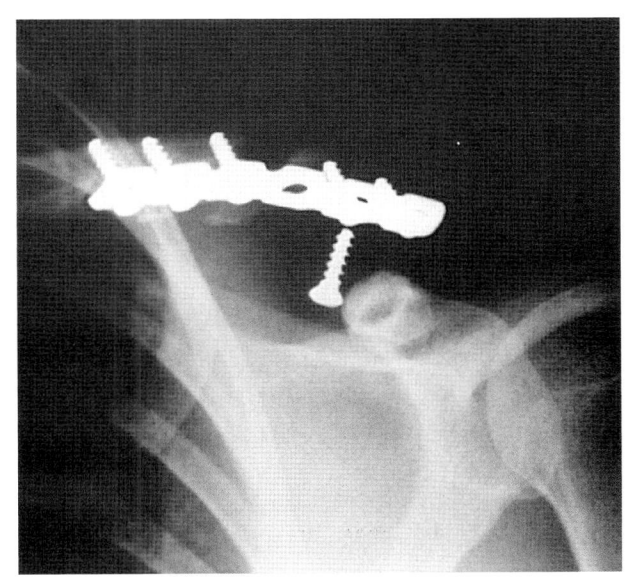

图 45-19 内固定物松动和骨不连通常是由于钢板尺寸和长度选择不当造成的。

功能不全,其发病率各文献报道不一,最低为 6%,最高可达 52%。

在锁骨骨折骨不连的治疗中,我们建议应区分开重建疗法和补救疗法。重建疗法目的是缓解疼痛和神经血管的压迫,通过重构锁骨的对线和连续性来强化肩关节功能。而补救疗法目的有限,只是通过切除、修剪锁骨或避免骨与骨碰撞(如第一肋切除)达到缓解症状。尽管电刺激疗法已经被尝试应用到锁骨骨折骨不连的治疗中,但应用指征有限。典型的症状性锁骨骨折骨不连,其症状包括有肩关节畸形和功能异常,以及神经血管问题,这些都不能通过电疗来解决。

随着坚强的固定技术的不断出现,重建疗法结果在不断提高,其结果使补救疗法在很大程度上将成为历史。只有一些特殊情况才考虑行部分锁骨切除,例如患有内科病患的锁骨慢性感染患者,以及锁骨远端骨折骨不连的患者。锁骨远端小的骨折块可被切除,切除后将喙锁韧带牢固的连接在内侧骨折段外侧面上。

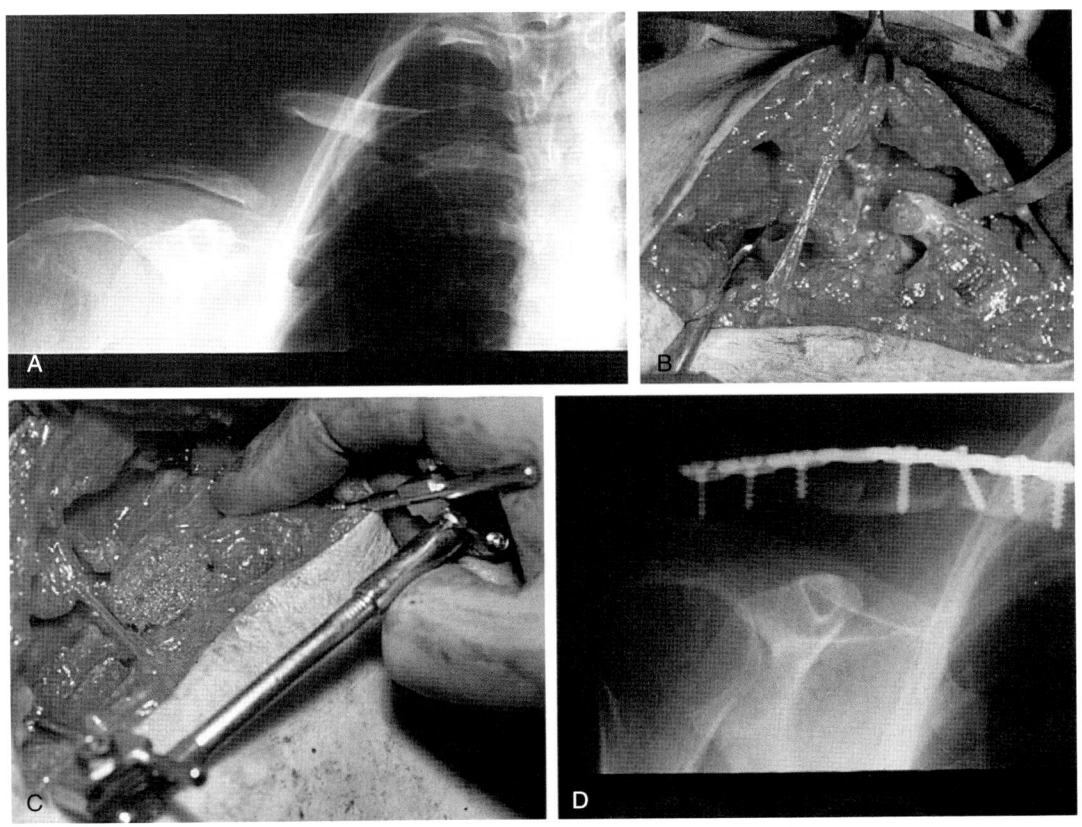

图 45-20 56 岁女性患者主诉 14 岁时锁骨受伤后肩部疼痛加重、僵硬及畸形。(A)放射正位片显示锁骨骨折未愈合,伴明显移位、骨块萎缩。(B)术中辨认出锁骨上神经并加以保护。(C)撑开器重建锁骨的解剖形态和长度,自体髂峰取三皮质骨移植填充骨折缺损部位。(D)其中一根通过钢板的螺钉用于固定移植块。

锁骨骨折骨不连治疗方法已经从胫骨或髂嵴取骨螺钉内固定术发展到有些人倡导的应用髓内钉固定技术，和目前流行的钢板螺钉内固定技术。我们已经就钢板内固定术的选择、手术技术和康复计划都进行了讨论。关于治疗中段锁骨骨不连的一些观点还有待进一步讨论。

在增生性骨不连中，过度增长的骨痂可被切除，并保留作为植骨材料，这就使得在一些手术中不需要髂骨取骨。骨不连处无需进行清创处理，因为在稳固内固定术后，纤维软骨可以促进愈合。若为斜行骨折，有时候需要在锁骨上表面进行钢板固定后，应用穿过骨折块的拉力螺钉技术固定。如果需要维持长度，可以在使用拉力螺钉前移动斜行骨折块。

萎缩性骨不连硬化的末端多有纤维组织插入，而假性关节有假滑膜连接。上述两种情况均需切除骨折末端和插入的组织。在这种病例中，小的撑开器对于维持骨折的长度和形态起到重要作用（图 45-21A）。从髂嵴凿下的三皮质移植骨对重建锁骨的长度、形态和促进愈合十分有用(见图 45-21B)。

于髂嵴的中点斜行切开，将髂嵴暴露至骨膜下，使用骨刀或摆锯切下比预期植骨块大 1.5 倍的骨块（见图 45-21C）。然后在骨块两端雕凿出两个松质骨的栓子插入锁骨骨折断端的骨髓腔内（见图 45-21D）。这样的嵌插方法有利于维持结构稳定和钢板的固定。移植骨固定时，髂嵴背侧皮质正好在锁骨的下面能很好地支撑螺钉，也为骨不连处提供较强的抗弯曲的能力。在完成皮质松质骨块移植前，先在断端的骨髓腔内填塞些松质骨。接着用一块厚 3.5mm 的限制性接触加压钢板进行固定，每侧最少用 3 颗螺钉固定骨折块两端，一个单独的螺钉穿过移植骨块。在移植骨块两面加压有利于加强早期的稳定性并减少骨痂形成(见图 45-21E 和 F)。皮下缝合关闭切口，留置吸引管引流。

尽管畸形愈合过去被认为主要是美观方面的问题，但最近研究发现，在锁骨畸形愈合的肩关节与对侧肩关节进行比较时，通过力量测试发现伤侧力量差，而截骨矫形后有所改善。另外，有的还报道形态不良的锁骨骨折存在有下方血管神经压迫，骨折使得肋锁间隙变窄，造成臂丛神经或锁骨下动静脉压迫。畸形愈合的骨折由于骨痂增生引起神经肌肉症状，这种症状会在受损后数周或数月后加重。

截骨术治疗有症状的锁骨畸形愈合越来越普遍，从畸形处截去畸形愈合部位，用小型撑开器重建形态

再用钢板螺钉固定(图 45-22)。

(二)神经血管并发症

急性神经血管并发症少见，通常都伴有胸肩胛关节脱位或与锁骨骨折无关(如臂丛神经牵拉伤)。由于胸廓出口狭窄引起的血管神经功能异常，当骨折畸形愈合时可在伤后最初 2 个月内发生，或者在骨不连时可作为骨痂增生的结果在数月甚至数年后出现。

要进一步提到的是，受伤以后血栓形成及腋动脉和锁骨下动静脉假性动脉瘤的形成。腋动脉或锁骨下动脉血栓提示有急性隐性内膜损伤，患者于晚期出现全上肢萎缩或怕冷症状，而肋锁间隙狭窄引起压迫时也同样可出现相同症状。据报道锁骨下动脉血栓后可引起脑血栓。

真性锁骨下动脉瘤可在肋锁间隙狭窄时出现，如胸骨后动脉瘤。移位的锁骨骨折块很少引起锁骨下动脉的小穿孔。偶尔由于假性动脉瘤的压迫，在数月或数年后引起臂丛神经功能异常。

锁骨下静脉血栓形成与压迫及内膜损伤有关。肺栓塞也同样会出现。

因增生性骨不连压迫引起的神经血管症状，过去一直被误认为是交感性疼痛(手肩综合征)。锁骨上神经损伤可引起前胸壁痛，神经有时被卡压于骨折端。

(三)再骨折

锁骨反复的骨折多发生在过早的体育活动，特别是接触性运动。由于锁骨良好的愈合通常能迅速缓解疼痛和恢复肩关节功能，这样就使得较活跃的患者忽视了医生的劝告：在骨折愈合后至少 2~3 个月才可从事接触性运动。如果钢板在骨折愈合后的 12~18 个月取出，很少会发生再骨折。

(四)手术治疗的并发症

尽管锁骨与其下方的重要解剖结构很接近，但术中的并发症很少见。Eskola 和他的同事们报道过在锁骨骨不连切除术中有一例出现了锁骨下静脉撕裂、气胸、气体栓塞和臂丛神经麻痹。另外，钢丝和针具有很强的移动能力，曾在腹主动脉、降主动脉、心包(引起致死性心包填塞)、肺动脉、纵膈、心脏、肺(有时到对侧的肺)或椎管等多处发现过移位的钢丝或针。据报道，Kremens 和 Glauser 曾治疗过一名患者，于内侧锁骨骨折行固定术后 1 个月后咯出一根 Steinmann 针。

最近，加拿大骨创伤协会医院治疗的 62 名锁骨

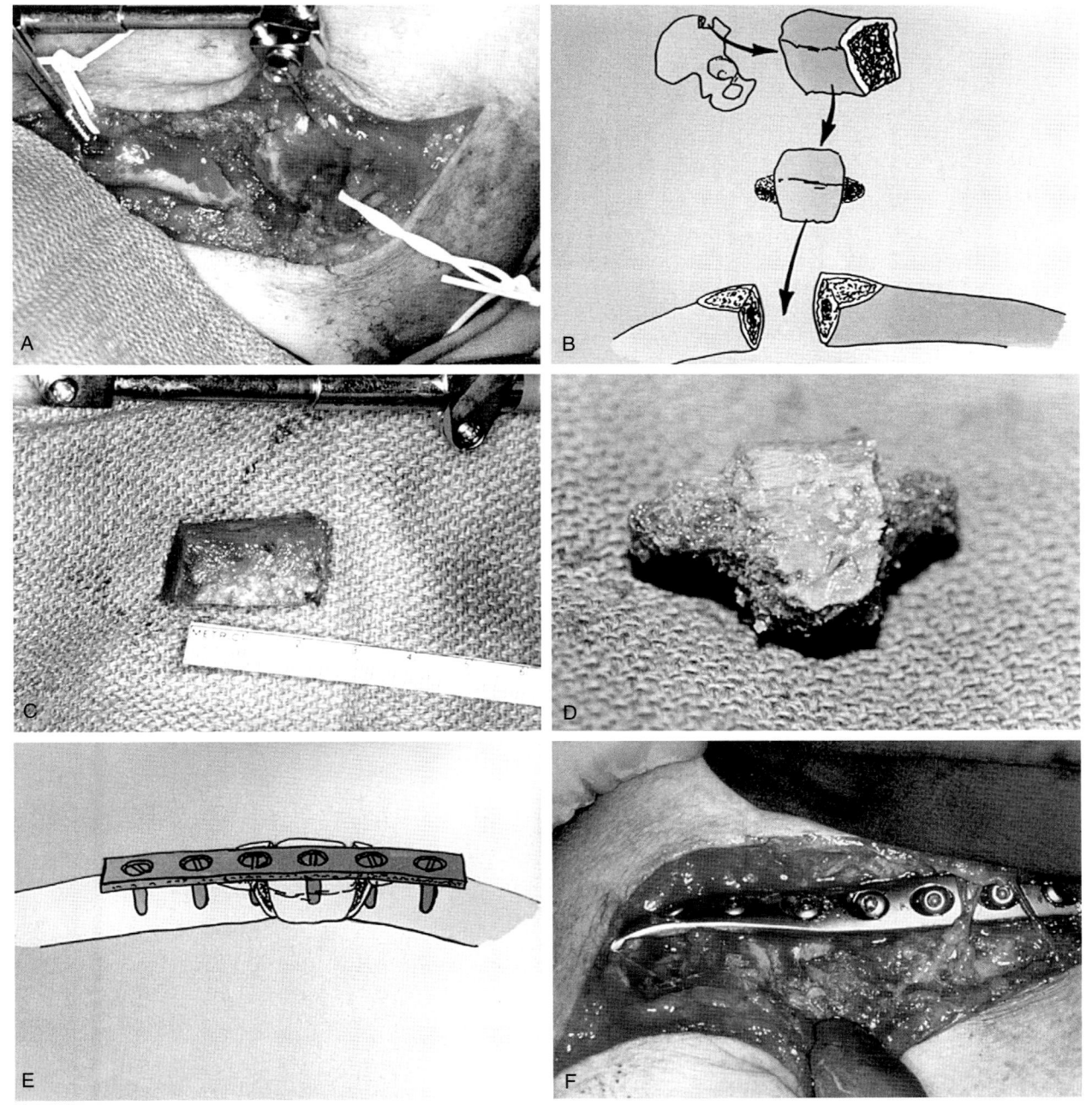

图 45-21　在髂嵴凿下三皮质骨移植,插入骨折块间,有助于增加结构的稳定性和减少瘢痕结痂的形成。(A)切开骨不连的活体骨背面并撑开锁骨重建解剖形态和长度后,通常可看到骨质缺损部位。(B)髂嵴处凿下三皮质骨移植,在其内外侧分别雕凿出松质骨的栓子。用钻头在骨折块两端骨髓腔内钻孔。将移植骨的两头的栓子嵌插入内。(C)雕凿前的髂嵴三皮质骨块。(D)雕凿后的髂嵴三皮质骨块。(E)嵌插进去的移植骨块提供了稳定结构,有利于钢板的固定。其中一颗螺钉穿通移植块。(F)移植骨块就位并采用限制性接触钢板固定后的 X 线片。

骨折患者,3 名(5%)出现感染[2],此发生率与以前报道相一致。

许多作者认为增生性瘢痕是锁骨骨折手术治疗

的潜在并发症之一,特别是髓内固定的支持者们,他们主张做较长的纵向切口。我们并未遇到过影响美观的瘢痕。

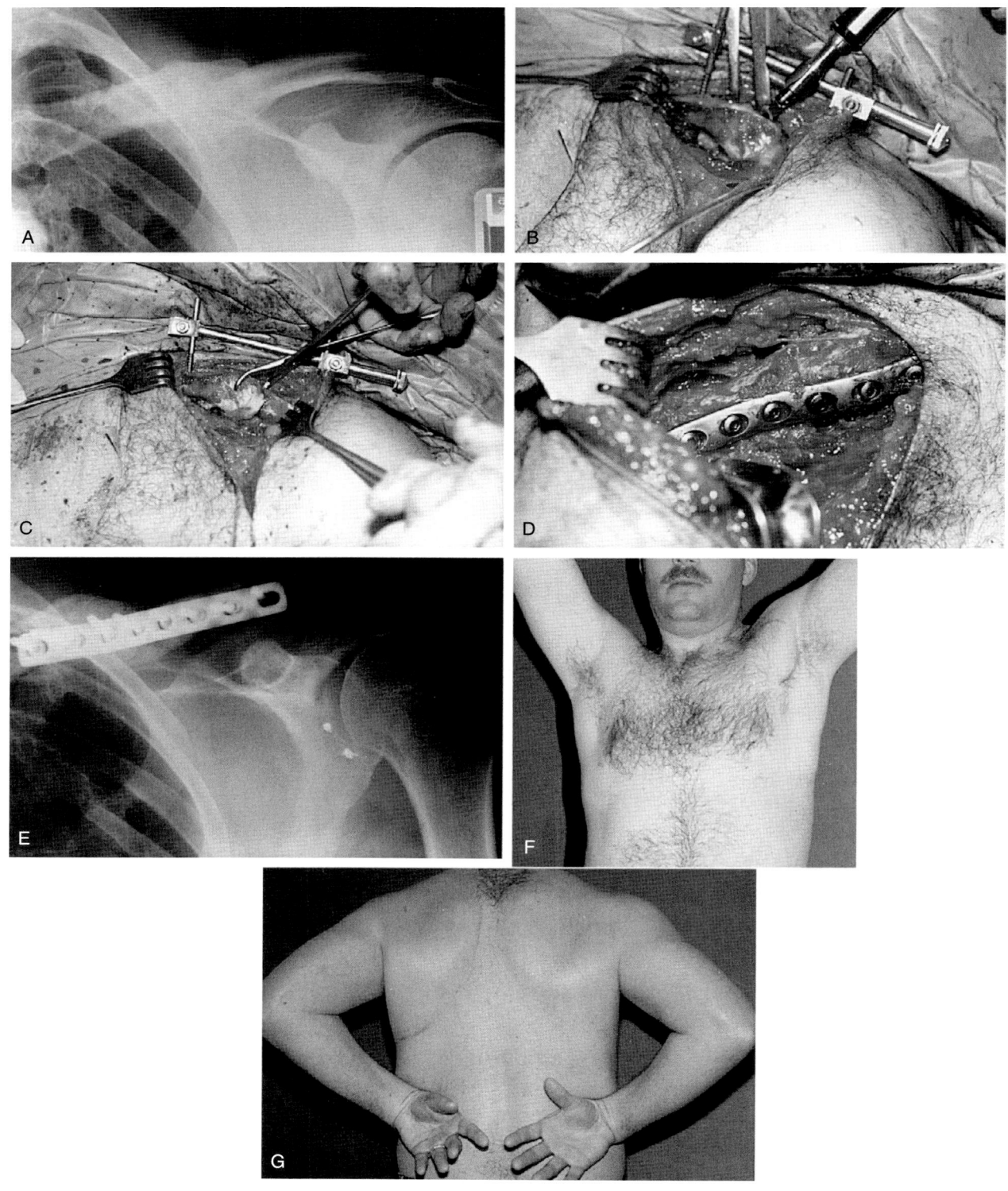

图 45-22　35 岁男性患者,因锁骨骨折痊愈后短缩 2cm,造成肩关节活动受限、无力和不适。(**A**)X 线正位片显示锁骨畸形愈合。(**B**)使用摆锯对锁骨进行斜形截骨。(**C**)撑开器重建锁骨的解剖形态和长度。(**D**)使用复位钳稳定形态,同时于前方使用钢板螺钉固定。(**E**)放射片显示钢板固定在位,锁骨长度得以恢复。(**F,G**)术后肩关节运动几乎完全恢复。

(李明新　译　李世民　校)

参考文献

1. Ada, J.R.; Miller, M.E. Scapular fractures—analysis of 113 cases. Clin Orthop 269:174–180, 1991.
2. Canadian Orthopaedic Trauma Society. Nonoperative treatment compared with plate fixation of displaced midshaft clavicular fractures: A multicenter, randomized clinical trial. J Bone Joint Surg Am 89:1-10, 2007.
3. Goss, T.P. Double disruptions of the superior shoulder suspensory complex. J Orthop Trauma 7:99–106, 1993.
4. Goss, T.P. Fractures of the glenoid cavity: Current concepts review. J Bone Joint Surg 74:299–305, 1992.
5. Jubel, A.; Andermahr, J.; Schiffer, G.; et al. Elastic stable intramedullary nailing of midclavicular fractures with a titanium nail. Clin Orthop 408:279–285, 2003.
6. Kloen, P.; Sorkin, A.T.; Rubel, I.F.; et al. Anteroinferior plating of midshaft clavicular nonunions. J Orthop Trauma 16:425–430, 2002.
7. Lyons, F.A.; Rockwood, C.A. Migration of pins used in operations on the shoulder. J Bone Joint Surg Am 72:1262–1267, 1990.
8. McKee, M.D.; Wild, L.M.; Schemitsch, E.H. Midshaft malunions of the clavicle. J Bone Joint Surg Am 85:790–797, 2003.
9. McKee, M.D.; Pedersen, E.M.; Jones, C.; et al. Deficits following nonoperative treatment of displaced midshaft clavicular fractures. J Bone Joint Surg Am 88:35–40, 2006.
10. Neer, C.S. Fracture of the distal clavicle with detachment of the coracoclavicular ligaments in adults. J Trauma 3:99–110, 1963.
11. Neer, C.S. Nonunion of the clavicle. JAMA 172:1006–1011, 1960.
12. Ring, D.; Holovacs, T. Brachial plexus palsy after intramedullary fixation of a clavicular fracture: A report of three cases. J Bone Joint Surg Am 87:1834–1837, 2005.
13. Robinson, C.M. Fractures of the clavicle in the adult: Epidemiology and classification. J Bone Joint Surg Br 80:476–484, 1998.
14. Robinson, C.M.; Cairns, D.A. Primary nonoperative treatment of displaced lateral fractures of the clavicle. J Bone Joint Surg Am 86:778–782, 2004.
15. Robinson, C.M.; Court-Brown, C.M.; McQueen, M.M.; et al. Estimating the risk of nonunion following nonoperative treatment of a clavicular fracture. J Bone Joint Surg Am 86:1359–1365, 2004.
16. Rowe, C.R. An atlas of anatomy and treatment of midclavicular fractures. Clin Orthop 58:29–42, 1968.
17. Stanley, D.; Norris, S.H. Recovery following fractures of the clavicle treated conservatively. Injury 19:162–164, 1988.
18. Zlowodzki, M.; Zelle, B.A.; Cole, P.A.; et al; on behalf of the Evidence-Based Orthopaedic Trauma Working Group. Treatment of acute midshaft clavicle fractures: Systematic review of 2144 fractures. J Orthop Trauma 19:504–507, 2005.

第 5 篇

下肢

Peter G. Trafton, M.D., F.A.C.S.

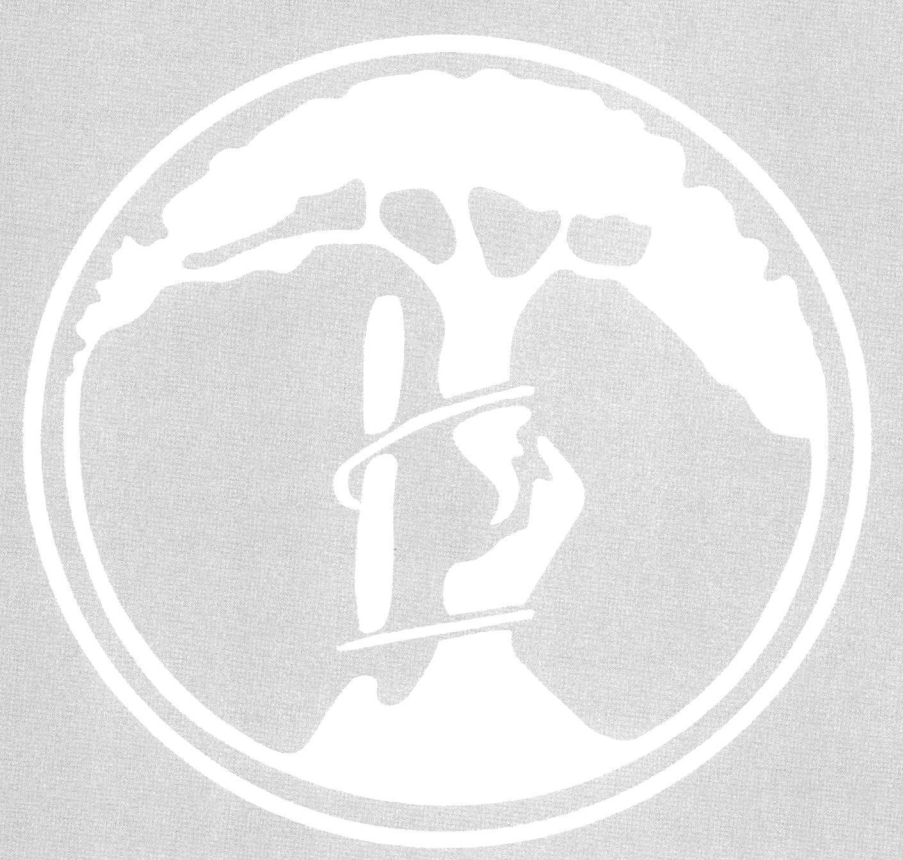

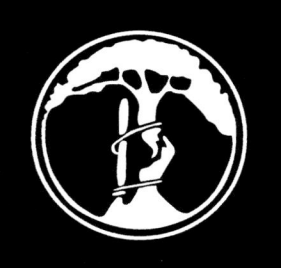

第 **46** 章

髋关节脱位

James A.Goulet,M.D.

髋关节脱位包括一组可能造成将来残疾和加快关节退变的损伤。髋关节脱位需要强大的外力。除了股骨头明显脱位,合并损伤还包括股骨头骨折、股骨颈骨折、髋臼骨折或多处骨折。小的软骨、上唇或骨碎片可能残留在关节间隙,影响关节对合。同时在受伤时股骨头的血供可能受到不可逆的破坏。这些联合损伤极大降低了恢复正常髋关节功能的可能性。坐骨神经损伤和伴发的下肢创伤,也会影响髋关节脱位的治疗和功能预后。

髋关节脱位的报道最早出现在医学文献中是在19世纪后50年里,早于伦琴发现X射线。接下来的尸体研究确定了髋关节脱位合并的各种解剖结构损伤[1,11,12,188]。1938年,Funsten等首次发表了大宗临床髋关节脱位病例,他指出,大多数髋关节脱位是汽车前排乘客膝部撞击了仪表盘所致[57]。此后,Thompson和 Epstein[194],Stewart 和 Milford[187],Brav[17],Epstein[44],Stewart[185]先后阐述了髋关节脱位的机制、治疗和并发症。这些报道记录了髋关节脱位的许多并发症和长期残疾。

人们已经认识到髋关节脱位的不良预后[200,202,206]。虽然单纯脱位的进展优于骨折脱位,但近来的报道指出,单纯脱位的长期效果欠佳也很常见,在预后较好的这组患者中也高达1/2[39,212]。延迟治疗以及没有足够的识别和治疗伴发的损伤是效果欠佳的医源性因素。然而,先进的影像学技术,包括磁共振关节成像术,已经提高了脱位后的临床诊断水平,使其得益于外科手术治疗。新兴技术,包括髋关节脱位手术和关节镜清创术,通过更有重点的评价和损害性更小的治疗干预将会改善预后。通常,髋关节脱位治疗目标仍然是快速复位使关节达到稳定对合。

第一节　病理

一、相关解剖

髋关节是内在稳定关节。大于400牛顿(90磅)的外力才能分离开股骨头和髋臼[51]。髋关节的稳定性与髋臼和股骨头的骨性和臼唇解剖结构有关。厚实的纤维性关节囊结合韧带充填以及周围的肌肉增强了髋部球臼关节形态所提供的内在稳定性。

股骨头和股骨颈的尺寸及其与髋臼的关系提供了髋关节内在稳定性,骨软骨性臼唇加强了这种稳定性[76]。股骨头近似于2/3个球体,接于股骨颈上,股骨颈宽度约为股骨头直径的3/4。股骨头和股骨颈的这种尺寸关系使得股骨头可以深入关节臼中,而不影响其稳定性和活动度。

髋臼是由髂骨、耻骨、坐骨部分汇聚在三向软骨上而形成的。尽管对于这一结构的稳定性有争论,但对于新生儿尸体的髋臼生物力学研究表明,在出生时这种结构就很稳定[27,55]。目前还不清楚髋臼是否在发育过程中会加深,但是解剖研究表明,成人髋关节在各个方向股骨头都有40%包在骨性髋臼内[85]。髋臼的关节面是马蹄形,关节软骨覆盖髋臼的后、上和前方。软骨的臼唇连接在覆盖软骨的髋臼周围。髋臼凹陷(或叫做卵圆窝)位于髋臼的中下部分。髋臼横韧带跨过髋臼凹陷的最下部分,起自臼的后下,止于臼的前下。圆韧带起自髋臼凹陷(图46-1)。

臼唇加深了髋臼,增加了关节的稳定性。臼唇保证了在各个方向至少50%的股骨头包容在臼唇和髋臼的复合体内。髋关节允许后伸(在俯卧位)20°~30°,

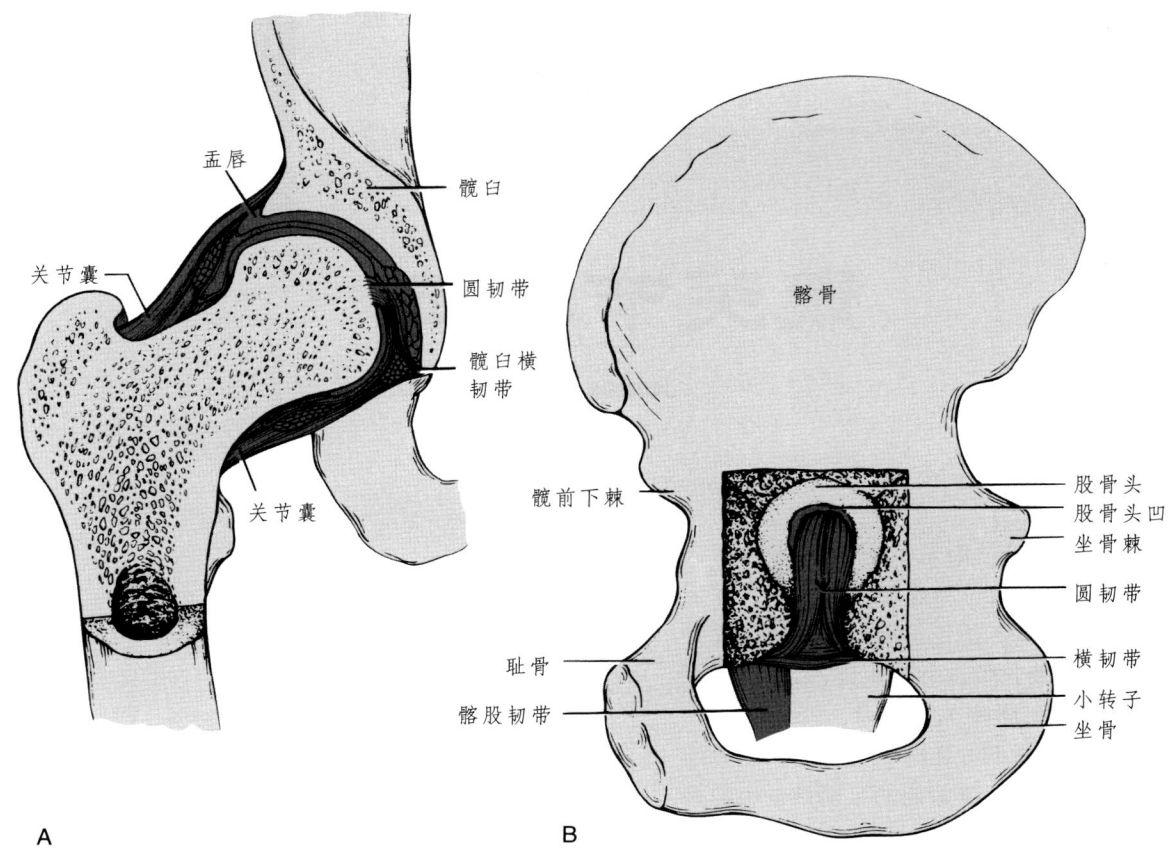

图 46-1 （A,B）股骨头、臼唇和髋臼关系的线条图。臼唇超过了股骨头的中纬线,保证了关节的良好稳定。

屈曲 120°~135°,外展 45°~50°,内收 20°~30°,内旋和外旋各 45°。活动范围有个体差异,在髋关节后伸和屈曲时测量旋转会有所不同[15,87,135,164]。

关节囊包绕髋关节,从髋臼边缘向后延伸到股骨颈的中部,向前延伸到粗隆间脊。关节囊纤维主要是纵行的,由更强壮的环形和螺旋形迁行的韧带加强关节囊。髂骨韧带起自髂骨下和髂前下棘,分成两束。一束继续向下止于粗隆间线,正好在小粗隆前。另一束螺旋形斜向上止于粗隆间线,覆盖大粗隆。前方另一韧带起自耻骨上支的前方止于粗隆间线,称为耻股韧带。此韧带是阻止髋关节过度后伸的主要结构。在后方,宽而相对薄弱的坐股韧带起自髋臼坐骨部分,斜行并水平止于股骨颈的上方和粗隆窝(图 46-2)[85,124]。

股骨颈通常相对于股骨髁冠状面有前倾。通过对尸体的研究发现,不同性别和遗传背景的人前倾角有较大变异[183]。白人男性平均前倾角 7°,在 2°后倾到 35°前倾范围内。白人女性前倾角平均 10°,在 2°后倾到 25°前倾范围内。香港华人男性平均前倾角 14°,在 -4°~36°范围内。香港华人女性平均前倾角 16°,在 7°~28°范围内。

Upadhyay 等用超声测量一组髋关节后脱位的患者,发现伤侧和非伤侧髋关节的前倾角均小于对照组[201]。较小的前倾角可能是髋脱位的高发因素。本章损伤机制部分将对此进行讨论。

对股骨头血液供应已经做了广泛的研究,并确定了幼儿和成人血管模式的不同[28,199,208]。关于成人血液循环已出版的资料改进了人们的认识,并使手术期间(包括脱位手术)保护股骨头血供成为可能。成人股骨头承重部位的血供主要来自旋股内动脉,旋股内侧动脉深支发出 2~4 条上支带血管作为终末血管。这些血管就可以提供给股骨头足够的血液循环。有时也会出现下支带动脉。髋关节脱位时要特别注意的是,从囊外分离旋股内动脉(MFCA)的深支存在机械性损伤的危险。Gautier 和他的同事已经阐明了这些血管的解剖[62]。旋股内动脉的终末分支穿过耻骨肌和髂腰肌,走行于闭孔外肌的下缘,至股骨后方的转子间嵴。在髋的后方,MFCA 的深支位于下孖肌和方形肌的下方,向上延伸至股骨,绕过后方至闭孔外肌,前方至孖肌和闭孔外肌,在上孖肌止点的上方和梨状肌的尾端进入关节。进入关节后就

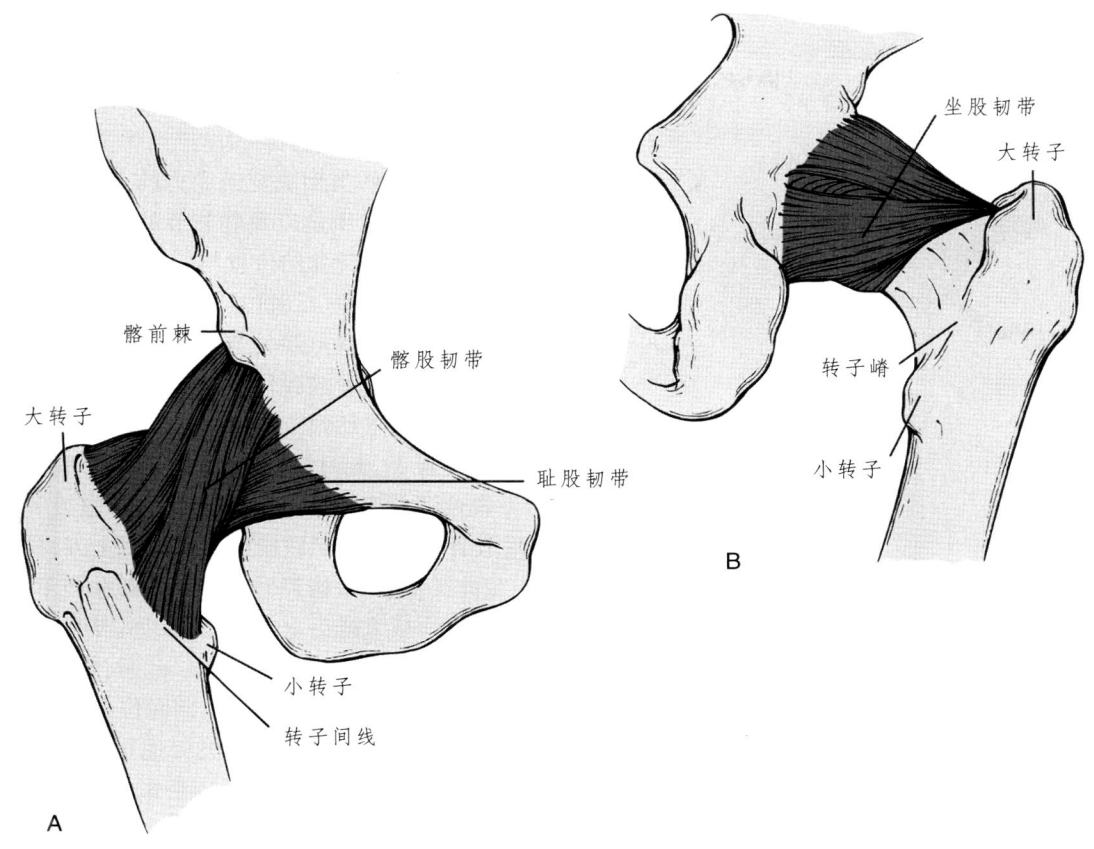

图 46-2　(A,B)髋关节囊周围韧带加强了关节的稳定性并阻止过度活动。

分出上面提到的上支持带血管沿着股骨颈进入滑膜深部,在股骨头关节面软骨的外侧进入骨内几毫米。MF-CA 在囊外与邻近血管吻合,最重要的一支行于梨状肌下缘和臀下动脉相吻合。作者们尚未找到股骨颈基底部明显的解剖血管环,并指出 24 例髋中有 20 例有明显的支持血管行走于股骨上方,其余 4 例由后下分支营养。股骨颈的后方和前方没有支持血管分布。

　　与单纯髋脱位成功闭合复位相比,髋关节骨折脱位的手术治疗缺血性坏死(AVN)的发生率较高。Gautier 和同事指出,由于单纯髋关节脱位导致的 MFCA 深支的破坏和闭孔内肌断裂的患者易发生缺血性坏死。他们猜测骨折脱位的切开内固定术损伤了 MFCA 或其吻合支,导致了缺血性坏死的高发生率。Gautier 和同事强调了保留闭孔外肌和股方肌来保护 MFCA 的重要性。MFCA 的深支与闭孔外肌同行,位于股方肌上缘的下面。它的位置可以参照 MFCA 稳定分布的转子间分支,转子间分支位于大转子后外侧的表面,股方肌止点的上方。MFCA 上升至转子嵴水平,在转子间嵴内侧至少 1.5cm 处联合肌腱(孖肌和闭孔内肌)分开进

一步保护 MFCA。为防止损伤 MFCA 的深支,修复联合肌腱时缝合应表浅(图 46-3)。坐骨神经由 L4 至 S3 的神经根组成。它们合成一束后立即在骨盆内分成腓神经和胫神经。在同一神经鞘中从坐骨大切迹出骨盆。坐骨神经与梨状肌和外旋短肌的关系有一定的变异,这些肌肉在某些情况下会保护坐骨神经免受损伤(图 46-4)。Beaton 和 Anson 通过解剖阐明,84%的人坐骨神经在梨状肌腹的深方(前面)出骨盆[9]。12%的人腓神经和胫神经的共同鞘被一部分梨状肌劈开,腓神经通过肌腹。另有 3%的人,腓总神经位于梨状肌的浅面(后方)而胫神经位于梨状肌的深面(前方)。这些解剖变异在髋关节后入路切口延长时要注意。

二、损伤机制

　　髋关节的解剖结构保证了关节的稳定。因此,髋关节脱位几乎都是因为高能创伤。据文献报道,2/3 脱位是由于机动车车祸所致[17,18,44,46,96,109,110,149,156,186]。车辆防护措施理论上可以减少机动车车祸所致髋关节脱位的发生率和死亡率。但不幸的是,根据最近

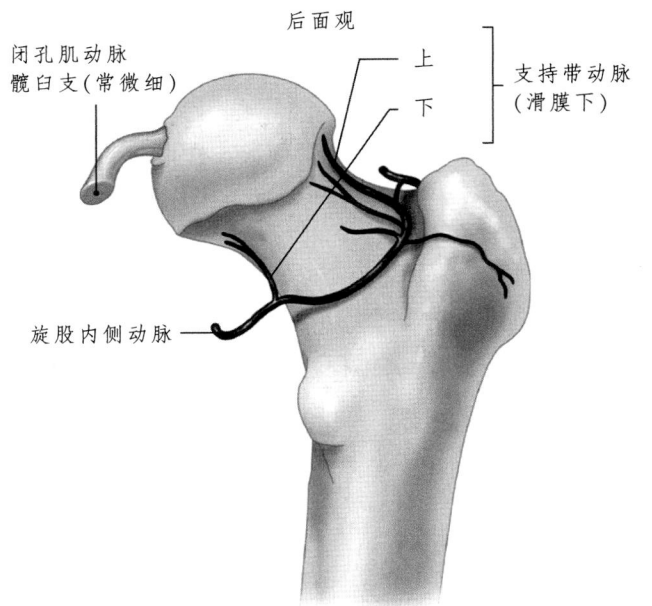

后面观

闭孔肌动脉
髋臼支(常微细)

上
下

支持带动脉
(滑膜下)

旋股内侧动脉

图 46-3 股骨近端的血液供应。旋股内侧动脉的深支是供应股骨头主要的血管,其终末分支的支持带血管供应股骨头上部,有时也供应股骨头下后部和股骨颈。

的报道,乘客防护措施没能到达预期的效果[73]。汽车和行人碰撞事故、高处坠落、工伤和运动创伤也是髋关节脱位的致伤因素[47,55,65,132,187,191,194]。

导致髋关节脱位的外力传导常见有三种:膝关节屈曲前方撞到物体,通过足底和伸直的膝关节,经过大粗隆。少见的情况下,外力也可以作用在骨盆后方,一侧的足和膝产生反作用力[44,47,108,187]。

髋关节受伤类型决定于受力的大小和方向、股骨近端和髋臼的骨质量以及髋关节的位置。Letournel 通过矢量分析腿和骨盆的位置与所受损的关系,解释了为什么会出现前脱位、后脱位、骨折脱位[107,108]。没有防护的汽车司机出现的典型髋关节脱位是左髋后脱位,而右髋后方骨折脱位或者前脱位是汽车快速减速时,右脚踩在刹车或离合器上所致。身体以右脚为支点冲向前,左膝撞在仪表板上,此时膝和胯均屈曲 90°。股骨头受力向后方脱位通常没有骨折。如果受力时髋关节屈曲小于 90°,股骨头可能撞到髋臼后方或者后上方,导致骨折脱位。与此类似,如果碰撞时右脚紧紧踩在刹车上,股骨头会撞到髋臼后方或后上方。如果司机没有准备,右脚可能在油门上,髋关节会外旋外展。此时,膝的内侧撞到仪表板,导致外展外旋加大,产生前脱位(图 46-5)。

髋关节的内、外旋角度极大地影响着股骨头在髋臼内的位置和损伤类型。另一个影响髋关节脱位的因素是前面提到的股骨颈前倾角。一组超声研究的病例表明,后脱位的患者前倾角小于对照人群,但大于单纯脱位的患者(表 46-1)。这些发现强烈提示,股骨头

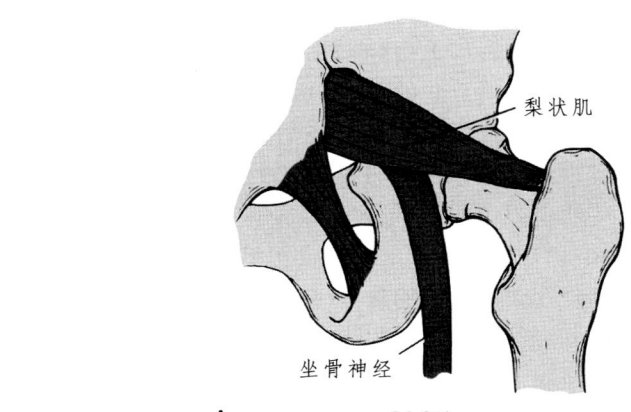

梨状肌

坐骨神经

A 84.2%

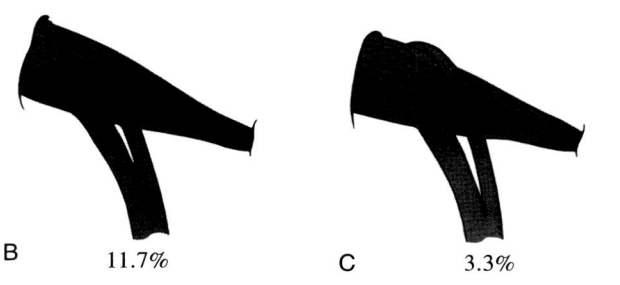

B 11.7%   **C** 3.3%

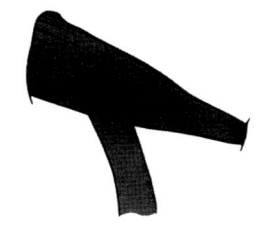

D 0.8%

图 46-4 坐骨神经和梨状肌常见关系的图解及各自比例[7]。

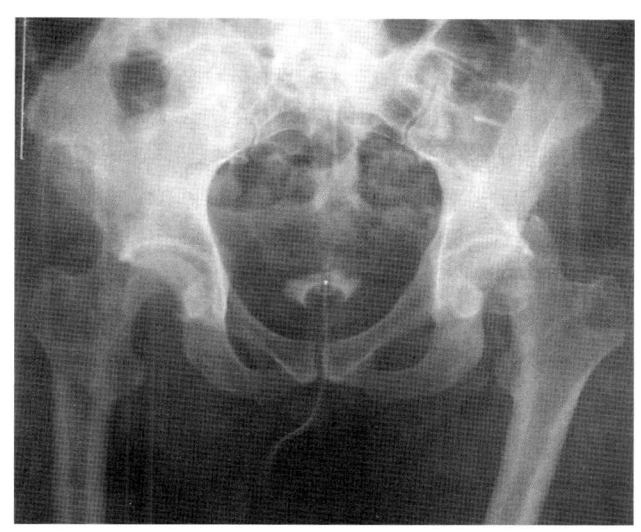

图 46-5　一名没有任何防护的醉酒司机双侧髋关节脱位。双侧后脱位伴股骨头前位骨折。

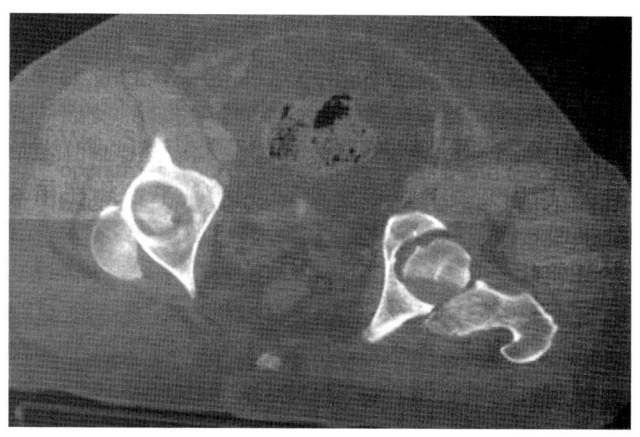

图 46-6　双侧伴有髋关节后脱位的股骨头骨折（Pipkin Ⅱ 型或综合分类 Ⅴ 型）。参见图 46-9 和 46-10。

的位置决定了损伤的类型，而髋关节的旋转和解剖形态决定了股骨头受伤时的位置。

　　Pringle 指出，尸体标本腿的极度外展外旋可产生前脱位[155]。屈髋时极度外展外旋可导致前方闭孔脱位。髋关节后伸时极度外展外旋可导致前上（耻骨）脱位。Epstein 和 Harvey 也指出，前脱位发生在髋关节过度外展时[48]，提示大粗隆或者股骨颈撞击外侧髂骨，类似于杠杆原理把股骨头推出髋臼。

　　股骨头出髋臼时可发生股骨头骨折、压缩和骨软骨损伤。股骨头撞击前方和后方髋臼可造成股骨头上、前上、后上的骨折[26,35,40,49,150]。常见到股骨头圆韧带撕脱骨折（图 46-6）。游离的骨片可能在复位后卡在股骨头和髋臼之间。残留骨片导致游离体的症状和关节

软骨磨损。这些骨折尺寸各异，小到软骨撕裂碎片，大到股骨头骨软骨碎片。

　　股骨颈骨折合并股骨头脱位可能是由两种不同机制造成的。许多关于此种损伤的文章指出，暴力首先使股骨头脱位，然后股骨头撞到骨盆。如果导致脱位的暴力没有完全消除，继续作用在腿上的力使股骨头撞到骨盆从而发生股骨颈或股骨干骨折[38,53,97,123,151,170]。

　　第二种股骨颈骨折的机制是"医源性"，在手法复位时可造成骨折[150,167,185]。许多医源性股骨颈骨折的报道会合并有股骨头骨折。这提示股骨颈吸收大量能量造成 X 线片无法看到的无移位骨折。因此，复位前必须认真阅读 X 线片，以确定是否存在无移位骨折。另外，复位时要轻柔；避免用杠杆原理手法复位。

三、损伤的后遗症

(一)创伤后关节炎

　　正常的关节软骨富有弹性，可以承受单次和循环负荷[158,162]。Repo 和 Finley 报道了软骨变形阈值，超出此数值软骨细胞会死亡[162]。软骨劳损分级在 20%~30% 即可造成软骨细胞的死亡。股骨头和髋臼软骨最初吸收的能量远远超出了软骨细胞死亡的阈值。最初的高能量可能是产生髋关节脱位和骨折脱位后高发创伤性关节炎的一个原因[46,200,202]。

　　后壁的骨折片移位或者手术摘除股骨头碎片对关节的生物力学特性有显著的影响。Brown 和 Ferguson 研究了股骨头上方关节软骨变薄所造成的股骨头应力模式的改变[19]。上方软骨厚度的丢失产生异常大

表 46-1　超声测量的股骨前倾角均值		
	右髋平均前倾角(°)	左髋平均前倾角(°)
正常人	15.4	16.3
Ⅰ 型脱位,右髋	1.1	10.4
Ⅰ 型脱位,左髋	4.4	-3.2
后方骨折脱位,右髋	3.2	-5.5
后方骨折脱位,左髋	5.0	-6.1

Source:Adopted from Upadhyay,S.S.; Moulton, A.; Burwell, R.G. Biological factors predisposing to traumatic posterior dislocation of the hip. J Bone Joint Surg [Br] 67:232-236,1985.

的横向压缩应力，而且应力更加集中在股骨头边缘。Brown 和 Ferguson 提出，继发于关节软骨厚度丢失的股骨头应力模式的改变是骨性关节炎的易发因素[19]。

Bernard 和同事研究了类似的股骨头应力模式相对于不同关节软骨厚度的变化[10]。他们认为圆形关节能够很好地耐受不同厚度的软骨造成的髋关节内不匹配，这对于正常的关节结构可能是必须的。然而当髋臼和股骨头之间的软骨厚度小于 1mm 或者各自小于 0.5mm（正常厚度的 28%）时，接触应力将大幅度增强[63]。Genda 和同事报道了计算机模拟的正常关节和发育不良的髋关节反作用力[63]。他们发现，正常关节保持均匀和低的反作用力。而发育不良的髋关节反作用力明显集中。

虽然没有一项研究特意关注继发于创伤后的骨和软骨的损伤问题，但有类似的情况。任何继发于股骨头压缩或缺损的关节匹配性或关节接触面的明显损失，都将导致接触应力的改变并发展为创伤性关节炎。

关于关节软骨缺损的修复能力和修复组织的特性的研究表明，软骨缺损会产生潜在问题[21,37,84,116,127,173,193]。软骨损失和接触应力改变的继发异常似乎注定会发展为创伤性关节炎。

平片或者 CT 扫描不能发现关节内残余的小碎片。Mullis 和 Dahners 发现大多数患者经关节镜检查能够发现关节内存在游离体，36 例患者中 33 例能取出游离体[134]。尽管经过良好的复位且 CT 或平片未显示关节内游离体的迹象，仍有 7/9 的患者能在关节镜下发现游离体并将其取出。作者们认为关节内出现不能识别的碎片可能是关节损伤的原因，包括关节退变，推荐进行关节镜下的关节清除术。关于此种方法调查的控制良好的研究尚未被报道。

（二）缺血性坏死

继发于血管损伤的股骨头缺血性坏死（AVN）是髋关节脱位的第二位重要并发症。然而 AVN 的发生率众说不一，一些研究者认为早先的 AVN X 线诊断标准实际上是进展期创伤性关节炎[44,163]。文献报道的 AVN 发生率从 1%~2% 到 15%~17%[100,121,125,146,166,187]。

引发 AVN 的具体解剖结构损伤尚没有明确。许多作者认为 AVN 发生与脱位的时间有关。有文章认为，6~24 小时内脱位复位可以防止 AVN 的发生[44,80,90,149,186,203]。Stewart 和 Milford 报道，髋脱位 12 小时后复位，88% 患者情况良好，未发生 AVN[187]。Brav 报道，超过 12 小时复位，AVN 的发生率达到 22%~52%[17]。Morton 的一组病例

也说明只有在 12 小时内复位才有好的临床结果[133]。Hougaard 和 Thomsen 发现，复位超过 6 小时 AVN 和关节炎的发生率较高[90]。Reigstad 报道，在 6 小时内复位的单纯脱位没有发生 AVN 和关节炎[160]。

AVN 发生与脱位的时间关系提示有 3 种 AVN 发生机制。第一是，脱位立刻阻断了股骨头的血运。第二是，血运逐渐丧失，由于动脉长时间牵拉发生了动脉痉挛和血栓。第三是，刺激静脉影响血液回流导致静脉阻塞、静脉高压和动脉阻塞。早复位可以避免发生后两种机制的情况。

Yue 和同事在尸体血管造影中的发现支持以上理论[213]。先把尸体一侧髋关节后脱位，血管注入硫酸钡乳液聚合物，在电影荧光显微镜下观察，对侧髋关节作为对照。髋关节骨外的血管结构有明显改变，股总血管和旋股血管常有中断。作者假设，骨内血管没有类似的中断可能是因为有侧支循环。因此认为早期复位可以改变血流中断。

其他与 AVN 原因有关的因素没有被证实。先前认为复位后早期负重是 AVN 的原因[33,42,92]，但是这一理论已经被许多研究者否定了，没有证实二者存在关联[17,46,146,179,186]。Epstein 和同事认为前方入路手术复位后方脱位，有较高的 AVN 发生率[44,49]。这也没有得到临床证实。最近的前方入路治疗股骨头骨折的临床经验没有证明 AVN 发生率增高[22,23,175,185]。

创伤性骨坏死的长期结果有很大不同。Glimcher 和 Kenzora 描述了特征性、代谢性、缺血性骨坏死的病理和组织学不同点[66-68]。与特发的不同，缺血性骨坏死

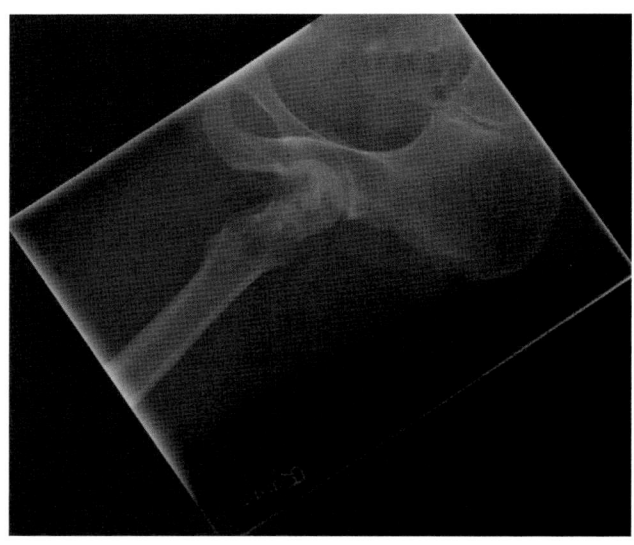

图 46-7　在髋关节后部骨折后发生的部分缺血性坏死。

并不都发展为塌陷和关节退变。有时,只有股骨头的一部分发生 AVN,继而塌陷(图 46-7)。在采取预防性或者补救性治疗时,要考虑到这种情况适合于特发性 AVN 而不适合创伤后 AVN。

四、常见的合并损伤

髋脱位常常由于高能量创伤造成,因此经常合并严重损伤。伴随的神经损伤、肌肉骨骼损伤、腹腔和胸腔内脏损伤多有报道[144,191]。

髋脱位可以合并多种膝关节损伤。Gillespie 报道了一组 35 例伴有膝关节损伤,25 例是由作用于膝关节的直接暴力引起,10 例是作用于膝关节韧带的应力造成[64]。损伤包括:髌骨、胫骨、股骨的骨软骨骨折,后十字韧带损伤,副韧带损伤,以及创伤性髌骨股骨软骨增生。这些损伤常常得不到及时诊断(2 天到 6 个月)。Tabuenca 和 Truan 报道的 187 例髌骨折或者骨折脱位的患者中,46 例(25%)有同侧膝关节损伤[193]。其中 7 例没有及时诊断,延长了康复时间。

据文献报道,8%~19%的髋关节脱位患者合并有坐骨神经的损伤[18,45,46,70,85,91,104,186,187]。可能的损伤机制是后脱位和股骨头内旋时神经受到牵拉[49]。大的髋臼后壁骨折碎片也可以牵拉神经或者刺激割裂神经。即刻的神经功能受损,手术中可能看不出神经外观异常,没有发现前脱位引起坐骨神经损伤的病例。

完全的坐骨神经断裂不常见。最常见的是腓神经明显损伤,而胫神经正常。腓神经较胫神经偏后方,更接近脱位的股骨头,因此腓神经损伤率较高。Gregory 指出,腓神经和梨状肌关系变异导致其更易损伤[70]。

手法复位前要仔细评估神经功能。如果患者有颅脑损伤或昏迷、不合作,神经检查将不能完成。对此病历中要有记录。

髋关节脱位要尽早复位。尤其是有神经麻痹时,复位可以缓解神经的牵拉。在 106 例髋关节脱位患者的回顾性研究中,Hillyard 和 Fox 对复位先于转移的 69 例患者和从其他医院转来尚未复位的 36 例患者的坐骨神经损伤发生率做了比较[82]。从其他医院转来未复位的患者有较高的坐骨神经损伤(完全坐骨神经或腓运动神经)发生率(P=0.0453)。主要运动神经元损伤的患者髋脱位后复位时间明显较长(P=0.016)。相关骨折的出现对坐骨神经发生率没有影响,但是长时间髋关节处于脱位对坐骨神经损伤发生率和严重损伤有明显影响。

神经损伤不一定要手术,除非神经损伤发生在复位后[34]。这时要明确神经是否被骨折片或关节所卡压。有人要建议立刻修复造成神经损伤的后壁骨折片。这样可以保护神经以免进一步损伤[156]。坐骨神经损伤的表现将在本章后面介绍。

同侧股骨骨折也很常见[42,54,78,180]。不幸的是,在一些报道的病例中,髋关节脱位的初期诊断并不明确。因为股骨骨折掩盖了髋关节脱位典型的体检结果,所以定期对断裂位置上方或下方的关节进行 X 线片检查,并且一旦股骨断裂对整个耻骨拍片即能将合并损伤漏诊的可能降到最小。

第二节　髋关节脱位的分类

一、历史演变

髋关节脱位根据股骨头的位置分为前脱位和后脱位[69]。中心脱位实际是继发于髋臼骨折的内移位[104,108,169,187]。中心脱位这个不恰当的术语已经过时,不再用于当今的分类。

Thompson 和 Epstein,以及后来的 Stewart 和 Milford 提出了关于髋后方脱位的类似分类方法[187,194]。两种方法都是根据髋臼骨折和股骨头骨折的严重程度来分类的。Thompson-Epstein I 型脱位是单纯脱位或者合并不明显的后壁骨折。II 型是脱位合并一大块后壁骨折。III 型是脱位合并后壁粉碎骨折。IV 型是髋臼底骨折(不只是后壁)。V 型是脱位合并股骨头骨折(图 46-8)。

Stewart 和 Milford 分类是根据髋关节的稳定性和股骨头的情况[187]。I 型脱位没有骨折或不明显的髋臼缘骨折。II 型脱位合并一块或粉碎的后壁骨折,髋关节稳定。III 型是骨折脱位合并髋关节继发于支承结构丢失所致的不稳定,IV 型脱位合并股骨头骨折。

Pipkin 根据股骨头骨折的部位进行分类[150]。Pipkin I 型股骨头骨折位于中心窝的下方,II 型骨折线延至中心窝的上方(通常包括中心窝),III 型股骨头骨折合并股骨颈骨折,IV 型股骨头骨折合并髋臼骨折(图 46-9)。

Levin 参考了以前的分类方法提出了一种后脱位的分类方法(表 46-2 和图 46-10)。这一分类方法旨在指导治疗髋关节脱位,Levin I 型后脱位有或者没有不明显的后壁骨折。复位后 CT 表明关节同心复位而没有关节扩大,没有嵌入骨折片,没有股骨头和后壁的压缩骨折。偶尔,复位后的 CT 发现小骨折片嵌入髋臼

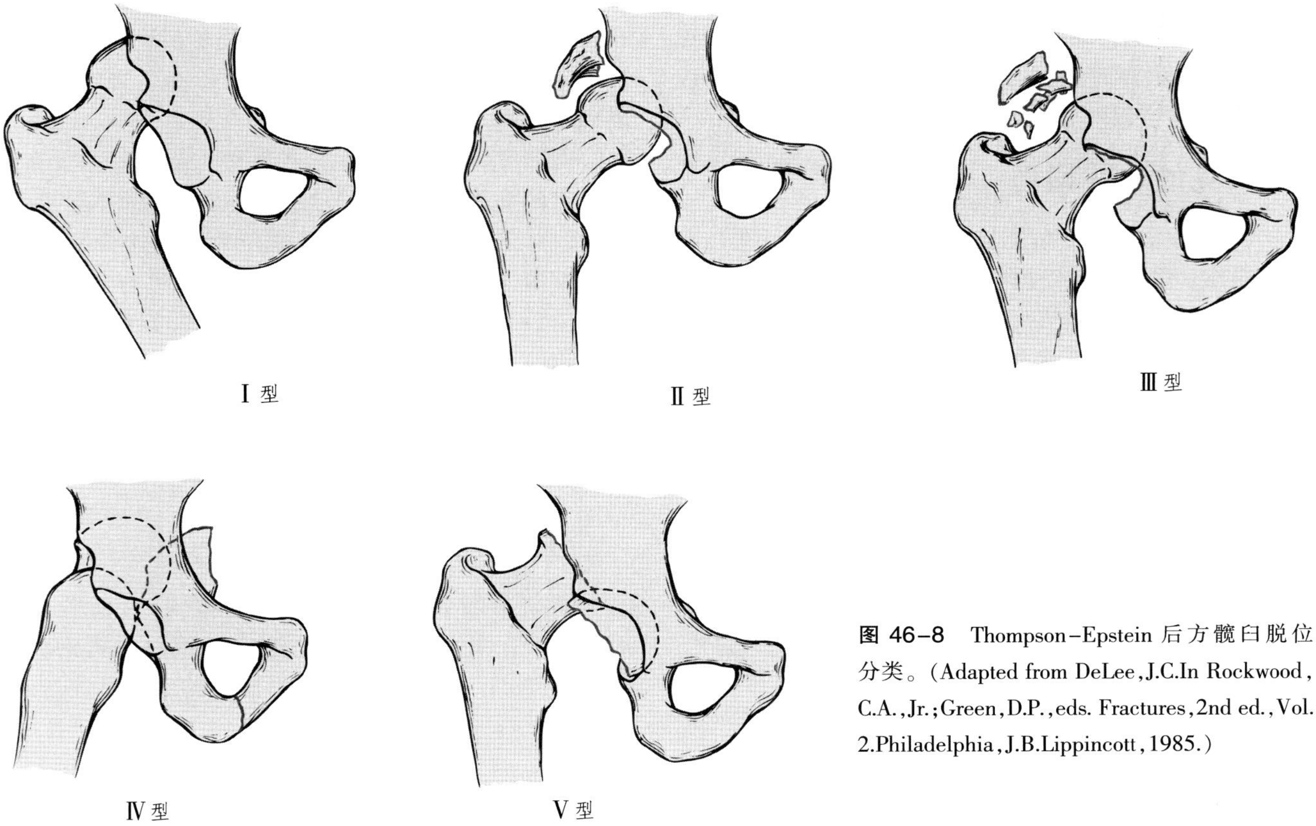

Ⅰ 型　　　　　　　　　　Ⅱ 型　　　　　　　　　　Ⅲ 型

Ⅳ 型　　　　　　　　　　Ⅴ 型

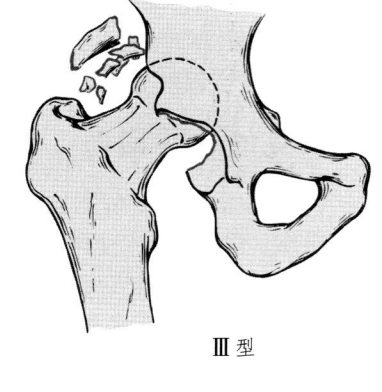

图 46-8 Thompson-Epstein 后方髋臼脱位分类。(Adapted from DeLee,J.C.In Rockwood, C.A.,Jr.;Green,D.P.,eds. Fractures,2nd ed.,Vol. 2.Philadelphia,J.B.Lippincott,1985.)

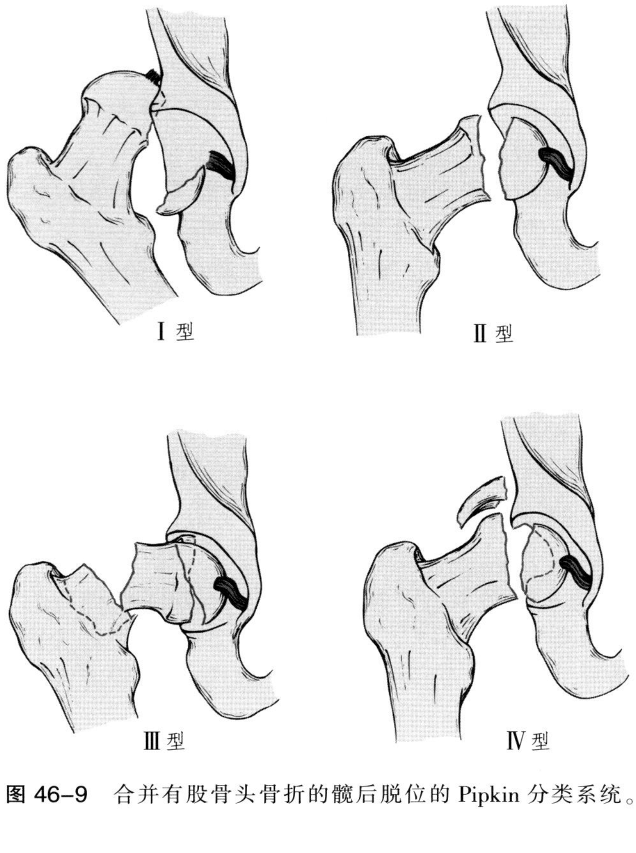

Ⅰ 型　　　　　　　　　　Ⅱ 型

Ⅲ 型　　　　　　　　　　Ⅳ 型

图 46-9 合并有股骨头骨折的髋后脱位的 Pipkin 分类系统。

的卵圆窝,圆韧带撕脱骨折。这种骨片只要不在关节面就没有临床意义。

Levin Ⅱ 型后脱位没有股骨头和髋臼骨折,闭合复位无法复位股骨头。难复性脱位是指全麻下不能闭合复位。

Levin Ⅲ 型后脱位是复位后临床检查显示髋不稳定,或复位后影像检查显示关节间隙扩大或有软骨、骨片嵌入。髋不稳定、股骨头没有完全复位可继发于骨片嵌入、广泛的臼唇撕裂、广泛的关节囊和韧带破裂。

Levin Ⅳ 型后脱位合并明显髋臼骨折,需要重建髋臼。患者需要手术恢复关节的稳定和关节面对合。这类骨折脱位根据髋臼骨折类型可进一步细分。

Levin Ⅴ 型后脱位合并股骨头或股骨颈损伤。股骨头损伤可能是切痕、凹陷、裂纹。这类损伤根据股骨头骨折类型可进一步细分。

二、髋前脱位

髋前脱位发生远少于后脱位。Thompson 和 Epstein

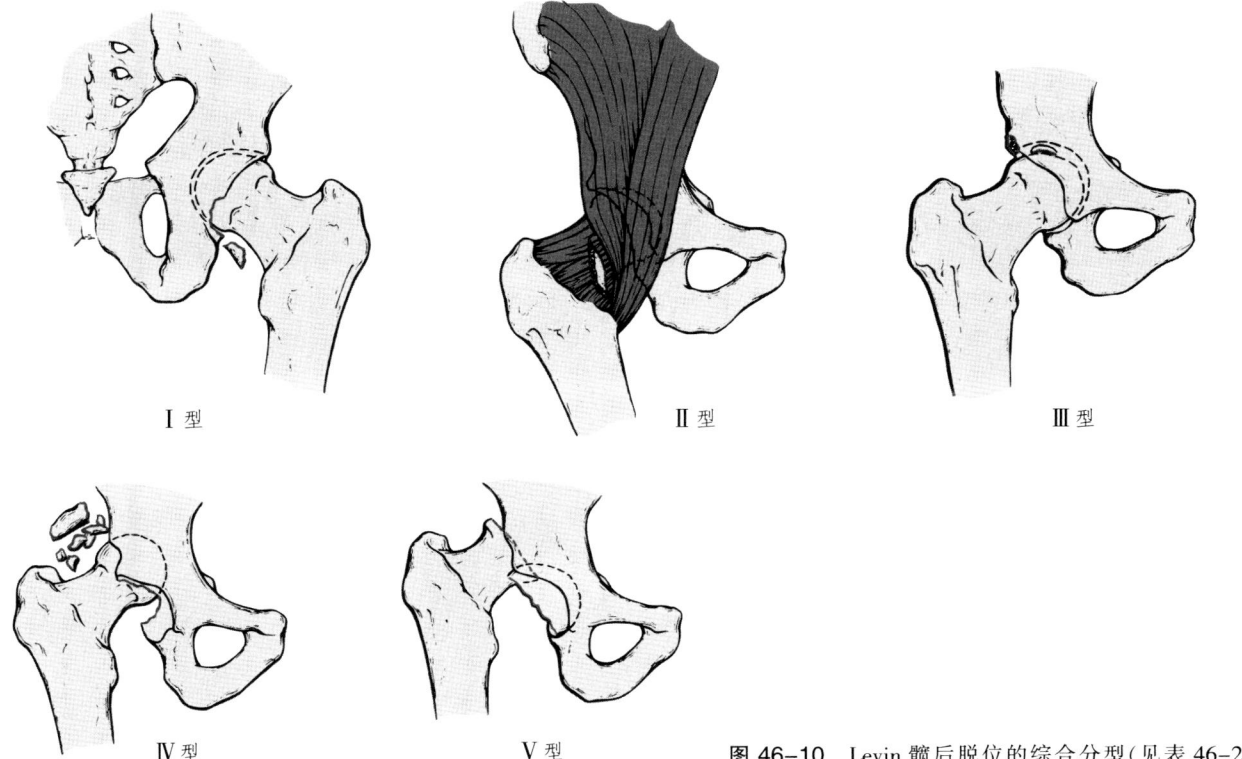

Ⅰ 型　　　　　　　　　　　　　Ⅱ 型　　　　　　　　　　　　　Ⅲ 型

Ⅳ 型　　　　　　　　　　　　　Ⅴ 型

图 46-10　Levin 髋后脱位的综合分型（见表 46-2）。

表 46-2　髋后脱位的 Levin 分类
Ⅰ 型　没有明显的骨折；复位后没有不稳定
Ⅱ 型　难复性脱位，没有明显的股骨头或髋臼骨折 （必须在全麻下尝试复位）
Ⅲ 型　复位后不稳定或者嵌入骨片、软骨片、臼唇片
Ⅳ 型　合并髋臼骨折，需要手术重建髋臼以恢复髋 关节的稳定和对合
Ⅴ 型　合并股骨头或股骨颈损伤（骨折或压缩）

根据前方脱位的位置（上或下）和是否合并髋臼骨折进行分类[194]。最近关于此类损伤的长期评价显示，其预后远较以前人们认为的差[35,48]。预后不好的部分原因可能是股骨头损伤。

虽然两种分类系统把前脱位分成上和下脱位类型，然后又根据是否合并骨折进一步分类，但两种亚型的治疗没有区别。Levin 提出一种前脱位的分类方法，沿袭了他的后脱位方法，但是在亚型名称前加了"前方"（例如，Ⅰ 型前脱位）（图 46-11 和表 46-3）。

第三节　诊断

一、病史

髋骨折脱位的患者表现痛苦。主诉下肢不能活动，远端麻木。典型的见于高能量损伤，比如车祸、工业事故、高处坠落。

多发伤的患者常有多处疼痛，因此不能定位受伤部位。合并胸、腹部、脊柱和肢体损伤，使得患者难以确定和分辨自己的症状。很多髋关节脱位的患者到达急诊室时表现迟钝和昏迷。因此不能配合医生诊断。

二、体格检查

髋后脱位的患者的典型表现是疼痛，髋关节固定在屈曲、内旋、内收位（图 46-12）。前脱位的患者髋关节位于明显外旋位，伴轻度屈曲和外展（图 46-13）。除了这些典型的表现外，同侧肢体损伤会使得肢体的外观和对线有很大的变化。

最初的体格检查必须包括整个肢体。要仔细检查是否有坐骨神经损伤。坐骨神经损伤很常见，闭合或

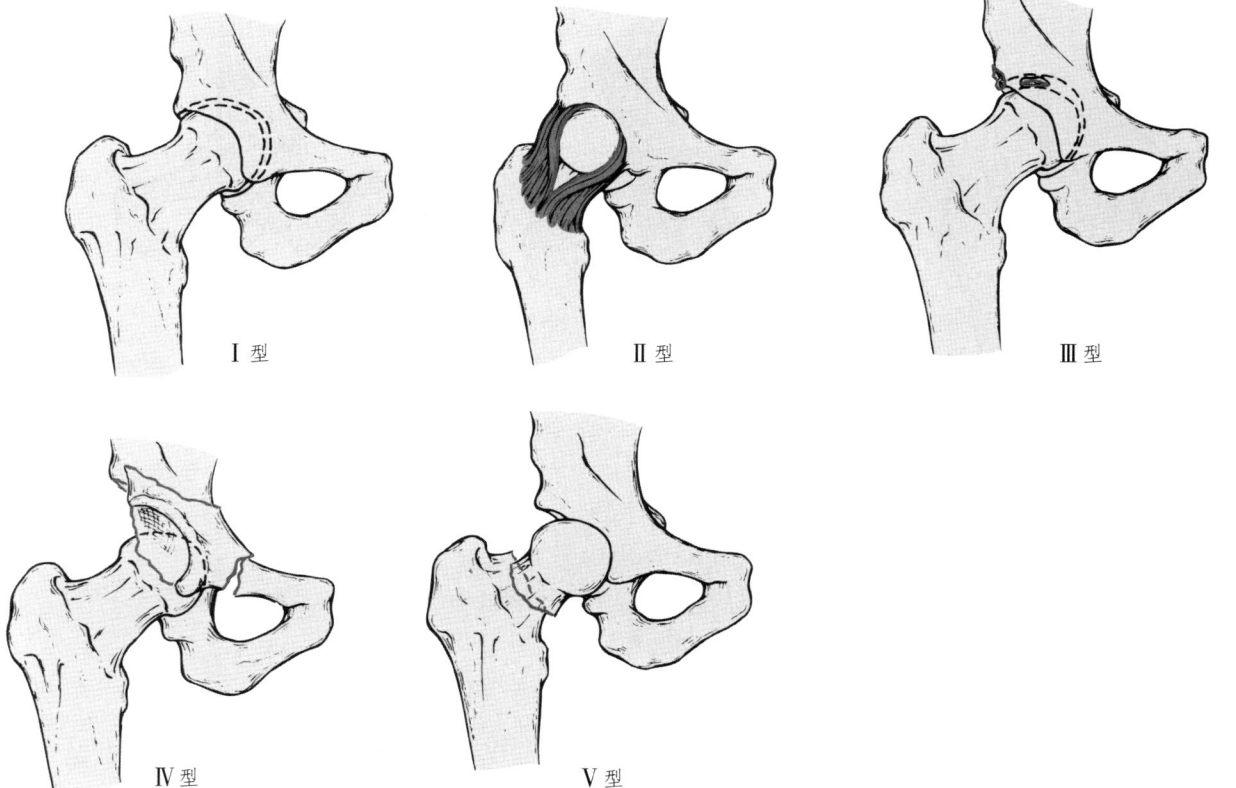

图 46-11 Levin 髋前脱位的综合分类(见表 46-3)。

手术复位前要做出准确的判断[18,46,91,104,186,187]。腰骶神经丛损伤见于主要骨盆结构的创伤,但是对合作的患者需要进行仔细的神经检查以证实它的存在,患者痛苦时往往不能配合神经损伤的检查[43]。

髌骨和胫骨近端的挫伤常提示此处是致伤力作用处[42,54,70]。这些发现可以提醒医生注意隐性的膝关节韧带损伤、髌骨骨折、股骨近端的骨软骨骨折[64]。骨盆环损伤和脊柱损伤也可伴发于髋脱位,要对上述部位仔细检查。

三、影像学检查

医生要注意,由高能量创伤造成的髋脱位往往是多发损伤。创伤患者无论意识是否清楚,或局部症状

表 46-3 髋前脱位的 Levin 分类	
I 型	没有明显的骨折;复位后没有临床不稳定
II 型	难复性脱位,没有明显的股骨头或髋臼骨折(必须在全麻下尝试复位)
III 型	复位后不稳定或者嵌入骨片、软骨、臼唇碎片
IV 型	合并髋臼骨折,需要手术重建髋臼以恢复髋关节的稳定和对合
V 型	合并股骨头或股骨颈损伤(骨折或压缩)

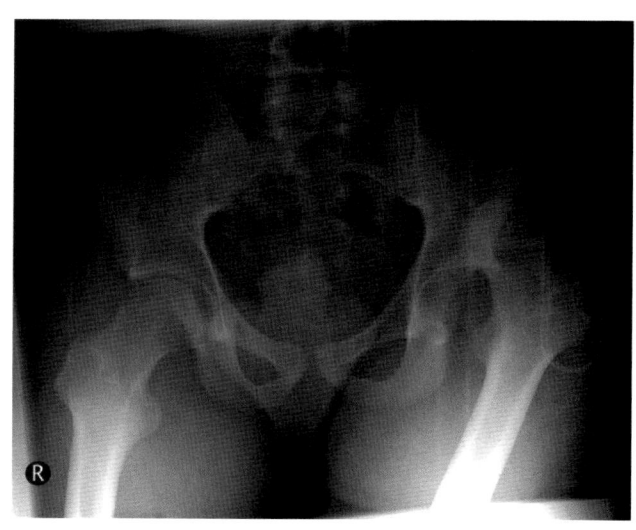

图 46-12 I 型左髋后脱位,腿典型的内收和内旋位。

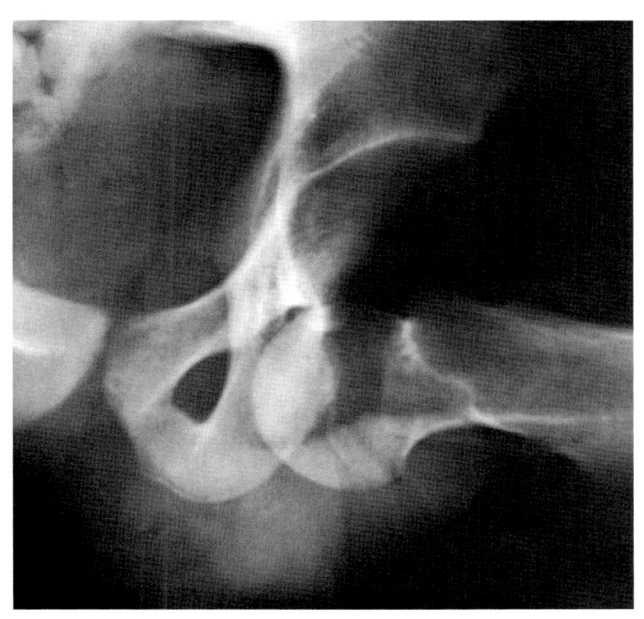

图 46-13　髋前脱位。注意腿外展和外旋。

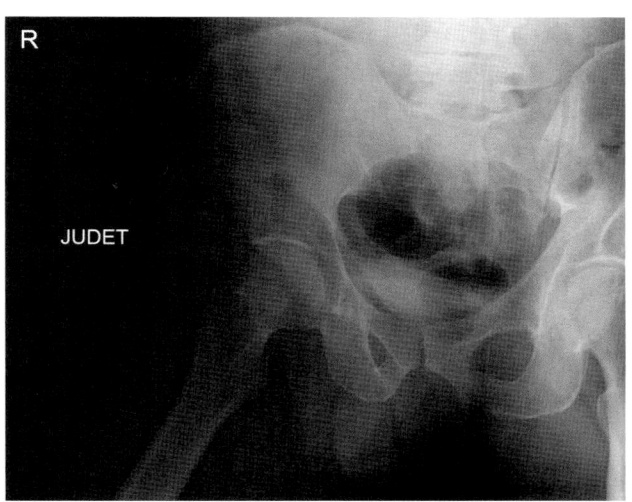

图 46-14　髂骨位 X 线片显示髋臼后柱和前壁。

体征是否典型,都要做骨盆正位 X 线筛查。同样,明显的下肢损伤、脊柱骨折或腹部和胸部损伤的患者,应该做骨盆正位 X 线检查。清醒的、完全合作的患者,如果循环稳定,没有骨盆骨折和髋关节损伤的症状和体征,不需要拍骨盆 X 线片。

　　对于骨盆正位 X 线筛查片要认真阅片。股骨头应该大小对称,关节间隙均匀,左右对称。髋后脱位时股骨头在正位 X 线片上方会变小。前脱位时股骨头会稍变大。Shenton 线应该光滑连续。大小转子的相对形态表示髋关节的内或外旋。也要注意股骨干的内收和外展。最后, 在复位前应排除股骨颈骨折。闭合复位前要有股骨近端正位 X 线片评价这一部位的情况。

　　诊断髋脱位后, 手术前还需要进行其他 X 线检查。通常,在闭合复位也要做 X 线检查。

(一)X 线平片分析

　　髋脱位诊断后,在手术前还要拍 X 线片。通常,这些 X 线片在闭合复位后拍摄,偶尔,难复性髋关节脱位在手术前要拍片。还需要对已复位的髋关节正位拍片和 CT,也可能需要拍其他位置的 X 线片。

　　X 线片包括以髋关节为中心的正位片。最好以髋关节为中心 45°斜位(Judet 位),如果没有 CT,就必须有 Judet 位片。这些 X 线片可以观察到明显的髋臼骨折。仔细观看 X 线片,判断有无嵌入关节的骨软骨片

和关节间隙的不对称。髂骨斜位(斜位)X 线片的束垂直于后柱,有利于观察后柱和前壁的完整性。闭孔斜位中前柱露出有利于观察前柱和后柱 (图 46-14 和图 46-15)[108]。

　　另外,不同的斜位片显示不同位置的股骨头。可以看到股骨头塌陷和骨折。如果手术前没有 CT,就需要更加仔细地阅读 X 线片。根据股骨头和髋臼有无骨折来选择正确的手术入路。也可以在手术室麻醉后拍各种体位的 X 线片。

(二)CT

　　髋关节复位后要常规做 CT。如果不能复位,需要手术,CT 又不耽误时间,就应该做 CT 检查。许多医院

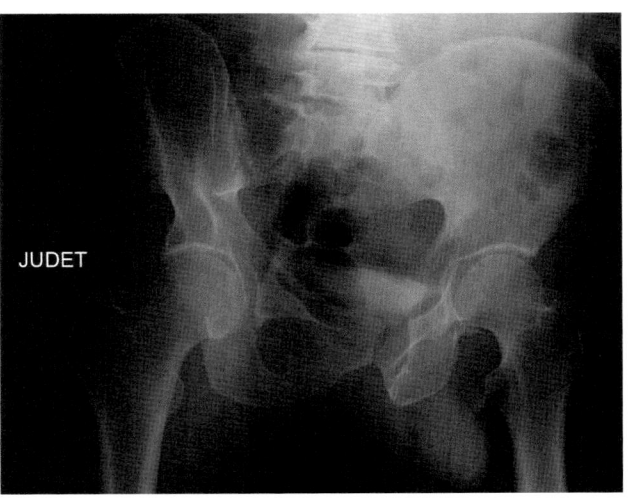

图 46-15　闭孔斜位片显示髋臼前柱和后壁。

有急诊 CT 在诊断腹部创伤中已经发挥了作用[50,147]。要加做髋关节 3mm 厚的连续断面和骶髂关节的断面 CT。

CT 的价值在于:可以观察股骨头,显示关节内的骨片,评价股骨头和髋臼的匹配[5,75,87,114,176,184,205,210]。Baird 等在髋关节标本中加入 2 mm 和 4 mm 的甲基丙烯酸甲酯间隔物,然后拍 X 线片和 CT 片。CT 可以发现 2 mm 间隔物,而 X 线不能。图 46-16 显示 X 线片不能看到的嵌入的骨软骨片。

CT 有助于观察髋臼骨折的大小、位置和移位。

Ebraheim 等描述了使用软组织窗增强 CT 观察软组织碎片的方法[41]。Fairbairn 等描述了髋关节 CT 上的气泡现象[51]。在没有脱位的髋关节内看到这一现象提示髋关节有过半脱位又自动复位。Calkins 等提出分级标准用以阐述 CT 片髋臼壁移位的百分比和髋臼的稳定性[24]。虽然研究中得到了一些基本的参数,但是仍有明显的不定性使其不能达到准确的相关性(图 46-17 和图 46-18)。CT 还有助于观察髋臼表面的压缩移位(图 46-19)。

许多研究者报道了 CT 在评价股骨头损伤中的价值[114,142,184,210]。隐形的压缩、凹陷和其他骨折可以在 CT 片中清楚地看到。CT 可以准确评价移位的程度。

(三)磁共振成像

磁共振成像在髋关节脱位中没有特别的作用。很多研究者报道,MRI 可以诊断臼唇撕裂、股骨头挫伤和微小骨折、坐骨神经损伤、关节内骨折片及盆腔血栓性静脉炎[103,105,153,154,189]。在创伤初期,MRI 的评价在于观察 CT 不能发现的髋关节间隙增大(显示嵌入的软组织和碎片)。另外,可以看到臼唇撕裂,即使 CT 正常。这样的髋关节也是不稳定的[131]。MRI 曾被建议用于股骨头坏死的检测,但是没有得到研究的支持[103,152]。

(四)同位素成像

锝标记的磷或 99m 锝-硫胶体同位素图像不适合用于髋脱位的诊断。Meyers 等建议用 99m 锝-硫胶体预测髋关节脱位后股骨头存活的可能性[125]。然而尚没有阐明这种检查的价值。

第四节 治疗

髋关节脱位的治疗分为初期快速复位和后期的治疗[211]。这种划分是必要的,因为最初急诊复位可以减少后期的并发症。据许多研究报道,股骨头缺血性坏死和髋骨脱位的持续时间之间有较强的相关性[17,90,187,194,196]。股骨头复位后,这种急迫性就降低了。接下来可进行适当的诊断性检查,包括 CT。如果需要手术,要等到患者全身情况稳定以及更严重的损伤得到处理后再进行。

一、初期治疗

尽管通常认为髋关节脱位后要迅速复位,但早期文献争论的是要闭合复位还是手术复位。多数研究者

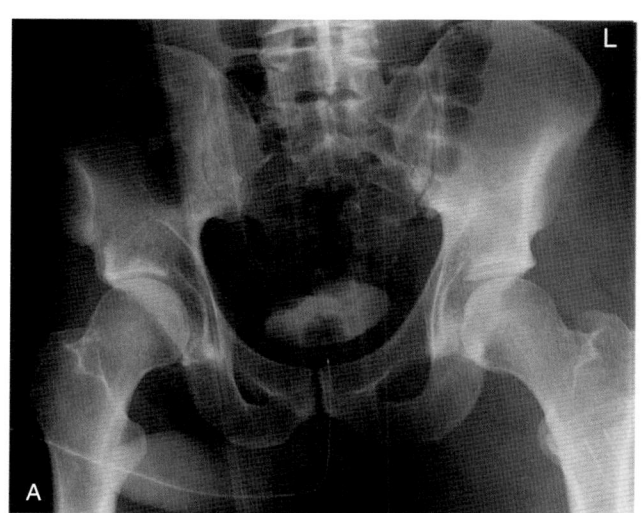
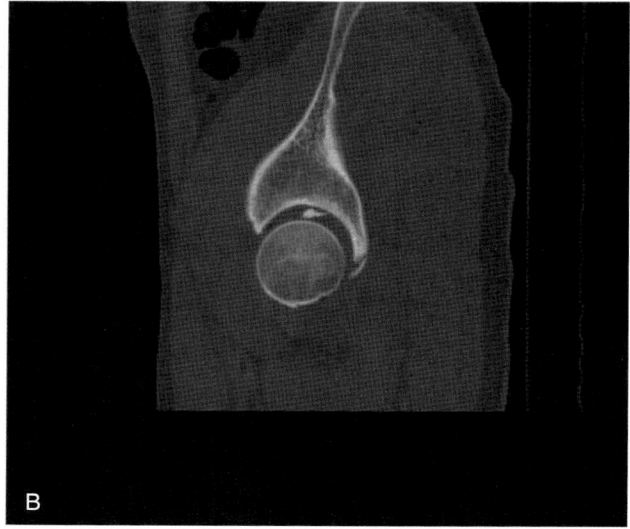

图 46-16 (A)左侧髋后脱位复位后,骨盆的正位片显示不连接的碎片位于股骨头的上部和上部承重部位之间。(B)CT 显示嵌入的骨软骨片。骨折的综合分型为 Ⅲ 型,需要取出骨片。

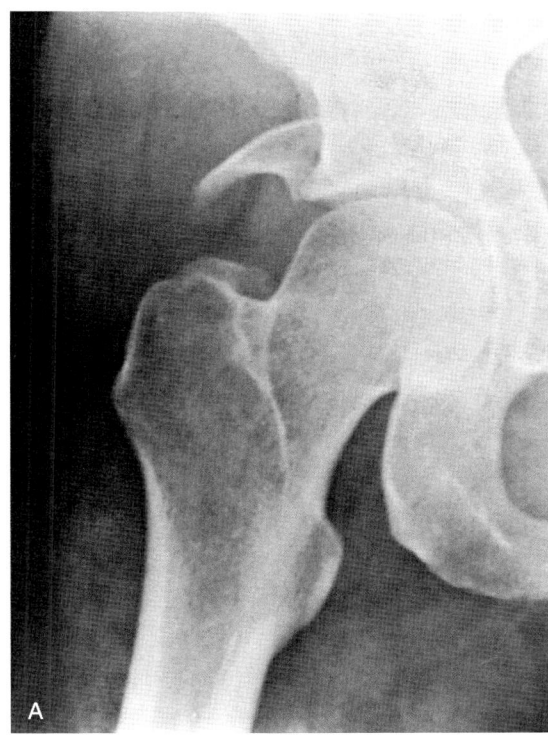
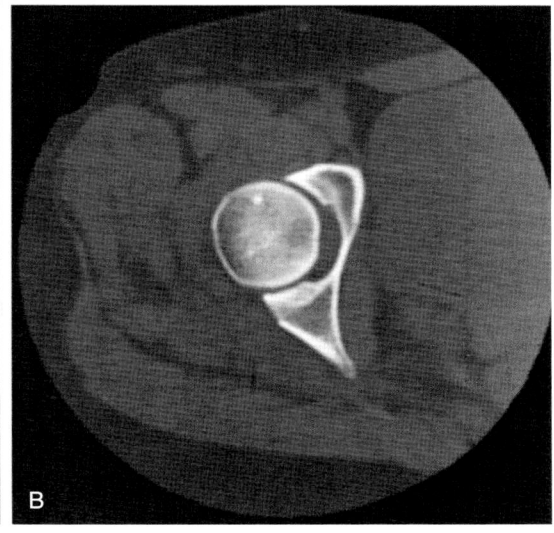

图 46-17　(A)复位后 X 线片显示髋臼后壁较大的移位骨片。(B)但是 CT 显示骨折只累及后关节的一小部分。

建议立即尝试闭合复位[17,90,91,101,102,108,156,186,196]。Epstein[45]和 DeLee[34]建议,闭合复位适合于单纯脱位没有合并骨折的患者。他们强调,所有骨折脱位都要立即手术复位,取出关节内游离的骨片并重建骨折。Thompson 和 Epstein 回顾性比较了手术复位和闭合复位的远期疗效,认为手术复位较好[46,194]。这可能是由于手术复位可以看到关节内游离的骨片,而在 Epstein 的论著[44]发表时这些骨片在 X 线片上显示不出来。CT 的引入及其在髋关节复位后的常规使用,使得手术复位的这一优势已不复存在了。

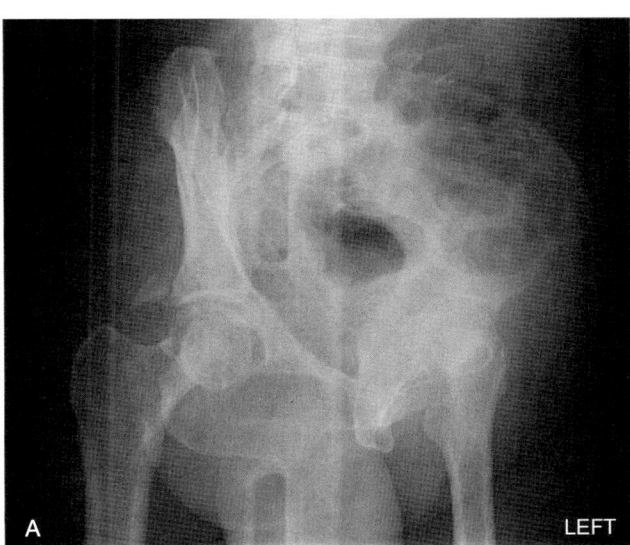
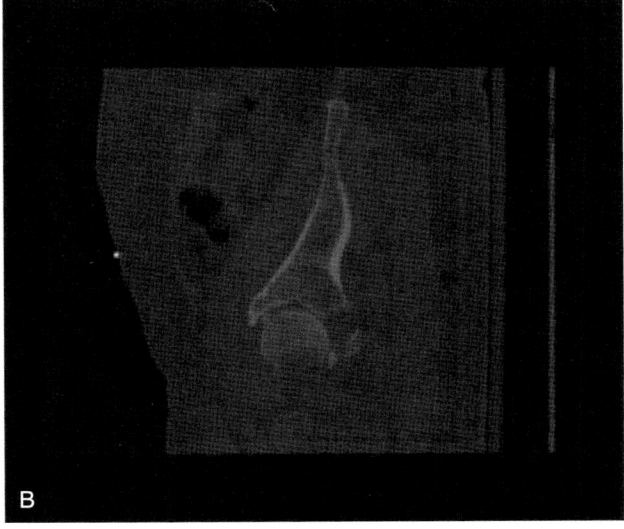

图 46-18　(A)移位的后壁骨片。(B)CT 显示骨片包括后方关节的主要部分。矢状位重建 CT 进一步说明骨折的程度,并且显示骨折片嵌入股骨头和髋臼之间。

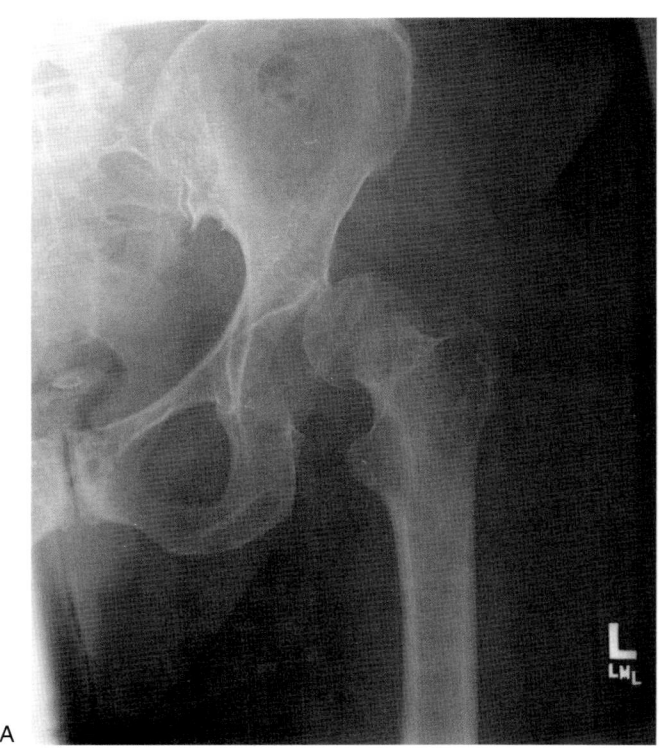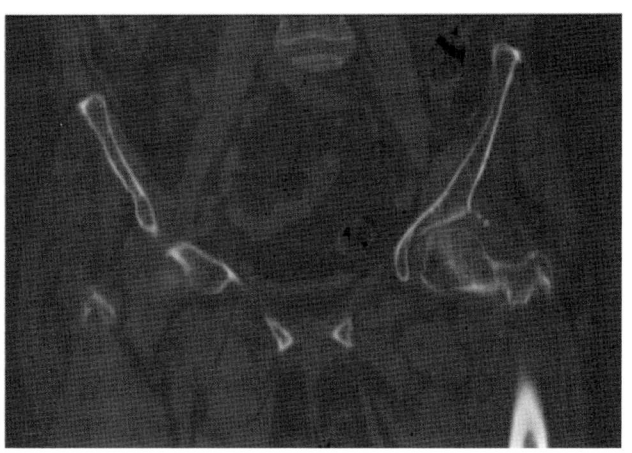

图 46-19 (A)X 线片显示后壁骨折移位可能是粉碎骨折。(B)CT(重建位)显示后关节广泛受累,关节下陷到髋臼卵圆窝。

(一)多发损伤患者的治疗

髋关节脱位常见于多发损伤的患者。早期股骨头复位仍然是最重要的,但合并髋臼或股骨头骨折的治疗可留待亚急性期进行。

任何需要全身麻醉手术治疗的头部、腹部或胸部损伤的患者,都可以接受快速髋关节闭合复位。在急诊室接受气管插管的患者,也可以在药物肌松后接受

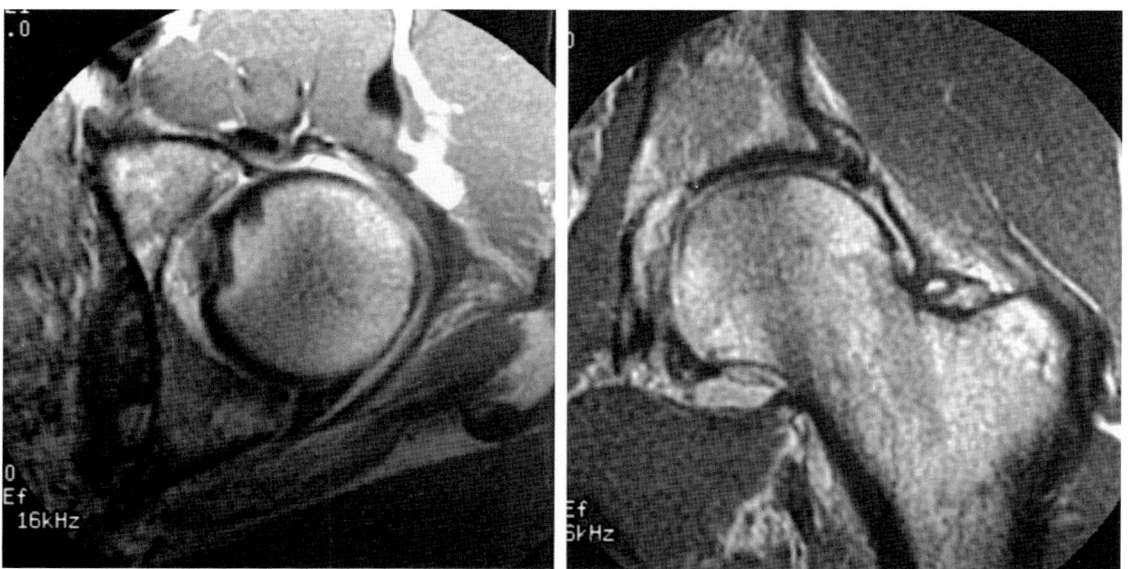

图 46-20 骨折脱位的髋关节的 MRI 扫描。(A)轴位显示后壁骨折。(B)矢状位显示唇臼撕裂。(Courtesy of Dr.Hollis G.Potter,Dept. of Radiology,Hospital for Special Surgery ,New York,NY.)

髋关节闭合复位。

　　复位后稳定的髋关节不需要牵引。髋臼骨折导致的不稳定髋关节需要骨骼牵引,存在后方不稳定时下肢应保持轻度的外旋外展,前方不稳定时应保持中立位至轻度内旋。手术时机在第 37 章中讨论。等待手术的患者最好在软垫床上牵引。

(二)初期治疗策略

　　初期治疗的目标是股骨头快速复位。不管其脱位方向是前是后,均可采取患者仰卧牵引的方法尝试复位。最好使用镇静药或全身麻醉。可以在有足够监测和麻醉条件的急诊室复位,不必在手术室进行。如果不能立即全身麻醉,可以在急诊室用镇静药后复位。必须等到患者镇静后再进行复位。间断加大药量试图复位常常没有效果。

　　如果用镇静药不能复位,应该送患者到手术室在全身麻醉下复位,并有适当的肌肉松弛。如果仍不能复位,则需要立即手术复位。

　　骨科医生有责任向创伤小组、麻醉师、手术室人员强调髋脱位病情的紧急性。必须认清,立即复位可以防止后期的并发症。对待髋脱位的紧迫程度至少要和对待开放性骨折一样。一直以来常用的两种复位方法是仰卧位的 Allis 法和俯卧位的借重力的 Stimson 法[1,188]。

两种方法均适用于除棘下和耻骨脱位的所有脱位,这两种脱位需要用 Allis 法复位[30]。应避免采用用力旋转的 Bigelow 法[11],否则会导致医源性股骨头骨折。

　　Allis 法主要沿畸形方向的牵引。患者取仰卧位,医生站在担架上或者把患者放在地板上,以便能用力。不要试图在医生站在地板上而患者在担架上的情况下进行复位。开始时医生应该进行牵引,助手用手固定住骨盆对抗牵引。和其他关节的复位一样,逐渐增加用力比突然用力更有效。在逐渐加力的同时,医生要使髋渐渐屈曲到 60°~90°。轻度的旋转和内收髋关节有助于股骨头越过臼唇。有人建议增加作用于大腿近端的向外力来协助复位。成功复位时可以听到"咔嚓"声,下肢回到中立位。清醒患者复位后症状会立即改善(图 46-21)。

　　Stimson 重力复位法在历史上曾被一些医生推崇,原因是复位容易(从医生的观点来看),因此在理论上降低了发生股骨头软骨损伤的可能[34,187,188]。患者俯卧在担架上,患肢垂在担架外边。这样可以使肢体位于屈髋和屈膝各为 90° 的体位。在此体位医生很容易在近端腓肠肌施加向前的力。其实 Allis 和 Stimson 法是一样的,都是在屈髋位施加复位的外力。优缺点在于医生的体位(图 46-22)。尽管两者类似,但 Stimson 方法现在已经很少使用,原因是很多髋脱位的患者有多

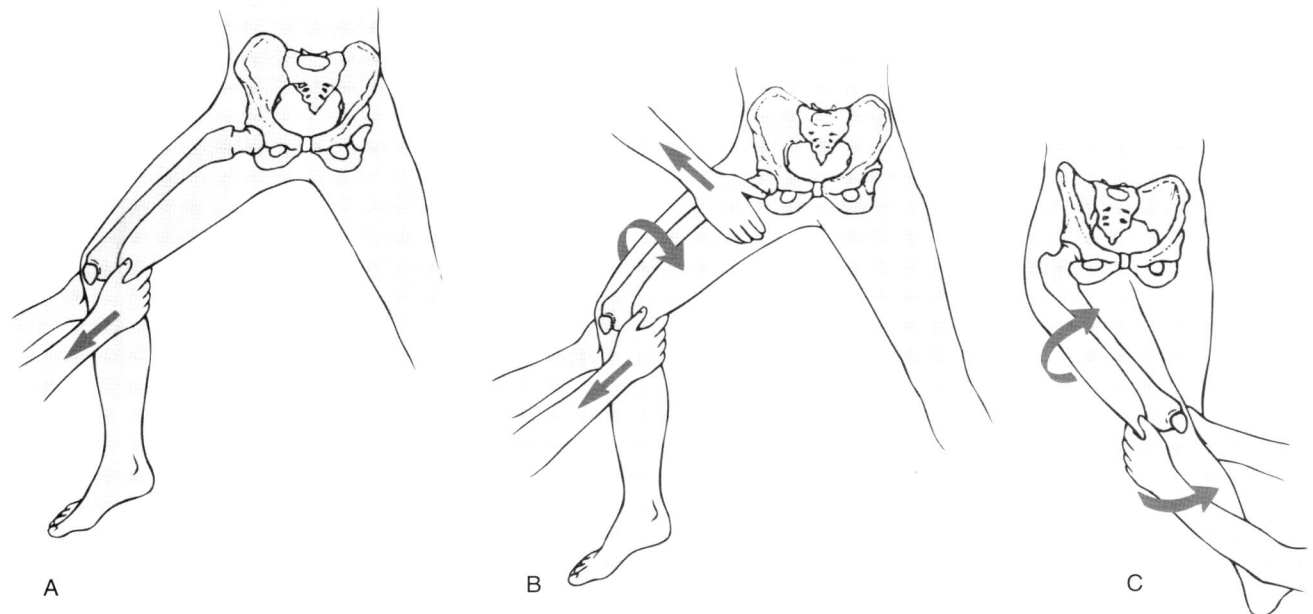

图 46-21　Allis 髋关节复位法。医生一定要位于适合用力的位置。(A)交替的轻柔内外旋,助手在大腿近端向外牵引。(B)屈曲顺方向牵引。(C)内收同时牵引。(Adapted from Delee, J.C.In Rockwood, C.A., Jr; Green, D.P.Fractures, 2nd ed., Vol.2.Philadelphia, J.B. Lippincott, 1985.)

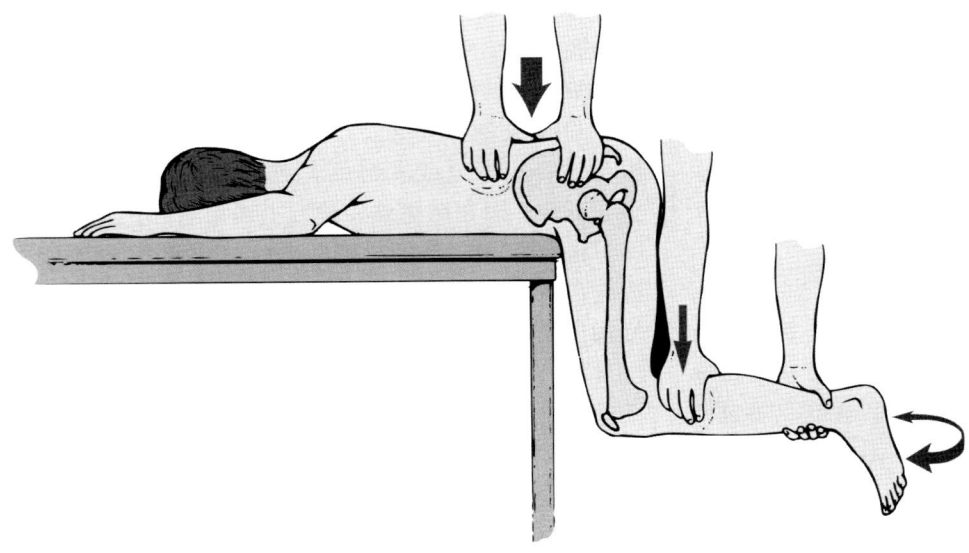

图 46-22 Stimson 重力复位法。多发损伤的患者限制应用此方法。(Adapted from DeLee, J.C. In Rockwood, C.A., Jr.; Green, D. P.Fractures, 2nd ed., Vol. 2. Philadelphia, J.B. Lippincott, 1985.)

发伤, 俯卧位有附加并发症的危险。

除了经典的 Allis 和 Stimson 法以外, 还有很多其他方法可以产生足以复位的力量, 而没有大的会造成医源性股骨颈骨折的扭力。常有的一种是外侧牵引法, 改良自 Allis 法, 患者仰卧, 在其髋关节上施加纵向牵引力。手术单绕过患者大腿上部, 助手借此施加外侧牵引 (图 46-23)[139]。Dahners 和 Hundley 提出了一种类似的牵引-对抗-牵引的方法, 患者侧卧在担架上进行复位[31]。这种方法易于牵引内收和屈曲 (可能还有点内旋) 的髋关节, 使股骨头越过髋臼后壁 (图 46-24)。

许多人描述了借助医生或者助手的膝或前臂作为支点帮助复位的方法。患者取仰卧位。所以这些方法均可使医生用最小的力和最大的操控性达到复位。每种方法都用力作用在患者的膝关节。因此, 患者的膝、股骨和近端胫骨要保持完整。各种方法需要的助手数量不等。Lefkowitz[106]描述了一种复位方法, 医生的腿屈曲放在床上, 用膝关节作为支点。患者的胫骨作为杠杆传递到髋关节, 产生向前的力 (图 46-25)。Mayra 和 Samuel[120]描述了 "肩背方法", 患者屈髋俯卧在床边, 医生的肩作为支点。以患者的胫骨为杠杆, 内收产生作用在髋关节的向前的力 (图 46-26)。Nordt[139]描述了一种方法, 医生的手放在患者对侧膝关节上。患侧膝关节屈曲放在医生的前臂上, 成为支点, 远端的胫骨作为杠杆

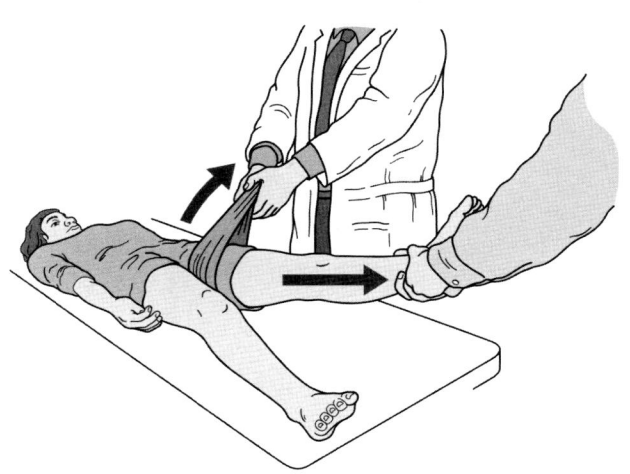

图 46-23 外侧牵引复位法。患者仰卧, 对受累髋纵向牵引。助手通过布单绕过患者大腿上部向外牵引。

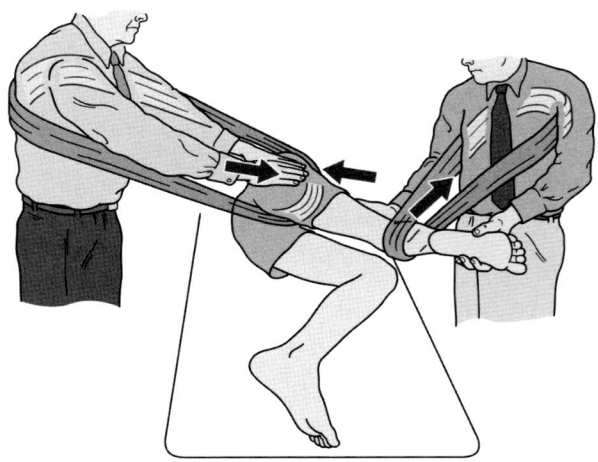

图 46-24 Dahners 和 Hundley 描述的侧卧位复位法[31]。患者患肢内收、屈曲和内旋。通过环形床单施加牵引, 医生所持床单在患者屈曲的膝关节远端, 助手的床单在患者的患侧腹股沟。缠过腰部, 医生和助手向后倾斜产生牵引力, 而不是抬起患者的腿或站在担架上。

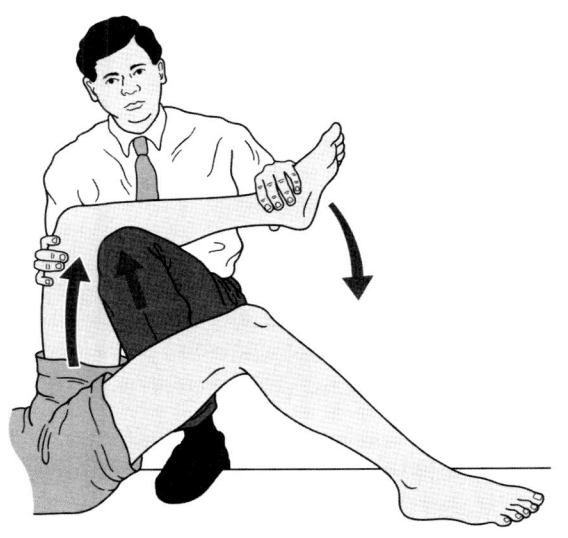

图 46-25 Lefkowitz 描述的复位法[107]。医生屈腿放在床上，以其膝部作为支点，以患者的胫骨作为杠杆，传递到髋关节产生向前的牵引力。

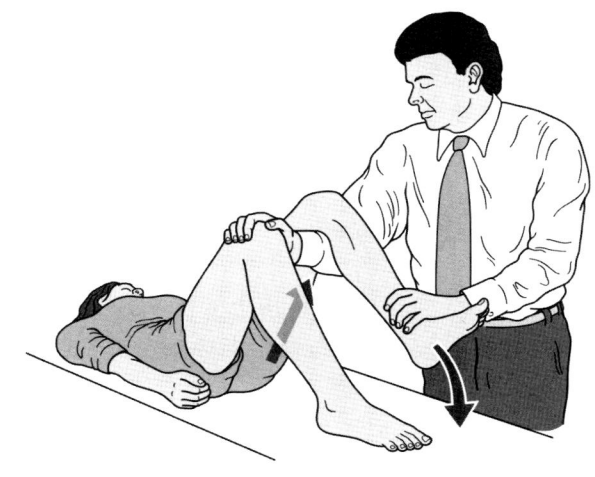

图 46-27 Nordt 描述的复位方法[140]。医生的手放在患者的对侧膝关节上，伤侧膝屈曲位于医生的前臂下方，作为支点，远端胫骨作为杠杆向下用力。这一动作可将股骨头向前恶化远端牵引，使股骨头跳过髋臼后缘。同时应轻柔内旋髋关节。

产生向下的作用力。向前和远端牵拉股骨头，同时轻柔内旋，使股骨头越过髋臼后下缘(图 46-27)。

Schafer 和 Anglen[177]描述了 East Baltimore 提拉法，是一种流行于 Johns Hopkins 医院医护人员中的方法，医生和助手的前臂共同作为支点。医生站在脱位侧骨盆边，助手面对床。两人于屈膝 45°时开始操作。医生一侧上肢放在患者小腿下，手放在站在对面的助手肩上。助手上肢同样通过患者小腿下，手放在医生肩上。医生另一手固定患者踝关节，助手另一手固定

同侧髂嵴。医生和助手逐渐站起通过上肢产生可控的轻柔牵引力(图 46-28)。

如果在全麻下不能复位，必须立即手术复位。手术之前，最好有 CT 片或者 Judet 体位 X 线片。CT 片较 X 线片可提供更多的关于关节内骨片或者股骨头损伤的信息。这些信息有助于决定手术入路。如果没有 CT 或者麻醉的患者不能送到 CT 室，Judet 体位 X 线

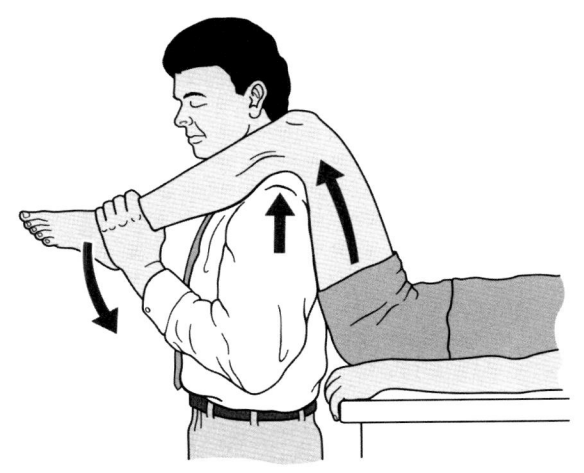

图 46-26 Mayra 和 Samuel 描述的"肩背"复位法[121]。患者仰卧在床边，屈曲髋关节，医生的肩作为支点。患者的胫骨作为杠杆，在髋关节施加向前的牵引同时使肢体内收。

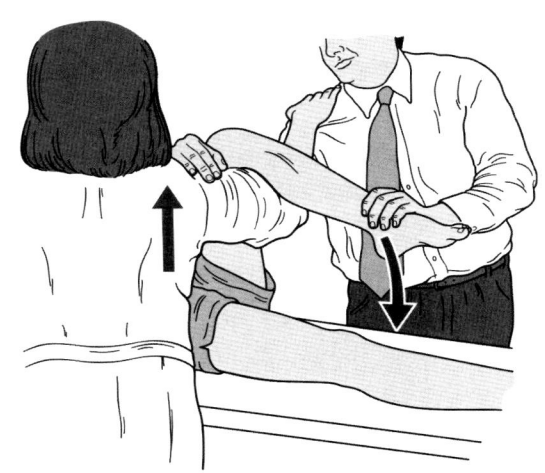

图 46-28 East Baltimore 提拉法。医生站在脱位侧患者骨盆处。助手站在床的对侧。两人开始时屈膝 45°。医生一侧手臂通过患者腓肠肌下，手放在助手的肩上。助手的手臂同样穿过患者腓肠肌近侧，手放在医生的肩上。医生的另一只手抓住患者踝关节，助手的另一只手按住患者同侧髂嵴。医生和助手慢慢站起通过手臂作为支点对股骨施加轻柔可控的牵引力。

片可以替代 CT 的作用。通过这种两个斜位的 X 线片可以观察髋臼，制定手术方案。总的来说，前方髋臼骨折或股骨头损伤，不管脱位方向如何，都选择前方入路。后方髋臼骨折选择后方入路，后方入路不便做股骨头的手术复位和内固定。

二、复位后的治疗

髋关节复位后的治疗在历史上曾有争议。治疗方法有短期卧床、髋人字石膏制动或不同时间的骨牵引[4,18,194,195]。尽管先前的一些学者提出早期的负重会导致股骨头坏死，但最近的研究没有证实两者的相关性[17,34,46,47,146,179,186,196]。

复位后治疗原则

根据复位后体格检查和影像学检查结果决定修复后的治疗，而不是根据脱位的方向。制订治疗方案时必须考虑到损伤分级、股骨头或髋臼骨折的部位、不稳定的方向。比如，没有骨折的后方不稳定的髋关节发生后方脱位，最需要的治疗是后方软组织的修复。前方不稳定没有骨折前脱位的髋关节，则需要前方修复。

复位后立即拍髋关节正、侧位 X 线片和骨盆正位片。仔细阅片以确定髋关节完全复位(例如，寻找关节间隙轻微增宽)。如果有明显的髋臼骨折(而不是撕脱骨折)，此时应该做 Judet 体位 X 线片(图 46-29)。

一旦 X 线片证实复位，还需要检查髋关节的稳定性。患者此时仍处在镇静或麻醉中。如果髋臼后方或者后上方有明显的大块移位骨折，就不要做稳定性检查。存在髋臼柱骨折移位或其他手术指证时，也不要做此项检查。

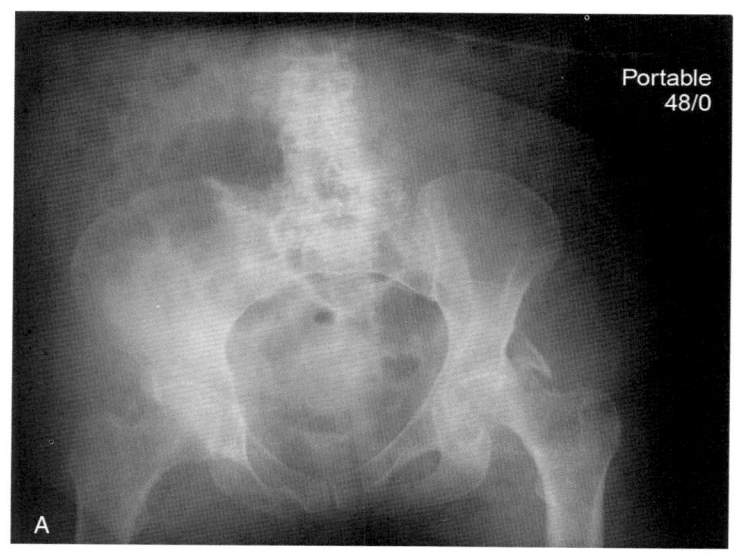
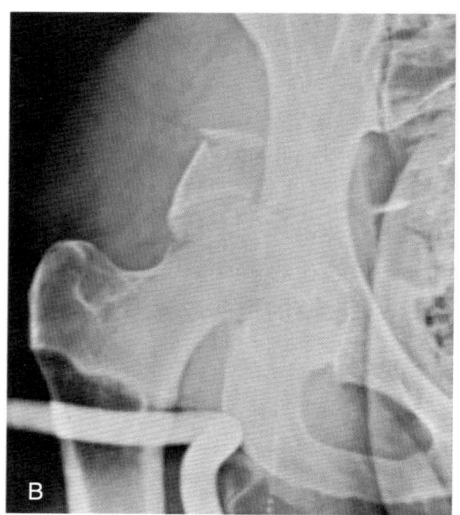
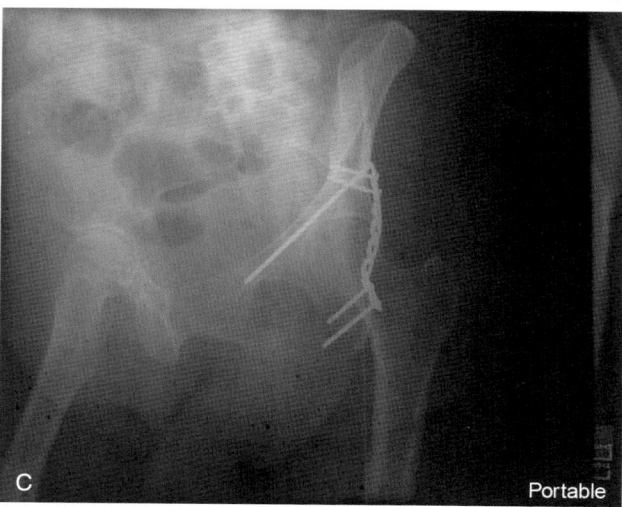

图 46-29 为了避免误诊，仔细阅读复位后的 X 线片是必要的。(A)正位片清楚地显示股骨头和移位的髋臼配合良好。(B)复位后的 X 线片显示髋臼后壁粉碎性骨折合并后方脱位(IV型)。患者因复位后不稳定需持续牵引。(C)切开复位内固定髋臼后壁骨折后髋对合良好。

关节囊和韧带加强组织进一步稳定了髋关节,在脱位时这些结构可能受伤。尽管失去了部位稳定,但骨性髋臼和软骨样的关节臼仍保证了髋臼的稳定。复位得到证实后,把髋关节中立位屈曲 90°~95°。向后施加较强的外力[70]。如果感觉到任何半脱位,就需要对患者做进一步的检查,有可能行手术探查。如果检查中患者清醒,患者可以协助医生感受不稳定。Larson 回顾性研究了髋脱位的病例,发现 17 个接受牵引的患者有明显影像学表现的不稳定或关节不配合[104]。这些病例都发展为创伤性关节炎,由此说明对不稳定病例进行手术探查和修复的重要性。

虽然在单纯髋脱位患者的小样本序列中,CT 并没有改变患者的治疗方案[56],但对于治疗髋脱位的大多数医生来说利用 CT 评价后壁或股骨头嵌插骨折是诊治方案的重要组成部分。对这些损伤进行早期治疗能够极大地改善长期疗效。整个髋臼要按 3mm 间隔进行 CT 扫描,并对骨窗和软骨窗进行图像处理[41]。应按顺序检查经轴位各影像,矢状位和冠状位重建以及三维重建有助于评估骨折。必须检查髋关节的一致性。应注意髋臼与股骨的关节软骨之间有无嵌塞的骨软骨碎片(见图 46-16)。仔细检查股骨头有无骨折或凹陷,并检查髋段有无骨折,包括边缘嵌塞。

MRI 不常用,但是在分析 CT 不能看到的关节内骨折片和没有髋臼骨折的髋关节不稳定时可发挥作用。Rashleigh-Belcher 和 Cannon 报告了一例脱位后复发脱位的病例,手术时发现唇臼分离[159]。MRI 确实可以看到髋臼,因此可以发现臼的分离(见图 46-20)[13,103]。另一个 MRI 的适应证是 X 线片和 CT 显示不能解释的关节间隙增宽。MRI 能够看到嵌入的骨折片或软组织[103,153]。Canale 和 Manugian[25],Dameron[33],以及 Paterson[145]都曾经报告过髋臼唇阻止复位或者嵌入关节的病例。MRI 非常适合诊断无法解释的关节增宽现象,可以辨别是唇臼嵌入、关节软骨嵌入,还是单纯的血肿。MRI 仅适合于不稳定髋关节或没有明确原因的关节间隙增宽(例如,骨折片或关节内骨折片)。由于 MRA 目前在敏感性和特异性上都有很大的提高,所以在髋脱组的早期诊断检查中会有一定作用,不过其确切作用尚不明确。

最后的治疗基于脱位的分类。脱位的方向(前、后脱位)不决定手术入路。是否手术探查和手术入路的选择取决于病理。脱位的分类以及骨折的位置和不稳定的方向决定了最佳的治疗方法。因此没必要分开讨论前和后脱位的治疗。

三、特殊类型髋脱位的治疗

脱位的类型和详细的病理决定每一型髋脱位的治疗。如前讨论的,手术入路不一定要根据脱位的方向来定。Epstein 和同事对前方入路的治疗后脱位提出异议,他们认为可能会完全破坏血运[49]。对股骨头血运的认真研究和近来的文献都不支持这一观点。如果避免切除股骨颈和粗隆的关节囊,就不会影响股外侧动脉环。Bulter[22]和 Thorpe[195]的研究支持以上观点。接下来的部分将阐述每一型脱位的治疗,分类依据不强调脱位股骨头的最初位置。

(一)Levin I 型:可闭合复位

I 型损伤主要是单纯脱位无骨折或者合并小的髋臼缘骨折。体格检查确认髋关节稳定,不需要手术。这些患者复位后要依其感觉限制活动,可早期开始主动被动关节活动锻炼。6 周内不要屈曲超过 90°,内旋超过 10°。不一定要牵引,也可牵引至髋关节应激症状消失为止。患者在指导下下床活动,部分负重,使用拐杖,直到恢复正常肌力和步态,通常要 6 周。如果恢复不理想,伤后 1~2 年需要随访时拍 X 线片,筛查是否发生 AVN 和创伤后关节炎。

CT 发现的髋臼窝内小骨片,若没有嵌入股骨头和髋臼关节,对康复没有影响。在非关节区的骨片不会造成症状,正如膝关节外侧隐窝内的骨片一样。如果患者后来被发现了关节内游离体的症状(比如卡、绞、锁、疼痛、髋打软腿),要考虑骨片移位的可能。

(二)Levin II 型:不能闭合复位

II 型脱位不能闭合复位。如果股骨头已经回到髋臼但是关节间隙增宽, 根据增宽的原因应将其列为 III、IV 或 V 型。

单纯因为软组织嵌入而不能复位的(比如关节囊、肌腱、肌肉),应在切开复位时最终证实。仍列为 II 型。

Proctor 报道了一例因梨状肌缠绕股骨颈而阻止复位的病例[156]。Epstein 报道了一例髂腰肌阻止前脱位股骨头回纳的病例[46]。

Bucholz 和 Wheeless 报道了 6 例难复性后方骨折脱位[20]。手术和尸体解剖发现,髂股韧带宽基底的一部分系在髋臼近侧移位的髋臼壁和后上方髂骨之间。这样的栓系效应使得移位的后壁骨折片阻挡在股骨头和髋臼之间(图 46-30)。

无论是什么原因造成的 II 型脱位,必须立即切开

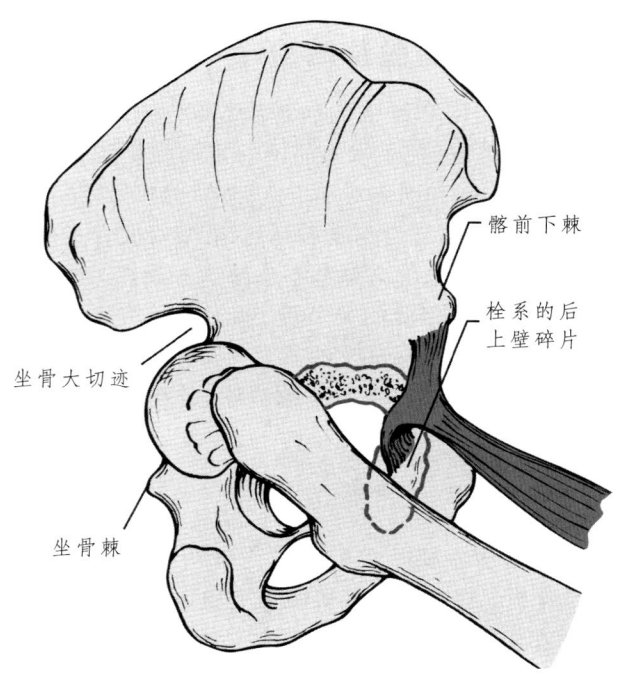

髂前下棘

栓系的后
上壁碎片

坐骨大切迹

坐骨棘

图 46-30　髂骨韧带栓系的移位后壁骨片阻止了髋关节复位。

复位。根据手术前 X 线片（Judet 位）决定手术入路。如果条件许可不会过长耽误治疗，手术前最好有 CT 片。

如果没有合并髋臼和股骨头骨折，手术入路应该选择脱位方向暴露关节。比如难复性后方脱位，选择标准的 Kocher-Langenbeck 入路。难复性前方脱位选择暴露前方关节囊的方法（Watson-Jones 或 Hardinge）[74,88]。建议不用前方入路，比如 Smith-Petersen 入路，以免损伤绷紧移位的股神经、动脉和静脉。Gautier 和同事描述的应用转子截骨进行髋关节手术脱位和保存股骨头的剩余血供是一种替代方法[62]。Anglen 和 Hughes 报道了应用这项技术治疗 12 例髋臼后壁的插入性骨折。文献记录转子截骨术并没有副作用，2 年的 Harris 髋评分与配对队列相同[3]。

复位股骨头之前，应该检查髋关节。股骨头和髋臼的压缩应该予以撬起，可能的话要植骨。彻底冲洗关节去除游离骨片和碎屑。记录股骨头和髋臼软骨的状况。然后牵引下肢轻柔复位髋关节。在大粗隆使用骨牵引钩有助于股骨头顺利通过髋臼缘。在股骨头上施加压力引导复位，可以减少对下肢的牵引和扭转力。

手术复位成功后，要做稳定性检查。如果屈髋 90° 向后加力时髋关节稳定，手术后的治疗与Ⅰ型脱位的一样。患者在指导下拄拐逐步负重活动。开始要限制活动范围，逐渐进行肌肉力量锻炼，恢复正常步态后去掉拐杖。

如果手术中做复位后检查表明不稳定，有必要进一步手术探查原因。广泛关节囊撕裂或者臼唇破裂，应该复位。手术当中的 X 线片可以发现继发于骨折片嵌入的关节间隙增宽。这些是不稳定的常见原因。

如果难复性脱位合并股骨头或者髋臼骨折，手术前必须全面了解骨折的形态。此时手术入路的选择要适合骨折的复位。读者可以在第 37 章看到关于手术入路和髋臼骨折治疗的详细内容。

当医生面对严重髋臼骨折和难复性脱位时，应该相信手术复位和髋臼骨折内固定可以同时完成。如果在急诊医院不能完成髋臼解剖复位，应该立即将患者送往有髋臼手术经验的医生处治疗。

治疗难复性脱位合并股骨头骨折时，需要精确地确定股骨头损伤的部位。后方脱位合并股骨头损伤几乎是前方股骨头骨折，因此必须由前方暴露髋关节。此时可以选择直接外侧或者前外侧入路。延长 Kocher-Langenbeck 切口，将大转子截骨和外展肌从股骨近端游离，可以充分暴露而对机体的破坏不大。这些入路可以通过同样的皮肤切口暴露髋关节后方，以便松解钳闭股骨头的软组织。第 48 章将详细讨论股骨头骨折的治疗。

还有一种难复性脱位是同侧伴有股骨颈骨折。此时需要对骨折进行切开复位内固定。通常采用直接外侧入路，术中应通过 X 线透视判断骨折固定情况。

对于没有移位的股骨颈骨折，最好等同于难复性脱位进行治疗。尽管全麻下有闭合复位的可能，但是为了避免骨折移位严重影响预后，有必要在复位之前固定骨折。患者躺在骨折床上，采用直接外侧入路。复位之前至少要用一枚螺钉固定骨折。有了临时固定后，可用持骨钳夹住股骨近端轻柔复位。再平行打入几枚螺钉完成骨折的固定。

（三）Levin Ⅲ型：不能复位或者复位后股骨头和髋臼偏心

Ⅲ型脱位是复位后体格检查表明不稳定没有合并骨折，或者是复位后的影像学检查（CT 或 MRI）表明骨软骨或者软骨片、移位的臼唇嵌入关节面。

对于Ⅲ型脱位但不影响髋不稳定的骨折也没有嵌入碎片影响复位的情况，建议做 MRI。医生有多种治疗选择。如果影像学显示髋臼分离，要考虑手术修复[112,159]。小范围髋臼分离、撕裂或者韧带和关节囊破裂，有时可以使用支具限制髋关节在稳定的范围内活动。如果 6 周后髋关节仍然不稳定，需要手术探查和修复。

关节内碎片阻碍股骨头完全复位,还可能磨损关节面。如果太小不能复位,就必须去掉这些碎片。最好采用能够直接到达碎片的入路手术(见图 46-16)。

打开髋关节时,髋臼侧切开关节囊,以便保留股骨头的血运。可以借助撑开器,放在髂峰和股骨近端之间,或者使用牵引床,患侧施加牵引。所有在 CT 上看到的碎片都要取出。需要使用小的止血钳、弯止血钳、垂体咬骨钳。有时必须脱位髋关节才能取出碎片。脉冲或冲洗有助于取出小碎片。手术中 X 线片证实完全复位,两侧髋对称。复位后应该做稳定性检查,以确定髋的稳定活动范围。可以使用支具限制髋关节在一定范围内运动,但是很少有这样的必要。患者在指导下使用拐杖逐渐负重,锻炼各个肌群。一旦髋关节力量恢复就不用拐杖了。

髋关节镜手术也是取出游离体的有效方法[95]。手术时要施加牵引力,使用牵引床或者撑开器。为了安全插入关节镜和器械可以使用术中透视[93,140,209]。Bartlett 报道了一例髋臼骨折患者,因为关节镜手术中液体外渗到腹腔而导致心跳骤停[7]。因此关节镜手术不推荐在骨折急性期和髋臼骨折愈合期过程中使用。Owens 和 Busconi 报道,CT 发现了 11 例患者损伤 3 周后关节内出现游离体经关节镜清除术没有出现并发症[143]。这些作者指出唇臼病理可能容易诊断并进行关节镜治疗。Mullis 和 Dahners 同样报道了 36 例患者髋脱位后经关节镜治疗没有出现并发症[134]。他们指出闭合治疗髋关节脱位或不需要其他手术治疗的髋臼壁骨折后常规出现游离体,即使影像学是阴性的,表明当没有必要进行切开治疗时,关节镜治疗是去除游离体的适应证。

(四)Levin Ⅳ 型:明显的髋臼骨折需要手术重建

Ⅳ 型脱位合并明显的髋臼骨折,需要手术重建。手术可以保证恢复前或后壁,从而稳定髋关节(图 46-31)[2,91,119,122]。在第 37 章中将讨论手术的适应证和髋臼骨折重建技术。

(五)Levin Ⅴ 型:合并股骨头或股骨颈骨折

股骨头损伤合并髋关节脱位是第 Ⅴ 型脱位,远期预后不良。一些研究者建议去除骨片,但是结果不满意[49]。Butler 发明了一种有希望的治疗移位的股骨头骨折的方法[22]。不能闭合解剖复位的骨折片通过手术内固定。10 例患者中 9 例最终结果满意(图 46-32)。而 Stannard[184]最近报道了手术复位内固定治疗的股骨

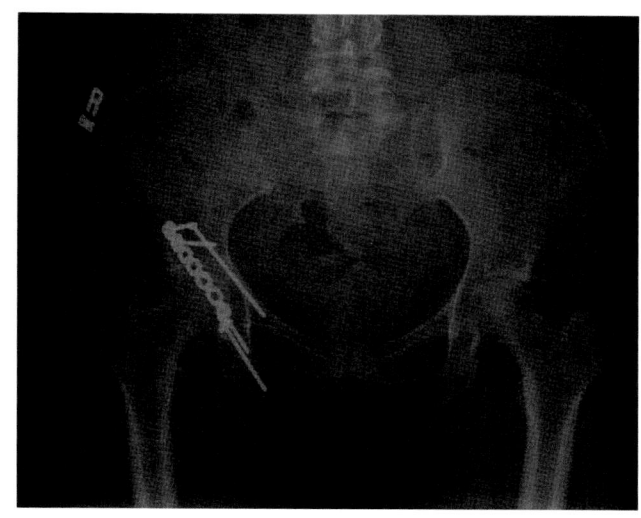

图 46-31　髋臼后上壁的粉碎性骨折,每一骨折块用一枚螺钉固定,再使用 3.5mm 重建钢板支撑。手术前 X 线片见图 46-18。

头骨折病例,结果却不是很好,22 例患者中只有 11 例达到优良。

Mast 描述了一种撬起股骨头骨折的方法[118]。撬起压缩的骨折片,在软骨下骨植入松质骨。不需要内固定。

四、髋关节手术入路

(一)后方入路

标准的髋关节后方入路是 Kocher-Langenbeck 入路。我喜欢使用 Letournel 和 Judet 描述的入路,俯卧位股骨牵引[107,108]。在此体位下,髋关节完全伸直和屈膝位,可以最大限度保护和放松坐骨神经。分离臀大肌后,一定要确认坐骨神经。检查神经是否存在挫伤、出血及部分或者完全撕裂。一定要小心避免太靠近侧分离臀大肌,这样可能造成臀下神经损伤。确认坐骨神经后,再确认经梨状肌和闭孔内肌的附着点,用粗的可吸收线标记。如果没有撕裂,肌肉分离至其位于股骨附着处 1.5~2cm 处,分离肌肉向后拉开。梨状肌常常位于此神经的后面,牵开并不能保护神经。闭孔内肌及其他短外旋肌位于坐骨神经的前面,牵开能保护此神经。髋臼壁、臼上唇及髋关节囊的损伤,要进一步手术分离和切开关节囊。进行关节囊切开术时要小心避免损伤臼唇。如果不是损伤所致,关节囊切开术总是通过髋臼侧切开,以防止损伤股骨颈基部的股骨头血供(图 46-33)。根据不同的手术,可能需要助手用撑开器撑开髋关节(从髂骨嵴到近侧股骨),或者通过骨折手术床牵

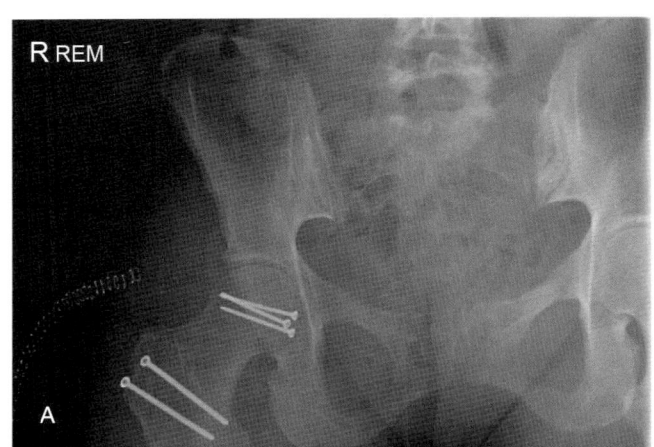

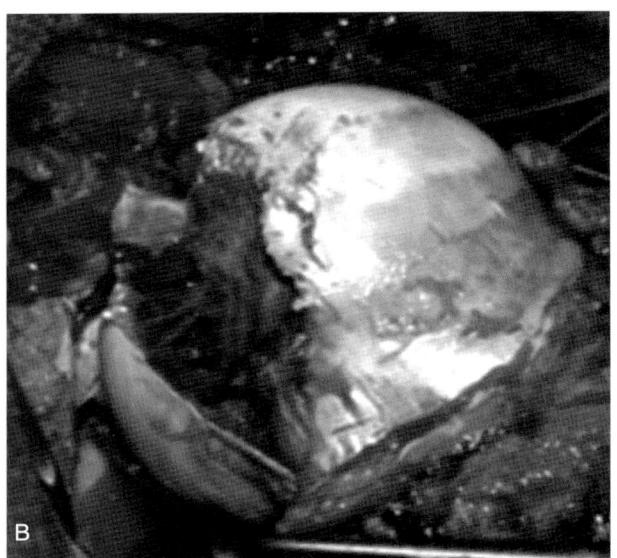

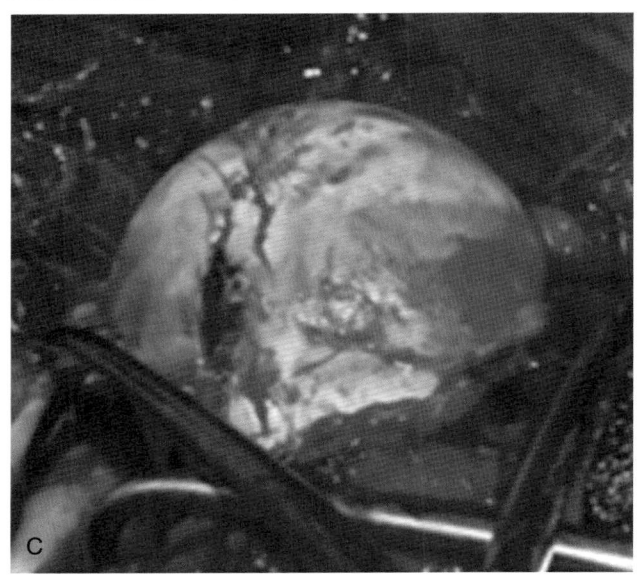

图 46-32　(A) 骨盆前后位片显示图 46-6 患者骨折行切开复位内固定术后右侧股骨头骨折。股骨头移位骨折与髋后脱位有关,需行转子截骨术和手术复位。(B)复位前股骨头得到充分暴露,能够在视野下进行股骨头骨折的重建。(C)股骨头骨折需用近似尖钳复位。(B,C 见彩图)

引。髋关节很少真的需要脱位完成手术暴露[95]。

　　手术中的 X 线片能够证实髋关节同心复位,关节间隙没有增宽。用牢固的可吸收缝线缝合关节囊,修复梨状肌和闭孔内肌。康复治疗依据手术不同而异。

(二) 腹肌粗隆间截骨术和髋脱位手术的改良后路手术

　　Ganz 和同事们[58]根据前面描述的血管解剖,认为髋关节的后方入路可以进行不损伤血管的腹肌粗隆间截骨术[62]。患者取侧卧位,不是俯卧位。髋后区域手术暴露过程中,旋股内动脉的转子间支能定位和保护旋股内动脉的深支,转子间支与闭孔外肌同行到达股骨,股方肌上缘的下面。并且闭孔外肌和股方肌均受

到保护。除了近端少数臀中肌深纤维之外,切除大转子浅侧的圆形骨片可保护股外侧肌的附着远端骨片不超过 1.5cm 厚,将骨片向前翻转并牵拉,可以显露髋关节囊的前、上部分。在股骨颈前和上交界处行关节囊的 Z 形切开,起始时平行于股骨颈。切开到转子间线的前下内侧,切口始终在小转子的前方,避免损伤旋股内动脉。切口向上到达梨状肌肌腱的后下侧,几乎接近髋臼。关节囊切开后,已无菌包裹的腿部放在手术台边缘和患者的前方,屈曲和外旋位使股骨头脱位。关节囊切开后几乎可以从各个方位暴露股骨头,有必要的话可以行后方脱位[182]。暴露后,可以对股骨头骨折和髋臼壁骨折进行取出或替换骨折碎片和切开复位内固定。

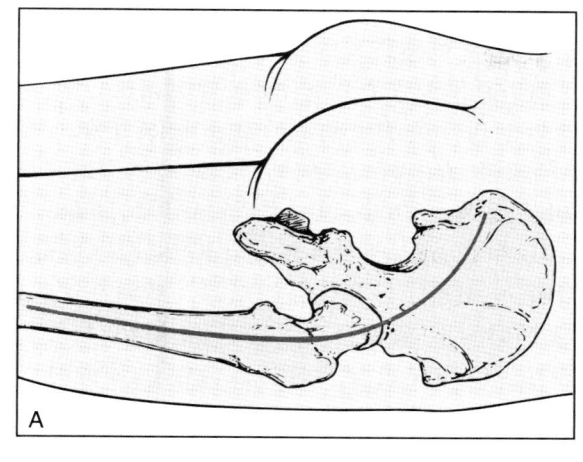

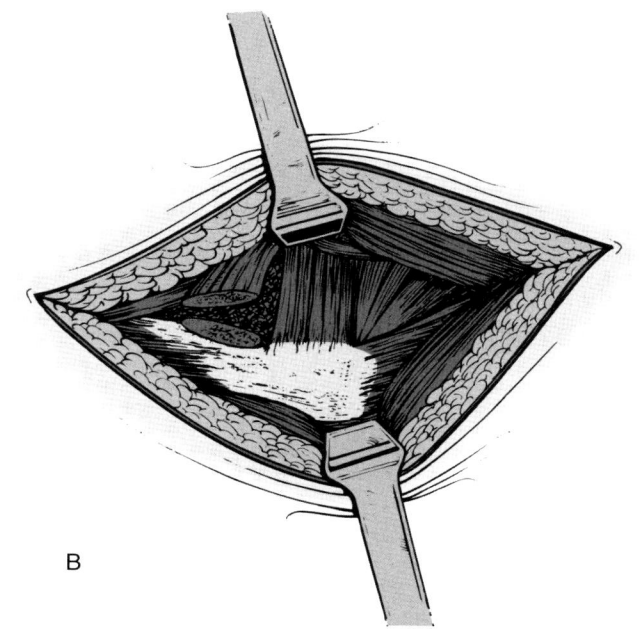

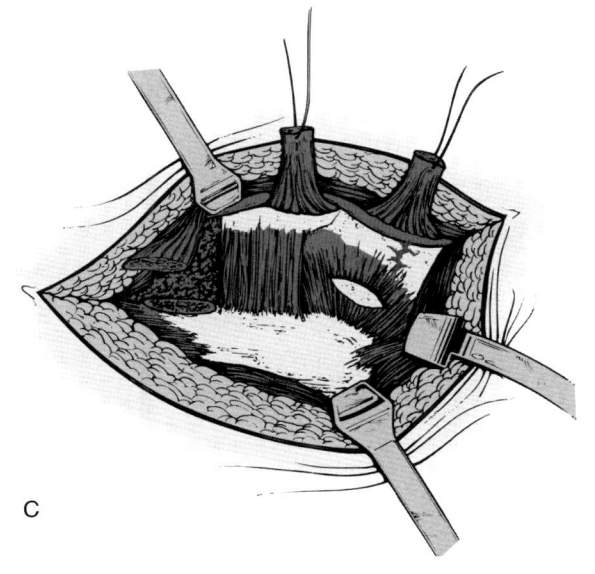

图 46-33 Kocher-Langenbeck 后方入路。(A)大腿外侧弧形切口由大转子近侧朝向髂后上嵴。(B)在阔筋膜张肌后切开阔筋膜,近侧延长到臀中肌。邻近的股骨分离臀大肌部分骨性起点。(C)切开时要小心,坐骨神经可能由于脱位而移位到手术区。避免分离股骨颈基底。保留股四头肌和闭孔内肌完整。以保护股骨近端的血供。辨认并保护坐骨神经,伸髋屈膝位从近端股骨剥离梨状肌,短外旋肌连同坐骨神经牵向后方。注意保护关节囊,牵开关节囊表面的肌肉,辨认有无断裂和撕裂,除非不得以不要另外做关节囊的切口。关节囊修补可增加髋关节稳定性。

关节内手术完成后,牵引髋关节,使股骨头滑入髋臼,并且内旋,如有必要可使用骨钩,缝合关节囊时不能过紧。用 2~3 个 3.5mm 的螺钉修复切开的骨片。手术脱位过程中,闭口外肌的完整可以保护营养股骨头的旋股内动脉深支。

(三)前路手术

手术从前方暴露髋关节取决于损伤的复杂程度。Thorpe 和同事建议使用 Smith-Petersen 切口(位于缝匠肌和阔筋膜张肌之间)固定孤立的股骨头骨折[195]。如果合并股骨头和股骨颈骨折,最好使用 Watson-Jones 切口(位于阔筋膜张肌和臀中肌之间),关于关节囊内股骨近端骨折,请参见第48章。

除了上文所述的脱位手术外,Hardinge 的直接外侧入路和 Watson-Jones 前外侧入路,切开前方的关节囊后还能很好地处理股骨头骨折和前方脱位或半脱位[74,88]。患者取侧卧位,通过一个切口可以另外做髋后暴露。Smith-Petersen 前方入路的主要好处是可以直接显露前方股骨头,因此比较容易做复位和螺丝固定。从髂骨外侧广泛剥离外展肌有引起异位骨化的可能。可以考虑预防性应用吲哚美辛和(或)放射治疗。

(四)直接外侧和前外侧入路

患者取侧卧位或半侧卧位,患者下方垫沙袋。如果医生需要后方暴露,必须取侧卧位。患肢铺巾并游离出。

从髂嵴到大转子远端 4~6cm 直切口,切口精确长度取决于患者肥胖程度。纵行切开阔筋膜,注意保护阔筋膜张肌肌腹的后方。如果从前方入路,从转子上骨膜下剥离臀中肌的前 1/3,切开臀小肌肌腱。如果直接外侧入路,从转子间近侧 3~4cm 处纵行切开臀中肌。纵行劈开股外侧肌筋膜直到股肌脊远侧约 4cm,

从转子基底骨膜下剥离股四头肌前方底止点。将近侧和远侧的切口连起来（臀中肌到股外侧肌），从大转子锐性切下。用一个大的弯骨刀切下前方的一个骨片，保证前方臀中肌和股外侧肌仍是连续的肌袖。

Hohmann 拉钩放在股骨颈的前内侧关节囊浅面，另一个拉钩放在转子窝股骨颈的外侧。如有必要，可以在髋臼附近分离关节囊，留下部分袖套以便修复。助手用骨钩或者牵开器牵开关节。如有必要，应广泛切开关节囊后使髋关节前方脱位。

手术完成后，冲洗伤口。粗线缝合关节囊，放深部引流管。间断缝合臀中肌，如果有骨片，要用粗的不可吸收线通过钻孔缝合。粗线间断缝合张肌筋膜。康复治疗依据手术而异。

五、结果评价

髋脱位的预后可以是临床和 X 线片正常的关节，也可以是严重疼痛退变的关节。许多文献没有足够的随访和没有足够的病例数。即使是报道 I 型脱位结果都是好和优秀的文献，也是好的比例高于优秀（也就是异常髋关节）。

许多文献使用 Stewart 和 Milford 方法评价结果[187]。优秀的标准是：无症状，体格检查正常，X 线正常。好的标准是：髋关节坐位微僵，一天工作后轻微疼痛，小于 25%活动丧失和轻微关节炎表现。良的标准是：轻到中度疼痛，轻度跛行，25%~50%活动丧失和中度关节退变。差的标准是：持续疼痛和跛行，明显活动受限和严重关节退变。

基于以上指标，文献综述强调了治疗 I 型（单纯脱位±不明显后侧边缘骨折）脱位困难。Upadhyay 和同事回顾了 74 例单纯后脱位病例，随访平均 12 年[202]。他们发现 16%出现骨关节炎，8%股骨头坏死。体力劳动者发生创伤性关节炎的危险高于非体力劳动者 2 倍。总的来说，大多数大宗病例回顾性病例报道，后脱位好和优秀率为 70%~80%[46,102,118,146,186]。Hunter[91]、Kristensen 和 Stougaard[101] 和 Reigstad[160]也回顾性分析了 I 型脱位，报道了好和优秀的结果。然而在这些研究中，随访时间不同，而且病例数不多（表 46-4）。

后方脱位合并股骨头骨折或者髋臼骨折时，合并出现的骨折通常决定预后。据 Epstein 报道，骨折脱位（Thompson-Epstein 分类 II ~ V 型）预后不会是优[44,46,47,168,194]。

髋前脱位多合并股骨头损伤。DeLee 和同事报道了 15 例前脱位，13 例有股骨头损伤[35]。其中唯一预后优的病例是没有股骨头损伤的患者。15 例中 10 例有创伤性关节炎。其余 5 例 X 线片正常患者中 2 例没有骨折，2 例股骨头凹陷小于 4mm，一例凹陷为 6mm。Epstein 和 Havey[48]，以及此后的 Epstein[46]报道，前脱位的病例中有 70%结果是优和好。其中 8 例合并股骨头骨折。

第五节 并发症

一、缺血性坏死

髋关节脱位后股骨头缺血性坏死据报道发生率为 1%~2%到 15%~17% [121,125,146,156,187]。很多研究者报道，当髋脱位没有及时复位时，缺血性坏死的发生率

表 46-4 单纯髋关节后脱位的长期结果、并发症及平均随访时间

研究者 *	病例数	好或优	骨性关节炎	缺血性坏死
Upadhyay 等，1983[202]	74	56	16	8
Upadhyay 和 Moulton，1981[200]	53	40	13	–
Epstein，1980[46]	134	87	9	1
Reigstad，1980[160]	20	20	6	6
Kristensen 和 Stougaard，1974[101]	11	7	–	–
Lamke，1970[102]	34	24	–	–
Yang 等，1991[212]	31	27	–	–

* 参考文献使用类似的分类系统，结果依据临床和 X 线片表现。

注：多数文献没有提供单纯髋后脱位发生骨关节炎和缺血性坏死的具体比例。

增高。临界时间是 6~24 小时[44,80,90,137,149,186,196]。近来更多的研究者认为，缺血性坏死的发生率低于原先的报道，实际原因是最初的损伤而不是延迟复位[108,121,202]。然而，没有对照试验支持这一假说，快速复位仍然是重要的。避免这种并发症是至关重要的，可以使得关节功能正常，否则关节会严重疼痛，并发展为退变性关节炎。

创伤后缺血性坏死的治疗方法没有有力的证据。正如 Rodríguez-Marchán 指出的，创伤后骨坏死常常是局部的，不总是像其他病因的骨坏死导致糟糕的结果[165]。治疗应该基于症状的严重程度和股骨头坏死的部位和范围。他提出很多治疗选择：限制负重保守治疗，磁疗，电刺激，或手术治疗，包括钻孔减压、各种骨移植、截骨、关节融合和全髋关节置换。不幸的是，这些治疗方法所报道的创伤后骨坏死的病例不多，也没有很好地交代结果。看来保守的手术方法（钻孔减压有/无骨植入，截骨）效果没有定论，尽管这些方法可以考虑用于局部的或 X 线改变早期的骨坏死。对于更严重的情况，患者症状加重必须选择关节融合或者关节置换（见第 50 章）。

二、创伤性关节炎

创伤性关节炎是髋脱位最常见的远期并发症。它的症状表现不同。严重的患者最终不能工作，常在青中年时发生。据 Upadhyay 和同事报道，14 年随访 74 例没有合并骨折的髋脱位的患者[202]。令人惊奇的是，16% 发展为创伤性关节炎，另外有 8% 继发于缺血性坏死的关节炎。体力劳动者发生创伤性关节炎的危险性是非体力劳动者的 2 倍。

当合并髋臼骨折时，创伤性关节炎的发生率大幅增高。据 Upadhyay 和 Moulton 报道，在脱位合并严重髋臼骨折的患者中，创伤性关节炎的发生率高达 88%[200]。Epstein 也报道了类似的结果（表 46-5）[46]。

许多作者[107,119,122]报道了大量手术复位内固定治疗髋臼骨折的病例。这些病例中，获得解剖复位的会有好或优的结果。

如果出现显著的关节炎症状，转子截骨术偶尔可以让相对完好的软骨变为负重区，但是如果是骨坏死，常常选择关节融合或是关节置换手术（见第 50 章）。

三、复发脱位

髋关节复发脱位少见。相关的文献只有单一病例报道，儿童和成人近似各自一半[32,61,72,77,84,99,112,113,136,157,159,163,172,181,190,197]。报道的病例包括单纯脱位，没有合并股骨头或髋臼骨折。最初的损伤许多是继发于相对低能量损伤，例如运动损伤、摔倒以及从三轮车上摔下[61,72,84,99,111,113,149,159,181,190]。Lieberman 等记录了一例手术摘除嵌入的骨片后复发髋脱位的病例[112]。

关节 X 线造影和关节 CT 造影已经成为发现关节囊缺损和关节囊巨大囊性扩张的有效方法[72,99,113,163]。关节 CT 造影还可以显示普通 CT 看不到的软骨片。MRI 可以更好地显示软骨片、液性区和软组织损伤。

Upadhyay 等发现，后脱位的患者股骨头前倾较对照小[201]。他提出，后脱位继发于相对后倾的股骨头。这一解剖变异也是髋复发脱位的因素。Dall 等报道了一例成人患者复发性前脱位[32]。手术发现，患者接受旋转截骨术后前倾角适度。提示骨性结构变异可能是急性脱位和复发脱位的易发因素。

手术中常发现关节囊缺损和大滑液囊。关节囊缺损和滑液外渗到不同的髋关节外旋短肌间隔，股骨头通过缺损而脱位。Rashleigh-Belcher 和 Cannon[159]，以及 Nelson[136]报道了一例复发脱位的患者有 Bankart 型损伤。手术中发现后上臼唇分离。Lieberman 等报道了一例大的臼唇分离出现髋关节不稳定症状，做了 Bankart 修复[112]。

治疗复发脱位有不同的手术方法。大多数作者是在关节囊撕裂和松弛处做重叠缝合。为了加强修复，在缺损区重新缝合梨状肌肌腱。Lutter[113] 及 Rashleigh-Belcher 和 Cannon[159]用骨块支撑修复关节囊和臼唇缺损。Marti 和 Kloen[117]成功地用骨块做了髋臼成形，同时做了转子间旋转截骨。

虽然在许多病例报道中手术发现惊人的相似，但医生应该寻找导致脱位的骨性异常因素。这一观点得到 Upadhyay 和同事的支持，大部分小的外伤导致脱位的个案报道也支持以上观点[201]。另外，所有的髋脱位患者在脱位同时都有关节囊撕裂。前倾角小的患者可能对损伤后愈合的关节囊产生异常的应力，从而导致关节囊松弛。

手术前应该做 MRI，以便发现关节内软骨片、臼唇分离和关节囊凸出充有滑液。应使用文献所述的一种方法测量股骨头前倾角[81,148,161]。CT 能够发现前或后方髋臼壁缺损。必须仔细检查 Bombelli 描述的髋臼应力模式，异常表示髋臼发育不良[14]。如果没有骨性异常，应修复臼唇分离，重叠缝合关节囊，或者后方植骨。同步转子间截骨对有些旋转不稳定的患者有效[117]。所有的报道均没有复发脱位，但是

*研究项目	病例数 *	结　果		
		优	良	尚可
Upadhyay 和 Moulton, 1981[200]	28	5	4	4
Epstein, 1980[46]				
闭合复位				
脱位合并髋臼骨折	102	0	13	33
脱位合并股骨头骨折	14	0	0	6
闭合复位后手术复位				
脱位合并髋臼骨折	78	0	34	15
脱位合并股骨头骨折	15	0	5	3
初次即手术复位				
脱位合并髋臼骨折	66	0	42	12
脱位合并股骨头骨折	17	0	8	2
Reigstad, 1980[160]				
综合治疗				
脱位合并髋臼骨折	22	16	–	6
脱位合并股骨头骨折	5	2	–	3
Kristensen 和 Stougaard, 1974[101]				
闭合复位, 骨牵引				
脱位合并髋臼骨折	29	8	15	4
脱位合并股骨头骨折	5	1	1	1
Yang 等, 1991[212]				
闭合复位, 骨牵引				
脱位合并髋臼骨折	28	13	5	5
脱位合并股骨头骨折	23	2	3	7
Stannard 等, 2000[183]				
手术复位, 内固定				
脱位合并股骨头骨折	22	7	4	3
Moed 等, 2000[130]				
手术复位, 内固定				
脱位合并后壁骨折	94	34	49	2
Sahin 等, 2003[171]	62	44	10	5
Owens 和 Busconi 2006[143]				
关节	11	11	0	11

表 46-5　髋后方脱位合并髋臼或者股骨头骨折的长期结果

* 脱位合并髋臼骨折的, 无论骨折类型如何均被分为一组, 以便比较不同研究系列的结果。

随访时间不足, 且病例数不足以证明一种方法的有效性[113,136,159]。

四、漏诊和延迟诊断

多发创伤的患者没有常规检查骨盆 X 线片可能会延迟髋脱位的诊断。延迟了治疗会使患者发生缺血性坏死、坐骨神经损伤、关节僵直和创伤性关节炎的危险增加[44,46,186,187]。

Nixon 报道了对 3 例延迟诊断 4~13 周的患者进行治疗的情况。对他们采取手术复位, 临床结果优秀[138]。

Gupta 和 Shravat 报道了对 7 例延迟诊断 26~75 天的患者进行治疗的情况[71]。采用骨牵引复位, 然后患肢外展位。一例合并严重骨盆骨折的患者没有能复位。Oni 等[141]和 Sarkar[174]报道用类似的方法牵引 3 周,如果不能复位则手术复位。

Garrett 等报道一组 39 例脱位病例延迟治疗 3 天至 9 年,结果远不令人满意[60]。18 例成功闭合或者手术复位的患者中,11 例在 1 年内发生股骨头缺血性坏死。6 例没有复位的结果差。其中结果最好的是接受重建手术的患者[55]。Malkin 和 Tauber 报道了两例采用关节置换并使用股骨头重建后方髋臼缺损[115]。

尽管髋脱位延迟治疗的预后不好,但对年轻人仍应采取积极的方法挽救其关节。骨牵引已成功治疗了很多患者,是一种谨慎的方法。如果有必要,可以在以后进行关节融合或关节置换。

很明显,对于延迟诊断的髋脱位患者来说,最佳的治疗选择是:保持高度的警惕避免漏诊的发生。所有意识不清的多发伤患者必须拍正位骨盆 X 线片。有异常或疑问,要进一步做 CT 检查。

五、坐骨神经损伤

髋关节脱位的坐骨神经损伤发生率为 8%~19%。如前所述,这是由于股骨头后脱位或移位的骨片牵拉神经所致。

神经恢复的预后有很大不同和不可预测性。Epstein[46] 报道 43% 可以恢复,而 Gregory[70] 报道了 40% 完全恢复,30% 部分恢复。Fassler 和同事报道了 14 例髋臼骨折坐骨神经损伤的患者[52]。随访 27 个月,13 例结果优或良,11 例有后遗症。

明显神经损伤的患者必须精心护理,以免发生神经支配区的压疮。患者应使用有垫的中立位踝夹板,以避免马蹄足畸形。肌电图(EMG)和神经传导检查在 3~4 周进行,以获得损伤的基础信息并估计预后。另外,应仔细定位神经损伤水平,包括可能的腰骶丛损伤。

因为神经恢复的程度不一,至少 1 年内不能做恢复神经功能的手术。患者可耐受轻的佩戴踝足支具(AFO),仅有轻微功能障碍。3 个月时复查肌电图,评价修复情况。观察 1 年,如果没有临床和电生理改善,可以考虑肌腱移位[16]。患者常常宁愿佩戴 AFO 而不愿做手术,因为手术需要制动和功能康复。如果移位的肌肉力量不足,则手术很少成功。

六、手术并发症

(一)感染

单纯脱位或小的后壁骨折的手术感染率相对低。

广泛骨折需要较大范围暴露和较长的手术时间,感染率增加。推荐使用预防性抗生素。

如果怀疑感染,或伤口持续有液体流出,建议立即手术探查。这样可以评价伤口,包括革兰染色和细菌培养。如果是血肿而不是感染,应清除后缝合伤口,并使用适当的抗生素直到培养结果证实阴性。如果是感染,则需要反复清创,培养药敏,并延期闭合伤口。

(二)坐骨神经损伤

坐骨神经损伤在扩大的后路手术中发生率接近 11%[108]。通常是暂时性麻痹,治疗策略同伤后坐骨神经损伤,手术中要采取措施避免损伤。手术中膝关节要始终屈曲,髋尽量伸直。使用后柱的牵开器时,注意牵开器要平行于神经。如果牵开器转动,边缘会压迫神经造成损伤。据 Baumgaertner 及其同事[8]、Helfet 及其同事[79] 和 Vrahas 及其同事[204] 报道,使用躯体感觉诱发电位可发现手术中的神经损伤。而 Middlebrooks 等报道不使用躯体感觉诱发电位检测常规手术只有 1% 的神经损伤发生,认为常规使用此技术没必要[126]。目前,此技术在大多数创伤中心没有常规使用。

(三)迟发性坐骨神经麻痹

一些病例出现迟发性坐骨神经麻痹。可能是继发于血肿、瘢痕形成或异位骨化[36,98,104]。很多神经症状可以通过手术探查减压来缓解。个别病例报道,延迟手术探查神经功能无明显恢复。

(四)异位骨化

异位骨化主要伴发于髋臼骨折,不伴发于单纯脱位。股骨头损伤是例外病例[59]。常用的预防方法是低剂量放疗和吲哚美辛。根据 Moed 和 Karges 报道,使用吲哚美辛 25mg,每天 3 次,使用 6 周可有效限制手术后异位骨化[128]。早期放疗也有同样的作用,两者可以协同使用[129]。

(五)血栓栓塞

对于创伤患者,尚没有完全有效的方法来预防血栓栓塞(深静脉血栓和肺血栓)[207]。低剂量华法林,低分子肝素和机械挤压,都是目前常用的预防关节置换手术后深静脉血栓和肺血栓的方法。如有可能,髋脱位的患者在复位后(若关节稳定)的第一天或手术后(若需要手术的)第一天要坐在椅子上。对于肺动脉栓塞,可适当使用抗凝血药。静脉滤器可以考虑在手术前使用或不断出现栓子时使用。Helfet 等报道,使用核磁静脉成像可诊断盆腔静脉血栓的形成[131,154]。

（刘举 郭乾臣 李世民 译 李世民 冯世庆 校）

参考文献

1. Allis, O.H. An Inquiry Into the Difficulties Encountered in the Reduction of Dislocations of the Hip. Philadelphia, Dornan Printer, 1986.
2. Alonzo, J.E.; Volgas, D.A.; Giordano, V.; Stannard, J.P. A review of the treatment of hip dislocations associated with acetabular fractures. Clin Orthop Relat Res 377:32–43, 2000.
3. Anglen, J.O.; Hughes, M. Trochanteric osteotomy for incarcerated hip dislocation due to interposed posterior wall fragments. Orthopedics 27:213–216, 2004.
4. Armstrong, J.R. Traumatic dislocation of the hip joint. Review of one hundred and one disorders. J Bone Joint Surg [Br] 30:430–445, 1948.
5. Baird, R.A.; Schobert, W.E.; Pais, M.J.; et al. Radiographic identification of loose bodies in the traumatized hip joint. Radiology 145:661–665, 1982.
6. Bhandari, M.; Matta, J.; Ferguson, T.; Matthys, G. Predictors of clinical and radiological outcome in patients with fractures of the acetabulum and concomitant posterior dislocation of the hip. J Bone Joint Surg [Br] 88:1618–1624, 2006.
7. Bartlett, C.S.; DiFelice, G.S.; Buly, R.L.; et al. Cardiac arrest as a result of intraabdominal extravasation of fluid during arthroscopic removal of a loose body from the hip joint of a patient with an acetabular fracture. J Orthop Trauma 12:294–299, 1998.
8. Baumgaertner, M.R.; Wegner, D.; Brooke, J. SSEP monitoring during pelvic and acetabular surgery. J Orthop Trauma 8:127–133, 1994.
9. Beaton, L.E.; Anson, B.J. The relation of the sciatic nerve and of its subdivisions to the piriformis muscle. Anat Rec 70:1–5, 1937.
10. Bernard, R.F.; Christel, R.S.; Meearier, A.; et al. Role of articular incongruence and cartilage thickness in hip joint stresses distribution: A biphasic and two dimensional photoelastic study. Acta Orthop Belg 48:335–344, 1982.
11. Bigelow, H.J. Luxations of the hip joint. Boston Med Surg J 5:1–3, 1870.
12. Birkett, J. Description of a dislocation of the head of the femur complicated with its fractures. Trans Med Chir Soc 52:133, 1869.
13. Bisese, J.H. MRI: A Teaching File Approach. New York, McGraw-Hill, 1988, pp. 203–305.
14. Bombelli, R. Osteoarthritis of the Hip. New York, Springer-Verlag, 1983, pp. 13–31.
15. Boscoe, A.R. The range of active abduction and lateral rotation of the hip joint of men. J Bone Joint Surg [Am] 14:325–331, 1932.
16. Brand, P.W. The insensitive foot (including leprosy). In: Jahss, M.H., ed. Disorders of the Foot. Philadelphia, W.B. Saunders, 1982, pp. 1281–1282.
17. Brav, E.A. Traumatic dislocation of the hip. Army experience and results over a twelve year period. J Bone Joint Surg [Am] 44:1115–1134, 1962.
18. Bromberg, E.; Weiss, A.B. Posterior fracture-dislocation of the hip. South Med J 70:8–11, 1977.
19. Brown, T.D.; Ferguson, A.B. The effect of hip contact aberrations on stress patterns within the human femoral head. Ann Biomed Eng 8:75–92, 1980.
20. Bucholz, R.W.; Wheeless, G. Irreducible posterior fracture-dislocations of the hip. The role of the iliofemoral ligament and the rectus femoris muscle. Clin Orthop Relat Res 167:118–122, 1982.
21. Buckwalter, J.A. Articular cartilage. Instr Course Lect 32:349–370, 1983.
22. Butler, J.E. Pipkin type II fractures of the femoral head. J Bone Joint Surg [Am] 63:1292–1296, 1981.
23. Byrd, J.W.; Jones, K.S.: Traumatic rupture of the ligamentum teres as a source of hip pain. Arthroscopy. 20:385–391, 2004.
24. Calkins, M.S.; Zych, G.; Latta, L.; et al. Computed tomography evaluation of stability: Posterior fracture-dislocation of the hip. Clin Orthop Relat Res 227:152–163, 1988.
25. Canale, S.T.; Manugian, A.H. Irreducible traumatic dislocations of the hip. J Bone Joint Surg [Am] 61:7–14, 1979.
26. Chakraborti, S.; Miller, I.M. Dislocation of the hip associated with fracture of the femoral head. Injury 7:134–142, 1975.
27. Crelin, E.S. An experimental study of hip stability in human newborn cadavers. Yale Biol Med 49:109–121, 1976.
28. Crock, H.V. An atlas of the arterial supply of the head and neck of the femur in man. Clin Orthop Relat Res 152:17–27, 1980.
29. Crowther, J.D.; Chudik, S.C.; Dahners, L.E. Periacetabular osteotomy for stabilization of recurrent post-traumatic dislocation of the hip. J Ortho Trauma 16:433–436, 2002.
30. Cornwall, R.; Radomisli, T.E. Nerve injury in traumatic dislocation of the hip. Clin Orthop Relat Res 377:84–91, 2000.
31. Dahners, L.E.; Hundley, J.D. Reduction of posterior hip dislocations in the lateral position using traction-countertraction: Safer for the surgeon? J Orthop Trauma 13:373–374, 1999.
32. Dall, D.; MacNab, I.; Gross, A. Recurrent anterior dislocations of the hip. J Bone Joint Surg [Am] 52:574–576, 1970.
33. Dameron, T.B. Bucket handle tear of acetabular labrum accompanying posterior dislocation of the hip. J Bone Joint Surg [Am] 41:131, 134, 1959.

34. DeLee, J.C. Dislocations and fracture-dislocations of the hip. In: Rockwood, C.A.; Green, D.P., eds. Fractures and Dislocations, 2nd ed. Philadelphia, J.B. Lippincott, 1984, pp. 1287–1327.

35. DeLee, J.C.; Evans, J.A.; Thomas, J. Anterior dislocation of the hip and associated femoral head fractures. J Bone Joint Surg [Am] 62:960–964, 1980.

36. Derian, P.S.; Bibighaus, A.J. Sciatic nerve entrapment by ectopic bone after posterior fracture-dislocation of the hip. South Med J 67:209–210, 1974.

37. Donohue, J.M.; Buss, D.; Oegema, T.R.; et al. The effects of indirect blunt trauma on adult canine articular cartilage. J Bone Joint Surg [Am] 65:948–957, 1983.

38. Dowd, G.S.E.; Johnson, R. Successful conservative treatment of a fracture-dislocation of the femoral head. A case report. J Bone Joint Surg [Am] 61:1244–1246, 1979.

39. Dreinhofer, K.E.; Schwarzkopf, S.R.; Haas, N.P.; et al. Isolated traumatic dislocation of the hip: Long-term results in 50 patients. J Bone Joint Surg [Br] 76:6–12, 1994.

40. Dussault, R.G.; Beauregard, G.; Fauteaux, P.; et al. Femoral head defect following anterior hip dislocation. Radiology 135:627–629, 1980.

41. Ebraheim, N.A.; Savolaine, E.R.; Skie, M.C.; et al. Soft tissue window to enhance visualization of entrapped osteocartilaginous fragments in the hip joint. Orthop Rev 22:1017–1021, 1993.

42. Ehtisham, S.M.A. Traumatic dislocation of the hip joint with fracture of shaft of femur on the same side. J Trauma 16:196–205, 1976.

43. Eisenberg, K.S.; Sheft, D.J.; Murray, W.R. Posterior dislocation of the hip producing lumbosacral nerve root avulsion. A case report. J Bone Joint Surg [Am] 54:1083–1086, 1972.

44. Epstein, H.C. Posterior fracture-dislocations of the hip: Long-term follow-up. J Bone Joint Surg [Am] 56:1103–1127, 1974.

45. Epstein, H.C. Traumatic anterior and simple posterior dislocations of the hip in adults and children. Instr Course Lect 22:115–145, 1973.

46. Epstein, H.C. Traumatic Dislocation of the Hip. Baltimore, Williams & Wilkins, 1980.

47. Epstein, H.C. Traumatic dislocations of the hip. Clin Orthop Relat Res 92:116–142, 1973.

48. Epstein, H.C.; Harvey, J.P. Traumatic anterior dislocations of the hip. Management and results. An analysis of fifty-five cases. J Bone Joint Surg [Am] 54:1561–1562, 1972.

49. Epstein, H.C.; Wiss, D.A.; Coze, L. Posterior fracture-dislocation of the hip with fractures of the femoral head. Clin Orthop Relat Res 201:9–17, 1985.

50. Fabian, T.C.; Mangiante, E.C.; White, T.J.; et al. A prospective study of 91 patients undergoing both computed tomography and peritoneal lavage following blunt abdominal trauma. J Trauma 26:602–608, 1986.

51. Fairbairn, K.J.; Mulligan, M.E.; Murphey, M.D.; et al. Gas bubbles in the hip joint on CT: An indication of recent dislocation. AJR Am J Roentgenol 164:931–934, 1995.

52. Fassler, P.R.; Swiotkowski, M.F.; Kilroy, A.W.; et al. Injury to the sciatic nerve associated with acetabular fractures. J Bone Joint Surg [Am] 75:1157–1166, 1993.

53. Fernandes, A. Traumatic posterior dislocation of hip joint with a fracture of the head and neck of the femur on the same side: A case report. Injury 12:487–490, 1981.

54. Fina, C.P.; Kelly, P.J. Dislocations of the hip with fractures of the proximal femur. J Trauma 10:77–87, 1970.

55. Frankel, V.H.; Pugh, J.W. Biomechanics of the hip. In: Tronzo, R.G., ed. Surgery of the Hip Joint. Philadelphia, Lea & Febiger, 1973, pp. 115–131.

56. Frick, S.L.; Sims, S.H. Is computed tomography useful after simple posterior hip dislocation? J Orthop Trauma 9:388–391, 1995.

57. Funsten, R.V.; Kinser, P.; Frankel, C.J. Dashboard dislocation of the hip: A report of twenty cases of traumatic dislocations. J Bone Joint Surg 20:124–132, 1938.

58. Ganz, R.; Gill, T.J.; Gautier, E.; et al. Surgical dislocation of the adult hip. A technique with full access to the femoral head and acetabulum without risk of avascular necrosis. J Bone Joint Surg [Br] 83:1119–1124, 2001.

59. Garland, D.E.; Miller, G. Fractures and dislocations about the hip in head injured adults. Clin Orthop Relat Res 186:154–158, 1984.

60. Garrett, J.C.; Epstein, H.C.; Harris, W.H.; et al. Treatment of unreduced traumatic posterior dislocations of the hip. J Bone Joint Surg [Am] 61:2–6, 1979.

61. Gaul, R.W. Recurrent traumatic dislocation of the hip in children. Clin Orthop Relat Res 90:107–109, 1977.

62. Gautier, E.; Ganz, K.; Krügel, N.; et al. Anatomy of the medial femoral circumflex artery and its surgical implications. J Bone Joint Surg [Br] 82:679–683, 2000.

63. Genda, E.; Kovski, N.; Haseggua, Y.; et al. A complete simulation study of normal and abnormal joint contact pressure. Arch Orthop Trauma Surg 114:202–206, 1995.

64. Gillespie, W.J. The incidence and pattern of knee injury associated with dislocation of the hip. J Bone Joint Surg [Br] 57:376–378, 1975.

65. Giza, E.; Mithofer, K.; Matthews, H.; et al. Hip fracture-dislocation in football: A report of two cases and review of the literature. Br J Sports Med. 38: E17, 2004.

66. Glimcher, M.J.; Kenzora, J.E. The biology of osteonecrosis of the human femoral head and its clinical implications. I. Tissue biology. Clin Orthop Relat Res 138:284–309, 1979.

67. Glimcher, M.J.; Kenzora, J.E. The biology of osteonecrosis of the human femoral head and its clinical

implications. II. The pathologic changes in the femoral head as an organ and in the hip joint. Clin Orthop Relat Res 139:283–312, 1979.

68. Glimcher, M.J.; Kenzora, J.E. The biology of osteonecrosis of the human femoral head and its clinical implications. III. Discussion of the etiology and genesis of the pathologic sequelae; comments on treatment. Clin Orthop Relat Res 140:273–312, 1979.

69. Goddard, N.J. Classification of traumatic hip dislocation. Clin Orthop Relat Res 377:11–14, 2000.

70. Gregory, C.F. Early complications of dislocation and fracture-dislocations of the hip joint. Instr Course Lect 22:105–114, 1973.

71. Gupta, R.C.; Shravat, B.P. Reduction of neglected traumatic dislocation of the hip by heavy traction. J Bone Joint Surg [Am] 59:249–251, 1977.

72. Guyer, B.; Lainsohn, E.M. Recurrent anterior dislocation of the hip: Case report with arthrographic findings. Skeletal Radiol 10:262–264, 1983.

73. Hak, D.J.; Goulet, J.A. Severity of injuries associated with traumatic hip dislocation as a result of motor vehicle collisions. J Trauma 47:60–63, 1999.

74. Hardinge, K. The direct lateral approach to the hip. J Bone Joint Surg [Br] 64:17–19, 1982.

75. Harley, J.C.; Mack, L.A.; Winquist, R.A. CT of acetabular fractures: Comparison with conventional radiography. AJR Am J Roentgenol 138:413–417, 1982.

76. Harty, M. The anatomy of the hip joint. In: Tronzo, R.G., ed. Surgery of the Hip Joint, 2nd ed. New York, Springer-Verlag, 1984, pp. 45–74.

77. Heikkinen, E.S.; Sulamaa, R. Recurrent dislocation of the hip: Report of two children. Acta Orthop Scand 42:58–62, 1971.

78. Helal, B.; Skevis, X. Unrecognized dislocation of the hip in fractures of the femoral shaft. J Bone Joint Surg [Br] 49:293–300, 1967.

79. Helfet, D.L.; Hissa, E.A.; Sergay, S.; et al. Somatosensory evoked potential monitoring in the surgical management of acute acetabular fractures. J Orthop Trauma 5:161–166, 1991.

80. Herndon, J.H.; Aufranc, O.E. Avascular necrosis of the femoral head in the adult. A review of its incidence in a variety of conditions. Clin Orthop Relat Res 86:43–62, 1977.

81. Herrlin, K.; Ekelund, L. Radiographic measurements of the femoral neck anteversion. Comparison of two simplified procedures. Acta Orthop Scand 54:141–147, 1983.

82. Hillyard, R.F.; Fox, J. Sciatic nerve injuries associated with traumatic posterior hip dislocations. Am J Emerg Med 21:545–548, 2003.

83. Hoaglund, F.T.; Low, W.D. Anatomy of the femoral neck and head with comparative data from Caucasians and Hong Kong Chinese. Clin Orthop Relat Res 152:10–16, 1980.

84. Hollingdale, J.P.; Aichroth, P.M. Recurrent posttraumatic dislocation of the hip in children. J R Soc Med 74:545–546, 1981.

85. Hollingshead, W.H. Anatomy for Surgeons, 3rd ed., Vol. 3. Philadelphia, Harper & Row, 1982, pp. 563–732.

86. Holt, G.E.; McCarty, E.C. Anterior hip dislocation with an associated vascular injury requiring amputation. J Trauma 55:135–138, 2003.

87. Hoppenfeld, S. Physical Examination of the Extremities. New York, Appleton-Century-Crofts, 1976, pp. 155–159.

88. Hoppenfeld, S.; deBoer, P. Surgical Exposures in Orthopaedics. Philadelphia, J.B. Lippincott, 1984, pp. 301–356.

89. Hougaard, K.; Lindequist, S.; Nielsen, L.B. Computerized tomography after posterior dislocation of the hip. J Bone Joint Surg [Br] 69:556–557, 1987.

90. Hougaard, K.; Thomsen, P.B. Traumatic posterior dislocation of the hip: Prognostic factors influencing the incidence of avascular necrosis of the femoral head. Arch Orthop Trauma Surg 106:32–35, 1986.

91. Hunter, G.A. Posterior dislocation and fracture-dislocations of the hip. A review of fifty-seven patients. J Bone Joint Surg [Br] 51:38–44, 1969.

92. Johnson, K.D.; Cadambi, A.; Seibert, B. Incidence of adult respiratory distress syndrome in patients with multiple musculoskeletal injuries. Effect of early operative stabilization of fractures. J Trauma 25:375–383, 1985.

93. Johnson, L.L. Arthroscopic Surgery: Principles and Practice. St. Louis, C.V. Mosby, 1986, pp. 1491–1516.

94. Judet, R.; Judet, J.; LeTournel, E. Fractures of the acetabulum: Classification and surgical approaches for open reduction. J Bone Joint Surg [Am] 46:1615–1646, 1964.

95. Keene, A.S.; Villar, R.N. Arthroscopic loose body retrieval following traumatic hip dislocation. Injury 25:507–510, 1994.

96. Kelly, R.P.; Yarbrough, S.H. Posterior fracture-dislocation of the femoral head with retained medial head fragment. J Trauma 11:97–108, 1971.

97. Klasen, H.J.; Binnendijk, B. Fracture of the neck of the femur associated with posterior dislocation of the hip. J Bone Joint Surg [Br] 66:45–48, 1984.

98. Kleiman, S.G.; Stevens, J.; Kolb, L.; et al. Late sciatic nerve palsy following posterior fracture-dislocation of the hip. J Bone Joint Surg [Am] 53:781–782, 1971.

99. Klein, A.; Sumner, T.E.; Volberg, F.M.; et al. Combined CT arthrography in recurrent traumatic hip dislocation. AJR Am J Roentgenol 138:963–964, 1982.

100. Kleinberg, S. Aseptic necrosis of the femoral head following traumatic dislocation. Arch Surg 39:637–646, 1939.

101. Kristensen, O.; Stougaard, J. Traumatic dislocation of the hip: Results of conservative treatment. Acta Orthop Scand 45:206–212, 1974.

102. Lamke, L. Traumatic dislocations of the hip: Follow-up on cases from Stockholm area. Acta Orthop Scand 41:188–198, 1970.

103. Laorr, A.; Greenspan, A.; Anderson, M.W.; et al. Traumatic hip dislocation: Early MRI findings. Skeletal Radiol 24:239–245, 1995.

104. Larson, C.B. Fracture-dislocations of the hip. Clin Orthop Relat Res 92:147–154, 1973.

105. Lawson, T.L.; Middleton, W.D. The hip. In: Middleton, W.D.; Lawson, T.L., eds. Anatomy and MRI of the Joints. A Multiplanar Atlas. New York, Raven Press, 1989, pp. 153–204.

106. Lefkowitz M: A new method for reduction for traumatic dislocations. Orthop Rev 2:253–256, 1993.

107. Letournel, E. Fractures of the Acetabulum and Pelvis. Fourth Course and Workshop. Paris, 1986.

108. Letournel, E.; Judet, R. Fractures of the Acetabulum. New York, Springer-Verlag, 1981.

109. Levin, P. Femoral head fracture associated with a posterior hip dislocation in a restrained passenger. Case report. Unpublished data.

110. Levin, P. Posterior fracture-dislocation of hip in a restrained passenger. Case report. Unpublished data.

111. Liebenberg, F.; Dommisse, G.F. Recurrent post-traumatic dislocation of the hip. J Bone Joint Surg [Br] 51:632–637, 1969.

112. Lieberman, J.R.; Altcheck, D.W.; Salvati, E.A. Recurrent dislocation of a hip with a labral lesion: Treatment with a modified Bankart-type repair. J Bone Joint Surg [Am] 75:1524–1527, 1993.

113. Lutter, L.D. Posttraumatic hip redislocation. J Bone Joint Surg [Am] 55:391–399, 1977.

114. Mack, L.A.; Harvey, J.D.; Winquist, R.A. CT of acetabular fractures: Analysis of fracture patterns. AJR Am J Roentgenol 138:407–412, 1982.

115. Malkin, C.; Tauber, C. Total hip arthroplasty and acetabular bone grafting for unreduced fracture-dislocation of the hip. Clin Orthop Relat Res 201:57–59, 1985.

116. Mankin, H.J. The response of articular cartilage to mechanical injury. J Bone Joint Surg [Am] 64:460–466, 1982.

117. Marti, R.K.; Kloen, P. Chronic recurrent posterior dislocation of the hip after a Pipkin fracture treated with intertrochanteric osteotomy and acetabulo-plasty: A case report. J Bone Joint Surg [Am] 82:867–872, 2000.

118. Mast, J. Fractures of the Acetabulum and Pelvis. Fourth Course and Workshop. Paris, 1986.

119. Matta, J.M. Fractures of the Acetabulum and Pelvis. Fourth Course and Workshop. Paris, 1986.

120. Mayra, S.K.S.; Samuel, A.W. Piggyback technique for relocation of posterior dislocation of the hip. Injury 25:483–484, 1994.

121. Mears, D.C. Personal communication, 1986.

122. Mears, D.C. Fractures of the Acetabulum and Pelvis. Fourth Course and Workshop. Paris, 1986.

123. Meller, Y.; Tennenbaum, Y.; Torok, G. Subcapital fracture of neck of femur with complete posterior dislocation of the hip. J Trauma 22:327–329, 1982.

124. Meyers, M.H. Anatomy of the hip. In: Meyers, M.H., ed. Fractures of the Hip. Chicago, Year Book Medical, 1985, pp. 12–22.

125. Meyers, M.H.; Telfer, N.; Moore, T.M. Determination of the vascularity of the femoral head with technetium 99 mm-sulfur colloid: Diagnostic and prognostic significance. J Bone Joint Surg [Am] 59:658–664, 1977.

126. Middlebrooks, E.S.; Sims, S.H.; Kellam, J.F.; et al. Incidence of sciatic nerve injury in operatively treated acetabular fractures without somatosensory monitoring. J Orthop Trauma 11:327–329, 1997.

127. Mitchell, N.; Shepard, N. Healing of articular cartilage in intraarticular fractures in rabbits. J Bone Joint Surg [Am] 62:628–634, 1980.

128. Moed, B.R.; Karges, D.E. Prophylactic indomethacin for the prevention of heterotopic ossification after acetabular fracture surgery in high-risk patients. J Orthop Trauma 8:34–39, 1994.

129. Moed, B.R.; Letournel, E. Low-dose irradiation and indomethacin prevent heterotopic ossification after acetabular fracture surgery. J Bone Joint Surg [Br] 76:895–900, 1994.

130. Moed, B.R.; Willson Carr, S.E.; Watson, J.T.; Open reduction and internal fixation of posterior wall fractures of the acetabulum. Clin Orthop Relat Res 377:57–67, 2000.

131. Montgomery, K.D.; Potter, H.G.; Helfet, D.L. Magnetic resonance venography to evaluate the deep venous system of the pelvis in patients who have an acetabular fracture. J Bone Joint Surg [Am] 77:1639–1649, 1995.

132. Moorman, C.T. 3rd; Warren, R.F.; Hershman, E.B.; et al. Traumatic posterior hip subluxation in American football. J Bone Joint Surg [Am] 85(7):1190–1196, 2003

133. Morton, K.S. Traumatic dislocation of the hip: A follow-up study. Can J Surg 3:67–74, 1959.

134. Mullis, B.H.; Dahners, L.E. Hip arthroscopy to remove loose bodies after traumatic dislocation. J Orthop Trauma. 20(1):22–26, 2006.

135. Mundale, M.O.; Hislop, H.J.; Rabidean, R.J.; et al. Evaluation of extension at hip. Arch Phys Med 37:75–80, 1956.

136. Nelson, C.L. Traumatic recurrent dislocation of the hip: Report of a case. J Bone Joint Surg [Am] 52:128–130, 1970.

137. Nicoll, E.A. Proceedings and reports of councils and associations: Traumatic dislocation of the hip joint. J Bone Joint Surg [Br] 34:503–505, 1952.

138. Nixon, J.R. Late open reduction of traumatic dislocation of the hip: Report of three cases. J Bone Joint Surg [Br] 58:41–43, 1976.

139. Nordt, W.E. Maneuvers for reducing dislocated hips. A new technique and a literature review. Clin Orthop Relat Res 360:260–264, 1999.

140. Nordt, W.; Giangarra, C.E.; Levy, I.M.J.; et al. Arthroscopic retrieval of entrapped debris following

dislocation of a total hip arthroplasty. Arthroscopy 3:196–198, 1987.

141. Oni, O.O.A.; Orhewee, F.A.; Keswani, H. The treatment of old unreduced traumatic dislocations of the hip. Injury 15:219–223, 1984.

142. Ordway, C.B.; Xeller, C.F. Transverse computerized axial tomography of patients with posterior dislocation of the hip. J Trauma 24:76–79, 1989.

143. Owens, B.D.; Busconi, B.D. Arthroscopy for hip dislocation and fracture-dislocation. Am J Orthop 35:584–587, 2006.

144. Pape, H.-C.; Rice, J; Wolfram, K.; et al. Hip dislocation in patients with multiple injuries. Clin Orthop Relat Res 377:99–105, 2000.

145. Paterson, I. The torn acetabular labrum. A block to reduction of a dislocated hip. J Bone Joint Surg [Br] 39:306–309, 1957.

146. Paus, B. Traumatic dislocation of the hip. Late results in 76 cases. Acta Orthop Scand 21:99–112, 1951.

147. Peitzman, A.B.; Makaroon, M.S.; Slasky, B.S.; et al. Prospective study of computed tomography in initial management of blunt abdominal trauma. J Trauma 26:585–592, 1986.

148. Peterson, H.A.; Krassen, R.A.; McLeod, R.A.; et al. The use of computerized tomography in dislocation of the hip and femoral neck anteversion in children. J Bone Joint Surg [Br] 63:198–208, 1981.

149. Pietratesa, C.A.; Hoffman, J.R. Traumatic dislocation of the hip. JAMA 249:3342–3346, 1983.

150. Pipkin, G. Treatment of grade IV fracture-dislocation of the hip. J Bone Joint Surg [Am] 39:1027–1042, 1957.

151. Polesky, R.E.; Polesky, F.A. Intrapelvic dislocation of the femoral head following anterior dislocation of the hip. J Bone Joint Surg [Am] 54:1097–1098, 1972.

152. Poggi, J.J.; Callaghan, J.J.; Spritzer, C.E.; et al. Changes in magnetic resonance images after traumatic hip dislocation. Clin Orthop Relat Res 319:249–259, 1995.

153. Potter, H.G.; Montgomery, K.D.; Heise, C.W.; et al. MR imaging of acetabular fractures: Value in detecting femoral head injury, intraarticular fragments and sciatic nerve injury. AJR Am J Roentgenol 163:881–886, 1994.

154. Potter, H.G.; Montgomery, K.D.; Padgett, D.E.; et al. Magnetic resonance imaging of the pelvis. New orthopaedic applications. Clin Orthop Relat Res 319:223–231, 1995.

155. Pringle, J.H. Traumatic dislocation of the hip joint. An experimental study on the cadaver. Glasgow Med J 21:25–40, 1943.

156. Proctor, H. Dislocations of the hip joint (excluding central dislocations) and their complications. Injury 5:1–12, 1973.

157. Provenzano, M.P.; Holmes, P.F.; Tullos, H.S. Atraumatic recurrent dislocation of the hip: A case report. J Bone Joint Surg [Am] 69:938–940, 1987.

158. Radin, E.L.; Ehrlich, M.G.; Chernack, R.; et al. Effect of repetitive impulsive loading on the knee joints of rabbits. Clin Orthop Relat Res 131:288–293, 1978.

159. Rashleigh-Belcher, H.J.C.; Cannon, S.R. Recurrent dislocation of the hip with a "Bankart-type" lesion. J Bone Joint Surg [Br] 68:398–399, 1986.

160. Reigstad, A. Traumatic dislocation of the hip. J Trauma 20:603–606, 1980.

161. Reikeras, O.; Bjerkreim, I.; Kolbenstuedt, A. Anteversion of the acetabulum in patients with idiopathic increased anteversion of the femoral neck. Acta Orthop Scand 53:847–852, 1982.

162. Repo, R.V.; Finley, J.B. Survival of articular cartilage after controlled impact. J Bone Joint Surg [Am] 59:1068–1076, 1977.

163. Roberts, J.M.; Taylor, J.; Burke, S. Recurrent dislocation of the hip in congenital indifference to pain. J Bone Joint Surg [Am] 62:829–831, 1980.

164. Roberts, W. The locking mechanism at the hip joint. Anat Rec 147:321–324, 1963.

165. Rodríguez-Merchán, E.C. Coxarthrosis after traumatic hip dislocation in the adult. Clin Orthop Relat Res 377:92–98, 2000.

166. Rodríguez-Merchán, E.C. Osteonecrosis of the femoral head after traumatic hip dislocation in the adult. Clin Orthop Relat Res 377:68–77, 2000.

167. Roeder, L.F.; DeLee, J.C. Femoral head fractures associated with posterior hip dislocations. Clin Orthop Relat Res 147:121–130, 1980.

168. Rosenthal, R.E.; Coker, W.L. Posterior fracture-dislocation of the hip. J Trauma 19:572–581, 1979.

169. Rowe, C.R.; Lowell, J.D. Prognosis of fractures of the acetabulum. J Bone Joint Surg [Am] 43:30–59, 1961.

170. Sadler, A.H.; Distefano, M. Anterior dislocation of the hip with ipsilateral basicervical fracture. J Bone Joint Surg [Am] 67:326–329, 1985.

171. Sahin, V.; Karaka, E.S.; Aksu, S.; et al. Traumatic dislocation and fracture-dislocation of the hip: A long-term follow-up study. J Trauma 54:520–529, 2003.

172. Salisbury, R.D.; Eastwood, D.M. Traumatic dislocation of the hip in children. Clin Orthop Relat Res 377:106–111, 2000.

173. Salter, R.B.; Simmonds, D.F.; Malcolm, B.W.; et al. The biologic effects of continuous passive motion on the healing of full thickness defects in articular cartilage. An experimental investigation in the rabbit. J Bone Joint Surg [Am] 62:1232–1251, 1980.

174. Sarkar, S.D. Delayed open reduction of traumatic dislocation of the hip: A case report and historical review. Clin Orthop Relat Res 186:38–41, 1989.

175. Sarmiento, A.; Laird, C.A. Posterior fracture-dislocation of the femoral head. Clin Orthop Relat Res 92:143–146, 1973.

176. Sauser, D.B.; Billimoria, P.E.; Rouse, G.A.; et al. CT evaluation of hip trauma. AJR Am J Roentgenol 135:269–274, 1980.

177. Schafer, S.J.; Anglen, J.O. The East Baltimore lift: A simple and effective method for reduction of posterior hip dislocations. J Orthop Trauma 13:56–57, 1999.

178. Schiedel, F.; Rieger, H.; Joosten, U.; et al. Not "only" a dislocation of the hip: Functional late outcome femoral head fractures. Unfallchirurg 109:538–544, 2006.

179. Schlickewei, W.; Elsasser, B.; Mullaji, A.S.; et al. Hip dislocation without fracture: Traction or mobilization after reduction? Injury 24:27–31, 1993.

180. Schoenecker, P.L.; Manske, P.R.; Sertl, G.O. Traumatic hip dislocation with ipsilateral femoral shaft fractures. Clin Orthop Relat Res 130:233–238, 1978.

181. Scudese, V.A. Traumatic anterior hip redislocation. A case report. Clin Orthop Relat Res 88:60–63, 1972.

182. Siebenrock, K.A.; Gautier, E.; Woo, A.K.H.; et al. Surgical dislocation of the femoral head for joint debridement and accurate reduction of fractures of the acetabulum. J Orthop Trauma 16: 543–552, 2002.

183. Stannard, J.P.; Harris, H.W.; Volgas, D.A.; et al. Functional outcome of patients with femoral head fractures associated with hip dislocations. Clin Orthop Relat Res 377:44–56, 2000.

184. Stein, H. Computerized tomography for ascertaining osteocartilaginous intraarticular (slice) fractures of the femoral head. Isr J Med Sci 19:180–184, 1983.

185. Stewart, M.J. Management of fractures of the head of the femur complicated by dislocation of the hip. Orthop Clin North Am 5:793–798, 1974.

186. Stewart, M.J.; McCarroll, H.R.; Mulhollan, J.S. Fracture-dislocation of the hip. Acta Orthop Scand 46:507–525, 1975.

187. Stewart, M.J.; Milford, L.W. Fracture-dislocation of the hip. J Bone Joint Surg [Am] 36:315–342, 1954.

188. Stimson, L.A. A Treatise on Fractures. Philadelphia, H.C. Leas Son, 1883.

189. Stoller, D.W. Personal communication, Los Angeles, 1989.

190. Sullivan, C.R.; Bickel, W.H.; Lipscomb, P.R. Recurrent dislocation of the hip. J Bone Joint Surg [Am] 37:1266–1270, 1955.

191. Suraci, A.J. Distribution and severity of injuries associated with hip dislocations secondary to motor vehicle accidents. J Trauma 26:458–460, 1986.

192. Suzuki, Y. Studies on repair tissue of injured articular cartilage: Biochemical and biomechanical properties. Nippon Seikeigeka Gakkai Zasshi 57:741–752, 1983.

193. Tabuenca, J.; Truan, J.R. Knee injuries in traumatic hip dislocation. Clin Orthop Relat Res 377:78–83, 2000.

194. Thompson, V.P.; Epstein, H.C. Traumatic dislocation of the hip. J Bone Joint Surg [Am] 33:746–778, 1951.

195. Thorpe, M.; Swiontkowski, M.F.; Seiler, J.; et al. Operative management of femoral head fractures. Orthop Trans 13:51, 1989.

196. Toni, A.; Gulino, G.; Baldini, N.; et al. Clinical and radiographic long-term results of acetabular fractures associated with dislocations of the hip. Ital J Orthop Traumatol 11:443–454, 1985.

197. Townsend, R.G.; Edwards, G.E.; Bazant, F.J. Post-traumatic recurrent dislocation of the hip without fracture. J Bone Joint Surg [Br] 51:194, 1969.

198. Trousdale, R. Recurrent anterior hip instability after a simple hip dislocation: A case report. Clin Orthop Relat Res 408:189–192, 2003.

199. Trueta, J.; Harrison, M.H.M. The normal vascular anatomy of the femoral head in adult man. J Bone Joint Surg [Br] 35:442–461, 1953.

200. Upadhyay, S.S.; Moulton, A. The long-term results of traumatic posterior dislocation of the hip. J Bone Joint Surg [Br] 63:548–551, 1981.

201. Upadhyay, S.S.; Moulton, A.; Burwell, R.G. Biological factors predisposing to traumatic posterior dislocation of the hip. J Bone Joint Surg [Br] 67:232–236, 1985.

202. Upadhyay, S.S.; Moulton, A.; Srikrishnamurthy, K. An analysis of the late effects of traumatic posterior dislocation of the hip without fractures. J Bone Joint Surg [Br] 65:150–157, 1983.

203. Urist, M.R. Fracture-dislocation of the hip joint: The nature of the traumatic lesion, treatment, late complications, and end results. J Bone Joint Surg [Am] 30:699–727, 1948.

204. Vrahas, M; Gordon, R.G.; Mears, D.C.; et al. Intraoperative somatosensory evoked potential monitoring of pelvic and acetabular fractures. J Orthop Trauma 6:50–58, 1992.

205. Walker, R.H.; Burton, D.S. Computerized tomography in assessment of acetabular fractures. J Trauma 22:227–234, 1982.

206. Watson-Jones, R. Fractures and Joint Injuries, 5th ed. New York, Churchill Livingstone, 1976, pp. 885–926.

207. Webb, L.X.; Rush, P.T.; Fuller S.B.; et al. Greenfield filter prophylaxis of pulmonary embolism in patients undergoing surgery for acetabular fracture. J Orthop Trauma 6:139–145, 1992.

208. Wertheimer, L.G; Lopes, S.D.F. Arterial supply of the femoral head. A combined angiographic and histological study. J Bone Joint Surg 53A:545–555, 1971.

209. Witwity, T.; Uhlmann, R.D.; Fisher, J. Arthroscopic management of chondromatosis of the hip: A case report. Arthroscopy 4:55–56, 1988.

210. Yandown, D.R.; Austin, C.W. Femoral defect after anterior dislocation. J Comput Assist Tomogr 7:1112–1113, 1983.

211. Yang, E.C.; Cornwall, R. Initial treatment of traumatic hip dislocations in the adult. Clin Orthop Relat Res 377:24–31, 2000.

212. Yang, R.S.; Tsuang, Y.H.; Hang, Y.S.; et al. Traumatic dislocation of the hip. Clin Orthop Relat Res 265:218–227, 1991.

213. Yue, J.J.; Wilber, J.H.; Lipuma, J.P.; et al. Posterior hip dislocations: A cadaveric angiographic study. J Orthop Trauma 10:447–454, 1996.

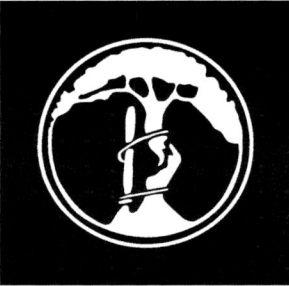

第**47**章

髋部骨折患者的围手术期处理

Victor A.Morris, M.D., Michael Baumgaertner, M.D., Leo M.Cooney, Jr., M.D.

对于髋部骨折患者而言,患者最后的转归并不完全取决于骨折本身的处理是否正确成功。许多老年患者同时罹患多种明显的伴随疾病。这些伴随疾病和围手术期新出现的并发症一样,可以明显影响患者的最终结果。本章简要介绍髋部骨折患者的不同转归,并对目前条件下髋部骨折患者术前准备和评价、围术期处理以及术后并发症处理进行回顾总结。

第一节 转归的变量

一、死亡率

对于老年髋部骨折患者来说,在骨折后的第一年内,其死亡率可以上升 10%~20%,但绝大多数患者在骨折后的 6 个月内死亡。骨折 12 个月以后, 其生存曲线与同年龄没有骨折的老年人相当。骨折前的功能状态和精神状态是估计患者预后的重要指标(参见后文),因此从老年疗养院转来住院的骨折患者,死亡率要高于从社区直接收入院者。因此在比较不同的研究结果时,一定要注意患者骨折前的居住场所。

预测髋部骨折患者死亡率的决定性因素是患者的基本精神状态、身体状态以及功能状态,而不是居住地、自然条件或者骨折的手术治疗(表 47-1)。尽管股骨粗隆间骨折患者的死亡率要高于股骨颈骨折的患者,但损伤的实际部位并不能预测死亡率。最近的研究表明,股骨粗隆间骨折的患者要比股骨颈骨折的患者,住院时其年龄更大,身体条件也更差一些[28]。这

表 47-1 髋部骨折死亡率的预测因素
老年痴呆
骨折前身体功能
骨折前社交功能
住院时谵妄状态
充血性心力衰竭
深部伤口感染
手术后肺部感染

些差异能说明死亡率的不同。老年痴呆是导致死亡率增高的最重要的因素。一项研究证实了许多先前研究的结果:合并老年痴呆的髋部骨折患者, 其骨折后 6 个月至 1 年的死亡率约为 50%[66]。

骨折前的躯体功能和社交功能也是影响髋部骨折患者预后的重要因素。骨折前不活动、社交功能低下(与患者骨折前所需提供照顾量呈比例)以及骨折前户外活动减少,则提示死亡率会显著增高[58,67]。除了老年痴呆和骨折前躯体功能低下以外,充血性心力衰竭、男性、深部伤口感染、手术后肺部感染以及住院期间出现谵妄状态,也提示这些患者的死亡率更高[12]。

二、功能转归

髋部骨折的患者常常出现明显的躯体功能减退。Marottoli 等证实, 这种躯体功能减退和患者骨折前的躯体状态有关[57]。Young 发现,患者骨折前步态不稳提示预后不良[91]。许多研究结果都认为,如果患者有更好

的基础功能状态,例如,独立购物以及户外社会交往频繁预示患者可能有更好的转归,而且能更完全地恢复到他们骨折前的功能状态[9,13,15]。

三、术后并发症

一项研究证实,9000 例髋部骨折的患者术后并发症的发生率为 19%[51]。8% 的患者有心脏并发症,4% 有肺部并发症。严重的肺部并发症(2.6%)和严重的心脏并发症(2%)的发生率基本相同。消化道出血的发生率为 2%,静脉血栓、一过性脑缺血发作或脑血管意外、孤立性低血压和其他多种并发症的发生率大约都是1%。伴有多种并发症和肾衰竭的患者死亡率最高(29%~38%)。有任何一种并发症的患者一年内的死亡率为 34%,而没有并发症的患者是 12%。

第二节　术前评估

必须进行术前检查和评估才能确定患者的基本身体状况,确定患者有无代偿功能障碍或此前未发现的疾病,以及评估围术期心脏意外的风险。绝大多数髋部骨折患者的年龄都超过 70 岁。因此外科医生应当明白高龄患者手术时常会遇到的许多特殊问题。首先,随着年龄的增加,会出现一系列生理功能的变化。年龄大的个体对于变化的适应能力要差一些。除了生理储备功能的下降以外,随着年龄的增大肺活量、心输出量、肾血流量、肾小球滤过率、抓握力量以及神经肌肉反应时间也会有可预料的降低。其次,随着年龄的增长,罹患各种疾病的概率也显著增加。70 岁以上 90% 的患者至少有一种并发疾病。1/3 的高龄患者至少有 3 种或 3 种以上并发疾病。对于高龄患者而言,这些并发疾病的存在比年龄因素更能增大手术的风险。其结果是,高龄患者在很大程度上丧失了对应激情况的反应能力。由于关节疾病、血管功能低下或其他限制因素所导致的活动性降低,使医生通过病史和体格检查不易发现高龄患者生理储备的低下状况。

围术期最容易出现问题的两个器官系统是呼吸和心血管系统。确认这两个及其他器官系统有无功能障碍,并使患者的处理方案尽可能完善,即使手术推迟一两天,也可以减少并发症,使患者获得更好的转归。

一、心血管功能评价

对于非心脏手术患者出现的心血管意外,一些研究已经评估了导致其风险增加的影响因素[17,37]。手术

应激导致心输出量增加和心肌需气量的增加,还会导致心肌缺血,此外,麻醉剂可以抑制心肌,导致周围血管扩张,并可诱发心律失常。

美国心脏协会(AHA)和美国心脏病学会(ACC)在其最近关于非心脏手术的心脏意外风险评估指南中,将围术期可以导致心脏意外(心肌梗死、充血性心力衰竭以及死亡)的心脏危险因素分为高度、中度和轻度预测因素(表 47-2)[19]。高度预测因素患者需要紧急检查和处理,并可能需要推迟或者取消手术。中度预测因素患者需要仔细的围术期评估。轻度预测因素患者未显示出有围术期心脏意外的风险。一般情况下,要进行髋部骨折修复的患者应推迟手术,并且只有在医生需要对心脏进行进一步检测时才进行检测,如与

表 47-2　增加围术期心血管意外危险的临床预测因素	
高度	不稳定性冠状动脉综合征
	急性或近期心肌梗死,且临床症状或非介入性检查表明心肌缺血风险高
	不稳定性或重度心绞痛[加拿大 III 级(正常活动受限)或 IV 级(体力活动或休息时均可诱发心绞痛)]
	充血性心力衰竭失代偿期
	严重心瓣膜病
	明显的心律失常
	重度房室传导阻滞
	有潜在心脏病的情况下出现有症状的室性心律失常
中度	中度心绞痛(加拿大 I 或 II 级)
	既往有心肌梗死病史或病理性 Q 波
	充血性心力衰竭代偿期或有此病病史
	糖尿病(尤其是胰岛素依赖性)
	肾功能不全
轻度	高龄
	心电图异常(左室肥大,LBBB,ST-T 异常)
	非窦性心律
	身体功能下降(手拎一袋物品不能攀爬一层楼高的楼梯)
	脑卒中病史
	未控制住的全身性高血压

Source:Eagle,K.A.;Berger,P.B.;Calkins,H.;et al. ACC/AHA Guideline Update on perioperative cardiovascular evaluation for noncardiac surgery:A Report of the American College of Cardiology/American Heart Association Task Force on Practice Guidelines (Committee on Perioperative Cardiovascular Evluation for Noncardiac Surgery). J Am Colll Cardiol 27:910-948,1996.

手术无关的心脏评估。根据 ACC/AHA 的评估指南建议,不管是否进行手术,有高预测因素的患者都要有心脏评估的适应证。轻、中度预测因素的患者病情稳定,一般不需要进一步的评估,但需要接受 β-阻滞剂治疗。为了确保患者不发生心脏意外危险,外科医生必须评估患者在正常活动时心血管系统的应激能力。如果患者体育锻炼的耐受性好,比如,能步行一个街区,或者爬一楼层高的楼梯而不感到吃力,则可以很好地耐受手术[19]。

修订的心脏风险指数(RCRI)为确定围术期风险提供了一种简便的方法[52]。表47-3列出了6个危险因素。对于要进行骨科手术的患者,如果患者没有或只有1个 RCRI 危险因素,手术会完成得非常好,而且围术期的心脏并发症发生率小于2%。甚至有2个或更多 RCRI 危险因素的患者,这项研究中心脏并发症的发生率也小于4%。

在非心脏手术之前进行的心脏介入,无论是冠状动脉搭桥术(CABG)还是经皮冠状动脉腔内血管成形术(PTCA/支架),对稳定的冠状动脉疾病患者行大血管手术都会提高效果[61]。对于那些此前5年内接受过冠状动脉成形术(无论是 CABG 还是 PTCA/支架)并且术后效果良好不需卧床的患者,都不会增加心血管意外的风险,而且手术前无须接受额外的心脏评估[19]。

许多研究表明,术前应用 β-受体阻滞剂可以减少围术期心脏意外事件[53,54,74]。Mangano 等[53]通过随机对照研究发现,对于服用2年阿替洛尔的非心脏手术患者,其住院期间的死亡率可以降低11%(对照组死亡率为21%,使用阿替洛尔组死亡率为10%)。Lindenauer 回顾性研究了进行非心脏手术的663 665例患者,患者都没有 β-阻滞剂的禁忌证,大部分是骨科手术[54]。使用 β-阻滞剂后,有2个或多个 RCRI 危险因素的患者死亡率降低了,有4个或更多危险因素的患者死亡率降低最明显。Polderman 随机对比了比索洛尔组和对照组进行主要血管手术的患者接受大量多巴酚丁胺的负荷超声心动图检测[74]。术后30天心肌梗死和死亡的发生率从34%降低到3%。

已确定有冠状动脉疾病的患者或者冠状动脉疾病高危患者应接受 β-受体阻滞剂围术期治疗。最近,ACC 和 AHA 颁布了术前 β-受体阻滞剂治疗的指南[25]。指南建议接受中度危险手术的髋部骨折患者,如果已在应用 β-受体阻滞剂应继续进行 β-受体阻滞剂治疗。对于已确诊冠状动脉疾病的患者以及围术期有中、高度心血管意外危险预测因素的患者,以前没有接受 β-受体阻滞剂治疗的,建议接受 β-受体阻滞剂治疗。另外,指南还建议有2个或多个 RCRI 危险因素的患者应开始 β-受体阻滞剂治疗[4]。

尽管 β-受体阻滞剂的使用剂量、途径和治疗持续时间目前未完全确定,但患者在手术期间应该接受足量的 β-受体阻滞剂,至少在住院期间要接受治疗,最好是坚持使用直至随访或30天之后。许多患者需要无限期地持续应用 β 受体阻滞剂,如高血压或冠状动脉疾病患者。接受 β-受体阻滞剂但心率大于80次/分的患者可采用静脉内给药,有利于降低心率。没有接受 β-受体阻滞剂治疗的患者需采用静脉内给药。表47-4列出了静脉内和口服 β-受体阻滞剂的治疗方案。

可乐定是一种作用在 α-肾上腺受体的中枢性降压药,可以帮助对 β-受体阻滞剂有禁忌证的患者降低心脏意外风险。Wallace 等对可乐定组和安慰剂组的确诊冠脉疾病或多种危险因素非心脏手术的患者进行了随机研究[89]。围术期患者的心肌缺血发生率从31%降到14%,2年死亡率从29%降到15%。表47-4提供了可乐定的用药方案。

表47-3　修订的心脏风险指数

充血性心力衰竭

　　充血性心力衰竭、肺水肿或阵发性夜间呼吸困难病史,双肺啰音或闻及 S3,胸片显示肺再分配

高风险手术

　　腹腔手术,胸腔手术,腹股沟血管的手术

缺血性心脏病病史

　　心肌梗死病史,应力试验阳性病史,现有继发于心脏病因的胸部疼痛,应用硝酸酯类药物心电图出现病理性 Q 波

脑血管病史

　　短暂性脑缺血发作或中风

需胰岛素治疗的糖尿病患者

血清肌酐>2.0mg/dL

风险因素数量	围术期心脏并发症的风险
0~1	<2%
2	<4%
>2	9%

如果有2个或多个风险因素应考虑应用 β 受体阻滞剂

Source：Adaped from Lee,T.H.；Marcantonio,E.R.；Mangione,C.M.；et al.Derivation and prospective validation of a simple index for prediction of cardiac risk of major noncardiac Surgery. Circulation 100：1043-1049,1999.

表 47-4　围术期 β 受体阻滞剂和可乐定治疗方案

β-受体阻滞剂

术前

　　如果患者正接受 β-受体阻滞剂治疗,应继续静脉内或口服治疗。

　　此前应用 β-受体阻滞剂治疗且心率 ≥55, 收缩压 ≥100, 应给予阿替洛尔 5mg 静脉注射,5 分钟注完;心率仍 ≥55 且收缩压 ≥100,应重复给药一次;或者给予美托洛尔 5mg,静脉注射,5 分钟注完,如没有变化,重复上述剂量两次。

　　术后应立即重复上述给药。

术后

　　阿替洛尔起始剂量 50mg, 口服 ,qd;如心率 ≥55 且收缩压 ≥100, 口服阿替洛尔剂量增加到 100mg/qd;如没有变化或者给予美托洛尔 50~100mg bid, 口服。

可乐定

术前夜间

　　可乐定 0.2mg 口服,一次

　　可乐定补 0.2mg/d,保留 4 天

手术当天

　　可乐定 0.2mg 口服,一次

(一)充血性心力衰竭

　　充血性心力衰竭是导致围术期并发症的重要决定因素[17,37,52]。没有症状,能够耐受中度体育锻炼,而且各项心血管检查指标正常的左心室功能不完全代偿期患者,其围术期出现肺水肿的风险较高,但没有心肌梗死的风险[1]。患者应当在门诊维持用药,同时监测有关肺水肿的症状和体征。应当保证正常的血电解质水平及血药浓度,并在必要时加以校正。

　　如果患者有充血性心力衰竭及相应症状,或者发现颈静脉怒张,听诊发现肺部湿罗音、S₃奔马律,肺水肿及心源性死亡的风险将增加。超声心动图对临床评估没有辅助作用,因此并不常规用于手术前评估[49,59]。对于那些手术前评估中已经发现有高危因素的患者,超声心动图获得的数据并不能提供更多的诊断信息[40]。在手术前应当明确充血性心力衰竭的病因,并且通过治疗达到理想的状态。由于洋地黄制剂会增加出现过侵性心率失常的风险,因此在术前阶段应避免使用[38]。过度利尿可能会导致循环衰竭和术中血压过低,因此使用利尿药时必须小心谨慎,而且利尿药会导致低血钾,从而增加节率障碍的风险。

(二)心脏瓣膜疾病

　　明显的主动脉狭窄会增加围术期心脏病风险[17,19,37]。

但是,确诊有主动脉狭窄或者有严重主动脉狭窄病史及体检表现的患者,也可以安全地接受手术,只要他没有患充血性心力衰竭即可[87]。如果患者有严重的主动脉瓣狭窄(主动脉瓣膜面积指数 ≤0.5cm²/m² 或主动脉瓣平间梯度 ≥50mmHg),术中将会发生高血压,需要行动脉内导管以及可能需要行肺动脉导管插入,以便及时检测和处理。

　　确诊有二尖瓣反流或主动脉瓣关闭不全的患者,如果没有代偿失调的迹象,无须进一步评估。使用维持剂量利尿剂、后负荷降低药物和其他心脏病药物的患者,应当继续应用这些药物。有代偿失调的患者,和充血性心力衰竭患者一样,手术前应进行积极治疗。

(三)高血压

　　高血压是老年人的常见病。血压控制得好的患者,在手术中其收缩压和舒张压都可能有较大范围的波动,但并不会因为高血压而导致更多的心脏并发症[36]。应当继续口服或静脉内应用抗高血压药物。血压控制得不好的患者(舒张压大于 110mmHg),可能会增加术中或术后心脏并发症的风险[19,36]。手术前应当控制好血压,而且静脉对应用抗高血压药物能控制好血压。拉贝洛尔、阿替洛尔、美托洛尔、双肼屈嗪和依那普利都是有效的围术期药物。

(四)抗血小板治疗和冠状动脉支架

　　做过冠状动脉支架的患者会给外科医生带来一定困难,做过手术后服用阿司匹林和氯吡格雷的患者会增加出血的风险。根据支架的种类(裸支架或药物洗脱支架)和支架的放置后的时间,患者需至少接受一种抗血小板药物治疗,有时需要两种。中断抗血小板治疗和推迟手术直至生成新生血小板,这是不可取的。中断所有抗血小板治疗是不明智的。McFadden 等报道了 4 例患者在放置支架后的 335~445 天之间中断抗血小板药物治疗[60]。4 例患者都发生了支架血栓形成,有 1 例中断服用阿司匹林和氯吡格雷仅 4 天即发生支架血栓形成。仅服用阿司匹林的另 1 例患者中断阿司匹林 5 天后发生支架血栓形成。因此,除非患者对阿司匹林有绝对禁忌证,否则所有放置支架的抗血小板治疗患者在围术期至少要持续接受阿司匹林治疗[79]。

二、肺功能评估

　　尽管髋部骨折患者的心脏并发症比肺部并发症常见,但严重肺部并发症和严重心脏并发症发生率基本相同。最近的一项系统性回顾研究确定了非心脏手术术后发生肺部并发症与患者相关的一些主要危险因素。其中包括高龄、身体状况为美国麻醉学者协会 Ⅱ 级或更高。功能依赖、慢性阻塞性肺病和充血性心力衰竭。在实验室预测因素中，可靠的依据只有血清白蛋白水平低于 3.0。还没有充分证据支持术后肺活量可作为预测因素来判断危险等级。至今尚未证实肥胖是术后肺部并发症的相关预测因素。但谵妄与术后肺部并发症风险增加有关。

最近指导出的术后肺炎指数发现，其发生风险的增加与下列因素有关：体重减轻，全身麻醉，知觉损伤，脑血管意外病史、输血超过 4 个单位，急诊手术，应用皮质类固醇治疗慢性疾病，一年内仍在吸烟，以及过去 2 周每天多于 2 次饮用烈性酒[3]。

大多数专家建议，对代偿失调性阻塞性肺病患者要应用 β 受体激动剂、异丙托澳铵（异丙阿托品，一种吸入性的抗胆碱药）进行积极治疗并在术前静脉内给予皮质类固醇且在术后继续治疗。短期应用类固醇不会增加术后并发症[45]。术后肺炎的老年患者的死亡率很高，因此应积极采取措施预防肺不张和术后肺炎，例如早期下地行走并进行肺活量测定。

三、肾脏评估

术后肾衰竭有高达 50% 的死亡率。血清尿素氮（BUN）测试常受到患者的水合程度、胃肠道出血以及应用皮质类固醇之类药物的影响，因此对其结果会做出错误判断。肌酐清除率是评估肾功能最好的方法，可以对患者的肾小球滤过率（GFR）进行初略的评估。血清肌酐只是患者肌肉量的应变量，因此肌肉量减少的患者尽管患有肾脏疾病血清肌酐也正常。因此，我们建议对于肌酐为 1 或大于 1 的所有患者，都要用下述公式来评价其肌酐清除素：

Cockcroft-Gault 公式：

肌酐清除率=（140-年龄）×体重（kg）/72×肌酐

女性肌酐清除率=上述结果×0.85

肾脏疾病饮食调整（MDRD）公式：

$GFR=186×肌酐^{-1.154}×年龄^{-0.203}×0.742（女性）$

$GFR=186×肌酐^{-1.154}×年龄^{-0.203}×1.212（非裔美国人）$

Cockcroft-Gault 公式适用于未确诊肾脏病的患者，MDRD 适用于同时患有肾脏疾病和糖尿病的患者[85]。不再建议用定时尿测量肾小球滤过率。

随着年龄的增长肾功能会有所下降而且围术期会发生体液转移，所以一定要在术前进行肾功能评估。导致肾功能下降的因素有：肾血流量下降，肾单位减少，以及肾脏的尿液浓缩或稀释功能降低[49]。这些变化导致：肾脏对药物的清除作用降低；保水能力的降低进而导致血容量过低；游离水排除能力的降低进而导致容易超负荷。

对老年人来说，一些围术期因素可以加重这些因素对表面正常肾功能的限制。老年患者的渴感有所降低[73]。这一点再加上尿浓缩功能的下降会导致无症状性血容量过低，从而增加了术中发生血压过低的危险性，减少了肾血流量，从而增加了急性肾衰竭的风险。必须小心使用非甾体类消炎药（NSAID），包括环氧化酶-2（COX-2）抑制剂，由于其通过抑制前列腺素可以降低肾血流量，并可能导致急性肾衰竭。肾小球滤过率低于 70mL/min（与之相对应的是 70 岁~70kg 体重的男性，其肌酐约为 1.0）的患者，应用 NSAID 会进一步降低 GFR[68]。即使 GFR 率高于 70mL/min（肌酐水平约为 1.0）的患者，如果伴有 NSAID 引发的肾功能不全的其他一些危险因素，如充血性心力衰竭、肝硬化、用利尿剂、血容量过低及限盐饮食，应用 NSAID 也会引起肾功能降低。应用 NSAID 的患者应定期检测血清尿素氮和肌酐水平。在对血管紧张素转化酶（ACE）抑制剂和氨基糖苷类药物治疗也应采取类似的预防措施，还要监测和调整氨基糖苷的血溶波峰和波谷水平。

疼痛、阿片制剂以及麻醉会增加抗利尿激素的释放。患者输液过多可使游离水清除困难，导致容量超负荷和低钠血症。在术后第 1~第 2 天，围术期输入的液体正从血管外间隙向血管内间隙移动，静脉内给予利尿剂有助于清除这些液体。早期血管内容量超负荷的症状和体征包括体重增加、呼吸困难、颈静脉怒张、肺部湿罗音以及坠积性水肿。充血性心力衰竭患者可能要 5 天的时间才能清除多余的体液。

四、肝脏评估

麻醉师必须对肝功能低下的患者进行完善的评估。无论是全身麻醉还是局部麻醉，麻醉剂都会减少肝脏的血流，而且要在肝脏中代谢并排出，这些都会增加肝脏的损伤，因此，麻醉剂的选择非常重要。肝衰竭的患者必须严密监测有无凝血功能异常，也就是说要监测其凝血酶原时间；通过检查大便潜血和全血细胞计数来检查有无消化道出血；通过检查定向力、扑翼样震颤以及血清氨水平来检查有无门体分流性脑病。

黄疸患者是术后肾衰竭的高危患者，发病率为 8.4%，患病后的死亡率为 64.1%[49]。其风险性与血清胆红素水平成正比。由于黄疸患者对周围血管阻力降低后出现的血容量降低更加敏感,因此在围术期更易于出现血压过低。此外,当伴有围术期低血压时,胆红素会加重肾脏缺血。最后,黄疸患者的肠道内胆盐很少,导致对内毒素的吸收作用增强,而且由于网状内皮系统受到抑制使其对内毒素的分解代谢作用减弱。内毒素水平增高可以降低肾脏的灌注,导致弥散性血管内凝血、急性肾小管坏死(ATN)以及血栓性肾小球病。

五、糖尿病的处理

高血糖本身就是术后发生并发症的危险因素之一。血糖水平升高对白细胞和免疫功能都有有害影响。试验模型也证实,血糖升高会导致局部生长因子的生成减少和皮肤成纤维细胞增殖的降低[64]。最近的几项随机试验证明,严格控制血糖水平能加快伤口愈合,减少感染,降低死亡率并缩短住院时间[43]。

进行髋部骨折修复的绝大多数糖尿病患者都是Ⅱ型糖尿病。如果患者口服降糖药,手术当天停止服用,待恢复正常饮食后再开始服用。长效降糖药(例如二甲双胍类)应从手术前一天晚上停止服用。

常规短效胰岛素,按照逐渐加量用药方案,起始注射剂量为 150~200mg/dL,每 6 小时注射一次。

对于胰岛素依赖性糖尿病,控制血糖的最好方法是餐前基础胰岛素和团注胰岛素联合应用,对于餐前高血糖还要逐步给团注胰岛素增加校正胰岛素加以补偿。基础胰岛素可以用 NPH 胰岛素,一天两次,也可以用甘精胰岛素,一天一次。团注胰岛素应临近餐前注射,初始剂量为 0.05μ/kg,一天一次。如果用常规胰岛素,应在餐前 30 分钟注射。短效胰岛素应在餐前 0~15 分钟注射。患者餐前血糖升高,应给餐前常规剂量增加常规或短效胰岛素的预定增加素。

虽然在患者未进食前滑动计量胰岛素用量是合理的,但在患者开始进食之后单纯依靠这种方法并不是控制血糖的最好方法。发生高血糖之后滑动计量法可以追溯胰岛素的治疗用量。应用基础胰岛素和餐前团注胰岛素的预期用药方式,能更好地从生理上控制血糖。

如果患者出院回家,一定要在出院之前 1~2 天变回到患者门诊时控制血糖方式。

六、糖皮质激素替代治疗

很多老年患者患有一些需要糖皮质激素治疗的急、慢性疾病,如风湿性多肌痛。尽管难以预测下丘脑-垂体-肾上腺(HPA)轴的抑制程度,但是每天应用不足 5mg 当量的泼尼松作为清晨剂量的患者是不可能抑制 HPA 轴的。如果患者按某一剂量应用糖皮质激素不足 3 周,也不可能出现 HPA 轴抑制。在前一年内每天应用 5mg 或更大剂量的泼尼松持续 3 周以上的患者,会经 HPA 轴的持续抑制并且需要 1 年才能恢复。抑制后的 HPA 轴通常对骨折、创伤、手术、感染等应激痛苦没有反应。可能会逐渐或突然出现虚弱、疲劳、腹痛、恶心、呕吐、发热、精神状态改变、低血糖和低血压等症状。每天应用 5mg 或更多泼尼松或其类似物进行长期糖皮质激素治疗的患者,或者在前 1 年内按上述剂量应用泼尼松的患者,需接受维持剂量加额外补充剂量的治疗。对中度危险手术的一条建议是,手术当天给予维持剂量的糖皮质激素,另加静脉滴注 50~75mg 的氢化可的松,如果患者病情稳定可在 2 天内迅速减小到维持剂量[14]。

接受维持剂量加补充剂量的患者,很少发生继发于肾上腺功能不全的低血压。如果发生术后低血压,应评价并治疗病因,如出血、败血症、心肌梗死和肺栓塞,然后才能把低血压归因于肾上腺功能不全,并开始大剂量静脉内给予糖皮质激素[78]。

七、精神和功能状态评估

仔细评估患者骨折前的精神和身体功能状况,是髋部骨折患者术前检查的重要组成部分。如上所述,患者骨折前的功能状态是预测其髋部骨折后康复结果和死亡率的重要指标。医生应询问患者椅子上坐下站起、短距离行走、爬楼梯的能力以及穿衣、洗澡、如厕、洗漱等日常生活能力。另外,医生还应该询问患者走出房间的频率以及患者参与工作、社交、娱乐活动的积极程度。这些功能病史资料不仅能预测患者的转归,而且可以查出对后期治疗有重要作用的潜在躯体病变。

精神状态的评估,对于髋部骨折患者的治疗具有决定性作用。精神状态改变是预测功能恢复程度和死亡率的最重要因素。痴呆不利于患者的转归,同时也是发生谵妄的最重要危险因素。患者精神状态的基础水平应该包括记忆力评估,因为记忆缺失是发生痴呆的最早特征。一种快速检查精神状态的方法是让患者在 2 分钟内记住 3 个单词。对于痴呆的检测来说,这项测试比地点和时间定位要敏感得多。精神状态改变最好的正式检测方法是 Folstein 简易智力状态测试,可以在 5 分内轻松地完成[26]。

髋部骨折修复后有 35%~65% 的患者发生谵妄[39],可导致术后并发症、住院期间死亡率、住院时间和 1 年

表 47-5 简易智力状态评价

最高分	评分	功 能
		定位
5	( )	今天是(年)(月)(日)(季节)
5	( )	我们在:(州)(国家)(镇)(医院)(楼层)
		记录
3	( )	说出3个物体的名称: 每秒说一个,然后让患者说出你刚说过3个物体名称。答对一个给1分。然后重复说一遍直到患者记住所有的名称。计算试验次数并记录。
		注意力和计算能力
5	( )	说出7的序列。答对一个得1分。答完5个后停止。倒着拼写"world"。
		记忆
3	( )	让患者重复上述3个物体名称,答对1个得1分。
		语言
9	( )	说出铅笔和手表的名称。(2分) 重复下面的话:"NO ifs, ands, or buts.(不要找借口)"。(1分) 执行3步命令:右手拿起一张纸,对折,放到地板上。(3分) 读出并照着做:"闭上你的眼睛。"(1分) 写出一句话。(1分)
	( )	模仿画图案。(1分)
		总得分
		按此连续过程综合评价意识状态
		敏锐　　瞌睡　　木僵　　昏迷

Source: Adapted from Folstein, M.F.; Folstein, S.E.; McHugh, P. R. Mini-Mental State: A practical method for grading the cognitive state of patients for the clinician. J Psychiatr Res 12: 189–198, 1975.

内死亡率的增加,并影响患者1年的身体状况、行走能力和日常生活活动[20]。谵妄应与痴呆进行鉴别,谵妄一般急性发生,持续数天或数周。表现为紧张,注意力不集中,思维错乱或精神状态的改变。高龄、认知能力降低、饮用烈性酒、严重疾病、较差的功能状态、应用镇静催眠药物和代谢功能异常都是发生谵妄的危险因素。复苏室发生谵妄预示在日后住院期间也会发生谵妄[81]。

如果患者表现出任何记忆力缺失或精神状态改变或者有一个或多个发生谵妄的危险因素,医生应采取措施预防谵妄发生,而不是等到谵妄发生才进行治疗。Marcantonio 等能将髋部骨折修复后的65岁或以上患者谵妄的发生率从50%降到32%[55]。发生严重谵妄的患者从29%降低到12%。老年病科医生每天监测干预组患者,重点是确保充足的输氧、水体液和电解质平衡、充分缓解疼痛、去除不必要的药物、恢复肠道和膀胱功能、足量的营养摄入、预防/监测/治疗并发症、早期运动与康复、适当的环境刺激,以及焦虑不安性谵妄的治疗等。总之,靠密切的随访和监护降低了谵妄的发生率。对谵妄高危老年患者预防性应用氟哌啶醇是无效的[46]。

最可能伴发谵妄的药物是那些抗胆碱作用强的药物,如三环类抗抑郁药、抗组胺类药、吩噻嗪、苯巴比妥和精神抑制药。哌替啶也可伴发谵妄[56]。这些药物应尽可能避免应用[56]。另外,安眠药和镇静药,如苯二氮䓬类药物,常可诱发谵妄。束缚身体也可导致此类并发症。

医生应该注意,精神状态发生改变的患者谵妄,常常是医源性疾病或药物并发症的特征性表现。常见的术后病因包括疼痛、膀胱充盈、药物感染、缺氧、电解质紊乱、低血糖、高血糖、充血性心力衰竭、心肌缺血和中风。每一项均应仔细鉴别并做适当处理。如上所述,最好是在发生谵妄之前多加关注方能防止其发生。最后应当注意的是,患者常常不能够或者不愿意主诉疼痛但却需要用止痛药。因此,应当常规使用止痛药,而不是当患者要求时才给予。

八、实验室评估

术前实验室评估有助于评估患者术前状态。然而对常规检查范围还存在一些争议。由于越来越多的老年患者存在合并症,而且一些患者无法提供明确的病史,因此应该常规检查全血细胞计数、血小板计数、血清电解质水平、血尿素氮、血糖、胸片及心电图。对那些不能够提供病史患者,或者本人或家族成员中有出血倾向病史或者体检发现有出血倾向的患者,应当检查凝血酶原时间(PT)和部分凝血酶原时间(PTT)。对低风险患者常规检查PT/PTT并没有意义[86]。在询问病史和查体的基础上再做进一步的实验室检查。

九、营养状态

应对患者的营养状态进行评估,并对所有患者取血清白蛋白。住院患者中常发生营养不良且容易被内科医生忽视[77]。研究发现,髋部骨折患者营养不良发生率高达20%[5],而且伴有致病率和死亡率的增高[72]。白蛋白水平低于3.0g/dL 预计1年期死亡率会增加[27]。多项研究表明,术后口服补充蛋白对患者有益[65]。补充蛋白的患者有更好的 6 个月的转归，升高了血清蛋白，缩短了住院时间。因此建议，对于确认有营养不良的患者，术后应口服补充蛋白。

十、伤口感染的预防

院内感染会引起髋部骨折患者术后致病率和死亡率的增高。伤口感染最常见的病原菌是金黄色葡萄球菌。多项研究表明，预防性应用抗菌药可使浅表及深部感染的发病率减少 60%，并可降低呼吸道感染和泌尿道感染的发病率[7,8,30,33,35]。所有髋部骨折患者在围术期都应该预防性使用抗生素。虽然绝大部分研究都推荐静脉内应用抗生素，但有一项研究发现口服和静脉内途径同样有效[70]。

应该在术前 1 小时内给予抗生素[11]。早于术前 2 小时给药，会使组织内浓度下降到最低抑菌浓度以下。术前 2 小时内给予抗生素的患者，伤口感染率仅 0.6%，而术前 2 小时前，或者在切开皮肤时或之后给予抗生素的患者，伤口感染率为 1.4%~3.8%。

尽管对抗生素的合理给药剂量存在争议，但抗生素必须维持最小抑菌浓度 12 小时以上[35]。术前单次给予长效头孢菌素和多次给予短效头孢菌素的效果是一样的[8,30]。但是术前单次给予短效头孢菌素的效果远不如多次给药有效[32]。对手术时间较长或者失血过多的患者，术中给药是必要的。

通常，应使用第一代头孢菌素（如头孢唑啉）。患者如果对此药过敏，可以使用万古霉素或克林霉素。另外万古霉素适用于感染耐药性金黄色葡萄球菌或表皮葡萄球菌的患者，或者是常接触到这类病原菌的患者。

表 47-6 列出了预防性应用抗生素的推荐方案。

十一、深静脉血栓形成的预防

髋部骨折术后的患者发生静脉血栓形成性疾病

表 47-6　髋部骨折手术预防性使用抗生素

抗生素	术前	术后
头孢唑啉	1g iv	1g iv q8h 共 2 个剂量
万古霉素 *	1g iv	1g iv

失血量大或手术时间长可能需要术中重复给药，预防性应用抗生素不得超过 24 小时。

* 适用于对青霉素或先锋霉素过敏的患者，或者怀疑有甲氧苯青霉素耐药的金黄色葡萄球菌或表皮葡萄球菌时。这种情况常见于收容入院患者。

的危险性高。用常规静脉对比造影进行的前瞻性研究发现，如果不采取任何预防措施，术后血栓发生率为 27%~50%。如果不采取任何预防措施，髋部骨折术后 3 个月内 1.4%~7.5% 的患者会发生致命性肺栓塞。除了下肢创伤，围术期状况也会加重静脉血栓形成的三个危险因素：血液瘀滞、血管损伤和血液高凝状态[63]。制动和患者体位会加重静脉瘀滞。麻醉可导致血管扩张，加重静脉瘀滞及内膜损伤。最后，静脉内血流减少会降低活化凝血因子的清除，并降低内源性抗凝物质的浓度。

尽管有所复位，但与髋关节或膝关节置换术相比，对髋部骨折静脉血栓形成进行的研究仍较少。虽然在预防肺栓塞试验中发现阿司匹林是一种有效的预防用药，但它在合用低分子肝素的患者中并不能明显降低有症状静脉血栓形成发生率[75]。最近一篇询证医学的综述发现，髋部骨折术后小剂量应用未分化肝素和低分子肝素都可以减少深静脉血栓形成[41]。最近的一项研究发现合成的五糖戊聚糖比低分子肝素预防深静脉血栓形成的效果好[22]。有人建议髋部骨折手术患者可以口服华法林进行安全有效的预防，但目前证据不足。

髋部骨折后延期手术会增加发生静脉血栓形成的危险。大多数专家建议，如果要延期进行髋部骨折手术，术前就要开始给予预防用药。

一项对法国的 6860 例髋部骨折患者进行的研究发现，有症状的静脉血栓形成性疾病的发生率较低。围术期 97% 的患者应用了低分子肝素，其中 70% 的患者治疗了至少 4 周。3 个月时 1.34% 发生有症状的静脉血栓形成，0.25% 发生肺栓塞[76]。

2004 年美国胸内科医师协会对髋部骨折手术患者提出了预防静脉血栓形成的如下建议：

对进行髋部骨折手术的患者，我们建议常规使用戊聚糖钠、常规高风险剂量的低分子肝素、调整后剂量的华法林，或低剂量的未分化肝素。（剂量和用药见表 47-7）。

我们不推荐单独使用阿司匹林。

表 47-7　髋部骨折患者的血栓形成预防用药

药物	剂量
依诺肝素	40mg/d 皮下注射
肝素	5000U 皮下注射 q8h~q12h
戊聚糖钠	2.5mg/d，皮下注射，术后 6~8h 第一剂
华法林	按 INR 2.5 调整

如果手术延期,我们建议在入院后到手术期间开始使用低剂量未分化肝素或低分子肝素。

如果由于出血风险高而禁忌应用,抗凝血药物预防,我们建议采用机械性预防措施[34]。

术后应持续应用抗凝剂 3~4 周。最近的研究发现,围术期治疗 1 周后再附加应用戊聚糖钠 19~23 天,可使静脉血栓形成发生率降到 1.4%[23],而对照组的发生率为 35%。如前文所述,在法国的一项关于髋部骨折术后静脉血栓形成和死亡率的研究中,70%的髋部骨折患者应用低分子肝素至少 4 周。

接受低分子肝素治疗的患者轴索麻醉后硬膜外出血的风险增加。给予患者预防剂量的低分子肝素后,硬膜外或椎管麻醉应该在 12 小时后进行。若给予大剂量的治疗,应推迟到 24 小时后。进一步的血栓预防治疗应在导管去除 2 小时后,6 小时后充足剂量治疗。

第三节　术后处理

一、术后排尿处理

很多老年患者在髋部骨折术后都有排尿困难和泌尿系统感染的风险,尿潴留伴发的死亡率高[84]。膀胱残留的大量未排泄尿可以拉伸逼尿肌,加重排尿困难。如前所述,膀胱膨胀可以诱发谵妄。虽然在术后最初的 24 小时内,Foley 尿管留置导尿是合理的,但是延长留置导尿管则会导致膀胱感染发生率升高。在 24 小时后,进行膀胱引流,最好采用有计划的间断性直接导尿术,这可以使膀胱功能尽早恢复而且尿道感染发生率低。为了避免逼尿肌损伤,患者至少应 8 小时排尿一次。如果患者排尿减少,应检查残余尿量。这项检查现在可以通过膀胱超声扫描进行无创检查。

二、术后发热

术后发热常有发生,特别是术后的头几天,并且通常没有感染。Andres 等发现,50%的全膝关节置换术患者体温≥38℃,术后第一天体温达到峰值,但没有人发生病原学的感染[2]。Shaw 和 Chung 回顾性研究了做过全膝置换或全髋置换术的 200 例患者,发现术后都会出现体温的升高[82]。19%的患者体温>39℃,最高达到 39.8℃。术后第 1 天出现最高体温,随后下降,在第 4 天体温接近正常或出现体温低度升高(<37.5℃)。大部分患者出院时仍有体温低度升高。Shaw 和 Chung 没有发现这些患者有病原学感染。

术后早期非感染性发热是由对损伤和手术正常炎症反应引起的[82]。Andres 发现,接受全膝关节置换后发热的患者尿中白细胞介素-1β 和白细胞介素-6 水平升高,血清中白细胞介素-6 水平升高[3]。有人发现,非骨科手术的患者也会出现类似的反应[29,90]。肺不张不会引起术后发热[21]。

术后头几天的发热评估应局限于术后有病原学感染体征或症状的患者。检测无症状且病情稳定的患者没有实际意义[16,82]。

术后第 5 天或以后出现发热或者早期出现发热,如果局部有感染体征或症状, 则需要病情检测。Garibaldi 发现,在术后第 5 天或之后出现发热的患者 90%有病原学感染 [31]。最常见的感染是伤口感染(42%)、泌尿道感染(29%)和肺炎感染(12%)。

三、骨质疏松的诊断和治疗措施

尽管仅有 17%髋部骨折患者在骨折进行了骨质疏松症诊断,但大部分髋部骨折老年患者实际上已患有骨质疏松症。此外,髋部骨折患者发生其他部位骨质疏松性骨折和复发髋部骨折的危险也增高。多项研究发现,髋部骨折的复发率约为 8%[47]。尽管会发生骨质疏松症高并有复发骨折的危险,但大部分髋部骨折患者在住院期间并没有评价骨质疏松或者开始进行骨质补充治疗[47]。其实同预防摔倒一样,骨质疏松的评价和处理对预防骨折也很有必要。

骨质疏松在老年男性和女性中都很常见。对男性患者关注的不够,尤其是长期应用糖皮质激素的男性患者。从 30 岁开始,男性和女性都会开始骨量的持续流失,大约每年减少 0.3%~0.5%。绝经后 5~7 年间,女性会出现一个每年大约 3%~5%的骨量加速流失,此后骨量流失速度恢复到以前的正常水平。此外,女性也达不到和男性有相同的骨矿物质密度高峰值。由于生存期的延长,目前在髋部骨折,尤其是粗隆间骨折患者中,骨质疏松的发病率呈上升趋势,这对外科医生和初级护理人员来说都是一个严峻的问题。

诊断骨质疏松的最好方法是骨密度测定[62]。由于大部分髋部骨折患者都存在着骨密度降低,因此,常规测定可能对治疗没有太大帮助,但它可以用于监测治疗效果。对于年轻、健壮、好活动的髋部骨折患者,骨密度测定可用来排除骨质疏松。

对所有患者都要调查其有无可改变的危险因素。应劝导患者戒烟,减少饮酒量。糖皮质激素应逐渐减少至最低有效剂量或者停用。应对患者及其家属成员进行摔倒危险性及体育锻炼必要性的教育。对患者的健康教育还应该包括识别和处理家庭环境中可能导致摔倒的物品,例如地毯、电线以及家具。甲状腺功能亢进、甲状旁腺功能亢进和性腺功能减退,都是导致骨质疏松的可逆性因素,对相应的患者,特别是年轻患者应该检查这些项目。这三种疾病都可能没有症状。促甲状腺激素(TSH)测定可对甲状腺功能亢进和甲状腺功能减退做出充分的评估。除非在 TSH 中发现有异常,一般不必做全项甲状腺功能测定。甲状旁腺功能亢进可以通过血清中甲状旁腺水平相对于血清钙的异常升高而确诊。性腺功能减退的男性可通过清晨血清睾酮水平降低来诊断。

虽然一项广为人知的研究发现,用髋部保护器可以大大减少髋部骨折的发生率[48],但随后的研究未能重视这些研究结果[88]。最近的一项循证医学综合评价发现,护理室的 5 项单独随机研究中,髋部骨折并没有明显减少, 对 5135 例社区居住个体的 3 项随机试验中也没有明显减少[71]。

所有患者都应接受维生素 D 和钙剂的补充治疗。维生素 D 有助于钙的吸收。一项研究表明,相对于安慰剂组,每天服用 800IU 维生素 D₃ 和 1.2g 钙的患者,髋部骨折发生率降低了 43%[10]。最近一项研究随机将 36 682 位女性分成两组,一组服用安慰剂,一组服用 1000mg 碳酸钙和 400IU 维生素 D₃ 并随访 7 年[44]。服用维生素 D₃ 和钙剂组的髋骨骨密度增加 1.06%,但意向性治疗分析表明髋部骨折危险性并没有显著降低。对干预组部分人群进行分析,髋部骨折的危险比率显著下降了 0.71(95% 置信区间 0.52~0.97)。服用抗癫痫药的患者高代谢维生素 D,需要用更高剂量。

研究表明,雌激素替代治疗(ERT)可以增加骨量,并可降低髋部骨折发生率[18],现已广泛用于治疗骨质疏松症。妇女健康倡议研究发现,联合应用雌激素和黄体酮并不能预防心脏病,却会增加中风、血栓形成和乳腺癌的发生率[72]。因此,应采用药物治疗而不是雌激素替代治疗来治疗骨质疏松。

降钙素可以降低破骨细胞活性,抑制骨的重吸收,而且研究证明,可减少椎骨骨折,但是没有证据证实可以减少骨量丢失。鼻腔喷雾(200IU/d)和皮下注射降钙素给药都有效。降钙素有止痛作用,可用于治疗椎体压缩性骨折引起的疼痛。

雷洛希芬是选择性雌激素受体激动剂,对骨和心脏组织的作用与雌激素类似,但对乳房和子宫组织有拮抗作用。对骨质疏松女性的一项大样本随机研究显示,使用雷洛希芬可以增加脊柱和股骨颈的骨密度,但不能降低髋部骨折的发生率[24]。8 年随访发现,非椎体骨折没有降低,但骨密度升高了[83]。其不良反应包括潮红、下肢痛性痉挛、血栓形成的危险性增加。每天应给予雷洛希芬 60mg。

一种新型药物——合成的甲状旁腺激素(PTH),已批准用于骨质疏松症的治疗。它能促进新骨生长。特立帕肽(福尔蒂奥),即 PTH1-34,已批准用于严重骨质疏松患者[69]。研究显示,特立帕肽可以提高椎骨和髋骨的矿物质密度,减少椎体骨折[69]。特立帕肽可以减少非椎体骨折,但髋部骨折除外,可能是因为此项研究中此骨折很少发生[69]。

二膦酸盐、阿仑膦酸盐(Fosamax)和利塞膦酸盐(Actonel),是破骨细胞功能的有效抑制剂。研究表明,阿仑膦酸盐可以增加患有骨质疏松和既往有脊柱骨折史女性的腰椎和髋部的骨量,并可减少 51% 的髋部骨折发生率[6]。对于患有骨质疏松的女性,利塞膦酸盐也可以减少其脊柱和非脊柱骨折(包括髋部骨折)的发生率[42]。阿仑膦酸盐防治骨质疏松的用量为每天 5mg,或者按每周 70mg 给予。利塞膦酸盐的每天用量为 5mg,或每周 35mg。用这类药治疗时,患者服药后应保持直立至少 30 分钟。药物引起的食管炎可导致严重的食管刺激。大多数患者可以在出院前开始服用此药物。

小 结

本章旨在说明,除了处理骨折本身以外,还要在术前和术后密切关注对心脏、呼吸和其他器官系统并发症的评估并做相应的处理,这样才能最大限度地减少并发症的发生,并提高髋部骨折患者的治疗效果。

(刘峚 郭乾臣 译 李世民 冯世庆 校)

参考文献

1. Adler, J.S.; Goldman, L. Preoperative evaluation. In Tierney, L.M.; McPhee, S.J.; Papadakis, M.A.; eds. Current Medical Diagnosis and Treatment 2005, 44th ed. Stamford, Connecticut, Appleton & Lange, 2005.

2. Andres, B.M.; Taub, D.D.; Gurkan, I.; et al. Postoperative fever after total knee arthroplasty: The role of cytokines. Clin Orthop Relat Res 415:221–231, 2003.

3. Arozullah, A.M.; Khuri, S.F.; Henderson, W.G.; et al. Development and validation of a multifactorial risk index for predicting postoperative pneumonia after major noncardiac surgery. Ann Intern Med 135:847–857, 2001.

4. Auerbach, A.D.; Goldman, L. β-Blockers and reduc-

tion of cardiac events in noncardiac surgery: Scientific review. JAMA 287:1435–1444, 2002.

5. Bastow, M.; Rawlings, J.; Allison, S.P. Undernutrition, hypothermia, and injury in elderly women with fractured femur: An injury response to altered metabolism? Lancet 1:143–146, 1983.

6. Black, D.M.; Cummings, S.R.; Karpf, D.B.; et al. Randomized trial of alendronate on risk of fracture in women with existing vertebral fractures. Lancet 348:1535–1541, 1996.

7. Bodoky, A. Antibiotic prophylaxis with two doses of cephalosporin in patients managed with internal fixation for a fracture of the hip. J Bone Joint Surg Am 75:61–65, 1993.

8. Boxma, H.; Broekhuizen, T.; Patka, P.; et al. Randomised controlled trial of single-dose antibiotic prophylaxis in surgical treatment of closed fractures: The Dutch Trauma Trial. Lancet 347:1133–1137, 1996.

9. Ceder, L.; Thorngren, K.G.; Wallden, B. Prognostic indicators and early home rehabilitation in elderly patients with hip fractures. Clin Orthop Relat Res 152:173–184, 1980.

10. Chapuy, M.C.; Arlot, M.E.; Doboeuf, F.; et al. Vitamin D_3 and calcium to prevent hip fractures in elderly women. N Engl J Med 327:1637–1642, 1992.

11. Classen, D.C.; Evans, R.S.; Pestotnik, S.L.; et al. The timing of prophylactic administration of antibiotics and the risk of surgical wound infection. N Engl J Med 326:281–286, 1992.

12. Clayer, M.T.; Bauze, R.J. Morbidity and mortality following fractures of the femoral neck and trochanteric region: Analysis of risk factors. J Trauma 29:1673–1678, 1989.

13. Cobey, J.C.; Cobey, J.H.; Conant, L.; et al. Indicators of recovery from fractures of the hip. Clin Orthop Relat Res 117:258–262, 1976.

14. Coursin, D.B.; Wood, K.E. Corticosteroid supplementation for adrenal insufficiency. JAMA 287:236–240, 2002.

15. Cummings, S.R.; Phillips, S.L.; Wheat, M.E.; et al. Recovery of function after hip fracture: The role of social supports. J Am Geriatr Soc 36:801–806, 1988.

16. De la Torre, S.H.; Mandel, L.; Goff, B.A. Evaluation of postoperative fever: Usefulness and cost-effectiveness of routine workup. Am J Obstet Gynecol 188:1642–1647, 2003.

17. Detsky, A.S.; Abrams, H.B.; McLaughlin, J.R.; et al. Predicting cardiac complications in patients undergoing non-cardiac surgery. J Gen Intern Med 1:211–219, 1986.

18. Drugs for prevention and treatment of postmenopausal osteoporosis. Med Lett Drugs Ther 42:97–100, 2000.

19. Eagle, K.A.; Berger, P.B.; Calkins, H.; et al. ACC/AHA guideline update on perioperative cardiovascular evaluation for noncardiac surgery: A report of the American College of Cardiology/American Heart Association Task Force on Practice Guidelines (Committee to Update the 1996 Guidelines on Perioperative Cardiovascular Evaluation for Noncardiac Surgery). J Am Coll Cardiol 39:542–600, 2002.

20. Edelstein, D.M.; Aharonoff, G.B.; Karp, A.; et al. Effect of postoperative delirium on outcome after hip fracture. Clin Orthop Relat Res 422:195–200, 2004.

21. Engoren, M. Lack of association between atelectasis and fever. Chest 107:81–84, 1995.

22. Eriksson, B.I.; Bauer, K.A.; Lassen, M.R.; et al. Fondaparinux compared with enoxaparin for the prevention of venous thromboembolism after hip fracture surgery. N Engl J Med 345:1298–1304, 2001.

23. Eriksson, B.I.; Lassen, M.R. Duration of prophylaxis against venous thromboembolism with fondaparinux after hip fracture surgery. Arch Intern Med 163:1337–1342, 2003.

24. Ettinger, B.; Black, D.M.; Mitlak, B.H.; et al. Reduction of vertebral fracture risk in postmenopausal women with osteoporosis treated with raloxifene: Results from a 3-year randomized clinical trial: Multiple Outcomes of Raloxifene Evaluation (MORE) Investigators. JAMA 282:637–645, 1999.

25. Fleisher, L.A.; Beckman, J.A. ACC/AHA 2006 Guideline Update on Perioperative Cardiovascular Evaluation for Noncardiac Surgery: Focused Update on Perioperative Beta-Blocker Therapy: A Report of the American College of Cardiology/American Heart Association Task Force on Practice Guidelines (Writing Committee to Update the 2002 Guidelines on Perioperative Cardiovascular Evaluation for Noncardiac Surgery). American College of Cardiology. Available at: http://www.acc.org/clinical/guidelines/perio_betablocker.pdf.

26. Folstein, M.F.; Folstein, S.E.; McHugh, P.R. Minimental state: A practical method for grading the cognitive state of patients for the clinician. J Psychiatr Res 12:189–198, 1975.

27. Foster, M.R.; Heppenstall, R.B. A prospective assessment of nutritional status and complications in patients with fractures of the hip. J Orthop Trauma 4:49–57, 1997.

28. Fox, K.M.; Magaziner, J.; Hebel, J.R.; et al. Intertrochanteric versus femoral neck hip fractures: Differential characteristics, treatment, and sequelae. J Gerontol A: Biol Sci Med Sci 54:M635–M640, 1999.

29. Frank, S.M.; Kluger, M.J.; Kunkel, S.L. Elevated thermostatic setpoint in postoperative patients. Anesthesiology 93:1426–1431, 2000.

30. Garcia, S.; Lozano, M.L.; Gatell, J.M.; et al. Prophylaxis against infection: Single-dose cefonicid compared with multiple-dose cefamandole. J Bone Joint Surg Am 73:1044–1048, 1991.

31. Garibaldi, R.A.; Brodine, S.; Matsumiya, S.; et al. Evidence for the non-infectious etiology of early postoperative fever. Infect Control 6:273–277, 1985.

32. Gatell, J.M.; Garcia, S.; Lozano, L.; et al. Perioperative cefamandole prophylaxis against infections. J Bone Joint Surg Am 69:1189–1193, 1987.

33. Gatell, J.M.; Riba, J.; Lozano, M.L.; et al. Prophylac-

tic cefamandole in orthopaedic surgery. J Bone Joint Surg Am 66:1219–1222, 1984.

34. Geerts, W.H.; Pineo, G.F.; Heit, J.A.; et al. Prevention of venous thromboembolism: The Seventh ACCP Conference on Antithrombotic and Thrombolytic Therapy. Chest 126(3 Suppl):338S–400S, 2004.

35. Gillespie, W.J.; Walenkamp, G. Antibiotic prophylaxis for surgery for proximal femoral and other closed long bone fractures. Cochrane Database Syst Rev 2: CD000244, 2000. Update in: Cochrane Database Syst Rev 1:CD000244, 2001.

36. Goldman, L.; Caldera, D.L. Risks of general anesthesia and elective operation in the hypertensive patient. Anesthesiology 50:285–292, 1979.

37. Goldman, L.; Caldera, D.L.; Nussbaum, S.R.; et al. Multifactorial index of cardiac risk in noncardiac surgical procedures. N Engl J Med 297:845–850, 1977.

38. Goldman, L.; Caldera, D.L.; Southwick, F.S.; et al. Cardiac risk factors and complications in non-cardiac surgery. Medicine 57:357–370, 1978.

39. Gustafason, Y.; Berggren, D.; Brännström, B.; et al. Acute confusional states in elderly patients treated for femoral neck fracture. J Am Geriatr Soc 36:525–530, 1988.

40. Halm, E.A.; Browner, W.S.; Tubau, J.F.; et al. Echocardiography for preoperative assessment of cardiac risk in noncardiac surgery. Ann Intern Med 125:433–441, 1996.

41. Handoll, H.H.; Farrar, M.J.; McBirnie, J.; et al. Heparin, low-molecular-weight heparin, and physical methods for preventing deep vein thrombosis and pulmonary embolism following surgery for hip fractures. Cochrane Database Syst Rev 4:CD000305, 2002.

42. Harris, S.T.; Watts, N.B.; Genant, H.K.; et al. Effects of risedronate treatment on vertebral and nonvertebral fractures in women with postmenopausal osteoporosis: A randomized controlled trial. JAMA 282:1344–1353, 1999.

43. Inzucchi, S.E. Glycemic management of diabetes in the perioperative setting. Internat Anesthesiol Clin 40:77–93, 2002.

44. Jackson, R.D.; LaCroix, A.Z.; Gass, M.; et al. Calcium plus vitamin D supplementation and the risk of fractures. N Engl J Med 354:669–683, 2006.

45. Kabalin, C.S.; Yarnold, P.R.; Grammer, L.C. Low complication rate of corticosteroid-treated asthmatic undergoing surgical procedures. Arch Intern Med 155:1379–1384, 1995.

46. Kalisvaart, K.J.; de Jonghe, J.F.; Bogaards, M.J.; et al. Haloperidol prophylaxis for elderly hip-surgery patients at risk for delirium: A randomized placebo-controlled study. J Am Geriatr Soc 53:1658–1666, 2005.

47. Kamel, H. Secondary prevention of hip fractures among the hospitalized elderly: Are we doing enough? J Clin Rheumatol 11:68–71, 2005.

48. Kannus, P.; Parkari, J.; Niemi, S.; et al. Prevention of hip fracture in elderly people with use of a hip protector. N Engl J Med 343:1506–1513, 2000.

49. Kellerman, P.S. Perioperative care of the renal patient. Arch Intern Med 154:1674–1688, 1994.

50. Kenzora, J.E.; McCarthy, R.E.; Lowell, J.D.; et al. Hip fracture mortality: Relation to age, treatment, preoperative illness, time of surgery, and complications. Clin Orthop Relat Res 186:45–56, 1984.

51. Lawrence, V.A.; Hilsenbeck, S.G.; Noveck, H.; et al. Medical complications and outcomes after hip fracture repair. Arch Intern Med 162:2053–2057, 2002.

52. Lee, T.H.; Marcantonio, E.R.; Mangione, C.M.; et al. Derivation and prospective validation of a simple index for prediction of cardiac risk of major noncardiac surgery. Circulation 100:1043–1049, 1999.

53. Lindenauer, P.K.; Pekow, P.; Wang, K.; et al. Perioperative beta-blocker therapy and mortality after major noncardiac surgery. N Engl J Med 353:349–361, 2005.

54. Mangano, D.T.; Layug, E.L.; Wallace, A.; et al. Effect of atenolol on mortality and cardiovascular morbidity after noncardiac surgery. N Engl J Med 335:1713–1720, 1996.

55. Marcantonio, E.R.; Flacker, J.M.; Wright, R.J.; et al. Reducing delirium after hip fracture: A randomized trial. J Am Geriatr Soc 49:516–522, 2001.

56. Marcantonio, E.R.; Juarez, G.; Goldman, L.; et al. The relationship of postoperative delirium with psychoactive medications. JAMA 272:1518–1522, 1994.

57. Marottoli, R.A.; Berkman, L.F.; Cooney, L.M. Decline in physical function following hip fracture. J Am Geriatr Soc 40:861–866, 1992.

58. Marottoli, R.A.; Berkman, L.F.; Leo-Summers, L. Predictors of mortality and institutionalization after hip fracture: The New Haven EPESE Cohort. Am J Public Health 84:1807–1812, 1994.

59. McCann, R.L.; Wolfe, W.G. Resection of abdominal aortic aneurysm in patients with low ejection fractions. J Vasc Surg 10:240–244, 1989.

60. McFadden, E.; Stabile, E.; Regar, E.; et al. Late thrombosis in drug-eluting coronary stents after discontinuation of antiplatelet therapy. Lancet 364:1519–1521, 2004.

61. McFalls, E.O.; Ward, H.B.; Moritz, T.E.; et al. Coronary-artery revascularization before elective major vascular surgery. N Engl J Med 351:2795–2804, 2004.

62. Melton, L.J.; Wahner, H.W.; Richelson, L.S.; et al. Osteoporosis and the risk of hip fracture. Am J Epidemiol 124:154, 1986.

63. Merli, G.J. Deep vein thrombosis and pulmonary embolism prophylaxis in orthopedic surgery. Med Clin North Am 77:397–411, 1993.

64. Moghissi, E.S.; Hirsch, I.B. Hospital management of diabetes. Endocrinol Metab Clin North Am 34:99–116, 2005.

65. Morrison, R.S.; Chassin, M.R.; Siu, A.L. The medical consultant's role in caring for patients with hip fracture. Ann Intern Med 128:1010–1020, 1998.

66. Morrison, R.S.; Siu, A.L. Survival in end-stage dementia following acute illness. JAMA 284:47–52, 2000.

67. Mullen, J.O.; Mullen, N.L. Hip fracture mortality. Clin Orthop Relat Res 280:214–222, 1992.

68. Murray, M.D.; Black, P.K.; Kuzmik, D.D.; et al. Acute and chronic effects of non-steroidal anti-inflammatory drugs on glomerular filtration rate in elderly patients. Am J Med Sci 310:188–197, 1995.

69. Neer, R.M.; Arnaud, C.D.; Zanchetta, J.R.; et al. Effect of parathyroid hormone (1-34) on fractures and bone mineral density in postmenopausal women with osteoporosis. N Engl J Med 344:1434–1441, 2001.

70. Nungu, K.S.; Larsson, S. Prophylaxis with oral cefadroxil versus intravenous cefuroxime in trochanteric fracture surgery: A clinical multicentre study. Arch Orthop Trauma Surg 114:303–307, 1995.

71. Parker, M.J.; Gillespie, W.J.; Gillespie, L.D. Hip protectors for preventing hip fractures in older people. Cochrane Database Syst Rev 3:CD001255, 2005.

72. Patterson, B.M.; Cornell, C.N.; Carbone, B.; et al. Protein depletion and metabolic stress in elderly patients who have a fracture of the hip. J Bone Joint Surg Am 74:251–260, 1992.

73. Phillips, P.A.; Rolls, B.J.; Ledingham, J.G.; et al. Reduced thirst after water deprivation in healthy elderly men. N Engl J Med 311:753–759, 1984.

74. Poldermans, D.; Boersma, E.; Bax, J.J.; et al. The effect of bisoprolol on perioperative mortality and myocardial infarction in high-risk patients undergoing vascular surgery: Dutch Echocardiographic Cardiac Risk Evaluation Applying Stress Echocardiography Study Group. N Engl J Med 341:1789–1794, 1999.

75. Pulmonary Embolism Prevention (PEP) Trial Collaborative Group. Prevention of pulmonary embolism and deep vein thrombosis with low dose aspirin: Pulmonary Embolism Prevention (PEP) trial. Lancet 355:1295–1302, 2000.

76. Rosencher, N.; Velpeau, C.; Emmerich, J.; et al. Symptomatic venous thromboembolism and mortality after hip fracture surgery: The ESCORTE Study. J Thromb Haemostasis 3:2006–2014, 2005.

77. Roubenoff, R.; Roubenoff, R.A.; Preto, J.; et al. Malnutrition among hospitalized patients: A problem of physician awareness. Arch Intern Med 147:1462–1465, 1987.

78. Salem, M.; Tainsh, R.E., Jr.; Bromberg, J.; et al. Perioperative glucocorticoid coverage: A reassessment 42 years after emergence of a problem. Ann Surg 219:416–425, 1994.

79. Serruys, P.W.; Kutryk, M.J.; Ong, A.T. Coronary-artery stents. N Engl J Med 354:483–495, 2006.

80. Sexon, S.B.; Lehne, J.T. Factors affecting hip fracture mortality. J Orthop Trauma 1:298–305, 1987.

81. Sharma, P.T.; Sieber, F.E.; Zakriya, K.J.; et al. Recovery room delirium predicts postoperative delirium after hip fracture repair. Anesth Analg 101:1215–1220, 2005.

82. Shaw, J.A.; Chung, R. Febrile response after knee and hip arthroplasty. Clin Orthop Relat Res 367:181–189, 1999.

83. Siris, E.S.; Harris, S.T.; Eastell, R.; et al. Skeletal effects of raloxifene after 8 years: Results from the continuing outcomes relevant to Evista (CORE) study. J Bone Miner Res 20:1514–1524, 2005.

84. Smith, N.K.; Albazzaz, M.K. A prospective study of urinary retention and risk of death after proximal femoral fracture. Age Ageing 25:150–154, 1996.

85. Stevens, L.A.; Coresh, J.; Greene, T.; et al. Assessing kidney function: Measured and estimated glomerular filtration rate. N Engl J Med 354:2473–2483, 2006.

86. Suchman, A.L.; Griner, P.F. Diagnostic uses of the activated partial thromboplastin time and prothrombin time. Ann Intern Med 104:810–816, 1986.

87. Torsher, L.C.; Shub, C.; Rettke, S.R.; et al. Risk of patients with severe aortic stenosis undergoing non-cardiac surgery. Am J Cardiol 81:448–452, 1998.

88. Van Schoor, N.M.; Smit, J.H.; Twisk, J.W.; et al. Prevention of hip fractures by external hip protectors: A randomized controlled trial. JAMA 289:1957–1962, 2003.

89. Wallace, A.W.; Galindez, D.; Salahieh, A.; et al. Effect of clonidine on cardiovascular morbidity and mortality after noncardiac surgery. Anesthesiology 101:284–293, 2004.

90. Wortel, C.H.; van Deventer, S.J.; Aarden, L.A.; et al. Interleukin-6 mediates host defense responses induced by abdominal surgery. Surgery 114:564–570, 1993.

91. Young, Y.; Brant, L.; German, P.; et al. A longitudinal examination of functional recovery among older people with subcapital hip fractures. J Am Geriatr Soc 45:288–294, 1997.

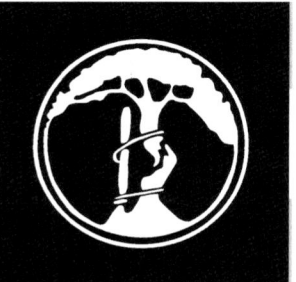

第**48**章

关节囊内髋部骨折

Marc F. Swiontkowski, M.D.

第一节 股骨头骨折

一、相关解剖

因为所有的股骨头骨折几乎都是由于髋脱位或骨折脱位而发生的,所以股骨近端的解剖,特别是血管解剖,对确定预后起着决定性作用。骨折愈合、骨片吸收或股骨头缺血坏死的最终结果,均取决于脱位对血管解剖的影响。这些结果也在一定程度上受创伤治疗的影响[15]。同样,创伤性脱位对股骨头和髋臼软骨造成的损伤可导致关节病,使关节功能受限。关节病在某种程度上也受治疗因素的影响。对髋关节囊和周围肌肉的损伤可导致关节周围纤维化和异位骨化,造成功能受限[38]。

股骨头由 3 支终末动脉供血:圆韧带动脉,旋股外侧动脉的终末分支,以及旋股内侧动脉的终末分支,即髋外侧动脉[69](图 48-1)。最后一支是供应股骨头大部分负重上端面得关键血供。髋脱位合并股骨头骨折多数是后脱位[7]。旋股内侧动脉会受到牵拉,而且来自破损的后关节囊和髋臼后壁的压迫可造成髋外侧动脉阻塞[15]。因此关节囊破坏不会造成关节内血肿[3]。前下方的股骨头碎片一般留在髋臼内与圆韧带相连。供应该骨片的完好血供,以及来自闭孔动脉的圆韧带动脉,可使骨折发生愈合。髋关节后脱位时,骨折端很可能损伤旋股外侧动脉到骨的终末支。脱位造成髋外侧动脉的张力和阻塞压力增加,应当紧急复位脱位的股骨头。正如第 46 章提到的,股骨头脱位持续时间增加,缺血坏死的概率也会增加[17,30,71]。这也适用于伴有股骨头骨折的髋脱位。

(一)关节软骨

关节软骨覆盖股骨近端的骨骺,几乎包括负重的股骨头部分[9,25]。在股骨头的最上部分软骨最厚,可达

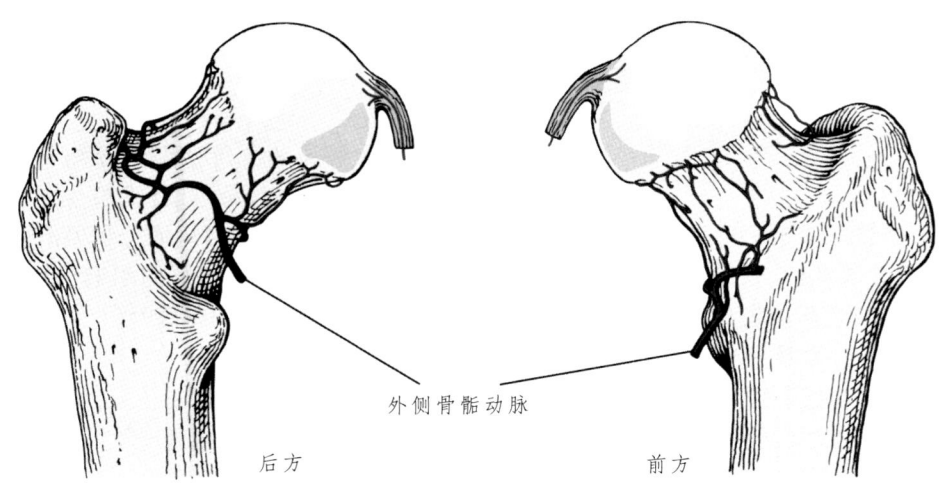

后方　　　　　　　　　前方

外侧骨骺动脉

图 48-1　成人股骨近端的动脉血供。成人股骨头承重表面的 90% 血供来自髋外侧动脉。图中可见前侧关节囊附着处缺乏重要动脉血供。

4mm，到股骨头的赤道部分逐渐变薄，在圆韧带附着部最薄。在软骨周围支持带血管穿入骨内。约70%的股骨头软骨参与承载负荷[25]。股骨头脱位可造成软骨面的损伤，从而使负重关节面减少。软骨内峰压力值伴随的增加，导致软骨基质崩溃，关节密封性丧失，发展为创伤性关节炎[50]。髋臼骨折或者前脱位时可造成股骨头压缩性骨折，导致软骨基质压缩，负重关节面减少，其最终结果是一样的[13,56]。

(二)骨解剖

成人股骨头直径在40~60mm，不是整圆，偏差为1~1.5mm[9]，主要是髋臼面，早先被认为是假体设计的重要方面[9]。带有软骨面的股骨头碎片的精确复位，对增加头和髋臼的接触面以及减少关节软骨的峰压力是必需的。

要维持头臼的最适接触，需要完整的股骨头，重要碎片的丢失会造成侧方非对称活动。前下侧多大的碎片是可以允许的至今尚不清楚。短期临床结果显示切除小的碎片部分结果是满意的，另一部分则不满意[7,45,63]。

二、发生率

如上所述，股骨头骨折伴发有髋脱位[2,5]。Brumback等[7]鉴别了公开报道238例患者，其中只有24例（10%）继发于前脱位。另一组报道的前脱位病例，22例中有15例（68%）合并股骨头骨折[13]。因为前脱位不常发生，因此其与股骨头的相关性研究资料不足，但多伴发有股骨头的塌陷骨折[13,16,18,56,64]。解剖上髋臼窝浅及股骨颈后倾容易导致创伤性髋脱位[71]。

85%~90%的髋脱位是后脱位。在最大一组髋后脱位病例中，股骨头骨折的发生率是7%[17,19]。已经发表的265例股骨头骨折病例中，多数是剪切或劈裂型[7,17]。最近还发现有压缩或塌陷骨折[7]，这组病例的预后较劈裂骨折差。这类损伤被认为多继发于前脱位，但现在多见于髋臼骨折。

三、损伤机制

据报道，股骨头骨折的病例大多数发生于交通事故[10,42,62]。髋后脱位的机制与产生股骨颈骨折、股骨干骨折及复合骨折的机制相似[22]。因撞击汽车仪表盘时股骨轴向受力，如果股骨干不发生骨折，力量足够大时会发生髋部损伤。髋外展位会发生股骨颈骨折，中立或内收位会发生髋后脱位合并或不合并股骨头骨折或髋臼后壁骨折(图48-2)。股骨头骨折可以是圆韧带的撕脱骨折，也可以是髋臼后壁造成的劈裂。前脱位时股骨头受到髋臼缘的直接暴力会发生压缩性骨折[16,64]。股骨头的双侧骨折很少发生[67]。

四、损伤的结果

(一)退行性关节病

髋脱位发生于高能损伤。要破坏髋关节囊后壁需要相当大的力量，而且要让股骨头顶在髋臼后缘，造成股骨头的剪力骨折需要更大的力量。关节软骨的撞击、塌陷或游离碎片均可造成其功能的丧失[16,64]。如果复位不佳，合并骨丢失或切除，对剩余软骨会产生负面的影响，从而加重软骨基质的崩解[50]。如果髋臼后壁存在大块缺失，后方的不稳定会进一步损害髋功能[11,24]。同样，内部环境的变化对剩余软骨的生存产生不利影响。创伤的最终结果是软骨退变继发骨性关节炎及髋关节功能丧失[38,59,63,69]。因为多发生在年轻人，所以关节重建尚存在问题。年轻人全髋置换的长期效果不理想。关节融合虽然可减轻疼痛，恢复功能，但多数患者不接受。股骨头小碎片的切除有良好的短期效果[72]。

(二)缺血性坏死

后脱位常常继发股骨头缺血性坏死[38]。单纯后脱位坏死的发生率为13%，合并股骨头骨折时发生率为18%[17,19,38]。原因是更大的暴力产生骨折，同时软组织损伤加重。此外，因骨折面或碎片阻挡造成闭合复位延迟，进而造成股骨头缺血坏死发生率增加[30,71]。只有对髋脱位进行最好的治疗才能降低坏死的发生率，因为年轻人中，如果没有选择最佳治疗方案，这一并发症将是灾难性的。缺血性坏死发生于后路手术比发生前路手术要多[59]。

(三)活动受限

合并股骨头骨折的髋关节脱位功能恢复往往不理想[73]。除了骨关节炎、缺血性坏死外，还会发生异位骨化[30,38,63]。异位骨化可由关节囊撕裂、撞击以及外展肌的撕裂、撕脱引起，也可由外科手术暴露引起[63]。有时Ⅰ型骨折髋臼愈合好，但髋部运动受限[58]。

五、伴发损伤

股骨头骨折和髋脱位的相关性很强[12,70]。很难想象，没有脱位怎么会产生股骨头的剪力骨折。患者没

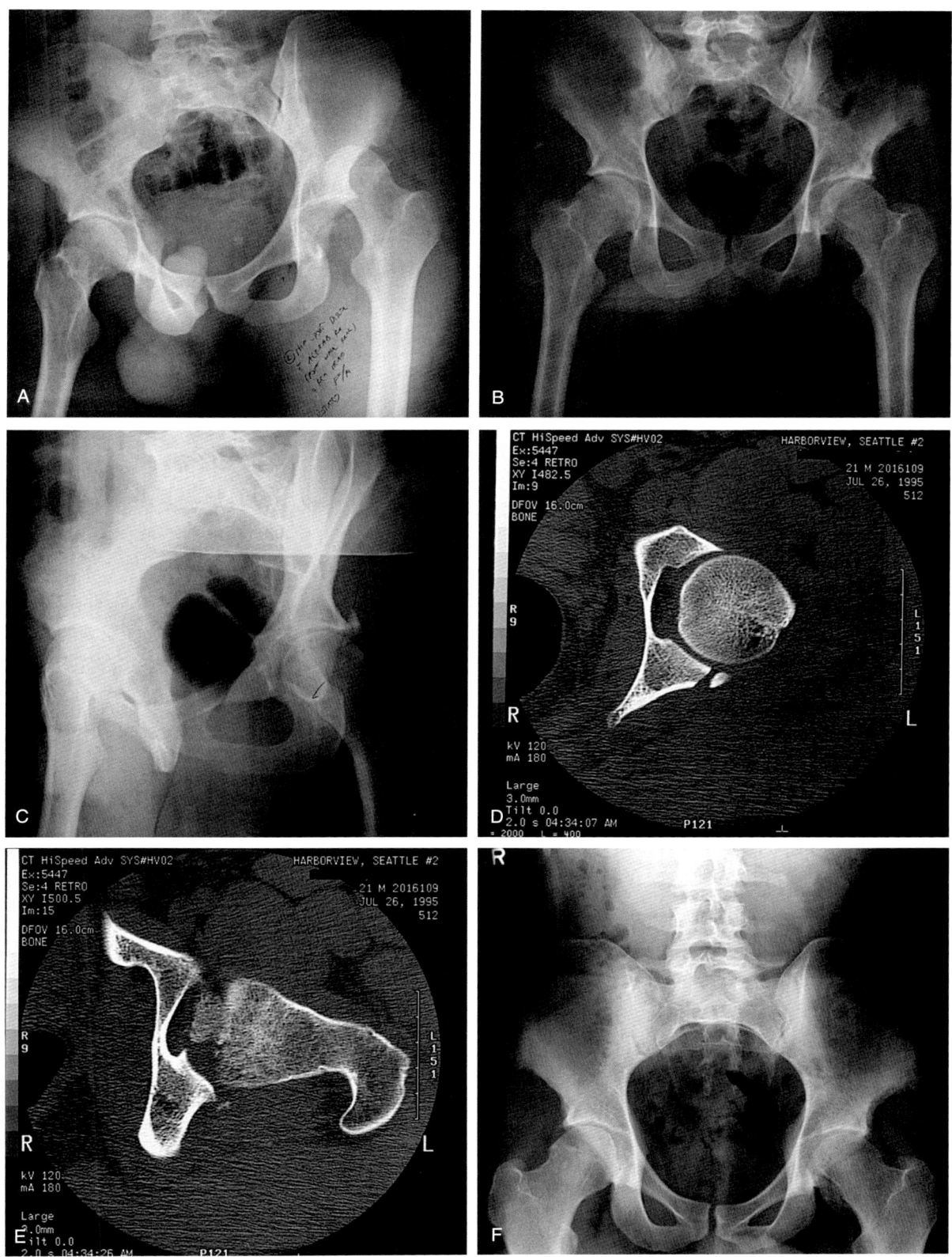

图 48-2　22 岁男性驾车高速行驶发生车祸，左下肢缩短、内收、内旋。急诊室行闭合复位未成功。(A)全麻下在手术室行闭合复位。(B)随访 Judet 位 X 线片和 CT 显示没有关节碎片，但有股骨头骨折和后壁骨折。(C~E)跟患者协商后选择保守治疗。(F)9个月后，唯一的临床表现是内旋丧失 20°，几乎没有限制活动的不适。

有髋脱位也可发生髋部骨折[33]。股骨头压缩骨折常合并髋臼骨折，中心性脱位时股骨头撞击髋臼造成塌陷骨折。髋脱位的处理会影响到坐骨神经麻痹的发生，因为复位延迟会使坐骨神经麻痹的发生率和严重程度增加。轴向负荷机制可以说明为什么时常伴发膝关节韧带损伤、髌骨骨折、股骨干骨折。股骨头骨折时应仔细检查膝关节和股骨，因为应力是通过这些结构传导的。

　　因为这些损伤都是高能损伤，所以常合并有其他脏器损伤。早期文献报道显示，这些骨折的总死亡率是 47%[11]。创伤医生必须按第 6 章的程序对患者全身进行紧急评价。

六、分类

　　Birkett[4]于 1869 年发表的论文首次把股骨头骨折视为一种单独病种。Thompson 和 Epstein[66]于 1951 年发表的髋后脱位分类法，对股骨头骨折进行了单独分类（表 48-1）。这一分类没有包括前脱位，也没包括髋臼和股骨头双骨折。

　　Stewart 和 Milford 1954 年[60]发表的分类包括前后脱位的区别。合并的骨折分类如表 48-2 所示。同样这一分类系统因没包括髋臼和股骨头骨折而受限。此外髋臼部分的分类也缺乏详细描述。因为更多的内容需要包括在内，所以在上世纪 50~60 年代出版的文献中 Thompson 和 Epstein 分类系统最常用。

　　Pipkin 有关股骨头骨折的里程碑性的论文中包括了股骨头骨折的分类[46]（图 48-3）。发表 50 多年来这篇文章仍然是对这一课题贡献最大的。Pipkin 分型如表 48-3 所示。这一分型的最大缺陷是没有包括髋关节前脱位和没有充分扩展髋臼骨折的类型。后一缺陷微不足道，而第一个缺陷因为 Pipkin 分型的来自 Kansas 城的病例，几乎都是髋后脱位，所以 Pipkin 本

人也没有意识到。

　　最近几年股骨头骨折和髋前脱位的联系变得更明显，于是 Brumback 等[7]提出了最完整的分类（表 48-4）。

　　虽然自从 Pipkin 分型提出后多数作者还是沿用这个分型，但 Brumback 分型更完整，它包括了股骨头骨折和相关骨折。尽管有些复杂但因为其更准确，所以将来应用会更广泛。

　　Müller 等提出了另外一种分型[44]，并被骨科创伤协会采用。其按照字母顺序对劈裂和压缩骨折以及合并的股骨颈骨折进行了细分。这种分型可用于大宗病例报道或对照试验。

七、诊断

(一)病史

　　多数股骨头骨折发生于高速汽车事故。后脱位的机制被认为是髋屈曲内收情况下受到轴向应力所致，前脱位是外展、屈曲、外旋造成的，但多数患者不能给出详细的描述。曾有报道双侧髋脱位合并股骨头骨折的病例[35,40]。特别是多发创伤时，外力的类型和方向更难确定，但与眼前的问题不相关。

表 48-2　髋骨折脱位的 Stewart 和 Milford 分型

分级	描述
I	没有髋臼骨折或仅有小骨折片
II	后唇骨折，但复位后稳定
III	后唇骨折，复位后不稳定
IV	脱位合并股骨头或股骨颈骨折

Source:Stewart, M.J.; Milford, L. W. J Bone Joint Surg Am 36: 315,1954.

表 48-1　Thompson 和 Epstein 的髋关节后脱位分型

类型	描述
II	伴髋臼后缘单一大块骨折
III	伴髋臼缘粉碎骨折（有或无大骨折块）
IV	伴髋臼缘和髋臼底骨折
V	伴股骨头骨折

Source:Thompson , V. P.; Epstein , H.C. J Bone Joint Surg Am 33:746,1951.

表 48-3　髋部骨折的 Pipkin 分型

类型	描述
I	髋脱位股骨头凹陷远端骨折
II	髋脱位股骨头凹陷近端骨折
III	I 型或 II 型损伤合并股骨颈骨折
IV	I 型或 II 型损伤合并髋臼骨折

Source:Pinkin,G. J.J Bone Joint Surg Am 39:1027,1957.

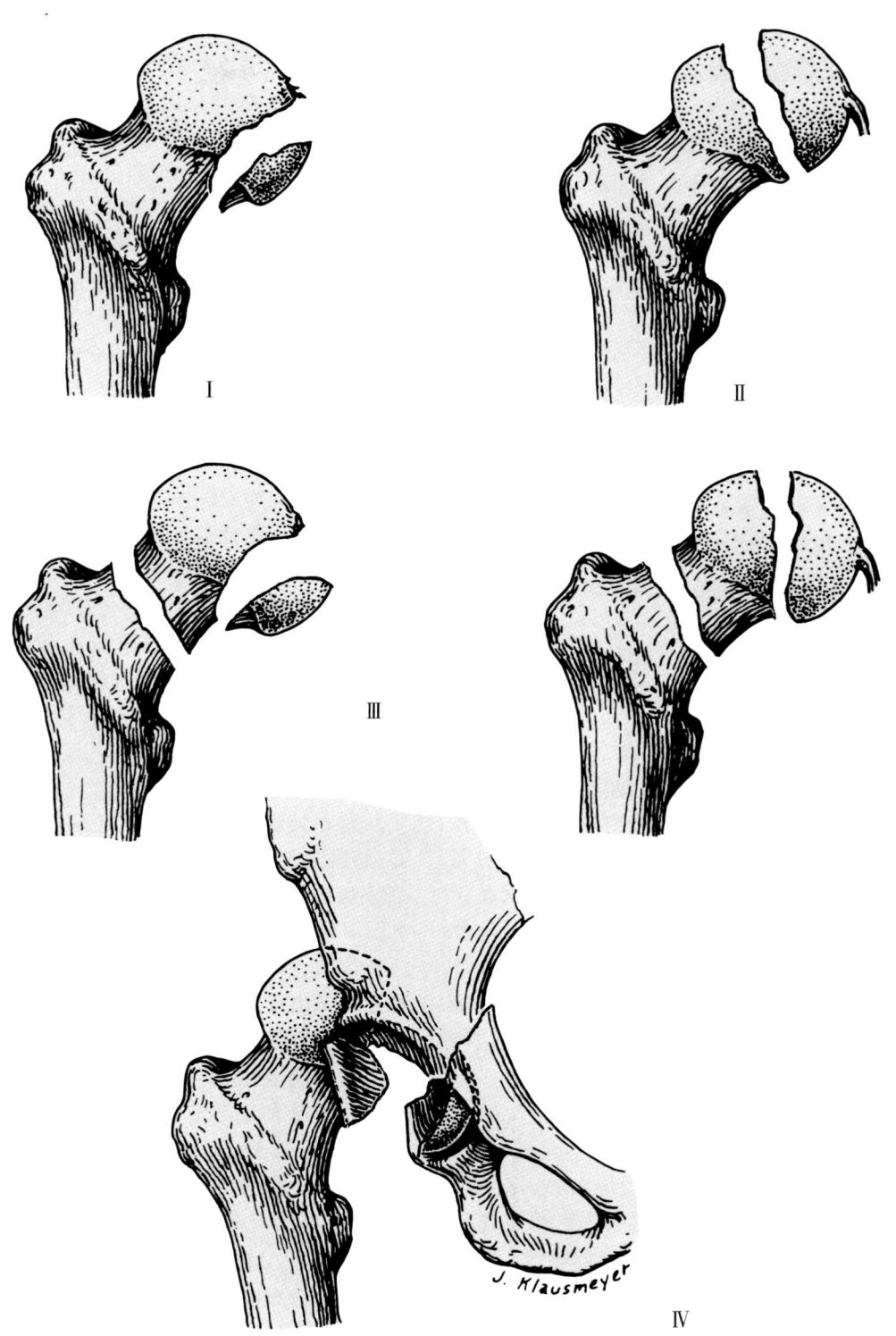

图 48-3　股骨头骨折的 Pipkin 型。Ⅰ型是指骨折片位于圆韧带之下；Ⅱ型是指骨折片位于该韧带之上。Ⅲ型是指这些损伤中的任一种伴有股骨颈骨折(一种预后极差的复合骨折)。Ⅳ型是指这些损伤中的任一种伴有髋臼骨折。

表 48-4 髋脱位的 Brumback 分型

类型	描述
1	后脱位合并股骨头骨折,累及下内侧非负重区
1A	髋臼轻微骨折或无骨折,复位后稳定
1B	髋臼骨折,复位后不稳定
2	后脱位合并股骨头骨折,累及上内侧负重区
2A	髋臼轻微骨折或无骨折,复位后稳定
2B	髋臼骨折,复位后不稳定
3	髋脱位(未明确方向)合并股骨颈骨折
3A	无股骨头骨折
3B	有股骨头骨折
4	前脱位合并股骨头骨折
4A	压缩型,上外侧股骨头负重区压缩
4B	经软骨型,股骨头负重区骨软骨剪切骨折
5	中央型骨折脱位合并股骨头骨折

Source:Brumback,R.J.;et al. Proceedings of the Hip Society,1986. St.Louis, C.V. Mosby, 1987,pp.181–206.

(二)体格检查

如果伴随发生的髋关节脱位没有复位,则入院时的体格检查发现由它决定。后脱位时有肢体缩短、轻度屈曲、内收和内旋。前脱位时导致肢体屈曲、外展和外旋。应记录肢体体位,然后迅速通过脉搏、毛细血管充盈和皮肤温度评价肢体循环状态。紧接着进行坐骨神经和股神经功能检查。通过活动时触摸肌腹评价背伸和跖曲踝关节、内外翻足及屈伸膝关节的能力,接着进行感觉功能检查,包括轻触觉和针刺觉。在这些检查完成之前不宜进行关节复位。

(三)影像检查

多发创伤患者需常规拍骨盆前后位 X 线片(见第6章)。如果已做过常规 CT 扫描,适当的影像重建即可提供评价股骨头骨折所需的大部分初始影像。对于孤立性损伤的患者,如果怀疑有髋关节脱位、股骨近端骨折或骨盆骨折,必须拍前后位片,因为其上所见决定着需进行另外的哪些影响学检查。后脱位时必须在影像学上仔细辨认仍留在髋臼内的股骨头骨折片。股骨头缺损往往不明显,除非射线从侧方捕捉到骨折平面。为避免 PipkinⅢ型骨折中的股骨颈骨折块的移位,在做出髋部复位决定之前,必须仔细观察股骨颈的情况[53]。如果影像学显示髋臼脱位合并或不合并股

骨头骨折,医生应首先进行手法闭合复位。如果脱位合并骨盆环的前或后方破坏,复位前应获得骨盆的入口和出口位 X 线片。同样,如果怀疑对侧或 PipkinⅣ型骨折中合并髋臼骨折,复位前应获得 Judet 和 Letournel 所描述的髋臼 45°斜位片。

在获得所有需要的 X 线片后,可试行闭合复位。闭合复位可以在镇痛和镇静药物辅助下在急诊室进行,也可在全麻肌肉完全放松下在手术室进行。尽管后者损伤小,但往往不能及时进行,因此经常在急诊室试行复位。如果不成功,在不延迟全麻复位的前提下,尽快进行髋臼和股骨头的 CT 检查,扫描的厚度为 1~3mm。如果需要切开复位,CT 可帮助医生发现游离骨块和嵌入的软组织[49],对伴随发生的股骨头或髋臼骨折进行切开复位内固定时 CT 也很有帮助[2,51]。此外,还可为外科医生选择手术路径提供有用的信息。CT 指导下骨盆斜位片对准确估计骨块的大小和移位有帮助[41]。

无论采取何种方式,闭合复位成功后均应拍骨盆前后位片来证实。随访检查还包括通过髋臼层厚1.5mm 的骨盆 CT 扫描,以发现游离体,确定髋臼的完整性,以及评价伴随的股骨头骨折的复位情况。

(四)其他检查

有些情况下,复位前后还可进行肌电图、静脉造影、膀胱造影、尿道造影、骨扫描及 MRI 检查[47]。髋脱位特别是脱位时间较长时,可出现坐骨神经麻痹。肌电图可确定受累神经的范围和程度。这对判断患者预后有帮助,特别是反复进行系列检查时。直到受伤后 3周方可做出准确诊断。超声多普勒是判断股部和腘窝处深静脉血栓简单而可靠的检查方法,但静脉造影仍然是确诊的金标准[21]。髋脱位合并股骨头骨折时,很少需要做膀胱和尿道造影,但合并骨盆前环骨折移位时需要做(见第 36 章)。骨扫描可提供判断晚期股骨头缺血坏死的信息[20,61]。如果患侧的股骨头较健侧明显减低,坏死的可能性可达 80%~90%,但最终结果由多种因素决定。MRI 也可提供股骨头缺血坏死的预测信息。股骨头 MRI 信号异常的临床准确含义尚未确定,但 MRI 可显示骨挫伤、坐骨神经挫伤、骨软骨骨折、髋臼缘骨折及股骨头骨折。然而在未确定其检查价值之前不推荐常规使用 MRI [37]。在显示关节内骨块方面,MRI 的准确性不及 CT[46]。

八、治疗方案

在分析已经发表的有关股骨头骨折的文献时,有

两个突出的问题：①随访比例和期限不够；②缺乏统一分型。自从 Pipkin 在 1957 年发表重要论文后，多数作者（包括我们）一直沿用其分型。Brumback 分型更广泛和完全，但最近才被应用[59]。这一分型和 AO/OTA 分型应在将来的出版物中应用。

已报道的大多数髋脱位合并股骨头骨折的病例可以通过 Pipkin 方法进行分类[2,7,8,14,21,24,31,32,52,54,60]。股骨头骨折合并前脱位的不包括在内，因为这些不在 Pipkin 的分类范围内。在这 170 例中，Ⅰ 型股骨头骨折 37 例（22%），Ⅱ 型 72 例（42%），Ⅲ 型 25 例（15%），Ⅳ 型 36 例（21%）。对每一型骨折采用了多种治疗方案，将单独进行讨论。Pipkin 将治疗结果分为优、良、可及差四级，评价标准没有阐明。其他作者应用了相似的结果分级方法，这使得结果比较很困难。因为很多外科医生参加了所有组别病例的治疗，这使得结果分析更加困难。随访不足是个更严重的制约因素，由于存在这些问题，有关治疗的结论不确定。

报道的 Pipkin Ⅰ 型股骨头骨折 26 例曾做过充分随访，有 18 例患者接受闭合复位和牵引治疗。其中，13 例疗效优良或良好，2 例疗效一般，1 例治疗效果差，2 例失随访。该组患者接受牵引治疗的时间不尽相同但一般都在 4~6 周之间。有 8 例患者因为不适当的复位、裂成碎片或者关节内的骨折片而接受了骨折碎片的切除。其中 2 例疗效优良或良好，3 例疗效一般，2 例治疗效果差，1 例失随访。在报道的各组中没有患者接受切开复位内固定。所报道的 Pipkin Ⅱ 型骨折病例 36 例获得随访。其中有 13 例接受闭合复位和牵引治疗，8 例疗效优良或良好，3 例疗效一般，2 例治疗效果差。36 例中有 6 例接受闭合复位、骨折碎片切除术，4 例疗效优良或良好，2 例疗效一般，没有出现效果差的病例。36 例患者中有 17 例接受切开复位内固定治疗，10 例疗效优良或良好，3 例疗效一般，4 例疗效结果差。较大块的骨折片似乎更适合内固定[8,43,63]。手术切断股圆韧带有利于骨折复位，而且并未导致疗效差的病例数量上升[7,63]。股骨头失去了与髋臼相接触表面的一致时（垫片效应），就需行骨折片切除并增加了切开复位内固定治疗的可能性，尤其是当 CT 显示骨折片没有达到解剖复位时。

股骨头的分段骨折为 Pipkin Ⅲ 型，已报道接受充分随访的有 17 例[34]。3 例患者接受常规的关节置换术，原因是预料到会有高概率并发症[30]。另外 3 例患者接受闭合复位牵引治疗，疗效皆不良；其中 1 例接受闭合复位、骨碎片切除，疗效亦不良。10 例患者接受切开

复位内固定治疗，5 例疗效优良或良好，2 例疗效一般，3 例疗效差。在这种情况下，长期的随访（至少 3~5 年）是必要的，因为预料会有缺血性坏死并发症，但这种现象并未发生在疗效优良的那些病例中。令人感兴趣的是，17 例疗效优良的患者中有 5 例接受了闭合复位治疗。尽管这些病例只是无移位股骨颈骨折的继发单纯移位，但随后的移位是明显的，因而复位之前的 X 线片应进行仔细检查，以便寻找股骨颈骨折。如果闭合复位需要很大的力量，医生应该切开复位，设法去除嵌夹的软组织[17,19]。

Pipkin Ⅳ 型骨折涉及各种各样的髋臼骨折。股骨头骨折的治疗方案必须包括髋臼骨折治疗。其中 28 例股骨头骨折合并髋臼骨折病例获得充分随访。12 例接受闭合复位牵引治疗：6 例疗效优良或良好，1 例疗效一般，3 例疗效差，2 例失随访。8 例接受闭合复位、骨折片切除治疗：其中无疗效优良或良好病例，3 例疗效一般，3 例疗效差，2 例失随访。8 例接受切开复位内固定的治疗：2 例疗效优良，1 例疗效一般，3 例疗效差，2 例患者失随访。评价这些病例治疗效果的困难之处在于缺乏公认的、详细描述髋臼骨折的分类方法，而分类却对评价治疗效果极其重要。

Swiontkowski 和他的同事[63]报道的 37 例股骨头骨折病例中，17 例骨折为 Pipkin Ⅰ 型，9 例为 Pipkin Ⅱ 型，8 例为 Pipkin Ⅳ 型，3 例无法分型。除 5 例患者之外都接受了切开复位内固定治疗，1 例双侧 Ⅳ 型骨折患者死亡。在评价选择前入路和后入路治疗 Ⅰ 型和 Ⅱ 型骨折时（Ⅰ 型、Ⅱ 型各有 12 例），作者认为，前入路更直观，有更好的机会使用内固定物固定股骨头骨块，而且入路本身不增加股骨头缺血性坏死的危险（2 例经后路手术患者出现股骨头缺血性坏死，而经前入路者未出现）。影响功能的异位骨化在 Ⅰ 型和 Ⅱ 型骨折手术治疗选择前、后入路的对比比率是 2/12:0/12。异位骨化形成的原因是剥离髂骨翼外侧的臀肌，而现在外科主张使用延长的 Smith-Petersen 入路以保持臀肌的完整性。这些结果最近被此后的一组患者资料所证实[2,59]。

最近报道发现的髋关节前脱位合并股骨头明显压痕骨折或剪力骨折，尚未包括在 Pipkin 分类中。髋臼骨折的现象同样被越来越多的人认识到。髋关节前脱位合并股骨头骨折最初由 Funsten 和他的同伴[22]报道，随后被 DeLee 和他的合作者描述[13]。股骨头负重区域的压痕发生于股骨头脱位时，类似于杠杆作用撬动髋臼前壁，或可能与闭孔环上缘相互挤压所致。同样

的原理,剪力骨折发生于股骨头上部挤压于髋臼前壁边缘并穿透髋臼前壁。10 例压缩型股骨头骨折合并髋关节前脱位的报道显示,7 例随访中发现明确的创伤后关节间隙狭窄。4 例股骨头劈开撕裂、断裂患者中,所有都是随访中发现关节间隙变窄。幸运的是,髋关节前脱位合并股骨头骨折的发生率极低,而此类患者有很高的创伤后关节炎的发生概率。

(一)股骨头骨折治疗原则

充分的体格检查后,复查前后位骨盆片,以便于股骨头骨折的定位,并了解股骨颈、髋臼是否合并骨折,如同第 46 章所主张的,髋关节脱位通常需要紧急的髋关节复位。若闭合复位不成功,就表明急需切开复位。术前的髋臼 CT 扫描(如果耽搁时间不超过 45~60 分钟可获得),有助于评估髋臼、股骨颈的情况,以及股骨头骨折块的大小及有无游离体。如果闭合复位成功,就表明需行复位后的髋关节 CT 扫描。CT 扫描可观察骨折块的复位、股骨颈和髋臼的状况,以及有无游离体。随后的治疗方案基于骨折的类型、骨折的复位情况和一般状况的考虑。

单纯 Pipkin I 骨折,如果复位良好(骨折移位小于 1mm), 主张非手术治疗。经过 1~4 周的小重量牵引(Buck 经皮牵引或骨牵引)治疗,随后架拐 4 周的轻触地负重活动的康复治疗,大多数患者可以得到良好的治疗效果[7,38]。如果复位不良,推荐经髋关节前入路[26,48]使用小的松质骨螺钉[63]或 Herbert[36,45]螺钉切开复位内固定治疗。Herbert 螺钉与标准的小松质骨相比,提供给松质骨块表面之间加压力量更小一些[36]。对于多发创伤患者,即使闭合复位良好,但为了年轻患者早期功能锻炼,也是切开复位内固定的治疗指征,对 II 型骨折患者同样推荐切开复位内固定的治疗,但因为合并股骨头上部骨折,只有反复经 X 线片证实已解剖复位的患者,才能够接受非手术治疗。股骨头劈裂骨折合并股骨颈(Pipkin III 型)患者预后不良(图 48-4)[2]。损伤的预后在创伤后股骨头缺血性坏死方面与股骨颈骨折的移位程度直接相关。因此,治疗必须提供长期的闭合复位,以阻止可见或不可见的股骨颈骨折的移位。对年轻、活动量大的患者,主张经前路使用 Smith-Petersen 入路切开复位内固定治疗 Pipkin I 型或 II 型骨折,并单独使用螺钉固定股骨颈骨折。最近报道显示手术脱位可实现更充分地暴露以便复位和固定骨折[23]。这个方案的决定必须基于以下的考虑:只用于治疗那些活动量大、年轻的、无移位的或者移位程度较

轻的股骨颈骨折患者。若患者不满足这些标准,那么就应该行双极头假体置入或全髋关节置换[35,40]。

PipkinIV 型骨折必须同时治疗合并的髋臼骨折。髋臼骨折的部位决定了手术入路,为了允许患髋早期活动,即使是无移位的股骨头骨折也应该行内固定治疗。髋臼骨折治疗的详细介绍参见第 37 章。

股骨头骨折合并髋关节前脱位的治疗非常困难。压痕骨折的高度已被 Mears 提出,但此项技术长期疗效尚属未知。预后不良的原因是创伤后骨性关节炎的风险,此项风险必须告知患者。劈裂骨折如果范围广而不粉碎,可能需要内固定治疗。如果 CT 扫描显示骨折主要位于股骨头前部,应从前入路修复;如果 CT 扫描显示骨折主要位于股骨头后部或股骨头负重区域,应从后路修复。目前尚无这些治疗结果的报道。

(二)多发创伤患者的特殊思考

尚未复位的髋关节脱位是骨科急症,原因是随之而来的创伤后股骨头坏死,并且随着时间的延长股骨头坏死的概率会增加。一个前后位的骨盆片是初步评判多发损伤患者的一部分资料,而且能够揭示髋关节脱位和股骨头骨折。如果患者将去手术室进行头部、腹部或胸部的手术操作,髋关节脱位的闭合复位可于麻醉诱导期由骨科医生迅速完成。只要肌松改善和气道安全得到保证, 髋关节脱位的闭合复位即可进行(详见第 46 章所述)。如果闭合复位失败,只要其他生命保障操作完成,即可行切开复位骨折。如果闭合复位成功,执行相同的治疗原则:复位后的 CT 扫描,复位不良骨折的切开复位内固定,游离体的清除,股骨颈骨折或髋臼骨折的切开复位内固定。如果合并类型不明的股骨颈骨折或游离体,只要患者能够耐受第二次麻醉,应进行开放手术。这种开放操作的施行主要是为了减少存在小游离骨折块或软骨块情况下对关节表面的损伤,以及在合并股骨颈骨折时降低股骨头缺血性坏死的风险。当确定关节间隙存在游离骨折块时,骨牵引应当在术前过渡期开始使用,以降低游离骨折块对关节软骨的损伤。据报道,延迟手术治疗有利于改善术后的功能恢复[27]。在 Pipkin I 型、II 型骨折中, 为了让股骨头骨折良好复位的患者早期活动,施行切开复位内固定的治疗可能是明智的。一般来讲,牵引治疗应避免用于胸部创伤和肺功能减低者。多数创伤患者的活动能力,在减少肺功能衰竭和肺部感染发生率方面,显示出积极的收益。

对复位良好的 Pipkin I 型和 II 型股骨头骨折,应

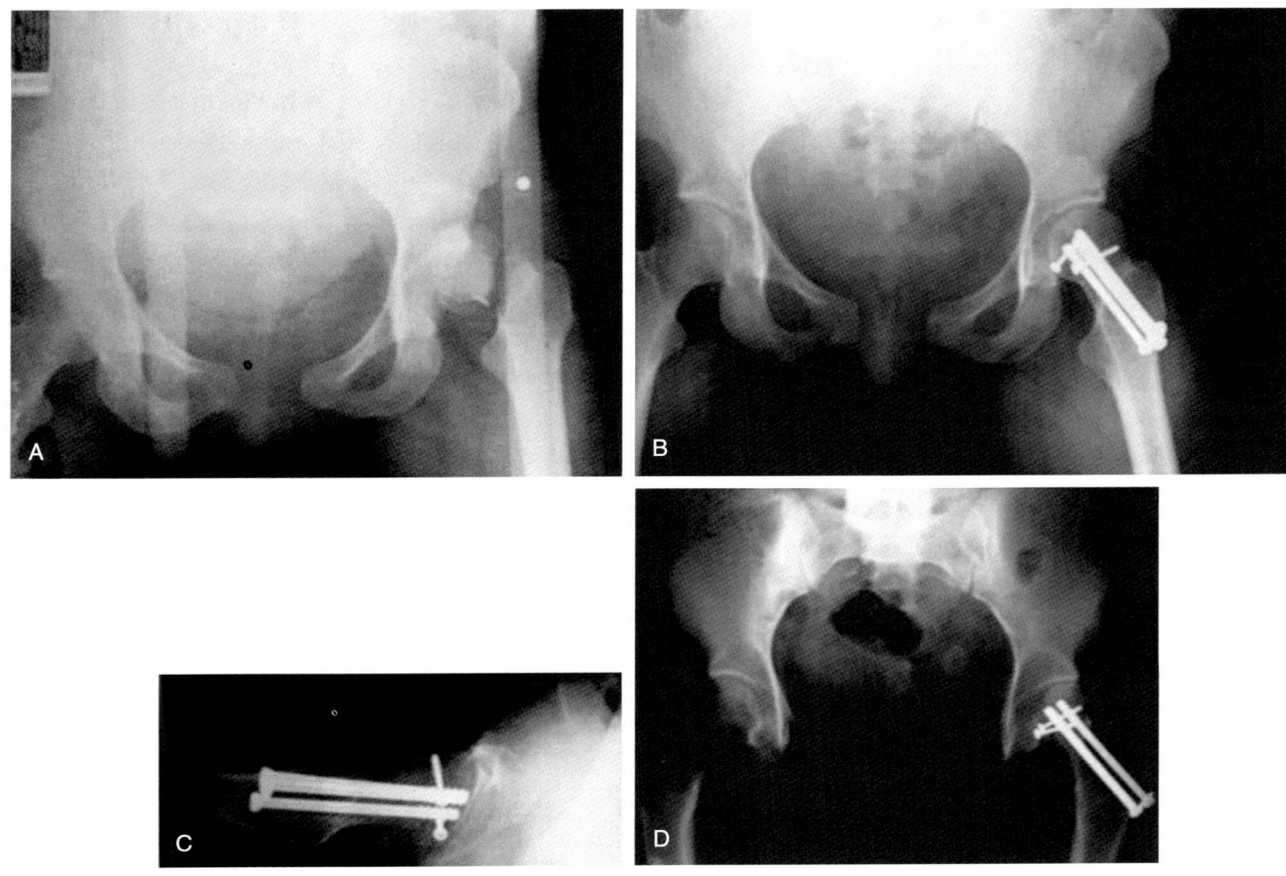

图 48-4　股骨头和股骨颈的复合骨折。(A)22 岁女性患者,孕 20 周,发生车祸,诊断为 PipkinⅢ型股骨颈和股骨头的骨折脱位。(B,C)妇产科明确可行麻醉后,急诊经前入路行切开复位内固定治疗(ORIF)。主要的股骨头骨折块位于在臀肌筋膜下间隙,无软组织连接。股骨头前内侧的骨折块复位后固定于股骨头骨折主要的骨折块上,随后股骨头被多根空心钉稳定地固定在股骨颈上。获得解剖复位。(D)1 年半随访时,患者腹股沟区有些疼痛,而且有股骨近端坏死的迹象(这种并发症不难预料)。伤后第 3 年,她接受了髋关节置换。

建议经前路切开复位内固定治疗(ORIF)固定股骨头的骨折碎片,以恢复患者的运动能力。患者伴有胸部创伤或肺功能降低时应避免牵引。重获运动能力的多发损伤患者肺衰竭和败血症的发生率会明显降低[57]。

九、治疗方法

(一)闭合复位

无论是否合并股骨头骨折,急诊髋关节的闭合复位可用于所有髋关节脱位。闭合复位技术的概述详见第 46 章。为减少创伤后股骨头坏死的发生,必须避免延迟复位。如果股骨颈骨折已明确,最好放弃施行闭合复位的任何能力,而应在术前紧急 CT 扫描之后(如有可能)马上实施手术。这样做有利于减少股骨颈骨折移位对股骨头血运的进一步损害。

(二)切开复位

切开复位的指征是髋关节脱位行闭合复位失败。术前髋臼 CT 扫描(尽可能做)有利于帮助和提示医生了解关节内骨折块、髋臼或股骨颈骨折,以及股骨头骨折块的大小。如果迟缓超过 1 个小时才能获得的 CT 扫描,应当避免做 CT。通常,后脱位通过后入路复位。外旋肌和异常紧缩的关节囊破口是阻止复位的常见结构。关节内骨折片可经此入路取出,而且髋臼后壁的骨折片可在直视下切开复位。在此入路难以施行股骨头和股骨颈的骨折内固定[63]。患者体位的摆放应为侧卧位,以利于骨盆前方显露,并在必要时同时加做入路来复位和内固定骨折块。安装在髂骨嵴和股骨干近端的股骨牵开器,可使髋关节间隙增大,有利于改善直视下内固定。如果医生选择不固定股骨头骨折块,患者应接受 3~6 周的经皮牵引或轻重量骨牵引(图 48-5)。

(三)骨碎片的切除

联合使用闭合或开放复位,骨碎片的切除指征是严重粉碎性骨折以及有插入到股骨头和髋臼间隙内的股骨头骨折碎片。骨碎片的切除可以使用与切开复位相同的手术入路完成。如果进行了闭合复位后的 CT 扫描,那么入路的选择由骨碎片的位置决定。前、内侧的骨碎片应选择 Smith-Petersen 手术入路。如果骨碎片位于关节间隙内,切除手术应紧急而迅速完成,以避免继续损伤关节表面。

(四)切开复位内固定

切开复位内固定的指征:移位超过 1mm 或更多

的所有各型骨折,股骨头骨折合并股骨颈或髋臼骨折,或股骨头骨折块较大合并需要切开复位的髋关节脱位。对于大多数 Pipkin Ⅰ 型和 Pipkin Ⅱ 型骨折来说,切开复位内固定应选择前部 Smith-Petersen 手术入路进行[63](图 48-6)。手术应在患髋垫高的半侧卧位上施行。手术可在闭合复位及复位后 CT 扫描完成后的几天内进行。在后入路的病例中,从股骨头前面脱落的骨折片难以看见的,更难以复位,几乎不可能进行内固定。Epstein 主张后入路的原因是,担心前入路可能损伤前关节囊的股骨头血运[19]。来自股骨头前关节囊的血运是可忽略不计的,由于后路手术显露的诸多困难,前入路很受欢迎[63,68]。患者术后可以使用 CPM 机(肢体活动仪)辅助治疗[55],患肢轻触地负重 8 周,并且不能过度屈髋(>70°)4~6 周。前入路手术可能合

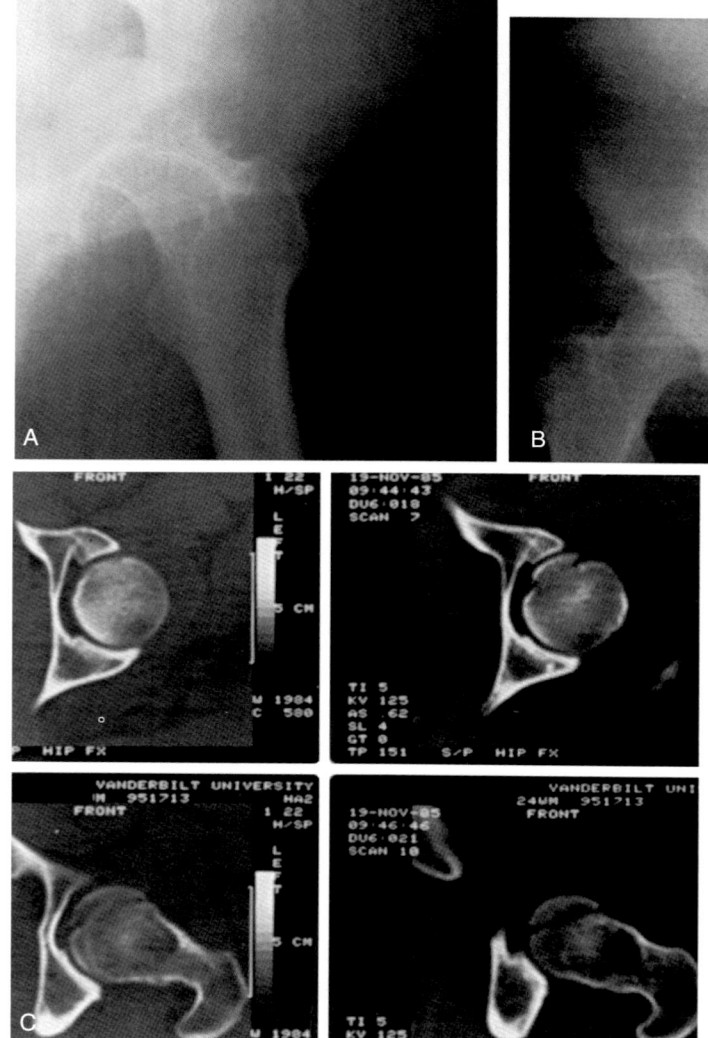

图 48-5　一例股骨头骨折的牵引治疗。(A)23 岁男性患者,车祸后出现髋关节后脱位。因无法进行髋关节闭合复位,患者接受了全麻下的切开复位。术中直视下不能见到股骨头骨折块。(B,C)CT 证实了股骨头骨折块解剖复位的结果。患者术后牵引 3 周,随后患者轻触地负重 3 周,获得良好的关节活动功能,长期随访显示未出现骨坏死或股骨退变性髋关节疾病。

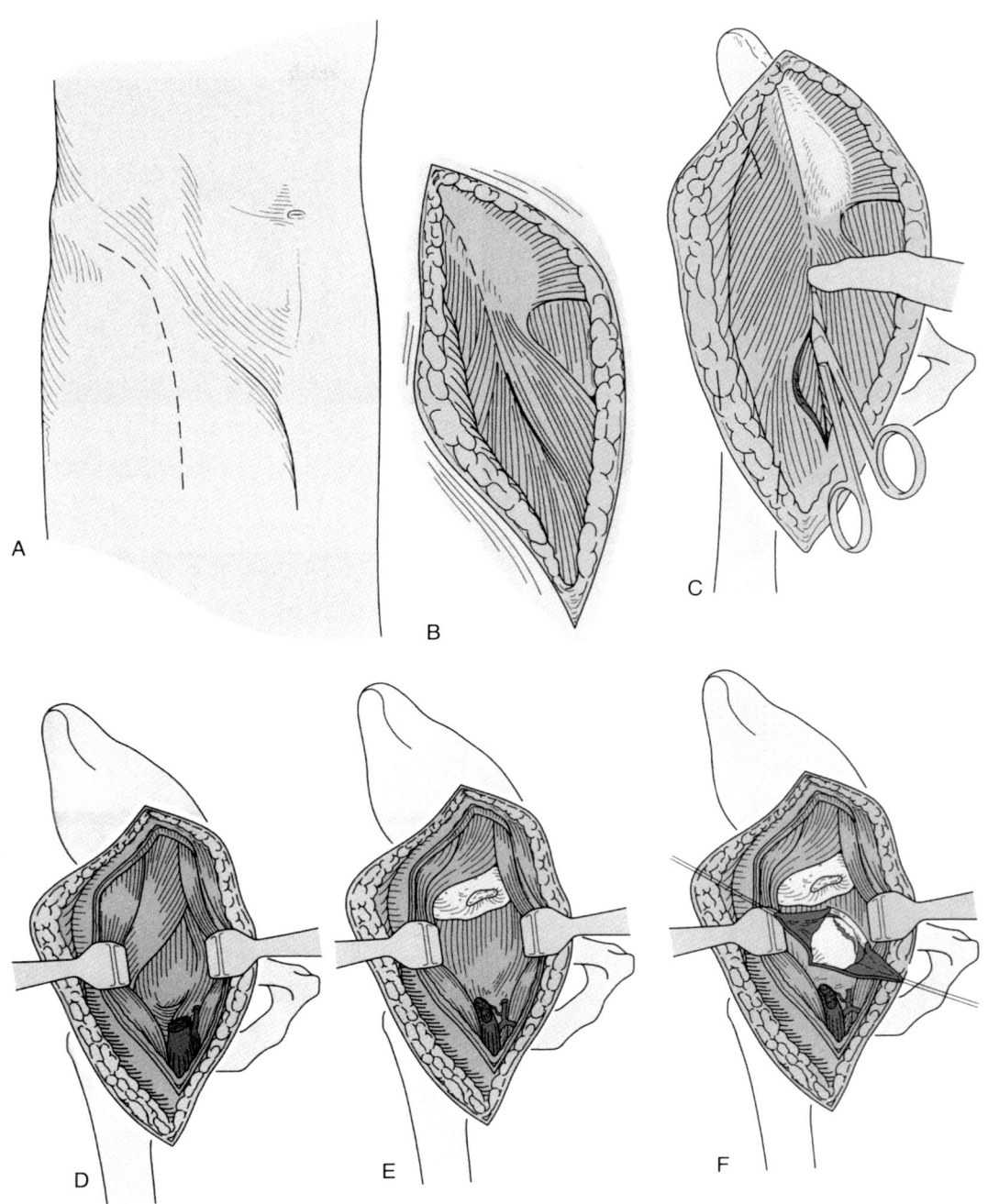

图 48-6　经前入路(Smith-Petersen)切开复位内固定来治疗股骨头骨折。(A)皮肤切口。被大单覆盖以便操作。(B)显露深筋膜,从髂嵴分离外展肌。(C)进入缝匠肌与阔筋膜张肌间隙,此二肌常可用手指触知。(D)在伤口远端确认、分离、结扎旋股动脉外侧分支升支,切断股直肌的直头和斜头腱并缝合标记,确认髋关节囊。(E)牵开、反折股直肌,显露髋关节囊前面。(F)通过从大转子松解髋关节关节囊,并从股骨颈前面沿长轴切开关节囊,关节切开术显现股骨头骨折。牵拉关节囊切开时缝在切开缘的标记线有助于增强显露。通过屈曲和最大外旋肢体,可以评估和调整复位。这种显露允许使用小的拉力螺钉固定,埋头于关节表面软骨下。

并异位骨化,会明显影响功能[61]。这类骨化可以通过减少外侧阔筋膜张肌和外展肌肉的剥离来避免。吲哚美辛 25mg,口服一天 3 次。服用 6 周,或者低剂量照射也有良好效果,但是二膦酸盐的治疗效果有限[4,52,65]

(图 48-7)。

(五)假体置换

　　假体置换的指征是:Pipkin Ⅲ 型骨折并且为老年

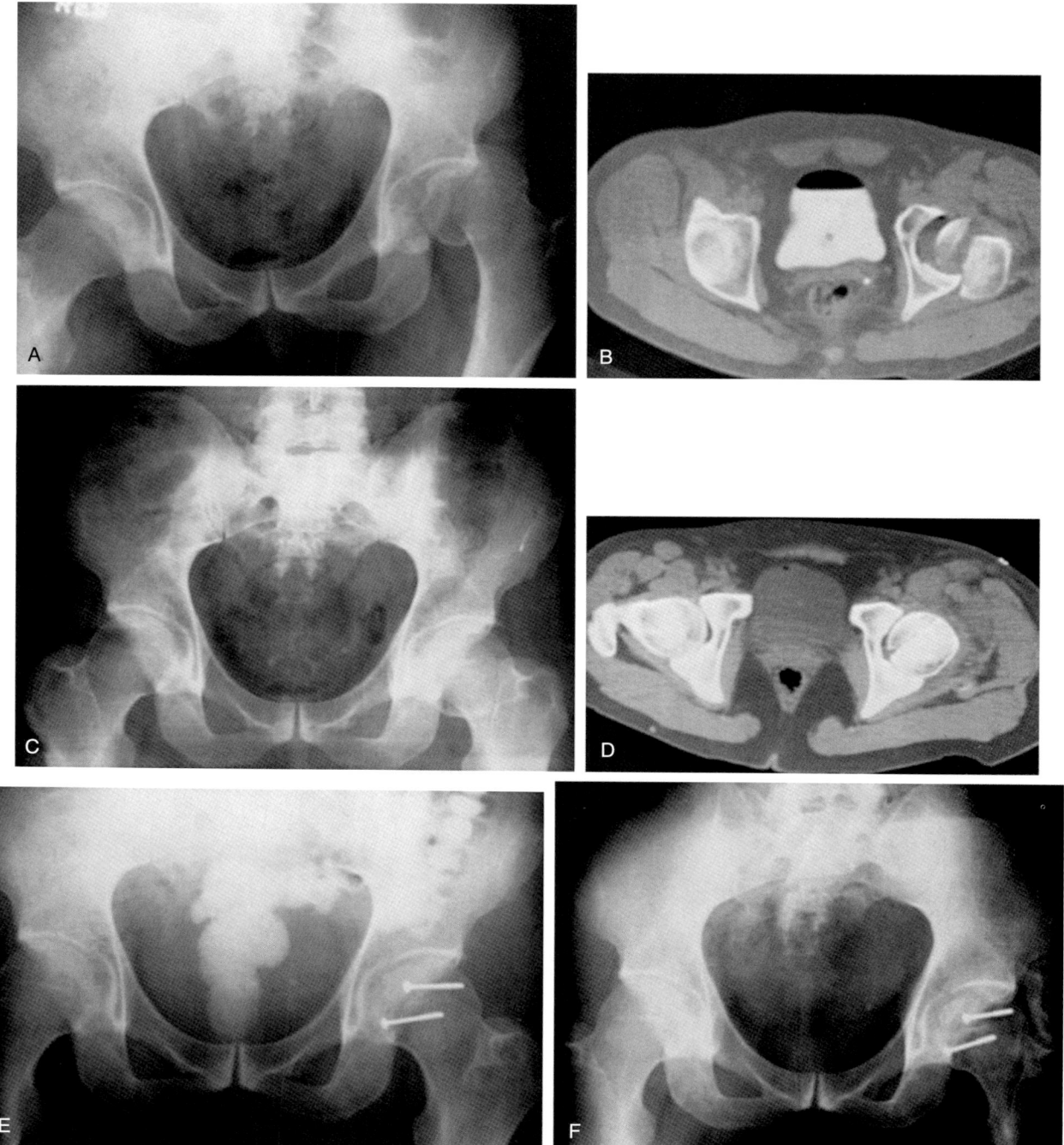

图 48-7 经前路内固定股骨头骨折。(A,B)44 岁男性患者,驾驶汽车高速行驶时发生车祸,诊断为:下颌骨开放性骨折,多根肋骨骨折,气胸,髋关节后脱位伴有 Pipkin Ⅱ 型股骨头骨折。在患者身体条件允许下,于髋关节复位前行急诊腹部 CT 扫描。(C,D)髋关节闭合复位成功。(E)因患者肺部损伤需要肺通气,因此认为是切开复位内固定的手术指征,以便让患者早期活动。确诊后经前路(Smith-Petersen)行切开复位内固定术。(F)患者术后早期活动,术后第 4 天拔管,有限的部分负重 12 周。随访 3 年时,由于异位骨化致使屈髋受限达 80°。患者无局部疼痛的症状,不愿意接受异位骨化切除术。异位骨化与从髂骨外侧剥离外展肌有关,目前不再主张这样的剥离。

患者，或股骨颈骨折明显移位并且患者年龄大于 50 或 60 岁[7,32]。股骨头初次置换无论如何都是禁忌的，只有在尝试谨慎的治疗后，内固定治疗的最终结果是出现关节不适或退行性骨关节炎时，才考虑施行假体置换。如果这些不适继续发展，就表明需要进行关节置换。详细的内置入假体置换的描述，详见"股骨颈骨折"一节(图 48-8)。

(六)髋臼骨折的切开复位内固定

在 Pipkin Ⅳ 型骨折损伤中，髋臼骨折切开复位内固定指征是髋关节复位后不稳定。股骨头骨折也应于术中内固定，以利于早期活动。髋臼骨折块决定了手术入路，而股骨头骨折可能需要另外的前入路进行复位和内固定。髋臼骨折的手术治疗详见第 37 章。

(七)早期活动

只有当患者极度虚弱，不能承受手术时，才可以在髋脱位复位后不顾股骨头骨折是否复位，让患者早期进行活动。对于老年患者，因为等到患者总体健康状况最佳之后才进行二期置换，会发展为创伤后关节病，所以这样做是完全合理的。应采取髋屈预防措施 6~8 周，详见髋脱位的建议(见第 46 章)。

十、随访与康复

在选择了闭合复位、牵引治疗时，应进行 4~6 周的经皮牵引或小重量骨牵引，然后扶拐轻触地负重 4~6 周。通常此期间的屈髋不得超过 70°。伤后 3 个月时，可以在监督下让患者练习髋关节的主动和被动活动，同时开始锻炼外展肌力量。

在股骨头骨折切开复位内固定后，患者应早活动，扶拐轻触地负重 6~8 周，同时也应该注意髋关节活动和下肢力量练习。术后早期可使用肢体活动仪(CPM 机)辅助髋关节活动恢复[55]。

在骨碎片切除病例中，应要求患者术后 8~12 周屈髋限制在 60°~70° 以内；在此期间，下地活动时必须扶双拐。随后进行下肢力量和活动练习。

当股骨头骨折内固定同时伴有股骨颈骨折或髋臼骨折时，应在一定范围内早期活动。患者扶拐下地活动，患肢轻触地负重 8~12 周。

假体置换患者的术后护理详见"股骨颈骨折"一节。

十一、结果评价

一个评价最后疗效标准化的系统对于交流治疗方式和治疗结果是必要的。这种系统对于股骨头骨折

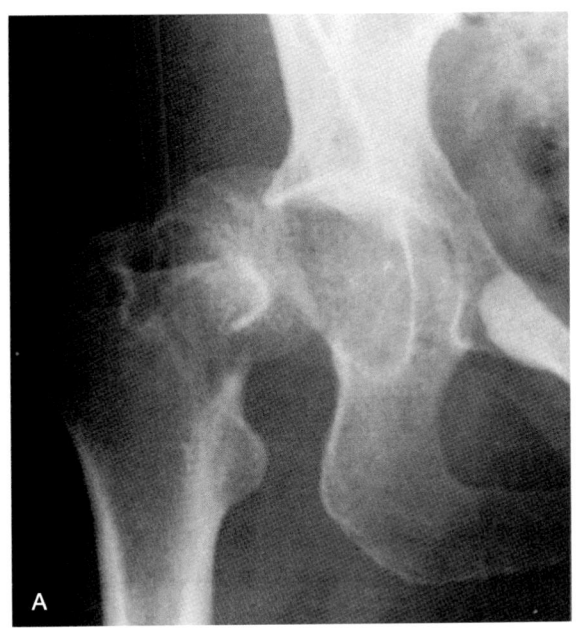
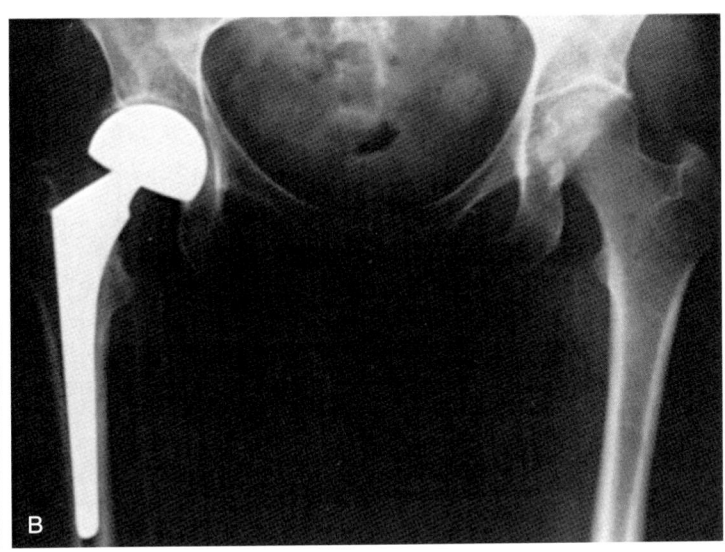

图 48-8 假体置换治疗股骨颈合并股骨头骨折。(A)55 岁老年患者，发生汽车翻车事故，诊断为：股骨颈骨折合并股骨头下部骨折，并且股骨头主要骨折块脱位。由于股骨头脱位，该损伤不能称为 PipkinⅢ 型骨折。(B)因为患者年龄的原因，选择了非骨水泥型双极头假体治疗。随访 3 年时，患者的治疗效果相当不错，偶有腹股沟疼痛，但假体并未翻修更换为全髋假体。

来说尤其重要,原因是几乎所有医生在其行医生涯中所治疗的股骨头骨折患者不超过 4~5 人。Brumback 和他的合作者[7]提出的评价系统是文献中应用最广的,而且不太复杂(表 48-5)。由于合并髋脱位,最合适的随访期限至少达到 3~5 年,以便排除创伤后股骨头缺血性坏死。

十二、并发症

(一)慢性不稳定

慢性不稳定往往发生在股骨头骨折碎片切除之后,合并髋臼后壁骨折未复位或骨折块切除时更易发生。股骨头骨折和髋臼骨折时,只要骨折块足够大,采取内固定方法固定骨折碎片是预防不稳定发生的最好方法。早期发现不稳定,可试行三面皮质骨髂嵴移植重建髋臼后壁。慢性半脱位可造成退行性骨关节炎伴关节间隙狭窄,需要进行髋关节置换或关节融合。

(二)伤口感染

任何手术均可继发感染,一般情况下,股骨头骨折切开复位时感染发生率不高于 1%。术后髋部感染往往是隐匿的,不容易诊断,所以关节穿刺是早期诊断所必需的。深部感染需即刻彻底清创,去除坏死组织,并全身使用抗生素(详见第 19 章)。

(三)异位骨化

股骨头骨折采取前或后方入路复位固定时,均可发生异位骨化。Pipkin Ⅳ型骨折需要扩大暴露以复位和固定髋臼,异位骨化发生率高,且与暴露途径有关(见第 37 章)。Pipkin Ⅰ型、Ⅱ型骨折采取前方入路时异位骨化发生率高[63]。传统上建议在损伤后 12~24 个月,待碱性磷酸酶水平接近正常,骨扫描活性降低时,切除异位骨化块,但现在临床经验表明不必如此。创

伤后异位骨化的患者,当其身体状况稳定而且影像显示骨已成熟且告知局部区没有活动性红斑。发热或肿胀时,可以进行切除治疗和活动度理疗。尽管二磷酸盐对预防该并发症无效,但吲哚美辛 25mg 口服,每天 3 次或小剂量放射,可起到预防作用[6,52,65]。在未获得长期随访资料之前,年轻患者应避免使用放射治疗。

(四)坐骨神经麻痹

髋关节后脱位或合并股骨头骨折时,坐骨神经麻痹发生率约 10%或更高。复位延迟会使发生率增加,这也是及时复位的原因之一。坐骨神经的恢复早期会出现感觉异常,出现这一症状可使用加巴喷丁、阿米替申林、卡马西平或联合应用,以缓解症状。系列肌电图检查可预测神经功能恢复情况。踝关节背伸功能往往在最后恢复,因此需要使用踝部后托或塑料支具保持功能位。髋部骨折脱位造成的严重坐骨神经麻痹预后不良。

(五)缺血性坏死

脱位持续时间越长,股骨头坏死发生率越高。后脱位合并股骨头骨折时,提示创伤能量更大,股骨头坏死发生率略有增加,其治疗很困难。如果软骨下吸收以及继发骨折是局限的,年轻患者可采取屈髋截骨的方法进行治疗,因此可避免关节置换或关节融合。

(六)退行性骨关节炎

退行性骨关节炎多发生在髋关节前脱位。同样,大约有一半 Pipkin Ⅱ型骨折、大部分 Pipkin Ⅲ型骨折及半数Ⅳ型可发生退行性骨关节炎[29]。其治疗包括控制体重、辅助行走及抗炎药物。老年患者症状严重者可采取全髋置换。年轻患者如从事体力劳动可采取关节融合。总之,全髋关节置换应尽可能延迟至对髋关节功能需求降低之后。

表 48-5　股骨头骨折的治疗结果评价		
结果	描述
优	髋活动正常,无痛,没有明显影像改变
良	活动度达正常的 75%,无痛,影像显示轻微退行性变
可/差	中度的活动限制,疼痛,关节面不平整,中重度退行改变

Source:Brumback,R.J.; et al. Proceedings of the Hip Society,1986. St.Louis,C.V. Mosby,1987,pp.181–206.

第二节　股骨颈骨折

股骨颈骨折是髋部骨折的重要部分。大多是由于患有骨质疏松的老年患者的低能量创伤造成。然而,高能量暴力有时也能造成年轻患者股骨颈骨折,这些损伤类型应该引起重视,因为它们有发生股骨头缺血性坏死的可能。不幸的是,这一致残问题的处理方法不适合于年轻患者。下面将讲述关节内的股骨颈骨折。许多骨折特点与局部解剖有关系,尤其是近端股

骨的血管分布和骨的结构。

一、相关解剖

(一)骨性解剖

股骨上端骨骺通常在 16 岁时闭合，在解剖学上表现为成人的特点[218,511]。成人的颈干角近似为 130°±7°，男性与女性无明显差异[428]。股骨颈相对于股骨干通常有一前倾角，平均为 10.4°±6.7°，这一角度同样与性别无关[427-429]。在骨骼系统成熟后股骨近端的前倾不再改变。股骨头的直径随个体的体型差异而变化，通常在 40~60mm 之间。

Hoaglund 和 Low[271]发现，股骨头的关节软骨在股骨头顶端厚约 4mm，并逐渐向周边递减为 3mm。股骨颈的前侧全部被一层牢固的滑膜组织覆盖，而其后侧仅近端 1/2 有该层滑膜[524]。股骨颈的长度和外形有很大的变异。大转子有一个大的向后凸出，这使得从外侧看来股骨颈定位于股骨近端的前半部分，要准确放置内固定物应该认识到这一点。股骨距是骨近端一个致密的垂直走向的骨板。它起于股骨干的后内侧部分，并向上延续到大转子方向，最终与股骨颈后侧皮质融合[258]。在一些有关髋关节成形术的文献中，并未能很好地理解这一结构的作用。Harty[258]及其后的 Griffin[239]指出，股骨距在股骨上端的骨折发展过程中扮演了一个核心的角色。

股骨近端的骨密度随年龄的增长而减低[76,305]。慢性疾病、手术创伤、生理性闭经以及某些药物(如皮质类固醇、巴比妥钠、性激素治疗等)对于骨代谢有着不利的影响，同时也会影响股骨近端的机械特性。Freeman 和他的同伴[214]在一些来自尸体及因股骨颈骨折而行髋关节成形切除的样本中查出股骨头和头颈结合部的骨小梁疲劳性骨折。样本(来自于一位 20 岁患者)在股骨上部未发现骨小梁疲劳性骨折，而 10 例手术切除样本均有。疲劳性骨折的高发部位(56%)是头颈结合部。Singh 等[464]和 Sugimoto 等[489]认为，骨密度降低与股骨颈骨折关系密切。除了年龄以外还有许多因素对它有影响。

(二)血管解剖和生理

Trueta 和 Harrison[512]扩展了 Howe 和其同伴的工作[284]，并用注射法研究了股骨近端的血管解剖。旋股内侧动脉发自股深动脉，它的终支骺外侧动脉提供股骨头的大部分血供(见图 48-1)。在 Trueta 和 Harrison

进行的 15 例高质量注射研究中，发现 7 例骺外侧动脉供应了 80% 的股骨头血供，另 7 例中供血的比例占 67%，余下的 1 例供血比例也超过 50%。干骺下动脉是旋股外侧升支的终支，它在髋关节前侧的中部进入关节囊。在 2/3 的样本中该血管供应了干骺端远端的前侧和下侧。股骨头第 3 支重要的营养血管是圆韧带内的后内侧动脉，它来自闭孔动脉系统，并常与骺外侧动脉系统相吻合。这两只小动脉吻合形成的血管系统在股骨颈骨折后股骨头血管再形成的过程中起了一定作用。多项注射研究均未发现明显的证据，表明来自滋养动脉的干骺端血管对股骨颈近端及股骨头有营养作用。来自骺外侧动脉小团体的小动脉，通常优先供应股骨头关节面的软骨周围骨。许多学者注意到，供应股骨头大部分血供的骺外侧动脉系统在股骨颈近端包裹于股骨颈的系膜反折中 (Weitbrecht 系膜动脉)[130,144,153,164,165,257,307,388,456]。

股骨颈骨折对血供的影响

股骨颈骨折对股骨头血供有着破坏性的影响。骨折移位程度通常与主要供血系统 (即骺外侧动脉)的损伤严重性相关[87,88,269,321,475,478,496]。骨骺外侧动脉破坏的严重程度与脱位有关[139,321,498]。Sevitt 使用标准注射技术对 25 具生前有股骨颈骨折的尸体进行了研究，发现仅有 4 例有着正常的股骨头血供[455]。一些学者注意到，股骨颈骨折损伤系膜血管后，来自圆韧带的血管会逐渐蔓延并将其取代，为股骨头再生血管供血。在这一过程中，股骨头因局部应力造成血供重建失败，可出现股骨头缺血坏死时的局部塌陷。

Catto[139]对 188 例因坏死或股骨颈骨折手术而切除的股骨头和 50 例正常的股骨头进行了组织学研究。在 50 例正常的股骨头样本中，未发现骨髓细胞变性和骨细胞坏死。有 109 例股骨头样本是在股骨颈骨折 16 天以后手术切除的，其中有些能发现血供受损的组织变化。标本中骨折 48 小时后就能发现明确的细胞变性，但通常认为在出现缺血后骨细胞逐渐消失，缺血 12 小时后骨细胞将有不可逆的变性。这一细胞死亡是一个缓慢的过程，骨折后 3 周在接近股骨颈骨折处的未破碎的骨小梁仍有未完全坏死的骨细胞。用骨凿使成年小型猪股骨颈骨折并有 5~7mm 的移位，然后将其解剖复位，通过血流动力学研究发现股骨头的血供将减少 60%[495]。

虽然股骨颈骨折对股骨头血供的不利影响已被明确证实，但外科医生还是能做一些工作去改善股骨颈骨折的预后。许多研究表明，理想的复位能够减少股骨头缺血性坏死的发生[101,190,219]。这也许是因为在骨折时并不是所有的髋外侧动脉系统的血管都被撕断，骨折复位后部分血管得以再通。或者是因为在急性期后手术能使得动脉能快速的再形成。Claffey[153]发现，在发生完全移位的股骨颈骨折时，关键的血管供应仍有可能没被中断。Gill等发现，如果术中在股骨头上钻孔有可见的出血，则不会发生股骨头缺血性坏死。切开复位时进行这项检测可以评估股骨头的错位[224]。另外，牢固的内固定也为血管的再生提供了理想的机械微环境。虽然标准的内固定技术似乎不会造成进一步的血管损伤，但 Brodetti[130]认为，应避免在股骨头的后方及上方做内固定。

股骨颈骨折显著移位时，有髋关节囊后侧损伤的可能[187]。高能创伤造成股骨颈骨折时这类创伤尤其可能发生，例如骨密度正常的年轻患者。在骨折移位少于股骨头直径一半的情况下，关节囊通常没有损伤。关节囊内出血会导致关节内压力显著升高，并使得关节囊的回流静脉闭塞，从而影响股骨颈上部系膜反折动脉血供。通过不同的方法测量血流，几位学者均发现随着关节内压力的升高，股骨头血流减少，并导致出现细胞坏死[495,496,521]。许多学者在股骨颈骨折的患者和临床试验中均发现关节内压力升高[163,164,241,254,278,293,361,473,538]。Stromqvist 和他的同事[488]通过锝骨扫描，以及 Beck 等[110]通过激光多普勒血液测量确认了股骨头血流的减少与关节囊压力升高有关。多数学者确信，髋关节伸展和内旋时关节囊容积减少，从而使得关节囊压力显著升高。因此在手术治疗前应避免这一类体位，并鼓励患者髋关节屈曲及外旋。如果这类表现可忽略不计，髋关节囊切除术可改善股骨头血液灌注，至少对某些患者而言[497]。对血肿穿刺抽血可降低股骨关节骨折后股骨头内骨内压（间接评估股骨头从静脉引流）；但血肿会迅速重新蓄积，因此必须反复抽血[254]。在确认关节囊内血肿后建议在超声引导下进行抽血[126]。在关节囊切开和固定之前，这只是一项临时措施[126]。此外，还应避免三棱钉固定，临床证明它会增加关节内压力[241]。

二、发生率

髋部骨折已成为越来越严重的社会健康问题。过去的 15 年大多数学术会议一致同意建立制度来完善医疗护理[291]。股骨颈骨折主要发生于 50 岁以上的老年人[79,267,546]。上世纪 80 年代早期发表的文献表明，在所有的股骨颈骨折患者中，年龄低于 50 岁的患者仅占 2%~3%[546]。1987~1991 年间在苏格兰爱丁堡地区治疗的 3147 名髋关节骨折的患者中，仅 3%年龄小于 50 岁[432]。在美国车祸创伤中，年轻患者的股骨颈骨折发生率在不断上升，尤其是合并有股骨干骨折的病例。有观点认为，仪表盘位置较低的小型汽车会使股骨远端被撞击的风险加大，在某种程度上增加了股骨颈骨折的发生。

经股骨颈、转子间、转子下 3 个层面的骨折发病率，及以上 3 种骨折总的发病率均随年龄增长而升高，女性高于男性，且在美国南部地区发病率较高[267,268]。股骨颈骨折更常见于女性 [268,546]，Zetterberg 等发现，在 1940~1983 年的 43 年间，女性与男性股骨颈骨折的发生率比值为 3.4:1[546]。多项调查表明，在人群中很难仅用年龄解释股骨颈骨折发生率的差异 [170,213,440,546]。在 1965~1981 年间，男性股骨颈骨折发生的平均年龄由 71.7 岁增至 74.3 岁，女性由 72.6 增至 79 岁，说明人口老龄化是发生率增加的一个原因[281]。在 1981 年，每 1000 人中股骨颈骨折的年发生率是女性 7.4 人，男性 3.6 人。英国、韩国、意大利的调查[170,440]表明，城市人口年发生率增加的速度（6%）大于农村人口（3%）[349]。大多数有关股骨颈骨折的文献是以斯堪的纳维亚的人群调查为基础的。这类研究不能直接应用于北美，因为骨质疏松与肤色、生活于北方地区、女性吸烟有相关性。有迹象表明，白种人的股骨颈骨折发生率高于非洲人和日本人，股骨上端几何构型不同可以解释某些人高发的原因[200,240,379]。虽然 Melton 等未明确美国股骨颈骨折发生率有无增长，但上世纪 70 年代末的发生率（每年每 1000 人中 9.2 人）没有明显差异[364]。左侧骨折较右侧多见，原因不明，与优势关系不明显[259,444]。发生率也没有明显的季节差异[148,186]。股骨颈骨折的患者有二次髋部骨折的风险。Schroder 等[452]发现，68%髋关节二次骨折患者的骨折类型与第一次骨折一致，两次骨折的平均间隔时间是 3.3 年，男性和女性二次骨折的发生率无差异。首次骨折的年发生率，男性是每 1000 人中 1.6 人，女性是每 1000 人中 3.6 人；二次骨折男性是每 1000 人中 15 人，女性是每 1000 人中 22 人。先前发生脆性骨折的患者易发生二次骨折，包括髋部骨折[246]。骨质疏松导致脊柱骨折和腕关节骨折一样是诱发髋部骨折的危险因子，这一现象在老年白人女性中更为明显[250]。

三、损伤机制和预防

车祸或高处坠落引起的高能股骨颈骨折是髋外

展时大腿的轴向应力(撞击汽车仪表盘)造成的[497]。这些高能损伤可使正常骨密度的股骨颈发生骨折。股骨颈骨折最常见的原因是站立时摔倒(超过90%)[152]。这种低能量的应力不一定能使正常密度的股骨颈骨折[161,270]。因此就出现了摔倒和骨折孰为因果的问题。据 Sloan 和 Holloway 报道,54 例患者中有 13 例(24%)在摔倒之前就有股骨沟区的疼痛[466]。Freeman 等发现[214],在试验组中有许多患者发生了疲劳性骨折,主要集中在头下区。虽然股骨颈的疲劳性骨折确实有发生而且难以复位,但是大多数学者认为,大部分股骨颈骨折还是摔倒造成的。因为股骨颈骨小梁的疲劳性骨折的发生和骨密度的下降相关,所以有严重骨质疏松的患者往往在摔倒之前就有了疲劳性骨折。下肢同一部位的先前骨折引起股骨骨密度的下降,从而加大了低能损伤造成髋部骨折的风险[517]。

除帕金森病以外的神经肌肉疾病,往往造成的是股骨粗隆间的骨折而不是股骨颈骨折[152,160,188]。这种损伤通常发生在从坐位站起时平衡失控摔倒,与肌肉力量和全身状况有关。与年龄相关的前庭、视觉、听觉和躯体感觉功能下降造成了平衡失控[98]。Rashiq 和 Logan[423]调查了股骨颈骨折与药物的关系。催眠类或镇静类药物可能影响患者对姿势的控制,造成摔倒。虽然镇静类/苯二氮䓬类药物和股骨颈骨折之间的关系还无定论,但最近有证据显示二者之间有一定的相关性[169,411,424,526,528]。过度酗酒使髋骨折发生率增加[274]。保持体重、经常锻炼、高强度阻力锻炼、避免使用长效镇静药物、减少咖啡因的摄入、穿合脚鞋、戒烟、改善视力和肥胖,可以使女性髋部骨折的发生率下降。适度饮酒可能会起到保护性作用[103,167,204,230,369,383,418]。中风病史和使用助行器可以使髋部骨折的发生率增加,如同透析和肾移植患者易发生肾衰竭一样[97,2472,360,362]。对其他人的功能位移也伴有摔倒风险的增加[507]。单纯增加营养或甲状腺补充剂并不能改善虚弱状况或减少发生髋部骨折的风险[204,516]。应用大剂量维生素 A 可能会增加骨折发生率[368,461]。最近的 Meta 分析证实,补充维生素 D 能够减少摔倒发生率;而一项群体性研究表明,血浆同型半胱氨酸水平的逐渐升高也是骨质疏松性骨折强大和独立且逐渐升高的危险因素[117,519]。绝经期后的激素替代治疗可以使 75 岁以下女性髋部骨折发生率减少[99,140,202,242,509]。二磷酸盐可增加骨密度,降低髋部及其他非脊柱骨折的发生率[336]。补充钙剂、维生素 D 和生长激素,即使是那些需要家庭护理的患者,也能够产生同样作用[116,117,211,276,292,356,419,443,548]。单独应用 β-受体阻滞剂或联用利尿剂能够减少骨折发生率[448]。降胆固醇药可增加骨密度,Pasco 等证实了应用降胆固醇药物使骨折发生率降低 60%[142,166,191,406]。相关的药物综述及调节、指导/教育、穿防护鞋教育和锻炼可有效预防老年人的摔倒[85,155,320,505]。现已证明训练、力量练习和打太极拳均能有效防止摔倒,而且经济适用[176,506,535,540,541]。甚至适当的体育锻炼,包括步行,都可以减少摔倒和髋部骨折的发生率[203]。痴呆患者和(或)长期护理患者需要进行防止摔倒的个体化训练[289,389,460]。通过深入细微的老年病学康复方案可使这些患者康复独立生活[289,389,460]。护理中心的患者使用髋部保护支具可减少髋部骨折的发生,但对于在家患者没有作用[310,327,365,399,520,548]。髋部骨折的治疗费用非常高,因此随着全球老龄化的出现,尽力防止骨折发生非常重要[249,380]。

髋部骨折的发生率、机制和预防参见第 47 章。

四、骨密度

Singh 和他的同事[464]利用完好股骨近端骨小梁的形态对骨质疏松严重程度进行分级(图 48-9)。将影像学的改变和髂嵴活检分级样本进行对比,鉴别二者的相关性。Singh Ⅳ级或更低级别代表有一定程度的骨质疏松。原发和继发压缩及伸展骨小梁的三维相关性已被 CT 所证实[196]。影像学 Singh 指数和双能 X 线吸收和(DEXA)测定的骨密度相关[352]。B 超检查也和 DEXA 测定的骨密度相关[450]。Singh 指数在相同实验中有很好的可重复性,不同观察者和同一观察者不同时间的 κ 统计值为 0.6[352]。采用这种方法确定的骨质疏松与股骨胫骨折移位有相关性[172,282,446]。DEXA 测定的骨质疏松与股骨颈骨折的发生率和危险性之间的强烈相关性已被广泛证实[149,167,200,208,304,325,581,489]。大于 10°~15°的髋部旋转会影响 DEXA 结果[225]。一项研究表明,髋 DEXA 筛查可使髋部骨折发生率降低 36%[317]。在用阿仑膦酸钠或雷洛昔芬治疗的第一年内会有骨密度流失,但并不能成为停止治疗的理由,因为大多数女性会在第二年的治疗中恢复正常骨密度[168],这一现象有人解释为"均值回归"[168]。

在对一组围绝经期妇女进行的前瞻性研究中[325],骨密度处于最低范围的妇女发生骨折的风险比正常者高 2.9 倍;另一项观察发现风险增加 2.7 倍[167,200]。Wilton 等通过对近 1000 例股骨颈骨折患者进行髂嵴活检,发现其发生率仅为 2%[537]。在年龄相仿的一组未发生髋部骨折的急性病患者中,其发生率为 3.7%。Hoikka 等[275]和 Lund 等[344]均发现其相关性不强。髂嵴的骨形态和生物活性不一定能反映股骨颈内的骨形态和功能。同类患者中,股骨颈的活检样本比髂嵴的活检样本网状骨萎缩更严重,而成骨细胞和破骨细胞密度更低[198]。股骨颈骨折患者的股骨颈内侧的组织学样本组织标本中的哈弗管直径比年龄相仿的对照组更大[104]。有证据表明,股骨颈骨折患者血清中有隐性维生素 D 缺乏,其骨内的维生素 D 浓度也明显偏低[332,337]。研究表明,酒精对骨密度有负面影响,可能是通过影响维生素 D 的吸收机制以及影响肠道的钙吸收造成的[408]。此外,吸烟、摄入过量抗氧化剂(维生素 C 和 E)及维生素 A 均可降低骨密度,增加髋部骨折风险[362,363]。

人成年之后骨丢失就会发生并逐渐加重。65 岁以后会明显影响到髋部[149,161,232],造成髋部极限强度和负重能力的不足,并随年龄增长而不断下降[161]。发生髋部骨折的一组女性,其骨密度(通过定量 CT 和环光子吸收测定)比细胞的对照组低 15%[471]。另外,随着年龄的增加,股骨颈的骨质丢失速度也越来越快[305]。发生股骨颈骨折的患者其骨丢失倾向发生在股骨颈区域[79]。

转子间骨折患者的转子骨密度比股骨颈骨折患者的要低,男性和女性分别低 11%和 13%[234]。Aitken[76]认为,通过掌骨形态测定确定的骨质疏松不是髋部骨折的主要原因, 不过它可影响到骨折类型。Firooznia 等[208]用 CT 调查了 83 例髋部骨折、74 例椎体骨折和 28 例髋部和椎体骨折女性患者的脊椎骨矿含量,发现

只有 4%的患者低于同龄对照组。发生单一脊椎骨折的患者几乎全身的骨骼都有骨质疏松[96,250]。虽然骨质疏松对骨折移位的严重程度和获得稳定内固定的能力起着重要作用,但可以肯定骨质疏松本身并不足以引起股骨颈骨折。虽然骨折前的体力活动水平与骨密度和骨小梁结构质量有相关性,起一定作用(活动强度大发生率低), 但摔倒仍然是大多数股骨颈骨折的引发因素[95,161,233,234,236,260]。摔倒时的冲击力比老年股骨近端强度高 50%,但比年轻人的股骨强度低 20%[161]。20~50 岁的任何骨折都会使女性 50 岁以后发生骨折的危险性增加。这可能与废用性骨质疏松有关[543]。

骨质疏松引起的骨丢失进展可以用激素替代疗法[202,265],应用钙和维生素 D、二磷酸盐、他汀类药物,以及力量锻炼进行治疗[145,166,382]。另外,耐力、抵抗力、平衡力训练也可以降低老年人(60~75 岁)和摔倒风险[417]。脆性骨折是将来发生骨折的最佳预测因素,对有过脆性骨折的患者都要进行相应的评估 (包括 DEXA 扫描)和治疗。但大多数患者没有接受过这些服务,尤其是男性[83,201,255,318]。在预防和治疗骨质疏松上的种族差异也已明确[375]。

黑人男性在多个骨骼部位都具有较高的骨密度,与体型、体重和髋轴长度无关[265]。然而,日本人股骨颈骨折的低发生率可以用其股骨上部的几何形态来解释[379]。增大股骨颈骨折风险的一些几何学因素,包括股骨干皮质厚度、股骨颈皮质厚度、扩张骨小梁指数

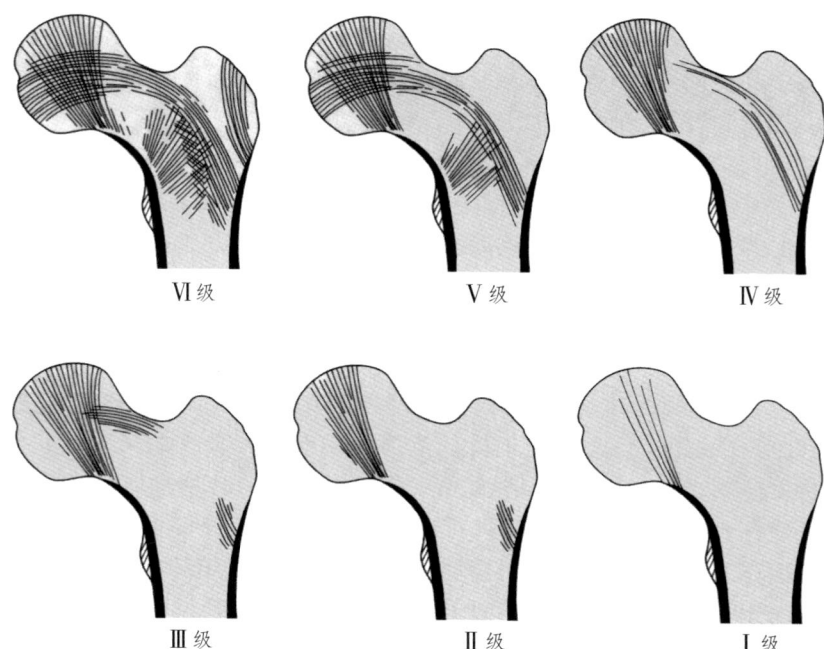

VI 级   V 级   IV 级

III 级   II 级   I 级

图 48-9 股骨近端骨质疏松的 Singh 指数。进展是从正常的IV级到有严重骨质疏松的 I 级。IV级有明确的抗原发和继发伸展和压缩骨小梁,I 级仅有少量残留的抗压骨小梁。本图被广泛应用于评估复位与内固定的适宜性,但由于观察者间的主观差异和 X 线检查间的差异,它作为科研工具的用途有限。

降低及转子区较宽[228]。股骨颈长度会随着年龄的老化而增加，并且可能与骶骨颈的骨密度和全身性骨质疏松有关[425]。随着年龄的增加，女性股骨颈横截面的惯性矩会减少，而男性的股骨颈干围都会增大[109]。常规DEXA 可以评价股骨颈长度，其结果与髋部骨折风险相关[200]。一项风险分析发现，骨密度降低会使髋部骨折风险增加 2.7 倍，髋轴长度的增加会使骨折风险增加 2 倍[167,200]。相比股骨颈骨折，髋轴较长的患者更易发生转子间髋部骨折[452,457,525]。

髋关节骨关节炎患者，其股骨近端骨密度的年龄相关性降低速率较低[525]。与转子间/转子下骨折患者相比，股骨颈骨折患者往往更年轻，更加好动，更少使用助行器，生活更独立[404]。当住院治疗临床效果相似时，这些患者的住院时间更短[404]。

五、损伤的后果

股骨颈骨折除了可导致疼痛、活动受限及偶发的致命性并发症以外，骨不连和缺血性坏死也是股骨颈骨折的严重并发症。

(一)骨不连

骨不连在无移位或挤压骨折中十分少见。移位骨折如果采用非手术，骨不连发生率为 50%~60%[159,533]，而采用内固定则为 4%~33%[93,101]。几项研究表明，骨密度正常及牢固固定的患者很少发生骨不连。骨不连与年龄增大及骨折移位相关性最强[93,273,497,547]。固定不牢固是最根本的原因[420]。大多数股骨颈骨折骨不连的患者都会伴有腹股沟或大腿根部中度到重度疼痛和跛行，呈典型的代偿性臀中肌步态。由于疼痛和步态受损，大多数患者会要求进行重建手术。

(二)缺血性坏死

如前所述，股骨颈骨折会损坏股骨头的血供，特别是有移位时。所导致的缺血后病变包括股骨头的血管重新生成以及骨小梁的变薄和塌陷。此前曾将其称为创伤后骨坏死、股骨头无菌性坏死、晚期部分塌陷和缺血性坏死[77,102,108,124,227]。在压缩或无移位骨折中发生率为 10%~15%，在移位性骨折中为 30%~35%[93,101,345]。骨折移位伴供血动脉损伤，以及关节囊填塞，是其必要的成因条件[254]。一些报道指出，骨密度正常的患者反而更容易发生这种并发症[127]。这项结果暗示，引起骨折的外力越大，移位和软组织损伤也越大[246]。因此，高能损伤的青年患者中发生缺血性坏死曾屡见报道[169,231,416,497]。功能

要求低的老年患者中，35%~50%的患者由于无法忍受腹股沟和大腿近端剧烈疼痛而要求进行重建手术[101]。大多认为，功能要求高则要求二次手术的可能性大。50 岁前发生该并发症的几乎所有患者都要求行重建手术[416]。

(三)疼痛

通过稳定的内固定可以大大减轻股骨颈骨折后的疼痛。术前牵引并不能减轻疼痛[81]。恢复期发生的腹股沟或臀部疼痛通常与骨折失稳和即将发生的骨不连或缺血性坏死有关。然而，采用现代内固定技术以及精确的复位，骨不连发生率已经降至 10%以下，因此缺血性坏死已成为疼痛的主要原因[273,546]。股骨头血运重建伴坏死肾小梁的吸收，以及伴发的微骨折最终导致软骨下阶段性萎隔，可能是造成疼痛的主要原因[107]。在无任何外伤情况下疼痛急性加重，通常该节段最终萎隔所致。疼痛偶尔伴有术后脓毒症和坐骨神经损伤。到后期，疼痛可能由创伤后退化性关节炎所引起，通常与节能性萎隔及其所致的股骨头不再呈球形有关[235,431]。

(四)活动受限

活动受限常伴有疼痛，其原因在于，患者想避免髋关节处于最大伸展位。因为髋在最大伸展位时，会减少关节囊容积并增大关节内压力，从而将最大应力加在股骨颈上。因此活动受限常与骨不连或缺血性坏死相关。在远期，关节囊纤维化和骨赘形成所引起的真正的活动丧失是创伤后退行性髋关节炎所致。

(五)活动度减低

髋部骨折后，一半或更多的患者无法重新获得术前的活动度[297,370,385]。一些患者是因为骨折并发症所致，另一些则是由于其总体精神或身体状况衰退所致。在许多病例中，这会导致老年患者失去独立生活的能力[279,518]。髋部骨折后能成功恢复独立生活的最佳预测因素是：伤前的日常生活活动能力，没有限制康复的内科疾病，以及认知功能[490]。髋部骨折后女性的死亡率从第一年直到伤后的 10 年都比男性低[451]。

可以假设，社会及医疗系统的差异将影响股骨颈骨折后康复的过程及部位。在以行走能力或被收容率为依据的测算结果方面，目前尚没有令人信服的数据能证明哪种现有的股骨颈骨折治疗措施更有优势。改善髋部骨折预后的康复策略已被认定为具有优先权

的研究项目[262,380]。老年痴呆患者的功能恢复差且死亡率高[518,542]。

(六)并发症

股骨颈骨折伴发的并发症随着患者年龄及受伤时已有疾病的严重程度而增加[457,459]。一项前瞻性研究显示,9%的骨折前健康者发生并发症,而伤前有其他疾病者是21%(64%的这类患者死亡)[377]。潜在并发症包括尿道感染、伤口感染、肠梗阻(偶尔有盲肠破裂的危险)、精神状态改变、脑卒中、心肌梗死、肺炎、深静脉血栓形成、肺栓塞和死亡[243]。对于髋部骨折的老年患者,必须进行全面的医学评估,并开始治疗脱水、电解质失衡和肺功能障碍。谵妄是髋部骨折的常见并发症,一项研究发现,住院早期流行率为9.5%,手术后为53%[128]。早期手术和活动对防止内科并发症有好处。但是,Kenzora 及合作者[316],以及 Eiskjaer 和 Ostgard[194]发现,伤后第一天进行手术的患者死亡率高,因此强调必须进行充分的医学评估,并在术前对可治的内科疾病进行治疗。已发展完善的治疗方案是,应用生理状态评分[433]来选择生理状态较好的患者实施内固定。

深静脉血栓形成在髋部骨折后并非少见,据报道,采用标准预防治疗(阿司匹林或华法林)的患者发生率为23%[226]。大多数研究者认为,预防治疗可以降低深静脉血栓的发生率[138,252,256,307,414]。据报道,右旋糖酐、华法林、皮下肝素治疗、苯茚二酮、阿司匹林、二氢麦角胺、低分子肝素和间歇式压力靴,都可以减少深静脉血栓形成[179,264,306,481,548]。肢体抬高和患者早期活动利于减少深静脉血栓形成[316]。一些针对深静脉血栓形成和肺栓塞的预防疗法应于术前或术后早期开始进行。超声检查的敏感性和特异性都很高,是诊断下肢深静脉血栓形成的首选方法[216,226]。尽管对适当预防深静脉血栓形成达成共识,但用法上的差异仍很明显[339]。

血浆蛋白水平低和淋巴细胞总计数低是老年患者死亡和功能效果不佳的高危险因素[150,322]。营养补充在加快恢复和减少伤口愈合并发症中起着重要作用[105,106,478,522]。术前和术后有任何并发症征象时都应及时寻求医学咨询,以减少这些问题的影响(见第47章)。

(七) 死亡率

许多研究都证实,股骨颈骨折后患者的死亡率高于普通人群的死亡率了。男性患者以及有内科并发症的患者死亡率更高[136,253,415,434,451]。已有证据提示,小的农村医院比大的城市医院的院内死亡率高[531]。在 Barnes[102]

的大样本研究中,术后第一个月的死亡率,男性为13.3%,女性为7.4%。如果手术推迟超过72小时,死亡率便会明显增高。同样,在 Dahl[171]发表的挪威人大样本研究中,骨折后第一个月的死亡率,男性为17.1%,女性为9.8%。当与年龄匹配的人群相比较时,第一个月的死亡率是其15倍,第二个月是其7倍,而此后便趋于一致。Kenzora 和同事[316]发现,股骨颈骨折后第一年的死亡率是13%,而年龄相匹配的对照组是9%。Eiskjaer 和 Ostgard[194]认为,在204例采用骨水泥对极率关节成形术治疗的患者中以下的因素(重要性依次减低)对死亡率有影响:心脏因素,在家护理的患者,慢性肺病,血浆肌酐值大于1.7mg/mL,肺炎,既往心肌梗死,手术的持续时间,以及性别。这些内科合并症并不能完全说明股骨颈骨折患者院内死亡率升高的原因[84]。入院时血红蛋白低(男性<13.0,女性<12.0)是患有慢性病的标志,已被确认为是住院时间长和6~12个月死亡率增高的重要预测因素[244]。糖尿病也会增加住院期间的死亡率[189]。Darner 研制了一种死亡率预测标度,并确定骨折后活动功能受损是预测死亡最有效的因素[401]。北悉尼的"股骨颈骨折"预后研究课题证实,在家护理患者的死亡率高[350]。下列因素对死亡率无影响:年龄,从入院到手术的时间,麻醉方式和脑血管疾病。Youm 等已证实,骨折前有脑血管意外的患者有相同的死亡率[545]。在北悉尼的研究中,6 个月的总死亡率为20%,1 年时为28%。肥胖可降低死亡风险[230]。Holmberg 和同事[277]证实了这种临床猜疑,那些在收容机构发生股骨颈骨折的患者比在家受伤的患者死亡率高(3 倍)。与此类似,老年痴呆患者死亡率为21%,比没有老年痴呆的对照组高[518]。老年痴呆、谵妄和抑郁都会增加死亡风险[386]。手术后伴发多种内科并发症的患者死亡率最高[330]。

有过二次股骨颈骨折的患者比一次股骨颈骨折后的死亡率高。上述结果被 Boston 证实[127],他发现,二次股骨颈骨折3个月后的死亡率是30%,而一次股骨颈骨折为13%。多项研究证明,人工关节置换术后的死亡率比内固定后的高[288,435]。另外,Chan 和 Hoskinson[143]发现,后路人工关节置换术的死亡率(20.6%)比前路的(6.5%)高[314]。尽管股骨颈骨折后的死亡率高,但转子间骨折的1年死亡率的关节囊内骨折高(在一项研究中为38%比29%)[314]。营养不良会引起死亡率增加,且男性大于女性。吸烟和酗酒对男性和女性死亡率影响相同[136]。90 岁或以上患者的死亡率不会增高,但丧失自理能力和功能的风险增加[458,459]。髋部骨折后的死亡经常归因于静脉血栓栓塞(VTE)和营养及肺功能障碍。所以 VTE 预防疗法、补充营养和早期活动是必须的[382]。

六、常见的伴发损伤

在高能量股骨颈骨折人群中，伴发损伤是常见的。涉及小于 50 岁非病理性股骨颈骨折的大多数研究系列均报道过,50%~60%的病例伴发有头、胸、腹或四肢骨折或脱位[86,177,415,497,508]。闭合性头部损伤、颈椎或胸椎骨折、血气胸或气胸,以及脾或肠道损伤,常伴发于高能量股骨颈骨折。由于是轴向负荷机制,最常见的肌肉骨骼损伤是同侧胫骨或股骨骨折、髌骨骨折或膝韧带损伤,以及同侧的骨盆或髋臼骨折或髋关节脱位[215]。

在更常见的低能量股骨颈骨折中,与站立位摔倒相关伴发的损伤较少见。偶尔可发生头部损伤,包括硬膜下和硬膜外血肿。在试图缓解摔倒时发生的同侧上肢的损伤(通常是桡骨远端或肱骨近端),发生率为 1%~2%。最常见的内科疾病,如脑血管意外或心肌梗死均会引起摔倒。

七、分类系统的发展

Senn 在 1889 年就建议对脆骨髋骨折要立即复位和固定,因而就需要有一种分类系统,来比较和报道治疗结果[454]。Speed 提出要为这种骨折组建研究小组,指出:"与几乎所有其他骨折相比,这种骨折仍未解决好[474]。"1928 年 Pauwels 按照骨折斜度对股骨颈骨折进行了分类。他的 Ⅰ 型是水平骨折,由于其剪切力极小,因此骨不连的风险最小。Ⅱ 型是中度倾斜,Ⅲ 型是更垂直的骨折,其骨不连的风险较大。由于越水平的骨折越趋向于嵌入骨折,越垂直向的骨折越会伴有高能量和移位,所以这种分类在一定程度可判断预后。Pauwels 的概念已被纳入 AO 骨折综合分类法的股骨近端骨折部分,也被整形外科创伤协会所采用[378]。Garden 分型试图根据预后和并发症发生来分类股骨颈骨折[101]。他的 Ⅰ 型是外翻位受到撞击的不完全骨折,Ⅱ 型是无移位骨折,Ⅲ 型是内翻位有移位的骨折,Ⅳ 型是完全移位的骨折,可通过自由浮动的股骨头的骨小梁和髋臼上盂的骨小梁重新对位来加以识别(图 48-10)。很多(如果不是大多数)Ⅰ 型损伤实际上可能是外翻位受到撞击的完全骨折。无移位、无嵌入的骨折很少见。由于 Ⅱ 型骨折移位风险高,因此应将其分为单独的一类。Garden Ⅲ 型和 Ⅳ 型移位骨折之间的差异通常很难在 X 线片上显示出来。而且 Barnes[101] 的大样本研究系列也未能证明两者在骨不连和缺血性坏

死风险上有什么明显差别。由 Barnes 系列的结果和并发症可见,Garden Ⅰ 型和 Ⅱ 型是类似的,Ⅲ 型和 Ⅳ 型也如此。移位和无移位的股骨颈骨折之间存在着明显区别。Parker[397]也证实了这一观点。AO/OTA 综合分类系统采纳了这些观点和 Pauwels 的概念。曾建议用这种分类系统来选择适宜的治疗方法,但这项应用尚未在大量患者中得到证实[384]。

伴有股骨头、股骨干或髋臼骨折的股骨颈骨折,需要单独分类。同侧股骨颈和股骨干骨折的病例,AVN 的发生率为 5%,远低于未伴有股骨干骨折的病例[492]。Casey 和 Chapman[137]认为,造成这种联合骨折的大部能量消耗在股骨上,所以股骨颈损伤是低能量小骨折。股骨颈骨折合并股骨头骨折时,AVN 和关节退变的发生率高,总体预后极差。因此应将这些罕见的损伤归类于股骨头骨折类。最后,股骨颈骨折合并髋臼骨折的预后多取决于髋臼骨折的类型。因此这类损伤可归类于髋臼骨折类(参见第 37 章)。

八、现代分类

(一)无移位股骨颈骨折

无移位骨折包括真正的无移位骨折和嵌入外翻位的骨折。这类骨折没有移位,发生骨不连和缺血性坏死的危险性小[94]。然而,这类骨折对功能的影响还是很明显的[195]。在生物学上,这类骨折预后较好的原因是股骨头的主要供血动脉在骨折时很少受到破坏。在这种低能量无移位骨折中,关节囊填塞在发生缺血性坏死中可能起主要作用[491]。

(二)有移位的股骨颈骨折

移位骨折包括所有可觉察到移位的股骨颈骨折。从严格意义上来说,移位是指远端转子间骨折块和近端股骨头骨折块之间的任何对位偏移(骨折面横向移位)。骨折移位是影响预后的重要因素,因为它与股骨头的主要供血动脉损伤有关,会有骨不连和缺血性坏死的危险。此外,如果未能及时处理骨折,关节囊内滑液会浸泡骨折面,给骨折愈合又加了一道障碍。在选择治疗方案时要考虑到股骨头移位骨折后骨不连和缺血性坏死的风险会增加,尤其是久坐不活动的老年患者。

(三)股骨颈疲劳性骨折

疲劳性骨折是由于病理性骨(类风湿性关节炎,

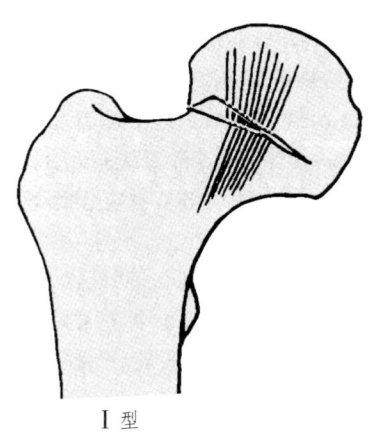

Ⅰ 型

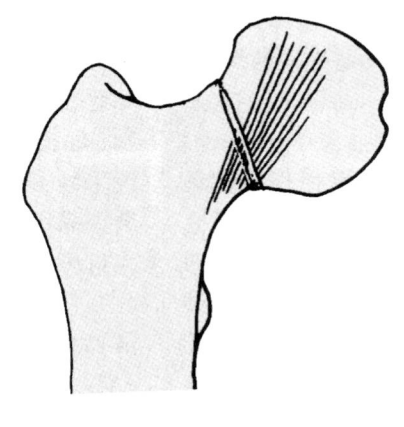

Ⅱ 型

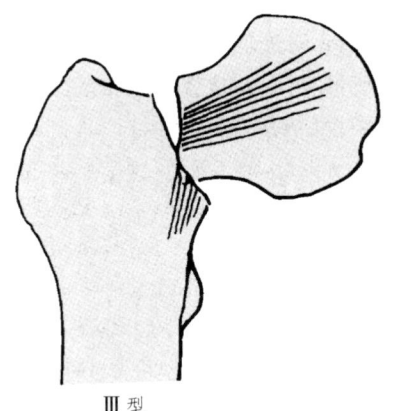

Ⅲ 型

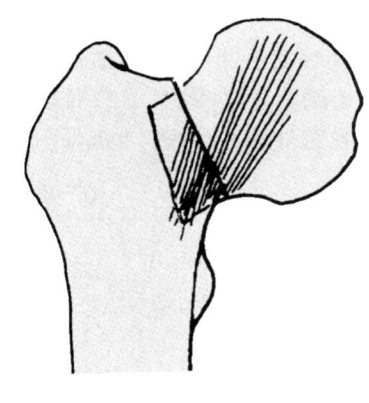

Ⅳ 型

图 48-10　股骨颈骨折的 Garden 分型
Ⅰ 型为不完全性外翻错位嵌入骨折,
一般是稳定的。Ⅱ 型为无移位骨折。Ⅲ
型为不完全移位骨折,内翻错位。Ⅳ 型
为完全移位骨折,断端不接触。股骨头
的压力骨小梁与髋臼侧的骨小梁对接
排列。在侧位像上 Ⅳ 型骨折移位明显。
为便于估计预后可分为无移位嵌入骨
折(Ⅰ、Ⅱ 型)和移位骨折(Ⅲ、Ⅳ 型)两
组,各组中两型的骨不连及缺血性坏
死发生率相似。

骨质疏松症)和非病理性骨(新兵)受到反复时负荷所导致[89,120,192,197,266,296,510]。Devas 在确认其不同预后时又根据外观将疲劳性骨折分为两个亚型,横断型(张力型)和压缩型[182]。需要注意的是,与骨密度正常的人相比,骨质疏松患者更容易发生疲劳性骨折[281,309]。近期进行过全膝关节置换术与股骨颈应力性骨折的相关性已被反复确认[207,335,357,394,395]。股骨颈应力性骨折与骨质密度降低有关,甚至包括年轻患者[376]。

(1)横断型(张力型)骨折:横断型骨折最初表现为在股骨颈上外端有一道可透 X 线的裂纹。在髋关节内旋位的前后往 X 线片显示最清楚。在数天至数周后,该类骨折通常会发展为完全移位骨折[100,162]。如果不进行治疗,这类骨折的患者发生移位的风险很高[100,162]。这类骨折完全不同于急性无移位骨折,后者不是在一次单独创伤事件中发生的[184]。这种反复负荷损伤对功能损害即使经过合理治疗,也非常严重,尤其是年轻患者[530]。应通过及时的手术固定来避免骨折移位,以便最大限度地降低移位引起的缺血性坏死和骨关节炎的风险[412]。在新兵的股骨颈移位骨折系列中,缺血性坏死的发生率是 28%,与延迟治疗和内翻性对位不正有很大关系[333]。

(2)压缩型骨折:压缩性骨折在 X 线片上表现为股骨颈内下部有一骨内痂朦胧影。在没有额外创伤的情况下这类骨折基本上没有移位的风险,因此多数学者认为,治疗该类骨折需挂拐杖使患肢部分负重,直至患者症状完全消退[182,192]。

(四)病理性股骨颈骨折

病理性骨折(包括股骨颈骨折)的治疗已在第 17 章中介绍。

(五)年轻患者的股骨颈骨折

股骨近端生长部未闭患者股骨颈骨折的治疗不属于本卷论述范围(详见《创伤骨科学·儿童卷》)。对于骨密度正常的青少年和年龄低于 50 岁的成年人，股骨颈骨折通常发生于高速创伤[91]。前面介绍的分类方法同样适用，但年轻患者的预后较差[416]。在这类个体中，严重创伤才会导致骨折块移位，这便是年轻患者中发生骨不连及缺血性坏死发生率增高的原因。Smith[467]证实，900~2000 磅（408~907 kg）的负荷才会使尸体标本发生股骨颈骨折。假定这些标本可能来自老年人，可以推断要使年轻人的股骨颈发生骨折则需要更大的外力。令人鼓舞的是，通过及时准确的复位和内固定进行适当的治疗可以使 85% 的患者髋关节在 10 年随访中保持完好[251]。

(六)特殊病例

某些骨代谢异常的疾病对股骨颈骨折的诊断和治疗有重大影响。下面两种疾病应加以特殊考虑。

(1)类风湿性关节炎：类风湿性关节炎可以伴发严重的髋关节滑膜炎，因此骨密度通常不良，而且慢性髋关节症状可掩盖急性股骨颈骨折的表现[488]。据 Williams 和同事们[534]报道，4/5 的类风湿性关节炎合并股骨颈骨折的患者并没有跌落摔倒过。这提示类风湿关节炎患者的大多数股骨颈骨折是因严重骨质疏松骨骼的疲劳骨折引起。股骨颈骨折偶尔可见于髋关节骨性关节炎患者。但髋关节病患者发生骨质疏松和股骨颈骨折的风险通常较低[525,529]。因为原来有关节疾病，因此这两种情况下的治疗通常是全髋关节成形术[90,156,178,463,499]。完全可以使患者恢复到骨折前能走动的状况[90]。

(2)肾衰竭：如前所述，长期接受肾透析治疗的患者都有代谢性骨病，且容易发生股骨颈疲劳性骨折。肾移植之后这种风险依然存在[97]。终末期肾病患者的骨折后死亡率与年龄和性别匹配的对照组相比并未升高，但发生髋关节骨折后的死亡率会升高[504]。慢性肾衰竭患者的有移位股骨颈骨折通常最好采用全髋关节成形术治疗。严重骨质疏松患者有移位骨折行内固定，从力学角度而言是不适宜的[494]。生物学因素同样会干扰骨折愈合。

(七)股骨颈基底骨折

发生在股骨颈下部的骨折称为股骨颈基底骨折。但目前还没有这一术语的精确定义。这种骨折发生在移行区。虽然通常认为这种骨折位于关节囊外且预后较好，但并非完全如此。严重移位的股骨颈下端骨折仍有可能破坏骺外侧动脉联合体。Claffey[153]通过实验室研究证实，此时的上移位程度已达到股骨头直径的一半（远端骨折块相对于脆骨头）。因为诊断性 X 线片并不能显示出创伤发生时移位达到极值，因此股骨颈基底骨折时的供血动脉损伤的可能性与其他病例截然不同。虽然大多数外科医师偏好应用治疗转子间骨折所选用的内固定[119,154,390]，但从生物学角度上说，股骨颈基底骨折应当被视为股骨颈骨折（同样存在股骨头缺血性坏死的风险）并急诊行固定及关节囊切开术。与更近端的骨折一样，稳定固定有利于骨折愈合[420]。

九、诊断

(一)临床判断

低速股骨颈骨折最常见的病因是摔伤，因此依据病史、主诉和查体结果可做出临床判断。高速损伤时，患者往往处于无意识状态或因其他疼痛而分散注意力。查体所见，例如股骨干移位骨折造成的腿部畸形，也会掩盖股骨颈骨折。因此，对于髋部疼痛或有其他伴发损伤的所有患者都必须对其髋和骨盆进行影像学检查，详见本章后面的讨论。

(二)病史

对于高速撞击受伤的年轻患者，了解事故的细节有助于指导临床和影像学检查。但查体和影像学检查对于指导评估和治疗比病史更有价值。准确的病史更有助于评估老年患者更常见的低能股骨颈骨折。对于那些偶尔神志不清的老年患者，获得其受伤前准确的活动水平资料是十分必要的。患者能否独立行走？患者能否在别人帮助下从床上移到椅子上？这些信息有助于医师做出治疗选择，是内固定还是行假体置换。患者伤前的功能水平、内科病症，尤其是精神状态，均会影响整体预后。

另外，对于老年患者，必须评价其各项风险以及治疗其骨质疏松和预防摔倒的可能性。有关药物使用、内科病症及活动能力的信息也很重要。最后，一定要问患者骨折前腹股沟或大腿根部是否有疼痛，因为这类疼痛往往提示存在某种病理性骨折。

(三)体格检查

高能创伤患者的评估在第 6 章已做了介绍。对于轻微摔伤导致的股骨颈骨折，体格检查应有重点地进行。可以通过患肢的姿势了解到股骨颈骨折存在，例如患肢明显短缩、外旋，以及不想移动。有时（通常是无移位骨折），损伤为隐伏性，只能靠患者主诉腹股沟、大腿或髋外侧（偶尔）疼痛来提示。以拳头叩击足底时产生髋区不适感，或者髋关节活动到极限时（尤其是髋关节旋转时）疼痛，可能是提示髋关节隐伏性骨折的唯一体征表现。

在检查完生命体征和精神状况后，头颈部的检查着重于有压痛部位、有无擦伤或磨损迹象以及颈椎活动度的减小。如果有其中某项异常，应用硬质颈托保护颈部，直到影像学检查排除了颈椎损伤。胸部应进行触诊以了解有无肋骨骨折，并通过听诊除外气胸。然后仔细检查上下肢，采用触诊并让患者（如果可能）在一定范围内活动关节。然后将检查重点放在受影响的下肢。检查大转子区域有无擦伤，以及会影响手术操作的创伤性或非创伤性皮肤病变。检查膝关节有无压痛、渗出及失稳。如果因为大腿疼痛无法检查，应在麻醉后、手术前再次检查膝关节。触诊大腿和小腿，并检查足部及踝部有无创伤迹象。评估四肢的血运状况，并以此作为随访评估的基准，仔细记录脉搏情况。最后，彻底检查肢体感觉和运动，并在医疗记录上详细记录体检发现。

(四)影像学检查

1.排查隐匿骨折

如果患者病史或查体提示有股骨颈骨折，而 X 线片上无特殊发现，有必要进行专项检查。首先应做骨盆前后位 X 线片，拍片时下肢应轻度内旋。应仔细检查 X 线片，看是否有股骨颈骨折。如果病史和查体提示可能有髋部骨折，但这张初始 X 线片没有证实，一定要充分内旋股骨拍摄有症状髋关节的前后位 X 线片，以显示前倾股骨颈区的最大外形，这个拍照位可以更好地显示隐匿骨折。如临床怀疑有潜在骨折，但股骨近端又无明显骨折，一定要做进一步检查。高质量的定向重建 CT 通常可查明骨折，甚至轻微的移位。这些常规检查可作为初始评估的一部分。如果患者能耐受，MRI 能很好地显示无移位急性骨折的骨内血肿并得到确诊，以便加快处理和治疗[92,245]。过去曾用锝–MDP 骨扫描来诊断隐匿性股骨颈骨折，但在老年患者损伤后 2~3 天通常没有阳性表现[199]。对于高能损伤，如果伴有髌骨骨折或膝关节韧带（特别是后交叉韧带）损伤、股骨干骨折，或者因交通创伤或跳跃或高处坠落引起的同侧距骨、胫骨远端、胫骨或股骨干骨折，均应怀疑有其他隐匿骨折[492]。如果高质量影像片没有发现骨折而伴发的损伤

又需要紧急处理，应让内科医生继续治疗。在对股骨进行操作（即髓内钉固定）时，都应采用影像增强器对股骨颈重新评估。如果其他损伤的治疗不十分紧急，可以考虑在术前进行上述评估。应在伴发损伤的术后早期康复期对股骨近端进行仔细的影像学检查。

2.X 线平片

对于高能创伤患者，骨盆正位 X 线片是早期创伤影像学检查的常规组成部分。一定要仔细观察片中的股骨近端区域。条件允许时拍骨盆正位片前将下肢固定于内旋位。同侧下肢创伤的体格检查或影像学表现，或者有髋部疼痛，也是行常规骨盆正位 X 线检查的指征。

对于低能损伤，如果病史或体检提示有髋部骨折，应在下肢轻度内旋位拍骨盆正位 X 线片，仔细检查有无股骨颈骨折。如果怀疑有髋关节骨折而初始 X 线片未发现，应按上文所述进行其他影像学检查。在 X 线平片检查中，17%的非病理性股骨头下骨折被误诊为病理性骨折[453]。

应采用 Singh 指数（以完好的对侧髋高位为基准）评估骨质疏松症，因为这个指数对测量骨质疏松的严重程度以及获得稳定内固定的可能性有一定预测价值[464]。如果临床明确或怀疑有骨折，还要对患侧拍正侧位 X 线片。在拍侧位片时，患肢平放于工作台上，健侧上屈以避开 X 线射束。仔细检查侧位片上股骨颈后侧有无粉碎，这项检查同样有助于预测骨折能否得到稳定的内固定。

3.CT

临床（例如病史、主诉或髋关节旋转时疼痛）怀疑股骨颈无移位骨折，而 X 线片无明显发现时，CT 和早期断层摄影有助于诊断。断层摄影还可以提供疲劳骨折治疗分型的重要信息。断层摄影能够得到平行于股骨颈各个层面的清晰影像。通过这一技术可以发现股骨颈上段的隐匿性病理性骨折。对于同时要进行腹部、骨盆或脊柱创伤检查的高能骨折患者，CT 有独特的价值。这项技术也可用于鉴别病理性（无骨质疏松性）股骨颈骨折与非病理性骨折。虽然研究证明内固定系统的稳定性主要取决于骨密度。但 CT 测量骨密度得到的临床数据并不能用于预测股骨颈骨折内固定治疗能否得到足够的稳定[494]。

4. 放射性核素研究

人们研究放射性核素吸收问题已有 50 多年的历

史了，希望通过这种技术在早期发现缺血性坏死。历史上曾将放射性钙、磷及碘注入体内，并用 Geiger 计数器获得用流经股骨颈的血流进行评估的数据。但这类研究结果缺乏一致性，同时患者要承受较高的辐射。

目前仍有两种技术被用于评估股骨颈骨折，它们是硫胶体扫描和 99m 锝二磷酸盐扫描[366,485]。前者是一种混合物，能检测骨髓的活性，并能有效预报警股骨颈头缺血性坏死。不幸的是，很多患者接受这种检查后没有进行监测。这种检查被证实是有效的，可以根据所得数据决定是否行假体置换[367]。与后相比，其辐射负荷过高，缺乏精细的显像，注药后显像时间过长，是这种检查的缺点。

99m 锝二磷酸盐扫描是评估股骨颈骨不连与缺血性坏死发生风险的一种首选方法[107,237,238,319,343]。Stromqvist 等[483-485,487]总结了 468 名接受这种骨扫描的股骨颈骨折患者的结果。他们发现，通过肉眼评估图像（闪烁图）结果既不能重现又不可靠。而在准确定位后，定量扫描（闪烁测量法）能够进行双侧比较。术前骨扫描并不能预测 AVN，而在骨折及固定后 2~3 周进行定量扫描却可以预测发生这类问题的可能性。股骨头吸收数据用相对于健侧的比值来表示。如果患侧与健侧目标区域的比值小于 0.9，患者有 84% 的可能会发生骨不连和（或）缺血性坏死。如果患者未受伤侧髋关节有基础病变，就测量患侧股骨头与同侧股骨干的吸收率比值。如果此比值在 0.4 以上，患者极有可能正常愈合。在受伤后第 4 周，最终发生骨不连或缺血性坏死的患者的股骨头吸收率两侧相同，甚至患侧更高，这种现象持续到伤后 24 个月。这些发现已在动物模型中得到重现[444]。这些数据与如下假设很吻合：在血管重建后有一个组织无血期，骨小梁减少并被吸收，使软骨下骨的机械特性被破坏，最终导致股骨头塌陷[227]。

核医学扫描生成的闪烁影像（非定量性）有助于诊断股骨近端的隐匿性病变。X 线平片无异常发现时，锝标记磷酸盐扫描显示的股骨颈区域成骨细胞活性可提示为无移位骨折或疲劳骨折[199]，这种变化直至症状出现后 72 小时才会明显。闪烁成像还有助于查找隐匿性转移病变，其会影响病理性骨折的治疗计划。但是，它对术前预测股骨颈骨折的预后没有帮助（图 48-11）。

5.双光子吸吸测量

双光子吸吸测量能准确测定脊柱的骨质疏松。但有文献报道称，脊柱的骨密度与股骨颈的骨密度无直接关系[208]。该技术有人已用于更准确地测定股骨颈的骨密度，而且已获得了达到稳定内固定所需骨密度的相关数据[234]。在此基础上也可以把髋关节轴向长度作为预测髋关节骨折风险的一项附加因素[200]。

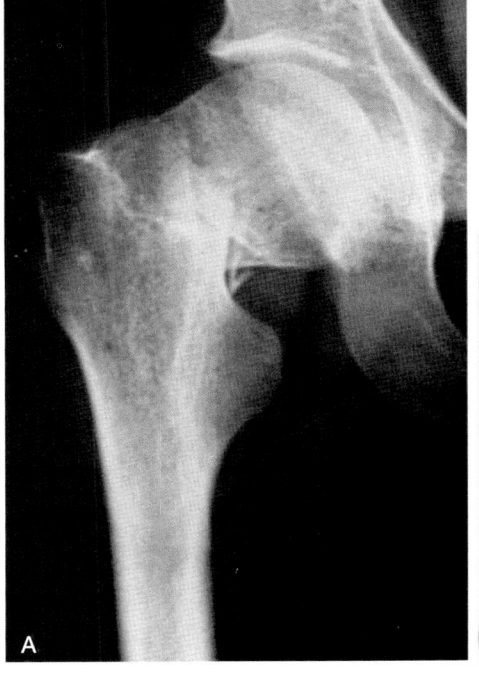
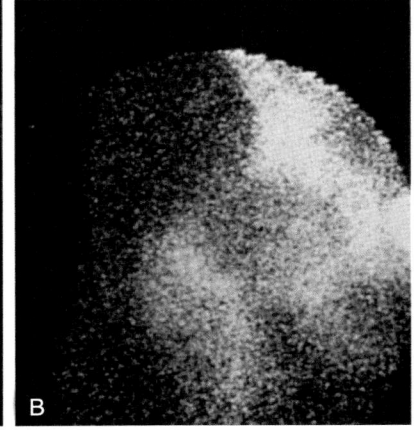
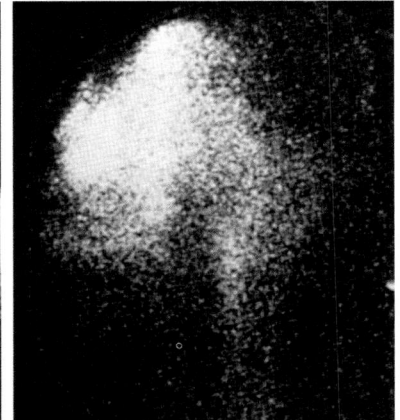

图 48-11　股骨颈骨折后的闪烁成像。(A)男性，23 岁，从床上摔落而发生股骨颈骨折，为有移的 Garden Ⅲ 型。(B)患者伤后 8 小时做术前骨扫描，右侧股骨头下部的吸收弱于左侧。(待续)

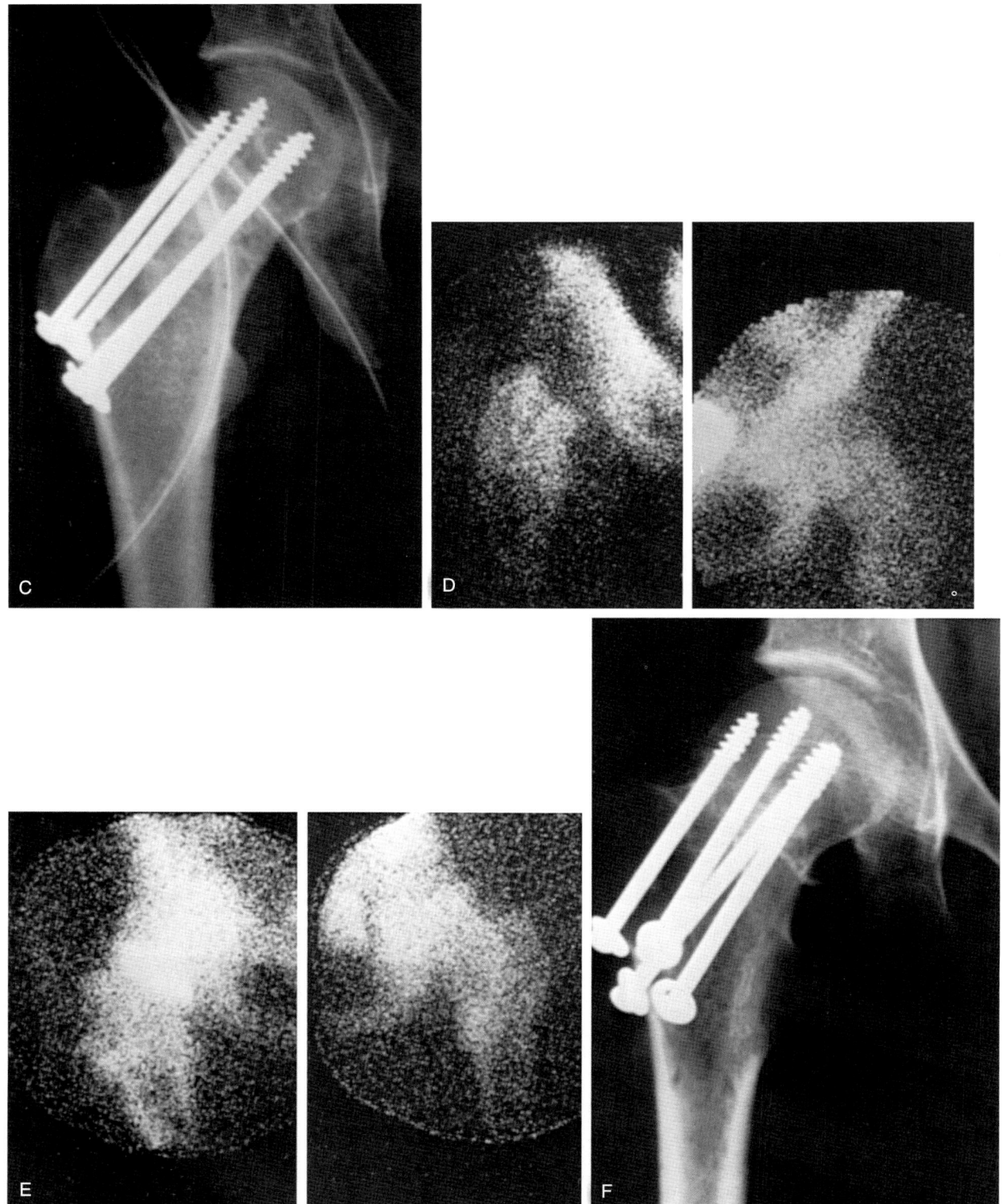

图 48-11(续) (C)患者经 Watson-Jones 入路接受急诊切开复位治疗。取出关节囊内血肿,并以 4 根空心螺钉进行了固定。(D)手术后当天的骨扫描显示,与健侧相比,股骨头的吸收比此前更低了。(E)第 3 周的骨扫描显示,患侧的吸收强于健侧。(F)18 个月复查 X 线片显示,骨折愈合,无明显骨坏死。10 年后这一结果得到证实。

6.磁共振成像

MRI 对非创伤型缺血性坏死时股骨头内的缺血性改变比较敏感。临床和实验室活体研究均发现,MRI 发现急性股骨头血管改变的能力有限[92,326,445]。股骨近端内固定装置会使得影像严重变形。为获得内固定术后令人满意的股骨头 MRI,有人曾使用过纯钛或接近纯钛的内固定装置;虽然图像上仍然有暗影,但已将变形减至最小。这一技术或许最终会使我们对创伤后缺血性坏死的病理过程有进一步的了解,但目前并不能预测哪些患者会由于创伤后骨坏死而发生股骨头萎陷[92,475,476]。有症状而 X 线片无异常的患者,又因为延误错过了核素扫描的最佳时机(创伤后 72 小时内),而且大多数老年患者对锡标记磷酸盐的吸收较差,因此 MRI 是发现无移位股骨颈骨折的最佳选择[245,536]。MRI 还有助于明确有关累及股骨的转移性肿瘤及其严重程度。

7.超声静脉造影

高分辨实时超声检查作为深静脉血栓形成的诊断技术已引起人们广泛兴趣,它简单、可重复且无创[226]。人们提出过多种超声诊断静脉血栓的诊断标准。在一项包括 40 名髋关节骨折患者的前瞻性研究中,Froehlich 等[216]仅做了一项检查:静脉腔的不可压缩性。这项检查从腓肠静脉一直做到股总动脉,并通过静脉造影进行了验证。5 例患者(12.5%)有较大血栓;所有患者均无症状。加压超声检查术的准确率为 97%,敏感性为 100%,特异性为 97%。这种方法痛苦少、费用较静脉造影低廉许多,但它要求技师接受过良好的训练。

(五)营养评估

髋关节骨折的老年患者营养不良的发生率较预计的高,即使资源充足的患者也如此[105,106,407,478]。现已证明,提供饮食补充后髋关节骨折的预后有改善。可以通过淋巴细胞计数,测定血清白蛋白、转铁蛋白和皮肤皱褶厚度来初步评估营养状况[105,114,151,468]。

(六)基本检查项目

在第 6 章中已介绍了多发创伤患者的诊断无果。为了避免漏诊股骨颈骨折(常发生于中段股骨颈骨折),应采用上述方法仔细检查股骨颈。根据初始评估所见进行脊柱和四肢的影像学检查,包括损伤病史和体格检查。对于超过 40 岁的所有患者应进行术前心电图检查、胸片、全血细胞计数、尿分析,以及血电解质、肌酐和血蛋白检查(见第 47 章)。

十、鉴别诊断

高能创伤患者的股骨颈骨折鉴别诊断必须包括骨盆骨折、髋臼骨折、髋关节脱位、转子间骨折或粗隆下股骨骨折、单纯转子骨折以及单纯肌肉挫裂伤。低能股骨颈骨折患者的鉴别诊断应包括转子间或粗隆下股骨骨折、骨盆骨折、髋臼骨折、单纯转子骨折以及髋部挫伤性转子滑囊炎。必须用病史和体格检查结果来评估病理性损伤、无移位骨折、股骨近端或骨盆的疲劳性骨折以及髋关节炎的可能性。

十一、治疗

(一)治疗的进展

骨不连和股骨头缺血性坏死一直被认为是股骨颈骨折相关的主要问题。1901 年 Senn 提出:"关节囊内骨折发生骨不连的唯一原因在于,在发生骨性愈合所需的时间内我们不能维持骨折断端的对合和固定[454]。"1889 年,他就率先指出对这类骨折要及早进行复位和内固定,并公布了一组动物实验数据,证明这类骨折应用内固定可以治愈[454]。Whitman 在 1902 和 1933 年以及 Cotton 在 1927 和 1934 年都曾提出,闭合复位并通过人字绷带固定于内旋位是治疗股骨颈骨折的一种首选方法[159,533]。Leadbetter 进一步描述了闭合复位法,并指出:"石膏固定并不能使 65% 或 75%的(股骨颈骨折)患者达到较好的结果[331]"。Phemister 描述了"匍匐性置换"病理生理,因为它与股骨颈骨折后股骨头的缺血性坏死有关[409]。

1931 年 Smith-Petersen 等报道了第一种被广泛采用的内固定方法[469]。直到 20 世纪 70 年代中期,许多文献都报道过采用他们的三棱钉。其中病例记录最多的文献是 1962 年由 Fielding 等发表的[206],在他们收录的 284 例移位和无移位股骨颈骨折患者中,骨不连发生率为 18%,缺血性坏死发生率为 29%。1937 年 Moore[372]发表了第一个多钉(可调钉)植入物的报道。报道的愈合率为 96%。随后不久又出现多种多钉植入物。1952 年,Moore 研发了股骨头的假体置换术并报道在 33 例患者中的使用效果。此后不久又研发了 Thompson 假体,从此开始了对股骨颈骨折是进行固定还是进行股骨头置换的争论[500]。为控制股骨颈骨折的嵌塞研发一些可调装置,如 Pugh 钉(钉 195537)和 Richards 钉(1964)。20 世纪 70 年代后期至 80 年代在已有的许多固定固定装置上又增加了多种采用多钉的螺钉的设计款式。130°钢板在欧洲大受欢迎。但是在内固定术广泛批准应用的现在，大多数骨科医师还在应用某些类型的多钉髋关节加压螺钉再加螺钉来防止股骨头旋转[93,125,231]。或者多方面已反复确认，这种程度的复位是骨折愈合的关键因素；把多螺钉植入物放置在距股骨颈下方皮质 3mm 以内有利于骨折愈合[340,371]。立体摄影分析已证实，骨折的稳定性对促进骨折愈合至关重要[420]。

Judet 发明了一种方法，将活体骨移植物置于股骨颈骨折后方和股骨头内，可以降低缺血性坏死和骨不连的发生率[308]。Meyers 等推荐使用股方肌蒂移植，并且报道，用这种方法治疗的创伤后缺血性坏死发生率为 8%，骨不连发生率为 11%[346]。不过并没有后续报道证实这些结果[303]。

(二)股骨颈骨折的现代治疗方案

1.初期治疗

防止患髋不必要的活动可以避免额外损伤并可使患者的不适最小化。适度屈曲和外旋可增加关节囊的容量并降低囊内压，从而改善股骨头血运。在膝盖下垫枕头可达到此效果。患侧腿应该抬高离开床垫，以免足跟受压迫而导致皮肤损伤。术前皮肤牵引对缓解疼痛无效[80,300,439,544]。急诊科医生阻断股神经，可有效止痛并可降低对麻醉药的需要[210]。

2.无移位股骨颈骨折

如上文所述，无移位股骨颈骨折包括外翻嵌插性(Garden Ⅰ型)和完全性股骨颈骨折(Garden Ⅱ型)，因为这两种骨折的预后相似。二者的治疗方法相同。内固定适用于绝大多数无移位的股骨颈急性骨折。研究证实，让患者活动可降低死亡率[294]。大多数早期无移位的病例内固定后可以让患者活动不会使骨折复位失败[147]。据 Bentley[111]、Hilleboe 等[266]及 Jensen 和 Hogh[298]报道，采用保守治疗(临床 7 周)，骨折移位或分离的发生率是 10%~27%。据 Bentley 报道，无移位股骨颈骨折后的缺血性坏死率，保守治疗为 14%，内固定治疗为 18%[111]。但是，如果发生了移位，缺血性坏死率将成倍升高，假体置换术就成了老年患者的首选方法。因此内固定似乎是合理的，选择多枚螺钉或未固定植入物由外科医生决定。使用空心螺钉和 Knowles 针的临床效果无明显差别[280]。植入物放置不当可造成骨不连和内固定失败[470]。一项回顾性研究表明，80 岁以上

的无移位或嵌插性股骨颈骨折患者，应用内固定的二次手术发生率较高，可进行半关节置换[286]。因为插入钉固定式固定装置会使骨折移位，故应避免使用固定钉。几项实验室和临床研究认为，关节切开术可以减轻因骨折使血液流入髋关节囊而造成关节囊内的压力升高[278,293]。

3.有移位的股骨颈骨折

如前所述，有移位股骨颈骨折的治疗目标是恢复髋关节功能。认为，让患者早期活动可以减少内科并发症并改善最终功能效果。此外，这样还能缩短昂贵的住院时间[400]。骨折固定失败、骨不连以及缺血性坏死(后期伴发有症状的骨段萎陷)一直被视为严重的并发症，会损害股骨颈骨折的治疗效果。在追求既允许活动又可避免这些并发症的过程中，有移位股骨颈骨折的治疗方法已从闭合复位和石膏固定进展到内固定，又发展为假体置换，目前又发展为选择性进行内固定或假体置换。目前提供的治疗方案建议，对于大多数有足够骨量的患者，应采取闭合或切开复位后行内固定。股骨颈骨折的发生水平面位置并不影响缺血性坏死或骨不连的发生率，一般也不用于决定治疗方案[421]。生理性老年患者有明显骨质稀少和(或)骨折粉碎，内固定不可能成功，应进行假体置换。这些患者一般为生理性高龄，功能需求低。其活动仅限于住所内，生活不能自理，存活期通常有限。因此这类患者发生需要翻修关节置换的后期并发症的概率很低。尽管不同类型的股骨近端假体置换各有其优缺点，但没有一种的使用期限和功能能与成功骨愈合后的自身髋关节相比。DEXA 诊断为骨质稀少或骨质疏松与内固定失败没有相关性[261]。而且，股骨颈骨折内固定失败后还可以通过全髋关节置换术成功地挽救，因此并发症的发生率较低。半关节置换失败需进行类似的手术，不过操作起来更困难，且结果也可能不理想。

(1)适应证：大多数有移位的股骨颈骨折都适合手术治疗，但体质虚弱及长期卧床的患者不适合。成本效益分析表明，手术治疗对于关节功能的恢复非常有益[212,355,400]。首选治疗为内固定术和关节置换术。所存在的争论将在下文讨论。对有移位股骨颈骨折选择术式时，建议考虑以下一些因素。

年龄是要评估的因素，但活动度、骨质量、生理状况和预期寿命比年龄更重要，这些都要在决定术式之前加以考虑[432]。如果(闭合或切开)复位和内固定成功，其长期治疗结果最好、最耐久。失败主要是由于早期固定

失败、骨不连或缺血性坏死伴发的有症状关节面塌陷所致。这些固定问题虽然不能完全预测，但常见于骨后稀少和粉碎的患者。股骨近部假体置换可避免骨不连和缺血性坏死，但围术期并发症发生率高于内固定。此外，关节成形术后期会发生假体松动和髋臼侵蚀问题，都需要行翻修手术。失败的半髋置换术翻修之后的效果，不如初始全髋关节置换术的效果，且手术难度相当大。因此，有移位的股骨颈骨折的初期治疗就应力求减少失败后的二次手术的可能性。显然，实现这一目标的最好方法是，半关节置换术仅限于生存期有限、功能需求低的患者。植入物设计上的改进均可以延长其使用寿命并降低翻修难度，但是支持这一观点的数据资料还不能令人信服。

适合采用假体置换术的提示因素包括骨骼病变、严重的慢性病(类风湿性关节炎[534]或慢性肾衰竭)及生存期有限。单纯高龄是半关节成形术的可疑适应证[286]。75 岁患者的平均预期生存时间为 10 年[82]。因此许多骨科医生把内固定术的适用范围扩大至 70~75 岁活动多、骨密度好、无慢性疾病的患者。对于预期寿命不长、骨质疏松、不活动的患者，单极半关节置换术是首选。对于能在户外行走但内固定术成功率较低的有移位股骨颈骨折患者，应进行髋关节置换术，全髋置换或半髋置换均可，后者适用于活动少的患者[156,178,463,499]。

(2)争论：有关老年股骨颈骨折患者应该行内固定术还是行假体置换术的争论非常普遍[462,472]。Hunter[287,288]详细考查过这一课程。有关假体置换的文献表明，临床效果的发生率为 28%，脱出发生率为 0.3%~11%，感染发生率为 2%~42%，6 个月内的死亡率为 14%~39%，这些数据都明显高于内固定的相关发生率[288]。但是 Sikorski 和 Barrington[462]发现，前路半关节置换的 6 个月死亡率低于内固定术。Holmberg 等[279]发现，假体置换术后的并发症发生率（15%）要低于内固定术（37%）。在一项回顾性非随机研究中 Johnson 和 Crothers 发现，假体置换术后的效果不良率较低。Rodriguez 和同事[435]审查了多种因素，并重点考查了并发症发病率和死亡率。他们发现，内固定术是最无害的治疗方法。其他有关半关节置换术的报道指出，围术期的并发症发生率较以前报道的有所下降[123,192,462,472]。

在目前的大多数报道中，坚持做到充分复位和正确使用多枚螺钉(或钉)进行固定，已将固定失败和骨不连发生率降低至 10%或 10%以下。据报道，计算机引导下置入螺钉可提高螺钉置入的准确性[338]。尽管初期移位股骨颈骨折在愈合后有 10%~30%会发生缺血

性坏死，但不会出现严重症状以致需要治疗，尤其是功能需求低的患者。如果确实发生，行全髋置换术是安全和成功挽救方法。

考虑到现在关节假体的价格和并发症，仅把双极人工股骨头全髋关节成形术应用于最有可能从中获益的患者是明智的。事实上，许多患者髋部骨折后的生存期不长，不足以判断手术的代价和风险。Wathne 等[527]并没有发现股骨颈骨折后行双极髋关节置换相对于单髋关节置换在功能上有任何改进。据 White 等[532]报道，股骨颈骨折后一年内的死亡率有所增加。尤其是那些术前患有严重内科疾病和老年痴呆症的患者这种影响更明显[194,518]。他们发现，75 岁以上的患者髋部骨折第一年内的死亡率增幅约为 6.5 倍。将这组数据应用到 1986 年美国的死亡率统计数据，可以算出 75 岁的髋关节骨折患者 10 年后的生存率仅为10%。主张对这部分股骨颈骨折患者实行双极或全髋关节置换的治疗策略，使那些在有生之年不需要良好运动功能的老年患者接受了手术。不过最近的一些无对照研究表明，关节置换术能给患者带来良好的功能和更长的假体使用期限[131,193,345]。

来自瑞典 Lund 大学的 Bauer 等[107]描述了一种依赖早期内固定治疗所有股骨颈骨折的治疗策略的成功率和安全性。来自于同一部门的 Stromqvist 等报道了 215 例应用内固定术治疗的移位股骨颈骨折[486]。在 2 年随访时，死亡率为 29%(63 例死亡)。生存者中有53 例发生骨折愈合并发症：再次移位和骨不连的为39 例(占原病例组的 18%)，缺血坏死率伴萎陷的 14例(占原病例组的 6.5%)。因为并发症而进行二次手术率为 36 例(17%)，再移位骨不连组的 28 例全髋置换术和 4 例内固定取出；股骨头塌陷组的 3 例行全髋置换术和 1 例截骨术。作者指出，如果对这些股骨颈移位骨折都实施例行的关节置换术，那么对 83%不需要行翻修的患者就不必做这种手术。这些患者的最终结果是骨折愈合，但死于其他疾患，或出现可以忍受的并发症。值得仔细推敲的是，17%要进行二次手术的患者绝大多数是因为内固定失败和骨不连，如果对这些严重骨质疏松、内固定失败风险高的个体早期施行的是半关节置换术，二次手术率会进一步减低。然而要注意的是，这类患者只占少数，而且其平均年龄为 78 岁。

持中立态度的医生认为，患者的最好结果是，脆骨髋骨折愈合后没有缺血性坏死并发症，且尽量保留自身的股骨头。当遇到预期生存期有限、患慢性疾病

且骨质量差的患者时，北美骨科医生大多推荐进行髋关节置换。

（3）证据分析：随机对照试验 Meta 分析已经成为对骨科手术依据证据进行效果分析的公认技术，股骨颈骨折的治疗已受到广泛关注。越来越多的合理对照试验开始研究 65 岁以上患者的移位股骨颈骨折。治疗方法包括内固定、半关节置换和全髋关节置换。所有的分析结果都表明，内固定的翻修手术的发生率较高[112,175,312,345,437,438]。对于有严重认知障碍的患者，内固定治疗与非骨水泥半关节置换有等效的结果[122]。研究表明，全髋置换术获得的功能效果最好，当考虑到翻修率较低时成本效益也很明显[121,312,438,502]。外科医生多的大型医院治疗后的短期功能效果更好[329]。内固定失败后早期进行挽救治疗的患者也不能获得与初期进行全髋置换等效的功能结果[359]。一项 Meta 分析和一项对照试验明确指出相比单极关节置换，双极关节置换并没有明显优势[134,391]。最近的一些 Meta 分析得益于越来越多的对照试验成为其输入数据源[112,113,438]。尽管内固定的翻修率较高，但它比关节置换术的死亡率低。螺钉–侧钢板固定比多个螺钉固定的翻修率低。与骨水泥关节置换相比，并发症发生率稍高的全髋关节置换功能效果较好。目前正在进行一些多中心、多国家参与的大样本对照试验，旨在比较全髋置换和半髋置换以及多松质骨螺钉固定和螺钉–侧钢板固定的治疗效果。

（4）手术时机：许多实验室和临床研究表明，对有移位股骨颈骨折进行复位可以改善股骨头的血运，这可能是因为患者的外侧骺动脉复合体保持完好未破坏。Claffey[153]指出，股骨头向上移位可能达到股骨颈直径的一半，但这些血管未受到破坏。这些数据表明，股骨颈骨折若不是急诊也必须尽快复位。在一个 50 岁以下移位股骨颈骨折患者系列中，凡是在 8 小时之内复位并做加压内固定的患者，骨不连率为 0%，缺血性坏死率为 20%。另外有对照组的其他一些研究也表明，紧急行切开复位内固定可以减少骨坏死[125,129,295,497]。

许多实验室和临床研究发现，关节囊内压塞同样会对股骨头血运造成不良影响[278]。虽然有些仍不同意，但目前的手术建议是把标准的外侧入路扩展进入 Watson-Jones 间隙（在阔筋膜张肌和臀中肌之间）并在直视下行前方关节囊切开术（图 48-14）。虽然髋关节囊在骨折中未撕裂的可能性只有 5%~10%，而且足够高的关节囊内压才会阻止股骨头的静脉回流和动脉供血，但这类骨折完全可以用这种简单的手术进行有效的治

疗。囊内切开术需要多花 5~10 分钟去暴露视野，但是这样不会增加手术风险。这样还能使术者在直视下完成解剖复位。在推迟治疗有移位的股骨颈骨折时，采用切开复位并不会增加缺血性坏死发生率[513]。拖延从发生骨折到进入医院的时间将使死亡率明显升高[358]。许多股骨颈骨折的老年患者患有严重的内科病，也增加死亡率[374]。手术前有效控制这些内科病可以大大降低并发症风险[194,316]。因此为使这些患者达到最佳手术状态应进行格外仔细的护理（见第 47 章）。但是应该避免因医院管理系统失误（即当前没有手术室可用）而推迟手术[392]。一项风险调整分析并没有发现死亡率和推迟手术之间成正比例关系[346]。然而 Zuckerman 和他的同事[550]指出，伴有不超过两种内科症的患者，如果延迟手术超过两个日历日将会增加其死亡率。Parker 和 Pryor[403]证实，延迟手术会使不伴有内科疾病的患者的死亡率增加。Rogers 和同事们[436]也发现，肉体股骨近端骨折的生理稳定的老年患者，如果在 24 小时以后才做手术死亡率会明显增高[185]。最近的一项回顾性队列研究发现，早期手术与功能恢复或死亡率没有相关性[393]。但并不主张在患者身体状况稳定之后还一再延迟手术。

对营养因素也要进行评估，以便在术后早期加以解决。Bastow 等[105,106]和 Patterson 等[407]强调，髋关节骨折后的死亡率在瘦弱患者中较高，而且补充营养可以缩短住院时间并降低死亡率。一旦患者达到最佳状态，就应进行手术。如果选定行内固定，尽早手术会特别有益，因为正像此前所说，有证据表明对有移位股骨颈骨折尽早复位可以改善股骨头的血运[497]。对于年轻的股骨颈骨折患者其好处在于能最大限度地降低有症状缺血性坏死的发生率。如果选择关节置换术，对患者进行适当评估和准备后尽早手术也有好处，因为长期卧床患者不活动和疼痛会使健康状况变差。

（5）针对不同状况患者的治疗：表 48-6 总结了根据患者情况对移位性股骨颈骨折应考虑采取的治疗措施。

4.病理性股骨颈骨折

读者可以从第 17 章详细了解病理性股骨颈骨折的诊断和治疗。如有手术指征，必须行某一种关节置换术（表 48-7）。

（三）多发伤患者

骨骼正常的年轻患者，几乎所有的股骨颈骨折都是继发于高能创伤。50 岁以下的非疲劳性有移位股骨

表 48-6　不同类型疲劳性股骨颈骨折的治疗	
骨折类型	**治疗**
横断型	急诊多钉内固定
压缩型	扶拐或助行器部分负重行走

颈骨折患者,50%~70%伴有其他内脏系统损伤[415,497]。对有移位股骨颈骨折的年轻患者,我们要怀疑他伴有其他损伤,直到完全排除。

1.股骨颈骨折处理的时机

由于有移位股骨颈骨折后发生股骨头缺血性坏死伴部分塌陷的风险高而且这种并发症可供选择的治疗方法有限,所以年轻患者最迫切需要的是复位加固定[347,348]。因此在对多发伤患者进行骨科治疗中,只能先稳定严重出血的骨盆环损伤、先清创(而不是稳定)受污染的开放性骨折伤口以及先复位颈椎的半脱位或脱位,然后再治疗有移位股骨颈骨折。

2.伴发伤的处理

(1)股骨干骨折:股骨颈骨折中 2.5%~5%伴有同侧股骨干骨折。通常,股骨颈骨折移位极小,但有的可能很严重。最常见的是,髋关节损伤伴有股骨干中段 1/3 部位骨折(占报道病例的 80%以上)[492]。在报道的病例中有 34%在最初评估时将股骨颈骨折漏诊[492]。股骨颈骨折患者的初始 X 线片必须包括股骨颈的高质量正位和侧位片。由于年轻患者的创伤后缺血性坏死的治疗效果不佳,因此股骨颈骨折的处理必须优先于股骨干骨折的处理。只有最理想的手术治疗才能将缺血性坏死风险降到最低。如上文所述,股骨颈骨折需要通过紧急复位、关节囊切开以及多螺钉内固定进行

治疗。在股骨颈未达到稳定之前不得将顺行股骨钉插入到邻近股骨颈骨折处,否则会引起移位。在固定好股骨颈之后,再用钢板和螺钉、可变化的逆行髓内钉或逆行钝钉固定股骨干[137,146,492,493](图 48-12)。如果可以在标准髓内钉入口的正前方用螺钉或钉固定股骨颈,则可以采用顺行标准或锁定钉,但是这种方法将会带来非常高的骨不连率(18%),以及随之而来的骨坏死。还有人建议用带有指向股骨头的近端锁定螺丝的头向髓内钉来固定同侧的股骨颈和股骨干骨折[157,422]。在插入这种钉的过程中有股骨颈骨折移位的风险,因此入路定位非常重要。在准备给股骨插入头侧髓内钉之前先对股骨颈骨折进行复位,并用钢丝或钉固定。Ramser 和同事[422]已证实其具有很好的生物力学特性。

(2)股骨颈和股骨头骨折:治疗这种常见的损伤,读者可参阅上一节"股骨头骨折"[357]。首先要尽快复位髋关节脱位。对这种多发伤患者应该认真考虑固定股骨头骨折和股骨颈骨折的先后顺序。治疗老年患者的严重股骨头骨折(Pipkin Ⅱ 型和 Ⅲ 型),髋关节置换应该作为首选。

(3)股骨颈/髋臼骨折:股骨颈骨折的治疗原则不变。股骨颈骨折应急诊行手术稳定;髋臼骨折如果适于切开复位可以延期进行。有经验的医生对这两种骨折同时进行手术治疗往往能达到满意的结果。关于这种复合骨折髋臼骨折的治疗细节请参考第 37 章。

(四)个性化治疗方法

1. 保守治疗

保守治疗的指征主要限于压缩型疲劳骨折。保守治疗有发生移位的风险进而存在发生缺血性坏死的高危险,因此对于股骨颈急性嵌插或横行疲劳骨折不能采用保守治疗。疲劳骨折的保守治疗措施包括需将

表 48-7　根据患者状况有移位股骨颈骨折的治疗措施	
患者状况	**治疗**
年轻患者,高能损伤,正常骨结构	急诊闭合或切开复位和多钉内固定,同时行关节囊切开[111,182,437]
老年患者,活动要求较高,骨密度好	快速健康评价后立即行闭合或切开复位和多钉内固定,同时行关节囊切开[182]
老年患者,正常或中等生存期,骨密度差,有慢性病,功能要求低	双极半关节置换或骨水泥全髋置换
高龄患者,要求低,骨密度差	单极半关节置换
卧床,不能行走患者	尝试保守治疗,如果在几天内常规护理未恢复正常且无任何不适,可考虑早期手术治疗(内固定,单极半关节置换,或切除式关节置换术)

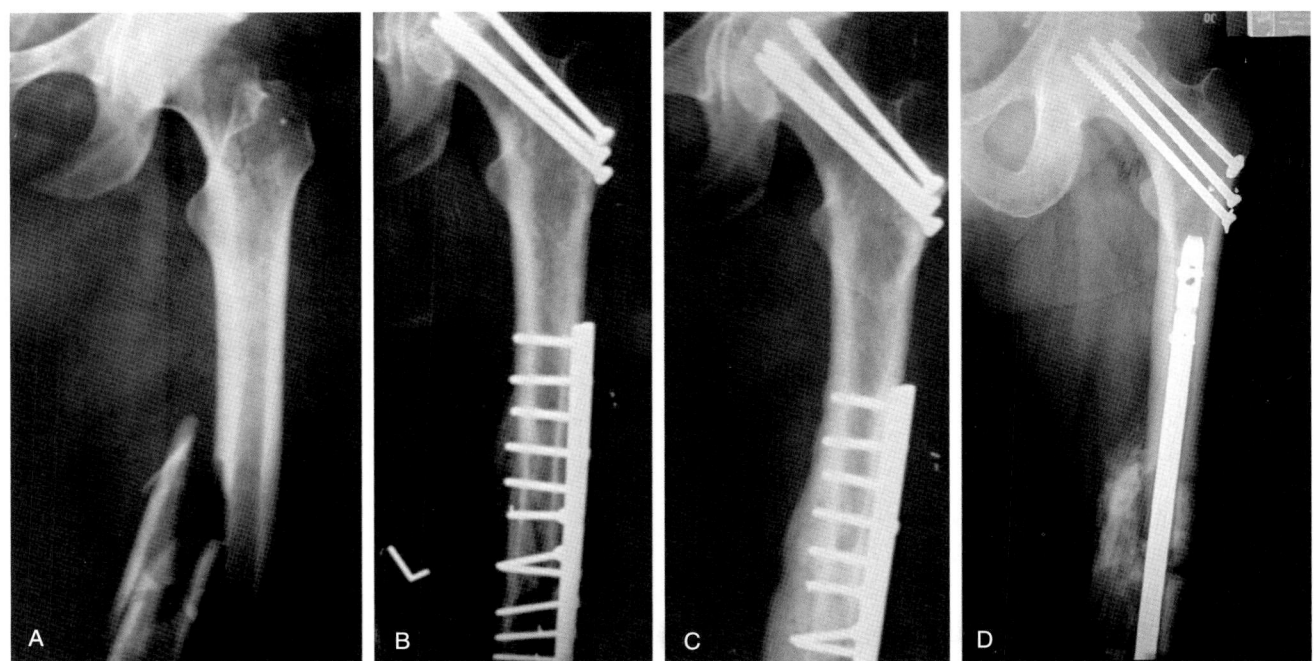

图 48-12 股骨颈及股骨干联合骨折。(A)24 岁女性股骨干粉碎骨折,同侧股骨颈垂直骨折。对侧关节内股骨远端骨折,脾脏破裂。(B)开腹检查后行股骨颈骨折切开复位空心螺钉固定,钢板螺钉固定股骨干。(C)8 个月后影像检查显示两处骨折愈合。4 年半后没有骨坏死征象。股骨颈骨折优先处理可减少骨坏死发生率。(D)另外一位患者同侧股骨颈和股骨干骨折,早期闭合复位并多针固定股骨颈,逆行髓内针固定股骨干。

活动限定在无痛水平,初期要借助拐杖部分负重。还应避免危险性活动。当患者症状消失并且经过了足够长的康复时间(6~12 周)确保能安全愈合之后,就可以开始逐渐恢复正常活动。

有时保守治疗也可用于虚弱、痴呆、不能行走的临床患者,可能还包括需要人帮助才能移到椅子上的患者[539]。这些患者如果有严重心肺疾患而且生存期有限,往往会放弃手术,但其中有些患者并非濒临死亡。对于这类患者,由于手术治疗风险高且获益有限很难判断是否要进行手术治疗[539]。一项针对这类患者是否适合保守治疗的详细研究表明,患者足以耐受日常护理而无不适。通常要进行几天止痛和定时小心翻身,并让留住进行长期护理。在其他一些情况下,可将患者转到医院急诊室,由治疗医生决定是接纳入住还是送回到长期护理中心。医生和护理人员良好的沟通和合作至关重要。如果患者好像很不舒服,则有必要留院观察几天,卧床休息通常用特殊的软床垫以免不必要的经常翻身损伤皮肤。应用胶神经阻断药或小剂量的麻醉药会使患者更舒适,能耐受日常护理,然后再让其回到此前的住处,偶尔有患者不能耐受这种治疗,则必须考虑实施单极半关节置换术、切开关节成形术或者闭合复位加多钉内固定。这类患者行内固定术的不足之处是,突出部位容易发生压疮,特别是那些屈曲挛缩把患者限定在侧卧位的病例。

2. 原位固定

(1)适应证:原位固定的适应证包括无移位的股骨颈骨折、疲劳骨折、股骨颈压塞骨折。因为骨折移位关系到临床预后和功能恢复,所以在护理中应小心避免使骨折断端发生移位[503]。

(2)手术时机:一旦患者健康状况合格之后应立即进行骨折稳定术。Zuckerman 和他的同事们发现,对于这类合并有两处或两处以下骨折的患者,如果延迟到 48 小时之后再行手术,总体死亡率将会升高[550]。因为有证据表明,囊内血肿与发生缺血性坏死的病理生活有关,因此应紧急行内固定术和前方减压关节囊切开术[125,129]。有限的临床数据证实,骨折后 6 小时之内实施复位和内固定的患者,创伤后骨坏死的发生率较低[295,347,348]。

(3)术前计划和准备:仔细阅读两个平面的骨折影像结果,以确认不需要复位。植入物、螺钉(中空或非中空)或钉必须准备多种长度的。手边必须有插入螺钉或螺钉的器械(如导丝、深度测量系统)。需准备一台 C 臂影像增强荧光屏。围术期应使用抗葡萄球菌抗生素(如头孢唑啉,在 24 小时内每 8 小时静脉注射 1g 或 1g 以下)以降低术后感染的发生率[151]。尽管有明确证据支持预防性应用抗生素,但实际应用仍有明显缺漏,据 Lieberman 等报道,1001 例手术治疗患者中 14% 术前未应用抗生素[339]。

(4)麻醉和体位:患者要仰卧位躺在骨折手术床上,健侧腿位于截石位或轻度牵引至外展位。术前必须再进行正位和侧位影像学检查。要再次确定骨折对位是否合格。如果透视机显示不太清楚,需要拍永久胶片。脊椎麻或全麻都可行,但一项 meta 分析证实,全麻在早期死亡率和深静脉血栓形成的发生率方面优于区域麻醉[114,158,174,222,514,515,532]。

(5)手术技巧:可以通过小切口进行经皮内固定,但不建议进行这种固定,特别是那适合行前方关节囊切开术的年轻患者[283]。从大转子顶部到小转子远端 1cm 做一外侧直切口。沿纵向切开阔筋膜,然后分开

股外侧肌或向前翻转。通过向前方牵引暴露关节囊在转子嵴段结节上的附着点,并沿股骨颈切开关囊,从转子嵴近端和远端翻开,形成一个 T 形关节囊,以便清理血肿和触诊骨折。通过筋膜张肌和臀中肌之间的间隙把这个外侧切口扩大到股骨 Watson-Jones 入路可以直视骨折处(图 48-13)。

在两个平面透视引导下将定位针插入股骨颈,再用类似的钢丝沿股骨颈端表面将其固定。然后在定位放一个多孔定位器,以便进行钻孔的插入 3 根平衡螺钉(图 48-14)[354]。除了后方严重粉碎的病例之外,再增加固定针并不会增加强度[263,280,311,477,494]。在股骨颈基底部沿股骨颈放置植入物时,在外侧视图上植入物最大限度展开与骨折成功愈合密切相关[247]。股骨颈骨折不推荐使用可调节髋螺钉,伸缩钉和交叉螺钉。但是骨质疏松患者[402]和股骨颈基底部骨折[119,132]除外。术毕仔细观察髋部不同旋转位的荧光屏显示情况,以确定植入物的位置合适,并用正位和侧位 X 线片加以记录。

(6)术中并发症:①骨折移位。轻柔摆放患者体位

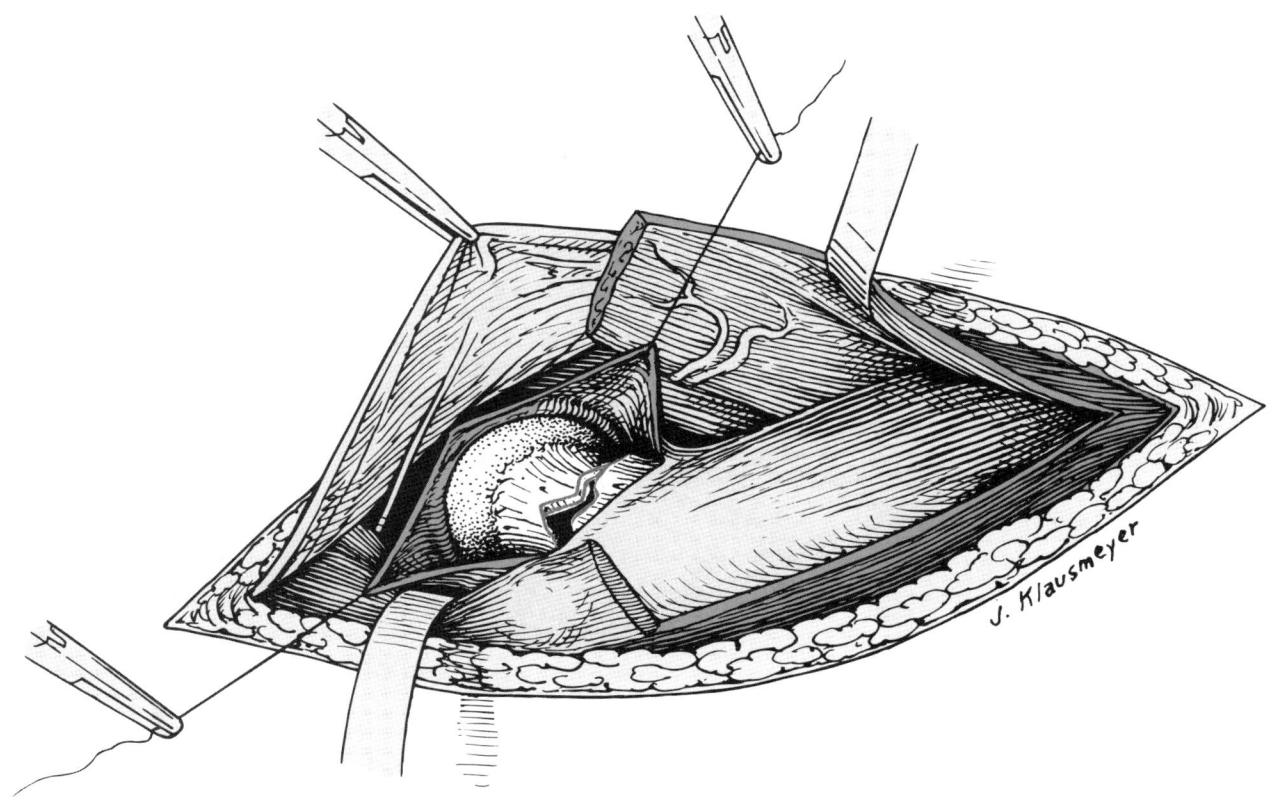

图 48-13　经 Watson-Jones 前外侧入路切开复位股骨颈骨折。钝性分离阔筋膜张肌和外展肌间隙,从转子间嵴剥离股外侧肌。在前侧沿股骨颈轴线分离关节囊,并将其在股骨近部的插入点上分离。用缝线牵开可暴露骨折端。用骨钩向外侧牵引分离骨折,并用钝性器械(向前抬起近端骨折块)协助复位。这样要插入内固定的股骨外侧面就很容易暴露。

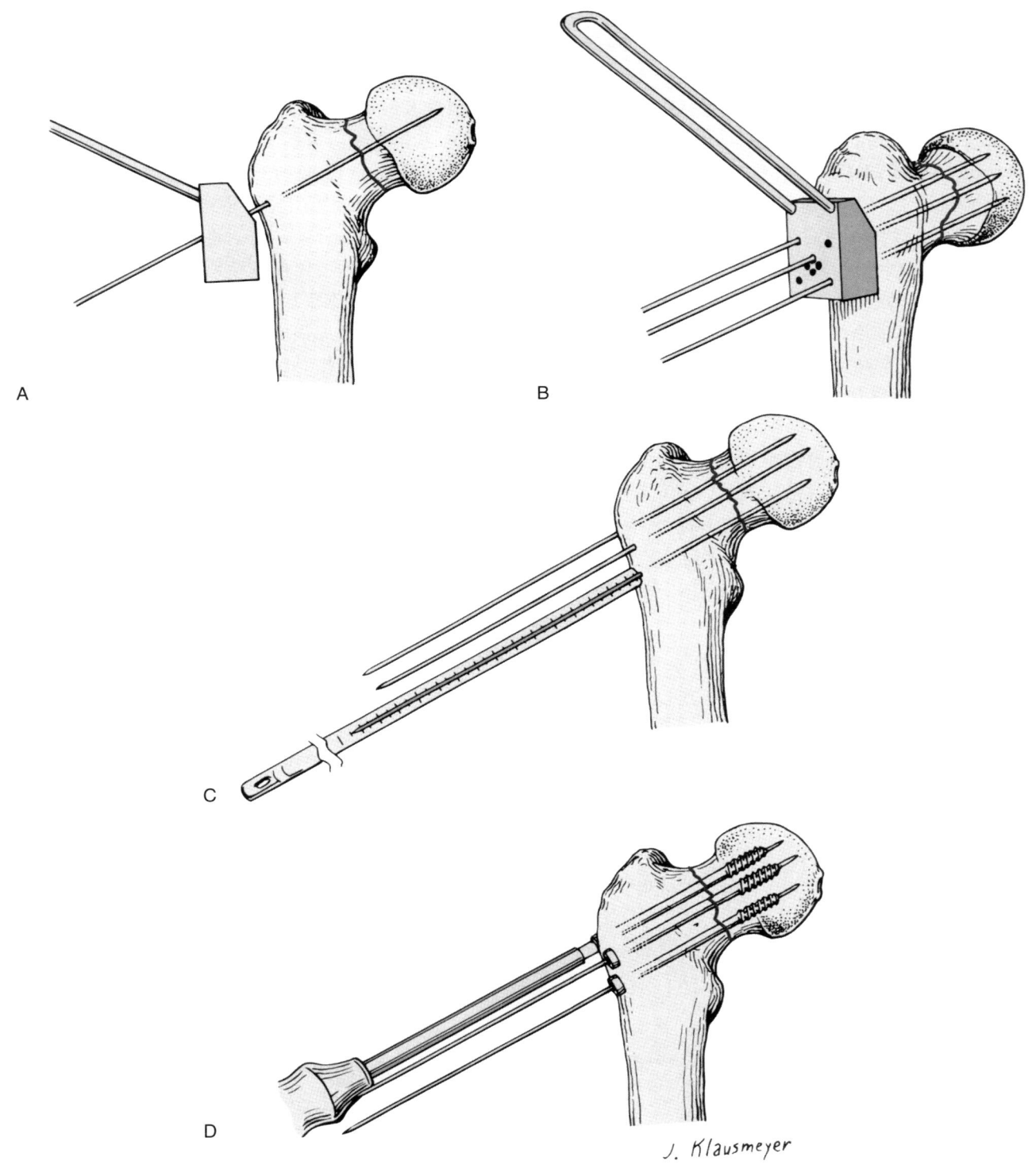

J. Klausmeyer

图 48-14 空心钉固定股骨颈骨折。(A)复位满意后,暴露股骨近端外侧面,插入导针。使用多孔导向器进行调整,以确保所有螺钉都在股骨颈内。(B)使用导向器插入所有导针,要用高速黏钻孔并用手轻压,使导针能自如控制。(C)透视下插入 3 根平行导针后,测量导针长度。应用空心钻头沿导针钻孔,深度较导针浅 10mm 以防导丝移位。(D)对致密松质骨可使用丝攻,沿导针拧入适当长度的空心螺钉。

可避免骨折移位。如果骨折的确出现了移位，说明进行复位和内固定的这位患者活跃好动且骨储备好。如果在手术前确定发生移位，而患者又不适合内固定手术，可将患者转移常规手术床准备插入假体。②固定针误入关节间隙。固定针进入关节间隙难以发现，因为我们应用的二维检测手段无法很好地反映真实的三维情况[387]。因此，固定针的尖端有可能隐藏在股骨头的阴影下。这提醒骨科医生，固定针尖应在股骨头软骨下。从不同角度透视查看有助于发现固定针是否进入关节。发现后应更换固定针，不应简单后退螺钉，因为骨折愈合过程中股骨颈会缩短，可引起固定针再入关节。

(7) 术后康复：术后第 1 天开始患者应该下床练习坐着，每天 2～3 次。留置的导尿管应尽早去掉[523]。理疗可以从术后第 2 天或第 3 天开始，患者应用助行器（老年人）或者扶拐（年轻人），点地负重行走。髋部骨折后常发生谵妄或急性认知障碍，会影响术后康复[118]。老年患者应该限制酮洛酸的使用，因为它会增加胃肠道和手术部位出血风险[482]。助行器应使用 8～12 周。许多老年患者无法进行负重行走，而且这些限制对内固定术后的患者特别是嵌插骨折益处不大。多数患者术后 4～6 周借助外固定可以完全负重行走。建议进行长期随访，因为股骨头的缺血性坏死在术后 2～3 年内均可能发生。

(8) 内固定物的取出：内固定物的取出不适用于老年患者。如果术后 1 年患者仍然因为内固定物突出所导致的疼痛而不敢患侧卧位，那么在临床和影像学都证实骨折愈合的情况下，可以将内固定物取出。

3. 移位骨折的复位

(1) 闭合复位：有移位股骨颈骨折的闭合复位有许多学者进行过描述，如 Speed、Smith-Petersen、Cotton、Leadbetter 和 Deyerle，技术上大同小异[159,183,331,474]。其中较好的方法是，将外旋的患肢屈曲到 45°，轻度外展，逐渐增大牵引使其伸展，然后完全伸直内旋到 30°～45°。另一种方法是在髋关节外伸、轻度外展和外旋位逐渐施加牵引。基本恢复长度后，内旋患肢，直至恢复股骨头和颈的对合关系。如果股骨颈偏前，可外旋分开头颈，大腿前方加压并重复进行内旋（图 48-15）。

复位标准有许多种。虽然解剖复位令人满意，但是后部粉碎性骨折和骨质疏松时，轻度外翻比复位之后更加稳定。过度外翻会增加缺血性坏死的风险，故应仔细检测前后位和侧位影像。前者可以确定股骨颈

有无短缩畸形、股骨颈是否解剖复位或轻度外翻。Garden 强调侧位像上的复位是决定性的。股骨颈相对于股骨头不应存在前移位（常见）或后移位。特别重要的是矫正侧位像所见的成角。Garden[219]指出，无成角结果最好，如果成角超过 20°则失败率高（图 48-16）。Parker 等[402]认为，骨折的治疗临床结果与复位好坏密切相关。

如果主要依赖于外旋和内旋的手法复位未能达到满意的对位，则不要多次用力进行闭合复位，这样容易破坏股骨头的血运，这种情况一般就需要切开复位[315]。虽然许多学者都认为股骨颈骨折就应该切开复位，但一些临床报道认为闭合复位效果更好[231,491]。

(2) 切开复位：Watson-Jones 切口建议用于股骨颈骨折的切开复位（见图 48-13）。具体方法见图 48-17。把最初的外侧切口向近端扩展到阔筋膜张肌和臀中肌之间的间隙。向下将此间隙钝性分离到髋关节囊前方。从转子间嵴提起股外侧的起点。在股骨颈处向前方分离髋关节囊，然后在股外侧肌上下各 1cm 将其剥离。在关节囊内髋臼前缘处插入 Hohmann 拉构，以便可以直视骨折。为了复位，可把骨钩置于大转子上，或把一枚 Schanz 螺钉拧入股骨近端。通过调整骨折床使髋外旋。通过对骨钩或 Schanz 螺钉侧方牵引，使骨折解除嵌插。股骨颈（远端骨折块）通常在股骨头（近端骨折块）前方，通过在骨折面之间使用钝性骨撬。同时松开侧方牵引来矫正移位，然后把患肢回到最大内旋位。把一两根金属丝穿过股骨头插入髋臼可暂时固定股骨头。把一根 2.0mm 克氏针在两个面上置于股骨颈的中央可暂时保持复位（见图 48-17）。然后通过观察触摸和双向影像确定复位。有 100 多种内固定器械可用于股骨颈骨折的固定。三棱钉附带股骨干钢板不要用于股骨颈骨折的内固定。据报道，应用这套器械时造成的骨折分离会影响股骨头血供[241,484,487]。所选择的器械应在骨折处产生加压作用。

Brodetti[130]发现，较大的植入物如果在股骨头的上或后面放置位置欠佳，会损害股骨头的血供。但据 Ort 和 Lamont[394]报道，加压螺钉的治疗效果与其他固定技术相同，而且 Bonnaire 等[125]报道，就缺血性坏死的发生而言加压螺钉的效果优于可调髋螺钉。如果选定用加压螺钉，对于大的加压螺钉还应在中导针上方插入第二枚螺钉，以便控制住股骨头骨折块的旋转。因为与多根螺钉或针的植入物相比，髋加压螺钉的防旋转能力较差，所以上方的这枚螺钉应作为最终固定的一部分保留下来[494]。Hernefalk 和 Messner[263]证实，若侧方

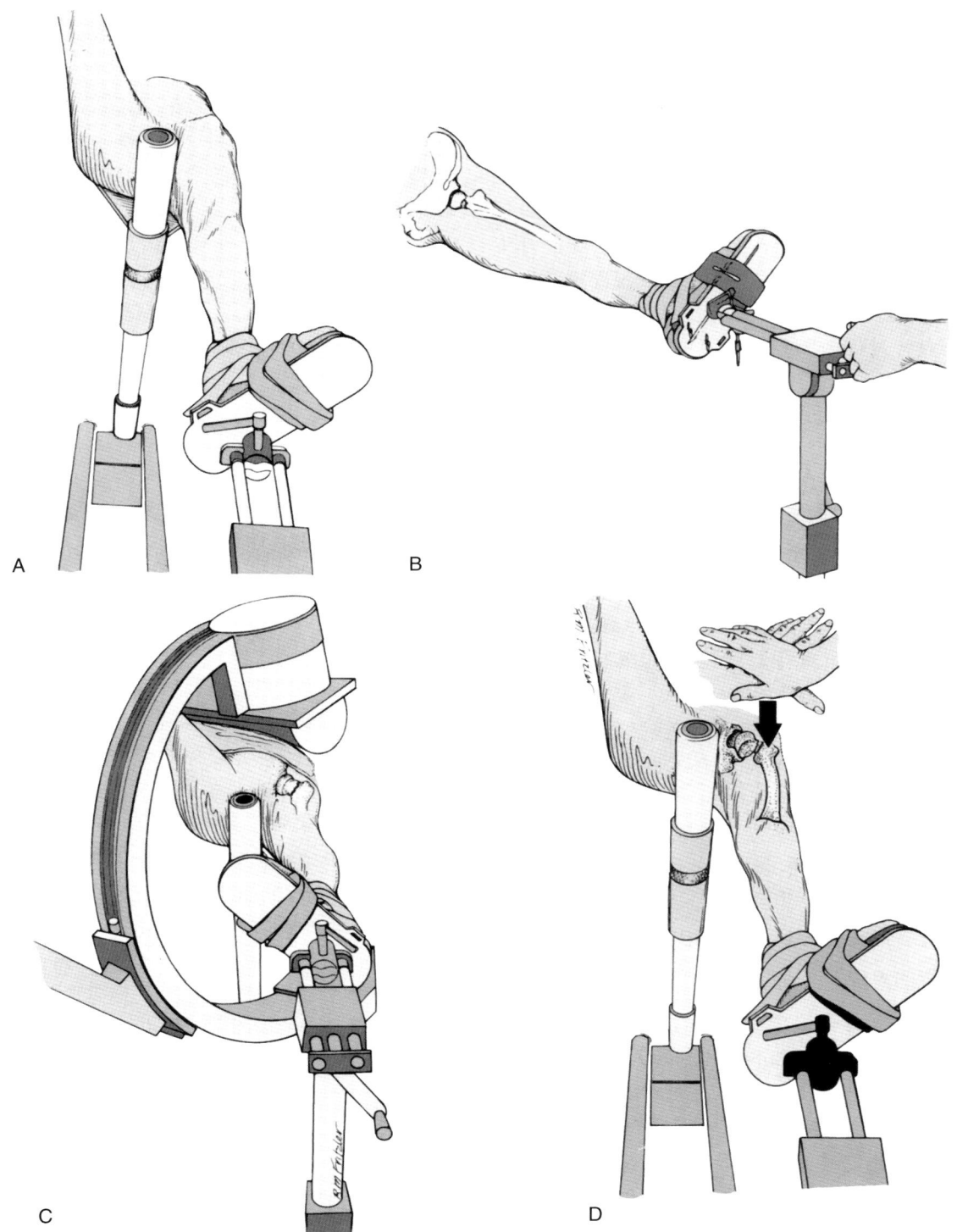

图48-15 股骨颈骨折闭合复位。(A)患者仰卧于骨折床,健侧腿取截石位便于 C 臂机进入对患侧进行前后及侧方透视。患肢被固定在足架上,要有足够衬垫。开始时,患肢轻度外展外旋屈曲并轻度牵引。(B)增加牵引以矫正骨折部位的短缩和内翻畸形,如图所示。(C)患肢内旋内收到中立位,以矫正前方成角,对合骨折面。(D)如果远端骨块前移,应再外旋患肢,并在大腿近端加压,同时内旋患肢。

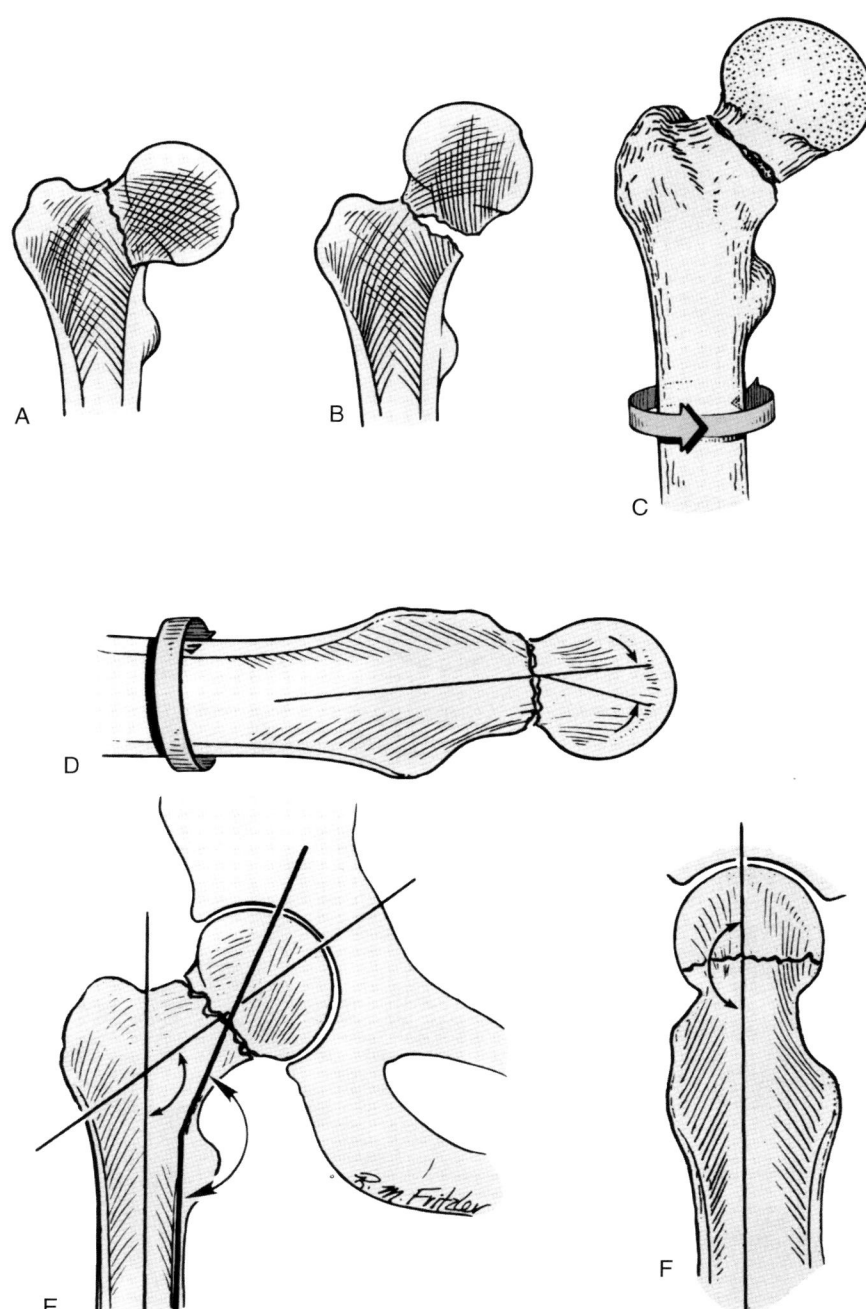

图 48-16　有移位股骨颈骨折闭合复位时的透视图形。(A)髋轻度外展,屈曲,外旋,并开始轻度牵引。前后位影像显示内翻、短缩。(B)增加牵引,间断透视直到长度恢复并解剖复位或轻度外翻。(C,D)内旋内收使骨折面对合,矫正前成角。(E)最终前后位影像应显示解剖对位或轻度外翻。股骨头的轴和股骨干轴夹角应在 150°~155°之间,或应用 Garden 标志,股骨干和股骨头骨小梁轴的夹角在 160°~180°之间。(F)显示最终侧位影像,软骨下骨在两个方位都应显示,便于安置适当深度的螺钉。内旋可矫正前成角。头干之间不应存在角度。(待续)

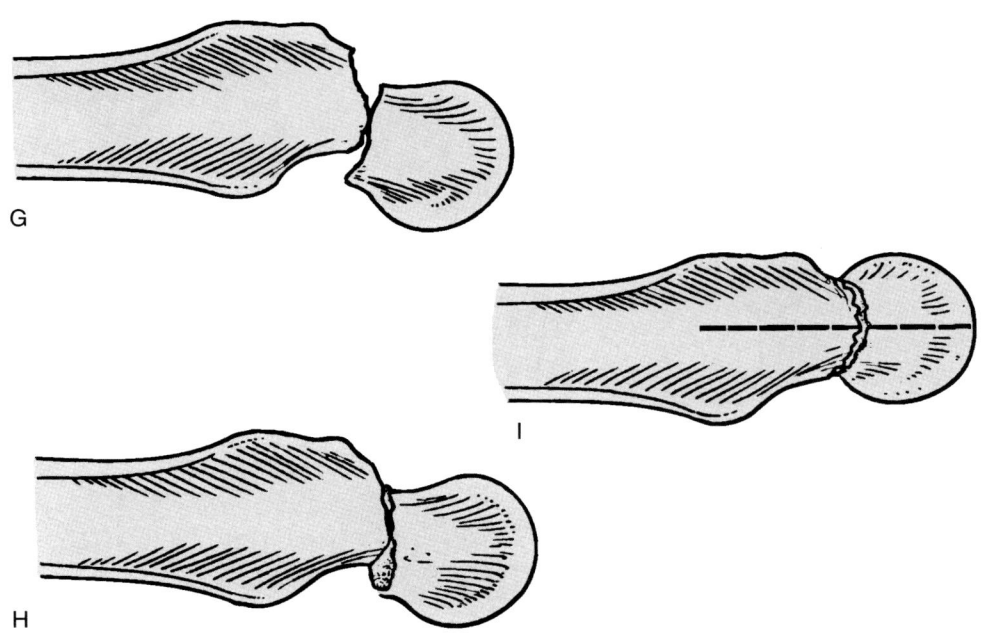

图 48-16(续)　(G)进行调整以消除颈干之间的成角。(H)远端相对于头前移位并不少见,也需要矫正,以确保骨折接触面最大。在侧位像股骨颈前后均显示凹陷影像。为矫正前移位,先外旋股骨远端,在转子下区前后用力,骨折面可通过内旋复位。(I)最后,再通过前后影像确定复位满意与否,并用侧位影像矫正移位。

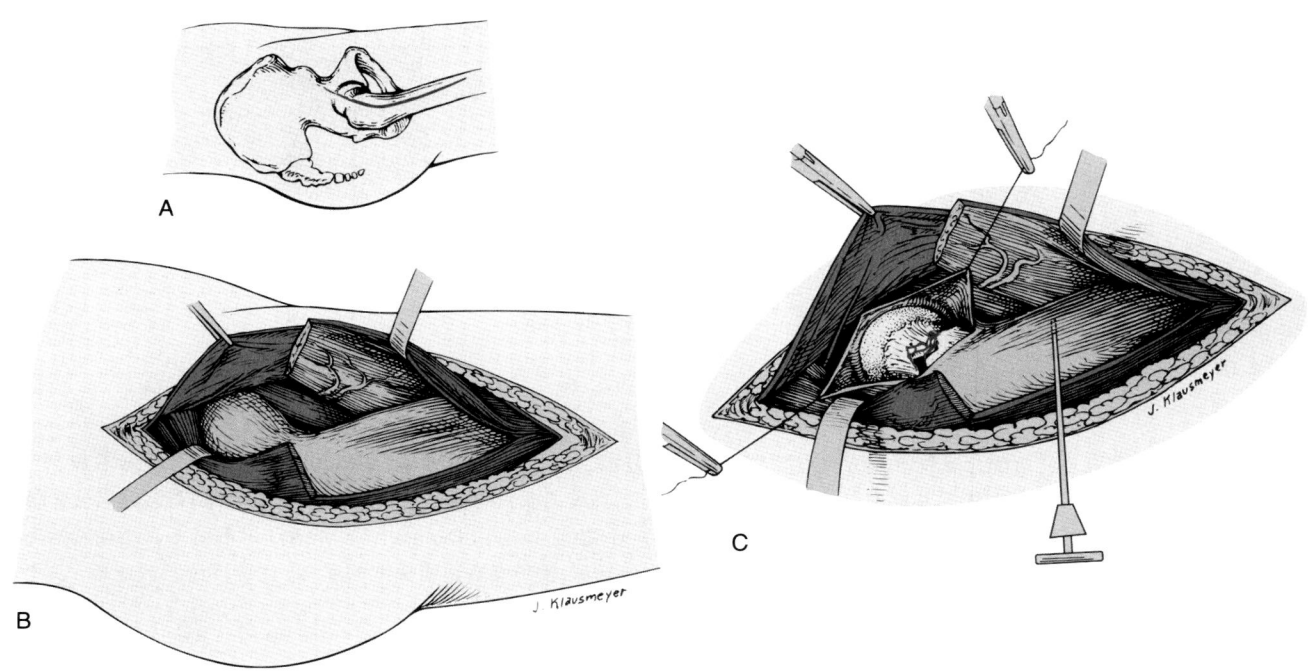

图 48-17　股骨颈骨折的切开复位。(A)Watson-Jones 切口。(B)在阔筋膜张肌和外展肌之间进行钝性分离。从转子间嵴剥离股外侧肌。(C)沿股骨颈方向分离关节囊,然后在股骨颈基部横切关节囊。缝线起到牵开作用。(待续)

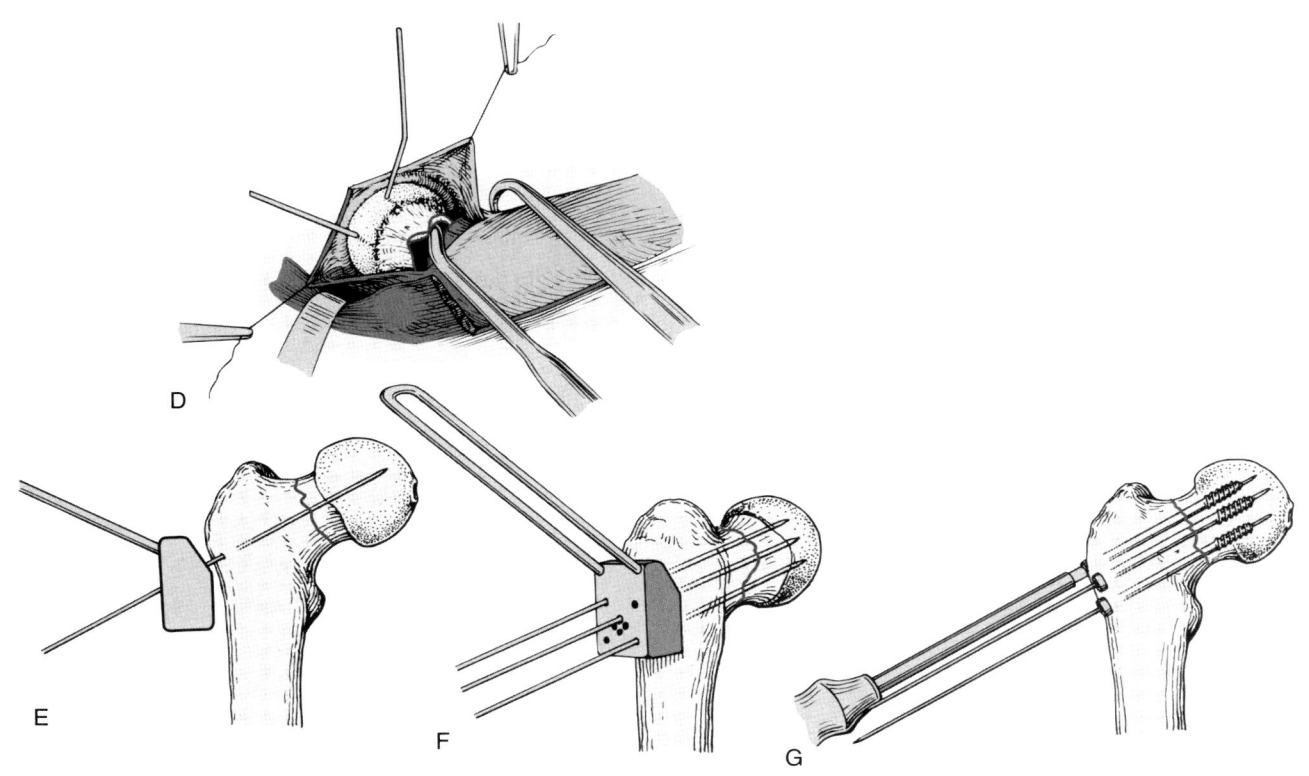

图 48-17(续)　(D)通过在内固定针置入点远端打入 Schanz 钉或应用骨钩置入,将大转子向外牵引,使骨折解除嵌插。用钝性骨撬插入关节撬起股骨头部分。或者可以用一个或两个 Steinman 钉插入股骨头作为"操作杆"来进行骨折复位。(E)在 C 臂机监视下通过骨折线在股骨颈上打入空心钉导针固定骨折。(F)如图 48-14 所示,应用导向器平行打入其他导针。(G)拧入螺钉,骨质硬者需要攻丝。透视下确认螺钉在股骨头内。在髋极度内外旋时照前后位及侧位像,以确定螺钉安放位置正确。

钢板的植入物固定强度增加。如果外科医生是右利手,左侧股骨颈骨折患者的股骨头内出现螺钉位置欠佳的情况在左髋关节骨折患者中更多见[371]。

4.推荐的固定技术

　　推荐用于股骨颈骨折内固定的植入物是多根针(例如 Knowles,Gouffon)或者某些类型的空心或实心松质骨固定(例如 Ace,AO,Asnis,Smith 和 Nephew)[494]。空心螺钉可以使用导针,因此能使用导向系统使植入物平行定位[93]。一般情况下,骨折部位的压力大小与螺钉的螺纹面积成正比。骨折稳定的关键因素是骨密度。使用 3 个以上植入物并不会提高稳定性[477,494]。插入多根钉的常规技术在图 48-14 中示出。将钻孔导向器放在位于中央的导针上。然后插入 3 根平行导针,测量深度确定螺钉长度。据报道,计算机辅助下放置螺钉更有效[338]。对于骨密度较差的患者,把一个或多个植入物放置到距股骨颈下缘皮质 3mm 范围内对提高稳定性至关重要[341]。如果适合选定的植入物,则将空心钻放在每根钉的上方,一次放一个进行钻孔,深度至

离针头 8~10mm,以免导针脱落。如果骨质很硬,股骨头需要攻丝,但一般只需在外侧皮质攻丝。依次拧入螺钉,在松开牵引后再次拧紧螺钉。螺钉通过骨折线后应取出导针,防止其穿入髋关节。如果螺钉长度不合适需要更换时,重新插入导针使操作更容易。要尽量避免把螺钉拧得过紧,让螺纹滑过骨质稀少的松质骨而失效,也应防止其穿入关节腔内。骨质坚硬时,可在松开牵引后,用锤子叩击放在股骨近端外侧而靠近螺钉处的一个骨垫使骨折端嵌插。此后需要再拧紧螺钉以保持骨折端间的加压。骨折复位及植入物位置要用多平面透视并拍片确认。取出所有导针后分层缝合伤口,但关节囊不缝合,最好放置引流。

　　除了复位以外,有移位股骨颈骨折的内固定步骤与上文所述无移位股骨颈骨折的内固定步骤相似。急诊复位及关节囊切开可减少股骨头缺血性坏死的发生,特别是对年轻患者更有意义[125,491]。全面适当的术前评价和患者准备也是必不可少的,特别是对老年患者。术前计划应包括可能要进行的假体置换手术。一般

这些决定应在术前做出，因为需要不同的手术床、体位、外科器械及植入物。闭合手法复位失败应进行切开复位而不是关节置换，内固定详细步骤如前所述。

术后护理也同无移位股骨颈骨折，但为了提高有移位股骨颈骨折的术后稳定性，术后负重要慎重。如果患者合作，最好制定一项部分重复训练计划，直至骨折愈合（需8~12周）。如果患者不能按要求部分负重行走，医生应在限制患者在床上或椅子上活动、只能在监护下行走或进行适当负重训练之间做出决定。很多报道显示，多数患者在股骨颈骨折满意复位和固定之后可以进行负重[86,141]。而且，卧床时髋部受力与保护下行走时髋部受力基本相同[272]（图48-18）。

据报道，磷酸钙骨水泥可增强骨质疏松股骨内固定后结构的稳定性[480]。在早期的一些无对照系列中显示这种材料可起到作用，但这一结果不能够重复[229,353,480]。

(五)半关节置换术

1.适应证和植入物选择

如前所述，对于髋关节有病变患者会影响骨折愈合的内科病症或骨储备差的患者以及功能要求低的老年患者，假体置换术可用于治疗股骨颈骨折。这项考虑依据的是患者的生理年龄而非年谱年龄。预防性应用抗生素有效且适合[151]。

尽管假体置换不必再担心固定失败、骨不连和缺血性坏死，但也会产生一些与假体松动、髋臼磨损、脱位、感染及围术期扩大手术相关的问题。Moore、Thompson等在第一代普遍受欢迎的假体应用后不久就认识到这些困境[173,373,500]。最常见的问题是松动和突出伴后期疼痛，主要发生在活动多的年轻患者，因此也对髋部假体寿命提出了挑战。经过不懈努力改进了假体的设计和技术。从1974年起开始研发内球窝负重假体[181,328]。其股骨部分有一个小头，头上放置一个塑料臼，臼外有一个圆形金属壳，有多种规格以适应患者的髋臼。这种所谓的双极或双中心装置的预期优点是减少了假体和髋臼软骨之间的摩损，在金属头和髋臼之间加入塑料垫可增加对负重力的缓冲作用[410]。回顾系列分析显示，股骨头假体组件之间可持续活动，髋臼磨损小[345]。一项实验发现，骨水泥双极假体比骨水泥Thompson假体效果更好[134]。而另一项实验未能证实骨水泥组件式单极假体的功能效果好于分段组件式双极假体[527]。因为这两种假体的结果类似，但双极假体的费用高，所以当选择半关节置换治疗股骨颈骨折时，许多外科医生选择组件式单极假体。为了维持更大的负重活动有人曾建议在插入双极假体之前扩宽髋臼，但这一技术没被广泛应用[133]。

双极假体的改进包括研发锁定式假体头，以增加稳定性，并防止假体头与股骨脱位[223]。此外还对假体头进行了改进，使其围绕股骨假体旋转的轴线位于外髋臼杯中心的内侧，以提供更好的稳定性。这一改进

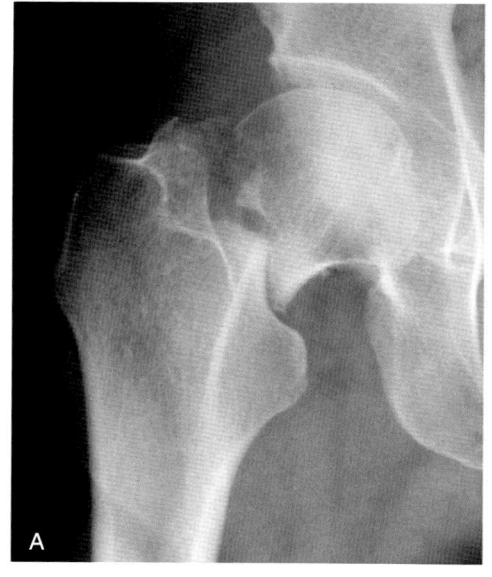
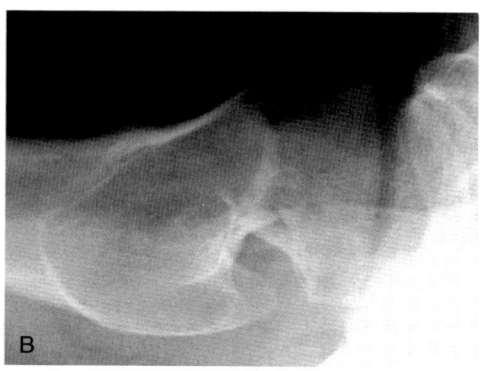

图48-18 有移位股骨颈骨折的闭合复位和内固定。(A,B)55岁女性，滑倒在公园地上造成股骨颈骨折，如前后位及侧位片所示。（待续）

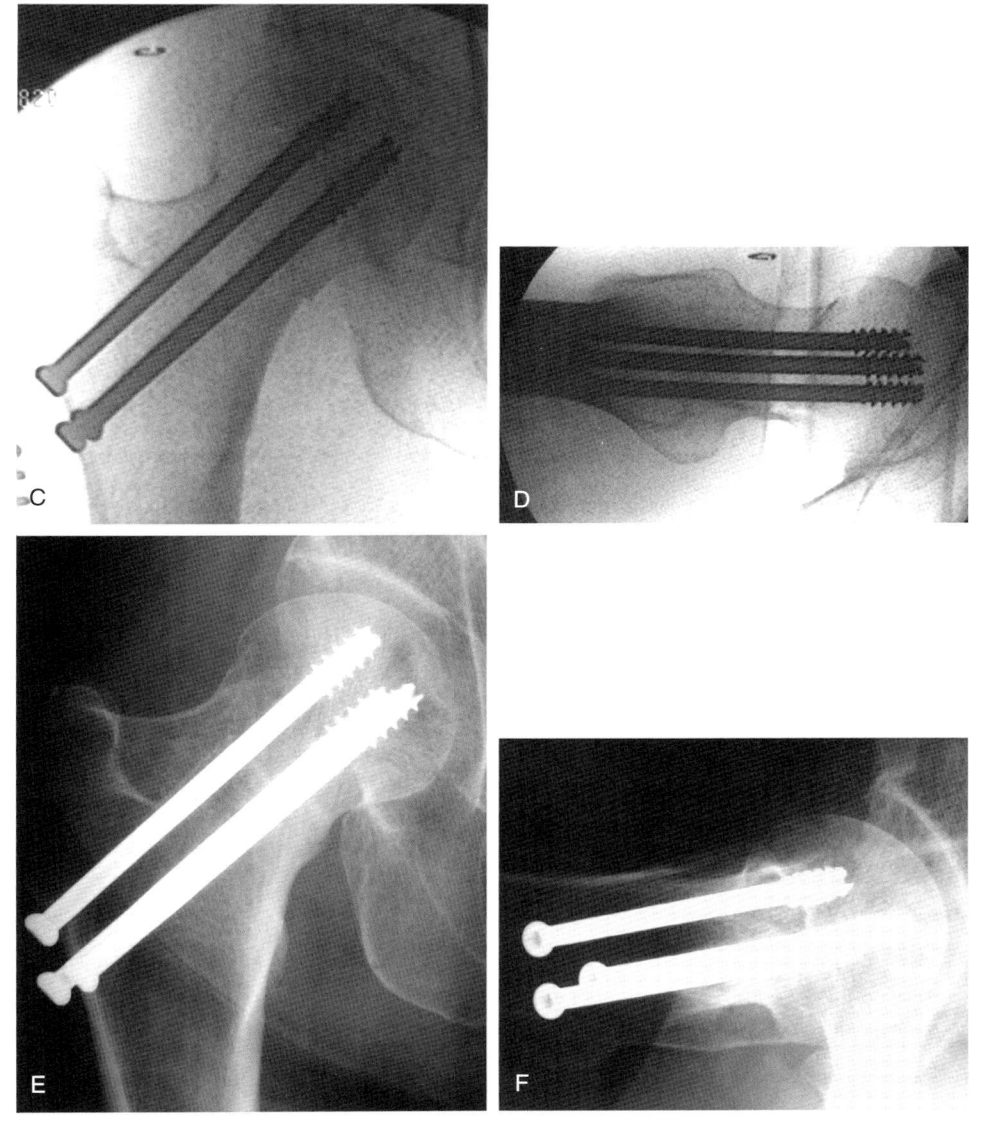

图 48-18(续)　(C,D) 对她的治疗是急诊行闭合复位、内固定和关节囊切开术。(E,F) 损伤后一年正位和侧位 X 线片显示骨折接近解剖愈合,没有缺血性坏死征象。

避免了造成臼杯撞击股骨颈内侧的外展力矩,也不用试图将臼杯安放在与股骨假体头同中心的位置。半关节置换的设计也得益于全髋置换术的进步。改进的重点是增强假体在股骨近端的稳定性。共有 3 种假体柄固定技术:加压嵌入,骨水泥固定及生物固定(骨组织长入假体)。第一代 Austin-Moore 假体在假体柄上设计了一个窗口,期望骨组织填充,借此将其固定于股骨近端。建议在插入这种假体时采用骨移植(来自股骨头)填充假体窗。第一代股骨头假体依赖于假体柄与髓腔之间的紧密融合,先要去除松质骨扩大髓腔以适应选择的假体柄。但有些骨质稀少的患者髓腔大,

不可能达到完美的在配合。随着 PMMA 骨水泥固定全髋置换假体技术的采用,这项技术也很快被用于非穿通股骨假体的固定。这项技术的价值在于,假体与髓腔不适合时可以维持假体之间良好的对位。它会增加患者的舒适性, 而且对照实验显示当采用相同假体(Bateman)而不用骨水泥时,还提高了早期效果[341]。但是对于活动多采用单极假体的患者,用骨水泥固定会发生渐进性髋臼磨损、疼痛性关节病及髋臼前凸,所有这些并发症可能都需要行翻修手术[409]。

最近的股骨假体柄设计综合了在治疗移位性股骨颈骨折中针对合适的患者可以考虑的各种假体。较

大的解剖适形假体柄能更好地匹配髓腔,并可提高早期在配合假体所达到的治疗效果;此外,这类假体也更适于骨水泥固定。

除了压配合和 PMMA 骨水泥以外,第三种植入物固定方法是假体柄表面带微孔。骨组织长入假体的微孔可牢固地固定住假体而不需要使用 PMMA 骨水泥。鉴于骨水泥固定的使用寿命及其认可的成功率,除了一些特殊情况以外,很难确定某一股骨颈骨折病例要不要使用骨长入式假体[341]。

现在还不清楚,老年低活动量患者从中获得了足够好处,能否断定使用现代组件式压配合股骨柄假体是正确的,因为它比第一代内置假体费用高,而且股骨髓腔准备更复杂。此外,中等活动需求、年龄不太大的患者,通常需要行双极半关节置换术来治疗有移位股骨颈骨折,对这类患者使用这种假体是否比骨水泥型成功率更高尚未得到证实。

一直在变化着的现代髋假体系列仍在发展,而且许多不同的厂商都在生产。其中已被广泛接受的设计特点如下所述:

(1)提供特殊器械处理股骨髓腔,以适应假体的大小和形状。

(2)带 Morse 错位接口的组件式假体允许定制调节假体颈的长度和假体头的大小。这可以减少为达到最佳配合所需的部件存货量,而且如果半关节置换术后髋臼发生问题,由于有稳定的股骨组件也为后期翻修进行全髋置换术提供了可能性。现代的许多半关节置换系统都同时备有单极和双极股骨头假体。

(3)使用了性能优质的合金,强度大,寿命长。

除了假体计划的改进,新一代骨水泥技术也使固定时间比最初使用 PMMA 所达到的固定时间更长。早期是用手法将团状骨水泥塞入股骨近端髓腔。现代骨水泥技术包括:①髓腔准备整齐一致,较假体柄大;②彻底清洗去除了血和脂肪;③用远端塞堵住;④加压注射半液体状骨水泥来填充骨间隙,增强了固定;⑤使用 PMMA 或其他材料来保持骨水泥层的厚度一致;⑥改进了搅拌技术,避免出现气泡和不均匀现象。

总之,现在对股骨颈骨折有两大类半关节置换假体可以考虑:第一代植入物,如 Austin-Moore;现代为进行骨水泥固定而设计的半股骨柄的植入物。尽管许多报道称双极假体的效果较好,但这一优势并未得到确切的证实[123,328]。尽管采用改进后的假体柄设计和新的骨水泥技术,仍有 80% 的病例在骨水泥柄周围会出

现透亮区。目前还没有长期随访结果。虽然双极假体的脱位率比单极假体低,但因为有内外组件,所以大多数脱位需要切开复位。进行全髋置换翻修也不比想象的容易。

股骨颈骨折行髋关节置换术后,使用骨水泥的假体能提高患者的舒适性,但没有确切证据证实双极假体优于单极假体。使用骨水泥伴发的死亡率和并发症发生率没有升高[334]。

最后需要说明一点是,有些作者建议对于那些合并有髋关节疾病(如严重骨性关节炎、类风湿性关节炎及 Paget 病)的有移位股骨颈骨折患者,老年患者应进行全髋置换术[156,178,396,463]。这些患者进行半关节置换不太可能获得满意的结果。作为股骨颈骨折早期治疗方法的全髋置换术,其详细的适应证及长期效果还需要进一步研究[379,396]。

2.手术入路

股骨颈骨折的半关节置换术可通过前方或后方入路进行。在前方入路,包括所谓的外侧直切口,应进行前方关节囊切开术,再通过髋屈或髋屈位外旋、大腿经关节囊切口切除近端股骨。在后方入路,通过屈曲、内旋大腿经后方关节囊切口显露股骨近端。医生的个人经验是选择哪种入路的主要因素。但有报道称,前方入路术后的严重并发症发生率低[143,345],可能是因为前方入路不破坏后关节囊,因此术后在屈曲坐位髋关节更稳定,从而减少了脱位的可能性。

改良的后外方 Gibson 入路可将患者置于侧卧位,如图 48-19 所示。该入路的要点包括:①外侧皮肤切口,其近端指向偏后方;②从远端开始向近端延伸至阔筋膜张肌后方从外侧纵向切开阔筋膜;③分开臀大肌纤维加深切口的近端;④达臀中肌后方,分离短外旋肌腱;⑤进行 T 形后方髋关节囊切开术;⑥屈曲和内旋大腿经关节囊切口切除这段骨折块。手术完成后缝合修补后关节囊。但这不是预防后脱位的主要措施,因为关节囊重新附着于股骨的力量脆弱。

如前所述,前方入路不损坏后关节囊。例如:Smith-Petersen 入路是经过缝匠肌和阔筋膜张肌的间隙(图 48-20);Wastson-Jones 入路是经过强肌和臀中肌的间隙(见图 48-12);直外侧 Hardinge 入路近端经过臀中肌的前后位之间(图 48-21)。在这些切口中,都是通过前方切开关节囊进入髋部取出股骨头再植入假体的。患者都处于仰卧。Burwell 和 Scott 改进了 Wastson-Jones 入路,让患者处于侧卧位,皮肤切口近

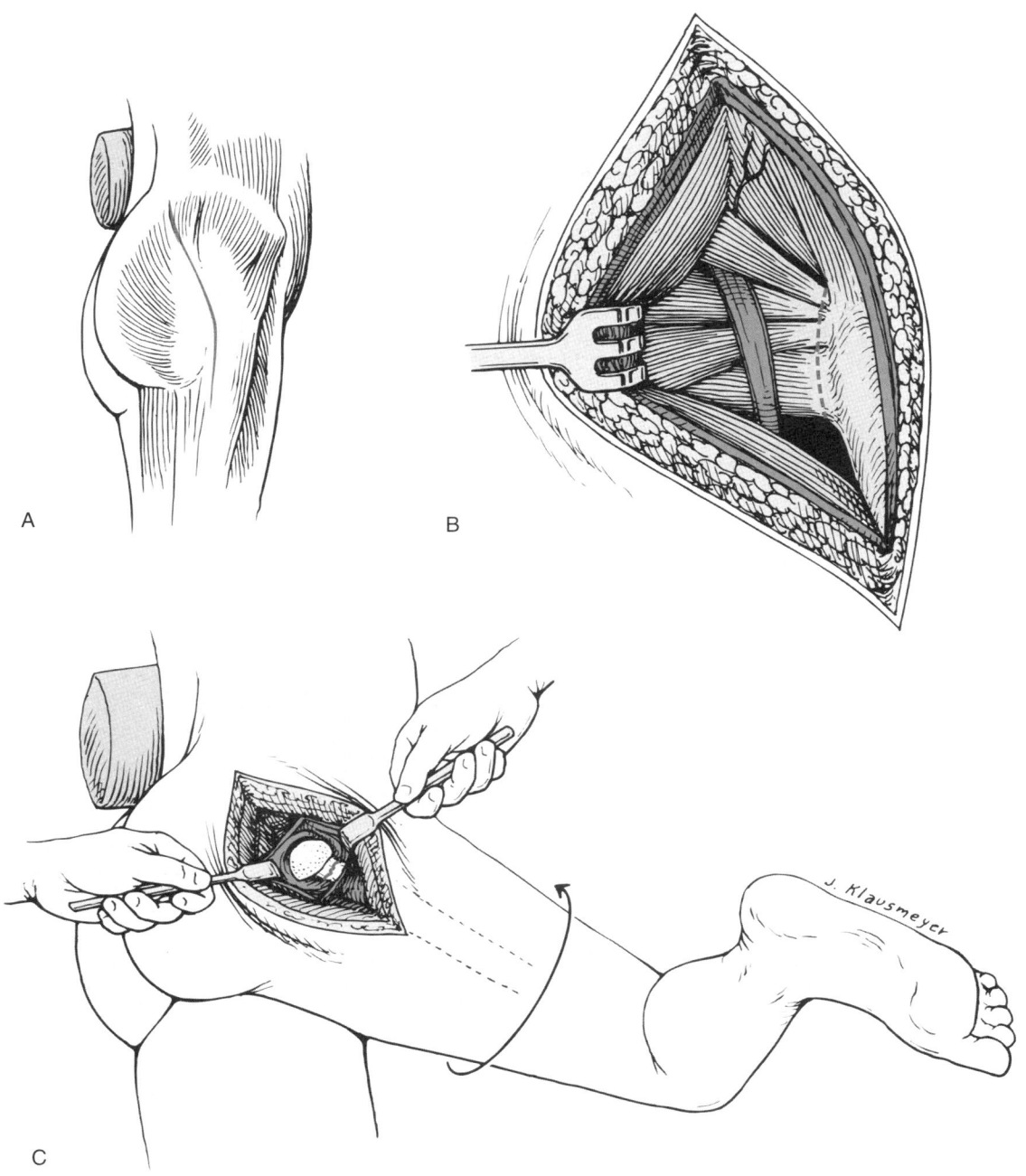

图 48-19 髋关节后外侧(Kocher-Gibson)入路。常用的后外侧入路历经多位专家改良,使用原始命名已经不能准确描述这一步骤。(A)选择侧卧位。皮肤筋膜切口从股骨近端15cm至大转子,再转向后方至髂后上棘10cm。首先在股骨干近端切开阔筋膜。在阔筋膜张肌和臀大肌之间切开浅筋膜,钝性分开肌纤维,同时观察横行血管是否需要结扎。(B)向后牵开或切除臀大肌滑囊,显露外旋肌转子附着部,坐骨神经在此显露,但外科手术时不一定要暴露。注意梨状肌在其上方,在牵开时只有远端肌肉对其有保护作用。(C)翻开短外旋肌显露关节囊,半关节置换时切开方式应方便术后缝合。屈曲、内收、内旋髋关节经关节囊切口移出股骨近端。关闭切口包括关节囊修补、短旋肌的重新附着以便筋膜和皮肤的缝合。首选负压引流。

端弯向后,便于通过切口触到股骨近端,并可通过内固定和屈曲髋关节和膝关节术松弛肌肉,经前方关节囊切口移除股骨近端。在外侧入路也可用侧卧位,

采用这一入路时,前方放置的消毒布袋可在膝关节屈曲到和中度屈曲的髋关节外旋时收起患肢。熟悉选好的入路有利于患者体位摆放、放置拉钩,以及减

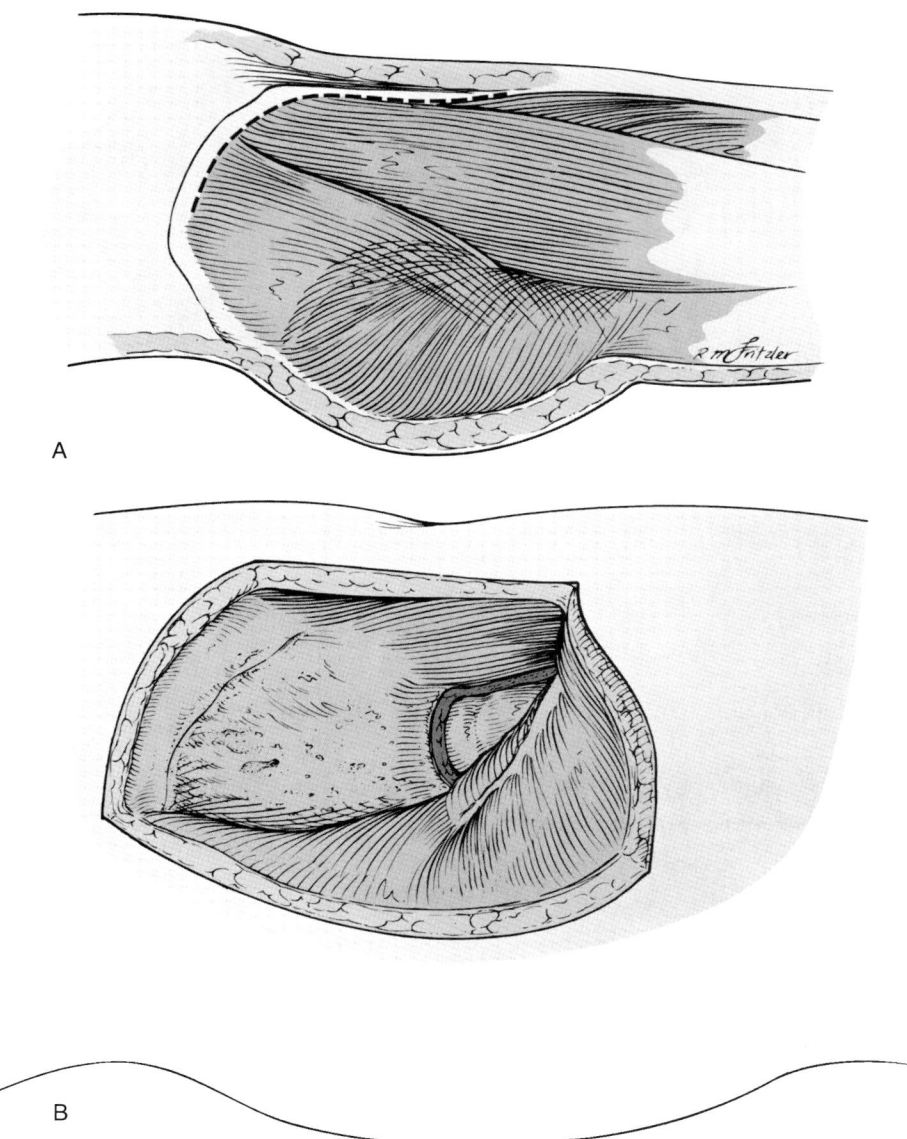

A

B

图 48-20　髋关节前方(Smith-Petersen)入路。该入路利用缝匠肌和阔筋膜张肌间隙。(A)患者仰卧。皮肤切口起自髂肌最高点至髂前上棘,然后直向远端 15cm。(B)自髂骨外侧翻开外展肌,尽可能减少剥离范围,防止异位骨化。沿着阔筋膜张肌前缘向远端分离。旋股外侧动脉跨过缝匠肌和阔筋膜张肌的分支需要结扎。纵向切开关节囊,沿髋臼缘剥离,保留盂唇,以便直视髋关节。关闭切口包括修复关节囊、将外展肌缝至髂脊以及闭合前方筋膜。留置负压引流。

小分离范围和位置的差异,所有这些都有助于获得微创暴露。

3.步骤

(1)适应证和禁忌证:如前所述,半关节置换适用于能走动的老年患者,由于他们有骨质疏松或髋关节疾病做内固定有一定困难。

(2)手术时间:如果条件允许,假体置换应在入院后 24~48 小时内进行。这段时间可进行术前准备,使心肺功能、电解质、血液循环及体内水分处于最佳状态。术前皮肤牵引不能有效减轻疼痛[80,300,439,544]。

(3)术前计划:要进行假体置换的每一位患者都要拍高清晰 X 线片,最好标出放大率。使用假体模板与影像对比,用以指导选择合适尺寸的假体柄、颈及头。术前选好植入物的类型和尺寸对现代假体系统至关重要,因为现代设计的股骨柄是紧工差配合的。第一代植入物通常只有一种假体柄尺寸,没有影像模

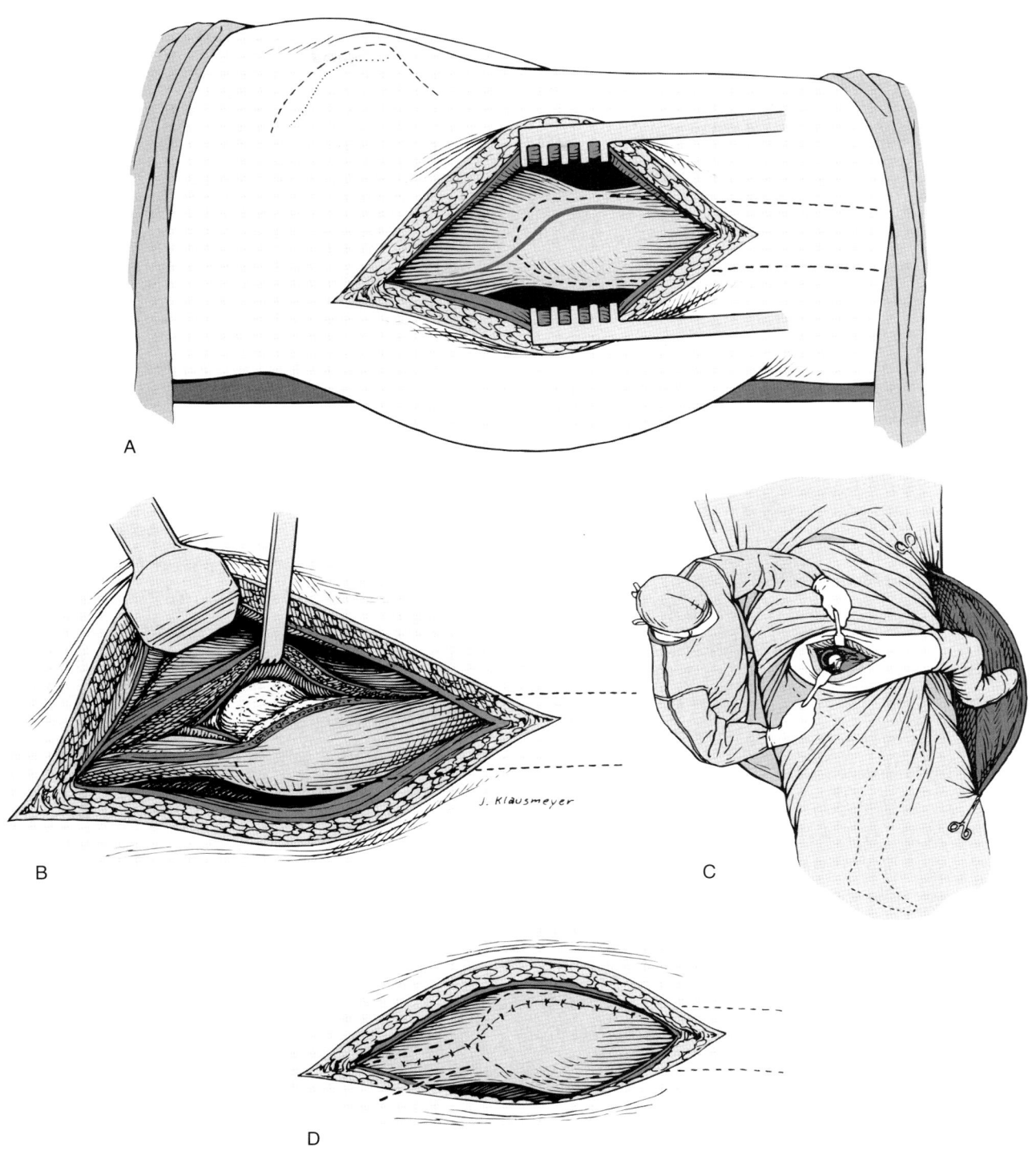

图 48-21　髋关节直外侧（Hardinge）入路。该入路沿大转子前方缘纵向切开，剥离臀中肌前部和股外侧肌部分，显露髋关节囊前方。(A)外侧皮肤直切口要深达阔筋膜并向近端扩展，分开臀大肌前部纤维。经过臀中肌的切口在大转子的前上方。其近端延伸受臀上血管神经的限制。(B)加深切口，然后在牵引下进行关节囊切开。(C)外旋屈曲内收的髋关节取出股骨近端。(D)缝合肌腱切口修复外展肌，若组织脆弱还包括将其附着在大转子上。可使用坚固的不可吸收缝线。

板,因此术前仍要确定选择的假体是否适合该患者的股骨及其骨折类型。根据当地惯例,取血样测血型,或者为输血进行交叉配血。选择好要用的抗生素,麻醉后即可使用[151]。

(4)麻醉和体位:患者取侧卧位,骨盆垂直地面,用体位固定器固定。前方入路也可选择仰卧位,患侧臀部悬空于床缘,让软组织悬在后方,臂部和腿部不铺单。可选择全麻或腰麻,其效果相同,不过最近一项综合分析发现,局部麻醉在早期死亡率和深静脉血栓方面略有优势[514]。

4.手术方法

(1)第一代内置假体:第一代内置假体的插入如图 48-22 所描述。图中所示为后外侧入路。分离开阔筋膜和臀大肌后,夹住外旋肌将其分离。沿股骨颈 T 形切开关节囊,用缝线牵开。必须保留关节盂。如有可能用瓶塞起子完整取出股骨头,测量其外径,用以选择合适大小的假体。用骨钩撬出股骨颈,清除软组织并检查。Austin-Moore 假体需要足够的颈长度(至少 0.5 英寸)。如果骨折部位较低,其他假体(如 Thompson)可提供更好的配合。用假体做引导适当修整股骨颈,使其能支撑假体的突出部分,并保持适当前倾。股骨颈切骨修整后,很容易达到髋臼,便可以检查其有无退变。如果圆韧带特别肥大,可将其切除,然后用试用或要用的假体确定其配合情况。股骨头不能太紧也不能太松。要评估其在髋臼内的配合程度,而不是臼唇产生的吸力。接下来用髓腔凿自颈内侧至大转子切除足够的骨质来扩大髓腔。用尖锥或刮匙沿股骨干方向进入髓腔,用髓腔锉扩大髓腔。其旋转对位将决定假体的最终前倾程度。假体较膝关节轴线所在平面前倾 10°~15°。用骨锉、刮匙及其他工具,去除足够的髓质骨以便于假体插入达到压配合程度,但又不过紧。用力将假体打入股骨,会引起骨折。一旦假体突出部分触及到(股骨距)之后,就需要检查假体的位置(包括转位)和稳定性,将假体头轻轻置入髋臼。动作要轻柔,不要靠在臼唇上撬动假体。对骨质疏松的老年患者轻微用力就会造成骨折。如果使用有孔型假体(如 Austin-Moore),假体柄上的孔隙要用取自股骨头上的骨填充,以增强长期固定性。记录下稳定性和活动度。必须确认能完全伸展,至少 90°屈曲,而且在功能性旋转和内收位无脱位倾向。长度要合适以保持软组织的张力,而且最好达到双腿等长。如果术前有挛缩,应松解髂腰肌或内收肌腱。缝合关节囊和外旋肌,分层关闭切口。

如有必要,应留置负压引流(图 48-22 和图 48-23)。

(2)现代假体:现代假体的置入如图 48-24 所示。由于假体和器械在不断改进,因此必须参考产品说明书,而且在临床应用之前医生应熟悉所选器械。直外侧入路如图 48-21 所示,患者取侧卧位。前方切开关节囊后,取出股骨头并测量其直径。用模具作参考对股骨颈进行修整切骨。使用方头凿和尖锥扩大髓腔。依照所选假体和股骨近端大小决定要需的扩髓量。利用术前影像所选定的扩髓锉和模板来完成髓腔准备。用锤子把扩髓锉打入髓腔时应小心,以免使股骨近端骨折。假体,扩髓锉应于假体柄同等大小,与股骨髓腔应达到紧配合。必须确定其对线和旋转稳定性。有系统的扩髓锉,手柄可以取下来,锉对折可作为试用假体柄,近端可有不同长度和直径。此外还带有附件,可决定股骨颈的修整切骨程度,以确保假体的突出部分与股骨距有可靠的接触。

骨准备完毕后应使用试体检查股骨颈长度和柄的对线以及与髋臼的配合情况。评估活动度、稳定性和长度。如果配合符合要求,则把实用假体插入股骨,如果要达到压配合,要用骨水泥固定。尽管治疗股骨颈骨折时适合使用压配合假体还是骨水泥假体仍在争议,但是除非能获得稳定的压配合,否则最好使用骨水泥。将假体柄插入髓腔,装上直径相匹的股骨头假体,必要时颈假体一起装上,然后清除干净碎屑之后复位髋关节。

(3)骨水泥植入:骨水泥适合用于实体而非带孔隙的假体柄。现代骨水泥技术的发展旨在降低骨水泥和骨界面机械松动的风险。使用一种骨水泥和骨水泥植入系统时应遵循制造商的建议。(上文已列出几种现代骨水泥技术,可参用"适应证与植入物选择"一节。)与以前的技术相比,通常需要用更多的 PMMA,而且假体插入更困难,最后需要敲击。在植入假体时,必须能轻松自如地到达股骨近端,这样才能在骨水泥硬化之前达到正确的对位。用刮匙清除假体周围挤出的骨水泥。髋臼内放一块小纱布有助于收集多余的骨水泥。骨水泥硬化后,必须清除多余的骨水泥以及后期会断裂的游离碎块和突出的碎片,以防止这些潜在的游离体磨损髋臼。然后把头颈组件装在 Morse 台上,并扣上台中心支承架(如果选用),冲洗并清除干净残留的骨水泥屑之后复位髋关节。验证稳定性和活动度。如果满意则关闭切口,留置负压引流。修复关节囊可减少早期脱位。重新附着从股骨前方剥离的臀中肌腱可使患者能早期活动(图 48-25)。

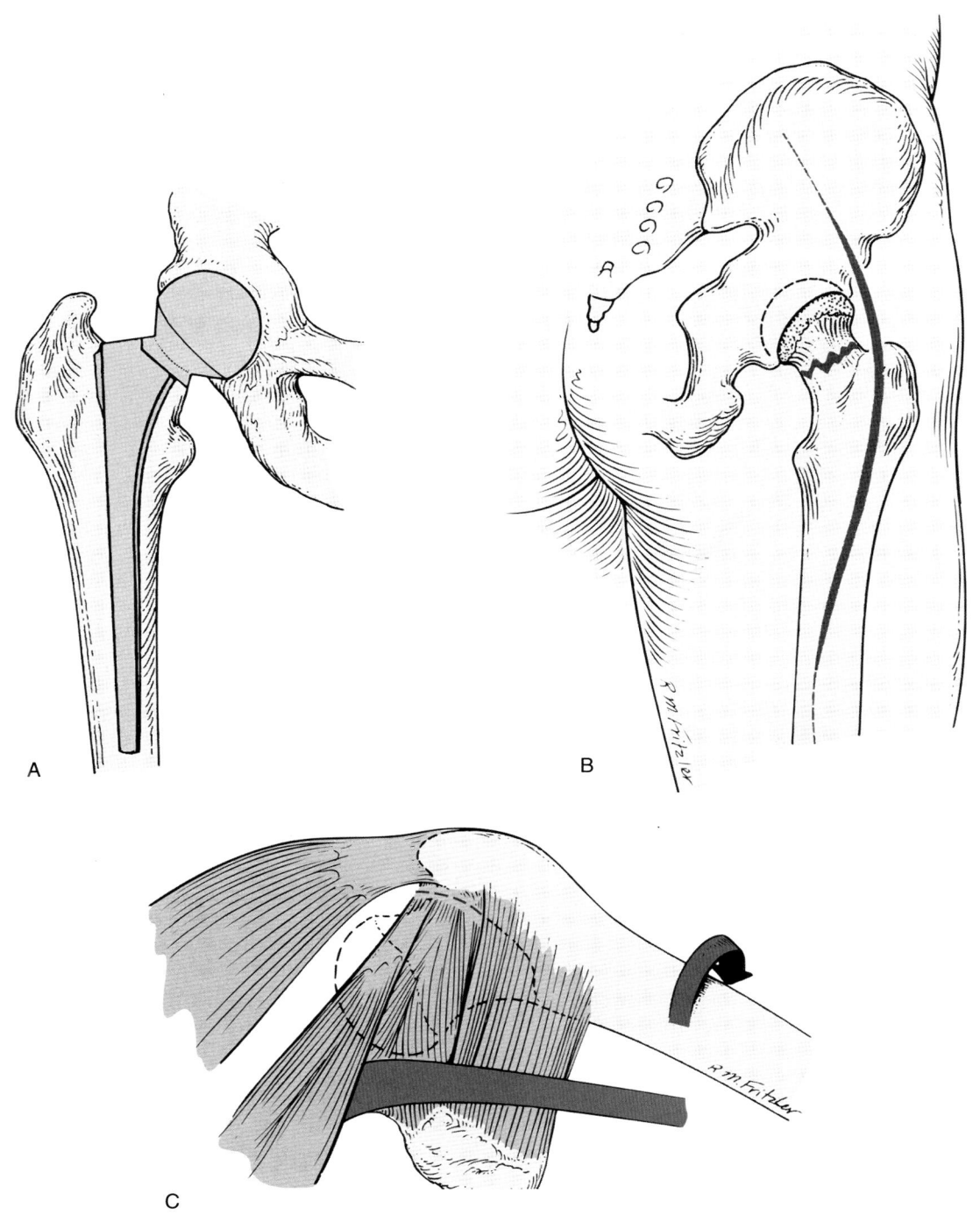

图 48-22　从后外侧入路植入 Austin-Moore 假体。(A)假体标准位置。(B)后外侧入路的皮肤切口。患者侧卧,患肢在上,患肢不铺单。根据医生经验也可使用其他入路。沿皮肤切口切开阔筋膜,向近端扩至臀大肌,并钝性分离臀大肌纤维。臀下神经血管束限制近端分离范围。(C)翻开或切除臀滑囊,自大转子切断短外旋肌,向后翻转保护坐骨神经。小心内旋大腿,当心对骨质疏松患肢的损伤。(待续)

5.术中并发症

(1)股骨干骨折:扩髓时入点适当靠外侧,正确估计假体柄的尺寸,以及在扩髓、假体植入和脱位复位时手法轻柔,可避免股骨干骨折。如果发生骨折而且是纵向的,可使用钢丝或钢缆环扎固定。如果在骨水

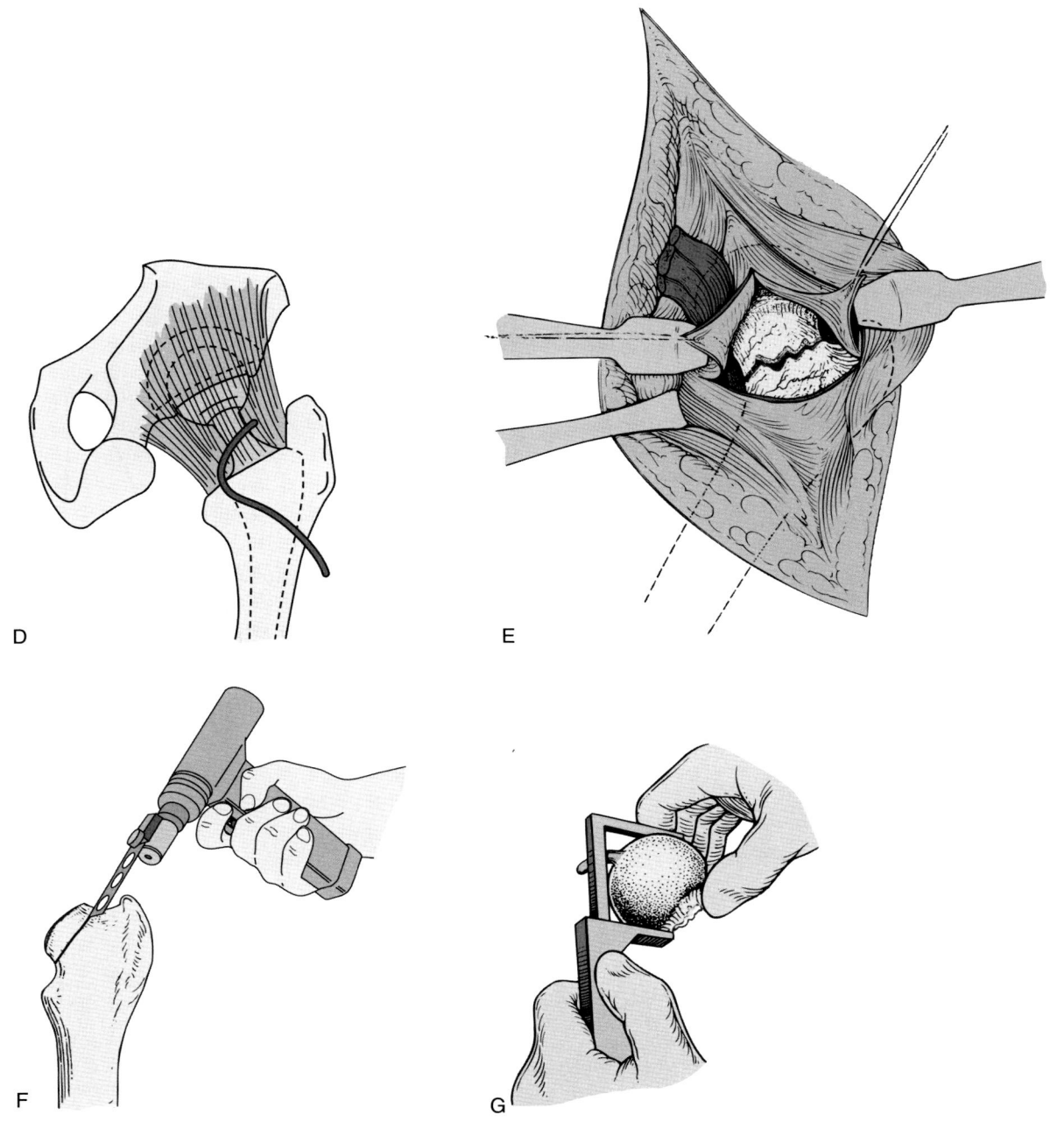

图48-22(续) **(D,E)**暴露关节囊并切开,切开方式应便于后期缝合。显露股骨颈骨折处。**(F)**屈膝位内旋大腿使股骨颈进到切口内。在小转子近端1~1.5cm处切断股骨颈,切除方向应方便假体柄置入髓腔,假体突出部应与颈接触,截骨面向前倾斜,假体凸缘在此位置被骨支撑。**(G)**缩短股骨颈便于从髋臼取出股骨头。可能要切断圆韧带。测量股骨头直径以便选择假体。(待续)

泥固定前骨折,可更换长柄假体并进行环扎固定。

(2)外支架大小不合适:外支承大小不合适可造成髋臼磨损,但通过术前和术中仔细测量可以避免。多数专家认同,外支承比测量值大1mm而不是小1mm,髋关节长期负重功能会更好。

(3)假体位置欠佳:植入误差可造成假体对线不

良。往往是因为不适当的倾斜(围绕股骨长期转位不良)而造成对线不良。大多数假体要求相对于股骨冠状面前倾10°~20°。股骨颈切除过近或过远,使假体内翻位插入,可导致失败率升高[413]。假体柄位置极度偏差可造成股骨皮质穿孔。在髓腔准备、试体插入及实用假体植入时注意假体对线,可早期识别上述问题。

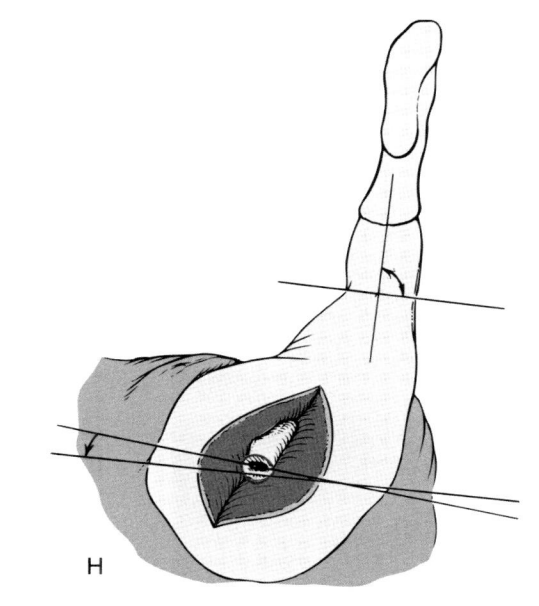

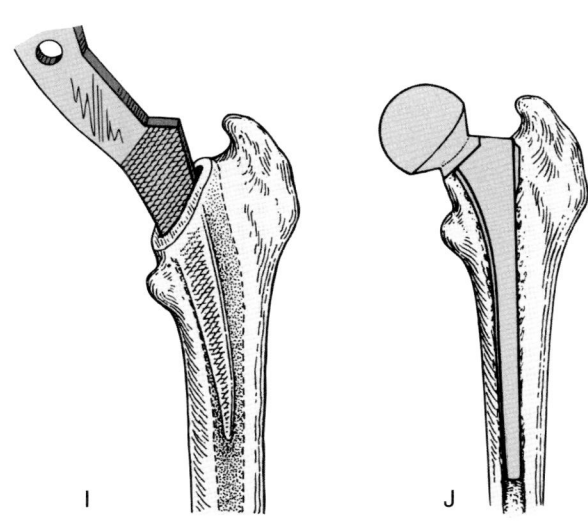

图 48-22(续) (H)股骨颈底部用拉钩牵引使股骨保持内旋,用尖锥或刮匙进入股骨干近端髓腔。接下来用方头凿或锉扩大髓腔。屈曲的腿做参考进行假体的转旋对位,以维持10°~15°前倾。假体柄放在髓腔中央,动作要轻柔以防损伤股骨近端,特别是骨质疏松患者。(I)入点要在正中位置确保骨锉紧贴大转子内缘。(J)如有必要,假体柄穿孔部位可用来自股骨头的骨填充,然后将假体嵌入股骨近端。必须评估其旋转稳定性和对位程度。发现问题应重新准备髓腔,或用骨水泥固定,或选择其他假体。在冲洗并取出碎片之后,在牵拉关节囊的同时将假体头复位于髋臼。检查稳定性和活动度,如果效果满意,缝合关节囊,必要的话将短外旋肌重新附着在大转子底部,然后分别缝合深筋膜、皮下组织和皮肤,负压引流置于关节囊后侧。

如有疑问应拍摄术中X线片。假体对位不良通常要取出假体再重新植入,如果早期未使用骨水泥,需用骨水泥固定。

6.术后护理

术中稳定性评价有助于选择可防止脱位的一些限制措施。后方入路术后6周应避免屈曲大于70°,特别是在内收位。避免使用矮凳子及坐便器,而且不能双腿交叉。患者可坐在高椅上。术后建议使用外展枕头、Buck牵引(一种膝关节固定器,通过阻止屈膝限制屈髋)及枕头支持。如果稳定性好,可不要外固定。在小腿下垫枕头来支撑小腿重量可避免后跟受压。前方入路术后,髋的屈曲稳定性较好,可进行活动。但术后前几周内应注意患者不要外展和外旋处于伸展位的髋关节。最近的研究显示,并发症发生率及住院时间与医生每年的关节置换手术量有关[329]。

术后第2天,在理疗师扶持下逐渐开始负重练习。在患者恢复正常活动之前应进行抗凝治疗。尽管一致同意,但对高危患者要不要使用DVT预防药物尚无定论[221]。通常还要使用间歇式静脉挤压装置和弹力袜。

(六)全髋置换术

如前所述,由于髋臼受侵蚀,许多医生建议对急性股骨颈骨折进行全髋置换术[131],而且这种治疗的功能效果完全不会出乎预料[220,345]。这些患者的脱位发生率高于有某种关节炎患者全髋置换术后的脱位发生率,可能是因为其自身髋关节在骨折前具有正常活动度[178,345,463]。如果股骨颈骨折发生在此前有髋部病变、类风湿性关节炎、骨性关节炎或Paget病患者,当然也适合做全髋置换。对大多数股骨颈骨折接受全髋置换术的患者来说,最好采用骨水泥固定的假体柄,因为其长期效果好。健康状况最好的患者行全髋置换,最能感受到置换假体带来的好处[220]。所以髋关节置换最好选择骨折前有运动能力的患者[248]。即使将翻修计算在内,全髋关节置换也没有内固定手术费用高[302]。许多医生主张髋臼采用非骨水泥固定可改善固定效果。有关全髋置换的外科手术技巧,读者可阅读其他教科书[125,478]。

十二、随访和康复

这一部分将分别讲述股骨颈骨折的内固定术和假体置换术的相关事项。

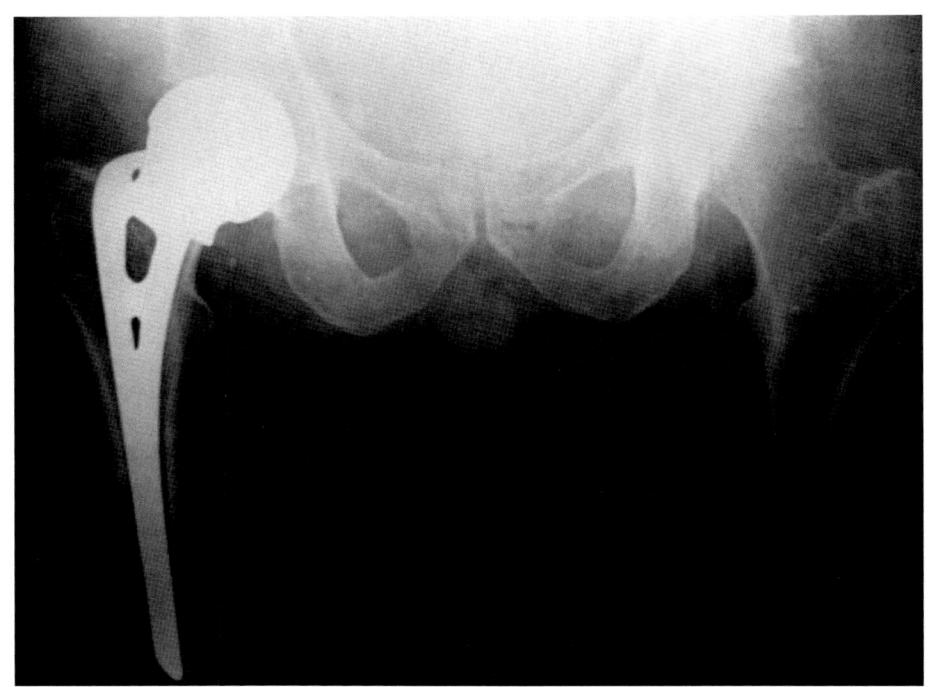

图 48-23 户外活动少的老年患者发生有移位股骨颈骨折,置入 Austin-Moore 单极股骨头和颈假体后的前后位 X 线片。

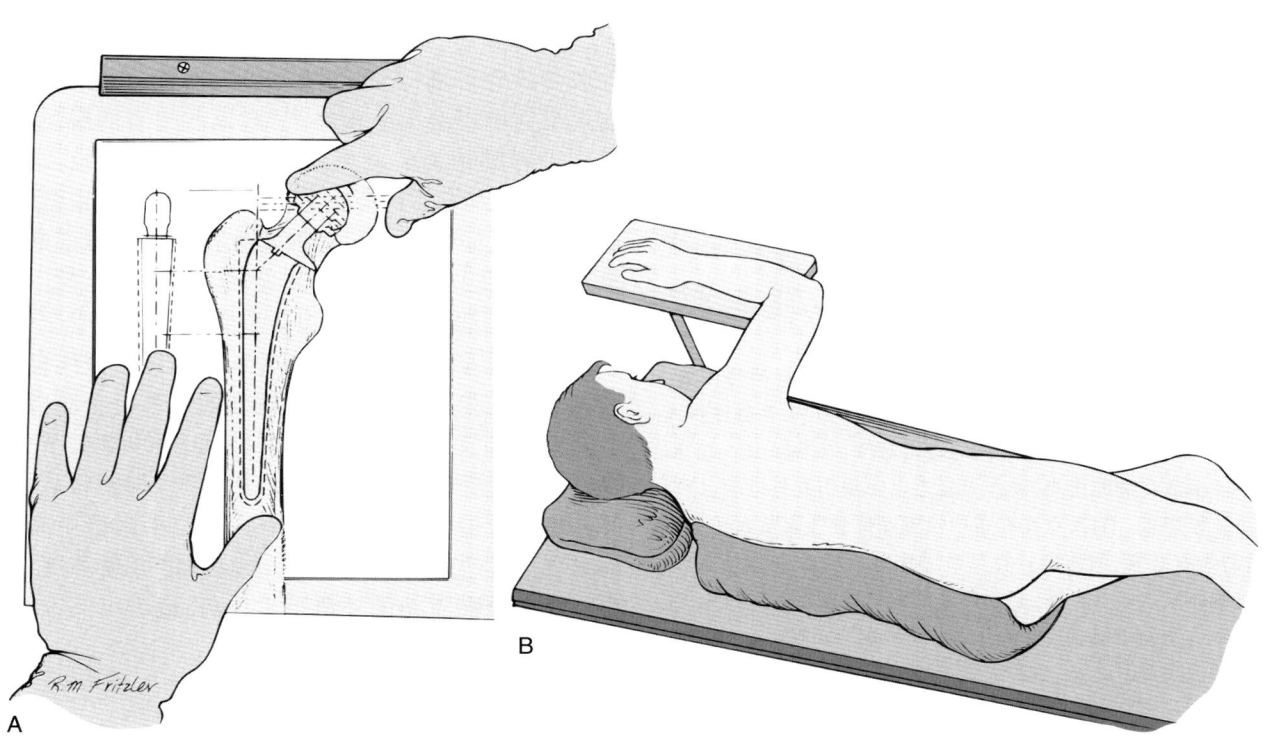

图 48-24 往外侧入路骨水泥固定置入组件式假体。(A)术前利用影像和画图法选择假体,确定假体柄大小、颈长度及最合适的股骨颈切断部位。因此术前就确定了要用的器械及植入物。(B)患者侧卧。患肢裸露进行术前准备。(待续)

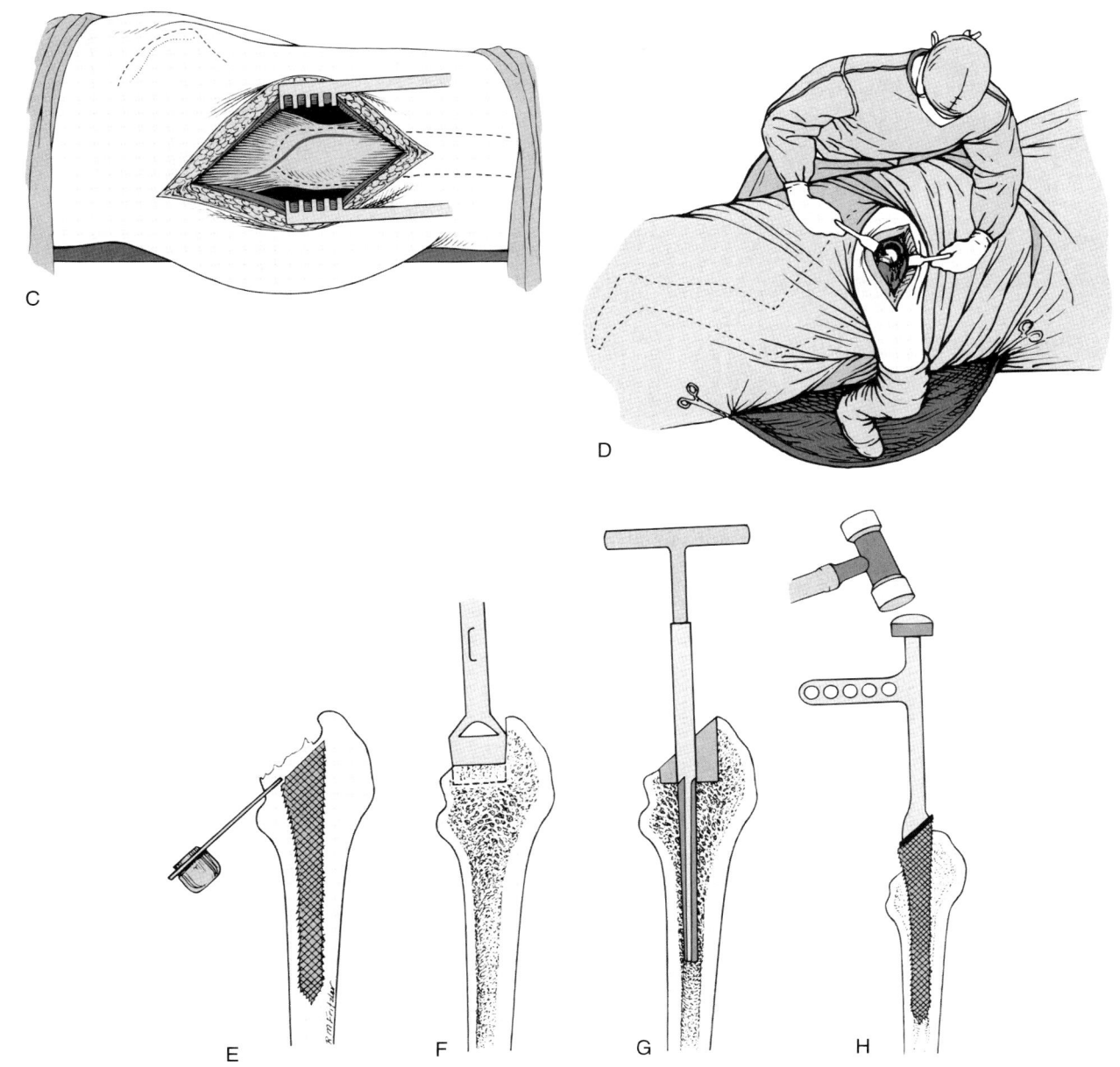

图 48-24(续) (C)做皮肤切口。详细入路见图 48-21。(D)外旋前脱位可显露股骨近端,其旋转定位要由膝关节屈曲时小腿垂直于冠状面来确认。(E)利用骨锉或试体确定股骨颈切除方向,切除部位根据术前计划确定。截骨平面相对于膝关节轴前倾 10°~15°。取出股骨头并测量其直径,以便估计假体头的大小。选择试体头将其装在手柄上。其应与髋臼紧密配合,活动自如,但侧方不能有活动。(F,G)用方头凿对准股骨干轴准备髓腔。要紧贴大转子的侧壁内适当调整前倾角。用直锥突破并深入髓腔。(H)手柄与髓腔锉连接,插入髓腔锉保持 10°~15°前倾,要缓慢进入防止造成股骨近端骨折。髓腔锉过大则选择小号锉,如果过松则选大号锉和相应的大号假体以便固定可靠。边进边退有助于去除骨屑。(待续)

（1）制动：股骨颈骨折后的患者及患肢都不需要制动。手术是为了促进患者的活动。床上的设施可帮助患者安全舒适地活动。内固定或假体置换手术后第一天患者应离开床到椅子上。后方入路假体置换手术后早期髋屈曲不要超过 70°。

（2）活动：如前所述,术后早期患者应在护理人员帮助下活动。对丧失活动能力或不合作患者,需要完全辅助转运或机械提升。内固定治疗的和假体置换术的患者一样,术后要摆脱完全以健肢为轴活动,但后者并不那么严格。假体置换术后患者恢复快,很快就能负重活

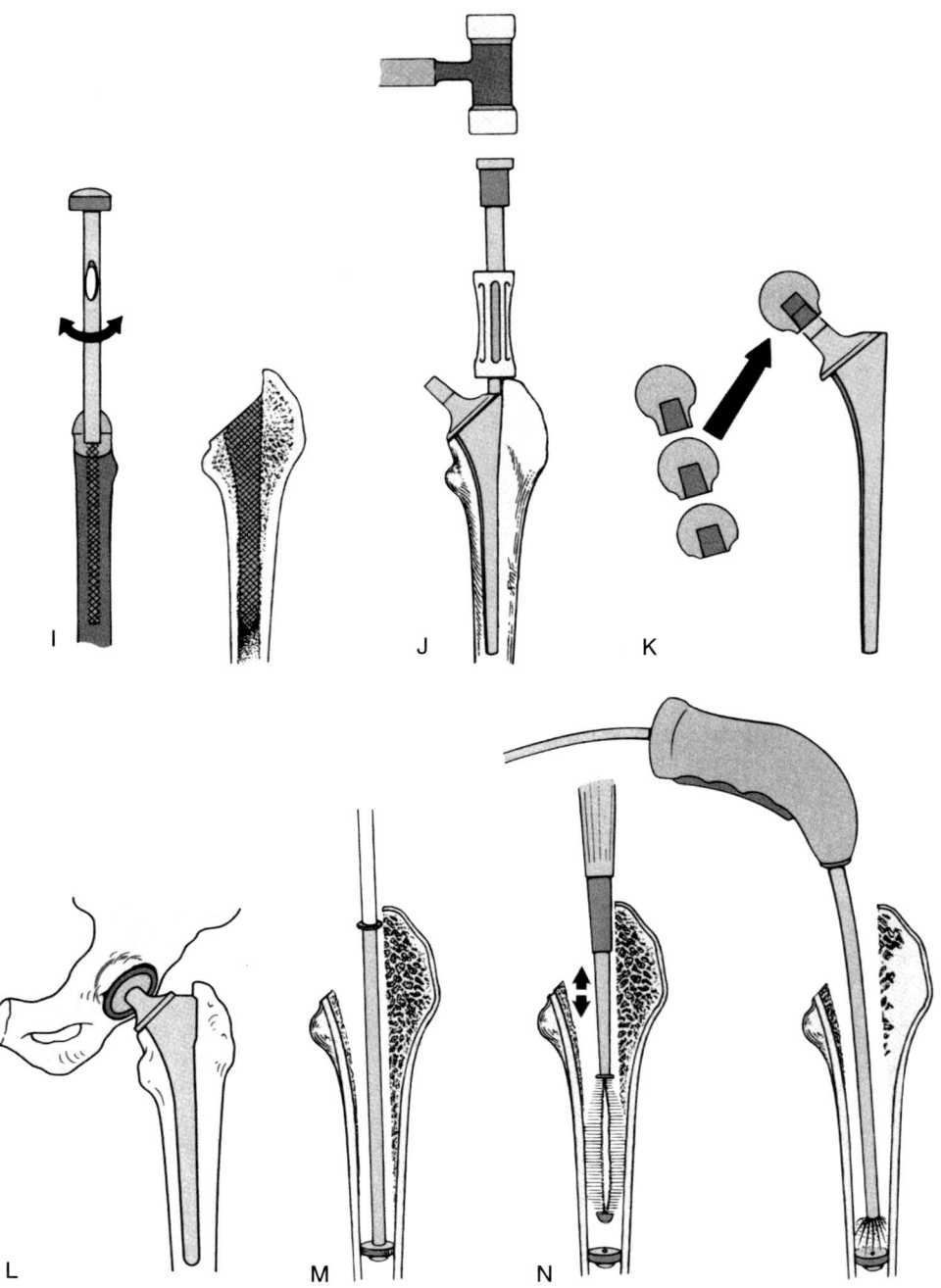

图 48-24(续) (I)确保骨锉嵌入紧固,以便提供足够抗旋转支撑,并确保将股骨颈修整至与锉顶齐平。有些骨锉带有附件便于修剪股骨颈。假体凸缘准确接触股骨近端可确保稳定。(J,K)插入试体。此时医生要最终确定使用骨水泥固定还是压配合固定。不用骨水泥则要保持紧密配合。使用骨水泥则要求骨锉比假体大一号。通过安置试体头确定假体颈的长度。(L)髋臼内的假体杯是双极假体置换时假体头的一部分。从髋臼取出臼杯安放在假体柄上,使其刚好伸出髋臼外。接下来检查稳定性、活动度及肢体长度,调整假体方向。髋关节活动应接近正常,而且不易脱位,尤其是在屈曲、内收、外旋位。通过软组织张力、牵引肢体使假体离开髋臼的程度以及大转子顶相对于股骨头顶的位置确定假体长度。此后医生要选择最终要用的假体。(M)选择骨水泥固定时,要将对合适的骨水泥限制塞插入跟假体柄头就位点以远1cm的股骨腔内。(N)用刷子和脉冲喷头冲洗髓腔,去除脂肪和血。(待续)

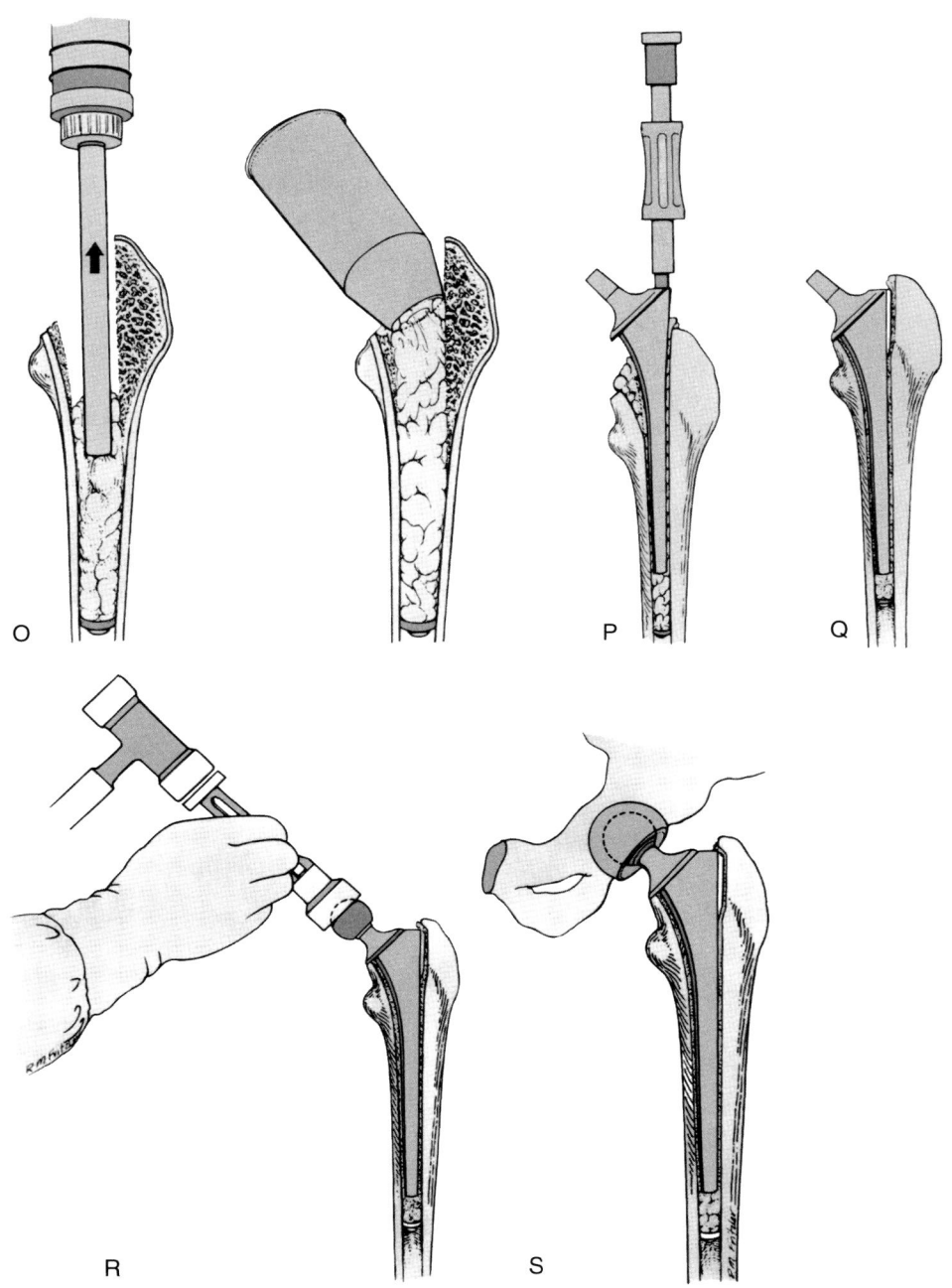

图 48-24(续)　　(O)使用骨水泥注射器自远端开始注入黏液状骨水泥。髓腔填满后使用加压器使水泥与骨间隙紧密接触,以增加骨水泥与股骨之间的稳定性。(P,Q)将假体插入股骨近端并确保 10°~15°前倾,将其推入髓腔使颈部与股骨颈断端紧密接触。保持位置直至骨水泥凝固。无孔隙假体柄或封堵式假体柄要配用骨水泥。清除所有多余的骨水泥。(R)根据试体头大小选择假体头并用嵌入器轻轻置于假体颈部。(S)将假体头复位,再次检查稳定性、长度及活动度。应检查有无多余的骨水泥、嵌夹的软组织及突出的骨刺,以免影响活动度和稳定性。确认关节对线和稳定性满意之后,关闭切口,留置负压引流,将前外展肌缝合至股骨近端,如图48-21 所示。

动。如果患者力量和平衡能力快,有移位股骨颈骨折内固定术后建议触地负重 8~12 周,而嵌插或无移位骨折可减至 6~8 周[74]。有报道称,有移位或无移位骨折的大

多数患者早期负重都不会引起什么问题[141]。因为髋部骨折后行走功能趋于降低,所以,除非固定很不可靠,否则不要对老年或不合作患者加过多限制[323]。年轻患者内固

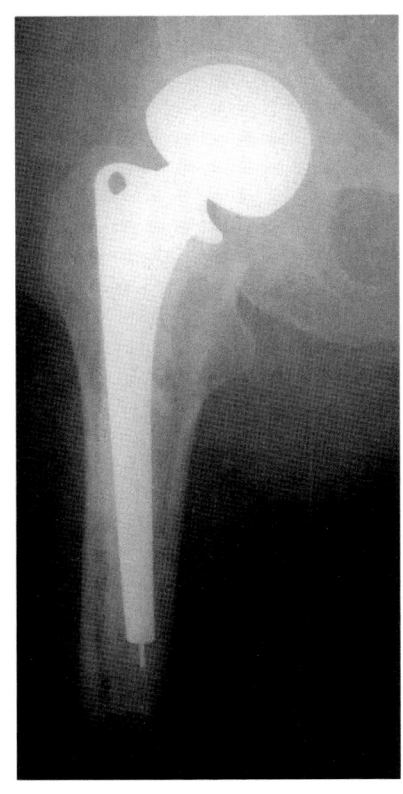

图 48-25　老年骨质疏松、限制在室内活动者,治疗有移位股骨颈骨折采用的单极骨水泥组件式假体置换。在这类患者中单极与双极假体效果相仿,并可节省费用。

定失败发生率高,容易合作,可坚持部分负重直到骨折愈合。

(3)理疗:股骨颈骨折的术后早期,理疗的作用是:辅助步态训练,提醒假体置换者注意屈曲限制,识别需要用助行器的患者并指导其在行走和日常生活中使用。随着骨折的愈合,应逐渐进行肌肉力量训练和步态训练。同样,假体置换后也需要对内收肌和外展肌逐步进行力量及步态训练。对照试验证实,重点放在步态和肌力训练上的治疗计划效果好且费用低[115,442]。

(4)康复中心:股骨近端骨折术后将患者从手术病房转移到康复中心是一项正在积极研究的课题。一项医院内临床对比研究证实,在康复中心治疗的患者的独立性和活动能力有所提高;但在骨折一年后这种差异消失了[285]。一项大样本官方数据库分析发现,专业护理机构的康复花费少,但达到的效果与康复医院类似[180]。另一项随机实验的随访研究证实,在专业康复中心康复的患者效果持久[426]。Jensen 和 Bagger[297]对髋部骨折患者进行了两年半的随访观察

发现,出院回家的患者 31%社交功能减退,而到护理中心的为 45%,到康复中心的为 55%,但是这项研究没有对照组。大多数康复机构专门接收那些最有可能恢复独立功能状态的患者,但也取决于患者及家庭的期望,以及服务设施和资金。目前正在研发将患者的恢复潜能与出院目的地相匹配的优化计划[501]。医院护理适应者的护理质量与其髋关节骨折的功能效果有关[465]。

(5)活动受限程度及期限:功能在髋部骨折治疗效果中最受关注[75],但不幸的是,功能丧失很常见。Miller[370]的观察发现,只有 51%的患者能恢复到伤前的行走状态。Jette 等[301]前瞻性研究了 75 例髋部骨折患者,71%骨折一年后仍存活。只有 33%的存活者恢复到伤前 5 项基本日常活动水平:室内行走,从床上移到椅子上,穿鞋袜以及起坐马桶。只有 21%恢复到伤前的适应性日常活动水平:爬楼梯,室外行走,进出洗澡间,做饭洗碗及轻家务劳动。众所周知,失去这些能力会严重影响其社会角色,而存活者中只有 26%得到恢复。恢复情况与骨折类型或治疗的关系尚不明确[324]。但与患者的年龄、精神状态、已患的内科疾病以及亲戚朋友的多少有关[169,370]。抑郁症在摔倒骨折后常见,与不能恢复功能有关[447]。帕金森病患者和全髋关节置换患者之间,在术后并发症率、1 年内行走功能恢复率和 1 年内死亡率方面没有差别[290]。除了并发症以外,50~60 岁的健康患者,通常移位股骨颈骨折后 6~8 个月几乎可全部恢复功能,而无移位骨折只需 3~4 个月。移位骨折行假体置换后早期恢复快,但数月内因外展肌弱可造成跛行。

(6)辅助及生活安排:美国医疗采用的依据诊断分类支持计划,导致老年患者股骨颈骨折后的住院治疗时间短、出院早及出院时功能差[209,430]。为了尽量缩短住院时间,要求几乎所有股骨颈骨折患者在入院当天必须制定好出院后的辅助治疗计划。

辅助治疗计划包括:患者何时出院、出院去处及护理级别、辅助治疗类型、所需用品及随访安排。医护人员总结的护理方案可有效减少治疗费用和住院时间[390]。不管对股骨颈骨折进行何种手术治疗,亲戚朋友的早期介入护理均可促进治疗效果。老年骨折治疗中不同学科的协作可缩短住院时间,并可改善早期功能和治疗效果[549]。但一项有关注意老年疾患诊治协作的随机研究显示,一年存活率没有改善,3~12 个月的健康状况也没有改善[441]。

(7)结果评价:重要的功能评分包括:髋部活动范围,疼痛或跛行,以及行走、坐立及爬楼梯功能。

内固定和假体置换的影像学评分有所不同,内固定评价包括颈干角、骨折愈合及缺血性坏死,假体置换的评价包括干组件松动及髋臼磨损。Harris 制定的髋关节评分系统可用于髋关节功能评分(表 48-8)。

大多数嵌插或无移位股骨颈骨折可最终愈合,但常有功能受损。缺血性坏死发生率为 5%~15%,骨不连率为 2%~5%。据文献报道,有移位股骨颈骨折复位内固定后的骨不连率为 4%~33%[93,101],缺血性坏死率为 30%~35%[93,101,345]。

治疗效果取决于多种因素,包括(但不限于)手术并发症,其发生率和严重程度可有不同。例如,假体置换术后文献报道的并发症范围很广。

表 48-8 Harris 髋关节评分系统

项目	评分	项目	评分
Ⅰ 疼痛(44 分)		2.穿鞋袜	
A.无疼痛或忽略不计	44	a.容易	4
B.偶尔轻微疼痛,不影响活动	40	b.困难	2
C.轻度疼痛,不影响一般活动,偶尔活动多时中度疼痛,需服用阿司匹林	30	c.不能	0
		3.坐立	
D.中度疼痛,可忍受,日常生活或工作有些受限制,需用强效止痛药	20	a.坐正常椅子 1 小时无不适	5
		b.坐高椅子半小时无不适	3
E.明显疼痛,活动严重受限		c.不能坐椅子	0
F.完全不能行走,跛行,卧床	10	4.可进出公共交通工具	1
Ⅱ 功能(47 分)	0	Ⅲ 没有畸形,具备以下情况给 4 分	
A.步态(33 分)		A.屈曲挛缩小于 30°	
1.跛行		B.固定内收小于 10°	
a.没有	11	C.伸展位固定内旋小于 10°	
b.轻微	8	D.肢体短缩小于 3.2cm	
c.中度	5	Ⅳ 活动范围,分数等于活动角度乘以相应的分值	
d.重度	0	A.屈曲	
2.支持物		0°~45°×1.0	
a.没有	11	45°~90°×0.6	
b.单拐长距离行走	7	90°~110°×0.3	
c.多数时间需用单拐杖	5	B.外展	
d.一个长拐杖	3	0°~15°×0.8	
e.两个短拐杖	2	15°~20°×0.3	
f.两个长拐杖	0	>20°×0	
g.不能行走	0	C.伸展位外旋	
B.活动(14 分)		0°~15°×0.4	
1.爬楼梯		>15°×0	
a.正常,不需要支持	4	D.伸展位内旋	
b.正常,需用支持	2	任何数量×0	
c.借助其他方法	1	E.内收	
d.不能爬楼梯	0	0°~15°×0.2	

确定活动范围的总分时,应将各项分数的和乘以 0.05。Trendelenburg 实验的结果按阳性、水平或中立位记录。

Source:Data from Harris,W.H. J Bone Joint Surg Am 51: 737–755,1969.

十三、并发症的认识和治疗

(一)缺血性坏死

大多数股骨头缺血性坏死的患者最终会出现腹股沟、臀部或大腿近端疼痛。这种疼痛可不影响功能[101]。一般来说,对髋关节功能要求越高,症状表现越重。例如,50 岁之前发生股骨头创伤后坏死的患者症状较重,常需要关节重建[416]。Barner 等[101]观察到,只有 1/3 老年患者症状严重需要二次手术。

缺血性坏死的风险与股骨颈骨折在原始影像上的移位程度相关[190]。骨储备正常的患者易发生缺血性坏死,因为要引起髋部骨折需要更大能量,因而合并的软组织损伤更多。尽管从影像学上可部分估计这一并发症的风险,但更多信息需要从定量骨扫描中获得,如前所述这项骨扫描是在损伤后 1~2 周做的[483]。股骨头吸收率小于等于 90%者缺血性坏死或骨不连的风险为 84%。

CT 扫描比 X 线片更能早期清晰显示骨硬化区、骨小梁吸收、微骨折及软骨下塌陷。MRI 可早期显示缺血性坏死征象并做出诊断,但铁金属及其他物质会影响显像。目前还没有这些扫描的前瞻性研究报道。

确定诊断后,创伤后股骨头缺血性坏死的治疗很困难。中央减压治疗非创伤性缺血性坏死的结果尚不确定[135,205]。缺血性坏死不经治疗的自然结果资料尚不足,但许多作者怀疑中心减压对创伤后缺血性坏死的治疗作用。老年患者影像所见与功能可能不相关,需进行观察,最终可进行关节置换。对于年轻患者,尚没有更好的治疗选择。如果股骨头 CT 扫描或不同屈曲外展角度的普通 X 线片显示塌陷小于 50%,屈曲截骨可改善功能[217]。年轻患者对髋关节功能要求高,可进行髋关节融合术。但有缺血骨存在时可使融合术更困难。许多作者建议采用双极假体置换来治疗该并发症,但尚没有长期随访结果。由于髋臼磨损处理困难,所以全髋置换术适用于有移位股骨颈骨折老年患者,也适用于小于 50 岁的患者[131,345]。过去,年轻患者全髋置换后早期失败率较高,但尚没有新一代非骨水泥固定假体的资料。由于缺乏可靠的翻修技术,应尽可能预防缺血性坏死。

(二)固定失败

术后早期可通过临床检查结果来推测有无固定失败。固定不稳定的患者可有腹股沟和臀部疼痛。可通过 X 线片或 CT 扫描显示骨折移位或成角(通常是下后成角),以证实可疑的固定失败,表现为内植物周围透亮或内固定退出。内固定退出可发生在骨折愈合过程中,多根内植物平行植入容易发生退出。一定程度的移位常与不正常的愈合相关。在预测内固定失败的因素中,患者年龄和术前骨折移位最具预测价值[398]。术后早期固定失败与股骨颈粉碎相关[78]。

内固定失败可能与植入物周围骨质疏松相关,因此可看做是患者选择的问题,防止这种并发症最终行关节重建。将来,骨密度检查有助于选择患者是行内固定还是行假体置换。一些技术问题和复位不良、植入物过短,选择不当或放置不当对固定失败也起一定作用。选择固定可靠的针或螺钉可避免这一问题[477,494](图 48-26)。有一支治疗髋部骨折的专业队伍可减少这些并发症的发生[107,405]。

固定问题可引发创伤后关节炎。股骨颈固定时可发生内固定穿入关节的情况。对股骨头骺滑脱行针固定时,这一情况多有发生并已被详细描述,但股骨颈骨折时也可发生。植入物数量增加,风险也会增加。因此一次用的植入物不要多于 3 个,此时的稳定性最好。手术时要仔细通过影像观察螺钉头。如果术中发现螺钉穿透股骨头,应更换短螺钉,用新针道穿入。如果使用原有针道,而且开始出现骨折嵌插螺钉会穿透髋关节,而不会使外侧骨皮质退出[183]。术后早期发现螺钉穿透,其处理方法相同。如果在晚期发现,已出现创伤后退变性关节炎,可取出内固定并常规治疗关节炎,症状重者可进行关节置换。

内固定失败引起的复位失效,其处理应根据年龄、功能要求、身体状况及密度量来决定[342]。如果患者骨质量好,活动多,其他情况皆允许,则重新复位内固定。如果失败合并骨不连,可进行外翻截骨[349,351]。老年患者骨质量差,功能要求低,可进行双极或全关节置换[342]。固定失败再次手术的功能预后较差,Keating 等研究发现,半关节置换后再次手术效果也不理想[313]。

(三)骨不连

临床检查最先提示骨不连。腹股沟及臀部疼痛,伸髋及负重时疼痛,均提示骨不连。与缺血性坏死相比骨不连症状出现早而且重。X 线片显示透亮区,CT 扫描可证实骨不连。骨扫描可显示骨不连部位吸收增加。高龄及骨折移位会使骨不连风险增加[398]。

与固定失败一样,其处理也应根据患者年龄、功能、身体状况及骨密度来决定。年轻患者股骨头骨量充足,可使用松质骨螺钉或带蒂骨移植重新固定[308]。

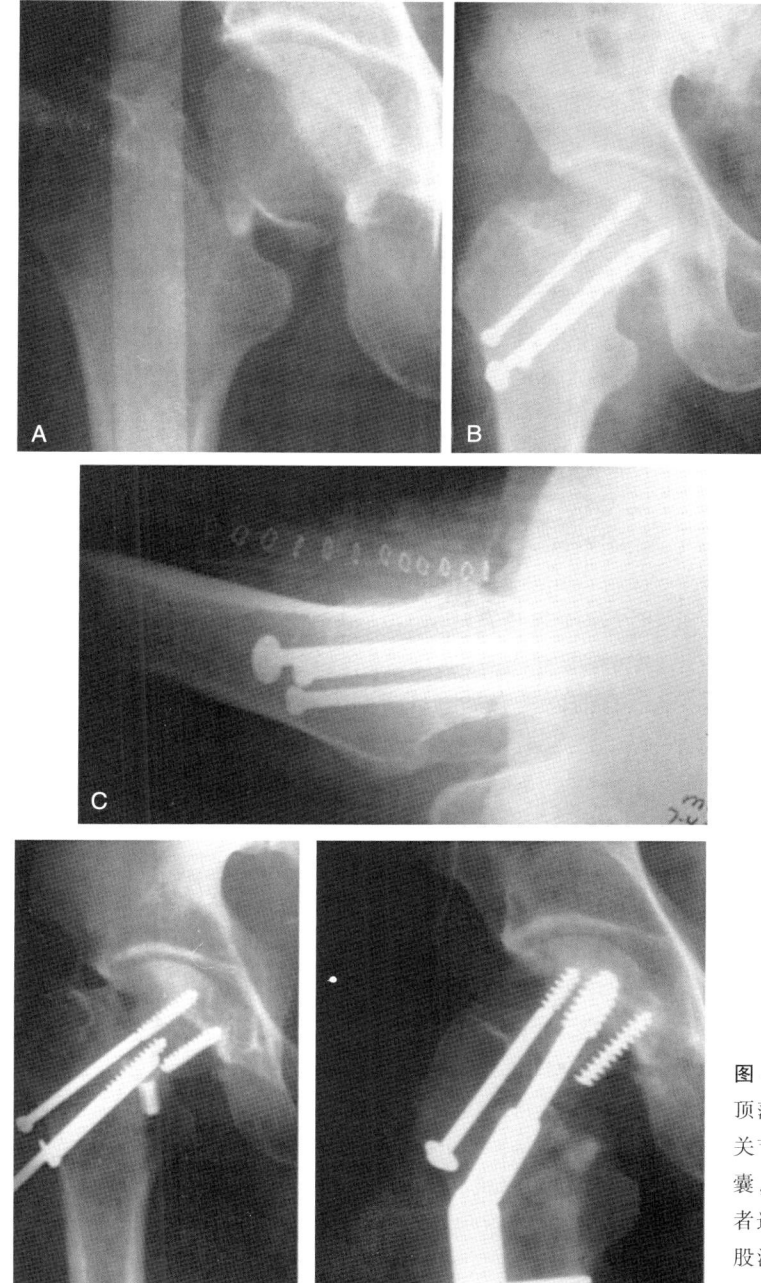

图 48-26 股骨颈骨折固定失败。(A)44 岁男性患者自房顶落下造成有移位股骨颈骨折(Garder II 级),合并桡骨远端关节内骨折。(B,C)通过 Watson-Jones 入路前方切开关节囊,压力下有血肿表现。用 3 根松质骨螺钉固定骨折。(D)患者违背医嘱即刻完全负重,3 周时做腰部伸展活动时感到腹股沟弹响。(E)采用髋部加压螺钉二次手术。9 个月后发生骨坏死并塌陷。有症状但没有进行翻修手术。这一病例强调了术后恢复计划及骨折愈合前只能部分负重的重要性。

许多作者建议使用外翻截骨可改善骨不连部位的负重,并获得良好结果[351,449](详见第 50 章)。如果生理性颈干轴线尚存在,应使用骨移植重新固定而不需要截骨,同样可获得良好的影像和临床结果。如果有肢体短缩,则外翻截骨是首选治疗方法。

骨质疏松的老年患者,或不稳定造成股骨头骨丢失的病例,最好进行全髋置换。有报道显示获得了优良的功能结果[351]。预防是最好的治疗。应避免选择保守治疗来处理无移位骨折。使用多个长螺纹植入物或滑动髋部螺钉及防旋转松质骨螺钉可提供足够的稳定,90%的初始移位骨折可愈合并获得足量骨储备。骨质疏松患者不适合内固定。

(四)关节置换失败

据报道,感染、髋臼磨损、假体柄松动及脱位均可导致股骨颈骨折一期假体置换失败[181]。

假体置换后感染发生率为 0%~10% 或更多[288]（见表 48-7）。骨折固定后不常发生。表浅感染可通过使用抗生素、局部清创及适当的伤口处理来治疗。假体置换和内固定术后都可发生脓毒性关节炎，需要行关节穿刺进行诊断。健康患者早期深部感染（前 1~2 周），可通过深部清创、负压引流及长期使用抗生素进行治疗。如果上述措施无效或脓毒症形成，应取出假体和全部骨水泥，然后清创、引流并长期使用抗生素。年轻患者，后期可重新植入假体并使用含抗生素的骨水泥，尤其是由革兰阳性菌引起的感染。股骨颈骨折内固定后感染可保留内固定进行治疗。如果固定失败，则需要取出植入物和碎骨片（见第 50 章）。

老式单极假体（Austin-Moore，Thompson）因髋臼磨损造成失败，大大推动了双体假体的发展。这一并发症的影像学发生率约为 20%[81]。Thompson 或 Austin-Moore 假体置换后有症状的髋臼磨损发生率为 6%~8%，但有报道其发生率可达 37%[181]。发生髋磨损并有症状时应进行全髋置换。如果假体柄没有松动而且是双极假体，股骨假体可以保留，并在髋臼部安放假体。目前，对使用骨水泥固定髋臼假体还是非骨水泥假体还有争论。有证据显示，Austin-Moore 或 Thompson 单极假体翻修进行全髋置换术很困难，而且股骨假体松动的发生率高，假体插入部位骨折发生率也高。因此一些作者认为，患者生存期超过 1~2 年者不要使用这类假体。

假体置换后失败也可由假体柄松动引起。在临床症状出现之前松动可在影像学检查中发现。假体下沉、骨水泥套周围透光区、骨水泥或假体周围吸收表现，都是假体松动的影像特征。双极假体置换后更常见。Long 等观察发现，156 例 Bateman 假体置换后一年随访时有 81% 的患者骨水泥周围出现不同程度透光区。Lausten 等观察发现，77 例患者中透光区超过 2mm 的占 15%[328]。如果影像检查出现这一征象并有股部或臀部疼痛，往往需要进行翻修手术。一般用全髋假体。如果假体松动合并股骨近端骨折，应翻修置换长柄股骨假体（见第 50 章）。

（五）螺钉下方转子下骨折

螺钉下方转子下骨折从症状和病史即可明确。通常由没有保护的轻微摔伤或扭伤及股骨颈骨折固定后完全负重引起。普通 X 线片可证实诊断。影响这一并发症发生的因素有转子下区的钻孔未填充，以及穿钉偏远端。正对着小转子中心以远的外侧股骨皮质

厚，负重时这一区域内部承受应力很大，如果所选内固定物角度限制，需要在这一区域钻孔，则会使强度减弱；如果不事先钻孔，插入固定针时可造成局部放射状劈裂。小劈裂、钻孔及内固定本身引起的应力集中，可造成转子下骨折扩大。上述因素通常在影像检查上或二次手术时能发现。

如果术后早期发生这一并发症，可进行二次手术。对轻度移位或无移位的骨折采取保守治疗往往造成骨折移位，因此主张进行手术固定。选择植入物时，要确保股骨颈骨折的持续固定又能延伸至转子下骨折的固定。要达到这一目标最好保留固定股骨颈的一枚或两枚螺钉或针，向股骨颈部打入加压螺钉，侧方放置足够长的钢板或等角度的角钢板，骨折远端要有 4 枚螺钉固定。如果可行，股骨转子下骨折时应使用加压螺钉固定。股骨转子下骨折特别是内侧骨皮质有缺损时，往往需要自体骨移植。总之，应避免更换为髓内固定，除非插入髓内针时股骨颈的固定物能保留不动。虽然目前尚没有处理这类并发症的大宗病例报道，但遵循上述原则转子下骨折一般能成功愈合。

（六）压疮

股骨颈骨折患者容易发生压疮。摔倒后无人帮助导致长时间躺在地板上也可造成压疮。通常发生在住院期间髋部手术前、手术中和手术后，因此是可以预防的。据 Jensen 和 Junker[299]报道，髋部骨折手术后的压疮发生率是 30%。常发生在老年女性患者手术后第一周内，因此会增加住院时间，死亡率也较高。压疮常发生在骶部及患肢的后跟部，特别是患肢的这些部位。若能每两小时翻身一次，患肢小腿下纵向放置枕头，使后跟不再接触床面，可预防多数压疮的发生。有时需要使用充气床垫。压疮早期表现为持续红斑，需要密切观察，立刻完全解除局部压迫可明显防止其进一步加重，并减少住院费用[518]。

（刘举　郭乾臣　李世民　译　李世民　冯世庆　校）

参考文献

股骨头骨折

1. Albrechtsen, J.; Hede, J.; Jurik, A.G. Pelvic fractures: Assessment by conventional radiography and CT. Acta Radiol 35:420–425, 1994.
2. Asghar, F.A.; Karunakar, M.A. Femoral head fractures: Diagnosis, management and complications. Orthop Clin N Am 35:463–472, 2004.

3. Beck, M.; Siebenrock, K.A.; Affolter, B.; et al. Increased intraarticular pressure reduces blood flow to the femoral head. Clin Orthop Rel Res 424:149–152, 2004.

4. Birkett, J. Traumatic dislocation of the head of the femur complicated with its fracture. Med Chir Trans 52:133, 1869.

5. Blankenstein, J.D.; Loris, C.A.; Van der Werken, C.; Traumatic dislocation of the hip with fracture of the femoral head. Neth J Surg 38:121–124, 1986.

6. Bosse, M.J.; Poka, A.; Reinert, C.M.; et al. Heterotopic ossification as a complication of acetabular fracture. J Bone Joint Surg Am 70:1231–1237, 1988.

7. Brumback, R.J.; Kenzora, J.E.; Levitt, L.E.; et al. Proceedings of the Hip Society, 1986. St. Louis, C.V. Mosby, 1987, pp. 181–206.

8. Butler, J.E. Pipkin type II fractures of the femoral head. J Bone Joint Surg Am 63:1292, 1981.

9. Cathcart, R.F. The shape of the femoral head and preliminary results of clinical use of a nonspherical hip prosthesis. J Bone Joint Surg Am 53:397, 1971.

10. Christopher, F. Fractures of the head of the femur. Arch Surg 12:1049, 1926.

11. Coventry, M.B. The treatment of fracture-dislocation of the hip by total hip arthroplasty. J Bone Joint Surg Am 56:1128–1134, 1974.

12. David, J.B. Simultaneous femoral head fracture and traumatic hip dislocation. Am J Surg 80:893, 1950.

13. DeLee, J.C.; Evans, J.A.; Thomas, J. Anterior dislocation of the hip and associated femoral head fractures. J Bone Joint Surg Am 62:960–964, 1980.

14. Dowd, G.S.E.; Johnson, R. Successful conservative treatment of a fracture dislocation of the femoral head. A case report. J Bone Joint Surg Am 61:1244–1246, 1979.

15. Duncan, C.P.; Shim, S.S. Blood supply of the head of the femur in traumatic hip dislocation. Surg Gynecol Obstet 144:185–191, 1977.

16. Dussault, R.G.; Beauregard, G.; Fauteaux, P; et al. Femoral head defect following anterior hip dislocation. Radiology 135:627–629, 1980.

17. Epstein, H.C. Posterior fracture dislocation of the hip: Long term follow-up. J Bone Joint Surg Am 56:1103–1127, 1974.

18. Epstein, H.C.; Harvey, J.P. Jr. Traumatic anterior dislocation of the hip [abstract]. J Bone Joint Surg Am 56:1103, 1974.

19. Epstein, H.C.; Wiss, D.A.; Cozen, L. Posterior fracture dislocation of the hip with fractures of the femoral head. Clin Orthop 201:9–17, 1985.

20. Faulkner, K.G.; McClung, M.; Cummings, S.R. Automated evaluation of hip axis length for predicting hip fracture. J Bone Miner Res 9:1065–1070, 1994.

21. Froehlich, J.A.; Dorfman, G.S.; Cronan, J.J.; et al. Compression ultrasonography for detection of deep venous thrombosis in patients who have a fracture

of the hip. J Bone Joint Surg Am 71:249–256, 1989.

22. Funsten, R.V.; Kinser, P.; Frankel, C.H. Dashboard dislocation of the hip: A report of twenty cases of traumatic dislocation. J Bone Joint Surg 20:124, 1938.

23. Gardner, M.J.; Suk, M.; Pearle, A.; et al. Surgical dislocation of the hip for fractures of the femoral head. J Orthop Trauma 19:334–342, 2005.

24. Garrett, J.C.; Epstein, H.C.; Harris, W.H.; et al. Treatment of unreduced traumatic posterior dislocations of the hip. J Bone Joint Surg Am 61:91:2–6, 1979.

25. Greenwald, A.S.; Haynes, D.W. Weight-bearing areas in the human hip joint. J Bone Joint Surg Br 54:157–163, 1972.

26. Hermus, J.P.S.; Laan, C.A.; Hogervorst, M.; et al. Fixation of a Pipkin fracture with bio-absorbable screws; case report and review of the literature. Injury 36:458–461, 2005.

27. Høiness, P.; Røise, O. Successful open reduction of a 5-month-old hip dislocation associated with a femoral head fracture. J Orthop Trauma 17:131–134, 2003.

28. Hougaard, K.; Lindequist, S.; Nielsen, L.B. Computerised tomography after posterior dislocation of the hip. J Bone Joint Surg Br 69:556–557, 1987.

29. Hougaard, K.; Thomsen, P.B. Coxarthrosis following traumatic posterior dislocation of the hip. J Bone Joint Surg Am 69:679–683, 1987.

30. Hougaard, K.; Thomsen, P.B. Traumatic posterior fracture–dislocation of the hip with fracture of the femoral head or neck, or both. J Bone Joint Surg Am 70:233–239, 1988.

31. Johnstone, G. Posterior dislocation of the hip with fracture of the femoral head. East Afr Med J 42:429–437, 1965.

32. Kelly, P.J.; Lipscomb, P.R. Primary Vitallium mold arthroplasty for posterior dislocation of the hip with fracture of the femoral head. J Bone Joint Surg Am 40:675, 1958.

33. Kim, K.I.; Loo, K.H.; Sharma, R.; et al. Concomitant fractures of the femoral head and neck without dislocation. Clin Orthop 391:247–250, 2000.

34. Klasen, H.J.; Binnendjik, B. Fracture of the neck of the femur associated with posterior dislocation of the hip. J Bone Joint Surg Br 66:45–48, 1984.

35. Kozin, S.H.; Kolessar, D.J.; Guanche, C.A.; et al. Bilateral femoral head fracture with posterior hip dislocation. Orthop Rev Suppl:20–24, 1994.

36. Lange, R.H.; Engber, W.D.; Clancy, W.G. Expanding application for the Herbert scaphoid screw. Orthopedics 9:1393–1397, 1986.

37. Laorr, A.; Greenspan, A.; Anderson, M.W.; et al. Traumatic hip dislocation: Early MRI findings. Skeletal Radiol 24:239–245, 1995.

38. Leenen, L.P.H.; Van der Werken, C. Traumatic posterior luxation of the hip. Neth J Surg 42:136–139, 1990.

39. Mack, L.A.; Harley, J.D.; Winquist, R.A. CT of

40. Meislin, R.J.; Zuckerman, J.D. Case report: Bilateral posterior hip dislocations with femoral head fractures. J Orthop Trauma 3:353–361, 1989.

41. Moed B.R.; Maxey J.W. Evaluation of the femoral head using the CT-directed pelvic oblique radiograph. Clin Orthop 296:161–167, 1993.

42. Mostafa, M.M. Femoral head fractures. Int Orthop 25:51–54, 2001.

43. Mowery, C.; Gershuni, D.H. Fracture dislocation of the femoral head treated by open reduction and internal fixation. J Trauma 26:1041–1044, 1989.

44. Müller, M.E.; Nazarian, S.; Koch, P.; et al. The Comprehensive Classification of Fractures of Long Bones. Berlin, Springer-Verlag, 1990.

45. Murry, P.; McGee, H.M.; Mulvihill, N. Fixation of femoral head fractures using the Herbert screw. Injury 19:220–221, 1988.

46. Pipkin, G. Treatment of grade IV fracture dislocation of the hip: A review. J Bone Joint Surg Am 39:1027, 1957.

47. Potter, H.G.; Montgomery, K.D.; Heise, C.W.; et al. MR imaging of acetabular fractures: Value in detecting femoral head injury, intraarticular fragments and sciatic nerve injury. AJR Am J Roentgenol 163:881–886, 1993.

48. Prokop, A.; Helling, H.J.; Hahn, U.; et al. Biodegradable implants for Pipkin fractures. Clin Orthop 432:226–233, 2005.

49. Rafii, M.; Firooznia, H.; Golimbu, C.; et al. The impact of CT in clinical management of pelvic and acetabular fractures. Clin Orthop 178:228–235, 1983.

50. Repo, R.U.; Finlay, J.B. Survival of articular cartilage after controlled impact. J Bone Joint Surg Am 59:1068–1076, 1977.

51. Richardson, P.; Young, J.W.R.; Porter, D. CT detection of cortical fracture of the femoral head associated with posterior hip dislocation. AJR Am J Roentgenol 155:93–94, 1990.

52. Ritter, M.A.; Gioe, T.J. The effect of indomethacin on para–articular ectopic ossification following total hip arthroplasty. Clin Orthop 167:113–117, 1982.

53. Rizzo, P.F.; Gould, E.S.; Lyden, J.P.; et al. Diagnosis of occult fractures about the hip. J Bone Joint Surg Am 75:395–401, 1993.

54. Roeder, L.F., Jr.; DeLee, J.C. Femoral head fractures associated with posterior hip dislocations. Clin Orthop 147:121–130, 1980.

55. Salter, R.B.; Simmonds, D.F.; Malcolm, B.W.; et al. The biologic effect of continuous passive motion on the healing of full thickness defects in articular cartilage. An experimental investigation in the rabbit. J Bone Joint Surg Am 62:1232–1257, 1980.

56. Scham, S.M.; Fry, L.R. Traumatic anterior dislocation of the hip with fracture of the femoral head: A case report. Clin Orthop 62:133–135, 1969.

57. Seibel, R.; LaDuca, J.; Hassett, J.M.; et al. Blunt multiple trauma (ISS 36), femur traction, and the pulmonary failure septic state. Ann Surg 202:283–295, 1985.

58. Sontich, J.K., Cannada, L.K. Femoral head avulsion fracture with malunion to the acetabulum: A case report. J Orthop Trauma 16:49–51, 2002.

59. Stannard, J.P.; Harris, H.W.; Volgas, D.A.; et al. Functional outcome of patients with femoral head fractures associated with hip dislocations. Clin Orthop 377:44–56, 2000.

60. Stewart, M.J.; Milford, L.W. Fracture dislocation of the hip: An end result study. J Bone Joint Surg Am 36:315, 1954.

61. Stromqvist, B. Femoral head vitality after intracapsular hip fracture; 490 cases studied by intravital tetracycline labeling and TCMDP radionuclide imaging. Acta Orthop Scand 54(Suppl 200):5–71, 1983.

62. Swiontkowski, M.F. Femoral head fractures. Curr Orthop 5:99–105, 1991.

63. Swiontkowski, M.F.; Thorpe, M.; Seiler, J.G.; et al. Operative management of femoral head fractures. Orthop Trans 13:51, 1989.

64. Tehranzadeh, J.; Vanarthros, W.; Pais, M.J. Osteochondral impaction of the femoral head associated with hip dislocation: CT study in 35 patients. AJR Am J Roentgenol 155:1049–1052, 1990.

65. Thomas, B.J.; Amstutz, H.C. Results of the administration of diphosphonate for the prevention of heterotopic ossification after total hip arthroplasty. J Bone Joint Surg Am 67:400–403, 1984.

66. Thompson, V.P.; Epstein, H.C. Traumatic dislocation of the hip: A survey of 204 cases covering a period of 21 years. J Bone Joint Surg Am 33:746, 1951.

67. Torres, L.; Coufal, C.; Pearse, M.F.; et al. Bilateral Pipkin II fractures of the femoral head. Orthopaedics 23:724–730, 2000.

68. Trueta, J.; Harrison, M.H.M. The normal vascular anatomy of the femoral head in adult man. J Bone Joint Surg Br 35:442–461, 1953.

69. Upadhyay, S.S.; Moulton, A. The long–term results of traumatic posterior dislocation of the hip. J Bone Joint Surg Br 63:548–551, 1981.

70. Upadhyay, S.S.; Moulton, A.; Burwell, R.G.; Biological factors predisposing to traumatic posterior dislocation of the hip. J Bone Joint Surg Br 67:232–236, 1985.

71. Weigand, H.; Schweikert, C.H.; Strube, H.D. Die traumatische Huftluxation mit huftkopfkalottenfraktur. Unfallheilkunde 81:377–389, 1978.

72. Yoon, T.R., Chung, J.Y., Jung, S.T., Seo, H.Y. Malunion of femoral head fractures treated by partial osteotomy: Three case reports. J Orthop Trauma 17:447–450, 2003.

73. Yoon, T.R.; Rowe, S.M.; Chung, J.Y.; et al. Clinical and radiographic outcome of femoral head fractures: 30 patients followed 3–10 years. Acta Orthop Scand 72:348–353, 2001.

股骨颈骨折

74. Abrami, G.; Stevens J. Early weight bearing after

internal fixation of transcervical fracture of the femur; preliminary report of a clinical trial. J Bone Joint Surg Br 46:204–205, 1965.

75. Ahmad, L.A.; Eckhoff, D.G.; Kramer, A.M. Outcome studies of hip fractures: A functional viewpoint. Orthop Rev 23:19–24, 1994.

76. Aitken, J.M. Relevance of osteoporosis in women with fracture of the femoral neck. BMJ 288:597–601, 1984.

77. Alberts, K.A.; Dahlborn, M.; Glas, J.E.; et al. Radionuclide scintigraphy of femoral head specimens removed at arthroplasty for failed femoral neck fractures. Clin Orthop 205:222–229, 1986.

78. Alho, A.; Benterud, J.G.; Muller, C.; et al. Prediction of fixation failure in femoral neck fractures: Comminution and avascularity studied in 40 patients. Acta Orthop Scand 64:408–410, 1993.

79. Aloia, J.F.; Vaswani, A.; McGowan, D.; et al. Preferential osteopenia in women with osteoporotic fractures. Bone Miner 18:51–63, 1992.

80. Anderson, G.H.; Harper, W.M.; Connolly, C.D.; et al. Preoperative skin traction for fractures of the proximal femur. J Bone Joint Surg Br 75:794–796, 1993.

81. Anderson, L.D.; Hamsa, W.R.; Waring, T.L. Femoral–head prosthesis; A review of three hundred and fifty–six operations and their results. J Bone Joint Surg Am 46:1049–1065, 1964.

82. Andersson, G. Hip assessment: A comparison of nine different methods. J Bone Joint Surg Br 54:621, 1972.

83. Andrade, S.E., Majumdar, S.R., Chan, K.A., et al. Low frequency of treatment of osteoporosis among postmenopausal women following a fracture. Arch Intern Med 163: 2052–2057, 2003.

84. Antonelli–Incalzi, R.; Capparella, O.; Gemma, A.; et al. Predicting in-hospital mortality after hip fracture in elderly patients. J Trauma 36:79–82, 1994.

85. Apple, D.F.; Hayes, W.C., eds. Prevention of Falls and Hip Fractures in the Elderly. Rosemont, IL, American Academy of Orthopaedic Surgeons, 1994.

86. Arnold, W.D. The effect of early weight–bearing on the stability of femoral neck fractures treated with Knowles pins. J Bone Joint Surg Am 66:847–852, 1984.

87. Arnoldi, C.C.; Lemperg, R.K. Fracture of the femoral neck: II. Relative importance of primary vascular damage and surgical procedure for the development of necrosis of the femoral head. Clin Orthop 129:217–222, 1977.

88. Arnoldi, C.C.; Linderholm, H. Fracture of the femoral neck: I. Vascular disturbances in different types of fractures, assessed by measurements of intraosseous pressure. Clin Orthop 84:116–127, 1972.

89. Aro, H.; Dahlstrom, S. Conservative management of distraction-type stress fractures of the femoral neck. J Bone Joint Surg Br 68:65–67, 1986.

90. Asai, T.; Nagaya, I.; Miyake, N.; et al. The treatment of intracapsular hip fractures with total hip arthroplasty in rheumatoid arthritis. Bull Hosp Jt Dis 53:29–33, 1993.

91. Askin, S.R.; Bryan, R.S. Femoral neck fractures in young adults. Clin Orthop 114:259–264, 1976.

92. Asnis, S.E.; Gould, E.S.; Bansal, M.; et al. Magnetic resonance imaging of the hip after displaced femoral neck fractures. Clin Orthop 298:191–198, 1994.

93. Asnis, S.E.; Wanek–Sgaglione, L. Intracapsular fractures of the femoral neck: Results of cannulated screw fixation. J Bone Joint Surg Am 76:1793–1803, 1994.

94. Asser Hansen, B.; Solgaard, S. Impacted fractures of the femoral neck treated by early mobilization and weight–bearing. Acta Orthop Scand 49:180–185, 1978.

95. Astrom, J.; Ahnqvist, S.; Beertema, J.; et al. Physical activity in women sustaining fracture of the neck of the femur. J Bone Joint Surg Br 69:381–383, 1987.

96. Bagur, A.; Vega, E.; Mautalen, C. Discrimination of total body bone mineral density measured by DEXA in vertebral osteoporosis. Calcif Tissue Int 56:263–267, 1995.

97. Ball, A.M.; Gillen, D.L.; Sherrard, D.; et al. Risk of hip fracture among dialysis and renal transplant recipients. JAMA 288:3014–3018, 2002.

98. Baloh, R.W.; Ying, S.H.; Jacobson, K.M. A longitudinal study of gait and balance dysfunction in normal older people. Arch Neurol 60:835–839, 2003.

99. Banks, E.; Beral, V.; Reeves, G.; et al. Fracture incidence in relation to the pattern of use of hormone therapy in postmenopausal women. JAMA 291: 2212–2220, 2004.

100. Bargren, J.H.; Tilson, D.H.; Bridgeford, O.E. Prevention of displaced fatigue fractures of the femur. J Bone Joint Surg Am 53:1115–1117, 1971.

101. Barnes, J.T.; Brown, J.T.; Garden, R.S.; et al. Subcapital fractures of the femur: A prospective review. J Bone Joint Surg Br 58:2–24, 1976.

102. Barnes, R. The diagnosis of ischaemia of the capital fragment in femoral neck fractures. J Bone Joint Surg Br 44:760–761, 1962.

103. Baron, J.A.; Farahmand, B.Y.; Weiderpass, E.; et al. Cigarette smoking, alcohol consumption and risk of hip fracture in women. Arch. Intern Med 161:983–988, 2001.

104. Barth, R.W.; Williams, J.L.; Kaplan, F.S. Osteon morphometry in females with femoral neck fractures. Clin Orthop 283:178–186, 1992.

105. Bastow, M.D.; Rawlings, J.; Allison, S.P. Benefits of supplemental tube feeding after fractured neck of femur: A randomized controlled trial. BMJ 287:1589–1592, 1983.

106. Bastow, M.D.; Rawlings, J.; Allison, S.P. Undernutrition, hypothermia, and injury in elderly women with fractured femur: An injury response to altered metabolism? Lancet 1:143–146, 1983.

107. Bauer, G.; Weber, D.A.; Ceder, L.; et al. Dynamics of technetium–99 m methylenediphosphonate imaging of the femoral head after femoral neck fracture.

Clin Orthop 152:85–92, 1982.

108. Bayliss, A.P.; Davidson, J.K. Traumatic osteonecrosis of the femoral head following intracapsular fracture: Incidence and earliest radiological features. Clin Radiol 28:407–414, 1977.

109. Beck, T.J.; Ruff, C.B.; Scott, W.W. Jr.; et al. Sex differences in geometry of the femoral neck with aging: A structural analysis of bone–mineral data. Calcif Tissue Int 50:24–29, 1992.

110. Beck, M.; Siebenrock, K.A.; Affulter, B.; et al. Increased intraarticular pressure reduces blood flow to the femoral head. Clin Orthop 424:149–152, 2004.

111. Bentley, G. Impacted fractures of the neck of the femur. J Bone Joint Surg Br 50:551–561, 1968.

112. Bhandari, M; Devereaux, P.J.; Swiontkowski, M.F; et al. Internal fixation compared with arthroplasty for displaced fractures of the femoral neck. A meta–analysis. J Bone Joint Surg Am 85:1673–1681, 2003.

113. Bhandari, M; Devereaux, P.J., Tornetta, P.; et al. Operative management of displaced femoral neck fractures in elderly patients. J Bone Joint Surg Am 87:2122–2130, 2005.

114. Bigler, D.; Adelhoj, B.; Petring, O.U.; et al. Mental function and morbidity after acute hip surgery during spinal and general anesthesia. Anesthesia 40:672–676, 1985.

115. Binder, E.F.; Brown, M.; Sinacore, D.R.; et al. Effects of extended outpatient rehabilitation after hip fracture: A randomized controlled trial. JAMA 292:837–846, 2004.

116. Bischoff, H.A.; Stahelin, H.B.; Dick, W.; et al. Effects of vitamin D and calcium supplementation on falls: A randomized controlled trial. J Bone Miner Res 18:343–351, 2003.

117. Bischoff-Ferrari, H.A.; Dawson-Hughes, B.; Willett, W.C.; et al. Effects of Vitamin D on falls: A meta–analysis. JAMA 291:1999–2006, 2004.

118. Bitsch, M.S.; Foss, N.B.; Kristensen, B.B.; et al. Acute cognitive dysfunction after hip fracture: Frequency and risk factors in an optimized, multimodel, rehabilitation program. Acta Anesth Scand 50:428–436, 2006.

119. Blair, B.; Koval, K.J.; Kummer, F.; et al. Basic cervical fractures of the proximal femur: A biomechanical study of 3 internal fixation techniques. Clin Orthop 306:256–263, 1994.

120. Blickenstaff, L.D.; Morris, J.M. Fatigue fracture of the femoral neck. J Bone Joint Surg Am 48:1031–1047, 1966.

121. Blomfeldt, R.; Tornqvist, H.; Ponzer, S.; et al. Comparison of internal fixation with total hip replacement for displaced femoral neck fractures. Randomized, controlled trial performed at four years. J Bone Joint Surg Am 87:1680–1688, 2005.

122. Blomfeldt, R.; Tornkvist, H.; Ponzer, S.; et al. Internal fixation versus hemiarthroplasty for displaced fractures of the femoral neck in elderly patients with severe cognitive impairment. J Bone Joint Surg Br

123. Bochner, R.M.; Pellici, P.M.; Lyden, J.P. Bipolar hemiarthroplasty for fracture of the femoral neck. J Bone Joint Surg Am 70:1001–1010, 1988.

124. Bohr, H.; Larsen, E.H. On necrosis of the femoral head after fracture of the neck of the femur: A microradiographic and histologic study. J Bone Joint Surg Br 47:330–338, 1965.

125. Bonnaire, F.; Kuner, E.H.; Lorz, W. Schenkelhalsfrakturen beim Erwachsenen: Gelenkerhaltende Operationen II. Die Bedeutung des Operationspunkts und des Implantats fur die Genese der aseptischen Huftkopfnekrose. Unfallchirurg 98:259–264, 1995.

126. Bonnaire, F.A.; Weber, A.T. The influence of haemarthrosis on the development of femoral head necrosis following intracapsular femoral neck fractures. Injury 33S:C33–C40, 2002.

127. Boston, D.A. Bilateral fractures of the femoral neck. Injury 14:207–210, 1982.

128. Brauer, C.; Morrison, RS.; Silberzweig, S.B.; et al. The cause of delirium in patients with hip fracture. Arch Intern Med 160:1856–1860, 2000.

129. Braun, W.; Ruter, A.; Wiederman, M.; et al. Kopferhaltende Therapie bei medialen Shenkelhalsfrakturen. Eine klinische Studie zum Einfluss des Behandlungsregimes auf das Heilungsergebnis. Unfallchirurg 94:325–330, 1991.

130. Brodetti, A. The blood supply of the femoral neck and head in relation to the damaging effects of nails and screws. J Bone Joint Surg Br 42:794–801, 1960.

131. Broos, P.L. Hip fractures in elderly people: The surgical treatment in Leuven, Belgium. Acta Chir Belg 3:130–135, 1994.

132. Brown, T.I.S.; Court–Brown, C. Failure of sliding nail–plate fixation in subcapital fractures of the femoral neck. J Bone Joint Surg Br 61:342–346, 1979.

133. Burton, P.; Prieskorn, D.; Smith, R.; et al. Component motion in bipolar hip arthroplasty: An evaluation of reamed and nonreamed acetabula. Orthopedics 17:319–324, 1994.

134. Calder, S.J.; Anderson, G.H.; Harper, W.M.; et al. A subjective health indicator for follow–up: A randomized trial after treatment of displaced intracapsular hip fractures. J Bone Joint Surg Br 77:494–496, 1995.

135. Camp, J.F.; Colwell, C.E. Core decompression of the femoral head for osteonecrosis. J Bone Joint Surg Am 68:1313–1319, 1986.

136. Carpintero, P.; Lopez, P.; Leon, F.; et al. Men with hip fractures have poorer nutritional status and survival than women: A prospective study of 165 patients. Acta Orthop Scand 76:331–335, 2005.

137. Casey, M.J.; Chapman, M.W. Ipsilateral concomitant fractures of the hip and femoral shaft. J Bone Joint Surg Am 61:503–509, 1979.

138. Castle, M.E.; Orinion, E.A. Prophylactic anticoagulation in fractures. J Bone Joint Surg Am 52:521–528, 1970.

87:523–529, 2005.

139. Catto, M. A histological study of avascular necrosis of the femoral head after transcervical fracture. J Bone Joint Surg Br 47:749–776, 1965.

140. Cauley, J.A.; Robbins, J.; Chen, Z.; et al. Effect of estrogen plus progestin on risk of fracture and bone mineral density; the Women's Health Initiative randomized trial. JAMA 2990:1729–1738, 2003.

141. Ceder, L.; Stromqvist, B.; Hansson, L.I. Effects of strategy changes in the treatment of femoral neck fractures during a 17-year period. Clin Orthop 218:53–57, 1987.

142. Chan, K.A.; Andrade, S.E.; Boles, M.; et al. Inhibitors of hydroxymethylglutaryl-coenzyme A reductase and risk of fracture among older women. Lancet 355:2185–2188, 2000.

143. Chan, R.N.W.; Hoskinson, J. Thompson prosthesis for fractures of the neck of the femur: A comparison of surgical approaches. J Bone Joint Surg Br 57:437–443, 1975.

144. Chandler, S.B.; Kreuscher, P.H. A study of the blood supply of the ligamentum teres and its relation to the circulation of the head of the femur. J Bone Joint Surg 14:834–846, 1932.

145. Chapuy, M.C.; Arlot, M.E.; Duboeuf, F.; et al. Vitamin D_3 and calcium prevent hip fractures in elderly women. N Engl J Med 327:1637–1642, 1992.

146. Chen, C.H.; Chen, T.B.; Cheng, Y.M.; et al. Ipsilateral fractures of the femoral neck and shaft. Injury 31:719–722, 2000.

147. Chen, W.C.; Yu, S.W.; Tseng, I.C.; et al. Treatment of undisplaced femoral neck fractures in the elderly. J Trauma 58:1035–1039, 2005.

148. Chesser, T.J.S.; Howlett, I.; Ward, A.S.; et al. The influence of outside temperature and season on the incidence of hip fractures in patients over the age of 65. Age Ageing 31:343–348, 2002.

149. Chevalley, T.; Rizzoli, R.; Nydegger, V.; et al. Preferential low bone mineral density of the femoral neck in patients with a recent fracture of the proximal femur. Osteoporos Int 1:147–154, 1991.

150. Chiara-Corti, M.; Guralnik, J.M.; Salive, M.E.; et al. Serum albumin level and physical disability as predictors of mortality in older persons. JAMA 272:1036–1042, 1994.

151. Chiu, K.Y.; Ng, K.H.; Lau, S.K.; et al. Antibiotic prophylaxis for hip fracture operations: A prospective study comparing four different regimes. Int J Orthop Trauma 3:174–177, 1993.

152. Christodoulou, N.A.; Dretakis, E.K. Significance of muscular disturbances in the localization of fractures of the proximal femur. Clin Orthop 187:215–217, 1984.

153. Claffey, T.J. Avascular necrosis of the femoral head: An anatomical study. J Bone Joint Surg Br 42:802–809, 1960.

154. Clawson, D.K. Intracapsular fractures of the femur treated by the sliding screw plate fixation method. J Trauma 4:753–756, 1964.

155. Close, J.; Ellis, M.; Hooper, R.; et al. Prevention of falls in the elderly trial (PROFET): A randomized controlled trial. Lancet 353:93–97, 1999.

156. Coates, R.L.; Armour, P. Treatment of subcapital femoral fractures by primary total hip replacement. Injury 11:132–135, 1979.

157. Cole, J.D.; Browner, B.D.; Cotler, H.B.; et al. Initial experience with a second generation locking nail. Orthop Trans 14:269, 1990.

158. Coleman, S.A.; Boyce, W.J.; Cosh, P.H.; McKenzie, P.J. Outcome after general anesthesia for repair of fractured neck of femur: A randomized trial of spontaneous v. controlled ventilation. Br J Anaesth 60:43–47, 1988.

159. Cotton, F.J. Artificial impaction in hip fractures. Surg Gynecol Obstet 45:307–319, 1927.

160. Coughlin, L.; Templeton, J. Hip fractures in patients with Parkinson's disease. Clin Orthop 148:192–195, 1980.

161. Courtney, A.C.; Wachtel, E.F.; Myers, E.R.; et al. Age related reductions in the strength of the femur tested in a fall–loading configuration. J Bone Joint Surg Am 77:387–395, 1995.

162. Crawford, H.B. Conservative treatment of impacted fractures of the femoral neck: A report of fifty cases. J Bone Joint Surg Am 42:471–479, 1960.

163. Crawfurd, E.J.P.; Emery, R.J.H.; Hansell, D.M.; et al. Capsular distension and intracapsular pressure in subcapital fractures of the femur. J Bone Joint Surg Br 70:195–198, 1988.

164. Crock, H.V. A revision of the anatomy of the arteries supplying the upper end of the human femur. J Anat 99:77–88, 1965.

165. Crock, H.V. An atlas of the arterial supply of the head and neck of the femur in man. Clin Orthop 152:17–27, 1980.

166. Cummings, S.R.; Bauer, D.C.; Do statins prevent both cardiovascular disease and fracture? JAMA 283:3255–3257, 2000.

167. Cummings, S.R.; Marcus, R.; Palermo, L.; et al. Does estimating volumetric bone density of the femoral neck improve the prediction of hip fracture? A prospective study: Study of osteoporotic fractures research group. J Bone Miner Res 9:1429–1432, 1994.

168. Cummings, S.R.; Palermo, L.; Browner, W.; et al. Monitoring osteoporosis therapy in the bone densitometry. Misleading changes and regression to the mean. JAMA 283:1318–1321, 2004.

169. Cummings, S.R.; Phillips, S.L.; Wheat, M.E., et al. Recovery of function after hip fracture: The role of social supports. J Am Geriatr Soc 36:801–806, 1988.

170. Currie, A.L.; Reid, D.M.; Brown, N.; et al. An epidemiological study of fracture of the neck of the femur. Health Bull 44:143–148, 1986.

171. Dahl, E. Mortality and life expectancy after hip fractures. Acta Orthop Scand 51:163–170, 1980.

172. Dalen, N.; Jacobsson, B. Rarefied femoral neck tra-
becular patterns, fracture displacement, and femoral
head vitality in femoral neck fractures. Clin Orthop
205:97–98, 1986.

173. D'Arcy, L.; Devas, M. Treatment of fractures of the
femoral neck by replacement with the Thompson
prosthesis. J Bone Joint Surg Br 58:279–286, 1976.

174. Davis, F.M.; Woolner, D.F.; Frampton, C.; et al.
Prospective, multicenter trial of mortality follow-
ing general or spinal anesthesia for hip fracture
surgery in the elderly. Br J Anaesth 59:1080–
1088, 1987.

175. Davison, J.N.S.; Calder, S.J.; Anderson, G.H.; et al.
Treatment for displaced intracapsular fracture of the
proximal femur: A prospective, randomized trial in
patients aged 65 to 79 years. J Bone Joint Surg Br
83:206–212, 2001.

176. Day, L.; Fildes, B.; Gordon, I.; et al. Randomized
factorial trial of falls prevention among older people
living in their own homes. BMJ 325:128, 2002.

177. Dedrick, D.K.; Mackenzie, J.R.; Burney, R.E. Com-
plications of femoral neck fractures in young adults.
J Trauma 26:932–937, 1986.

178. Delamarter, R.; Moreland, J.R. Treatment of acute
femoral neck fractures with total hip arthroplasty.
Clin Orthop 218:68–74, 1987.

179. Della V.; Mirzabeigi, E.; Zuckerman, J.D.; et al.
Thromboembolic prophylaxis for patients with a fracture
of the proximal femur. Am J Orthop 31:16–24, 2002.

180. Deutsch, A.; Granger, C.V.; Fiedler, R.C.; et al.
Outcomes and reimbursement of inpatient rehabili-
tation facilities and subacute rehabilitation programs
for Medicare beneficiaries with hip fracture. Medical
Care 43:892–901, 2005.

181. Devas, M.; Hinves, B. Prevention of acetabular ero-
sion after hemiarthroplasty for fractured neck of
femur. J Bone Joint Surg Br 65:548–551, 1983.

182. Devas, M.B. Stress fractures of the femoral neck.
J Bone Joint Surg Br 47:728–738, 1965.

183. Deyerle, W.M. Impacted fixation over resilient mul-
tiple pins. Clin Orthop 152:102–122, 1980.

184. Dorne, H.L.; Lander, P.H. Spontaneous stress fractures
of the femoral neck. Am J Radiol 144:343–347, 1984.

185. Dorotka, R.; Schoechtner, H.; Buchinger, W. The
influence of immediate surgical treatment of proximal
femoral fractures on mortality and quality of life. Oper-
ation within six hours of the fracture versus later than six
hours. J Bone Joint Surg Br 85:1107–1113, 2003.

186. Douglas, S.; Bunyan, A.; Chiu, K.H.; et al. Seasonal
variation of hip fracture at three latitudes. Injury
31:11–19, 2000.

187. Drake, J.K.; Meyers, M.H. Intracapsular pressure
and hemarthrosis following femoral neck fracture.
Clin Orthop 182:172–176, 1984.

188. Dretakis, E.K.; Christodoulou, N.A. Significance of
endogenic factors in the location of fractures of the pro-
ximal femur. Acta Orthop Scand 54:198–203, 1983.

189. Dubey, A.; Aharnoff, G.B.; Zuckerman, J.D.; et al.
The effects of diabetes on outcome after hip fracture.
Bull Hosp Jt Dis 59:94–98, 2000.

190. Edholm, P.; Lindblom, K.; Maurseth, K. Angula-
tions in the fractures of the femoral neck with and
without subsequent necrosis of the head. Acta Radiol
Scand 6:329–336, 1967.

191. Edwards, C.J.; Hart, D.J.; Spector, T.D. Oral statins
and increased bone mineral density in postmeno-
pausal women. Lancet 355:2218–2219, 2000.

192. Eiskjaer, S.; Gelineck, J.; Soballe, K. Fractures of the
femoral neck treated with cemented bipolar hemiar-
throplasty. Orthopedics 12:1545–1550, 1989.

193. Eiskjaer, S.; Ostgard, S.E. Survivorship analysis of
hemiarthroplasties. Clin Orthop 286:206–211, 1993.

194. Eiskjaer, S.; Ostgard, S.E. Risk factors influencing
mortality after bipolar hemiarthroplasty in the treat-
ment of fracture of the femoral neck. Clin Orthop
270:295–300, 1991.

195. Eisler, J.; Cornwell, R.; Strauss, E.; et al. Outcomes
of elderly patients with non–displaced femoral neck
fractures. Clin Orthop 399:52–58, 2002.

196. Elke, R.P.E.; Cheal, E.J.; Simmons, C.; et al.
Three–dimensional anatomy of the cancellous struc-
tures within the proximal femur from computed
tomography data. J Orthop Res 13:513–523, 1995.

197. Ernst, J. Stress fractures of the neck of the femur.
J Trauma 4:71–83, 1964.

198. Eventov, I.; Frisch, B.; Cohen, Z.; et al. Osteopenia,
hematopoiesis, and bone remodelling after iliac crest
and femoral biopsies: A prospective study of 102
cases of femoral neck fractures. Bone 12:1–6, 1991.

199. Fairclough, J.; Colhoun, E.; Johnston, D.; et al.
Bone scanning for suspected hip fractures: A pro-
spective study in elderly patients. J Bone Joint Surg
Br 69:251–253, 1987.

200. Faulkner, K.G.; Cummings, S.R.; Black, D.; et al.
Simple measurement of femoral geometry predicts
hip fracture: The study of osteoporotic fractures. J
Bone Miner Res 8:1211–1217, 1993.

201. Feldstein, A.; Elmer, P.J.; Orwoll, E.; et al. Bone
mineral density measurement and treatment for oste-
oporosis in older individuals with fractures: Gap in
evidence-based practice. A guideline implementa-
tion. Arch Intern Med 163:2165–2172, 2003.

202. Felson, D.T.; Zhang, Y., Hannan, M.T.; et al. The
effect of postmenopausal estrogen therapy in bone den-
sity in elderly women. N Engl J Med 329:1141–1146,
1993.

203. Feskanich, D.; Willett, W.; Coldite, G. Walking
and leisure-time activity and risk of hip fracture in
postmenopausal women. JAMA 288:2300–2306,
2002.

204. Fiatatore, M.A.; O'Neill, E.F.; Doyle-Ryan, N.;
et al. Exercise training and nutritional supplementa-
tion for physical frailty in very elderly people. N Engl
J Med 330:1769–1775, 1994.

205. Ficat, R.P. Idiopathic bone necrosis of the femoral
head: Early diagnosis and treatment. J Bone Joint

Surg Br 67:3–9, 1985.

206. Fielding, J.W.; Wilson, H.J.; Zickel, R.E. A continuing end–result study of intracapsular fracture of the neck of the femur. J Bone Joint Surg Am 44:965–974, 1962.

207. Fipp, G. Stress fracture of the femoral neck following TKA. J Arthroplasty 3:347–351, 1988.

208. Firooznia, H.; Rafii, M.; Golimbu, C.; et al. Trabecular mineral content of the spine in women with hip fracture: CT measurement. Radiology 159:737–740, 1986.

209. Fitzgerald, J.F.; Fagan, L.F.; Tierny, W.M.; et al. Changing patterns of hip fracture care before and after implementation of the prospective payment system. JAMA 258:218–221, 1987.

210. Fletcher, A.K.; Rigby, A.S.; Heyes, F.L.P. Three-in-one femoral nerve block as analgesia for fractured neck of femur in the emergency department: A randomized, controlled trial. Ann Emerg Med 41:227–233, 2003.

211. Flicker, L.; MacInnis, R.J.; Stein, M.S.; et al. Should older people in residential care receive vitamin D to prevent falls? Results of a randomized trial. J Am Geriatr Soc 53:1881–1888, 2005.

212. Fordham, R. Hip fractures and QALYS [letter]. J Bone Joint Surg Br 75:163–164, 1993.

213. Frandsen, P.A.; Kruse, T. Hip fractures in the county of Funen, Denmark; implications of demographic aging and changes in incidence rates. Acta Orthop Scand 54:681–686, 1983.

214. Freeman, M.A.R.; Todd, R.C.; Pirie, C.J. The role of fatigue in the pathogenesis of senile femoral neck fractures. J Bone Joint Surg Br 56:698–702, 1974.

215. Friedman, R.J.; Wyman, E.T. Ipsilateral hip and femoral shaft fractures. Clin Orthop 208:188–194, 1986.

216. Froehlich, J.A.; Dorfman, G.S.; Cronan, J.J.; et al. Compression ultrasonography for detection of deep venous thrombosis in patients who have a fracture of the hip. J Bone Joint Surg Am 71:249–256, 1989.

217. Ganz, R.; Bumlautuchler. U. Overview of attempts to revitalize the dead head in aseptic necrosis of the femoral head: Osteotomy and revascularization. Proceedings of the Eleventh Hip Society. St. Louis, C.V. Mosby, 1983, pp. 296–305.

218. Garden, R.S. The structure and function of the proximal end of the femur. J Bone Joint Surg Br 43:576–589, 1961.

219. Garden, R.S. Malreduction and avascular necrosis in subcapital fractures of the femur. J Bone Joint Surg Br 53:183–197, 1971.

220. Gebhard, J.S.; Amstutz, H.C.; Zinar, D.M.; et al. A comparison of total hip arthroplasty and hemiarthroplasty for treatment of acute fractures of the femoral neck. Clin Orthop 282:123–131, 1992.

221. Gelber, R.P.; Seto, T.B. Patient ethnicity and use of venous thromboembolism prophylaxis. Int J Qual Health Care 18:23–29, 2006.

222. Gilbert, T.B.; Hawkes, W.G.; Hebel, J.R.; et al. Spinal anesthesia versus general anesthesia for hip fracture repair: A longitudinal observation of 741 elderly patients during 2-year follow-up. Am J Orthop 29:25–35, 2000.

223. Gilberty, R.P. Hemiarthroplasty of the hip using a low friction bipolar endoprosthesis. Clin Orthop 175:86–92, 1983.

224. Gill, T.J.; Sledge, J.B.; Ekkernkamp, A.; et al. Intraoperating assessment of femoral head vascularity after femoral neck fracture. J Orthop Trauma 12:474–478, 1998.

225. Girard, M.S.; Sartoris, D.J.; Moscona, A.A.; et al. Measured femoral density by dual-energy X-ray absorptiometry as a function of rotation. Orthop Rev 23:38–40, 1994.

226. Girasole, G.J.; Cuomo, F.; Denton, J.R.; et al. Diagnosis of deep vein thrombosis in elderly hip fracture patients by using duplex scanning technique. Orthop Rev 23:411–416, 1994.

227. Glimcher, M.J.; Kenzora, J.E. The biology of osteonecrosis of the human femoral head and its clinical implications: III. Discussion of the etiology and genesis of the pathological sequelae: Comments on treatment. Clin Orthop 140:273–312, 1979.

228. Gluer, C.C.; Cummings, S.R.; Pressman, A.; et al. Prediction of hip fractures from pelvic radiographics: The study of osteoporotic fractures. J Bone Miner Res 9:671–677, 1994.

229. Goodman, S.B.; Bauer, T.W.; Carter, D.; et al. Norian SRS cement augmentation in hip fracture treatment. Laboratory and initial clinical results. Clin Orthop Relat Res. 348:42–50, 1998.

230. Grabowski, D.C.; Ellis, J.E. High body mass index does not predict mortality in older people: An analysis of the longitudinal study of aging. J Am Geriatr Soc 49:967–979, 2001.

231. Gray, A.J.; Parker, M.J. Intracapsular fractures of the neck of the femur in young patients. Injury 25:667–669, 1994.

232. Greenspan, S.L.; Maitland, L.A.; Myers, E.R.; et al. Femoral bone loss progresses with age: A longitudinal study in women over age 65. J Bone Miner Res 9:1959–1965, 1994.

233. Greenspan, S.L.; Meyers, E.R.; Maitland, L.A.; et al. Fall severity and bone mineral density as risk factors for hip fracture in ambulatory elderly. JAMA 271:128–133, 1994.

234. Greenspan, S.L.; Meyers, F.R.; Maitland, I.A.; et al. Trochanteric bone mineral density is associated with type of hip fracture in the elderly. J Bone Miner Res 9:1889–1894, 1994.

235. Greenwald, A.S.; Haynes, D.W. Weightbearing areas in the human hip joint. J Bone Joint Surg Br 54:157–163, 1972.

236. Gregg, E.W.; Cauley, J.A.; Seeley, D.G.; et al. Physical activity and osteoporotic fracture risk in older women. Ann Intern Med 129:81–88, 1998.

237. Grieff, J. Determination of the vitality of the femoral head with (99m)Tc-Sn-pyrophosphate scintigraphy. Acta Orthop Scand 51:109–117, 1980.

238. Greiff, J.; Lanng, S.; Hoilund–Carlsen, P.F.; et al. Early detection by (99m)Tc–Sn–pyrophosphate scintigraphy of femoral head necrosis following medial femoral neck fractures. Acta Orthop Scand 51:119–125, 1980.

239. Griffin, J.B. The calcar femorale redefined. Clin Orthop 164:211–214, 1982.

240. Griffin, M.R.; Ray, W.A.; Fought, R.L.; et al. Black white differences in fracture rates. Am J Epidemiol 136:1378–1385, 1992.

241. Grispigni, C.; Lazzerini, A. Reduction and osteosynthesis of subcapital fractures of the femoral neck: Possible repercussions on postfracture hemarthrosis of the hip. Ital J Orthop Traumatol 18:539–542, 1992.

242. Grisso, J.A.; Kelsey, J.L.; Strom, B.L.; et al. Risk factors for hip fracture in black women. N Engl J Med 330:1555–1559, 1994.

243. Gruber, U.F. Prevention of fatal pulmonary embolism in patients with fractures of the neck of the femur. Surg Gynecol Obstet 161:37–42, 1985.

244. Gruson, K.I.; Aharonoff, G.B.; Egol, K.A.; et al. The relationship between admission hemoglobin level and outcome after hip fracture. J Orthop Trauma 16:39–44, 2002.

245. Guanche, C.A.; Kozin, S.H.; Levy, A.S.; et al. The use of MRI in the diagnosis of occult hip fracture in the elderly: A preliminary report. Orthopedics 17:327–330, 1994.

246. Gunnes, M.; Mellstrom, D.; Johnell, O. How well can a previous fracture indicate a new fracture? A questionnaire study of 29,802 postmenopausal women. Acta Orthop Scand 69:508–512, 1998.

247. Gurusamy, K.; Parker, M.J.; Rowlands, T.K. The complications of displaced intracapsular fractures of the effect of screw positioning and angulation on fracture healing. J Bone Joint Surg Br 87:632–634, 2005.

248. Haentjens, P.; Autier, P.; Barette, M.; et al. Predictors of functional outcome following intracapsular hip fracture in elderly women. A one-year prospective cohort study. Injury 36:842–850, 2005.

249. Haentjens, P.; Autier, P.; Barette, M.; et al. The economic cost of hip fractures among elderly women; A one-year, prospective, observational cohort study with matched–pair analysis. J Bone Joint Surg Am 83:493–500, 2001.

250. Haentjens, P.; Autier, P.; Collins, J.; et al. Colle's fracture, spine fracture and subsequent risk of hip fracture in men and women. A meta-analysis. J Bone Joint Surg Am 85:1936–1945, 2003.

251. Haidukewych, G.J.; Rothwell, W.S.; Jacofsky, D.J.; et al. Operative treatment of femoral neck fractures in patients between the ages of fifteen and fifty years.

J Bone Joint Surg Am 86:1711–1716, 2004.

252. Hamilton, H.W.; Crawford, J.S.; Gardiner, J.H.; et al. Venous thrombosis in patients with fracture of the upper end of the femur: A phlebographic study of the effect of prophylactic anticoagulation. J Bone Joint Surg Br 52:268–289, 1970.

253. Hannan, E.L.; Mendeloff, J.; Szypulski–Farrell, L.; et al. Multivariate models for predicting survival of patients with trauma from low falls: The impact of gender and preexisting conditions. J Trauma 38:697–704, 1995.

254. Harper, W.M.; Barnes, M.R.; Gregg, P.J. Femoral head blood flow in femoral neck fractures: An analysis using intraosseous pressure measurement. J Bone Joint Surg Br 73:73–75, 1991.

255. Harrington, J.T.; Broy, S.B.; DeRosa, A.M. Hip fracture patients are not treated for osteoporosis. A call to action. Arth Rheum 47:651–654, 2002.

256. Harris, W.H.; Athanasoulis, C.A.; Waltman, A.C.; et al. High and low dose aspirin prophylaxis against venous thromboembolic disease in total hip replacement. J Bone Joint Surg Am 64:63–66, 1982.

257. Harty, M. Blood supply of the femoral head. BMJ 7:1236–1237, 1953.

258. Harty, M. The calcar femorale and the femoral neck. J Bone Joint Surg Am 39:625–630, 1957.

259. Has, B.; Has-Schon, E.; Veber, B.; et al. Hip fracture analysis according to age, sex, side, and fracture. Lijec Vjesn 110:147–151, 1988.

260. Hayes, W.C.; Myers, E.R.; Morris, J.N.; et al. Impact near the hip dominates fracture risk in elderly nursing home residents who fall. Calcif Tissue Int 52:192–198, 1993.

261. Heetveld, M.J.; Raaymakers, E.L.; van Eck-Smit, B.L.; et al. Internal fixation for displaced fractures of the femoral neck. Does bone density affect clinical outcome? J Bone Joint Surg Br 87:367–373, 2005.

262. Heithoff, K.A.; Lohr, K.N., eds: Hip Fracture: Setting Priorities for Effectiveness Research. Institute of Medicine Report, National Academy Press, 1990.

263. Hernefalk, L.; Messner, K. Femoral stiffness after osteosynthesis of a subcapital osteotomy in osteoporotic bone: An in-vitro comparison of nine fixation methods. J Orthop Trauma 9:464–469, 1995.

264. Hernigon, P.; Charpentier, P. Routine use of adjusted low-dose oral anticoagulants during the first 3 postoperative months after hip fracture in patients without comorbidity factors. J Orthop Trauma 15:535–541, 2001.

265. Hillard, T.C.; Whitcroft, S.J.; Marsh, M.S.; et al. Long-term effects of transdermal and oral hormone replacement therapy on postmenopausal bone loss. Osteoporos Int 4:341–348, 1994.

266. Hilleboe, J.W.; Staple, T.W.; Lansche, E.W.; et al. The nonoperative treatment of impacted fractures of the femoral neck. South Med J 63:1103–1109, 1970.

267. Hinton, R.Y.; Lennox, D.W.; Ebert, F.R.; et al.

Relative rates of fracture of the hip in the United States. J Bone Joint Surg Am 77:695–702, 1995.

268. Hinton, R.Y.; Smith, G.S. The association of age, race and sex with the location of proximal femoral fractures in the elderly. J Bone Joint Surg Am 75:752–759, 1993.

269. Hirata, T.; Konishiike, T.; Kawai, A.; et al. Dynamic magnetic resonance imaging of femoral head pressure in femoral neck fractures. Clin Orthop 393:294–301, 2001.

270. Hirsch, C.; Frankel, V.H. Analysis of forces producing fractures of the proximal end of the femur. J Bone Joint Surg Br 42:633–640, 1960.

271. Hoaglund, F.T.; Low, W.D. Anatomy of the femoral neck and head, with comparative data from Caucasians and Hong Kong Chinese. Clin Orthop 152:10–16, 1980.

272. Hodge, W.A.; Carlson, K.L.; Fijan, R.S.; et al. Contact pressures from an instrumented hip endoprosthesis. J Bone Joint Surg Am 71:1378–1386, 1989.

273. Hogh, J.; Jensen, J.; Lauritzen, J. Dislocated femoral neck fractures: A follow-up study of 98 cases treated by multiple AO (ASIF) cancellous bone screws. Acta Orthop Scand 53:245–249, 1982.

274. Hoidrup, S.; Gronbaek, M.; Gottschau, A.; et al. Alcohol intake, beverage preference, and risk of hip fracture in men and women. Am J Epidemiol 149:993–1001, 1999.

275. Hoikka, V.; Alhava, E.M.; Savolainen, K.; et al. Osteomalacia in fractures of the proximal femur. Acta Orthop Scand 53:255–260, 1982.

276. Holbrook, T.; Barrett-Connor, E.; Wingard, D.L. Dietary calcium and risk of hip fracture: Fourteen year prospective population study. Lancet 2:1046–1049, 1988.

277. Holmberg, S.; Conradi, P.; Kalen, R.; et al. Mortality after cervical hip fracture: 3002 patients followed for 6 years. Acta Orthop Scand 57:8–11, 1986.

278. Holmberg, S.; Dalen, N. Intracapsular pressure and caput circulation in nondisplaced femoral neck fractures. Clin Orthop 219:124–126, 1987.

279. Holmberg, S.; Kalen, R.; Thorngren, K.G. Treatment and outcome of femoral neck fractures: An analysis of 2418 patients admitted from their own homes. Clin Orthop 218:42–52, 1987.

280. Holmes, C.A.; Edwards, W.T.; Myers, E.R.; et al. Biomechanics of pin and screw fixation of femoral neck fractures. J Orthop Trauma 7:242–247, 1993.

281. Horiuchi, T.; Igarashi, M.; Karube, S.; et al. Spontaneous fractures of the hip in the elderly. Orthopedics 11:1277–1280, 1988.

282. Horsman, A.H.; Nordin, B.E.; Simpson, M.; et al. Cortical and trabecular bone status in elderly women with femoral neck fracture. Clin Orthop 166:143–151, 1982.

283. Howard, C.B.; Mackie, I.G.; Fairclough, J. Femoral neck surgery using a local anesthetic technique. Anesthesia 38:993–994, 1983.

284. Howe, W.W.; Lacey, T.; Schwartz, R.P. A study of

the gross anatomy of the arteries supplying the proximal portion of the femur and acetabulum. J Bone Joint Surg Am 32:856–866, 1950.

285. Hubble, M.J.; Little, C.P.; Barrowclough, H.K.; et al. Rehabilitation after proximal femoral fracture: A two hospital comparison. Int J Orthop Trauma 4:123–125, 1994.

286. Hui, A.C.; Anderson, G.H.; Choudry, R.; et al. Internal fixation or hemiarthroplasty for undisplaced fractures of the femoral neck in octogenarians. J Bone Joint Surg Br 76:891–894, 1994.

287. Hunter, G.A. A further comparison of the use of internal fixation and prosthetic replacement for fresh fractures of the femur. Br J Surg 61:382, 1974.

288. Hunter, G.A. Should we abandon primary prosthetic replacement for fresh displaced fractures of the neck of the femur? Clin Orthop 152:158–161, 1980.

289. Huusko, T.M.; Karppi, P.; Avikainen, V.; et al. Randomized clinically controlled trial of intensive geriatric rehabilitation in patients with hip fracture: Subgroup analysis of patients with dementia. BMJ 321:1107–1111, 2000.

290. Idjadi, J.A.; Aharonoff, G.B., Su, H.; et al. Hip fracture outcomes in patients with Parkinson's disease. Am J Orthop 34:341–346, 2005.

291. Institute of Medicine: Hip Fracture: Setting Priorities for Effective Research. Washington, D.C., National Academy Press, 1990.

292. Jackson, R.D.; LaCroix, A.Z.; Gass, M.; et al. Calcium plus vitamin D supplementation and the risk of fractures. New Eng J Med 354:669–683, 2006.

293. Jacobsson, B.; Dalen, N.; Jonsson, B.; et al. Intraarticular pressure during operation of cervical hip fractures. Acta Orthop Scand 59:16–18, 1988.

294. Jain, R.; Basinski, A.; Kreder, H.J. Nonoperative treatment of hip fractures. Int Orthop 27:11–17, 2003.

295. Jain, R.; Koo, M.; Kreder, J.J.; et al. Comparison of early and delayed fixation of subcapital hip fractures in patients sixty years or less. J Bone Joint Surg Am 84:1605–1612, 2002.

296. Jeffery, C.C. Spontaneous fractures of the femoral neck. J Bone Joint Surg Br 44:543–549, 1962.

297. Jensen, J.S.; Bagger, J. Long-term social prognosis after hip fractures. Acta Orthop Scand 53:97–101, 1982.

298. Jensen, J.; Hogh, J. Fractures of the femoral neck: A follow-up study after nonoperative treatment of Garden's stage 1 and 2 fractures. Injury 14:339–342, 1982.

299. Jensen, T.T.; Junker, Y. Pressure sores common after hip operations. Acta Orthop Scand 58:209–211, 1987.

300. Jerre, R.; Doshé, A.; Karlsson, J. Preoperative skin traction in patients with hip fractures is not useful. Clin Orthop 378:169–173, 2000.

301. Jette, A.M.; Harris, B.A.; Cleary, P.D.; et al. Functional recovery after hip fracture. Arch Phys Med Rehabil 68:735–740, 1987.

302. Johansson, T.; Bachrach-Lindström, M.; Aspenberg,

P.; et al. The total costs of a displaced femoral neck fracture: Comparison of internal fixation and total hip replacement. A randomized study of 146 hips. Int Orthop 30:1–6, 2006.

303. Johnson, K.D.; Brock, G. A review of reduction and internal fixation of adult femoral neck fractures in a county hospital. J Orthop Trauma 2:83–96, 1989.

304. Johnston, C.C., Jr.; Slemenda, C.W. Risk assessment: Theoretic considerations. Am J Med 95 (Suppl):2–5, 1993.

305. Jones, G.; Nguyen, T.; Sambrook, P.; et al. Progressive loss of bone in the femoral neck in elderly people: Longitudinal findings from the Dubbo osteoporosis epidemiology study. BMJ 309:691–695, 1994.

306. Jorgensen, P.S.; Knudsen, J.B.; Broeng, L.; et al. The thromboprophylactic effect of a low molecular weight heparin (Fragmin) in hip fracture surgery: A placebo-controlled study. Clin Orthop 278:95–100, 1992.

307. Judet, J.; Judet, R.; Langrange, J.; et al. A study of the arterial vascularization of the femoral neck in the adult. J Bone Joint Surg Am 37:663–680, 1955.

308. Judet, R. Traitment des fractures du col du femur par greffe pediculée. Acta Orthop Scand 23:421–427, 1952.

309. Kaltsas, D.K. Stress fractures of the femoral neck in young adults; a report of seven cases. J Bone Joint Surg Br 63:33–37, 1981.

310. Kannus, P.; Parkkari, J.; Niemi, S.; et al. Prevention of hip fracture in elderly people with use of a hip protector. New Eng J Med 343:1506–1513, 2000.

311. Kauffman, J.I.; Simon, J.A.; Kummer, F.J.; et al. Internal fixation of femoral neck fractures with posterior comminution: A biomechanical study. J Orthop Trauma 13:155–159, 1999.

312. Keating, J.F.; Grant, A.; Masson, M.; et al. Randomized comparison of reduction and fixation, bipolar hemiarthroplasty and total hip arthroplasty. J Bone Joint Surg Am 88:249–260, 2006.

313. Keating, J.F.; Robinson, C.M.; Court-Brown, C.M.; et al. The effect of complications after hip fracture on rehabilitation. J Bone Joint Surg Br 75:976, 1993.

314. Keene, G.S.; Parker, M.J.; Pryor, G.A. Mortality and morbidity after hip fractures. BMJ 307:1248–1250, 1993.

315. Keller, C.S.; Laros, G.S. Indications for open reduction of femoral neck fractures. Clin Orthop 152:131–137, 1980.

316. Kenzora, J.E.; McCarthy, R.E.; Lowell, J.D.; et al. Hip fracture mortality: Relation to age, treatment, preoperative illness, time of surgery, and complications. Clin Orthop 186:45–56, 1984.

317. Kern, L.M.; Powe, N.R.; Levine, M.A.; et al. Association between screening for osteoporosis and the incidence of hip fracture. Ann Intern Med 142:173–181, 2005.

318. Kiebzak, G.M.; Beinart, G.A., Perser, K., et al. Undertreatment of osteoporosis in men with hip fracture. Arch Intern Med 162:2217–2222, 2002.

319. Kim, J.W.; Nam, K.W.; Yoo, J.J.; et al. The role of preoperative bone scan for determining the treatment method for femoral neck fracture. Int Orthop epub May 13, 2006.

320. Koepsell, T.D.; Wolf, M.E.; Buchner, D.M.; et al. Footwear style and risk of falls in older adults. J Am Geriatr Soc 52:1495–1501, 2004.

321. Konishiike, T.; Makihata, E.; Tago, H.; et al. Acute fracture of the neck of the femur. An assessment of perfusion of the head by dynamic MRI. J Bone Joint Surg Br 81:596–599, 1999.

322. Koval, K.J.; Maurer, S.G.; Su, E.T.; et al. The effects of nutritional status on outcome after hip fracture. J Orthop Trauma 13:164–169, 1999.

323. Koval, K.J.; Skovron, M.L.; Aharonoff, G.B.; et al. Ambulatory ability after hip fracture: A prospective study in geriatric patients. Clin Orthop 310:150–159, 1995.

324. Koval, K.J.; Zuckerman, J.D. Functional recovery after fracture of the hip. J Bone Joint Surg Am 76:751–758, 1994.

325. Kroger, H.; Huopio, J.; Honkanen, R., et al. Prediction of fracture risk using axial bone mineral density in a perimenopausal population: A prospective study. J Bone Miner Res 10:302–306, 1995.

326. Lang, P.; Jergensen, H.E.; Genant, H.K.; et al. Magnetic resonance imaging of the ischemic femoral head in pigs. Dependency of signal intensities and relaxation times on elapsed time. Clin Orthop 244:272–280, 1989.

327. Lauritzen, J.B.; Petersen, M.M.; Lund, B. Effect of external hip protectors on hip fractures. Lancet 341:11–13, 1993.

328. Lausten, G.S.; Vedel, P.; Nielsen, P.M. Fractures of the femoral neck treated with a bipolar endoprosthesis. Clin Orthop 218:63–67, 1987.

329. Lavernia, C.J. Hemiarthroplasty in hip fracture care: Effects of surgical volume on short-term outcome. J Arthroplasty 13:774–778, 1998.

330. Lawrence, V.A.; Hilsenbeck, S.G.; Noveck, A.; et al. Medical complications and outcomes after hip fracture repair. Arch Intern Med 162:2053–2057, 2002.

331. Leadbetter, G.W. Closed reduction of fractures of the neck of the femur. J Bone Joint Surg 20:108–113, 1938.

332. LeBoff, M.S.; Kohlmeier, L.; Hurwitz, S.; et al. Occult vitamin D deficiency in postmenopausal US women with acute hip fracture. JAMA 281:1505–1511, 1999.

333. Lee, C.H.; Huang, G.S.; Chao, K.H.; et al. Surgical treatment of displaced stress fractures of the femoral neck in military recruits: A report of 42 cases. Arch Orthop Trauma Surg 123:527–533, 2003.

334. Lennox, I.A.; McLauchlan, J. Comparing the mortality and morbidity of cemented and uncemented hemiarthroplasties. Injury 24:185–186, 1993.

335. Lesniewski, P.J.; Testa, N.N. Stress fracture of the hip as a complication of total knee replacement. J Bone Joint Surg Am 64:304–306, 1982.

336. Liberman, U.A.; Weiss, S.R.; Broll, J.; et al. Effect of oral alendronate on bone mineral density and the

incidence of fractures in postmenopausal osteoporosis. N Engl J Med 333:1437–1443, 1995.

337. Lidor, C.; Sagiv, P.; Amdur, B.; et al. Decrease in bone levels of 1,25 dihydroxyvitamin D in women with subcapital fracture of the femur. Calcif Tissue Int 52:146–148, 1993.

338. Liebergall, M.; Ben–David, D.; Weil, Y.; et al. Computerized navigation for the internal fixation of femoral neck fractures. J Bone Joint Surg Am 88:1748–1754, 2006.

339. Lieberman, J.R.; Romano, P.S.; Mahendra, G.; et al. The treatment of hip fractures. Variations in care. Clin Orthop 442:239–244, 2006.

340. Lindequist, S.; Tornkvist, H. Quality of reduction and cortical screw support in femoral neck fractures: An analysis of 72 fractures with a new computerized measuring method. J Orthop Trauma 9:215–221, 1995.

341. Lo, W.H.; Chen, W.M.; Huang, C.K.; et al. Bateman bipolar hemiarthroplasty for displaced intracapsular femoral neck fractures: Uncemented versus cemented. Clin Orthop 302:75–82, 1994.

342. Lozano-Requena J.A.; Bas-Hermida, T.; Perez–Belmonte, C.; et al. Breakage of Knowles pins used for femoral neck fractures. Int J Orthop 17:365–366, 1993.

343. Lucie, R.S.; Fuller, S.; Burdick, D.C.; et al. Early prediction of avascular necrosis of the femoral head following femoral neck fractures. Clin Orthop 161:207–214, 1981.

344. Lund, B.; Sorensen, O.H.; Melsen, F.; et al. Vitamin D metabolism and osteomalacia in patients with fractures of the proximal femur. Acta Orthop Scand 53:251–254, 1982.

345. Lu-Yao, G.L.; Keller, R.B.; Littenberg, B.; et al. Outcomes after displaced fractures of the femoral neck: A meta-analysis of one hundred and six published reports. J Bone Joint Surg Am 76:15–25, 1994.

346. Majumdar, S.R.; Beaupre, L.A.; Johnston, D.W.; et al. Lack of association between mortality and timing of surgical fixation in elderly patients with hip fracture: Results of a retrospective population-based cohort study. Med Care 44:552–559, 2006.

347. Manninger, J.; Kazar, G.; Fekete, G.; et al. Avoidance of avascular necrosis of the femoral head, following fractures of the femoral neck, by early reduction and internal fixation. Injury 16:437–448, 1985.

348. Manninger, J.; Kazar, G.; Fekete, G.; et al. Significance of urgent (within 6 h) internal fixation in the management of fractures of the neck of the femur. Injury 20:101–105, 1989.

349. Mannius, S.; Mellstrom, D.; Oden, A.; et al. Incidence of hip fracture in Western Sweden 1974–1982: Comparison of rural and urban populations. Acta Orthop Scand 58:38–42, 1987.

350. March, L.; Chamberlain, A.; Cameron, I.; et al. Report of the Northern Sydney Area Fractured Neck of Femur Health Outcomes Project. State Health Publication PHD 950112, Sydney Australia, 1996.

351. Marti, R.K.; Schuller, H.M.; Raaymakers, E.L. Intertrochanteric osteotomy for nonunion of the femoral neck. J Bone Joint Surg Br 71:782–787, 1989.

352. Masud, T.; Jawed, S.; Doyle, D.V.; et al. A population study of the screening potential of assessment of trabecular pattern of the femoral neck (Singh index): The Chingford study. Br J Radiol 68:389–393, 1995.

353. Mattson, P.; Larsson, S. Calcium phosphate cement for augmentation did not improve the results after internal fixation of displaced femoral neck fractures: A randomized study of 118 patients Acta Orthop Scand 77:251–256, 2006.

354. Maurer, S.G.; Wright, K.E.; Krummer, F.J.; et al. Two or three screws for fixation of femoral neck fractures? Am J Orthop 32:438–442, 2003.

355. May, P.C.; Mahendran, V.; Habib, K. Are costs per QALY a useful orthopaedic tool? J Bone Joint Surg Br 73(Suppl 1):70, 1991.

356. McClung, M.R.; Geusens, P.; Miller, PD. et al. Effect of risedronate on the risk of hip fracture in elderly women. N Engl J Med 344:333–340, 2001.

357. McElwaine, J.P.; Sheehan, J.M. Spontaneous fractures of the femoral neck after total replacement of the knee. J Bone Joint Surg Br 64:323–325, 1982.

358. McGuire, K.J.; Bernstein, J.; Polsky, D.; et al. Delays until surgery after hip fracture increases mortality. Clin Orthop 428:294–301, 2004.

359. McKinley, J.L.; Robinson, C.M. Treatment of displaced intracapsular hip fractures with total hip arthroplasty: Comparison of primary arthroplasty with early salvage arthroplasty after failed internal fixation. J Bone Joint Surg Am 84:2010–2015, 2002.

360. Meier, D.E.; Luckey, M.M.; Wallenstein, S.; et al. Racial differences in pre and postmenopausal bone homeostasis: Association with bone density. J Bone Miner Res 7:1181–1189, 1992.

361. Melberg, P.E.; Korner, L.; Lansinger, O. Hip joint pressure after femoral neck fracture. Acta Orthop Scand 57:501–504, 1986.

362. Melhaus, H.; Michaelsson, K.; Holmberg, L.; et al. Smoking, antioxidant vitamins, and the risk of hip fracture. J Bone Miner Res 14:129–135, 1999.

363. Melhaus, H.; Michaelsson, K.; Kindmark, A.; et al. Excessive dietary intake of vitamin A is associated with reduced bone mineral density and increased risk for hip fracture. Ann Intern Med 129:770–778, 1998.

364. Melton, J.L.; Ilstrup, D.M.; Riggs, B.L.; et al. Fifty-year trend in hip fracture incidence. Clin Orthop 162:144–149, 1982.

365. Meyer, G.; Warnke, A.; Bender, R.; et al. Effect on hip fractures of increased use of hip protectors in nursing homes: Cluster randomized controlled trial. BMJ 326:76, 2003.

366. Meyers, M.H.; Harvery, J.P., Jr.; Moore, T.M. Treatment of displaced subcapital and transcervical fractures of the femoral neck by muscle-pedicle-bone

grafts and internal fixation. A preliminary report on one hundred and fifty cases. J Bone Joint Surg Am 55:257–274, 1973.

367. Meyers, M.H.; Telfer, N.; Moore, T.M. Determination of the vascularity of the femoral head with technetium 99m-sulfur-colloid: Diagnostic and prognostic significance. J Bone Joint Surg Am 59:658–664, 1977.

368. Michaëlsson, K.; Lithell, H.; Vessby, B.; et al. Serum retinol levels and the risk of fracture. N Engl J Med 348:287–294, 2003.

369. Michel, B.A.; Bloch, D.A.; Fries, J.F. Physical activity and fractures over the age of fifty years. Int Orthop 16:87–91, 1992.

370. Miller, C.W. Survival and ambulation following hip fracture. J Bone Joint Surg Am 60:930–934, 1978.

371. Moloney, D.; Bishay, M.; Ivory, J.; Pozo, J. Failure of the sliding hip screw in the treatment of femoral neck fractures: Left-handed surgeons for left sided hips. Injury 25(Suppl 2):B9–B13, 1994.

372. Moore, A.T. Fracture of the hip joint: Treatment by extraarticular fixation with adjustable nails. Surg Gynecol Obstet 64:420–436, 1937.

373. Moore, A.T. Metal hip joint: A new self–locking Vitallium prosthesis. South Med J 45:1015–1018, 1952.

374. Moran, C.G.; Wenn, R.T.; Sikand, M.; et al. Early mortality after hip fracture: Is delay before surgery important? J Bone Joint Surg Am 87:483–489, 2005.

375. Mudano, A.S.; Casebeer, L.; Patino, F; et al. Racial disparities in osteoporosis prevention in a managed care population. South Med J 96:445–451, 2003.

376. Muldoon, M.P.; Padgett, D.E.; Sweet, D.E.; Deuster, P.A.; Mack, G.R. Femoral neck stress fractures and metabolic bone disease. 15:181–185, 2001.

377. Mullen, J.O.; Mullen, N.L. Hip fracture mortality: A prospective, multifactorial study to predict and minimize death risk. Clin Orthop 280:214–222, 1992.

378. Müller, M.E.; Nazarian, S.; Koch, P.; et al. The Comprehensive Classification of Fractures of Long Bones. Berlin, Springer-Verlag, 1990.

379. Nakamura, T.; Turner, C.H.; Yoshikawa, T.; et al. Do variations in hip geometry explain differences in hip fracture risk between Japanese and white Americans? J Bone Miner Res 9:1071–1076, 1994.

380. National Consensus Conference on Improving the Continum of Care for Patietns with Hip Fracture. J Bone Joint Surg Am 84:670–674, 2002.

381. Nelson, H.D.; Helfand, M.; Woolf, S.H.; et al. Screening for post-menopausal osteoporosis: A review of the evidence for the U.S. Preventative Services Task Force. Ann Intern Med 137:529–541, 2002.

382. Nelson, K.M.; Richards, E.W.; Long, C.L.; et al. Protein and energy balance following femoral neck fracture in geriatric patients. Metabolism 44:59–66, 1995.

383. Nelson, M.E.; Fiatarone, M.A.; Morganti, C.M.; et al. Effects of high-intensity strength training on

384. Newman, K.J.H. Femoral neck fractures: AO screws, DHS or hemiarthroplasty? Using the AO classification to rationalise treatment. Int J Orthop Trauma 4:100–108, 1994.

385. Niemann, K.M.W.; Mankin, H. Fractures about the hip in an institutionalized patient population: II. Survival and ability to walk again. J Bone Joint Surg Am 50:1327–1340, 1968.

386. Nightingale, S.; Holmes, J.; House, A. Psychiatric illness and mortality after hip fracture. Lancet 357:1264–1265, 2001.

387. Noorden, M.H.H.; Lavy, C.B.D.; Briggs, T.W.R.; et al. Unrecognized joint penetration in treatment of femoral neck fractures. J Bone Joint Surg Br 75:448–449, 1993.

388. Notzli, H.P.; Siebenrock, K.A., Hempfing, A.; et al. Perfusion of the femoral head during surgical dislocation of the hip: Monitoring by laser Doppler flowmetry. J Bone Joint Surg Br 84:300–304, 2002.

389. Nowalk, M.P.; Prendergast, J.M.; Bayles, C.M.; et al. A randomized trial of exercise progress among older individuals living in two long–term care facilities: The FallsFREE Program. J Am Geriatr Soc 49:859–865, 2001.

390. Ogilvie-Harris, D.J.; Botsford, D.J.; Worder-Hawker, R. Elderly patients with hip fractures: Improved outcome with the use of care maps with high-quality medical and nursing protocols. J Orthop Trauma 7:428–437, 1993.

391. Ong, B.C.; Maurer, S.G.; Aharonoff, G.B; et al. Unipolar versus bipolar hemiarthroplasty: Functional outcome after femoral neck fracture at a minimum of thirty-six months of follow-up. J Orthop Trauma 16:317–322, 2002.

392. Orosz, G.M.; Hannan, E.L.; Magaziner, J.; et al. Hip fracture in the older patient: Reasons for delay in hospitalization and timing of surgical repair. J Am Geriat Soc 50:1336–1340, 2002.

393. Orosz, G.M.; Magaziner, J.; Hannan, E.L.; et al. Association of timing of surgery for hip fracture and patient outcomes. JAMA 291:1738–1743, 2004.

394. Ort, P.J.; Lamont, J. Treatment of femoral neck fractures with a sliding hip screw and two Knowles pins. Clin Orthop 190:158–162, 1984.

395. Palanca-Martin, D.; Albareda, J.; Seral, F. Subcapital stress fracture of the femoral neck after total knee arthroplasty. Int Orthop 18:308–309, 1994.

396. Papandrea, R.F.; Froimson, M.I. Total hip arthroplasty after acute displaced femoral neck fractures. Am J Orthop 25:85–88, 1996.

397. Parker, M.J. Garden grading of intracapsular fractures: Meaningful or misleading? Injury 24:241–242, 1993.

multiple risk factors for osteoporotic fractures: A randomized controlled trial. JAMA 272:1909–1914, 1994.

398. Parker, M.J. Prediction of fracture union after internal fixation of intracapsular femoral neck fractures Injury 25(Suppl 2):B3–B6, 1994.

399. Parker, M.J.; Gillespie, W.J.; Gillespie, L.D. Effectiveness of hip protectors for preventing hip fractures in elderly people: A systematic review. BMJ 332:571–574, 2006.

400. Parker, M.J.; Myles, J.W.; Anand, J.K.; et al. Cost benefit analysis of hip fracture treatment. J Bone Joint Surg Br 74:261–264, 1992.

401. Parker, M.J.; Palmer, C.R. A new mobility score for predicting mortality after hip fracture. J Bone Joint Surg Br 75:797–798, 1993.

402. Parker, M.J.; Porter, K.M.; Eastwood, D.M.; et al. Intracapsular fractures of the neck of the femur. Parallel or crossed Garden screws? J Bone Joint Surg Br 73:826–827, 1991.

403. Parker, M.J.; Pryor, G.A. The timing of surgery for proximal femoral fractures. J Bone Joint Surg Br 74:203–205, 1992.

404. Parker, M.J.; Pryor, G.A.; Anand, J.K.; et al. A comparison of presenting characteristics of patients with intracapsular and extracapsular proximal femur fractures. J R Soc Med 85:152–155, 1992.

405. Parker, M.J.; Pryor, G.A.; Myles, J.W. The value of a special surgical team in preventing complications in the treatment of hip fractures. Int Orthop 18:184–188, 1994.

406. Pasco, J.A.; Kotowicz, M.A.; Henry, M.J.; et al. Bone mineral density and fracture risk. Arch Intern Med 162:537–540, 2002.

407. Patterson, B.M.; Cornell, C.N.; Carbone, B.; et al. Protein depletion and metabolic stress in elderly patients who have a fracture of the hip. J Bone Joint Surg Am 74:251–260, 1992.

408. Peris, P.; Pares, A.; Guanabens, N.; et al. Reduced spinal and femoral bone mass and deranged bone mineral metabolism in chronic alcoholics. Alcohol 27:619–625, 1992.

409. Phemister, D.B. Fractures of neck of femur, dislocations of hip, and obscure vascular disturbances producing aseptic necrosis of head of femur. Surg Gynecol Obstet 59:415–440, 1934.

410. Phillips, T.W. Thompson hemiarthroplasty and acetabula erosion. J Bone Joint Surg Am 71:913–917, 1989.

411. Pierfitte, C.; Macouillard, G.; Thicoipe, M.; et al. Benzodiazepines and hip fracture in elderly people: A case–control study. BMJ 322:704–708, 2001.

412. Pihlajamäki, H.K.; Ruohola, J.P., Kiuru, M.J.; et al. Displaced femoral neck fractures in military recruits. J Bone Joint Surg Am 88:1989–1997, 2006.

413. Pike, J.; Patterson, M. Hemiarthroplasty: Can failure be predicted? Int J Orthop Trauma 3:168–170, 1993.

414. Pini, M.; Spadini, E.; Carluccio, L.; et al. Dextran/aspirin versus heparin/dihydroergotamine in preventing thrombosis after hip fractures. J Bone Joint Surg Br 67:305–309, 1985.

415. Poo'r, G.; Atkinson, E.J.; O'Fallon, W.M.; et al. Determinants of reduced survival following hip fractures in men. Clin Orthop 319:260–265, 1995.

416. Protzman, R.F.; Burkhalter, W.E. Femoral neck fractures in young adults. J Bone Joint Surg Am 58:689–695, 1976.

417. Province, M.A.; Hadley, E.C.; Hornbrook, M.C.; et al. The effects of exercise on falls in elderly patients: A preplanned meta-analysis of the FICSIT trials. JAMA 273:1341–1347, 1995.

418. Pruzansky, M.E.; Turano, M.; Luckey, M.; et al. Low body weight as a risk factor for hip fracture in both black and white women. J Orthop Res 7:192–197, 1989.

419. Quandt, S.A.; Thompson, D.E.; Schneider, D.L.; et al. Effect of Alendronate on vertebral fracture risk in women with bone mineral density T scores of –1.6 to –2.5 at the femoral neck; the Fracture Intervention Trial. Mayo Clin Proc 80:343–349, 2005.

420. Ragnarsson, J.I.; Karrholm, J. Factors influencing postoperative movement in displaced femoral neck fractures: Evaluation by conventional radiography and stereoradiography. J Orthop Trauma 6:152–158, 1992.

421. Rajan, D.T.; Parker, M.J. Does the level of an intracapsular femoral fracture influence fracture after internal fixation? A study of 411 patients. Injury 32:53–56, 2001.

422. Ramser, J.R., Jr.; Mihalko, W.M.; Carr, J.R.; et al. A comparison of femoral neck fixation with the reconstruction nail versus cancellous screws in anatomic specimens. Clin Orthop 290:189–196, 1993.

423. Rashiq, S.; Logan, R.F.A. Role of drugs in fractures of the femoral neck. BMJ 292:861–863, 1986.

424. Ray, W.A.; Griffin, M.R.; Downey, W. Benzodiazepines of long and short elimination half–life and the risk of hip fracture. JAMA 262:3303–3307, 1989.

425. Reid, I.R.; Chin, K.; Evans, M.C.; et al. Relation between increase in length of hip axis in older women between 1950s and 1990s and increase in age specific rates of hip fractures. BMJ 309:508–509, 1994.

426. Reid, J.; Kennie, D.C. Geriatric rehabilitative care after fractures of the proximal femur: One year follow up of a randomized clinical trial. BMJ 299:25–26, 1989.

427. Reikeras, O.; Hoiseth, A. Femoral neck angles in osteoarthritis of the hip. Acta Orthop Scand 53:781–784, 1982.

428. Reikeras, O.; Bjerkreim, I.; Kolbenstvedt, A. Anteversion of the acetabulum and femoral neck in normals and in patients with osteoarthritis of the hip. Acta Orthop Scand 54:18–23, 1983.

429. Reikeras, O.; Hoiseth, A.; Reigstad, A.; et al. Femoral neck angles: A specimen study with special regard to bilateral differences. Acta Orthop Scand 53:775–779, 1982.

430. Robbins, J.A.; Donaldson, L.J. Analyzing stages of

care in hospital stay for fractured neck of femur. Lancet 239:1028–1029, 1984.

431. Roberts, S.; Weightman, B.; Urban, J.; Chappell, D. Mechanical and biochemical properties of human articular cartilage from the femoral head after subcapital fracture. J Bone Joint Surg Br 68:418–422, 1986.

432. Robinson, C.M.; Court-Brown, C.M.; McQueen, M.M.; et al. Hip fracture in adults younger than 50 years of age: Epidemiology and results. Clin Orthop 312:238–246, 1995.

433. Robinson, C.M.; Saran, D.; Annan, I.H. Intracapsular hip fractures: Results of management adopting a treatment protocol. Clin Orthop 302:83–91, 1994.

434. Roche, J.J.W.; Wenn, R.T.; Sahota, O.; et al. Effect of comorbidities and postoperative complications on mortality after hip fracture in elderly people: Prospective observational cohort study. BMJ 331:1374, 2005.

435. Rodriguez, J.; Herrara, A.; Canales, V.; et al. Epidemiologic factors, morbidity and mortality after femoral neck fractures in the elderly—a comparative study: Internal fixation vs. hemiarthroplasty. Acta Orthop Belg 53:472–479, 1987.

436. Rogers, F.B.; Shackford, S.R.; Keller, M.S. Early fixation reduces morbidity and mortality in elderly patients with hip fractures from low impact falls. J Trauma 39:261–265, 1995.

437. Rogmark, C.; Carlsson, A.; Johnell, O.; Sembo, I. A prospective randomized trial of internal fixation versus arthroplasty for displaced fractures of the neck of the femur. Functional outcome for 450 patients at two years. J Bone Joint Srug Br 84:183–188, 2002.

438. Rogmark, C.; Johnell, O. Primary arthroplasty is better than internal fixation of displaced femoral neck fractures: A meta-analysis of 14 randomized studies with 2289 patients. Acta Orthop Scand 77:359–367, 2006.

439. Rosen, J.E.; Chen, F.S.; Hiebert, R.; et al. Efficacy of preoperative skin traction in hip fracture patients. A prospective randomized study. J Orthop Trauma 15:81–85, 2001.

440. Rowe, S.M.; Yoon, T.R.; Ryang, D.H. An epidemiological study of hip fracture in Honam, Korea. Int J Orthop 17:139–143, 1993.

441. Ruben, D.B.; Borok, G.M.; Wolde-Tsadik, G. A randomized trial of comprehensive geriatric assessment in the care of hospitalized patients. N Engl J Med 332:1345–1350, 1995.

442. Ruchlin, H.S.; Elkin, E.B.; Allegrante, J.P. The economic impact of a multifactorial intervention to improve postoperative rehabilitation of hip fracture patients. Arth Rheum 45:446–452, 2001.

443. Rudman, D.; Feller, A.G.; Nagraj, H.S.; et al. Effects of human growth hormone in men over 60 years old. N Engl J Med 323:1–6, 1990.

444. Rudolph, V. Predominance of left sided fractures of the proximal femur in a geriatric population. Orthopedics 17:601–603, 1994.

445. Ruland, L.J.; Wang, G.J.; Teates, C.D.; et al. A comparison of magnetic resonance imaging to bone scintigraphy in early traumatic ischemia of the femoral head. Clin Orthop 285:30–34, 1992.

446. Sastry, N.V.; Sridhar, G.R.; Reddy, G.N.; et al. Evaluation of osteoporosis in patients with fracture neck of femur using conventional radiography. J Assoc Physicians India 42:209–211, 1994.

447. Scaf-Klomp, W.; Sanderman, R.; Ormel, J.; et al. Depression in older people after fall-related injuries: A prospective stydy. Age Ageing 32:88–94, 2003.

448. Schlienger, R.G.; Kraenzlin, M.E.; Jick, S.S.; Meier, C.R. Use of beta–blockers and risk of fracture. JAMA 292:1326–1332, 2004.

449. Schoenfeld, A.J.; Vrabec, G.A. Valgus osteotomy of the proximal femur with sliding hip screw for the treatment of femoral neck nonunions: The technique, a case series and literature review. J Orthop Trauma 20:485–491, 2006.

450. Schott, A.M.; Weill-Engerer, S.; Hans, D.; et al. Ultrasound discriminates patients with hip fracture equally well as dual energy x-ray absorptiometry and independently of bone mineral density. J Bone Miner Res 10:243–249, 1995.

451. Schroder, H.M.; Erlandsen, M. Age and sex as determinants of mortality after hip fracture: 3895 patients followed for 2.5–18.5 years. J Orthop Trauma 7:525–531, 1993.

452. Schroder, H.M.; Peterson, K.K.; Erlandsen, M. Occurrence and incidence of the second hip fracture. Clin Orthop 289:166–169, 1993.

453. Schwappach, J.R.; Murphey, M.D.; Kokmeyer, S.F.; et al. Subcapital fractures of the femoral neck: Prevalence and cause of radiographic appearance simulating pathologic fracture. AJR Am J Roentgenol 162:651–654, 1994.

454. Senn, N. The treatment of fractures of the neck of the femur by immediate reduction and permanent fixation. JAMA 13:150, 1889.

455. Sevitt, S. Avascular necrosis and revascularization of the femoral head after intracapsular fractures: A combined arteriographic and histological necropsy study. J Bone Joint Surg Br 46:270–296, 1964.

456. Sevitt, S.; Thompson, R.G. The distribution and anastomoses of arteries supplying the head and neck of the femur. J Bone Joint Surg Br 47:560–573, 1965.

457. Shabat, S.; Gepstein, R.; Mann, G.; et al. Second hip fracture: An analysis of 84 elderly patients. J Orthop Trauma 17:613–617, 2003.

458. Shabat, S.; Mann, G.; Gepstein, R.; et al. Operative treatment for hip fractures in patients 100 years of age and older. Is it justified? J Orthop Trauma 18:431–435, 2004.

459. Shah, M.R.; Aharonoff, G.B.; Wolinsky, P.; et al. Outcome after hip fracture in individuals ninety years of age or older. J Orthop Trauma 15:34–39, 2001.

460. Shaw, F.E.; Bond, J.; Richardson, D.A.; et al. Multifactorial intervention after a fall in older people

with cognitive impairment and dementia presenting to the accident and emergency department: Randomized controlled trial. BMJ 326:73, 2003.

461. Sheppard, M.C.; Holden, R.; Franklyn, J.A. Levothyroxine treatment and the occurance of fracture of the hip. Arch Intern Med 162:338–343, 2002.

462. Sikorski, J.M.; Barrington, R. Internal fixation versus hemiarthroplasty for the displaced subcapital fracture of the femur: A prospective randomized study. J Bone Joint Surg Br 63:357–361, 1981.

463. Sim, F.H.; Sigmond, E.R. Acute fractures of the femoral neck, managed by total hip replacement. Orthopedics 9:35–38, 1986.

464. Singh, M.; Nagrath, A.R.; Maini, P.S. Changes in trabecular pattern of the upper end of the femur as an index of osteoporosis. J Bone Joint Surg Am 52:457–467, 1970.

465. Siu, A.L.; Boockvar, K.S.; Penrod, J.D.; et al. Effect of inpatient quality of care on functional outcomes in patients with hip fracture. Med Care 44:862–869, 2006.

466. Sloan, J.; Holloway, G. Fractured neck of the femur: The cause of the fall? Injury 113:230–232, 1982.

467. Smith, L.D. Hip fractures: The role of muscle contraction or intrinsic forces in the causation of fractures of the femoral neck. J Bone Joint Surg Am 35:367–383, 1953.

468. Smith, T.K. Prevention of complications in orthopedic surgery secondary to nutritional depletion. Clin Orthop 222:91–97, 1987.

469. Smith–Petersen, M.N.; Cave, E.F.; Vangorder, G.W. Intracapsular fractures of the neck of the femur: Treatment by internal fixation. Arch Surg 23:715–759, 1931.

470. Sochart, D.H. High failure rate of fixation of undisplaced subcapital fractures due to poor positioning of Richard's hip pins. Int J Orthop Trauma 6:7–10, 1996.

471. Soghikian, G.W.; Boden, S.A.; Labropoulos, P.A. Bone mineral content of the spine and proximal femur in female patients with hip fracture. Orthopedics 17:917–921, 1994.

472. Soreide, O.; Molster, A.; Raugstad, T.S. Internal fixation versus primary prosthetic replacement in acute femoral neck fractures: A prospective, randomized clinical study. Br J Surg 66:56–60, 1979.

473. Soto-Hall, R.; Johnson, L.H.; Johnson, R.A. Variations in the intraarticular pressure of the hip joint in injury and disease: A probable factor in avascular necrosis. J Bone Joint Surg Am 46:509–516, 1964.

474. Speed, D. The unsolved fracture. Surg Gynecol Obstet 60:341–351, 1935.

475. Speer, K.P.; Quarles, L.D.; Harrelson, J.M.; et al. Tetracycline labeling of the femoral head following acute intracapsular fracture of the femoral neck. Clin Orthop 267:224–227, 1991.

476. Speer, K.P.; Spritzer, C.E.; Harrelson, J.M.; et al. Magnetic resonance imaging of the femoral head after intracapsular fracture of the femoral neck. J Bone Joint Surg Am 72:98–103, 1990.

477. Springer, E.R.; Lachiewicz, P.F.; Gilbert, J.A. Internal fixation of femoral neck fractures: A comparative biomechanical study of Knowles pins and 6.5 mm cancellous screws. Clin Orthop 267:85–92, 1991.

478. Stableforth, P.G. Supplement feeds and nitrogen and calorie balance following femoral neck fracture. Br J Surg 73:651–655, 1986.

479. Staeheli, J.W.; Frassica, F.J.; Sim, F.H. Prosthetic replacement of the femoral head for fracture of the femoral neck in patients who have Parkinson's disease. J Bone Joint Surg Am 70:565–568, 1988.

480. Stankewich, C.J.; Swiontkowski, M.F.; Tencer, A.F.; et al. Augmentation of femoral neck fixation with an injectible calcium–phosphate bone mineral cement. J Orthop Res 14:786–793, 1996.

481. Stranks, G.J.; MacKenzie, N.A.; Grover, M.L.; et al. The A-V impulse system reduces deep vein thrombosis and swelling after hemiarthroplasty for hip fracture. J Bone Joint Surg Br 74:775–778, 1992.

482. Strom, B.L.; Berlin, J.A.; Kinman, J.L.; et al. Parenteral ketorolac and risk of gastrointestinal and operative site bleeding. JAMA 275:376–382, 1996.

483. Stromqvist, B. Femoral head vitality after intracapsular hip fracture; 490 cases studied by intravital tetracycline labeling and Tc–MDP radionuclide imaging. J Acta Orthop Scand 54(Suppl 200):5–71, 1983.

484. Stromqvist, B.; Hansson, L.I. Avascular necrosis associated with nailing of femoral neck fracture: Two cases examined pre and postoperatively by tetracycline and radionuclide tracer techniques. Acta Orthop Scand 54:687–694, 1983.

485. Stromqvist, B.; Hansson, L.I.; Ljung, P.; et al. Preoperative and postoperative scintimetry after femoral neck fracture. J Bone Joint Surg Br 66:49–54, 1984.

486. Stromqvist, B.; Hansson, L.I.; Nilsson, L.T.; et al. Hookpin fixation in femoral neck fractures: A two-year follow-up study of 300 cases. Clin Orthop 218:58–62, 1987.

487. Stromqvist, B.; Hansson, L.T.; Palmer, J.; et al. Scintimetric evaluation of nailed femoral neck fractures with special reference to type of osteosynthesis. Acta Orthop Scand 54:340–347, 1983.

488. Stromqvist, B.; Kelly, I.; Lidgren, L. Treatment of hip fractures in rheumatoid arthritis. Clin Orthop 28:75–78, 1988.

489. Sugimoto, T.; Kanbara, Y.; Shiraishi, H.; et al. Femoral and spinal bone mineral density in Japanese osteoporotics with hip fracture. Osteoporos Int 4:144–148, 1994.

490. Svensson, O.; Stromberg, L.; Ohlen, G.; et al. Prediction of the outcome after hip fracture in elderly patients. J Bone Joint Surg Br 78:115–118, 1996.

491. Swiontkowski, M.F. Intracapsular fractures of the hip. J Bone Joint Surg Am 76:129–136, 1994.

492. Swiontkowski, M.F. Ipsilateral femoral shaft and hip fractures. Orthop Clin North Am 18:73–84, 1987.

493. Swiontkowski, M.F.; Hansen, S.T.; Kellam, J. Ipsilateral fractures of the femoral neck and shaft:

A treatment protocol. J Bone Joint Surg Am 66:260–268, 1984.

494. Swiontkowski, M.F.; Harrington, R.N.; Keller, T.S.; et al. Torsion and bending analysis of internal fixation techniques for femoral neck fractures: The role of implant design and bone density. J Orthop Res 5:433–444, 1987.

495. Swiontkowski, M.F.; Tepic, S.; Perren, S.M.; et al. Laser Doppler flowmetry for bone blood flow measurement: Correlation with microsphere estimates and evaluation of the effect of intracapsular pressure on femoral head blood flow. J Orthop Res 4:362–371, 1986.

496. Swiontkowski, M.F.; Tepic, S.; Rahn, B.A.; Perren, S.M. The effect of femoral neck fracture on femoral head blood flow. Orthop Trans 11:344–345, 1987.

497. Swiontkowski, M.F.; Winquist, R.A.; Hansen, S.T. Fractures of the femoral neck in patients between the ages of twelve and forty-nine years. J Bone Joint Surg Am 66:837–846, 1984.

498. Takeuchi, T.; Shidou, T. Impairment of blood supply to the head of the femur after fracture of the neck. Int Orthop 17:325–329, 1993.

499. Taine, W.H.; Armour, P.C. Primary total hip replacement for displaced subcapital fractures of the femur. J Bone Joint Surg Br 67:214–217, 1985.

500. Thompson, F.R. Two and a half years' experience with a Vitallium intramedullary hip prosthesis. J Bone Joint Surg Am 36:489–502, 1954.

501. Thorngren, K.G.; Ceder, L.; Svensson, K. Predicting results of rehabilitation after hip fracture: A ten year follow-up study. Clin Orthop 287:76–81, 1993.

502. Tidermark, J.; Ponzer, S.; Svensson, O.; et al. Internal fixation compared with total hip replacement for displaced femoral neck fractures in the elderly: A randomized controlled trial. J Bone Joint Surg Br 85:380–388, 2003.

503. Tidermark, J.; Zethraeus, N.; Svensson, O.; et al. Quality of life related to fracture displacement among elderly patients with femoral neck fractures treated with internal fixation. J Orthop Trauma 16:34–38, 2002.

504. Tierney, G.S.; Goulet, J.A.; Greenfield, M.L.; et al. Mortality after fracture of the hip in patients who have end stage renal disease. J Bone Joint Surg Am 76:709–712, 1994.

505. Tinetti, M.E.; Baker, D.I.; McAvay, G.; et al. A multifactorial intervention to reduce the risk of falling among elderly people living in the community. N Engl J Med 331:821–827, 1994.

506. Tinetti, M.E. Preventing falls in elderly persons. N Engl J Med 348:42–49, 2003.

507. Tinetti, M.E.; Inouye, S.K.; Gill, T.M.; et al. Shared risk factors for falls, incontinence, and functional dependence. JAMA 273:1348–1353, 1995.

508. Tooke, S.M.; Favero, K.J. Femoral neck fractures in skeletally mature patients, fifty years old or less. J Bone Joint Surg Am 67:1255–1260, 1985.

509. Torgerson, D.J.; Bell-Syer, S.E.M. Hormone replacement therapy and prevention of nonverterbral fractures: A meta analysis of randomized trials. JAMA 285:2891–2897, 2001.

510. Tountas, A.A.; Wadell, J.P. Stress fractures of the femoral neck: A report of seven cases. Clin Orthop 210:160–165, 1986.

511. Trueta, J. The normal vascular anatomy of the human femoral head during growth. J Bone Joint Surg Br 39:358–393, 1957.

512. Trueta, J.; Harrison, M.H.M. The normal vascular anatomy of the femoral head in adult man. J Bone Joint Surg Br 35:442–461, 1953.

513. Upadhyay, A., Jain, P.; Mishra, P.; et al. Delayed internal fixations of fractures of the neck of the femur in young adults. A prospective randomized study comoparing closed and open reduction. J Bone Joint Surg Br 86:1035–1040, 2004.

514. Urwin, S.C.; Parker, M.J.; Griffiths, R. General versus regional anesthesia for hip fracture surgery: A meta–analysis of randomized trials. Br J Anesth 84:450–455, 2000.

515. Valentin, N.; Lomholt, B.; Jensen, J.S.; et al. Spinal or general anesthesia for surgery of the fractured hip? A prospective study of mortality in 578 patients. Br J Anaesth 58:284–291, 1986.

516. Van Den Eeden, S.K.; Barzilay, J.I.; Ettinger, B.; et al. Thyroid hormone use and the risk of hip fracture in women = 65 years: A case-control study. J Womens Hlth 12:27–31, 2003.

517. Van Der Wiel, H.E.; Lips, P.; Nauta, J.; et al. Loss of bone in the proximal part of the femur following unstable fractures of the leg. J Bone Joint Surg Am 76:230–236, 1994.

518. Van Dortmont, L.M.; Oner, F.C.; Wereldsma, J.C.; et al. Effect of mental state on mortality after hemiarthroplasty for fracture of the femoral neck. Eur J Surg 160:203–208, 1994.

519. Van Meurs, J.B.J.; Dhonukshe–Rutten, R.A.M.; Pluijm, S.M.F.; et al. Homocysteine levels and the risk of osteoporotic fracture. N Engl J Med 350:2033–2041, 2004.

520. Van Schoor, N.M.; Smit, J.H.; Twisk, J.W.R.; et al. Prevention of hip fractures by external hip protectors: A randomized controlled trial. JAMA 289:1957–1962, 2003.

521. Vegter, J.; Klopper, P.J. Effect of intracapsular hyperpressure on femoral head blood flow: Laser Doppler flowmetry in dogs. Acta Orthop Scand 62:337–341, 1991.

522. Versluysen, M. Pressure sores in elderly patients: The epidemiology related to hip operations. J Bone Joint Surg Br 67:10–13, 1985.

523. Wald, H.; Epstein, A.; Kramer, A. Extended use of indwelling urinary catheters in postoperative hip fracture patients. Med Care 43:1009–1017, 2005.

524. Walmsley, M.B. A note on the retinacula of Weitbrecht. J Anat 51:61–64, 1917.

525. Wand, J.S.; Hill, I.D.; Reeve, J. Coxarthrosis and

femoral neck fracture. Clin Orthop 278:88–94, 1992.

526. Wang, P.S.; Bohn, R.L.; Glynn, R.I.; et al. Hazardous benzoidilapine regimens in the elderly. Effects of half-life, dosage and duration on risk of hip fracture. Am J Psycho158:892–898, 2002.

527. Wathne, R.A.; Koval, K.J.; Aharonoff, G.B.; et al. Modular unipolar versus bipolar prosthesis: A prospective evaluation of functional outcome after femoral neck fracture. J Orthop Trauma 9:298–302, 1995.

528. Weintraub, M.; Handy, B.M. Benzodiazepines and hip fracture: The New York state experience. Clin Pharmacol Ther 54:252–256, 1993.

529. Weintraub, S.; Papo, J.; Ashkenazi, R.; et al. Osteoarthritis of the hip and fractures of the proximal end of the femur. Acta Orthop Scand 53:261–264, 1982.

530. Weistroffer, J.K.; Muldoon, M.P.; Duncan, D.O.; et al. Femoral neck stress fractures: Outcome analysis at minimum five year follow-up. J Orthop Trauma 17:334–337, 2003.

531. Weller, I.; Wai, E.K.; Jaglal, S.; et al. The effect of hospital type and surgical delay on mortality after surgery for hip fracture. J Bone Joint Surg Br 87:361–366, 2005.

532. White, B.L.; Fisher, W.D.; Laurin, C.A. Rate of mortality for elderly patients after fracture of the hip in the 1980s. J Bone Joint Surg Am 69:1335–1340, 1987.

533. Whitman, R. The abduction method: Considered as the exponent of a treatment for all forms of fracture at the hip in accord with surgical principles. Am J Surg 21:335–344, 1933.

534. Williams, P.L.; Amin, N.K.; Young, A. Unsuspected fractures of the femoral neck in patients with chronic hip pain due to rheumatoid arthritis. BMJ 292:1125–1126, 1986.

535. Wilson, C.J.; Datta, S.K. Tai chi for the prevention of fractures in a nursing home population: An economic analysis. J Clinic Outcomes Management 8:19–27, 2001.

536. Wilson, M.A. The effect of age on the quality of bone scans using technetium-99m pyrophosphate. Radiology 139:703–705, 1981.

537. Wilton, T.J.; Hosking, D.J.; Pawley, E.; et al. Osteomalacia and femoral neck fractures in the elderly patient. J Bone Joint Surg Br 69:388–390, 1987.

538. Wingstrand, H.; Stromqvist, B.; Egund, N.; et al. Hemarthrosis in undisplaced cervical fractures: Tam-

ponade may cause reversible femoral head ischemia. Acta Orthop Scand 57:305–308, 1986.

539. Winter, W.G. Nonoperative treatment of proximal femoral fractures in the demented nonambulatory patient. Clin Orthop 218:97–103, 1987.

540. Wolf, S.L. Bornhart, H.X.; Kutner, N.G.; et al. Reducing frailty and falls in older persons: An investigation of Tai Chi and computerized balance training. J Am Geriatr Soc 44:489–497, 1996.

541. Wolfson, L.; Whipple, R.; Derby, C.; et al. Balance and strength training in older adults: Intervention gains and Tai Chi maintenance. J Am Geriatr Soc 44:498–506, 1996.

542. Wood, D.J.; Ions, G.K.; Quinby, J.M.; et al. Factors which influence mortality after subcapital hip fracture. J Bone Joint Surg Br 74:199–202, 1992.

543. Wu, F.; Mason, B.; Horne, A.; et al. Fractures between the ages of 20 and 50 years increase women's risk of subsequent fractures. Arch Intern Med 162:33–36, 2002.

544. Yip, D.K.H.; Chan, C.F.; Chiu, P.K.Y.; et al. Why are we still using pre-operative skin traction for hip fractures? Int Orthop 26:361–364, 2002.

545. Youm, T.; Aharonoff, G.; Zuckerman, J.D.; et al. Effect of previous cerebrovasuclar accident on outcome after hip fracture. J Orthop Trauma 14:324–341, 2000.

546. Zetterberg, C.; Elmerson, S.; Andersson, G.B.J. Epidemiology of hip fractures in Goteborg, Sweden, 1940–1983. Clin Orthop 191:43–52, 1984.

547. Zetterberg, C.H.; Irstram, L.; Andersson, G.B. Femoral neck fractures in young adults. Acta Orthop Scand 53:427–435, 1982.

548. Zohman, G.L.; Lieberman, J.R. Perioperative aspects of hip fracture: Guidelines for intervention that will impact prevalence and outcome. Am J Orthop 1:666–671, 1995.

549. Zuckerman, J.D.; Sakales, S.R.; Fabian, D.R.; et al. Hip fractures in geriatric patients: Results of an interdisciplinary hospital care program. Clin Orthop 274:213–225, 1992.

550. Zuckerman, J.D.; Skovron, M.L.; Koval, K.J.; et al. Postoperative complications and mortality associated with operative delay in older patients who have a fracture of the hip. J Bone Joint Surg Am 77:1551–1556, 1995.

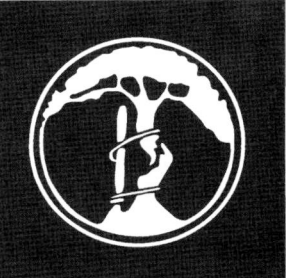

第 **49** 章

转子间髋部骨折

Michael R. Baumgaertner, M.D., Matthew E.Oetgen, M.D.

当老年人遭受转子间骨折时,骨的连续性遭到破坏,这将对患者的身体健康、精神状态和独立生活能力产生严重的影响。转子间骨折连同股骨颈骨折,是骨科医生现在所面对的最重要的公共健康问题。在一个医疗资源还十分有限的时代,我们必须确保所提供的治疗是最经济有效的。为实现这个目标,骨科医生必须和内科或老年病专家、麻醉医生、康复专家和社会支持网络一起协调工作,使骨折治疗获得让患者本人以及健康保障系统都满意的结果[141]。

这些复杂创伤的成功外科治疗,很大程度上依赖于骨折局部的稳定。Kaufer[62]总结,骨折内固定的稳定总体上依赖于 5 个因素:骨的质量、骨折类型、复位的情况、内固定的选择以及植入物在骨内的位置。骨科医生仅能影响后 3 种因素,但必须考虑前两种因素来制定适当的治疗计划。这些可变因素本章将逐一阐述。

髋部的转子间部位是指股骨颈关节囊外至小转子下方。本章讨论这一区域发生的骨折,包括反向斜行骨折及延伸到转子下的转子间骨折。

第一节　发生率和病因学

转子间骨折的发生率呈上升趋势。现在,美国每年髋部骨折患者大约有 250 000 例。研究者预测,到 2040 年每年将会有 500 000 例患者[31]。近九成的患者年龄超过 65 岁,3/4 的患者为女性(图 49-1)。据估计,90 岁以上老人中,1/3 的女性(1/6 的男性)将至少会经受一次髋部骨折[29]。其中将近一半是转子间骨折。

与股骨颈骨折比较而言,转子间骨折更易发生于高龄人群。老年人更易受骨质疏松和内科疾病的影

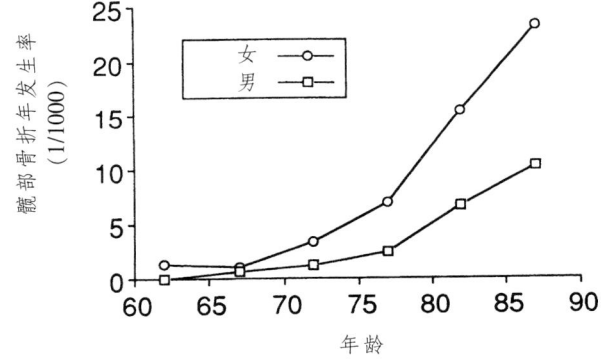

图 49-1　髋部骨折的发生率与年龄及性别的关系,1987~1988 年的数据。(Redrawn from Apple, D.F.,Jr.;Hayes,W.C.,eds. Prevention of Falls and Hip Fracture in the Elderly.Rosemont,IL, American Academy of Orthopaedic Surgeons,1993.)

响,而且他们的行动比较困难[66]。更不稳定的粉碎性骨折的发生率正在增加,这与世界人口的老龄化是平行的。数据来源于美国、英国及斯堪的纳维亚地区各国的研究[41,84,130]。这些地域显示转子间骨折的发生率在不断增加(特别是不稳定型骨折),尤其是骨质下降的患者更容易发生。这种由于年龄引起的骨质下降与性别与绝经期无关。Zain Elabdien 和同事们[140]研究发现,随着年龄的增加骨质量将持续下降,而且骨质量与转子间骨折严重程度相关。他们认为,随着人口老龄化和生存期的延长,不稳定的粉碎性转子间骨折将会增加。

全美国治疗髋部骨折的费用大约是 100 亿美元,到 2040 年将会翻倍[32,92]。增加的费用包括急诊住院治疗后的护理费用。尽管由于急诊住院时间缩短导致住院费用减少,但功能恢复以及部分或全职护理可能会更常见,从而加重了医疗保险系统的负担。

老年人跌倒有许多原因。姿势和步态的紊乱,视力和听力的下降,随着年龄的增加而使用强效药物导致方向迷乱,都会使老年人跌倒更为频繁。跌倒导致髋部骨折,Cummings 和 Nevitt 认为四种条件需同时存在[30]。①跌倒会增加转子部或转子附近的压应力;②患者的保护反应不充分,如抓取支持物或伸展上肢以减少下落的能量;③髋部软组织不能恰当地吸收跌倒的能量;④骨结构的强度不足以抵抗剩余的撞击能量。随着年龄的增加,行走的速度将会减缓。向前的惯性可以使 65 岁的老年人用手或膝关节撑地向前跌倒(患者在试图阻止跌倒时可能会出现腕部或肩部骨折)。相对应的,85 岁的老人行动更加迟缓。如果失去平衡,他们可能倾向于向侧方跌倒,这将直接影响髋部[30]。了解这种机制将有助于理解为何髋部骨折随着年龄的增加而迅速增加,其速度超过了跌倒的频率及骨质疏松的速度。

多数骨折发生在家里,但研究显示,医院内住院患者髋部骨折的频率是年龄相似对照组在家里发生骨折频率的 11 倍[46,53,106]。这或许反映了身体虚弱与髋部骨折的关系。在一项病例对照研究中,有慢性疾患的患者髋部骨折的概率增加 5 倍[21]。虽然许多转子间骨折是单纯性损伤,但是我们必须注意到大约有 7%~15% 的患者有骨折病史。常受影响的骨骼是骨量减少区域:桡骨远端、肱骨近端、肋骨、耻骨和脊柱。骨质疏松患者跌倒后出现一侧肢体多发骨折也并不少见。

当转子间骨折发生于年轻患者或由于高处坠地受伤或交通事故所致时,应按照高能量损伤来处理。应想到可能有一个或多个隐蔽的相关损伤,直到其可以有效地排除。偶尔,转子间骨折本身也是隐蔽的。据 Barquet 等报道,15% 的这类患者同侧伴有股骨干骨折在早期评估中没有检查出来[6,43]。应立刻开始进行常规创伤评估方案,并对识别出的损伤进行相应治疗(参见第 6 章)。年轻人遭遇的创伤如果大到足以引起转子间骨折的程度,将导致严重的移位而且其骨折类型表现为反斜型或向转子下延伸。这种高能量损伤内固定比较困难,而且应当与老年人的低能量损伤区别对待。

第二节　相关解剖

一、骨性解剖

髋关节是由髋臼和股骨头组成的球窝关节。连接股骨头和股骨干的是股骨颈。颈干角指股骨颈与股骨长轴之间的夹角。成年人颈干角是 120°~135°。Noble 和其同事[103]所做的人类学测量显示,颈干角随着年龄增加而逐渐减小;75 岁以上老年人颈干角平均低于 125°。除了相对于垂直轴额状面的这个角度外,股骨颈还稍向前倾与股骨髁在水平面上平均有 10°~15°夹角。

支持股骨头和股骨颈的是骨内的骨小梁支架系统。这个骨小梁图案最早由 Ward 在 1838 年描述[134]。自股骨头顶扇形分开止于股骨颈内侧的骨小梁是主压力骨小梁。这是股骨近端最致密的松质骨,它将身体的重量传递至下肢。自股骨头窝沿骨皮质外侧到大转子远侧的弧形结构是主张力骨小梁组。次压力和张力骨小梁组,以及大转子组,沿应力线分布于股骨颈外侧皮质,Ward 三角中间是骨小梁结构相对缺乏区域[47](图 49-2)。

这些初级及次级骨小梁结构的存在与否有助于了解骨质疏松患者股骨头及股骨颈松质骨结构的密度和强度变化情况。这对医生选择内固定物及内固定位置从而稳定转子间骨折很有帮助。

二、肌肉解剖

除作用于髋部产生转子间骨折的直接暴力外,间接的肌肉力量也参与其中[62]。施力的大小,施力的方向和骨质疏松程度,都会对骨折的类型产生影响[36]。髂腰肌对其在小转子上的附着点有牵拉作用,外展肌群及

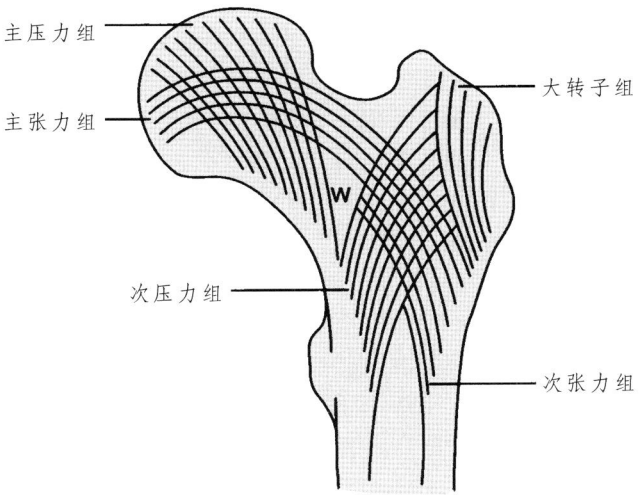

图 49-2　正常髋关节的截面图(前后位)。标明 5 组骨小梁和 Ward 三角(W 所示)。(Redraw from Rockwood C.A.,Jr.;Green,D. A.;Bucholz.R.W., eds. Rockwood and Green's Fractures in Adult, 4th ed. Philadelphia, J.B.Lippincott,1996.)

短旋肌群对它们在大转子上的附着点有牵拉作用。简单的生物力学特性将导致转子间有移位骨折后常见的下肢短缩和外旋。在发生转子间骨折同时会有髋关节及作用力的情况下，由于有颈干倾角，必将发生髋关节内翻畸形和肢体短缩。肢体外旋增加容易理解。刚刚跌倒导致髋部骨折的患者，会尽量减少髋部活动和肌肉作用以减少因此而引起的疼痛。即使是使未受伤的人取仰卧位，其足部也会由于肌肉的牵拉处于外旋位。重力的作用将进一步使下肢外旋直至双足以外侧面支撑。

髂腰肌起于髂窝和腰椎的横突，止于小转子，其作用主要是屈髋和外旋髋关节。和其他一些作用于髋部的肌肉一起，髂腰肌在单纯转子间骨折中起短缩肢体的作用。在粉碎性骨折中，髂腰肌的作用是使小转子及大块后内侧相邻皮质向近侧和前内侧移位。耻骨肌（屈髋肌、内收肌和外旋肌）起于耻骨肌线，止于股骨肌线。缝匠肌和股直肌也是髋屈肌。

髋关节的主要外展肌（臀中肌、臀小肌和阔筋膜张肌）将会进一步短缩肢体并加重内旋畸形。臀肌止于大转子，如果大转子受累，其可使大转子向近-内侧移位。阔筋膜张肌起于髂骨前外侧，止于髂胫束。如果外侧入路在其肌腹的正后方，则可以避开阔筋膜张肌。

髋关节的内收肌（长收肌、短收肌、大收肌后部和股薄肌）都起源于耻骨支或坐骨支，止于骨折带的远侧。因为转子间骨折后内收肌群的起点或止点都不受影响，所以这组肌肉将会导致骨折区内翻和外旋畸形。另外，先前存在的收肌挛缩将使骨折复位困难并使健腿难以充分外展，从而不便于术中进行 C 臂机影像检查。

髋关节外旋肌群包括臀大肌和外旋短肌群（梨状肌、上孖肌、下孖肌、闭孔内肌、闭孔外肌和股四头肌）。尽管臀大肌止于股骨干和髂胫束，但其他许多外旋肌止于转子的内侧。在一些骨折中，它们的止点保持完好没有碰到近侧骨折块，无论怎么处理远侧骨折块它们都保持在外旋位。对这种畸形必须进行怀疑和评估，以免复位不良。

髋关节的伸肌群（腘绳肌和臀大肌）从来不会因为转子间骨折而分离，所以它们在骨折后只会使患肢短缩。尽管不是髋关节的运动肌群，但股外侧肌依靠其强大的起于股骨嵴的纤维在一些粉碎骨折中起到了限制骨折块移位的重要作用。

转子部数量众多的肌肉起止点的肌肉给转子间骨折带来丰富的血供，为骨折愈合创造了一个适宜的环境，除非受到手术剥离过多所致的医源性损伤。这与髋关节囊内股骨颈的有限血供形成鲜明的对比，该区域骨折愈合常出现并发症。在年轻强壮的患者，转子间区域丰富的血供或许是损伤或手术时大量失血的根源所在。

第三节　放射学评估

为了准确评估骨折类型和检查健侧髋关节，必须根据骨盆正位片及患髋的侧位片。理想状态下，拍摄正位片时受累肢体应当轻轻牵引并内旋（图 49-3）。这至少能够获得远端骨折块真正的正位片，从而能和健侧进行很好的比较。正位片可以显示骨折的斜度、部位以及是否有内侧骨折块。医生还可以检查对侧髋关节以便测量骨折前的颈干角小和骨质疏松程度。必须排除双侧损伤和其他可能影响治疗的病理过程。侧位片对描述后侧骨折块以及骨折线的后移位（下垂）的程度非常有帮助。在大多数病例中，这些 X 线片即可确诊转子间骨折并可确定骨折类型。有时，为了更清晰地描述在标准 X 线片上显示不充分的复杂骨折类型的多个骨折平面和骨折块，可进行 CT 扫描。与其让患者承受重复拍片和（或）拍斜位片带来的痛苦，不如利用现代影像重建技术而改行 CT 扫描，可以在所有平面和第三维对骨折进行分析。CT 有助于评估整个部位的骨折累及情况，以便进行髓内钉固定。

有时在初始 X 线片上可能未显示转子间骨折。如果患者的病史和体检结果支持髋部骨折而 X 线片没有发现骨折，则需要进一步做影像检查。目前为止，^{99m}锝骨扫描已成为发现隐伏骨折的主要方法；然而，MRI 的进展已能及时进行髋部隐伏骨折，而且这已成为排除骨折首选检查方法[39]。Rizzo 及其同事[118]的研究显示，MRI 在检测髋部隐伏骨折方面优于骨扫描，尤其是在入院后 24 小时以内。同样，Quinn 和 McCarthy[114]证实，用于检测髋部骨折的有限的 MRI 在费用上比骨扫描、断层扫描或 CT 有竞争力。与闪烁显像相比，MRI 的高费用被其早期开始适宜的治疗抵消得富富有余。对于没有证实骨折的病例，这可以避免延长住院时间和强制卧床等待重复骨指征引起的并发症。当疑似骨折被证实后，及时开始治疗也可以减少住院时间，并降低发生骨折移位从而需要进行更复杂治疗的可能性。MRI 还可以检测出骨折以外或者没有骨折时的其他病变。相比 CT 扫描，MRI 在检测隐蔽性转子间髋部骨折时能提供更明确的形态特征。Lubovsky 及其同事发现，相比 MRI，CT 扫描对隐蔽性骨折的漏诊率

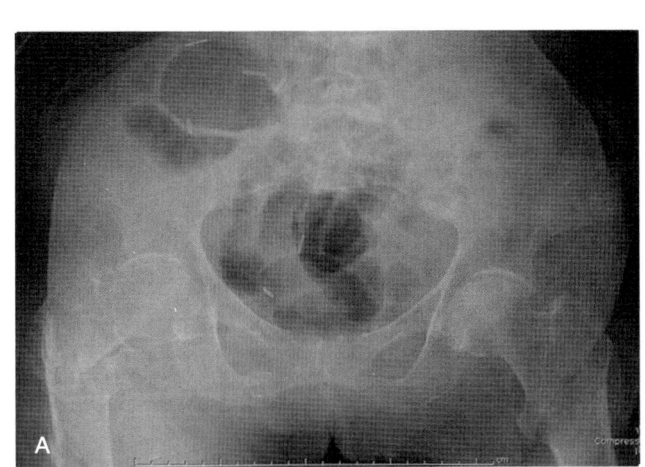
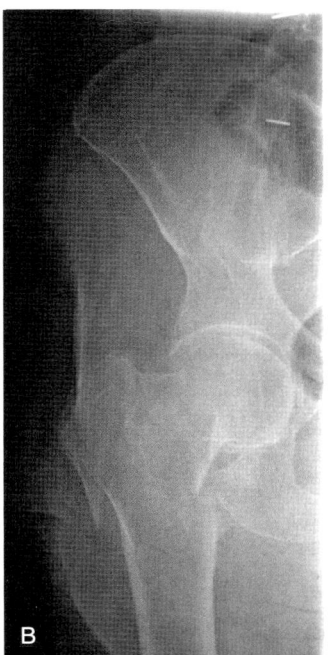
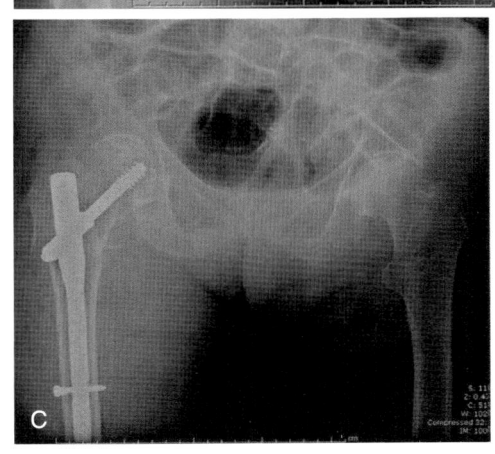

图 49-3 （A）损伤后 X 线片显示转子间稳定性骨折。（B）牵引后拍片显示有不稳定性横行骨折。（C）因牵引后 X 线片显示为不稳定骨折，需行髓内装置固定代替钢板螺钉固定。

为 66%[83]。总而言之，MRI 通常能对疑似股骨近端骨折提供一个及时明确的诊断。

第四节　转子间骨折的分型

理想的骨折分型系统应具有以下优点：容易使用，易于交流，指导治疗，预测预后，不同观察者之间可复现，以及与针对所有骨骼损伤的通用分类方案保持一致。但转子间骨折还没有此种分类。

在 1949 年，Evans 发表了依据骨折线的走向以及通过闭合复位和骨牵引能否达到和保持复位的分类方法[38]。他强调了重新达到后内侧接触在获得稳定复位中的重要性。1975 年 Jensen 和 Michaelsen 对 Evans 分类进行了修改[58]。他们认为，随着大小转子伴发骨折数

量的增加，稳定性将会降低（图 49-4A~C）。ⅠA 型（无移位）和ⅠB 型（移位）骨折是简单的两部分骨折。Ⅰ型骨折是稳定骨折，因为 94% 的患者在充分固定后骨折可以复位至解剖位置（在任何平片上骨折间隙不超过4mm），仅有 9% 的患者复查时发现移位。ⅡA 型骨折是三部分骨折，有一个分离的大转子骨折块。Jensen 认为，这类骨折在牵引复位时易于下沉，导致矢状位对位不良（图 49-5）。ⅡB 型骨折是累及小转子的三部分骨折。ⅡB 型骨折仅有 21% 的患者可以获得解剖复位，61% 会发生移位。其原因是复位不稳定，需要重建内侧皮层支撑结构。Ⅲ型骨折是四部分骨折。这种严重粉碎的骨折仅有 8% 的患者可以复位，78% 后期会发生移位。

在长骨骨折的综合分型中，Müller 及其同事 [101]对髋部近端骨折进行了编号，试图以统一的字母数字分

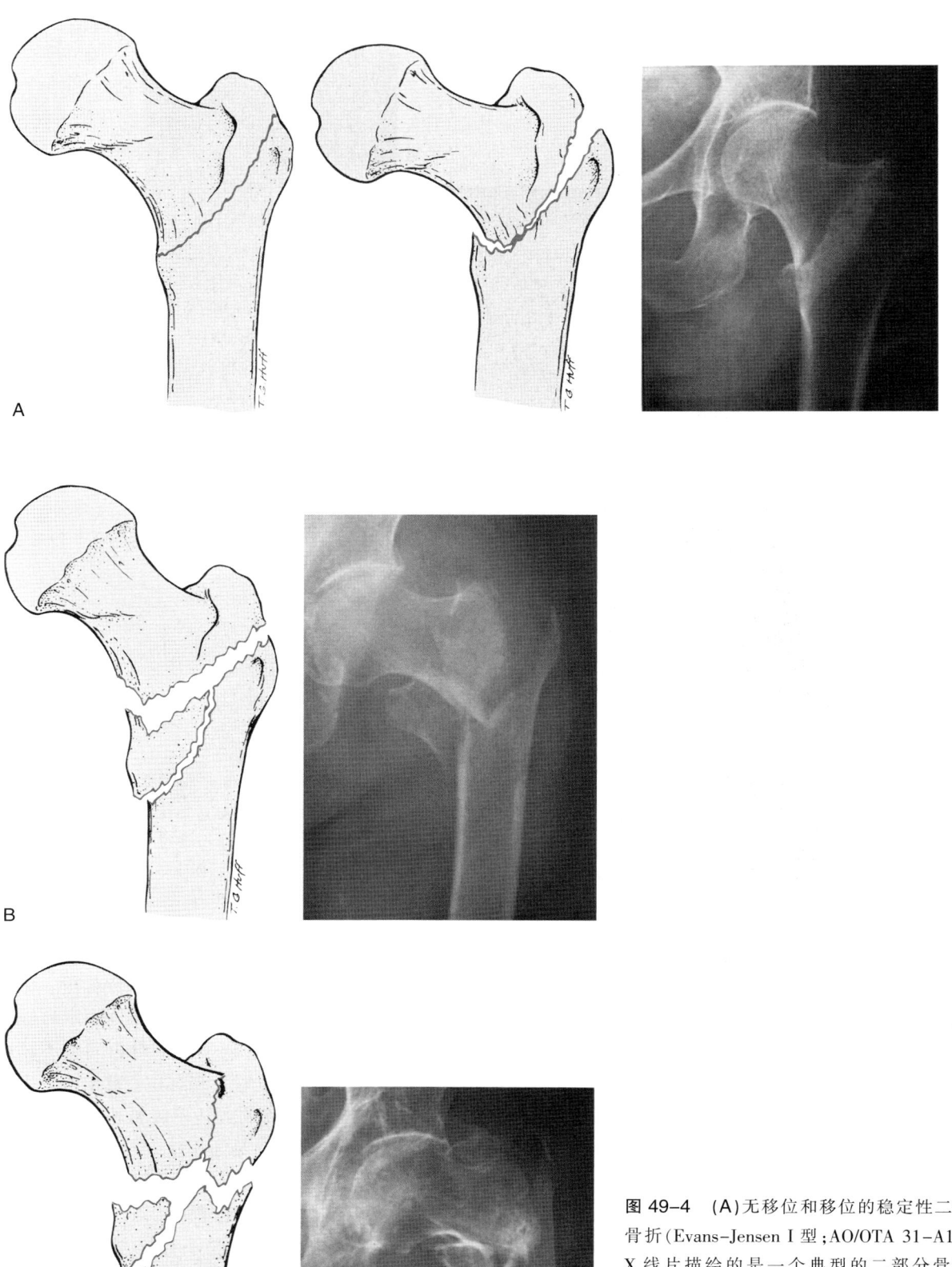

图 49-4　(A)无移位和移位的稳定性二部分转子间骨折(Evans-Jensen I 型;AO/OTA 31-A1.1)的图解。X 线片描绘的是一个典型的二部分骨折(AO/OTA 31-A1.1)。(B)不稳定性三部分骨折(Evans-Jensen IIB 型,AO/OTA 31-A2.1) 的图解和前后位 X 线片。(C)不稳定性四部分骨折(Evans-Jensen III 型,AO/OTA 31-A2.2)的图解和前后位 X 线片。

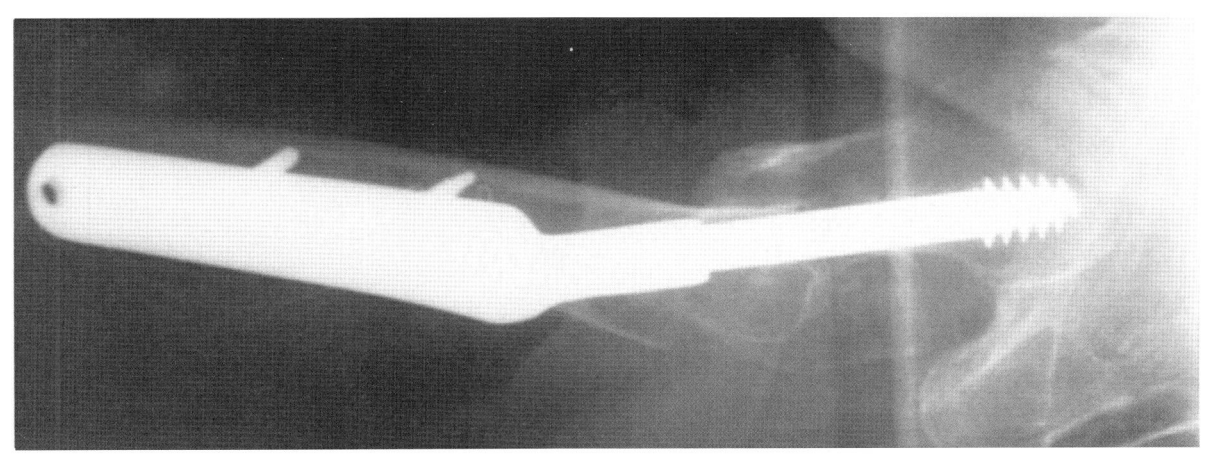

图 49-5　累及大转子的三部分骨折（Evans–Jensen ⅡA 型），用可调螺钉和侧钢板固定后的侧位片可见横侧复位不满意。

类法加以分类,其中包括预后以及整个骨骼系统的治疗建议。这套分类系统被 AO/ASIF 组织推崇,并被骨科创伤协会(OTA)所采用[105],其中的 31A 型骨折累及股骨近端的转子区。这些骨折分为三组,每一组又被分为三个亚组(图 49-6)。第一组是简单(两部分)骨折,骨折线延伸至内侧皮质;大转子所在的外侧皮质保持完整。根据骨折线的几何形状又分为三个亚组。第一组所有骨折都属于内在稳定骨折(即在充分治疗和内固定后它们几乎不会发生移位)。第二组骨折是多部分骨折。骨折线起于大转子的任何部位且向内侧延伸,至两个或更多部位。这就产生了包括小转子在内的三个骨折块。外侧皮质保留完整。除了不重要的小转子骨折块以外,此类骨折都不稳定。第 2 组的亚型规定了骨折块的数量和骨折块的几何形状。第 3 组骨折是波及股骨近端内侧及外侧皮质的骨折,其亚型根据骨折方向和粉碎程度细分。在这些分组中,根据外侧皮质的断裂情况可清楚来鉴别骨折是这种分类系统的一个优点,因为这些骨折相比分解其他组的骨折通常需要不同的治疗策略。尽管对有经验的骨科创伤医生而言,在 AO/OTA 分类系统的亚组水平上仅仅表现出尚可接受的观察者之间的可靠性,但在这种分组水平上该系统的可靠性是极好的。另外,尽管它比其他分类系统(Evans、Kyle 和 Boyd)复杂,但在外科医生之间 AO/OTA 分类系统在组及其亚组水平上更可靠[61]。它的字母数字标准化格式使该系统很实用,特别是对于研究和资料保存。

读者应该注意到,这些分类系统之间的一个共同理念是稳定性。稳定的骨折是指后内侧皮质仅有一处发生骨折,而且在复位和固定后能承受压力负荷而不会再次移位。不稳定骨折是指,由于后内侧骨折块大、多个骨折块或骨折线反向倾斜,尽管经过重新对位和适当固定,骨折依然不能承受轴向负荷并会发生塌陷。这种直观、简单、可重复的关于稳定与不稳定的描述,有助于指导治疗和提示预后。大多数临床医生和一些研究人员[70]倾向于这种二元描述。

尽管由于传统分类系统的可靠性和重现性的限制,使得这种二元骨折(稳定与不稳定)分类系统被广泛应用,但是最近越来越多的数据质疑用后内侧骨折块作为骨折稳定性的基准点[45,55]。研究表明,骨折复位后外侧转子壁的完整性将最终决定骨折的稳定性和患者的预后。外侧皮质对固定后的骨折嵌塞提供了支撑,使得骨折稳定并避免了过度塌陷。Im 及其同事[55]在对被称为稳定的低能量转子间骨折进行回顾性研究中的发现再次强调了外侧转子壁的重要性。在他们的研究系列中,骨折塌陷和复位丧失的所有患者,在手术固定后都有外侧皮质骨折。他们发现,外侧皮质骨折和患者年龄是预测骨折塌陷的因素,即使只有单条后内侧骨折线的稳定骨折也如此。实际上,后内侧和外侧转子皮质的联合可能对骨折稳定性最重要,因为现代固定装置允许在外侧方向和轴向有骨折嵌塞。主治医生必须认识到轴向负荷可能会在这些方向上引起骨折过度移位,从而相应地调整治疗。

第五节　患者评估

一、病史

多数患者主述是在家中滑倒只受到中度外伤。应

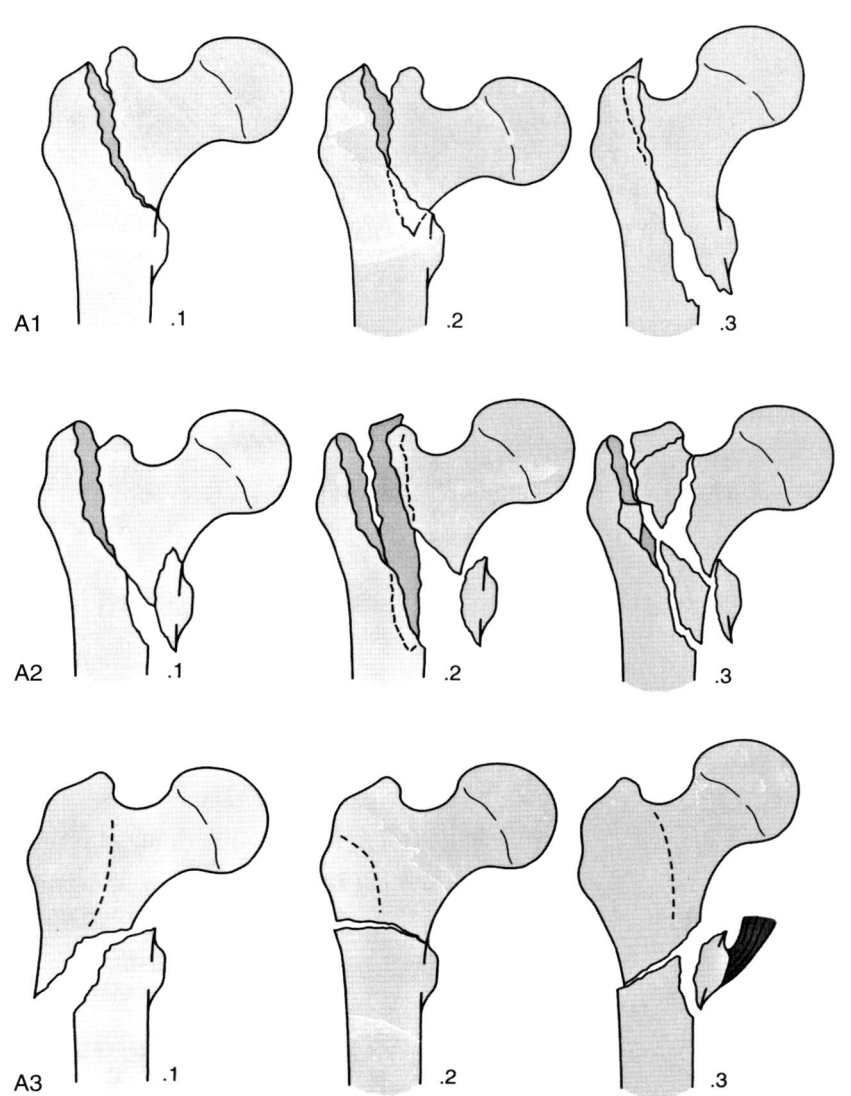

图 49-6 股骨转子周围骨折的综合分类。为了准确地将骨折分为各个亚组,应查阅正文。(Redrawn from Müller, M. E.;Nazarian, S.;Koch, P.;Schatzker,J The Comprehensive Classification of Fracture of Long Bones. Berlin, Heidelberg, New York, Springer Verlag, 1994.)

该特别询问头晕或短暂的意识丧失史。此前存在的疼痛提示有病变或有症状的关节炎,可以用一个简单的问题来加以区分:"是髋部的疼痛使你跌倒,还是你跌倒以后导致髋部疼痛?"另外,应该询问患者其他肢体或长轴骨的疼痛情况,因为可能和髋部骨折同时发生了肱骨头、桡骨远端、同侧股骨干、膝关节或踝关节的骨折。

患者病史中重要的一部分是既往内科疾病病历。询问患者的接诊医生及相关人员,对获取完善的病史至关重要,包括过敏反应和用药过敏、用药和剂量以此前的化验检查结果。此前存在的严重内科疾病,尤其是影响心肺系统的疾病与患者髋部骨折术后的死亡率相关。读者可以参阅第 47 章有关髋部骨折老年患者内科筛查和处理的论述。

必须测定患者的身体功能和社会功能水平以及在髋部骨折发生前具体的受伤前功能损害程度,因为这些因素会影响手术后的功能恢复水平、死亡率和住院时间长短。

除了评估内科和功能问题外,还应在入院后尽快咨询社会服务人员以及其他出院后康复计划制定人员。许多没有明显并发疾病的患者,如果提供有适当的术后支持,住院时间可以很短。为了便于适合的康复安排,应尽早开始有关康复要求和可利用资源调查。

二、体格检查

受伤下肢通常会有短缩和外旋。根据受伤后的时间,可以观察到来源于骨折血肿的局部瘀斑。这通常出现于转子区的后外侧。应检查局部的皮肤状况和受压点(如骶骨、臀部和足跟)侧有无皮肤破损。这些压疮可能会明显增加术后并发症,使患者的住院和恢复进程复杂多变。

医生应该快速和有意地触诊检查其他三个肢体的活动度,对这些表面上未受伤的肢体查找隐伏性损伤。特别要注意对侧髋的活动度;如果受限,将会使术中体位摆放困难。在触诊患髋时,转子部应有局部触痛,但股骨干或骨盆不会有。受伤髋部因疼痛而活动受限。在患髋触诊或活动时会有骨折块滑动感,但这种刺激应尽量减少,以免疼痛加重和损伤加重。在膝部伸展和肢体不活动情况下,检查者叩击患者足跟部引起的髋部疼痛是存在无移位隐蔽骨折的极好线索。

第六节　治疗

转子间骨折患者的治疗目标是,让患者能早期恢复活动,使其尽快恢复骨折前的功能状态。这可以最大限度地减少并发症以及对医疗资源的影响。对于移位骨折,不做手术这个目标很难达到。

尽管关于这类骨折手术治疗和非手术治疗的早期对比研究显示,手术治疗的患者死亡率有所升高,但是现代研究表明在这一方面两者没有差别。这或许是由于现代的患者整体医疗护理水平提高的结果。

关于转子间骨折治疗的近期研究显示,功能恢复水平提高了。这应归功于术中成像技术、手术技术和植入物设计的改进和提高。在 20 世纪 70 年代早期引入了可调的钉和螺钉组件。其目的是在骨折嵌入稳定结构后仍能维持骨折的解剖轴线对位(图 49-7)。这些装置在几乎所有的情况下不用外部保护就足以对抗旋转和弯曲,而且具有足够长的疲劳寿命直到转子间骨折愈合。骨折固定取决于固定装置和骨这一联合结构的耐久性。因为现代可调髋螺钉的应用,不像其所替代的产品,患者的骨质而不是金属植入物成了此结构中薄弱环节。这让患者能在极少限制下早期开始活动,从而导致功能恢复水平的提高。可调髋螺钉已被临床广泛证实的成功应用效果使其与其他内固定系统相比成为治疗转子间骨折的标准器械[37]。

一、非手术治疗

非手术治疗转子间骨折有一定相对适应证。适应证包括:有轻微疼痛的卧床或痴呆患者,脓毒症患者,以及计划手术部位皮肤严重破损的患者[126,137]。处于疾病晚期的患者,疾病条件下不允许手术的患者,以及陈旧性无症状骨折患者,也适于非手术治疗。Lyon 和 Nevins[85]认为,如果患者不能行走或者不可能重新行走,非手术治疗将比入院手术更安全,更人道,而且费用更低。

闭合骨折治疗有两种方案:早期活动而不尽力保留正常解剖(不考虑骨折),或者利用牵引稳定骨折,希望骨折能达到近似解剖愈合。前一种治疗方法通常用于没有希望恢复行走的患者,让患者待在床上,在能耐受的情况下让患者坐在椅子上。可用止痛药控制疼痛。对有行走可能的患者,通常采用胫骨近端斯氏钉进行骨牵引。用大约为体重 15% 的牵引重量进行髋部牵引。患肢平衡悬吊于在轻度外展位。牵引可以维持对线,并防止内翻成角或外旋短缩。拍摄全系列 X 线片以了解骨折位置。牵引维持 8~12 周,在骨折完全愈合之前允许部分负重。可以用专用的低压或气垫床来防止皮肤破损和褥疮形成。卧床患者的渐进性理疗计划有助于康复。

二、手术治疗

手术治疗转子间骨折的目的是使主要骨折块达到稳定复位,并用正确放置的高强度植入物进行内固定。手术治疗后可以早期活动和行走。尽快恢复功能对于占此类骨折多数的老年患者的康复至关重要。

(一)手术时机

对这类骨折进行手术稳定的相对急迫性曾引起广泛争议。在一项常被引用的回顾性研究中,Kenzora 和同事[63]发现,伤后 24 小时内进行手术固定的患者 1 年内死亡率升高。他们建议,对患者的身体状况要进行全面评估并应在手术前的 12~24 小时内使其达到最佳状态。普遍认为,手术应该在伤后 48 小时内进行,除非患者存在较严重的禁忌证[42,119,125,142]。据Zuckman 及其同事报道,在一项对 367 例认知功能尚好的股骨前端骨折患者的前瞻性研究中,如果伤后 2 天内未做手术修复,则患者的 1 年内死亡率将加倍[142]。另外,利用一种新的分析工具来控制患者的健康状况偏倚,McGuire 及其同事发现,推迟 2 天以上进行手术的患者死亡率增加了 15%[89]。然而,Moran 及其同事在英国进行了一项对 2600 多名患者的观察性研究发现,对那些被认为适于手术的患者在容许的情况下手术推迟 1 天和推迟 4 天以内相比,患者的 30 天、90 天和 1 年死亡率没有什么差异。他们发现在这些患者中,推迟 4 天以上手术的患者,90 天和 1 年死亡率都有升高。而且,对那些不适于入院时手术的患者,手术推迟

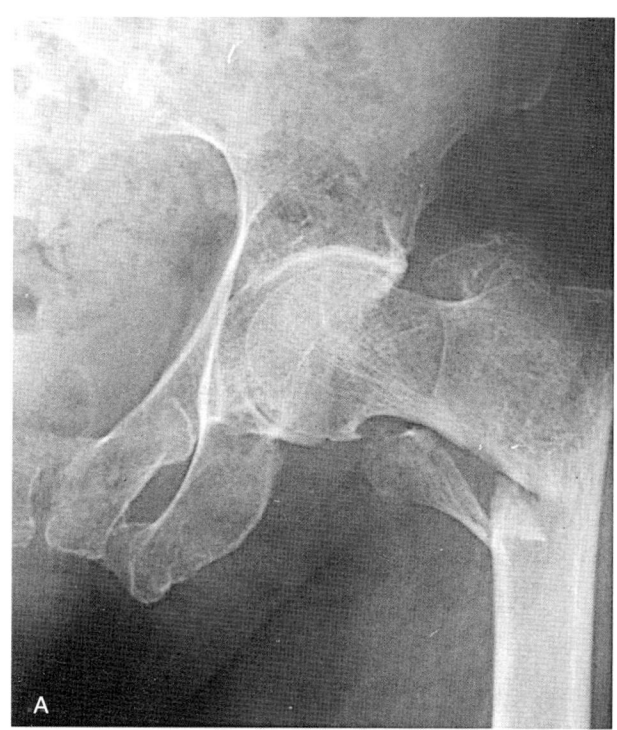

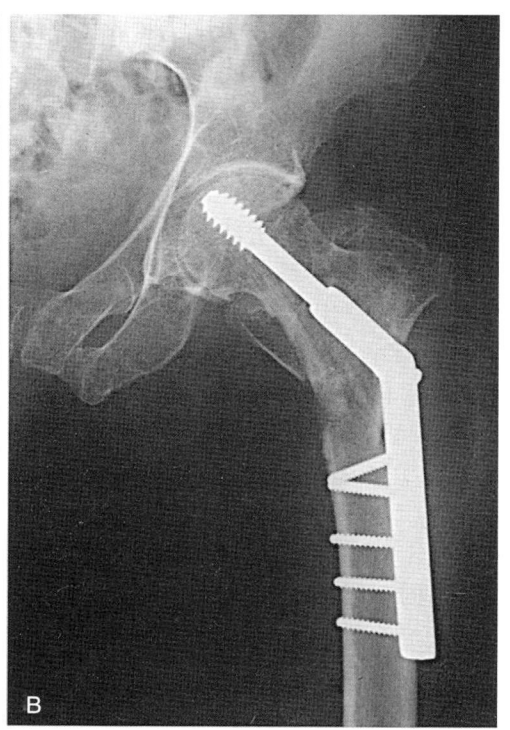

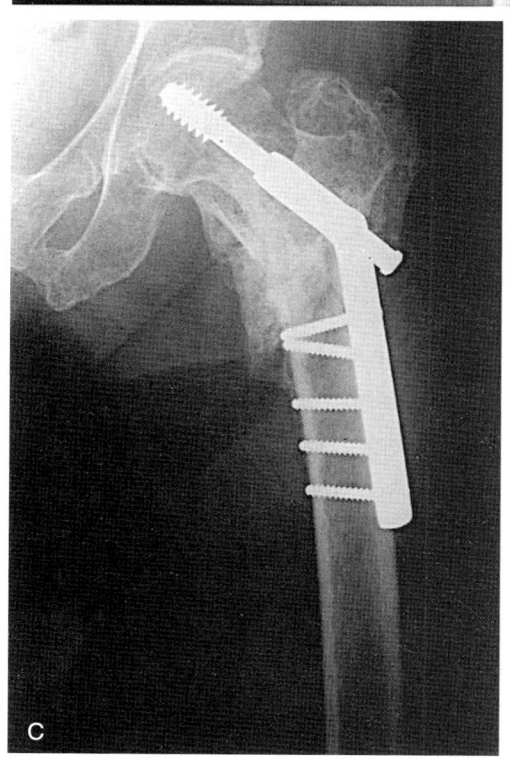

图 49-7　(A)不稳定 Ⅲ 型骨折(AO/OTA 31-A2.2)。(B)解剖对位并用可调髋螺钉固定。(C)6 个月时随访发现,骨折端出现嵌缩,螺钉已退出。对线保持不变,骨折已愈合。

和死亡率之间没有相关性[100]。在没有进行充分的健康状况评估的情况下,最好不要将患者从急诊室直接送到手术室,特别是在深夜。而应留出足够的时间让患者的血容量和氧交换达到最佳状态并对电解质失衡和非治疗性药物浓度进行校正。然后由准备好的手术

和麻醉医疗团队对患者进行术前稳定。及时有效的内科治疗和随后的手术治疗有利于患者的早期康复并可减少并发症。在等待手术时,让患者卧床休息,以预防褥疮。患侧下肢用枕头小心支撑。两项最近的随机前瞻性临床研究表明,用不用皮肤牵引患者的疼痛或

并发症没有差异[3,59]。

(二)骨折复位

在影响骨折固定强度的 5 个因素(骨质量,骨折类型,骨折复位,植入物的设计和植入物的放置)中,医生能够控制的首先是骨折复位,但它的重要性也不能夸大。尽管可调髋螺钉可以让骨折断端逐渐进嵌塞并关闭手术遗留的断端间隙,但它并不能将坏的复位变成好的复位。好的结果只能来自于成功复位后的内固定。

1.稳定型骨折

在没有后内侧粉碎的这类骨折(转子间稳定型骨折)中,解剖复位可以使骨骼恢复通过内侧皮质传递压力负荷的能力。通常可以实现骨折块的解剖复位。复位时只需:进行充分的纵向牵引以便克服由于无对抗的肌肉作用引起的短缩并防止出血进行大腿近端。进行轻度外展以纠正残存的内翻;进行轻度内旋使螺钉进入远端骨折块。因为这类骨折固有的稳定性,所以任何可以维持愈合期骨折块对位的内固定装置都可以使用。实际上,这类骨折采用各种有效的固定技术都能愈合。MacEachern 和 Heyse-Moore[86]发现,手术时认为稳定的骨折,术后约有 1/4 出现断端嵌塞。然而,这类骨折充分固定后出现断端轻度嵌塞对患者没有任何影响。

2.不稳定型骨折

尽管大家都同意稳定骨折最好能达到解剖复位,但是关于不稳定骨折最佳复位程度尚有很多争论。大量临床数据和一些实验室数据有助于做出决定,但仍有许多相互矛盾的结论。多数研究人员认为,不稳定骨折也应尽量达到解剖复位。在临床上,因为后内侧小转子骨折块和外侧大转子骨折块很少会自动复位,而且这些骨折块的暴露和固定花费大得不偿失,因此几乎没有人尝试绝对的解剖复位。事实上,复位后骨折块之间的残留间隙是否大于 4mm 是 Evans-Jensen 分类系统判断稳定(Ⅰ型)、不稳定(Ⅱ型)和极不稳定(Ⅲ型)骨折的一项依据。另外,手术目的是重建股骨头颈骨折块和脆骨干骨折块之间的解剖关系,在轴位和水平位以及前后位和侧位均达到解剖复位。用耐疲劳可调髋螺钉固定这些骨折块在术后骨折端承受负荷时,可以使骨折面的嵌塞在可控范围内而且使轴向或水平对位保持不变。支持此种复位方法的临床报道很多,如 Clawson[28]、Kyle[73]、Heyse-Moore 等[54]和 Rao 等[117]

的报道。Cheng 及其同事[27]报道的实验室证据表明,用尸体骨制备的四部分骨折模型解剖复位后,可调髋螺钉复位和内侧移位骨切除复位相比,内侧皮质骨承受的压力较高而拉伸应力较低,即使后内侧小转子骨折块被放弃而不复位也如此。Rao 及其同事[117] 报道了 162 例不稳定转子间在解剖复位和可调螺钉固定后,仅有 2%维持解剖复位,90%移位到内侧移位位置,8%处于外侧移位位置。然而,骨折已愈合,同时临床结果被认为是成功的。

保留外侧转子壁对促进可控的骨折嵌塞和维持骨折对线具有重要作用。在 Godfried 的小样本回顾性系列研究中,所有极不稳定(四部分)骨折伴有外侧转子壁破裂的患者,在骨折复位和内固定后都出现了过度骨折塌陷和临床愈后不良[45]。

利用大角度固定(140°~145°)进行外翻复位完全可以替代不稳定骨折的解剖复位。骨折的外翻复位可减小干颈间的偏移,从而降低作用于植入物上的弯曲应力,而且股骨颈的垂直走向可以部分抵消不稳定骨折出现的短缩。最后,骨折块处于外翻位可以改变骨折平面方向,使其更垂直于承重负荷矢量,更有利于骨折断端之间承受压力(图 49-8)。试验表明,在单腿站立时大角度装置由于其套管与关节反作用方向更一致,因此比 130°装置更有利于滑动[76]。据报道,使用这种技术获得了良好结果[120,121]。Meislin 及其同事[91]的一项体外研究证实,大角度装置可增加滑动,但在增加内侧皮质承载能力或减少植入物疲劳方面未获得预期效果。这些结果引起人们对大角度植入物本身的优点的质疑。在临床上未发现大角度固定和滑动性增加之间有明确的因果关系[139]。髋关节复杂多变的反作用力和扭转应力会影响骨折患者手术后最初一段时间内的翻身、坐姿、四点步态等,而且和单平面轴向静态负荷的实验模型状态不一致。尽管大角度固定支承的外展复位是可替代解剖复位的一种吸引人的方法,但是我们对于解剖对位骨折应避免应用大角度装置,因为这样会将植入物挤入股骨头的上侧方,而这里的骨质比较脆弱(图 49-9)。

(三)截骨术

在发明能使骨折嵌塞的固定装置之前,要求手术时使骨折要绝对稳定。为了使后内侧没有骨支承的不稳定骨折达到这个目的,曾采用截骨术来获得更坚固的稳定性。

内侧移位截骨术要将近端大骨折块的内侧峰插

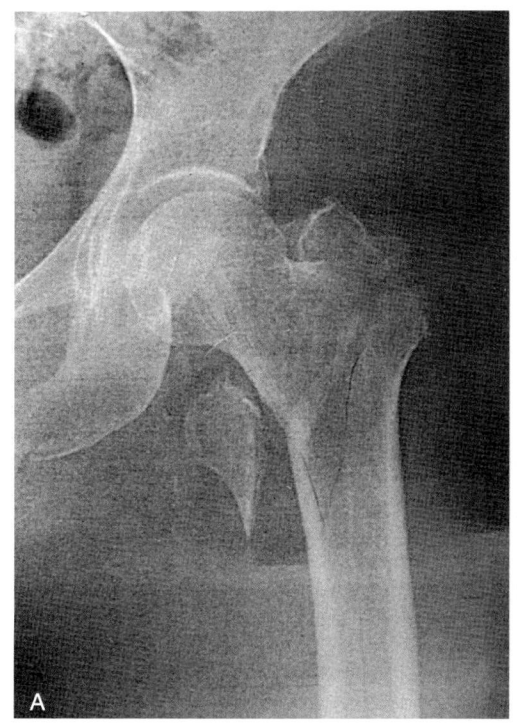

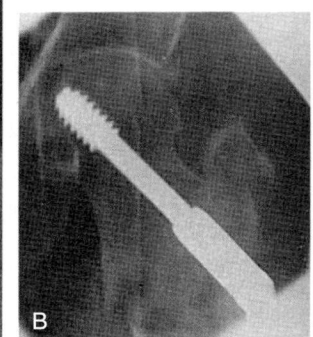

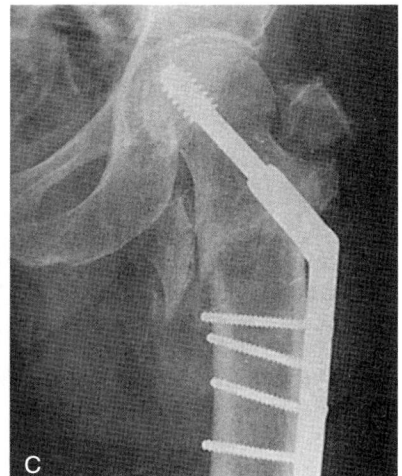

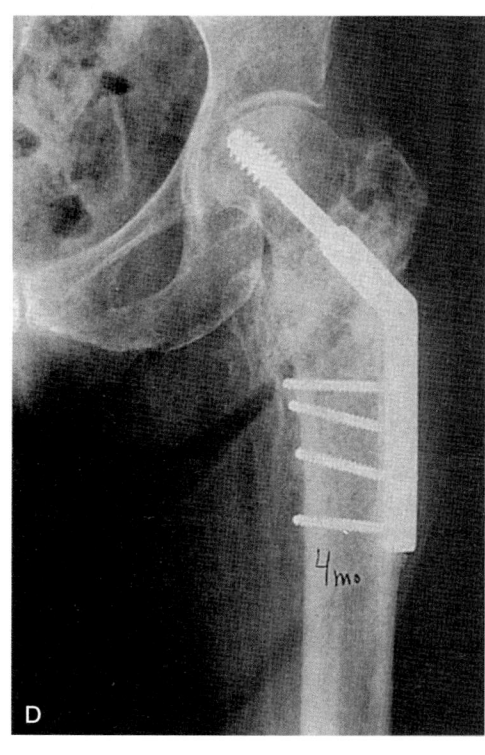

图 49-8 (A)四部分不稳定转子间骨折(AO/OTA 31-A2.3)。(B)术后 X 线片显示外翻复位以及用 135°可调髋螺钉固定。注意内侧皮质有小间隙。(C,D)随访显示有嵌塞且愈合不均衡。外翻位对线减少了植入物上的弯曲应力,并抵消了骨折端沉降引起的短缩。

入向内侧移位的远端髓腔。或者对股骨近端进行外翻截骨术,使骨折平面更趋于水平面,以增加稳定性(图 49-10)。

虽然用固定角度装置固定骨折很有效,但股骨近端的解剖对位会导致肢体短缩、外翻对线、对同侧膝

关节不利以及患肢的外旋畸形。许多研究比较了截骨术和现代内固定技术的优缺点,发现截骨术没有什么好处,而且还增加了发病率和内固定失败率。这些技术主要是在处理急性骨折中有一定历史价值,但在处理内固定失败和不愈合方面有一定实用价值。

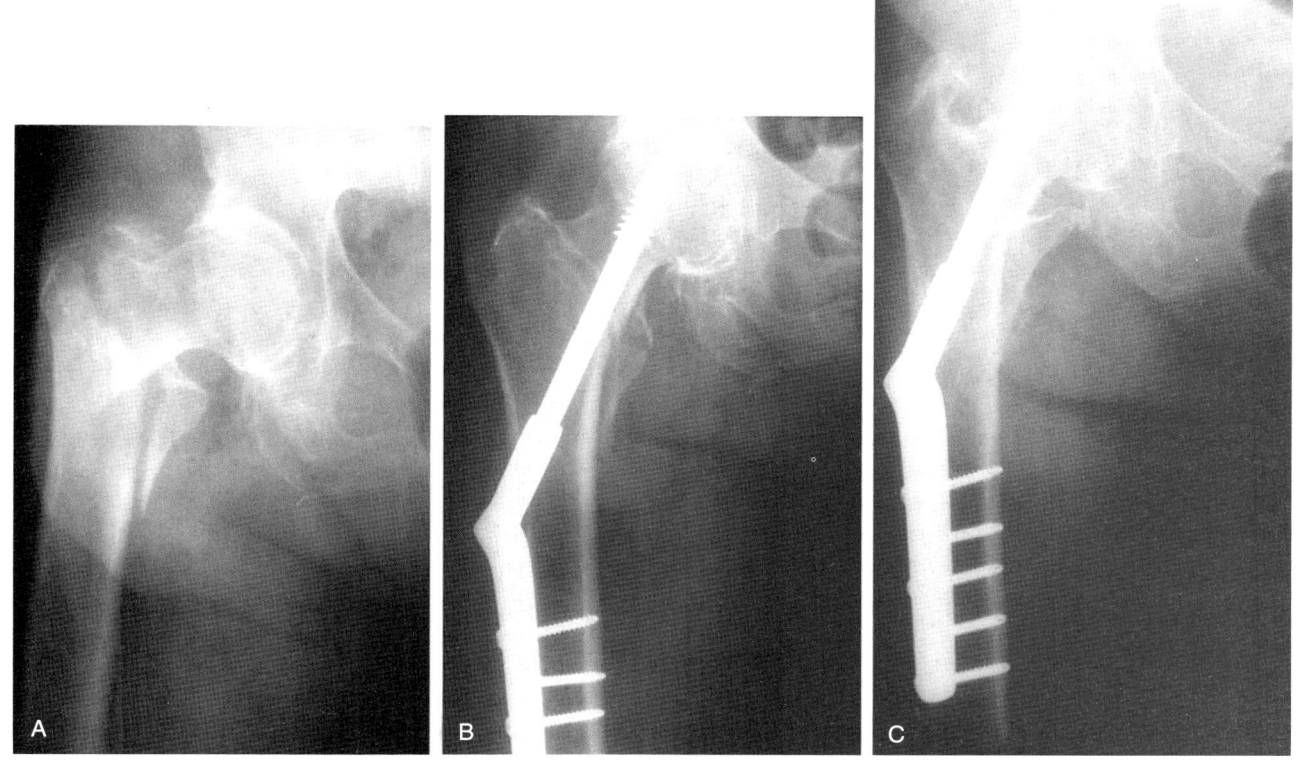

图 49-9 不稳定的三部分骨折(A)解剖复位后用 150°钢板固定,使可调髋螺钉沿股骨颈的内侧皮质达到股骨头的外上缘(B)。植入物在切去股骨头之前塌陷很少(C)。无论外翻复位还是 135°钢板固定均可避免这类并发症。

三、手术方法

(一)加压髋螺钉和侧钢板

一旦患者身体达到最佳状态,获得并解读了所需的影像学资料并确认相应的固定装置和植入物可行之后,应立即安排手术。在全身麻醉或腰麻成功后,将患者转移到手术台上。虽然可使用任何透射线的手术床,但是最好使用骨折手术床。这样不仅可以获得和维持骨折端的复位,不必剥离组织和使用复位钳,而且还可以在不必移动骨折肢体的情况下实现双平面荧光显影。

应该将患者小心地从床上转移到手术床上,并置于仰卧位。应立刻用上安全带,特别是腰麻患者,因为其上肢的运动和躯干的活动可能导致患者跌落。医生将患肢置于类似于健侧的轻度外旋位,并要了解麻醉后活动度。将一根会阴柱固定于手术床上,并让患者的会阴部顶于此柱上。患侧肢体包好棉垫放于足套中。一些手术床上有充气足垫可立即应用,但在施加固定牵引或旋转时对足部的控制欠佳。最好用棉垫将

足跟垫起,然后将足用棉垫包裹,这可以避免后内侧神经血管束受到损害。当垫起跖骨时会踝关节背曲并稳定横向的跗骨关节,将足部锁定后把较强的牵引力和旋转力传递到骨折端的位置上(图 49-11)。

如果健侧肢体的活动度足够大,可以屈曲、外展和内旋髋关节。这种体位便于自如摆放骨折肢体的体位,如果健侧髋充分活动,至少会干扰对骨折的荧光显像。但是,如果对患侧髋牵引力不强则会导致骨盆倾斜和旋转,因为没有反作用力作用于健侧腿上。健侧肢体其他可用体位包括健侧充分外展或伸展(足跟到足尖)。这些体位的优点是可以保持骨盆的稳定,因为在健侧肢体施加了反作用力。然而,这将使非常严重的侧位荧光检查受到影响。大多数急性转子间骨折都不需要这么牵引,所以最好让髋部取屈曲和外展位以获得良好的影像。

1. 荧光透视

患者摆好体位并在消毒铺巾之前做了暂时性闭合复位之后,医生应当检查 C 臂机的位置。应该仔细检查患侧髋正位和侧位影像,尤其是侧位像。医生必

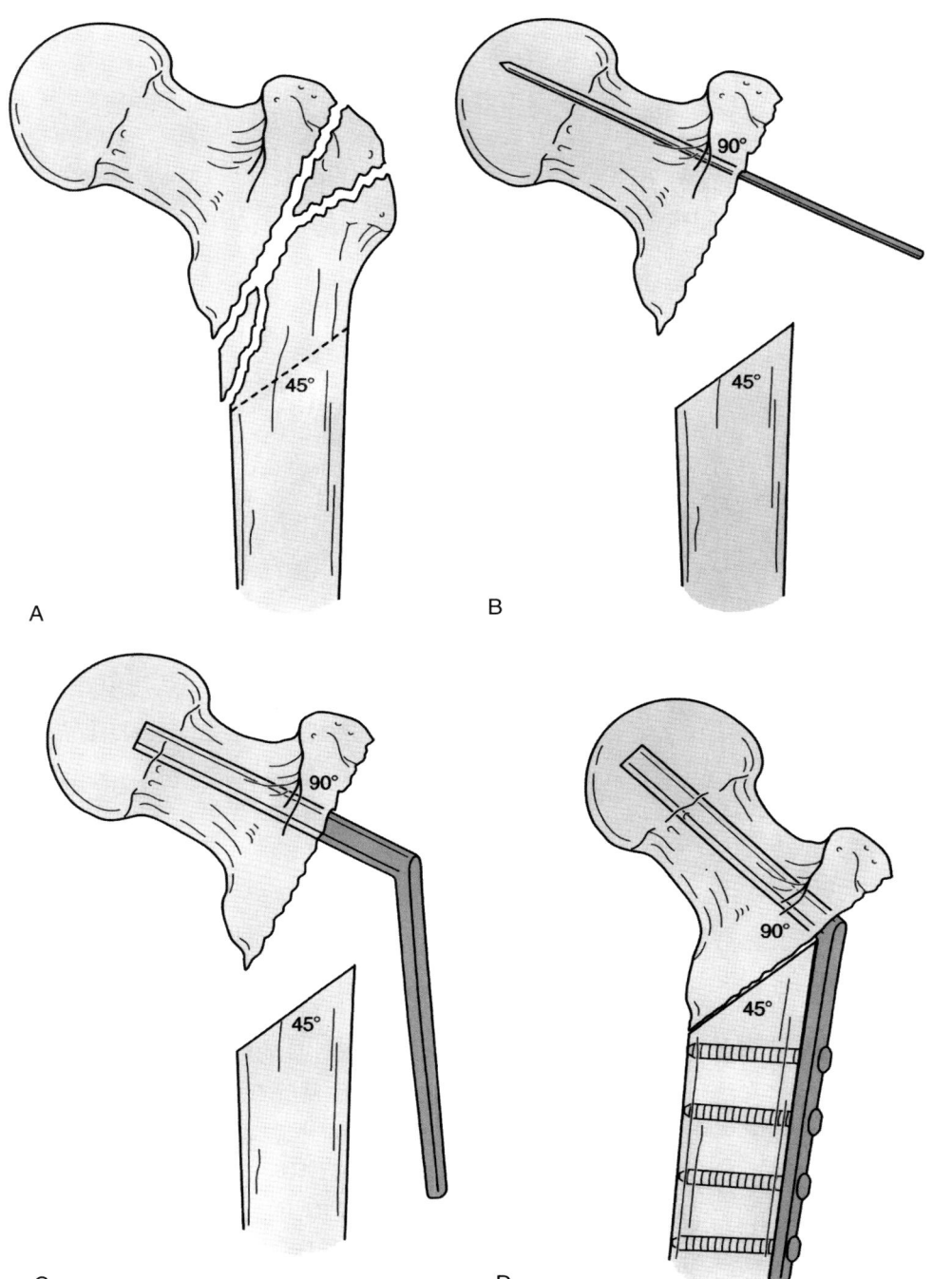

图 49–10　(A~D) 股骨干近端外翻截骨可使骨折面垂直于髋部肌肉的变形力方向和负重力线，因而可增加稳定性。可用可调螺钉装置代替图中所标的单件式固定装置，以减少螺钉穿入关节的危险。

须能在正侧位影像上看到股骨干近端、骨折区、股骨颈以及完整的股骨头四周。只有对影像充分判断后才能进行骨折的进一步复位和随后的固定。

2. 骨折复位

无移位骨折不需要复位。轻轻内旋使股骨颈在侧位像上与地面平行，便于将导针置入中心位置。

稳定的移位骨折通过牵引即可充分复位。轻度外展有助于矫正内翻并可恢复颈干解剖轴线。轻度内旋便可完成稳定骨折的复位，将股骨颈置于水平位可将导针平行于股骨颈置入。一定要清楚，近端骨折块会随着远端骨折块旋转，否则，患肢内旋会使骨折复位不变。侧位透视加上对大腿旋转的临床估计（根据髌骨平面加以判断），有助于评估旋转复位。

不稳定骨折的复位与有移位稳定骨折类似，只

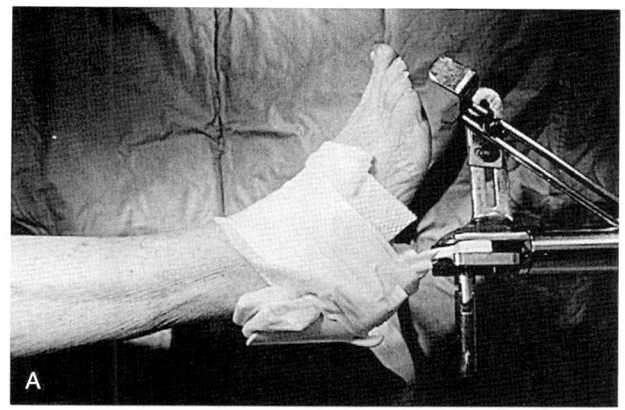

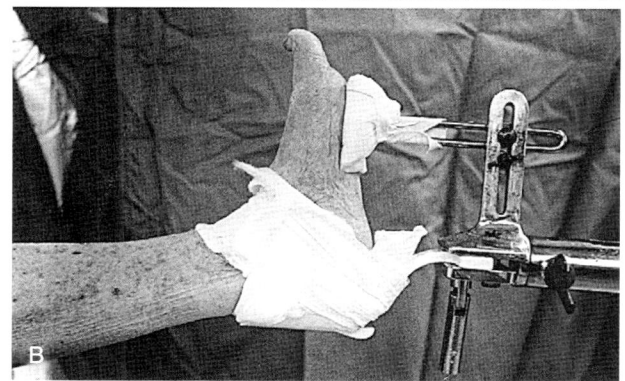

图49-11 在足部包好棉垫并固定于固定架后(**A**,足部外侧位像),抬高跖骨支持托使踝关节背伸并稳定跗横关节(**B**,足部内侧位像)。然后施加较强的牵引和旋转。

需牵引轻度外展和内旋即可。在偶尔有的骨折中,大转子或小转子链附着于近端骨折块上,此时可显示近端骨折块处于外旋位。对这种病例,必须外旋患肢使其与近端骨折块的这一位置相适应。股骨干骨折块后移下垂或向后成角,可通过在肢体下方垫一个支架来矫正,或者抬高同侧臀部支撑来矫正。抬高足跟使髋关节轻度屈曲可改善侧位上的复位,特别是此前有髋关节屈曲挛缩时(一般见于不能行走的患者)。少数情况下,骨折后臀中肌和臀小肌仍附着于近端骨折块上,骨折部位远端所有对抗肌都存在。这所导致的近端骨折块屈曲、外展、内旋会使闭合复位更加困难。

复位的质量可通过骨折移位、颈干角、前倾角和股骨干下沉来评估。对解剖旋转对位要进行临床评估。闭合复位结果分为能接受,需要修改,或者需要进行正规的切开复位。如果通过一两次尝试仍未获得闭合复位,则只能推迟做进一步治疗,直至切口敞开可触到骨折处,必要时再行切开复位。尽管髋螺钉和侧钢板可以在不显露骨折的情况下准确安装,但需要的

时候,骨科医生应当利用切开复位技术控制好骨折块,进行准确的复位和固定。

3. 股骨近端外侧入路

在皮肤消毒后,于伤口区铺巾。最好将一块透光手术膜垂直悬挂于手术床边,以便将手术野与影像增强器隔开。平行于股骨干的直切口起于大转子外侧嵴纵行向远端延伸。切口长度以足够安置侧钢板为佳。

切口应切开皮下组织直至阔筋膜的纵向粗纤维。向远端切开阔筋膜直达股骨干上方,避免切开阔筋膜张肌及其内的大血管。然后用拇指和食指探查张肌,切口向近侧延伸至该肌肉后侧。在阔筋膜下方,常会有大小不等的血肿,去除血肿后可见阔筋膜和股外侧肌筋膜的后侧连接处。用拉钩将股外侧肌牵向前侧,于转子前方2~3cm处切断部分筋膜,要留下足够多的组织以便关闭切口时缝合。这样,股外侧肌仅切开很薄的一层,便于控制穿通血管从而减少了血管向后短缩的危险。纵行切开下方肌肉。将股外侧肌起点锐性切断,以利于无创伤牵引该肌来显露股骨干外侧。

在暴露和牵引进行骨折固定时如果手术医生操作轻柔稳妥,可减少伤口和骨折愈合的并发症。尽管对骨折进行评估、复位和固定都需要进行充分显露,但都要避免不必要的软组织损伤。为此最好在术前仔细地评估骨折类型。医生应该知道哪一条骨折线和哪一个骨折块需要控制住,以及哪一些要保留在滋养肌和筋膜的被膜内。利用骨折手术公式沿牵引和透视设备的直接复位方法可大大减少不可避免的损伤。

4. 骨折评估

如果透视下对骨折类型或对复位存在任何疑问,要对骨折端进行视觉检查及数字分析。通过手指沿转子间线移动从大转子至小转子以确定主要骨折块是否对线,即可评价复位情况。内侧探查可以确定小转子是否完整,有无移位或者随后内侧大骨折块移位。大转子后方探查可以发现后外侧大骨折块有无移位。

如果实现了稳定复位,下一步是插入导针。如果复位不满意,可以由手术助手操纵患肢直接控制骨折块位置来改善骨折对位。如果后侧有较大间隙,则外旋患肢是很好的解决方法。可能需要增大牵引力。也可以暂时松开所有牵引和操控让紧扣的骨折块分开。如果骨折向后下沉,可以在转子下放一个起子、Bennett牵开器或垫块抬高骨折端来改善复位。临时用一枚或几枚斯氏钉固定(例如,附加导针),但不要影响固定件的插入,有助于复位和固定难以处理的转子间

骨折。如果在扩髓后导针意外退出,它们也有助于维持复位。用克氏针将近端骨折块固定于髋臼上,偶尔会有助于达到骨折端的解剖对位和平移。如果粉碎和不稳定很严重,以致不可能达到成功的切开复位,则必须考虑行截骨术或关节置换术。对于不能复位的骨折不要勉强进行内固定。

5. 导针插入

对于 135° 钢板,进针点要选择在外侧嵴下方移 2cm 处。两个标志点有助于确定此位置:它正对着小转子,它和臀大肌腱在股骨干上后方骨性止点的最近端纤维处于同一水平。如果使用较大角度的钢板,角度每增加 5° 进针点应下移 5mm。

尽管一些医生更喜欢在过度扩开外侧皮质进针孔后自如插入导针,但我们建议最好使用角度合适的导针。将这种导针定位在合适的位置上,即股骨干前后皮质的中央。为了将导针正确地插入到该水平面上,可以先沿着股骨颈前表面平行于植入物的预定角插入一枚自由导针,一直插入髋关节囊前方或轻轻打入到股骨头内(图 49-12)。这枚导针是前端骨折块前倾角的目测标志,可在侧位透视影像上证实。同样要注意不要让导针钉在股骨颈上,因为前侧方向不对会有损伤股血管的危险。给导针钻孔之前要通过透视确认角度导向器齐平地贴敷于股骨干的外侧皮质上。

导针指向股骨头顶点,在此点与股骨颈相平行的线和其中心线相交于软骨下骨。应当避免沿任何方向将导针放在其周围,因为只有导针两个方位上都在正中央,螺钉才会安全地位于距关节线 5mm 处而不会穿透进入关节。正中深层定位可使螺钉作用于最好的

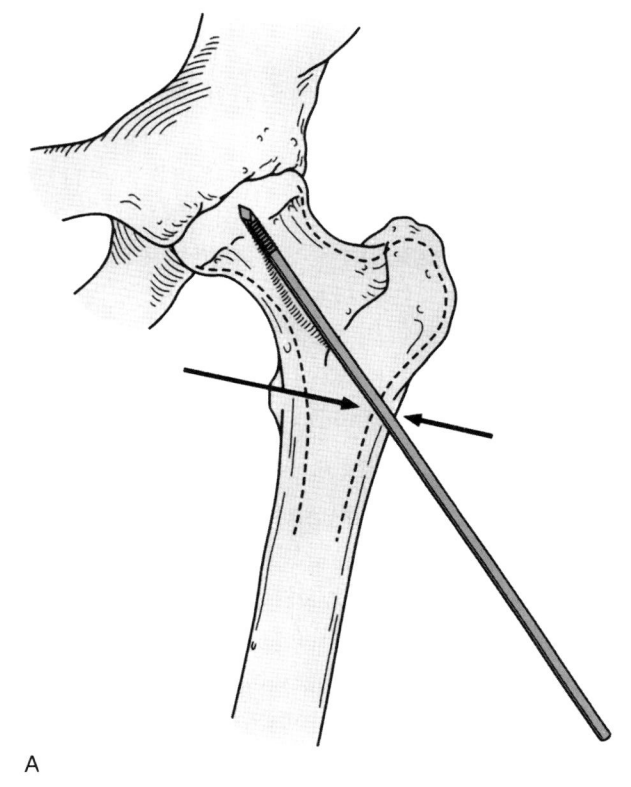

A

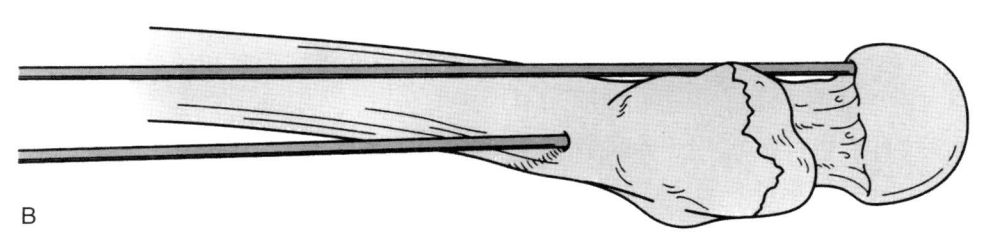

B

图 49-12　(A)从小转子水平开始,经髋关节囊前侧用手插入导针,沿股骨颈向前推进直至碰到股骨头。以此作为前后位上定位最终导针的定位标志。(B)股骨颈转位后的图解有助于在侧位观察导针的走向。

骨质上,并使螺钉进入侧钢板的套管内之后能最大限度地伸缩直到其螺丝被套管顶住。这些因素可以在最大程度上减少了内固定机械失败的风险[11]。用 C 臂机在正侧位上证实导针相对于股骨头顶点的位置。位置靠边缘或较浅都不能接受。否则要重新评估复位并重新插入导针。如果导针对中时有困难,医生要判断是否是因为骨折没有复位引起。透视引导下置入带套管加压髋螺钉系统的一个好处是,在不可逆扩髓之前,植入物的最终位置可以用导针来确定。导针的确切位置应该在进行下一步手术之前确定。术中透视检查是保证植入物正确放置和手术成功的关键因素。为了保证扩髓时导针的位置不发生移动,应将导针尖进入到软骨下骨。在测量髋螺钉长度时应将其考虑在内。

6. 拉力螺钉的长度选择与准备

当代的大多数系统都可以用专用的尺子直接读取导针的骨内长度。医生应该了解所选择的器械,因为有一些尺子内设有螺纹顶距、加压螺纹等的长度校正系统。另一种简单测量方法是,将另一枚同样的导针顺着原导针突出部放置在外侧皮质上,然后测量超出插入导针的那段长度。这就是进入骨内的长度。

髋部拉力螺钉的合适长度可通过导针的这个测量结果来确定。还必须把螺钉尖超过螺钉预定位置以外的距离以及术中牵引松开后发生的螺钉在侧钢板骨内瞬间伸缩量考虑在内。不稳定骨折以及需要强有力牵引才能维持解剖对位的骨折,比稳定骨折更容易发生急性萎陷。最终目的是,在离开手术室时骨折已复位并压紧,而且拉力螺钉干至少 80%~90% 进入套管内而没有向外侧突出。如前所述,螺钉尖要在正侧位都位于正中央,且距离关节面不大于 5mm。

准备拉力螺钉针道应该在医生完全认可复位结果以及导针在头颈骨折块内的位置之后再进针。最好还要通过透视用适当的器具再次确认导针与股骨外侧皮质形成的夹角,因为用不同角度的钢板进行固定会改变远近端骨折块的位置关系。确定了这个角度之后,就可以选择合适角度的侧钢板了。

当代的大多数髋螺钉系统都采用一种所谓三棱形扩髓器,在股骨头钻出一个用于拉力螺钉的孔,在其外侧将孔径扩大放置侧钢板的套管,并给股骨外侧皮质开槽以便放置套管与钢板连接部(图 49-13)。通过设定中心钻头的长度调整三棱形扩髓器,使其穿透深度刚好是置入最终螺钉所要求的深度。扩髓深度应比已插入的导针小 5mm,以便尽量减少扩髓后的导针

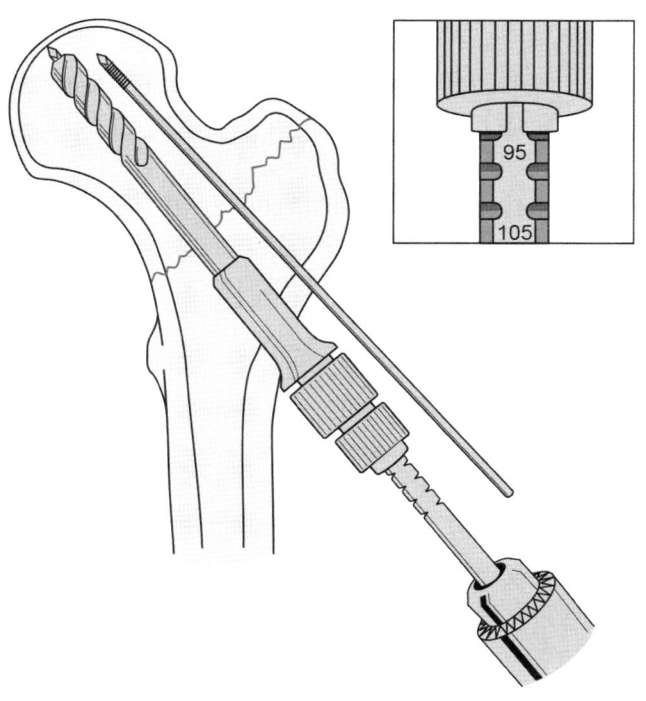

图 49-13 根据导针的深度和骨折情况适当调整加压螺钉棱形扩髓器(见正文)。然后在透视下顺着导针向前扩髓:①为拉力螺钉做一个适当深度的针道(但不能过大);②为侧钢板的套管准备一个短而宽的针道;③在股骨外侧皮质孔口下缘开槽,以改善侧钢板与股骨的对合。间歇透视监测中心扩髓器的深度并确认导针没有嵌入钻头。用近侧稳定导针,对抗扩髓及拧入螺钉时的扭力,并在导针发生意外退出时维持复位。

偶然退出。必须意识到,三棱形扩髓器必须完成三项并非必要的任务而且其长度设定并不一定可靠。必须通过透视确认钻头尖刚好达到选定的深度。要通过外侧直视检查确认第二和第三阶段扩髓对股骨外侧的术前准备是否合格。扩髓过程中可能需要调整三棱形扩髓器。即使使用针尖带螺纹的导针并将其插入到软骨下骨,也可能在取出扩髓器时被无意间弯曲并被带出。如果发生这种情况,必须将导针小心且同心地重新插入。通常会用一枚穿通骨折端的辅助针来协助维持复位。假如骨折复位成功,可以通过放置插入组件里的适当组件或者把侧钢板的套管放入准备好的孔里并将拉力螺钉杆从套管里退出进行导针的替换。将导针滑过实心螺钉同心地重新插入,然后取出用于重部对位导针的那些植入物。

尽管对骨质稀少的骨不必攻丝,但对有致密网状骨的年轻患者将拉力螺钉的螺纹切入骨内还是必要的。如同扩髓器和拉力螺钉一样,攻丝也应沿着导针进行。

7. 植入物的插入与固定

传统上,大多数转子间骨折都是用四孔或五孔侧钢板固定的。多螺钉的长钢板并不能改进近端的固定,也不能改变近端的内在稳定性或复位质量。但却需要做更长的切口,也会使该部位后期的其他手术变得复杂(图 49-14)。手术医生应合理选择长的钢板。最近有人使用孔数较少的钢板以期减少手术时间和切口范围。Bolhofner 报道了 70 例运用两孔钢板治疗的转子间骨折的结果。尽管有 3 例技术性失败(2 例螺钉脱落,1 例螺钉从套管脱出),但无一例股骨干固定失败[17]。在实验室分析中 Yian 发现,第三枚螺钉有助于降低近侧 2 枚螺钉上的张力,但更多的螺钉几乎不能提供额外的保护[138]。另一项尸体研究表明,在疲劳试验中两孔和四孔钢板在处理三部分不稳定转子间骨折断性能方面没有明显差异[90]。

一些滑动螺钉器械允许螺钉在侧钢板套管内自由旋转,而其他一些产品却用横截面键固定或其他一些夹紧装置来阻止旋转。如果选用键固定的插入螺钉后必须使其旋转对位,让侧钢板平行于股骨干。键固定装置理论上的优点是能更好地控制骨折旋转,但几乎不可能防止骨折块围绕螺钉旋转。此外,交错和嵌塞的骨折线能充分抵抗中心髋螺钉的扭力。非钻固定系统的优点是手术操作稍简便。外科医生应该了解所选用的器械以便正确插入。利用塑料骨试验模型或课程教育是了解髋固定新产品的可行方法。

当导针的位置在双平面透视下确定无误后,应在中心导向器引导下拧入空心拉力螺钉(图 49-15)。用手指探查股骨颈以确认在拧入拉力螺钉时近端骨折块未发生旋转错位。如果遇到过大的阻力,则需要攻丝。间断地透视检查插入是否正确,并确认导针无弯曲、无堵塞并且未穿到螺钉前面。当确认螺钉位置满意之后,应确定螺钉相对于外侧皮质的深度,并沿螺钉滑动套管,使侧钢板贴近股骨干的外侧皮质。然后去除导针。

一旦固定组件定位正确之后,应检查螺钉以确认

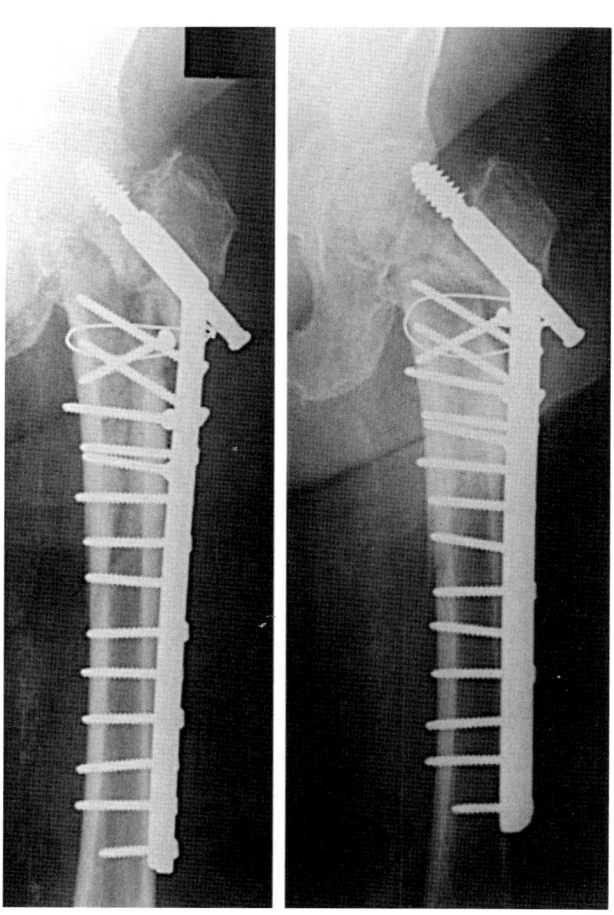

图 49-14 伴有转子下延伸的反向斜行转子间骨折的近端固定早期失败。过多的股骨干螺钉并不能改进定位欠佳的单枚拉力螺钉所达到的近端稳定性。

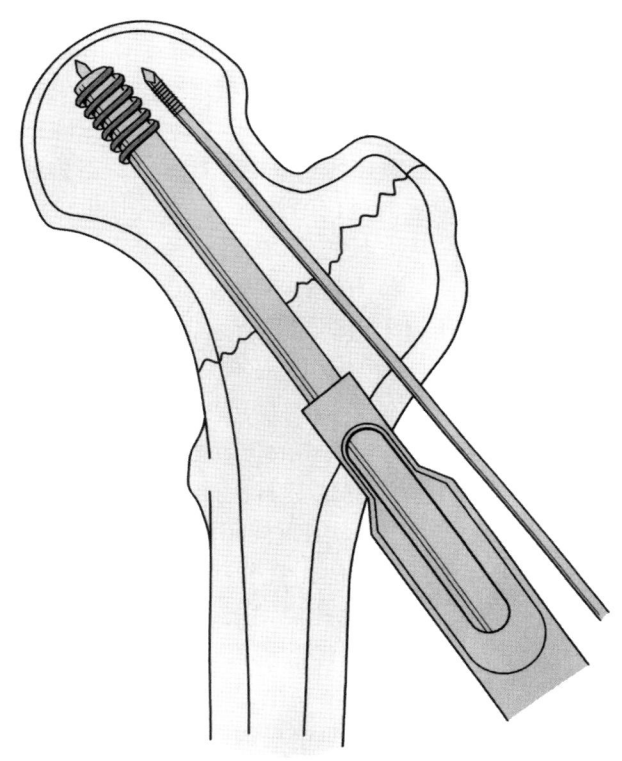

图 49-15 将拉力螺钉沿导针的对中槽插入到距转子下方 5~10mm 的深度,在正位及侧位确认其位于股骨头的中心。导针定位正确对此非常重要。首先必须在两个平面加以确定。如果骨质致密,应首先攻丝。

螺钉杆已充分与套管贴附。如果选用锁定器械,则应在将钢板固定在股骨干上之前将其安装就位。如果在将钢板螺钉固定在股骨干之前先用持骨钳将钢板夹持在股骨干上,则可以改善对线。通常此时可松开牵引,而且在不稳定骨折中,股骨远端可轻微向近侧滑动,使骨折端适当压紧,以免术后植入物过分塌陷。角钢板对复位有辅助作用,在压紧过程中可以控制对线。初期的骨折端压紧要在插入螺钉之前将股骨干沿钢板向近端移动。将皮质骨螺钉按常规方法通过钢板拧入股骨干。随后的加压发生于术后,此时拉力螺钉将会沉入侧钢板的套管内。加压也可以在术中开始,沿螺钉轴线用于将股骨近端压入,压入与侧钢板套管相啮合的器械,或者将单量的加压螺钉通过套管端插入到拉力螺钉杆内(图 49-16)。常规使用该螺钉还可

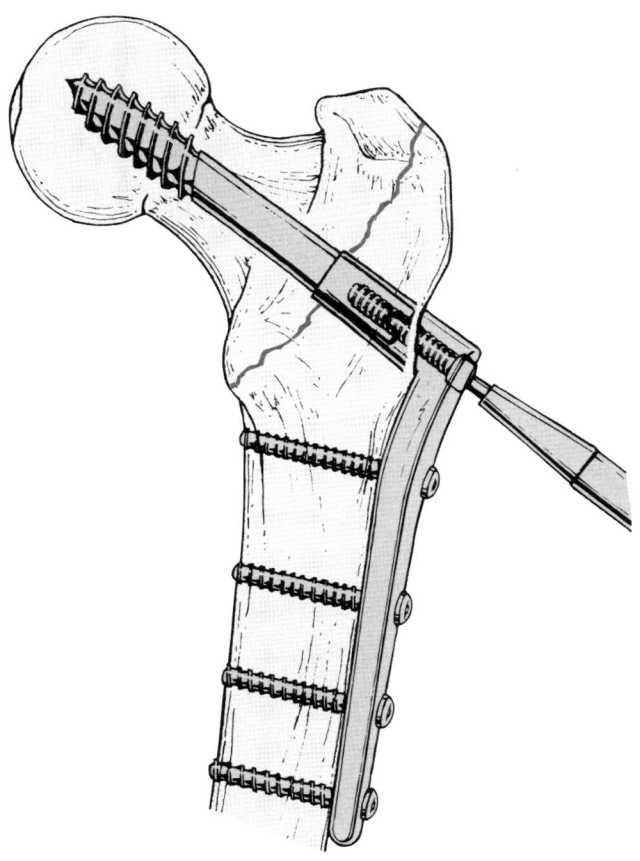

图 49-16 把加压螺钉插入拉力螺钉杆内,通过把拉力螺钉和被固定的股骨头颈向外侧拉回到套管内,可以有效地压紧骨折端。虽然一定程度的加压会引起滑动,从而极大地减小了螺钉塞紧在套管内的危险,但是过紧有可能会使拉力螺钉从股骨头内脱出。一些外科医生偏好使用加压螺钉,但在关闭伤口前将其取出,以免在术后进一步塌陷时出现外侧突出。其他一些医生则选择将其留置以免发生螺钉与套管的分离。

以避免偶尔都十分严重的术后髋螺钉与套管相脱离的并发症。这两种方式的骨折端加压才算真正完成了骨折的复位,既把近端骨折块稳定地压紧在远端骨折块上,又保持了两个平面的解剖对位(图 49-17)。

8.关闭伤口

应将伤口内的失活组织清除干净,并进行充分冲洗。是否放置负压引流由医生决定。分别关闭肌层、筋膜层、皮下组织层和皮层。绷带人字形敷裹可以防止患者手指无意间探查伤口。在将患者移离骨折手术床之前都应再次检查所有骨性突起部位,并采取防止术后皮肤损伤的预防措施。在患肢腿肚下放置一个枕头尤其重要,这可以保证同侧的脚跟远离病床,特别是当髋部疼痛和患者镇静状态导致脚跟长时间受压时。

9.钢板固定的附件

尽管通常将小转子骨折块不予考虑,但有时小转子骨折块较大也应加以固定。尤其重要的是,不要盲目追求解剖复位而使内侧骨折部位失去血供。如果没有移位,可以使用不损伤组织的软复位钳临时固定,并在放置钢板之前插入一枚埋头螺钉,从前外侧向后内侧插入。对于移位的骨折块,小心放置的环扎可以有效地将大的后内侧骨折块复位至可以支撑股骨头

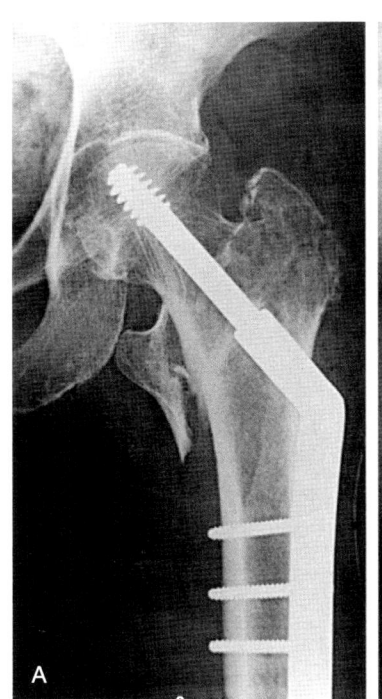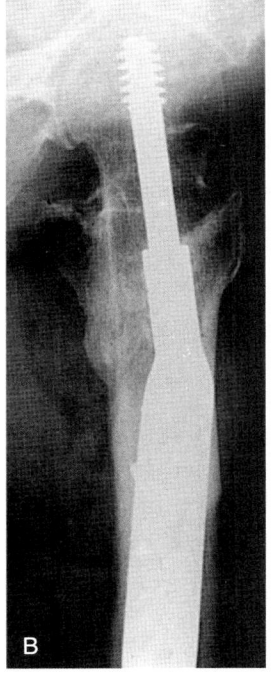

图 49-17 术后前后位(A)和侧位(B)X 线片显示合适的骨折复位和植入物定位。

颈骨折块的位置(图 49-18)。

偶尔大转子完全移位且向近侧收缩。可以用钢丝穿过外展肌腱的起止点固定于侧钢板套管插入点的正远侧,可以起张力带的作用。在侧钢板已定位但还没有固定,以及患肢外展的情况下,收紧钢丝使大转子安全复位。

转子稳定钢板是用于处理极不稳定骨折的辅助钢板,以防止螺钉的过度塌陷以及股骨干的内移。这

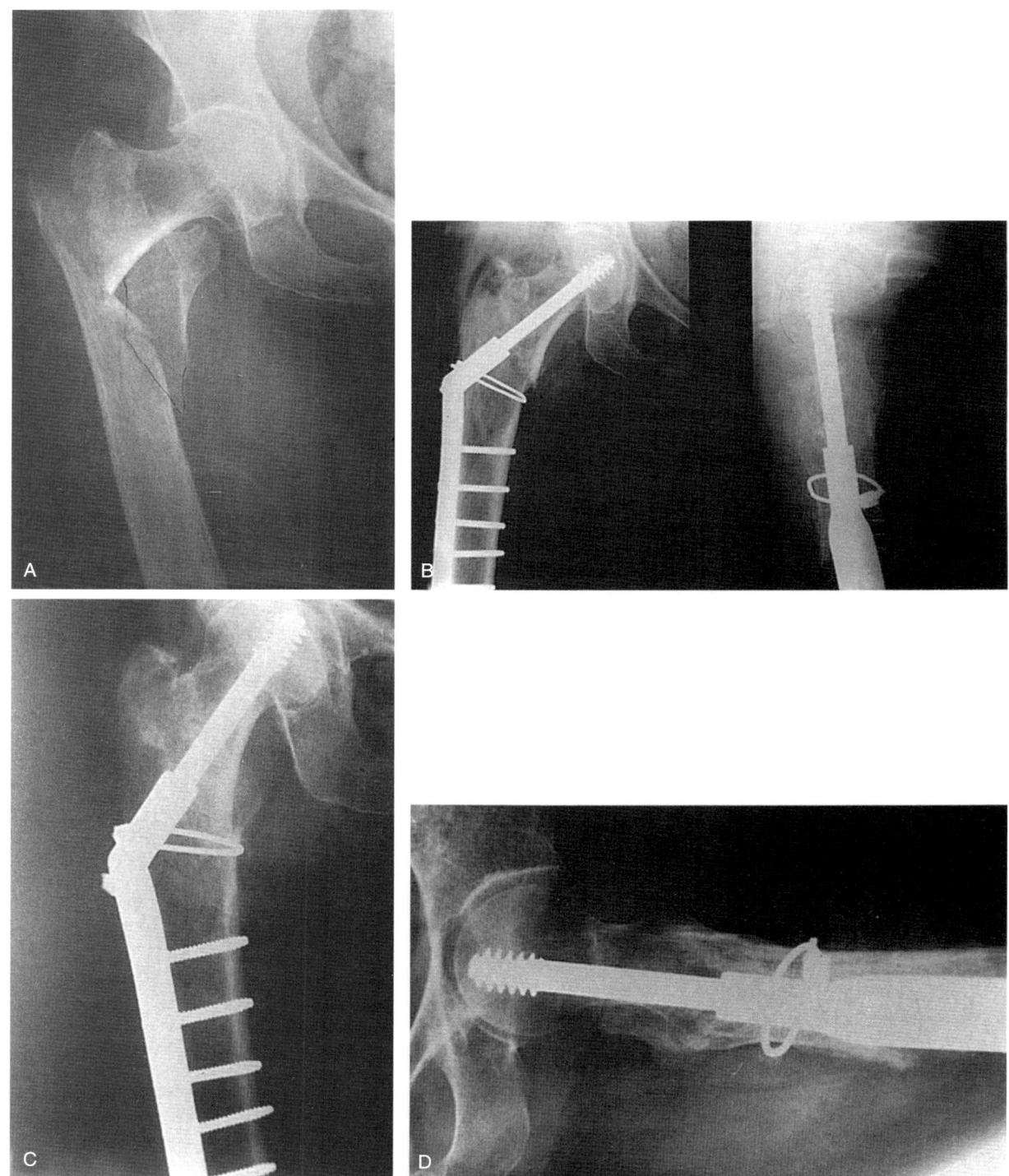

图 49-18 (A)不稳定型四部分转子间骨折,后内侧骨折块很大。(B)术后即时 X 线片显示深度植入一枚拉力螺钉,后内侧骨折块已复位,并用环扎钢丝固定。(C,D)6 周时只有轻微塌陷,正在愈合。

个装置插入在标准侧钢板和骨干螺钉之间且向近端突出,以支持大转子。上面有钉孔,以便使加压螺钉通过以及向股骨头内打入附加的螺钉。尽管由于切开和显露的增加势必会延长手术时间和加大出血量,但两份报道表明,转子稳定钢板可以有效限制股骨干内移位和后期的肢体短缩[5,87]。

(二)轴向动力加压钢板

有一种带组件式侧钢板的滑动髋螺钉,不仅可以沿髋关节加压螺钉(以及所有滑动髋螺钉)轴向进行可控制的加压,而且可以沿股骨干的轴向进行可控制的加压(medoff 装置)。据说,这对严重不稳定的转子间骨折和向转子下延伸的骨折非常有效(图 49-19)。

所谓轴向加压钢板的手术方法与插入标准髋关节加压螺钉的手术技术类似。以插入标准滑动髋螺钉相

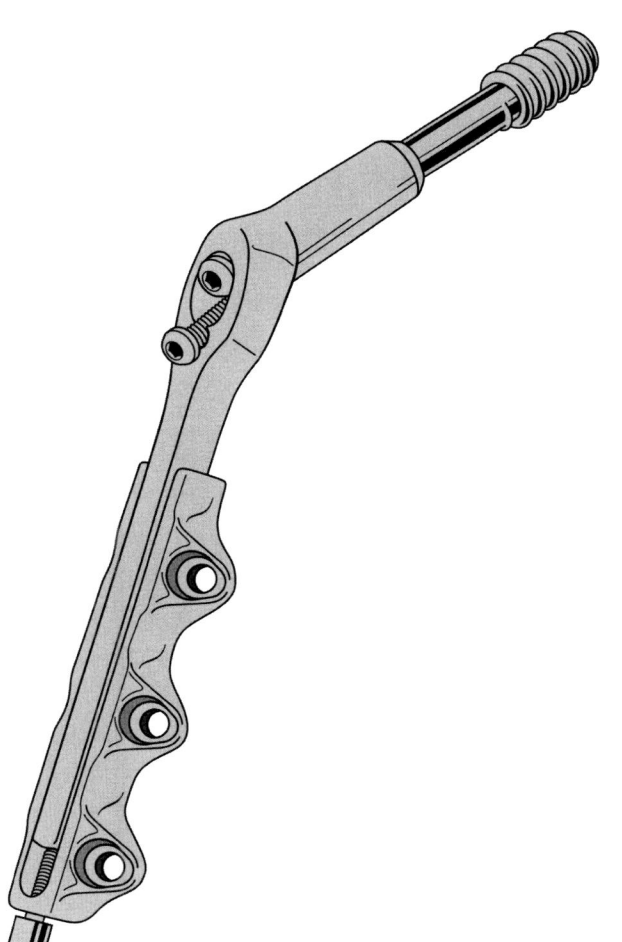

图 49-19　由 Medoff 设计的双轴向动力加压钢板。(Redrawn from The Medoff Sliding Plate, Product Information. Arlington, TN, Wright Medical Technology, 1995.)

同的方式将拉力螺钉插入股骨头,但关键在于其应当对中股骨干的外侧面,以便使钢板下表面的凹面完全贴合股骨外侧皮质的凸面。由于该骨的螺钉孔位于钢板的某一侧,而加压螺钉位于远端,因此需要较大切口暴露股骨干。另外,对于套管要横向穿过完好外侧皮质的骨折(AO/OTA 31-A1 和 31-A2 骨折),必须在套管插入点远端的外侧皮质上做一个与套管同宽 1~2cm 长的槽,以容纳轴向塌陷。植入并调整组件式加压滑动板和侧钢板,使加压滑板从钢板近端向外突出1.5~2.0cm。用前后位骨螺钉将侧钢板固定在股骨干上。和标准髋关节加压螺钉一样,可通过拧紧近端加压螺钉对骨折进行加压。在充分压紧后最好插入一枚锁定螺钉并拧紧。如果轴向加压不可取,这可以防止拉力螺钉和近端骨折块的进一步向外侧下沉。用定角度艾伦扳手旋紧远端加压螺钉,即可沿股骨轴向施加负荷。

沿股骨干轴向的动力加压在治疗不稳定转子间骨折、伴有转子下延伸的骨折,尤其是反向斜行骨折时,具有非常明显的优势,可以通过锁定滑动髋螺钉限制过度的内侧移位。1988 年,Watson 及其同事公布了一项随机、前瞻性研究结果,他们比较了 Medoff 装置和加压髋螺钉治疗 160 例稳定和不稳定性转子间骨折的疗效。他们发现,在治疗稳定性骨折时,这两种装置没有明显差异,但 Medoff 装置在治疗不稳定骨折时却能将失败率从 14%降低到 3%(P=0.01)。他们同时注意到,使用 Medoff 装置不可避免地会导致手术时间延长和失血量加大[135]。Miedel 和同事们在双轴向加压模式上比较了 Medoff 钢板和 Gamma 短钉在治疗不稳定转子间骨折和转子下骨折的效果。Medoff 钢板在治疗转子间骨折中失败率较低,但在治疗转子下骨折中失败率较高[94]。尽管这项研究中差异较小,但该研究强调,在采用 Medoff 钢板时一定要针对特定的骨折类型选用合适的动力方式。显然,这种装置融合了常见的手术技巧,同时因减轻了内植人物负重而改向愈合骨加压,大大减小了轴向塌陷的可能性。然而,手术暴露扩大和出血量增加限制了其广泛应用。

(三)髓内滑动螺钉

用于固定转子间骨折的所谓髓内髋螺钉结合了滑动髋螺钉和髓内骨干固定的优点。这种装置的生物学优势是,可以将闭合手术且骨膜受损仅限于骨折本身所引起的范围。降低了手术性损伤,从而减少了并发症,加速了康复进程。除此之外,支持者们还指出,

由于该装置将股骨干固定从外侧皮质变为髓腔内,减小了植入物的杠杆臂,因此该装置还具有降低植入物弯曲劳损的力学优势。更重要的是,该装置可作为坚强的髓内支柱,避免了在不稳定和反向斜行骨折中股骨干的内移位,而且根据其所用的远端交锁器件还可以沿股骨干轴向加压。因此,转子间固定钢板的优点(避免股骨干过度内移位)和 Medoff 钢板的优点(避免沿骨干轴向塌陷)都是通过髓内髋螺钉实现的,而不是通过必要的手术暴露。目前所有的植入物形态上均有轻微外翻,以便从大转子顶端插入髓内钉。通常这种不带矢状位弧度的短髓内钉,既可以用于左侧,也可以用于右侧。长的髓内钉(适用于具有明显转子下延伸的骨折)必须与股骨干生理前屈相匹配。长髓内钉的远端交锁需徒手操作。

Gamma 钉(Stryker 公司)于 20 世纪 80 年代后期引入北美,有一个 12mm 的髋螺钉,钉杆上有与髓内钉相连接的凹槽。一枚固定螺钉可防止该螺钉旋转,但却使其高于通过该钉退出,如同 Zickel 钉的设计。Gamma钉配有 6mm 的远端交锁螺钉,备有不同的角度和尺寸。IMHS(Smith&Nephew 公司)于 1990 年引入,使用同样的拉力螺钉,并配有该厂家的滑动髋螺钉。在螺钉杆和主钉之间插入一个和侧钢板相配的键锁套筒,并用固定螺钉将其锁定在 Gamma 钉上。螺钉可以在套筒内滑动,但不能旋转,而且可以用加压螺钉(髓侧钢板配用)对骨折端进行初始加压,并可防止植入物

解体。4.5mm 远端交锁钉同用于固定侧钢板的螺钉功能类似。新一代的 Gamma Ⅲ 和 IMHS 加压钢板已开始应用。为了更安全准确地固定骨折,对这些钉及其插入装置都进行了重新设计。目前大多数系统提供的专用软组织保护装置和入口端扩髓器,只要达到闭合解剖复位就可以对骨折进行真正的经皮固定。其他类型髓部髋内螺钉设计采用两个直径较小的近端螺钉来增强抓握力,并防止近端骨折块旋转[56,127]。

髓部髓内螺钉的手术插入方法和普通髋螺钉及侧钢板不同。如同仰卧位插入股骨髓内钉一样,髋部必须轻微内收,并将躯干向对侧移位,以便能顺利到达股骨髓腔。这种体位会加大骨折端的内翻畸形,除非施加足够的牵引。重要的是,要将患肢固定在牵引装置上以便安全地施加强有力的牵引 (见图 49-11)。如果采用经皮操作方式,一个充分必要条件就是获得满意的闭合复位,并通过透视检查加以确认 (图 49-20)。

下面将阐明 IMHS 的用法。手术医生应了解所选用的植入物,不同品牌之间也会有所不同。骨折复位后,在大约距大转子近端 3cm 处经皮插入扩髓器导针,要与股骨干平行,并抵达转子尖。通常可用手将其压过骨折区进入髓腔,直至它偏离转子下股骨的内侧骨内膜(图 49-21)。侧位透视确认导针位于股骨颈平台后,用手术刀沿导针穿透深筋膜直至转子切出一个 2~4cm 的切口。然后用特制的一步式带刻度扩髓器在入口处和

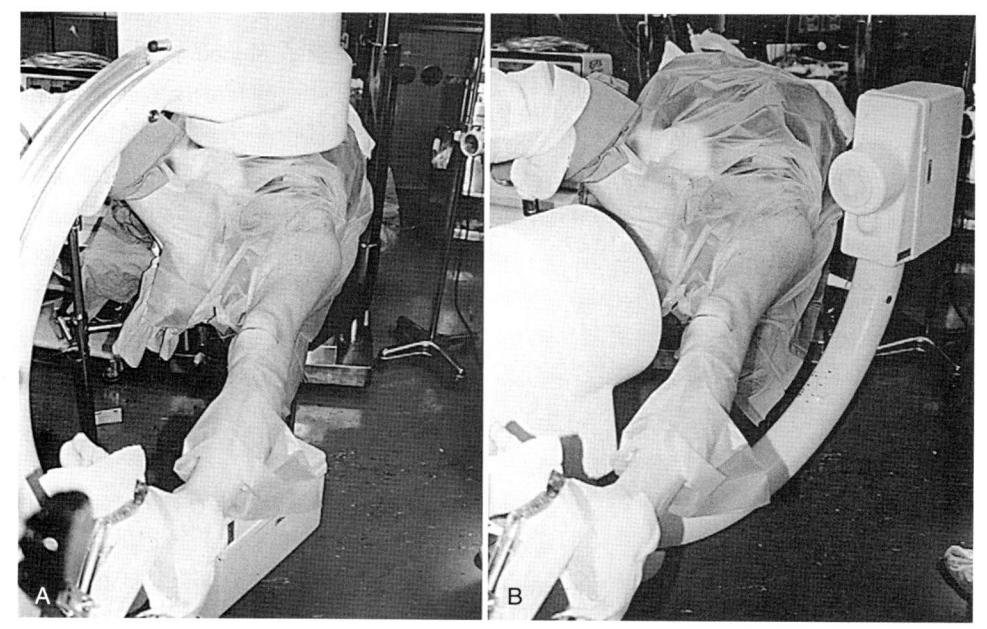

图 49-20　患者患肢位于内收位以便置入髓内钉。其体位必须经前后位(A)和侧位(B)影像确认无误。

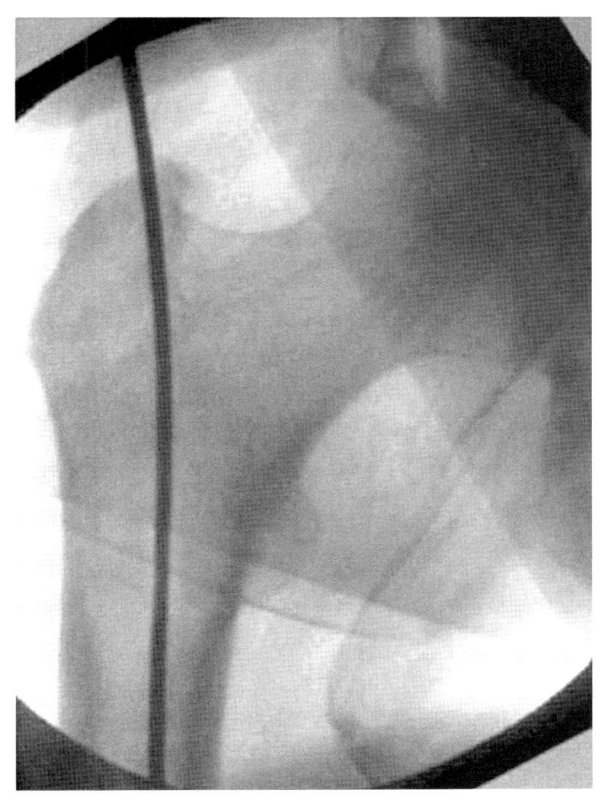

图 40-21 髓内髋螺钉的正确入钉口位于前后影像上的转子尖,与侧位像上的股骨颈平行的位置。

髓腔近侧 9cm 处扩髓,以插入近端直径 17mm 的髓内钉(图 49-22)。一定要确认,扩髓器切割的是插入植入物的髓腔,而不是在推进时只移动骨折块,不然植入髓内钉将导致骨折移位。扩髓时施加在转子上的向内压力应确保对髓腔进行充分切割。最好错开入口处多一点儿进行扩髓。对于髓内直径较大的老年患者,几

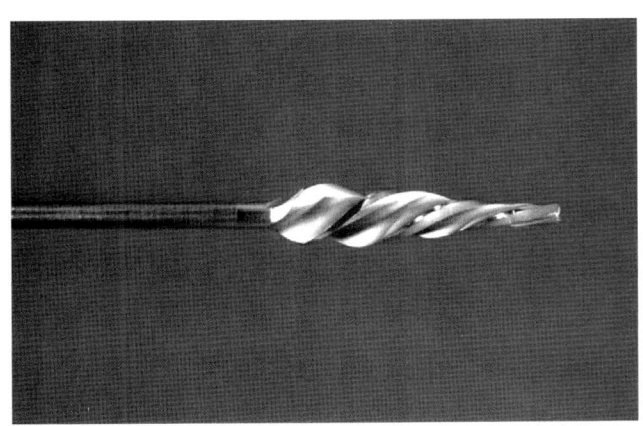

图 49-22 这种一步式扩髓器既可为置钉进行扩髓,通常又无须使用软轴扩髓钻。

乎不需要进行髓腔峡部扩髓,因而也无须常规使用软轴扩髓器。将一枚远端直径适当的髓内钉(通常为12mm,偶尔采用 10mm 直径)固定到插入夹具上,然后用手将其推入髓腔内。轻柔旋转有利于推进髓内钉;锤击可能会导致术中骨折,因此应当避免锤击。如果髓内钉推不进去,医生必须找出受阻的原因。直钉尖部有可能撞击弓形股骨干的前侧皮质,尤其当进针点位置偏后时。只能通过侧位透视检查发现该问题(图49-23)。纠正方法是升高插入夹具,重新前推髓内钉,或者必要时向前方扩大进针点。实在不行的话,可以选用直径较小的髓内钉。现在有几种髓内固定装置的髓内钉长度较短且前方弯曲。虽然这样做要有左侧钉和右侧钉之分,但植钉变得简单,并避免了与前侧骨皮质碰撞。

一旦将髓内钉完全植入髓腔之后,可将患肢移出内收位(可能需要附加牵引)以矫正骨折端的残留内翻畸形。然后,将滑动螺钉导针的套筒安装在插入夹具上,经髓内钉置入导针,穿过骨折端,进入股骨头。和所有的加压螺钉一样,置入导针的目标是,使其位于距软骨下骨 5mm 以内的中央位置。通过向远端推

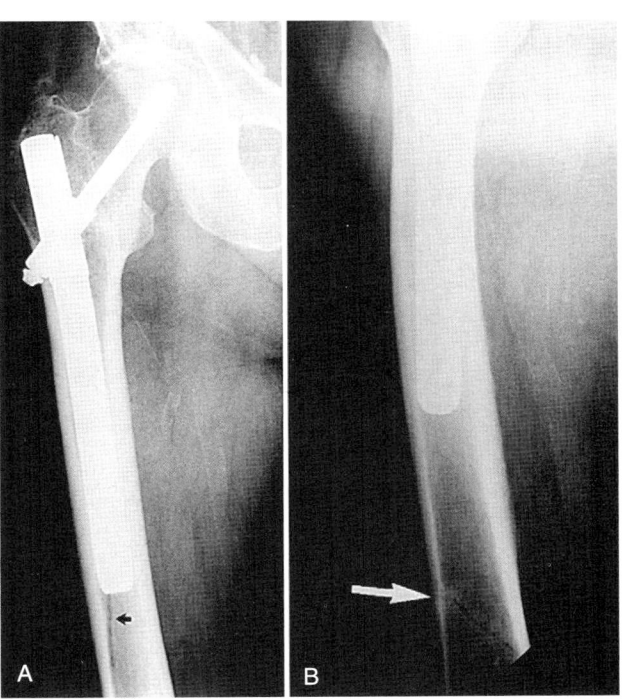

图 49-23 植入髓内髋螺钉时发生的股骨干骨折(箭头所示)。(A)前后位透视显示髓内钉直径过大,填满髓腔,但对位较好。(B)侧位透视显示前皮质受撞击,成为术中骨折的成因。选用较小直径的髓内钉,前移进针点,或者减小推进量均可避免此类并发症,所幸,这些措施均不会影响手术效果。

进或向近端牵拉髓内钉、进行牵引、患肢的外展内收以及夹具的向内外旋转，医生可以精确控制导针相对于股骨头的方位。让助手从前面提升夹具，可以矫正骨折的后侧下垂。植入的髓内钉使股骨向前平移，从而在插入导针之前矫正下垂。

扩髓，插入拉力螺钉，用固定螺钉防止旋转，都必须按照所用装置的设计来进行。此时松开牵引，并评估旋转及长度稳定性。植入髓内髋螺钉之后，几乎所有的稳定型骨折和多数不稳定型骨折都会整体位移，因此很少需要远端交锁固定。如果存在旋转失稳或有此可能（例如，大转子骨折但无位移），只用一根远端交锁钉即可（图 49-24）。如果存在严重粉碎，并可能导致骨折端短缩，则必须插入两根螺钉。螺钉的插入方法与传统交锁钉的近端交锁相似。将钻头导杆装在夹具上，小心钻孔，防止钻头从髓内钉的预留孔滑出。错误尝试在远端放置锁定螺钉将增加髋部骨折髓内固定装置较短时的股骨干骨折的风险。可用校准过的钻头读取螺钉的长度，然后将螺钉经皮插入钻头外套筒内。通过侧位透视证实螺钉已与髓内钉结合。

许多研究者报道了他们应用 Gamma 钉的早期临床经验[20,50,115]。大部分报道认为，和加压螺钉相比，Gamma 钉有所不同，但没有明显的改进。术中和康复期间的骨干骨折是报道中值得注意的并发症。在对 10 项比较 Gamma 钉和加压螺钉的随机、前瞻性研究进行的综合分析中，Parker 和 Pryor 证实，使用 Gamma 钉的股骨骨折相对风险（相对风险 8.8，$P<0.001$）和二次手术相对风险（相对风险 1.9，$P<0.005$）均明显增高。

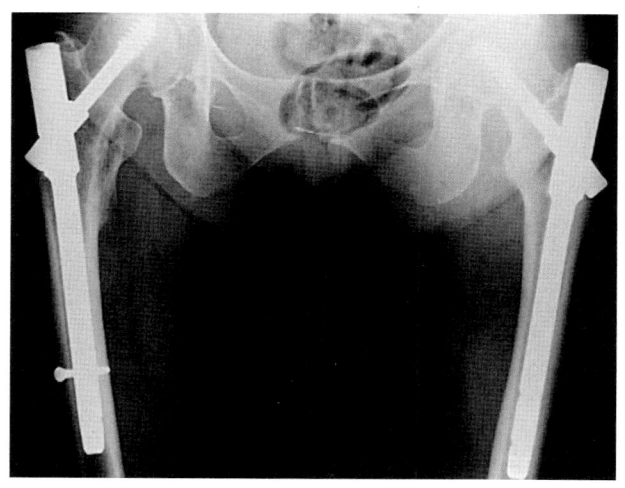

图 49-24　左侧转子间稳定骨折和右侧转子间不稳定骨折用髓内髋螺钉处理后均如期愈合。两侧骨折均无须使用远端交锁固定。

他们警告说，该装置对此有不可推卸的责任，认为其只能用于极不稳定骨折和反向斜行骨折[111]。

最近有关髓内髋螺钉的报道一致证明，股骨干骨折发生率显著降低或者无一例发生，其结果相当于甚至优于加压螺钉[1,8,13,51,56,81,107,116,122,127,131,133]。其原因有多方面因素。Gamma 钉的初始设计已进行了改进，而且随后的所有髓内髋螺钉的设计均减小了外翻弧度，采用了较小的远端交锁螺钉以及较小的髓内钉直径。更重要的是，手术技巧得到了改进，而且进一步限定了远端交锁的适应证。前瞻性随机临床试验表明，同加压髋螺钉相比，IMHS 在失血量和手术时间方面均有明显优势，特别是对不稳定型骨折[10]。Hardy 及同事在其随机临床试验中发现，接受髓内固定患者的活动能力恢复得更快，而且植入物塌陷和随后的肢体长度差异均有所减少[51]。这一发现部分说明了外侧皮质对限制骨折移位的重要性。如前所述，髓内置入固定装置就不必要求有完整的转子外侧壁来防止骨折的过分塌陷。一些随机试验证实，此装置能使患者快速康复，且较少发生骨折塌陷[1,107,108]。已发表的关于髓内固定的综合分析数据不仅包括上述结果而且反映了一些更新的结果。

(四)弹性髓内钉固定

在 20 世纪 70 年代早期，即滑动髋螺钉被广泛接受之前，用弹性髓内钉固定髋关节骨折已非常流行。由于对固定长度的角钢板导致的并发症，如畸形愈合、骨不连、关节穿透、植入物断裂及深度感染等并不满意，医生们开始寻找替代方案。和现在的髓内钉一样，弹性髓内钉的理论优势是缩短了手术时间，降低了感染率（原因是手术部位远离骨折端），而且植入物的弯曲力矩比侧钢板和螺钉上的小[33]。末端弹性钉很少断裂，但据 Levy 及其同事、Kuderna 及其同事和其他人报道，曾发生与弹性髓内钉逆向移行相关的并发症[26,72,82]。

总的来说，用弹性髓内钉固定转子间骨折的效果令人失望。在 Sherk 和 Foster 对髁头装置的评价中，51%的患者失去固定[126]。此外，在比较髁头钉和加压螺钉系统时，人们并没有发现髁头钉所谓的任何优势。使用髁头钉再次手术的发生率高达 31%，而且还有膝关节疼痛，膝关节运动受限，下肢旋转不良和针移位问题。

(五)骨水泥增强

聚甲基丙烯甲酯(PMMA)骨水泥已被辅助用于治疗转子间骨折，用于把内固定装置稳定在骨质疏松骨内,并取代不足的内侧皮质支撑。正如 Schatzker 和其同事所报道[123],通过向松动的松质骨螺钉孔内注入液体状骨水泥可以加强单一螺钉的把持力,然后便可替换松动的松质骨螺钉并(在骨水泥硬化后)将其拧紧。Bartucci 和其同事[9]报道了 Laro 技术[77],即将骨质减少的松质骨从股骨头颈骨折块挖出,在透视下注入液体状 PMMA 骨水泥,然后更换此前植入的滑动螺钉。在使用骨水泥的 29 例病例中只有 1 例失败,而没有注射骨水泥的 17 例中却有 10 例失败。对照组如此高的失败率使这项研究的结果难以解释。

磷酸钙骨水泥是一种生物相容性晶状体,其机械性能与人体骨很相近,可与骨结合并最终重塑。这种可注射的糊状物呈中性酸碱值,可在适当温度下成型。据报道,它可以使剥离的松质骨螺钉孔恢复回拉强度[93]。行业报道证实,在植入髋螺钉之前向扩髓后髓腔内注入磷酸钙骨水泥可增加其固定强度,而且早期的临床试验也证实,使用磷酸钙骨水泥没有任何明显并发症[44,99]。这种材料可以代替聚甲基丙烯甲酯用于处理并发症病例或固定翻修术,以提高螺钉的把持力,但它在初始治疗急性骨质疏松髋关节骨折的效果有待进一步证实。

(六)假体置换

对严重粉碎性、明显骨质疏松的转子间骨折,有人建议进行假体置换来替代内固定[25,113,132]。类风湿性关节炎患者发生的转子间骨折(即使并未累及髋部),也应考虑假体置换而不尝试修复。Bogoch 在他所综述的类风湿性关节炎患者发生的转子间骨折病例中,固定失败率为 24%,而且骨不连和感染率也明显增高[16]。

在为转子间骨折选择假体组件时,必须确保假体干全长具有长期稳定性。假体干顶端必须超出表现应力集中部位最远端至少为髓腔直径 2~3 倍的距离。如果后内侧存在较大缺口,可能要使用中长或较长杆假体。目前的假体系统采用组件式部件,容易获得解剖学长度和平衡,而且能固定粉碎性骨折块。

回顾性研究发现,股骨近端假体置换能实现早期完全负重并能缩短住院时间。Haentjens 及其同事[48]对实验组 37 例不稳定型粉碎性转子间骨折患者初始进行用假体置换效果,以及对照组 42 例用固定长度角钢板治疗类似骨折的疗效进行了比较。他们发现,假体组容易康复且快,褥疮和肺部并发症的发生率低,而且有 75% 的患者功能恢复良好。

最近的一些对假体置换和现代内固定系统的比较发现,假体置换无明显优势。Kim 及其同事[64]比较了 58 例不稳定骨折行非骨水泥半关节置换术和髓内固定术的效果。他们发现,假体置换的手术时间长、失血量多、花费多且 3 年死亡率高,功能恢复没有改善。假体置换所达到的效果采用的现代固定装置更容易获得且更好,但后者切口较小,而且其发病率并不比前者高。大多数医生将假体置换术用于救重建手术失败病例或者用于治疗股骨近端病理性骨折。

四、特殊病例

(一)反向斜行骨折及延伸至转子下骨折

反向斜行转子间骨折以及某些延伸至转子下的转子间骨折(大部分为 AO/OTA 33-A3 骨折)非常特殊,传统的髋螺钉的滑动螺钉部分无法穿过主要骨折线。下拉髋螺钉无法补偿不太理想的复位,或骨折线吸收产生的裂隙。事实上,对于反向斜行骨折,滑动螺钉植入物会促进骨折分离而不是将其压紧 (图 49-25)。在用传统的滑动螺钉治疗这种骨折时它会导致很高的失败率(图 49-26)。Haidukowych 在对 49 例反向斜行骨折的审核中发现,最坏的结果都跟使用加压髋螺钉有关,其中 56% 失败[49]。

治疗这些骨折的一种较理想的方法是采用髓内髋螺钉,它能防止骨干发生明显的内侧移位,并可降低植入物上的弯曲应力(图 49-27)。在反向斜行骨折(伴有骨折块间隙)的尸体模型中,用 IMHS(髓内髋螺钉) 固定的标本比用 95° 或 135°滑动螺钉钢板固定的标本具有更大的硬度和永久强度。它可以经皮置入(或手术切口有限)大大降低了对骨折端的损伤,是该装置的另一大优势。Barquet 及同事用长髓内髋螺钉治疗了 43 例转子间-转子下骨折,取得 100% 的愈合率[7]。未发生一例感染,报道的唯一并发症是有一例骨折的远端交锁螺栓出现机械疲劳。他们强调指出,这类骨折很难复位,并详细描述了他们为实现复位所采用的一些辅助性经皮技术(例如使用 Schanz 螺钉或球状推进器)。

对习惯于采用开放式植入手术的医生来说,治疗这些骨折的理想装置是 95°角钢板和柱状加压螺钉。与 135°髋螺钉相比,这些装置可以稳定控制近端骨折块,降低旋转性或平移性失稳的可能性。依据骨折线的倾斜度和碎裂程度,可以通过钢板置入。螺钉将两块主要骨折块牵在一起(图 49-28)。在对三个平面同时进行复位时,必须植入翼状钢板,因为与圆柱螺钉

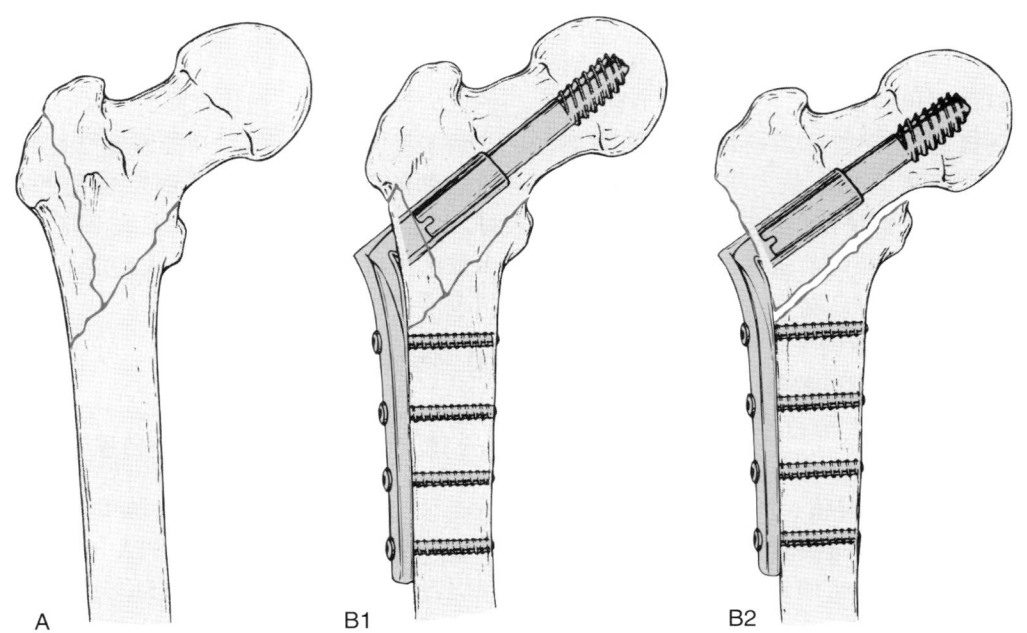

图 49-25 （A）反向斜行转子间骨折。骨折线进入大转子常见。（B1,B2）由于骨折平面的方位问题,嵌入滑动螺钉并不能促使骨折块压紧。要达到稳定,必须通过对远端骨折块截骨提供机械啮合或用植入物阻止骨干的渐进性内位移来对骨折端进行加压。

相比,它可以提供更大的旋转稳定性,而且植入时也无须从股骨头处切除大量骨块。然而,许多医生仍然喜欢使用 95°圆柱状螺钉,因为它可以放置于导针上方,并且在置入植入物后只要旋转螺钉即可进行矢状面复位。但是回顾性随机研究比较了 95°圆柱状螺钉

和髓内固定在治疗反向斜行骨折的效果,发现前者效果较差[71]。

由于大部分压缩和剪切应力发生在股骨内侧,因此在该部位置产生骨性中断的任何粉碎都会产生环状负荷,从而使外侧植入的植入物弯曲。这很可能导

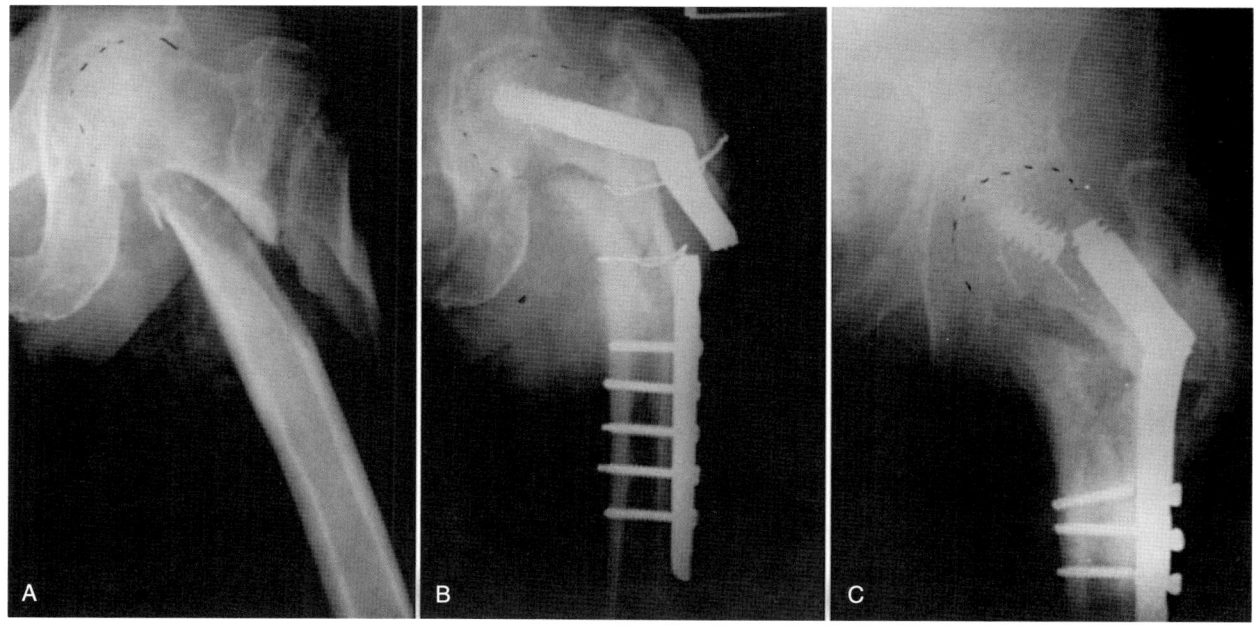

图 49-26 （A）老年女性患者的反向斜行转子间骨折（AO/OTA 31-A3.1）。（B）滑动髋螺钉完全嵌入后出现内侧移位、骨不连及固定失败。（C）用类似滑动髋螺钉反修后数月,再次出现内侧移位、骨不连和固定失败。

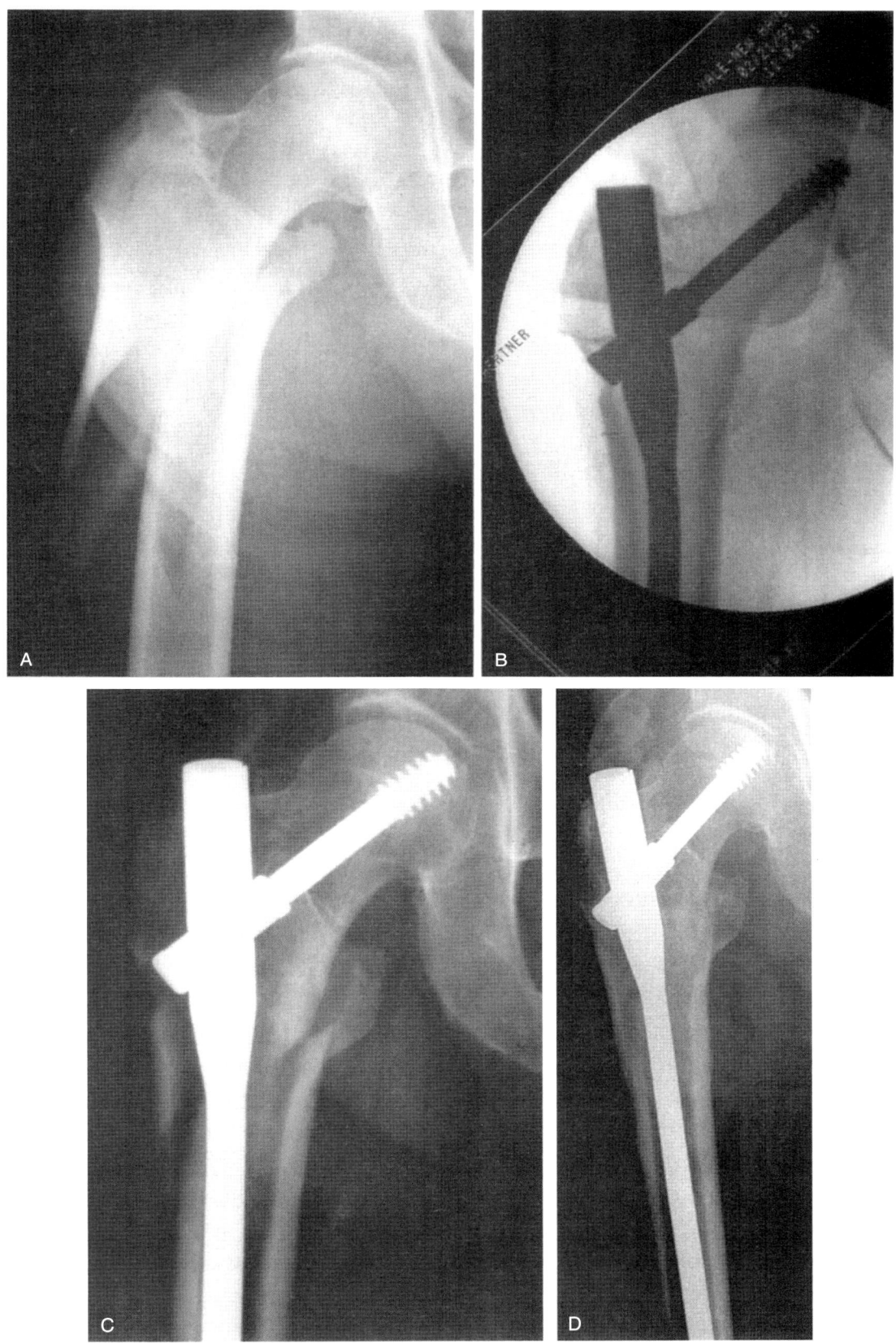

图 49-27　用髓内髋螺钉治疗的反向斜行转子间骨折。小转子仍附着在股骨干骨折块上 (**A**)。术中进行了解剖复位，并深置了一枚髓内髋螺钉 (**B**)。术后早期拍片显示，位于髓腔内的植入物有效限制了骨干的内侧移位 (**C**)。由于骨折部位未受破坏，愈合过程正常 (**D**)。

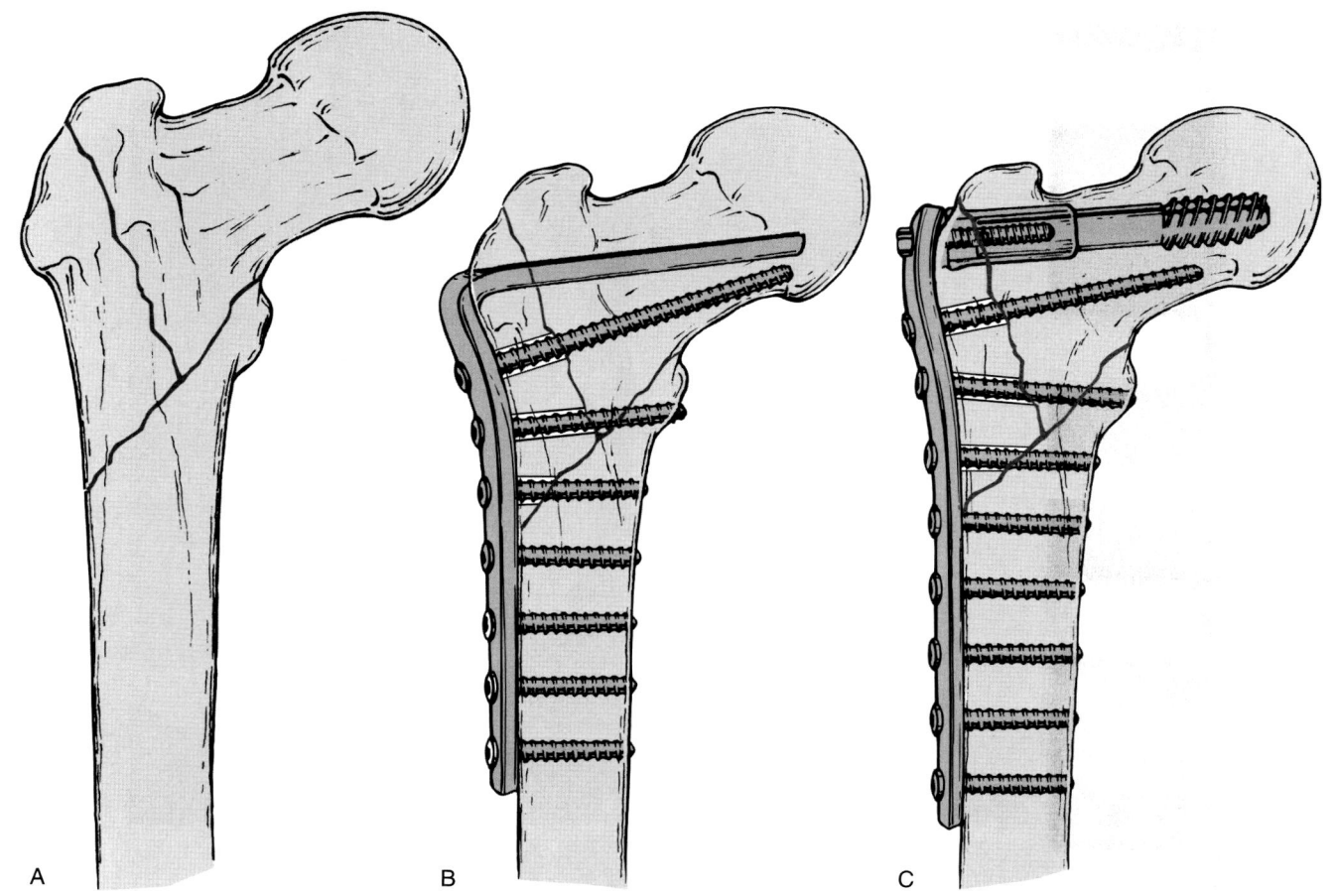

图 49-28 (A)反向斜行转子间骨折,可见典型的外侧粉碎。(B)用 95°翼状钢板进行解剖复位和固定。(C)用 95°髁加压螺钉进行解剖复位和固定。

致在骨折愈合之前发生疲劳性固定失败。传统上,当出现明显的粉碎时,建议进行自体骨移植来加快恢复内侧皮质的支撑力。如今的骨折固定技术强调间接复位,从而避免了对骨折区的解剖损伤。粉碎性骨折块本身可充当带血供的移植骨,无需进行额外移植手术。Kinast 的一项重要研究比较了在应用翼状钢板治疗转子下骨折中应用传统的开放式复位加自体骨移植和不进行骨移植的间接复位的效果[65]。在开放式复位中,延迟愈合或骨不连的发生率为 17%,而不在骨折部位切骨或不进行骨移植的病例,这类并发症的发生率为零。

(二)多发伤患者

大量文献证实,股骨骨折的早期固定(伤后 24 小时内)可以降低多发(钝性)创伤患者的患病率和死亡率。由于引起年轻患者发生此类损伤需要有高能量传导,因此与老年患者的同类损伤相比,多发创伤年轻患者的软组织损伤程度、失血量以及骨折不稳定性更为严重。毫无疑问,如果骨折损伤仅是转子间骨折,治疗方法应当和老年单一骨折患者类似。

如果发生髋部骨折且伴有同侧或对侧下肢其他长骨骨折,应首先固定髋部骨折。同侧股骨干和转子间骨折的发生率低于脆骨干和股骨颈同时骨折[129]。同侧股骨颈和转子间骨折的固定十分困难,因为这类骨折碎裂程度严重(图 49-29)。Kyle 及其同事[74]回顾了对此类损伤的临床经验,发现固定失败率达 25%,而且与植入物位置和复位程度无关。他们发现,固定失败的所有病例拉力螺钉均已完全塌陷。由于这类骨折固定失败率高,作者建议应用短套管滑动髋螺钉可促进骨折块压紧而使骨折端萎陷,最终骨折愈合。但是这种治疗方法会产生过分的骨折端萎陷和肢体不等长,因此在治疗这种损伤时必须考虑进行急诊关节置换术。

髋部和骨干同时骨折的固定方式的选择取决于骨折类型、对患者的考虑和医生的喜好。如果髋部和骨

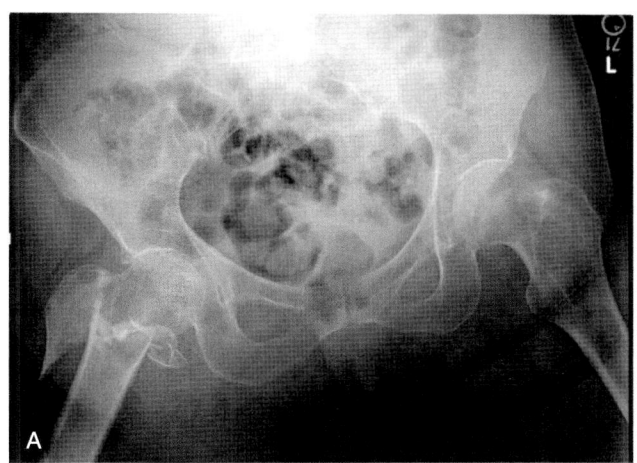

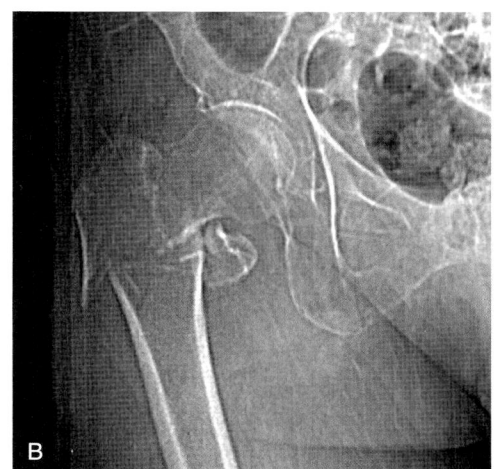

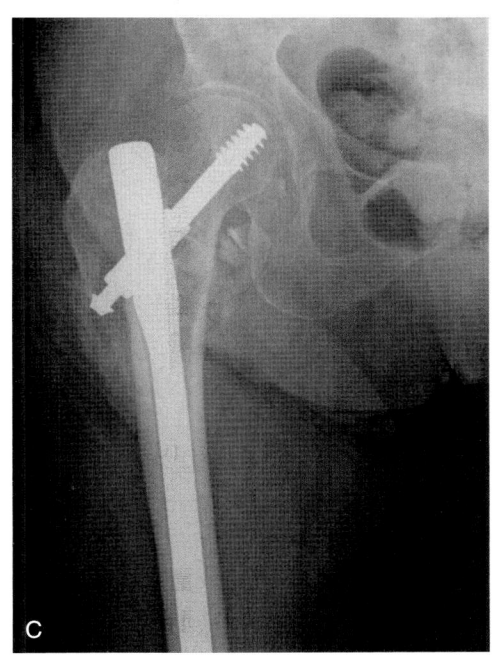

图 49-29　(A)前后位 X 线片显示的不稳定转子间骨折。(B)冠状位 CT 扫描显示伴有同侧股骨颈骨折。(C)用髓内装置固定股骨颈和转子间骨折。

干的骨折均发生在近端，则只需要用滑动螺钉加一块长的侧钢板。对于稳定紧密相关的骨折，这是一种最简单的固定方法。医生应当尽可能重塑患肢的解剖对位，但无须暴露每一块骨碎片进行复位。当转子间骨折和骨干骨折的间距增大时，固定技术会变得相对复杂，但仍然应当优先处理髋部骨折。多组件钉(Ender 钉)通常需要辅之以钢丝环扎。这些钉可以改善骨折对位，但进行无防护的早期活动稳定性不足。目前成人骨折很少使用 Ender 钉。在股骨头和颈上装有螺钉的重建钉，稳定效果极好，但由于入钉口解剖结构因转子间骨折而发生严重扭曲，置钉非常困难。长杆的髓内髓螺钉对经验丰富的医生来说是个理想的选择，但近端横截面直径较大(17~18mm)，通常需要对骨质正常的年轻患

进行过度扩髓，但尚无有关拆除这些略带角度髓内髓螺钉时相关困难的报道。逆行插入股骨髓内钉可以控制住骨干骨折，而近端骨干骨折通常由加压螺钉和侧钢板进行固定[96]。另一方面，尽管其生物机械性能不够理想，但用一块动力加压钢板即可对转子间骨折远端的股骨干骨折进行固定。至少，用钢板固定股骨干骨折引起的并发症相对容易处理，特别是当解剖对线良好的转子间骨折已经自然愈合时。

(三)病理性及即将发生的骨折

病理性骨折通常发生于小创伤。大多数此类骨折由转移性癌变引起。通常患者会称，在骨折前的某些时候卧床休息和负重时会有局部疼痛。对每一位髋

部骨折患者都要问一问有无类似症状。透视检查可以证实这些可以明确诊断的表明，或者发现只是局部骨溶解，偶尔可能骨硬化。如果病理性骨折是由于转移性疾病所致，那么患者的患侧股骨还会有其他破坏性病变，因此需要拍摄整个患肢的 X 线片。转移性病变还可能存在于其他骨骼部位，包括骨盆和对侧下肢。所以术前全面评估至关重要。病理性病变的专项检查及处理已在第 17 章详细介绍。

对于单次事故引起的孤立性转子间骨折，用标准髋螺钉和侧钢板即可进行治疗。如果属于多发性创伤，通常最好使用长杆髓内髋螺钉或所谓的重建交锁钉进行髓内固定。这些强有力的参与负重装置耐疲劳性好，可以在远离骨折端的地方经皮植入，并能支撑从股骨颈至膝关节长骨体自体附近的任何损伤。如果病变扩展到股骨颈和股骨头内，通常应进行骨水泥假体置换。如果病变累及骨干，则要用长杆假体。髋臼未受累时，适于采用半关节成形术。

(四)小转子和大转子单独骨折

过去，无移位转子间骨折可能不属于最难处理的单独转子骨折。随着 MRI 的广泛应用，该类骨折的处理已变得相当容易。对于老年患者，单独小转子撕脱骨折极可能造成隐性对线不良[14,112]。同样，MRI 对该类型骨折的诊断帮助也极大。如果确定无伴发病变，通常都进行保守治疗。患者需短期应用支具并做伸展练习，以防止关节挛缩。

孤立但完全移位的大转子骨折往往需要手术治疗，特别是年轻患者。通过外展肌植入钢丝直达远端皮质用做张紧带效果明显。通常只累及转子的一部分，且

位移有限。一般采用助行器或支具治疗，之后可换用手杖。最低限度功能丧失可能源于手术风险以及转子植入物引起的刺激。评估这些患者时应仔细排除隐性转子间骨折(图 49-30)。建议行 MRI 检查。Feldman 对 37 例 X 线诊断为单独大转子骨折的患者，随后进行 MRI 检查，发现 35 例(95%)有隐性的转子间骨折[40]。

(五)转子间骨折的固定

由于滑动髋螺钉成功固定转子间骨折的历史悠久，因此现在仍是首选植入物。然而，髓内装置的应用越来越广泛，应用哪一种装置更合适成了当前争论的主题。

髓内钉的支持者认为，髓内钉最大优势是其位于髓内，在力学上起到髓内支撑作用，可防止过度塌陷，与外侧皮质的支撑能力几乎无关。另外，缩短了力臂的髓内定位理论上提供生物力学优势，可以减少疲劳性失败的发生率，特别是骨折伴有转子下延伸时作用更大。由于这种方法可以插入力学性能优良的植入物，因而具有生物学和康复方面的优势，例如手术出血少和减少了髋周围肌肉系统损伤。起点位于大转子或稍偏内侧的小切口能避免损伤臀中肌和臀小肌，有助于改善康复效果并可减轻术后疼痛。

滑动髋螺钉的支持者强调，此装置的优势是:固定转子间骨折的长期临床效果满意，减少了费用，而且在 Meta 分析和随机对照试验中与髓内装置相比无明显差异。

大量研究比较了滑动髋螺钉和许多种不同的髓内装置，评估这些装置的临床差异，并试图确定每种装置适合治疗的骨折类型。

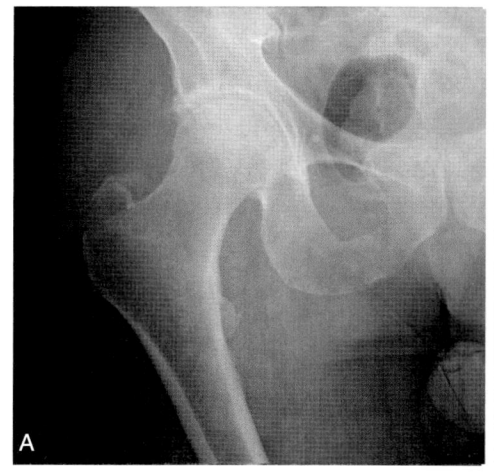
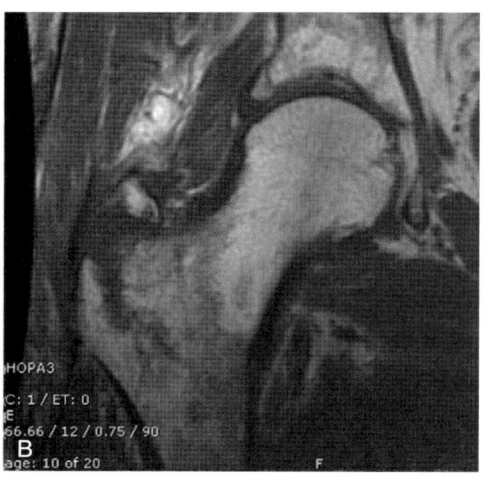

图 49-30　(A)前后位片显示单纯的大转子骨折。(B)患者因持续疼痛行 MRI 检查，发现一处无移位转子间骨折。

选择某种植入物固定转子间骨折时,骨折类型是最重要的因素。只要外侧皮质保留完整,稳定骨折(AO/OTA 31-A1 型)用滑动髋螺钉固定后,一般都能牢固愈合,很少出现并发症。大量研究表明,髓内固定治疗这一类型骨折没有任何优势。这类骨折由后内侧支柱和大量外侧皮质来支撑,允许有限可控的骨折嵌入,用滑动髋螺钉固定即可愈合。

髓内固定装置在治疗反向斜行骨折或波及转子下区域的骨折(AO/OTA 31-A3 型)的优势已得到普遍认可。因为其后内侧支柱有限而且缺少外侧皮质支柱来阻止股骨内偏,最好使用髓内装置固定反向斜行骨折(或在少数病例中使用角钢板固定,例如95°角钢板)。波及转子下的骨折,骨干缺乏连续性需要靠植入物支撑。髓内装置的抗疲劳特性优良,是治疗此类骨折的理想植入物。循证骨创伤工作组最近的一篇关于不稳定骨折的综述[71]发现,相比滑动髋螺钉,髓内钉或角钢板固定这些类型骨折的再次手术发生率和固定失败发生率均较低。另外,他们还在两项随机对照试验中发现,髓内钉固定失败率比角钢板低。尽管他们指出对此课题研究的质量和数量还不充分,但建议使用髓内钉来固定非常不稳定的骨折。

关于多骨折块不稳定转子间骨折(AO/OTA 31-A2 型)理想植入物的选择目前还有争议。由于程度不同的缺乏稳定的后内侧支柱和外侧皮质支柱,这种骨折可能发生过度压紧导致肢体缩短、远端股骨内移,以及外展肌力臂缩短造成的肢体功能障碍。髓内钉由于其位于髓内(偏内侧),故能防止此类复位不良,基本上限制了骨折压紧程度。

最近大量研究比较了这两种装置在治疗不稳定骨折的效果[1,4,8,52,107,122,124,131]。总体上没有明确证据支持使用髓内装置能减少出血量、手术时间或透视使用。Ahrengart 等[1]和 Pajarinen 等[108]均证实,髓内装置能减少骨折压缩量和颈部短缩量。Pajarinen[107]也发现,使用髓内固定有助于恢复到术前的行走能力,这归因于保持了股骨颈的原有长度。Bong 等[18]在对尸体的生物力学研究中发现,用髓内钉或动力髋螺钉加外侧支撑钢板固定的四部分转子间骨折在施加静态负荷或循环负荷后,骨折移位没有差异。这项研究表明,用动力髋螺钉固定不稳定骨折时,为了获得髓内装置的生物力学稳定性,需要附加一块外侧支撑钢板。在这些研究中两种装置的固定失败率相近,而且所有病例的植入物脱出都是拉力螺钉位置不佳造成的,而不是植入物本身设计所致。

分析这些研究的困难之处在于,其研究对象中除了 A2 型骨折外还包括 A3 型骨折。因为 A3 型骨折的内在不稳定性以及滑动髋螺钉的治疗效果差,把这些骨折都包括在内将会混淆对常规不稳定骨折(31-A2 型)的分析。Utrilla 和同事[131]排除了 A3 型骨折,随机研究了 210 例用滑动髋螺钉和新一代髓内装置治疗的常规稳定和不稳定转子间骨折。除去了反向斜位骨折或波及转子下骨折后,他们得出了有关常规不稳定骨折最佳固定的结论。在这项重要研究中作者发现,两组之间在死亡率、疼痛、活动范围、肢体短缩或术后股骨骨折方面没有差异。髓内固定不稳定骨折后确实能减少输血并改善 12 个月后的行走能力。这些功能恢复的改善致使作者建议将髓内装置作为常规不稳定转子间骨折的首选固定。

应用髓内装置的术中和术后并发症发生率一直较高。Meta 分析表明,与髓内装置相关并发症的增多是由于术中和术后股骨骨折发生率的增加所致[4,110]。早期研究系列中这种破坏性并发症发生率非常高,采用新型技术和专门为减少这些并发症重新设计的装置大大减少了这些并发症。

从历史上看,骨愈合后便可认为转子间骨折的固定成功了,而不考虑愈合位置。在不稳定骨折中,这就导致即使有骨折嵌入导致股骨颈和肢体长度短缩、髋外展肌无力和步态失调也是可以接受的。随着对这类骨折的逐渐了解,无论哪种骨折,对其解剖和功能效果都有了更高的要求。转子间骨折只是愈合,已不再被接受,除非成功地避免了明显嵌入和肢体短缩。随着患者要求的和医生对畸形愈合容忍限度的提高,应用髓内装置以及固定长度、固定角度装置来固定不稳定转子间骨折显然会越来越多。

总之,根据现有数据,对大多数稳定骨折和不稳定骨折建议使用滑动髋螺钉。大多数不稳定骨折使用髓内钉固定具有以下临床优点:减少了骨折端嵌入,固定失败较少,患者的功能恢复较好[18,108,131]。最近对固定装置的大多数比较研究都显示,改进设计的植入物降低了术中和术后股骨骨折的风险并增加了医生应用髓内装置经验;使用滑动髋螺钉固定转子间骨折的优势逐渐减少,而髓内装置的优势在临床中更加重要[131]。髓内植入物设计上固有的抗畸形愈合性能以及其改进后的安全外形,使其逐渐成为固定不稳定转子间骨折的首选装置。

五、术后护理和出院康复计划

髋部骨折患者的术后护理在第 47 章中已有讨论。只要心肺状态允许，患者应当尽早活动。如果骨折固定稳定其健康状况允许，在术后第二天即可开始用助行器或支具行走。不要禁止患者对骨折部位负重，因为老年患者在活动和行走过程中无法保持非负重状态，这样的要求只能迫使看护人强迫患者卧床休息。此外，床上运动和保持患肢非负重状态时髋部产生关节反作用力相当于甚至比部分负重时的受力更大[104]。尚无研究证明，早期负重会增加机械性失效的可能性，现在大多数医生允许术后即可不受限负重。Koval 和同事提供了强有力的证据来支持他们允许患者在能耐受限度内负重的做法[67]。在一项前瞻性研究中，208 例患者的认知能力此前未受损伤可以行走，对其转子间骨折进行了固定，并且术后允许即刻不受限负重。研究发现，在平均近 3 年（最少 1 年）的随访中，手术反修率为 2.9%。这一结果优于采取术后限制措施的其他研究。在 Koval 实验室进行的另一项重要研究中，他们采用在鞋内装传感器的步态分析方法测量患者在能耐受限度内负重时术肢所承受的负荷[68]。数据显示，患者能有效地自动调节髋部骨折区域的受力。骨折越稳定和随访时间越长负重量越大。不稳定骨折患者在术后即刻患肢承重量不应超过体重的 25%，但 6 周后即可提高到完全负重。因此，对术前认知能力未受损可以行走的患者采取严格限制其活动的复杂性术后管理，似乎是毫无道理的。对于那些不能遵从术后医嘱或疼痛感官受损（由于精神或机体损伤导致）的患者，最好的术后管理方法是无限制负重，允许他们从床上移到椅子上或卫生间，但最初几周仅限于这些允许的活动。

强行缩短急诊治疗住院时间导致短期康复中心的迅速扩张。这些中心入驻的患者大多是骨折基本稳定但还不能回家康复的患者，处于住院和回家康复的中间阶段。具备这些资源后住院时间可能仅为 72 小时。如果不需要或者没有康复中心，应在家里进行理疗。Jarnlo 及其同事[57]发现，在家理疗的患者大多在 4 个月内可以恢复术前的功能水平。在家理疗的花费仅为护理院理疗的 1/10。其他一些报道也证实，髋部骨折后门诊康复十分有效，并强调对此类患者应采用有组织的团队管理方法[19,23]。术后 2 周时应对患者进行复查，以确认伤口正在正常愈合。6 周和 12 周时应进行临床和透视检查，以排除机械性并发症，并评估骨折愈合的进展。

第七节　并发症

一、近端固定失败

滑动髋螺钉固定失败的最常见类型仍然是，加压螺钉从股骨头脱落而导致的近端骨折块内翻萎陷（图 49-31）。不同形态的骨折这种类型的固定失败发生率为 4%~20%。螺钉脱落通常发生在固定后 4 个月内。患者的年龄和骨质疏松程度、骨折类型、复位质量以及拉力螺钉在股骨头内的位置都与此紧密相关，但对每个因素之间的相关性或其相对重要性尚无明确的一致性结论[35,75,76,78-80,98]。

大部分调查者均认为，螺钉对中和深度放置十分重要，但用于描述螺钉位置的方法对此毫无预测价值，而且无法应用。Baumgaertner 及其同事[11]证实，顶间距（TAD）对评估髋螺钉位置有重要价值。这种测量方法在核实 X 线片放大倍数后即可在前后位和侧位 X 线片上算出螺钉尖到股骨头顶点的距离（mm），用此

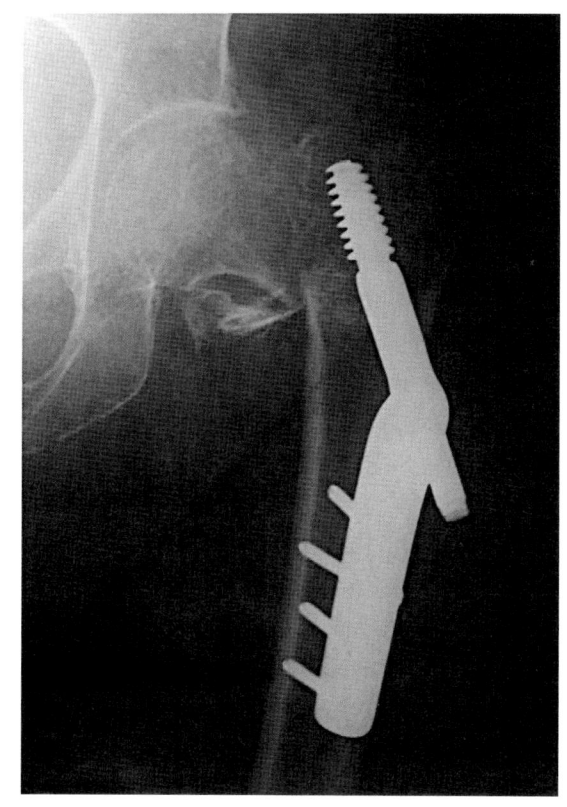

图 49-31　由于拉力螺钉从股骨头脱落造成近端固定失败，是目前最为常见的转子间骨折固定失败的机械性原因。

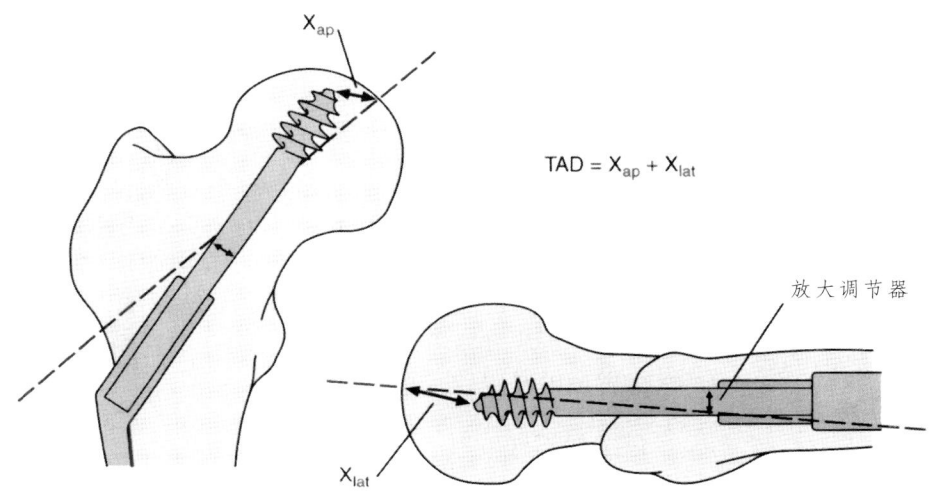

$$TAD = X_{ap} + X_{lat}$$

放大调节器

图 49-32 测量 TAD 产生的单一度量(mm)可以描述螺钉位置。但要注意,该数据并不能准确区分外围错位和位置过浅(如有必要,可以通过比较投射螺钉杆直径和其已知尺寸来调整放大倍数)。(Redrawn from Baumgaertner,M.R.; Curtin ,S.L.;Lindskog,D.M. et al. J Bone Joint Surg Am 77:1058-1064,1995.)

单一数量即可确定螺钉的位置(图 49-32)。无法区分螺钉的外围错位和位置过浅没有太大区别,只考虑螺钉尖到股骨头顶点的实际距离。研究者观测了 198 例转子间骨折病例的愈合过程,发现有 16 例滑动螺钉脱落。若不考患者的年龄、骨折的稳定性、复位的质量或植入物的类型或角度,128 例 TAD 为 27mm 或更小的骨折中未发生一例螺钉脱落。相反,当 TAD 超过 45mm 时,螺钉脱落概率增加至 60%。研究者采用多变量逻辑回归统计方法证实,根据 TAD 测定的螺钉位置是预测螺钉规格最有效的因素,但不是唯一的独立因素(P=0.0001)。不稳定骨折(P=0.02)和患者年龄增大(P=0.02)也是螺钉脱落的预测因素。对于给定的 TAD 值可采用双变量逻辑回归统计方法来确定螺钉脱落的风险(图 49-33)。因此,研究者鼓励在术中常规测量 TAD 值(图 49-34)。如果导针位置表明 TAD 大于 25mm,他们建议重新评估复位并重新植入导针。

为了确定该技术的术中指导价值,Baumgaertner 比较了引入 TAD 之前治疗的 198 例转子间骨折和引入 TAD 之后治疗的 118 例转子间骨折的治疗效果[12]。平均 TAD 从 25mm 降至 20mm 时,螺钉脱落引起的固定失败率从 8% 降低到 0。

文献中反复表明,转子间骨折的复位质量与螺钉脱落风险成反比[79,109]。尽管多变量分析未能确认复位不佳是 Baumgaertner 研究中具有统计学意义的危险因素(P=0.06)(很可能因为复位不佳与 TAD 值的增加有密切关系),但在发生螺钉脱落的可能性方面,复位不佳的骨折是复位良好骨折的 3 倍多(图 49-35)。

为了进一步减少螺钉脱落的风险对植入物的设计进行了修改。举例来说,目前大多数器械的髋螺钉

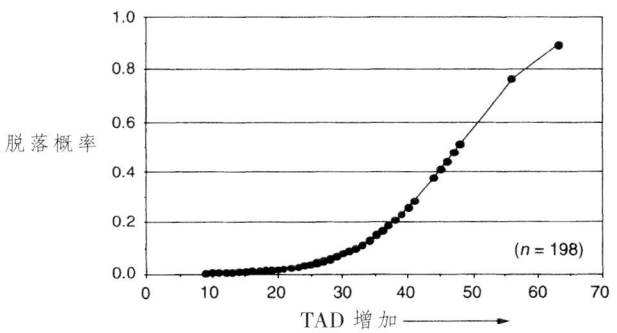

脱落概率

TAD 增加

图 49-33 该图示出 198 例骨折相对于 TAD 值的螺钉脱落概率。(Redrawn from Baumgaertner,M.R.;Cutin ,S.L.;Lindskog,D.M. et al. The value of the tip-apex distance in predicting failure of fixation of peritrochanteric fractures of the hip. J Bone Joint Surg Am 77:1058-1064,1995.)

螺纹都不再采用锋利的边缘,而改用更圆滑的边缘,以降低植入物切穿松质骨的可能性。可提供短螺纹螺钉和短套管侧钢板,以使在螺纹和套管咬合之前能将其缩回。转子钢针固定系统(Synthes)采用一种新型的螺旋翼片型螺钉,取代了传统的拉力螺钉。对其进行的生物力学试验表明,相比传统的拉力螺钉骨折,其切入圈数增加了,但从股骨颈和股骨头上切除的骨量却减少了 38%。

总的来说,会增大髋螺钉脱落风险的有多种因素。医生必须意识到,虽然患者的年龄、骨折类型和骨质量都会影响失败率,但这些因素都是无法控制的。另一方面,医生却能控制复位以及植入物的选择和安置。在所有这些因素中,将植入物正确对中放置在适当深度(TAD<25mm)才是确保用滑动螺钉成功固定转

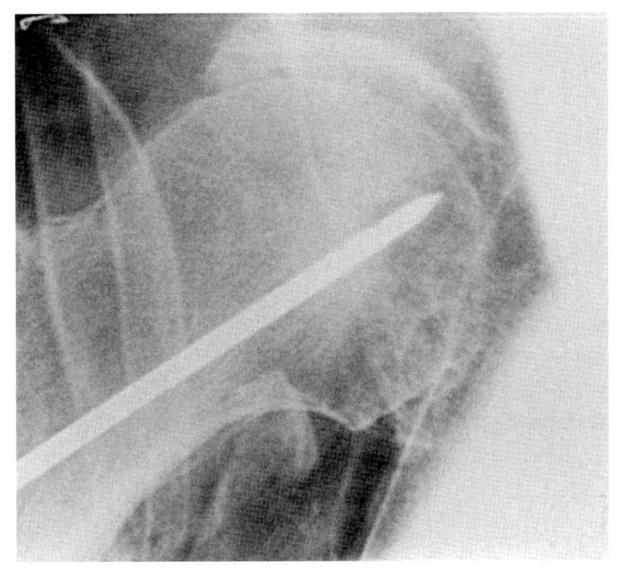

图 49-34 在扩髓前拍的双平面透视图上，导针针尖距离股骨头顶点应在 10mm 之内。

子间骨折的最重要因素。让螺钉的走向在两个透视位上与股骨颈和头的中心轴线一致，可以将术后螺钉周围的扭曲力降低到最小，而且医生也可以放心地将螺钉推进到致密的软骨下骨内距关节软骨只有几毫米的地方，而不会发生偏离中心定位时无意间穿透关节软骨的危险。这不仅是因为该中央侧软骨下区骨质最好，而且因为增加了进入深度可以在螺纹咬合侧钢板之前能在更大范围伸缩滑动螺钉来获得稳定。

有时滑动螺钉固定失败是因为术后拉力螺钉与侧钢板的套管分离所（图 49-36）。这种情况只发生在没有使用加压螺钉或者使用后又将其拆除的情况下（以避免螺钉杆从侧钢板处塌陷时引起的疼痛性外侧位突出）。如果未使用加压螺钉，就不会有阻止分离的机构。为了防止植入物分离导致骨折复位失败，应确保螺钉杆完全与植入物套管紧密结合。此外，在处理神经肌肉紊乱患者（特别是不稳定型骨折）、需行截骨术的骨折或者使用短套管植入物的任何时候，还应该留置加压螺钉，以防止固定失败。

(二)骨不连

不管是何种初次治疗，据报道都会有 1%~2% 的转子间骨折会发生骨不连[2]。骨不连并不常见，因为这些骨折通常发生在松质骨区，这里血供充足。然而，当粉碎性骨折的复杂固定方案影响骨骼血供时，骨不连的发生率会升至 10%。Mariani 和 Rand[88]研究发现，20 例骨不连中有 19 例发生于不稳定骨折伴内侧骨距不连续的患者。大部分报道的骨不连均发生于多次尝试对骨折进行手术固定失败，继而发生内翻位塌陷的病例。这类塌陷会导致植入物从股骨头和颈处脱落，有时（即使髋螺钉定位良好）会导致植入物疲劳断裂。大量临床研究显示，植入物系统中的套管与钢板成角部位很少发生疲劳断裂。相反，都常会发生断裂或从股骨干脱落，或者拉力螺钉在螺纹处或与套管连接处断裂（图 49-37）。

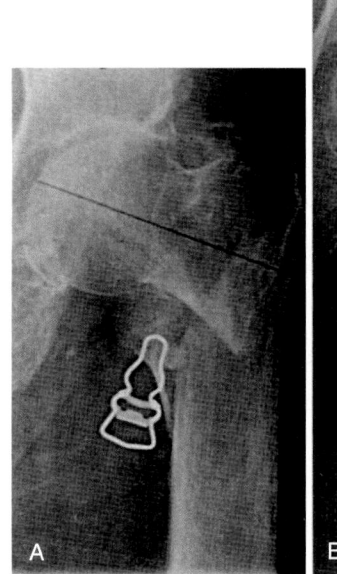
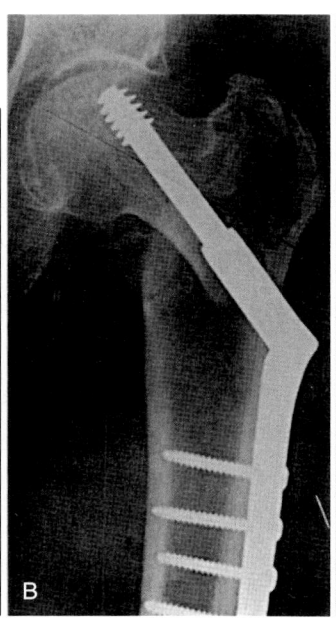
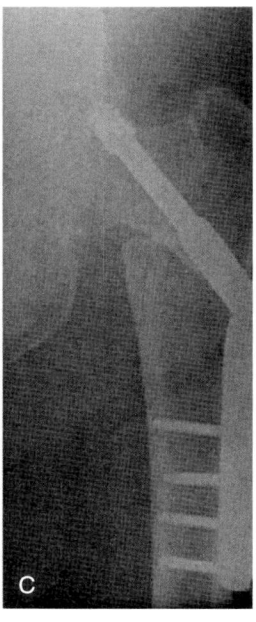

图 49-35 在固定前未进行复位的三部分不稳定型骨折（AO/OTA 31-A2.1）发生了近端固定失败和螺钉脱落。

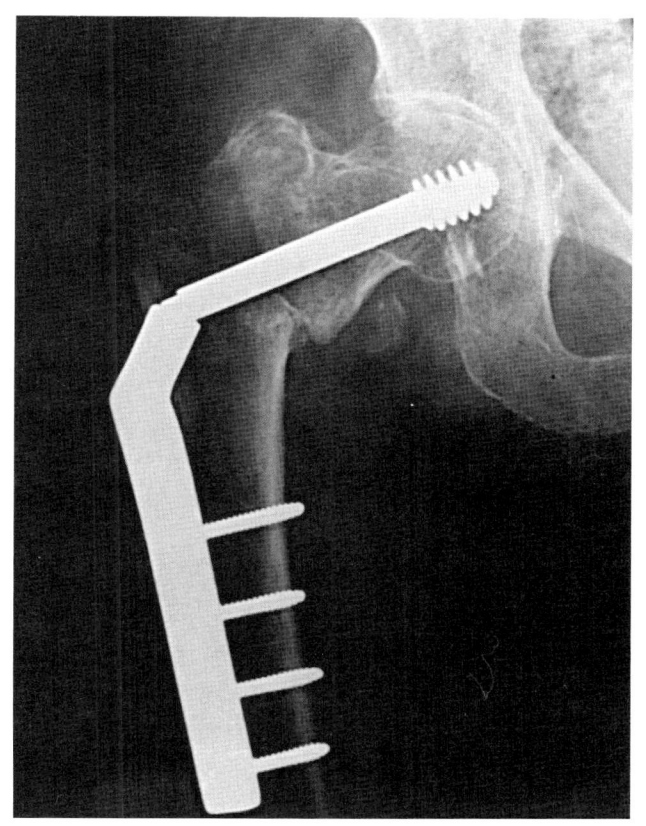

图 49-36 滑动髋螺钉从套管中脱出。尽管并不适用,但仍然使用了短套管侧钢板并省略了加压螺钉。(From Rokito ,A.S.;Koval ,K.J.Zuckerman ,J.D. Technical pitfalls in the use of the sliding hip screw for fixtion of intertrochanteric hip fracture .Contemp Orthop 26:354,1993.)

如果骨折固定 4~7 个月后患者髋部出现疼痛,而且 X 线片显示骨折端有持续性透射线缺损,则应当诊断为骨不连。逐渐丧失对线强烈提示骨不连,不过在对线初始改变后骨折仍会愈合,特别是当其增强了骨折块接触时。固定失败通常与骨不连紧密相关,互为因果。由于会存在大量骨痂和明显硬化,通常很难判断有骨不连。CT 扫描可以帮助确诊,否则确诊需借助手术暴露。如果出现骨不连,必须考虑并排除隐性感染。

对已发展为内翻塌陷的转子间骨不连,手术处理应当包括确诊和处理隐性感染、内翻截骨、重新固定以及骨移植。如果植入物脱落导致髋关节本身受损,应当采取关节成形术。除骨不连以外,残留的金属植入物以及近端股骨解剖结构的紊乱也给重建术带来许多困难,通常需要替换人工骨距。对于对线稳定、骨不连症状尚可忍受的患者,可以按照预期进行处理。

(三)二次骨折移位

尽管骨折解剖复位且植入物定位合适,但转子间骨折仍由于骨折端过度压紧而发生二次移位。不能控制的骨折端压紧伴复位丧失称之为骨折塌陷[45]。

骨折塌陷后,股骨远端骨折块向内侧移位。另外,这种移位会造成肢体缩短。这会使外展肌力臂缩短从而削弱了外展肌肌力,造成进一步的步态紊乱。现已证实,解剖对线不良的骨折塌陷可导致术后长期失能以及患者活动功能降低[45,108]。

这种并发症最常见于高度不稳定型骨折,例如反向斜行和四部分骨折,它们仅有有限的甚至完全没有外侧皮质支撑来防止对线不良。Im 和 Godfried 最近的研究显示,当用滑动髋螺钉固定骨折时,如果丧失外侧皮质支撑即使稳定骨折也会发生塌陷,因此强调了外侧支撑对防止这种畸形的重要性[45,55]。

为固定转子间骨折而设计的髓内装置能够防止骨折塌陷。使用髓内装置固定时,外侧皮质支撑的缺失不会造成骨折塌陷,因为髓内装置自身能够限制近端骨折块的外侧移位、远端骨折块的内侧移位和肢体短缩。Pajarinen 和同事[108]研究了 56 例不稳定转子间骨折病例发现,相比髓内钉,采用滑动髋螺钉固定的骨折,固定后 4 个月的股骨颈长度、颈干角和髋关节平衡功能均明显降低。其他作者也证实,髓内钉固定后骨折移位有所减少[1,107]。治疗医生在术前计划中必须仔细观察外侧皮质的完整性,以便决定是否要应用髓内钉固定来防止随后的骨折塌陷以及因此而导致的临床失能。

(四)伤口问题和感染

在转子间骨折固定后的最初几天内,伤口血肿可能会导致持续性髋部伤口引流,特别是肥胖、健康状况不稳定或营养不良患者。在减少骨折端活动并用无菌压迫包扎后,一般都能解决出血问题。然而,对于持续性出血,最好能够积极处理。如果大量出血或者出血量持续增加,或者在 7~10 天内无法解决该问题,则建议再次手术。这需要暴露伤口,最好将患者置于侧卧位,将患侧腿露在手术单外。获取深部培养物和渗出物的革兰染色载玻片。然后开始使用适当的术中抗生素,在充分清创和冲洗后闭合伤口留置负压引流。如果最终术中培养结果为阴性,则应立即停止使用抗生素。但是,如果找到菌群,应根据敏感性试验修改抗生素治疗,并应持续数周。

术后伤口感染的发生率为 0.15%~15% 不等。最低

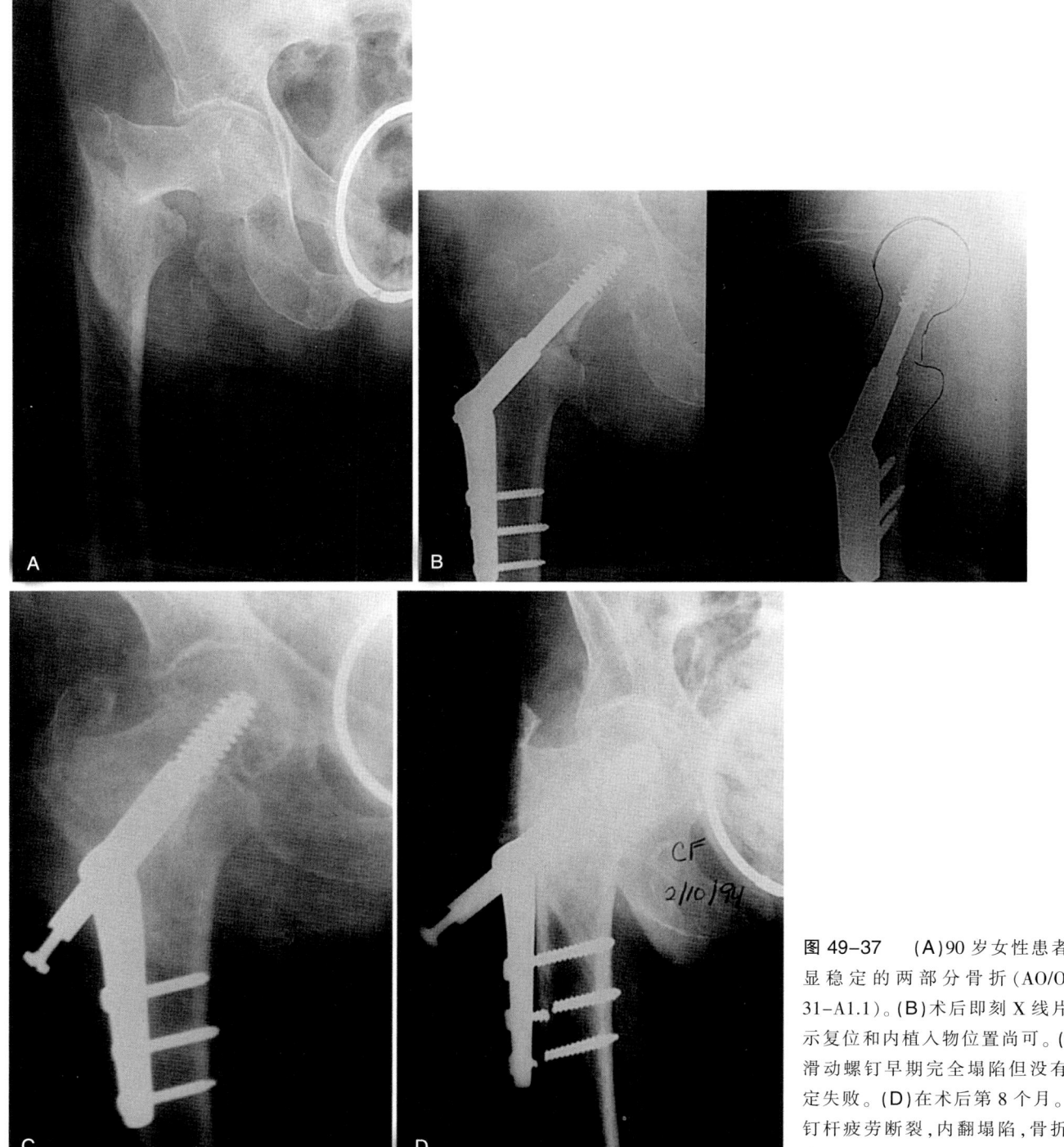

图 49-37　(A)90 岁女性患者明显稳定的两部分骨折(AO/OTA 31-A1.1)。(B)术后即刻 X 线片显示复位和内植入物位置尚可。(C)滑动螺钉早期完全塌陷但没有固定失败。(D)在术后第 8 个月。螺钉杆疲劳断裂,内翻塌陷,骨折愈合。

值是在手术期使用预防性抗生素的研究中获得的[15,128]。Burnett 及其同事在一项双盲前瞻性研究中证实,预防性应用抗生素可降低伤口感染[22]。目前,髋部骨折手术在术前一小时内开始应用手术期用抗生素的好处已被广泛认可。预防性应用最佳周期尚不明确。一天的抗生素治疗也许就足够了[102]。因为大部分易感菌群

是金黄色葡萄球菌或其他革兰阳性球菌,通常使用第一代头孢菌素,如对此抗生素过敏可选用万古霉素或克林霉素。

　　感染通常分为表层感染和深部感染。表层伤口感染通常发生在术后早期,其特征是伤口肿胀,出现红斑,出院时伴或不伴持续性发热。处理这类感染应使

用适当的抗生素，如有必要应立即进行清创以及开放式引流，并再次闭合伤口。如果无法排除深度感染，建议立即进行干预并凭经验治疗，而不是观望等待出现慢性低度感染的征兆(如骨不连、骨髓炎)后再开始治疗。

骨折愈合前后都可能出现深度感染，甚至在首次手术之后的数年也会出现，而且发病率很高。晚期深度感染难以诊断。症状包括髋部出现无法解释的疼痛、活动度减小、沉积率升高。很少出现白细胞计数增加和发热。这类感染需进行手术清创并应用抗生素。如果骨折尚未愈合但固定稳定，不应该拆除植入物[75,97]。如果累及髋关节，可能需要拆除内固定装置并进行清创，以便进行关节切除成形术。

第八节　患者结果

我们尽力将骨折治疗效果与 5 个独立变量，即骨骼质量、骨折形状、复位效果、植入物选择和植入物位置联系起来。我们从文献中了解到98%的病例骨折治疗效果满意，并分析了固定失败的常见原因。患者效果是个相当复杂的概念，无论是它的定义还是评估。需要考虑的变量相当多，大部分属于主观因素，因此难以量化。且标准也不甚明确，例如"愈合的骨折能承受生理负荷"就不甚明确。

骨科医生通常将诸如死亡率、行走功能以及是否能够回家视为目标来描述患者的治疗效果。据报道，髋部骨折患者受伤 3 个月内的死亡率为 7%~27%[34,136]。在各个报道中，髋部骨折后长达 1 年的死亡率高于年龄匹配对照组。根据我们的亲身经历，转子间骨折后 1 年的死亡率大约为 20%[10]。在一项有详细记录的研究中，Kenzora 及同事[63]发现，与年龄匹配对照组9%的死亡率相比，转子间骨折后的死亡率为 15%。作者注意到，死亡率与术前存在内科疾病以及术后出现内科并发症密切相关。此外，死亡率也因髋部骨折患者治疗方案的不同而有所不同。Miller 注意到，20%的死亡率和受伤前的功能状态相关而不仅仅是年龄有关[95]。

确定患者在髋骨折前的功能水平非常重要。在最好的情况下，大部分患者都期望恢复到这一水平。髋骨折恢复后，大部分患者行走功能会有一定程度受损。例如，损伤恢复后，一位能在社区行走者可能受限于在室内行走。而且，很多患者需要或选择手杖、拐杖或助行器来辅助有效行走或增加信心。为了使患者最大程度地达到身心恢复，在治疗早期应该与患者和其家庭交流。Koval 及同事进行了一项前瞻性评估，针对 336 名发生髋部骨折且进行了至少 1 年前瞻性监控的社区患者，结果只有 41%的患者可以像受伤前那样正常行走[69]。在该项研究中，另外的 40%患者依赖性增加，但仍然能够行走，12%的患者只能在家里行走，剩下的 8%患者完全无法自主行走。

患者损伤前的社会功能作用很明显。Müller[95]证实，患者损伤前的社会环境水平不仅决定了髋部骨折手术后能恢复到水平而且对手术后的致死率有重大影响。功能恢复也与骨折前患者有密切社会联系的人数有关，患者有大量的支持者更容易恢复到损伤前的功能水平[31]。Campion 和同事[24]表明，转子间骨折的老年患者常在损伤前就有功能损伤。髋骨折前，患者常出现以下问题：社区行走问题困难(49%)，使用浴盆困难(40%)，户外行走困难(26%)，爬楼梯困难(18%)。这些术前功能损伤提示需要长时间住院。

在评估各种功能恢复效果方面，Jette 和其同伴[60]观察到，只有 33%的患者恢复了受伤前的功能。Miller[95]发现与此不同，69%的患者恢复了髋功能，而 Jarnlo 和其同事[57]的报道更乐观，大部分患者在 4 个月内均恢复了受伤前的功能。

2/3~3/4 的患者最终可以回家，但绝大数患者仍然无法直接回家。而在回家的患者中，至少 50%的患者变得比以前更有依赖性了。

小　结

总的来说，老年髋部骨折流行病是一个影响健康的主要问题，对此，骨科医生具有十分关键的作用，但并不是惟一的因素。尽管在预防性治疗和处理髋部骨折患者方面，其他人也发挥了重要的作用，但骨科医生必须首先有效而充分地固定骨折，保持患者的活动能力以便进一步康复。幸运的是，从骨折愈合及肢体功能恢复的角度来看，手术干预对处理转子间骨折具有良好的效果。对于大多数此类骨折来说(本文已讨论了例外情况)，只要滑动髋螺钉能够准确置入复位良好的骨折中，治愈的可能性很高。几乎所有的固定失败都是由于手术修复过程中技术性缺陷所致，对于那些无法容忍骨折复位不佳和植入物来对中定位的骨科医生来说，他们一般都会竭尽所能为老年转子间骨折患者提供高质量、低成本的治疗服务。

(刘举 郭乾臣 李世民 译　李世民 冯世庆 校)

参考文献

1. Ahrengart, L.; Törnkvist, H.; Fornander, P.; et al. A randomized study of the compression hip screw and Gamma nail in 426 fractures. Clin Orthop Relat Res 401:209–222, 2002.

2. Altner, P.C. Reasons for failure in treatment of intertrochanteric fractures. Orthop Rev 11:117, 1982.

3. Anderson, G.H.; Harper, W.M.; Connolly, C.D.; et al. Preoperative skin traction for fractures of the proximal femur: A randomised prospective trial. J Bone Joint Surg Br 75:794–796, 1993.

4. Audiqé, L.; Hanson, B.; Swiontkowski, M.F. Implant-related complications in the treatment of unstable intertrochanteric fractures: Meta-analysis of dynamic screw-plate versus dynamic screw-intramedullary nail devices. Int Orthop 27:197–203, 2003.

5. Babst, R.; Renner, N.; Biedermann, M.; et al. Clinical results using the trochanter stabilizing plate (TSP): The modular extension of the dynamic hip screw (DHS) for internal fixation of selected unstable intertrochanteric fractures. J Orthop Trauma 12:392–399, 1998.

6. Barquet, A.; Fernandez, A.; Leon, H. Simultaneous ipsilateral trochanteric and femoral shaft fracture. Acta Orthop Scand 56:36–39, 1985.

7. Barquet, A.; Francescoli, L.; Rienzi, D.; et al. Intertrochanteric-subtrochanteric fractures: Treatment with the long Gamma nail. J Orthop Trauma 14:324–328, 2000.

8. Bartonicek, I.; Dousa, P. Prospective randomized controlled trial of an intramedullary nail versus dynamic screw and plate of intertrochanteric fractures of the femur. J Orthop Trauma 16:363–364, 2002.

9. Bartucci, E.J.; Gonzalez, M.H.; Cooperman, D.R.; et al. The effect of adjunctive methylmethacrylate on failures of fixation and function in patients with intertrochanteric fractures and osteoporosis. J Bone Joint Surg Am 67:1094–1107, 1985.

10. Baumgaertner, M.R.; Curtin, S.L.; Lindskog, D.M. Intramedullary versus extramedullary fixation for the treatment of intertrochanteric hip fractures. Clin Orthop Relat Res 348:87–94, 1998.

11. Baumgaertner, M.R.; Curtin, S.L.; Lindskog, D.M.; et al. The value of the tip-apex distance in predicting failure of fixation of peritrochanteric fractures of the hip. J Bone Joint Surg Am 77:1058–1064, 1995.

12. Baumgaertner, M.R.; Solberg, B.D. Awareness of tip-apex distance reduces failure of fixation of trochanteric fractures of the hip. J Bone Joint Surg Br 79:969–971, 1997.

13. Bellabarba, C.; Herscovici, D., Jr.; Ricci, W.M. Percutaneous treatment of peritrochanteric fractures using the Gamma nail. Clin Orthop Relat Res 375:30–42, 2000.

14. Bertin, K.C.; Horstman, J.; Coleman, S.S. Isolated fracture of the lesser trochanter in adults: An initial manifestation of metastatic malignant disease. J Bone

Joint Surg Am 66:770–773, 1984.

15. Bodoky, A.; Neff, U.; Heberer, M.; et al. Antibiotic prophylaxis with two doses of cephalosporin in patients managed with internal fixation for a fracture of the hip. J Bone Joint Surg Am 75:61–65, 1993.

16. Bogoch, E.R.; Ouellette, G.; Hastings, D.E. Intertrochanteric fractures of the femur in rheumatoid arthritis patients. Clin Orthop Relat Res 294:181–186, 1993.

17. Bolhofner, B.R.; Russo, P.R.; Carmen, B. Results of intertrochanteric femur fractures treated with a 135-degree sliding screw with a two-hole side plate. J Orthop Trauma 13:5–8, 1999.

18. Bong, M.R.; Patel, V.; Iesaka, K.; et al. Comparison of a sliding hip screw with a trochanteric lateral support plate to an intramedullary hip screw for fixation of unstable intertrochanteric hip fractures: A cadaver study. J Trauma-Injury Infect Crit Care 56:791–794, 2004.

19. Borgquist, L.; Lindelow, G.; Thorngren, K.G. Costs of hip fracture: Rehabilitation of 180 patients in primary health care. Acta Orthop Scand 62:39–48, 1991.

20. Bridle, S.H.; Patel, A.D.; Bircher, M.; et al. Fixation of intertrochanteric fractures of the femur: A randomised prospective comparison of the Gamma nail and the dynamic hip screw. J Bone Joint Surg Br 73:330–334, 1991.

21. Buchner, D.M.; Koepsell, T.D.; Abrass, I.B.; et al. Chronic illness as a risk factor for hip fracture: Results of a case-control study and review of the literature. In Apple, D.F.; Hayes, W.C., eds. Prevention of Falls and Hip Fracture in the Elderly. Rosemont, IL, American Academy of Orthopaedic Surgeons, 1994, pp. 9–18.

22. Burnett, J.W.; Gustilo, R.B.; Williams, D.N.; et al. Prophylactic antibiotics in hip fractures: A double-blind prospective study. J Bone Joint Surg Am 62:457–462, 1980.

23. Cameron, I.D.; Lyle, D.M.; Quine, S. Cost effectiveness of accelerated rehabilitation after proximal femoral fracture. J Clin Epidemiol 47:1307–1313, 1994.

24. Campion, E.W.; Jette, A.M.; Cleary, P.D.; et al. Hip fracture: A prospective study of hospital course, complications, and costs. J Gen Intern Med 2:78–82, 1987.

25. Chan, K.C.; Gill, G.S. Cemented hemiarthroplasties for elderly patients with intertrochanteric fractures. Clin Orthop Relat Res 371:206–215, 2000.

26. Chan, K.M.; Tse, P.Y. Late subcapital fracture of the neck of the femur: A rare complication of Ender nailing. J Trauma 26:196–198, 1986.

27. Cheng, C.L.; Chow, S.P.; Pun, W.K.; et al. Long-term results and complications of cement augmentation in the treatment of unstable trochanteric fractures. Injury 20:134–138, 1989.

28. Clawson, D.K. Trochanteric fractures treated by the sliding screw plate fixation method. J Trauma 4:753, 1964.

29. Cummings, S.R.; Kelsey, J.L.; Nevitt, M.C.; et al. Epidemiology of osteoporosis and osteoporotic fractures. Epidemiol Rev 7:178–208, 1985.

30. Cummings, S.R.; Nevitt, M.C. A hypothesis: The cause of hip fractures. J Gerontol 44:M107–M111, 1989.

31. Cummings, S.R.; Phillips, S.L.; Wheat, M.E.; et al. Recovery of function after hip fracture: The role of social supports. J Am Geriatr Soc 36:801–806, 1988.

32. Cummings, S.R.; Rubin, S.M.; Black, D. The future of hip fractures in the United States: Numbers, costs, and potential effects of postmenopausal estrogen. Clin Orthop Relat Res 252:163–166, 1990.

33. Dalen, N.; Jacobsson, B.; Eriksson, P.A. A comparison of nail-plate fixation and Ender's nailing in peritrochanteric fractures. J Trauma 28:405–412, 1988.

34. Davidson, T.I.; Bodey, W.N. Factors influencing survival following fractures of the upper end of the femur. Injury 17:12, 1986.

35. Davis, T.R.; Sher, J.L.; Horsman, A.; et al. Intertrochanteric femoral fractures: Mechanical failure after internal fixation. J Bone Joint Surg Br 72:26–31, 1990.

36. Dias, J.J.; Robbins, J.A.; Steingold, R.F.; et al. Subcapital vs intertrochanteric fracture of the neck of the femur: Are there two distinct subpopulations? J R Coll Surg Edinb 32:303–305, 1987.

37. Doppelt, S.H. The sliding compression screw: Today's best answer for stabilization of intertrochanteric hip fractures. Orthop Clin North Am 11:507–523, 1980.

38. Evans, E.M. The treatment of trochanteric fractures of the femur. J Bone Joint Surg Br 31:190–203, 1949.

39. Evans, P.D.; Wilson, C.; Lyons, K. Comparison of MRI with bone scanning for suspected hip fracture in elderly patients. J Bone Joint Surg Br 76:158–159, 1994.

40. Feldman, F.; Staron, R.B. MRI of seemingly isolated greater trochanteric fractures. AJR Am J Roentgenol 183:323–329, 2004.

41. Finsen, V.; Benum, P. The second hip fracture: An epidemiologic study. Acta Orthop Scand 57:431–433, 1986.

42. Fox, H.J.; Poler, J.; Prothero, D.; et al. Factors affecting the outcome after proximal femoral fractures. Injury 25:297–300, 1994.

43. Friedman, R.J.; Wyman, E.T. Ipsilateral hip and femoral shaft fractures. Clin Orthop Relat Res 208:188, 1986.

44. Goodman, S.B.; Bauer, T.W.; Carter, D.; et al. Norian SRS cement augmentation in hip fracture treatment: Laboratory and initial clinical results. Clin Orthop Relat Res 348:42–50, 1998.

45. Gotfried, Y. The lateral trochanteric wall: A key element in the reconstruction of unstable peritrochanteric hip fractures. Clin Orthop Relat Res 425:82–86, 2004.

46. Green, S.; Moore, T.; Proano, F. Bipolar prosthetic replacement for the management of unstable intertrochanteric hip fractures in the elderly. Clin Orthop Relat Res 224:169–177, 1987.

47. Griffin, J.B. The calcar femorale redefined. Clin Orthop Relat Res 164:211–214, 1982.

48. Haentjens, P.; Casteleyn, P.P.; De Boeck, H.; et al. Treatment of unstable intertrochanteric and subtrochanteric fractures in elderly patients: Primary bipolar arthroplasty compared with internal fixation. J Bone Joint Surg Am 71:1214–1225, 1989.

49. Haidukewych, G.J.; Israel, T.A.; Berry, D.J. Reverse obliquity fractures of the proximal femur. Orthopaedic Trauma Association 15th Annual Meeting, Charlotte, North Carolina, October 22–24, 1999. Available at: www.ota.org.

50. Halder, S.C. The Gamma nail for peritrochanteric fractures. J Bone Joint Surg Br 74:340–344, 1992.

51. Hardy, D.C.; Descamps, P.Y.; Krallis, P.; et al. Use of an intramedullary hip-screw compared with a compression hip-screw with a plate for intertrochanteric femoral fractures: A prospective, randomized study of one hundred patients. J Bone Joint Surg Am 80:618–630, 1998.

52. Harrington, P.; Nihal, A.; Singhania, A.K.; et al. Intramedullary hip screw versus sliding hip screw for unstable intertrochanteric femoral fractures in the elderly. Injury 33:23–28, 2002.

53. Hedlund, R.; Lindgren, U.; Ahlbom, A. Age- and sex-specific incidence of femoral neck and trochanteric fractures: An analysis based on 20,538 fractures in Stockholm County, Sweden, 1972–1981. Clin Orthop Relat Res 222:132–139, 1987.

54. Heyse-Moore, G.H.; MacEachern, A.G.; Evans, D.C.J. Treatment of intertrochanteric fractures of the femur. J Bone Joint Surg Br 65:262–267, 1983.

55. Im, G.I.; Shin, Y.W.; Song, Y.J. Potentially unstable intertrochanteric fractures. J Orthop Trauma 19:5–9, 2005.

56. Ingman, A.M. Percutaneous intramedullary fixation of trochanteric fractures of the femur: Clinical trial of a new hip nail. Injury 31:483–487, 2000.

57. Jarnlo, G.B.; Ceder, L.; Thorngren, K.G. Early rehabilitation at home of elderly patients with hip fractures and consumption of resources in primary care. Scand J Prim Health Care 2:105–112, 1984.

58. Jensen, J.S.; Michaelsen, M. Trochanteric femoral fractures treated with McLaughlin osteosynthesis. Acta Orthop Scand 46:795–803, 1975.

59. Jerre, R.; Doshe, A.; Karlsson, J. Preoperative skin traction in patients with hip fractures is not useful. Clin Orthop Relat Res 378:169–173, 2000.

60. Jette, A.M.; Harris, B.A.; Cleary, P.D.; et al. Functional recovery after hip fracture. Arch Phys Med Rehabil 68:735–740, 1987.

61. Jin, W.J.; Dai, L.Y.; Cui, Y.M.; et al. Reliability of classification systems for intertrochanteric fractures of the proximal femur in experienced orthopaedic surgeons. Injury 36:858–861, 2005.

62. Kaufer, H. Mechanics of the treatment of hip injuries. Clin Orthop Relat Res 146:53–61, 1980.

63. Kenzora, J.E.; McCarthy, R.E.; Lowell, J.D.; et al. Hip fracture mortality: Relation to age, treatment, preoperative illness, time of surgery, and complications. Clin Orthop Relat Res 186:45–56, 1984.

64. Kim, S.-Y.; Kim, Y.-G.; Hwang, J.-K. Cementless calcar-replacement hemiarthroplasty compared with intramedullary fixation of unstable intertrochanteric fractures: A prospective, randomized study. J Bone Joint Surg Am 87:2186–2192, 2005.

65. Kinast, C.; Bolhofner, B.R.; Mast, J.W.; et al. Subtrochanteric fractures of the femur: Results of treatment with the 95 degrees condylar blade-plate. Clin Orthop Relat Res 238:122–130, 1989.

66. Koval, K.J.; Aharonoff, G.B.; Rokito, A.S.; et al. Patients with femoral neck and intertrochanteric fractures: Are they the same? Clin Orthop Relat Res 330:166–172, 1996.

67. Koval, K.J.; Friend, K.D.; Aharonoff, G.B.; et al. Weight bearing after hip fracture: A prospective series of 596 geriatric hip fracture patients. J Orthop Trauma 10:526–530, 1996.

68. Koval, K.J.; Sala, D.A.; Kummer, F.J.; et al. Postoperative weight-bearing after a fracture of the femoral neck or an intertrochanteric fracture. J Bone Joint Surg Am 80:352–356, 1998.

69. Koval, K.J.; Skorron, M.L.; Aharonoff, G.B.; et al. Ambulatory ability after hip fracture: A prospective study in geriatric patients. Clin Orthop Relat Res 310:150–159, 1995.

70. Koval, K.; Zuckerman, J. Intertrochanteric fractures. In Buchholz, R.; Heckman, J., eds. Rockwood and Green's Fractures in Adults, 6th ed. Philadelphia, Lippincott Williams & Wilkins, 2005.

71. Kregor, P.J.; Obremskey, W.T.; Kreder, H.J.; et al. Unstable peritrochanteric femoral fractures. J Orthop Trauma 19:63–66, 2005.

72. Kuderna, H.; Bohler, N.; Collon, D.J. Treatment of intertrochanteric and subtrochanteric fractures of the hip by the Ender method. J Bone Joint Surg Am 58:604–611, 1976.

73. Kyle, R.F. Fixation of intertrochanteric hip fractures with sliding devices. Instr Course Lect 33:197–203, 1984.

74. Kyle, R.F.; Ellis, T.J.; Templeman, D.C. Surgical treatment of intertrochanteric hip fractures with associated femoral neck fractures using a sliding hip screw. J Orthop Trauma 19:1–4, 2005.

75. Kyle, R.F.; Gustilo, R.B.; Premer, R.F. Analysis of six hundred and twenty-two intertrochanteric hip fractures. J Bone Joint Surg Am 61:216–221, 1979.

76. Kyle, R.F.; Wright, T.M.; Burstein, A.H. Biomechanical analysis of the sliding characteristics of compression hip screws. J Bone Joint Surg Am 62:1308–1314, 1980.

77. Laros, G.S. Intertrochanteric fractures. In Evarts, C.M., ed. Surgery of the Musculoskeletal System, 2nd ed. New York, Churchill-Livingstone, 1990, p. 2613.

78. Laros, G.S.; Moore, J.F. Complications of fixation in intertrochanteric fractures. Clin Orthop Relat Res 101:110–119, 1974.

79. Larsson, S.; Friberg, S.; Hansson, L. Trochanteric fractures: Influence of reduction and implant position on impaction and complications. Clin Orthop Relat Res 259:130–139, 1990.

80. Larsson, S.; Friberg, S.; Hansson, L.I. Trochanteric fractures: Mobility, complications, and mortality in 607 cases treated with the sliding-screw technique. Clin Orthop Relat Res 260:232–241, 1990.

81. Leung, K.S.; So, W.S.; Shen, W.Y.; et al. Gamma nails and dynamic hip screws for peritrochanteric fractures: A randomised prospective study in elderly patients. J Bone Joint Surg Br 74:345–351, 1992.

82. Levy, R.N.; Siegel, M.; Sedlin, E.D.; et al. Complications of Ender-pin fixation in basicervical, intertrochanteric, and subtrochanteric fractures of the hip. J Bone Joint Surg Am 65:66–69, 1983.

83. Lubovsky, O.; Liebergall, M.; Mattan, Y.; et al. Early diagnosis of occult hip fractures: MRI versus CT scan. Injury 36:788–792, 2005.

84. Luthje, P. Incidence of hip fracture in Finland: A forecast for 1990. Acta Orthop Scand 56:223–225, 1985.

85. Lyon, L.J.; Nevins, M.A. Nontreatment of hip fractures in senile patients. JAMA 238:1175–1176, 1977.

86. MacEachern, A.G.; Heyse-Moore, G.H. Stable intertrochanteric femoral fractures: A misnomer? J Bone Joint Surg Br 65:582–583, 1983.

87. Madsen, J.E.; Naess, L.; Aune, A.K.; et al. Dynamic hip screw with trochanteric stabilizing plate in the treatment of unstable proximal femoral fractures: A comparative study with the Gamma nail and compression hip screw. J Orthop Trauma 12:241–248, 1998.

88. Mariani, E.M.; Rand, J.A. Nonunion of intertrochanteric fractures of the femur following open reduction and internal fixation: Results of second attempts to gain union. Clin Orthop Relat Res 218:81–89, 1987.

89. McGuire, K.J.; Bernstein, J.; Polsky, D.; et al. The 2004 Marshall Urist award: Delays until surgery after hip fracture increase mortality. Clin Orthop Relat Res 428:294–301, 2004.

90. McLoughlin, S.; Wheeler, D.L.; Rider, J.; et al. Biomechanical evaluation of the dynamic hip screw with two- and four-hole side plates. J Orthop Trauma 14:318–323, 2000.

91. Meislin, R.J.; Zuckerman, J.D.; Kummer, F.J.; et al. A biomechanical analysis of the sliding hip screw: The question of plate angle. J Orthop Trauma 4:130–136, 1990.

92. Melton, L.J. Hip fractures: A worldwide problem today and tomorrow. Bone 14(Suppl 1):S1–S8, 1993.

93. Mermelstein, L.E.; Chow, L.C.; Friedman, C.; et al. The reinforcement of cancellous bone screws with calcium phosphate cement. J Orthop Trauma

10:15–20, 1996.

94. Miedel, R.; Ponzer, S.; Törnkvist, H.; et al. The standard Gamma nail or the Medoff sliding plate for unstable trochanteric and subtrochanteric fractures: A randomised, controlled trial. J Bone Joint Surg Br 87:68–75, 2005.

95. Miller, C.W. Survival and ambulation following hip fracture. J Bone Joint Surg Am 60:930, 1978.

96. Moed, B.R.; Watson, J.T. Retrograde intramedullary nailing without reaming of fractures of the femoral shaft in multiply injured patients. J Bone Joint Surg Am 77:1520–1527, 1995.

97. Moller, B.N.; Lucht, U.; Grymer, F.; et al. Early rehabilitation following osteosynthesis with the sliding hip screw for trochanteric fractures. Scand J Rehabil Med 17:39–43, 1985.

98. Moller, B.N.; Lucht, U.; Grymer, F.; et al. Instability of trochanteric hip fractures following internal fixation: A radiographic comparison of the Richards sliding screw-plate and the McLaughlin nail-plate. Acta Orthop Scand 55:517–520, 1984.

99. Moore, D.C.; Frankenburg, E.R.; Goulet, J.A.; et al. Hip screw augmentation with an in situ-setting calcium phosphate cement: An in vitro biomechanical analysis. J Orthop Trauma 11:577–583, 1997.

100. Moran, C.G.; Wenn, R.T.; Sikand, M.; et al. Early mortality after hip fracture: Is delay before surgery important? J Bone Joint Surg Am 87:483–489, 2005.

101. Müller, M.E.; Allgöwer, M.; Schneider, R.; et al. The Comprehensive Classification of Fractures of Long Bones, 3rd ed. New York, Springer-Verlag, 1990, p. 118.

102. Nelson, C.L.; Green, T.G.; Porter, R.A. One day versus seven days of preventive antibiotic therapy in orthopaedic surgery. Clin Orthop Relat Res 176:258–263, 1983.

103. Noble, P.C.; Alexander, J.W.; Lindahl, L.J. The anatomic basis of femoral component design. Clin Orthop Relat Res 235:148, 1988.

104. Nordin, M.; Frankel, V. Biomechanics of bone. In Nordin, M.; Frankel, V., eds. Basic Biomechanics of the Musculoskeletal System. Philadelphia, Lea & Febiger, 1989, pp. 3–29.

105. Orthopaedic Trauma Association Committee for Coding and Classification. Fracture and dislocation compendium. J Orthop Trauma 10(Suppl 1):32–35, 1996.

106. Owen, R.A.; Melton, L.J., 3rd; Gallagher, J.C.; et al. The national cost of acute care of hip fractures associated with osteoporosis. Clin Orthop Relat Res 150:172–176, 1980.

107. Pajarinen, J.; Lindahl, J.; Michelsson, O.; et al. Peritrochanteric femoral fractures treated with a dynamic hip screw or a proximal femoral nail: A randomised study comparing post-operative rehabilitation. J Bone Joint Surg Br 87:76–81, 2005.

108. Pajarinen, J.; Lindahl, J.; Savolainen, V.; et al. Femoral shaft medialisation and neck-shaft angle in unstable peritrochanteric femoral fractures. Int Orthop 28:347–353, 2004.

109. Parker, M.J. Cutting-out of the dynamic hip screw related to its position. J Bone Joint Surg Br 74:625, 1992.

110. Parker, M.J.; Handoll, H.H. Gamma and other cephalocondylic intramedullary nails versus extramedullary implants for extracapsular hip fractures. [Update of Cochrane Database Syst Rev 4: CD000093, 2002; PMID: 12519535]. Cochrane Database Syst Rev 1:CD000093, 2004.

111. Parker, M.J.; Pryor, G.A. Gamma versus DHS nailing for extracapsular femoral fractures: Meta-analysis of ten randomised trials. Int Orthop 20:163–168, 1996.

112. Phillips, C.D.; Pope, T.L., Jr.; Jones, J.E.; et al. Nontraumatic avulsion of the lesser trochanter: A pathognomonic sign of metastatic disease? Skeletal Radiol 17:106–110, 1988.

113. Pho, R.W.; Nather, A.; Tong, G.O.; et al. Endoprosthetic replacement of unstable, comminuted intertrochanteric fracture of the femur in the elderly, osteoporotic patient. J Trauma 21:792–797, 1981.

114. Quinn, S.F.; McCarthy, J.L. Prospective evaluation of patients with suspected hip fracture and indeterminate radiographs: Use of T1-weighted MR images. Radiology 187:469–471, 1993.

115. Radford, P.J.; Needoff, M.; Webb, J.K. A prospective randomised comparison of the dynamic hip screw and the Gamma locking nail. J Bone Joint Surg Br 75:789–793, 1993.

116. Rantanen, J.; Aro, H.T. Intramedullary fixation of high subtrochanteric femoral fractures: A study comparing two implant designs, the Gamma nail and the intramedullary hip screw. J Orthop Trauma 12:249–252, 1998.

117. Rao, J.P.; Banzon, M.T.; Weiss, A.B.; et al. Treatment of unstable intertrochanteric fractures with anatomic reduction and compression hip screw fixation. Clin Orthop Relat Res 175:65–71, 1983.

118. Rizzo, P.F.; Gould, E.S.; Lyden, J.P.; et al. Diagnosis of occult fractures about the hip: Magnetic resonance imaging compared with bone-scanning. J Bone Joint Surg Am 75:395–401, 1993.

119. Rogers, F.B.; Shackford, S.R.; Keller, M.S. Early fixation reduces morbidity and mortality in elderly patients with hip fractures from low-impact falls. J Trauma 39:261–265, 1995.

120. Sarmiento, A. Avoidance of complication of internal fixation of intertrochanteric fractures: Experience with 250 consecutive cases. Clin Orthop Relat Res 53:47, 1967.

121. Sarmiento, A. Intertrochanteric fractures of the femur: 150-degree-angle nail-plate fixation and early rehabilitation: A preliminary report of 100 cases. J Bone Joint Surg Am 45:706, 1963.

122. Saudan, M.; Lübbeke, A.; Sadowski, C.; et al. Peritrochanteric fractures: Is there an advantage to an

intramedullary nail? A randomized, prospective study of 206 patients comparing the dynamic hip screw and proximal femoral nail. J Orthop Trauma 16:386–393, 2002.

123. Schatzker, J.; Ha'eri, G.B.; Chapman, M. Methylmethacrylate as an adjunct in the internal fixation of intertrochanteric fractures of the femur. J Trauma 18:732–735, 1978.

124. Schipper, I.B.; Steyerberg, E.W.; Castelein, R.M.; et al. Treatment of unstable trochanteric fractures: Randomised comparison of the Gamma nail and the proximal femoral nail. J Bone Joint Surg Br 86: 86–94, 2004.

125. Sexson, S.B.; Lehner, J.T. Factors affecting hip fracture mortality. J Orthop Trauma 1:298–305, 1987.

126. Sherk, H.H.; Foster, M.D. Hip fractures: Condylocephalic rod versus compression screw. Clin Orthop Relat Res 192:255–259, 1985.

127. Simmermacher, R.K.; Bosch, A.M.; Van der Werken, C. The AO/ASIF-proximal femoral nail (PFN): A new device for the treatment of unstable proximal femoral fractures. Injury 30:327–332, 1999.

128. Sorensen, T.S.; Colding, H.; Schroeder, E.; et al. The penetration of cefazolin, erythromycin and methicillin into human bone tissue. Acta Orthop Scand 49:549–553, 1978.

129. Swiontkowski, M.F. Ipsilateral femoral shaft and hip fractures. Orthop Clin North Am 18:73–84, 1987.

130. Uden, G.; Nilsson, B. Hip fracture frequent in hospital. Acta Orthop Scand 57:428–430, 1986.

131. Utrilla, A.L.; Reiq, J.S.; Munoz, F.M.; et al. Trochanteric Gamma nail and compression hip screw for trochanteric fractures: A randomized, prospective, comparative study in 210 elderly patients with a new design of the Gamma nail. J Orthop Trauma 19:229–233, 2005.

132. Vahl, A.C.; Dunki Jacobs, P.B.; Patka, P.; et al. Hemiarthroplasty in elderly, debilitated patients with an unstable femoral fracture in the trochanteric region. Acta Orthop Belg 60:274–279, 1994.

133. Wahl, C.; Baumgaertner, M. Intramedullary fixation: A more efficient technique for peritrochanteric fractures of the hip? Orthopaedic Trauma Association 15th Annual Meeting, Charlotte, North Carolina, October 22–24, 1999. Available at: www.ota.org.

134. Ward, F.O. Human Anatomy. London, Renshaw, 1838.

135. Watson, J.T.; Moed, B.R.; Cramer, K.E.; et al. Comparison of the compression hip screw with the Medoff sliding plate for intertrochanteric fractures. Clin Orthop Relat Res 348:79–86, 1998.

136. White, B.L.; Fisher, W.D.; Laurin, C.A. Rate of mortality for elderly patients after fracture of the hip in the 1980s. J Bone Joint Surg Am 69:1335–1340, 1987.

137. Winter, W.G. Nonoperative treatment of proximal femoral fractures in the demented, nonambulatory patient. Clin Orthop Relat Res 218:97–103, 1987.

138. Yian, E.H.; Banerji, I.; Matthews, L.S. Optimal side plate fixation for unstable intertrochanteric hip fractures. J Orthop Trauma 11:254–259, 1997.

139. Yoshimine, F.; Latta, L.L.; Milne, E.L. Sliding characteristics of compression hip screws in the intertrochanteric fracture: A clinical study. J Orthopaedic Trauma 7:348–353, 1993.

140. Zain Elabdien, B.S.; Olerud, S.; Karlström, G. The influence of age on the morphology of trochanteric fracture. Arch Orthop Trauma Surg 103:156–161, 1984.

141. Zuckerman, J.D.; Sakales, S.R.; Fabian, D.R.; et al. Hip fractures in geriatric patients: Results of an interdisciplinary hospital care program. Clin Orthop Relat Res 274:213–225, 1992.

142. Zuckerman, J.D.; Skorron, M.L.; Koval, K.J.; et al. Postoperative complications and mortality associated with operative delay in older patients who have a fracture of the hip. J Bone Joint Surg Am 77: 1551–1556, 1995.

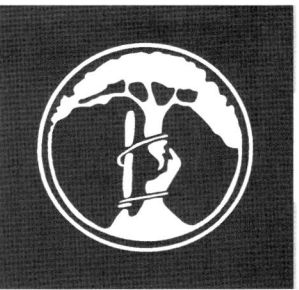

第**50**章

创伤后髋关节重建

George J.Haidukewych,M.D.

在美国,髋骨折患者的数量持续性增加[27]。切开复位和内固定可以治愈多数股骨颈骨折和股骨转子间骨折。然而,逐渐增长的髋骨折数量意味着即使患者骨不连和早期固定失败的比例低[27,28]也将导致许多医生遇到很多问题。目前大多数股骨近端骨折采取手术治疗,缺乏必要资源和术后有大量并发症时除外。内植物应用于不适合的骨折类型、内植物位置不良和骨质量差都将增加骨折固定物失败可能性[5,19,27]。有效挽救策略很重要,因为受累患者会发生严重功能障碍。主要治疗方法包括翻修内固定,伴或不伴骨移植或假体置换。治疗失败挽救方法应根据骨折是发生在股骨颈还是发生在转子间水平进行分类。根据生理年龄、活动能力、剩余骨质量、股骨头的生存能力和髋关节表面情况,选择个体化治疗。本章主要讲述这类患者的评估、手术选择和股骨颈和转子间骨折治疗失败后挽救手术结果。

第一节 术前评估

医生评估髋骨折内固定失败患者时,应该考虑到隐性感染是造成固定失败的可能病因。医生在术前应获得手工全血细胞计数分类、沉降速率和血清C-反应蛋白的检查结果。不常规进行骨不连部位吸引术,因为在操作上很难获得足够空间,且文献没有记录吸引术结果的稳定性。术中对骨不连部位切下组织进行冰冻切片组织学检查。如果有感染征象,所有固定物都应去除,然后进行细菌培养,清除坏死组织,放置浸渍抗生素的甲基丙烯酸酯链或垫环。如果考虑二期关节置换术,随后股骨头发生感染应行 Girdlestone 切除并放置浸渍抗生素的垫环。静脉抗生素治疗一段时间

后进行最终重建治疗。当出现感染时,作者支持分阶段治疗,无论是关节置换还是试图挽救股骨头。

虽然固定物失败导致骨不连和持续骨折不稳定造成骨不连诊断都不困难,但有时骨不连很不明显,诊断非常困难。内固定数月后患者仍感到持续性疼痛和行走困难。X 线片可以显示骨折移位或固定物脱出。Alho 等[1]研究了预期有内固定股骨颈骨折失败的影像学表现。现在认为 3 个月是评估预后的临界时间。骨折移位 10 mm、螺钉位置改变超过 5%、螺钉脱出 20 mm 或螺钉穿透股骨头都与较高的再次手术率有关。如果平片不能确诊,CT 能够帮助确诊是否存在骨连接(图 50-1 和图 50-2)。急性骨折固定物失败、不能接受骨折对线或确诊了骨折骨不连通常考虑再次手术。尽管大多数患者 3 个月后评价预期愈合非常合理,但也有一些患者 3 个月以内就存在明显固定失败,特别是影像学上有进展但没有完全愈合的,有必要进行长期观察。

髋骨折后,有症状畸形愈合很少报道。髋骨折后,股骨颈缩短、转子间区域缩短和大转子畸形愈合都可能发生,它们将导致肢体不等长或破坏髋生物力学结构导致跛行或疼痛(图 50-3)。大多数病例可以接受适度不良的髋部生物力学从而获得良好的稳定位置骨沉积和骨折连接。对于严重畸形选用挽救手术很少有记录,大部分数据来源于被忽视的转子间骨折治疗病例。小系列病例研究中[32],对于有症状的转子间畸形年轻患者建议适当截骨治疗,而老年患者一般进行髋关节置换术。现在需要更多研究以确定理想方式来预防和挽救髋骨折后畸形。

平片可以评估股骨头的生存能力,借助影像学改变可以发现骨坏死:斑点状硬化骨、骨小梁吸收、微小

1843

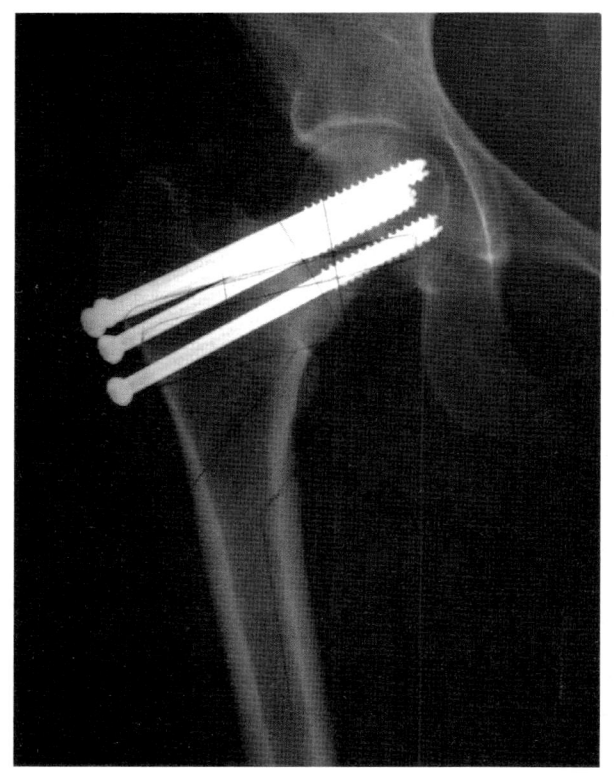

图 50-1 35 岁女性,正位片,内固定治疗股骨颈的骨折脱位后患者持续性腹股沟疼痛 1 年。

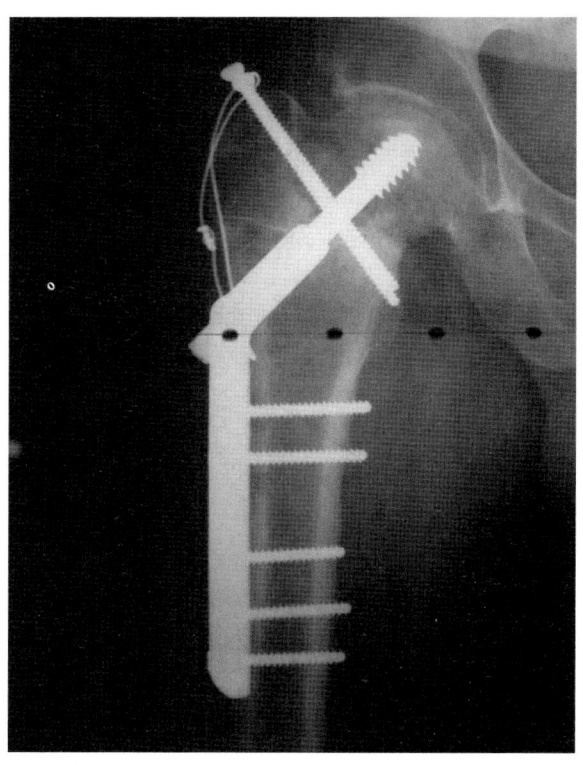

图 50-3 转子间骨折内固定后出现有症状的畸形愈合,造成跛行和肢体不等长。

骨折和软骨下骨塌陷(见第 48 章,缺血性坏死部分)。如果必要时,可以使用骨扫描或 MRI(如果使用的是钛植入物)[22]。因为对于年轻患者没有塌陷的股骨头,所有尝试都在保留股骨头,甚至出现成片缺血性骨头,作者很少使用其他医疗器械。

评价髋骨折治疗失败患者时,应该考虑到一些特

殊患者的问题。医疗及营养优化是非常可取的,特别是糖尿病老年患者,通常在术前完成。计划进行截骨术(截骨或重新内固定)时应该戒烟,因为它对骨愈合会产生损伤作用。

第二节 年轻患者股骨颈骨折治疗失败后挽救方法

年轻患者股骨颈骨折发生骨不连通常应用挽救股骨头和保留髋关节的方法治疗。很少有人认为保留股骨头相比假体置换不可取。最初应用的挽救年轻患者股骨颈骨不连的方法分为两类:一是在骨折部位改善力学环境(例如,外翻截骨术),二是在骨不连部位改善力学环境和应用一些形式的骨移植(非血管化骨移植、带血管蒂游离骨移植或带肌蒂骨移植)[22]。

一、骨移植

Judet-Meyers 股方肌带蒂移植术是最广泛研究的技术,能提供带血管蒂骨移植改善骨不连位置的生物学[3,40,41](见第 48 章骨不连部分)。后方骨质缺失或对

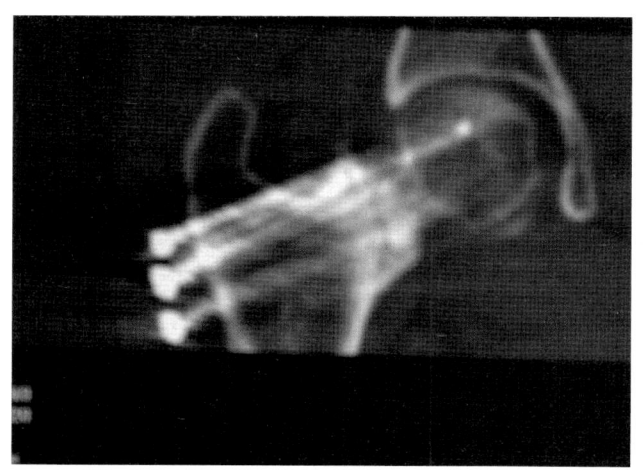

图 50-2 CT 显示连续的垂直骨折线,确诊骨不连。

线良好骨折伴小剪切角都是骨移植适应证。表 50-1 总结了各种骨移植技术治疗股骨颈骨不连的结果。这些技术的适应证已经有了很好的阐述；然而，它们对于漏诊骨折、尝试固定物失败骨折或对线良好的骨不连伴缺血性坏死非常有效。现代文献表明任何一种骨移植方法都有显著优势是无事实根据的。

二、外翻截骨术

Pauwels 提出的转子间外翻截骨术，将骨不连位置的剪切力转变成压缩力。从而促进骨折愈合（图 50-4）。Marti 等[36]报道了 50 例应用转子间外翻截骨术治疗的股骨颈骨不连，患者平均年龄为 53 岁。86% 的骨不连患者平均 4 个月骨愈合。22 例患者在截骨术时在影像学上有骨坏死迹象（不伴有塌陷），只有 3 例（14%）显示进行性股骨头塌陷，需要进行髋关节置换。Anglen[2]报道了 13 例股骨颈骨折内固定失败经外翻截骨术治疗后平均 25 个月的临床结果。所有骨折愈合，13 例中有 11 例有好到优的临床结果。2 例（15%）由于骨坏死需要改用关节置换治疗。Ballmer[4]报道了 17 例

外翻截骨术治疗股骨颈骨不连临床结果。17 例中有 12 例截骨术后愈合；3 例需要调整固定但最终愈合，整体愈合率达到 88%；3 例（17%）发生渐进性缺血性坏死，需要髋关节置换。因此，即使有骨坏死区域，挽救股骨头的结果也是令人满意的（图 50-5）。如果出现股骨头节段性塌陷，作者很少使用外翻截骨术治疗，除了年轻和活跃患者，因为治疗结果难以预料，截骨术导致近端畸形，从而增加了后来全髋置换术的难度。

Wu 等[56]比较了 32 例应用滑动加压螺钉伴或不伴有转子间外翻截骨术治疗股骨颈骨不连，平均年龄 38 岁。所有骨不连平均 4.6 个月后愈合。尽管非截骨术组并发症很少，但作者建议肢体缩短超过 1.5 cm 患者进行外翻截骨术治疗，因为外翻截骨术可帮助恢复肢体长度。

以前的研究重点在截骨术治疗后骨愈合率和骨坏死进展上，很少报道挽救手术后临床功能恢复。最近，Mathews 等[37]对 15 例外翻截骨术治疗股骨颈骨不连评估了术后 4 年的功能恢复情况。尽管大多数患者骨愈合且未发生缺血性坏死，但患者常发生跛行，可

					表 50-1 各种骨移植技术治疗股骨颈骨不连的结果				
系列研究	患者数量	平均 F/U	平均年龄	术前 AVN（%）	移植类型	骨折不愈合（%）	AVN 进展（%）	改用 THA 治疗（%）
LeCroy 等[29]	22	85 个月	29	所有 16/22 Ⅰ 或 Ⅱ 期 6/22 Ⅲ 期	游离血管腓骨	20/22（91%）	13/22（59%）	2/22
Nagi 等[43]	40 例漏诊骨折	68 个月	35	8/40（20%）	游离血管腓骨	37/40（93%）	7/40（18%）	3/40
Hou 等[21]	5 例漏诊骨折	2 年	24	无	带蒂髂骨嵴（旋髂深动脉）	5/5（100%）	无	无
Leung 和 Shen[31]	15	3.5 年	38	无	带蒂髂骨嵴（旋髂深动脉）	15/15（100%）	1/15	1/15
Nagi 等[44]	26	29 个月	39	4/26（15%）	无血管腓骨自体移植	25/26（96%）	0	无
Baksi[3]	56	35 个月	42	34/56（61%）Ⅰ 或 Ⅱ 期	带肌肉蒂股四头肌	42/56（75%）	2/34（6%）	无记录
Meyers 等[40]	32	14 例随访 >1 年	16~79	无记录	带肌肉蒂股四头肌	23/32（72%）	无记录	无记录
Bonfiglio 等[11]	77	5 年	31~79	所有	自体腓骨移植，无血管蒂	72/77（94%）	无记录	无记录
Henderson[20]	77	69 随访至愈合	46	无记录	自体腓骨或胫骨移植，无血管蒂	46/49（94%）	无记录	无记录

AVN：缺血性坏死；THA：全髋关节置换。

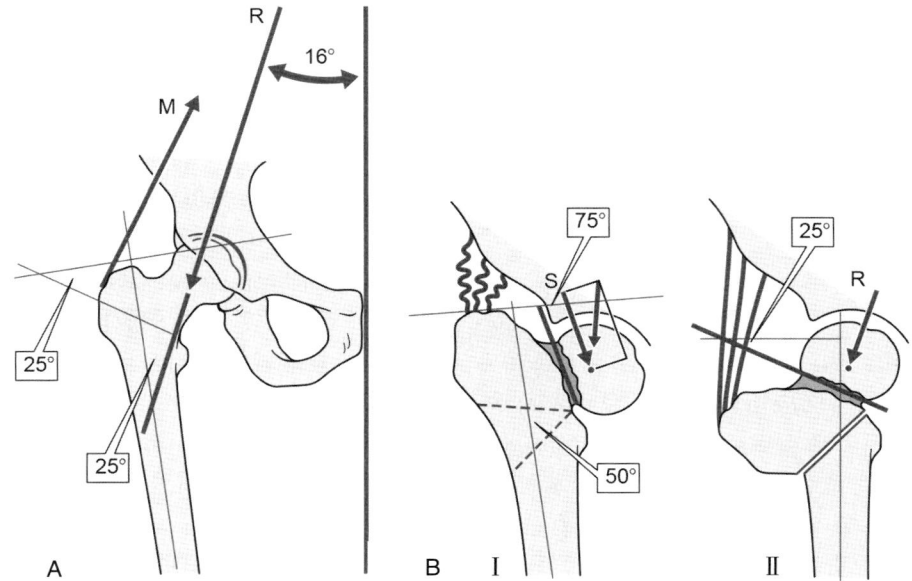

图 50-4 外翻截骨术处理股骨骨折的不愈合。(A)Pauwels(1976)指出,合力(R)是由体重和外展肌肌力(M)产生。他指出,合力与垂直面夹角约 16°,与股骨干解剖轴夹角约 25°。(B I)Pauwels 指出典型股骨颈骨不连处于垂直位置,因此正常的髋关节负重可以产生显著的剪切力。他建议外翻截骨术改变骨不连位置,使其承受压缩力而不是剪切力。(B II)注意截骨后在骨不连位置产生压缩作用。然而,手术明显向内移位股骨干,这样会影响步态,也减少了股骨偏心距,造成与膝关节对线不良。现在应用双角固定装置的截骨术试图将股骨干保持在外侧。(A,Modified from Muller,M.E. Indications,localization,and pre-operative planning of proximal femoral osteotomies in posttraumatic states. Chapter7.In : Hierholzer,G.; Muller,K.H.,eds. Corrective Osteotomies of the Lower Extremity after Trauma .Berlin,Heidelberg,New York,Springer-Verlag,1985,B,From Pauwels,F. Biomechanics of the Normal and Diseased Hip.New York, Springer-Verlag,1976,p.83.)

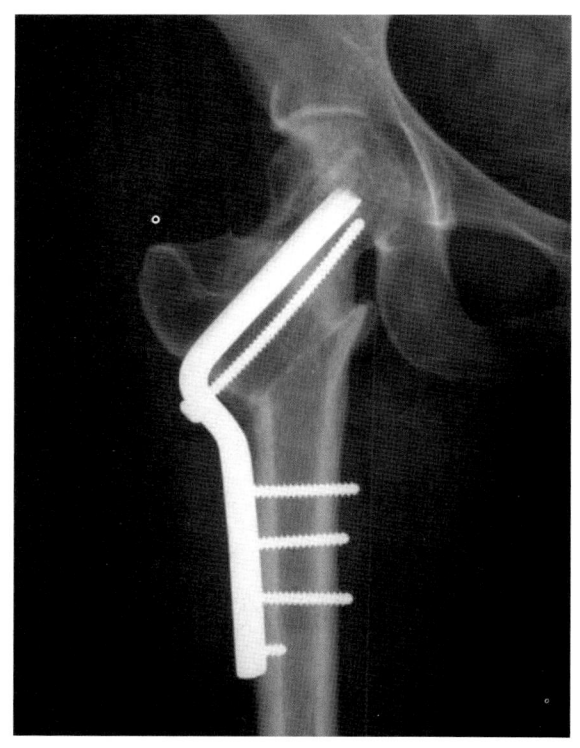

图 50-5 转子间外翻截骨术后随访 X 线片。

能由于股骨偏心距和外展肌力臂缺失造成。

根据作者经验,大多数股骨颈骨不连的年轻患者都是由力学原因而不是生物学原因造成。最初骨折及后来发生的骨不连通常有大的剪切角（Pauwel III 型）、缩短和内翻畸形。因此,作者偏好进行转子间外翻截骨术的挽救手术。

转子间外翻截骨术技术已得到明确阐述,特别是 Maurice Müller[42]。原理是将垂直的骨折线转变成比较水平的骨折线,使骨折位置的剪切力为最小,从而促进愈合。为了垂直于关节牵引合力,骨不连平面与股骨轴线成 20°~30°夹角(见图 50-4)[36]。因此,截除基底朝向外侧转子间楔形骨块形成的角度正好是处于垂直位置的骨不连与截骨后理想位置(重新定位角度)的角度差值。例如,骨不连位置与水平线成 75°的患者(如图 50-4、图 50-6 和图 50-7 所示),需要从转子间区域截除 50°楔形骨块,从而使骨不连处于合适位置。Anglen 建议常规截除 25°~30°的基底外侧楔形骨块[2]。然而,当出现明显畸形或骨不连位置变得更陡峭时,外翻截骨术可能不能充分抵抗剪切力。借助传统髋关节正位像

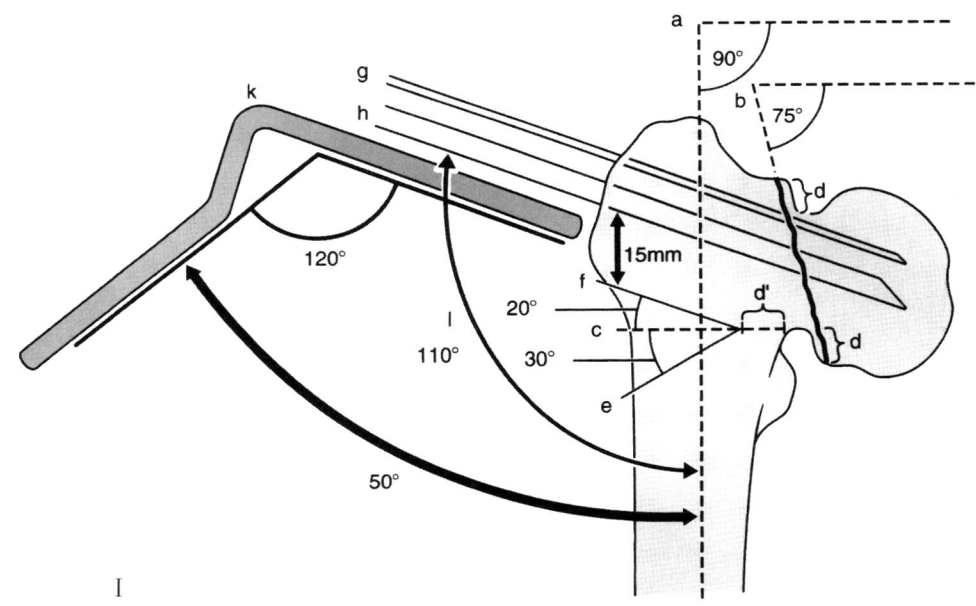

图 50-6　插图显示 Maurice Müller 50°外翻截骨治疗股骨颈骨不连。骨不连与垂直于股骨解剖轴线的延长线成 75°。Pauwels 证明髋关节合力方向与股骨解剖轴成 25°夹角。因此，垂直于合力的延长线与垂直于股骨长轴的延长线成 25°角。因此，矫正角度（使骨不连垂直于合力方向）比骨不连与股骨长轴垂线角度小 25°，见(b)确定角度。在这一病例中，矫正度数是 50°(75°−25°)。

显示固定物是 120°双角 AO 截骨角钢板。这一钢板可以避免过度内侧移位和股骨干缩短。与图 50-4 相比，股骨干位于外侧位。截骨应该紧邻小转子上方，进行横行切割。在股骨外侧的近端和远端切除进行截骨，形成一个闭合的楔形骨块结构。为了稳定愈合，固定后至少保证 1/3 的截骨面对合。角钢板的刃板在下位股骨头插入，平行于股骨近端最后的截骨面。刃板与近端截骨面的距离至少 15mm，这样可以使保留的骨桥足够强壮。如果刃板通过这种方式进入到近端部分，钢板与股骨干的角度就是所需要的复位角度。

肢体在正位像上处于内旋位，手术计划步骤如下：

a.画出股骨的解剖轴线，并画一条垂直于轴线的延长线。

b.确定骨不连的方位，画一条代表骨不连方位的线，测量其与垂直股骨长轴延长线的夹角。如前面解释，矫正角度小于上述夹角 25°，通过矫正使骨不连平面外翻旋转从而达到截骨目的(在这个病例，75°−25°=50°)。

c.画出截骨的基线，通过股骨距并紧邻近端的小转子，应垂直于股骨轴线。

d.股骨头是否有"打滑尾端"？需要测量股骨颈的上表面和下表面，见图示。沿横行的截骨基线向外侧移位相似距离(d')，能够矫正产生的畸形。

e.始于 d'外侧尾端，横行截骨基线下方，画一条与基线成 30°角的线。120°钢板决定了它的角度小于 90°，从而保证刃板最终位置平行于拟行的截骨面。

f.在近端部分，从相同的位置，在基线上方，画一条与基线成 20°的线。这一角度计算方法是选择的矫正角度减去 30°（见步骤 e）。

g.插入一导丝（定位坐位凿和刃板），尽量远离头侧，并平行于近端截骨平面，见步骤 f.首先沿股骨颈前侧插入一骨外导丝。骨内导丝(g)应平行于骨外导丝，充分靠前侧标明坐位凿合适的骨外路径。

h.画出较远端坐位凿，同样平行于 f，在凿与近端截骨平面至少保留 15mm 骨质，保证刃板在近端股骨部分的良好固定。坐位凿位于股骨头下半部分尽可能远的部位。它的长度与刃板长度相对应，使用醋酸纤维模板选择角钢板（提供可用的价值）。手术时，插入坐位凿，并应保持松动，截骨时很容易去除。

i.根据前述的标记，可以通过透视定位导丝和坐位凿，计算角度能够帮助进一步定位坐位凿(180°−120°=60°+50°=110°即复位角度)。刃板必须平行于前倾的股骨颈，并且足够靠前侧，保证其不穿过颈部后侧皮质，因为穿过后侧皮质可能损伤股骨头的血运。

j.使用 120°双角钢板的醋酸纤维模型，将其刃板插入坐位凿的位置，校正前标记。钢板和股骨干之间角度应该为 50°复位角度，为使截骨完成后钢板可以固定到股骨干上，获得满意的矫正。在这一阶段，为了描绘完整的截骨，应该校对计划进行的近端和远端部分的位置，然后画出钢板预期位置。很重要的一点是要记住使用合适的角钢板对达到骨折间稳定固定非常有必要。(From Müller, M.E.;Allgöwer, M.;Schneider, R.;et al. Manual of Internal Fixation.Techniques Recommended by the AO-ASAF Group, 2nd ed. Berlin, Springer-Verlag, 1979, pp.363, 365.)

通常不能控制外旋畸形,确定和测量股骨颈骨不连位置非常困难。医生必须进行肢体内旋位照相,这样可以保证前倾的股骨头位于平片上。应用透视或重建CT扫描可以帮助定位,从而准确地调整角度。在转子间截骨时,可以评估和纠正矢状位上的对线和旋转。截除的楔形骨块可以倾斜于矢状面,一般都能纠正屈曲挛缩,通过Thomas试验可以发现屈曲挛缩。通过观察患者俯卧位髋旋转范围与正常范围的差别来确定和评估旋转不良。

认真的术前计划对于选择合适的矫正角度、决定截骨术和切除楔形骨块位置及固定装置类型和大小很有必要。截骨术操作非常复杂。适当的术前计划包括详细书写的手术步骤,谨慎的术前计划能够保证获得预期结果(图50-7)。

现在市面上有各种结构的角钢板。矫正25°截骨术可以应用95°角钢板固定。如果矫正更大的度数,建议使用110°或120°双角钢板。双角钢板能够防止股骨干内移。目标是适合调整骨不连位置,使其与合力方

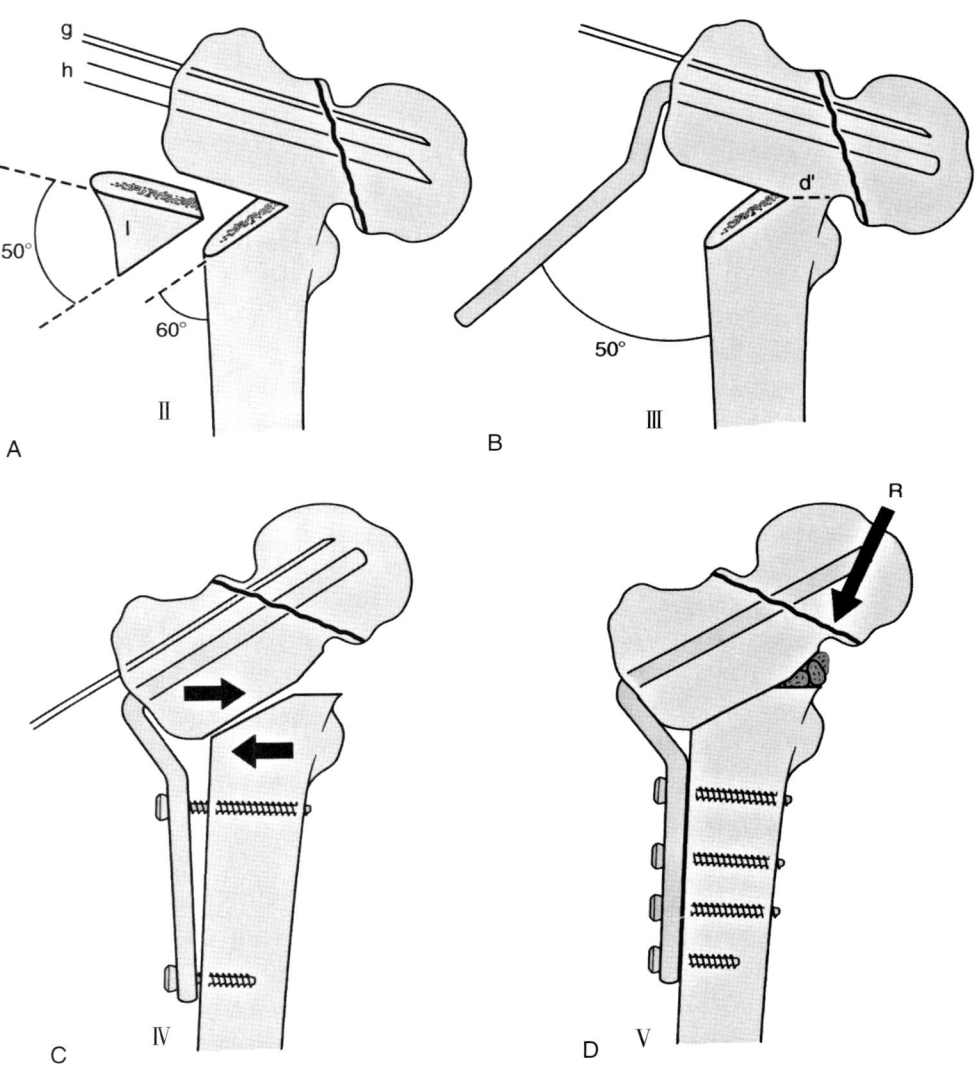

图50-7　(A)插入(和松开)定位凿子后,截除基底朝外的楔形骨块。(B)在适当位置插入角钢板,从而使截骨能获得外翻50°。(C)对于稍微过度外展远端股骨,应首先在股骨远端插入螺钉。接着插入和拧紧股骨干上端螺钉。产生骨折间压力使远端部分向外侧移位,从而紧靠在近端的斜行截骨面上。(D)完成固定。骨不连位置能够与合力(R)的方向垂直。如果需要的话,将切下楔形骨块移植到内侧。(From Müller,M.E.;Allgöwer,M.;Schneider,R.;et al .Manual of Internal Fixation.Techniques Recommended by the AO-ASAF Group,2nd ed . Berlin,Spriger-Verlag,1979,p.365.)

向垂直并达到牢固固定,从而能够立即活动和限制性负重。

作者倾向于在牵引床上进行转子间外翻截骨术,这样可以很好地透视股骨近端。将术前计划和手术步骤张贴在明显地方供手术中使用。去除所有内固定物后,标记截骨位置,截骨之前在近端角钢板插入位置使用凿子准备刃板的路径。标记正确的肢体旋转非常重要,可以使用克氏针在近端和远端标记,或在截骨术之前标记。凿子给刃板提供路径,应该位于适当深度,如果有必要应进行预钻孔,然后进行截骨。近端截骨应该平行于凿子路径,注意至少要留 1.5~2 cm 的骨质在刃板和近端截骨面之间,使骨桥失败减少到最小,这对于近端固定非常重要。现在可以买到金属的角导轨,可以测量计划要截除的转子间斜行骨块。将导轨放在股骨前面,然后进行透视。用克氏针标记截除楔形骨块的位置,使用锋利电锯进行截骨。定期冲洗冷却锋利的电锯非常重要,因为截骨导致此区域骨密度增加和热坏死,从而阻碍骨愈合。去除合适的楔形骨块以后将选用的角钢板植入股骨头。紧邻刃板的近端螺钉有助于保证近端固定。然后将股骨干置于外翻位,并拧入最远端螺钉(见图 50-7C 和 D)。拧紧股骨干部分的近端螺钉,使其紧靠钢板。插入近端部分的螺钉能够对骨折块提供稳固的压力。应该注意保证侧位像上截骨后近端和远端良好对线,防止产生畸形,否则以后的髋关节置换非常困难。同时,旋转对线应该保留或纠正。在截骨位置进行少量松质骨移植是非常明智的,从切下的楔形骨块取少量松质骨,在截骨线位置进行骨移植。应该告知患者尽管骨愈合率非常高,但经常出现跛行。最近,作者进行截骨术时尝试使股骨干向内移位减少到最小。一种方法是选用稍长刃板的角钢板。当刃板进入到合适深度,侧钢板仍处在股骨外侧,这样可以保持股骨干位于外侧。骨干内侧移位减少了偏心距,从而降低了外展肌效率和增加关节反作用力。另外,股骨干向内侧过度移位可能导致膝关节外翻畸形。

三、全髋关节置换术

尽管我们尽最大努力保留年轻患者的股骨头,但有时还是会出现一些情况需要髋关节置换术或髋关节固定术。例如,患者股骨头完全塌陷和骨不连已经不适合保留关节的手术。对于多次尝试保留关节失败和股骨头塌陷的年轻患者,作者都进行了关节置换手术。

第三节　老年患者股骨颈骨折治疗失败的挽救方法

对于老年患者,股骨颈骨折骨不连通常应用髋关节置换治疗,包括半髋关节置换和全髋关节置换。半髋关节置换不需要广泛的操作,不稳定性风险率低(图 50-8 和图 50-9)。髋关节软骨严重损伤的病例是全髋关节置换的适应证(图 50-10 和图 50-11)。髋臼软骨保存完整,根据医生的判定决定半髋或全髋关节置换治疗。术前全面 X 线检查和术中关节软骨检查可以帮助治疗的选择。根据医生偏好可以使用双极或单极组件;如果不进行全关节置换,作者通常选用双极组件。计划半髋置换时,也应准备好全髋关节置换的组件,因为术前 X 线评估可能低估了关节软骨损伤的程度。

股骨颈骨折失败后改换全髋关节置换治疗,有许多技术问题需要我们考虑。以前的固定物通常需要去除。由于废用性骨质疏松,股骨颈骨不连髋臼骨的质

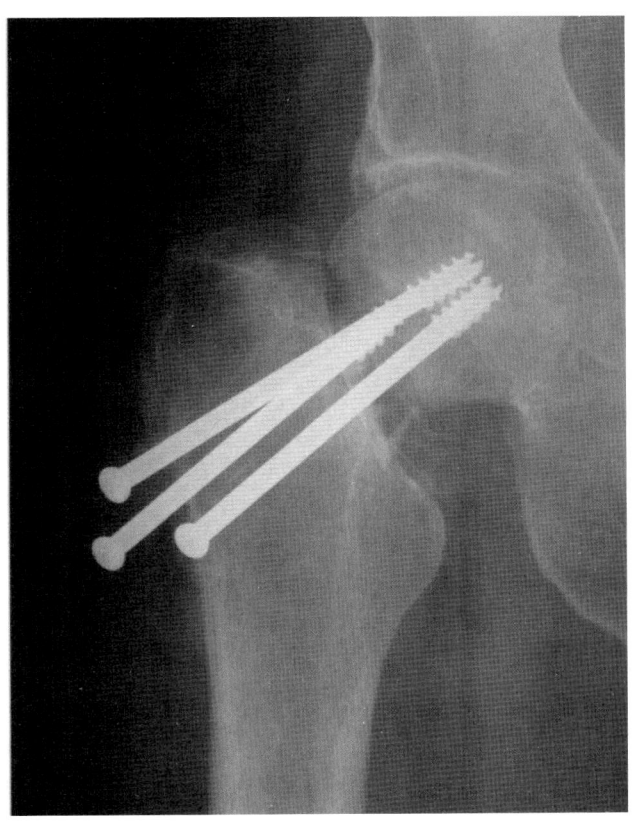

图 50-8　老年女性股骨颈骨折内固定失败的正位像。关节间隙保存良好。

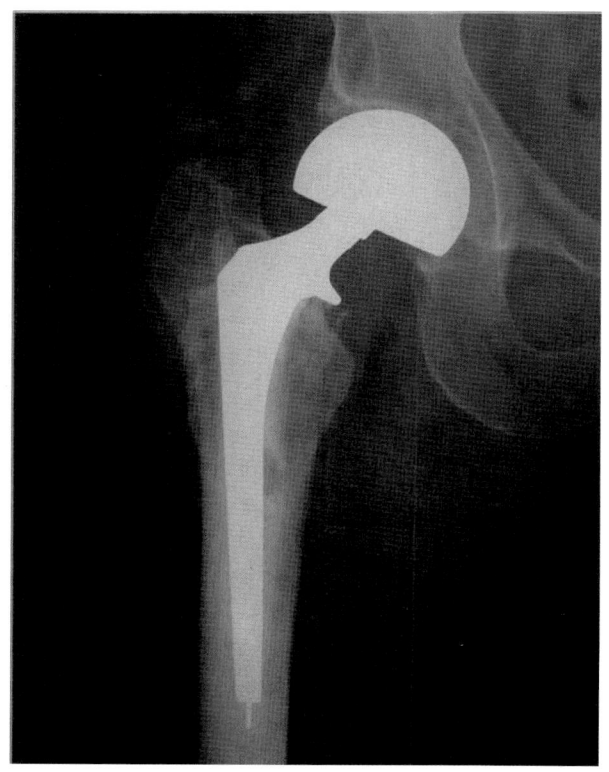

图 50-9　骨水泥型双极半髋关节置换术挽救。

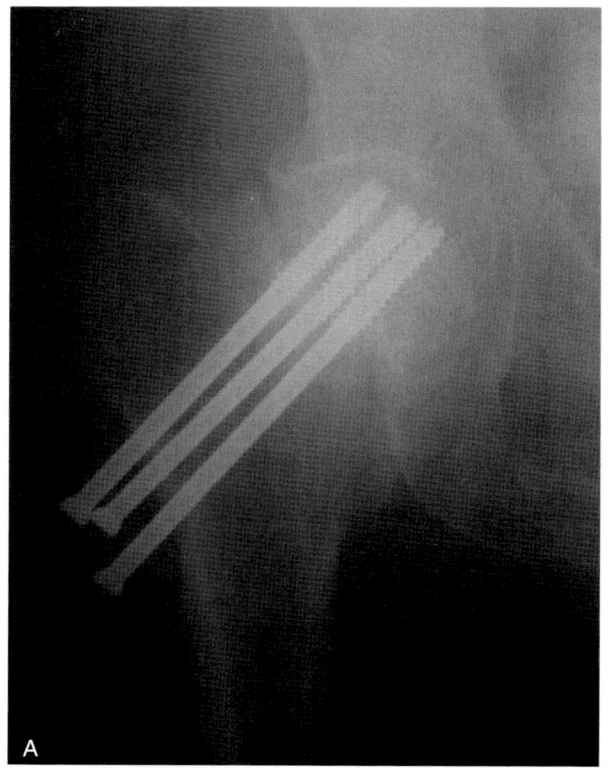
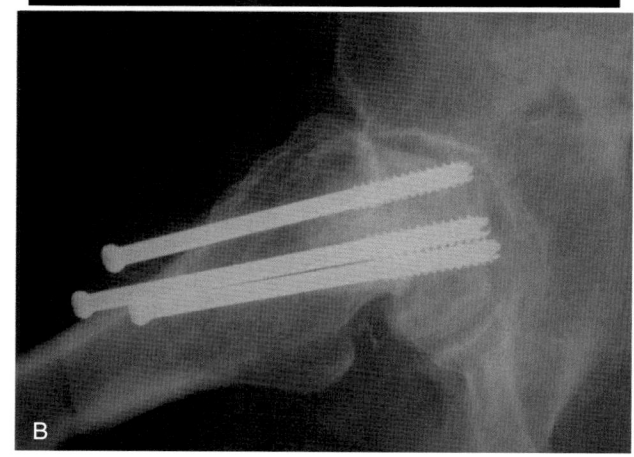

图 50-10　股骨颈骨折后发生骨不连和骨坏死的正位片(A)和侧位片(B)。

量一般很差。多数患者在这种情况下不会发生退行性髋关节炎,因此不会在髋关节置换位置有软骨下骨的硬化,软骨下骨硬化通常出现在因退行性关节炎进行的选择性髋关节置换中。使用非骨水泥假体,插入内固定物时可能会发生髋臼骨折或压接固定较差。建议使用髋臼锉,尽量保留软骨下骨。注意避免用力挤压髋臼组件。股骨颈骨折治疗失败改换髋关节置换的结果和并发症很少报道[14,16,26,45,52,53]。McKinley 和 Robinson[38]报道了配对比较 107 例股骨颈骨折切开复位内固定失败后行早期全髋置换挽救治疗组和 107 例股骨颈骨折初期进行全髋置换组研究结果。关节置换挽救组相比初期关节置换有明显较高的脱位发生率(21%对 8%)和感染率。关节置换挽救组相比初期关节置换组功能评分较差,假体使用寿命短。

　　Mabry 等[33] 报道了 1970 至 1977 年间,99 例 Charnley 髋关节置换治疗股骨颈骨不连。患者置换时平均年龄 68 岁(范围:36~92 岁)。82%的患者平均随访 12 年。12%的患者进行了翻修。翻修后 93%假体有 10 年的使用寿命;76%有 20 年使用寿命。老年患者(年龄大于 65 岁)假体使用寿命长。9%的患者不稳定,其中一半出现复发性脱位。因此,报道的结果证明了

全髋关节置换挽救股骨颈骨不连对老年患者的价值。应用较大直径的股骨头和直接外侧或前侧的手术入路可减少此类患者发生脱位的风险,但没有公开数据支持这一推论。

第四节　年轻患者转子间骨折治疗失败的挽救方法

　　翻修固定　年轻患者近端骨质能够充分进行内

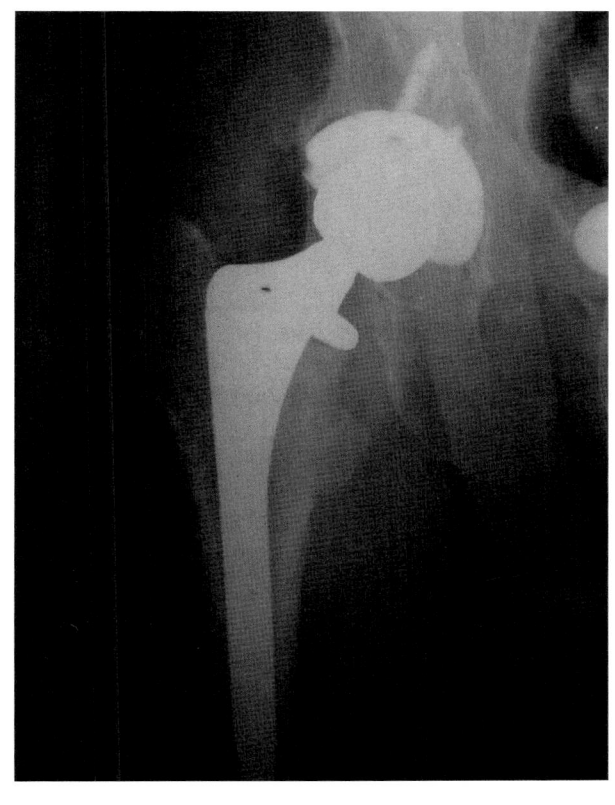

图 50-11　全髋关节置换术挽救。

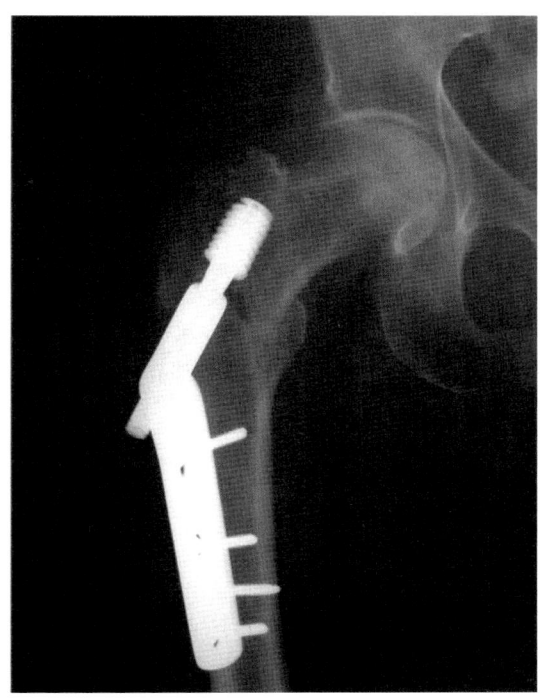

图 50-12　转子间骨折内固定失败。图示良好的近端骨质和保存良好的髋关节。

固定，最常用的治疗转子间骨折骨不连的方法是翻修内固定和选择性骨移植[18]。通常最好选用有固定角度钢板和自体骨移植,例如角钢板或动力踝螺钉。这些装置可以固定在骨质差的股骨头上，通常不会影响到以前的内植物(图 50-12 至图 50-16)。固定在股骨颈和股骨头不稳定固定物周围的骨缺损可以使用同种异体骨移植或自体骨移植或甲基丙烯酸甲酯骨水泥填充,从而增加近端稳定固定。幸运的是,年轻患者转子间骨折的骨不连不常发生。

已经发表了一些转子间骨不连的研究[15,25]。Mariani 和 Rand[35]报道了 11 例转子间骨不连再次切开复位和内固定治疗,患者平均年龄 53 岁。11 例中有 9 例(82%)平均 6 个月达到骨愈合。根据股骨头残留骨质的位置,能够成功使用各种内植物。Wu 等[55]报道了动力髋螺钉固定转子间骨折后拉力螺钉脱出的 14 例患者。在股骨头重新插入一枚拉力螺钉,骨水泥加固和转子间外翻截骨术。所有骨不连患者平均 5 个月骨愈合。Sarathy 等[50]报道了使用外翻截骨术,内侧移位和 130°角钢板固定治疗转子间骨不连的结果,7 例中有 6 例最终骨愈合。Haidukewych 和 Berry[18]报道了应用再次切开复位和内固定及选择性骨移植治疗 20 例转子间

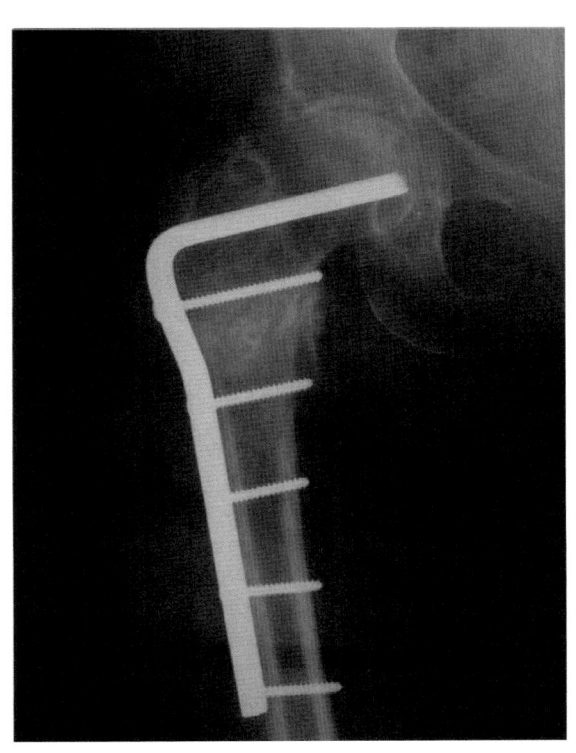

图 50-13　使用角钢板重新固定。图示角钢板固定在股骨头下部,骨质通常没有被以前固定物破坏。

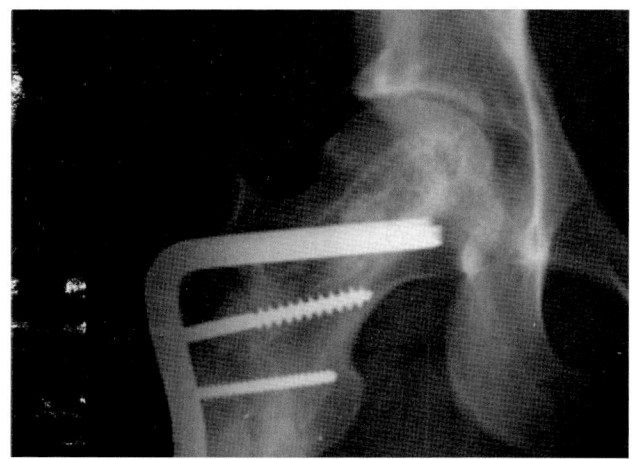

图 50-14 滑动髋螺钉固定失败后使用角钢板固定在股骨头的下部。

骨不连患者的结果。75%的病例使用了固定角度装置。20 例中有 19 例骨愈合。因此，可获得文献表明多种不同的内植物可以成功治疗转子间骨不连，只要能够稳定固定近端部分。

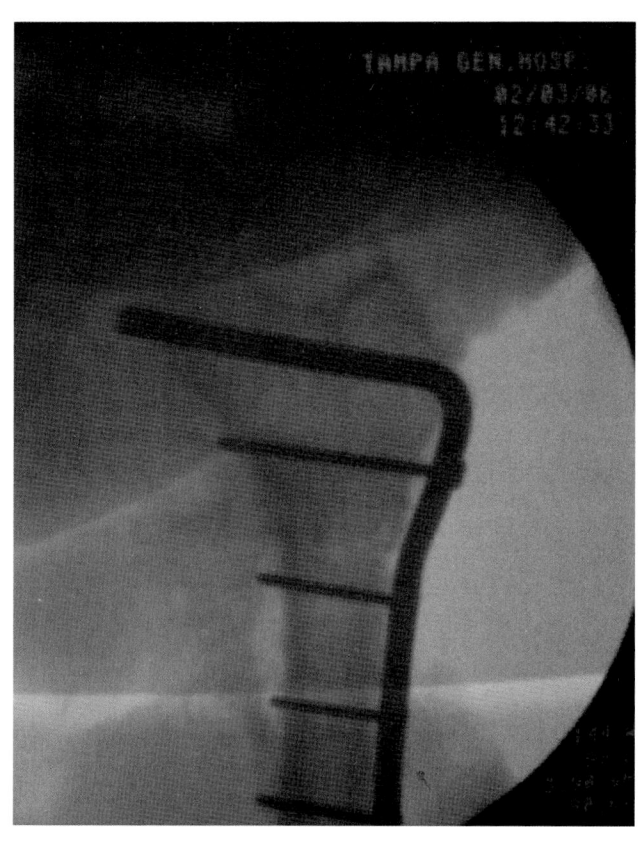

图 50-16 术后 X 线片显示解剖对线和角钢板固定。

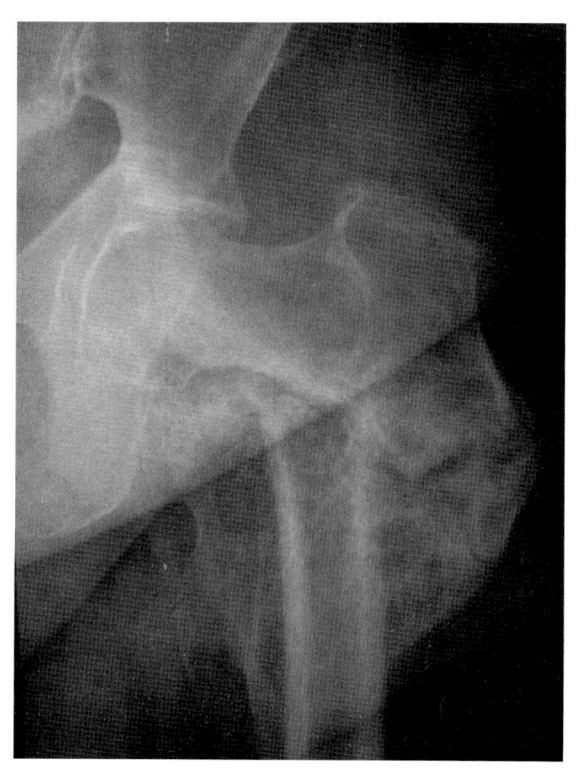

图 50-15 漏诊转子间骨折，出现有症状的畸形愈合和广泛的异位骨化。

第五节 老年患者转子间骨折治疗失败的挽救方法

大多数转子间骨折骨不连发生在老年患者，近端骨质较差，固定失败主要由于植入物从股骨头脱出[27]。根据患者特点、骨折类型、剩余骨质量和髋关节状态决定选用翻修内固定还是假体置换术。对于老年患者，关节置换有优势，它可以允许患者早期活动。

髋关节置换

转子间骨折固定失败后应用髋关节置换处理，需要考虑一些特殊的方法。医生必须决定使用全髋关节置换还是使用半髋关节置换。以前固定物从股骨头中脱落经常发生，导致髋关节的继发性损伤。这种情况或患者以前存在严重的关节炎都是全髋关节置换的适应证。关节保存完整可以考虑半髋关节置换（图 50-17 至图 50-24）。前面讨论的挽救股骨颈骨不连半髋置换和全髋置换的利弊也适用于转子间骨不连。

位于外侧股骨干的固定装置的缺点是产生应力集中,可导致股骨关节内骨折,特别是在扭曲力作用下。拆除固定物之前使髋关节初期脱位可能减少骨折发生率,但髋关节常僵硬,需要很大力量使其脱位。螺钉断裂经常出现。另外需要特殊的工具去除以前的固定装置,特殊断裂螺钉去除装置非常有用,包括环锯和抓持工具(例如,AO 断裂螺钉去除装置)。

转子间骨折固定失败后,大多患者在常规全髋关节置换的标准切除水平下方有骨缺损。因此,很多患者需要带股骨距的内植物修复肢体长度和稳定髋关节。最好是绕过股骨的螺钉孔,应用两枚长柄皮质螺钉防止后续骨折(见图 50-18、图 50-20 和图 50-22)[46]。骨水泥或非骨水泥型股骨柄都能成功固定。骨水泥固定股骨假体适用于老年患者,特别是骨质量差,髓腔直径大的患者。它可以允许老年患者早期活动。如果应用骨水泥固定股骨柄,医生应该注意股骨柄可以将骨水泥从空闲的螺钉孔挤出[13]。切下的股骨头可以移植到外侧大的缺损,例如滑动髋螺钉套筒产生的大的缺损。如果使用非骨水泥型假体,广泛多孔表面涂层假体固定股骨干有优势,它绕过损伤的、畸形的或不完整的近端

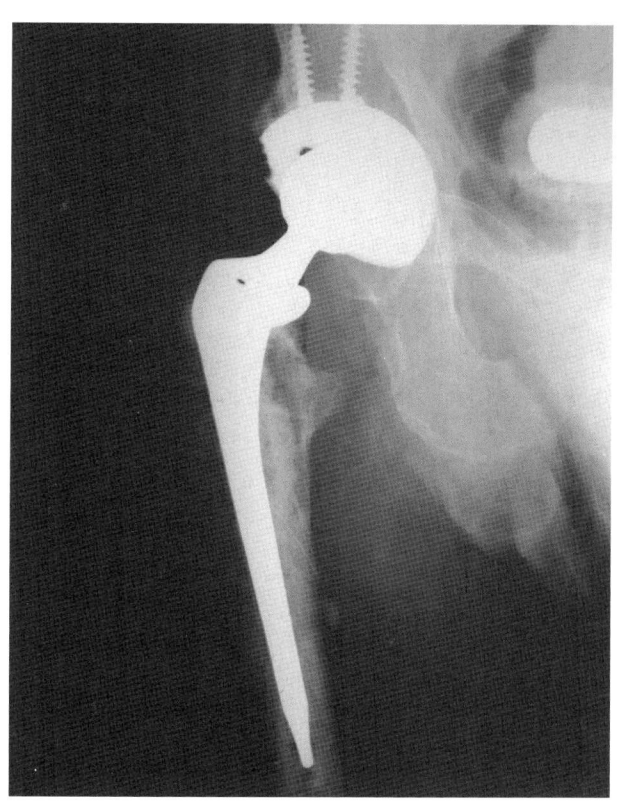

图 50-18 全髋关节置换的挽救治疗。

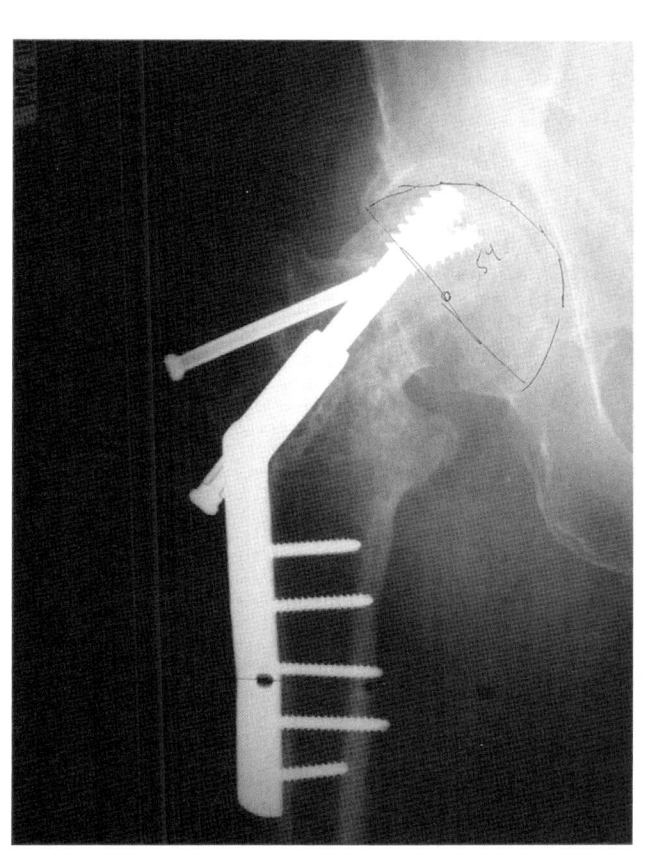

图 50-17 转子间骨折内固定失败。

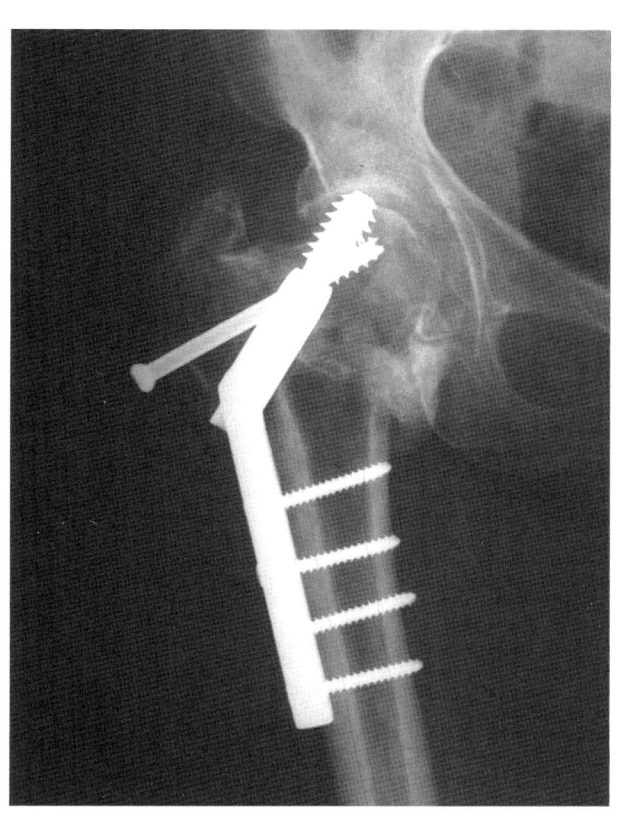

图 50-19 转子间骨折内固定失败。

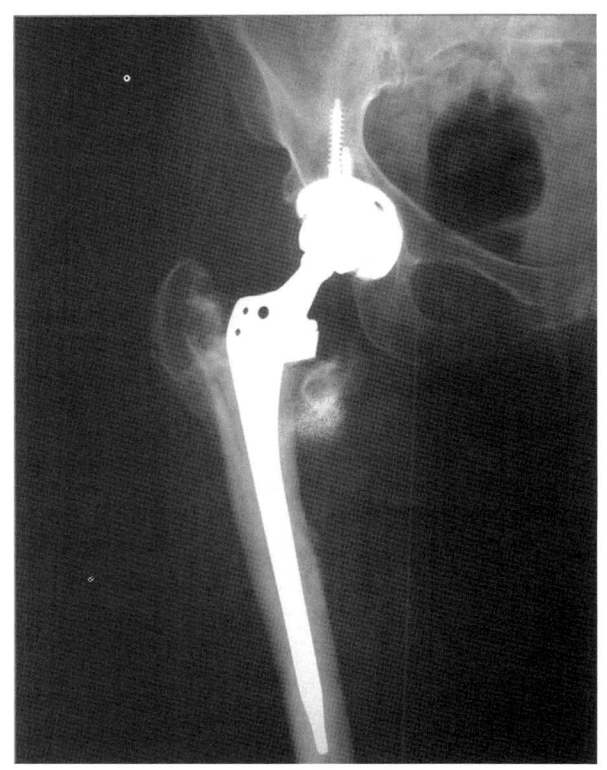

图 50-20 带股骨距全髋关节置换的挽救方法。图示修复了股骨头的中心和大转子顶端关系。使用长杆股骨假体能够适当避免股骨干的应力集中。

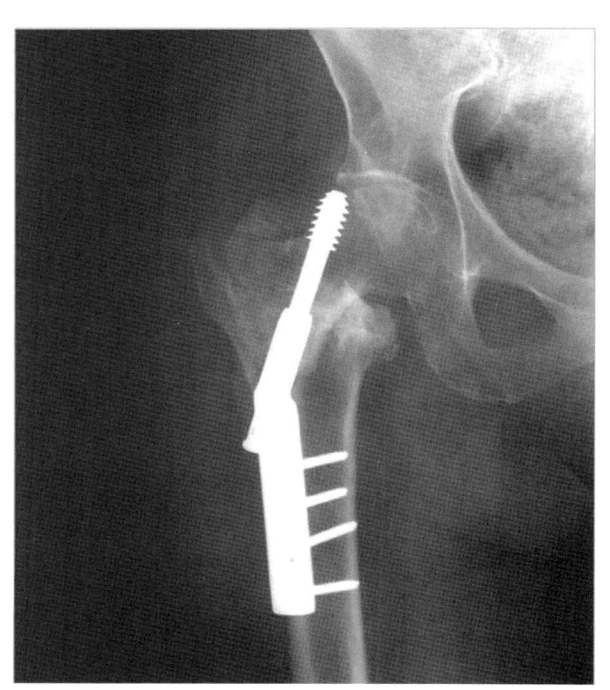

图 50-21 滑动髋螺钉脱出导致内固定失败。图示脱出的螺钉位于髋关节外侧,关节表面没有破坏。

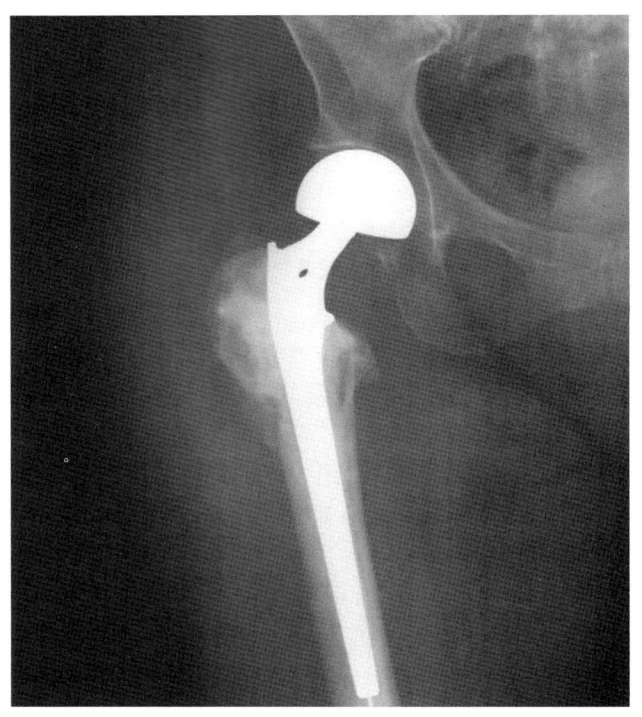

图 50-22 带股骨距、长柄双极半髋关节置换的挽救方法。

股骨。插入非骨水泥型假体可能发生骨折,特别是骨质差伴有多个双皮质螺钉孔。无论选用哪种类型股骨假体,植入假体后,都应该认真阅读手中 X 线片。

对于股骨大转子的处理是有争议的,需要特别的讨论(图 50-23 和图 50-24)。大转子可能是分离的骨片或畸形愈合,阻碍股骨假体插入髓腔。在这些情况下,最好使用转子滑动技术,保证股外侧肌、大转子和外展肌作为单独的软组织套。应提前告知患者:重建后,持续的骨不连和转子固定装置引起疼痛的转子问题不常见。

最终,经常出现近端股骨畸形,与骨折骨痂、骨折转移或畸形愈合有关。在准备髓腔过程中增加了股骨骨折。使用高速钻头塑造近端股骨比用粗锉刀更安全。以前内置物的孔道经常硬化,可以使钻孔器或凿子发生倾斜,可导致近端骨折或股骨穿孔。

有关髋关节置换转子间骨不连的病例报道较少(图 50-25)。Mariani 和 Rand[35]报道了 9 例髋关节置换治疗转子间骨不连病例。平均随访 6 年,所有患者均获得功能上的改善。Stoffelen 等[51]报道了 7 例髋关节置换治疗转子间骨不连病例。72%的患者有良好到优的效果。1991 年,Mehlhoff 等[39]报道了 13 例患者,并平均随访了 34 个月。只有 37%有良好到优的结果。3 例患

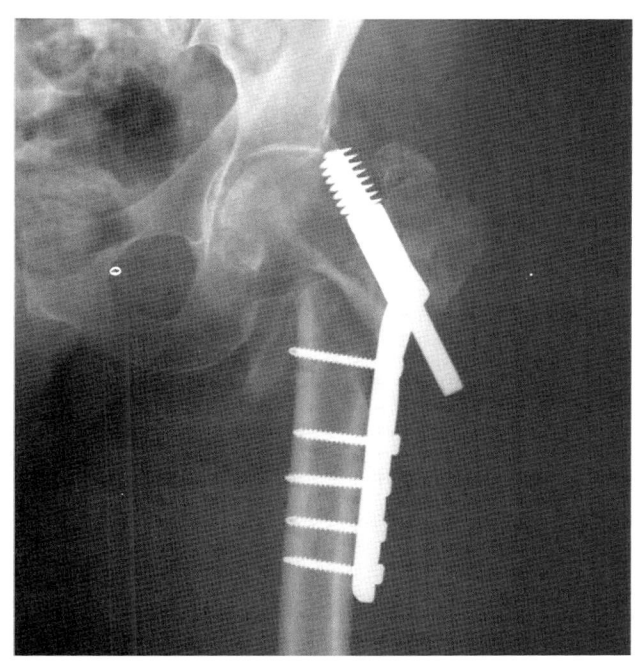

图 50-23 滑动髋螺钉固定反向斜行转子间骨折，螺钉脱出，内固定失败。

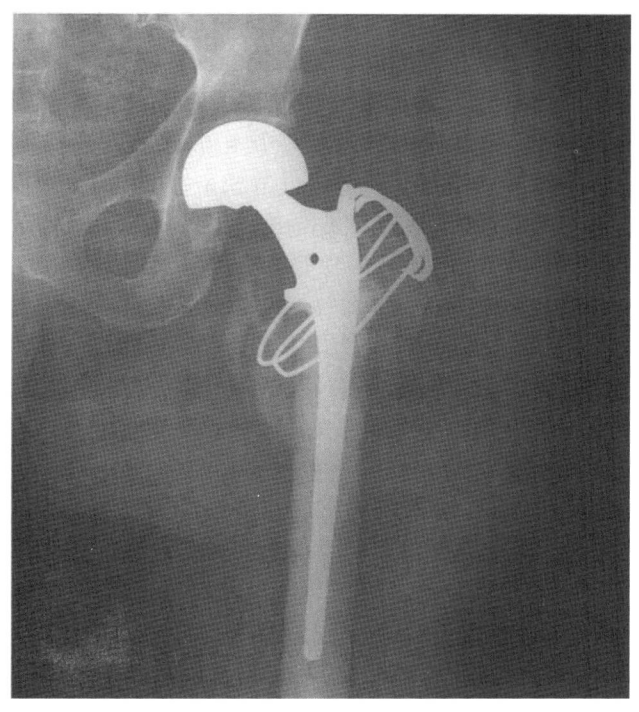

图 50-24 半髋关节置换和钢缆爪装置固定大转子的挽救方法。

者发生脱位，2/3 由于不稳定需要再次手术。

最近，Haidukewych 和 Berry [17] 报道了 1985 年至 1997 年髋关节置换治疗转子间骨折失败的 60 例患者，平均年龄 78 岁。32 例进行了全髋关节置换，27 例进行了半髋双极置换。44 例平均随访了 5 年。2 例患者分别在第 8 年和第 10 年因无菌性松动需要翻修。只有一例发生脱位。术后 7 年内假体无翻修率达 100%，10 年达 88%。最重要的是，65% 的患者需要应用带股骨距假体或长颈长柄假体，长柄假体的使用率也较高。15% 的患者适用于标准假体。严重骨科并发症不常见，大多数患者的行走能力和疼痛得到明显改善。最常见的主诉是大转子上方的不适，这一主诉可见于 11% 患者。

第六节 近端股骨骨折治疗失败的总结

对于年轻患者，髋骨折固定失败后，挽救方法通常是翻修内固定物和尽量保留髋关节；而对于多数老年患者，假体置换是种可靠的办法。骨不连位置、患者年龄、近端剩余骨的质量、畸形出现、髋关节状态和股骨头生存能力都影响治疗选择。无论选用哪种挽救方法，应该注意具体技术细节能够提高成功率和减少处理具有挑战性问题的并发症。

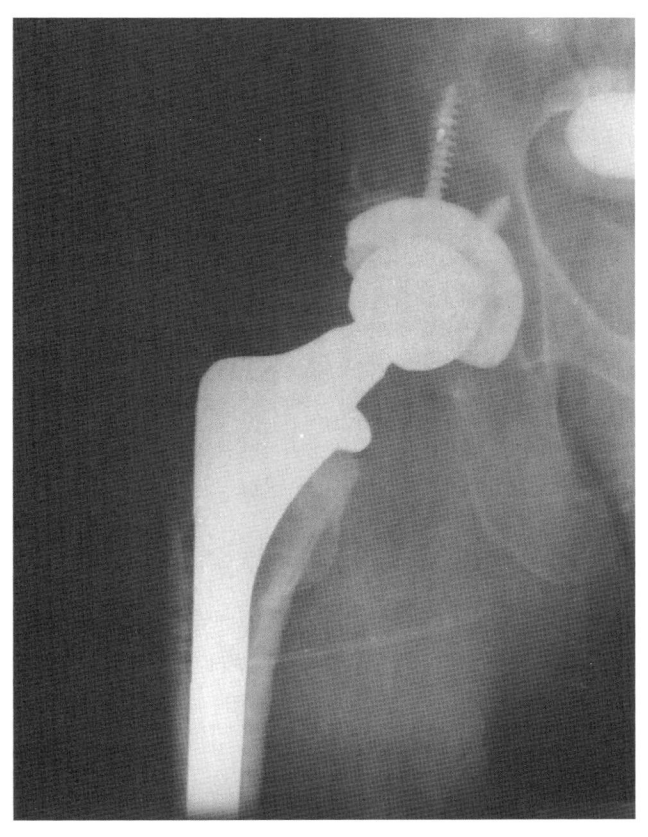

图 50-25 全髋关节置换的挽救方法。图示修复了偏心距和肢体长度。

一、髋臼骨折固定失败

即使是现在的切开复位和内固定术治疗髋臼骨折,其创伤后关节炎和骨坏死发生率也在 20% 以上[24,30]。这些患者通常年轻且比较活跃。因此,有效的挽救手术非常重要。很少有患者愿意接受髋关节成形术。因此,对于这些患者最好的挽救手术是髋关节置换。很明显,骨缺损、骨不连、畸形、先前内固定物、移位硬化骨、骨痂和先前手术都会造成僵硬,髋臼以前手术可能导致手术中假体固定困难[9]。历史上报道最初应用骨水泥型髋臼假体时,其固定失败率较高[48,49]。最近,几个病例研究证实了非骨水泥型假体提高了耐用性[6,8]。

二、术前评估

全面病史和体格检查非常重要,能够记录疼痛位置,其他重要细节如肢体不等长、先前切口和神经血管功能。X 线检查应包括骨盆的正位片和受累髋的正、侧位片。通常,这些就可以满足要求。然而,如果出现畸形愈合或广泛异位硬化骨,冠状位和矢状位的 CT 扫描可以使医生在三维空间上理解骨解剖结构。注意其他损伤也非常重要。例如,考虑患者伴有创伤后骨坏死和同侧远端股骨的骨不连。应该有一个合理的手术计划,修复髋臼之前可能需要处理其他骨骼损伤(例如,对侧感染性胫骨骨不连)。通常,作者偏好在髋臼重建之前稳定固定所有长骨。如果有感染迹象,应进行实验室检查(CBC、红细胞沉降率和 C-反应蛋白)。[111] 铟标记白细胞扫描和髋关节吸引术对于选定患者很有效。股骨头十分严重的创伤能够模拟感染,造成创伤后骨坏死。如果怀疑有感染存在,在关节置换术之前应先进行感染检查。

三、术中问题

切口和手术入路选择决定于医生的偏好和到达固定物和移位硬化骨的需要。获得去除或切割螺钉和钢板的工具很有必要。高速的硬质合金钻头很容易完成这一工作。既然最初使用后路处理大多数的髋臼骨折,选择后路重建也是合理的。必要时去除内固定物,通常使用同一切口。然而,由于多种原因,作者对于大多数病例偏好于前方入路 (Hardinge)。首先,大多数病例的先前固定物不会妨碍骨准备和髋臼假体挤压。遇到的所有螺钉(如果最初固定物应用正确,很少出现)可以从髋臼内截断和去除(图 50-26 至图 50-32)。其次,以前手术没有切除组织面,不会有潜在危险,例如在切割和去除钢板时损伤到坐骨神经。另外,后侧钢板的常规去除可能导致后壁缺损和在挤压过程中损伤杯固定。准备好髋臼床后,来源于切下股骨头的松质骨骨移植可用来填充骨缺损部位。紧压配合挤压后,建议使用螺钉附加固定假体,因为这些髋臼床骨质有片状硬化或骨痂。然后,按通常方法准备股骨。

四、术后问题

一段时间的保护性负重能够使软组织恢复和骨组织平静长入假体。建议预防性应用抗生素(如果需要,根据常规术中培养的结果调整和延长使用)和防止血栓发生。如果有广泛的异位硬化骨出现,建议采取预防措施使再次发生概率减少到最小。这些问题的详细讨论超出了本章范围。

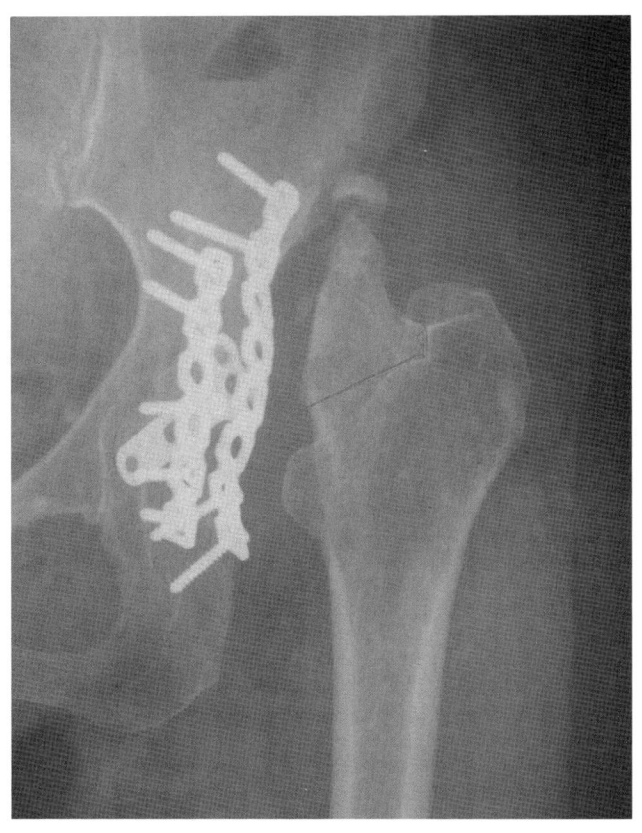

图 50-26 内固定髋臼骨折后的创伤后骨坏死导致股骨头明显溶解,这模拟了感染的过程。

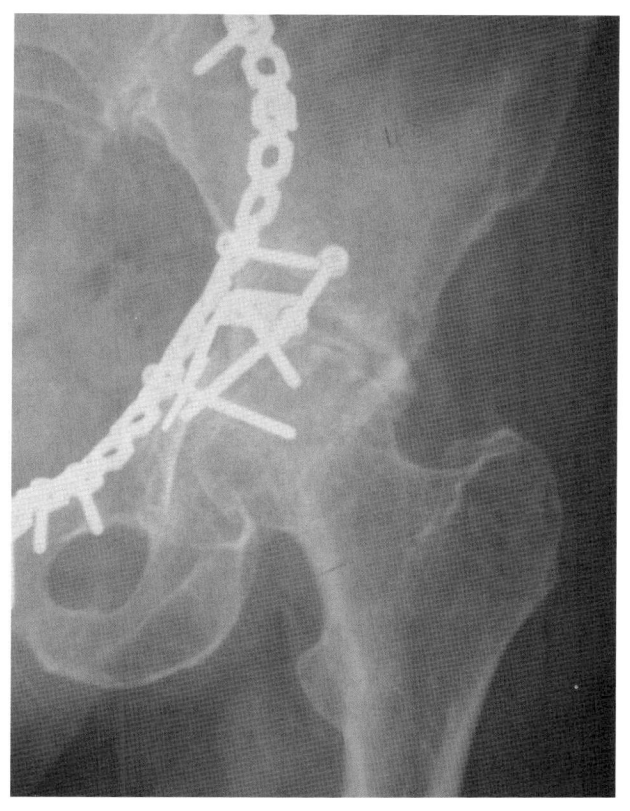

图 50-27　经髂腹股沟入路切开复位固定髋臼骨折后，发生创伤后髋关节的退行性变。

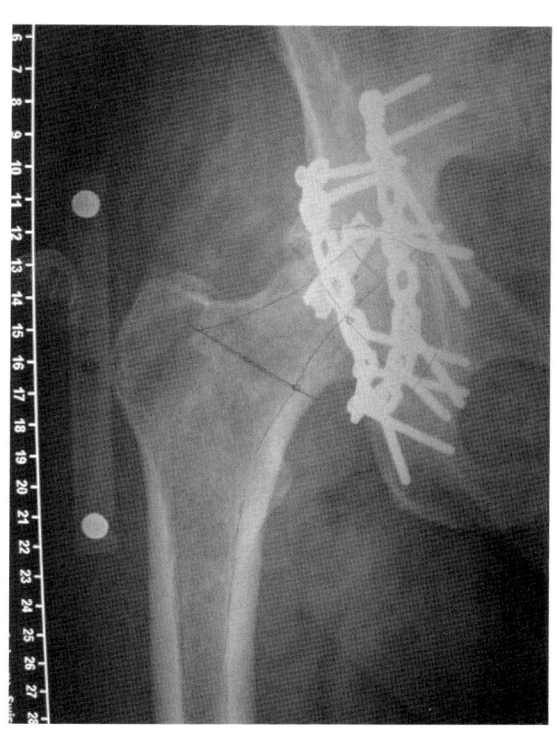

图 50-29　使用多后柱和后壁钢板，包括弹性钢板，切开复位内固定髋臼骨折后发生创伤后关节炎。

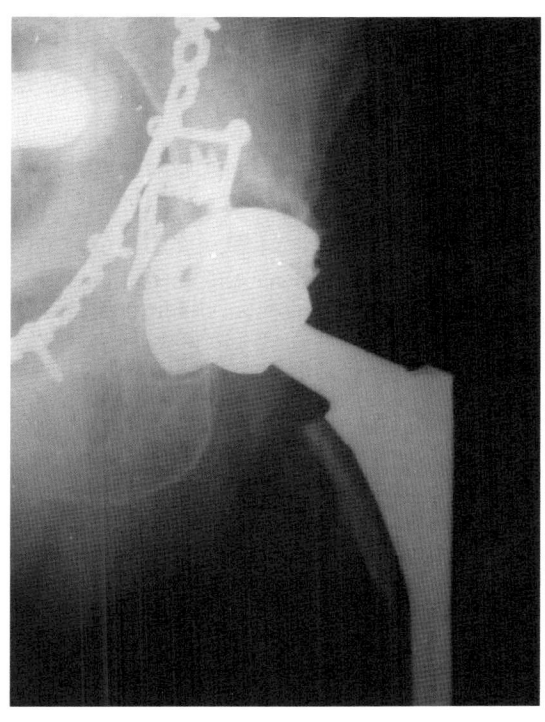

图 50-28　全髋关节置换的挽救方法。内固定物仍保留在原位，不会阻碍髋臼假体的植入。

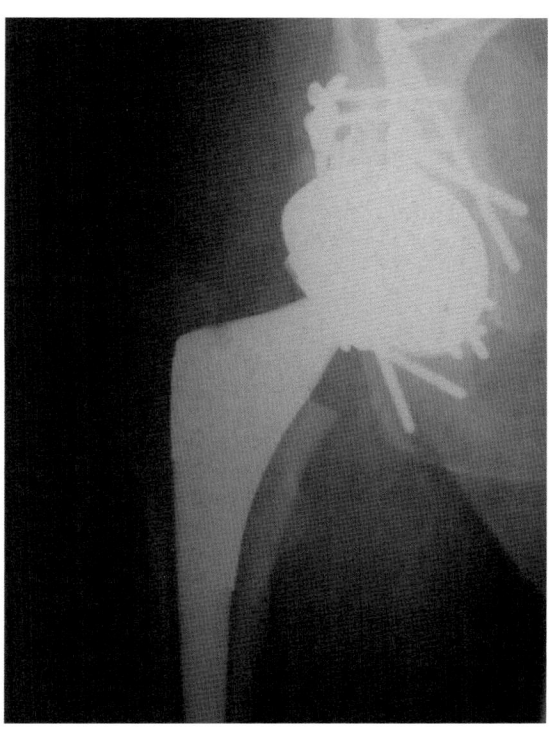

图 50-30　全髋关节置换的挽救方法。使用硬质合金的切割钻将部分弹性钢板切除。其余的内固定物仍保留在原位置。

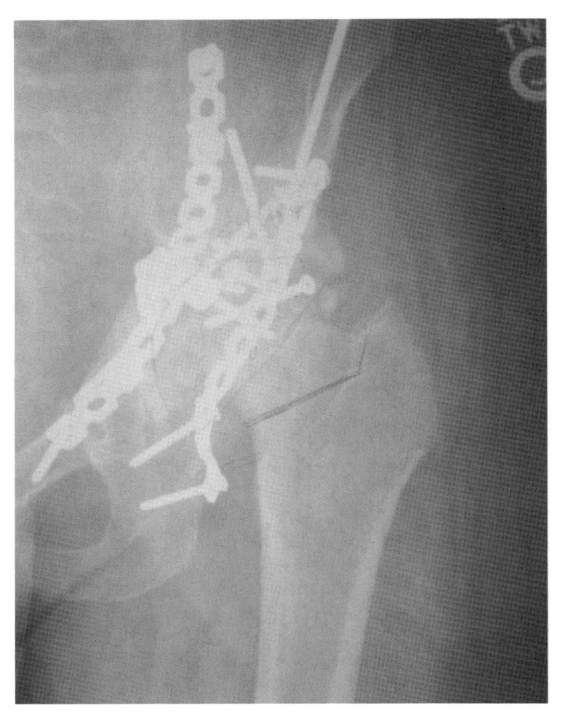

图 50-31 切开复位内固定治疗严重粉碎的髋臼骨折后，发生创伤后骨坏死。

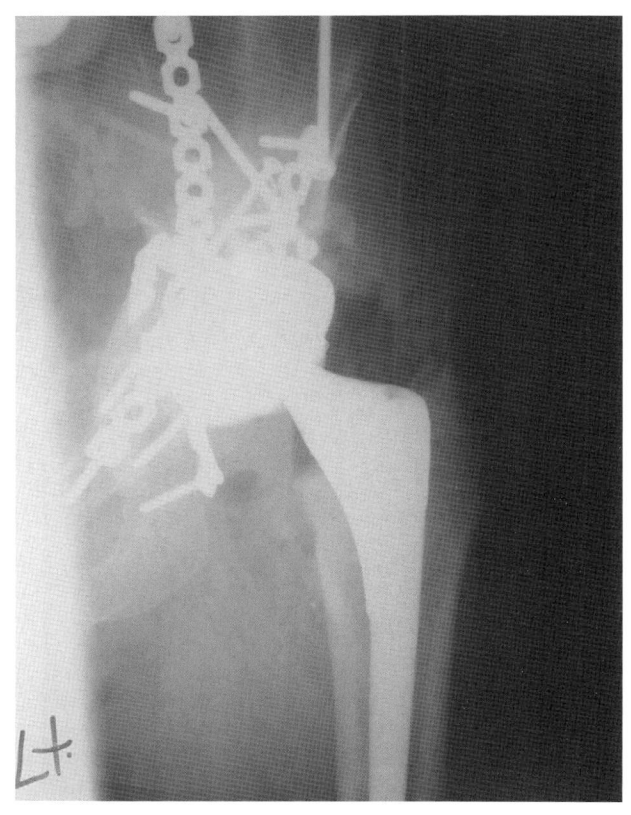

图 50-32 全髋关节置换术的挽救方法。在扩大髋臼时，只遇到一枚螺钉，然后使用高速钻在髋臼内去除该螺钉。

五、髋臼骨折切开复位内固定治疗失败后髋关节置换的结果

可以预料到使用骨水泥将假体固定到先前骨折部位，其硬化骨导致固定失败的高发生率[49]。随着使用非骨水泥假体临床经验的增加和骨组织长入假体表面的改善，现在大多数医生认为可以选择非骨水泥型假体治疗髋臼固定失败后的重建手术。Berry 和 Halasy[8]报道了 34 例非骨水泥髋臼杯治疗的长期结果，这些患者至少随访 10 年。只有 2 例假体松动。年轻患者人群（平均年龄 49 岁）聚乙烯磨损和骨质溶解为主要失败方式。作者对这类患者考虑选用其他材料的假体，例如金属或陶瓷，因为假体磨损（不是假体固定或不稳定）是造成 10 年内翻修的主要原因。其他大量病例证实了应用非骨水泥假体关节置换使用时间长。

小 结

仔细留意操作细节对保证稳定的髋臼假体固定非常重要。对于年轻活跃人群应慎重采用其他材料的假体，因为磨损造成的损伤是翻修的常见原因。

（刘举 郭乾臣 译 李世民 冯世庆 校）

参考文献

1. Alho, A.; Benterud, J.G.; Solovieva, S. Internally fixed femoral neck fractures: Early prediction of failure in 203 elderly patients with displaced fractures. Acta Orthop Scand 70:141–144, 1999.

2. Anglen, J.O. Intertrochanteric osteotomy for failed internal fixation of femoral neck fracture. Clin Orthop 341:175–182, 1997.

3. Baksi, D.P. Internal fixation of ununited femoral neck fractures combined with muscle-pedicle bone grafting. J Bone Joint Surg 68B:239–245, 1986.

4. Ballmer, F.T.; Ballmer, P.M.; Baumgaertel, F.; et al. Pauwels osteotomy for nonunions of the femoral neck. Orthop Clin N Am 21:759–767, 1990.

5. Baumgaertner, M.R.; Solberg, B.D. Awareness of tip-apex distance reduces failure of fixation of trochanteric fractures of the hip. J Bone Joint Surg 79B:969–971, 1997.

6. Bellabarba, C.; Berger, R.A.; Bentley, C.D.; et al. Cementless acetabular reconstruction after acetabular fracture. J Bone Joint Surg 83A:868–876, 2001.

7. Berger, R.A.; Jacobs, J.J.; Quigley, L.R.; et al. Primary cementless acetabular reconstruction in patients

younger than 50 years old: 7 to 11-year results. Clin Orthop 344:216–226, 1997.

8. Berry, D.J. Primary hip arthroplasty: Operative management problems: Total hip arthroplasty following acetabular fracture. Orthopedics 22:837–839, 1999.

9. Berry, D.J.; Halasy, M. Uncemented acetabular components for arthritis after acetabular fracture. Clin Orthop 405:164–167, 2002.

10. Boardman, K.P.; Charnley, J. Low-friction arthroplasty after fracture-dislocations of the hip. J Bone Joint Surg 60B:495–497, 1978.

11. Bonfiglio, M.; Voke, E.M. Aseptic necrosis of the femoral head and nonunion of the femoral neck. J Bone Joint Surg 50A:48–66, 1968.

12. Coventry, M.B. The treatment of fracture-dislocation of the hip by total hip arthroplasty. J Bone Joint Surg 56A:1128–1134, 1974.

13. Eschenroeder, H.C., Jr.; Krackow, K.A. Late onset femoral stress fracture associated with extruded cement following hip arthroplasty. Clin Orthop 236:210–213, 1988.

14. Franzen, H.; Nilsson, L.T.; Stromqvist, B.; et al. Secondary total hip replacement after fractures of the femoral neck. J Bone Joint Surg 72B:784–787, 1990.

15. Haentjens, P.; Casteleyn, P.P.; Opdecan, P. Hip arthroplasty for failed internal fixation of intertrochanteric and subtrochanteric fractures in the elderly patient. Arch Orthop Trauma Surg 113:222–227, 1994.

16. Hagglund, G.; Nordstrom, B.; Lidgren, L. Total hip replacement after nailing failure in femoral neck fractures. Arch Orthop Trauma Surg 103:125–127, 1984.

17. Haidukewych, G.J.; Berry, D.J. Hip arthroplasty for salvage of failed treatment of intertrochanteric hip fractures. J Bone Joint Surg 85A:899–905, 2003.

18. Haidukewych, G.J.; Berry, D.J. Revision internal fixation and bone grafting for intertrochanteric nonunion. Clin Orthop 412:184–188, 2003.

19. Haidukewych, G.J.; Israel, T.A.; Berry, D.J. Reverse obliquity of fractures of the intertrochanteric region of the femur. J Bone Joint Surg 83A:643–650, 2001.

20. Henderson, M.S. Ununited fracture of the neck of the femur treated by the aid of the bone graft. J Bone Joint Surg 22:97–106, 1940.

21. Hou, S.M.; Hang, Y.S.; Liu, T.K. Ununited femoral neck fractures by open reduction and vascularized iliac bone graft. Clin Orthop Relat Res 294:176–180, 1993.

22. Jackson, M.; Learmonth, I.D. The treatment of nonunion after intracapsular fractures of the proximal femur. Clin Orthop 399:119–128, 2002.

23. Jimenez, M.L.; Tile, M.; Schenk, R.S. Total hip replacement after acetabular fracture. Orthop Clin North Am 28:435–446, 1997.

24. Judet, R.; Judet, J.; Letournel, E. Fractures of the acetabulum: Classification and surgical approaches for open reduction. J Bone Joint Surg 46A:1615–1646, 1964.

25. Kim, Y.-H.; Oh, J.-H.; Koh, Y.-G. Salvage of neglected unstable intertrochanteric fractures with cementless porous-coated hemiarthroplasty. Clin Orthop 277:182–187, 1992.

26. Knight, W.M.; DeLee, J.C. Nonunion of intertrochanteric fractures of the hip: A case study and review. Orthop Trans 16:438, 1982.

27. Kyle, R.F.; Cabanela, M.E.; Russell, T.A.; et al. Fractures of the proximal part of the femur. Instruct Course Lect 44:227–253, 1995.

28. Kyle, R.F.; Gustilo, R.B.; Premer, R.F. Analysis of 622 intertrochanteric hip fractures. J Bone Joint Surg 61A:216–221, 1979.

29. LeCroy, C.M.; Rizzo, M.; Gunneson, E.E.; et al. Free vascularized fibular bone grafting in the management of femoral neck nonunion in patients younger than fifty years. J Orthop Trauma 16:464–472, 2002.

30. Letournel, E. Fractures of the Acetabulum, 2nd ed. New York, Springer-Verlag, 1993.

31. Leung, P.C.; Shen, W.Y. Fracture of the femoral neck in younger adults: A new method of treatment for delayed and nonunions. Clin Orthop 295:156–160, 1993.

32. Lifeso, R.; Younge, D. The neglected hip fracture. J Orthop Trauma 4:287–292, 1990.

33. Mabry, T.; Prpa, B.; Haidukewych, G.J.; et al. Long term follow-up of Charnley total hip arthroplasty for femoral neck nonunion. Paper presented at the 69th annual meeting of the American Academy of Orthopaedic Surgeons, Dallas, TX, February 2002.

34. Malkin, C.; Tauber, C. Total hip arthroplasty and acetabular bone grafting for unreduced fracture-dislocation of the hip. Clin Orthop 201:57–59, 1985.

35. Mariani, E.M.; Rand, J.A. Nonunion of intertrochanteric fractures of the femur following open reduction and internal fixation: Results of second attempts to gain union. Clin Orthop 218:81–89, 1987.

36. Marti, R.K.; Schuller, H.M.; Raaymakers, E. Intertrochanteric osteotomy for nonunion of the femoral neck. J Bone Joint Surg 71B:782–787, 1989.

37. Mathews, V.; Berry, D.J.; Trousdale, R.T.; et al. Clinical and functional results of valgus intertrochanteric osteotomy for femoral neck fracture nonunion. Paper presented at the 69th annual meeting of the American Academy of Orthopaedic Surgeons, Dallas, TX, February 2002.

38. McKinley, J.C.; Robinson, C.M. Treatment of displaced intracapsular hip fractures with total hip arthroplasty: Comparison of primary arthroplasty with early salvage arthroplasty after failed internal fixation. J Bone Joint Surg 84A:2010–2015, 2002.

39. Mehlhoff, T.; Landon, G.C.; Tullos, H.S. Total hip arthroplasty following failed internal fixation of hip fractures. Clin Orthop 269:32–37, 1991.

40. Meyers, M.H.; Harvey, J.P., Jr.; Moore, T.M. The muscle pedicle bone graft in the treatment of displaced fractures of the femoral neck: Indications, operative technique and results. Orthop Clin N Am

5:779–792, 1974.

41. Meyers, M.H.; Harvey, P., Jr.; Moore, T.M. Treatment of displaced subcapital and transcervical fractures of the femoral neck by muscle-pedicle-bone graft and internal fixation. J Bone Joint Surg 55A:257–274, 1973.

42. Müller, M.E. Intertrochanteric osteotomy: Indication, preoperative planning, technique. In: Schatzker, J., ed. The Intertrochanteric Osteotomy. New York, Springer-Verlag, 1984, pp. 25–66.

43. Nagi, O.N.; Dhillon, M.S.; Goni, V.G. Open reduction, internal fixation and fibular autografting for neglected fracture of the femoral neck. J Bone Joint Surg 80B:798–804, 1998.

44. Nagi, O.N.; Gautam, V.K.; Marya, S.K. Treatment of femoral neck fractures with a cancellous screw and fibular graft. J Bone Joint Surg 68B:387–391, 1986.

45. Nilsson, L.T.; Jalovaara, P.; Franzen, H.; et al. Function after primary hemiarthroplasty and secondary total hip arthroplasty in femoral neck fracture. J Arthroplasty 9:369–373, 1994.

46. Patterson, B.M.; Salvati, E.A.; Huo, M.H. Total hip arthroplasty for complications of intertrochanteric fracture. A technical note. J Bone Joint Surg 72A:776–777, 1990.

47. Pritchett, J.W.; Bortel, D.T. Total hip replacement after central fracture dislocation of the acetabulum. Orthop Rev 20:607–610, 1991.

48. Rogan, I.M.; Weber, F.A.; Solomon, L. Total hip replacement following fracture dislocation of the acetabulum. J Bone Joint Surg 61B:252, 1979.

49. Romness, D.W.; Lewallen, D.G. Total hip arthroplasty after fracture of the acetabulum. J Bone Joint Surg 72B:761–764, 1990.

50. Sarathy, M.P.; Madhavan, P.; Ravichandran, K.M. Nonunion of intertrochanteric fractures of the femur. J Bone Joint Surg 77B:90–92, 1994.

51. Stoffelen, D.; Haentjens, P.; Reynders, P.; et al. Hip arthroplasty for failed internal fixation of intertrochanteric and subtrochanteric fractures in the elderly patient. Acta Orthop [Belg] 60:135–139, 1994.

52. Tabsh, I.; Waddell, J.P.; Morton, J. Total hip arthroplasty for complications of proximal femoral fractures. J Orthop Trauma 11:166–169, 1997.

53. Turner, A.; Wroblewski, B.M. Charnley low-friction arthroplasty for the treatment of hips with late complications of femoral neck fractures. Clin Orthop 185:126–130, 1984.

54. Weber, M.; Berry, D.J.; Harmsen, W.S. Total hip arthroplasty after operative treatment of an acetabular fracture. J Bone Joint Surg 80A:1295–1305, 1998.

55. Wu, C.C.; Shih, C.H.; Chen, W.J.; et al. Treatment of cutout of a lag screw of a dynamic hip screw in an intertrochanteric fracture. Arch Orthop Trauma Surg 117:193–196, 1998.

56. Wu, C.C.; Shih, C.H.; Chen, W.J.; et al. Treatment of femoral neck nonunions with a sliding compression screw: Comparison with and without subtrochanteric valgus osteotomy. J Trauma Inj Infect Crit Care 46:312–317, 1999.

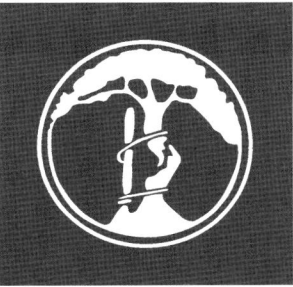

第 **51** 章

股骨转子下骨折

Sean E.Nork,M.D., Mark C. Reilly, M.D.

股骨转子下骨折在发病机制、治疗和并发症方面与股骨干骨折和股骨近段损伤有显著不同,股骨转子下骨折常难以处理。肌力强大、正常活动时轴向和弯曲负荷高以及复杂的骨折类型使得治疗比较困难。

股骨转子下的区域通常定义为从小转子向远端延伸 5cm 的范围。即使骨折线从近端延伸到小转子或从远端进入骨干,只要其主要部分在这个区域内的骨折通常都被定义为转子下骨折。股骨转子下骨折的确切定义常被混淆,因为医生认为老年患者的骨折是髋部骨折的一种,而年轻人的转子下骨折是股骨干骨折的一种。

第一节　病理学

一、解剖

成人的股骨干不对称地向前弓,平均曲率半径为 109~120cm[23,39]。每个人的颈干角都有很大的差异,男性平均为 129°,女性平均为 133°。股骨头颈平面相对于股骨干平面呈前倾 13°。股骨粗线是股骨干后部骨皮质的增厚部分,它是肌肉附着点并且紧附于股骨干的凹面,股骨粗线将近端分为大转子和小转子。股骨距位于股骨颈中央轴线的后部,它是小转子深部骨增厚部分[32]。小转子是髂肌和腰大肌的附着点,所以它的完整对于预测畸形和稳定性有重要作用。前后位影像学观察小转子的外形是近端旋转敏感指征。大转子是臀中肌、臀小肌、梨状肌和臀部一些短的外旋肌的主要附着点。

股骨转子下的区域几乎都被肌肉所包围(图 51-1 和图 51-2)。对肌肉的附着点和它们的神经支配的详细了解使我们可以沿着股骨的长轴手术切开。从外侧肌间隔小心切除股外侧肌并结扎穿动脉很容易暴露近侧股骨干。根据解剖学,近端的切口可以通过撕开臀大肌或者在臀中肌和阔筋膜张肌的肌间隔或缝匠肌和阔筋膜张肌之间的间隙来延长。

附着在股骨近端的这些肌肉是造成转子下区域骨折后常见畸形的主要原因(图 51-3)。由于这些强大的外力使得复位很困难,尤其是青少年。跨越股近端的肌肉静止和(或)痉挛使得股骨缩短,包括股四头肌和绳肌腱等。股骨转子的完整对于其形状有很大影响。对位于小转子下的骨折近端部分,通常因为髋部外展肌、外旋肌以及髂腰肌的作用而弯曲、外展和外旋。内收肌通常能使骨干末梢部分向内。对于转子下合并小转子的骨折,由于腰大肌屈曲和外旋的力量被抵消使得近端部分的畸形不是很严重。由于多种而又强大的肌肉的作用,单纯用轴向牵引的方法来复位通常不能获得成功。同样,用常规的方法使近端排列不整齐的节段与远端排成一直线也是不现实的。因此,定位、撞击力和施加的外力以及对近远端同时控制的作用力对减少股骨转子下骨折是非常必要的。

股骨干相关的血液供应来自主要营养血管和大量的骨膜血管。营养动脉在股骨近端中段或上 1/3 的地方进入股骨粗线。因此,为了保存股骨干的血液供应,股骨粗线不应该被暴露或剥除其肌肉附着。Gautier 等详细描述了股骨头的血液供应[29]。股骨中段弯曲血管的位置与臀部手术的暴露有很大关系,但当考虑到近端放钉的位置时显得意义重大[22]。有趣的是,虽然股骨中段的弯曲血管的分支与梨状窝入点很近并且穿钉的准备工作可能引起损伤,但顺行股骨髓内钉经梨状窝入点引起的股骨头缺血性坏死等并发症在成人中非常罕见。然而,对股骨头主要血液供应血管位

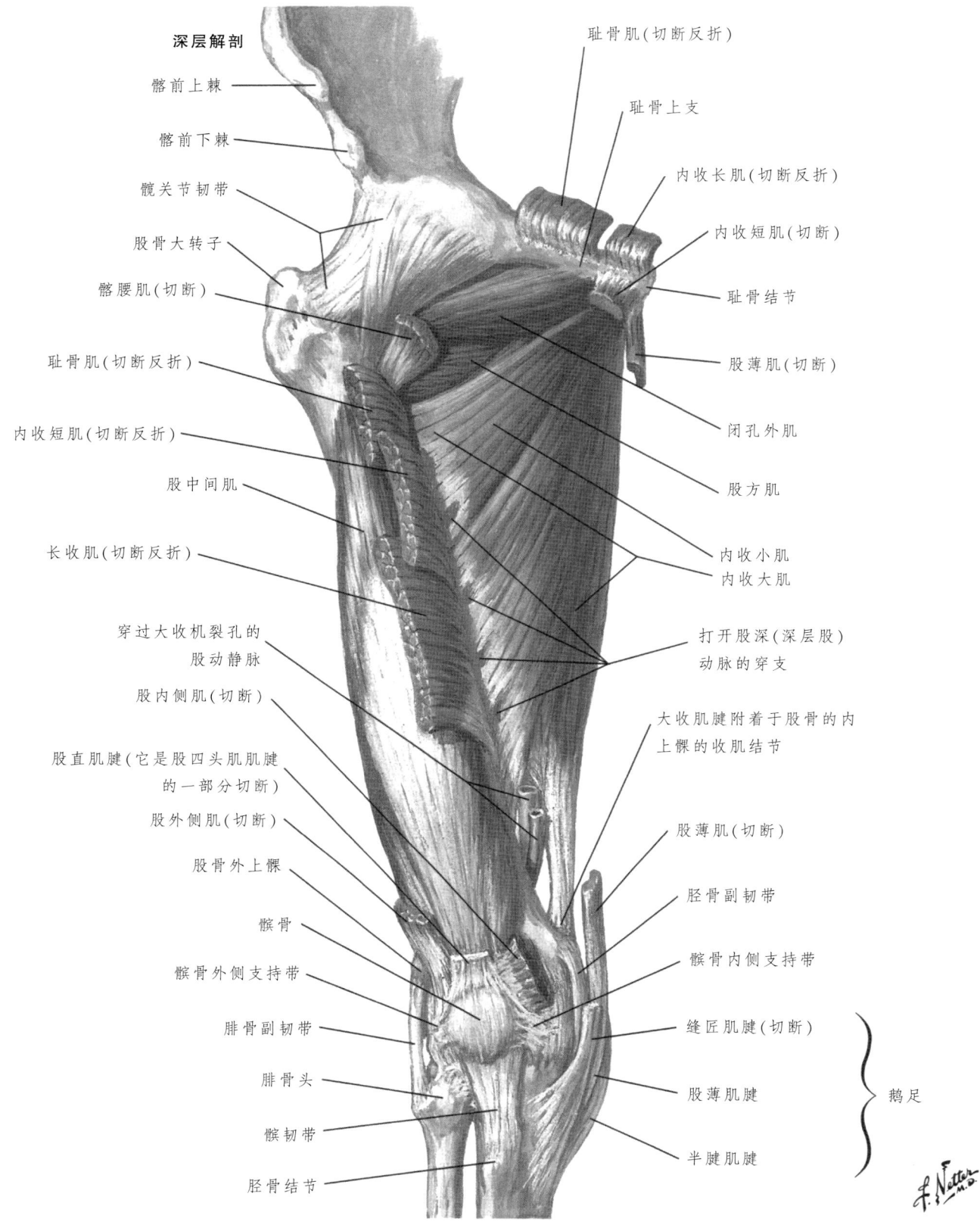

深层解剖

髂前上棘

髂前下棘

髋关节韧带

股骨大转子

髂腰肌(切断)

耻骨肌(切断反折)

内收短肌(切断反折)

股中间肌

长收肌(切断反折)

穿过大收机裂孔的
股动静脉

股内侧肌(切断)

股直肌腱(它是股四头肌肌腱
的一部分切断)

股外侧肌(切断)

股骨外上髁

髌骨

髌骨外侧支持带

腓骨副韧带

腓骨头

髌韧带

胫骨结节

耻骨肌(切断反折)

耻骨上支

内收长肌(切断反折)

内收短肌(切断)

耻骨结节

股薄肌(切断)

闭孔外肌

股方肌

内收小肌
内收大肌

打开股深(深层股)
动脉的穿支

大收肌腱附着于股骨的内
上髁的收肌结节

股薄肌(切断)

胫骨副韧带

髌骨内侧支持带

缝匠肌腱(切断)

股薄肌腱

半腱肌腱

鹅足

图 51-1　髋及大腿前部的解剖。(Copyright Elsevier，Inc. From The Netter Collection of Medical Ilustration，www. netterimages.com.)

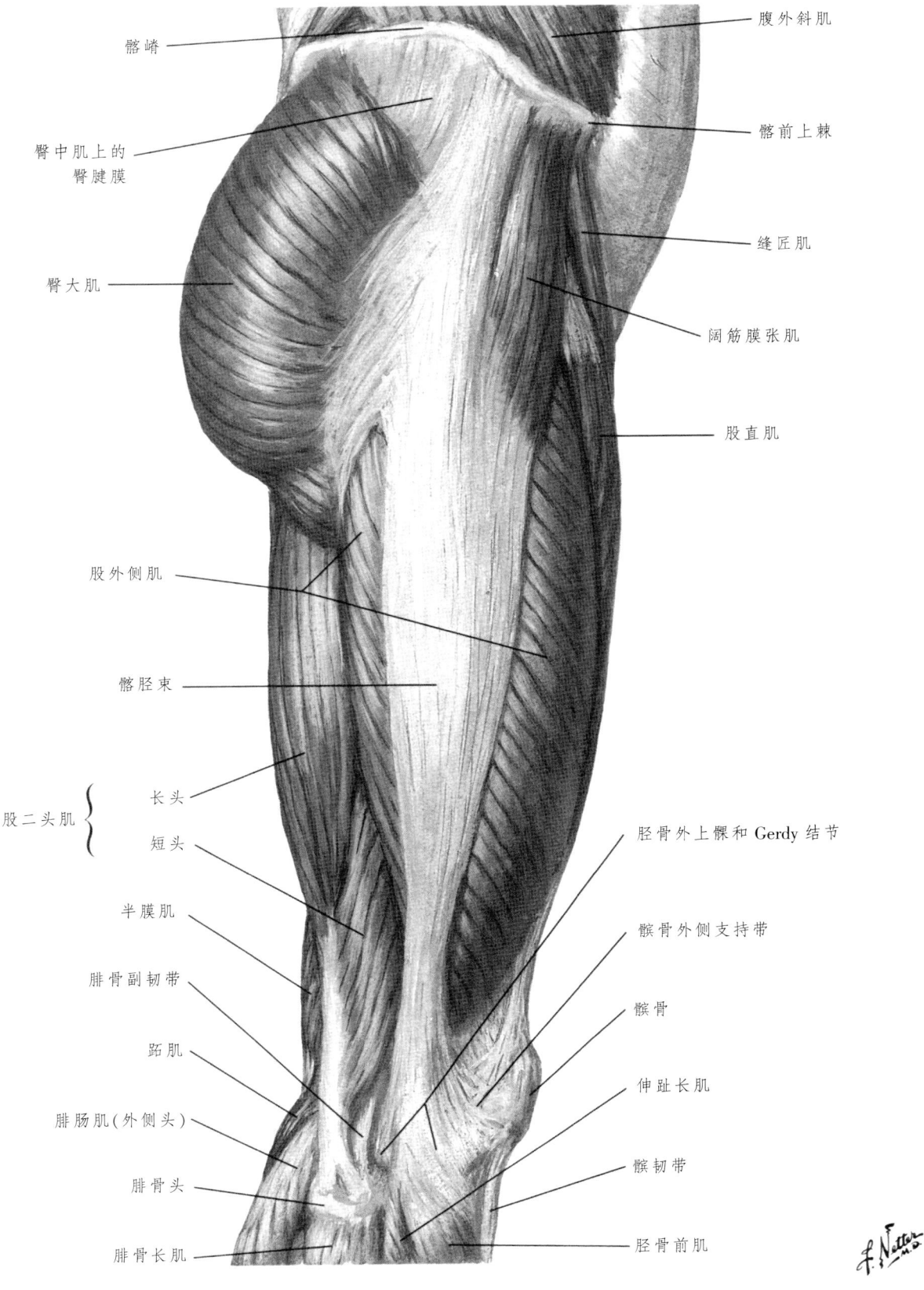

腹外斜肌

髂嵴

臀中肌上的
臀腱膜

髂前上棘

缝匠肌

臀大肌

阔筋膜张肌

股直肌

股外侧肌

髂胫束

长头

股二头肌 {

短头

半膜肌

胫骨外上髁和 Gerdy 结节

腓骨副韧带

髌骨外侧支持带

跖肌

髌骨

腓肠肌(外侧头)

伸趾长肌

腓骨头

髌韧带

腓骨长肌

胫骨前肌

图 51-2　髋及大腿的外侧解剖。(Copyright Elsevier, Inc. From The Netter Collection of Medical Ilustration, www. netterimages. com.)

浅层解部

深层解部

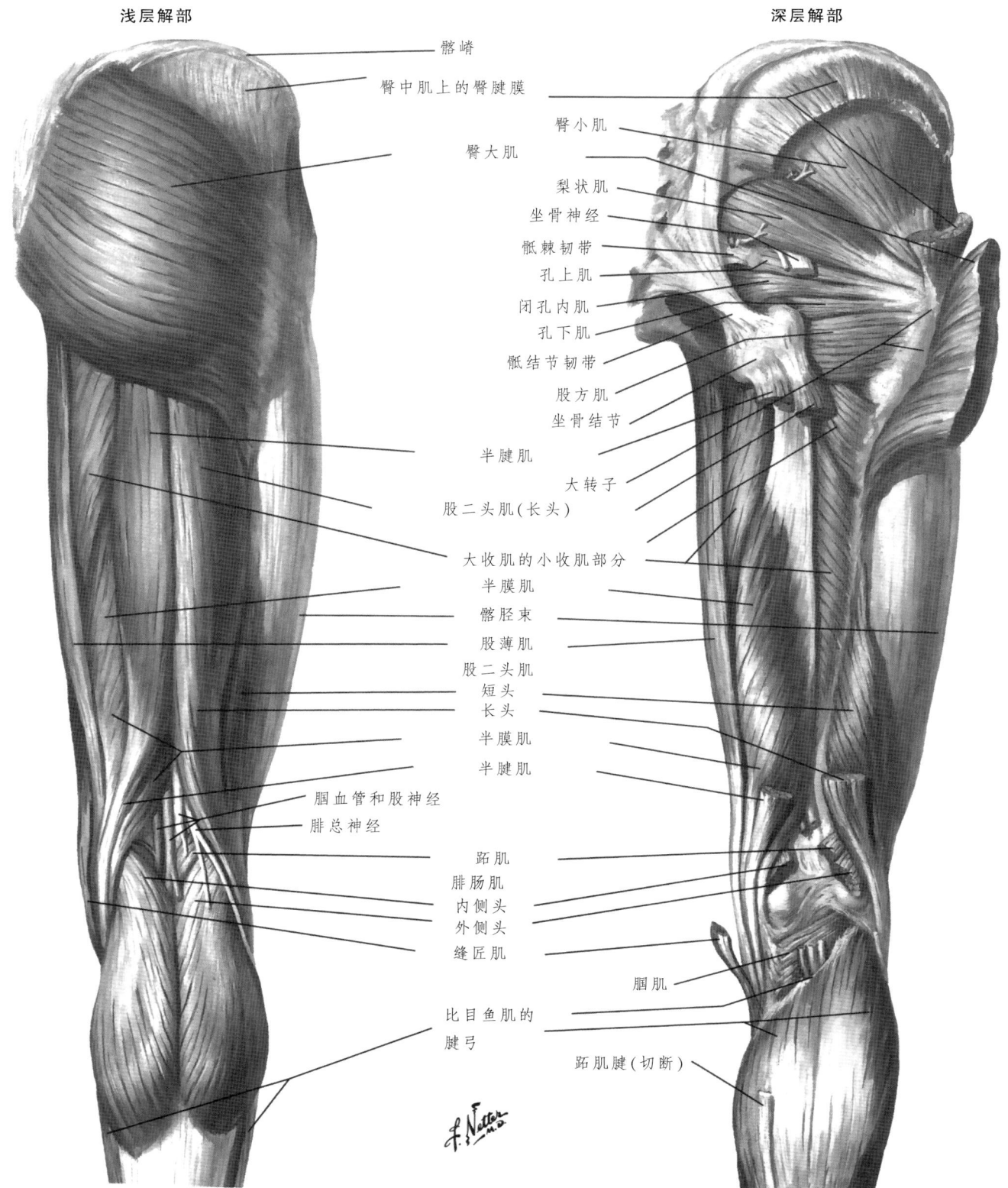

髂嵴

臀中肌上的臀腱膜

臀小肌

臀大肌

梨状肌

坐骨神经

骶棘韧带

孔上肌

闭孔内肌

孔下肌

骶结节韧带

股方肌

坐骨结节

半腱肌

大转子

股二头肌(长头)

大收肌的小收肌部分

半膜肌

髂胫束

股薄肌

股二头肌

短头

长头

半膜肌

半腱肌

腘血管和股神经

腓总神经

跖肌

腓肠肌

内侧头

外侧头

缝匠肌

腘肌

比目鱼肌的
腱弓

跖肌腱(切断)

图 51-3 髋及大腿后侧浅部和深部的解剖。(Copyright Elsevier, Inc.From The Netter Collection of Medical Ilustration, www. net-terimages. com.)

置的估计对减少潜在和严重并发症有很大作用。对股骨头血液供应的破坏和股骨头缺血坏死是经梨状窝入点顺行插入股骨髓内钉的骨骼未发育成熟患者的常见并发症。

二、生物力学

在正常活动下,股骨承受了较大的压力、拉力和扭曲力。Paul 测量了成人髋关节所承受的力量,从慢走时的 4 倍体重到快走时的大约 7 倍的体重,并且当脚跟着地时力量最大[73]。由于身体重量和多块肌肉对股骨近端的牵拉变形作用使转子下区域承受强大的机械压力。

Koch[47] 是最早分析负重时股骨上机械应力的人。他将股骨模拟为弯曲的梁并使股骨头承受 100 磅(45kg)重量。最大的压缩应力在转子下内侧区域(大约 1253 磅/平方英尺,8.6×10⁶N/m²),最大的张力在大转子下方 (约 921 磅/平方英尺,6.3×10⁶N/m²)。1969 年,Toridis[95] 详细报道了股骨负重下的应力分析。他设计了一个三维的股骨模型,强调股骨有自我调节适应机械环境的能力,这使它有别于其他与股骨几何外形相似的能承受机械应力的物体。自身体重和围绕或跨越股骨的肌肉产生的力是作用在股骨的主要力量。有许多关于股骨最大和最小应力位置的推测。为了支持 Koch 的最初理论,Toridis 证明了骨小梁与应力轴线的关系[47]。然而,Koch 最初的数学梁模型需要进一步地解释以便理解运动时肌肉产生力量的分布。Rybicki 等[83] 利用有限因素对行走过程中单腿触地模型做了详细的分析,包括髋部外展肌和阔筋膜张肌。将其结果同 Koch[47] 和 Toridis[95] 的结论做了比较,最大压缩应力的区域仍像 Koch 推测的一样,位于股骨颈基底部和转子下区域。阔筋膜张肌能减少关节负重和外展肌对股骨干的应力。关节负重和外展肌都会对股骨施加向外侧弯曲的应力,而阔筋膜张肌可以抵消这些应力。但是转子下区域的应力在任何情况下都是不变的(无论是单纯关节负重或外展肌负重,还是关节、外展肌和筋膜同时负重)[83]。

股骨负荷的大小、负荷率和本身的力量决定了骨折的类型。在转子下区域,由于扭曲力或扭曲和弯曲力共同作用导致的骨化失败可在各种骨折中出现。考虑到在转子下区股骨的应力轴线比解剖轴线靠近内侧,所以易导致内侧轴负荷压缩骨折和外侧拉伸性骨折。内侧出现粉碎性骨折和楔形骨折可以证明此推断。

转子下骨折的固定需要理解内置物及它们对稳定和不稳定骨折类型的生物力学的影响。考虑到髓内内置物中心性放置,其在力学上适合股骨骨折。早先设计的钢钉有凹槽,没有锁定装置。因此,此类装置能抵抗弯曲的力量,但不能抵消扭曲力和轴向负荷。现在的钢钉设计了多种锁定装置,可提高抵抗扭曲力和轴向负荷所致的畸形愈合。不同模量的不锈钢弹性钢和钛的内置物对治愈股骨转子下骨折的影响还不清楚。

近端和远端锁定螺钉的强度,骨折部位的断端接触,锁定装置和骨的接触面决定了转子下骨折使用髓内钉后的轴向稳定性。抗扭曲强度同样与近端和远端固定有关,也与钢钉设计特性有关。小直径内置物、有凹槽或开放部件及厚壁的钢板都能明显减少抗扭曲强度。抗弯曲强度也与钢钉的直径和金属的类型(不锈钢或钛)有关。钛的弹性模量是约为 316L 不锈钢的一半,但极限强度是不锈钢的 1.6 倍。因此,重建强度与内置物的材料、钢钉的设计、锁定固定装置和骨折复位有关[86,93]。

患者因年龄不同而有不同的股骨曲率半径,成人股骨曲率半径一般为 109~120cm[23,29]。事实上大部分钢钉的曲率半径和股骨的曲率半径不相匹配。大多数的股骨钢钉比股骨平直,曲率半径为 150~300cm。这样可影响矢状线位置、入点位置、进入后的爆破压力。Tencer 等和 Johnson 等证实了在顺行经梨状窝钉入髓内钉时,入点靠前侧可增加弯曲强度,而且曲率半径不匹配可能导致钢钉进入时发生爆破骨折[40,93]。同样,钢针入点的位置可影响股骨近端的张力。有研究者对 21 具尸体经转子钢钉入点的位置进行了研究,试图找出最优的入点位置。作者在大转子顶端找出 3 个不同的入口位置,使用 5 个不同近端侧弯(4°~10°)和曲率半径(150~350cm)的钢钉。入点位置位于大转子顶端外侧可导致外侧皮质不连和转子下区域的内翻。作者认为入点位置应该在大转子的顶端并且稍偏内侧,可以防止上述的畸形[68]。

将钢板放在股骨近端的外侧,偏离股骨的力学轴,与钢钉相比,可以减少屈曲的强度。设计的内置物特性对固定后力学的稳定性有很大影响。角状钢板能提供良好的力学稳定性并使固定物牢固,不过生物力学研究没有证明这些。对转子下骨折使用传统钢板的评价较少。Tencer 等对尸体上转子下骨折使用多种钢板进行评估,发现是否有骨折接触决定了最终重建的强度。钢板固定抗扭曲力强于顺行锁定钢针,而在抗屈曲力强度上相似。然而,钢针能更好地抗压缩和屈曲。钢针能够支撑 3~4 倍的体重,而钢板无法支撑 1~2 倍体重[92]。最近,有人在合成股骨的模型上比较了经转子入点的髓内针和 95°的髁角状板的生物力学强度,包括稳定骨折和不稳定骨折。尽管两者在联合轴向、弯曲和扭曲的重建强度上没有差异,但是这些模型在剪切力作用下移位明显,应使用交锁髓内针[13]。Lundy 和同事在转子下不稳定骨折的模型上比较了角状板、动力髁螺钉和滑动髋螺钉,其中髁螺钉比角状板更坚硬和强壮。滑动髋螺钉被认为是最坚硬和强壮的钢板,这是在假设研究中因设计缺陷允许头侧髋螺钉的穿孔基础上得出的结论[57]。新型的钢板允许近端锁定螺钉的固定和骨质疏松的患者在远端的固定。

在生物力学方面,第二代交锁髓内钉的效果较好。第二代钢钉能够增加力学的强度,在合成的转子下骨折的模型上能够支撑较大的负重[74]。用尸体研究比较了短重建钢钉和长经转子髓内钉,发现重建钉的力量强度最大[48]。一项研究比较了三种不同的二代钢钉,Wheeler 等在尸体模型上行转子截骨术并确定了重建强度。其中两种内置物设计体型较小,最终的重建强度是完整股骨的 40%,而螺旋刀片钉强度比上述两种装置低 50%[106]。研究者对来自 4 个生产厂家的交锁髓内钉(3 种重建钉、一种经转子点钢钉)在 4 种不同的股骨近端复杂骨折中的效果进行了比较。对于复位良好的骨折,应用的内置物比较类似。对于不稳定的骨折模型,近端大口径经转子点髓内钉可减少骨折端的移位。重建钉能减少骨折端的移位,这是钢材料内置物和两种钛重建钉不同材料的比较结果[79]。

交锁髓内钉有别于传统顺行髓内钢钉的特性是能动力固定股骨头。在生物力学研究中,有人比较了使用近端滑动螺钉的 3 种不同的交锁髓内钉和滑动髋螺钉[58]。滑动髋螺钉比其他交锁髓内针有滑动优势(较低的力量启动滑动),交锁髓内钉的滑动启动力量与螺钉的长度呈正比。相比一个大型螺钉,近端两个小的螺钉启动滑动需较小的力量。

实现综合可行的生物力学研究非常困难。对于重建钢钉和经转子点钢钉,入点的选择非常关键。钢板抗扭曲力最好,但相对于钢针,其在抵抗弯曲力和轴向负荷联合作用方面较差。交锁髓内钉影响了生物力学的测量,包括强度、力量和固定后骨折端的位置。在近端部分不锈钢板和大直径的内置物能提供许多增强的特性。

三、发生率和损伤机制

股骨转子下骨折可发生在各个年龄段,并且有许多损伤机制。转子下骨折有年龄的不对称性和性别相关的双峰型分布,一般高能损伤发生在年轻男性,低能损伤发生在高龄女性。转子下骨折大多数发生于高龄患者[8,61,103,104]。约 25%的髋部骨折可发生转子下的损伤,7%~34%全股骨骨折发生转子下损伤[5,8,12,103,104]。考虑到发表的各种研究对转子下骨折的定义不一致,很难确定其发生率。Bergman 等对 131 例股骨转子下骨折的患者进行回顾性分析,发现高龄患者约占 50%,年轻患者约占 25%,病理性骨折约占 25%,其中高龄组,骨折多因低能量创伤(摔倒)引起,年轻患者多因高能创伤引起。大多数的非病理性骨折都是不稳定骨折,伴有后内侧粉碎性骨折。高能创伤引起骨折的患者平均年龄为 40.6 岁,而低能创伤引起骨折的患者平均年龄为 76.2 岁。年轻患者多发生粉碎性骨折,多因高能创伤引起,如机动车事故、高处坠落、穿透伤及其他高能损伤。高龄患者的骨折类型比较复杂,有简单的螺旋骨折,也有股骨近端延长的转子下粉碎性骨折。

大多数年轻患者的骨折与高能量创伤有关,股骨同侧骨皮质不连、股骨颈骨折、髋臼及骨盆骨折和其他同侧的骨折都可发生。合并腹部、胸部和头部的创伤须由专家小组的医生仔细评估。Bergman 研究了 31 例由高能量损伤引起的转子下骨折,其中 16 例有其他长骨、骨盆或脊柱损伤,5 例开放性骨折[8]。

股骨颈骨折的螺钉固定可引起转子下区域骨折(图 51-4)。植入的螺钉可使股骨近端外侧皮质的张力减弱。小转子的上缘或下缘处多承受最大张力,所以螺钉的入点应高于这一水平。对 4 例股骨颈内固定后导致的转子下骨折观察结果支持上述的结论[46]。空心螺钉的结构也对转子下骨折的发生率有影响。Oakey 等对尸体股骨的生物力学研究发现,如果使用 3 枚顶点近端装置的螺钉,可使承受的负荷显著减小,所以如果使用三角螺钉固定股骨颈骨折,顶点远端装置螺钉能使风险降到最小。

同样,先前股骨近端外科手术破坏了外侧皮质也可引起转子下骨折。核心减压所致缺血性坏死和腓植骨术可导致少见的转子下骨折。皮质的缺损部分应在小转子下缘的上面以预防转子下骨折[1,89]。

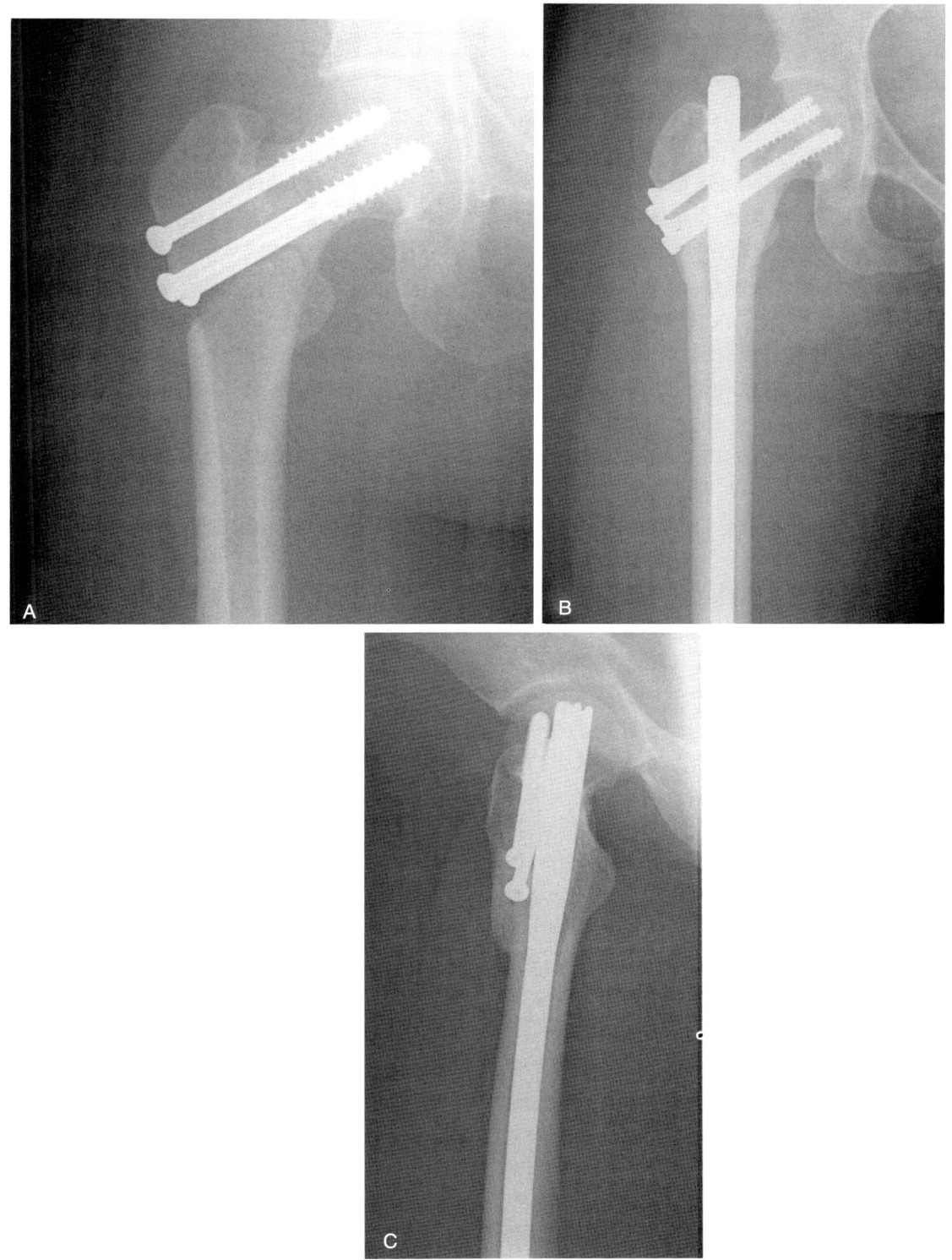

图 51-4　58 岁女性,股骨颈骨折后切开复位并在上端钉入 3 个空心螺钉。患者术后 4 周摔倒,导致螺钉钉入小转子位置而发生二次骨折(**A**)。取出一枚空心螺钉,切开复位后植入重建钢针,重新固定股骨头(**B,C**)。

第二节　诊断

一、病史

全面的病史非常重要，可以从患者、家属、急救人员处获得。病史一般包括：患者的年龄、损伤机制、从受伤到现在的时间、急救的必要性和有无其他疾病。损伤至就诊的时间对评估大腿的出血量、脱水、患者的整体情况和高能创伤引起肌肉坏死的进展很有意义。对于高能创伤患者，应详细检查其他部位，防止因股骨近端骨折疼痛掩盖其他部位的不适。低能量创伤或摔倒引起年轻患者的骨折需要做骨病理学的评估。同样，摔倒所致骨折的高龄患者，应询问先前的不适或已确诊的代谢病。

二、体格检查

对于有意识的患者，股骨损伤的诊断通常明显。应全面而有条不紊地检查肢体和骨盆，合并损伤不要漏诊。患者通常大腿近端有疼痛。典型表现是肢体的缩短。骨折处连续性丧失而致旋转失控。仔细检查髋和臀部四周可发现开放的伤口和封闭皮肤脱套伤。皮肤有损伤者应考虑开放性骨折的潜在性，需进一步评估。应检查膝关节相关韧带的损伤。触摸远端血管的搏动来检查肢体的血管，高能创伤应用多普勒确诊。踝肱指数<0.90 提示下肢动脉血管的损伤[38]。对清醒、配合查体的患者应仔细检查股神经和坐骨神经远端支配的情况。因为坐骨神经的近端靠近股骨转子下区域，应记录腓总神经和胫神经的感觉及运动功能。

三、影像学检查

影像学检查包括从髋至膝全程正、侧位片，双平面髋关节 X 线和骨盆的正位片能全面地检查损伤程度。牵引拍 X 线片有助于诊断不明显的骨折线，有利于了解骨折的分型和术前的治疗计划。影像学检查应确认骨折的类型，包括粉碎程度、骨质量及骨缺损。对侧髋及股骨 X 线片有利于术前制定治疗计划和确定股骨的长度、髓腔的直径、股骨干的弯曲和股骨颈的前倾角。在股骨或骨折部位应仔细检查是否有骨质疏松、转移和骨皮质不规则。

CT 对复杂型骨折有价值，可以看到骨折的近端延伸和近端骨折片的旋转。经常由于其他原因需行腹部 CT 和（或）骨盆 CT 的进一步检查。CT 可向远端延伸至股骨的近端，可观察骨折是否延伸进入梨状窝，伴发股骨颈骨折及转子间骨折和影响手术入路和（或）内置物选择的未移位骨折线。对骨损伤的影像学检查没有必要，如怀疑有病理性骨折，可进行核素扫描和 MRI 检查。

四、分类

股骨转子下骨折应根据解剖位置、骨折形态、骨折片的数量及粉碎性骨折的程度进行分类。早期的分类方法不能指导治疗，但能确定一些特别复杂的骨折类型。1949 年，Boyd 和 Griffin[12]将转子下骨折纳入转子间骨折，并发现其术后不满意率较高。1966 年，Fielding 和 Magliato[25]根据主要骨折线位置和小转子关系，提出了一种"三型"分类法。1976 年，Zickel[112]报道了使用髓内钉治疗股骨近端骨折的结果。他报道了一种六型的分类方法，增加了内侧和外侧粉碎性骨折、长螺旋骨折和转子部的延伸。随后，Seinsheimer 根据观察到的骨折片和骨折形态进行分类，分型根据骨折片数量和是否累及大转子和小转子。AO 分类法依据骨折的形态和粉碎性骨折程度，但没有描述延伸至转子间的骨折。

Russell-Taylor 分型[82]建立在他们治疗这些损伤的经验之上，主要用来指导治疗（图 51-5）。这一分型系统高度重视小转子的完整性和近端延伸至转子间及梨状窝损伤。小转子的完整性可替代转子下区后内侧的支撑力。鉴于延迟的内翻及延伸畸形，结合转子下区域生物力学的力量，考虑内置物和其固定的稳定性时是否存在股骨后内侧的骨折非常重要。如骨折延伸至传统的髓内钢钉（第一代交锁髓内钢钉）入点位置将使治疗变复杂，需改变手术计划并影响到内置物选择。

Russell-Taylor 分类系统将转子下骨折分成两类，每类又分成两个亚型。1 型骨折不累及梨状窝及后侧大转子，可行顺行髓内钉治疗。1 型的亚型会影响到近端锁定的选择。1A 骨折时，小转子是完整的。1B 骨折线波及小转子和后内侧支撑作用。累及小转子和股骨后内侧的骨折使传统髓内钉应用困难。只有内侧骨皮质保持完整才适合使用近端交锁髓内钉。这一型适用交锁髓内钉植入和近端固定股骨头治疗。反转子间骨折由于滑动髋螺钉固定的性能，有时也划分为 1B[34,82]。

2 型骨折向近端延伸至大转子及梨状窝，使得经梨状窝入点的闭合髓内钢针治疗复杂化。因此，大多数此类骨折推荐经转子点的髓内钉、角状钢板或切开

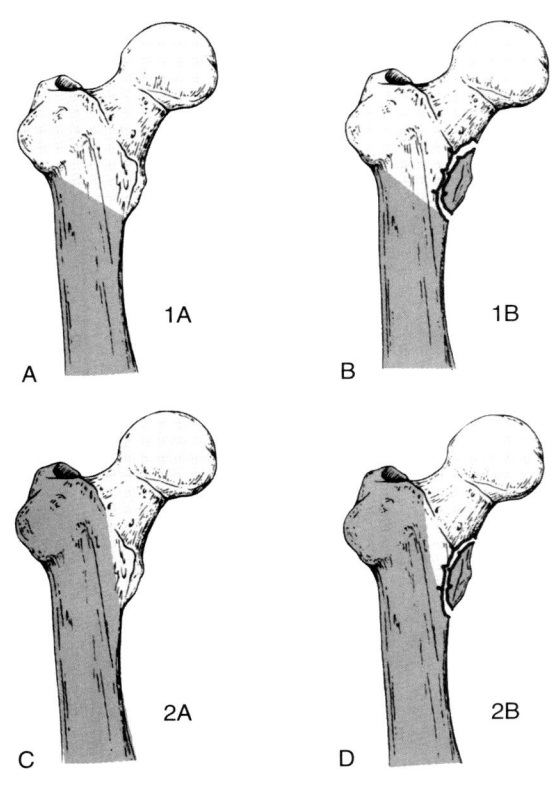

图 51-5　转子下骨折的 Russell-Taylor 分类。骨折线可位于底纹区内的任何部位。在 1 型骨折中，梨状窝保持完整。累及梨状窝的髓内钉入点是 2 型骨折的特点。亚型 A 骨折不累及小转子；但亚型 B 骨折时，小转子成单一骨块。(A)1A 型转子下骨折，可用中断髓内钉固定，从大转子向小转子斜行以螺钉做近端锁定。(B)1B 型转子下骨折，需用近端髓内钉固定，将锁定螺钉置入股骨头内以控制近断端。(C)2A 型转子下骨折。梨状窝入点被累及，但小转子完整。(D)2B 型转子下骨折。入钉点被累及，小转子粉碎增加了稳定性。见正文。(Modified from Tencer, A.f.;et al. Biomech Lab Report #002,Memphis,Richards Medical Co.,1985.)

复位并经梨状窝髓内钉固定。经转子点的髓内钉虽避免了经梨状窝入点，但不能减少近端骨折的延伸和保证股骨头和股骨干的准确修复。此时，切开复位很有必要。如果此类骨折在第一次准确复位，也可行经梨状窝的交锁髓内钉治疗。

第三节　治疗

　　选择手术治疗应充分考虑相关损伤、患者情况、骨折类型和股骨转子下区域相关生物力学改变。过去非手术治疗此类损伤能起到一定作用，手术后稳定性应同股骨干和股骨近端骨折一样重视。因此手术治疗应

考虑最大程度恢复患者运动能力、解剖结构和功能。

一、治疗方法和内植物的发展

　　历史上大量内植入物和固定技术的发展演变，反映了此类损伤的复杂和治疗的困难。大体上内植入物都是髓内钢钉或侧位钢板，而复位方法在不断改善。现在的复位方法包括间接复位、局部生物学保护、防止骨折端移位和各种骨折相对稳定的固定。对骨折类型、继发畸形和模型失败的进一步认识都会影响内植入物设计。

　　Kuntscher 首次报道了转子下骨折的髓内固定[51,52]。除了使用顺行有槽钢钉治疗股骨干骨折外，他还使用髓内内置物固定股骨头和股骨近端骨折。髓内和股骨头固定技术的改进带来了 Zickel 钉[112,113]。1976 年，Zickel 报道了 9 年来使用髓内内植入物的经验[112]。Zickel 钉可避免螺钉脱落、内植入物断裂和近端不稳定固定。此内植入物由空心螺钉和通过空心钉插入股骨头的三刃钉组成。在 84 例转子下骨折中，他报道了骨折成功愈合和低并发症率。这一装置最大程度减少了内翻、骨干移位和骨不连。Zickel 钉可减少近端骨片挤压，限制股骨颈旋转[112]。许多研究支持使用 Zickel 钉固定转子下骨折，并发现与以前的钉-板装置相比结果更好[8,94]。Bergman 等[8]研究了 131 例转子下骨折患者，发现骨不连发生率低(5%)。不过过去大部分患者使用附加骨折端环扎术，植骨治疗很少使用。他们发现高能量导致骨折的年轻患者预后不好，但相比以前内植入物有明显的改善。但随后的高失败率报道限制了其使用。

　　Kempf 和 Grosse 介绍了一种用 Gamma 钉治疗股骨近端骨折的新技术[42]。Gamma 钉是由锁定螺钉结合 Kuntscher 发明的 Y 形髓内钉研制而成。髓内钉插入点位于大转子，锁定螺钉在髓内钉近端经髓内钉拧入股骨头。他们报道了 121 例转子间骨折的老年患者，复位和手术并发症结果可以接受[42]。早期报道的内植入物顶端断裂和去除困难已得到很大改进，治疗结果和手术并发症也得到改善。

　　Russell-Taylor 重建钉治疗股骨近端已取得良好效果[82]。随后报道其治疗大部分转子下骨折效果好。重建钉带来的许多问题限制了其手术治疗此类损伤。打入头内两枚螺钉可防止头颈部分绕单一螺钉旋转，稳定固定近端骨折部分。另外，他们指出固定股骨头后可允许固定小转子骨折。后来的设计在股骨头固定策略和经大转子入点方面进行了改进。

　　接骨板固定转子下骨折和内植入物固定一样有

较高的成功率。1941 年,Jewett 钉的引入使以前的固定装置得到改进[37]。Jewett 钉是由 Smith-Peterson 钢钉联合 Hawley 接骨板来限制近端部分旋转稳定固定远端部分。虽然 Jewett 钉被认为是一种钢钉,但其实它是侧钢板和打入股骨头的套筒螺钉。报道的 5 例转子下骨折和转子间骨折螺钉治疗效果好[37]。多年来接骨板–螺钉装置一直被认为是标准治疗方法, 其改进也获得成功。内翻畸形、内固定失败和骨不连仍是其常见并发症。

AO95°角钢板常用于固定远端骨折, 近来用于固定近端骨折也取得了较好结果。初期建议解剖重建和植骨导致内植入物固定失败和骨不连[84]。间接复位可保护血管和软组织、恢复股骨解剖轴, 稳定固定骨折断端[45,87]。术者因复位困难而不能使用角钢板,动力髁螺钉(DHS)和动力髁螺钉(DCS)可用于复杂转子下骨折固定。许多病例报道了 DHS 和 DCS 固定特定骨折类型效果好。

现在内植物包括早期设计的许多类型。接骨板有滑动髁螺钉、95°髁螺钉、95°角钢板, 近端锁定内植物钢钉有传统交锁髓内钉结合不同类型近端锁定螺钉、梨状窝入点的髓内钉、经大转子尖入点髓内钉。髓内装置和相应辅助器械改进增大了其使用范围和指征。然而,内植物治疗结果主要是与手术技术而非内植物本身有关。

二、现行的治疗原则

转子下骨折治疗的选择取决于患者情况、骨折类型、合并损伤、现有内植入物及现有技术。多发损伤经常存在,对转子下骨折患者进行综合和系统的评估很有必要。一般有手术禁忌证的患者采取非手术治疗。开放性骨折需要抗生素、清创、冲洗治疗,一旦患者条件允许应行内固定治疗。开放性转子下骨折伴多发损伤的处理将在本章后面讨论。

骨折类型决定内固定选择,骨折分类可根据平片、CT 和某些情况下牵引照相。

小转子下骨折可以用交锁髓内钉以静力锁定方式达到最有效地处理。最好使用闭合钢钉,在使用钢钉前应经皮复位或小切口尝试粗略复位。角钢板、动力髁螺钉或带锁髓内钉处理此类骨折有效。

转子下骨折波及小转子适于采用髓内钉或角钢板。角钢板需准确放在近端部分后, 间接复位股骨干。应避免试图复位后内侧粉碎性碎片。髓内钉插入、中间粉碎性骨片的间接复位技术非常关键。近端切开复

位,远端要求钢钉准确插入。股骨头稳定固定对最大程度减少股骨近端旋转非常重要。相比复位,骨折类型和进入点位置不是那么重要。

如果骨折类型累及梨状窝,梨状窝入点髓内钉插入将变得困难。在准备进入点和扩髓之前应先行股骨近端复位。经大转子点进入钢钉应避免近端骨折移位累及梨状窝,然而如果骨折发生移位,内植物不能减少这类骨折。对于近端非移位骨折,经大转子髓内钉治疗效果好,侧钢板固定也可以。此类近端骨折切开复位,可以用角钢板、动力髁螺钉或近端锁定的内植入物固定。滑动髁螺钉可以用来固定某些骨折,但不能很好地恢复肢体程度和保持复位稳定性。

第四节　各种治疗的详述

一、牵引和非手术治疗

有手术禁忌证患者应采取非手术治疗,对一些不能行走的老年患者应尽可能充分固定。这种情况很少遇到。对于不能行走的老年患者(因为痴呆或瘫痪),手术固定可以减轻疼痛, 方便护理和恢复运动能力。有严重骨质疏松的老年患者, 即使使用质量差的螺钉,髓内内植物也可保证很好地固定。锁定内植物可很好地固定严重骨质疏松患者的骨折断端。

骨牵引是最常用的非手术治疗方法。发现股骨近端由于相关肌肉附着导致的肢体畸形,便可决定采用闭合复位和骨折复位后维持方法。Delee 及同事详细描述了骨牵引方法[19]。骨牵引要用一根髁上针穿过股骨远端。如果可能应避免膝关节牵引,通过股骨远端牵引能更好地避免牵拉膝关节,导致膝关节关节僵直和疼痛。小直径的克氏针和较大直径的螺纹针都可使用。髋膝关节屈曲 90°矫正主要的屈曲畸形(让远端抬高到近端屈曲位)。适当的牵引应纠正肢体长度、旋转和外展畸形。悬吊的肢体应平行于地面,小腿和足放在断腿石膏或夹板内维持足中立位。30~40 磅(13.6~18.1kg)牵引重量完全恢复肢体长度和复位。复位满意是指向内或外成角小于 5°, 肢体短缩或延长小于 1cm,正侧位骨折端对位至少达 25%。每周 X 线片评估后行重量和位置的调整。整体治疗方案决定了牵引持续时间。屈曲牵引约 4 周后,骨折组织愈合使患者感到舒服,应将腿放低到更小屈曲位置,但要置于外展位以防外翻。转子下骨折应牵引 12~16 周。如果骨折愈合到肌肉牵拉力量不能使肢体缩短和成交畸形

后,患者可更换近端模型支具或骨盆支具活动。直到观察到充分骨折愈合后才能够完全负重。去除牵引针后,也可以使用骨盆人字支具。然而,这些治疗方法对成年患者效果不好。

二、内固定前的暂时固定

患者年龄、损伤能量大小和肢体缩短程度决定了初期固定。暂时固定或骨牵引可以复位肢体,使患者感觉舒服并防止骨折端软组织进一步损伤。跨髋关节外固定、跨股骨骨折端外固定、股骨远端骨牵引和皮牵引都是内固定前的暂时固定。内固定手术时间不可预测,所以在推迟手术这段时间应暂时固定。皮牵引对年轻患者肢体恢复无效,对于因站立摔倒的老年患者效果不好。股骨远端骨牵引比胫骨近端骨牵引效果好。牵引针可使用有张力的小直径克氏针,应避免使用较大直径螺纹贯穿针。跨髋或骨折端外固定很少用,一般用于多发损伤患者。

三、钢板内固定,包括转子下骨折小切口植入钢板

1.背景

钢钉设计和钢钉技术改善使用接骨板固定转子下骨折手术减少,特别是完全位于小转子下的骨折(IA 型)。然而如果没有透视机或透视图像效果差,那么接骨板固定非常有效。对于骨折累及转子区,特别是大转子、梨状窝或转子间线时,接骨板固定效果更好。相比髓内内植物,钢板在一些骨类型中能更好地完成解剖复位且对股骨近端和转子间区进一步损伤少。钢板能更好地固定股骨近端和恢复颈干角。使用钢板的固定手术暴露大,出血量多,还会破坏中间骨折片的血运。钢板是主要负重内植物,只有有愈合征象才能进行负重。小切口植入内植物可以最大程度减少股骨的骨膜和骨膜下损伤[24]。

有大量不同类型钢板可用于固定转子下骨折。骨折类型、手术者喜好和现有技术决定了选用的内置物和技术。标准的大钢板、滑动髋螺钉(有或没有另外转子固定板)、动力髁螺钉、95°角钢板和新型股骨近端锁定钢板都是常用的内植入物。对于转子下骨折合并转子间骨折,滑动髋螺钉和动力髁螺钉能加压固定股骨近端和转子下骨质部分。传统的大型钢板适用于小转子下骨折,可用螺钉固定近端骨折部分远端侧的双侧骨皮质。95°角钢板可用于不要求加压固定股骨颈的

骨折。新型股骨近端锁定钢板可用于常见和复杂的骨折类型。

主要钢板技术包括切开复位、放置侧位钢板和利用股骨近端小切口肌肉下植入钢板。钢板植入都要注意保护骨折区域血运,保留骨折端粉碎性骨片。避免切开前侧、内侧和后侧,传统切开复位手术可以顺利完成。肌肉下植入钢板可以避免损伤骨折区域的软组织。

2.指征

几乎所有股骨转子下骨折都可以采用钢板固定治疗。髓腔非常狭窄,钢针插入困难,累及转子间或股骨颈区域的骨折类型都是钢板固定的指征。切开复位钢板固定股骨近端复杂骨折效果满意。切开复位钢板内固定方法也应考虑髓内内置物固定的骨折类型。股骨近端如果有成角和旋转畸形,此时钢钉手术比较困难,切开复位钢板内固定可用于此类骨折。转子下骨折伴有转子间骨折和(或)股骨颈骨折移位时,钢板固定能更好地复位和固定复杂的骨折部分。

3.操作

患者俯卧或侧卧于能完全透过射线的床上,床应满足从髋到膝的透视。可以使用牵引床方便术中牵引,但强调近段部分畸形矫正,会影响下肢骨折端复位操作。侧卧位可利于牵开股外侧肌、屈曲髋关节和暴露股骨近端。但是术中照相困难,旋转不容易纠正。多发创伤患者应置于侧卧位。

髋部下面放置垫子有利于近段部分外旋至中立位,扩大手术入路和手术期间评估旋转情况。在小腿和远侧大腿下面放置能透过射线的卷曲毯子,方便侧位照相和转子下骨折部分的复位。整个肢体都应处于手术区域。取一些无菌巾放于远端部分以便于矢状位上骨折复位。暴露骨折近端部分后可以直接矫正近端畸形。

骨折类型和术者经验决定钢板选择。切开复位和肌肉下复位都适用于转子下骨折。累及大转子区域的转子下骨折的复位如第 49 章介绍的治疗原则一样。对于简单的骨折类型(如横行或短斜行),要求转子下区域的精确复位,遵循 AO 原则的加压钢板技术治疗效果满意。粉碎性骨折的转子下骨折,适合使用桥接钢板和前面列出的内置物固定,可切开复位但骨折端骨碎片不被打乱或肌肉下植入内植物。不管选用哪种手术,都应保护软组织贴附、股骨干血液供应、骨折碎片和小转子。

切开植入钢板可选用上述的任何一种钢板通过延长的外侧切口植入。股骨侧方切口长度应满足钢板植入。髂胫束应锐性切割,从肌间隔远端到近端小心提起股外侧肌。分离穿动脉,术者可根据自己喜好和技术保留或结扎动脉。掀起股外侧肌后可暴露股骨外侧。应避免前侧或内侧切口,避免在内侧放置牵开器。

近端骨折累及股骨颈和转子间区域的复位方法在第48和第49章中有详细介绍。转子下骨折复位困难。有两种方法:一是完全切开复位骨折端并使用内固定;二是植入内植物固定近端部分并利于复位股骨干。辅助器材包括:Shanz钉、近端持骨器、股骨牵开器和尖推子。转子下的横行骨折很少见,选用合适的钢板和加压固定骨折端。可选择铰链式的牵拉装置、动力加压的偏心螺钉、板孔、拉力钉(放置在股骨干钢板远端的螺钉或Verbrugge钳持螺钉放在钢板最后的钉孔)。对于未粉碎的斜行骨折,标准钢板可产生加压作用;对于粉碎性骨折,适合使用桥接钢板。

关于内植物的大小和长度仍有争议。接骨板的宽窄由股骨直径和患者体型决定。粉碎性骨折严重性增加,钢板强度也应增长。一般骨折端远端的钢板至少有5个螺钉孔。尽管建议固定8层皮质(4枚双皮质钉,或更多单皮质钉),但螺钉数量仍不确定[55]。远端固定3个双皮质螺钉需要5个或以上的钉孔[91]。选择内植物决定了近端固定方式,一般选用常见的固定装置,除非近端部分比正常人长。

肌肉下植入钢板固定转子间骨折同固定其他长骨一样。手术应注意最小程度损伤骨折端和股骨远端软组织。近端小切口可复位和固定近端部分。适当长度的钢板在股外侧肌下面沿股骨外侧插入。在远端可以用一个或多个短切口固定钢板防止骨折端移位。这种技术适用于动力髁螺钉和新型锁定股骨近端钢板。

钢板固定转子下骨折后,应避免使用外固定,例如模具或支具。负重应限制在肢体的重量,直到影像学上有桥接骨痂的迹象,大约6周或12周。

4.结果

应用95°角钢板[46,63,87,102,111]、滑动髁螺钉[58,72,81,106]和动力髁螺钉[50,58,65,84,1100,105]固定股骨转子下骨折结果令人满意。另外研究发现经肌肉下固定技术(小侵入)效果很好[43,100]。Kesemenli等[43]研究了43例经间接复位和钢板固定治疗的股骨骨折,发现16例转子下骨折全部愈合,不过有3例肢体缩短>1cm,2例内翻>8°。

Vaidya等[100]报道了31例高能损伤导致转子下骨折利用生物技术的动力髁螺钉固定,所有患者平均4.9个月后都出现骨愈合,愈合不良占6%。

四、95°角钢板

95°角钢板固定转子下骨折效果好[45,87,102,111]。钢板固定转子下骨折能更好地稳定股骨近段部分,精确恢复力线和在各个平面上限制股骨颈。但手术操作复杂。相比髓内内植物,侧钢板没有生物力学上的优势,其位于偏心位,最大加压力量位于股骨内侧皮质。因此,不建议立即负重,直到有充分的骨折愈合迹象。

累及梨状窝和(或)大转子(骨折累及髓内钉的插入点)的股骨转子下骨折是角钢板固定的指征(图51-6)。然而角钢板可用于转子下骨折的所有类型。特别是在术中不能照相时,角钢板可以利用骨性标志进行手术。

前文已详细讨论了95°角钢板的技术[45,87]。95°角钢板可避免复位粉碎的远端骨折块,间接复位近端骨折,修复颈干角和避免植骨(图51-7)。术者使用角钢板可以避免转子区另外切口(特别是内侧)。侧钢板可以复位股骨干,其间接复位可以保证植入物处于近端合适位置。推螺钉、铰链牵开器和股骨牵开器都可以矫正肢体长度。在近端植入内固定可以纠正内/外翻、屈/伸和股骨颈的前倾角。植入骨干内植物的固定决定了肢体的长度和旋转,通过视觉和影像可以确定肢体的长度和旋转。

选用95°角钢板治疗患者的术前方案很关键。对侧股骨近端中立位片可以观察到患者正常的颈干角和颈的前倾角。模板可以确定座凿进入的正确位置,两侧肢体的股骨近端前后位片可以确定颈干角角度。粉碎性骨折中,肢体的长度和旋转测量非常困难。肢体长度最好参照对侧肢体。旋转矫正方法可以用类似髓内钉固定矫正,包括评价小转子的外形(是否完整),侧位照相观察股骨颈的前倾角。

患者俯卧或侧卧于能完全透过射线的床。牵引床可以使用,但应避免不利于术中肢体的摆放位置,髋部和骨盆下放置卷曲的毯子或垫子以方便拍摄股骨颈侧位像。

股骨外侧入路是从大转子顶点远侧在股外侧肌下进入,股外侧肌可以完全从肌间隔剥离开。选择经肌肉下植入方法,远端切口长度应限制在近端股骨干部分。角钢板插入近端非常困难,因此需要增加切口长度,能放置内置物为宜。手术切开的深度也非常重

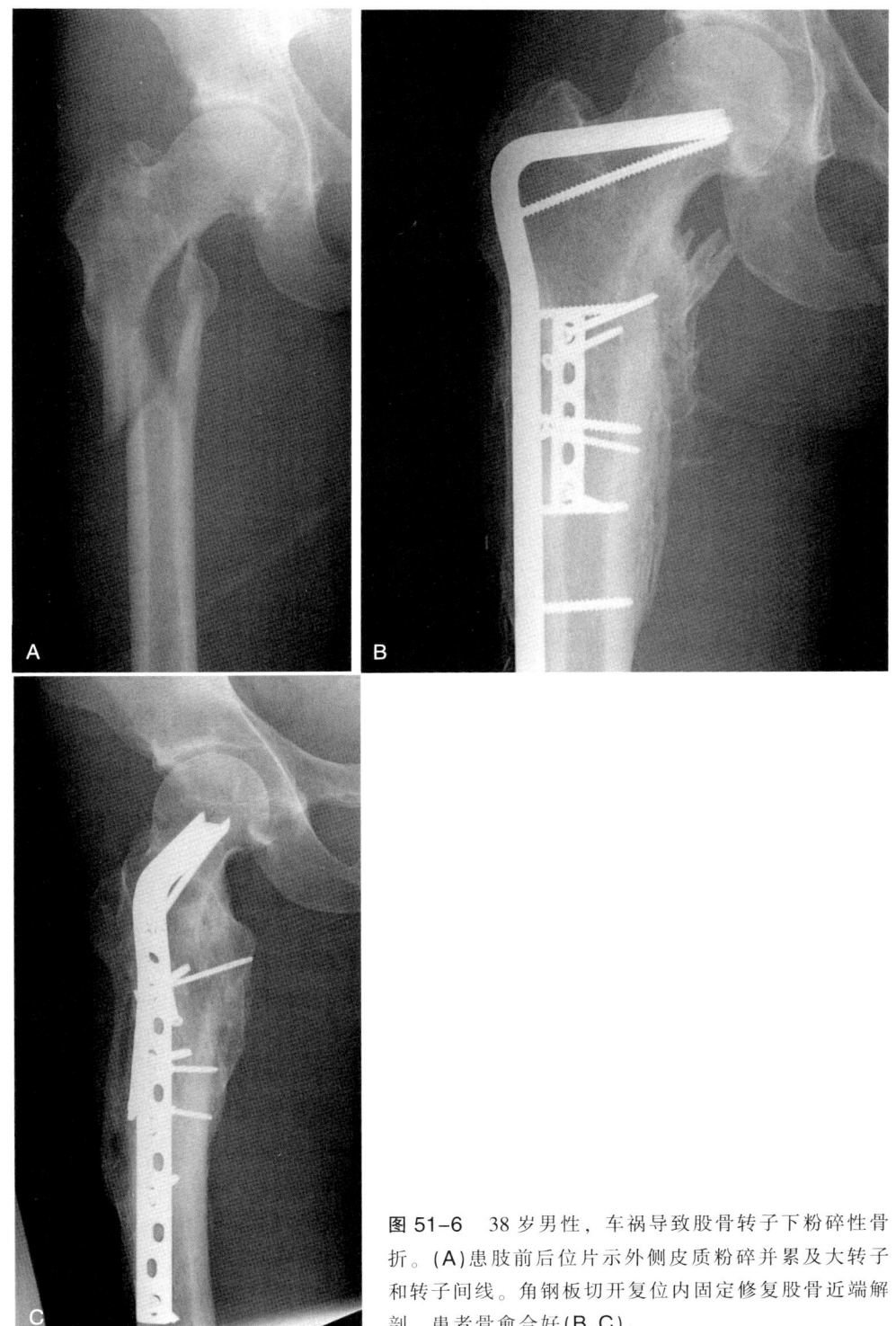

图 51-6 38 岁男性，车祸导致股骨转子下粉碎性骨折。(A)患肢前后位片示外侧皮质粉碎并累及大转子和转子间线。角钢板切开复位内固定修复股骨近端解剖。患者骨愈合好(B,C)。

要。大转子外侧应暴露,便于插入角钢板和定位植入物。骨折端、骨碎片部分的骨膜应保留完整。股骨远端外侧部分需切开,沿钢板部分的骨膜应保留完整。

在股骨近端正确放置座凿是手术中很重要的一

步。需要复位累及转子间或大转子的骨折,在打入座凿之前应暂时固定近端部分骨折。暂时复位可以用钳子、克氏针、避免占据座凿打入位置的拉力螺钉或组合装置。在股骨颈前面用光滑的钢丝 (直径 2mm 或

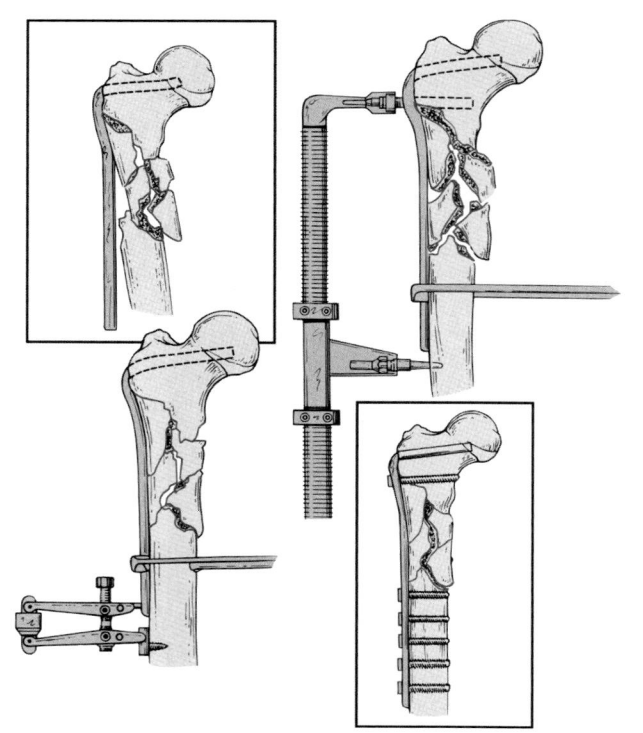

图 51-7　应用角钢板间接复位股骨转子下骨折。刃板打入股骨近端后，可以使用股骨牵开器或铰链张力装置恢复肢体长度和（或）加压骨折端。骨折断端不得被打乱并保持桥接。(Modified and redrwn from Kinast, C.;et al .Clin Orthop 238:122-130,1989.)

2.4mm)固定并且针应平行于股骨颈的轴,可以恢复前倾角。正侧位片可以确定针的位置和方向。应在术前明确座凿打入的位置和方向。在植入角钢板之前,沿股骨颈长轴放置定位导针。导针平行于矫正前倾角的钢丝,位于大转子的前 2/3 和梨状窝的下面。照相可以确定导针的位置。然后导针平行打入座凿,调整矢状面的位置。根据板的长度和打入近端部分的长度选择角钢板。

确定好植入物位置后,为了增加近端固定作用,应确定螺钉从钢板螺孔固定位置。角钢板可以很好地固定近段部分,跨过粉碎性转子下骨折端复位股骨干(图 51-8)。如前所述,可以确定长度,肉眼和照相可以看到是否有旋转。用多个双皮质钉固定钢板远端。内置物的最小长度应超过骨折远端并且有 5 个钉孔需要植入 3 枚螺钉。长的内植物有利于远端固定,却会造成股外侧肌的更大破坏。

手术的很多方面需要强调。刃板在近端的正确位置影响着前倾角、颈干角和矢状位旋转矫正。在进行

股骨近端和股骨干复位时,可以矫正肢体长度和旋转畸形。骨折端碎片解剖复位,包括累及的小转子,对骨愈合没有必要。保护骨折端血运和局部生物力学比解剖复位重要。单纯骨折类型(螺旋形、横形、不伴粉碎骨折的楔形骨折)可以在打入角钢板前解剖复位(图 51-9)。上述骨折都应避免在股外侧切开。可以使用持骨钳防止过多剥离。

有经验的术者使用 95°角钢板治疗转子下骨折效果满意[45,87,102]。在 Kinast 等[45]进行的回顾性队列研究中发现, 转子下骨折的手术治疗方法随着时间而改变。最初阶段研究认为治疗包括扩大手术切口行所有骨折的解剖复位和必要时植骨。随后研究了骨折间接复位术, 作者发现骨愈合快、骨不连发生率降低 (从16.6%降到 0%),并能避免植骨。随访了 15 例患者支持角钢板间接复位的治疗成功。只有 1 例严重开放性骨折伴发感染发生骨不连。进一步研究证实角钢板治疗的愈合率达 97%[102,111]。

另外一些人员报道了角钢板治疗转子下骨折的不良后果。Brien 等[14]报道了角钢板治疗的 25 例患者,出血量大,手术时间长,而且比交锁髓内钉治疗的 33例转子下骨折并发症发生率高,有 6 例愈合不良和 2例骨不连。髓内钉治疗转子下骨折有效,但角钢板也是一种有效的治疗方法,特别是粉碎性骨折钢钉打入困难时。

五、动力髁螺钉

累及和未累及近端部分的转子下骨折是动力髁螺钉(DCS)的手术适应证[50,58,65,84,100,105]。DCS 构件要求切开复位和内植物打入股骨近端结合经肌肉下植入贴附于骨干的钢板。不过现在可以获得股骨近端稳定固定、准确解剖学复位和各个平面上股骨颈位置。然而,同角钢板一样,近端螺钉正确的预先放置对恢复前片面解剖非常重要。螺钉旋转可以调整矢状位上的力线。缺点是需要去除大量近端骨质和放置拉力螺钉不需要旋转植入第二枚螺钉。DCS 手术指征是累及近端的粉碎性骨折和条件符合的经肌肉下植入。同其他侧钢板治疗一样,术后有明显的骨折愈合迹象才允许负重。

Krettet 等[50]详细描述了股骨近端小切口治疗的定位。术前治疗计划非常有必要,对侧股骨近端 X 线可以定位髁螺钉位置和颈干角。患者俯卧位,股骨近端外侧入路可以暴露近端部分。累及转子间或转子间线的相关骨折都可以复位和稳定固定。标示前倾角的导

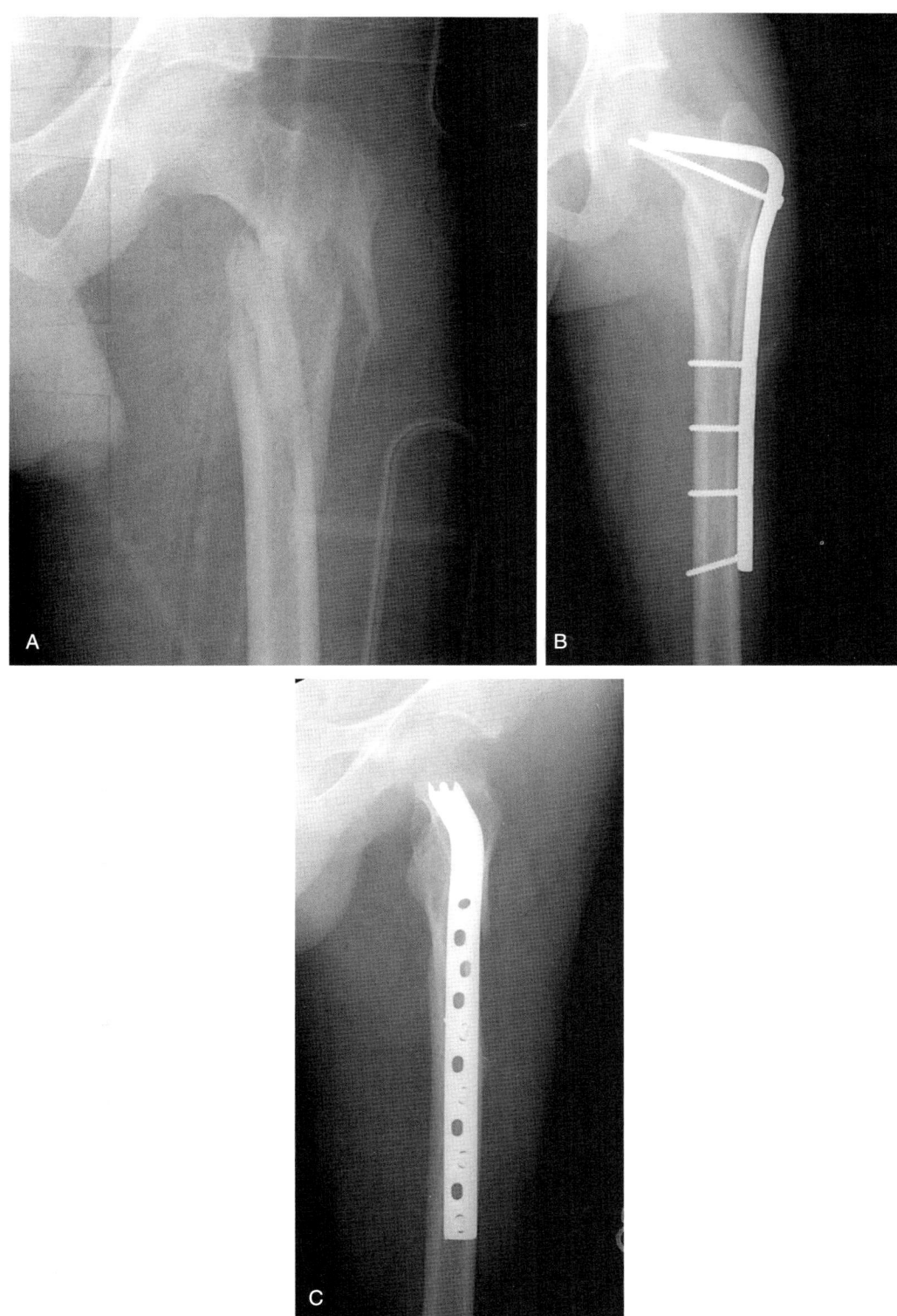

图 51-8　28 岁男性血友病患者,股骨转子下粉碎性骨折。此骨折类型累及大转子并使小转子分离(A)。用 95°角钢板固定近端骨折块并桥接固定至股骨干远端(B,C)。中间骨折块未被打乱。

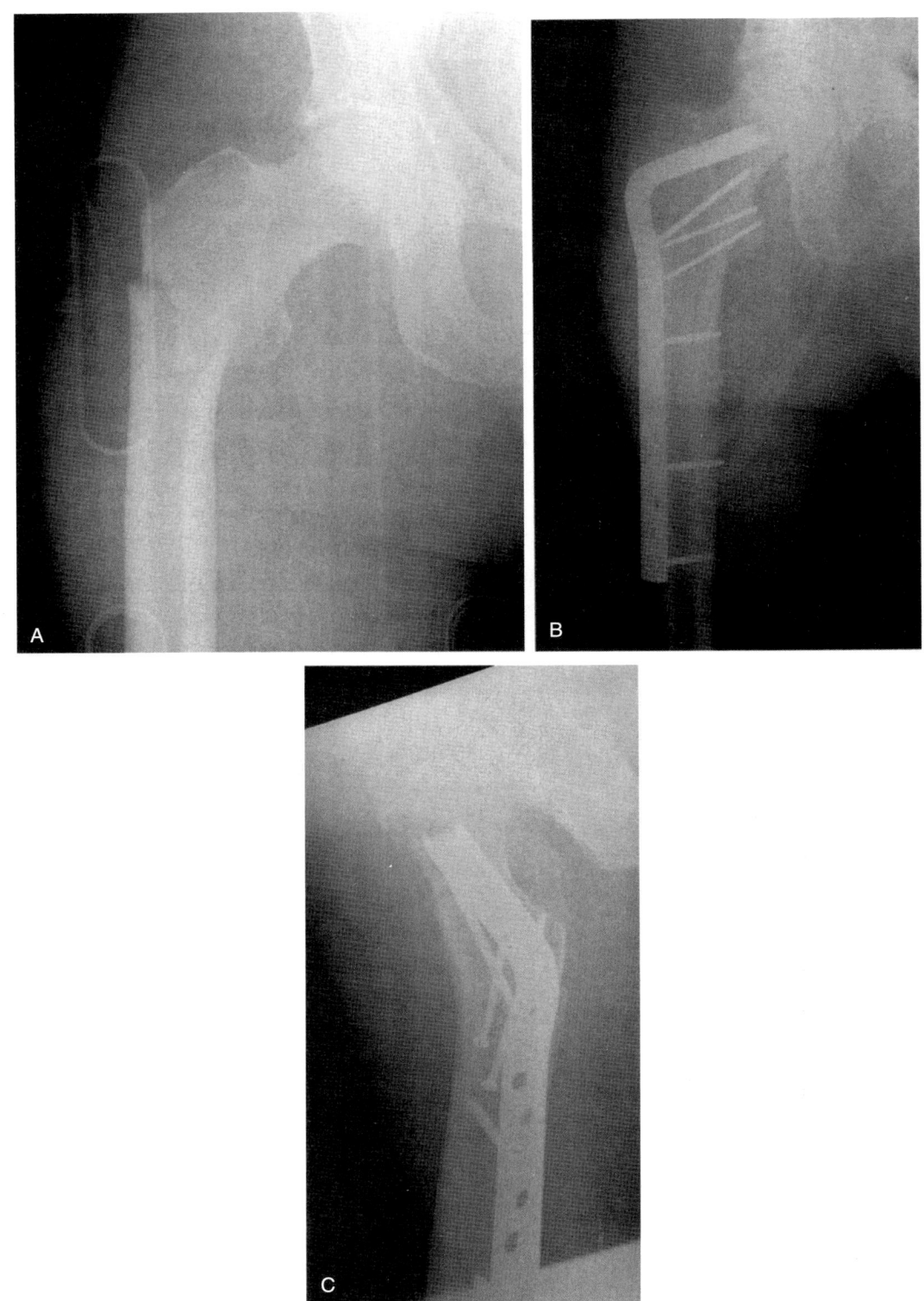

图 51-9 24 岁男性,摩托车车祸造成转子下骨折(A)。对此单纯骨折行切开复位加压内固定治疗(B,C)。

针可以判断股骨颈位置。根据术前计划,侧位片上髁螺钉应该平行于股骨颈,前后位片上螺钉应与骨干成 95°。螺钉应位于梨状窝下边和股骨头的下半部。最终螺钉是否旋紧决定了侧钢板的矢状面上的位置,需要时可以调整,而角钢板却不能调整。侧钢板位于股骨干的中外位置,切开或经皮植入都可以。同其他钢板一样,应该避免切开中间的骨折部分。肢体长度和旋转可以用手动牵拉、股骨牵开器或其他方法矫正。髁螺钉可以固定侧位钢板,拧紧或退出螺钉可以调整矢状位上钢板的位置。在远端骨折部分可以用多个双皮质螺钉固定钢板(图 51-10)。

在操作方面,动力髁螺钉比角钢板更容易。同角钢板一样,股骨头内螺钉的位置影响着股骨颈前倾角和颈干角。然而,攻入螺钉后也可以进行矢状位上的调整。另外,植入物构件可以经肌肉下插入。

DCS 固定股骨转子下骨折的临床结果随时间而改进,特别是经肌肉下技术的使用。Sander 和 Regazzoni[84]回顾性研究了 DCS 治疗的 22 例患者,77%骨愈合,失败的患者因为大量粉碎骨折又缺少急性植骨。之后有作者报道使用传统的切开复位钢板固定,骨愈合率达 80%[61,101]。内侧支撑作用对整体构造的稳定又被重新认识和强调。生物力学钢板应用大大提高了骨愈合率,达 94%~100%[50,69,100]。文献报道一致认同间接复位、避免急性植骨和避免直接复位骨折断端。尽管没有后内侧支撑部位和小转子复位,但应用生物力学入路复位和固定,骨愈合率得到提升[50,69,100]。

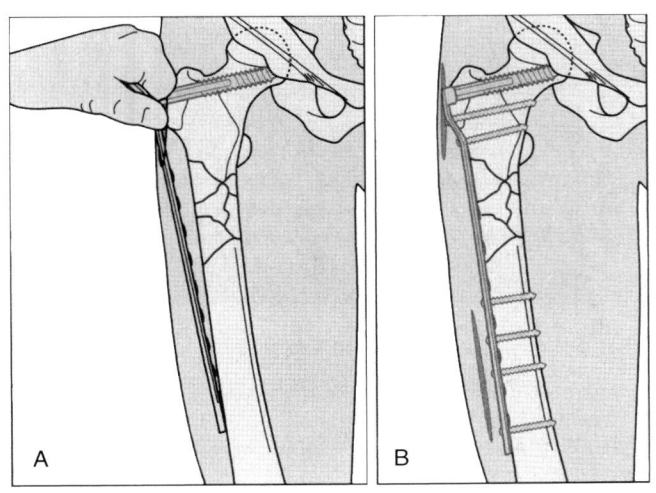

图 51-10 95°髁螺钉治疗股骨转子下骨折。首先在近端骨块合适方位和位置打入一枚螺钉。(A)滑动侧钢板经肌肉下插入并拧上螺钉。(B)在远端和近端适当进行螺钉固定。

六、股骨近端锁定钢板

新型特定配置锁定钢板市面有售,可以应用固定转子下骨折。这一内植物可以固定在股骨内侧,并设计成大转子形状。大的(7.3mm 和 5.0mm)空心螺钉以 95°、120°和 135°打入近端部分。近端设计成钩状可以使大转子固定增强。此内植物可以经肌肉下插入远端(图 51-11)。复位方法同角钢板和动力髁螺钉,植入物借助多个螺钉可以稳定地固定近端部分,间接复位骨干部分。另外还可以复位骨折后,经肌肉下插入钢板,同其他钢板固定一样锁定钢板。转子下骨折和累及近端的转子下骨折都是新型锁定钢板的手术指征。

这种内植物最近才使用,关于此种内植物治疗效果的报道有限。作者们报道了治疗股骨近端复杂骨折,新型锁定钢板同切开复位手术一样成功[35]。

七、滑动髋螺钉

过去推荐滑动髋螺钉用于转子下骨折治疗效果好。然而,过去没有其他内植入物,大部分都在研究滑动髋螺钉。

随着现在内植物和治疗方式的发展,滑动髋螺钉不要常规使用[34]。由于经济或其他原因不能获得其他内植物时,使用滑动髋螺钉也可以取得成功[58,72,81,107]。植入物的用途应该清楚,它与转子下区骨折类型有关。

骨折线位于小转子下的 IA 骨折,滑动髋螺钉只相当于侧钢板作用,打入股骨头内套筒和拉力螺钉可以稳定固定近端部分。这就不算滑动装置,螺钉和套筒的优势消失。我们应该知道,滑动髋螺钉可以稳定固定近端部分,骨干的组件可以像其他钢板一样稳定固定钢板在骨干上。小侵入植入钢板和传统植入钢板使钢板固定于骨干。然而,使用滑动髋螺钉治疗 IA 型骨折略有优势。

对于 IB 型骨折,滑动髋螺钉相当于股骨近段部分大的、独立的固定钢板。后内侧骨质缺失伴小转子的大片骨折需要单独固定,即使近端部分有固定。另外,由于后内侧骨折缺失,植入物承受较高应力,可能导致远端部分固定失败(图 51-12)。

滑动髋螺钉适用于 IIA 和 IIB 型骨折,但应该注意其禁忌证。股骨近端骨折累及转子间线,滑动髋螺钉使用治疗转子间骨折的原则准确复位近端骨折部分,包括准确复位和如第 49 章所述的最小尖端顶点的距离。复位和固定股骨干部分骨折可以使用小切口植入或传统的切开复位植入。滑动髋螺钉固定转子区

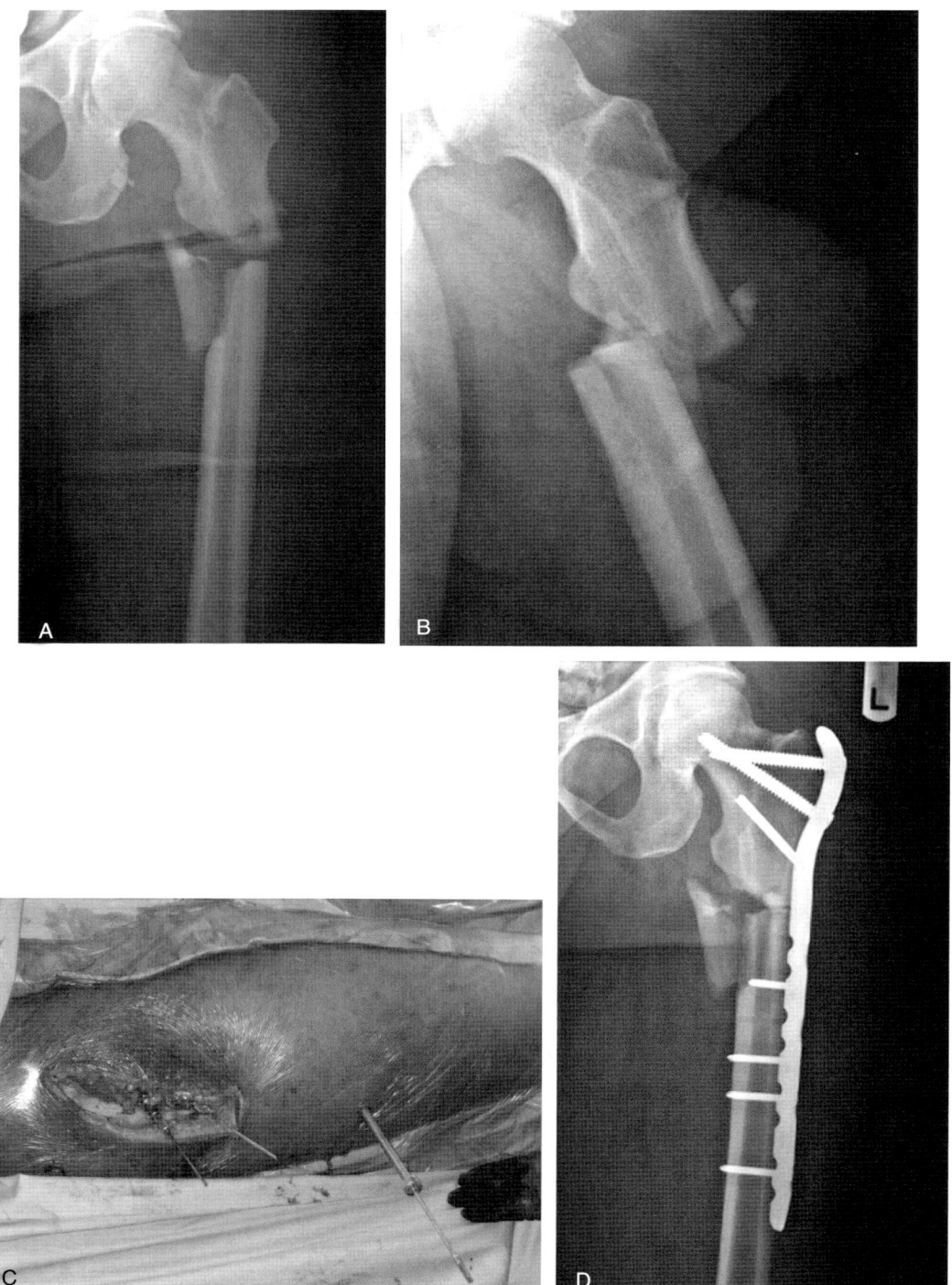

图 51-11 36 岁患者,股骨转子下骨折伴多发伤(A,B)。小转子完整但有内侧和远端粉碎。采用了间接复位。内植物由近端植入,通过多个小切口拧入螺钉固定远端部分(C)。术后早期的前后位片示出复位和桥接方法(D)。(待续)(C 见彩图)

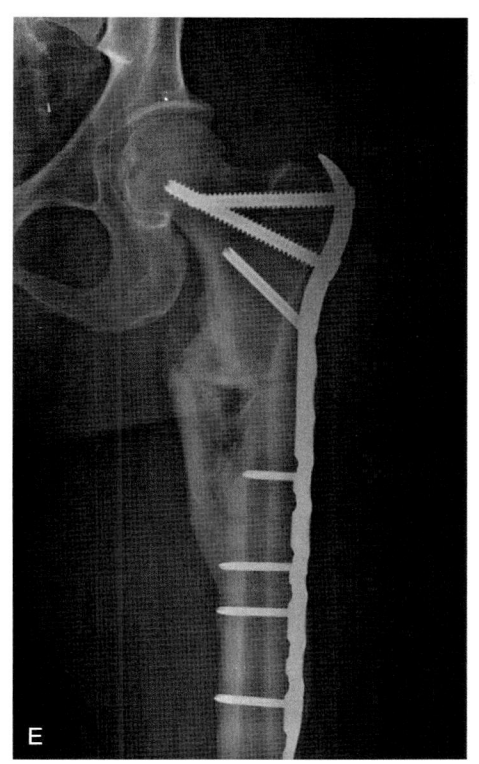
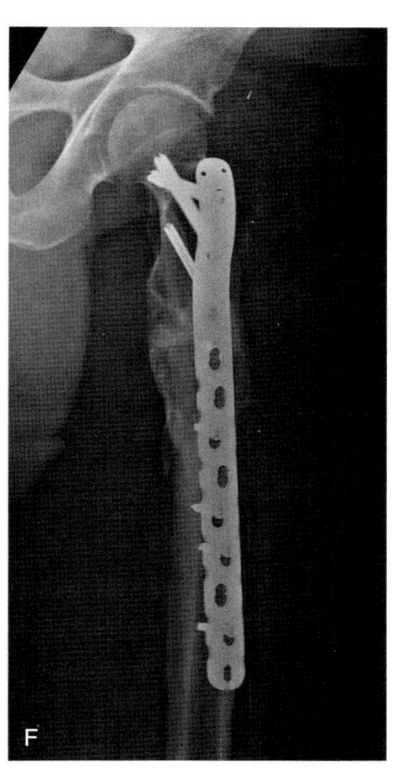

图 51-11(续)　骨愈合良好,在中间粉碎骨块周围有骨痂形成(E,F)。

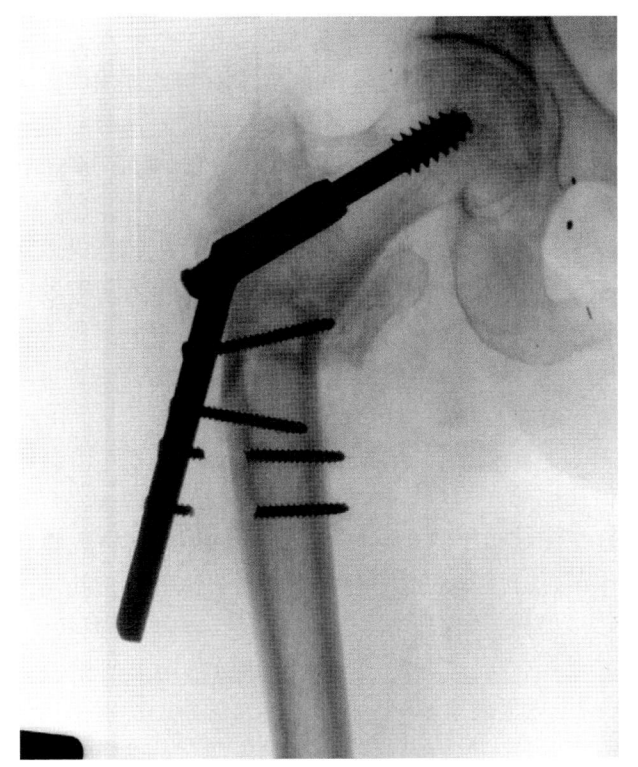

图 51-12　67 岁女性,前后位片显示转子下骨折固定失败。滑动髋螺钉在近端固定很好。但远端固定失败。

的复杂骨折应特别注意。因为内植物有滑动特性,近侧外侧皮质没有重建,发生复位失败风险很高。近端部分沿着髋螺钉轴滑动直到股骨颈挤压到侧钢板,或螺钉螺纹到达套筒位置。这些都可以导致不可接受的缩短和内侧位移(图 51-13)。这些患者使用增宽钢板固定效果良好(图 51-14)。详细研究见第 49 章。

大部分外科医生都熟悉滑动髋螺钉治疗转子下骨折的基本技术。患者仰卧于牵引床或能透过射线的平板床,应该方便对股骨干和股骨颈的正、侧位摄片。采用髋部外侧切口的外侧解剖入路。骨折累及大转子或转子间线,在植入滑动髋螺钉前应切开复位。近端和相应骨干的复位方法同所有钢板治疗转子下骨折一样。无论使用哪种复位方法,都应小心避免切割小转子和转子下的软组织。骨折的长度和位置及复位方法决定了钢板长度和螺钉数目。一般使用 5~8 个钉孔钢板和 3 个皮质螺钉。如果应用生物学方法植入固定物,植骨没有必要。

术后患者应该限制负重,直到影像学有转子下区域骨愈合的征象。内植物没有必要去除,如果保留内植物有症状时应拆除。

滑动髋螺钉治疗股骨转子下骨折结果非常满意。然而,分析这些数据时应该注意,一些研究把未达到解

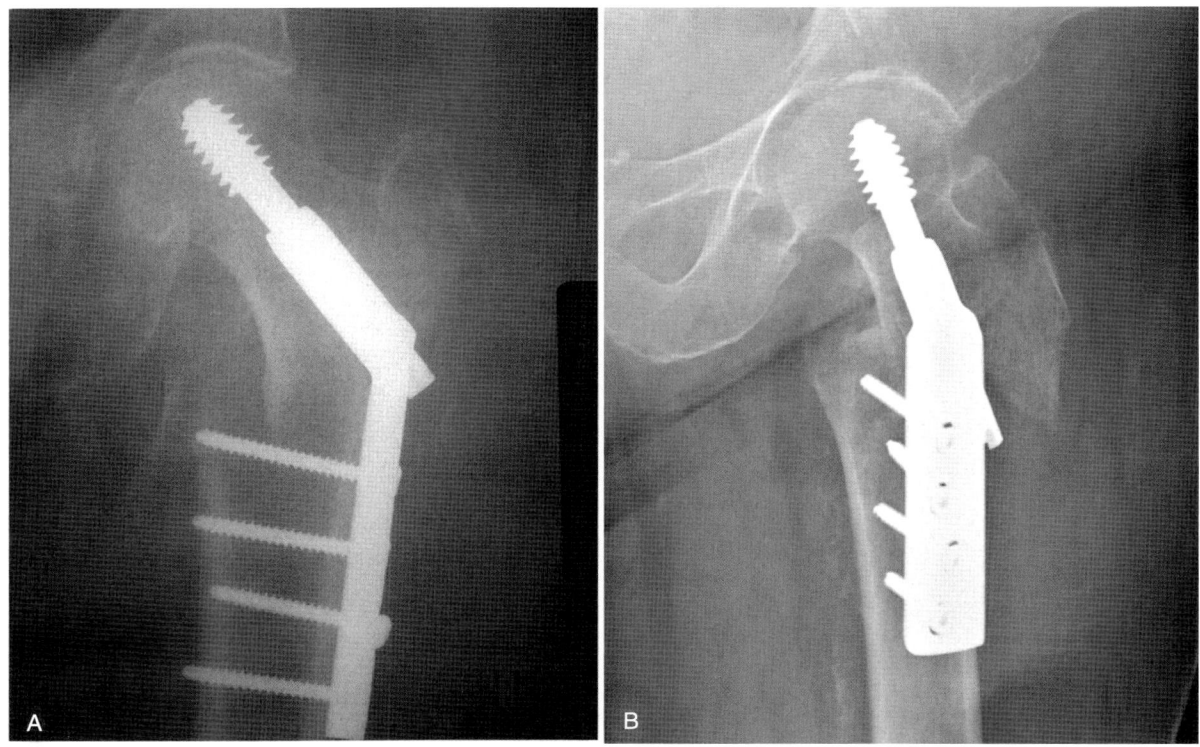

图 51-13 滑动髋螺钉固定累及大转子和小转子的转子下复杂骨折。(A,B)显示股骨骨干内置,骨干向后移位和骨干后倾。导致骨性接触不良和肢体缩短,需要再次手术。

剖复位的结果认为是治疗成功。45 例转子下骨折患者使用滑动髋螺钉固定,作者分析骨不连发生率低(5%)。然而,患者肢体平均轴向缩短了 10mm,骨折固定后伴有内侧移位和外翻畸形[81]。Parker 等[72]对 74 例手术治疗转子下骨折患者研究发现,8%内固定失败,因此得出结论:滑动髋螺钉治疗是获得骨愈合可靠的方法。还报道了用多中心随机试验比较滑动钢板、滑动髋螺钉和动力髁螺钉,发现内固定失败率稍增高(9%)[8]。在股骨干应用负重装置加压骨折端,治疗结果会更好(如滑动钢板装置)。

八、髓内钉固定转子下骨折

(一)背景和第一代交锁髓内钉技术

1.背景

相比侧钢板结构,在转子下区域植入髓内钉有生物力学优势。特别是近端骨折、粉碎性骨折和累及小转子或骨折端粉碎性骨片造成后内皮质支撑作用消失。在这些复杂的骨折类型中,如前所述新型钢针(近端固定股骨头的交锁髓内钉)可以更好保持结构稳

定。第一代的交锁髓内钢钉特点是:以梨状窝为进入点、多个近端(横行和斜行)和远端锁定螺钉选择点和钉体跨越整个股骨。第二代交锁髓内钉(一种髓内钉类型)特点是:进入点位于梨状窝或略微靠前、多个远端锁定选择点、钉体跨越整个股骨、近端固定股骨头。第三代交锁髓内钉(一种髓内钉类型)特点是:进入点位于或靠近大转子顶点、钉体跨越整个股骨、近端固定股骨头。交锁的髓内植入物可以用一个大型拉力螺钉、多个小型拉力螺钉或两只组合固定股骨头。每种钢钉构造将在本章的后面部分详细讨论。

所有顺行的髓内植入物在钢钉进入股骨内时都会损伤局部软组织。顺行打入髓内钉后会造成经常性的髋部疼痛(10%~40%)[21,76]。Dora 等[22]对钢钉入点位置作用进行了详细的研究。他们在尸体模型上找出多种结构损伤,选用了三个固定的入点位置:①梨状窝,第一代钢钉入点位置;②梨状窝前侧,第二代钢钉入点位置;③大转子顶端,第三代钢钉位置。特别是经大转子钉点打入钢钉经常损伤梨状肌肌腱(80%)和闭孔内肌(25%);重建钢钉入点打入钢钉不经常损伤梨状肌肌腱(50%)和臀小肌(25%);梨状窝入点打入钢钉

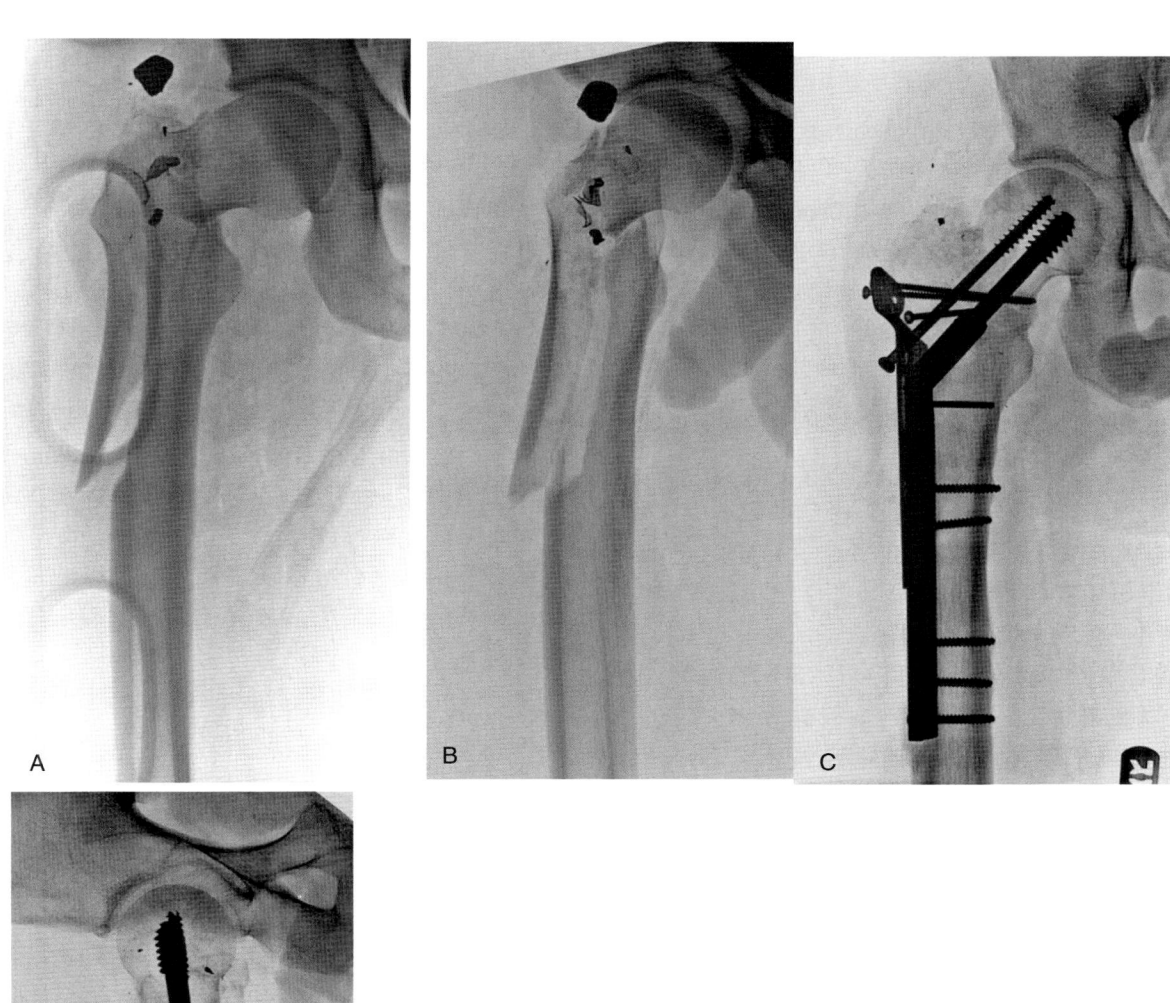

图 51-14 31 岁男性,枪击造成转子下粉碎性骨折(A,B)。除了有骨折远端延伸,还有同侧股骨颈骨折。采取切开复位股骨颈、植入长的侧钢板和滑动髋螺钉,并用转子间钢板附加固定(C,D)。

经常损伤闭孔内肌(86%)、梨状肌(71%)、闭孔外肌(29%)和旋股内侧动脉分支。经转子点钢钉应该使用大螺钉或螺旋刃板固定股骨头,需要较大钻孔器(通常 17mm)钻孔。McConnell 等[60]在尸体模型上研究了

在大转子顶点上钻大孔打入钢钉的影响,报道平均27%患者臀中肌肌腱断裂。

股骨远端皮质被打穿是交锁髓内钉治疗股骨转子下骨折的医源性并发症。可以造成独立的孔或累及

股骨髁上骨折。Ostrum 和 Levy 报道了钢钉设计特点造成股骨远端皮质骨被打穿[67]。他们认为这一并发症是钢钉和正常股骨髓腔曲率半径明显不匹配造成的。大部分生产商设计的内植物曲率半径在 200~350cm，正常股骨髓腔曲率半径在 109~120cm，两者存在明显不匹配[23,29]。转子下骨折远端长的骨折片可能是另一个原因（相比股骨干骨折）。骨折端延长畸形不能够适应不匹配的植入物。重新设计转子下骨折钢钉减小了曲率半径，有利于防止并发症。

所有髓内钉固定都有许多操作方法问题，包括术前计划、患者体位和复位方法。

2. 术前计划

应仔细评估骨折类型和位置，这将影响是否选择髓内钢钉治疗和钢钉类型。骨折位于小转子下，适合使用第一代钢针；小转子和转子间粉碎性转子下骨折，适合使用第二代锁定髓内钉。交锁髓内钉入点选择可以在梨状窝、梨状窝前面股骨颈和大转子顶点，医生可以根据自己的喜好选择。髓内钉是一个大型拉力螺钉固定还是多个小型螺钉固定，由医生自己决定。

术前对侧 X 线片可以确定选用钢钉的长度和直径。这对于粉碎性转子下骨折非常重要，可以确定股骨复位后的长度，同复位和钢钉后肢体长度相比较。钢钉在近端入点位置应该在大转子顶点或稍下方，远端稍远于股骨软骨下骨。医生已确定将要使用的髓内钉，还需要确定螺钉拧入股骨头位置，钢钉过长将影响螺钉从正确位置拧入。在摆体位和铺单之前，照对侧侧位片结合股骨远端正位片确定股骨颈的前倾角（如果没有损伤，小转子轮廓也可以看清），可以防止旋转不良[44,49]。

3. 患者体位

医生根据喜好选择患者处于仰卧位或侧卧位。患者仰卧有助于保护潜在脊柱不稳，便于骨折端而不是损伤的股骨，特别是对于多发创伤患者较好，但入点位置确定比较困难。侧卧位时定位和到达入点位置比较容易，便于肢体复位，计划切口可以避免软组织损伤。

患者可以仰卧或侧卧于牵引床上，或取仰卧位只让术侧肢体游离。使用牵引床恢复肢体长度特别有效，尤其是手术助手有限时。然而无论是仰卧或侧卧于牵引床都是很耗时间的，并且限制操作到达整个患者和肢体。患者仰卧于牵引床，可以通过足牵引或骨牵引恢复肢体长度。对于高能损伤的年轻患者，牵引

非常有必要，偏好于骨牵引。对于低能损伤患者，足牵引就可以。患者使用臀托可以矫正近端骨折的外旋畸形（图 51-15）。患者下肢绕会阴干内收，躯干弯向对侧，最大长度暴露股骨近端和大转子外侧（图 51-16）。抬高骨折远端可以帮助复位屈曲的近端部分。

在手术助手充足时，肢体游离状态下打入钢钉是更可取的。患者仰卧于能完全透过 X 射线的床上，同侧骨盆和骶骨下放置垫子垫高，这样有利于暴露整个转子和外侧部分。同侧肢体固定于患者胸部，方便钢钉打入。整个肢体和其侧面沿近端靠拢髂嵴。股骨远端牵引针应该放在前面，牵引针为 2.0mm 平滑张力针。牵引针应该放在预定插入钢针的前面并平行于后面的股骨髁，这样可以在术中准确评估旋转。使用牵引弓手动牵引可以恢复肢体长度，或应用绳索和重物系于床位牵引。放置无菌垫子有利于远端部分的屈曲。

透视可以判断近端股骨前倾是否正常。小转子保持完整的骨折类型，判断近端股骨旋转同股骨干一样，通过对比健侧肢体小转子轮廓判断是否旋转[44,49]。对于累及小转子的骨折类型，需照射 X 线片测量前倾角与健侧前倾角对比判断是否有旋转[53,97]。可以通过

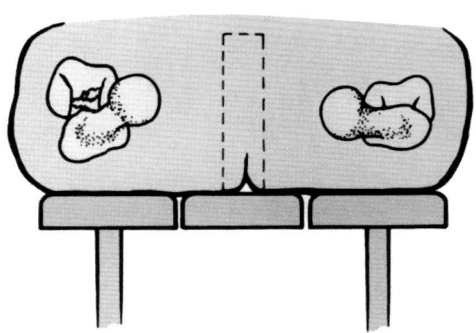

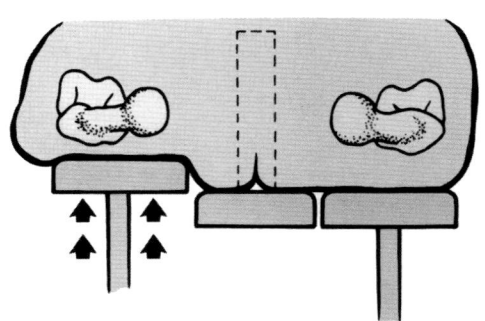

图 51-15　臀托用来伸展和内旋近端骨折块。这有助于定位入点位置。（Courtesy of Campbell Clinic, Memphis, TN.）

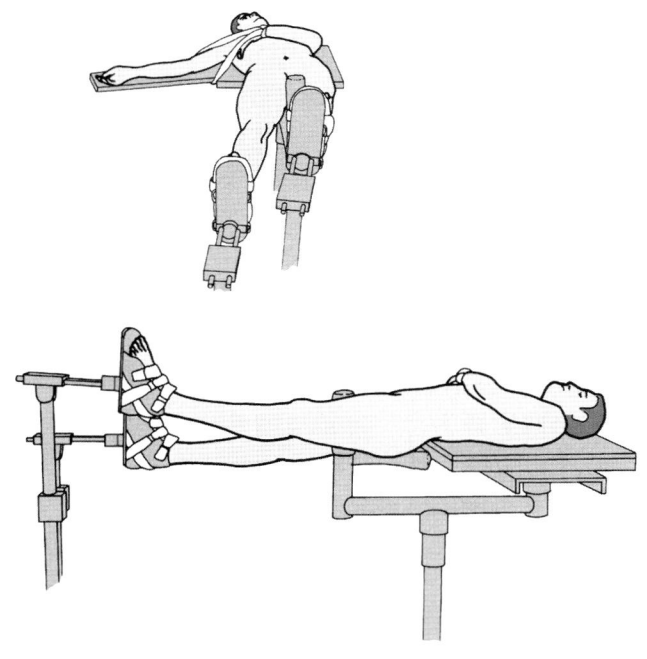

图 51-16 患者取仰卧位。术侧下肢内旋有助于复位和到达入点位置。对侧髋部轻微外伸便于拍骨折处和股骨颈侧位片。(Courtesy of Smith and Nephew, Richards Co., Memphis, TN.)

外部支持,经皮推子或切开暴露矫正近端骨折的旋转,钢钉入点位置更容易暴露。然而,另一种方法可以通过远端骨折部分复位近端骨折部分,并能矫正肢体旋转(图 51-17)。这种复位方法缺点是骨折近端持续外旋,照相和定位入点位置都比较困难。

4.手法复位

联合使用纵行牵引、垫子、支撑物、经皮 Schanz

针、球状头推子可有助于在插入钢钉前复位转子下骨折;一些骨折类型效果不好,需要在插入钢钉前行小切口(延长切口)复位。不同于股骨干中段骨折,植入物插入不需要骨折的复位。髓内钉固定转子下骨折的大部分并发症直接与术者在开始打入点孔之前没有很好复位股骨近端骨折有关。

近端骨折的典型表现是:屈曲、外展和外旋。这一体位可以经皮进入到臀后部的入点位置。矫正近端骨折旋转可以正确到达近端部分(入点位置),保证导针或尖钻平行于预定插入的钢钉。经外侧小切口联合使用牵引、球状头推子或从外到内打 Schanz 针可以矫正内旋。经外侧小切口联合使用牵引、球状头推子或从前向后打 Schanz 针可以矫正屈曲畸形。近端骨折的外旋畸形矫正相对困难,需要在臀部和大转子下方放置垫子,经皮 Schanz 针或小切口放置抬高装置。近端骨折存在多种和明显的畸形并需要使用多个复位工具,小切口到达近端骨折各个平面是非常合理的。以近端股骨为中心的外侧切口可以使钢针和钳子非常容易地到达近端骨折部分。既然手术方法不需要打开骨折部位和直接操作来固定骨折近端位置,所以术者可以通过此切口进行间接复位。

5.第一代髓内钉

应用第一代髓内钉已经成功治疗一些转子下骨折,并且治疗复杂骨折有很大优势[14,109,110]。相比最初没有锁定的 Kuntscher 钉,使用带锁定钢钉可治疗更多类型的转子下骨折。以前报道的使用锁定钢钉只能治疗小转子水平和小转子以下的骨折。现在使用第一代钢钉可以固定单纯骨折和复杂骨折[14,109]。但一代钢钉

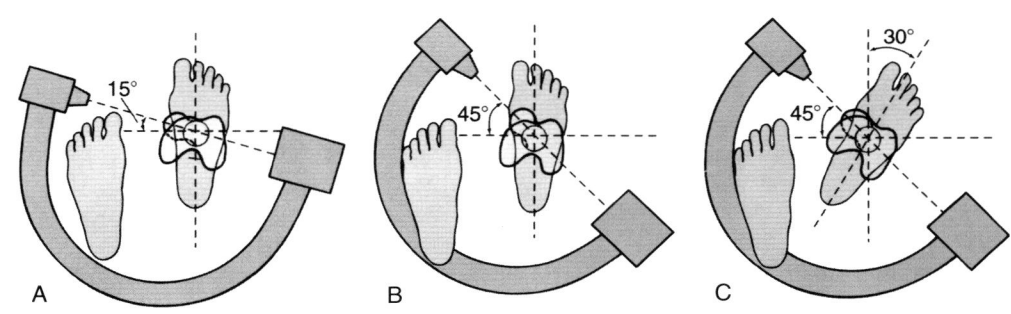

图 51-17 透视观察股骨颈前倾角度判断肢体旋转。(A)术前对侧股骨颈的前倾角已经拍片确定。股骨处于中立位(股骨髁影叠加在股骨远端水平侧位像上)。用影像增强器来确定股骨颈的方位,旋转 C 形臂直到股骨头对称地重叠在股骨颈上,提示恢复了对侧完整的前倾角。髁水平轴和股骨颈轴之间的夹角就是股骨颈的前倾角。(B)透视可以确定近端骨折块的外旋畸形,如前所述可以在健侧确定股骨颈方位置。使用 C 臂机上的角度盘测量。(C)充分外旋远端股骨部分可以矫正畸形并能恢复正常股骨颈的前倾角(畸形°-前倾°)。(A-C,Courtesy of Campbell Clinic, Memphis, TN)

不适用于近端骨折累及大转子、转子间线、股骨颈内侧小转子上方。不同生产厂家的钢钉,近端锁定螺钉的结构和位置不同,手术过程中应考虑到。不同于股骨干骨折,在锁定螺钉位置和骨折之间不要强求精确的最小位置来保证最终结构力学稳定性。用2枚锁定螺钉稳定固定近端骨折部分。已证实静力锁定钢钉治疗转子下骨折效果好[109],文献报道治疗股骨干骨折不建议使用骨折动力固定。

顺行钢钉治疗转子下骨折早期研究发现,相比同时期其他植入物,并发症得到很大改善。Wu 等[110]报道了31例使用髓内内植物治疗转子下骨折,85%以上患者骨愈合。Brien 等[14]研究了79例非连续性使用髁–头钢钉、角钢板、顺行第一锁定钢钉治疗转子下骨折病例。他们发现并发症减少、出血量减少、手术时间缩短,转子区域发生粉碎性骨折很少出现骨愈合不良,表明治疗转子下骨折的方法取得很大提高。Wiss 和同事报道了95例锁定钢钉治疗高能损伤所致转子下骨折患者。患者平均25周后骨愈合,只有1例骨不连,6例愈合不良[109]。

(二)梨状窝入点的交锁髓内钉技术

第二代(交锁髓内钉)钢钉适用于小转子水平骨折(图51-18)、单纯小转子骨折(图51-19)、延伸至后内侧的骨折和累及近端大转子和梨状窝的骨折。骨折线累及或接近入点位置,应在定位入点和入点打孔前切开复位近端骨折(图51-20)。联合使用 Kirschner 针和钳子暂时固定近端大的骨折片来保持入点稳定,保证开始和扩髓处于同心圆。近端股骨外侧入路能很好复位。应从皮肤切口远端开始分离到钢钉入点。

全面了解生产厂家钢钉的几何外形非常重要。近端钢钉直径应足够容纳穿过钢钉并进入股骨头的螺钉。不同设计的钢钉近端直径为13~16mm。大部分锁定髓内钉设计成近端螺钉8°~15°前倾,相比远端锁定螺钉和股骨钢钉前弓。近端锁定螺钉与钢钉长轴之间成125°~135°夹角。最终螺钉的外形、大小、长度和螺钉的数量都是可以变化的。现在大部分钢设计成两枚平行的6~7mm直径、颈干角约130°的螺钉(表51-1)。根据股骨颈大小和植入物位置,

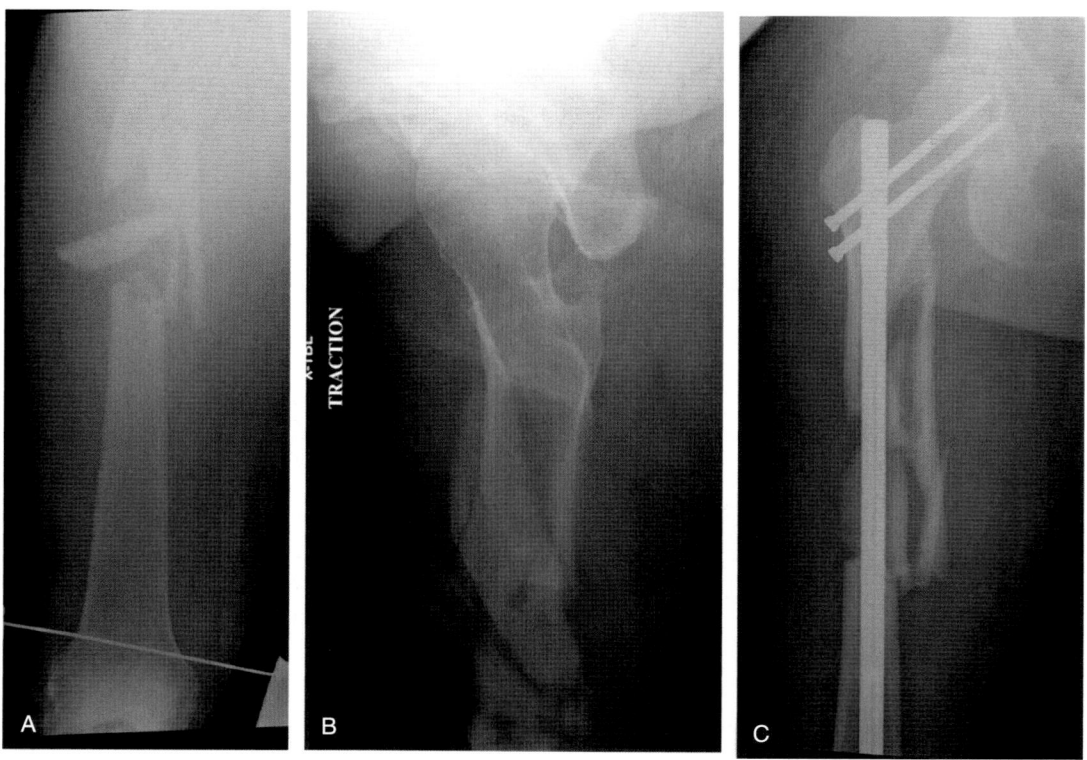

图 51-18　24岁男性,摩托车车祸导致转子下粉碎性骨折伴向骨干延伸(A,B)。尽管传统的锁定钢针可以完全治疗小转子下的转子下骨折,但使用重建钢钉能很好地控制和固定近端骨折。经皮的 Schanz 针复位近端骨折能纠正肢体的旋转和成角畸形。术后最初的复位应该准确(C)。尽管固定了股骨头,愈合后 X 线片仍可看到一些内翻畸形。(待续)

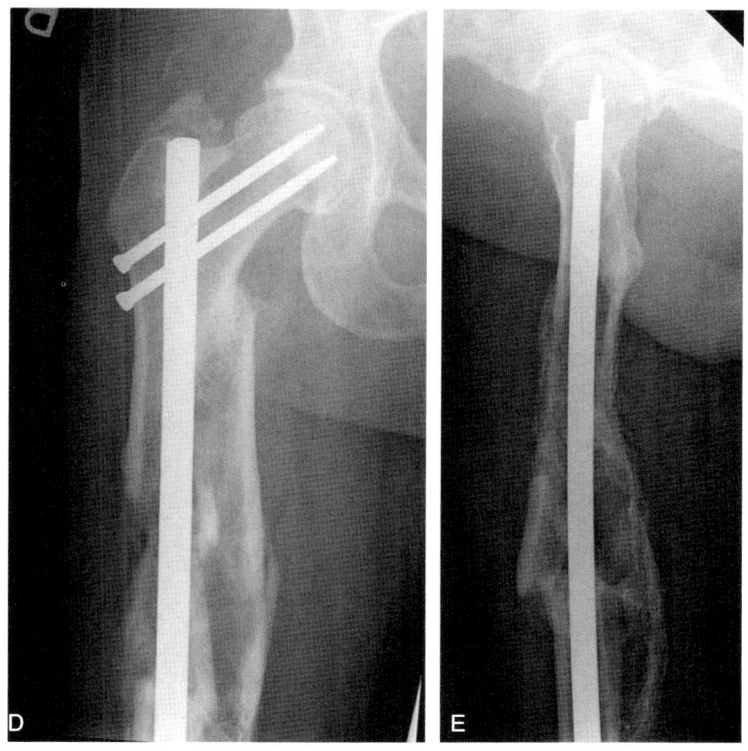

图 51-18(续) (D,E)尽管固定了股骨头,愈合后 X 线片仍可看到一些内翻畸形。

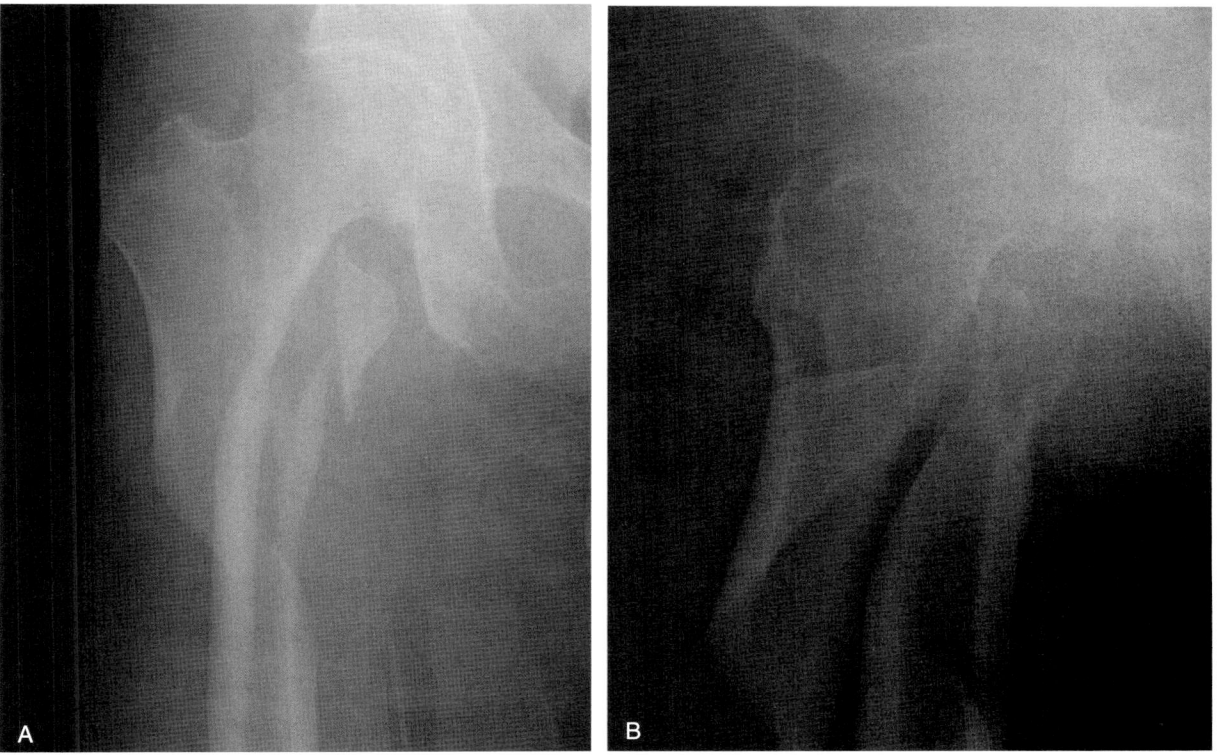

图 51-19 转子下骨折伴小转子分离(A,B),使用颈干交锁髓内钉固定。(待续)

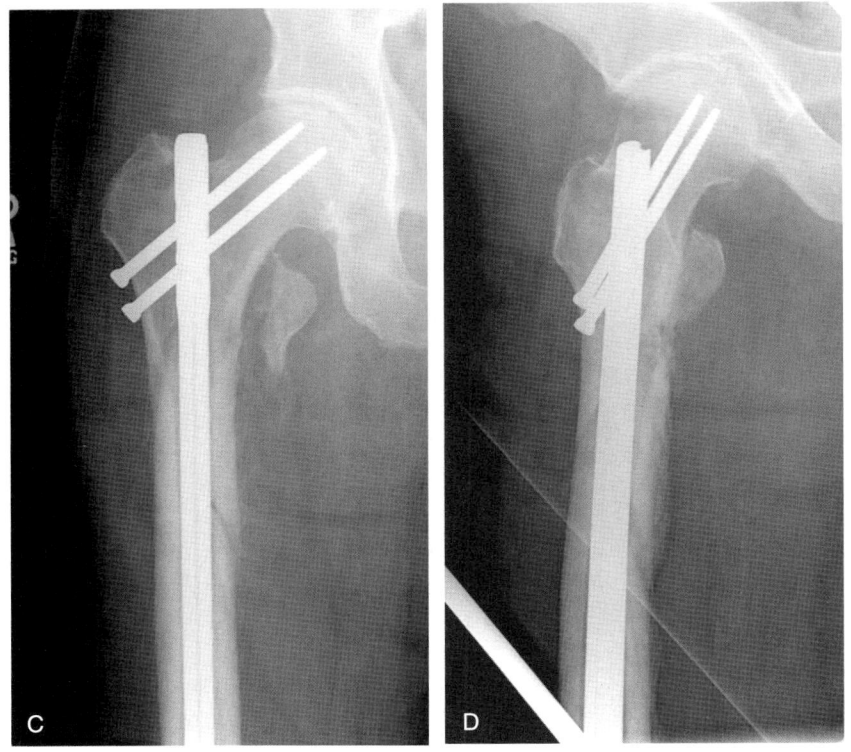

图 51-19(续) 这使患者能早期负重并可预期愈合,尽管小转子存留有移位(C,D)。

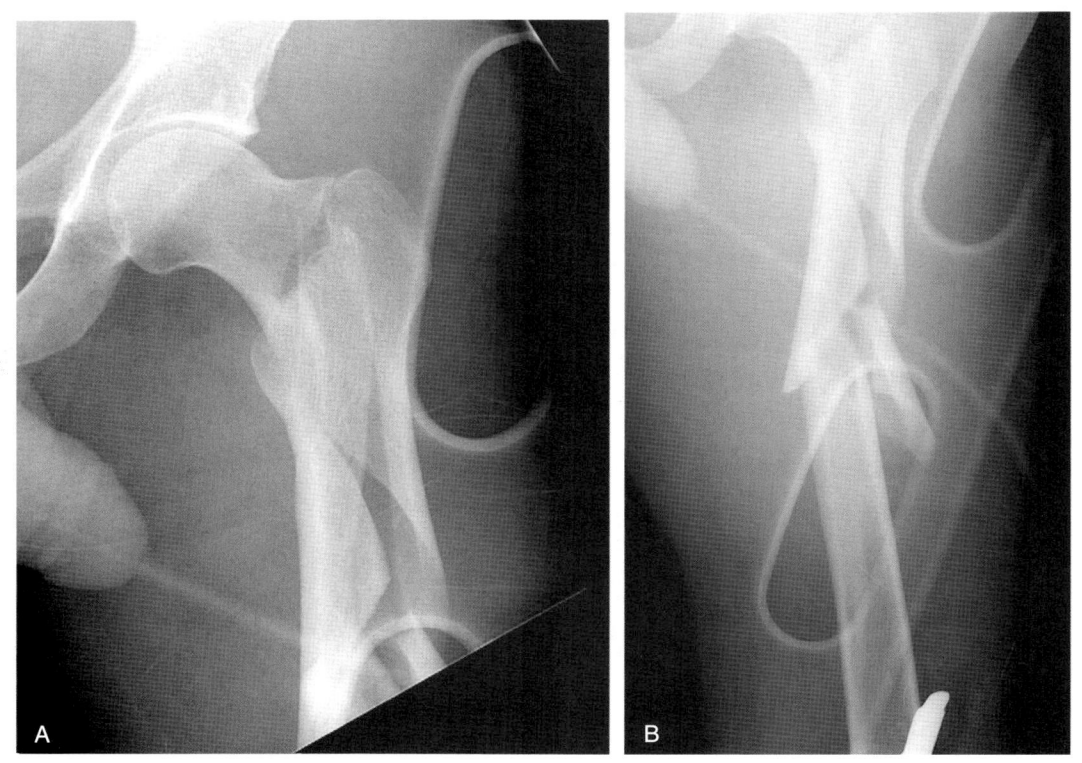

图 51-20 38 岁男性,摩托车事故后,高能损伤导致近端股骨骨折。除了转子下部位粉碎以外,股骨颈骨折还有明显移位(A,B)。(待续)

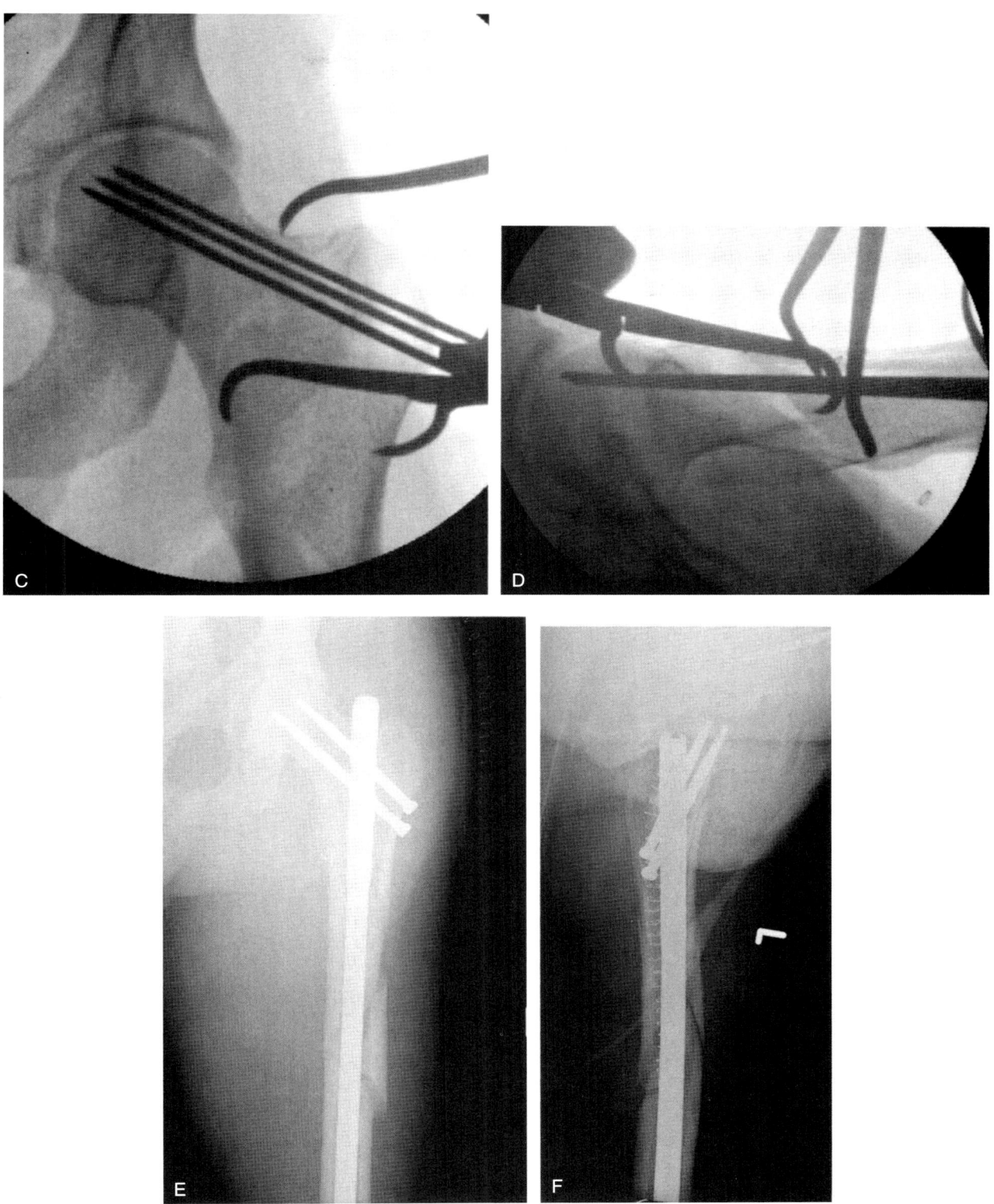

图 51-20(续) 通过 Watson-Jones 手术暴露使股骨颈复位,并用多个 K 钢针暂时固定(**C,D**),这样便于插入髓内钉。术后 X 线片显示复位良好和固定稳定(**E,F**)。

表 51-1 颈干髓内钉

颈干髓内钉生产厂家	髓内钢钉名称	入点位置（在转子点或梨状窝）	梨状窝定位（在或前侧 mm 或 N/A）	曲率半径（cm）	近端钢钉直径（mm）	前倾角（°）	螺钉数目（1、2或其他）	螺钉大小（mm）	间距（mm）	颈干角（°）	外侧弯曲（°）
Biomet	转子周围钢钉（PTN）	转子点	N/A	180	15.9	9	1	11	N/A	128	6
Depuy	股骨 Versa 钢钉及转子点钢钉	转子点	大转子顶点正内侧	220	13	8	2	6.5	22	125	6
Depuy	ATN 转子钢钉	转子点	大转子顶点稍外侧	220	16	10	2（1枚拉力，1枚抗旋转）	10.5，拉力 5，抗旋转	20.25	125,130,135	5
Smith&Nephew	转子点顺行钢钉（TAN）	转子点	N/A	150 近端 250 远端	13	12	2	6.4	11	130,135	5
Smith&Nephew	股骨顺行钢钉（FAN）	梨状窝	"与髓腔处在一条线"	150 近端 250 远端	13	12	2	6.4	11	130	N/A
Smith&Nephew	IMPS 及转子下拉力螺钉	转子点	N/A	200	17.6	12	1	12.7	N/A	125,130,135	4
Smith&Nephew	INTERTAN 及转子下拉力螺钉	转子点	N/A	200	不规则四边形 15.25×16.25	12	1	11	N/A	125,130	4
Stryker	StrykerT2Recon 钢钉	转子点	N/A	200	13(9,11 钢钉)；15(13,15 钢钉)	10	2	6.5（管形）	10.5	125	4
Stryker	长 Gamma3 钢钉	转子点	N/A	200	15.5	10	1	10.5	N/A	120,125,130	4
Synthes	转子固定钉（TFN）	转子点	N/A	150	17	10	1（螺形刀板）	11（螺旋形刀板）	N/A	125,130,135	6
Synthes	外侧股骨钢钉 EX（LFN）	转子点	N/A	100	13.5	10	2	6.5	13	130	10
Zimer	M/DN	梨状窝	梨状窝中央前侧(5mm)	274	至少 12	15	2	6.5	17	130	N/A
Zimer	Sirus	转子点	N/A	105(可变)	13	15	3	6.5	13	129	6
Zimer	ITST	转子点	N/A	190	16.5	15	2(1枚拉力螺钉，1枚抗旋转)	11，拉力 6.5，抗旋转	15	130	5

Synthes 生产的 LFN 在外形和设计上为圆环形，近端设计成外侧弯曲 10°使其在大转子顶点远侧进入和退出股骨时弯曲 90°。

Smith&Nephew 生产的 Intertan 钢钉外形是不规则四边形，有另外一近端充当拉力螺钉。设计的特点远侧一近端螺钉可以防止"Z 效应"。

Smith&Nephew 生产的同一转子和股骨钢钉顺行钢钉有不同的曲率半径。

Zimer 生产的 Sirus 钢钉根据钢钉的长度有不同的曲率半径。

插入两枚螺钉固定股骨头可以防止近端部分旋转。左右侧髓内钉应具有合适的前弓和固定股骨头的前倾。

急性骨折患者取仰卧位方便摄片和查体。股骨颈术中精确摄片可以保证准确复位正常股骨前倾,修复颈干角,安全地将螺钉拧入股骨头。侧卧位便于屈曲复位和到达入点位置。

使用纵向牵引进行闭合复位肢体,纵向牵引可通过远端股骨牵引针和手法复位,或远端股骨牵引针连接到牵引床,或在牵引床上进行足牵引。近端部分对线良好的,常规手术入路就能到达入点位置。如前面所述,大多数骨折都需要矫正近端部分屈曲、外展、外旋畸形。恢复近端对线后,进行传统顺行髓内钉的手术。

矫正近端骨折畸形的另一种方法是:复位远端部分屈曲、外展和远端骨折外旋。尽管此种方法矫正了对线关系,但这种操作潜在地将入点位置移向不容易到达的臀部后内侧。

使用空心钻可以非常容易和准确地定位钢钉入点位置(图 51-21)。考虑到股骨颈位于髓腔前面。理想螺钉应该在股骨头内,或梨状窝稍靠前面位置(图 51-22)。患者股骨颈前倾位移明显,经梨状窝插入髓内钉,近端螺钉不能既位于股骨头中心又平行于股骨颈。这些患者经常出现两种情况。如果螺钉平行于前倾的股骨颈,螺钉将沿颈部后侧皮质(或穿透后侧皮质)最终固定于股骨头后部。如果螺钉位于股骨颈中心部位,螺钉轨道前倾角度将超过股骨颈前倾,导致螺钉最终固定在股骨头前部。因此,入点位置在梨状窝稍靠前(5mm)有利于螺钉位置匹配股骨颈前倾又平行于股骨颈。然而,Tencer 和 Jihnson 等[39,40,93]发

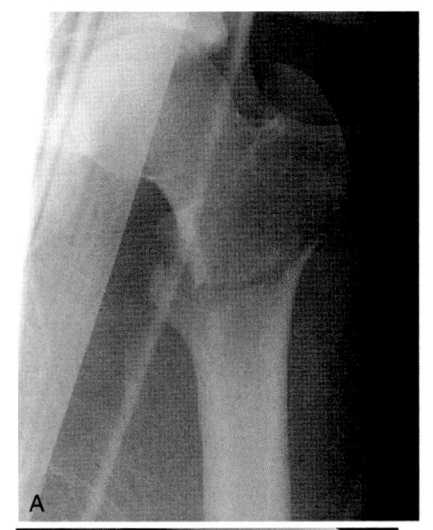
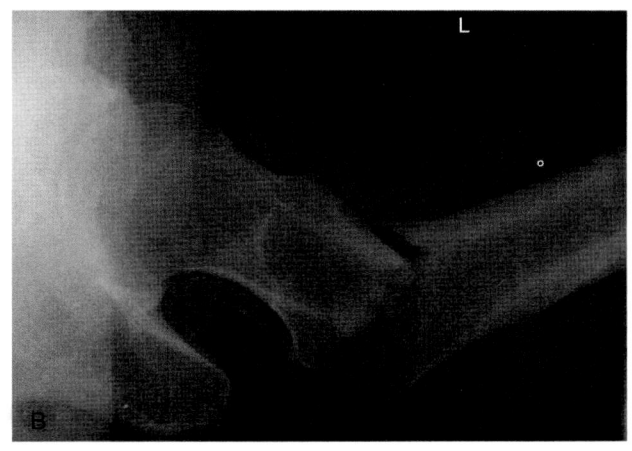
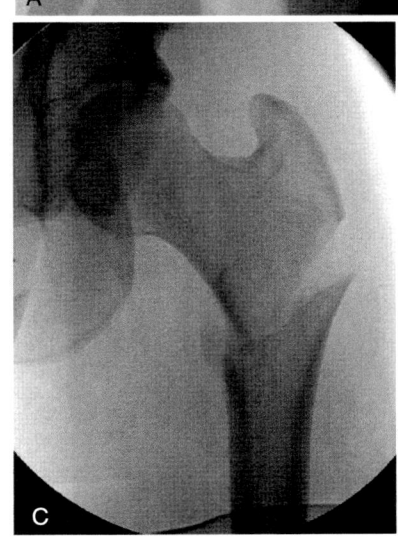

图 51-21　38 岁男性,摩托车事故造成的转子下骨折。损伤侧的正侧位片(A,B)显示肢体的损伤和畸形。牵引闭合复位后 X 线片(C)显示近端骨折块存留有外展畸形。(待续)

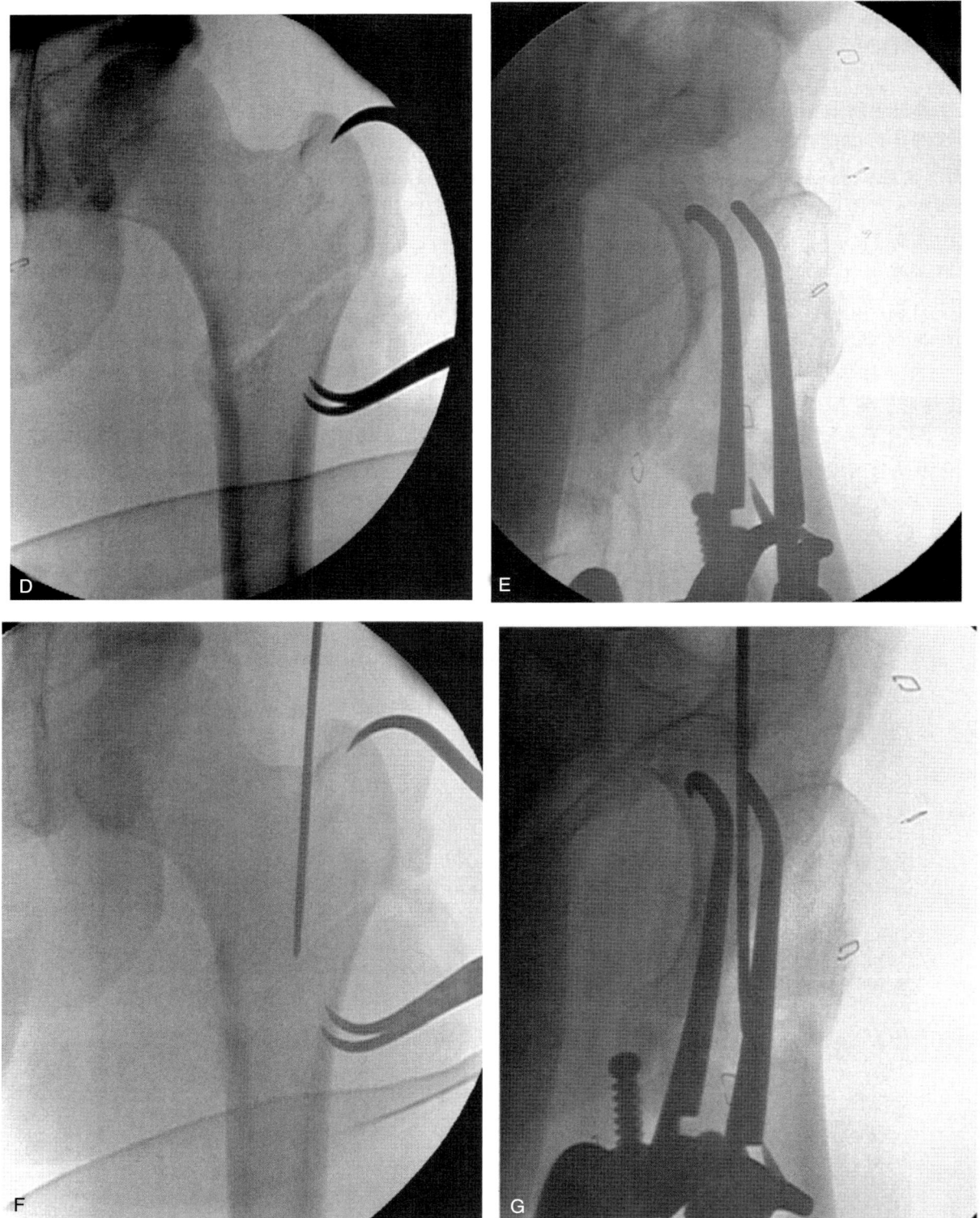

图 51-21（续）　行切开复位后,并放置两个尖端复位钳维持复位(D,E),在下肢外展位准确插入 2mm 导针(F,G)。(待续)

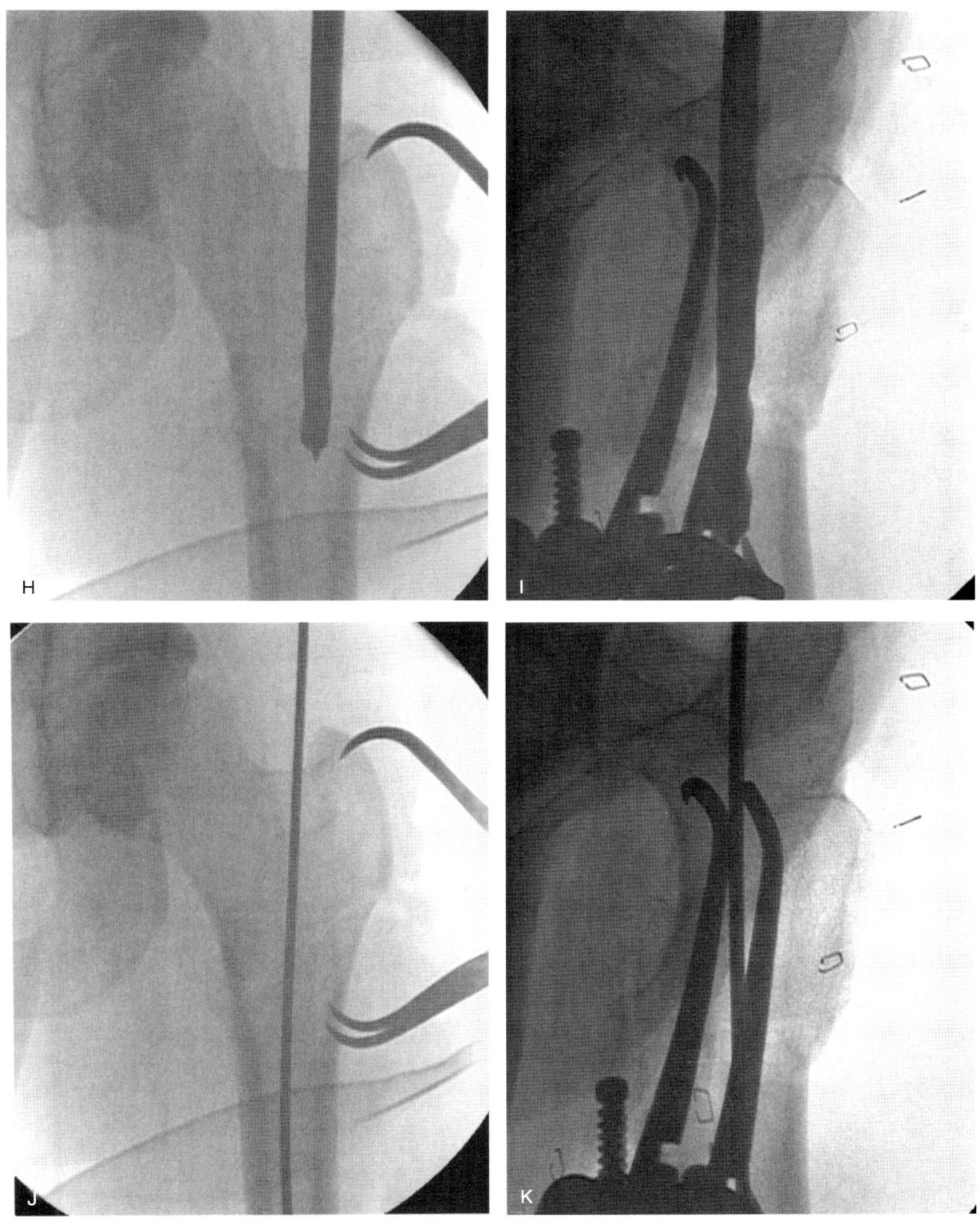

图 51-21(续)　使用空心钻(H,I)沿导针扩大入口(J,K)。(待续)

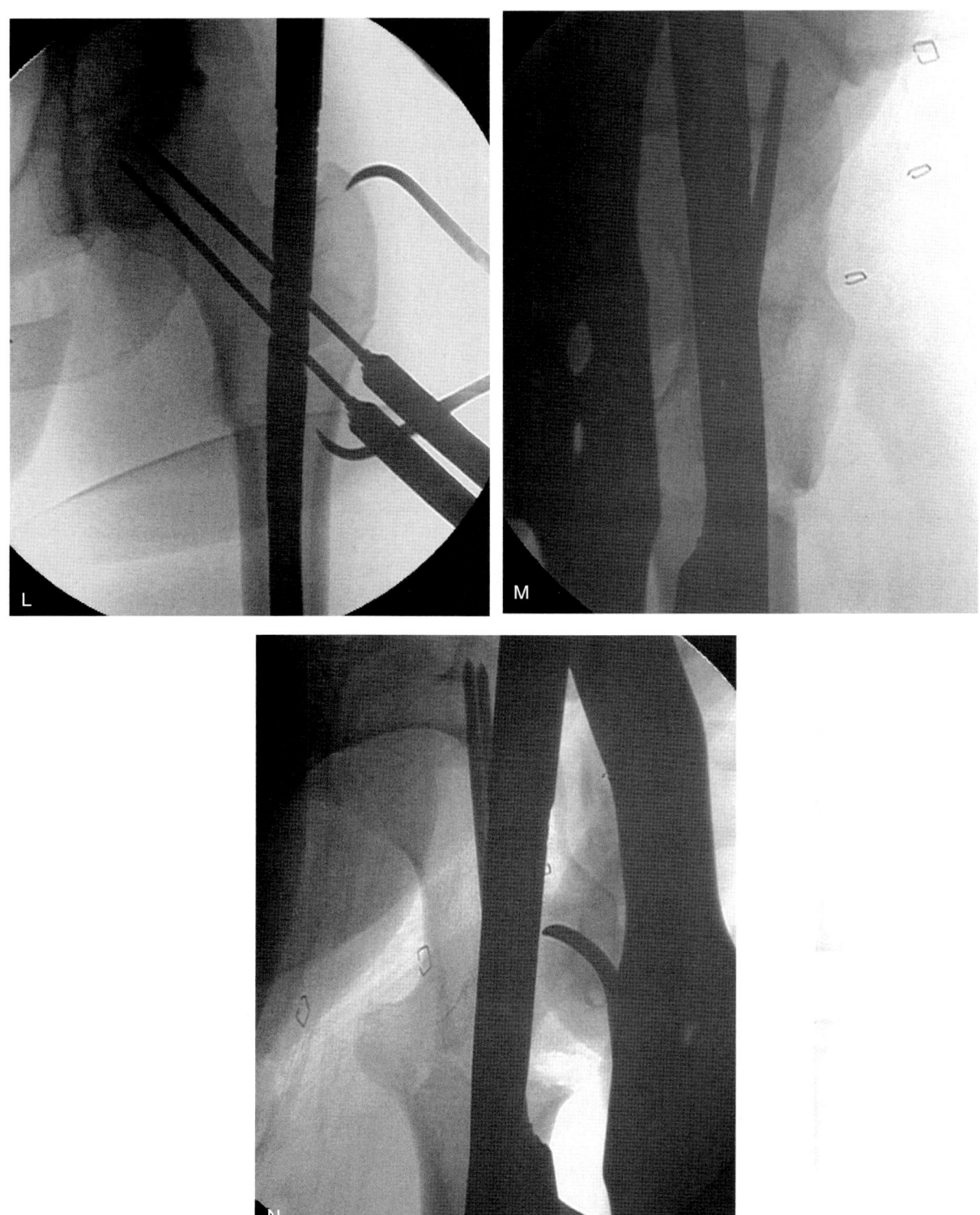

图 51-21(续) 扩髓后,把钢钉放入适当深度以便两个螺钉穿过内植物近端钉孔到股骨头。先前插入的导针用来确定拟用固定股骨头螺钉位置(L)。要在透视下通过旋转肢体来确定钢针和导针的正确位置,这样就可在瞄准器和股骨头钢钉的前侧(M)和后侧(N)观察导针。(待续)

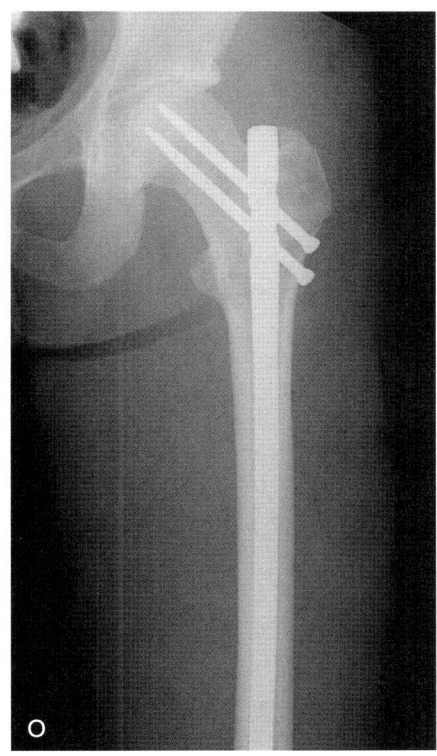
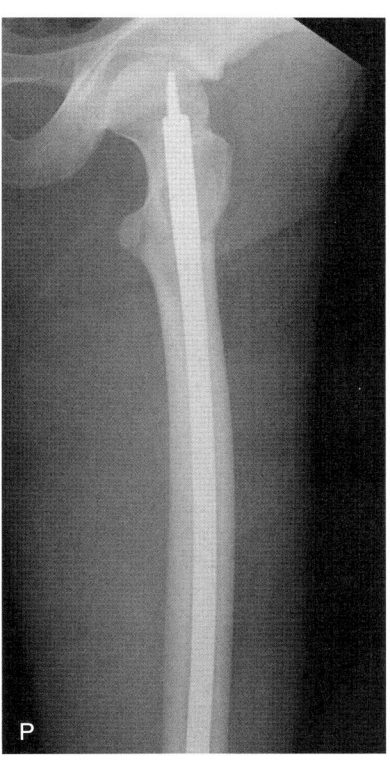

图 51-21（续）　拧入螺钉，X 线片显示复位情况和内植入物位置（O,P）。

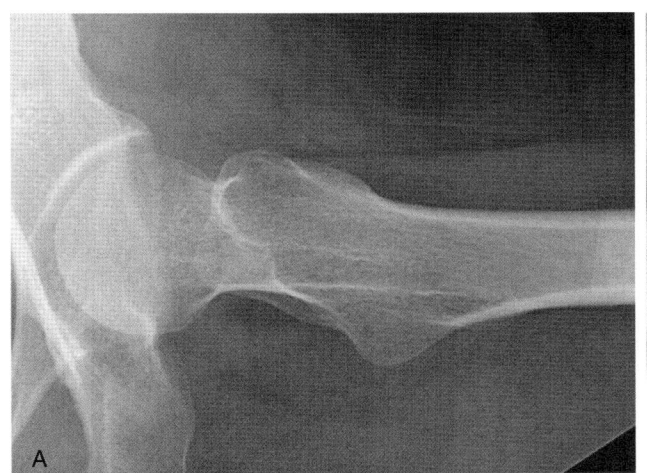
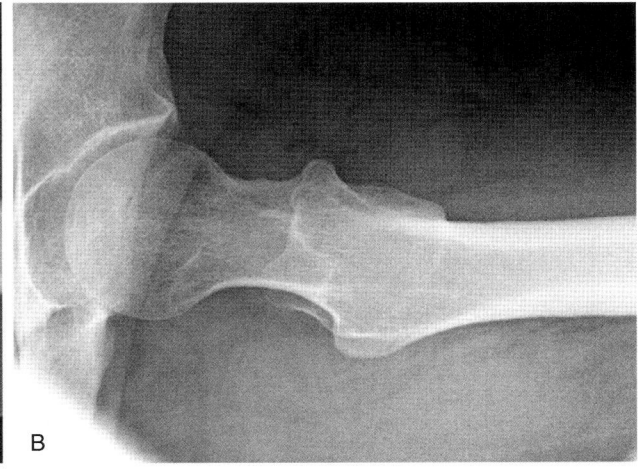
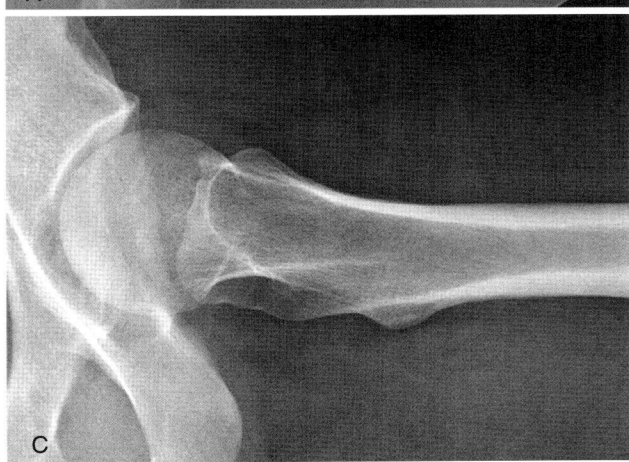

图 51-22　股骨颈相对股骨干前方位移经常变化。如果拟用经梨状窝的颈干交锁髓内钢钉，将影响钢钉入点位置。（A）侧位像显示股骨头和股骨颈与股骨干和拟用钢钉位置对线良好。（B）如果钢钉经梨状窝入点，股骨头和股骨颈前移使螺钉拧入股骨头非常困难。（C）如果侧位像上显示股骨外旋，钢钉定位和螺钉拧入股骨头方向很难判断。

现入点位置太靠前不利于生物力学修复。入点孔相对于髓腔中心线前移 6mm，近端股骨环向应力和爆破应力将明显增加。使用较低抗弯刚度的钢钉和近端股骨及髓腔过度扩髓可以在钢钉插入时减少应力。

在透视下将锋利的导针放在股骨近端合适的位置。围绕导针小切口切开，空心钻（8~11mm）沿导针打入点孔。X线透视下正、侧位像可以确定位置和方向。使用较长的球状头导针通过骨折端进入股骨髓腔。如果前面所述复位方法不成功，可借助髓内复位装置和杠杆复位骨折。然后在骨折远端穿过装置插入钢针。随着股骨后内侧粉碎程度的增加，钢钉通过粉碎部位脱落以及由此引起的近端骨折块屈曲和外展位的复发的可能性也增加（图 51-23）。骨折复位后肢体长度决定钢钉的长度。如果测量的长度在厂家生产长度中，一般选择相对短的钢钉，因为钢钉必须推入到足以让两枚螺钉正确拧入到股骨头内。骨折复位后，应进行扩髓。确保扩髓的孔道不处于偏心位非常重要，特别是不偏向外侧皮质。髓腔要扩髓至比拟用钢钉直径大 1mm。根据厂家规格，近端骨折扩髓直径要比选用的钢钉直径大。髓内钉沿导针打

入，穿过骨折端时钢钉旋转匹配正常的股骨和股骨颈前倾。使用旋转位的影像增强器确定内植物旋转是否匹配正常股骨颈前倾（如股骨颈最外侧平行于股骨干）。近端导针（平行于拟用的近端螺钉）应位于股骨头中央。透视下外侧瞄准器前后方的股骨头应该对称。钢钉植入到一定深度，允许穿过钢钉近端拧入两枚螺钉到股骨头内。置于皮下的不透过射线的钢针或测量器在前后位片上平行于拟用螺钉的孔道且通常比预定要远的方法来估计。下方螺钉最好位于距离股骨颈内下方 5~7mm 的外上侧，这样可以更好地打入第二枚螺钉。套筒装置能在两个螺钉位置上临时放置导针，并有利于调整钢钉插入深度。螺钉应该足够长，保证尖端位于股骨头软骨下骨内 5~10mm。满意地完成近端锁定后，可以确定肢体旋转畸形，然后按照第 52 章所述进行远端锁定。

临床结果 大量临床研究支持应用颈干交锁髓内钉治疗转子下骨折和近端股骨骨折。早期研究表明快速和可预测骨愈合率达 100%[10,28,41,88]。然而，都强调了大量技术错误和并发症，包括缩短、复位不良、相关螺钉的错误[10,28,41]。一项研究报道了 37 例转子下骨折

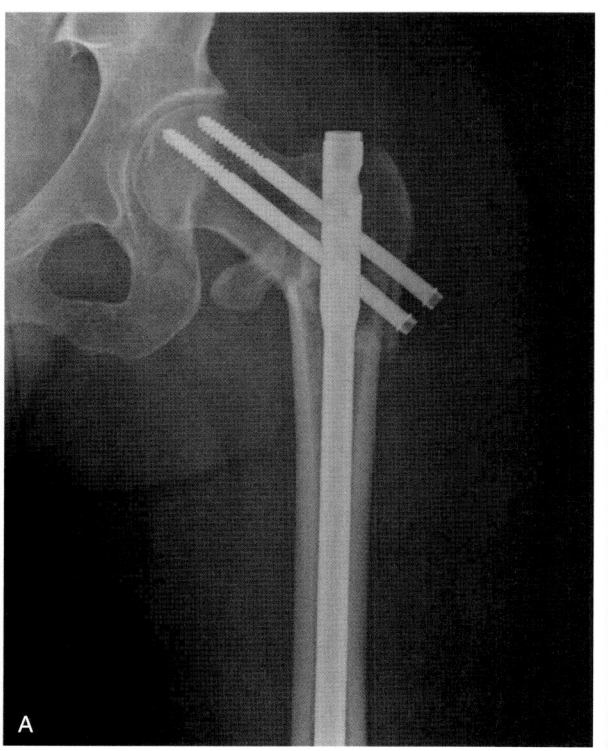
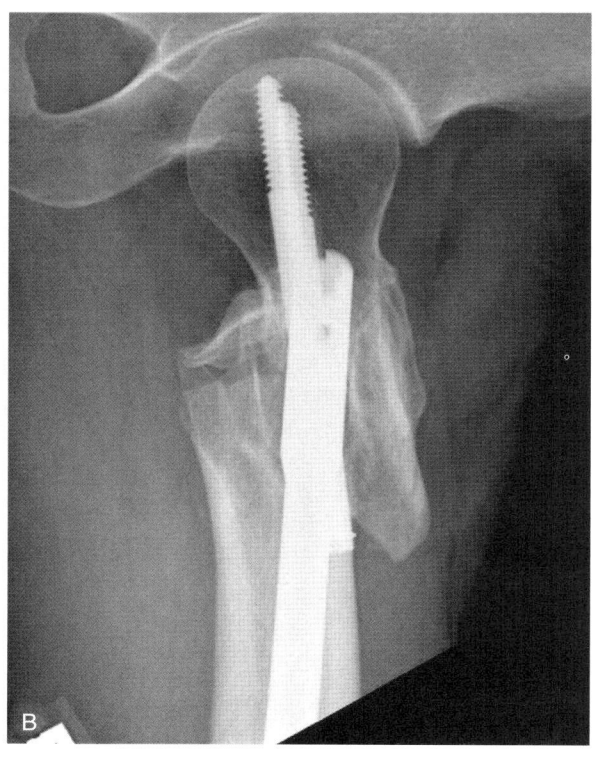

图 51-23 重建钉固定转子下骨折稳定性差。前后位像（A）显示内翻，侧位像（B）显示近端骨折块相对于远端骨折块屈曲和移位。这可以在打入钢钉前进行切开复位来避免。

累及转子间和股骨颈的复杂骨折,35%的患者有并发症,7 例患者再次手术[41]。Garnavos 等进一步描述了技术困难,并报道了老年患者并发症高而年轻患者效果好[28]。Broos 和同事经大量研究报道了用螺旋固定片固定股骨头[15,16]。他们认为这种内植物适用于年轻患者,但不建议用于老年患者和转子间骨折或反向转子间骨折患者。高并发症率与植入物、手术方法或损伤之间的关系还不清楚。最近研究发现,应用第二代钢钉治疗一些骨折效果好[27,90]。French 和 Tornetta[27]报道了 45 例ⅠB 型骨折患者,尽管术中有 13%畸形,特别是内翻畸形,13.5 周后骨愈合率为 100%。最近,Starr 等[90]在一比较论文中报道了颈干交锁髓内钉治疗高能损伤造成近端股骨骨折的年轻患者效果满意。

(三)经转子点的交锁钢钉技术

经转子点钢钉插入相对容易,所以再次介绍。钢钉最近设计需要放置一枚拉力螺钉固定股骨头。拉力螺钉穿过钢钉,所以近端钢钉的直径应足够大,至少16mm。因此在插入髓内钉前,需要去除大转子区域的大量骨质。在骨质较差的老年患者效果好,而年轻患者效果不满意。经梨状窝的髓内钉治疗的骨折类型也可以用经转子点钢钉治疗。已经介绍了入点位置的缺点。经转子点的髓内钉适用于累及大转子或梨状窝的转子下骨折。应用近端直径较小的钢钉和两枚小直径锁定螺钉能最大程度减少入点损害和近端部分骨质去除。对于年轻患者效果好。

近端钢钉设计成向外侧弯曲 4°~10°有利于钢钉通过大转子顶点。固定股骨头是变化的,这会影响钢钉近端直径。固定股骨头可以选择两枚平行的 6~8mm螺钉、一枚大型拉力螺钉、螺旋片或其中的组合(见表51-1)。两枚螺钉、一枚大型键控螺钉或一枚键控螺旋片能够保持对近端部分旋转控制。右侧和左侧螺钉应该适合钢钉的前弓和股骨头的前倾。

患者仰卧位或俯卧位。在大转子顶点的位置切开皮肤 3~10cm(根据患者体型),并插入导针。另外可以经皮确定入点位置,空心钻打入导针,然后沿导针切开。导针位置(即入点位置)应该在或接近大转子顶点并受内植物设计的影响。无论是入点位置不合适还是不匹配,拟用钢钉外侧角度,经转子插入钢钉后,可能会造成冠状位的畸形[69]。侧位像对于定位合适的入点位置非常关键。导针应该平行于股骨干,在侧位图像上平分股骨颈和股骨头(图 51-24)。根据选用钢板,使

用扩髓器或空心钻准备近端部分。

骨折复位、确定钢钉长度和扩髓方法同经梨状窝的颈干交锁髓内钉固定类似。两枚螺钉近端锁定钢钉的方法同先前描述的类似。对于使用一枚大型拉力螺钉固定股骨头的髓内钉,外导向器能够允许在植入螺钉之前插入导针和空心装置。拉力螺钉的合适位置与滑动髋螺钉位置差不多[4]。螺钉固定近端后能够确定肢体的长度和畸形,进行远端锁定。

临床结果　在大多数研究中应用 Gamma 钉,这些研究报道了经转子点髓内钉治疗的结果[3,6,18,75,80,90,101],骨愈合率达 90%,据报道在一些病例中达到100%[3,6,18,75,80,90,101]。然而,仍需要注意内翻畸形。低能量造成的转子下骨折患者,经转子点髓内钉治疗后功能恢复令人满意。Robinson 等[83]报道了应用长 Gamma钉治疗 250 例老年患者,1 年后需矫正钢钉率为 7%,骨不愈合率为 2%。Barquet 等[3]报道了经大转子颈干交锁髓内钉治疗 43 例复杂型骨折,包括累及大转子或梨状窝的骨折。大多数(83%)恢复到损伤前的功能状态。然而,报道有内翻和缩短并发症。Bellabarba 等[6]研究了 90 例患者,98%骨愈合,仅 5%需要二次手术矫正前倾。

(四)髓内针治疗转子下骨折的临床结果

只有一项研究比较了梨状窝入点和经大转子入点治疗股骨转子骨折[93]。Starr 等进行回顾性随机性研究,比较了重建钉(梨状窝入点)和长 Gamma 钉(经大转子入点,一枚大型拉力螺钉固定股骨头)治疗 50 岁以下股骨转子间、转子下或同侧颈干骨折患者,每组17 例。间接复位骨折,没有进行植骨。两组的出血量、手术时间、术中并发症、切口长度和功能恢复差不多。所有骨折都愈合。尽管数量少,没有得出关于转子下骨折的结论,但两种髓内植入物处理高能量复杂损伤都有良好的预期结果[93]。

研究支持应用多种髓内植入物处理转子下骨折。骨折类型和医生喜好决定了选择何种内植物。对于转子下骨折,病例回顾性研究发现应用梨状窝钢钉和经转子点钢钉在骨愈合和复位方面结果是一样的。老年患者应用髓内钉治疗的愈合率高,但缩短和内翻畸形仍是应用钢钉的并发症。近端骨折延伸不是钢钉治疗的禁忌证,许多研究者采取措施保持骨折对线和在近端部分钢钉的位置,成功应用梨状窝入点钢钉和经转子点钢钉治疗了近端骨折延伸。

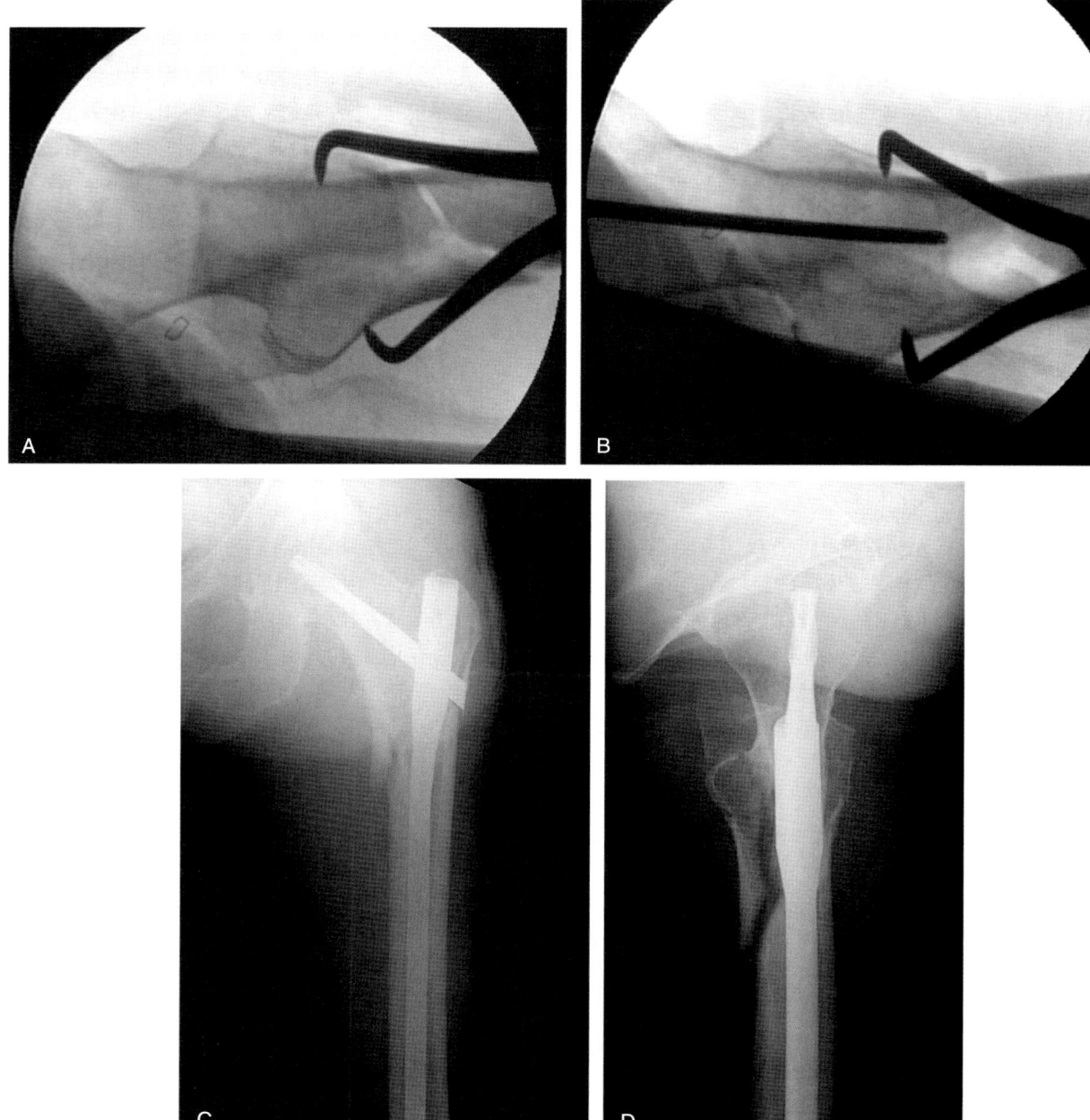

图 51-24   持骨钳固定后切开复位,有助于经转子点插入钢钉治疗转子下骨折的老年患者(A,B)。这种方法能够矫正颈干角和屈曲畸形(C,D)。(Case compliments of David Barei, M.D.;Harborview Medical Center, Seattle, WA.)

(五)康复、负重和后续治疗

手术固定转子下骨折后,患者可以早期活动,并能减轻不适感、方便护理且尽快进行康复治疗。这样可以避免卧床的并发症,包括压痛、深静脉血栓、肺功能的损害和肌肉萎缩。固定后应鼓励早期活动。

术后限制决定于患者年龄、骨质量、骨折类型、复位情况、植入物的型号和强度。老年患者限制负重执行困难,最好是尽可能不限制负重。应用侧钢板固定负重一般限制在一条腿的重量。如果应用髓内内植物固定、骨质量正常、骨折复位良好,应该考虑早期负重。小转子以下的转子下骨折扩髓后应限制负重,静力锁定钢钉与股骨干固定的方法相似。对高能损伤伴有延伸的粉碎性骨折和(或)波及股骨颈后内侧骨折的年轻患者,应限制负重直到 X 线片上有骨折的迹象。可以允许在可进行髋关节和膝关节活动的范围内练习,患者感觉舒服时可以进行加强练习。应该鼓励进行髋外展加强练习,防止继发骨折和置入内植物后步态减弱和步态障碍。

一般在 6 周、12 周进行随访摄片评估,以后根据愈合情况进行定期检查。X 线片应该包括股骨和同侧髋的前后位片。继续随访患者直到能无限制负重,步态恢复正常且影像确定完全愈合。有些患者需要 6 个月以上的时间。

没有必要去除正常的内植物。如其他股骨干骨折,对于髓内钉治疗的骨折,去除髓内钉至少要推迟到 1 年后[31,36,62]。如果原发性骨愈合是骨折愈合的主要形式,钢板去除应推迟到 1 年以上。评估第二代经转子点钢钉的文献较少,报道了股骨干骨折愈合后去除股骨钢钉,有超过 10% 的患者出现症状[31]。去除植入物后,3 个月内避免碰撞活动和身体接触运动。

第五节　特殊对策

一、多发伤和复合伤:暂时和最终固定的时机

在复合伤中处理股骨干骨折是一个受争议的问题,同样处理转子下骨折也是有争议的问题。在出版物上没有单独评估早期治疗复合伤患者的股骨干骨折,转子下骨折同样影响患者全身生理[9,11,70,71]。在一定条件下,可以应用扩髓并且需要采用损伤控制方法[30,70,71,85]。这些方面在第 7 章到第 52 章有详细介绍。

对于转子下区域复杂骨折,手术时间较股骨干骨折长。因此,手术影响同样增大。然而,暂时固定复杂的转子下骨折是一种挑战。对于不能安全地进行早期和最终治疗的患者,远端股骨牵引有助于维持肢体长度。另外,可以根据“损伤控制骨科”原则使用跨过骨折端外固定[64,70,85]。对于完全位于小转子下的骨折,可以在近端和远端骨折块从外到内插入外固定器钢针。近端部分应紧密固定,在股骨颈需要插入一枚钢针但不到达股骨头软骨下骨(图 51-25)。对于近端骨折延伸,需要固定骨盆到股骨干。根据患者全身条件,可在数天内进行最终固定。

二、开放性转子下骨折

开放性转子下骨折常见于高能钝伤和穿通伤。常

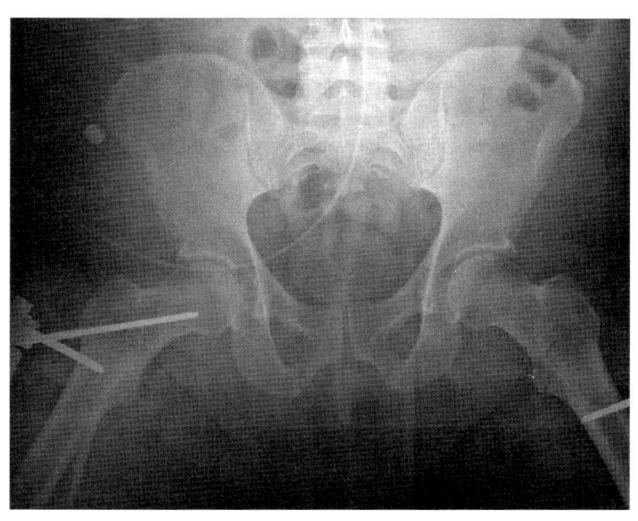

图 51-25　24 岁复合伤患者,左侧股骨干骨折,右侧转子下骨折。考虑到患者全身情况,可进行双侧跨过骨折端外固定暂时固定。右侧近端有延伸骨折,使用半钢针从股骨外侧皮质插入股骨颈。

见多种共同损伤。考虑到大腿近端覆有厚的肌肉,由于钝性创伤,损伤时明显移位造成开放性骨折。最初治疗类似于其他骨干开放性骨折、破伤风预防、即刻应用抗生素、清创术和手术固定。在皮肤上首先标出进行手术的固定切口。如果切口位置与创伤后开放伤口一致,可以进行合并。如果不一致,需要另外一切口暴露骨端和进行最终固定。应该去除所有失活的皮质骨片,尽管它们可能决定长度、旋转和对线[2]。冲洗及清创骨端外源性物质并避免造成额外软组织坏死。对于严重污染、挤压伤造成进行性肌肉坏死或最初清创不干净,24~48 小时内应该再次行清创术。

最初清创彻底、伤口干净并且固定没有阻碍将来的手术操作,应进行最终固定。需要第二次深部清创术或ⅢB 型开放性骨折病例,需要推迟内固定治疗和暂时外固定治疗。最终固定决定于骨折类型,与开放性伤口没有关系。预测可能会需要漫长的愈合时间,这将影响手术内固定物选择。临床研究没有比较固定内植物的感染率和骨不连发生率相互作用。然而,已证实早期髓内钉治疗一些转子下骨折[109]和大多数股骨干开放性骨折效果满意[54,108]。扩髓在股骨开放性骨折中有效且安全[54,108],但我们建议限制扩髓范围,使其能够放置力学上合适的髓内钉。尽管没有研究特别报道钢板治疗开放性转子下骨折,但钢板固定开放性股骨干骨折效果满意,由此推断钢板可能适用于股骨更

近端的位置[78]。

三、进钉点粉碎和髓内钉固定

髓内钢钉固定转子下骨折很困难。这主要是由于对骨折类型不熟悉、手术技术差、扩髓前没有成功复位近端部分、对于某种骨折类型缺乏内植物选择造成。先于插入钢钉以前部分和完全矫正近端部分的旋转畸形，能够很容易处理未近端延伸骨折类型。应该特别注意常见的一些骨折类型。常见的小转子下方的转子下骨折在接近大转子远侧的近端后内侧有出口点(图 51-26)。髓内钉固定此种骨折最常见的并发症是近端骨折块失去钢钉固定。这主要由于在建立入点位置和扩髓前，近端骨折块仍有屈曲、旋转和成角。因此，入点位置向外侧扩大并最终到达骨折位置。插入钢钉时，近端骨折块内钢钉的所有骨牵制均消失。由于缺少近段骨折块与钢钉的合适关系，进行近端锁定非常困难。这是很难挽救的位置，如果进行了近端锁定，唯一的近端固定是极度前倾的近端锁定螺钉的顶端。如前所述，切开复位钢板固定是很好的选择。另一种选择在尝试固定并确定钢钉入点的合适位置以便在近端骨折块控制住钢钉之前，先复位骨折。认为钢钉插入能很好矫正转子下骨折的旋转和成角畸形是不正确的。

四、植骨的指征

过去建议急性植骨治疗转子下骨折。随着现在的钢板和钢钉技术的发展，不再建议自体植骨和(或)异

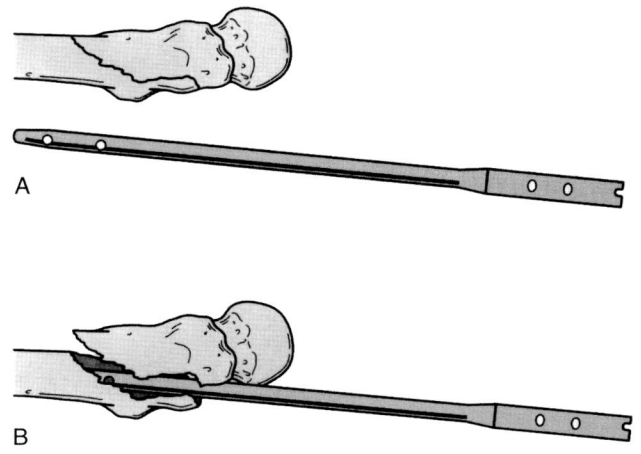

图 51-26　近端累及梨状窝区域的骨折，髓内钉插入很困难。不能完全固定近端骨折块。另外，若观察到常见的移位类型，可能发生后侧皮质偏心扩髓。在插入钢钉前，先复位有助于固定此类骨折。

体植骨。新型移植骨代替物的作用目前尚属未知。

在强调间接复位技术治疗转子下骨折之前，建议植骨用于治疗不愈合率和失败率高得不能接受的病例，特别是伴有内皮质粉碎或累及小转子的骨折类型[59,84,98,104]。虽然有文献证实植骨的效果满意[59]，但后来的研究发现不进行植骨而用生物钢板技术治疗的骨折愈合率高[43,45,50,69,87,100]。Kinast 等[45]证实，不进行中间骨折块的综合解剖复位和附加植骨，骨不连的发生率明显降低(从 16.6% 降至 0%)，因而支持不植骨的间接复位(图 51-27)。虽然间接复位的患者预防性应用抗生素对结果产生有利的影响(相比以前的直接复位组)，但没有愈合并发症支持对这类损伤使用生物钢板固定而不进行植骨。应用其他侧钢板而不植骨的治疗结果也很成功[43,50,69,100]。

同样，不进行植骨的髓内钉固定转子下骨折的效果非常成功[27,90,109]。避免破坏骨折处局部生物学环境的闭合方法、经皮复位方法和小切口方法，均可使转子下骨折成功愈合。此前曾报道，愈合率可达 100%[90]。

伴有骨缺失的开放性骨折，不必进行急性骨移植，而且是潜在的禁忌证。在抗生素未达到有效浓度的情况下引入异物会使开放性骨折的感染率特别高[26]。此外，只要股骨有愈合潜力，即便有明显的骨缺失，一些骨折块也能愈合。对于有骨缺失的开放性转子下骨折，合理的治疗策略是进行有创性初始清创，早期应用生物力学强度高的植入物固定可能会延迟愈合的骨折，需要时在断端间使用抗生素珠，如果在 6~12 周骨愈合没有进展应进行延期骨移植。

五、粉碎、伴发型骨折和严重骨质减少

部分粉碎、伴有同侧股骨颈骨折和远端股骨非连续性骨折会使转子下骨折的处理更加复杂。无论是应用生物钢板或髓内钉，伴有粉碎的骨折在愈合方面应该没有问题[27,45,100,109]。然而，评估长度、旋转和对线很困难。对比对侧肢体和术前仔细计划就能在各个相关平面上进行准确的重建。同侧不连续骨折固定有一定困难。伴有同侧股骨颈骨折的转子下骨折，使用颈干交锁髓内钉的固定结果好坏不一。Starr 等[90]报道了使用间接复位和单个内植入物治疗的 4 例转子下骨折伴有同侧股骨颈骨折均取得了良好效果。相反，Kang等[41]报道的 4 例同侧股骨颈和股骨干骨折中有 3 例出现并发症。对于这些难以处理的联合损伤应考虑采用侧钢板固定。治疗股骨颈的目的是解剖复位，而治疗转子下骨折的目的是准确恢复长度、对线和旋转。根

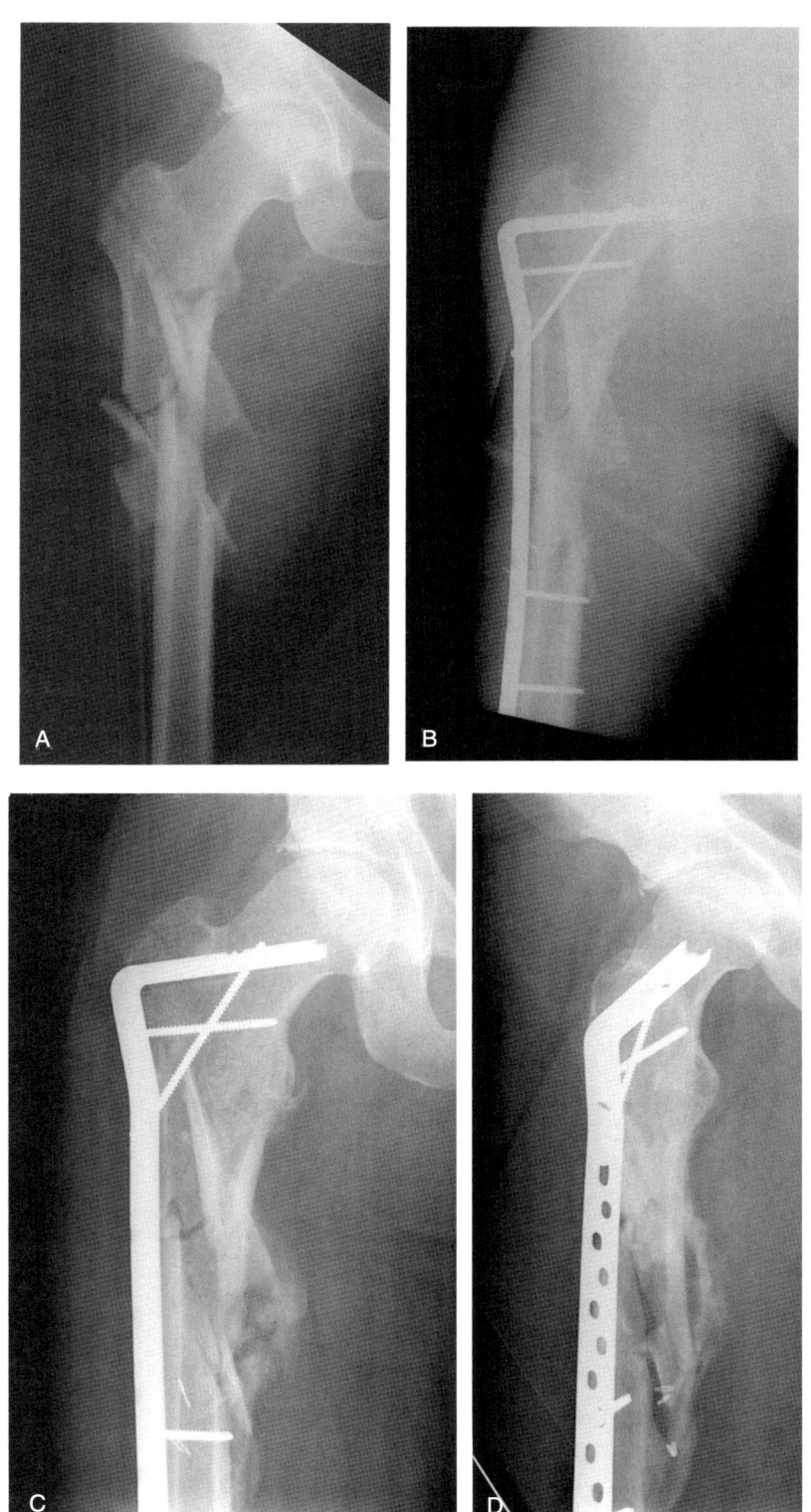

图 51-27 （A）这种复杂的转子下骨折的特征是骨干粉碎且累及大转子外侧部分。切开复位大转子受累部位后用 95°角钢板跨接粉碎的转子下骨折（B）。不必进行骨移植即可获得骨愈合（C,D），因为中间骨折区域的生物学环境没有被破坏。

据骨折类型，这可以通过用单块侧钢板两种植入物或仔细置入的髓内钉来实现（图 51-28）。用单个髓内植入物或钢板和髓内钉组合同样可以治疗远端股骨的非连续性骨折。同时保持两处股骨复位非常困难，因此无论使用哪种内植入物，均应考虑切开复位其中的一处或两处骨折。

　　低能量摔倒和高能量创伤都能造成老年患者的转子下骨折。固定骨质疏松骨相当困难。尽可能采用

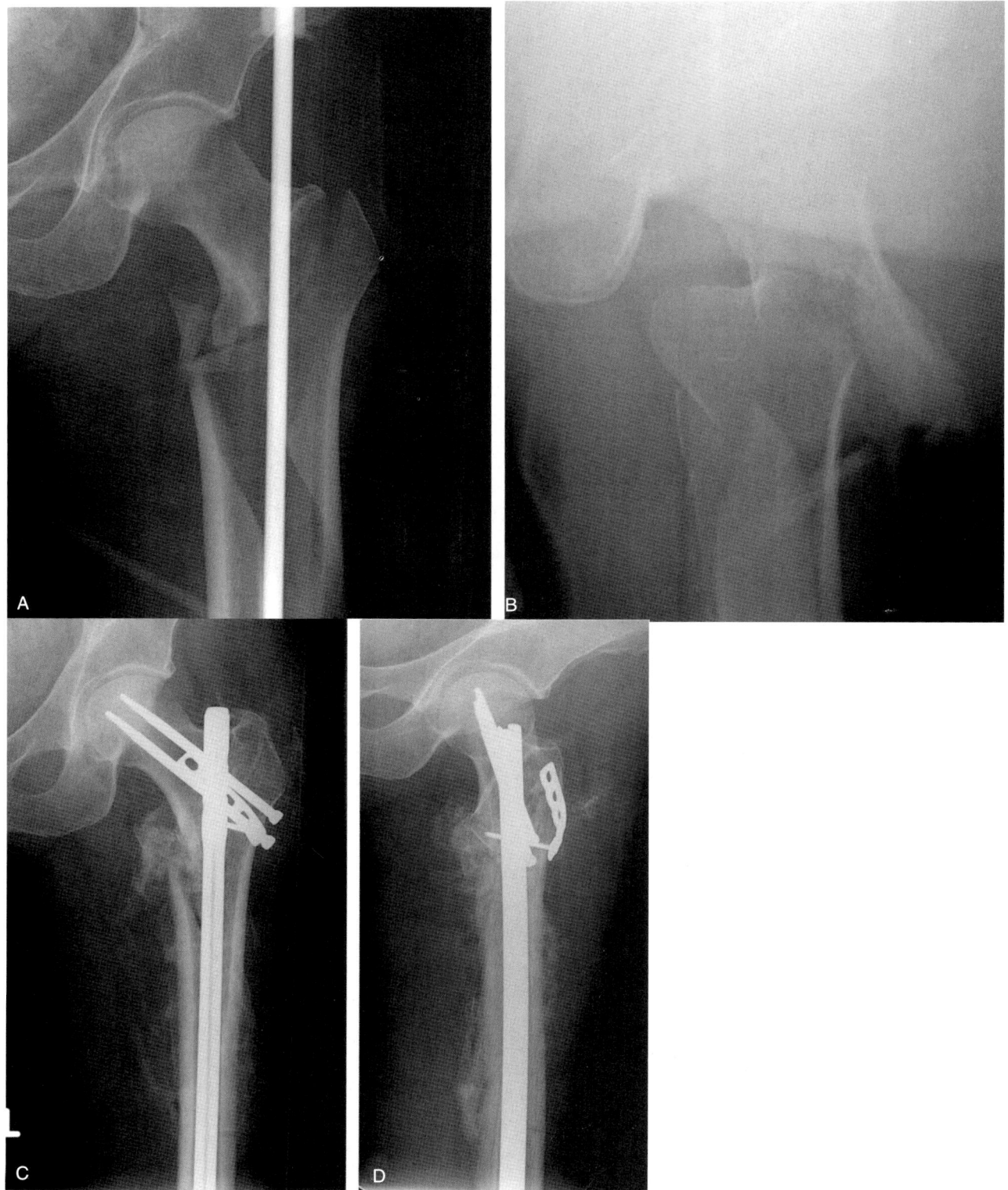

图 51-28 43 岁男性,近端股骨复杂骨折(A,B)。前后位片可见骨折累及转子间区域,侧位片可见近端骨折块屈曲畸形。插入钢钉前,先行切开复位。近段骨折块有延伸和后倾趋势,留置钢板有助于维持复位(C,D)。角钢板也可以固定此类骨折。

髓内钉固定。准确选择入点位置非常重要,可以避免偏心性扩髓和钢钉插入时的医源性粉碎。对于骨质疏松患者,股骨的前弓和髓内钉不匹配的影响会被扩大,而且远端骨折也曾有报道[67]。因为髓腔容量大和大转子骨质疏松,应该选用大直径内植物。颈干髓内钉的近端固定精度非常关键。对于最好用侧钢板固定的骨折,用锁定植入物和固定角度装置能增加骨质疏松内植入物的固定强度。

六、肥胖患者

治疗肥胖患者的转子下骨折是一种技术上的挑战。不容易触到其骨性标志,摆放体位困难,而且股骨内收有限。髓内钉从技术和实践方面考虑都令人满意,并且在力学上植入物能够提供较高预期应力。但是仍应遵循复位和稳定固定的原则,不能因为体型原因而达不到标准。据 Starr 等报道,颈干髓内钉治疗复杂行近端股骨骨折取得满意效果,但他们还应确定体质指数和手术时间及手术切口长度之间的关系[90]。这并不出人意料,因为必须经长手术入路才能确定近端股骨的骨性解剖,以确保准确的入口。经转子点钢针能减少手术时间和射线暴露[77,90,99]。尽管逆行钢钉插入容易,但不能用于转子下骨折,特别是肥胖患者。据 DiCicco 等[20]报道,逆行髓内钉固定转子下骨折,35%的患者有内翻畸形(图 51-29)。

第六节　并发症

治疗股骨转子下骨折的大部分并发症可归类为技术性并发症,原因包括骨折分类不正确、手术技术差、复位不良或植入物选择不当。因为处理这些骨折有其固有的困难 (因此每本教科书上都需要单独章节介绍),应尽量避免并发症。常见的并发症有固定物丢失、内植物失败、骨不连、畸形愈合和切口感染。畸形愈合主要归因于缩短、内翻、骨干内移、股骨颈后倾和延长。

一、固定丢失和内植物失败

在合理预期骨愈合时间之后发生的固定丢失和(或)内植物失败,提示将发生骨不连。早期固定丢失是初始固定不充分的最常见后果。

滑动髋螺钉不适合固定某些骨折类型。滑动髋螺钉起到固定角装置和侧钢板的双重作用。伴有远端转子下骨折的稳定性转子间骨折是滑动髋螺钉治疗适应证。然而滑动髋螺钉不适合用于治疗反向斜行转子间骨折类型、外侧延伸波及套筒插入位置近端的骨折

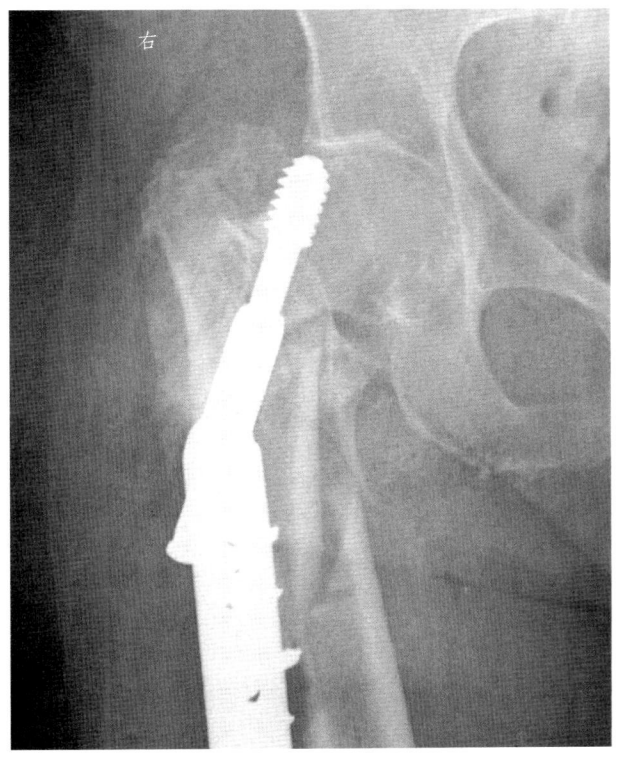
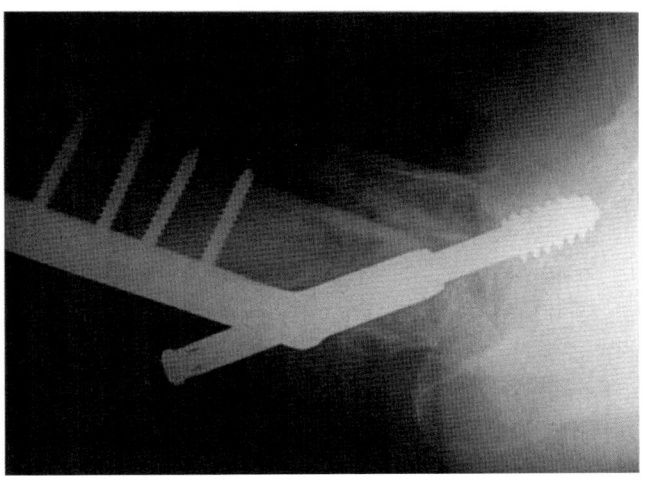

图 51-29　76 岁女性,最初应用滑动髋螺钉固定复杂股骨转子下骨折取得预期结果(A,B)。(待续)

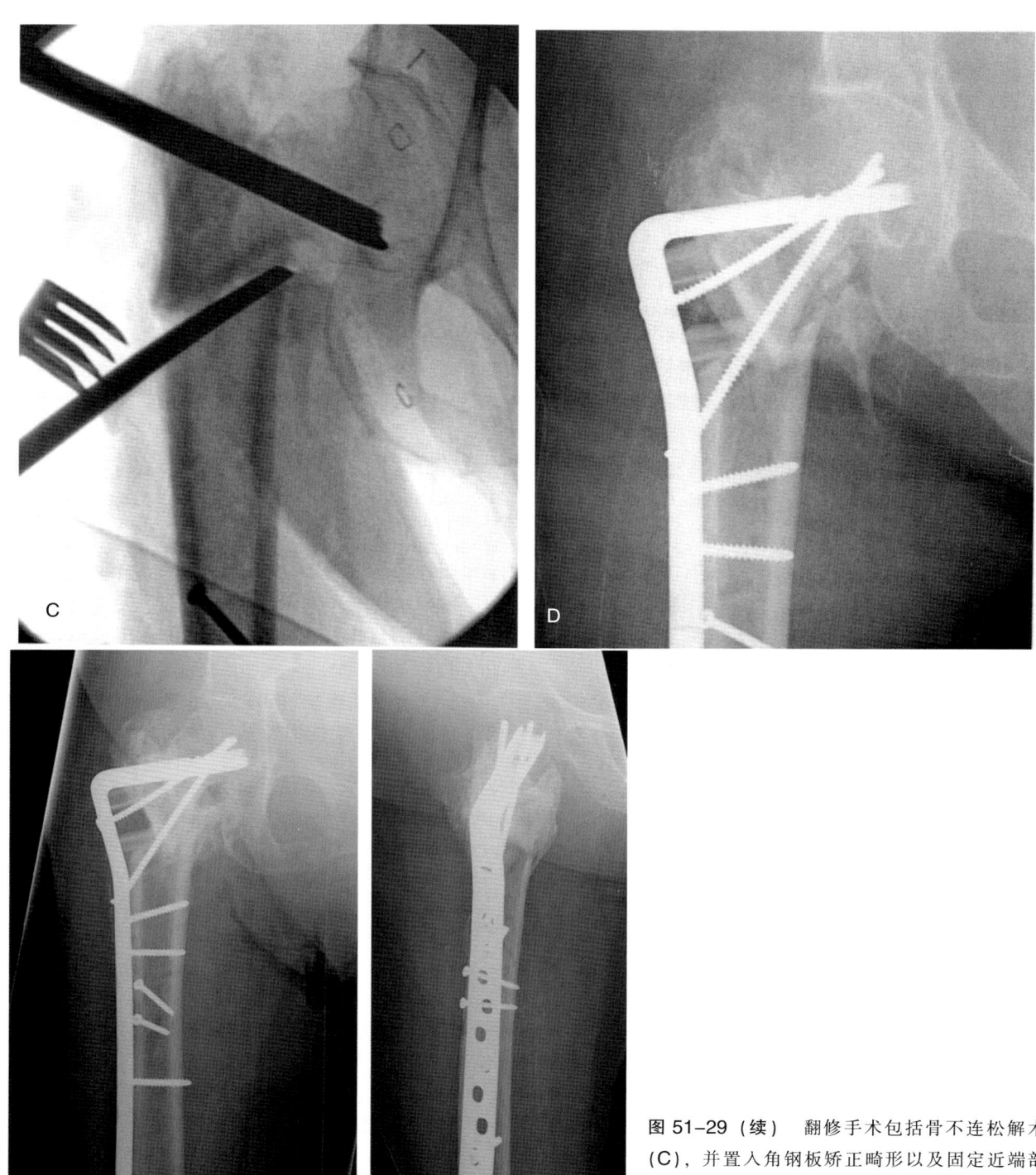

图 51-29（续） 翻修手术包括骨不连松解术
（C），并置入角钢板矫正畸形以及固定近端部
分（D）。为重建近端股骨外侧皮质进行了腓骨
移植。愈合进展令人满意（E，F）。（Case com-
pliments of David Barei., M.D., Harborview Med-
ical Center, Seattle, WA.）

和粉碎性骨折[34]。这些骨折类型，预计会出现短缩和骨
干的相对内移畸形。内翻畸形伴有螺钉穿孔主要由于
插入股骨头内的植入物位置不好、最初复位不良或选

用的内植物不适合固定此种骨折类型。选用滑动髋螺
钉固定合适骨折类型、保证准确复位和内植物放在距
尖端顶点合适位置能够很好地避免这种并发症。

角钢板的固定失败不常见。角钢板用于合适骨折的类型,具有良好的强度和固定特点。复位方法对骨不连和随后的固定失败影响很大。间接复位技术、准确复位、足够钢板长度能最大限度促进愈合以及近端和远端的固定。锁定钢板装置同样会有固定失败和近端部分固定丢失的并发症。远端锁定螺钉有助于骨质疏松骨的固定。

髓内钉固定失败主要由于未能正确评价延伸到钢钉入点区域骨折、复位不良、扩孔时偏心扩大了入点位置、插入钢钉时入点粉碎。大多数都能够避免。钢钉和(或)近端锁定螺钉断裂提示将发生骨不连。如果发生骨不连,没有哪种内植物能够无限期的持续固定。

固定丢失和内固定失败的几乎每个病例都需要再次手术。距离最初固定的时间、同时矫正畸形的必要性、骨质量、相关最初固定的骨缺失数量和位置决定了翻修手术方法。通常是钢板改成钢钉,钢钉改成钢板。在修复过程中,成角的钢板是非常好的工具,因为它不会破坏其他骨,有固定的成角并且在通过骨折端时能产生加压作用。另外,在翻修手术中角钢板能够矫正畸形(图 51-30)。

翻修手术使用钢钉,有必要确定理想的入点位置。在植入钢钉之前,需要全面矫正畸形。如果有钢钉固定的手术指征且入点位置大又处于偏心位,在最初固定入点位置移植腓骨支撑能够使内植物重回到中心位置(图 51-31)。另外还可以选用角钢板。如果以前使用滑动髋螺钉后股骨头存在大的缺损,可以选用动力髁螺钉或经转子点钢钉和大型拉力螺钉,联合皮质骨移植、颗粒骨移植或磷酸钙移植代替能填充缺损。

骨质不好的老年患者,近端固定不太可能。在这种情况下,关节成形术是唯一剩下的选择。骨不连位置和可能需要专门假体植入物使关节成形术变复杂(见第 50 章)。

二、骨不连

如前所述,转子下骨不连的大多数病例与固定丢失或内置物失败有关。相关治疗在前文已经讨论。早期报道钢板固定后骨不连率高达 23%[65,84,105]。现代钢板技术固定后,骨不连不经常发生,据报道发生率为 0%~10%[45,50,69,72,81,87,100,102]。使用髓内钢钉固定后骨愈合率得到很大改善,这将归因于对骨折类型较好理解、良好复位和钢钉设计改进能够更好地固定近端[14,41,90,96,109,110]。然而,骨不连仍会发生。骨折位置持续疼痛、不能够完全负重和影像学上缺乏愈合的进展,

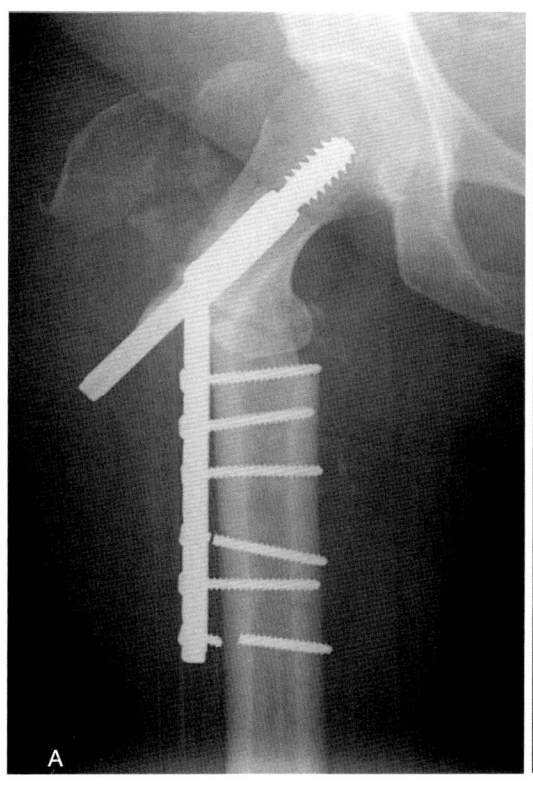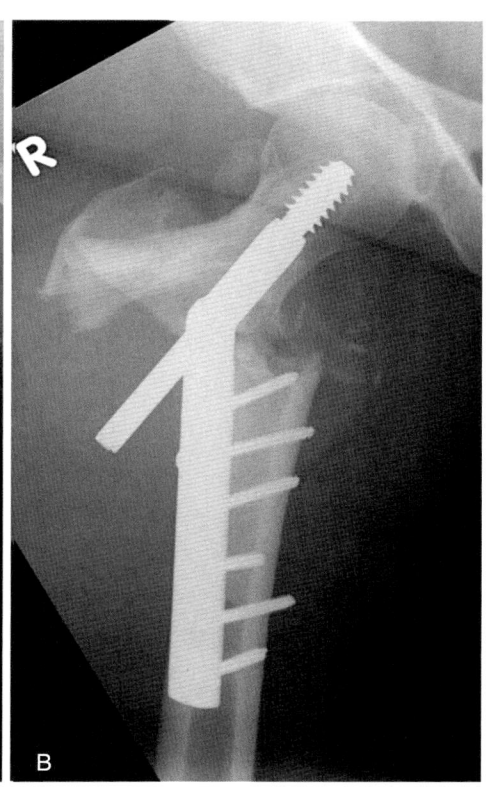

图 51-30 滑动髋螺钉不能够充分固定转子下骨折(A,B)。(待续)

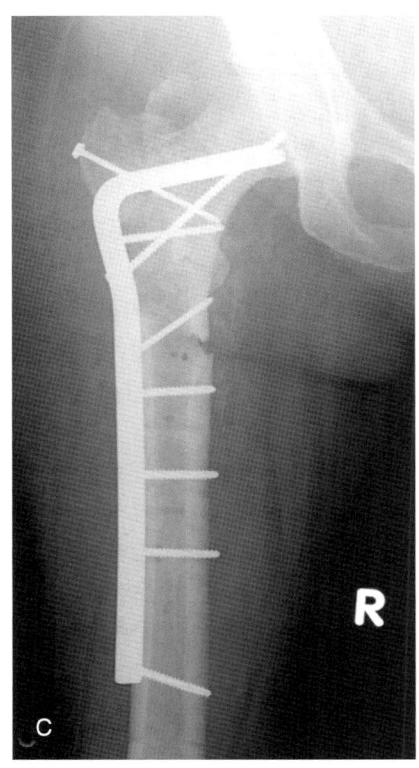

图 51-30（续）　近端部分相对骨干旋转接近 90°，前后位片可以清楚看到近端部分侧位影，在侧位片清楚看到近端部分前后位影。骨干内移和缩短非常明显。翻修手术包括切开复位、骨移植和置入 95°角钢板(C)。

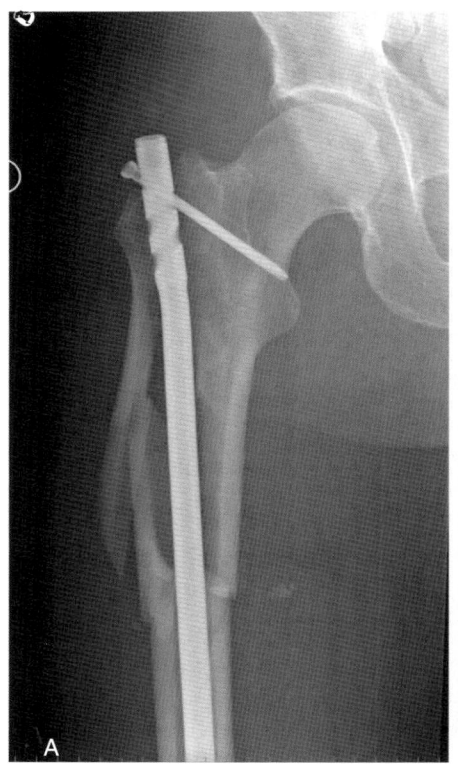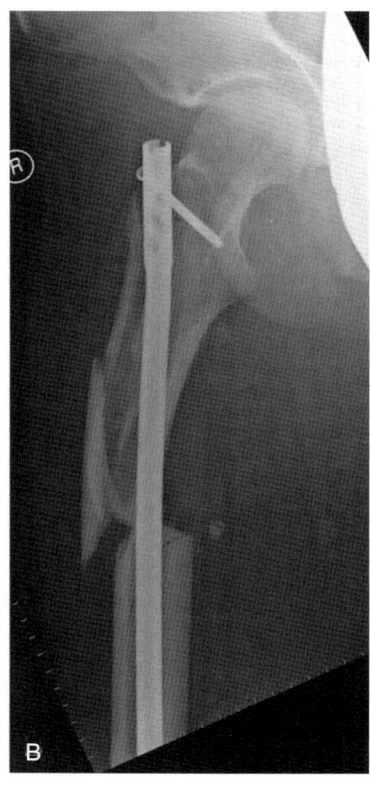

图 51-31　髓内钢钉固定转子下骨折后对线令人不满意(A,B)。（待续）

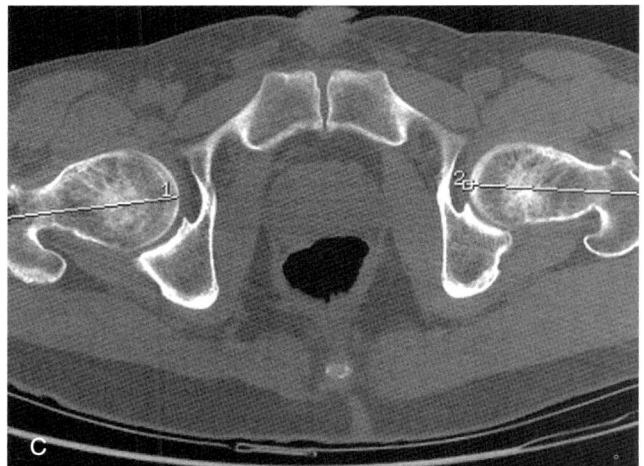

图 51-31(续) 内植物穿过外侧皮质骨折处,造成近端部分内翻和屈曲畸形。CT 显示移位钢钉入点(C)。翻修手术时,在最初钢钉入点位置行腓骨支撑移植,能够提供合适的新钢钉入点位置(D,E)。复位能够维持到愈合(F)。

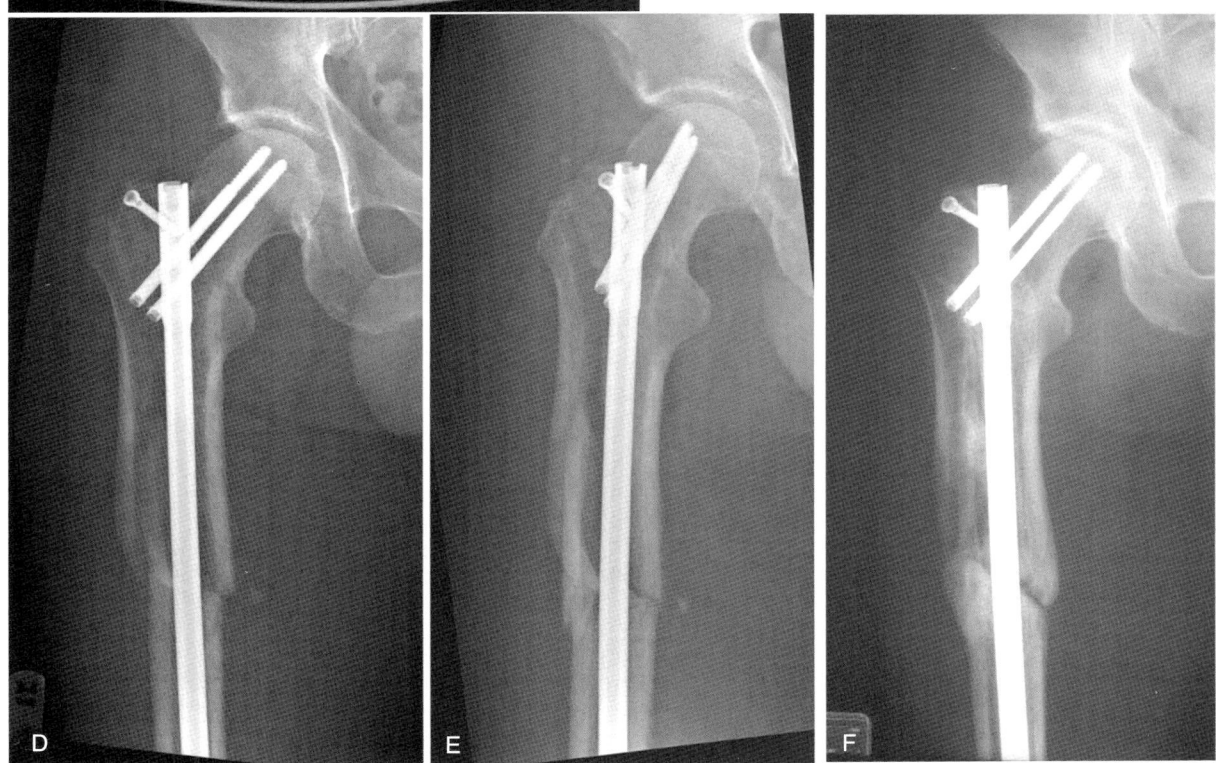

是骨不连的临床症状。进行一系列影像学仔细评估能够更好地认识愈合进展(图 51-32)。常规 X 线检查可以证实骨不连。CT 对于复杂的骨折类型或由于金属内植物遮挡不能看清的状况很有用。应高度怀疑可能的感染和评估可能发生的骨不连。

骨不连的类型和位置及现在的内植物决定治疗。对于肥厚性不愈合不伴有或稍伴有钢钉或侧钢板固定造成的畸形,角钢板固定和加压能够促进骨折愈合[7](图 51-33)。钢钉治疗后的肥厚性不愈合也可以换用直径更大的和置入更稳定的钢钉治疗。萎缩性骨不连愈合需要骨移植刺激促进愈合。

21 例转子下骨不连患者平均年龄 55 岁。Haidukewych 和 Berry 报道了愈合率达 95%[33]。他们使用了多种装置,包括颈干髓内钉、传统的顺行钢钉和角钢板联合缺损区域骨移植。另外,他们建议标准顺行钢钉处理远端骨不连,重建钢钉或角钢板处理近端部分的骨不连。同样,Charnley 和 Ward 研究了两例转子下骨不连患者,最初使用髁螺钉固定,二次手术选用重建钉治疗都能成功愈合[17](见第 22 章)。

三、畸形愈合

肢体短缩、骨干内移、内翻、后倾、延长或外旋导

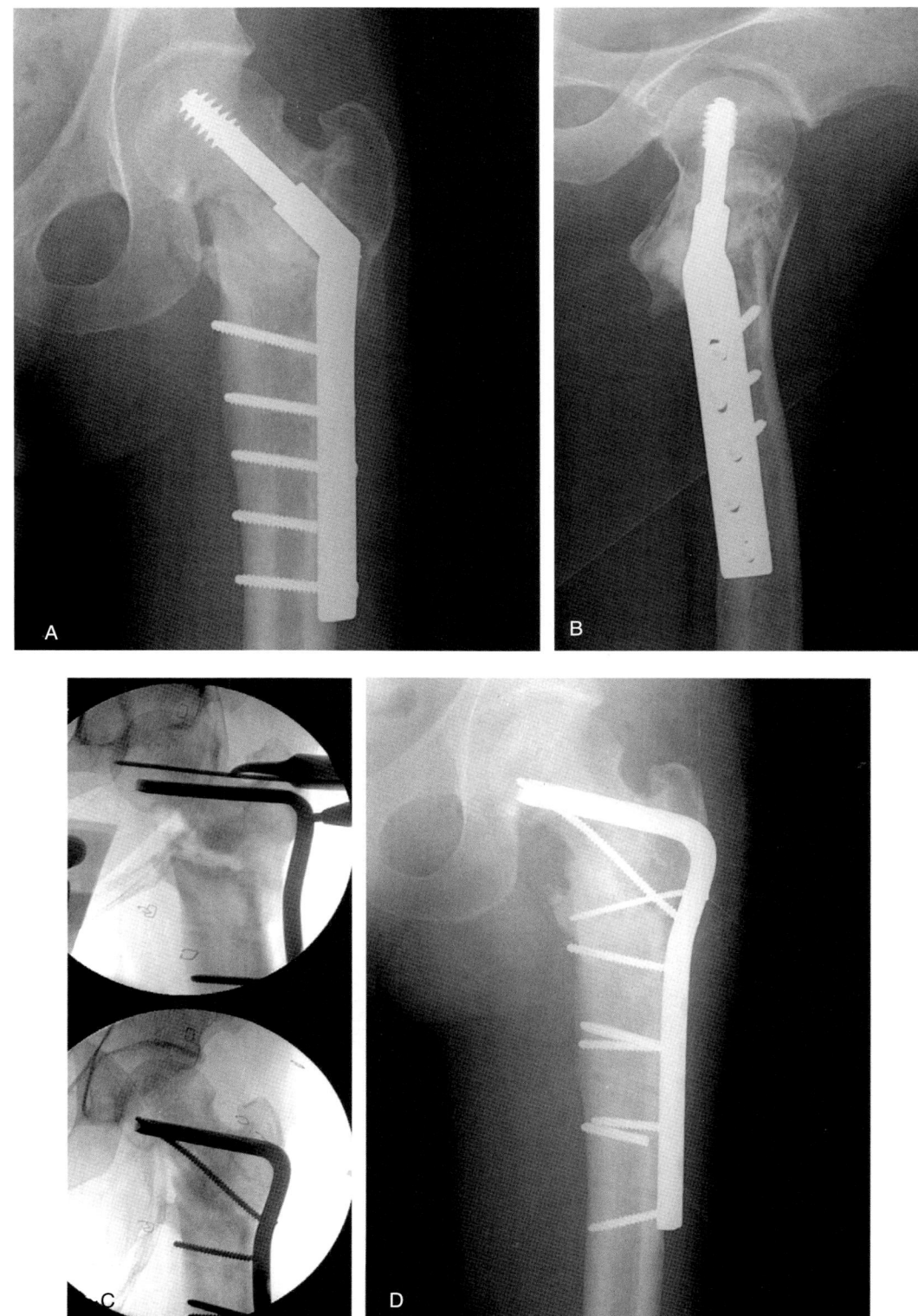

图 51-32　34 岁男性,使用滑动髋螺钉治疗不适合其固定的转子下骨折类型(A,B)。95°角钢板能够矫正缩短和骨干内移畸形 (C)并促进骨愈合(D)。

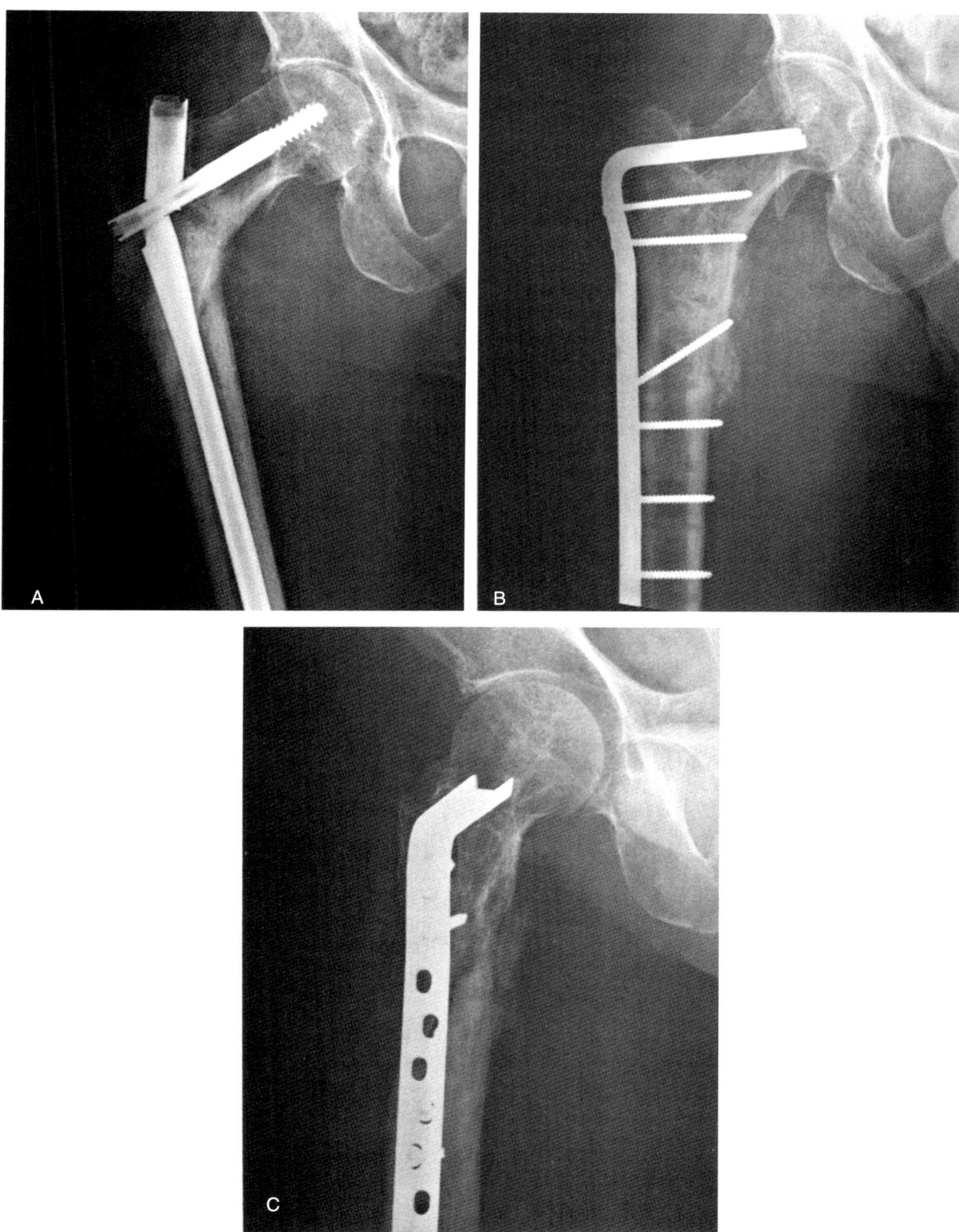

图 51-33　经转子点钢钉治疗转子下骨折后发生骨不连(A)。翻修手术时,换用角钢板,其加压固定的侧钢板能够达到预期骨愈合(B,C)。

致转子下骨折固定后畸形愈合。手术固定时显著畸形和早期预防晚期畸形与畸形愈合有关。良好的术前计划和手术时注意细节可以预防畸形愈合。对侧肢体 X 线片、术中高质量透视和良好的手术技术都有助于解剖复位。近端设计成滑动内植物和嵌入骨折引起肢体缩短。近端滑动装置包括滑动髋螺钉和颈干髓内钉。近端滑动装置加压固定后，骨干内移和短缩将同时发生。髓内钢钉有助于维持远端部分最小长度内侧移位，特别是使用近端大直径钢钉。相比滑动髋螺钉，髓内钢钉固定后缩短和冠状位移位减小。对于不稳定骨折，例如反转子骨折和波及近端的转子下骨折，滑动髋螺钉固定经常导致这些畸形。因此，最好选用角钢板固定，防止此类骨折的缩短和移位畸形。转子间斜行截骨和角钢板固定能够最好地矫正短缩和骨干内移畸形。

常见内翻畸形[3,14,41,50,84,96]，大部分由于手术复位不良造成。最初内翻复位、近端部分固定丢失、钢板牵拉远端失败或前面组合可造成明显内翻。最好的预防方法是准确复位结合选用合适内植物。定位准确的入点对髓内钉固定特别重要，特别是经转子点钢钉[68]。内翻畸形愈合最好应用有侧张力的内植物治疗，如角钢板。张力性钢板能够矫正骨不连的远端畸形。如果存在较小的运动，需要部分可动化或完全截骨术。

术中关注细节能够预防旋转的畸形愈合。然而，对于粉碎性骨折部分和骨折类型波及小转子骨折非常困难，这些骨折很容易造成近端部分旋转。已经出现了术中评估旋转的方法。旋转转子截骨结合角钢板固定能够可靠处理旋转畸形愈合。另外，有人认为可以使用合适的锁定钢钉，可能使用髓内锯切开远端骨折部分。

四、感染

幸运的是，转子下固定后不常发生感染。其评估和治疗同其他骨折固定后感染处理方法类似（见第 19、20 和 21 章）。

致 谢

感谢以下做出贡献的人们：Allan Tencer，Ph.D.，感谢他对生物学机制章节的贡献；Robert Winquist，M. D.，感谢他对病史章节的贡献；David P.Barie，M.D.，感谢他提供病例。

（刘举 郭乾臣 李世民 译 李世民 冯世庆 校）

参考文献

1. Aluisio, F.V.; Urbaniak, J.R. Proximal femur fractures after free vascularized fibular grafting to the hip. Clin Orthop Relat Res 356:192–201, 1998.
2. Barei, D.P.; Taitsman, L.A.; Beingessner, D. Open diaphyseal long bone fractures: A reduction method using devitalized or extruded osseous fragments. J Orthop Trauma 21(8):574–578, 2007.
3. Barquet, A.; Francescoli, L.; Rienzi, D.; et al. Inter-trochanteric-subtrochanteric fractures: Treatment with the long Gamma nail. J Orthop Trauma 14(5): 324–328, 2000.
4. Baumgaertner, M.R.; Solberg, B.D. Awareness of tip-apex distance reduces failure of fixation of trochanteric fractures of the hip. J Bone Joint Surg [Br] 79(6): 969–971, 1997.
5. Bedi, A.; Toan, Le, T. Subtrochanteric femur fractures. Orthop Clin North Am 35(4):473–483, 2004.
6. Bellabarba, C.; Herscovici, D., Jr.; Ricci, W.M. Percutaneous treatment of peritrochanteric fractures using the Gamma nail. Clin Orthop 375:30–42, 2000.
7. Bellabarba, C.; Ricci, W.M.; Bolhofner, B.R. Results of indirect reduction and plating of femoral shaft non-unions after intramedullary nailing. J Orthop Trauma 15(4):254–263, 2001.
8. Bergman, G.D.; Winquist, R.A.; Mayo, K.A.; et al. Subtrochanteric fracture of the femur. Fixation using the Zickel nail. J Bone Joint Surg [Am] 69(7): 1032–1040, 1987.
9. Bone, L.B.; Johnson, K.D.; Weigelt, J.; et al. Early versus delayed stabilization of femoral fractures. A prospective randomized study. J Bone Joint Surg [Am] 71(3):336–340, 1989.
10. Bose, W.J.; Corces, A.; Anderson, L.D. A preliminary experience with the Russell-Taylor reconstruction nail for complex femoral fractures. J Trauma 32(1):71–76, 1992.
11. Bosse, M.J.; MacKenzie, E.J.; Riemer, B.L.; et al. Adult respiratory distress syndrome, pneumonia, and mortality following thoracic injury and a femoral fracture treated either with intramedullary nailing with reaming or with a plate. A comparative study. J Bone Joint Surg Am 79(6):799–809, 1997.
12. Boyd, H.B.; Griffin, L.L. Classification and treatment of trochanteric fractures. Arch Surg 58:853–866, 1949.
13. Bredbenner, T.L.; Snyder, S.A.; Mazloomi, F.R.; et al. Subtrochanteric fixation stability depends on discrete fracture surface points. Clin Orthop Relat Res 432:217–225, 2005.
14. Brien, W.W.; Wiss, D.A.; Becker, V., Jr.; et al. Subtrochanteric femur fractures: A comparison of the Zickel nail, 95 degrees blade plate, and interlocking nail. J Orthop Trauma 5(4):458–464, 1991.
15. Broos, P.L.; Reynders, P. The use of the unreamed

AO femoral intramedullary nail with spiral blade in nonpathologic fractures of the femur: Experiences with eighty consecutive cases. J Orthop Trauma 16(3):150–154, 2002.

16. Broos, P.L.; Reynders, P.; Vanderspeeten, K. Mechanical complications associated with the use of the unreamed AO femoral intramedullary nail with spiral blade: First experiences with thirty-five consecutive cases. J Orthop Trauma 12(3):186–189, 1998.

17. Charnley, G.J.; Ward, A.J. Reconstruction femoral nailing for nonunion of subtrochanteric fracture: A revision technique following dynamic condylar screw failure. Int Orthop 20(1):55–57, 1996.

18. Chevalley, F.; Gamba, D. Gamma nailing of pertrochanteric and subtrochanteric fractures: Clinical results of a series of 63 consecutive cases. J Orthop Trauma 11(6):412–415, 1997.

19. DeLee, J.C.; Clanton, T.O.; Rockwood, C.A., Jr. Closed treatment of subtrochanteric fractures of the femur in a modified cast-brace. J Bone Joint Surg [Am] 63(5):773–779, 1981.

20. DiCicco, J.D., 3rd; Jenkins, M.; Ostrum, R.F. Retrograde nailing for subtrochanteric femur fractures. Am J Orthop 29(Suppl 9):4–8, 2000.

21. Dodenhoff, R.M.; Dainton, J.N.; Hutchins, P.M. Proximal thigh pain after femoral nailing. Causes and treatment. J Bone Joint Surg [Br] 79(5):738–741, 1997.

22. Dora, C.; Leunig, M.; Beck, M.; et al. Entry point soft tissue damage in antegrade femoral nailing: A cadaver study. J Orthop Trauma 15(7):488–493, 2001.

23. Egol, K.A.; Chang, E.Y.; Cvitkovic, J.; et al. Mismatch of current intramedullary nails with the anterior bow of the femur. J Orthop Trauma 18(7):410–415, 2004.

24. Farouk, O.; Krettek, C.; Miclau, T.; et al. Minimally invasive plate osteosynthesis: Does percutaneous plating disrupt femoral blood supply less than the traditional technique? J Orthop Trauma 13(6):401–406, 1999.

25. Fielding, J.W.; Magliato, H.J. Subtrochanteric fractures. Gynecol Obstet 122:555–560, 1966.

26. Fischer, M.D.; Gustilo, R.B.; Varecka, T.F. The timing of flap coverage, bone-grafting, and intramedullary nailing in patients who have a fracture of the tibial shaft with extensive soft-tissue injury. J Bone Joint Surg [Am] 73(9):1316–1322, 1991.

27. French, B.G.; Tornetta, P., 3rd. Use of an interlocked cephalomedullary nail for subtrochanteric fracture stabilization. Clin Orthop 348:95–100, 1998.

28. Garnavos, C.; Peterman, A.; Howard, P.W. The treatment of difficult proximal femoral fractures with the Russell-Taylor reconstruction nail. Injury 30(6): 407–415, 1999.

29. Gautier, E.; Ganz, K.; Krugel, N.; et al. Anatomy of the medial femoral circumflex artery and its surgical implications. J Bone Joint Surg [Br] 82(5):679–683, 2000.

30. Giannoudis, P.V.; Hildebrand, F.; Pape, H.C. Inflammatory serum markers in patients with multiple trauma. Can they predict outcome? J Bone Joint Surg [Br] 86(3):313–323, 2004.

31. Gosling, T.; Hufner, T.; Hankemeir, S.; et al. Femoral nail removal should be restricted in asymptomatic patients. Clin Orthop 423:222–226, 2004.

32. Griffin, J.B. The calcar femorale redefined. Clin Orthop Relat Res 164:211–214, 1982.

33. Haidukewych, G.J.; Berry, D.J. Nonunion of fractures of the subtrochanteric region of the femur. Clin Orthop Relat Res 419:185–188, 2004.

34. Haidukewych, G.J.; Israel, T.A.; Berry, D.J. Reverse obliquity fractures of the intertrochanteric region of the femur. J Bone Joint Surg [Am] 83-A(5):643–650, 2001.

35. Hasenboehler, E.A.; Agudelo, J.F.; Morgan, S.J.; et al. Treatment of complex proximal femoral fractures with the proximal femur locking compression plate. Orthopedics 30(8):618–623, 2007.

36. Husain, A.; Pollak, A.N.; Moehring, H.D.; et al. Removal of intramedullary nails from the femur: A review of 45 cases. J Orthop Trauma 10(8):560–562, 1996.

37. Jewett, E.L. One-piece angle nail for trochanteric fractures. J Bone Joint Surg 23(4):803–810, 1941.

38. Johansen, K.; Lynch, K.; Paun, M.; et al. Noninvasive vascular tests reliably exclude occult arterial trauma in injured extremities. J Trauma 31(4): 515–519; discussion 519–522, 1991.

39. Johnson, K.D.; Tencer, A. Mechanics of intramedullary nails for femoral fractures. Unfallchirurg 93(11): 506–511, 1990.

40. Johnson, K.D.; Tencer, A.F.; Sherman, M.C. Biomechanical factors affecting fracture stability and femoral bursting in closed intramedullary nailing of femoral shaft fractures, with illustrative case presentations. J Orthop Trauma 1(1):1–11, 1987.

41. Kang, S.; McAndrew, M.P.; Johnson, K.D. The reconstruction locked nail for complex fractures of the proximal femur. J Orthop Trauma 9(6):453–463, 1995.

42. Kempf, I.; Grosse, A.; Taglang, G.; et al. [Gamma nail in the treatment of closed trochanteric fractures. Results and indications apropos of 121 cases]. Rev Chir Orthop Reparatrice Appar Mot 79(1):29–40, 1993.

43. Kesemenli, C.; Subasi, M.; Necmioglu, S.; et al. Treatment of multifragmentary fractures of the femur by indirect reduction (biological) and plate fixation. Injury 33(8):691–699, 2002.

44. Kim, J.J.; Kim, E.; Kim, K.Y. Predicting the rotationally neutral state of the femur by comparing the shape of the contralateral lesser trochanter. Orthopedics 24(11):1069–1070, 2001.

45. Kinast, C.; Bolhofner, B.R.; Mast, J.W.; et al. Subtrochanteric fractures of the femur. Results of treatment with the 95 degrees condylar blade-plate [see comments]. Clin Orthop 238: 122–130, 1989.

46. Kloen, P.; Rubel, I.F.; Lyden, J.P.; et al. Subtrochanteric fracture after cannulated screw fixation of femoral

neck fractures: A report of four cases. J Orthop Trauma 17(3):225–229, 2003.

47. Koch, J.C. The laws of bone architecture. Am J Anat 21:177–298, 1917.

48. Kraemer, W.J.; Hearn, T.C.; Powell, J.N.; et al. Fixation of segmental subtrochanteric fractures. A biomechanical study. Clin Orthop Relat Res 332:71–79, 1996.

49. Krettek, C.; Miclau, T.; Grun, O.; et al. Intraoperative control of axes, rotation and length in femoral and tibial fractures. Technical note. Injury 29(Suppl 3): C29–C39, 1998.

50. Krettek, C.; Schandelmaier, P.; Miclau, T.; et al. Minimally invasive percutaneous plate osteosynthesis (MIPPO) using the DCS in proximal and distal femoral fractures. Injury 28(Suppl 1):A20–A30, 1997.

51. Kuntscher, G. [Further progress in the area of medullary nailing]. Langenbecks Arch Chir 316:224–231, 1966.

52. Kuntscher, G. [Trochanter implantation by means of straight intramedullary nailing of the femur]. Z Orthop Ihre Grenzgeb 89(3):406–409, 1957.

53. Kuo, T.Y.; Skedros, J.G.; Bloebaum, R.D. Measurement of femoral anteversion by biplane radiography and computed tomography imaging: Comparison with an anatomic reference. Invest Radiol 38(4): 221–229, 2003.

54. Lhowe, D.W.; Hansen, S.T. Immediate nailing of open fractures of the femoral shaft. J Bone Joint Surg [Am] 70(6):812–820, 1988.

55. Lindahl, O. The rigidity of fracture immobilization with plates. Acta Orthop Scand 38(1):101–114, 1967.

56. Loch, D.A.; Kyle, R.F.; Bechtold, J.E.; et al. Forces required to initiate sliding in second-generation intramedullary nails. J Bone Joint Surg [Am] 80(11): 1626–1631, 1998.

57. Lundy, D.W.; Acevedo, J.I.; Ganey, T.M.; et al. Mechanical comparison of plates used in the treatment of unstable subtrochanteric femur fractures. J Orthop Trauma 13(8):534–538, 1999.

58. Lunsjo, K.; Ceder, L.; Tidermark, J.; et al. Extramedullary fixation of 107 subtrochanteric fractures: A randomized multicenter trial of the Medoff sliding plate versus 3 other screw-plate systems. Acta Orthop Scand 70(5):459–466, 1999.

59. Malkawi, H. Bone grafting in subtrochanteric fractures. Clin Orthop 168:69–72, 1982.

60. McConnell, T.; Tornetta, P., 3rd; Benson, E.; et al. Gluteus medius tendon injury during reaming for Gamma nail insertion. Clin Orthop 407:199–202, 2003.

61. Michelson, J.D.; Myers, A.; Jinnah, R.; et al. Epidemiology of hip fractures among the elderly. Risk factors for fracture type. Clin Orthop Relat Res 311):129–135, 1995.

62. Miller, R.; Renwick, S.E.; DeCoster, T.A.; et al. Removal of intramedullary rods after femoral shaft fracture. J Orthop Trauma 6(4):460–463, 1992.

63. Neher, C.; Ostrum, R.F. Treatment of subtrochanteric femur fractures using a submuscular fixed low-angle

plate. Am J Orthop 32(Suppl 9):29–33, 2003.

64. Nowotarski, P.J.; Turen, C.H.; Brumback, R.J.; et al. Conversion of external fixation to intramedullary nailing for fractures of the shaft of the femur in multiply injured patients. J Bone Joint Surg [Am] 82(6): 781–788, 2000.

65. Nungu, K.S.; Olerud, C.; Rehnberg, L. Treatment of subtrochanteric fractures with the AO dynamic condylar screw. Injury 24(2):90–92, 1993.

66. Oakey, J.W.; Stover, M.D.; Summers, H.D.; et al. Does screw configuration affect subtrochanteric fracture after femoral neck fixation? Clin Orthop Relat Res 443:302–306, 2006.

67. Ostrum, R.F.; Levy, M.S. Penetration of the distal femoral anterior cortex during intramedullary nailing for subtrochanteric fractures: A report of three cases. J Orthop Trauma 19(9):656–660, 2005.

68. Ostrum, R.F.; Marcantonio, A.; Marburger, R. A critical analysis of the eccentric starting point for trochanteric intramedullary femoral nailing. J Orthop Trauma 19(10):681–686, 2005.

69. Pai, C.H. Dynamic condylar screw for subtrochanteric femur fractures with greater trochanteric extension. J Orthop Trauma 10(5):317–322, 1996.

70. Pape, H.C.; Giannoudis, P.V.; Grimme, K.; et al. Effects of intramedullary femoral fracture fixation: What is the impact of experimental studies in regards to the clinical knowledge? Shock 18(4):291–300, 2002.

71. Pape, H.C.; Grimme, K.; Van Griensven, M.; et al. Impact of intramedullary instrumentation versus damage control for femoral fractures on immunoinflammatory parameters: Prospective randomized analysis by the EPOFF Study Group. J Trauma 55(1):7–13, 2003.

72. Parker, M.J.; Dutta, B.K.; Sivaji, C.; et al. Subtrochanteric fractures of the femur. Injury 28(2):91–95, 1997.

73. Paul, J.P. Force actions transmitted by joints in the human body. Proc R Soc Lond B Biol Sci 192(1107): 163–172, 1976.

74. Pugh, K.J.; Morgan, R.A.; Gorczyca, J.T.; et al. A mechanical comparison of subtrochanteric femur fracture fixation. J Orthop Trauma 12(5):324–329, 1998.

75. Rantanen, J.; Aro, H.T. Intramedullary fixation of high subtrochanteric femoral fractures: A study comparing two implant designs, the Gamma nail and the intramedullary hip screw. J Orthop Trauma 12(4): 249–252, 1998.

76. Ricci, W.M.; Bellabarba, C.; Evanoff, B.; et al. Retrograde versus antegrade nailing of femoral shaft fractures. J Orthop Trauma 15(3):161–169, 2001.

77. Ricci, W.M.; Schwappach, J.; Tucker, M.; et al. Trochanteric versus piriformis entry portal for the treatment of femoral shaft fractures. J Orthop Trauma 20(10):663–667, 2006.

78. Riemer, B.L.; Butterfield, S.L.; Burke, C.J., 3rd; et al. Immediate plate fixation of highly comminuted femoral diaphyseal fractures in blunt polytrauma patients. Orthopedics 15(8):907–916, 1992.

79. Roberts, C.S.; Nawab, A.; Wang, M.; et al. Second generation intramedullary nailing of subtrochanteric femur fractures: A biomechanical study of fracture site motion. J Orthop Trauma 16(4):231–238, 2002.
80. Robinson, C.M.; Houshian, S.; Khan, L.A. Trochanteric-entry long cephalomedullary nailing of subtrochanteric fractures caused by low-energy trauma. J Bone Joint Surg [Am] 87(10):2217–2226, 2005.
81. Ruff, M.E.; Lubbers, L.M. Treatment of subtrochanteric fractures with a sliding screw-plate device. J Trauma 26(1):75–80, 1986.
82. Russell, T.A. Subtrochanteric fractures of the femur. In: Browner, B.; Jupiter, J.; Levine, A.; et al., eds. Skeletal Trauma: Basic Science, Management and Reconstruction, 3rd ed. Philadelphia, Elsevier Science, 2002, 1832–1878.
83. Rybicki, E.F.; Simonen, F.A.; Weis, E.B., Jr. On the mathematical analysis of stress in the human femur. J Biomech 5(2):203–215, 1972.
84. Sanders, R.; Regazzoni, P. Treatment of subtrochanteric femur fractures using the dynamic condylar screw. J Orthop Trauma 3(3):206–213, 1989.
85. Scalea, T.M.; Boswell, S.A.; Scott, J.D.; et al. External fixation as a bridge to intramedullary nailing for patients with multiple injuries and with femur fractures: Damage control orthopedics. J Trauma 48(4):613–621; discussion 621–623, 2000.
86. Schandelmaier, P.; Farouk, O.; Krettek, C.; et al. Biomechanics of femoral interlocking nails. Injury 31(6):437–443, 2000.
87. Siebenrock, K.A.; Muller, U.; Ganz, R. Indirect reduction with a condylar blade plate for osteosynthesis of subtrochanteric femoral fractures. Injury 29(Suppl 3):C7–C15, 1998.
88. Smith, J.T.; Goodman, S.B.; Tischenko, G. Treatment of comminuted femoral subtrochanteric fractures using the Russell-Taylor reconstruction intramedullary nail. Orthopedics 14(2):125–129, 1991.
89. Song, W.S.; Yoo, J.J.; Kim, Y.M.; et al. Results of multiple drilling compared with those of conventional methods of core decompression. Clin Orthop Relat Res 454:139–146, 2007.
90. Starr, A.J.; Hay, M.T.; Reinert, C.M.; et al. Cephalomedullary nails in the treatment of high-energy proximal femur fractures in young patients: A prospective, randomized comparison of trochanteric versus piriformis fossa entry portal. J Orthop Trauma 20(4):240–246, 2006.
91. Stoffel, K.; Stachowiak, G.; Forster, T.; et al. Oblique screws at the plate ends increase the fixation strength in synthetic bone test medium. J Orthop Trauma 18(9):611–616, 2004.
92. Tencer, A.F.; Johnson, K.D.; Johnston, D.W.; et al. A biomechanical comparison of various methods of stabilization of subtrochanteric fractures of the femur. J Orthop Res 2(3):297–305, 1984.
93. Tencer, A.F.; Sherman, M.C.; Johnson, K.D. Biomechanical factors affecting fracture stability and femoral bursting in closed intramedullary rod fixation of femur fractures. J Biomech Eng 107(2):104–111, 1985.
94. Thomas, W.G.; Villar, R.N. Subtrochanteric fractures: Zickel nail or nail-plate? J Bone Joint Surg [Br] 68(2):255–259, 1986.
95. Toridis, T.G. Stress analysis of the femur. J Biomech 2(2):163–174, 1969.
96. Tornetta, P., 3rd. Subtrochanteric femur fracture. J Orthop Trauma16(4):280–283, 2002.
97. Tornetta, P., 3rd; Ritz, G.; Kantor, A. Femoral torsion after interlocked nailing of unstable femoral fractures. J Trauma 38(2):213–219, 1995.
98. Trafton, P.G. Subtrochanteric-intertrochanteric femoral fractures. Orthop Clin North Am 18(1):59–71, 1987.
99. Tucker, M.C.; Schwappach, J.R.; Leighton, R.K.; et al. Results of femoral intramedullary nailing in patients who are obese versus those who are not obese: A prospective multicenter comparison study. J Orthop Trauma 21(8):523–529, 2007.
100. Vaidya, S.V.; Dholakia, D.B.; Chatterjee, A. The use of a dynamic condylar screw and biological reduction techniques for subtrochanteric femur fracture. Injury 34(2):123–128, 2003.
101. van Doorn, R.; Stapert, J.W. The long Gamma nail in the treatment of 329 subtrochanteric fractures with major extension into the femoral shaft. Eur J Surg 166(3):240–246, 2000.
102. van Meeteren, M.C.; van Rief, Y.E.; Roukema, J.A.; et al. Condylar plate fixation of subtrochanteric femoral fractures. Injury 27(10):715–717, 1996.
103. Velasco, R.U.; Comfort, T.H. Analysis of treatment problems in subtraochanteric fractures of the femur. J Trauma 18(7):513–523, 1978.
104. Waddell, J.P. Subtrochanteric fractures of the femur: A review of 130 patients. J Trauma 19(8):582–592, 1979.
105. Warwick, D.J.; Crichlow, T.P.; Langkamer, V.G.; et al. The dynamic condylar screw in the management of subtrochanteric fractures of the femur. Injury 26(4):241–244, 1995.
106. Wheeler, D.L.; Croy, T.J.; Woll, T.S.; et al. Comparison of reconstruction nails for high subtrochanteric femur fracture fixation. Clin Orthop 338:231–239, 1997.
107. Wile, P.B.; Panjabi, M.M.; Southwick, W.O. Treatment of subtrochanteric fractures with a high-angle compression hip screw. Clin Orthop 175:72–78, 1983.
108. Williams, M.M.; Askins, V.; Hinkes, E.W.; et al. Primary reamed intramedullary nailing of open femoral shaft fractures. Clin Orthop 318:182–190, 1995.
109. Wiss, D.A.; Brien, W.W. Subtrochanteric fractures of the femur. Results of treatment by interlocking nailing. Clin Orthop 283:231–236, 1992.

110. Wu, C.C.; Shih, C.H.; Lee, Z.L. Subtrochanteric fractures treated with interlocking nailing. J Trauma 31(3):326–333, 1991.

111. Yoo, M.C.; Cho, Y.J.; Kim, K.I.; et al. Treatment of unstable peritrochanteric femoral fractures using a 95 degrees angled blade plate. J Orthop Trauma 19(10):687–692, 2005.

112. Zickel, R.E. An intramedullary fixation device for the proximal part of the femur. Nine years' experience. J Bone Joint Surg [Am] 58(6):866–872, 1976.

113. Zickel, R.E. A new fixation device for subtrochanteric fractures of the femur: A preliminary report. Clin Orthop Relat Res 54:115–123, 1967.

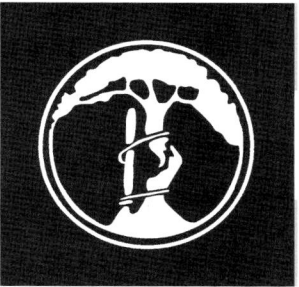

第 **52** 章

股骨干骨折

Raymond Malcolm Smith,M.D.,F.R.C.S., Peter V.Giannoudis,M.D.

第一节 介绍及概要

股骨是人体最大和最强壮的骨头，骨科医生长期以来一直被股骨骨折所困扰。需要很大外力才能使健康成人的股骨骨折，一般是高能量创伤造成股骨骨折，并伴有其他复杂骨折和危及生命的损伤类型。因此,在严重多发伤和对骨折处理与患者整体治疗的关系广泛研究的骨折研究中,股骨骨折已成为骨损伤指标。

股骨骨折应该考虑两个方面:一是严重损伤后生理上的影响和治疗后广泛影响;二是骨折和相关生物力学治疗问题(图 52-1)。标准方法评估创伤期间,有一种金标准治疗方法即股骨髓腔扩随后顺行插入髓内钉。扩髓后植入髓内钉治疗大部分骨折效果满意,大多数医生熟悉这种技术。在多发伤患者生理不稳定时植入髓内钉和对于复杂骨折手术治疗困难问题备受争议。对于生理上不稳定或相关皮质损伤患者,治疗目的是维持患者生命。对于比较特别的骨折类型,治疗目的是促进骨愈合和持久功能恢复。虽然需要考虑骨折复杂性和特殊力学问题,但扩髓髓内钉治疗取得很大成功,已经确认为可选择的治疗。髓内钉的改进引人关注,并且还在不断改进中,开始关注的是技术和力学问题,最近其生物学作用成了深入了解和进一步研究的重点进行。幸运的是,在大多数情况下最终临床治疗还是明确遵循制定好的治疗原则。

第二节 解剖

股骨是人体最大、最结实的骨骼(图 51-2)。股骨近端(被认为是专门的干骺端区域)包括股骨头、股骨

颈和股骨大小转子。股骨干位于中心位置,基本上是平滑的管状骨但存在有限的前后位弓形。股骨粗线是骨干唯一明显的解剖特点,是后面增厚的骨嵴。粗线沿骨干后面凹下起到力学支撑作用并提供了肌肉附着点。

股骨干近段部分靠近转子间远侧部分的区域,称为转子下区域。一般认为发生在转子下区域的损伤是股骨干骨折的特殊类型,处理比较困难,骨折区域肌

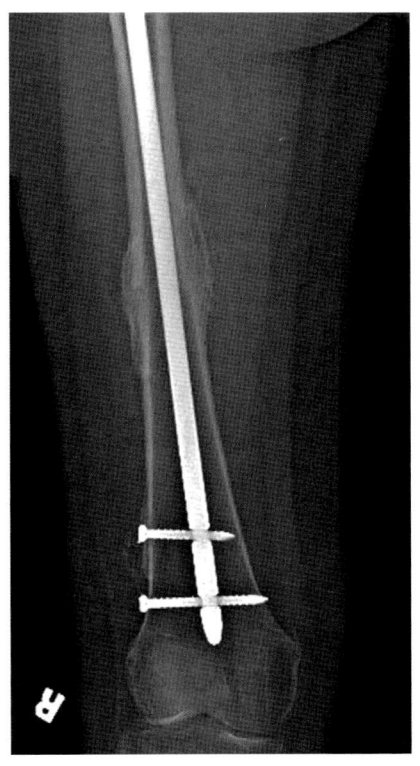

图 52-1 扩髓、锁定髓内钉固定股骨干骨折后达到解剖对线位成熟愈合。建议的治疗到达预期结果。

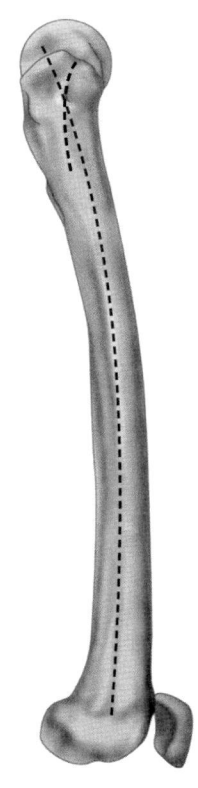

图 52-2 成人股骨，前外侧位观。股骨颈前凸，短的近端股骨后凸，股骨颈和大转子位于前方。髓内钉入点选择必须考虑近端股骨解剖。

肉力量不平衡导致近端出现许多局部畸形。无拮抗力量的臀大肌和外展肌牵拉近段部分造成屈曲和外展畸形，使其复位困难。

股骨远端有内、外侧髁组成增大的干骺端。内、外侧髁由髁间窝分开，形成膝关节支撑部分。髁上和髁部损伤不属于股骨干骨折（见第 51 章）。无拮抗力量的腓肠肌造成急性屈曲畸形。股骨主要肌肉附着见图 52-3。图 52-4 显示了股骨骨折典型畸形，这是由于相关骨折区域肌肉失衡性牵拉所致。充分理解骨折后无拮抗力量产生的致畸暴力，在非手术治疗时非常重要，对手术复位和固定也很有必要。外科医生需要充分理解这些肌肉的神经支配、运动方式和创伤后情况，以便能够适当处理主要骨折畸形。

大腿上的手术入路需要全面了解这些肌肉，它们的神经支配平面和主要神经血管束位置。大腿的主要动脉见图 52-5。股动脉在腹股沟中点下方进入大腿，同股骨头表面标志相同但位置在颈和干内侧。股动脉很快就分支形成股浅动脉和股深动脉。股浅动脉穿过股骨支配膝关节下方组织。股深动脉支配大腿部结构，包括肌肉和股骨。因此，股深动脉发出大量弯曲分支包绕股骨，一些动脉在手术中很重要。最靠近近端的分支发出动脉供应股骨头，分支向近端走行接近梨

状窝，且位于髋关节囊后面。手术暴露过程中，较远端弯曲分支通常很重要，特别是使用传统钢板固定。如果外侧入路切断血管，血管回缩，会造成很棘手的出血。股浅动脉在收肌管走行于股骨内侧，通过大收肌裂孔，走行至膝关节后侧，移行为腘动脉。闭孔动脉穿过闭孔进入大腿，供应一小部分内收肌。它很快分为两支终末支，在股骨干骨折治疗过程中无重要意义。

创伤能够损伤大腿所有血管，然而，不同的解剖和功能将产生不同临床问题。因为大腿部天然又丰富的肌肉脉络，损伤股深动脉通常发生出血而不是缺血坏死。损伤股浅动脉可导致远端缺血坏死，如果没有尽快缝合血管，小腿会因为血管损伤导致坏死而需要切除。

坐骨神经和股神经是大腿的主要神经。股神经在腹股沟韧带下方进入大腿，其侧方是股动脉，前方是髂腰肌。股神经很快发出终末肌支和皮支，支配大腿前部皮肤和伸肌（股四头肌）。坐骨神经通过坐骨大孔进入大腿，直接位于股骨后面和腘绳肌腱（它支配）之间，在腘窝上方分为腓总神经和胫神经，向下走行支配小腿和足。其分支部位不太确定，通常发生在大腿部。临床上，股骨损伤有伴有坐骨神经损害的风险。通常容易损伤腓侧分支，可能因为其系于髋后面和腓骨颈部，更容易牵拉损伤。

第三节　历史

传统上认为，股骨损伤是致命性损伤，特别是开放性骨折。第一次世界大战早期，开放性股骨骨折致死率达 80%。使用 Thomas 夹板固定后，致死率明显降低到 20%。这种技术很快被采用，并产生了复杂非手术牵引治疗技术，直到 20 世纪晚期，在一些高级中心还在坚持使用这种技术。持续性牵引治疗股骨骨折能够达到愈合，但患者治疗需要持续关注。尽管成功愈合，但许多患者有持续的缩短畸形或畸形愈合及相关的功能障碍，更别说康复期延长。

当今确定治疗股骨干骨折的金标准是手术治疗，使用顺行扩髓髓内钉固定骨折。1918 年，英国首先报道了股骨髓内钉技术[27]，但 1940 年，Kuntscher 在德国真正发展了髓内钉技术[33]，并被认为是这一技术之父。许多国家开始慢慢接受这一新技术，而 20 世纪 70~80 年代普遍使用非手术牵引治疗股骨骨折。后来研制的大量髓内钉和内固定装置都能有效固定股骨干骨折部位。现在很少使用非手术治疗，除非没有安全手术固定装置。牵引后，患者感到不舒服和不方便，

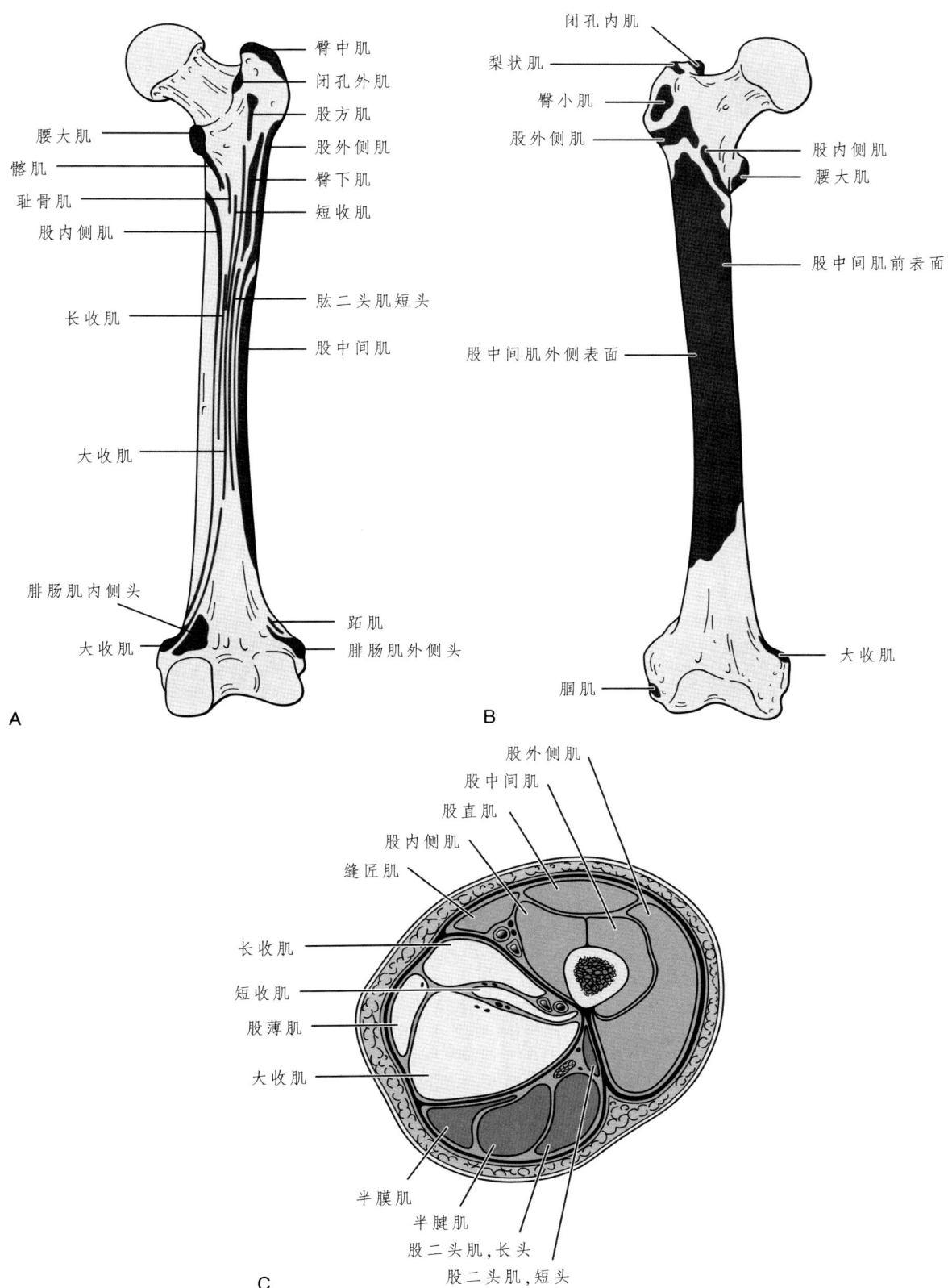

图 52-3 股骨肌肉附着。后面的粗线是骨干主要肌肉附着点。转子间和髁部肌肉附着点产生近端和远端骨折后典型畸形。(A)股骨肌肉附着点前面观。(B)肌肉附着点后面观。(C)大腿中 1/3 横断面显示神经血管结构、骨骼和肌肉的相对位置。不同阴影表示不同的间室。

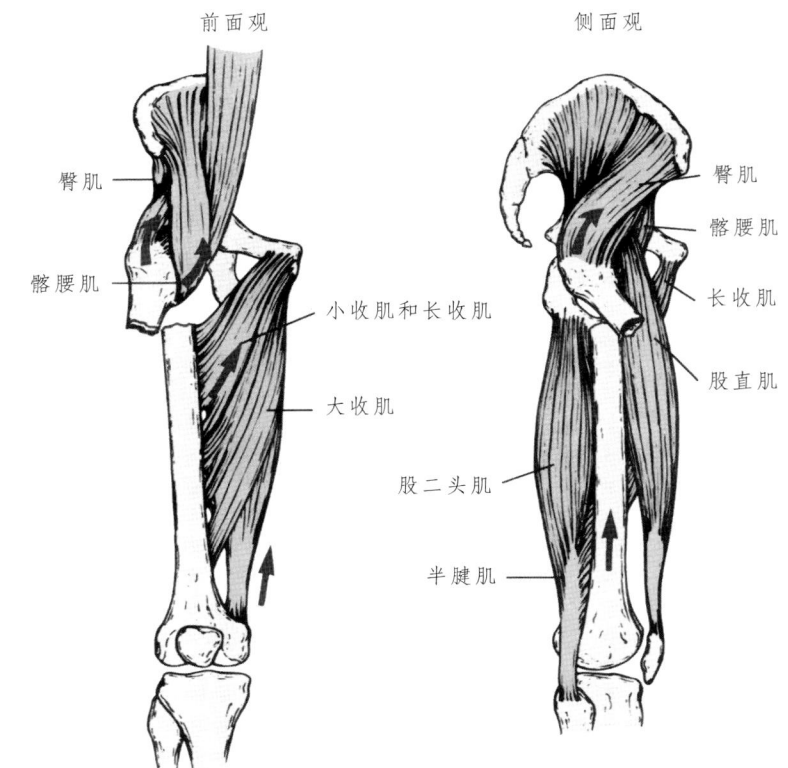

前面观

臀肌

髂腰肌

小收肌和长收肌

大收肌

侧面观

臀肌

髂腰肌

长收肌

股直肌

股二头肌

半腱肌

A

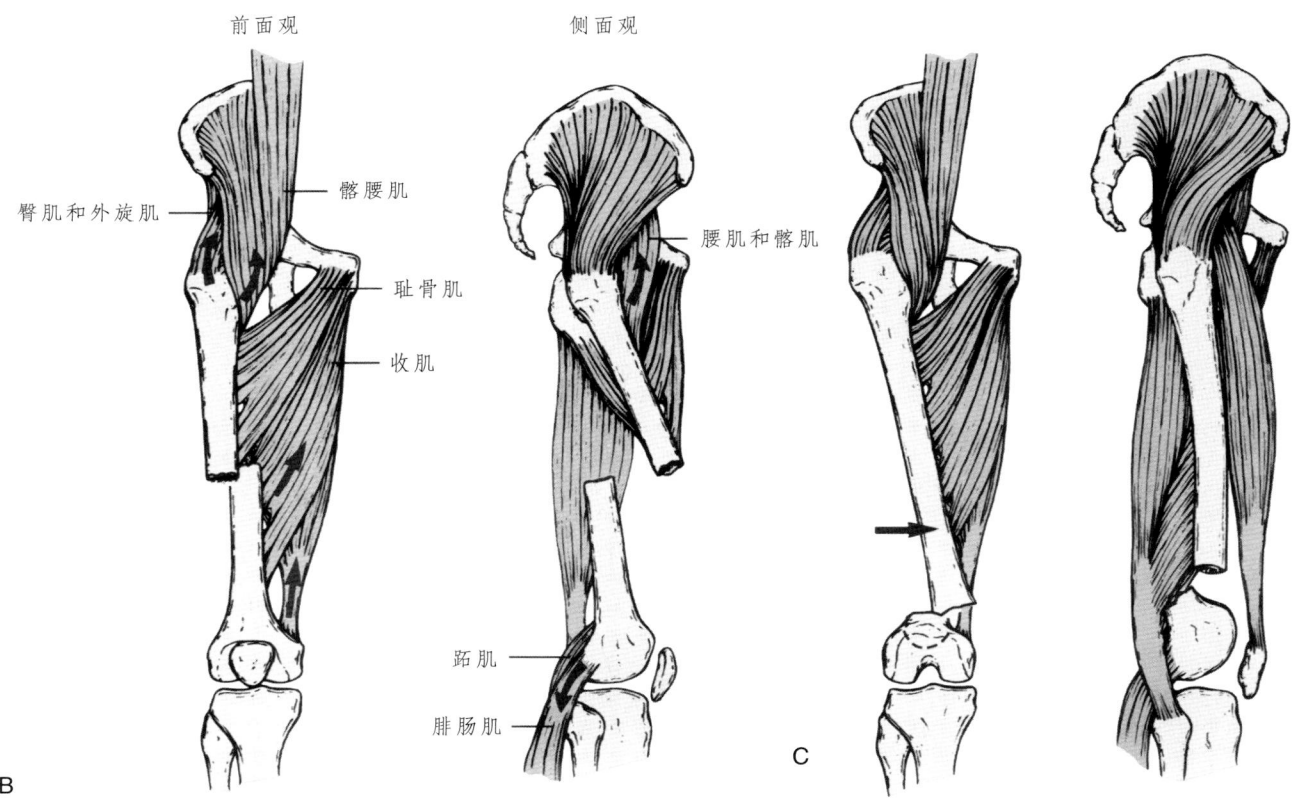

前面观

臀肌和外旋肌

髂腰肌

耻骨肌

收肌

侧面观

腰肌和髂肌

跖肌

腓肠肌

B

C

图 52-4　股骨干伴发的典型畸形。骨干近端 (A)、中段 (B) 和远端 (C)。这种畸形是肌肉力量不平衡的结果。

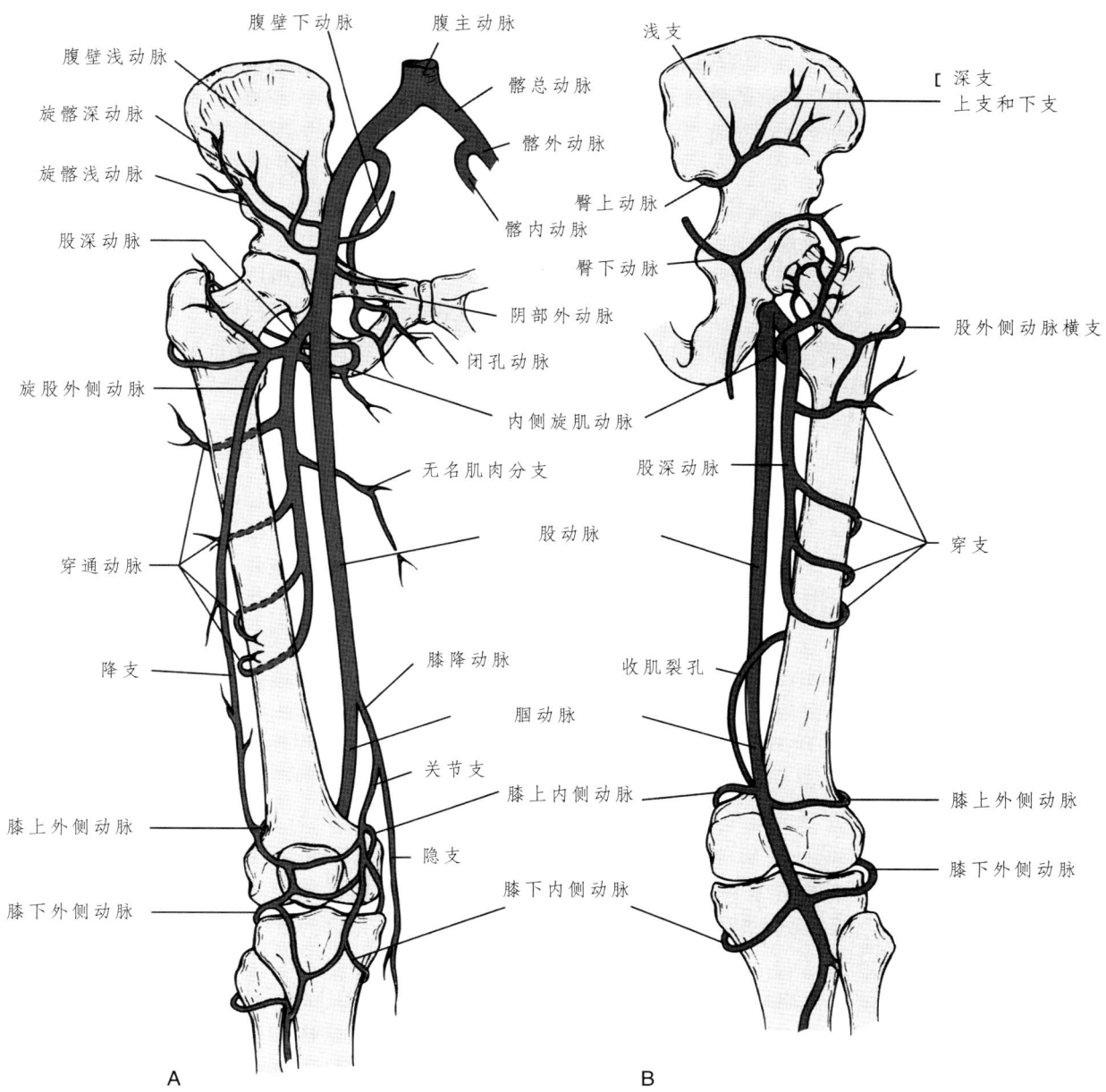

图 52-5　大腿主要动脉解剖。股深动脉的穿动脉穿过肌肉到达粗线。(A)前面观。(B)后面观。

并且需要持续关注和技巧。在经济发展条件允许的社会,使用扩髓髓内钉治疗成功后,许多中心开始热衷于扩髓髓内钉治疗。

当盛行非手术治疗时,许多外科医生认为手术治疗太过于冒险,声称严重损伤患者由于太虚弱而不能进行手术,因此非手术治疗有优势。然而,在 19 世纪 80 年代大量论文阐明了股骨骨折固定对患者生存有利[21,31,44,46]。已明确对于严重损伤患者进行早期股骨骨折固定(相对较大扩髓髓内钉)明显较少了损伤后治疗问题, 特别是减少了创伤后急性呼吸窘迫综合征

(ARDS)发生率。对于严重损伤患者这种作用最明显,Bone 在 1989 年发表的针对骨折早期和晚期使用髓内钉固定的前瞻性研究也证实了这种作用[13]。他积极支持大胆的手术治疗和在每种临床表现都早期应用扩髓髓内钉治疗股骨骨折。开创了 "早期全面治疗" (ETC)的时代。

90 年代初期这一理念遭到怀疑, 主要是欧洲国家,Pape 在 1993 年[39]报道了有些严重创伤患者(特别是合并有胸部损伤的患者) 早期髓内钉固定没有减少反而增加了 ARDS 发生率,因此造成死亡率升高。

这与盛行选择相违背，引起了大量的争议和主要解释严重损伤，特别是股骨骨折[4,8,18,19,40]的病理生理活动的研究工作。详细讨论超出了本章范围，但现在多发伤患者早期股骨骨折固定治疗方法很受欢迎（见第 7 章）。早期骨折固定还是很有必要的，特别是多发伤患者。然而，一些严重损伤患者，特别是严重休克或胸部损伤者，应选择外固定初期临时固定和推迟最终内固定。这种途径现在称为损伤控制骨科(DCO)；对于危险损伤患者在严重创伤急性反应期不能承受手术[25]。大量研究之后，人们开始了解严重损伤后的病理生理活动，但对哪类患者需要 DCO，哪类患者需要 ETC 还没有明确指导[18]。然而，对于严重损伤患者，早期股骨骨折固定能够挽救生命。骨科医生应该既固定骨折又能控制局面。这一方法使初期固定受到争议。

第四节　多发伤的股骨骨折

普遍认同严重骨折，特别是多发伤的股骨骨折，必须早期固定。然而，对于严重患者，尤其是严重胸部损伤和血流动力学不稳定者，许多外科医生认为早期扩髓髓内钉手术，会导致发病率增加和可能的死亡率增加。上述提到的 DCO 固定理念能够减少扩髓髓内钉固定的生理损害。损害控制一词来自海军急救程序的一个术语，能够使受损的船漂浮在海上并继续完成任务（"保护患者生命"）。这种观念最初推广在创伤后急救剖腹手术，随后用于骨折手术。骨科处理严重损伤患者，DCO 包括迅速固定骨骼控制多发伤累及骨折，主要通过外固定。这样有利于止血和重症监护，并能限制炎性因子释放，现在认为炎性因子对损伤后生理和病理反应非常重要[18,19,25,41]。直到实质上控制好系统问题和患者能承受骨折固定的二次损伤并不会出现太多的系统问题，大约推迟 5 天，可以进行最终的扩髓髓内钉固定。严重损伤后影响生存的多数因素已经很清楚，但时间影响和手术干预方法还不是很清楚。已经开始研究 DCO 的价值，这有助于阐明时间影响。然而，必须再度强调尽管推崇 DCO 治疗，但对于严重损伤患者的主要骨折早期固定很有必要，特别是股骨骨折，已经证实这种途径能够挽救患者。骨科医生不一定必须推迟固定但应该控制患者全身情况。创伤和损伤不应该左右情况或控制患者。这是外科医生的任务。

第五节　评估和初期治疗

严重损伤患者的总体评估应该遵循标准 ATLS 协议的指导方针。股骨骨折表现通常明显，表现为局部疼痛、肿胀、挫伤、骨折畸形和不稳定。初期评估应记录远端脉搏和神经功能。特别是前者能够指导治疗，因为对于幸存的患者和肢体最重要的问题是血管损伤造成持续出血或远端肢体缺血坏死。这在血管损伤治疗计划中必须首先考虑。骨折伴有血管损伤评估和治疗原则见第 12 章。也应记录主要软组织损伤并适当治疗。

股骨开放性骨折明确提示遭受巨大能量，治疗遵循标准协议。一般认为有完整软组织包绕的骨折端表明损伤不严重，这其实是严重错误。开放性伤口有潜在感染发生，可进一步感染骨折血肿，严重闭合损伤同样很严重并且容易被忽视。Tscherne[49]描述闭合软组织损伤包括从小挫伤到严重脱套伤和骨筋膜室综合征。第 14 章介绍了严重软组织损伤的治疗。然而，股骨骨折的严重软组织损伤一定不能轻视；因为严重出血经常被掩盖，深部软组织损伤程度通常不能很好地评估。

开放性股骨骨折分级同其他身体部位遵循相同分类方法，但内在解剖和丰富软组织覆盖使问题不同于没有足够软组织覆盖的胫骨和其他骨。因为股骨强壮并有大量肌肉覆盖，因此开放性股骨骨折由高能损伤造成，Grade 分级为Ⅲ级。尽管如此，很少发生由于没有足够软组织而无法进行相关重建的情况，因此很少发生缺乏软组织和 Grade 分级Ⅲ B 级损伤。

临床检查或临床怀疑都应进行影像学评估。股骨 X 线片很有必要，但是因为初期评估急救和复苏，第一次图像有限且质量差。充分的影像学检查必须包括两个平面（正、侧片）和上下关节，即膝关节和髋关节（图 52-6）。多数骨折通常明显，不明显的额外骨折可能看不到，需要加做斜位片或高质量断层扫描与多平面重建。在急救情况下，诊断和长期治疗同时进行。局部使用夹板或牵引能够减轻疼痛，限制进一步出血和便于搬运患者到初期评估和治疗的地方。没有必要用 CT 扫描对股骨干骨折进行更详细检查。然而，如果骨盆扫描是创伤后常规检查或临床需要，应该包括股骨颈，因为这一部位骨折诊断困难。如果不能进行创伤后 CT 扫描，对所有股骨干骨折的患者至少应该行骨盆正位像检查。

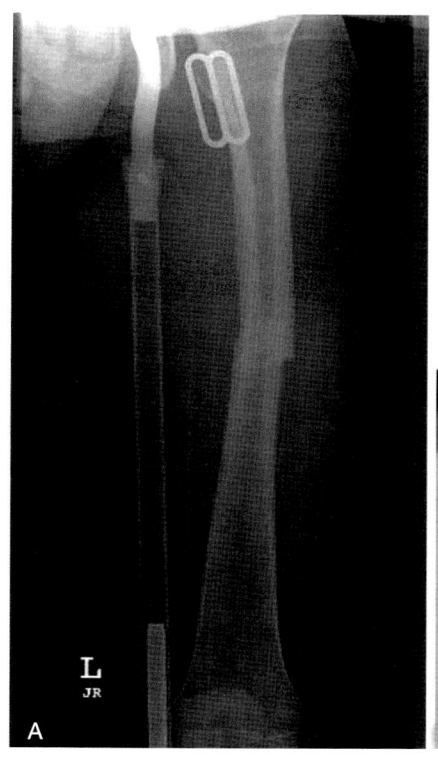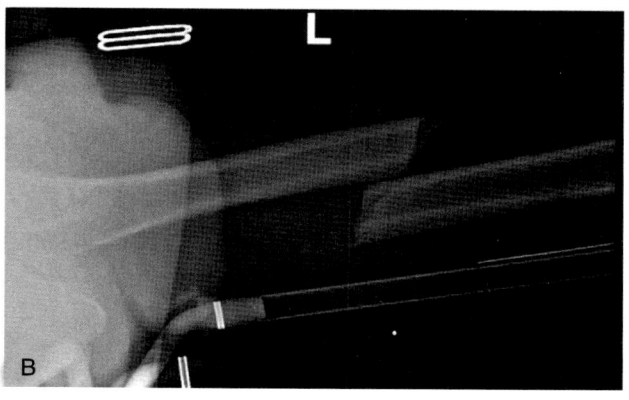

图 52-6　典型的正位像(A)和侧位像(B)没有显示整个股骨,可能会漏诊其他骨折。

第六节　骨折分类

目前普遍接受两种股骨骨折分类方法是:AO/O-TA 分类[35,36](图 52-7)和 Winquist-Hansen 分类[54](图 52-8)。两者都阐述粉碎性骨折重要性,但 AO/OTA 分类也考虑软组织,从而能更全面地评估损伤,Winquist- Hansen 分类分别考虑了股骨和软组织[49]。

Winquist 分类只考虑股骨干粉碎性骨折延伸,最初用来判断锁定髓内钉必要性和决定术后负重。然而,随着完全锁定技术已作为常规使用,骨折类型决定是否完全锁定的重要性已不再加以考虑,并且术后鼓励完全负重。

AO/OTA 分类系统对整个股骨进行全面字母数字分类。3 代表股骨,2 代表中端。因此完全骨折分类以"32-"开始。按骨折类型和位置再细分(图 52-7)。这一分类进一步细分包括了软组织损伤。股骨转子下骨折本质上是特殊的股骨干骨折,作为骨干骨愈合;因此,将其分为股骨干骨折的亚型,附加位置后缀说明(32-.1)。转子下骨折在表现上明显不同,有必要单独考虑(见第 51 章)。现在许多杂志公布 AO/OTA 分类

已成为采用的标准。实质上,分类重点强调了理解能量损害的概念,提供合适的手术计划和允许公平比较各种损伤。

第七节　股骨干骨折的治疗原则

对于孤立性、非复杂骨折,需要牵引性夹板,如果不行可以用石膏材料制成后侧夹板临时固定,能够进行手术时尽快最终固定治疗。

一、股骨骨折闭合治疗

非手术闭合牵引治疗股骨骨折已经有很多年,结果满意。它降低了骨折位置感染的危险性和骨折端连续性,最终达到骨愈合。在发达国家,牵引通常用来临时固定、恢复肢体长度和对线,以及在手术固定之前减轻患者痛苦。然而,不久前在世界各地牵引还是最终治疗股骨骨折的标准方法。在没有现代髓内钉的地方,还在使用牵引治疗,但即使在欠发达地区也很少出现这种情况了。

闭合牵引治疗既复杂又缓慢,通常需要几个月的卧床休息。闭合牵引不能早期恢复功能,而现在股骨

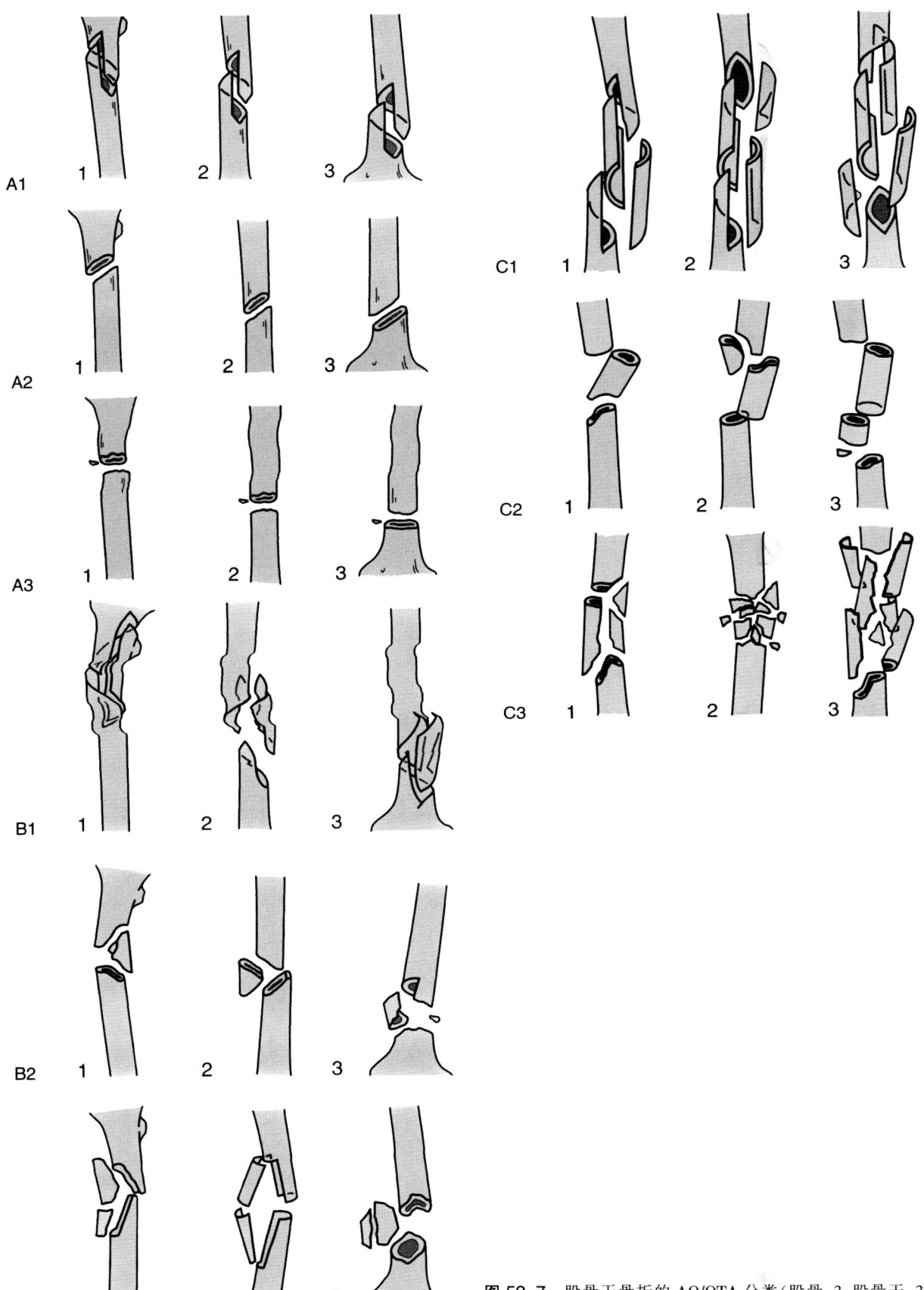

图 52-7 股骨干骨折的 AO/OTA 分类(股骨-3,股骨干-3)。

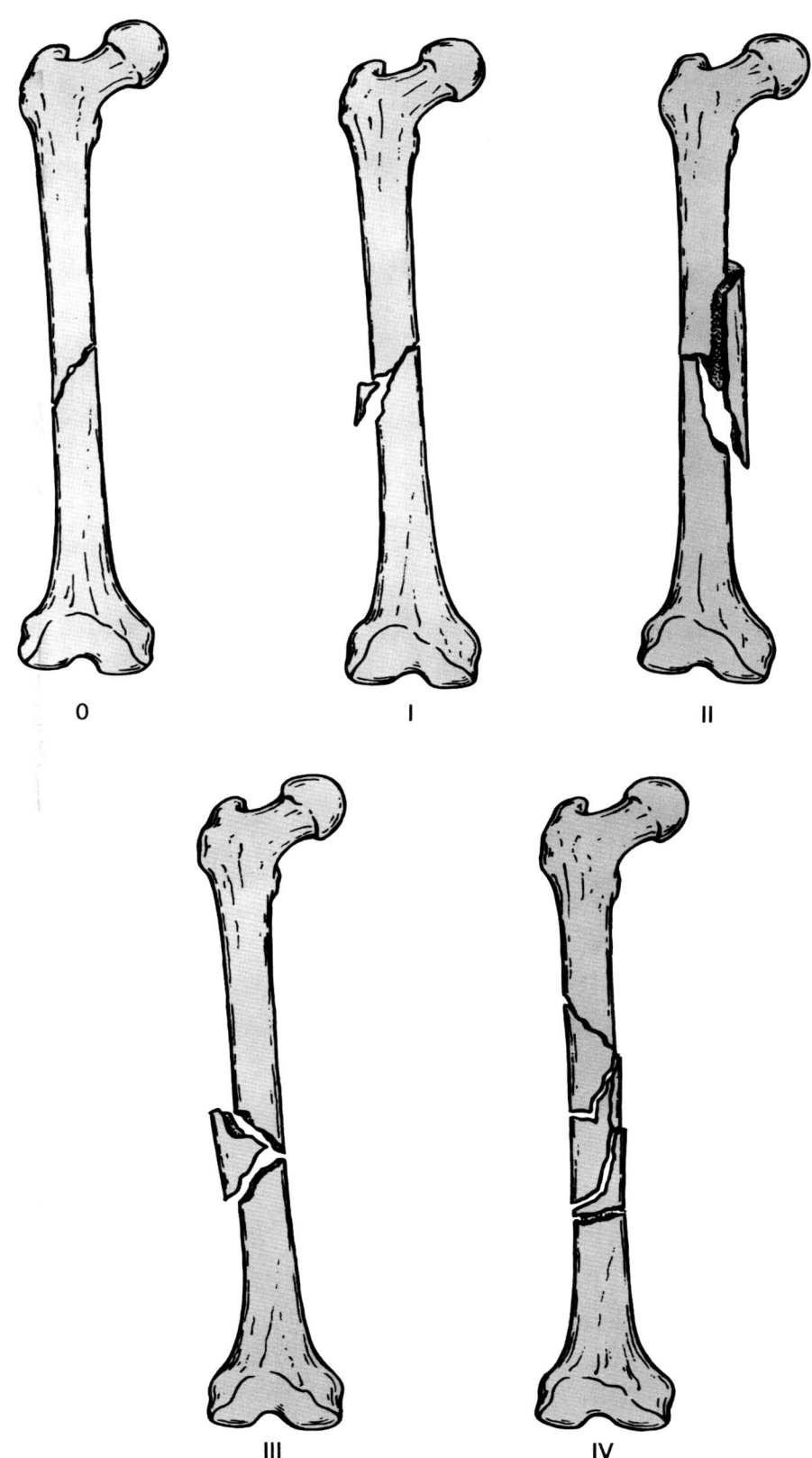

图 52-8　股骨干骨折粉碎程度的 Winquist-Hansen 分类。0 型,没有粉碎性骨折;Ⅰ型,一块小楔形(蝶形)骨折块;Ⅱ型骨折,楔形骨折块、皮质骨至少 50% 保持完整;Ⅲ型,楔形骨折块,皮质骨小于 50% 保持完整;Ⅳ型,粉碎性骨折块,近端和远端无皮质骨连接。

固定技术能提供。尽管在一些地区还在使用,但在发达国家、牵引治疗已成为废弃技术,许多外科医生和护士已无法建立基本平衡牵引系统(图 52-9)。

二、股骨牵引

牵引曾经是治疗股骨骨折的标准方法,需要卧床几个月可以达到在合理位置上骨愈合。股骨牵引和患者日常治疗需要一定技术,随后每天都要关注骨愈合时期的细节。每种系统的支持者强调应用平横力量和早期膝关节运动。还有一些问题涉及牵引(卧床、牵引痛和牵引针处感染和移位)、保持位置能力(短缩和畸形愈合)和卧床休息及制动需要(关节僵直和肌肉萎缩)。当今一些地区,还在使用牵引治疗儿童股骨骨折。在经济发达国家,对于成人股骨骨折牵引是手术

治疗前的初步治疗。然而,如果不能进行手术治疗或手术危险性高,牵引在最终治疗中有重要作用。

牵引可以通过皮肤或骨骼。皮牵引是用贴敷于皮肤上的厚胶带,并用绷带绑扎在腿上。只能用于轻量级(5~7 磅,1 磅=0.45kg)。患者不能很好忍受,导致局部皮肤问题或失去控制力和把持力。对于成人只能起到临时固定作用。通过踝扣带系在用于急救转移夹板上的皮牵引(如 Hare 牵引),对于入院前即刻控制股骨骨折非常有用。固定保留超过一段时期,踝周围皮肤有损毁的危险。相比,骨牵引允许使用较大牵引力量和维持长期治疗(数月)。股骨干骨折,牵引针可以在股骨远端或胫骨近端插入。最好是 4~5mm 钢针,在中心位置插入防止退出。夹钳保持 Kirschner 针处在张力条件下,Kirschner 针如发生向内侧和外侧

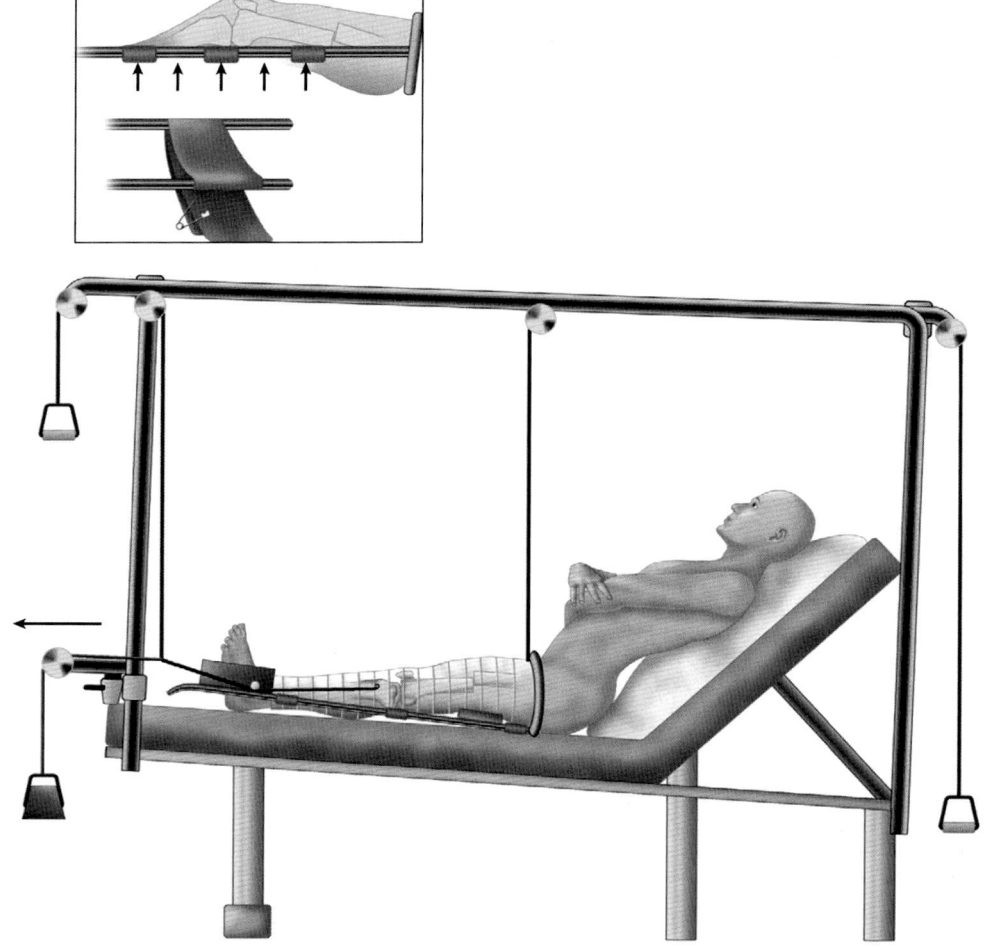

图 52-9   骨牵引,Thomas 夹板。

的不利滑动，有夹伤皮肤的危险。相比胫骨近端牵引，远端股骨钢针能更直接控制股骨且对膝关节作用较小。远端股骨髓内钉置于髌骨上极点水平和膝关节囊外侧防止感染。实际上，股骨钢针应该在膝关节屈曲 90° 插入，防止固定到髂胫束，但在清醒患者不可行。近端胫骨钢针应在胫骨结节下后方插入。它们不能用于同侧膝关节损伤，并且在康复阶段应限制膝关节运动。

只有骨牵引才能承受足够力量防止骨折断端重叠导致缩短，或等待推迟股骨髓内钉治疗的机会时过度牵引骨折断端。

许多牵引装置已经很流行，每种都有其支持者。每种设计都遵循了牵引力量沿着股骨轴与相反力量保持平衡。不平衡的力量将会引起臀部和骶部皮肤摩擦能把患者拉下床，使整个牵引变得无效（常见的问题）。

最简单的牵引方法是将牵引绳系在把持牵引针或钢丝的牵引弓上，通过滑轮装置，在床脚部位牵引绳尾端系在悬挂重物上。腿下面垫一枕头，能够把畸形减到最小程度，防止脚跟停留造成压痛。在损伤后前几天，肌肉痉挛强烈，根据患者体型和大腿肌肉组织，15~25 磅牵引足够恢复肢体长度。需要反复 X 线检查调整合适的牵引重量和肢体长度。这种方法对骨折股骨只能提供有限支持且不利于在床时活动。

使用支持夹板能更好地控制骨折和卧床活动，例如 Thomas 夹板。Thomas 夹板包括环绕在大腿上端的填充环和系于环上的一个长钢条，选用钢条应略宽且有时长于肢体。在环和夹板尾端应用牵引。在大腿后面放置纤维悬带直接支撑股骨和放置垫子恢复股骨前弓。通常使用绞盘拉紧牵引和牵拉填充环并拉向腹股沟区。悬吊的夹板防止环处疼痛，使用重物将全部夹板拉出腹股沟区。床脚部位必须稍微抬高来平衡牵引（图 52-9）。

在北美的许多医院应用平衡悬吊处理损伤肢体，并使用改进 Thomas 夹板，其近端是半圆形环，附加一个铰链式的 Pearson 附架，支撑下肢并使膝关节屈曲。Thomas 夹板两端或近端尾端依靠牵引绳-滑轮-重物支撑，重物应平衡夹板。这样可以支撑患者肢体，当允许患者调整和活动时控制骨折，单独应用骨牵引绳应在限制范围内（图 52-10）。

常用于胫骨平台骨折的 Perkin 牵引，是可以提供有效和简单治疗股骨干骨折的牵引方法[24]。当患者疼痛减轻允许时，它有助于膝关节运动。Perkin 牵引是纵向牵引，患者卧于夹板床上，可以去除或放低床垫下半部分，允许在保持牵引时屈曲膝关节。应用远端股骨髓内钉进行纵向牵引，通过滑轮悬于床尾。夹板床能够去除床垫的尾部，这样可以在保持牵引时进行早期膝关节活动（图 52-11）。

牵引作为最终治疗，通常需要牵引数周（成人 5~6 周），直到骨折端牢固固定、没有压痛和没有明显活动。此时很有必要继续保护防止逐渐的成角畸形。铰链膝关节石膏支具对于近端股骨干骨折有效，但对于近端股骨干骨折支撑作用不充分，特别是转子下骨折区域。另一种是选择人字型石膏绷带（用于卧位或下地活动）或继续骨牵引，通常损伤后 12 周出现临床和影像学上的成熟骨愈合（见第 8 章非手术治疗）。

我们很清楚地认识到严密关注细节和熟练的护理才能够达到股骨良好对线和防止局部并发症。

三、标准顺行髓内钉

扩髓型顺行髓内钉是治疗股骨干骨折的最好办法。这一技术多次改进有很重要的作用，许多外科医生个人非常喜欢。

适当评估后，患者在牵引床上仰卧位牵引下，普遍采用顺行股骨髓内钉治疗（图 52-12）。麻醉满意后，准备好牵引床，最好是使用影像增强器。外科医生临时手法固定骨折，通常使用支持物或相似支撑物修复股骨弓。初期影像增强器透视应该确定适当骨折复位。医生有责任保证患者在骨折床上的稳定位置。医生必须预先考虑到牵引有造成不稳定的危险，可能导致坠床或局部皮肤压力过大。

常规皮肤消毒后，定位入点位置。合适的入点位置对正确放置髓内钉非常关键，腿处于内收位最好评定。在大转子表面标志的后方，行近端切口。恰当的入点位置在正、侧位像上平行于股骨髓腔。对于正常的股骨通常采用经梨状窝插入。

打开近端髓腔以后，导针穿过骨折端并处于远端髓腔中央。这将需要骨折复位且复位非常困难。很有必要将导针植入到远端股骨中央位置，这必须在临床和影像学上确认。扩髓器沿导针进行缓慢扩髓，髓腔扩大到稍比所选用髓内钉直径大。通常髓腔扩大到至少比拟用髓内钉直径大 1mm。扩髓器扩髓时能感到这一部位并听到切割股骨较窄骨干内部皮质的声音，这种声音被称为皮质颤动。在这一位置髓内钉可以从股骨干获得一定把持力，如果髓内钉能够插入，则没有必要在骨干狭窄部位过度扩髓。外科医生相

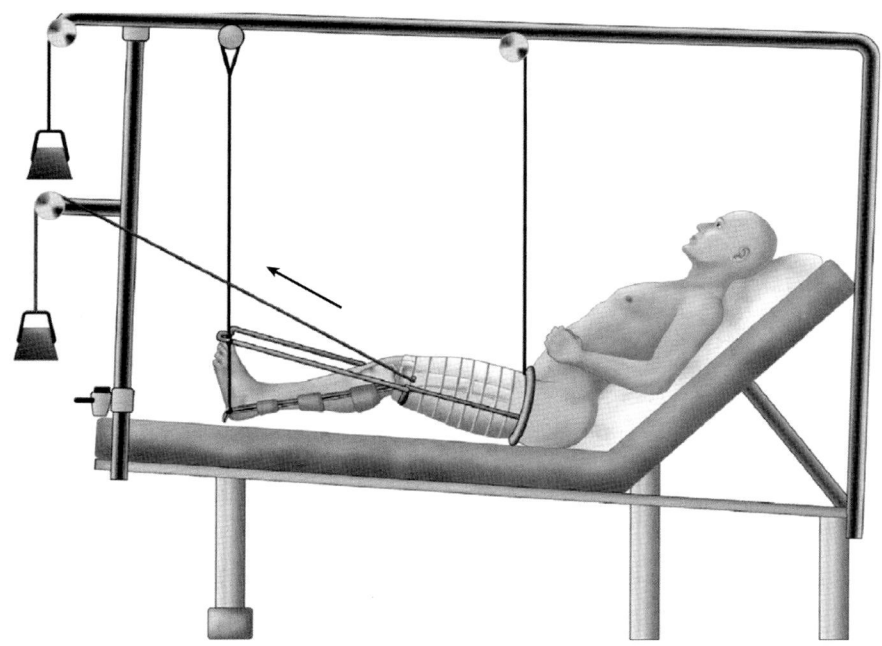

图 52-10 骨牵引,分别用改进 Thomas 夹板和 Pearson 附架平衡悬吊。

比以前减少了扩髓范围。已证实过度扩髓可能造成热损害。随着小直径髓内钉发展,可以使用小直径锁定髓内钉,其强度足够承受锁定螺钉固定。没有必要使用大型髓内钉填充髓腔。

髓内钉通过骨干中段骨折端能够纠正简单的对线不良,通常获得满意位置,但不能纠正旋转。对于粉碎性骨折或骨折远离骨干,单纯的髓内钉插入不易复位骨折对线,导针和髓内钉插入非常关键。肢体长度

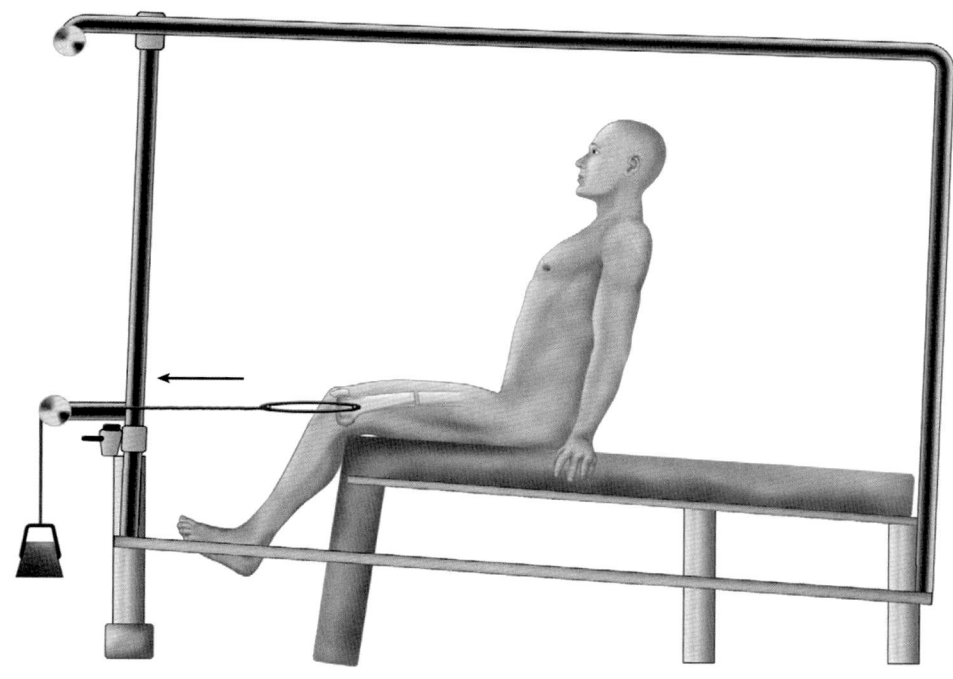

图 52-11 骨牵引,Perkins 技术。

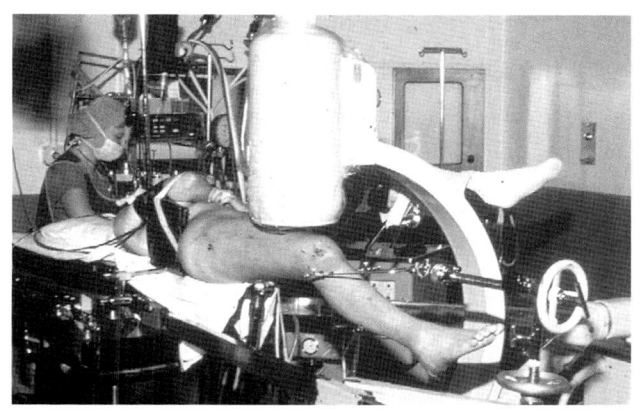

图 52-12　患者仰卧于牵引床,进行顺行股骨髓内钉置入。髋部处于床缘,躯干向对侧屈曲,手臂固定在胸上,适当放置棉垫。患侧股骨内收。带衬垫的会阴杆靠在对侧坐骨结节上,以减少会阴神经麻痹的危险。

和旋转纠正变得很困难。在这种情况下,扩大髓腔不能引导骨折复位。外科医生为了保证髓内钉植入到准确位置,导针应放置在髓腔中央位置。

准确地插入髓内钉后,螺钉通过骨质和髓内钉在近端和远端锁定髓内钉(图 52-13)。最初认为锁定技术非常困难,并认为动力骨折固定对骨愈合非常重要。所以早期髓内钉技术通常只锁定髓内钉的一端。然而,现在常规使用经皮螺钉完全锁定髓内钉。可以确定 95% 的患者达到预期骨愈合,并能够承受活动重量。图 52-22 显示了在透视下徒手远端锁定技术。

对于有近端延伸或相关近端骨折线的骨折,使用颈干髓内锁定装置(顺行)固定股骨颈(图 52-14)。将髓内钉有效工作范围从股骨颈扩展到股骨远端,并有效固定所有股骨骨折。

随着髓内钉设计和冶金学的发展,已研制出了能够提供锁定螺钉孔的小直径髓内钉,并能保持足够内部强度。这样,小直径髓内钉插入时便不需要扩髓。小直径髓内钉因其容易插入、手术时间短、对严重损伤的

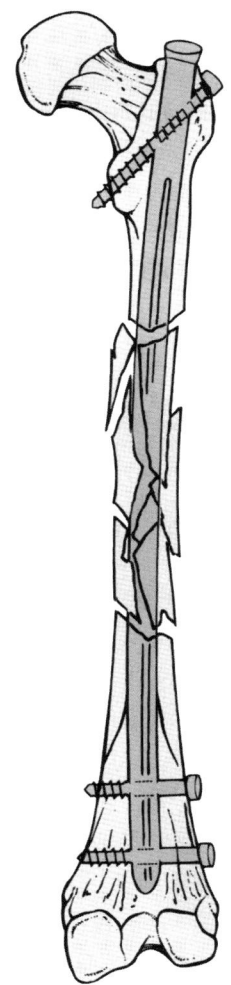

图 52-13　静力锁定股骨髓内钉。

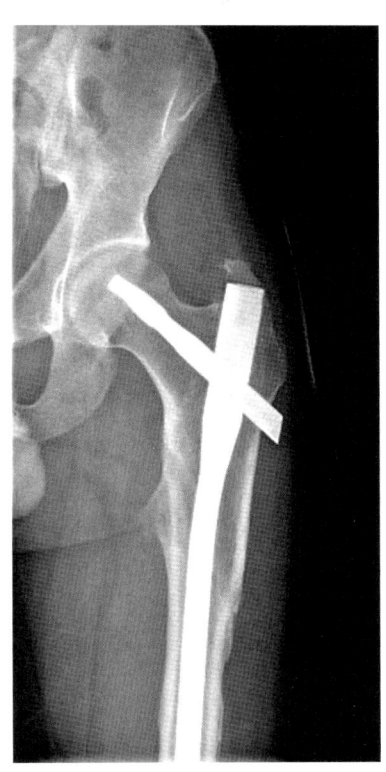

图 52-14　颈干髓内近端锁定。存在多种设计,有一枚或两枚螺钉或可选用固定物,直接固定股骨颈和头或改进的固定物固定近端骨干(转子下)骨折。如果小转子区域发生粉碎,颈干髓内锁定固定非常有必要。

生物刺激小,使最初对非扩髓型髓内钉的追捧开始减退。使用扩髓顺行完全锁定髓内钉有很好的愈合率和早期功能恢复,仍是最好的治疗方法。然而,扩髓髓内钉的有效性可能不取决于髓内钉的类型或强度。已证实扩髓过程刺激了骨愈合过程,没有扩髓的髓内钉插入需要较长的愈合时间[17]。这一作用的重要性还没有被了解且可能作用较小,目前还不明确非扩髓技术是否有较高的不愈合率[8,16,17]。

可供选择的技术包括患者侧卧位顺行髓内钉且患者应躺在完全透过射线的床上[47],逆行置入髓内钉,入点在膝关节内的股骨远端。在侧卧位,肢体应进一步内收以便入点更好到达。然而,必须熟悉需要的体位和达到可接受的对线,因为这种体位可能增加外翻成角危险,特别是远端骨折和旋转不良(图52-15)。

有经验的外科医生经常使用"动力腿"技术处理多发伤或开放性骨折。患者躺在完全透过射线的手术床上,髋部靠近床缘,并用折叠毯子抬高髋部辅助手术入路和侧位照相。在床另外一侧进行透视。在大腿远端下面放置一无菌折叠麻布的垫子,有助于在远端锁定时照相。相比患者处于牵引床上,这种技术改进了手术入路。这种技术治疗开放性骨折非常有效,能够完全控制骨折从而可以充分清创,尽管是开放性骨折,但复位和髓内钉插入不是非常困难。这种技术在闭合复位时比较困难,因为在髓内钉插入时很难获得

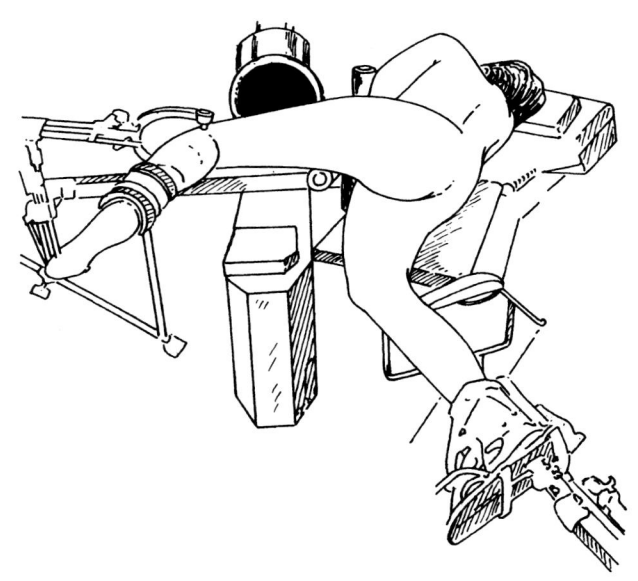

图 52-15 侧卧于牵引床插入股骨顺行髓内钉。入点位置非常好。膝关节必须屈曲,防止牵拉损伤坐骨神经。

和保持固定位置。可获得多种附加技术,最常见的是大型股骨撑开器,它能够提供临时固定和在髓内钉插入前保持位置。在一些病例中,动力位置相对缺乏控制增加了有限切开复位的必要性。而且需要一个甚至更多个有经验的助手。

三、逆行股骨髓内钉

在一些情况下,比较容易通过关节内初期入点位置逆行插入髓内针(图52-16)。许多外科医生建议采用这种方法治疗大部分股骨骨折[37]。这种技术需要通过髁间窝后部插入髓内钉并向近端插入髓腔。这能造成后交叉韧带起点损伤并可能破坏小区域的关节软骨。然而,还没有证实关于膝关节功能是否有明显损伤。逆行髓内钉技术不适用于近端骨折,但对于远端股骨骨折,其复位比较容易,到达近端入点位置困难的应避免。因此,不能够到达梨状窝或近端髓腔不能利用都是逆行髓内钉适应证。上述情况容易出现在近端股骨畸形、内植物在适当位置或有其他损伤时,例如髋臼骨折。常见适应证是显著肥胖,因其达到股骨近端非常困难且不能内收肢体妨碍顺行髓内钉。现在有人质疑顺行髓内钉和逆行髓内钉技术的骨愈合率是否有可比性[36],但特别重要的问题是潜在的感染或骨不连。如果逆行髓内钉在原位置,那么任何髓内钉翻修手术都必须通过膝关节,会增加发生并发症的危险,特别是初期髓内钉发生感染。

四、重建髓内钉

股骨髓内钉初期发展能够使近端锁定将髓内钉固定于合适角度或顺行到小转子。这样能充分固定骨干骨折但不能控制股骨颈。因此,工作范围应该向近端延长并需要逆行近端锁定髓内钉固定(图52-17)。尽管存在一些更成熟的近端锁定髓内钉,但Russell和同事[45]提出了重建锁定髓内钉的现代概念。这种技术特点是近端锁定髓内钉在适当角度逆行进入股骨颈,能够锁定固定股骨头及大部分近端区域。现在大多数髓内钉都有此功能。为了获得尽可能好的结果并能够熟练操作,外科医生需要熟悉这些系统。

病理性骨折、累及转子或转子下骨折和联合损伤是颈干髓内钉适应证("逆行近端锁定")。无经验者不能应用此复杂髓内钉系统;没有足够经验者也应耐心请教有经验的外科医生。然而,对于有经验者将逆行锁定装置放置到股骨头和股骨颈逆行并不困难,在其适应证上可以获得满意结果[45]。

五、扩髓的作用

　　扩髓技术的发展能够使大型髓内钉插入到股骨髓腔并改进了非锁定髓内钉依靠摩擦力紧密固定在股骨的骨干中央部分。这是早期髓内钉扩大适用范围的第一步,开始扩大了髓内钉适应证。最初锁定股骨髓内钉的最小直径为 12mm 并保持内植物充分强度。因此,多数病例骨干需要扩髓到容纳髓内钉。目前研制的较复杂锁定系统趋向于大型髓内钉,因此需要更大程度的扩髓。最近随着冶金技术发展,已研制出容纳锁定螺钉的小直径髓内钉,也并没有降低强度。在很多病例中,可以不需要扩髓直接插入锁定股骨髓内钉。

　　现在认为,扩髓有明显的有利方面和一些潜在的不利方面。许多研究评估了非扩髓髓内钉插入技术的骨愈合时间稍长,提示扩髓能刺激骨愈合[8,11,16]。许多机制表明了这一作用,包括髓内钉紧密结合、扩髓产生

碎片对骨折端自体移植和由于骨内膜血管闭塞造成反应性骨膜充血。可能是多因素产生的作用,最近的研究阐释了髓内容物生物学行为,表明生物分子机制非常重要。除了愈合方面,还有力学上的原因需要扩髓。很多患者股骨髓腔相对较小,不扩髓情况下即使是小型髓内钉也不能通过,先进髓内钉有较复杂的近端锁定装置,且近端直径较大,需要扩髓。

　　扩髓不利因素是多发伤患者有潜在额外损伤和手术时间长。如果没有相关禁忌证,应进行扩髓治疗,这样能获得可靠结果。外科医生有必要理解扩髓与髓内钉选择是相关的技术,而不是独立的。除了髓内钉插入时的力学作用,扩髓还有刚刚开始被认识的生物学作用。至于不利方面,扩髓会造成髓腔栓塞、激活局部细胞因子和提高局部骨温度。每种作用的重要性还不明确,大多数患者可以耐受某些情况下产生的明显有害作用。扩髓主要有利方面是促进骨愈合,机制前文已述。

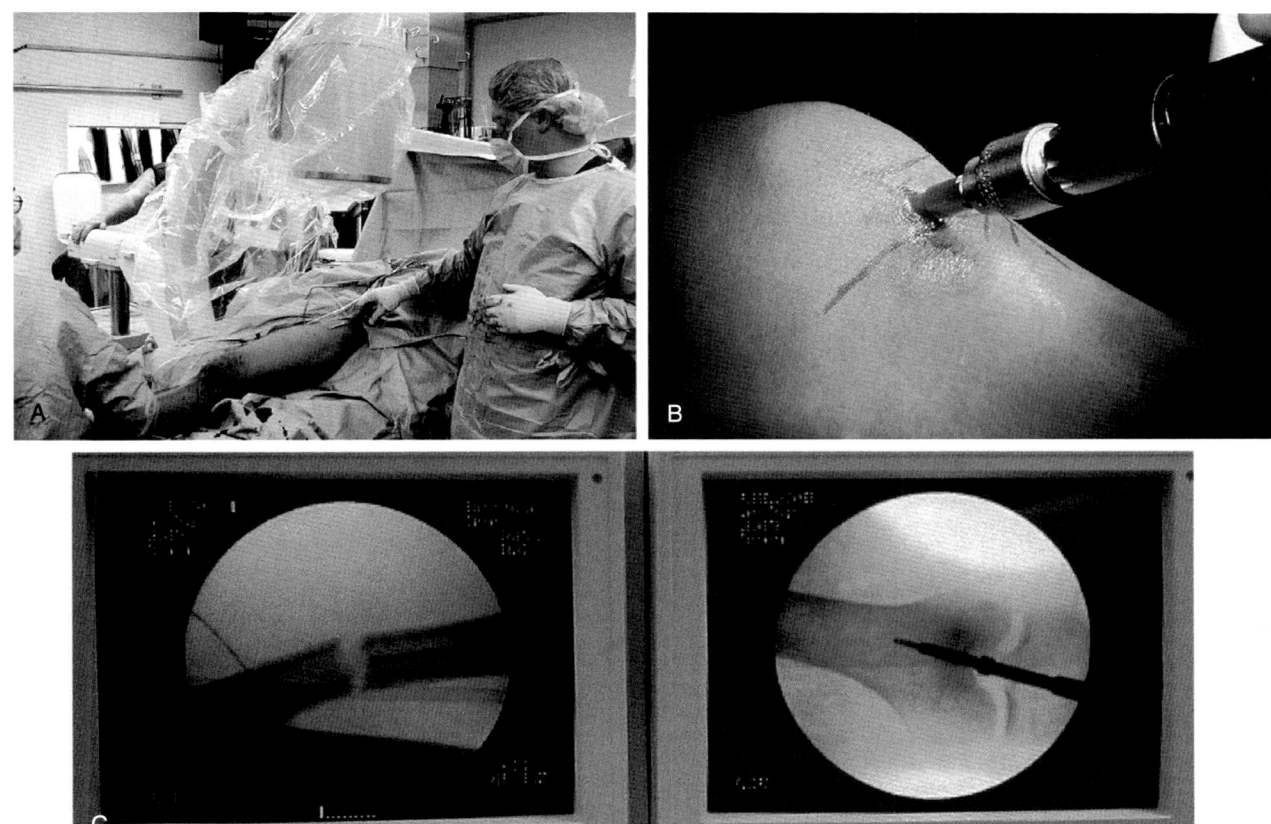

图 52-16　逆行髓内钉。(**A**)伤肢消毒铺单范围从髂前上嵴至胫骨中段。膝关节屈曲 30°~40°。(**B**)透视监视下在髁间窝位置切开 15mm。(**C**)在正侧位像上,方向应该与解剖轴平行。近端钻孔也必须在正侧位像上平行于解剖轴。骨折复位后这一操作比较容易,并在骨折处下方放置垫子。(待续)

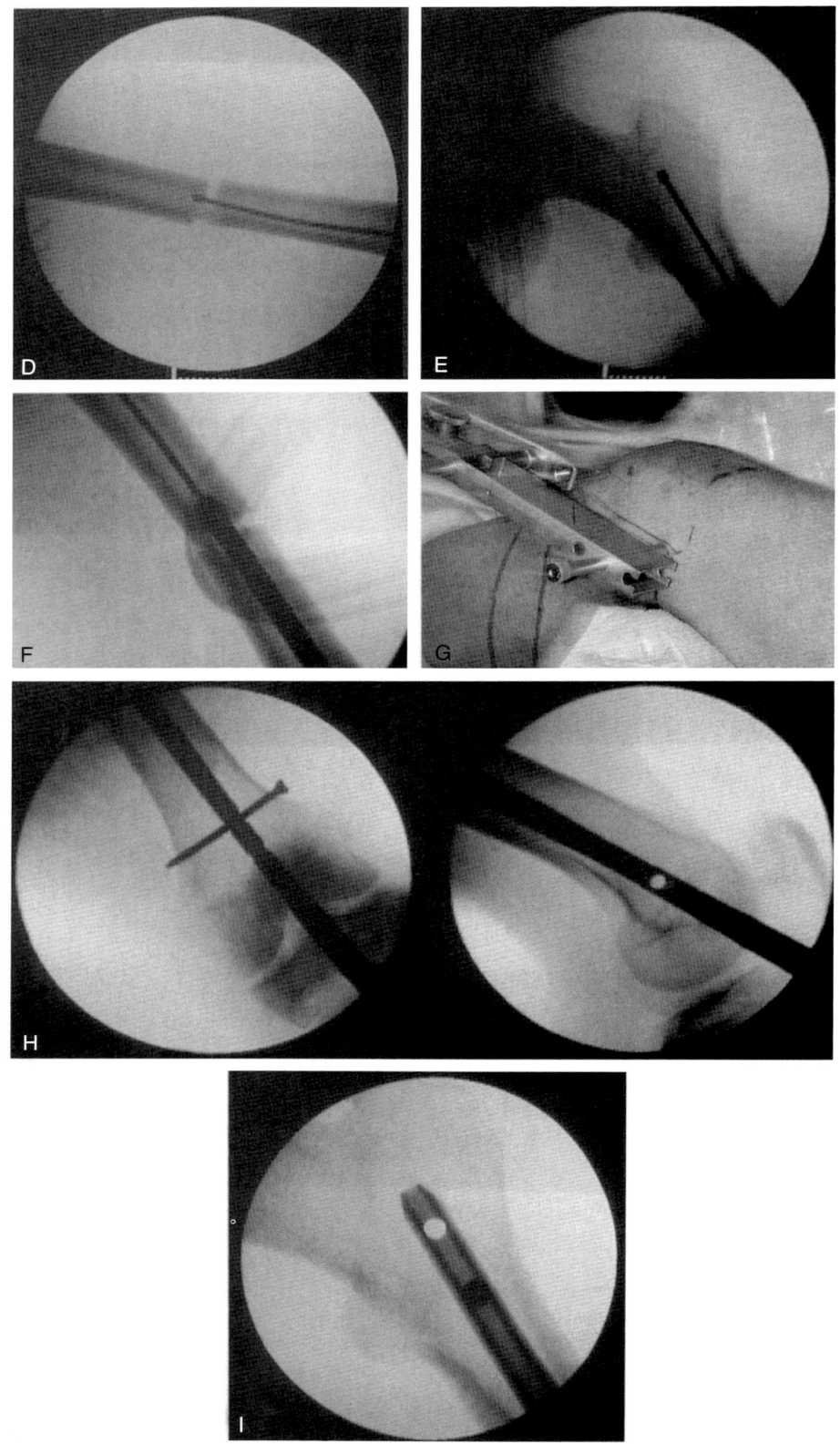

图 52-16(续) (D)骨折复位后让导丝通过骨折端。(E)导丝插到顶端髓腔。(F)以顺行髓内钉方式扩髓。(G)将髓内钉连接到正确的瞄准器上,在上面插入导丝。(H)保证骨折复位且没有被分离和髓内钉位于关节软骨下面。通过瞄准器拧入远端锁定螺钉。应避免内侧螺钉突起。(I)透视监视下徒手近端锁定。(Case of P. Tornetta ,M.D.)

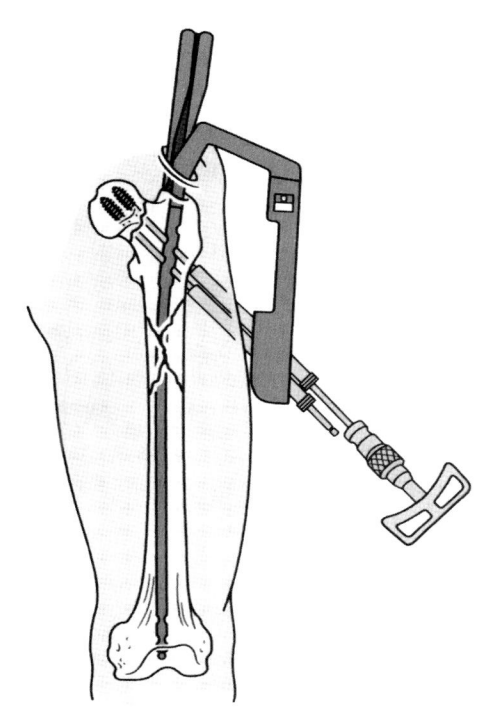

图 52-17 导丝辅助下颈干髓内近端锁定,正侧位透视下保证植入物位置正确。

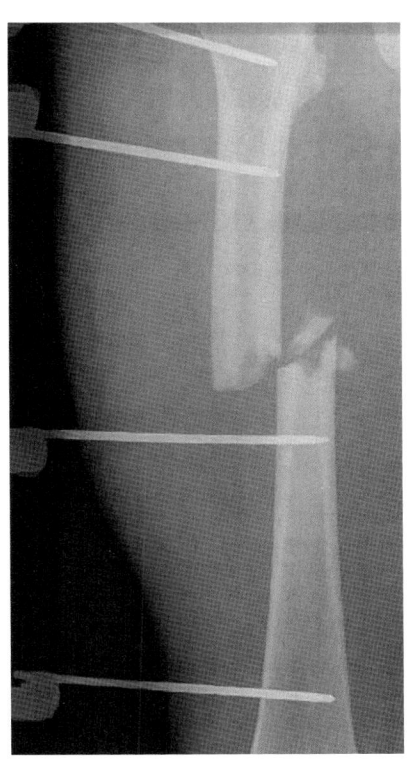

图 52-18 "防止进一步损伤"的股骨外固定。

六、外固定

考虑到标准髓内钉治疗成功,外固定架作为最终方法治疗股骨骨折作用有限。外固定架处理股骨骨折位移适应证是作为多发伤开放性股骨骨折的临时固定,或多发伤患者转移前固定(图 52-18)。外固定架也可以作为骨骼未成熟患者的最终治疗选择。

因为股骨有大量的肌肉覆盖,外固定架很难应用于股骨。没有明显皮下分界可以在不损伤局部肌肉和限制关节活动的前提下安全插入钢针。通常使用标准外固定架和 5~6mm 有螺纹钢针,钢针可自由独立插入。钢针在股骨弓前侧和外侧插入以防止损伤到股骨动脉和坐骨神经。近端钢针可以直接插入股骨颈和股骨头。如果可能,尽量不固定膝关节。根据骨折解剖,选用合适的钢针和构架,但应尽可能牢固。应该遵循外固定架的力学原理,最稳定结构包括近端、远端插入的钢针和侧杆,侧杆靠近软组织便于护理。实际上,控制损伤的急救固定器使用起来特别快,特别是前后侧。目的是在初期治疗时提供充分的稳定。此时没有必要进行最终复位。如果全身或局部问题突出,外固定架能够提供满意对线和固定,应避免试图达到绝对复位。保持良好的组织张力及正常长度和良好对线能够使最终髓内钉固定变得容易。

多发伤患者状态改善后,可以进行从最初的外固定治疗到改用髓内钉固定(通常 5 天)。最终髓内钉治疗应在两周之内进行,如果外固定架放置时间过长,针牵引感染率、植入物感染率会升高,特别是髓内钉。

多数外科医生对于严重的开放性骨折在清创和冲洗后立即进行最终固定。如果有原因不进行最终固定,清创后应用外固定架是最好的暂时固定装置。随后再考虑患者过渡或最终治疗。局部软组织情况和术者经验决定了二次手术时间。二次手术治疗不能推迟除非有其他严重的多发伤。现在资料表明严重多发伤患者如较早进行最终骨骼固定,可以有较好的软组织覆盖。

年轻患者累及髋板的开放性骨折是传统髓内钉的禁忌证,它可能造成股骨头缺血性坏死(AVN)的危险。因此,应选用其他方法,有时选用外固定。股骨骨折的最终治疗常导致关节僵硬。也可以使用上述类似方法,但还有更好方法。

七、切开复位和钢板内固定

现代钢板固定技术是 20 世纪 60~70 年代由 AO 组织提出的，但最近几年由于股骨髓内钉固定成功，钢板已很少用于股骨固定。然而，有些特殊情况可以使用钢板，例如股骨固定不能使用髓内钉或不合适及骨不连治疗。

在理解骨折愈合过程本质和手术对其影响之前钢板已非常流行。尽管看起来不复杂，但成功的股骨钢板固定相比髓内钉需要高度熟练的手术技术且更依赖于术者。钢板固定能够在不造成骨折片进一步破坏的情况下提供合适程度的固定，这将有利于骨愈合。如果对骨折愈合方式不清楚或手术过程中没有遵循正确原则，将会发生不良结果：骨愈合过程延迟、并发症发生率升高、甚至发生最终骨愈合失败或内固定物失败。有时对失败的了解非常困难，特别是精确的 X 线片也不能解释应用钢板的手术技术或治疗时。因此，随着髓内钉技术的成熟，初期钢板受欢迎程度降低。

随着对骨愈合过程和自然机制的理解使得钢板在一些情况下能再次使用。现在新的植入物和技术可以做到保护骨的血供和促进骨愈合。这些技术起初被称作"生物钢板"技术，强调无创技术、限制螺钉数量来减少骨或内植入物刚度、应用钢板相关固定刺激骨形成。问题是没有人知道内植物或骨折结构的最佳强度或实践中如何有效测量。不过经皮钢板技术（微创经皮钢板截骨术或 MIPPO）和采用新型内植物（微创固定系统–远端股骨或 LISS-DF）能获得满意的结果，特别是远端股骨[32,38,48](图 52-19)。随着经验增加，相同的技术和内植物可以用于骨干远端、假体周围和不能选择髓内钉治疗的其他骨折。

如果顺行髓内钉不合适或因临床问题不能到达髓腔的近端，钢板固定股骨骨折是可行的方法（也可选择前面介绍的逆行股骨髓内钉）。多发伤的股骨骨折、开放性损伤，特别是累及血管和未成熟股骨的股骨骨折等特殊情况可以应用钢板固定。外科医生对于多发伤患者评估不是为了测量髓腔和使用钢板固定骨折，而是为了减少急性呼吸窘迫综合征或多器官功能障碍综合征（ARDS/MODS）的风险。尽管这是种合理选择，但 Bosse[4]不能确定钢板固定股骨骨折在生存率上比髓内钉固定有所提高。

对于严重软组织损伤患者，特别是开放骨折伴血管损伤者，经验丰富的外科医生应进行迅速钢板固定，甚至是外固定架固定，这比其他方法更容易可行。但一定不能延迟肢体的血管重建，如果需要，可以在最终固定之前进行血管分流。原则上，骨科医生

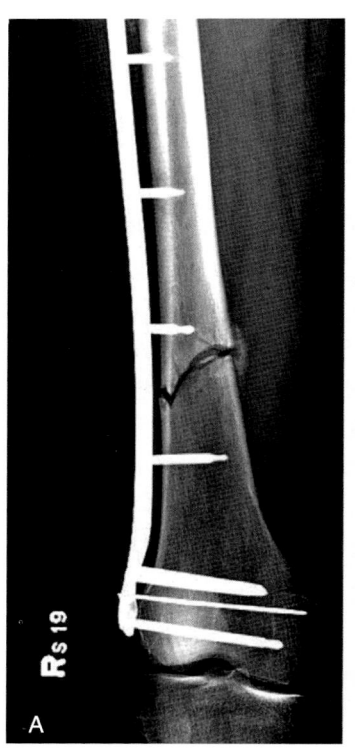
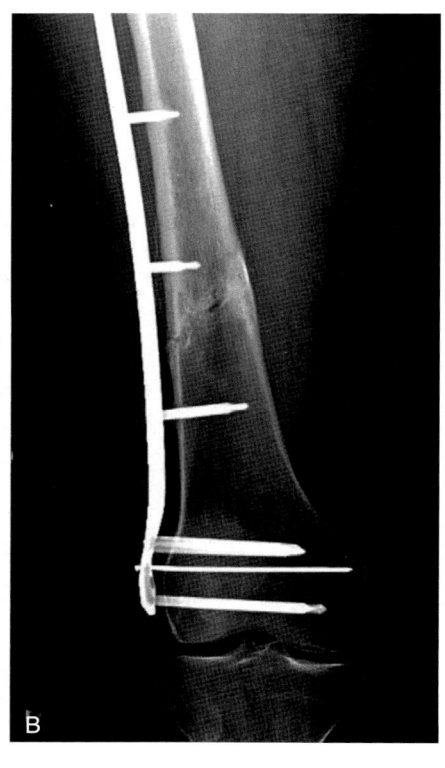

图 52-19 LISS 远端股骨钢板经肌肉下固定股骨干骨折。(**A**)术后即刻 X 线片。(**B**)愈合后 X 线片。

和血管医生应等到确诊血管损伤，随后从其他位置取静脉，进行钢板植入。钢板固定通常通过延长初期伤口能够稳定固定骨折，不需要髓内钉固定的操作。在适当位置有以前的内植物从而阻止了髓内钉插入和儿童或青少年开放性骨折不能进行髓内钉固定也是钢板固定的适应证。钢板固定适用于儿童较严重的开放性或复杂骨折或老年患者和股骨骨折体重较重的儿童(图52-20)。

通常传统钢板应用于股骨表面的外侧或前外侧，因为正常解剖结构限制了股骨入路。经皮钢板(置于股骨外侧)通过较小切口插入钢板，达到满意复位后经皮拧入固定的螺钉(在监控下)。手术应恢复正常的股骨前弓，现在的股骨钢板在合适平面上有个预弯。

八、髓内钉技术

有很多股骨髓内钉技术，各自都有其利弊，没有一种方法在所有情况下均优于其他方法。有时外科医生会支持一种技术或根据情况互换髓内钉。

顺行股骨髓内钉通常在全麻下进行，患者仰卧在牵引床上。通过远端股骨的牵引针进行骨牵引或足牵引。健肢安全放在腿固定架上，位置允许影像增强器自由进出。应用有良好衬垫的会阴杆对抗牵引。外科医生应认识到长时间牵引对抗有衬垫杆或短暂牵引

对抗不良衬垫杆可引起永久的软组织损伤，应该避免。将患者安全固定在床上才能进行牵引。固定装置应防止牵引把患者拉向一边，甚至拉下床。

患者安全固定在牵引床上以后，借助牵引大体上复位骨折。许多复位辅助方法都是有效的，包括可以恢复股骨弓的支持物或各种各样的杠杆。腿内收位可以很容易进入到大转子。侧卧位能够更大程度内收和帮助进入近端，但使其可视化和控制骨折片位置较困难。

骨折位置固定和确定合适的透视入路后，准备肢体的皮肤消毒和铺巾。通常使用隔离巾或布单。大单足够大盖过整个手术区域。髋部骨折的贴膜用于此处太小。插入髓内钉的切口位于大转子近端，平行于股骨干，长度3~4cm。切口常见的错误是：切口过长、过于靠前侧和太靠近大转子。对于合适且较瘦的患者切口只需要有髓内钉束的大小。骨尖锥或导丝进入到股骨(在梨状窝)并提前进入到股骨上端的髓腔。导丝必须与髓腔处在同一条线上。如果近端片段足够大，导丝将很容易定位并处于髓腔中央位置。然而，有近端延伸骨折时，这将比较困难。在插入髓内钉之前应确定好合适入点和导丝位置，能够避免近端髓内钉位置不正。通常股骨内上侧蝶形骨片会引起近端内植物位置的连续性问题。导丝和随后的髓内钉将落入缺陷地

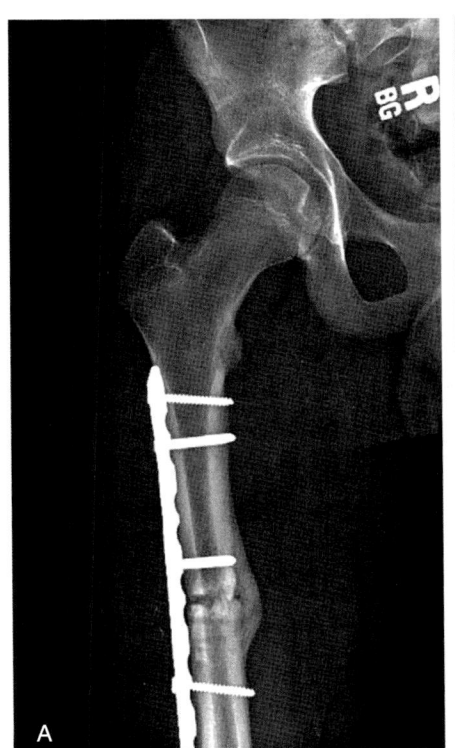
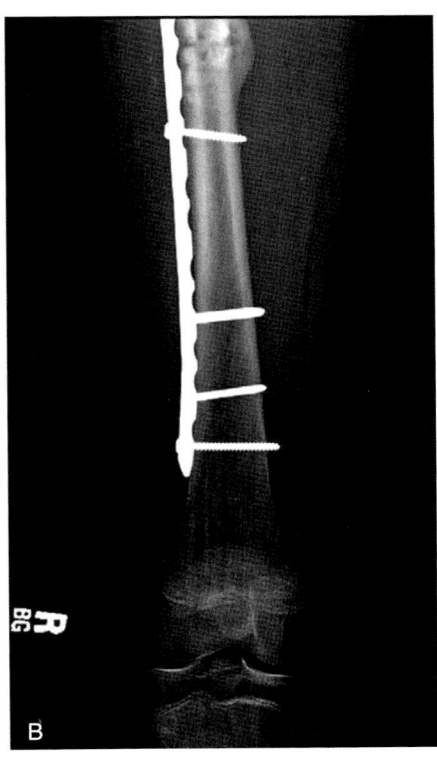

图52-20 骨骼未成熟青少年患者，应用长钢板肌肉下固定其股骨干骨折。

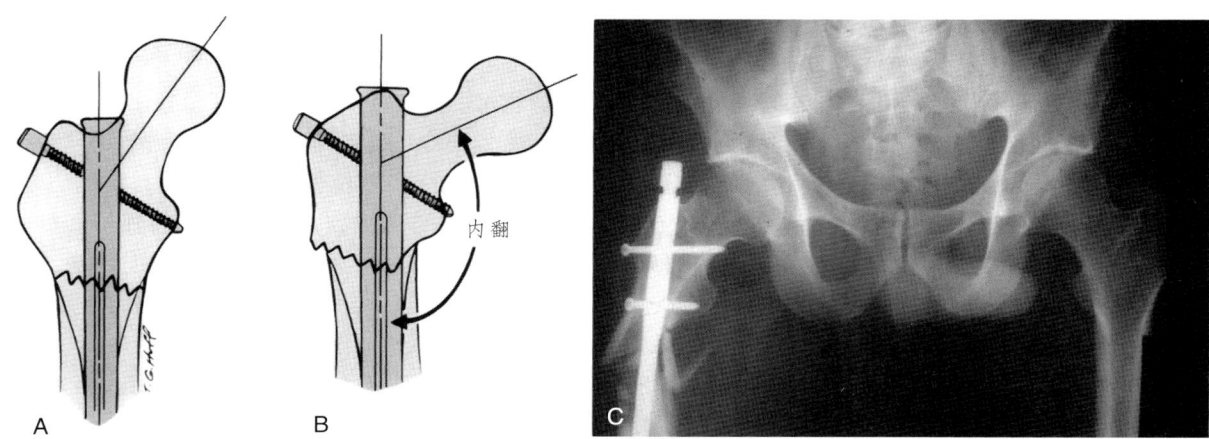

图 52-21 髓内钉入点位置偏外侧,可产生股骨近端的内翻畸形。髓内钉沿着解剖轴植入能矫正对线(A)。偏外侧的入点(B)。临床 X 线片(C)。

方,出现在后内侧,导致近端内翻畸形(图 52-21)。正、侧位像显示导丝和髓内钉应该一直沿着髓腔走行。导丝植入到满意位置后,使用合适的钻或骨尖锥打开股骨近端。一些髓内钉经转子点插入,这样可能比较容易植入。外科医生有必要完全熟悉选用的每种髓内钉和合适的植入位置。手术室内应该备有方法指南,特别是植入物或仪器不同于术者常规使用时。

打开股骨后,将带球状尖端的导丝插入髓腔并穿过骨折处。这部分的轻松操作取决于骨折复位,可能需要其他操作或特别的工具。可使用大量特殊装置控制骨折,即便老式髓内钉治疗有效。通常骨折类型越简单操作越复杂,刀刺的横行骨折和短斜行骨折复位和通过导丝都很困难。当导丝越过骨折时,必须位于远端骨折合适位置。另外,长骨折块趋向于将导丝推向中央位置,但对于小的骨折块,在扩髓之前导丝必须在两个平面上位于远端骨折块中央。

开始应用尖端切割作用的钻头,直径以 0.5mm 递增,直到髓腔扩髓至比所用髓内钉直径大 1~1.5mm。既然髓腔与锁定螺钉的匹配变得不重要且过度扩髓会造成损伤,那么扩髓至可感到皮质骨振动为止是最合理的。只要能插入完全锁定髓内钉,便没有必要进一步扩髓。去除最后的扩髓器,改换导丝(如果有必要)通过髓内钉的通道。髓内钉长度可以在透视下测量或间接测量留在股骨髓腔外扩髓杆的长度。髓内钉正常情况下位于梨状窝和髌骨上极水平之间。将选用的髓内钉安装在插入手柄上,插入髓内钉到股骨正确位置,无需过度用力。为了更容易插入,最好使弓位于侧位,随着髓内钉插入沿弓前面旋转。髓内钉穿过断端

时,多数股骨干骨折的对线不良可以矫正,但是近端和远端骨折类型不能够矫正。当髓内钉插入且锁定到正确位置时,医生有义务保证骨折保持复位状态。插入髓内钉后,通常近端和远端各两枚螺钉锁定髓内钉。

从外侧到内侧锁定股骨髓内钉。虽然初期认为非常困难,但现在锁定髓内钉已成为常规技术且能保持股骨长度旋转和对线。使用连接到髓内钉插入手柄的瞄准器在近端插入 1~2 枚螺钉锁定。选择合适长度的螺钉,穿过髓内钉固定到股骨近端部分。由于内植物和瞄准器轻微屈曲和畸形,瞄准器导向的远端螺钉还不成功。远端螺钉应在透视下拧入,影像增强器透视能很好显示髓内钉远端的侧位 X 线片。髓内钉处于正确的位置时,远端髓内钉钉孔呈现完全圆形。如果为椭圆形,应调整 X 线和肢体位置直到看到出现圆形钉孔。沿钉孔延长线小切口切开后,将钻放于 X 线束下和股骨外侧所选用锁定孔中央(图 52-22)。然后将钻打入 X 线束下锁定螺钉孔。为了保护术者,应该使用小放射量照射,操作应迅速准确。在外侧皮质初期钻孔后,应小心谨慎进钻。术者应该学会体会钻在骨中和穿过髓内钉的感觉,而不是依赖 X 线。根据经验,可以感觉到钻的尖端触到髓内钉及被圈在锁定螺钉孔内。然后插入合适的髓内钉。最好在远端应用两枚锁定螺钉,有时应用一枚。本质上髓内钉的弧度和骨折内在固定加强了稳定性,在一些情况下可以减少多个螺钉的需要。许多医生在钻孔之前喜欢使用尖锥和斯氏针标记股骨。拧入螺钉后,应用 X 线在两个平面上检查螺钉位置,如果螺钉位置不正确应该矫正。

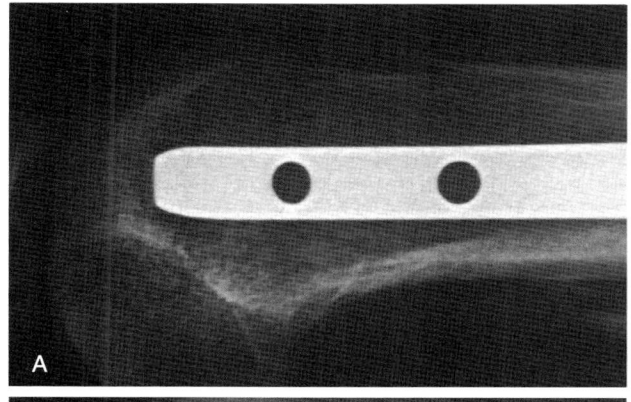

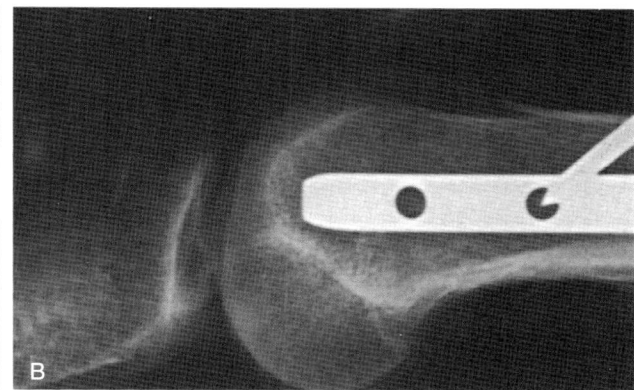

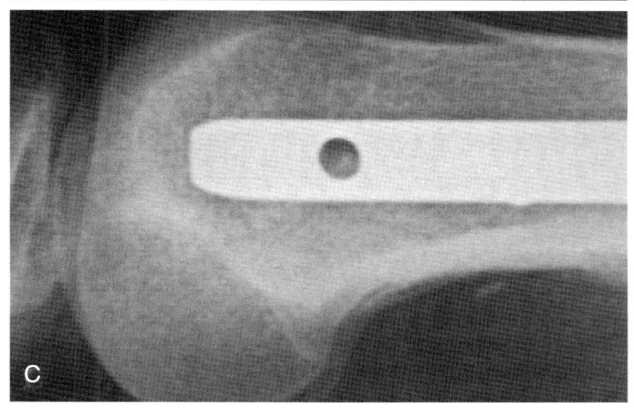

图 52-22　手法技术植入远端锁定螺钉。(A)C 臂机放在合适位置以便螺钉孔位于显像的中间位置。中央射线直接穿过螺钉孔。髓内钉圆洞的完全圆形重叠影像表明合适的位置。(B)皮肤切开到达外侧皮质,局部软组织位于拟用螺钉的上方。尖锥和钻到达骨面和其尖端透视下位于钉孔中央。使尖锥或钻与射线对准并沿着射线进入。(C)确定钻和锁定螺钉位于钉孔内,正位像显示螺钉穿过内侧皮质,但不是太明显。

在一些情况下,医生选择将患肢游离在完全透过射线床上。自由地内收肢体使进入近端入点位置更容易。可以徒手牵引或应用股骨撑开器。在一些病例中复位很困难。通过在近端和远端各拧入 5mm Schanz 针固定撑开器。近端螺钉从前到后插入到小转子区域和后来髓内钉轨道内侧,远端螺钉从内到外插入到外侧股骨髁。骨折对线满意后,如前描述进行髓内钉操作。肢体游离的髓内钉固定适用于开放性骨折,因为这样能看到骨折位置和复位不困难的病例。这些病例包括骨不连髓内钉调换(复位不太可能丢失)和初期骨折的预防性固定。

逆行插入髓内钉时患肢游离在大的垫板上。髓内钉在内侧髌骨旁或穿过髌骨肌腱经皮入路,入点位置在关节内的髁间窝。髓内钉必须置于远端股骨的中央。控制好近端后,复位变得更简单且手术操作更迅速。髓内钉操作同远端锁定一样,通过夹具和前后位 X 线引导近端锁定。

一些医生喜欢使用侧卧位或将患肢游离在完全透过射线床外。所有技术的利弊需考虑到具体病例的手术判断或个人喜好。总体原则和目的是相同的。侧卧位时肢体能够更容易内收,从而更顺利到达梨状窝。然而,需要在垂直方向锁定,旋转评估可能会

较困难。

除了创伤患者的全面治疗,股骨髓内钉术后的具体治疗也有标准方法。对骨筋膜室和伤口初期观察后(通常 1 或 2 天),患者可以进行可忍受的负重活动。事实上,早期阶段局部不适将阻止患者过多负重,但锁定髓内钉足够坚固以支撑患者。后续治疗应该在临床和影像学上评估骨性愈合, 骨性愈合预期在 12~24 周。大量因素在骨愈合过程中起到积极作用,髓内钉处于原位置时局部力学征象有助于确定愈合 (图 52-23)。影像学上的完全愈合通常定义为正、侧位像上有 3/4 骨折端有连续性骨痂。临床上,影像学愈合比临床功能上愈合要推迟几周,髓内钉需要保持原位直到出现可靠的愈合,患者逐渐开始非限制康复训练。患者有能力进行渐进性负重和肢体不断增加活动而没有不适感是最好的骨愈合征象。术后治疗最主要的原则包括鼓励积极的游离关节范围康复、渐进性肌肉力量和负重的练习及避免不利于骨愈合的因素。初期损伤和手术治疗因素不能改变,但应鼓励积极因素和避免不利于骨折愈合的因素。避免吸烟和服用非甾体抗炎(NSAID)药很重要[16]。临床上,所有骨折患者禁止使用 NSAID 后骨不连发生率明显降到可忽略的水平。应尽可能避免使用皮质激素类和细胞毒素药物 (例如,

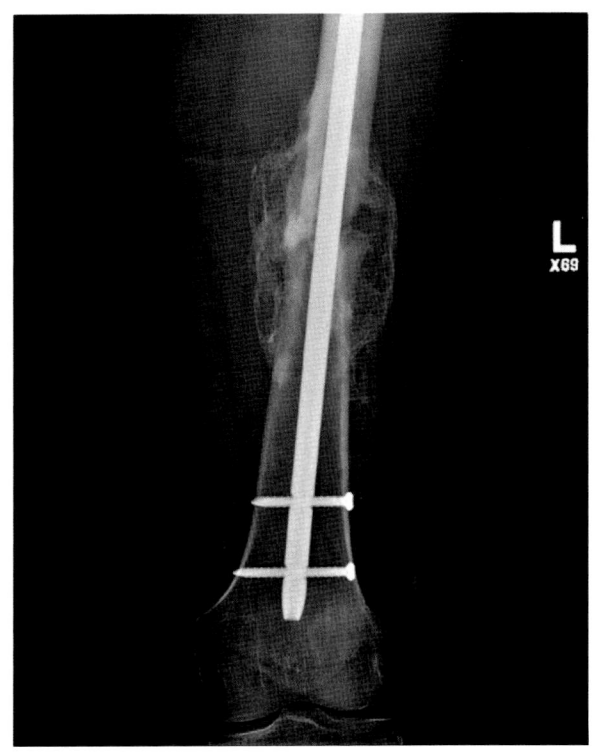

图 52-23 经扩髓、锁定髓内钉治疗后,股骨干骨折成熟愈合。

甲氨蝶呤治疗类风湿性关节炎)。然而,如果必须使用这些药物,可以持续性使用,需要医生进行判断。在康复期间,建议右股骨骨折患者不要开车,直到能够完全负重和右腿可以安全刹车。再次损伤可能造成不能开车并使康复变得复杂。

愈合后,很少需要去除植入物。有时突出的锁定螺钉会出现症状,尤其是远端螺钉。因为螺钉尖端刺激内侧股四头肌和附着在股骨的侧副韧带,患者不能忍受远端过长的髓内钉。髓内钉本身很少出现问题,不需要常规取出。

第八节 已发表的治疗结果

随着技术逐渐发展,现代股骨骨折手术治疗的结果(表 52-1)和关于髓内钉二次作用质疑已经公布。20世纪 70 年代扩髓髓内钉广泛使用后,80 年代首次发表了它的应用结果,扩髓髓内钉很快被确认为有效的治疗方法[7,54]。早期报道普遍介绍了使用大直径髓内钉填充髓腔的非锁定髓内钉。然而,Johnson 及同事[23]比较了牵引、传统非带锁髓内钉加环形钢丝和交锁髓内钉的应用结果。牵引治疗的失败率(包括股骨缩短、成角、骨不连、深部感染、膝关节僵直和二次感染)为 66%,非锁定髓内钉为 38%,锁定髓内钉为 4%。其他文献[5,7,16,34,54]证实相同结果,即成功愈合率高和并发症发生率低。最终,Brumback[5,6,7]通过一系列文献完全认定了这项技术,证实了静力锁定扩髓髓内钉能够治疗股骨干骨折。

最近,作者们怀着学术兴趣围绕多发伤患者的扩髓髓内钉作用,研究了髓内钉二次作用[3,4,12,1,8,19,39,40]。同时研发了"非扩髓"髓内钉,初步认为"非扩髓"髓内钉有相同作用,但更安全。然而,最近作者证实了非扩髓股骨髓内钉有较长的愈合时间和可能稍高的骨不连发生率[8,16]。

第九节 特殊骨折治疗

在许多特殊情况下,采取的处理方法应适合特殊骨折类型。这些情况包括股骨干骨折和其他系统损伤或同侧肢体多发性损伤复杂组合。

一、股骨骨折和伴发损伤

(一)一般多发伤

前面讨论了一般严重损伤患者的股骨骨折处理。首先对多发伤患者应进行紧急的骨折固定。然而,本质上需要评估患者损伤的严重性及评估早期股骨髓内钉完全固定治疗(ETC)和外固定暂时损伤控制(DCO)哪种治疗方法合适。

(二)股骨干骨折合并颅脑损伤

严重颅脑损伤和明显骨骼损伤需要骨科、神经外科、普通创伤科和重症监护室协同处理。除非出现危及生命的出血,否则应首先处理颅脑损伤。股骨骨折不应该忽略。完成初期颅脑减压或其他神经外科手术后,应考虑固定股骨,从而有利于重症监护。然而,操作时间一定不能过长,否则易引起系统血压波动或氧合作用降低,将损伤有效的脑灌注压[20]。对于较严重病例,外固定支架固定是唯一的选择。根据情况需要能够迅速固定骨折,有经验的医生甚至不用借助影像控制。医生使用钢针试探股骨,然后牵引复位并从总体上评估对线。相比因延误手术时机造成患者术后死于重症监护室,医生最好还是再次矫正位置或处理晚期畸形愈合。

如果患者状况允许,在初期手术治疗和监测下

表 52-1

A. 应用扩髓式顺行髓内钉治疗闭合性和开放性股骨骨折的系列研究结果						
	例数	开放性骨折(%)	年龄(岁)	愈合时间(周)	再次手术(%)	畸形愈合(%)	感染(%)
Johnson 等	24	16.7	27.6	13.8	4.2	12.5	0
Klemm 和 Börner	293	16	–	–	2.4	?	2.4
Wiss 等	112	28.5	28	–	1.8	9.5	0
Kempf 等	52	36.5	?	19.5	9.6	1.7	2.1
Christie 等	120	20	33	17	1.7	2.5	0
Brumback 等	87	23	29	19	2.3	0	1.1
Søjberg 等	40	27.5	31	12	0	15	0
Alho 等	123	12.2	27	13	0	8.1	0.8
Wiss 等	33	21.2	31	32	3.3	6.1	0
Braten 等	120	10	29	?	0.8	13.3	0.8
总计	1004				21(2%)		

B. 应用非扩髓式顺行股骨髓内钉治疗闭合性和开放性股骨骨折的系列研究结果						
	例数	开放性骨折(%)	年龄(岁)	愈合时间(周)	再次手术(%)	畸形愈合(%)	感染(%)
Kröpfl 等	81	9.9	36	16.5	0	2.5	0
Giannoudis 等	13	?	33.8	26.9	7.7	0	0
Hammacher 等	129	25.6	35	?	6.6	0.8	2.9
Reynder 和 Broos	53	?	34.4	19.2	7.6	0	0
Tornetta 和 Tiburzi	89	52.8	?	15.6	0	4.5	0
总计	365				14(7.1%)		

Sources:
Alho, A.; Strømsøe, K.; Ekeland, A. Locked intramedullary nailing of femoral shaft fractures. J Trauma 31:49–59, 1991.
Bråten, M.; Terjesen, T.; Rossvoll, I. Femoral shaft fractures treated by intramedullary nailing: A follow-up study focusing on problems related to the method. Injury 26:379–383, 1995.
Brumback, R.J.; Christie, J.; Court-Brown, C.; Kinninmonth, A.W.G.; et al. Intramedullary locking nails in the management of femoral shaft fractures. J Bone Joint Surg Br 70:206–210, 1988.
Giannoudis, P.V.; Hammacher, E.R.; van Meeteren, M.C.; van der Werken, C. Improved results in treatment of femoral shaft fractures with the unreamed femoral nail? A multi-centre experience. J Trauma 45:517–521, 1998.
Johnson, K.D.; Johnson, D.W.C.; Parker, B. Comminuted femoral-shaft fractures: Treatment by roller traction, cerclage wires and an intramedullary nail, or an interlocking intramedullary nail. J Bone Joint Surg Am 66: 1222–1235, 1984.
Kempf, I.; Grosse, A.; Beck, G. Closed locked intramedullary nailing: Its application to comminuted fractures of the femur. J Bone Joint Surg Am 67:709–720, 1985.
Klemm, K.W.; Börner, M. Interlocking nailing of complex fractures of the femur and tibia. Clin Orthop Relat Res 212:89–100, 1986.
Kröpfl, A.; Naglik, H.; Primavesi, C.; et al. Unreamed intramedullary nailing of femoral fractures. J Trauma 38:717–726, 1995.
Reynders, P.A.; Broos, P.L.O. Healing of closed femoral shaft fractures treated with the AO unreamed femoral nail: A comparative study with the AO reamed femoral nail. Injury 31:367–371, 2000.
Søjbjerg, J.O.; Eiskjaer, S.; Møller-Larsen, F. Locked nailing of comminuted and unstable fractures of the femur. J Bone Joint Surg Br 72:23–25, 1990.
Tornetta, P. III; Tiburzi, D. Reamed versus nonreamed anterograde femoral nailing. J Orthop Trauma 14:15–19, 2000.
Wiss, D.A.; Fleming, C.H.; Matta, J.M.; et al. Comminuted and rotationally unstable fractures of the femur treated with an interlocking nail. Clin Orthop 212:35–47, 1986.
Wiss, D.A.; Brien, W.W.; Stetson, W.B. Interlocked nailing for treatment of segmental fractures of the femur. J Bone Joint Surg Am 72:724–728, 1990.

可以进行髓内钉治疗。顺行植入髓内钉应该很容易,应避免使用牵引床或非锁定髓内钉。另一种方法是患者被认为可以承受手术,可以从外固定架转换成髓内钉治疗。这一操作最好是在损伤最初的 2 周内进行,转换越早操作就越简单。2 周后,外固定架牵引针造成骨感染的危险性增加。另外,颅脑损伤早期刺激骨痂形成,使得后期复位比正常情况下更困难。通常在损伤后 1 周或最多 2 周内进行最终的股骨固定。

原则上,严重颅脑损伤患者必须进行高质量的骨折处理。由于涉及潜在较差的功能骨骼损伤必须进行治疗,认为“它是不值得的”是种错误的观点。对于颅脑损伤患者合格的骨折手术治疗特别重要, 因为许多类似广泛严重损伤的幸存者都存在多种认知或运动缺陷。不仅高功能患者希望有良好的肢体功能,而且神经缺失患者也较难适应额外的肌肉骨骼功能障碍。骨损伤处理不好是应该避免的复合灾难,早期手术治疗相对简单。

(三)双侧股骨骨折

尽管以前并不认为双侧股骨骨折是特殊情况,但由于多发伤的总体影响,现在双侧股骨同时骨折被认为是种特殊情况。仅单侧骨折便可以造成大量,甚至危及生命的出血,而双侧股骨骨折通常还伴随其他严重损伤。许多作者提出了一个特殊问题:同时双侧股骨髓内钉治疗可造成潜在的医源性损伤[15]。我们知道扩髓,甚至股骨髓腔的测试设备可能导致髓腔内容物栓塞,这与一段时间缺氧有关。同时也可能刺激炎症级联反应和增加 ARDS 的风险。然而,大多数正常患者能承受股骨扩髓髓内钉,并不会出现这些问题。尽管如此,损伤后患者生理储备能力降低或扩髓负荷异常性增高,可发生明显问题。对于双侧损伤,可以发现扩髓的作用可以扩大。很可能推断出某些个体双侧扩髓负荷掩盖肺血管作用,并造成明显并发症和死亡率。一些外科医生髓内钉固定一侧股骨,使用另一种方法固定对侧股骨,不过这仍受到质疑。有时可能如前所述暂时使用外固定支架和推迟进行转换治疗。

二、联合骨损伤

股骨干骨折伴其他邻近骨折,手术治疗时有特殊的技术困难。需要对每个相关的问题进行考虑。

(一)股骨干骨折伴髋臼骨折

股骨干骨折和髋臼骨折的联合损伤引起了一些特殊问题。两者都是相同的机制造成损伤,即沿股骨轴向的暴力或直接外侧挤压。特殊问题包括股骨骨折伴髋后方骨折脱位的初期治疗和顺行髓内钉入路损坏了随后的髋臼入路。由于髓钉插入和髋臼的手术入路都会损伤外展肌,后者还导致局部肌肉损伤并增加髋部周围异位骨化可能性。医生的经验决定了初期特殊手术治疗。如果术者对髋臼手术有经验,计划两骨折同时最终治疗是恰当的。然而,如果转诊患者需要手术重建髋臼,在髋或股骨周围进行任何手术干预之前应咨询专家,以便后面采取相应治疗。根据局部情况、创伤系统和可用的资源,许多专家建议应用牵引或外固定架暂时固定股骨,随后再进行最终治疗。

股骨干骨折伴髋后脱位手术治疗特别困难。髋的简单操作复位不太可能有效,因为股骨骨折阻碍了应用适当的牵引或操作获得早期髋复位。因此,应及时完成初期评估包括髋的 CT 扫描。这样能确定髋部解剖,特别是能确定没有明显的阻碍复位或股骨颈骨折。经验丰富的专家会采取初期固定股骨骨折并复位髋关节,然后根据患者状况和其他有关因素立即或延迟行髋臼重建。伴有不稳定移位的髋顺行髓内钉治疗十分困难,通常采用顺行髓内钉或钢板处理。

如果髋已经定位,那么初期固定股骨的所有选择都可以用,再次选用顺行股骨髓内钉或钢板限制对臀肌双重损伤作用。如果选用顺行髓内钉,应该经皮插入,这样可以最小程度损伤局部组织。在这种情况下,如果使用非扩髓技术,臀肌损伤会明显减少。髋臼骨折导致近端向内侧移位,使到达梨状窝入点不太可能。

(二)股骨颈和股骨干骨折

股骨干骨折联合股骨近端骨折(颈部)时,两者明显分开而不是近端延伸的占股骨骨折很少的比例。尽管很少发生,但大量文献报道了联合骨折,最重要的特点是初期评估高风险漏诊了股骨颈骨折,因为初期平片上不能看到股骨颈骨折。可接受数据表明高达 50% 的股骨干和股骨颈联合骨折没有初期确诊(图 52-24)。这可能因为注意力集中在主要骨折上,其他骨折很容易漏诊,或因为初期 X 线片只提供了股骨颈有限或旋转位像,掩盖了骨折。也可能是顺行髓内钉或仅仅是插入髓内钉造成看不见的无移位骨折发生移位。现在,常规 CT 扫描可以发现股骨颈骨折。总体上,通常股骨干往往愈合可靠,但需要注意股骨颈骨折,避免内翻畸形。

1.股骨颈和股骨干骨折(关节内)

股骨干骨折合并典型的关节内股骨颈骨折很少发生。此位置的近端骨折问题是缺血性坏死和在良好位置上的愈合。很明显股骨颈骨折应该优先处理骨折准确复位,最好是轻度外旋,这样能够改善力学稳定性。手术选择取决于股骨颈移位和无困难股骨颈复位。一些医生提倡切开复位来保证准确复位,而另外一些医生建议借助影像闭合复位。固定有多种选择,可以应用顺行"中心髓内"髓内钉和螺钉固定股骨颈,徒手或使用钻模,如 Synthes 公司的 Miss-A-Nail 系统,在髓内钉周围植入螺钉固定股骨颈。特殊技术细节取决于髓内钉系统,但应该是解决问题的好方法。另一选择是使用颈干髓内钉,螺钉在近端直接穿过髓内钉。尽管报道结果令人满意,但这种装置植入可能使股骨颈骨折发生移位或破坏了最终复位。目前另一种方法是应用髋螺钉或滑动髋螺钉治疗近端骨折,钢板或顺行髓内钉固定远端骨折(图 52-25)。无论选择哪

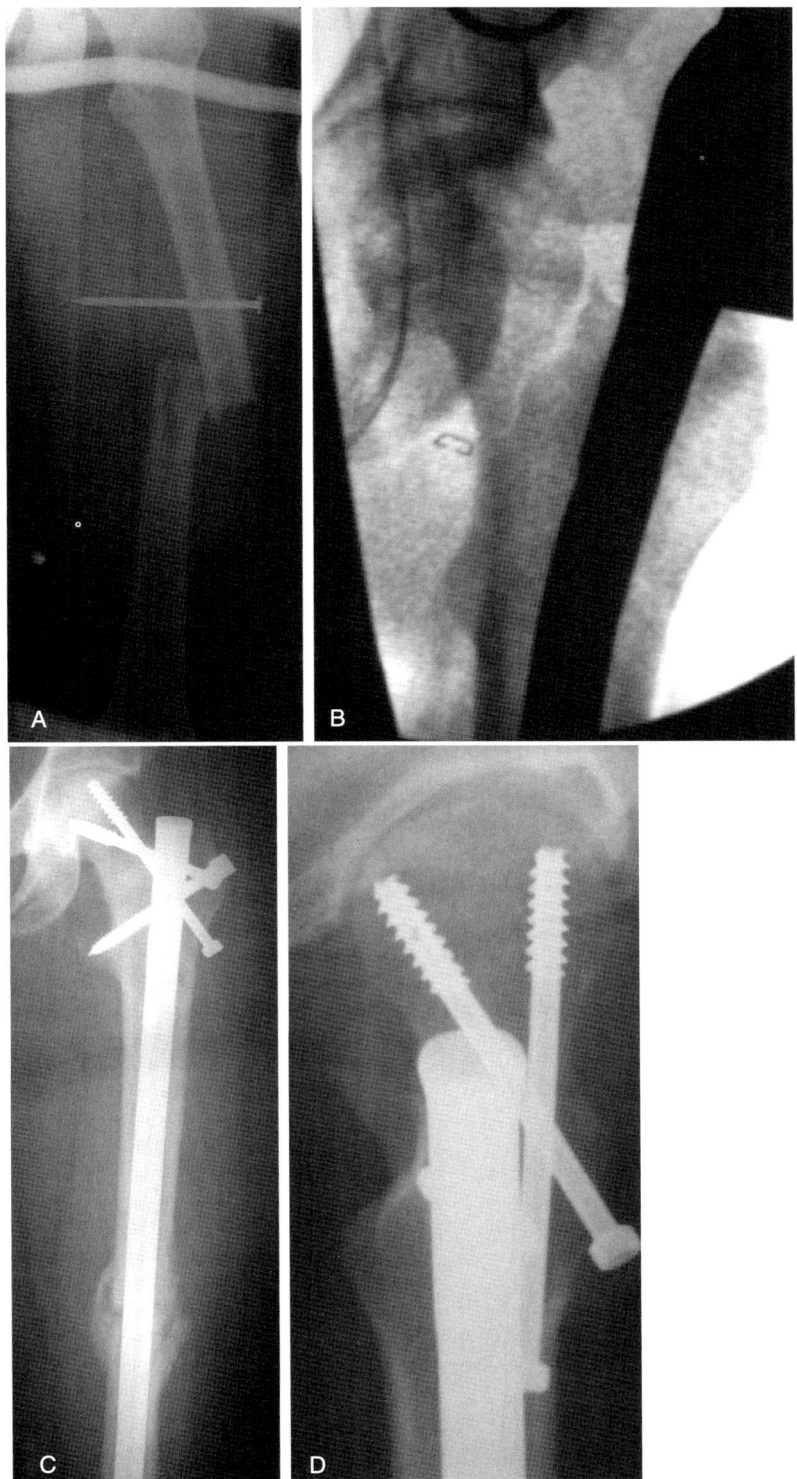

图 52-24　隐匿性关节内股骨颈骨折,在顺行插入髓内钉时发现。(A)术前 X 线片,没有骨折征象。(B)完全插入髓内钉,透视发现关节内股骨颈骨折。(C,D)空心螺钉在髓内钉周围固定股骨颈。正位和侧位显示两处骨折愈合。

种方法,都必须遵循一个基本原则:令人满意的复位和防止股骨头坏死。

2.股骨颈和股骨干骨折(关节外)

股骨干骨折也可伴发关节外或转子间近端股骨骨折。它们通常累及颈部基底部,也可能累及大转子近端的小部分,很容易出现内翻畸形。髓内钉插入时可能造成近端骨折,髓内钉插入使股骨颈变脆弱,产生应力集中和骨折。这类联合损伤的治疗需要充分固定近端骨折,避免内翻复位。再后来,可以应用顺行锁定髓内钉,在远端应用滑动髋螺钉和钢板或顺行髓内钉固定(图52-26)。

(三)浮膝损伤

浮膝损伤是指同侧股骨干或邻近干骺端和胫骨骨折的严重膝关节损伤。通常由高能量损伤引起。软组织局部创伤非常广泛,可能出现伴有危及生命的头、胸和腹部损伤。经常出现血管损伤、神经损害和开放性骨折,开放性骨折发生率为 50%~70%[1,2,30,37,41,42,43,51]。最常见联合损伤是闭合股骨骨折伴开放性胫骨骨折。

可以预料到,浮膝损伤患者有相对较高的感染、骨不连、畸形愈合和膝关节僵直发生率。

浮膝损伤分为两种类型:Ⅰ型或真实型是指股骨和胫骨的联合骨干骨折;Ⅱ型或变异型是指一处或两处骨折累及髋关节、膝关节或踝关节。

只要钉适合,现在常用的治疗方法是顺行髓内钉固定这两处骨折。如果无法进行即时髓内钉固定,可以使用外固定器跨越固定整个肢体。当患者病情稳定或已经处理神经血管损伤和软组织覆盖时,可以换成内固定。然而,顺行髓内固定技术有很多缺点:定位困难、两个切口、麻醉和手术时间长、不能同时进行其他手术操作。为了克服上述困难,建议通过同一切口进行股骨逆行髓内钉固定和胫骨顺行髓内钉固定,结果令人满意(图52-27)。

临床上,通常先处理股骨干骨折,因为随后的胫骨治疗比较简单。另外,对于代谢失常患者,首先应固定股骨,胫骨骨折可以用简单的夹板固定或外固定架固定。

对于骨折累及膝关节的Ⅱ型骨折,通常应用处理干骺端骨折的技术(通常是钢板)。

三、病理性股骨骨折

第 17 章已全面讨论了病理性骨折的治疗。多数病理性骨折由转移性肿瘤引起,胸腺、前列腺、肾脏、甲状腺肿瘤及骨髓瘤通常会累及骨骼。大多数病理性损伤发生在近端股骨,一般在转子下区域(图52-28)。

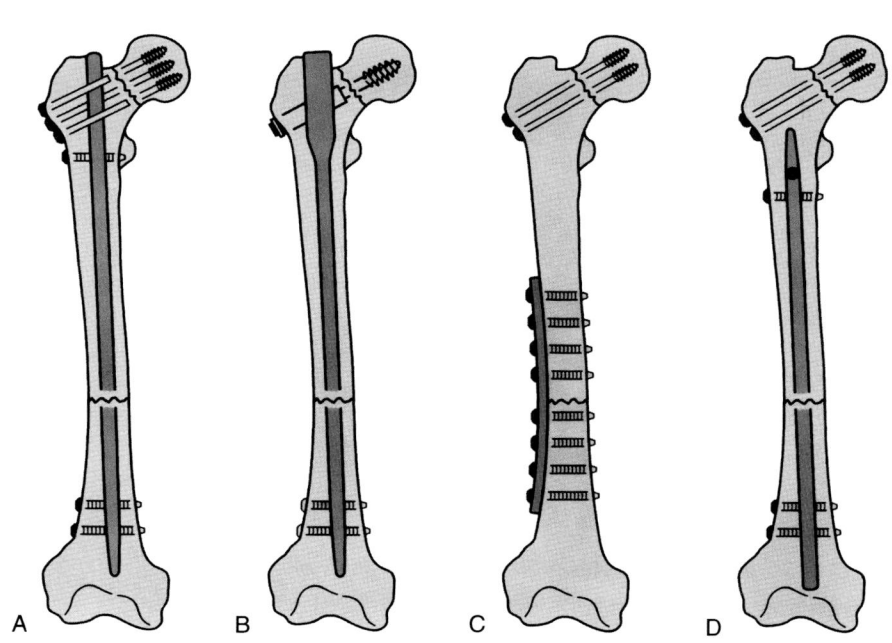

图 52-25 固定关节内股骨颈和股骨干联合骨折有多种选择。(A)首先使用螺钉在髓内钉路径外固定股骨颈,然后插入髓内钉。(B)使用一个颈干髓内钉固定两处骨折。(C)用螺钉固定股骨颈骨折。用钢板单独固定股骨干骨折。(D)用螺钉固定股骨颈骨折。用逆行髓内钉固定股骨干骨折(详见正文论述)。

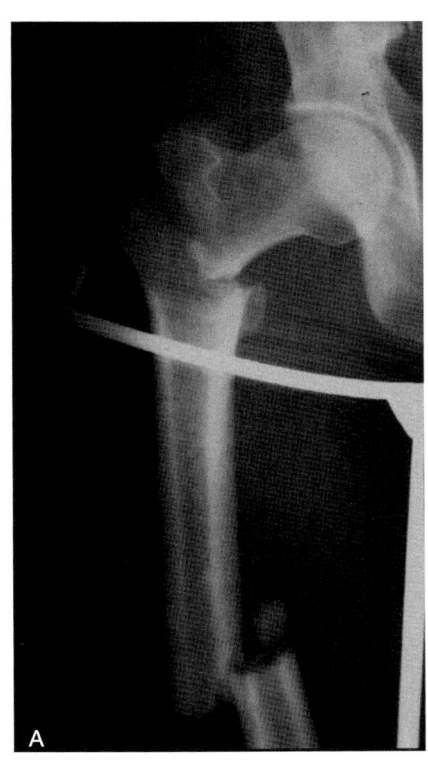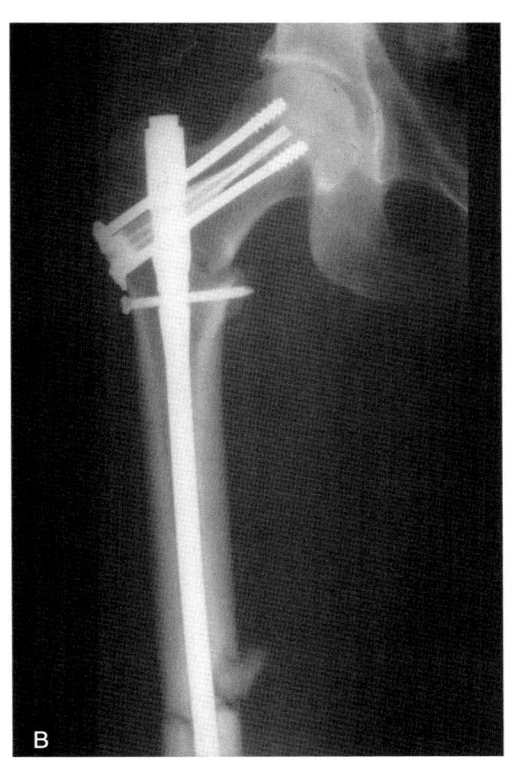

图 52-26　(A)关节外转子间骨折合并股骨干骨折。(B)用颈干髓内钉固定,外加螺钉固定近端股骨骨折。

可应用全长扩髓髓内钉和颈干近端锁定装置完全固定整个股骨来治疗转移瘤引起的病理性骨折[50]。可以在股骨髓内钉固定时直接或经髓内通道取骨组织进行活组织检查,以此来确诊。

如果大体上完整的股骨病理性沉积影响到骨的稳定性可以考虑髓内钉固定完整的股骨。但要注意,当对完整股骨扩髓时可能会发生骨髓栓塞。压力影响非常重要,所以在钻股骨入点、扩髓和髓内钉插入时,应注意控制速度和压力。应该考虑好股骨髓腔的远端排出口[10]。使用合适的钻套和套管装置在远端外侧干骺端皮质钻一个 4.5mm 的孔。非扩髓型髓内钉是处理病理性骨折的另一种选择[14]。应该请肿瘤科会诊,在将要发生或已存在的恶性肿瘤相关病理性骨折后髓内钉固定通常考虑整个股骨放射治疗。

如果潜在初期骨肿瘤以股骨干病理性骨折形式出现,在进行最终治疗以前应该与骨肿瘤科医生讨论治疗的方法。手术干预计划不周,特别是髓内钉,可能影响以后的肿瘤学治疗。

四、假体周围的股骨骨折

由于髋关节和膝关节置换的普遍使用和人口老龄化,假体周围股骨骨折变得更加普遍(见第 64 章)。当股骨干骨折邻近先前骨折固定装置时会出现类似问题,见下面讨论。

对于假体周围的骨折,手术治疗选择基本上包括关节翻修或使用环扎术、骨移植和钢板(或它们的组合)固定骨折。关节假体占据了部分髓腔,髓内钉很少使用。对于明显稳定的假体,需要良好骨折固定,最好也能遵循基本骨折手术原则,既能使骨折最大程度达到存活和愈合,同时又能达到稳定固定有利于愈合。钢丝和钢缆环扎治疗使用仍很普遍,但可能会破坏骨折位置的血管分布,因此违反了良好骨折手术原则。它们能很好地固定轻微移位的纵行骨折、长斜行骨折或螺旋形骨折。已研发出的多种植入系统使用钢丝将特制钢板贴附到骨上,因此建议用此来固定骨质疏松的股骨,因为传统的螺钉钢板系统固定效果差。然而,锁定钢板的发展彻底改变了骨质疏松性骨折的治疗以及骨髓或膝关节假体患者的治疗方法。例如,最近研究特别强调了 LISS 系统在治疗大多数假体周围骨折所获得的成功(图 52-29)[9,32,38]。锁定系统对较差骨质可提供最大把持力,特殊的假体周围锁定螺钉可以仅固定一层皮质。小型假体周围螺钉缺乏螺纹阻止拔出

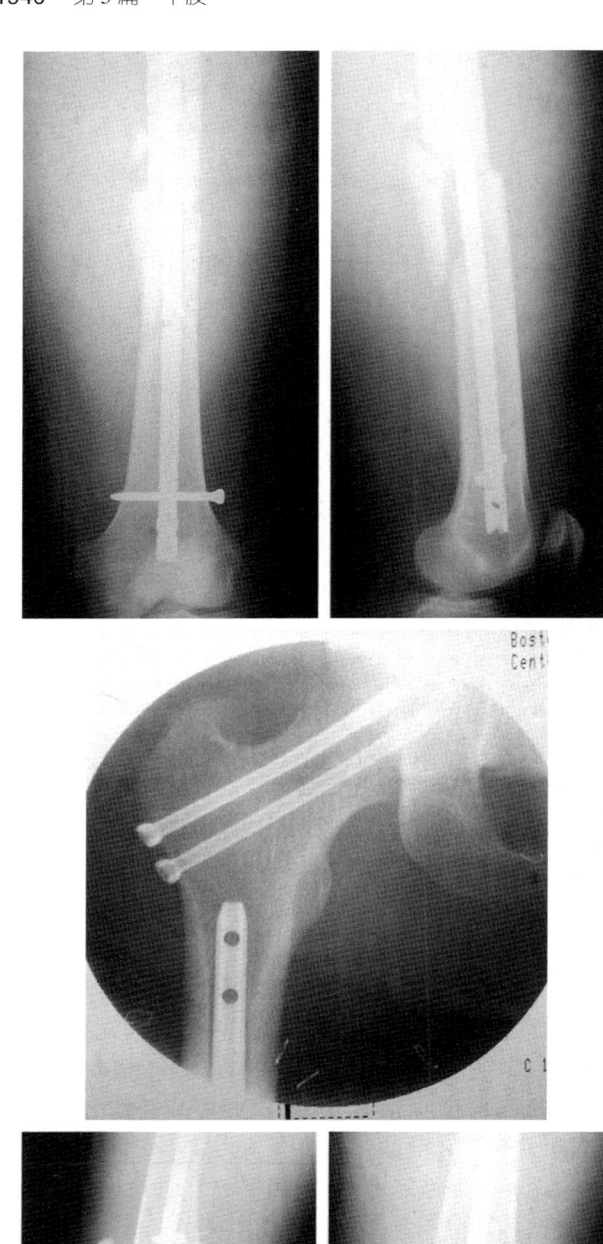

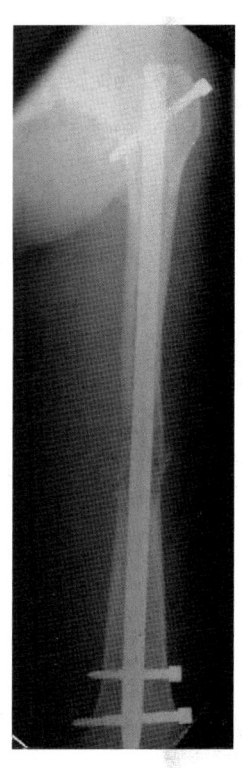

图 52-28　髓内钉固定病理性股骨干骨折。术后放射治疗整个髓腔和入点位置的伤口。如果转移病灶到达股骨颈区域,应该使用颈干髓内钉。

的阻力,对于极其差的骨质仍会出现问题,可能需要附加环扎术。另一种方法是使用角状、非锁定螺钉,它绕过髓内假体同时固定双侧皮质,或使用螺纹钻并钻到甲基丙烯酸酯水泥环。

除了假体周围股骨骨折,医生有时还必须处理邻近以前骨折固定装置的骨折。这可能需要去除旧的内固定物,或绕过旧内固定物,或使用各种办法将其并入新的内植物。如果旧内植物已失去功能,且以前骨折已经愈合,则可以去除内植物或应用比较传统办法固定新的骨折。如果骨折没有愈合,旧固定物必须和新固定合并使用或旧固定物尽可能保持固定。外科医生必然会针对这些有趣的个别问题创造出巧妙的解决办法[52]。

五、开放性股骨骨折

开放性股骨骨折在第 14 章有详细介绍。开放性股骨骨折应该遵循相同的治疗原则。然而,需要巨大能量才能损伤正常的股骨,因为股骨拥有厚而完全的肌肉覆盖。因此,软组织缺乏不常见。开放性伤口早期的主要问题是污染而不是感染。因此,任何开放性骨折的治

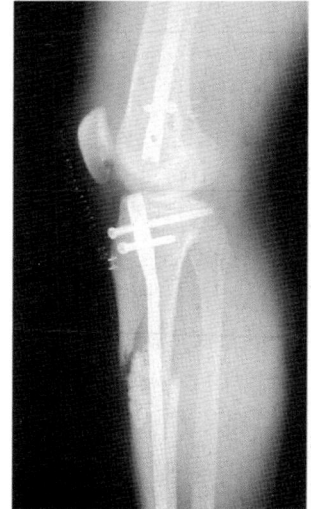
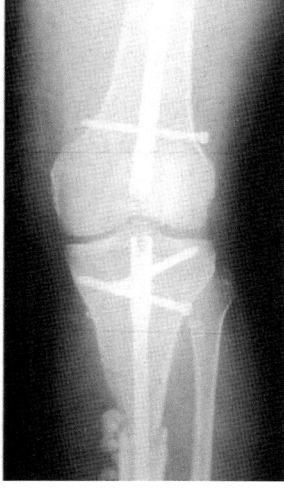

图 52-27　通过一个膝关节前切口,利用股骨逆行髓内钉和胫骨顺行髓内钉固定股骨干中段和近端胫骨联合骨折。

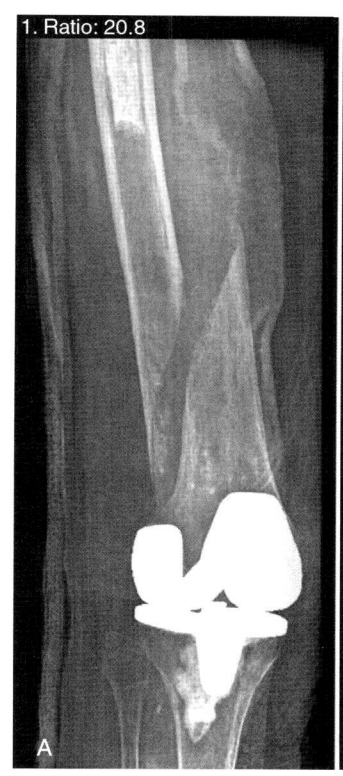
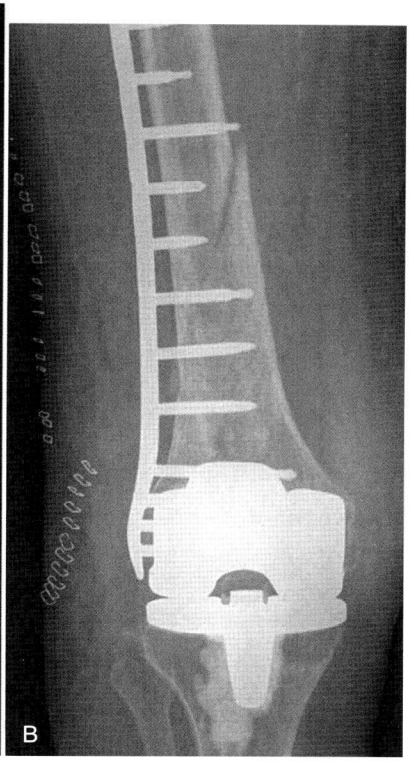

图 52-29　LISS 远端股骨钢板固定假体周围股骨干骨折的 X 线片。(**A**)早期。(**B**)术后。

疗目的是防止其变成感染。标准方法包括清创灌洗术、骨骼固定和早期健康软组织覆盖。完成每一步都需要技术和经验,清创术可能是最难做好的。所有坏死组织都是感染病源灶,必须全部去除。在股骨,这很少会成为后期软组织覆盖的严重问题。胫骨没有足够软组织覆盖,其明显缺损通常需要复杂的软组织重建。

　　同其他开放性骨折一样,开放性股骨骨折的初期外固定治疗变得很受欢迎[6,22,26]。骨折稳定后,处理患者和复杂软组织损伤变得比较容易。因此,现在开放性股骨骨折的初期髓内钉固定已成为确认的技术[6,34],感染发生率为 3%~4%,骨不连发生率与此相近。特别严重损伤患者,可能存在大腿软组织损伤,膝关节僵硬是主要的并发症。少数情况下需要正式整形外科重建股骨周围软组织覆盖;一定有充足的软组织覆盖,只需要分层皮片移植。

六、枪击伤引起股骨骨折

　　枪击伤(GSW)是一种特殊类型的开放性骨折(见第 16 章的综合讨论)。枪击伤的发生多在一些特定区域。大多数创伤中心主要以钝性损伤为主,枪击性股骨骨折很少见。尽管两者都是开放性股骨损伤,但枪击伤不同于严重的钝性损伤。损伤严重性与子弹出膛速度有密切关系。低速损伤的出膛速度低于 2000 英尺/秒,常见于美国市区的民事案件。高速损伤主要见于现代军用来复枪,对股骨和软组织产生大量破坏性能量。近距离枪击伤和一些猎枪造成的损伤类似。

(一)低速枪击性骨折

　　低速枪击性骨折治疗已得到充分证实。人们认为低速枪击伤造成的污染和肌肉损伤非常小。大量研究后,人们普遍接受,对于低速枪击性股骨骨折,急诊进行髓内钉固定安全且有效, 通常没有必要进行股骨清创。一定记住,有可能发生神经和血管损伤以及渐进性骨筋膜室综合征。

(二)高速枪击性骨折

　　高速枪击性骨折与钝性损伤表现相似, 包括破坏性开放性伤口和严重骨折。因此,必须进行初期广泛清创,应用广谱抗生素,根据医生经验、患者临床状况和局部条件固定骨折。这些损伤大多发生在战争期间,通常是应用外固定支架暂时固定, 然后转到后方医院进行最终治疗。更糟的情况是大量骨和软组织损伤(通常爆炸伤造成),需要早期急诊进行截肢手术。高速枪击性骨折可能造成骨缺损。这一问题将在后文介绍。

第十节 股骨骨折的骨缺损

特别严重的骨损伤造成骨缺失包括初期损伤时缺损和后期清创造成缺损。OTA 将骨缺损分为三种类型(图 52-30)。1 型指骨缺损小于骨环周 50%,2 型指骨缺损超过骨环周的 50%,3 型为骨骼阶段性丢失。应用扩髓髓内钉治疗股骨骨折伴 1 型和 2 型骨缺损已经很少有争议,预期有很高的初期骨愈合率。节段性大缺损在股骨很少发生,因此关于它们的治疗很少有报道。明显节段性骨缺损的治疗选择可以从小骨片的骨移植到较大重建技术,较大重建技术包括带血管骨移植、骨短缩和延长术或骨移位手术。另外,最近研制的骨刺激蛋白已证实有效,骨刺激蛋白能够加入骨移植材料中。这些复杂技术适用于其他许多部位的骨骼,但股骨有充足且血运丰富的肌肉覆盖。这也许是股骨很少出现骨愈合困难的原因。最近报道表明,最合适的治疗方法是扩髓髓内钉,它能恢复肢体长度。节段性缺失的骨折必然是开放性骨折。因此,治疗必须充分清除坏死的骨质和软组织。但这样显然能保住愈合的可能性,即便伴有完全节段性缺损。因此,等待观察到初期愈合过程再进行干预是可行的,如最近报道的骨缺失能够自然愈合[28]。除了"骨折愈合",局部肌肉损伤程度及严重损伤对代谢的影响和经常伴颅脑损伤都可能诱导组织骨化和骨形成。往往难以确定愈合是由于桥接异位骨化还是由于真正的骨折愈合。但骨质重建的良好效果是相同的(图 52-31)。

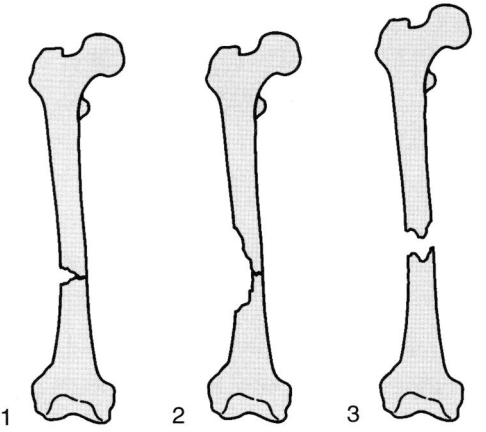

图 52-30 骨折伴有骨缺失的 OTA 分型。1 型,大于 50% 皮质环周保持接触;2 型,少于 50% 皮质环周保持接触;3 型,完全的节段性丢失,若骨干没有短缩则缺乏皮质接触。

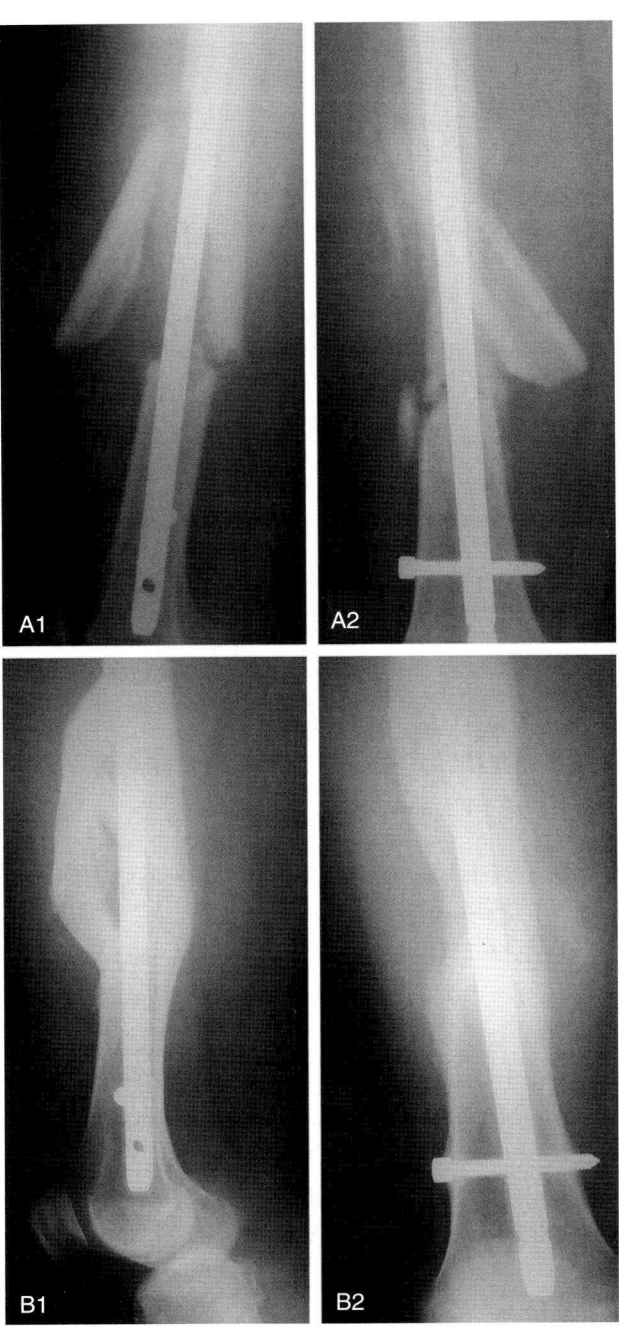

图 52-31 尽管有明显粉碎和骨折块移位,在部分骨缺损时髓内钉固定(A1,A2)后骨折很快开始愈合,并形成大量骨痂恢复了皮质连续性(B1,B2)。

第十一节 疲劳性(应力)骨折

疲劳性骨折(也叫应力性骨折)是过度使用造成的骨结构损坏。可能由于反复的应力刺激导致疲劳性骨折以及正常肌肉活动作用于骨质脆弱的骨骼导致功能不全性骨折。在任何一种情况,应力骨折都是骨损伤和骨修复不平衡的结果。在 X 线片上能够观察到特征性骨膜反应,其表明慢性损伤过程。如果发生了骨折,通常都是简单的横行骨折(图 52-32)。单纯股骨 X 线检查可能显示骨膜反应, 如果骨膜反应不明显,需要骨扫描或 MRI 扫描进行明确检查。应力性骨折常见于运动员和军训新兵,而功能不全性骨折主要见于老年人。最近试验证实,老年患者的股骨应力性骨折与应用磷酸盐治疗骨质疏松症可能存在一定关系。

移位的股骨干应力性骨折应采用扩髓型髓内钉治疗。无移位或不完全性骨折应采用消除应力治疗,但扩髓型髓内钉相对可靠。

第十二节　儿童和青少年股骨骨折

年幼患者骺板没有闭合,不能应用传统髓内钉固定,髓内钉插入通过骺板,破坏了局部生长的潜能。未闭合的骺板和供应股骨头的微弱血运对于股骨也非常重要。骺板骨化后,股骨头接受支持带血管的大量血液供应,这些血管靠近梨状窝。骺板闭合后,血管沿股骨

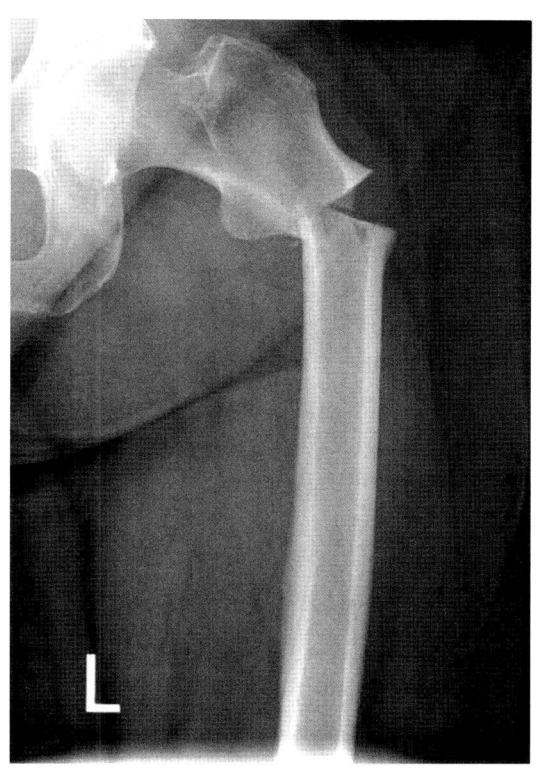

图 52-32　股骨应力骨折。在发生完全性骨折前,患者疼痛数周。图示横行骨折和外侧骨膜有新骨形成。

颈进入股骨头。因此,青少年经梨状窝髓内钉将破坏股骨头的血供,导致股骨头缺血性坏死的严重并发症。一旦发生将无法有效治疗,必须避免。

入点在股骨髁板远端正上方的弹性髓内钉和最近应用经皮股骨钢板都是较安全方法。微创经皮钢板接骨术(MIPPO)是种有效的技术,包括远端较小切口和经股四头肌外侧的下面插入钢板。校正骨折复位和钢板位置,通过尖刀刺开的切口植入螺钉。现代锁定钢板能够弯曲成与正常股骨前弓相匹配,这样有助于固定。最近结果是鼓舞人心的,这一技术能提供快速稳定和早期功能康复。

第十三节　骨不连

扩髓型髓内钉治疗股骨骨折导致骨不连发生较少。报道骨不连发生率为 3%~5%。许多因素与骨不连发生有关联,最主要因素可能是局部软组织及局部骨血运损伤程度。实际上,相比传统钢板,髓内钉成功可能与在手术过程中不造成骨活力额外损伤有关系。有时严重损伤后,骨不连伴大腿僵硬是局部组织严重损伤的明显征象。其他因素也会起到作用,但最新证据强调如果在愈合期使用 NSAID,NSAID 的生物学作用会明显增加骨不连发生率[16]。还必须考虑到不充分固定、潜在感染和骨分离情况下髓内钉固定骨折的可能性。

多数股骨骨折都采用髓内钉固定,它能使股骨保持力学上的稳定性。因为缺乏骨痂反应,愈合评估非常困难。患者主诉非常重要,持续疼痛提示可能发生骨不连。平片可能没有帮助,除非已明确诊断(图 52-33)。股骨骨不连确诊通常需要行多维重建 CT 扫描。尽管 CT 扫描通常对骨不连非常敏感,但也可能发生假阳性结果。

一、治疗选择

(一)无菌性骨不连

如果髓内钉位于原位置,即便没有连接在一块,骨折端也能够正确地对线。刺激骨愈合方法包括动力化、更换髓内钉和骨移植。动力化是指通过取出横向锁定螺钉,允许沿髓内钉承受轴向压缩。理论上可刺激骨愈合,但缺乏能够证实其有效性的证据,研究表明动力化后有 50% 骨不连发生愈合, 因此许多作者建议另外使用骨移植[11]。医生仔细考虑这一操作时,一定会意识到如果骨折是斜行或十分靠近近端或远端成角骨折,去

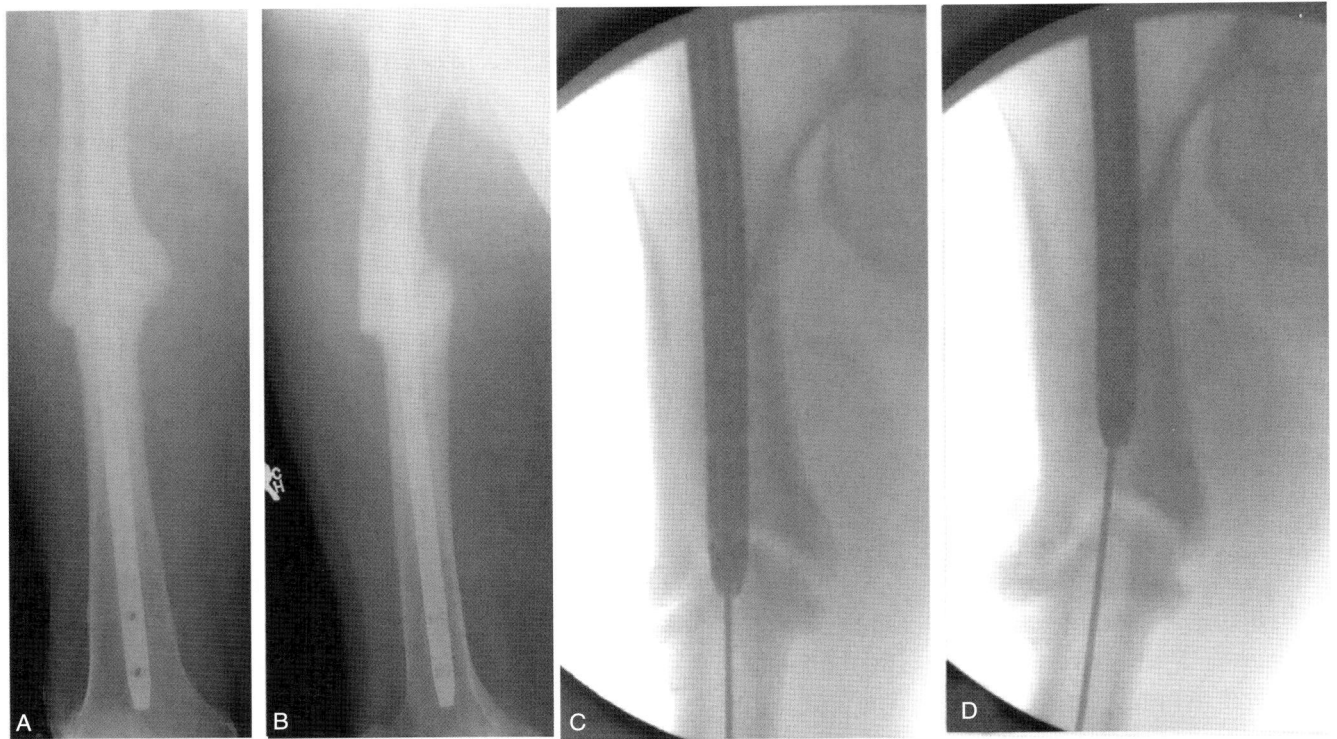

图 52-33　(A,B)髓内钉固定数年后,骨折部位有大量骨痂组织。锁定螺钉因松动和移位已去除。(C,D)术中应力下拍片明确显示骨折部位有活动。再次扩髓,锁定髓内钉固定后骨愈合。

除锁定螺钉可能导致缩短畸形，甚至是在损伤后数个月。更换髓内钉是指取出髓内钉，重新扩髓，插入新的髓内钉。最初认为使用直径更大的髓内钉是关键干预，它能提供更大稳定性。然而，现在认为额外扩髓可能是刺激骨愈合的因素。尽管仍存在争议，但现在许多医生认为如果以前髓内钉固定股骨干骨折没有愈合，那么替换髓内钉对于刺激骨愈合是一种非常有效的方法。大多数非感染性股骨干骨不连替换钢锭后发生骨愈合[53]。髓内钉治疗后应该进行细菌培养以排查潜在感染，即便术前血沉和 C-反应蛋白水平没有升高。

　　骨移植技术已经得到认可，详细介绍见第 22 章。骨移植单独治疗股骨骨折的骨不连作用很小。许多作者使用多种技术和骨移植辅助替换髓内钉并仔细选定动力化。

　　在骨骼许多区域，骨不连通常需要钢板固定和骨移植联合治疗。附加的稳定性看起来非常重要，以至于现在出现了应用单皮质锁定钢板技术，当髓内钉固定后发生骨不连时，它可以作为替换髓内钉一个可行的选择。如果初期逆行插入髓内钉，医生不愿意破坏膝关节进行二次手术来替换髓内钉，应用单皮质锁定技术特别有效。

　　如果初期治疗后骨不连且对线不良，单纯替换髓内钉不能够纠正畸形。因此，在替换髓内钉或钢板或不伴有骨移植之前，需要拆除早期固定装置并重新对线。以前没有使用髓内钉固定，骨愈合过程中髓腔内形成骨痂可以堵塞髓腔。髓内钉通过髓腔非常困难。可用手持器械破坏掉骨痂或纤维骨痂：小型骨凿，粗壮、锋利和稍弯曲的杆(Kuntschers 假关节凿子)和手动扩孔器。有时可以使用锋利螺旋钻打开髓腔，通常不需要用力，因为此区域骨质比较坚硬并会产生大量热量可能造成骨折的严重热损伤。

(二)脓毒性骨不连

　　脓毒症是导致骨不连的重要因素,除了标准的骨不连治疗，还需要清创和适当抗生素治疗。事实上，一定要去除失活、感染骨质和慢性炎症性膜。一些死骨需要手术直接去除，感染性股骨髓腔最有效的办法是使用扩髓器去除感染膜和一小圈骨质，然后放置冲洗系统大量冲洗。随后能够进行传统的股骨固定手术。通常使用髓内钉固定。一些证据证明实心髓内钉比空心钉更能抵抗感染[29]，应尽可能使用(尽管每种形式的股骨固定装置都有它们的优点)。另外一些因素建议放置抗生素串珠，分两期手术或持续放置冲洗装置引流。通常，股骨骨不连患者的大腿软组织不再柔软，这可能是损害骨愈合和康复过程的主要因素。专家们对感染性疾病提出其他建议，合理应用抗生素有必要建立在精确的组织取样技术基础上。

(三)内植物失败

弯曲或断裂髓内钉的治疗需要特殊技巧、装置和专门技术。通常断裂螺钉较容易去除(图52-34)。弯曲或断裂的髓内钉可产生许多问题，通常包括畸形愈合、骨不连和新的损伤。在能够用传统办法处理潜在股骨骨折前，一定要去除有问题的内植物。髓内钉断裂部分可以使用长活检钳取出，但也需要特殊技术(图52-35)。空心髓内钉断裂部分可以用折叠的导丝去除，而实心髓内钉可能需要特殊的实心髓内钉去除装置[13]。如果医生有一些髓内钉固定的经验，使用这些技术应该不困难，但偶尔会较难取出，因此最好咨询此领域专家。如果骨折没有愈合且仍存在活动，弯曲的髓内钉有足够的柔韧性变直(图52-36)。如果有必

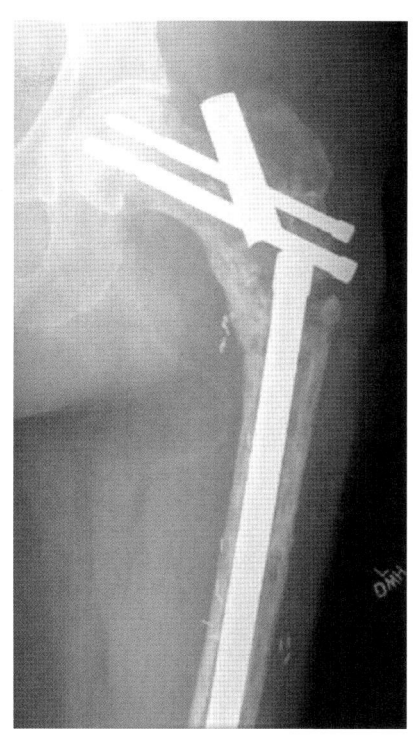

图52-35 未愈合的近端股骨骨折和断裂的股骨髓内钉，通过钉孔置入颈干髓内锁定螺钉。

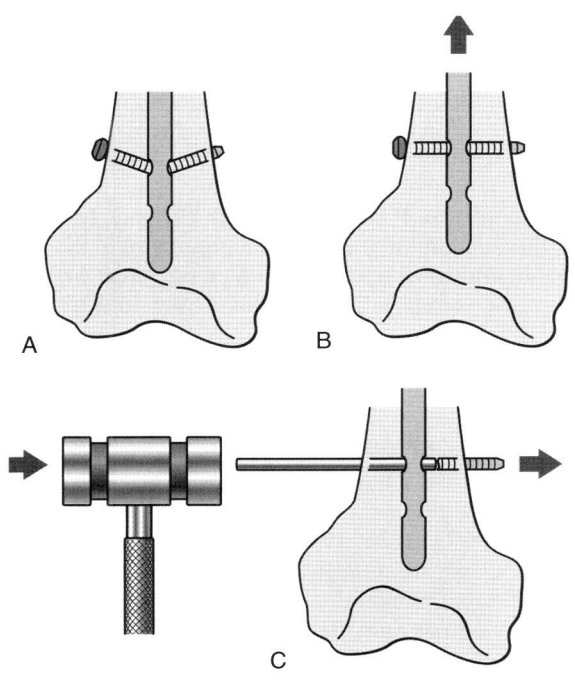

图52-34 去除断裂的锁定螺钉。(A)由于骨折短缩，可能出现螺钉成角畸形。(B)断裂螺钉需要重新对线，牵拉髓内钉直到钉孔与骨孔在一水平线上。(C)去除外侧部分螺钉后，使用没有尖端的圆形钢针穿过股骨皮质，将内侧部分螺钉驱逐出髓内钉。

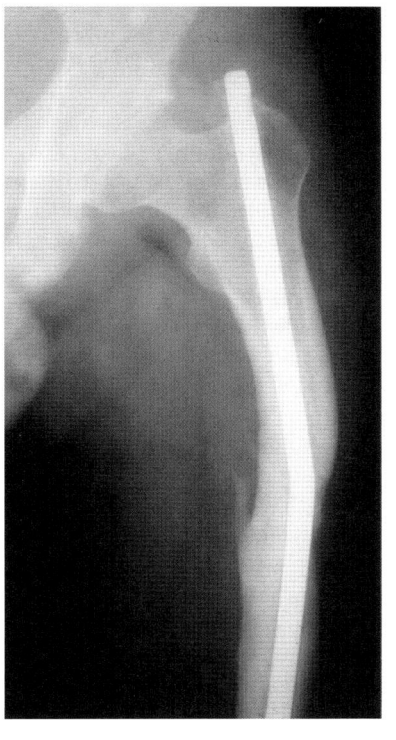

图52-36 弯曲股骨髓内钉。去除髓内钉有预期困难，保留髓内钉在原来位置是合理的，除非患者有症状或股骨不愈合。

要去除内植物,经常需要切开股骨和髓内钉。由于需要破坏性手术,最好将髓内钉留在原来位置,如果需要处理感染或纠正明显畸形,应去除髓内钉。

小 结

股骨骨折属于严重损伤,通常伴发严重的多发伤,但在几乎所有情况下,最终治疗都可以选择顺行扩髓型锁定股骨髓内钉。围绕这一问题,一些医生偏好应用的治疗方法和特殊情况下治疗的这些问题在前面已有讨论,但顺行扩髓型髓内钉一直有良好的治疗效果,是创伤后手术治疗中最成功的手术之一。

（刘举 郭乾臣 李世民 译 李世民 冯世庆 校）

参考文献

1. Adamson, G.J.; Wiss, D.A.; Lowery, G.L.; et al. Type II floating knee: Ipsilateral femoral and tibial fractures with intra-articular extension into the knee joint. J Orthop Trauma 6:333–339, 1992.
2. Blake, R.; McBryde, A., Jr. The floating knee: Ipsilateral fractures of the tibia and femur. South Med J 68:13–16, 1975.
3. Bone, L.B.; Johnson, K.D.; Weigelt, J.; et al. Early versus delayed stabilization of fractures: A prospective randomized study. J Bone Joint Surg Am 71:336–340, 1989.
4. Bosse, M.J.; MacKenzie, E.; Riemer, B.L. Adult respiratory distress syndrome, pneumonia, and mortality following thoracic injury and a femoral fracture treated either with intramedullary nailing with reaming or with a plate. J Bone Joint Surg Am 79:799–809, 1997.
5. Brumback, R.J.; Ellison, T.S.; Poka, A.; et al. Intramedullary nailing of femoral shaft fractures. 3. Long-term effects of static interlocking fixation. J Bone Joint Surg Am 74:106–112, 1992.
6. Brumback, R.J.; Ellison, T.S., Jr.; Poka, A.; et al. Intramedullary nailing of open fractures of the femoral shaft. J Bone Joint Surg Am 71:1324–1330, 1989.
7. Brumback, R.J.; Uwagie-Ero, S.; Lakatos, R.P.; et al. Intramedullary nailing of femoral shaft fractures. 2. Fracture-healing with static interlocking fixation. J Bone Joint Surg Am 70:1453–1462, 1988.
8. Canadian Orthopaedic Trauma Society. Reamed versus unreamed intramedullary nailing of the femur: Comparison of the rate of ARDS in multiple injured patients. J Orthop Trauma 20:384–387, 2006.
9. Cole, P.A.; Zlowodzki, M.; Kregor, P.J. Less invasive stabilization system (LISS) for fractures of the proximal tibia: Indications, surgical technique and prelimi-nary results of the UMC Clinical Trial. Injury 34 (Suppl 1):A16–29, 2003.
10. Dalgorf, D.; Borkhoff, C.M.; Stephen, D.J.; et al. Venting during prophylactic nailing for femoral metastases: Current orthopedic practice. Can J Surg 46:427–431, 2003.
11. Furlong, J.; Giannoudis, P.V.; deBoer, P.; et al. Exchange nailing for femoral shaft aseptic non-union. Injury 30:245–249, 1999.
12. Giannoudis, P.V. Surgical priorities in damage control in polytrauma. J Bone Joint Surg Br 85:478–484, 2003.
13. Giannoudis, P.V.; Matthews, S.J.; Smith, R.M. Removal of the retained fragment of broken solid nails by the intra-medullary route. Injury 32:407–410, 2001.
14. Giannoudis, P.V.; Bastawrous, S.S.; Bunola, J.A.; et al. Unreamed intramedullary nailing for pathological femoral fractures: Good results in 30 cases. Acta Orthop Scand 70:29–32, 1999.
15. Giannoudis, P.V.; Cohen, A.; Hinsche, A.; et al. Simultaneous bilateral femoral fractures: systemic complications in 14 cases. Int Orthopaedics 24:264–267, 2000.
16. Giannoudis, P.V.; Furlong, A.J.; Macdonald, D.A.; et al. Non-union of the femoral diaphysis: The influence of reaming and non-steroidal anti-inflammatory drugs (NSAIDS). J Bone Joint Surg Br 82:655–658, 2000.
17. Giannoudis, P.V.; Furlong, A.J.; Macdonald, D.A.; et al. Reamed against unreamed nailing of the femoral diaphysis: A retrospective study of healing time. Injury 28:15–18, 1997.
18. Giannoudis, P.V.; Pape, H.C.; Cohen, A.; et al. Systemic effects of femoral nailing: From Küntscher to the immune reactivity era. Clin Orthop Relat Res 404:378–386, 2002.
19. Giannoudis, P.V.; Smith, R.M.; Bellamy, M.C.; et al. Stimulation of the inflammatory system by reamed and unreamed nailing of femoral fractures: An analysis of the second hit. J Bone Joint Surg Br 81:356–361, 1999.
20. Giannoudis, P.V.; Veysi, V.T.; Pape, H.C.; et al. When should we operate on major fractures in patients with severe head injuries? Am J Surg 183:261–267, 2002.
21. Godina, M. Early microsurgical reconstruction of complex trauma of the extremities. Plast Reconstr Surg 76:719–728, 1986.
22. Gopal, S.; Majumder, S.; Batchelor, A.G.; et al. Fix and flap, the radical treatment of open tibial fractures. J Bone Joint Surg Br 82:959–966, 2000.
23. Goris, R.J.A.; Gimbrere, J.S.F.; Niekerk, J.L.M.; et al. Early osteosynthesis and prophylactic mechanical ventilation in the multitrauma patient. J Trauma 22:895–903, 1982.
24. Gosselin, R.; Lavaly, D. Perkins traction for adult femoral shaft fractures: A report on 53 patients in Sierra Leone. Int Orthop 31:697–702, 2007.

25. Harwood, P.J.; Giannoudis, P.V.; van Griensven, et al. Alterations in the systemic inflammatory response after early total care and damage control procedures for femoral shaft fracture in severely injured patients. J Trauma 58:446–452, 2005.

26. Hertel, R.; Lambert, S.M.; Muller, S.; et al. Rebuilding severe open fractures of the leg: Immediate is better than early soft tissue reconstruction for open fractures of the leg. Injury 29:154–155, 1998.

27. Hey Groves, E.W. On Modern Methods of Treating Fractures, 2nd ed. Bristol, England, John Wright, 1921.

28. Hinsche, A.F.; Giannoudis, P.V.; Matthews, S.E.; et al. Spontaneous healing of large femoral cortical bone defects: Does genetic predisposition play a role? Acta Orthop Belg 69:441–446, 2003.

29. Horn, J.; Schlegel, U.; Krettek, C.; et al. Infection resistance of unreamed solid, hollow slotted and cannulated intramedullary nails: An in-vivo experimental comparison. J Orthop Res 23:810–815, 2005.

30. Hung, S.H.; Chen, T.B.; Cheng, Y.M.; et al. Concomitant fractures of the ipsilateral femur and tibia with intra-articular extension into the knee joint. J Trauma 48:547-51, 2000.

31. Johnson, K.D.; Cadambi, A.; Seibert, G.B. Incidence of adult respiratory distress syndrome in patients with multiple musculoskeletal injuries: Effect of early operative stabilization of fractures. J Trauma 25: 375–384, 1985.

32. Kregor, P.J.; Stannard, J.A.; Zlowodzki, M.; et al. Treatment of distal femur fractures using the less invasive stabilization system: Surgical experience and early clinical results in 103 fractures. J Orthop Trauma 18:509–520, 2004.

33. Kuntscher, G. Praxis der Marknagelung. Stuttgart, Germany, F.K. Schattaur Verlag, 1961.

34. Lhowe, D.W.; Hansen, S.T. Immediate nailing of fractures of the femoral shaft. J Bone Joint Surg Am 70:812–818, 1988.

35. Müller, M.E.; Nazarian, S.; Koch, P.; et al. The Comprehensive Classification of Fractures in Long Bones. Berlin, Springer-Verlag, 1990.

36. Orthopaedic Trauma Association Committee for Coding and Classification. Fracture and Dislocation Compendium. J Orthop Trauma 10 Suppl 1, 1996.

37. Ostrum, R.F. Treatment of floating knee injuries through a single percutaneous approach. Clin Orthop 375:43–50, 2000.

38. O'Toole, R.V.; Gobezie, R.; Hwang, R.; et al. Low complication rate of LISS for femur fractures adjacent to stable hip or knee arthroplasty. Clin Orthop Relat Res 450:203–210, 2006.

39. Pape, H.C.; Auf'm'Kolk, M.; Paffrath, T.; et al. Primary intramedullary fixation in polytrauma patients with associated lung contusion—a cause of posttraumatic ARDS? J Trauma 34:540–548, 1993.

40. Pape, H.C.; Grimme, K.; Van Griensven, M.; et al. Impact of intramedullary instrumentation versus damage control for femoral fractures on immunoinflam-

matory parameters: Prospective randomized analysis by the EPOFF Study Group. J Trauma 55:7–13, 2003.

41. Paul, G.R.; Sawka, M.W.; Whitelaw, G.P. Fractures of the ipsilateral femur and tibia: Emphasis on intra-articular and soft tissue injury. J Orthop Trauma 4:309–314, 1990.

42. Rios, J.A.; Ho-Fung, V.; Ramirez, N.; et al. Floating knee injuries treated with single-incision technique versus traditional antegrade femur fixation: A comparative study. Am J Orthop 33:468–472, 2004.

43. Rios, J.A.; Paul, R.; Mam, M.K.; et al. Floating knee injuries: Long-term results of four treatment methods. Int Orthop 29:314–318, 2005.

44. Riska, E.B.; Bonsdorff, H.; Hakkinen, S.; et al. Primary operative fixation of long bone fractures in patients with multiple injuries. J Trauma 17:111–121, 1977.

45. Russell, T.A.; Taylor, J.C.; LaVelle, D.G.; et al. Mechanical characterization of femoral interlocking intramedullary nailing systems. J Orthop Trauma 5:332–340, 1991.

46. Seibel, R.; LaDuca, J.; Hassett J.M.; et al. Blunt multiple trauma (ISS 36), femur traction, and the pulmonary failure–septic state. Ann Surg 202:283–295, 1985.

47. Stephen, D.J.; Kreder, H.J.; Schemitsch, E.H.; et al. Femoral intramedullary nailing: Comparison of fracture-table and manual traction—a prospective, randomized study. J Bone Joint Surg Am 84:1514–1521, 2002.

48. Syed, A.A.; Agarwal, M.; Giannoudis, P.V.; et al. Distal femoral fractures: Long term outcome following stabilisation with the LISS plate. Injury 35:599–607, 2004.

49. Tscherne, H.; Oestern, H.-J. Die Klassifizierung des Weichteilschadens bei offenen und geschlossenen Frakturen. Unfallheilkunde 85:111–115, 1982.

50. Van Doorn, R.; Stapert, J.W. Treatment of impending and actual pathological femoral fractures with the long Gamma nail in the Netherlands. Eur J Surg 166:247–254, 2000.

51. Veith, R.G.; Winquist, R.A.; Hansen, S.T., Jr. Ipsilateral fractures of the femur and tibia: A report of fifty-seven consecutive cases. J Bone Joint Surg Am 66:991–1002, 1984.

52. Venkateswaran, B.; Smith, R.M. Extending fixation beyond the working length of an intramedullary nail with linked intramedullary and extramedullary fixation in complex femoral fractures: A brief series. Injury 9:719–724, 2001.

53. Webb, L.X.; Winquist, R.A.; Hansen, S.T. Intramedullary nailing and reaming for delayed union or nonunion of the femoral shaft: A report of 105 consecutive cases. Clin Orthop 212:133–141, 1986.

54. Winquist, R.A.; Hansen, S.T.; Clawson, D.K. Closed intramedullary nailing of femoral fractures: A report of five hundred and twenty cases. J Bone Joint Surg Am 66:529–539, 1984.

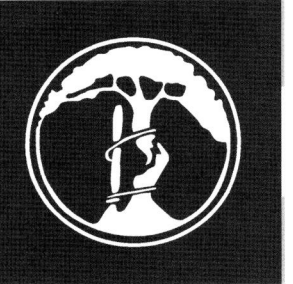

第 53 章

股骨远端骨折

Christian Krettek, M.D.

第一节　病理学

一、相关解剖

股骨远端通常指股骨远端 1/3 部分，但不同文献所指不一，距股骨远端 7.6~15cm 不等。本文主要讨论累及股骨远端髁上（干骺端）和髁间（骨骺）部位的骨折。单纯股骨远端骨干骨折参见第 52 章。

（一）骨

股骨髁上（干骺端）是位于远端骨干和股骨关节髁之间的移行区（图 53-1A）。在干骺连接处，干骺端向两侧变大并旋转（尤其在内侧），从而形成一个较宽阔的平台，以适应膝关节的负重。两髁间前面为光滑的髌面，后面为髁间窝。内、外髁高出部位为内、外上髁，在内上髁之上的小隆起是收肌节结，是一个较为明显的体表标志。

在矢状面上，两髁前半部与股骨干位于同一直线，而后半部分位于股骨干的后方，这一结构具有一定临床意义。另外，两髁皆后宽前窄，股骨两髁内侧在横截面上由后向前呈 25°变窄的梯形截面。

（二）肌肉

股骨前面为股四头肌，是全身最大的肌肉。股四头肌有四个头：表面是股直肌，其深面由外到内分别

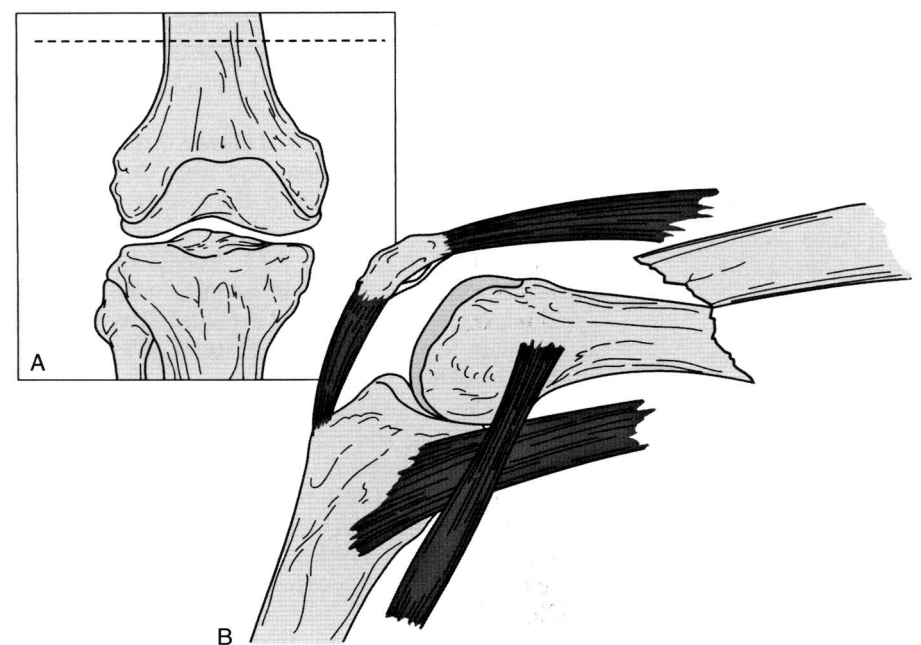

图 53-1 股骨远端解剖。(A)正位图示股骨干骺端。股骨髁上部分起始于膝关节上，相当于股骨远端宽度，即虚线处。(B)侧位图示股骨远端肌肉附着情况和骨折移位情况。

为股外侧肌、股中间肌、股内侧肌。大腿前群和后群肌肉由内外侧肌间隔分开。上述肌腱结构是区分膝关节内外侧手术入路的重要体表标志。大腿内侧的股动脉较为浅表,于大腿伸肌和收肌间下行,在膝关节上约10cm处穿收肌腱裂孔后进入腘窝。因此,为避免损伤此血管应尽量避免股骨远端内侧入路。

股骨远端附着的肌肉收缩可造成不同的骨折移位畸形。股四头肌和腘绳肌的牵拉造成骨折缩短移位,腓肠肌的牵拉造成股骨远端向后移位和成角(图53-1B)。若为股骨髁间骨折,常由于腓肠肌的过度牵拉造成两髁的旋转移位。

(三)轴线

股骨的解剖轴和力线(负重)轴不同(图53-2),力线轴为经过股骨头中心和膝关节中心的轴线。通常股骨的力线轴与垂直轴成3°的夹角。解剖轴与垂直轴成外翻9°的夹角。膝关节的轴线与地面平行,股骨解剖轴与膝关节轴线夹角为81°。由于个体有差异,在处理

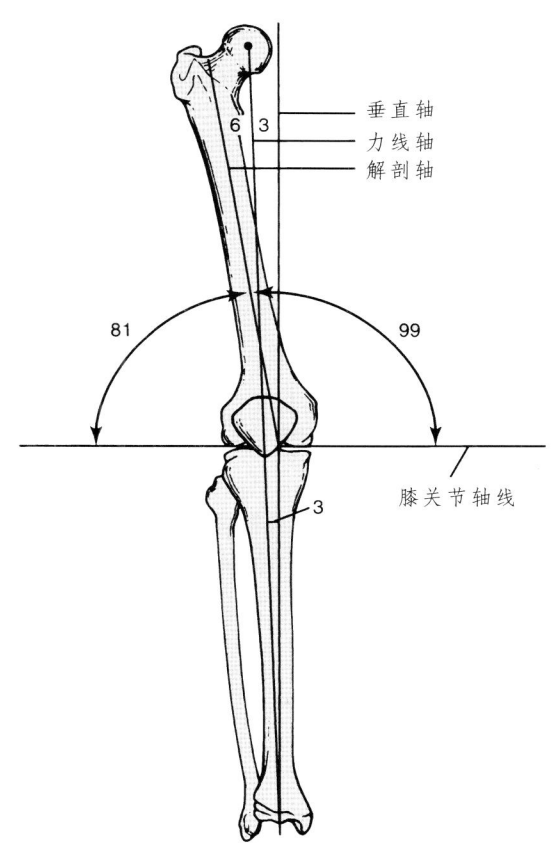

图53-2　前后观下肢轴线。注意下肢解剖轴与力线轴之间的角度,一般为6°。

股骨远端骨折时应参照对侧股骨轴线的夹角,恢复每个患者的股骨解剖轴,使膝关节轴线与地面平行。这将在随后的术前计划和第63章中深入讨论。

二、发生率

股骨远端骨折占所有股骨骨折的4%[53]~7%[91],这在瑞典相当于16岁以上人群中,每百万人的年发生率为51例[53]。在美国,最近报道的年发生率为每百万人31例[131]。若不包括髋部骨折,股骨远端骨折约占股骨骨折的31%[1]。随着人们寿命的延长和高能量损伤的增加,其发生率必将进一步增加。

股骨远端骨折在两类人群中高发:一类是青年人,尤其是青年男性,多发生于高能量损伤;另一类是老年人,尤其是老年女性,多发生于低能量损伤。瑞典的一项调查表明,84%股骨远端骨折发生于50岁以上的患者[53]。明尼苏达州罗切斯特的一项研究表明,65岁以上的患者,84%的股骨骨折发生在女性。这一流行病调查证实,随着年龄的增加,股骨远端骨折的风险增大,而且老年女性高于男性[2]。老年患者股骨远端骨折,大多数由于中等程度损伤引起,如膝关节屈曲位摔伤等。在这些中等程度损伤所致的骨折患者中,2/3患者曾有过年龄相关性骨折(髋部、肱骨远端、前臂远端、骨盆或椎体等部位骨折)或影像学证实有全身性骨量减少[2]。

年轻患者股骨远端骨折多由于高能量损伤造成。受伤机制为直接暴力作用于屈曲的膝关节,骨折常为开放性、粉碎性。大部分患者为车祸伤,包括摩托车车祸,亦可发生于工业性损伤或高处坠落伤。大多数患者年龄小于35岁,以男性居多。

奇怪的是,髁上部分骨折粉碎程度在上述两类人群中却没有差别。然而,年轻患者遭受高能量损伤后,伴发关节内损伤、多段骨折或近端股骨干骨折的概率更大[100]。

三、损伤后解剖和功能的改变

股骨髁上骨折典型的畸形为股骨缩短、股骨远端向后成角和移位畸形。在较严重的病例中,常伴随髁间骨折,由于附着肌肉的牵拉造成两髁在冠状面的旋转性对线不良。

即使是严重的股骨髁上粉碎性骨折,伴明显的远端移位,也可以通过牵引来恢复对线,但复位后维持对线比较困难。相反,髁间骨折由于伴有旋转移位,单纯靠牵引难以复位,即使通过手术也难以复位。股骨

远端骨折治疗的目的是恢复股骨的长度和对线,纠正旋转移位,重建关节面,避免远期并发症。通过牵引可以恢复骨折的缩短和旋转移位,但较难恢复股骨解剖轴线,后者常需手术等方式干预。涉及关节面的损伤也常需手术,进行解剖复位。

四、合并损伤

高能量损伤引起的股骨远端骨折,尤其年轻患者,常为全身多发性创伤的一部分,需临床多科室共同参与,综合处理(见第6章)。本文着重讨论股骨远端骨折合并的下肢损伤。

股骨远端骨折最常见的损伤机制是屈曲位膝关节遭受直接撞击,最典型的是膝关节撞击在行驶汽车的仪表盘上。受伤时大腿的位置决定了损伤类型和合并损伤。必须仔细检查,以排除髋臼骨折、股骨颈骨折、髋关节脱位、股骨干骨折及髌骨骨折。

(一)软组织损伤

股骨远端骨折常合并膝关节主要的软组织损伤,据统计约20%合并有膝关节韧带损伤[124]。由于股骨远端骨折导致膝关节不稳,无法进行体检和应力位摄片,导致韧带损伤常难以诊断。

多发性创伤患者股骨远端骨折常合并胫骨损伤。内翻或外翻暴力常导致胫骨平台骨折。需仔细评估平台,必要时应进行CT检查。合并开放性或粉碎性经骨干骨折时,需要积极治疗以防止发生浮髌综合征。

(二)血管损伤

股动脉在膝上10cm靠近股骨远端内侧皮质处,经收肌管进入后侧间室,因此高能量损伤、枪击伤或开放性股骨远端骨折损伤率较高。膝关节韧带损伤(尤其是后脱位)后腘动脉损伤发生率较高,有文献报道可达40%[29,49,75,106,111]。

(三)膝关节复合损伤

膝关节复合伤累及多个结构,其定义已明确,累及结构包括:①股骨髁上或髁间骨折合并胫骨近端骨折(浮膝);②股骨髁上或髁间骨折合并2°~3°的闭合或开放性软组织损伤;③膝关节完全脱位。股骨远端前面软组织覆盖较少,是常见的问题之一。血管神经损伤也常见于上述第三类膝关节复合损伤。膝关节复合损伤需要骨科医生和血管外科、整形外科医生共同处理,在关节重建、恢复力线和韧带的稳定

性、软组织覆盖等技术方面要求更高。膝关节复合损伤的骨折不愈合、感染和对线不良发生率高,笔者建议此类损伤应由积累一定临床经验的创伤中心治疗(表53-1)。

五、分类

早期Neer等对股骨髁上和髁间骨折的分类较为简单,不能指导治疗和判断预后[86]。他们将股骨髁间骨折分为以下三种类型:股骨髁间骨折轻度移位(Ⅰ型);股骨髁间骨折两髁移位(Ⅱ型),包括内髁(A)和外髁(B)移位;股骨髁间骨折合并髁上和股骨干骨折(Ⅲ型)。

Seinsheimer[104]将股骨远端骨折分为四种基本类型:Ⅰ型,无移位骨折;Ⅱ型,股骨髁上骨折,未累及关节面;Ⅲ型,骨折累及髁间窝,单髁或双髁皆分离;Ⅳ型,骨折破坏单髁或双髁关节面。Seinsheimer[104]发现,无移位的Ⅰ型和简单Ⅱ型双髁上骨折的患者,多在损伤前即有病理性骨质疏松存在。在分类的另一端,如累及关节面的Ⅳ型骨折,多为年轻患者,均为遭受高能量创伤所致。

AO组织积累了数千例此类骨折的病例资料。在此基础上,Müller等[83]在改良AO分型中将股骨远端骨折分为三种主要类型[84](图53-3):A型,关节外骨折;B型,单髁骨折;C型,双髁骨折。三种类型又各分为三个亚型:A1,简单的两部分髁上骨折;A2,干骺端楔形骨折;A3,髁上粉碎性骨折;B1,外侧髁矢状面骨折;B2,内侧髁矢状面骨折;B3,冠状面骨折;C1,股骨髁上骨折为非粉碎性(T型或Y型);C2,股骨髁上粉碎性骨折;C3,髁上或髁间粉碎性骨折。从A型到C型,包括每型的1~3各亚型,骨折严重程度递增,而

表53-1 膝关节复杂损伤的定义

膝关节复杂损伤	软组织损伤	骨折类型
1型		股骨远端髁上-髁间骨折合并胫骨近端骨折(浮膝)
2型	2°~3°的闭合或开放性软组织损伤	股骨远端髁上-髁间骨折或胫骨近端骨折
3型	膝关节全脱位	

Source: Krettek, C.; Tscherne, H. In: Fu, F.H.; et al.; eds. Knee Surgery. Baltinore, Williams and Wilkins, 1994, pp. 1027–1035.

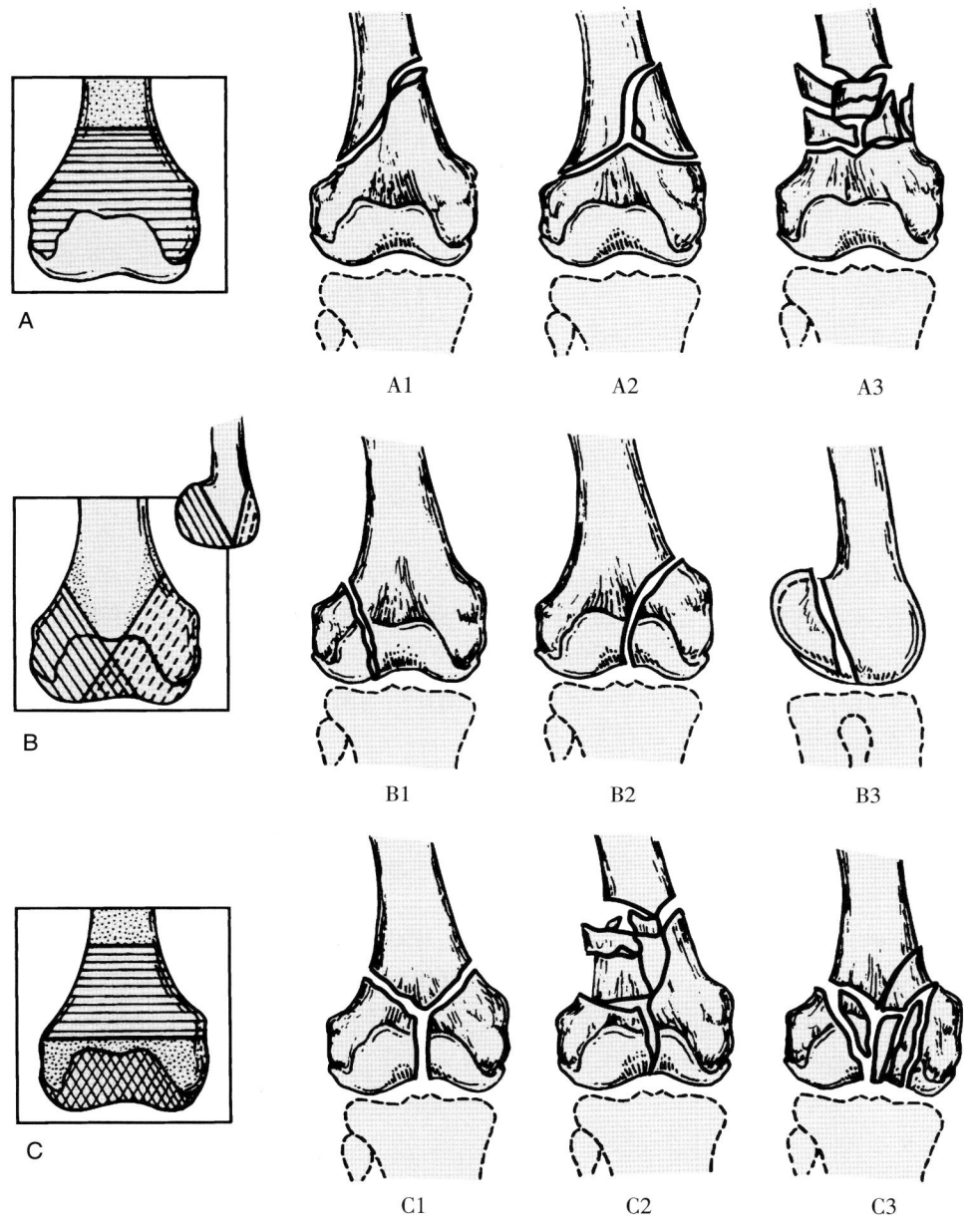

图 53-3 股骨远端骨折 AO/OTA 分类。

预后递减。

任何一种有临床意义的骨折分型,都要符合以下几点:①必须考虑到此类骨折的所有病例,从而在讨论此类损伤时有共同标准;②简单易行;③能够指导临床医师选择治疗方案;④能够根据所选择的治疗方案判断预后。Müller 改良分型具备以上所有特点,因此本章后面的讨论皆使用此分类系统对骨折进行描述。

第二节　诊断

一、病史及体格检查

对患者应进行仔细的全身检查,尤其是全身多发性创伤的患者。同侧髋关节、膝关节和整个下肢也应进行仔细检查。必须检查远端脉搏,若有异常或脉搏变坏,必须进一步检查,如第 12 章所述,如果动脉压指数（API）低于 0.9,可采用合适的血管成像技术。偶尔患者可能出现大腿极度肿胀,则需通过检查和压力检测排除大腿筋膜间室综合征。

严重的开放性骨折较容易诊断。但是如果患处遭受直接暴力损伤,且有表皮擦伤,则需仔细鉴别。患肢表现为膝关节和股骨髁上肿胀、明显畸形、压痛等,若能立刻进行 X 线摄片检查,不必进行骨折部位的活动检查,以免加重患者痛苦。

二、影像学检查

常规拍摄的患膝（包括股骨髁上部分）正侧位片,由于骨折移位,难以作为确切骨折分型的分类依据。因此,在急诊室或手术室可在牵引下摄片,有助于获得较好的骨折图像。在股骨远端骨折稳定之前,通常无法拍摄应力位片了解关节内的韧带损伤。以前,建议拍 45°斜位片以了解骨折的详细情况。若怀疑关节内损伤,CT 扫描有助于手术计划,特别是微创技术。CT 扫描也有助于了解骨软骨损伤及压缩性骨折。只有必须手术时,我们才建议做 CT 扫描。如果平片能够清晰排除关节内骨折,就不必做 CT 扫描。同样,如果有明显的关节内骨折 TARPO 方式复位,则 CT 扫描意义不大。然而,若不确定移位骨折是否累及转子间部分,则应做 CT 扫描。同样,MRI 有助于发现软骨或韧带损伤,但是只有当该检查影响外科治疗方案时,才建议做。

由于高能量车祸时,同侧股骨干或股骨颈骨折、

髌骨和髋臼骨折的并发率较高（图 53-4）,因此,需要对患者的其他部位进行检查,拍摄骨盆正位、髋关节和股骨全长正侧位片可明确诊断。

摄片应包括股骨全长正位片和股骨远端的正侧位片。股骨全长正位 X 线片有助于确定股骨的外翻力线,而股骨远端的正侧位片有助于重叠碎片正确复位（详见"术前计划"一节）。对侧股骨正位片将有助于切开复位内固定的术前计划。

股骨远端骨折伴随完全膝关节脱位者,除非全面的血管检查（脉搏、多普勒超声脉压、感觉和肌力）或多次反复有经验的检查结果皆正常,否则需进行血管造影检查。据文献报道,膝关节脱位后伴有较高动脉损伤发生率[29,49,75,111]（见第 12 章和第 55 章）。脉率降低常提示需做血管造影,可采用 CT 血管成像或其他方式（见第 12 章）。如果肢体局部明显缺血,血管损伤定位明确,应尽快行血管探查,恢复血液灌注。

第三节　股骨远端骨折治疗史

上世纪后半叶出现许多股骨骨折的治疗方法。下面简单回顾这些方法。

一、牵引和石膏固定

20 世纪前半叶,股骨骨折（包括股骨髁上骨折）保守治疗主要通过牵引和石膏固定。牵引可使用穿过胫骨近端的单根钢针[51,70,113],或通过两根钢针牵引（增加

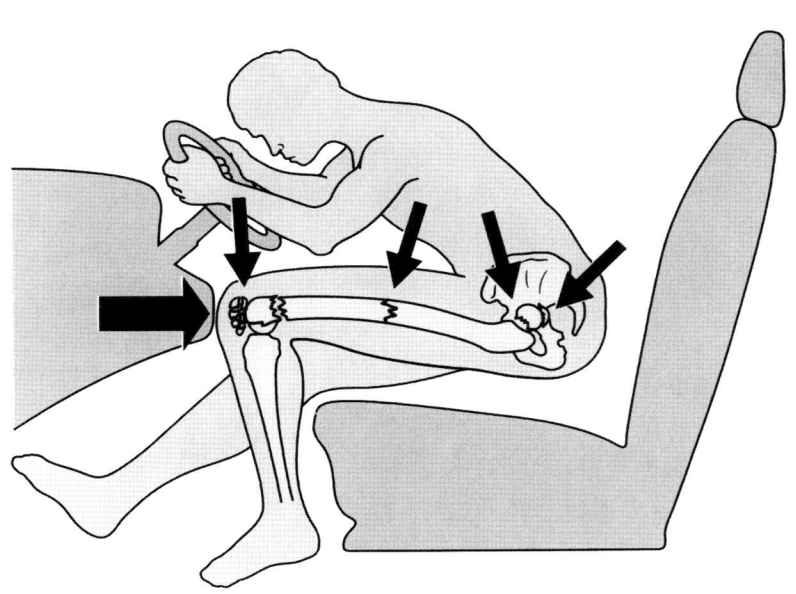

图 53-4　能量传导导致的典型伴随损伤模式。

一根钢针,经股骨髁上骨折块)[32,78,125]。

二、早期手术内固定尝试

1967 年,Neer 等人[86]报道了在纽约矫形外科医院 24 年诊治的 110 例股骨髁上骨折结果。他们使用一种三部分分类方法和以解剖、功能为基础的评估标准。随访结果表明,保守治疗的满意率高达 90%,而开放治疗的满意率却只有 52%。在他们的评估标准中,即使是"满意"的结果,也仅仅指膝关节伸肌强有力,能屈膝达 70°。这一标准目前已较少使用。因此,Neer 等认为,在股骨远端骨折中,没有任何一种类型特别适合于内固定,并且内固定也达不到不需外固定和缩短康复期的要求。实际上由于当时内固定技术的限制,几乎所有手术患者术后制动时间都比较长。由于上述原因,这些作者将手术治疗股骨髁上骨折的适应证仅仅限制在开放性骨折和合并血管损伤的病例。

20 世纪 60~70 年代,由于此类报道的影响,北美矫形外科学会不倾向于内固定治疗股骨远端骨折。这使得保守治疗备受推崇,技术也得到进一步发展。正如 70 年代早期 Connolly 和 Dehne[15]以及 Mooney[80]所提出的,对股骨干和股骨髁上骨折患者应早期使用石膏支具,以缩短牵引时间,尽早离床并进行膝关节功能锻炼。

三、AO 加压钢板固定技术

1958 年瑞士 AO 组织的成立,成为骨折治疗新时代的开始。他们治疗骨折的目的是恢复肢体的所有功能,防止出现由于长期制动导致的骨折病[83]。其治疗原则是骨折解剖复位、坚强内固定、保护骨折端血运和早期积极无痛锻炼。AO 组织直到 1976 年才报道了根据上述原则治疗股骨髁上骨折的结果。Wenzl 和他的同事[124]报道了 112 例股骨髁上骨折,优良率达 73.5%。就开放复位而言,结果明显优于 Neer 等报道的 52% 的满意率,而且 Wenzl 等的评估标准明显比后者更为严格。

Schatzker 和他的同事[101]报道了 71 例股骨远端骨折患者,其中 32 例采用切开复位内固定(ORIF)。采用 AO 原则治疗组优良率达 75%,而保守治疗组仅为 32%。他们认为,若需要获得正常或接近正常的功能恢复,那么毫无疑问切开复位内固定获得较高的成功率。但他们同时指出,ORIF 并非适合所有患者。无明显移位或容易复位的患者,尤其是老年人,可即刻采用负重功能支架制动治疗。严重骨质疏松患者亦不适

合使用内固定治疗。1979 年,Schatzker 和 Lambert 对另外 35 例股骨髁上骨折的调查显示,经 ORIF 治疗优良率仅为 49%[99]。其中 17 例患者依据 AO 原则治疗,采用 AO 提供的坚强内固定物,优良率达 71%,而使用同样内固定物而非 AO 技术治疗的 18 例患者优良率仅为 21%。尽管这 18 例患者年龄较大且为粉碎性骨折,但技术失误是导致预后差的主要原因。主要失误包括:①复位不完全;②未使用拉力螺钉进行骨折块间加压;③未使用自体松质骨填充骨缺损;④在骨质疏松患者中使用骨水泥增加螺钉固定的效果不佳;⑤使用过长或远离关节的叶状钢板。

Schatzker 等人建议,对于股骨较细、伴骨质疏松的粉碎性骨折的老年患者,较好的治疗方法是闭合复位,早期使用石膏支具,而不是尝试切开复位[101]。这类患者进行手术的唯一指征是关节内骨折难以通过手法复位。这些作者得出的结论是:

"在骨折粉碎严重和把持力差的骨质疏松骨中,单靠合适的内固定物不能达到坚强固定。同时又缺乏对坚强固定失败病例的仔细总结。上述因素在选择手术治疗时必须加以考虑。"

1971 年,Slatis 及其同事[112]报道了 21 例使用 AO 技术切开复位治疗的严重股骨远端骨折。在 16 例随访超过 1 年的患者中,优良率达 83%。上述作者认为,尽管这一技术的治疗结果确实可靠,但应该限制在一些严重病例和伴有多发性创伤的病例。Olerud[89]于 1972 年回顾了 15 例股骨远端复杂关节内骨折。据他报道,使用角钢板治疗后优良率达 92%,但他认为,此类骨折操作复杂,若无丰富经验不要轻易尝试。

1974 年,Chiron 和 Casey 对 137 位使用 95°髁钢板固定的股骨远端骨折患者进行了随访。他发现,以他们的标准评价,优良率达 72%(例如,膝关节 135°活动范围或长时间负重仅有肢体的轻度肿胀)。1982 年 Mize 及其同事[77]报道了 30 例股骨髁上和髁间骨折的患者,经 AO 技术进行复位内固定治疗后的优良率为 80%。对于复杂关节内粉碎患者,他们建议采用上移胫骨结节,扩大手术显露,更充分显露股骨髁部。1983 年,Healy 和 Brooker[34]随访了 98 例股骨远端骨折患者,对手术和保守两种治疗方法进行了比较。在 47 例手术治疗患者中有 38 例结果优良,而在 51 例闭合治疗的患者中,只有 18 位结果优良。所以他们认为,在股骨远端骨折的患者中,尤其是简单骨折的患者,手术治疗是最好的选择。

最近的文献报道都说明,几乎所有简单的股骨远

端骨折通过切开复位内固定技术,多数患者都可以获得良好的结果[105]。但是,良好结果来源于改良的固定器械、精细的外科技术和 AO 技术的贯彻:解剖复位、坚强内固定、保护软组织血运和早期活动。

四、顺行髓内钉固定

虽然最初用 AO 技术治疗股骨远端骨折使用钢板螺钉较多,但髓内钉技术由于其所具有的重要价值,已逐步应用于股骨远端骨折的治疗,特别是在 A 型关节外骨折和 C 型全关节损伤。Leung[68]和 Butler[10]分别和同事对逆行交锁髓内钉治疗上述类型骨折进行了研究,结果表明,髓内钉治疗股骨髁上和髁间骨折的结果可以接受。Leung 等人研究的股骨远端骨折仅指距膝关节 9cm 以内的骨折,并发现逆行交锁髓内钉技术可用于 ASIF(内固定研究学会)分类的 A 型和部分 C 型(C1 型和 C2 型)。能否使用髓内钉与股骨髁间骨折的类型、复位难度以及骨折的粉碎程度有关。股骨髁间骨折块可以通过牵引手法复位,骨折块足够大可以通过透视引导下经皮打入螺钉进行稳定固定。这些作者发现,B 型和 C3 型骨折不适合使用髓内钉治疗。在这一前提下,他们的治疗优良率达到 95%,37 例患者中仅有 1 例未能正常愈合[68]。Butler 等使用类似方法治疗同侧股骨干骨折合并股骨髁上或髁间骨折,其中股骨髁冠状面骨折(B3 型)和 C3 型骨折是相对禁忌证。这些患者中没有 1 例出现内固定松动或对线不良。但是作者警告说,必须慎重考虑交锁钉的坚强固定程度,严格限制负重[10]。顺行交锁髓内钉治疗同侧股骨干和股骨髁上骨折的优点是仅使用一种固定物,便可同时治疗两个骨折。

五、逆行髓内钉固定

最近一些文献对使用 GSH 股骨髁上髓内钉(Smith & Nephew, Richards, Memphis, TN)治疗股骨髁上和髁间骨折进行了研究。1991 年,Henry 等报道:"由于髓内钉的位置优势,GSH 钉与侧方放置的钢板相比,缩短了力臂,降低了内外翻成角的可能[40]。"1995 年,Firoozbakhsh 和他的同事[25]对逆行交锁髓内钉和 95°角钢板的力学性能进行了对比测试,测试是在造成髁间裂缝和内侧骨干部分缺损的复合损伤的股骨上进行的。研究发现,两者的弯曲刚度在内翻压力和屈曲时无明显区别。钢板螺钉固定物的刚度在外侧弯曲时是逆行髓内钉的 3 倍,扭转时是逆行髓内钉的 1.6 倍。从临床上看,内侧粉碎骨折或内翻塌

陷的缺损是股骨髁上骨折内固定失败的常见原因。作者认为,在内翻应力下髓内钉的生物力学强度大于钢板螺钉,因此使用髓内钉代替钢板来固定这类骨折更为明智。

1993 年,Lucas 和他的同事[69]报道了 25 例使用 GSH 钉治疗(AO 分型)A 型和 C 型股骨远端骨折的随访结果。所有骨折皆愈合,但在 19 例 C 型骨折中,有 4 例需要植骨。Danziger 等人[16]于 1995 年也有类似报道,在使用 GSH 钉治疗的 16 例股骨髁上或髁间骨折患者中,15 例愈合,结果优良。而且他们发现患者术后的对线良好。

但是并非所有使用 GSH 钉治疗的病例都获得了同样的成功。1994 年,Lannacome 和他的同事[42]报道,在 41 例复杂股骨远端骨折患者中,使用 GSH 钉治疗后,有 4 例骨折不愈合,5 例延迟愈合(其中 2 例需要重新固定),另外 2 例则发生疲劳骨折。作者称,疲劳骨折仅发生在 11mm 和 12mm 直径的髓内钉及 6.4mm 的交锁螺钉。而在改用 12mm 和 13mm 直径的髓内钉及 5mm 的交锁螺钉后,没有发生内固定失效。撇开交锁髓内钉的生物力学优点不谈,Lucas 等人[69]和 Danziger 等人[16]认为,交锁钉治疗股骨远端骨折具有减少出血、手术时间和骨膜剥离的优点,并可用髓内锉出的骨屑作为植骨材料。另外,使用内侧髌旁手术入路不会破坏关节面的血供,有利于解剖复位。

六、动力髁螺钉固定

1982 年,Giles 等人[26]报道了使用侧方钢板和拉力螺钉治疗的 26 例股骨远端骨折病例。他们认为,这一固定器械的优点在于,拉力螺钉不仅能够增加骨折块间的加压,还能增加对骨质疏松的把持力,因而有利于膝关节早期活动和肌力恢复。患者无感染和不愈合发生,术后膝关节平均活动范围为 120°,治疗结果好于其他类似的报道。他们得出的结论是:精确的切开复位内固定,钢板和拉力螺钉的牢固固定,严重粉碎性骨折加用自体骨移植等治疗方法,为骨折愈合以及恢复肢体力线、关节外形和活动度提供了良好的条件。Hall[31]、Pritchett[92]、Regazzoni 及其同事[93]、Sanders 及其同事[96]、Shewring 和 Meggitt[109]也有类似的报道。

七、双钢板(内外侧钢板)固定

Brown 和 D'Arcy[7]在内侧增加了一块加压钢板,

以使股骨髁的两侧都获得牢固固定,并建议将此技术用于老年骨质疏松患者。在他们报道的患者中,除一人外,膝关节屈曲皆大于 55°,并且患者平均在 4 周后便可以下地行走。Sanders 和他的合作者[97]使用双钢板治疗复杂的粉碎性股骨髁间骨折,所有患者骨折均全部愈合。

八、骨水泥和内侧骨移植

1977 年,Benum[4]建议在骨质疏松患者股骨髁上骨折内固定时,使用骨水泥。他们报道的 14 例患者平均年龄为 75,其中 86%(12 例)的患者骨折愈合顺利,并且能早期活动。2 例失败的原因是固定时的技术失误,但骨水泥螺钉没有松动。上述病例皆为关节外骨折,而 1990 年 Struhl 和他的同事[115]报道的 17 例股骨髁上骨折中,有 8 例为"T"形骨折。Sturhl 等使用改良的 Benum 骨水泥技术,结果骨折皆获得愈合,满意率达 79%。他们认为,在骨质疏松患者中,使用骨水泥作为辅助固定物非常有效,可以减少骨折并发症。

九、微创植入钢板固定

生物性钢板固定可通过手法复位保护软组织附着和骨的血供,结果发现能促进干骺端骨折愈合,避免骨移植。在股骨远端,沿其侧面将钢板跨骨折线置于肌肉下,可使软组织得到最佳保护[23-25,63]。下面将深入探讨这些技术,但微创技术增加了获得满意对线的挑战性。该技术不适用于移位的关节面骨折。

十、锁定钢板固定

1994 年,随着微创内固定系统(LISS)的提出,使用角稳定螺钉加固带螺孔的钢板,象征着骨折固定技术的进步。像外固定器一样,这种钢板不依赖于对骨加压,而是把螺钉作为固定点。这些将在第 5 章详述。锁钉钢板给许多股骨远端骨折提供了更牢固的固定(见"畸形愈合或对线不良")。

十一、桥接钢板固定

这种新概念的钢板的应用与生物学固定有关。钢板跨粉碎性骨折带牢固固定在骨折近端和远端,但不接触骨折块,以保护软组织。恢复力线轴长度,纠正旋转移位。无需植骨骨折就能愈合[36]。

第四节　治疗

一、目标

同其他关节周围骨折相同,股骨远端骨折的治疗应达到以下目的:①关节面解剖复位;②恢复股骨干骺端和股骨干间的解剖关系,包括正常的力线、长度和旋转对位;③牢固内固定;④不干扰骨折愈合;⑤早期运动和功能康复。

二、手术评估

是否需要手术应考虑如下因素:患者年龄,活动能力,身体状况,血供情况,感染情况;可供选择的固定器械,同侧或对侧是否存在损伤,导致损伤的原因(高能量或低能量损伤),以及骨折本身的特点等。当然,不能仅仅考虑患者和骨折情况,还要考虑到手术医师的情况。手术医师必须如实地考虑自己对骨折的病理生物力学和大体形态是否有充分了解,是否具有足够的临床经验、充足的设备以及有经验的手术助手等。

Schatzker 和 Lambert[99]认为,治疗这些困难骨折,单靠理想的内固定器械并不足以保证获得好的结果。如果由于骨折的复杂程度、缺少设备或手术医生配合,手术治疗不能达到预期目的的话,宁愿选择保守治疗。如果可能的话,先固定患者,再把患者转到一个合适的医院。

三、手术适应证

(一)关节外骨折(A 型)

现在,几乎所有的股骨远端骨折移位和未移位的关节外骨折均手术治疗。按 Schatzke 评价标准,采用随机对照试验比较手术疗法(DCS,$n=17$)和非手术疗法(牵引,$n=19$),结果显示:53%手术治疗的患者恢复良好,相比只有 31%非手术治疗的患者恢复良好,两组均无骨折不愈合或严重感染病例,手术组有 1 例固定失败(6%)[11]。

(二)不能复位或不能维持复位状态的关节外骨折

骨折移位或严重粉碎性股骨髁上关节外骨折,不能恢复力线和肢体长度,不能纠正旋转移位或保持复位状态,这类骨折常需手术复位、内固定。

(三)移位的关节内骨折

移位的关节内骨折无法通过保守治疗恢复关节平整,它包括单髁或双髁骨折。

(1)单髁骨折(B 型):由于腓肠肌牵拉,大部分单髁骨折相对于膝关节轴线发生后旋移位。由此导致的关节面不平整,需要切开进行解剖复位,以防止发生力线改变和骨关节炎。特别要注意的是 B3 型骨折或冠状面骨折(即所谓的 Hoffa 骨折),此时仅有后关节囊与软组织相连,犹如关节内有一个游离的大骨块。牵引闭合复位对这种类型骨折毫无意义。需要手术干预和内固定维持骨折块的稳定性。由于存在部分压缩和股骨髁骨折块的特殊外形,导致判断解剖复位较为困难。近来,双髁骨折伴随冠状面(B 型)骨折更多地为大家所认识。CT 扫描有利于分辨这种病理类型。

(2)双髁骨折(C 型):腓肠肌的牵拉造成两髁向后成角和旋转移位,同时由于股四头肌的牵拉造成缩短和股骨干向前移位。单纯牵引只能纠正缩短移位而无法纠正两髁间的旋转移位。如果闭合复位无法恢复关节面的平整,则需手术切开复位。

(四)开放性骨折

所有开放骨折首先必须进行彻底清创。多数医生同意应立即恢复关节的外形,大部分病例通过有限的髁间内固定即可完成。但对是否一期固定股骨干与股骨髁,仍存在一定争议。临床和实验皆证明,稳定骨骼支架和软组织后,感染率会明显下降[73]。但是对临床和实验结果必须加以判断,因为每种骨折因患者的情况而异,需要进行全面的评价,包括患者的全身情况、合并损伤、遭受创伤时的能量、骨折类型、软组织污染情况、清创是否彻底、骨折固定情况和手术时骨与软组织的血运再次损伤情况等。

一度和大多数二度软组织损伤,经过彻底清创,清除污染和坏死组织后,可以进行骨折复位和固定。但一定要敞开伤口,48 小时内对伤口重新评估和再次清创,直到伤口可以安全关闭。三度开放性骨折处理最为困难,其不但遭受高能量创伤,而且软组织污染严重。必须进行积极彻底的清创,清除污染和坏死的软组织和骨。使用 9~12L 灌洗液进行彻底灌洗后,使用微创技术内固定髁部。在此阶段医师有两个选择:

①选择内固定连接股骨骨干和髁部;②使用跨膝关节的外固定支架固定受伤的骨与软组织(更为安全的选择)。后一种方法可以立刻获得稳定,并且便于进行清创和伤口护理。初期真空辅助关闭(VAC)覆盖也许可行。延迟关闭伤口或转移软组织覆盖,待软组织条件许可后,便可重新进行骨折内固定处理。

(五)合并血管损伤

股骨远端骨折容易在收肌管处损伤股动脉或在腘窝处损伤腘动脉,对肢体造成威胁(见第 12 章)。如超过 6 小时血运不能重建,肢体存活的可能性将大大下降。血运重建的时间有赖于骨折固定。在血管修复之前,最好能够完成清创(如果是开放性的话)并快速而稳固的固定。如在固定之前进行血管修复,肢体和血管长度难以确定,并且固定时容易将血管再次撕裂。如果清创和内固定需要时间大于 6 小时,Johansen 和他的同事[45]建议使用临时的动脉支路恢复血运。据他们报道,建立临时血管支路只需要 35 分钟,便可恢复缺血肢体的血运。这一技术容许有足够时间进行清创和内固定,而不影响肢体的挽救。

(六)同侧胫骨干骨折

股骨骨折伴随同侧胫骨骨折即所谓的"浮膝"。在这一复杂性创伤中,恢复膝关节功能的最好办法就是手术固定膝关节的两侧。双侧皆使用髓内钉固定(股骨远端使用逆行交锁髓内钉,胫骨则使用同一个膝前切口打入顺行髓内钉)。由于此类患者多数损伤复杂而严重,因此应推迟进行复杂的四肢手术。根据患者的全身情况,可以暂时选用外固定作为过渡性处理(骨科损伤控制手术)。或者一处骨折进行最终的内固定,而另一处骨折进行外固定或仅制动,待急性期过后再进行最终处理。

(七)同侧胫骨平台骨折

股骨远端骨折伴随同侧胫骨平台骨折,应同任何关节内骨折一样处理:关节面解剖复位,坚强内固定和早期功能锻炼。由于这类骨折复位和固定很困难,且常伴有软组织及其他结构损伤,大多数此类患者适用于外固定(矫形外科损伤控制)。

(八)双侧股骨骨折

双侧股骨骨折患者无法忍受双侧同时牵引,护理也较为困难,影响了肢体的功能恢复。切开复位内固定(ORIF)能够使患者早期活动,因而是此类骨折治疗的必然选择。如无法立即进行内固定,可以使用外固定暂时代替。

(九)多发性创伤患者

股骨骨折伴随多系统损伤的患者,具有较高的发病率和死亡率。Bone[6]证实 24 小时内固定股骨干骨折具有重要意义。立即行股骨干骨折固定,可明显降低多系统衰竭和成人呼吸窘迫综合征的发生率,减少呼吸机的使用和重症监护室内的天数,降低感染的发生率。对创伤评分较高和有多系统损伤的患者来说,牵引和长期卧床休息极其有害,会增加发病率和长期死亡率。多发性创伤患者的股骨远端骨折同股骨干骨折一样,同样需要早期固定。

股骨远端骨折合并脑外伤的患者也较多。由于患者意识受损或伴有肢体痉挛,牵引等闭合复位较为困难,而且易导致关节挛缩和皮肤坏死。早期切开复位内固定(ORIF)有利于患者护理和力线恢复。

股骨远端骨折伴随大面积烧伤的患者,需要有经验的护理、频繁浸浴和更换敷料等。保守治疗使得烧伤护理困难,并可危及生命。如果患者情况允许,首选手术治疗。然而,对于大多数多发伤患者,用临时膝关节桥接外固定来控制骨科受损更为安全。

(十)病理性骨折

病理性骨折,尤其是骨量丢失导致的骨折,很难通过闭合复位和延长固定时间获得骨折愈合。手术选择不仅仅同肿瘤是原发还是转移有关,而且同患者的其他因素,如预期寿命、医疗条件和功能要求等都有关系。切口根据患者情况决定(见第 17 章)。切开复位内固定技术要求较高,需要多种内固定物,甚至需要聚甲基丙烯酸甲酯骨水泥做辅助固定。1990 年,Healy 和 Lane[36]对 14 例股骨髁上病理性骨折患者,使用 Zickel 钉和骨水泥固定,其中 11 例达到了缓解疼痛和功能恢复的目的,髓内钉是合适的选择。但作者同时强调,股骨远端大块骨破坏的患者并不适合使用髓内钉,人工关节才是更合适的选择。

与肿瘤所致病理性骨折相似,病理性骨折发生于年龄相关性骨质疏松、运动过少或代谢变化。最近,逆行交锁髓内钉和有多个固定点的带锁钢板的应用,显著扩大了这类损伤治疗方法的选择范围。这些方法提高了固定强度,降低了固定失败发生率。而骨密度正

常时,角钢板的效果好像不如无锁髁钢板,但对于骨质疏松或人工关节周围骨折患者,这类固定器械可提高固定效果,降低失败发生率,但逆行髓内钉钉也有锁定固定法的缺点。

(十一)合并膝关节韧带损伤

股骨远端骨折伴随膝关节韧带撕裂,需要修复并加固韧带,并进行功能康复。这首先需要稳定股骨远端平台,因此必须首先对骨折进行切开复位内固定(ORIF)。在第 55 章将介绍膝关节韧带损伤的更多信息。

四、相对适应证

尽管有些骨折可以通过闭合的方法恢复肢体的力线、旋转和长度,但如果患者不愿意采用保守治疗长期制动,可以作为手术的相对适应证。但是必须让患者明白各种方法的利弊。

最近许多报道指出,老年股骨远端骨折患者也需要手术干预[11,34,87,93,96,97,99,107,129]。但手术还是保守治疗要根据患者的具体状况和骨折情况决定,前面已详细讨论。多数患者可以获得稳固固定,尤其是在医生掌握了丰富的固定器械使用经验(如骨水泥和新的固定器械等)后。

骨科损伤控制——分期稳定

骨科伤害控制是指由于种种原因,在无法对骨折立即进行最终处理时,对骨折进行暂时固定。股骨远端骨折通常由高能量的暴力所致,因而局部或身体其他部位损伤的发生率较高。处理多发性创伤的患者时,应从患者的全身状况而不是单从骨科的角度出发。患者除骨科创伤外还有全身其他部位损伤,故应征询其他科室医师的意见,以获得最佳处理方案。如果患者有血液动力学不稳定、酸中毒、缺氧、凝血障碍、感染、严重肺挫伤征象或脑损伤、败血症、伤口软组织污染过重无法清创或清创不够彻底等情况,在这些问题解决之前,禁行最终内固定。可使用外固定支架临时固定。无移位骨折亦可用石膏固定。只有在患者生命体征稳定的情况下,方可选择最终的内固定手术。

骨折患者尤其是老年患者,存在危及生命的麻醉和手术风险(如心肌梗死等)时,亦应作为手术的绝对禁忌证。

严重粉碎性骨折或严重骨质疏松的患者(如肢体

瘫痪),虽并非手术禁忌证,但为这类患者选择治疗方案时更应慎重。

医生应根据患者情况、自身能力和医院状况,确定是否手术。如果发现任何因素不适合手术,最好选择闭合治疗或转诊。

五、手术治疗的原则

手术治疗的原则包括以下几点:

1. 充分保护软组织,仔细选择合适的手术入路。

2. 关节面的直接解剖复位。

3. 治疗多块干骺端骨折应采用间接复位技术,以尽量保护骨折块血供。

4. 恢复肢体的力线、长度和旋转移位。

5. 稳固的内固定。

6. 早期积极进行患者和肢体的功能康复。

(一)术前计划

术前计划有助于医生预先发现手术内固定中的问题,尤其是复杂的关节周围骨折。使医生能够仔细考虑手术步骤和最佳手术时机(后面详细讨论)。我们建议术前计划要相对简单,仅需 10 分钟便可完成(图 53-5)。

近年来术前计划稍有改变,许多医院只常规采用数字式 X 线摄影。可利用的有 4 种技术:①利用笔、纸和模板的传统计划方法(2D);②利用广泛可用的制图工具,如 PowerPoint2003/2007 及共享资源(2D);③利用市场上销售、专门设计的骨科手术计划工具(2D);④应用手术计划模板软件,包括三维以像素为基础的电脑导航工具。在最近一篇文献中显示,电脑辅助分析提高了观察者几次测量的可靠性,降低了分析时间。另一个主要好处是数字图像的存储和传递更便捷。由于在长的腿部 X 线片上放大倍数会有变化,建议用放大标记进行校准[35]。

仔细制定术前计划有很多优点:它可以使手术医生仔细研究骨折类型和骨折块的形态,并了解要实现复位需要做什么;它可以确保手术室内配备了手术所需的各种器械和内固定物,从而避免可能出现的固定不当;它可以减少因手术中迟疑不决以及等待器械和植入物而引起的时间拖延 (通常会延长伤口暴露时间)从而可降低感染率;通过术前计划和术后结果的比较,使医生掌握了一种评估治疗结果并有助于质量控制的实用可行的方法。

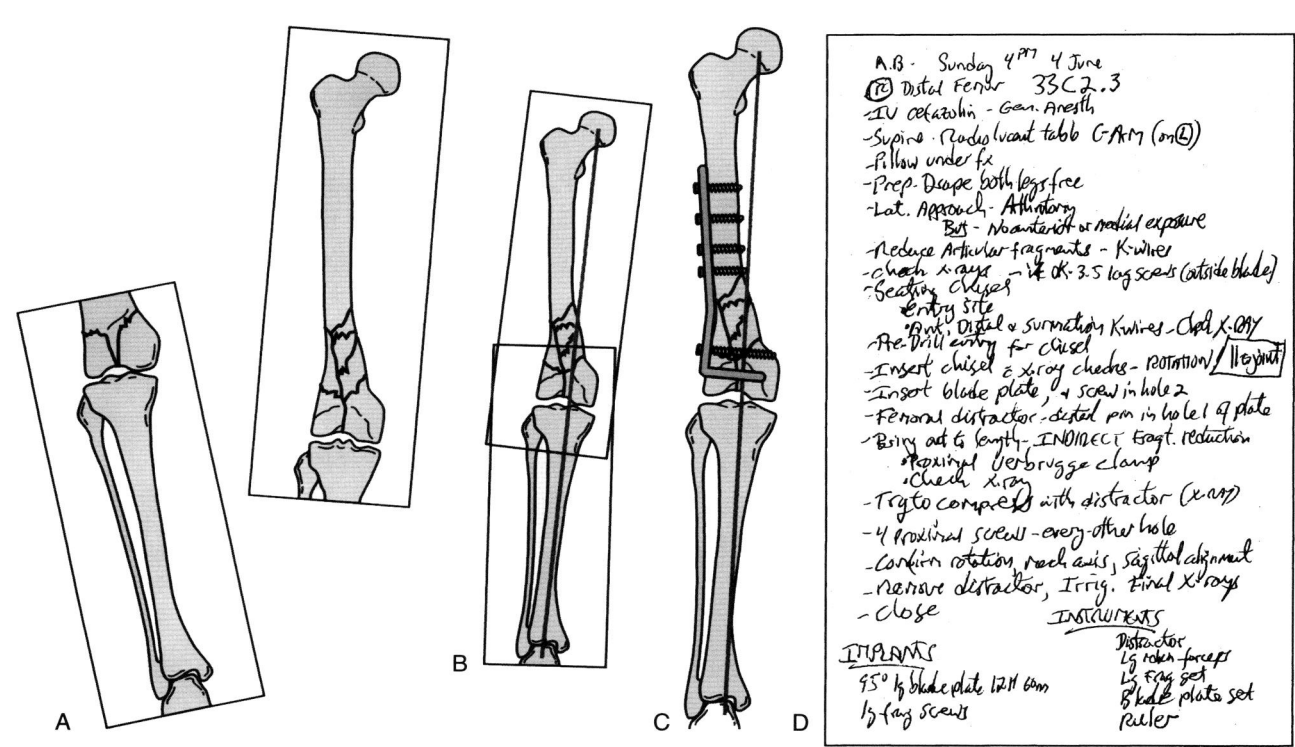

图 53-5　与健侧腿对比,进行粉碎性股骨远端骨折的复位。如框内文字所述,复位计划中包括力线的恢复。

用笔、纸、模板和灯箱制定术前计划

① 在描图纸上临摹健侧股骨和胫骨的正位 X 线片。

② 把这些临摹图用作患肢的模板。

③ 在模板上画出主要骨折块,以便标出骨折线、骨折碎片以及可能的骨缺损。由于三维骨折块会有一定旋转,因此在 X 线片上的二维图像可能让人费解,所以需要加以解释说明。对患肢施加牵引让 X 线正确定位在骨折处有助于辨别重叠的骨折块。

④ 把复位后股骨骨折与完整胫骨的两张图重叠,显示一个完整和谐的膝关节(图 53-5A)。

⑤ 用一个长标尺示出力线轴,把股骨和胫骨的图纸分别围绕股骨头和踝中心做必要的旋转,使膝关节的中心位于力线轴上(图 53-5B)。

⑥ 利用器械生产厂提供的透明模板,绘制出计划的内固定方法。但是要注意,这些模板并不一定与常规 X 线片的可变放大率相匹配[60]。特别重要的是植入物横向锁钉部件的位置和方向(这个部件可能是翼状或固定角度螺钉或者是锁钉钢板的远端螺钉)。因为计划中要恢复重要的额状面力线轴,所以要在复位后股骨图上标出定角固定器械的正确位置,使其钢板贴在股骨外侧皮质上,患者复位后的股骨远端骨折的实际操作与此相同。期待横向翼状或螺钉的方位与膝关节轴线平行,同时要以正常解剖为基准,如果此处已出现畸形,这样放置会使力线轴位置不正确。因此在制定手术计划时必须评估钢板或螺钉的实际入口位置和方向,以便指导术中的植入物放置(53-5C)。

⑦ 除了定位主要固定器械以外,医生还要决定:是否需要用克氏针作临时固定及其位置,拉力螺钉的最佳位置及角度,所需钢板的类型和大小,螺钉与钢板的角度(以免骨折线在其对侧),依据粉碎程度或骨缺损大小是否需要骨移植,以及是否需要辅助固定。

⑧ 钢板长度是一项重要考虑因素。一般采用较长的钢板,它能提供更好的稳定性,尤其是由于肌肉下置入钢板就不必做长的切口。固定粉碎性骨折的桥接钢板最好选用 3 倍于骨折区长度的钢板。用桥接钢板固定较短的骨折区时,仍然建议用长的钢板,因为螺钉之间要有一定间隙,以免在两个相距较近的螺钉之间的钢板上产生过高的应力。

⑨ 螺钉数量。远端固定以完整骨的长度为限,但精心设计的多螺钉器械至少可以拧入 4 枚螺钉(或者翼状或髁螺钉),而且至少可以再加一枚螺钉。在近端完整的骨干上,建议至少用 3 枚螺钉(如果用 LISS 单皮质骨螺钉,至少用 4 枚)。然而,近端螺钉应分布在 6 个钉孔上,一个靠近骨折处,另一个靠近近端,剩下的一个或多个螺钉置于两者之间。对于较短的骨折区,最好空下 2~3 个钉孔,以分散长段钢板上的应力。对于简单骨折,也可考虑通过骨折块间加压来获得绝对稳定性。

⑩ 在最终的图纸上要标出骨折线的复位和复合固定,写出手术顺序并列出手术步骤以及所需的器械(图 53-5D)。

骨折前存在畸形患者的术前计划

膝关节对线正常时,所设计的 95°植入物,如 95°CBP 或 95°动力髁螺钉(DCS),其远端横向部位要与关节轴线平行。这同样适用于 AOLCP 髁钢板较大(7.3mm)的中央远端螺钉和 AO 股骨远端 LISS 钢板的"A"远端锁定螺钉孔(远端空心固定螺栓拧在此孔内)。为了解植入物位置对关节对线的影响,外科医生必须了解所选固定器械的设计特点。

如果股骨干有畸形或者膝关节线来对准,平行于关节线放置 95°植入物将导致内翻或外翻性对线不正,或者需要将钢板预弯(图 53-6)。这个问题可以通过如下方法加以解决:首先拍摄股骨和胫骨 X 线片(包括髋关节、膝关节和踝关节),然后将 X 线轮廓描绘在图纸上:第一张图纸上包括胫骨和膝关节与踝关节,第二张上包括股骨髁和胫骨近段,第三张上包括股骨近端及股骨干和髋关节。将第一和第二张图纸合在一起,显示出两幅 X 线片上宽型的胫骨近端的轮廓。再把第三张图纸放在这两张上,显示出力线轴(经股骨头中心和距骨中心的一条直线)位于膝关节中央。使 95°模板对准股骨干轮廓的外侧,然后将 3 张纸黏在一起。如果股骨干有畸形和(或)股骨远端关节线未对准,尽管力线轴位于膝关节中央,植入物也不平行于股骨远端关节线。应测量植入物和关节线之间的角度,并在放置骨凿(95°CBP)或导针(DCS)时需要考虑到这一角度(图 53-6)。

(二)手术时机

股骨远端骨折,尤其是高能量损伤造成的骨折,常伴有复合伤、机体失代偿、软组织挫伤等严重问题。老年骨质疏松患者尽管是遭受单一低能量的损伤造成骨折,但骨折固定仍有一定的挑战性。老年患

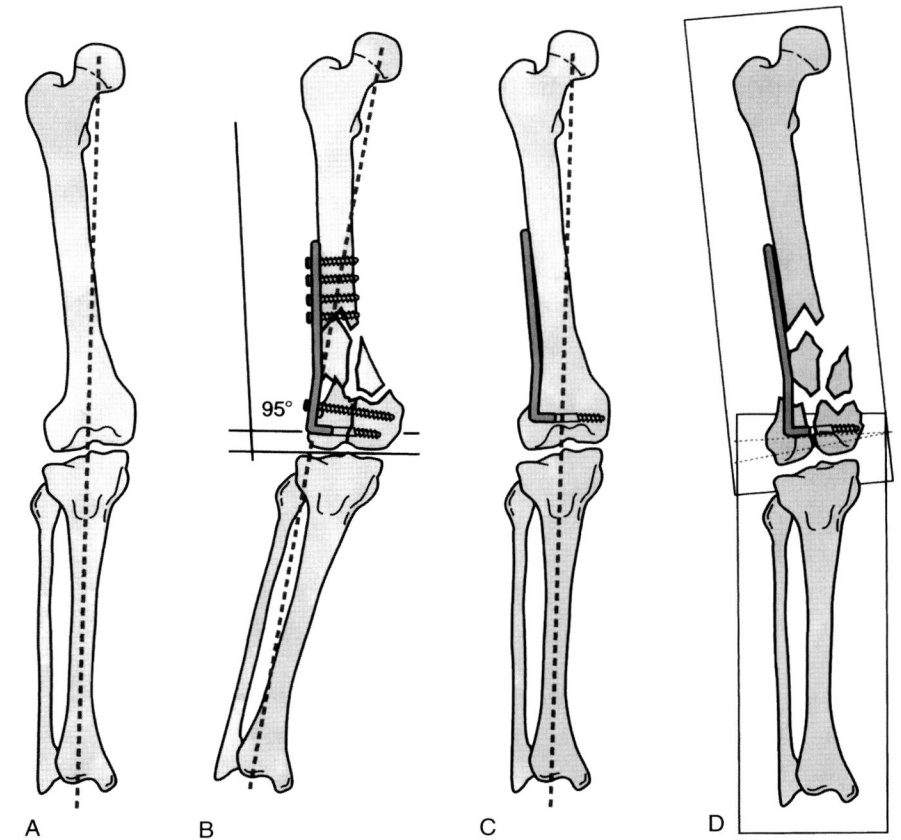

图 53-6   术前计划(存在有畸形)。(A)完整的对侧下肢,显示成为倾斜的膝关节线,正常时是水平的。股骨远端有内翻畸形,胫骨近端有外翻畸形。这种联合畸形相互抵消,因此,下肢的力线轴正好位于膝关节中心。(B)如果平行于患者膝关节线插入 95°股骨远端植入物,将会消除股骨内翻畸形。这个结果不会抵消胫骨远端外翻畸形,而使力线辆向外侧移位,出现总体膝外翻。(C)为了避免这种结果,将植入物模板放在股骨远端,使其在膝关节上方与力线轴对准(借助包括有股骨远端关节面的胫骨图级证实)。(D)这样定位将使植入物的水平部件与膝关节平面成一定角度,可使股骨远端抵消胫骨外翻畸形,使下肢恢复对线。

者往往身体条件较差,需要改善身体状况,以减少手术风险。

1. 推迟最终手术

　　类似上述的原因使手术内固定的风险增加,因此在这些情况下建议推迟最终的内固定。早期治疗包括闭合复位、清创和筋膜切开(如有必要)以及暂时的跨关节外固定。

　　手术时机由患者的全身状况、伴随损伤、局部软组织和血管神经状况等因素决定。其他因素还包括手术医生和整个手术团队的手术技术以及医院的设施等。手术干预程度还受另外一些因素影响,如软组织初始清创和临时外固定情况,以及最终固定情况。没有任何硬性的指标表明这些骨折需要即刻行最终固定。这一情况与其他关节内骨折相似,如髋臼骨折、胫骨近端骨折、胫骨 pilon 骨折或跟骨骨折等,这类骨折通常较难处理。暂时使用外固定,在充分准备、详细计划并选择好有经验的医生之后再进行手术是更为可取的。若缺乏充分的术前准备和必需的设备,切不可行最终手术内固定。

2. 急诊手术固定

　　但在特定情况下,例如开放性骨折和伴有血管损伤的骨折,适合急症手术。对这类损伤必须谨慎处理。只有全身情况完全稳定的患者,方可在入院后早期行最终固定手术。不稳定的患者或软组织存在问题的患者,均应延迟手术。对这些患者的初期处理包括闭合复位、清创和筋膜切开(如有必要),以及暂时的跨关节外固定。最终的手术固定(ORIF)、软组织重建、游离皮瓣或大块骨缺损时骨移植等,需要在患者和软组织情况稳定后才能在二期手术时进行。

开放性骨折的患者,在初次清创时应慎重考虑骨折的固定方式。真空敷料的引进显著地改善了开放性骨折的处理。

成功处理软组织被膜是避免手术内固定并发症的关键所在。最困难的问题是决定最终固定时机和软组织最佳处理方式。医生必须凭借自己的经验,并参考其他医生的意见才能确定最佳手术时机。3 周或更长时间的延迟会使手术更加困难。患肢可能会残留复位不良、缩短、早期骨痂形成以及骨折线失去清晰分界等。这些因素会使手术暴露和复位更加困难。

如果不能在数小时之内进行手术,肢体需要使用外固定支架暂时固定。不能使用外固定支架时,可使用骨牵引替代。这样可以稳定骨折,而且有利于在进行手术复位处理各个骨折块,所以在稳定内固定中可以采用这种暴露和软组织剥离较少的间接技术。当手术推迟后,轻微的过度分离(数天后)非常有利,特别是应用闭合和微创复位技术时。在我们小组最近的一项研究中,测量了缩短或分离程度、分离作用力(传感器)和复位时间。结果显示,等待最终手术过程中的轻微分离使平均复位作用力从 336N 减少到 200N,使复位时间从 28.3min 降到 5.8min。结论是,骨折缩短导致约束力升高,复位时间延长。在仔细监测软组织的条件应尽快应用过度分离[27]。

六、保守治疗方法

(一) 牵引

对于 Müller A2 型和 A3 型股骨髁上骨折,只要有可能恢复肢体对线、旋转和长度,就可以用牵引进行治疗。将肢体置于 Thomas 架上,在胫骨粗隆下 10cm 打入一根钢针,膝关节屈曲约 20° 进行牵引 (图 53-7)。牵引重量要足够,一般是 15~30 磅(6.8~13.6kg),以纠正或保持肢体长度。根据骨折情况,患者必须卧床牵引 2~12 周。如果单纯牵引无效的话,可以在麻醉下手法复位再进行牵引。在这个管理式医疗、低风险麻醉以及手术内植物和技术越来越好的年代,更多的医生倾向于手术内固定,并使患者早期活动。然而,考虑到医源性并发症、患者的年龄和功能要求等情况,选择牵引更为可行。

长时间牵引将引起关节内粘连、纤维化和股四头肌瘢痕化,不利于患者肢体康复。因而在患者能够耐受疼痛后,即应鼓励患者进行膝关节主动屈伸等活动。过度或长时间牵引不利于患者和患肢均能康复。Connollu[14]、Mooney[80]及其他人[79,95]倡议早期使用石膏支具处理股骨和股骨髁上骨折。大多数患者可在骨折

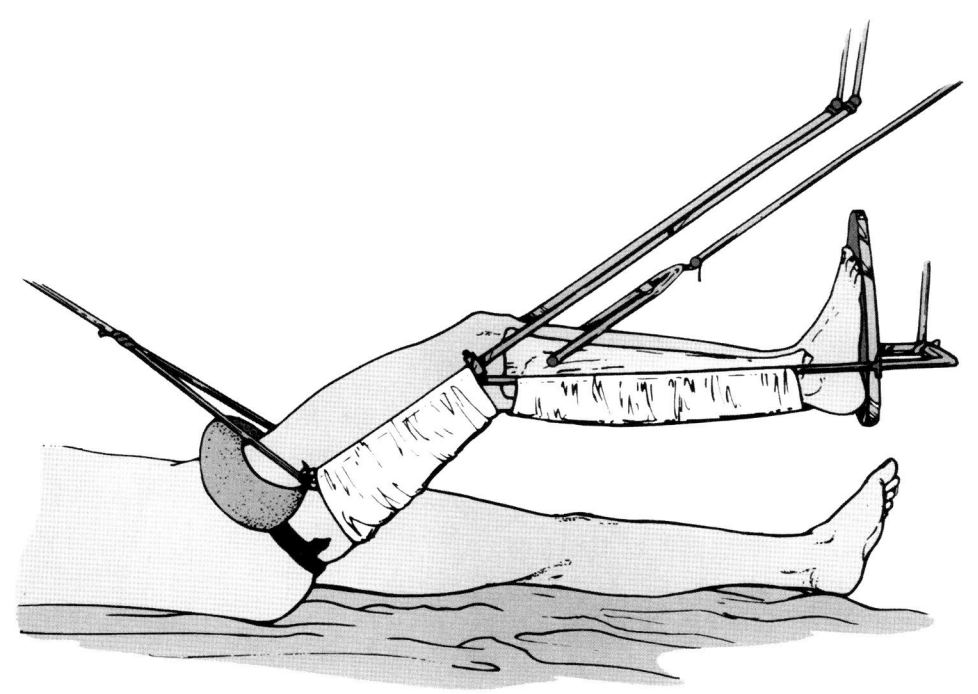

图 53-7　胫骨近端单针骨牵引。用悬架悬吊股骨,经胫骨近端用钢针牵引。

固定6~12周后,并在X线片显示有明显骨痂形成前,将牵引改换为石膏支具。在欧洲和北美洲,这种治疗方法已被切开复位内固定取而代之。

(二)早期骨折支具或石膏支具

压缩性股骨髁上骨折若没有向股骨髁间延伸,多数可以使用膝关节制动器暂时固定。一旦疼痛和肿胀减退,便可更换为支具或石膏支具。但由于大腿肌肉强健有力,容易造成成角或移位,必须密切观察。首先行牵引治疗更为明智,等肿胀和疼痛消退,待骨折变得有"黏性"后再改为石膏或支具固定。

(三)延迟石膏支具

石膏支具主要用于早期处理后的治疗。在患者牵引6~12周,骨折出现早期愈合的征象后,开始使用石膏支具。Connolly[14]、Mooney[80]等人报道,早期将牵引更换为石膏支具(即在2~3周时),可避免制动引起的不良后果,患者功能恢复良好。但这种治疗方式要求医生了解骨折病理和熟悉支具固定技术。患者最好在全麻或静脉使用镇静剂的情况下,将膝关节固定于伸直伴20°外旋和轻度外翻位。伸直位可以对抗髁部的向后移位和成角畸形,外旋和外翻则可以对抗长期牵引中常出现的内翻畸形。对股骨髁部和骨折部位进行仔细塑形,能够增加石膏支具的稳固性。长腿骨折支具既长又细,增加了对骨折移位的控制。现代的玻璃纤维石膏材料既像石膏一样容易塑形,又十分轻便。

七、手术治疗方法

(一)临时外固定

使用外固定支架暂时固定股骨远端骨折,既可固定骨折以防缩短和对线不良,又有利于软组织处理。开放性骨折、感染或全身条件不能进行内固定手术的患者,暂时使用跨膝关节外固定支架,既有利于软组织处理,又可减轻患者疼痛,便于护理和患者活动。

近端使用两根4.5mm的半螺纹钢针置于股骨前方(或外侧),连接连杆。远端也使用两根较短的4.5mm半螺纹钢针,固定在胫骨骨干的前内侧,同样使用连杆相连。将连接钢针的连杆再通过第三根连杆连接,接口处的调节装置使肢体力线可以在任何方向上进行调节。

这一简单固定能够对股骨髁上部分和膝关节提供足够的暂时固定,但无法控制股骨髁间移位。若临时固定和最终手术固定间隔时间较长,可以暂时对骨折进行复位,用两根克氏针临时固定。这样既可以防止腓肠肌缩短,又使最终复位变得简单(图53-8)。

如果骨折已暴露于伤口中,应在充分清创后立即进行外固定,而推迟股骨髁和股骨干的固定。

无移位的C1和C2关节内骨折,最终固定前可使用经皮螺钉固定。由于微创技术的骨折复位仅通过骨折外侧小切口而非关节切开,所以最终的骨折复位情况需要行CT检查。如果位置欠佳则需要重新复位,复位时选择外侧髌旁入路较好。

暂时固定的螺钉放置的位置不能影响最终的内固定植入。

(二)手术入路

1. 体位

患者仰卧于可透X线的手术床上,大腿近端一般不用止血带,如果需要可以使用消毒止血带。消毒区域包括同侧髂嵴和整个下肢,但足部可不消毒,用无菌袋包扎(图53-9)。

2. 传统外侧入路

多年来,多数股骨远端骨折可通过单一的外侧入路进行手术(图53-10)。切口位于大腿外侧,远端经股骨外侧髁中点到外侧副韧带近段起点的前方[41]。近端根据有无股骨干的骨折进行延长,而远端若伴有关节内骨折,可从膝关节轴线前方弧形切开,延长至胫骨结节外侧缘。纵行切开阔筋膜和远端髂胫束前面纤维,然后切开股骨外侧髁外面的关节囊和滑膜。小心分离膝上外侧动脉并结扎,注意不要损伤外侧半月板。将一钝头Hohmann拉钩经膝关节置于股骨内侧髁,可以充分显露关节面。股骨内侧髁尤其是其后内侧面较难显露。干骺端骨折越粉碎,显露越容易。关节外A型股骨髁上骨折无需暴露关节,可在透视引导下打入导针。将股外侧肌从外侧肌间隔牵开以暴露股骨干,分离和结扎穿静脉。不要过分剥离骨膜,只要能放置钢板即可。严禁任何不必要的软组织剥离和粗暴的前后拉钩插入。

3. 胫骨结节截骨

C3型股骨远端骨折如果存在髁间粉碎,通常需要

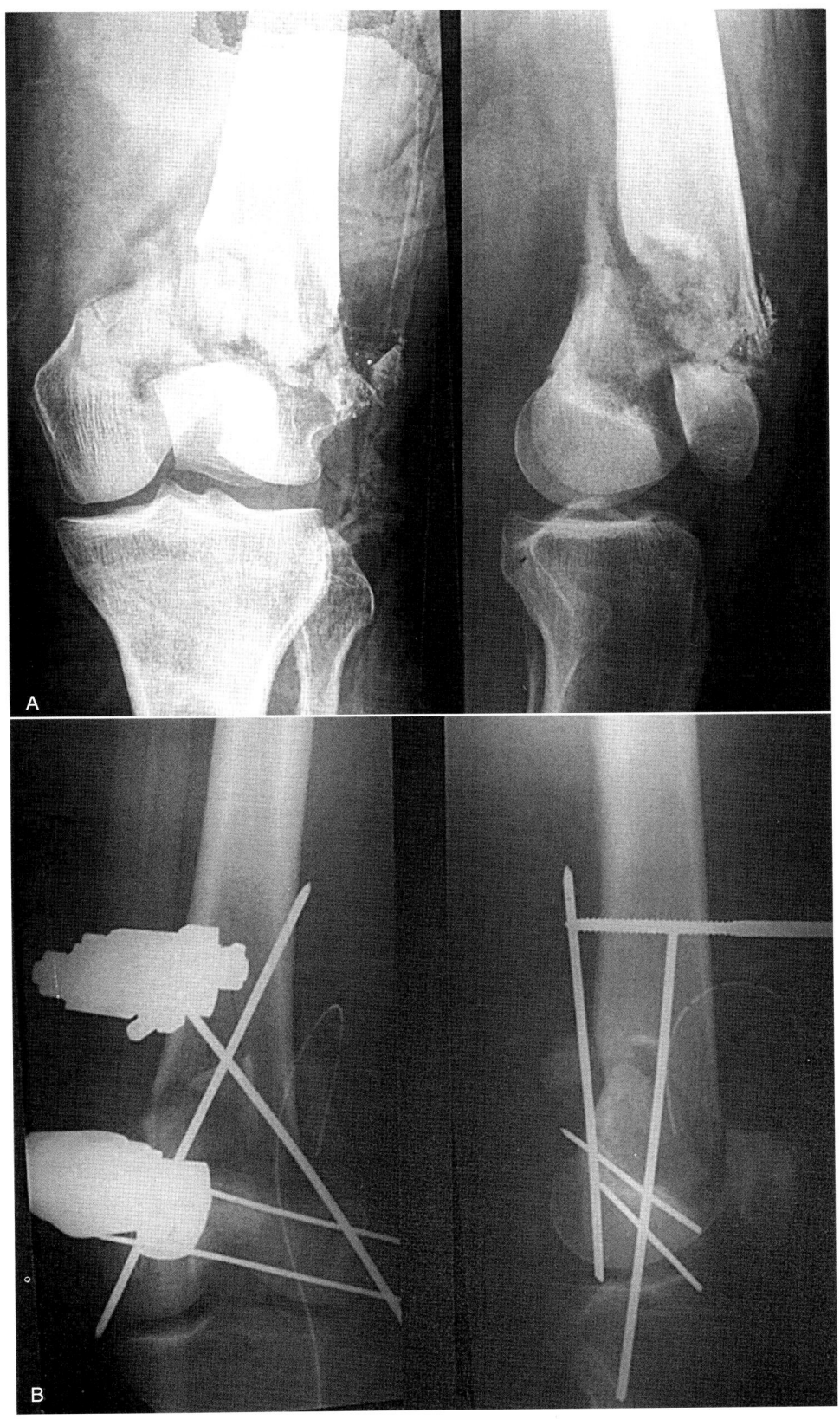

图 53-8　临时外固定支架和克氏针固定。

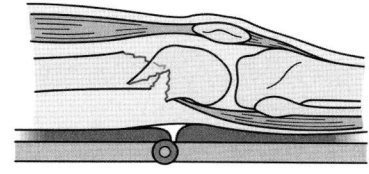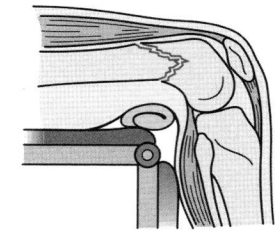

图 53-9　股骨远端骨折患者的体位。患者仰卧于可透 X 线的手术床上,患侧膝关节屈曲于手术床的连接处,以减少腓肠肌的牵拉。下肢未支撑部分的重量可调整骨折处的顶端后角。(From Krettek,C;Miclau,T;Grün,O;et al.Techniques for assessing limb alignment during closed reduction and internal fixation of lower extremity fractures.Tech Orthop 14:247–256,1999.)

扩大切口以增加关节内暴露。Mize 和他的同事[77]推荐使用胫骨结节截骨以充分显露关节。远端切口向内向前延长,暴露胫骨结节。由前向后在胫骨结节中央用 3.2mm 的钻头钻孔。测量深度,近侧皮质用 6.5mm 丝攻攻丝。用电锯将胫骨结节截骨,长约 2cm,至少 0.5cm 厚。将胫骨结节骨块和髌韧带牵向近端,从胫骨游离脂肪垫以进一步显露股骨远端关节面。如需进一步显露内侧结构,可以将髁上的滑膜切开,将股四头肌全部向内牵开。如果内侧髁受累,可以通过此法进行显露。但由于干骺端的血供大部分来源于上述被牵开组织,此法显露有可能损伤股骨远端血供。关闭伤口前,用一枚足够长的 6.5mm 松质骨螺钉将胫骨结节原位固定。以我们的经验,用 3.5mm 的螺钉和一个 3.5mm 的小钢板来复位和固定较大(6~10cm)的胫骨结节骨折块较容易。

4. 髌下韧带切开

另一种显露方法为将髌韧带"Z"形切开。最后修复时不仅要缝合髌韧带,还要使用钢丝自髌骨到胫骨结节进行加固。

5. 内侧入路

B2 型单纯内髁骨折,也可以选择内侧切口。但在以下情况下需要同时行外侧切口:严重粉碎性髁上骨折或伴随骨缺损,或 C3 型股骨远端髁上和髁间的粉碎性骨折。切口位于大腿内侧正中,收肌节结的前方。深筋膜同样切开,股内侧肌从大收肌前面向前牵开,显露股骨远端内侧面。分离膝上内侧动脉并结扎,此切口允许保留止于收肌节结的内侧副韧带浅层。完全显露内侧髁需要切开内侧髌支持带和关节囊,术中避免损伤内侧半月板。内侧暴露的最大风险是损伤股动脉和股静脉,此血管在膝关节上一手宽处穿收肌腱裂

孔进入腘窝。

上述三种扩大显露的方式中,胫骨结节截骨显露最好。但 Sanders 和他的同事[97]推荐使用附加内侧切口,他们认为这样可以降低发病率和获得最小程度的软组织剥离和牵开。

6. 微创技术

一般来说,通过切开复位内固定治疗股骨髁上移位骨折,可以获得 70%~90% 的优良率[13,26,31,49,77,89,92,96,99,108–110,119,122,123,127]。在股骨远端内侧粉碎性骨折或骨缺损时,尤其是 C2 和 C3 型髁间骨折,通常推荐植骨[26,47,77,85,96,99,110,127]。

许多报道称,若没有植骨,将会增加骨折延迟愈合、假关节形成、再次移位和内固定失效等的发生率[34,89,99,126]。严重股骨远端关节内骨折的传统手术入路为外侧切口,牵开股内侧肌并结扎穿血管[83]。尽管此入路能较好显露和完成复位(图 53-10),但单从这一入路难以重建复杂的关节内骨折,常需使用内侧牵开器来显露关节内骨折块,并需将软组织从干骺端骨面牵开。结果将导致骨折延迟愈合率增加,二次手术和植骨率增加[35,77,96,98,99,126]。

在此推荐下面两种入路作为选择。

(1)外侧髌旁关节切开的经关节入路和逆行钢板内固定(TARPO):间接复位技术可避免软组织过度剥离导致的各种并发症[72]。与经典的 AO 技术相比,这些技术应用于治疗股骨近端和远端骨折,提高了骨折愈合率[50,91]。Ostrum 和 Geel 采用间接复位技术治疗了 30 例股骨远端骨折,所有骨折皆未植骨,其中 29 例骨折愈合[91]。作者尽量避免在股骨髁上内侧区域使用牵开器,只暴露股骨远端的前面和外侧[91]。

因为治疗复杂关节内骨折的主要目标是重建关节解剖结构,而单一外侧入路无法完全显露整个关节

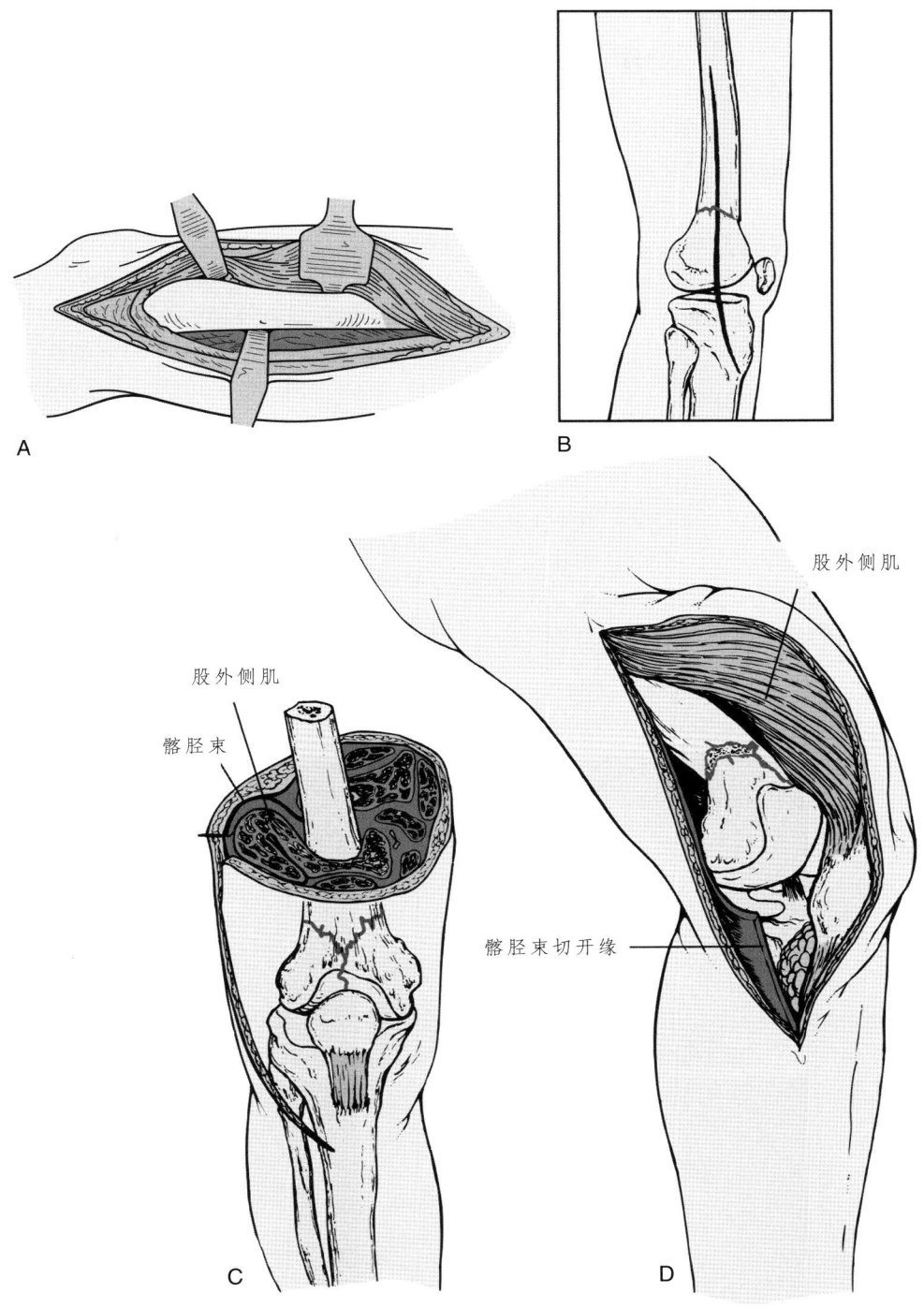

图 53-10　传统外侧入路。(A)标准显露股骨远端的外侧入路,一般使用宽牵开器。将牵开器放于内侧,剥离部分软组织和骨膜,将骨折部位的肌肉牵开。结扎穿血管。这种方法会影响骨折端的血供。(From Hoppenfeld,S;deBoer,P.L.Surgical Exposures in Orthopaedics;The Anatomic Approach.Philadelphia,J.BLippincott,1984,pp.357-387.)(B)外侧皮肤切口。(C)股骨外侧切口示意图,切口位于股外侧肌后方和肌间隔前方。(D)可以扩大切口,但应防止不必要的软组织剥离。

（尤其是在尝试避免软组织的过分剥离时）[67]，所以作者提出一种新的微创入路[58,59,66]。手术切开外侧髌旁关节后，将关节面直接复位，然后使用钢板间接固定关节骨折块和股骨干（图53-11）。在髌骨外1/3以上切开，长15~20cm，近侧经股直肌和股外侧肌的肌腱结合处。尽量切开皮下组织，将髌骨牵开后，以便充分显露股骨两侧髁。此入路可完成关节内骨折的解剖复位，即使是后内侧的骨折也可以完成复位。最后用剪刀钝性剥离髂胫束和肌纤维，将钢板逆行插入股外侧肌的下面。

（2）微创经皮钢板内固定（MIPPO）入路：这一入路由于不能充分显露关节，仅适用于关节外骨折和无移位的骨折（图53-12）。此入路最先应用于DCS，后被股骨远端微创内固定系统（LISS-DF）所采用[63]。作为CBP的替代品，DCS使用螺钉代替了95°角CBP的远端部分。CBP安放时需要考虑三维位置，而DCP则只需要考虑两维位置。矢状面的位置可以通过旋转钉板结构加以调整。

DCS治疗股骨远端骨折，通常采用标准外侧切口，将股外侧肌向前牵开[83]。这一入路能够充分显露股骨干，以进行骨折复位内固定操作。但在充分显露骨折的同时，会引起软组织过度牵拉、穿动脉结扎和营养动脉破坏，局部骨膜和髓内血供也将减少。这将导致股骨转子下骨折和髁上骨折愈合率下降，并增加了初次和再次植骨的可能[50,91]。

为了限制软组织剥离，颁发了几种间接复位技术，用于治疗股骨近端[51]和远端[5,46,63,64,91]骨折。这一技术可减少软组织的剥离，仅采用外侧切口并避免内侧软组织剥离。据报道，采用这种方法治疗无需植骨，骨折愈合速度与传统方法相似[5,46,50,91]。

尽管当前的间接复位技术尽量避免内侧组织剥离，但Farouk等证实，外侧剥离也同样因损伤穿动脉和营养血管而减弱骨膜和髓内血供[22-24]。为尽量保护局部的血供，MIPPO技术可限制外侧及内侧的剥离[63]。

7. 逆行髓内钉入路

关节内移位骨折需要切开关节，解剖复位内固

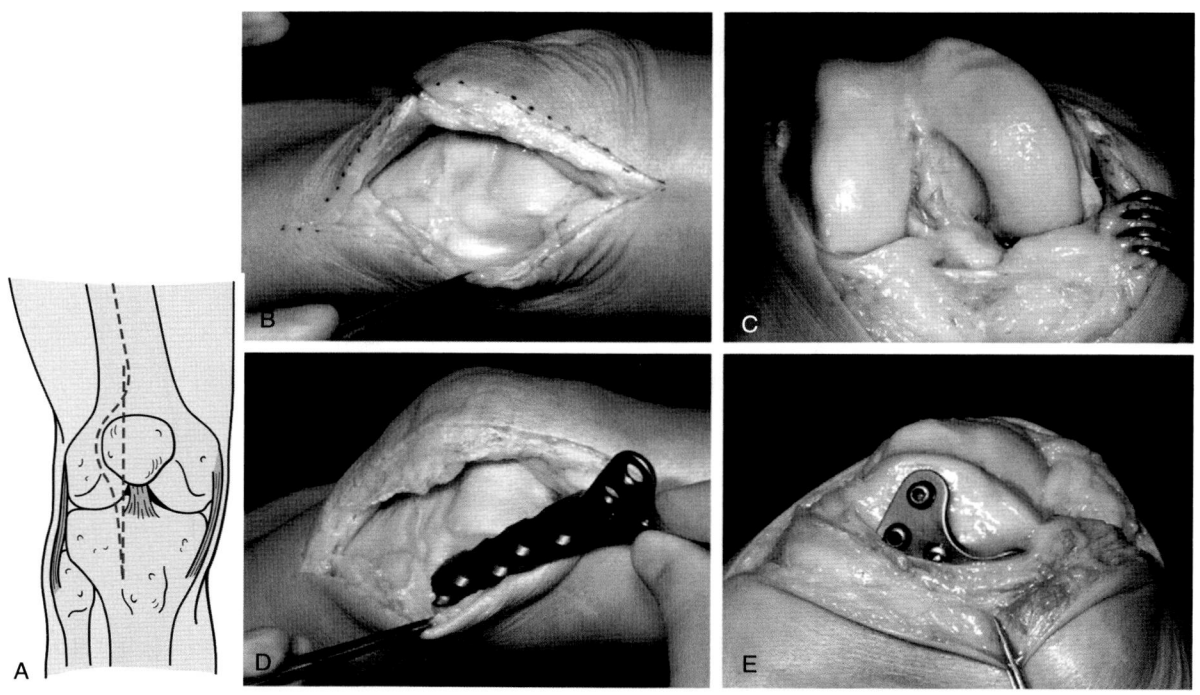

图53-11 TARPO：关节内B型和C型骨折的外侧髌旁关节切开逆行钢板固定入路。（From Krettek,C;Schandelmaier,P;Miclau,T;et al.Transarticular joint reconstruction and indirect plate osteosynthesis for complex distal supracondylar femoral fractures.Injury 28:A31-A41,1997.）（**A**）皮肤切口经髌骨外1/3上方，长15~20cm。（**B**）外侧髌旁入路经股直肌和股外侧肌间隙分离。（**C**）将髌骨向内侧牵开后，便可充分显露股骨两髁。这一入路便于关节直接解剖重建，即使是后内侧骨折。（**D**）用剪刀钝性分离髂胫束和肌肉，将钢板逆行插入股外侧肌下面。（**E**）钢板固定后。

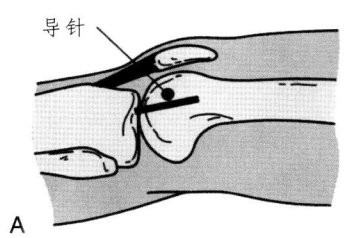

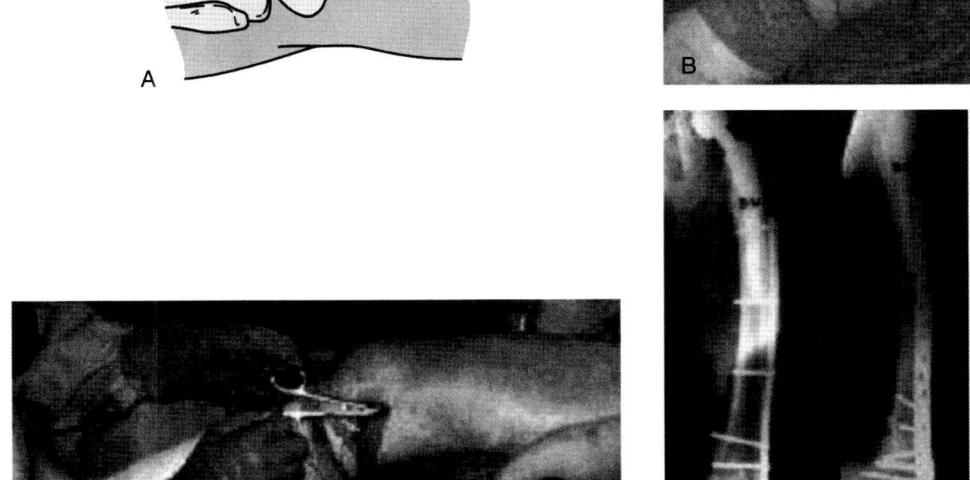

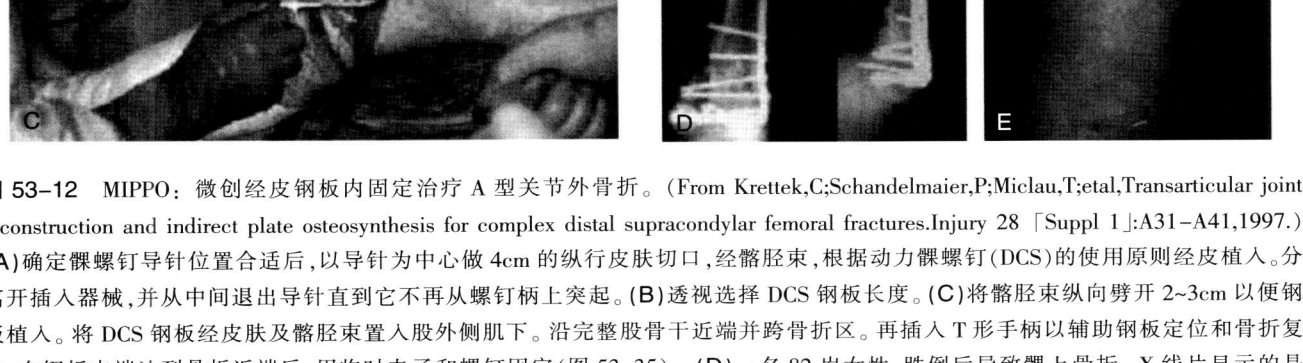

图 53-12 MIPPO：微创经皮钢板内固定治疗 A 型关节外骨折。(From Krettek,C;Schandelmaier,P;Miclau,T;etal,Transarticular joint reconstruction and indirect plate osteosynthesis for complex distal supracondylar femoral fractures.Injury 28「Suppl 1」:A31-A41,1997.) **(A)** 确定髁螺钉导针位置合适后，以导针为中心做 4cm 的纵行皮肤切口，经髂胫束，根据动力髁螺钉(DCS)的使用原则经皮植入。分离开插入器械，并从中间退出导针直到它不再从螺钉柄上突起。**(B)** 透视选择 DCS 钢板长度。**(C)** 将髂胫束纵向劈开 2~3cm 以便钢板植入。将 DCS 钢板经皮肤及髂胫束置入股外侧肌下。沿完整股骨干近端并跨骨折区。再插入 T 形手柄以辅助钢板定位和骨折复位，在钢板末端达到骨折近端后，用临时夹子和螺钉固定(图 53-35)。**(D)** 一名 82 岁女性，跌倒后导致髁上骨折，X 线片显示的是其 9 个月后的全髋假体。需要用长钢板来避免两内植物之间骨折的风险。置入短钢板或逆行髓内针会有在这两个内植物之间产生疲劳骨折的风险。MIPPO 技术能显著降低手术软组织损伤。**(E)** 伤口于术后 6 周愈合。

定。而关节外骨折则可以在透视监视下，通过小切口逆行插入髓内钉治疗。患者仰卧于可透光的手术床上，保证患侧髋关节到膝关节可以透视。膝关节的最佳位置是屈曲 30°~40°(图 53-13)。膝关节过度屈曲会使髌骨下移阻碍手术入路。膝关节过度伸展胫骨近端前骨嵴阻碍暴露股骨髁间切迹。借助于二维透视，精确定位皮肤切口和髓内钉在股骨的入针点。正确的入针点位于经过股骨干中心的股骨干解剖轴的延长线上。在侧位片上，这一点位于 Blumensaat 线的远端略靠前方(图 53-13)。在正位片上，此点位于股骨干解剖轴与关节面的交点。

(三)骨折复位和固定

由于股骨远端的骨折类型多种多样，在此首先讨论复位和固定的基本技术，再详细介绍各种类型骨折的治疗[65]。

1.传统钢板固定

(1)95°角髁钢板固定：以 C1 型骨折为例(T 形或 Y 形髁上骨折并延伸至髁间)。切口采用前述的标准外侧切口，首先将股骨髁解剖复位，包括远端关节面和髌骨股骨沟。复位后用 2.0mm 的克氏针从外向内暂时固定。

在打入髁间拉力螺钉之前先做好插入 95°髁钢板的准备(图 53-14)。术前测定髁钢板插入段的长度和侧钢板的长度(术前计划中已提及具体方法)。髁钢板插入点距远端关节面 1.5~2.0cm，位于股骨髁矢状径最宽处前半的中 1/3 部分(图 53-15)。可通过手指触摸外侧髁的后缘并同时观察前缘来决定插入点。在股骨髁的最宽处，将其矢状径一分为二，再将前半部分分为 3 份。中 1/3 即为髁钢板插入的位置，可用电刀烧

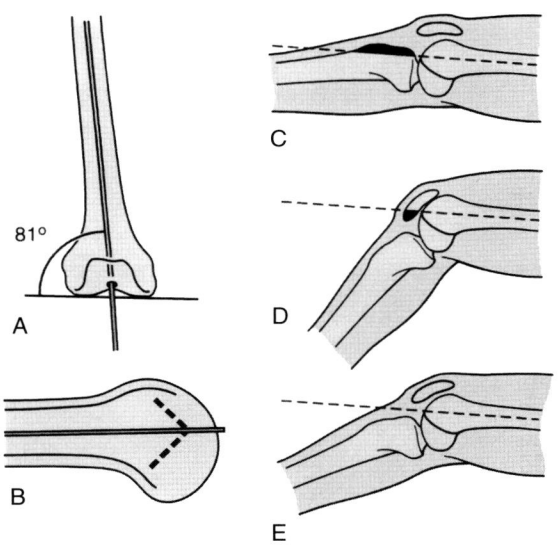

图 53-13　逆行髓内钉的位置和入路。(A)前后位上,入针点位于股骨解剖轴和关节面平面的交点,髓内钉与股骨解剖轴重叠,与关节面成81°角。(B)侧位片上,入针点恰位于 Blumensaat 线远端的前方。透视可见皮质骨直线的远端,通常可见的成角尖端即为入针点。必须适当屈膝。(C)如果膝关节过伸,胫骨将阻碍插钉。(D)膝关节过屈,髌骨将阻碍插钉。(E)正确姿势为膝关节屈曲 30°~40°,可提供充分的经皮插钉的空间。

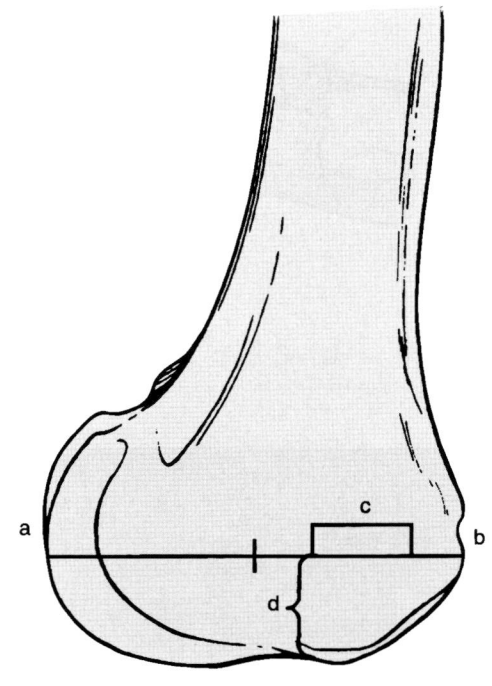

图 53-15　股骨远端外侧植入 95°髁支持钢板的位置。a,b,股骨外侧髁最长的矢状径。c,前半部分的中 1/3。d,距关节面近侧1.5~2.0cm。

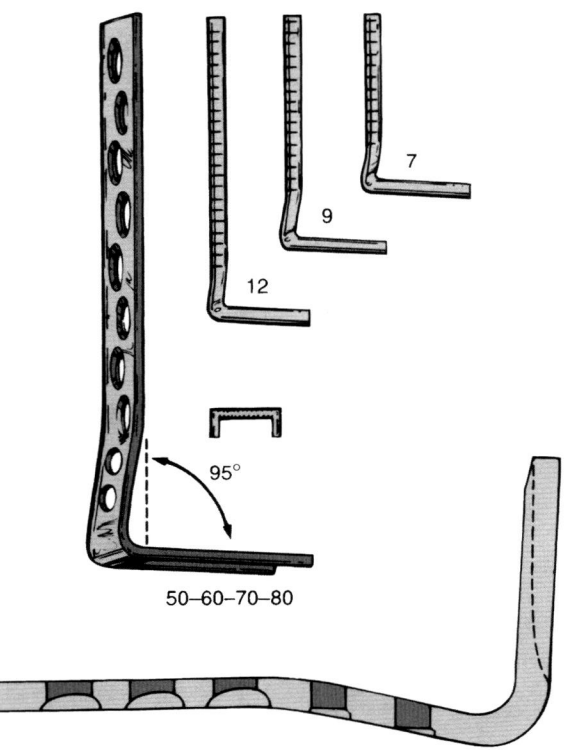

图 53-14　95°髁支持钢板。插入部分长度为 50~80mm;侧方钢板长度从 92mm(5 孔)到 300mm(18 孔)。

灼标识。必须准确找到插入点,因为股骨髁和关节面与股骨干的对线全靠髁钢板的固定得以恢复。髁钢板插入点必须位于股骨髁最长的矢状线上,在侧面上应沿股骨干,近端不能偏前或偏后。

放置好髁钢板后,再用拉力螺钉固定髁部。常用 6.6cm 的松质骨螺钉固定,分别位于髁钢板的前后方。但是螺钉过大,可能会影响髁钢板的放置。现在,许多外科医生使用长为 3.5mm 的皮质螺钉。通过钻孔外侧髁来作为拉力螺钉。在髁骨折块周围小心放置 2~4 个这种螺钉,避免螺钉阻碍髁钢板及进入膝关节。另外,这些髁螺钉不能穿透内侧皮质,否则会在运动时刺激膝关节内侧结构,引起患者膝关节长期疼痛及功能障碍。

髁部骨折解剖复位和固定完成后,通过髁钢板固定,恢复股骨骨干和股骨远端的对线。此时可使用两枚临时克氏针引导 95°CBP 的安装凿插入（图 53-16)。克氏针 1 沿着股骨内外侧髁最远端（即关节轴线)穿过膝关节;克氏针 2 在髌股关节之前插入,由前到后倾斜,并在冠状面上与髁平行(图 53-17)。如前所述,髁钢板插入刃板必须平行于由髌股关节内外侧突起所决定的平面(如克氏针 2 所示)。但这种固定会引

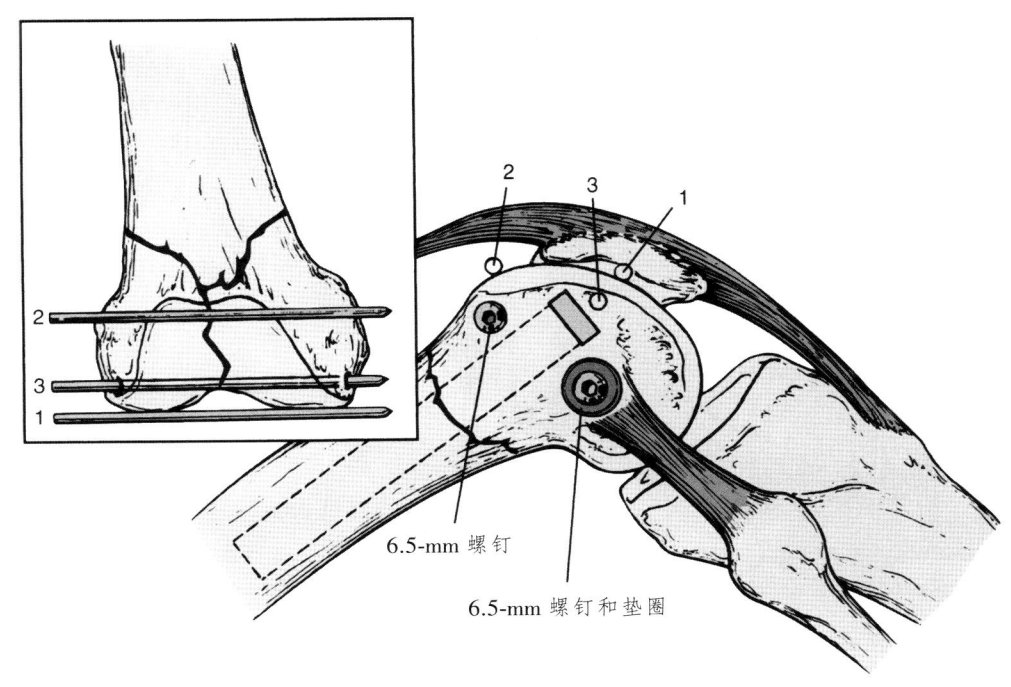

6.5-mm 螺钉

6.5-mm 螺钉和垫圈

图 53-16　置入导向克氏针和定位克氏针的位置:克氏针 1,沿着股骨髁下方;克氏针 2,沿着股骨髁前方;克氏针 3,平行于针 1 和针 2 在钢板植入点的下方。

起股骨远端狭窄的前半部分把持力太小。最好是以克氏针 2 为界,插入第 3 枚克氏针,以此为引导放置安装凿,固定刃板或螺钉方向应略微偏后,垂直于皮质

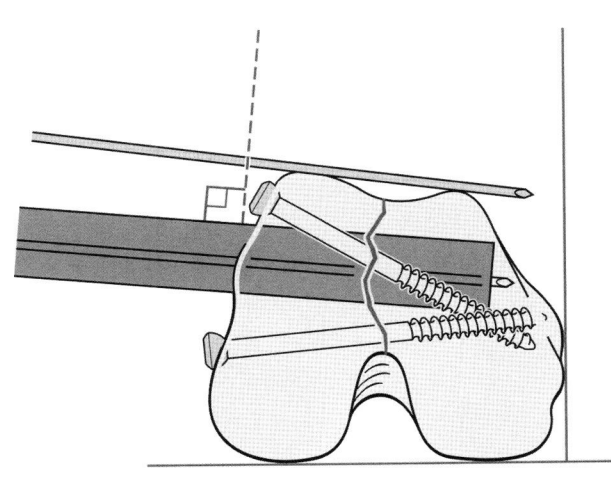

图 53-17　股骨远端冠状位显示为梯形,并示出拉力螺钉的角度及骨凿的插入位置。与长 6.5mm 的松质骨螺钉相比,现在许多外科医生更喜欢用长 3.5mm 的皮质螺钉,将其放置在外侧髁周围。提供充分固定的同时,它们还能留给侧钢板更大空间。尽量后置骨凿,一般在入口处垂直于股骨侧方基质,这样通过增加钢板附着骨的宽度来加强固定。

进入。最后将克氏针 3 置于离膝关节远端 1cm,外侧髁标识的刃板置入点下方(图 53-16)。克氏针 3 作为针 1 和 2 的综合,代表着 95°CBP 插入刃板的最终方向。因此克氏针 3 必须在额状面平行于克氏针 1 (图 53-16),在冠状面平行于克氏针 2(图 53-17)。如果手术医生不能确认,可采用透视的方法来证实克氏针 3 是否平行于膝关节轴线。无髁上粉碎骨折的病例,也可通过髁导向装置检查克氏针 3 的方向,此装置为髁钢板的镜像(图 53-18)。临时克氏针 1 和 2 应在置入安装凿之前取出。95°髁钢板固定股骨远端骨折的原理基于正位像上关节面和外侧股骨干存在 95°的夹角。刃板位置合适并平行于关节面时(克氏针 1),当侧钢板贴附于股骨干时可使骨折复位,而避免内外翻。克氏针 2 定义了股骨远端的前关节面,刃板必须避开倾斜的前关节面,并避免从内侧髁关节面穿出,同时确保充分的远端固定。

　　年轻患者松质骨骨小梁致密,有必要对安装凿置入道进行预钻孔。如不行预钻孔,打入安装凿时较大的力量可能会破坏拉力螺钉的固定。预钻孔可通过 4.5mm 的钻头和合适的三孔导向器轻松完成。导向器置于外侧髁上,平行于克氏针 3。在上述标识过的置入点可由外向内钻出 3 个 4.5mm 的隧道,可通过透视证

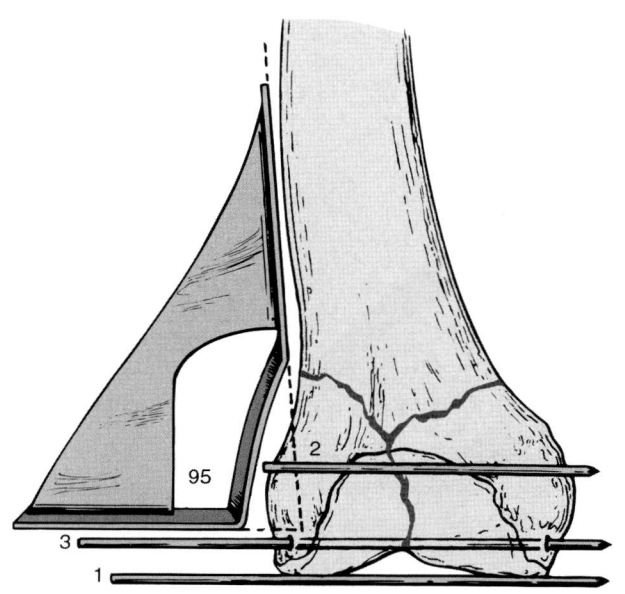

图 53-18 使用髁导向装置检查克氏针 3 的位置。只有正确复位才能稳妥放置导向装置。

实。外侧皮质的开窗可用开口器在三孔内扩大完成。在年轻患者中，为使髁钢板更附贴，可用骨刀在外侧面的近端去除约 0.5cm 的骨质。

将安装凿与导向器组装在一起。当安装凿置入髁部时，使用导向器对矢状面上的旋转（即屈和伸）进行评估。安装凿在矢状面和冠状面应平行于克氏针 3，并保持在矢状面上的正确旋转。髁钢板的刃板必须平行

于股骨髁的最大矢状径，因为其旋转可造成骨质在侧位上成角。对骨质较好的年轻人，每次打入约 1cm 后再后退几毫米，然后再继续打入，这样打入可使安装凿在全部打入后更容易取出。应再次强调，若医生经验不足，可通过透视再次证实安装凿的方向是否正确。安装凿应插入预先设定的深度。时刻注意股骨远端呈梯形，内侧髁从后向前形成约 25°角（图 53-17）。由于内侧髁在影像学上相对于后侧宽广的皮质阴影看起来太短，所以应避免安装凿穿出内侧髁的骨皮质。接着将 95°角钢板沿预先的隧道打入，并打压使之与外侧皮质贴合。

在骨质复位之前，有必要通过钢板远端的孔向股骨髁的松质骨打入一个或两个拉力螺钉来增强髁钢板的固定。因为这些螺钉不但能加强髁部骨折块的旋转稳定性，而且使用轴向加压可防止钢板向外侧退出。重建的股骨远端牢固附着于角钢板上，使用 Verbrugge 钳夹持侧钢板使其和股骨干暂时复位。这种新的微创同轴夹可能提供更佳的软组织保护。如果有骨折碎块，在粉碎骨块复位后，轴向加压可通过加压器获得（图 53-19）。（有时，在没有骨缺损且解剖复位，也通过动力加压钢板上的螺钉获得加压。）尽可能使经钢板置入的拉力螺钉穿过髁上骨折线，这将明显加强骨折固定的稳定性。如在复位后观察到有骨性缺损或没有皮质接触，不缩短就无法获得轴向加压，这种固定就变成了桥接钢板而非加压钢板。当用 CBP 连接严重骨干粉碎骨折块时，必须保护与骨折块相连的软组

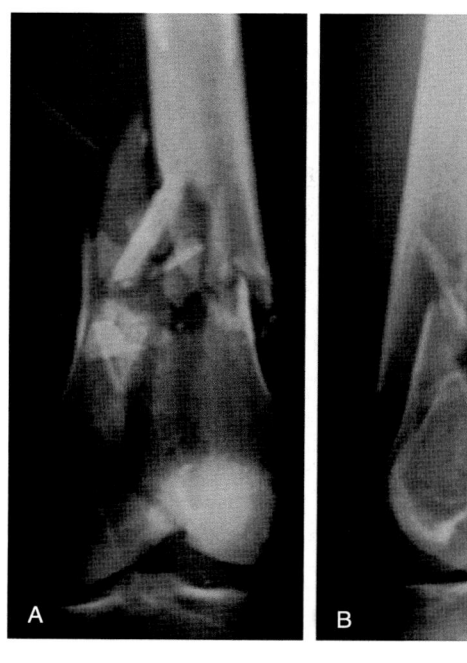
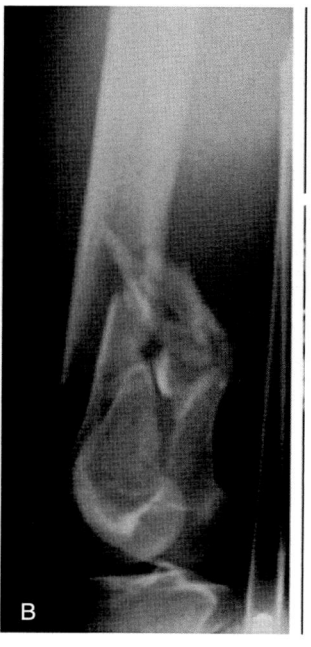
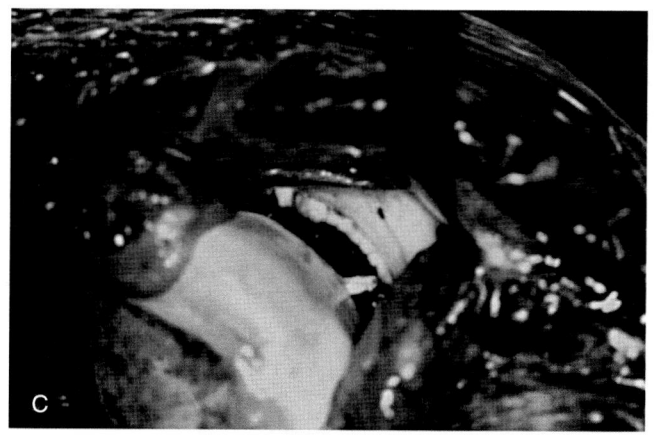

图 53-19 通过传统外侧入路，正位（**A**）和侧位片（**B**）显示的是 95°角钢板固定的右股骨远端 C2 闭合性粉碎性骨折。骨暴露不充分，只为钢板通过有足够的空间，并保护骨折块的软组织附着。（**C**）外露的髁间骨折。（待续）

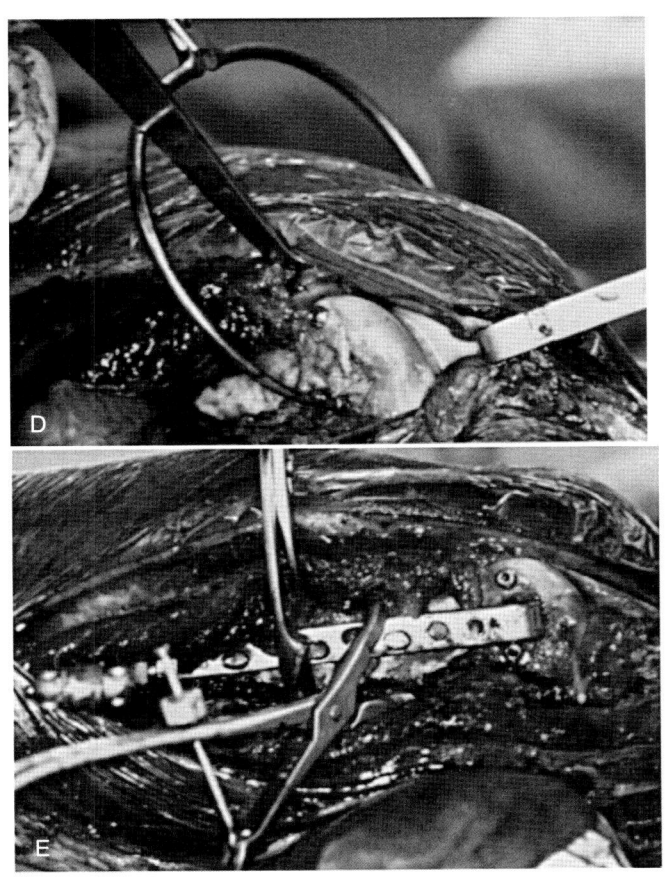

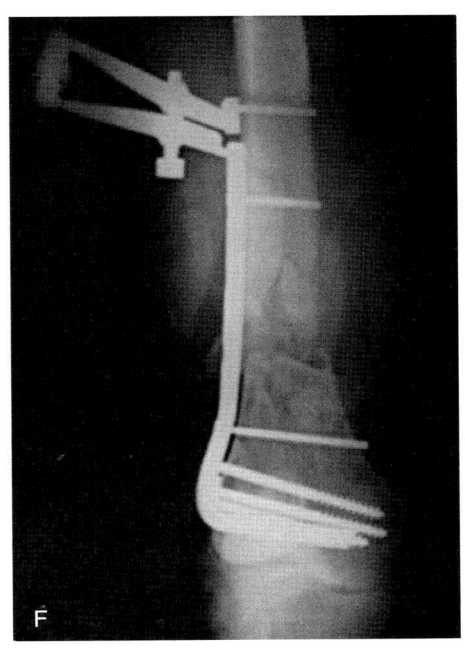

图 53-19(续) (D)髁间骨折使用钳夹复位并用 2 个 6.5mm 松质骨螺钉固定。(E)用 95°角钢装置恢复髁部对位,用骨折钳复位骨折骨钳从侧方使用,而没有股骨髁上前内侧软组织剥离。(F)正位片显示间接复位后的股骨髁骨折块和通过外加压器获得的骨折块间压力。这种压力能显著增强固定的稳定性。

织,以维持血供和保护其愈合潜能。这只能通过间接复位而完成,且间接复位能避免不必要的植骨。通过复位和固定稳定骨折带,来辅助软组织保护 (图 53-20),股骨牵引器对此有利。

95°髁钢板需要在股骨远端获得足够的把持力。远端固定通过刃板的宽广面接触以及经钢板和髁部的拉力螺钉而获得。在低位的经髁部骨折时,特别是老年人,不应采用 CBP 固定股骨远端,也可选用其他固定。如果外侧髁或髁间区域严重粉碎,采用 LCP 或 LISS 更为恰当(见下文)。

(2)动力髁加压螺钉和钢板(DCS)的标准技术:髁加压螺钉系统的设计类似于 95°CBP,仅以加压螺钉替代了插入刃板(图 53-21)。从技术上讲,这种装置使用更为方便,而且多数医师对髋部粗隆间骨折的空心加压螺钉固定系统非常熟悉。与刃板相比,髁加压螺钉有以下几个优点:

① 空心螺钉通过导针置入。

② 使用动力钻为螺钉隧道预钻孔,避免锤击过程中可能出现的问题。

③ 在打入髁螺钉时无须在矢状面控制屈曲和伸直,可通过螺钉和侧钢板的旋转达到这一目的。

DCS 固定技术仅在打入髁螺钉时与 95°角钢板不同,仍旧需要 3 个导向针。克氏针 1 平行于膝关节运动轴插入,克氏针 2 平行于髌股关节插入。外侧髁置入 DCS 的位置比 95°角钢板稍偏近端和偏后,距远端关节面约 2cm,在外侧髁最长矢状径的前中 1/3 处(图 53-22)。此点接近 95°角钢置入点的后缘(图 53-23)。第 3 个导针为空心螺钉系统的决定性导针,长 230mm,尖端带有螺纹,在预先标识的股骨外侧髁置入点打入,平行于克氏针 1,并略向后方偏离克氏针 2,具体位置和方向与前面讨论的角钢板相类似。髁加压螺钉角度导向器在髁上无粉碎的患者中更有应用

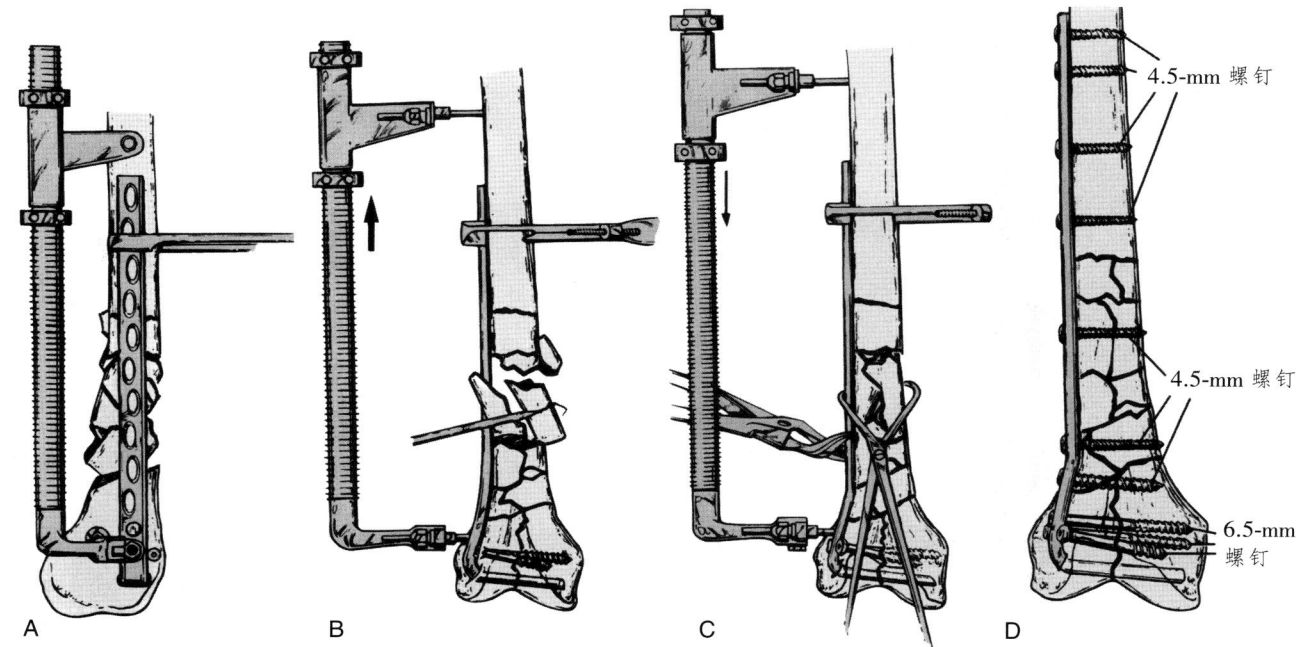

图 53-20 钢板远端固定完成后使用股骨牵开器进行骨折间接复位的技术。(A)近端和远端植入 Schanz 螺钉(后者经钢板)。(B)牵开完成骨折复位。骨折块用牙科凿撬拨完成复位,同时避免不必要的软组织剥离。(C)用骨折复位钳夹持骨折部位后,再用股骨牵引器压缩以提供轴向负荷。合理地使用复位钳可能有益,但不能暴露骨折处。(D)间接复位后的最终重建,螺钉固定近端钢板,慎用拉力螺钉来复位粉碎骨折块。

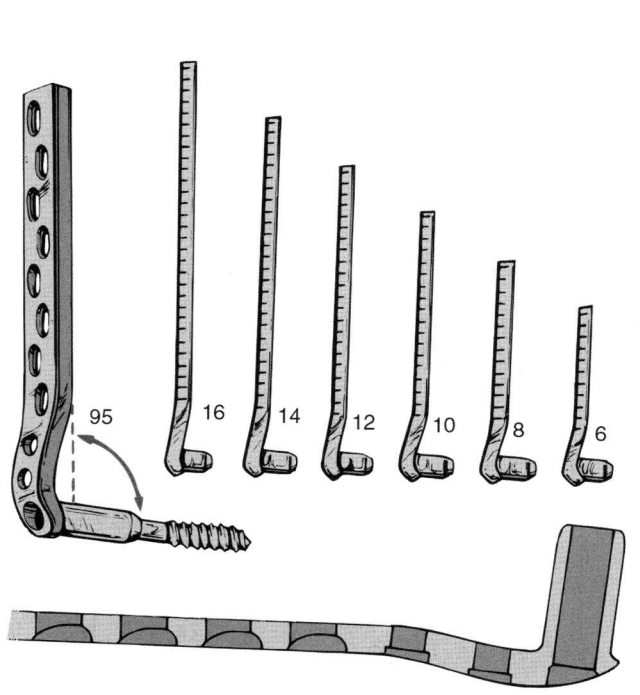

图 53-21 髁加压螺钉系统。95°髁钢板通过空心的拉力螺钉滑入。例如,在 DCS 系统中,拉力螺钉长度为 50~75mm;侧钢板(6~22 孔),长度为 114~370mm。

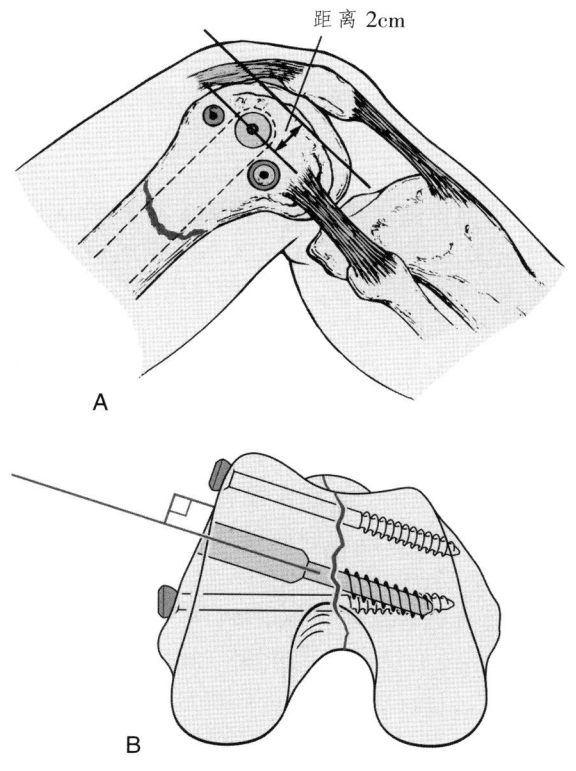

图 53-22 置入髁加压螺钉的位置。(A)侧位:前中 1/3 的交界处,离关节面 2cm。(B)冠状位观。

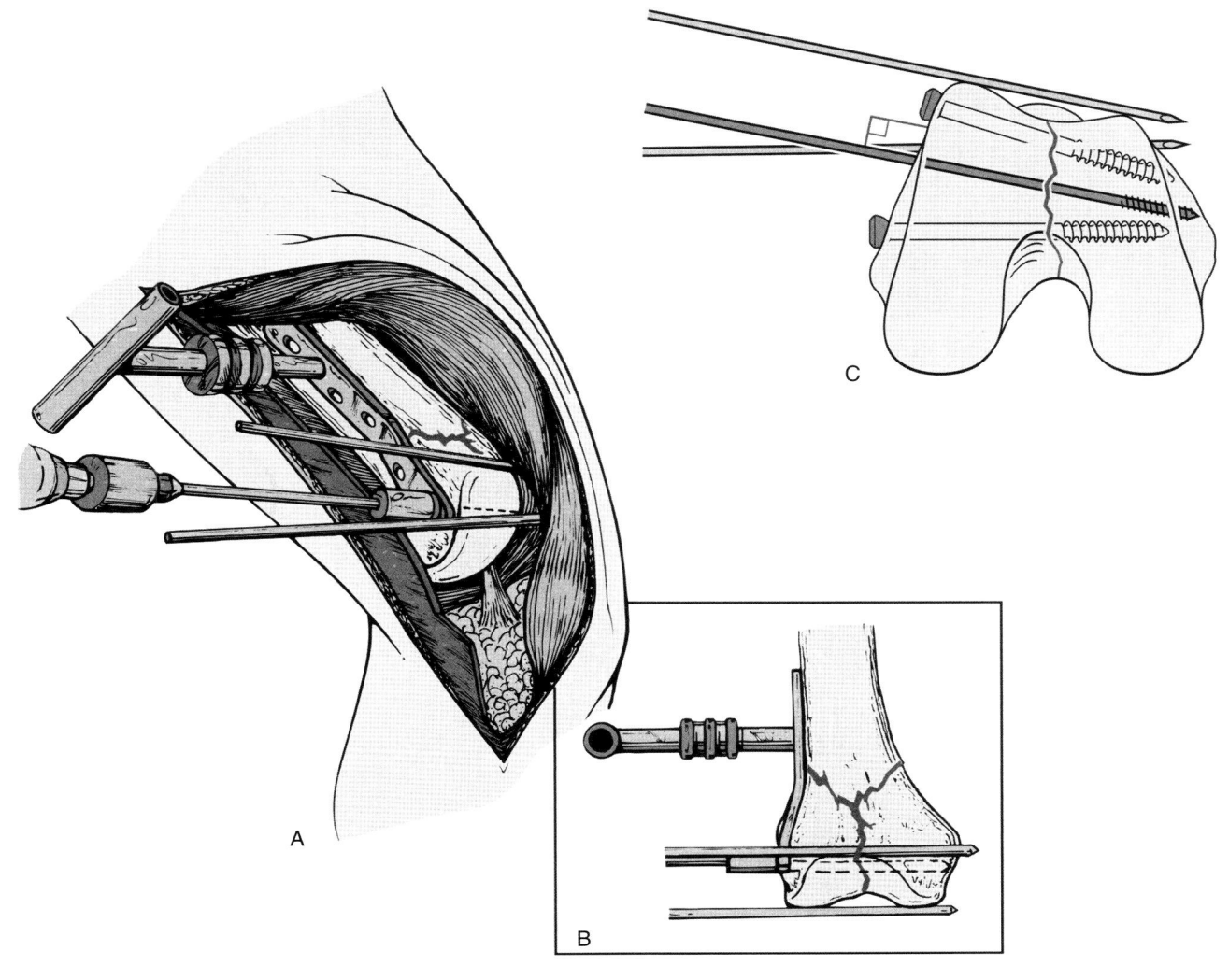

图 53-23　引导髁螺钉的带螺纹定位导针置入技术。(A)髁加压螺钉导针的位置。(B)正位观。(C)冠状位观。

价值。这一角度导向器形如侧钢板的镜像,通过T形手柄置于外侧髁上。再次强调,克氏针3是空心螺钉系统的决定性导向器,必须平行于针1并略向后方偏离克氏针2,垂直进入皮质。和髋部手术一样,通过使用术中透视使操作更为方便。螺纹导针在尖端即将穿透内侧皮质时停止,这时不能依靠透视决定,因为股骨髁前窄后宽,尤其是内侧髁。使用带刻度的反向测量器可放在导针上直接测量长度。测量套筒放置在导针上以决定其在骨中的深度。设置好空心钻的长度,应小于测定长度10mm,以防止穿透内侧皮质。螺钉隧道可在导针引导下使用动力钻镜像钻孔,再次通过透视证实。年轻患者松质骨骨小梁坚固,应通过带短套筒的空心镜像攻丝。将合适长度的空心螺钉用带T形手柄的螺丝刀,经长的套筒拧入髁部(图53-24),直至

看到螺丝刀的0刻度线和外侧皮质齐平且手柄平行于复位的股骨干为止。对骨质疏松的老年患者,髁螺钉可拧入比预钻道稍深5mm,以获得更好的固定。最后将合适的侧钢板通过髁螺钉放入,注意钢板在矢状面上要和近侧股骨干的对线。其余技术类似于前面所述的95°角髁板。

尽管95°动力髁加压螺钉隧道壁髁钢板隧道更容易准备,但它的缺点是去除更多的骨,因此如果产生不稳定愈合,特别是螺钉周围骨吸收,那么就成了妥协的救助固定。另外,这种内植物不能在矢状面上提供旋转稳定性,除非至少增加1枚远端螺钉。这样,在DCS固定后,第二枚螺钉置入前,允许在矢状面上对股骨线性关系进行调整。

(3)髁支持钢板的标准技术:髁支持钢板的设计

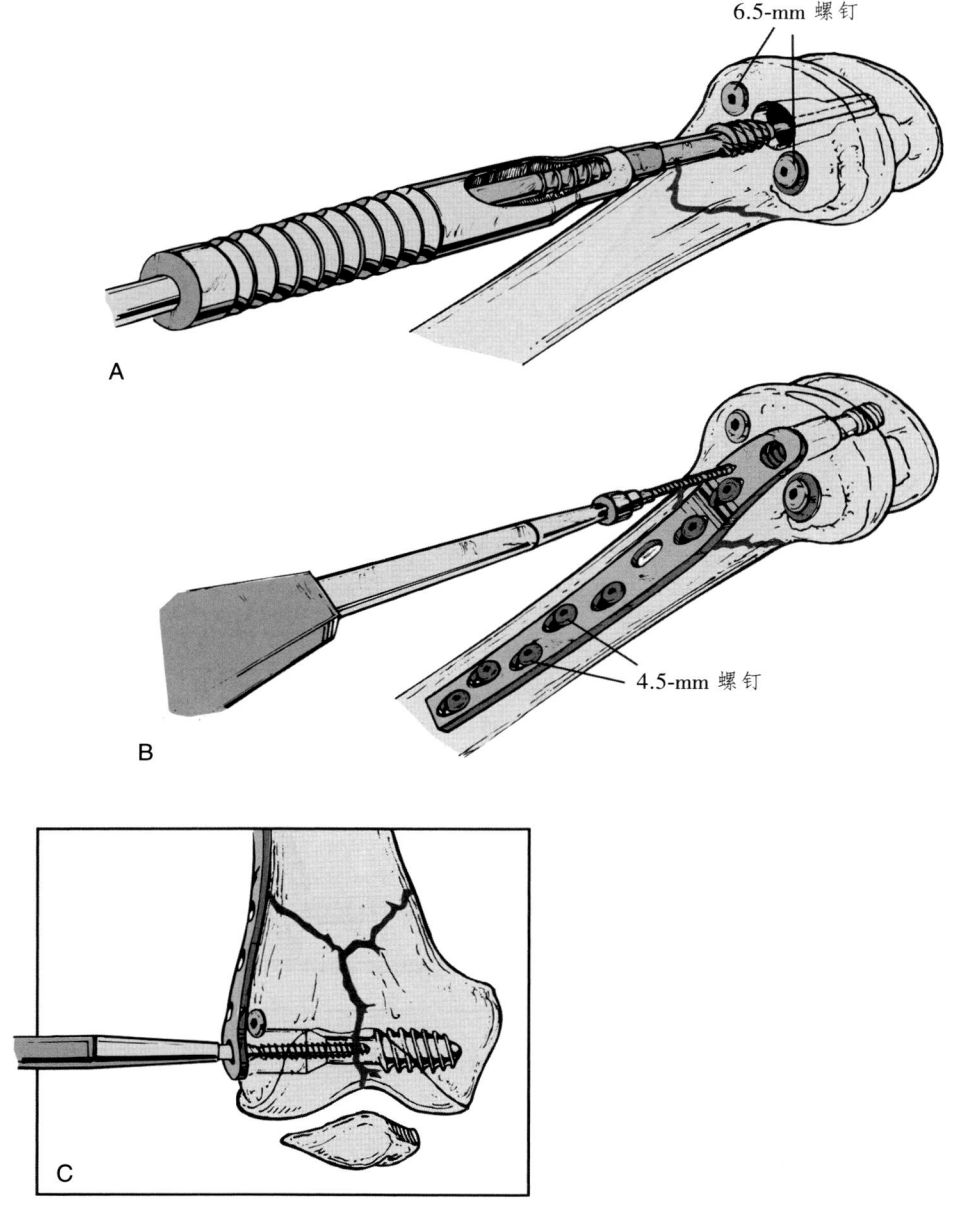

6.5-mm 螺钉

A

4.5-mm 螺钉

B

C

图 53-24 置入髁拉力螺钉和侧钢板技术。(A)置入髁拉力螺钉到预定深度。(B)在侧钢板固定后置入锁定螺钉。(C)正位示出髁螺钉螺纹与内侧骨块啮合,以确保安全的锚固。在置入髁螺钉之前,应置入各个骨折块间的拉力螺钉用于固定髁间骨折。

允许用更多的拉力螺钉固定复杂的髁部骨折。在中欧和北美的大多数中心城市,这种器材已经被角固定装置,如微创稳定系统(LISS)、股骨远端带锁加压钢板(LCP-DF)和其他带锁钢板螺钉等内固定装置所替代。

髁支持钢板包括一块宽的侧钢板,其远端预成形为分叉状,以便当股骨髁外侧面相吻合(图 53-25)。钢板的后突比前突宽且长,以适合宽大的股骨髁后部,因此钢板有左右之分。经钢板最多可打入 6 个拉力螺钉来固定髁部(图 53-26)。但这种最初的髁支持钢板不足以固定角度钢板,因此固定完全依靠钢板与骨之间的摩擦力。一旦钢板对骨的压力以及钢板和骨间之的摩擦力低于一定值,螺钉就开始松动,而且由于在典型内翻畸形时力线轴和股骨解剖轴之间会有一定偏心,螺钉会进一步松动。由于髁支持钢板不能作为定位或对线的基准,所以容易出现误差。

最常见的错误是将髁置于外翻位。对此应通过术中透视并应用吊线技术仔细进行检查(图 53-31)。

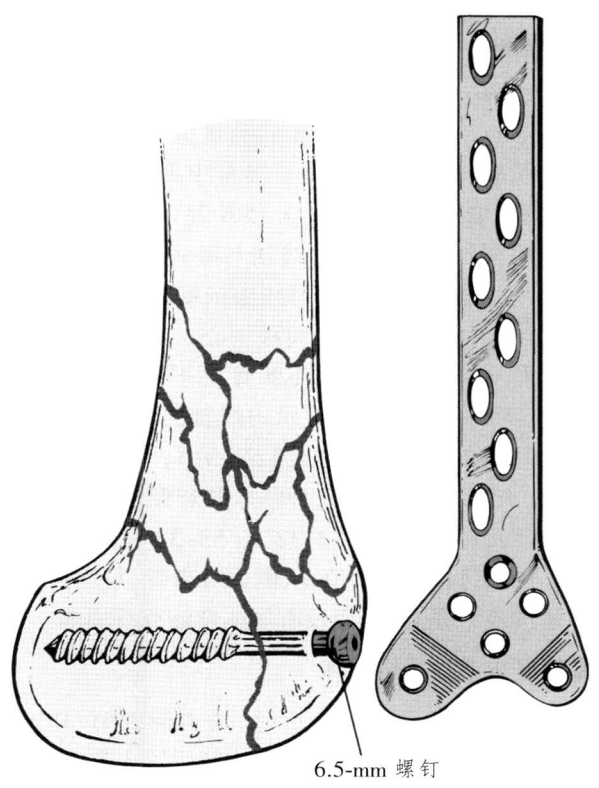

6.5-mm 螺钉

图 53-25　对于粉碎性骨折(**C3**),需使用多个远端螺钉的髁支持钢板,以便添加 AP 螺钉来固定骨折冠状面。与最初的(Burri)钢板不同,新型的带固定角度螺钉的钢板,能增加稳定性,而且抗内翻塌陷。

因为最初的髁支持钢板不是固定角度装置,不能保证轴向对线,尤其在冠状面上。这个缺点在内侧髁上粉碎中尤其明显。为避免股骨髁部变成内翻畸形的趋势,可考虑用内侧支持钢板或骨[97]。然而,现在固定角度钢板更受欢迎。

2.微创钢板骨缝合术

(1)**患者体位**:类似于标准术式所采用的体位;但要注意以下几点。患者应置于标准的透 X 线的手术台上,患肢膝关节轴线稍远于手术台的铰链处。若没有带铰链的手术台,可用毛巾制成的支持物,亦可采用打胫骨钉所常用的定位三角,或者将患膜部分抬离手术台。

除非是双侧骨折,一般对侧肢体可置于产科的大腿支架上[61,65](图 53-9)。另外,也可用特殊设计的透 X 线硬海绵块来抬高术侧腿。

(2)**对线控制**:与切开复位相比,骨折微创间接复位有更高的对线不良风险。为此已研发了一些有助于在微创间接骨折复位中控制对线的技术[64]。

(3)**旋转**:手术前,应在髋膝屈曲位或髋伸和屈膝位测量未损伤髋关节的活动范围(图 53-27)。检查患者的体位,以确保骨盆在垂直面上或矢状面上无旋转。此外,还应存储好小转子的形状,以便在后期于髌骨朝前或足的内侧缘呈垂直位时使用影像增强器(图 53-28)。术中,提示有明显旋转对位不良的是所谓的

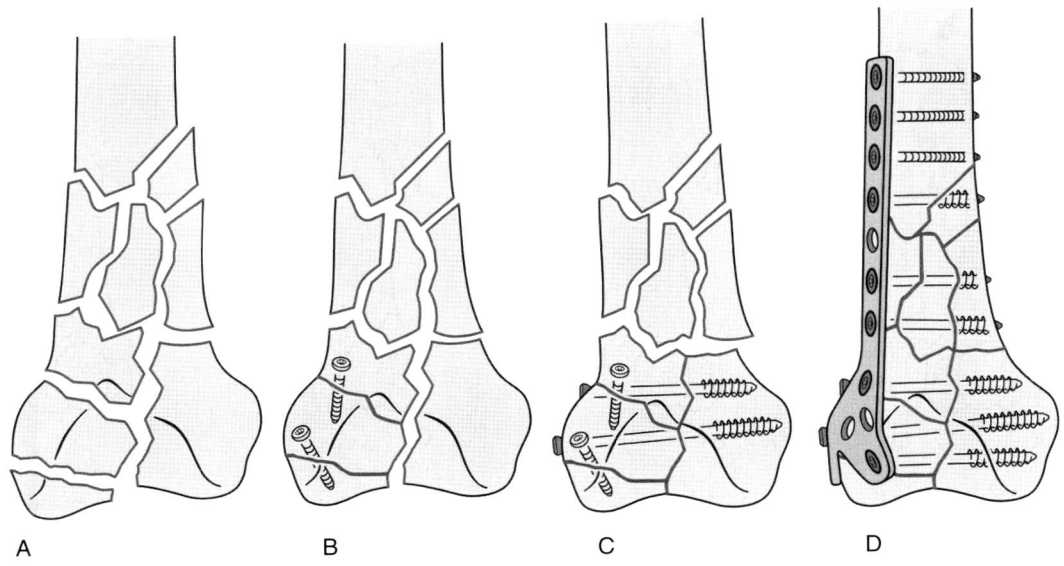

A B C D

图 53-26　C3 型股骨远端骨折使用髁支持钢板的分步重建方法。(From Krettek, C; Tscheme,H. Distal femoral fractures.In Fu,F.H;Harner,C.D;Vince,K.G,eds.Knee Surgery.Baltimore, Williams & Wilkins,1994.)(**A**)骨折类型为 C3 型。(**B**)用小螺钉(3.5mm)重建内外侧髁。(**C**)双髁固定(6.5mm 松质骨螺钉或几个 3.5mm 皮质拉力螺钉)。(**D**)用髁支持钢板来复位和固定重建关节面骨块和股骨干。

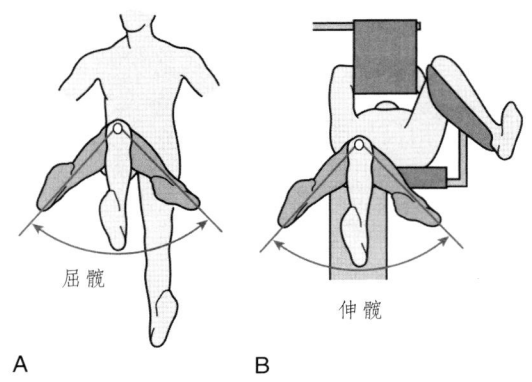

图 53-27 用旋转范围来评价旋转对线。(From Krettek, C.; Schandelmaier, P.;Miclau, T.; et al.Intraoperative control of axes, rotation and length in femoral and tibial fractures–technical note. Injury 29「Suppl 3」:C29–C39,1998.)(A)图示患者髋、膝屈曲。在健肢铺手术巾前评估髋关节旋转范围，股骨骨折固定后重复测量。(B)也可在伸髋和手术台折叠使膝屈曲时进行测量。

皮质台阶征和直径差异征(图 53-29)。

(4)肢体长度：如果没有严重粉碎，通常可通过对骨折处牵引或通过影像增强器的重叠来测量长度(增

强器要垂直于股骨长轴)。当存在严重粉碎时，影像显示可能会产生误导。对于这种骨折，可通过影像化增强和影像米尺测量股骨头顶部与外侧髁远端的距离(图 53-30)。为了得到可靠的测量值，要使 X 线束垂直于其长轴，让成像结构位于屏幕中央。

(5)冠状面对线：通过 X 线片显示下肢力线轴以及使骨折对线，使患肢力线轴与膝关节轴相符合，可以避免内外翻对线不良。吊线法依据的是把电刀线从股骨头中心(透视确认)伸向踝中心。此时要求膝关节处于自然伸展和内旋位，使髌骨位于中线上(体检前确认)。膝关节的正位片显示力线轴的位置，相对于膝关节用拉紧的电刀线标识(图 53-31)。

(6)矢状面对线：有几种临床和影像学技术可用来评估矢状面畸形，如图 53-32、图 53-33 和图 53-44 所示。"拾物试验"更有价值，从侧面观来看，与健侧相比，它显示的应该是直腿，而没有屈曲挛缩或反屈曲。

3.微创经皮钢板骨缝合术

在治疗股骨近远端骨折时，动力髁螺钉(DCS)通常经过标准的外侧入路剥离股外侧肌置入[83]。这一入

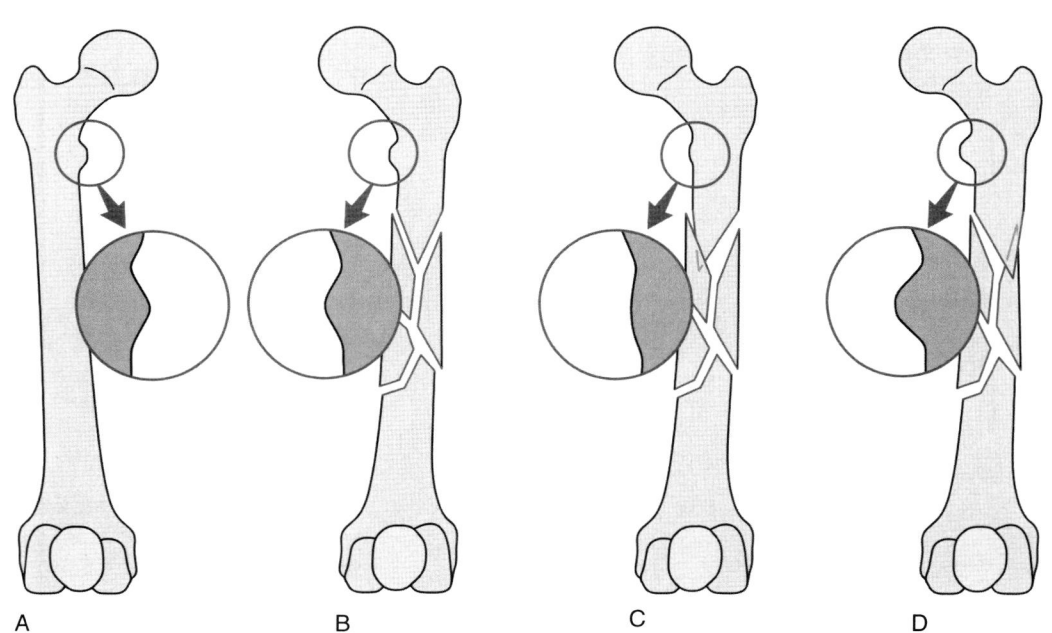

图 53-28 小转子形态征象。(From Krettek, C.;Schandelmaier, P.;Miclau, T.; et al.Intraoperative control of axes, rotation and length in femoral and tibial fractures–technical note.Injury 29[Suppl 3]:C29–C39,1998.)术中通过比较同侧和对侧小转子形状来进行股骨旋转的放射学评估。(A)术前在患者摆体位之前，将对侧小转子的影像学形态储存于影像增强器的存储器内，同时控制髌骨位置使其准确朝向前方。(B)在固定第二主骨块之前，髌骨要准确朝向前方，同时旋转近侧骨块，直到小转子的形状与对侧小转子的形状相吻合。(C)在外旋畸形的情况下，小转子的形状会缩小。当髌骨朝前时，小转子有一部分会被近端股骨干遮掩。(D)在内旋畸形的情况下，小转子形态会增大。当髌骨朝前时，小转子与近侧股骨干重叠较少。

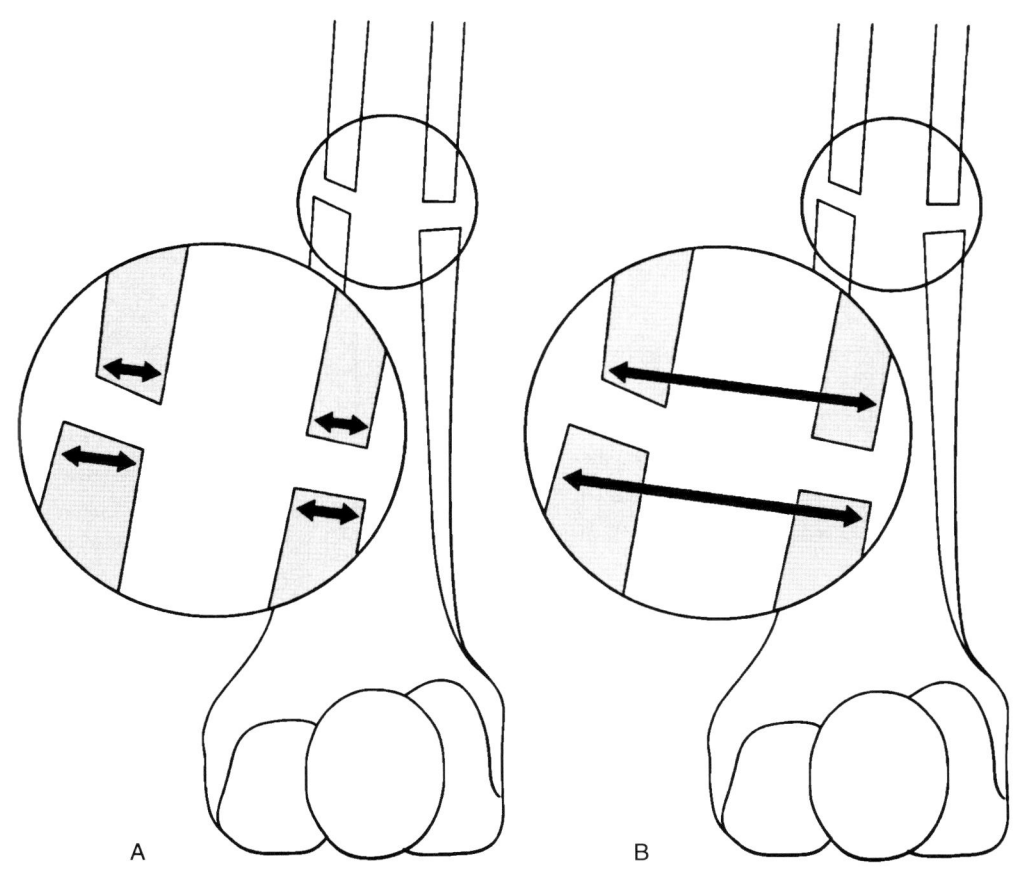

图 53-29　"皮质台阶征"和"直径差异征"进一步提供了股骨旋转对线的征象。(A)皮质台阶征:有旋转畸形时,近端和远端主要骨折块的皮质结构的厚度不匹配。(B)直径差异征:在一些截面为卵圆形而不是圆形时则为阳性征。两个骨折块的直径不同。(From Krettek, C.; Schandelmaier, P.; Miclau, T.; et al. Intraoperative control of axes, rotation and length in femoral and tibial fractures–technical note.Injury 29[Suppl 3]:C29–C39,1998.)

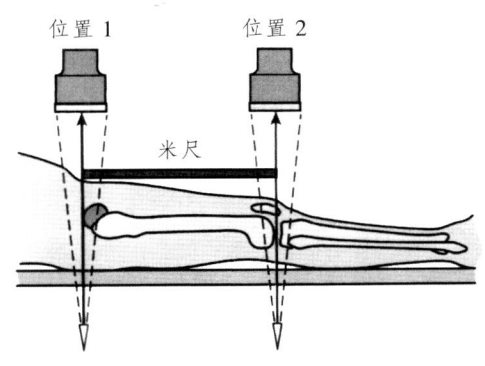

图 53-30　测量股骨长度。测量股骨远端和近端时,必须在测量点的射线的中心束对中并垂直于骨和米尺长轴时获得的透视影像。(From Krettek, C.; Schandelmaier, P.; Miclau, T.; et al. Intraoperative control of axes, rotation and length in femoral and tibial fractures–technical note.Injury 29[Suppl 3]:C29–C39,1998.)

路能很好地显露股骨干,有利于骨折的直接切开复位内固定。然而,为了直视骨折端,需要剥离软组织,结扎穿动脉,这会危及营养动脉,造成局部的骨膜及髓腔血运破坏[22-24]。软组织的破坏会引起骨折愈合率下降,同时增加转子下骨折和髁上骨折一期或二期植骨的概率[50,91]。

为限制骨折部位软组织的剥离量,研发出一些治疗股骨近端[51]和远端[5,46,63,64,91]骨折的间接复位技术。这些技术仅限于从外侧显露,避免了内侧剥离。这些间接复位技术的报道结果证实,其愈合速度至少和"经典技术"一样快,但不需要植骨[5,46,50,91]。

在这种背景下,研展出一种限制内外侧软组织剥离量的技术,即微创经皮钢板骨缝合术(MIPPO)[63]。该技术主要用于治疗股骨近端和远端的关节外骨折。MIPPO 吸收了 DCS 的两部分特点和双平面对线要求,经皮将钢板置入肌肉下间隙。

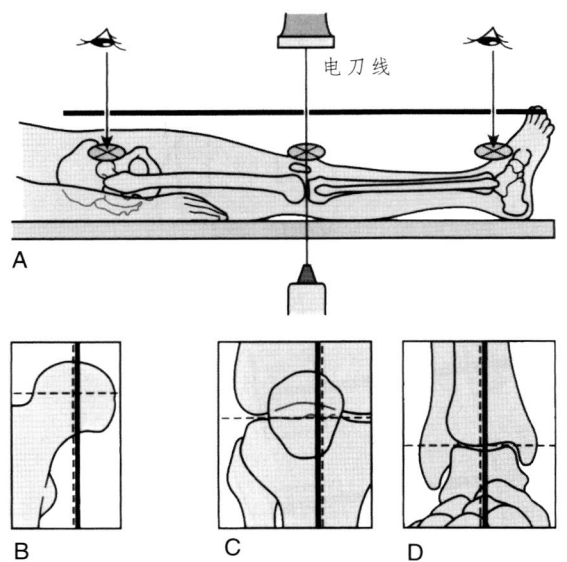

电刀线

图 53-31 吊线法分析冠状面畸形。膝关节伸直并自然旋转,使髌骨位于正中线。用电刀线从股骨头中心伸向胫距关节的中心。这样可显示下肢力线的影像。膝关节中心的正位片可定量评估下肢的对线并和对侧比较。正常的力线轴位于膝关节中心线内侧 10±7mm(见第 63 章)。

髁螺钉置入,MIPPO 手术入路和钢板固定:经皮植入此内置物依据的是 DCS 的标准原理并做了如下改进(图 53-35)。首先,把螺纹导针在透视引导下置于冠状面和水平面的正确位置。在导针位置合适定位后,以导针为中心做一个 4cm 的纵行皮肤切口,切开髂胫束。充分保护软组织,钻孔,攻丝,拧入预测量长度的髁螺钉。对髁上骨折,导针时穿透内髁,髂胫束切口纵向

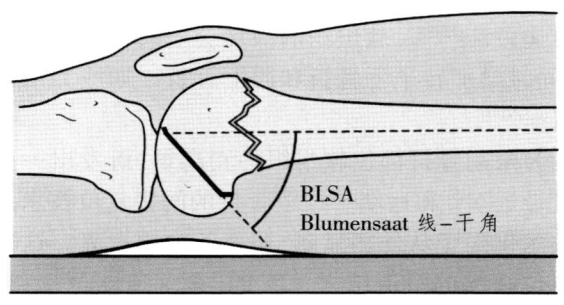

BLSA
Blumensaat 线-干角

图 53-32 Blumenssat 线-干角(BLSA)是术中矢状面正确对线的基准。(From Krettek, C.; Schandelmaier, P.; Miclau, T.; et al. Intraoperative control of axes, rotation and length in femoral and tibial fractures-technical note.Injury 29[Suppl 3]:C29-C39, 1998.)据报道,膝关节屈曲 30°时该线与髌骨下极相交。但在重建时,我们建议调整 BLSA 使其与对侧相等。

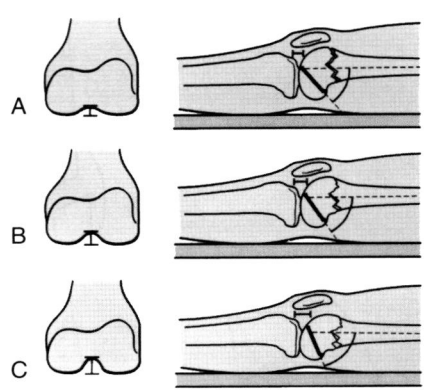

图 53-33 股骨远端的反屈畸形。(From Krettek, C.; Schandelmaier, P.; Miclau, T.; et al. Intraoperative control of axes, rotation and length in femoral and tibial fractures-technical note.Injury 29[Suppl 3]:C29-C39,1998.)(A)膝关节对中 X 线束时髁间窝的正常表现。(B,C)仅对髁的形状进行分析难以确定反屈畸形的增大。但正位像上髁间窝的高度增加及侧位像上 BLSA 的增加,则有助于发现及量化反屈畸形。

延伸 2~3cm,以方便钢板植入。DCS 通过皮肤滑入髂胫束切口植入股外侧肌的深面。可在远离骨折区的近端做一短小深达骨折面的切口来辅助 DCS 维持原位。该切口应该远离钢板末端的预定位置。用一长的侧钢板加强固定的稳定性,该钢板在骨折区以上应有 6 个或更多钉孔,不过不全部利用它们。导针经钢板和髁螺钉

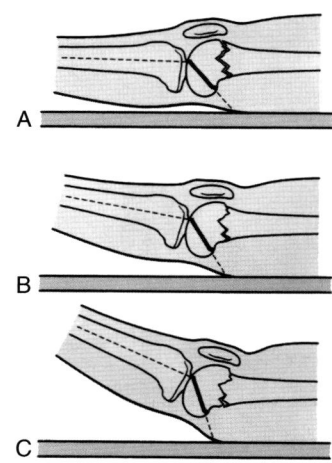

图 53-34 反屈的过伸试验(拾物试验)。(From Krettek, C.; Schandelmaier, P.; Miclau, T.; et al. Intraoperative control of axes, rotation and length in femoral and tibial fractures-technical note. Injury 29[Suppl 3]:C29-C39,1998.)表示反屈畸形影响的示意图。(A)正常范围内伸直(轻度过伸在 5°~10°)。(B,C)反屈畸形导致病理性过伸,其程度取决于反屈畸形的程度。

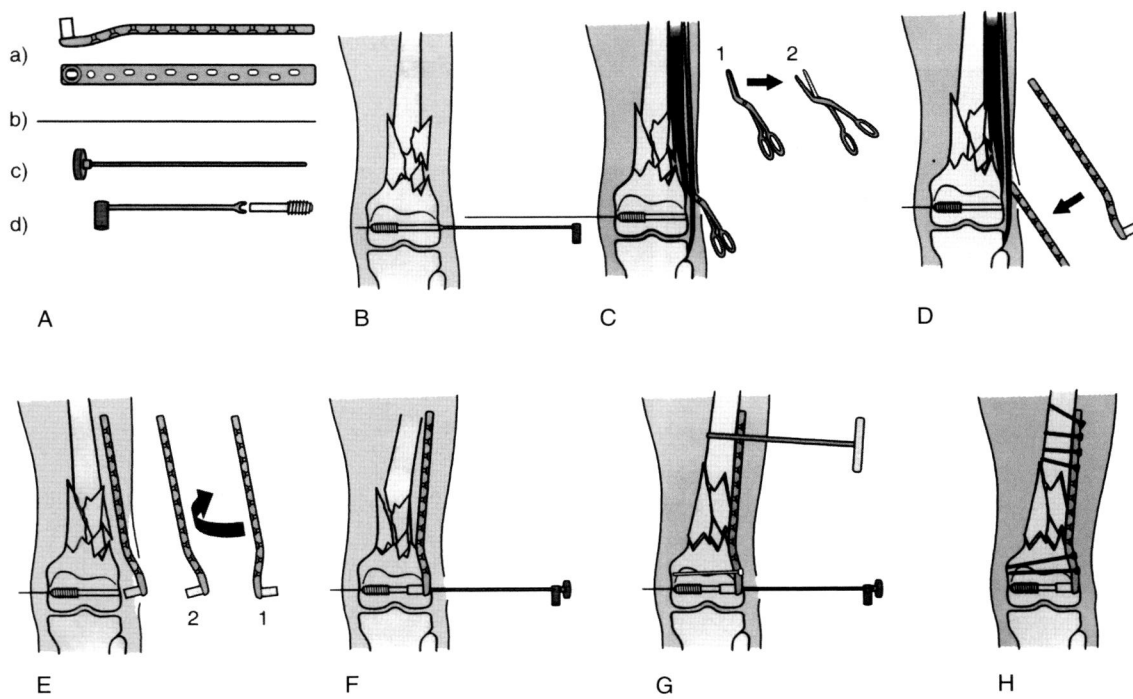

图 53-35　用于微创经皮钢板骨缝合术(MIPPO)的器械和分步操作程序。(A)改良的动力髁螺钉(DCS)器械。(B)螺钉植入。(C)劈开髂胫束。(D)插入 DCS 侧钢板。(E)旋转侧钢板和组装准备。(F)侧钢板滑向 DCS 螺钉。(G)固定钢板于股骨干。(H)MIPPO 完成。

再次插入，使用改良的空心 T 形手柄在导针引导下拧入髁螺钉。T 形手柄通过长的空心螺钉固定于髁螺钉，钢板再以改良 T 形手柄为导向滑入髁螺钉。

　　将髁螺钉及其相连的近端或远端关节骨折块间接固定到股骨干上，但不要试图将这些骨折块解剖复位。钢板在矢状面的位置仍可以调节。一旦获得合适的对线，可暂时使用小的、特制的、经肌肉的夹钳把钢板临时固定到骨折上方的股骨干上。肢体的轴线、长度和旋转可以通过上述的临床和透视方法证实[58,61,62,66]。通过上述切口，置入近端钢板螺钉，根据需要经软组织桥再置入 1~2 颗经皮螺钉。螺钉分散拧入可增强螺钉的抗拔出强度，并减小切口的长度。术中一般不用牵开器，但在恢复肢体长度有困难时可选用。

4.经关节入路和逆行钢板骨缝合术

　　通过外侧 MIPPO 切口，难以进行关节内股骨远端骨折的直接解剖复位。由于治疗这些复杂骨折的主要目的是关节解剖重建，于是产生了微创经关节入路(TARPO)[58,59,66]。这一技术逐渐被接受和欢迎。经外侧髌旁关节造口术(长 15~20cm)进入关节内(图 53-11)。沿肌肉纤维在股直肌和股外侧肌之间做一个近端深层切口。切口远端延伸到胫骨结节。将髌骨拉向内侧

以显露股骨双髁。用克氏针、螺钉与可吸收针直视下完成关节的解剖重建。

　　把关节固定于近端股骨干：间接非解剖复位后，将重建的股骨髁固定于股骨干近端骨块上。将髁加压钢板、股骨远端 LISS 或股骨远端锁定加压钢板从远端向近端插入股外侧肌下面。在最佳位置将其附着于股骨远端骨折块。然后，将钢板经皮和肌肉插入固定，可使用电钻和自攻螺钉。借助特殊设计的 MIPPO 钳、牵引复位装置、同轴夹控制对线暂时固定钢板。经 3cm 的切口打入 3 或 4 个分散的螺钉，对于近端钢板固定已足够。肢体的长度、旋转和轴线可以通过上述的临床和透视方法来证实[7,58,62,66]。一般不使用牵开器，也不进行植骨。必要时放置负压引流。

5.微创内固定系统(LISS)

　　由于手术入路致血供减少，股骨远端骨折的愈合有时较差。另外，有时还会在骨与内植物界面出现不稳定，在冠状面上产生移动。这会导致骨吸收，类似于汽车挡风玻璃刮水叶片一样[18,43,55,56](图 53-36)。研究表明，角度固定螺钉的机械性优点是：增加了固定稳定性，且无"挡风玻璃刷"样松弛[21,40,55]。所以为了解决股骨远端骨折治疗的生物性和机械性问题，就产生了

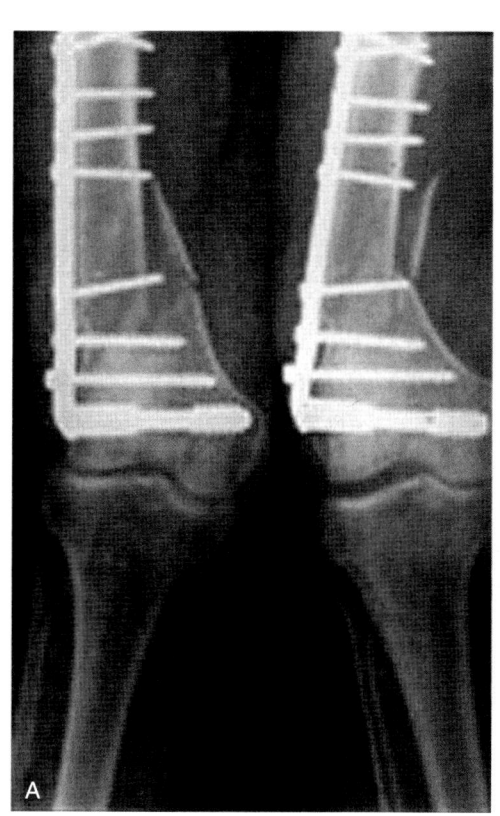
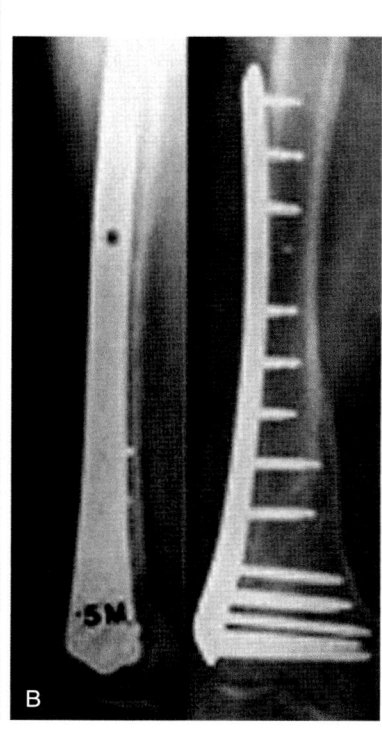
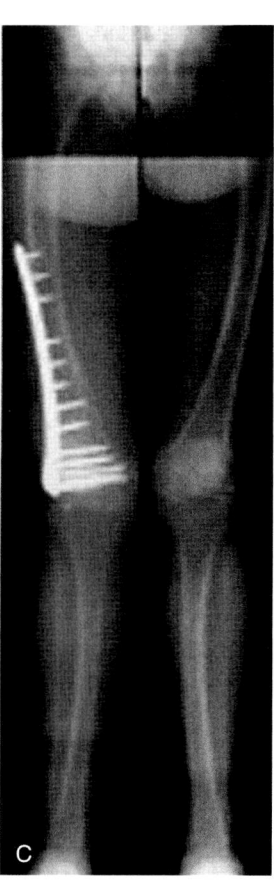

图 53-36 一位 86 岁骨质疏松的老年女性,右股骨远端骨折用 DCS 固定后出现冠状面骨折不稳定。(A)最初固定 1 周后拍的内外翻应力位片。可见股骨远端拉力螺钉有"挡风玻璃刷"样移动。(B,C)用长 LISS 钢板复位和固定骨折翻修术后 5 个月时的影像。

LISS-DF 钢板系统。它的 3 个关键之处是:①解剖预塑形髁"支持"钢板;②可靠拧入钢板的交锁螺钉;③使用自钻、自攻的单皮质螺钉,它能简化经皮置入,尤其是经较厚的软组织层(图 53-37)。LISS 设计将髁支持钢板的一些特点和 DCS 固定角度的优点结合于一体。为方便植入,置入导向器应与钢板相连,这样可以控制钢板的位置。LISS 从机械力学上可看做是一种内固定支架。每个螺钉都是依靠自己骨锚定位置的牢固固定点,而不是靠对骨与钢板加压产生的摩擦力来维持骨折对线。在间接复位完成后,单皮质自攻螺钉锁定解剖预塑形钢板固定。LISS 系统提供的瞄准器为钢板插入和经皮螺钉固定提供方便,那么就不需沿股骨干的切口(尽

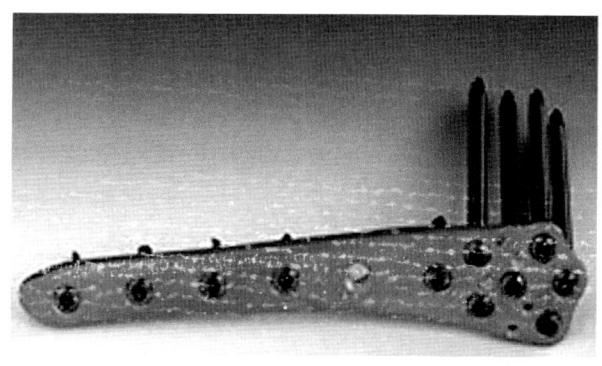
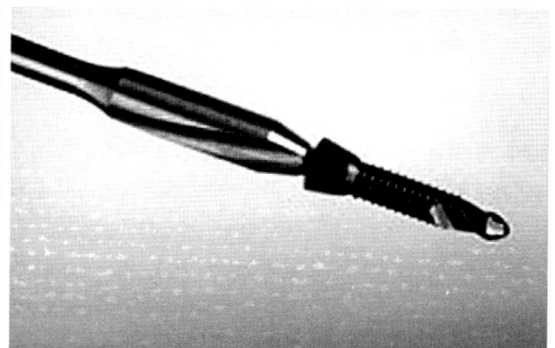

图 53-37 专为使用套筒而设计的微创固定系统的单皮质自攻、自钻螺钉及螺丝刀。

管在钢板近端尾部做一小切口有助于手术进行)。

(1)内植物的概念:通过机械力学和临床等方面的检测,对固定角度装置与无固定角度的内植物进行了比较[54,57,76,103]。在一项配对人尸体模型研究中,研究人员随机选择股骨使用5孔的LISS进行股骨远端固定[21]。在第一个系列配对研究中,LISS与6孔的DCS进行比较,在第二个系列配对研究中与7孔的95°CBP进行比较。在研究中,制造1cm间隙来模拟A3型骨折。近端通过"股骨头"远端通过外侧髁施加负荷。施加的循环载荷分为4个阶段增加(F$_{最小}$=100N;F$_{最大}$=1000N,1400N,1800N,2200N),每个阶段10个循环。

将以上3个不同的固定系统固定于配对的尸体股骨上,比较LISS与CBP或LISS与DCS抵抗施加载荷能力的差别。在负荷循环中,组合体经历可逆和永久性变形。总的不可逆变性,LISS比DCS低51%,比CBP低62%。在12个配对测试中有10个在传统双侧皮质螺钉固定技术中出现更多下沉。

双侧皮质螺钉在这些钢板固定中意义不大,因为钢板本身就模拟了第二个皮质,为螺钉提供第二个固定点。非皮质螺钉能自钻,尽管钻头在钻向远侧皮质时不需要自由旋转——这是一个在近侧皮质剥去所制造的螺纹的过程。这种单皮质螺钉的确有利于经皮固定。锁定时要注意螺钉和钢板的角度,可通过LISS瞄准导向器来确定。但是,必须将它置于骨中心,使它们的尖端达到骨髓腔。如果螺钉仅仅穿过皮质,固定会失败。另外,在骨质疏松骨中,单皮质螺钉不如双皮质螺钉固定时间持久,如果可用合适的锁定钻引导钻透双层皮质,则可用双皮质螺钉替代。远端固定设计充分考虑到了股骨远端的解剖。螺钉与LISS钢板的角度已被固定,这样可以避免螺钉穿入髁间窝或膝关节。LISS远端允许有7个长螺钉植入髁部。

这一技术与传统的切开复位技术不同[120]。钢板用于关节内[64]和关节外[63]骨折固定时,手术入路和固定技术需要相互配合。当我们描述用LISS装置复位和固定股骨远端骨折时,同样也可用其他角固定(锁定螺钉)装置。每个患者骨折情况不同,对于外科医生来说重要的是熟悉预期装置和制造中的详细使用说明。

(2)术前计划:术前需有股骨的全长片,应能够较好地显示膝关节,最好包括髋关节。在正位的膝关节X线片上,将LISS影像测量器置于股骨髁水平的内侧或外侧,测量螺钉的长度。股骨髁的宽度也可通过测量器获得。根据测量结果,从4组螺钉中选出合适皮质的螺钉。钢板必须足够长,在近端骨折块上至少应

有4个螺钉。根据骨折的AO分型选择正确的手术入路[85]。A型骨折选择短的外侧入路(TARPO)。B型和有关节内骨折的C型骨折,可以选择经外侧髌旁切开的关节入路(TARPO)。

(3)入路:A型股骨远端骨折和无关节内骨折的C型骨折可用前述的经皮入路固定(MIPPO)[64](图53-38)。皮肤切口以透视的股骨髁投影(内侧和外侧髁投影重叠时)作为参照。切口沿股骨干轴线从关节线水平向近侧延伸。该入路不适于C3型和B型或C2型伴关节内移位的骨折。对于这类损伤,我们采用TARPO[63]切口(图53-39)。经直肌和股外侧肌之间向近侧延伸,劈开股四头肌肌腱的纤维,远端可延长至胫骨结节。将髌骨拉向内侧,充分显露股骨髁而无须过分剥离软组织。使用克氏针、螺钉和可吸收棒进行股骨远端的重建。在髁间放置3.5mm皮质拉力螺钉时,必须考虑到要避免碰到LISS钢板及螺钉(图53-40)。

(4)辅助复位:股骨髁部骨折切开复位并固定完成后,临时将股骨髁和股骨干固定。在LISS最后固定前,应完成股骨髁和股骨近端之间的复位。如果手法

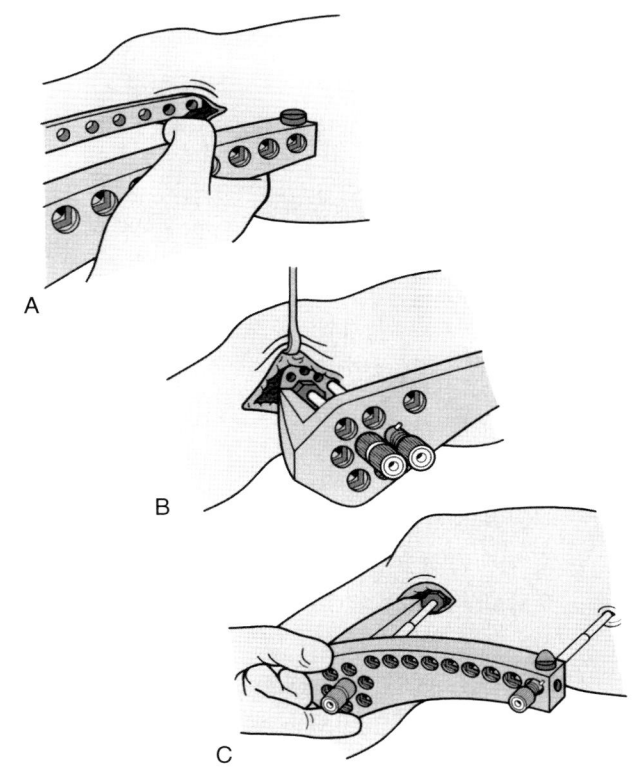

图53-38 通过微创经皮钢板内固定入路植入微创固定系统(LISS)。(A)沿外侧皮质插入LISS。(B)于外侧髁定位LISS末端。(C)固定栓置入到最近端的螺钉孔。

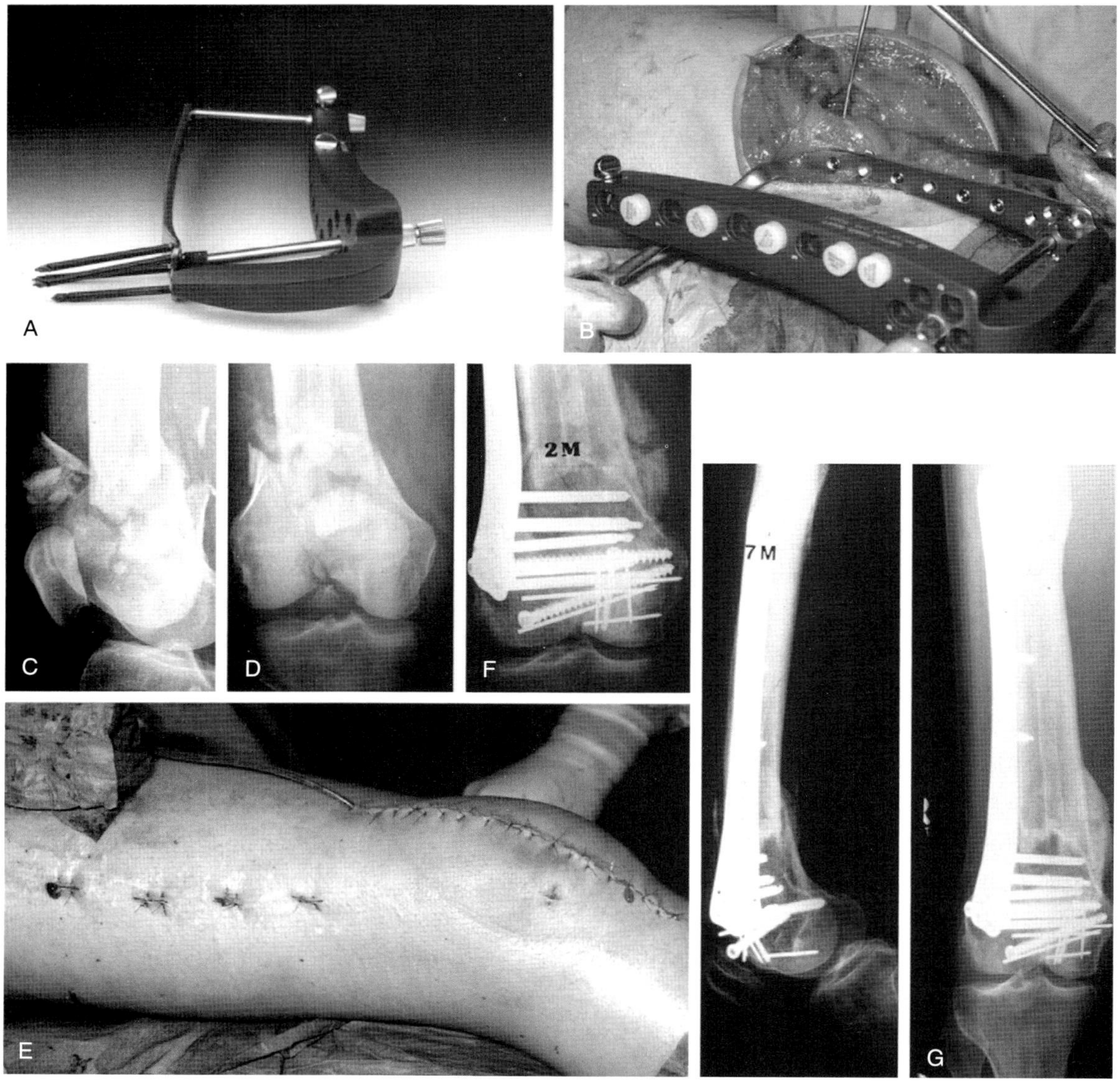

图 53-39 用微创固定系统(LISS)经关节入路和逆行钢板内固定(TARPO)治疗关节内骨折。(A)LISS 钢板和远端锁定螺钉,植入导向器及近、远端固定栓。(B)重建 C3 型粉碎性关节骨折后,通过 TARPO 入路置入 LISS。(C)术前侧位片。(D)术前前后(AP)位片。(E)伤口关闭后的下肢图像。(F)固定 2 个月后的正位 X 线片。(G)受伤 7 个月后骨折愈合的侧位及正位 X 线片。

牵引不够,可使用牵引器或暂时的外固定架辅助复位。在关节外骨折复位时,将 Shanz 螺钉插入近端或远端主要骨折块中,或者胫骨近端或内侧髁,以帮助复位。

（5）器械:LISS 成套设备包括:瞄准器(分左右侧)、扭矩限制螺丝刀(4.0Nm)、瞄准臂的固定和固定螺栓、克氏针的瞄准器及加压装置等。先将 LISS 通过固定螺栓连于瞄准器,后者应置于远端的中间孔(A孔)内,用固定栓固定 LISS 并拧紧。为增加拧入时的稳定性,可在 B 孔(即 A 孔的近侧孔)拧入另一枚固定螺

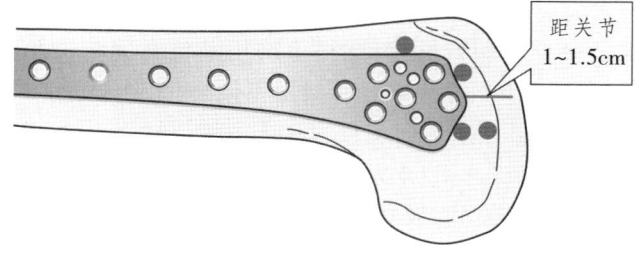

图 53-40 将 LISS 钢板置于距近端关节面 1~1.5cm 处,平行于股骨干轴线。标记螺钉插入点,用 3.5mm 皮质拉力螺钉来支持髁间骨质。

栓。在 LISS 插入股外侧肌深层后,将第二个稳定螺栓从 B 孔换到钢板最近的孔,以加强 LISS 瞄准器的稳定(图 53-39)。

(6)内植物的置入:LISS 及瞄准器经髂胫束和骨膜间插入股外侧肌的深面,可感觉到 LISS 尖端沿着骨面滑动。先将 LISS 向近端插入,在向远端(膝关节方向)退少许,直到钢板与外侧髁有良好的匹配。为与髁部匹配,应小心保持瞄准器在矢状面成大约 15°角。如果完全在矢状面上,LISS 远端前部与外侧髁之间会出现间隙。间隙将使 LISS 前部的硬突起妨碍膝关节的运动,并导致股骨螺钉过于偏前,及由于股骨前面较窄或髌股关节的相互碰撞而造成的妥协固定。

(7)LISS 的固定:任何一种髁间骨折,都应首先在前方关节外侧髌旁切口重建股骨髁,使用拉力螺钉或克氏针,或两者结合使用进行固定。LISS 的远端位于关节线的近侧 1~1.5cm。由于瞄准器的重力作用,使 LISS 有外旋的趋势,会使股骨髁部与 LISS 之间产生间隙。建议用双平面透视来确保 LISS 在髁部的正确位置,避免 LISS 放置过于靠前。髁部骨块由于腓肠肌的牵拉易发生反屈,在股骨远端下放置垫枕和屈曲膝关节可防止此种情况发生。

在确定股骨远端正确对线后,首先使用克氏针在 A 孔和附加克氏针孔将 LISS 固定于髁部骨块。克氏针的方向可通过透视确认,确保其平行于股骨髁的远侧缘。如果术前未测量螺钉的长度,可根据透视直接用尺或克氏针深度表测量髁部的宽度来选择远端固定的螺钉。

因 LISS 近端有偏前的趋势,因此必须证实 LISS 在股骨干的位置。位置过于偏前将导致螺钉于切线位拧入,引起把持力不足(图 53-41)。为保证单皮质螺钉的良好把持力,需要把 LISS 置于股骨干真正的侧位。

首先将 LISS 用克氏针经近端固定螺栓固定于股骨干,加压器插入第二个孔进一步保证 LISS 与骨之间的固定和接触(图 53-42 和图 53-43),同时检测对线。附加螺钉拧入近侧与远侧骨折端。使用灌注钻孔导向

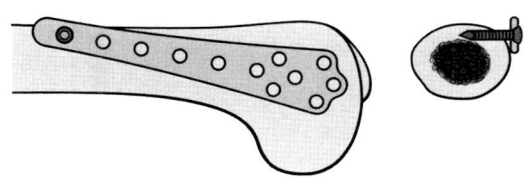

图 53-41　LISS 近端最后一个螺钉位置太靠前,引起螺钉平切皮质,会降低把持力。

器可减少拧入自攻螺钉的热量。

拧入第一个螺钉后,可能由于股骨干远离 LISS 而导致移位。无论螺钉是否能抓持在骨上,都要锁定于 LISS,故在钻孔时应小心操作,以确保有足够的阻力。

近端和远端主要骨块一样,应至少使用 4 个螺钉。植入式可使用瞄准器的"阻挡器"来标识螺钉。

(8)复位技巧:每个主要骨块的第一个螺钉决定长度和旋转。与传统的螺钉末端无螺纹相比,由于 LISS 的螺钉头部有螺纹并紧锁于钢板,无法将钢板与骨推在一起。为解决这一问题,LISS 系统提供了一个钢板加压器,包括一个 4.0mm 长螺纹的单皮质自攻螺钉,螺钉上方有一个螺旋套筒,调节套筒可将股骨干和 LISS 压在一起(图 53-42)。

使用 LISS 时,必须在置入锁钉前首先进行骨折复位。LISS 固定的稳定并非依赖于骨与钢板的接触与摩擦力,它更像一个内固定架。在 LISS 与骨之间有一些间隙是可以接受的,而且为了改善对线必要时可改变骨与 LISS 之间的间隙。钢板加压器可用来将钢板推向股骨。此装置的 4.0mm 螺钉在外侧皮质能提供良好的把持力,使钢板和骨紧靠在一起。在干骺端,加压器螺钉通常会从薄皮质中拉出,故需要其他器械的帮助。在干骺端,LISS 与钢板之间间隙过大会妨碍膝关节的运动。为避免影响膝关节的运动,可使用点状钳或点状勾形牵引器固定 LISS,直到将其完全固定。

额状面上的小畸形可将远端螺钉松开几圈进行调节。在透视监视下复位后(钢缆固定),将螺钉在此拧紧维持固定。由于 LISS 和螺钉之间允许轻度角度偏斜,故可以进行小角度的调整,但大于 5°的角度变化需要将螺钉完全拧出。使用克氏针将 LISS 固定于骨时便应完成骨折的复位。只有将近端或远端螺钉全部取出,才能调节骨折固定的长度和旋转。

(9)术后处理:术后处理与传统入路或微创入路相同。患者早期开始持续被动运动锻炼。术后可允许部分负重(15~20kg),当术后拍片证实有骨痂时可以完全负重。对于多发损伤患者,术后处理要根据其他损伤进行适当调整。一般不用石膏和夹板。使用特殊设计的 MIPPO 钢板取出器可方便地取出钢板以避免大的伤口。

6.髓内针固定

(1)顺行交锁扩髓髓内钉:可以用顺行扩髓交锁髓内钉来固定髁上骨折,特别是当使用新螺钉和专门

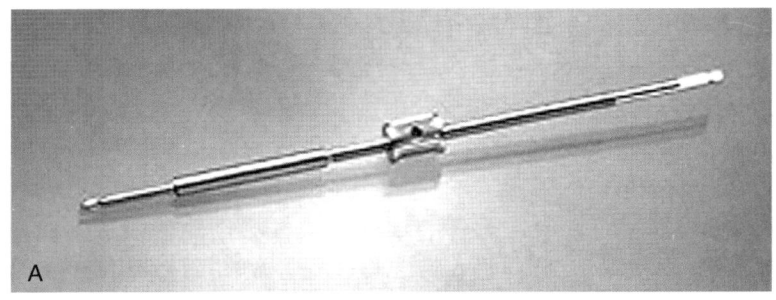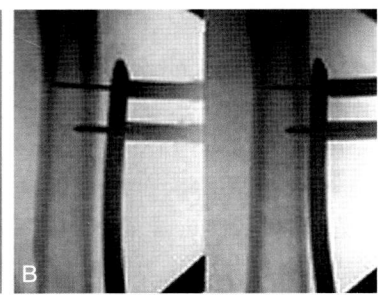

图 53-42 (A)加压器(Syothes,Paoli,PA)。(B)通过加压器推动微创固定系统(LISS)靠近股骨。

设计的远端锁定螺栓时。对于外科医生来说,关键是理解以下两个问题,置入螺钉并不是复位骨折块和螺钉在非粉碎性股骨干骺端骨折中的置入方式。要密切注视骨折复位和维持复位直到螺钉完全拧入。早期大多数学者建议用这种方法治疗骨折,最好是远离关节线至少10cm的骨折,但Leung及其同事[68]在1991年报道的采用顺行髓内钉治疗的所有ASIF分类的A型、C1和C2型骨折,距离关节线都在9cm以内。Butler及助手[10]在1991年也报道了相似类型的髁上-髁间骨折合并同侧股骨干骨折,同样使用顺行交锁髓内钉治疗。股骨远端骨折的判断标准是骨骺线5cm以内。在上述两例报道中,在插入髓内钉之前,首先进行关节内骨折块解剖对位和固定。Domingeuz及同事也证实了使用顺行髓内钉处理股骨远端骨折可获得满意结果[19]。

如果髁间骨折块有移位,Butler及其助手建议于仰卧位插钉。患者卧于透X线的手术台上,无须牵引,

经髌旁入路切开关节直视关节面。常规使用两个拉力螺钉固定髁间骨折,并确保其在股骨髁的前部和后部,以避免螺钉妨碍后面的髓内钉通道。缝合关节切口后,再进行闭合顺行交锁钉固定。

这比标准股骨干插钉术有更高的技术要求,需要有丰富的股骨骨折髓内针插钉的经验。术中应注意维持轴向对线,恢复长度,放置旋转移位,特别是患者侧卧于手术台时,有将远端固定于外旋位及外翻位的趋势。如有可能,患者取仰卧位应使用股骨远端牵引针有利于骨折固定,并应特别注意在插钉时维持对线。

由于骨折固定需要髓内钉插入尽量接近远端,故髓内钉程度的选择极其重要。Leung及其合作者[68]将针在远端处截短15mm使其正好位于远端锁定孔下。然后打进针的尖端使其尽可能靠近软骨下骨。Buchlz及其同事[9]对治疗股骨远端骨折髓内钉断裂的情况进行了报道,特别是经远端锁孔处的断裂。髓内钉断裂常发生在锁钉距骨折5cm以内的病例,因此这些作

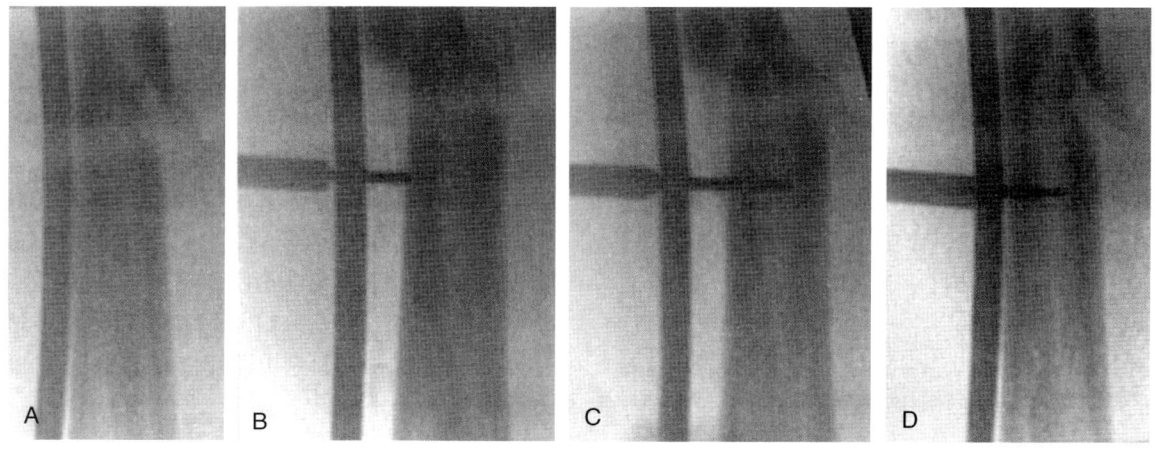

图 53-43 复位加压器的使用。(A)置入肌肉下钢板,骨折复位。用加压器稳定复位和钢板。(B)放置加压器时,远端骨折块复位丢失。(C)加压器拧入骨质并开始拧紧。(D)拧紧的加压器恢复了骨折对线,并在拧入螺钉的过程中维持复位(它像一把微创钢板夹持钳)。

者认为，在使用髓内针治疗显著粉碎或极低位置骨折时应慎重。考虑到上述因素，Butler 及其助手 [10] 建议患者术后应限制负重，在他们的病例中无内植物断裂发生。

（2）股骨远端骨折逆行髓内钉固定：经关节内髁间入路逆行髓内钉在 20 世纪 80 年代后期开始使用，并首先用于股骨远端骨折 [37,38]，随后在治疗更近侧的股骨骨折中，和股骨远端骨折一样，其使用日趋广泛。逆行髓内钉同顺行髓内钉一样，都采用间接复位，减少了软组织剥离，从理论上将比传统的经外侧入路钢板内固定对骨折愈合干扰更少。然而，对于关节内骨折，仍然有必要行直接暴露、解剖复位和内固定。髓内钉的插入并不像治疗骨干骨折那样，能够恢复干骺端骨折的对线。而且对插钉时理论上可能出现的膝关节损伤的担忧，经过长期随访仍未能排除，尽管这些损伤并不严重。在早期逆行髓内钉治疗股骨远端骨折的临床病例中，存在骨折延迟愈合的问题。但随着使用经验的增加，恰当的病例选择（A 型及 C 型骨折），加上周密的术前计划和逐渐熟练的操作，逆行髓内钉已成为治疗股骨远端骨折的选择之一，尤其适用于浮膝 [28,90]、严重的软组织损伤、肥胖或膝关节置换的患者。逆行钉对于合并同侧髋部骨折的患者具有无可比拟的优点。尽管累及钉入口的广泛髁间粉碎会使插钉困难，是逆行髓内钉的禁忌证之一，但许多 C1 型及一些 C3 型股骨髁上骨折，在充分的关节块复位和固定后仍应选择使用逆行髓内钉。

GSH 钉是一种较短的逆行钉，有多个锁定螺钉，并且其远端在矢状面上有几厘米的弯曲，是最先推广使用的逆行钉。GSH 钉为空心，可插入导针，并配有远、近端锁钉瞄准器。同其他短逆行钉一样，当骨折线靠近髓内钉的尖端时常出现骨干锁钉插入困难等问题。这些问题可选用延伸到小转子的长髓内钉来避免。当有髓内内植物（如髋部假体）存在时，最好使用短钉，不过在两个髓内装置之间有继发骨折的风险。目前有多家器械商生产用于股骨的逆行髓内钉，并在努力改进其设计。这类钉存在一些同样的问题。

逆行髓内钉治疗股骨远端骨折有如下几个问题：①必须使骨折复位，因为髓内钉不能使骨折复位。②选择正确的进针点非常重要。对于关节内骨折（C1、C2 或 C3 型），关节内骨块必须解剖复位并牢固固定，通常使用独立的拉力螺钉，操作时不得干扰髓内钉的插入并足够稳定，而且插钉不得破坏或影响复位的骨折。③钉不得突出于关节。④术中必须确认对线（冠

状面和矢状面）、旋转与肢体长度。⑤近端需要锁钉。

这些问题可通过精心的术前准备和谨慎操作迎刃而解。

（3）术前计划：术前在完整的膝关节正位片（髌骨位于中心）上，画出股骨干的解剖轴线。将此线延伸至关节，以便在正位 X 线片上显示髓内针入点。画出关节线并测量关节线与机械轴的外侧夹角。股骨远端外侧解剖夹角为 81°±2°，并根据健侧复制此角，在髓内钉插入和远端锁钉过程中，通过骨折复位重建此角来恢复整个内外翻的对线。注意股骨旋转及在骨折部位矢状面上的成角，否则这一角度将影响外侧夹角的测量。在股骨远端侧位片上画出股骨干的解剖轴，在侧位上确认进针点的位置，也就是机械轴与关节面的交点。仅通过关节冠状面难以确定股骨远端的矢状位对线，可通过 Blumensatt 线与解剖轴的夹角来量化测定（图 53-32）。前面提及的测量方法（图 53-27 至图 53-34）也可用来在逆行插钉过程中确定正确的对线。因此，术前测量健侧肢体的长度非常重要（图 53-30），特别是粉碎骨折。可以通过在膝关节垂直放置时观察小转子的影像表现（图 53-28）和髋关节的内外旋弧度（图 53-27）进行评估。扩髓后，在正侧位片上测量股骨干的内径，次内径通常比钉的直径大 1~2mm。

（4）手术技巧：患者仰卧于可透 X 线的手术台上。投石机可以置于手术台任何一侧，但不得妨碍拍摄整个股骨的正侧位及斜位片。从下腹部和髂嵴处到膝下无菌包扎部分，应允许在术中自由操作。如果骨折为累及关节面，可采用前述的经皮切口。这样必须充分暴露，以利于骨折复位和髁部固定，并在插入髓内针时能够观察整个髁部的情况。也可采用类似于 TARPO 的内侧或外侧髌旁切口。进针点及插入方向必须在插入导针后通过正侧位透视证实，一旦位置合适，经导针插入空心钻。膝关节下适当垫置以保持膝关节有一定的屈曲（图 53-13）。

选择好合适的进针点后，将导针插入，经骨折线向近端大转子间区域。通过在近端骨折块打入的 Schanz 螺钉协助复位（图 53-44），其中的一根可作为临时外固定。在扩髓与插钉过程中，应正确安放可调节的外固定架和股骨牵开器以维持股骨对线。钉长度的选择需要考虑能经干骺端薄弱皮质进行锁定，除非钉的近端也有特别需求。使用导针和空心扩髓钻依次扩髓，使之通过股骨峡部并向近端足够远以容纳钉的直径，小心取出膝关节内的碎屑。扩髓充分以便于插钉，因为如果太紧，打入钉时需要巨大的力量，会影响

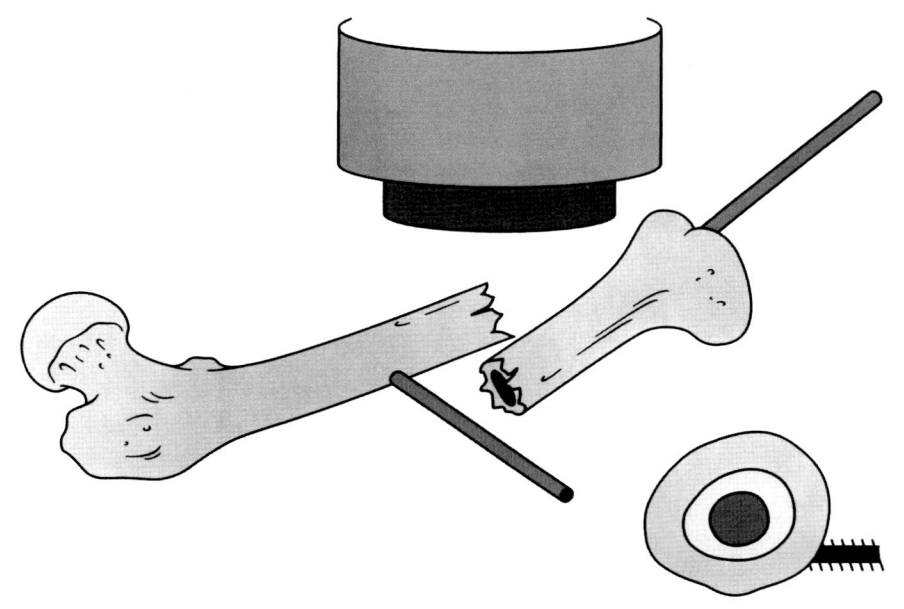

图 53-44　在置入逆行髓内针过程中，在髓内钉所经通路外，用 Schanz 螺钉技术控制股骨骨折近端。

复位或产生额外损伤。髓内钉必须精确插入，并维持钉在股骨远端的对线。如果骨折端直径大于钉的直径好几倍，将无法完成维持对线。利用大腿位置、外固定架或针钳等固定股骨远端来帮助精确插钉。髓内钉必须插入合适深度，一般低于关节面软骨 1mm 或更多[82]。最后，髓内针在股骨远端的位置通过锁钉固定，如果需要可以使用"Poller"定位螺钉辅助固定（图 53-45）。用植入修饰，例如锁定螺栓或螺旋钢板来代替有螺纹的锁定螺钉，可能有助于远端固定。

　　髓内钉插入到合适深度后及在远端锁钉过程中，应使用前面的方法确认对线是否满意（图 53-27 至图 53-34）。最后的前后位对线通过机械轴-"电切线"的方法证实，矢状位对线可通过过伸试验来快速检查（图 53-34），或通过 Blumensaat 线干角来精确测量（图 53-32）。一旦角度正确，应调整钉插入的长度和旋转，开始近端锁钉，根据所选髓内针，正侧位透视下徒手锁钉。根据骨折块接触的稳定性，采用"静态"（圆孔）或"动力"锁定。经股骨近端较深的软组织锁定时，须避免损伤神经血管等结构。即使理论上讲这些血管神经位于螺钉孔道之外，也应注意控制螺钉打入（必要时可用缝线拴住螺钉以利于取出）[94]。锁定后再次确认对线。如果满意，彻底冲洗膝关节去除扩髓产生的碎屑。再次确认钉的软骨下位置（包括"尾帽"）恰当，逐层闭合伤口。如果出血较多，可使用引流。虽然应尽可能早期活动，但在关节和近端骨折充分愈合前，仍需限制患肢负重（图 53-46）。

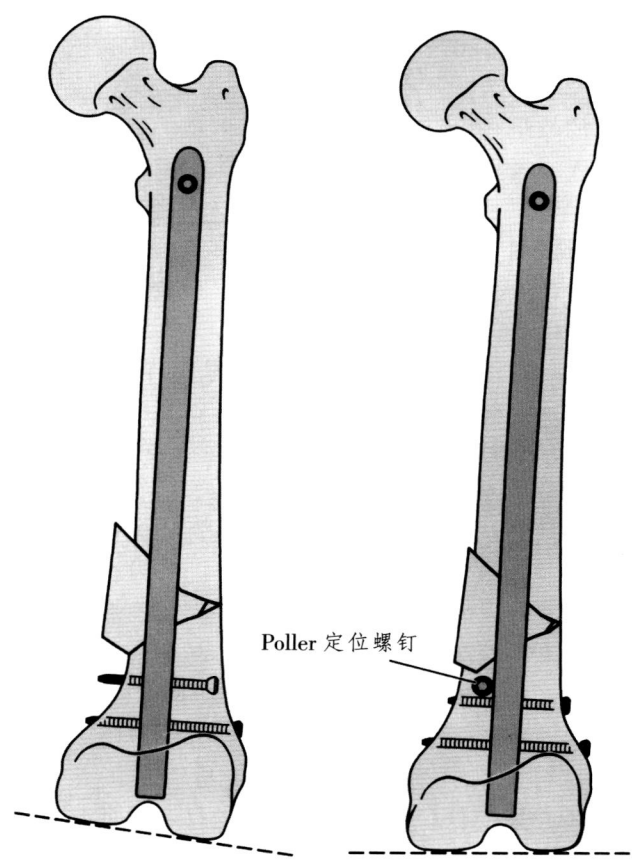

Poller 定位螺钉

图 53-45　Poller 定位螺钉在逆行髓内钉中的使用原则。Poller 定位螺钉有助于防止对线不良，增加骨-内植物结合体的稳定。且能在扩大的远端干骺端再造一个狭窄的髓腔。

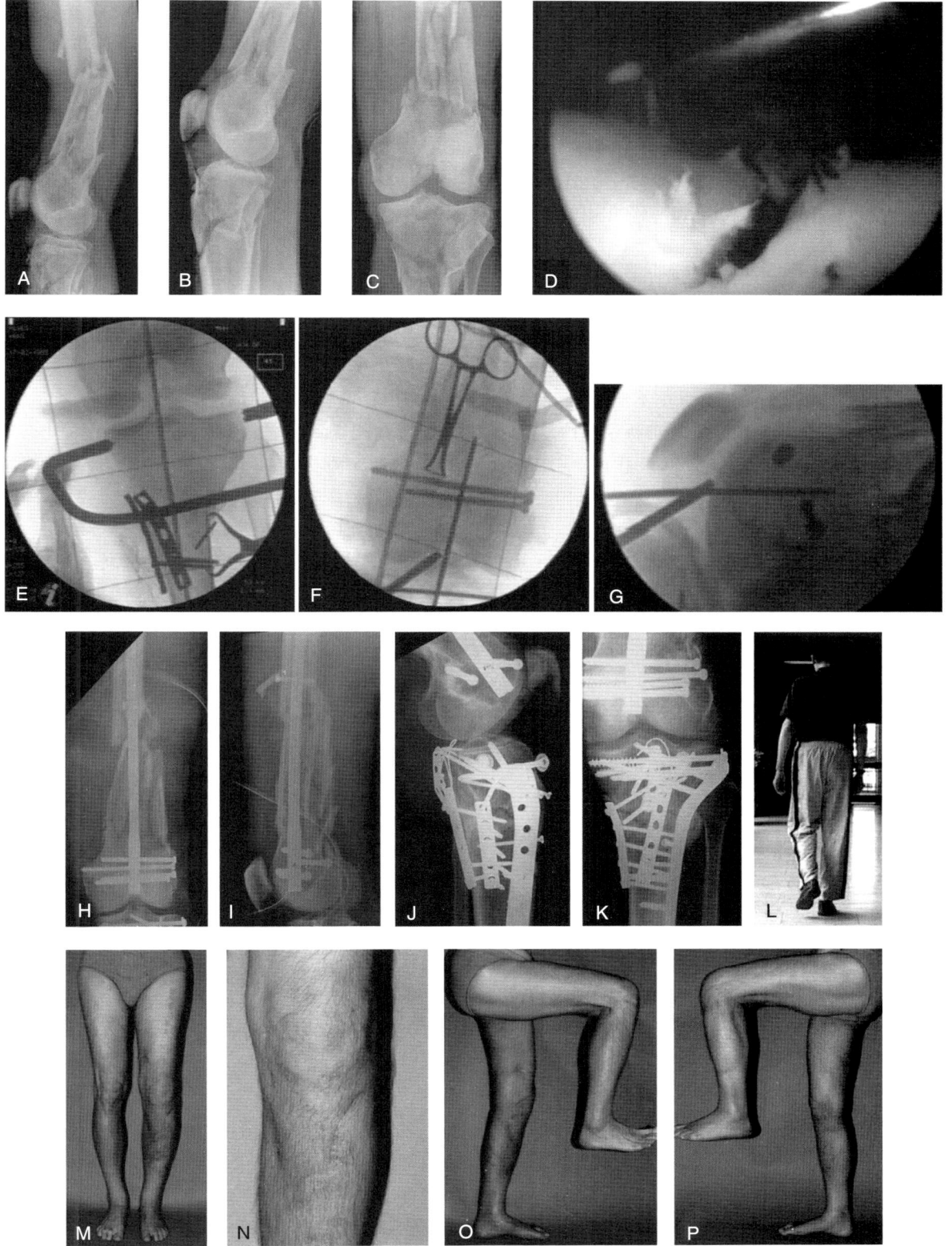

图 53-46　患有 C2 型股骨远端骨折和复杂性胫骨近端骨折的 49 岁患者。用逆行扩髓髓内针固定软组织损伤轻微的股骨骨折,发挥非粉碎性关节骨折、干骺端粉碎骨折块位置较近和骨密度较好的优势。(A~C)治疗前的 X 线片。(D)可见关节骨折的关节镜像。(E~G)术中骨折复位,初始固定,股骨针的入口导向针。(H,I)股骨远端固定,在骨折线上用内侧 Poller 螺钉加强稳定性。(J~P)5 个月后,伤口、骨折愈合,对线满意,膝关节屈曲 95°。

已有许多报道在治疗髁上及髁间骨折时使用髁上髓内钉代替标准的 AO 内固定的方法[16,40,42,69,130]。目前看来临床结果并没有明显差别。应记住髓内钉不能提供与 95°髁钢板等[56,74]相同的稳定性。尽管髓内钉可减少损伤,但固定远端股骨骨折提供的强度尚不能确定。

(四)特殊考虑及建议

骨折经常发生在股骨远端。根据骨折特点,可用不同的固定技术。近年来,用锁定(角固定)钢板来治疗股骨远端骨折效果良好,并较受欢迎。当这些骨折的远端骨折块短小,粉碎严重或是骨质疏松骨或联合骨折时,所用装置价格昂贵。但是不应用锁定钢板来支撑单髁骨折。根据 AO/OTA 分型标准,下面将讨论各种类型的股骨远端骨折。我们推荐用下述固定方式。

1.A 型骨折(关节外骨折)

股骨远端关节外骨折分为 A1 型(未粉碎)、A2 型(干骺端楔形)和 A3 型(粉碎性)。使用固定角度的钢板如 95°CBP 或 DCS 能获得较好的固定。在 A1 型股骨远端骨折中,使用交叉克氏针使髁上骨块暂时复位并固定。在 A2 及 A3 型股骨远端骨折中,保护所有骨折块的血运非常重要。为减少不必要的血运破坏,并完成髁上骨折的复位及固定,可使用 Mast 及其合作者推荐的间接复位技术[72]。固定髁部骨块后,按照前述的方法插入 95°CBP 或髁螺钉。经钢板远端的孔打入额外的拉力螺钉将钢板固定在髁部骨块上。如有轻微的复位不良或者髁上区域的局限粉碎骨折,反向使用 AO/ASIF 加压器牵引可获得骨折复位。拉力器用 4.5mm 皮质骨螺钉固定于股骨干,恰好位于侧钢板近端尖部的近侧。拉力器的钩是反方向的,置入专为此设计的钢板近端下面的切迹上。牵开挤压器附于髁部的固定角度钢板拉向远侧从而牵开骨折。透视检查复位。较大的单个骨块可撬拨复位,同时要避免不必要的软组织剥离。复位完成后,经钢板置入拉力螺钉来固定骨块。再将拉力器反向置入,钩置于侧钢板的近侧孔,在打入近端钢板螺钉之前,进行骨折块的轴向加压(图 53-25)。

在显著粉碎的 A3 型骨折中,上述装置无法提供足够牵引来完成复位。AO 股骨牵引器专为此目的而设计,有许多力学优点。它不仅能够提供充分的牵引,而且能够维持远端骨块的对线和旋转控制。另外,使用 AO 牵引器能在复位时避免过度显露髁上的骨折块(图 53-26)。第一步先采用前述的方法插入角钢板或髁加压螺钉。术前须根据正常侧计划好叶板或螺钉。将牵引器的一个螺栓或一个直径 5mm 的 Schanz 螺钉置入钢板远端的两孔之一,在钢板近侧置入股骨第二个螺栓或 Schanz 螺钉。在置入前必须纠正旋转,保持正确的对线。螺栓或螺钉必须在额状面平行置入,以维持轴向对线。通过调节股骨牵引器的套筒,牵引髁上骨折恢复纵向长度和对线。在透视监视下稍微过度牵引,更容易完成骨折复位。根据"韧带牵张"的原理,软组织的牵拉获得复位。当使用反向加压装置时,轻轻撬拨内侧的主要骨折块进行复位可避免软组织不必要的剥离。必要时使用无创骨钳暂时固定,并用拉力螺钉互相固定大骨块或将其固定于钢板上。

如有皮质相抵触,可松开牵引,于近侧使用加压装置并使用 4.5mm 的皮质螺钉将近侧钢板固定于股骨干,进行轴向加压。尽可能采用骨折块间暂时加压技术,因为它在固定和治疗轻微粉碎性骨折中效果显著。但是,如果骨折粉碎程度非常严重或髁上区域有骨缺损,在牵引和恢复轴向对线后,应将近侧钢板用 Verbrugge 钳夹持在股骨干上,用 4.5mm 的皮质螺钉固定,而不涉及粉碎的髁上区域。随后评估内侧稳定性。由于严重粉碎或骨缺损导致内侧无皮质接触时,循环应力将导致固定角度装置失败。如果内侧无皮质接触,或有延迟愈合的可能,可通过有限的内侧显露,在内侧加用一块 T 形钢板支撑(也可使用辅助内侧植骨,后面将讨论)。

顺行或逆行髓内针也可作为治疗 A 型股骨远端骨折的选择之一。无论如何,固定过程中最主要的是要恢复和维持正常的股骨对线。

2.B 型骨折(单髁骨折)

(1)B1 和 B2 型骨折:B1 和 B2 型骨折是股骨内侧髁或外侧髁的单髁骨折。经内侧或外侧小切口显露骨折,髁部不需解剖复位,并使用克氏针暂时固定。年轻患者松质骨致密,使用 6.5mm 松质骨螺钉(32mm 长的螺纹)和垫圈可获得牢固固定。但对于骨质疏松的老年患者,必须使用额外固定,建议使用远端带松质骨螺钉孔的支持钢板固定。同样,如骨折线延伸到近端干骺端区域,为抵消剪切应力和近端骨折移位的趋势,可使用防滑或支持钢板。锁定螺钉不会压迫骨折块。推荐使用良好塑形的 T 形支持钢板,远端使用 6.5mm 松质骨螺钉,近端使用 4.5mm 皮质螺钉,用拉力螺钉来跨骨折线加强固定。

（2）B3型骨折：B3型股骨远端单髁骨折为冠状面的骨折（Hoffa骨折）。应切记，两个髁部都有累及的可能。术前CT扫描很有价值。和B1、B2骨折一样，可经内侧或外侧小切口暴露关节面的髁部。关节面解剖复位，复位后用克氏针暂时固定，最终固定使用在前后方向上垂直于骨折线平面植入的拉力螺钉。螺钉必须尽量偏内或偏外，以避免损伤关节软骨。螺钉大小由骨折块的大小决定。可以使用6.5mm带16mm螺纹的松质骨螺钉，对于较小的骨块可以使用4mm的松质骨螺钉。如果由于部分骨折形态的原因必须经关节软骨置入螺钉，则螺钉必须是埋头的。有时螺钉可以从后方置入，直接穿过骨折线。

（3）骨软骨骨折：股骨髁的骨软骨骨折并不常见。有时与剥脱性骨软骨炎和急性创伤引起的骨折难以鉴别。如果发生在髌股关节面或股骨髁的负重区域，或者骨折块较大，则必须解剖复位，并使用小螺钉固定，螺钉必须埋头，也可以使用可吸收钉进行固定。

3.C型骨折（双髁骨折）

C型骨折是股骨远端双髁骨折，相互间有分离，并伴有同侧股骨干的移位。

（1）C1型和C2型骨折：C1型和C2型骨折是没有髁间粉碎的双髁骨折。C2型合并髁上粉碎性骨折。可选择固定角度固定物，如95°髁钢板或髁加压螺钉或是为股骨远端设计的锁定螺钉钢板，例如LISS-DF或LCP髁钢板（Synthes,Paoli生产）。先将垂直的髁间骨块解剖重建成一个整体，然后重建关节，用克氏针临时固定，最后使用6.5mm的拉力螺钉固定，如95°髁钢板一节所述（图53-25）。传统上应用6.5mm带部分螺纹的空心拉力螺钉来固定髁间骨折，但是许多外科医生发现3.5mm长的皮质螺钉能提供较好的固定，并且需要其他辅助固定更少。用3.5mm钻头钻近侧骨折块，类似于拉力螺钉的置入方式，置入这些皮质螺钉。髁部重建为一个骨块后，骨折形式便转换为A2或A3型，这取决于有无髁上粉碎性骨折。髁部与股骨干的固定技术同前述的A2或A3型髁上骨折。如果选择髓内固定，关节髁部首先解剖复位并用拉力螺钉牢固固定。仔细维持复位并确保插钉和锁钉时股骨正常的解剖对线。

（2）C3型骨折：C3型骨折是所有股骨远端骨折类型中最复杂、治疗最困难的骨折，同时伴有髁上骨折和髁间粉碎骨折。通常需要经更广泛的手术入路，如

内外侧双侧入路或胫骨结节截骨入路，以确保充分显露股骨髁下面。首先进行关节面的解剖重建，但由于骨折粉碎程度严重，重建十分困难。重建后用克氏针暂时固定，再使用拉力螺钉最后固定关节面，经常使用3.5mm的皮质螺钉。螺钉最好避免经关节面打入，如必须经关节面，可尝试于关节面非负重区打入，螺钉头必须埋于关节软骨下。在此，可考虑使用特殊设计的Herbert和Acutrak螺钉，也可使用可吸收螺钉。

如果髁间骨折粉碎程度严重，注意不要缩短两髁间的距离，否则将导致股骨与胫骨或髌骨之间的关节不匹配。在这种情况下，经粉碎骨折区的螺钉应作为定位螺钉而不是拉力螺钉。可于骨缺损处使用带有皮质骨松质骨髂嵴的植骨进行填充，以增加稳定性，并经髁部置入拉力螺钉。

95°角钢板和髁加压螺钉连续多年被认为是固定C3型股骨远端骨折的较好的内植物，除非是需要矢状面螺钉固定的粉碎骨折，因为此时，95°角钢板或髁加压螺钉可能阻碍矢状面螺钉。用多个角固定螺钉来固定重建的关节骨块的新装置已经大量替代了CBP和DCS，这种新装置受老年患者欢迎，无锁髁支持钢板可配用矢状螺钉，但是对冠状面对线的控制有限。除特殊骨折外，这种新的钢板能提供像传统内植物同样好的固定稳定性，对于股骨远端骨折或骨质疏松，效果可能更好。

对C3型股骨远端骨折的逐步修复是从充分暴露进行关节面直接开放复位开始的。股骨远端关节面重建后，便和上述A3型粉碎髁上骨折一样，将髁部骨块固定于股骨干完成最终固定。通过合适形状、合理放置的内植物来辅助复位，先固定远端骨块，再固定骨干，使骨折块达到良好对线（图53-26）。

4.额状面骨折

额状面（冠状面）骨折线见于B3和C3型股骨远端骨折（图53-47）。骨折块位于关节内，没有关节面以外的点适用于螺钉固定。冠状位骨折块通常较薄，经此植入螺钉而不涉及关节面十分困难。皮质骨"垫片"和带螺纹的螺钉垫片等方法有助于固定此类损伤（图53-47B），无头钉、克氏针和可吸收钉也可用作辅助固定。

5.暂时缩短——二期延长

在伴有软组织和骨缺损的情况下，由于缺乏充足的软组织覆盖，可选择暂时短缩待二期延长来恢复原始长度。后期，软组织使用皮瓣覆盖并结合骨重建或

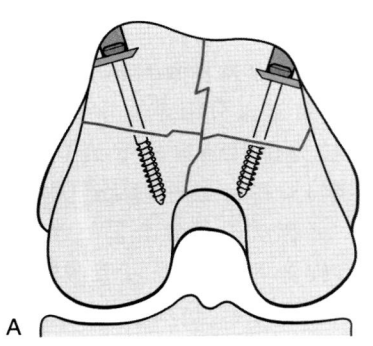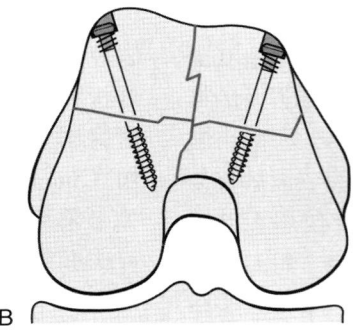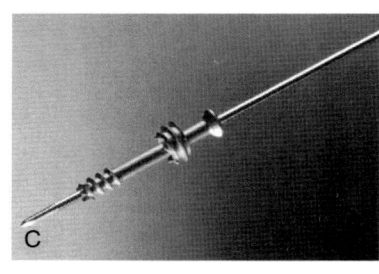

图 53-47　冠状面骨折问题及解决方法。用 4.0mm 的螺钉固定冠状面骨折。软骨下骨具有机械力学上足够的稳定性。然而,螺钉植入和埋头会导致关节软骨缺损。从关节软骨外面斜向置入螺钉又会导致螺钉固定力量减弱。(A)示意图示出一种解决方法:取自髁上区域的皮质骨做成的"生物学垫圈"。从外侧方将螺钉于关节软骨外植入,来加强螺钉头的锚定。骨性垫圈可增加螺钉的接触面积和把持力。并在其近端关节软骨中植入一根螺钉增强固定。(B)示意图示出类似骨折用带有小螺钉的垫圈来增强螺钉的固定。(C)螺纹垫圈的照片,将其拧入骨中并贴合其表面(Synthes)。

二者先后进行。

6.永久性短缩

永久性短缩对于双侧干骺端粉碎或对侧截止的患者,是一种安全而简便的选择。

7.全膝关节置换术后的假体周围骨折

全膝置换后的髁上骨折较为复杂,存在许多潜在的并发症,将在第 64 章详述。治疗方法必须个体化,不仅根据患者情况,也要根据关节假体情况而制定治疗方案。骨折之前,对关节功能是否满意? 有无疼痛? 内植物在股骨髁远端骨块中是否稳定? 有无骨缺损? 应该修复关节假体还是骨折固定?

未移位的股骨远端假体周围骨折,同时膝关节假体稳定,功能良好,则非手术疗法效果良好。但对于移位的不稳定的假体周围骨折,但假体稳定,功能良好,现在常用切开复位内固定,特别是用新的角固定钢板。如果扩髓髓内钉与患者股骨假体成分的设计形式相吻合,可考虑使用。如果由于内植物松弛或其他机械性问题而导致膝关节假体失败,或者难以获得牢固固定,修复膝关节假体是股骨远端假体周围骨折的常用外科治疗方法。可能需要考虑长干形假体。钩形假体,以及专门设计的股骨远端替换内植物。

8.全髋和全膝关节假体之间的骨折(两假体之间骨折)

随着人口老龄化,做全髋或全膝关节置换的患者数量也在逐步增加。髋与膝关节之间的区域承受较大应力。在两内植物之间发生应力性骨折的风险取决于两者之间的距离,中间骨段越短,风险越大。治疗这种

骨折应该跨整个股骨进行固定,从转子水平到股骨髁。最好再添加一个长锁钉钢板,并按桥状钢板固定原则进行固定。

9.植骨

对于股骨远端骨折需要切开复位内固定的患者,应该考虑是否需要骨移植。同侧髂嵴自体骨移植是理想选择,如果选择这种方式,则应消毒同侧髂嵴,其他的骨移植方法见第 2 章讨论。对于粉碎的髁上骨折(老年患者,或高能量创伤的年轻患者)及在骨折复位固定时缺乏充分的内侧稳定的病例,可在内侧行一期自体松质骨移植。同样,对于骨破坏严重的病例,我们建议用这种方法,例如高能量或开放性骨折。但是,实践证明,微创复位固定技术比经典的切开复位内固定技术更成功,且新的角固定装置可降低固定失败率。因此,对于最初常规治疗不考虑骨移植的观点可能存在争议。然而,植骨时机取决于软组织的条件。如有任何疑问,在软组织严重损伤的患者中应延迟植骨。在需要内测钢板辅助固定的骨折中(如显著不稳定或存在骨缺损时),也应植骨。在股骨髁上骨折有骨丢失、严重粉碎或骨血运破坏时,应大量使用自体松质骨移植,以确保内植物的完整性,直至骨愈合。然而,在患者早期治疗阶段进行植骨例子很少。

股骨远端的髁间部分血运丰富,很少会发生骨不连。髁间植骨的唯一指征是粉碎程度严重或伴有骨缺损,特别是在髁间部分。将塑形良好、带皮质骨的松质骨植于髁间缺损处后,便于髁间加压固定,并增强了整体稳定性。

大多学者建议在内侧粉碎或骨缺损时使用自体骨移植[26,77,96,99]。但最近 Ostrum 和 Geel[91]使用间接复位技术(Mast 及其合作者[72]所描述)处理髁上-髁间骨折,未植骨,并对此进行了一项前瞻性研究。这一方法具有避免额外植骨、保护内侧皮质和软组织的血运等优点。用此方法处理的患者,优良率为 86.6%。对于多数失败病例的原因,他们认为,不是由于间接复位技术引起,而是由骨质损伤程度决定的。他们认为上述方法不适于严重开放性骨折,或显著的骨质疏松。对于这些病例,他们推荐使用标准的骨移植技术。Bolhofner 及其同事报道了类似的良好结果[5]。伴有骨缺失、严重移位或损伤相关的软组织剥离的骨折,也需要在内侧植骨。植骨不应放于固定后的骨折端,否则将会引起额外的血运破坏,可在固定之前通过骨折端植入,或者通过内侧切口植入。推荐经内侧切口植入带皮质骨的松质骨,以提供内侧骨性支持(图 53-48)。

10.辅助固定技术

(1)骨水泥(液体注射):对于严重的骨质疏松的老年患者,螺钉的把持力常不足以提供稳固固定。与非锁定螺钉相比,锁定螺钉有更强的把持力,但这些

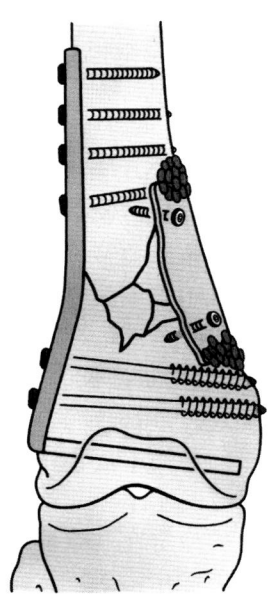

图 53-48 内侧大块骨缺损的植骨方法。(From Krettek,C.;Tscherne,H.Distal femoral.fractures.InFu,F.H.;Harner,C.D.;Vince,K.G.,eds.Knee.Surgery.Baltimore,Williams&Wilkins,1994.)为避免软组织破坏,皮质骨松质骨块通过单独的内侧切口植入,并使用小骨块螺钉固定。

内植物价格昂贵,或许无法得到。作为另一种可选用的互补技术,利用甲基丙烯酸甲酯可大大加强螺钉的固定。使用前最好将粉末与液体冷冻片刻以减慢聚合过程。取出松动螺钉,混合已经冷冻的骨水泥,液态下注入 30mL 的注射器。然后加压注入螺钉孔(为方便操作,可用 3.5mm 的钻头扩大注射器头部)。分别拧入螺钉,但暂不完全拧入。一旦骨水泥变硬,将螺钉最后几圈拧紧。这种方法大大加强了螺钉骨界面的稳定性,从而提供了牢固固定。操作应仔细,避免骨水泥进入骨折端,否则将会干扰骨折愈合。另外,如果远侧皮质的螺钉孔位于关节内,为避免骨水泥溢入关节,禁忌加压注射。

(2)骨水泥(面团置入技术):Struhl 及其同事[115]在治疗骨质疏松患者的髁上-髁间骨折中,使用另一种骨水泥技术来加强螺钉固定。用刮匙清除远端骨折块近端的所有松质骨,并作为移植骨备用。然后动力加压螺钉固定远端骨块。将面团期骨水泥用指压技术填充于骨折端及螺钉周围,仔细将骨水泥从骨折端去除。然后从髓腔中去除松质骨显露近端骨折端。制作骨水泥置于预定钢板水平以上的髓腔内。髓腔用相对液态的骨水泥填塞,并防止骨水泥进入骨折端。骨水泥变硬后进行复位。将加压螺钉-侧钢板构建体沿近端股骨干插入,使用 AO 加压器产生最大加压。经髓腔内坚硬的骨水泥进行钻孔攻丝,拧入螺钉。将前述松质骨植于骨折端周围。作者认为这种技术可在骨质疏松患者中提供充足固定,并允许早期活动和部分负重。

(3)钢丝环扎:在骨质疏松的老年患者中,可以使用钢丝环扎辅助固定。为避免骨折端血运破坏,其使用应有所限制。有时仅在髁上区域使用 1 或 2 个,有助于骨折块对线,从而提供更好的稳定性。

第五节 术后护理和康复

术后将患肢从腹股沟到组织用松软的大块辅料进行包扎。Muller 及同事[83]推荐术后将患侧膝关节屈曲 90°固定于 Bohler-Brawn 架上 3~4 天。Driscoll 等[20]认为,术后立刻行连续被动运动锻炼,不仅能够加速软骨的愈合,而且可以预防股四头肌挛缩,促进消肿,并有利于进行早期膝关节运动。术中在关闭伤口前,向关节内注入 20mL0.5%的布比卡因及 1:200 000 肾上腺素,手术后可更好耐受立即使用 CPM(连续被动运动)锻炼机。全天坚持连续被动运动,直到术后第 3

天或第 4 天开始下床活动，以后仅在患者卧床时间断使用。结合上述治疗，患者在术后第 2 天可开始股四头肌及腘绳肌的主动锻炼。3~5 天后开始练习行走，从使用平行杠到使用助步器或拐杖，根据术中固定的稳定性决定负重与否。如果获得牢固固定，患者术后便可以少量负重（20~30 磅负荷）。积极理疗和使用拐杖或助步器限制性负重，直到有临床和放射学证据表明骨折愈合。这时（通常在术后 2~3 个月），患者逐步增加负重和抗阻力锻炼，直到 4~6 个月后骨折坚固愈合。

是否使用辅助支持取决于有无附加的或合并损伤、复位类型和手术固定的稳定性等因素。对于合并膝关节韧带断裂的患者，建议使用功能支具或石膏支架，既可适当限制运动，又能使膝关节进行早期主动的活动。然而，使用辅助支持的主要适应证是内固定不稳。手术医生只有在术后才能确定固定稳定与否。如果不能保证充分的固定、足够的骨把持力或固定的稳定性，必须使用外固定保护，以避免在骨折愈合之前出现固定失败、畸形愈合或不愈合等。与所有关节周围骨折一样，假体周围骨折术后也必须鼓励早期活动以恢复关节功能。合理使用功能支具或石膏支架，同时允许适当的主动康复锻炼。在固定明显不稳定的患者时，术后骨牵引可以维持骨折稳定，以促进骨折愈合。在牵引时，应鼓励患者开始早期和主动（尽管有限）的膝关节功能锻炼。牵引期间可暂时去除牵引，增加关节活动度锻炼，直到骨折愈合不再需要牵引。

第六节　并发症

一、感染

感染是手术治疗股骨远端骨折最主要的并发症。在早期文献中，尤其在 20 世纪 60 年代，术后感染率约为 20%[86,114]。在最近的文献中，手术感染率从 0 到约 7%[13,26,35,48,77,96,99]不等。易患因素包括：①高能量损伤，特别是发生骨血运严重破坏时；②开放性骨折；③广泛的软组织剥离进一步加重骨血运的破坏；④手术医生经验欠缺，导致伤口开放时间过长；⑤固定不充分。精细的手术操作、仔细的软组织保护、预防性使用抗生素和充分的内固定或外固定等因素，可将术后感染控制在可接受的范围内。注意选择最佳的手术时机，尤其是开放性骨折或严重软组织损伤的患者。另外，开

放伤口不应一期闭合，而应在手术室中反复清创，直到延迟一期闭合，或可安全进行辅助的软组织手术。严格遵守这些原则、牢固的内固定和早期功能锻炼将会使患者获得良好的功能恢复，降低感染风险（通常，1%~2%的感染率是可以接受的）。

术后感染需要积极处理。尽早在手术室进行彻底的冲洗和清创。如果内固定固定得当，无须取出。如果存在大的软组织缺损，可使用含抗生素骨水泥的珠链进行填塞，在局部血肿中释放抗生素。进行反复的冲洗和清创，直到骨培养提示感染得到控制。真空敷料有助于感染的开放性伤口，以及不能闭合的新鲜创口。如果存在累及膝关节或骨折端的深部感染，建议使用抗生素 6 周或更长时间。

二、骨不连

股骨远端骨折的各种治疗方法都可能发生骨不连。骨不连的发生率各文献报道不一，早期报道称切开复位内固定后骨不连发生率超过 10%[86]。近期研究表明切开复位内固定骨不连发生率为 0%~4%。

骨不连常发生于髁上而不是髁间区域。骨不连的易患因素包括：①骨丢失或缺损；②高能量损伤，特别是开放骨折或伴有广泛软组织剥离和骨血运丧失的粉碎骨折；③手术经验欠缺，未能进行充分的骨固定；④粉碎骨折，未行自体骨移植来促进骨愈合；⑤伴伤口感染。据报道，使用锁定钢板固定的患者，在钢板或螺钉损坏之前基本无不良症状。与非锁定钢板固定相比，采用锁定钢板固定出现股骨远端骨折不愈合的时间较晚。

股骨远端的骨不连处理起来较困难，关键在于预防。长期骨不连将导致膝关节僵硬，而且活动也多发生于假关节。治疗骨不连不仅要进行稳固固定，同时还要恢复膝关节的运动。术后早期的运动有利于骨折处的血运，降低骨不连固定部位的杠杆力臂。较高的股骨髁上骨折骨不连，可用交锁髓内钉进行固定。但大多数髁上骨不连的病例不适合使用髓内钉，需要用固定角度装置和侧钢板进行内固定。拉力螺钉辅助固定会显著增加骨折的稳定性。如果骨不连为肥大型，只需稳固的内固定恢复力学稳定性。如果骨不连为萎缩型，除需要固定外，还必须进行去除硬化骨并植骨以促进骨折愈合（图 53-49）。如果存在骨缺损，或远端骨折块较小并伴有骨量减少，使用固定角度装置难以获得有效固定。在这种情况下，建议使用内侧或外侧的支持钢板。如果仍不能有效固定，Beal 及其同事[3]推

荐使用经膝关节的髓内钉(图57-2)。

三、畸形愈合或对线不良

保守治疗比手术治疗更易发生股骨远端骨折畸形愈合,包括旋转不良、缩短及轴线对线不良等。因此,如果牵引或支具保守治疗不能维持长度、旋转或轴线对线,应考虑切开复位内固定。

即使经切开复位内固定获得解剖复位,如果存在显著的髁上粉碎骨折,股骨远端固定仍可能失败和出现内翻畸形愈合[97]。使用内侧植骨或钢板,可避免上述情况发生。切开复位内固定易出现将骨折块固定于过伸或过屈位,多由于远端骨块较小且术中很难确定正确的屈曲或伸直对线所致。实践证明,用锁定钢板治疗股骨远端骨折能有效防止内翻塌陷,但

恢复正确对线需要满意复位,使用微创复位和固定技术时,需要细心注意。内、外翻畸形常由于固定角度的固定物的不恰当安放引起,因而术前准备非常重要。尽量在术前获得足够的影像学资料,根据对侧(未累及对侧)确定正确解剖对线,选择内植物的正确位置,以避免对线不良的发生(见"对线控制"有关章节)。

髓内钉治疗股骨远端及髁上骨折,特别是患者在骨折床上处于侧卧位时,易将远端骨块锁定于外翻成角和过度旋转位置。术中应考虑到并避免这一情况的发生。

一旦股骨远端骨折畸形愈合,必须通过患肢及健侧正侧位X线片,准确地测量畸形的角度和移位程度。同时要了解短缩畸形和旋转对线不良,必要时行

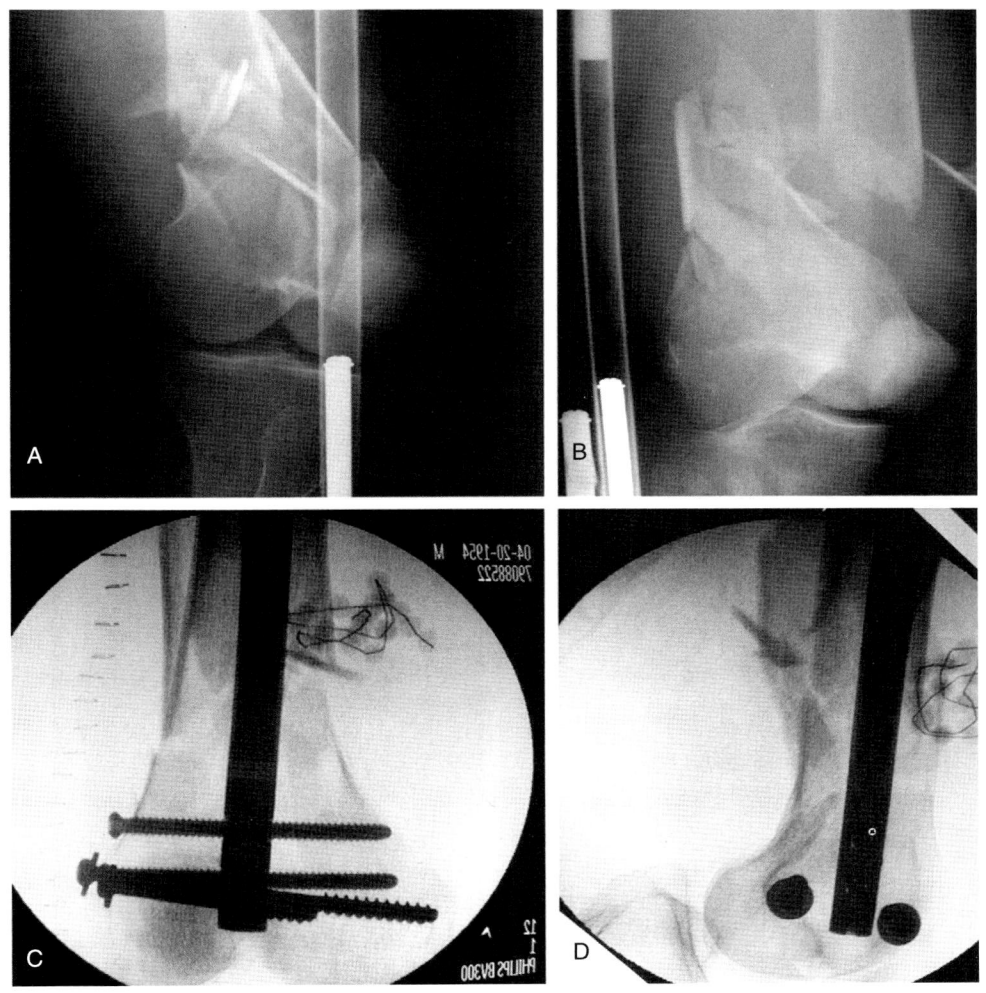

图 53-49　股骨髁上骨折的萎缩性骨不连。使用逆行髓内钉失败后,使用角钢板固定后获得愈合。(A,B)从10米高处坠落,3A型开放股骨骨折,术前的X线片。(C,D)清创及切开复位,用拉力螺钉和逆行髓内钉固定后的正侧位像。(待续)

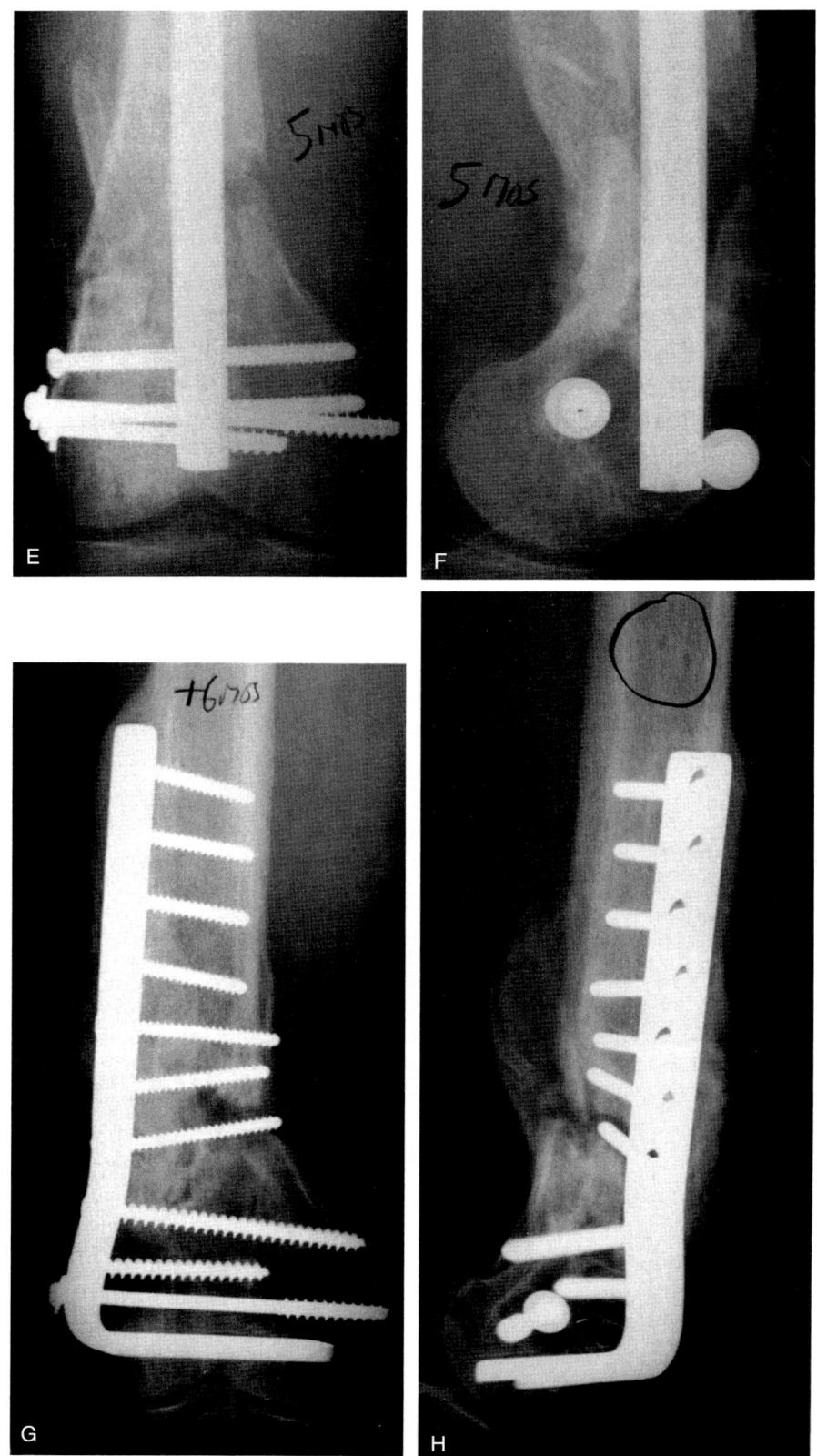

图 53-49(续) (E,F)5 个月后的正侧位片。患者有持续的疼痛,内植物松动,尽管关节内骨折愈合,但干骺端骨折处无桥接骨痂。局部取组织培养证实无感染。(G,H)6 个月后的正侧位片。95°角钢板和外侧张力装置(侧位像上圈出的螺钉孔)固定,髂骨植骨以促进萎缩性骨不连的愈合。

CT 扫描等进一步检查。可通过髁上截骨来纠正畸形愈合,如何截骨取决于所存在的畸形(图 53-50)(见第 57 章)。

髁间畸形愈合偶尔会导致关节面的畸形,可通过断层摄影或 CT 扫描来确定畸形程度。关节面畸形的治疗比较复杂,需经关节内截骨纠正。

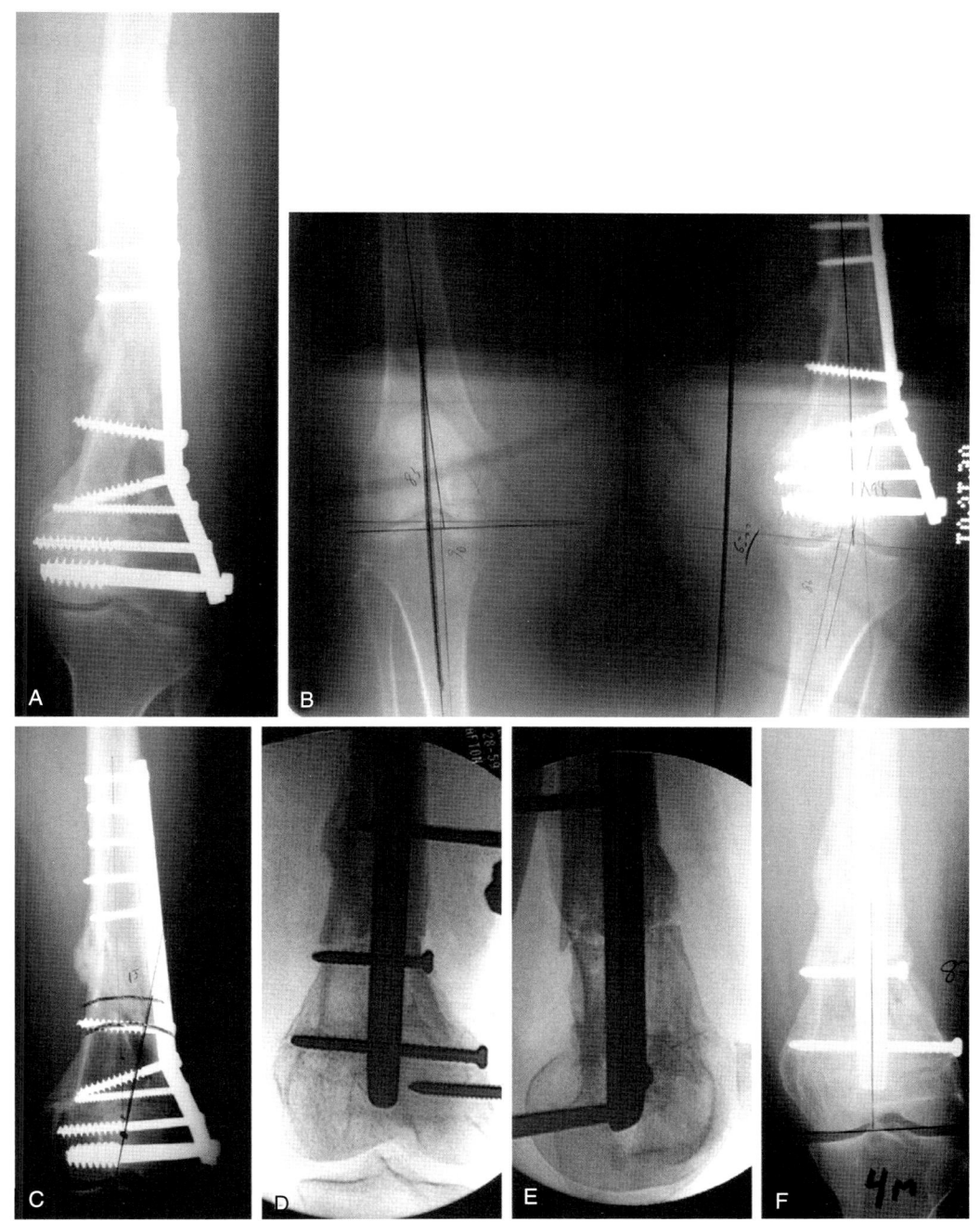

图 53-50　由于固定欠佳出现的股骨远端骨折畸形愈合,进行局部拱形截骨和逆行髓内钉固定。患者由于受伤时有脑外伤导致偏瘫。选择髓内钉的目的是为了使患者早期活动、负重。(A)正位片,显示动力加压钢板固定不当,远端的动力加压螺钉位置欠佳。(B)站立位 AP 片显示内翻畸形,左下肢的力线较右下肢内移 6.5mm。(C)图示推荐截骨的两个可能部位(见第 63 章)。(D)术中正位片,显示截骨并插入髓内钉后,临时外固定仍在原位。(E)术中侧位片。(F)手术后 4 个月的 AP 片,可见骨折愈合,对线恢复,患者疼痛减轻,并已完全负重 2 个月。

四、固定失败

股骨远端骨折最主要的并发症之一是内固定失败,尽管它不是锁定钢板固定的主要问题。固定失败的易发因素包括:①骨折粉碎程度严重;②年龄较大和骨量减少;③低位经髁部骨折和粉碎的髁间骨折,远端固定困难;④经济困难患者在愈合之前过早负重;⑤感染。切开复位内固定后最好尽早进行功能锻炼,早期使用持续被动运动辅助锻炼,随后加强主动锻炼并辅以被动锻炼。但手术医生必须明确手术固定的稳定程度。若骨质量或骨折类型使固定不够稳定,应植骨或双钢板固定,并延迟活动。一旦固定失败证据确凿,应判断通过减少活动或负重能否获得愈合。如果不能,应再次切开复位内固定。在骨折固定丢失之前,采取生物学刺激(如植骨)等方法能够加速愈合。

若发生固定失败,必须首先排除感染。可通过详细的临床检查,如白细胞分类计数、血沉、透视下穿刺等排除。另外,应注意患者的营养状况。营养不良的患者,在进一步重建手术之前需进行支持疗法[44](图 53–49)。

五、挛缩和膝关节功能受限

在股骨远端骨折治疗后,关节功能部分丧失比较常见。治疗的主要目的是获得膝关节的功能性运动范围(即完全伸直和至少 110°屈曲)。Moore 等人[81]发现,运动范围减少的患者多为高能量创伤的年轻患者,这类患者多由于软组织损伤需要长时间的膝关节固定。为了预防这种并发症,作者推荐膝关节的坚强固定和早期运动,特别是关节内骨折的患者。

如果膝关节活动范围受限,必须找出其原因。可能的原因包括:①髌股关节或股胫关节关节面的复位不良;②关节内固定物的影响;③关节内粘连;④韧带或关节囊挛缩;⑤股四头肌或腘绳肌的瘢痕;⑥创伤性关节炎。

根据上述导致膝关节功能受限的原因分别进行进一步的处理。如果是由于关节面的复位不良或关节内固定物的影响,只有通过再次手术来纠正畸形或取出内固定来解决。关节内粘连和关节周围肌肉挛缩,应早期行积极的理疗。如果效果欠佳,可在麻醉下手法松解,或进行关节切开和粘连松解,或者进一步进行关节囊、韧带和肌肉等松解。伴有严重股四头肌挛缩的情况处理十分困难,尤其是股骨远端髁上有区域瘢痕形成。在膝关节功能显著受限的情况下,可行股四头肌松解。对股四头肌肌肉内瘢痕形成及挛缩的患者可采用股四头肌松解或延长等方法。用 Judet 股四头肌治疗顽固股四头肌挛缩能够经得住时间的考验[1,17,71]。经上述治疗后,术后应立即进行持续被动运动,随后进行积极的关节活动度和力量训练。

如果有显著的创伤后关节炎或关节融合,出现疼痛和活动受限,早期可采用抗炎药物或理疗,减轻炎症并促进运动。如果无效,可行关节镜诊治。如果长期疼痛明显,功能降低,甚至残疾,可施行终末期手术,如关节融合或关节成形术等[102]。

(冯洪永 郭乾臣 李世民 译　李世民 冯世庆 校)

参考文献

1. Ali, M.; Villafuerte, J.; Hashmi, M.; et al. Judet's quadricepsplasty, surgical technique, and results in limb reconstruction. Clin Orthop 415:214–220, 2003.
2. Arneson, T.J.; Melton, L.J. III; Lewallen, D.G.; et al. Epidemiology of diaphyseal and distal femoral fractures in Rochester, Minnesota, 1965-1984. Clin Orthop 234:188–194, 1988.
3. Beall, M.S.; Nebel, E.; Bailey, R. Transarticular fixation in the treatment of nonunion of supracondylar fractures of the femur: A salvage procedure. Am J Bone Joint Surg 61:1018–1023, 1979.
4. Benum, P. The use of bone cement as an adjunct to internal fixation of supracondylar fractures of osteoporotic femurs. Acta Orthop Scand 48:52–56, 1977.
5. Bolhofner, B.R.; Carmen, B.; Clifford, P. The results of open reduction and internal fixation of distal femur fractures using a using a biologic (indirect) reduction technique. J Orthop Trauma 10:372–377, 1996.
6. Bone, L.T. The management of fractures in the patient with multiple trauma. J Bone Joint Surg Am 68:945–949, 1986.
7. Brown, A.; D'Arcy, J.C. Internal fixation for supracondylar fractures of the femur in the elderly patient. J Bone Joint Surg Br 53:420–424, 1971.
8. Browner, B.D.; Burgess, A.R.; Robertson, R.J.; et al. Immediate closed antegrade Ender nailing of femoral fractures in polytrauma patients. J Trauma 24:921–927, 1984.
9. Bucholz, R.W.; Ross, S.E.; Lawrence, K.L. Fatigue fracture of the interlocking nail in the treatment of fractures of the distal part of the femoral shaft. J Bone Joint Surg Am 69:1391–1399, 1987.
10. Butler, M.S.; Brumback, R.J.; Ellison, T.S.; et al. Interlocking intramedullary nailing for ipsilateral fractures of the femoral shaft and distal part of the femur.

J Bone Joint Surg Am 73:1492–1502, 1991.

11. Butt, M.S.; Krikler, S.R.; Ali, M.S. Displaced fractures of the distal femur in elderly patients: Operative versus non-operative treatment. J Bone Joint Surg Br 78:110–114, 1996.

12. Chakravarthy, J.; Bansal, R.; Cooper, J. Locking plate osteosynthesis for Vancouver Type B1 and Type C periprosthetic fractures of femur: A report on 12 patients. Injury 38:725–733, 2007.

13. Chiron, H.S.; Tremoulet, J.; Casey, P.; et al. Fractures of the distal third of the femur treated by internal fixation. Clin Orthop 100:160–170, 1974.

14. Connolly, J.F. Closed management of distal femoral fractures. Instr Course Lect 36:428–437, 1987.

15. Connolly, J.F.; Dehne, E. Closed reduction and early cast-brace ambulation in the treatment of femoral fractures. J Bone Joint Surg Am 55:1581–1599, 1973.

16. Danziger, M.; Caucci, D.; Zechner, B.; et al. Treatment of intercondylar and supracondylar distal femur fractures using the GSH supracondylar nail. Am J Orthop 8:684–690, 1995.

17. Daoud, H.; O'Farrell, T.; Cruess, R. Quadricepsplasty: The Judet technique and results of six cases. J Bone Joint Surg Br 64:194–197, 1982.

18. David, S.M.; Harrow, M.E.; Peindl, R.D.; et al. Comparative biomechanical analysis of supracondylar femur fracture fixation: Locked intramedullary nail versus 95-degree angled plate. J Orthop Trauma 11:344–350, 1997.

19. Dominguez, I.; Moro Rodriguez, E.; De Pedro Moro, J.A.; et al. Antegrade nailing for fractures of the distal femur. Clin Orthop 350:74–79, 1998.

20. Driscoll, S.W.; Keeley, F.W.; Salter, R.B. The chondrogenic potential of free autogenous periosteal grafts for biological resurfacing of major full-thickness defects in joint surfaces under the influence of continuous passive motion. J Bone Joint Surg Am 68:1017–1034, 1986.

21. Fankhauser, C.; Frenk, A.; Marti, A. A comparative biomechanical evaluation of three systems for the internal fixation of distal fractures of the femur. Abstract CD. Presented at the 24th Annual Meeting of the Orthopaedic Research Society, Anaheim, CA, 1999, p. 498.

22. Farouk, O.; Krettek, C.; Miclau, T.; et al. Effects of percutaneous and conventional plating techniques on the blood supply to the femur. Arch Orthop Trauma Surg 117:438–441, 1998.

23. Farouk, O.; Krettek, C.; Miclau, T.; et al. Minimally invasive plate osteosynthesis and vascularity: Preliminary results of a cadaver injection study. Injury 28 (Suppl 1):7–12, 1997.

24. Farouk, O.; Krettek, C.; Miclau, T.; et al. The minimal invasive plate osteosynthesis: Is percutaneous plating biologically superior to the traditional technique? J Orthop Trauma 13:401–406, 1999.

25. Firoozbakhsh, K.; Behzadi, K.; Decoster, T.A.; et al. Mechanics of retrograde nail versus plate fixation for supracondylar femur fractures. J Orthop Trauma 9:152–157, 1995.

26. Giles, J.B.; DeLee, J.C.; Heckman, J.D.; et al. Supracondylar-intercondylar fractures of the femur treated with a supracondylar plate and lag screw. J Bone Joint Surg Am 64:864–870, 1982.

27. Gosling, T.; Hufner, T.; Westphal, R.; et al. Overdistraction of the fracture eases reduction in delayed femoral nailing: Results of intraoperative force measurements. J Trauma 61:900–904, 2006.

28. Gregory, P.; DiCicco, J.; Karpik, K.; et al. Ipsilateral fractures of the femur and tibia: Treatment with retrograde femoral nailing and unreamed tibial nailing. J Orthop Trauma 10:309–316, 1996.

29. Green, N.E.; Allen, B.L. Vascular injuries associated with dislocation of the knee. J Bone Joint Surg Am 59:236–239, 1977.

30. Hailer, Y.D.; Hoffmann, R. Management of a nonunion of the distal femur in osteoporotic bone with the internal fixation system LISS (less invasive stabilization system). Arch Orthop Trauma Surg 126:350–353, 2006.

31. Hall, M.F. Two-plane fixation of acute supracondylar and intracondylar fractures of the femur. South Med J 71:1474–1479, 1978.

32. Hampton, O.P. Wounds of the Extremities in Military Surgery. St. Louis, C.V. Mosby, 1951.

33. Hankemeier, S.; Gosling, T.; Richter, M.; et al. Computer-assisted analysis of lower limb geometry: Higher intraobserver reliability compared to conventional method. Comput Aided Surg 11:81–86, 2006.

34. Healy, W.L.; Brooker, A.F. Distal femoral fractures: Comparison of open and closed methods of treatment. Clin Orthop 166–171, 1983.

35. Healy, J.H.; Lane, J.M. Treatment of pathologic fractures of the distal femur with the Zickel supracondylar nail. Clin Orthop 250:216–220, 1990.

36. Heitemeyer, U.; Hierholzer, G. [Bridging osteosynthesis in closed compound fractures of the femur shaft.] Aktuelle Traumatol 15:205–209, 1985.

37. Helfet, D.L.; Lorich, D.G. Retrograde intramedullary nailing of supracondylar femoral fractures. Clin Orthop 350:80–84, 1998.

38. Henry, S.L. Supracondylar femur fractures treated percutaneously. Clin Orthop 375:51–59, 2000.

39. Henry, S.; Trager, S.; Green, S.; et al. Management of supracondylar fractures of the femur with the GSH supracondylar nail. Contemp Orthop 22:631–640, 1991.

40. Hopf, T.; Osthege, S. Die interfragmentaere Kompression des ZESPOL-Osteosynthese-Systems: Experimentelle biomechanische Untersuchung. [Interfragmental compression of the Zespol osteosynthesis system: Experimental biomechanical studies.] Z Orthop Ihre Grenzgeb 125:546–552, 1987.

41. Hoppenfeld, S.; deBoer, P. The femur. In Surgical Exposures in Orthopaedics: The Anatomic Approach. Philadelphia, J.B. Lippincott, 1984, pp. 357–387.

42. Iannacone, W.M.; Bennett, F.S.; DeLong, W.G., Jr.;

et al. Initial experience with the treatment of supracondylar femoral fractures using the supracondylar intramedullary nail: A preliminary report. J Orthop Trauma 8:322–327, 1994.

43. Ito, K.; Grass, R.; Zwipp, H. Internal fixation of supracondylar femoral fractures: Comparative biomechanical performance of the 95-degree blade plate and two retrograde nails. J Orthop Trauma 12: 259–266, 1998.

44. Jenson, J.E.; Jenson, T.G.; Smith, T.K. Nutrition in orthopaedic surgery. J Bone Joint Surg Am 64: 1263–1271, 1982.

45. Johansen, K.; Bandyk, D.; Thiele, B.; et al. Temporary intraluminal shunts: Resolution of a management dilemma in complex vascular injuries. J Trauma 22:395–402, 1982.

46. Johnson, E.E. Combined direct and indirect reduction of comminuted four-part intraarticular T-type fractures of the distal femur. Clin Orthop 231: 154–162, 1988.

47. Johnson, K.D. Internal fixation of distal femoral fractures. Instr Course Lect 36:437–448, 1987.

48. Johnson, K.D.; Hicken, G. Distal femoral fractures. Orthop Clin North Am 18:115–131, 1987.

49. Kennedy, J.C. Complete dislocation of the knee joint. J Bone Joint Surg Am 45:889–904, 1963.

50. Kinast, C.; Bolhofner, B.R.; Mast, J.W.; et al. Subtrochanteric fractures of the femur. Clin Orthop 238:122–130, 1989.

51. Kirschner, M. Ueber Nagelextension. Beitr Klin Chir 64:266–279, 1909.

52. Kolb, W.; Guhlmann, H.; Friedel, R.; et al. [Fixation of periprosthetic femur fractures with the less invasive stabilization system (LISS)—a new minimally invasive treatment with locked fixed-angle screws.] Zentralbl Chir 128:53–59, 2003.

53. Kolmert, L.; Wulff, K. Epidemiology and treatment of distal femoral fractures in adults. Acta Orthop Scand 53:957–962, 1982.

54. Kolodziej, P.; Lee, F.S.; Patel, A.; et al. Biomechanical evaluation of the Schuhli nut. Clin Orthop 347:79–85, 1998.

55. Koval, K.J.; Hoehl, J.J.; Kummer, F.J.; et al. Distal femoral fixation: A biomechanical comparison of the standard condylar buttress plate, a locked buttress plate, and the 95-degree blade plate. J Orthop Trauma 11:521–524, 1991.

56. Koval, K.J.; Kummer, F.J.; Bharam, S.; et al. Distal femoral fixation: A laboratory comparison of the 95 degrees plate, antegrade and retrograde inserted reamed intramedullary nails. J Orthop Trauma 10:378–382, 1996.

57. Kowalski, M.J.; Schemitsch, E.H.; Harrington, R.M.; et al. A comparative biomechanical evaluation of a noncontacting plate and currently used devices for tibial fixation. J Trauma 40:5–9, 1996.

58. Krettek, C. Komplextrauma des Kniegelenkes— Diagnostik, Management und Therapieprinzipien.

Handout D3. Zentraleuropäischer Unfallkongress Budapest 4.-7.5., Tscherne, H., Hrsg. Budapest, 1994, pp. 1–5.

59. Krettek, C.; Tscherne, H. Distal femoral fractures. In Fu F.H.; Harner C.D.; Vince K.G., eds. Knee Surgery. Baltimore, Williams & Wilkins, 1994, pp. 1027–1035.

60. Krettek, C.; Blauth, M.; Miclau, T.; et al. Accuracy of intramedullary templates in femoral and tibial radiographs. J Bone Joint Surg Br 78:963–964, 1996.

61. Krettek, C.; Miclau, T.; Grün, O.; et al. Techniques for assessing limb alignment during closed reduction and internal fixation of lower extremity fractures. Tech Orthop 14:247–256, 1999.

62. Krettek, C.; Schandelmaier, P.; Miclau, T.; et al. Intraoperative control of axes, rotation and length in femoral and tibial fractures—technical note. Injury 29(Suppl 3):C29–C39, 1998.

63. Krettek, C.; Schandelmaier, P.; Miclau, T.; et al. Minimally invasive percutaneous plate osteosynthesis (MIPPO) using the DCS in proximal and distal femoral fractures. Injury 28(Suppl 1):A31–A41.

64. Krettek, C.; Schandelmaier, P.; Miclau, T.; et al. Transarticular joint reconstruction and indirect plate osteosynthesis for complex distal supracondylar femoral fractures. Injury 28(Suppl 1):A31–A41, 1997.

65. Krettek, C.; Schandelmaier, P.; Stephan, C.; et al. Kondylenplatten-und Kondylenschraubenosteosynthese (DCS)—Indikation, technische Hinweise und Ergebnisse. OP-Journal 13:294–304, 1997.

66. Krettek, C.; Schandelmaier, P.; Tscherne, H. Distale Femurfrakturen: Transartikuläre Rekonstruktion, perkutane Plattenosteosyn these und retrograde Nagelung. Unfallchirurg 99:2–10, 1996.

67. Lee, T.T.; Gravel, C.J.; Chapman, M.W. Operative management of the supracondylar fracture of the femur: Comparison of the anterolateral approach to other surgical approaches. Poster. Presented at the annual meeting of the Orthopaedic Trauma Association, 1994, p. 166.

68. Leung, K.S.; Shen, W.Y.; So, W.S.; et al. Interlocking intramedullary nailing for supracondylar and intercondylar fractures for the distal part of the femur. J Bone Joint Surg Am 73:332–340, 1991.

69. Lucas, S.E.; Seligson, D.; Henry, S.L. Intramedullary supracondylar nailing of femoral fractures: A preliminary report of the GSH supracondylar nail. Clin Orthop 296:200–206, 1993.

70. Mahorner, H.R.; Bradburn, M. Fractures of the femur: Report of 308 cases. Surg Gynecol Obstet 56:1066–1979, 1933.

71. Massé, A.; Biasibetti, A.; Demangos, J.; et al. The Judet Quadricepsplasty: Long-term outcome of 21 cases. J Trauma 61:358–362, 2006.

72. Mast, J.; Jakob, R.; Ganz, R. Planning and Reduction Technique in Fracture Surgery. New York, Springer-Verlag, 1989.

73. Matter, P.; Rittman, W. The Open Fracture. Bern,

Switzerland, Huber, 1978.

74. Meyer, R.W.; Plaxton, N.A.; Postak, P.D.; et al. Mechanical comparison of a distal femoral side plate and a retrograde intramedullary nail. J Orthop Trauma 14:398–404, 2000.

75. Meyers, M.H.; Moore, T.M.; Harvey, J.P. Traumatic dislocation of the knee joint. J Bone Joint Surg Am 57:430–433, 1975.

76. Miclau, T.; Remiger, A.; Tepic, S.; et al. A mechanical comparison of the dynamic compression plate, limited contact–dynamic compression plate, and point contact fixator. J Orthop Trauma 9:17–22, 1995.

77. Mize, R.D.; Bucholz, R.W.; Grogan, D.P. Surgical treatment of displaced, comminuted fractures of the distal end of the femur. J Bone Joint Surg Am 64:871–878, 1982.

78. Modlin, J. Double skeletal traction in battle fractures of the lower femur. Band 4:19–129, 1945.

79. Moll, J. The cast brace walking treatment of open and closed femur fractures. South Med J 66:345–352, 1973.

80. Mooney, V. Fractures of the distal femur. Instr Course Lect 36:427, 1987.

81. Moore, T.J.; Watson, T.; Green, S.A.; et al. Complications of surgically treated supracondylar fractures of the femur. J Trauma 27:402–406, 1987.

82. Morgan, E.; Ostrum, R.F.; DiCicco, J.; et al. Effects of retrograde femoral intramedullary nailing on the patellofemoral articulation. J Orthop Trauma 13:13–16, 1999.

83. Müller, M.E.; Allgöwer, M.; Schneider, R.; et al. Manual of Internal Fixation, 3rd ed. New York, Springer-Verlag, 1991.

84. Müller, M.E.; Nazarian, S.; Koch, P. Classification AO des Fractures. New York, Springer-Verlag, 1987.

85. Müller, M.E.; Nazarian, S.; Koch, P.; et al. The Comprehensive Classification of Fractures of Long Bones. New York, Springer-Verlag, 1990.

86. Neer, C.S.; Grantham, S.A.; Shelton, M.L. Supracondylar fracture of the adult femur: A study of one hundred and ten cases. J Bone Joint Surg Am 49:591–613, 1967.

87. Nielsen, B.F.; Petersen, V.S.; Varmarken, J.E. Fracture of the femur after knee arthroplasty. Acta Orthop Scand 59:155–157, 1988.

88. Nork, S.E.; Segina, D.N.; Aflatoon, K.; et al. The association between supra-intercondylar distal femoral fractures and coronal plane fractures. J Bone Joint Surg Am 87:564–569, 2005.

89. Olerud, S. Operative treatment of supracondylar-condylar fractures of the femur: Technique and results in fifteen cases. J Bone Joint Surg Am 54:1015–1032, 1972.

90. Ostrum, R.F. Treatment of floating knee injuries through a single percutaneous approach. Clin Orthop 375:43–50, 2000.

91. Ostrum, R.; Geel, C. Indirect reduction and internal fixation of supracondylar femur fractures without bone graft. J Orthop Trauma 9:278–284, 1995.

92. Pritchett, J.W. Supracondylar fractures of the femur. Clin Orthop 184:173–177, 1984.

93. Regazzoni, P.; Leutenegger, A.; Ruedi, T.; et al. Erste Erfahrungen mit der dynamischen Kondylenschraube (dcs) bei distalen Femurfrakturen. Helv Chir Acta 53:61–64, 1986.

94. Riina, J.; Tornetta, P.; Ritter, C.; et al. Neurologic and vascular structures at risk during anterior-posterior locking of retrograde femoral nails. J Orthop Trauma 12:379–381, 1998.

95. Rockwood, C.A., Jr.; Ryan, V.L.; Richards, J.A. Experience with quadrilateral cast brace. Abstract. J Bone Joint Surg Am 55:421, 1973.

96. Sanders, R.; Regazzoni, P.; Ruedi, T. Treatment of supracondylar intraarticular fractures of the femur using the dynamic condylar screw. J Orthop Trauma 3:214–222, 1989.

97. Sanders, R.W.; Swiontkowski, M.; Rosen, H.; et al. Complex fractures and malunions of the distal femur: Results of treatment with double plates. J Bone Joint Surg Am 73:341–346, 1991.

98. Sanders, R.; Swiontkowski, M.F.; Rosen, H.; et al. Double plating of comminuted, unstable fractures of the distal part of the femur. J Bone Joint Surg Am 73:341–346, 1991.

99. Schatzker, J.; Lambert, D.C. Supracondylar fractures of the femur. Clin Orthop 138:77–83, 1979.

100. Schatzker, J.; Tile, M. The Rationale of Operative Fracture Care. New York, Springer-Verlag, 1987.

101. Schatzker, J.; Horne, G.; Waddell, J. The Toronto experience with the supracondylar fracture of the femur, 1966–72. Injury 6:113–128, 1974.

102. Scott, W.N., ed. Insall & Scott Surgery of the Knee, 4th ed. Philadelphia, Churchill Livingstone, 2006.

103. Seide, K.; Zierold, W.; Wolter, D.; et al. The effect of an angle-stable plate-screw connection and various screw diameters on the stability of plate osteosynthesis: An FE model study. Unfallchirurg 93:552–558, 1990.

104. Seinsheimer, F. Fractures of the distal femur. Clin Orthop 153:169–179, 1980.

105. Shahcheraghi, G.H.; Doroodchi, H.R. Supracondylar fracture of the femur: Closed or open reduction? J Trauma 34:499–502, 1993.

106. Shayne, P.H.; Sloan, E.P.; Rydman, R.; et al. A case-control study of risk factors that predict femoral arterial injury in penetrating thigh trauma. Ann Emerg Med 24:678–684, 1994.

107. Shelbourne, K.D.; Brueckmann, F.R. Rush pin fixation of supracondylar and intercondylar fractures of the femur. J Bone Joint Surg Am 64:161–169, 1982.

108. Shelton, M.L.; Grantham, S.A.; Neer, C.S.; et al. A new fixation device for supracondylar and low femoral shaft fractures. J Trauma 14:821–835, 1974.

109. Shewring, D.J.; Meggitt, B.F. Fractures of the distal

femur treated with the AO dynamic condylar screw. J Bone Joint Surg Br 74:122–125, 1992.

110. Siliski, J.M.; Mahring, M.; Hofer, H.P. Supracondylar-intercondylar fractures of the femur: Treatment by internal fixation. J Bone Joint Surg Am 71:95–104, 1989.

111. Sisto, D.J.; Warren, R.F. Complete knee dislocation: A follow-up study of operative treatment. Clin Orthop 198:94–101, 1985.

112. Slatis, P.; Ryoppy, S.; Huttinen, V. AO osteosynthesis of fractures of the distal third of the femur. Acta Orthop Scand 42:162–172, 1971.

113. Steinman, F.R. Eine neue Extensionsmethode in der Frakturenbehandlung. Zentralbl Chir 34:398–442, 1907.

114. Stewart, M.J.; Sisk, T.D.; Walace, S.L. Fractures of distal third of the femur. J Bone Joint Surg Am 48:784–807, 1966.

115. Struhl, S.; Szporn, M.N.; Cobelli, N.J.; et al. Cemented internal fixation for supracondylar femur fractures in osteoporotic patients. J Orthop Trauma 4:151–157, 1990.

116. Taitsman, L.A.; Frank, J.B.; Mills, W.J.; et al. Osteochondral fracture of the distal lateral femoral condyle: A report of two cases. J Orthop Trauma 20:358–362, 2006.

117. Tejwani, N.C.; Park, S.; Iesaka, K.; et al. The effect of locked distal screws in retrograde nailing of osteoporotic distal femur fractures: A laboratory study using cadaver femurs. J Orthop Trauma 19:380–383, 2005.

118. Tepic, S.; Remiger, A.R.; Morikawa, K.; et al. Strength recovery in fractured sheep tibia treated with a plate or an internal fixator: An experimental study with a two-year follow-up. J Orthop Trauma 11:14–23, 1997.

119. Trentz, O.; Tscherne, H.; Oestern, H.J. Operationstechnik und Ergebnisse bei distalen Femurfrakturen. Unfallheilkde 80:441–448, 1977.

120. Tscherne, H. Femoral shaft and distal femur. In Müller, M.E.; Allgöwer, M.; Schneider, R.; et al., eds. Manual of Internal Fixation. Berlin, Springer-Verlag, 1991, pp. 535–552.

121. Tscherne, H.; Trentz, O. [Recent injuries of the femoral condyles.] Langenbecks Arch Chir 345:396–401, 1977.

122. Tscherne, H.; Oestern, H.J.; Trentz, O. Spätergebnisse der distalen Femurfraktur und ihre besonderen Probleme. Zentralbl Chir 102:897–904, 1977.

123. van der Werken, C.; Marti, R.K.; Raaymakers, E.L. Distal femoral fractures, results of operative treatment. Neth J Surg 33:230–236, 1981.

124. Wenzel, H.; Casey, P.A.; Herbert, P.; et al. Die operative Behandlung der distalen Femurfraktur. AO Bull, 1970.

125. Wiggins, H.E. Vertical traction in open fractures of the femur. US Armed Forces Med J 4:1633–1636, 1953.

126. Yang, R.S.; Liu, H.C.; Liu, T.K. Supracondylar fractures of the femur. J Trauma 30:315–319, 1990.

127. Zehntner, M.K.; Marchesi, D.G.; Burch, H.; et al. Alignment of supracondylar/intercondylar fractures of the femur after internal fixation by AO/ASIF technique. J Orthop Trauma 6:318–326, 1992.

128. Zickel, R.E. Nonunions of fractures of the proximal and distal thirds of the shaft of the femur. Instr Course Lect 37:173–179, 1988.

129. Zickel, R.E.; Hobeika, P.; Robbins, D.S. Zickel supracondylar nails for fractures of the distal end of the femur. Clin Orthop 212:79–88, 1986.

130. Zickel, R.E.; Fietti, V.G., Jr.; Lawsing, J.F. III; et al. A new intramedullary fixation device for the distal third of the femur. Clin Orthop 125:185–191, 1977.

131. Zlowodzki, M.; Bhandari, M.; Marek, D.J.; et al. Operative treatment of acute distal femur fractures: Systematic review of 2 comparative studies and 45 case series (1989 to 2005). J Orthop Trauma 20:366–371, 2006.

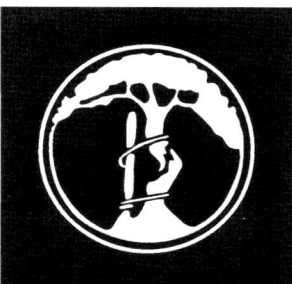

第54章

髌骨骨折和伸膝结构的损伤

Michael T. Archdeacon,M.D., Roy W. Sanders, M.D.

第一节 历史背景

在 20 世纪早期，对髌骨骨折的治疗存在争议。当时许多学者使用伸膝位石膏固定作为保守的治疗方法，但疗效很差，很多患者发生了骨不连和膝关节功能障碍。随着手术技术的发展，有两种手术方法被用来治疗髌骨骨折，即切开复位钢丝固定和髌骨切除术。Heineck 综述了 1100 例髌骨骨折，认为手术治疗优于伸膝位石膏固定的理由在于：促进了骨折复位，维持复位直至骨折愈合，重建软组织的连续性，恢复膝关节的完整功能[47]。于是，切开复位钢丝固定逐渐成为髌骨骨折的首选治疗方法。

简单的横行骨折切开后复位很容易，但维持稳定的固定比较困难。医生们尝试了各种固定材料，包括银丝、铝丝、铜丝、铬丝、缝线、袋鼠肌腱、松质骨钉、跟腱和筋膜条[49]。1936 年 Blodgett 和 Fairehild 用切开复位钢丝固定的方法治疗了 35 例髌骨骨折，疗效好的病例还不足 50%[10]。他们随后报道，对一些特殊类型的髌骨骨折采用部分或全部切除可以获得很好的疗效[10]。其实在 1935 年，Thompson 也提出过用部分切除来治疗髌骨骨折[105]。1936 年 Brook 发表的论文中首次提出用髌骨全切来治疗髌骨骨折[14]。他引证了胚胎学证据认为，髌骨切除后的下肢力量比健侧还要强。根据这些研究，髌骨切除术被广泛应用[43,44,49]。

以后许多实验研究和长期的随访结果发现，髌骨切除术并不适合作为髌骨骨折的常规手术[18,27,29,34,36,55,57,66,69,75,88,98,104,108,109,111]。Cohn[25]、Bruce 和 Walmsley[16] 将兔子髌骨切除后，发现股骨髁软骨发生了退变。他们认为，在人体中也会发生这种情况。Haxtou 等人发现，髌骨在伸膝装置中起着很重要的生物力学作用[28,46,58,68,112,114]。髌骨全切后的长期随访结果发现，患者对治疗结果并不满意[28,32,55,71,77,104,115,117]。研究发现，会出现股四头肌力量下降，康复时间长以及明显影响日常活动[32,92,104,117]。

用张力带原理治疗髌骨骨折是在 20 世纪 50 年代首先提出的[81]。此后被 AO/ASIF 推荐作为治疗髌骨横行骨折的方法[81]。Weber 等人在尸体上比较了张力带、钢丝环扎和钢丝穿骨缝合几种方法，发现改良的张力带钢丝固定结合支持带修补治疗髌骨横行骨折稳定性最好[113]。而且这也是唯一一种可以术后早期功能锻炼的方法[113]。其他一些学者在临床上也证实了这一事实[11,65]。

目前，治疗髌骨骨折仍然存在三种手术方法：各种内固定方法，一般是张力带钢丝；髌骨部分切除术；以及髌骨全切除术。根据不同类型的骨折，选择合适的治疗方法，可以获得好的疗效。

第二节 解剖

一、骨性解剖

髌骨位于深筋膜和股直肌肌腱纤维的深面（图

54-1A）。呈略扁平的卵圆形结构,远端圆圆的尖称为髌骨下极,近端称为基底（图 54-1B）。

Wiberg 根据髌骨内外侧关节面的形态将髌骨分成 3 种类型[116]。Ⅰ型髌骨内外侧关节面基本是对称的,而Ⅱ型和Ⅲ型的内侧面比外侧面逐渐减小。这些髌骨面的解剖特点对髌股关节的功能解剖十分重要（见"伸膝结构的生物力学"）。

二、软组织解剖

(一)股四头肌

股四头肌由四部分肌肉组成:骨直肌、股内收肌、股外侧肌和股中间肌（图 54-2）。股四头肌腱性部分由三层结构组成:浅层股直肌、中间层股内侧肌和股外侧肌、深层股中间肌[68]。由于它们交织并止于髌骨,所以它们实际排列情况可能更复杂一些[90]。

股直肌是长梭形肌肉,位于股四头肌的浅层和中间部分[90]。在额状面上肌纤维相对于股骨干的方向偏内侧 7°~10°[68]。

股内侧肌分成两个部分。由近端许多肌纤维组成的股内侧长肌纤维和髌骨呈 15°~18°角度相连,远端的许多肌纤维组成股内斜肌,与髌骨呈 50°~55°相连[68]。每组肌纤维被筋膜分成独立的束。股内斜肌是由股神经的一个分支支配的[68,90]。

股外侧肌纤维和髌骨呈 30°交角,其止点比股内侧肌纤维更靠近端些。大部分近内侧的肌纤维和髌骨外上缘相连,许多外侧的肌纤维走行于髌骨外缘,参

与组成外侧支持带,其外侧部分和髂胫束相交织。股中间肌位于股四头肌的深层。大部分肌纤维止于髌骨上缘。该肌肉在发生学上变异很多,起于股骨髁以上股骨干部分,止于髌上囊处的关节囊。

(二)髌骨支持带

大腿深筋膜向下延伸覆盖于膝前,在内侧和外侧分别和股内侧肌和股外侧肌的腱膜交织组成髌骨支持带,并止于胫骨的近端（图 54-2）。髌骨韧带是深层的横行纤维,参与支持带的组成,它将髌骨与股骨髁相连[12,90]。股外侧肌的外侧部分与髂胫束共同参与了外侧支持带的组成。髌骨支持带和髂胫束都是伸膝的辅助结构[13]。

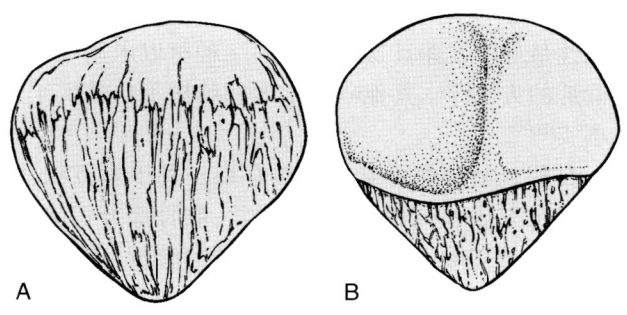

图 54-1　(A)髌骨的表面有很多组织附着,因此比较粗糙。(B)髌骨关节面(见正文)。关节外部即髌骨下极占了髌骨长度的相当部分。关节面被一些峰分为 7 部分(图 54-1A)。主要纵峰将髌骨分为内侧和外侧关节面,在靠近髌骨内侧缘还有一条小的纵峰,形成狭窄的额外关节面,另外还有 2 条横峰将髌骨分为上、中、下关节面。(Reider et al.,1981.)

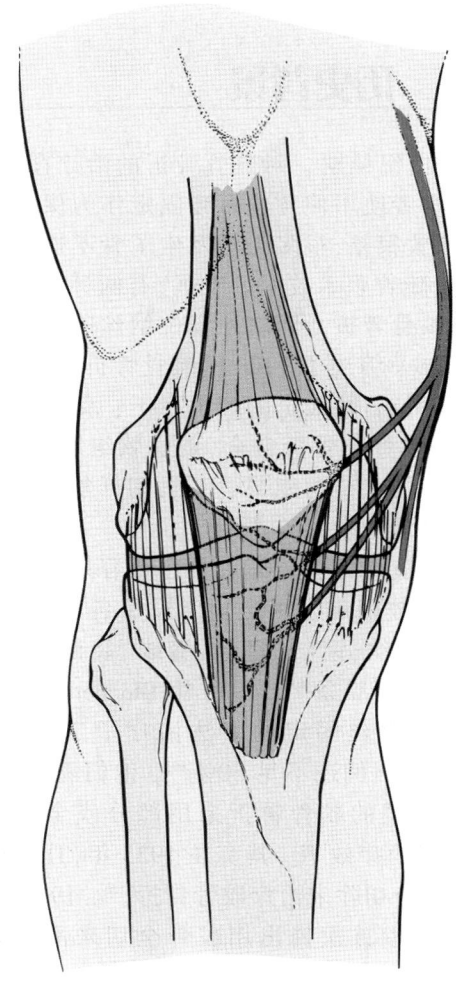

图 54-2　和髌骨相连的软组织。主要的伸膝结构包括近端的股四头肌和远端的髌腱。在髌骨骨折没有明显移位时,髌骨内外侧支持带可保持完整,协助维持髌骨的位置和主动伸膝。

(三)髌韧带

髌韧带由股直肌肌腱延伸形成,扁而粗,止于胫骨结节。平均长度略小于 5cm。髌胫束和支持带向下延伸和髌韧带相交织,止于胫骨的前面。

(四)动脉血供

髌骨的表面覆盖有髌骨外动脉环,主要来自膝动脉的分支[25](图 54-3)。髌骨内的动脉主要有两支,都来自髌骨外动脉环:髌骨中动脉由髌骨中 1/3 表面穿入;下极动脉,从髌骨下极穿入[3,91]。

髌韧带的血液供应有二:韧带深面血供由髌下脂肪垫供给,来源于膝下动脉和膝下内动脉,髌韧带浅层血供来自支持带,来源于膝下内动脉和胫动脉返支[3]。

第三节 伸膝结构的生物力学

伸膝结构的主要作用是维持膝关节伸直。行走、从座位上站起、上下楼梯都需要伸膝结构发挥作用克服重力。充分理解其生物力学,能帮助我们合理地治疗伸膝结构的损伤。

力矩是指围绕一个轴线发生旋转的力,等于力和力到旋转轴垂直距离的乘积。这个垂直距离称为力臂。使膝关节伸直的力的大小取决于髌腱到屈曲轴的垂直距离(力臂)[58](图 54-4A)。

在最后的 15°伸膝过程中所需要的力矩是初始从完全屈膝开始伸膝时的 2 倍[68]。所以,膝关节需要足够的力臂来维持这一力矩。髌骨正是通过两种机制来起到这一重要的力学作用,即连接和移动[58]。

膝关节从完全屈曲位开始伸直时,髌骨起到连接股四头肌和肌腱的作用,形成从股四头肌到胫骨的力矩[58]。而通过股四头肌最大的力是 3200N,通过髌腱的力为 2800N[52]。相当于标准体重 700N 的 4~5 倍。经过训练的体育运动员这些力可达 6000N[52]。

在极度屈膝位时,髌骨一般发挥其连接的作用。在屈膝 135°时,髌骨滑到髁间切迹中。髌骨的关节面和股四头肌肌腱部分和股骨面广泛接触。髌股关节和腱股区域共同承担负荷,后者在屈膝 90°以后承受的负荷更大[38]。如果没有髌股接触,那么力臂会很小[39](图 54-4B)。从屈膝 135°到 45°,髌骨额外关节面和股骨接触,它是髌骨关节面内惟一不和股骨的髌骨面相

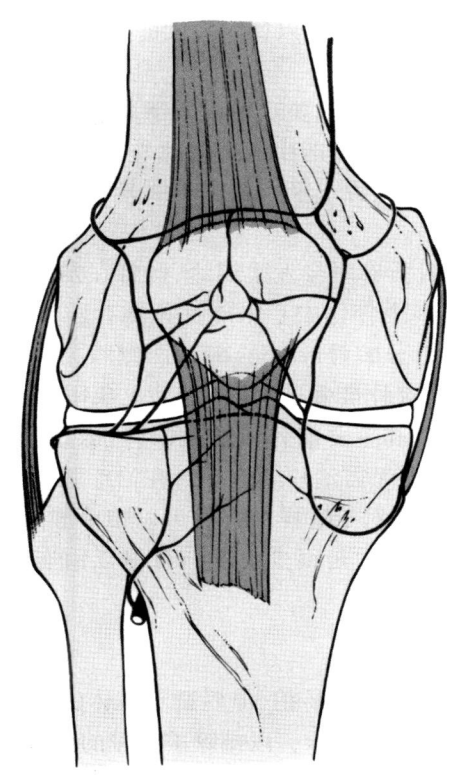

图 54-3 髌骨的血供。由膝动脉发出分支交织成髌骨外动脉环。(From Scapinelli, R. Blood supply of the human patella. J Bone Joint Surg Br 49:563–570, 1967.)

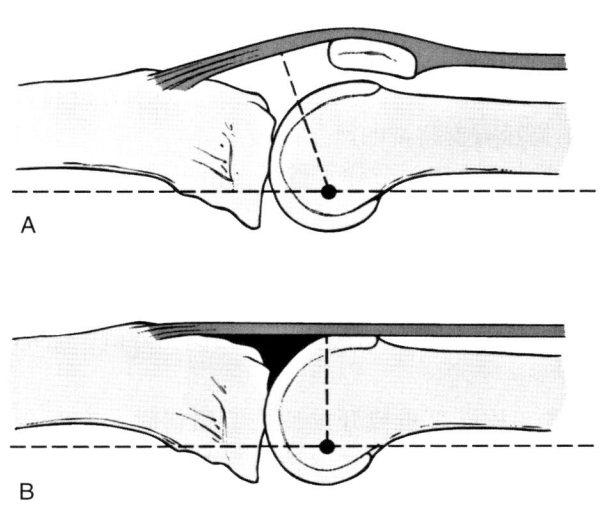

图 54-4 髌骨的生物力学作用。(A)髌骨增加了伸膝结构的瞬时力臂(膝关节旋转中心到作用力的垂直距离)。(B)髌骨切除后,力臂变短,使伸膝变得困难。(Redrawn from Kaufer, H. Mechanical function of the patella. J Bone Joint Surg Am 53:1551–1560,1971.)

接触而是和股骨内髁的胫骨面相接触的区域[38]。

髌骨和股骨的接触在从屈膝45°到完全伸直位过程中起着重要作用。它使股四头肌腱和髌腱相连接并远离膝关节的旋转轴线,从而增加了股四头肌的有效力臂,增加了60%的力矩,以帮助伸直最后的15°[68]。这和滑轮的作用相类似[58,114]。

肌腱偏离旋转轴后,股四头肌需要通过更大的移动来帮助伸膝[114]。从理论上来讲,做髌骨切除、股四头肌短缩成结节抬高时要充分考虑这一后果。

第四节 诊断

一、病史和体格检查

通过外伤史、仔细体检和影像学检查可以诊断髌骨骨折。完善的诊断应该包括骨折类型、有无支持带的损伤、伤口的情况和有无其他合并损伤。

病史中一般有高处坠落史、跪地伤或髌骨直接撞击史,或者是复合损伤。了解损伤机制有助于帮助医师估计骨折的类型。尸体实验显示:在外力作用过程中,髌骨位置不同(屈膝角度),产生的骨折类型也不同。屈膝角度越大,骨折离髌骨上极越近,反之则骨折越趋向于髌骨远端。屈膝90°时,产生髌骨中央横行骨折的可能性较大。

体检包括对皮肤有无挫伤、裂伤、水泡等(如果诊疗延误)的评估,以及对开放性骨折情况或关节开放性损伤的评估。如果骨折移位很明显,则可触及骨折的间隙。骨折后往往有明显的血肿。如果骨折间隙很大,则提示有支持带的严重撕裂。

然后评估膝关节伸直情况。由于关节内血肿,患者在体检时会感到很痛苦,可以注射一些利多卡因或布比卡因麻醉后再做检查。患者能够伸膝并不能排除髌骨骨折,但可以简单估计支持带是否完整。如果伴有髌骨的骨折,则提示股四头肌内侧和外侧扩张部分撕裂[12,95]。

在开放性骨折或开放性关节损伤时,有时会有骨折端皮肤的撕裂。这两种情况都是急诊手术的指征。所以必须早期判断骨折或关节是否和伤口相通。生理盐水灌注试验是一个很简单的方法。用粗针头(18号或更大)和一个50mL的针筒来进行关节穿刺。抽出大量关节积血后,关节疼痛往往会减轻。将针头留于原处,抽吸一些生理盐水并注入关节。如果骨折或关节和外界环境有任何相连,盐水将会从伤口中流出。

在询问病史和体检后,可以进行影像学检查。诊断明确后,可以将膝关节固定于轻度屈膝位,用冰块冷敷,并抬高肢体。如果患者需要马上送手术室或ICU,那么需要有便携式X线机来帮助诊断。

二、影像学检查

影像学检查包括标准和特殊X线摄片、X线体层摄片、CT扫描、骨扫描和磁共振成像。如果时间允许,标准摄片应该包括健侧膝,可以帮助医师进行对比并选择合适的治疗方案。

(一)标准摄片

1.正位片

标准的正位片应该在站立位拍摄,但有时对于急性骨折的患者往往比较难。此时,患者可以取平卧位,将片盒放在膝下。必须保证肢体力线,使髌骨朝上。特别是对于同侧有股骨干骨折的患者,保持力线尤其重要。如果患者有巨大的血肿,可能会使膝关节轻度屈曲,此时在拍片时球管要成一定的角度。有时可能有同侧肢体的损伤,所以要用最大的片盒(14英寸×17英寸)。

在前、后位片上要观察以下情况:髌骨的位置,髌骨应该位于股骨沟的中线上。此外,髌骨的高度也应该仔细评估,髌骨下极一般位于股骨髁远端连线之上(图54-5A)。

髌骨骨折有时会发生误诊,髌骨在发育过程中如果两个或多个骨化中心未能互相融合,则有可能出现二分或三分髌骨(图54-6)。两侧膝关节一般是对称的,二分髌骨最多见,在髌骨外上象限可以见到有一骨块。它和主要髌骨相分离,其边缘比较光滑,一般无症状,也无需治疗。但有时在治疗膝关节外伤时会发生混淆。对于这样的病例可以拍摄健侧X线片。单侧的二分髌骨是很少见的,可能以前有过陈旧性骨折。

2.侧位片

侧位片比较容易拍,但要避免肢体的旋转。胫骨近端必须很好地显示,以排除髌韧带的撕脱(图54-7)。侧位片对于显示髌骨横行骨折和粉碎性骨折比较满意,但有时会遗漏一些小的细节。

在屈膝90°时,髌骨近端一般位于股骨前缘延长线的后方,如果髌腱断裂,则髌骨近端高于股骨前缘

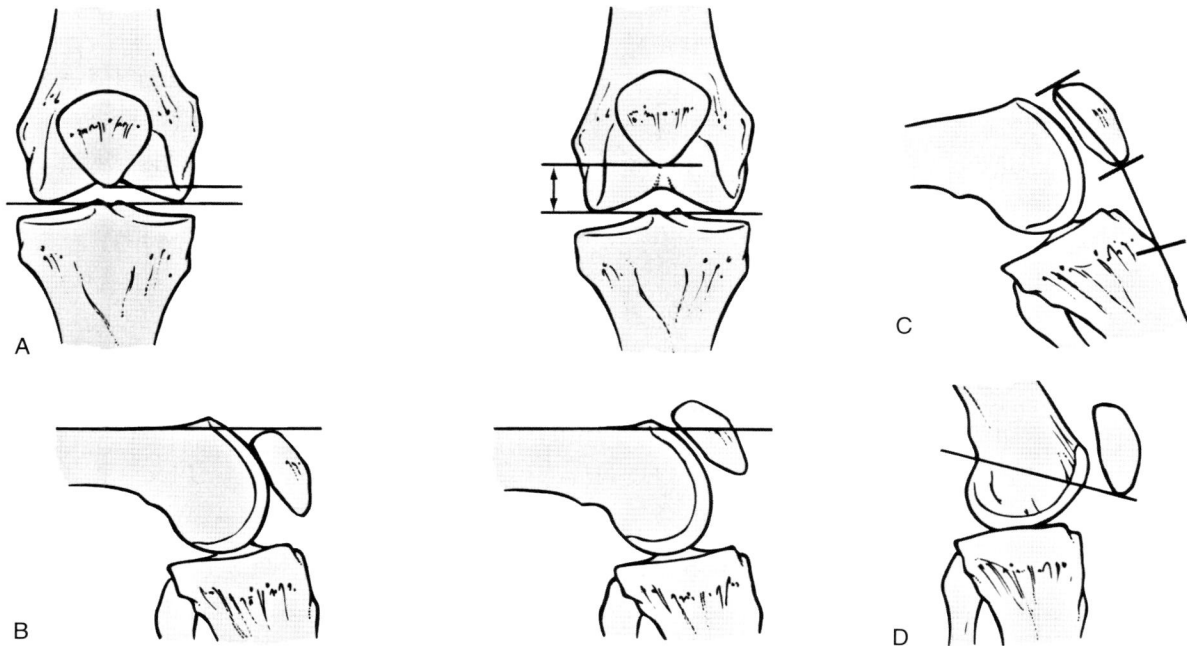

图 54-5 异常髌股关系的 X 线摄片。髌骨下极和胫骨结节距离过大,可能是髌骨高位或髌韧带断裂。(A)在正位片上髌骨下极距离股骨髁远端不应超过 20mm。(B)屈膝 90°侧位片显示髌骨的近端位于股骨干前缘延长线的后方。(C)侧位片上髌韧带的长度(髌骨下极到胫骨结节)一般和髌骨的长度相近。如果髌骨长度/髌韧带比值小于 0.8,则说明髌骨位置比较高。(D)Blumensaat 线是股骨远端生长线的残留痕迹,其延长线一般位于髌骨下极附近(图 54-7)。(**A~D**,Redrawn from Resnick, D.; Niwayama, G. Diagnosis of Bone and Joint Disorders, 2nd ed. Philadelphia, W.B. Saunders, 1988.)

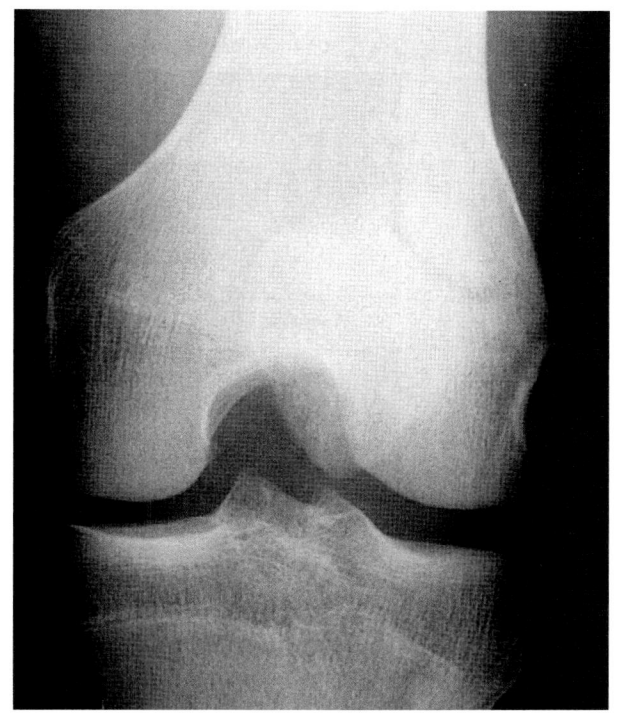

图 54-6 二分髌骨的正位片显示髌骨上外侧骨化中心,其边缘比较光滑,界限清晰。

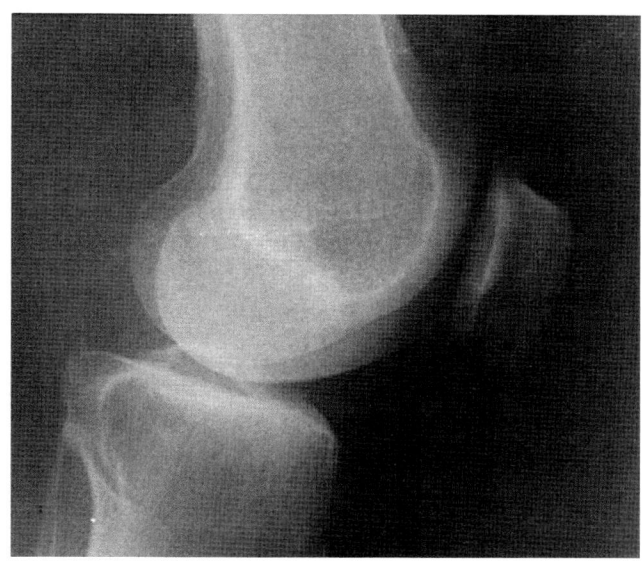

图 54-7 正常髌骨的侧位片。(From Resnick, D; Niwayama, G. Diagnosis of Bone and Joint Disorders, 2nd ed, Philadelphia, W. B, Saunders, 1988.)

延长线(图 54-5B)。评估髌骨位置的最可靠方法是In-sall 指数[19,54],即髌骨长度和髌腱长度之比。正常的比率为 1.0。小于 1.0 提示高位髌骨或髌韧带断裂。上下波动 20%属于正常范围(图 54-5C)。Blumensaat 线是股骨远端生长线的残留痕迹,其延长线位于髌骨下极附近(图 54-5D)。

3.切线位片

切线位片或轴位片一般用来评估髌股关节的关系(图 54-8)。在髌骨骨折时,切线位片可以诊断纵行骨折或骨软骨缺损。

最常用的三种切线位片摄片方法是 Hughston、Laurin 和 Merchant 法[19,75]。尽管这三种方法都可以反映髌骨关节对合,但 Hughston 和 Laurin 法不适合应用于髌骨骨折的患者。前者需要患者俯卧位,后者需要患者很好的配合。

Merchant 等人在 1974 年介绍了他们拍切线位片的方法[75](图 54-8A)。患者仰卧位,屈膝 45°下垂于桌边。膝关节略抬高,保持髌骨和桌面平行。X 线与桌面成 30°,片盒放在膝下 1 英寸和 X 线垂直。这种方法比较简单,重复性好,适用于那些膝部外伤后巨大血肿导致膝关节屈膝受限的患者(图 54-8B)。

(二)CT

CT 扫描是一种很好的诊断方法,但一般很少运用在单纯髌骨骨折。他可以用来评估合并股骨远端或胫骨近端骨折的髌骨骨折。和 X 线摄片相比,CT 并不能提供更多的信息。CT 可以帮助医生诊断骨不连、畸形愈合和髌股关节的对合不良(图 54-9)。

(三)磁共振成像

MRI 对于早期诊断伸膝结构损伤的价值很大。正常的股四头肌腱的 MRI 图像上是分层的,而髌韧带是均一的低信号。正常髌骨的皮质骨和松质骨有各自的信号强度[120]。

髌骨骨折可以引起血肿和组织水肿, 在 T2 加权像上信号会升高。髌骨骨折和胫骨结节撕脱一般并不需要 MRI 来诊断, 在 MRI 图像上可以发现骨信号强度的改变[120]。

MRI 可以很容易地发现股四头肌的完全断裂,即肌腱的所有层束都断开。在髌韧带断裂时,MRI 可以发现韧带边界不清和髌韧带信号升高[120]。

髌骨脱位在 MRI 上有些特殊的表现, 甚至对脱位再复位者亦有价值。可以发现股骨外髁的骨挫伤

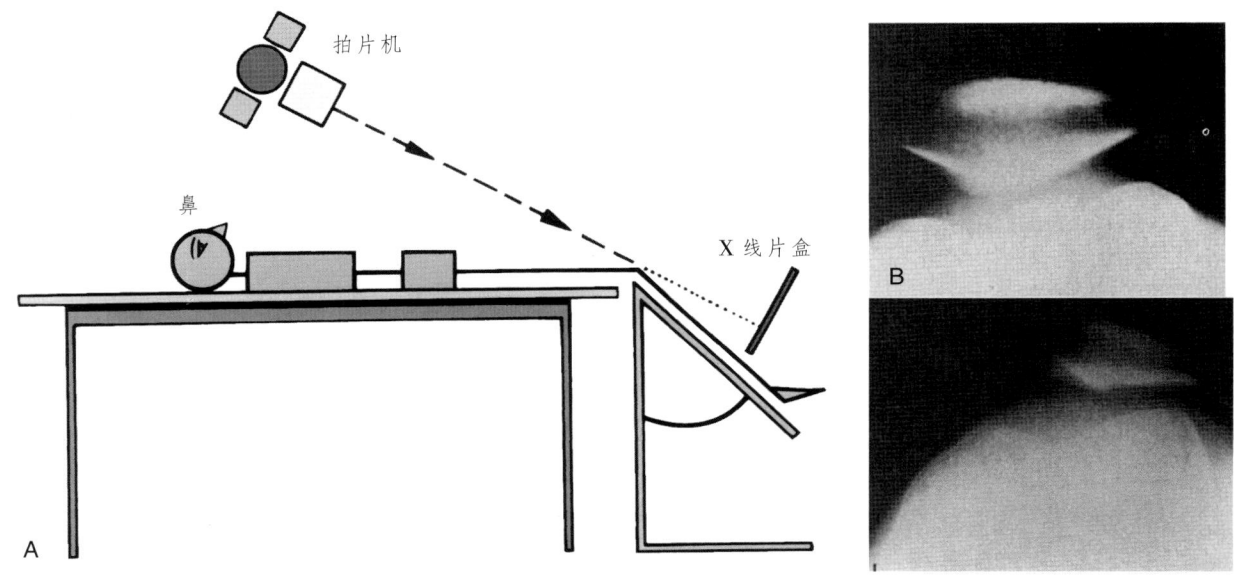

图 54-8　(A)Merchant 髌骨切线位片在屈膝 45°位拍摄。(B)切线位片可以观察髌股关系的对合,股四头肌收缩可以使其对合关系发生改变。上图是正常髌股关系, 下图显示髌骨向外半脱位。(B, From Resnick, D.; Niwayama, G. Diagnosis of Bone and Joint Disorders, 2nd ed, Philadelphia, W.B. Saunders, 1988.)

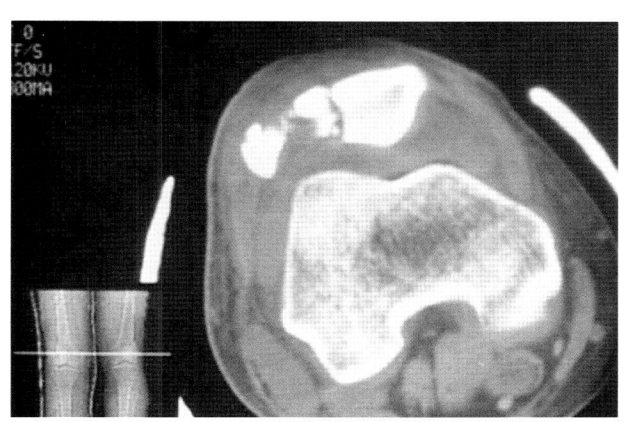

图 54-9　髌骨骨折的 CT 扫描。CT 上显示髌骨粉碎的程度,合并有矢状面骨折和关节面的不平整。

表 54-1　髌骨骨折的分类
A.无移位骨折
1.星形
2.横行
3.纵行
B.移位骨折
1.非粉碎性骨折
a.横行(中央)
b.极部骨折
ⅰ 尖部骨折
ⅱ 基底部骨折
2.粉碎性骨折
a.星形
b.横行
c.极部骨折
d.严重粉碎移位骨折
C.髌骨-髌韧带-髌骨移植术后骨折
1.纵行
2.横行

(T1 加权像上信号降低)、内侧支持带的撕裂和关节血肿。

第五节　骨折分型

　　髌骨骨折有三种主要类型,分别是横行、粉碎和垂直骨折。髌骨近端和远端的横行骨折称为上、下极骨折,它们属于关节外骨折。在治疗上有所不同,所以可以另外归为一类[12,69](图 54-10)。鉴于骨折类型变化很多,髌骨骨折分类比较困难[12,95]。因此许多医师更关心骨折治疗的长期疗效,而不是骨折的分类[12,13,22,69,83,95,106]。

　　本章中所列出的骨折分类是比较合理的[12,69,106](表54-1)。在许多文章中星形骨折和粉碎性骨折的概念有些混淆。我们认为粉碎性骨折一般有支持带的撕裂,而星形骨折的支持带是完整的。

一、无移位骨折

(一)星形骨折

　　一般见于直接暴力作用与髌骨。股骨髁关节面软骨有时会发生骨折,形成骨软骨块,必须明确予以诊断。通常,这类骨折的 65%是无移位的。引起这种类型骨折的暴力不足以撕裂髌骨支持带。骨折块的移位多小于 3mm,关节面的移位小于 2mm。除非有骨软骨碎块需要切开关节或关节镜手术,否则一般采用非手术疗法(图 54-11)。

(二)横行骨折

　　横行骨折一般是由伸膝结构的牵拉所引起,35%或更多的横行骨折是无移位的[2,12]。髌骨和股骨的关节面很少受损伤[93],暴力不足以撕裂内、外侧支持带[12,40,93,95]。因此患者仍然能够伸膝。软组织的完整使髌骨对位良好,骨折移位一般小于 3mm,关节面台阶小于 2mm,往往无需手术(图 54-10)。

(三)垂直骨折

　　和早期报道相反,垂直骨折(边缘或纵行骨折)也是一种常见的骨折[13]。纵性骨折可由多种机制引起。在Boström 的统计病例中, 垂直骨折中 75%以有外侧撕脱[13]。髌骨中 1/3 和外 1/3 交界处是骨性分离的好发部位,也可发生内侧撕脱。

　　在临床上, 患者有膝关节的疼痛和轻度的血肿。髌骨支持带完整使膝关节能主动伸直[13]。脱位一般很少超过 3mm[12,13]。常规 X 线片可能会漏诊,通常必须拍轴位片才能做出诊断 [13]。如果正位片上发现有缺损,会误认为是二分髌骨,所以应拍对侧 X 线片进行对照。由于骨折块移位很小且髌骨支持带完整,所以最好采用非手术治疗。

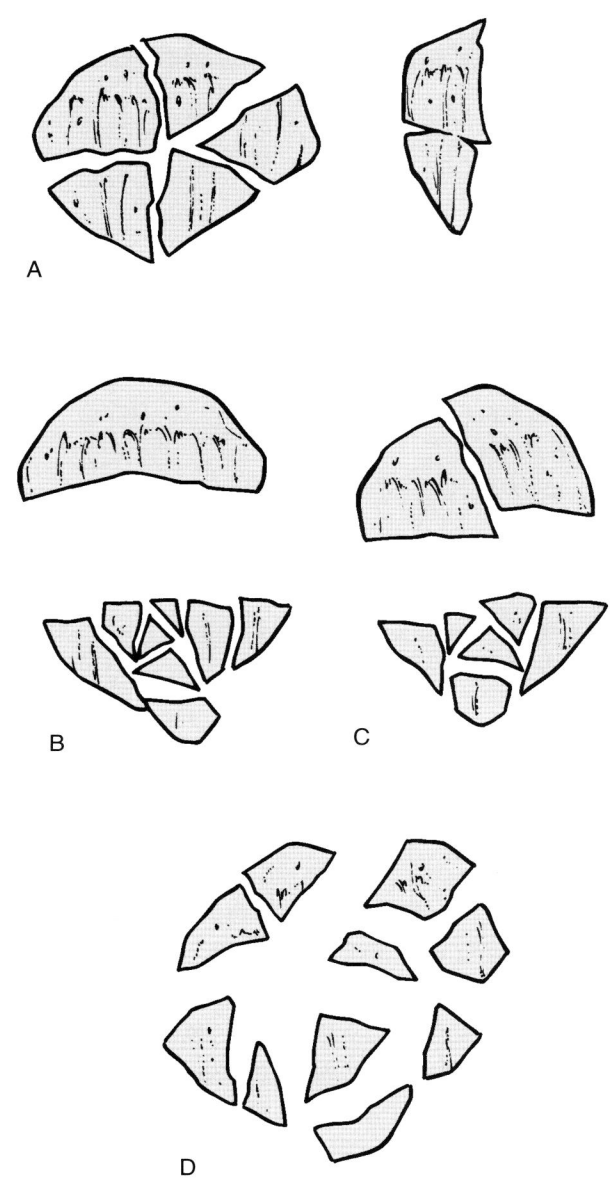

图 54-10　髌骨骨折类型。(A)无移位的骨折,其粉碎程度可以各不相同,但骨块移位一般不超过 3mm。侧位片上关节面台阶不超过 2mm。(B)移位的横行骨折,伴有上极粉碎。(C)移位的横行骨折,伴有上下极粉碎。(D)严重粉碎性移位骨折。

二、移位骨折

(一)非粉碎性骨折

1.横行 / 髌骨中部骨折

在所有非粉碎性横行骨折中,移位骨折略超过半数(52%)。患者膝关节无法主动伸直(穿刺热吸后)且

骨折块间隙超过 3mm, 或关节面台阶超过 2mm[7,10,95]。这些征象提示支持带断裂和关节对合不良。此时往往需要手术修补治疗(图 54-12)。

有些患者骨折块间隙达 4~5mm,但仍可以伸直膝关节,然而这些患者有骨折不愈合的风险。Boström 综述了许多文献后认为,如果能够主动伸膝,则提示支持带是完整的,所以不需要手术治疗[12]。我们同意该观点。

2.极部骨折

上下极的骨折一般是横行的,发生于髌骨中纬线的近端或远端,而且累及的骨量可有不同。近极或基极骨折往往提示有股四头肌撕脱。支持带撕裂的程度决定了患者能否主动伸膝。该部位很少发生移位,在几个大样本系列中其发生率小于 4%[12,95]。

远端（或上极）骨折有近端髌韧带撕脱（图 54-13)。这些发生于支持带远端边缘的骨折往往伴有不同程度的膝关节伸直障碍。因此上极骨折的移位发生率大约是近下极损伤的 3 倍(11.5%)。

(二)粉碎性骨折

1.星形骨折

通常由直接暴力引起,粉碎性量形骨折通常有移位并有不同程度的粉碎。尽管支持带完整,但关节面不平整,所以需要手术治疗(图 54-14)。

2.横行 / 极部骨折

这些粉碎性骨折往往表现为一个髌骨大骨块有不同程度的粉碎。上部骨块粉碎往往伴有一条或两条附加骨折线,移位程度不大。下部骨块粉碎往往更严重,并可能伴有上极的粉碎[12]。下极粉碎比上极粉碎更常见。

3.严重粉碎性严重移位骨折

严重粉碎性移位骨折既包括继发于压缩且伴有严重粉碎的横行骨折,也包括继发于股四头肌猛然收缩且有明显分离的星形骨折(图 54-15)。所有的主要骨折块移位均超过 6mm,而且常会有前后向分裂。这些骨折多为开放性,可以同时伴有股骨髁上骨折。

第六节　治疗

髌骨骨折的治疗方法取决于骨折的类型。治疗方法包括非手术治疗,张力带钢丝固定、拉力螺钉、髌骨部分切除联合张力带钢丝固定和髌骨全切术。在手术

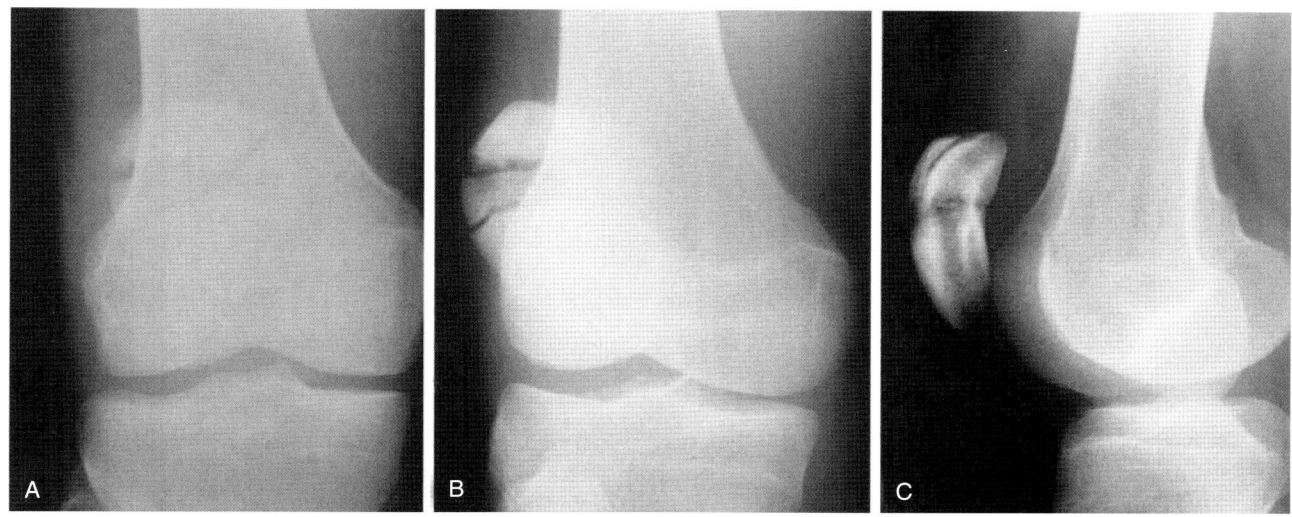

图 54-11　无移位的星形髌骨骨折。(A)正位片。(B)斜位片。(C)侧位片。

中,要仔细恢复关节面平整和重建伸膝结构。图 54-16
列出了本章所述的髌骨骨折治疗方法。根据骨折类型
的特点,固定方法可做相应改变。

一、髌骨骨折固定的生物力学

　　Carpenter 等人在尸体上比较了三种内固定方法
治疗髌骨横行骨折的稳定性[18]。这三种方法包括:改良
张力带技术(AO 技术),两根平行的 4.5mm 骨块间拉
力螺钉,以及 4mm 的空心拉力螺钉结合穿空心钉的
张力带钢丝固定技术[18](图 54-17)。研究发现,改良张
力带技术和拉力螺钉技术之间移位程度有显著差异。

空心拉力螺钉结合张力带固定方法能够承受的负荷
最高。因此他们认为,空心拉力螺钉结合张力带技术
是治疗髌骨横行骨折的最好方法。

　　Scilaris 等人在尸体上比较了用单股钢丝和编织
钢索做张力带固定的强度[92]。他们发现,编织钢索固定
更为牢靠,承受周期性负荷以后骨折移位的可能性明
显小。他们认为,用这种编织钢索的张力带技术比单
股的钢丝好。

　　Fortis 等人比较了改良张力带技术和改良张力带
钢丝环技术,尸体实验结果显示用后者固定,能使骨
折块间产生更大的压力[34]。

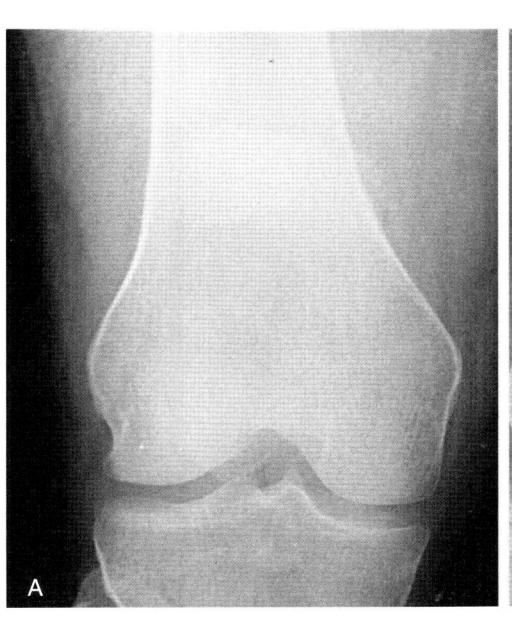
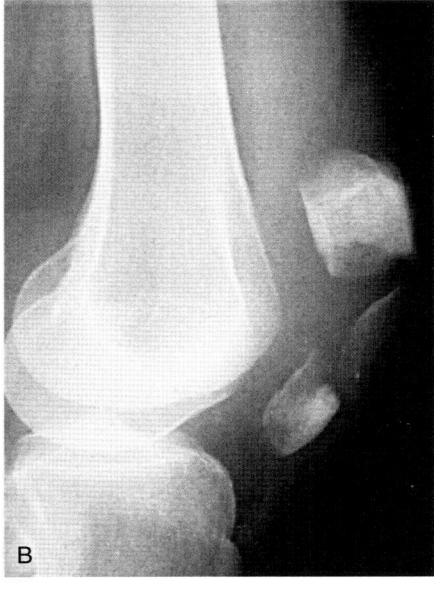

图 54-12　移位的髌骨横行骨折。
(A)正位片。(B)侧位片。

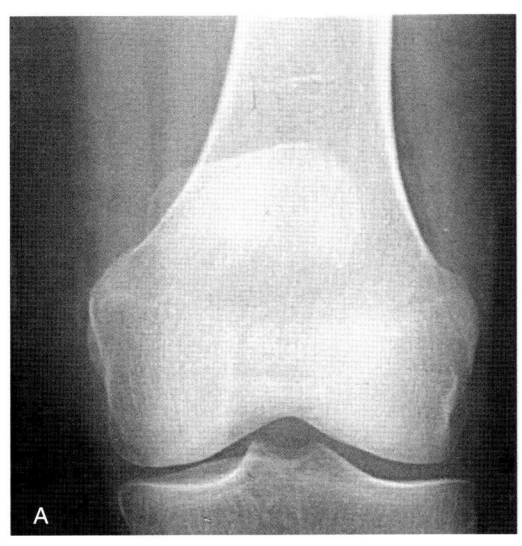
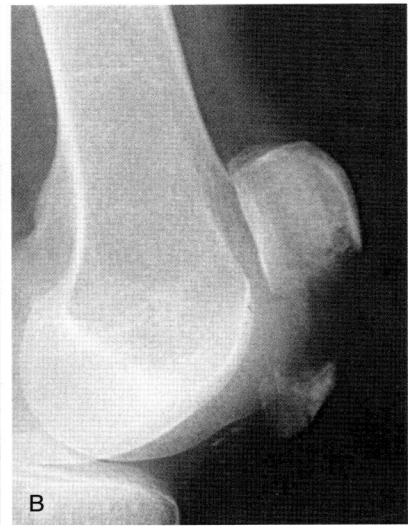

图 54-13 移位的髌骨下极骨折。(A)正位片。(B)侧位片。

二、开放性骨折

髌骨开放性骨折是急诊手术的指证,外科医生必须意识到有可能发生化脓性关节炎和骨髓炎的可能。治疗原则包括冲洗、清创和稳定的固定。失活的小碎骨块可以不保留。固定必须稳定而且软组织剥离要最少。必须进行反复的清创。关闭伤口困难时可以采用皮肤移植、肌肉瓣或游离组织的转移。

Catalano 等人对 79 例开放性髌骨骨折进行了平均 21 个月的随访[20]。这些开放性骨折中Ⅰ度占 15%,Ⅱ度占 53%,Ⅲ度占 32%。大部分开放性骨折都是移位的,其中 22% 为横行骨折,39% 为粉碎性骨折。大约 80% 的患者为复合损伤。治疗包括手术清创并用合适的抗生素冲洗,然后 57% 的患者行切开复位内固定,

32%行髌骨部分切除。11%的患者只做了清创手术,没有一个患者做髌骨全切除。据他们报道,没有一例发生深部感染,其中只有一例患者需要再次行切开复位内固定手术。76%的患者获得了随访,结果发现他们的膝关节平均活动度为 112°[20]。

三、非手术治疗

横行、星形和垂直无移位的闭合性髌骨骨折可以采用非手术治疗。治疗方法为伸膝位石膏固定 4~6 周[12,40,93,95]。石膏固定范围自内踝上方数厘米一直到腹股沟(不是大腿中段)。如果这位患者是老年人或有静脉曲张,那么在石膏固定之前使用 Unna 靴可以减少肢体的肿胀[95]。

石膏固定后可以立即在耐受范围内负重。开始几

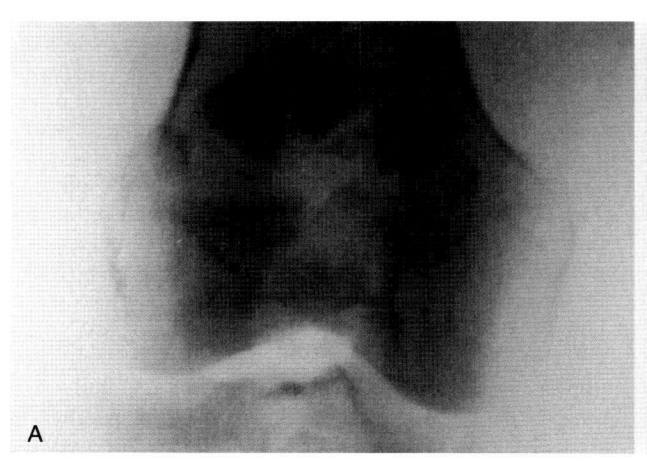
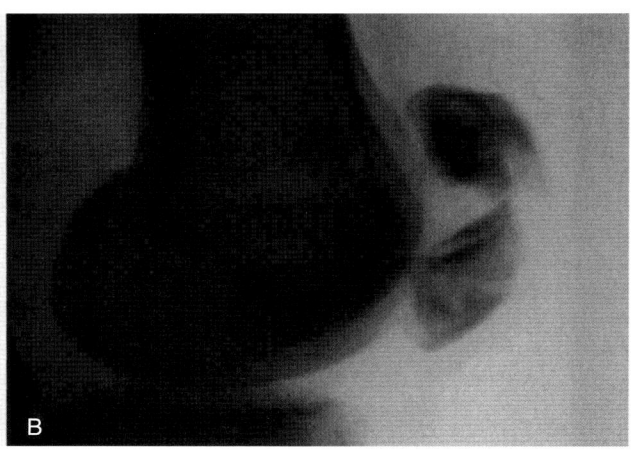

图 54-14 移位的髌骨星形骨折。(A)正位片清晰显示出粉碎和移植。(B)侧位片。

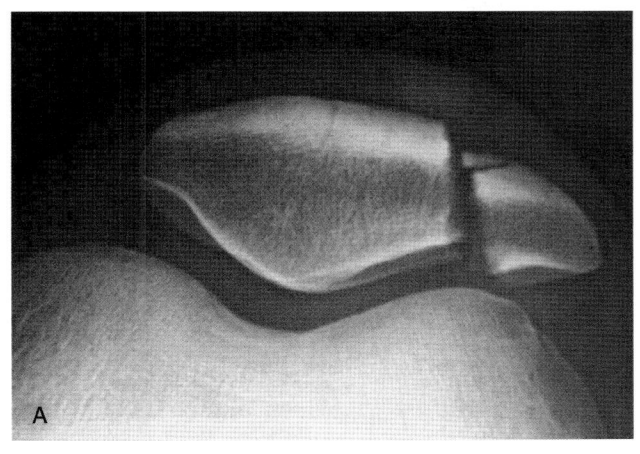

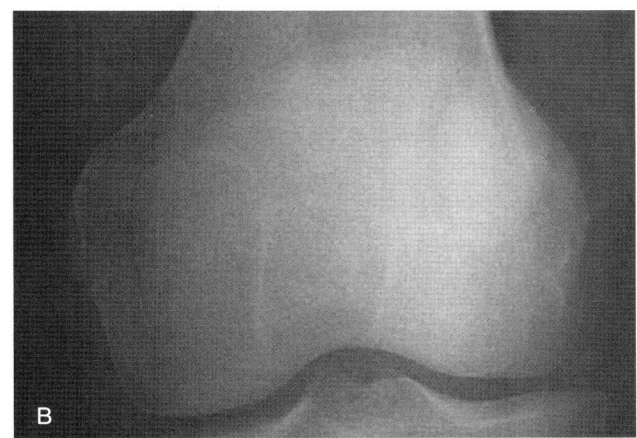

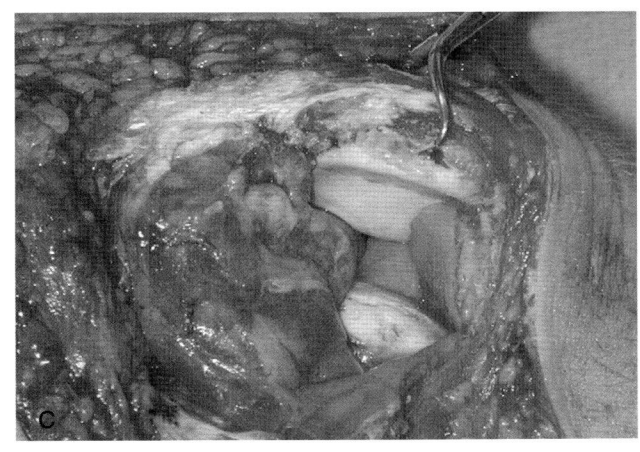

图 54-15 髌骨纵向骨折。(A)切线位显示关节移位。(B)正位片。(C)外侧髌旁关节切开术显示纵向骨折的解剖复位。

天可以鼓励患者进行股四头肌的等长收缩训练和直腿抬高训练[12,40]。摄片证实骨折愈合后(通常为 4 周后)才可以去除石膏,并开始进行膝关节主动屈伸和加强肌力的训练。

如果患者能够很好配合,我们通常使用铰链式膝关节支具。这种支具比较轻便并可进行调节,允许膝关节在一定的范围内进行活动。行走时支具应该锁定在伸膝位,但在康复训练过程中可以打开锁,在允许的范围内进行活动。这种支具对老年患者尤其有利。当然也可以选择一种足够长的简便膝关节制动器来代替铰链式支具。

四、手术治疗

(一)术前计划

在手术治疗髌骨骨折之前必须先制定详尽的计划。正规的术前计划包括用 X 线片来评估对侧正常的髌骨。在描图纸或清晰的 X 线片上将正常髌骨的轮廓描绘出来。然后在正位片和侧位片上将骨折块的边界

描绘出来,然后试图将这些骨折复位。接下来选择合适的内固定,可以用钢丝、螺钉、部分切除或者联合用这种方法来进行手术。把这些关键点列入计划中并用编号排好前后顺序。手术中所需要的器械也应该列出。因为髌骨和股骨是重叠的,有时外科医生会发现将髌骨描绘出来比较困难。因此需要比较好的影像学技术来保证摄片的清晰。

术前计划使得外科医生能够预先设定手术的步骤,对骨折的个体特异性能够进行充分了解。此外,在术前必须准备好特殊器械,以避免手术中浪费时间。按照这个计划进行实施,骨折复位后 X 线片应该和术前计划相同。

(二)器械

内固定系统包括克氏针、1.2mm(18 号)和 1mm(19 号)的钢丝圈、持钢丝器、钢丝收紧器、钢丝剪,如果有必要的话还要准备穿钢丝器,电钻和钻头有时也是必需的(图 54-18)。一套小骨块复位器械和 Weber(大的、尖头的)髌骨复位钳也是很有用的。有时在复

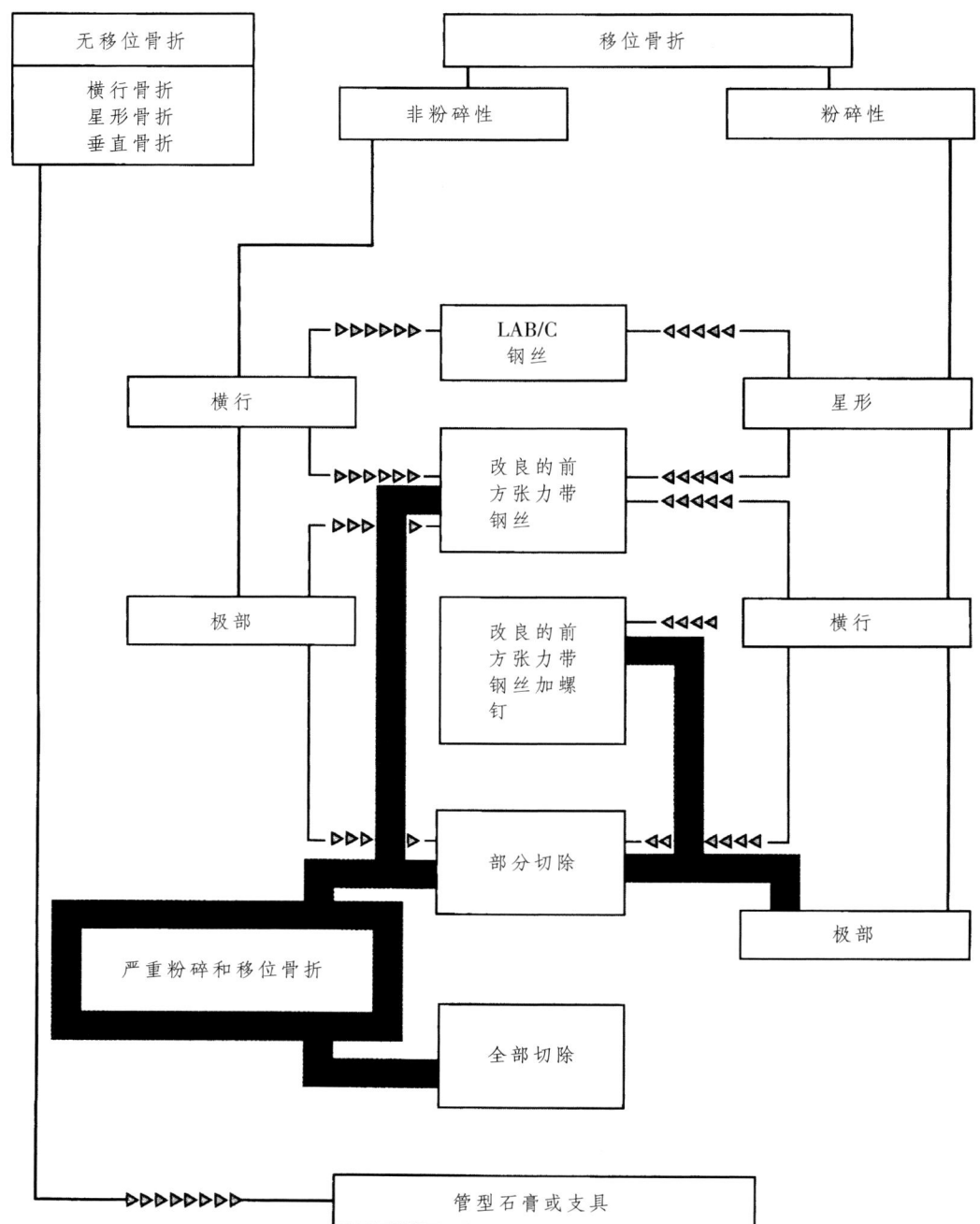

图 54-16　髌骨骨折治疗的目的包括髌股关节面稳定的解剖复位和股四头肌完整性的恢复,根据骨折的类型和粉碎程度来选择治疗方法。无移位的骨折可以保守治疗。关节面移位的骨折可以手术治疗,尽可能采用张力带钢丝,可以用或不用螺钉和穿骨钢丝。极部撕脱骨折可以切除,但是必须将股四头肌和髌韧带重新连接。如果粉碎严重无法复位,那么髌骨全切也许是唯一的选择。缩略语:LAB/C,纵向前方张力带加环扎。

位过程中 Weber 钳会旋转,此时需要特殊的髌骨复位钳。14 号或 16 号导管针可以用来穿钢丝。大骨块复位固定器械也应该准备好。大的骨软骨块可以用小的骨螺钉或 Herbert 螺钉固定,小的骨软骨块可以用可吸收 polgglactio 910(vicryl)针(Ethipins)固定。

(三)体位

　　患者取仰卧位,在大腿根部上止血带。充气后止

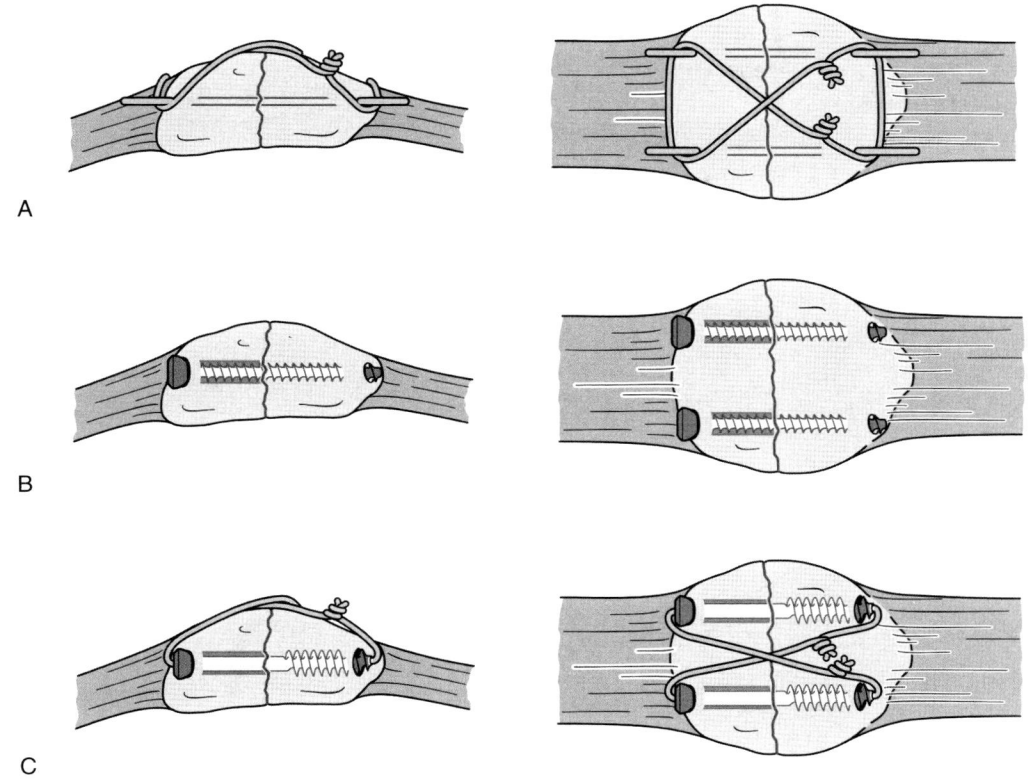

图 54-17　髌骨骨折内固定方法的比较。(A)AO 改良张力带固定。(B)AO 4.5mm 加压螺钉固定。(C)4.0mm 空心螺钉联合张力带固定。(From Carpenter, J.E.; Kasman, R.A.; Patel, N.; et al. Biomechanical evaluation of current patella fracture fixation techniques. J Orthop Trauma 11:351-356, 1997.)

血带会压迫股四头肌而影响髌骨的复位,因此可以在屈膝 90°后充气,并将股四头肌和近端髌骨块下移。如果患者支持带完全断裂,近端的髌骨骨块明显向上移位,可以用消毒的橡皮止血带,如有必要将髌骨骨折块向下拉之后,再用 Esmarch 驱血带由近向远端驱血。

(四)切口

一般推荐髌前横行、正中纵行或髌旁外侧切口(图 54-19)。有严重支持带断裂的患者,可以采用横行入路以减小切口的长度[69,81]。粉碎性骨折可以用中央纵向切口或髌旁外侧切口,特别适用于以后需要做全膝置换手术的患者。髌外侧纵向切口可以避免损伤股神经的隐神经分支。另有一种经皮髌骨骨折固定术,适用于皮肤有严重损伤的患者[70]。

Berg 用广泛切开方法来暴露髌骨粉碎性骨折,适合于需要做胫骨结节截骨逆行暴露髌骨进行固定的患者[6]。这种方法可以避免胫骨结节截骨带来的并发症,使髌骨骨折容易暴露并被固定。此外还可以避免行部

分切除补救手术,因此有利于将来选择关节重建手术。

Gardner 等人提出另一种暴露技术,该技术能够完全显露关节[36]。这种技术与全膝关节成形术的暴露方法相似,通过侧方髌旁关节切开术翻转髌骨,以完全暴露髌骨关节面,再进行直接复位。作者认为这种暴露技术也能用于髌骨部分切除术。

(五)手术方法

所有移位的髌骨骨折都需要手术干预。如前所述,所用的手术方法取决于骨折类型和伴发损伤(表 54-2)。

1.张力带钢丝固定

(1)改良的髌骨前方张力带钢丝固定:对于有移位的髌骨非粉碎性二部分骨折,可以用改良的前方张力带钢丝进行固定(图 54-20)。

做膝前正中纵向切口,切开皮肤和前方滑囊。暴露骨折端,清除碎骨屑和血凝块,注意仔细操作不要破坏骨块的血供。冲洗关节腔,去除所有游离的碎片。

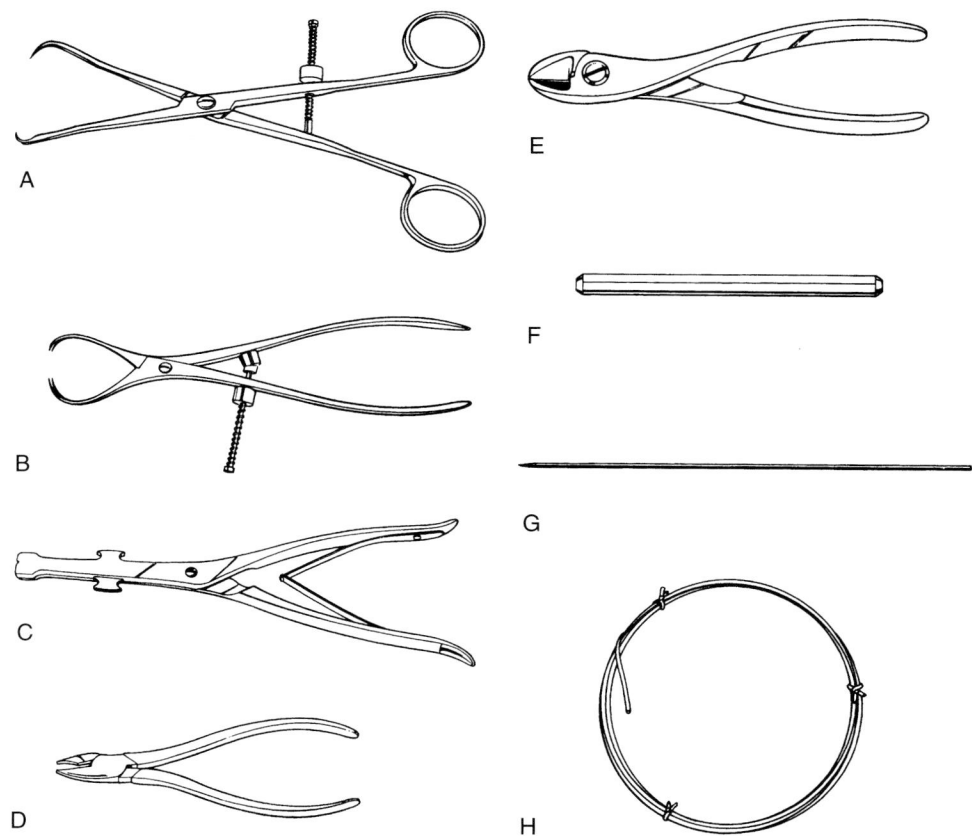

图 54-18 髌骨骨折固定用的器械。(A)大骨折块复位钳。(B)髌骨钳。(C)钢丝收紧器。(D)钢丝折弯器。(E)克氏针切割针。(F)钢丝折弯/冲压棒。(G)克氏针。(H)直径 1mm 的易展性钢丝。

　　进行骨折的初步复位,以评估各骨折块的正确位置。然后将骨折块分开,屈膝 90°。用 1 个 2mm 钻头,逆行钻入近端骨折块。开口距髌骨关节面约 5mm,位于髌骨三等分的位置。换用 1.6mm 的克氏针插入孔道直至末端到达骨折面。接着钻第 2 个孔,孔道位于髌骨另 1/3 侧,同样插入克氏针。将骨折复位后用 Weber 钳或髌骨钳固定。移除克氏针,使用 2mm 钻头钻远端骨折块,但注意不要穿透远端皮质。用 1.6mm 克氏针插入孔道,小心敲击后穿过远端骨质。然后将 1.2mm (18 号)钢丝紧贴穿过克氏针上方的钩和下方的末端。用钢丝收紧器旋紧钢丝。伸膝来评估内固定的稳定程度,用手指触摸关节面来观察关节面复位情况。如果支持带的撕裂比较小,手指无法进入,可以纵行切开支持带。关节面对合满意后继续拧紧钢丝,将末端咬断后折弯贴于骨面。将克氏针尾部旋转朝向后方紧贴于髌骨上端,剪断远端的克氏针。

　　一些作者建议交叉拧紧张力带钢丝,但从我们的经验来看,钢丝交叉会减少髌骨加压的面积,可以引

起骨固定的不稳定。我们也不推荐使用预制的钢圈 (AO 型)来代替张力带,因为无法进行早期功能锻炼。最后可以用"δ"字形 0 Vicryl 缝合线修补支持带,然后逐层关闭切口。

　　一种非吸收聚酯缝线可替代张力带钢丝 [39,87]。在尸体实验中对张力带钢丝和张力带非吸收聚酯缝线进行生化评价,骨折带无明显差异。在 37 位患者中,比较张力带非吸收缝线技术与传统钢丝技术发现,传统钢丝技术固定的患者需要金属内置物取出的概率是前者的 6 倍。约 15%钢丝固定的患者发生感染,而非吸收缝线组无感染[39]。因此,非吸收聚酯缝线理应成为传统钢丝的一种替代品。

　　(2)改良张力带钢丝穿空心加压螺钉固定:一些老年人骨质疏松的髌骨骨折,有时用标准张力带技术固定不稳定,此时可以用改良张力带钢丝穿空心加压螺钉来固定[7]。Berg 等在导引针指导下打入 2 枚空心螺钉对骨折块产生加压,用 18 号 AO 钢丝穿过空心螺钉,然后用克氏牵引弓收紧。其他的固定技术和标准

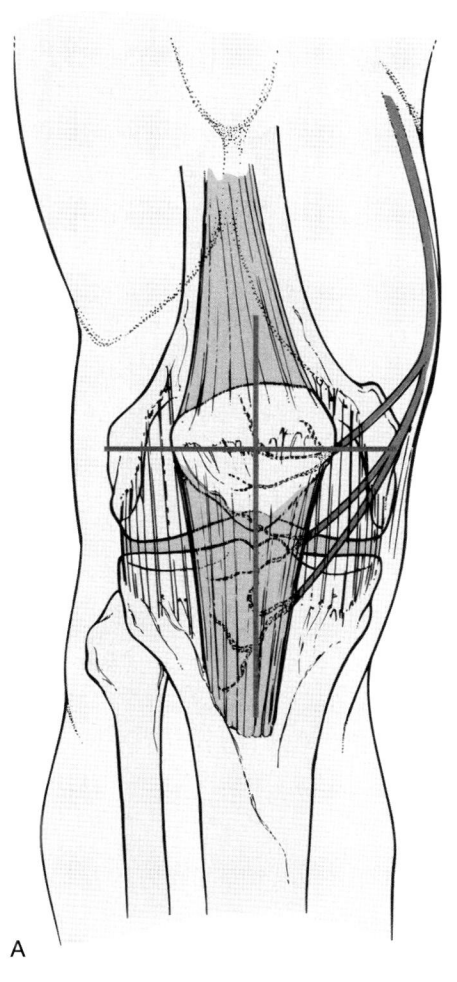

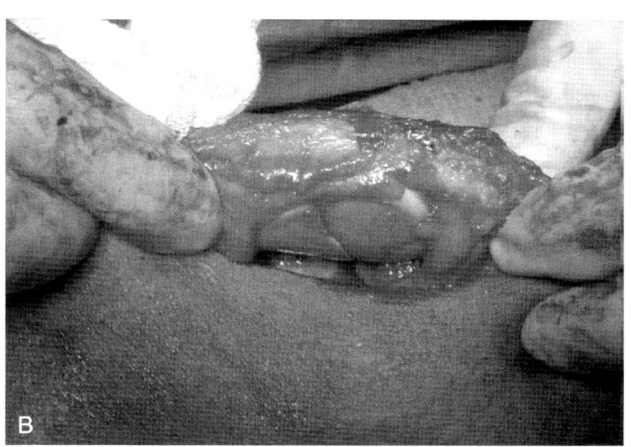

图 54-19　暴露和治疗髌骨骨折的切口。(A)纵行或横行的手术切口都可以使用。充分暴露和修复内外侧支持带撕裂是十分重要的。做皮下分离时,注意保护皮瓣的血运。(B)使用侧方髌旁关节切开术可直视关节面,然后进行骨折复位。

张力带相同(图 54-21)。

　　(3)前方纵行钢丝带和钢丝环扎术:一些移位小的星形骨折,其骨折块往往不够大,无法用改良的张力技术。此时应将克氏针适当成角,也可以用 Ecker 和 Lotke 推荐的前方纵行钢丝带加钢丝环扎 (LAB/C)进行固定[69](图 54-22)。

　　暴露髌骨,骨折端的处理和改良张力带钢丝术相同。在距髌骨边缘 1cm 处通过对线的髌骨骨折块顺行钻孔打入 2 枚平行的 Beath-Steinmann 针(远端顶部有孔)。然后将 1 根 22 号钢丝穿过这 2 根针的孔内,把 2根针向近侧拔出。把远端的襻移到髌骨前方,将钢丝一个游离的末端穿过这个襻。然后将这个末端和钢丝另一头连接并收紧。这种技术能使前方张力带和骨内的钢丝之间连接牢固。直径粗的钢丝可能更为牢固,例如借助放在克氏针上的大号血管造影导管穿入 18号钢丝。

　　如果骨折粉碎严重,可以用 16 号或 14 号血管造

影导管紧贴髌骨插入,并将环扎钢丝环绕在髌骨周围。然后进行 LDB/C 钢丝环扎固定。用"8"字形 0 Vicryl 缝线间断缝合支持带,逐层关闭切口并留置引流。

　　(4)单独拉力螺钉加改良的前方张力带钢丝:有些横行骨折,在其主要骨折块上可能有 1 条或 2 条附加骨折线,将骨折块分成 2 块或 3 块。这些二次骨折线通常无移位,但在手术之后可能发生移位。治疗时应遵从骨折内固定的基本原则,即将多个骨折块变成 2 个主要骨折块,然后再将它们固定成一个整体。这种固定通常单独用拉力螺钉沿水平方向来完成,然后再用改的良张力带技术进行环扎。螺钉的尺寸根据骨折的大小而不同(一般可以用 3.5mm 皮质骨螺钉),对于成年人的大骨块可以用 4.5mm 的螺钉(图 54-23)。如果在螺钉入口处骨折块粉碎,可以使用垫圈。有时在打入拉力螺钉时会造成矢状面开裂,使骨折块的前方皮质和软骨面分离。如果重置螺钉无法挽救骨折块,可以考虑使用 LAB/C 钢丝或者切除该骨块。

表 54-2 髌骨骨折的治疗

髌骨骨折类型	治疗方法
A.无移位骨折	石膏固定
1.横行	
2.星形	
3.垂直	
B.移位骨折	
1.非粉碎	
a.横行	改良的前方张力带钢丝
b.极部	髌骨部分切除
i.尖端	改良的前方张力带钢丝
ii.基底部	
2.粉碎性	
a.星形	改良的前方张力带钢丝
	前方纵行张力带钢丝加钢丝环扎
b.横行	单独拉力螺钉和改良的前方张力带钢丝
	前方纵行张力带钢丝
	髌骨部分切除
c.极部	髌骨部分切除
d.严重移位粉碎	改良的前方张力带钢丝
	前方纵行张力带钢丝
	髌骨部分切除
	髌骨全切除

2.髌骨部分切除术

髌骨骨折出现极部严重粉碎并不少见，骨折块可累及大部分或小部分髌骨。一般使用改良张力带技术或 LAB/C 钢丝固定可以获得较好结果。如果无法用以上的方法，则可以行髌骨部分切除术[2,22,81,107]（图 54-24）。

用前面所述的方法切开并暴露髌骨。所有较大的、稳定的、远端的骨块都应该保留，而小的粉碎骨块可以切除。股四头肌扩张部撕裂的纤维应全部清除。如果远端骨块比较大，复位后可以用拉力螺钉固定。必须注意防止骨块的成角或髌股关节炎的发生（图 54-24C）。在踝关节下方垫个软枕使膝关节过伸，可使手术操作比较简便。

因为股四头肌会产生强大的拉力，所以会在修补部位施加很大的应力，因此必须保护修补处。为此可以用张力带交叉穿过股四头肌止点或髌骨的近端和胫骨的近端（图 54-25）。我们建议钢丝直接穿过骨，这样的固定比较简单，也容易去除。也可以使用 Mersilene 扎带或筋膜。

如果远端的骨块很小，可以用以下的技术。将前方骨膜反折在近端骨折块上约 5mm，并用咬骨钳在近端骨折块的骨折线内咬出一条横槽。然后距骨折线等距钻出 3 个孔，穿出髌骨的上表面。接着用粗的不可吸收编织线和无创针，采用连续交锁方式从髌腱的一边向中央缝合。第 2 条缝线用相同的方法从髌腱的另一侧缝回到中央。缝线的末端穿过髌骨相应的孔，中央的孔穿入 2 根线尾，每根缝线和它相对的末端收紧打结。进行这一步操作时膝关节要在过伸位，而且要让髌韧带端位于髌骨近端远侧面靠近那条横槽的部位。为了中和修补的应力应再加一条张力带钢丝。用"8"字形 0 Vicryl 缝线间断缝合支持带，逐层关闭伤口，必要时留置引流。

对于髌骨下极撕脱性骨折建议使用另外一种技术。该技术采用篮状钢板固定和髌骨下极直接重建术。这种钢板能够捕获髌骨下极粉碎骨折块，固定这些骨折骨块并使它们保持活力。用该技术治疗的患者与髌骨部分切除患者相比，这种技术治疗组术后膝关节疼痛较轻，活动水平高，关节活动度大。出现髌骨巴贾象征功能不佳[57]。

3.髌骨全切术

无论骨折移位多明显、粉碎程度多严重，在做髌骨全切术前都应该试图复位。几位学者强调，即使保留一个骨块也能保持一定的力臂[30,41,95,106,107]。在做全切除的决定之前，可以先试着采用部分髌骨切除术联合改良张力带或 LAB/C 钢丝进行治疗。尽管存在很多技术，但增强术比简单修补术更合理[41]。下面描述的技术是文献中最受欢迎的技术。

髌骨全切除通常是一种补救手术。故外科医生会发现有各个皮肤切口和支持带残留。一旦决定做髌骨全切除，就应清除所有的骨块和撕裂的肌腱，肌腱扩张部应尽可能保留。髌骨全切术的关键是肌腱修复，而增强术可以保护修复的肌腱[41]。髌骨切除会使四头肌肌腱延长，这种松弛可通过叠盖术来收紧（即紧缩修补），否则会导致伸膝阻滞。

如果保留下来的肌腱无法做原位缝合，可以用以下两类方法：股四头肌翻转缝合术和筋膜或肌腱编织缝合。前者用于髌前软组织有缺损者，后者用于股四头肌腱被破坏者。

最常用的股四头肌翻转术是 Shorbe 和 Dohson 等施行的倒"V"字形成形术[97]。髌骨切除后，暴露长约 3 英寸（1 英寸=2.54cm）的股四头肌腱（图 54-26）。"V"

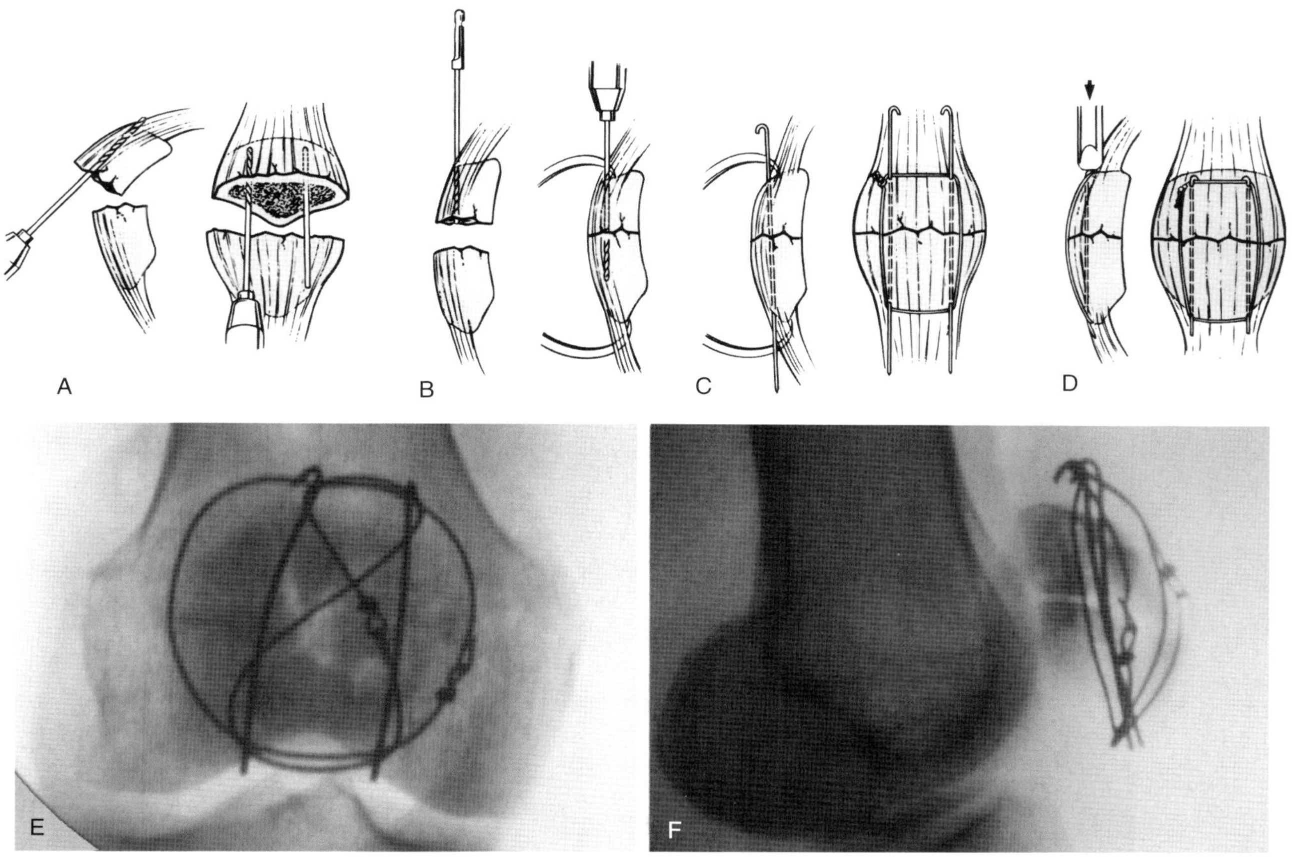

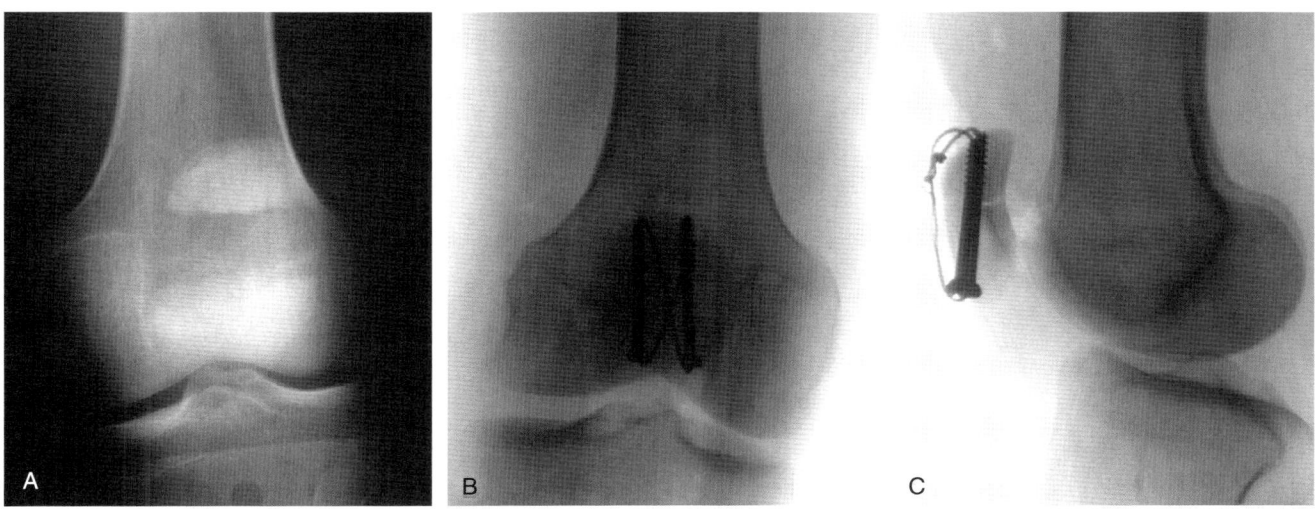

图 54-20　髌骨骨折的改良张力带固定。(A)髌骨近端骨块逆行钻孔。在复位的过程中用克氏针标记近端的孔。(B)远端骨折块的复位、钳夹和顺行钻孔。固定,然后将近端预变的克氏针敲入远端极的残留骨内。(C)用一枚大孔针进行导引,将 1.2mm 的钢丝通过股四头肌肌腱和髌骨韧带的软组织附着处向深部放置在紧邻髌骨的克氏针的远端和近端。在内侧和外侧,张力带钢丝都位于髌骨的前方,而且通常不变叉。将其拉紧并打结,并将其尾端折弯,与骨表面齐平。打结要牢固。AO 钢丝固定术不能确保固定。(D)将近端预弯的克氏针打入近端极内,必要时要修整其远端。(E,F)正位和侧位片显示髌骨移位粉碎骨折,用改良 AO 张力带技术和钢丝环稳定固定。

图 54-21　张力带钢丝穿空心加压螺钉技术。(A)髌骨横行骨折。(B)正位片显示用 4.0mm 空心加压螺钉张力带钢丝固定。(C)侧位片证实张力带钢丝穿过螺钉。

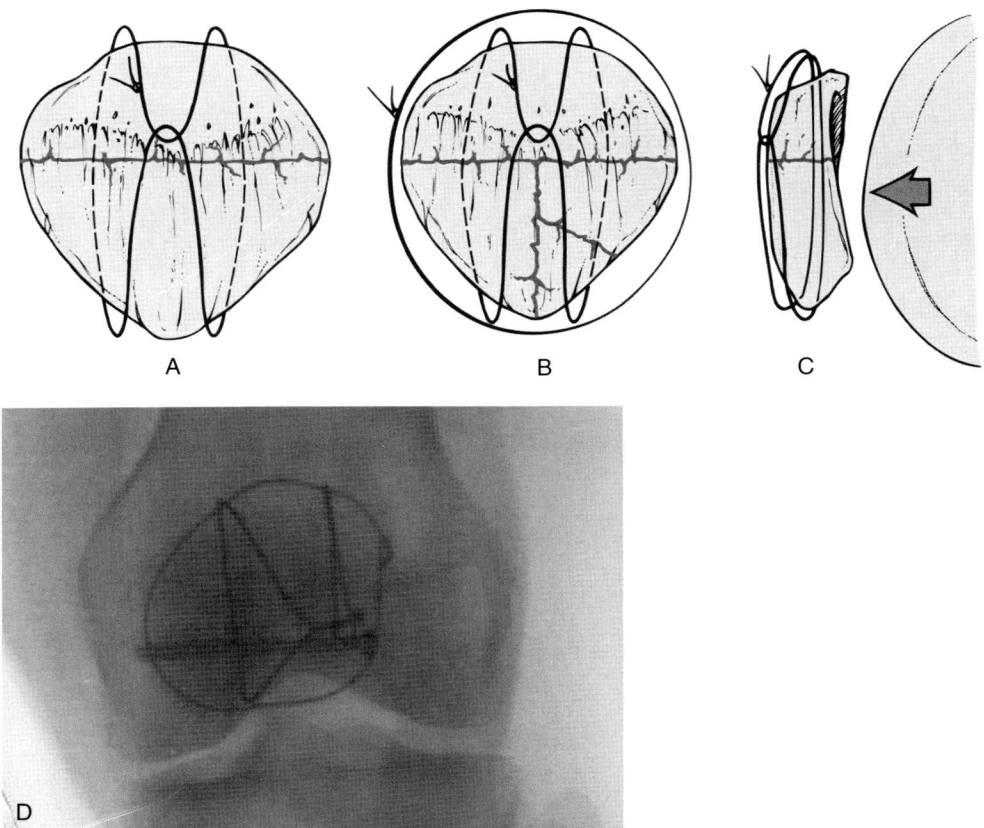

图 54-22　前方纵行钢丝带和钢丝环扎治疗髌骨骨折。(A)髌骨横行骨折,钢丝环的 2 个末端穿过髌骨纵行孔道,其中一个末端穿过该环至钢丝中部。拉紧末端并拧紧,形成髌骨前方的张力带。(B)如果骨折粉碎严重,可以先用钢丝环扎髌骨一圈套紧碎骨块,然后钻孔并穿入钢丝固定。(C)侧位图。(D)正位片示出前方纵行钢丝带和钢丝环加一个横行加压螺钉。(A–C, Redrawn from Lotke, P. A.; Ecker, M.L. Transverse fractures of the patella. Clin Orthop 158:180–184, 1981.)

字形全层切开股四头肌腱,其尖端位于髌骨近侧缘 2.5 英寸处。两侧切口向远侧延伸约 2 英寸,这样可以保持 1/4 英寸到 1/2 英寸的肌腱和支持带相连续。成角处也可以根据需要加强缝合。将尖端向下翻和髌骨近端的腱膜缝合。关闭股四头肌腱,修补所有边缘。这种修补技术很方便,强度大足以允许早期活动。

如果股四头肌腱缺损严重,可以用游离的筋膜或肌腱条带和剩下的肌腱一起编织(Gallie 和 Lemesurier 法)[35]。首先将过多的撕裂肌腱切除。在踝后垫垫子使膝关节过伸,测量一下缺损大小。将此长度乘 2 再加 2 英寸就是所需要取的筋膜带的长度。可以延长切口或者做外侧切口,取宽度为 1~1.5cm 的阔筋膜条带或髂胫束。将筋膜卷成条索并自身加强缝合,然后和股四头肌腱及肌肉编织,穿过髌韧带,把松弛的肌腱重新收紧。移植物必须足够长,以便能够将其一个末端和另一个末端相缝合。最后,加强缝合所有的边缘。如果需要更长的条带,可以取跖肌腱。

4.关节镜辅助技术

对于轻微移位的髌骨骨折,几位作者建议用关节镜辅助复位和固定[72,105,108]。这些病例没有对照,但是他们提供了关节镜辅助技术对于治疗相对简单的髌骨骨折的潜在优点。这些优点包括解剖复位的确认、减小手术切口促进恢复。粉碎性或严重移位的骨折可能不适于关节镜单独修复,且关节镜难以修复韧带。然而,切开联合关节镜技术辅助复位,既可发挥关节镜的优势,又避免其局限性。

(六)术后处理

采用稳定的骨缝合术,患者在术后早期即可开始在能耐受的范围内使用连续性被动运动机进行锻炼。我们的经验认为,这样可以缓解疼痛和避免关节僵硬。术后第 1 天患者可以下床抬腿,开始进行股四头

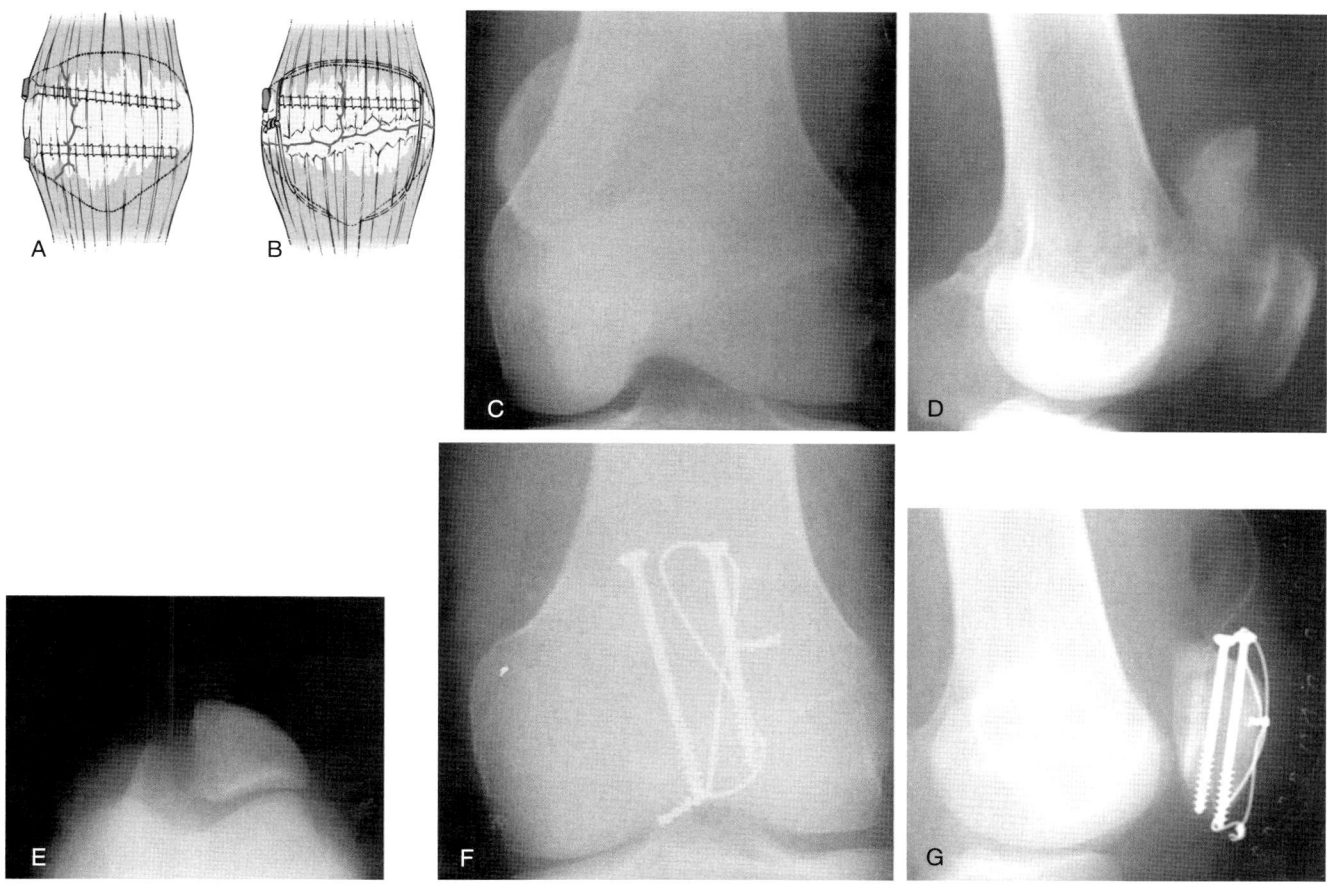

图 54-23　AO 拉力螺钉加张力带技术。(A)可以用小骨块螺钉来固定垂直方向的骨折块或髌骨的粉碎部位。(B)这些螺钉要用张力带钢丝来支撑，以固定移位的横行骨折，因为螺钉不足以承受股四头肌产生的强大拉力。(C)正位片、(D)侧位片和(E)轴位片显示，移位的斜行髌骨骨折。术后正位片(F)和侧位片(G)显示用 4mm 松质骨拉力螺钉和前方张力带钢丝固定。在该病例中髌骨前方的钢丝交叉点位于骨折的前方。

肌等长训练。术后 48 小时可撤去引流管。患者可以使用可移动式膝支具，将膝关节固定于伸直位并允许负重。在进行主动活动度训练时，可以将锁链松开。一般到 3 周时伤口愈合后才能进行这些训练。术后第一周就可以开始主动伸膝和直腿抬高训练。渐进性抗阻训练一般在术后 6 周 X 线片证实骨折愈合后进行。一般在 3 个月以后可以不再使用支具，此时骨折已愈合，股四头肌力量已恢复。4~6 个月的康复训练结束后，患者可以进行体育活动。

如果骨折固定不稳定，那么要注意保护修补的组织，使用膝关节支具在允许的范围内活动。调整支具使膝关节能完全伸展。被动屈膝的角度根据手术中修复的允许范围来定，屈伸关节可以保证软骨的营养。在康复过程都要带支具，直到骨折愈合后才能进行主动屈膝功能锻炼。第 2 周开始进行股四头肌等长收缩。疼痛缓解后就可以允许患者进行伸膝位负重。屈

膝位负重必须在骨折愈合后进行。患者必须理解，不进行合理的锻炼膝关节会有僵硬的可能。在 X 线片证实骨折愈合，临床比较稳定后，可以增加屈膝角度和增强肌力的训练。

骨折愈合后可以考虑取出内固定，一般至少需要 6 个月。克氏针顶住皮肤或引起疼痛者可将其拔出。一旦内固定松动骨折发生移位，则需要进行翻修手术。内固定物不引起症状也可以不拔除。髌腱修补后的加强钢丝至少应该保留 3~6 个月。

五、效果

没有专门用于髌骨骨折疗效的评分系统。许多学者根据患者疼痛、日常活动有无限制、对工作的影响和行走情况来评估疗效[13,32,95]。影像学指标包括骨关节炎、纤维愈合或骨不连、有无软骨块、关节面台阶的大小[95]。由于缺乏统一的评估标准，我们只能对其疗效做

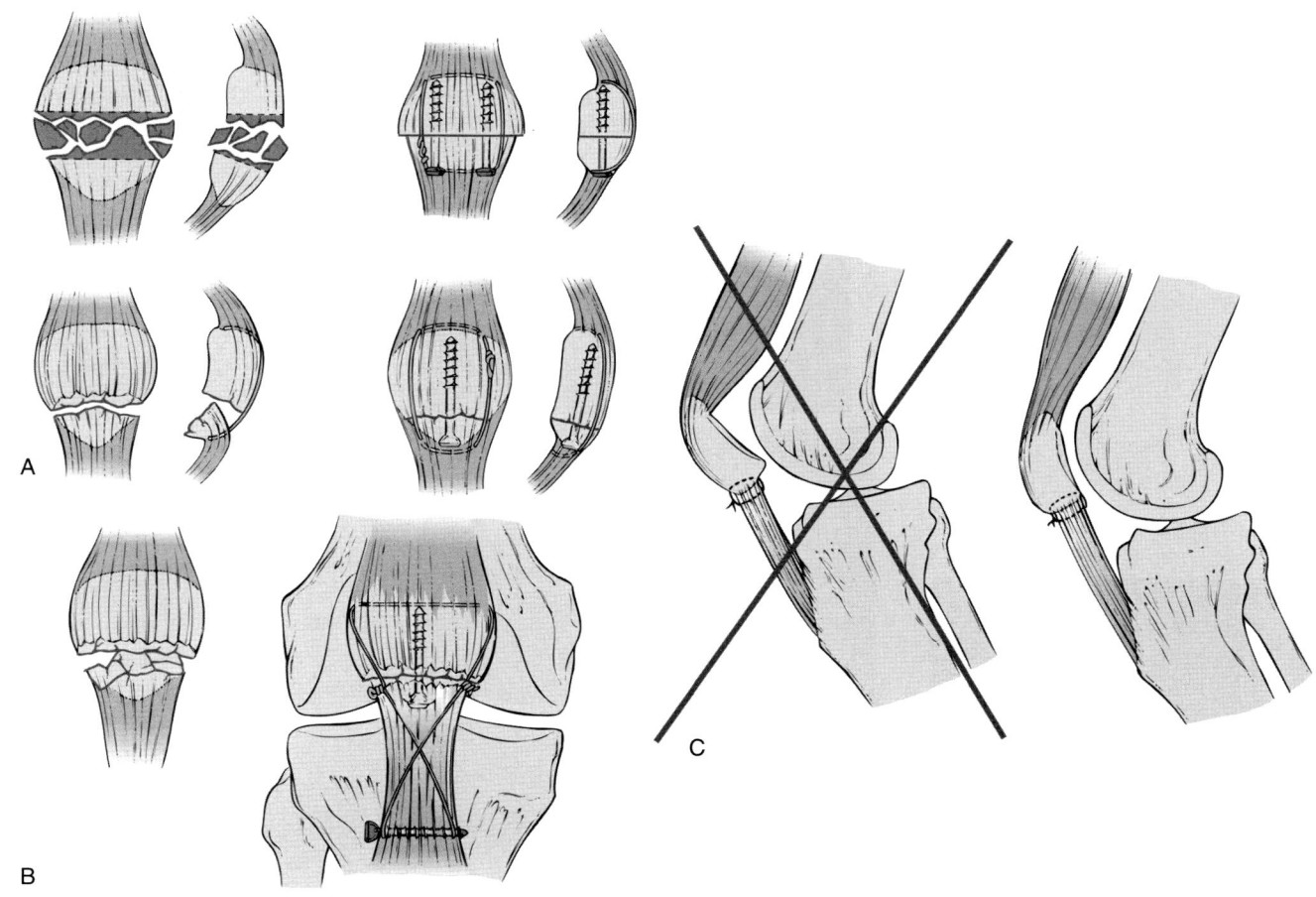

图 54-24 髌骨部分切除术。**(A)** 可将严重粉碎的髌骨中央部分切除,然后用螺钉或克氏针和张力带固定髌骨上下极。关于这种方法疗效尚无文献报道。**(B)** 小的骨块(一般是关节外骨块)有助于从远端重新附着髌韧带。螺钉、克氏针或缝线都可以使用,但一定要用张力带予以保护,如果下极骨折块骨量足够多则限定在髌骨,如果其骨量不足,则从髌骨至胫骨结节。**(C)** 把髌韧带缝合到髌骨上时要注意不要太靠前,这样会引起髌骨对线不良(左图),远端的关节面向后移。右图显示的是正确的髌韧带的位置。从髌骨至胫骨再加用张力带予以加强。

一个大致的估计(表 54-3)。

(一)非手术治疗

　　无移位的髌骨骨折采用非手术治疗的疗效都很

满意[12,93,100],膝关节活动良好,无关节炎,无肌力减弱或疼痛(表 54-4)。在 Boström 的 422 例髌骨骨折中,219 例接受非手术治疗并获得随访[12]。这些病例的关节面不平整,都<4mm。54%的患者(118/219)为优,44%(97/

治疗方法	结果			总例数
	优	良	差	
切开复位内固定	135(37%)	129(36%)	97(27%)	361
部分切除	32(23%)	67(49%)	39(28%)	138
全部切除	62(28%)	96(44%)	61(28%)	219
合计	229	292	197	718

表 54-3　文献中各种手术治疗的效果比较

表 54-4 　疗效评分表	
评分指标	**得分**
活动度(ROM)	
完全伸直,ROM>120°	6
完全伸直,ROM90°~120°	3
无法完全伸直,ROM<90°	0
疼痛	
无疼痛或用力时轻度疼痛	6
用力时中度疼痛	3
日常活动中疼痛	0
工作	
原来的工作	4
更换工作	2
不能工作	0
萎缩(髌骨近端10cm)	
<12mm	4
12~25mm	2
>25mm	0
辅助	
不用	4
有时需要拐杖	2
一直需要拐杖	0
渗液	
无	2
有时有	1
有	0
打软腿	
无	2
有时	1
总是	0
上楼梯	
正常	2
困难	1
不能	0

优,28-30 分;良,20-27 分;差,<20 分。

Source: Modified from Bustman, O.; et al. Injury 13: 196-202, 1981.

219)为良,仅 2 例失败。他的结果和其他学者的结果(失败率为 5%)相仿。

(二)手术治疗

手术治疗的效果取决于骨折类型和手术方法(表 54-5)。据文献报道,改良张力带的疗效最好,57%为优,29%为良[11,65,113](表 54-6)。然而许多文献

对手术的疗效都没有很好的报道。综合文献分析表明张力带钢丝的临床效果优于钢丝环扎。Weber 等研究表明,张力带钢丝在生物力学方面优于其他[113](表 54-6)。改良的张力带技术也很有效。Lotke 和 Ecker 的报道显示,用 LAB/C 钢丝治疗 16 例髌骨骨折,13 例(81%)疗效为优[69]。

患有髌骨骨折的老年人几乎没受到关注。最近有报道描述了 68 位 65 岁以上髌骨骨折患者的情况[96]。研究显示,82%的患者是由于摔倒而导致,85%的患者是由于伸膝结构受到破坏而进行手术治疗。随访中,60 位患者重获伸膝功能,其中 82%的患者恢复到术前水平。对于因髌骨骨折而导致伸膝结构受到破坏的高龄人群,作者建议手术治疗。

1.髌骨部分切除

将髌骨部分切除术和其他切开复位内固定手术疗效相比较有时很困难,因为骨折类型和手术技术各不相同[11,12,65,69,107]。Sutton 等人发现,髌骨切除 1/3 以上,会使关节活动度损失 18°[109]。Böstman 等人、Boström、Mishra、Mummi 和 Seligo 等人的研究发现,如果髌骨大部分得以保留,关节面基本平整,那么疗效还是不错的[11,12,77,83,95]。游离的小骨片和矢状面劈裂的骨块反而会影响膝关节功能。这些作者发现,只要保留一两个骨块,就可以改善股四头肌功能[11,12,38,58,65,107,114]。Hung 等人报道了在髌骨部分切除和张力带加强后 25 个月随访的结果,有 55%出现了创伤性骨关节炎[53]。然而这些患者大部分并没有症状。

2.髌骨全切除

髌骨全切除的疗效报道各不相同。在上世纪 70 年代以前,由于内固定技术比较差,不少医生做了髌骨全切的手术[14,43,44,49]。一些学者比较了用钢丝做环扎和髌骨全切手术的治疗结果。以前有不少文献认为,全切除的临床疗效不错,但以后的研究对此并不赞同[12,65,93](表 54-5)。

Sutton 等人比较了做髌骨部分切除和全切除患者的股四头肌肌力、日常活动能力和关节功能[104]。用正常膝关节作为对照,两组患者平均膝关节活动度丧失 18°。全切组伸膝力量下降 49%,这是由髌骨切除后力臂减小所引起的。髌骨全切后,髌韧带在屈膝时下沉到髁间切迹。这导致全切组的膝关节更不稳定,在屈膝姿势时减少了 50%的移动度。临床上这种不稳定性表现为上楼梯时无法提供足够的力量来支撑膝关节。Watkins 等、Wendt 和 Johnson 和其他人做了尸体的生

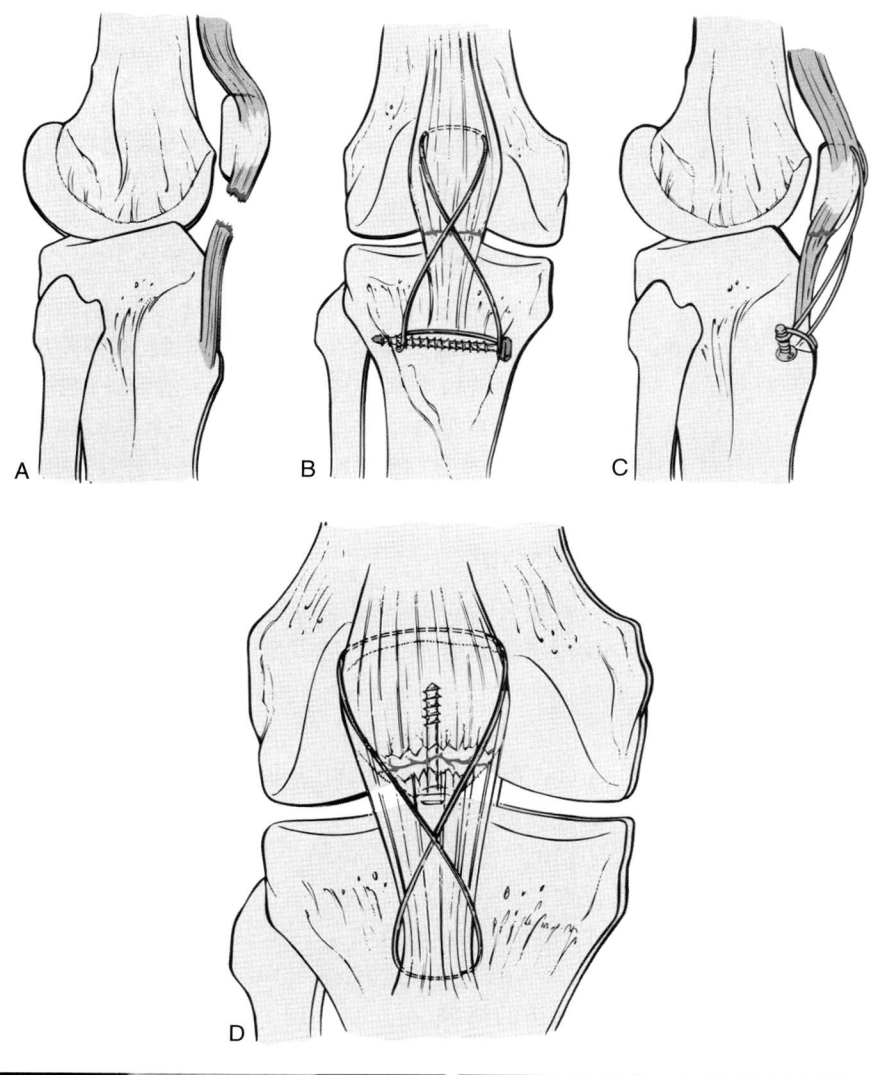

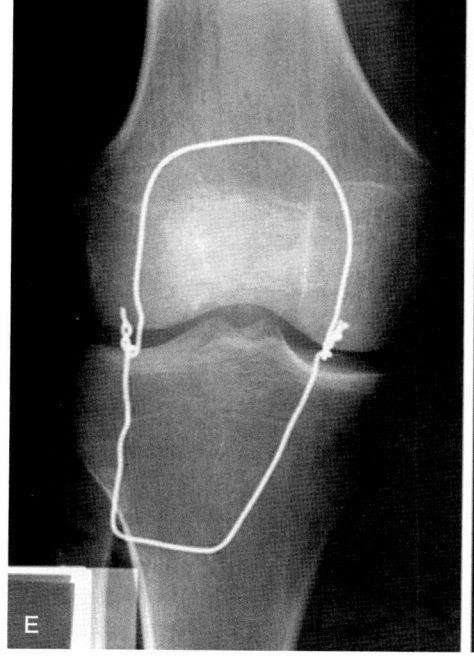

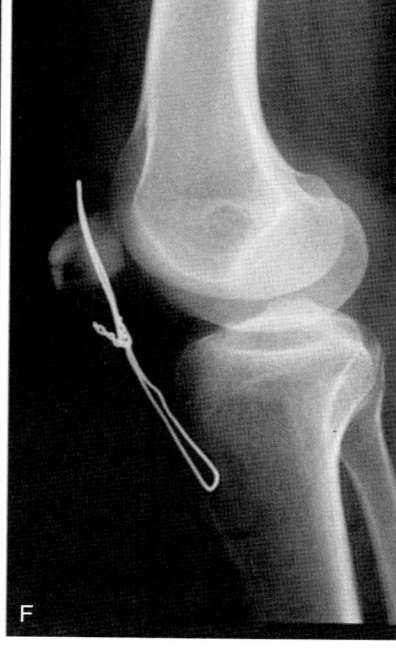

图 54-25 (A)髌骨下极撕脱骨折复位、髌骨部分切除或髌韧带撕裂修补术后可以用张力带钢丝予以加强。(B,C)在胫骨结节处打入一个螺钉，然后用 1.0mm 或 1.2mm 钢丝固定。(D)在髌骨近端的股四头肌部穿钢丝或在髌骨上钻孔穿钢丝。正位片(E)和侧位片(F)显示髌骨远端部分切除术后用张力带钢丝加强保护髌韧带的重建。

			疗效		
作者	年份	病例数	优	良	差
切开复位内固定					
Seligo[95]	1971	35	10	18	7
Nummi[83]	1971	66	3	18	45
Bostrom[12]	1972	75	19	42	14
Bostman 等[11]	1983	48	17	21	10
Ma 等[70]	1984	107	77	20	10
Levack 等[65]	1985	30	9	10	11
总 计		361	135 (37%)	129 (36%)	97 (27%)
部分切除					
Seligo[95]	1971	3	0	1	2
Nummi[83]	1971	68	14	28	26
Bostrom[12]	1972	28	8	15	5
Mishra[77]	1972	4	2	2	1
Bostman 等[11]	1983	35	8	22	5
总 计		138	32 (23%)	67 (49%)	39 (28%)
全切除					
Seligo[95]	1971	44	14	25	5
Nummi[83]	1971	13	0	5	8
Bostrom[12]	1972	5	0	1	4
Mishra[77]	1972	26	3	15	8
Einola 等[32]	1976	28	6	18	4
Wilkinson[117]	1977	31	7	12	12
Böstman 等[11]	1983	10	0	3	7
Levack 等[65]	1985	34	20	7	7
Jakobsen 等[55]	1985	28	12	10	6
总 计		219	62 (28%)	96 (44%)	61 (28%)

表 54-5　髌骨骨折的手术修复效果

物力学检测发现髌骨切除后会导致胫骨力矩丢失并减弱了力量[40,58,112,114]。

　　Srensen 等人认为,在髌骨切除术后,股四头肌的力量没有改善[100]。几乎所有患者都抱怨经常打软腿、无法奔跑和上下楼梯。他认为对这类需要髌骨全切除的患者进行内固定,所取得的疗效并不比全切好,所以他们认为,全切手术是可以接受的。Wikinson 对 31 例髌骨全切的患者做了 4.5~13 年的随访,疗效为优的还不到 1/4[117]。其中最长恢复时间需要 3 年。Einola 等人对 28 例髌骨全切的患者进行了平均 7.5 年的随访,结果发现仅 6 例疗效为优[32]。患者主诉乏力和疼

痛。最常见的体征是肌萎缩。仅 7 例股四头肌力量达到健侧的 75%。他建议应该尽可能多地保留髌骨。Scott 报道仅 6%(4/71) 髌骨全切的患者对疗效感到满意[93]。90%的患者主诉关节疼痛,60%主诉乏力。股四头肌萎缩很常见。

　　目前的观点是尽可能保留髌骨[12,30,65,81,106,107],除非是严重粉碎无法保留的骨折才做髌骨全切术。这样才能尽可能保留患者膝关节的功能。那么要保留多少髌骨呢?没有确切的答案。我们的观点是,至少保留 25% 才能获得比较好的疗效。我们还发现一个碎的连一块骨都无法保留的病例。当然,如果关节面无法保持平

表 54-6　前方张力带钢丝和钢丝环扎疗效的比较

作者	病例数	前方张力带钢丝疗效			钢丝环扎疗效		
		优	良	差	优	良	差
Böstman 等[11]	29	9	3	2	6	6	3
Böstrom[12]	75	–	–	–	19	42	14
Levack 等[65]	30	7	5	2	2	5	9
Seligo[95]	31	–	–	–	10	14	7
Ma 等[70]	81	–	–	–	59	15	7
Mummi[83]	66	–	–	–	3	18	45
合计	312	16(57%)	8(29%)	4(14%)	99(35%)	100(35%)	85(30%)

整,那么切除也许是惟一的选择。

3.骨－髌韧带－骨自体移植后骨折

据报道,一小部分髌骨骨折的患者属于为重建前交叉韧带而进行骨–髌腱–骨自体移植术的患者[5,15,76,79,86,101,110]。有人研究了 1320 例前交叉韧带重建的患者,其中发生髌骨骨折的概率约为 0.2%[110]。另一关于 619 名骨–髌骨–前交叉韧带连续移植的患者的报道,8 名发生髌骨骨折,概率为 1.8%[101]。还有一项关于 478 名经中 1/3 骨–髌腱–骨前交叉韧带移植的患者的报道,显示移植后髌骨骨折的概率为 0.8%,且所有的骨折都继发于急性损伤[86]。这些骨折的原因大多数与摔倒有关,但是有人认为,与传统恢复计划相比,加速恢复计划可能使患者面临更大的骨折风险[15]。

这些骨折有两种形式。横行骨折更普遍,常用传统的张力带钢丝或螺钉固定技术治疗[5,79]。也有纵向骨折和裂隙骨折。有人认为,这些骨折是由于制造髌骨骨插槽所形成的应力集中而导致的,或者是由于用骨凿进行骨移植时导致的未移位骨折[6,76]。一项评价三种不同几何形态的骨插槽的尸体实验显示,在残余髌骨最终的抗张力强度或失败模型方面,圆形、长方形和三角形骨插槽之间没有明显差别。现在,没有数据显示哪一种形态的骨插槽更好[29]。

与骨－髌韧带－骨前交叉韧带移植相关的髌骨骨折,如果骨折未移位且伸膝结构完好,则只需保守治

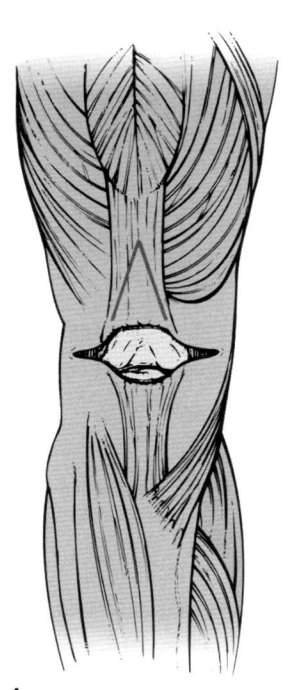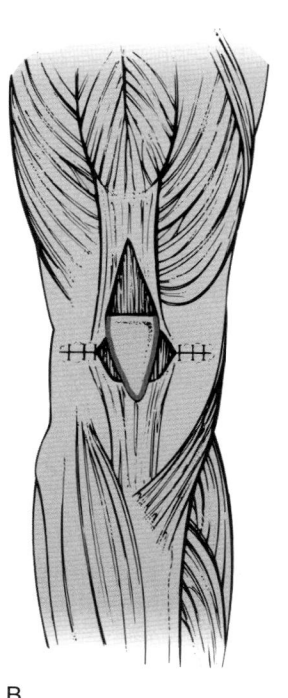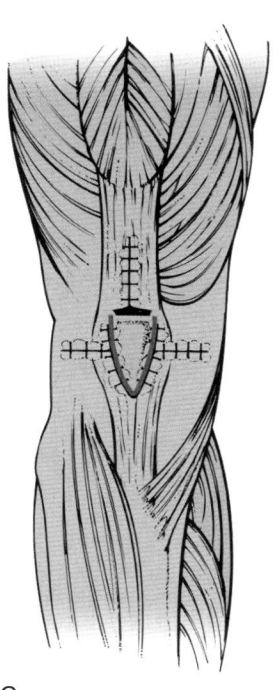

A　　　　　　　B　　　　　　　C

图 54-26　Shorbe 和 Dobson 等采用的倒"V"字形成形术,用于修补髌骨全切除后的缺损。(A)髌骨切除后股四头肌部残留一横行的缺损。首先修补支持带。(B)如果缺损在中央,可以用以远端为基底翻转"V"字形股四头肌腱瓣来修补。(C)缺损缝合肌腱瓣,以便覆盖并加强缺损区。

疗。如果骨折移位超过 3mm,建议切开复位内固定。治疗横行骨折,传统的张力带钢丝或螺钉固定技术效果不错。对于移位的纵向骨折,建议用螺钉沿冠状位固定。使螺钉处于无拉力状态,这样应力能在有骨缺损的关节面分散[5]。髌骨骨折后在植骨部位进行前交叉韧带重建,其效果与无骨折者无明显区别[86]。因此,如果骨折得到牢固固定,恢复计划不需修改,而应该追求最佳的恢复效果。

4.全膝关节置换术后的髌骨骨折

许多临床调查报道了全膝关节置换术(TKA)后发生髌骨骨折的病例[9,23,59]。文献中最大的调查回访了 12 464 例全膝关节置换患者,有 85 例髌骨骨折患者,骨折概率约为 0.7%[85]。另一个调查回访了一家医院在 13 年间行 TKA 的 4583 例患者, 与 TKA 相关的髌骨骨折概率约为 3.8%[59]。10 年间的影像学分析证实 TKA 后髌骨骨折概率为 1.14%[23]。

这些骨折的原因不仅只有创伤,还与患者因素、手术技术及内置物的设计有关[17]。患者因素包括:有骨折风险的人群(如男性患者)、骨质疏松或风湿性关节炎患者、术后膝关节经常屈曲的患者及活动量大的患者。手术因素包括:髌骨切除过多和钻孔偏斜。在手术暴露时,必须谨慎保护髌骨血运[17]。内置物设计也与 TKA 后髌骨骨折有关。其他因素有股骨部分前后径过长、膝关节屈曲位、小腿过度内旋、单个大的中央钉固定及从后面固定内置物[1,8,37,63,98,103]。为降低假体周围髌骨骨折的风险,应小心降低上述手术和内植物相关风险。

膝关节假体周围髌骨骨折有许多分型方式[50,59,85]。大部分骨折分级涉及假体牢固且伸膝结构完好的骨折,伸膝结构破坏的骨折,髌骨成分松动的骨折。根据这些特点进行治疗, 对于 TKA 后无移位且伸膝结构完好的髌骨骨折,建议保守治疗[17,59]。若伸膝结构受到破坏,则需修复以恢复伸膝功能。如果骨折移位超过 3mm,建议切开复位内固定。如果假体不稳定,则需修复骨折,矫正假体。也可进行全髌骨切除术,但结果不理想[43]。多数情况下, 手术治疗 TKA 后髌骨骨折有较高的并发症发病率和再手术率;因此,尽可能非手术治疗[17,59,85]。

第七节　并发症

一、感 染

伤口表浅感染可以根据所累及软组织的不同程度进行相应的处理。骨髓炎要清除所有的死骨和坏死组织。应每隔 48~72 小时进行一次冲洗和清创。以彻底清除坏死组织,避免发生化脓性关节炎。并不需要每天进行床边穿刺抽吸。患者必须接受为期 6 周的静脉血细菌培养和药敏试验。骨深部感染一旦得到控制,应尽可能保留剩余的髌骨,实在无法保留则行髌骨切除术。

二、钢丝断裂、固定失效和再骨折

骨折固定以后,在髌骨愈合之前钢丝的断裂并不多见,但有时早期功能锻炼可以使张力带断裂。骨折愈合后,如果钢丝、克氏针或螺钉引起症状,可以手术去除。

骨折愈合前发生内固定松动,则需要进行翻修手术, 特别是骨块移位越过 3~4mm 或关节面台阶越过 3mm 者。手术前应拍摄膝关节过伸位片。如果能够闭合复位, 那么伸膝位石膏固定 6 周后骨折可以愈合。要注意,等长肌力训练可能会使骨折分离,除非患者拒绝,一般都需要做翻修手术。

再骨折的治疗原则和新鲜骨折相同(即无移位骨折可以行非手术治疗,移位骨折行手术治疗)。

三、延迟愈合和畸形愈合

一般来说延迟愈合很少见。如果确诊为延迟愈合可以通过减少活动来促进骨折愈合。Weber 和 Cech 等人在他们的骨不连患者中仅发现 3 例形成假关节。经过翻修手术后骨折最终获得愈合。如果是一个陈旧性骨不连且骨折有 4~5 英寸分离,则需要做重建手术。股四头肌的短缩会使修复比较困难, 此时需要进行股四头肌成形术。注意恢复髌骨的长度,否则会影响髌骨关节的功能。如果伴有软骨软化,那么可以按照 Callie 和 Lemesurier 的方法做髌骨切除术和筋膜重建手术[35]。

四、膝关节功能障碍

张力带钢丝固定的优势在于允许早期膝关节功能锻炼。大部分患者的膝关节功能都可以得到满意恢复。手术后几个月膝关节屈曲功能如果仍然不理想,应该进行积极的理疗;如果理疗效果不佳,可以在麻醉下进行手法松解。对于做髌骨切除的患者应该注意不要将修复的组织拉断。如果轻软手法不起效,可以在关节镜下进行关节内松解。术后 9~12 个月膝关节功能如果仍没有改善,可以行股四头肌成形术。这种情况一般多见于并发股骨远端骨折的患者,他们往往有股四头肌的粘连。

髌骨全切除后，伸膝结构会过长从而影响完全伸膝。患者出现明显的关节不稳定和打软腿现象[100]。此时，可以做 Maquet 手术将髌韧带前移来增加其力学效应。这种方法在 Kaufer 的生物力学论著中提到过[58]。文献中未提及 Maquet 手术的临床效果。我们认为，不要使用过大的骨块，这可能会引起皮肤坏死或疼痛。其他作者建议伸膝结构，但也存在再断裂的可能[97]。

五、骨关节炎和髌骨增大

尽管 Bruce 和 Walmsley[16]以及 Cohn[25]证实了兔子切除髌骨后发生了骨关节炎，但对于人的髌骨切除后是否会引起的骨关节炎仍然未被证实[2,12,32,54,77,104,117]。此外，关节不平整是否会引起骨关节炎也未在长期随访中得到证实[12,100]。

现已证实，有两种情况会引起骨关节炎。粉碎性髌骨骨折在愈合过程中骨过度增生会引起髌骨增大，已被证实会引起骨关节炎。在这种情况下可以做髌骨切除术。

第二种情况是在做髌骨下极切除髌韧带止点重建后位置偏前，使髌骨下极向后旋转，也会引起骨关节炎[30,95]。所以在手术中要注意避免这种情况（见"髌骨部分切除"一节及图 54-24C）。

六、髌骨全切除后韧带断裂

髌骨全切除后这种并发症很少见，一般发生于髌骨的近侧缘[56]。可以用下面章节内列举的方法进行修补。

第八节　伸膝结构损伤

一个外伤患者如果伸膝不能，X 线片阴性，则要怀疑有无股四头肌或髌韧带的断裂。伸膝结构断裂具有年龄特异性。股四头肌腱断裂的患者年龄一般超过 40 岁，而髌韧带断裂者小于 40 岁[99]。韧带可以是撕裂、直接的锐器或钝器损伤、代谢异常、胶原性疾病、反复的微损伤，或反复的皮质类固醇注射所引起[78]。在老年患者中，脂肪变性、肌腱瘢痕化是重要的致病因素[94]。

一、股四头肌断裂

股四头肌断裂一般发生在股直肌肌腱，离髌骨近端 0~2cm 处[94]。患者有时仅有轻微疼痛和肿胀，容易漏诊。体检时可以在髌骨上极触及空虚感。此外，还必须检查膝关节抗重力伸直能力。如果在股四头肌肌腱部触及空虚感，但仍能伸膝，说明是不完全撕裂，一般不需要手术修补[94]。

如果完全丧失了伸膝功能，那么肌腱和支持带可能被撕裂。患者无法上楼，在行走时关节会绞锁，此时需要手术修补。此外，如果股四头肌完全撕裂后没有得到及时就诊，股四头肌会跨在股骨近端 5cm 处，然后固定在此[94]。因此应该尽可能及早修复。

（一）急性断裂

许多学者认为，急性股四头肌断裂做端端缝合的效果比较好[62,78,99,109]。据 Miskew 等报道，90% 的患者疗效为优[78]。与此类似，Lorsen 和 Lind 的结果是 15/18（83%）的患者疗效为优[62]，而 Vainiopaa 等人的结果是 12 例中只有 1 例失败[109]。Siwek 和 Rao 研究的病例较多，为 36 例，其中 30 例在损伤后立即做端端吻合疗效为优或良，关节活动度为 0°~120°[99]。早期端端吻合术后的困难在于如何有效抵抗传递到修复区的拉力。文献回顾表明，仅有 5 例在手术中使用了钢丝来保护修复区[62,100,109]。有几位学者使用 5mm Dacron 移植物来保护初期的修补[67,78]。Levy 等人采用这种方法后，进行早期膝关节功能锻炼无需石膏固定，但负重一般在 6 周以后[67]。许多文献使用的是 Scuderi 推荐的局部加强瓣，并用支具伸膝位固定 6 周[62,94,99,109]。

Scuderi 修补术

Scuderi 修补（图 54-27）的步骤是，将股四头肌撕裂的边缘修整新鲜后，拉近并轻度重叠缝合修补。以远端为基底，取部分股四头肌肌腱厚度的三角瓣向远端翻转覆盖缝合区给予保护。瓣是个等腰三角形，底边 2 英寸，二腰为 3 英寸。另一种选择是使用髌韧带中 1/3[21]。将韧带从远端分离，向近端折叠并缝合。然后给予石膏固定 6 周。

Haas 和 Callaway 描述了一种缝合股四头肌腱断裂的方法[42]。采用正中切口，一直向下暴露髌骨和韧带。清除血肿和纤维化碎块，但不要过分清除肌腱。用 Kessler 法将 3 根粗的不可吸收线穿过肌腱近端。在髌骨上极用骨凿做一条横行的槽，但要注意不要让槽太靠前，这样容易引起髌骨倾斜。在髌骨上钻 3 个纵行的孔道，将缝线穿过这些骨道，在髌骨下极处打结。用可吸收线修补支持带，下肢伸直位固定 6 周（图 54-28）[42]。

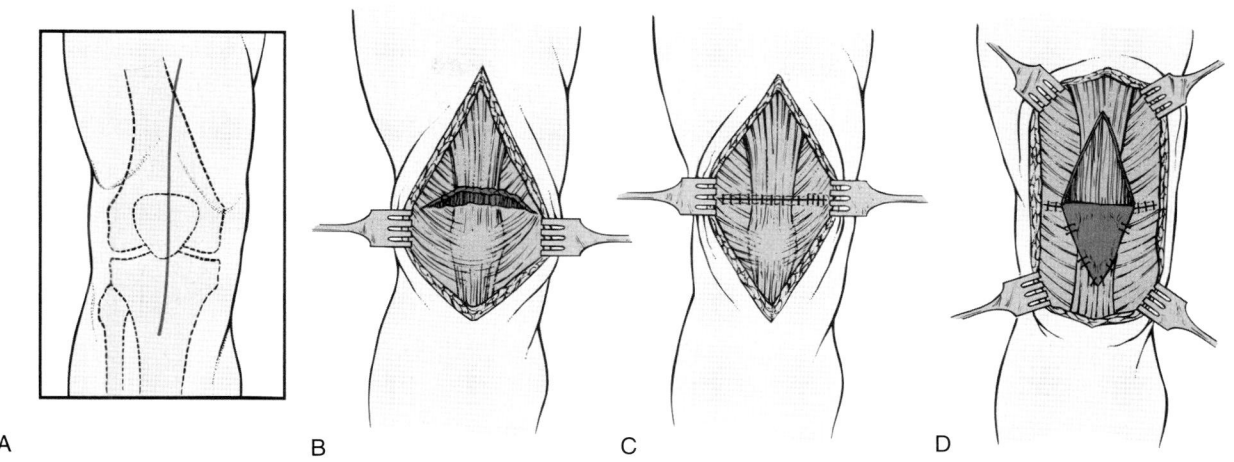

图 54-27　Scuderi 法修补股四头肌腱断裂。(A)通过中央纵向切口暴露缺损。(B)将皮肤筋膜瓣拉开，以暴露缺损部位。(C)用不可吸收线间断缝合修补肌腱。缝合线对中髌骨中心。(D)用一个非全层的以远端为底的倒"V"字形瓣来加强修补。(Redrawn from Scuderi, C. Ruptures of the quadriceps tendon tendon. Am J Surg 95:626–635, 1958.)

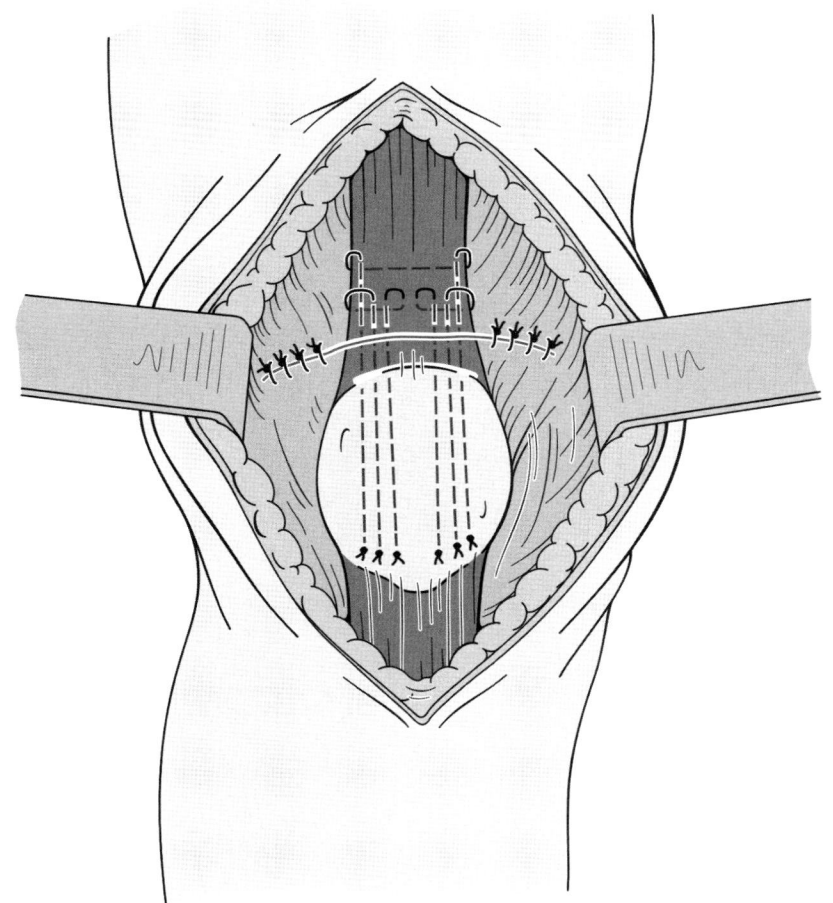

图 54-28　用 Kessler 法将 3 根粗的不可吸收线穿过股四头肌近端。在髌骨上钻 3 个纵行孔道，将缝线穿过 3 个骨道并在髌骨下极收紧打结。(From Haas, S.B.; callaway, H. Disruption of the extensor mechanism. Orthop Clin North Am 23:687–695, 1992.)

(二)陈旧性断裂

股四头肌肌腱断裂超过 2 周,肌肉会回缩 5cm 并和股骨干发生粘连[84,99]。没有及时修补的后果是需要做股四头肌延长或行肌腱肌肉瓣的转移,或者联合使用以上两种方法[21,48,84,94,99]。

1.Codivilla V-Y 延长术

行 Codivilla V-Y 延长术时(图 54-29),采用标准正中切口或外侧切口,分离股四头肌和肌腱的粘连。将股四头肌从股骨上分离,去除瘢痕组织。垫高跟腱,使膝关节过伸。清除陈旧撕裂端直至比较新鲜。测量断裂处的间隙大小。在股四头肌腱上做一个远端为基底的全层厚的 V 形瓣。扩张部可以做非全层切开,用来增加修补强度。原来的撕裂口直接缝合,将 V 形瓣向远处翻转(同 Scuderi 法)加强修补,近侧的股四头肌肌腱裂开处做边边缝合。术后需石膏固定 6 周。

2.肌肉成形术和肌腱移位术

股四头肌有时会发生回缩和粘连,使得我们无法用 Scuderi 术或 Codivilla V-Y 延长术来治疗。对于这些复杂的陈旧性损伤,可以取股外侧肌腱素带(2~5cm 厚)来加强。素带的基底位于近端并向内侧旋转。缝合剩下的股外侧肌和内侧肌。术后石膏固定 6 周[84]。

如果伤口主要位于膝关节前方,股四头肌、髌骨和髌韧带都严重缺损,可以用缝匠肌远端[48],然后固定于胫骨结节部。和半腱肌转移相比,这种方法的优点在于肌肉比较多。术后需要石膏固定 6 周。

(三)术后康复

在术后开始的几周内,患者可以带着石膏行走。等长的股四头肌训练在术后 6 周拆除石膏后才可进行。然后可以进行屈膝至 45°训练、等长肌肉收缩训练以及直腿抬高训练。1 个月以后,屈膝可以增加到 115°,可以开始增强肌力的训练。第 3 个月的训练可以使膝关节状态恢复到损伤前。完全的康复至少需要 6 个月。

二、髌韧带断裂

(一)急性断裂

髌韧带断裂多见于年龄小于 40 岁的年轻运动员,但有时候也会发生于一些全身性疾病和胶原组织异常的患者[73]。这种情况常见于患有系统性红斑狼疮、类风湿关节炎、慢性肾衰和糖尿病的患者,以及长期应用皮质类固醇激素者。对于年轻运动员,髌韧带断裂多发生于反复微损伤之后,因为正常髌韧带在承受巨大拉力后一般发生髌骨骨折[60]。这一推断已被病理学所证实。据 Kannus 和 Jozsa 报道的 53 例髌韧带断裂中有 97%发现髌韧带有退行性改变,包括肌腱缺氧,黏蛋白变性、肌腱脂肪过多和肌腱钙化[56]。

髌韧带的断裂最多见于近侧止点,可能的原因是近侧止点处胶原纤维强度相对比较低,而该处受到的张力比韧带中段要大[119]。

病史中一般有股四头肌偏心性收缩以对抗身体重量的情况。急性断裂的患者可以在体检时发现有关节血肿,无法主动伸膝或维持抗重力伸膝状态。触诊

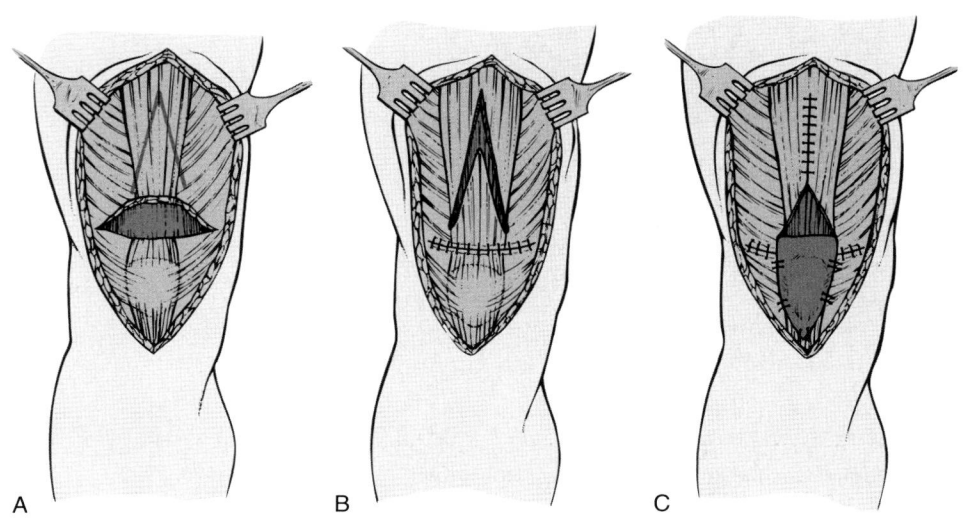

图 54-29 Codivilla V-Y 成形术修补陈旧性股四头肌肌腱断裂。(A)以远端为基底做一个 V 形的股四头肌腱瓣。(B)使用不可吸收线尽可能地缝合股四头肌的断裂部和内外侧支持带。(C)将肌腱瓣向远端翻转重叠于断裂部和股四头肌腱缝合。尽可能多地缝合 V 形瓣翻转后遗留的间隙。

可以发现断裂处有空虚感。如果是单纯的髌韧带断裂但支持带完整，可能仍然能主动伸膝，但伸膝时有迟滞感[73]。不小心撕裂髌韧带会导致膝关节过伸；不能屈膝，同时尽管伸膝结构正常，却常出现股四头肌力量降低[73]。

在 X 线片上往往可以发现髌骨高位。超声和 MRI 能够容易地鉴别是急性还是陈旧性断裂[27,120]。

治疗原则是急性修补髌韧带并用钢丝减张[62,74,81,99]。尽管许多学者在术后用石膏固定 6 周，但 Mclaughlin 和 Francis[74]推荐的钢丝固定法可以允许膝关节早期活动[81]。

修补方法

修补髌韧带新鲜断裂时，可以使用脚趾到腹股沟的 Esmarch 绷带将近端往下拉。这种方法可以将髌骨往下拉。止血带充气，松开驱血带，以防止股四头肌被止血带压住。做标准正中切口。修整髌韧带的断端，如果有骨片撕脱，则要在骨上钻孔，以加强固定。要仔细评估修补的长度，研究表明如果修复的长度不正确会使髌骨关节对合异常[62]。

将 18 号钢丝紧贴髌骨内侧的上方、外侧穿入。在胫骨结节偏后方远端处钻孔，将钢丝穿入，使髌韧带得到加强，也可以用螺钉或螺栓固定(图 54-25)。在使用后两种方法固定时，应该加用拔出钢丝[73]。收紧钢丝后用粗线端端缝补髌韧带。在髌骨上钻 3 个骨道，然后用

改良 Bunnell 法缝合韧带。术中要检查屈膝情况，松弛的结构必须予以加强，逐层缝合并保留引流管。

有些学者用人工材料(如 Dacron 移植物或 Mersilene 带)来修补或加强[62,66,67,78]。Levin 提供了一个髌韧带断裂有 5cm 间隙的病例[66]，他在髌骨和胫骨上钻孔，使用 Dacron 血管化移植物来重建韧带，将移植物拉紧并保持张力。15 个月后，修补区修复满意。Levy 等人使用 Dacron 移植物代替钢丝取得了很好的疗效，无须二次手术去除钢丝[67]。Miskew 等人使用 5mm Mersilene 带来进行一期修补[78]。髌骨侧如果有撕脱可以在髌骨远端打孔。如果是胫骨侧撕脱则在胫骨上打孔。他们报道了 10 例患者疗效为优。

腘绳肌和股四头肌的等长训练在术后应该立即开始，允许脚趾触地负重。2~3 周后可以开始主动屈曲被动伸直训练，3~4 周后开始主动伸直锻炼。6 周后患者可以完全负重。6~8 周以后开始抗阻训练。经 4~6 个月训练待肌力恢复到原来的 90% 以后才可以参加体育活动[73]。

(二)陈旧性断裂

韧带断裂数月或数年后再做修补往往疗效不满意，这是由于股四头肌挛缩和粘连的原因。和股四头肌修复类似，髌韧带断裂的修复方法包括股四头肌延长、肌腱转移、筋膜或合成材料修复或联合使用这些方法。

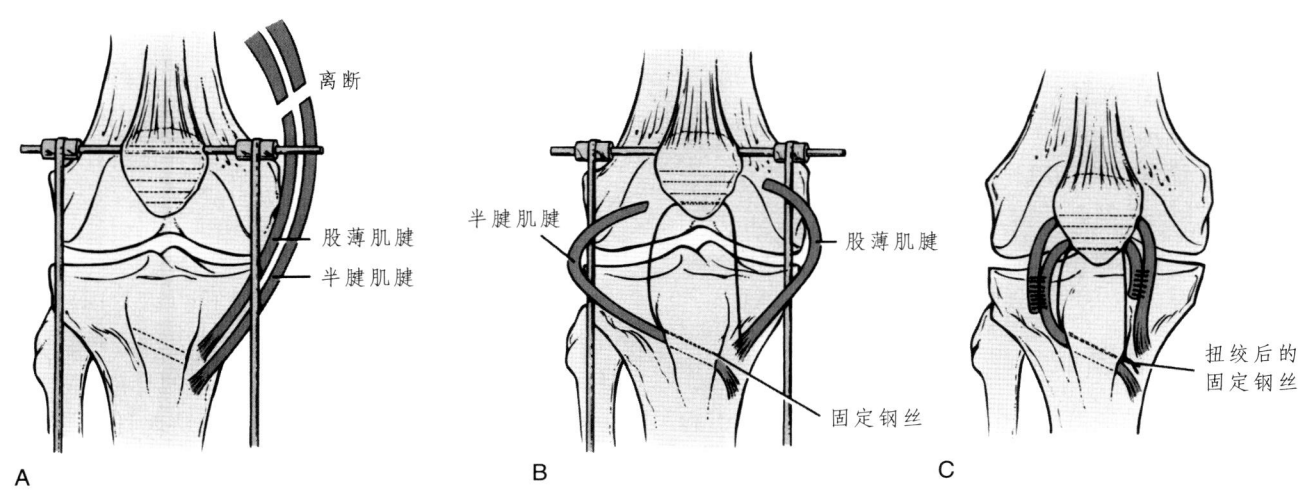

图 54-30　半腱肌腱和股薄肌腱修复髌韧带陈旧性撕裂(Ecker 法)。(A)髌骨用牵引法往下拉，半腱肌腱和股薄肌腱尽可能靠近端切断。(B)把这些肌腱穿过髌骨的隧道，用张力带钢丝穿过髌骨和胫骨。(C)将肌腱远端缝合，将钢丝适当收紧。(A-C，Modified from Ecker,M.L.；et al. J bone Joint Surg Am 61:884-886,1979.)

1.肌腱转移

严重髌韧带缺失的后期修补需要松解股四头肌使髌骨向远侧转移(图 54-30)。对于明显的髌骨高位，可以用 Steinmann 针或克氏针穿过髌骨进行数天到数周的骨牵引(5 磅)。为提高术后疗效，在牵引过程中可以被动屈伸膝关节[99]。在 X 线证实髌骨回到原先位置后，可以进行手术重建。髌骨上钻 2 个孔，在胫骨上钻一个斜行孔。将半腱肌腱和股薄肌腱的近侧离断，把肌腱穿过胫骨斜行骨道，然后将 2 根肌腱从髌骨相对的孔穿入。用一根钢丝穿过髌骨近端或横行骨道和胫骨结节区做一环扎，将肌腱修复完毕后收紧钢丝。石膏固定 6 周。术后立即开始等长收缩训练。去除石膏后 6 周进行主动屈伸膝锻炼[31]。

另一种重建伸膝结构的方法是用内侧或外侧腓肠肌瓣[64]。肌腹可以用来做软组织覆盖，肌腱可以用来代替髌韧带甚至是较大的伸膝结构缺损部分。跟腱的近侧部分与髌韧带或股四头肌残余部分缝合，可以取跟腱止点处的骨柱作为骨栓来修补巨大的伸膝机构损伤。用游离皮瓣来覆盖肌瓣。

2.合成材料移植

在无法用局部的组织进行修补时，可以用 Mersilene 扎带、Dacron 移植物和碳纤维材料来修补。更多的情况下，这些材料被用来进行早期修复或肌腱移植[46,99]。

(三)疗效

临床的疗效取决于受伤和修复之间的间隔时间。据 Simek 和 Rao 报道，受伤后 7 天内行手术修复，其疗效是 80%为优，16%为良。如果受伤 2 周或更长时间行手术，则疗效变差。这组病例中优为 33%，良为 50%[99]。Larson 和 Lurd 对 10 例急性髌韧带断裂者立即行手术，其优良率为 70%[62]。Hsu 等人的随访结果是令人鼓舞的[51]。35 例急性损伤修复中，57%的疗效为优，29%为良[51]。文献赞同对急性髌韧带断裂首选方法是急诊修补，用减少应力的钢丝或不可吸收线进行缝合。

三、胫骨结节撕脱

胫骨结节的撕脱骨折，大多是由髌韧带撕脱引起的，可以用 3.5mm 或 4.5mm 的拉力螺钉进行固定，并使用减少张力的钢丝来保护。如果可能的话，应该恢复髌韧带的正常长度和髌骨运动轨迹。小的钢板有更好的锚固作用(图 54-31)。如果胫骨结节粉碎且骨片

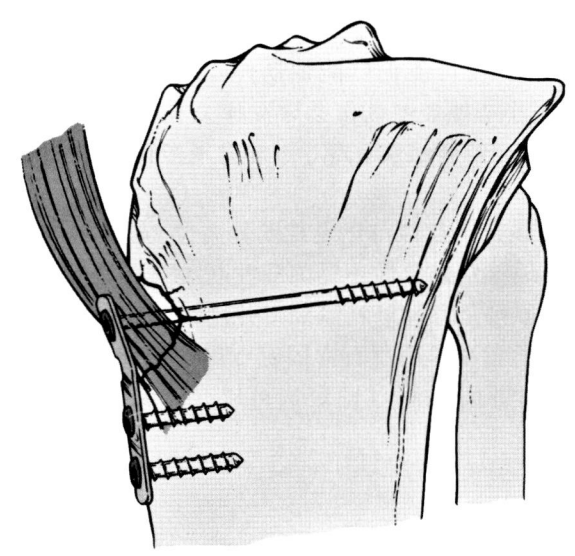

图 54-31　用小钢板固定胫骨结节的撕脱骨折效果更好。钢板起到张力带作用，对固定骨块的螺钉有稳定作用。

太小无法用螺钉固定，可以在撕脱骨折的远端偏后方钻孔，再按照肌腱撕脱的方式进行固定。

四、髌骨急性脱位

尽管膝关节损伤是髌骨复发性半脱位的常见病因，但急性的外伤性髌骨脱位很少见。这些损伤常表现为外侧脱位，偶尔也可见关节内脱位和向上脱位。

(一)外侧脱位

髌骨外侧脱位的机制是，当膝关节屈曲位时，胫骨外旋而股骨同时发生内旋引起。股四头肌的力量将髌骨向外拉。如果内侧支持带撕裂，髌骨滑过股骨外侧髁的边缘便发生脱位。在脱位时，髌骨内侧缘和股骨外侧髁发生撞击[80]。这个区域的骨软骨骨折往往提示髌骨外侧脱位，前者的发生率达 5%[80,89]。

1.诊断

如果髌骨外侧脱位未复位，体检可以发现膝关节外侧有巨大肿块、血肿、内侧支持带压痛，而且无法屈膝。应尝试将髌骨复位以缓解患者的疼痛。除普通摄片以外，还应该包括切线位片，以发现骨软骨的骨折[80]。骨片较小时在 X 线片上难以发现。因此，关节穿刺是一种很好的诊断方法，如果抽出的血液中含脂肪滴则要考虑骨软骨骨折[80,89]。

如果髌骨已经复位，那么髌骨脱位的诊断就比较

困难,体检的表现可能只是肿胀和关节内侧疼痛。诊断十分重要,因为必须排除骨软骨的骨折。骨软骨骨折块引起的常见症状包括膝关节交锁、打软腿、关节内侧压痛(注意不是在内侧半月板和内侧副韧带的部位)[80]。

2.治疗

髌骨外侧脱位的治疗包括复位和伸膝位石膏固定 3~6 周。Cofield 和 Bryan 评估了 50 例用伸膝位石膏固定治疗的患者，随访了 5 年或直到需要手术治疗。患者年龄、性别、损伤机制和石膏固定的时间对疗效没有影响[24]。尽管有 1/3 的患者保守治疗失败,但他们并不主张对急性髌骨脱位行急诊手术,除非髌骨内侧缘有撕脱移位的关节内骨折[24]。我们也同意这种观点。

Larsen 和 Lauridsen 等观察了 79 例保守治疗的急性髌骨脱位[61]。治疗方法为:22 例石膏固定,57 例弹力绷带固定。临床结果和髌骨再脱位的发生率和治疗方法无关。年龄大于 20 岁时发生第一次脱位的患者再脱位的风险明显要大,有显著差异。作者强调了早期的保守和股四头肌训练,而且只有脱位复发时才考虑行恢复力线的手术。

在 Morscher 报道的 34 例膝关节骨软骨骨折中,21 例(62%)是由髌骨外侧脱位引起的[80]。16 例发生于髌骨内侧缘,1 例在股骨外侧髁,4 例二侧都有。所有的患者都接受了手术。

目前,我们推荐的保守治疗方法是用石膏或支具伸膝位固定 3 周。在此后的 3 周内,如果患者疼痛好转,可以逐渐进行屈膝锻炼。如果怀疑有骨软骨骨折,则可以用关节镜手术明确诊断。如果确实有碎片,则行手术修复或切除。

(二)关节内脱位

关节内或水平方向的髌骨脱位十分少见,常发生于青春期男孩[82]。在这种脱位中,髌骨从股四头肌肌腱部剧烈撕脱,沿水平轴旋转,卡在髁间切迹中。膝关节轻度屈曲,股四头肌腱是完整的[33,82,102]。治疗方法包括在麻醉下闭合手法复位,伸膝位石膏固定 6 周,及股四头肌锻炼。最后一般能愈合[33,82,102,118]。

(三)向上脱位

文献中报道了 4 例髌骨向上脱位[45,118]。发生于老年人,膝关节过伸时髌骨被股骨髁的骨赘卡住。只需要急诊行手法复位即可[45,118]。

(冯洪永　郭乾臣　李世民　译　李世民　冯世庆　校)

参考文献

1. Aglietti, P.; Buzzi, R.; Gaudenzi, A. Patellofemoral functional results and complications with the posterior stabilized total condylar knee prosthesis. J Arthroplasty 3:17–25, 1988.
2. Andrews, J.R.; Hughston, J.C. Treatment of patellar fractures by partial patellectomy. South Med J 70:809–813, 1977.
3. Arnoczky, S.P. Blood supply to the anterior cruciate ligament and supporting structures. Orthop Clin North Am 16:15–28, 1985.
4. Atkinson, P.J.; Haut, R.C. Injuries produced by blunt trauma to the human patellofemoral joint vary with flexion angle of the knee. J Orthop Res 19:827–833, 2001.
5. Berg, E.E. Management of patella fractures associated with central third bone-patella tendon-bone autograft ACL reconstructions. Arthroscopy 12:756–759, 1996.
6. Berg, E.E.B. Extensile exposure of comminuted patella fractures using a tibial tubercle osteotomy: Results of a new technique. J Orthop Trauma 12:351–355, 1998.
7. Berg, E.E.B. Open reduction internal fixation of displaced transverse patella fractures with figure-eight wiring through parallel cannulated compression screws. J Orthop Trauma 11:573–576, 1997.
8. Berger, R.A.; Crossett, L.S.; Jacobs, J.J.; et al. Malrotation causing patellofemoral complications after total knee arthroplasty. Clin Orthop Relat Res 356:144–153, 1998.
9. Berry, D.J. Patellar fracture following total knee arthroplasty. J Knee Surg 16:236–241, 2003.
10. Blodgett, W.E.; Fairchild, R.D. Fractures of the patella. JAMA 20:2121–2125, 1936.
11. Böstman, O.; Kiviluoto, O.; Santavirta, S.; et al. Fractures of the patella treated by operation. Arch Orthop Trauma Surg 102:78–81, 1983.
12. Boström, A. Fracture of the patella: A study of 422 patellar fractures. Acta Orthop Scand Suppl 143:1–80, 1972.
13. Boström, A. Longitudinal fractures of the patella. Reconstr Surg Traumatol 14:136–146, 1974.
14. Brooke, R. The treatment of fractured patella by excision: A study of morphology and function. Br J Surg 24:733–747, 1936.
15. Brownstein, B.; Bronner, S. Patella fractures associated with accelerated ACL rehabilitation in patients with autogenous patella tendon reconstructions. J Orthop Sports Phys Ther 26:168–172, 1997.

16. Bruce, J.; Walmsley, R. Excision of the patella: Some experimental and anatomical observations. J Bone Joint Surg Am 24:311–325, 1942.

17. Burnett, R.S.; Bourne, R.B. Periprosthetic fractures of the tibia and patella in total knee arthroplasty. Instr Course Lect 53:217–235, 2004.

18. Carpenter, J.E.; Kasman, R.A.; Patel, N.; et al. Biomechanical evaluation of current patella fracture fixation techniques. J Orthop Trauma 11:351–356, 1997.

19. Carson, W.G.; James, S.L.; Larson, R.L.; et al. Patellofemoral disorders: Physical and radiographic evaluation. Part 2: Radiographic examination. Clin Orthop Relat Res 185:178–186, 1984.

20. Catalano, J.B.; Iannacone, W.M.; Marczyk, S.; et al. Open fractures of the patella: Long-term functional outcome. J Trauma 39:439–444, 1995.

21. Chekofsky, K.M.; Spero, C.R.; Scott, W.N. A method of repair of late quadriceps rupture. Clin Orthop Relat Res 147:190–191, 1980.

22. Chiroff, R.T. A new technique for the treatment of comminuted, transverse fractures of the patella. Surg Gynecol Obstet 145:909–912, 1977.

23. Chun, K.A.; Ohashi, K.; Bennett, D.L.; et al. Patellar fractures after total knee replacement. AJR Am J Roentgenol 185:655–660, 2005.

24. Cofield, R.H.; Bryan, R.S. Acute dislocation of the patella: Results of conservative treatment. J Trauma 17:526–531, 1977.

25. Cohn, B.N.E. Total and partial patellectomy. Surg Gynecol Obstet 79:526–536, 1944.

26. Crock, H.V. The arterial supply and venous drainage of the bones of the human knee joint. Anat Rec 144:199–218, 1962.

27. Davies, S.G.; Baudouin, C.J.; King, J.D.; et al. Ultrasound, computed tomography and magnetic resonance imaging in patellar tendinitis. Clin Radiol 43:52–56, 1991.

28. Depalma, A.F.; Flynn, J.J. Joint changes following experimental partial and total patellectomy. J Bone Joint Surg Am 40:395–413, 1958.

29. DuMontier, T.A.; Metcalf, M.H.; Simonian, P.T.; et al. Patella fracture after anterior cruciate ligament reconstruction with the patellar tendon: A comparison between different-shaped bone block excisions. Am J Knee Surg 14:9–15, 2001.

30. Duthie, H.L.; Hutchinson, J.R. The results of partial and total excision of the patella. J Bone Joint Surg Br 40:75–81, 1958.

31. Ecker, M.L.; Lotke, P.A.; Glazer, R.M. Late reconstruction of the patellar tendon. J Bone Joint Surg Am 61:884–886, 1979.

32. Einola, S.; Aho, A.J.; Kallio, P. Patellectomy after fracture. Acta Orthop Scand 47:441–447, 1976.

33. Feneley, R.C.L. Intra-articular dislocation of the patella. J Bone Joint Surg Br 50:653–655, 1968.

34. Fortis, A.P.; Milis, Z.; Kostopoulos, V.; et al. Experimental investigation of the tension band in fractures of the patella. Injury 33:489–493, 2002.

35. Gallie, W.E.; Lemesurier, A.B. The late repair of fractures of the patella and of rupture of the ligamentum patellae and quadriceps tendon. J Bone Joint Surg 9:47–54, 1927.

36. Gardner, M.J.; Griffith, M.H.; Lawrence, B.D.; et al. Complete exposure of the articular surface for fixation of patellar fractures. J Orthop Trauma 19:118–123, 2005.

37. Goldberg, V.M.; Figgie, H.E. 3rd; Inglis, A.E.; et al. Patellar fracture type and prognosis in condylar total knee arthroplasty. Clin Orthop Relat Res 236:115–122, 1988.

38. Goodfellow, J.; Hungerford, D.S.; Zindel, M. Patellofemoral joint mechanics and pathology. 1. Functional anatomy of the patello-femoral joint. J Bone Joint Surg Br 58:287–299, 1976.

39. Gosal, H.S.; Singh, P.; Field, R.E. Clinical experience of patellar fracture fixation using metal wire or nonabsorbable polyester: A study of 37 cases. Injury 32:129–135, 2001.

40. Griswold, A.S. Fractures of the patella. Clin Orthop Relat Res 4:44–56, 1954.

41. Gunal, I.; Karatosun, V. Patellectomy: An overview with reconstructive procedures. Clin Orthop Relat Res 389:74–78, 2001.

42. Haas, S.B.; Callaway, H. Disruptions of the extensor mechanism. Orthop Clin North Am 23:687–695, 1992.

43. Haggart, G.E. The surgical treatment of degenerative arthritis of the knee joint. J Bone Joint Surg 22:717–729, 1940.

44. Halliburton, R.A.; Sullivan, C.R. The patella in degenerative joint diseases. Arch Surg 77:677–683, 1958.

45. Hanspal, R.S. Superior dislocation of the patella. Injury 16:487–488, 1985.

46. Haxton, H. The function of the patella and the effects of its excision. Surg Gynecol Obstet 80:389–395, 1945.

47. Heineck, A.P. The modern operative treatment of fractures of the patella. Surg Gynecol Obstet 9:177–248, 1909.

48. Hess, P.; Reinders, J. Transposition of the sartorius muscle for reconstruction of the extensor apparatus of the knee. J Trauma 26:90–91, 1986.

49. Horwitz, T.; Lambert, R.C. Patellectomy in the military service: A report of 19 cases. Surg Gynecol Obstet 82:423–426, 1946.

50. Hozack, W.J.; Goll, S.R.; Lotke, P.A.; et al. The treatment of patellar fractures after total knee arthroplasty. Clin Orthop Relat Res 236:123–127, 1988.

51. Hsu, K.Y.; Wand, K.C.; Ho, W.P.; et al. Traumatic patellar tendon ruptures: A follow-up study of primary repair and a neutralization wire. J Trauma 36:658–660, 1994.

52. Huberti, H.H.; Hayes, W.C.; Stone, J.L.; et al. Force ratios in the quadriceps tendon and the ligamentum patellae. J Orthop Res 2:49–54, 1984.

53. Hung, L.K.; Lee, S.Y.; Leung, K.S.; et al. Partial patellectomy for patellar fracture: Tension band wiring and early mobilization. J Orthop Trauma 7:252–260, 1993.

54. Insall, J.; Goldberg, V.; Salvati, E. Recurrent dislocation and the high riding patella. Clin Orthop Relat Res 88:67–69, 1972.

55. Jakobsen, J.; Christensen, K.S.; Rasmussen, O.S. Patellectomy: A 20-year follow-up. Acta Orthop Scand 56:430–432, 1985.

56. Kannus, P.; Jozsa, L. Histopathological changes preceding spontaneous rupture of a tendon: A controlled study of 891 patients. J Bone Joint Surg Am 73:1507–1525, 1991.

57. Kastelec, M.; Veselko, M. Inferior patellar pole avulsion fractures: Osteosynthesis compared with pole resection: Surgical technique. J Bone Joint Surg Am 87(Suppl 1, Part 1):113–121, 2005.

58. Kaufer, H. Mechanical function of the patella. J Bone Joint Surg Am 53:1551–1560, 1971.

59. Keating, E.M.; Haas, G.; Meding, J.B. Patella fracture after post–total knee replacements. Clin Orthop Relat Res 416:93–97, 2003.

60. Kelly, D.W.; Carter, V.S.; Jobe, F.W.; et al. Patellar and quadriceps tendon ruptures: Jumper's knee. Am J Sports Med 12:375–380, 1984.

61. Larsen, E.; Lauridsen, F. Conservative treatment of patellar dislocations. Clin Orthop Relat Res 171:131–136, 1982.

62. Larsen, E.; Lund, P.M. Ruptures of the extensor mechanism of the knee joint. Clin Orthop Relat Res 213:150–153, 1986.

63. Larson, C.M.; McDowell, C.M.; Lachiewicz, P.F. One-peg versus three-peg patella component fixation in total knee arthroplasty. Clin Orthop Relat Res 392:94–100, 2001.

64. Leung, K.S.; Yip, K.M.H.; Shen, W.Y.; et al. Reconstruction of extensor mechanism after trauma and infection by transposition of the Achilles tendon: Report of technique and four cases. J Orthop Trauma 8:40–44, 1994.

65. Levack, B.; Flannagan, J.P.; Hobbs, S. Results of surgical treatment of patellar fractures. J Bone Joint Surg Br 67:416–419, 1985.

66. Levin, P. Reconstruction of the patellar tendon using a Dacron graft. Clin Orthop Relat Res 118:70–72, 1976.

67. Levy, M.; Goldstein, J.; Rosner, M. A method of repair for quadriceps tendon or patellar ligament ruptures without cast immobilization. Clin Orthop Relat Res 218:297–301, 1987.

68. Lieb, F.J.; Perry, J. Quadriceps function. J Bone Joint Surg Am 50:1535–1548, 1968.

69. Lotke, P.A.; Ecker, M.L. Transverse fractures of the patella. Clin Orthop Relat Res 158:180–184, 1981.

70. Ma, Y.Z.; Zheng, Y.F.; Qu, K.F.; et al. Treatment of fractures of the patella with percutaneous suture. Clin Orthop Relat Res 191:235–241, 1984.

71. Macausland, W.R. Total excision of the patella for fracture. Am J Surg 72:510–516, 1946.

72. Makino, A.; Aponte-Tinao, L.; Muscolo, D.L.; et al. Arthroscopic-assisted surgical technique for treating patella fractures. Arthroscopy 18:671–675, 2002.

73. Matava, M.J. Patellar tendon ruptures. J Am Acad Orthop Surg 4:287–296, 1996.

74. McLaughlin, H.L.; Francis, K.C. Operative repair of injuries to the quadriceps extensor mechanism. Am J Surg 91:651–653, 1956.

75. Merchant, A.C.; Mercer, R.L.; Jacobsen, R.H.; et al. Roentgenographic analysis of patellofemoral congruence. J Bone Joint Surg Am 56:1391–1396, 1974.

76. Miller, M.D.; Nichols, T.; Butler, C.A. Patella fracture and proximal patellar tendon rupture following arthroscopic anterior cruciate ligament reconstruction. Arthroscopy 15:640–643, 1999.

77. Mishra, U.S. Late results of patellectomy in fractured patella. Acta Orthop Scand 43:256–263, 1972.

78. Miskew, D.B.W.; Pearson, R.L.; Pankovich, A.M. Mersilene strip suture in repair of disruptions of the quadriceps and patellar tendons. J Trauma 20:867–872, 1980.

79. Morgan-Jones, R.L.; Cross, T.M.; Caldwell, B.; et al. "Silent" transverse patellar fracture following anterior cruciate ligament reconstruction. Arthroscopy 17:997–999, 2000.

80. Morscher, E. Cartilage-bone lesions of the knee joint following injury. Reconstr Surg Traumatol 12:2–26, 1971.

81. Müller, M.E.; Allgöwer, M.; Schneider, R.; et al. Manual of Internal Fixation: Techniques Recommended by the AO Group. Berlin, Springer-Verlag, 1979, pp. 248–253.

82. Murakami, Y. Intra-articular dislocation of the patella. Clin Orthop Relat Res 171:137–139, 1982.

83. Nummi, J. Operative treatment of patella fractures. Acta Orthop Scand 42:437–438, 1971.

84. Oni, O.O.A.; Ahmad, S.H. The vastus lateralis-derived flap for repair of neglected rupture of the quadriceps femoris tendon. Surg Gynecol Obstet 161:385–387, 1985.

85. Ortiguera, C.J.; Berry, D.J. Patellar fracture after total knee arthroplasty. J Bone Joint Surg Am 84:532–540, 2002.

86. Papageorgiou, C.D.; Kostopoulos, V.K.; Moebius, U.G.; et al. Patellar fractures associated with medial-third bone-patellar tendon-bone autograft ACL reconstruction. Knee Surg Sports Traumatol Arthrosc 9:151–154, 2001.

87. Patel, V.R.; Parks, B.G.; Wang, Y.; et al. Fixation of patella fractures with braided polyester suture: A biomechanical study. Injury 31:1–6, 2000.

88. Ranawat, C.S. The patellofemoral joint in total condylar knee arthroplasty: Pros and cons based on five- to ten-year follow-up observations. Clin Orthop 205:93–99, 1986.

89. Rees, D.; Thompson, S.K. Osteochondral fractures of the patella. J R Coll Surg Edinb 30:88–90, 1985.

90. Reider, B.; Marshall, J.L.; Koslin, B.; et al. The anterior aspect of the knee joint. J Bone Joint Surg Am 63:351–356, 1981.

91. Scapinelli, R. Blood supply of the human patella. J Bone Joint Surg Br 49:563–570, 1967.

92. Scilaris, T.A.; Grantham, J.L.; Prayson, M.J.; et al. Biomechanical comparison of fixation methods in transverse patella fractures. J Orthop Trauma 12:356–359, 1998.

93. Scott, J.C. Fractures of the patella. J Bone Joint Surg Br 31:76–81, 1949.

94. Scuderi, C. Ruptures of the quadriceps tendon. Am J Surg 95:626–635, 1958.

95. Seligo, W. Fractures of the patella. Reconstr Surg Traumatol 12:84–102, 1971.

96. Shabat, S.; Mann, G.; Kish, B.; et al. Functional results after patellar fractures in elderly patients. Arch Gerontol Geriatr 37:93–98, 2003.

97. Shorbe, H.B.; Dobson, C.H. Patellectomy. J Bone Joint Surg Am 40:1281–1284, 1958.

98. Singerman, R.; Heiple, K.G.; Davy, D.T.; et al. Effect of tibial component position on patellar strain following total knee arthroplasty. J Arthroplasty 10:651–656, 1995.

99. Siwek, C.W.; Rao, J.P. Ruptures of the extensor mechanism of the knee joint. J Bone Joint Surg Am 63:932–937, 1981.

100. Sorensen, K.H. The late prognosis after fracture of the patella. Acta Orthop Scand 34:198–212, 1964.

101. Stein, D.A.; Hunt, S.A.; Rosen, J.E.; et al. The incidence and outcome of patella fractures after anterior cruciate ligament reconstruction. Arthroscopy 18:578–583, 2002.

102. Stover, C.N. Interarticular dislocation of the patella. JAMA 200:966, 1967.

103. Stulberg, S.D.; Stulberg, B.N.; Hamati, Y.; et al. Failure mechanisms of metal-backed patellar components. Clin Orthop Relat Res 236:88–105, 1988.

104. Sutton, F.S.; Thompson, C.H.; Lipke, J.; et al. The effect of patellectomy on knee function. J Bone Joint Surg Am 58:537–540, 1976.

105. Tandogan, R.N.; Demirors, H.; Tuncay, C.I.; et al. Arthroscopic-assisted percutaneous screw fixation of select patellar fractures. Arthroscopy 18:156–162, 2002.

106. Thompson, J.E.M. Comminuted fractures of the patella. J Bone Joint Surg Am 17:431–434, 1935.

107. Thompson, J.E.M. Fracture of the patella treated by removal of the loose fragments and plastic repair of the tendon. Surg Gynecol Obstet 74:860–866, 1942.

108. Turgut, A.; Gunal, I.; Acar, S.; et al. Arthroscopic-assisted percutaneous stabilization of patellar fractures. Clin Orthop Relat Res 389:57–61, 2001.

109. Vainionpää, S.; Böstman, O.; Pätiälä, H.; et al. Rupture of the quadriceps tendon. Acta Orthop Scand 56:433–435, 1985.

110. Viola, R.; Vianello, R. Three cases of patella fracture in 1,320 anterior cruciate ligament reconstructions with bone-patellar tendon-bone autograft. Arthroscopy 15:93–97, 1999.

111. Virolainen, H.; Visuri, T.; Kuusela, T. Acute dislocation of the patella: MR findings. Radiology 189:243–246, 1993.

112. Watkins, M.P.; Harris, B.A.; Wender, S.; et al. Effect of patellectomy on the function of the quadriceps and hamstrings. J Bone Joint Surg Am 65:390–395, 1983.

113. Weber, M.J.; Janecki, C.J.; McLeod, P.; et al. Efficacy of various forms of fixation of transverse fractures of the patella. J Bone Joint Surg Am 62:215–220, 1980.

114. Wendt, P.P.; Johnson, R.P. A study of quadriceps excursion, torque, and the effect of patellectomy on cadaver knees. J Bone Joint Surg Am 67:726–732, 1985.

115. West, F.E. End results of patellectomy. J Bone Joint Surg Am 44:1089–1108, 1962.

116. Wiberg, G. Roentgenographic and anatomic studies on the femoropatellar joint. Acta Orthop Scand 12:319–410, 1941.

117. Wilkinson, J. Fracture of the patella treated by total excision. J Bone Joint Surg Br 59:352–354, 1977.

118. Wimsatt, M.H.; Carey, E.J. Superior dislocation of the patella. J Trauma 17:77–80, 1977.

119. Woo, S.; Maynard, J.; Butler, D.; et al. Ligament, tendon, and joint capsule insertions to bone. In Woo, S.L.Y.; Buckwalter, J.A., eds. Injury and Repair of the Musculoskeletal Soft Tissues. Park Ridge, Illinois, American Academy of Orthopaedic Surgeons, 1988, pp. 133–166.

120. Yu, J.S.; Petersilge, C.; Sartoris, D.J.; et al. MR imaging of injuries of the extensor mechanism of the knee. Radiographics 14:541–551, 1994.

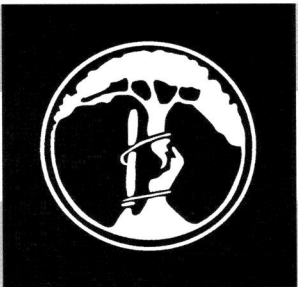

第 **55** 章

膝关节脱位和软组织损伤

Joseph Abate, M.D.

第一节　膝关节损伤的诊断方法

　　膝关节软组织损伤经常发生。膝关节是一个在体育运动和高能量创伤中很容易受伤的大关节。尽管在影像学上很容易确诊膝关节骨折和脱位，但是韧带、半月板和肌腱损伤不易发现。因此关于膝关节软组织损伤的一个主要问题是损伤可能很明显，但很难辨认，尤其是在早期。实际上，膝关节损伤涉及多条韧带，甚至关节不稳定和结构破坏而出现关节不协调或明显脱位，都可能无法发现软组织损伤，除非医生怀疑这种可能性，且进行细心检查。不稳定膝关节的 X 线片可能完全正常。为强调这种可能性，许多作者称这种损伤为"自动复位的膝关节脱位"[209,218,227]。尤其是当前交叉韧带（ACL）和后交叉韧带（PCL）都被撕裂时，认为这种多韧带损伤为膝关节脱位就毫无疑问了[209]。有明显软组织损伤时要仔细进行体格检查，尤其是稳定膝关节的主要韧带，采用合理的辅助检查，则有助于诊断这种严重膝关节损伤。

　　严重膝关节软组织和韧带损伤的传统疗法常是非手术治疗。此方法常导致晚期膝关节不稳定[6,48,91,104,123,133,156,160,186,198,215]。近来，治疗膝关节软组织和韧带损伤的改良手术疗法利于功能恢复，促进患者早期进行活动和运动[37,47-54,111,121,139,148,160-162,189]。然而，这类损伤很少见。指导临床治疗的大部分文献来源于病例报道和回顾性研究。现在没有前瞻性随机对照试验来确定最佳的治疗方法。因此，经验和常识仍然是现在治疗大部分膝关节严重损伤的准则（图 55-1）。本章主要介绍膝关节软组织损伤的评估和治疗方法。

一、初步评价

　　初步评价要高度怀疑膝关节损伤，因为损伤征象较隐蔽[22,20,196,206,209,227]。因此，要全面回顾病史，仔细进行体格检查。掌握暴力大小和方向，以及施加暴力时膝关节的位置，掌握膝关节解剖，这样在体格检查之前可做出诊断，判断损伤类型。对于多发伤患者，尤其是下肢长骨骨折者，不能排除膝关节软组织损伤的可能性，因为影像学出现股骨和胫骨骨折常伴随软组织损伤，尽管骨折未累及关节。明显的膝关节不稳定，即膝关节脱位，发生频率可能比报道的高。在确诊前，任何下肢严重创伤的患者都必须考虑是否出现明显膝关节不稳。漏诊则可能出现威胁下肢的血管损伤。若出现肢体严重缺血，且 6~8 小时内不能恢复血运，可能需要截肢。因此初步检查下肢损伤需要触诊远侧脉搏，查找肢体不稳（由于韧带挫伤、断裂或同时出现）、水肿，若患者意识清醒则需评估肌力和感觉。若发现关节不稳，连续反复评估神经血管功能和进行性水肿情况很重要。

　　严重膝关节不稳定（真膝关节脱位）的临床征象可能较隐蔽。不知道损伤时膝关节的最大移位程度，可通过手法错位来评估。然而，在入院前护理中改变暴力矢量，或甚至改变腿的位置都会导致评估线索的消失。因此，Good 和 Johnson 及其他人认为，任何有两膝关节韧带持续疼痛的患者都应考虑膝关节脱位[64]。

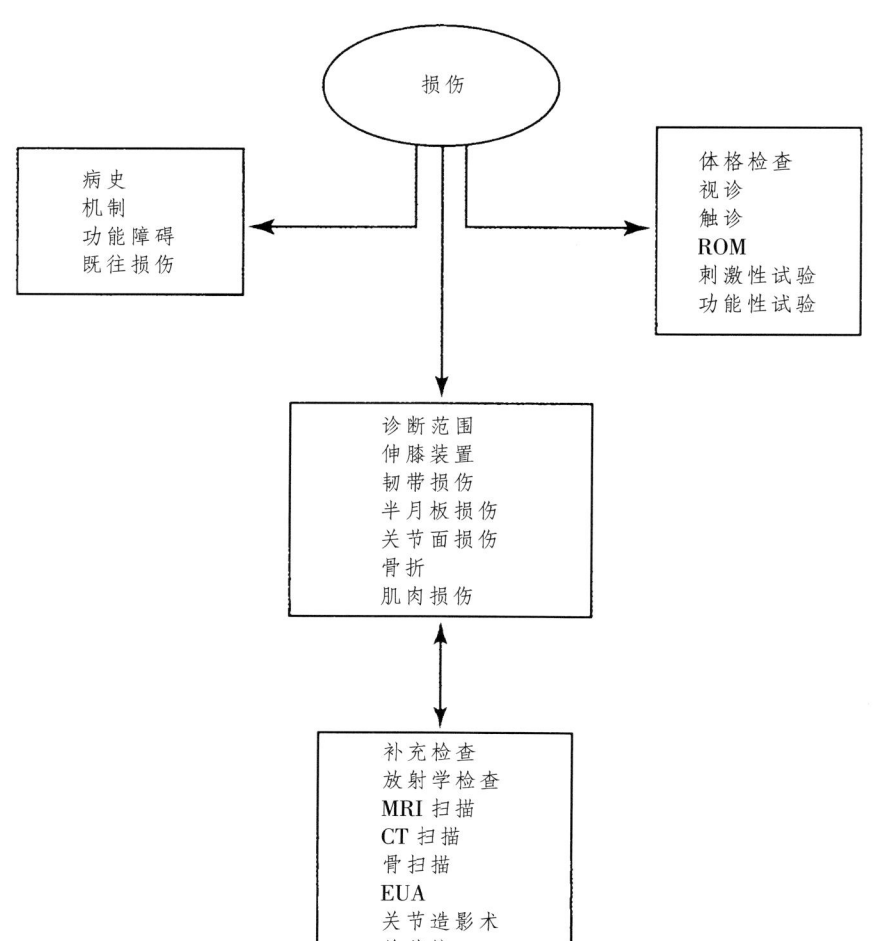

图 55-1 膝关节损伤的诊断流程。缩略语:CT,计算机断层扫描;EUA,麻醉下体格检查;MRI,磁共振成像;ROM,活动度。

物理检查发现这种膝关节不稳定时,检查者应该意识到继发损伤的可能性以及进一步检查的必要性[196]。

二、病史

如果有人目击事故,或患者能描述受伤机制,分析膝关节损伤可能更简单。在运动损伤中,患者或教练常能描述损伤机制的细节。例如一个足球运动员撞击另一运动员的腿外侧而使之发生外翻旋转损伤。旁观者能提供关于患者受伤时受到暴力类型的重要线索。患者或目击者可能说,初始损伤后膝关节好像恢复原位。这些信息对评估医生很重要,有助于进一步治疗。偶尔有患者陈述膝关节错位,而实际上,膝关节错位包括髌股关节甚至近端胫腓关节。这些损伤将在第54章和第58章分别讨论。令人失望的是,可能得不到典型创伤患者的病史,因为患者和目击者都不能详细描述经过。

低能量损伤与高能量损伤确实不同,例如运动或

在家摔倒所致损伤与车祸或高处坠落伤相比。前者软组织、软骨及血管损伤的概率较低。无论是直接还是间接损伤,都需要记录,但是运动或小事故导致的膝关节脱位发生联合伤的概率较小[65,89,179]。与之相比,高能量损伤患者常有严重的多发伤。另外,其他损伤可能掩盖或延迟轻微膝关节损伤的诊断,且如前所述,膝关节软组织损伤和下肢骨折关系密切。更重要的是,高能量创伤所致脱位增加了膝关节韧带以外组织的损伤,例如腘动脉损伤概率为14%~65%,毗邻神经损伤和头部及胸部损伤[59,90,183,215-217]。高能量创伤所致膝关节脱位患者发生胫骨平台骨折的概率高达20%[30]。

如果明确损伤的特殊机制,则可提示可能的损伤,并指导进一步评估。例如,膝关节过伸常导致前交叉韧带挫伤。因此,站立位时打击胫骨近端前部,则出现伸膝,当美式足球四分卫传球时腿部受到撞击会出现相类似损伤。另外,伸膝时后方暴力向前传到胫骨近端前部,可伤及后交叉韧带,这种损伤常见于车祸中

伸膝位撞击到仪表盘上,或蹲位滑雪者膝部撞击到树上时[165]。因此,相同的损伤暴力矢量,膝和足的相对位置不同,则损伤的韧带不同。如果是作用于膝关节内侧或外侧的持续较强的内翻或外翻暴力,则应考虑侧副韧带和关节囊损伤(图 55-2)。严重膝关节损伤,膝关节常受到不同方向暴力打击,膝关节也可能有旋转损伤。这不仅导致多韧带损伤,也会导致软组织偶尔关节内软骨损伤。

三、体格检查

若怀疑膝关节损伤,则全面体格检查很重要,因为这可能是确诊韧带严重不稳的唯一方法。单侧肢体损伤时,应先检查健侧,并以其为参考。视诊发现瘀斑或开放损伤则预示为严重损伤。触诊膝关节和肿胀部位可进一步发现韧带和软组织损伤。若患者能耐受,应采用轻微手法检查膝关节运动。若膝关节运动突然中止,则预示损伤非常严重,例如关节内骨软骨骨折或半月板脱位[207,221]。意识清醒的患者,若膝关节主动和被动运动幅度不同,可由肌肉痉挛或伸膝装置损伤引起。膝关节内侧可能出现"酒窝征"。此征出现于膝关节后外侧脱位不能复位时,此时股骨内髁穿破内侧关节囊和支持带,内侧副韧带卡压以致关节不能复

位。这种脱位需要尽快复位,若不能复位,皮肤受压甚至出现坏死[74,155,213]。常需切开复位以牵出受卡压的内侧结构。

(一)韧带松弛度检查

急症情况下,由于膝关节严重损伤伴有剧痛、痉挛及水肿,韧带检查常较困难。必须检查四条主要韧带。它们是①前交叉韧带(ACL);②后交叉韧带(PCL);③内侧副韧带(MCL)和内侧关节囊结构;④外侧副韧带(LCL)和后外侧复合结构。伸膝和屈膝30°位行侧方应力试验,以检查侧副韧带和交叉韧带是否损伤。此检查可因疼痛、肌肉痉挛以及毗邻结构不稳而难以实施。先前的韧带松弛和双侧损伤及轻微不稳定可干扰评价。

一般,膝关节韧带损伤分为三级。Ⅰ级:韧带轻微松弛,应力试验关节移位<5mm,因韧带仍然连续,所以检查时较疼。Ⅱ级:韧带严重破坏,应力试验关节移位5~10mm,能触及韧带断端。Ⅲ级:韧带完全撕裂,不能触到韧带断端,应力试验关节移位>10mm。

韧带损伤后膝关节旋转不稳也很常见,且症状比其他类型的不稳定更明显。必须考虑旋转不稳的四个方向:前内侧、前外侧、后内侧和后外侧。旋转不稳定

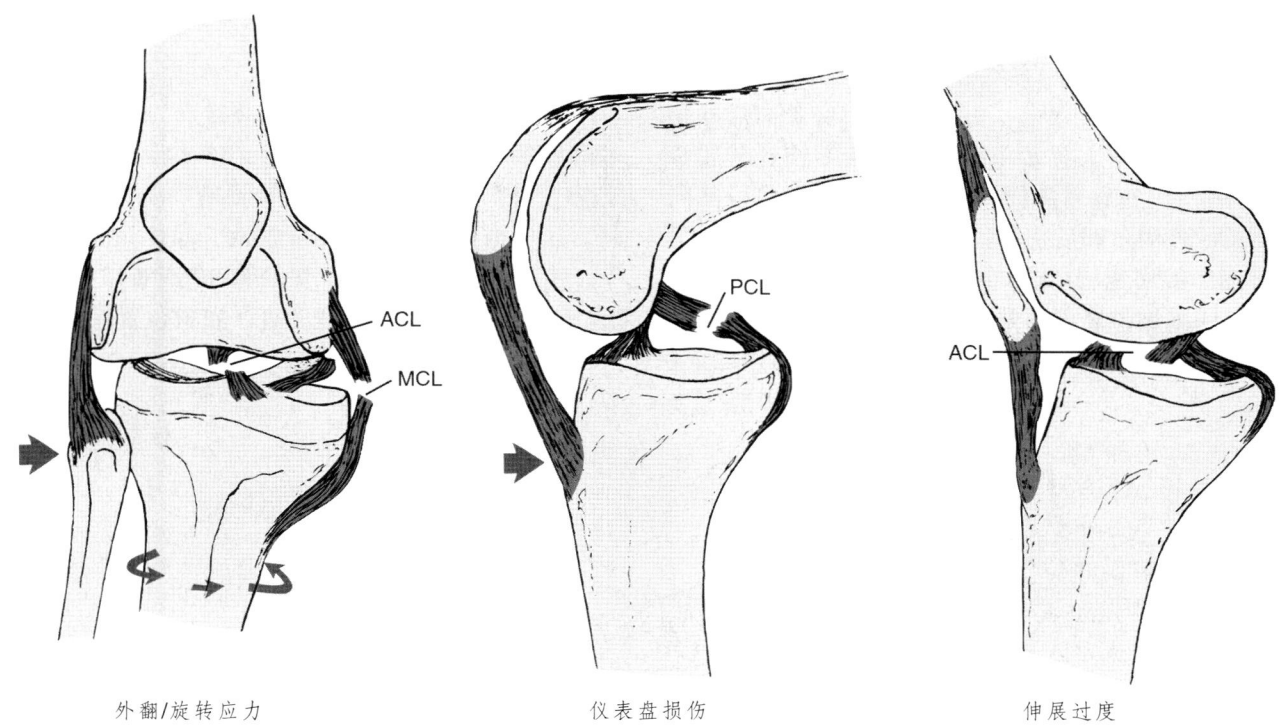

图 55-2　常见的膝关节损伤机制。缩略语:ACL,前交叉韧带;MCL,内侧副韧带;PCL,后交叉韧带。

提示交叉韧带松弛,且常合并内外侧关节囊损伤[79,81]。测量旋转不稳定程度很困难。因为多数检查需与健侧对比,主观性很强。当两侧旋转稳定性明显不同时,才能确诊病理性韧带松弛。若两侧同时损伤,由于缺少正常对照,这种检查会更加困难。因为所有撕裂的结构常需修复或重建,以及在恢复或正常活动过程中,应力作用于膝关节使关节不稳定复发,所以必须全面检查膝关节韧带损伤[54,71]。

(二) 内侧副韧带

屈膝 20°~30°时,内侧副韧带抵抗外翻应力。同时也有限制胫骨前移的作用。评价内侧副韧带损伤时,需在屈膝 0°~30°位时检查。完全伸膝位施加外翻应力,若内侧膝关节间隙增大,则除内侧副韧带外,还提示膝关节囊后内侧或后斜韧带损伤,以及交叉韧带损伤[56,79,99,117]。漏诊后斜韧带和关节囊损伤可导致膝关节持续外翻或旋转不稳[85]。在膝关节多处韧带损伤时,常忽视膝关节囊后内侧损伤。只有在屈膝 30°施行外翻应力试验时才能发现韧带松弛,单独内侧副韧带损伤也可出现此现象。这些结构愈合能力较强,无需手术治疗[42,62]。

(三) 外侧副韧带

外侧副韧带和膝关节后外侧结构主要限制膝外翻和外旋。后外侧的重要结构有腘肌腱、弓状韧带和腘斜韧带。这些结构需在屈膝 30°和 90°位时行拨打或外旋试验进行检查[14,81,210]。屈膝 30°时,胫骨向后外旋转角度较健侧增大提示单纯后外侧角损伤。若屈膝 30°和 90°时,外旋角度同时增大,则提示损伤可能同时累及后外侧角和后交叉韧带。若屈膝 30°内翻应力下出现韧带松弛,且无外侧膝关节间隙增大,则提示单独外侧副韧带撕裂。然而这种情况极少发生,必须

仔细检查以排除其他损伤。后外侧角损伤治疗不佳常导致以后的前后交叉韧带重建失败[47,98,131]。膝关节外上侧其他需要检查的结构有髂胫束、股二头肌和侧支持带。严重膝外侧损伤时,这些结构都需要修复。

(四) 前交叉韧带

前交叉韧带主要限制胫骨前移。它也是对抗内翻、外翻和旋转应力,稳定膝关节的第二重要结构。检测前交叉韧带松弛灵敏度最高的试验是 Lachman 抽屉试验。该试验在屈膝 30°位实施[39,88,202]。检查者一只手在前面固定股骨远端,用另一只手从胫骨近端后面向前牵拉,以检测其前移程度(图 55-3)。Lachman 试验分为Ⅰ度、Ⅱ度、Ⅲ度,Ⅰ度:胫骨前移<5mm,Ⅱ度:胫骨前移 5~10mm,Ⅲ度:胫骨前移>10mm。对照健侧来评价伤侧。也可于屈膝 90°位行前抽屉试验,但急症情况下较难实施,且对于前交叉韧带损伤不如 Lachman 试验敏感。该试验同样需与健侧对比,以判断是否有病理性松弛。对于单纯前交叉韧带撕裂,支点移动练习有助于发现膝关节旋转不稳。该试验需要患者放松配合[19,20,106,187]。膝关节脱位的患者很难忍受这种检查,通常只在手术室麻醉下实施[46,203]。检查前交叉韧带松弛度时动作一定要轻柔,以防再伤及后交叉韧带。在矫正后交叉韧带松弛所致的胫骨后脱位时,检查者已被胫骨前移所迷惑。

(五) 后交叉韧带

后交叉韧带主要限制胫骨后移[80]。检查后交叉韧带最敏感的试验是后抽屉试验,该试验在屈膝 90°位实施[66,79,81,108,112,222]。在胫骨近端前面施加压力,若出现胫骨后脱位则提示后交叉韧带松弛。同样,在急症情况下,由于疼痛、痉挛和无法屈膝 90°而难以实施该试验。另外,判断胫骨伤前是否处于正常位置很重要。在

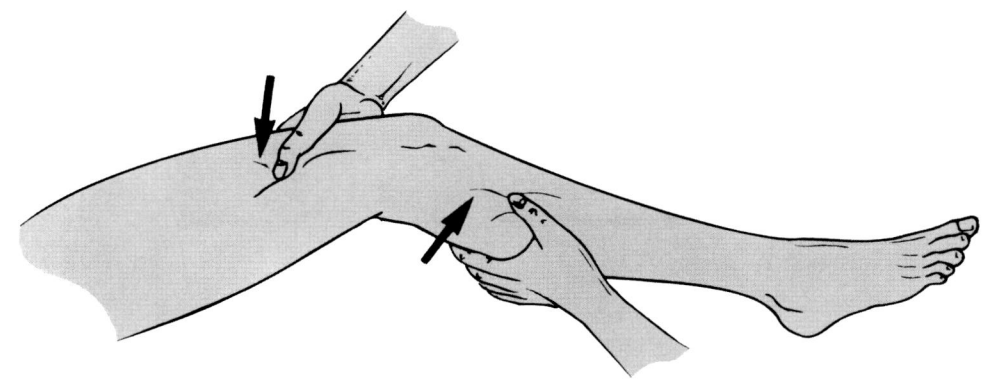

图 55-3 前向不稳定的 Lachman 试验。在屈膝 20°~30°时进行。一手固定股骨,另一手将胫骨前移。

正常人，屈膝 90°时，胫骨应有 8~10mm 的前突（相对于股骨内髁，胫骨近端前部前突）（图 55-4）。可以在膝关节内侧触诊胫骨平台前缘而得知。如果胫骨前突消失而后缩，则提示后交叉韧带损伤。单纯或慢性后交叉韧带损伤，在患者配合下可实施"股四头肌主动试验"，即固定脚于试验台上，屈膝 90°，紧张股四头肌。试验时，股四头肌收缩，髌腱张力增加，使向后移位的胫骨近端再向前移位。此试验可提示后交叉韧带损伤。另外，检查者通过脚部托起下肢，出现膝关节过伸也提示后交叉韧带损伤。急性损伤患者麻醉后，此征出现最早。膝关节囊后部广泛损伤者，与健侧对照，膝过度反屈提示后交叉韧带损伤[26]。

四、影像学检查

（一）X 线检查

急性膝关节损伤时，在固定股骨或胫骨骨折前，不宜检查韧带。因此，任何膝关节损伤经初步评估后，应常规拍膝关节正侧位片。X 线片不仅能发现骨折，而且经手法复位后，能证实膝关节是否重新复位。非急症或患者可以忍受的情况下，拍股骨髁间切迹和髌股位片可有助于观察骨损伤 [79,122,166,210]。膝关节脱位和累及多条韧带的膝关节损伤后，常需做血管造影（见第 12 章）。

（二）磁共振成像（MRI）

磁共振成像常用来进一步检查膝关节软组织和韧带损伤[118,134,157,176,205,229]。MRI 也可显示半月板和软骨损伤、明显骨折或骨挫伤以及伸膝装置损伤，而通过体格检查不易发现[89]。不应只等影像检查而使脱位的膝关节处于脱位状态。待患者骨折得到固定，膝关节复位后，再行 MRI 检查。通过 MRI 获得全面、准确的膝关节的全部损伤组织的图像，来纠正体格检查结果。MRI 评价半月板和交叉韧带损伤的敏感性和特异性比关节切开或关节镜高 90%（图 55-5）[57,101]。MRI 也有助于术前计划，尤其是对采用非手术治疗效果良好的患者。MRI 能确定半月板损伤采用修复还是切除，并帮助外科医生决定早期手术还是保守治疗（图 55-6）。与其他影像方法相比，MRI 能更好地显示韧带和关节囊损伤。这有助于医生决定重建还是修复损伤结

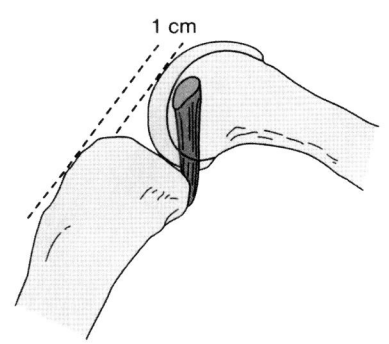

正常：前突 1cm

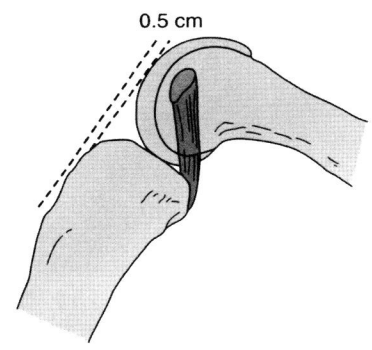

Ⅰ级：前突 0.5cm

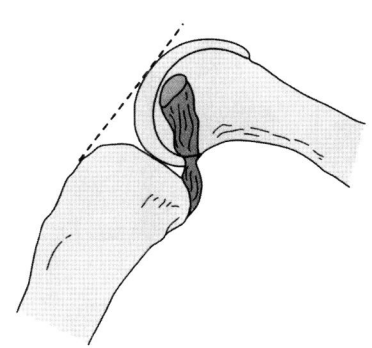

Ⅱ级：前突 0

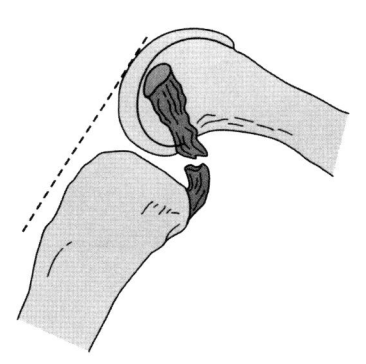

Ⅲ级：胫骨回缩

图 55-4　固定脚于试验台上，屈膝 90°，胫骨平台前缘前突减少提示后交叉韧带损伤。"前突征"是指胫骨近端明显突出于股骨内髁之前。如图所示为后交叉韧带损伤分级，从 0 级（正常）到Ⅲ级（胫骨回缩到股骨之后）。

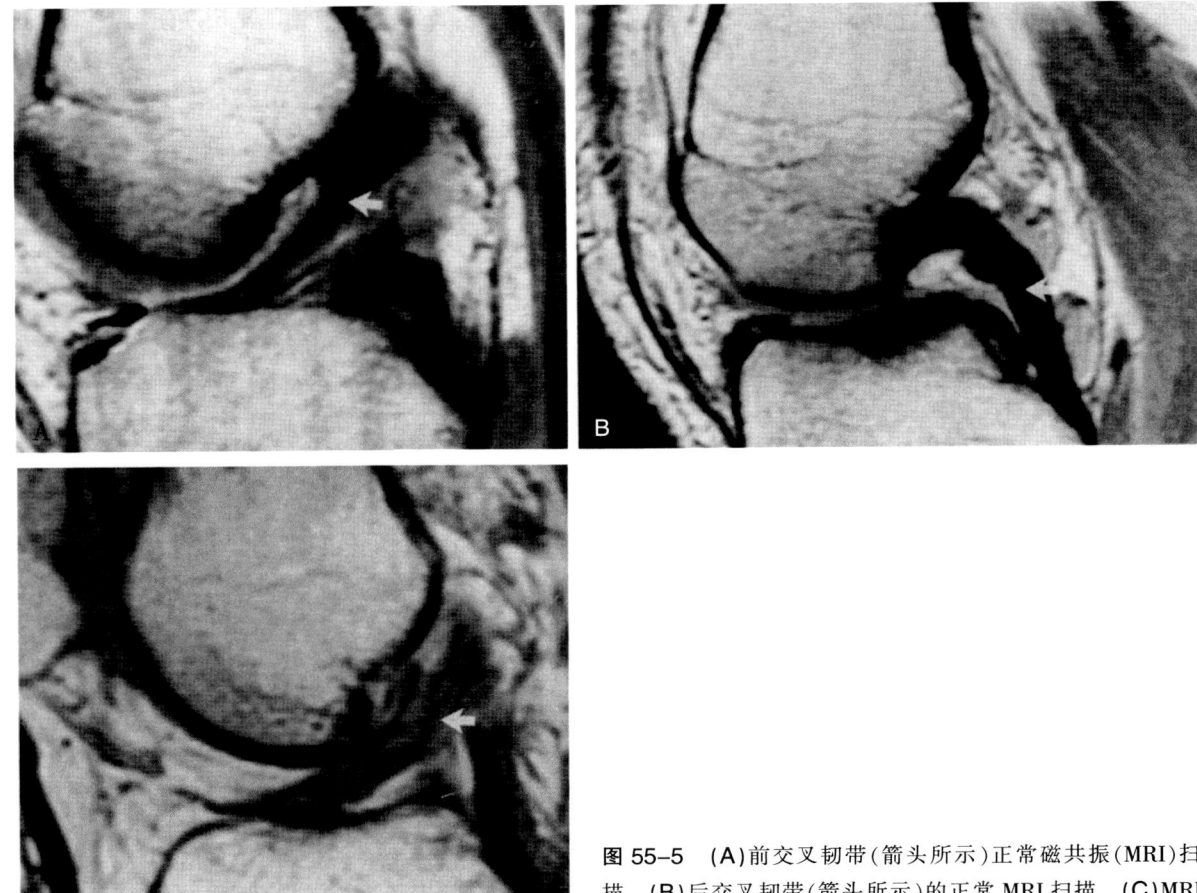

图 55-5 (A)前交叉韧带(箭头所示)正常磁共振(MRI)扫描。(B)后交叉韧带(箭头所示)的正常 MRI 扫描。(C)MRI 扫描显示急性前交叉韧带撕裂(箭头所示)。

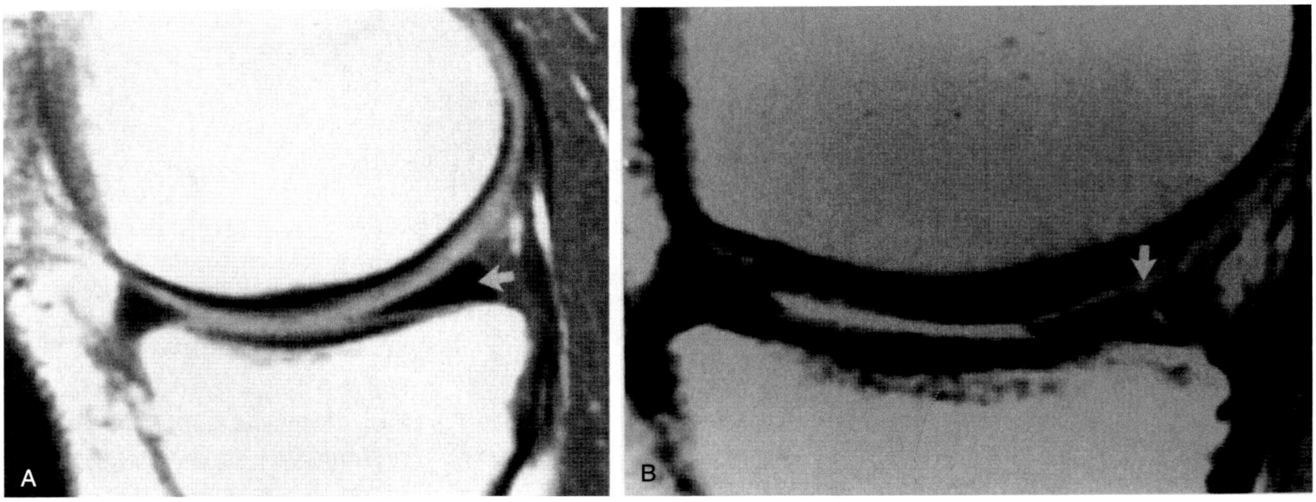

图 55-6 (A)MRI 扫描显示半月板内退变(半月板后角处,箭头所示)。(B)半月板撕裂延伸至关节面(箭头所示)。

构,手术较快实施还是延迟。

(三) 关节造影术

MRI 无创且无放射性,以致减少了大部分急性膝关节损伤患者做关节造影术的需要。

(四) 计算机断层扫描和断层扫描

计算机断层扫描和断层扫描不能帮助诊断膝关节软组织损伤。可用于显示负重关节面的骨折,有助于粉碎性骨折的手术计划的实施,但评价单纯股软骨损伤,其效果不如 MRI。因此,尽管过去常用计算机断层扫描和断层扫描,但它在评价膝关节软组织损伤方面价值不大,只在特殊情况下才使用,例如胫骨平台骨折。

(五) 应力位影像学检查

对于膝关节韧带损伤的患者,应位力 X 线片并不常用,因为它不能比体格检查和 MRI 提供更多信息。除非是骨骼未发育成熟者,因为该方法能区别韧带和干骺端损伤。

第二节　开放性膝关节脱位

开放性脱位需要急诊治疗[123,185,226](图 55-7)。严重

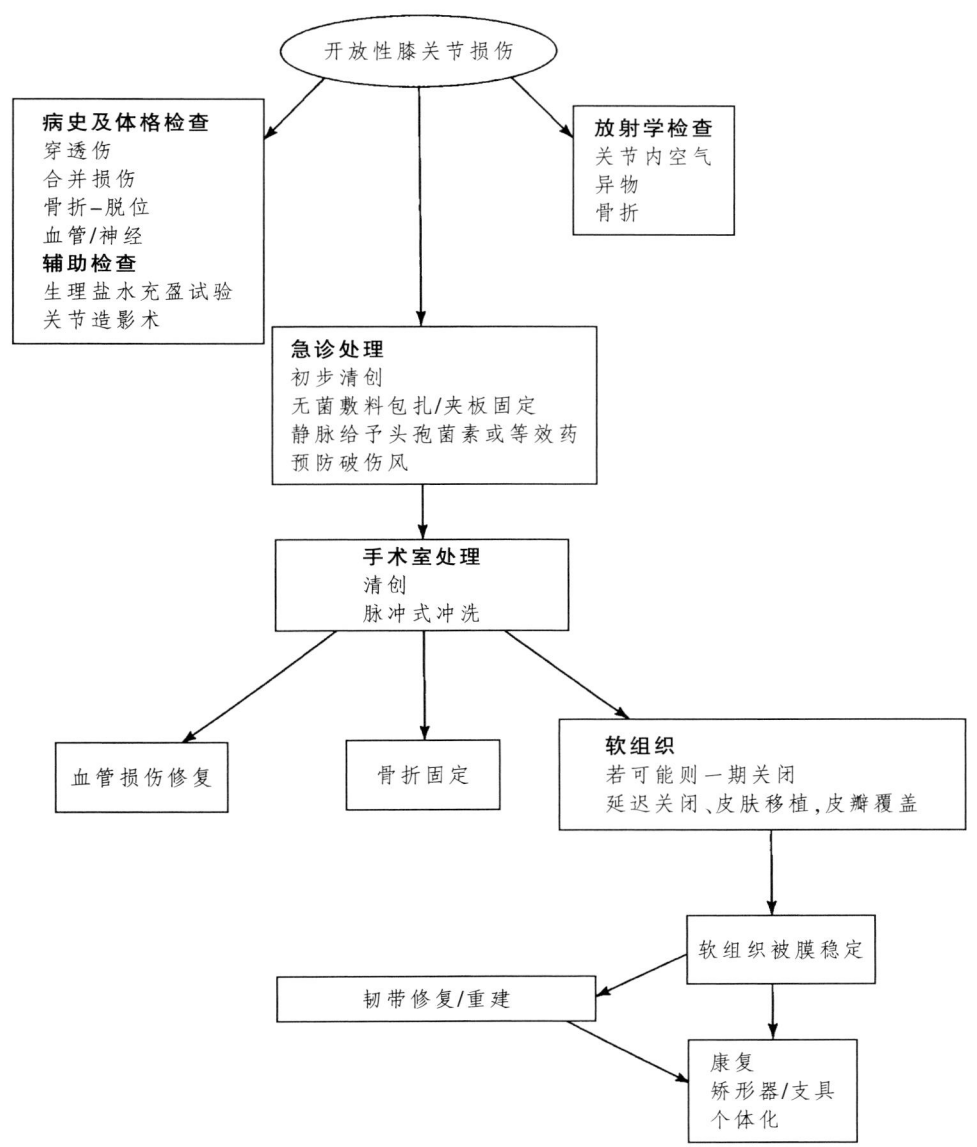

图 55-7 开放性膝关节损伤的治疗流程。

开放性脱位的诊断不难,但是在初始评价时软组织的真正损伤范围不明显。确定软组织损伤程度很重要,因为它能指导进一步治疗所需手术切口的位置,也能决定手术时间和采取何种修复或重建方式。在治疗膝关节脱位的早期阶段,软组织损伤范围是影响治疗的最重要因素之一。如前所述,闭合性膝关节后外侧脱位,即出现"酒窝征",压迫致皮肤坏死形成开放性膝关节脱位的风险较高,以及感染风险,且阻碍实施重建手术。

一、诊断

伤口较小时,诊断为开放性膝关节脱位较为困难。尤其是当初步评价时膝关节已复位。此时,应高度怀疑开放性膝关节脱位。若平片显示关节内气体则可确诊。当无法确定毗邻伤口是否与膝关节相通时,进行盐水负荷试验可帮助判断,即将 50~60mL 无菌生理盐水通过远离伤口的健康皮肤注入膝关节。如果盐水从伤口漏出,则为开放性膝关节损伤。若不漏,也不能完全排除开放性膝关节损伤。其他一些因素,例如广泛关节囊损伤使液体渗入局部软组织,而未从伤口漏出,皮下异物阻塞伤口,或者是液体未进入关节内,都会导致假阴性结果。若高度怀疑开放性损伤,手术探查可能是最佳方法。一般不建议急诊室手术探查,因为这可能导致关节污染,且患者需忍受痛苦,也可能伤口不与关节腔相通。

二、治疗

开放性膝关节脱位的治疗方法类似于治疗开放性骨折。首先在急诊室清除所有伤口污物,避免探查伤口深部。用无菌辅料覆盖伤口防止再次污染和暴露的关节软骨干燥。对于开放性骨折,需预防破伤风,若关节被污染,则应立即静脉内给予广谱抗生素。通常选择第一代头孢菌素或类似药物,但可根据可能的污染微生物和药敏试验来改变药物。

在手术室,治疗原则与开放性骨折相同。主要通过清创除去损伤和坏死组织。通过冲洗除去组织碎屑。对于开放性骨折,可用脉冲式冲洗,但不要将污物冲进膝关节,否则风险进一步破坏创伤软组织。若采用脉冲式冲洗,手法要轻柔,防止扩大损伤。如果伤口相对洁净,则应该关闭伤口;但是如果伤口或关节污

染严重,或者广泛软组织损伤,则应敞开伤口(可填充抗生素包或真空敷料)以利于进一步清创。清创的时机取决于多种因素,例如患者的医疗条件和其他器官损伤。最理想的是,每 24~48 小时让患者返回手术室再次灌洗和清创,直至膝关节和软组织清洁。广泛软组织损伤或由于污染和组织坏死需要多次清创的患者,建议在治疗早期讨论是否可行整形手术。

尽可能在早期清创时将骨软骨损伤修复或固定。对于大部分患者,大量丢失关节软骨是一种破坏性损伤,不管膝关节脱位的最终结果如何。如果能进一步减小软组织损伤,则应该在早期修复关节周围骨折,以获得充分固定。如果由于韧带损伤或骨折导致膝关节极其不稳定,应该考虑手术固定(见第 14 章)。如果患者情况、伤口清创和手术资源允许,则最利于骨折最终固定。另外,还可暂时使用外固定,使肢体对线,尤其是当随后需要外科伤口护理时。可用外固定防止膝关节再脱位,甚至是在内固定完成后。也可考虑长腿夹板,但不易用它来处理开放性膝关节脱位。因此,可选择外固定架。外固定架应避免放置在将来手术部位,例如交叉韧带重建途径。

开放性膝关节脱位的患者,一般先不予处理撕裂的韧带,因为修复后,由于缝线、固定器械等异物会使感染的风险增加。除非是膝关节只有一个直接伤口,且伤口相对洁净。此时,只要不需要进一步剥离软组织,可修复韧带或骨损伤。如果能通过膝关节伤口进行操作,可修复关节囊损伤。

虽然开放性膝关节脱位的主要治疗方法是进行灌洗和清创,但是当膝关节裂伤或穿孔很小,且无严重关节囊损伤时,可选择关节镜。可用膝关节镜去除微小骨折块,观察关节面,或实施灌注和清创。此时需注意随溢液一起出来的破坏的关节囊组织,因为有发生骨筋膜室综合征的风险。因此,慎用关节镜,但是只有确认无严重关节囊损伤后,才能减少灌洗。

对于膝关节损伤是否采用引流管仍有争议。我认为常规使用引流管,弊大于利。事实证明机械性引流通道没有益处,因此不应该应用[149]。如果选择性应用引流管,应该持续应用第四代抗生素直至拔管,且应尽快拔管。关闭膝关节伤口后,最好再持续应用第四代抗生素 24~48 小时,除非发生特定感染或严重污染。

第三节　创伤性膝关节脱位

一、膝关节脱位分型

膝关节脱位很少见。现在有数个分型系统,但没有任何一个被完全接受。所幸,分型促进了外科医生之间的交流,改善了数据收集和分析,使人们对损伤类型、病史和最佳治疗方法有了更好的理解。了解损伤机制、暴力能量大小以及脱位部位都很重要。但在每一个分型系统中最重要的是:哪条韧带受到损伤,因为这是它的解剖基础。并且它可以指导分型和手术时机。然而,要全面考虑,尤其是多发伤患者,其治疗方法不同于运动导致的下肢损伤。不应低估高能量创伤所致的膝关节周围血管、神经损伤,以及广泛软组织损伤。多发伤中某些损伤可能决定最终治疗方案,例如长骨骨折、脊髓、大脑及内脏损伤[127]。因此,膝关节重建或修复可能必须等其他损伤治疗之后才能实施,但膝关节脱位的治疗除外。

Kennedy 描述了一种在文献中得到认可的分型系统,其标准是胫骨相对于股骨的位置[91]。Kennedy 的定位系统对需要手法复位的膝关节脱位非常有帮助。然而,这种分型系统没有描述哪些膝关节表面上对线良好,而实际上有多条韧带损伤(相当于膝关节脱位)的患者。多数人认为,这类患者的膝关节是自动复位的。有些患者有畸形病史,在入院前自己或护理人员帮助其复位。但是这类报道不能为脱位方向提供可靠的证据。以脱位方向为标准的分型系统只能提示韧带受累,但是不能以此诊断韧带是否真的被撕裂。文献中报道了一些膝关节完全脱位,但经 X 线片或体格检查证实,其交叉韧带或侧副韧带仍然完好[33,123,124,173]。

Schenck 等人认为采用解剖系统将更有帮助。这是基于初诊时对韧带的物理检查或麻醉下体格检查结果[170](表 55-1)。Schenck 认为一条交叉韧带完整的属于 I 级膝关节脱位(KD I),因为此时只有前交叉韧带或后交叉韧带撕裂。此时也可累及侧副韧带。最常见的 I 级膝关节脱位是:损伤只累及前交叉韧带和后外侧角,而后交叉韧带完整。II 级膝关节脱位(KD II)很少见:双交叉韧带撕裂,而侧副韧带完好。此种情况常见于膝关节向前方或后方脱位。另一最常见的是 III 级膝关节脱位(KD III):双交叉韧带撕裂,一条侧副韧带受累,"M"表示内侧,"L"表示外侧。因此,III 级膝关节脱位

表 55-1　创伤性膝关节脱位分型 *

I 型	一条交叉韧带撕裂(同时一条或两条侧副韧带撕裂)
II 型	前后交叉韧带撕裂;侧副韧带完整(少见)
III M 型	前后交叉韧带和内侧副韧带撕裂
III L 型	前后交叉韧带和外侧副韧带撕裂
IV 型	前后交叉韧带和内外副韧带都撕裂
V 型	骨折-脱位
C(附加项)	伴动脉损伤
N(附加项)	伴神经损伤

* 依据韧带损伤分型。

是双交叉韧带撕裂,同时后外侧角或外侧副韧带撕裂,此时损伤常累及腓神经。IV 级膝关节脱位(KD IV):四条韧带完全撕裂,膝关节极其不稳。此时,损伤可累及膝关节周围广泛软组织。最后一种类型是 Wascher 及其同事添加的,为 V 级膝关节脱位(KD V):除膝关节脱位外,还有股骨髁或胫骨平台骨折[17]。在此解剖分型中,用"C"表示动脉损伤,用"N"表示神经损伤。例如,KD III LCN 表示双交叉韧带撕裂,一条外侧副韧带和后外侧角损伤,损伤同时累及腘动脉和腓神经。这种解剖系统非常有用,它能指导治疗韧带撕裂伤,从而适时安排修复或重建手术。文献中报道了一系列用此解剖系统进行损伤分级和治疗的病例[42,211,212]。这些报道中,KD III 最常见,其中 KD III L 比 KD III M 更严重。这使我们认识到:膝关节外侧副韧带和后外侧角损伤比内侧损伤严重。同时,这些报道发现 KD IV 常发生在高能量车祸事故中,且远较其他损伤类型少见。

二、血管损伤

在轻微膝关节脱位的评价过程中,仔细的神经血管检查很重要(见第 12 章)。因为腘动脉是供应下肢的终末动脉,它出现损伤或血栓将会威胁下肢的存活。因为腘动脉固定在膝关节后部的近端和远端之间,所以膝关节脱位或骨折-脱位可能伤及此动脉。腘动脉的近端固定在收肌管(Hunter 管),远端被其终支和侧支所固定。所以,严重膝关节损伤时,此动脉极易受损(图 55-8)。除非患者有外周血管疾病,一般膝关节周围无侧支循环,一旦腘动脉受损,可发生下肢远端缺血,甚至截肢[1,25,65,77,87,128,156,203]。

在体格检查中,必须触诊并记录足背动脉和胫后

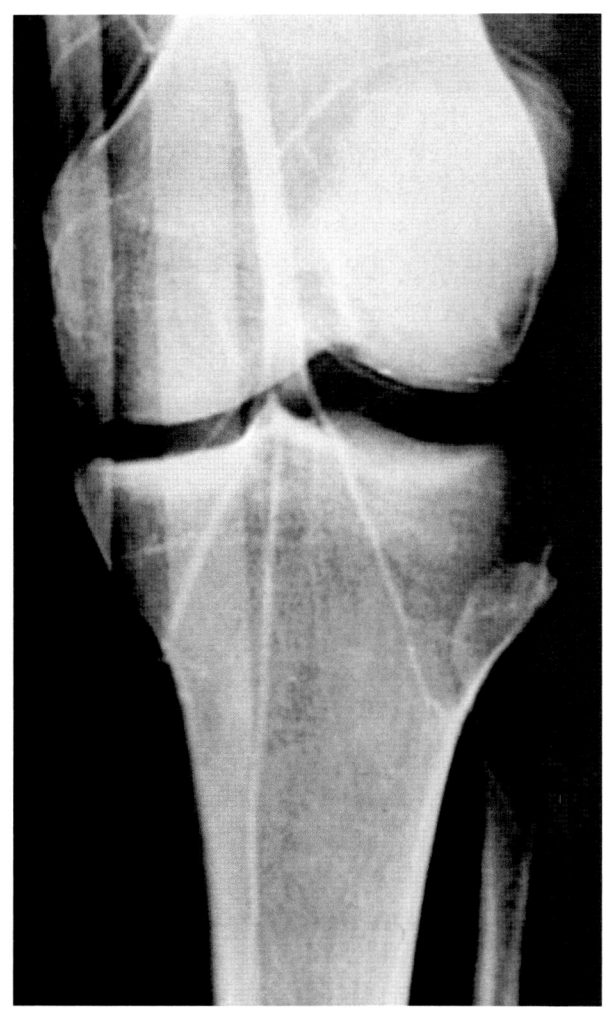

图 55-8 膝关节脱位后血管造影术显示腘动脉损伤,且血流中断。

带血压计评价踝肱指数 (ABI), 也称动脉血压指数 (API)。测量肱动脉收缩压作为该指数的分子。在踝部测量足背动脉收缩压和胫后动脉收缩压, 较大者作为该指数的分母。结果用小数来表达, ABI 大于或等于 1.0 表示正常; ABI 小于 0.9 提示动脉损伤, 需要立刻检查[90,126,132,191,209]。

膝关节脱位并发动脉损伤的概率仍然未知。文献中报道, 此概率高达 64%, 但这可能低估了实际发生率[90,119,143,146,203,209,215,218]。膝过伸牵拉腘动脉可造成动脉损伤, Green 和 Allen 报道说也可发生于膝关节后脱位[65,91]。这些动脉损伤通常无法通过体格检查发现。问题是患者的血管内膜撕裂或部分动脉损伤可延迟发生。这类患者, 初始检查可能正常, 但随后出现血栓并堵塞整条动脉。这种情况的发生概率还有争议, 现在的文献也没有回答是否需要常规进行血管造影, 还是只为特殊患者检查血管内膜损伤[5,61,65,91,102,219]。最近有报道说, 即使出现血管内膜瓣撕裂, 非手术治疗也常有效, 且与常规仔细血管检查相比, 血管造影在防止缺血发生方面价值不大[76,93,191]。

研究显示:初始血管检查正常时,这一系列检查有助于排除严重动脉损伤[1,24,37,90,114,128,191,203]。另外,血管造影术也有并发症,且价格高。因此,许多人认为膝关节脱位后不应常规做此检查。然而问题是,动脉损伤一旦漏诊,后果严重。因此,特殊情况下骨科医生仍要考虑隐蔽损伤的可能性,这种损伤可导致缺血延迟发生[5,120,203,215]。如果出现问题,漏诊导致的并发症要比血管造影术的并发症严重,因此,我建议立刻请血管外科会诊,考虑是否做血管造影术。神经血管检查和踝肱指数都正常时,若远端肢体无变化,则不做血管造影术[1,9,37,90,128,191,203,209,215]。但患者应住院观察至少 24 小时。在此期间, 至少每 4 小时由经验丰富的医生做一次神经血管检查,以及时发现血管损伤。

动脉的搏动。如果触诊不到动脉搏动, 即使足部温暖、毛细血管充盈良好, 仍然认为不正常。若脉搏消失, 则考虑血管急症。为降低截肢的风险, 必须在 6~8 小时内恢复血液灌注。文献中有许多关于膝关节脱位导致肢体长时间缺血而截肢的报道[11,65,159,219]。如果初步确诊为膝关节脱位, 应该立刻通过纵向牵引实施手法复位, 除非有征象提示需要切开复位, 例如“酒窝征”。如果复位后仍无足背脉搏, 应该立刻请血管外科会诊。血管脉搏消失不应去放射科做数字减影血管造影, 因为这只会耽误治疗。如果需要的话, 血管外科医生可在手术台上实施血管造影。其他方法已在第 12 章讨论。若患者的脉搏减弱, 但不威胁肢体, 则可去放射科做血管造影, 以确诊是否为不完全动脉阻塞, 如内膜撕裂, 虽然过去不认为这种疾病为良性。相对动脉压力有助于评估下肢血管。可用手提多普勒超声仪和袖

三、神经损伤

进行神经功能检查时要重点检查腓神经。检查腓神经时,需要患者配合,在抗阻力下进行背屈踝关节和足趾(腓深神经),以及外翻踝关节(腓浅神经)。第一二足趾之间的足背皮肤感觉减退或消失 (腓深神经),或其余足背皮肤感觉减退或消失(腓浅神经)提示腓神经损伤。

文献报道膝关节脱位后神经损伤的概率高达 40%[22,91,135,185,196,226]。由于腓神经绕腓骨头, 且位置浅表, 所以膝关节外侧或后外侧角损伤时最易伤及腓神经。

腓神经损伤的预后较差,即使神经结构完整,完全性腓神经麻痹患者恢复概率也只有50%[193,201,218]。

对于膝关节损伤严重的患者,即使未伤及血管,也要考虑小腿骨筋膜室综合征的可能性。这是神经血管检查呈阴性的患者住院的另一个理由。下肢软组织损伤与膝关节损伤失血过多都能导致小腿肌间隔压力增加。如果出现神经损伤所致的感觉异常,应高度警惕骨筋膜室综合征。血管损伤且缺血时间较长(>3小时)的患者,即使通过手术修复血管,恢复了下肢血流灌注,也可能发生缺血再灌注损伤。因此,修复血管时,应切开下肢四个筋膜室进行减压,以防止发生骨筋膜室综合征。

四、治疗

如果患者膝关节多条韧带受到损伤,要考虑以下问题(图55-9)。最重要的是,患者是否有威胁生命和

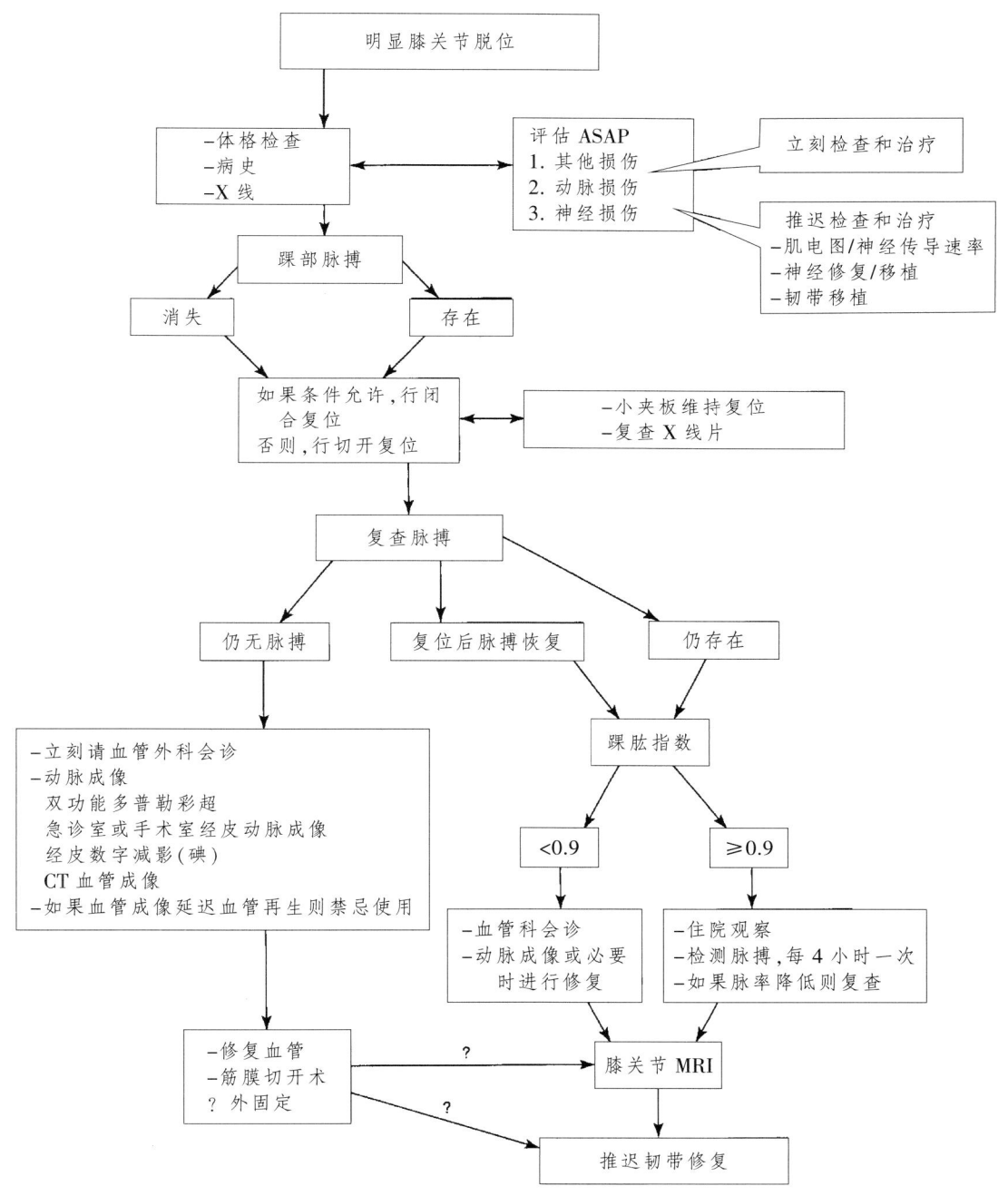

图 55-9 膝关节脱位治疗流程图。

肢体的损伤,包括同侧腘动脉损伤,以及需要立刻复位的持续脱位。如果有,则根据高级创伤生命支持计划(ATLS)对患者进行评估和复苏。同时反复进行神经血管检查。前面已经讨论了血管损伤,以及在肢体缺血时间过长和发生再灌注损伤的情况下,迅速诊断并行筋膜切开术的必要性。如果患者就诊时,膝关节脱位明显且无"酒窝征",若病情允许,可静脉给予镇静剂行纵向牵引(图55-10)。如果此时复位困难,只要病情允许,应该去手术室麻醉下进行复位(可能需要切开复位)。除撕裂的关节囊卡压股骨髁外,闭合复位失败的因素还有半月板错位和骨软骨骨折。

一旦确诊膝关节脱位,无论是明显的脱位,还是关节明显不稳定、至少两条主要韧带断裂的隐蔽性脱位,必须确定保守治疗还是手术治疗,以及手术时间。因为膝关节脱位非常少见,膝关节损伤中其概率不足1%,所以一定要有足够的证据支持诊断。因此现有文献中无回顾性随机对照试验。有些报道认为非手术治疗效果最好,而有些人则持相反观点[6,7,30,48-51,58,91,123,139,156,160,178,188,198,216,224]。这类损伤的病情各不相同,从而产生了不同的观点,且因罕见而缺少对比研究。传统上采用非手术疗法治疗膝关节脱位,许多患者最终能恢复膝关节功能,也很稳定。然而,最近的文献认为,手术治疗累及多条韧带的膝关节损伤的效果优于非手术疗法 [6,30,40,47-51,64,68,115,171,173,183,216]。但即使一致赞成手术治疗的病例仍然

有许多问题等待解决。例如,应该在损伤后多长时间安排手术?哪些结构可不手术而愈合?哪些结构应该修复?哪些结构需要重建而不是直接缝合?由于现在关于这一问题的骨科文献观点各不相同,还没有确定一致认可的"护理标准"。因此,下面的治疗准则是建立在解剖和膝关节韧带愈合潜能的基础上的。当然,医生的个人经验也很重要。

如前所述,常发生在运动和其他活动中的低速膝关节脱位不同于高能量所致的脱位。许多外科医生主张急诊修复损坏结构,但关节纤维化发生率较高[59,67,129,183,184]。其他一些医生认为适当牺牲一点屈膝功能来稳定膝关节是可以接受的。我认为,许多患者宁愿要适度松弛但有全面运动功能的膝关节,也不愿要僵直疼痛的膝关节。如果患者身体条件不允许早期治疗,可推迟重建手术,因为立刻手术短期关节僵硬的风险可能较大[197]。

第四节　低能量损伤所致膝关节脱位的治疗

治疗低能量损伤所致膝关节脱位不同于高能量损伤导致的膝关节脱位,尤其是在没有发生骨折,一些韧带经保守治疗能够良好愈合的情况下。实际上,内侧副韧带经保守治疗能够良好愈合,其功能也能得

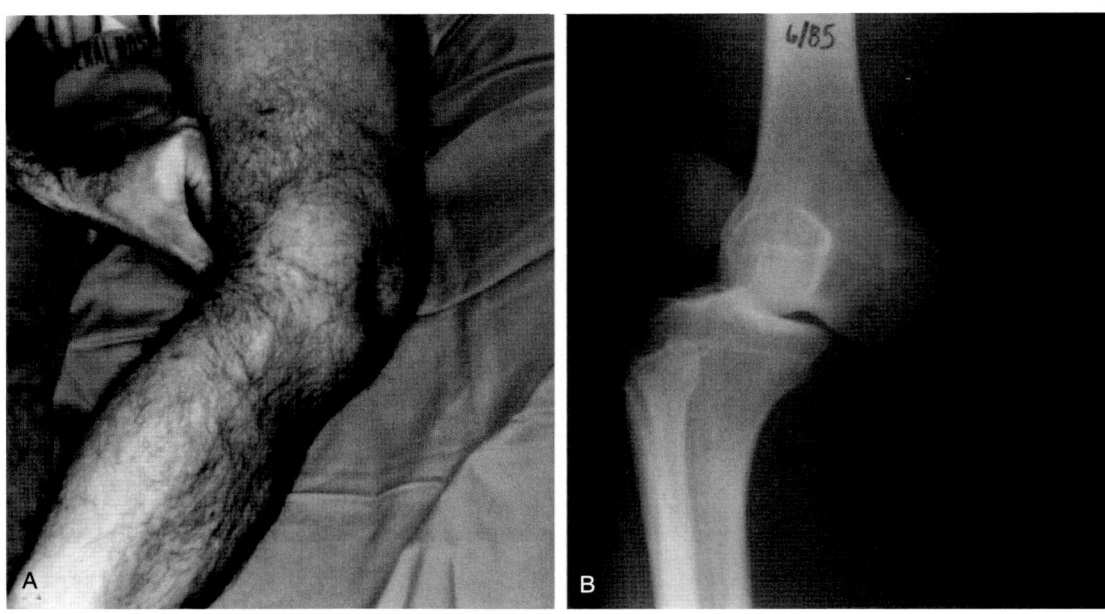

图55-10 (A,B)外翻暴力造成的膝关节外侧脱位,并导致交叉韧带和内侧结构撕裂。(From Siliski, J.M., ed. Traumatic Disorders of the Knee. New York, Springer-Verlag, 1994.)

到改善[8,56,82,152,225]。当考虑是否手术修复内侧副韧带损伤时,损伤部位和范围是重要的考虑因素。一般,内侧副韧带近端血运较丰富,损伤后能很快愈合,但有关节僵硬的风险;而远端损伤愈合后,大部分能进行全方位活动,但愈合较慢[107,163]。因此,韧带没有明显缩短的近端损伤, 通常保守疗法能够较好地将其控制,且能早期活动;而对于远端损伤,且断端从胫骨缩回,则最好通过手术修复。

与内侧副韧带损伤相反,前交叉韧带Ⅲ级损伤后通常不能自愈[64,70,105,172,192]。如果患者前交叉韧带部分损伤,膝关节不稳定可能是唯一的症状,但严重损伤一般不能完全恢复功能稳定性。所以,在为前交叉韧带撕裂且累及多条韧带的膝关节损伤选择治疗方案时,必须考虑这一点。

后交叉韧带与前交叉韧带不同,后交叉韧带有自愈的倾向。文献和我个人经验都证实能够达到功能性愈合,通过 MRI 可证实[147,152,222]。Shelbourne 报道大部分后交叉韧带撕裂能够自愈恢复连续性[179,182]。在他的一项磁共振研究中,图像显示 40 名后交叉韧带撕裂的患者中,37 名愈合恢复连续性,12 名后交叉韧带/内侧副韧带联合伤患者也都全部愈合[181]。然而,与后交叉韧带撕裂伤本质不同,后交叉韧带胫骨附着点撕脱伤通过早期手术修复效果良好。以 X 线片和 MRI 为诊断依

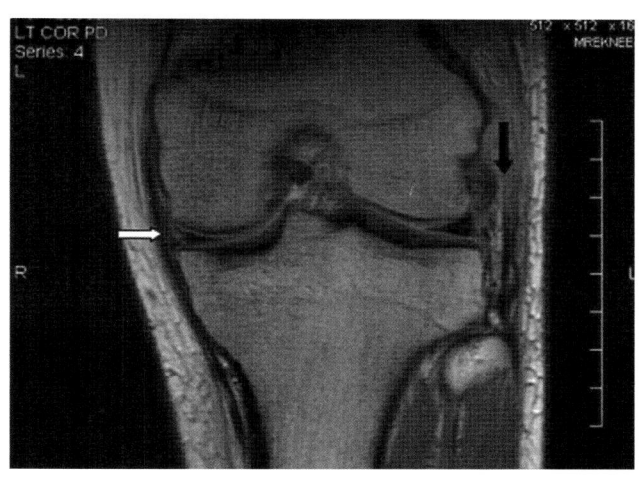

图 55-11 左膝关节 MRI 显示近端外侧副韧带和腘肌腱撕裂(黑色箭头)以及可以修复的内侧半月板撕裂(白色箭头)。

据。治疗是将撕脱骨折块复位到撕脱点。

外侧膝关节韧带复合伤与内侧损伤明显不同。文献显示,膝关节多韧带损伤患者的这类损伤无自愈倾向(图 55-11)。文献同时指出,与内侧损伤相比,外侧膝关节韧带损伤预后不佳。所以,外侧膝关节韧带复合体损伤最好半急性修复[47,131,140,190,196]。显然,这主要取决于患者的情况, 但是修复所有外侧结构的手术应在伤后 3 周之内实施(图 55-12)。尤其是

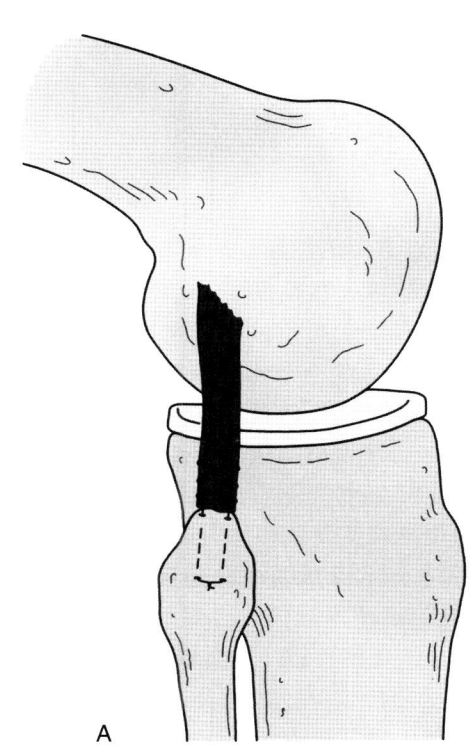

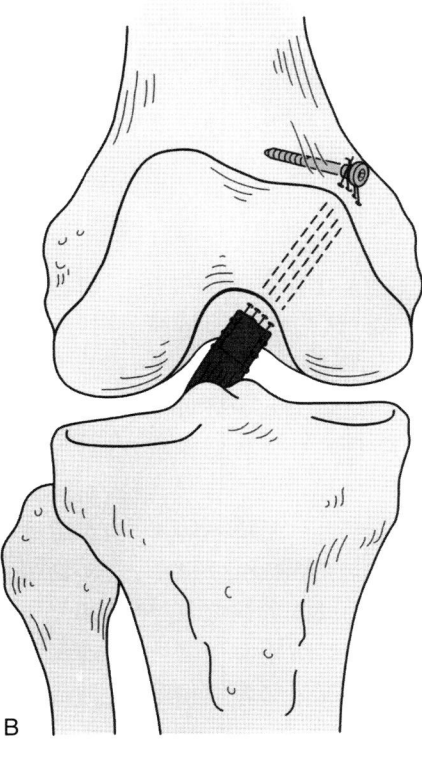

图 55-12 韧带对骨固定。(A)撕脱的外侧副韧带用缝线通过钻孔重新固定在腓骨上。(B)撕脱的后交叉韧带通过钻孔并用在螺钉上打结的缝线重新固定在股骨上。

腓骨近端撕脱骨折块，它在半急性状态下比在慢性期更容易连接。如果患者身体条件不允许半急性修复，那么将来有必要重建膝关节纠正重新出现的膝关节不稳定[21,47,98,103,190]。

在治疗低能量创伤膝关节脱位时，内侧副韧带和后交叉韧带的自愈能力可能改变最初的治疗方案。外侧韧带损伤轻微的患者，且后交叉韧带松弛度低于 2 度时，应该考虑尝试保守治疗使内侧副韧带或后交叉韧带自行愈合。一些作者认为石膏固定较为受欢迎，而其他一些人则认为支撑膝关节早期制动效果最好。文献中仍没有权威性研究回答这个问题。我更喜欢用支架，因为它能保护膝关节免受外翻应力同时增加运动幅度。如果单独用支架不能控制胫骨后向半脱位，就考虑打石膏或其他方法，以使后交叉韧带和后关节囊在无张力状态下愈合。数周后屈膝渐渐增加到 90°，鼓励负重活动。内侧副韧带应在 4~6 周愈合。后交叉韧带完全愈合所需要的时间仍是个未知数，但是 Shelbourne 指出了检查的最后期限，即后交叉韧带损伤后 2 周[179]。如果这种内侧副韧带/后交叉韧带复合伤同时累及前交叉韧带，可等患者膝关节重获全方位运动功能，同时运动或日常活动时能保持关节功能性稳定后，再重建前交叉韧带。这主要取决于生活方式和运动期望，有些患者不需要重建，所以不必急于处理这类前交叉韧带损伤。对于没解决的内侧副韧带松弛，文献中描述了多种治疗方法。放松内侧副韧带的股骨附着点，或者升高其远端附着处，收紧其中部，但有韧带出现多个纵向穿孔，甚至损毁的报道[3,116,195]。如果考虑提高内侧副韧带，一定要谨慎，因为有些患者术后可能出现屈膝困难。

关节囊后部严重损伤、后交叉韧带 3 度松弛及膝反屈的患者，常需重建后交叉韧带。这种手术的实施时间由医生和患者共同决定。我更喜欢初始试用非手术方法，使撕裂的内侧副韧带自愈，然后再延期重建前后交叉韧带。我也喜欢通过一次手术重建前后交叉韧带，从而避免两次手术。同时重建两交叉韧带可能导致术后关节僵硬，但我发现这种问题对患者的影响不大。

如前文所述，外侧韧带受累的膝关节脱位不同于内侧受累的脱位。非手术治疗外侧韧带损伤效果不佳。因此，建议伤后 3 周内进行修复。关于如何修复外侧结构仍有争议，有些人认为分离外侧结构并逐个修复效果较好[85,220]；而其他一些人报道，不分离各损伤结构，只对外侧结构进行整体修复效果良好[3]。

许多低能量创伤性膝关节脱位患者来笔者医院治疗，但因太晚而不能行早期修复外侧结构（例如，损伤超过 3 周），此类患者并不少见。处于慢性期的患者可待前后交叉韧带重建完成后，再修复外侧结构。我更喜欢分离各损伤结构，然后再逐个修复，尽管晚期的瘢痕组织使手术更加困难。由于慢性期组织条件较差，外侧副韧带常不能直接缝合，而是需要用移植物进行修补，甚至是完全重建。我对找到腘韧带的概率感到很吃惊，找到后可以上提腘韧带，沿股外侧髁使之附着于正常位置。如果成功的话，则可避免静态后外侧角韧带移植。另外，我认为静态修复经常超出预定时间。对于慢性后外侧韧带损伤，修复或提高关节囊后外侧，以及辨认并修复重建腘纤维韧带非常重要。股二头肌和髂胫束是膝外侧固定装置，所以修复其损伤也很重要。如果外侧副韧带从股骨附着点撕脱，通常可缝合重新固定，我更喜欢用带韧带垫的螺钉将侧副韧带和腘韧带直接复位到股外侧髁。如果损伤发生在靠近腓骨的外侧副韧带远端，可用改良 Kessler 针或锁定式运行针将 2 号非吸收缝线缝合于韧带或股二头肌肌腱远端。将缝线穿过腓骨近端的钻孔并将其系在骨桥上。用此法修复时，一定要谨慎，如果骨质较差，缝线可勒断骨桥。如果远端有牢固的软组织袢，也可将缝线同时系在袢上。如果远端没有牢固软组织袢，也可在腓骨近端用缝针修补加固外侧副韧带。复合性韧带损伤时，屈膝 30°、小腿内旋位（此体位可紧张后外侧角），先拉紧前后交叉韧带重建，最后拉紧外侧韧带重建。

术后恢复

与关于膝关节多韧带损伤治疗的许多其他问题一样，术后最佳恢复方案仍然没有确定。一些人认为持续被动运动（CPM）机有助于恢复，而其他一些人则认为早期短期制动有助于防止过早牵拉韧带，从而防止发生关节松弛。即使对于单纯韧带重建者，文献也没有显示持续被动运动有任何益处，更何况膝关节多韧带损伤[19,20]。因此，建议早期制动防止韧带牵拉，从而防止关节松弛。早期将腿伸直固定在长腿支架上，术后最初几周内逐渐调整支架以增大屈膝角度。后交叉韧带重建的患者，术后早期屈膝角度最好不超过 90°。但膝关节韧带重建术后恢复方案的关键部分仍没确定。允许带支架早期负重。但要求单侧或双侧副韧带修复的患者术后持续穿铰链膝关节支架 6 周，防止内外翻应力作用于修复重建处。6 周后，大部分患者应该能全方位活动膝关节,不需支架支撑,且能够完全负重。我很少处理膝关节脱位患者的术后生活。显然,在这方面的研究空间还很广,但由于这类损伤相对少见,在可预见的未来,可能仍然很难确定膝关节脱位的最佳恢复方案。

第五节　高能量创伤性膝关节脱位

高能量创伤性膝关节脱位通常不同于低能量创伤性脱位。通常多发伤患者更易发生这种损伤,除此之外还有其他器官损伤。膝关节周围长骨骨折会使韧带损伤的诊断更加困难。当然,早期生命复苏和骨折固定比治疗膝关节韧带损伤更重要。一旦那些威胁生命和肢体存活的危险处理之后,如果膝关节需要固定,可用夹板或外固定架固定。当患者的病情允许时,才能对膝关节进行最终治疗。

这些损伤通常是由车祸造成的,四条主要韧带中的三条会受到损伤。另外,同时合并关节囊和软组织严重损伤的患者也不少见,同时有腘动脉和腓神经及其他器官损伤的患者也很常见。

据 Wascher 及其同事报道,27%高能量创伤性膝关节脱位的患者同时有其他威胁生命的损伤,如头、胸、腹损伤[218]。这些患者中 50%~60%有骨折,高达41%有多发骨折。显然这些患者不同于那些单纯膝关

节损伤的人,尽管后者可能有多条韧带受累。

这些患者的早期评价原则与低能量创伤性膝关节脱位相同。尤其是高能量多发伤患者,即使早期没有明显的关节脱位,医生也必须考虑到患者可能有严重膝关节损伤。当然,应该首先处理威胁生命的损伤,但是必须检查血管和膝关节远端肢体的血供是否充分。如果怀疑血管损伤,则应迅速处理。

如果患者有明显的膝关节脱位,则应立刻做 X 线片(图 55-13)。然后尽可能在急诊室使膝关节复位、固定,再去做 X 线片证实复位是否完全。对于多系统损伤的患者,应该每周或每两周连续拍片以确保复位能够得到维持。复位固定后,MRI 能够确定韧带损伤的部位和范围,还有助于制定随后的手术修复重建计划(图 55-14)。然而,有些患者不能做 MRI,尤其是那些用金属片修复血管或者为防止血栓而放置静脉过滤器的患者。当知道或怀疑膝关节损伤时,尽可能选择那些对磁共振成像无影响的器材。另外,在少数医院CT 可用于评估膝关节损伤,但是 MRI 软组织分辨率更佳,所以更受欢迎。

高能量创伤性膝关节脱位的患者,通常同时存在的多系统损伤会妨碍膝关节损伤的治疗。如果患者由于其他原因而去手术室,特别是因为血管损伤,跨膝关节的外固定架能够维持关节复位,同时允许实施最终的膝关节韧带修复和重建。股骨和胫骨上骨针之间

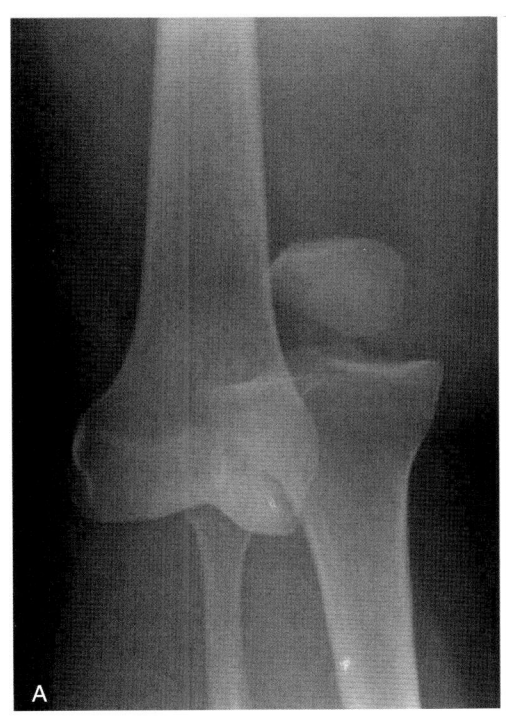
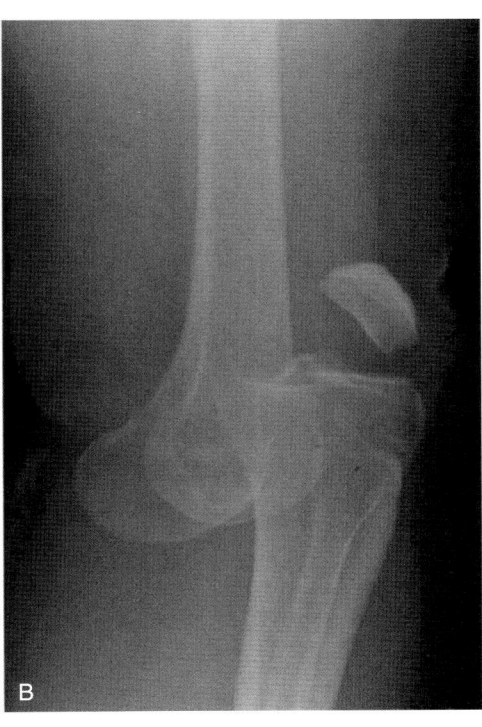

图 55-13　(A,B)完全性膝关节前脱位复位前的正侧位片。

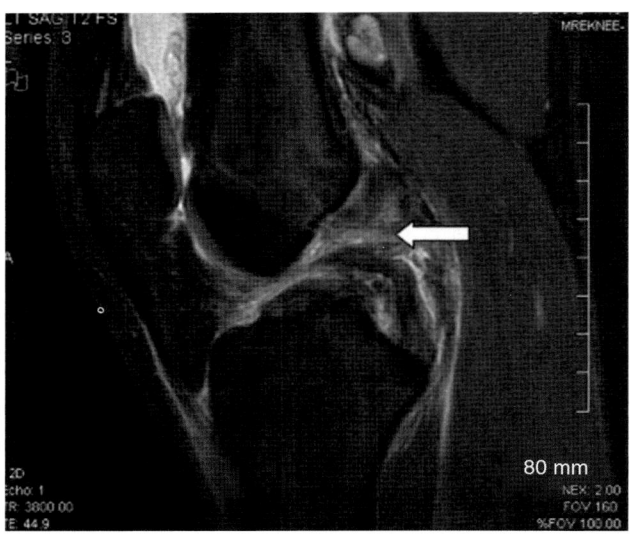

图 55-14　急性前后交叉韧带撕裂（白色箭头）的矢状面磁共振影像。在随后的手术中证实此损伤为非实质性撕裂。该图像较好地显示了后交叉韧带，可见其完整的胫骨端附着点。

的跨度要足够大，同时距离关节也要足够远，以能够为将来的手术入路提供足够的空间。通常将两骨针分别置于股骨近端内侧和胫骨远端前内侧。应该预钻孔，尤其是遇到胫骨干密质骨。然后把能透射线的棒置于两钢针之间，并用两把钳子连接棒和两钢针。第二根棒用于固定。然后在手术室荧光检查下调整固定架，并证实膝关节已经复位。如果病情不稳定而无法应用外固定架，可用两根短粗的（5mm）穿刺针穿过膝关节。如果两针不在膝关节内交叉，关节稳定性就能改善。这些钢针维持关节复位状态直至病情稳定，然后用外固定架替代或在最终治疗前去除。如果后部关节囊和其他结构损伤，则脱位的膝关节不应该置于完全伸直位。这些损伤会将后部组织绷紧，可能妨碍组织愈合。如果病情非常不稳，或不能立刻去手术室，可在急诊室屈膝 10°~20° 位用后部长腿夹板固定。避免应用圆形石膏，以方便连续检查，并防止骨筋膜室综合征。如果患者去手术室进行其他治疗，则须将夹板更换为外固定架。

如果病情不稳或由于其他原因而不能手术治疗，则 4~6 周待去除跨膝关节外固定架后，再在麻醉下进行手法处理和检查。如果那时膝关节相对稳定，病情得到改善，则可用带铰链的膝关节支架固定，然后制定恢复计划。恢复计划完成后膝关节仍不稳定者，如果病情稳定则应该进行韧带修复或重建。细节见下文。

第六节　膝关节脱位的手术疗法

为确保最佳预后，必须根据患者需要和病情进行个体化治疗。传统上此类患者用圆形石膏或支架进行保守治疗。经治疗，有些患者预后较好[91,123,133,198]。然而，这是上世纪 90 年代之前的报道，现在韧带重建技术得到大幅进步，患者的预后期望也提高了。过去认为老年患者不应该进行韧带重建，因为他们的预后不如年轻患者，并且他们也不常活动，相比而言更容易耐受膝关节不稳。现在普遍认为，一些患者希望保持中年人的活跃状态，而不愿接受膝关节不稳定[72]。因此，与其他因素相比，例如受伤前的活动水平和患者期望，年龄成为决定是否进行韧带重建的次要因素[154,194]。过去的报道也认为早期韧带重建的预后优于晚期重建。过去 20 年中，辅助前后交叉韧带重建的关节镜技术得到十足的进步，以致于现在普遍认为是韧带重建的标准技术。现在不建议缝合修补撕裂的交叉韧带。关节镜设备的进步、移植固定技术的提高、新手术技术以及同种异体移植组织的使用共同改善了膝关节脱位和单纯韧带损伤手术治疗的预后。然而，随着上述技术进步和保持膝关节稳定时限的延长，许多患者却产生了膝关节骨关节炎，甚至是单纯韧带重建的患者。

前面讨论了几个影响单纯和复合膝关节韧带损伤手术时机的因素。高能量创伤后，通常不可能早期手术治疗膝关节。病情和膝关节软组织损伤范围是决定何时实施韧带重建的两个最主要因素。如果软组织愈合充分，患者病情稳定，手术能够安全实施，那么医生和患者就可以安排韧带重建计划了。对应该何时实施韧带修补和重建没有硬性指标，大部分患者能够在损伤后 3 周内进行手术。也可能因其他损伤和治疗而推迟手术。

一、低能量前/后交叉韧带和内侧副韧带联合伤

对于交叉韧带和内侧副韧带复合伤，经过 4~6 周的支架固定可能使内部关节囊结构和内侧副韧带愈合[8,56,82,152,214,225]。经保守治疗，后交叉韧带和后关节囊也可能愈合。另外，我更喜欢保守治疗内侧副韧带损伤，因为这样可以早期实施重建手术，且只需重建前后交叉韧带。如果交叉韧带重建时仍然存在内侧副韧带严重松弛，可提高或修补内侧副韧带和关节囊。对于罕

见的慢性损伤患者,除交叉韧带外,内侧副韧带也需要用自体或同种异体移植组织进行重建[12,72,86,228]。

二、低能量交叉韧带和外侧副韧带复合伤

这种复合伤的治疗不同于交叉韧带和内侧副韧带联合伤。保守治疗膝关节后外侧角和外侧副韧带损伤,预后通常不理想。而最佳的手术时机在伤后 2~3 周。推迟手术会使手术更加困难,可能降低预后效果。损伤 2~3 周后,关节囊通常能充分愈合,此时可用关节镜辅助交叉韧带重建,同时修补或扩大外侧结构。

三、高能量创伤性膝关节脱位

高能量创伤性膝关节脱位和多器官损伤且不能实施亚急性期重建手术的患者,待病情稳定后,可以一次性处理所有损伤,也许效果更好。据文献报道,累及多韧带的膝关节损伤即使推迟重建手术,也可产生良好效果,这也和我个人经验一致。

这些高能量创伤性膝关节损伤患者通常有严重软组织损伤,因此,对这类患者实施多韧带重建通常需要同种异体组织移植。同种异体移植组织能防止移植部位的病理变化继续发展,这通常取决于损伤的严重程度,同时没有充足的自体移植组织来重建所有的损伤结构。我们不在这里广泛讨论同种异体移植,通常可以得到多种移植组织。医生对特定手术技术的爱好和熟悉程度决定了所选择的特定的同种异体移植组织。用于韧带重建的各种移植组织有各自的优点和缺点 [6,30,68,83,84,139,145,173,178,183,216]。一些移植组织完全是软组织,而其他一些含有骨和软骨。最终选择何种移植组织,目的是移植组织能够提供坚强固定,从而使术后尽快恢复。骨移植可得到理想愈合,但是现在软组织移植固定新技术的发展,使其强度与联合移植组织强度不相上下。

对于高能量多韧带膝关节损伤,我喜欢用Achilles 肌腱同种异体移植进行后交叉韧带重建,因为它横断面积大、强度高,在应用胫骨嵌入后交叉韧带重建技术时,此韧带能够加固远端骨塞。这样能够避免骨–髌骨/肌腱–骨移植组织长度不相符和股骨隧道妥协固定的问题,我认为跨胫骨通道 Achilles 肌腱同种异体移植也完全适用于关节镜辅助后交叉韧带重建。对于前交叉韧带重建,我也喜欢用同种异体组织移植,因为移植组织可防止这些严重膝关节损伤患者的局部组织再次损伤。我经常选择骨–髌骨/肌腱–骨同种异体移植,然而在患者允许的情况下,也可使

用自体移植组织进行重建,如半腱肌、股薄肌及胫骨肌等的肌腱。若膝关节内侧损伤经保守治疗不能愈合,且仍有需要手术才能修复的韧带松弛,通常修复内侧副韧带,并上提后内侧关节囊。但如果由于软组织损伤严重而需要扩大软组织,用半腱肌肌腱自体/异体移植进行内侧副韧带重建是一个较好的选择。而当处理外侧副韧带和后外侧角时可有多种选择。我通常会试着修复尽可能多的外侧结构,通常能够顺利找到腘斜韧带。因此,我通常不用同种异体移植进行静态后外侧角重建,但是外侧损伤也可能很严重,需要重建来恢复膝关节稳定性。我最喜欢用 Achilles 同种异体移植来重建外侧副韧带,但也可选择股二头肌或半腱肌肌腱。另外,也曾有人用骨–肌腱/骨–髌腱自体或同种异体移植;这是需要用螺钉在股骨或腓骨近端固定移植组织。所以,膝关节多韧带损伤重建有多种方法可供选择。对各种技术的熟悉程度在一定程度上影响着最终治疗方法的选择。

处理膝关节脱位时,我喜欢尽可能一次手术处理所有损伤。然而,必须清楚此方法的潜在并发症[31,47,68,139]。如果患者有血管损伤或需要修复血管损伤,最好在处理膝关节时或处理之后立即请血管外科医生会诊,以防止再次出现肢体缺血。在重建的过程中,不必请血管外科医生去手术室,但要保证一旦出现问题,能够随叫随到。使用关节镜辅助重建需要在关节囊上做多个切口,液体通过切口外溢时必须细心监测,因为这种手术方法可能导致小腿骨筋膜室综合征。如果对这种液体灌洗不放心,手术医生可采用切开手术。现在还没有关于重建手术中止血带使用方法的权威性文献。我通常使用止血带,但是尽量减少止血带使用时间,在处理过程中常使其松弛 20~30 分钟,以防止出现问题。止血带每次充气后持续时间不应该超过 2 小时,应该尽可能降低充气压力。在膝关节多韧带损伤重建过程中使用止血带大有裨益,可减少并发症。任何能够缩短手术时间或使手术更简易的方法都应该采用。

膝关节多韧带损伤重建的总原则是:确认和处理所有损伤;精确放置管道和移植组织插入位置;使用合适的移植材料;早期牢固固定,以促进术后早期康复;避免医源性损伤。在使用关节镜处理过程中,要观察所有的软骨和半月板损伤,按需要进行修复或去除。全面评价关节内状况后,再通过关节镜除去撕裂的前后交叉韧带。进行前交叉韧带重建时,如果需要确认韧带沿股骨外侧髁内侧壁超出正常界限的位置,

可以划痕进行标记。部分去除后交叉韧带沿股骨髁内侧壁的附着部位，以使轮廓完整。然后将后交叉韧带导钻直接置于其前外侧束的中点。这样可以精确穿股骨内侧髁钻制后交叉韧带通道，并保证在通道前部与关节软骨边缘之间有 2~3mm 的骨质。常见的错误是股骨通道太靠后而远离关节边缘，应该尽量避免[142]。重建前交叉韧带时，股骨通道需要尽可能靠后，但也要在解剖插入点上。可用许多不同的技术钻入股骨通道导针，例如，通过使用跨顶导针在后沟内钻制穿胫骨的通道；关节镜下用后部跨顶导针穿股骨内侧部的通道；或用双切口技术，单独放置股骨通道。每种技术都有它的优缺点，但最终的目的是将股骨通道放置在正常的解剖位置。方法的选择取决于医生的习惯和爱好。

现在没有一致认可哪种后交叉韧带重建方法最好。大多数医生采用两种不同的技术沿胫骨固定移植材料。一种是关节镜下穿胫骨重建法；另一种叫胫骨嵌入法，此法需要在关节后部切口来固定移植材料[34,38]。两种方法都有赞成者和反对者。试验研究显示胫骨嵌入技术能改善后部稳定性，然而两种方法的临床结果相似[4,18,175]。

如果实施穿胫骨后交叉韧带重建，必须保证前后交叉韧带胫骨通道之间的骨桥至少有 1cm 宽。一些人建议在关节内侧做一 1~2cm 的关节外切口，通过此切口可以解剖后关节囊，也可插入手指以保护神经血管结构。还可用手指触摸钻头和胫骨通道的位置。然后，通过荧光向导，并在后内侧安全切口辅助下，后交叉韧带胫骨通道导针和钻穿过胫骨。

穿胫骨后交叉韧带重建时，避免这些问题的一种方法是：应用切开胫骨内置技术。无论是单纯后交叉韧带撕裂，还是多韧带损伤，我都喜欢用这种方法。同时重建前后交叉韧带时，这种方法可避免双胫骨通道技术遇到的麻烦，可以直视下沿胫骨后部将后交叉韧带解剖性嵌入，同时避免穿胫骨后交叉韧带重建时遇到的锐利拐角。移植物的锐利拐角是由胫骨通道的倾斜造成的，通道在关节内沿胫骨后部走行时就产生这种倾斜。因此，后交叉韧带移植物沿胫骨通道上升到达前面的股骨通道时就会出现锐利拐角。这样，胫骨通道的前缘可能导致移植物断裂，或延迟出现的退行性松弛。这种锐利拐角导致的一些并发症可通过调整沿胫骨后部走行的通道开口处骨插头的方向而使其最小化[113,137,138]。如果后交叉韧带穿胫骨移植重建只用软组织移植，而不用骨插头，那么就无法避免通道锐利拐角导致的问题。

需要后交叉韧带胫骨内置重建的膝关节多韧带损伤，在做后部切口之前，首先在关节镜辅助下准备前后交叉韧带股骨通道和前交叉韧带胫骨通道。我更喜欢在俯卧位下做后交叉韧带内置术，但其他一些人还提出了一种改良侧卧位。如果术者熟悉这种技术，可以节省时间，但不要为了追求速度，而盲目放置后交叉韧带骨插头。使患者由仰卧位转为俯卧位也需要松弛止血带 15~20 分钟，而在这期间血液又重新回到下肢，患者保持这种俯卧体位直至完成股骨和胫骨通道。关于后交叉韧带内置重建术，最初使用的是由 Berg 等人提出的关节后部曲棍球球柄状切口，用神经血管器械将腓肠肌内侧部牵向外侧以暴露胫骨后部和后交叉韧带附着点[16,106,191]。这种入路能够提供良好的保护，并能直视胫骨后部。整个手术过程中，神经血管受到腓肠肌和牵引器的保护。如果需要进一步暴露，可放松腓肠肌内侧部，从股骨后侧进行修复，但我未这样做过。用骨凿沿胫骨后部原后交叉韧带附着部位制作一长方形凹槽，将 Achilles 移植骨插头置于凹槽中，并确保骨插头完全置入凹槽内（图 55-15）。用 6.5mm 的部分螺纹的螺钉和垫圈将其固定，通常再在骨插头远端用骨钉加强固定。并在手术过程中照相确定骨插头的位置（图 55-16）。移植的软组织成分通过关节囊后切口进入，从股骨内侧髁上的股骨通道穿出，然后拉紧并固定。放松止血带后，所有的出血应该能够用电刀轻易控制，也要为后部血管损伤做好准备。然后关闭皮下组织和皮肤，把患者转回仰卧位进行手术的其他部分，这时止血带将会再次松弛至少 20 分钟。

在仰卧位下，将关节镜放回关节腔内。确认后交叉韧带移植物已经置入股骨通道内，然后在关节镜控制下，将前交叉韧带准确穿过通道。我的经验是，屈膝 90° 位下，先将后交叉韧带 Achilles 移植物固定到股骨通道中，然后在胫骨近端后部向前推，人为制造胫骨前部正常的前突。拉紧后交叉韧带 Achilles 移植物，再用生物吸收性螺钉固定。然后，使膝关节全方位被动运动，进行后部抽屉试验，观察后交叉韧带移植物固定是否牢固，以及屈膝时胫骨前突是否适度。若重建满意，将膝关节伸直，先将骨-髌骨/肌腱-骨前交叉韧带移植物固定到股骨通道，然后拉紧并用钢或生物吸收性螺钉固定到胫骨通道。再次全方位运动膝关节，以检验前后交叉韧带的稳定性。然后在关节镜下拍打移植物来评价其稳定性。前后交叉韧带重建完成后，

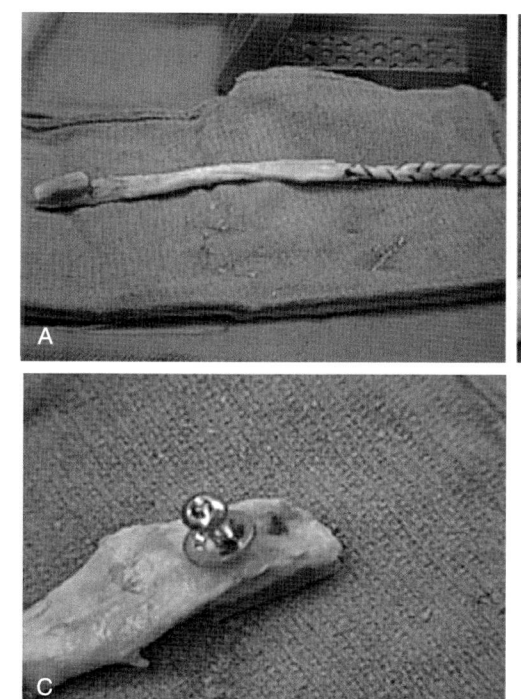
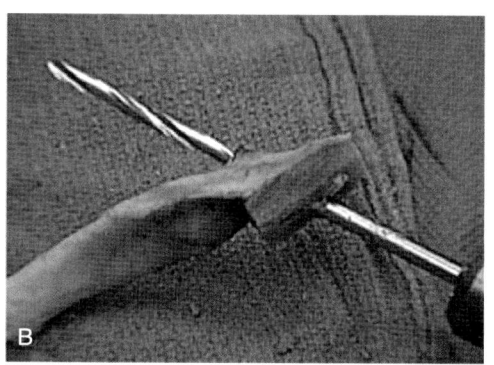
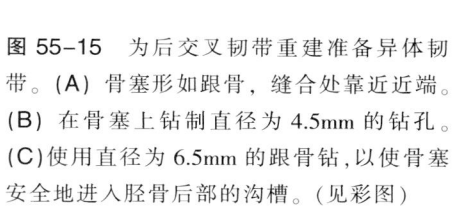

图 55-15　为后交叉韧带重建准备异体韧带。(A) 骨塞形如跟骨,缝合处靠近近端。(B) 在骨塞上钻制直径为 4.5mm 的钻孔。(C) 使用直径为 6.5mm 的跟骨钻,以使骨塞安全地进入胫骨后部的沟槽。(见彩图)

可实施内外侧副韧带及其他结构修补手术。

　　可在股骨外上髁和腓骨近端之间沿膝关节做曲棍球球柄状切口实施外侧重建。先分离腓神经并加以保护,防止医源性损伤。严重膝关节后外侧损伤后处于慢性期的患者,其腓神经常包裹在瘢痕组织中。将其从瘢痕组织中分离可能会减轻疼痛和改善功能。如果术前考虑腓神经已经破坏,并在分离时发现断端,可考虑初级修复或神经移植。如果术前不知严重腓神经损伤,应该标记断端以易于将来实施修复或重建手

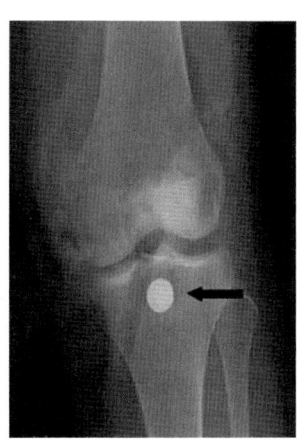

图 55-16　为确保骨塞位于胫骨后部的相应位置,异体重建后交叉韧带手术中在螺钉和垫片固定后所拍摄的 X 线片。

术。如果髂胫束完整,则应顺其纤维方向做纵向切口,以暴露膝关节外侧结构。然后,从腓骨近端向股骨外上髁进行分离,辨认完整的和需要修补的结构。如果在伤后 2~3 周实施手术,通常能够修复损伤的外侧结构,若处于慢性期,很可能需要组织移植重建或修补来恢复关节稳定性。外侧副韧带可用多种方法进行重建,包括各种同种异体移植和自体移植。可以跨腓骨上端置入小的骨插头和螺钉进行固定,尽管可能由于沿腓骨近端的管中缺少骨质而导致固定不理想。另外,这种固定方式可能损伤股二头肌腱,且沿腓骨干向下钻孔时,需要将外侧副韧带附着于原位。关于这种基于腓骨近端的固定方式的另一个问题是,此方法需要将外侧副韧带拉紧固定到股骨外侧,而这可能需要在股骨外侧髁再次钻孔。而这种操作可能产生应力,或撞击先前重建的前交叉韧带。我的经验是使用 Achilles 同种异体移植组织,将小骨块轻轻置入沿股骨外上髁的纵行凹槽。然后将骨插头用骨钉固定到外上髁,将腘韧带置回原位。可将一根非吸收缝线穿过腘肌系到骨钉的一根腿上来加强固定。在腓骨近端远侧钻一前后方向 7~8mm 的通道来保护股二头肌附着点,将 Achilles 移植组织分成两支:一支从前向后穿过腓骨,另一支沿相反方向穿过。检查膝关节运动情况后,将两支移植组织拉紧,用非吸收缝线捆绑到一块,

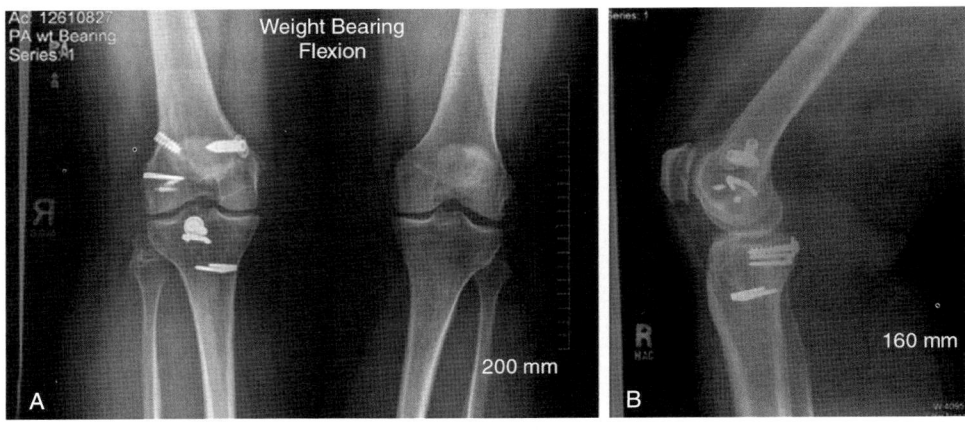

图 55-17 　(A,B)膝关节前后交叉韧带撕裂和外侧副韧带重建后金属内植物的正侧位片。

从而完成修补。然后,内旋小腿,屈膝 30°位放置膝关节,此时腘肌是拉紧的,如果需要可修补或重建腘纤维韧带,上提后外侧关节囊,用缝线修复受胫骨或股骨卡压的关节囊。如果自体外侧副韧带部分完整,可将其缝合进行重建加固。我喜欢用这种可靠的方法对膝关节后外侧复合不稳定进行重建(图 55-17)。同时提到了其他的移植材料和技术,但最终的治疗方法应该根据术者的爱好和经验而定。

通常最后处理关节内侧损伤。如果患者需要后交叉韧带重建,可将股骨通道入路切口向远端扩展,以便直视关节内侧结构。如果不需后交叉韧带重建,可取跨内上髁和关节的轻微弯曲的纵行膝关节切口入路。需注意的是,该切口与前方任何切口之间至少有 7~10mm 的皮肤桥,以防止皮肤坏死。远端前内侧切口是用于钻取前交叉韧带胫骨通道的,在特殊情况下也可将此切口向近端和内侧扩展。如果内侧副韧带近端或远端损伤,通常可以将其修复用缝针固定到近侧的股骨内上髁,或者是远侧的胫骨近端。如果内侧副韧带的两附着点均未损伤,可用非吸收缝线修复或拉紧其中部。也可上提内侧关节囊和后斜韧带(POL)并拉紧,以防止再次发生后内侧旋转不稳。在罕见单纯内侧损伤或慢性期内,内侧副韧带和其他组织不足以修复或上提,此时可自体移植或同种异体移植半腱肌肌腱来重建内侧副韧带。此时可根据术者的倾向,用骨钉、锥形韧带垫固定,甚至是将螺钉置于骨通道内进行固定。切记不要将内侧副韧带拉得过紧,或将其置于与其长度不相符的位置,这样很容易导致关节屈曲困难和关节纤维化。

最近流行多束前后交叉韧带重建,但这个令人感兴趣的课题超出了本章的讨论范围。对于两束后交叉韧带和两束或三束前交叉韧带重建术,最近文献未支持或显示其具有更佳的关节稳定性或功能[2,18,25,27,68,136,174,216]。现在判断这种多束交叉韧带重建术是否适合于单纯膝关节韧带损伤为时尚早[19,20]。描述此方法对膝关节脱位多韧带重建的优点则更加困难。现在,应该将后交叉韧带前外侧束或前交叉韧带前内侧束移植物单独固定视为金标准。随着新的多束重建技术的改进,如果研究显示此方法能够改善关节稳定性和功能,可能受到欢迎。

现在结果显示多束韧带重建的效果较理想,但是由于很少有医生实施这种重建手术,所以现在很难进行对比研究[47,53,54,68,71,98,174,190]。另外,通常高能量膝关节损伤患者的病情各不相同,所以不能两两比较。

四、术后恢复

膝关节多韧带重建后恢复过程中病情持续好转。文献中提到很多建议,但大部分建议观点不同,所以很难进行比较。现在还没有回顾性随机对照试验,大部分康复方案来自医生的个人经验和对自己患者的治疗过程。所以很难总结出普遍适用的方案,现在也没有哪一种方案可以当做金标准。

如前文所述,一些人认为早期活动和应用持续被动运动机有利于恢复,尽管这样可能部分牺牲关节稳定性,但可帮助关节获得更大的活动范围。尽管很多医生不赞成这种方案,但还没有权威性研究肯定或拒绝此方法。通常的做法是术后立即于伸膝位制动膝关节,然后随时间逐渐小幅度增加关节被动活动。屈膝 90°还不能完全防止牵拉重建的后交叉韧带。据 Fannelli 及其同事报道，按这种限制运动的方案进行恢复，极少部分人丧失关节运动功能或关节纤维化，此时需要再次处理[54]。无论选择哪种方案，都可能由于延迟活动而导致关节僵硬，或由于活动过度牵拉重建或修复的韧带而导致关节松弛，所以必须平衡两者之间的关系。

类似于文献中的报道，根据个人经验，我将膝关节多韧带重建后的恢复分为几个阶段。第一阶段，伸膝位将关节用长腿支架固定 1 周，然后第一次术后复查。术后 1 周除去敷料和缝线，此时可拄拐负重行走。将支架松解到 30°~40° 以利于早期被动运动，并可防止髌股关节内形成瘢痕组织。术后第 2~3 周，如果患者能够忍受康复方案，可将支架从 0° 调整到 70°，并增加拄拐负重。后交叉韧带或后外侧结构修复的患者术后 4~6 周屈膝不应超过 90°。对于只有前交叉韧带/内侧副韧带损伤的患者，可适当加快运动方案的安排，对屈膝角度也没有限制。所有进行侧副韧带重建或修补的患者，术后用铰链膝关节支架固定至少 6 周，以防止内外翻应力对韧带造成损伤。逐渐增加负重，术后第 3~6 周时患者应该能够不拄拐行走。然后，患者继续全方位活动，希望术后 6~12 周时能够恢复完全屈膝和伸膝功能。如果病情持续恢复，此时可开始应用静止自行车和闭合链活动机。术后 4~6 个月，患者可通过特殊器械锻炼肌肉力量和灵敏度，以重获下肢股四头肌和肌腱的力量。术后 6~9 个月大部分患者可以进行运动和其他活动，但小部分患者需要一年或更长时间来达到关节完全恢复。

由于文献中未记录功能性支架的优点，所以通常不用其固定单纯前/后交叉韧带重建的患者[19,20]。文献对多韧带重建的描述更模糊，但是当患者侧副韧带损伤和修复时，考虑应用功能性膝关节支架有一定的合理性。这些支架是否能够完全保护交叉韧带免受旋转应力和损伤还是个未知数，但是功能性支架能够保护关节免受内外翻应力的损伤，从而保护修复的侧副韧带。治疗方式的选择需要患者和医生共同决定。无论患者是否穿戴功能性支架，都必须告知患者，膝关节多韧带重建后容易反复受伤，即使功能性支架也不一定能够完全使关节避免损伤。下肢的力量和总体状况比应用功能性支架更重要。如果需要支架，应该量身定做一套重量较轻的碳纤维或钢支架。这应该能够改善患者的依从性，但是在康复过程中，随着肌肉体积的增大，需要调整支架。

第七节　半月板损伤

纤维软骨性质的半月板对保持膝关节正常功能极为重要。当半月板断裂时，膝关节运动机制就会发生异常。随后导致膝关节逐渐退化和关节软骨的缺损。早期人们认为半月板对关节功能不重要，通常经关节切开术将其完全摘除。现在才知道半月板在关节内有许多重要功能。这些功能包括：负重、缓冲震动、润滑关节，及稳定关节等作用。半月板也可反馈膝关节的本体感觉[223]。所以，现在普遍认为应该尽可能保护半月板，但是当半月板撕裂时，只能摘除一部分。在美国，关节镜下半月板摘除术是一种最常见的骨科手术技术，但是现在工作和研究已经进展到如何用关节镜保存修复半月板了。影响半月板成功修复的主要因素是半月板血管较少，愈合潜能较差。研究显示，内侧半月板只有外周 23% 的面积有血供，而外侧半月板的血供面积不到 25%。因此，如果血供部位外侧受到撕裂，则修复后的半月板的愈合能力将大大降低。现在的研究正致力于如何调整半月板血供部位的愈合能力，现在这项研究正处于初始阶段[60,73,75,177]。

一、半月板的功能

伸膝时，50% 的负重将通过半月板向下传递，而屈膝时，此比例将高达 90%[29]。摘除半月板内侧 1/3 后，膝关节的接触应力将增加 65%。因此，关节软骨的缺损将导致骨关节炎，哪怕只切除损伤半月板的一小部分。另外，半月板有一种逐渐退化的倾向。现在还不知道原因，但是正是由于这种退行性变化才导致半月板极易撕裂。对于半月板退行性撕裂，大部分患者无特殊病史。创伤性撕裂则不同，此时患者能够描述受伤的时间和机制。可以是单纯半月板撕裂，也可合并其他损伤，如膝关节脱位或韧带损伤。退行性撕裂同样发生于老年人，通常不能自行修复愈合。年轻患者的创伤性撕裂可以修复，但手术前应该考虑许多因素。大部分半月板撕裂患者有膝关节机械症状和疼痛。如果撕裂的半月板活动度较大，通常患者描述有关节交锁，但是退行性撕裂的患者通常只有屈膝和旋转活动时才出现疼痛。然而许多半月板撕裂的患者只有疼痛而没有机械症状，这种情况也常发生于退行性撕裂者。

二、诊断

半月板损伤的急性诊断需要全面回顾病史和体格检查。然而，没有哪一项检查能够确诊半月板撕裂[188]。

行半月板挤压试验时，半月板撕裂患者通常会轻抚关节间隙并有疼痛感。对膝关节同时施加轴向压力和旋转应力时，通常能引出疼痛和机械症状。McMurray 试验，是膝关节从过屈位回到伸直位的过程中，使胫骨内旋和外旋。在此过程中，常出现关节右侧疼痛或者机械症状，例如交锁声、咔哒声或撞击声。另一种挤压试验是 Apley 试验，患者俯卧，屈膝 90°，内外旋小腿，同时纵向挤压。如果有半月板撕裂，此试验常能引出症状，但是一定要保证不出现髋部或脊柱疼痛。另一个试验是，使患者蹲下并走"鸭步"，此试验可能引出半月板病理症状。进行体格检查时，必须同时检查膝关节韧带损伤和稳定性，但是对于退行性半月板撕裂患者不常用，除非是已知有前交叉韧带慢性损伤。然而，急性膝关节韧带损伤患者同时伴半月板撕裂的概率达 50%甚至更高。偶尔患者会出现间歇性关节交锁。此症状提示半月板撕裂并错位，具体情况取决于撕裂的位置和形态，常需要修补。检查韧带过程中发现关节不稳可能会改变半月板撕裂的治疗，因为它是影响半月板修复和愈合的重要影响因素。

某些情况下可能出现类似于半月板撕裂的膝关节症状，此时要注意鉴别。很可能是由于软骨或骨软骨骨折块造成的关节软骨病理征。髌股病理征也类似于半月板损伤，仔细检查髌股关节常能发现[43]。滑膜性疾病，例如色素绒毛结节性滑膜炎；或者结晶性关节病，例如痛风或假性痛风可类似于半月板病理征，所以一定要拍膝关节平片。伸膝和屈膝负重位片、侧位片、髌股位片都应该拍，以排除退行性关节疾病，并可观察关节对线情况，排除前文所述的其他关节异常[210]。如果病史明确，体格检查症状与半月板撕裂相符，则不必做 MRI 协助诊断。尽管 MRI 有助于诊断其他损伤，且诊断半月板撕裂的精确度达 91%~95%[158]。若患者有可用非手术治疗的韧带损伤或膝关节其他损伤，此时做 MRI 大有益处。如果 MRI 发现半月板撕裂伤，可能需要关节镜下切除或修复撕裂的半月板，尽管此时关节其他损伤可保守治疗[200,205]。如果 MRI 显示半月板可被修复，孤立性韧带损伤的治疗方案可能会改变，如前交叉韧带。此时，很可能需要重建前交叉韧带来保护修复的半月板。如果患者不希望重建韧带，此时也不应该修复半月板，因为此时修复失败的概率很

高。MRI 可以明确显示关节内病理状况，有助于医生和患者选择治疗方案，以及预先评价手术效果。

与 MRI 相比，传统的关节成像方法价值很小。可在各种选择的情况下进行磁共振关节成像，但大部分医生认为没必要，除非是在半月板修复或部分切除术后评价再撕裂的可能性[109]。MRI 的优点是：无创，对患者无放射性，并且灵敏度和特异度都很高[78]。

三、半月板撕裂的治疗

无机械症状的退行性半月板撕裂通常采用非手术治疗。通过非甾体类抗炎药通常能很好地控制病情，例如关节内注射药物，通过理疗改善关节运动和肌力。并不是所有的有症状性半月板撕裂患者都需要手术治疗，因为很多人在受伤后 4~6 周会自行恢复。如果经保守治疗后仍然有症状，或者在日常活动时仍然有疼痛，则应该考虑手术修复（图 55-18）。

是否手术修复半月板撕裂取决于多种因素。撕裂部位与半月板血供的关系以及撕裂的形态，是决定实施关节镜半月板部分切除术还是修补术的两个最主要因素。半月板撕裂有多种形态，最常见的是纵行撕裂，常见于前交叉韧带损伤后，也可见于年轻人未累及交叉韧带的孤立性膝关节损伤。如果撕裂部位位于外周 1/3 或中 1/3，则可修复，据文献报道，如果重建同时受损的前/后交叉韧带则效果更佳[110,150,200]（图 55-19）。很可能需要关节镜部分切除的撕裂形态有放射状撕裂或"鸟嘴状"撕裂，这种撕裂形态起始于血供较少的半月板游离缘。横行撕裂血供也较差，此时很可能需要部分切除[164]。复杂性半月板撕裂可能有多个损伤平面，这时最好也用关节镜半月板部分切除术（图 55-20）[151]。

描述半月板撕裂部位和修复可能性的常见方法是，从前向后将半月板平均分成前、中、后三部分。也可从外周向中间将半月板分成外周、中部、内部三部分，内部包括游离缘。半月板的血液供应从外周到内部逐渐减少（图 55-21）[223]。关节镜探查发现的长度大于 1cm 的半月板纵行撕裂应该尽可能复位并修复。位于半月板关节囊交界处的撕裂伤，半月板侧和关节囊侧的血供都很好，此处愈合潜力最好，称为红-红撕裂。红-白撕裂伤的血供来自半月板后侧边，但是中部大部分是有血供的。因为外侧的血管可以发出纤维管长入，所以这些撕裂伤仍然可以修复。累及中 1/3 和内 1/3 的撕裂伤称为白-白撕裂，因为此处血供极少。修补后愈合率较低。半月板严重缺损的患者组织退化和关节软骨缺损发生较早[44,45,96,97,144,230]。因此，严重半月板

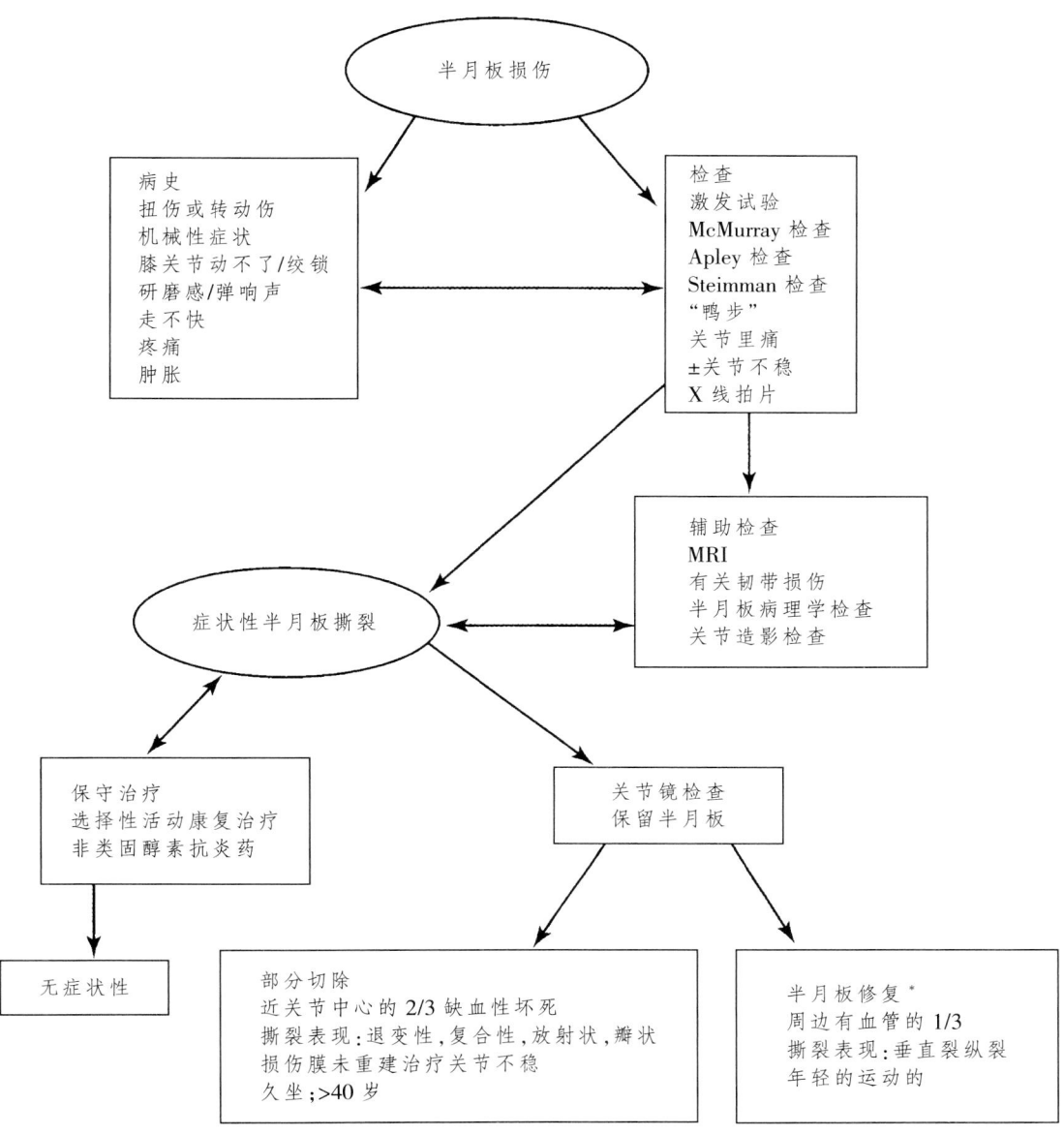

图 55-18　半月板损伤的治疗方法。

* 有经验的关节镜医师

白-白撕裂的年轻患者仍然考虑进行修补，尤其是需重建韧带的患者，这可能需要纤维凝块、骨髓等刺激物，或其他生长因子来促进愈合[32,60,75]。年轻患者发生较大的延伸到半月板关节囊交界处的放射状撕裂伤口也要考虑修复。如果不处理这类损伤，就相当于半月板完全切除[92]。对于特殊患者，即使是半月板外侧放射状撕裂也要考虑修补，因为此处的愈合能力比内侧好[208]。

修复后影响愈合的其他因素。一项研究显示，伤后 19 周内进行的修复愈合更好，但是这不意味着慢性撕裂伤不能够修复[199]。同时也要考虑患者的年龄。

因为老年患者半月板愈合能力较差。对于骨骼未发育成熟的患者，需等骨骼成熟后再将前交叉韧带重建在宽阔的生长板上，也应该同时修复半月板。

半月板修复技术有多种。在过去，金标准是后内侧或后外侧切口缝合修补，这样缝线可以系在关节囊上。试验研究显示，穿半月板上下面的垂直缝线提供的牵拉力最强。但是，还不清楚此方法的愈合率，近来关节镜技术使用的是多种内置物和缝合器械都得到进一步发展[15,55,69,95,204]。每一种方法都有其弊益，但是如果正确使用关节镜技术，其优点更明显。这种技术不需附加切口，与切开手术相比其所需时间更短，伸直

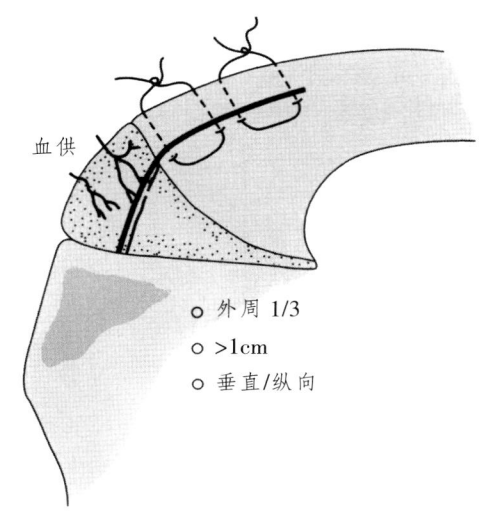

图 55-19　理想损伤类型和部位的半月板修复。

血供

○ 外周 1/3
○ >1cm
○ 垂直/纵向

可以将缝合器械置于关节后部,如果正确使用,则神经血管损伤的风险更小。但是,即使使用关节镜技术,也要遵循半月板修补的基本原则。必须去除不能修复的损毁半月板组织,除修补技术之外,也要处理半月板撕裂面产生的磨损和刺激滑膜的后关节囊以及血管再生等问题。将来随着纤维蛋白凝块、生长因子甚至基因技术的应用,半月板愈合率将会增加,但是现在这些技术还处于试验阶段。

除了半月板修复带来的并发症,患者也要清楚延长术后恢复期及相关的疾病。要将各种并发症告知患者,包括:神经血管损伤、切口感染、半月板修补材料放置不当导致的损伤及关节纤维化的可能[13,17,28,63,69,100,168]。关节镜部分半月板切除术并发症少,恢复快,与半月板修复相比此方法能较早进行活动[167,180]。这不应该成为医生或患者手术指征良好而不做半月板修补术的

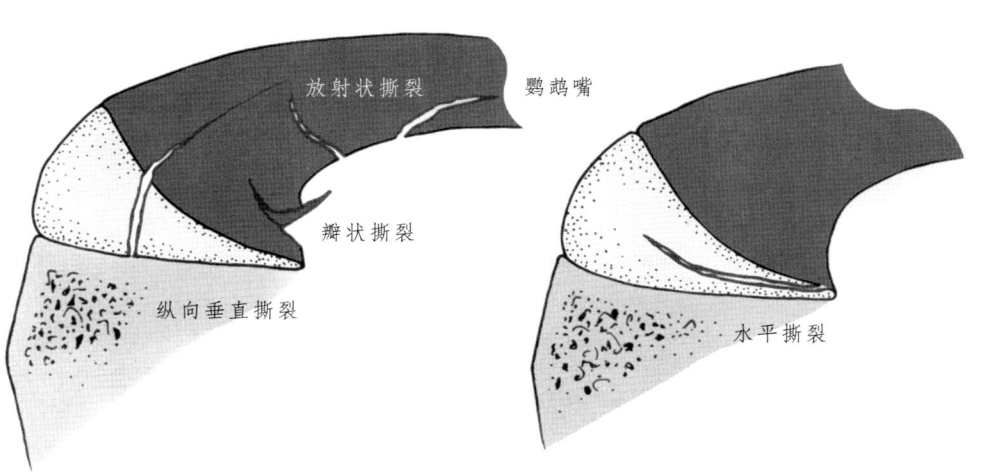

放射状撕裂　　鹦鹉嘴

瓣状撕裂

纵向垂直撕裂

水平撕裂

图 55-20　半月板撕裂的类型。

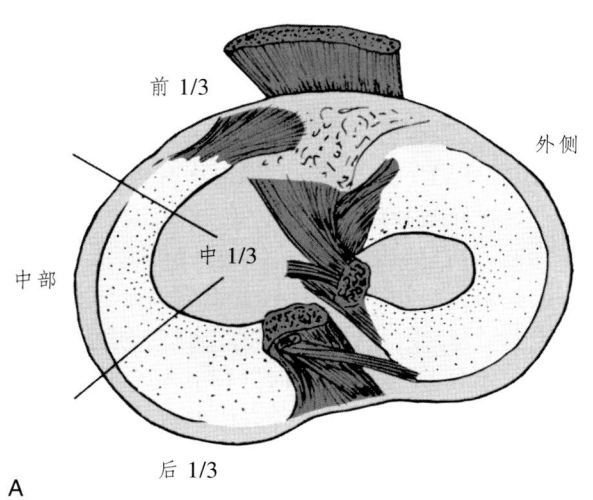

前 1/3

外侧

中部

中 1/3

后 1/3

A

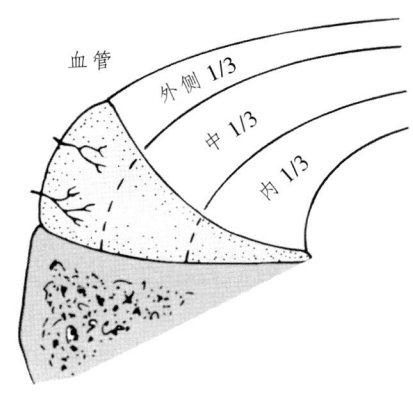

血管

外侧 1/3

中 1/3

内 1/3

B

图 55-21　(A)在前后方向上按在半月板内所处的位置对半月板撕裂进行定位。(B)根据辐射方向的径长定位半月板撕裂。

理由,因为如果半月板得到修补愈合,其功能将会得到改善。

关于半月板修补术后恢复的文献显示,与多韧带重建面临的问题类似,该技术也面临着相同的问题。现在还没有哪种方案能够提高半月板的愈合率。因为每个医生的方案都不相同,所以两两比较得不出理想结论[94,130]。大部分医生认为,单纯半月板修补术后应该避免膝关节过屈和负重,但这种思想并不普遍适用。如果半月板修补的同时也进行韧带重建,那么恢复计划应该遵循韧带重建恢复计划。即使单纯半月板修补术,患者也不应该在术后4~6周内进行运动。半月板切除术后2周患者就可以进行各种活动,而与半月板切除术相比,这种手术的恢复期更长。如同其他疾病的恢复方案,需要做更多的工作来阐明半月板愈合的最佳方案。如果术后患者不能约束自己的活动,或者不能承受由于修复失败将来再次手术的风险,就不应该做这种手术。手术前要与患者沟通,使其了解并同意术后康复计划。否则术后会引起医患问题[167]。

总之,关节镜部分半月内切除术可去除症状,使患者在相对短的时间内重获活动能力。然而,从长远来看,半月板切除可能对膝关节功能有害,可能加速退行性。因此,采用新技术修补半月板,提高愈合率应该成为医生选择手术患者的目标。

(冯洪永 郭乾臣 李世民 译 李世民 冯世庆 校)

参考文献

1. Abou-Sayed, H.; Berger, D.L. Blunt lower-extremity trauma and popliteal artery injuries: Revisiting the case for selective arteriography. Arch Surg 137:585–589, 2002.
2. Adachi, N.; Ochi, M.; Uchio, Y.; et al Reconstruction of the anterior cruciate ligament. Single- versus double-bundle multistranded hamstring tendons. J Bone Joint Surg [Br] 86:415–520, 2004.
3. Aglietti, P.; Zaccherotti, G.; DeBiase, P. Combined knee ligament injuries. In Tria, A.J., ed. Ligaments of the Knee. New York, Churchill Livingstone, 1995, pp. 207–259.
4. Ahn, J.H.; Yang, H.S.; Jeong, W.K.; et al. Arthroscopic transtibial posterior cruciate ligament reconstruction with preservation of posterior cruciate ligament fibers: Clinical results of minimum 2-year follow-up. Am J Sports Med 34:294–204, 2006.
5. Alberty, R.E.; Goodfried, G.; Boyden, A.M. Popliteal artery injury with fractural dislocation of the knee. Am J Surg 142:36–40, 1981.
6. Almekinders, L.C.; Dedmond, B.T. Outcomes of the operatively treated knee dislocation. Clin Sports Med 19:503–518, 2000.
7. Almekinders L.C.; Logan, T.C.; Results following treatment of traumatic dislocations of the knee joint. Clin Orthop Relat Res 284:203–207, 1992.
8. Anderson, D.R.; Weiss, J.A.; Takai, S.; et al. Healing of the medial collateral ligament following a triad injury: A biomechanical and histologic study of the knee in rabbits. J Orthop Res 10:485–495, 1992.
9. Applebaum, R; Yellin, A.E.; Weaver, F.A.; et al. Role of routine arteriography in blunt lower-extremity trauma. Am J Surg 160:221–225, 1990.
10. Arnoczky, S.P.; Warren, R.F. Microvasculature of the human meniscus. Am J Sports Med 10:90–95, 1982.
11. Ashworth, E.M.; Dalsing, M.C.; Glover, J.L.; et al. Lower extremity vascular trauma: A comprehensive, aggressive approach. J Trauma 18:329, 1988.
12. Azar, F.M. Evaluation and treatment of chronic medial collateral ligament injuries of the knee. Sports Med Arthrosc Rev 14:24–90, 2006.
13. Bach, B.R. Jr.; Dennis, M.; Balin, J.; et al. Arthroscopic meniscal repair: Analysis of treatment failures. J Knee Surg 18:478–284, 2005.
14. Bahk, M.S.; Cosgarea, A.J. Physical examination and imaging of the lateral collateral ligament and posterolateral corner of the knee. Sports Med Arthrosc Rev 14:12–19, 2006.
15. Barber, F.A.; Coons, D.A.; Ruiz-Suarez, M. Meniscal repair with the RapidLoc meniscal repair device. Arthroscopy 22:962–966, 2006.
16. Becker, R.; Wirz, D.; Wolf, C.; et al. Measurement of meniscofemoral contact pressure after repair of bucket-handle tears with biodegradable implants. Arch Orthop Trauma Surg 125:454–460, 2005.
17. Berg, E.E. Posterior cruciate ligament tibial inlay reconstruction. Arthroscopy 11:69–75, 1995.
18. Bergfeld, J.A.; Graham, S.M.; Parker, R.D.; et al. A biomechanical comparison of posterior cruciate ligament reconstructions using single- and double-bundle tibial inlay techniques. Am J Sports Med 33:976–981, 2005.
19. Beynnon, B.D.; Johnson, R.J.; Abate, J.A.; et al. Treatment of anterior cruciate ligament injuries, part I. Am J Sports Med 33:1579–1602, 2005.
20. Beynnon, B.D.; Johnson, R.J.; Abate, J.A.; et al. Treatment of anterior cruciate ligament injuries, part 2. Am J Sports Med. 33:1751–1767, 2005.
21. Bicos, J.; Arciero, R.A. Novel approach for reconstruction of the posterolateral corner using a free tendon graft technique. Sports Med Arthrosc Rev 14: 18–36, 2006.
22. Borden, P.S.; Johnson, D.L. Initial assessment of the acute and chronic multiple-ligament injured knee. Sports Med Arthrosc Rev 9:178–184, 2001.
23. Brautigan, B.; Johnson, D.L. The epidemiology of knee dislocations. Clin Sports Med 19:387–397, 2000.
24. Bunt, T.J.; Malone, J.M.; Moody, M. et al. Frequency of vascular injury with blunt trauma-induced extremity injury. Am J Surg 160:226–228, 1990.

25. Chan, Y.S.; Yang, S.C.; Chang, C.H.; et al. Arthroscopic reconstruction of the posterior cruciate ligament with use of a quadruple hamstring tendon graft with 3- to 5-year follow-up. Arthroscopy 22:762–770, 2006.

26. Chen, F.S.; Rokito, A.S.; Pitman, M.I. Acute and chronic posterolateral rotatory instability of the knee. J Am Acad Orthop Surg 8:97–110, 2000.

27. Chhabra, A.; Kline, A.J.; Harner, C.D. Single-bundle versus double-bundle posterior cruciate ligament reconstruction: Scientific rationale and surgical technique. Instr Course Lect 55:497–507, 2006.

28. Chong, K.C.; Chan, B.K.; Chang, H.C. A simple method of meniscus repair using the arthroscopic outside-in technique. Arthroscopy 22:794e1–e5, 2006.

29. Cole, B.J.; Carter, T.R.; Rodeo, S.A. Allograft meniscal transplantation: Background, techniques, and results. J Bone Joint Surg [Am] 84:1236–1250, 2002.

30. Cole, B.J.; Harner, C.D. The multiligament injured knee. Clin Sports Med 18:241–262, 1999.

31. Colosimo, A.J.; Carroll, P.F.; Heidt, R.S. Jr.; et al. Simultaneous ACL and PCL reconstruction. J Knee Surg 16:191–196, 2003.

32. Cooper, D.E.; Arnoczky, S.P.; Warren, R.F. Meniscal repair. Clin Sports Med 10:529–548, 1991.

33. Cooper, D.E.; Speer, K.P.; Wickiewicz, T.L.; et al. Complete knee dislocation without posterior cruciate ligament disruption: A report of four cases and review of the literature. Clin Orthop Relat Res 284:228–233, 1992.

34. Cooper, D.E.; Stewart, D. Posterior cruciate ligament reconstruction using single-bundle patella tendon graft with tibial inlay fixation: 2- to 10-year follow-up. Am J Sports Med 32:346–360, 2004.

35. Dart, C.H. Jr.; Braitman, H.E. Popliteal artery injury following fracture or dislocation at the knee. Arch Surg 112:969–973, 1977.

36. Dedmond, B.T.; Almekinders, L.C. Operative versus nonoperative treatment of knee dislocations: A meta-analysis. Am J Knee Surg 14:33–38, 2001.

37. Dennis, J.W.; Jagger, C; Butcher, J.L.; et al. Reassessing the role of arteriograms in the management of posterior knee dislocations. J Trauma 35:692–695, 1993.

38. Dennis, M.G.; Fox, J.A.; Alford, J.W.; et al. Posterior cruciate ligament reconstruction: Current trends. J Knee Surg 17:133–139, 2004.

39. Donaldson, W.F.; Warren, R.F.; Wickiewicz, T. A comparison of acute anterior cruciate ligament examinations. Am J Sports Med 10:100–102, 1992.

40. Drogset, J.O.; Grontvedt, T.; Robak, O.R.; et al. A sixteen-year follow-up of three operative techniques for the treatment of acute ruptures of the anterior cruciate ligament. J Bone Joint Surg [Am] 88: 944–952, 2006.

41. Eastlack, R.K.; Schenck, R.C. Jr.; Guarducci, C. The dislocated knee: Classification, treatment, and outcome. US Army Med Dept J 11:2–9, 1997.

42. Edson, C.J. Conservative and postoperative rehabilitation of isolated and combined injuries of the medial collateral ligament. Sports Med Arthrosc Rev 14:105–110, 2006.

43. Englund, M.; Lohmander, L.S. Patellofemoral osteoarthritis coexistent with tibiofemoral osteoarthritis in a meniscectomy population. Ann Rheum Dis 64: 1721–1726, 2005.

44. Englund, M.; Lohmander, L.S. Risk factors for symptomatic knee osteoarthritis fifteen to twenty-two years after meniscectomy. Arthritis Rheum 50:2811–2819, 2004.

45. Fairbank, T.J. Knee joint changes after meniscectomy. J Bone Joint Surg [Br] 30:664–670, 1948.

46. Fanelli, G.C. PCL: Indications, techniques, results. Proceedings of the American Academy of Orthopaedic Surgeons 66(th) Annual Meeting, Anaheim, CA, Feb. 4–9, 1999.

47. Fanelli, G.C. Treatment of combined anterior cruciate ligament-posterior cruciate ligament-lateral side injuries of the knee. Clin Sports Med 19:493–502, 2000.

48. Fanelli, G.C.; Edson, D.G. Arthroscopically assisted combined anterior and posterior cruciate ligament reconstruction in the multiple ligament injured knee: 2- to 10-year follow-up. Arthroscopy 18:703–714, 2002.

49. Fanelli, G.C.; Feldman, D.D. Management of combined anterior cruciate ligament/posterior cruciate ligament/posterolateral complex injuries of the knee. Op Tech Sports Med 7:143–149, 1999.

50. Fanelli, G.C.; Gianotti, B.F.; Edson, C.J. Arthroscopically assisted combined posterior cruciate ligament/posterior lateral complex reconstruction. Arthroscopy 12:521–530, 1996.

51. Fanelli, G.C.; Gianotti, B.F.; Edson, C.J. Arthroscopy assisted combined anterior and posterior cruciate ligament reconstruction. Arthroscopy 12:5–14, 1996.

52. Fanelli, G.C.; Gianotti, B.F.; Edson, C.J. The posterior cruciate ligament arthroscopic evaluation and treatment. Arthroscopy 10:673–688, 1994.

53. Fanelli, G.C.; Harris, J.D. Surgical treatment of acute medial collateral ligament and posteromedial corner injuries of the knee. Sports Med Arthrosc Rev 14:78–83, 2006.

54. Fanelli, G.C.; Orcutt, D.R.; Edson, C.J. The multiple-ligament injured knee: Evaluation, treatment, and results. Arthroscopy 21:471–486, 2005.

55. Farng, E.; Sherman, O. Meniscal repair devices: A clinical and biomechanical literature review. Arthroscopy 20:273–286, 2004.

56. Fetto, J.F.; Marchall, J.L. Medial collateral ligament injuries of the knee. Clin Orthop Relat Res 132:206–218, 1978.

57. Fischer, S.P.; Fox, J.M.; Del Pizzo, W.; et al. Accuracy of diagnosis from magnetic resonance imaging of the knee. J Bone Joint Surg [Am] 73:2–10, 1991.

58. Fontbote, C.A.; Sell, T.C.; Laudner, K.G.; et al. Neuromuscular and biomechanical adaptations of

patients with isolated deficiency of the posterior cruciate ligament. Am J Sports Med 33:982–989, 2005.

59. Frassica, F.J.; Sim, F.H.; Staeheli, J.W.; et al. Dislocation of the knee. Clin Orthop Relat Res 263:200–205, 1991.

60. Freedman, K.B.; Nho, S.J.; Cole, B.J. Marrow stimulating technique to augment meniscus repair. Arthroscopy 19:794–798, 2003.

61. Gable, D.R.; Allen, J.W.; Richardson, J.D. Blunt popliteal artery injury: Is physical examination alone enough for evaluation? J Trauma 43:541–544, 1997.

62. Giannotti, B.F.; Rudy, T.; Graziano, J. The nonsurgical management of isolated medial collateral ligament injuries of the knee. Sports Med Arthrosc Rev 14:74–77, 2006.

63. Gliatis, J.; Kouzelis, A.; Panagopoulos, A.; et al. Chondral injury due to migration of a Mitek RapidLoc meniscal repair implant after successful meniscal repair: A case report. Knee Surg Sport Traumatol Arthrosc 13:280–282, 2005.

64. Good, L.; Johnson, R.J. The dislocated knee. J Am Acad Orthop Surg 3:284–292, 1995.

65. Green, N.E.; Allen, B.L. Vascular injuries associated with dislocation of the knee. J Bone Joint Surg [Am] 59:236–239, 1977.

66. Grood, E.S., Stowers, S.F., Noyes, F.R. Limits of movement in the human knee: Effect of sectioning the posterior cruciate ligament and posterolateral structures. J Bone Joint Surg [Am] 70:88–97, 1988.

67. Harner, C.D.; Irrgang, J.J.; Paul, J.; et al. Loss of motion after anterior cruciate ligament reconstruction. Am J Sports Med 20:449–506, 1992.

68. Harner, C.D.; Waltrip, R.L.; Bennett, C.H.; et al. Surgical management of knee dislocations. J Bone Joint Surg [Am] 86:262–273, 2004.

69. Harris, B.; Miller, M.D. Biomedical devices in meniscal repair. Sports Med Arthrosc Rev 14:120–128, 2006.

70. Hefti, F.L.; Kress, A.; Fasel, J.; et al. Healing of transected anterior cruciate ligament in the rabbit. J Bone Joint Surg [Am] 73:373–383, 1991.

71. Helgeson, M.D.; Lehman, R.A. Jr.; Murphy, K.P. Initial evaluation of the acute and chronic multiple ligament injured knee. J Knee Surg 18:213–219, 2005.

72. Herrington, L.; Fowler, E. A systematic literature review to investigate if we identify those patients who can cope with anterior cruciate ligament deficiency. Knee 13:260–265, 2006.

73. Hidaka C.; Ibarra, C.; Hannafin, J.A.; et al. Formation of vascularized meniscal tissue by combining gene therapy with engineering. Tissue Eng 8:93–105, 2002.

74. Hill, J.A.; Rana, J.A. Complications of posterolateral dislocation of the knee: Case report and literature review. Clin Orthop Relat Res 154:212–215, 1981.

75. Hoben, G.M.; Athanasiou, K.A. Meniscal repair with fibrocartilage engineering. Sports Med Arthrosc Rev 14:129–137, 2006.

76. Hollis, J.D.; Daley B.J. 10-year review of knee dislocations: Is arteriography always necessary? J Trauma Injury Infect Crit Care 59:672–675; discussion 675–676, 2005.

77. Hoover, N. Injuries of the popliteal artery associated with dislocation of the knee. Surg Clin North Am 41:1099–1112, 1961.

78. Huang, G.S.; Yu, J.S.; Munshi, M.; et al. Avulsion fracture of the head of the fibula (the "arcuate" sign): MR imaging findings predictive of injuries to the posterolateral ligaments and posterior cruciate ligament. Am J Roentgenol 180:381–387, 2003.

79. Hughston, J.C.; Andrews, J.R.; Cross, M.J.; et al. Classification of knee ligament instabilities. Part I: The medial compartment and cruciate ligaments. J Bone Joint Surg [Am] 58:159–172, 1976.

80. Hughston, J.C.; Bowden, J.A.; Andrews, J.R.; et al. Acute tears of the posterior cruciate ligament: Results of operative treatment. J Bone Joint Surg [Am] 62:438–450, 1980.

81. Hughston, J.C.; Norwood, L.A.; The posterolateral drawer test and external rotational recurvatum test for posterolateral rotatory instability of the knee. Clin Orthop Relat Res 147:82–87, 1980.

82. Indelicato, P.A.; Nonoperative treatment of complete tears of medial collateral ligament of the knee. J Bone Joint Surg [Am] 65:323–329, 1983.

83. Jackson, D.W.; Corsetti, J.; Simon, T.M.; Biologic incorporation of allograft anterior cruciate ligament replacements. Clin Orthop Relat Res 324:126–133, 1996.

84. Jackson, D.W.; Grood, E.S.; Goldstein, J.D.; et al: A comparison of patellar tendon autograft and allograft used for anterior cruciate ligament reconstruction in the goat model. Am J Sports Med 21:176–185, 1993.

85. Jacobson, K.E. Technical pitfall of collateral ligament surgery. Clin Sports Med 18:847–882, 1999.

86. Jacobson, K.E.; Chi, F.S. Evaluation and treatment of medial collateral ligament and medial-sided injuries of the knee. Sports Med Arthrosc Rev 14:58–66, 2006.

87. Jones, R.E.; Smith, E.C.; Bone, G.E. Vascular and orthopedic complications of knee dislocation. Surg Gynecol Obstet 149:554–558, 1979.

88. Jonsson, T.; Althoff, B.; Peterson, L.; et al. Clinical diagnosis of ruptures of the anterior cruciate ligament: A comparative study of the Lachman test and the anterior drawer sign. Am J Sports Med 10:100–102, 1982.

89. Kaeding, C.C.; Pedroza, A.D.; Parker, R.D.; et al. Intra-articular findings in the reconstructed multiligament-injured knee. Arthroscopy 21:424–430, 2005.

90. Kendall, R.W.; Taylor, D.C.; Salvain, A.J.; et al. The role of arteriography in assessing vascular injuries associated with dislocations of the knee. J Trauma 35:875, 1993.

91. Kennedy, J.C. Complete dislocation of the knee joint. J Bone Joint Surg [Am] 45:889–904, 1963.

92. Kim, Y.-M.; Rhee, K.-J.; Lee, J.-K.; et al. Arthroscopic pullout repair of a complete radial tear of the tibial attachment site of the medial meniscus posterior horn. Arthroscopy 22:795.e1–e4, 2006.

93. Klineberg, E.O.; Crites, B.M.; Flinn, W.R.; et al. The role of arteriography in assessing popliteal artery injury in knee dislocations. J Trauma Injury Infect Crit Care 56:786–790, 2004.

94. Kocabey, Y.; Nyland, J.; Isbell, W.M.; et al. Patient outcomes following T-Fix meniscal repair and a modifiable, progressive rehabilitation program, a retrospective study. Arch Orthop Trauma Surg 124:592–596, 2004.

95. Kotsovolos, E.S.; Hantes, M.E.; Mastrokalos, D.S.; et al. Results of all-inside meniscal repair with the FasT-Fix meniscal repair system. Arthroscopy 22:1–9, 2006.

96. Krause, M.S.; Pope, M.H. Mechanical changes in the knee after meniscectomy. J Bone Joint Surg [Am] 58:599–604, 1976.

97. Kuraishi, J.; Akizuki, S.; Takizawa, T.; et al. Arthroscopic lateral meniscectomy in knees with lateral compartment osteoarthritis: A case series study. Arthroscopy 22:878–883, 2006.

98. Kurtz, C.A.; Sekiya, J.K. Treatment of acute and chronic anterior cruciate ligament-posterior cruciate ligament-lateral side knee injuries. J Knee Surg 18:228–239, 2005.

99. Kurzweil, P.R.; Kelley, S.T. Physical examination and imaging of the medial collateral ligament and posteromedial corner of the knee. Sports Med Arthrosc Rev 14:67–73, 2006.

100. Lee, G.P.; Diduch, D.R. Deteriorating outcomes after meniscal repair using the Meniscus Arrow in knees undergoing concurrent anterior cruciate ligament reconstruction: Increased failure rate with long-term follow-up. Am J Sports Med 33:1138–1141, 2005.

101. Lee, J.K.; Yao, L.; Phelps, C.T.; et al. Anterior cruciate ligament tears: MR imaging compared with arthroscopy and clinical tests. Radiology 166:861–864, 1988.

102. Lefrak, E.A. Knee dislocation: An illusive cause of critical arterial occlusion. Arch Surg 11:1021–1024, 1976.

103. Liow, R.Y.; McNicholas, M.J.; Keating, J.F. Ligament repair and reconstruction in traumatic dislocation of the knee. J Bone Joint Surg [Br] 85:845–851, 2003.

104. Logan, M.; Williams, A.; Lavelle, J.; et al. The effect of posterior cruciate ligament deficiency on knee kinematics. Am J Sports Med 32:1915–1922, 2004.

105. Lonner, J.H.; Dupuy, D.E.; Siliski, J.M. Comparison of magnetic resonance imaging with operative findings in acute traumatic dislocations of the adult knee. J Orthop Trauma 14:183–186, 2000.

106. Losee, R.E.; Johnson, T.R.; Southwick, W.O. Anterior subluxation of the lateral tibial plateau. A diagnostic test and operative repair. J Boint Joint Surg [Am] 60:1015–1030, 1978.

107. Lyon, R.M.; Akeson, W.H.; Amiel, D.; et al. Ultrastructural differences between the cells of the medial collateral and anterior crucial ligaments. Clin Orthop Relat Res 272:279–286, 1991.

108. Ma, C.B.; Kanamori, A.; Vogrin, T.M.; et al. Measurement of posterior tibial translation in the posterior cruciate ligament-reconstructed knee: Significance of the shift in the reference position. Am J Sports Med 31:843–848, 2003.

109. Magee, T.; Shapiro, M.; Rodriguez, J.; MR arthrography of postoperative knee: For which patients is it useful? Radiology 229:159–163, 2003.

110. Majewski, M.; Stoll, R.; Widmer, H.; et al. Midterm and long-term results after arthroscopic suture repair of isolated, longitudinal, vertical meniscal tears in stable knees. Am J Sports Med 34:1072–1076, 2006.

111. Malizos, K.N.; Xenakis, T.; Mavrodontidis, A.N.; et al. Knee dislocations and their management. Acta Orthop Scand 68(Suppl 275):80–83, 1997.

112. Malone, A.A.; Dowd, G.S.; Saifuddin, A. Injuries of the posterior cruciate ligament and posterolateral corner of the knee. Injury 37:485–501, 2006.

113. Markolf, K.; Davies, M.; Zoric, B.; et al. Effects of bone block position and orientation within the tibial tunnel for posterior cruciate ligament graft reconstructions: A cyclic loading study of bone–patellar tendon–bone allografts. Am J Sports Med 31:673–679, 2003.

114. Martinez, D.; Sweatman, K.; Thompson, E.C. Popliteal artery injury associated with knee dislocations. Am Surgeon 67:165–167, 2001.

115. Mavrodontidis, A.N.; Papadonikolakis, A.; Moebius, U.G.; et al. Posterior tibial subluxation and short-term arthritis resulting from failed posterior cruciate ligament reconstruction. Arthroscopy 19:543, 2003.

116. Maynard, M.J.; Warren, R.F. Surgical and reconstructive technique for knee dislocation. In: Jackson, D.W., ed. Techniques in Orthopaedic Surgery: Reconstructive Knee Surgery. New York, Raven Press, 1995, pp. 161–183.

117. Mazzocca, A.D.; Nissen, C.W.; Geary, M.; et al. Valgus medial collateral ligament rupture causes concomitant loading and damage of the anterior cruciate ligament. J Knee Surg 16:148–151, 2003.

118. McCauley, T.R.; Elfar, A.; Moore, A.; et al. MR arthrography of anterior cruciate ligament reconstruction grafts. Am J Roentgenol 181:1217–1223, 2003.

119. McCoy, G.F.; Hannon, D.G.; Barr, R.J.; et al. Vascular injury associated with low-velocity dislocations of the knee. J Bone Joint Surg [Br] 69:285–287, 1987.

120. McCutchan, J.D.S.; Gillhan, N.R. Injury to the popliteal artery associated with dislocation of the knee: Palpable distal pulses do not negate the requirement for arteriography. Injury 5:307–310, 1989.

121. McDaniel, W.J. Jr.; Dameron, T.B. Jr. Untreated anterior ruptures of the cruciate ligament: A follow-up study. J Bone Joint Surg [Am] 62:310–322, 1980.

122. Merchant, A.C.; Mercer, R.L.; Jocobsen, R.H.; et al: Roentgenographic analysis of patellofemoral congruence. J Bone Joint Surg [Am] 56:1391–1396, 1974.

123. Meyers, M.; Harvey, J.J.; Traumatic dislocation of the knee joint: A study of eighteen cases. J Bone Joint Surg [Am] 53:16–29, 1971.

124. Meyers, M.H.; Moore, T.M.; Harvey, J.P. Jr. Follow-up notes on articles previously published in The Journal: Traumatic dislocation of the knee joint. J Bone Joint Surg [Am] 57:430–433, 1975.

125. Meyers, M.H.; Moore, T.M.; Harvey, J.P. Jr. Traumatic dislocation of the knee joint. J Bone Joint Surg [Am] 57:430–433, 1975.

126. Mills, W.J.; Barei, D.P.; McNair, P. The value of the ankle-brachial index for diagnosing arterial injury after knee dislocation: A prospective study. J Trauma Injury Infect Crit Care 56:1261–1265, 2004.

127. Mills, W.J.; Tejwani, N. Heterotopic ossification after knee dislocation: The predictive value of the injury severity score. J Orthop Trauma 17:338–345, 2003.

128. Miranda, F.E.; Dennis, J.W.; Veldenz, H.C.; et al. Confirmation of the safety and accuracy of physical examination in the evaluation of knee dislocation for injury of the popliteal artery: A prospective study. J Trauma Injury Infect Crit Care 42:247–252, 2002.

129. Mohtadi, N.G.H.; Webster-Bogaert, S.; Fowler, P.J. Limitation of motion following anterior cruciate ligament reconstruction: A case-control study. Am J Sports Med 19:620–625, 1991.

130. Morrissey, M.C.; Milligan, P.; Goodwin, P.C. Evaluating treatment effectiveness: Benchmarks for rehabilitation after partial meniscectomy knee arthroscopy. Am J Phys Med Rehab 85:490–501, 2006.

131. Murphy, K.P.; Helgeson, M.D.; Lehman, R.A. Jr. Surgical treatment of acute lateral collateral ligament and posterolateral corner injuries. Sports Med Arthrosc Rev 14:13–27, 2006.

132. Muscat, J.O.; Rogers, W.; Cruz, A.B.; et al. Arterial injuries in orthopaedics: The posteromedial approach for vascular control about the knee. J Orthop Trauma 10:476–480, 1996.

133. Myles, J.W. Seven cases of traumatic dislocation of the knee. Proc Roy Soc Med 60:279–281, 1967.

134. Nakamura, N.; Horibe, S.; Toritsuka, Y.; et al. Acute grade III medial collateral ligament injury of the knee associated with anterior cruciate ligament tear: The usefulness of magnetic resonance imaging in determining a treatment regimen. Am J Sports Med 31:261–267, 2003.

135. Niall, D.M.; Nutton, R.W.; Keating, J.F. Palsy of the common peroneal nerve after traumatic dislocation of the knee. J Joint Surg Br 87:664–667, 2005.

136. Noyes, F.R.; Barber-Westin, S.D. Posterior cruciate ligament replacement with a two-strand quadriceps tendon–patellar bone autograft and a tibial inlay technique. J Bone Joint Surg [Am] 87:1241–1252, 2005.

137. Noyes, F.R.; Barber-Westin, S.D. Posterior cruciate ligament revision reconstruction, part 1: Causes of surgical failure in 52 consecutive operations. Am J Sports Med 33:646–654, 2005.

138. Noyes, F.R.; Barber-Westin, S.D. Posterior cruciate ligament revision reconstruction, part 2: Results of revision using a 2-strand quadriceps tendon-patellar bone autograft. Am J Sports Med 33:655–665, 2005.

139. Noyes, F.R.; Barber-Westin, S.D. Reconstruction of the anterior and posterior cruciate ligaments after knee dislocation: Use of early protected postoperative motion to decrease arthrofibrosis. Am J Sports Med 25:769–778, 1997.

140. Noyes, F.R.; Barber-Westin, S.D. Treatment of complex injuries involving the posterior cruciate and posterolateral ligaments of the knee. Am J Knee Surg 9:200–214, 1996.

141. Noyes, F.R.; Barber-Westin, S.D.; Albright, J.C. An analysis of the causes of failure in 57 consecutive posterolateral operative procedures. Am J Sports Med 34:1419–1430, 2006.

142. Oakes, D.A.; Markolf, K.L.; McWilliams, J.; et al. The effect of femoral tunnel position on graft forces during inlay posterior cruciate ligament reconstruction. Am J Sports Med 31:667–672, 2003.

143. O'Donnell, T.J.; Brewster, D.; Darley, R.; et al. Arterial injuries associated with fractures and/or dislocation of the knee. J Trauma 17:775–784, 1977.

144. Okazaki, K.; Miura, H.; Matsuda, S.; et al. Arthroscopic resection of the discoid lateral meniscus: Long-term follow-up for 16 years. Arthroscopy 22:967–971, 2006.

145. Olson, E.J.; Harner, C.D.; Fu, F.H.; et al. Clinical use of fresh, frozen soft tissue allografts. Orthopedics 15:1225–1232, 1992.

146. Ottolenghi, C. Vascular complications in injuries about the knee joint. Clin Orthop Relat Res 165:148–156, 1982.

147. Parolie, J.M.; Bergfeld, J.A. Long-term results of nonoperative treatment of isolated posterior cruciate ligament injuries in the athlete. Am J Sports Med 14:35–38, 1986.

148. Patel, R.R.; Hurwitz, D.E.; Bush-Joseph, C.A.; et al. Comparison of clinical and dynamic knee function in patients with anterior cruciate ligament deficiency. Am J Sports Med 31:18–74, 2003.

149. Patzakis, M.J.; Dorr, L.D.; Ivler, D.; et al. The early management of open joint injuries: A prospective study of one hundred and forty patients. J Bone Joint Surg [Am] 57:1065–1071, 1975.

150. Pearsall, A.W.4th; Hollis, J.M. The effect of posterior cruciate ligament injury and reconstruction on meniscal strain. Am J Sports Med 32:1675–1680, 2004.

151. Pena, E.; Calvo, B.; Martinez, M.A.; et al. Why lateral meniscectomy is more dangerous than medial meniscectomy: A finite element study. J Orthop Res 24:1001–1010, 2006.

152. Petermann, J.; von Garrel, T.; Gotzen, L.; Nonoperative treatment of acute medial collateral ligament lesions of the knee joint. Knee Surg Sports Traumatol Arthrosc 1:93–96, 1993.

153. Petrigliano, F.A.; McAllister, D.R. Isolated posterior cruciate ligament injuries of the knee. Sports Med Arthrosc Rev 14:206–212, 2006.

154. Phelan, D.T.; Cohen, A.B.; Fithian, D.C. Complications of anterior cruciate ligament reconstruction. Instr Course Lect 55:465–474, 2006.

155. Quinlan, A. Irreducible posterolateral dislocation of the knee with button-holing of the medial femoral condyle. J Bone Joint Surg [Am] 48:1619–1621, 1966.

156. Reckling, F.W.; Peltier, L.F. Acute knee dislocations and their complications. J Trauma 9:181–191, 1969.

157. Reddy, P.K.; Postraro, R.; Schenck, R.C. The role of magnetic resonance imaging in evaluation of the cruciate ligaments in knee dislocations. Orthopaedics 19:165–169, 1996.

158. Reicher, M.; Hartzman, S.; Duckwiler G. Meniscal injuries: Detection using MR imaging. Radiology 159:769–774, 1986.

159. Rich, N.M.; Hobson, R.W.; Wright, C.B. Repair of lower extremity venous trauma: A more aggressive approach required. J Trauma 14:639, 1974.

160. Richter, M.; Bosch, U.; Wippermann, B.; et al. Comparison of surgical repair or reconstruction of the cruciate ligaments versus nonsurgical treatment in patients with traumatic knee dislocations. Am J Sports Med 30:718–727, 2002.

161. Rihn, J.A.; Cha, P.S.; Groff, Y.J.; et al. The acutely dislocated knee: Evaluation and management. J Am Acad Orthop Surg 12:334–346, 2004.

162. Rios, A.; Villa, A.; Fahandezh, H.; et al. Results after treatment of traumatic knee dislocations: A report of 26 cases. J Trauma Injury Infect Crit Care 55:489–494, 2003.

163. Robins, A.J.; Newman, A.P.; Burks, R.T. Postoperative return of motion in anterior cruciate ligament and medial collateral ligament injuries. The effect of medial collateral ligament rupture location. Am J Sports Med 21:20–25, 1993.

164. Rodeo, S.A. Arthroscopic meniscal repair with use of the outside-in technique. Instr Course Lect 49:195–206, 2000.

165. Roman, P.D.; Hopson, C.N.; Zenni, E.J. Jr. Traumatic dislocation of the knee: A report of 30 cases and literature review. Orthop Rev 16:917–924, 1987.

166. Rosenberg, T.D.; Paulos, L.E.; Parker, R.D.; et al. The forty-five-degree posteroanterior flexion weight-bearing radiograph of the knee. J Bone Joint Surg [Am] 70:1479–1483, 1988.

167. Rosenberger, P.H.; Jokl P.; Cameron, A.; et al. Shared decision making, preoperative expectations, and postoperative reality: Differences in physician and patient predictions and ratings of knee surgery outcomes. Arthroscopy 21:562–569, 2005.

168. Sarimo, J.; Rantanen, J.; Tarvainen, T.; et al. Evaluation of the second-generation meniscus arrow in the fixation of bucket-handle tears in the vascular area of the meniscus: A prospective study of 20 patients with a mean follow-up of 26 months. Knee Surg Sports Traumatol Arthrosc 13:614–618, 2005.

169. Schenck, R.C. Injuries of the knee. In: Bucholz, R.W.; Heckman, J.D., eds: Rockwood and Green, Vol 2, ed 4. Philadelphia, Lippincott, Williams & Wilkins, 2001, pp 1843–1937.

170. Schenck, R.C. Knee dislocations. Instr Course Lect Amer Acad Orthop Surg 43:127–136, 1994.

171. Schenck, R.C. Management of PCL injuries in knee dislocations. Techn Sports Med Raven Press 1:143–147, 1993.

172. Schenck, R.C.; Decoster, T.; Wascher, D. MRI and knee dislocations. In: Diduch, D.R., ed. Sports Medicine Report, Vol 2. Atlanta, GA, American Health Consultants, 2000, pp. 89–96.

173. Schenck, R.C.; Hunter, R.; Ostrum, R.; et al. Knee dislocations. Instr Course Lect Amer Acad Orthop Surg 48:515–522, 1999.

174. Sekiya J.K.; Haemmerle, M.J.; Stabile, K.J.; et al. Biomechanical analysis of a combined double-bundle posterior cruciate ligament and posterolateral corner reconstruction. Am J Sports Med 33:360–369, 2005.

175. Seon, J.K.; Song, E.K. Reconstruction of isolated posterior cruciate ligament injuries: A clinical comparison of the transtibial and tibial inlay techniques. Arthroscopy 22:17–32, 2006.

176. Servant, C.T.; Ramos, J.P.; Thomas, N.P. The accuracy of magnetic resonance imaging in diagnosing chronic posterior cruciate ligament injury. Knee 11:265–270, 2004.

177. Sethi, P.M.; Cooper, A.; Jokl, P. Technical tips in orthopaedics: Meniscal repair with use of an in situ fibrin clot. Arthroscopy 19:E44, 2003.

178. Shapiro, M.S.; Freedman, E.L. Allograft reconstruction of the anterior and posterior cruciate ligaments after traumatic knee dislocation. Am J Sports Med 23:580–587, 1995.

179. Shelbourne, K.D.; David, T.J.; Patel, D.V. The natural history of acute isolated non-operatively treated posterior cruciate ligament injuries: A prospective study. Am J Sports Med 27:276–283, 1999.

180. Shelbourne, K.D.; Dersam, M.D. Comparison of partial meniscectomy versus meniscus repair for bucket-handle lateral meniscus tears in anterior cruciate ligament reconstructed knees. Arthroscopy 20:581–585, 2004.

181. Shelbourne, K.D.; Jennings, R.W.; Vahey, T.N. Magnetic resonance imaging of posterior cruciate ligament injuries: Assessment of healing. Am J Knee Surg 12:209–213, 1999.

182. Shelbourne, K.D.; Klootwyk, T.E. Low-velocity knee dislocation with sports injuries: Treatment principles. Clin Sports Med 19:443–456, 2000.

183. Shelbourne, K.D.; Porter, D.A.; Clingman, J.A.; et al. Low velocity knee dislocation. Orthop Rev 20:995–1004, 1991.

184. Shelbourne, K.D.; Wilckens, J.H.; Mollabashy, A.; et al. Arthrofibrosis in acute anterior cruciate ligament reconstruction: The effect of timing of reconstruction and rehabilitation. Am J Sports Med 19:332–336, 1991.

185. Shields, L.; Mital, M.; Cave, E. Complete dislocation of the knee experience at the Massachusetts General Hospital. J Trauma 9:192–215, 1969.

186. Sisto, D.J.; Warren, R.F. Complete knee dislocation: A follow-up study of operative treatment. Clin Orthop Relat Res 198:94–101, 1985.

187. Slocum, D.B.; Larson, R.L. Rotatory instability of the knee: Its pathogenesis and a clinical test to demonstrate its presence. J Bone Joint Surg [Am] 50:211–242, 1968.

188. Solomon, D.H.; Simel, D.L.; Bates, D.W.; et al. Does this patient have a torn meniscus or ligament of the knee? Value of the physical examination. JAMA 286:1610–1620, 2001.

189. Spindler, K.P.; Warren, T.A.; Callison, J.C. Jr.; et al. Clinical outcome at a minimum of five years after reconstruction of the anterior cruciate ligament. J Bone Joint Surg [Am] 87:1673–1679, 2005.

190. Stannard, J.P.; Brown, S.L.; Farris, R.C.; et al. The posterolateral corner of the knee: Repair versus reconstruction. Am J Sports Med 33:681–888, 2005.

191. Stannard, J.P.; Sheils, T.M.; Lopez-Ben, R.R.; et al. Vascular injuries in knee dislocations: The role of physical examination in determining the need for arteriography. J Bone Joint Surg [Am] 86:910–915, 2004.

192. Stannard, J.P.; Wilson, T.C.; Sheils, T.M.; et al: Heterotopic ossification with knee dislocation. Arthroscopy 18:835–839, 2002.

193. Stayner, L.R.; Coen, M.J. Historic perspectives of treatment algorithms in knee dislocations. Clin Sports Med 19:399–413, 2000.

194. Stein, D.A.; Brown, H.; Bartolozzi, A.R. Age and ACL reconstruction revisited. Orthopedics 29:533–536, 2006.

195. Stroud, C.C.; Reider, B. Medial and posteromedial ligament injuries of the knee. In: Garrett, W.E.; Speer, K.P.; Kirkendall, D.T., eds. Principles and Practice of Orthopaedic Sports Medicine. Baltimore, Lippincott, Williams & Wilkins, 2000, pp. 663–674.

196. Taft, T.W.; Almenkinders, L.C. The dislocated knee. In: Fu, F., ed. Knee Surgery. Baltimore, Williams and Wilkins, 1994, pp. 837–857.

197. Tambe, A.D.; Godsiff, S.P.; Mulay, S.; et al. Anterior cruciate ligament insufficiency: Does delay in index surgery affect outcome in recreational athletes. Intl Orthop 30:104–109, 2006.

198. Taylor, A.R.; Arden, G.P.; Rainey, H.A. Traumatic dislocation of the knee: A report of forty-three cases with special references to conservative treatment. J Bone Joint Surg [Br] 54:96–109, 1972.

199. Tenuta, J.J. Arciero, R.A. Arthroscopic evaluation of meniscal repairs: Factors that affect healing. Am J Sports Med 22:797–802, 1994.

200. Thoreux, P.; Rety, F.; Nourissat, G.; et al. Bucket-handle meniscal lesions: Magnetic resonance imaging criteria for reparability. Arthroscopy 22:954–961, 2006.

201. Tomaino, M.; Day, C.; Papageorgiou, C., et al. Peroneal nerve palsy following knee dislocation: Pathoanatomy and implications for treatment. Knee Surg Sports Traumatol Arthrosc 8:163–165, 2000.

202. Torg, J.S.; Conrad, W.; Kalen, V. Clinical diagnosis of anterior cruciate ligament instability in the athlete. Am J Sports Med 4:84–93, 1976.

203. Treiman, G.S.; Yellin, A.E.; Weaver, F.A.; et al. Evaluation of the patient with a knee dislocation: The case for selective arteriography. Arch Surg 127:1056–1063, 1992.

204. Tuckman, D.V.; Bravman, J.T., Lee, S.S.; et al. Outcomes of meniscal repair: Minimum of 2-year follow-up. Bull Hosp Joint Dis 63:100–104, 2006.

205. Twaddle, B.C.; Hunter, J.C.; Chapman, J.R.; et al. MRI in acute knee dislocation: A prospective study of clinical, MRI and surgical findings. J Bone Joint Surg [Br] 78:573–579, 1996.

206. Twaddle, B.C.; Bidwell, T.A.; Chapman, J.R. Knee dislocations: Where are the lesions? A prospective evaluation of surgical findings in 63 cases. J Orthop Trauma 17:398–202, 2003.

207. Urguden, M.; Bilbaar, H.; Ozenci, A.M.; et al. Irreducible posterolateral knee dislocation resulting from a low-energy trauma. Arthroscopy 20(Suppl 2):50–53, 2004.

208. Van Trommel, M.F.; Simonian, P.T.; Potter, H.G.; et al. Different regional healing rates with the outside-in technique for meniscal repair. Am J Sports Med 26:446–452, 1998.

209. Varnell, R.M.; Coldwell, D.M.; Sangeorzan, B.J.; et al. Arterial injury complicating knee disruption. Am Surg 55:688–704, 1989.

210. Veltri, D.M.; Warren, R.F. Anatomy, biomechanics, and physical findings in posterolateral knee instability. Clin Sports Med 13:599–614, 1994.

211. Walker, D.; Rogers, W.; Schenck, R.C. Immediate vascular and ligamentous repair in a closed knee dislocation: A case report. J Trauma 35:898–900, 1994.

212. Walker, D.N.; Hardison, R.; Schenck, R.C. A baker's dozen of knee dislocations. Am J Knee Surg 7:117–124, 1994.

213. Wand, J.S.; A physical sign denoting irreducibility of a dislocated knee. J Bone Joint Surg [Br] 71:862, 1989.

214. Warren, R.F.; Marshall, J.L.; Injuries of the anterior cruciate and medial collateral ligaments of the knee:

A long term follow-up of 86 cases, Part II. Clin Orthop Relat Res 136:197–211, 1978.

215. Wascher, D.C. High-velocity knee dislocation with vascular injury: Treatment principles. Clin Sports Med 19:457–477, 2000.

216. Wascher, D.C.; Becker, J.R.; Dexer, J.G.; et al. Reconstruction of the anterior and posterior cruciate ligaments after knee dislocation: Results using fresh-frozen nonirradiated allografts. Am J Sports Med 27:189–196, 1999.

217. Wascher, D.C.; DeCoster, T.; Schenck, R. The ten commandments of knee dislocations. Orthop Spec Ed 7:28–31, 2001.

218. Wascher, D.C.; Dvirnak, P.C.; Decoster, T.A. Knee dislocation: Initial assessment and implications for treatment. J Orthop Trauma 11:525–529, 1997.

219. Welling, R.E.; Kakkasseril, J.; Cranley, J.J. Complete dislocations of the knee with popliteal vascular injury. J Trauma 21:450–453, 1981.

220. Westrich, G.H.; Hannafin, J.A.; Potter, H.G. Isolated rupture and repair of the popliteus tendon. Arthroscopy 11:628–632, 1995.

221. Wilson, T.C.; Talwalkar, J.; Johnson, D.L. Lateral patella dislocation associated with an irreducible posterolateral knee dislocation: Literature review. Orthopedics 28:459–461, 2005.

222. Wind, W.M. Jr.; Bergfeld, J.A.; Parker, R.D. Evaluation and treatment of posterior cruciate ligament injuries: Revisited. Am J Sports Med 32:7765–1775, 2004.

223. Wojtys, E.M.; Chan, D.B. Meniscus structure and function. Instr Course Lect 54:323–330, 2005.

224. Wong, C.H.; Tan, J.L.; Chang, H.C.; et al. Knee dislocations: A retrospective study comparing operative versus closed immobilization treatment outcomes. Knee Surg Sports Traumatol Arthrosc 12:540–544, 2004.

225. Woo, S.L.Y.; Inoue, M.; McGurk-Burleson, E.; et al. Treatment of the medial collateral ligament injury: II. Structure and function of canine knees in response to differing treatment regimes. Am J Sports Med 15:22–29, 1987.

226. Wright, D.G.; Covey, D.C.; Born, C.T.; et al. Open dislocation of the knee. J Orthop Trauma 9:135–140, 1995.

227. Yeh, W.L.; Tu, Y.K.; Su, J.Y., et al: Knee dislocation: Treatment of high-velocity knee dislocation. J Trauma 46:693–701, 1999.

228. Yoshiya, S.; Kuroda, R.; Mizuno, K.; et al. Medial collateral ligament reconstruction using autogenous hamstring tendons: Technique and results in initial cases. Am J Sports Med 33:1380–1385, 2005.

229. Yu, J.S.; Goodwin, D.; Salonen, D. et al. Complete dislocation of the knee: Spectrum of associated soft tissue injuries depicted by MR imaging: Impression and plan. Am J Roentgenol 164:135–139, 1995.

230. Zielinska, B.; Donahue, T.L. 3D finite element model of meniscectomy: Changes in joint contact behavior. J Biomech Eng 128:115–123, 2006.

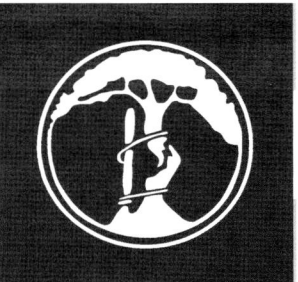

第 56 章

胫骨平台骨折

Peter Cole, M.D., Bruce Levy, M.D., J.Tracy Watson, M.D., Joseph Schatzker, M.D.

胫骨平台骨折包括关节面和胫骨干骺端骨折。这些骨折很常见，占 2000 年爱丁堡 50 多万骨折患者中的 1.2%，在 27 个易发生骨折的部位中排第 16 位——大致与跟骨和股骨干骨折的发生率相同。在高能量创伤多发年份，在年轻成年人群中胫骨平台骨折的发生率随着年龄的增加而增加，同时骨质疏松的老年人的发生率也很高。在安全带和安全气囊的普遍推广的地区，高速车祸罹难者的幸存率在不断增高。随着人口的老龄化，发生胫骨近端脆弱性骨折的数量也在增加。

由于胫骨平台位置特殊，所以容易受到高能量和低能量致伤机制损伤。胫骨平台必须能够承受较大的体重和压力及减速应力，同时周围软组织较少，两侧只有两条侧副韧带。此外，胫骨平台周围的韧带附着较少，从而使膝关节在单平面上有较大的运动幅度。这样，由于致伤机制的多样性，所以人们总结了多种治疗胫骨平台骨折的方法。

此外，关于胫骨平台骨折的诊断和治疗的知识已经得到了十足的发展。最近的重要，进展包括：认识到膝关节内和周围软组织的重要性、计算机断层成像和磁共振成像的普遍推广，单髁胫骨平台骨折锁定钢板固定的科学文献和研究成果引进，对分期治疗方案和延迟手术的出版资料的掌握，以及对关节镜辅助治疗技术的日益熟练。现在，有更多的骨移植替代物可供选择，同时人们对微创手术也日益重视。

如果要正确利用这些治疗胫骨平台骨折的最新手术策略，选择最佳的手术方案必须充分了解病史，尤其是与手术治疗相关的病史。我们将用治疗技术日益更新的眼光来看待这段历史，试图发现怎样才能使新的手术方法避免现在的各种并发症，同时避免过去反复出现的错误。

第一节　解剖

胫骨平台骨折是累及骨和软组织的复杂性损伤。因此，必须了解相关的骨骼和软组织的解剖结构。通过讲述外科解剖知识在临床治疗方面的应用来讨论相关软骨、韧带和骨的解剖。

一、骨骼解剖

胫骨平台涉及胫骨近端，包括干骺端、骨骺以及由透明软骨构成的关节面。根据 AO-OTA 分型系统，胫骨平台包括相当于膝关节线处胫骨近端宽度的干骺端[158]。胫骨平台可划分为内、外侧平台和髁间嵴。胫骨髁间嵴可进一步分为内外侧结节，是前后/交叉韧带和内/外侧半月板的附着处（图 56-1）。

腓骨头位于外侧胫骨平台的后外侧缘，在膝关节线下方与胫骨组成胫腓近端关节。腓骨头是膝关节后外侧角稳定装置的附着点，包括腓侧副韧带、腘纤维韧带和股二头肌腱。Gerdy 结节位于胫骨近端前外侧的上部，是髂胫束的附着点，也是胫骨平台手术前外侧入路的标志。胫骨粗隆是髌韧带的附着点，髌韧带扁平部的宽度大约是 3cm。

胫骨近端最重要的解剖特点是，内外侧髁的大小和形状不完全相同。胫骨内髁关节面轻微凹陷，长度和宽度都较内髁大，而胫骨内髁关节面轻微向上突起。了解内外侧髁在大小和形状上的区别有助于理解影像学标志和膝关节病理性变化。

此处的另一个解剖学特点是：胫骨内外侧髁的高

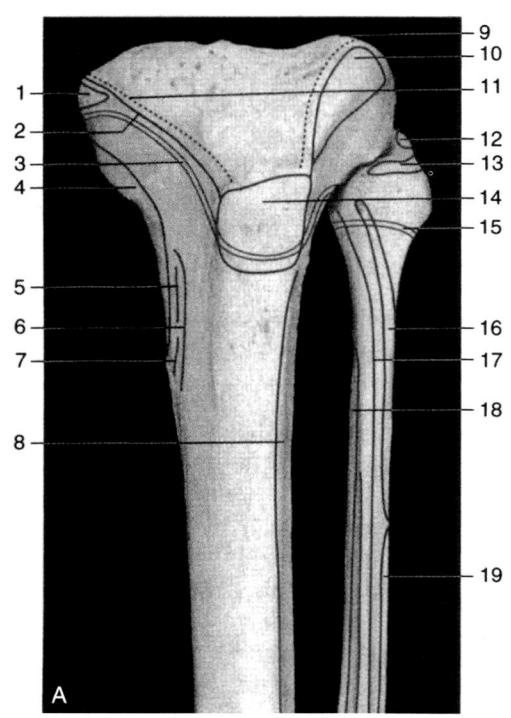

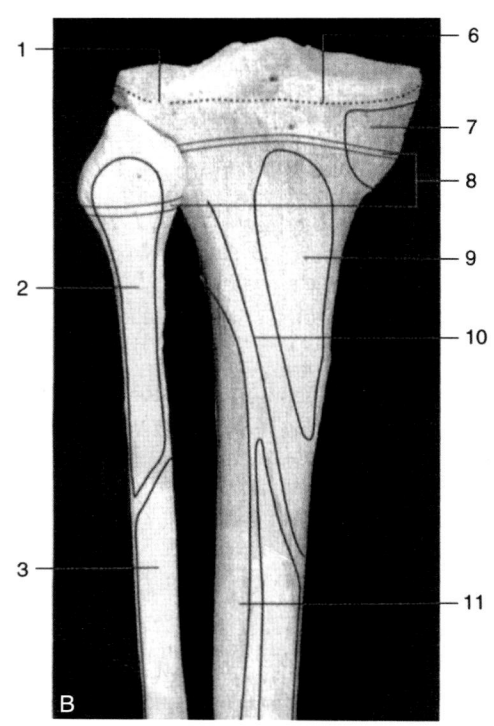

1,半膜肌;2,髌骨内侧支撑带;3,髌线(生长板);4,内侧副韧带;5,股薄肌;6,缝匠肌;7,半腱肌;8,胫骨前肌;9,关节囊附着点;10,髂胫束;11,关节囊附着点;12,外侧副韧带;13,股二头肌;14,髌韧带;15,髌线(生长板);16,腓骨长肌;17,趾长伸肌;18,胫骨后肌;19,腓骨短肌

1,腘肌腱的关节囊裂孔;2,比目鱼肌;3,屈蹈长肌;6,关节囊附着点;7,半膜肌;8,髌线(生长板);9,腘肌;10,胫骨后肌

图 56-1 胫骨近端的骨性解剖结构。前面观(A)和后面观(B)。(From Standring,S.,ed. Gray's Anatomy,39th ed. Philadelphia,Elsevier,2007,Figs. 114.1B and 114.2B,pp. 1490,1491.)

度不同。外侧胫骨平台大约比内侧平台高 2~3mm。胫骨近端呈轻微内翻 [胫骨近端内侧角=87°(85°~90°)]。(见第 63 章)对于胫骨近端骨折或对线不良,理解胫骨内外侧髁高度上的区别对正确恢复患者肢体对线和高度很重要。

股骨外上髁与胫骨平台外侧缘在同一纵轴线上,而内上髁与胫骨平台内侧缘在同一纵轴线上。虽然在修复某些胫骨平台骨折过程中很难重新恢复正常的髁间宽度,但是恢复股骨远端与胫骨近端关节面之间的正常压力非常重要。

胫骨近端后部斜面角度大约是 9°(胫骨近端后角平均为 81°,变化范围是 77°~84°)。如果试图评价胫骨平台病理性变化或复位精度时,胫骨近端后部斜面角度和其他解剖结构数据可参考健侧影像学检查结果。因此,健侧影像学检查结果对术前方案很重要。如果双侧都受到损伤,医生必须利用前面提到的正常参考值,试着使两侧肢体力线轴恢复正常并且对称。

二、软组织解剖

(一)软骨和半月板

内外侧平台都覆盖着透明关节软骨。外侧平台关节软骨(4mm)较内侧(3mm)稍厚。内外侧半月板的解剖结构也明显不同(图 56-2)。

这些结构的功能都对关节的正常活动极其重要。外侧半月板是半圆形的,只能覆盖外侧平台面积的 50%。由于胫骨外侧平台表面上凸,所以外侧半月板在稳定股骨外侧髁中发挥重要作用,半月板能够提供外侧平台本身不能提供的凹面。与此相反,胫骨内侧平台关节面本身的凹面有助于稳定股骨内侧髁。外侧半月板的外形更趋近于椭圆形,覆盖关节面的面积较外侧半月板小。由于内侧半月板的后 1/3 比前中 2/3 厚且大,所以它在增加半月板后部稳定性方面发挥着重要作用。半月板的保全程度对胫骨平台骨折患者的预

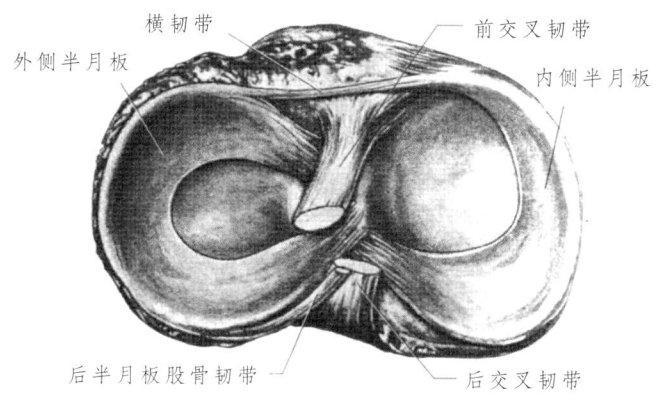

横韧带　　前交叉韧带

外侧半月板　　　　　　　　内侧半月板

后半月板股骨韧带　　后交叉韧带

图 56-2 左胫骨平台上面观，平台外侧较小（上凸），外侧平台较大（凹陷）。注意半月板的形状及半月板和交叉韧带在胫骨上的附着点。（From Standring,S.,ed. Gray's Anatomy,39th ed. Philadelphia,Elsevier,2007,Fig.113.15,p. 1476）

后影响很大。半月板不仅扮演着膝关节稳定器的作用，也能缓冲关节负重，弥补关节面微小的不规则。人们对胫骨平台骨折导致的半月板撕裂及其治疗方法的兴趣与日俱增，报道的相关数据也较多[10,68]。

（二）韧带

主要的 4 条韧带包括：前交叉韧带、后交叉韧带、

后内侧/后外侧韧带复合体，后者又包含各自的侧副韧带（图 56-3）。

前交叉韧带由两条纤维束组成。前内侧束在屈膝时被拉紧，后内侧束在伸膝时被拉紧。前交叉韧带在防止胫骨前移中发挥重要作用，经常在胫骨平台骨折中受累。它起始于股骨外侧髁的后内侧角，在胫骨结节水平附着于髁间嵴前部区域。后交叉韧带在防止胫骨过度后移中发挥重要作用，附着于关节面下方约 1.5cm 处的平台后部。它的附着点包含在胫骨平台上顶点上的面积约 2.5cm² 凹陷内。

后内侧角指的是内侧副韧带和腘斜韧带，它们是用来防止胫骨外翻和向后内侧移动的。内侧副韧带起始于股骨内侧髁，它的远端附着点宽约 7cm，附着于内侧关节线下的胫骨平台内侧缘。内侧副韧带常在单髁或双髁胫骨平台骨折中受累。它可细分为表层和深层两部分。深层纤维束通过半月板-股骨或半月板-胫骨韧带附着于内侧半月板，浅层向远端附着于平台（见第 55 章）。

后外侧角的解剖结构已经在第 55 章讲到。在治疗胫骨平台骨折中，后外侧角的关键成分显得非常重要，因为后外侧角常在平台骨折中受累。后外侧角结构包括：腘肌、腘纤维韧带、腓侧副韧带、股二头肌、髂胫束、腓肠肌外侧头和髌腓韧带。

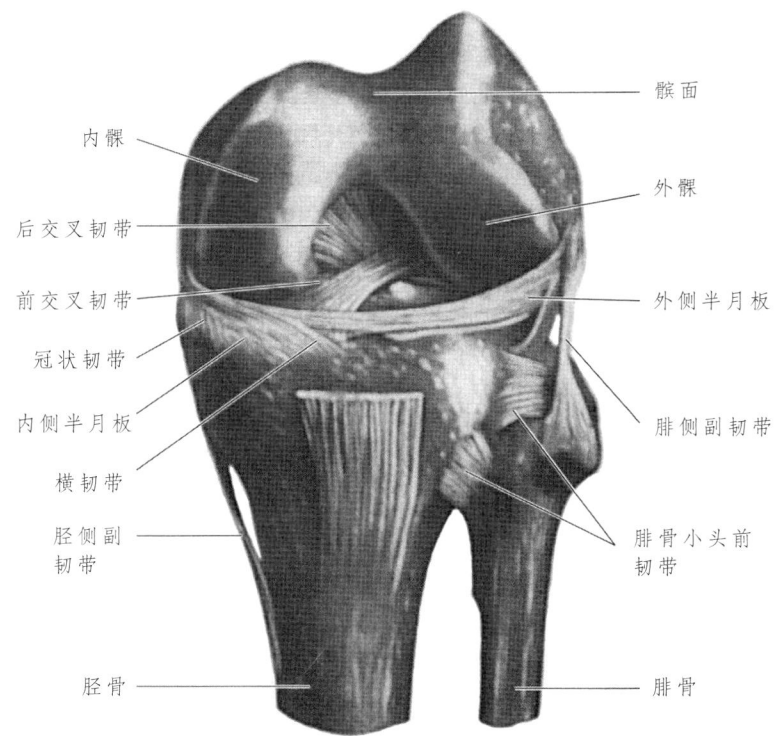

髌面　外髁　外侧半月板　腓侧副韧带　腓骨小头前韧带

内髁　后交叉韧带　前交叉韧带　冠状韧带　内侧半月板　横韧带　胫侧副韧带　胫骨　腓骨

图 56-3 屈膝位切除髌骨后膝关节前面观。注意韧带和半月板的外周附着点。（From Standring,S.,ed. Gray's Anatomy,39th ed. Philadelphia,Elsevier,2007,Fig. 113.20,p.1479）

(三)肌肉附着点

必须要了解关键肌肉在胫骨近端的附着点,因为这些肌肉稳定膝关节的作用仅次于上述韧带,另外,手术过程中可能需要松解这些肌肉。髂胫束属于胫骨前外侧结构,它附着于 Gerdy 结构。髌腱附着于前面的胫骨结节。鹅足结构(由股薄肌、半膜肌、半腱肌组成)附着在膝关节线下方约 5~7cm 处的胫骨前内侧。在后部,半膜肌的附着面积较大,分布在胫骨近端内侧面,腘肌起始于胫骨近端后内侧缘。

(四)膝关节运动学

健康膝关节的运动形式很复杂。不仅包括矢状面上的屈伸运动(通常运动幅度位 0~140°),但是也有股骨在胫骨上的轴向旋转和向后"滚动"。这些动作中的旋转成分常称为"螺旋回旋机制"。当膝关节背伸达到极限时,将胫骨外旋直至锁定在完全背伸状态。一些患者常有 5°~10° 的膝关节病理性反曲,提示韧带松弛导致关节过伸,这样会更容易受到特定的损伤。

"股骨后滚"这个概念对理解膝关节运动学很重要。膝关节比单纯的铰链式关节更为复杂。因为它的旋转轴不是一个点,而是处于髁上区域的许多变化的中心。屈膝时,股骨在胫骨上向后滚动,同时胫骨围绕股骨进行旋转。所以胫骨平台中后部压缩性骨折可能对骨折复位和恢复正常的膝关节运动影响很大。

第二节　损伤机制

胫骨平台的损伤常由于:①方向由外向内的(造成外翻畸形,典型的"保险杠"骨折)或由内向外侧的(造成内翻畸形)侧方暴力;②轴向暴力;③轴向与侧方暴力混合引起。在这种损伤机制中,每侧股骨髁都会有压缩或剪切应力作用在其下方的胫骨平台上,产生最常见的劈裂骨折、压缩骨折或两者皆有的劈裂压缩骨折。单纯的劈裂骨折在年轻人中更为常见,年轻人软骨下骨较坚硬,能抵御上方股骨髁的压缩应力,但未能抵御剪切应力,致使发生胫骨平台的劈裂骨折。随着年龄的增长,骨质密度逐渐下降,对压缩应力的抵抗力也在逐渐减小。50 岁以后,劈裂加压缩骨折更为常见。这些骨折可由于低能量的损伤引起,通常在简单的滑倒时发生[20,132]。

骨折的模式也可反映出暴力的方向及大小。Kennedy 和 Bailey[113]在尸体标本上应用内外翻或联合轴向应力,应力在 1600~8000 磅之间时,产生出许多常见的胫骨平台骨折类型。当外翻负荷在 2250~3750 英寸·磅时可产生许多关节面压缩和髁分离程度和数量均不同的骨折,这种暴力类似于在典型的保险杠骨折中见到的。外侧打击作用于腿部时产生一个外翻畸形,通过股骨外髁将负荷传导至胫骨外侧平台发生骨折。在高能量损伤中,暴力如此巨大以至于胫骨平台被爆裂成许多小的骨折块。在生物力学研究中,当轴向暴力超过 8000 磅时,可产生严重的粉碎骨折。这种机制见于典型的从高处坠落或交通事故伤中,此时轴向的暴力传递至伸直的膝关节。

暴力的大小不仅决定着骨折的粉碎程度,还决定着关节的移位程度。伴随着骨折可发生相关的软组织损伤,例如:与外侧胫骨平台骨折相关的内侧副韧带或前交叉韧带的损伤,内翻的应力产生内侧平台的损伤同时合并有外侧副韧带、后交叉韧带、腓总神经和血管的损伤。随着 MRI 的使用,对相关韧带损伤的认识也提高了[15,47,89]。同时,外科医生还必须区分劈裂骨折和由于膝关节脱位引起的撕脱骨折,后者是一不稳定的损伤[1,16,157]。

第三节　损伤的结果

胫骨平台骨折对膝关节的结构和功能构成了巨大的威胁。单独行膝关节石膏管型固定,假如超过了 2~3 周可能会导致不可接受的关节僵硬,理疗对它可能毫无作用[9,86,87]。牵引下早期活动可以保存膝关节的活动功能,但是由于塌陷的关节面骨块被挤压到下方干骺端的骨松质中,并且没有任何软组织附着,牵引下不能通过软组织的拉力作用将其复位[58,65,85,88,192,193]。伴有干骺端骨块的关节面塌陷可导致关节的成角畸形,使部分关节面的负荷过重。

只有关节内骨折被解剖复位,下肢的力线被恢复(只有通过 ORIF 可获得),且早期开始活动,主要的并发症才可以被避免。延迟的关节活动会导致永久性关节僵硬。骨折复位不良和韧带功能欠佳可导致永久性不稳定,它单独或与关节的不匹配同时存在,均将导致外伤后骨性关节炎。不过,即使最成功的治疗,创伤后骨性关节炎也可能形成,取决于受伤时关节骨和软骨的损伤程度。

胫骨平台骨折可能合并有严重的软组织损伤,例如:半月板(特别是周围附着处)撕裂,侧副韧带和交叉韧带的撕裂。髌韧带合并有胫骨结节的撕脱也有发生,但少见。然而,高能损伤的骨折常同时存在胫骨结节与胫骨平台后侧皮质的粉碎骨折,此时,无法使用拉力螺钉将胫骨结节骨折块固定[90,92,222]。

外侧平台骨折很少合并有动脉和神经的损伤。而内侧平台骨折由于其较大的损伤暴力存在,经常伴有自行复位膝关节脱位,故常合并腓总神经和血管的损伤。动脉损伤很少表现为出血,通常为由于血管完全撕裂或一个急性血栓形成所致的急性阻塞或延迟的亦可为修补手术后的血栓形成。其原因是,损伤初期动脉的一处小的内膜撕裂,随后增大或形成血凝块或者两者都有。

胫骨平台骨折,特别是延伸到骨干的骨折,因为骨筋膜室内的出血或血肿形成,可能合并有急性筋膜室综合征[3]。另外的一个重要的原因是,缺血纠正后再灌注引起的肿胀。

近端的胫骨除后侧以外均在皮下。前侧仅仅被皮肤、皮下组织和一些穿过关节的肌腱和韧带所覆盖。如果没有皮肤覆盖,其下方的骨质、肌腱、韧带就有坏死的危险。这个区域的高能量损伤常导致皮肤严重的挫伤。因此即使没有开放性的损伤,挫伤的软组织也可能因为下方的骨折不稳定、损伤引起的严重的软组织肿胀或欠妥的处理以及没有时间观察而急症手术治疗等原因受到损害。胫骨远端骨折可能伴有皮肤坏死、感染和骨髓炎并发症。

第四节　损伤分级

一、一般概念

现在,最常用的胫骨平台骨折分级系统是Schatzker 分级系统[193]和 AO-OTA 分级系统。尽管Schatzker 分级系统更容易记忆,但是 AO-OTA 综合分级系统受到各种科学刊物的普遍青睐,因此已经深入人心。实践证明,Schatzker 分级系统在观察者之间的一致认可程度较高[220]。

尽管本章内容强调骨折分级,但最重要的是软组织评价。骨折粉碎和移位程度可提示软组织损伤严重程度,还反映暴力能量的大小。闭合性和开放性骨折的软组织损伤程度分级在第 14 章有讲解。理解和正确处理相关的软组织损伤至少同治疗平台骨折一样重要,因为此处软组织解剖结构复杂且较薄,膝关节周围脆弱的软组织容易出现淋巴水肿。这种软组织损伤评价方式对手术入路和时机的选择有很大价值。

Schatzker 分级系统是以 X 线片上骨折呈现的形态为基础的。随着 CT 和 MRI 的发展,骨折的诊断也得到了显著进步,因为这些新技术能够清晰显示关节面骨折压缩、粉碎及移位程度[39,229]。

二、长骨骨折的 AO-OTA 综合分型系统

AO-OTA 综合分型系统最初发表于 1996 年[164],主要用于长骨骨折分型,在胫骨平台骨折评价方面,它与其他区域性分型系统形成鲜明对比, 例如 Schatzker 分级系统。在 AO-OTA 综合分型系统中,胫骨近端的序列号是 41("4"代表胫骨,"1"代表近端,长度与膝关节线处的宽度相等)。对每一块骨,AO-OTA 综合分型系统都将骨折分成 3 种类型,分别用 A、B、C 表示。对于关节骨折,这 3 种类型分别是:(A)关节外骨折;(B)关节面部分骨折;(C)关节面完全骨折。

C 型骨折表示创伤能量较 A 型和 B 型高。一般来说,这些骨折类型(A、B、C)表示骨折在细微损伤和治疗方面复杂程度逐渐增大。A 型骨折属于关节外骨折,可能涉及干骺端或骨骺。B 型骨折是指关节面部分骨折。在这种骨折中, 仍然有部分关节面及骨干保持完好。B 型骨折可是关节面任意部位受累, 受累面积在 0%~100%之间。除了低能量损伤外,B 型骨折也可代表高能量损伤。有些胫骨近端 B 型骨折(相当于 Schatzker Ⅳ型)出现移位。骨折严重移位或内侧平台受累属于这类严重损伤。C 型骨折是关节面完全骨折,此时关节面与骨干完全分离,关节面碎块之间也相互分离。

这 3 类骨折又分为 3 型,分别用 1、2、3 表示。每型又分为数种亚型,分别用.1、.2、.3 表示。型和亚型的代码是用来表示骨折严重程度的,AO-OTA 综合分级系统中有详细论述。A 型骨折属于关节外骨折。A1 型骨折是撕脱性骨折的特殊类型:A1.1 表示腓骨近端撕脱性骨折;A1.2 表示胫骨结节撕脱;A1.3 表示髁间嵴和交叉韧带附着处撕脱。A2 型表示干骺端简单(分裂成两块)骨折。它的亚型分别是:.1——冠状面上斜形骨折;.2——矢状面上斜形骨折;.3——横行骨折。A3 表示有跨干骺端的多个骨折块。它的亚型分别是:.1——单一楔形骨折块 (干骺端一侧受累);.2——粉碎性楔形骨折;.3—粉碎骨折区跨干骺端的复杂性骨折。

B 型和 C 型胫骨近端骨折的型和亚型在图 56-4 和图 56-5 中描述。

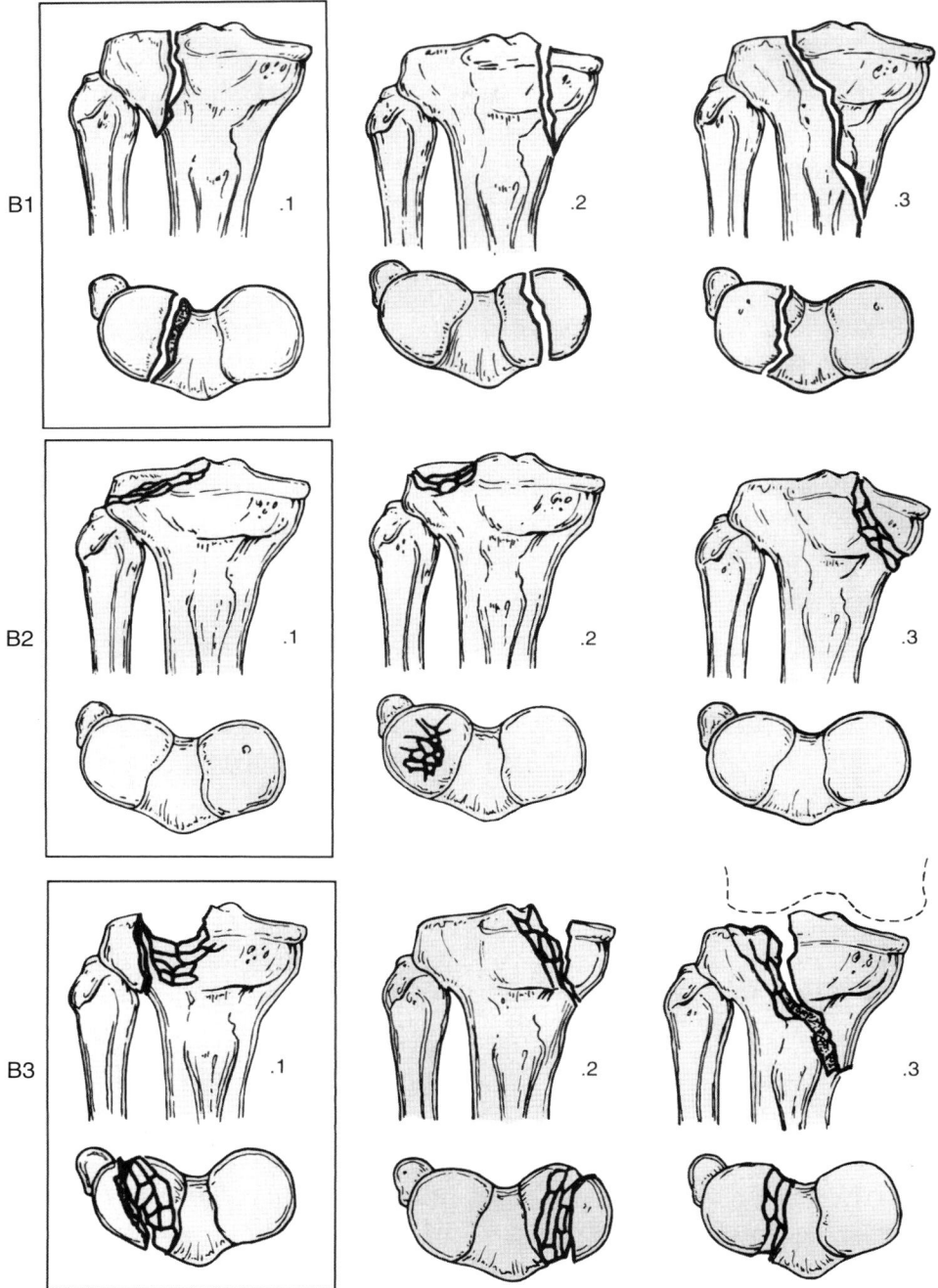

图56-4 B型骨折的 AO-OTA 综合分型。(B1)关节面部分骨折,单纯劈裂。亚型分为:.1,外侧平台骨折(边缘、矢状面、前部冠状面或后部冠状面骨折);.2,内侧平台骨折(边缘、矢状面、前部冠状面或后部冠状面骨折);.3,斜行骨折,累及胫骨结节和单侧平台(内侧或外侧)。(B2)关节面部分骨折,单纯压缩。亚型分为:.1,外侧关节面整体性骨折(整体性压缩,镶嵌压缩);.2,外侧平台局限性骨折(边缘,中央,前部,后部);.3,内侧平台骨折(边缘,中央,前部,后部或整体)。(B3)部分关节面骨折,劈裂压缩。包括前外侧压缩、后外侧压缩、前内侧压缩和后内侧压缩性骨折。亚型分为:.1,外侧关节面骨折;.2,内侧关节面骨折;.3,累及胫骨结节和单侧关节面(内侧或外侧)的斜行骨折。Schatzker Ⅰ、Ⅱ、Ⅲ 和Ⅳ型对应于 AO 分型系统 B 型骨折。Schatzker Ⅳ型相当于 AO 分型系统中的 B1.2、B1.3、B2.3、B3.2 和 B3.3 型。(Redrawn from Muller,M.E.; Nazarian,S.; Koch,P.; et al. The Comprehensive Classification of Fractures of Long Bones. Berlin,Springer-Verlag,1990,p. 75.)

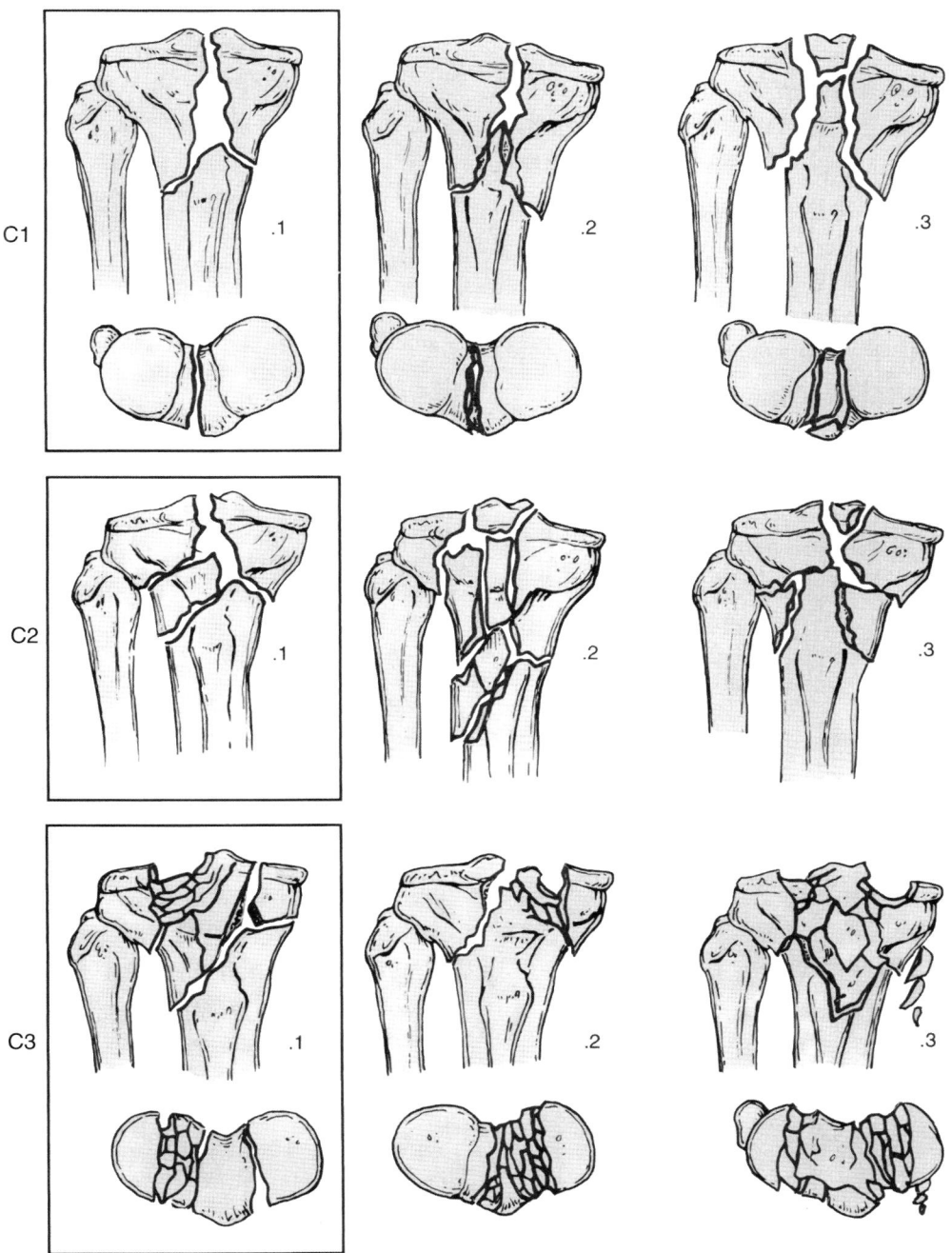

图 56-5 C 型骨折的 AO-OTA 综合分型。(C1)完全关节内骨折,关节内及干骺端骨折。其中包括:前胫骨结节和髁间嵴完整的骨折,以及前胫骨结节和髁间嵴受累的骨折。其亚型为:.1,轻度移动;.2,单髁移位;.3,双髁移位。(C2)完全关节内骨折,单纯关节内骨折和干骺端粉碎性骨折。其亚型为:.1,完整楔形(外侧和内侧);.2,碎块楔形(外侧和内侧);.3,粉碎型。(C3)完全关节内粉碎性骨折,包括单纯、外侧、内侧干骺端楔形和干骺端复杂性骨折,以及干骺端-骨干复杂性骨折。其亚型为:.1,外侧;.2,内侧;.3,外侧和内侧。Schatzker V 和 VI 型对应于 AO 分类的 C1 型。亚型中的 C1.1、C1.2、C1.3 型对应于 Schatzker V 型。(Redrawn from Müller, M.E.; Nazarian, S.; Koch, P.; et al. The Comprehensive Classification of Fractures of Long Bones. Berlin, Springer-Verlag, 1990, p. 157.)

三、Schatzker 分型系统

Schatzker 分型系统最初是在 1979 年提出，在北美很受欢迎。它结合了骨折部位和形态，然后分别描述胫骨平台骨折。Schatzker 分型是按骨折严重程度次序确定的[193]。该分型系统的诱人之处是，分型较少[6]，字面描述简单，容易记忆，同时提供了治疗指南。一般情况，Schatzker 分型系统可分为低能量损伤（Ⅰ-Ⅲ型）和高能量损伤（Ⅳ~Ⅵ型）。同样，该分型系统也可分为单髁骨折（Ⅰ~Ⅳ型）和双髁骨折（Ⅴ~Ⅵ型）。每一种 Schatzker 骨折形态特点很值得去探讨。

（一）Schatzker Ⅰ 型

骨小梁坚强、骨质致密的年轻患者最常见的平台骨折是 Ⅰ 型骨折，这些患者的关节面不会碎裂，只是单纯劈裂性骨折。此时，骨折线常在矢状面上（图 56-6）。这种关节面部分骨折相当于 AO 分型系统中 41B1.1 型骨折。

（二）Schatzker Ⅱ 型

与 Ⅰ 型骨折相比，患这种类型骨折的患者通常受到能量更大的暴力，或者是骨质较差。胫骨外侧髁劈裂压缩性骨折最常发生于 40~50 岁之间的患者。在这种情况下，由于关节面下的松质骨不能承受股骨外侧髁的作用力，从而导致关节面压缩和劈裂性骨折（图 56-7）。可参考 AO 分型系统中的 41B3.1 型骨折。

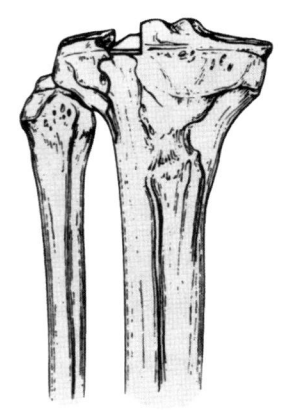

图 56-7 Schatzker Ⅱ 型胫骨平台骨折。Ⅱ 型骨折，包括一个外侧髁的劈裂骨折合并外侧关节面的压缩骨折。压缩骨折块通常是粉碎的。（Redrawn from Schatzker J. In Chapman, M.W., ed. Operative Orthopaedics. Philadelphia, J.B. Lippincott, 1978.）

（三）Schatzker Ⅲ 型

Ⅲ 型骨折与骨质较差有关，也可由低能量损伤造成。这种骨折应该采用关节镜辅助固定技术（见下一章节）。Ⅲ 型骨折是外侧平台的单纯压缩性骨折，常发生在老年人群中，可看做是一种脆性骨折。在老年骨质疏松患者中，关节面下松质骨小梁较正常更为稀疏，受到暴力时，关节面会碎裂而不会劈裂（图 56-8）。

在 Gardner 等人最近发表了一篇论文，其中展示了连续性胫骨平台骨折患者的 103 张 MRI，从中没有发现一例真正的单纯压缩性Ⅲ型骨折[68]。通过 X 线片诊断为

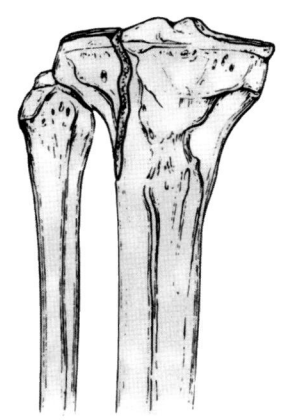

图 56-6 Schatzker Ⅰ 型胫骨平台骨折。Ⅰ 型骨折，包括一个外侧平台劈裂骨折，没有关节面的压缩。可能存在半月板损伤而阻止闭合复位和经皮固定。（Redrawn from Schatzker J. In Chapman, M.W., ed. Operative Orthopaedics. Philadelphia, J.B. Lippincott, 1988.）

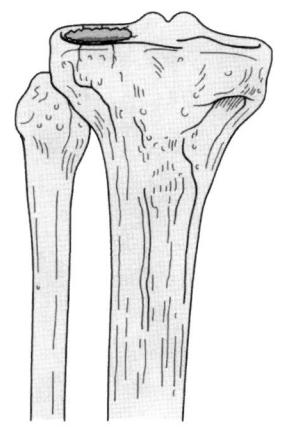

图 56-8 Schatzker Ⅲ型胫骨平台骨折。Ⅲ 型为单纯的外侧平台压缩骨折，无干骺端骨折线。当压缩面积较小或局限于中央区域时，关节稳定性较好。（Redrawn from Schatzker J. In Chapman, M.W., ed. Operative Orthopaedics. Philadelphia, J.B. Lippincott, 1988.）

Ⅲ型骨折的所有病例,通过 MRI 都发现了外周撕裂性骨折。这些发现提示平片有时不能发现隐蔽的骨折线。因此,它的临床意义是,医生不能够主观上推断外侧皮质套很稳定,不会移位,恰恰相反,此时可能需要对外侧皮质进行支持固定。Schatzker 分型系统是以 X 线片为依据的,而通过 MRI 检查结果就会发现这种分型的缺点。这类骨折对应于 AO 系统的 41B2.1 型和 41B2.2 型。

(四)Schatzker Ⅳ型

胫骨外侧髁骨折通常不会破坏内侧关节面。骨折线通常靠近外侧,穿过髁间嵴,或者在髁间嵴的外侧,从而导致内侧平台与其他部分分离。内侧平台骨折是由高能量损伤机制造成的,并伴水平(横断面)移位,通常不稳定。实际上,这种骨折是膝关节脱位的一种形式。内侧副韧带和交叉韧带通常会完整地附着(或部分附着)在股骨内侧髁上,而外侧平台和胫骨干向外侧移位,远离股骨和内侧平台。这种骨折可能是单纯矢状面撕裂骨折,但是更常见的是冠状面斜形骨折,且骨折块顶点向后内侧移位(图 56-9)。

胫骨内侧平台骨折有膝关节半脱位或完全脱位的倾向。如果出现脱位,常会造成动脉、腓神经和韧带的损伤。这种骨折与导致腘动脉损伤的关节内部分骨折(B 型)明显不同,后者通常较稳定,一般是由低能量损伤造成的。

尽管胫骨内侧平台骨折只占所有胫骨平台骨折的 10%,但是这种骨折并发神经血管和交叉韧带损伤的概率最高[154,157]。前后交叉韧带损伤和骨性撕脱在

Schatzker Ⅳ型骨折中很常见。应该注意的是,X 线片是静态图像, 它不能显示损伤当时出现的骨折最大移位。因此,即使是移位较轻的内侧平台骨折,也有较高的神经血管受损的风险。另外,这些骨折发生骨筋膜室综合征的风险也较高,所以建议进行仔细观察和血管检查。内侧平台骨折很少是稳定性骨折,所以,通常在早期发生移位,晚期才发生移位的病例很少见。内侧平台骨折对应于 AO-OTA 分型系统的 41B1.3、41B2.3、41B3.2 和 41B3.3。

(五)Schatzker Ⅴ型

Schatzker Ⅴ型是关节面完全骨折,包括平台双侧楔形骨折块。即使骨折线通过髁间区域,髁间区域可能仍然保持相对完整,但是骨折线通常不通过负重关节面。Schatzker 发现了典型的倒"Y"形骨折线,并且将它定义为 Schatzker Ⅴ型,相当于 41C1.1、2、3,也就是关节面非粉碎性完全骨折,同时两侧平台从胫骨干骺端脱离并相互分离。除单纯内侧平台骨折外,偶尔会合并外侧平台劈裂或劈裂压缩骨折。因为交叉韧带通常会完整地附着在髁间嵴和一侧平台上,所以很少出现关节不稳定,通过韧带牵引通常能够获得良好复位,但是,如果不进行手术,负重会导致胫骨髁向远端移位,通常导致髁间骨折线增宽。这种骨折通常不合并膝关节脱位。为了清楚地显示双髁和关节面的骨折线形态,可能需要采用 CT 或牵引位 X 线片(图 56-10)。

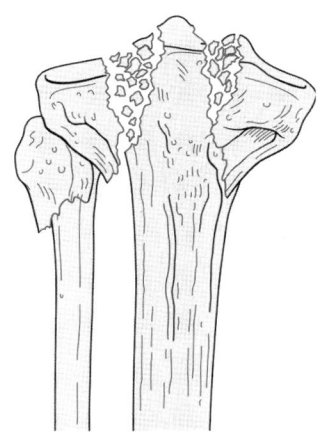

图 56-10 Schatzker Ⅴ型胫骨平台骨折。Ⅴ型是一类累及两髁关节面的双髁骨折,骨折线类似一个倒"Y"形,同时两侧平台从胫骨远端脱离并相互分离。无关节面的髁间嵴保持完好。与 Schatzker Ⅵ型相比,这种骨折的粉碎和移位程度都较轻。为了清楚显示所有的骨折平面,可能需要进行牵引。(Redrawn from Schatzker J. In Chapman,M.W.,ed. Operative Orthopaedics. Philadelphia,J.B. Lippincott,1988.)

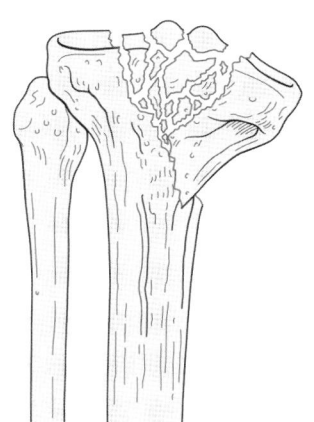

图 56-9 Schatzker Ⅳ型胫骨平台骨折。Ⅳ型为一种内侧平台的劈裂合并髁间嵴或内侧平台关节面粉碎的骨折。(Redrawn from Schatzker J. In Chapman,M.W.,ed. Operative Orthopaedics. Philadelphia,J.B. Lippincott,1988.)

(六) Schatzker Ⅵ 型

Schatzker Ⅵ 型胫骨平台骨折是双髁骨折，这种骨折同时累及内外侧胫骨平台，但是与其他类型骨折明显的区别是粉碎程度更严重，关节面 (包括髁间嵴) 与骨干完全分离 (图 56-11)。这种骨折通常是高能量创伤，通常伴有严重关节和软组织损伤。通常至少会出现一侧平台粉碎性骨折。干骺端粉碎程度可能很严重，也可累及骨干。这种移位合并粉碎的胫骨近端双髁骨折通常有严重软组织损伤，无论是闭合性还是开放性骨折。如果早期手术，创口组织坏死的风险很高，尤其是经延长的中线切口实施手术，必须高度警惕骨筋膜室综合征和神经血管损伤的可能性，所以应该进行神经血管检查。这类骨折相当于 AO-OTA 分型系统中的 41C2 和 41C3。

四、平台后部剪切骨折

最近，Bhattacharyya 及其同事发现一类特殊形态的胫骨内侧平台骨折，这种骨折只有后部骨折块[19]。这种后剪切应力性骨折，伴有轻微冠状面移位，常有前部平台及其相连胫骨干向前的半脱位，而后部平台骨折块仍然与向后部和远端移位的股骨相连 (图 56-12)。这种骨折不与 Schatzker 分型系统相对应，可能只是单髁骨折，或膝关节脱位的一种特殊类型。

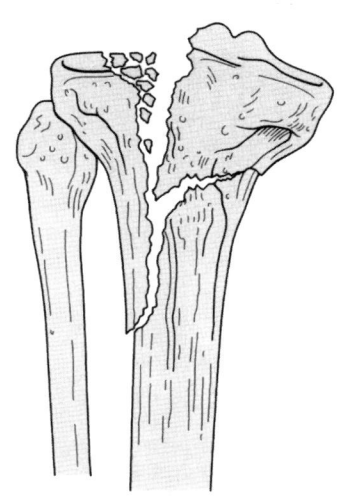

图 56-11　Schatzker Ⅵ 型胫骨平台骨折。Ⅵ 型骨折的特点是干骺端与骨干完全分离。常有关节面压缩性骨折，尤其常见于外侧平台。(Redrawn from Schatzker J. In Chapman, M.W., ed. Operative Orthopaedics. Philadelphia, J.B. Lippincott, 1988.)

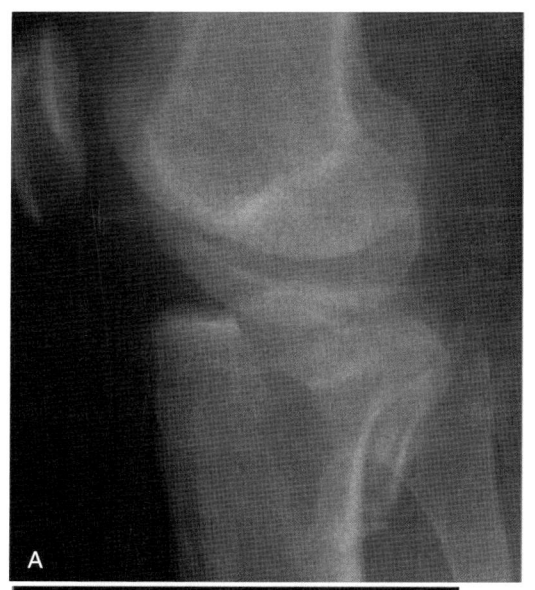

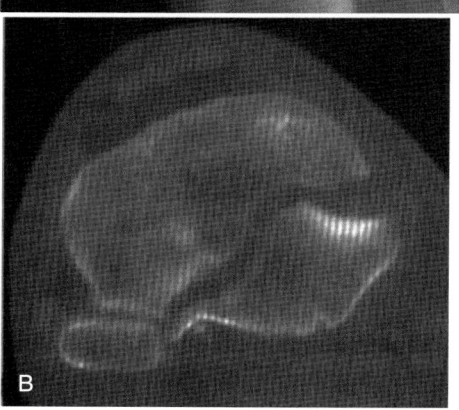

图 56-12　胫骨平台后部剪切骨折。(A)影像学显示股骨远端半脱位合并平台冠状面骨折。(B)CT 扫描显示胫骨髁后半部分骨折，需要经后侧切口进行固定以防止关节半脱位。

对于这种骨折，建议经后侧切口进行胫骨近端关节面固定。

五、髁间嵴骨折

患髁间嵴骨折的病例很多，它是高能量创伤性胫骨平台骨折的一种，尤其是 Schatzker Ⅳ、Ⅴ、Ⅵ 型骨折 (图 56-13)。通常伴交叉韧带撕脱。因此，交叉韧带的修复应该注重保持膝关节长期稳定[98,137,167]。此时也常能够见到孤立性髁间嵴骨折块。这些都提示单纯交叉韧带撕脱，可能未累及胫骨平台关节面。这种骨折对应于 AO-OTA 分型中的 41A1.3。

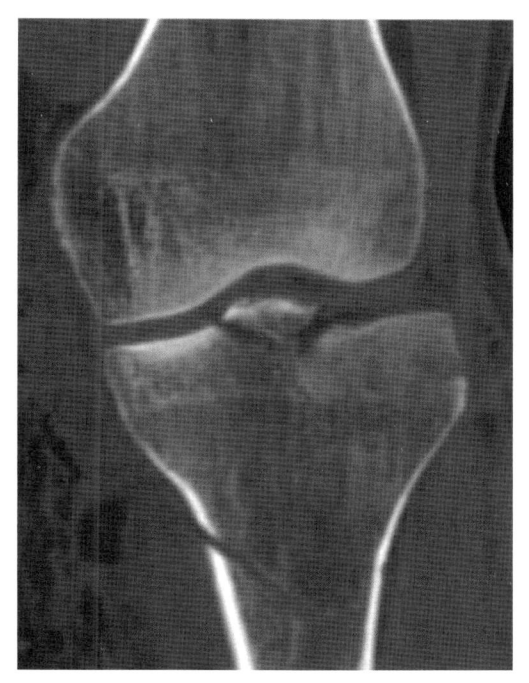

图56-13 髁间嵴骨折,CT冠状扫描能够清晰地显示骨折。

第五节 诊断

一、病史

了解受伤经过是判断损伤严重程度的重要线索。医生应该尽可能了解损伤机制。受伤机制能够提示是否有严重软组织、韧带及血管损伤的可能性。例如,汽车撞击导致的外侧平台骨折与不小心摔倒所致骨折完全不同。

病史能够提示暴力方向,有助于预测软组织损伤,并进一步指导治疗。例如,作用于足球运动员外侧膝关节的外翻性暴力可能会导致内侧副韧带损伤,而过伸暴力可能会导致交叉韧带和血管损伤。车祸中沿伸直的下肢传导的轴向暴力可能会导致关节内损伤或软组织肿胀。

在采集病史的过程中,应该考虑患者的某些观点。骨折通常与年龄和骨质有关,年轻患者骨质较密。青少年骨骼可能未发育成熟,生长板容易受到损伤。如果考虑受伤机制,发生于老年人与年轻人的粉碎性骨折会带来完全不同的并发症。有时,如果医生知道患者的年龄,就相当于透露给医生患者的严重并发症,例如:一位患骨质疏松的40岁男性,从楼梯摔下造成粉碎性骨折,那么这位患者可能是一个营养不良

的酗酒者。胫骨近端骨折通常是车祸或高处坠落导致的,尤其是严重骨折。必须考虑到那些隐蔽性损伤的可能性,然后再做相应的检查(参见第6章)。

因为必须依靠软组织状况来选择手术方式,所以明确患者的并发症很重要。例如,吸烟、糖尿病、血管疾病以及充血性心力衰竭都会影响切口的愈合。最后,从患者平时的活动水平、工作状态以及娱乐爱好就可以判断患者的动机、顺从性和术后要求。

二、体格检查

对已患或可能患胫骨平台骨折的患者进行检查,就像对所有受伤者进行检查一样,实施高级创伤生命支持(ATLS),进行一期和二期常规检查(参见第6章)。可能需要立刻进行生命复苏和治疗威胁生命或肢体的损伤。任何严重膝关节损伤都会增加腘动脉损伤的可能性。快速诊断和手术治疗实际上是用来挽救肢体的,具体细节将在下面的内容中描述。膝关节检查属于二期检查,除非膝关节有局部出血。

骨创伤医生经常被请去看那些X线片显示有胫骨平台骨折的患者。即使已知影像学检查结果,尤其是当患者不能够进行对话交流时,必须仔细检查创口、软组织肿胀、畸形、关节不稳定情况或捻发征。必须检查远端肢体脉搏,因为它能够反映骨筋膜室内软组织肿胀程度。对于所有的高能量创伤,必须进行全面的血管检查,并记录动脉压指数(API)。

API=患侧多普勒收缩压/健侧多普勒收缩压

即使API大于0.9,也要对肢体肿胀程度、运动功能、感觉功能及牵拉痛等进行连续检查,因为胫骨平台骨折且动脉完好的患者可能在伤后的最初数天内出现骨筋膜室综合征。如果API小于0.9,需要立刻采用动脉造影术对血管进行进一步检查[131,139]。我们强烈推荐测量相对动脉压。医生们经常关注的是:是否能够触诊到足背动脉,或者用多普勒超声仪。但是,这种方法不敏感,以致不能够完全排除威胁肢体的动脉损伤。相对动脉压是患肢和健肢多普勒辅助测量的动脉收缩压之间的比值,健肢可以是健侧下肢,也可以是健侧上肢(也称ABI,即踝肱指数)(图56-14)。

如果病情允许,检查感觉和自主运动功能很有必要,伤后第一天或前两天必须按时复查。必须检查并记录下肢轻触觉和肌肉力量以及腓浅/深神经功能。例如,这些体征可能提示腓神经受损或骨筋膜室综合征。腓肠肌筋膜室的硬度也提示是否出现骨筋膜室综合征。被动牵拉足踝部的屈肌和伸肌出现疼痛也是重

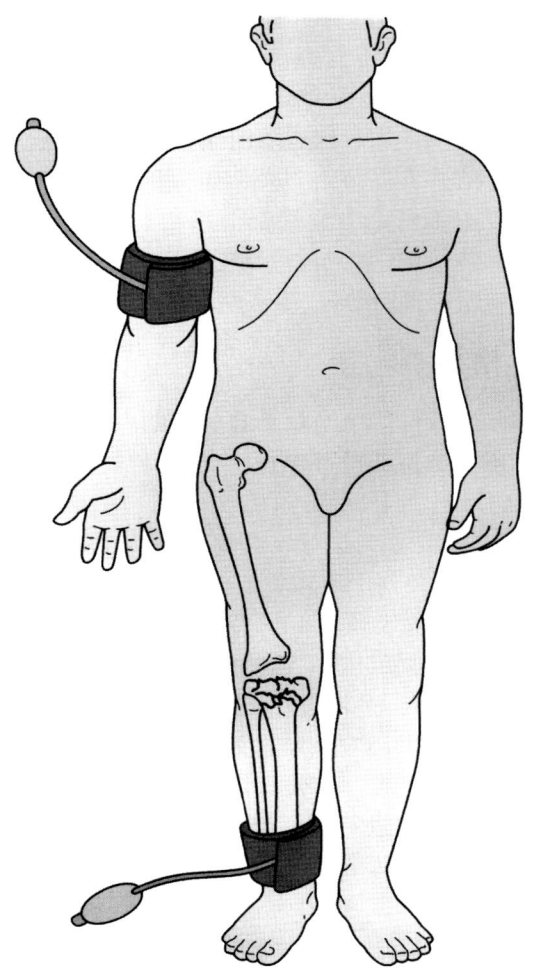

图 56-14 相对收缩压指数,将血压计袖带缠到患肢和健肢上,然后用多普勒辅助测量。API(动脉血压指数)=ABI(踝肱指数)=患肢收缩压/健肢收缩压。(Redrawn from Fig. 10 of Levy,B. A.; Zlowodzki,M.P.; Graves,M.; et al. Screening for extremity arterial injury with the arterial pressure index. Am J Emerg Med 23: 689-695,2005. Modified from Schenk Copyright 1991.)

要发现(图 56-15)。如果肢体感觉和运动功能逐步恶化,必须想到骨筋膜室综合征的可能性。

发现、检查和监测软组织肿胀非常关键,可以避免骨筋膜室综合征的漏诊,有助于选择合适的手术时机和判断是否需要临时外固定支架固定。必须将损伤膝关节与对侧(健侧)对比。对于严重损伤患者,尤其是来诊时处于休克状态的患者,创伤处早期表面征象可能未显示组织破坏,但这会在随后的 2~3 天逐渐变得更明显。皮肤移动度增大或皮下波动可能是严重皮下组织脱套伤的唯一征象。表面上显示的皮肤浅层擦伤,损伤可能早已跨过焦痂累及深层。其他体征包括:皮肤淤斑、肿

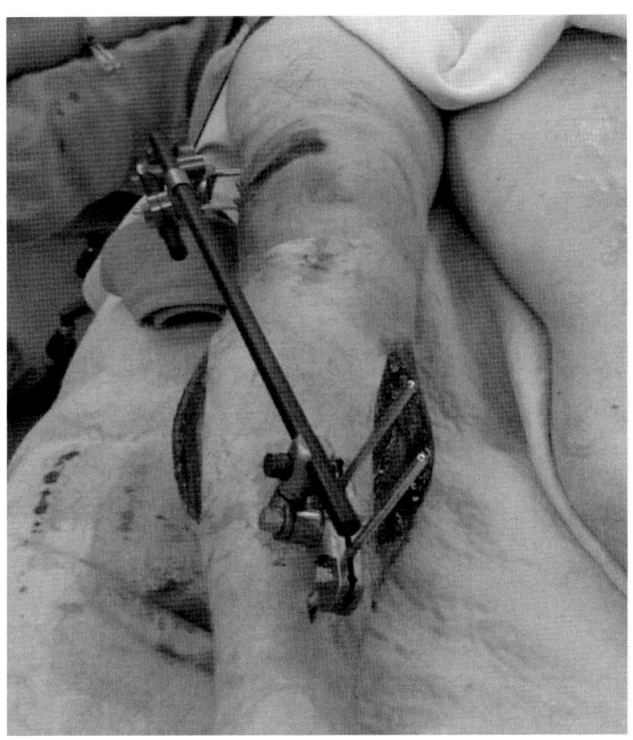

图 56-15 一位非移位性胫骨平台骨折患者经临床检查诊断出骨筋膜室综合征,并立刻实施骨筋膜室切开术。可发现膨胀的肌肉经切口疝出。(见彩图)

胀、水疱(尤其是血性水疱)以及皮肤光亮缺少正常皮纹,如果肿胀的软组织进一步受到手术切口的损伤,那么将会增大组织坏死的风险(图 56-16)。恢复正常皮纹是肿胀消退的最佳指征,也提示可以进行最终治疗。

对于轻微移位的低能量损伤,可以通过轻柔施加

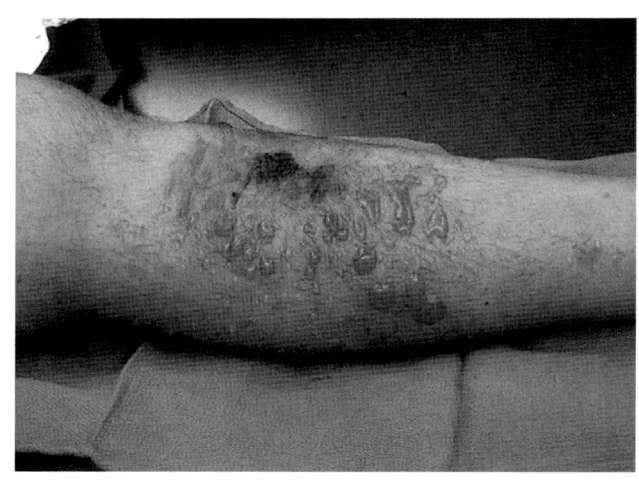

图 56-16 轻微移位的外侧平台骨折患者,软组织严重肿胀,并伴有骨折水疱。(见彩图)

内翻和外翻应力使关节内翻/外翻 0~30° 来检查关节稳定性。但是膝关节 X 线片显示骨折移位的患者应该避免此项检查。有轻微畸形且膝关节稳定的患者通常无需用手术治疗胫骨平台骨折。也可用 Lachman 试验检查前交叉韧带。用轻柔的手法检查关节运动范围。用直腿抬高试验检查伸膝装置；但是，这些检查常受到局部疼痛的限制。如果 X 线片显示关节严重脱位或平台粉碎性骨折，则应该在骨折固定后再进行以上关节稳定性检查。

三、影像学检查

(一)标准 X 线检查

建议对所有怀疑或者已确诊的胫骨平台骨折患者在仰卧位进行正侧位 X 线检查。拍膝关节内外旋状态下的斜位片有助于观察平台前部和后部的关节内骨折。实际上，膝关节正侧位和斜位 X 线片通常能够提供足够的信息；然而，随着 CT 技术的普遍应用，医务工作者 X 线片读片技术逐渐下降。另外，随着数字技术对底板成像技术的取代，X 线片质量在逐渐下

降。小腿内旋斜位 X 线片能够显示腓骨侧面轮廓，且不与胫骨重叠，因为此时腓骨处于胫骨的后外侧。这种斜位片能够显示后外侧平台和前内侧平台。而小腿外旋斜位 X 线片能够较多地显示腓骨前部，且与胫骨有重叠。这种 X 线片能够较好地显示前外侧和后内侧平台关节面(图 56-17)。

与其他关节内骨折一样，所有患者都应该拍对侧膝关节正侧位 X 线片作为对照。为了恢复正常骨性结构，医生必须知道患者正常膝关节线倾斜度和后部斜面角度。因此用健侧关节 X 线片作为对照，从而能显示正常胫骨平台的高度、宽度、对线和斜面 (图 56-18)。患者胫骨近端后部斜面各不相同，所以获得真正的对侧关节外侧观非常重要。

此外，Moore 和 Harvey 提出了"胫骨平台位"作为正位 X 线片的一种特殊形式，此时患者完全伸膝，X 线束方向向远端转动 15°(图 56-19)。因为这时 X 线束几乎与膝关节后部斜面平行，所以更有利于观察关节面[155]。如果需要的话，可以对侧关节斜面作为参照，把 X 线束角度调到最佳。

充分利用上述 4 种 X 线片，可以避免许多 CT 扫

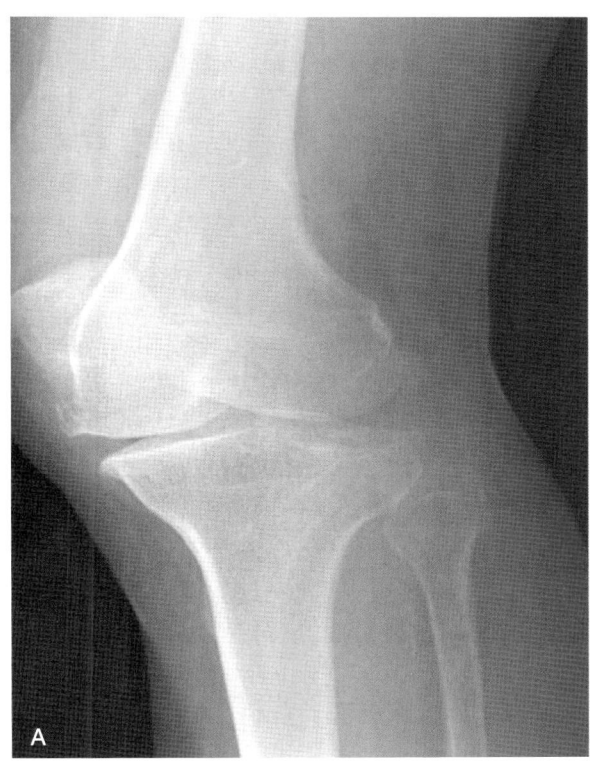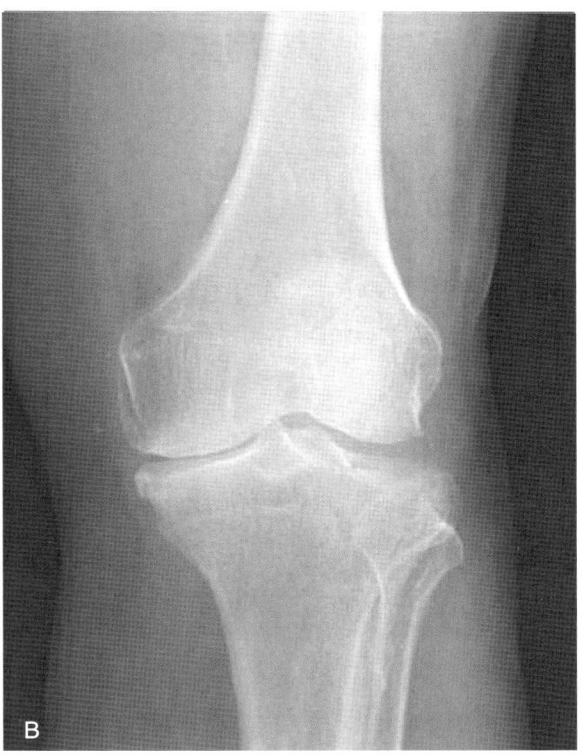

图 56-17　通过消除侧方重叠，胫骨平台斜位 X 线片能够提供更多的信息。(A)小腿内旋斜位 X 线片，显示后外侧和前内侧平台骨折，包括近端胫腓关节。(B)小腿外旋斜位 X 线片，显示前外侧和后内侧平台关节面。

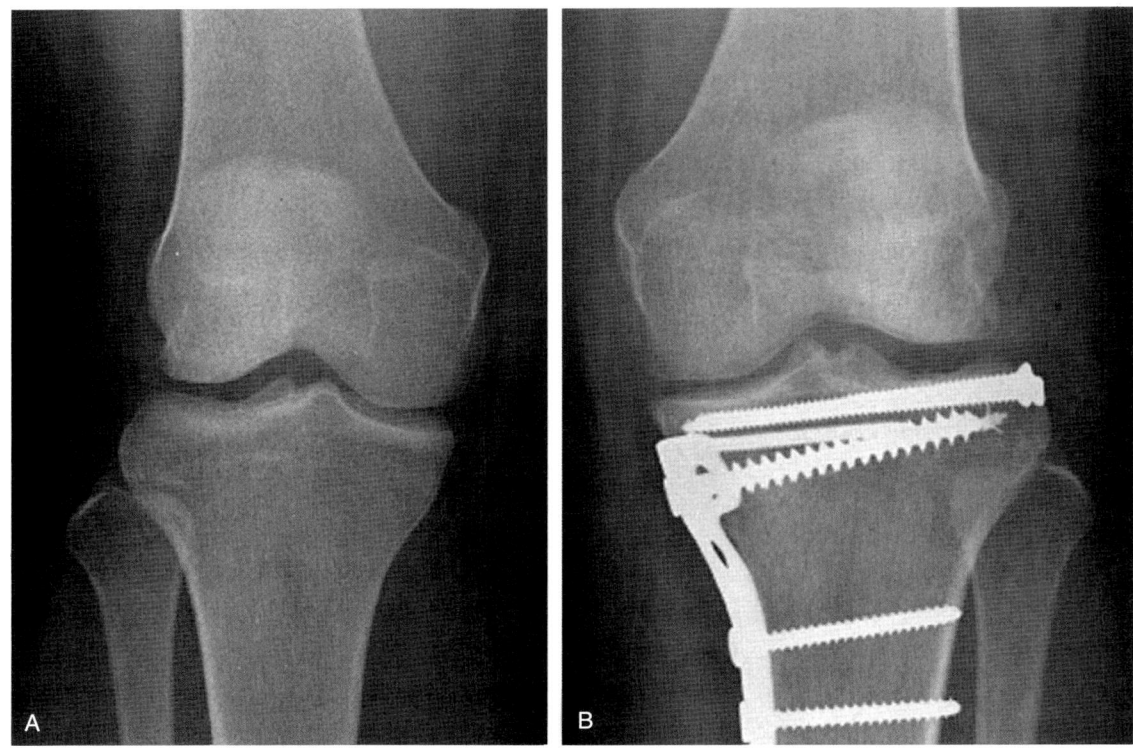

图 56-18 双侧关节线倾斜度(胫骨内翻)。(A)健侧对照 X 线片。(B)患肢切开复位内固定后膝关节 X 线片。关节线既不平行于胫骨干,也不与之相垂直。

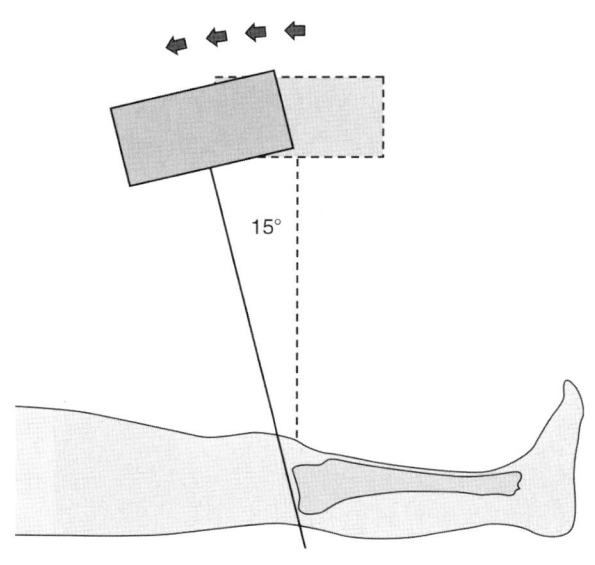

图 56-19 胫骨平台正位 X 线片技术。中心 X 线束与胫骨近端关节面平行。X 线束角度等于胫骨平台前-后倾斜角度。(From Moore, T.M.; Hravey, J.P., Jr. Roentgenographic measurement of tibial-plateau depression due to fracture. J Bone Joint Surg [Am] 56:155, 1974.)

描,这样可以节省很多费用。多数情况下,正侧位、斜位 X 线片就能够充分显示微小的骨折移位。如果无手术适应证,那么也就不必进行 CT 扫描了。根据 X 线片显示的骨折移位和形态进行判断,如果考虑手术治疗,则必须进行 CT 扫描。二维 CT 扫描有助于观察粉碎程度、骨折线的形态和微小损伤,从而有助于医生采取更佳的手术策略。

早期用跨关节外固定支架固定进行分期治疗,安装外固定支架后,重新拍关节正侧位 X 线片以确保肢体长度和对线恢复正常。安装跨关节外固定支架后,骨折块通常在韧带合页作用下恢复对线。通过牵引恢复肢体对线,消除骨折块间的重叠,有助于理解 X 线片和 CT 扫描图像。因此,应该在安装外固定支架,并修复严重骨折移位后,再进行影像学检查。

(二)计算机断层扫描

很多作者都提出了 CT 扫描在评价骨折粉碎和压缩程度方面的重要性,因为常规 X 线检查常会低估这些损伤[39,56,133,141]。在过去的 10 年内,CT 扫描质量得到了大幅提高。现在,可以对横断面、冠状面和矢状面进行三维重建,从而对骨折形态有一个全新的理解(图56-20)。

Chan 等人的一项研究显示,CT 扫描有助于对骨折形态进行分型,以及胫骨平台骨折治疗方案的改善[39,133,141]。Macarini 等人回顾了 25 例胫骨平台骨折患者,从中比较了标准 X 线检查和 CT 扫描多维或三维重建。经 CT 扫描后,60%的患者的治疗方案得到改进。同时还发现,与 CT 扫描横断面重建相比,三维重建能够更精确地评估平台压缩性骨折以及骨折块的整体观[141]。尽管三维重建图像可能有助于确定骨折部位,但是细微骨折块可能会由于容积效应而漏掉,所以仔细观察二维图像对关节面的评估非常重要。Chan 等人回顾了 21 例同时进行了 X 线检查和 CT 扫描的胫骨平台骨折患者。经 CT 扫描后,12%患者的骨折分型被改变,26%患者的治疗方案被改变[39]。另外,图像的扫描层数也很重要。McEnery 等人对螺旋 CT 扫描敏感性和特异性进行了体外分析,发现断层扫描厚度为 2mm 时,敏感性和特异性达到最佳[147]。

(三)磁共振成像

胫骨平台骨折患者术前进行 MRI 检查对治疗显得越来越重要。最近的研究提出了 MRI 对评价软组织

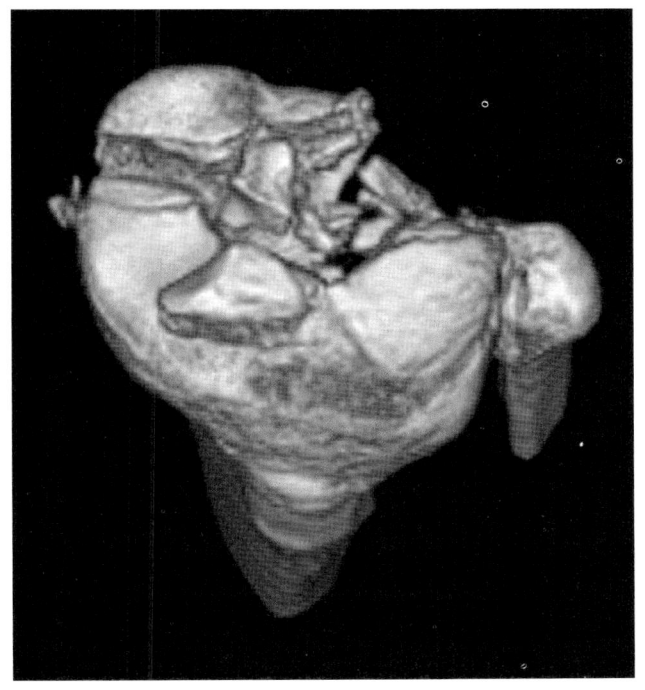

图 56-20 计算机断层三维成像显示后部严重粉碎,但是在二维图像上则很难辨认。(见彩图)

损伤的重要性[68,202]。现在,对于胫骨平台骨折而言,既无法解释 MRI 发现的软组织损伤的自然史,也无法阐明手术治疗这些损伤的可行性。然而,一些作者建议把 MRI 作为一种治疗胫骨平台骨折的辅助性影像学手段[89,118,229](图 56-21)。随着 MRI 质量和技术的进一步发展,如果 MRI 同样能够提供详细的骨折信息,那么它将取代 CT 成为影像检查的首选。但是现在还没有实现。

在 Gardner 及其同事的一项研究中,作者连续对 103 例急性胫骨平台骨折患者进行 MRI 检查。结果证明,MRI 诊断软组织损伤和骨折的精确性都很高,正是因为它能全面评估损伤,所以作者认为 MRI 可能成为诊断胫骨平台骨折最佳的影像学检查手段[68]。其他一些作者通过小样本调查也得出了同样的观点[27,89,118,229]。

Shepherd 等人回顾了 20 例连续性胫骨平台骨折的 MRI,根据骨折移位程度,认为应该采取非手术治疗。通过 MRI 检查发现,90%的患者至少有一条韧带或半月板损伤。因为这种骨折并发半月板损伤的概率很高,所以作者建议所有胫骨平台骨折的年轻患者都应该进行 MRI 检查,即使骨折仅有轻微移位和甚至仍然稳定。尽可能早期采用关节镜修复半月板损伤,然后经皮固定胫骨平台[202]。

进行 MRI 检查的限制包括:在 MRI 平台上放置患者较困难,并禁止患者身上佩戴金属物品。根据 Kumar 等人的一项研究显示,并不是所有的跨关节外固定支架患者都适合 MRI 检查。通过测量骨科内固定器械(包括跨关节外固定支架)在 0.25 和 1.0T 磁共振扫描仪入口处引起磁场的偏移程度,来研究这些器械的铁磁性。引起磁场大幅度偏移的是一些铁磁性外固定支架夹子,而这些内置物的热效应和磁力都不是导致偏移的因素。最后的结论是:应该避免使用磁场很强的外固定支架夹子。我们医院的骨科医生一致认为应该用金属钛制成的夹子来替代,以满足将来神经外科医生以及脊柱和膝关节医生进一步研究。用于安装外固定支架的不锈钢 Schantz 针不引起热效应,也不引起磁场偏移。实际上,根据 Kumar 等人的研究,这种钢针是无磁性的[125]。必须向骨科和放射科工作人员充分讲解这些知识,从而使这些原则得到贯彻落实。

(四)多普勒超声和动脉造影

一些胫骨平台骨折,尤其是内侧髁和双髁移位性骨折,并发动脉损伤的概率非常高。由于在膝关节水

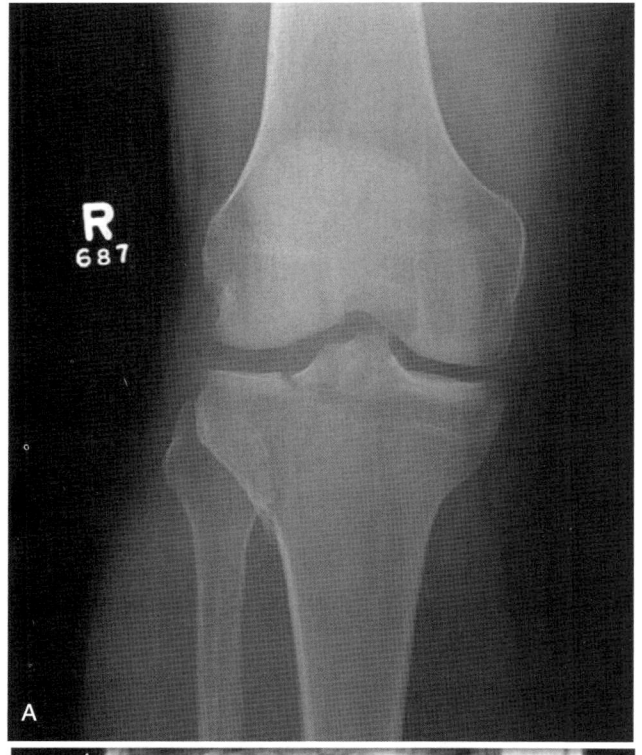

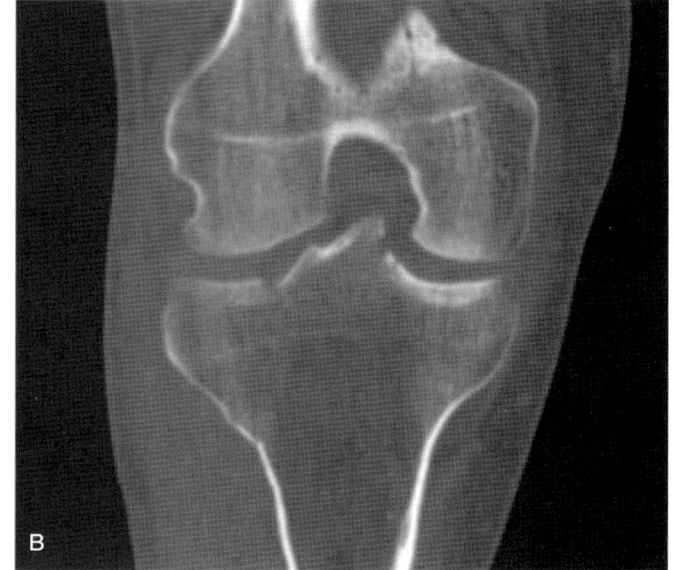

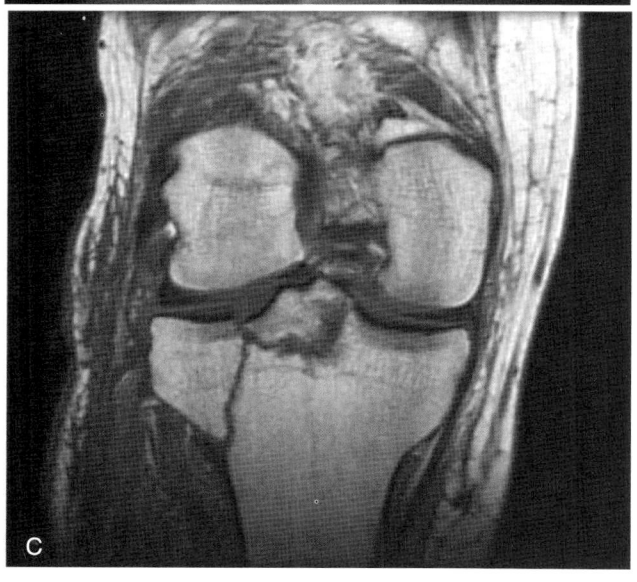

图 56-21　Schatzker II 型胫骨外侧平台骨折。(A) 标准正位 X 线片。(B)CT 冠状面扫描。(C)冠状面 MRI。分辨率较高的 MRI 图像对骨折的显示比 CT 更清晰。

平发生动脉闭塞常导致截肢，除非立刻恢复血液灌注，为了尽量避免截肢，应该高度怀疑这种诊断。膝关节脱位也常合并血管损伤。尽管有一篇文章讨论了这种情况[209]，但是单凭体格检查不能可靠地诊断是否有动脉损伤[171,204]。这可能是由于在急诊情况下，并且检查者的临床经验水平各不相同，所以他们的主观检查具有不可靠性。快速测量动脉压指数，如果是阳性结果(<0.9)，则应该进行多普勒超声检查或者动脉造影。多普勒超声是一项快速准确的检查，并且没有风险。已

经有多项研究阐明了这种检查的良好效果[2,149,166]；然而，这种检查受操作者影响较大，需要有技术熟练的血管超声检查者。而把作为一种放映技术的动脉造影作为诊断动脉损伤的常规检查需要较高的医疗费，并且风险和收益不成比例，所以不建议作为常规检查[140,183,207]。如果出现下肢急性缺血，若需要的话，应该在手术室由血管外科医生实施动脉造影，从而可以在进行血管重建前提供更多信息。如果恢复肢体对线和进行有效制动后，患肢仍然存活，但是动脉血压指

数小于 0.9,此时应该常规实施动脉造影。因为在发生严重组织坏死之前仍有数小时时间可利用,所以对于膝关节合并动脉损伤患者,应该早期请血管外科医生处理病情。所以不应该因动脉造影而耽误会诊和必要的血管修复(参见第 12 章)。

四、合并损伤

(一)骨损伤

这种创伤机制可能会导致包括软硬组织在内的各种损伤,应该系统性地诊断或排除每一种损伤,以免漏诊。骨性损伤可能包括腓骨、胫骨结节和髁间嵴骨折。髁间嵴骨折前面已经讲述,在这里只讲前两种。

1.腓骨近端骨折

在 Bozkurt 等人最近的回顾性研究中,55 例胫骨平台骨折患者中有 14 例并发腓骨近端骨折。这些合并性骨折对患者的预后有严重影响,包括这些患者总抱怨外侧腿筋紧张和持续性膝关节外侧疼痛,然而,无腓骨近端骨折的患者无此症状。然而,对腓骨近端骨折合并胫骨平台骨折的治疗仍然存在争议。治疗方法包括:使用钢板、螺钉或缝线进行切开复位内固定,或者根据骨折形态联合应用。先固定胫骨骨折,然后检查膝关节不稳定程度,是一种明智的方法。如果腓骨头骨折导致关节不稳定,那么这种不稳定包括关节内翻性松弛,或者如果有明显的后外侧旋转性不稳定,应该常规考虑重建手术。

2.胫骨结节骨折

发生胫骨结节骨折表示股四头肌伸膝机制遭到破坏,这种骨折并不少见,尤其是在发生 Schatzker V型和Ⅵ型骨折时,但是还没确定其发生率。很多情况下,如果检查者不细心,这种损伤容易漏诊。如果这种骨折被漏诊或未固定,患者会因疼痛而恢复较差,有时骨折块会发生移位,最终发展为永久性膝关节过伸畸形。由于这种骨折是一种发生在冠状面的撕脱性骨折,如果膝关节侧位 X 线片质量较差,通常不能显示骨折面。然而,更常见的是,检查者的注意力被特殊的内外侧平台移位性骨块所吸引,以至于漏诊了胫骨结节骨折。所以,应该先观察髌骨的水平位置,以及胫骨结节的形态,以降低胫骨平台骨折合并的胫骨结节骨折漏诊的风险。即使在 CT 扫描图像上,也可能因粉碎骨折块的误导而忽视这种骨折。矢状面上的二维和三维重建图像可能是显示胫骨结节骨折的最佳途径,

所以应该牢记这种方法(图 56-22)。

(二)软组织损伤

很多作者已经认识到这种骨折合并半月板、侧副韧带和交叉韧带损伤的概率较高。Gardner 等人用 MRI 连续分析了 103 例经手术治疗的急性胫骨平台骨折患者,以确定软组织损伤并发率。根据 MRI 检查结果,其中只有 1 例未发现软组织损伤。概率明显比以前文献所报道的高,以前的概率变化范围是 7%~97%(平均 51.25%)[47,68,193]。

也有人调查了根据 X 线检查结果预测的软组织损伤并发率。Gardner 等人连续检查了 62 例 Schatzker Ⅱ型(胫骨外侧平台)骨折患者,这些患者在术前接受了 X 线检查和 MRI 检查。结果发现,在标准 X 线片上压缩深度大于 6mm,骨折线宽度大于 5mm 的胫骨外侧平台骨折合并外侧半月板损伤的概率为 83%,而无移位的胫骨外侧平台骨折合并外侧半月板损伤的概率为 50%。作者同时发现,当压缩深度和骨折线宽度都大于或等于 8mm 时,内侧半月板也常受到损伤。此外,如果骨折移位超过 4mm,内外侧副韧带损伤概率也达到 30%。作者得出的结论是:对于压缩深度和骨折线宽度都大于或等于 5mm 的 Schatzker Ⅱ型胫骨平台骨折,应该怀疑合并软组织损伤[69]。

1.半月板损伤

在 Gardner 及其同事的一项关于对 103 例急性胫骨平台骨折患者进行 MRI 检查研究的报道中,91%患者出现半月板撕裂或外周分离,44%的病例出现内侧半月板撕裂。其中 60%的骨折属于 Schatzker Ⅱ型骨折,其中又有 73%同时有外侧半月板损伤。另一种发现的是,100%的 Schatzker Ⅰ型平台骨折患者同时有外侧关节囊分离。内侧平台骨折合并内侧半月板撕裂的概率为 86%[68]。

Gardner 及其同事报道的合并半月板损伤发生率比以前的报道高。在 Vangsness 等人[216]报道的一项关于 36 例胫骨平台骨折患者研究中,其中只有 47%病例合并半月板损伤。Colletti 等人[47]的一项关于 29 例胫骨平台骨折患者的研究,通过 MRI 检查发现,45%病例合并外侧半月板撕裂,21%病例合并内侧半月板撕裂。另一项 Bennett 和 Browner[15]关于 30 例胫骨平台骨折患者的研究中,通过关节镜检查发现,半月板出现病理征的概率只有 20%。

通过这些研究报道的合并半月板损伤概率之间

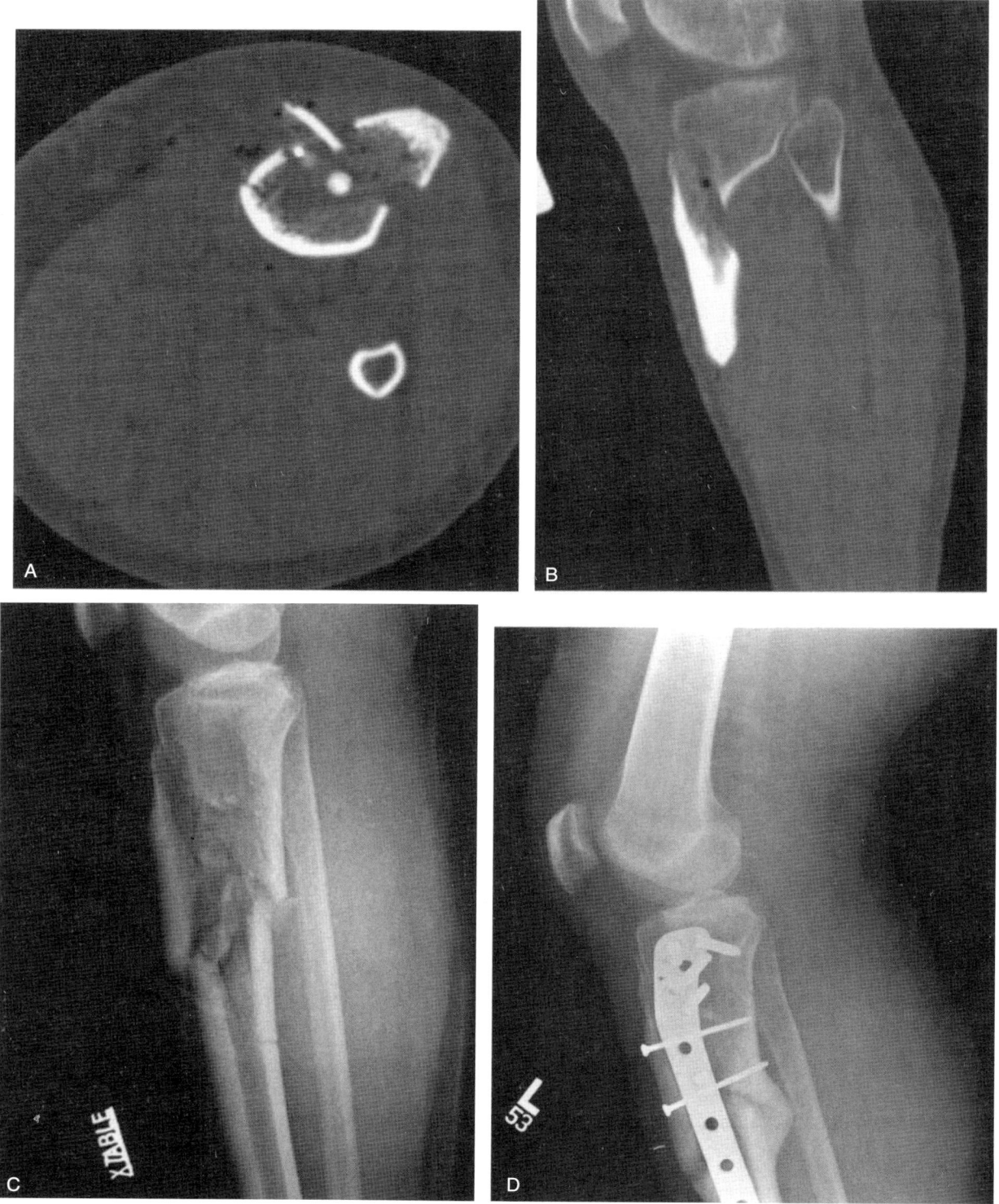

图 56-22 (A)粉碎性胫骨平台骨折患者关节线下约 2cm 处的横断面 CT 扫描图像。你是否发现了胫骨结节骨折？(B)同一位患者的经胫骨结节的 CT 冠状面扫描图像清晰地显示了移位的胫骨结节骨折块。(C)另一位患者的侧位 X 线片显示胫骨结节受累的前部骨折块。(D)膝关节骨折愈合后的侧位 X 线片。由于髌腱的伸膝作用，所以最好进行固定以防发生移位和骨不连。

的不同,可以清楚地发现,要么是这些人对半月板撕裂概念的理解不同,要么是 MRI 技术或质量不同。关节镜操作者可能没有发现一些半月板前部损伤,而这种损伤可能发生于外侧平台骨折患者。从某种意义上说,很难想象平台骨折块发生移位而不伴有半月板从关节囊外缘撕裂,那么广义上的理解就是,如果胫骨平台骨折发生移位,必然伴有半月板损伤。对半月板病理性变化的治疗存在争议,我对这种现象毫不奇怪,因为没人知道这些变化的自然史。现在,对半月板的功能已经完全了解。在 Walker 和 Erkman 发表的一篇经典文章中,在不同的负重下对内外侧半月板进行了接触应力分析。在不负重条件下,股骨髁与胫骨内外侧关节面之间的接触只停留在半月板上。负重150kg 时,在外侧,半月板承担了大部分负重;而在内侧,半月板和暴露的关节软骨平均承担了负重。在这篇文章中,看来不能高估半月板的重要性,及其在稳定膝关节中作用,尤其是外侧半月板。如果像 Fairbank 发现半月板完全切除在创伤后关节炎的发展中的作用一样进行考虑,那么从表面上看,保留外侧半月板是最重要的。半月板边缘型撕脱占半月板损伤的大部分。尽管半月板放射状撕裂通常应该清创;而外周性撕脱,通常累及半月板外侧大部分或关节囊附着处,这种损伤应该修复并连接到冠状韧带上,甚至固定到钢板或螺钉上,可能这样可以控制损伤。此时,最好采用耐用的非吸收单根缝线。如果冠状韧带已不完整,以致再连接很困难,则缝合锚钉可有助于克服这种困难。最重要的是,不应该将胫骨平台骨折合并半月板外周撕裂看做半月板切除术的适应证。

复位骨折块可能会使冠状韧带更靠近半月板外周附着处,从而使撕裂伤不经修复而愈合。这种推测的根据是,随着在急性期应用 MRI 诊断这种损伤日益推广,几乎从来没发现与半月板撕裂相关的损伤后期并发症。

2.侧副韧带损伤

为确定胫骨平台骨折合并侧副韧带损伤的发生率,已经开展了多项研究。这些研究中使用的方法各不相同,包括从体格检查到关节镜和 MRI 在内的所有方法。总体概率变化范围为 8%~45%[68]。Delamarter 和 Hohl 回顾了 39 例胫骨平台骨折患者,发现各种形式的胫骨平台骨折都可能合并韧带损伤,但是最常见于劈裂压缩骨折和单纯压缩骨折[53]。在 Schatzker Ⅱ型胫骨平台骨折中,Gardner 及其同事发现,18%的病例合

并腓侧副韧带撕裂,36%的病例合并内侧副韧带撕裂。在他们的关于 103 例手术治疗的胫骨平台骨折患者的报告中,合并腓侧副韧带完全性撕裂的概率为29%,47%的病例有腓侧副韧带部分撕裂;而 33%的病例有内侧副韧带完全撕裂,57%病例有内侧副韧带部分撕裂。在这项研究中,60%病例属于 Schatzker Ⅱ型骨折[68]。Colletti 等人的研究发现,合并腓侧副韧带损伤概率为 34%,内侧副韧带损伤概率为 55%[47]。最近的研究显示,以前的报告低估了韧带损伤的并发率。Bennett 和 Browner 通过对 30 例胫骨平台骨折的研究发现,根据诊断性关节镜、体格检查和应力位 X 线检查结果,合并内侧副韧带损伤的概率只有 20%,腓侧副韧带损伤概率只有 3%[15](图 56-23)。

3.交叉韧带损伤

胫骨平台骨折也常合并前后交叉韧带损伤。在 Gardner 及其同事的一项关于对 103 例急性胫骨平台骨折患者进行 MRI 检查研究报告中严重前交叉韧带损伤发生率为 57%。Schatzker Ⅱ型骨折合并前交叉韧带完全撕裂发生率最高;然而,71%的双髁 Schatzker Ⅴ型骨折患者有印迹撕脱,但是在所有胫骨平台骨折中的发生率为 42%~71%[68]。Gardner 及其同事最近的研究发现,Schatzker Ⅱ型骨折合并前交叉韧带损伤的总体发生率为 47%,其中大部分属于印迹撕脱[69]。Colletti 对 29 例患者的调查发现,41%患者合并前交叉韧带损伤[47]。而 Bennett 和 Browner 对 30 例胫骨平台骨折患者的研究发现,只有 10%合并前交叉韧带损伤[15]。

胫骨平台骨折合并后交叉韧带损伤的概率较低,一项研究显示为 28%[68]。多数为后交叉韧带撕脱性损伤。Schatzker Ⅰ型胫骨平台骨折合并后交叉韧带印迹性撕脱概率最高,为 67%。最近 Gardner 及其同事通过一项研究回顾了 Schatzker Ⅱ型胫骨平台骨折,发现25%患者有后交叉韧带损伤,其中大部分属于印迹性撕脱[69]。在 Colletti 关于 29 例平台骨折患者的调查中,28%患者有后交叉韧带损伤[47]。Gardner 及其同事回顾了关于胫骨平台骨折合并软组织损伤概率的文献,发现合并交叉韧带损伤的概率为 8%~69%。

4.后外侧角软组织损伤

最近,已经明确了平台骨折造成的膝关节后外侧角支持结构损伤。尤其是腘腓韧带(PFL)和腘肌腱(PT)撕裂与胫骨平台骨折相关性最大(图 56-24)。Gardner 及其同事在一项关于对 103 例急性胫骨平台骨折患者的调查报告中指出,其中 68%病例合并腘腓

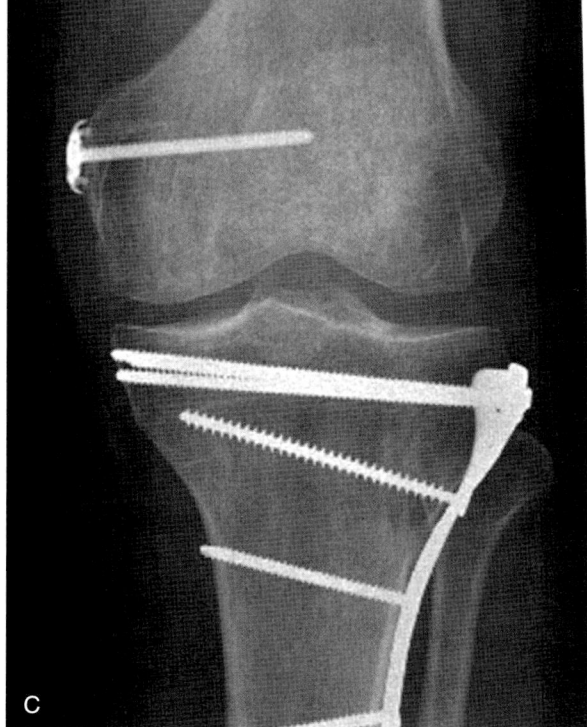

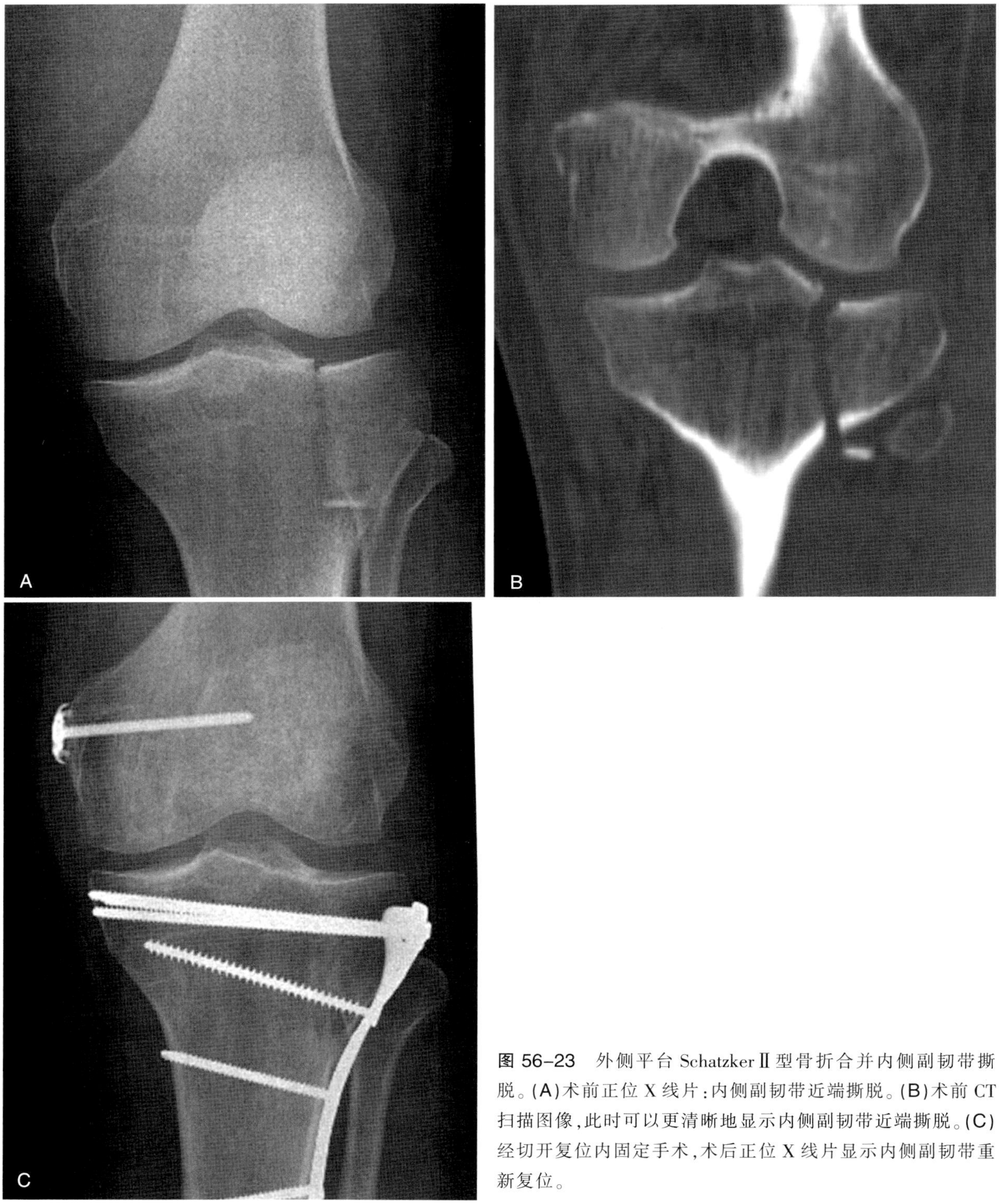

图 56-23　外侧平台 Schatzker Ⅱ 型骨折合并内侧副韧带撕脱。(A)术前正位 X 线片:内侧副韧带近端撕脱。(B)术前 CT 扫描图像,此时可以更清晰地显示内侧副韧带近端撕脱。(C)经切开复位内固定手术,术后正位 X 线片显示内侧副韧带重新复位。

韧带或腘肌腱或者同时撕裂[68]。后外侧角软组织损伤并发症和治疗已在第 55 章详细讲述。

5.神经血管损伤

　　大部分胫骨平台骨折患者很少有神经血管损伤。然而,骨折同时合并关节脱位(Schatzker Ⅳ 和 Ⅵ)与高能量双髁骨折,尤其是平台后部骨折,出现神经血管损伤的风险较高。血管损伤检查程序如图 56-25。

　　尽管很少用动脉造影,但是如果有威胁肢体的局

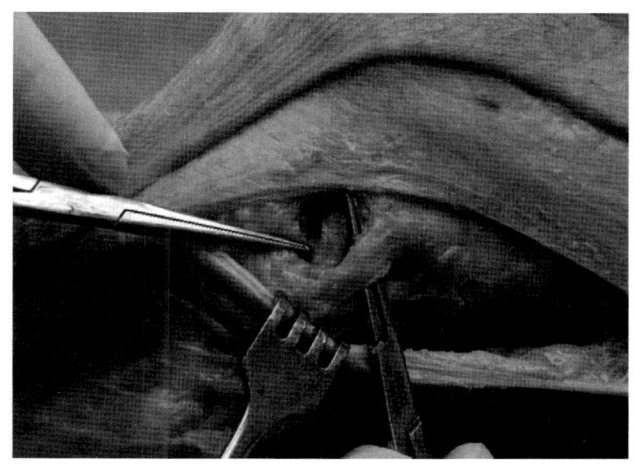

图 56-24 后外侧角结构。左侧膝关节外侧观（尸体模型）。左侧止血钳指的是腘肌在股骨上的附着点。在腓侧副韧带（外侧）深部剥离（向右）髂胫束浅层。弓状复合体和腘腓韧带在膝关节后面深部（参见第 55 章）。（见彩图）

部缺血合并骨折或关节脱位，同时有多个损伤平面，可能需要动脉造影来确定阻塞部位。此时，应该通过能够满足患者和医生需求的、并为医生掌握的最佳技术途径进行造影：手术室动脉造影、放射科医生操作的快速动脉造影、CT 动脉造影、多普勒超声等（参见第 12 章）。Harrell 在一项回顾性研究中发现，膝关节骨折合并腘动脉损伤的概率为 3%[82]，但是这种概率有骨

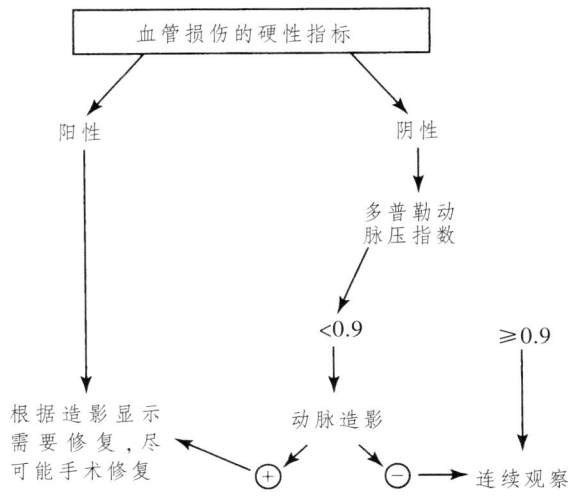

图 56-25 对怀疑膝关节区域动脉损伤患者的诊断和治疗方法示意图。血管损伤的"硬性指征"包括：波动性出血、血肿增大、血管杂音或者无脉。(Data from Lecy B.A.; Zlowodzki, M.P.; Graves, M.; et al. Screening for extremity arterial injury with the arterial pressure index. Am J Emerg Med 23:689–695, 2005.)

折特异性，也有医院特异性，特异性根据在既定急诊室条件下的损伤具体情况而定。

Bennett 和 Browner 的一项研究显示，30 例调查患者中只有 1 例有腓神经损伤，其概率为 3%[15]。Myint 等人报道了一例因外侧平台骨折后外侧脱位而导致的腓神经麻痹患者[161]。

6.膝关节骨折合并脱位

胫骨平台骨折代表一系列涉及骨和软组织的损伤。由于这种骨折合并韧带损伤概率较高，所以多数高能量胫骨平台骨折应该被看做骨折并脱位损伤。换句话说，一些胫骨平台骨折合并有需要重建的严重韧带损伤，而膝关节脱位合并有需要固定的胫骨平台边缘骨折。2003 年[14]，Bennett 及其同事治疗了 15 例膝关节损伤患者，其中 16 个膝关节有胫骨平台前缘骨折合并后外侧角损伤，体格检查和 MRI 都能够提供后外侧角损伤的证据。6 个膝关节在 MRI 图像上显示有平台骨折，其中 5 例属于前内侧边缘骨折。于是作者得出结论，胫骨平台前外侧缘骨折很少见，但是如果膝关节后外侧角受到损伤，那么就经常出现前内侧缘骨折（图 56-26）。

胫骨平台骨折合并软组织损伤的发生率得到业内同仁的一致认可。损伤形式的具体定义、自然史和最佳的治疗方案仍然需要继续探讨。保留半月板非常重要。软组织合并伤的最佳治疗方案还没确定，但是对于严重高能量创伤导致的平台移位性骨折患者，通常还有软组织套损伤、腘动脉损伤、骨筋膜室综合征和腓神经损伤。这些患者通常需要急诊治疗，包括早期复位和固定，通常会采用跨膝关节外固定支架。

第六节 治疗

在过去，大部分关节内骨折的治疗仍然是一个未解决的难题，都认为大部分关节内骨折患者出现不同程度的功能障碍是不可避免的。在 1961 年，Charnley[42]认识到解剖复位和早期锻炼对于关节内损伤的治疗很关键，但是由于当时手术和内固定技术的限制，都使这些治疗方案未能实现。如果内固定后过早进行锻炼，常会因固定不稳定而出现疼痛，最终会导致内固定丧失、畸形愈合甚至不愈合。与单独用石膏固定相比，手术联合石膏固定会导致更严重的关节僵硬。过去由于未充分了解关节发生僵硬的病理生理过程，常把关节僵硬归因于手术的二次创伤和关节周围内固定器械的占位[88,127,218]。所以，手术是最后考虑的治疗手段，关节内损

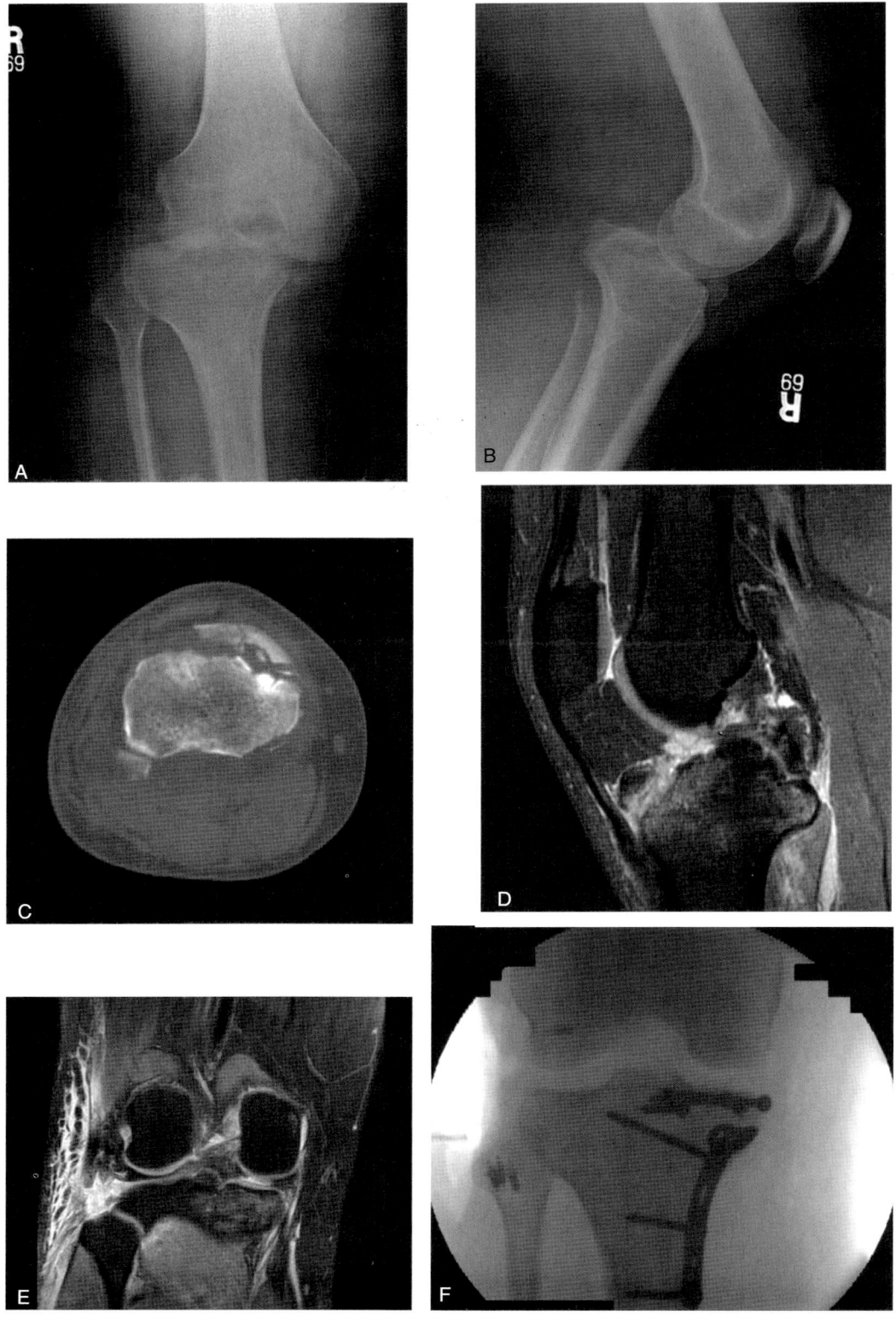

图56-26　正位(A)和侧位(B)X线片显示膝关节前外侧脱位。CT横断面(C)图像清晰显示前外侧缘骨折。MRI矢状面(D)图像显示前交叉韧带损伤,另外MRI冠状面(E)图像显示腘肌和腓侧副韧带附着处撕脱。胫骨平台骨折合并膝关节多韧带损伤,此时除了需要切开复位内固定,并用支持钢板和螺钉固定前内侧缘以外,还需要修复腘肌和腓侧副韧带附着处(F)。另外,作者通常偏好延迟重建前交叉韧带。

伤通常更倾向于保守治疗。治疗过程包括：相关检查、复位、制动和恢复阶段。关节内骨折愈合后，常出现不同程度的关节僵硬。Apley[4,5]首先提出了早期关节康复方案，并成功地运用了各种牵引术，通过牵引既能够实现早期关节锻炼的目的，又可以为骨折愈合提供满意的制动。据报道，他将这些技术应用于胫骨平台骨折的治疗，并取得了比手术治疗更为满意的效果。

评价上述研究的困难之处在于，作者只报道了各自的疗效，而没有分析取得满意疗效的平台骨折类型。诸如无移位、轻微移位、严重移位骨折，以及通过垂直或倾斜骨折线、劈裂或粉碎骨折这些名词进一步详述的骨折分类，都无助于从本质上区分不同预后的骨折类型。此外，很多作者比较了最好的保守疗法的预后与手术疗法的预后，但是按现在的标准来说，这些手术方法是不正确的。

随着 AO 协会提出的切开复位坚强内固定技术的发展；随着那些能够提供坚强固定和早期锻炼而无需担心骨折移位、畸形愈合、不愈合的新技术和新手术原则的提出；随着那些有助于实现切开复位内固定新目标的内固定器械的产生；这些进步为手术治疗骨折带来了新的革命[1,45,193,218]。然而，随着骨损伤程度的增加，合并存在的软组织套损伤程度也在增加。随着手术疗法日益受到欢迎，高能量创伤性骨折（Schatzker Ⅳ、Ⅴ 和 Ⅵ）通常采用大切口、内固定治疗。一些研究显示，手术耗时长，切口经过薄弱软组织套，以及多种内固定器械的使用，导致并发症的概率高达50%[157,171,191,192,211,218,231]。

为了治疗这些复合性损伤，现代手术方法已有了很大发展，包括一些治疗观念，如 Mast 等所倡导的间接复位，防滑动和复合固定[145]。为了获得最佳效果并减少手术并发症，在采用有限手术切口（在 CT 引导下并做好术前计划）时采用了一些新的器械，如实心螺钉、单外侧外固定器、解剖式外周钢板以及以张力等钢丝 Ilizarov 固定架为基础的外固定技术[81,114,121,133,143,221]。

现在，分期固定很受欢迎。如果软组织损伤严重，那么立刻行切开复位内固定风险太高，可采用跨损伤区域的外固定支架，从而既能恢复肢体对线和骨折固定，又有利于软组织愈合。对于胫骨平台骨折，这些外固定架可以跨膝关节从股骨干到胫骨干。如果是开放性平台骨折，还可以通过创口达到骨折解剖复位，并固定关节面骨折。然而，如果为安装内固定器械扩大切口，可能会增加局部软组织坏死的风险，尤其是在损伤当天进行手术时。如果是非开放性骨折，最好的方法可能是推迟切开复位内固定手术，直到软组织套恢复到能够耐受关节切开复位和内固定器械。在软组织恢复过程中，用外固定支架固定骨折，也便于软组织护理，并有利于通过韧带合页作用使干骺端和骨干主要骨折块复位[1,5,32,59,60,215,222]（见图56-20）。

如果软组织完全恢复，能够耐受二期手术，可切开健康的软组织进行内固定。

一、开放性和闭合性治疗的指征

关节内骨折的治疗目标是：保护关节运动功能、关节稳定性、关节面完整性和肢体对线；止痛、防止发生创伤性关节炎。

多数调查者一致认为以下 4 种因素有助于平台骨折的最终诊断：①关节面压缩程度；②胫骨髁骨折线的范围和宽度；③骨干-干骺端粉碎和分离程度[3,34,52,93,105,127,142,157]；④软组织套的完整性[34,65,214,215]。如果考虑手术治疗，必须权衡以上 4 种因素从而制定最好的治疗方案。

应该仔细区分关节面骨压缩程度（真正的关节压缩骨折）和整个胫骨髁骨折块横向或纵向移位，在严重外侧髁移位骨折中可能出现以上两种情况。即使关节面没有压缩，也可能出现移位。关节面压缩、胫骨髁移位或侧副韧带和交叉韧带断裂都可能导致关节不稳定。至于多大程度的关节面压缩是可以接受的，现在还没有统一的观点；压缩深度在 4~10mm 之间一般可以耐受[4,39,52,87,92,93,156,177,192,199,205]。

长期的研究显示（随访时间>20 年），关节面压缩面积与创伤性关节炎无相关性[91,128,178]。然而，如果关节面畸形或压缩导致关节不稳或肢体力线轴改变，通常会出现预后不良[104,113,128,157,192,222]。单纯牵引治疗不能复位关节面压缩性骨折；压缩骨折块必须通过手术撬起，然后在下面植骨给予支持。

Pauwels[169]的研究结果显示，如果负重应力程度（单位面积上的压力）超过关节软骨再生或修复能力，关节软骨将会退化，最终导致创伤性关节炎。关节面骨折块移位将会导致关节接触面积的减小，即使此时关节负重大小和负重传导方向正常，也会使应力增加。然而，目前还没有关于多大程度的关节面移位和压缩能够导致退行性关节炎的数据。

力学研究显示，当关节面台阶样不平整突起或凹陷大于 3mm，关节面接触应力就会明显升高[29]。而关节面不平整小于 1.5mm 通常不会导致接触应力明显升高。所以说，关节有承受关节面局限性压缩的能力。

但是,如果在负重时肢体有对线不良,那么关节接触应力的升高将会更明显。

Mitchell 和 Shepard[151]在关于关节面骨折畸形复位和不牢固固定影响的研究中指出,关节面骨折精确复位和牢固固定是关节软骨再生的必需条件,畸形复位和固定不牢会导致关节软骨快速退变。这些发现不仅为关节面骨折解剖复位提供有力支持,同时也强调坚强固定对促进关节软骨再生的必要性[189]。坚强固定可缓解疼痛,从而有助于早期锻炼,而固定不牢和骨折处移动通常是导致疼痛的原因。

对于这些骨折患者,影响长期预后的一个因素是维持股骨髁在平台上正常位置的能力[52,128]。关键是避免双侧胫骨髁关节面接触应力不超过负荷。Rasmussen 的研究显示,创伤性骨关节炎与残留胫骨髁关节面积的大小或胫骨平台关节面和股骨髁之间连续性程度高度相关。后来,Lansinger 及其同事[128]回顾了这些患者,随访 20 年后发现 90%的患者膝关节稳定性良好。于是他们得出结论,不是骨折移位而是膝关节稳定性是手术治疗和良好长期预后的主要指征。因此,对于特定的高能量创伤性骨折,可能无法进行关节重建,但是这并不排除获得满意预后的可能性,因为术者可以使干骺端和骨干骨折块维持在正常位置,从而维持正常的肢体力线。这种观点是微创手术的基础,微创手术是用来治疗关节面严重破坏的高能量创伤性骨折患者,或者不能耐受手术的患者。

骨折缝较宽也可能是关节面畸形复位和胫骨髁纵向移位所导致的关节不稳定的促成因素。胫骨髁与胫骨干对线不良导致的力线轴改变是膝关节不稳定的另一个突出因素。虽然骨关节炎和退行性关节疾病的 X 线表现并不总是与临床体征一致 [91];但是,Kettlekamp 等人[15]认为,在膝关节处保持正常的肢体力线轴是决定关节预后功能良好和防止出现骨关节炎的主要因素。有两个因素可能会导致创伤性关节炎,一个是关节面积的降低,另一个是畸形和轴向负重的增大导致的关节面应力的增高。如果上述两个因素合并有关节不稳定,而这种不稳定可能是由关节面压缩或不平整或韧带断裂导致,那么出现骨关节炎的可能性将大大提高[54,96,156]。

我们得出的结论是,治疗关节内骨折时,必须尽量恢复关节面平整和尽量多地保留关节接触面积。这个目标只有通过获得关节面的解剖复位才能实现。必须尽量纠正肢体对线不良从而避免关节过度负重。对于特定的复杂性骨折,例如 SchatzkerⅥ型骨折,位于骨干–干骺端结合处的粉碎性骨折区域可能会妨碍肢体力线的重建[13,21,221]。内固定物必须跨过粉碎骨折带,也可能需要植骨。如前所述,这种骨折通常合并有严重软组织损伤,早期可能不适于进行内固定。

重建手术的新技术 (胫骨平台新鲜的同种异体植骨、修复关节面的半关节置换术、全膝关节置换术)应用取决于保持正常的肢体力线轴。所以,骨折早期治疗[193]应该恢复和维持肢体正常对线,从而避免进行二期重建手术。

Schatzker 和 McBroom[193]的关于胫骨平台骨折的回顾性研究允许提出其他的治疗原则。采用非手术疗法治疗胫骨平台骨折,例如用石膏固定 1 个月或更长时间,那么将会产生明显的关节僵硬。同类的患者如果采用切开复位内固定术,术后再用石膏固定,那么关节僵硬会更严重[71]。于是我们得出结论,对于关节内骨折,无论用何种方法治疗,都必须进行早期锻炼。然而,只有切开复位内固定才能使患者早期锻炼,同时避免关节面骨折块丢失和畸形愈合或不愈合。所以,如果无法进行手术,应该对关节面骨折的膝关节进行骨牵引,并早期锻炼以保护关节功能, 即使这种治疗可能导致关节面不平整或不稳定[88,144,198]。只要关节运动功能得到保护,就可以进行二期手术重建关节,例如关节内截骨术。但是这些手术治疗关节僵硬的疗效不佳。

骨折在早期经保守治疗后(手法复位和牵引),关节面骨折块移位通常会持久存在。如果这些骨折早期通过手术治疗, 通常会发现未复位的骨折块被压入干骺端,并且需要相当大的力才能将骨折块抬起和复位。所以,任何经手法复位和牵引治疗未能复位的关节面骨折都认为是压缩性骨折。这种骨折只有通过切开手术才能复位。此外,关节面压缩导致的关节面缺损将会永久性存在。晚期关节面重建时,已经恢复稳定的关节纤维软骨通常不会填充关节面缺损。所以,任何由于关节面压缩或移位导致的关节不稳定将会持久存在,除非通过手术矫正压缩和移位。关节面骨折复位最好在急诊时实施。晚期关节内截骨术是一种复杂的手术,并有多种并发症,尤其是在出现严重关节僵硬以后实施的手术。

通过观察,我们总结出了胫骨平台骨折的治疗原则,内容如下:

(1)任何导致关节不稳定的胫骨平台骨折都需要切开复位内固定。

(2)只有通过切开复位,才能最大限度地恢复关节面平整。

(3)关节面骨折的牢固固定和解剖复位是最大程

度保护关节功能的必要条件。

(4)如果有手术指征,但是由于与患者相关的或损伤因素或损伤复杂程度超出医生的能力时,必须进行骨牵引,以促进早期锻炼。如果正式固定是禁忌证,那么就尽可能地早期固定关节面骨折块。待损伤因素得到缓解后,再实施干骺端延迟重建手术。

这些治疗原则是普遍使用的。在处理关节内骨折患者时,术者不仅要考虑如何恢复关节面平整、关节稳定和肢体对线,还要考虑所谓的骨折"个性",这个词是患者相关因素、损伤因素、治疗人员的能力以及医院的医疗条件的综合,我们将在下一部分讨论。

手术治疗的绝对适应证:①开放性胫骨平台骨折;②胫骨平台骨折合并骨筋膜室综合征或急性动脉损伤。手术相对适应证:①移位的胫骨双髁骨折;②移位的胫骨内髁骨折;③导致关节不稳定的外侧平台骨折;④胫骨平台骨折的多发伤患者[7,22,40,59,121]。无论是开放性还是闭合性骨折,立刻切开复位内固定的最大禁忌证是严重软组织套损伤。

二、韧带损伤

过去,胫骨平台骨折合并韧带损伤通常是通过应力位 X 线片和体格检查间接确诊的。随着敏感性更高的 MRI 和关节镜的普遍使用,发现胫骨平台骨折合并韧带和半月板损伤的概率已经非常高。这些软组织损伤包括:内侧副韧带损伤、半月板损伤和前交叉韧带损伤[15]。然而,所有致力于软组织合并伤的研究一致认为,胫骨平台骨折类型以及无论有无韧带损伤都与半月板撕裂发生率无关[15,216]。

现在,对于胫骨平台骨折合并的中等程度韧带撕裂是否应该进行修复存在争议[15,53,54,66,78,119,228]。现在还没有确切证据证明急诊修复这种韧带撕裂的疗效比保守疗法更好。然而,人们一致认为,应该在最初手术时修复包括撕脱性骨折在内的韧带损伤。交叉韧带中等程度撕裂应该早期处理,但无需修复。用带铰链的膝关节支架来提供保护性运动,然后快速进入恢复期,可能会使一些患者避免晚期关节重建的必要性。急性骨折通常会使早期修复、韧带修补和重建手术更加复杂,此时必须用内外固定器械来修复骨折。对于有持久性关节功能障碍的患者,可以待骨折愈合,固定器械拆除后,再进行韧带重建。

三、损伤特异性

如果出现骨折块移位和不稳定,很可能只有通过

切开复位内固定才能恢复关节面的平整、对线和关节稳定性。然而,必须仔细考虑是否需要追求这种目标。此时,只有根据损伤个性才能制定最佳的治疗方案。这个概念包括以下方面,首先是患者相关因素:年龄、既往病史、并发症、职业和娱乐活动、对治疗的期望。例如,有骨质疏松的 80 多岁老人的治疗目标与健康年轻运动员的治疗目标是完全不同的。

其次是损伤因素。此时,如果考虑采用手术疗法,术者必须明确软组织套损伤,并仔细考虑骨折部位和手术切口处的皮肤状况。还必须确定骨折是闭合性还是开放性,是否有合并的软组织和骨损伤,是否有神经血管损伤或急性骨筋膜室综合征的可能性。然后,为了对骨折进行分级,必须了解骨折的特点。还必须通过普通 X 线片、牵引位 X 线片和牵引位 CT 扫描图像获得关节面压缩深度、胫骨髁移位程度、骨折线从干骺端向股骨干的延伸程度。必须确定骨质疏松程度,因为骨量对于手术可操作性的判断非常重要。从这一角度出发,术者就能够制定术前方案,从而确定手术策略,预测在治疗过程中可能遇到的困难。最后,通过这些信息可以判断患者的预后。

再次,在判断损伤个性的同时,术者还必须衡量整个医疗团队的能力和医疗条件。对于许多复杂性胫骨平台骨折,手术疗法非常复杂。这种损伤最好让有丰富的处理复杂性关节内骨折经验的医生来处理。这一步可能是最难处理的,因为这需要手术者客观地评价自己和手术助手的技术能力以及医疗条件。对于复杂性骨折,要有整套的大小钢板和螺钉,包括:解剖型关节外钢板,大的关节面复位钳,股骨牵引器以及各种外固定器械。此外,治疗团队成员应该包括技术精湛的护士和经验丰富的理疗医生。

四、非手术疗法

非手术疗法适合很多胫骨平台骨折。一些低能量创伤性骨折通常属于不完全或非移位性骨折。其他可用非手术疗法成功治愈的损伤包括:关节稳定性较好的外侧平台移位性骨折,发生于骨质疏松患者的不稳定性外侧平台骨折。非手术疗法的另外一个相对适应证是,合并严重心血管、肺、神经或代谢性疾病(例如,严重糖尿病并伴有阻塞性血管疾病或严重静脉血液淤滞或溃疡)。

这种损伤采用非手术疗法的确需要早期活动,并需要防止骨折移位[4,51,71]。多数情况下,可以用带铰链的膝关节支架来控制关节运动,从而防止骨

移位[49,52,53,58,71,85,198]。同时禁止过重负重。根据骨折稳定性的具体情况，膝关节可能需要在伸直状态下固定1~2周，然后再调整铰链逐步增大关节运动幅度。在治疗早期阶段需要重复进行物理和X线检查，以防止干骺端骨折移位。目标就是术后4周膝关节屈曲至少90°。对于稳定性骨折，可能从开始就鼓励进行全方位的关节运动。待影像学显示骨折线愈合后再进行负重。通常到伤后6~8周时患者可以半负重行走，到第12周时可以完全负重行走。

如果在内外翻应力下，膝关节在从伸直到屈曲90°过程中的任意位点的内外翻角度都不超过10°，那么这种骨折可看做稳定性骨折。同时必须从损伤个性的角度来分析多大程度的不稳定才是可接受的。在分析关节面部分骨折对关节不稳定的影响时，如果关节外楔形骨折块不累及平台后部，那么这种骨折对冠状面不稳定无影响，即使在内外翻应力下，膝关节也可能非常稳定。然而，如果骨折造成关节在矢状面上不稳定，那么就是手术复位和固定的绝对适应证。由于轻微的对线不良和不稳定可能会对膝关节造成长期的不良影响，但是冠状面上小于10°的不稳定，一般认为是可以接受的。如果在应力作用下不稳定程度大于10°，那么就属于不稳定性骨折[52]（图56-27）。

如果骨折属于不稳定性骨折，但由于粉碎严重、严重骨质疏松以及其他与患者相关的因素的影响，不适合切开复位内固定，或者是需要延迟手术治疗，那么必须进行骨牵引，并鼓励早期活动。对粉碎性或不稳定性骨折进行骨牵引后，应该插入远端踝上胫骨针。10~15磅的牵引重量通常能够通过韧带合页作用是髁骨折块复位。然而，单纯牵引不能复位关节面压缩骨折块，因为没有附着的软组织将它们从深处拉出。骨牵引后，通常可用Thomas夹板和Pierson膝关节附件促进早期主动屈膝活动[57,88,144,198]。伤后4~6周拆除牵引后进行X线检查，看是否再次出现移位。如果有骨折愈合征象，或未显示骨折进一步移位，就可以将牵引拆除，同时应该安装骨折支架或带铰链的膝关节支架。然后，患者应该保持关节完全无负重至少12周，直至影像学显示骨折愈合再逐步增加负重。

介于牵引和完全手术疗法的一种折中方案是采用单侧膝关节桥接钢板[110]（图56-28）。这种疗法允许患者进行走动，同时避免长期卧床、住院以及传统骨牵引相关并发症，Moore等人[157]注意到这种并发症发生率高达8%。在腿后部应用带垫夹板来加强这种外固定架固定，夹板长度是从足到大腿中部。只要外固定针孔无感染，就持续固定6~8周，直至干骺端-骨干

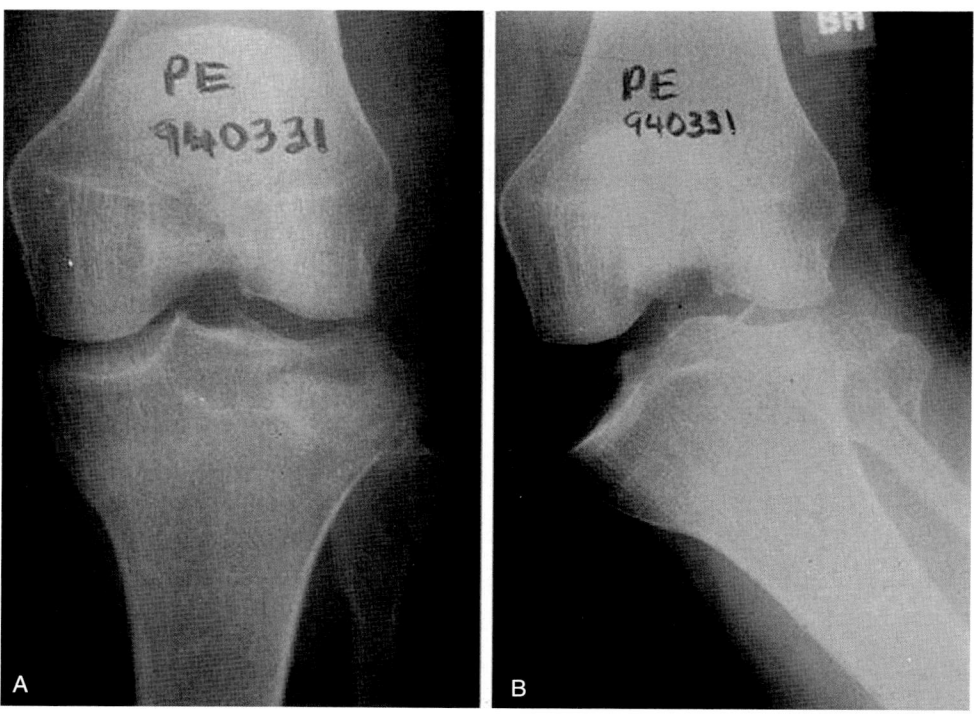

图56-27　应力位X线片有助于决定采用手术疗法还是非手术疗法。如果冠状面不稳定程度大于7°~10°，通常选择手术治疗。(A)外侧胫骨平台骨折的正位X线片。(B)同一膝关节的正位应力位X线片。

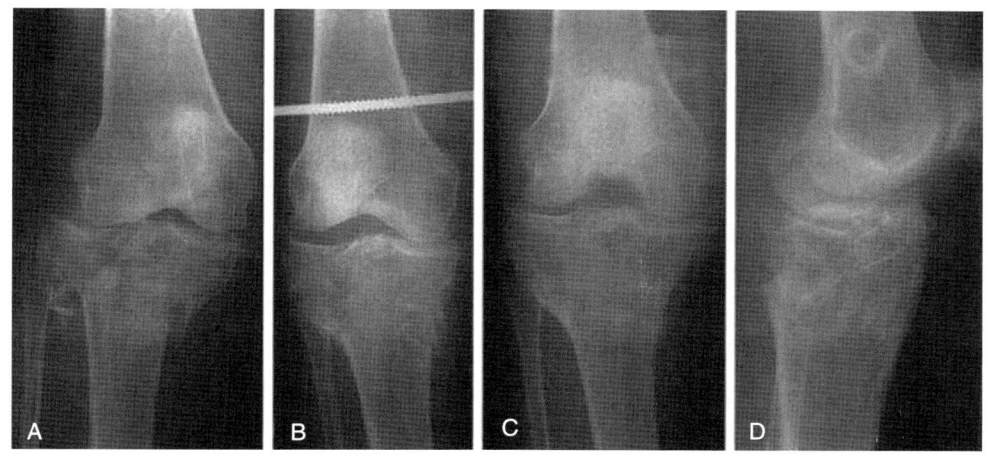

图 56-28 (A)一位老年患者膝关节 X 线片显示胫骨双髁骨折,由于合并严重疾病而无法进行手术治疗。(B)微创手术后,X 线片显示通过两针固定支架获得良好复位。(C,D)大约固定 10 周后,X 线片显示骨折仍然维持对线,双髁骨折已经愈合。

结合处的骨折牢固愈合。然后拆除外固定架,再用带铰链的支架固定下肢,随后进入恢复期。采用这种疗法安装支架时需要简单麻醉,因此,禁止为虚弱患者采取这种疗法。

许多调查者发现老年人群中最常见的骨折形式是劈裂压缩性骨折(Schatzker Ⅱ)。一般来说,如果先进行短期牵引,然后再安装骨折支架,通常能够使这种骨折和其他低能量创伤性骨折维持整体复位[20,28,53,110,144,157,198]。保守治疗不能复位的骨折形式包括 4 型(胫骨内髁)骨折和骨干分离的骨折(6 型)[53]。用非手术疗法治疗老年人移位的胫骨平台骨折的疗效通常一般。这一话题将在第九节"特殊情况的处理"中继续探讨。

五、手术治疗

(一)急诊固定

指征

对于极其不稳定的胫骨近端骨折或局部软组织严重损伤(闭合性或开放性)的患者,应该考虑急诊外固定支架固定(通常立刻实施),尤其是需要推迟最终固定的患者。如果膝关节稳定性较好,只在单一平面上过度活动,同时软组织损伤不严重,此时,用夹板临时固定可能会提供满意的疗效,所以不应该用临时外固定支架固定。对于开放性胫骨近端骨折和多发伤的治疗将在"特殊情况的处理"一节进一步探讨。

实际上,石膏或小夹板不能为严重损伤的膝关节提供有效固定,尤其是高大的、肌肉发达的或肥胖患者。牵引术就是对跨膝关节的完整韧带和其他软组织施加牵引力,通常能够改善对线,加强骨折稳定性,但是施加较强的牵引力需要使用骨牵引。同时必须用外固定架来辅助支撑下肢,例如采用精心设计的平衡悬架。然而,当需要搬动患者时,则需要拆除这种制动装置。

尽管临时外固定稳定性会因损伤本身而降低,它也不能同最终内固定或外固定相比,但是它能够为严重膝关节损伤提供最好的夹板固定。然而,如果能恰当地安装,它也能够较好地固定损伤区域,并保持一定程度的牵引力,这种牵引力除了通过软组织张力提供稳定性外,还能够改善影像检查效果,避免骨折再移位。与其他方法相比,它能够为软组织恢复和创口护理提供更好的条件。这种方法便于进行护理、诊断研究以及给予其他必需的治疗,也便于患者在医院内和医院之间进行转移。

(二)临时外固定

很多外固定支架可以用来治疗胫骨平台骨折。这种治疗方法有两种主要的功能。首先,用跨关节外固定支架临时固定严重损伤的膝关节。然后,把外固定支架当做胫骨近端骨折最终固定的一部分,通常同时进行切开复位,并用螺钉固定移位的关节面骨折块。最后,最终治疗包括在"胫骨平台骨折最终外固定"一节中讨论的外固定疗法。

将两个 5~6mm 长的半螺纹钢钉和一个力学稳定性良好的连接杆置入股骨内,同时将一对相似的器械置入胫骨内。不锈钢钉硬度很高。无需用羟基磷灰石涂盖表面,因为外固定支架数天后将被拆除。应该将钢钉分散开以改善固定稳定性,同时也应该尽量避免穿过骨折处以及将来的手术切口。用现有的外固定支架组件组成最简单而稳定的连接形式来跨过膝关节。使用透射线的连接杆以及避开膝关节和骨折带放置金属夹能够改善影像学效果(图 56-29)。可通过手法进行牵引和重新对线,然后固定架夹钳就会张紧。通常情况下, 不要试图复位或者固定关节面骨折块,尽管使用外固定支架固定开放性胫骨平台骨折时,复位关节面骨折块可能是最初复位工作的一部分。待覆盖带抗生素的无菌敷料后,骨折对线和稳定性就会得到加强。我们通常进行轻度加压包扎,常包括:用加垫后部小夹板辅助支撑膝关节,以及足部和踝。使足维持在跖行位很重要。

(三)最终手术治疗

在过去 20 年里, 最终修复移位胫骨平台骨折的方法得到了重大改良。修复的目标是,修复并尽可能使膝关节恢复到原来的解剖结构,同时避免损伤和治疗带来的潜在并发症。创伤复位、牢固固定关节面骨折块、修复干骺端(可能是通过间接复位,获得相对稳定性)、早期锻炼、在骨折固定和愈合允许的条件下逐步康复,这些都是治疗的重要目标。我们对正常解剖的理解已经得到进一步的发展,可应用这些知识来评价和指导术者的修复过程。高质量图像强化 X 线透视检查和精确定位是掌握这些知识所必需的。可通过推迟最终修复术或使用折中方案来降低手术并发症,尤其是创口软组织坏死,虽然折中方案避免切口经过损伤的软组织,但是可能会导致复位不佳。不仅修复关节面很重要,恢复下肢力线轴也是治疗这种损伤的关键。而后者无需扩大手术切口就能实现。

关节镜技术已经成功应用于特定的胫骨平台骨折的治疗。它可以用来检查和治疗关节内软组织和关节面损伤。用关节镜辅助复位后,通常也需要进行 X 线透视检查, 也可能需要切开手术进行牢固内固定,但可能采用微创手术。

对于某些胫骨平台骨折,可以用外固定替代内固

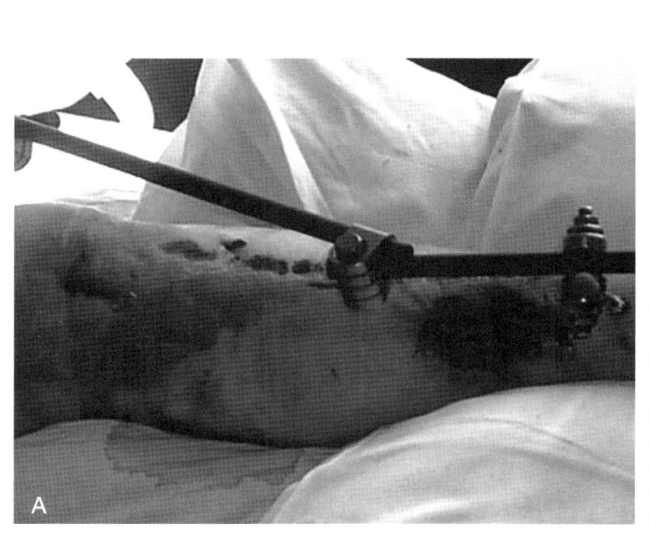
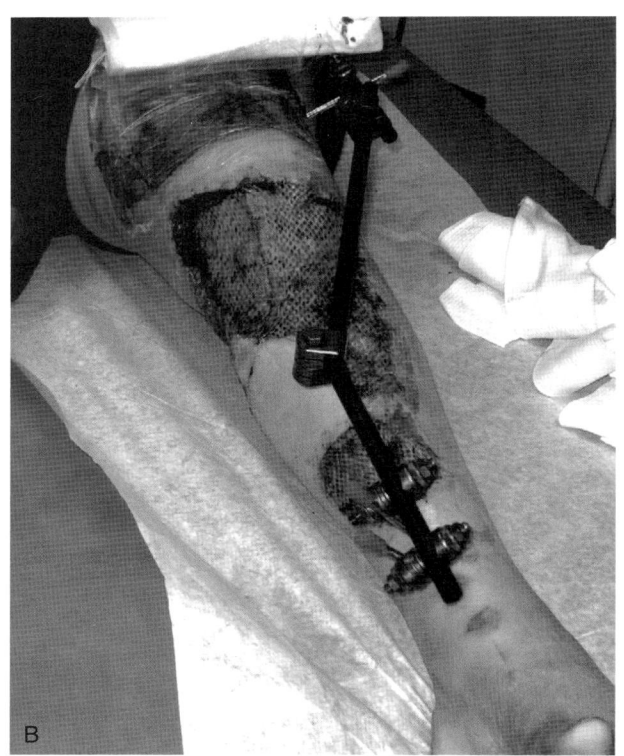

图 56-29　跨膝关节单平面外固定支架。与支架相连的一对半针(Schanz 螺钉)位于股骨前外侧,另一对位于胫骨前内侧。用可透射线的连接杆连接半针,同时维持膝关节对线。(见彩图)

定。然而,必须谨慎应用。外固定本身不能复位粉碎骨折块以及关节面压缩骨折块,这些骨折需要在直视下进行复位。只有骨折块间局限性压缩可能不需要辅助内固定。但是,除非使用专门设计的外固定支架,否则固定可能不充分。针道感染可能会累及骨折处或膝关节(或同时),尤其是当追求最佳的固定稳定性时,外固定支架位置离膝关节很近,甚至穿过粉碎骨折区。有时患者不能忍受外固定支架。但是,这些装置不需要广泛软组织切开,并能够提供良好的固定,从而在确保肢体良好对线的同时实现骨折愈合,尤其是恢复力线轴。如果联合使用内固定,那么外固定可能会降低创口愈合相关并发症的发生率,同时实现修复骨折的目的。然而,除非患者有严重软组织损伤,或者当地的医疗资源和技术在外固定方面比内固定更优秀,否则通常选择内固定来治疗胫骨平台骨折。如前所述,在内固定前,等待软组织恢复过程中或者为进行最终治疗而转移患者的过程中,临时采用外固定可能没有价值。

术者面对的挑战是,评估患者和患者的损伤,考虑可能的治疗方法,然后将患者状况、损伤和可利用的资源进行综合考虑形成和执行合适的治疗方案。这一话题将在"特殊情况的处理"一节讨论。

(四)手术时机

开放性胫骨平台骨折应尽快手术治疗。如果出现急性骨筋膜室综合征或动脉阻塞,病情将更为紧急。其他胫骨平台骨折都应该具体问题具体分析。对于钝性创伤导致的骨折合并有多处损伤,如果患者整体病情允许,应该尽快固定骨折。对于多发伤患者和软组织损伤患者,应该尽快恢复肢体对线。可早期通过经皮切口或限制性切口使关节复位。此时,可在急性期将关节面骨折复位。这种方法常与临时跨关节外固定支架联合使用,后者便于多发伤患者进行活动。这种策略也有利于那些因严重疾病或软组织损伤而排除复杂手术治疗患者的治疗。外固定或牵引能够早期恢复肢体长度和对线,并方便软组织损伤的护理和监护骨筋膜室压力。

孤立的胫骨平台复杂性骨折不会威胁生命,所以应该有足够的时间来全面评估损伤。评估通常包括辅助 X 线检查、CT 或 MRI 扫描。这些损伤的手术时机取决于初期软组织状况。如果患者病情允许,骨折也很明确,则最好早期处理;然而,处理复杂性骨折的手术可能需要 3~4 小时,而将开放性骨折手术推迟 24~48

小时,可能不会降低疗效。同时还要考虑到那些由于严重软组织肿胀或挫伤而需要推迟手术的患者。高能量创伤性胫骨平台骨折通常伴随肢体快速严重肿胀,这种肿胀常继发于骨折血肿和延迟出现的软组织缺血。

对于受到典型保险杠损伤的患者,通常会造成胫骨前部软组织挫伤。有时软组织受到的是闭合性脱套伤,而这种损伤可能在伤后数天才逐渐明显[214]。如果需要将手术推迟超过 1~2 天,则应该用小夹板进行制动。这种制动只对低能量创伤骨折(Schatzker Ⅰ,Ⅱ,Ⅲ)和轻微移位的骨折有效。它不能防止肢体缩短和骨折塌陷,所以可能使随后的复位更加困难。对于更复杂的高能量创伤骨折,最好采用骨牵引或外固定,直至软组织恢复到手术能够安全实施为止。

(五)术前计划

1.一般概念和原则

治疗胫骨平台骨折时,应该严格遵守治疗原则。最重要的是,术者应该谨慎地回顾治疗过程,其中通常会有各种并发症。发生这些并发症通常是由于以下原因:手术切口经过骨折处薄弱的软组织套,损伤后创伤性延伸切口用得过早,不正确地采用临时外固定支架,也可能是采用的微创手术策略已经过时。于是,经常出现的伤口裂开和感染使切开复位名声不佳[142,157,231]。

选择恰当的手术时机,及时的软组织护理,胫骨平台骨折切开修复手术通常能够安全实施,并发症发生率也可控制在合理的范围内。用切开复位内固定治疗关节内平台骨折使解剖复位成为可能,然后采用微创技术复位和固定干骺端骨折,可能会恢复肢体长度、力线和旋转移位。

术者应该总结出一种手术策略,然后用它来安排骨折修复手术。每一例骨折都应该有能够反映损伤特点和细微之处的手术策略,但是对于普通骨折,也可以模仿其他类似损伤的治疗策略,因为治疗原则没有变。在术前准备手术策略会促使术者观察学习手术的每一步,精炼和练习每一步操作。这种好习惯通常能节省手术时间,改善手术疗效。这种策略应该包括每一步,从手术开始到包扎伤口和术后护理。

用 X 线和 CT 扫描检查损伤,确定最佳的复位方法,从而总结出手术策略。对于胫骨平台骨折,术者应该确定是否有压缩性骨折(显示关节面压缩)、压缩部位和压缩程度。骨折复位后(通过正侧位 X 线片显示骨折块和正常肢体的轮廓），确定钢板安装部位和螺钉拧入方向。横断面 CT 扫描最有助于分析这些不确定因素，通常用冠状面和矢状面重建来显示其他组织，例如髁间嵴、胫骨结节骨折和骨折块旋转移位。最佳固定方案确定后，必须确定复位和固定骨折的安全手术入路。此时也要考虑软组织因素，虽然一种手术入路能够避免过度软组织损伤，但是可能不利于固定。手术策略有许多步骤，所以应该在纸上或电子仪器上简要描述。

使患者仰卧于能透射线的检查台上。为了防止下肢外旋，应该在同侧大腿下面垫一软垫。只有特殊情况才需要仰卧位，例如需要后侧手术入路或关节镜辅助固定时。此外，对于内侧平台骨折，采用后内侧手术入路可能是有利的，但是需要去除同侧大腿下方的垫子。术前 1 小时应该应用抗生素，止血带的位置要尽量高，以便于在术中提供更大的无血空间（如关节内复位）。

胫骨双髁骨折用跨关节外固定支架固定，拆除固定支架后，用刮匙将插针点刮成椭圆形，然后用大孔针头和注射器向针道注射大量生理盐水进行灌洗。这种处理应该在术前准备和铺巾之前完成。手术过程中在膝关节后部放置合适大小的软垫有利于手术操作，能够辅助骨折复位，便于从内外侧入路进入膝关节（图 56-30）。对于累及腓骨的粉碎性骨折，将健肢置于手术视野内有利于肢体对线的评估。

手术切口的选择取决于复位和固定的需要，也可根据软组织状况作必要的修改。关于手术切口将在"手术入路"一节中讲述，它与骨折形态有关。

2.影像增强透视机、通用牵张器和头灯

如果条件允许，在术中应该用 C 形臂影像增强透视机检查骨折复位和内置物放置是否合格。C 形臂应该置于患肢的对侧，以减少对手术的影响。C 形臂靠近患者时，应该保持与患者垂直，在技术人员的帮助下调整方向，避免不标准的斜位像。

几乎所有的胫骨平台骨折手术都可使用 AO 通用牵张器来辅助进行切开复位内固定（图 56-31）。该装置像千斤顶一样撑开膝关节，然后在直视下去除股骨作用于胫骨平台的压力。用一长 5mm 的 Schantz 针穿过股骨髁（垂直于力线轴），再用一个针与此针平行并在远离骨折区穿过胫骨，然后牵张器就可以轻松安装了。牵张器应该与后部的带螺纹的交叉棒一起使用，这样可以避开照相视野，同时不妨碍关节处理。一旦熟悉了牵张器的结构，组装和调整牵张器应该不超过 4 分钟，这样就能减少手术时间，降低术者体能消耗。

一般来说，牵张器能够将关节撑开 0.5~1cm。牵张器能避免人工牵引的不稳定性，在复位和固定骨折块以及用 X 线照相的过程中，都可以将它置于原处。它解放了术者和助手的手，使他们能够集中精力进行复位和固定。偶尔也需要松解牵张器，以使张紧的韧带放松或观察膝关节的其他部位，如果股骨针位于股骨上髁附近（膝关节的暂时旋转中心），关节通常可以自由屈伸。股骨牵张器通常用于膝关节外侧，因为严重粉碎和移位性骨折最常见于外侧平台，外侧半月板最容易受到损伤（图 56-32 ）。

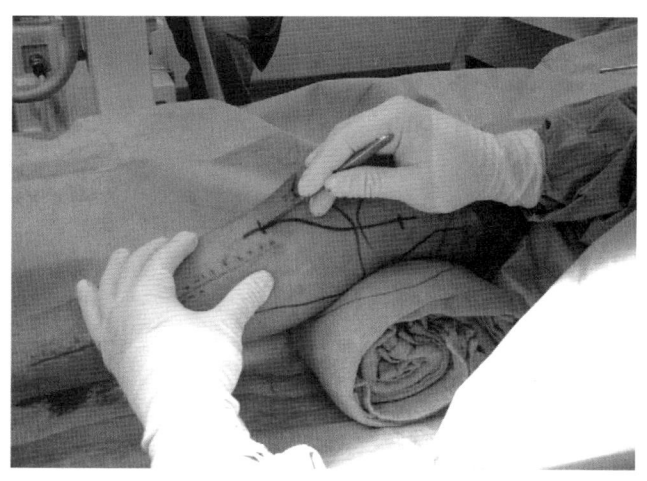

图 56-30　胫骨平台骨折经前外侧切口进行切开复位内固定时，用卷起的无菌巾当做垫子撑起膝关节。

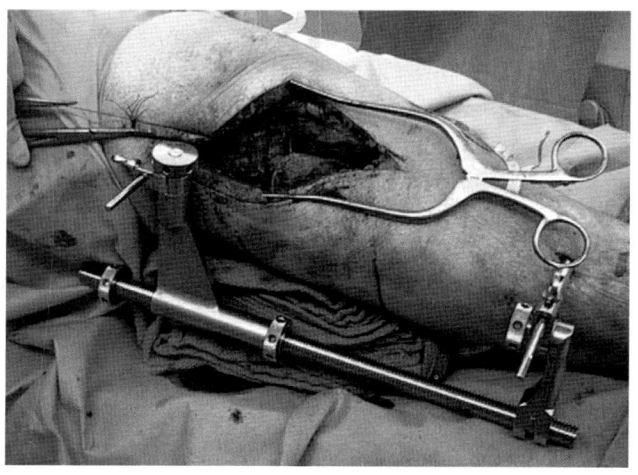

图 56-31　此图像显示的是安装在膝关节外侧的 AO 通用撑开器。撑开器处于手术操作区的后部，因此不会妨碍 C 形臂照相和手术操作。（见彩图）

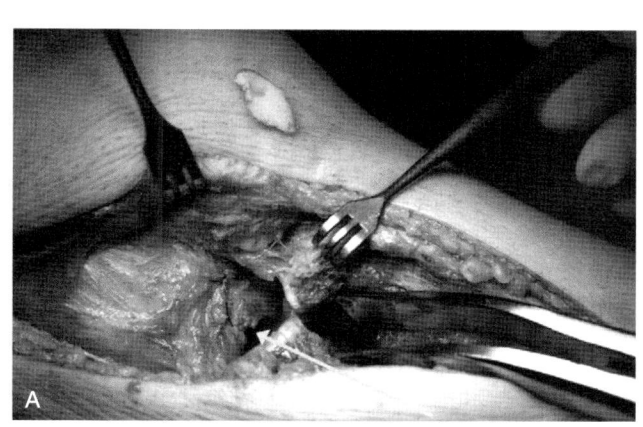
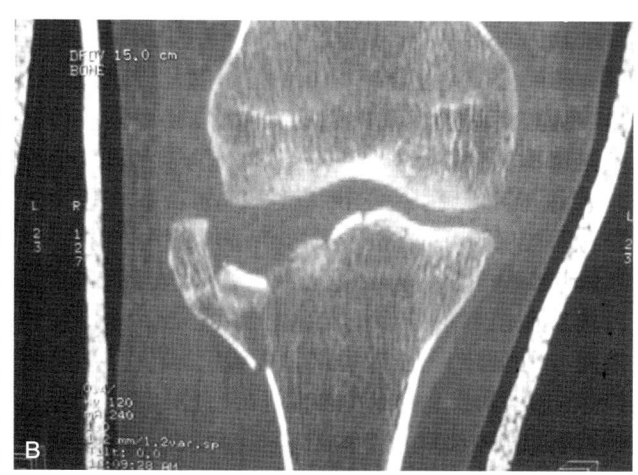

图 56-32 (A)在股骨牵张器的辅助下,术中照片显示外侧平台骨折块移位。通过半月板下切口,清晰显示半月板周围附着处撕脱。黄色箭头指的是半月板不完全放射状撕裂。(B)同侧膝关节 CT 冠状面扫描图像。此处压缩骨折需要用大量的骨质来填充。(A 图见彩图)

在关节手术中,头灯也是非常有用的工具,它能够提供清晰明亮的视野,而不会使术者去想象切口深处的骨折裂缝。现在用电池供电的头灯消除了以前头灯电线带来的麻烦,这样能够使术者在手术台旁自由移动。如果在观察和复位关节内骨折过程中使用头灯,将会大大方便手术操作。

在以上装置的辅助下,观察和修复半月板将会变得非常容易。关节内骨折复位后,再对关节周围损伤进行修复,在切开直视下修复潜在或放射状撕裂会更容易操作。

3.骨折复位装置

骨折复位装置能够方便手术操作,改善预后(图56-33)。最好拥有一套自己的骨折复位装置,而不是需要时再去找。如果没有合适的复位器械,可能无法实施完善的手术计划。例如,大口径(如 12 号 French)金属吸引器是除去血肿和骨折缝处早期骨痂的最好工具,尽管也可以用其他工具。与挖掘工具(刮匙)相比,刮具更有利于避免骨丢失,骨质疏松骨常面临骨丢失这个问题。此外,辅助术者顺利执行手术方案的其他工具,如处理大的骨折块,除去小的骨折块,剥离骨膜,挤压骨末端(有时角度不同),到达切口深处,经皮除去骨折块,开放性创口探查,关闭伤口,叩击,推挤,旋转患者等。

六、关节面骨折复位和植骨

治疗关节面压缩性骨折需要将压入干骺端的松质骨

重新撬起。此时,不应该试图通过关节撬起压缩骨折块,而应该从下方将骨折块撑起。撬起后,骨折块容易重新陷入骨骺缺损空隙内,所以应该用植骨块填充骨缺损来支撑关节面。同种异体植骨法包括:使用皮质撑杆来支撑撬起的骨折块或单纯松质骨植骨块。用骨夯将松质骨块压紧后,它能够填充各种形状的骨缺损,从而为关节面骨折块提供坚实的支撑[199](图 56-34)。

从理论上讲,不应该立刻将克氏针或螺钉拧入软骨下骨板来维持关节面骨折块复位,因为这可能会使软骨下骨硬化,从而导致关节面软骨退化。然而,Beris 及其同事和 Ishiguro 及其同事指出,软骨下克氏针不能防止在非负重状态运动中施加于关节的应力导致的骨折块移

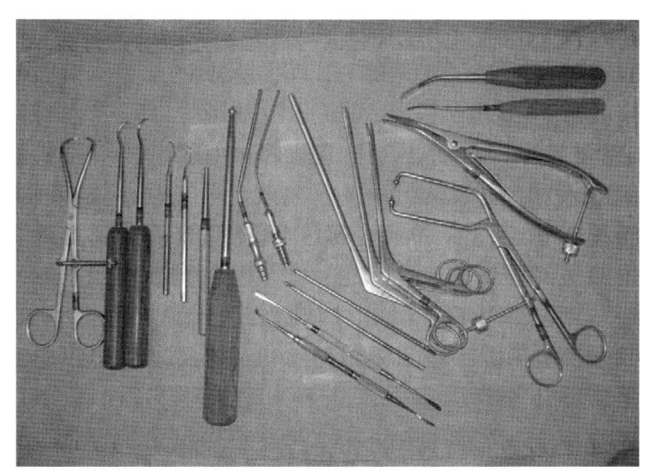

图 56-33 关节面骨折复位工具。

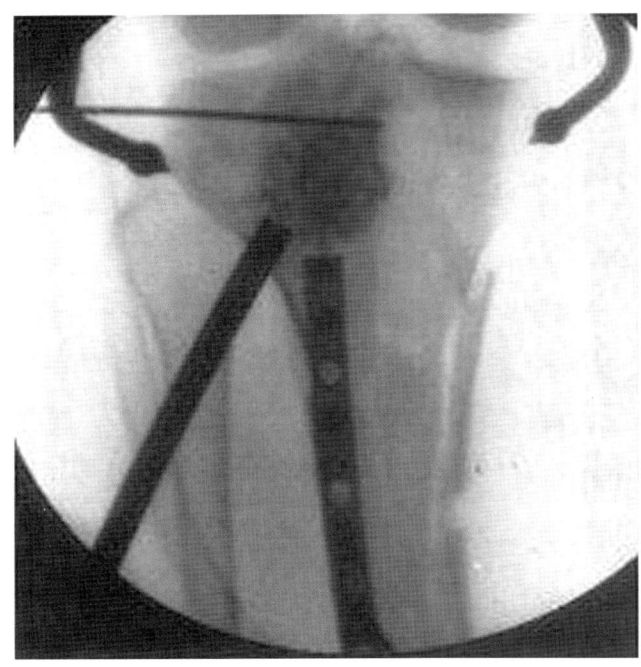

图 56-34 手术过程中 X 线片显示的是,用来往撬起的关节面下放置移植骨块的套管。

位。利用这种理论,专门设计了一种干骺端向外侧预弯的薄钢板,可以将多个螺钉拧入钢板软骨下区域的小孔内。这些软骨下螺钉的功能与克氏针相似,但更坚强。此外,这种基板固定理论指出,这些软骨下螺钉应该牢固把持对侧骨皮质和钢板,其中钢板起着骨皮质替代物的作用。从上而下的应力就会跨越关节到达成束的螺钉(类似于椽子),此时,螺钉是由内外侧皮质(相当于墙壁)支持的(图 56-35)。

也可以用其他的骨缺损填充材料来填充胫骨平台骨折干骺端骨缺损,增加复位关节面的稳固性。珊瑚状羟基磷灰石 (Pro-Osteon,Interpore Orthopaedics, Irvine,CA)是一种具有介导成骨作用的多孔的陶瓷性植骨替代物,尽管这种材料在骨质张入空隙之前较为脆弱,但是它的抗压缩能力相当好。这是一种有效地治疗胫骨平台骨折填充骨缺损的材料,但是需要进行牢固内固定。硫酸钙颗粒(Wright Medical Technology, Arlington,TN) 是一种呈灰褐色颗粒状钙硫酸盐矿物质。这种材料能够提供结构稳定性,也不像羟基磷灰石那样脆弱。与骨质融合的速度也较羟基磷灰石材料快,并且 4 个月后会完全吸收[112,152,227]。去矿物质化的放射性松质骨块可能是骨缺损填充材料的主要残留物[126,201,217]。首先用抗生素溶液将其溶成小块,然后当做自体松质骨块使用。

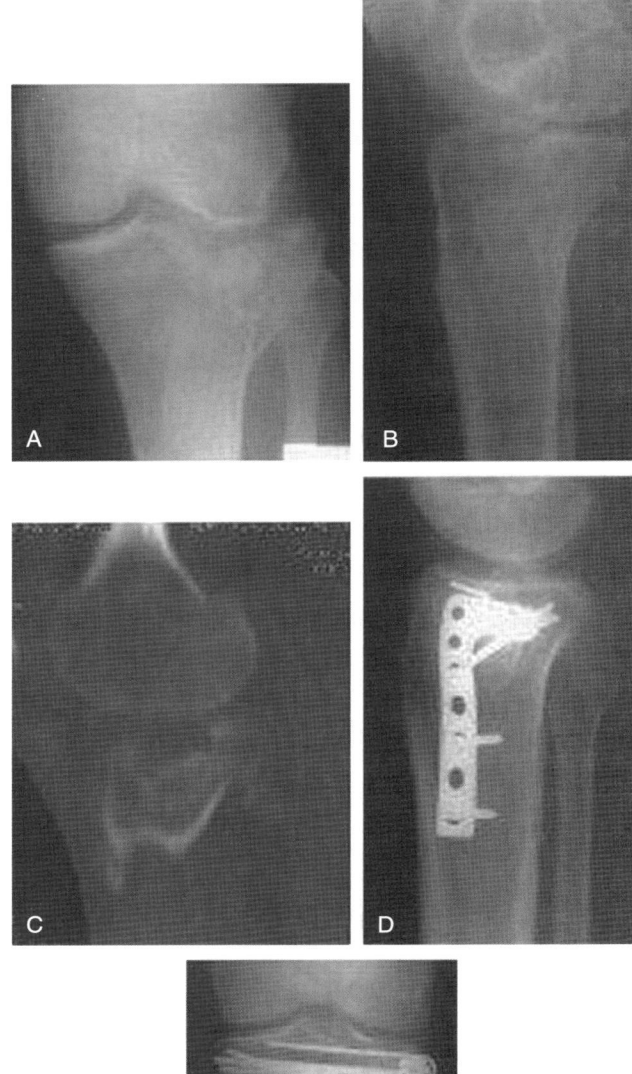

图 56-35 关节面受到严重压缩的 Schatzker Ⅱ 型骨折的正位 (A)、斜位(B)和矢状位 CT 扫描图像(C)。(D,E)用关节外钢板维持复位的术后 X 线片。外侧钢板和完整的胫骨内髁共同支持螺钉。这些螺钉像椽子一样支撑着"屋顶"的重量。

另一种廉价的骨移植替代物是用冰冻人去矿物质化的骨质制成的粉、灰、颗粒、薄片或溶胶。在自体骨张入之前,这种材料几乎不能承重,所以必须用内固定器械辅助[227]。胶原移植材料(Zimmer，Warsaw，IN，and Collagen Corp.，Palo Alto，CA）是一种纤维胶原和多孔钙磷酸盐（65%是羟基磷灰石，35%是磷酸盐）组成的复合物。这种材料有与自体髂嵴骨髓融合的倾向。它像一种软膏或条，在自体骨替代之前也几乎不能承重。也可用其他骨移植替代物，如果进一步发展，也可能改善这些材料的机械性能、传导成骨和诱导成骨作用，甚至也可诱导成骨细胞。所以，医生必须跟上这一领域的快速发展，因为这些产品对胫骨平台骨折的治疗具有重要的辅助作用[72]。

(一)平台骨折内固定物

复位胫骨近端骨折后，很少只用金属固定物。关节面骨折通常需要切开复位。有些骨折可能需要关节镜辅助或在透视下进行复位（或同时）。胫骨干后端骨折(A 型或部分 C 型骨折)可进行切开复位，这种方法可能更常用于软组织套较好、粉碎较轻的骨折。干骺端粉碎性骨折通常采用间接复位桥接钢板固定。无论用哪种技术，都必须保证良好复位，并且在安装固定器械过程中维持复位。

1.传统内固定物

现代内固定技术起源于 50 年前的瑞士 AO。解剖复位牢固内固定原则对治疗关节面骨折非常重要。维持骨折块间的挤压作用是获得牢固固定的关键，最基本的器械是拉力螺钉*。多年来，一直用直径为 6.5mm 的部分螺纹松质骨拉力螺钉固定平台关节面骨折。后来又产生了各种型号的空心螺钉。因为在拧入这些螺钉之前，通常用导针在透视下进行定位，所以非常适合经皮和精确固定，由于内径较大，它们产生的拉力不如实心螺钉大。

用螺钉将设计成"L"形或"T"形的钢板固定在胫骨平台的内侧或外侧来提供支撑，以防止平台塌陷而导致单侧或双侧平台成角和肢体缩短。在早期，这种钢板很薄，易于塑形来对合局部解剖结构。这种钢板的牢固固定取决于骨折块的精确复位。但有时不能与局部解剖结构实现良好对合，如果此时负重过度，可能会因螺钉松弛和钢板变形导致固定不牢固。

---

*另一种对骨折块进行加压的方法是采用张力带钢丝外固定，用串珠状钢丝穿入骨折块，然后向相反方向拉紧，这样钢丝就能使骨折块相互挤压在一起。由于钢丝太靠近关节面，可能比完全埋入骨质的内固定物带来的感染风险更高。

复杂性胫骨平台骨折通常涉及关节面粉碎性骨折区域，可以将这些骨折块复位，但是不能通过外周封闭、小的骨针和螺钉、植骨或者在关节面下放置少量大螺钉来提供良好的支撑。其实，这种骨折可以通过在骨折下方平行于关节面放置多根小直径螺钉来提供支撑。实践证明，3.5mm 长的皮质螺钉适合这种固定方法，这导致了专门为这种螺钉而设计的钢板的发展（见图 56-35）。尽管这种钢板通常只需要 3~4 个螺钉，但是最好将螺钉置于粉碎骨折块下面，如果需要的话，这样还可以在钢板外再放置一簇螺钉。此外，穿过钢板的全螺纹螺钉能够使钢板对骨加压，但不能使骨折块之间相互挤压，除非在钢板下的骨折块上钻滑孔（螺钉外径）。也可以将大的关节外复位钳夹在钢板和对面胫骨上来增大横断面加压作用。然后，拧紧复位钳，在拧入螺钉前通过 X 线透视进一步证实胫骨的宽度。

用于固定胫骨平台骨折的钢板除了为近端螺钉发挥垫圈作用和提供防止平台塌陷的支撑力量以外，还必须连接关节面和骨干，并使这种连接维持满意的对线（角度、长度、旋转），直至骨折愈合。复杂性胫骨平台骨折通常属于粉碎性的。可以试着将骨折块进行解剖复位和对骨折块加压作为一种获得固定稳定性和发挥内置物保护作用的一种方式。但是，切开复位常会造成局部软组织损伤，这会影响骨折血供和愈合，也会增加皮肤和皮下组织坏死的风险。幸运的是，干骺端骨折的愈合要好于关节面骨折。相对来说，此处骨折不但容易获得满意的固定，同时手术也会更快、更安全。可以用跨骨折区两端带锚柄的，同时在骨折愈合过程中具有良好的抗畸形能力内固定物固定。用早期的"L"形或"T"形的钢板来固定平台骨折通常不能实现这一目标。为这一目的还专门设计了新的内固定物。尽管，许多双髁骨折仍然可以用传统内固定物而获得满意疗效，但是良好复位和在胫骨近端两侧应用钢板是避免再移位所必需的。

2.预塑形钢板

在过去几年，开始用预塑形钢板固定胫骨平台骨折。"预塑形"这个词指的是为正常的胫骨近端结构专门设计的钢板。这种钢板设计工艺非常复杂，因此价格比传统钢板昂贵得多。据分析，大量的胫骨近端骨折患者适合使用这种为胫骨近端双侧（或其他的解剖位置）设计的薄钢板。可能是这种分析促进了适合常见胫骨近端形态的钢板的生产，于是生产出了"最合适的"钢板。然而,这种"万能"钢板有一种缺点。这种钢板可塑性差,因此,可能会不利于医生来为各种骨骼形状的患者塑形钢板。考虑到不同人群中骨骼形状和大小的差异很大,这个问题是肯定存在的。但是,现在还没有数据显示这种钢板对组织刺激性小或满意程度高;然而,这些数据证明,应该使这种钢板对那些具有常见解剖结构的患者带来更少的不便。现在,适合大骨折块(4.5mm 螺钉)和小骨折块(3.5mm 螺钉)的螺钉都已出现。通常这些钢板允许在关节面下置入一簇螺钉来支持粉碎骨折块(图 56-35)。对某些骨折来说,这种钢板的固定效果可能更好。这些钢板可以是锁定钢板,也可以是非锁定钢板,因此使医生在角钢板和标准钢板之间有更大的选择空间。不同的制造商对钢板进行了不同程度的改进。所以,医生必须熟悉所在医院常用的内固定物。

3.角(锁定)钢板

最近,有些医疗器械制造商开始提供带有固定角度螺钉的钢板。这些钢板也是专门为胫骨近端设计的。通常把角钢板比作内固定支架,因为这种钢板如同外固定支架那样来控制骨折对线,而不像传统钢板那样。由于它的角度是固定的,钢板-螺钉-骨复合体的稳定性不依赖于钢板和骨接触面上的摩擦力。人们建议这种技术采用长的跨越骨折区域的固定器械进行固定,这样就能满足减少固定螺钉的要求,这类似于外固定支架的治疗原则。在锁钉拧入之前,钢板应该尽量靠近骨——通常使用 1 个或更多非锁定螺钉。锁定螺钉不能为骨折块之间提供加压作用。然而,这对于 B 型骨折来说非常重要,尤其是关节面部分骨折,如果关节面部分骨折(外侧或内侧平台)有使用角钢板的任何适应证,一般都会使用角钢板。

过去几年,人们对使用这种内固定支架固定双髁平台骨折产生了浓厚的兴趣,现在已经发表许多相关文献,并且提供了重要且非常有价值的数据。尽管现在很多制造商能够提供这种角钢板,直到现在,几乎所有的出版物都涉及微创固定系统(LISS,Synthes USA,Paoli,PA,USA)。在 2004 年,Cole 及其同事和 Ricci 及其同事的研究结果出版了,这是第一个关于用 LISS 治疗胫骨平台骨折全面疗效的研究报告[46,182]。迄今为止,这项研究是关于使用这项技术治疗胫骨近端骨折的规模最大的临床研究,其中包括了这两位医生治疗过的 77 位胫骨近端骨折患者,其中既有内侧平台也有外侧平台骨折。平均随访时间为 14 个月(范围

是 3~35 个月),直至愈合。其中 29% 属于开放性骨折,70 例(91%)无严重并发症。并发症包括:2 例骨折早期再次移位,2 例骨折不愈合,2 例深部感染,1 例腓深神经麻痹。7 例术后出现 6°~10° 的成角畸形,其中只有 2 例畸形较为严重。4 例(5%)因内置物刺激症状需要拆除内固定物。然而,最终有 10 例因各种原因去除 LISS 内置物。从这 10 例患者身上共去除 94 颗钛制螺钉,其中 4 颗(4.3%)是冷焊螺钉,需要用金属切割器去除内置物。能够进行负重活动的平均时间是 12.6 周(变化范围:6~21 周),最终膝关节的平均活动范围为 1°~122°[46]。Ricci 及其同事在后期研究中,38 例患者术后的平均随访时间为 23 月 (变化范围为 12~48 个月)。其中 37 例在指标评估后骨折愈合, 最后 1 例在去除内置物后骨折愈合。据报道, 其中 37 例骨折对线满意,并且所有患者的复位都维持到最终愈合。无一例发生感染[182]。作者强调,在安装角钢板之前,骨折闭合复位过程中出现困难,这些学习难度曲线与这种新技术的使用有关。然而,最严重的情况是,内置物无法阻止近端关节面骨折内翻塌陷,以前治疗过的 115 例患者无 1 例失败的报道。相对于传统关于高能量创伤性平台骨折临床报告而言,这两项研究中出现的少量软组织并发症可能与现代外科医生处理软组织的能力关系较大,而与经单侧切口用角钢板固定单髁骨折的能力无关。

自 2004 年以来, 出版的关于用 LISS 治疗胫骨近端骨折的报告结果开始出现多样化,但是也包括一些成果。美国的 Boldin 及其同事前瞻性研究了 25 例患者的 26 处胫骨近端骨折, 其中包括关节内和关节外不同程度的骨折(A0 A2,A3,C1,C2 或 C3),最短随访时间为 3 年(36~41 个月)。与以前的研究类似,关节外骨折患者无 1 例出现骨折再次移位,但有 1 例出现内翻畸形(>5°)。在术后第一年,患者的平均膝关节协会和医院特殊手术评分一直在上升,直到 2 例患者出现单侧平台膝关节炎,并且需要全膝关节置换。1 例延迟愈合,2 例去除内置物。其中 31% 的患者属于开放性骨折, 关节外骨折患者最终膝关节活动范围平均为 130°, 而关节内骨折患者膝关节的最终活动范围平均为 117°[24]。尽管以前的研究认为从单侧放置一个锁定内固定支架能够提供足够的支持力, 但是,Gosling 及其同事研究结果挑战了这一观点。用 LISS 治疗了 68 例患者的 69 处胫骨近端(AO/ASIF 41-C 型)骨折。随访 1 年后,在矢状面上出现畸形对线角度大于 5° 的患

者有 13 例（19%），其中 9 例畸形成角角度为 5°~10°（7 例内翻畸形，2 例反屈畸形）。畸形对线和复位丢失的高发生率可能反映了许多创伤医生的早期学习难度曲线（13 家医院的 41 位医生）。此外，因为有 13 例患者进行了早期植骨，所以说实际手术与标准微创手术有明显的偏差。此外，术后康复方案，包括无负重限制或早期（术后前 6 周）部分负重，这是违反治疗原则的，但是得到了大多数医生的许可。尽管畸形对线和复位丢失的发生率相对较高，但是只有 4 例浅部感染，1 例深部感染[76]。

在一篇题目为"锁定钢板治疗复杂性胫骨近端骨折的并发症"的报告中，Phisitkhul 及其同事强调了这种技术的潜在危险性[173]。这篇报告中显示了大量微创钢板固定的缺陷。37 例患者中只有 12 例（32%）未出现并发症，感染率为 22%（5 例需要去除金属固定物），术后畸形对线发生率为 22%（冠状面成角>5°或矢状面成角畸形为 10°），内翻塌陷发生率为 8%。在这项关于用锁定钢板固定双髁平台骨折的回顾性研究中，9 例出现并发症，从而强调了这样一个事实：没有哪种内置物能够解决所有的问题[173]。

(二)复合钢板和非锁定螺钉

最近出现了新的内置物，其中包括带有锁定螺钉孔和非锁定螺钉孔的钢板系统。一些最新的设计形式包括用非锁定螺钉锁定钢板。支持者指出，这种钢板适合各种手术策略。在选择锁定螺钉或非锁定螺钉时，要仔细考虑它们的力学性能。例如，使用锁定螺钉后，就不能发挥钢板对每一骨折块加压的作用，因为此时这些骨折块相当于是牢固绑在一块的整体了。此外，安装角螺钉后，再拧紧传统螺钉，会降低锁定螺钉与骨接触面上施加的压力。

现在其他可固定锁定钢板的螺钉还有非锁定螺钉。换句话说，现在医生可以选择螺钉轨迹，而不必拘束于附着于钢板的单矢量钻导针。尽管还没有临床数据证实非锁定螺钉的疗效，但是最近有人发表了一篇评价采用这种内置物治疗膝关节周围骨折疗效的研究报告[80]。这项研究评价了 5 位医生治疗的 56 例患者股骨远端和胫骨近端骨折的特殊患者。他们使用了各种不同的手术技术，其中 27% 进行了植骨，29% 使用了多轴锁定钢板系统（Depuy，Warsaw，Indiana）。平均随访 9 个月后，据报道，骨折愈合率为 94%，感染率为 6%，无力学并发症。其中没有报道内翻塌陷和螺钉断裂，这提示这项研究得出了与其他关于固定轨道锁定钢板技术的报告相类似的跟踪调查结果[80]。所以，既然现在有那么多治疗方法可供选择，医生一定要仔细斟酌手术策略。

可以确定，对这些器械的力学和工程学特点进行临床跟踪调查后，其中相当一部分会半途而废。此外，为这种新技术而采取的新的手术入路必须要爬过学习难度曲线。实际上，无论使用新的手术技巧，还是新的手术器械，都有相似的不确定因素。

(三)选择内置物

传统钢板与角（锁定）钢板的区别已经在第 5 章及其他章节讲述。但是，对于特定的胫骨平台骨折患者，医生必须确定用哪一种内置物。对于单髁平台骨折（Schatzker Ⅰ~Ⅳ型），应该使用传统（非锁定）钢板和螺钉。唯一的例外是严重骨质疏松而不能进行螺钉加压的患者。然而，一般原则是，如果对侧平台完整（未骨折），就将螺钉固定到对侧，此时也就不必使用锁定钢板，因为对侧平台不会塌陷（如：内翻）。

另一方面，如果内侧平台没有支持，双髁骨折在周期性轴向压力作用下有内翻塌陷的倾向。但防止这种倾向的方法有多种。传统的方法是在平台内外侧各安装一块钢板。支持双钢板固定的人强调平台后内侧尖解剖复位和在顶点处加用防滑钢板辅助固定的重要性。将钢板固定在内侧的一个缺点是，由于鹅足结构的移动，金属内置物常会刺激软组织或引起疼痛。单平面、双平面和环形外固定支架都可用来防止进行性对线畸形；实际上，最好用一块钢板固定外侧平台，用单平面外固定支架支持内侧平台。然而，对于大部分胫骨平台骨折的治疗，锁定钢板已经取代了双钢板或内侧平台支持钢板。这些内固定物的价格较非锁定螺钉昂贵许多。因此，最好只对具有绝对适应证的患者使用，这项工作正在向这一方向进展。

(四)术中骨折对线的评估

在单髁骨折的修复过程中，通过 X 线片进行双侧胫骨对照，同时参照伤侧完整胫骨髁，术者通常能够成功恢复肢体对线。这非常重要，因为严重的肢体力线偏移会使手术效果大打折扣，也可能加速创伤性关节炎的到来。如果是胫骨平台双髁骨折或 A 型干骺端横行骨折，就会有力线轴在冠状面上移位或在矢状面上出现关节反屈畸形的风险。医生必须清楚地了解这些风险，并且在术前和术中的评估中仔细考虑出现这些风险的可能性。如果可以将患者置于透射线的检查台上,在手术过程中就可以通过 X 线透视检查肢体力线轴。就像 Krettek 描述的一样(见第 53 章图 53-27~图 53-34),患者伸膝,髌骨在关节正前方。将电刀线拉紧置于股骨头中心和踝关节中心,然后拍 X 线片。膝关节 X 线片显示力线轴与电刀线重合,患侧力线轴应该与对侧对称,或者在膝关节中线内侧 8~10mm。如果膝关节出现松弛,尤其在术中,可能导致测量误差。通过正确摆放下肢,使股骨关节面与胫骨关节面平行,那么就可以防止出现这种误差。矢状面对线可以通过在侧位 X 线片上比较双侧胫骨近端后角而得以恢复,一般健侧角度应该是 10°左右。一旦完成牢固的临时固定,从侧面观察,"拾物试验"应该表现为下肢伸直,无屈曲或过伸畸形。

七、手术入路

(一)前外侧入路

考虑到胫骨平台骨折的流行病学特点,外侧平台骨折是低能量创伤性骨折(Schatzker Ⅰ~Ⅲ 型)形式中最常见的类型,所以最常用的入路应该是前外侧手术入路。该入路能够最大限度地暴露外侧平台,同时对软组织损伤最小。最受欢迎的手术切口曾被描述为"舒缓 S"形切口。

切口起始于胫骨前缘远端 1cm 处,然后以柔和的角度向近端后方划过 Gerdy 结节,该结节应该位于胫骨结节近端外侧。当切口到达膝关节中线时,再将切口径直延长到膝关节上方数厘米(图 56-36)。

将切口向下延伸,穿过关节前室下侧的筋膜(不要损伤肌肉组织),划过 Gerdy 结节后再分离骨膜下结构。当切口向近端延伸时,将髂胫束沿着纤维方向切开,并分离关节外结构。切开关节前室肌肉组织显露平台外侧缘,然后用拉钩将肌肉向上牵拉到 Gerdy 结节,因为必须切开此处骨膜下结构。在分离过程中,必须注意保护半月板胫骨韧带的完整性。当关节外侧组织分离向后到达胫腓近端关节后,再用 18 号针探测半月板下结构,这样就可以将手术刀直接从半月板下插入关节内,同时不损伤半月板,但为了最后的修补必须保留半月板胫骨韧带残端。

在远离骨折固定部位的股骨远端外侧和胫骨干外侧,分别用一个 Schantz 螺钉在冠状面垂直于力线轴拧入骨内,然后安装股骨牵张器。因为股骨牵张器位于膝关节后部,所以既不妨碍影像学检查,又能避开手术区域。然后用 3~4 根 2-0 非吸收缝线穿半月板边缘,将半月板牵向近端,这样就能显露半月板下平台关节面(图 56-37)。为了扩大视野,拆除股骨牵张器,这样通常能够产生一个 1cm 大小的半月板下视窗。头灯能够进一步改善视野。

在此结合部位,应该将骨折块像翻书一样翻向外侧,以充分暴露关节深处单纯劈裂或劈裂压缩性骨折。如果只有压缩骨折,那么应该用骨凿在干骺端皮质开一大小约 1cm×1cm 的窗口。除去血肿和损伤的软组织,以清晰显示压缩骨折块,然后在将骨折块撬起复位。这一复杂的操作过程中常用到的器械包括骨起子、骨夯和骨探针。骨折块复位后,用克氏针临时固定,然后在 X 线透视下检查复位是否满意。

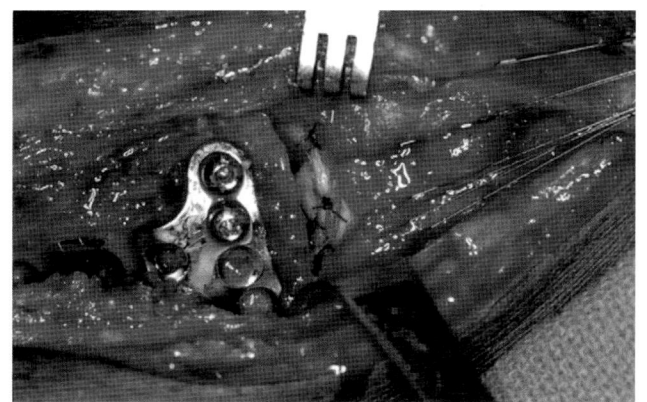

图 56-36　前外侧手术入路。图像显示的是闭合后的前外侧手术切口。切口起始于胫骨平台外侧缘远端,然后向后后越过 Gerdy 结节,再沿股骨中线向近端跨过关节。

图 56-37　前外侧手术入路。图 56-36 上的闭合切口显示的是固定在平台前外侧部的钢板。用单根缝线将半月板向近端牵拉。同时,可看到修复半月板下部撕裂留下的缝线结节。下一步需要修复半月板边缘。(见彩图)

(二)后内侧入路

沿胫骨平台后缘做一直切口,然后在关节线上方跨后内侧髁向近端延伸。一定不要伤及皮下的隐神经和隐静脉。然后再进一步向后分离内侧副韧带直到鹅足结构,于是就在这些结构和腓肠肌之间产生一个空隙(图56-38)。用软组织牵引器将半膜肌、半腱肌和股薄肌向前牵拉,以暴露骨折区域,并可清创和钢板固定。

骨折可能在鹅足结构下方,但是骨折顶端通常在鹅足结构后侧。如果骨折顶端在鹅足结构后侧,那么外旋下肢就可触摸甚至看到骨折(图56-39)。与松解鹅足结构和腓肠肌内侧头相比,屈膝更有助于暴露移位的胫骨髁;但是,操作者的操作也可能因为股骨髁挤压平台后部而产生一种致畸暴力。此外,如果股骨牵张器安装在关节外侧(或内侧),那么屈膝将会受到限制。根据骨折部位,为了暴露骨折,可以用电刀从后向前将鹅足结构切断,手术最后再修复。

由于内侧平台关节面很少出现粉碎和压缩骨折,所以很少需要在膝关节内侧实施半月板下关节切开术。如果内侧关节面出现移位和压缩,应该经外侧切口在半月板下实施关节切开术,在内侧安装牵张器来扩大关节间隙的开放视野。然后复位内侧髁(通常后内侧)尖端并进行固定。通常将钢板沿鹅足结构后缘放置,根据具体需要来调整高度。此时需要用薄钢板螺钉固定。

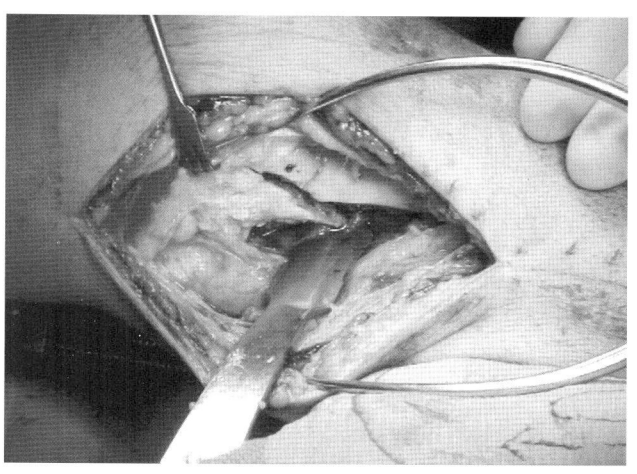

图56-39 后内侧手术入路。在胫骨近端后部放有股骨牵张器,图示显示的是移位的内侧平台尖端。将鹅足结构及肌肉结构向前牵拉,将腓肠肌内侧头向后牵拉。(见彩图)

(三)特殊情况

1.后部

后侧入路常用于罕见的后部平台骨折,如图56-40A所示内外侧平台同时受累。这种情况下,通过外

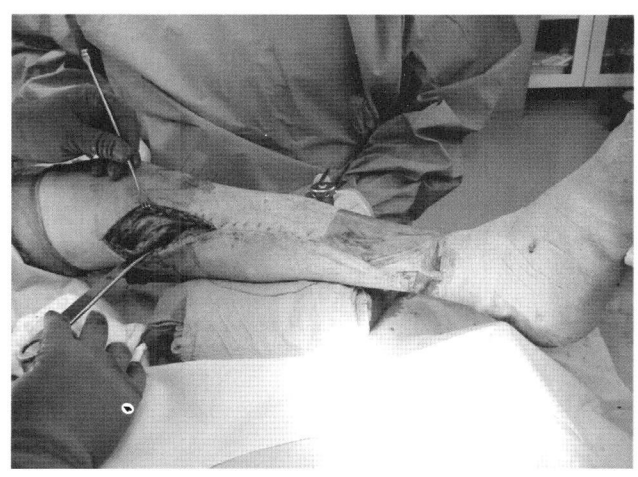

图56-38 后内侧手术入路。这幅图像显示的是2周前做的下肢内侧筋膜切开伤口。采用的是跨胫骨平台后缘的后内侧入路,切口向远端延伸到关节,并跨股骨内髁向近端延伸。(见彩图)

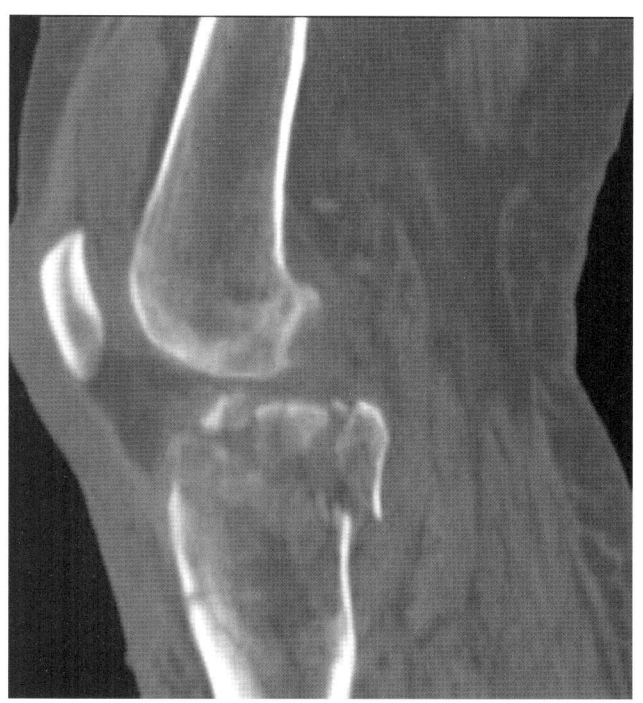

图56-40 图56-60中显示的患者的膝关节CT矢状面扫描图像。平台后部切变骨折,内外侧平台后部同时受累,且不能通过后内侧切口复位。建议采用后部直切口。

侧或后外侧切口就可充分暴露部分甚至所有的骨折。这种切口偶尔不足以提供满意的固定。

最近 Bhattacharyya 及其同事发表了关于这种罕见骨折的报告，并建议采用后部中线切口。据报道，其中 13 例患者的骨折成功愈合，且并发症发生率很低（1 例挛缩畸形，1 例伤口裂开）[19]。第一作者在 12 年内治疗了 6 例患者，且全部得到成功愈合；然而，有 1 例出现异位骨化，并且需要经后侧切口切除固化点以缓解胫神经感觉异常，1 例浅部伤口裂开，经干湿敷料覆盖获得愈合，最后因挛缩畸形而导致伸膝迟缓 5?。

膝关节后部的"S"形切口起始于关节近端内侧，经腘窝中线向外侧延伸，然后再沿胫骨后外侧缘向远端延伸。有时需要将致密的腘筋膜纵向切开，然后沿腓肠肌表面向远端延伸。此时，可在中线处发现行走于深筋膜的小隐静脉，及深筋膜下的腓肠肌神经。然后沿切口向近端腓肠肌两头之间进行组织分离，直至腘窝，分离腘静脉和胫神经。腓神经起始于近端的坐骨神经。应该分离并保护腓神经（图 56-41）。

然后向深处分离，直至腓肠肌两肌腹上端之间的空隙。分离血管和神经，而不是绑在一起（图 56-42）。动脉在关节的正后方，胫神经紧靠关节后部。

可以将腘血管和胫神经一起向任意一侧牵拉，或

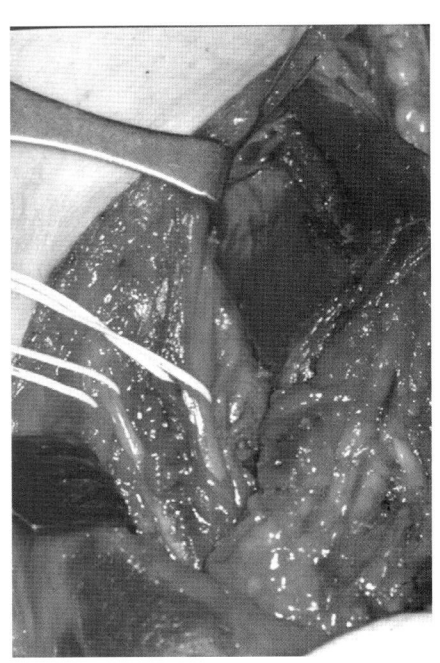

图 56-42　图像显示的是胫神经周围的深部血管攀，用软组织牵张器将腘动脉和静脉向外侧牵拉后，显示的是胫骨近端后部。图像上部显示的是用克氏针临时固定的后交叉韧带附着的后部大骨折块。（见彩图）

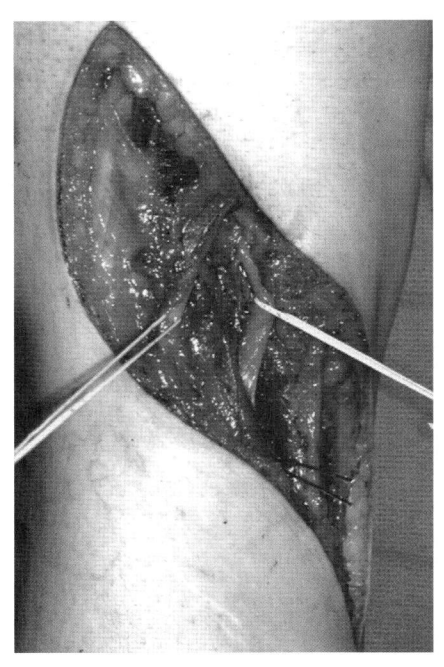

图 56-41　膝关节后部切口，左侧显示的是腓肠肌内侧皮神经周围的血管攀，右侧显示的是小隐神经。切口从近端外侧（图像的左手侧）向远端内侧延伸。（见彩图）

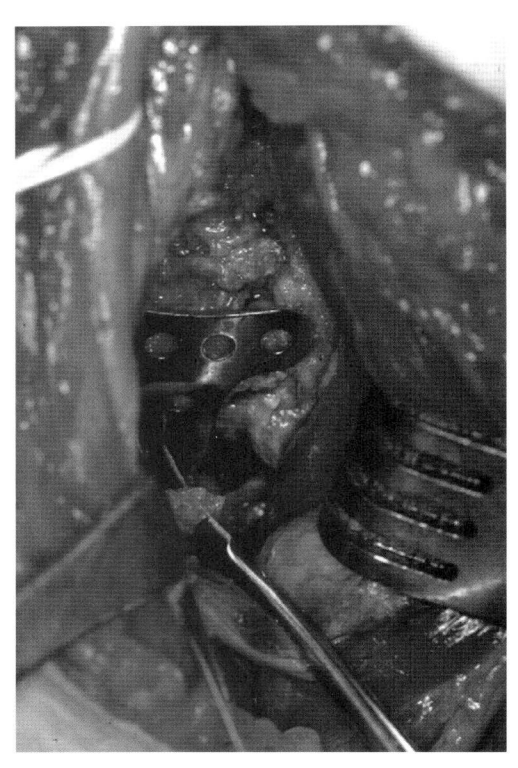

图 56-43　这是一幅固定小骨折块的"T"形钢板近摄图像，将用于支撑平台后部骨折块。通过另外一个类似的病例显示固定后的"T"形钢板，详见本章"固定技术"一节。（见彩图）

分别向两侧牵拉,以便于手术操作。也可能需要将同侧小血管进行结扎和分离。下面就是弓状韧带(外侧)和关节后囊。此时就可以看到向后移位的骨折块。可以像翻书一样将骨折块翻开,以便于清除硬化组织和观察关节面。这种情况下,后交叉韧带及其附着处通常会受累,并且需要复位和固定(图56-43)。关节后部手术后,术者必须与患者和治疗人员密切合作,共同制定出一套注重防止关节挛缩的康复方案。

2.前部

偶尔出现的双平台同时受累的严重骨折,需要同时暴露双侧平台。只有将整个股四头肌装置向上牵拉才能同时显露双侧平台。这种入路不应该使用胫骨结节截骨术,因为在严重骨折中胫骨结节及其周围可能

是唯一完整的前侧皮质骨,结节被截断后,骨折端更加不稳定。高度粉碎的骨折块复位更困难,假如后侧皮质也是粉碎的,重新整复胫骨结节也许是不可能的。后侧皮质骨折后,胫骨结节后前侧皮质可能是唯一用来从前向后固着内固定物的骨块。胫骨结节截骨本身具有一定的危险性,如果这个区域切口坏死,阶段的胫骨结节很容易变成一个感染性死骨,因为它唯一的血运是通过肌腱来供给的。当它需要广泛显露时,我们提倡"Z"字形切断前侧的髌下肌腱,这有利于股四头肌装置向近端翻转[192,193](图56-44)。采用这一手术切口时,必须保证软组织状况良好,否则可能产生切口并发症;必须最大限度地避免皮下组织蒂皮瓣移植。这种手术切口应该只用于上述特殊情况。不建议

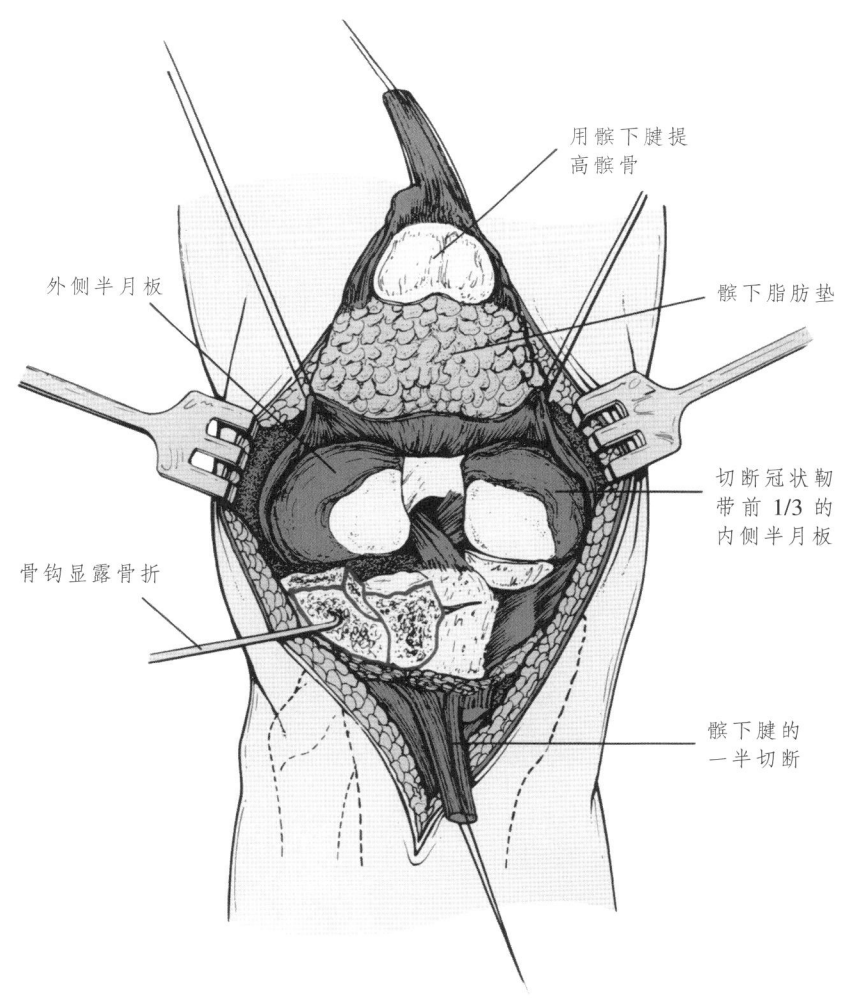

外侧半月板

骨钩显露骨折

用髌下腱提高髌骨

髌下脂肪垫

切断冠状韧带前 1/3 的内侧半月板

髌下腱的一半切断

图 56-44 压缩骨折的最好显露是将骨折端打开。将楔形骨折翻开,就像翻开课本一样。为了获得胫骨平台骨折线两边的显露,最好行髌下肌腱的"Z"形切开,在半月板下方同时切开内外侧关节囊韧带,将关节囊、半月板、髌腱向上翻起,以完全显露胫骨近端关节面、胫骨结节截骨可使其进入骨折断端,但会使固定发生困难。(Redrawn from Schatzker,J.; Tile,M. Rationale of Fracture Management Care. New York,Springer-Verlag,1987,p.289.)

将其用于典型的急性骨折。

剥离内外侧骨膜时,操作一定要轻柔,以避免造成更多的骨折块坏死。通过轻柔地暴露骨膜,或通过牵引和X线透视成像技术进行间接复位和观察,然后确定骨折线。

手术完成后,把切断的肌腱与切开的关节囊和股四头肌支持带重新缝合。将半月板重新附着很重要。缝合后再用8字张力带钢丝(1.0mm或1.2mm)或粗丝线加以保护。术者必须确保张力钢丝不能过紧,否则会损伤髌骨。这种缝合性保护完成后,最好用X线透视来确认髌骨高度是否正常。应告知患者在术后第3个月时钢丝通常会断裂。

在一些病例中,胫骨结节也发生骨折并与后侧粉碎的皮质骨折同时存在。这种情况下,可考虑向近端牵拉。这个结节骨块可用前侧钩钢板固定(图56-45)。向骨折远端完整的后侧皮质内拧入螺钉可以牢固地固定胫骨结节骨折块[222]。

(四)双切口

高能量创伤性IV、V和VI型骨折,即使是闭合性骨折,通常伴有严重软组织套损伤。用双侧支持钢板固定移位的双髁骨折需要扩大手术切口,这可能会导

致创口软组织坏死和继发性感染。对于这些骨折,为了避免因使用经皮螺钉或在钢板对侧安装外固定支架来支撑不稳定的平台而必须采取的双髁完全暴露,新的手术技术已经开发出来了。

当处理双侧平台同时受累的严重骨折时,应该先重建骨折较简单的胫骨髁,通常是内侧髁。

对于这些复杂性骨折的处理,只要发现骨折属于无法修复的粉碎骨折,那么采用间接复位技术恢复肢体对线,从而使骨折部分复位,并且不会增加愈合并发症,这可能是一种较好的方法。最好用股骨牵张器跨屈曲的膝关节间接恢复肢体对线,或者在膝关节两侧各安装一个。通过牵张器施加牵引力,然后再通过韧带合页作用使大部分骨折得到复位[145]。最后可通过有限中线切口调整骨折复位,同时又不会进一步使骨折块发生坏死。这种间接复位技术不仅能够在困难情况下完成复位,同时也能使骨折快速愈合,因为它保护了骨折块的血运。

此外,对于软组织损伤较轻的双髁骨折,也可以再做一个切口。由于大部分双髁骨折中,主要受累的是外侧平台,所以通常采用前外侧切口。如果需要扩大暴露,这种切口还可以向近端和远端延伸。如前所述,根据骨折的具体形态,也可以在平台复位前或后,

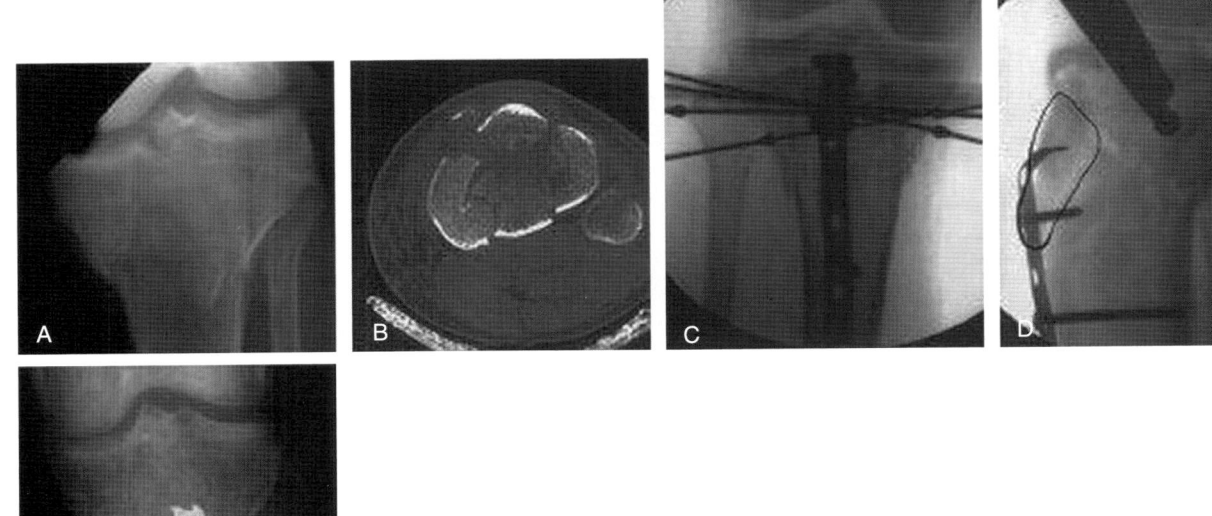

图56-45 (A)双髁骨折,在牵引作用下CT扫描显示胫骨结节和粉碎的后侧皮质(B)完全分离。(C)使用细针混合型支架固定骨折,(D)并用前方的钩状钢板固定胫骨结节骨块(划圈处)。(E)术后随访显示骨折及胫骨结节骨块已愈合,允许康复锻炼,无髌腱功能异常。

再增加一个后内侧切口[34,218]。最好经这种内侧或后内侧切口也进行骨膜外组织分离。应该在术前 CT 扫描图像的引导下,经该切口直接到达骨折顶点。这种 CT 定位有助于减小第二次软组织剥离范围。

八、特殊骨折的切开复位内固定原则

(一)Ⅰ型骨折

外侧平台的楔形或劈裂骨折,如果有移位,表示这是一个不稳定的关节,是切开复位内固定的绝对适应证。术前 MRI 可以帮助确定外侧半月板是否完整。在一些病例中,我们发现外侧半月板陷入骨折间隙中,甚至发生在相对较小的移位骨折中。对于这种骨折,如果外侧半月板完整、关节塌陷轻微,使用手工内翻力量或使用外侧股骨牵引器即可复位。使用大的点状复位钳,通过小的穿刺经皮固定即可维持复位并使骨折线闭合。较大的骨盆复位钳或专为关节周围复位而设计的复位钳,可能是非常有用的。

在外侧切一小口,打入导针,经皮拧入 2~3 枚 6.5mm 或 7.0mm 的螺钉。必要时可加上垫圈。螺钉的位置应该在术前经 CT 或 MRI 定位。这些螺钉应该垂直于外侧髁主要的骨折线[121-123,177]。

如果术前 MRI 显示有外侧半月板撕裂或骨折间隙内有半月板嵌顿,或者闭合复位不能使骨折线闭合(<1mm),建议采用切开复位内固定。

关于非粉碎性骨折或Ⅰ型骨折的生物力学研究表明,单独的 2 枚螺钉同 3 枚拉力螺钉或 2 枚拉力螺钉加 1 枚抗滑动螺钉相比,有较好的力学特性[122,168]。Koval 及其同事[122]的研究显示,对同样的非粉碎性骨折,抗滑螺钉或支持钢板并不比单独使用拉力螺钉有更大的优势。然而,对于大的骨折块或粉碎性骨折及有骨质疏松存在时,则应使用外侧支撑或抗滑钢板而非单独使用拉力螺钉(图 56-46)。抗滑钢板通过抓持外侧皮质的远端顶点,并且将其压进原来的骨缺损处,这样就能够防止骨折块向远端移位,从而发挥抗滑作用。此时没有应用锁定钢板的指征,并且这种钢板不能产生骨折块间的加压作用。

有轻微移位的骨折和计划闭合复位的骨折,复位程度的好坏可通过关节镜或图像增强器(也可联合使用)来评估。关节镜可用来检查半月板的损伤[36,114,135,203,216]。如果检查中发现有半月板周围附着处的撕裂或合并有半月板夹持的微小移位骨折,则必须切开复位。如果半月板是完好无损的,移位骨折块可在关节镜下用大的复位钳协助复位。最后用经皮空心螺钉固定。无论用哪种技术,重要的是在手术过程中用高质量的影像学图像来证实骨折复位,以及通过体格检查评估关节稳定性和运动幅度。

(二)Ⅱ型骨折

Ⅱ型骨折就是所谓的外侧平台"劈裂压缩"骨折。术前影像学检查对于决定关节面的塌陷程度和位置是十分重要的。如果关节不稳定,则必须手术整复塌陷的骨折块。开放或闭合治疗后的不良结果可能与残留的压缩、关节的不匹配或不稳定有关。

尽管牵引复位移位的外侧楔形骨折块的效果可能非常好,但是关节面的压缩骨折,则不能单纯通过牵引和手法将其复位。

对于这种骨折,我们建议用前面述及的前外侧切

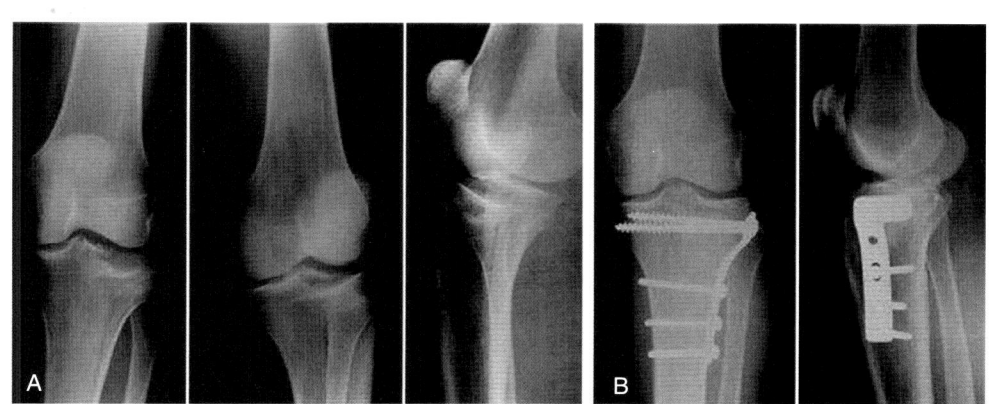

图 56-46 (A)外侧半月板夹持的Ⅰ型平台骨折。所以不应该间接复位和固定。(B)此时需要切开复位劈裂胫骨髁以及修复半月板。用支持钢板固定大的髁骨折块。

口。横行切开外侧的半月板胫骨韧带,将半月板用几根缝线或小的尖齿牵开器拉开。通过半月板下入路并向远端沿着胫骨干的外侧表面延伸,可显露胫骨外髁关节面的骨折线。

屈膝90°,这将使股骨髁与胫骨近端的接触区后移,同时也可依靠小腿自身重量牵开膝关节,这样有助于胫骨平台关节面的显露。

显露压缩骨折块的方式有两种。如果能够通过手术切口或轻微翻开前关节间室的肌肉组织直接显露髁骨折线,就可以像翻书一样将骨折块翻开呈楔形开口。用撞击器在压缩骨折块下面连续撞击,直至将骨折块撑起。不应该试图通过关节从上面将这种压缩骨折撬起,而应该从下面将骨折块顶起来。通过关节从上面将骨折块撬起可能会导致坏死,骨折块也不会与较大的骨缺损相匹配。

为了巧妙地将关节面骨折块抬起和复位,应该将弯曲的撞击器插入压缩骨折块深部,通过从下面向上的冲击力使骨折块复位(见图56-34)。此时必须用植骨材料支撑关节面骨折块。不应该试图直接通过撞击器将骨折块复位。而应在压缩的骨折块下方连续不断地植骨。这样撞击器头部的压力将被分散。将植骨块夯实,此时大量的植骨块就像活塞一样将关节面骨折块撑起。随着植骨块的连续填充,关节面就会被整体抬起,而不会导致断裂。骨折块应该被轻微地过度复位,如果压缩的骨折块有旋转移位,可能需要牙科撬拔器或类似的器具。如果关节表面严重粉碎、软骨面缺失,可使用腓骨或胫骨近端的软骨表面替代[187]。如果使用的是这种"翻书"技术,则在关节面复位后,可用大的复位钳将劈裂的胫骨髁复位和固定。然后用支持钢板或关节周围"筏"钢板固定外侧皮质,相关内容已在"关节复位和植骨"一节中讲述。

在某些情况下,外髁骨折线的延伸会超过手术切口。为了避免过多的剥离前筋膜室内的肌肉,应该首先整复主要的骨折线,再用一个大的复位钳固定。通过半月板下显露关节表面,外髁的骨折线通常能够得到满意的评估。多数情况下,关节面压缩保持在塌陷状态,可在外髁骨折线的基底用细钻头(2mm)椭圆形钻出一圈小洞,截骨形成一个直径约1cm的皮质骨窗。通过这个皮质骨窗口插入弯曲的撞击器直接进入干骺端,通过这个窗口向干骺端的骨缺损处植骨。填塞植骨块后捶打撞击器逐渐将塌陷骨折块抬高复位。通过半月板下显露或影像增强器观察复位的情况。这项技术减少了对髁部骨折线和胫骨近端过多的骨膜剥离。

关节面骨折块复位后,应该用克氏针临时固定,并且将其放置在合适的位置,这样就不会影响钢板的安装。偶尔也可以将克氏针穿透内侧平台,然后从膝关节内侧慢慢拔出,直至针头与外侧皮质齐平。如果有其他克氏针阻碍,应该在拔出先插入的针之前另寻一个位置。然后通过半月板下切口证实复位的好坏,也可联合使用图像增强器。

在术前确定骨折固定方案(图56-35)。选择合适的钢板固定胫骨外侧髁骨折块,以为螺钉提供充分的外侧支持。与其他单髁骨折类似,劈裂压缩骨折也没有使用锁定钢板的指征。如果胫骨髁骨折块粉碎程度较轻,并且骨质非常好,可以选择单个拉力螺钉或同时联合一个小的防滑钢板来固定外侧骨折块,但是这种情况非常罕见。螺钉可以置于钢板之外,也可以穿过钢板。通常用拉力螺钉将外侧皮质骨折块挤压在骨折处,此时可能需要复位钳夹住钢板。尽管有足够的骨缺损填充骨块,加压作用也可能会使骨折的平台变窄,但这种情况很少见。如果出现,就用定位螺钉,而不用拉力螺钉。

如果关节面严重压缩骨折块必须予以支撑以防止下陷,那么应该立刻在复位的关节面软骨下约0.5cm处拧入3~4根3.5mm的螺钉。最好通过钢板上的孔拧入这些螺钉,这样钢板可以支持螺钉,但是为了放置在最佳的位置,也可能需要将这些螺钉从上面置入。

(三)Ⅲ型骨折

Ⅲ型骨折是一种单纯的外侧平台压缩骨折。这种骨折通常发生在年龄较大并有骨质疏松的患者,轻微的外翻应力即引起骨折。如果压缩轻微,关节通常会保持稳定和良好的功能。是否需要通过关节检查来决定。如果有必要,应在麻醉下评估患者关节从完全伸直到屈曲90°位的稳定性。如果没有外翻不稳定,外翻角度小于5°~8°,只要早起不负重活动,关节完全是安全的。如果存在不稳定,应采取手术治疗。CT和MRI在确定关节面塌陷的位置、深度、范围方面十分有帮助。当决定在软骨下开窗植骨抬高压缩的关节面时,这个信息是十分重要的。

在术中单独用X线透视大概不能充分评估复位。尽管可以通过关节镜完成复位,但是可能仍然需要安装外侧支持钢板,尤其是在外侧骨折块较薄或粉碎的情况下。通过关节镜来确认关节面复位情况是我们最常用的方法(图56-47)。

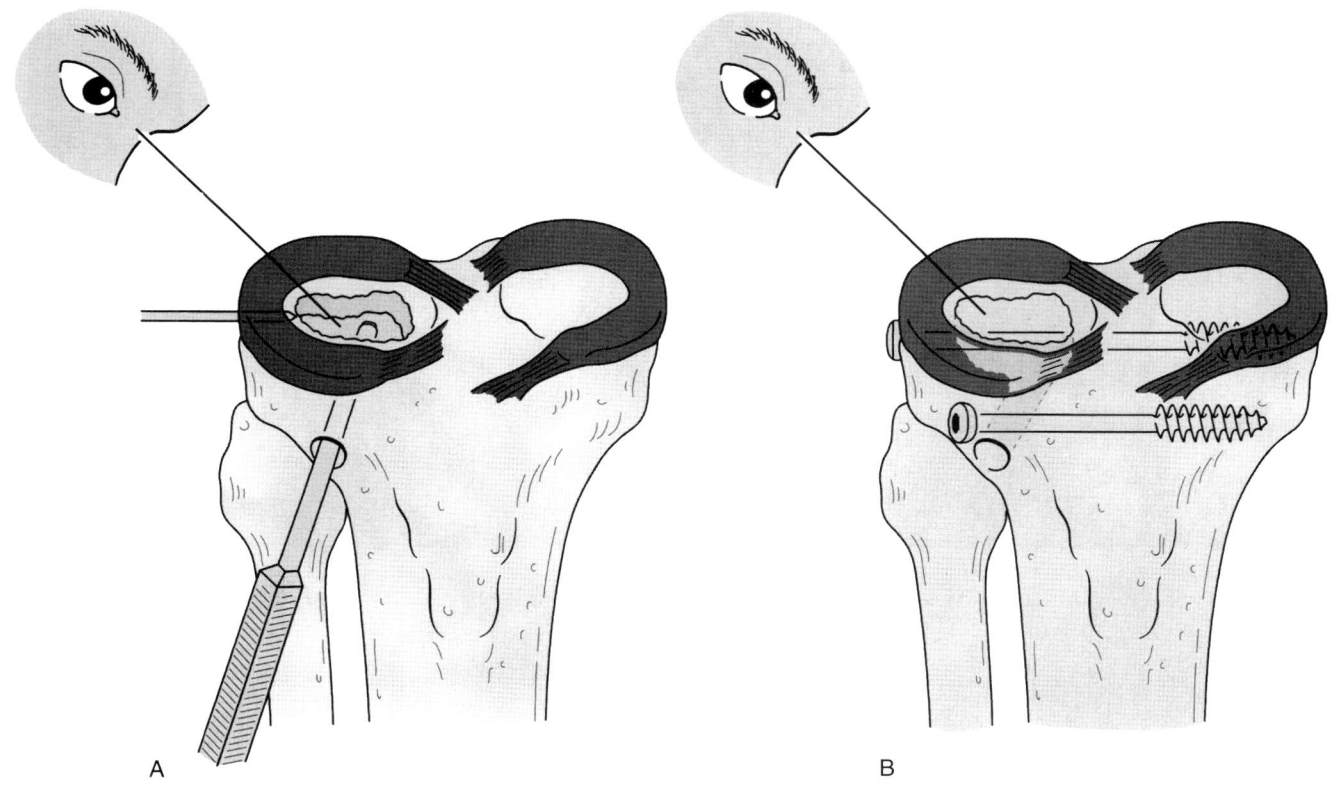

图 56-47　(A)通过关节镜直接观察关节面情况。通过干骺端下方皮质开窗,并利用骨移植材料抬起压缩骨块完成复位。(B)关节镜下证实骨折复位后,置入空心螺钉支撑移植骨块。

必须仔细观察并确定是否有平台外周粉碎骨折或向外侧移位(如 CT 所示),尽管这种损伤不常发生于Ⅲ型骨折,但是很容易漏诊(图 56-48)。如果出现这种情况,通常可以用一把关节外复位钳固定,最好在钳夹处垫上圆垫,以防止复位钳穿透薄弱的或有骨质疏松的皮质。

将外周皮质骨块复位固定后,再通过干骺端皮质窗口将压缩骨折块整体性抬起。骨夯和长管通常更容易经内侧插入,然后经长管填充植骨材料,从而为抬起的关节面骨折块提供更牢固的支撑,尤其是当皮质骨块向内侧倾斜时(图 56-49)。

Ⅲ型骨折通常需要钢板支持,以防止抬起的关节面塌陷或薄弱的皮质向外侧移位。因为这类患者的关节面极易塌陷,所以预塑形钢板应该尽量靠近近端并紧贴平台安装,以便于将螺钉直接置于抬起的骨折块下面。应该将软骨下螺钉穿过钢板,这样内侧钢板和外侧完整的骨皮质就能够为螺钉提供良好的支撑。虽然关于骨质较差的外侧平台骨折患者是否适合用角钢板

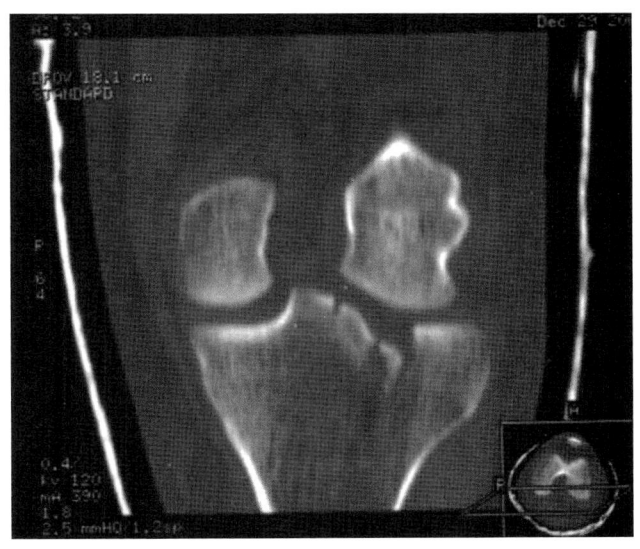

图 56-48　这种Ⅲ型骨折有平台中央压缩,CT 扫描图像显示平台外侧壁完整。然而,胫骨髁的外侧移位提示外侧皮质不会完好无损。

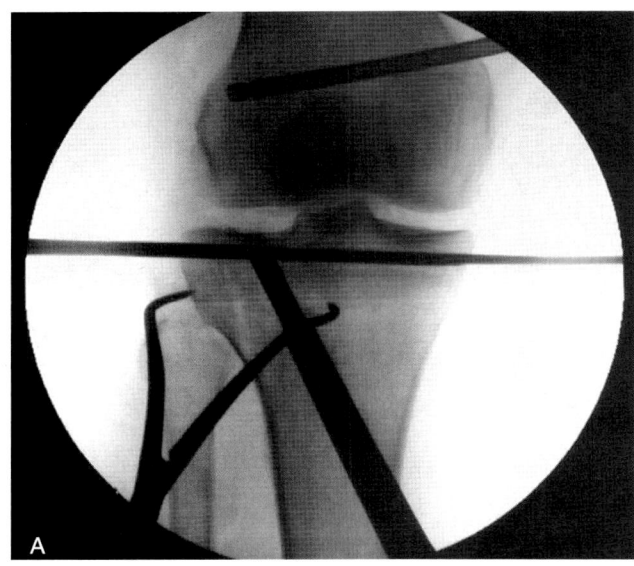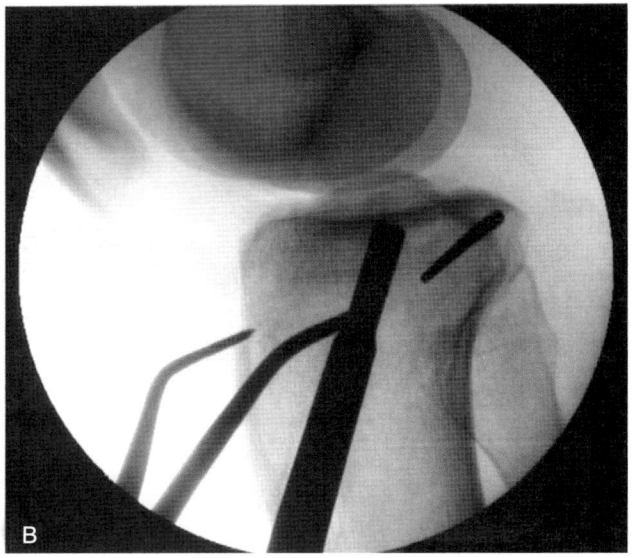

图 56-49   术中正位(A)和侧位(B)X线透视图像,显示的是经干骺端内侧入口抬起的Ⅲ型外侧平台中央压缩骨折块。

固定的研究从未停止,但是还未确定其适应证。

(四)Ⅳ型骨折

内侧平台骨折通常是由高能量创伤造成的。通常有骨折移位合并动脉和周围神经损伤,以及严重韧带损伤。由于这种损伤的软组织状况较差,所以小腿骨筋膜室综合征的发生率较高,通常在损伤后数小时出现。内侧平台骨折通常为相对简单的楔形骨折块,与外侧平台的劈裂楔形骨折相似。然而,骨折平面可能会分叉,从而出现一个包括髁间嵴和邻近骨质以及附着的交叉韧带的独立骨折块。此外,还通常有外侧副韧带复合体损伤,可能是韧带实质的撕裂伤,也可能是腓骨头撕脱伤。内侧平台骨折预后不佳不仅与骨折本身有关,还与软组织损伤有关。

然而,即使是轻微移位的低能量创伤性内侧平台骨折的治疗也可能很麻烦,因为这种骨折的保守疗法引起内翻畸形发生率较高[4,53,54]。我们建议对无移位的骨折采用保守疗法。所以必须密切监护,严格无负重至少3个月。

对于由较低能量损伤引起的非粉碎骨折,可试行闭合复位,经皮置入大的复位钳维持复位,因为这些骨折有完整的关节囊附着,外翻应力通常会使其复位,然后再使用多枚空心钉内固定。在大多数情况下,这些骨折由高能量的损伤引起,非常不稳定,粉碎会延伸到髁间嵴区域。前交叉韧带常被这个区域内的小骨折块撕脱,也可以发生伴有外侧副韧带的撕裂或腓

骨头骨折的严重膝关节脱位。这种明显的移位可导致腓总神经或腘血管的牵拉性损伤(图56-50)。由于内侧平台存在着引起骨折移位的较大作用力,这种骨折不适于经皮手术治疗,特别是在骨折尖端粉碎或有骨缺损发生无法进行皮质对皮质的复位时,常需要支撑钢板内固定。如果内侧平台有一个后侧劈裂的楔形骨折块,也建议使用支撑钢板。对于双侧平台骨折,最好选择一个较大较坚强的钢板来支撑内侧骨折块。同样,使用适合大骨折块的螺钉可能会改善固定效果。

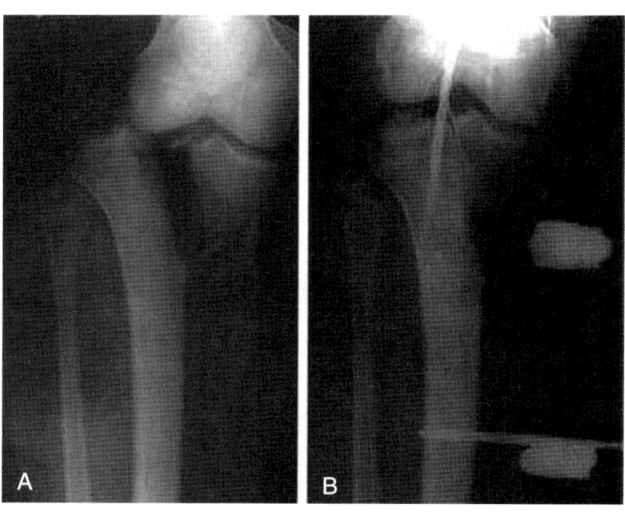

图 56-50   (A)合并膝关节半脱位的开放性Ⅳ型骨折。(B)立刻安装跨膝关节外固定支架,术中血管造影显示三分叉部有血管闭塞。

但没有使用锁定钢板的指征。

粉碎性胫骨髁骨折应该用支撑钢板固定。为了正确放置钢板,应将整个鹅足连同内侧副韧带浅层一并抬起。剥离必须沿骨膜外进行以避免进一步剥离大的髁部骨块。这样,钢板将直接贴附在内侧干骺端的表面,为骨块提供显著的支撑作用。髁间嵴粉碎骨折应该修补,如果骨块大小合适,撕脱骨折块可用螺钉固定。也可在胫骨前侧皮质向髁间嵴处钻孔,通过钻孔缝合固定(图56-51)。

大的后侧楔形骨折应该采用后内侧支撑钢板固定,如前面"手术入路"一节所述。为了显露后侧的楔形骨折块,最好在后内侧做第二个切口[73]。如果膝关节后内侧存在着较大的移位也可单独使用这个切口。

(五)V型和VI型骨折

这些复杂的骨折常常合并有严重的软组织损伤。这类损伤多种多样,但是均已累计内外侧平台为特点。甚至导致内外翻不稳定,且通常伴有症状,尤其是年轻患者。除非有手术禁忌证,否则这些损伤应进行手术内固定。

以往的手术方法是使用广泛的显露,用双钢板固定。如果有严重软组织损伤,切开复位内固定手术会导致许多并发症,包括:伤口裂开、感染、关节塌陷、骨不连、力线改变[23,115,142,158,177,206,218]。

因此,除了处理严重骨损伤,主要的注意力应放在脆弱的软组织套的保护上。建议使用一个或两个股骨牵引器间接复位,通过韧带合页作用改善髁部对线。如有必要,可按照精心设计的术前方案,使用克氏针"操纵杆"和大的经皮复位钳整复较大的髁骨折块。通常,医生必须选择是先分别复位胫骨内外侧髁,再重新连接骨干,还是先复位胫骨内髁(通常采用后内侧切口和钢板固定),然后复位和固定外侧髁,再将钢板跨干骺端固定到骨干上。

复位后,空心钉的导针经皮临时固定髁部主要的骨折块。术前的影像学检查(CT和MRI)有助于关节塌陷骨块的定位。根据骨折粉碎或压缩的位置,通过一个有限的髌骨中线、外或内侧髌旁切口显露胫骨近端骨折[221-223]。通过劈裂骨块前侧或在内侧或外侧干骺端下皮质开窗,从下向上将任何塌陷、压缩的骨折块抬手高复位。

用空心螺钉固定保持髁的复位,再将髁与胫骨干相连。大多数情况下,外侧髁较内侧髁更为粉碎,关节面的压缩也较外侧严重。因此使用胫骨髁外侧钢板来支撑较为粉碎的一侧髁。将髁复位后使用髌旁外侧切口,骨膜外剥离显露外侧髁下和胫骨干区域,沿着胫骨干的外侧面放置骨膜外支撑钢板或更为坚强的胫骨髁钢板来完成骨干与髁部的连接。使用加强的胫骨髁的钢板桥接VI型骨折的骨干与干骺端相连处的骨

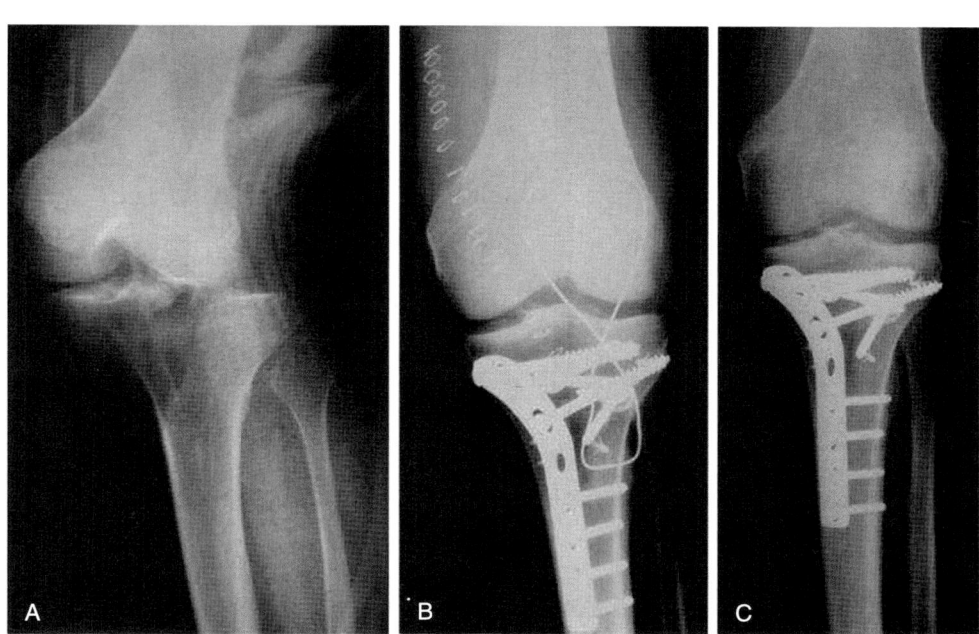

图56-51 (A)合并腓神经损伤和髌韧带部分撕脱的IV型骨折。(B)伤后骨折立刻行内侧支撑钢板固定,用韧带垫圈螺钉固定髌腱,并以"8"字张力带钢丝保护。(C)一年后随访X线片显示去除张力带钢丝后骨折完全愈合。

缺损处。在这种损伤中,恢复下肢的力学轴线十分重要(图56-52)。这必须在术中用影像学检查证实(例如:用电刀线显示力线)。

　如果内髁的骨折块比较完整,内侧骨皮质连续性被重新建立,仅仅通过外侧钢板和螺钉即可稳定骨折。在这种情况下,角钢板可能非常有用,尤其是在严重粉碎或骨质疏松的情况下。然而,对于一些内侧髁移位或粉碎的骨折,则需要复位和局部支撑,以防止关节内翻塌陷。支撑无可选用一个小的1/3管型钢板

或3.5mm动力加压钢板。根据术前CT扫描的结果行内侧切口,将钢板放置于骨膜外,通常放置在内后侧或直接放在干骺端骨折线的顶点处。应该限制第二个切口的大小,以避免大的骨膜下剥离。可通过小的穿刺切口,再置入一些经皮拉力螺钉,并穿过钢板进行固定。应该使切口刚好能够放置钢板,也许在将螺钉拧入远端骨折块并上紧的过程中,需要使用跨关节牵引器进行复位。不得使用大的骨膜下复位钳经该切口进行复位(图56-53)。

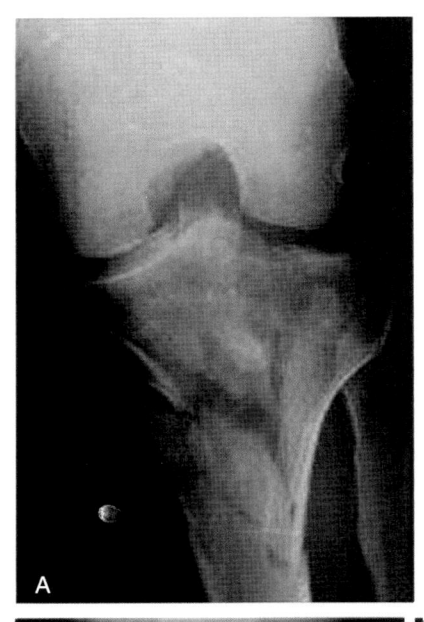

图56-52　(A)伴有双髁及骨干与干骺端分离的Schatzker VI型骨折。(B)应用更为坚强的动力加压钢板桥接骨干及干骺端之间的骨缺损。另外在内侧骨折块的顶部放置一小块更小的防滑钢板。

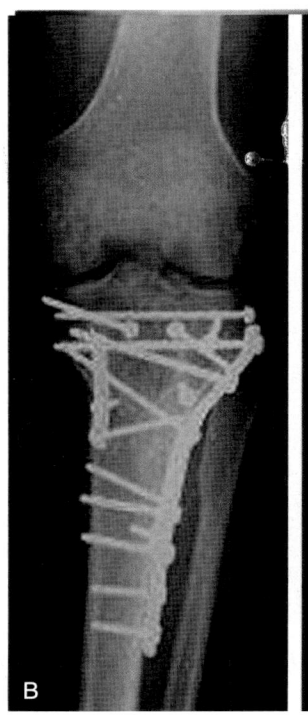
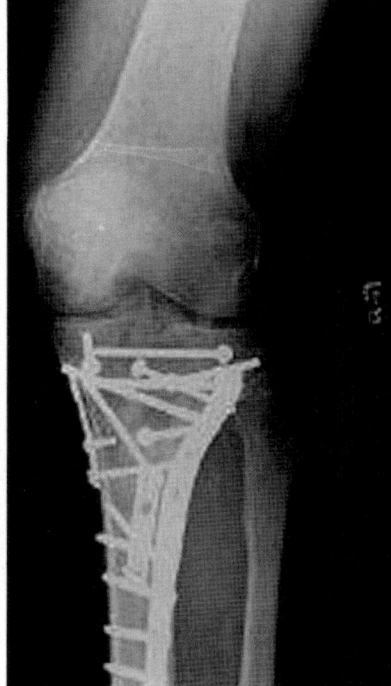
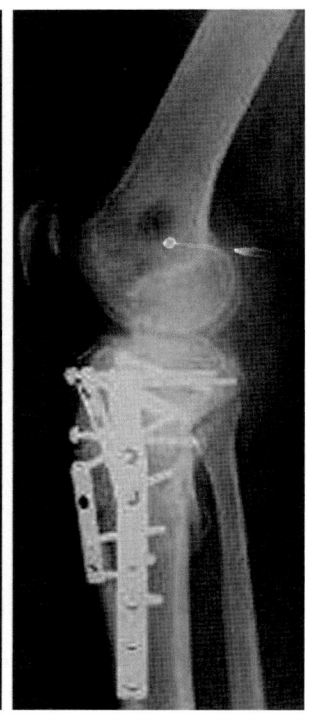

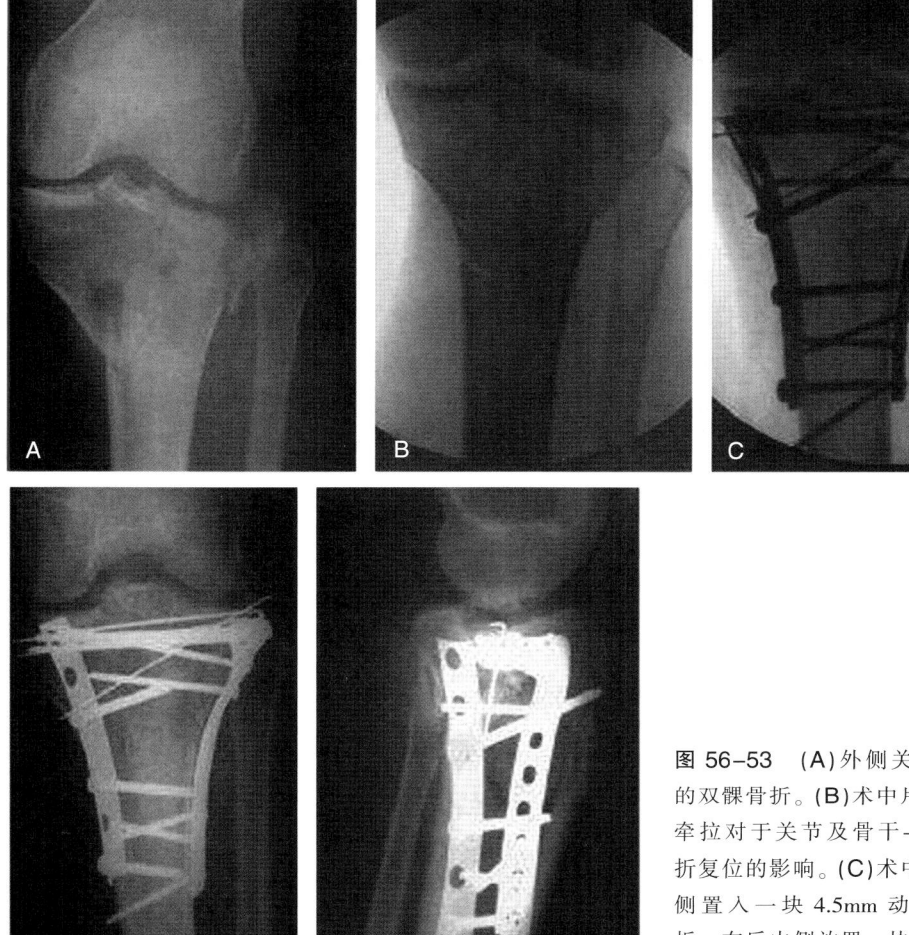

图 56-53　(A)外侧关节面塌陷的双髁骨折。(B)术中片证实韧带牵拉对于关节及骨干-干骺端骨折复位的影响。(C)术中于关节外侧置入一块 4.5mm 动力加压钢板，在后内侧放置一块防滑钢板。(D,E) 术后 2 年随访 X线片显示所有骨折已愈合。

生物力学分析表明，双侧支撑钢板和一个外侧支撑钢板附加一枚内侧抗滑动钢板固定的效能无显著性差异。然而，仅仅单独外侧支撑钢板固定双髁平台骨折则稳定性差异。对于复杂性胫骨平台骨折，使用外侧支撑钢板联合后内侧抗滑钢板固定可提供像双侧支撑钢板一样的固定效果。这种内侧抗滑动钢板不需要软组织剥离，软组织损伤较小，因而具有生物学的优势[95]。随着骨折粉碎程度和软组织损伤的增加，应该对内侧使用第二个切口的优缺点进行认真权衡。为了放置钢板，切口将逐渐增大，而伤口感染的可能也随之增加。但是内侧髁的骨折块仍旧需要固定。在这种情况下，可以不用内侧钢板而改用半针外固定支架固定(图 56-54)。使用 1~2 枚 Schanz 螺钉经皮平行于内侧髁的关节面打入干骺端[25,44,184]。然后沿着胫骨干前内侧将其与远端骨折端置入的 1~2 枚经皮 Schanz 螺钉连接在一起。通过单臂支架在这些针组之间进行牵开，可防止内侧髁向远端移位。这项技术已被许多学者成功地运用，大多数的并发症是由于在近侧的干骺端使用粗大的 Schanz 针所致[74]。

有时，外侧髁的支撑钢板和经皮的空心拉力螺钉阻碍 Schanz 针从内侧髁穿入，这时可以用细张力克氏针外固定架固定[208]。该方法在"外固定"一节中讲述。

如前所述，在外侧使用角钢板固定已经成为治疗移位的双髁平台骨折的非常吸引人的方法。可用这种钢板辅助实现关节面解剖复位。这种钢板可单独使用，也可联合经后内侧切口钢板固定。这种角度固定微创的钢板固定法将在这里讲述。V 型和 VI 型胫骨平台骨折的外固定疗法将在"环形固定支架"一节中讲述。

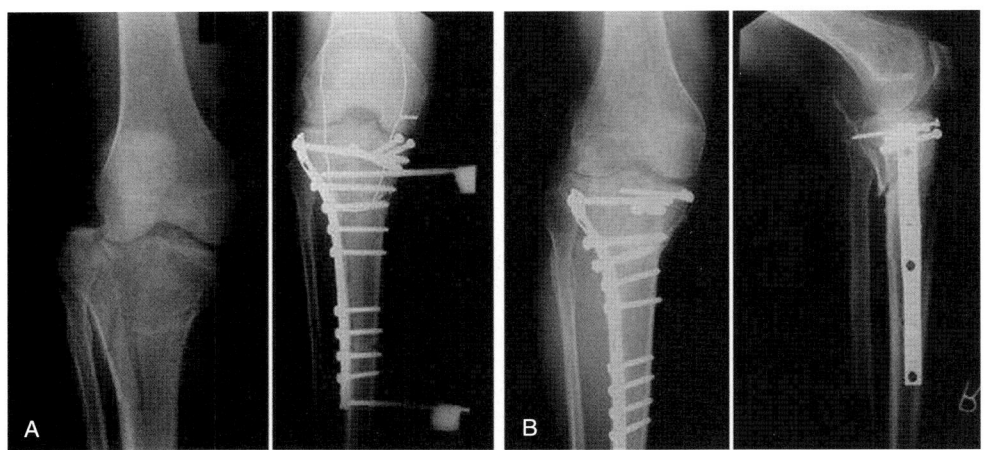

图 56-54   (A)Schatzker Ⅵ型损伤需在外侧放置一块支撑钢板,并用简单的单臂外固定来固定骨折的内髁。(B)两年后随访的 X 线片显示外侧关节面受累,并且内髁出现了轻度塌陷,但仍然保持着整体对线。

九、锁定钢板固定

现在,有多种锁定钢板可用于固定胫骨平台双髁骨折(AO-OTA 41,Schatzker Ⅴ~Ⅵ型)。许多这种关节面骨折合并有不同程度的干骺端粉碎骨折或骨干骨折。这种骨折最适合采用肌肉下滑动技术在外侧放置钢板。这种技术包括骨干螺钉的经皮置入(图 56-55~图 56-57)。因为这种手术的技术要求非常高,所以熟

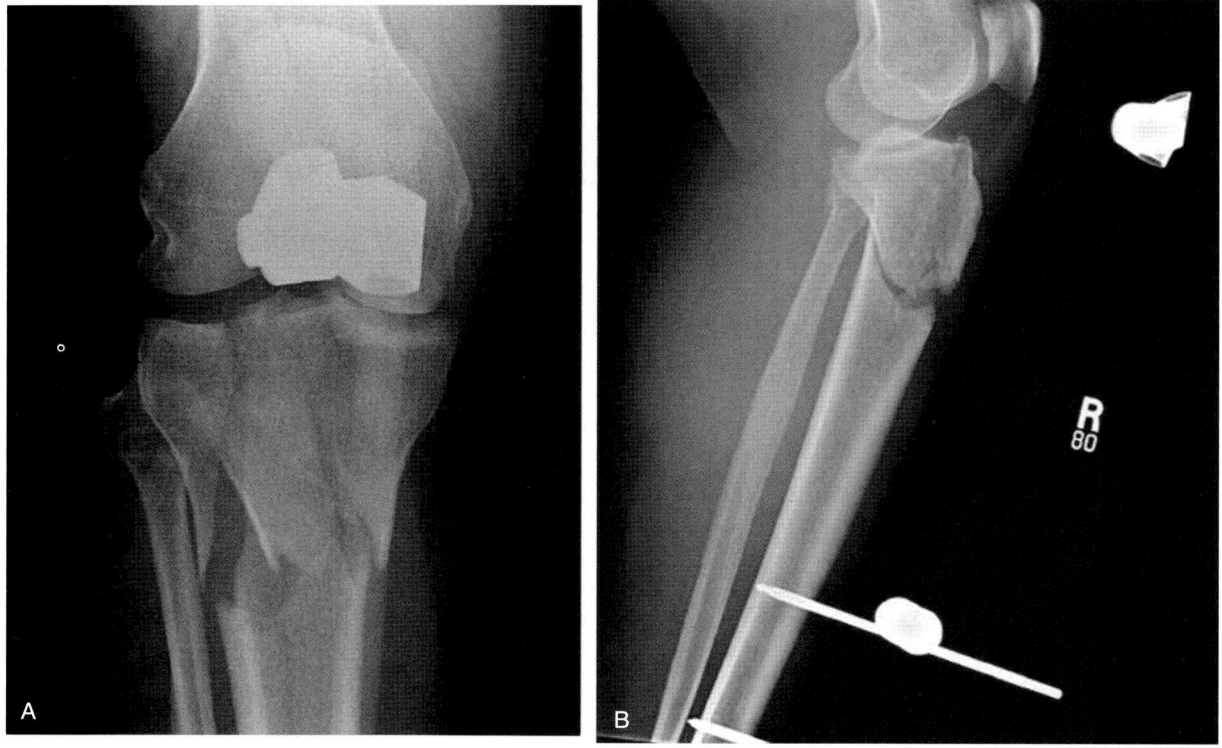

图 56-55   (A)36 小时前因滑雪导致胫骨平台双髁骨折(Schatzker Ⅵ型),图为安装跨关节外固定支架后的正位 X 线片。膝关节对线良好,待软组织恢复后最终切开复位内固定前试着恢复肢体长度。外固定支架固定不妨碍对膝关节进行影像学检查。(B)患侧膝关节侧位片。屈膝约 10°放松坐骨神经及其分支。

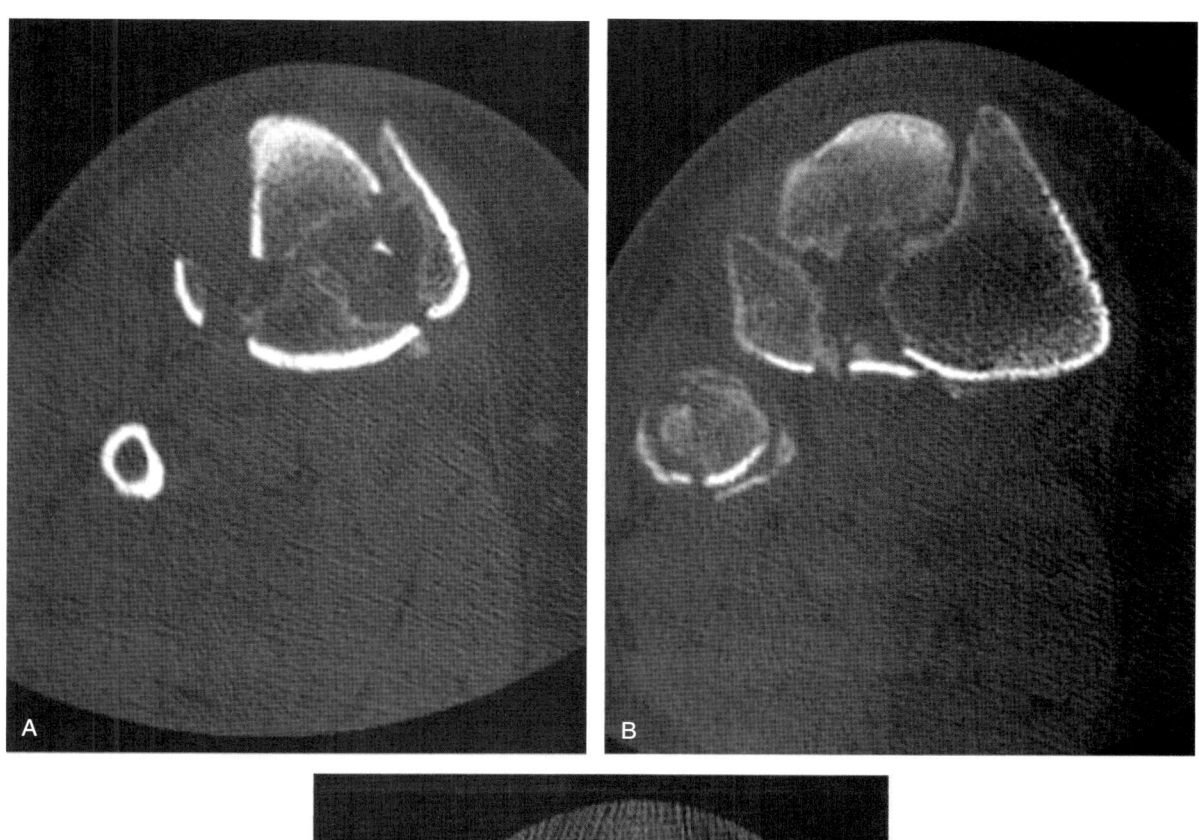

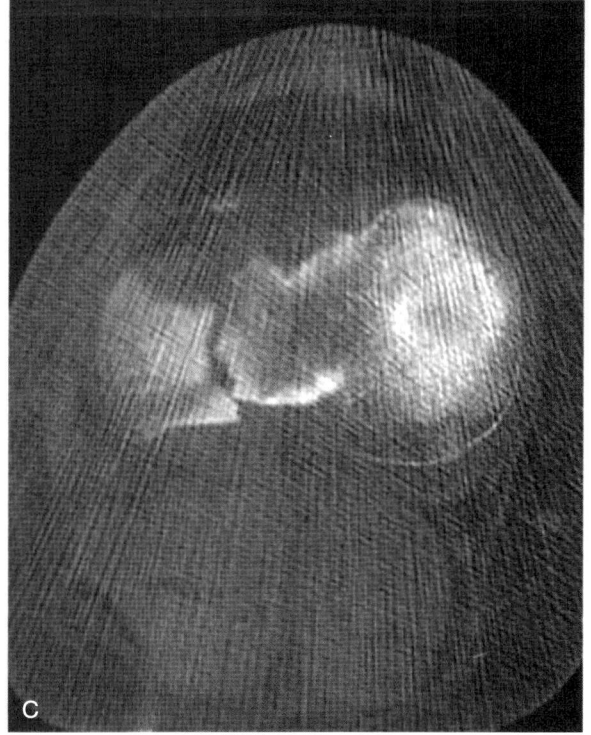

图 56-56　(A)膝关节线下方 4cm 处横断面 CT 扫描图像,显示胫骨结节分离,内侧骨折块尖端即将穿透皮肤。(B)膝关节线下方 2cm 处横断面 CT 扫描图像,显示胫骨外侧平台粉碎更严重,内侧平台后部无冠状位骨折块,同时腓骨经粉碎骨折。(C)膝关节线下方 1cm 横断面 CT 扫描图像显示平台前外侧严重粉碎和关节面压缩骨折。这些信息对制定手术策略很重要。

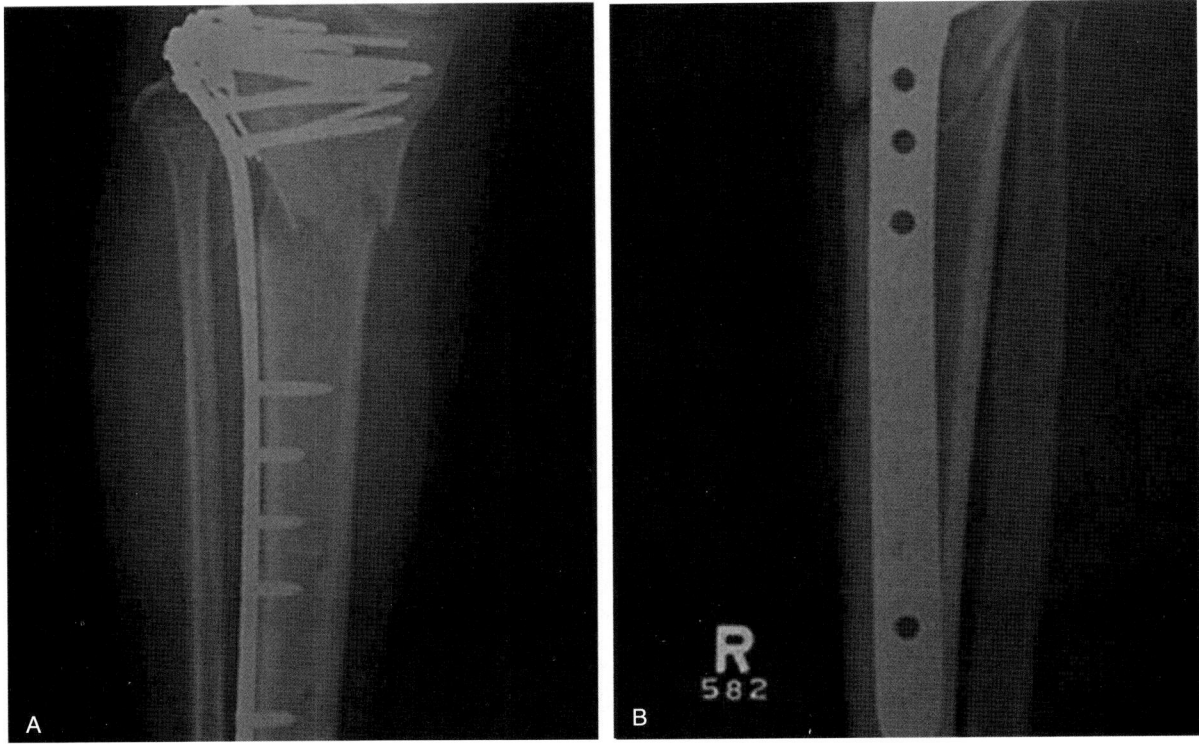

图 56-57 （A）胫骨平台骨折术后正位 X 线片,经LISS 钢板、辅助性前部"T"形支撑钢板固定,并在压缩骨折区域下方经钢板置入的螺钉将压缩骨折抬起。"T"形钢板是用来支撑和维持固定外侧平台较大的粉碎骨折区的。单独用 LISS 钢板不能完成对骨折的固定,认识这一点很重要。（B）术后侧位片。平台倾斜度（14°）较对侧大 2°。

悉这些钢板的每一部分结构和设计对医生都是有益的。每一系统都有它自己的一套一定长度和宽度的螺钉、套管针、复位辅助技术以及治疗的微细差别。

这种骨折的治疗策略是切开复位关节面骨折。因为只有关节面骨折块需要在直视下进行复位,所以大部分病例通常不需要将外侧切口延伸到干骺端上部。应该对覆盖干骺端的皮肤加以保护,以保护骨折区血供和恢复血肿的生理功能。这有助于防止创口愈合并发症,可能促进骨折愈合。

然而,在小腿远端 1/3 经皮置入螺钉是很危险的,认识这一点很重要。Cadaver 的研究显示螺钉损伤重要结构的发生率为 27%~43%,其中包括引导胫骨 LISS 钢板插入的导针穿经第 11~13 孔时常导致腓浅、深神经和胫前动脉的损伤,因此,我们建议在这一区域置入螺钉时,应该采用 2~4cm 的切口,并钝性分离软组织或向两侧牵拉软组织,以清楚显示胫骨。

虽然以前的关于胫骨平台骨折的研究报告显示的愈合时间为 4~6 个月,然而新的关于锁定钢板固定（通常采用经皮肌下固定）的研究显示,到完全负重所需时间为 8~14 个月。根据因采用微创手术而改善的

软组织状况和使用锁定钢板而改善的机械力学状况,我们建议术后第 6 周开始负重 30~50 磅,到第 12 周时再完全负重。除非是开放性骨折导致明显骨缺损或出现明显的萎缩性骨不连和骨折缝,否则医生应该鼓励患者负重活动,这样可能促进骨折愈合（图 56-58 和图 56-59）。

我们评估了许多临床症状,从而来决定是否可以将有限切口和"软组织友好"切口用于双髁平台骨折的复位和固定。骨折水疱、能够触诊到膝关节骨折断端、皮纹、广泛的皮下血肿和挫伤（提示此处受到直接打击）,这些症状都支持手术治疗[149,155]。

然而,随着软组织损伤程度的加重,将会出现许多排除手术治疗的因素,甚至排除经有限外侧切口钢板固定这样的手术。

(一)平台后部剪切骨折

如前所述,近来这种骨折受到进一步重视,尽管不常见,但是值得去研究。如果试图用前面的方法来固定这种骨折,将会困难重重,因为不可能通过外侧或后侧切口复位和牢固固定平台后部剪切骨折。出现

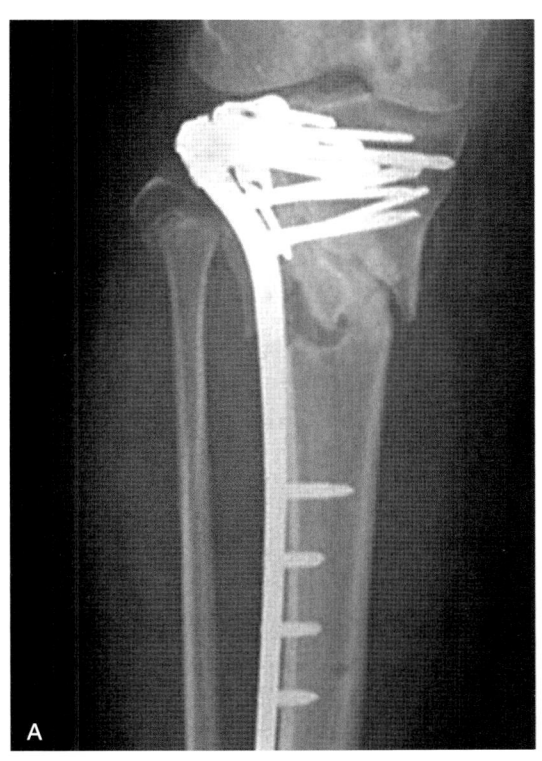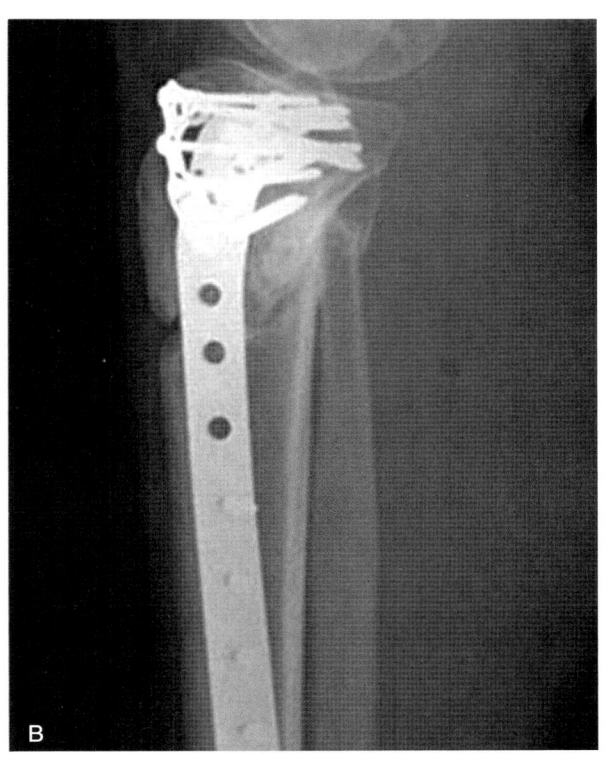

图 56-58 (A)切开复位内固定术后 3 个月,膝关节正位片显示肢体对线已经恢复(无内翻塌陷),尽管还不能在负重条件下进行功能和肌力锻炼。骨折已经开始愈合,但还没完全愈合。(B)侧位片显示的是经典的固定方法,前部相对更为坚强。此时可以进行负重活动,因为周期性负重有助于促进骨折愈合。

这种骨折预示着会有危险的骨折变化因素,应该像对待关节脱位那样来对待这种损伤。这种骨折的 X 线片会提示骨折块向后移位,通常包括内外侧平台的后 1/2(见图 56-12)。

此时,可以考虑两种手术入路:一是 Burkes 入路,这是一种内侧或后部中线切口。Burkes 入路利用了腓肠肌内侧头和鹅足之间的空隙[33]。切口沿着胫骨近端后缘。将内侧腓肠肌腱切断,暴露胫骨平台后内侧,通过这一切口就可以到达平台后部中线。如果骨折超过后部中线,则最好采用中线切口,具体内容已在"手术入路"一节讲述。

后部中线切口应该起源于"S"形切口,这种"S"形切口起点位于胫骨近端内侧,然后沿腘窝皮肤褶线弯向外侧,再向远端延伸。此时应该将皮下组织中的小隐神经进行分离并加以保护。在腘窝水平,大腿筋膜形成弓状结构覆盖重要的神经血管,应该在远端将筋膜切断。在组织分离过程中,通常首先遇到的是腓神经,然后遇到的是位于腘静脉和腘动脉后的胫神经。注意不要因过度刮剥或牵拉时间过长而导致神经血

管损伤。为了暴露后关节囊和观察移位的骨折块,可以切断腘斜韧带。可以像翻书一样围绕附着的关节囊和骨膜将骨折块翻开,临时固定骨折块之前进行清创,然后再用支撑钢板和螺钉固定骨折块。由于没有专门固定这一部位骨折的弯曲钢板,所以必须将小骨折块钢板适当地折弯。一定要谨慎操作,将后交叉韧带附着的骨折块固定,因为后交叉韧带附着面较广,并向远端延伸(图 56-60)。松解止血带后仔细进行止血,然后关闭伤口并引流。

这种骨折的术后治疗必须包括专门的伸膝锻炼,以防止关节屈曲挛缩。尽管所有的膝关节骨折都应该预防血栓形成,但是对于这种有关节脱位风险以及手术造成血管损伤可能性的骨折,预防血栓疗法极其重要。

(二)胫骨髁间嵴骨折

胫骨髁间嵴骨折通常提示前交叉韧带从胫骨附着点撕脱。这种骨折多数是在儿科文献中作为一种独立损伤报道的,但是也常见于成人高能量胫骨平台骨

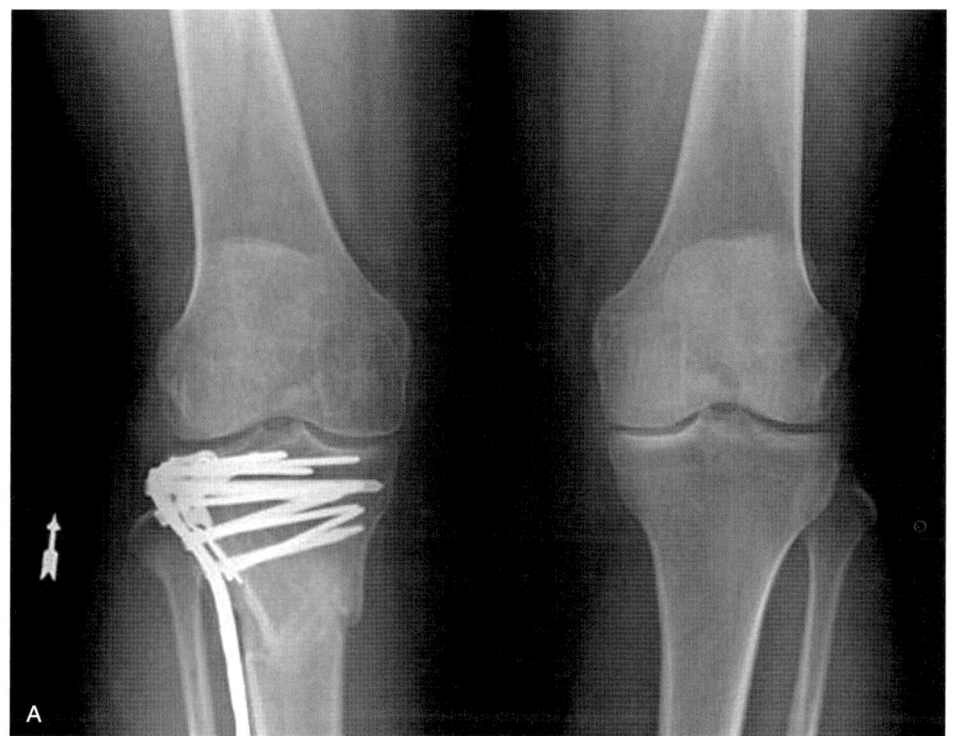

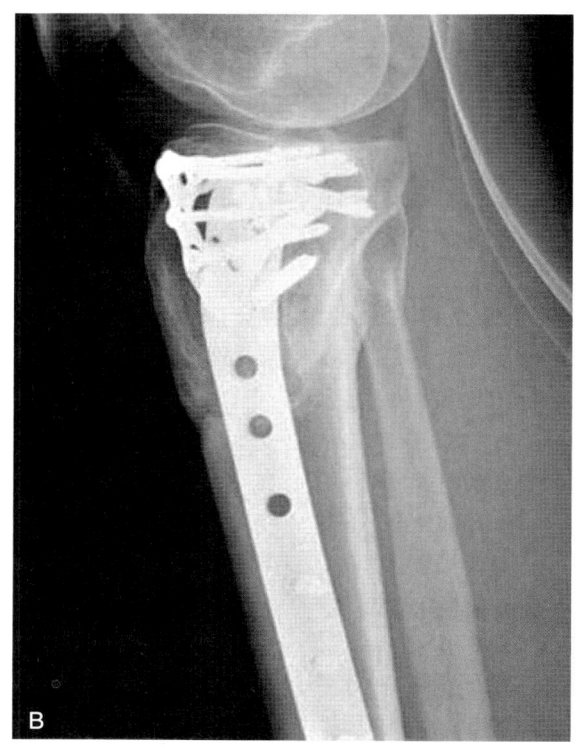

图 56-59　(A)术后 6 个月站立位双膝正位 X 线片。图像显示右膝外翻角度为 7°,左膝外翻 3°。然而,有趣的是,图像显示患侧膝关节内侧间室有一定程度的狭窄,这可以解释双侧下肢对线之间的差异。(B)侧位片显示骨折正在愈合,尽管骨痂还未完全跨骨折区。

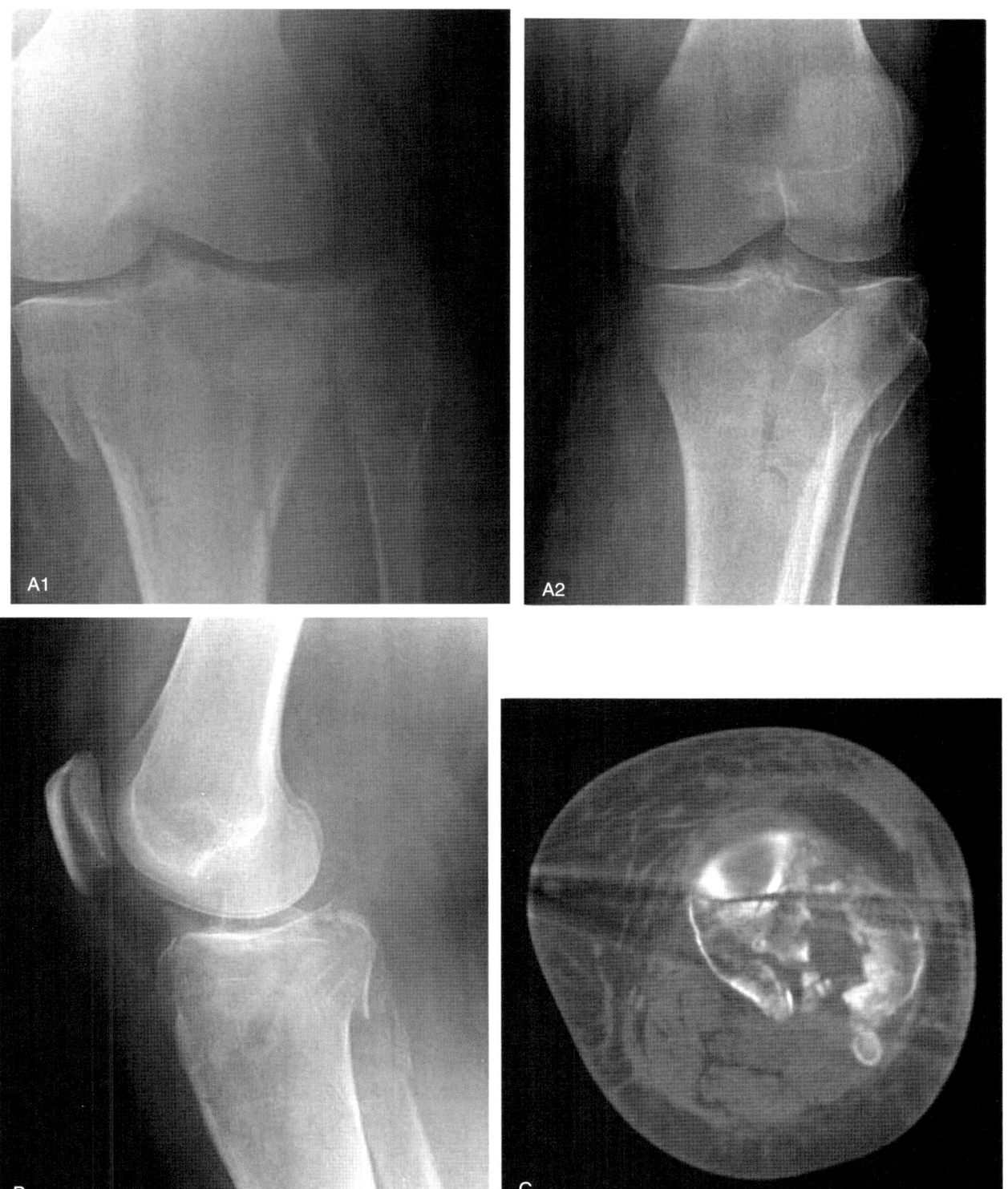

图 56-60　正位 (A1) 和外侧斜位 (A2) X 线片显示内外侧平台同时受累的不规则骨折。正位片显示平台内侧皮质骨折,斜位片显示外侧平台压缩骨折和腓骨近端骨折。(B) 侧位片显示后部骨折块移位。这种损伤属于骨折-移位损伤的变异类型。(C) 横断面 CT 扫描图像显示平台后部骨折块粉碎并移位。扫描平面位于外侧平台软骨下 5mm 处,膝关节后部位于图像的底部。(待续)

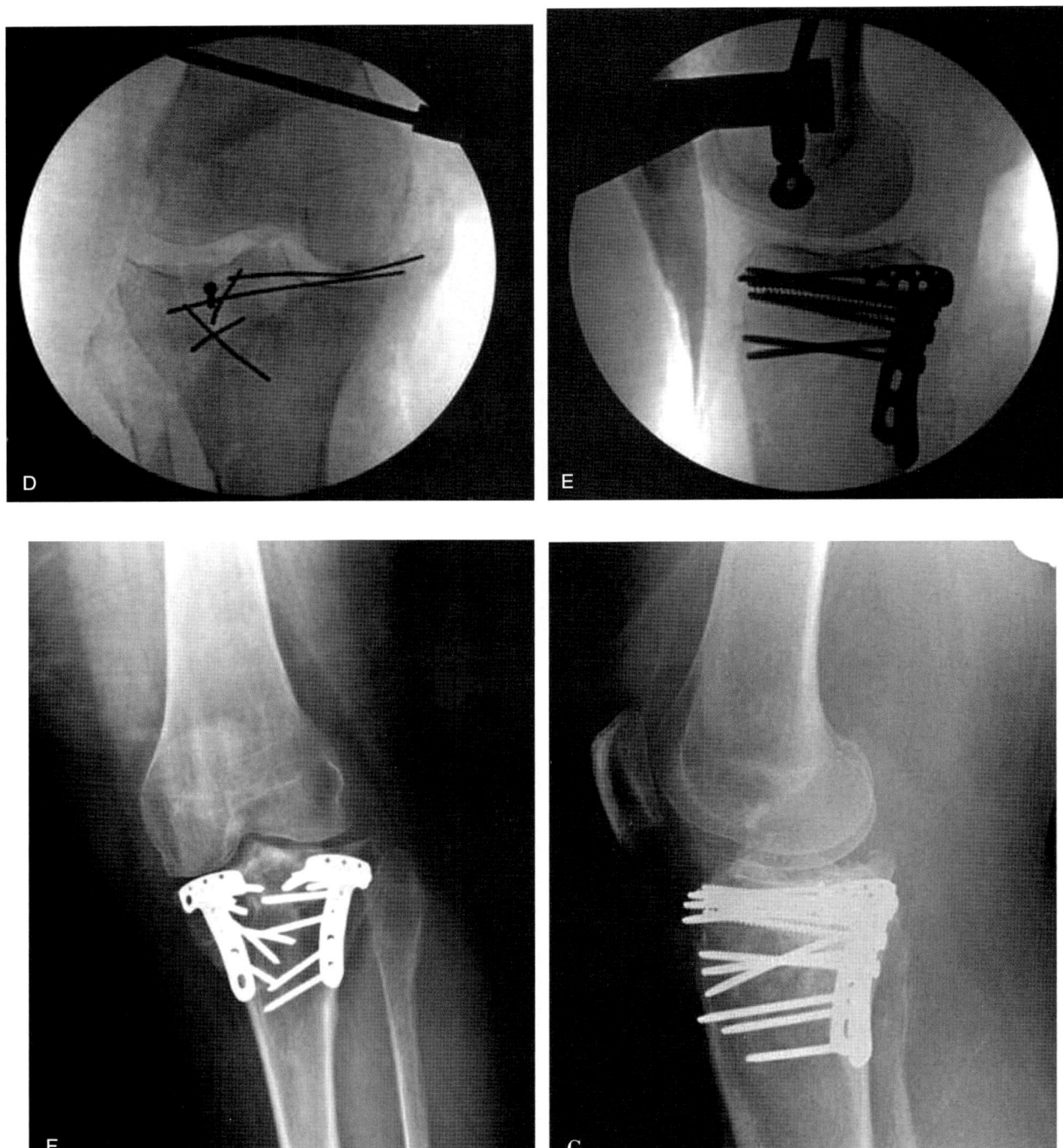

图 56-60(续)　(D)术中用克氏针临时固定后正位 X 线透视图像。手术过程中,在实施最终固定前,必须再次核实关节面骨折复位。(E)安装两个后部支撑钢板后的术中侧位片。这种钢板是带有垂直向前的螺钉"筏子"的小骨折块"T"形钢板。(F,G)术后 12 个月 X 线片显示骨折愈合并维持对线。患者无关节屈曲挛缩,并能不拄拐行走。

折。胫骨髁间嵴骨折的固定方法有多种:关节切开缝线固定或螺钉固定, 关节镜复位并跨骨桥缝线固定,拉力螺钉顺行固定,拉力螺钉逆行固定(图 56-61)。然而,对于高能量胫骨平台骨折,这种前交叉韧带撕脱性骨折通常属于粉碎性骨折,几乎不能固定。除非胫骨髁间嵴骨折块是可以用螺钉固定的大骨折块,否则我们通常在病情允许的条件下,采用二期关节镜辅助前交叉韧带重建手术进行治疗。

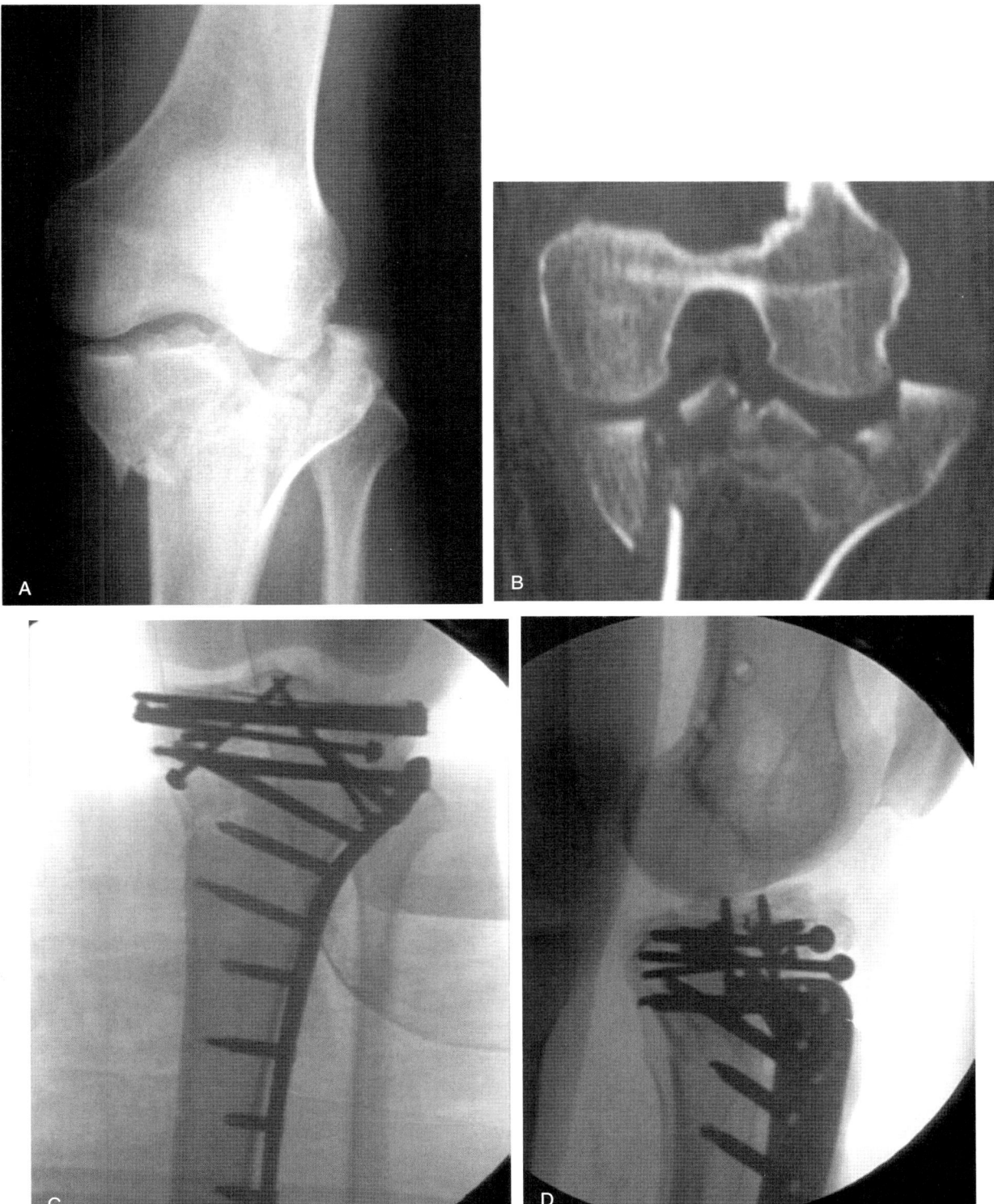

图 56-61　SchatzkerⅥ型骨折(A)合并胫骨髁间嵴骨折,CT 冠状面扫描图像(B)可清晰显示。用九孔 LISS 钢板联合多根螺钉组成的筏子进行切开复位内固定(C,D)。用两根分别从平台内侧和外侧拧入的呈倒"V"形的螺钉来把持髁间嵴。

第七节   胫骨平台骨折的关节镜辅助疗法

一、背景

自从最初使用关节镜技术来检查合并损伤,随后用来辅助骨折复位和固定以来,使用关节镜技术进行胫骨平台骨折固定的时间已经超过20年了[36,181]。虽然没有通过随机试验的验证,但有些作者将关节镜辅助治疗的疗效同传统的切开复位标准支撑钢板内固定的疗效进行了对比[75,104,129]。然而,需要强调的是,骨折类型的选择是手术成功的关键,因为并不是所有的胫骨平台骨折都适于用这种技术。

关节镜辅助手术技术的主要优点包括:软组织剥离范围小、直视以及能够进行精确复位[6]。关节镜技术可确认前后交叉韧带撕裂,合并的半月板损伤也需要通过关节镜修复[116]。许多作者已经注意到,关节镜技术可以促进康复,改善关节活动幅度,缩短住院时间[37,75,164]。Buchko和Johnson[30]认为,采用关节镜治疗胫骨平台骨折非常有益,因为无需关节切开和翻开半月板就可以观察和复位骨折,从而减轻术后疼痛和关节僵硬。Fowble及其同事也认为,与关节切开术相比,关节镜治疗能够减少植骨,并且能够使患者更早地完全负重行走[66]。

关于创伤后、手术后退行性关节疾病,许多作者的研究结果显示,与采用切开复位内固定手术治疗胫骨平台骨折的疗效相比,关节镜辅助技术的疗效更佳[91,120,136,194]。但问题是,这些试验样本量较小,手术适应证混杂,或者是在不同的随访期内评估患者。在这些试验中,切开复位内固定术与关节镜辅助技术之间也没有公平对照。然而,其结论中有趣的是,如果两试验组和那些合并严重软组织损伤的患者关节面骨折的复位程度相同,那么关节镜辅助手术的疗效更好。

但是报道中也显示出关节镜技术所存在的缺点,包括:手术时间长、深静脉血栓性静脉炎、因液体渗入软组织导致的骨筋膜室综合征[164]。

报道中最常见的适合用这种技术治疗的骨折包括:特定程度的劈裂压缩(Schatzker Ⅱ型)骨折和单纯平台中央压缩(Schatzker Ⅲ型)骨折[193]。Levy及其同事提出了关于"皮质套"的手术理念,从而提供了一种诊断规范,这种规范有助于确定关节镜辅助手术固定平台骨折的稳定性[131]。

二、适应证

"皮质套"指的是轴向CT扫描图像上显示的平台的外层(图56-62)。大部分Schatzker Ⅱ型和Ⅲ型骨折,皮质套或者是完整的,或者可以用复位钳恢复完整。如果在骨折复位过程中不能用复位钳恢复皮质套的完整性,那么应该使用关节镜辅助手术。术前CT扫描提供的信息是采用这一技术所必需的。这一技术为每一位关节镜操作者提供了一种保守但合理的确定固定稳定性的方法。

用这一评估可恢复的皮质套技术的骨折包括简单劈裂、压缩骨折(Schatzker Ⅰ型和Ⅲ型)、轻微移位或骨折块较少的简单劈裂压缩骨折。不建议用关节镜辅助技术固定粉碎骨折、内侧平台以及双平台同时发生的骨折(Schatzker Ⅳ~Ⅵ型);这些骨折最好采用切开手术治疗。

三、手术室设施

成功实施这项技术的关键之处是将患者放在手术台合适的位置。一般来说,关节镜和X线透视显示器放在患肢同侧,X线透视C形臂机放在对侧。做关节镜手术时,下肢放置在相同的位置,但托腿架则更靠近近端。这样就有更大的空间使C形臂机能精确描述骨折。将对侧下肢放置在软关节镜垫上并外展(图56-63)。

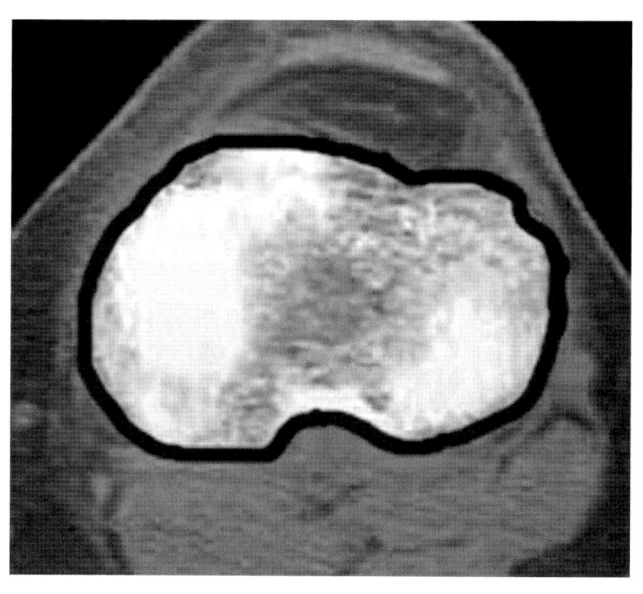

图56-62   正常胫骨平台的轴向CT扫描图像。轮廓线是胫骨平台的外层,代表"皮质套"。

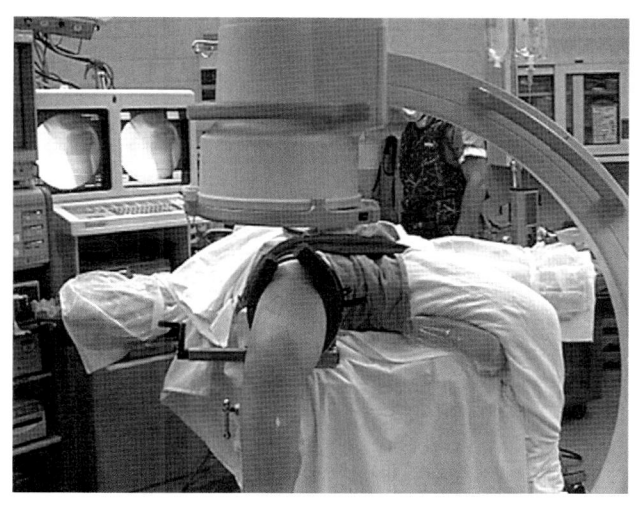

图 56-63　手术室设施。在关节镜手术中,托腿架通常靠近端放置。C 形臂机放置在患肢对侧,以便在手术过程中 C 形臂机有更大的空间来照相。

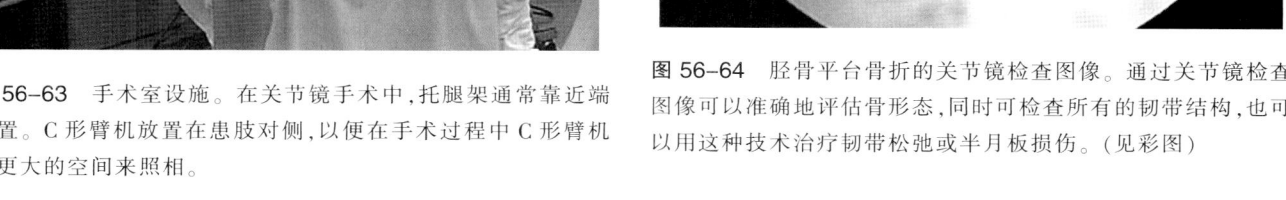

图 56-64　胫骨平台骨折的关节镜检查图像。通过关节镜检查图像可以准确地评估骨形态,同时可检查所有的韧带结构,也可以用这种技术治疗韧带松弛或半月板损伤。(见彩图)

手术过程中应该利用水的重力使其流入关节腔,从而降低骨筋膜室综合征发生率;然而,如果使用压力控制泵,应该将压力设置在约 40mmHg 处[12]。在整个手术过程中要连续监视骨筋膜室的硬度。

四、初期关节镜评估

关节镜用于全面的诊断性关节检查,检查所有的韧带结构。确认骨折,清除血肿,从而准确全面评估关节内骨折(图 56-64)。然后将关节镜从关节内撤出。

五、骨折复位

早期用克氏针临时固定骨折块是以术前 X 线检查和 CT 扫描图像为基础的。在关节镜的引导下,将克氏针插入关节面下 1cm 处(图 56-65A,B)。另一个有用的技巧是,从胫骨内侧向外侧平台骨折处钻出一个长约 8~10cm 的通道。一旦正侧位片都显示克氏针定位满意,然后,略微靠近端并围绕克氏针尖端做一个长约 1cm 的小切口。向深处进行组织分离直至胫骨上面的骨。用 Cobb 起子暴露骨表面,再用直径为 10mm 或 11mm 的空心钻从前交叉韧带附着处穿骨到达离骨皮质约 1.5cm 处的干骺端内部(图 56-65C),然后将克氏针和空心钻退出。

如 Levy 及其同事所述,将一个标准骨夯通过直径为 10~11mm 的通道向骨折方向插入。通过正侧位 X 线透视图像可显示骨折块被整复到原来的解剖位置(图 56-65D)。关节面压缩被抬起后,如果需要的话,

可用关节外复位钳将移位骨折块复位(图 56-65E)。

根据骨量和骨折形态,用大的或小的骨折块螺钉固定关节面骨折块。对于关节面压缩,可通过螺钉的木筏作用支持软骨下骨,从而防止骨折再移位。将骨夯留在原位,将螺钉置于骨夯的前面和后面。通常在外侧关节镜的控制下可获得最佳视野,然后通过正位片来确认(图 56-65F,G)。将关节镜再次插入关节内,评估骨折复位情况。通常可通过关节镜确定是否需要用骨夯对骨折复位进行细微调整,尽管 C 形臂图像可能显示复位良好[134]。然后用骨填充材料填充骨通道,例如松质骨植骨块、钙磷酸盐或钙硫酸盐骨填充材料(图 56-65H,I)。用骨夯从植骨材料下面进行撞击,从而可确保植骨材料能够充分填充骨缺损以及防止骨夯穿透缺损处进入关节。

第八节　胫骨平台骨折的最终外固定

前面已经讨论了跨膝关节外固定支架临时固定("手术治疗"),这是另外一种治疗不稳定、严重双髁平台骨折的重要方法。然而,尽管它为肢体严重畸形的重新对线提供了可随身携带的牵引形式,通常是我们能够提供的最有效的夹板固定,但是在骨折愈合之前,它不适合对骨折进行最终固定。最终固定需要更牢固的固定,可通过改善的外固定支架获得。我们认为,医生治疗肌肉骨骼损伤时,应该学会应用临时固定,这种外固定可用大量的外固定部件组装而成。如

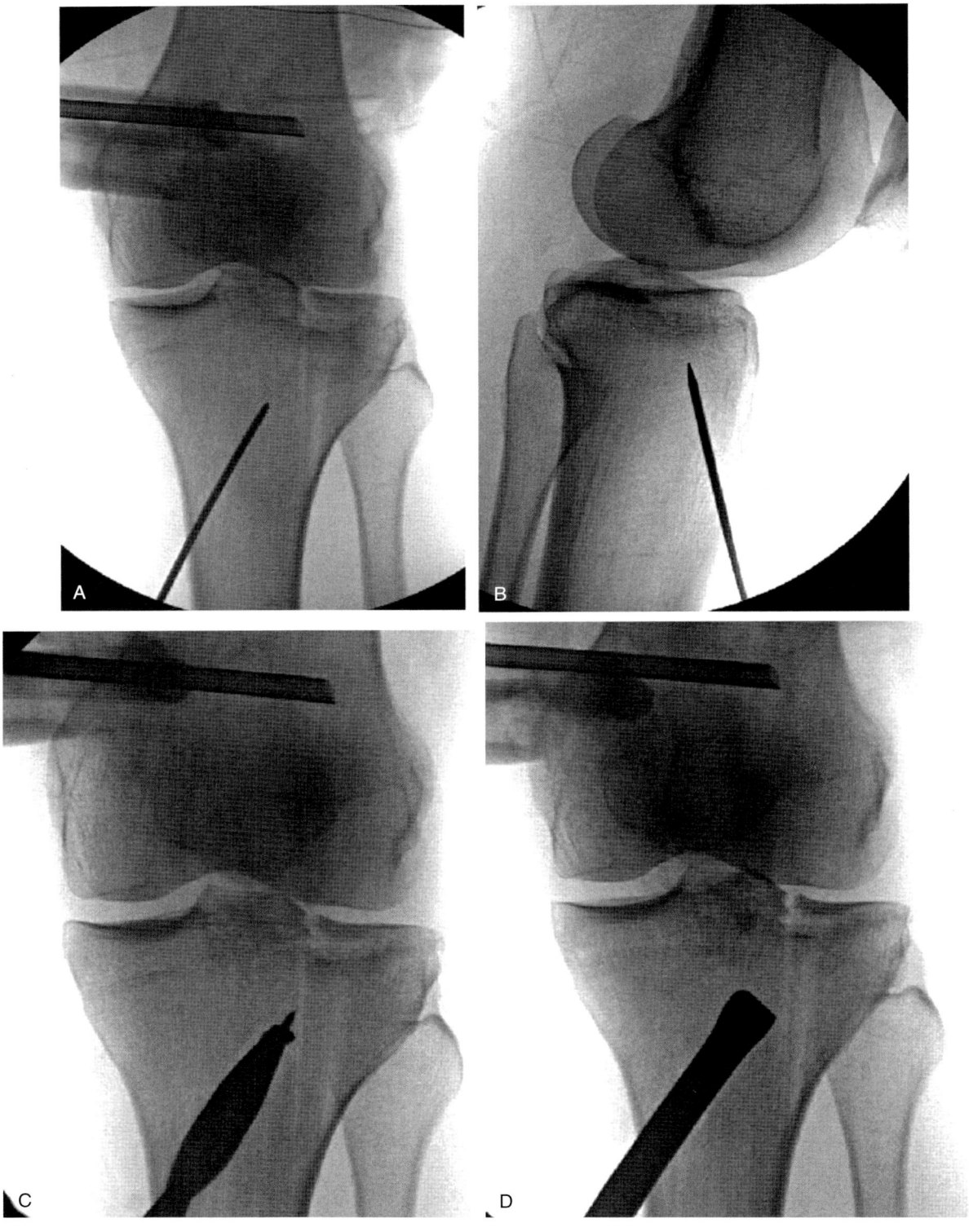

图 56-65　关节镜辅助固定胫骨平台骨折，Schatzker II 型。(A,B) 第一步，在关节镜的控制下，将一个克氏针置于关节面下方约 1cm 的骨质内。(C) 然后用空心钻从胫骨内侧穿透骨皮质。(D) 撤出空心钻后，插入骨夯来整复骨折块。(待续)

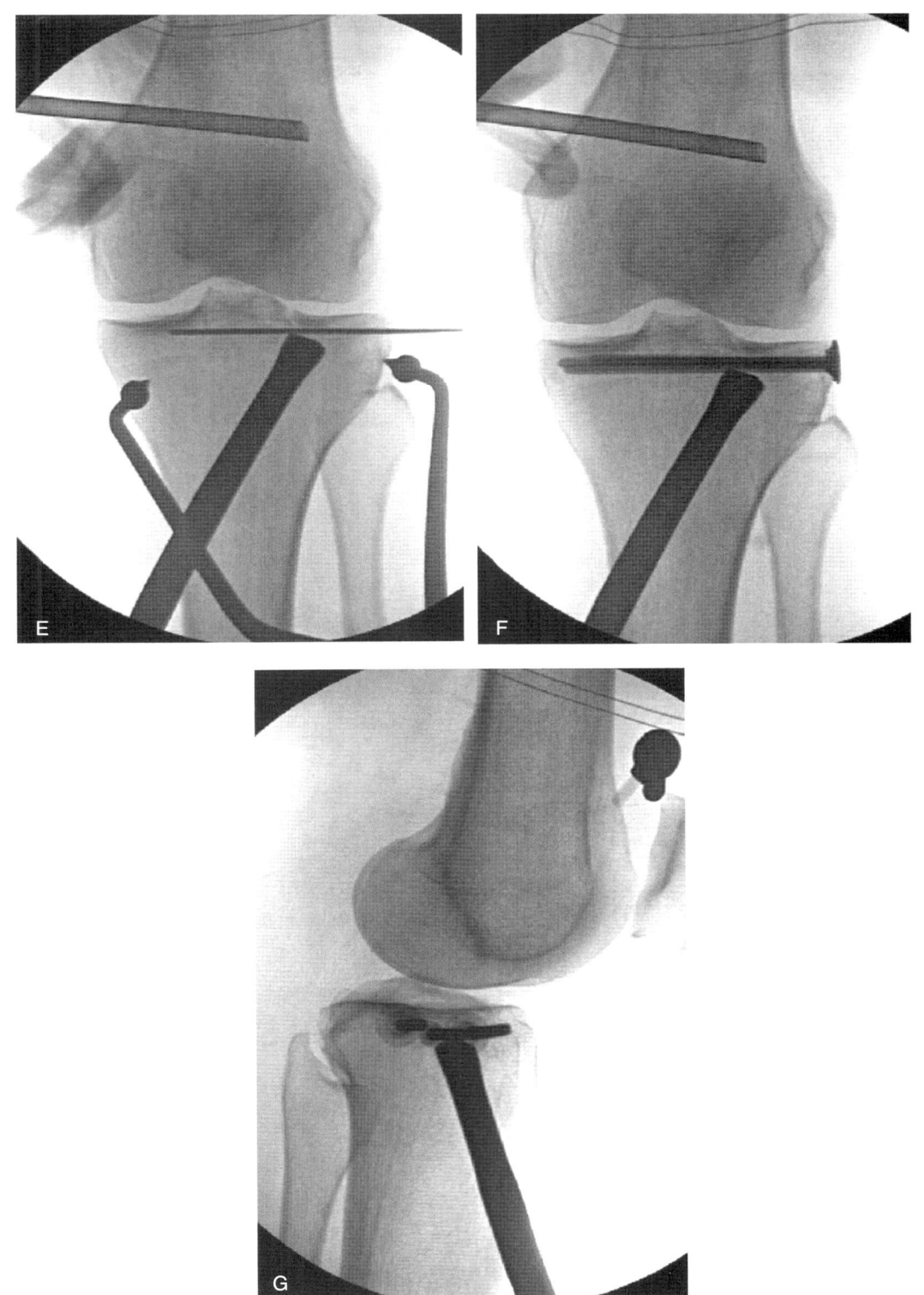

图 56-65(续)　(E)将压缩关节面骨折块抬起后,用关节外骨钳挤压分离的骨折块,然后用克氏针临时固定复位的骨折块。(F,G)将骨钳留在原处以确保骨折块复位,将 3 个筏子螺钉置入关节面下方。(待续)

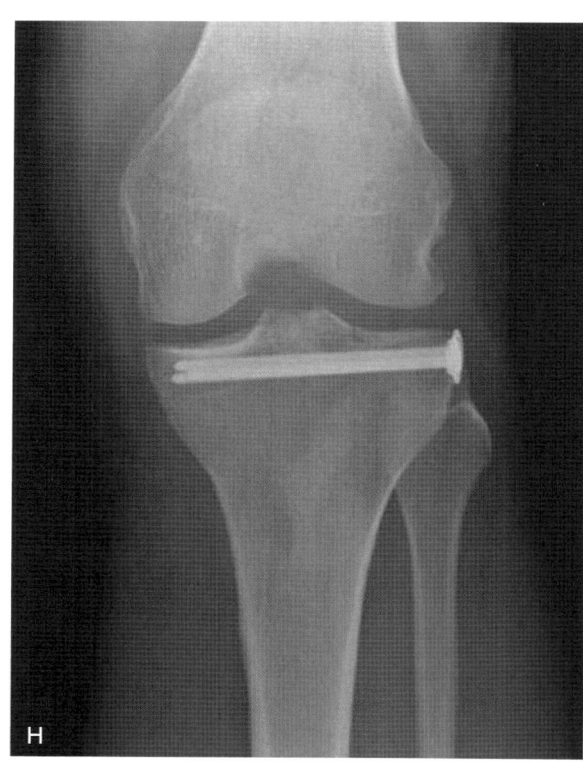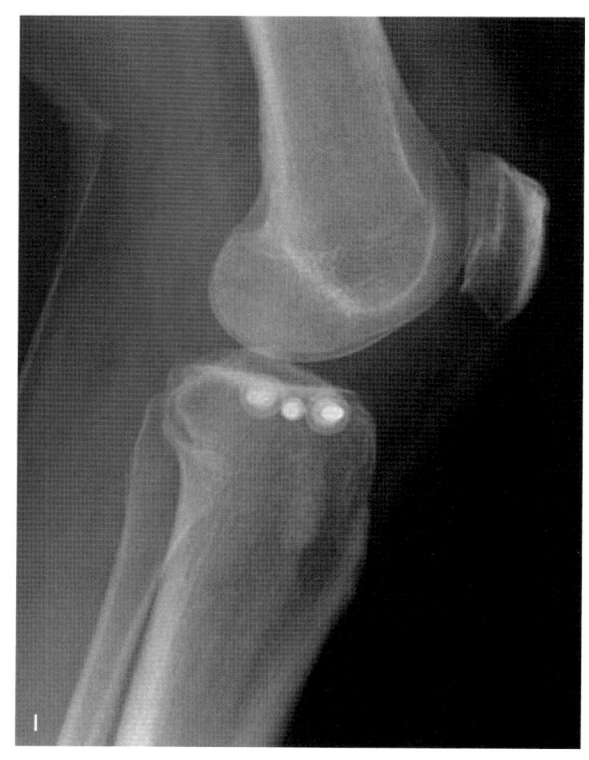

图 56-65(续) 　(H,I)重新插入关节镜以便最后评估骨折。用骨填充材料填充骨通道。术后 X 线片显示关节已解剖复位。

果复杂性胫骨平台骨折患者希望通过外固定获得满意疗效,则需要进行锻炼。这是一种复位和固定干骺端骨折的微创方法,同时能够获得良好的肢体对线。与广泛切开复位内固定相比,外固定能够明显降低组织坏死率,但有针道感染的风险。为了避免化脓性关节炎和骨髓炎,必须及时确诊并充分治疗这种针道感染。外固定是维持关节面骨折块复位的一种有力补充,但是单独使用不能复位关节面骨折块,而必须通过切开复位。然而,这可通过一个小的切口来完成,再进行植骨和螺钉固定,然后再安装外固定支架来整复关节外骨折块。根据使用外固定的经验,如果这些外固定器械是用来避免固定失败、钢针松弛、针道感染、畸形、骨折延迟愈合以及治疗失败,那么这些专门设计的或组装而成的器械必须能够提供良好的稳定性。除了满意复位和应用牢固的框架,医生必须擅长为患者提供外固定支架治疗。由于这些原因,引起了患者的兴趣,但是可能是因为这种外固定支架结构简单并且不稳定,并且很多医生用外固定作为内固定的一种取代方法,由此引起了患者不满。

对于胫骨平台骨折的治疗,可考虑多种外固定支架。支撑胫骨近端的带半针的非桥接单侧支架可用来作为内固定的一种补充,但是不能单独用于治疗

胫骨平台骨折。环形外固定支架能够更好地固定胫骨干后端骨折块,这种支架是依靠张力钢丝(例如Ilizarov)或带螺纹的半针来固定骨折块,或二者联用。如果至少使用 3 个固定点(例如:3 个贯穿张力钢丝,或两根张力钢丝和一根半针)来固定平台骨折块,那么通常能够获得牢固固定,也可通过同一个环上的钢丝和钢针来加强固定,并通过环上的链接器向环的近端和远端延伸固定点。通过使用橄榄形克氏针能获得更大的稳定性,这种钢丝拉紧后能够使珠链紧靠骨皮质。

外固定支架是一种潜在的安全的固定方法,如果应用合理,就能够牢固地控制和支撑胫骨近端关节面骨折块。如果需要它维持骨折块的复位,则必须将外固定支架牢固地锚定并与胫骨干形成合理的几何关系。很多外固定支架指的是“混合型外固定支架”,这种支架试图将近端牢固固定和张力带钢丝与简单的单臂外固定支架相混合,通常只连有两个半针。由于这种外固定支架的骨干锚定点和连接夹的稳定性不足,所以不能带给患者想要的疗效。但是这不是由于骨干半针的使用,而是因为外固定支架的设计和应用较差。现在有很多连接到近端环上的更稳定的单臂外固定支架,或带有充足的多平面固定点的多环

外固定支架(张力带钢丝或带螺纹的半针),这两种外固定支架都能够提供良好的固定稳定性,都是胫骨平台骨折的最终有效治疗方法。这些外固定支架能够跨膝关节固定数周,从而防止严重粉碎性胫骨平台骨折复位丢失。如果能够合理地应用,这种外固

定支架也适于渐进性膝关节运动,并在适当时进行负重(图 56–66)。

在 1980~1990 年,使用外固定支架治疗胫骨平台骨折受到普遍欢迎,尤其是高能量胫骨平台骨折。这是因为它联合应用了微创切口,从而能够使软组织并

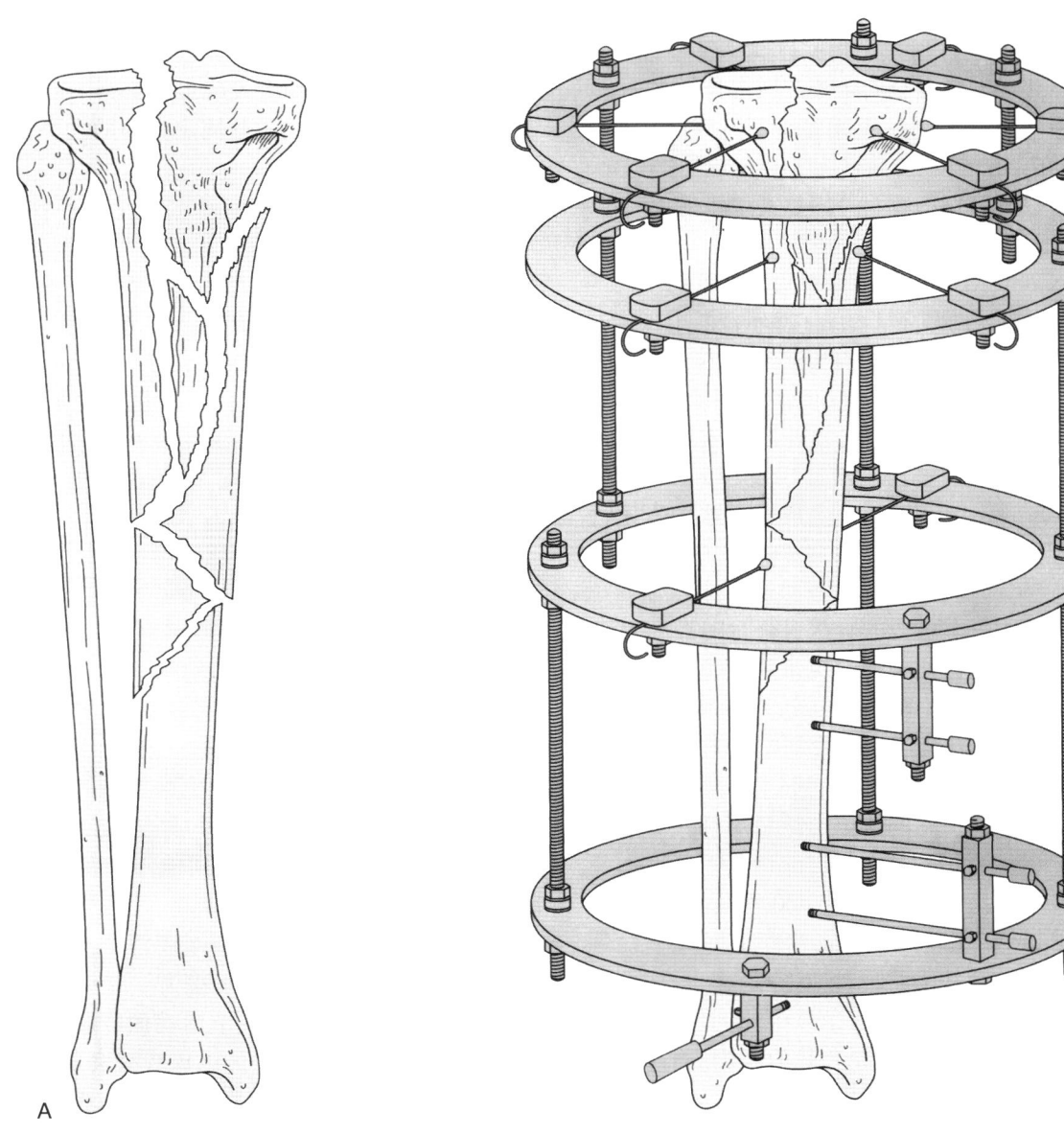

A

B

图 56–66　用环形外固定支架(B)固定复杂性 Schatzker VI 型胫骨平台骨折(A)。张力带钢丝非常适合固定关节面和干骺端骨折块。所有的关节面压缩和大部分移位的劈裂骨折都需要切开复位。固定方法根据具体骨折形态而定。拉力螺钉和小钢板可能是最佳选择,但是不应该妨碍张力带钢丝或螺纹半针在胫骨近端上的锚定。劈裂骨折块可用"橄榄形克氏针"进行捆扎,将钢丝沿相反的方向拉紧,从而使"橄榄"(钢丝珠链)紧贴每一骨折块的皮质表面。尽管张力带钢丝可用于骨干锚定,螺纹半针也可以安装在环上进行锚定。两个半针就可提供牢固的锚定。如果使用外表覆盖羟基磷灰石的针,可能会改善锚定稳定性。这些外固定环必须同轴且相互平行,并至少通过 3 个牢固的杆相互连接,这样才能提供牢固的外固定。图示的外固定支架是一种同时包含张力带钢丝和螺纹半针的"混合型"支架。然而,这种外固定支架比所谓的"混合型外固定支架"更牢固,后者是由一个与两个或 3 个单独锚定的半针相连的胫骨近端环组成。

发症最小化。一些报道显示这种方法的骨愈合率高，退行性关节炎的发生率适中，但是有针道感染的风险，并需要关节囊内插针，以及因不能完全进入关节内导致的关节面复位不良。此外，外固定支架固定的患者满意率很低，尤其是持续固定数月的患者。

一、环形外固定支架

环形外固定支架可用张力带钢丝或螺纹半针进行组建。张力带钢丝非常适合固定关节周围骨折，而半针非常适合固定骨干皮质骨，但是每个环至少需要两个并从不同的角度进行锚定，并且为了避免热性骨坏死，需要预钻孔。设计良好的环状外固定支架包括：至少一个干骺端环，两个底座牢固的同轴骨干环。一般来说，这种外固定支架的近端环上至少需要3个方向不同的钢丝或半针，牢固的两环骨干锚定（每环带两个半针），并至少需要3~4个连接杆连接骨干环和关节环。

这种外固定支架可以调整，但是很困难，所以应该骨折复位和恢复对线后再安装外固定支架。如果这些都能够实现，就能够获得满意疗效。Chin 及其同事[43]回顾了18例采用细钢丝固定或同时联合有限内固定的病例。其中15例完全或部分恢复了伤前的关节功能，但是39%的病例的膝关节协会临床评分处于良好到优秀之间。所有患者的骨折愈合时间平均为14周，只有3例在未进行处理的情况下继续愈合。这些病例中无一例出现与细钢丝外固定支架相关的伤口感染或裂开、骨髓炎以及化脓性关节炎。作者注意到，如果小直径细钢丝张力适度，就能够牢固固定粉碎骨折块，而橄榄形克氏针能够像拉力螺钉那样对骨折块进行加压。

El Barbary 及其同事[62]回顾了30例用 Ilizarov 外固定支架或同时联合有限内固定治疗的胫骨平台骨折患者。根据膝关节协会临床评分系统，其中25例膝关节评分处于良好到优秀之间，只有几例预后不佳，作者将其归因于多发伤本身和合并的同侧股骨骨折。作者也发现开放性骨折与预后不良有关。Mikulak 及其同事[150]报道了24例 Schatzker Ⅵ型胫骨平台骨折患者采用细钢丝外固定支架或同时联合有限内固定治疗的临床疗效，所有骨折都持续愈合。然而，据报道，有一例化脓性关节炎。作者建议，近端钢丝应该距关节软骨下骨皮质至少1cm，以确保钢丝通道在关节外。Reid 及其同事[180]发表了关于胫骨近端贯穿固定钢丝的安全放置的报告，认为关节囊内穿刺和钢丝通道至少在软骨下骨以下14mm 才认为是安全区。从解剖的角度看，在关节前内侧，几乎所有患者关节囊与软骨下骨之间的距离都小于11mm，只有一例除外。而在关节外侧，两者之间的距离为6~9mm。在后外侧，两者之间的距离为8~13mm。所以，作者认为软骨下骨以下至少14mm 才是横贯固定钢丝关节外通道的安全穿过区域。Dendrinos 及其同事[55]报道了用 Ilizarov 外固定支架或同时联合有限内固定或广泛切开复位治疗的24例高能量胫骨平台骨折患者，无一例出现化脓性关节炎或骨髓炎。作者发现愈合率为100%，平均愈合时间为14.4周。细钢丝外固定支架的主要优点是允许患者早期负重活动[55]。

所谓的混合型外固定支架是一个误导性名词，因为在它的发展过程中，它曾用于各种外固定支架，甚至有些外固定支架固定不牢固。一些作者曾用过相对不稳定外固定支架，而据其他一些作者报道，设计优良的"混合型外固定支架"效果良好。据 Weiner 及其同事[225]报道，他们随访了50例高能量胫骨近端骨折患者至少2年。随访2.7年后，其中82%患者获得了良好到优秀的效果。2例化脓性关节炎，作者将其归因于横贯固定针穿过关节内。

Katsenis 及其同事[107]报道了用环状外固定支架固定的48例双髁胫骨平台骨折患者，其中一些采用的是锚定到骨干上的牢固单臂外固定支架。随访38个月后，81%患者获得良好或优秀的疗效。作者注意到，跨关节外固定支架对预后无明显影响。其中30例采用的是这种治疗。橄榄形克氏针能够对关节内小骨折块进行复位和维持复位，环张力带钢丝外固定支架能够提供像双钢板内固定一样的固定稳定性。作者认为带有胫股延伸部的外固定支架能够增加截骨术治疗粉碎和骨质疏松骨的稳定性。

Katsenis 及其同事[108]报道了用混合型外固定支架固定的112例胫骨平台骨折患者，随访期平均为5年。作者注意到，不允许关节活动的胫股外固定支架（跨膝关节）能够提供更好的临床疗效和影像学效果。应用跨膝关节外固定支架的指征包括：严重软组织损伤、粉碎骨折、韧带不稳定、胫骨结节撕脱骨折以及腘动脉撕裂。作者注意到，其中44%合并髁间嵴骨折。据报道，其中97%的患者能够正常行走或只有轻微跛行，74%患者的膝关节功能评分为优秀或良好。无一例出现化脓性关节炎，73%患者使用的是跨关节外固定支架。然而，膝关节的最终活动范围为110°。

对于移位的双髁胫骨平台骨折，加拿大矫形创伤协会开展了唯一的一次多中心前瞻性随机临床试验，比较了标准切开复位双钢板内固定和经皮或有限切口内固定技术[148]，然后再用环形外固定支架固定。研究样本量为 83 例，外固定支架固定组有 43 例，切开复位内固定组有 40 例。伤后随访时间为 6~24 个月。两种技术都能够提供满意的骨折复位，但是外固定支架固定组住院时间短(9.9 天，而切开复位内固定组为 23.4 天)，且恢复正常功能更快一些。切开复位内固定组有较高的并发症发生率。于是作者得出结论，不考虑治疗方法，随访期为 2 年的患者通常有严重的肢体或全身健康缺陷。这项研究早于锁定钢板的使用，术者可以根据具体情况使用各种切口，包括：前部直切口、前内侧切口和后内侧切口。此外，如果患者的最终固定时间在损伤后超过 14 天，就会被随机排除。

二、辅助性单平面外固定

双髁胫骨平台骨折外侧钢板内固定后，可用简单的单平面半针外固定支架来辅助，通常安装在内侧(图 56-54)。Gerber 和 Ganz[74]报道了 18 例伴软组织严重损伤的复杂性胫骨近端骨折患者，采用的是外侧钢板内固定联合内侧单平面外固定支架固定。作者注意到，如果联合外固定支架固定，就可采用尺寸更小的，需要螺钉更少的外侧钢板固定系统。通过生物力学实验比较双钢板与外侧钢板加内侧外固定支架固定的稳定性，两者的生物力学模型的坚强程度相似。通过试验作者注意到，辅助使用内侧外固定支架没有导致软组织并发症，即使采用的是广泛的外侧切口[74]。Watson 及其同事对采用混合型外固定支架和双钢板固定胫骨平台骨折在临床疗效和生物力学方面进行了比较[224]。试验数据显示，最稳定的结构是混合型外固定支架联合 4 个橄榄形克氏针和空心螺钉。这种结构比双钢板结构更坚强，作者认为，生物力学数据支持采用张力带钢丝固定高能量复杂性胫骨平台骨折。Marsh 及其同事[143]报道了采用闭合复位，经皮螺钉固定，附加单侧或双侧外固定支架固定的 21 例复杂性胫骨平台骨折。最终愈合率为 100%，其中 19 例膝关节运动范围为 115°。随访 38 个月后，SF36 评分与同年龄对照组相似。无一例漏访。

单平面外固定支架、混合型细钢丝外固定支架和 Ilizarov 细钢丝外固定支架的引入，将医源性软组织创伤、创口和软组织并发症降到了最低程度，并能够为膝关节早期活动和负重提供必要的稳定性，这些外固定支架的使用有一个陡峭的学习曲线。必须避免横贯

固定钢丝穿过关节内部，除非获得充分的固定稳定性，这对关节来说非常重要。此时，局部内固定可能是最佳的选择。所有的文献都显示这些固定方法有较好的骨折愈合率，骨髓炎发生率低，且预后功能良好(图 56-67)。

在有些情况下，外侧髁支撑钢板和空心拉力螺钉可能会妨碍 Schanz 螺钉进入胫骨内髁。此时，可使用细张力带钢丝来支撑胫骨内髁骨折块[208]。2~3 根经皮置入的 1.8mm 橄榄形克氏针能够轻易地跨过髁骨折块连接到近端圆环上。利用在远端沿胫骨干置入的 2~3 个 Schanz 针来定位第二个环。将两环连接起来，就构成一个简单的支撑胫骨内髁的双环 Ilizarov 外固定支架。同样的道理，将远端的两个 Schanz 针连接到一个金属杆上，再将金属杆连接到近端环上，这样就组成了一个典型的混合型外固定支架。这两种情况下，内髁骨折块就可通过细张力带贯穿钢丝固定(图 56-68)。

无论是采用单侧混合型外固定支架还是环形外固定支架来支撑胫骨内髁，都必须持续固定 6~10 周，直至影像学显示有跨骨折线的骨痂形成。对于这类损伤，需要对是否采用有限切开法的许多临床症状进行评价。如果没有骨折水疱，也无法触摸膝关节骨性标志，存在皮纹、广泛皮下血肿和皮肤挫伤(直接打击征象)，这些都支持使用有限切开法[214,221]。

力学稳定的单侧半针外固定

随着软组织损伤程度的增加，就会出现许多排除甚至包括有限切口内固定在内的固定方法的因素。有些作者建议用非跨关节单侧长针外固定支架联合经皮干骺端螺钉进行固定。Bal 及其同事采用胫骨前部"T"形半针外固定支架联合经皮内固定来治疗这些复杂性损伤。这种近端半针结构由 3 部分构成：前后方向穿内外侧髁骨折块的 Schanz 针和从前下向后上穿胫骨干骺端的斜针，因此在 3 个平面上固定骨折块，从而获得一种三角形效应[7]。Marsh 及其同事[143]采用闭合复位骨折块间螺钉固定联合大的力学稳定的单侧半针外固定支架治疗了 22 例患者的 21 处骨折。据报道，那些恢复肢体力线轴的患者预后良好。这两项研究中出现的并发症是由于使用了近端干骺端半针。针道感染和膝关节化脓也有报道；然而，该技术的主要优点是它避免了严重软组织并发症[7,143]。

在这种情况下，使用张力带细钢丝外固定环状支架有很多优点[21,32,38,55,67,70,99,142,150,160,219,221,222,227,232]。经皮置

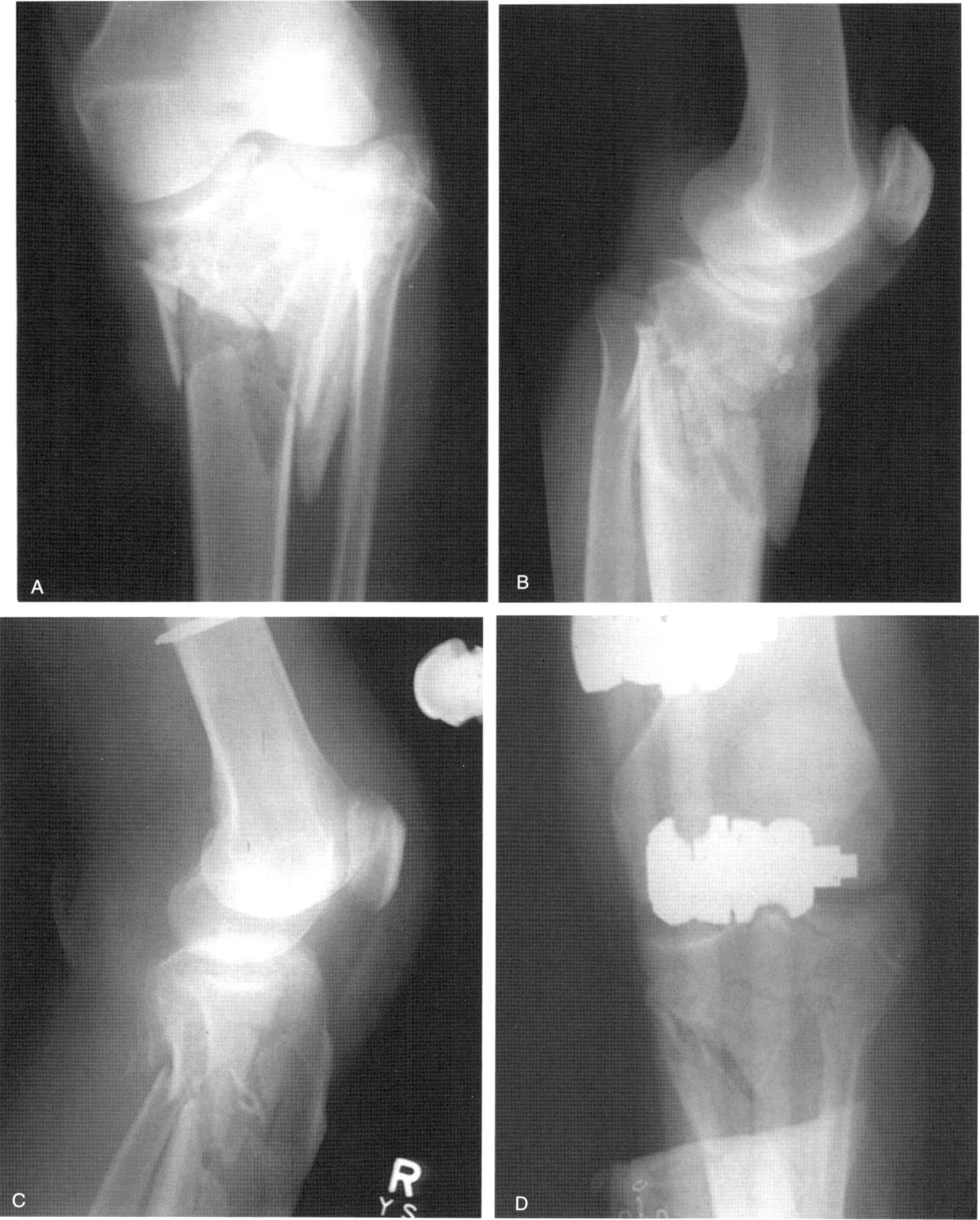

图 56-67　采用混合型外固定支架治疗的胫骨平台骨折。正位 (A) 和侧位 (B) X 线片显示骨折为 Schatzker Ⅵ 型骨折。患者早期采用外固定支架固定 (C,D)。（待续）

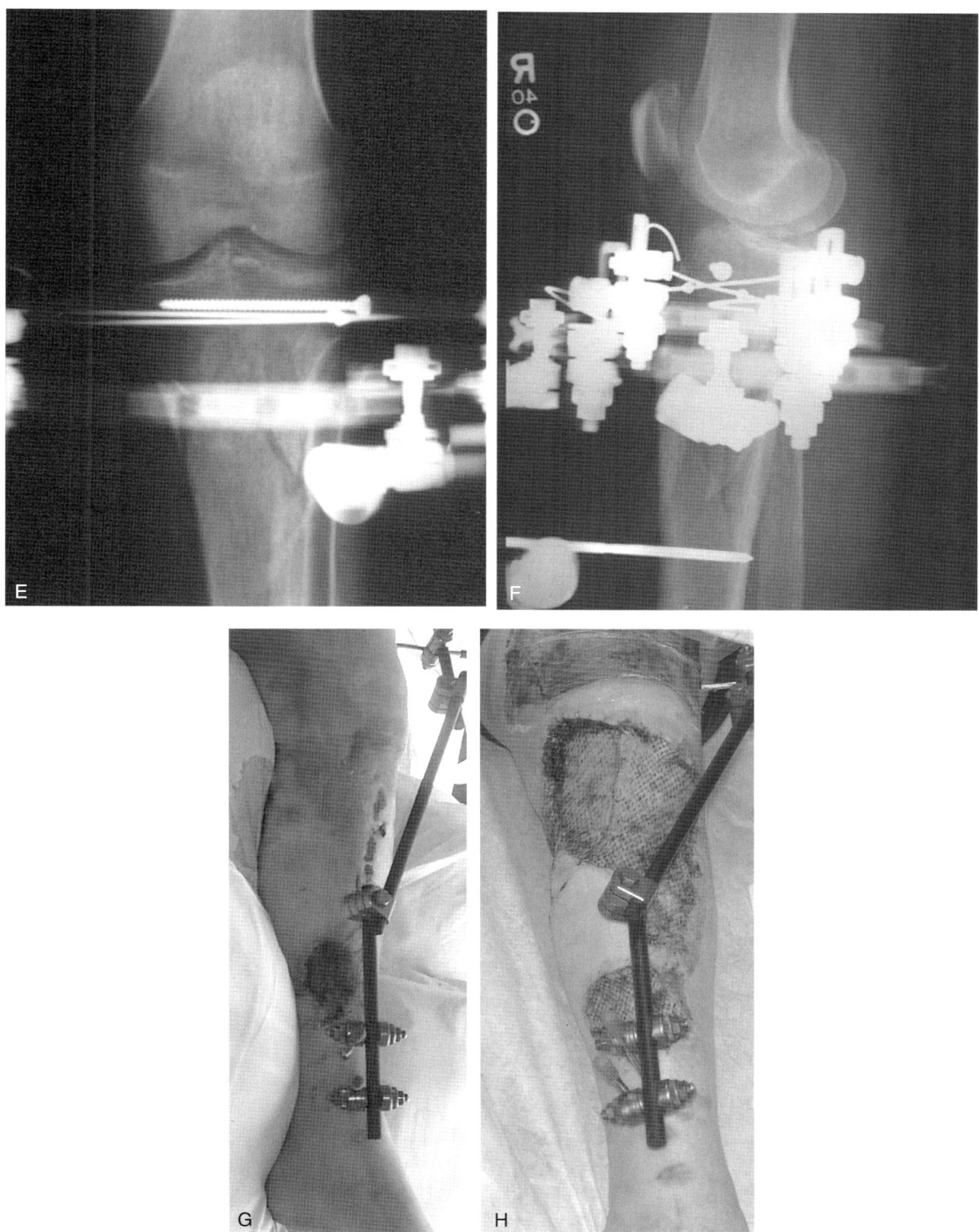

图 56-67(续)　由于广泛软组织损伤,所以需要通过整形手术进行皮瓣和皮肤移植(E,F),将初期外固定支架转换成一个混合型外固定支架来作为最终固定形式,从而实现满意复位,并避免进一步损伤软组织(G,H)。

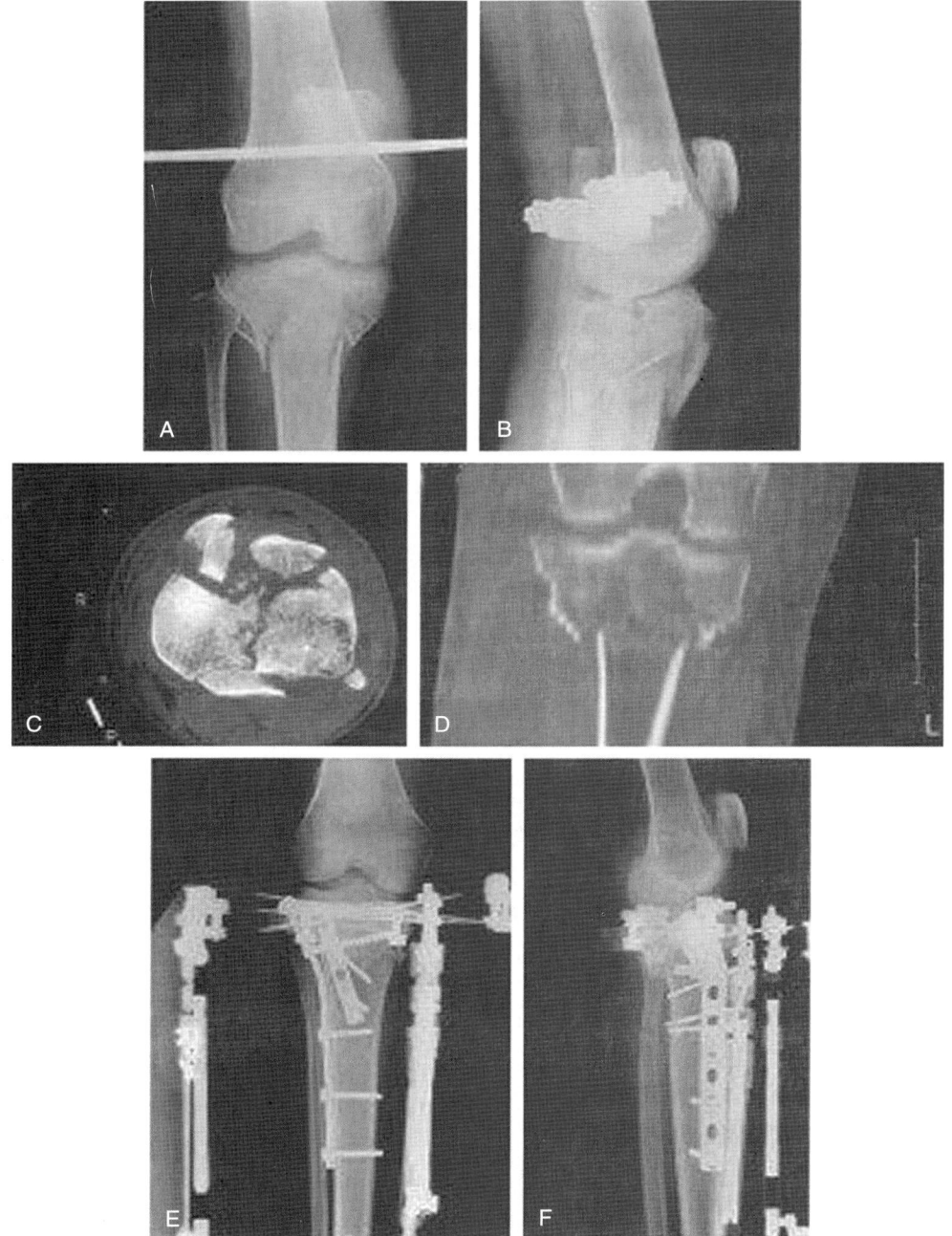

图 56-68　(A,B)一个多发创伤患者的 Schatzker V 型损伤。使用一个可移动牵引架通过韧带合页作用实现损伤区域的暂时稳定。这有利于患者的整体治疗,同时为患部提供了可靠制动,最终复位与固定在患者的全身及局部软组织状况允许后再进行。(C,D)术前 CT 冠状面扫描重建显示损伤的复杂性,因此需要在术前制定出详细的手术计划。这种重建可在不同的平面进行。(E,F)这种伴有软组织损伤的复杂骨折可以利用联合固定。可应用外侧胫骨髁钢板将髁部与骨干相固定。3.5mm 的半管状钢板可用来固定撕脱的胫骨结节,并使用一个复合型外固定支架支撑小的粉碎的内髁骨块。这种固定只需一个外侧切口。

入关节钢丝,这样可以实现对骨膜和骨血运损伤的最小化。因为细张力钢丝可以固定非常小的干骺端骨折块,所以这种固定形式特别适用于关节周围粉碎性骨折。对于 Schatzker IV 型和 V 型骨折,橄榄形克氏针可

以像拉力螺钉一样对髁骨折进行加压。

对于粉碎或有轻微骨缺损的骨折,环形或混合型外固定支架可以跨骨折区域,其功能如同桥接钢板。如同 VI 型骨折,如果骨干-干骺端区域有粉碎骨折块,

压力可以直接跨过骨缺损或骨折区域。这种外固定支架可以对骨折线进行加压，从而无需植骨就可以实现骨与骨之间的密切接触。患者可自行调整外固定支架，从而实现力线轴的连续修改。在此过程中，旋转和水平移位畸形也可得到矫正。此外，细张力带钢丝外固定支架允许患者早期部分负重和膝关节运动。

三、胫骨平台骨折的外固技术

混合型外固定支架技术主要依赖韧带的牵拉作用来获得干骺端的复位。这些技术常常不能整复被压陷的关节面。当有大面积的关节压陷和粉碎时，简单地"戴上它"是不对的。这些缺损必须在 X 线透视或关节镜指导下通过有限的切口来处理，以重建新的关节面。

环形或混合型外固定支架的使用需通过跟骨牵引针或胫骨远端牵引针牵引，将患者固定在治疗骨折的手术台上或透 X 线的手术台上，也可使用股骨牵引器来获得韧带牵引和复位。通过使用较大的经皮放置的复位钳来获得髁部骨折块的闭合复位。经皮克氏针可作为操作杆，有助于对这些髁部大块骨折进行复位和固定。

髁复位后，用橄榄形克氏针（1.8mm 克氏针有一个 4mm 的珠子位于克氏针偏心的一侧）对关节面的骨折块之间进行加压。如果有必要，可通过有限切口在干骺端下开窗植骨并将压缩的骨折块抬起。术前使用 CT 扫描资料进行仔细评估有相当重要的价值。维持髁部骨折块复位主要依靠在骨折线任何一侧存在有压缩力，这可通过在对侧的主要骨折块置入橄榄形的克氏针来完成。如果干骺端节段足够大且没有广泛的粉碎，也可以用空心钉取代橄榄形的克氏针。

关节周围橄榄形克氏针和空心钉的位置和方向，根据术前 CT 扫描制定的手术计划决定，并在 X 线透视帮助下完成。经常需要 3~4 枚橄榄形钢针来稳定髁和干骺端的骨折块。这些钢针应垂直穿过髁部主要的骨折线，就像放置拉力螺钉一样。这个方向用来获得最大的髁部骨折块之间加压。如果这个克氏针方向由于解剖的限制不能获得骨折块之间加压（如需要前后为固定的克氏针），空心钉可完成这种加压而不会有神经血管损伤的危险。应特别注意避免胫骨近端关节囊的反射。为了避免继发关节败血症，橄榄形克氏针不应该穿过这个区域。为了避免穿入关节内，至少

在距离关节软骨下 14mm 的地方放置克氏针[180]。

关节复位后，环绕关节安装上述事前装配好的由 3~4 个相同尺寸环组成的框架。近端环暂时放置在腓骨头水平，把克氏针连接在近端环上且拧紧。框架远侧面通过直径 5mm 的半针（或在一些骨干粉碎的病例中使用贯穿钢针）与远折端连接。近侧和远端环由完全可调组件进行连接，以调整下肢的力学轴线和骨折的对位对线（图 56-69）。

随着这项技术的发展，许多作者发现，对于严重粉碎性干骺端（皮质下）骨折或因为解剖上的限制不能使用细克氏针固定的骨折类型，同时加用小块钢板固定是十分必要的[55,222]（图 56-70）。

据报道，利用这些技术，患者的临床效果在不断提高，对于大多数患者的平均膝部评分（膝关节协会评分系统）[100]保持在 85~90 分。更重要的是，研究进一步证实，以往传统的切开复位内固定技术中见到的大部分的伤口并发症或残留骨髓炎的发生率在不断降低，尽管这些系列研究包括了大约 1/3 开放性损伤的患者[12,143,221,225]。

对于采用混合型或环形细钢丝外固定支架的患者，尽早地开始膝关节运动很重要。很多情况下，穿腓骨的固定钢丝和胫骨内侧面钢丝会损伤局部软组织。这些钢丝可能会带来疼痛，从而可能会抑制患者的主动屈膝和伸膝活动。必须确保钢丝周围的软组织张力能够早期得到缓解。这样就能够避免局部软组织坏死和针道感染；从而可以减轻疼痛，有助于早期进行膝关节运动[222]。如果在外固定支架固定过程中出现任何肢体力线轴的异常，都应该连续进行 X 线检查。如果需要，可对外固定支架逐步进行调整来恢复下肢力线，并对小范围粉碎骨折区进行加压。通过这项操作可实现骨与骨之间的密切接触，因此骨折区域会更加稳定。随着骨折的逐渐加固，这种外固定支架允许患者进行完全负重。待骨折完全愈合后，可以松解近端与远端环之间的连接杆（支架动力化），这样可以降低针-骨之间的应力，使身体重力通过骨进行传导。

在拆除外固定支架前，为了防止发生晚期畸形，应该在外固定支架动力化后患者无限制活动 10 天左右。外固定支架动力化后，如果患者疼痛增加，或者 X 线片显示力线轴有轻微变化，就可认为骨折还未完全愈合。如果出现以上情况，应该重新上紧外固定支架，以使骨折进一步加固，也可考虑植骨。

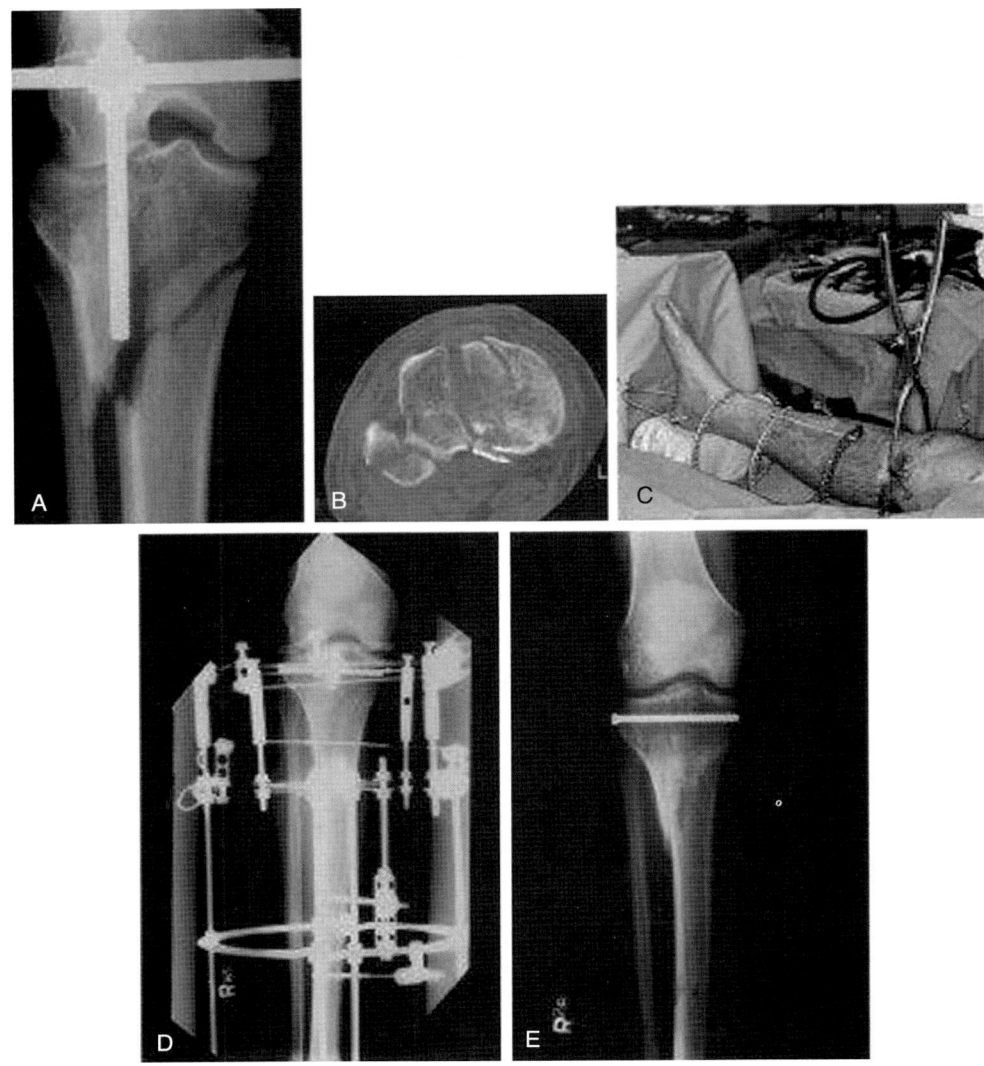

图 56-69 (A,B)X 线片及 CT 扫描显示的一例 SchatzkerⅥ型骨折情况。(C)使用一个连接在可透过放射线手术台一端的便携式牵引器进行韧带牵引复位。使用大的复位钳经皮整复髁部骨折。关节内骨折用一枚空心螺钉固定。(D)四环支架用于稳定各骨折端。橄榄针根据 CT 扫描制定的术前计划进行骨块间加压并使骨干–干骺端间的骨折分离复位。使用半针固定将混合型外固定架连接到远折端。(E)两年后随访的 X 线片显示肢体机械轴正常,骨折完全愈合。

第九节　特殊情况的处理

一、开放性胫骨平台骨折

　　对开放性损伤的患者都应该进行开放损伤位置和严重程度的认真评价。胫骨平台开放骨折是一个外科急症,在处理上有其特殊性,必须对其彻底清创和固定,以防止感染。同时还需要适当地辅助静脉内滴加抗生素和预防破伤风处理。如何达到预期的稳定性常常是最困难的问题。

　　即使在严重的开放性骨折中,我们的主要目标仍然应是关节内骨折的复位和固定 (如果骨折情况允许)。然而,这个操作应尽可能减少软组织切开和再损伤。如果开放伤口处与计划放置内固定的位置相当,那么在彻底冲洗和清创后,关节内骨折的固定应该在急诊实施[13,41,60,185]。应选用最少的内置物达到最稳定的骨折固定。通常,仅限于使用拉力螺钉和克氏针。

　　立即内固定并不适合于所有的开放性胫骨平台骨折。当打算内固定时,应仔细权衡利弊。开放骨折的内固定处理在处理多发损伤、大面积或致残性肢体损伤、伴有血管损伤的开放骨折以及开放性关节内骨折

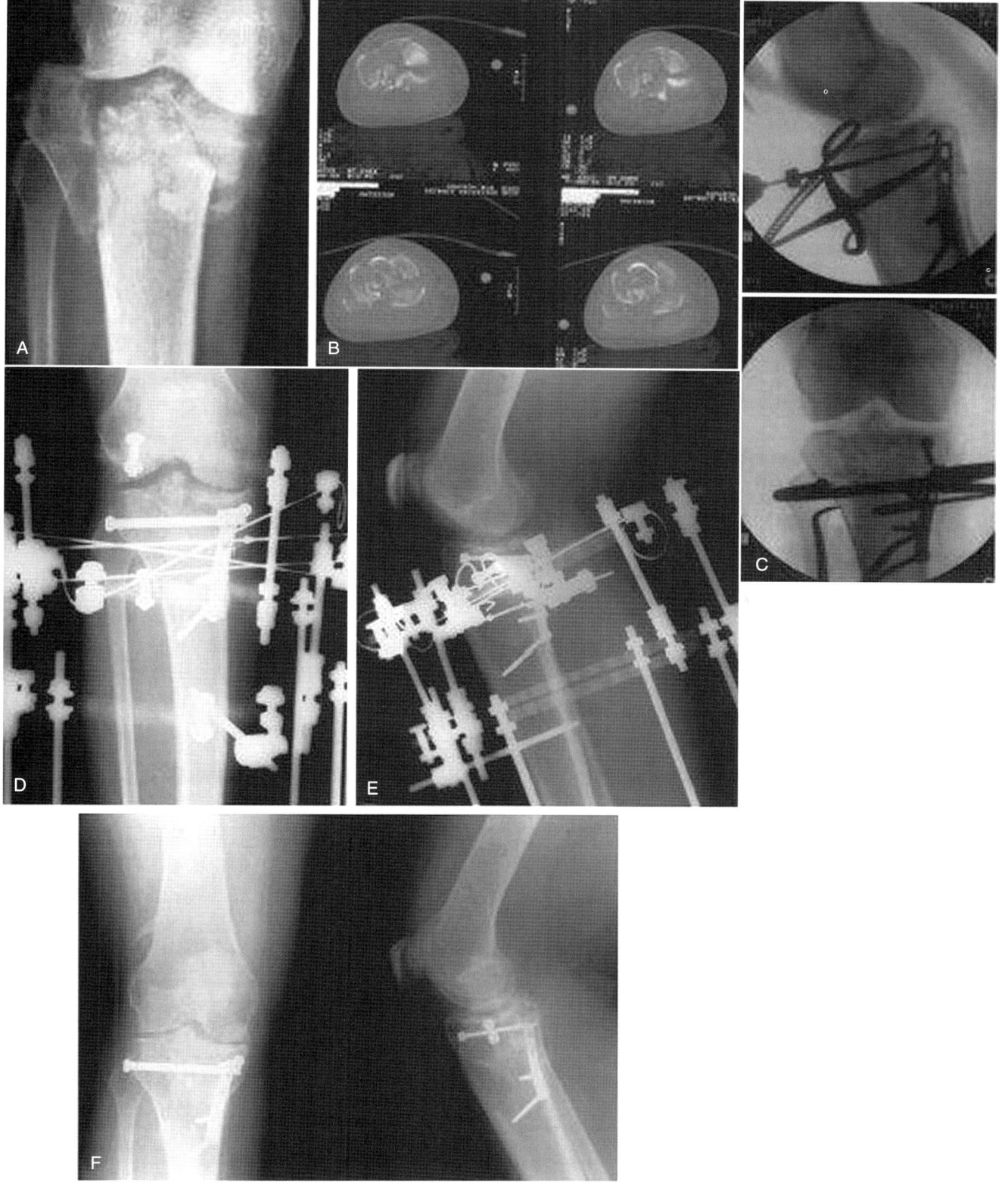

图 56-70　(A)严重粉碎的双髁骨折,同时伴有软组织损伤。(B)CT 扫描证实胫骨内侧髁的冠状骨折骨块向后移位。(C)术中拍片显示骨折应用后侧支撑干板及由前向后的拉力螺钉固定。(D,E)细针组合的外固定支架完成固定,4 枚关节周围克氏针提供关节的稳定。(F)术后两年随访的 X 线片所见。

中,已显示出优势[13,25,41,45,59,60,79,83]。

　　如果需要另外一个将筋膜切开的切口,或者手术切口将形成巨大的潜行游离皮瓣与开放损伤相通,那么手术应分阶段进行。对于非常严重的开放骨折,一旦关节被复位并固定后,应尝试闭合关节腔并使用外固定支架进一步稳定干骺端骨折。对于分期手术,建议在随后的内固定或外科手术进行之前,关闭包括筋膜切开切口在内的全部切口,并防止引流(图 56-71)。

　　跨关节外固定支架能立即提供暂时的稳定[13,60,206,221,222]。骨折和创口彻底冲洗加清创,仍是预防感染最重要的步骤。反复清创可能是必需的,尤其是对于严重损伤,最初清创后的 48 小时内,最好在手术室内重新评估伤口。尽管手术期抗生素的使用对于任何这样的清创过程都是常规,但持续时间仍有争议。据 Henry 及其同事[84]报道,短暂使用全身抗生素,局部附加使用缓释抗生素系统,例如妥布霉素-聚甲基丙烯酸甲酯珠链,可减少双重感染的危险[111]。

　　一旦获得清洁的伤口,就应该实施关节和软组织缺损的旋转或游离皮瓣覆盖。合适的目标是在最初的 5~7 天内完成软组织覆盖。

　　当软组织已充分愈合且伤口无感染表现后,即可实施干骺端-骨干缺损的重建。对于做旋转或游离血管皮瓣术的患者,这项重建应延迟到伤口覆盖 4~6 周后。那时,某些病例可以在使用钢板固定的同时,使用骨移植治疗骨缺损,皮瓣常可被抬起,这样在一定意义上保护了血管蒂的血运。

　　对于更严重的损伤,为了避免使用钢板内固定,可以选择使用跨膝关节外固定支架固定,它能够保持下肢的力线和牵引下骨折的大致对位对线,直到获得骨折初步愈合。随着软组织愈合,跨膝外固定支架可

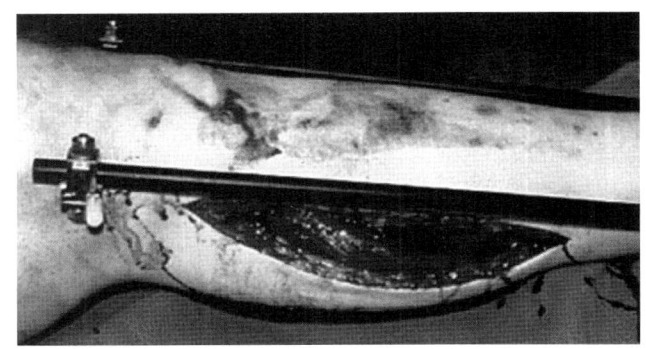

图 56-71　复杂性平台骨折伴骨筋膜室综合征和严重软组织挫伤,用跨损伤区域外固定支架临时固定,以便于软组织护理。

在 3~6 周内转换为关节使用张力克氏针、干骺端使用半针固定的典型混合型固定支架,以允许膝活动。对于骨干-干骺端骨缺损的病例,为了在外固定支架固定期间促进愈合,仍可考虑骨移植。

　　对于不太严重的开放性骨折,如果立即行切开复位内固定,可将外科手术延长的切口关闭,但开放骨折本身的伤口仍应开放[13]。暴露的内固定物的数量应最少。在开放性平台骨折中立即内固定的主要危险是感染,它是进一步软组织剥离和随后骨折块血运损伤的结果。

　　然而,通过使用当代外科技术,如使用股骨牵引器的间接复位、有限切开的抗滑钢板附加单臂或混合型外固定支架等方法,在立刻获得骨折稳定性的同时可减少额外的血运损伤。

　　急症手术内固定后,患者应根据需要在 48 小时内返回手术室进行第二次伤口的评价和清创。若伤口清洁健康,延迟的伤口闭合或其他程序应在 5~7 天内完成。有人认为,如果关节在早期固定时可以闭合,在压缩的关节骨折块下,可以马上进行干骺端骨移植。然而,我们推荐干骺端或骨干干骺端骨移植应在伤口愈合后延期进行[12,79,192,222]。

二、多发伤的处理

　　胫骨平台骨折不是急症,除非它们是开放性的损伤或者伴有骨筋膜室综合征或血管的损伤。然而,我们发现像其他骨折一样,如果早期手术,解剖结构更容易恢复。在急性期处理中,更容易实现韧带牵引原理和技术。这种快速处理也有助于减少开放手术入路的范围。如果延迟手术复位,必须是骨折维持在复位或牵开的位置,这是治疗多发损伤患者的一项基本原则。

　　尽管骨牵引能维持胫骨近端骨折对线,但它对于多发创伤患者是不能接受的治疗方式,因为患者被强制于卧床休息体位,妨碍了肺和胃肠道功能。多发损伤患者在骨牵引过程中产生的常见问题是,内固定延迟并导致卧床时间比预期更长。为了减少在胫骨平台骨折临时固定牵引过程中与卧床有关的并发症的危险,我们更喜欢使用跨关节的桥接外固定。

　　这是一个带有通过远端股骨髁和跟骨结节的中心的两枚 6mm 针的四边形的外固定支架。膝关节被外固定支架的碳纤维杆跨过,碳纤维杆与横贯股骨远端和跟骨或胫骨远端的固定针相连,这种固定针可能是在急诊室插入用于骨牵引的。另外,也可选择一种放置于股骨前外侧面和胫骨前内侧面的简单的单臂外固定支架,在股骨、胫骨上各穿入两枚 Schanz 针,以

便暂时跨越膝关节固定(见图 56-29)。这类桥接固定应于早期使用。通过有限切口或经皮的方式来实现关节内复位。在患者全身条件改善后,可在二次手术治疗时,将外固定支架更换为标准的内固定装置,以重建干骺端的结构。在一些病例中,严重的软组织损伤一直阻碍内固定技术的使用,在这些情况下,我们更偏向于早期转换为混合型外固定支架,如前所述。一些作者也曾用过干骺端骨折间螺钉固定的单侧半针外固定支架。

对于损伤较严重伴有平台骨折的多发伤患者,存在有周围血管损伤的危险。这种损伤确切发生率还不清楚,很少见于低能量损伤,如孤立的 Ⅱ 型外侧平台骨折。

然而,高能量有移位的 Schatzker Ⅳ 、Ⅴ 和 Ⅵ 型骨折常可危及到腘动脉和胫血管分叉处。这样的患者需要通过血管造影来同时评估其他血管 (如主动脉弓) 的损伤。尤其是当足底动脉搏动或多普勒辅助压力测量异常时,更应该考虑行下肢血管造影来排除隐性血管损伤。然而,过量注射显影剂会对肾脏造成损伤。

如果需要修补动脉,应首先尽快应用桥接外固定器来恢复长度和稳定性,从而有助于血管外科医生处理血管。最常见和可防止的错误之一是,在骨折处于移位状态下修补血管。随后进行的骨折长度恢复操作会将吻合的血管撕裂。在这种情况下,最好使用带有 Schanz 螺钉和关节连接的前方单臂支架。另外,股骨牵引器还可用来恢复骨折长度,并提供足够的稳定性,便于暂时的血管分流或最终的动脉修补。在动脉修补后,可完成有限的关节内固定。

因为大多数血管外科医生都使用相当广泛的后内侧入路,因此我们不推荐在血管吻合伤口愈合之前进一步行干骺端重建。在许多情况下,筋膜切开术应协同血管修补进行。只要缺血时间超过 4 小时或者其他因素暗示有再灌注引起骨筋膜室综合征的危险,均应切开腓肠肌筋膜。在这些病例中,干骺端重建也应被延迟,直至筋膜切开伤口已愈合而无任何感染征兆。

三、发生于老年人的胫骨平台骨折

对骨科医生来说,老年人胫骨平台骨折是一种特殊的挑战,因为这类患者通常有特殊问题,这些问题主要是关于骨质疏松、退化性疾病,也可能是其他临床并发症。现在,专门针对老年人胫骨平台骨折的文献资料较少,并且实验结果各不相同。然而,由于这类患者人群通常有骨量减少,所以术后都面临着一个共

同的问题,那就是再次移位的风险较高。

这类患者的损伤机制通常与年轻人不同,由于老年患者骨量较少,大部分骨折属于低能量损伤,所以软组织损伤的概率较小。对于年轻患者,Schatzker 分型系统对预后有预见性 (高能量骨折的预后通常较差),而对于老年患者则不同[196]。

Schwartsman 及其同事提出了一套自我评分系统,通过比较损伤前后的疼痛和功能,并在最后的随访期将功能分为三级(跛行、灵活、可参加娱乐活动)[196]。按上述的功能分级, 功能水平较高者通常预后也较好。他们回顾了年龄平均为 60 岁(50~76 岁)的 40 位患者,其中只有 35%的患者对预后总体满意。与以前的许多其他研究相比, 在此研究中患者的不满意率明显较高,这很可能暗示研究结果与自我评价有关,而这种自我评分与基于膝关节活动范围的 X 线和临床检查结果是不相符的。

有些作者注意到了骨折复位的重要性,并把复位程度看做判断预后的一项因素。然而,在 Schwartsman 及其同事的研究中,骨折复位程度与总体的临床预后无明显的相关性。他们研究的患者也采用了各种不同的固定方法。作者发现,无论采用何种固定方式,患者不满意率都很高。最值得注意的是采用外固定支架治疗的 3 位患者,其中两例需要膝上截肢。这 2 例骨折最初都是 Ⅲ 型开放性骨折,这 2 位患者都有包括慢性血管功能不全在内的临床并发症。

在最后的随访期发现,患者最关心的不是关节活动范围,而是他们还能否无疼痛地参加伤前经常参加的各种活动。 与以前关于年轻患者的报道不同,在 Schwartsman 及其同事的研究中,结果显示复位程度与长期关节功能无关。这与 Blokker 及其同事的研究结果相反, 此研究中的 60 例患者获得解剖或接近解剖复位,最后满意率为 75%[23]。

Keating 回顾了 151 例年龄在 60 岁以上 (平均年龄为 74 岁)的胫骨平台骨折患者。其中大部分骨折是由简单摔倒造成的,大部分属于劈裂压缩骨折。这些患者的关节面复位不良概率,以及随时间进展出现的复位质量退化的概率都很高, 其主要原因是骨质疏松。但是,患者对功能很满意,其中只有 2 例实施了膝关节置换[110]。

Su 及其同事回顾了 39 例年龄在 55 岁以上(平均年龄为 67 岁)的发生移位的胫骨平台骨折患者,随访时间平均为 2.5 年。作者试图找到老年人移位的平台骨折患者术后造成预后不佳的危险因素。作者发现,

随着年龄的增加,外固定与严重预后不佳的相关性逐渐增大。其中87%患者认为预后可以接受。作者还发现,对于老年患者,不能用 Schatzker 分级系统来预测其临床评分、影像学评分及自我评分。作者将其归因于低能量损伤的特殊损伤机制。作者还注意到,X 线片检查显示 60%患者的骨质疏松会加重。然而,只有8%的患者需要进行全膝关节置换[212]。

Levy 及其同事回顾了 19 例年龄在 65 岁或以上(平均年龄为 70 岁)的患者,平均随访时间为 11 年。作者发现79%的患者预后达到优秀或良好,并恢复了伤前的行走能力,只是偶尔出现疼痛。这些患者采用

的都是手术疗法[131]。Biyani 及其同事回顾了 32 例平均年龄为 72 岁发生移位的胫骨平台骨折患者,采用的都是手术疗法,平均随访时间为 3.7 年[20]。作者也发现X 线片表现与临床结果无明显相关性。其中 Schatzker Ⅱ型骨折最常见。发现合并膝关节韧带损伤的概率较低(3.1%),这种概率明显比年轻患者低,其原因很可能是骨质疏松,对于骨质疏松者,较低能量损伤也会造成严重的骨折。其中 28 例患者获得满意预后[131]。

随着肌肉下锁定钢板技术的出现,软组织套薄弱和骨质疏松这两个问题都得到了解决。采用这种新的微创技术治疗骨质疏松患者的临床研究正在进行(图 56-72)。

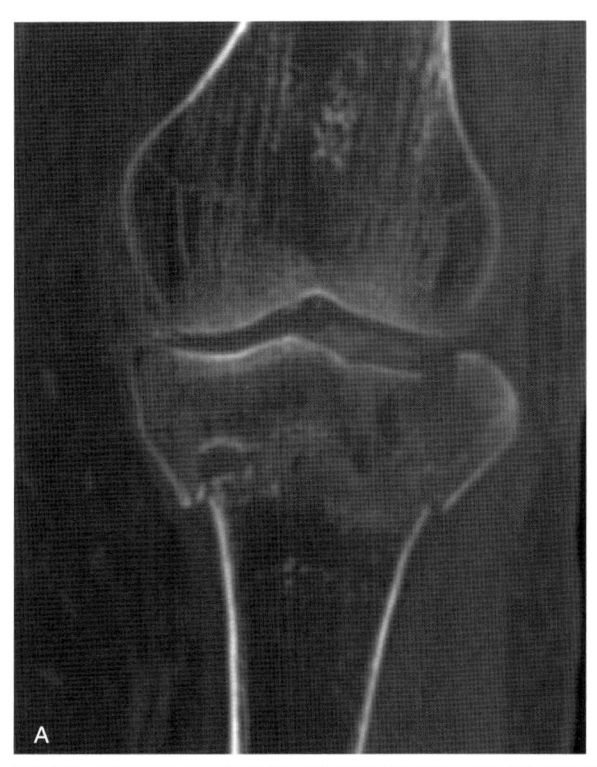

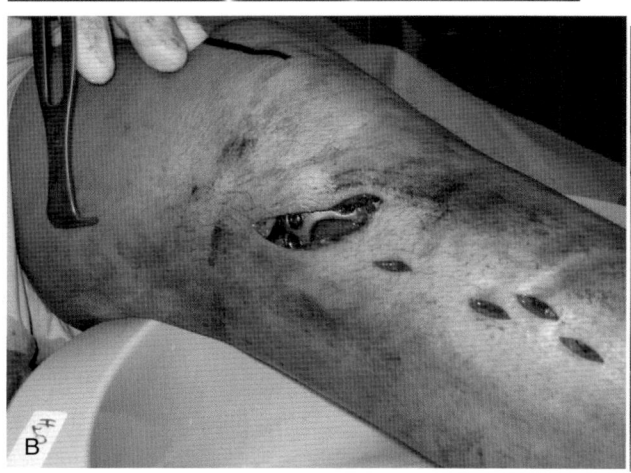

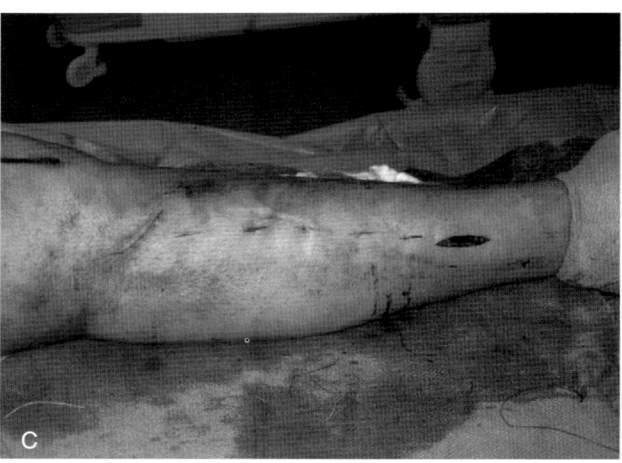

图 56-72 一老年胫骨平台骨折患者。CT 冠状面扫描显示为 SchatzkerⅥ型骨折(A)。这位有多种合并症的患者采用的是微创技术,以减少并发症(B,C)。(待续)

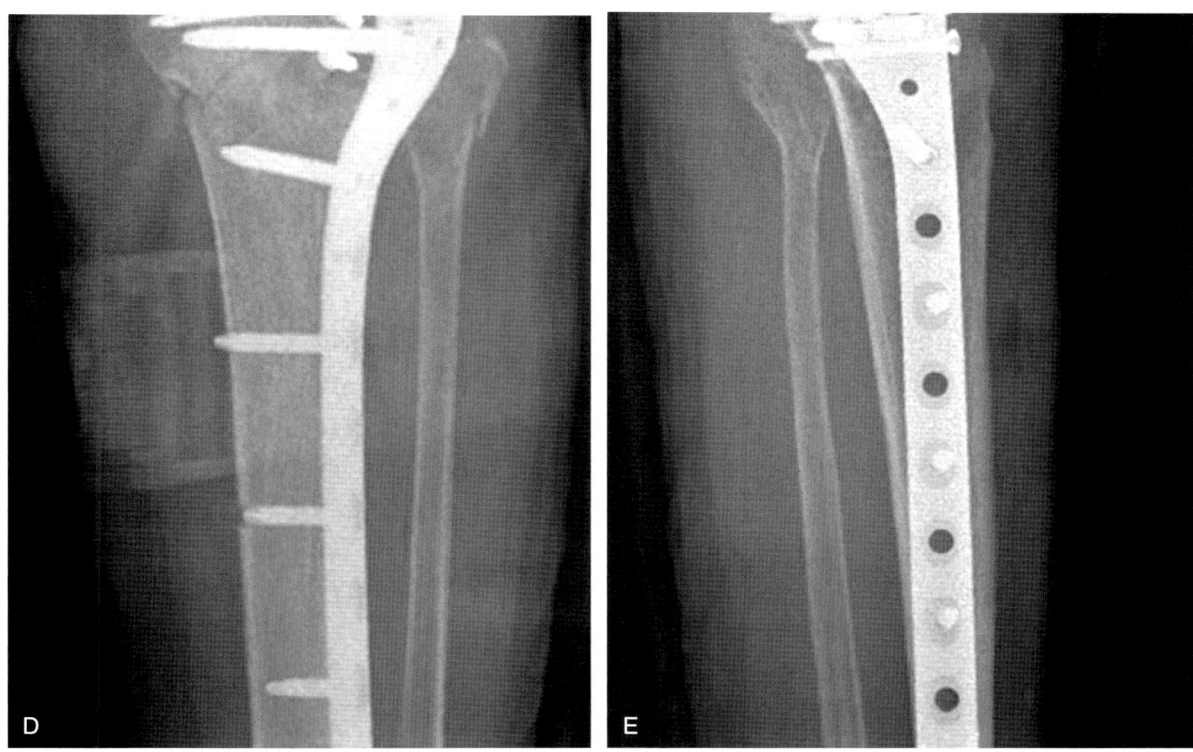

图 56-72（续）　正位 X 线片（D，E）；平台内翻塌陷常见于骨质疏松骨，此患者采用锁定钢板技术来避免平台内翻塌陷。

发现造成老年人群膝关节疼痛的一个罕见原因很重要。有几个作者发现，骨质疏松老年患者可出现不完全性胫骨内侧平台骨折。Luria 及其同事报道了 3 例因急性膝关节疼痛到急诊室就诊的老年患者，X 线片显示正常，最终发现患有胫骨平台不完全骨折。对于急性膝关节疼痛而无创伤史的患者，作者建议进一步进行骨扫描、MRI 或 CT 等诊断性影像学检查，以排除胫骨内侧平台不完全骨折。鉴别诊断包括骨关节炎和自发性骨坏死。这 3 例患者经非手术疗法成功治愈，并成功处理了骨质疏松。

第十节　术后治疗和康复

胫骨平台骨折固定的最终目标是，使患者重新获得伤前膝关节活动功能水平，提供一个无痛并稳定的膝关节。尽管人们对胫骨平台骨折固定后的康复治疗的观点不一致，但是有几个作者已经注意到了早期活动、限制性负重和股四头肌理疗对预后的益处。但是对何时开始负重，术后采用矫形支架还是管状支架以及持续时间仍有争议。

一、早期活动

在加拿大多伦多的 Salter 及其同事的一项经典研究中，他们注意到了持续被动运动对家兔关节软骨全层缺损愈合的生物学影响。因为早期运动对关节软骨的愈合有益，所以，大多数作者建议早期运动[189]。

为了能够早期活动，应该采用牢固的固定器械固定平台骨折。问题是：术后立即进行活动是否安全，还是固定一段时间后再进行活动？

Gausewitz 和 Hohl 回顾了 112 例胫骨平台骨折患者，并试图确定对最终功能无影响的肢体安全制动时间。作者发现，对于采用非手术治疗的非移位或移位的胫骨平台骨折，即使制动时间达到 6 周，也能重获伤前膝关节功能。然而，采用手术治疗的患者，即使制动时间只有 2 周，也会产生关节严重僵硬[71]。

另一个重要因素是软组织状况和合并的韧带损伤。尽管采用钢板和螺钉或细钢丝通常能够实现牢固固定，但是固定后仍有韧带松弛的患者通常需要用管型支架固定，以使松弛的韧带生成瘢痕并挛缩。显然，尽管早活动有很多益处，但是何时开始活动可能取决于软组织状况。

我们通常遵循早期活动的原则,但是如果需要的话,可以在术后推迟7~10天,以利于创口早期愈合和局部肿胀消退。

二、负重时间

负重开始时间是另一个争议点。大部分医生担心早期负重会不利于骨折固定,可能会导致固定失败和对线畸形。然而,实际上,早期负重可能会促进骨愈合和肌力的恢复。有些作者曾试图确定早期活动是否重要。Segal及其同事观察了134例连续性胫骨外侧平台骨折患者,并允许他们带管型支架早期负重。95%的患者预后满意,因此导致的继发性压缩不超过2mm[200]。包括Scotland和Wardlaw在内的其他一些作者的研究显示,早期活动后,患者骨折愈合率为100%,并且无外翻畸形[198]。Katsenis及其同事的研究显示,环形外固定支架可允许患者早期部分负重行走,甚至是粉碎骨折患者,因为它能够提供像双钢板内固定一样的稳定性[107]。

尽管有些文献支持一些患者早期活动,而我们通常使患者持续6周不负重,然后部分负重,在随后的6周内根据耐受能力(无痛)逐渐增加负重,最终至第12周时实现完全负重。看起来这像早期负重和延迟负重的一种折中方案,所以需要通过选择性胫骨平台骨折患者负重的前瞻性随机试验来明确这个问题。

三、术后矫形支架固定

由于高能量胫骨平台骨折合并韧带损伤的概率很高,一些作者建议采用带铰链矫形支架,以便于早期活动,并能在术后早期提供内翻-外翻支撑。Mooney指出,负重时管型支架能够使骨折区的负重减少50%,行走时减少10%~20%,所以,带铰链的膝关节支架或管型支架可能有助于保护内翻和外翻稳定性[153]。对所有的胫骨平台骨折患者,只有术后检查显示因韧带损伤造成关节不稳时,我们才用带铰链膝关节支架固定6周。治疗后,如果仍存在韧带松弛,则考虑韧带重建。

即使急诊修复或重建韧带来辅助固定平台骨折,采用带铰链的膝关节支架来保护重建的软组织很合理。

第十一节　并发症

在我们已讨论过的概念基础上,已大大改进了平台骨折治疗的结果。更精确的术前计划、暴露和置入物置入的微创方法及微创外科技术(如关节镜辅助下重建,细张力克氏针混合型固定支架的使用)都减少了并发症的发生,并改善了这些损伤的功能结果。然而,并发症的识别及其合适的处理方法同前面讨论的任何观念一样重要。尽管在这些损伤的诊断和治疗上有许多进步,但并发症仍然是不可避免的[3,179,231]。

在不恰当的时机通过损伤软组织广泛地切开暴露常导致伤口坏死和感染[211,225,231]。伤口组织的坏死风险可通过认真评价软组织状况、延期手术、限制皮瓣范围、对骨折块采用骨膜外剥离以及减少骨折端软组织剥离等方法来减少。术前CT扫描信息有助于确定外科切口,使其直接达到骨折位置。使用外固定器或股骨牵引器、大的经皮复位钳和经皮插入空心钉的间接复位技术,也有助于减少软组织的损伤。

如果发生伤口组织坏死,即使看起来表浅,也有立刻行外科手术干预的指征。必须对所有失活的皮肤、肌肉和骨进行冲洗和清创。只有在伤口无张力时,才考虑立即闭合同时做负压引流。

如果发生深部脓肿,伤口应开放并填充,并在48小时内再次冲洗和清创。如果伤口分泌物培养为阴性,即可二期闭合伤口。在大多数病例中,需要用一个外侧或内侧的腓肠-比目鱼肌旋转皮瓣。少数情况下,如果伤口大面积损坏且软组织坏死,则需要吻合血管的游离皮瓣。

应保留能够稳定骨折的固定物。如果固定物明显松动或不能提供稳定的固定,则应将其取出,并用跨越式外固定支架固定肢体。伴有伤口坏死和感染的固定失败常是一个灾难性的并发症,最终会导致系关节融合。合并不稳定的关节内败血症会导致快速的软骨溶解和关节破坏。

在干骺端和骨干连接处可能会发生非败血症性骨不连,尤其是在高能量损伤的Ⅴ型和Ⅵ型骨折中[13,21,221,225]。正如前面所提到的,这些病变一旦明朗就应行骨移植。在某些情况下,可能需要调整固定。如果一个主要的关节内骨折块发生再移位,应尽早调整,尤其是当移位引起关节不稳定时,因为晚期调整是相当困难的。伴随晚期关节塌陷或干骺-骨干连接处的畸形,可能发生畸形愈合或骨不连[117]。如果力学轴线改变,则需要进行截骨术。如果老年患者发生关节面畸形愈合,全膝关节置换是最好的挽救办法(见第57章)。

在严重骨折后或者术后没有立刻进行早期活动,即可发生关节纤维化。为了减少伸肌挛缩的危险,对于不能进行持续被动运动且伤口能够忍受所需体位的病例，可在术后 2 或 3 天内在屈曲 60°~90°的范围内固定。夹板拆除后，如果伤口愈合满意，应鼓励并有利于术后膝关节的活动。对于术后 4 周内没有完成 90°屈曲位的患者，应在麻醉下配合轻微手法行关节镜下松解。

在术后完成负重以前，手术肢体会经历明显的肿胀期，尤其是当肢体置于下垂的位置时。肿胀更多发生于高能量损伤的骨折患者。然而如果肿胀持续存在，甚至卧床休息后也不缓解，则应行下肢血管超声多普勒检查或静脉造影，以除外深静脉血栓形成。

第十二节 结果

最有价值的信息通常来自于对比研究或长期随访研究，而现在这两者很少来自骨科文献。直至现在，关于这一课题的唯一的一级资料来自于加拿大骨科创伤协会实施的多中心、前瞻性、随机临床试验。通过对移位的双髁平台骨折（AO/OTA C1-C3 型）的治疗，他们对比了切开复位双钢板内固定与经皮或有限切口内固定联合环形外固定支架各自的疗效[148]。这两个对照组在人口统计学或骨折严重程度方面无显著差异。值得注意的是，切开复位内固定组从损伤到手术的时间平均为 4.2 天，并根据内科医生的考虑，采用了中线切口以及复合切口。环形外固定支架组的失血量（P=0.006）和住院时间（P=0.024）明显较少。有统计学倾向，但是没有意义，环形外固定支架组早期 6 个月时的 HSS 评分较高（P=0.064），6 个月（P=0.031）和 12 个月（P=0.024）时恢复伤前活动能力。随访 2 年后，两试验组在膝关节运动和功能方面无差异。切开复位内固定组的深部感染率为 18%，且其数量超过重复无计划手术次数的 2 倍（37 和 16，P=0.001）[148]。实际上，骨折治疗疗效的巨大差别提示，不同的治疗方法可能会导致好的或坏的结果。

为了从长远来看待这些新技术，去年来自新西兰的报道称他们对胫骨平台骨折患者进行最长时间的随访[174]。他们对 202 例患者进行了为期 1 年的随访。随访率为 100%，95%骨折愈合，膝关节平均运动幅度为 130°（范围为 10°~145°）。此外，54%患者（109/202 患者）的平均随访时间为 14 年（范围为 5~27 年）。与已发表的关于这种损伤的研究中的大部分患者不同，患这种损伤的荷兰人接受的是传统的切开技术和非锁定钢板。其中 69%属于单髁骨折，31%属于双髁骨

折。因为对 10 例临床疗效不良的患者实施了挽救手术，所以未对其进行分析。膝关节平均运动幅度为 135°（范围为 0°~145°）。功能评估结果显示，平均 Neer 评分为 88.6 分（范围为 56~100 分），平均 HSS 评分为 84.8 分（范围为 19~100 分），单髁骨折患者评分明显高于双髁骨折患者（P=0.04）。31%患者出现继发性退行性关节炎，但是 2/3 患者耐受良好。有趣的是，与肢体对线良好的患者相比，畸形对线角度大于 5°的患者都出现了中、重度退行性关节炎（27%和 9.2%，P=0.02）。对于不同年龄的患者之间，其 X 线或临床检查结果无统计学意义[174]。通过这项研究显示，即使用传统内固定物固定很长时间，获得良好预后也是可能的，也显示手术原则比技术进步更重要。

延迟手术修补有助于避免并发症和改善预后，最近发表的两项研究报告显示，尽管采用的是双切口或广泛切口，但高能量双髁平台骨折治疗后的并发症很低。在第一项研究中，Barei 及其同事回顾了 88 例单髁胫骨平台骨折患者，每 1 例至少用了 2 块钢板[8]。与以前关于类似损伤的报道相比，此次试验的并发症概率较低。所有患者都采用了前外侧和后内侧切口，并且都属于高能量损伤，其中 13.3%属于开放性骨折，14.5%出现骨筋膜室综合征。用跨膝关节外固定支架固定平均 9 天后，大部分患者接受了延迟重建手术。创口深部感染率为 8.4%，其中 3.6%是化脓性关节炎，但是治疗后病情都得到了控制。需要血管重建的缺血肢体与深部感染有统计学联系（P=0.006）。据报道，二次手术率为 15%，出现深静脉血栓概率为 19.3%[8]。数年后，作者又发表了对这些患者的随访结果，记录了采用手术疗法患者的功能结果和其他结果的变化[9]。随访率有限，只有 51%的患者完成了肌肉骨骼功能评估试验（MFA），37%的患者随访到了 X 线检查结果。据报道，关节面复位（骨折块梯度或骨折缝≤2mm）满意率为 55%，冠状面对线（87°±5°）满意率为 90%，矢状面对线（胫骨近端后角为 9°±5°）满意率为 68%。满意的关节面复位与较高的 MFA 评分之间关联有显著统计学意义（P=0.029）。从而作者证实了他们早期的研究结论：联合采用内外侧切口可获得满意的疗效，软组织并发症发生率低，并且通过这一手术切口可使 50%患者实现关节面解剖复位，此外，对于一定程度的损伤，解剖复位后可获得良好的临床预后[9]。

Egol 及其同事开展了一项关于分期治疗方案的研究，其中在最终固定前，为 57 例高能量胫骨平台骨折患者实施了跨关节外固定支架临时固定。所有患者

都是在来诊第一天进行了外固定支架固定。其中 16 例为开放性骨折。这些患者在伤后平均 15 天内接受了骨折修复手术,采用的钢板-螺钉固定器械(或 1/6 为环状外固定支架的转换形式)不尽相同。49%患者的随访时间平均为 15.7 月(范围为 8~40 个月)。在该高能量骨折组(56 例,Schatzker Ⅳ~Ⅵ),深部感染率和骨不连概率分别只有 5% 和 4%;相对于以前的关于这种骨折的研究,这种方法更受欢迎,因此,一些作者建议对高能量胫骨平台骨折常规采用跨关节外固定支架固定[61]。

另一项关于高能量胫骨近端骨折的研究,Bhattacharyya 及其同事最近发表了其特殊研究结果,其研究对象软组织并发症发生率也非常低。这些作者报道了 1 例独特的胫骨平台后部剪切骨折。在这项研究中,采用的是分开腓肠肌内侧头的后部中线切口[19]。试验对象一致出现的骨折形态是后内侧平台剪切骨折,骨折块向下移位,并伴有不同程度的外侧髁压缩。平均随访时间为 20 个月(范围为 13~27 个月)。尽管损伤程度很重,但最终骨折全部愈合,只有 2 例出现并发症(1 例创口裂开,1 例关节屈曲挛缩)。作者发现,患者预后功能评分与关节面复位质量之间有显著相关性($P<0.017$,$R=0.456$)。这种损伤和治疗方法的特殊挑战是重获关节完全伸直,因此,建议术后用伸直型矫形支架固定 2~3 周[19]。

小 结

在治疗胫骨平台骨折患者非常有挑战性的临床并发症方面,与 10 年前相比,我们在很多方面已经取得了明显进步。现在治疗已经开始注重骨骼的生物力学,就像对待患者一样重要。现在,胫骨平台骨折是一种合并骨折的软组织损伤这种观念已经深入人心。这种观念可能已经过时了,但是注重了一种治疗原则,正是这种原则驱使着手术创新、手术时机和患者的选择,从而使并发症发生率降低,对生命的威胁也降低。有趣的是,在此过程中,临床医生已经接受了另一种治疗原则——以微创手术为名,牺牲关节面的解剖重建是不可接受的。

但是,我们的理解和现在的新发现仍然有很大的距离。例如,在微创手术固定骨折方面已经产生了许多新问题。我们需要从生物学方面尊重骨折环境,新

环境中内置物的大小和数目是否合适呢?为提高骨折愈合能力,我们引进了锁定钢板,那么我们能否使患者快速康复和早期负重呢?骨骼生长促进剂和骨缺损填充材料能在多大程度上促进胫骨平台的治疗呢?最后,可能是最重要的,在把随机对照试验和功能检查试验看做极为重要的检查年代,高质量的临床信息资料的重要程度又是如何呢?由于这种损伤的发生率很高,所以这一点可能是最重要的。

另一个相关的问题是,骨折内置物的创新速度已经明显超过了手术器械的创新,从而迫使医生用非传统的方法使用传统手术器械,而这种方法是不合宜的,有时是危险的。这就是对闭合复位的挑战。不久以前,膝关节损伤的治疗还站在闭合复位和锁定钢板等现代技术应用的前沿。目标应该是减少手术痕迹,同时提供最佳的生物和物理环境。但是现在我们还无法做到。

最后,胫骨平台骨折代表着一种大范围的损伤,必须细心诊断和治疗。由于合并早期未知的韧带和半月板损伤的发生率很高,所以这是一种比想象的更为复杂的损伤。尽管还不清楚治疗这些损伤的重要性,但对这种损伤采取更为严格的检查和治疗很可能是必须的。轻微移位的胫骨平台骨折,通常是低能量损伤,可暂时制动,然后逐步负重;然而,这种损伤因高能量骨折导致的并发症而众所周知,此时需要慎重地选择手术时机,在最终关节重建前,暂时采用跨关节外固定支架以待软组织恢复。由于膝关节是一个重要的负重关节,所以单髁平台骨折应该用拉力螺钉和支撑钢板牢固固定。应该将关节面压缩骨折抬起,并用骨缺损填充材料、筏状小螺钉束给以支撑,以防止关节面下陷,通常用支撑钢板和螺钉来支撑皮质骨块。无论采用微创还是切开手术,都应该使关节面(胫骨髁的高度和宽度)恢复正常解剖结构,并与健侧 X 线片所示解剖结构相符,治疗双髁平台骨折时应该考虑采用锁定钢板,尤其是当对侧柱塌陷或严重骨质疏松时。当考虑为骨折-脱位等特殊损伤时,例如高能量内侧平台和移位的双髁骨折,应该警惕血管损伤,在考虑动脉造影之前应该尽可能先检查 API。

(冯洪永 郭乾臣 李世民 译 李世民 冯世庆 校)

参考文献

1. Abbott, L.C.; Carpenter, W.F. Surgical approaches to the knee joint. J Bone Joint Surg [Am] 27:277, 1945.
2. Anderson, R.J.; Hobson, R.W., II.; Lee, B.C.; et al. Reduced dependency on arteriography for penetrating extremity trauma: influence of wound location and non-invasive vascular studies. J Trauma 30(9):1059–1063, 1990.
3. Andrews, J.R.; Tedder, J.L.; Godbout, B.P. Bicondylar tibial plateau fracture complicated by compartment syndrome. Orthop Rev 21:317–319, 1992.
4. Apley, A.G. Fractures of the lateral tibial condyle treated by skeletal traction and early mobilization. J Bone Joint Surg [Br] 38:699–708, 1956.
5. Apley, A.G. Fractures of the tibial plateau. Orthop Clin North Am 10:61–74, 1979.
6. Asik, M.; Cetik, O.; Talu, U.; et al. Arthroscopy-assisted operative management of tibial plateau fractures. Knee Surg Sports Traumatol Arthrosc 10:364–370, 2002.
7. Bal, G.K.; Kuo, R.S.; Chapman, J.R.; et al. The anterior T-frame external fixator for high-energy proximal tibial fractures. Clin Orthop Relat Res 380:234–240, 2000.
8. Barei, D.P.; Nork S.E.; Mills, W.J.; et al. Complications associated with internal fixation of high-energy bicondylar tibial plateau fractures utilizing a two-incision technique. J Orthop Trauma 18:649–657, 2004.
9. Barei, D.P.; Nork S.E.; Mills, W.J.; et al. Functional outcomes of severe bicondylar tibial plateau fractures treated with dual incisions and medial and lateral plates. J Bone Joint Surg [Am] 88:1713–1721, 2006.
10. Barrett, M.O.; Kazmier, P.; Anglen, J.O. Repair or reattachment of the meniscus after fixation of a tibial plateau fracture. J Orthop Trauma 19:198–200, 2005.
11. Barrow, B.A.; Fajman, W.A.; Parker, L.M.; et al. Tibial plateau fractures: Evaluation with MR imaging. Radiographics 14:553–559, 1994.
12. Belanger, M.; Fadale, P. Compartment syndrome of the leg after arthroscopic examination of a tibial plateau fracture: Case report and review of the literature. Arthroscopy 13:646–651, 1997.
13. Benirschke, S.K.; Agner, S.G.; Mayo, K.A.; et al. Open reduction internal fixation of complex proximal tibial fractures. J Orthop Trauma 5:236, 1991.
14. Bennett, D.L.; George, M.J.; El-Khoury, G.Y.; et al. Anterior rim tibial plateau fractures and posterolateral corner knee injury. Emerg Radiol 10:76–83, 2003.
15. Bennett, W.F.; Browner, B. Tibial plateau fractures: A study of associated soft tissue injuries. J Orthop Trauma 8:183–188, 1994.
16. Berg, E.E. Comminuted tibial eminence anterior cruciate ligament avulsion fractures: Failure of arthroscopic treatment. Arthroscopy 9:446–450, 1993.
17. Beris, A.E.; Soucacos, P.N.; Glisson, R.R.; et al. Load tolerance of tibial plateau depressions reinforced with a cluster of K-wires. Bull Hosp Jt Dis 55:12–15, 1996.
18. Bernfeld, B.; Kligman, M.; Roffman, M. Arthroscopic assistance for unselected tibial plateau fractures. Arthroscopy 12:598–602, 1996.
19. Bhattacharyya, T.; McCarty, L.P. 3rd; Harris, M.B.; et al. The posterior shearing tibial plateau fracture: Treatment and results via a posterior approach. J Orthop Trauma 19:305–310, 2005.
20. Biyani, A.; Reddy, N.S.; Chaudhury, J.; et al. The results of surgical management of displaced tibial plateau fractures in the elderly. Injury 26:291–297, 1995.
21. Blake, R.; Watson, J.T.; Morandi, M.; et al. Treatment of complex tibial plateau fractures with the Ilizarov external fixator. J Orthop Trauma 7:167–168, 1993.
22. Blaser, P.F.; Wicky, S.; Husmann, O.; et al. Value of 3D CT in diagnosis and treatment of fractures of the tibial plateau. Swiss Surg 4:180–186, 1998.
23. Blokker, C.P.; Rorabeck, C.H.; Bourne, R.B. Tibial plateau fractures and analysis of treatment in 60 patients. Clin Orthop Relat Res 182:193–198, 1984.
24. Boldin, C.; Fankhauser, F.; Hofer, H.P.; et al. Three-year results of proximal tibia fractures treated with the LISS. Clin Orthop Relat Res 445:222–229, 2006.
25. Bolhofner, B.R. Indirect reduction and composite fixation of extra-articular proximal tibial fractures. Clin Orthop Relat Res 315:75–83, 1995.
26. Bozkurt, M.; Turanli, S.; Doral, M.N.; et al. The impact of proximal fibula fractures in the prognosis of tibial plateau fractures: A novel classification. Knee Surg Sports Traumatol Arthrosc 13:323–328, 2005.
27. Brophy, D.P.; O'Malley, M.; Li, D.; et al. MR imaging of tibial plateau fractures. Clin Radiol 51:873–878, 1996.
28. Brown, G.A.; Sprague, B.L. Cast brace treatment of plateau and bicondylar fractures of the proximal tibia. Clin Orthop Relat Res 119:184–193, 1976.
29. Brown, T.D.; Anderson, D.D.; Nepola, J.V.; et al. Contact stress aberrations following imprecise reduction of simple tibial plateau fractures. J Orthop Res 6:851–862, 1988.
30. Buchko, G.M.; Johnson, D.H. Arthroscopy assisted operative management of tibial plateau fractures. Clin Orthop Relat Res 332:29–36, 1996.
31. Bucholz, R.W.; Carlton, A.; Holmes, R. Interporous hydroxyapatite as a bone graft substitute in tibial plateau fractures. Clin Orthop Relat Res 240:53, 1989.
32. Buckle, R.; Blake, R.; Watson, J.T.; et al. Treatment of complex tibial plateau fractures with the Ilizarov external fixator. J Orthop Trauma 7:167–168, 1993.
33. Burks, R.T.; Schaffer, J.J. A simplified approach to the tibial attachment of the posterior cruciate ligament. Clin Orthop Relat Res 254:216–219, 1990.
34. Burri, C.; Bartzke, G.; Coldeway, J.; et al. Fractures of the tibial plateau. Clin Orthop Relat Res 138:84–93, 1979.
35. Carr, DE: Arthroscopically assisted stabilization of tibial plateau fractures. Tech Orthop 6:55–57, 1991.

36. Caspari, R.B.; Hutton, P.M.; Whipple, T.L.; et al. The role of arthroscopy in the management of tibial plateau fractures. Arthroscopy 1:76–82, 1985.

37. Cassard, X.; Beaufils, P.; Blin, J.L.; et al. Osteosynthesis under arthroscopic control of separated tibial plateau fractures: 26 case reports. Rev Chir Orthop Reparatrice Appar Mot 85:257–266, 1999.

38. Catagni, M. Fractures of the leg (tibia). In: Maioccki, A.B.; Aronson, J., eds. Operative Principles of Ilizarov. Baltimore, Williams & Wilkins, 1991, p. 91.

39. Chan, P.S.; Klimkiewicz, J.J.; Luchetti, W.T.; et al. Impact of CT scan on treatment plan and fracture classification of tibial plateau fractures. J Orthop Trauma 11:484–489, 1997.

40. Chapman, M.W. The use of internal fixation in open fractures. Orthop Clin North Am 11:579–591, 1980.

41. Chapman, M.W.; Mahoney, M. The role of internal fixation in the management of open fractures. Clin Orthop Relat Res 138:120–131, 1979.

42. Charnley, J. The Closed Treatment of Common Fractures, 3rd ed. Baltimore, Williams & Wilkins, 1961.

43. Chin, T.Y.P.; Bardana, D.; Bailey, M.; et al. Functional outcome of tibial plateau fractures treated with the fine-wire fixator. Injury 36:1467–1475, 2005.

44. Christensen, K.; Powell, J.; Bucholz, R. Early results of a new technique for treatment of high grade tibial plateau fractures. J Orthop Trauma 4:226, 1990.

45. Clancey, G.J.; Hanson, S.T. Open fractures of the tibia. J Bone Joint Surg [Am] 60:118–122, 1978.

46. Cole, K.; Zlowodzki, M.; Kregor, P.J. Treatment of proximal tibia fractures using the less invasive stabilization system: Surgical experience and early clinical results in 77 fractures. J Orthop Trauma 18: 528–535, 2004.

47. Colletti, P.; Greenberg, H.; Terk, M.R. MR findings in patients with acute tibial plateau fractures. Comput Med Imaging Graph 20:389–394, 1996.

48. Court-Brown, C.M.; Caesar, B. Epidemiology of adult fractures: A review. Injury Int J Care Injured 37:691–697, 2006.

49. Daniel, D.; Rice, T. Valgus-varus stability in a hinged cast used for controlled mobilization of the knee. J Bone Joint Surg [Am] 61:135–136, 1979.

50. DeAngelis, J.P.; DeAngelis, N.A.; Anderson, R. Anatomy of the superficial peroneal nerve in relation to fixation of tibia fractures with the less invasive stabilization system. J Orthop Trauma 18(8): 536–539, 2004.

51. DeBoeck, H.; Opdecam, P. Posteromedial tibial plateau fractures: Operative treatment by posterior approach. Clin Orthop Relat Res 320:125–128, 1995.

52. DeCoster, T.A.; Nepola, J.V. Cast brace treatment of proximal tibial plateau fractures: Ten year follow-up study. Clin Orthop Relat Res 231:196–204, 1988.

53. Delamarter, R.; Hohl, M. The cast brace and tibial plateau fractures. Clin Orthop Relat Res 242:26–31, 1989.

54. Delamarter, R.; Hohl, M.; Hopp, E. Ligament injuries associated with tibial plateau fractures. Clin Orthop Relat Res 250:226–233, 1990.

55. Dendrinos, G.K.; Kontos, S.; Katsenis, D.; et al. Treatment of high-energy tibial plateau fractures by the Ilizarov circular fixator. J Bone Joint Surg [Br] 78:710–716, 1996.

56. Dias, J.J.; Stirling, A.M.; Finlay, D.B.; et al. Computerised axial tomography for tibial plateau fractures. J Bone Joint Surg [Br] 69:84–88, 1987.

57. Drennan, D.B.; Locker, F.G.; Maylahn, D. Fractures of the tibial plateau: Treatment by closed reduction and spica cast. J Bone Joint Surg [Am] 61:989–995, 1979.

58. Duwelius, P.T.; Connolly, F.T. Closed reduction of tibial plateau fractures: A comparison of functional and radiographic results. Clin Orthop Relat Res 230:116–125, 1988.

59. Edwards, C.C. Staged reconstruction of complex open tibial fractures using Hoffmann external fixation. Clin Orthop Relat Res 178:130–161, 1983.

60. Edwards, C.C.; Browner, B.D. Early management of open periarticular fractures using the Hoffmann external fixator. Int Orthop 5:4, 1982.

61. Egol, K.A.; Tejwani, N.C.; Capla, E.L.; et al. Staged management of high-energy proximal tibia fractures (OTA types 41): The results of a prospective, standardized protocol. J Orthop Trauma 19:448–455, 2005.

62. El Barbary, H.; Abdel Ghani, H.; Misbah, H.; et al. Complex tibial plateau fractures treated with Ilizarov external fixator with or without minimal internal fixation. Intl Orthop 29:182–185, 2005.

63. Elstrom, J.; Pankovich, A.M.; Sassoon, H.; et al. The use of tomography in the assessment of fractures of the tibial plateau. J Bone Joint Surg [Am] 58: 551–555, 1976.

64. Fairbank, T.J. Knee joint changes after meniscectomy. J Bone Joint Surg [Br] 30:664–670, 1948.

65. Fernandez, D.L. Anterior approach to the knee with osteotomy of the tibial tubercle for bicondylar tibial plateau fractures. J Bone Joint Surg [Am] 70: 208–219, 1988.

66. Fowble, C.D.; Zimmer, J.W.; Schepsis, A.A. The role of arthroscopy in the assessment and treatment of tibial plateau fractures. Arthroscopy 9:584–590, 1993.

67. Frankel, V.H.; Green, S.A.; Paley, D.; et al. Symposium: Current applications for the Ilizarov technique. Contemp Orthop 28:51–71, 1994.

68. Gardner, M.J.; Yacoubian, S.; Geller, D.; et al. The incidence of soft tissue injury in operative tibial plateau fractures. J Orthop Trauma 19:79–84, 2005.

69. Gardner, M.J.; Yacoubian, S.; Geller, D.; et al. Prediction of soft-tissue injuries in Schatzker II tibial plateau fractures based on measurements of plain radiographs. J Trauma 60:319–324, 2006.

70. Gaudinez, R.F.; Mallik, A.R.; Szporn, M. Hybrid external fixation of comminuted tibial plateau fractures. Clin Orthop Relat Res 328:203–210, 1996.

71. Gausewitz, S.; Hohl, M. The significance of early motion in the treatment of tibial plateau fractures.

Clin Orthop Relat Res 202:135–138, 1986.

72. Gazdag, A.R.; Lane, J.M.; Glaser, D.; et al. Alternatives to autogenous bone graft: Efficacy and indications. J Am Acad Orthop Surg 3:1–8, 1995.

73. Georgiadis, G.M. Combined anterior and posterior approaches for complex tibial plateau fractures. J Bone Joint Surg [Br] 76:285–289, 1994.

74. Gerber, A.; Ganz, R. Combined internal and external osteosynthesis: A biological approach to the treatment of complex fractures of the proximal tibia. Injury 29(Suppl 3):C22–C28, 1998.

75. Gill, T.J.; Moezzi, D.M.; Oates, K.M.; et al. Arthroscopic reduction and internal fixation of tibial plateau fractures in skiing. Clin Orthop Relat Res 383: 243–249, 2001.

76. Gosling, T.; Schandelmaier P.; Muller M.; et al. Single lateral locked screw plating of bicondylar tibial plateau fractures. Clin Orthop Relat Res 439:207–214, 2005.

77. Gossling, H.R.; Peterson, C.A. A new surgical approach in the treatment of depressed lateral condylar fractures of the tibia. Clin Orthop Relat Res 140:96–102, 1979.

78. Guanche, C.A.; Markman, A.W. Arthroscopic management of tibial plateau fractures. Arthroscopy 9:467–471, 1993.

79. Gustilo, R.B. Fractures of the tibial plateau. In: Gustilo, R.B.; Kyle, R.; Templeman, D., eds. Fractures and Dislocations. St. Louis, C.V. Mosby, 1993, p. 945.

80. Haidukewych, G.; Sems S.A.; Huebner D.; et al. Results of Polyaxial Locked-Plate Fixation of Periarticular Fractures of the Knee. J Bone Joint Surg [Am] 89:614–620, 2007.

81. Harper, M.C.; Henstorf, J.E.; Vessely, M.B.; et al. Closed reduction and percutaneous stabilization of tibial plateau fractures. Orthopaedics 18:623–626, 1995.

82. Harrell, D.J.; Spain, D.A.; Bergamini, T.M.; et al. Blunt popliteal artery trauma: A challenging injury. Am Surg 63:228–231, 1997.

83. Helpenstell, T.; Hansen, S.T. Jr. The treatment of open distal femur fractures with immediate open reduction and internal fixation. J Orthop Trauma 5:235–252, 1991.

84. Henry, S.L.; Ostermann, P.A.W.; Seligson, D. The antibiotic bead pouch technique: The management of severe compound fractures. Clin Orthop Relat Res 295:54–62, 1993.

85. Hohl, M. Part I fractures of the proximal tibia and fibula. In: Rockwood, C.A.; Green, D.; Bucholz, R., eds. Fractures in Adults, 3rd ed. Philadelphia, J. B. Lippincott, 1991, p. 1725.

86. Hohl, M. Tibial condylar fractures. Instr Course Lect 33:206, 1963.

87. Hohl, M. Tibial condyle fractures. J Bone Joint Surg [Am] 49:1455–1467, 1967.

88. Hohl, M.; Luck, V. Fractures of the tibial condyle. J Bone Joint Surg [Am] 38:1001, 1956.

89. Holt, M.D.; Williams, L.A.; Dent, C.M. MRI in

the management of tibial plateau fractures. Injury 26: 595–599, 1995.

90. Holzach, P.; Matter, P.; Minter, J. Arthroscopically assisted treatment of lateral tibial plateau fractures in skiers: Use of a cannulated reduction system. J Orthop Trauma 8:273–281, 1994.

91. Honkonen, S.E. Degenerative arthritis after tibial plateau fractures. J Orthop Trauma 9:273–277, 1995.

92. Honkonen, S.E. Indications for surgical treatment of tibial condyle fractures. Clin Orthop Relat Res 302:199–205, 1994.

93. Honkonen, S.E.; Järvinen, M.J. Classification of fractures of the tibial condyles. J Bone Joint Surg [Br] 74:840–847, 1992.

94. Honkonen, S.E.; Kannus, P.; Natri, A.; et al. Isokinetic performance of the thigh muscles after tibial plateau fractures. Int Orthop 21:323–326, 1997.

95. Horwitz, D.S.; Bachus, K.N.; Craig, M.A.; et al. A biomechanical analysis of internal fixation of complex tibial plateau fractures. J Orthop Trauma 13:545–549, 1999.

96. Houben, P.F.; van der Linden, E.S.; van den Wildenberg, F.A.; et al. Functional and radiological outcome after intraarticular tibial plateau fractures. Injury 28:459–462, 1997.

97. Hubbard D, Herriott G, Kish V. A biomechanical analysis of low-profile fixation of tibial plateau fractures. Am J Orthop 28:12–16, 1999.

98. Hunter, R.E.; Willis, J.A. Arthroscopic fixation of avulsion fractures of the tibial eminence: Technique and outcome. Arthroscopy 20:113–121, 2004.

99. Ilizarov, G.A. The treatment of fractures: Theoretical considerations, experimental studies and clinical application of the apparatus. In: Ilizarov, G.A.; Green, S.A., eds. Transosseous Osteosynthesis: Theoretical and Clinical Aspects of the Regeneration and Growth of Tissue. Berlin, Springer-Verlag, 1992, p. 369.

100. Insall, J.N.; Door, L.D.; Scott, R.D.; et al. Rationale of the Knee Society clinical rating system. Clin Orthop Relat Res 248:13–14, 1989.

101. Ishiguro, T.; Imai, N.; Tomatsu, T.; et al. A new method of closed reduction using the spring action of Kirschner wires for fractures of the tibial plateau: A preliminary report. Nippon Seikeigeka Gakkai Zasshi 60:227–236, 1986.

102. Itokazu, M.; Matsunaga, T. Arthroscopic restoration of depressed tibial plateau fractures using bone and hydroxyapatite grafts. Arthroscopy 9:103–108, 1993.

103. Itokazu, M.; Matsunaga, T.; Ishii, M.; et al. Use of arthroscopy and interporous hydroxyapatite as a bone graft substitute in tibial plateau fractures. Arch Orthop Trauma Surg 115:45–48, 1996.

104. Jennings, J.E. Arthroscopic management of tibial plateau fractures. Arthroscopy 1:160–168, 1985.

105. Jensen, D.B.; Rude, C.; Duus, B.; et al. Tibial plateau fractures: A comparison of conservative and surgical treatment. J Bone Joint Surg [Br] 72:49–52,

1990.

106. Johansen, K.; Lynch, K.; Paun, M.; et al. Non-invasive vascular tests reliably exclude occult arterial trauma in injured extremities. J Trauma 31:515–519, 1991 (discussion 519–522).

107. Katsenis, D; Athanasiou, V.; Megas, P.; et al. Minimal internal fixation augmented by small wire transfixion frames for high-energy tibial plateau fractures. J Orthop Trauma 19:241–248, 2005.

108. Katsenis, D.; Dendrinos, G.K.; Kontos, S.J. High energy tibial plateau fractures treated with hybrid fixation: Is knee bridging necessary? Orthopedics 29:355–361, 2006.

109. Katsenis, D.; Vasilis, A.; Panayiotis, M. Minimal internal fixation augmented by small wire transfixion frames for high-energy tibial plateau fractures. J Orthop Trauma 19:241–248, 2005.

110. Keating, J.F. Tibial plateau fractures in the older patient. Bull Hosp Jt Dis 58:19–23, 1999.

111. Keating, J.F.; Blachut, P.A.; O'Brien, P.J.; et al. Reamed nailing of open tibial fractures: Does the antibiotic bead pouch reduce the deep infection rate? J Orthop Trauma 10:298–303, 1996.

112. Kelly, C.M.; Wilkins, R.M.; Gitelis, S.; et al. The use of a surgical grade calcium sulfate as a bone graft substitute. Clin Orthop Relat Res 382:42–50, 2001.

113. Kennedy, J.C.; Bailey, W.H. Experimental tibial plateau fractures. J Bone Joint Surg [Am] 50: 1522–1532, 1969.

114. Keogh, P.; Kelly, C.; Cashman, W.F.; et al. Percutaneous screw fixation of tibial plateau fractures. Injury 23:387–394, 1992.

115. Kettlekamp, D.B.; Hillberry, B.M.; Murrish, D.E.; et al. Degenerative arthritis of the knee secondary to fracture malunion. Clin Orthop Relat Res 234:159–169, 1988.

116. Kiefer, H.; Zivaljevic, N.; Imbriglia, J.E. Arthroscopic reduction and internal fixation (ARIF) of lateral tibial plateau fractures. Knee Surg Sports Traumatol Arthrosc 9:167–172, 2001.

117. King, G.J.; Schatzker, J. Nonunion of a complex tibial plateau fracture. J Orthop Trauma 5:209–212, 1991.

118. Kode, L.; Lieberman, J.M.; Motta, A.O.; et al. Evaluation of tibial plateau fractures: Efficacy of MR imaging compared with CT. AJR 163:141–147, 1994.

119. Koechlin, P.; Nael, J.F.; Bonnet, J.C.; et al. Ligamentous lesions associated with fractures of the tibial plateau. Acta Orthop Belg 49:751, 1983.

120. Kogan, M.G.; Marks, P.; Amendola, A. Technique for arthroscopic suture fixation of displaced tibial intercondylar eminence fractures. Arthroscopy 13:301–306, 1997.

121. Koval, K.J.; Helfet, D.L. Tibial plateau fractures: Evaluation and treatment. J Am Acad Orthop Surg 3:86–94, 1995.

122. Koval, K.J.; Polatsch, D.; Kummer, F.J.; et al. Split fractures of the lateral tibial plateau: Evaluation of

three fixation methods. J Orthop Trauma 10: 304–308, 1996.

123. Koval, K.T.; Sanders, R.; Borrelli, J.; et al. Indirect reduction and percutaneous screw fixation of displaced tibial plateau fractures. J Orthop Trauma 6:340–346, 1992.

124. Kregor, P.J.; Christensen, F.; Nemecek, D.; et al. Neurovascular risk associated with submuscular fixation of the proximal tibia: A cadaveric study. 16th Orthopaedic Trauma Association Annual Meeting. San Diego, California, October, 2001.

125. Kumar, R.; Lerski, R.A.; Gandy, S.; et al. Safety of orthopaedic implants in magnetic resonance imaging: An experimental verification. J Orthop Research. 26:1799–1802, 2006.

126. Kwiatkowski, K.; Cejmer, W.; Sowinski, T. Frozen allogenic spongy bone grafts in filling the defects caused by fractures of proximal tibia. Ann Transplant 4:49–51, 1999.

127. Lachiewicz, P.F.; Funcik, T. Factors influencing the results of open reduction and internal fixation of tibial plateau fractures. Clin Orthop Relat Res 259:210–215, 1990.

128. Lansinger, O.; Bergman, B.; Courmner, L.; et al. Tibial condylar fractures: A 20 year followup. J Bone Joint Surg [Am] 68:13–19, 1986.

129. Lemon, R.A.; Bartlett, D.H. Arthroscopic assisted internal fixation of certain fractures about the knee. J Trauma 125:355–358, 1985.

130. Leutenegger, A. Integration and resorption of calcium phosphate ceramics in defect filling of fractures of the tibial head: Radiologic long-term results. Helv Chir Acta 60:1061–1066, 1994.

131. Levy, B.A.; Zlowodzki, M.P.; Graves, M.; et al. Screening for extremity arterial injury with the arterial pressure index. Am J Emerg Med 23:689–695, 2005.

132. Levy, O.; Salai, M.; Ganel, A.; et al. The operative results of tibial plateau fractures in older patients: A long-term followup and review. Bull Hosp Jt Dis 53:15–16, 1993.

133. Liow, R.Y.; Birdsall, P.D.; Mucci, B; et al. Spiral computed tomography with two- and three-dimensional reconstruction in the management of tibial plateau fractures. Orthopedics 22:929–932, 1999.

134. Lobenhoffer, P; Gerich, T; Witte, F; et al. Use of an injectable calcium phosphate bone cement in the treatment of tibial plateau fractures: A prospective study of twenty-six cases with twenty-month mean follow-up. J Orthop Trauma 16:143–149, 2002.

135. Lobenhoffer, P.; Schulze, M.; Gerich, T.; et al. Closed reduction/ percutaneous fixation of tibial plateau fractures: Arthroscopic versus fluoroscopic control of reduction. J. Orthop Trauma 13:426–431, 1999.

136. Lubowitz, J.H.; Elson, W.S.; Guttmann, D. Part II: Arthroscopic treatment of tibial plateau fractures: Intercondylar eminence avulsion fractures. Arthroscopy 21:86–92, 2005.

137. Lukas, L.; Koudela, K. [Fractures of the intercondylar eminence of the tibia]. Acta Chir Orthop Traumatol Cech 71:171–175, 2004.

138. Luria, S.; Liebergall, M.; Elishoov, O.; et al. Osteoporotic tibial plateau fractures: An underestimated cause of knee pain in the elderly. Am J Orthop 186–188, 2005.

139. See reference 106.

140. Lynch, K.; Johansen, K. Can Doppler pressure measurement replace "exclusion" arteriography in the diagnosis of occult extremity arterial trauma? Ann Surg 214(6):737–741, 1991.

141. Macarini, L.; Murrone, M.; Marini, S.; et al. Tibial plateau fractures: Evaluation with multidetector-CT. Radiol Med 108:503–514, 2004.

142. Mallik, A.R.; Coval, D.J.; Whitelaw, G.P. Internal versus external fixation of bicondylar tibial plateau fractures. Orthop Rev 21:1433–1436, 1992.

143. Marsh, J.L.; Smith, S.T.; Do, T.T. External fixation and limited internal fixation for complex fractures of the tibial plateau. J Bone Joint Surg [Am] 77:661–673, 1995.

144. Marwah, V.; Gadegone, W.M.; Magarkar, D.S. The treatment of fractures of the tibial plateau by skeletal traction and early mobilisation. Int Orthop 9:217–221, 1985.

145. Mast, J.; Ganz, R.; Jacob, R. Planning and Reduction Techniques in Fracture Surgery. Berlin, Springer-Verlag, 1989.

146. Mazoue, C.G.; Guanche, C.A.; Vrahas, M.S. Arthroscopic management of tibial plateau fractures: An unselected series. Am J Orthop 28:508–515, 1999.

147. McEnery, K.W.; Wilson, A.J.; Pilgram, T.K.; et al. Fractures of the tibial plateau: Value of spiral CT coronal plane reconstruction for detecting displacement in vitro. Am J Roentgenol 163:1177–1184, 1994.

148. McKee, M.D.; et al., for the Canadian Orthopaedic Trauma Society. Open reduction and internal fixation compared with circular fixator application for bicondylar tibial plateau fractures: Results of a multicenter, prospective, randomized clinical trial. J. Bone Joint Surg [Am] 88:2613–2326, 2006.

149. Meissner, M.; Paun, M.; Johansen, K. Duplex scanning for arterial trauma. Am J Surg 161(5):552–555, 1991.

150. Mikulak, S.A.; Gold, S.M.; Zinar, D.M. Small wire external fixation of high energy tibial plateau fractures. Clin Orthop Relat Res 356:230–238, 1998.

151. Mitchell, N.; Shepard, N. Healing of articular cartilage in intraarticular fractures in rabbits. J Bone Joint Surg [Am] 62:628–634, 1980.

152. Moed, B.R.; Carr, S.E.W.; Craig, J.G.; Watson, J.T. Open reduction and internal fixation of posterior wall fractures of the acetabulum. Clin Orthop Relat Res 377:57–67, 2000.

153. Mooney, V. Cast bracing. Clin Orthop Relat Res 102:159–166, 1974.

154. Moore, T.M. Fracture dislocation of the knee. Clin Orthop Relat Res 156:128–140, 1981.

155. Moore, T.M.; Harvey, J.P., Jr. Roentgenographic measurement of tibial-plateau depression due to fracture. J Bone Joint Surg [Am] 56:155–160, 1974.

156. Moore, T.M.; Meyers, M.H.; Harvey, J.P. Jr. Collateral ligament laxity of the knee: Long-term comparison between plateau fractures and normal. J Bone Joint Surg [Am] 58:594–598, 1976.

157. Moore, T.M.; Patzakis, M.G.; Harvey, J.B. Tibial plateau fractures: Definition, demographics, treatment rationale, and long term results of closed traction management or operative reduction. J Orthop Trauma 1:97–119, 1987.

158. Muezzinoglu, U.S.; Guner, G.; Gurfidan, E. Arthroscopically assisted tibial plateau fracture management: A modified method. Arthroscopy 11:506–509, 1995.

159. Müller, M.E.; Nazarian, S.; Koch, P.; et al. Comprehensive Classification of Fractures of Long Bones. Berlin, Springer-Verlag, 1990.

160. Murphy, C.P.; D'Ambrosia, R.; Dabezies, E.T. The small pin circular fixator for proximal tibial fractures with soft tissue compromise. Orthopedics 14:273–280, 1991.

161. Myint, K.; Iqbal, Q.M.; Kanagasuntheram, R. Common peroneal nerve palsy due to posterolateral displacement of fractured lateral tibial plateau. Med J Malaysia 35:61–63, 1980.

162. O'Dwyer, K.J.; Bobic, V.R. Arthroscopic management of tibial plateau fractures. Injury 23:261–264, 1992.

163. Ohdera, T.; Tokunaga, M.; Hiroshima, S.; et al. Arthroscopic management of tibial plateau fractures: Comparison with open reduction method. Arch Orthop and Trauma Surg 123:489–493, 2003.

164. Orthopaedic Trauma Association Committee for Coding and Classification. Fracture and dislocation compendium. J Orthop Trauma. 10(Suppl 1):v–ix, 1–154, 1996.

165. Padanilam, T.G.; Ebraheim, N.A.; Frogameni, A. Meniscal detachment to approach lateral tibial plateau fractures. Clin Orthop Relat Res 314:192–198, 1995.

166. Panetta, T.F.; Hunt, J.P.; Buechter, K.J.; et al. Duplex ultrasonography versus arteriography in the diagnosis of arterial injury: an experimental study. J Trauma 33(4):627–635, 1992.

167. Park, H.J.; Urabe, K.; Naruse, K.; et al. Arthroscopic evaluation after surgical repair of intercondylar eminence fractures. Arch Orthop Trauma Surg 127(9):753–757, 2007.

168. Parker, P.J.; Tepper, K.B.; Brumback, R.J.; et al. Biomechanical comparison of fixation of type-I fractures of the lateral tibial plateau: Is the antiglide screw effective? J Bone Joint Surg [Br] 81:478–480, 1999.

169. Pauwels, F. Neue Richtlinien fuer die operative Behandlung der Coxarthrose. Verh Dtsch Orthop Ges 48:332–336, 1932.

170. Perez Carro, L. Arthroscopic management of tibial plateau fractures: Special techniques. Arthroscopy 13:265–267, 1997.

171. Perry, C.R.; Evans, G.; Rice, S.; et al. New surgical approach to fractures of the lateral tibial plateau. J Bone Joint Surg [Am] 66:1236–1240, 1984.

172. Perry, M.O.; Thal, E.R.; Shires, G.T. Management of arterial injuries. Ann Surg 173:403–408, 1971.

173. Phisitkul, P.; McKinley, T.O.; Nepola, J.V.; et al. Complications of locking plate fixation in complex proximal tibia injuries. J Orthop Trauma 21:83–91, 2007.

174. Rademakers, M.V.; Kerkhoffs, G.M.; Sierevelt I.N.; et al. Operative treatment of 109 tibial plateau fractures: Five to 27-year follow-up results. J Orthop Trauma 21:5–10, 2007.

175. Rafi, M.; Firooznia, H.; Golimba, C.; et al. Computed tomography of tibial plateau fractures. AJR 142:1181–1186, 1984.

176. Rafi, M.; Lamont, J.G.; Firooznia, H. Tibial plateau fractures: CT evaluation and classification. Crit Rev Diagn Imaging 27:91–112, 1987.

177. Rangitsch, M.R.; Duwelius, P.J.; Colville, M.R. Limited internal fixation of tibial plateau fractures. J Orthop Trauma 7:168–169, 1993.

178. Rasmussen, P. Tibial condylar fractures, impairment of knee joint stability as an indicator for surgical treatment. J Bone Joint Surg [Am] 55:1331–1350, 1973.

179. Rawes, M.L.; Harper, W.H.; Oni, O.O. A serious vascular complication of internal fixation of a tibial plateau fracture: A cautionary tale from which several lessons can be learned. J Trauma 40:323–325, 1996.

180. Reid, J.S.; Vanslyke, M.; Moulton, M.J.R.; et al. Safe placement of proximal tibial transfixation wires with respect to intracapsular penetration. Orthopaedic Transactions, Orthopaedic Trauma Association meeting, Tampa, Fla, Sept 29–Oct 1, 1995.

181. Reiner, M.J. The arthroscope in tibial plateau fractures: Its use in evaluation of soft tissue and bony injury. J Am Osteopath Assoc 81:704–707, 1982.

182. Ricci, W.M.; Rudzki, J.R.; Borrelli, J. Jr. Treatment of complex proximal tibia fractures with the less invasive skeletal stabilization system. J Orthop Trauma 18:521–527, 2004.

183. Richardson, J.D.; Vitale, G.C.; Flint, L.M., Jr. Penetrating arterial trauma. Analysis of missed vascular injuries. Arch Surg 122(6):678–683, 1987.

184. Ries, M.D.; Meinhard, B.P. Medial external fixation with lateral plateau internal fixation in metaphyseal tibia fractures: A report of eight cases associated with severe soft-tissue injury. Clin Orthop Relat Res 256:215–223, 1990.

185. Rittmann, W.W.; Schibli, M.; Matter, P.; Allgower, M. Open fractures: Long-term results in 200 consecutive cases. Clin Orthop Relat Res 138:132–140, 1979.

186. Rohen J.W.; Yokochi C. Color Atlas of Anatomy, 2nd ed. p. 410, 1988.

187. Russell, T.A.; Kumar, A.; Davidson, R.L.; et al. Fib-

ular head autograft. A salvage technique for severely comminuted lateral fractures of the tibial plateau: Report of five cases. Am J Orthop 25:766–771, 1996.

188. Ryd, L.; Toksvig-Larsen, S. Stability of the elevated fragment in tibial plateau fractures: A radiographic stereophotogrammetric study of postoperative healing. Int Orthop 18:131–134, 1994.

189. Salter, R.; Simmonds, D.F.; Malcolm, B.W.; et al. The biological effects of continuous passive motion on the healing of full thickness defects in articular cartilage: An experimental investigation in the rabbit. J Bone Joint Surg [Am] 62:1232–1251, 1980.

190. Sarmiento, A.; Kinnman, P.B.; Latta, L.L. Fractures of the proximal tibia and tibial condyle: A clinical and laboratory comparative study. Clin Orthop Relat Res 145:136–145, 1979.

191. Savoie, F.H.; Vander Griend, R.A.; Ward, E.F.; Hughes, J.L. Tibial plateau fractures: A review of operative treatment using AO technique. Orthopedics 10:745–750, 1987.

192. Schatzker, J. Fractures of the tibial plateau. In: Schatzker, J.; Tile, M., eds. Rationale of Operative Fracture Care. Berlin, Springer-Verlag, 1988, p. 279.

193. Schatzker, J.; McBroom, R. Tibial plateau fractures: The Toronto experience 1968–1975. Clin Orthop Relat Res 138:94–104, 1979.

194. Scheerlinck, T.; Ng, C.S.; Handelberg, F.; et al. Medium-term results of percutaneous, arthroscopically-assisted osteosynthesis of fractures of the tibial plateau. J Bone Joint Surg [Br] 80:959–964, 1998.

195. Schenck, R.C.; Multiple Ligamentous Injuries of the Knee in the Athlete. AAOS Monograph Series 22, pp. 9–22, 2002.

196. Schwartsman, R.; Brinker, M.R.; Beaver, R.; Cox, D.D. Patient self-assessment of tibial plateau fractures in 40 older adults. Am J Orthop 27:512–519, 1998.

197. Scotland, T.; Wardlaw, D. The use of cast bracing as treatment for fractures of the tibial plateau. J Bone Joint Surg [Br] 63:575, 1991.

198. Scotland, T.; Wardlaw, D. The use of cast bracing as treatment for fractures of the tibial plateau. J Bone Joint Surg [Br] 63:575–578, 1991.

199. Segal, D.; Franchi, A.V.; Campanile, J. Iliac autograft for reconstruction of severely depressed fracture of a lateral tibial plateau: Brief note. J Bone Joint Surg [Am] 67:1270, 1985.

200. Segal, D.; Mallik, A.R.; Wetzler, M.J.; et al. Early weight bearing of lateral tibial plateau fractures. Clin Orthop Relat Res 294:232–237, 1993.

201. Segur, J.M.; Torner, P.; Garcia, S.; et al. Use of bone allograft in tibial plateau fractures. Arch Orthop Trauma Surg 117:357–359, 1998.

202. Shepherd, L.; Abdollahi, K.; Lee, J.; et al. The prevalence of soft tissue injuries in nonoperative tibial plateau fractures as determined by magnetic resonance imaging. J Orthop Trauma 16:628–631, 2002.

203. Sirkin, M.S.; Bono, C.M.; Reilly, M.C.; et al. Percutaneous methods of tibial plateau fixation. Clin Orthop Relat Res 375:60–68, 2000.

204. Snyder, W.H. 3rd; Thal, E.R.; Bridges R.A.; et al. The validity of normal arteriography in penetrating trauma. Arch Surg 113:424–426, 1978.

205. Spence Reid, J.; Van Slyke, M.A.; Moulton, M.J.R.; et al. Safe placement of proximal tibial transfixation wires with respect to intracapsular penetration. J Orthop Trauma 15:10–17, 2001.

206. Spiegel, P.G.; Shybut, G.T. Tibial plateau fractures. Editorial. Clin Orthop Relat Res 183:12, 1979.

207. Stain, S.C.; Yellin, A.E.; Weaver, F.A.; Pentecost M.J. Selective management of nonocclusive arterial injuries. Arch Surg 124:1136–1140, 1989.

208. Stamer, D.T.; Schenk, R.; Staggers, B.; et al. Bicondylar tibial plateau fractures treated with a hybrid ring external fixator: A preliminary study. J Orthop Trauma 8:455–461, 1994.

209. Stannard, J.P.; Sheils, T.H.; Lopez-Ben, R.R.; et al. Vascular injuries in knee dislocations: the role of physical examination in determining the need for arteriography. J Bone Joint Surg [Am] 86-A(5): 910–915, 2004.

210. Stills, M.; Christensen, K.; Powell, J.; et al. Cast bracing of bicondylar tibial plateau fractures after combined internal and external fixation. J Prosthet Orthot 3:106, 1991.

211. Stokel, E.A.; Sadesivan, K.K. Tibial plateau fractures: Standardized evaluation of operative results. Orthopedics 14:263–270, 1991.

212. Su, E.P.; Westrich, G.H.; Rana, A.J.; et al. Operative treatment of tibial plateau fractures in patients older than 55 years. Clin Orthop Relat Res 421:240–248, 2004.

213. Trickey, E.L. Rupture of the posterior cruciate ligament of the knee. J Bone Joint Surg [Br] 50: 334–341, 1968.

214. Tscherne, H.; Gotzen, L. Fractures With Soft Tissue Injuries. Berlin, Springer-Verlag, 1984.

215. Tscherne, H.; Lobenhoffer, P. Tibial plateau fractures: Management and expected results. Clin Orthop Relat Res 292:87–100, 1993.

216. Vangsness, C.T., Jr.; Ghaderi, B.; Hohl, M.; et al. Arthroscopy of meniscal injuries with tibial plateau fractures. J Bone Joint Surg [Br] 76:488–490, 1994.

217. Villas, C.; Mora, G.; Arriola, F.J. Use of bone allografts in the surgical repair of tibial plateau fractures. Rev Med Univ Navarra 40:13–18, 1996.

218. Waddell, A.P.; Johnston, D.W.C.; Neidre, A. Fractures of the tibial plateau: A review of 95 patients and comparison of treatment methods. J Trauma 21:376–381, 1981.

219. Walker, S.; Erkman, M.J. The role of the menisci in force transmission across the knee. Clin Orthop Relat Res 109:184–192, 1975.

220. Walton, N.P.; Harish, S.; Roberts, C.; et al. AO or Schatzker? How reliable is classification of tibial plateau fractures? Arch Orthop Trauma Surg 123: 396–398, 2003.

221. Watson, J.T. High energy fractures of the tibial plateau. Orthop Clin North Am 25:728–752, 1994.

222. Watson, J.T.; Coufal, C. Treatment of complex lateral plateau fractures using Ilizarov techniques. Clin Orthop Relat Res 353:97–106, 1998.

223. Watson, J.T.; Karges, D.; Moed, B.R. The value of CT scanning for preoperative evaluation of tibial plateau fractures. Abstract. Programs and Abstracts of the 9th Annual Meeting of the Orthopaedic Trauma Association, New Orleans, p. 76, 1993.

224. Watson, J.T.; Ripple, S.; Hoshaw, S.J.; et al. Hybrid external fixation for tibial plateau fractures. Orthop Clinics North Am 33:199–209, 2002.

225. Weiner, L.S.; Kelley, M.; Yang, E.; et al. The use of combination internal fixation and hybrid external fixation in severe proximal tibia fractures. J Orthop Trauma 9:244–250, 1995.

226. Welch, R.D.; Zhang, H.; Bronson, D.G. Experimental tibial plateau fractures augmented with calcium phosphate cement or autologous bone graft. J Bone Joint Surg [Am] 85:222–231, 2003.

227. Wilkins, R. Bioassayed demineralized bone matrix and calcium sulfate: Use in bone graft procedures. Paper presented at the 10th Annual Meeting of the International Society of Limb Salvage, Cairns, Australia, Apr 11–14, 1999.

228. Wilppula, E.; Bakalim, G. Ligamentous tear concomitant with tibial condylar fracture. Acta Orthop Scand 43:292–300, 1972.

229. Yacoubian S.V.; Nevins R.T.; Sallis J.G.; et al. Impact of MRI on treatment plan and fracture classification of tibial plateau fractures. J Orthop Trauma 16:632–637, 2002.

230. Yetkinler, D.N.; McClellan, R.T.; Reindel, E.S.; et al. Biomechanical comparison of conventional open reduction and internal fixation versus calcium phosphate cement fixation of a central depressed tibial plateau fracture. J Orthop Trauma 15:197–206, 2001.

231. Young, M.J.; Barrack, R.L. Complications of internal fixation of tibial plateau fractures. Orthop Rev 23:149–154, 1994.

232. Zecher, S.B.; Danziger, M.B.; Segal, D.; et al. Treatment of high-energy proximal tibial fractures using the Monticelli-Spinelli external fixator: A preliminary report. Am J Orthop 25:49–54, 1996.

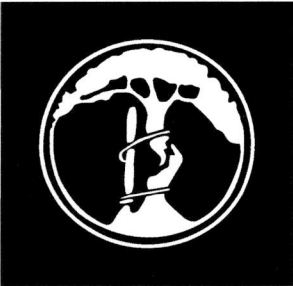

第 **57** 章

膝关节损伤畸形愈合与不愈合

René K. Marti, M.D. Gino M.M.J. Kerkhoffs, M.D. Ph. D

第一节 股骨远端骨折后的创伤后并发症

一、股骨远端骨折不愈合

通常股骨远端骨折经保守治疗很少发生不愈合，但是据报道，不论采取哪种内固定类型，总有少数患者术后出现骨折不愈合。30 年前，我们发现损伤轻微或采用微创内固定技术有助于降低股骨远端骨折不愈合发生率。股骨远端骨折不愈合通常发生在髁上区域。股骨髁上骨折延迟愈合或不愈合的治疗方式包括：高能量损伤后早期或延迟自体植骨填充骨缺损，并促进血管生长。我们做了一项研究，其中包含 67 例股骨远端骨折病例，结果发现 1 年后只有 1 例发生骨折不愈合。但该患者拒绝继续治疗[37]。

（一）诊断

当临床症状和影像学检查提示骨折块停止生长，骨折不可能再愈合时，可确诊为骨折不愈合。当 X 线片不确定骨折是否停止生长，CT 扫描可作为另外一种辅助诊断方法。至少在伤后 9 个月后，并且连续观察 3 个月骨折处仍然没有愈合征象[22]，或者是在骨折固定的最初 9 个月内失去愈合征象时，可诊断为股骨远端骨折不愈合。

（二）治疗

治疗的时机很重要。如果伤后 9 个月骨折仍然没有

愈合，则应该进行治疗。另外，骨折愈合前拆除固定没必要等到 9 个月后，但也不是立刻进行其他治疗。这同样适用于有骨缺损的骨折。伤后 6~8 周应该形成骨性结痂。如果没有形成骨性结痂，尤其是当骨质吸收导致骨折线更明显时，如果此时固定仍然牢固，则应该进行早期植骨。股骨远端骨折不愈合的治疗应该注重骨折固定的牢固性，而不是试图保留或恢复膝关节运动。按照 AO 原则进行治疗，不论用何种内固定，只要术后早期进行功能锻炼，一般很少出现膝关节僵硬。如果在骨不连处出现假性膝关节活动，则应该首先固定不愈合的骨折块，但是只有在假性活动仍然存在时，才在下一治疗阶段进行膝关节融合术。骨折愈合后再进行关节融合术和股四头肌成形术，也可能只处理软组织，而不用担心破坏骨折块血运。

总之，大部分股骨远端骨折不愈合是医源性的。因此，此时既需要进行固定，也需要剥去皮质并植骨以促进骨质生长。其中固定角度加压钢板固定是理想的固定方式。与早期治疗原则相似，此时也要用加压装置获得最佳的骨折块间压力。对于急性粉碎性骨折不易进行骨折块间加压，但常会出现骨不连。在外侧用支持钢板进行固定，并植骨填充内侧骨缺损，从而达到内侧的稳定性。另外，也可用小的内侧支持钢板固定来获得内侧稳定性（图 57-1）。

一些人认为，逆行髓内钉可用来治疗股骨髁上骨不连[8,9]。然而，尽管有报道从关节内置入交锁螺钉来固定新鲜骨折块疗效良好，但是用它来治疗骨不连存在争议。逆行髓内钉不适于治疗硬化性骨不连，这需要对

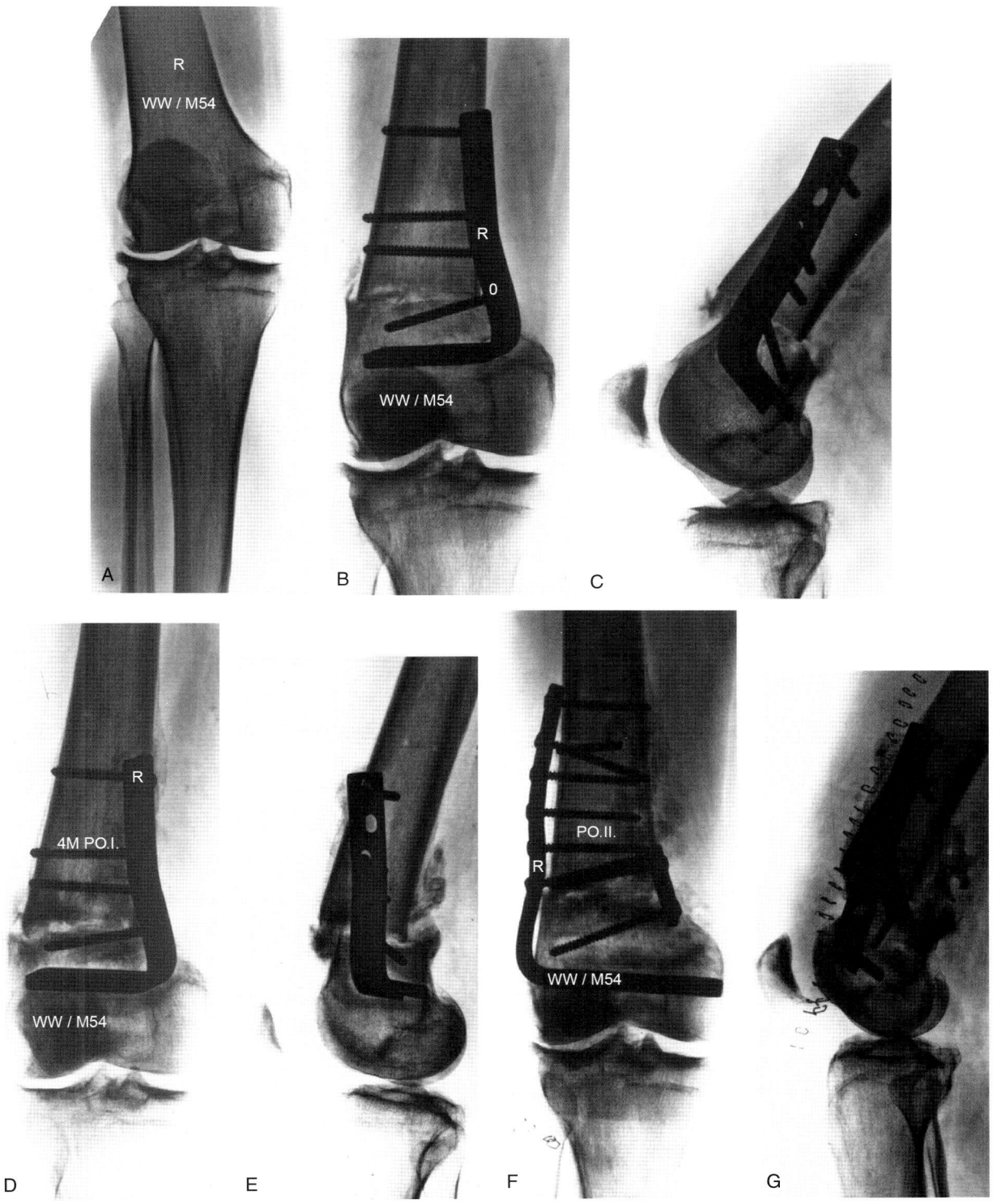

图 57-1　股骨远端骨折不愈合的修复,这种治疗是从先前的纠正膝关节外翻的截骨术发展而来。(**A**)截骨术前的正位 X 线片。(**B,C**)正侧位 X 线片显示多处技术性错误。截骨处离近端太近。接骨处有明显移位,提示溶骨过程中没有保留外侧骨皮质。另外,95°角钢板与股骨内髁不相吻合;插入点太靠近近端。(**D,E**)使用不当的固定技术和固定器械,所以发生骨折不愈合是不可避免的。正确的治疗方法是,通过内侧手术入路安装长的 90°髁钢板或塑形髁钢板。然而,对钢板加压时有过度矫正畸形而导致膝内翻的风险。因此,我们选择了另一种方法。拆除内侧钢板,用两孔 DC 钢板来维持内侧截骨面之间的压力。然后,通过外侧肌间隔手术入路置入 95°髁钢板;在截骨处填充移植骨块,待恢复下肢对线后再进行加压(**F,G**)。术后功能锻炼包括:部分负重锻炼 10 周。(待续)

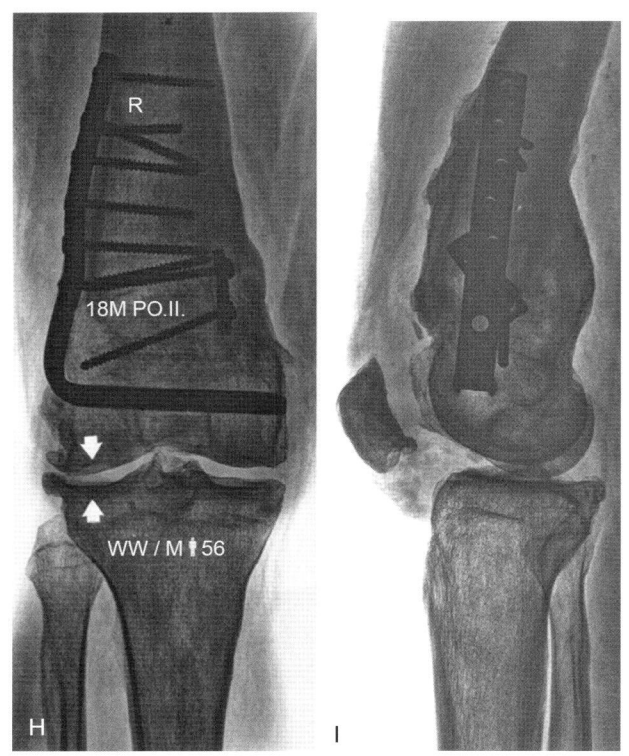

图 57-1(续)　(H,I)下肢力线正常,骨不连最终愈合。

骨折块加压才能愈合。Koval 等人[16]发表了一篇关于用扩髓股骨髁上髓内钉治疗 16 例股骨远端骨折不愈合的文献,从而使争论停止。通过一次手术,平均愈合时间是 17 个月。其中 1/5 病例是在术后 21 个月髓内钉动力化后才愈合,此时髓内钉已损坏。2 例是在再次手术更换髓内钉后才愈合。其余 9 例在术后 16 个月仍然没有愈合的征象。所以不建议用髓内钉治疗股骨远端骨折不愈合。对于骨质疏松病例,可用角固定内置物进行内固定。此外,如果骨折块骨质疏松很严重,以致角固定钢板不能牢固固定骨折块,可用外固定支架进行替代。但是对伴有严重畸形(成角、缩短、旋转畸形)的股骨远端骨折不愈合的病例要谨慎。这些问题的治疗方法包括:纠正畸形和压迫式接骨术。这可通过一次手术完成,但是我们只建议伴有成角或旋转畸形患者,以及骨折愈合后有严重肢体缩短的患者去做这种手术。对于对线不良的骨不连,应同时实施截骨术和不愈合骨固定术。肢体延长可通过一次手术完成;但是,大部分病例需要分期手术来完成。伴有畸形的股骨远端骨折不愈合的治疗将在"骨折畸形愈合"一节讲述。

　　在我们医院,每一位骨不连患者骨折处组织都常规进行细菌培养。如果是由于感染导致了骨折延迟愈合或不愈合,必须对感染处进行彻底清创,然后再加以牢固固定。在我们医院,只要软组织覆盖充分,那么"一步"疗法可以说是治疗这种感染的较好的方法,包括清创和牢固的钢板固定。使感染性不愈合骨块结合,然后再处理遗留的慢性感染(钢板瘘管)。"一步"疗法唯一的禁忌证是骨折不愈合处软组织覆盖较差。所有患者必须按细菌培养结果给予合适的抗生素;但是不应该为了追求这一目的而延迟清创和骨折固定。股骨远端骨折不愈合伴软组织覆盖较差的病例相对少见,此时可用外固定支架固定(用外置钢板作为外固定支架)[13,14,23]。然后进行内固定,并在各治疗阶段反复清创:首先,必须反复仔细清创;其次,进行皮肤移植或用游离皮瓣来改善软组织覆盖;最后,待感染和软组织覆盖得到充分处理后,再进行钢板内固定和植骨,从而使骨折得到牢固固定。慢性骨炎需要多次清创,并用移植松质骨填充骨缺损。

　　如果膝关节破坏很严重,以至于不能进行负重和正常的膝关节运动,此时必须考虑关节融合术。当软组织覆盖较差,血运不充分时,或者是其他的治疗方法都失败时,必须考虑关节融合术(图 57-2)。内固定和关节融合术失败后,也可考虑全膝关节置换术(TKA)。然而,成功的全膝关节置换术必须要有良好的软组织覆盖。让人最难以接受的治疗是截肢;所以应该告知患者,以使患者做好精神和心理准备。

二、股骨远端骨折畸形愈合

　　股骨远端骨折经保守治疗后,经常出现畸形愈合。下肢缩短、旋转畸形以及轴向对线不良常有报道(图 57-3)。经充分的术前准备,仔细斟酌手术入路,经切开复位内固定术后很少出现严重畸形愈合。然而,如果刃板或外侧固定器械的螺钉不平行于膝关节前线,可出现内、外翻畸形。

　　同时也可出现屈、伸韧带排列紊乱。没有哪种内置物能够确保骨折块在矢状面上正确对线。内置物的型号很重要。如果重建的股骨髁较小,则很难获得良好的股骨干对线,特别是不能解剖复位的粉碎性骨折只能用桥接钢板固定时。

　　最终,伴内侧塌陷的严重粉碎性股骨髁上骨折可能导致膝关节内翻畸形。内侧失去支持可能首先导致内固定失败,但是也可能出现骨折畸形愈合。

　　急性股骨远端骨折髓内钉固定的扩展适应证可能导致任何一种畸形愈合,但是最常见的是外翻成角和旋转畸形。

畸形。所以,畸形矫形术有绝对和相对适应证。可用手术矫正的股骨远端畸形愈合类型包括:外翻、内翻、前弯和过伸以及多平面的旋转畸形。早期采用截骨术可减轻患者痛苦,短期恢复膝关节功能,从长远来看,也可避免或延迟全膝关节置换。矫形截骨术尽可能在畸形水平实施。如果膝关节功能正常,则在畸形水平实施手术相对较容易;同时可参照健侧解剖结构[28,35]。而手术禁忌证是:畸形水平处软组织套和骨质条件较差。

(三)截骨术适应证

股骨远端畸形愈合的矫形截骨术的最佳适应证是,症状性冠状面或矢状面力线畸形的患者,同时膝关节功能正常或局限于某一部位的关节改变。另外,对于严重膝关节功能丧失的年轻患者,矫正肢体力线的截骨术不仅可减轻膝关节症状,也可保护踝和距下

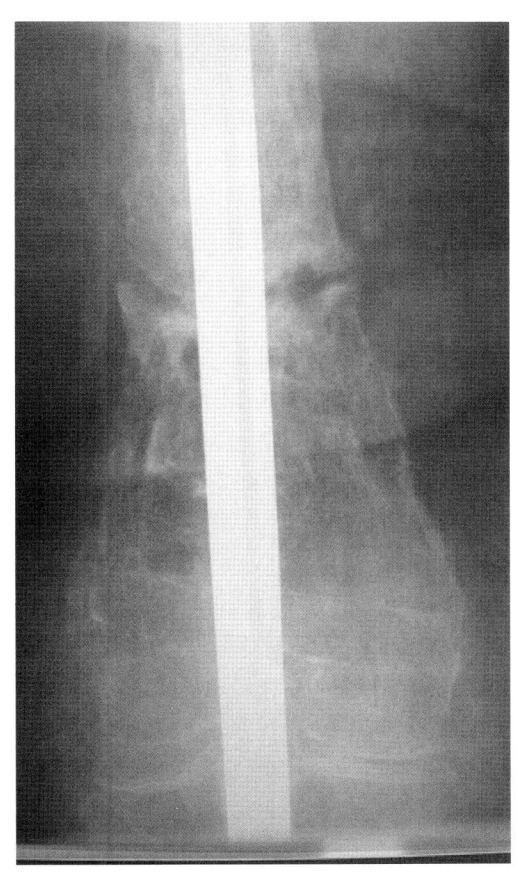

图 57-2 软组织肉瘤经放疗治疗 20 年后出现的萎缩性无菌性骨折不愈合。95°髁钢板固定失败后,穿膝关节向股骨干内顺行插入髓内钉,维持老人能够无痛行走达 6 年,直至带沟槽的髓内钉在骨不连处断裂。再次成功安装较大的封闭性髓内钉。

(一)诊断

如果下肢力线轴股骨远端水平发生改变就可诊断为股骨远端畸形愈合。在行切开纠正畸形术前应该对患肢和健肢进行影像学评价(包括长腿负重位正侧位 X 线片)。因为正确判断骨在各个平面上的移位和成角对畸形类型的诊断和手术技术的选择都很重要。其中通过临床检查(骨盆腔水平木板试验)最容易诊断的是下肢缩短和旋转畸形,并可行 CT 扫描来确诊;手术纠正后也可用 CT 扫描来检查确认。

(二)治疗

有症状的股骨远端畸形愈合的首选通常是保守治疗,尽管直通治疗和石膏固定不能长久性去除患者疾苦。下一阶段的治疗是纠正畸形。有些畸形相对容易耐受,如与负重的下肢畸形相比,患者更容易耐受上肢

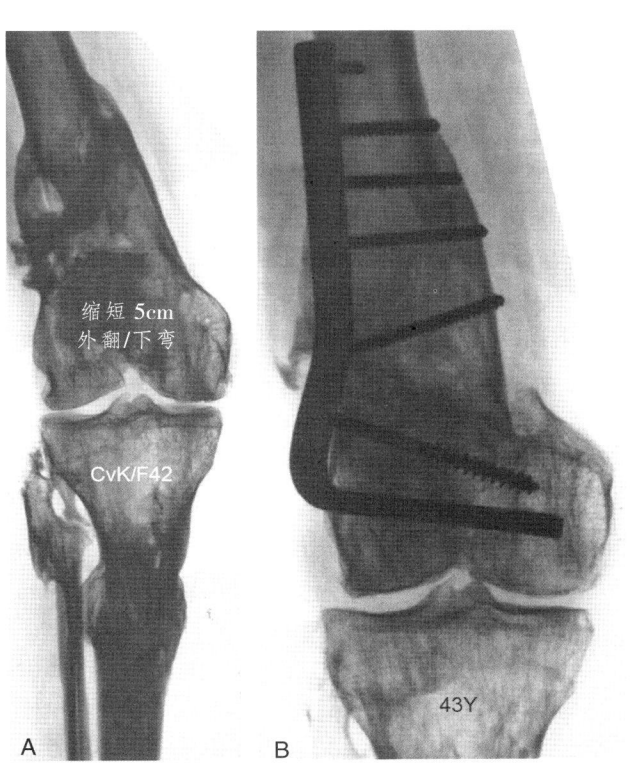

图 57-3 一位 42 岁男性患者因保守治疗浮膝导致创伤后下肢对线畸形和缩短。(A)经测量,股骨外翻角度为 16°,胫骨外翻角度为 5°,股骨过屈角度为 10°,缩短长度为 5cm。最后,认为胫骨外翻角度较小,可以接受而不予处理,只对股骨进行矫形手术。由于股骨远端骨质发生硬化,所以不宜经外侧切口行楔形截骨术。为了达到理想的矫形效果,可经内侧切口安装长钢板,而不进行楔形骨切除。(B)经外侧切口矫正内翻 12°和过伸 10°的畸形,从而重获下肢力线。(待续)

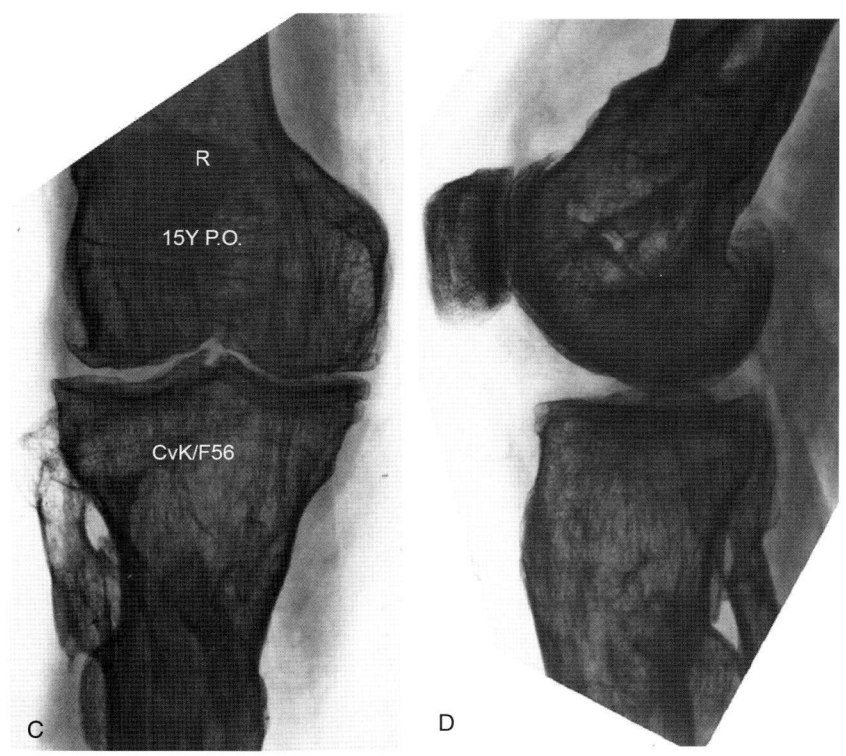

图 57-3(续)　(C,D)15 年后,X 线片显示能够耐受的关节变化。

关节。通常,用预防性截骨术来治疗年轻患者严重创伤后畸形,尤其是外翻或过伸畸形,从而防止韧带过度牵张和治疗"打软腿"症状。从长远来看,冠状面上的大于 10° 的成角畸形常导致继发性骨关节改变;而膝关节过伸超过 10°~15° 将会影响膝关节功能。股骨粗隆间和粗隆下区域或股骨干水平的单纯性旋转畸形能够得到较好的矫正,但是对于累及 3 个平面的复杂畸形愈合,则最好在矫正上述畸形的同时也进行矫正。但是,对于组织畸形程度达到多大才适于手术这个问题,应该根据每个患者的具体情况进行分析。

(四)截骨术

在股骨远端水平,截骨术的主要适应证是创伤后内翻/外翻畸形。矫形截骨术的目的是恢复下肢冠状面力线。在矫正冠状面畸形时,可同时处理膝关节生物物理结构未受到严重影响的伸膝困难症状。从手术技术来看,截骨术包括:楔状骨切除(闭合性楔形切口法),楔形切口(用植骨块和骨质替代物填充缺损法),或置换截骨术(挤压法)。

1.股骨远端截骨技术

有些作者偏好经外侧切口实施各种股骨远端截

骨术[16,44]。标准的通过肌间隔的外侧切口可轻易暴露整个股骨,从而既可以实施闭合性楔形截骨术,也可以实施开放性楔形截骨术。近几年,刃钢板固定是金标准。然而,近 10 年来,大概是由于一些内置物的设计形式更受外科医生欢迎,所以受到日益推广,如:Puddu 钢板、角钢板(如股骨远端锁定钢板)、微创内固定钢板、Tomofix 钢板以及 NCB 股骨远端钢板。我们的手术入路主要取决于畸形部位。闭合性楔形截骨术是矫正单平面畸形的常规手术。一般说来,可用 95° 钢板经外侧入路矫正内翻畸形,而用 90° 髁钢板经内侧入路进行固定矫正外翻畸形,从而使畸形得到不同程度的矫正。这两种内置物与股骨远端结构都能够达到良好对合(图 57-4)。如果只需暴露股骨远端,可用内侧肌间隔入路替代外侧入路。根据畸形部位确定手术入路的主要优点是,在采用闭合性楔形截骨术时,可以在截骨处顶端保留部分骨连接(图 57-4)。依笔者观点,保留这种骨桥是达到最佳固定的关键,下端骨块不会发生移动,而保持截骨处的内在稳定性。这种方法的主要缺点在于,截骨处的稳定性完全依赖于截骨处对侧的骨桥。在截骨加压过程中,要保证骨桥只能弯曲而不能断裂(图 57-5)。因

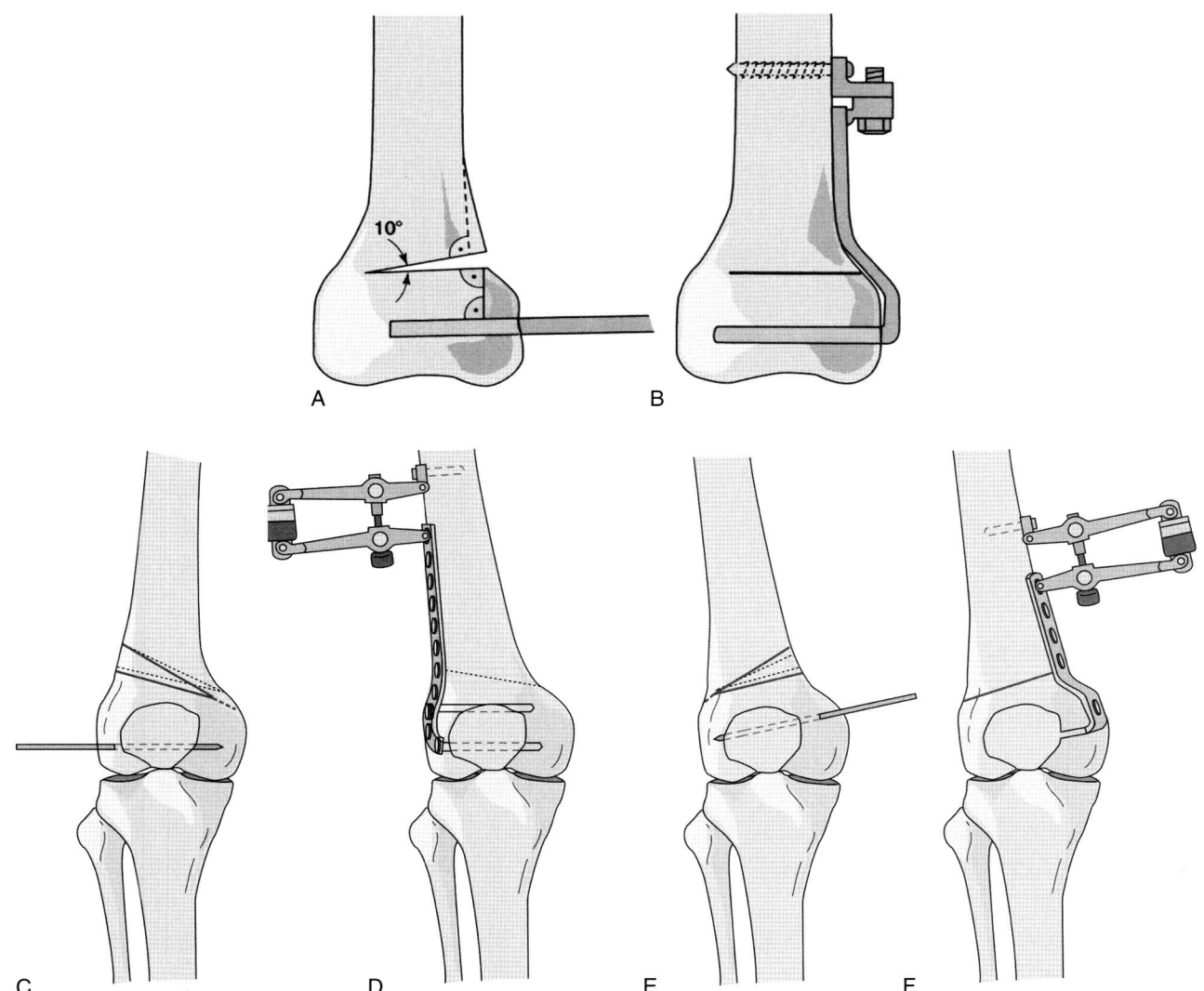

图 57-4　股骨远端冠状面截骨术。(A,B)钢板对面骨皮质保留作为骨桥,如果需要增加远端骨块活动性可进行钻孔,从而使骨桥在钢板对面起到"张力带"的作用,以对截骨平面进行加压。(C,D)经外侧切口实施的导致外翻的截骨术;在髌骨下平行于髌骨关节面插入克氏针,作为阀座凿子的导针,以为下一步安装 95°刃钢板做准备。待用阀座凿子做好刃钢板的孔后,用摆锯制作楔形截骨切口,但是不锯透内侧皮质,钻制小孔并用凿子辅助内侧皮质融合。去除楔形骨块,在插入刃板之前,用两脚复位钳固定截骨块。安装好刃钢板后,用螺钉将钢板固定到远端截骨块上,然后通过张力器施加压力,确保充分固定。(E,F)图示的是导致内翻的股骨远端截骨术,经内侧手术入路安装 90°角钢板,而这种钢板是为股骨近端截骨术设计的。图示的楔形截骨术能够增加骨块的接触面积,并增加刃板和截骨平面之间的骨的厚度,从而确保在加压过程中提供足够的支持力。保留一部分外侧骨皮质,然后用溶骨法使其弯曲。这种 90°截骨钢板带有几个弯头。选择一种能够与骨最吻合的截骨钢板。(A and B,Redrawn from Marti,R.K.;Schroder,J.;Witteveen,A. The closed wedge varus supracondylar osteotomy. Operative Techniques in Sports Medicine 8:48−55,2000.C,D,E,and F,redrawn from Ruedi,T.P.;Buckley,R.E.;Moran,C.G. AO principles of Fracture Management,2nd ed.,New York,Thieme,2006.)

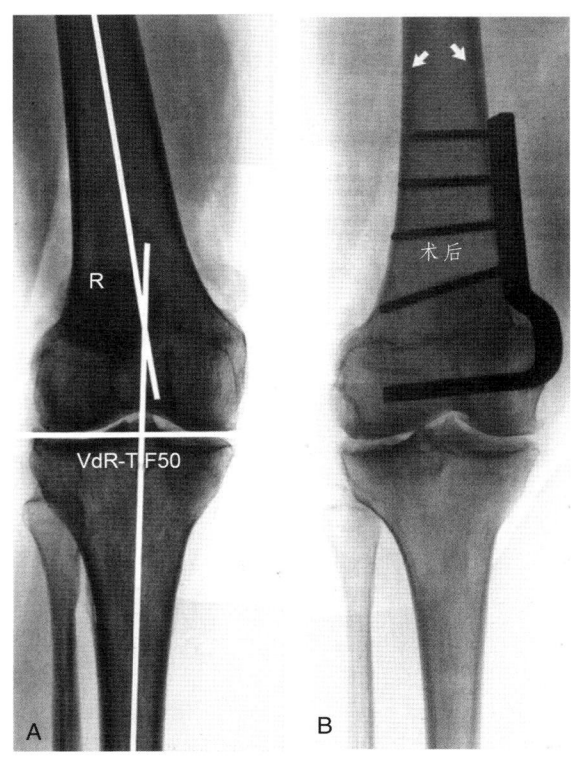

图 57-5 (A)患外翻性膝关节病的 50 岁女性的膝关节正位 X 线片。(B)手术后 X 线片显示,通过外侧骨桥对截骨面加压(箭头)。这是一个典型的倾斜位股骨远端闭合性楔形截骨术病例。

此,这种技术的关键点是:在截骨斜面上预钻孔,在关闭楔形切口的过程中用跨骨桥的复位钳固定(见图 57-11 和图 57-12)。

开放性截骨术也要严格遵守同样的原则;骨桥和植骨块是内在稳定性的保证,然后用矫正内翻畸形 95°钢板和矫正外翻畸形的 90°髁钢板来加强稳定性。对于某些创伤后畸形病例,95°钢板可能太短,而 90°髁钢板与股骨内髁形状对合良好,另外也可使用角固定钢板(图 57-6)。进行倾斜截骨可增加刃板和截骨平面之间骨桥的厚度。这也可增加近端和远端骨块之间的接触面积,从而改善稳定性和截骨处的愈合(图 57-7)。

置换截骨术需要遵守不同的原则。这是一种股骨髁上横贯性的截骨术,而不需保留骨桥和楔形骨切除。这种截骨术的稳定性完全依赖于内固定 95°刃钢板或其他角钢板提供的加压作用。这种置换截骨术的经典适应证是股骨远端外翻畸形。这种技术也可用于屈-伸截骨术[44]。现在,以笔者观点,置换截骨

术的最佳适应证是矫正多平面畸形,而不必向开放性和闭合性楔形截骨术那样保留骨桥(图 57-7)。这种截骨术的优点是,操作简单,实施多平面矫形相对较简单,可通过骨块间加压获得牢固固定,而不必将股骨干压进股骨髁。这种技术的缺点是,最终固定的牢固性取决于骨块间加压和内固定的质量,而这常取决于骨质的条件(骨质疏松)。出现创伤后硬化骨后则很难在内侧加压。这种技术是不能用来进行延长肢体的(见图 57-3)。

肢体严重畸形,同时软组织条件较差的病例可用渐进性 Ilizarov 钢板固定,这种病例在发达国家很少见到。然而,我们从来没用过这种技术,该技术对患者和医生都有风险。

2.股骨远端截骨术的预后

如果既尊重患者病情,同时也遵守截骨术的原则,骨折畸形愈合矫正后通常能够愈合。据报道,Wagner 用置换截骨术治疗了 31 例股骨远端外翻畸形的患者,其中 1 例出现内置物松动[44]。我们用闭合性楔形截骨术(95°钢板,髁钢板)治疗了 15 例股骨远端创伤后内翻/外翻畸形患者,2 个月内所有的病例都获得骨稳定[28]。从长远来看,预后取决于关节损伤程度。如果膝关节面正常,而只用截骨术矫正肢体对线,通常能够预后良好,将来也不需要全膝关节置换术。如果有膝关节单室骨关节炎,则二期治疗将会推迟很多年。Wagner[44]的 31 例患者中在术后平均 14 年后只有 2 例需要全膝关节置换术,而我们的 15 例患者中的 2 例是在术后 10~13 年需要全膝关节置换。即使有广泛性膝关节炎,用单纯截骨术矫正严重畸形也可获得良好预后。

一般来说,术后影像学检查应在术后第一天完成。使脚趾触地负重 6 周。第 6 周再进行体格和影像学检查,如果患者能够忍受疼痛,可在初始固定辅助下进行行走。然后在第 12 周再次检查。待骨质明显愈合后,患者可负重活动,术后 1 年再次检查并取出内固定物。

(五)小结

依笔者观点,闭合性楔形股骨截骨术应该只对单纯内/外翻畸形,且远端骨关节面正常,双下肢等长的患者。开放性楔形截骨术主要适用于青少年。对于严重的股骨远端创伤后畸形和多平面对线不良,采用外侧入路和置换截骨术可能效果更好。

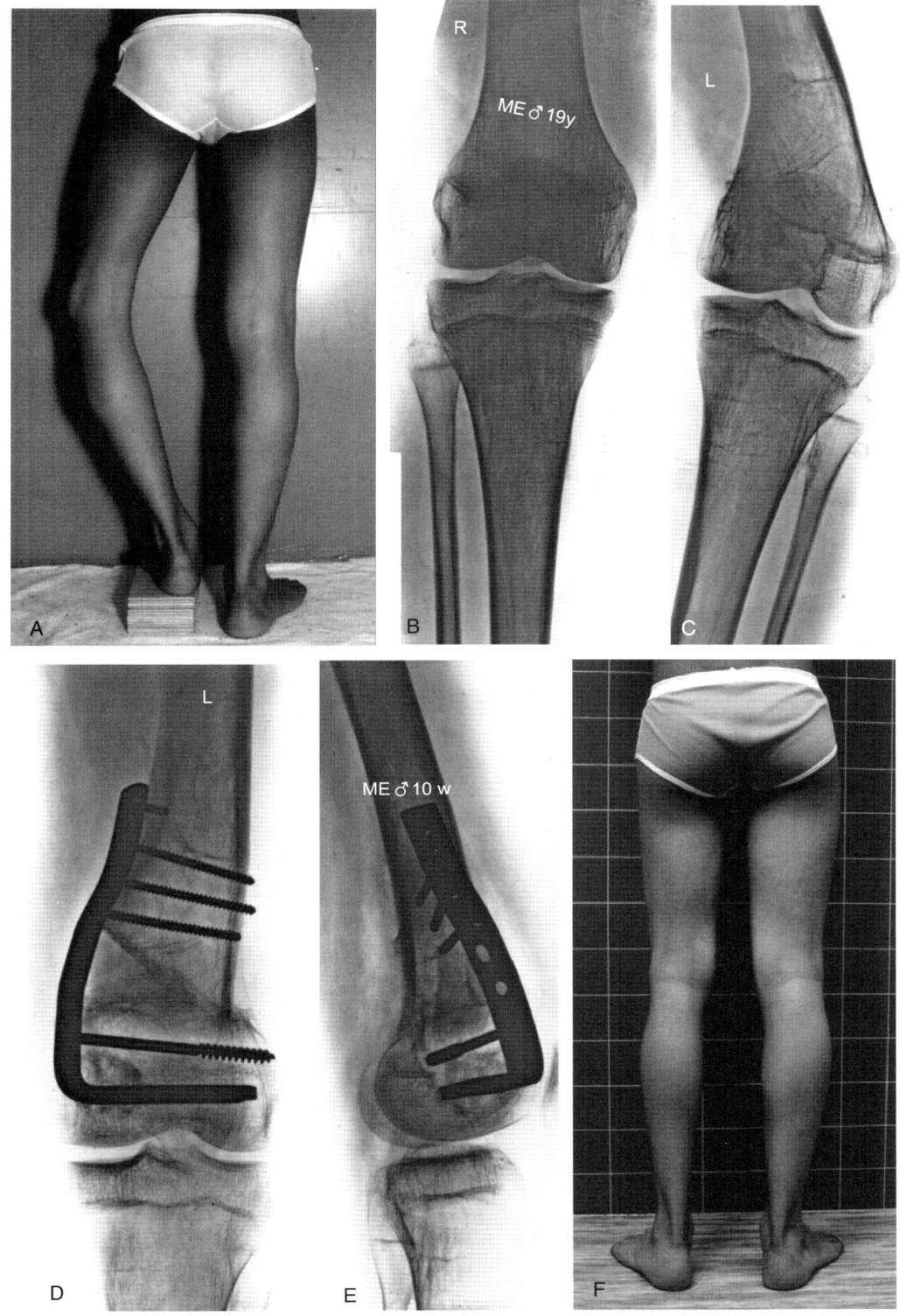

图 57-6　用开放性楔形截骨术处理左股骨远端 35°内翻畸形,这种畸形是由于干骺端损伤未经治疗导致的。(A)后侧照片。(B)健侧膝关节正位 X 线片。(C)左侧内翻膝关节正位 X 线片。股骨内髁外形扁平;90°髁钢板对合不佳,而标准钢板太短。(D,E)术后 X 线片。经内侧手术入路,实施开放性楔形截骨术,并从髂骨植骨(以确保固定稳定性);95°髁钢板经塑形后与股骨远端达到良好对合,从而达到牢固内固定。(F)12 周后,截骨处完全愈合,畸形得到矫正,如图所示。

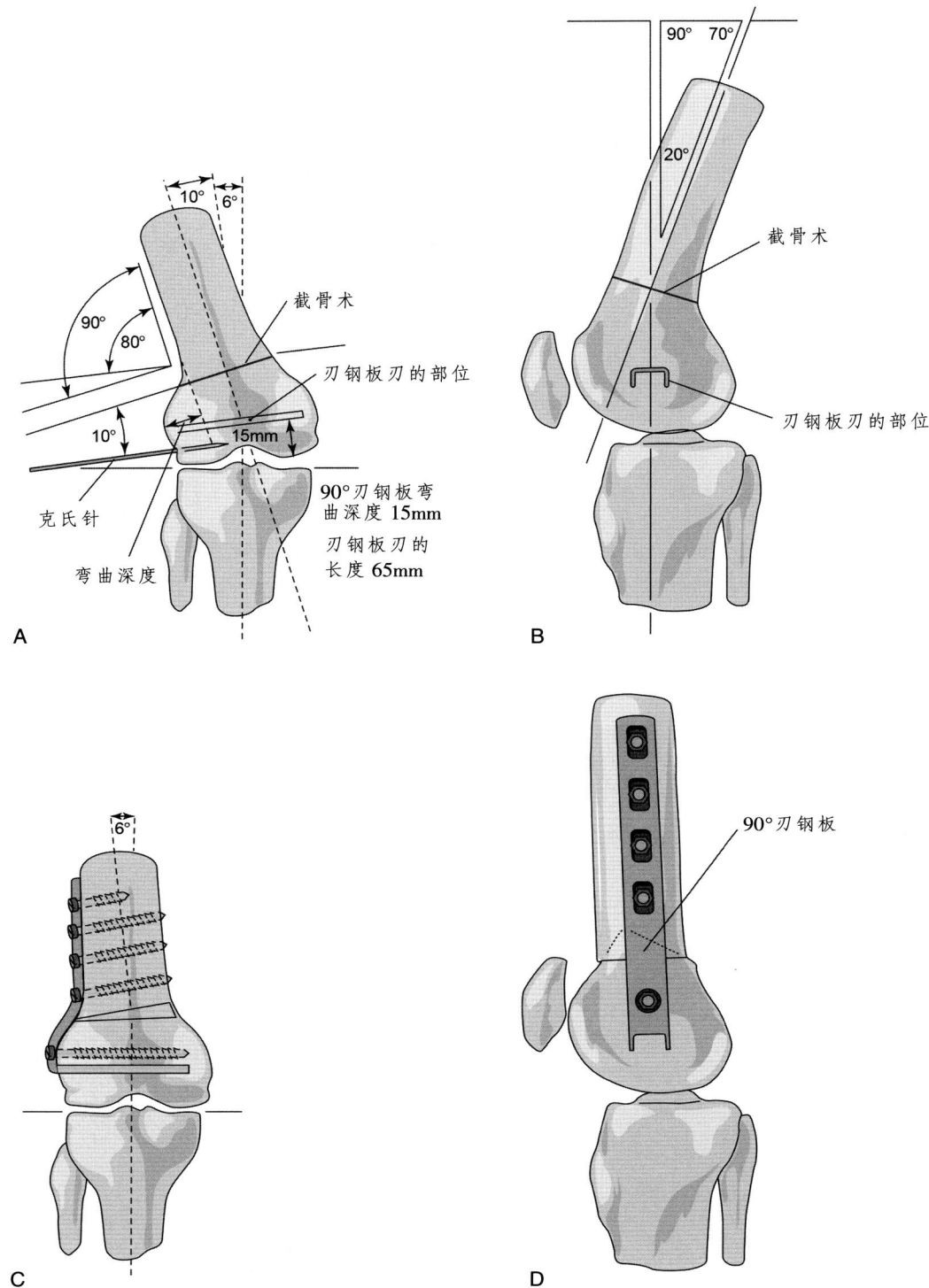

图 57-7 矫正股骨远端双平面畸形(外翻和屈曲)的置换截骨术。预先确定的刃钢板的位置决定矫形方法。(A,B)术前计划。(A)用克氏针标记关节线,阀座凿子位于距膝关节面 15mm 处的近端,且平行于关节面,通过截骨术使股骨力线轴垂直于膝关节水平线和阀座凿子。用 90°刃钢板固定(带有 15mm 弯曲)。(B)通过阀座凿子的位置和方向决定伸膝 20°。凿子的上表面垂直于股骨力线轴。在截骨部位刃板上部保留足够的骨桥。(C,D) 使膝关节内翻 10°,背伸 20°,并牢固固定下肢,通过牵张器安装钢板从而在截骨部位加压达到牢固固定的目的。(From Wagner, M. The supracondylar femur osteotomy for the correction of a genu valgum. Operative Orthopaedie and Traumatologie 15(4):387–401,2003.)

第二节　胫骨近端骨折后的创伤后并发症

一、胫骨近端骨折不愈合

胫骨近端骨折术后出现无菌性不愈合很少见。这很可能是由于发生复杂性粉碎性胫骨近端骨折（Schatzker V型和Ⅵ型骨折），而骨折块导致严重血管损伤。此外,不管采用何种内固定形式,都有骨不连的少数报道。尽管还不知道这些骨不连的具体原因,那些影响骨折愈合的全身性和局部因素都应该进行检查,并将其影响最小化,同时要禁止吸烟和饮酒。建议用保守疗法辅助治疗,如电磁刺激和超声疗法,但是对这些疗法的疗效还存在争议。这些疗法的确在骨不连部位产生一定程度的热效应和物理效应。但是还不清楚这些作用通过何种机制促进骨折愈合[17,33,42]。

我们随访调查了202例胫骨近端关节面骨折的患者,其中只有2例在伤后1年骨折仍未愈合。这两例患者都出现反复感染,从而导致骨折处骨质破坏,最终进行全膝关节置换术[38]。

(一)诊断

与股骨远端骨折不愈合的诊断原则相似,当物理和影像学检查都提示骨折愈合停止,且不可能再愈合时,则可确诊胫骨近端骨折不愈合。这时的临床症状是,骨折局部出现肿胀、红、热,并且移动和部分负重时出现疼痛。此时正侧位X线片可能显示内固定物松动,如果固定仍然牢固,骨折间隙增宽和刺激性瘢痕也是固定失败的征象。45°斜位片有助于观察关节内对线,以及观察那些与投影束斜行相交的骨折线。CT扫描能够提供高质量的三维重建图像,从而为提供更多关于骨折块固定牢固程度的信息。除了伤后3个月后影像学仍未显示骨折有愈合倾向[22]或者显示固定失败的胫骨近端骨折患者,那些在伤后9个月仍未愈合的患者通常诊断为骨折不愈合。

(二)治疗

如果右下肢疼痛和功能不良,这只是手术治疗干骺端骨不连的相对适应证。因此,应该根据患者的具体病情进行考虑。初期治疗可采用保守疗法:通过部分负重使机械应力跨骨折线传导,这样可以促进愈合。术后第6周行X线检查。如果X线片显示骨折愈合正在进展,则提示非手术疗法很成功。如果骨折愈合没有进展,则应该手术固定骨不连。手术方法包括:皮质剥离;矫正畸形(包括截去畸形愈合的主要骨折块);使用加压钢板和拉力螺钉对骨折块加压,从而牢固固定主要骨折块。促进骨生长最佳的生物性刺激方式是植骨。

胫骨近端骨折固定6~8周内应该能够观察到骨折愈合进展的影像学征象。如果没有,同时内固定也很牢固,那么可早期植骨。需注意的是,大部分胫骨近端骨折不愈合是由低级感染导致的,所以要及时发现、仔细治疗。每一位骨折不愈合患者都应该常规进行细菌培养。如果骨折延迟愈合或不愈合与潜在感染和细菌生长有关,则应该对感染的骨折块进行充分的清创,并牢固固定。在我们医院,只要患者局部软组织覆盖充分,"一步疗法"——清创和牢固固定,就是治疗感染的有效方法。所有患者都必须根据细菌培养结果适当应用抗生素。但是,不应该因等待细菌培养结果和敏感抗生素而推迟清创和固定。

待骨折愈合后,然后再通过清创和拆除金属固定物,并根据细菌培养结果适当应用抗生素治疗慢性感染(通常是慢性引流管感染)。"一步疗法"的唯一禁忌证是骨折不愈和部位软组织条件较差。

如果软组织覆盖较差,则需要分期进行内固定和重复清创。首先进行仔细清创并用外固定支架固定。然后,通过皮肤移植/附近或游离皮瓣覆盖软组织(如果需要的话)。最后,充分处理感染和软组织覆盖后,用钢板内固定联合植骨从而牢固固定骨折。有时对于感染性骨折不愈合需要用外固定支架长期固定。而我们还发现,标准的内固定钢板可当做外固定支架使用。用标准螺钉连接骨和钢板,用一体性垫圈螺口把螺钉固定到钢板上。这种改良外固定钢板能够提供牢固的固定,同时体积还很小,利于软组织重建[13,14,23](图57-8)。如果有慢性骨感染,则需要重复清创,然后移植松质骨块填充骨缺损。幸运的是,胫骨近端骨折患者很少出现无菌性膝关节炎。如果膝关节损伤严重而无法修复,可考虑关节融合或全膝关节置换术。如果由于骨质缺损、骨质较差或无法修复等原因,而导致关节周围骨折不愈合无法固定,可考虑关节融合或全膝关节置换术。换句话说,笔者认为只有当前面的治疗方法都失败时才考虑用关节融合或关节置换。只有感染完全消除,软组织覆盖良好时,才考虑全膝关节置换术。如果患者没有以上情况,则更适合做关节融合。最坏的选择是截肢。但是在截肢之前,应该将病情及治疗方法告知患者,以使患者在精神和身体上有所准备。

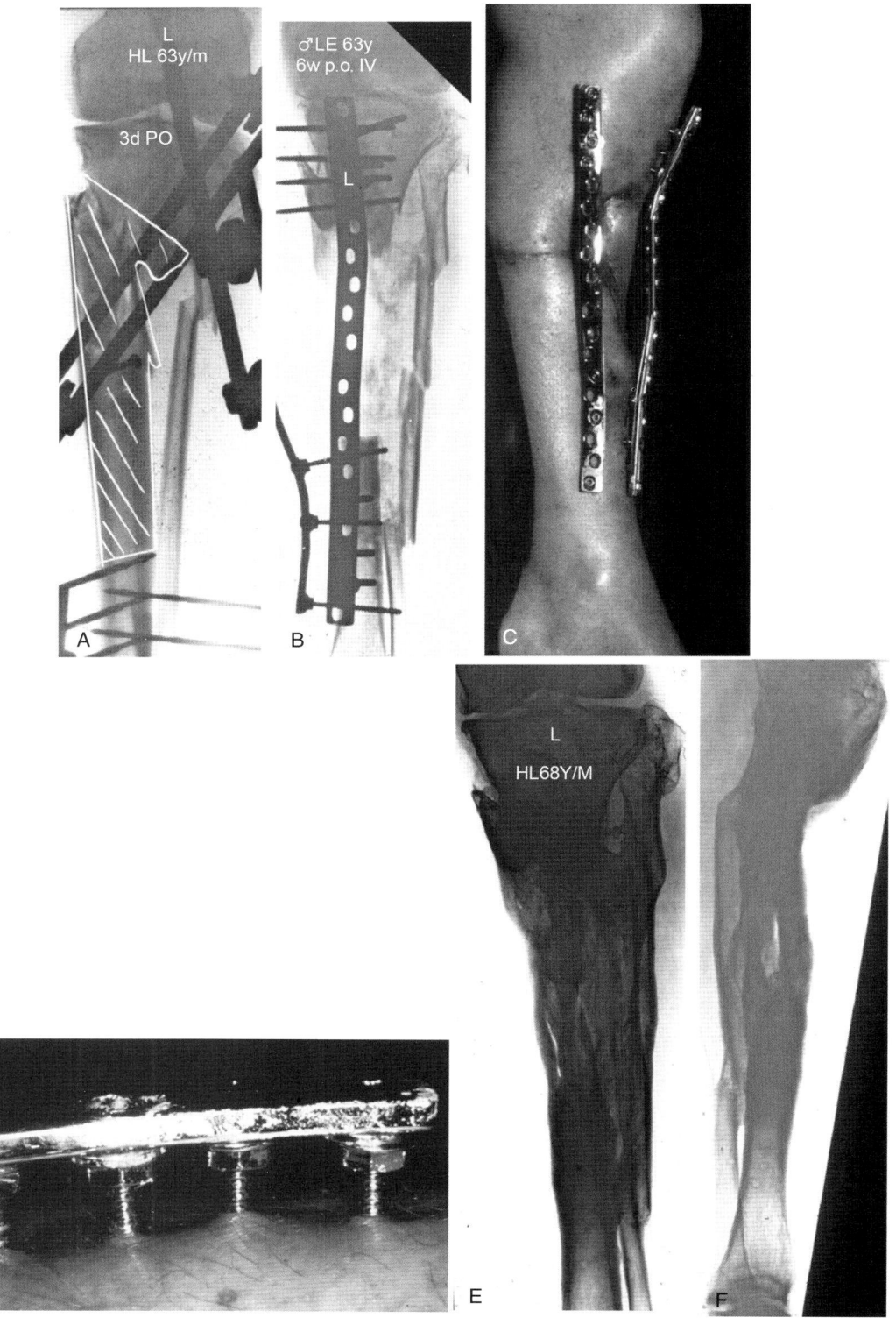

图 57-8 把内固定钢板当做外固定支架来治疗感染性胫骨骨折不愈合。把螺钉拧在内侧面有螺母的钢板上。(A)畸形对线的感染性骨折不愈合患者。(B)图示显示的是前内侧钢板跨越胫骨干近端截骨部位的正位 X 线片。用自体植骨填充胫骨骨缺损,并与腓骨接触。(C)采用较宽的钢板对较大的骨折块进行外固定。(D)图示显示的是螺钉与钢板的连接处,在此处用螺母固定皮质螺钉。(E,F)显示的是根除感染、骨折愈合后小腿正侧位 X 线片。

二、胫骨近端骨折畸形愈合

成年人胫骨近端骨折畸形愈合的各种定义不一致。畸形愈合的分型需要根据出现畸形的部位,如:关节内、干骺端或骨干。另外,除了平移畸形外(见第63章),骨折畸形愈合还包括成角畸形和单平面/多平面旋转畸形。与某些畸形愈合相比,患者可通过调节附近关节较容易地适应其他一些骨关节畸形。与小腿内翻畸形相比,患者更易接受小腿外翻畸形,因为这种畸形可以通过距下关节进行代偿。胫骨近端骨折畸形愈合可分为关节内畸形和干骺端畸形。

(一)诊断

无论下肢力线轴发生任何改变,只要这种改变处于胫骨近端,都诊断为胫骨近端骨折畸形愈合。对患侧和健侧肢体进行全面影像学检查(下肢全长、负重状态下正侧位和斜位 X 线片),是制定矫形截骨术前方案的基础。畸形在各个平面上的移位和成角程度,是影响矫形手术方式和操作细节的重要因素。检查下肢缩短和旋转畸形的最好方式是体格检查。CT扫描能够为诊断提供证据支持,并有助于矫形手术方案的制定。CT扫描的另一个作用可能是,它可观察关节内台阶样畸形;然而,这也可通过斜位 X 线片进行观察。在我们治疗的患者中,从来没在术前用关节镜观察关节内骨折。

(二)治疗

对于有症状的胫骨近端骨折畸形愈合患者,首选保守治疗。然而,从长远来看,仅仅进行止痛和石膏固定不能从根本上解决问题。而下一阶段的治疗则需考虑手术矫正对线畸形。如前所述,患者能够较好地忍受一些畸形。在膝关节水平,与外翻畸形相比,患者更容易接受内翻畸形。在距下关节水平,与内翻畸形相比,患者更容易接受外翻畸形。这表明畸形矫形术有相对和绝对适应证之分。由于患者病情各不相同,所以即使某些患者的畸形属于绝对适应证,也要根据每位患者的具体情况描述畸形程度。早期实施截骨术的最大优点是,它能够在短期内缓解患者痛苦和恢复膝关节功能,从长远来看,也能够避免或延迟膝关节置换。矫形截骨术应该尽可能在畸形部位实施。畸形部位软组织条件和骨质条件较差属于禁忌证(图 57-9)。

(三)截骨术的适应证

对于胫骨近端关节内骨折畸形愈合,如果膝关节疼痛且因失去功能而导致关节不稳定(力线轴改变),则是手术的绝对适应证。这种关节面畸形将会逐渐发展成创伤性关节炎。此时,必须考虑局部软组织条件,关节软骨的损伤程度,膝关节功能,以及患者的解剖性和功能性要求和期望。这些因素将影响采取何种手术方式,例如:关节内和胫骨近端对线畸形(通常是内翻畸形)联合截骨术,关节外截骨术,关节融合术,关节置换术。对于有胫骨平台外侧骨折畸形愈合,同时有膝关节疼痛、功能障碍和内翻畸形的患者,可考虑采用手术矫正。从长远来看,如果患者畸形在冠状面超过10°,在矢状面上超过15°,为了避免膝关节退行性改变,可对无症状性膝关节畸形的年轻患者采用预防性截骨术。

如果胫骨近端骨折畸形愈合伴疼痛和功能障碍,则是手术治疗的绝对适应证。即使这样,也应该根据每个患者的具体情况进行评价。在这一水平面上进行手术操作较简单,这也可能影响手术计划。截骨术的最佳适应证是单髁间关节面创伤性骨关节炎并伴内/外翻畸形,无关节屈曲挛缩,膝关节运动范围至少为100°,韧带完整,无严重骨缺损。膝关节屈曲挛缩超过20°是胫骨近端截骨术的一个禁忌证。一般说来,截骨术不能改善膝关节的运动功能。膝关节运动范围小于70°是截骨术的相对适应证,尤其是当这种运动局限性是由屈曲挛缩导致时。对大多数创伤性关节炎患者来说,膝关节屈曲范围达到90°是能够满足日常生活需要的。然而,对于这些患者,良好的膝关节对线可能比关节运动范围更重要。

(四)截骨术

早在 19 世纪德国文献就报道了第一例胫骨近端截骨术。从此,矫形截骨术就逐渐得到推广。治疗复杂创伤后畸形的方法有:胫骨近端内/外翻截骨术,关节内外联合截骨术。对于这种关节内矫形手术,CT扫描可能对治疗有帮助,但也并不是非做不可。矫形截骨术的目的是,恢复关节内解剖结构以及下肢冠状面力线轴。从技术角度来讲,胫骨近端干骺端截骨术可采用楔形截骨术(闭合性楔形截骨术)或开放性楔形截骨术。如果需要的话,也可联合两种术式进行关节面复位。为了充分矫正畸形,通常也需要在腓骨中 1/3 进行截骨,但不需要固定。

1.胫骨近端截骨术技术细节

再次强调,必须详细进行术前检查,包括:膝关节运动范围,韧带稳定性,畸形成角,同侧髋关节和距下关节功能。如前所述,影像学检查必须包括下肢全长(髋–膝–踝关节)负重正位X线片,以利于观察胫股轴(解剖轴)和力线轴。胫股轴是股骨和胫骨长轴通过交接点连接而成。正常的胫骨和股骨轴线之间有5°~7°的外翻夹角。而力线轴是从股骨头中心到踝关节中心的直线。在下肢正位X线片上观察(图57–9),正常的力线轴通过膝关节中心内侧。尽管现在医生可以利用先进的计算机截骨操作系统,但是对于怎样处理影响膝关节的各种并发症还存在争议。为了避免膝关节内/外髁关节面负重,应该根据患者年龄,将力线轴调整到内翻11°,或外翻2°~5°。严重的单股骨髁关节面破坏和韧带松弛可能对这些处理产生影响。与矫正不足相比,手术失败很少是由过度矫正造成的。

胫骨近端矫形截骨术可通过很多方法实施,且可用多种方式固定截骨骨块("L"形钢板[32]、Puddu钢板[36]、Tomofix钢板[18]、骨钉[5]、外固定支架[21])。但是在术前必须考虑每种方法的局限性。治疗创伤性内翻畸形的金标准是经外侧切口行闭合性楔形截骨术[5,24]。我们使用AO外固定技术很多年了,而改变为内固定有以下几种原因:钉道感染、腓神经麻痹、骨筋膜室综合征、矫形失败甚至是不愈合。我们用的是经外侧切口闭合性楔形截骨术[24],然后用AO"L"形钢板固定(图57–10、图57–11和图57–12)。使患者仰卧于手术台上,然后用布遮盖下肢。这样处理利于检查下肢运动和对线。手术第一步是跨过前外侧筋膜室之间的肌间隔,通过骨膜下途径暴露腓骨,在腓骨中1/3处进行截骨。通过外侧髌旁切口暴露胫骨近端,将AO"L"形钢板进行预弯以达到理想的矫形和力矩。胫骨截骨平面起始于胫骨近端外侧关节面远侧4cm处,并轻微向近端胫骨结节倾斜。截骨的内侧末端大约在膝关节内侧关节面下1.5cm处。先用摆锯进行截骨,最后进行溶骨。这种截骨方式将保留内侧皮质。用一个骨夹保护截骨处内侧皮质,用另一个骨夹对截骨平面进行加压。用预弯的AO"L"形钢板进行内固定,并用无螺丝攻的拉力螺钉拧紧。最后,将螺钉拧入胫骨前肌后,经外侧切口实施筋膜切开术以防止骨筋膜室综合征。术

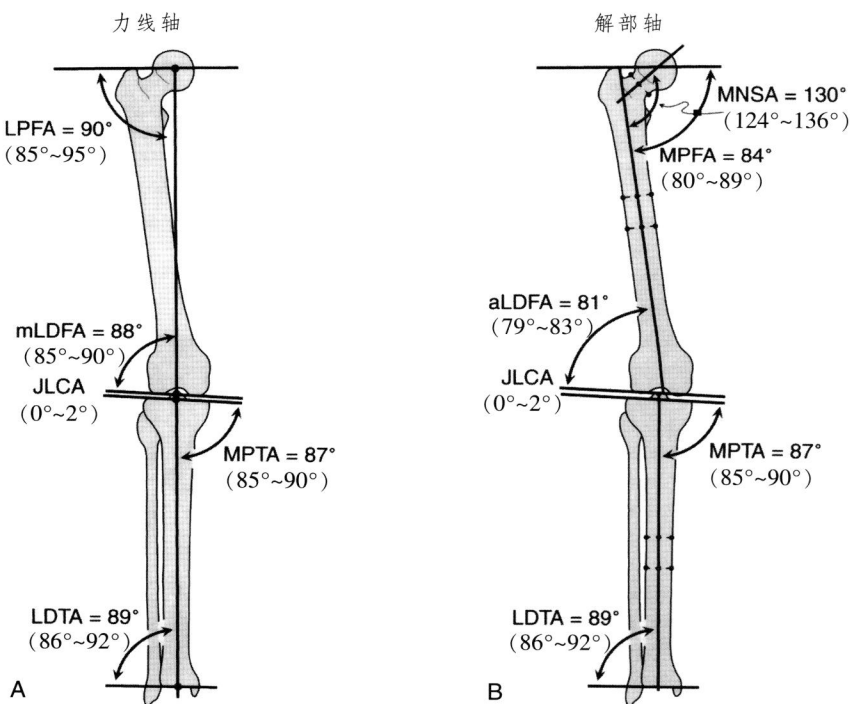

图57–9 下肢冠状面力线轴(A)和解剖轴(B),以及相关关节排列角度。图示显示下肢力线轴通过膝关节中心(平均范围:膝关节中心内侧1~15mm),且正常的股骨和胫骨轴线之间有5°~7°的外翻角。(From Paley,D.In Browner B.;et al. Skeletal Trauma: Basic Science,Management,and Reconstruction,3rd ed.W.B. Saunders,2003.)(详细请参阅第63章)

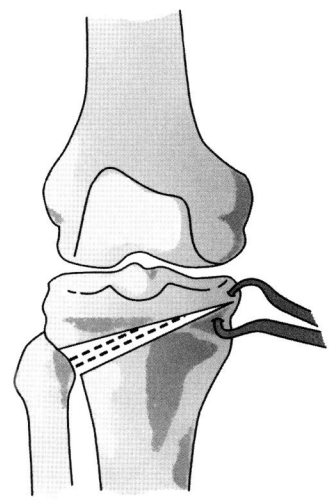

图 57-10　胫骨近端致外翻截骨术。分阶段切除外侧楔形骨块。用小的尖脚复位钳保护内侧骨皮质。(Redrawn from Marti, R.K.; Verhagen, R.A. Upper tibial osteotomy for osteoarthritis of the knee. In Surgical Techniques in Orthopaedics and Traumatology. Paris, Elsevier, 2001, Fig.4.)

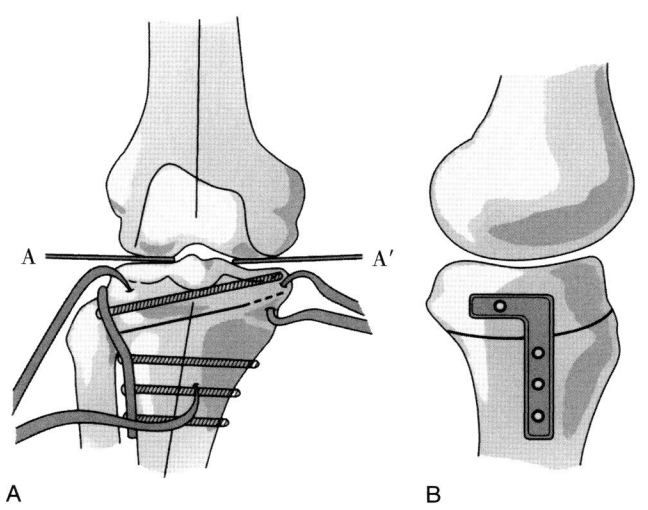

A   B

图 57-12　经外侧切口实施闭合性楔形截骨术,并用 AO"L"形钢板固定后膝关节正位(A)、侧位(B)X 线片。在用复位钳对截骨块加压时安装"L"形钢板。固定钢板近端后,可通过钻远端第一个孔来增加对截骨块的压力。(Redrawn from Marti, R.K.; Verhagen, R.A. Upper tibial osteotomy for osteoarthritis of the knee. In Surgical Techniques in Orthopaedics and Traumatology. Paris, Elsevier, 2001, Fig.7.)

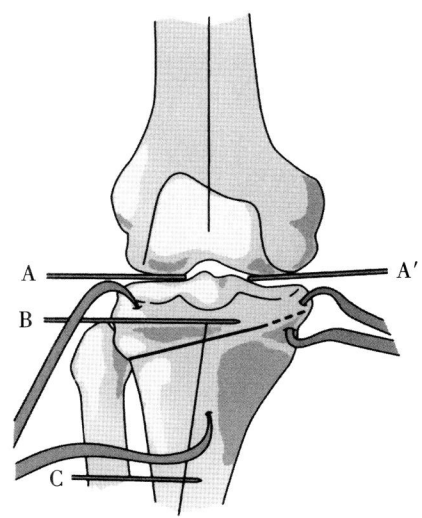

图 57-11　用钢丝 A 和钢丝 A′标记关节线。钢丝 B 平行于关节面。钢针 C 按照计划矫正的角度并向远离胫骨平面方向插入骨质。在外侧应用大点状复位钳关闭截骨间隙。"L"形钢板应该与外侧皮质达到良好对合。(Redrawn from Marti, R.K.; Verhagen, R.A. Upper tibial osteotomy for osteoarthritis of the knee. In Surgical Techniques in Orthopaedics and Traumatology. Paris, Elsevier, 2001, Fig.6.)

后保护措施包括持续脚趾触摸负重 6 周。待截骨部位稳定后再负重活动,通常在 6 周后。

　　对于创伤后外翻畸形,截骨位置一直是争论点之一。如果内翻畸形角度大于 12°或者胫骨平台关节面倾斜角度大于 10°,Coventry[4,6]建议用股骨髁上内翻截骨术。大多数非创伤性外翻畸形涉及股骨远端,所以应该在股骨远端水平进行矫正。然而,如果这种对线不良由创伤后畸形导致(关于胫骨或者由外侧半月板切除术导致),则应该在胫骨水平进行矫正。根据我们的经验,患者能够很容易地适应 10°大小的关节面倾斜角,Coventry 等人[4]也支持这种观点。如果术前绘图显示倾斜角太大,可在两个不同部位实施截骨,在股骨远端实施闭合性楔形截骨术,在胫骨近端实施开放性楔形截骨术(图 57-13)。以笔者观点,在内侧实施闭合性楔形截骨术来治疗胫骨近端创伤后外翻畸形不太受欢迎,可导致内侧副韧带复合体张力减弱,以及刺激鹅足。可用圆顶截骨术替代,但是没有能够与内/外侧缘吻合的张力带。我们最喜欢的是外侧开放性楔形截骨术。我们的手术入路和截骨位置同前面讲的闭合性楔形截骨术相同。用骨夹固定内侧骨皮质后,在(椎板切除术)骨撑开器的辅助下,经外侧切口实施开放性楔形

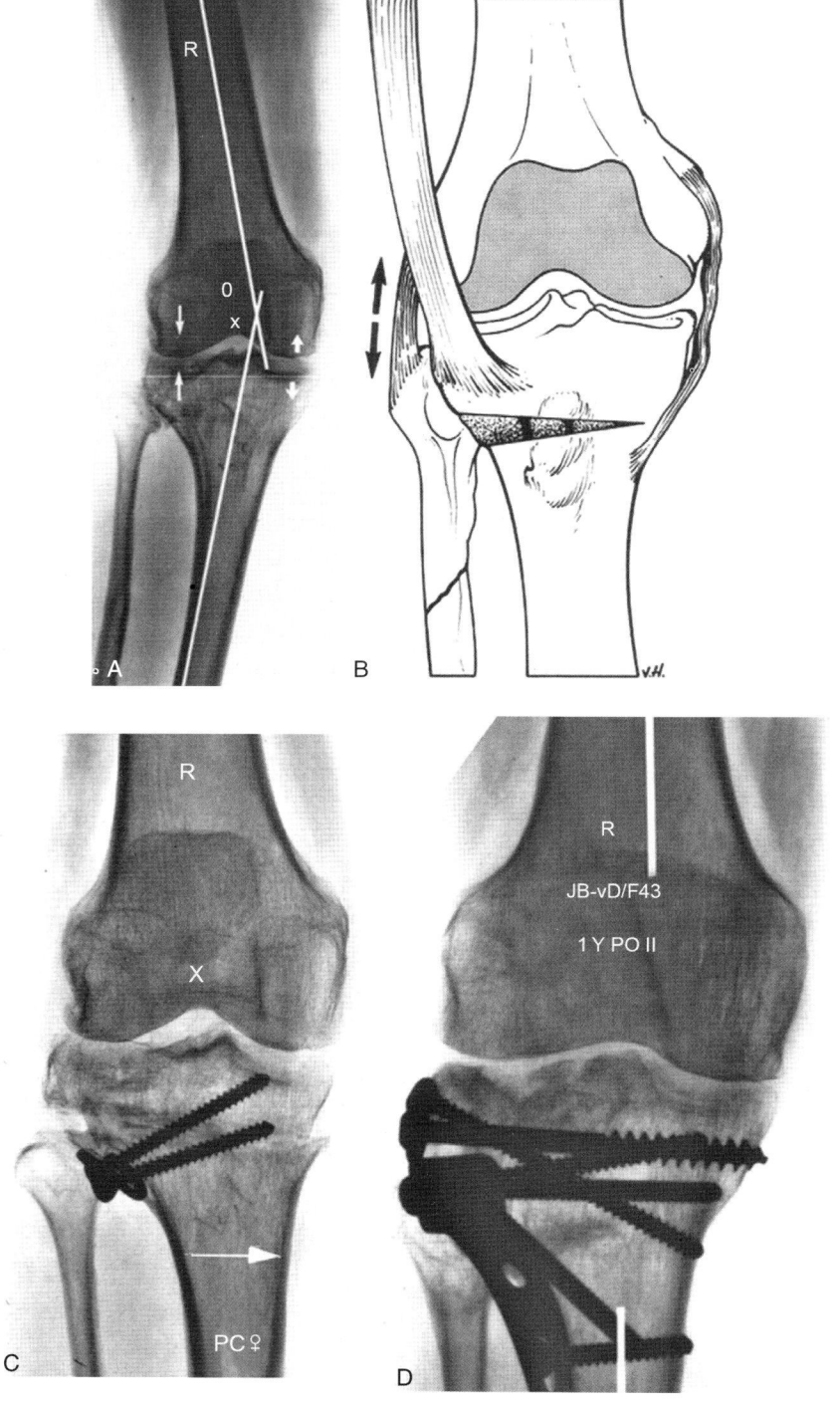

图 57-13 (A)一位 58 岁女性胫骨外侧髁劈裂压缩性骨折经保守治疗 4 年后,出现严重进行性创伤后膝关节外翻畸形,图示显示的是膝关节正位 X 线片。(B)实施开放性楔形截骨术的手术方案。(C)术后膝关节正位 X 线片。只用两个螺钉来保证固定的内在稳定性,术后功能良好,并用可移动的夹板进行保护。(D)手术 16 年后膝关节斜位 X 线片。显示力线轴改变,但不必进行关节内矫形。

截骨术来矫正畸形(图 57-14)。根据手术计划,从同侧髂骨移植楔形皮质松质骨块,填充截骨空隙,并加压固定。此时,完整的内侧皮质相当于张力带,在有些病例,这种内在稳定性非常高,以至于手术后不需内固定功能就能得到恢复(图 57-15)。然而,通常用两孔的扁平半管状钢板进行内固定。

对于关节内创伤后畸形,通常联合开放性楔形截骨术来矫正关节面畸形。手术原则与胫骨近端截骨术相同(图 57-16)。如果手术不彻底或保守治疗,通常可以在畸形愈合压缩的胫骨平台外侧关节面看到各种形状的关节软骨。将截骨平面穿过畸形愈合的关节面骨折块。然后,抬高骨折块,使这些骨折块与股骨外侧髁

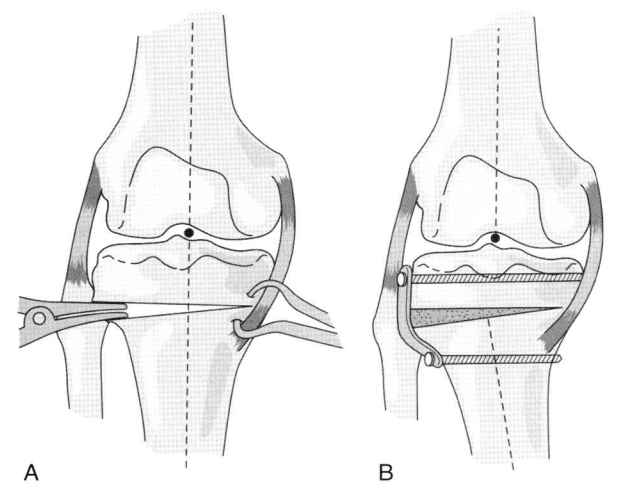

相吻合,用髂嵴松质骨块填充抬高骨块下面的骨缺损。这种手术类似于矫正骨软骨缺损的镶嵌成形术。为了避免重建的外侧髁关节面过度劳损,必须胫骨干骺端外侧实施开放性楔形截骨术来重建关节。在长期的随访过程中,通常可以看见平整的外侧髁关节面,如图57-17所示。

内侧关节面压缩性骨折很少见。如果遇见这种病例,胫骨内髁通常会被整体性压缩。这样可在截骨过程中进行关节面的二次重建,重新排列大的骨折块。如果只有继发性骨折移位,而没有严重关节面压缩,则可单纯采用开放性单髁截骨术(图57-18)。具体的手术入路取决于关节内畸形的位置。单独外侧关节切开只允许对胫骨平台外侧关节面前半部分进行矫正。而Gerdy结节截骨术可暴露胫骨平台外侧关节面前 2/3。最后,待移动并保护腓神经后,再截断腓骨头,从而完全暴露后外侧角(图57-19)。

对于矢状面畸形,矫形截骨术通常是一种有效的方法,它能够重获骨稳定和肢体对线,改善肢体功能,防止术后早期发展成继发性膝关节骨关节炎(图57-20)。

图 57-14　开放性楔形内翻截骨术。(A)用小的点状复位钳保护内侧皮质,用骨撑开器小心地扩大截骨间隙。(B)向截骨间隙插入楔形皮质松质髂嵴移植骨块可提供足够的稳定性。然后,安装扁平两孔半圆形钢板(如图)。(Redrawn from Marti, R.K.; Verhagen, R.A. Upper tibial osteotomy for osteoarthritis of the knee. In Surgical Techniques in Orthopaedics and Traumatology. Paris, Elsevier, 2001, Fig.10.)

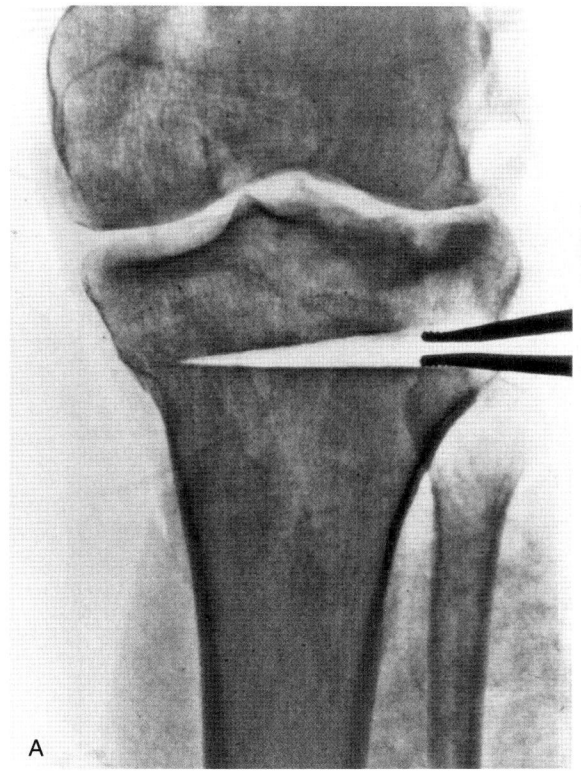

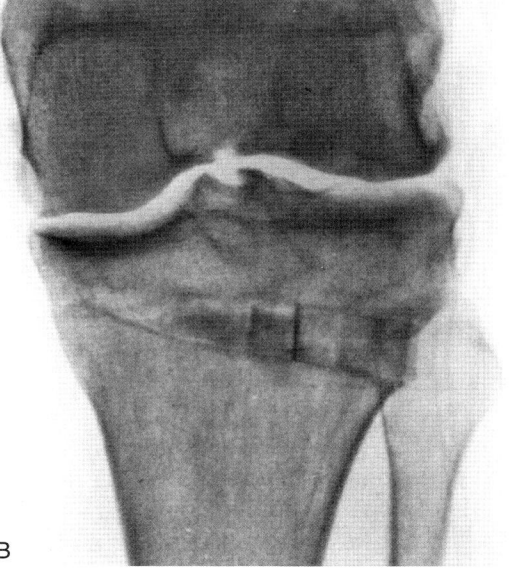

图 57-15　(A)治疗胫骨平台外侧关节内骨折畸形愈合的开放性楔形内翻截骨术。这种手术不用骨撑开器,保留内侧骨皮质。(通常用小的尖脚复位钳进行保护)(B)当用对合良好的楔形移植骨块插入截骨间隙后,截骨间隙有自行闭合的倾向,从而能够获得内在稳定性,无需金属固定物。(From Marti, R.K.; Verhagen, R.A.; Kerkhoffs, G.M.; et al. Proximal tibial varus osteotomy: Indications, technique and five to twenty-one-year results. J Bone Joint Surg Am 83:164–170, 2001.)

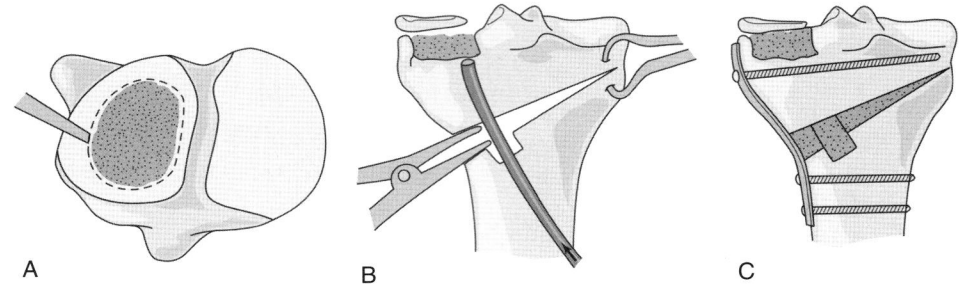

图 57-16　用关节内外联合截骨术治疗胫骨平台外侧骨折畸形愈合。(A)经外侧关节切开术,辨认压缩骨折区域,然后用小的骨钻游离压缩的骨折块并切下该骨折块。保护残留的外侧半月板。(B)实施开放性楔形外侧截骨术,再在截骨间隙内开一个小的骨窗,用适当的夯通过骨窗将胫骨平台外侧压缩骨折区轻微过度抬高。(C)用压实的移植松质骨块来支撑抬高的骨块,并填充开放性截骨间隙来矫正外翻畸形。用半管状钢板或"L"形钢板来加强固定。(Redrawn from Marti,R.K.;Verhagen,R.A. Upper tibial osteotomy for osteoarthritis of the knee. In Surgical Techniques in Orthopaedics and Traumatology. Paris,Elsevier,2001,Fig.12.)

　　对于严重肢体畸形的年轻患者,同时局部软组织覆盖较差,应该考虑用外固定支架分阶段进行矫正。如果有肢体缩短,在这种分阶段矫形术过程中,可能会用 Ilizarov 外固定支架或 Taylor 外固定支架进行牵引来刺激组织生长,从而重获肢体对线和长度,而不是在急性期矫正[30]。最近,Matsubara 等人对 28 名患者的 34 条下肢采用外固定支架治疗,与在急性期矫正相比,获得了更为满意的疗效[30]。

2.用胫骨近端截骨术治疗创伤后畸形的预期结果

　　胫骨近端截骨术最常见的错误是内翻畸形矫正不足,或外翻畸形过度矫正[2,31]。很多报道显示出现暂时性腓神经麻痹的概率达 10%。尽管如此,我们治疗的患者从来没有出现永久性腓神经损伤,所以,我们

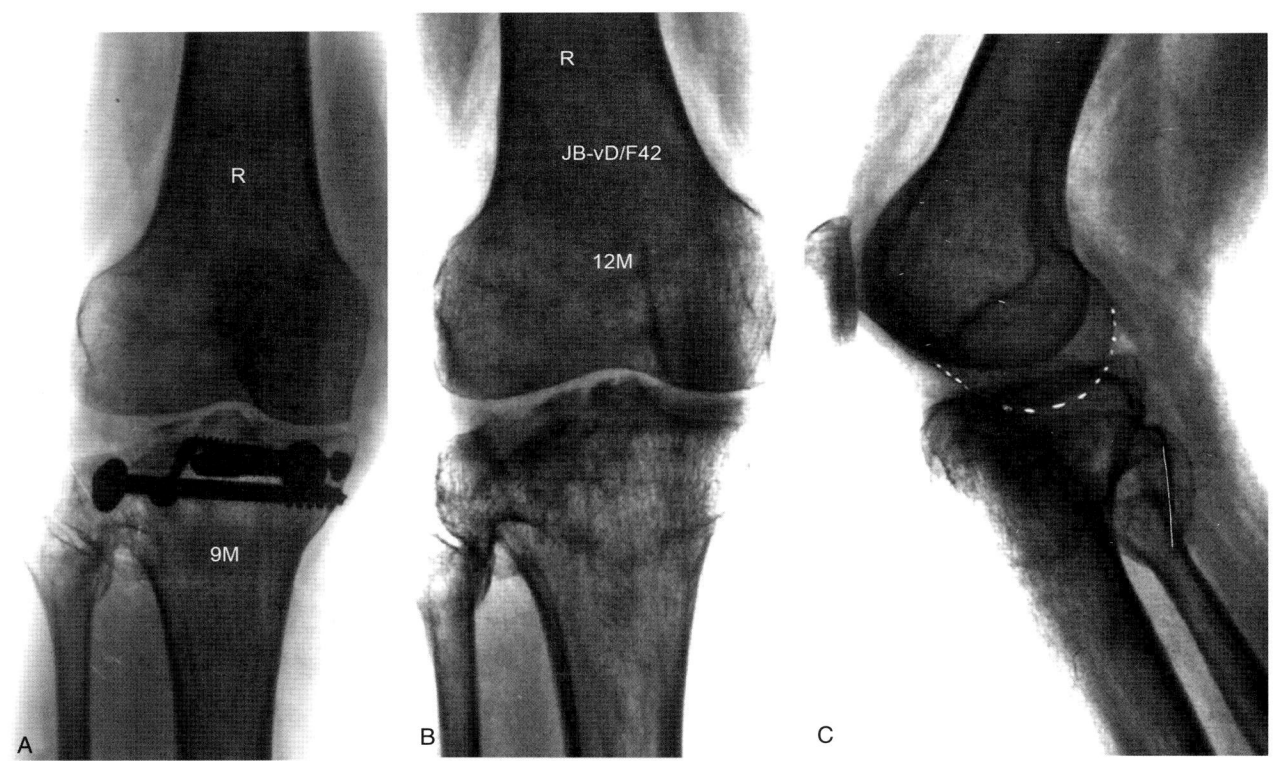

图 57-17　联合关节内外截骨术治疗伴外侧髁粉碎的 C3 型胫骨平台骨折外翻性畸形愈合。(A)正位 X 线片显示只用螺钉的不牢固的初始固定。(B,C)术后 1 年的正侧位 X 线片显示,股骨外侧髁陷入压缩的胫骨外侧平台。(待续)

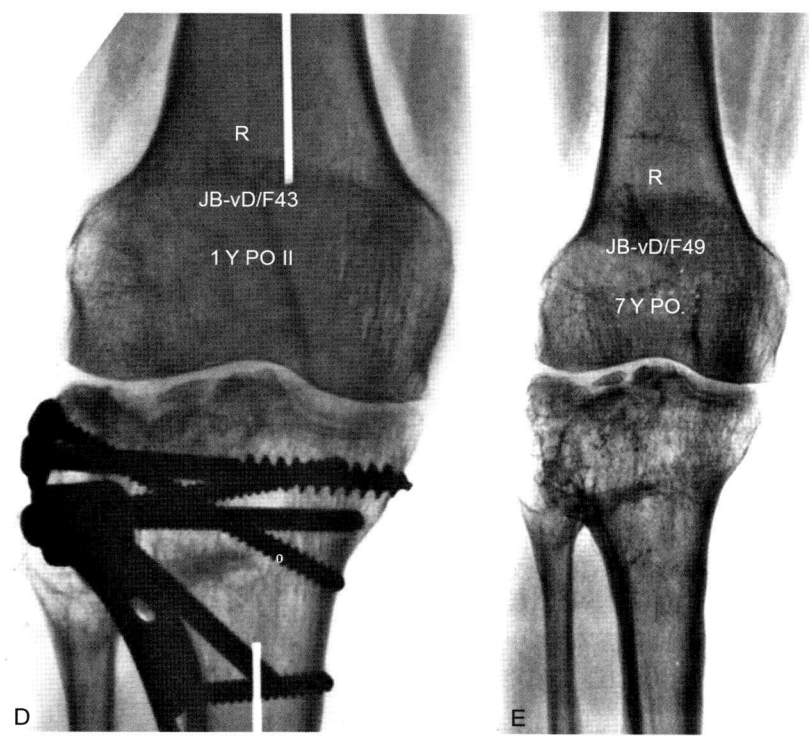

图 57-17(续) (D)正位 X 线片显示我们的手术方法——关节内骨折块抬高术联合开放性楔形截骨术。(E)7 年后重建效果满意。

不建议实施腓神经减压和松解术。大多数胫骨近端矫形截骨术患者在术后的随访中膝关节评分较好,在我们随访的患者中,无一例发展成骨关节炎。从长远来看,预后取决于术前关节的损伤程度。如果膝关节结构完好,畸形矫正术通常能够使患者重获正常关节功能。即使胫骨平台外侧关节面受到严重损伤,我们的胫骨近端内翻矫形术[29]的预后也优于先前文献中的报道[11,12]。胫骨近端矫形截骨术成功的关键是控制倾斜的截骨间隙在鹅足和内侧副韧带下的终点。这种张力带效应对截骨块的固定起着重要作用,这种完整的内侧皮质能够避免截骨块受损。

(五)小结

无论是治疗胫骨近端创伤后内翻畸形的闭合性

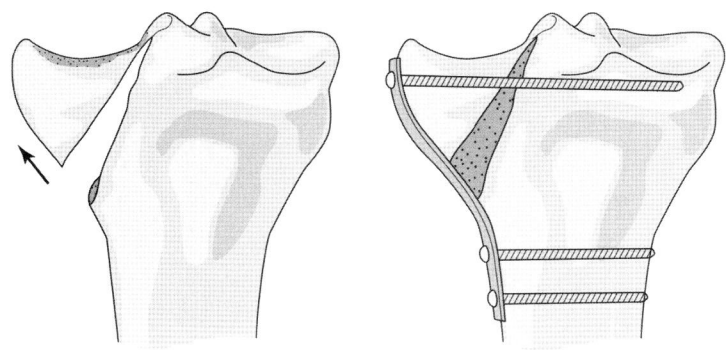

图 57-18 单髁截骨术,常用于无关节面压缩的外侧胫骨平台整体性塌陷性骨折。用开放性楔形截骨术、植骨和"L"形钢板固定来抬高胫骨平台。(Redrawn from Marti,R.K.;Verhagen,R.A. Upper tibial osteotomy for osteoarthritis of the knee. In Surgical Techniques in Orthopaedics and Traumatology. Paris,Elsevier,2001,Fig.11.)

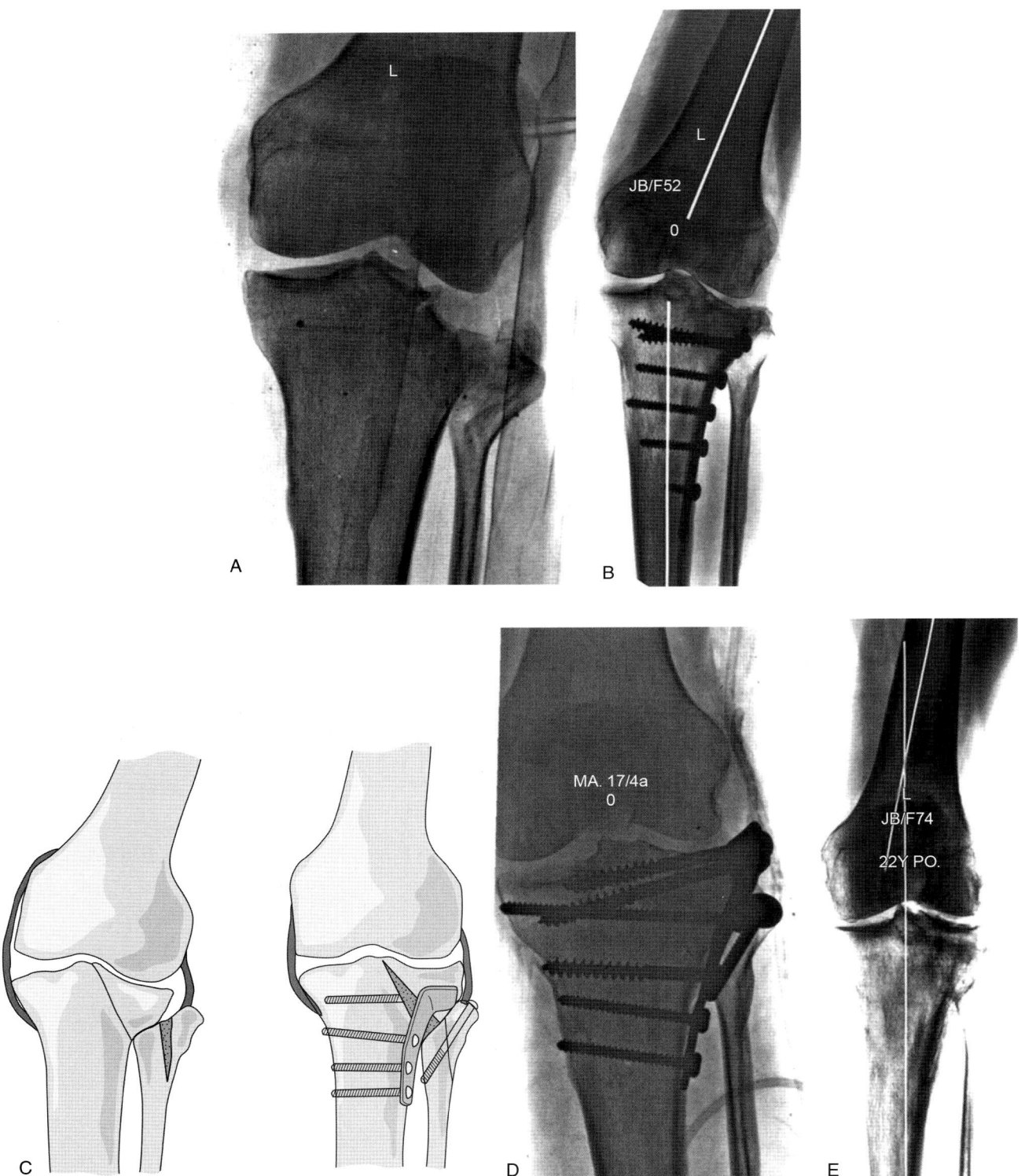

图 57-19 （A）胫骨外侧髁严重劈裂塌陷性骨折，B3 型，伴腓骨头粉碎性骨折。（B）膝关节正位 X 线片，早期切开复位内固定后出现有症状性外翻畸形，并逐步加重。外侧胫骨平台无局灶性压缩。（C）松解腓神经后，开放性楔形单髁截骨术和腓骨头截骨术方案。（D）术后正位 X 线片。（E）术后 22 年膝关节正位 X 线片，患者称感觉和关节功能良好。骨折在术后 12 周愈合，功能恢复良好。

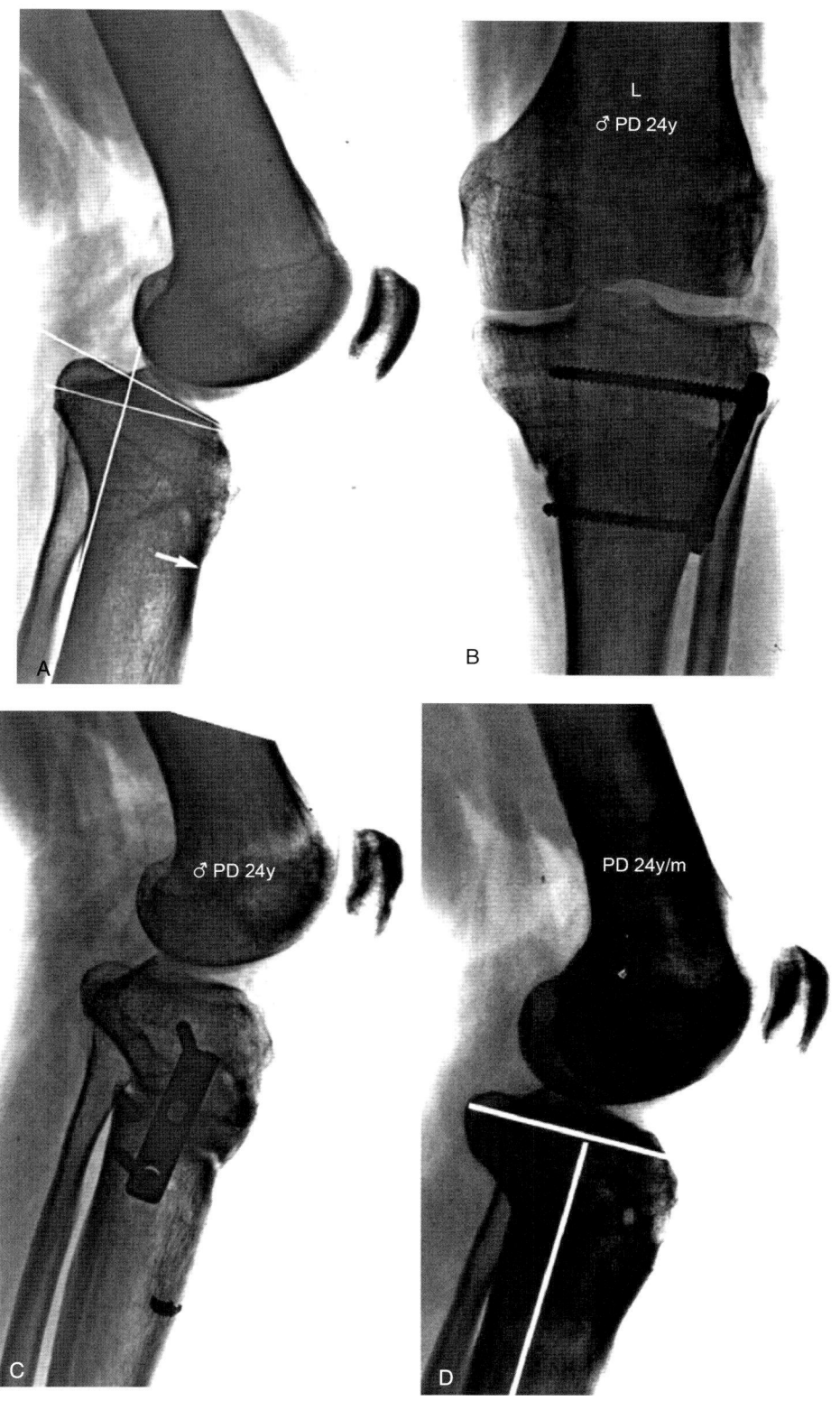

图 57-20　患者出现创伤后骨骺闭合导致的有症状性膝关节过曲畸形，同时伴股骨远端向前滑脱。(A)侧位 X 线片显示的是畸形和正常的髌骨。可在胫骨结节下实施倾斜开放性楔形截骨术来治疗这种矢状面畸形。(B,C)术后正侧位 X 线片显示的移植骨块，从而获得了截骨处的内在稳定性。并用两孔钢板固定。(D)术后侧位 X 线片显示骨折已经愈合，畸形得到矫正。从而重获膝关节稳定性和正常功能。

楔形矫形截骨术，还是治疗外翻的开放性楔形截骨术、单髁和关节内矫形截骨术，这些手术的标准技术都是建立在长期的经验之上。这些手术能够重复，能够延迟全膝关节置换，但是不能避免。以笔者观点，矫正畸形是手术治疗成角畸形和膝关节内畸形的第一步。

第三节 髌骨骨折后的创伤后并发症

一、髌骨骨折不愈合

（一）诊断

髌骨骨折前后移位超过 2mm 或骨折缝宽度超过 3mm 都定义为严重移位。治疗这种骨折最佳的内固定方法能够降低骨折不愈合的发生概率[41]。许多研究者都报道了他们研究群体中骨折不愈合病例，总体的发生率在 4.4%~12.5% 之间[15]。而关于髌骨骨折延迟愈合和不愈合的治疗的报道较少。在英文文献中，只有一小部分研究者报道了髌骨骨折不愈合及其治疗方法[1,3,15,41]。

据 Klassen 和 Trousdale[15]报道，髌骨骨折延迟愈合和不愈合的危险因素仍然不明确。还没确定导致髌骨骨折不愈合的危险因素与骨折块移位程度和初始治疗方式相关性的大小。此外，患者的受伤机制、性别和年龄与骨折不愈合之间无统计学相关性。

（二）治疗

据 Klassen 和 Trousdale[15]回顾，医生推荐的治疗髌骨骨折不愈合方法各不相同。因为许多患者骨折达到纤维性愈合，同时也获得了"满意的功能"，所以一些作者建议不用治疗[3,34]。另外一些人把简单制动患肢作为促进骨折愈合的方法[40]。如果骨折块间明显分离，或者出现髌骨软化时，则建议采用髌骨切除术[7,34,35,40]。如果髌骨骨折严重移位(>10~13cm)，则建议进行重建[40]。Satku 等人[41]报道了采用张力金属环治疗的 3 位髌骨骨折不愈合患者，术后关节功能良好。他们认为无需植骨。据 Klassen 和 Trousdale[15]报道，症状轻微的髌骨骨折延迟愈合和不愈合的患者经非手术治疗可成功愈合。对有症状的患者采用手术治疗骨折通常可愈合，膝关节功能也可得到改善[43,45]。对于适合进行重建的患者（图 57-21），用张力带钢丝联合两

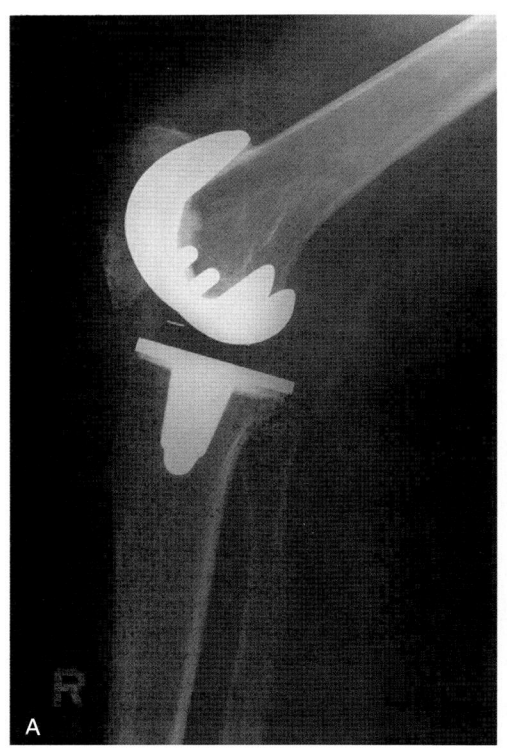
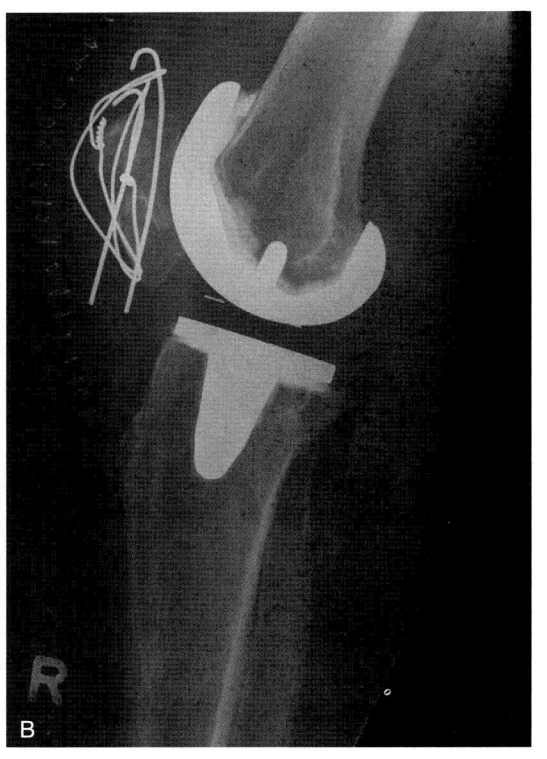

图 57-21 (A)一位全膝关节置换的患者因保守治疗髌骨骨折导致骨折不愈合。(B)髌骨前面的张力带钢丝松弛导致固定不牢固。（待续）

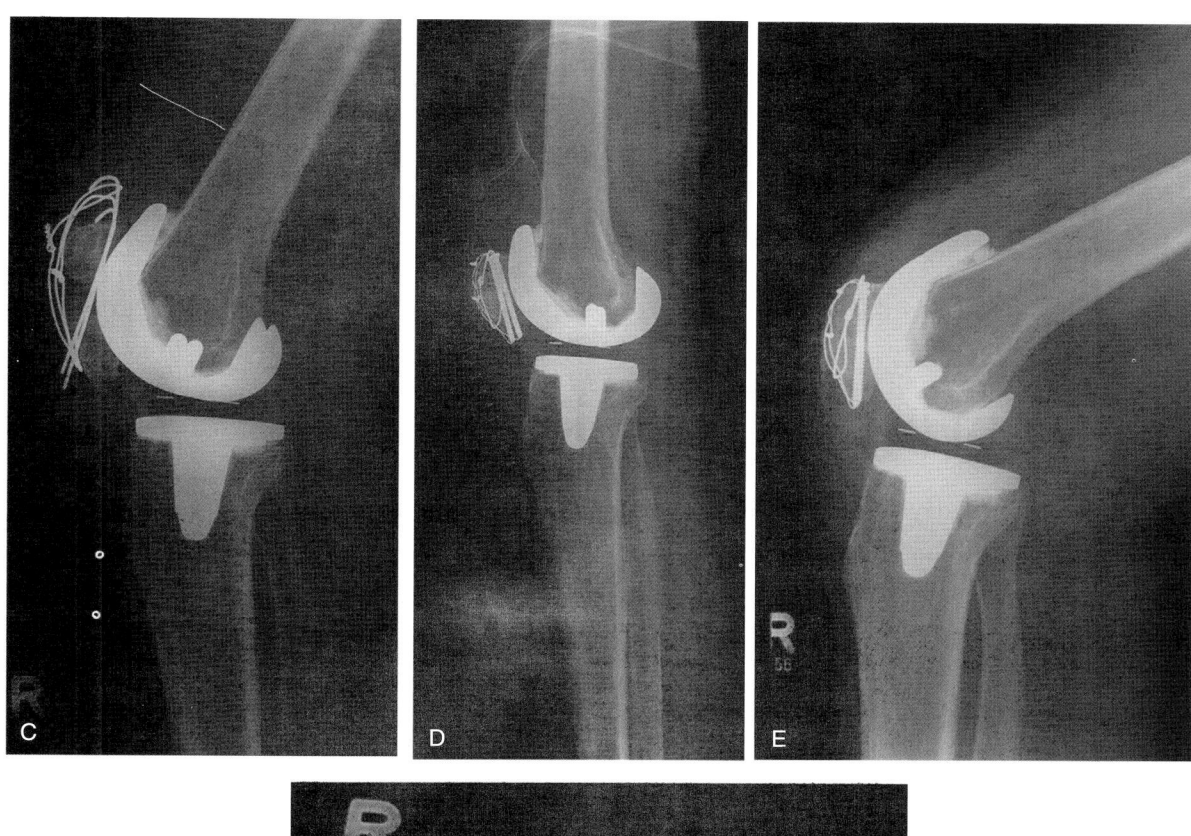

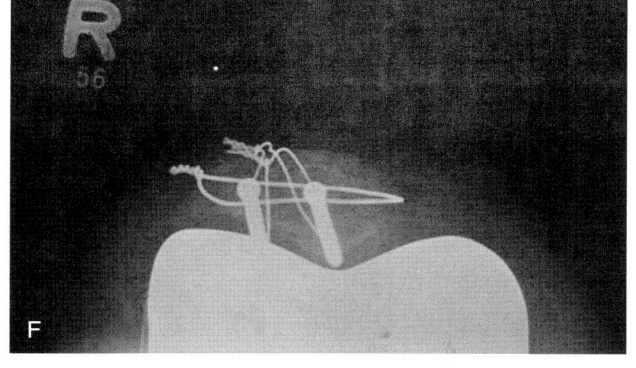

图 57-21(续)　(C)持续存在的骨折不愈合。(D)用两个纵向拉力螺钉和张力带进行重新固定。(E,F)术后 12 周骨折愈合,关节功能恢复良好。

个纵向拉力螺钉固定是最佳的选择,同时应该正确运用植骨术。如果骨折形式或者骨折块太小而无法进行内固定时,可考虑髌骨部分或完全切除术。

(三) 小结

无症状或症状轻微的髌骨骨折不愈合患者最好采用保守治疗。此时,虽然骨折将不再愈合,但是这种骨折不会导致症状加重。症状较重的患者可采用手术治疗,最好采用张力带进行内固定。而髌骨部分或全部切除术是一种挽救手术。

二、髌骨骨折畸形愈合

髌骨骨折畸形愈合的患者通常有膝关节前部疼痛和类似于严重髌骨软化的各种症状。关节功能障碍程度与髌骨关节软骨和股骨滑车关节面的损伤程度相对应。

(一) 治疗

症状轻微的髌骨骨折不愈合患者可进行保守治疗,因为即使用手术治疗,这种骨不连也将持续存在。对于症状严重的患者,如果无法进行内固定或者出现髌骨软化，可考虑髌骨部分或全部切除术。如果髌骨被纵向拉长，可用小的拉力螺钉和张力带进行固定，从而使髌骨缩短。

（二）小结

有症状的髌骨骨折畸形愈合患者可通过手术治疗，最好进行截骨，然后用张力带钢丝联合纵向拉力螺钉进行固定。如果无法进行内固定或者出现髌骨软化，可考虑髌骨部分或全部切除术。

第四节　膝关节创伤后全膝关节置换术

John M. Siliski，M.D.

全膝关节置换术的主要适应证是症状严重、关节面多部位关节炎。对于无法重建的累及膝关节的骨折，有时也可考虑全膝关节置换，这种骨折主要发生在严重骨质疏松的老年患者。

半月板切除术、单条或多条韧带松弛、关节内/外骨折都可能导致创伤后膝关节炎。典型的创伤性膝关节炎患者通常经历过手术，通常包括切开复位内固定骨折块或者韧带重建手术。导致关节炎的病理过程包括：关节面负荷增大（由于半月板切除导致负重面减小或者是肢体对线不良）、关节面的原发性直接损伤（由于关节面骨折或软骨损伤）、韧带松弛导致的剪切力（由于交叉韧带松弛伴有或无侧副韧带松弛）。由于原发性损伤，患创伤性关节炎的膝关节的解剖结构可能发生许多异常变化，包括关节外对线不良、关节内骨软骨缺损、韧带松弛和僵硬。此外，保留的金属固定物、低位髌骨和组织瘢痕可能会妨碍手术暴露。与早期采用膝关节置换术治疗骨关节炎相比，此时最坏的情况是遇到使重建手术更加困难、风险更大的多种因素。术前必须对膝关节进行全面考虑，从而选择最佳的手术方式，周详安排每一步手术。

重建手术方式包括：关节外截骨术、关节内截骨术、骨软骨同种异体移植、单髁膝关节置换术、全膝关节置换术（TKR）。

如前所述，对于单髁关节炎、关节运动功能良好、韧带稳定性良好的，同时患有可矫正的肢体畸形对线的患者，可选择截骨术。在对侧关节面发生继发性退化性改变前，骨软骨同种异体移植术（新鲜的或冰冻移植骨块）是重建严重骨软骨损伤的股骨髁或胫骨平台的一种方法。通常膝关节能够重获良好功能和韧带稳定性。

关节置换既可以是单髁膝关节置换，也可以是全膝关节置换术[19]。对于内/外侧髁创伤性膝关节炎（通常继发于胫骨平台骨折），则可采用单髁膝关节置换术。术后可有较小的内翻/外翻畸形，肢体畸形对线得到矫正后，关节运动功能和韧带的肢体平衡作用都会得到改善，但是改善程度受这种手术方式的制约。

如果上述手术都不理想，那么最佳的选择可能是全膝关节置换术。在处理韧带稳定性的过程中，全膝关节置换术可赋予手术更大的灵活性。可通过关节置换来平衡软组织条件的不足，可通过选择特殊内置物来弥补韧带不稳定的缺点。此外，进行全膝关节置换术就不必考虑骨缺损的问题了。可用金属增大处填充临近关节面的骨缺损，用金属柄使应力跨过干骺端骨缺损和骨质疏松区域。但是，用全膝关节置换术来治疗创伤性关节炎也有它的局限性。关节置换手术切口必须尽量避免旧的手术瘢痕（图 57-22）。如果出现关节纤维化或关节运动功能不佳，可能需要扩大切口暴露，例如胫骨结节切除术或股四头肌松解术（图 57-23）。

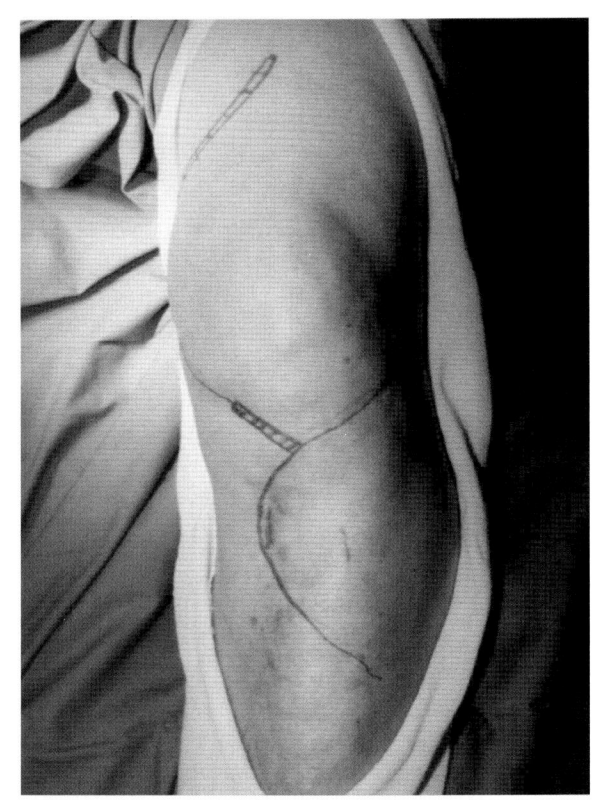

图 57-22　存在的手术疤痕则不是全膝关节置换术的最佳适应证。此时，用交叉的双线把皮肤划分成新的区域，从而将旧的疤痕被并入不规则的前内侧切口内。

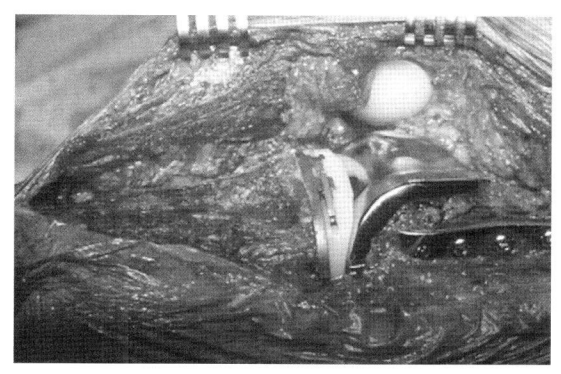

图 57-23　股骨远端骨折后，经胫内侧肌下方的关节囊入路切除胫骨结节，从而为全膝关节置换术扩大暴露切口。

必须将旧的内固定物部分或全部拆除。但是，在有些情况下，最好分期拆除金属固定物。有时可能很难重获韧带的肢体平衡作用。如果内/外侧副韧带完全松弛，可能需要进行软组织重建或勉强置入内置物。如果屈伸膝关节时关节间隙不等，通常是由于严重屈曲挛缩的膝关节的屈曲功能得到恢复的造成的。为了保留完全伸膝功能，保持屈膝时膝关节的稳定性，需要进行分期手术。更广泛的股骨远端切除和

后关节囊松解可能会改善伸膝功能。为了改善屈膝时关节稳定性，可用较原始股骨前后径大的置入物来填充屈膝时增大的关节间隙。特殊情况下，可能需要将约束性胫骨假体的中间柱置入股骨假体凹槽内（图 57-24）。

膝关节周围的畸形愈合可能会给全膝关节置换术带来新的挑战。如果畸形程度相对较小，可通过对称性截骨进行膝关节置换，从而矫正肢体整体对线。如果畸形很严重，成角超过 10°，矫形截骨术可使肢体重获正常对线，从而可使用标准切骨法和内置物进行全膝关节置换[20]。也可分期实施矫形手术，从而可以延迟最终的全膝关节置换[10]。另外，也可将采用截骨术联合全膝关节置换术（图 57-25）。

由于创伤性关节炎全膝关节置换术的复杂性，并发症概率和预后不良发生率都较骨关节炎原发性全膝关节置换术高。尽管大多数胫骨平台骨折后全膝关节置换的患者能够缓解疼痛，改善功能，但是这种手术技术性要求非常高，围术期并发症和手术失败的概率都较原发性全膝关节置换术高[39,46]。实际上，与原发性全膝关节置换术相比，这种手术更类似于关节翻修术。

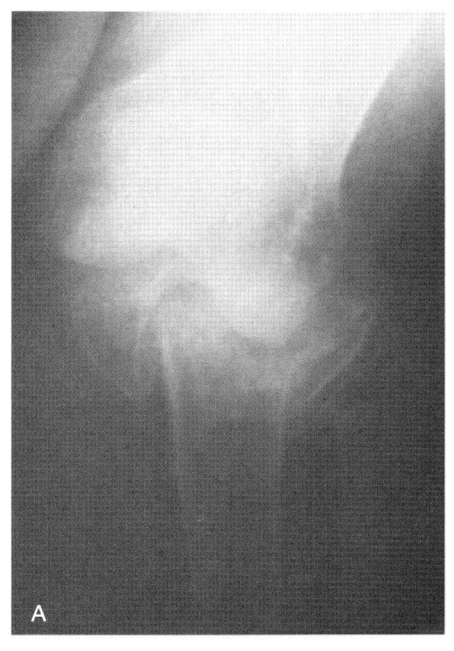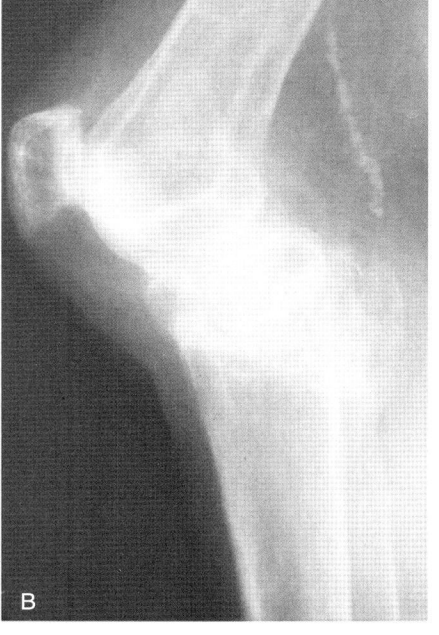

图 57-24　胫骨近端骨折后，用约束性髁置入物来治疗创伤后关节炎。患者术前膝关节屈曲挛缩 45°。手术时，膝关节伸膝间隙变窄，屈曲间隙增宽。(A)术前膝关节正位 X 线片。(B)术前膝关节侧位 X 线片。(待续)

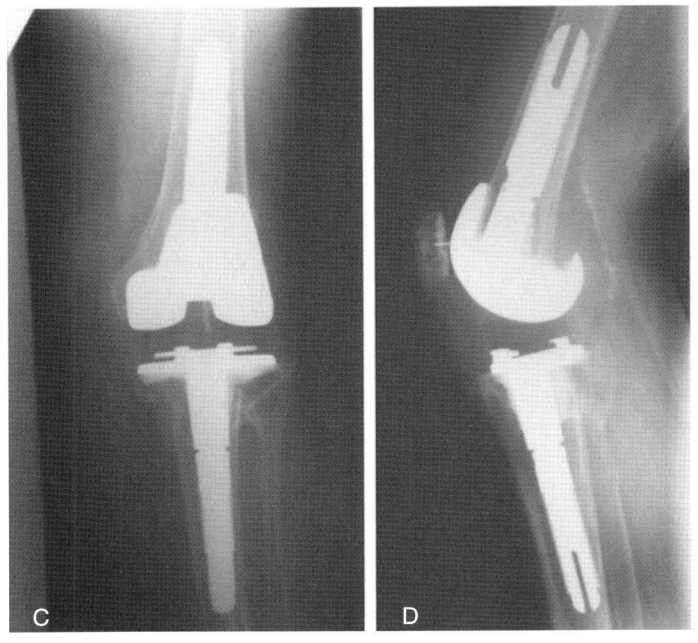

图 57-24(续) 　(C)术后膝关节正位 X 线片。(D)术后膝关节侧位 X 线片。

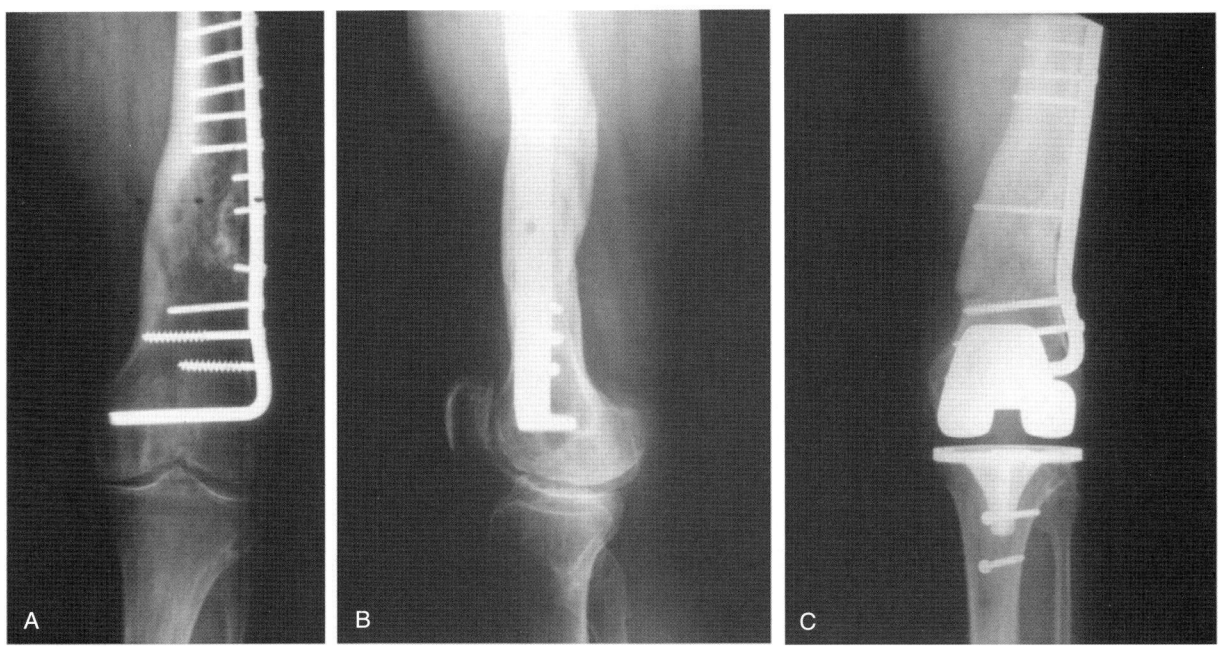

图 57-25 　股骨截骨和全膝关节置换联合手术。(A)术前正位 X 线片。(B)术前侧位 X 线片,注意内翻畸形。(C)术后正位 X 线片。(待续)

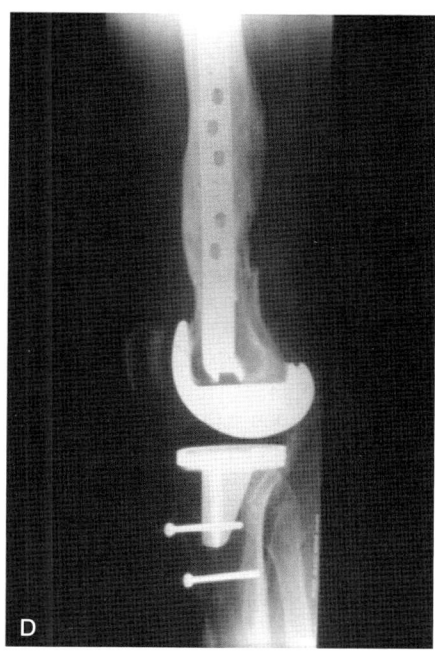

图 57-25（续）　（D）术后侧位 X 线片。

（冯洪永　郭乾臣　李世民　译　　李世民　冯世庆　校）

参考文献

1. Albee, F.H. Ununited fractures of the patella and the olecranon. Surg Gynecol Obstet 28:422, 1919.

2. Berman, A.T.; Bosacco, S.J.; Kirshner, S.; et al. Factors influencing long-term results in high tibial osteotomy. Clin Orthop 272:192–198, 1991.

3. Bostrom, A. Fractures of the patella: A study of 422 patellar fractures. Acta Orthop Scand Suppl 143:1–80, 1972.

4. Coventry, M.B. Osteotomy about the knee for degenerative and rheumatoid arthritis. J Bone Joint Surg Am 55:23–48, 1973.

5. Coventry, M.B. Osteotomy of the upper portion of the tibia for degenerative arthritis of the knee, a preliminary report. J Bone Joint Surg Am 47:984, 1965.

6. Coventry, M.B. Proximal tibial varu osteotomy for osteoarthritis of the lateral compartment of the knee. J Bone Joint Surg Am 69:32–38, 1987.

7. Crenshaw, A.H., ed. Campbell's Operative Orthopaedics, 7th ed. St. Louis, Mosby-Year Book, 1987.

8. David, S.M.; Harrow, M.E.; Peindl, R.D.; et al. Comparative biomechanical analysis of supracondylar femur fracture fixation: Locked intramedullary nail versus 95-degree angled plate. J Orthop Trauma 11:344–350, 1997.

9. Firoozbakhsh, K.; Behzadi, K.; DeCoster, T.A.; et al. Mechanics of retrograde nail versus plate fixation for supracondylar femur fractures. J Orthop Trauma 9:152–157, 1995.

10. Ghag, A.; Blachut, P.A.; Broekhuyse, H.; et al. Osteotomy for femoral or tibial shaft malunion in patients with end-stage osteoarthritis of the knee. Presented at 23rd annual meeting of Orthopaedic Trauma Association, Boston, MA, October 18, 2007, paper No. 20.

11. Harding, M.L. A fresh appraisal of tibial osteotomy for osteoarthritis of the knee. Clin Orthop Rel Res 114:223–234, 1976.

12. Healy, W.L.; Anglen, J.O.; Wasilewski, S.A.; et al. Distal femoral varus osteotomy. J Bone Joint Surg Am 70:102–109, 1988.

13. Kerkhoffs, G.M.; Kloen, P.; van der Werken C.; et al. Supercutaneous plate fixation: Alternative use of the DCP as external fixator. Tech Orthopaedics 18:338–343, 2003.

14. Kerkhoffs, G.M.; Kuipers, M.M.; Marti, R.K.; et al. External fixation with standard AO-plates: Technique, indications and experiences in 31 cases. J Orthop Trauma 17:61–64, 2003.

15. Klassen, J.T.; Trousdale, R.T. Treatment of delayed and non-union of the patella. J Orthop Trauma 11:188–194, 1997.

16. Koval, K.J.; Seligson, D.; Rosen, H.; et al. Distal femoral non-union: Treatment with a retrograde inserted locked intramedullary nail. J Orthop Trauma 9:285–291, 1995.

17. Kristiansen, T.K.; Ryaby, J.P.; McCabe, J.; et al. Accelerated healing of distal radial fracture with the use of specific, low-intensity ultrasound: A multicenter, prospective, randomized, double-blind, placebo-controlled study. J Bone Joint Surg Am 79:961–973; 1997.

18. Lobenhoffer, P.; Agneskirchner, J.; Zoch, W. Open valgus alignment osteotomy of the proximal tibia with fixation by medial plate fixator. Orthopade 33:153–160, 2004.

19. Lonner, J.H.; Pedlow, F.X.; Siliski, J.M. Total knee arthroplasty for post-traumatic arthrosis. J Arthroplasty 14:969–975, 1999.

20. Lonner, J.H.; Siliski, J.M.; Lotke, P.A. Simultaneous femoral osteotomy and total knee arthroplasty for treatment of osteoarthritis associated with severe extra-articular deformity. J Bone Joint Surg Am 82:342–348, 2000.

21. Magyar, G.; Toksvig-Larsen, S.; Lindstrand, A. Open wedge tibial osteotomy by callus distraction in gonarthrosis: Operative technique and early results in 36 patients. Acta Orthop Scand 69:147–151, 1998.

22. Mandt, P.R.; Gershuni, D.H. Treatment of non-union of fractures in the epiphyseal-metaphyseal region of long bones. J Orthop Trauma 1:141–151, 1987.

23. Marti, R.K.; Besselaar, P.P. [Use of the AO plate as external fixation.] Z Orthop Ihre Grenzgeb 122(2):225–232, 1984.

24. Marti, R.K.; Verhagen, R.A. Upper tibial osteotomy for osteoarthritis of the knee. In: Surgical Techniques in Orthopaedics and Traumatology. Paris, Elsevier, 2001.

25. Marti, R.K.; Besselaar, P.P.; Raaymakers, E.L. Malunion. In: Rüedi, T.H., ed. AO-ASIF Principles of Fracture Management. Stuttgart, Thieme Verlag, 2000.

26. Marti, R.K.; Kerkhoffs, G.M.; Rademakers, M. Correction of lateral tibial plateau depression and valgus malunion of the proximal tibial. Oper Orthop Traumatol 19:101–113, 2007.

27. Marti, R.K.; Kerkhoffs, G.M.; Rademakers, M.V. Intra-articular correction osteotomy for posttraumatic valgus malunion of the proximal tibia. Oper Orthop Traumatol.

28. Marti, R.K.; Schröder, J.; Witteveen, A. The closed wedge varus supracondylar osteotomy. Operative Techniques in Sports Medicine 8:48–55, 2000.

29. Marti, R.K.; Verhagen, R.A.; Kerkhoffs, G.M.; et al. Proximal tibial varus osteotomy: Indications, technique and five to twenty-one-year results. J Bone Joint Surg Am 83:164–170, 2001.

30. Matsubara, H.; Tsuchiya, H.; Sakurakichi, K.; et al. Deformity correction and lengthening of lower legs with an external fixator. Int Orthop 30:550–554, 2006.

31. Matthews, L.S.; Goldstein, S.A.; Malvitz, T.A.; et al. Proximal tibial osteotomy: Factors that influence the duration of satisfactory function. Clin Orthop 229:193–200, 1988.

32. Müller, M.E.; Allgöwer, M.; Schneider, R.; et al. Osteotomies. In: Manual of Internal Fixation. Berlin, Heidelberg, New York, Springer-Verlag, 1979.

33. Nolte, P.A.; Klein-Nulend, J.; Albers, G.H.; et al. Low-intensity ultrasound stimulates endochondral ossification in vitro. J Orthop Res 19:301–307, 2001.

34. Nummi, J. Operative treatment of patella fractures. Acta Orthop Scand 42:437–438, 1971.

35. Paley, D.; Herzenberg, J.E.; Tetsworth, K. Deformity planning for frontal and sagittal plane corrective osteotomies. Orthop Clin North Am 25:425–465, 1994.

36. Puddu, G.C.; Cerullo, G.; Cipolla, M.; et al. Utlizacion de una placa para la osteotomia tibial de aperture. Rev Patol Rodilla 6:33–37, 1998.

37. Rademakers, M.V.; Kerkhoffs, G.M.; Sierevelt, I.N.; et al. Intra-articular fractures of the distal femur: A long-term follow-up study of surgically treated patients. J Orthop Trauma 18:213–219, 2004.

38. Rademakers, M.V.; Kerkhoffs, G.M.; Sierevelt, I.N.; et al. Operative treatment of 109 tibial plateau fractures: Five- to 27-year follow-up results. J Orthop Trauma 21:5–10, 2007.

39. Saleh, K.J.; Sherman, P.; Katkin, P.; et al. Total knee arthroplasty after open reduction and internal fixation of fractures of the tibial plateau: A minimum five-year follow-up study. J Bone Joint Surg Am 83:1144–1148, 2001.

40. Sanders, R. Patella fractures and extensor mechanism injuries. In: Browner, B.D.; Jupiter, J.B.; Levine, A.B. et al. eds. Skeletal Trauma. Philadelphia, W.B. Saunders, 1992.

41. Satku, K.; Kumar, V.P. Surgical management of nonunion of neglected fractures of the patella. Injury 21:108–110, 1991.

42. Sharrard, W.J. A double-blind trial of pulsed electromagnetic fields for delayed union of tibial fractures. J Bone Joint Surg Br 72:347–355, 1990.

43. Taylor, J.C. Delayed union and nonunion of fractures. In: Crenshaw, A.H., ed. Campbell's Operative Orthopedics. St. Louis, Mosby, 1992.

44. Wagner, H. Indication and technique of corrective osteotomy in post-traumatic disorders of the knee joint. Hefte Unfallheilk 128:155–174, 1976.

45. Weber, B.G.; Cech, O. Pseudarthrosis: Pathophysiology, Biomechanics, Therapy Results. Bern, Huber, 1976.

46. Weiss, N.G.; Parvizi, J.; Trousdale, R.T.; et al. Total knee arthroplasty in patients with a prior fracture of the tibial plateau. J Bone Joint Surg Am 85:218–221, 2003.

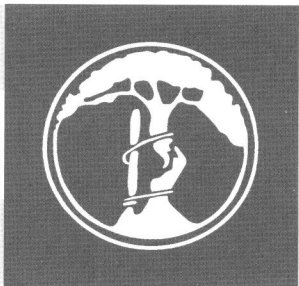

第 58 章

胫骨干骨折

Peter G. Trafton, M.D.

胫骨骨折是最常见的严重骨骼损伤。愈合缓慢，常常可以引起永久性的后遗症。特别是严重的损伤后，可以出现与损伤和治疗有关的并发症。通常难以区分是由于损伤本身还是治疗引起的问题。治疗胫骨骨折时，外科医生可能难以避免并发症的发生。例如非扩髓髓内钉相对于外固定器械可以减少再次手术、骨折骨不连以及感染的发生率[35]。然而非扩髓髓内钉在胫骨近端仍会有明显的愈合畸形危险[159,279]。髓内钉也和术后膝关节的疼痛有关，疼痛可治愈也可能长期存在。为了更好地恢复力线，有些外科医生提倡使用接骨板，但是接骨板有包括感染在内的更高的创伤并发症[224]。

由于胫骨骨折的严重程度不同，一种治疗方法并不适合每个患者。合适的治疗方法包括从骨折可以忽略不处理到必须截肢。胫骨骨折的治疗考验外科医生的判断和技术。在仔细评估患者情况、损伤程度以及可以提供的治疗选择后，外科医生必须选择一个有效的治疗方案。即便我们对损伤的认识以及治疗方法有了改进，也必须遵从以上的原则。胫骨骨折的不同治疗方案已经有了很好的论述[36,255]。虽然有证据显示非扩髓髓内钉相对于外固定器械治疗开放性胫骨骨折其并发症更少，但是许多外科医生仍然较少选择非扩髓髓内钉，特别是严重的开放骨折[36]。扩髓髓内钉相对于非扩髓髓内钉有较小的骨不连率和器械断裂率。有部分研究直接对比了扩髓髓内钉和非扩髓髓内钉治疗开放骨折的效果。这些研究显示，这两种治疗方法有相似的感染率，但是并不相等。许多学者认为，做出扩髓髓内钉适合于严重开放性胫骨骨折的判断是不成熟的[35]。的确，胫骨骨折仍然是一个需要研究的课题[288]。临床研究为外科医生治疗

这些常规的损伤提供了有益的参考。但是仍然缺少针对损伤严重程度和因素的分级，而依据这些才能判断胫骨骨折是否需要手术。由于非手术治疗较轻的胫骨骨折已取得大量的优良效果，使得非手术治疗的支持者对他们的选择有很高的热情[424]。然而，有比较研究显示，除非非常擅长非手术治疗，否则外科治疗，特别是闭合髓内钉治疗可取得较好的预期结果，而且并发症更少[103,216,240,480]。如何评价损伤和治疗的效果也影响着我们对治疗方案的判断。在对比胫骨骨折不同治疗方法时，没有标准可以采用，例如急性死亡率或5年生存率还没有标准。以患者为导向的功能评价是没有价值的[462]。但是目前的研究还不能判断某一特定患者是否可以接受髓内钉术后的膝痛或者石膏治疗后踝关节僵硬。

有充足的证据表明，单一入路手术治疗开放胫骨干骨折具有优越性（非扩髓髓内钉相对于外固定器）[35,36]。然而，外科医生基于患者和整个临床状态，需要决定髓内钉治疗的可行性，是否是最佳治疗方案。在许多情况下，不会有所谓的"最佳"治疗方法。如果有很好的随访及时发现那些不可避免的并发症，那么就可以根据并发症来判断髓内钉、接骨板、外固定对患者的影响，就能更容易而有效地进行治疗方案的调整，这也将知道哪种治理方案更加合理，应该给予更多的关注和资源。

治疗方案的决定主要依靠的是临床经验，所以请治疗经验丰富的医生会诊是明智的。由于存在着许多可变因素，一种类型胫骨骨折的治疗方案可能并不是另一种临床病例的最佳选择。如果有手术适应证，那么骨折的位置、形态、周围软组织以及细菌污染等都会影响固定的方法。

本章回顾了胫骨损伤的类型和可以提供的治疗方案。必须根据临床病例来考虑每个推荐方案。许多胫骨骨折治疗的争议是由于一种特定的治疗方法不能清楚阐明患者的特征。事实上，一些外科医生并未认识到他们在患者选择上存在着偏差。他们会武断地认为，由于治疗的成功，一种治疗方法适合于所有的胫骨骨折。为了避免这种错误，就必须在注意治疗的同时，同样注意到损伤以及对损伤的评估。

胫骨干骨折的并发症是难以避免的。在回顾了急诊治疗后详细讨论胫骨干骨折的处理方案。一个敏锐的外科医生会认识到，胫骨骨折最初的诊断和治疗对控制损伤是非常关键的，它可以减少后遗症并加快感染、骨不连以及固定力线丢失的恢复。

在讨论胫骨干骨折后，腓骨干孤立性骨折、近端胫腓关节损伤、胫腓骨疲劳性骨折也进行了简单的讨论。

第一节 病理学

一、相关解剖

下肢的下部，范围从膝到踝，参与了一些重要关节的组成和功能。它提供了身体支撑，也为足血管神经提供了通道，同时也是重要的肌肉肌腱所在的位置。

由软组织不规则包绕的胫骨决定了下肢下部的形状。胫骨近似三角形的外截面使其在小腿的前方形成突出。胫骨的前内侧从鹅足膝胫侧副韧带到踝三角韧带间的区域没有肌肉或韧带的附着。可以触及胫骨的内侧凹面。胫骨的前外侧面形成了前肌间隔的内侧面，有胫前肌附着，并且在其远端有神经血管束和踇长伸肌附着。胫骨的后侧面有浅深层肌间隔，从近端到远端有半膜肌、腘肌、比目鱼肌、趾长屈肌的附着。胫后血管、胫神经以及踇长屈肌在远端从胫后肌和趾长屈肌的后方通过内踝。

成人胫骨的长度范围从小于 30cm 到大于 47cm。胫骨的尺寸不同是创伤医生所遇到的问题。胫骨不仅长度不同，并且髓腔的范围也从小于 8mm 到大于 15mm。长度和髓腔大小影响到髓内钉的尺寸。绝大多数的胫骨骨折是累及胫骨长骨骨干的(图58-1)。胫骨的远端和近端是由松质骨组成，松质骨的密度因位置、个体年龄和代谢骨的状态而有所不同。干骺端松质骨外的皮质骨非常薄，向远端骨干逐渐增厚。胫骨干骺端的螺钉固定，螺纹抓紧的是松质骨而非皮质骨，同时也必须注意在 X 线片上容易辨认的过渡区。

近端胫骨干骺端连同内外侧胫骨平台在尺寸上大于骨干，但其横截面也近似为三角形。在外侧，它位于骨间膜之上并与腓骨头在后外侧形成关节。前方的突出形成胫骨结节，有髌韧带附着。胫骨的近端也形成平均 15° 的顶前角。后倾斜使胫骨干骺端形成一个可供髓内钉插入的平面。然而，胫骨近端的形状、向后的突出以及薄而平的后壁，使得在插入髓内钉时可能会穿透侧皮质。

在胫骨结节的远端 5cm 或 10cm 处，髓腔形成明显的管型结构。此外管壁厚，特别是前壁，胫骨嵴占据了整个直径的近 1/3，这种密质骨难以穿透。当然尖钻可以相对轻松地突破，但是在穿透过程中会产生高热。在螺钉或针穿过胫骨干时，必须记住前方棘的厚度，并要向后瞄准以获得真正的双面皮质骨固定(图 58-2)。

在远端靠近骨干干骺端移形的位置，胫骨变圆，并由密集的松质骨所代替，特别是年轻的、活动多的人，在踝关节上方 5cm 处，松质骨异常密集。松质骨可以提供螺钉可靠的固定，通常有足够的紧密度以抵抗髓内钉的穿透。

胫骨的远端在其前内侧面形成了明显的凹面。恢复远端内侧凹面是胫骨干远端骨折闭合复位的重要组成部分。如果石膏在内侧面垂直而非在远端 1/3 处形成凹面，那么会产生外翻畸形。Mast 等[301]指出，每个患者的胫骨内侧面的形状是相对一致的。踝上的曲率半径大约为 20cm。当三角形的骨干截面在远端胫骨干骺端变圆时，前内侧面在矢状面向内 45° 倾斜，使得其最远端几乎为矢状面。根据 Mast 所言，相对一致的形状使放入预弯接骨板时无需完全暴露所有的骨块。

胫骨的髓腔从近端的干骺端松质骨一直到远端的干骺端。如果髓腔沿其轴线向近端延伸，由于存在相对向内的伸出，会进入到外侧平台。胫骨近端的最大矢状径也位于外侧。Buehler 等指出，髓内钉的外侧进钉点位于外侧髁间隆起前方，最可能导致近端骨折[76]。胫骨干的髓腔较其外观更圆。与股骨不同，胫骨有明显的峡部，呈现沙漏状而非管状。即便在髓内钉扩髓后，也仅仅有胫骨中间的几厘米适合于髓内钉固定。这种局限使近端和远端骨折髓内钉固定的稳定性受到影响。年轻人的髓腔更狭窄。随着年龄的增长和骨质疏松，皮质骨变薄，干骺端松质骨不那么密集，髓腔的内径也将增加。

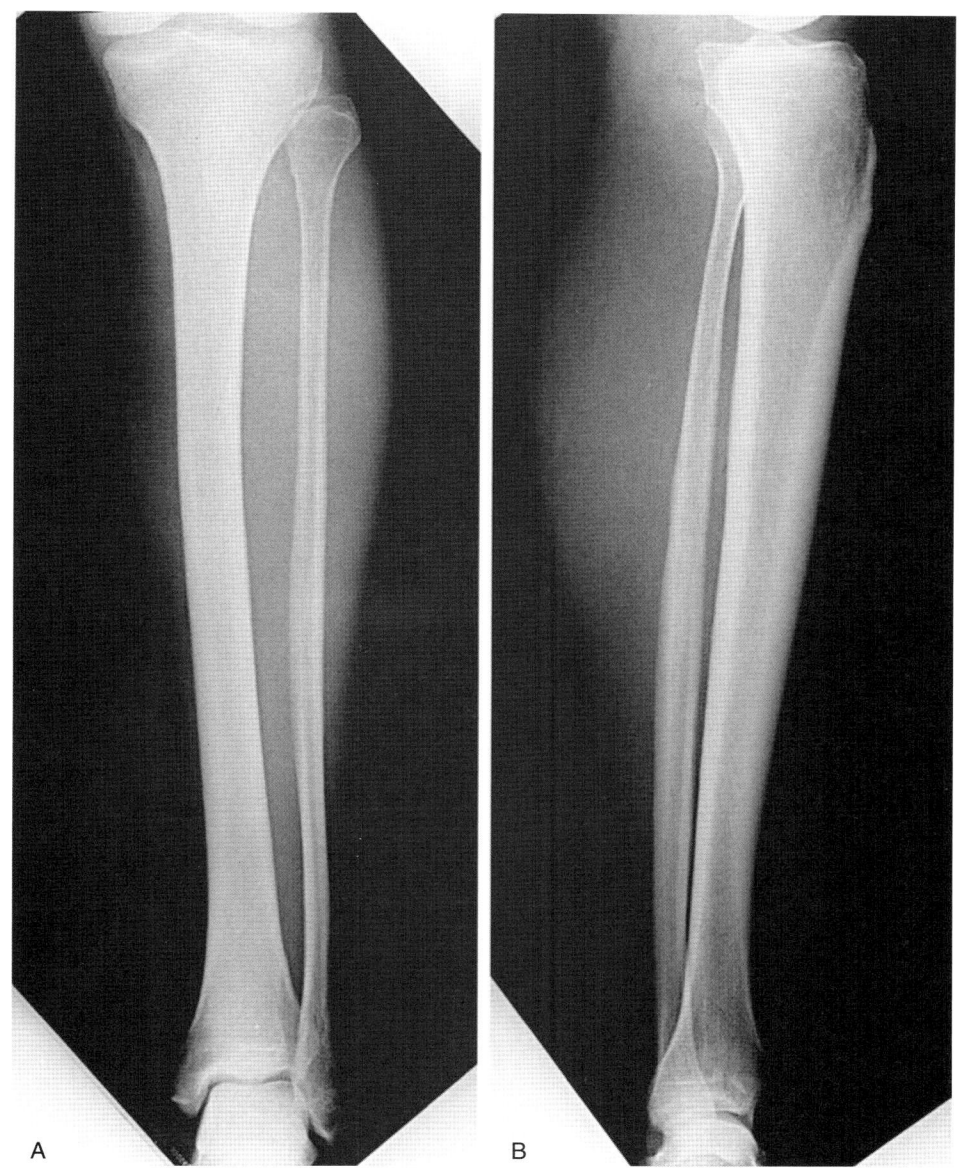

图 58-1　胫腓骨后前位(A)和侧位(B)X线片。注意髓腔中部比远端和近端明显狭窄,皮质厚度的变化以及特有的曲率。

通常由胫后动脉的近端分支形成的单一营养血管供应胫骨干[388]。在通过胫后肌的近端后,血管于胫骨中 1/3 的近端后侧面斜入胫骨。在血管进入胫骨皮质孔处发生的骨折移位容易损伤到血管。在髓腔内,血管向下延伸,与干骺端的骨内膜血管相吻合(图 58-3)。骨干的移位骨折可能破坏顺骨干向下的营养动脉的血供。如果周围软组织也被显著剥离,那么整个数厘米长距离的血供就丧失了。髓腔和骨膜的血供丧失会影响骨折的愈合,并易发生胫骨创伤后骨髓炎。

通过骨内分布,胫骨髓腔动脉系统提供了绝大多数未损伤骨干的营养。仅有骨干皮质周围 1/4~1/3 的

血供由骨膜血供吻合支所供应[389]。在髓内钉扩髓后,由于骨折和扩髓产生的骨坏死会导致血供丧失非常明显[389]。髓内钉周围的髓内动脉循环再生出现在数周内。动脉再生使得内层皮质骨再血管化,同样,如果周围的软组织足够健全,骨膜侧的循环也获得了复原。然而,直到再血管化的出现,皮质死骨均不能参与骨折愈合或抵抗感染。

骨折后胫骨的血管改变非常显著。周围血管再生后可取代皮质骨的大部分血供,并使坏死区再血管化,而且还为周围有活跃的骨痂代谢提供营养。这个过程需要周围有健全的软组织,以及胫骨上有肌肉附

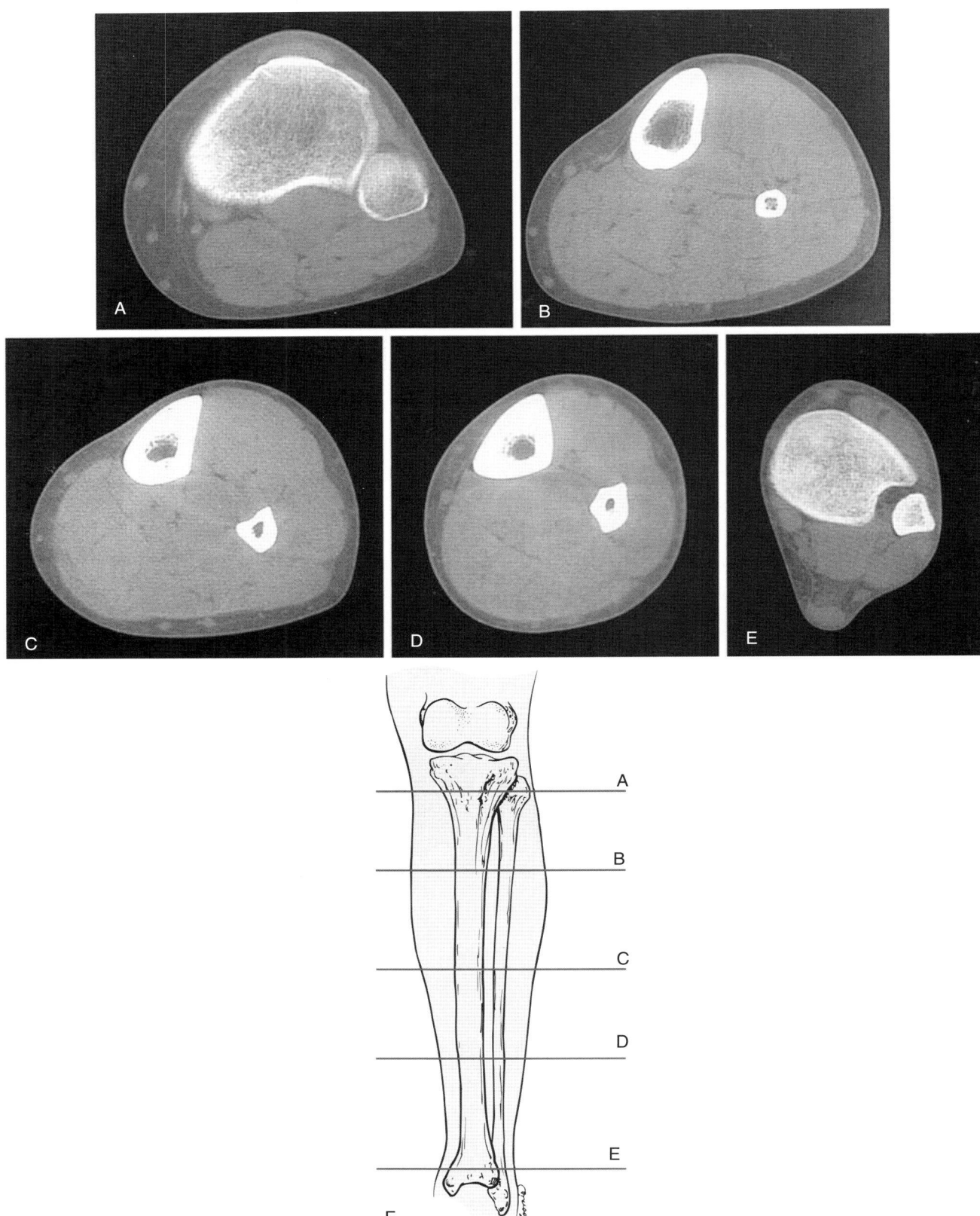

图 58-2 (A—E)胫骨的 CT 横断扫描(同图 58-1),扫描的平面见下方的示意图(F)。相对圆形的骨干髓腔,直径大约 10cm。前方的皮质特别厚,外侧面锐利呈三角形。可见明显的软组织非对称覆盖。

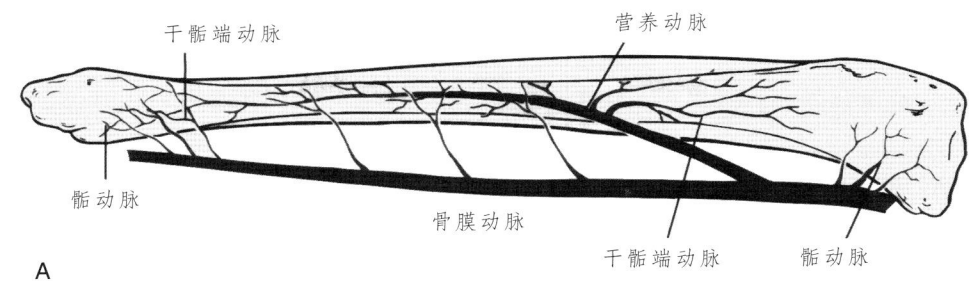

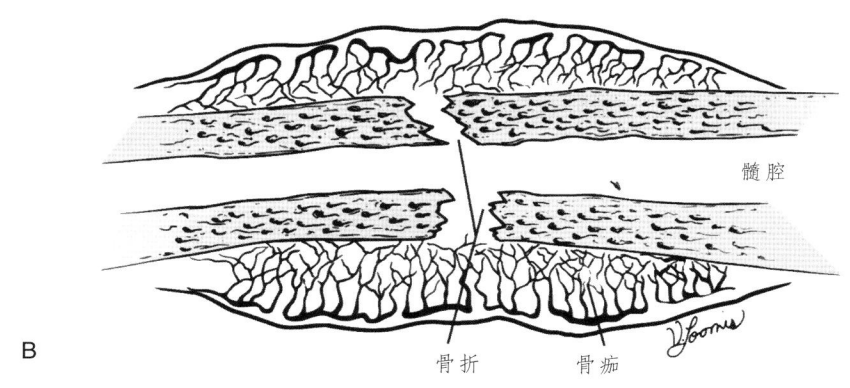

图 58–3　(A)胫骨的动脉血供是由胫后动脉的分出的单一营养支所供应的。它通过通常位于胫骨中 1/3 上部的长斜行、远端成角的孔进入胫骨。在胫骨外侧面仅覆盖骨膜的部位，营养动脉可以供应几乎整个皮质厚度。在有肌肉和韧带坚强附着的部位，骨膜动脉供应皮质的外 1/3。血供相对丰富的干骺动脉存于胫骨的近端和远端。这些动脉与营养动脉的髓内支相吻合，提供旁系血供，而且在损伤后有再生的潜能。(B)骨折后血供明显改变。周围骨痂最初的营养是来自于附近肌肉组织的丰富血管丛。软组织损伤越严重，血供复原的潜能越少。

着。仅有骨膜、皮下组织和皮肤覆盖的表面是难以从临时的骨外血供中获益的。各种附着的肌肉蒂对于胫骨骨块非常重要，必须在外科暴露、清创和固定中进行保留。

下肢一个重要的解剖特征是胫骨和腓骨间的联系。腓骨相对较小，位于胫骨后外侧，周围有更多的肌肉。腓骨在下肢近 1/2 以上离胫骨较远，在 1/2 以远与胫骨较靠近，直到与胫骨远端干骺端的后外侧面形成浅关节面。这两根平行的骨头在近端和远端均形成关节，使二者之间更加牢固。

位于皮下的腓骨头有外侧副韧带和股二头肌腱附着。腓总神经从后方向前绕过腓骨头，可能会由于直接的外伤、骨折的移位、石膏、甲板甚至坚硬床垫的压迫而出现损伤。

腓骨承载了体重的一小部分，腓骨干和腓骨近端的丧失对腓骨的功能影响很小。去除部分腓骨会减少胫前的张应变，但是张应变不会因此而消失[476]。腓骨干是肌肉起源的重要位置。腓骨与腓动脉联系密切，

它们可以作为游离移植物或带蒂移植物治疗远端或局部骨缺损。

腓骨远端以及外踝在踝关节的机构完整中起着非常重要的作用。踝关节的韧带联合保证了腓骨与胫骨远端的联系。这些韧带组织包括远端胫腓前后韧带、下横韧带、骨间韧带以及远端间膜。踝韧带的破裂可以出现在胫骨干骨折中，会使腓骨对胫骨的支撑作用丧失。为此，对胫骨骨折患者必须评估其踝关节的完整性。

胫骨外侧棘通过一层厚的骨间膜与腓骨前内缘相联系。骨间膜的主要纤维为向下和向外走向。根据 Sarmiento、Latta 等所述，在胫骨非直接扭转骨折后，骨间膜通常大部分完整，这样就基本限制了由于损伤引起的短缩[421]。在近侧胫腓关节下方的骨间膜顶端，胫前动脉和它的伴随静脉进入小腿的前间室。这些结构的损伤常伴随胫骨上端骨折和胫腓关节脱位。腓动脉终支向前在骨间膜远端边缘的下方穿过，加入到踝关节血管吻合中。

胫腓骨周围的软组织在考虑这一区域的损伤中必须十分重视[492]。然而,外科医生更多注意的是胫腓骨而非软组织,这样就可能会对胫腓骨的评估和治疗犯下不可弥补的错误。只要有骨折,小腿的软组织或多或少都会有损伤。虽然内部的软组织损伤范围可能较小并且难以暴露,但是开放性的创伤通常明显。皮下脱套可以很快导致广泛的皮肤坏死。这样的创伤起初仍然可能是非常轻的。小腿间室内的肿胀会逐渐导致组织压力的增大,从而阻断毛细血管的血供,引起筋膜室综合征,从而使神经肌肉功能丧失。直接或间接的损伤可能都会引起小腿神经和血管的损伤。毫无疑问,必须在考虑骨关节损伤的同时,一并考虑小腿的每个解剖元素。

筋膜下细小的穿动脉承担着皮肤的血供。皮下切割,或者皮下脂肪从筋膜下分离的脱套伤,会使这些动脉断裂。因此,应该在深筋膜下进行切开,这样就可以减少皮肤坏死的危险性。皮肤丛是皮肤的血供终末血管床。在切线位切割皮肤厚层后,会出现点状的出血,这表示有明显的血供灌注。这项技术被Ziv等所采用,以评估脱套皮肤的活性。由局部血管供应的筋膜皮肤皮瓣具有明显的优越性,这些血管通常有感觉浅神经所伴行。表浅血管的解剖是非随机皮瓣成功的关键。

小腿皮下组织的表浅静脉包括内侧的大隐静脉和外侧的小隐静脉。小隐静脉分支位于前方,腓肠神经靠后,如果由于疤痕或被缝合就可能导致疼痛性神经瘤。由于深静脉在创伤时会被破坏,而在深静脉血栓后又会被阻塞,因此在胫骨手术时保留主要的浅静脉就显得非常重要。必须注意大隐静脉的走向,其行走于内踝的前方,在胫骨下1/3处从胫骨前方的皮下通过,在接近大腿的内侧时走于胫骨的后方。

除了有肌腱和神经血管通过深筋膜外,深筋膜还包绕着胫骨,并在胫骨的前内侧面与胫骨紧贴。于是圆柱状的小腿就被分割为4个纵行的间室。前外侧肌间隔开外侧间室和前间室。后外侧肌间隔位于外侧和后浅间室之间。后肌间隔分开后深间室和后浅间室。在更近端,肌间隔附着于胫骨的内侧面。在骨干中段,肌间隔附着于深筋膜的内侧面。为此,仅有一小部分后深间室的内侧面是在皮下,位于胫骨下1/3后内侧缘的后方。

熟悉小腿的横断解剖对于外科医生来说是非常重要。解剖知识有助于体格检查以及选择手术入路,并且在经皮穿针时可以知晓如何避免损伤神经血管和肌腱组织(图58-4)。

二、间室的解剖

前间室包含了使踝和足趾背屈的肌肉:胫前肌,拇长伸肌,趾长总伸肌,第三腓骨肌。神经血管束包括胫前动静脉,以及加入到间室近端的腓深神经。可以通过远端足背动脉的搏动来评估动脉的状况。然而,足背动脉会有足深弓反流的血流,因此,即便丧失了胫前动脉,足背动脉搏动仍然会存在。第一、二足趾间的足背区自主感觉由腓深神经支配。腓深神经提供了前间室肌肉和趾短伸肌的运动控制。在大多数通过前间室的组织中,神经血管束位于胫前肌的外侧,骨间膜的深面。然而,由于胫前肌在近1/3处为腱性,且较薄,神经血管束行于胫骨外侧面的前方,从而容易在穿针时被损伤。在稍远处,神经血管束位于胫骨的前方,胫前肌腱和拇伸肌的中间。

外侧间室位于腓骨的表面,包括胫骨短肌、腓骨长肌以及足外翻肌。腓骨长肌的近端位于腓骨头的外侧面。腓总神经从下方通过腓骨长肌覆盖腓骨颈之处。腓骨短肌的近端位于腓骨长肌深面,而远端位于腓骨长肌的前方。为此,在外踝的后方,腓骨短肌腱是两条肌腱中靠前的一条。腓浅神经提供了足背剩余部位的感觉支配,以及腓骨肌肉的运动支配。腓浅神经位于外侧间室内,其中没有重要的血管结构。

后浅间室内有小腿三头肌,即由腓肠肌、比目鱼肌和跖肌组成的踝屈肌。腓肠伸肌位于后浅间室的后筋膜层间,支配足后跟外侧的感觉。后浅间室内没有重要的血管,最具有可扩张性,在损伤后压力升高较少。

后深间室位于浅间室的深部、腘肌线的远端,包括附着于胫骨、骨间膜、腓骨后侧面的肌肉。后深间室内有胫后血管和胫神经。胫神经支配间室和足底内在肌的运动,以及足底的感觉。后深间室内也有腓血管。后深间室内的肌肉有位于内侧的趾长屈肌,位于外侧的拇长屈肌,以及它们深面的胫后肌。胫骨的神经血管束从近端到远端,首先位于腘窝的后方,然后位于胫后肌内侧缘的后方。胫骨的营养动脉从胫后动脉发出不久后就穿出胫后肌的近端进入胫骨。胫后肌腱跨过胫骨,趾长屈肌位于胫后肌的前方,在内踝后方形成了后深间室中众所周知的结构:胫后肌,趾长屈肌,胫后动脉和胫神经,以及拇长屈肌,即"Tom,Dick和Harry"(表58-1)。

三、发生率

　　胫骨干骨折是长骨骨折中最常见的骨折。胫骨骨折在瑞典的 Malmo 每 1000 人中一年大约会出现两次[32]。美国有相类似的发生率。Court-Brown 和McBirnie 提供了总人口为 75 万的苏格兰 Edinburgh 地区从 1988 年到 1990 年需要门诊和住院治疗的胫骨干骨折的流行病学资料[111]。在年龄大于 12 岁的患者中,每年有 174 例胫骨干骨折发生,即大约每 1 万人中有 2 例。交通伤最为常见,而跌倒伤较为少见。近 1/3 为运动创伤,其中 80% 的原因为足球创伤。而在足球运动

非流行区域,这一原因所占比例将下降。殴打伤少于5%。在美国常见的枪伤在这里非常少。76% 的胫骨干骨折为闭合性。24% 为开放性,21% 为 Gustilo1 型,19% 为Ⅱ型,17% 为ⅢA 型,36% 为ⅢB 型,5% 为ⅢC 型。而 Muller 骨折 C 型,Tscherne 软组织损伤 C3 级,或 GustiloⅢ型的严重胫骨骨折仅有 24%。最严重的损伤出现在交通伤。在一些群体中,老年骨质疏松患者的胫骨骨折的发生率较高[144]。

四、损伤机制

　　胫骨骨折的原因很多,从简单跌倒产生的扭转

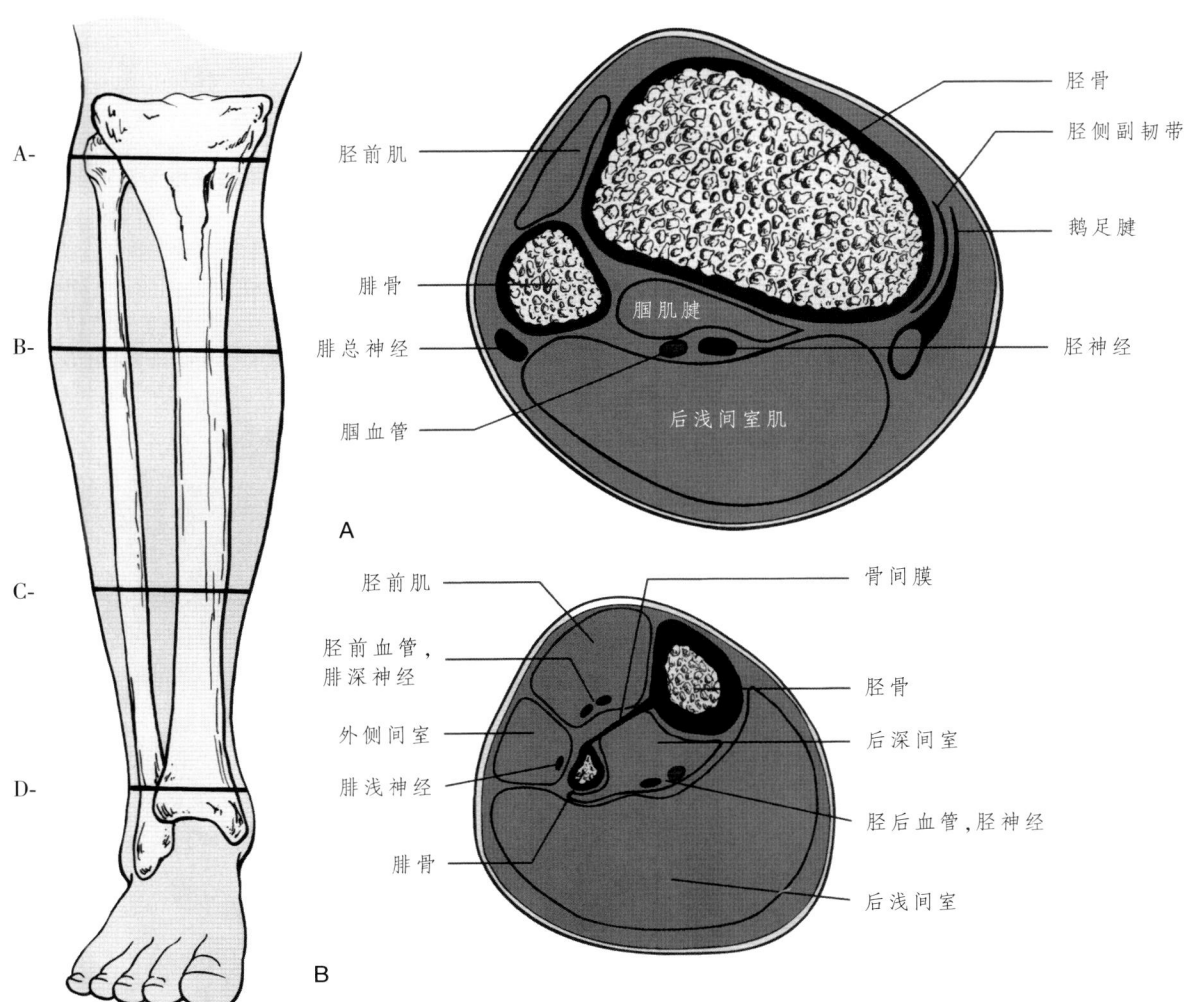

图 58-4 (A-D)横断面显示了下肢主要的神经和动脉。注意整个胫骨的前内侧面,虽然呈变化的弓形,但始终位于皮肤和皮下组织的下方。动脉的远端以及胫神经位于胫骨近端的后方中线处。胫前动脉和与其伴随的腓深神经非常接近的部位是胫骨前外侧面的重要部分,位于胫骨 3/4 和 4/4 的结合处附近。胫后动脉和胫神经在胫骨的远端 1/4 的后内侧面的后方相靠近。(待续)

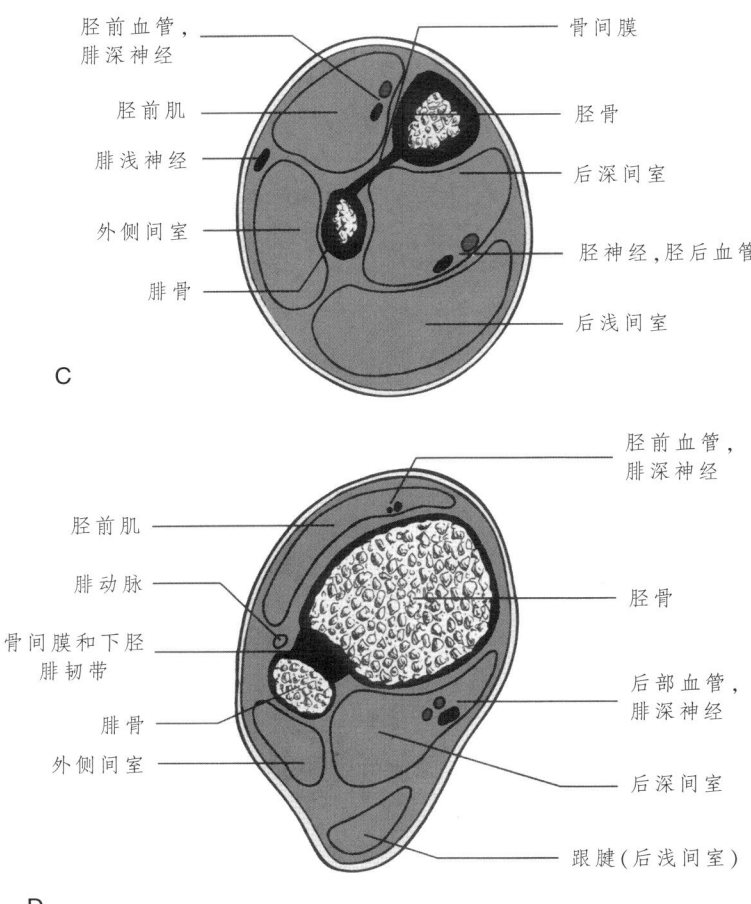

图 58-4（续） （A-D）横断面显示了下肢主要的神经和动脉。注意整个胫骨的前内侧面，虽然呈变化的弓形，但始终位于皮肤和皮下组织的下方。动脉的远端以及胫神经位于胫骨近端的后方中线处。胫前动脉和与其伴随的腓深神经非常接近的部位是胫骨前外侧面的重要部分，位于胫骨 3/4 和 4/4 的结合处附近。胫后动脉和胫神经在胫骨的远端 1/4 的后内侧面的后方相靠近。

力，到车祸导致严重的挤压损伤。有许多方法来进行严重程度的分级，但最主要的是区分高能量和低能量损伤。非直接骨折产生作用于远处的扭转力，为螺旋形骨折。除非有明显的粉碎，否则软组织损伤较小。通过外伤史，体格检查以及影像学检查可以确诊这一间接暴力引起的相对较轻的骨折。然而，即使是间接损伤也可能很严重。滑雪运动损伤可以产生高能量创

伤($\frac{1}{2}$mV^2)，而不是单纯的滑倒和跌倒。螺旋骨折的粉碎与能量的大小成比例。高速交通伤引起的碎骨块可以像飞弹一样导致骨折周围明显的软组织损伤。因此必须认识到，一部分间接胫骨骨折是高能量损伤所引起的[230]。

直接损伤机制包括滑雪者的"靴顶"骨折，就是靴子的顶端作为杠杆的支点而导致的胫骨骨折。当然，这种直接的暴力根据其作用的大小或多或少会产生软组织直接损伤。就如同行人被汽车相撞，这种暴力强大，从而损伤的范围也就广泛而严重。这种损伤的预后也毫无疑问会较差。直接暴力可以通过下肢的外伤史和下肢的外形而表现出来，也表现在骨折的类型上，骨折是横断的，或者在张力侧有横断骨块而在对侧由于损伤的弯曲机制而出现楔状蝶形骨块[23,137]。

最严重的胫骨骨折是由于挤压伤所致。这类骨折通常复杂，粉碎严重，周围软组织广泛损伤。然而皮肤可以仅表现为轻度破裂，即所谓的Ⅰ度开放骨折。但

表 58-1 评估下肢周围神经和间室的试验*			
神经	间室	运动功能	感觉功能
腓深神经	前间室	趾背屈	1-2 趾背间隙
腓浅神经	外侧间室	足外翻	足的外背侧
胫神经	后深间室	趾跖屈	足底
腓肠神经	后浅间室	比目鱼肌	外踝

*通过检查每个神经和相关肌群，可以评估每个间室内肌肉神经组织的状态。

是根据定义 I 度开放骨折为间接的扭转暴力所产生的骨折片刺破皮肤,因此不适用于描述由于直接暴力机制引起的损伤。重要的是不能低估由于挤压引起的胫骨骨折的严重性和其后果。

脊髓损伤的患者可能同时有高能量损伤的胫骨骨折。在胫骨骨折的处理上就必须同时考虑到患者的神经状态。有慢性脊髓损伤和由于废用而引起明显骨质减少的患者,会由于低能量或高能量机制而导致胫骨骨折。

有些胫骨骨折是由于反复性负荷导致的疲劳骨折,或者称之为"应力"骨折,我们将在本章的后面讨论。当胫骨由于各种因素而变薄弱时,很小的力量就会导致病理性骨折。原发性或继发性恶性肿瘤、良性肿瘤、发育异常、感染以及包括手术治疗在内的损伤,这些都会削弱胫骨,从而使其在正常负荷下也会出现骨折。

另外一个在美国非常常见的胫骨骨折原因为枪伤,详见第 16 章。

五、损伤的后果

胫骨干骨折会妨碍负重和运动（至少早期是这样）并会引起疼痛和不稳。如果是开放骨折,严重的感染会威胁下肢或生命。开放骨折可伴有即刻性或延迟性的神经血管缺损,同样会威胁下肢的存活和功能。治疗中出现以下问题也是十分常见的:延迟愈合或不愈合,畸形愈合,因肌力下降导致功能恢复不完全,关节僵硬,慢性肿胀和疼痛。虽然胫骨骨折的平均愈合时间大约为 17 周,但是患者往往需要更多的时间加以完全恢复,有些患者需要 1 年或更长时间。即便如此,恢复也很少是完全的。Gaston 等发现,在采用髓内钉治疗孤立胫骨骨折后的一年,患肢膝关节的伸屈力量要比对侧小 15%~25%[165]。胫骨骨折造成的长期功能损害是常见的[217,364,376],而且骨不连只有经过附加治疗才会愈合。骨折对位不良或者膝踝关节软组织挛缩,会导致畸形。胫骨骨折本身通常不是致命的,但是其恢复期长,而且存在潜在的永久性功能障碍的可能,这必须引起重视[217,479]。

必须注意的是,胫骨骨折愈合后对线不良可能导致膝或踝的创伤后关节炎。然而,这种可能性并不是确定无疑的[217,319,379,380,478,511]。Tetsworth 和 Paley 对此作了很好的论述[473]。假设随着时间的推迟,轴线畸形会导致关节的损害,但多大的畸形程度视为显著尚不明确。畸形愈合的位置非常重要,远端畸形多为症状性

的。每个患者可接受的畸形程度也不同,而且对下肢恢复的要求也不同。将畸形的后果从损伤后果中分离出来是困难的,为此外科医生通常必须在缺乏可以判断预后数据的情况下来决定能否接受某种复位程度。

六、常见的相关损伤

30%胫骨骨折患者有多发伤。因为可能有附加的损伤,因此必须在受伤后的 24~48 小时内重新对患者进行全面的评价,此时胫骨骨折的疼痛有所减轻,患者可以更好地分辨其他部位的不适。其他部位的损伤即使是低能的滑倒和跌倒时也会发生,并不局限于有明显多处创伤的患者。要特别注意上肢的损伤,因为上肢的损伤会影响到使用扶车或拐杖。对侧下肢的损伤也会给早期的活动带来明显的困难。如果患者想尽快恢复走动,必须对治疗方法进行些调整。

最常见的与胫骨骨折相关的损伤为同侧的腓骨骨折,虽然较少出现在低能量损伤中,但它大约占所有患者的 80%[111]。腓骨骨折常发生在胫骨骨折的同一平面或者更低的平面,偶然会呈分段状。由于腓骨骨折没有特殊的治疗,因此常常会被忽略。有些学者认为,完整的腓骨会使单一的胫骨骨折更趋于出现并发症,包括延迟愈合、骨不连或内翻畸形。但是胫骨的延迟愈合并不是完整的腓骨引起的。腓骨骨折,一旦固定或者愈合,可以有助于严重胫骨干骨折的重建稳定。腓骨可以为胫骨节段缺损提供支持,帮助胫骨力的重建。腓骨骨折可以由于"青枝"骨折而畸形或成角,这样就会对胫骨骨折的复位产生影响。

通常当外力大到足以使胫骨骨折时,腓骨自身就会失用。然而,就像前臂的 Monteggia 和 Galeazzi 骨折一样,近端或远端胫腓关节有时会被破坏,即使腓骨完整也会出现胫骨骨折块的重叠和短缩。如果没有认识到这类损伤,就可能导致踝关节的畸形或功能障碍。近端胫腓关节的脱位可能伴有严重的神经血管损伤。

胫骨干骨折自身可能会有单块或多块的节段性碎裂。有时候会出现干骺端的损伤,发生关节内或关节外骨折,从而威胁到膝或踝。这些骨折会有不同程度的移位和不稳。这样就需要对常规胫骨干骨折的治疗方法进行调整。因此,最初的确诊是非常重要的。这些骨折通常需要优先处理,治疗的准则参见第 56、59 和 60 章。胫骨干骨折的治疗方案可能需要进行调整（例如,原先可以通过非手术治疗的损伤可能就需要通过内固定来获得胫骨平台骨折后的早期活动）。比多段骨折更为常见的是累及关节面、由于干骺端延伸

到胫骨干的骨折。对累及关节的骨折必须有充分的认识和合适的处理,这是获得理想疗效的关键。

　　胫骨干骨折的同时伴有支持韧带的损伤是非常常见的,特别是高能量所致的损伤。除去单纯的韧带损伤,还可能出现膝关节的骨折脱位,并伴有血管或神经损伤(图58-5)。由于胫骨干骨折时对膝的稳定性难以估计,而且动脉闭塞可能延迟发生,因此就不能低估边缘撕脱骨块以及胫骨平台楔形移位骨块的重要性。这些可能是膝不稳仅有的征象。尽管在血栓形成之前血管可以有足够的灌注,但是为了鉴别和治疗血管内膜的损伤,仍应考虑进行动脉造影。如果

动脉灌注指数(API)小于0.9(踝部相对腕部的动脉多普勒压力),就必须怀疑有明显的动脉损伤(参见第56章)。

　　特别是高能量损伤的患者,在胫骨骨折的同时可以有同侧的股骨骨折,就是所谓的浮膝损伤。这样的损伤也通常累及韧带的损伤。Ⅰ型浮膝是指单纯的股骨干和胫骨干骨折。Ⅱ型是指累及髋、膝、踝的不同形式损伤。Adamson等指出,当骨折累及膝关节时,其预后差。胫骨远端骨折和脱位也不少见,因此必须仔细进行足和踝的评估(图58-6)。为了避免遗漏跗跖关节、跗骨、趾骨的损伤,充分的体格检查和放射学检查是非常必要的。

　　胫骨骨折通常会累及相邻的动脉静脉和神经。这些损伤可以非常明显,也可能在早期难以发现。由于相邻的动脉、静脉和神经对下肢的保留和功能具有

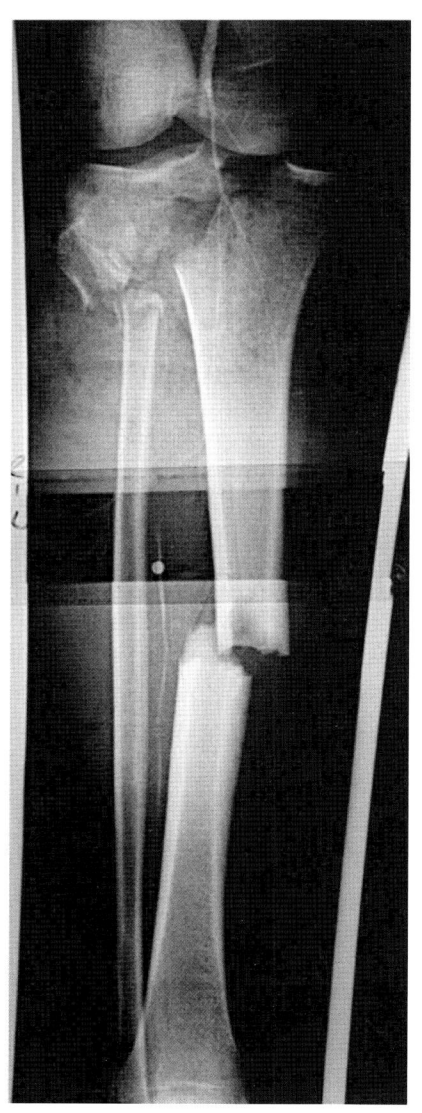

图58-5　动脉造影显示腘动脉阻塞。对于有两个平面严重骨骼损伤的缺血下肢,动脉造影可以鉴别动脉损伤的部位(治疗见图58-13)。

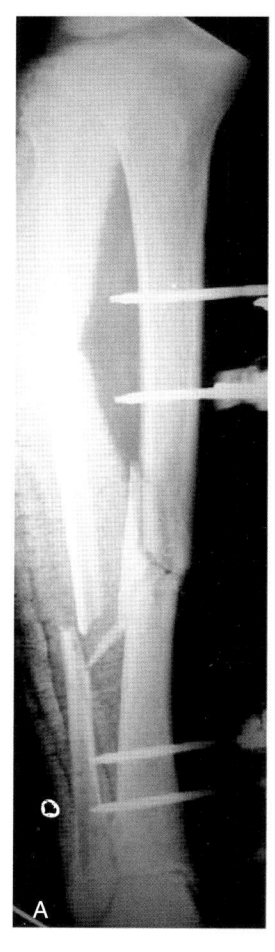

图58-6　图示应注意可能合并伴发损伤。(A)伴有距骨颈骨折的严重胫腓骨开放骨折在急诊外固定器固定后的随访放射影像。(待续)

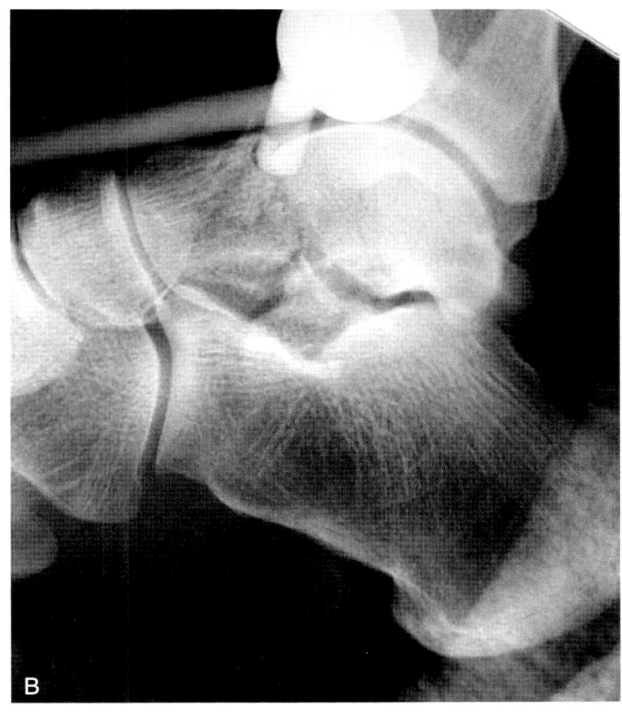
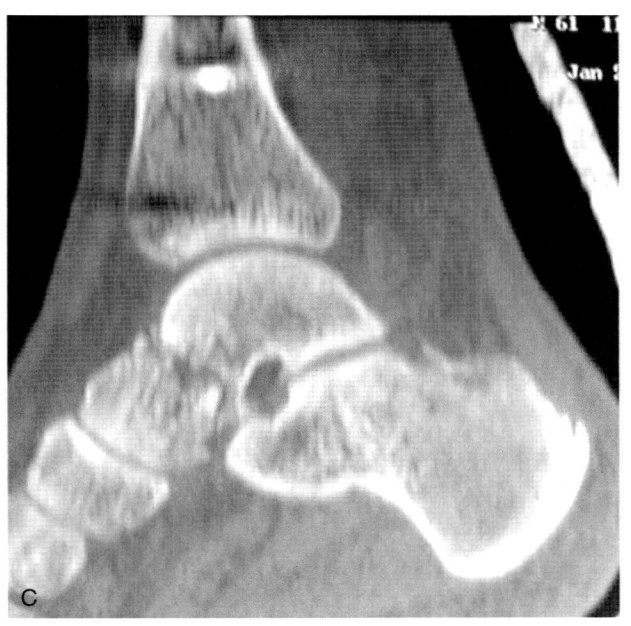

图 58-6(续)　(B)侧位片。(C)CT 重建。

非常重要的意义，所以在处理胫骨骨折时必须反复进行血管神经的评估。由于腘窝"三叉"远端有 3 条动脉，故动脉的损伤是隐性的。下肢可以在仅有一条动脉的血供下存活。动脉损伤不明显的原因是骨折后血管内膜损伤撕裂产生血栓需要几小时或几天。动脉血供也可以由于损伤部位血管的扭曲而受到危害。可以通过骨折的复位来纠正，但是即便恢复了正常的动脉灌注指数，仍然建议进行动脉造影。除非开放骨折伤口，静脉破口有大量的血液流出，否则静脉的损伤通常是隐性的。由于静脉有深浅系统，故静脉回流有多种通路。静脉损伤常伴有邻近动脉循环的损伤。根据 Nylander 和 Semb 所述，胫骨下 2/3 的骨折常伴有深静脉血栓[342]。虽然深静脉血栓常伴发于胫骨干骨折，但血栓往往难以觉察到，直到血栓向近端进展并在临床上出现肺栓塞才被发现。然而其威胁可能比想象的更高，而且需要更多的数据以证实。延迟性静脉功能不全仍然是个危险因素。

七、分类法的演变

从古埃及时代人们就强调，所有的胫骨骨折并不都相似，而且根据损伤的严重程度会有不同的预后。Edwin Smith 草纸文献中指出，骨折部位的开放伤口具有重要意义。Hamilton 强调了粉碎性骨折对预后的重要性[190]。直到 19 世纪末期放射线照相术被应用于骨折的诊断和治疗，才开始根据骨折的形态和移位对骨折的严重程度进行分类[363]。1958 年 Ellis 采用移位、粉碎、伤口严重程度将胫骨干骨折分为 3 级：轻度，中度，严重[141,142]。定义的"轻度"胫骨骨折是指无移位或仅有成角畸形；开放伤口小，没有或仅有微小的粉碎。他定义的"中度"骨折是指完全移位但仅有小伤口或小的粉碎。他定义的"严重"骨折包括明显的粉碎或较大的开放伤口。Ellis 回顾了 343 例保守治疗的胫骨骨折，发现轻度骨折的平均愈合时间为 10 周，中度骨折的平均愈合时间为 15 周，严重骨折为 23 周。延迟愈合(时间长于 20 周)占轻度骨折的 2%，占中度骨折的 11%，占严重骨折的 60%。Ellis 的工作阐明了损伤程度的重要性，但是 Ellis 没有将病例按照严重程度进行分层。他将所有的损伤放在一起分析，仅报道了一种单一治疗的"平均治愈时间"，而没有将严重程度分类说明。1971 年，Burwell 在其报道的胫骨干骨折接骨板固定中，运用了 Ellis 的分类方法，这篇报道也是 Austin 在 1977 年发表的分析法之前仅有的文章[15,81]。Bauer 等[23]和 Edwards[137]注意到，创伤的类型(直接高能量还是间接低能量)影响着骨折的转归，并与软组织的损伤程度有联系。他们认为,胫骨干骨折的愈合与软组织损伤程度的相关性比骨折本身更密切。这种观念现在已被普遍地接受。

伤口的严重程度与感染、骨不连、截肢率的并发症有着密切的联系。早期的开放伤口的分类着重于皮肤伤口的大小。然而后来发现肌肉坏死的范围、微血管和大血管的损伤以及骨膜剥离具有更重要的意义。Gustilo 等建立了北美骨科医生采用最多的分类系统。起初为 3 个类型,后来扩展到 5 型,以强调伤口的整体重要性[471]。Gustilo I 型开放骨折是指伤口小于 1cm,"通常为骨折端由内向外刺破皮肤产生的清洁伤口"。没有挤压伤,软组织损伤轻微。II 型开放骨折的伤口较大,但是没有软组织的广泛撕裂或挤压,或仅有轻微或中等度的挤压。所有伴有严重软组织损伤和严重污染的开放骨折都为 III 型。由于 III 型骨折本身就代表了严重的开放骨折,因此又分为 3 个亚型。在充分的清创后,III A 型是指有足够的软组织可以覆盖骨折,延迟关闭伤口可行,无需局部皮瓣或游离皮瓣。III B 型有更广泛的软组织损伤,骨暴露需要肌皮瓣以覆盖。III C 型包括与动脉损伤相关的所有开放骨折,必须通过修复才能挽救下肢。这种分类对伤口的感染率具有可预测性。I 型最多有 2% 的感染率,II 型和 III A 型最多为 7%,III B 型为 10%~50%,III C 型为 25%~50%。Gustio 等特别指出,对于高能量伤或高速交通伤,节段性骨折以及有严重粉碎的骨折,无论伤口大小、多少都应该分类为 III 型。但是这种系统将横行的开放骨折和有部分粉碎的开放骨折分类为 I 型。Edwards 发现,由于横行骨折是由于直接而非间接机制损伤,所以有更高的并发症危险性[137]。因此更合适的分类是将间接损伤导致的螺旋形胫骨开放骨折列为最低级。

Brumback 和 Jones[74]对根据 Gustio 分类法进行胫骨开放骨折分类中不同医生之间的一致性做了研究。他们发现,根据起初的清创和放射学影像进行骨折分类的一致性大约为 60%。但是对最严重和最轻微的骨折分类可以达到共识。如果要对比疗效,必须注意的是不同机构对骨折存在着不同的分类。

Tscherne 的开放骨折分级系统同样采用伤口大小、污染和骨折类型来进行分类[347]。I 级是指小的刺伤而没有皮肤挫伤,细菌污染可以忽略,低能量骨折类型。II 级为小的皮肤和软组织挫伤,中等污染,各种骨折类型。III 级为重度污染,广泛软组织损伤,通常伴有动脉或神经损伤。IV 级为部分或完全离断。显然,损伤的位置和特征同样重要。通过中段胫骨的清洁离断

要比挤压或撕脱离断的再植预后要好。

Tscherne 的一个重要贡献是,强调了闭合软组织损伤与开放损伤的分级。他提议将闭合骨折的软组织损伤严重程度分为 4 级[347]。0 级损伤为间接力所致,软组织损伤可以忽略。I 级闭合损伤为低能量或中等能量机制损伤,骨折上面的软组织表面有磨损或挫伤。II 级闭合骨折有严重的肌肉挫伤,还有可能有深的、污染的皮肤擦伤。直接暴力引起的骨折,如"车撞骨折",以及中等程度的骨折损伤符合此类分类。这种级别的骨折有发生筋膜室综合征的高风险。骨折为直接力所致,例如"保险杠"骨折。这一类型骨折的骨损伤为中等到严重,有明显的筋膜室综合征的危险可能性。III 级闭合骨折有广泛的挤压,皮下"脱套"或撕裂,可以有动脉的损伤或出现筋膜室综合征。Tscherne 对损伤的分类包括的范围很广。对软组织损伤程度的合适评估对预后和选择治疗方法起着关键性作用,然而问题是每个医生对损伤程度会有不同的判断和分级。

胫骨骨折的类型在放射学影像下非常明显。除了骨折的位置和移位,骨折的形状和粉碎程度同样需要注意。骨折的类型可以是螺旋形、斜行、横行或者分段。粉碎的程度从无粉碎到周围全部累及。Johner 和 Wruhs 对采用 AO/ASIF 技术治疗的胫骨干骨折按照骨折的形态学进行了分类[230]。这种分级方法为 Müller 等[332]和 AO/ASIF 小组所采用,用以进行长干骨骨折的综合分类。后来,骨科创伤协会也有所采用[355]。这是目前公认的科学的胫骨干骨折分型系统(图 58-7)。骨折分型和其预后具有良好的相关性,但是尚有其他影响骨折预后的重要因素。Johner 和 Wruhs 认为,骨折的类型和损伤机制有关:扭转导致螺旋骨折,各种形式的弯曲导致斜行或横行骨折,挤压导致高度粉碎骨折。他们同时采用粉碎的程度作为严重度的一个指标。主要分为三个类型:A,简单,无粉碎;B,蝶形或楔形;C,粉碎,包括分段骨折(图 58-8)。虽然最后的 27 个分型有些繁琐,但是这种分型对评估闭合胫骨干骨折内固定后的疗效非常适合。虽然作者强调了软组织损伤对预后具有重要的意义,但是由于分型中并没有包括软组织损伤的严重程度,因此这不是个完整的分型。骨折移位也没有考虑,其原因可能是由于在精确内固定后,移位对骨折的预后影响不大。然而,如果采用非手术治疗或手术操作不良,那么骨折移位对预后的影响就非常显著。同时,Johner 和 wruhs 的分型也没有包括骨折的位置。由于近端或远端骨折累及膝或踝关节,从而不能使用髓内钉治疗,因此就应该进行单

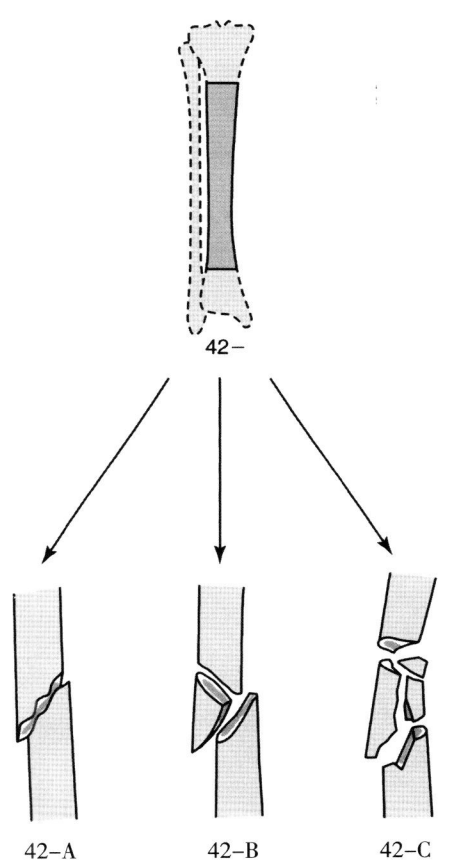

图 58-7　胫骨干骨折的 AO/OTA 分类。"42"代表胫骨干,其 3 种类型如下:A,"单纯"两部分骨折。B,一"楔形"或"蝶形"骨折块。C,粉碎性骨折。每一型都可细分为若干的组和亚组。(From Müller, M. E.; Nazarian, S,; Koch, P,; Schatzker, J. The Comprehensive Classification of Fractures of Long Bones. Berlin, Springer-Verlag,1990, p. 159)

独的分型。从 Johner 和 Wruhs 的报道结果看,在内固定后螺旋形或斜行骨折的预后良好。A1、A2、B1 和 C1 骨折有 91%~100%的优良率。横行骨折的效果中等,A3 和 B2 骨折的优良率为 80%~92%。粉碎骨折或挤压损伤的效果较差,其中 B3 的优良率为 75%,C2 为 68%,C3 为 50%[230]。骨折的分类系统应该能预测结果并指导治疗。由于不同治疗方法的选择可能会影响分类系统的有效性。例如,Johner 和 Wruhs 发现,横行高能量损伤骨折采用髓内钉治疗后恢复较快,而 B3 型骨折采用闭合交锁髓内钉固定的并发症较采用接骨板治疗低。接骨板治疗的感染率较高,可达 17%;植入物失败率为 5%。

胫骨骨折的分类系统还有另一个重要的局限性。分类系统采用的指标通常是平均愈合时间、骨不连

率、感染危险性,而不是最终的功能、畸形的危险性以及机体对特定治疗的反应。

八、推荐的分类系统

虽然许多参数影响胫骨干骨折治疗的效果和选择,但是这些对于临床的应用往往太复杂。为此,像 Ellis 这样的分类就具有吸引力[15,141,142]。因此在没有更好的分类情况下,可采用 Ellis 分类系统。Austin 采用了 Ellis 分类系统进行了前瞻性研究[16],认为 Ellis 的分类与 Johner 和 Wruhs 的 AO/ASIF 分类不同。Ellis 的分类系统强调的微小移位、低能量骨折和非手术治疗。愈合时间和损伤的范围有关。Ellis 将无移位骨折分类到较轻的类型,完全移位分类到中等类型,却没有对部分移位骨折进行分类。Bostman 证实,骨折移位小于 50%的可以分类到较轻的类型,而移位超过 50%的螺旋形骨折通常有较多的软组织破坏,并难以维持正常的力线[63]。

对骨折严重程度进行分级时,无论是否有开放伤口,都必须考虑到软组织损伤的程度。在 Tscherne 的分类中,较轻的胫骨骨折被分类为闭合 0 级,或者开放伤口 I 级。中等度骨折为闭合 I 级或开放 II 级。严重损伤为闭合 II 级或 III 级,开放 II 级、III 级或 IV 级。在 Gustio 的开放骨折分级系统中,I 型为轻度,II 型为中等度,III 型(A,B,C)为重度。当闭合治疗或充分外科暴露之前,不能判断伤口严重程度时,损伤的机制提供了最好的参考。病史和骨折类型、移位可以提示损伤的机制。间接地、低能量螺旋形骨折为轻度。没有粉碎的横行或单一蝶形为中等度。即使伤口小,高能量、严重粉碎或分段的挤压骨折仍然为重度(表 58-2;图 58-9)。

第二节　诊断

急性胫骨干骨折通常非常明显,患者有局部疼痛、畸形、压痛、不稳定、肿胀,以及可能有开放伤口。必须排除其他的合并损伤,从而获得充分的资料以制定治疗计划。有时候无移位的或部分移位的急性损伤,或疲劳骨折和病理性骨折之类的慢性损伤,会难以诊断,从而需要进行特殊的检查。

一、病史

清醒的患者可以告知疼痛的部位和特点,以便确定损伤的部位。严重且继续不断地疼痛可能意味着肌

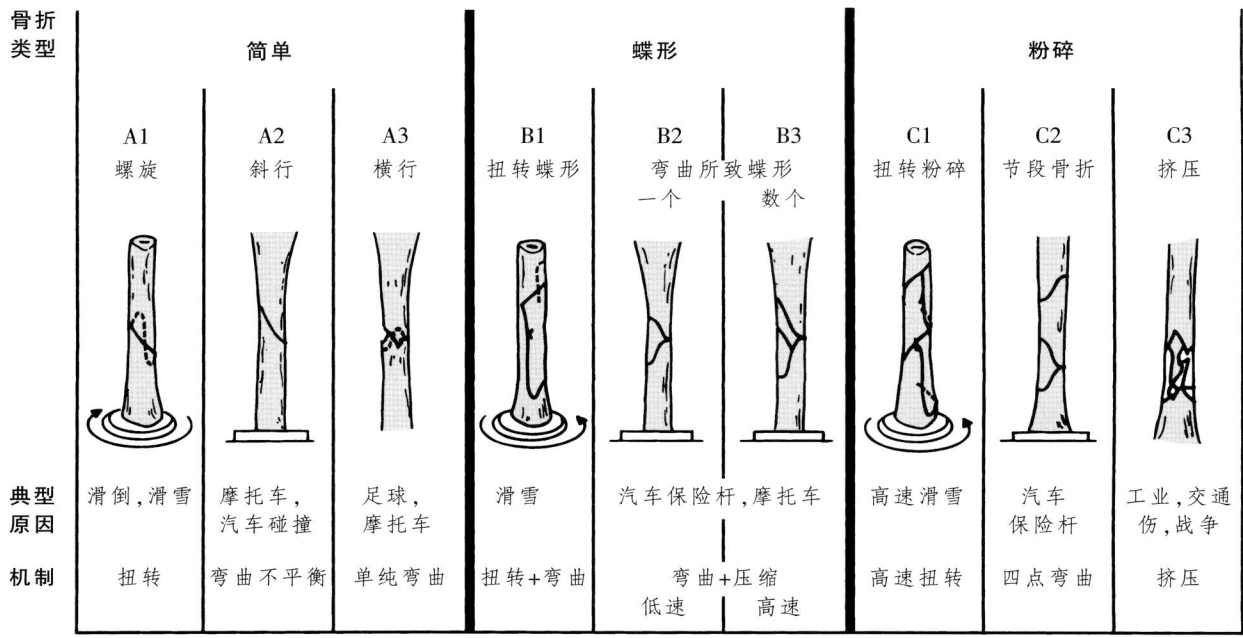

图 58-8　Johner 和 Wruhs 的胫骨干骨折分型系统。注意：在这个系统中没有考虑移位和软组织损伤的程度。(Redrawn from Johner, R;Wruhs,O.Clin Orthop 178:7–25,1983.)AO/OTA 胫骨干骨折分型是 Johner 和 Wruhs 分型的扩展。

肉缺血。感觉丧失的原因可以是神经损伤、进行性缺血或者二者皆有。

要尽量精确地描述出现损伤的时间、地点和损伤的过程。时间因素对于血管损伤、筋膜室综合征、开放伤口特别重要。特定的受伤场所，例如空地、沼泽，可以有致病微生物的存在。导致损伤的外力大小是胫骨骨折严重程度的决定性的因素。如果能知道损伤的机制，那么最有助于对外力的判断。是患者行走路边被汽车撞到，还是被轮胎碾过？目击者的陈述是有益的。医疗急救人员需要详细了解损伤的机制、初始畸形的表现、伤口和骨暴露情况以及下肢的血管神经状态。

不能忽略医疗原始资料。与伤残有关的损伤必须记载。患者的休闲和职业活动的程度，有助于建立正确的功能目标。患者全身状态的评估必须包括：药物过敏史，目前或近期的服药，已知疾病以及既往手术史，个人或家庭出血疾病史，以及感觉缺失疾病等。糖尿病可以有周围血管神经病变，并会增加感染率。艾滋病感染会增加胫骨开放骨折的感染率。同时要确认患者是否吸烟、酗酒和吸毒。骨折愈合和伤口愈合问题在吸烟者中更常见[2,88,197,308,369,428]。彻底的系统回顾是非常有益的。如果患者无法提供信息，可以询问其家人和朋友。一旦患者有所恢复，需要重新询问病史。虽

骨折特征	轻度	中度	严重
		表 58-2　胫骨骨折的分型*	
移位	直径的 0%~50%	51%~100%	100%
粉碎	0~轻微	0 或 1 个蝶形骨折块	≥2 个游离骨块或节段性
伤口	开放 I 级，闭合 0 级	开放 II 级，闭合 I 级	开放 III~IV 级，闭合 II~III 级
能量（病史）	低	中度	高，挤压
机制（骨折类型）	螺旋形	斜行/横行	横行/成碎片

*Ellis 和 Edwards 对 Leach 系统的修改。这个系统包括有软组织伤口的分级，因此 Gustilo 和 Tscherne[492]建议用作胫骨干骨折的临床分级。用最大的重度系数对骨折分型。

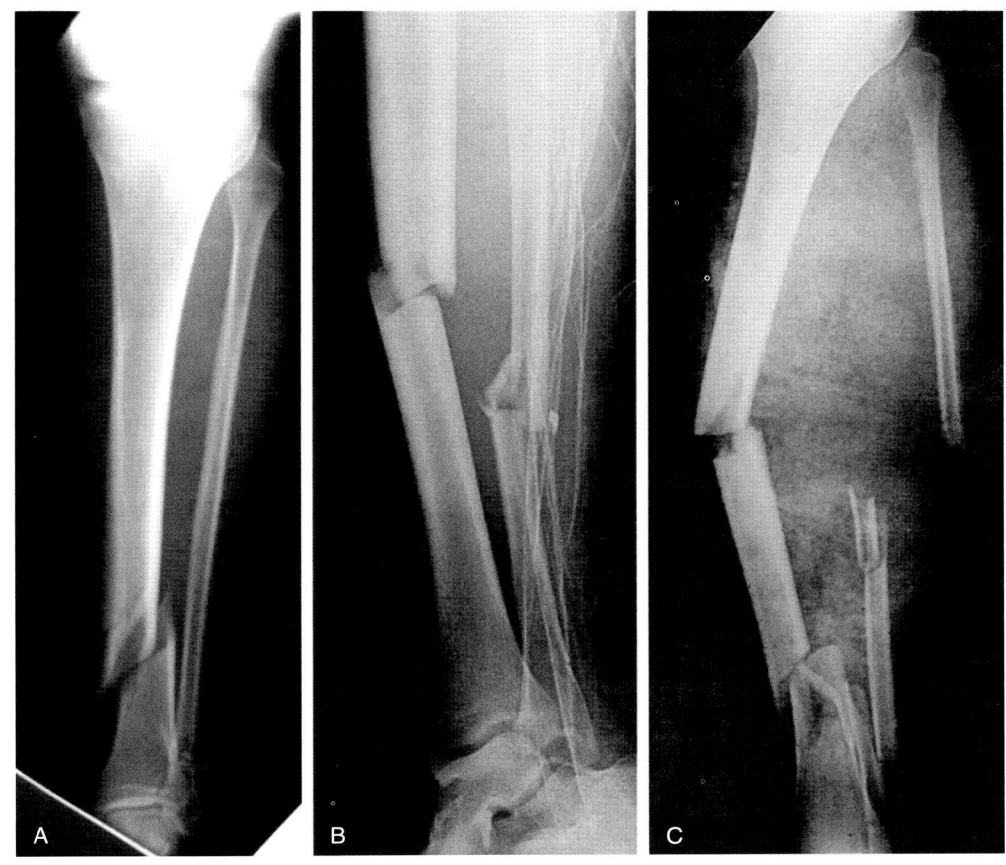

图 58-9 放射影像举例显示 3 个等级的胫骨骨折。(A)轻度:由于简单的滑倒和跌倒引起的螺旋形骨折。(B)中度:行人被缓慢移动的交通工具撞倒后所引起的骨折。(C)严重:高速摩托车挤压所致的骨折。

然因胫骨转移瘤导致的病理性骨折少见,而因胫骨原发经恶性肿瘤导致的病理性肿瘤更为少见,但这的确是存在的[250]。局部进行性疼痛可以提示诊断,但这在软骨骨折中可能是最为常见的症状(参见"疲劳性和功能不全性骨折")。

二、体格检查

多发损伤发生率高,因此对患者的系统评价就显得特别重要。创伤患者的评价和治疗原则,可查阅美国外科协会的创伤晚期生命维持(ATLS)教程,第 6 章有论述。

损伤的下肢必须进行评估,并使用夹板固定。在进行初次或再次检查时,夹板都必须放置于适当的位置。可以通过脉搏、皮肤颜色、温度以及毛细血管充盈来评估远端灌注。采用多普勒进行脉搏压力测量是一种快速而有价值的评估手段。要进行足部运动感觉功能评估。如果开放骨折已经获得的满意的包扎和固定,那么在急诊室就很少需要再次暴露伤口。Tscherne

和 Gotzen 指出,伤口的再次暴露会增加感染率,因此最好在手术室里再进行伤口的再次暴露[492]。

损伤下肢的检查包括望诊、触诊和推拿,而且目的必须明确。外科医生必须对骨折进行鉴别和评估,了解软组织的严重情况,以及确定神经血管状态。另外,还必须了解胫骨上方和下方肢体的损伤情况。

胫骨骨折会出现不同程度的成角、短缩、旋转及对侧肢体不对称。特别是在休克患者的早期检查时,局部肿胀可能不明显。开放伤口见骨块碎片,可以明确诊断胫骨骨折。如果患者合作,触诊可确定触痛的具体部位。也可能会有畸形或骨擦音。触诊可以发现皮下血肿或脱套区域的柔软肿胀。肿胀紧绷提示间室压力的增加。被动活动可以导致疼痛,说明存在不稳定。

根据皮肤是否完整,软组织损伤可为开放性或闭合性。二者必须区别对待,已接受的观点认为,开放骨折必须尽早地进行外科清创和冲洗,以及使用破伤风类毒素和合适的抗生素。为了避免漏诊微小的伤口,必须进行全面的检查。即便只是一个贯通皮肤的小伤口,还必须假定与附近的骨折有联系。简单地检查伤口的类型和数量,是否有异物,以及辨别暴露组织的解剖解构。医师不应该在急诊室对潜在开放骨折伤口进行探查,而应该包扎开放骨折的伤口,固定下肢,送至条件更理想的手术室再进行正规的手术探查。在充分的外科探查前,软组织损伤的真实严重程度往往会被低估。小皮肤撕裂的情况下也会有广泛的肌肉挤压伤。除了开放骨折伤口外,还必须认识到如果有任何撕裂或擦伤,即使是闭合胫骨骨折也需要外科手术探查。手术可以立刻进行,或者等待污染伤口愈合后再进行。

通过皮肤苍白、冰冷、静脉和毛细血管充盈缺乏,以及不能触及脉搏或脉搏搏动减少,来判断下肢血供的损伤情况。胫骨骨折后,必须立刻进行足背动脉和胫后动脉搏动的评估,并进行记录和严密监控。Lynch 和 Johansen 等认为,踝-臂收缩压比率是判断动脉损伤的可靠方法。分别对小腿和上臂进行加压充气,使用多普勒探头来测量踝动脉和肱动脉的血压。踝-臂收缩压比率低于 0.9,就意味着高度的动脉损伤可能性[289](参见第 12 章和第 56 章)。

在胫骨骨折时,除了神经异常可引起感觉麻木和丧失外,缺血也可以导致感觉障碍。肿胀常提示有软组织水肿或静脉回流障碍,如果进展迅速,就应该考虑为动脉出血。震颤或杂音提示有动静脉瘘。

筋膜室综合征最初表现为疼痛、肿胀、神经肌肉功能丧失,脉搏和皮肤灌注通常可在早期不受累及。对于无知觉患者,医师必须检查下肢的肿胀情况和持续时间,并立刻对间室的压力做出评价。对于有知觉的患者,被动伸长缺血的肌肉会导致疼痛。被动跖屈足趾会出现前间室疼痛,被动背伸足趾会引起后深间室疼痛。

有一些特异性运动和感觉实验可用来评估下肢的神经功能。由于神经位于深筋膜间室内,这些实验对诊断筋膜室综合征有价值。可以通过针刺来检查感觉。可以通过抵抗外力来检测运动功能。肌力分为 0~5 级(见表 55-1)。腓深神经位于前间室。其感觉区域为第一、二足趾间的背部,支配的是足趾的背伸。腓浅神经位于外侧间室,支配其余的足背感觉以及足的外翻肌。胫神经穿行于后深间室,支配足底感觉和足跖屈肌。腓肠神经位于后浅间室,支配足跟外侧感觉,但不支配运动。上述每个神经都必须进行检查。由于夹板和石膏会影响到足部血管的搏动以及感觉和运动,因此,即便最初检查的结果为正常,也必须反复进行检查。如果对神经状态有所怀疑,必须定期进行全面的反复检查。可以通

过去除背侧的石膏夹板反复进行检查,以及在后内侧修剪开窗以检查胫后动脉的搏动。

最后,必须排除胫骨骨折上方或下方合并存在的损伤。虽然由于胫骨的疼痛和不稳使骨盆、大腿、膝、踝、足的检查难以完全,但是这些部位的检查不能被遗忘。必须问一问清醒的患者有无疼痛和触痛。这可能提示有畸形、伤口以及肿胀。必须触诊骨盆以排除触痛和不稳。同样,也必须对股骨、髌骨、膝关节的触痛、畸形、骨擦音和渗出物进行评价。特别需要触诊髌韧带和胫骨结节。通常必须在麻醉下以及胫骨已经稳定固定的情况下再进行膝关节稳定性的评估。踝肿胀、触痛、骨擦音可能提示踝关节损伤。由于足后部和足中部的损伤的外在畸形、肿胀可能较轻,故此同样必须仔细地对足部进行评估。

三、影像学检查

(一)X 线平片

平片是病史和体格检查的重要补充,通常可以确诊胫骨干骨折。平片可以显示骨折的形态,但是由于射线可透射的结构亦有类似的放射影像,因此外科医生可能会较少注意软组织情况。为此,除了放射影像检查外,还必须询问病史,并进行体格检查。

当有明显的触痛、疼痛或骨畸形时,必须进行胫骨的放射影像检查。在放射影像检查前,必须对明显不稳的骨折进行复位和夹板固定。然而,夹板材料可能会影响放射影像。在标准的 14×17 英寸的片子上可以显示大多数的胫骨,而膝和踝会由于射线的斜照,产生影像偏差,因此如果怀疑有损伤,就必须以它们为中心进行摄片。常规的胫骨摄片为前后位以及侧位片(见图 58-1)。要精确定位损伤部位有时候会有困难。当然,下肢必须保持同一位置,避免骨折部位的扭曲。有时候无移位的螺旋骨折在标准片子上可能显示不清。在这种情况下,以及在进行愈合、复杂畸形、内固定或植骨的评估时,可以拍摄 45°斜位片(图 58-10)。正对损伤位置的摄片比以胫骨为中心的摄片能提供更多的信息。荧光导向点片由于有 X 线的中心束精确通过损伤部位,因此对研究骨裂缝骨不连或者隐性损伤最有帮助。如果要获得正确的畸形角度,那么纠正旋转对线也是非常重要的。可以通过扫描照相术来获得真实的长度测量。如果将标尺放置于胫骨同一平面,也同样能很好地估计长度(图 58-11)。当有严重粉碎或者有骨缺损存在,以及为了了解术前胫骨干骺端和关节部位的形状,

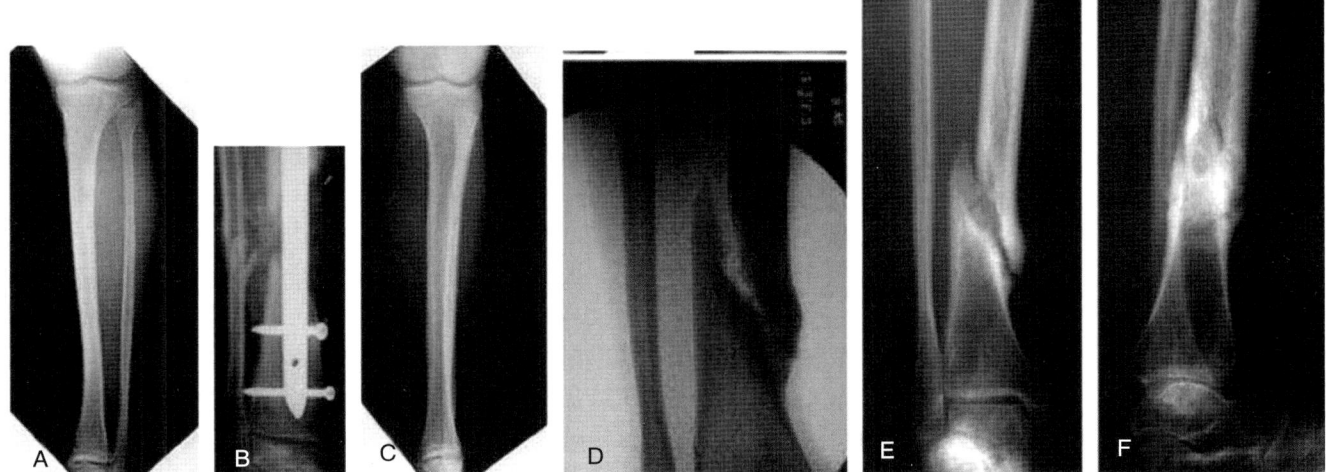

图 58-10 胫腓骨的斜位片可以有助于发现隐性螺旋骨折,并可以对治愈进行评估。(A)内旋 45°斜位片。(B)清楚显示后内侧的骨移植。(C)外旋 45°斜位片。(D)内旋斜位片显示骨不连,但是在前后位片 (E) 和侧位片 (F) 上没有显示。

对比对侧的胫骨来确定矫形长度是非常有价值的。C 臂显影可以用于计算常规平片不能很好显示的胫骨扭转对线。事实上,重要的是必须牢记常规摄片具有局限性,对于所有的胫骨骨折都必须进行体格检查来评估扭转对线。

(二)描述性术语

胫骨干骨折的摄片表现可以用以下的术语来叙述:位置,类型,粉碎程度,移位的程度和方向(主要指远折端相对于近折端)。详细描述骨折的平面和角度方向应该是描述骨折的最好方法(例如:尖端位于后外侧)。同时还必须注意软组织的异常,例如肿胀、脂肪影消失、气体或其他异物的存在。

(三)其他影像学检查

除了标准摄片,其他检查技术也可提供有益的信息。可以通过磷酸锝骨扫描来定位隐性损伤,例如疲劳骨折和病理性损伤。要取得双侧胫骨的详细显像。⁹⁹m 锝亚甲基二磷酸盐的早期异常摄取与骨折延期愈合有关。然而核医学是否可以预测骨折愈合还没有被确定[183]。白细胞铟标记扫描是发现隐性感染的最好技术,当然也可以有假阳性或假阴性[431]。CT 的横断影像对干骺骨折的诊断最有帮助。对于术前计划,CT 是非常有价值的。计算机再处理同样可以提供前后位和侧位重建。CT 可以精确地评估旋转对线,以及螺旋骨折的复位。预数字射线照片可以用于测量胫

骨的长度。CT 可以对骨痂的数量和密度进行测定,从而有助于对骨折愈合进行评估。然而,笔者认为,CT 对骨折愈合的评价落后于临床以及平片显示[41]。MRI 可以显示骨挫伤、隐性骨折、疲劳骨折。然而除了合并有膝韧带损伤以外,MRI 对胫骨干骨折的诊断帮助不大。

动脉造影很少运用于动脉有严重损伤的患者,除非可能有多处损伤部位。在外科手术时进行动脉造影,可以减少放射学影像的检查时间,从而在组织出现不可逆坏死前可以给予再血管化治疗(见第 13 章)。

静脉造影仍是评估静脉循环的金标准。超声波检查也有效,但是同样会受到石膏或夹板的妨碍。

四、其他检查

常规的培养和药敏实验不再推荐用于开放骨折,其原因是它们提供的有用信息与它们的花费不成正比[282]。然而,如果清创有所延迟,怀疑有感染,那么革兰染色和细菌培养以及药敏实验就有价值。急查革兰染色可以诊断梭菌性坏死,故此如果有梭菌性肌坏死的可能或伤口有感染的可能,就需要立刻进行革兰染色。

血管辅助检查对胫骨骨折的评估也有帮助。多普勒可以显示动脉搏动血流。Johansen 等指出,多普勒可以在小腿血压计的压力下测定足背动脉和胫后动脉的压力。这个试验在动脉明显损伤的情况下既敏感又具有特异性。需要正规的双平面动脉 X 线摄影法来显

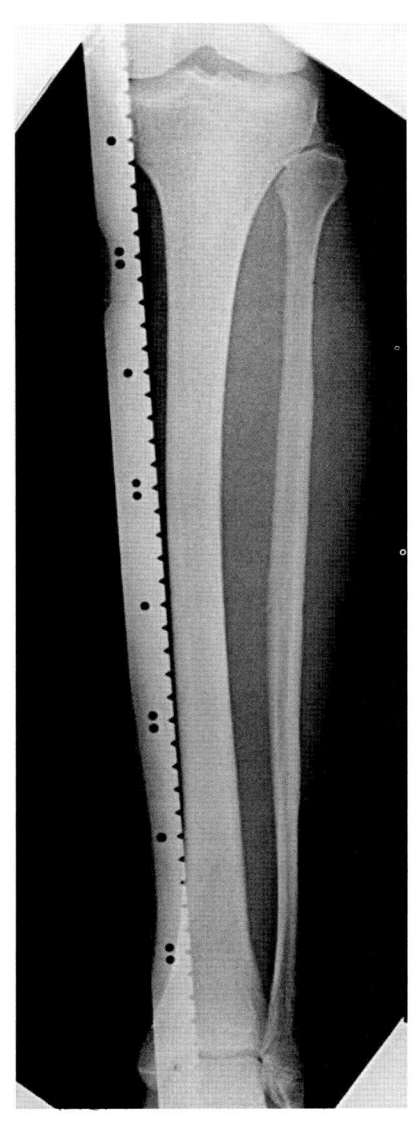

图 58-11　如图所示的尺子可以对胫骨的长度进行可靠的估计,从而选择合适的髓内钉。如果对膝、踝和及其中心分别进行分次曝光,长度的测量就更加精确。在曝光时,胶片、下肢以及尺子不能有移动(扫描照相术)。

示隐性内膜瓣不全撕裂。皮肤毛细血管网瞬时氧饱和的测定可以对皮肤灌注进行评估和监控。激光多普勒血流仪是另一种可以评估灌注的方法,可用于术中评估肌肉和骨的血流[460]。破口组织毛细血管出血,松开动脉止血带后毛细血管潮红,这些对评价组织微灌注都很有价值。暂时的皮肤分层切开可以迅速评估脱套皮瓣的活力[533]。表面出血意味着灌注;移植物可以放置于这样的表面上。皮瓣不出血的部分需要切除,将皮瓣移植于肌肉和筋膜上。

体格检查是检查周围神经功能的最好方法,但电反应诊断研究也是有益的,特别是对神经传导速度的测定,可以即刻反映神经病理,而且在去神经化出现之前就可以得出诊断。

组织压力测定技术在第 13 章已进行过讨论。即读性的手提式数字设备具有使用方便、快速测量的优点。在胫骨骨折后骨缺损区域的压力升高最快,而在同样的间室内,其他远离骨折的位置压力没有那么高。间室压力高可以累及 4 个小腿间室中的一个或多个,不管有无开放伤口。间室压力升高的动力学特性可以用来解释为什么单一压力测量必须与临床特征相结合。压力测量有如下好处:①避免对有着正常压力的肿胀下肢进行筋膜切开术;②对无知觉或下肢没有感觉的患者进行间室压力的评价;③区分累及或未累及的间室;④确认筋膜切开术是否适当。

胫骨骨折的软组织损伤程度与血清肌酐磷酸激酶的活性相关[350]。

五、用于排除其他损伤的检查

细心地询问病史和体格检查,恰当的放射学影像是排除与急性胫骨骨折相关的其他损伤所必需的。对远端和局部的相关损伤应有高度怀疑指数。应特别注意的是膝、踝的循环和神经损伤的危险性。如果患者有新的主诉,就应该再次进行体检和放射学检查,这对早期发现和治疗原无遗漏的损伤以及避免并发症是非常关键的。

六、鉴别诊断

单纯软组织损伤可能出现在胫骨骨折的患者。在放射学影像下,孤立的腓骨骨折、近端或远端胫骨骨折,以及粉碎骨折是非常明显的,诊断往往不困难。然而,如果是疲劳骨折、骨髓炎、肿瘤或者神经血管性疼痛,诊断就可能会出现混淆。

第三节　胫骨骨折的处理

一、治疗方法的进展

骨折的治疗从古至今有传统医学的接骨术以及外科的手术治疗。Smith 草纸文献最早记载了胫骨骨折的治疗。严重创伤的治疗史,其中很大一部分是开放性胫骨骨折的治疗史。Peltier 回顾了骨折治疗的历史[363],有兴趣的读者可以查阅本书第 1 章。英国的外科医生 Watson-Jones 在 20 世纪后半叶英语国家内具有重要影响力。他和他的同事 Colton 认为："骨不连绝不是不可避免的,如果固定时间足够长,所有的骨折都会愈合"[513]。他们推荐立刻行解剖复位和下肢的绝对固定,并采用非负重的石膏,直至骨折愈合。他们进一步认为,如果切开复位内固定是合适的,那么术后应采用石膏进行保护。他们强调,应该进行复位和休息直到骨折愈合,以后再进行康复治疗。

从 20 世纪 60 年代起,骨折的治疗是以 Watson-Jones 的理论为特征的。在这段时间里,强调功能性负重治疗,并且只有在使用接骨板或外固定器治疗达到稳定的前提下才能部分负重。在非负重的情况下,强调关节的早期活动以避免由于长期的非负重石膏固定所引起的关节僵硬和废用性萎缩。现在看来这两点功能性的骨折治疗主张:早期管型或绷带支持下的功能性负重治疗和早期部分负重及外固定支持下的关节活动,都是十分有益的。

更近期的胫骨干骨折治疗的方法借鉴了前人的研究成果,强调的是:①根据严重程度分类处理;②非严重损伤的非手术治疗;③开放骨折进行坏死和污染组织的充分处理;④严重开放骨折早期髓内钉固定或外固定,以及早期软组织修复;⑤不稳定骨折微创内固定;⑥严重损伤有愈合问题的骨折进行早期植骨。

大多数的外科医生如果条件允许,会选择扩髓髓内钉治疗大多数的胫骨干骨折。非扩髓髓内钉较早出现机械性问题还是比较常见的,但是随着更好的植入系统的发明,这种手术方法现在也可以被接受。尽管如此,仍尚无使用扩髓或非扩髓髓内钉治疗新发胫骨干骨折的绝对适应证。扩髓髓内钉治疗近端胫骨干骨折通常比较困难并常导致排列不齐[159,279]。对于近端经骨干骨折尚有其他治疗方法,包括放置外固定架及改良髓内钉[41,50,277,279,403]。然而,每种治疗都存在有并发症。即便有成功治疗骨不愈和控制感染的方案,胫骨慢性感染不愈仍然是大家最关心的问题。有效控制感染是胫骨骨折治疗的一个重要组成部分。髓内钉外抗生素包裹可以减少开放胫骨骨折的感染发生率。另外还有其他一些伤口处理和骨折固定方法。在历史上,胫骨骨折外科固定术后的高感染率导致有人反对切开复位内固定(ORIF)。在 20 世纪 70 年代后期到 80 年代早期,现代外固定器显示了明显降低感染率的优越性,因此外固定器成为治疗胫骨开放骨折的标准治疗方法[17,135]。然而外固定器存在有骨折不愈合、对线维持困难、针眼感染和松动的问题。而非扩髓的"少侵袭"髓内钉相对于外固定器有相同的感染率,但没有外固定器那么多的问题和并发症。后来的研究显示,只要骨结构和骨折形态稳定,允许髓内钉固定,那么对于严重开放骨折,非扩髓髓内钉也与外固定器一样具有相同的优越性[121,205,286]。目前,尚不清楚扩髓髓内钉不扩髓是否增加了其安全和有效性[157,186,280,500]。髓内钉和锁钉比较细小,耐久性相对较差,故可能导致疲劳骨折。对比研究显示,虽然理论上反对,但是目前扩髓髓内钉已被接受,并被认为是"常规的明智之举",也没有过高的感染率,因此也被用于治疗高度或低度开放性骨折[8,113,243,247]。扩髓髓内钉固定胫骨干骨折的显著优点是,可以相对直接且有效地更换钉子,这就解决了骨折治疗中进一步手术的问题。

二、目前的治疗原则

如第 6 章中所述,胫骨干骨折患者治疗的第一步是,仔细全面地检查有无其他损伤。对于威胁生命的损伤必须首先处理。外科医生必须诊断和处理威胁下肢的损伤,包括动脉损伤、筋膜室综合征、开放骨折(开放骨折也潜在威胁着生命),这些也是潜在威胁生命的损伤。ATLS 推荐将患者看成一个整体,进行经常性的反复评估,可以避免遗漏神经血管的损伤。接着外科医生必须对胫骨骨折本身进行评价,预测可能产生的问题,从可供选择的方法中选出安全和有效的处理方法。治疗的目标是恢复下肢的功能,使疼痛和畸形最小,而且没有长时间的功能丧失。

尽管每个人都期望胫骨骨折后获得完全的恢复,当然有些患者确实有了完全的恢复,但是即便在损伤后的数年,绝大多数患者都会留有一定程度的症状和功能缺陷。外科医生和患者必须一起讨论损伤以及期望的结果,并讨论潜在的并发症,以及出现并发症的处理方法,进而确定明确的治疗康复计划。

如前所述,对胫骨骨折进行早期评估是非常必要的,从而可以给予紧急保肢治疗。动脉血流不足需要早期诊断并及时处理,否则会引起肌肉神经坏死,最后常不得不进行截肢。间室压力的增加可以产生相似的并发症,同样需要急诊治疗。尽管动脉功能不全可能延迟出现,但是对于首发的患者,动脉功能不全通常是急性出现的。虽然筋膜室综合征可能在首次评估中就有发现,但是筋膜室综合征往往在损伤后数小时才出现。在胫骨骨折早期时必须牢记上述的情况都必须急诊处理。

对于动脉功能不全的患者必须在胫骨骨折复位

固定后再次进行评估动脉的搏动。在对线良好的情况下，可以使用多普勒超声检查来测量踝的动脉压力。即使复位后灌注有恢复，但是由于动脉存在延迟阻塞的可能，仍然需要有所警惕。可以考虑使用动脉搏动图，并请血管外科会诊。如果复位和夹板固定不能立刻恢复足跟的血流，那么就需要行血管手术以挽救下肢。骨科医生必须立即请血管外科会诊。要经常想到使用动脉造影术。如果无需过多的耽搁就可以完成动脉造影术，那么在一些患者中使用动脉造影术还是有帮助的。然而在通常的情况下，患者还是应该立刻送至手术室进行探查和动脉修补，并在满意重建不可行或禁忌的情况下进行截肢。一些胫骨骨折伴有动脉损伤，特别是开放骨折以及那些已经被延迟治疗的患者，一期截肢是最佳的处理方法[193,199]。胫骨骨折动脉损伤的治疗在本章的后部（参见"胫骨干骨折的血管损伤"）以及第 12 章进行论述。

如果损伤的下肢有严重的疼痛或肿胀或有神经肌肉功能损伤的表现，那么就可能意味着发生了急性筋膜室综合征。如果有令人信服的筋膜室综合征临床证据，那么就需要立刻行筋膜切开和骨折固定。组织压力测定有助于决定手术方案，但是组织压力不是必须要测定的。筋膜室综合征在第 13 章论述，胫骨骨折的筋膜室综合征处理将在本章后面论述（参见"胫骨干骨折的筋膜室综合征"）。

严重的周围神经损伤也必须尽早得到诊断。虽然周围神经损伤很少需要立刻治疗，但是会影响到预后和整个损伤的处理，并且可能会掩盖血管伤或筋膜室综合征。神经损伤的早期诊断可以为急诊手术治疗进行性动脉闭塞或筋膜室综合征设立一个重要的底线。

除了下肢或间室的缺血外，任何的骨折伤口可能都需要急诊外科治疗，故此都应该立刻得到鉴别。位于外科切除范围内的皮肤伤口有即刻手术的适应证，但是即将发生筋膜室综合征的严重闭合软组织损伤，以及骨折需要临时外固定器固定的严重软组织损伤是例外情况。如果存在开放骨折，那么需要消毒敷料包扎伤口，对于需要控制出血的则应该加压包扎。可以使用合适的带有衬垫的夹板。给予破伤风预防和静脉使用抗生素，并尽快将患者送至手术室。胫骨开放性骨折的治疗将在随后进行论述（参见"开放性经骨骨折"），在第 14 章和第 15 章中也有论述。

除非有急性动脉功能不全、间室缺血或开放伤口，否则的话，闭合胫骨干骨折无须立刻进行复位和固定。重要的是恢复所有的力线并合理地使用有良好衬垫的夹板或石膏，然后适当抬高损伤的下肢。对于胫骨骨折，早期不应该反复进行手法整复或更换石膏。过多的手法操作会增加软组织损伤，增加疼痛，干扰对缺血的检测。正确的做法是，立刻轻柔地恢复损伤下肢的力线，并使用有良好衬垫的石膏。复位的质量对以后的治疗起指导性作用。除非有立刻手术的适应证，否则，接下来的治疗应该等到肿胀有所消退，以及辅助检查和器械准备已经完备之后再进行。相对于胫骨骨折或骨盆骨折而言，胫骨骨折的石膏固定足以在患者坐位时起到早期的固定作用。复合损伤进行早期胫骨骨折固定不一定安全，而长腿石膏对患者复合损伤的干扰较少。然而还没有前瞻性研究证实这一观点。Bhandari 的回顾性研究显示，如果进行固定的时间超出受伤后 12 小时，那么会有更长的住院时间，更多的并发症，以及更多的费用[314]。研究表明，通过牵引恢复急性胫骨干骨折的长度会增加间室的压力，而闭合髓内钉固定后出现的筋膜室综合征非常少见。筋膜室综合征也通常在反复的闭合复位后出现，并且筋膜室综合征的早期疼痛缺血期会由于患者麻醉而不能被及时发现。虽然可能会遗漏筋膜室综合征，但是筋膜室综合征的发生率较低，因此对于即刻外科手术固定胫骨的争论相对较少。

胫骨干骨折的详细治疗在后面进行论述，应根据改良 Eills 分型的不同损伤严重程度进行不同的治疗（参见"分类法的演变"）。总的来说，闭合骨折损伤程度轻，可采用石膏和支具的方法治疗[424]。轻微的开放骨折（Ⅰ级：间接，"由内至外"）也同样处理。几乎所有的中等程度骨折和所有的严重胫骨骨折都会在外科固定中获益。只要骨折不是太靠近近端或远端，都可以使用髓内钉技术。近端和远端锁钉的扩髓髓内钉在治疗开放胫骨干骨折中获得成功[113]，但是没有临床证据表明扩髓会明显增加组织的损伤。尽管如此，对于狭窄部的皮质应该去除多少，尚无统一的认识。目前认为去除的皮质应尽可能的少。一些学者认为，在治疗开放骨折时，扩髓髓内钉也有相同的良好效果[8,121,243,247]。只要骨折构型适合，那么髓内钉是治疗胫骨干骨折最好的方法。虽然扩髓可以扩大钉子对骨折的控制能力，但是目前的趋势仍然是避免对严重的开放骨折进行扩髓，或者仅仅扩髓到可以插入髓内钉即可[427,500]。

外固定器通常是最好的固定方法，可用于固定过于近端或远端的胫骨骨折以及有其他髓内钉固定禁忌证的骨折。外固定器是治疗复杂和严重胫骨骨折的广为应用的器械。可以临时应用来进行恢复胫骨的长度以及直接固定胫骨,也可以限制性应用和阶段性应用。外固定直接固定于胫骨提供了更好的机械控制,但这可能会因为针孔部位的细菌污染或感染而干扰接下来的治疗。其他的方法也是可以考虑的,如晚期内固定时使用一跨越胫骨的装置,两端分别固定在股骨远端和根骨以提供额外的夹板作用。外固定器固定有出现骨不连和畸形愈合的可能性。因此,对于胫骨干骨折,外固定器的固定仍值得考虑。胫骨干骨折的接骨板固定可很好地控制干骺端的骨折[50]。对软组织恰当的处理,以及改良外科暴露和骨折间接复位技术,保证了接骨板的固定治疗,特别是二期固定胫骨骨折获得满意的长期疗效[43,201,521]。如待软组织恢复后再对严重的胫骨干骨折行 ORIF 和钢板固定,伤口愈合问题将会大大减少。

胫骨骨缺损的处理有许多重建的技术,包括:早期恢复周围软组织,恢复正常长度并进行固定,以及植骨重建、骨转移、急诊行骨短缩治疗。虽然有成功治疗 8~10cm 缺损的报道,但是如果缺损大于 2.5cm,就会有软组织的问题产生。Ilizarov[512]指出,短缩可以通过牵引后的组织发生来纠正。当重建技术不能获得安全且有功能的下肢时,截肢仍是那些严重胫骨干骨折患者的最佳治疗选择,特别是伴有动脉损伤缺血的开放骨折。当然对是否截肢仍有争议,而且保肢手术有时候仍然可以获得良好的效果。

三、多发损伤患者的特殊处理

多发损伤的患者更可能有程度更严重的胫骨骨折,并可能需要手术治疗。骨折可以是开放性的、缺血性的,或者伴有同侧股骨骨折(浮膝),或者伴有对侧下肢损伤。不管胫骨骨折本身是否需要外科治疗,患者通常会由于其他原因而需要手术治疗。因此,对胫骨骨折应该在手术室里做最初的处理。如果有胫骨损伤外科处理的适应证,那么重要组织的损伤也必须进行治疗。通常按照顺序首先进行挽救生命的治疗,然后保肢治疗,最后进行骨折固定,当然在可能的情况下可同时完成以上的治疗。骨折治疗台是为股骨骨折的髓内钉固定所设计的,对于胫骨骨折,特别是需要广泛清创或修复血管的骨折,其暴露不理想。因此,对于有同侧股骨骨折的患者,除了有动脉或间室压力问题的存在而必须首先治疗外,最好先夹板固定胫骨,然后给予股骨髓内钉,最后将患者移到常规的或可透X线的手术台再进行胫骨损伤的治疗。通过同一膝切口进行逆行髓内钉固定股骨,顺行髓内钉固定胫骨,是固定浮膝骨折的一种合适的侵袭性小的治疗方法。多发下肢损伤的患者由于所有的骨折都需要处理,那么最好放置于可透X线的手术台上。开放骨折首先进行清创,重获无菌的创面,然后进行骨折复位固定。通常为手工的髓内钉插入,临时外固定器固定或 AO 牵引器固定。一些患者的生理状况可能使内固定不合适。这时候可以使用外固定器临时固定。一旦患者稳定,内固定准备完善,且没有明显的针眼细菌繁殖,就可以使用内固定来替换外固定器。

多发损伤的患者,如果有威胁到下肢的严重胫骨骨折,可以给予截肢。无论是否有保肢的可能,给予挤压组织的清创是十分有益的。如果多发损伤患者的胫骨骨折不严重,胫骨骨折的固定治疗可以拖后再进行。如果闭合髓内钉是胫骨骨折的理想治疗方法,那么延迟髓内钉固定更为安全。然而胫骨固定的延期可能会存在出乎意料的耽搁。早期固定与胫骨相关的骨折,特别是同侧股骨骨折,可以促进膝损伤的诊断和治疗。无针的外固定器提供了临时的复位和稳定,可以避免髓腔污染,对于胫骨干骨折的分期治疗是有益的,但是它的精确指证尚不清楚,也未被广泛地采用[430]。

四、手术治疗的决定

危及到下肢的胫骨骨折必须急诊手术。这些骨折包括伴有动脉损伤、筋膜室综合征的开放骨折。除了血管修补、筋膜切开、灌洗、开放伤口清创等外,通常还需要手术骨折固定。

除非威胁到下肢,胫骨骨折的外科固定的适应证是相对的,需要外科医生的良好判断。由于大多数低能量胫骨骨折给予功能性骨折支架治疗效果良好,因此骨折固定需要特殊的指征。这些指征通常为更严重的损伤,已在图 58-12"推荐的治疗方案"中列出。

除非需要急诊手术,胫骨骨折可以临时重力牵引复位,长腿石膏固定,其技术描述如下。如果对线满意,没有其他手术指征,那么就无需其他治疗了。严重或中等程度的损伤,复位不满意,或者有其他指征就需要选择外科固定,通常合适的手术时间为几天内。对于没有危及下肢的胫骨干骨折,尚没有研究来确定其最佳的固定时间。脂肪栓塞综合征在胫骨骨折后少见。时间选择仍是外科判断的问题。必须权衡考虑患者和家属所担心的康复费用和意愿以及手术固定的有关并发症。必须牢记的是,数天时间的延迟会使骨

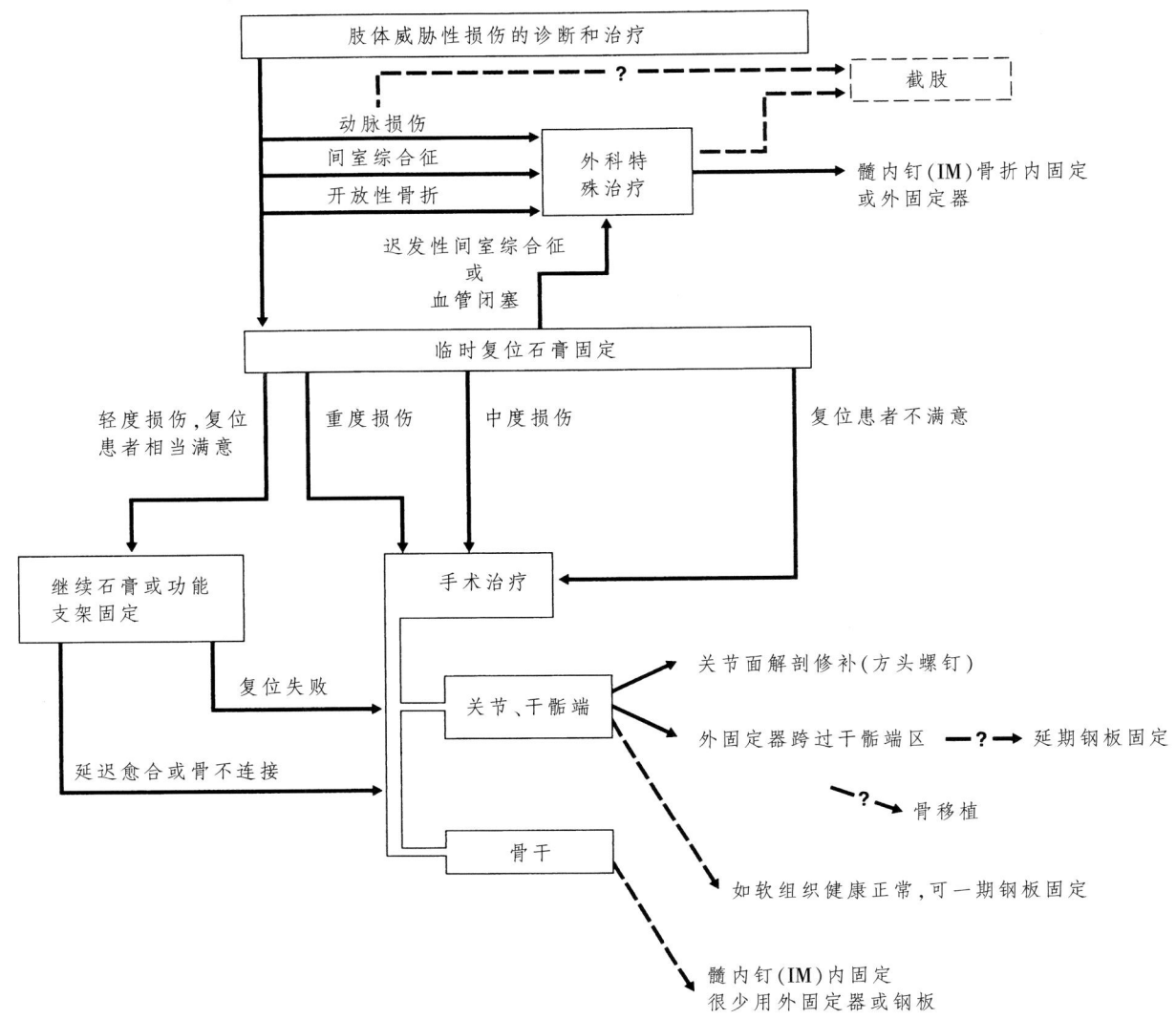

图 58-12　胫骨干骨折的治疗。第一步是鉴别和治疗威胁下肢的因素。接着，在急救区进行临时的重力复位长腿管型固定。这样就可以提供满意的制动。根据 Ellis 分型，轻微骨折复位满意的可以使用管型或骨折支具。中等损伤以及严重损伤中的大部分通常可以采用髓内钉治疗。骨折过于靠近近端或远端的，以及没有髓内钉的情况下，可以考虑外固定器或接骨板。有严重软组织损伤的患者首先采用"桥接"外固定器固定，延期再使用接骨板固定，这样可能更安全。

折复位更加困难，特别是长度的恢复。

胫骨骨折的特殊固定指征包括：累及膝或踝的移位骨折，节段性骨折，同侧股骨骨折（浮膝），患者有对侧的下肢损伤，大多数患者为多发伤，特别是通过胫骨骨折的固定后可以早期恢复活动的患者。中等程度和严重的胫骨闭合骨折愈合缓慢，有些患者在没有外科手术帮助的情况下是难以愈合的。在石膏和支具固定下，对线的维持是不可靠的。一旦移位，如果不进行手术，再次复位比较困难。对于中等程度和严重胫骨骨折，非手术治疗后功能的损害更为常见。为此，笔者建议，除了轻微骨折外所有的急性胫骨干骨折都应该手术固定。推荐对于所有可以使用髓内钉固定的患者都采用扩髓髓内钉固定。如果患者的胫骨解剖不适合髓内钉，那么可以选择外固定器和接骨板，选择应个性化。有明显软组织损伤的患者采用外固定器固定更为安全。外固定器可以避开损伤区域，从股骨远端固定到胫骨远端。当软组织恢复后可以由接骨板来替换。由于胫骨远端骨折进行髓内钉固定较为困难，因此可以根据周围的情况选择外固定器或接骨板固定。

五、需要紧急手术治疗的胫骨骨折

以下章节将回顾需要行即刻手术的 3 种胫骨干骨折：合并血管损伤，合并筋膜室综合征及开放性骨折。接着，将讲解不需要行即刻手术的胫骨干骨折患者的早期处理。

(一)伴有血管损伤的胫骨骨折

许多作者都强调，伴有动脉损伤的胫骨开放骨折，其预后极差[58,70,90,290,291]。如果有组织缺血，那么只有即刻的成功血管修补才可以挽救下肢。对于广泛损伤的患者采用保肢手术，其功能可能比假肢差。因此相对于截肢，必须仔细衡量保肢的危险性及以后可能的功能。早期截肢通常比保肢术安全，更有把握，功能重建的花费更少。对于严重的胫骨骨折，特别是伴有动脉损伤的患者，必须细致考虑其治疗方案。然而，只有条件允许，在血管修复后，还是有可能获得伤口和骨折的愈合以及正常功能的恢复(图 58-13)。为此，尽管

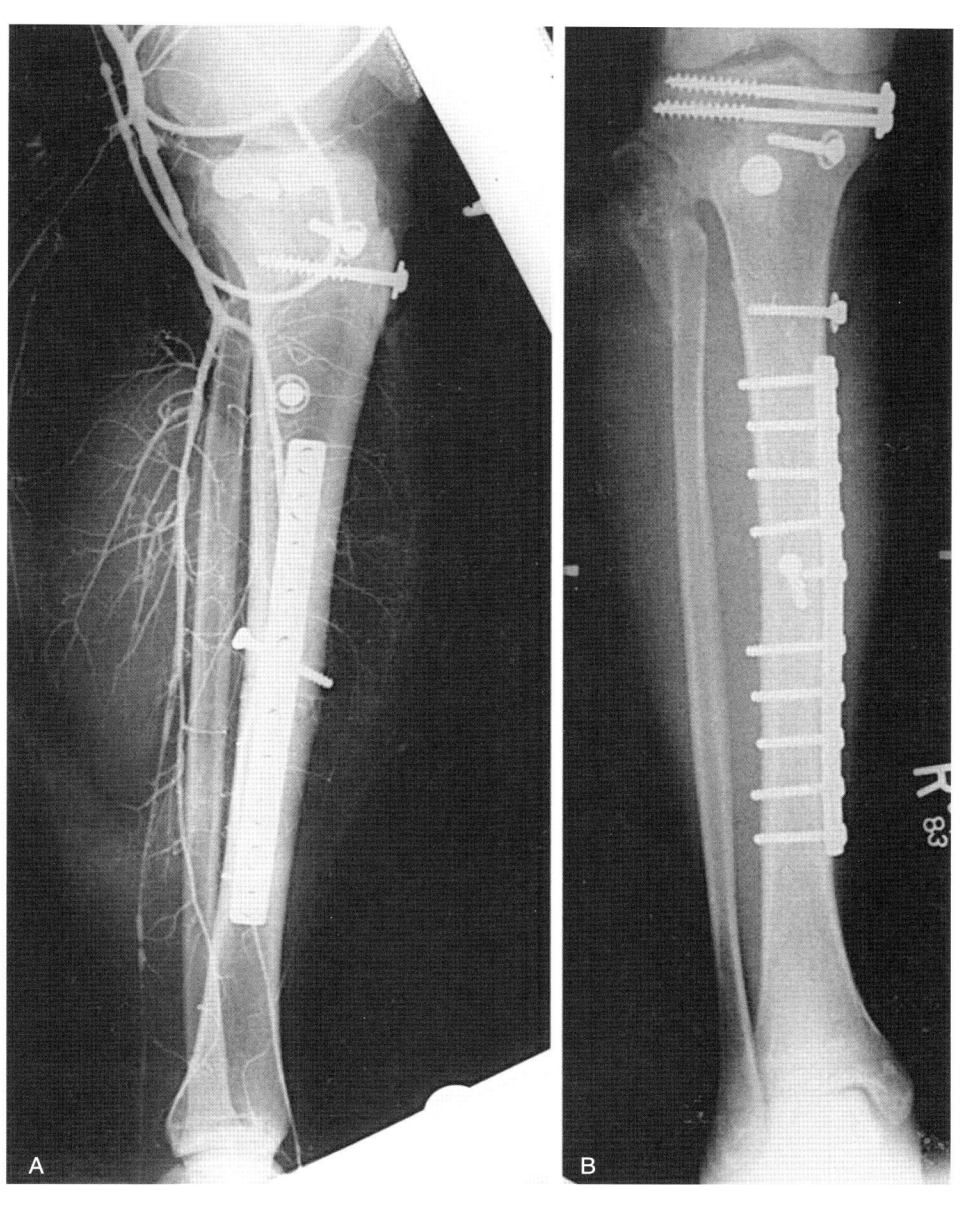

图 58-13　(A)完整的动脉造影片显示，胫骨近端Ⅲc 型开放骨折伴有膝关节骨折脱位的患者在动脉修补和骨折固定后的满意灌注(术前见图 58-5)。(B)6 个月后骨折治愈恢复正常功能。虽然许多有动脉损伤的胫骨骨折的预后差，但是下肢的挽救偶尔是令人满意的。对于有严重损伤的下肢，很难区分最好是截肢还是尝试进行重建。

保肢手术艰辛,通常功能差,但是必须知道有时候保肢的尝试还是应该的[168,212,380]。

对于胫骨骨折合并动脉损伤缺血威胁下肢的患者,在以下情况下还是应该进行动脉重建的:血流可以在受伤后6~8小时内恢复,支配足底感觉的胫神经没有解剖上的丧失,挽救下肢有可能性且不会损伤到患者总体情况。如前所述,对此必须做出立刻的诊断。立即手术需要有血管外科和骨科医师进行合作。有经验的团队、术前周密的计划和灵活性才可能取得理想的疗效。相对于已存在肌肉缺血的血管损伤,那些没有立刻威胁到组织坏死的血管损伤没有那么紧急。这时候可以首先进行骨的固定,然后再修复血管。而对于已经有肌肉缺血的血管损伤,就应该尽快恢复血供,然后再处理伤口和骨折。可以选用临时的动脉短路来获得立刻的再灌注,接下来进行骨折固定和血管修复。运用简单的外固定器跨过骨折的部位,或者跨过膝或踝。可以首先选用螺钉固定开放的关节面骨折,但是不应该耽搁即刻的动脉修补。在暴露损伤的血管时不应该损伤到骨骼肌肉结构。

有效的操作过程是同时进行双下肢的准备及铺单。血管外科医师和骨科医师合作进行损伤下肢的快速评估。做出修复血管而非截肢的决定是最关键的。通常要在探查损伤的血管后做出选择。如果选择修复,就必须尽快完成血管的再通,可以临时使用动脉短路。血流恢复后,血管外科医师从对侧下肢获取移植的静脉,骨科医师选用外固定器固定骨折,并提供血管修复的良好创面。完全的伤口清创通常必须等到血管再通后再进行,但是在有了临时动脉短路后是可以进行有效清创的。如果有明显的肌肉或肌腱的丧失,从而会影响下肢最终的功能,那么就应该选择截肢而非"挽救"没有功能的下肢。小腿下2/3处的严重的挤压会引起肌肉肌腱损伤合并动脉损伤,即使动脉血供有了重建也不能使下肢功能良好。当损伤平面为小腿上部或腘窝区域时,血管重建的效果会好些。

伤口的清创和随后的处理对于所有的开放骨折特别重要,特别是严重的胫骨开放骨折。尽管伤口清创不能耽误了血管重建,但是必须认识到可能存在的高感染率[101,175,471]。清创必须彻底,即便是在血管修复后。在没有耽搁血管吻合的情况下进行伤口的灌洗。加抗生素的灌洗可以降低细菌污染的危险性。在完成动脉和静脉的修复后,重点再次转移到伤口的清创。在动脉恢复缺血组织血供后,由于会出现"再灌注"毛细血管漏,需要做常规四间室的筋膜切开术[152]。所有的坏死组织和异物都必须清除。骨折固定不能加重软组织损伤。可以考虑外固定器或者在可能情况下选用交锁髓内钉。在动脉修复以及骨折固定后,建议使用术中动脉脉搏图来证实已经有了足够的血供。可能因为威胁到下肢的动脉损伤伴有胫骨骨折相对少见,因此最适宜的处理方案还有争论,需要有更多的临床证据[71,219]。

开放骨折的伤口处理必须在直视下处理,而暴露在外的血管,特别是修复后的血管,必须有组织覆盖,以避免延迟性吻合破裂。抗生素珠链技术是有益的[243,327]。必须早期在手术室内常规进行伤口的评估。

(二)胫骨骨折伴有筋膜室综合征

在胫骨骨折中一旦出现筋膜室综合征,就必须急诊处理[167,314,317,496]。筋膜室综合征的诊断在本书前面已经做过论述,可参见第13章。筋膜室综合征可以出现在任何类型的胫骨骨折后,无论严重程度如何或是什么受伤机制,无论开放骨折还是闭合骨折都可能出现[46]。在胫骨骨折的最初几天必须保持警惕。近端骨折的危险性大,特别是有明显移位的骨折和节段性骨折。肌肉发达的年轻男性更为常见。在髓内钉固定后也可以立刻出现筋膜室综合征。更常见的原因是受伤组织的暂时性组织压力增高[328]。一旦出现疼痛严重程度增大或血管神经有侵犯,就必须松开石膏或夹板。如果还不能提供充分的症状缓解,就必须考虑:是否已经有了筋膜室综合征或者筋膜室综合征有所加重,是否动脉血流受阻,或者筋膜室综合征引起神经损害导致感觉运动改变。

疼痛的增加、肿胀、进展性运动和感觉障碍是筋膜室综合征的诊断依据,是急诊筋膜切开的适应证。周围搏动的消失可能是由于动脉阻塞,也可能是由于已经出现了筋膜室综合征。最佳的处理是立刻行筋膜切开,如果间室压力恢复正常却仍然没有搏动,可以做术中的动脉脉搏图检查。

1.间室压力的测量

反映组织的缺血程度的不是组织压力的绝对值,而是组织压力和平均动脉压的差值,因此确定这个差值是非常重要的[208]。McQueen和Court-Brown推荐使用更容易获得的动脉舒张压和组织压的差值。如果压力差小于30mmHg或者更小,就推荐行筋膜切开。持续监控的患者中有许多患者在40s到50s有间室压力,压力差大于 30mmHg 但没有症状。116 例胫骨骨折患者中仅有 1 例压力差小而需要行筋膜切开[316]。如果由于患者的神经状态而不能通过常规的临床症状和体征来检测筋膜室综合征，那么就必须持续保持警惕,反复进行测量或持续进行监控。尽管如此，即使在对筋膜室综合征已有警惕并处于监护下的患者,持续筋膜室压力监控的意义也未必很大[196]。

　　迅速测量间室内的压力有利于一些没有组织压力增高的筋膜室综合征的诊断。筋膜切开对这些患者没有作用，必须仔细地检测浅表神经上的外部压力,特别是胫骨近端末的腓神经。虽然绝对的低间室压力(小于 30~35mmHg)使得筋膜切开无效，但是必须牢记的是压力可能会上升。低血压患者的筋膜室综合征就会因绝对的低压力而产生。有更多直接肌肉损伤的患者，其对于压力增高的耐受性可能会较

低,而压力增高所持续的时间也同样必须有所考虑。由于胫骨骨折区域的压力最高，因此必须测量这个区域的压力。

2.筋膜切开术

　　充分的筋膜切开可以使受损的肌肉肿胀得到缓解,而没有间质流体压力的升高，局部毛细血管血流有所保留。这可以使对缺血敏感的神经和肌肉组织得以存活。如果间室内压力增高会导致危险，那么就需要做广泛有效的筋膜切开减压。如果所有的 4 个间室都有所累及，筋膜切开是安全和合适的治疗方法。因此，所有的 4 个间室都应切开以保证减压。许多创伤学专家推荐内侧和外侧两个切口。切口位于下肢的中内侧和中外侧。每个间室的筋膜都必须完全切开(图 58-14)(参见第 13 章)。4 个间室筋膜切开也建议采用

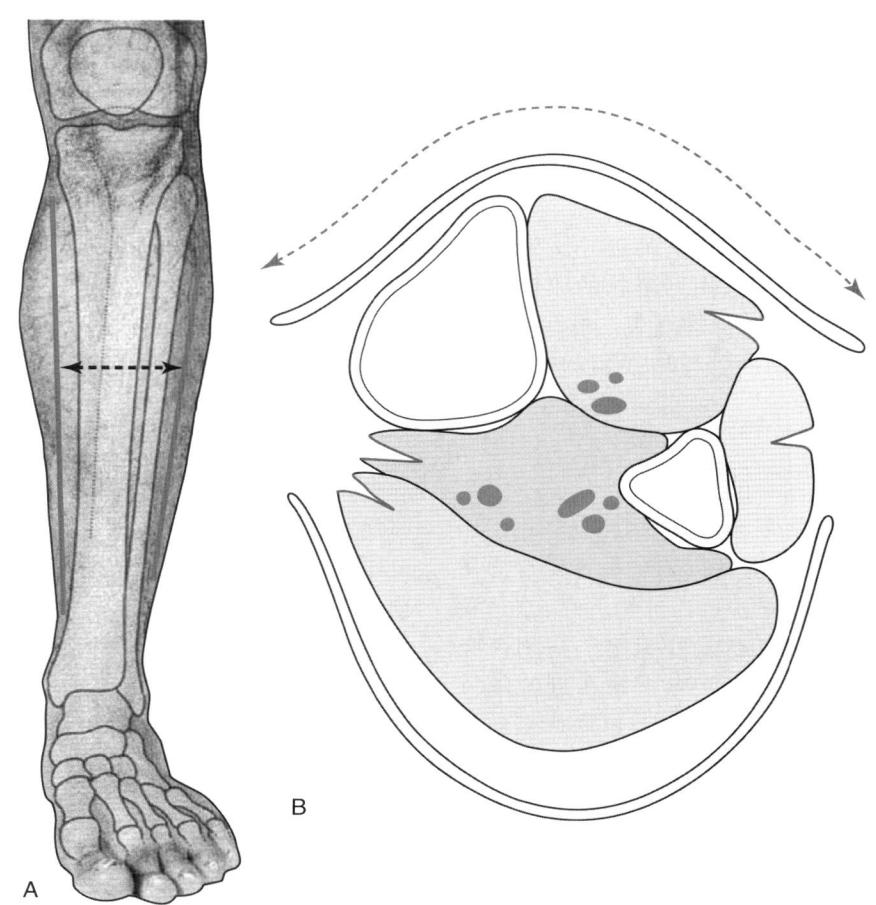

图 58-14　(A)双切口筋膜切开术正位片显示了切口的位置。这种手术提供了小腿 4 个筋膜室的可靠减压。(B)横断面影像。为了保证前方皮肤的足够连接，切口位于下肢的中内侧和中外侧是非常重要的。重要的是,筋膜切开的长度要充分,并要松解内筋膜，如包裹在胫后肌上的筋膜。(A, Artwork modified from Lumley, J.S.P. Surface Anatomy, 3rd ed. Edinburgh, Churchill Livingstone, 2002. Photograph by Sarah-jane Smith.)

单一的直接胫前和胫后的外侧切口。但是这个入路有两个缺陷：减压不如两个切口的彻底，由于需要腓骨周围的剖开，会明显增加软组织损伤。尽管腓骨切除理论上可以对所有的 4 个间室减压，但是由于这种方法会危害到受损下肢的重建，因此对于有胫骨骨折的患者是绝对不合适的。

3.骨骼的固定

在筋膜切开后，必须固定骨骼以维持骨折的力线。除非有其他技术，否则，Tscherne 和 Gotzen 倡导的外固定器固定是安全的首选方案[492]。然而，如果骨折部位允许，那么髓内钉固定具有显著的优越性[167,188]。已经有证据表明，非扩髓髓内钉在此情况下效果较好。对于一些干骺端骨折，可以采用接骨板固定，可以是立刻固定，也可以作为外固定器固定后的二次固定。Turen 等发现，髓内钉和外固定器之间没有显著差异[494]。由于石膏管型会限制肿胀的下肢，固定不十分可靠，并会干涉到筋膜切开后的创面处理，因此不推荐使用。为了更好地固定软组织和控制足踝的位置，外固定器必须固定到前足。作为一种选择，也可以使用足板或石膏托，但是对于有感觉损伤的，必须警惕，而且必须使用充足的衬垫。

伴有筋膜室综合征的胫骨骨折的进一步处理包括：延期的伤口闭合，或通常采用网眼状的厚层皮肤移植，紧密缝合，或机械性伤口牵张装置。根据骨折的严重程度，建议使用做延期的骨移植，特别是采用外固定器固定时。

(三)开放性胫骨骨折

由于胫骨干骨折是最常见的开放骨折（在第 14 章有详细论述），因此胫骨干骨折的一些重要特征在这里论述。图 58-15 大体阐述了评价和治疗，这是我们推荐的开放性胫骨干骨折的治疗原则。与闭合胫骨骨折一样，开放胫骨骨折的损伤严重程度范围也十分广，有多种因素会影响预后。因此虽然要掌握总的原则，但是要根据每个患者的不同损伤做不同的处理[471,495]。枪击伤引起的胫骨骨折是开放的。然而，如果是低能量的子弹，就很少需要清创，处理的方法与粉碎移位的闭合骨折相类似[68,154]。更严重的枪击伤骨折需要做标准的开放骨折处理。这个论题已在第 16 章中论述。

对胫骨开放骨折的最初评估如前所述。伤口用消毒的敷料覆盖，用夹板固定下肢，并进行周围神经血

管的监控。如果最后一次破伤风类毒素注射已超过 5 年，或者注射时间不明，则需要注射合适 剂量的破伤风类毒素(0.5ml)进行预防。如果既往的免疫不明或不完全，则必须给予破伤风免疫球蛋白 250U。开始静脉给予抗生素。除非有过敏，否则应该常规给予第一、二代头孢菌素。对于更严重的伤口，可以增加使用氨基糖苷类抗生素。如果有梭状芽孢杆菌污染可能，可以使用大剂量的青霉素[471]。可以单独使用第三代头孢菌素(如，头孢噻肟)来代替第一代头孢菌素和氨基糖苷类抗生素。

1.清创术

每个开放性胫骨骨折的患者都必须立刻送到手术室进行彻底的清创和灌洗。在生命和下肢得以保存的情况下即刻进行开放骨折的清创。在可能且安全的情况下，清创必须在 6 小时内完成，同时要密切注意患者其他方面的损伤[28,258]。尽管如此，也很难证明超过关键时间进行的伤口清除就是明确有害的。和延迟清创相比，伤口的污染严重程度和全身性危险因素更加重要。同时，无论清创延迟多久，彻底的清创术都是有益的[11,94]。

在暴露和清创中可以清楚地判断伤口的实际严重程度。开放骨折的分级和处理需要经验。如果最初的处理交由年资低的医师，那么预后会较差。因此如同在第 14 章中所述，在清创的过程中，应该有年资高的医师进行分级和处理。严重程度不仅仅与伤口的大小有关，而且还包括：污染程度，软组织坏死、缺血、挤压的数量，骨膜剥离的范围，明显的粉碎和骨缺损，神经血管结构损伤，以及能量吸收的大小。清创时间的明显延误会增加伤口的问题。仔细判断伤口的严重程度可以指导伤口的处理和骨折的固定，并确定患者的预后。在清创术的最后应该明确胫骨开放骨折的严重程度，并给予合适的分级。

开放胫骨骨折最初的外科处理比较简单，患者仰卧于透 X 线的手术台上，以便于术中 C 臂机的使用。止血带放置于大腿的上部，可以控制出血，改善视野，辨别组织的活力。防水的消毒铺单，清创和灌洗的器械等都是必不可少的。在皮肤准备时，可以用手把握住下肢或者放于托上，但是如果下肢不稳定，那么清创会比较困难。可以首先将下肢放于防水的消毒铺单上，用外科的刷子将污物从皮肤上去除。应剃去伤口临近的汗毛。可能需要使用脱脂溶剂。脱脂溶剂、肥皂以及酒精不能进入开放的伤口。严重污染的伤口可以

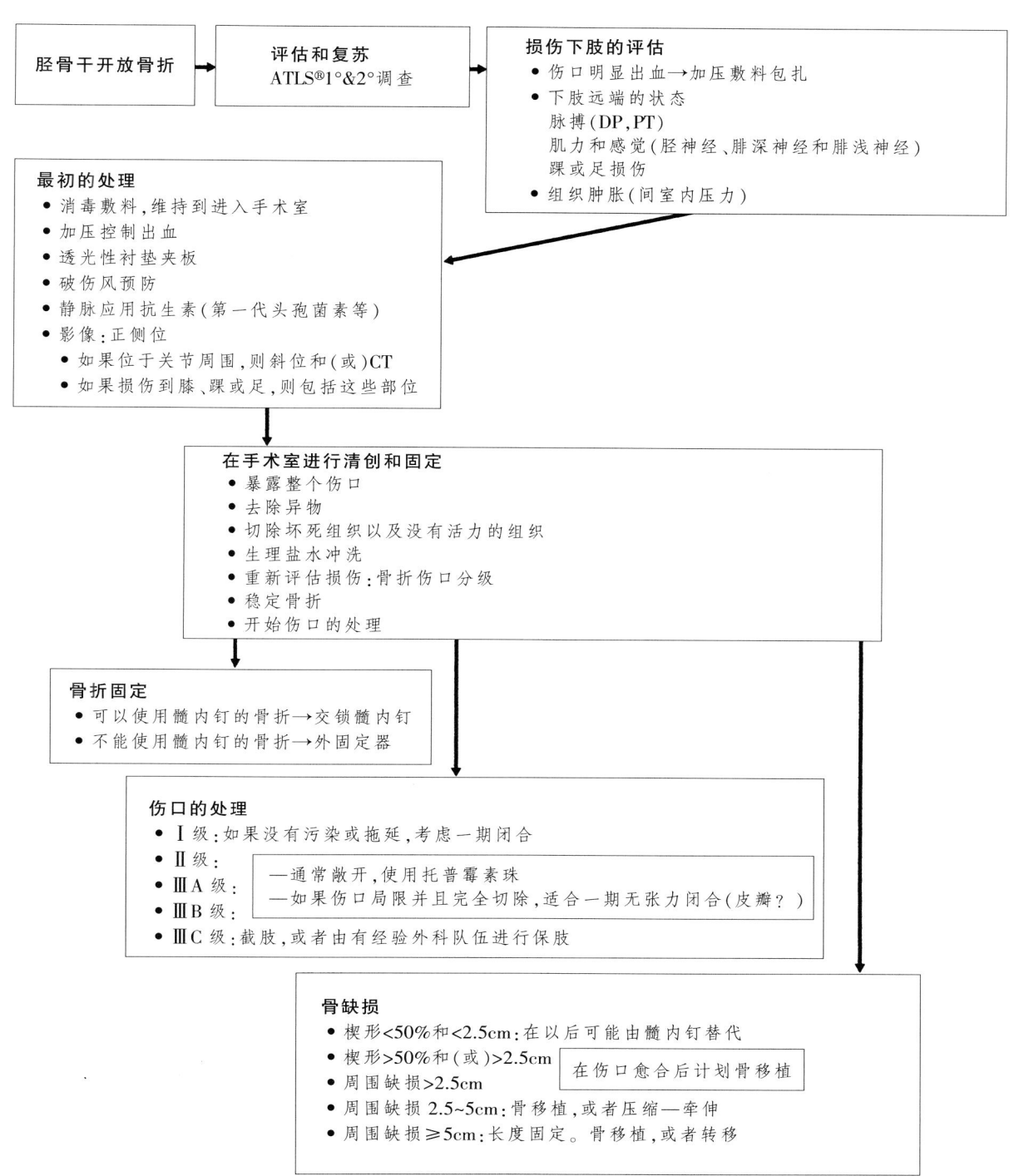

图58-15 胫骨开放骨折的治疗程序。在清创后再考虑固定、伤口闭合以及骨缺损等。如果骨折允许,最好使用髓内钉。可以使用外固定器临时固定,而对于不合适髓内钉固定的开放骨折可以作为最终的固定方法。如果使用接骨板,通常必须在外固定器固定之后,等到伤口愈合。清创术一旦完成就应该尽快地闭合伤口,不应作无谓的延期闭合。闭合技术取决于损伤的严重程度和缺损部位。

使用灌洗,而灌洗通常也只是在周围区域获得了消毒的前提下才运用。在所有的肥皂已经洗净,下肢干燥后,使用聚烯砒酮碘备皮,范围从足趾到止血带。铺巾,用消毒手套或小铺巾覆盖足趾。

清创的皮肤切口需要仔细计划。除非原先的伤口完全足够,否则,外科医师必须选择扩大切口或旁路标准切口。重要的是在满足伤口清创的同时,应保留存活的厚断层组织瓣(最好包括深筋膜),这样至少可以覆盖骨、肌腱以及神经血管结构。

由于皮肤血流主要在深筋膜,因此所有的外科皮瓣都必须是有皮肤筋膜的(也就是包括皮肤、皮下脂肪及下面的深筋膜,深筋膜可以从其下面的肌肉分离出来)。这项技术保留了局部血流,使得皮瓣能很好存活[467]。在暴露开放胫骨骨折时,医师必须寻找皮肤和皮下组织的脱套伤,这是由于挤压和滚动机制产生的剪切力所致。如果对于其存活有疑问,厚断层皮肤切开技术可以用于鉴别皮瓣存活的部分。当无血供的部分从健康的肌肉上切除后,可以保留存活的部分[533]。由于骨折端可以通过小的创面伸出后又复原,从而带入大量的污秽和碎屑,因此彻底的探查伤口是非常重要的。除了异物,所有的坏死肌肉、无连接的骨碎块、皮下脂肪、暴露的筋膜都必须切除。坏死的肌肉没有血供,缺乏收缩性以及正常的弹性。必须保留神经、浅表和深层静脉、动脉、有功能肌肉的肌腱。有血供的骨膜以及提供肌腱保护避免肌腱干燥坏死的腱旁组织也必须保留。完全去除死骨可以减少感染率。医师必须记住,开放骨折也可能发生筋膜室综合征。即便是单一的间室,伤口的存在也不能可靠地降低其压力[46]。对于严重的损伤,筋膜切开是清创过程中常规的组成部分。大量的灌洗,常规使用温的乳酸林格液或盐水,最好使用脉动式灌洗系统。常规使用 6L 或以上的灌洗液。医师必须知道,强有力的灌洗会使污染物进入到髓腔[34]。过高的灌洗压力虽然可以去除更多的细菌,特别是在延迟数小时后的灌洗,但是也会给暴露组织带来更多的损伤[39]。将下肢放置于灌洗盘上,灌洗盘可以收集已冲洗的液体。许多外科医师在开放胫骨的骨折固定时使用新的手术衣、手套、消毒防水铺巾以及消毒器械。

需要根据伤口的特征、骨折的形态、患者的总体状态以及可以提供的器械,来决定处理计划。必须计划好合适固定的切口。然而,在开放骨折清创时,最终决定选用何种处理方式的是伤口的需要,而不是根据外科医师的喜好选择固定方式。

有时,对于特别严重的胫骨开放骨折,特别是患者有多发伤或存在其他疾病时,截肢要优于挽救性手术(见"一期截肢")。

2.开放骨折的固定

骨折可以采用髓内钉固定。虽然许多人建议使用非扩髓髓内钉固定胫骨开放骨折,但是并没有证实这种髓内钉可以减少感染或骨不连的概率[107,112,121,124,205,247]。近端和远端胫骨开放骨折通常可以使用外固定器固定,以获得最佳固定。而其他类型的可以采用髓内钉固定。如果骨折累及膝或踝的关节面,且伤口严重,存在伤口覆盖的问题,那么通常必须尽早进行解剖复位和拉力螺钉固定。

关节面重建后的进一步处理更加困难。整个胫骨可采用外固定器固定,从干骺端到骨干,或跨越胫骨,近端在股骨,远端在跟骨。虽然支撑接骨板可以跨越固定这些骨折,但是对于开放骨折的感染率高。可以首先采用外固定器固定,在伤口愈合后再使用接骨板。在个别情况下,对于胫骨开放骨折中的低能量伤口,如果骨折构型稳定,也可以考虑非手术骨折固定的方法来维持力线。非手术骨折固定不能提供足够的骨稳定,不能为伤口早期愈合和抵抗感染提供理想的软组织环境。特别是较远端的骨折,踝关节必须加以固定,以减少伤口区域软组织的活动。胫骨开放骨折固定的最终选择取决于骨折和软组织情况,而后者更为重要。

3.开放骨折的伤口处理

无论采用何种固定,开放骨折的伤口常规都不要一期关闭,而是敞开以避免软组织的张力以及微血管障碍。敞开的另一个优点就是可以在创伤后早期进行清创效果评估以及软组织活力的评估。Edlich 等[134]的实验研究和 Russell 等[410]的临床研究支持延期伤口闭合。尽管如此,敞开的伤口通常也要进入手术室行延期闭合,这就导致了院内感染的风险,通常是医院获得性的、抗生素抵抗性的微生物感染。然而有经验的创伤外科医师对一期妥善处理和闭合伤口的兴趣有所增加,同时现在普遍认为即使开放性骨折行延期闭合也应该在损伤后的数天内进行[118]。

开放伤口的处理非常重要,且具有技术性要求。必须避免开放伤口的干燥。使用持续潮湿的敷料,但是这种敷料也会干,并且也会增加伤口污染的可能。可以考虑采用厚断层皮肤移植,自体或者异体,或者人造皮肤替代物(例如,Epigard,Biobrane)。特别有帮助的是 Ostermann、Seligson 等[207,356,432]介绍的"珠袋"技术。Keating 等证实,通过这项技术对开放伤口的处理,可以显著降低严重胫骨开放骨折采用扩髓髓内钉治疗的感染危险性[244]。在完成清创后,将附载妥布霉素的聚甲基丙烯酸甲酯(PMMA)珠链放置于伤口,然后采用透明的黏性膜敷料(例如 Opsite,Tegaderm)进行闭合。这种敷料外覆盖大块可吸收敷料,从而可减少渗出。珠袋本身保持完好,直到伤口可在手术室的消毒条件下再进行暴露。虽然妥布霉素珠链可以由外科医师在手术室内制作,但是也可以由医院药剂师事先准备,放置于消毒的包装内以备立刻使用(通常是将2.4g 的妥布霉素粉混合于一整袋甲基丙烯酸黏固粉中[244])。但是另外一种方法正被越来越多地采用:低压、真空密封的伤口敷料[11,94,116,210]。通过减轻水肿及促进肉芽组织的生长,它可为下肢严重损伤的微创治疗提供明显的帮助,这就使得原来需要大皮瓣移植的伤口被分层厚皮片覆盖[117]。

开放骨折伤口的进一步处理取决于其严重程度。Ⅰ型和许多Ⅱ型伤口可以敞开,由消毒敷料覆盖 5~7 天后缝合。对于伤口边缘不能轻松对合的,可以进行网眼状厚断层皮肤移植。所有的Ⅲ型伤口和有问题的Ⅱ型伤口通常必须在 24~48 小时内再次进入手术室,在麻醉下再清创和再评估。温柔地洗去所有的凝块,仔细寻找并去除所有的坏死组织,重新评估骨折的复位和稳定性,并且继续敞开伤口,但要如前所述避免干燥。在这个时候关闭伤口尚太早,当然如果伤口干净并且存活良好,可以考虑使用网眼状厚断层皮肤移植。

在第一次返回手术室时,必须反复清洗伤口,去除所有坏死组织,并在合适的时候再制定伤口闭合的计划[101,124,522]。在手术室内麻醉下更换敷料和清创,上级医师和首次处理骨折的医生一起合作决定进一步的处理。ⅢA 型伤口通常可以通过缝合或网眼状厚断层皮肤移植来闭合。而ⅢB 型伤口通常需要肌皮瓣与局部健康的肌肉或者微血管游离皮瓣一起进行伤口的覆盖[170,369,514]。很多外科医生将此作为处理ⅢB 型伤口的可行性原则。当有足够的清创保证后,就可以立刻进行伤口的关闭。有越来越多的报道支持在彻底的清创后早期或者立刻闭合这类伤口[175,211,214,448]。然而使用肌皮瓣会使后来的伤口评估更加困难。由于可能会残留非活性组织,因此不建议过早地进行伤口覆盖[326]。必须延迟闭合伤口清洁且无坏死组织。对于损伤程度严重的伤口,存在的最大困难是不能判断组织的活性,直至多次清创之后。伤口的高并发症原因是由于延期闭合伤口还是由于伤口的情况严重,或者二者都是,这一点目前还没有完全清楚。

企图采用"松弛切口"或者局部旋转皮瓣来获得局部直至全部的覆盖是不明智的,特别是软组织损伤较严重时[126,369]。这种治疗会导致更多的软组织丧失。保留局部损伤皮肤最好的方法是尽量将切口位于肌肉组织上,并采用没有张力的闭合。如果困难,就必须根据伤口的位置以及可以提供的组织,将健康的肌肉作为蒂或游离皮瓣移植于伤口。

4.骨缺损的早期处理

在骨折时或清创时,会出现骨的丢失。完全去除失去血供、污染的皮质骨几乎总是一个明智的选择。这时必须意识到骨缺损的存在,并为接下来的治疗做好计划:在伤口完全愈合之前,是无法进行骨移植的。但是,在伤口一期愈合延迟期,骨形态发生蛋白的使用或许是一个不错的选择[177]。考虑到骨缺损量、固定选择类型,多种可能的方法可被用来处理缺损(见表58-4)。从小的骨缺损采用观察、特别是可采用扩髓髓内钉治疗到大的骨缺损采用骨移植治疗。如果有节段性的骨缺损,就需要骨的重建,以获得骨折愈合,并避免严重薄弱区的病理性骨折。软组织缺损通常也存在,需要在骨移植前就进行修复[21,96,522,534]。偶有报道采用脱出的胫骨骨块消毒后进行移植[85,189]。虽然这项技术可能有效,但是有较高的感染率,且骨长入延迟。目前自体松质骨移植很具吸引力[20]。

遇到有明显骨缺损的患者,医生必须有一个完整的治疗方案。除了综合的患者护理,通常对于开放性骨折,抗生素和抗破伤风治疗也是应该实施的。

几乎在所有此类病例中,软组织的损伤都是十分严重的,以至于骨骼的稳定显得非常的重要。对于任何程度的缺损,这一点都可以通过临时的外固定来实现。扩髓髓内钉可以初期考虑,也可以作为一个阶段治疗。偶尔考虑钢板固定,但通常是作为初期外固定的后续治疗。如果选择扩髓髓内钉,髓内钉应该能够恢复胫骨干的全长及其排列。一旦伤口愈合良好,这不会干扰植骨的可行性。对于外固定,有导致急性短缩的可能(虽然如果短缩超过 3cm 可能会发生血管压迫,但骨折部位或者通过一次或两次独立的折骨矫形术,血管在后期会发生的恢复延长)[433,434]。对于较长的缺损或因尝试完全缺损闭合而影响灌洗,短缩可以逐渐发生。另外,骨折的胫骨可以固定在适当的长度,然后通过骨移植来修复缺损。如果选择了后者,Masquelet 近期研究或者是很有参考价值的,他建议通过单片异丁烯酸甲脂填充物来实现缺损的稳定[300]。几周后将定位填充物除去,同时保留围绕填充物生成的膜结构。将骨干植入这一膜结构,然后闭合,这样可以获得更高的成功率,同时,伤口也较前述的串珠状植入更容易愈合。当骨缺损的早期治疗并未考虑短缩治疗时,那么在进入手术室治疗胫骨干骨折之前,就应该先行固定腓骨,因为这通常可以改善稳定性并可能有助于骨折的精确复位(处理胫骨骨折骨缺损的方法选择将在本章后面谈论)。

移植骨必须放置于健康有血供组织的下方,例如后深间室肌肉或肌蒂瓣。在伤口已经安全愈合后再进行延期的植骨通常是明智的。然而,对于严重的开放骨折可以考虑较早的植骨,其原因是延迟植骨可能会影响切口的位置以及伤口的闭合。例如,如果要在肌瓣下植骨,就必须在肌瓣下放置异丁烯酸盐抗生素珠链,以留出空间直到数周后松质骨移植[96]。

当有更大的缺损时,外科医生就必须在骨移植和Hizarov 牵引成骨间做出选择[98,286,369,385,452,512]。在急性胫骨骨折缺损处理的早期就必须制定重建计划。缺损的类型会影响固定的选择。小缺损可以通过简单的髓内钉固定,如果缺损大于 2.5cm,大于骨周的 50%,或同时超过上述界限,那么可以采用髓内钉加延迟植骨治疗[398]。对于较大的缺损,应更多考虑进行骨移植或者骨转移。延期恢复骨长度治疗急性短缩,有利于早期的伤口闭合[14,178]。通常使用原有伤口作 Z 成形术[445]。缺损大于 5cm 或有神经血管损伤不适合采用此方法。对于长的缺损如果保肢适合的话,最佳处理方法是使用外固定器临时维持长度。此后,在有了周密的计划以及与患者商议认可后,就更换为适合于骨移植的固定方法。没有证据显示哪种方法更好[98,297]。最好根据患者及损伤程度以及医师的经验, 对患者进行个性化治疗。骨科医生可以和整形科医生合作进行皮瓣覆盖联合牵引组织发生技术(由于治疗而产生的胫骨缺损将在后面的段落里论述)。

六、不打算行急诊手术的早期处理

(一)固定

通过对患者、患肢及胫骨骨折本身的早期评估,医生要在现有医疗资源许可的前提下为骨折患者制定最合适的治疗方案。是否有必须紧急处理的威胁患者生命或患肢的问题? 进行这一系列评估的医生是否是患者的最终的治疗医生? 是否发生了治疗方案的变化? 是否可能做出最终的治疗方案,或者还需要更多的信息,评估和处理其他的状况,进行会诊,安排或获得必要的资源,或和患者,可能还有其家人共同考虑各种不同的选择? 无论出现了哪种情况,无论是手术治疗还是非手术治疗,临时性地对齐骨折腿,使用合适的固定以便于患者的转运都是需要的。对于临时的固定一般有下面 3 种选择。

1.夹板

通常有石膏夹板和玻璃纤维夹板。有时,夹板可由患者所处的环境中获取。夹板必须保证使用方便,放置安全,支持有效。夹板固定必须由大腿中部延伸至跖骨头。为了避免皮肤的破损及某些肿胀的原因,有时候需要使用衬垫, 但是过多的衬垫或夹板强度不够会使得固定不牢靠。通过手动牵引和支持,放置夹板以达到骨折部位的重新排列,确保患肢的安全。夹板固定既不可太紧亦不可太松。通常,夹板固定仅在相当稳定的骨折中使用, 或是最终固定之前的短暂临时固定。

2.临时外固定器

这也取决于可获得器械和现场的实施。在我们的急救科室长期存在一种在静脉麻醉和局部麻醉条件下使用 5mm 直径牵引针的传统, 通过未消毒的外固定棒和夹将已消毒的贯穿远端胫骨和跟骨的牵引针连接起来。调整外固定棒以调整并固定胫骨骨折,同时加用石膏或玻璃纤维板。因为没有牵引针固定在胫骨,接下来的髓内钉固定或切开复位内固定的暴露都不会受到影响。相比较于院内的治疗,软组织的稳定更有利于早期的恢复(外固定如果直接放置于胫骨断端的近侧和远侧,将获得更好的稳定性)。

3.管型:如下所述

(1)用石膏管型进行骨折的初期(临时)固定:若无急诊手术的适应证,推荐使用石膏进行初期或临时固定。大多数低能量胫骨闭合骨折可以通过闭合复位达到良好力线,并采用长腿石膏管型固定。石膏管型通常能比石膏夹板、玻璃纤维板或其他方法提供更好的固定。这项技术在下一节中论述。

然后拍摄骨折的 X 线片,通过对比确定旋转力线。除非复位后有十分严重的对线不良,复位基本上都是认可的,至少是临时认可的。住院患者通常需要抬高患肢,以观察神经血管的状况。门诊患者也要观察固定的舒适性,以确保步态的训练。如果石膏太紧,或外科医生注意到即将出现的循环障碍,需要将石膏管型剖开。如果仍不能使神经血管恢复良好的状态,就需要检查动脉灌注和间室压力,是否有急诊手术的适应证。如果复位满意,没有神经血管损伤,就需要迅速维持好管型的完整性。如果复位不满意或者患者由于一些原因而不愿意接受闭合治疗,那么就需要在肿胀开始消退时进行有效的坚强固定,不能有过多的延迟。

也可以使用胫骨远端或跟骨的骨牵引。牵引用中心螺纹的外固定针或光滑的克氏针。另外一种选择是"无针"的外固定夹。下肢放于 Bohler-Braun 架上,牵引的力量要能够维持胫骨的长度和稳定。牵引需要数周,以到达早期的牢靠,而后可以通过石膏管型来维持。为了达到理想的临时稳定,可以不必使用床上骨牵引。笔者偶尔在急诊室采用小型的外固定器穿针于股骨远端和跟骨,采用可调节的关节连接器,以及足量的有良好衬垫的后方夹板。

(2)胫骨石膏管型的应用:预先准备可以有助于复位和石膏管型的应用。在开始前必须准备大量的 4 英寸的管型衬垫,4~6 英寸的石膏卷或玻璃纤维卷,石膏托或玻璃纤维管型材料,装有冷水的桶,以及膏锯。把患者的放射学影像放于读片箱。让患者坐在座位上。一个医生把握住下肢,另一医生上石膏。使用静脉麻醉(例如硫酸吗啡 3~8mg)以获得无痛。准备纳洛酮以及其他复苏药物和必需品以备用。可以使用 1%利多卡因进行血肿阻滞,进行细致的无菌操作,并且需要知晓操作对全身系统的影响(如:心肌抑制,癫痫发作)。

患者躺于检查台或手术台上。对比双下肢以了解正侧位的力线和形态,从而指导复位和石膏管型的塑形。可以将双下肢悬于台子的边缘以便于观察。也可以将损伤的下肢于髋内收位悬于台缘。管型分为两个部分。除了非常上端的骨折外,首先使用下部分的管型。助手握住前足以获得下肢的稳定以及力线的维持。膝关节屈曲时胫骨相对于股骨有明显的旋转。因此通过对侧的下肢来进行第二足趾和胫骨结节的旋转力线的评估是非常重要的。助手的手指放于趾面,拇指放于足背。这样就可以控制跖屈和内翻。虽然偶尔可以出现马蹄足,但是可以通过 Sarmiento 所建议的中立位管型固定来避免其发生[420]。

助手维持足的位置,衬垫包裹足,并向上到达屈膝的位置(图 58-16A)。对于进行性软组织水肿以及下肢骨性突出部位采用厚的衬垫,目前仍有争议。当下肢仍然肿胀时,可能需要将管型在骨折部位剖开。由于患者取仰卧位,所以在足后方需要额外的衬垫。踝、腓骨颈和腓骨头、胫骨皮下缘也需要额外的衬垫。当衬垫足够后,滚上薄层石膏 8~10 层,或玻璃纤维 5~8 层,范围从跖趾关节向上到膝顶端衬垫下方的 1~2 英寸。足底面的石膏可以向前伸出支撑足趾,但是背面必须裁剪到跖趾关节处。

一些外科医生认为,石膏比玻璃纤维更容易使用和塑形。然而,管型必须尽量薄以便于更换,同时应避免不必要的重量。玻璃纤维可以在 1~2 天进行重叠增强。通过塑形可以形成胫骨内缘的石膏凹面,与对侧下肢相类似,而笔直的管型会导致外翻对线不良。医师必须维持足的位置。改良水活性玻璃纤维管型比石膏更轻且更具持久性。笔者认为,玻璃纤维可用于管型固定,当然也与石膏管型一样需要充分衬垫以及掌握其适用性。

一旦下肢管型已经坚强,就可以使膝屈曲 10°~15°,将衬垫向上覆盖直至大腿的上 2/3 (见图 58-16B)。然后将管型材料滚上,在下部重叠 4~6 英寸。重要的是在两节管型的连接处下放置足够的衬垫,而在管型材料层间不能放置衬垫。

石膏完成后应该尽快拍摄胫骨全长的正侧位片,以了解复位的情况以及石膏管型的情况。只有患者有明显的畸形或者皮肤有损害时才需要更换管型。最好推迟到肿胀消退后再进行楔形的调整,更换新的管型,以及采用其他的治疗方式。

长腿管型必须较为松弛,为下肢的肿胀留有空间。尽管通常会有肿胀的出现,但是对于许多低能量损伤,胫骨骨折的管型固定可以一直维持得较好。管型的常规劈开是不必要的操作,可能会危害管型的稳定性。

管型可能会在数天内松动。如果肿胀严重并且加重,就必须去除下肢前方 1/3 的管型,使管型成为一个后方的托槽。将两边向外翻出,可以允许下肢的取出,避免有任何对下肢的压迫。修剪位于前方的衬垫,并向外折叠,使得衬垫不会有紧窄感,并使下肢的检查变得容易。如果需要的话,去除部分内侧的石膏,这样就可以触摸到胫后动脉的搏动(图 58-17)。去除石膏管型的条带以及管型的开窗会影响到管型的稳定性。其结果是石膏管型不能起到固定的作用,从而不可避免会出现疼痛以及额外的组织创伤。玻璃纤维可以作

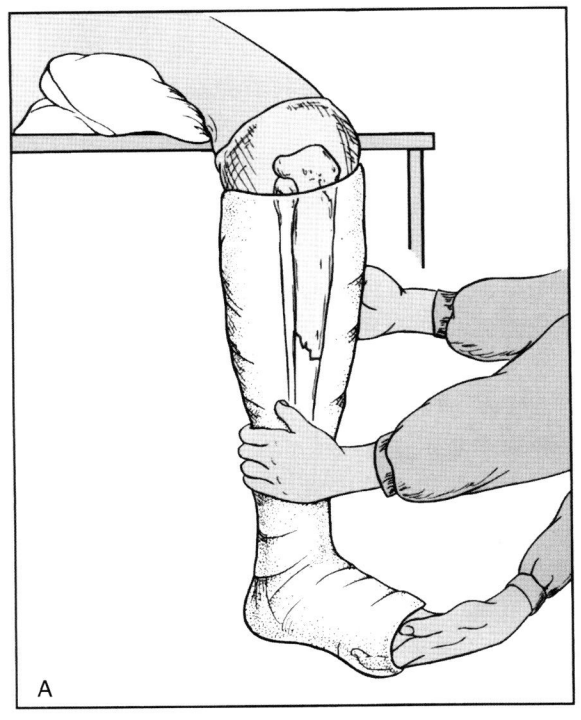
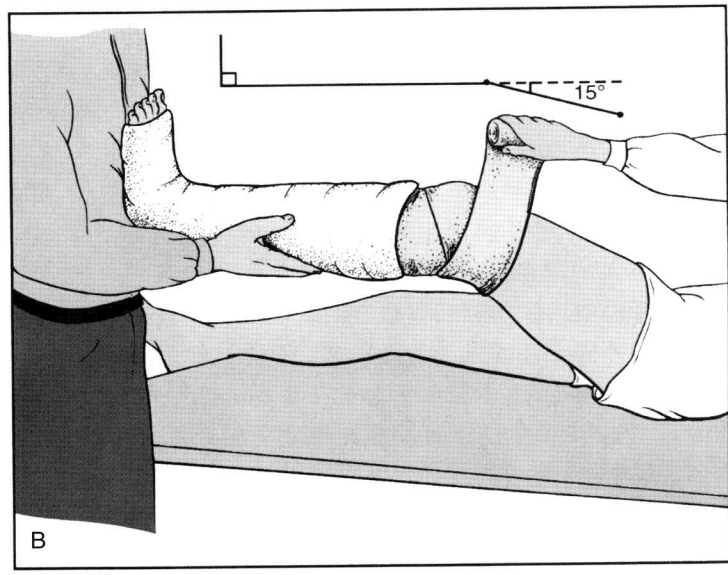

图 58-16 重力复位以及管型的应用。将小腿悬于手术台边缘,在足正常旋转中立位进行急性胫骨干骨折的复位,大多数效果相当满意。(A)小腿必须悬于手术台的前方并留有足够的空间。大腿下放置衬垫。助手握住足并稳定下肢。保持力线正确,并使用大量的衬垫,特别是在足跟的后面、骨折的部位以及管型需要修剪的地方。在衬垫上滚上石膏或玻璃纤维。轻柔地塑形通常可以改善力线。可以将胫骨的内侧面稍微凹陷以匹配正常的下肢。6~8层的石膏,以及略薄些的玻璃纤维通常已经足够,但在膝和踝需要增强。(B)一旦下部的管型已经硬化,则需要维持下肢的正确旋转位并屈膝15°。在大腿上滚上管型衬垫,髌骨和腘绳肌腱上需要额外的衬垫。管型材料上到大腿的上 2/3,并重叠下方的胫骨管型 4~6 英寸。衬垫在管型的最上方向外翻出,以避免管型形成一个尖锐的边缘。维持下肢的位置直到管型硬化。对比对侧的下肢以检查旋转力线。拍摄胫骨全长的正侧片位片,以了解有无成角、移位以及短缩。

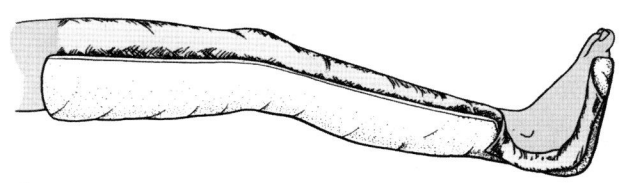

图 58-17 可以在管型的前方从上到下切开松解。使用管型撑开器撑开,将内侧面向外翻出,并松解衬垫。然而这种方法对于明显的肿胀不合适。如果肿胀非常明显,而严重损伤的下肢必须维持在石膏托上进行观察,那么可以在管型硬了后,去除管型的前上 1/3,留下的管型形成一个槽形石膏托。修整衬垫,将石膏向外翻,以避免对下肢产生压力。如果考虑有动脉损伤的可能,需要触摸胫后动脉搏动,也可以将修剪线设计在管型的后方。

为最初的管型材料,或者对原先的管型起增强机械性能的作用。无论采用哪种材料,都必须反复评估固定的稳定性。

去除前方的石膏条会影响到管型的使用。通常在 1~2 小时后管型会变得坚硬,从前方劈开管型,并将裂口撑宽。这种“单盖瓣”管型可以在肿胀消退后再并拢,使用黏性胶带使管型复原,继续提供足够的坚强支持。一旦最后的调整结束,可以使用玻璃纤维进行增强,使得管型的强度足以容许患者步行。重要的是必须知道,这种技术并不能在严重肿胀时提供足够的减压。“双盖瓣”管型的减压效果更好,采用的是内侧和外侧的纵行剖开,剖开线稍微靠前,可以最大限度地给后半部分管型提供强度和稳定。然而又不能太靠前,否则开口会过于狭窄而影响下肢的活动。双盖瓣管型可以根据需要调节松紧,并且可以通过黏性胶带环扎后到达稳定。除了纵行剖开外,也可以开窗检查问题的皮肤区域,去除骨性突起上的压迫,并可触摸搏动。石膏开窗块必须保留,以便在开窗不再需要时放回原处。这样做可以增加管型的强度,维持足够的表面压力,从而避免"窗口水肿",即开窗缺损区软组织水肿。

如果管型完整,却出现了明显的疼痛或神经血管损伤,那么就要考虑进行松解。虽然胫骨骨折通常需要住院治疗,但是对于低能量损伤的患者也可以门诊治疗。无论是门诊患者还是住院患者,都必须维持下肢的抬高,密切观察有无疼痛的加重,有无感觉的减退,以及足趾肌力的丧失。胫骨骨折后的疼痛在使用固定后大部分会缓解。通常会使用麻醉镇痛药,但是必须采用标准的计量,并且不能频繁使用。在骨折1~2天后,可以采用药物缓解。痛觉消失提示有神经血管问题。

七、胫骨骨折的治疗

(一)非手术治疗(功能性石膏或支具)

Sarmiento 可能是最雄辩的非手术功能治疗胫骨骨折的提倡者。他报道了非手术治疗的良好疗效,这些患者通常是低能量较少移位的胫骨干骨折。他建议功能性闭合治疗仅仅限于闭合损伤,初始短缩不超过15mm,轴向稳定的,已经复位的横行骨折[424]。他的患者中平均移位只有 28%±25%。他指出,对于高能量胫骨骨折以及患者合并多发伤或同侧股骨骨折的,通常需要外科固定。手术的指征也包括严重的初始短缩、节段骨缺损、神经血管损伤以及在石膏管型或支具固定中不能满意维持力线的患者。

胫骨骨折的功能性治疗可以在合适患者中取得满意效果,而且其骨不连率、感染率以及不良愈合率较低[418]。然而必须知道的是,这种治疗仅仅对低能量胫骨骨折的患者有良好疗效[16,424,480-482]。胫骨骨折合并有明显软组织损伤的患者就不合适。依照修正的 Ellis 分类系统,功能性支具仅仅适用于轻微骨折。有极少部分稍微严重的患者也可以使用,但是仅仅限于轴向稳定,并且骨折容易在石膏管型或支具下得到稳定的患者。

功能性支具要在闭合复位、初始管型固定后再开始使用。除了损伤的严重性以外,骨折在石膏管型中是否已充分复位,以及患者的临床病程是决定闭合功能性治疗是否合适的最重要因素。大量软组织损伤可能会伴随出现短缩。可以通过最初的放射影像片来预测是否会有最终的短缩。通过碎片重叠的测量以及石膏管型内的骨扫描可以判断短缩的程度。对于超过15mm 的短缩,支具治疗基本上就不合适了。成角不能很好地控制也是功能性支具的禁忌证,除非可以通过管型或支具的调整得以纠正。正侧位平片上的成角均不能大于 5°。

明显的粉碎和超过胫骨干直径 30%的移位也是闭合功能性支具的禁忌证,其原因是这种治疗会导致延期愈合[482]。由于胫骨远端骨折力线的满意维持比较困难,所以使用闭合功能性治疗胫骨远端骨折就必须十分警惕。对于可以采用髓内钉固定从而获得早期行走的双侧胫骨低能量损伤骨折、高能量损伤伴有广泛闭合或开放软组织损伤的骨折以及有同侧股骨骨折的患者,闭合功能性支具也不合适。老年患者以及虚弱患者在骨折固定后,如果可以早期舒适且无障碍地负重,那么他们才会有更多的能力来照顾自己[395]。对于不能在 4~7 个月内按时随访的患者,需要使用低风险的且允许负重的内固定治疗。如果内固定不可行,那么采用闭合治疗更安全。

石膏管型可以控制成角和旋转,而骨折支具和功能性石膏管型则依靠软组织和骨间膜来避免短缩[421]。当有明显的软组织破坏,简单的闭合复位是不能很好地来稳定移位的斜行骨折、螺旋骨折以及明显粉碎骨折的。作为例外,移位的横行骨折是可以通过麻醉下闭合复位管型固定来获得稳定的。然而由于闭合髓内钉也可以很好地治疗这些损伤,所以对于那些在麻醉下闭合复位却不能获得稳定固定的患者,石膏管型固定就可能不合适了。Toivanen 等证实,如果需要麻醉的话,髓内钉固定的花费比闭合复位要少[480]。

功能性石膏管型或支具治疗同样也建议在去除外固定器后使用。使用的目的将在外固定器一节论述。

1.骨折的支具治疗技术

胫骨干骨折的闭合功能性治疗过程与 Sarmiento 等描述的相类似[420,423]。第一步是重力复位石膏管型的应用。复位必须可靠。最初时患者的下肢为休息位,略微抬高于心脏平面。可以使用冰袋来获得管型的舒适感。这个过程通常是在麻醉下完成的。提倡逐步增加活动,患者可以在管型靴和拐杖或助步器的帮助下负重。让患者在不行走时,以及在非固定肌肉等长锻炼和足趾主动被动锻炼时将下肢抬高。除了功能锻炼,物理治疗也可以帮助患者恢复平地以及上下楼的步态。当患者感觉良好,并且可以恢复活动时,就可以出院门诊随访。患者必须及时报告石膏管型的任何问题、疼痛的增加、感觉运动的损伤，以及不能通过休息、抬高以及中等程度镇痛药缓解的广泛肿胀。1~2周后的随访可以重新评估患者的舒适程度、步态、肿胀、神经运动功能、石膏管型的完整性，以及临床和放射影像对线情况。

虽然一些患者可以受益于最初由 Sarmiento 所提倡的 PTB 行走石膏管型，但是目前可以提供一种预制的功能性 PTB 支具，范围从膝到足，在踝部有铰链。PTB 支具可以替代石膏管型，除非是非常远端的骨折，这时支具难以满意的装配并提供足够的控制（图58-18）。通常在损伤后 3~5 周，当患者可以通过长腿管型舒适地部分负重，以及骨折早期愈合开始后，就可以运用 PTB 管型或支具。胫骨近端骨折可以使用长腿管型加以更好地控制。如果患者需要膝部活动，

那么就需要在短腿石膏管型上增加大腿的套子，并由铰链连接。一个有效的方法如图 58-18A 所示，使用短腿玻璃纤维石膏管型，通过铰链将市面有售的可调整的大腿套子组件支具通常可以为大多数低能量胫骨干骨折的患者提供良好的骨折控制，并允许进行满意的功能锻炼。另外，可以由矫正器修配者制作一个定制模型的、双瓣的、全接触的支具。根据踝关节固定角度的需求，分为踝固定型和铰链型。这种支具可以对那些不适用于预测支具的患者有所帮助。Zagorski 对胫骨干中段骨折进行的研究发现，石膏管型、定制支具以及预制骨折支具有相同的固定效果，经典的 PTB 近端牵伸术并不会带来额外的益处[531]。

石膏管型或支具固定后，最初每 2~3 周要进行一次放射影像检查，以保证满意的力线维持。轻微的成角可以通过更换石膏管型以及石膏的楔形截

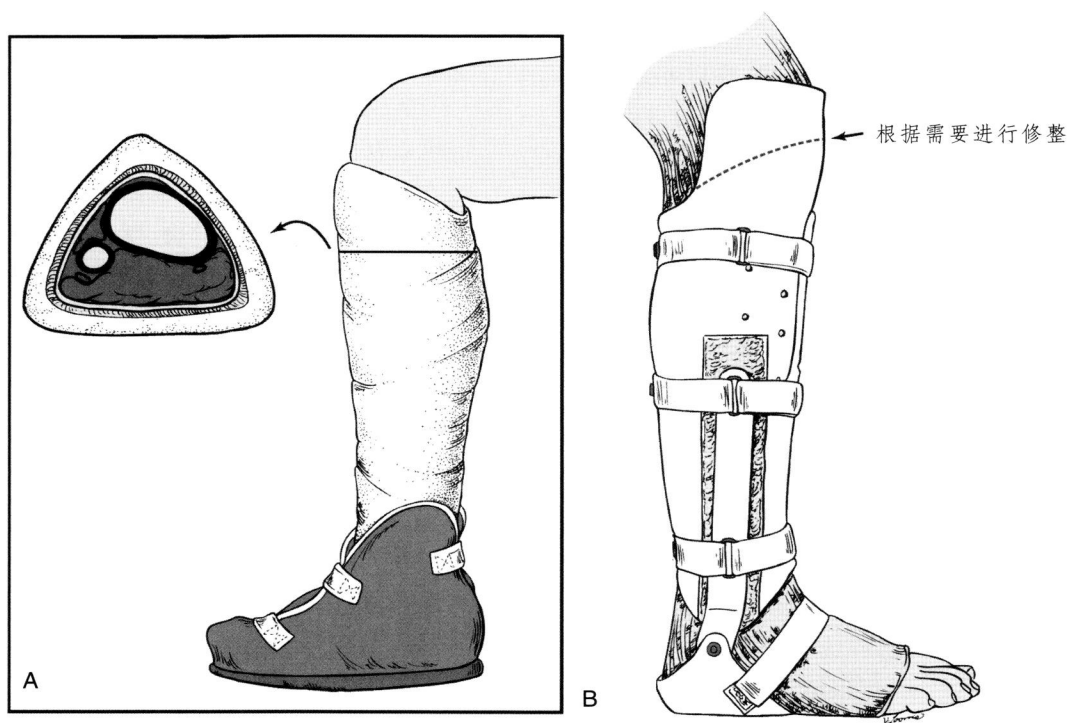
根据需要进行修整

图 58-18　(A)在软组织肿胀已经消退，骨折已经变得有些"黏性"后，可以使用髌腱支撑(PTB)功能性管型。如果最初的管型可以在踝中立位完成，那么要维持 PTB 管型就比较容易。如果患者不以整个足底着地行走或者不负重，那么这种行走管型是无意义的。管型的顶端修剪到髌骨的远端部分，比 Sarmineto 原先描述的低一些，而在管型的后方必须低到可以允许膝 90°屈曲。PTB 管型的上部是三角形截面的，在胫骨平台的前方表面向上和向外展开。另外在胫骨近端部分的前方表面提供一个模型相配，并在腓骨近端末和腓神经的上面制作一个凸起，这样就可以起到支撑的作用并提供旋转控制。PTB 管型主要是应用于远端骨折。对于远端骨折，支具并不能很好地控制踝的活动，而市面有售的预制支具也不合适。(B)预制骨折支具通常可以替代 PTB 管型。如果预制支具不能很好地服帖或者对于远端骨折不能提供充分的支撑，那么通常需要进行近端的修剪或增加衬垫，以达到舒适以及骨折的支撑。支具用在厚的 Spandex 长裤外面。运动鞋或行走鞋穿在足跟杯的外面，可以帮助维持下肢支具的力线。

开加以纠正。然而后者可能会使得石膏管型不适合负重。因此当骨折已经变得有"黏性"，并足以承受弯曲时，最好采用更换石膏管型或者加用支具而非通过楔形截开来调整力线。如果通过管型或支具难以获得并维持满意的骨折力线，那么最好使用外科复位和固定。

当患者可以通过长腿石膏管型行走，并维持满意的骨折力线时，就可以使用骨折支具。去除石膏管型，使用厚弹性骨折支具袜，保证骨折支具服帖于袜上。通过支具的修剪以及增加衬垫或塑形来获得舒适和理想的骨折控制。必须测量足跟帽和踝铰链的长度并进行正确的调整。系带运动鞋可以帮助支具固定于适当的位置。支具的松紧可以根据患者对舒适支撑的需求来进行调节。再次鼓励逐步负重。当有了舒适和满意的步态后可以去除拐杖。大多数学者认为，在6周内进行负重是非常有利于胫骨骨折愈合的[423,424]。

支具固定的最初1周或2周内再次进行放射检查，这样可以确保支具安放良好，没有皮肤或神经激惹。此后，通常是每4~6周对患者再进行一次随访和放射检查。继续使用支具直到患者完全负重而没有不适，骨折部位稳定没有触痛以及温度升高，而且正侧位和双斜位放射影像证实已经有成熟的桥接骨痂（参见下文骨折愈合评估的论述）。

在这时仍然存在一些残留肌肉无力和萎缩，患者的耐力还没有恢复正常，骨骼由于废用性萎缩而比正常为弱。为此，继续进行避免危险性运动和身体接触性运动的康复计划，鼓励在耐受力允许的范围内迅速增加反复载荷。继续分级锻炼并逐步增加，直到患者的活动程度和耐力达到一个适当的目标，距离损伤的时间通常需要6~12个月。

支具相关的皮肤问题通常少见，但是必须留意。如果出现就需要进行衬垫的调整或者更换支具。所有的患者都需要至少两双短袜，一双清洗，一双穿戴。

2.石膏管型或支架固定中的复位丧失

在骨折治疗过程中可以获得也可以丧失可接受的力线。力线的丧失在骨折内固定时较少出现，但是在石膏管型和支具中常见。在去除外固定之后力线的丧失是个严重的危险，其原因是稳定性难以估计和控制。

在胫骨骨折的非手术治疗时，必须节段性进行放射影像学检查，要判断力线是否满意。复位的目标通常比愈后可接受的畸形程度要严格。由于愈合后再截骨的危险性要高于在尚未愈合时进行畸形矫正，所以制定更严格的复位目标是合理的。绝大多参考文献认为，最多可以有5°~10°的内外翻成角，10°~20°的矢状面成角。最多可以有1.5或2cm的短缩，最多15°内旋或20°外旋[379,380,477,506]。对于一些患者来说下肢的外表以及畸形的程度是一个问题。重要的是必须知道，一些轻微的畸形是经骨干骨折闭合治疗后可预见的后果，对于长期的疗效没有太多的影响。

根据Paley等制定的原则，必须充分进行下肢力线的评估（见第63章）。如果小腿力线异常，必须评价膝关节与股骨和胫骨轴线的成角是否异常。如果发现有偏移，医生必须确定畸形的所在平面以及畸形部位的移位程度。旋转移位必须单独评价，因为他在X线平片上显示不清。可以用CT扫描或C臂机来确定旋转的对线情况，但一般情况通过查体即可明确。

如果胫骨骨折的力线在闭合治疗时不能接受，则需要对石膏管型和支具进行修正。需要更换长腿石膏管型，并可能需要临时限制负重，如果不能获得或维持力线的纠正，那么在骨折愈合前需要采取其他的治疗。根据畸形及骨折的构型，需要进行周密计划的切开复位。如果需要，也应考虑植骨。闭合复位加髓内钉固定是个很好的选择。个别情况还可以使用外固定器来纠正力线。

3.骨折支具治疗的结果

如果患者选择恰当，功能石膏管型和支具的疗效通常非常好[298,422]。据Sarmientor报道，骨不连率为1.1%，短缩小于13mm的占95%。除10%的患者外，成角都小于7°。螺旋形骨折、斜行骨折和横行骨折平均17.5周愈合。粉碎骨折和节段性骨折分别需要19.4周和21.4周。骨折轻度移位的平均17周愈合，100%移位（28例）的需要21周。由于实际的随访率低于40%。因此对此项研究的结果需谨慎对待。功能性石膏管型和支具的并发症很少。虽然一些患者留有一些残留症状，但是大约80%的患者一年内功能恢复满意[16,119,217,351,364]。据Pun等报道，2年后仍有25%的使用PTB支架治疗的患者存在限制性踝关节运动，30%有距下关节僵硬[376]。大多数患者踝和后跟僵硬的恢复缓慢。闭合功能性治疗的举例见图58-19。

(二)髓内钉

髓内钉治疗经骨干骨折已经成为颇受欢迎的内

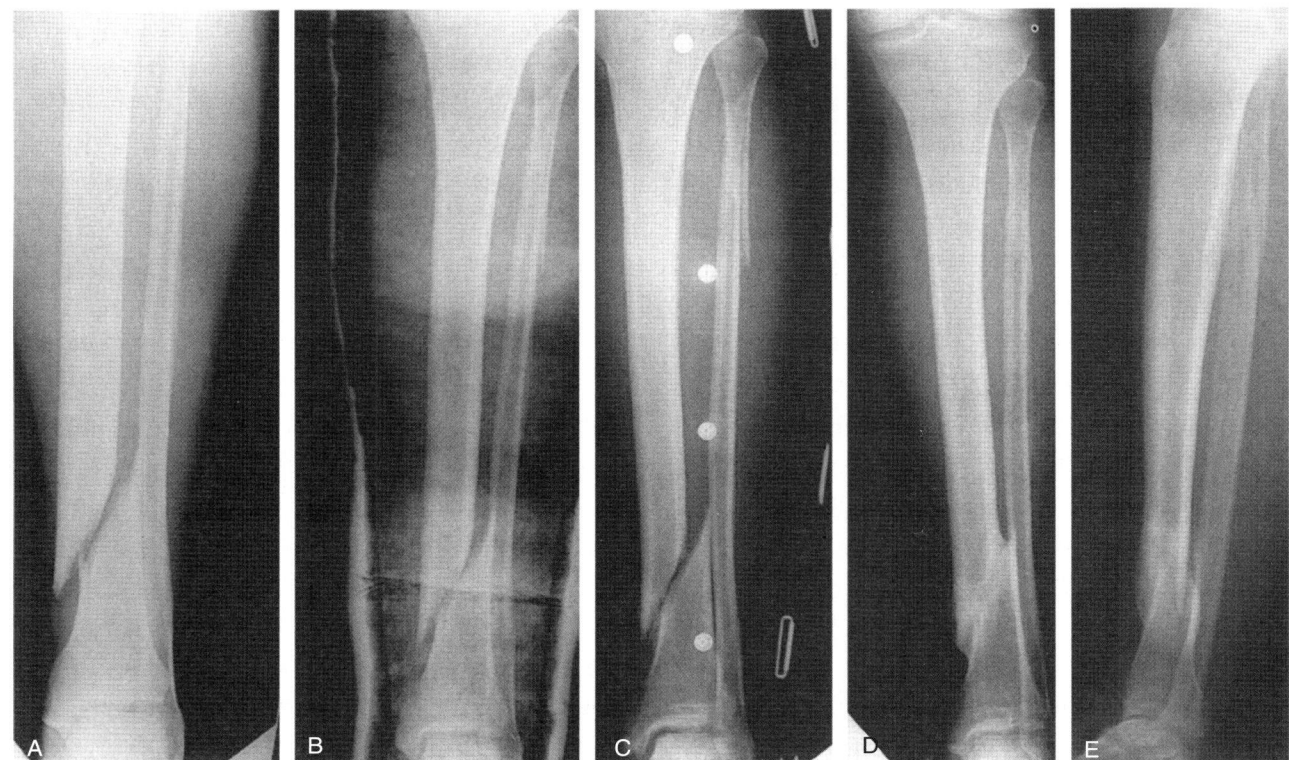

图 58-19　较轻的远端胫腓骨干骨折成功的功能支具治疗。(A)滑倒所致的骨折。(B)重力牵引和内侧开放楔形矫正。(C)损伤后12 周。在骨折支具使用后 6 周,患者完全负重。(D,E)损伤后 9 个月骨折愈合,有 1cm 短缩。患者功能恢复完全,没有主诉不适。

固定技术(见图 58-20)。但它要求有手术室透视设备、专用手术内固定物、相应的器材及经验丰富的手术医生。在经济发达国家,术中透视已经成为闭合式髓内钉术的一个标准组成部分,这使得不需使用昂贵的影像增强器就可以实现固定及固定技术的修正。目前有多种髓内钉可供选择。大部分髓内是中空的,因此可以通过导针置入,就是首先放置导针以帮助维持复位同时也可引导空心的扩髓系统。现在髓内钉在钉体的不同部位设有钉孔以供远近端锁定。医生的判断,即使没有强有力的证据支持,依然是决定使用两端锁定(静力型)还是使用一端锁定(动力型)髓内钉的基础。静力型锁钉可以显著增强稳定,看上去是个更好的选择。疲劳骨折通常使用较小直径交锁钉的非扩髓髓内钉,这几乎不会出现问题,除非骨折不稳定。还是大多静力型锁钉可以一直到胫骨愈合时也没有移位,但如果胫骨愈合不良时,去除相对稳定一端的交锁钉(通常是在较长骨折块一端),将会加快骨折愈合。不稳定型骨折过早去除交锁钉可能会发生骨折对线不良。髓内钉通过钉体与髓腔内壁的紧密接触以及远近端交锁钉的锁定来矫正骨干骨折。骨折位置、力臂和较

短的髓腔峡部将限制髓内钉与髓腔紧密接触的程度。髓内钉主要用于控制骨折的成角和侧方移位,它的形状和直径对骨折的稳定性及对线有一定影响。大多数髓腔相对较直,因此直的髓内钉能够恢复中远端胫骨干的轴线。因为胫骨干骺端内径粗大,难以确定进钉点,所以胫骨近端 1/3 骨折应用髓内钉者鲜有成功者[159,279,497]。应用坚强的空心髓内钉或者实心髓内钉,特别是在扩髓后打入会减少移位,但髓内钉固定的原理在于它的夹板制动作用而非坚强内固定,因此骨折愈合是通过外骨痂来完成的。一旦胫骨血供或者周围软组织破坏过多都会影响骨折愈合。如果不用静力型锁定,在负重后轴向应力会使骨折端嵌压直至骨折愈合,骨干本身将承受应力。胫骨严重粉碎或斜行骨折,同时髓腔内径明显大于髓内钉外径时,应用非交锁钉会发生严重短缩、成角或旋转移位。静力型髓内钉要求钉体和交锁钉在胫骨骨折愈合能单独承重前承受所有应力。

因此静力型髓内钉各个部件都可能发生疲劳断裂,尤其是在远端交锁钉及其钉孔[206,408,518]。临床研究表明,位于远端交锁钉位置处的骨折髓内钉固定后最容

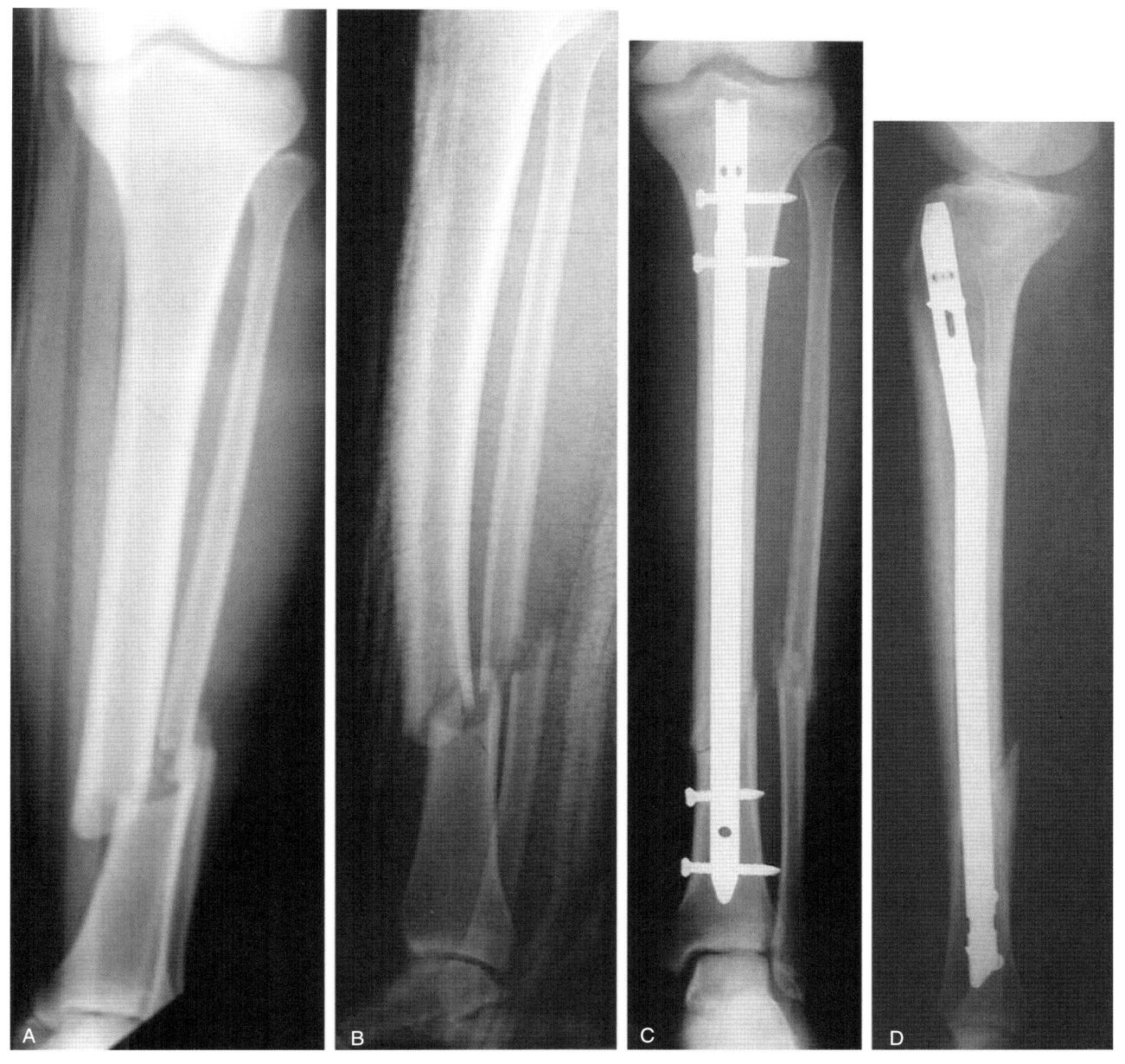

图 58-20　中等程度的胫腓骨干骨折髓内钉固定。(A,B)损伤后的原始 X 线片。(C,D)闭合复位、扩髓、静力性交锁髓内钉固定后的 X 线平片。

易出现髓内钉疲劳断裂[187]。材质和设计,特别是外径的大小决定髓内钉与交锁钉的强度和耐用程度。大多数髓内钉特别是非扩髓髓内钉都有一些安全隐患,但可以通过以下方法加以避免,比如减少非扩髓髓内钉的应用, 在外骨痂强度不足以保护髓内钉钉体之前, 使用拐杖或者功能支具来限制肢体的过度负重或弯曲,这些措施对非扩髓髓内钉更有用。骨折愈合强度足够后去除交锁钉有助于避免交锁钉断裂,而保留较短骨折段的交锁钉有利于保持骨折的稳定性。避免发

生髓内钉疲劳断裂的另一种方法是,当使用较细髓内钉固定后数月骨折仍未愈合时,调换一根外径较粗的髓内钉。调换髓内钉本身没有特别的技术难度,但如果原创伤仍遗留有致病菌,必需的扩髓就可能导致感染,因此最好将扩髓出来的髓腔内容物常规进行细菌培养,应用抗生素治疗直到培养结果阴性。一旦培养结果阳性,就需要应用抗生素治疗几周。

从理论上讲,髓内钉应该沿长骨的解剖轴或者机械轴打入, 对胫骨而言, 虽然它的解剖轴与机械轴重

合,但却通过膝关节与踝关节。因此胫骨髓内钉必须稍有弯曲度(所谓的 Herzog 曲线)才能从机械轴线之外的一个折中入钉点置入。胫骨近端入钉点可因胫骨近端解剖上的个体差异而不同,但通常都是在胫骨平台前缘,大约对着胫骨外侧髁间嵴(后面有专项讨论)。

1.适应证

在具备必要设备和训练有素人员的医疗机构,髓内钉已成为治疗移位胫骨干骨折常规手段。除骨折部位过于靠近远端或近端以及胫骨解剖异常妨碍应用髓内钉外,无论开放或者闭合胫骨骨折,髓内钉都有效。对于中等程度和较严重的胫骨骨折,使用髓内钉可以获得最大的益处。对于较轻的胫骨骨折,尤其是闭合治疗失败或很有可能失败时,髓内钉也可以使用。大多外科医生认为髓内钉可以用来治疗闭合性胫骨干骨折,也可以用来治疗开放性胫骨干骨折以及部分更高等级的开放性胫骨干骨折。

非交锁髓内钉在 20 世纪 80 年代已经得到广泛认可,特别适用于治疗闭合横行无粉碎的胫骨干中段骨折。在交锁钉常规应用后,大多数胫骨干骨折使用髓内钉都十分稳定,很少发生感染及其他并发症。对于靠近胫骨远端或近端的骨折,必须保证远近骨折块复位满意,固定牢靠,否则单纯依靠髓内钉本身不能达到满意的疗效(图 58-21)。对于明显有延迟愈合或畸形愈合趋势的严重胫骨骨折,只要解剖上允许,应用髓内钉均有优势。这样可以简化康复过程,尤其有利于浮膝伤,对侧下肢损伤不能负重或上肢损伤不能扶拐的患者。胫骨多段骨折有很高的骨不连率,特别适用于髓内钉,只是技术细节要求很高。腓骨保持完整的胫骨骨折用石膏固定易于发生成角畸形(发生率约为 25%),而应用髓内钉可以简化治疗。只要技术过关,髓内钉固定后骨折对线一般稳定,而且康复期间患者不需要过多随访,因此此项技术对不能定期随访或者较早负重等依从性差的患者尤为适用。只要有较好的适应证,对于胫骨骨折骨不连或者愈合不良患者,髓内钉同样也是一种有价值的重建技术(下文还将讨论)。

2.扩髓与非扩髓髓内钉的比较

无论扩髓与否,置入髓内钉都将影响骨内膜的血液循环,会即刻发生髓腔血供减少及髓内钉钉体周围一定厚度的骨坏死。骨外膜血供将代偿性增加以滋养大部分骨皮质。如果制动充分,钉体与髓腔壁之间留有足够空隙,几周后髓腔动脉系统将得到再生[72]。与较

大直径的扩髓髓内钉比较而言,较细直径的非扩髓髓内钉导致的骨皮质坏死显著减少[389],这正是有人提倡胫骨开放性骨折应用非扩髓髓内钉的主要原因[293,426]。但尚未有临床证据表明治疗开放性胫骨骨折非扩髓髓内钉有任何更好的效果[40,50,112,113,156,237,246,247,280,292]。髓内钉治疗后感染率一般低于 2%[110],这里必须承认,以往对开放胫骨骨折髓内钉与外固定支架治疗的比较中用的都是非扩髓髓内钉。已经有几项研究表明,对于开放性胫骨骨折,非扩髓髓内钉比外固定支架治疗

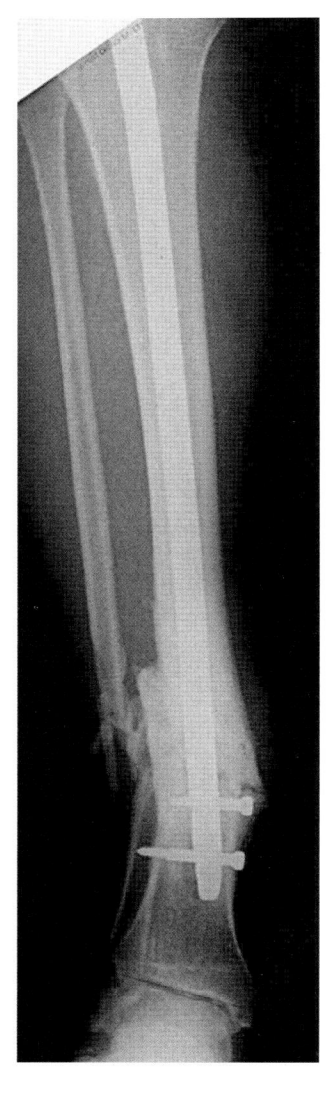

图 58-21　髓内钉技术的正确掌握十分重要。钉子必须足够长,在两端有充足的固定。这位身高 6 英尺 6 英寸,体重 270 磅的患者起初的髓内钉太短,即便有远端锁钉,也不能控制粉碎的远端骨折。通过外固定器固定,并避免无保护情况下的负重,可以维持原先满意的复位。建议其一旦出现此类情况就必须立即修正(重建见图 58-70)。

的问题更少，不过对更加严重的ⅢB型损伤的证据还不十分充足[4,205,486]。已经有很多人提倡，对于合并严重软组织损伤或筋膜室综合征的胫骨骨折，应采用非扩髓髓内钉。当然，对一些髓腔细小的患者稍加扩髓后，非扩髓髓内钉也不失为一种有价值的治疗手段。但与扩髓髓内钉相比，非扩髓髓内钉直径较细，交锁钉钉孔相对较大，而锁钉却偏细，容易发生强度减低，最终导致疲劳断裂。同时非扩髓髓内钉在骨折愈合方面相对问题更多些[37]。即使对胫骨开放骨折或有严重软组织损伤的闭合胫骨骨折而言，目前也没有证据显示非扩髓髓内钉比扩髓髓内钉有优势。Nassif 及其同事的一项随机性前瞻研究表明，在间室压力方面扩髓髓内钉与非扩髓髓内钉无明显差异[336]。有人认为，实心钉没有死腔，可能更有利于污染或感染的胫骨骨折，但也未得到证实。

担心出现股骨骨折应用髓内钉时的类似的全身影响，也是应用非扩髓髓内钉的原因之一。尽管在扩髓时确实有脂肪和组织碎片进入血液循环，但尚未有证据表明这会引起严重后果。与其说全身血流动力学改变（包括中心静脉压和肺动脉压增高，相对缺氧等）与置入胫骨髓内钉有关，倒不如说与胫骨骨折本身有关[204]。

与非扩髓髓内钉较细的直径相应，其交锁钉的直径也较细，因此均易发生疲劳断裂，也可能发生固定失败及对线不良。所以要在胫骨或者腓骨（或者两者）愈合强度足够保护髓内钉后才允许患者逐步负重。实际上髓内钉断裂很少发生，经常发生的交锁钉断裂也很少引起严重后果，但手术医生还是要考虑到这种可能性。要牢记拔除断裂的锁钉，尤其是断裂的实心髓内钉，是件令人头疼的事。

与拔除断裂的非扩髓髓内钉相比，若因非扩髓髓内钉与胫骨髓腔内径不相匹配，或曲度不够或者两者兼而有之，导致髓内钉置入困难，那将更令手术医生感到棘手。瑞典的 Uhlin 和 Hammer[500]发现，有相当一部分成年患者在扩髓时置入 8mm 直径的胫骨髓内钉时都非常困难，而且应用钉体和交锁钉直径都较细的非扩髓髓内钉不但毫无益处反倒经常发生疲劳断裂。Court-Brown 及其同事进行了一项关于非扩髓髓内钉与扩髓髓内钉的随机前瞻研究。他们发现，闭合 Tschere Ⅰ度损伤的胫骨骨折扩髓髓内钉治疗后愈合更快，再手术率更低[113]。由此可见，尽管许多学者已经成功应用非扩髓髓内钉，但较细直径的髓内钉理论上的潜在好处并没有得到临床验证[37,157]。Schmelling 证实，经过最小限度的扩髓，髓内钉更容易打入[427]。尽管

这一做法的生物学益处尚未得到验证，但它至少提醒医生在髓腔过细时不能强行打入非扩髓髓内钉。

现有资料表明，扩髓利于大多数（尽管不是全部）胫骨闭合骨折的髓内钉置入。而且对开放胫骨骨折同样适用，因此，担心扩髓引起感染的医生也必须考虑到不扩髓可能发生髓内钉置入障碍和固定失败，毕竟这两种情况在不扩髓时更容易出现。

3.外固定后应用髓内钉的问题

对合并全身多发伤、严重软组织损伤或者需要转运的胫骨干骨折患者，外固定架能以快捷、微创的方式获得骨折的稳定。对合并严重软组织损伤者，若应用石膏或者夹板容易产生严重并发症，而应用外固定支架则可以促进康复，同时使转运更安全快捷。因此有人建议，在开放胫骨骨折或者合并严重软组织损伤的闭合胫骨骨折治疗初期，应采用外固定支架。但一旦用了外固定支架后再打髓内钉，无论扩髓与否都可能增加髓腔内感染的概率。即使延长两种处理间的时间间隔或者使用不用扩髓的实心髓内钉也难以避免[9,392,488]。如果使用外固定支架期间创口或钉孔感染，即使治疗得当，也不得不考虑置入髓内钉后感染的可能。因此开放骨折的处理初期，最好在外固定支架和髓内钉之间选定一种，但要牢记，现已证明如果技术熟练，骨折类型适合，那么最好应用髓内钉。作为初期处理，为防止置入髓内钉前发生外固定支架钉孔感染，可以临时选用桥式外固定支架（从股骨远端到跟骨），或者 AO/ASIF 无针孔外固定支架作为过渡。

Tornetta 指出，使用外固定支架后再使用髓内钉治疗分为早期计划内的后续治疗和后期补救性重建治疗[488]，后者更容易发生感染。当针孔感染或者严重污染时避免使用髓内钉可以明显减少感染发生率。即使要用髓内钉也要将针孔清创或等到其愈合。

虽然外固定支架后应用髓内钉易发生感染，但若能慎重选择病例，通过髓内钉达到持久可负重的稳定性，还是能挽救感染性骨骨不连的。因此如果髓内钉仍是最佳选择，在完善相关措施使感染可能性最小化的情况下，髓内钉仍旧是外固定支架后胫骨骨不连的首选治疗手段[234,322]。如果应用髓内钉后治疗成功，骨折开始愈合，那么，以后感染复发只能是与拔除髓内钉和用髓腔锉进行髓腔清理有关了。

4.手术时机

因软组织问题（开放胫骨骨折，筋膜室综合征，伴有严重软组织损伤的显著不稳定骨折）而需要急诊手

术的骨折,可立即予以髓内钉固定。但应该注意到骨干长度的恢复会使肌间室容积下降。从理论上讲,在此种情况下闭合置钉,特别是在筋膜鞘仍完整时,可以促发筋膜室综合征。但在实际中,筋膜室综合征的发生率并不确定。McQueen 等经过对严重胫骨骨折髓内钉术中、术后持续间室压力的监测发现,筋膜室综合征的发生率仅有 1.5%[315]。Tornetta 和 French 发现,在 58 例未行牵引的髓内钉固定术中, 置钉时虽有一过性压力升高但均未发生筋膜室综合征 [489]。但 Moehring[328]研究发现,在 25 例患者的 26 处胫骨骨折中因筋膜室综合征而需要筋膜切开的达 35%。显而易见,医生必须熟知此种并发症,在髓内钉术后密切监测神经肌肉功能。至于常规行持续间室压力监测是否有价值尚没有定论[316]。适合扩髓髓内钉治疗的闭合胫骨骨折一般不需要急诊手术, 可暂时予以石膏外固定,待肿胀消退、神经血管状态平稳时再进行髓内钉固定。过分推迟手术会导致骨折明显短缩移位。将肢体放在 Böhler-Brown 架上行跟骨牵引或用桥式外固定架积极牵引可维持肢体长度。如果暂时稍微推迟手术而用上述器械行持续性牵引,待患肢长度恢复后再行手术,可因延迟手术所致外骨痂强度增大而使固定更稳定。

5.术前准备

术前伤肢充分摄片有助于判断是否适用髓内钉治疗以及是否合并膝或踝关节损伤。偶尔对无移位的胫骨中段骨折在打髓内钉前可以用松质骨拉力钉固定。用卷尺测量对侧胫骨全长(从胫骨结节最高点到踝关节中点)比用专用模板测量伤肢 X 线片更能准确选定髓内钉钉长[102,266],尤其是当胫腓骨明显粉碎骨折难以准确测量 X 线片时更有效。同样道理,在 X 线片上测量髓腔内径也不可靠,最好是在术中用髓腔锉或者已知外径的实物钉来确定。对于远近段骨折,Acrylic 模板有助于估计交锁钉的布局和位置。

对过高或过矮的患者难以得到恰好合适的髓内钉,因此术前测量尤显重要,可以预先准备相应长度范围的髓内钉。最好在术前准备多种型号和规格的髓内钉,以确保固定满意。所有工具也都应该准备妥当。术者要复习所选定操作系统的技术细节。必须配备影像设备和合适的手术台。如果只有一般手术台,而没有骨科专用床,则需要准备一些透 X 线的器具,以方便屈膝位置钉时及打远端交锁钉时放置大腿,还要备足双层无菌单。几家提供髓内钉的厂商同时对不使用

X 线透视检查安放远端交锁钉进行指导。这些系统使得医院中使用的交锁髓内钉相当可靠,同时也不必在术中随时使用 X 线透视检查[182,223]。

仔细检查健侧大腿有助于确保对线,尤其可以防止旋转移位(比如在膝关节 90°屈曲位检查足-大腿的成角)。

6.麻醉和体位

全麻和腰麻均适合。无论闭合或者开放骨折,围术期均要根据局部情况常规给予抗生素。止血带有助于切口暴露,但在扩髓时切勿使用,以防因缺血导致热坏死的范围扩大。患者仰卧于透 X 线的手术台上(图 58-22)或者骨科床上(图 58-23)。随着经验的积累,很多医生已放弃骨科床,而使用透 X 线的手术台[309]。用这样的手术台大腿可以不受限制, 或者能用外固定支架及牵引器固定。如果使用骨科床,则大腿近端需要妥善垫放。垫子要放在股骨远端后侧而不能放在腘窝处,以免过度压迫神经血管等结构。另外在铺单前和术中需要估计到旋转移位的情况。铺单前还要检查透视设备以及原来的骨折复位情况。开放骨折时,若把大腿固定在骨科床上难以彻底清创。如果确实需要, 我们建议在将大腿固定在骨科床上之前行清创术。一般膝关节要屈曲 90°以利于暴露进钉点(除非髌骨移位比较大, 髓内钉可以沿着股骨远端的髌骨表面比较方便地进入)。必须确保无论是前后位还是侧位透视都能显示胫骨全长 (从胫骨平台到踝关节)。用骨科床时,通常健腿要伸直并紧贴伤肢下面。如果髋部有足够的活动范围, 健腿也可以屈曲外展外旋位让出侧方的空间。术者站在伤肢内侧,透视设备放在外侧, 如此体位可以使从内向外打的交锁钉易于操作。尽管从理论上讲,从外向内打交锁钉损伤胫后神经血管及腓浅神经的可能更小, 但从力学上讲可能稳定性差些[396]。AP 交锁钉的安放要求注意软组织的解剖[56]。如果用透 X 线的手术台或者直接用手牵引,伤肢可以不固定直接铺单,透视头用无菌罩罩住,术者站在中间。一般打髓内钉入口时要求膝关节屈曲 90°甚至更多, 但这样可能影响近端骨折的复位。Tornetta 和 Collins 采用髌旁切口,只需屈膝少许,可以避免因屈膝引起的向前成角。髌骨脱位后髓内钉可沿股骨滑车沟下行打入[487]。

7.操作技术

开放骨折需先冲洗和清创,前已述及,然后患肢

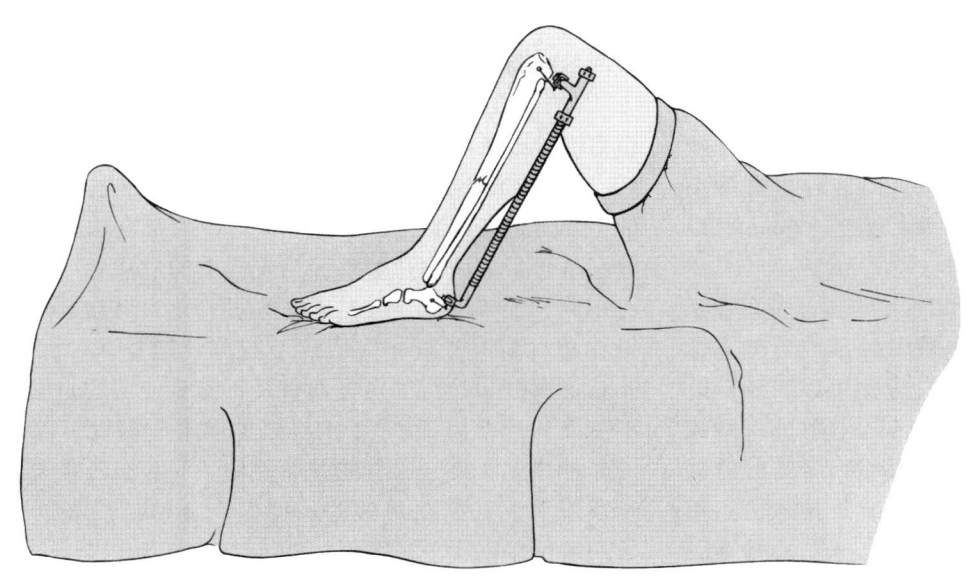

图 58-22　目前胫骨髓内钉通常在透 X 线的手术台上置入，下肢自如或由牵引、外固定器固定。桥接外固定器有助于临时骨折复位，并可使膝和踝屈曲，足放置于手术台上，以进行扩髓和髓内钉插入。通常需要用手控制骨折的成角。外科医生站在损伤下肢的内侧，C 臂机放于外侧。牵引器可以放于下肢的内侧或外侧，注意避免损伤有生命力的组织，牵引器不能干扰髓内钉的插入。放置牵引器的远端针时让其刚好高于距骨的顶，可以更好地控制骨折。

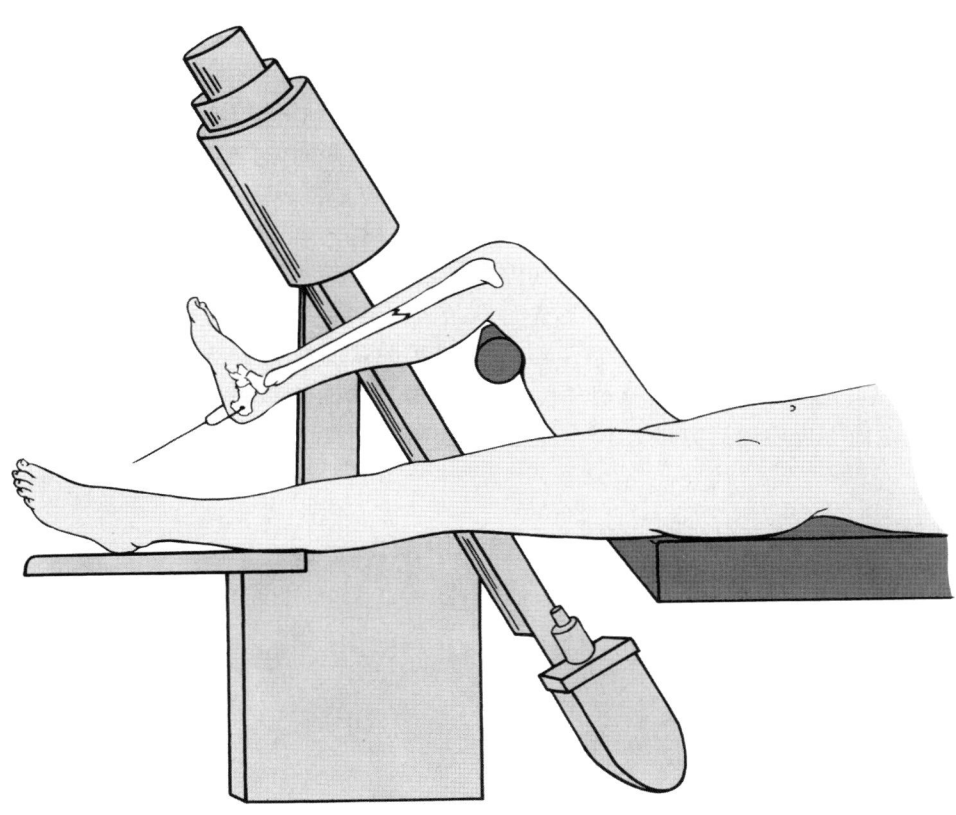

图 58-23　胫骨闭合髓内钉患者在手术台上的姿势。必须熟悉器械以维持良好的位置，使手术容易进行且安全。患者的膝至少弯曲90°。腘窝处安放良好的衬垫，大腿放置于衬垫上。足可以用靴子进行锁定，但是如果需要远端交锁，那么就需要跟骨针进行支持，这样才可以充足地暴露胫骨的远端。一个良好的手术台可以提供所有平面的良好力线控制。胫骨的旋转力线必须进行评估并根据需要进行纠正。然而大腿的位置会影响胫骨的旋转。对侧下肢必须放置正确，避免影响手术者或透视。正确的方法是，伸展对侧下肢于屈曲损伤下肢的侧下方。放置锁钉于胫骨的内侧面，外科医师与 C 臂机都在骨折下肢的一侧。在确认好患者和损伤下肢的位置后，重要的是在放射透视下确保正常位胫骨全长的位置满意。可根据需要调整下肢和手术台。

重新消毒铺单。但术者还是要决定是否扩髓,前已述及。髓腔不扩髓置入非扩髓髓内钉可能会相当困难,可能需要很大的力量打入,从而在髓腔内产生较大应力。有限扩髓(即用与置入髓内钉相同直径的髓腔锉只扩髓一次)可以使置钉明显顺利,但这种方法的生物学效应尚不明确[428]。如果再增大扩髓 1~1.5mm 可以使置钉更容易。

(1)入钉点准备:切口恰好沿胫骨长轴,居胫骨正中(偶尔会偏向髌韧带一边),从胫骨结节向近侧直达髌骨中部。远端可以直切到骨面,近侧可以只到深筋膜,皮瓣向侧方牵开以利扩髓和置钉,不用进入膝关节。用拉钩将髌下脂肪垫向后上方牵拉,暴露胫骨近端,经适度牵引和套袖保护可以在髌骨下把入钉点切口限制在 2cm 内。没有必要除去骨膜。入钉点恰在胫骨长轴上、胫骨结节侧方、胫骨平台前缘[490],所以需要向侧方牵拉髌韧带。此处皮质骨薄弱可以很容易锥破。用 AO/ASIF 套管钻或切割器可以在透视下确定入钉点。必要时可以用短的手锥或者直接用髓腔锉以扩大开口,以利于髓内钉较粗的近端进入。

正确选定胫骨近端进钉点(此处在前方位上最宽)十分重要,有利于近端复位,而且可以减少膝关节结构的损伤(图 58-24)。膝关节结构的损伤可能导致持续的膝痛,这是胫骨髓内钉常见并发症[209]。Mc-Connel 和同事指出,从 X 线片上看,理想的进钉点应该"前后位上恰在外侧髁间嵴内侧,侧位恰在关节面前缘"[307]。

透视确定进钉点后,用钻或者手锥直达骨干髓腔中心(平行于胫骨远端前方皮质向后方进入)[76]。正位

片,尤其是侧位片可以正确选定进钉点和髓内钉在髓腔内的走行。避免常见的趋向,瞄准后方皮质走行。

(2)复位:闭合复位主要通过轴向牵引和手法复位来实现。术前牵引和(或)患肢术前准备及铺单完成后,使用 AO 螺纹牵引器牵引,可能会帮助恢复因几天的手术延迟所导致的患肢短缩。合适的带有珠头的导丝穿过骨折部位到达远端胫骨干骺端的皮质骨。这可由正侧位片来确认。由皮下胫前嵴引导的闭合操作使得在相对新鲜骨折中完成这一操作比较简单。经皮 Schanz 螺钉和骨折固定夹通常是不需要使用的。几乎不需要切开暴露,除非手术推迟了或阻碍髓内钉进入的碎骨片无法离开胫骨髓腔而复位。手术推迟时间过长及患肢无法恢复足够的长度以恢复远折段和近折段的解剖轴从而达到复位,这时往往需要切开复位。有时,远折段上端和近折段相接触的横行骨折,远折段可以有成角。需要注意可能移位的粉碎性骨折片,利用近端碎片作为支点,当导丝穿过骨折部位时,近端碎片也可以达到复位。如果无法复位,术者必须切开复位并可以根据需要去除骨折端的骨痂。需要再次强调的是,切开复位,尤其是尽可能减少局部软组织损伤的切开复位,通常不会使治疗结果打折扣[466]。

(3)扩髓和进钉:止血带大可不必使用。如果使用,应在扩髓之前释放气体以利于散热。尽管如此,在髓腔较窄而皮质较厚的年轻患者中,胫骨坏死最常见的原因似乎是髓腔的有力扩张[172]。如果扩髓困难,检查扩髓器的钻头是否变钝和(或)被骨所阻碍。如果不能轻易地清除扩髓器,应考虑另外的固定方法,以免这一问题是由胫骨坏死的部分引起的。这也可能涉及

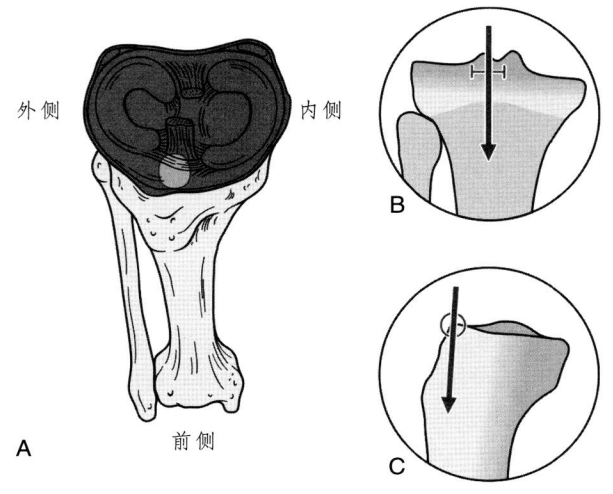

图 58-24　(A)进钉点位于髌韧带后方,胫骨上端前缘与关节面的交点,靠近半月板前角。进钉时要避开半月板前角。通常要把髌韧带向侧方牵拉后即可暴露进钉点。但有时直接经髌韧带侧方进钉更容易。进钉点开口前要在透视下准确定位。(B)前方位上进钉点恰在外侧髁间嵴内侧。(C)侧位恰在胫骨上端前缘与关节面的交点处,向下平行于胫骨前嵴。

软组织覆盖的缺损[172,346]。用导丝原有长度减去暴露在外的导丝长度,就可以确定髓内钉的长度。尽管如此,在严重粉碎性骨折的患者中,往往没有线索供术者修正髓内钉的长度,这时就需要健侧胫骨的影像学图片和放置合适的金属指示标尺来选择髓内钉的长度及钉远端和近端最终放置的位置。然后就可以用空心动力髓腔锉沿导针扩髓,在髓腔锉通过断端时要手法保证骨折的对位。根据所用髓腔锉和髓内钉的大小和形状,通常,扩髓要比选定的髓内钉直径大 0.5~1mm,甚至 1.5mm。当髓腔锉接触髓腔内壁时,一般扩髓的厚度不超过 2~4mm。因为在扩髓中已经探明髓腔的内径,扩随后可以选择直径最合适的髓内钉。将髓腔扩得足够大,不但可以使置钉顺利,而且可以用一根较大直径的髓内钉以提供足够的强度和紧密接触度。一般不需要一直扩髓到干骺端。

扩髓后,将球头导针更换为一根直导针,沿此直导针将空心髓内钉置入(如果实心钉,拔除球头导针后直接置钉即可)。然后用抗生素溶液灌洗髓腔,接下来是选钉。在嵌入干骺端骨松质内并不引起骨折移位和不突出于入钉点皮质外的前提下,选用尽可能长的髓内钉。在前后位和侧位上灵活使用透视设备,能够确保骨折复位满意,并使髓内钉穿过断端时不会引起骨折断粉碎。如果打入髓内钉时不是很顺畅,必须拔除后重新扩髓或者换一根直径稍细的。当髓内钉已经通过骨折端时,要松开牵引,并固定好足部,以免最后阶段发生移位。因干骺端骨质较密,可阻挡髓内钉进入而发生骨折移位。因骨折移位将影响愈合,所以要加以避免。可以通过不使用过长的髓内钉,把髓内钉尽量向远端打,以及使用交锁钉来避免移位。接着,用锤子反向击打"置入-去除两用柄",使髓内钉退出一些,直至使骨折断端嵌压紧密。这种技术称为"反击法"。此时,只要确保钉尾没有突出过多,就可以打入近端交锁钉了。

(4)交锁钉:尽管还没有足够的临床证据表明胫骨骨折需要交锁钉,但大多数人都这么用。对于绝大多数新鲜胫骨骨折,最好在远近端都锁定[469]。骨折在髓腔以上时,远端一枚锁钉可能就足够了,但远端用两枚锁钉要比用一枚更加令人容易接受且使骨折更稳定[259]。不同于胫骨干骨折,较短的近端或者远端骨折因髓腔宽大,难以紧密接触,因而需要 2~3 枚交锁钉来锁定。

只要置钉导向器正对髓内钉上的钉孔,近端锁钉应该很容易置入。导向器螺杆在钻孔时容易松动,在

拧入交锁钉前要重新拧牢。近端交锁钉可防止髓内钉因松动或者骨折套叠而后退入膝关节,还能控制近端骨折块的成角和旋转移位。如前所述,先打远端交锁钉,然后用"反击法"处理,可以使远折段靠近近折段从而使得骨折断端嵌压紧密,以避免骨折移位。

远端锁钉需要在透视引导下用手锥或者钻头徒手操作,仔细摆放好 C 臂机和大腿的位置,透视下确保远端交锁钉钉孔一直呈正圆形(图 58-25)。如果足部以中立位固定于亚麻稳定桩或某些可透 X 线的支持物,那么中心射线就可以轻易地集中对准远端交锁钉钉孔。接着,借助于术者的精湛技术就可以放置远端交锁钉。例如,首先切开暴露骨表面,接着在 X 线检查机的帮助下在远端交锁钉钉孔放置锋利的手锥,使得手锥成像于远端交锁钉钉孔 X 线片的中心位置,这样手锥和 X 线检查机的中心射线可同轴。这样可以为钻骨提供一个定位导向孔。钻头也要沿着中心射线轴前进。可透 X 线的骨钻接合器可以帮助确定位置和进钻方向,从而使得骨钻的进入较为容易。最后,测量所需交锁钉的长度并打入,并利用正侧位片来确认无误。需要注意的是,较小直径的交锁钉经常断裂,要使交锁钉超出皮质 5mm 或远超出皮质,以便于以后拔出。

术前要决定如何安放交锁钉,是前后方向还是左右方向[396],这将影响 C 臂机的放置。前后方向置钉可

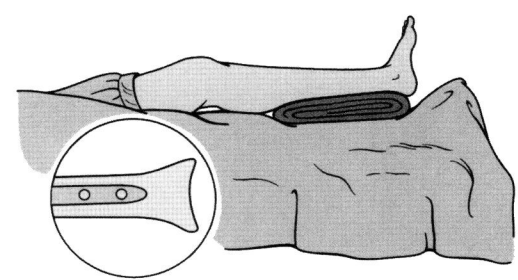

图 58-25　将伤肢伸直并置于健肢上,下置衬垫并放稳,确保骨折没有旋转移位,在此体位下打入远端交锁钉。第一步必须将 C 臂机定好位,使其中心线垂直于髓内钉并恰好通过远端交锁钉钉孔,使之呈正圆形。在正对钉孔的皮肤上做好记号,做一小切口,钝性分离直达骨面。选择合适的电钻(若配有透 X 线的辅助装置则更有帮助),置入骨面,钻尖正对针孔中心。在透视下将钻头沿中心线打入,钻透皮质,通过钉孔。打钻时要确保钻头紧顶住胫骨。确认位置无误后深,打入交锁钉。关闭伤口前要再次确认锁钉位置和长度(一般要突出对侧皮质几个螺纹)是否合适。

能会更稳定一些,而左右方向置钉可能更远离神经血管等结构。

(5)无 X 线透视的远端锁钉:相对于 X 线透视下的远端锁钉,现在许多厂商提供带有远端锁钉导航器械的胫骨髓内钉固定系统,导航器械安装在髓内钉的远端(图 58-26)。大多数交锁钉在插入时会产生畸形。因此,导航器械通常有多种调节方法以便和髓内钉的远端对齐,例如穿过胫骨远端单侧皮质的探针可以协助微调导航器械的远端[182,223]。如果术者对这一器械熟悉,这些固定系统是相当有效的。在世界上许多无法进行术中 X 线透视检查的地方,这些系统的可行性使得交锁髓内钉的常规使用成为可能[459]。然而,影像学检查确认远端交锁钉的位置依然是较为合适的。

(6)AO 牵引器和外固定支架的使用:沿胫骨轴的线性牵引是帮助胫骨骨折复位的必须治疗。在髓内钉

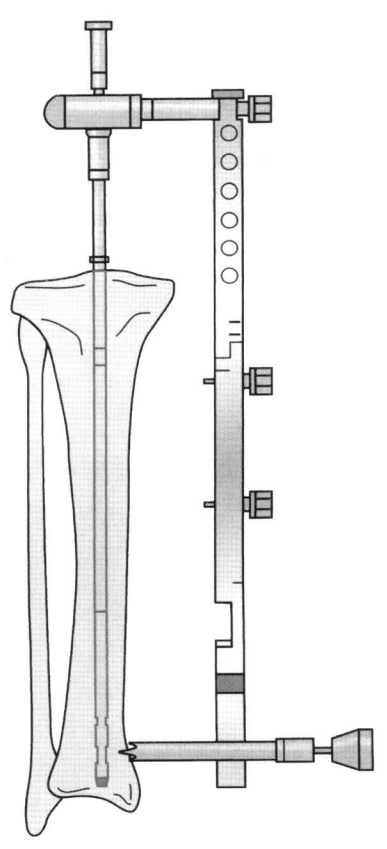

图 58-26　远端交锁钉可以借助髓内钉安装的导航器械来放置,如图所示(SIGN 髓内钉)。这需要不断在术中微调它的方向以便使其对准远端交锁钉钉孔,即使如此,插入的交锁钉通常会产生畸形。

的治疗中尤其如此。牵引可以手动实施,或者将腿置于骨折台上,借助于经足或踝的骨牵引针或足部支架。但是,实现胫骨骨折的牵引尚有其他的方法,可以使用外固定器,或者使用专门设计的带有螺纹杆的牵引器。这种牵引器通过螺纹杆产生和维持牵引力量,同时在胫骨近端和远侧的胫骨远端、距骨或跟骨安放螺纹半针(Schanz 螺丝钉)。这种牵引器有几种型号可供选择。牵引器的长度要足以横跨整个胫骨骨折部。合适的外固定器,过去通常用来维持手动实施的牵引,现在是一个不错的替代选择。这些器械提供的稳定性可以使得患肢在骨折台上自由活动。患者取仰卧位,置钉时髋与膝屈曲,大腿下垫一个长垫或者无菌包以保持大腿的正确位置。也可以采取 Rubinstein、Duwelius 等人的方法,将患者朝伤侧翻转,直到下肢(屈膝位)贴于透 X 线的台子上。远端交锁钉可以在 C 臂机中心线垂直于台子顶端的条件下置入[132,406](图 58-27)。铺单后第一步先打牵引器,在透视下,近端平行于地面打一枚 Schanz 螺丝钉,恰在关节面下并平行于关节面及膝关节轴线,要充分靠后,远离进钉点以免影响扩髓和置钉。远端 Schanz 螺丝钉要放在胫骨最远端,或者干脆放在跟骨结节处,以更好地控制复位,这样在置入髓内钉时也不用将其拔除。骨折复位后,两个 Schanz 螺丝钉都应该基本平行于大腿冠状面。Schanz 螺丝钉安放妥当后就可以安全地安放牵引器了,调整牵引器的长度使之适合通过骨折端牵引,稳定小腿。

髓内钉入钉点准备妥当后屈髋屈膝,根据所选体位,将足部或者整个大腿放在桌面上。一般来讲,在复位、扩髓及置钉过程中,通过手法挤压可以控制中等程度的骨折向前成角。

(7)近端骨折的复位和固定:胫骨近端骨折少见,在最近 Edinburgh 的一项超过 500 例的系列研究中,只占 6%[497]。但因损伤严重,易发生筋膜室综合征、神经血管损伤、软组织损伤,难于复位和固定,处理难度相当大[55]。与胫骨干骨折髓内钉治疗疗效满意相比,胫骨近端关节外骨折不仅难以复位而且难以用一根髓内钉固定。因此如果术者考虑用髓内钉治疗胫骨近端骨折,就得深思熟虑了。Nork 等[340]提供了几个有益的方法。使用髓内钉治疗胫骨近端骨折术中恢复并维持复位,最佳的出发点,单皮质板,牵引器及可能的 Poller 钉,以上几点可以单独或联合使用。其实,外固定支具可能更合适。与常规切开接骨板固定相比,小切口微创接骨板以及特殊设计接骨板不仅能发挥接

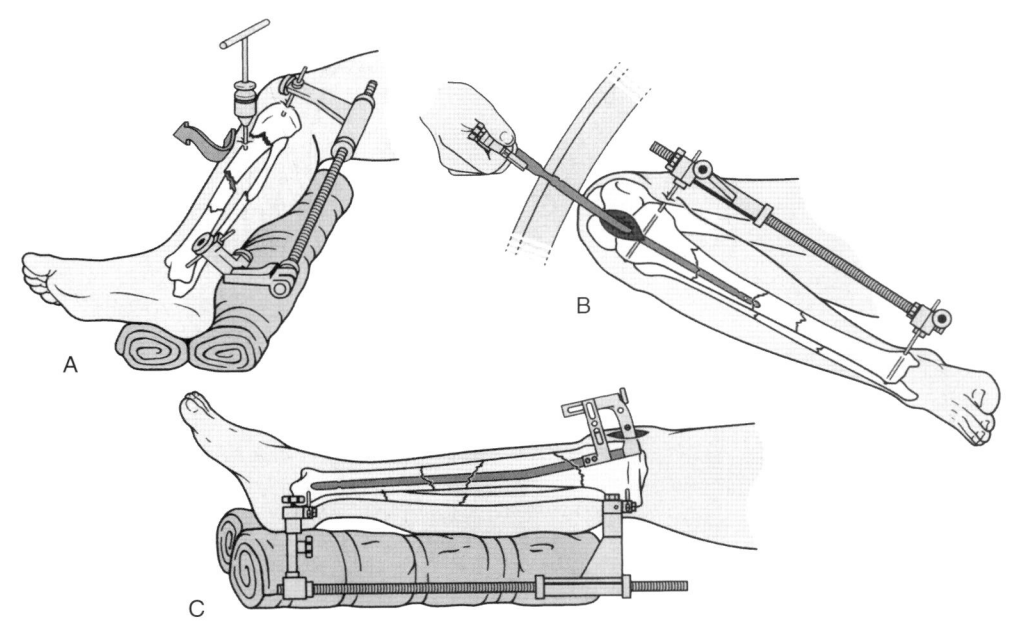

图 58-27 Duwelius 及其同事用髓内钉固定近端胫骨骨折的操作技术。(A)将患者朝伤侧翻转,屈髋屈膝位,直到胫骨外侧面紧贴于透 X 线的台子上。在胫骨后内侧安放牵引器,必要时用一枚 Schanz 螺丝钉以便用于控制近侧骨折段。(B)骨折复位后,保持此体位,C 臂机侧位透视下置入髓内钉。(C)下肢重新伸直,在前后位及侧位(穿过手术台)透视下矫正向前成角。(Redrawn from Buehler, K.C.,et al.;J Orthop Trauma 22;30,1997.)

骨板固定的力学优势,而且能减少软组织损伤和骨折愈合问题。要想成功应用髓内钉治疗胫骨近端骨折,必须保证置钉时复位的骨折无移位,而且要保证进钉点与复位后的胫骨干骨折段髓腔在一条直线上。若能保证正确置入髓内钉,交锁钉位置满意,或者用 Poller 钉(障碍钉)辅助,胫骨近端骨折还是能保持复位满意的。常见的错误有进钉点太靠近中线,这可能导致外翻畸形;或者在骨折向前成角的位置上置钉,这在屈膝位以暴露进钉点时更容易发生。仔细选择进钉点位置(它通常在外侧髁间嵴前方)还是可以避免上述情况的[485]。通过仔细选择切口,能更好避免上述情况,通常切口位于髁间隆起的侧前方[76]。在髌韧带侧方或者通过髌韧带做切口,而不是直接在髌韧带中间做切口,可以更加容易一些[76]。膝关节半伸直位(屈曲 15°)置钉,或者正确使用牵引器,或者使用无钉夹具式或髓内钉路径外穿钉式(或两者皆用)的外固定支架,能有助于防止发生畸形[487]。Buehler 等提出一种最小屈膝位的置钉技术。他们在胫骨中间用 AO 牵引器,通过牵引或者操纵 Schanz 螺丝钉或夹具来矫正胫骨干骨折块的向后移位,然后再在高屈膝位开好进钉点。近侧进钉点恰好位于前后位片上看到的外侧髁间嵴前方,侧位片上在关节面前缘,向下平行于近侧骨折段前侧皮质。这样的入口可防止当髓内钉后曲部分接触远侧骨折段后壁时造成远侧骨折段向后移位。他们认为,这样的移位完全可以通过选择合适的进钉点来加以避免[76]。置入髓内钉后,完全伸膝,确保打交锁钉时骨折无移位。如果切开复位后用前侧单皮质固定接骨板,也能获得并维持胫骨近端骨折的良好对线,但这样做可能危及切口周围的皮肤。

(8)Poller 钉(障碍钉):紧靠理想的髓内钉钉道外侧安置定位钉,以防止髓内钉误入骨折粉碎处或者薄弱的干骺端,可以有效缩小胫骨干髓腔,从而有助于维持远端或者近端的骨折复位[269,270,390,454](图 58-28)。交锁钉是用作 Poller 钉(障碍钉)的理想器材,尽管 Poller 钉的价值在术前分析骨折类型时经常受到怀疑,但它在置钉时能保证良好的复位这一作用已经日益明显。Poller 钉可以在髓内钉置入前打入;如果能达到过度复位(此复位易因外力去除而重新移位),置入的 Poller 钉能在过度复位的力量去除后继续保持理想复位(图 58-29)。

(9)远端骨折的复位和固定:要求术前仔细计划,并充分了解创伤解剖。CT 扫描有助于确定骨折有无

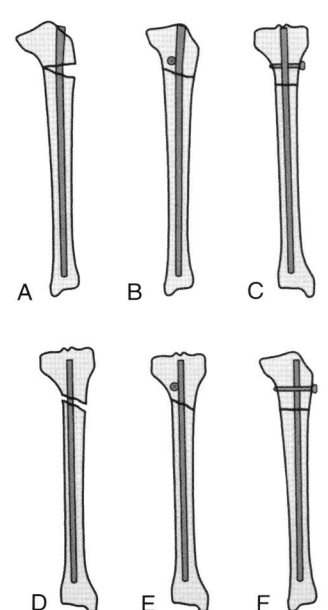

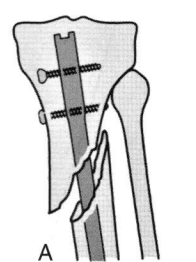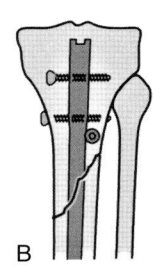

图58-29 胫骨近端骨折髓内钉固定后，用一枚 Poller 钉矫正外翻成角。(A)准确定位 Poller 钉入钉点后拔除髓内钉的近端交锁钉。(B)用一个复位夹具跨过骨折端使骨折复位。若复位满意，紧贴理想的髓内钉钉道外侧经前后方向置入一枚 Poller 钉。必要时，特别是在用夹具不能达到过度复位时需要先拔除髓内钉，在Poller 钉打好后再重新置入髓腔。

图58-28 Poller 钉通过缩窄髓腔，防止胫骨干骺端骨折段移位(此处一般接触不紧密)来进一步完善髓内钉固定后骨折的对线情况。(A)髓内钉固定后出现向前成角。(B,C)在理想的髓内钉钉道后横行置入一枚 Poller 钉，可以阻止髓内钉钉身后移，从而防止近端骨折块在矢状面上的向上翻转。(D)髓内钉固定后出现向外成角。(E,F) 在髓内钉钉道外侧经前后方向置入一枚 Poller 钉，可以阻止髓内钉钉身外移位，从而防止近端骨折块在冠状面上的相对向内旋移位。

涉及关节并加以分类。良好的影像学检查要在术前完成，这样有助于骨折复位和拉力螺钉的置入。要用模板在全长片上仔细比较双侧胫骨。如果是数码处理的 X 线片，需要按照实际大小进行矫正，以确保锁钉和远端髓内钉能充分固定骨折，而不影响先前置入的锁钉和踝关节。要恢复正常解剖，就必须确保无论是在前后位还是在侧位片上髓内钉远端都位于胫骨远段中央。其精确位置可以通过模板或者健侧胫骨全长片来确定。在健侧胫骨前后位和侧位全长片上标出骨折线，借此选择有合适钉孔位置的髓内钉有助于骨折的固定[128]。置入髓内钉时必须控制好远侧骨折段，防止其移位，行跟骨或者距骨牵引会很有帮助。当然，在胫骨远端打牵引针会更好，但有可能恰好打在髓内钉钉道上。所有远端牵引针都要垂直于胫骨轴线，即约平行于胫骨下关节面(LDTA=89°，见第 63 章)，这也有助于核对复位情况。要牢记，髓内钉在胫骨远段的位置取决于髓内钉穿出胫骨干段髓腔峡部时的走向。因此术者要把远侧骨折段位置摆好，使它正好能被髓内钉

穿过，这样复位也就达到了。一般来讲，术者必须在前后位和侧位透视下调整才能实现，同时还要矫正成角和旋转移位。也就是说，不同于胫骨干骨折，髓内钉不会使胫骨远端骨折自动复位。但是只要细心，髓内钉治疗胫骨远端骨折的效果还是令人满意的[341]，这在保守治疗中是难以想象的[496]。(见图 58-30)。对于胫骨远端骨折，临近腓骨的复位和固定有助于胫骨的复位和增加稳定性[138,273,456]。如果联合韧带的断裂，踝穴的解剖修复及踝横韧带的固定都是需要的。

(10)合并关节损伤的胫骨远、近端骨折的髓内钉治疗：合并关节损伤的胫骨远、近端骨折一般不考虑应用髓内钉。经验丰富的医生术前都会仔细读片以发现隐蔽的合并关节骨折(一旦置钉，隐蔽的关节内骨折就会移位)[169]。特别是对于全身多发伤而又有胫骨单发骨折合并膝或踝关节的胫骨干粉碎骨折，髓内钉治疗的优势还是值得考虑的(图 58-31)。当合并的关节损伤较轻，髓内钉进钉点和交锁钉位置处完整时，采用髓内钉不仅可行而且有效[260,331]。术前必须明确关节内骨折并加以分类。要将需要的器材备妥，一般来讲，除髓内钉外还需要一枚或几枚拉力螺钉，偶尔也需要接骨板(图 58-32，图 58-33)。康复阶段既要延迟负重又要恢复关节活动度，有时可用铰链式支具来实现这一目标。

8.髓内钉的并发症

(1)技术问题：技术问题通常能够事先考虑到并加以避免，一般包括：复位不良，骨折块粉碎，卡钉，固定不牢以及神经血管损伤。尤其常见的是中等程度以下的旋转排列异常，这种异常通常是可以接受的，

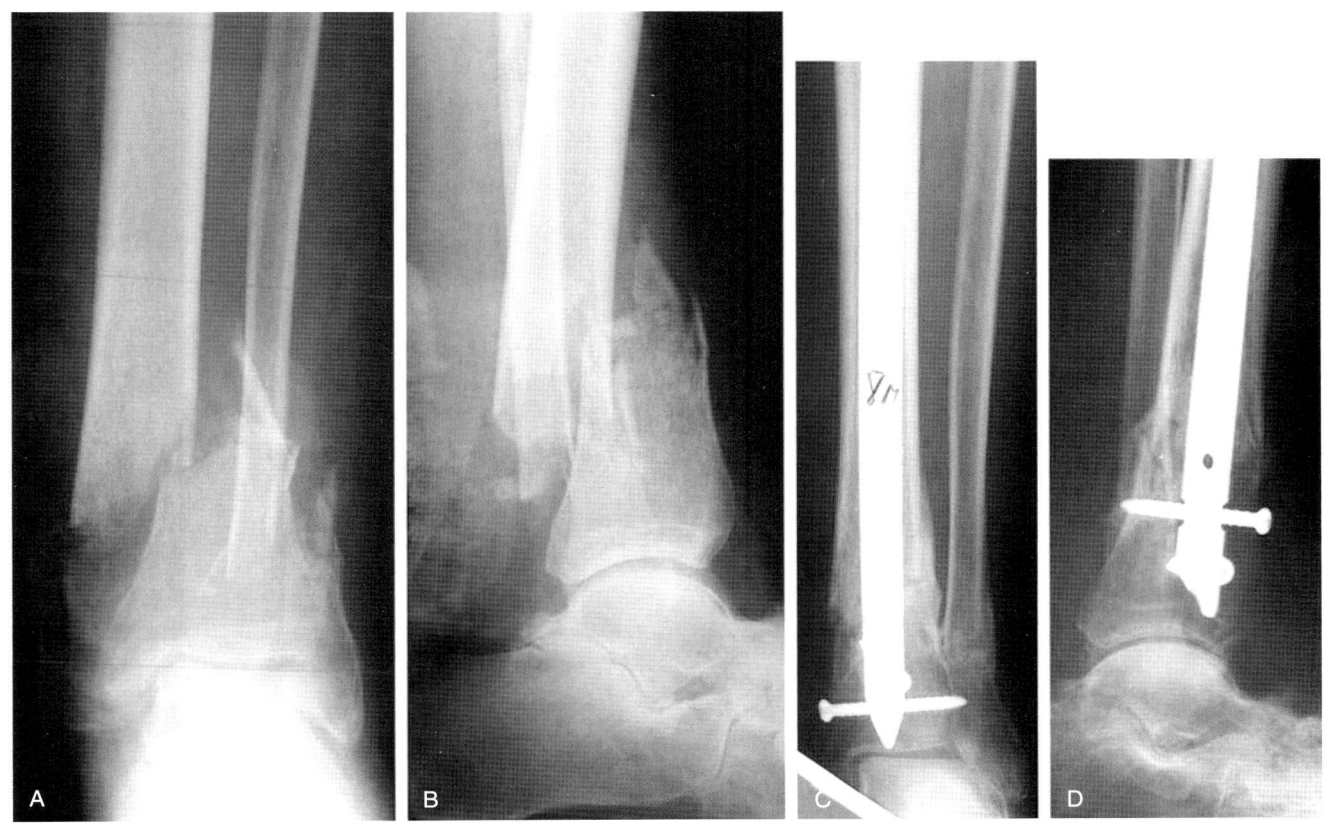

图 58-30　若能术前仔细计划，术中注意操作细节，即使非常靠近远端的胫骨骨折也能用髓内钉固定。(A,B) 术前前后位和侧位 X 线片。(C,D) 已愈合的骨折。对于胫骨远端骨折的髓内钉治疗，越过骨折线的髓内钉远端的长度必须至少能够安放两枚交锁钉。必须在复位后才能进行骨折的固定，髓内钉应尽可能地插入远折段。在安放交锁钉之前应该用 X 线确认骨折的复位和中心钉的位置。用塑形良好的石膏，将腓骨骨折也予以固定，或者二者均采用，这样可提供附加的有益支撑。

但是会影响足踝关节的功能或进行某些体育运动的能力，如高水平的高山滑雪[64,236,374]。熟悉髓内钉技术并注意细节能最大限度地避免上述问题。细致规范化的手术操作能确保置钉后复位满意，对线良好。前后位和侧位透视能确保髓内钉顺利通过髓腔，因此，进钉时要经常透视以保证髓内钉的位置正确。每击一锤，钉身前进若干，如果不前进或者声音刺耳，表示可能卡钉，要换一根稍细一点的髓内钉或者再扩大髓腔。肢体摆放正确、妥善垫置、避免过度牵引可减少神经血管损伤。在结束治疗程序之前必须对对线（旋转、长度及额状面和矢状面的成角）进行严格的评估。

如前所述，胫骨骨折急诊行髓内钉，特别是在强力牵引下恢复肢体长度会增加发生筋膜室综合征的概率。但实际报道的发生率却非常低。因为任何髓内钉都可能发生筋膜室综合征，所以术后早期均要密切观察，监测间室压力，必要时做筋膜切开。因昏迷发生

痛觉迟钝、周围神经损伤、麻醉时间过长以及术后使用镇痛泵，都可能干扰对筋膜室综合征的识别。胫骨骨折闭合复位后髓内钉治疗或者开放骨折不扩髓，一般不会发生髓腔内感染。经验丰富、技术熟练能显著减少感染的发生。髓腔抽吸物培养能早期发现髓腔内感染。低毒感染可予相应抗生素治疗，如果髓内钉尚安全，可予保留，或者再次扩大髓腔后放一根粗一些的髓内钉[110,534]。毒力特别强，上述处理无效的髓腔内感染很少发生，一旦发生则需要拔除髓内钉，予外固定支架固定，全身应用抗生素，并髓腔灌洗，大多数还需要植骨后才能愈合[参见"慢性感染（包括感染性骨不连）"]。

（2）膝痛：胫骨骨折行髓内钉治疗愈合后，进钉部位的持续性疼痛最为常见。这可能和钉尾突出过长有关，但入钉切口在髌韧带两侧或通过髌韧带可能也会导致细微的不同，特别是钉尾突出过长或入钉切口通过髌韧带时出现疼痛的可能性就会变大[42,87,248,481,502,504]。

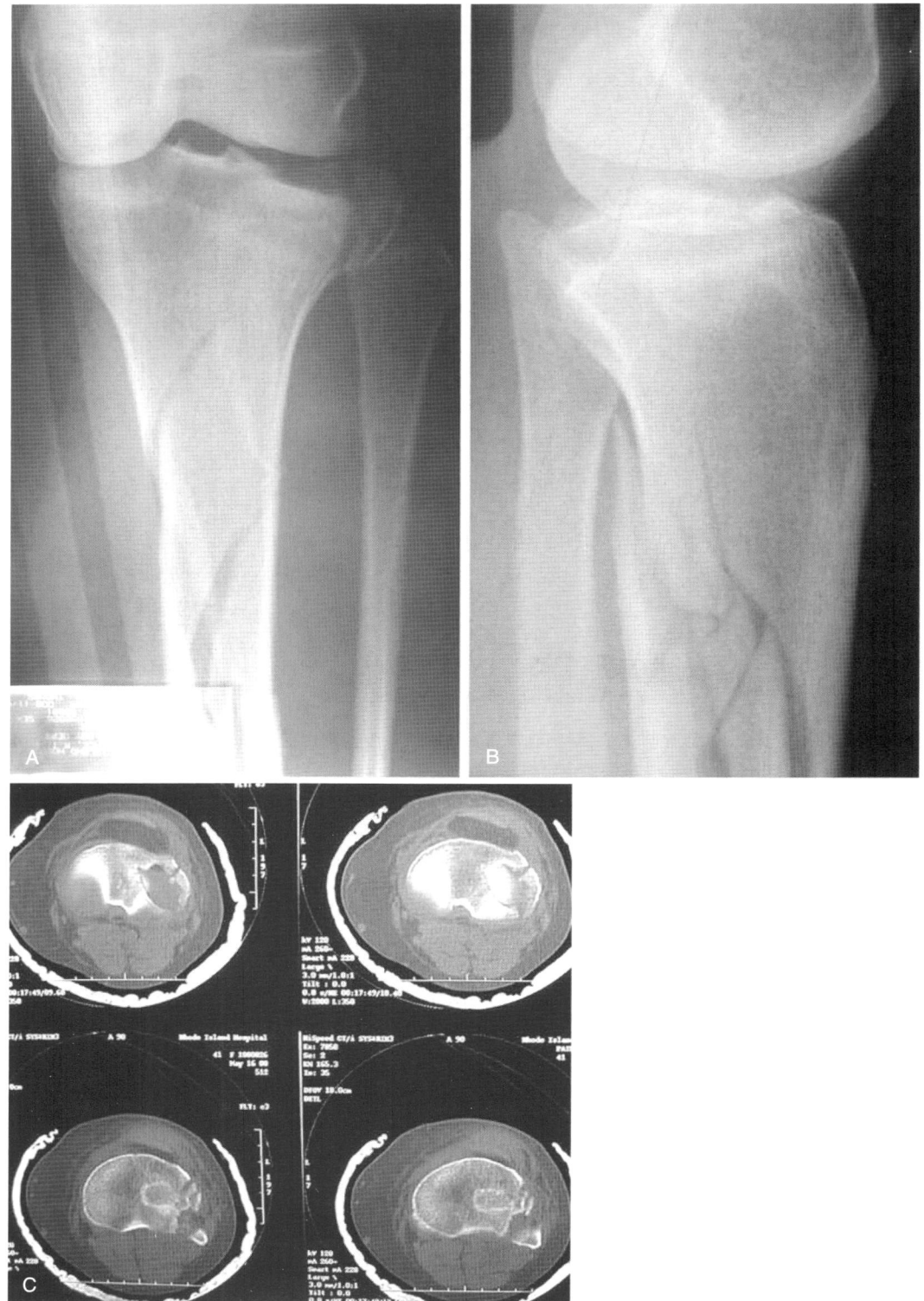

图 58-31 复杂胫骨近端骨折髓内钉固定。(A-C)胫骨近端粉碎骨折同时有外侧平台及骨干骨折。(待续)

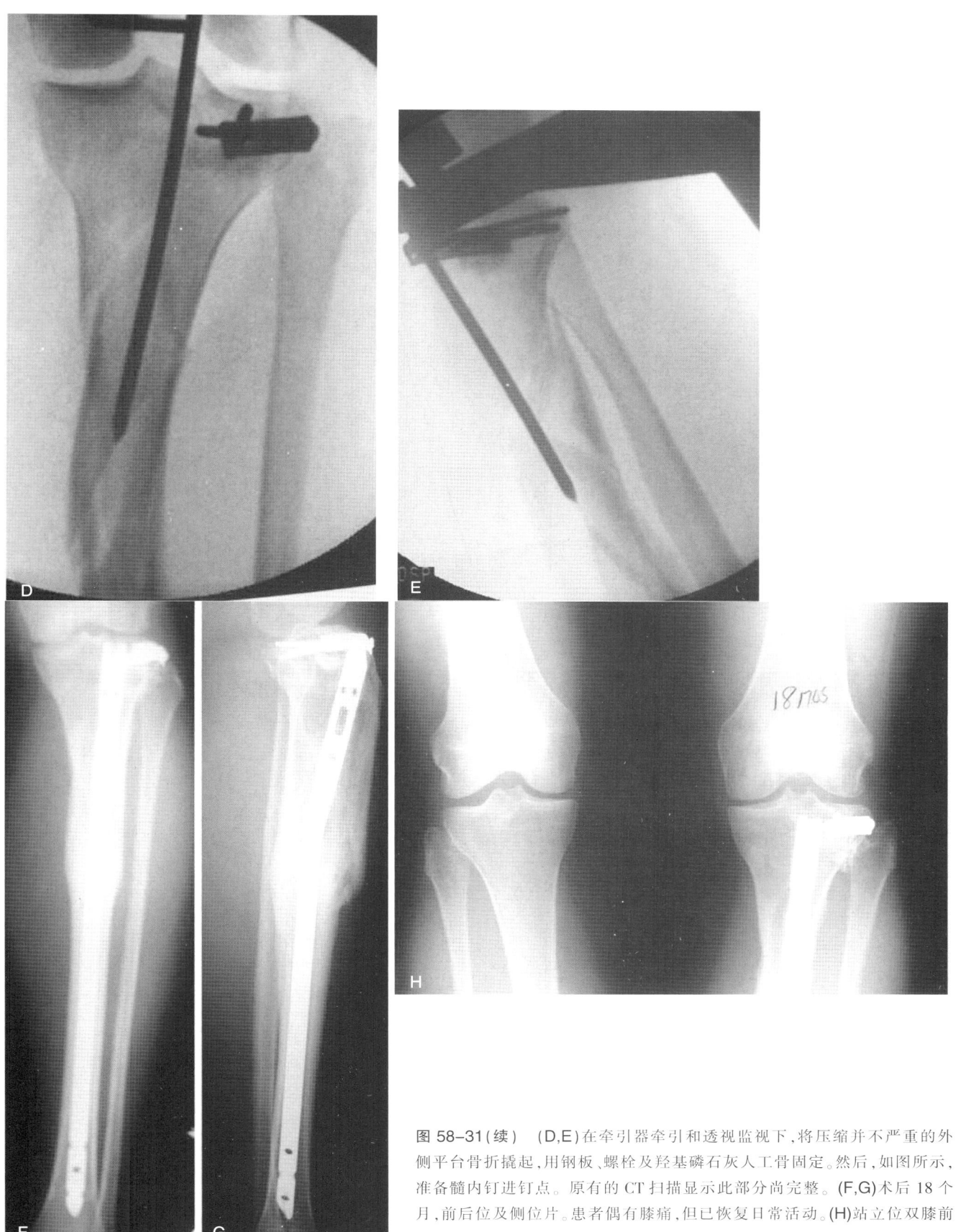

图 58-31(续) (D,E)在牵引器牵引和透视监视下,将压缩并不严重的外侧平台骨折撬起,用钢板、螺栓及羟基磷石灰人工骨固定。然后,如图所示,准备髓内钉进钉点。原有的 CT 扫描显示此部分尚完整。(F,G)术后 18 个月,前后位及侧位片。患者偶有膝痛,但已恢复日常活动。(H)站立位双膝前后位片显示无畸形和关节炎表现。

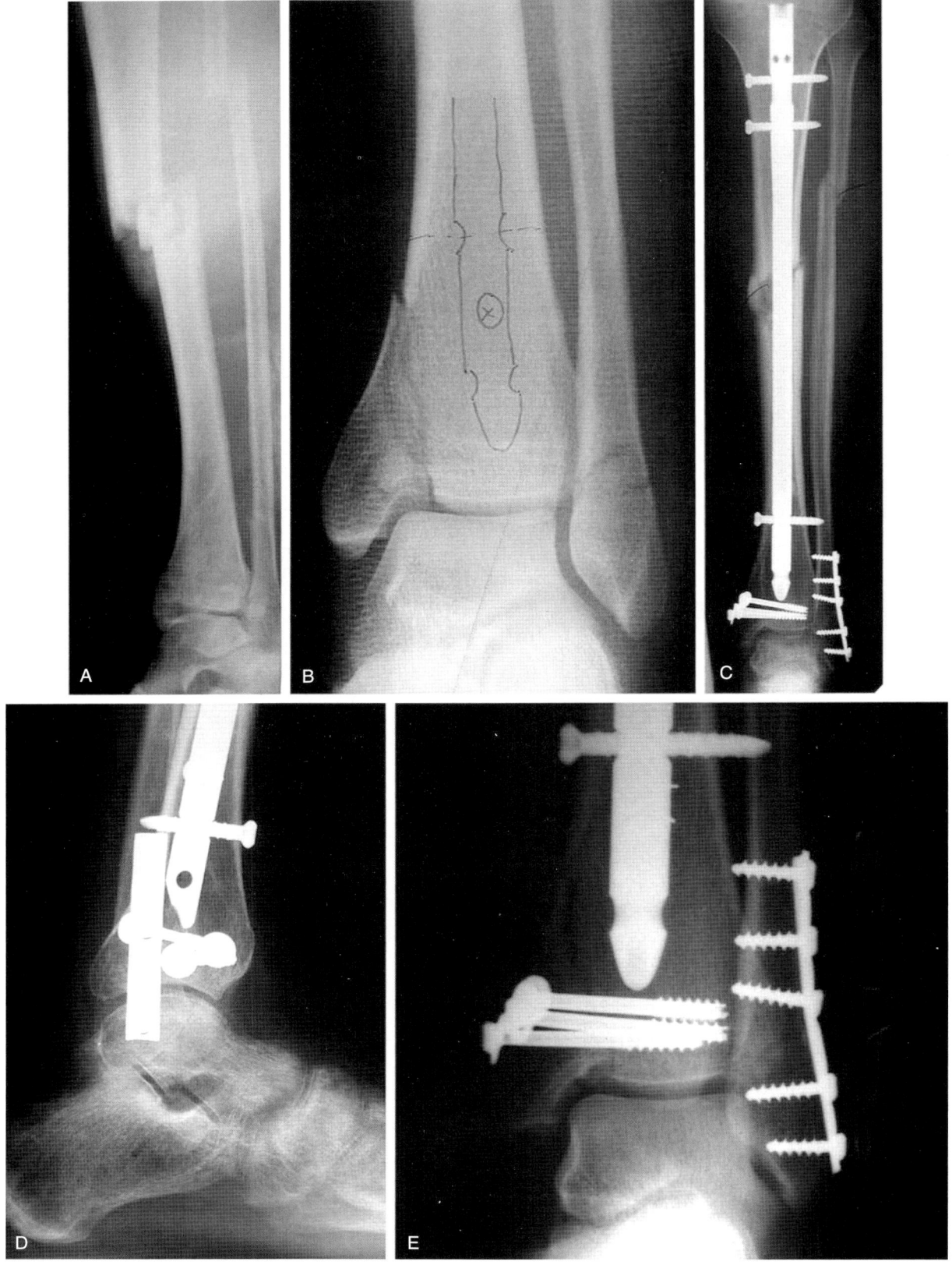

图 58-32　胫骨干骨折合并踝关节骨折的髓内钉固定。(A)胫骨干开放骨折,腓骨骨折。髓内钉非常有助于合并伤的处理,但要求有详细的术前计划。(B,C)双骨折愈合很快。(D,E)伤后一年负重位的前后位及侧位片。

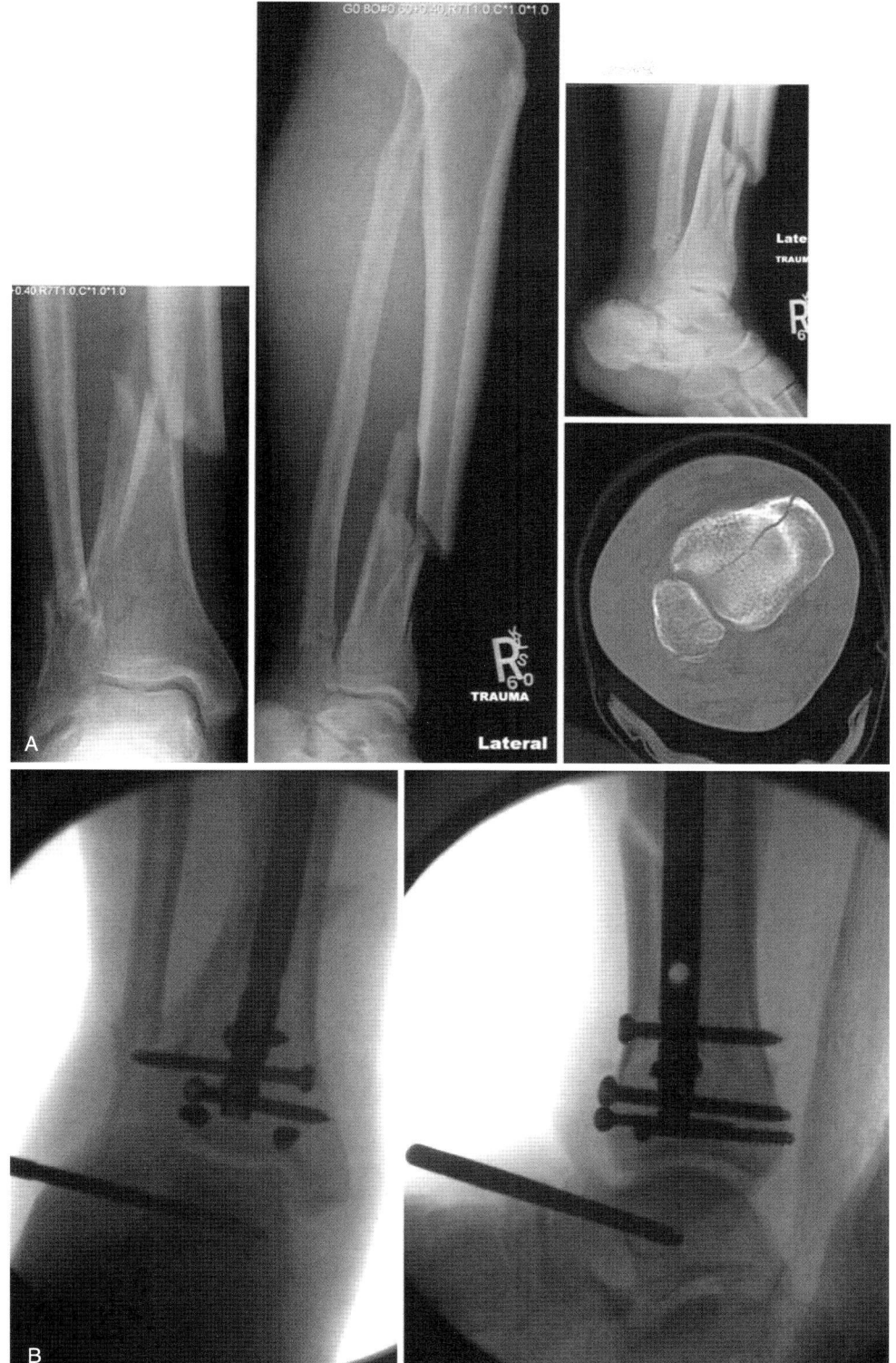

图 58-33 (A)组图,粉碎性胫/腓骨远端骨折合并无移位的关节内胫骨平台骨折。尚有跟骨的移位骨折。(B)术中正侧位片示:冠状关节骨折的正侧位空心钉固定及其上部的远端交锁髓内钉。髓内钉安放位置合适,其上的交锁钉钉孔被多方向固定。(待续)

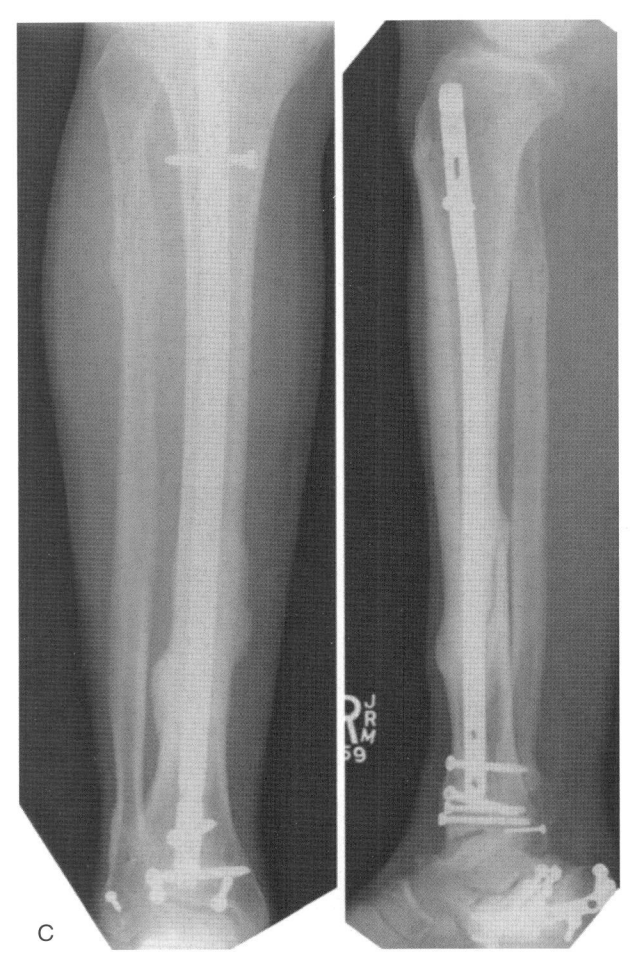

图58-33(续)　(C)伤后9个月的正侧位片显示,骨折愈合对线满意。

大多数医生认为,拔除髓内钉后膝痛会缓解。但Keating及其同事调查了61例行髓内钉术后发生膝痛的患者中的49例,发现在拔钉32个月后,疼痛完全缓解占45%,部分缓解者占35%,无改善者占20%[248]。更长时间的随访显示,除去髓内钉后,半数或更多的患者膝痛得以缓解,与之相关的股四头肌无力和膝关节功能障碍也得到改善。Vaisto认为肌无力或许也是引起膝痛的原因[503]。通过仔细选择髓内钉的长度,影像学下控制髓内钉的插入及锁定髓内钉远端阻止其向上移位,可以尽可能地减少髓内钉钉尾的突起。

9.术后护理

进钉点切口要逐层关闭,若为经皮置钉直接缝合皮肤即可。开放骨折及筋膜切开的处理前已述及。夹板固定在下一节讨论。术后第1~2天需要将患肢适度抬高并观察神经血管变化。之后若病情许可,可鼓励患者扶拐下地活动。若骨折稳定,所选用的髓内钉较粗并已经交锁钉锁定,复位满意,可完全负重。若骨折并不十分稳定,一般要到术后6周才能开始部分负重。此时软组织和腓骨的愈合强度已经能够防止移位或者能够承受外力。采取适当的措施来预防静脉血栓性栓塞是合适的,尤其是患者有危险因素时。无危险因素的患者(如果采取抗血栓治疗),抗血栓治疗药物的使用量、持续的时间,目前尚存在争议。抗血栓治疗可能发生出血和全身反应,而静脉压迫装置也难以用于下肢损伤者。

(1)夹板固定:术后伤肢给予外固定已经证明可行。早期踝后固定对大多数人来说比较舒适,这对胫骨近端骨折患者更重要。如果骨折粉碎严重,髓内钉及交锁钉强度不足,或者患者依从性较差,可以考虑使用能与骨良好接触并带有一枚硬钉的弹力袜,或者预制的骨折支具,甚至可以用屈膝位长腿石膏。

(2)负重:髓内钉的强度明显各不相同,疲劳寿命也未尽知,胫骨解剖变异较多,加之胫骨骨折类型复杂,因而术后个体化护理尤为重要。

医生必须知道骨折块间的稳定程度。尽管现在PTB支具已经很少需要,但医生还是要对每个患者都提供合理保护。外固定一般不超过6周,因为此时腓骨的愈合强度已经能够提供足够的稳定性。外固定去除后可以用短腿弹力袜控制水肿,预防深静脉血栓。负重问题也要个体化,若髓内钉近端能起到制导夹板作用,骨折稳定,只要患者能够耐受就可以尽早负重。若为粉碎骨折或者骨折块间接触不良,必须推迟较多负重,以免固定失败。若定期X线表明骨折愈合较快,一般6周后可以积极增加负重。至少,所有患者术后都应该尽快进行下肢肌肉等长收缩练习和活动足趾。开始数周内患者不能靠大腿支具坐起来,而要用足蹬或软垫把足部抬高。

(3)出院后护理:当患者活动自如,没有并发症后即可准备出院。要事先指导患者如何使用支具及如何负重。在骨折完全愈合且肢体康复之前要定期随访。若无明显问题,不需要复查X线片太频繁。Robertson等发现应用扩髓髓内钉的患者在最初10周内若不复查X线片会影响对患者的术后管理[397]。因此,可每4~6周复片一次,以监测外骨痂的形成。外骨痂形成后可予以持续完全负重了。斜位、前后位及侧位片有助于评估骨折愈合程度。当外骨痂明显而且腓骨已经愈合后,一般不会出现胫骨骨不连。若在最初的5~6个月内一直没有外骨痂出现,那么最好更换一根粗的扩髓髓内钉或者植骨。这一处理可在估计已置入髓内钉的耐用程度后相机而行。

（4）内固定物的取出：一般不需要拔除交锁钉（即动力化）来获得骨折愈合，不过在确认骨不连的骨折稳定性时这么做偶尔有效。虽然已经在术中努力防止骨折移位，但髓内钉固定后仍然不可避免地发生骨折移位。若在术中即已发现持续存在分离移位，那么最好用开槽髓内钉来控制旋转，而不宜再用圆形锁钉孔的髓内钉，这样可以在负重后使骨折端嵌压。若在术后 3 个月复片无外骨痂出现，可以拔除远端或者近端的锁钉（通常是较长骨折块上的锁钉），以促进骨折嵌压和愈合。保留较短骨折块内的锁钉，以防止成角畸形。若骨折对线满意，而近端移位可能造成髓内钉向近端移动，保留近端髓内钉可以防止钉尾突出。若在腓骨愈合前去除锁钉，可能会导致对线不良。但若长度和旋转稳定，至少在非扩髓髓内钉，为防止迟发骨折需要拔除远端锁钉。髓内钉本身要保留在原位直至伤后一年以上，各投照位 X 线片均显示骨痂重塑，骨折已完全愈合。若钉尾突出，进钉点会有些症状，当然，即使不突出，也会经常出现症状，拔钉后症状会消失[108,248,354,411,503,530]。许多患者在了解存在此种并发症后会主动要求拔钉。目前，髓内钉固定后没有症状的也可以拔除。但已放置多年的无移位开槽髓内钉可能很难拔除。因此，在骨折愈合后选择合适的时机拔除髓内钉很重要，至少这在有症状的年轻患者及有钉尾突出者是应该如此的。拔钉通常很少发生并发症[49]。

拔钉前要确保骨折已经完全愈合，骨折线已经消失，骨痂重塑已经完成，一般要在术后 12~18 个月。术者必须明确髓内钉类型，获得必要的拔钉工具。还要复习操作程序，因为拔钉操作可能与置钉过程完全不同。偶尔甚至需要沿胫骨干全长纵行切开才能顺利取出髓内钉。

（5）断裂的髓内钉：若髓内钉远端断裂，拔除断钉远侧部分会非常困难。若是空心钉，可以用制造商提供或者临时自制的工具，要是能适合断钉的话通常能够成功[158]。实心髓内钉用制造商提供的特制工具也能取出[173,203,249]。现在大部分髓内钉近端都留有装配打入或拔出工具的接合孔，一旦此接合孔被破坏了，就得设计别的能够抓持的工具。Georgiadis 及其同事推荐用高速金属切割钻头打穿髓内钉钉身，然后用钩形拉出器将断钉拔出[170]。弯曲钉常常是其他损伤的结果，通常可以采取一般的方式取出（经常需先将钉子扳直）。尽管如此，较新的、可塑性较差的、坚固的髓内钉可能需要在原位切断后才有可能取出。弯曲钉尚在可接受的程度内，无充分的理由通常不需取出。

带锁髓内钉的断裂也常有发生，它们必须通过移动拔除。钉子的片断如果露出骨皮质较长，能够被钳子（如那些 AO/ASIF 断钉取出工具，有柄的环锯和钉袖也是很有帮助的）所抓住，通常比较容易取出。使用一个直径合适的平头钉可以把螺钉的片段锤松[413]。取钉过程中胫骨再骨折的可能性很小，但确实存在。这种并发症的治疗通常需要重新打入一枚新钉，并可在条件允许时进行不受妨碍的负重。

10.结果

当适当地挑选患者，并且正确实施手术时，大多数采用髓内钉插钉术治疗的胫骨骨折都会获得满意的治疗效果[52,185,228,524]。对于闭合性、不稳定性（即，移位超过 50%）胫骨干骨折，接受适当的髓内钉插钉术治疗是目前最好的处理方式，上端骨折除外。Hooper 等随机的前瞻性研究显示，髓内钉治疗的优越性明显超过石膏管型治疗[216]。其他类似的研究和病例都支持这个结论[54,129,240,480,524]。然而，正如 Littenberg 等所指出，由于多种原因，至今尚没有无可争议的临床证据[288]。此外，必须要承认这项技术并非完全没有并发症[108,110,184,262,343,408,518,519]。技术必须要熟练并要注意其细节。感染率的出现并不少于其他的治疗方法[110,121,205,244]。骨不连、骨不连和固定失败的发生率很小，均低于 5%。与其他治疗方法相比，它能迅速地恢复无负重力线和工作[129,377,481]。

非扩髓胫骨髓内钉的相对优势尚不明确[8,186]。Bone 等[53]以及 Singer 和 Kellam[449]指出，采用非扩髓钉治疗的治愈率与其他治疗方法相似，这种钉子的应用并不能改变骨折的生物学性质。非交锁钉的有限耐久力和疲劳断裂风险是众所周知的。改进钉子和限制承重能减少这个问题的发生。然而，非扩髓钉在一些随机治疗闭合性胫骨骨折和开放性胫骨骨折的前瞻性研究中并没有显示出比交锁钉更有益处[44,113,156,247]。然而，这种小直径钉的发展使得外科医生不需要额外的钻孔就可以将钉子插入到小髓腔的胫骨骨折患者的骨折端。通过闭锁螺钉，这些钉子将会提供更好的稳定性，即便采用的是不很耐久的植入物。在一项回顾性对比研究中，Reimer 和 Butterfield 报道非扩髓实心钉可以减少先前的胫骨骨折外固定重建后的感染[392]。

(三)外固定器

外固定器指的是通过细螺纹针或复合张力钢丝与骨相连的外支架进行骨与关节固定的技术和工具。许多种外固定器都可用于胫骨骨折。外固定器和它们的原理及技术在第 11 章中进行讨论。

对胫骨骨折和其并发症可以合理使用外固定器进行治疗,其适应证见表 58-3。当髓内钉和接骨板不适合立刻使用或存在风险时,外固定器对于中度或重度胫骨骨折的治疗是有价值的。轻度胫骨骨折则很少需要。外固定器对软组织损伤小,可以根据具体情况在以后用内固定替代,也可以作为最终的治疗手段。用于临时固定和(或)为了便于处理软组织而选择的外固定器配置,可能不太适合用于最终固定,特别是在计划实施骨转移、胫骨伸长或其他重建手术时。同样,临时的固定器配置也不能满足负重的要求,除非骨愈合而且骨折的构型允许胫骨自身协助支撑外固定架。为了适应这些作用的改变,外科医生可能需要将其换成更能适应后续治疗要求的固定器。

早期关于胫骨骨折外固定器的出版物着重强调,这项技术是针对开放性骨折的治疗措施,特别是严重等级高的骨折。从直觉上看,人们可能会认为外固定器将会减少开放性骨折中感染的风险。然而,随机的前瞻性临床研究表明,髓内钉对于所有程度的开放性胫骨骨折更为有效[205,486]。外固定器存在有难以维持力线、骨折愈合较慢以及针道感染等问题。外科医生目前倾向于将外固定器限制在对严重的软组织或复合伤患者的临时应用上。较早更换为髓内钉或晚一些时

候更换为接骨板,则可以在利用外固定器优点的同时又避免了其长期固定所存在的问题。尽管如此,胫骨骨折最终成功的治疗仅被一些作者所阐述,而其他的人对采用外固定器的选择并不感到满意[95,143,245,296,474]。

(1)胫骨外固定:外固定器可以用一套组件来组装,或者作为专用装置提供,分别用于胫骨干、近端或远端。组件式外固定器可以在术中组装,钉—支架部分用于固定每个大的胫管骨折块,带可调整连接器的连销件便于对骨折进行多平面复位(图 58-34)。这就使其特别适用于跨关节设置以及一些不常见的骨折构型。因此,多组件外固定系统是只备有一种外固定器的手术室的首选。用于胫骨固定的外固定器有多种类型。外科医生应熟悉所在手术室配备的器材,并要在术前计划好如何来使用以适应待治疗患者的需要。因为本文不能一一描述所有的外固定器。所以本章重点讲述其基本原理。特制的组件上钉的配置各不相同,可以包括有张力钢丝环以及各种钉夹[18,386]。作为组件式配置的一种替代方式,可以将外固定器的各个组件组装成一个"简便"装置,将每根钉直接装在单独支架上,构成一个更稳定但只能微调的结构(图 58-35)。单侧一体式固定器为置入在胫骨近端和远端骨折块的各组固定钉提供了一种稳定且可调的连接 (图 58-36)。虽然不容易完全了解每一种骨折的具体情况,但在用固定器做最终治疗以及在牵引—组织发生、骨转移和畸形矫正期间进行稳定时, 这种装置往往特有用。允许骨折部位可控轴向承载的装置有许多种(如 FBI、Dynafix、Megisto、Orthafix DAF 和其他类型),但有些会发生轴向滑动[303] 或长期稳定性问题,使用时一定需进行监检[163]。

Ilizarov 环形外固定器,采用张力线和环作为骨支架。多个杆连接在环中通常十分笨重,但是其具有非常稳定的结构,能够被外科医生用来进行压缩、牵引、骨转移、畸形矫正(图 58-37)。许多外科医生使用单边固定针固定骨干,而不是张力钢丝。混合固定支架有两个意思:首先指的是与骨的固定技术有关,其次指的是它不仅仅只是一种支架。这样,混合固定支架可以指一个典型的带有混合针的 Ilizarov 支架, 或者也可以指远环和近环连接在骨干上的单平面外固定支架(图 58-38)。尽管后者的应用比前者容易,但稳定性明显较差,并且力线改变、固定针松动和感染、影响骨折愈合等问题的发生相对较多[7,256]。

一种特殊的采用铗状钳代替针和钢丝的无针固定器,可用于髓内钉固定之前的暂时固定[430,461]。目前

表 58-3 胫骨外固定的适应证

1. 髓内钉或微创接骨板手术中的复位辅助装置(代替骨牵引)

2. 伴有血管损伤时的迅速固定

3. 严重软组织损伤的临时支撑

4. 开放骨折有髓内污染

5. 允许通过骨折部位二次观察后方软组织的损伤

6. 灾难或战地固定

7. 第三世界,没有髓内钉或接骨板

8. 用于固定解剖学上不适合髓内钉固定的骨折(例如,近端或远端骨折,髓腔畸形或者原先有骨髓炎)

9. 严重损伤(例如,压缩分离或骨块转移)的重建

10. 可用于骨折的最终固定

11. 通常在初始内固定或外固定之后,用于治疗骨折部位的感染

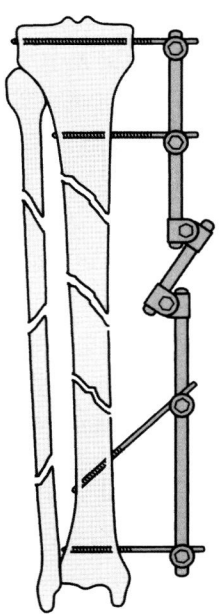

图 58-34　组件式外固定器，应用于高能量粉碎性胫骨干骨折的急诊固定。

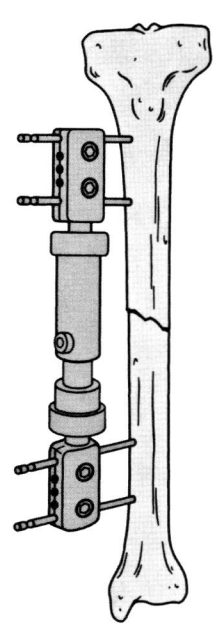

图 58-36　单侧一体式外固定器（如：这种动力轴向固定器、Orthofix、Verana、Italy）可提供良好的稳定性、轴向骨折负重以及进行骨转移的可能。然而，这种单一体式装置不太适用于复杂骨折。

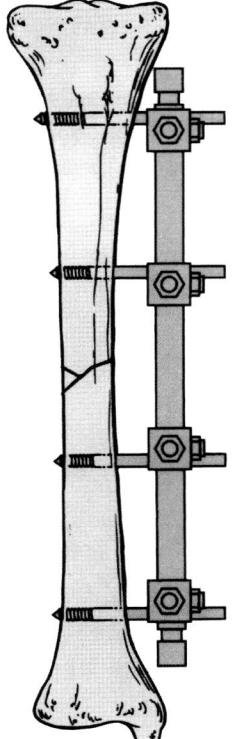

图 58-35　单侧一体式外固定器，用大的 AO 固定件组装构成。使用外固定器之前，必须首先复位骨折。

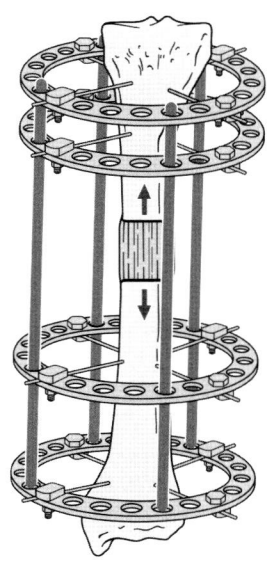

图 58-37　带有 4 个环和 4 个连接杆的 Ilizarov 环形外固定器。图中所示是一个用于骨转移的稳定而可调的外固定器。操作复杂，外形笨重，不适于软组织的护理，因此这种装置只可用于重建术。

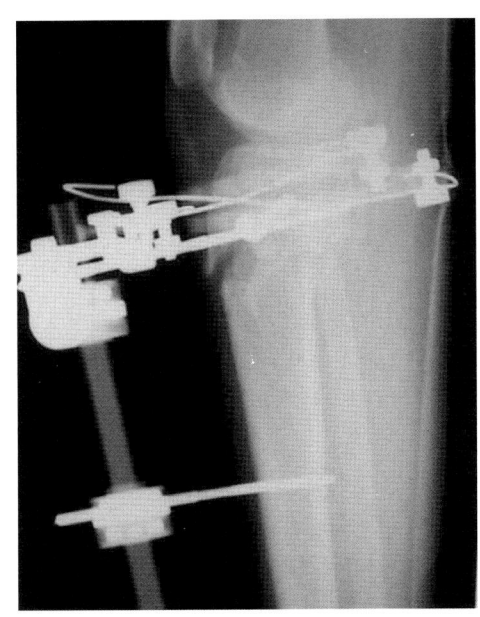

图 58-38 所谓的混合固定器由一个通过两个骨干钉相连的单环和单杆组成，其稳定性问题很常见。图中可见干骺端骨折对线差而且有屈曲畸形。由于其稳定性差，所以这种支架很少用于最终治疗。

还不清楚这种外固定器与传统的外固定针相比是否能明显降低感染的发生率，也没有证据表明，相对固定于股骨远端和跟骨的桥接外固定器具有明显的优势。与无针外固定器相比，桥接外固定器和单侧外固定器更适合软组织的反复清创。无针固定架的一个优点就是，在使用髓内钉过程中，能维持胫骨骨折的力线，因此可用于帮助手术中的复位，并且一旦髓内钉插入锁定后，就可以去除外固定器。

（2）外固定的最佳机械特性：外固定的机械特性由术者加以控制。对于骨折愈合的理想机械环境并没有达成共识。如何实现这种理想机械环境也没有达成共识。Kenwright 等指出，早期活动具有重要意义，在愈合过程中需采用较坚强的支架来保护骨科部位[251]。他的研究显示早期控制性运动，作为一种愈合刺激是有效果的[252]。较坚强的固定会抑制骨痂的形成，这会延长外固定的使用时间。在较坚强的固定中，固定针的松动和感染问题较少。太多的轴向运动及外固定治疗过早的运动可能会妨碍骨折的愈合[339]。骨折外固定愈合的最佳机械环境仍然是有待进一步研究的。

外固定器的牢固程度在较大程度上依赖于骨外固定器的类型和外固定器的放置。关节周围骨折的固定会受到骨骺端骨折节段长度的限制。为了降低化脓

性关节炎的风险，外科医生通常都试图将固定针和钢丝放在关节腔外。通常距离关节应大于 1~1.5cm[221,384]。因此，骨折距离这些部位的距离将决定骨块长度。有时，外科医生既要保证牢固的固定又要避开关节。张力钢丝的强度通过选用较粗的钢丝或更多的钢丝来增加（1.8mm 与 1.5mm 相比，张力要高出 100kg 以上）。采用 2 个平面的外固定器也能增加强度[368]。钢丝间角度的影响可有不同，与所加的外力有关。采用 3 根钢丝的单一平面的固定器，包含更倾斜的后两根钢丝，这样可以增加矢状面的稳定性。Calhoun 等指出，单根张力钢丝加 2 枚或 2 枚以上直径最小 5mm 的半针，或者每个节段用 3 枚或 3 枚以上尺寸类似的半针，都可提供与 Ilizarov 固定器相似的稳定性[83,84]。用橄榄头钢丝可改进剪切稳定性[353]。胫骨近端前侧放置多根斜置钢丝可改进矢状面的稳定性[166]。胫骨近端的另一种固定方法是采用"T"形结构的外固定架，其横向的近端部分将两枚半针沿前后向插入到软骨下骨内[18]。

固定骨折的最有效方法，仍然是通过固定器对骨折块间进行加压（不包括严重的粉碎性骨折）。这种技术在临床上是否有益，还有待研究。骨块间的加压也可由拉力螺钉来完成，但其临床效果比不用拉力钉差[268]。

（3）胫骨外固定器的使用：最好把外固定器视为胫骨骨折治疗的一部分，而不应当将其视为单独的"治愈"手术。外固定器可用于另一种永久性固定之前，作为初步的固定。一系列成功使用外固定器的实例证明，早期植骨使严重骨缺损获得治愈的可能性相对较高，但是同时也需要大量的操作来进行外固定针的调整和纠正力线[136,143,296]。因此，当胫骨干骨折考虑用外固定器时，外科医生还应该考虑早期植骨，并更换为髓内钉或接骨板。用外固定器治疗胫骨干骨折最常见的并发症是晚期力线的丧失，这种情况通常发生在骨折愈合之前。因为外固定器通常更多用于严重的损伤，因此在制定治疗计划或骨折治疗过程中应该考虑到延迟愈合或骨不连的风险。

虽然外固定器联合植骨在治疗大块骨缺损中有很好的表现，但必须记住，在需要时用髓内钉和软组织瓣通常能有效地治疗更为多见的较小的骨缺损。预计，经过这样治疗的患者可能需要换为髓内钉（对于楔形骨缺损少于直径 50%，长度小于 2.5cm 的患者），或者对较大的缺损需在 2~3 个月时做开放植骨[398]。选择骨转移而不是髓内钉和植骨的可接受界限尚不明确，但可以将其定为 5cm 左右。骨转移的效果通常优于[98,297]外

固定加延迟骨移植[96],至少是在发生感染方面。骨缺损的重建计划将在以后进行更为详细的讨论。

（4）胫骨外固定的计划：外固定可用来治疗干骺端的骨折、骨转移，以及不能采用髓内钉的罕见骨干骨折，也可用于治疗骨骼发育尚未成熟患者的不稳定性严重胫骨骨折。如果需要外科治疗，固定器的应用可能需要推迟，直到关节软骨部分被恢复，通过游离皮瓣或带蒂皮瓣覆盖软组织，或厚断层皮肤移植被应用之后。当软组织覆盖到位后，应对固定器进行调整，以保证足够的复位以及固定器-骨复合体的稳定，如果可能的话，要对其中的骨折碎片进行加压。固定器-骨复合体越稳定，这种装置越有可能持续长久，从而在被去除之前就可以恢复骨的完整性。目前研制的有羟基磷石灰被膜的固定针可能有其优越性。适当的时候（要求有充分的骨接触），应考虑加动力化处理和早期轴向承载。羟基磷灰石涂层可以改善钉形固位，在长期外固定中应该考虑使用。短期的外固定则不需要使用[329]。

必须根据具体的问题和预期的治疗计划来选择最终的外固定器。一般会有多种选择。例如，选用复杂的环形外固定器或稳定的专门设计的单侧半针固定器，可以进行骨转移。许多这类损伤要在近几周内进行骨移植，因此在选择外固定器或选择从急症固定架变为最终固定架的时机时，应考虑这一重要因素。

（5）急诊胫骨外固定：重新恢复力线和机械稳定性有利于软组织的修复并可最大限度地保持活力和抵御感染。因此，为了达到理想的软组织护理，获得稳定性应当是胫骨骨折中无论何时都要考虑的。如果髓内钉不适合于某个患者、某种医疗设施或损伤类型，外科医生应当考虑用外固定器，以利于软组织的护理，这不仅适用于开放性骨折，而且适用于严重的闭合性骨折，例如伴有骨筋膜室综合征、动脉损伤或明显挤压的骨折。这种固定器必须提供足够的稳定性，并且要适合于进一步的清创和伤口闭合。固定器必须是安全的，尤其要避免对血管神经的损伤。用于急诊稳定的固定器应该使用简单、即使在没有X线照片的情况下也能设置。此种情况下，如果稳定性的减弱尚在可接受的范围内，固定针应该放置在损伤区域以外。可以使用如前所述的简单的外固定器，这种外固定器将固定针固定在股骨远端和跟骨以实现牵引。将中部有4或5mm螺纹的贯穿固定针放置于股骨远端和跟骨结节，并连接于内外侧的外固定杆，同时手动牵引复位。辅助的外固定夹板是需要的，这种微创的方法通常可以获得显著的临时稳定性。此外，在骨折

上下部位行单侧固定可获得更好的稳定性。固定架可留置于术中帮助复位，也可在最终固定之前拆除。它要为软组织肿胀留出余地，并且要便于照料或转移患者。放置的金属外固定夹应该不影响X线检查。批准用于MRI的固定件可改善影像学效果，同时可避免磁损害。需要的器械包括：尖钻锤，短钻套，动力钻，消毒针和足够长度的支架部分。除非是战争或大的自然灾害之类的场合，用带有新的、锋利的、大小合适的钻头的电钻为胫骨骨干钉进行预钻是明智的，这样可以降低热坏死的风险。即使是所谓的自钻针也不应该在胫骨骨干没有预钻孔的情况下钻入。手钻或小心使用的电钻可被用来插针。特别是对于严重的创伤，可以考虑将固定器扩展到足，从而稳定踝和远侧的软组织（图58-39）。急诊支架不必精心制作，而是一个标准尺寸的单平面支架，有足够空间便于软组织护理，并能够适合大多数的创伤。这种固定器应当能够进行方便的调节和去除，以适合进一步的护理。

A."急诊"胫骨外固定器的应用技术：每一个处理胫骨骨折的外科医生都必须能够使用简单的外固定器来治疗胫骨骨折。除非能应用髓内钉，在任何开放性胫骨骨折清创术后均应考虑常规使用外固定器。选择的

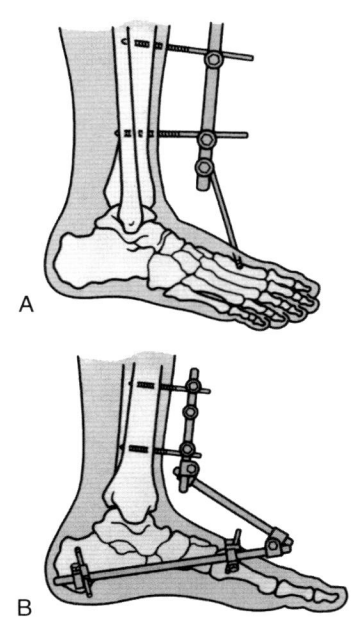

图58-39 有两种方法通过对远端骨折的控制来稳定足和踝，并为伤口护理提供软组织稳定性。（A）通过第一跖骨针进行较少的控制。（B）穿过踝关节，采用跟骨和第一跖骨针作为远端固定，获得更好的稳定性。内侧和外侧跖骨针的使用能够进一步增加足前段的控制。

外固定支架应当简单和方便，应能够提供足够的稳定性，附加损伤最小，并能够避免影响后续创伤的治疗，便于转换成其他固定(可以是髓内钉、接骨板或更稳定的外固定器)。对于胫骨近端或远端干骺端的骨折,需要使用跨关节的固定器。对于骨干骨折,固定器可以局限于胫骨,不过桥接到足的固定器可以增加软组织的稳定性,有助于伤口的处理以及简化辅助的夹板固定。通常推荐使用单侧的标准类型的支架(见图58-34)。

B.固定针的置入:通过远近端的螺纹钉,将外固定器固定于骨块。固定针应当被放置在靠近骨块的末端,但距离关节和骨折端应当保持在 1.5cm 以上。在干骺端最好置入较多的固定针,特别是有显著骨质疏松时。固定针相对于肢体轴线应当有相对一致的方向,以便在合适的位置放置连接架。设计成自攻的固定针,用于没有预先钻孔的干骺端,但是用于骨干的皮质骨时,经常会产生皮肤和骨的热坏死。因此在胫骨干必须用一个锋利的钻头预先钻一个比选择的固定针小的孔。采用软组织套,切开皮肤后对骨质进行十分有限的钝性解剖,进行充分灌洗,以及采用间断停止冷却方法,都有助于避免钉道的并发症。如果钻孔很困难,应当去除钻头,进行碎骨屑清除。骨屑应当是白色的,而不应该是棕色或是黑色的,棕色或是黑色意味着被烧灼。如有热坏死的迹象,应更换进针位置。

C.支架的建立:每对固定针都有连接棒相连接。连接棒靠近骨,这样有利于软组织的护理和敷料的更换。连接棒伸出折部位要足够长,以便连接第三根棒,通过连接夹把两段连接在一起。这种安装允许骨折的复位,并且能够直接进行调节或者根据需要在后续的清创术中拆开。外固定器同样可以是跨膝或跨踝的跨关节固定器。一旦这种支架安装完毕,骨折已经被复位,应当重新检查固定针的位置,如果皮肤被绞在固定针上,要用手术刀进行松解。偶尔,复位后皮肤肿胀使表皮张力过大。这时可有手术刀尖将皮肤切开以释放张力。

(6)针的护理:胫骨干固定针很少需要精心护理。如果针穿入较深,针周围软组织一般比胫前内侧较薄的皮下组织活动度大,因此最好在钉的周围进行敷裹,以阻止软组织活动。通常每日进行一次针的清洁,若无明显的渗出物流出,清理后只需涂少量的抗生素油膏[176]。

(7)外固定器的去除:等到胫骨骨折完全愈合后再去除外固定器,这样可以明显减少晚期力线丢失以及骨折愈合受损害的风险。对外固定的胫骨骨干骨折早期进行骨移植可以缩短那些伴有骨缺损和软组织损伤的严重开放性骨折的愈合时间。如果不能在正侧位片和斜位片上看到皮质骨的连续性已恢复,那么在去除固定器后,这种愈合可能缺乏足够的稳定性。为了对骨折愈合情况进行充分的评价,可能需要去除固定架上妨碍观察的部件。患者骨折的部位负重没有局部疼痛(虽然需要鉴别针位处的不适)为外固定器的去除提供了保证。如上文所述,外固定架的动力化可使轴向负重从外固定架转移到胫骨,这不仅是一项激发性负荷试验,而且可以促进骨折的愈合。笔者一般在去除支架的前几周让患者适当负重,时间通常在植骨后至少 2~3 个月,或者胫骨干骨折后的 4~5 个月。外固定支架去除后立即进行骨折部位触疼和稳定性的手法评定往往不能反映真实情况,因为即使是未愈合的骨折在松动前一两天也会感觉相当稳定。

通过给予口服麻醉药和镇静药,可以在诊所或门诊部去除固定器[123]。必要的工具包括手钻或 T 形柄卡盘。局麻可能会有一点帮助,但通过注射局麻药物来镇痛是不够的。虽然门诊去除外固定很方便,但一些患者坚持要求全麻。在去除外固定针后,针眼通常要用聚烯吡酮碘(聚维酮碘)进行消毒,并用一块大的无菌敷料止血。之后,通常会使用 2~3 天的短腿夹板。在此期间将针眼覆盖,随后用承重支具或管型代替夹板4~6 周并鼓励患者下地承重。几天之内大多数针眼都会愈合,而且需要很少的后续护理。在外固定器去除几天后进行随访,通过手法施加弯曲压力来重新评估骨折的稳定性,这对确认骨折愈合是很重要的,但骨折部位出现疼痛则是个令人不安的信号。有时,胫骨针眼会出现感染,并可出现松动、持续流脓、影像上的环形死骨块,或这些问题同时存在。最好通过手摇钻将针眼扩大以便清除感染的骨,这样做创伤较小,比试图用刮匙来清理针道要好得多。一旦需要做这种处理,建议在手术室内进行和并且给予全麻。

(8)结果:在髓内钉和接骨板固定之前使用外固定进行临时固定,其结果在文献中报道较少。有报道称,使用外固定是很有益的[9,442]。外固定器单独作为胫骨骨干的治疗方法很少被报道,或者仅用于那些髓内钉、接骨板或石膏管型难以治疗的骨折。Hay 最近报道了 50 例采用 Orthofix 动力轴固定器治疗的闭合和开放性胫骨骨折。所有的骨折都愈合,但22%需要进一步的外科处理;16%对线不良,但无需矫正;10%针眼感染,但并不是深部的感染。Checketts 等报道了相似的结果:闭合骨折的愈合时间为 4 个月,Ⅱ度开放性骨折为 5 个月,Ⅲ度开放性骨折为 6 个月。在这个系列病例中,34%的患者有针眼感染[95]。De Bastiani 等以及 Marsh 等指出,采用这种外固定可以有效治疗严重的开放性骨折[114,296]。其他类型的外固定器作为胫骨骨折的最终稳定技术也曾有报道(图 58-40)。Emami 等则认为,其愈合较慢,而且经常需要的二次手术[143]。

(四)接骨板固定

接骨板可以固定髓内钉很难固定的胫骨远端和

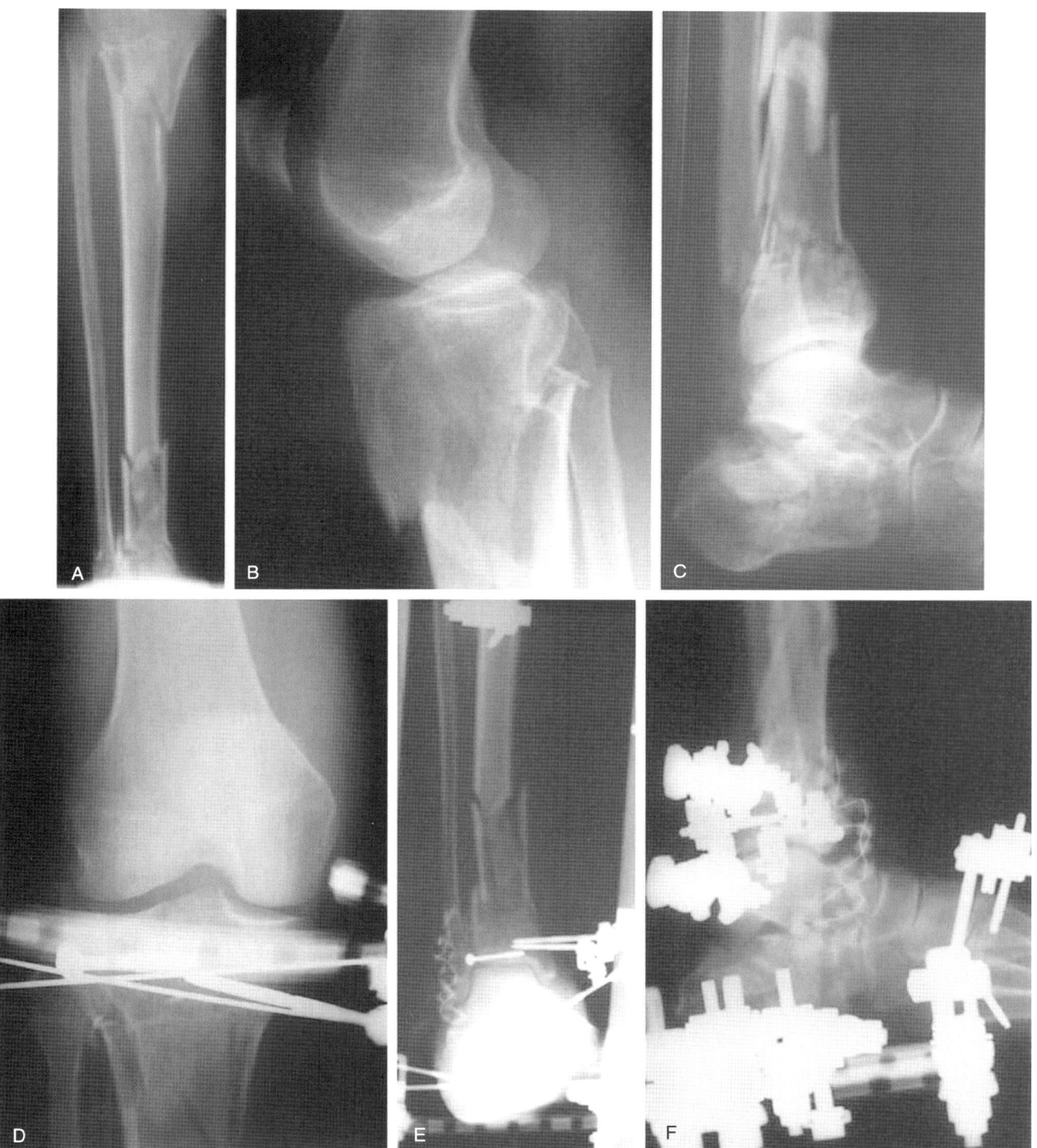

图 58-40　对一名被汽车撞伤的中年患者的复杂、多平面胫骨骨折实施的外固定。(A–C)影像显示其远近端关节面都会受累及,同时有跟骨骨折,因患者软组织的条件,所以采用了非手术治疗。(待续)

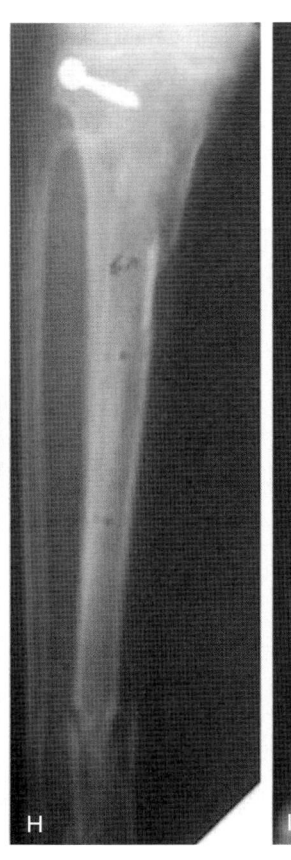
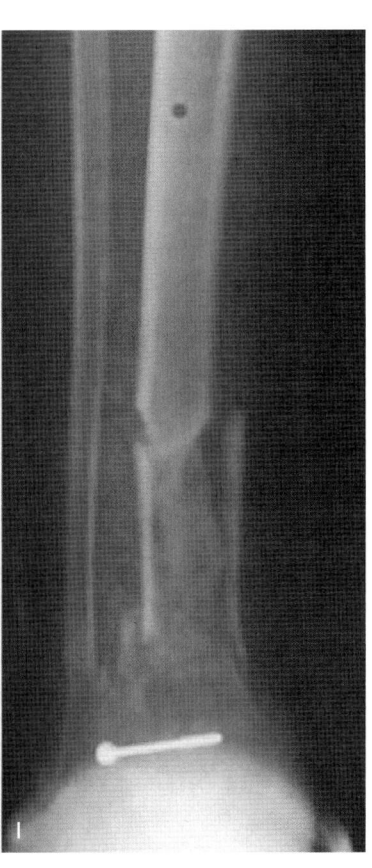

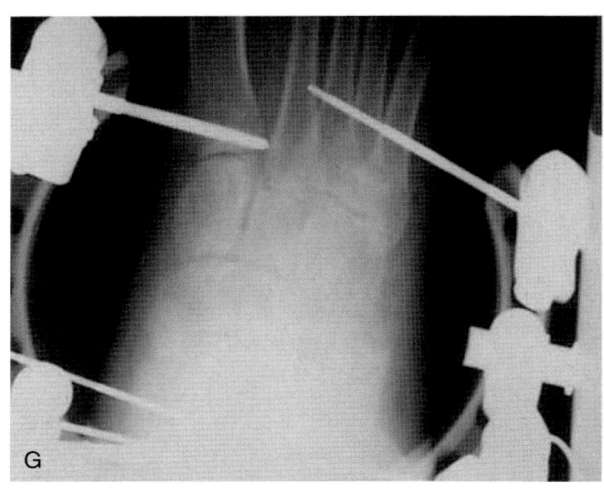

图 58-40(续) (D-G)混合外固定器从胫骨平台一直到足后(张力钢丝)和足前(跖骨针)。(H,I)在损伤后第 5 周进行了远端后外侧植骨,伤后 6 个月时骨折完全愈合,而且患者完全负重。

近端骨折,但是也存在术后感染、伤口坏死和骨折骨不连的问题。当它在 20 世纪 50 年代第一次流行起来的时候,常在胫骨干骨折接骨板固定后出现并发症[81]。在 20 世纪 60 年代和 70 年代,对于闭合性胫骨干骨折又建议使用非手术治疗。然而,胫骨干骨折的接骨板固定并没有被普遍反对。瑞士 AO 组织发展了植入物技术,并提出接骨板固定与任何其他的治疗方法有同样的治疗效果[407]。然而,不久便发现,使用瑞士植入物并不能保证有良好的效果。丰富的临床经验和技能是减少并发症必不可少的条件。选择合适的患者也同样重要。受挤压的软组织、纤细的皮瓣、严重的开放性伤口以及高能量创伤的其他征象是胫骨骨折的特征,这会使接骨板固定后出现较多的并发症。把接骨板固定延迟到软组织损伤痊愈后,可使适当选择的胫骨骨折的接骨板固定更为安全。这种延迟使用接骨板固定的方法需要暂时使用放置于伤口之外的外固定支架。其他减少接骨板固定并发症的方法还有:采用较小创伤的插入接骨板的方法,通过完好的

皮肤下接骨板隧道在影像增强控制下固定螺钉,但是除非被覆皮肤良好,操作轻柔,否则依然存在并发症的危险[105,149,150,202,265]。因为需要剥离的软组织较少,因而骨折部位的血运得以很好地保留。然而,这种方法在技术上具有一定挑战性。

最初 AO/ASIF 提出,接骨板固定是试图通过坚强的固定来防止内部骨块的移动,促进骨折直接愈合。当这种情况下,发现骨膜骨痂形成是骨折端微动的证据。坚强的固定需要增加骨折端的压力,通过使用拉力螺钉和加压接骨板可以在没有粉碎的骨折中达到这种效果。在有轻度粉碎性骨折的治疗中,最好严格使用这种刚性的固定物,通过加压使骨折端完全稳定,达到直接骨愈合的要求。较为柔韧的接骨板不能产生骨折间的加压作用,对骨痂的形成没有抑制作用。骨折部位外周骨痂的生长及由此产生的间接愈合可获得满意的骨折治疗效果,可能比完全坚强内固定的愈合速度更快。其先决条件是,骨折端周围的软组织完好,能够为骨折的骨痂形成提供良好

的血运[321]。较柔韧的接骨板,较大的螺钉间的空隙,保留一些空的孔隙,较大程度地保持骨折间软组织的完整,是这项技术的重要特征。这种方法,被称为桥状接骨板术或生物接骨板术,应该与加压接骨板区别开来,但是这项技术的科学基础还未被确定。生物接骨板还是一门外科艺术,需要学习和熟练掌握,并注重细节。读者将会注意到,接骨板在促进骨折间接愈合以及保留软组织完整性方面,与闭合髓内钉非常相似。

在新鲜的胫骨损伤中,接骨板非常适合用于累及关节面的移位骨折以及单纯使用拉力螺钉不能获得很好固定的骨折。用于低能量损伤而且采用正确技术方法,接骨板的效果可与髓内钉的效果相媲美,只不过患者得等待较长的时间才能明显负重。接骨板固定的技术细节在第4章和第5章中关于胫骨平台骨折[56]和pilon骨折[58]中做了介绍。治疗方法和结果由关节累及的情况决定,而骨干的损伤则是次要因素。据一些医疗中心报道,采用接骨板治疗严重的胫骨平台骨折和pilon骨折时,出现了令人难以接受的较高并发症发生率。通过使用临时桥接外固定器,同时延迟使用接骨板固定,某些病例中关节面骨折复位后行最终的坚强外固定,这些并发症已显著减少。

只有在骨折能够获得满意的机械稳定性,有足够的软组织覆盖,并且手术暴露不会导致额外损伤的很少情况下,接骨板才是开放性胫骨骨折最适合的治疗方法。手术经验和技术,以及仔细的判断,对避免并发症都会有帮助。如果接骨板的机械性好处对伴有软组织严重损伤的胫骨骨折的长期处理是必不可少的,那么较周全的方法是先用外固定支架临时固定,几周以后待软组织愈合时再放置接骨板加以固定。

闭合性胫骨骨折的接骨板固定有时可在动脉修复后再进行(见图58-13)。然而,接骨板应当小心使用,因为对于需要血管修复的开放性骨折,其感染的发生率特别高,外固定器一般是首选方法。

当开放性骨折有一个很长的骨干粉碎时,外固定器和静止的带锁髓内钉都不适合稳定多个节段。如果开放性骨折为接骨板固定提供了足够的入路,而不需要额外的软组织剥离,或者如果骨折节段很有活力,并没有被严重污染,接骨板和螺钉固定可能是合适的。早期的接骨板固定有可能更适合于严重粉碎的闭合骨干骨折(图58-41)。这种损伤一定要小心处理,以避免额外的软组织剥离和骨血运的破坏。如果健康的软组织皮瓣不允许早期无张力闭合伤口,需要立刻使

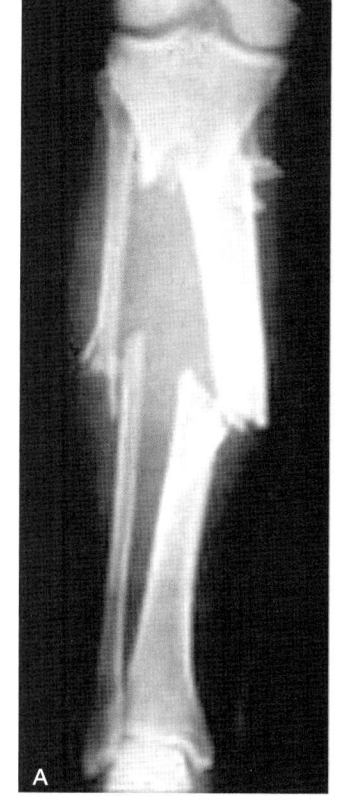
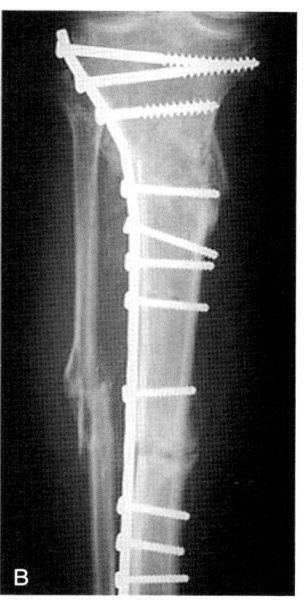

图58-41 "生物性钢板"固定。(A)节段性粉碎胫骨干闭合骨折。(B)骨折力线由牵引所维持,直到软组织恢复。在受伤8天后,通过间接复位和微小的软组织切开,在骨膜外放置接骨板。图中可见,这两处骨折部位在受伤8周后均有骨痂形成。

用肌皮瓣或游离皮瓣。对于这种创伤,在软组织愈合后进行骨移植也许是明智的。

1.手术入路

胫骨干有三角形的外部结构,为接骨板应用提供了3个潜在的平面。内外侧面是可直接通过前入路到达的。不易到达的后侧面也可能不适合接骨板的机械固定(图58-42)。

在选择接骨板固定以及胫骨暴露之前,必须对皮肤和软组织进行仔细的评价。位于皮下的胫骨前内侧面经常受到损伤,而前内侧面可能不适合接骨板的放置,特别是直接的局部创伤之后。如果切口靠近或通过皮肤挫伤区、破口或擦伤区,伤口软组织坏死的风险会很高。出于这种原因,一些人认为应少用前内侧面。尽管接骨板放入前外侧面会影响骨折愈合的血液供应,但是前外侧面是个较安全的平面,那里有前间室肌肉所覆盖。每个损伤的下肢都应当根据损伤的特

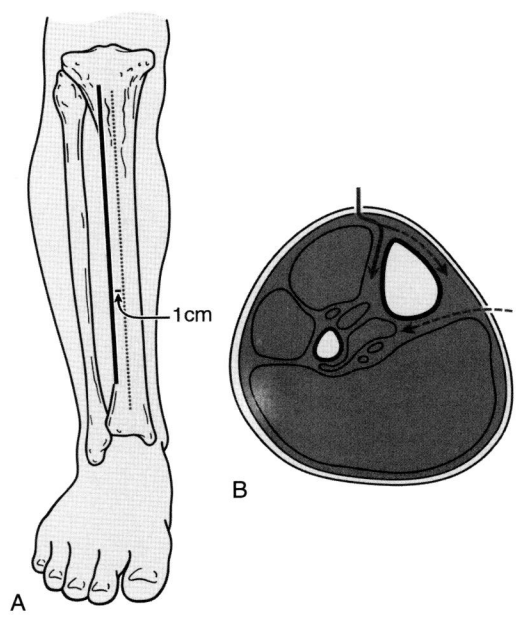

图 58-42　胫骨干骨折的手术入路。(A)前路皮肤切口在胫骨前棘外侧 1cm 和胫骨前肌上方，可以进入前内侧面或前外侧面。在远端，当越过胫骨时，切口沿着胫骨内侧边缘延伸。后内侧切口，通常用于双切口的筋膜切开术，不应该与前切口联合使用，否则会因为皮瓣基底太窄，而引起皮肤坏死。然而，通过后内侧切口可以将接骨板放置在胫骨前内侧，或者在极少的情况下放置在胫骨的后面。(B)胫骨入路应当直接达到或通过筋膜下，要抬起筋膜皮瓣而不是进行皮下平面的剥离。推荐使用骨膜外钢板。连在胫骨上的软组织应尽可能保留，仅将需要放置接骨板的骨面暴露。尽管两部分骨折的复位需要使用有限骨折暴露，但是粉碎的骨块不应受到干扰，而是应当让接骨板跨过粉碎的骨块，从而维持整个的力线，并促进间接骨愈合。

点进行评估。后侧切口容易达到胫骨的内侧，可能比较适合于血管的修复和筋膜切开术。如果广泛的软组织损伤要求一个带蒂肌皮瓣来覆盖内侧，后侧切口可以为接骨板提供最好的位置。在这种情况下，将尚存的前间室肌肉从骨折块上分离下来似乎没有好处。如果前内侧切口与小腿的后内侧面相连，前内侧切口可能会有引起皮瓣坏死的风险。

需要患者取仰卧位并在股骨的上段放置充气的止血带。然而，使用止血带一定要当心。Salam 等指出，使用止血带的胫骨干接骨板固定与不用止血带相比，会有伤口增加的问题[412]。除非绝对必需，否则要避免应用止血带。消毒下肢并放置在没有遮挡的或透 X 线的手术台上。在同侧臀部下放置垫子可能对暴露小腿的侧面有帮助。

同样的皮肤切口可用来到达胫骨的前内侧面和前外侧面。这个皮肤切口应当在前间室肌肉的上方至少 1cm，侧面到胫骨棘（见图 58-42）。如果有明显的软组织挫伤，则应该使用更为侧面的切口，以保证骨和固定物有足够的软组织覆盖。同样，后内侧切口能够到达胫骨的后内侧面。这种切口可以直接取下深筋膜，不会产生皮下皮瓣。筋膜皮瓣保留的组织包括皮肤、皮下组织和深筋膜。因为真皮的血运来自于与筋膜相连的血管，因此保留深筋膜是重要的。从肌肉上抬起前皮瓣，翻转至需要暴露的大小。长切口比过度牵引更安全。应当轻柔地使用自动牵引器或不使用。

根据术者的偏爱，胫骨干可在前外侧或前内侧显露。为了保留血供，从其他表面翻转的软组织要尽量小一些。可在骨膜下或骨膜外暴露胫骨。按哪个方向暴露都不会影响骨折愈合，但对肌肉的损伤，骨膜下剥离可能要好一些。

微创性入路：通过非常有限的切口，以减少软组织的损伤和保留骨的血运，这使得使用接骨板的兴趣有所增加[104,105,150,198,202,265,267,321,357]。一些证据显示，严格的、准确的解剖复位会破坏粉碎性骨折块的血管，并延迟骨折愈合[24]。然而，侵袭性较小的接骨板插入可降低创伤并发症的风险。胫骨前内侧面适合于皮下接骨板的插入（图 58-44）。一定要记住，隐静脉和隐神经从踝的前面走向胫骨平台的后方，不能将其损伤。然而，对于这个位置最需要关心的是薄皮肤的潜在活力。延迟前内侧接骨板的插入是安全的。如果患者前内侧皮肤严重挫伤，那么即使采用小切口、肌下隧道，接骨板的放入也是禁忌的。接骨板在前外侧可以插入前间室的肌肉下。在近端，包括螺钉插入在内的接骨板插入是相对安全的，但是 Kregor 等指出，将接骨板从胫骨近端插入存在有损伤胫前动脉的危险，而在胫骨下端有损伤腓浅神经的危险，因此他们推荐在这个区域应当使用开放切口[264]。

2.复位技术

Mast 等将重点由通常需要较多暴露的骨块间复位和内固定，转向"间接复位"，这项技术使软组织得以保留，并且骨折可以通过预先塑形的接骨板以及骨牵引而复位[283,301]。这种方法与传统的 AO 接骨板固定技术形成鲜明对照，传统技术涉及临时复位，早期碎片间拉力螺钉的使用，以及与胫骨相匹配的中立位接骨板的使用。而这项技术需要充分暴露来进行

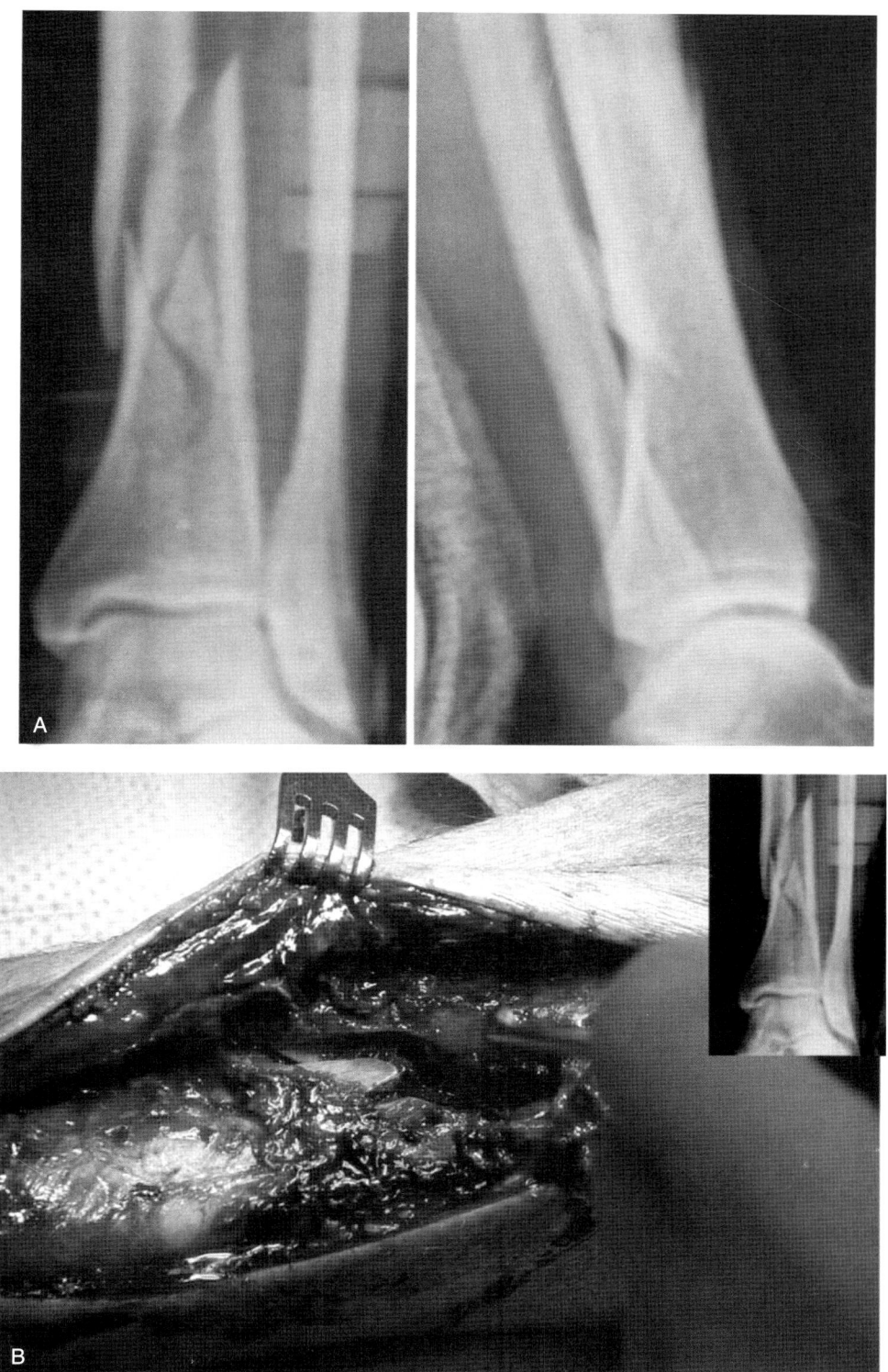

图 58-43 软组织保护的开放式接骨板固定。(A)左胫骨干远端螺旋形粉碎骨折。(B)内侧切口到达(不通过)骨膜。切口自胫骨嵴外侧转向内踝下部,保留胫前肌腱鞘。轻柔切开全层筋膜皮瓣,通过损伤所致的骨膜撕裂可看见骨折部位就足够了。(B 图见彩插图)(待续)

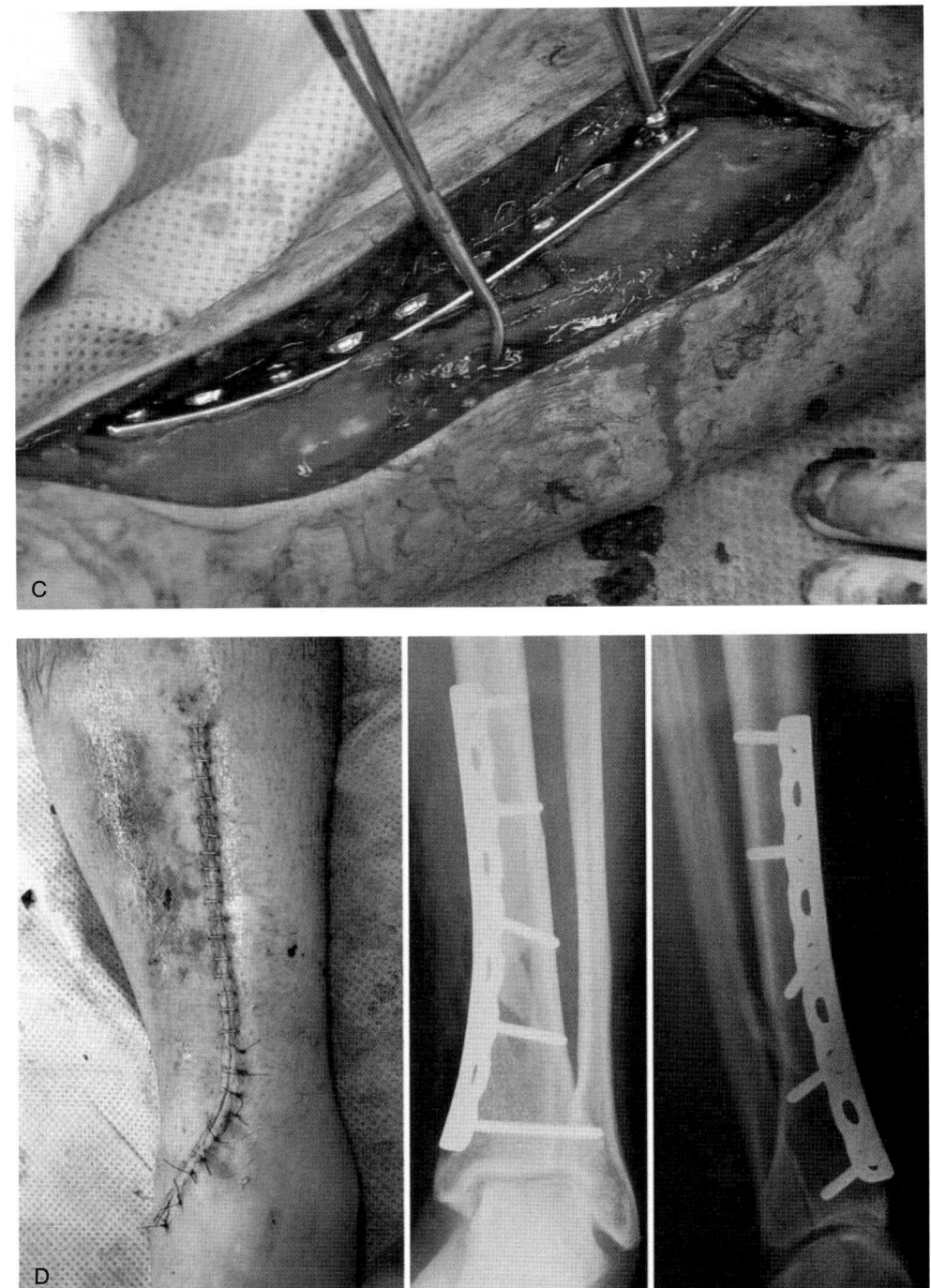

图 58-43(续) (C)在 C 臂机指导下,利用复位钳进行复位,在骨膜外安置和骨表面轮廓相符的接骨板。(D)闭合伤口。注意整体呈现解剖复位,但是中间的粉碎性骨折碎片并未处理。(C 图见彩插图)(待续)

复位,并需使用持骨钳。低创性入路减少了创口和骨折愈合时并发症的发生。微创性接骨板保持了局部的血运[150,265,283]。

使用 AO 牵引器或外固定器有利于获得间接复位

(图 58-45)。其他的间接复位技术包括用适当塑形的接骨板固定主要的骨折碎片,通过接骨板与临近的骨块相连,常需要借助于张力连接装置或骨撑开器和螺钉(图 58-46)。

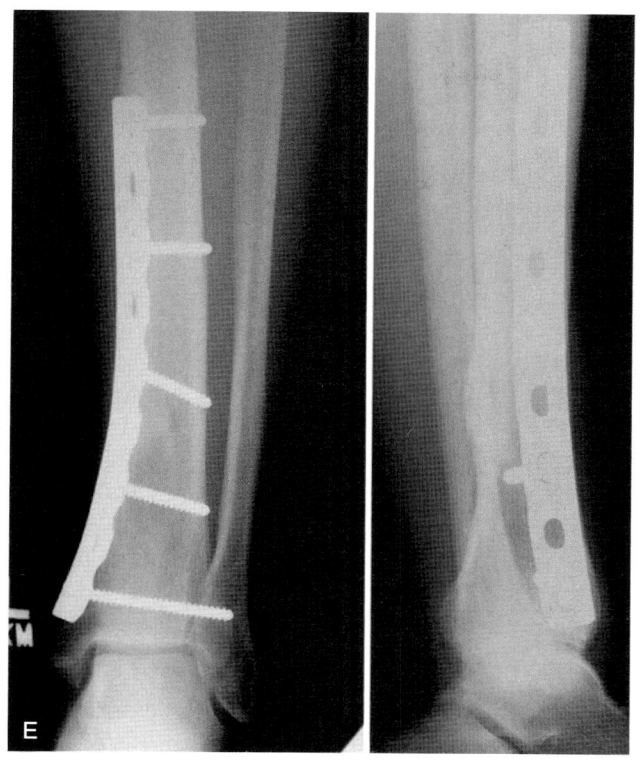

图 58-43(续) （E）术后 3 个月,骨折愈合满意(可通过 DVD 来观看完整的过程)。

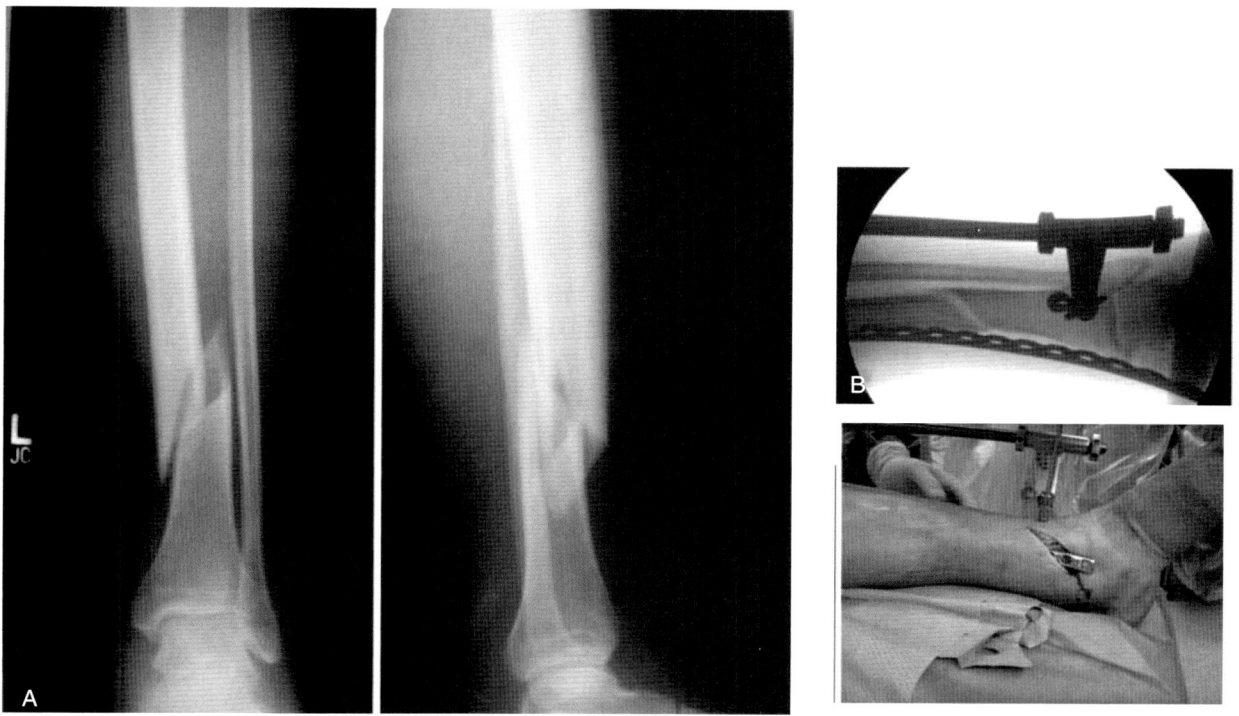

图 58-44 左胫/腓骨骨折的微创接骨板固定。(A)最初 X 线检查。腓骨骨折位于更远端。(B)复位:前部的牵引用以控制矢状面的成角。进行性地使其绷紧以恢复患肢的长度。前述患者行前路手术,切口位于远端。必要时纠正旋转。沿着内侧骨膜表面,将和骨表面轮廓相符的接骨板向近端滑入。(待续)

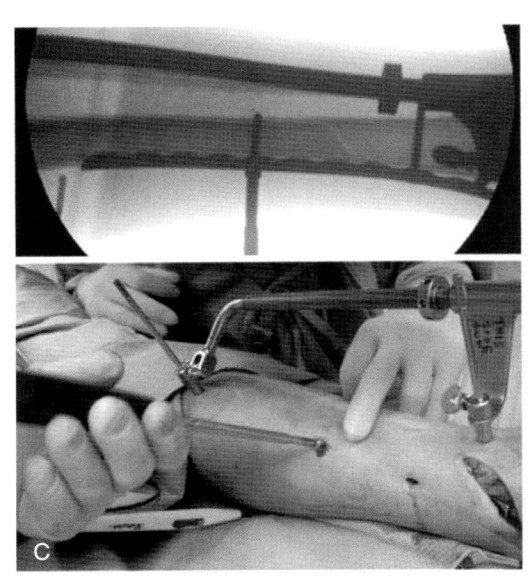

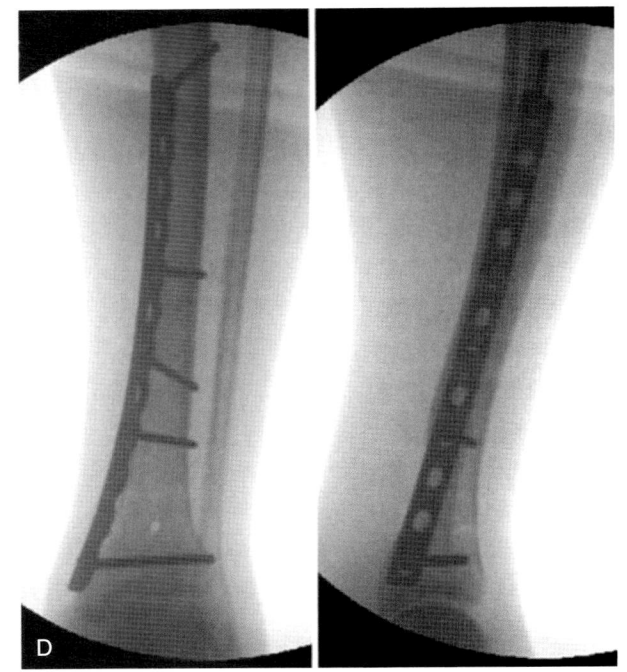

图 58-44(续) (C)接骨板轮廓切合及放置位置合适,螺钉的插入可以纠正额状面的对线,同时使远折段摆脱内翻畸形,如前 X 线所示。(D)最后,一枚拉力螺钉(在接近侧进钻)通过接骨板,穿过骨折部,提供了解剖复位和绝对的坚固固定(可通过 DVD 来观看完整的过程)。

3.植入物的种类

对于大多数延伸到骨干的骨折,可以使用所谓的 AO/ASIF 有限接触动力加压接骨板(LC-DCP)。这种接骨板的孔是塑形的,这样可通过合适放置的螺钉使接骨板沿着骨面滑动, 因而增加了两骨折块之间的压力。两端孔略大,可使用直径 6.5mm 的成角松质骨螺钉近膝关节或踝关节固定。远端或近端带有成角或扩大部分的接骨板可以使用更多的关节周围螺钉,以便在密度降低骨、松质骨及干骺端骨中获得更好的固定。现有带可安置锁头螺钉的孔或者带可安置锁头螺钉及标准螺钉的组合孔的,同时规格又相似的接骨板可供使用(参见第 5 章)。有时,特别是对小胫骨的患者,3.5mm 螺钉系列的小型 LC-DCP 可以很好地控制干骺端骨折。但这种接骨板和螺钉都很脆弱,虽然体积不大,并允许较多的钉子通过小骨块,但是它们确实需要保护, 直到骨折愈合。 带有交错 4.5mm 螺钉钉孔的、宽的不锈钢动力加压接骨板,对胫骨而言过于僵硬和笨重。然而有时可用这种接骨板跨过明显的粉碎骨折区或节段骨缺损区。

胫骨接骨板应当足够长,至少应确保有 4 个螺钉

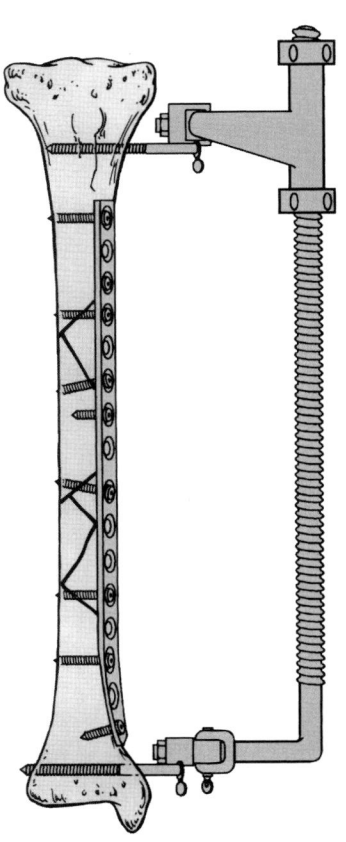

图 58-45 利用 AO 骨牵引可以实现间接的、低创伤的胫骨干骨折复位。牵引复位较少地影响骨折块的软组织,并允许应用低创伤的塑形接骨板。

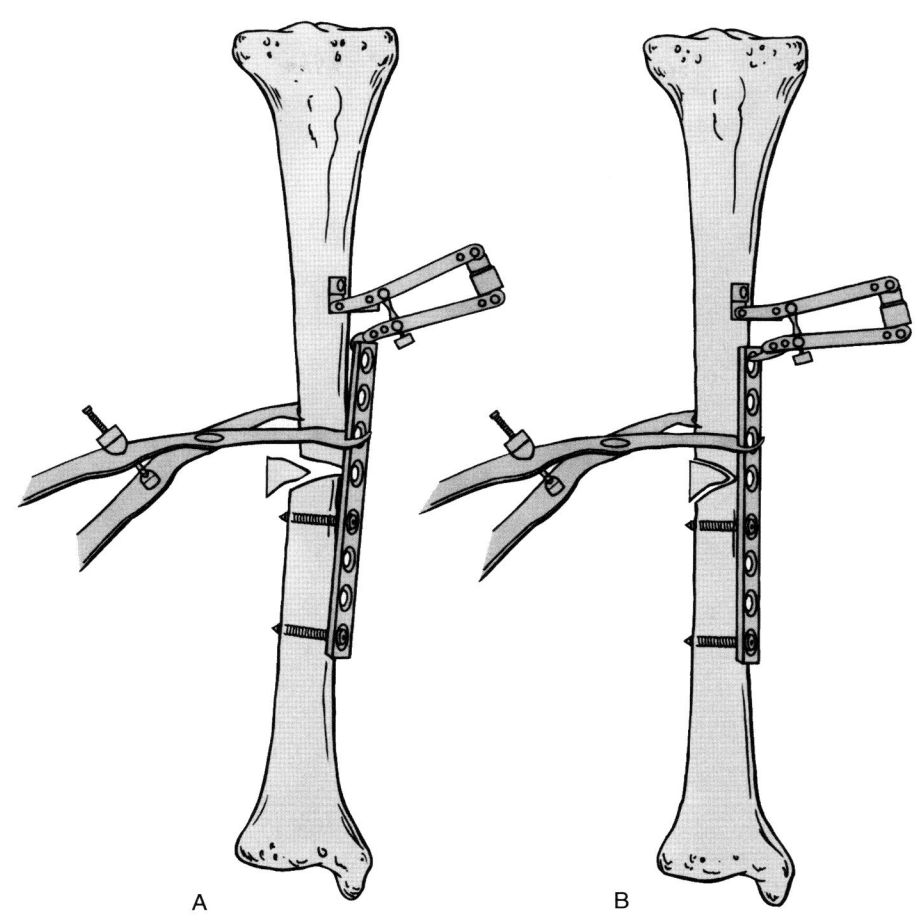

图 58-46　接骨板可以用来辅助复位。首先塑形,然后与最末端的骨折块相连,控制骨折块向另一块骨折块靠拢,这期间通常需要关节连接张力装置的帮助。(A)张力装置通常用于牵引。(B)张力装置用于对骨折节段加压。可以放入粉碎的骨块,并对骨折块之间加压以获得额外的稳定,但是这种加压与保留和骨折块相连的软组织相比是次要的。(A,B, Redrawn from Mast, J.;et al. Planning and Reduction Techniques in Fracture Surgery. New York, Springer-Verlay,1989.)

固定于骨折块的远近端。较长的接骨板能够增加稳定性。增加最远处和最近处螺钉之间的跨度相对于在较短跨度内使用较多的螺钉有可能会更稳定。对没有移位的粉碎性骨折一定要谨慎。X 线片质量差而且仅在侧位片上看到骨折平面,有可能损害螺钉的抓力,可能有骨质减少。在这种情况下,用一块较长的接骨板有可能更安全[404]。当接骨板放在松质骨上时,通常最好使用 6.5mm 的全螺纹松质骨螺钉。干骺端的皮质骨很薄,既不能提供额外的抓力也不能阻挡松质骨螺钉的插入。通过让螺钉自攻出螺纹可以改善低密度松质骨中的固定。现在普遍认为,相较于钉入皮质的螺钉数量,接骨板的长度在获得稳定性方面更为重要。这和寻求持久但不过于稳定的桥接接骨板及不损害骨折部位的软组织和血供的接骨板

植入密切相关。

(1)角度稳定钢板:随着有效治疗骨干骨折器械的发展,现已有经皮肤和肌肉下植入的器械和植入物。通常这种植入物是"关节周围接骨板",可在特殊的解剖部位使用。"关节周围接骨板"的规格符合人口的平均值,但有时和某些患者的匹配程度较差。这些设备最初设计的目的是用来治疗胫骨平台骨折和 Pilon 骨折。尽管如此,因为它们的设计可以很安全地安置于胫骨的远端和近端,所以也为胫骨干远端和近端的骨折提供了一种重要的治疗方法。胫骨近端微创内固定系统(LISS)就是一个极好的例子(图 58-47)。它的设计不仅适合胫骨近端外侧骨折,同时适合经皮螺钉肌下固定。此外,因为是交锁接骨板,固定的稳定性得到了加强。安全地置于 LISS 接骨板上的螺钉可使其获得

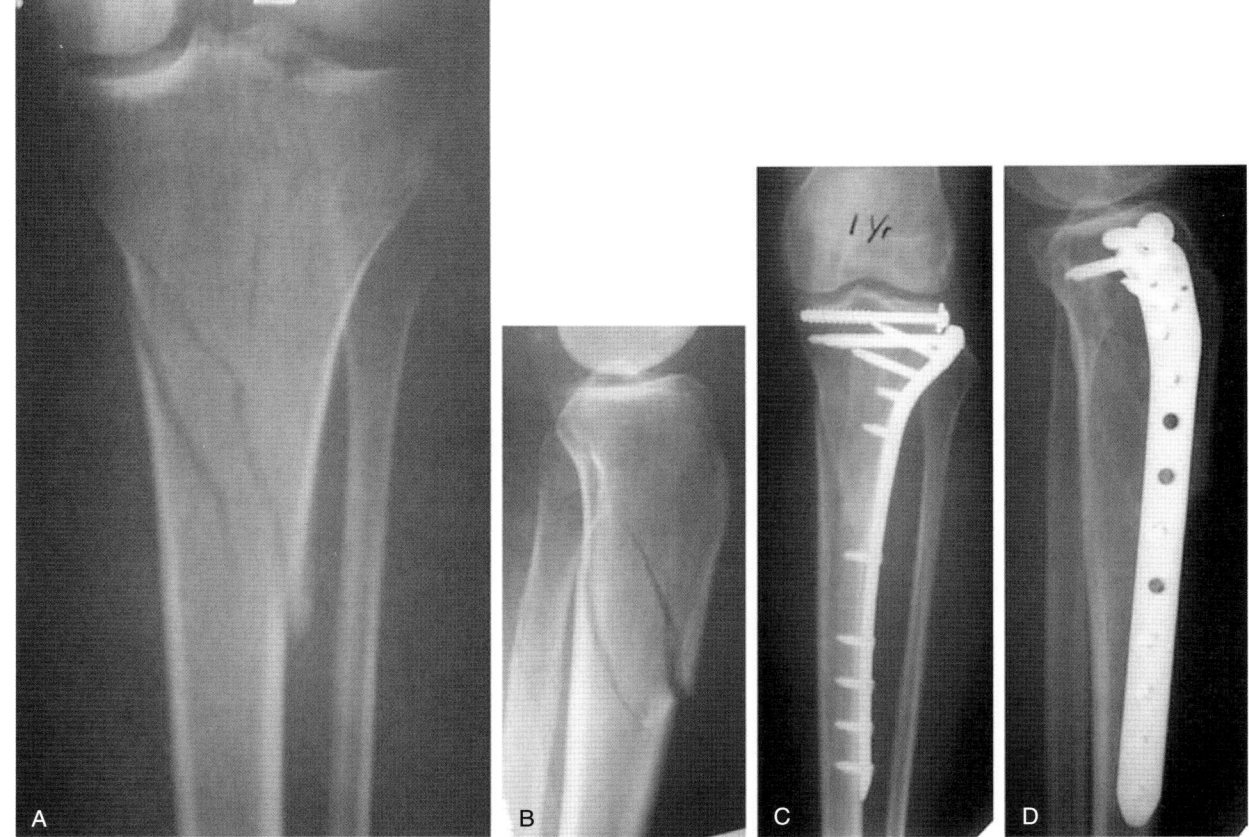

图 58-47 角度微创内固定系统(LISS)。(A,B)胫骨干近端骨折并伴有轻微的关节内延伸。(C,D)关节内切开复位内固定伴经皮肌下微创内固定系统置入后一年随访。(感谢 Kenneth Lambert 博士)

更好的机械稳定性,因此,它们不会改变相对的角度对线。螺钉以垂直钢板的角度螺入,但是现在已有可从不同角度螺入螺钉的接骨板。角度稳定钢板通过多个螺纹固定点(类似内置的外固定)来实现骨的稳定,而不是通过接骨板和骨之间的紧压产生摩擦力 (图58-48)。传统的接骨板,依靠前述的摩擦力,和骨之间没有相对的运动,但如果它们之间松动,稳定性将不复存在。使用角度稳定钢板,锁钉螺钉可以维持更长的稳定性,但是如果骨折不愈合它们最终也会固定失败。随着这些植入物应用经验的增加,相关的问题正越来越明显[366]。

(2)接骨板长度及螺钉密度:AO 建议使用角度稳定螺钉的桥接接骨板长度应至少是骨折区域长度的 3倍,同时,骨折区域两侧的接骨板孔都应至少放置 3枚螺钉(例如:一侧断段的皮质长度足够放置有 6 个孔的接骨板部分,那么这一次应至少打入 3 枚螺钉,同时在关节周围区域应放置更多的螺钉)。干骺端螺钉也应该至少是 3 枚,并尽可能长些。对于短关节周

围段和骨质疏松的患者,干骺端面积扩大的接骨板及锁头螺钉是明智的。在皮质骨,单侧皮质锁头螺钉可以和双侧皮质锁头螺钉获得几乎相同的固定,但后者在明显骨质疏松的皮质表面可获得更好的固定。特别是对于桥接接骨板,在远端和近端锚固钉之间提供足够的长度是非常重要的。通常,至少需要留置 3~4 个孔以减少过度牵张, 这样可以避免固定失败的风险(参见第 4 章和第 5 章)。

大多数胫骨干骨折有使用成角稳定(交锁)接骨板的相对适应证。如前所述的桥接接骨板,可由标准接骨板替代。尽管如此,在靠近膝踝关节的骨折、骨质疏松性骨折及明显的粉碎性骨折以致钢板对侧缺少骨支持时,应该考虑使用锁头螺钉。成角稳定接骨板可以提供更好的对线控制,特别是在额状面上。通常,锁头螺钉较标准的皮质骨和松质骨螺钉价格更高。成角稳定接骨板并不总是能长时间稳定对线,但对于前面提及的情况,仍优于传统的接骨板。

(3)没有接骨板的拉力螺钉:这一技术很大程度上

被髓内钉和接骨板所取代。在长的 A1 型螺旋形骨折中,拉力螺钉可以提供绝对的稳定性。如果螺钉松脱,剩下的固定装置依然可以有效地阻止两骨折断端的移位。为了防止这种松脱,通常加用中和接骨板。没有粉碎的长螺旋骨折(至少是胫骨直径的 3 倍)非常适合于拉力螺钉固定。拉力螺钉的置入技术很重要[229]。骨质条件良好的长螺旋骨折,可以将 3 枚拉力螺钉垂直于胫骨长轴置入,同时在横断面(螺钉所在平面)垂直于骨折线。置入螺钉必须:①间隔均匀;②随骨折线螺旋布置;③在每个骨块表面上居中;④远离薄而易碎的骨折末端。斜面越短或骨折越粉碎,拉力螺钉就越需要由中立位接骨板来保护。然而,使用接骨板后造成软组织的不良后果一定要与其带来的好处相权衡。单独使用拉力螺钉固定应当格外小心。在骨折愈合到足以保护固定物之前要求有限负重。长的螺旋骨折很少移位,因此可以使用承重管型或支具来处理。骨质好、较多移位的螺旋形骨折,最适宜使用这种方法治疗,患肢的功能仅在使用非承重管型的 2~3 个月内受影响。

4.骨折接骨板固定中的植骨

众所周知,骨折若不能足够迅速地愈合将会导致内固定失败。因而,在高能量损伤机制下,骨折伴有较大骨缺损或骨不连或延迟愈合的风险增加时,都应考虑植骨。间接复位和减少损伤的固定器,能够保持软组织的连接和愈合所需的血供,骨折接骨板固定中可以省去植骨。如果损伤导致了明显的骨膜剥离,在闭合性胫骨骨折接骨板固定中使用植骨是明智的。为了减少额外的软组织剥离,外科医生的术前计划就应该包括在使用接骨板前植骨,将移植骨放在骨折的部位。植骨的理想位置是接骨板对侧的骨皮质,但是如果将移植骨放在那里就必须剥离软组织,势必会破坏骨折区的血供,从而有可能达不到理想的效果。

如果骨折是开放性的或者有显著的软组织损伤,那么延迟植骨是安全的(图 58-49)。只有小伤口才可以在延期闭合伤口时通过伤口进行植骨。在明显的外伤以后,植骨应当延迟几周,以减少伤口问题的风险[29]。现在尤其强调微创 ORIF(切开复位内固定)以保护局部的愈合能力,提前早期植骨已变得不再那么重要,除非发生了明显的骨缺损(其他地方将论述)。

5.伤口的处理

在胫骨闭合骨折接骨板固定之后,伤口通常被一

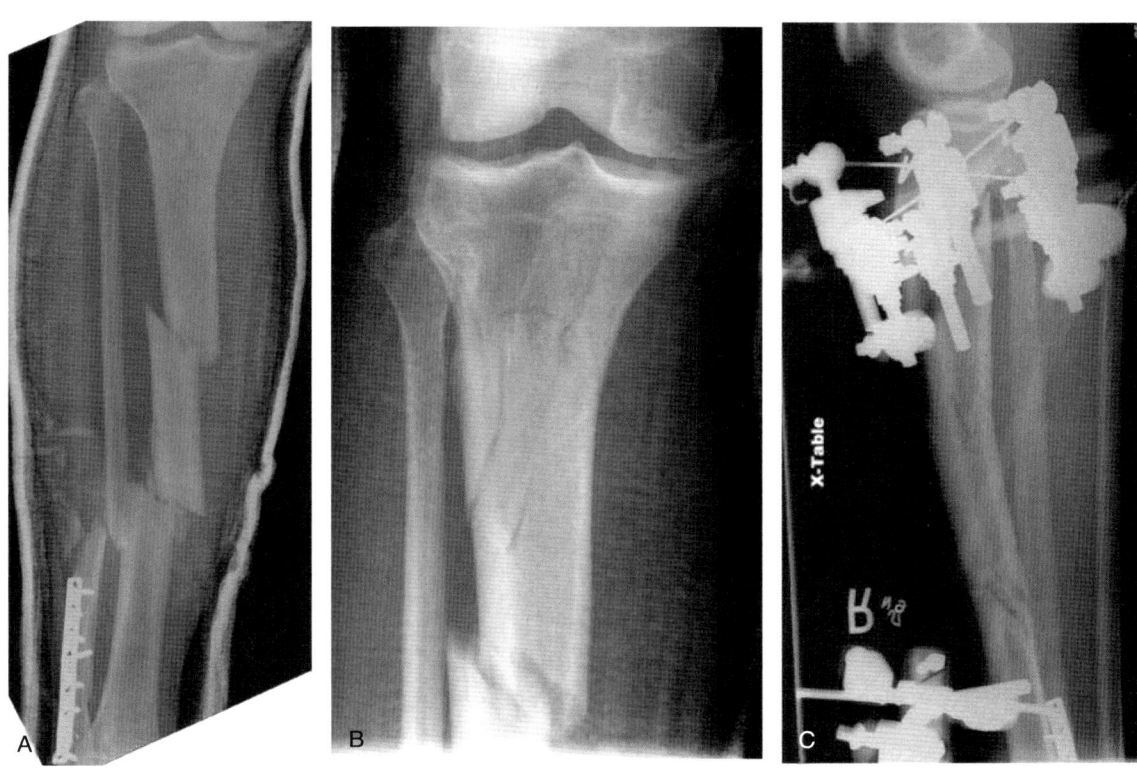

图 58-48 阶段治疗。首先,外固定;随后,3 级开放性胫/腓骨折行最终的桥接接骨板(腓骨骨折已先行接骨板固定)。(A,B)原发损伤的正位片。开放性创伤在最低位骨折平面内侧。注意骨干粉碎性骨折区,B 图可更好观察。(待续)

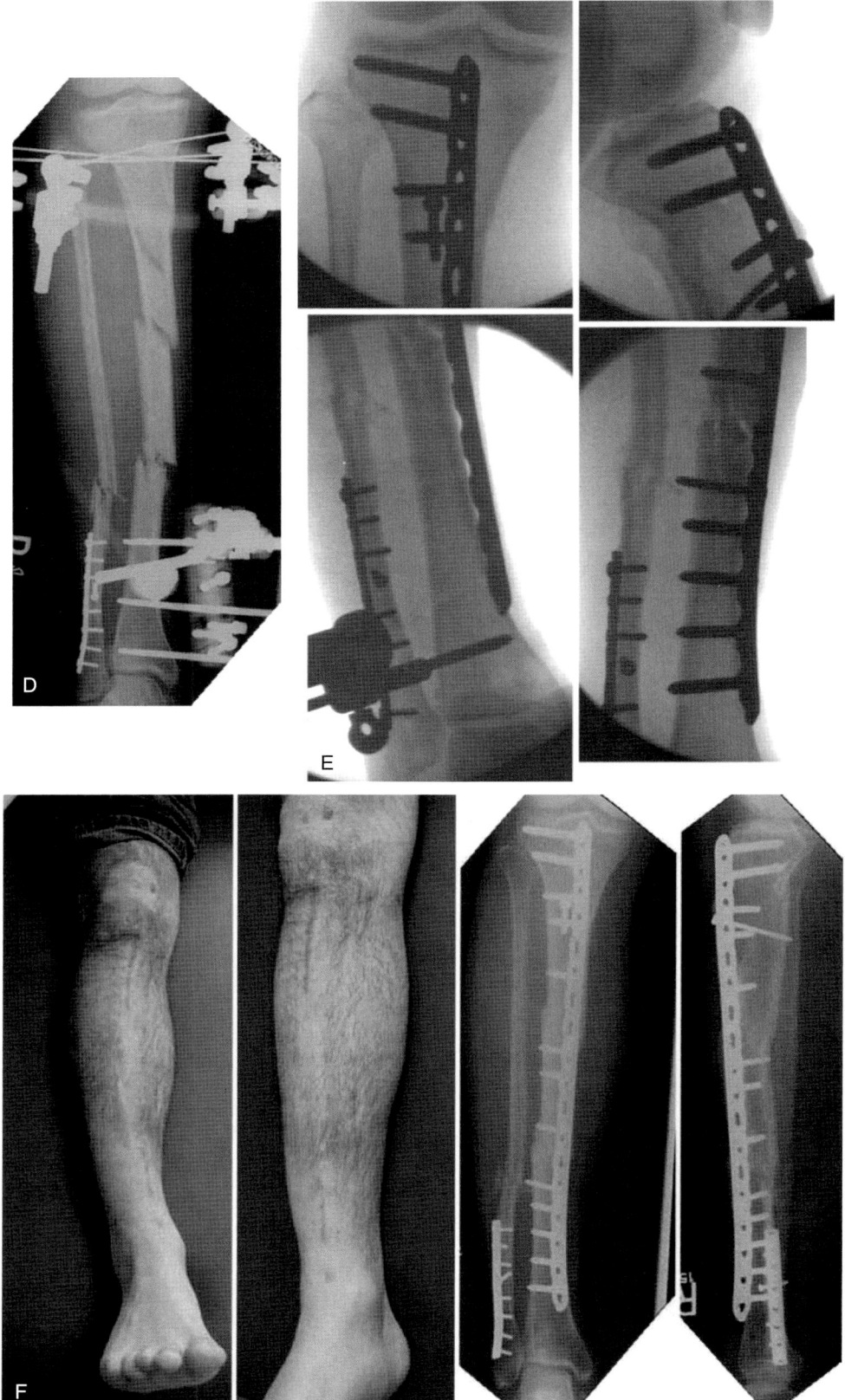

图 58-48(续)　(C,D)在其他医院行初期清创和外固定。(E)正侧位片示:长的交锁稳定钢板作为桥接钢板使用,同时借助 AO 牵引器复位。(F)小腿表面近端和远端的前内侧切口及伤后 7 个月愈合的骨折。

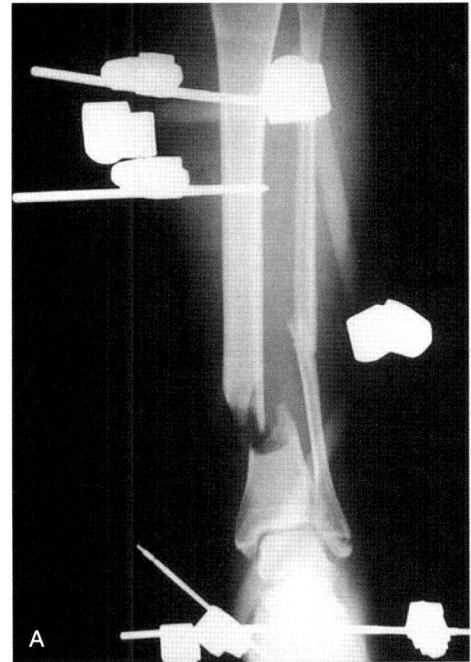
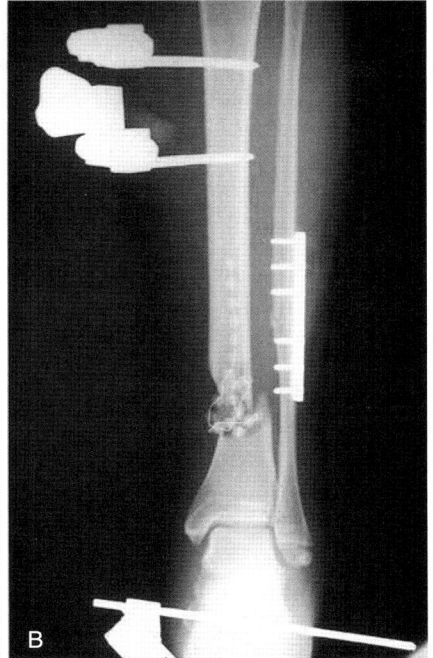
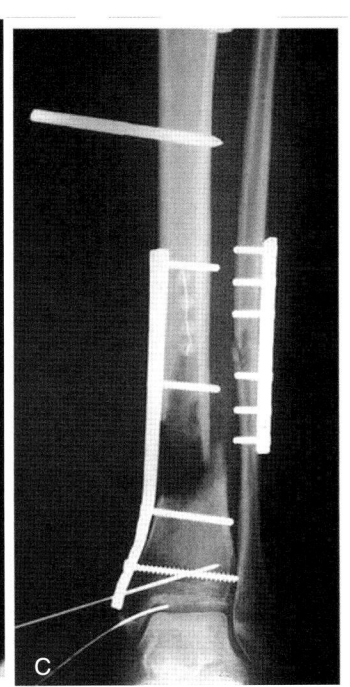
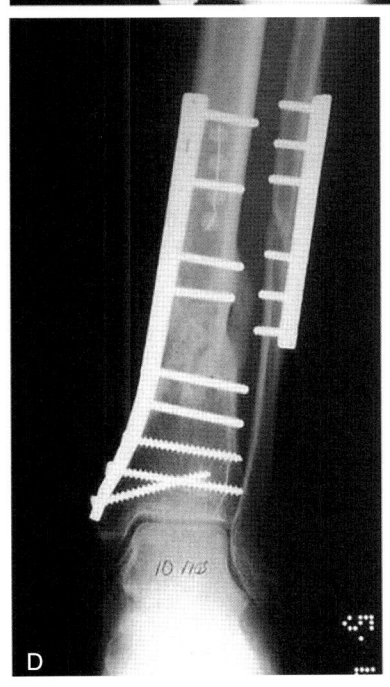

图 58-49 (A)有限伤口冲洗后 36 小时的高能量开放骨折。治疗的第一阶段是清创和外固定。(B)内侧伤口关闭,伤口内放置附载托普霉素的聚甲基丙烯酸甲酯异丁烯酸珠,通过外固定器进行维持,腓骨被间接复位并有限暴露。(C)8 周后内侧已经完好愈合的伤口被重新打开,抗生素珠被自体骨移植所替代,并且使用塑形接骨板。(D)两年后的站立位 X 线片显示骨折愈合良好,踝关节有轻度关节炎性改变。

期闭合,但需要负压引流。筋膜应当被敞开,以减少筋膜室综合征发生的风险,而且皮肤的缝合应当尽可能小心,不要直接用镊子夹皮肤。如果伤口的一侧较薄,最好采用 Algöwer 的改良 Donnati 缝合技术修复,此时,缝合仅通过创伤较重一侧的皮下组织。在使用无菌敷料和足够的衬垫之后,足和踝应当固定在中立位,并且在术后早期适当地抬高下肢。简单地使用预防性抗生素,闭合性骨折行 ORIF 术 24 小时后一般停

用抗生素。在大多数胫骨近端骨折固定之后,将患者的足和踝放置于夹板中比自由放置足踝更舒适。如有要求,早期活动可在几天内开始。夹板对于锻炼间期仍是有帮助的, 可以有舒适感并可避免挛缩的发生。在一些非常严重的下肢损伤中,膝和踝也需要稳定,为此,在胫骨骨折接骨板固定后,可以使用外固定器进行暂时固定。

尽管如此,如果清创合理且彻底,延迟闭合益处

不大。同时要避免常见的延迟闭合,因为这可能导致院内感染。

6.骨折接骨板固定后的康复

　　胫骨骨折接骨板固定的好处之一是,接骨板可以为临近关节和肌腱的活动提供足够的稳定性。关节和肌腱的活动有利于防止僵直。然而,接骨板固定的胫骨骨折必定要延迟负重,负重应等到骨折的愈合可以保护固定物之后再进行。患者最好能够在拐杖的帮助下有限地负重,并捆绑弹力绷带以控制水肿。然而,当患者不够配合或接骨板过于薄时,必须使用额外的外固定进行支持。对大多数不稳定的患者,需要使用屈膝位的长腿管型,管型的足背部分被去除,以允许踝关节背伸超过中立位。也可以使用功能性管型或骨折支架,但这些支具可能无法对固定胫骨骨折的接骨板提供足够的保护,同时,也很容易被患者所弃用。

　　定期的门诊随访是需要的,直到骨折治愈和患者康复。患者应及时报告任何疼痛或伤口问题。除非有问题,一般应每周 4~6 周复查一次 X 线片,直到骨折愈合。在胫骨骨折内固定后的前 6 周内应该非常有限地进行负重(15~20 磅)。如果 X 线片表明固定物维持满意和骨折线进行性消失,那么可以在第二个 6 周内逐渐增加负重。对于创伤更严重的,负重的增加应该慢一些。

　　很少能在坚强内固定中看到外骨痂,除非有植骨或接骨板为桥接方式以促进间接愈合 (见图 58-41)。当外骨痂出现但并不对骨折位置提供支持时,这样束状的"刺激骨痂"有可能暗示负重过多以及有相对的不稳定。出现这种情况就必须减少负重,直到骨痂放射学成熟。如果接骨板固定的胫骨骨折的愈合没有进展,应当考虑早期修正固定物而不是当胫骨的骨质更加疏松时再延迟进行外科手术。踝关节和距下关节的活动锻炼应当在胫骨接骨板内固定后早期开始,以减少由于踝关节挛缩所导致的晚期残废。低阻力和耐力训练会加快骨折的愈合,一旦骨愈合和软组织允许,就应该进行完全的功能康复训练。经过 4~5 个月,大部分用接骨板固定的胫骨骨折会在非负重下愈合。患者在少于 6~9 个月内就接触体育和危险活动是不明智的。对于一些更为严重的损伤,必须延长胫骨骨折愈合的预期时间,并采用临床和 X 线片来重新评估愈合的进程,确保骨折愈合后再进行过多的负重。局部疼痛、发热、肿胀和触痛有可能暗示机械不稳定或隐性感染。充分的影像检查、伤口相吸、检查血沉、C 反应蛋白以及铟标记白细胞扫描可能对鉴别感染有所帮助。

7.接骨板的取出

　　对于严重的创伤,内固定的取出应当被延迟到至少 18 个月或更长的时间。双能量的 X 线吸收研究(DEXA)显示,胫骨接骨板的使用并没有像全关节植入在股骨近端出现应力保护那样,使骨密度进行性减少。严重骨折的不完全愈合,死骨的连续重建,以及近期取出螺钉后出现短暂的应力升高,这些都预计在接骨板取出后会出现再次骨折。延迟到骨折愈合并重塑完成后再取出, 以及在取出接骨板和螺钉后的 6~12 周内避免遭受过多的应力,对于减少再骨折的风险是非常重要的。

8.结果

　　对适当的患者正确使用接骨板,其结果是令人满意的,并且并发症较少,也便于处理。据 Rüedi、Bilat 等[43,407]报道,闭合骨折中"好"和"很好"的结果占 98%,开放骨折占 88%。闭合骨折中有 6%出现并发症,开放性骨折有 32%出现并发症。但经过成功的治疗后,这些并发症对最终结果影响很小。骨不连在闭合骨折中占 1%以下,在开放骨折中占 7%。12%的开放性骨折使用接骨板固定后出现感染。Bilat、Rüedi 和他们的同事[43]最近的报道发现,使用接骨板固定的开放性骨折中有 93%"好"和"优秀"的最终结果,闭合性骨折为 94%。其他的作者也曾热衷于接骨板固定,但并发症发生率比较高(19%~30%),特别是开放性骨折[119,400]。在一项使用带锁头螺钉接骨板治疗胫骨远端骨折的比较试验中, 除了明显开放性骨折接骨板固定后有更高的感染率以外,其他的结果相似。接骨板治疗可以获得更好的对线,但是手术时间较长且运动恢复较差[224]。

(五)一期截肢

1.适应证

　　必须尝试每一种合适的努力来挽救严重损伤的下肢,并恢复其功能。现代骨折的处理适合于绝大多数胫骨骨折[212]。然而如果下肢挽救的风险大,其功能结果比假肢差,治疗的持续会引起难以容忍的社会心理问题,那么截肢是更好的选择[59,82,172,193,495]。据 Caudle 和 Stern 报道, 对于ⅢC 型开放胫骨骨折进行挽救性手术后会产生严重的问题,效果令人沮丧[90]。Geogiadis 等发现, 对于ⅢB 型开放胫骨骨折采用包括游离皮瓣覆盖在内的挽救性手术,损伤的时间越长,程度越严重,相比截肢而言会有更多的并发症和更差的效果[168]。特别重要的是,对于不可避免的截肢,一定不要拖延进行。严重胫骨骨折后,死亡率、病废率以及治疗费用的增加都与截肢的延迟有关。对于不能挽救的下肢进行早期的截肢可以减少病痛和花费,加快康复。为确定严重下肢损伤的截肢适应证,人们做出了大量的努力,其中包括各种不同的严重程度评分系统。Bonanni等严格地综述了 4 个评价方法,他们发现,所有的方法都没有预期的作用[51]。Durham 等认为,敏感性和特异性低,而其严重指数与长期功能结果之间没有相关性[131]。Bosse 等近期报道了在前瞻性多中心研究中应用下肢损伤严重指数的经验("下肢评估研究计划"的一部分,即"LREAP")[58]。关于缺血下肢或非缺血下肢的任何指数研究都不能预期是否需要截肢。

没有一种有效的、可以接受的系统来决定是否需要截肢,因此需要进行外科判断。为此,寻求有经验的医师或者转诊患者至治疗中心是明智的。虽然没有理想的评分系统,但是评分仍然有助于我们对这些具有挑战性的患者进行评估。最近,Rajasekaran 提出了另一个预测严重胫骨骨折后治疗效果和预后的评分系统[381]。但它的作用仍然需要独立地得到证实。需要考虑的损伤和患者因素包括:年龄,休克,缺血时间,骨、肌肉、皮肤、神经、深静脉的损伤,以及污染的严重程度。对所有影响足和踝功能的结构都必须评价其活性和功能。严重损伤所引起的肌肉不可逆损伤会严重影响功能,而截肢后的假肢远比虽然存活但没有功能的足要好得多。足底感觉丧失,本身就是令人信服的截肢指征[60,172]。

2.方法

创伤的截肢既是清创又是功能重建的过程。在胫骨骨折后,标准截肢术的改良通常可以改善残留下肢的功能。在初始阶段,重要的是所有的污染和坏死组织都被清除。如果可能的话,保留一个有功能的膝关节以及胫骨足够的长度也是非常重要的,以利于安放假肢。详细的论述见第 65 章。有功能的膝关节虽然很有益处,因此胫骨结节以上的部位都值得挽救。内侧膝关节线以下 12~18cm 的骨性边缘通常已经足够。保留到胫骨的中段不会带来更多的益处。最好有健康全厚的皮肤覆盖,但是肌肉上方的断层皮肤也可以。重要的是清创彻底,不要试图去保留不能挽救的组织。同样重要的是,不能丢弃截肢平面下方的有价值的组织。不规则的皮瓣可以修复不对称的损伤。间室中有活力的肌肉可以向近端翻转到骨的末端。各种一期和二期的技术有助于获得一个长久耐用的残端。对近端骨折可以考虑固定而不是截肢(图 58-50)。是软组织而非骨的完整性决定了截肢的平面。从足转移负重皮肤或组织移植复合物,可以是神经血管蒂皮瓣或者游离皮瓣。胫骨远端末梢的骨可以用于修复近端缺损,或者使用存活的腓骨段进行修复。在近端膝下创伤性截肢后,对短缩或覆盖不良的残肢进行延期治疗,治疗的方法包括:组织扩张,肌皮瓣旋转和游离,神经支配的筋膜皮瓣,以及使用下肢延长技术的牵引组织发生。然而这些技术都需要医师的判断和经验。

截除的部分可供重建使用。根据患者的损伤程度,收集并使用松质骨、肌腱及断层皮肤。单纯的"截断"截肢牺牲组织太多。除非有近端末损伤组织可以包裹,否则,一期截肢的伤口不应该关闭。应该像其他所有的严重开放骨折一样,早期于手术室内进行反复的清创,最后延期闭合。在 5~7 天内闭合很少会存在皮瓣收缩的问题,而更长时间再闭合则可能会出现。最好是留出骨和组织皮瓣的长度,延期关闭伤口,而不是坚持横行截肢,这样会导致更近端的再截肢。在早期康复阶段敷料保护残肢,避免膝屈曲挛缩。

Heroic 尝试通过挽救膝下平面来显著改善功能,但是可能会导致康复时间的延长,皮肤负重情况下反复破损,没有感觉的皮肤覆盖。如果患者有生命危险或损伤到膝上的残肢,那么就不能进行 Heroic 的尝试。

下肢截肢后的功能是由多种因素决定的,但是必须足够重视外科过程和康复,这样可以或多或少恢复正常活动,并可有效地进行社会心理的调整和职业的调整。在最近的功能效果评估中,Hoogendoorn 和 van der Werken 发现,严重的下肢损伤会对功能和生活质量产生巨大的影响[215]。虽然截肢者的损伤严重程度会更高,但是当采用 SF-36 和 Nottingham 健康测试图进行评估时,截肢者的生活质量与保肢者没有显著差异。

(六)植骨

在治疗胫骨干骨折及其并发症中,植骨起到了相当重要的作用。移植的骨干通常有两种目的:刺激骨折愈合和治疗骨缺损。刺激骨折愈合可参见第 2 章。据两项随机前瞻性试验,在严重开放性胫骨骨折中,

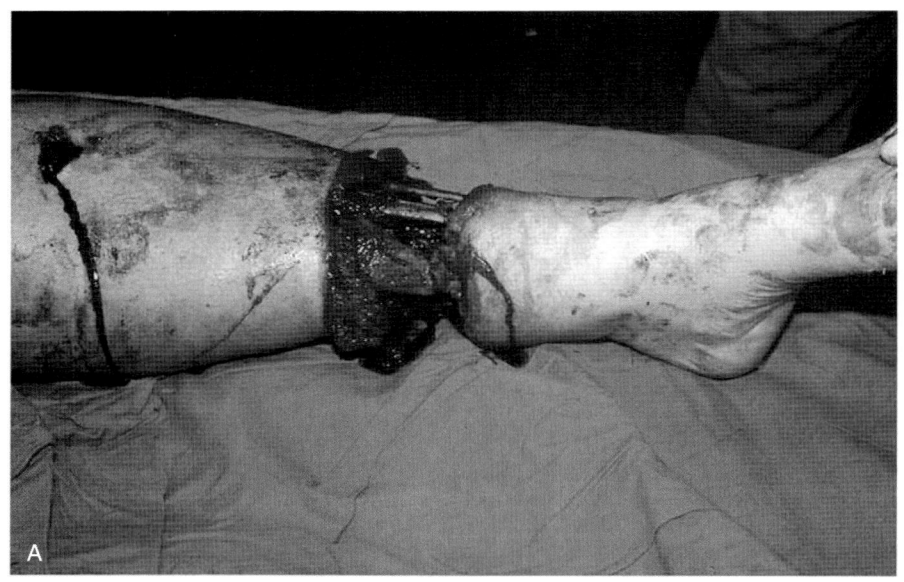

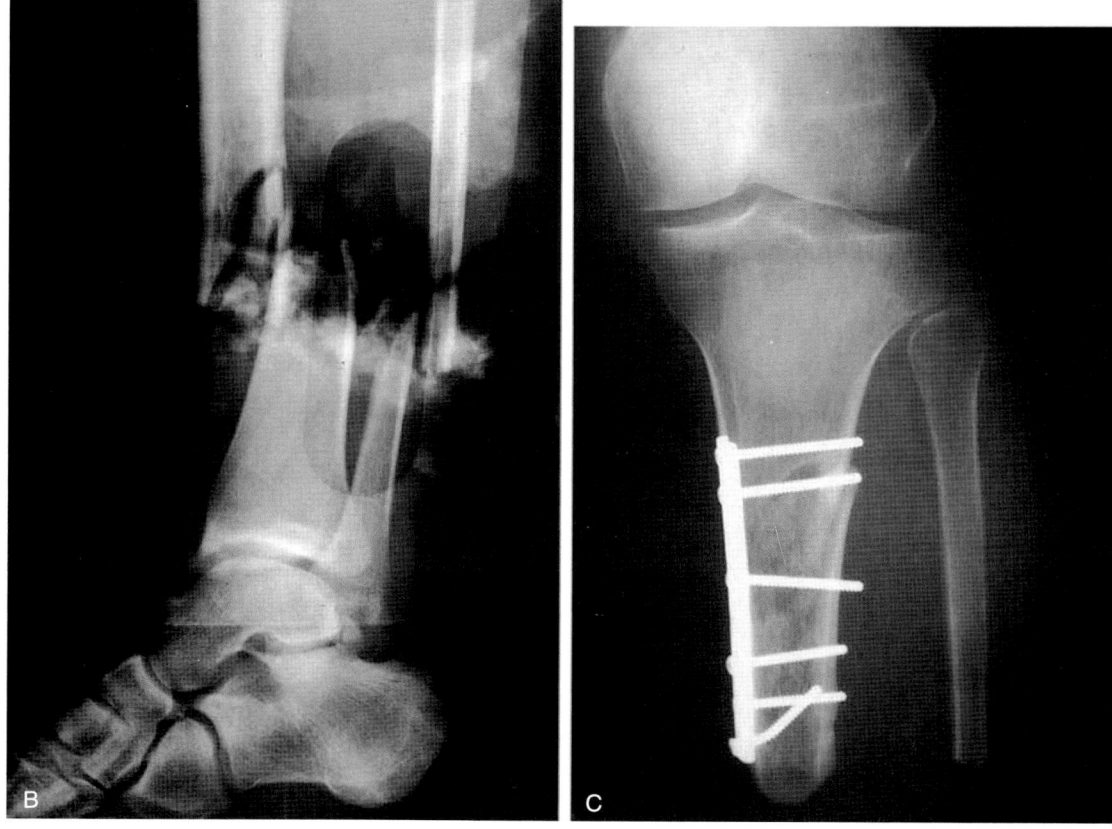

图 58-50　重建截肢。(A,B)下肢被挤压在高速汽车和静止保险杠之间。(C)近端骨折的固定为功能性膝下截肢提供了长度。

人重组骨形态发生蛋白可促进愈合[177,463]。

　　少量骨缺损通常不予处理,明显骨缺损(骨段的部分或完全丢失)通常会阻止或延迟愈合,从而导致再手术并使再次骨折的风险加大。骨缺损有以下的治疗方法可供选择:自体骨移植(松质骨性的或结构性

的),带或不带血管蒂的自体移植,同种异体移植物(无感染)及牵引成骨。Watson 和其同事们的回顾,做出了一个很有意义的总结[512]。

　　术者应该记住,尽管有骨缺损,有些患者可以填充或度过骨缺损,特别是在有骨膜残留的年轻患者

中,这时就不需要进行骨移植。因此,在延迟骨移植的患者行骨移植之前,总是需要进行影像学检查,以确认骨移植的确是需要的。

松质骨移植有利于严重开放性骨折的愈合。骨形态发生蛋白也有相似的作用,但其昂贵的价格妨碍了其普遍使用。自体骨移植可促进此类损伤的愈合,因此可以预防长期伤残和固定失败,如在骨折愈合到适度程度之前过早地拆除外固定,有可能会发生对线失败[136]。骨移植可以和接骨板固定提供相似的保护,尤其是骨折部位有缺损时。当使用髓内钉治疗时,骨移植变得相对不重要,除非因损伤或清创产生了相当大的骨缺损。Robinson 和其同事认为,使用髓内钉治疗胫骨骨折时,所谓的相当大的骨缺损是指缺损的长度大于 2.5cm 或"楔形"骨折块超过 50%的周缘[398]。

当胫骨干骨折有严重缺损、预期会干扰愈合或确定有骨不连时,自体植骨仍然是治疗的主流。在传统上,植骨是为了治疗骨折骨不连。对骨折骨不连高危患者早期使用植骨来促进愈合已被证实有价值[29,45,77,135,455]。完整节段的骨缺损是植骨的绝对适应证。来自爱丁堡的 Robinson 等对需要植骨的缺损的大小进行了评价[398]。他们回顾了 30 例有骨缺损的胫骨骨折,所有的患者都急诊进行了髓内钉固定。他们根据缺损的长度和所占的比例将骨缺损的严重程度进行了分级(表 58-4)。提议对中度程度和严重程度的骨缺损(缺损大于骨周的 50%;缺损长度大于 2.5cm)进行早期(8~12 周)选择性植骨。较小的缺损可以通过髓内钉固定可靠地获得愈合[398]。这项研究显示,髓内钉会对伴有骨缺损的胫骨骨折的治疗带来益处。其他的学者认为,如果对高能量胫骨骨折使用外固定器固定,无论是否有骨缺损都提倡进行植骨。植骨可以缩短愈合时间,避免骨

不连,提高恢复正常骨长度的机会[29,45]。存在的问题是,多大的骨缺损修复需要进行植骨,而且外固定的时间、患者的合作、其他组织的情况都是潜在的挑战因素。虽然植骨时通常要使用外固定器,但是在髓内钉上进行植骨可以更早地去除外固定器,并可能有助于再生骨的力线[86,213]。然而由于存在不同的结果,使这项技术仍处于实验阶段[272]。

1.胫骨干骨折治疗中,骨移植的适应证

适应证如下:明显骨缺损;无外骨痂形成(未绝对坚强固定);感染性骨不连(成功清创及有效的抗生素使用细菌受抑制后)促进愈合的辅助治疗,此时长时间的不愈合会使固定失败,同时这时的骨移植也可刺激骨运输停止部位的再连接。

2.植骨的时机

在认识到植骨的价值后,有人提倡在损伤后根据患者的需要尽早进行植骨。在这个时候对胫骨植骨可以减少骨不连。然而,最大的问题是会增加伤口感染的危险,可以导致移植骨的丢失,并产生本应该避免的手术并发症。如果首先推迟几周(6 周左右)然后再行早期骨移植,那么早期骨移植引起的伤口感染问题将会大大减少。大多数严重胫骨骨折采用外固定器固定的患者必须进行植骨。当然那些在 6~8 周经放射影像显示有愈合进展的,则不必植骨。如果使用髓内钉固定,同样在软组织愈合后,可以使用植骨来治疗有骨缺损的损伤,或者在更换髓内钉时进行植骨。

3.方法

最佳的移植物是自体松质骨,可以取自髂嵴,通常是髂后上棘。另外也可以是大粗隆、股骨髁或胫骨近端末的 Gerdy 结节。取骨的部位通常在同侧。

表 58-4　骨缺损的严重程度

骨缺损等级	解剖缺损
轻微	≤25%的楔形骨块
轻度(换钉;4/9 成功)	楔形占骨周 25%~50%
	楔形在 50%~100%,长度小于 2.5cm
中度(10/11 需要植骨)	楔形在 50%~100%,长度为 2.5~10cm 或环周缺损<2.5cm
严重(10/10 需要植骨)	楔形在 50%~100%,长度>10cm 或环周缺损>2.5cm

Source: Adapted from Robinson, C. M.; et al. Tibial fraituras with bone loss treated by primary reamed intramedullary nailling. J Bone Joint Surg Br 77;906-913, 1995.

理想的植骨区域必须跨越整个骨折区，位于健康的肌层下，可以是原先正常的组织，也可以是肌皮瓣。目前还不清楚后外侧植骨或经过完好组织的植骨是否要优于肌皮瓣下囊袋样植骨。通常最好避免在挛缩、疤痕、僵硬的损伤或愈合组织下植骨。Christian 等指出，可以在肌皮瓣下原先放置附载抗生素 PMMA 珠链的位置进行植骨[96]。一旦软组织愈合，就可以用植骨来替代抗生素珠链。重要的是与转移皮瓣的医师合作，以避免损伤血管蒂。无论是局部转移肌皮瓣还是游离血管皮瓣，要在肌皮瓣下进行植骨都是困难的，除非原先就留有植骨的空间。如果患者的局部软组织是在骨缺损的上方闭合的，也同样存在植骨困难的问题。所以对于需要植骨的患者，在关闭伤口时必须考虑上述的困难。

植骨区域的准备需要多加注意。在保护临近肌肉的同时，必须去除胫骨表面的所有软组织。任何坏死的皮质都要清除，使用锐利的骨凿掀起表层的骨瓣，以暴露出血的骨质。另外也可以使用电钻来暴露出血的骨面。如果骨折的部位有感染或更严重污染，在松质骨植骨上联合应用抗生素是有价值的[91,92]。

Phemister 将骨膜瓣从胫骨前表面掀起将植骨放置于其下的技术，不太适宜于近期损伤。除非健康组织有游离皮瓣或转移肌皮瓣的覆盖，前方的软组织很少可以稳定到能采用这项技术直到数月后。然而后方的软组织通常健康，如 Harmom 所述，可以通过后外侧入路早期进行植骨[147,194,383,444,492]（图 58-51）。如果患者取俯卧位，这项技术更容易实施，其原因是在患者俯卧时位于后方的腓骨悬于后深间室之上。如果有外固定器，可以继续使用，除非固定针已经松动。可以使用消毒的垫子来保护外侧面固定的胫骨。在远端鉴别出外侧间室和后间室的间隔，此处的腓肠肌是腱性的。沿着腓骨的内侧切开骨间膜远端，近端到损伤的区域，这样就可以从正常组织暴露到损伤组织。应该牵开而非进入有大的深静脉和浅层小腿肌肉的间室。骨膜下剥离骨折远近端 4~5cm 的胫骨后侧面，使用锐利的骨凿将皮质形成"花瓣"状。将原先取下的松质骨移植物如前所述放置于出血的胫骨皮质上。如果需要腓骨的支撑力，那么就要将移植骨沿着骨间膜放于腓骨上。由于这样做会形成骨性结合从而会影响踝的功能，因此这项技术最好不采用，除非胫骨缺损严重，需要腓骨的支撑。在术中最好拍摄斜位片以了解植骨的位置。放置负压引流，踝于中立位固定。当伤口愈合时继续进行康复锻炼，并在合适的时候开始负重。

所谓的中心植骨采用的是腓骨上的外侧切口，进入胫骨的前方和骨间膜，与 Harmon 的后外侧入路相似。从骨间膜和胫骨的外侧面将整个前间室的内容物进行抬高，创造出一个可供植骨的"中间间室"的空间，从而可以更靠近胫骨的内侧获得骨性结合。使用骨凿将皮质表面粗造化，并于相邻处将植骨包裹[393]。如果有明显的前方软组织损伤，前间室将不能很好地血管化，也不能作为一个很好的移植床，因此植骨需要位于有更多肌肉保护的后深间室。

(七) 促进胫骨骨折的愈合

大多数胫骨干骨折的患者会有病废时间的延长，特别是骨折愈合延期或骨不连。为此，外科医师一直在寻求加快愈合和保证及时愈合的方法。（见第 2 章）。愈合时间的不同，并存在许多已知和未知的因素，这些都会影响愈合率。众所周知，机械刺激可促进骨痂的形成，例如在骨折部位的活动。Sarmiento 等认识到早期的负重可以带来益处[422,423]。Kenwright 等澄清了机械环境对胫骨愈合的影响[251]。Heckman 等发现，在对胫骨骨折程度较轻的患者（平均移位 33%）进行管型治疗的同时，使用低能量超声通过管型窗在第一周就开始进行每日 20 分钟的治疗，可以更早地达到放射学和临床愈合[200]（图 58-52）。虽然超声治疗组愈合会早 2~3 个月，但是所有患者负重都明显比 Sarmiento 所推荐的要晚。治疗组的平均负重时间是 45 天，对照组为 49 天。这项研究未报告治疗组患者恢复工作或其他活动的时间是否早于对照组。超声治疗似乎可以抵消吸烟对胫骨骨折愈合所带来的危害[106]。超声骨折刺激的作用值得进一步临床研究。看起来至少可以部分抵消吸烟对低能量骨折愈合所带来的危害。通过与骨不连骨折给予安慰剂治疗相比较，超声的作用已经被接受。为此可以有理由得出结论，每日简单的低能量超声治疗可以给胫骨骨折带来益处。可以在骨折的第一周就开始超声治疗，也可以选择应用于那些看起来愈合缓慢的患者。然而 Emami 等的实验显示，对于严重骨折采用髓内钉固定的患者，超声治疗并不能带来更多的益处[145]。更强烈的机械刺激，高能量的体外冲击波也同样会刺激骨愈合。对于非吸烟者和那些骨折部位骨扫描阳性的患者更有效[402]。

各种形式的电刺激已显示在治疗骨折骨不连方面比限制活动更有效[192]。然而其疗效比外科治疗要差[69,225]。Sharrard 研究了对胫骨延迟愈合（16~32 周）的患者采用脉动磁场治疗的效果[438]。45% 的刺激组患者获得了骨折愈合，而对照组为 12%。和机械刺激一样，

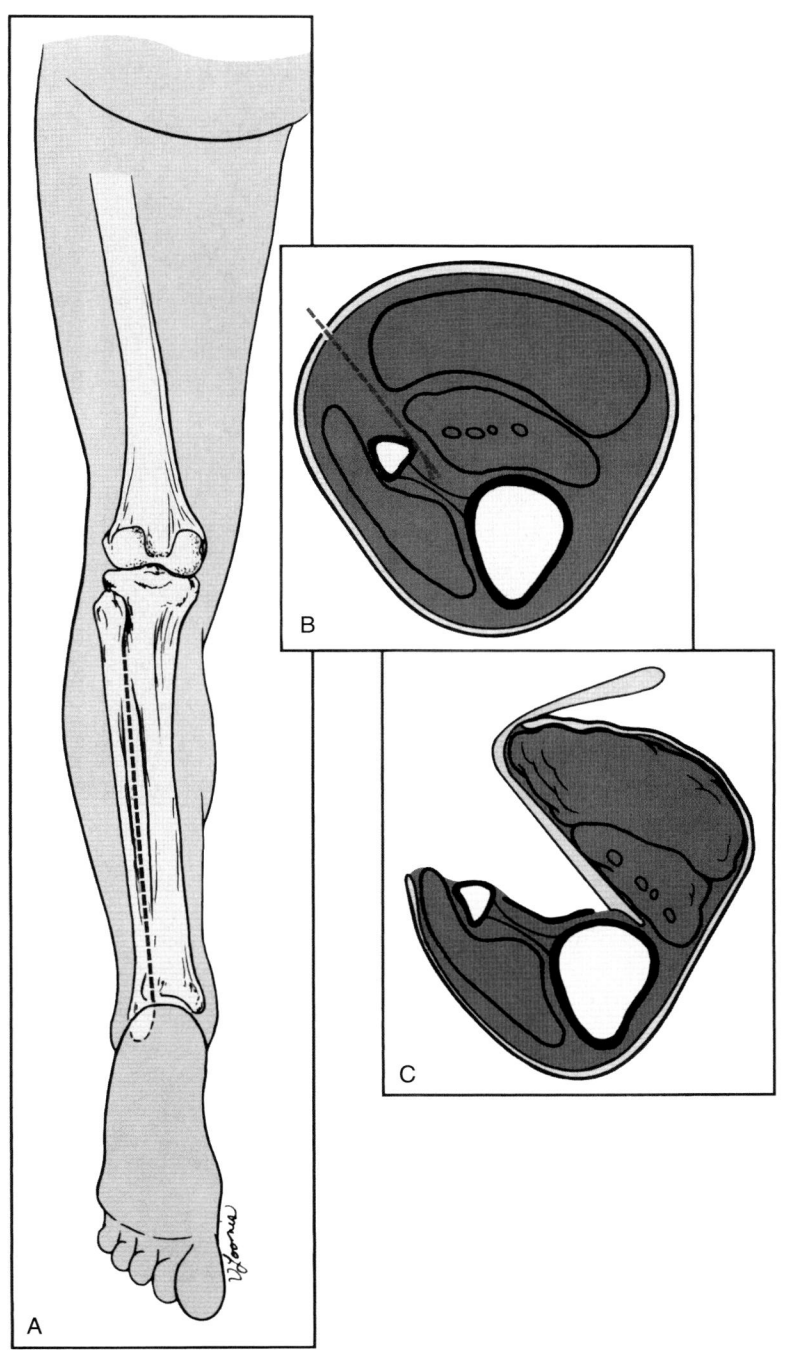

图 58-51　后外侧植骨入路。(A)患者取俯卧位,髂骨的后方和整个下肢备用。下肢抬高或用 Esmarch 止血带驱血,并由充气止血带控制。皮肤切口如图所示。从远端鉴别出腓侧韧带,并向外牵开获得腓骨后侧的入路。(B)后深间室的肌肉从腓骨上分离并牵向内侧,避免损伤小腿后方的大静脉和其他神经血管组织。如果做长切口,并通过近端或远端的正常组织进入骨折部位,那么避免损伤就较为容易。分清完整的骨间膜,通过骨间膜和胫骨的后方进入到骨折处。(C)暴露骨折或骨折骨不连的地方,常规取组织进行培养,暴露胫骨近端和远端相邻的 5cm,并使用骨凿形成一个"羽毛状的"胫骨表面。此表面一旦完成,带有骨膜的血供良好的碎片可作为解剖标本。此时松开止血带检查骨灌注,以及静脉出血。将另外取下的自体髂嵴松质骨或皮质松质骨放置于胫骨的后方,如果需要做胫腓骨的骨连接,植骨放置于骨间膜。建议拍摄垂直于骨间膜的斜位片,以确认有足够的植骨。肌肉下放置吸引,仅闭合皮肤。即使骨折稳定,也需要将足固定于中立位,以避免软组织的活动及马蹄足挛缩。

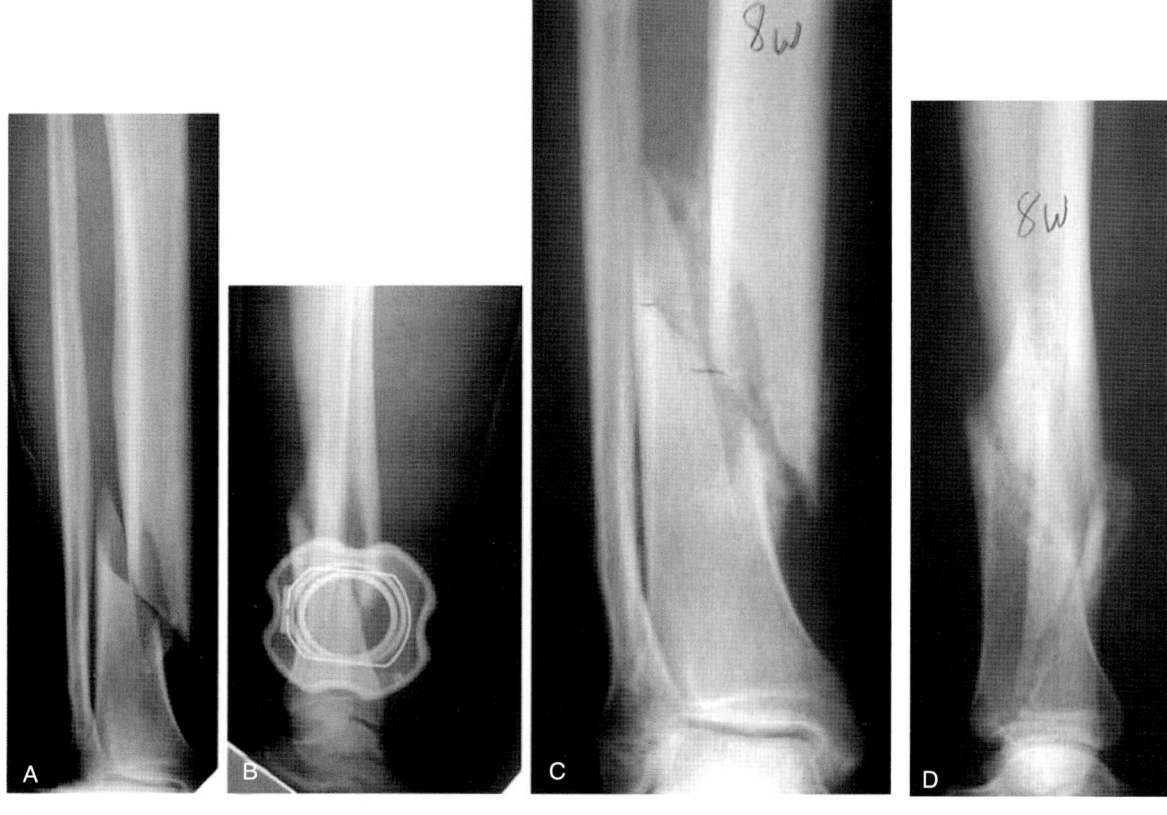

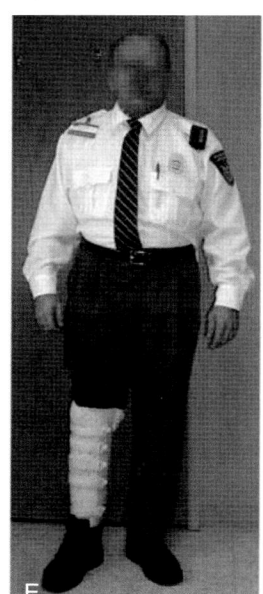

图 58-52　一名 40 岁的吸烟保安,通过超声刺激骨折愈合。(A)远端胫腓骨螺旋形骨折,有 50%移位,采用可以负重的髌韧带支持管型治疗,随后给予功能支具,在可以负重的情况下每天给予 20 分钟的低强度超声波治疗。(B) 侧位片上示出装在管型上的传感器。(C,D)8 周时可见骨痂并对位满意。(E)损伤后第 4 周部分恢复工作,第 10 周完全恢复工作,但仍然使用骨折支具。

如果让骨折区域 Tc ^{99m}MDP 骨扫描时增加摄取,那么电能量更有效[183]。目前尚没有研究显示电刺激会加速或保证新鲜骨折的愈合。用骨形态发生蛋白、生长因子及其他因子的治疗来取代自体骨移植治疗,这在第 2 章中已有所讨论。

(八)愈合的评估

判断胫骨骨折愈合是一个较麻烦的事情。在骨折愈合开始后的许多月中,骨逐步塑形,并最终使明显骨折的区域消失。功能的康复 (如通过肌力和耐力来测量），关节活动，从事体育活动，以及患者可以感觉到的疗效，通常还需要另外的 6~12 个月才会达到稳定[165,450]。因此，愈合只是治疗和恢复过程的开始而非终结。尽管如此，愈合意味着可以逐步不需要外来的支持和活动的限制。按照惯例，当患者可以无痛行走或不需要支撑，而且放射影像显示骨连续时，就可以诊断为愈合。稳定的内固定存在，特别是髓内钉，可以影响对骨折是否愈合的判断。尽管有明显的临床愈合，但是一些内固定的患者并没有达到影像学愈合。虽然影像学愈合通常会在几个月以后出现，但是考虑到骨折骨不连位置存在微动，因此仍有延迟固定失败的可能。

骨折愈合的诊断应依靠病史、体格检查以及放射影像。可以询问患者骨折部位是否有疼痛，特别是活动的时候。疼痛可能在损伤后的第一周明显减轻，但是很少会完全消失[217,450]。骨折愈合的患者通常可以在不适用拐杖的情况下完全负重。由于严重的损伤通常需要更长的愈合时间，所以必须考虑到不同损伤愈合的时间。Ellis 的研究显示，80%的轻度胫骨骨折（无移位骨折）在大约 12 周愈合，80%的中度骨折（移位，无粉碎）15 周愈合，而 80%的严重骨折（完全移位，明显粉碎或明显开放伤口）需要 27 周愈合[142]。在体格检查上，骨折愈合后表现为没有骨折活动，或在任何方向下屈曲没有疼痛。可以有一些局部直接触痛。骨折愈合后温度的上升不明显。通过装在外固定器针上的应力计可以测定其抗弯曲强度，可以通过人工评价机械性能来进行"骨折位置稳定性"的评价。Richardson 等证实，用应力计测定的矢状面强度达每度 15Nm 以上就可以诊断为骨折愈合[391]。

正侧位平片可以监测胫骨骨折的力线，加上双45°斜位片有助于判断骨折的愈合[133]。新骨形成（放射学骨痂）必须在每张片子上都显示有骨折缺损的连接。如果存在骨不连，通常在 4 张片子中至少有一张明显（见图 58-10）。X 线断层照片和 CT 有一定作用，但是通常并不比曝光良好的平片更具有确凿性[41]。外力下的应力位片也有帮助，但是除非体检时有明显的移动，否则应力位片很少具有说服力。Panjabi 等证实，医师不能单纯根据一种类型的放射影像表现来可靠地评估骨的力量[360]。Hammer 等进一步对此进行了明确的阐述[191]。Blokhuis 等也增加了许多证据[47]。必须对患者在 3 个月或更长时间拍摄的系列 X 线片仔细进行阅读，以发现是否有如下问题：逐步进展的畸形，器械失败，缺乏成熟骨痂，骨折裂隙明显增加。Schnarkowski 等证实，CT 上显示的骨折骨痂数量的改

变可能预示着外固定治疗的胫骨干骨折正在逐步愈合[429]。Bhattacharyya 认为，CT 可敏感地发现骨不连的表现，但假阳性也比较常见[41]。

然而笔者个人认为，无论是单一的胫骨骨折 CT 表现还是放射学家的判读，相对于病史、体格检查以及 4 个方位平片及荧光检查，并不能带来更多的帮助。在去除坚强外固定后，虽然有放射学显示微小骨痂存在，但是骨折位置仍会感觉非常僵硬。1 天或 2 天后再进行检查时，可以出现明显的骨折活动。如前所述，完整的内固定可以消除骨折活动和触痛。因此，除非内固定失败，否则很少会在内固定后出现愈合不完全的临床表现。

解剖复位和骨折块间加压是坚强内固定的特点。如果可以达到坚强固定，那么骨折线在固定后的放射影像上一开始就会变得不明显。骨折固定绝对稳定后基本上不会有外骨痂的形成。在这种情况下对于愈合的诊断必须依据没有疼痛，以及放射影像上没有不稳定的征象（例如，外骨痂，固定丧失，或植入物周围骨吸收）。患者根据医师的判断和经验，在适当的时机逐步从非负重进展到完全负重。由于内固定并不能加快愈合，因此必须至少有 4 个月以上的限制活动。

第四节　胫骨骨折的结局

在历史上，胫骨骨折的结局可以用相当简单的名词来表述：骨不连率，平均愈合时间，感染发生率，以及一些放射影像发现，如成角或短缩。影响胫骨骨折结局的其他因素包括：最终畸形程度，例如旋转、长度、成角、部位，实际愈合和完全康复时间，最终的功能表现，以及足和踝关节的活动度。同样重要但较少包括在内的还有：住院时间，相关费用和并发症，手术的次数，门诊患者康复，以及残废的费用。很明显，胫骨骨折后可以用许多有效的指标来体现骨折的结局。外科医师可以根据上述的指标得出一个简明的等级标准，但对患者未必有帮助（见表 55-3 和表 55-4）。

目前的效果评估从方法学和结局的解释上有所改良。目前有许多种健康状态评估手段。对于胫骨骨折后的结局，每个人所关心可能有所不同，因此评估方法的敏感性和特异性仍需要进一步阐明。例如，用于衡量低能量损伤结局的等级系统相对于普通的健康状态评估手段，可以提供胫骨骨折更为详尽的评估（见第 24 章）。可能需要有更详细的评估手段来鉴别细小的运动恢复变化。然而，这种评估并不能提供更

多重要信息,例如:并发症的发生率和严重程度,患者和社会的花费,恢复工作所需的时间,以及晚期并发症的危险性。另外,患者所关心的不仅是疼痛和功能,而且还包括下肢的外形。

如何进行评估会影响到评估结果的质量。例如,Bridgman 和 Baird 所发表的胫骨骨折结局标准与其他的作者有许多差异。根据不同的选择标准,他们的 51 例患者中有 4%~42% 的效果不理想[67]。骨不连、骨髓炎、畸形、截肢和严重的疼痛很明显并不是期望的结果,通常是判断为结果差的标准。然而,对于骨不连或感染,由于改变了治疗手段,从而最终下肢效果满意。骨不连的骨折,尽管有畸形、足和踝的挛缩、功能差,但是在一些分类中被报道为效果满意。对于ⅢC 型开放骨折,截肢在一定程度上通常会比保肢有更好的结果。很明显哪些因素要包含,哪些因素不包含,都会对作者治疗效果的判断有很大的影响。同样,对于骨折愈合和明显畸形的定义不同也会影响结局的阐明。不同因素对胫骨骨折结局的重要性尚不明确,也没有对各种因素分出层次[67]。例如,多大的成角可以接受?Merchant 和 Diet,以及 Kristensen 等的长期随访研究并未阐明多大的成角畸形会损害最终的结局[271,319]。然而,其他作者支持大家公认的观点,即认为过度成角是一个问题[218,378,379,505]。Tesworth 和 Paley 综述了这个论题[473]。如果不能确定多大程度的畸形会导致关节炎或影响功能,那么任何"畸形愈合"的判断必定是武断的。

由于患者复原的过程是逐步而长期的,因此对于评价效果的时间掌握极为重要。愈合所需要的时间是胫骨骨折治疗研究的中心。患者愈合的时间看起来是具体和客观的,但是事实上门诊患者通常要在至少数周内才进行随访,并做出了愈合的判断。另外,愈合的判断是根据症状、功能以及放射影像表现,这也是武断的。因此,愈合时间存在数周差异的精确性以及有效性是值得怀疑的。

当所研究的参数康复缓慢时,时间的评估可能特别重要。例如,后足活动的改善可能需要 1~2 年[376]。因此,目前还不清楚不同胫骨骨折结局的判断最终需要多长时间(见表 58-5)。Gaston 指出了各种功能恢复的平均时间,这些患者是由 Edinburgh 小组采用扩髓髓内钉固定的。可以预见,其他的治疗方案以及患者间的差异可能会影响患者恢复这些功能的时间。DaSilva 等发现,对于 Ellis 的轻度骨折,最多需要 10 个月的愈合时间,而中度的为 12 个月,严重胫骨骨折则需要 17 个月。

在对损伤的严重程度或治疗效果差异进行描述前,必须考虑到其他会引起混淆的因素,包括其他的损伤以及其他与患者相关的因素。重要的是必须知道多种问题会在不同方面影响到患者胫骨干骨折后的结局。Gaston 等前瞻性研究了一些扩髓髓内钉治疗患者预测其结局的可能性,骨折的分类采用了几种公认的系统,即 AO/OTA 系统、Tscherne 闭合骨折分类标准和 Winquist 和 Hansen 的粉碎评估标准,并考虑了移位的程度、骨折的位置和腓骨的完整性[164]。他们考虑了愈合率及愈合时间、畸形愈合率、深部感染率和再次手术的必要性,以及完成不同功能任务的能力(见表 58-5),发现,Tscherne 标准在一定程度上可以预测结局,但没有一种评估系统具有明显的预测价值。尽管许多外科医生,例如 Henley 和 Rommens,相信软组织损伤的严重程度会明显影响到胫骨干骨折的结局,但是我们用于定量评估损伤的方法可能太粗糙,以至不能证明其相关性[205,401]。

然而目前的证据确实提示了胫骨骨折结局的一些重要事实:复原需要数月,而且从患者的观点来看复原很少是完全的[10,99,127,171,174,290]。任何形式的治疗后并发症都常见,不同的治疗方法有不同类型的并发症。因此,对于所有不同严重程度的胫骨骨折,要证实一种治疗方法要明显优于其他的方法是困难的。

表 58-5	胫骨干骨折采用扩髓髓内钉治疗后完成规定功能活动的能力
功能活动	**平均周数 ***
维持不协调的姿势	7
长时间膝下跪	24
屈身或爬行	18
长时间行走	6
爬楼梯或斜坡	3
硬地上行走	9
跳跃	25
爬梯子	18
跑步	27
恢复工作	13
恢复运动训练	25
恢复运动	41

*93 例患者的恢复上述所列活动的平均时间。

Source: Data from Gaston, P.,et al.Fractures of the tibia. Can their outcome be predicted. J Bone Joint Surg Br81:71-76, 1999.

然而有更多的证据显示，内固定，特别是扩髓髓内钉固定至少在治疗相对更严重的骨折上，有更好的结局[54,129,240,288,427,480]。

Horne[217]、Skoog[450]报道了胫骨干骨折的残留问题，他们发现，踝活动受限与症状和功能受损有联系。Kyro 等[276]的报道与此类似，胫骨干骨折后持续存在的客观和主观问题非常高发，Greenwood [180]、Skoog [450]和Ferguson[153]也有同样的报道。

当仅仅采用平均时间或百分数来报告评估结局时，正如 Watson-Jones 和 Coltart 所指出的，必须记住："发现 1074 例胫骨骨折平均愈合时间为 17 周并不意味着什么。17 周这个数字完全取决于不同骨折在总病例中所占的比例。简单的骨折愈合需要大约 10 周，复杂骨折需要 10~20 周，感染性骨折的愈合需要 6~12 个月，无血供的骨折需要 1~3 年"[513]。

Austin 的图 58-53 显示了损伤程度的分层以及积累愈合曲线，其中，横坐标表示损伤后的周数，纵坐标表达愈合百分数[15]。愈合曲线的右移，斜率更高，不能达到 100%愈合都是严重损伤以及患者治疗不成功的典型表现。如果对损伤程度进行分层，治疗的影响就更清楚了。通过 Ellis[142]非手术治疗的结果和 Burwell[81]的接骨板分层治疗的结果分析（图 58-54），显示了骨

折程度以及治疗的重要性。愈合曲线显示接骨板治疗的结果相对较差，特别是更严重的损伤。同样清楚的是，Ellis 分型的轻度损伤和中度损伤，它们之间治疗结果的差异相对较小，而中度损伤和严重损伤之间治疗结果的差异较大。轻度和中度的差别看起来与管型治疗无相关性，然而对于 Burwell 的接骨板治疗则相

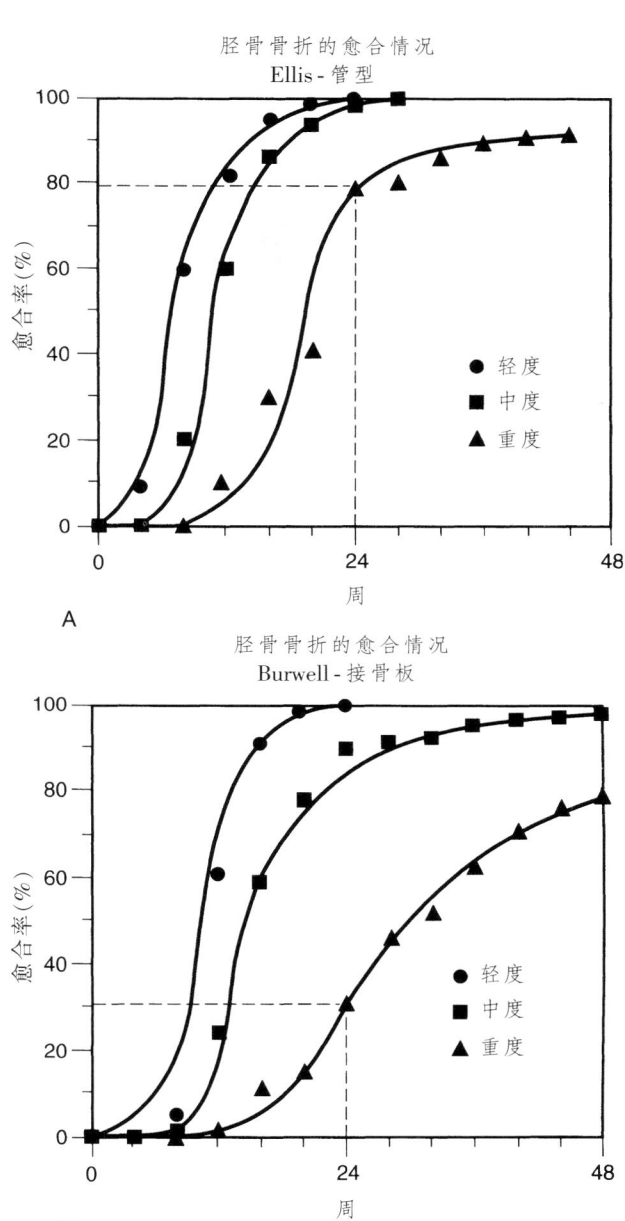

A

B

图 58-54　Austin 绘制了轻度、中度、和重度胫骨干骨折的数据，(A) 为 Ellis 管型治疗，(B) 为 Burwell 接骨板治疗。每种程度的骨折用不同的曲线示出其积累愈合百分数和所需的时间。这张图表阐明了个体患者骨折愈合的结果及其潜在显著性之间的差异。(Redrawn from Austin,R.T.Injury 9：93-101,1977.)

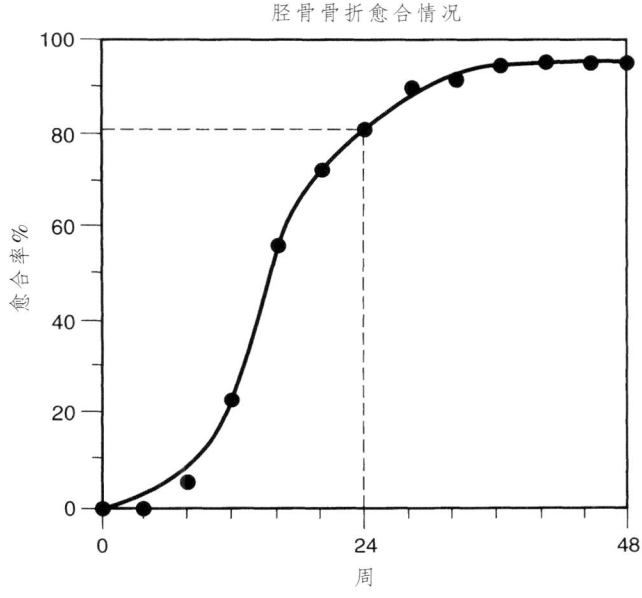

图 58-53　绘制出愈合百分数相对于所花时间的曲线，可以更好地了解胫骨骨折愈合所需的时间。图中示出这一病例系列的80%胫骨骨折患者在 24 周时愈合。(Redrawn from Austin,R.T. Injury 9:93-101,1977.)

关性明显。

　　积累愈合曲线所发现的另一个重要结果是,不同组的结果之间通常存在着相当大的重叠(即一些严重损伤患者的愈合时间与轻度患者一样)。

　　Austin 采用积累愈合曲线报道了用 Sarmiento 的 PTS 管型治疗胫骨骨折的前瞻性研究 (图 58-55)[16]。特别需要注意的是,轻度组和中度组之间,以及轻度组与重度组之间有着显著性差异,而中度组与重度组之间差异非常小。90% 的轻度骨折在 20 周愈合,但是 60% 的中度骨折(完全移位,粉碎较轻,小伤口)的愈合则需要 47 周。如图 58-56,显示了胫骨横行骨折患者恢复工作的时间,积累百分数曲线可以用于报道最终的结果[5]。

胫骨骨折结果的评价

　　Bauer 等[23]将胫骨骨折治疗结果分为 3 级:良好(没有或极少主诉、完全没有或仅有轻微的功能受限),尚可(少量主诉或功能受限),不良(大量主诉、骨不连、伤口液体流出、截肢或膝踝功能差)。Edwards 扩展了这个分类,使用 8 个不同的参数,加上骨不连、骨髓炎和截肢来对结果进行分类[137]。他的分类系统见表 58-6,这个系统考虑了疼痛、工作能力、步态、运动能

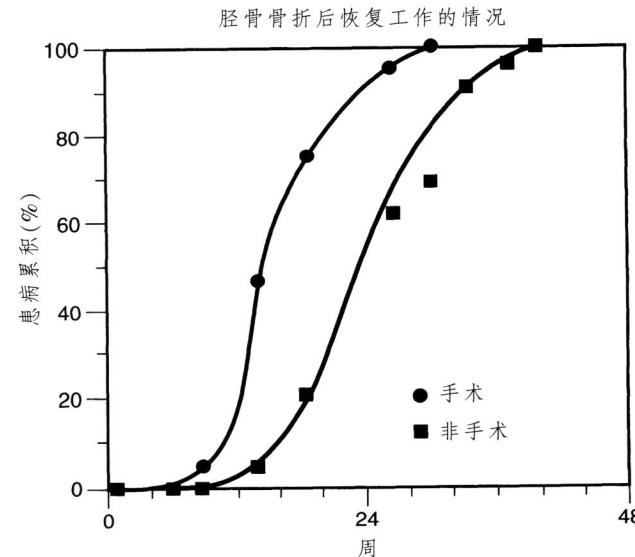

图 58-56　横行胫骨骨折患者恢复工作的累积百分数相对损伤后时间的曲线图,数据来自于瑞士国家保险公司。14 周时 50% 手术治疗的患者恢复工作,而 50% 非手术患者则需要 22 周。图中可见,所有患者在损伤后 40 周以内都恢复了工作。(Data from Allgower,M.AO/ASIF Dialogue 1:1,1985.)

力、膝踝足的活动度以及下肢肿胀情况。Edawards 报告的结果如下:149 例螺旋形骨折,良好占 83%,尚可占 17%,不良占 0%;149 例闭合性横行骨折,良好占 75%,尚可占 20%,不良占 5%;106 例开放性横行骨折,良好占 59%,尚可占 26%,不良占 14%。

　　Johner 和 Wruhs 把胫骨骨折结果分为 4 个等级,考虑了畸形这个因素,而其他分类系统通常不考虑畸形,但其他评价因素与 Edwards 分类相同(表 58-7)[230]。在 Johner 和 Wruhs 的分类方法中,"优秀"和"良好"相当于 Edwards 分类中的 "良好","不良","不良"与 Edwards 分类中"不良"实质上完全相同。根据这个分类系统,他们报道了 283 例胫骨骨折患者(其中 84% 是闭合骨折)4~8 年后的结果(见图 58-8)。这些骨折中 67% 采用接骨板固定,30% 采用髓内钉固定,3% 采用外固定架固定。这组病例中 86% 为优秀或良好,9% 为尚可,5% 为不良。不同形态的骨折,治疗结果的优良率从 50% 到 100% 不等。与其他学者的结果相一致,他们发现,间接暴力所致的螺旋或斜行骨折(A1,A2,B1,C1) 治疗效果最好, 优秀或良好率可达 93%~100%。直接暴力所致的横行骨折(A3,B2)治疗效果稍差,优秀或良好率为 80%~92%。直接暴力所致的粉碎

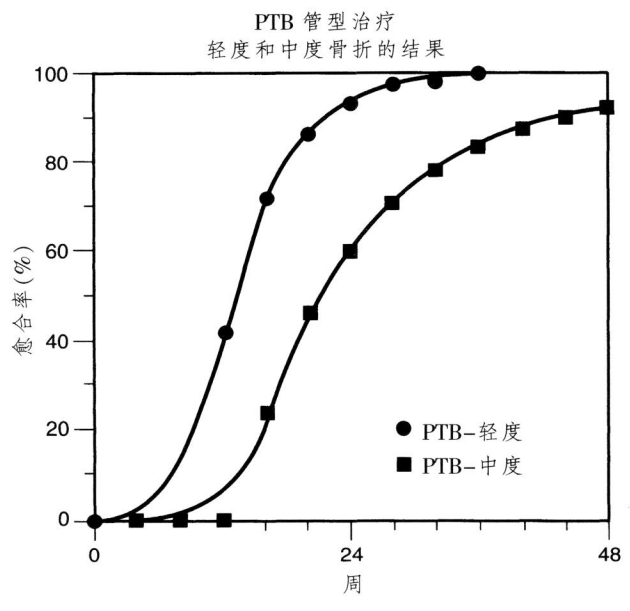

图 58-55　用 Austin 通过早期负重加髌腱支持管型治疗轻度和中度骨折的愈合时间差异。(Data from Austin,R.T.Injury 13:10-22,1981.)

表 58-6　胫骨骨折治疗后结果的 Edwards 分型系统

	好	可	差
1.疼痛	少或无	轻度	严重
2.工作能力	正常	干重活困难或不能	明显降低,只能坐着工作
3.跛行	无	轻微或出现在剧烈活动后	持续
4.运动能力	正常	能力下降	只能短距离行走
5.膝活动	稳定,伸直正常,屈曲丧失小于20°	稳定,伸直正常,屈曲至少90°	不能完全伸直,屈曲小于90°
6.踝活动	背屈丧失小于10°,跖屈丧失小于20°	背屈超过90°,跖屈丧失小于30°	背屈小于90°,跖屈丧失超过30°
7.足活动	内外旋的减少小于25%	中等减少	严重减少
8.下肢的肿胀	轻微,仅出现在活动后	轻微	持续

结果差还包括
1.截肢
2.骨髓炎,伴反复引流
3.假关节

Source: Edwards, P. Acta Orthop Scand Suppl 76:33, 1965.

性横行骨折(B2,C2,C3)治疗效果最差,优秀或良好率为 50%~75%。必须要强调指出的是,Johner 和 Wruhs 报道的这些病例来自于瑞士伯尔尼大学临床骨科,都是由内固定方面的专家处理的，大部分为低到中等能量损伤。

第五节　并发症及其治疗

　　胫骨骨折治疗的实质是避免并发症,这些并发症前面大都已经提到过了。本节主要回顾胫骨骨折的并

表 58-7　评估胫骨干骨折最终结果的 Johner 和 Wrushs 标准

	优秀(左=右)	好	可	差
骨不连,骨炎,截骨	无	无	无	有
神经血管紊乱	无	轻微	中等	严重
畸形				
内外翻	无	2°~5°	6°~10°	>10°
前倾/反屈	0°~5°	6°~10°	11°~20°	>20°
旋转	0°~5°	6°~10°	11°~20°	>20°
短缩	0~5mm	6~10mm	11~20mm	>20mm
活动				
膝	正常	>80%	>75%	<75%
踝	正常	>75%	>50%	<50%
距下关节	>75%	>50%	<50%	---
疼痛	无	偶尔	中度	严重
步态	正常	正常	不明显跛行	明显跛行
需要力量的活动	可以	受限制	严重受限	不能

Source: Johner, R.; Wrushs, O.Classfication of tbial shaft fractures and correlation with rasales after rigid internal fitation.Clin Orthop 178:12, 1983.

发症,见表58-8。

一、骨折局部的问题

(一)伤口溃烂

伤口愈合困难常常是由于受伤当时遭受的损伤,尤其是在脱套伤和支配皮肤的血供受损的情况下。当手术切口通过损伤区域时,伤口愈合困难更容易发生,而这种情况并不鲜见。深部擦伤、挫伤、高度肿胀以及水泡都预示该区域危险性很高。此时不要试图在这个区域进行手术,要等到该区域恢复后再进行,这样可以避免问题的发生。

局部挫伤、组织血流灌注差、伤口开放、表浅细菌污染或临近骨折断端容易造成感染。没有明显的感染,表浅的伤口将会愈合,除非局部血供差、骨折不稳定、血肿及外在压力。早期发现皮瓣有危险很重要。正确处理并纠正部分或全部因素可以保留住该皮瓣。如果发生皮肤全层坏死。成熟骨痂未形成之前骨折端外露,就很可能发生了深部感染。立即清除坏死皮肤并以有活力的皮瓣转位覆盖,能够预防深部感染并促进骨折愈合。

小的伤口,尤其是未与骨折处血肿相通的伤口,经简单处理后就能愈合。有完整骨膜的骨会很快被肉芽组织覆盖。如果没有骨膜或坏死,这个过程就会长很多,尽管仍会发生。甚至暴露的金属也能被二期伤口愈合所覆盖,但过程缓慢,经常被感染、疼痛、肿胀、红斑、引流等这些因素打断。虽然在外露的接骨板周围仍然存在着慢性感染,如果固定可靠的话,骨愈合过程常常会继续缓慢进行。一旦骨折愈合,取出接骨板并对接骨板周围组织进行清创,这样常可达到伤口二期愈合,避免感染灶死灰复燃[79]。

(二)感染

急性感染:不断增加的疼痛、伤口引流或窦道延伸,预示着存在深部感染。伤口探查并进行深部组织培养,或有时进行抽吸,能够做到早期诊断。认识这些征象的意义是很重要的,因为延误诊断和治疗会对结果不利。一些感染可能是慢性的而且不痛,它们对骨愈合影响极小。骨愈合后,取出接骨板、清创和短期使用抗生素即可。更多的情况是,损伤后一周内的急性感染导致进行性组织坏死以及骨折愈合停止。此时,需要通过外科治疗(不仅仅是抗生素)来获得理想的结果。

有时感染表浅未向深层延伸,但这种情况很少,因

表 58-8　胫骨和腓骨骨折的并发症

骨和骨折部位
　深部感染
　　急性
　　慢性骨炎、排脓或骨髓炎
　骨缺损
　延期愈合
　骨不连
　畸形愈合
　管型或支具对线丢失
　固定的问题
　　器械的失败
　　骨的失败
　再骨折
皮肤和皮下组织
　伤口坏死
　伤口感染(表浅)
　褥疮
神经
　直接损伤
　管型或支具压迫
　缺血损伤(筋膜室综合征)
　反射交感性营养不良
血管
　动脉闭塞
　静脉功能不全
　深静脉血栓
　筋膜室综合征
关节活动
　伴有关节面骨折
　挛缩
　　膝
　　踝
　　距下
　　足和趾
　晚期关节炎(继发于畸形)
　远端疲劳性骨折
功能
　疼痛
　失能(临时或永久性)
　　客观
　　　肌力
　　　耐力
　　主观
　　　日常活动
　　　工作
　　　运动
美容

为胫骨骨折损伤区域广泛,外科医生必须从最坏处考虑。另一个有争议的问题是,软组织坏死是因损伤引起还是因损伤组织瓣缺血引起。虽然开始时不痛,没有明显的感染的症状和体征,但此问题绝不能被忽视,如果坏死组织不被清除,伤口不被健康组织覆盖的话,就会变成感染。伤口闭合常常需要外科修复手段。

骨折部位的急性深部感染与慢性骨髓炎有很多相似之处,都会出现组织坏死和骨缺血。需要通过外科手段清除这些病变以达到有效的治疗。抗生素是有益处的,但仅仅起辅助作用。骨折端稳定很关键,如果骨折还未愈合,最好通过外科手术提供稳定性。通常情况下,外固定架是最佳选择,它可以避免内固定物的异物反应,并能够提供良好的稳定性。患者的各种因素,尤其是局部的血供和全身营养状况,都起着重要作用。治疗的顺序通常是:①清创;②用外固定架提供稳定性;③用带蒂肌瓣或游离肌瓣进行覆盖;④通过植骨或牵引成骨来修复骨缺损[79,110,147,263,305,394,479,534]。清创可能会导致胫骨骨缺损,后面会讨论具体治疗方法(图 58-57)。

髓内钉固定后的感染:如果感染的胫骨骨折是稳定的,而且感染可以控制,最好维持髓内钉固定直到骨折愈合[110,534]。如果肿胀形成,必须要进行引流,并建议取出髓内钉并对髓腔扩髓。如果 X 线片显示髓内骨侵蚀,也需要进行髓腔扩髓。如果这些措施能控制感染,更要考虑更换髓内钉直到骨折愈合(图 58-58)。感染控制后,可进行植骨来填充骨缺损和(或)刺激骨愈合。根据深部组织的培养和药敏结果选择强有力的抗生素。骨髓进行性感染或持续很长时间,常会导致髓内钉松动。取出已经松动的髓内钉并更换粗一点的髓内钉可增加稳定性。使用更粗的髓腔锉慢慢地扩髓,还可以起到清创的作用。采用这种方法时,在扩髓前不要上止血带,扩髓清除的组织送培养以选择合适的抗生素。这种方法对髓内钉固定后严重感染可能没有效果。干骺端区域的感染无法进行彻底的清创,可能预示着要失败。如果更换髓内钉的方法不成功,应该取出髓内钉,更加彻底地清创,并使用外固定架[110,534](图 58-59)。

伤口表浅感染:伤口表浅感染有时是对闭合骨折进行开放治疗时产生的,也有的是开放性损伤后出现的。明确其含义并诊断是重要的,因为对深部感染进行轻微的治疗通常是无效的。更糟的是,不能及时和正确认识和治疗深部感染,就不能进行明确的护理。因此,如果疼痛、压痛、红肿和引流这些症状持续存

在,且超过了伤口正常炎性反应的天数,首先应该将其视为深部感染的可能征象[79]。正确的深部组织培养是明确感染是否延伸到皮下组织的特异性方法。用来做培养的组织样本通常可以在无菌技术下通过针吸获得。骨折血肿和任何金属周围区域都应该取样,做革兰染色液研究,并进行培养和药敏实验。如果抽不出液体,可以加入少量无抑菌作用的盐水进行培养。更为确切的检验方法是手术探查伤口,直视下取标本做细菌学检查。因为这样可以快速得到准确的诊断和治疗。对可能感染的损伤进行正规的手术探查比仅仅在病房打开伤口要安全。早期积极治疗明显感染可最大程度减少恢复时间,改善治疗效果。然而,有些有浅表红斑的患者,可能是细菌性蜂窝织炎,没有深部感染的征象,通过几天休息、抬高患肢以及应用针对革兰阳性菌的抗生素会有效果。

慢性感染(包括感染性骨不连):胫骨骨折后慢性骨髓炎的严重程度各有不同。轻度感染几乎没有疼痛,伤口引流量少,不会出现很明显的症状,不需要太多的治疗。然而,任何这些潜在的问题,无论是单独出现还是合并出现,如果严重到一定程度,都需要进行治疗。外科医生和患者必须共同决定患者的疾病是否严重到一定程度,是否会引起功能丧失,并做出相应的治疗选择。以往,慢性创伤性胫骨骨髓炎给人的印象是病程漫长,不通过截肢不可将其"治愈",现在,专家们通过现代治疗获得的令人信服的结果已经改变了这种印象, 例如,Cierny 治疗胫骨中段感染性骨不连,2 年的成功率可达99%[97]。虽然心理社会因素对慢性胫骨骨不连的影响是复杂的[479],但通过成功的治疗可以使生活质量获得显著的提高[65]。人们不要因为指望单独使用抗生素能够治愈慢性胫骨骨髓炎而延误了适当的外科治疗。如果进行了适度的清创和健康皮肤覆盖,仍未能朝着骨折愈合方向稳步前进,就需要对治疗方案进行重新评价。

当对慢性骨髓炎制订治疗方案时,无论骨折是否愈合,外科医生都必须仔细评估患者各个方面的问题。引起感染的局部和全身的因素可按照 Cierny 分类(见第 19 章和第 21 章)。精确地弄清什么是困扰患者的问题。患者的功能是如何受到损害的?患者希望什么,害怕什么。患者可能认为与感染并不直接相关的疼痛、功能受限或者外观比感染本身的问题更重要。成功地控制了骨髓炎但给患者遗留下对线不良、功能受限的肢体是没有意义的。

弄清患者的病情,外科医生要考虑各种治疗选

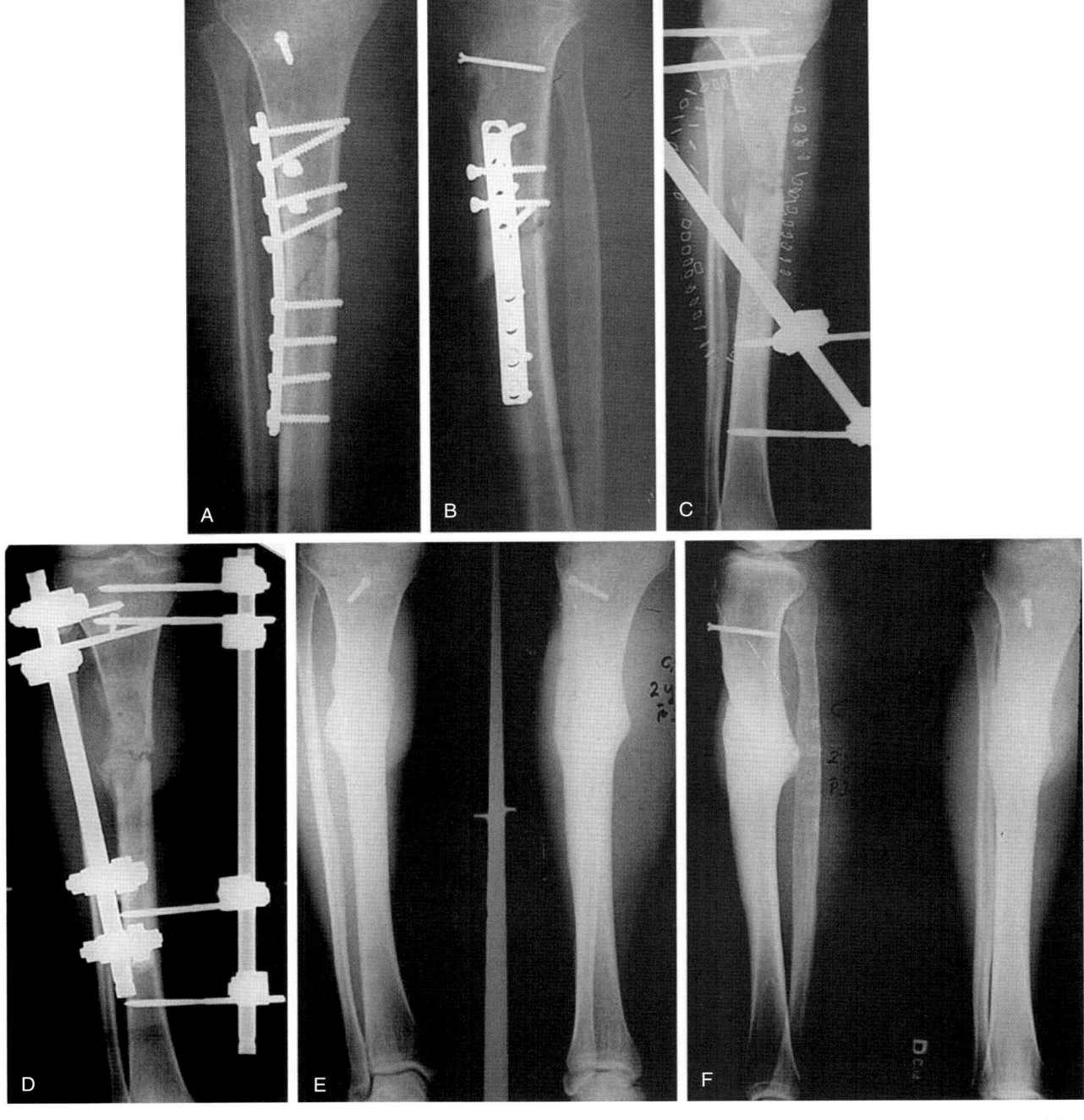

图 58-57 接骨板固定后胫骨干骨折处感染。(A,B)在愈合前器械松动。(C)去除接骨板和螺钉,使用外固定器获得稳定,并使得伤口清创容易进行。随后使用内侧腓肠肌蒂皮瓣,在伤口干净、整个骨有健康的肉芽组织覆盖后行松质骨植骨。(D)一旦伤口愈合,在骨质疏松的近端干骺端增加外固定的针以增加骨折的稳定。(E,F)伤口和骨折愈合。

择。对于一个相对良性的感染,治疗上可能仅仅需要观察,不必采取积极的治疗,除非感染急性发作。有时,短期口服和静滴抗生素能够控制急性感染。对于有些患者,长期口服抗生素是成功的。

骨髓炎症状明显的患者需要外科治疗[25,226,493,532],尤其是骨折没有愈合的。治疗目的可能仅限于消除急性症状,或扩展到彻底切除所有潜在感染和坏死组织或接近于感染和坏死的组织,然后分阶段进行重建以便获得对疾病过程的长久控制,使功能和解剖恢复正常。如果出现点状脓肿或坏死区,如果脓液可以抽吸,

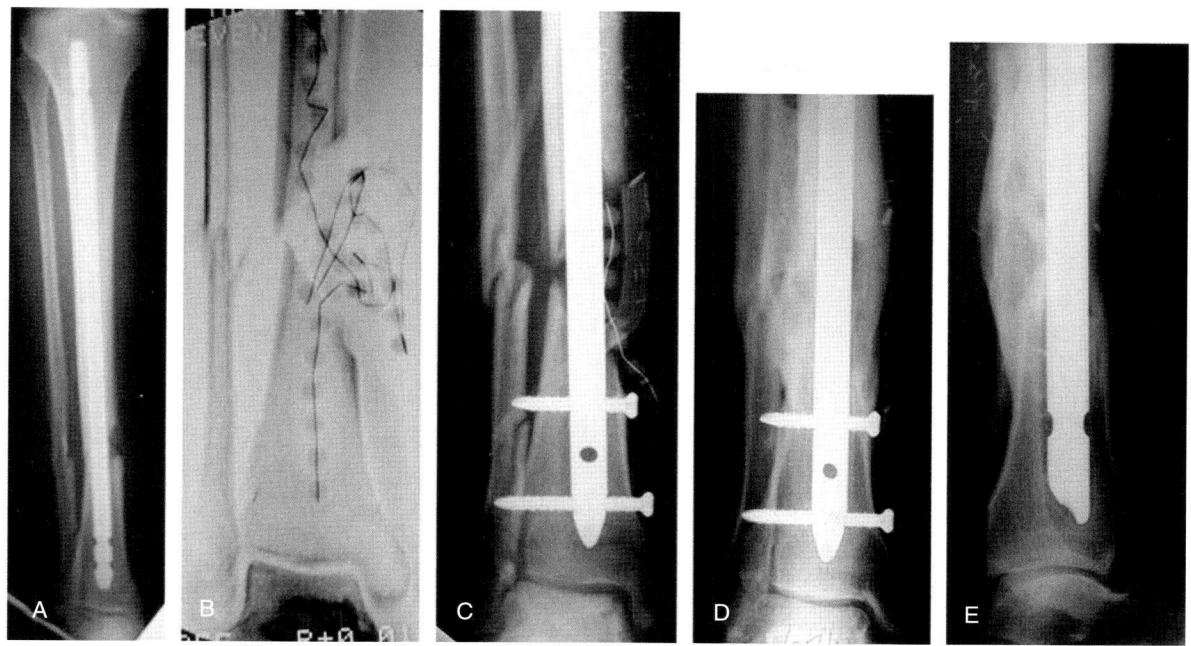

图 58-58　置入髓内钉后的早期感染。(A)清创不彻底,髓内钉固定后 1 个月于开放的骨折伤口行脓液引流。(B)去除髓内钉,清创,临时外固定器固定。(C)一周后再次插入髓内钉,并放置托普霉素聚甲基丙烯酸甲酯珠,静脉给予抗生素。(D)6 周后去除抗生素珠,改为植骨。(E)损伤后 2 年患者完全恢复,而无感染复发。

或者如果患者局部或全身状况在恶化,或尽管用了最好的抗生素而得不到改善,则建议外科手术治疗。医生必须知道治疗的范围有多广,并要根据术中发现调整术前方案,因为被感染的组织术前无法用任何影像学检查精确地测定。术中做出的决定要对患者当面讲清楚,患者也可以参与判断治疗是否能缓解炎症急性发作。有时,手术宜相对减小,这样的手术包括切开和引流点状脓肿,清除局部坏死和血供差的软组织和骨组织。对于功能良好,偶尔复发,尚能忍受的慢性骨髓炎患者,经过这样的有限治疗会很快恢复,痛苦较少。如果功能障碍和疼痛显著,且频繁发作,并发现骨的进行性破坏威胁到骨的完整性,外科治疗可对感染进行控制或得到"治愈"。对每个患者,治疗方案要做到个体化。慢性创伤性胫骨骨髓炎绝不会仅仅局限于骨,包绕胫骨的周围软组织通常是治疗的关键。以下几点至关重要:①骨折是否愈合;②对骨的清创是否会造成骨缺损甚至有产生病理性骨折的危险;③外科治疗前后肢体的功能状况;④可供选择的恢复软组织覆盖和骨连接的各种方法;⑤患者的局部和全身状况。这几个问题已在第 19 章和第 21 章进行过讨论。

胫骨干骨折感染的外科治疗

1.术前计划

仔细的体格检查至关重要。脉搏、局部每一根神经的运动和感觉以及软组织覆盖等情况,都必须做出评估和记录,因为这些都会影响治疗结果和手术的风险。在设计到达感染区域的入路时,以及在预期关闭伤口出现的问题可能需要组织转移以获得覆盖时,必须要考虑组织柔顺性、血供和结疤情况。要建立合适的外科目标。如果出现感染性骨不连,首先要进行彻底的清创并应用抗生素来控制感染,然后才是骨重建。有存在骨不连时,感染通常会复发。如果骨折已经愈合,外科医生要做的就是根除感染,或仅仅控制死灰复燃的发生。前者要求根治性切除所有的坏死、污染和感染的组织,后者则要简单得多,仅仅是脓液引流。如果在 X 线片或 CT 片上证实有死骨,相对有限的清创可能是最合适的。通过柔软的小导液管注入泛影葡胺,能够指导清创。同样也可以在手术开始时向窦道内注入稀释的亚甲蓝溶液,使窦道内组织染色,以便于手术医生辨认和切除。以笔者的

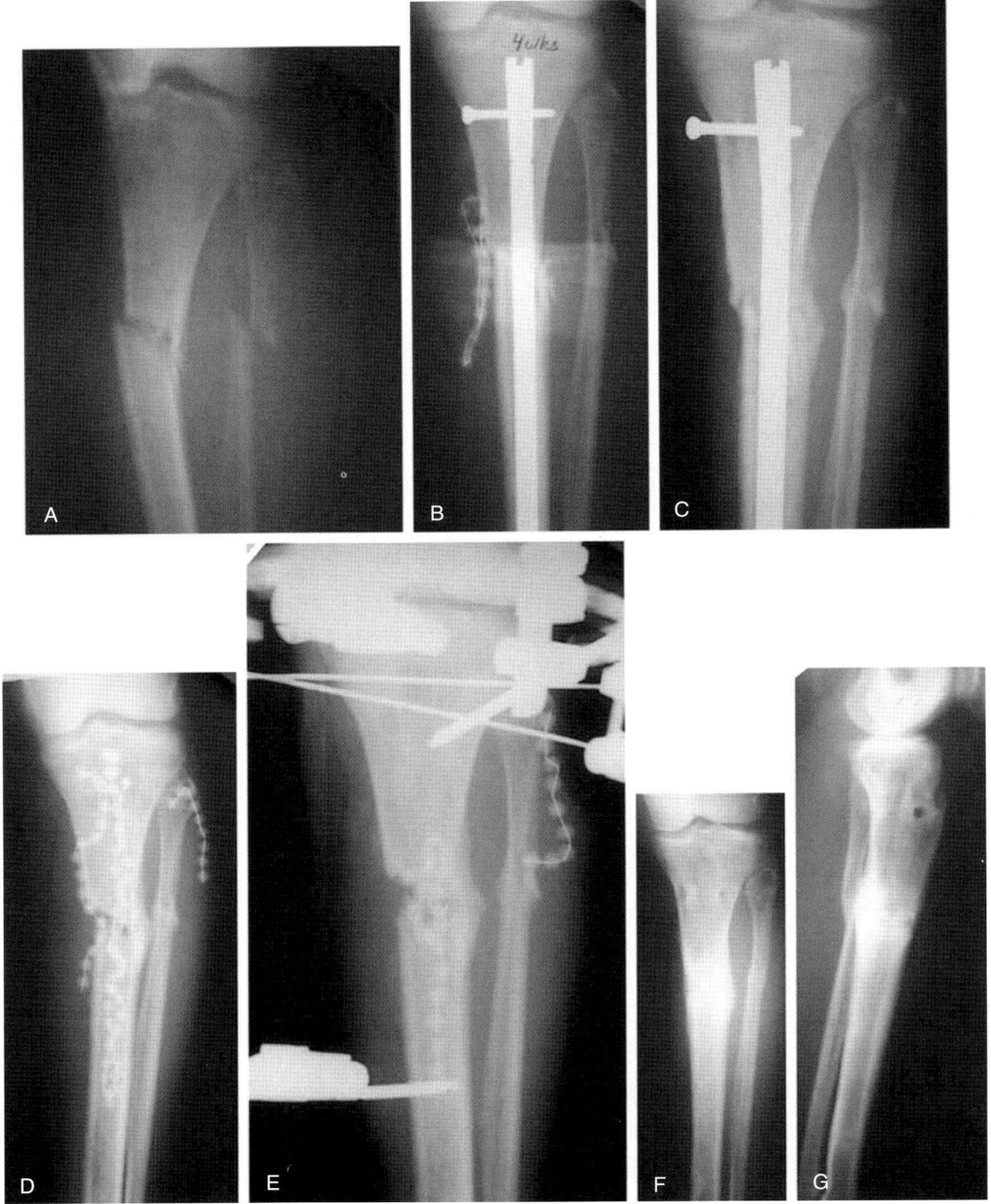

图 58-59 (A)行人被汽车撞后造成开放性ⅢA型骨折,最初治疗进行了清创和髓内钉固定,留有小伤口开放直至二期愈合。(B)通过持续引流,伤口清创完全,数天后伤口闭合。培养为"阴性"。(C)持续疼痛伴器械松动,导致闭合伤口中流脓。(D)去除髓内钉,伤口广泛清创,并使用含有托普霉素的珠。(E)混合性外固定。一旦伤口愈合,在使用局部和系统抗生素后伤口清洁,给予自体骨移植。继续使用外固定直到愈合,并可以完全负重。(F,G)2年随访时的正侧位片显示骨折愈合,且没有感染复发。

经验,无论是锝标记CT扫描还是MRI,对于明确骨感染的范围和程度都没有帮助,因为它们会显示大面积异常而不仅仅是坏死的感染骨。清创时剩余骨和软组织的大体外观是最重要的指导。当然在没有异常发现时,MRI对评估深层次软组织问题和排除骨内侵犯是有帮助的。

2.切口

感染的胫骨骨折通常在需要清创的区域会有些创作或手术伤口造成瘢痕。一般来讲,必须从这些瘢痕中选择一个最合适的而不是做一个新的切口来到达要清创的区域。如果一定要跨过原先的切口,最好与其有一个合适的角度,但是借用原先的切口当然要比跨过这个切口更好。医生们一般更喜欢使用纵切口而不是横切口。正如 Tetsworth 和 cierny 在其文章中所述,胫骨骨髓炎清创的外科入路应该在骨膜外,以便尽可能多地保留胫骨的血供[472]。一旦明确了要清创的区域,只有该区域的骨膜会受到影响。任何缺血或不健康的软组织都要切除,并要轻柔地处理保留下来的组织。设计的切口必要时要可以延长,以便能到达所有需要清创的骨组织。要尽量在无张力条件下闭合伤口,但不能为了伤口闭合而造成清创不彻底。手术医生在必要时还可以选择其他方法闭合伤口。

3.清创

去除所有分离的骨块后,坏死骨可用一个带有良好冲洗器的高速钻头切除,直至持续有血流出。有反应性和活力的组织如果不影响清创,应该予以保留。如果有内固定物存在,并且骨折没有愈合,在清创时通常应该去除掉内固定物,至少暂时去除掉,并换成外固定支架。如果感染延伸到骨干的髓腔,髓内钉扩髓通常能彻底清创,当然也会造成一些皮质骨坏死。使用锋利的髓腔钻,慢慢地推前,不断地冲洗,这样可以减少皮质骨坏死的程度。扩髓应该在止血带放松的情况下进行。如果髓腔是完整的,在远端开一个4.5mm 的洞,可以降低髓腔内的压力,并减少碎屑进入血管的机会。如果感染从髓腔蔓延到干骺端,或者骨的内表面有明显的凹陷,就无法通过扩髓使清创彻底,需要另外在骨皮质上开一个卵圆形的窗来达到目的。这个窗口宽度可达 7~10mm,长度根据需要而定,以便能够将坏死骨取出。如果长度超过 10cm,宽度应更窄一点。同时对胫骨内外表面进行清创是不合理的,因为这样实质上是破坏了局部组织的全部血供,结果是既不能促进骨愈合,也不能抵抗感染。应把这两个步骤分开进行,间隔几个星期会更安全[472]。有时想对骨髓炎彻底清创,又想保留被营养很差的疤痕和骨膜包绕的骨质,这是不可能的。如果做这样广泛的切除,外科医生必须有一个重建缺损和在一段时间内进行康复的完整计划。重建稳定性需要进行骨移植或植骨,有条件的情况下可行软组织显微血管移植,

或对侧组织瓣转位[98,337,359,452,499,512]。2cm 以下的小缺损可用自体松质骨植骨。如果在植骨上加入适当的抗生素,感染复发的概率将会大大降低[91,92]。

术者采取分步清创可以随时观察各组织的存活能力。近几年,为了应对细菌重复感染和干燥坏死,通常让伤口保持在开放状态,甚至处于湿敷下。用浸有妥布霉素的珠袋敷裹,使伤口保持湿润并产生高的抗生素水平,大大有助于这类伤口的护理。

如果清创彻底,医生就可以选择早期皮瓣覆盖或者组织转移。后者为缺损区带来健康的骨与软组织,但无法对暴露的组织(血管、肌腱、存留的金属)立刻提供保护。很明显,比起分阶段清创治疗,经过精心设计的超过感染组织边界的彻底清创更值得期待。现代重建技术通常使得这样的治疗方案成为合理的选择[97]。

4.培养

虽然微生物研究对开放骨折最开始的治疗几乎没有帮助,但是一旦感染形成,微生物研究将对合适的抗生素选择提供根本的指导。对潜在感染的组织立即取多处样本送微生物实验室化验,而不要仅将从伤口表面用拭子取下的标本送去化验。应该做深部伤口的培养。从瘘管或从皮肤的渗出物经常被污染。切口的组织标本需要小于 1cm³,将其放置于广口的标本容器中。创伤后骨髓炎与多种微生物有关。任何细菌的繁殖可受到术前抗生素治疗的限制。如果可能,在深部培养前 24~48 小时应该停止抗生素。同样,在取得标本送培养之前不要使用包含抗生素的灌注液和有抑菌作用的注射液。

5.骨的稳定性

术中要评估胫骨的稳定性。有骨不连时,这一点容易注意到。必须要记住,在胫骨已经愈合时,清创过度也会使其结构完整性受到损害,容易导致病理性骨折。Tetsworth 和 Cierny 建议,如果有 30%以上的原有骨皮质被去掉,就应预防性使用外固定以获得稳定[472]。可以使用可透射线的外固定支架并用 CT 来评估清创后的剩余骨量。如果清创很彻底,可选用接骨板和髓内钉固定。做出的选择要因人而异,同时要考虑感染的风险、软组织覆盖和如何重建缺损。

6.死腔

骨切开后会遗留下一个腔隙,里面充满了血肿。血肿机化缓慢,不能阻挡微生物繁殖和反复感染。因

此,消除死腔是外科防止骨髓炎的关键。死腔内经过植骨填充,或用混合了抗生素的骨代用品填充,或用局部、游离的肌瓣填充。对于小缺损,有时只在里面放置抗生素载体。应用抗生素对死腔"灭菌"能起到多大的效果很难判定[97],但很多医生相信这种方法很有效。还要考虑到,但髓内针拔出后,髓腔就变成了一个死腔。牢固固定在钢丝上的珠链可临时放置在髓腔内,但是留置几周后可能难以取出。

7.伤口的护理和关闭

伤口通常在裹敷后保持开放,至少在开始时,以减少污染和伤口表面的干燥。最好等到返回手术室评估清创是否彻底时再关闭。可能的话,在彻底清创和适当覆盖后,伤口应以不透水无张力的方式关闭,仔细用单丝褥式缝合术进行缝合,以免把伤口边缘倒置。可以把皮肤和皮下组织小心地从筋膜处游离开,但要记住,筋膜可能是他们的主要血供。

8.截肢

另一种治疗胫骨骨折顽固性感染的方法是截肢。如果损伤的小腿受到了广泛的损伤,尤其是神经血管损坏,足部没有功能或者由于感染进行性加重、感染治疗时间过长而有可能会出现严重的全身症状,截肢可能是恢复功能的最好办法。有时,保肢手术的成功或失败会带来完全不同的社会经济后果。有些患者更愿意选择截肢,对将来的康复更有信心。感染活跃时,截肢通常分两个阶段进行,并要在患者感染区上面的最低水平进行截肢(见第65章)。静脉应用对引起患者感染的病原体敏感的抗生素3~5天后,延迟闭合伤口,可以降低伤口感染的风险。对一些患者来说,如果反反复复地重建后感染肢体的结构和功能明显受限,还不如截肢更可取。通常,对那些不能用抗生素和外科小手术控制感染,并有全身症状的患者,应选择截肢手术。然而,同保肢手术相比,对大多数慢性胫骨骨髓炎的患者行截肢手术要做慎重考虑[443]。

潜在的感染:有时,低度感染出现在没有骨缺损或看上去容易治疗的骨不连处,因此任何骨不连都需要进行组织培养[295]。有人可能会质疑,培养阳性是否能够说明没有感染征象的伤口是污染或者是感染。但是内固定术后早期出现感染的频率很高,看来应该把这样的污染看成是潜在的感染,治疗上要应用合适的抗生素并清除明显坏死的组织。手术中,在骨不连的部位或髓腔内组织都要进行培养。根据临床和实验室结果,医生如果高度怀疑骨不连的骨折有感染,在应用

内固定或植骨之前需得到培养的结果,或者决定放弃内固定,使用外固定。这些有污染或低度、静止感染的肥大型或萎缩型胫骨骨不连,经过内固定或内固定加植骨,通常能够愈合。如果认为外固定更合适,也值得考虑。据报道,在这样的病例中,髓内钉比接骨板的感染发生率高,因此决定应用髓内钉治疗潜在感染或已感染的骨不连时,要更加小心,须反复权衡利弊[470,521,523]。

在对治疗创伤后胫骨骨髓炎的方案做计划和具体执行时,经验是非常有用的。然而,很少有医生对这种疾病有丰富的经验。大多数发达地区的发生率较低,可能由于初次损伤和急性感染能够得到较好的治疗,或许是因为引起骨髓炎的损伤比较少。

感染性骨不连的治疗在第21章至第22章中有详细论述。

(三)骨缺损

胫骨骨缺损是由于严重的开放性骨折造成的,也可能由于清创时清除感染或坏死骨所导致。现在大多数伤口能够应用灌注良好的局部或游离的吻合微小血管的皮瓣所覆盖。骨缺损可以用松质骨或游离的吻合血管的骨瓣填充,还可以通过牵引性成骨技术治疗(Iliazrov 技术)。因而,医生不要因为担心下一步重建困难而不敢对开放性骨折或感染进行完全彻底的清创[98,512]。实际上,与清创后遗留的骨缺损重建的难度偶尔高相比,如果不能去除这些死骨或被细菌污染的骨,失败的危险会更大。小缺损,特别是部分的而不是完全的缺损,通常可以通过内固定加植骨治疗。如果有感染,做适当的清创和临时放置包含抗生素的PM-MA 珠链是重建过程中重要的第一步。

如果遇到更大的包括骨和软组织缺损,需要考虑通过牵引性骨形成方法治疗,或者将骨与附带的软组织转移到缺损区,同时让清创后的伤口保持开放[97]。当有血管、肌腱、金属和骨暴露时,这样的治疗不能提供足够的保护。因此在这种情况下需要用皮瓣来覆盖。一些作者认为,转移血运良好的健康肌瓣方法容易,成功率高。它可以提供良好的组织床使转移的组织在上面成活,但往往需要局部植骨以促进愈合[370,385,452]。

一些严重的病例依靠转移骨和软组织来治疗缺损,而在骨移植之前不必常规应用游离皮瓣覆盖缺损[12,333,359,370,425]。大的骨转移方案应该看做是骨缺损潜在的备用治疗方法。经过清创后有活力的骨折断端会造成短缩,然后再逐渐进行延长直到小腿的长度相等[13]。另一种方法是,通过在损伤区以外进行皮质骨截骨,在

加压后再进行延长[178]。第三种方法是,在近端或远端皮质骨截骨后,将骨转移到缺损区。应用第二种皮质骨截骨方法能够很快恢复较长的骨缺损[120,179,281,294,359,373,452]。

如果没有感染,转移组织填充缺损后可采用髓内钉固定,可将力线不良问题减少到最小[86,178,272,359,382]。骨缺损经骨转移后愈合的时间长短每个患者各不相同,但报道显示每厘米大约需要 2 个月。据 Paley 等报道,每厘米缺损大约需要 1.7 个月,范围是 0.7~4.3 个月[359]。截骨区对线不良和(或)愈合不良可能需要局部植骨。转移节段以外形成的再生骨,可以通过减慢转移和(或)沿转移方向相反的方向对组织加压来加快其固化。足和踝挛缩,可以通过向远端延长固定架使足处于中立位来加以防止。虽然人们会担心患者对由此带来的疼痛和不便的忍受能力,但 Mckee 等发现这种方法治疗后患者的健康状态明显改善[310]。重要的是应记住可能会出现晚期并发症,如牵引骨生成术后骨折[446]。

骨缺损还可以用其他的方法治疗。正如 Christian 所述,将自体松质骨放置在游离肌瓣下面,需要反复植骨,还必须用固定加以保护直到移植物完全愈合[96]。

带血管的游离腓骨移植可以连接大的缺损,但存在着晚期疲劳骨折和畸形的问题。将同侧的连带腓动脉的腓骨插入胫骨有时是一种良好的选择。完整的同侧腓骨对胫骨缺损能提供良好的支持,在周围组织健康的条件下,可以作为植骨材料用来做骨融合。上胫腓联合和下胫腓联合同样能够提供这样的支持。腓骨是强度逐渐增加,在此过程中需要在支具保护 6~12 个月逐渐增加负重量。骨强度明显受损的患者可能需要用矫形支架。

(四)延迟愈合

延迟愈合是指骨折尚未愈合,继续朝着愈合的方向进展,或是时间的长度还未达到骨不连的标准。由于没有明确的规定,所以在治疗结果的报告中延迟愈合的价值不大。愈合迟缓是严重骨折后的主要问题,据 Edwards 报道,Ⅲ型开放骨折到 6 个月后只有 23% 愈合[137]。重要的是,医生要意识到会延迟愈合,找出其原因并做出合适的治疗选择。

通常对于一个具体的骨折很难明确其延迟愈合的具体原因,但是一定要考虑到潜在感染的可能性[295]。局部血供差、骨缺损、过度的力学不稳定以及某些骨折功能训练不足等,都是引起延迟愈合的潜在因素,在治疗胫骨延迟愈合时要考虑到这些因素(图 58-60)。骨折对线不良需要矫正,以防止因力学环境差引起不良后果,而且这样能促进骨折愈合。胫骨骨折延迟愈

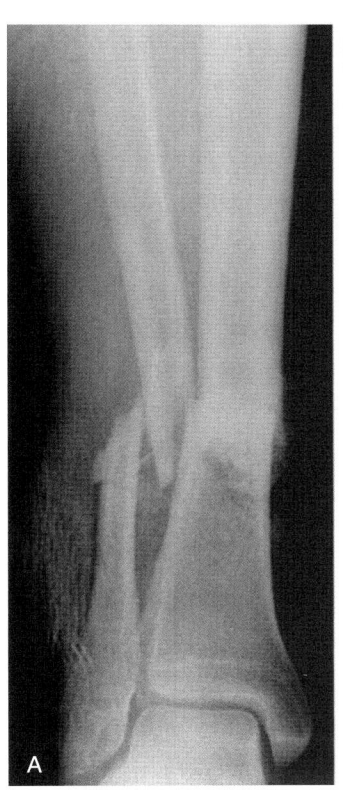
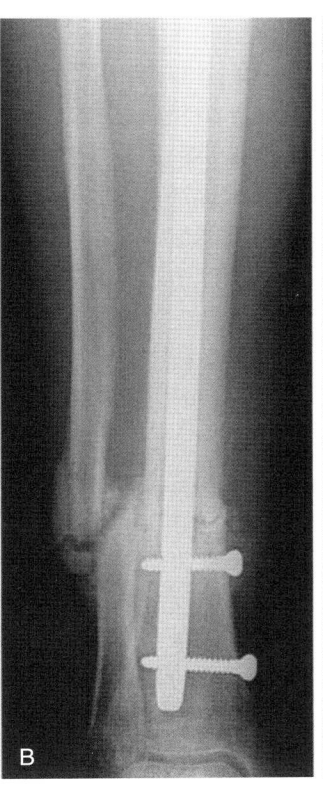
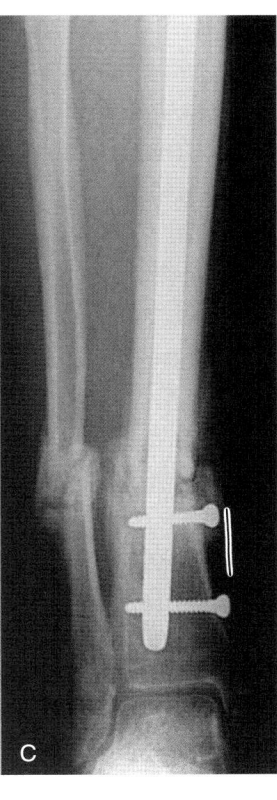

图 58-60　愈合慢且固定件松动的远端胫/腓骨骨折用支具来维持对位。(A)原发损伤——开放性中等严重程度远端胫腓骨骨折,采用灌洗、清创、远端交锁非扩髓髓内钉固定以及延期断层皮肤移植进行治疗。(B)损伤后 5 个月,患者有轻微的负重疼痛、轻度触痛,骨折部位有可疑活动,骨痂疏松没有愈合,而且远端器械有吸收。考虑是 9mm 髓内钉的疲劳性失败,特别是由于骨折部位与远端的 2 枚锁钉过于靠近。使用了支具。(C)6 周后踝足支具处没有疼痛,可以完全负重,是稳定的无疼痛的骨折。近端骨折端的硬化表明是无血管性坏死,其原因是骨折或由于非扩髓髓内钉破坏了骨干髓内的血流。骨折随后获得了愈合。

合最常见的相关因素是原始损伤的严重程度。另外还存在有其他可能的局部和全身因素，在第 21 章和第 23 章已进行过讨论。

进行闭合治疗的胫骨骨折在适当的支具或石膏保护下持续负重通常会达到骨折愈合[351,419]。这样的处理对于做过髓内钉固定的骨折同样适用，但如果骨折没有愈合，内固定金属会疲劳断裂，很难取出。如果骨折是稳定的，动力化（即，拔掉髓内钉的锁钉）可以在大约 50% 的病例促进骨折愈合。

胫骨骨折髓内钉固定后没有愈合的最佳治疗方法是扩大髓腔，插入更大直径的髓内钉（图 58-61）。若 6~9 个月后显示骨折骨不连，尤其是患者所用髓内钉较小且未扩髓，同样建议用这种方法。尽管如此，因为髓内钉的耐久性由几个方面所决定，所以在使用较新的非扩髓髓内钉尤其是直径较小的交锁髓内钉时，术者必须慎重地考虑。原先用非扩髓的髓内钉治疗开放性胫骨骨折后，用扩髓的髓内钉替代它是否会诱发感染尚不清楚[109,470]。对于危险程度高的患者，植骨是比较安全的选择。其他的选择包括：在不干扰胫骨髓内钉的情况下，使用临时接骨板或带有张力线的外固定器[318,498]。如果在接骨板固定后发现延迟愈合但没有感染，可以考虑髓内钉固定。若伴有明显感染，则需要清创，通常要把接骨板固定换成外固定，并要植骨。如果是非活动性感染，牢固的接骨板有时也能实现骨折愈合，尤其是做了植骨后。骨折愈合后也要进行感染控制，一般包括清创、去除金属以及抗生素覆盖[79]。

外固定支架固定后延迟愈合特别容易发生，可能是因为外固定支架通常用于非常严重的骨折。如果骨折愈合之前支架必须拆除，往往会丧失力线。因此，如上文所述，外固定支架固定后医生要常规考虑早期植骨和进行性负重。在软组织愈合条件允许时，可尽快将外固定支架固定改为接骨板固定（见图 58-48）。

腓骨截骨曾被当做刺激胫骨骨折愈合的手段。虽然这样会抵消因腓骨完整而引起内翻畸形的趋势，并使胫骨承担更多的负荷，但腓骨截骨并非是获得愈合非常成功的方法。这样做还可能会增加不稳定和畸形的可能。

各种形式的电刺激可作为促进骨折愈合的方法。Sharrard 的研究表明，对于延迟愈合，磁场刺激虽比不上大多数的外科治疗，但比安慰剂治疗更有效[438]。

最近，低强度脉冲超声波作为促进骨折愈合的手段逐渐被人们认识。开始时是作为促进急性骨折愈合手段被美国 FDA 承认，近来认识到，对延迟愈合和骨不连同样有效[338,405]。超声治疗每天 20 分钟，超声探头通过石膏窗与骨折处皮肤直接接触。虽然用在髓内钉固定后的急性高能量胫骨骨折没有效果，但低强度脉冲超声波确实显示出对急性低能量胫骨骨折以及未愈合的骨折很有效。有理由相信，可以用在力线良好、功能尚可、希望推迟外科治疗的延迟愈合患者。到现在为止，还没有一项研究对电刺激与超声的疗效进行过比较。

只要胫骨骨折的力线满意，朝着愈合的方向发展，疼痛或活动不利患者能够忍受，医生应该继续其治疗过程，或在适当的外部支持下加强功能性负重，除非存在固定失败的危险，而不允许这样做。然而，如果畸形不可接受，疗程过长，或显示出高度骨不连的可能，应当重新检查治疗手段并选择另外的治疗方法。治疗选择必须满足患者的要求，尤其是矫正畸形，但更重要的是在一个合理的时间内达到愈合，并要尽可能减少对患者活动能力的影响，使发生并发症的风险降到最低。

(五)固定失败

骨折固定取决于骨与金属组合体的力学行为。任何一个都有可能失败从而导致固定失败。骨有可能有缺失，大多是因为骨质疏松或未发现的粉碎性骨折所致。因为植入物长度不够，螺钉太少，强度不够，手术操作技术差，或在正常的时间内骨折没有愈合，都可能会导致内固定失败。局部炎症反应增加、畸形进展、内植物松动变形以及骨折周围外骨痂形态都可以提供内固定失败的线索。当 X 线片上不能表现出骨折逐渐愈合的证据时，就应该考虑到内固定失败的可能性。

治疗上，一般要求至少要减少负荷，如果内固定确实已经失败，应更换内固定。除非出现感染，固定骨干的接骨板失败后最好换成髓内钉[162]。如果问题在干骺端，通常需要用新的拉力螺钉和接骨板。针眼感染愈合后，外固定支架常常需要被更换。髓内钉固定后骨折没有愈合时，通常最好的方法是扩髓后更换粗一点的髓内钉[120]。有各种各样的方法可以取出髓内钉断裂后残留在髓内的部分[130,158,173,203,249,299,413]。大多数髓内钉生产厂家都能提供器械以取出残留的部分。

只要骨折未能像预期的那样愈合，就应在手术修复时做组织培养，以排除深部感染[295,534]。如果外观看上去像是感染，要在培养结果出来之后更换内固定。

当固定不合适，骨折块有移动的征象时，应该需

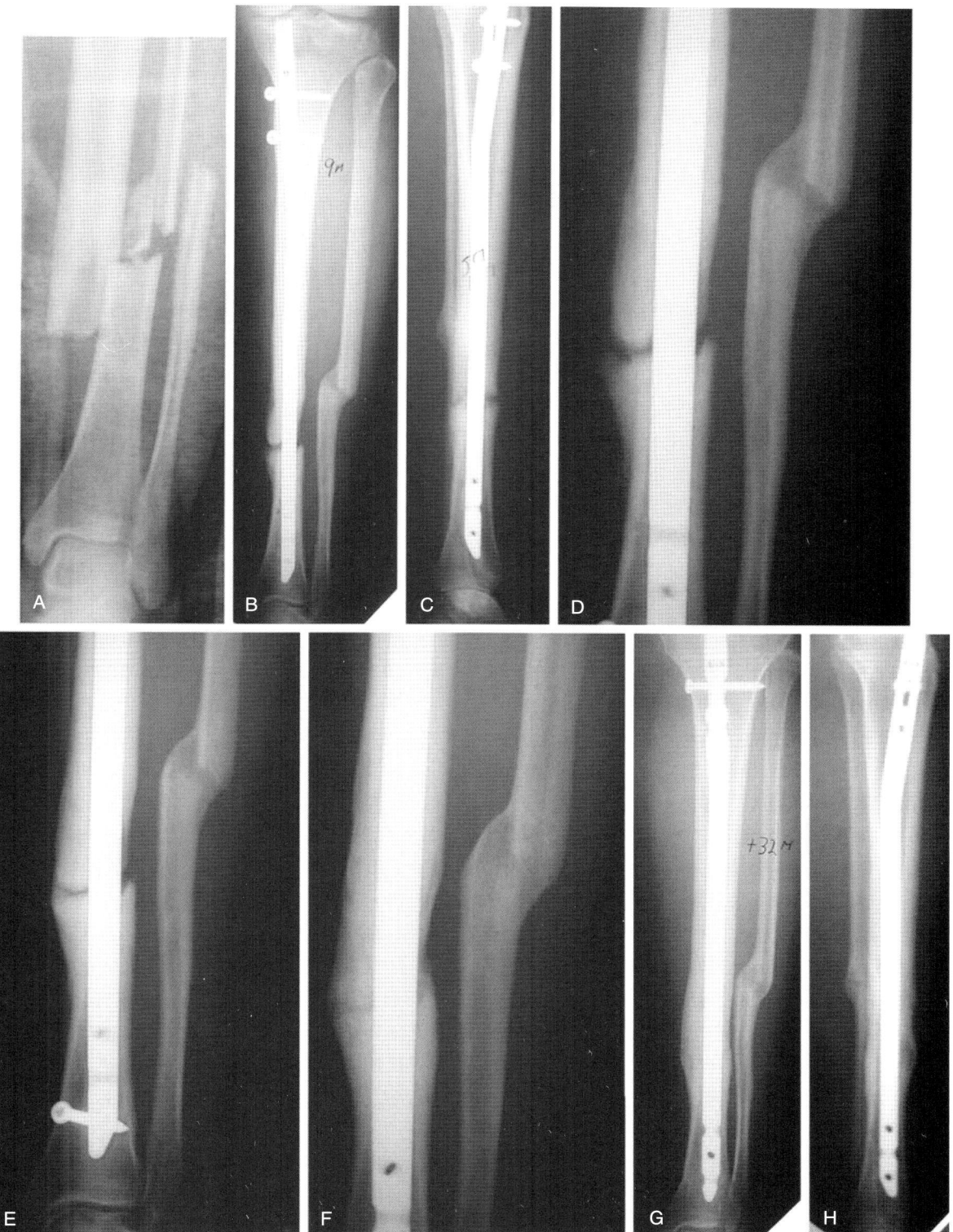

图 58-61 髓内钉固定后骨不连更换钉子。(A)一名 55 岁行人被汽车撞后导致ⅢA 型骨折。给予清创,包括去除无血供的蝶形碎片,接着用 9mm 髓内钉固定,并延期闭合伤口。(B,C)9 个月后的内斜位片和侧位片。患者在骨折部位有持续疼痛。更换髓内钉,扩髓至 11mm,插入10mm 髓内钉。(D)6 周后的 X 线片。(E)更换髓内钉后的7 个月时骨折临床愈合。(F)更换髓内钉后 19 个月的 X 线片。(G,H)损伤后 32 个月的正侧 X 线片,显示缺损的骨获得了重建,功能恢复满意。

要一些力学的改变,通常是更换固定物。如果没有出现失败,仅仅需要植骨便可刺激骨愈合。在这些病例中,超声波和电磁刺激都可以促进骨折愈合。用髓内钉替换外固定支架是危险的,因为有通过针眼导致细菌污染的可能。当选择髓内钉治疗骨不连时,通过适当的清创、术中术后骨髓培养并应用合适的抗生素等方法,可降低髓腔内感染的风险。

(六)骨不连

就像诊断延迟愈合一样,确定胫骨骨折骨不连也是很苛刻的。如果放射学证据明显,诸如硬化、骨端萎缩、明显分离,则很容易确定骨不连的诊断。然而,要得到放射学证据,常常需要很长时间。用于定义骨不连的时间范围为 5 个月到一年以上,较好的骨不连定义是在 3 个月内放射线片上没有骨折愈合的进展。然而,如果患者功能良好,无感觉不适,没有丧失力线或固定作用,应继续进行非手术性负重治疗到更长的时间。非侵入性的电刺激或超声波刺激也可考虑。最近有人认为,高能冲击波治疗是又一个刺激胫骨骨折愈合的潜在有利辅助手段[19]。

对于没有症状的胫骨骨折骨不连患者,辅助治疗是合适的,包括观察、等待,但如果出现残疾、疼痛、力线不良(尤其是呈进行性的)以及已经发生或很可能发生的内固定金属断裂等情况,就需要立即改变治疗。有几个危险因素使骨不连难以治疗。除了感染以外,吸烟、既往不成功的手术、血管的损害、因骨质疏松而影响固定、血供不足、肥胖等,都是治疗骨不连的不利因素。明确胫骨骨不连是否存在感染十分重要[295]。如果清创彻底并应用足够的抗生素,低度感染引起的骨不连与非感染性骨不连的治疗极为相似。然而,如果忽视了一个较严重的感染,病情将会难以控制,并出现局部脓肿和骨坏死以及全身反应。在这样的病例中,愈合的可能性很小,需要进一步进行外科治疗。胫骨骨不连合并活动性感染是一个棘手的问题,需要更强有力的手段,包括:脓肿引流,对坏死、感染及存活可能有问题的组织进行清创,以及通常要取出内固定物,然后通过外固定支架提供稳定性,通过植骨、加压(如 Ilizarov 支架)获得骨愈合。

根据在骨折端形成的骨量多少,非感染性的胫骨骨不连可分为萎缩性和肥大性。中间型,即所谓的寡营养性,其表现更类似于肥大性。大量的骨形成说明血供良好,后者意味着有骨愈合的潜能。少量的骨形成说明血供差或局部骨形成受限。萎缩性骨不连通常

需要植骨以促进愈合,而肥大性骨不连具有良好的成骨能力,对于稳定性的增加及对线的纠正反应良好。

有许多方法可用来促进骨不连的愈合。没有一种能够全部成功,每一种都有其优势和不足。外科医生应该熟悉掌握数种方法,对于某一个具体的患者来说,要选择对他是最合适的那一种方法。理想情况是,治疗方法的成功率要高,潜在风险要小,并允许尽早进行负重下的功能康复。这些目标是医生和患者都愿意接受的。然而,很难做到两全其美。非感染性的胫骨骨不连的治疗方法包括:植骨,获得胫腓骨骨性结合,吻合血管的游离骨移植,髓内钉、接骨板固定,应用 Ilizarov 支架技术。植骨常常是修复骨不连很有价值的辅助方法,有时手术过程仅仅包括植骨,在前面的章节里对此已经有了详尽的讨论。

无菌性骨不连的外科治疗方案的选择受多种因素的影响,特别需要考虑的是:骨折的力线,以前的治疗(包括是否存留固定器材),软组织的状况以及其对外科暴露复位和固定的承受能力。骨折对线良好,髓腔允许使用髓内钉的,最好应用扩髓的闭合髓内钉治疗。

然而,对于萎缩性骨不连,如果有明显的骨膜软组织剥离,需要矫正畸形或需要植骨,外科医生就应考虑用接骨板或外固定支架。当髓内骨痂填塞髓腔时,扩髓重建髓腔有难度,扩髓时热灼伤可能导致骨坏死,因此要考虑另外的固定方法。以前有感染的患者,或因开放骨折有明显的污染,或使用外固定支架超过时限者,使用髓内钉要非常小心,因为有可能会导致感染复发。然而,对于一些高风险的患者,甚至是处于静止状态的感染性骨不连,几个可供选择的方法都有问题,髓内钉可能是其中最佳的方法。

如果原本就有髓内钉,再次更换髓内钉通常容易。如果初次髓内钉固定没有预期目的的话,更换髓内钉是促进骨折愈合非常成功的技术 (见图 58-61)。可更换髓内钉以改善愈合问题,使得髓内钉治疗成为首选治疗方法。髓内钉治疗非常有效不再需要行额外的辅助治疗,如:骨移植,骨折端暴露,推迟负重及腓骨切除术[220]。接骨板固定失败后更换髓内钉固定同样是合适的治疗选择(图 58-62)。如果旧接骨板螺钉仍在体内,首先要将它们取出。如果不暴露胫骨和不减少胫骨血供能够取出内固定是最理想的。顺着接骨板做几个小切口可以取出螺钉,不必广泛暴露。接骨板近端或远端的切口稍长一点,用骨凿在接骨板和骨之间敲击使接骨板松动,再转动已松动的接骨板,这样就可以将接骨板从软组织包裹中取出。如果接骨板断

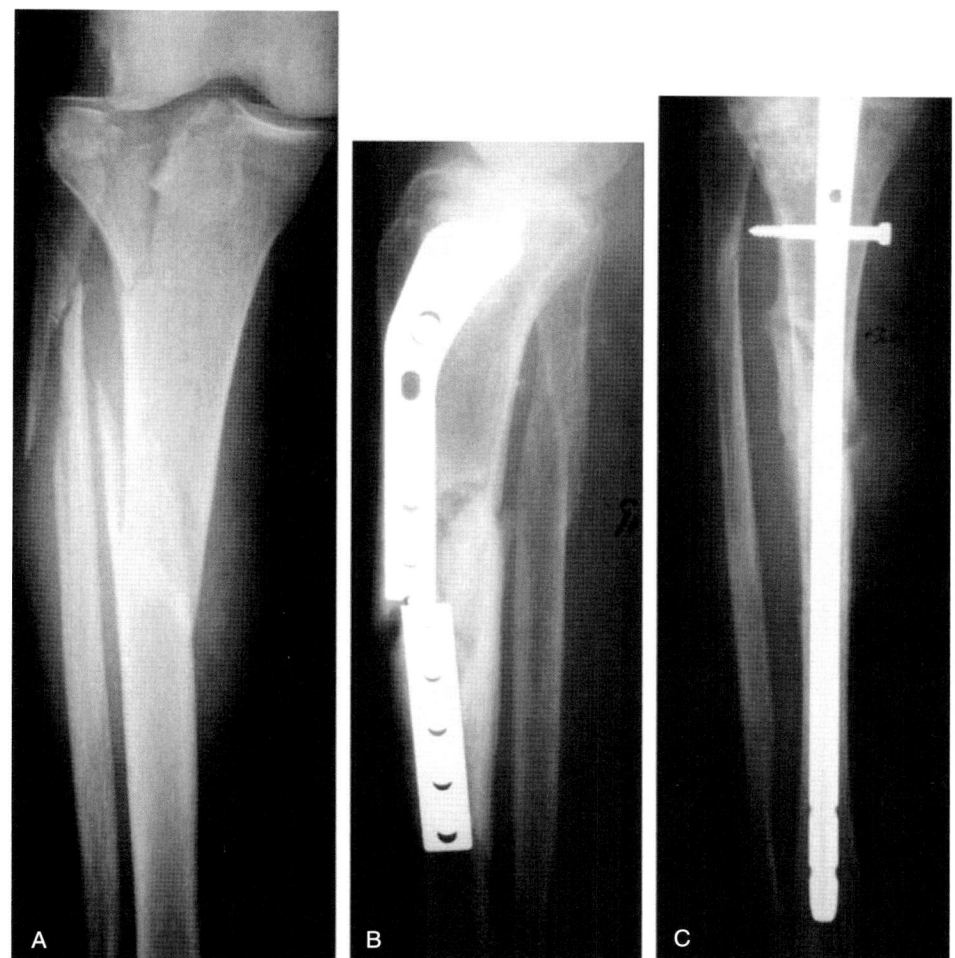

图 58-62 髓内钉治疗接骨板失败的骨干骨不连。(A)复杂胫腓骨近端累及外侧平台和骨干。(B)用胫骨头接骨板切开复位内固定,6 个月后骨折骨不连,接骨板失败。(C)去除接骨板,改为髓内钉固定,骨折愈合。

裂,则接骨板近端和远端都需要暴露。

1.髓内钉治疗胫骨骨不连

扩髓后髓内通道能够容纳事先准备好的髓内钉是非常重要的,这样可以避免固定不良和(或)皮质骨穿孔。髓内钉的适合性可在术前通过仔细判断整个胫骨的正位、侧位和斜位 X 线片来加以判断,往往还需要拍摄应力位 X 线片来评价其可复位性(图 58-63)。经常会出现全部或部分胫骨髓腔被骨痂堵塞的情况,此时,必须打通以使导针和髓腔锉能够通过,为髓内钉的插入做好准备。一个锐利又结实尖端弯曲的导针(直径大约 1/4 英寸)很适合做这样的钻孔。在近端髓腔扩髓获得了器械的操作空间后,必须小心地控制前进,在持续向下敲击过程中一定要在两个方向上进行X 线透视,确保其始终位于髓腔。如果尖头导针穿出

皮质,几乎不可能按上述方法准备髓腔,除非切开暴露,将骨折分为几部分。在对骨折部位的骨痂进行了成功的处理后,便可在导针的引导下,用锐利的手动或电动髓腔钻逐级扩大髓腔。如果难以继续扩髓,应让钻和骨都冷却下来,以避免组织热坏死。通常,1~2mm 皮质骨接触是扩髓所需要的。当髓内钉无法获得良好的匹配或者骨折位于胫骨近端或远端时,使用闭合髓内钉治疗一般不需要锁钉。然而,如果暴露和复位后骨折变得不稳定,则要应用锁钉以获得足够的稳定性。虽然有些作者更换髓内钉时或多或少会常规切除腓骨,或对于力线良好的胫骨骨不连行闭合髓内钉治疗,但没有足够的证据显示这些措施对促进骨愈合是必需的。即使没有明显的骨痂形成(萎缩型骨不连),除非有骨缺损,扩髓刺激并再次插入髓内钉也足以能促进骨愈合,而不需要植骨。当然,第一次更换髓

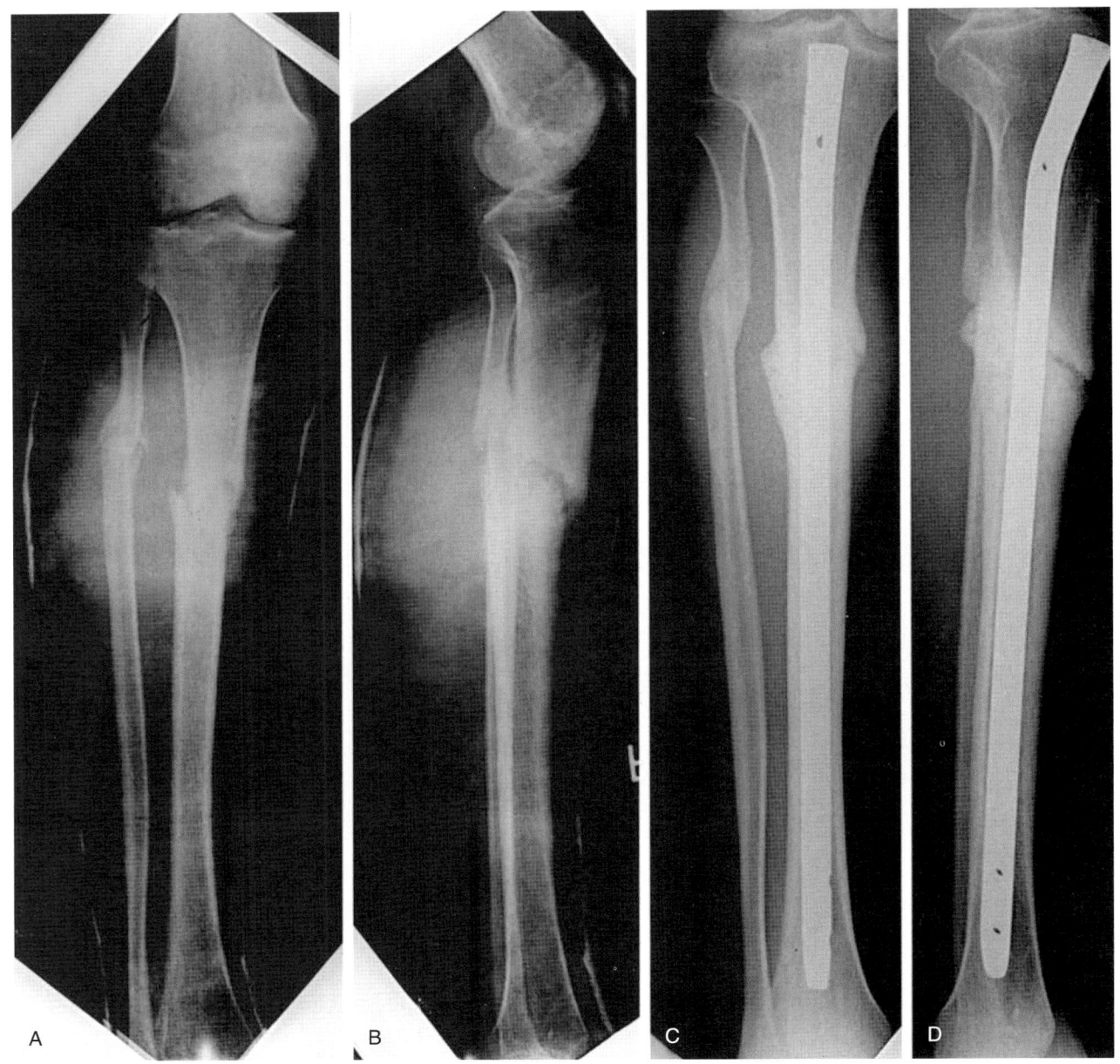

图 58-63 闭合髓内钉治疗力线良好的骨不连。(A,B)闭合骨折治疗髌韧带支撑管型负重后 6 个月,患者仍有疼痛。(C,D)髓内钉后 3 个月骨折临床愈合。这两张 X 线片拍摄于损伤后 12 个月,患者已经恢复工作 3 个月。

内钉后如果仍未愈合,就需要第二次更换髓内钉并且需要植骨。

　　对于胫骨骨不连并有中度畸形者,髓内钉固定同样有好处(图 58-64)。然而,这样的固定要求对骨折广泛的暴露并打开髓腔,以便重新纠正力线,扩髓,并使髓内钉通过髓腔。如果骨不连造成明显短缩,要想通过端端接触使髓内钉能够通过髓腔并且重新恢复长度,这将是个巨大的挑战(图 58-65)。骨端的少许短缩可能是有益的,但是,如果产生的长度差异达 1~2cm,

这种短缩就会使整体结局有所降低。有些医生推荐采取自体骨或代用品移植在胫骨骨折周围,以减少血行阻断效应。需要将腓骨切断以使胫骨达到复位。最好在胫骨骨不连处近端或远端截断腓骨,以减少局部软组织损伤,同时使胫骨骨不连处的腓骨保持完整,将来在需要时还可以做胫腓骨融合术。在这种情况下,髓内钉优于接骨板和外固定支架,这是因为对于不能做有限负重的患者来说,髓内钉是更安全的固定方式,或者因为外科医生认为髓内钉可以在体内放置足

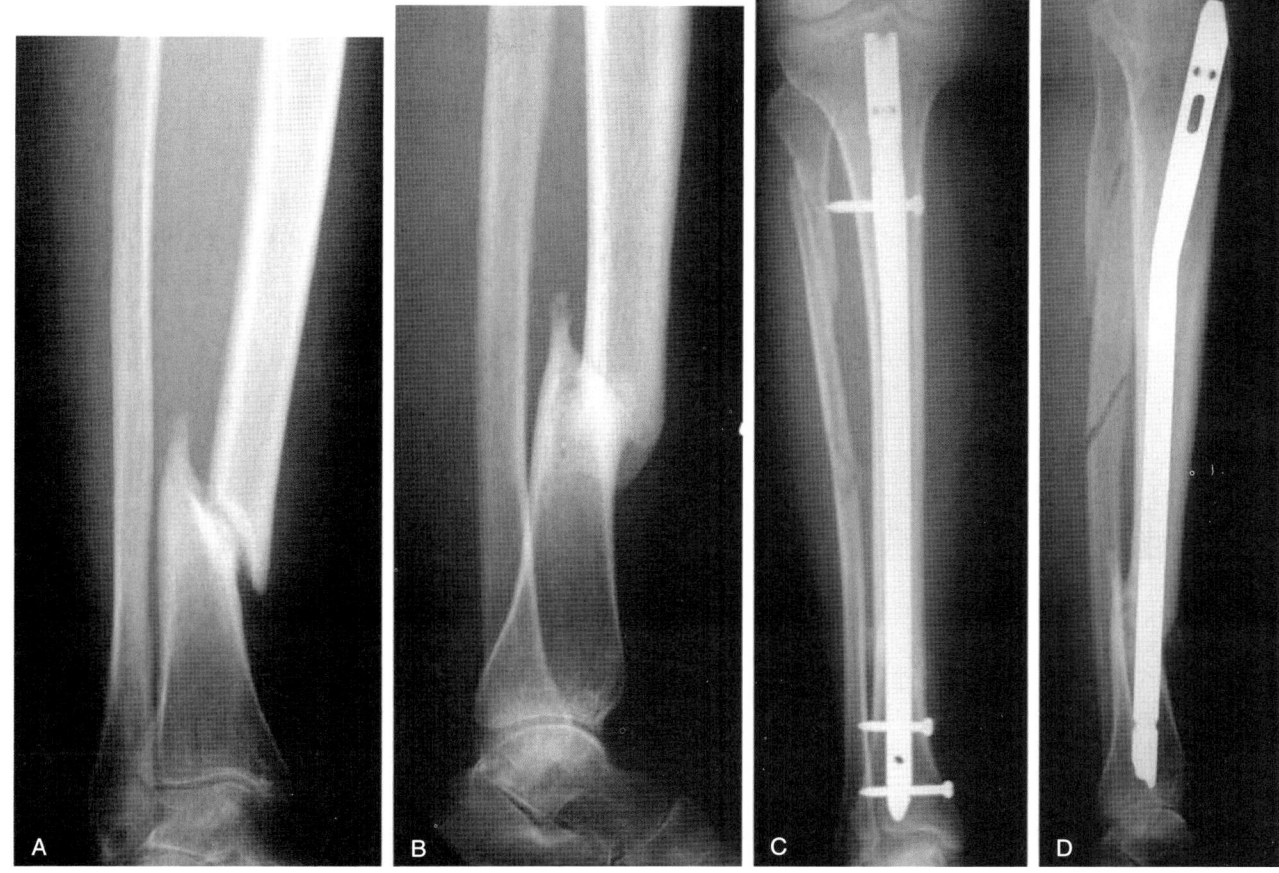

图 58-64　髓内钉治疗伴中度畸形的骨不连。(A,B)低能量中度移位胫骨远端骨折后 12 个月的 X 线片。患者完全负重,但行走后疼痛,而且出现进行性内翻畸形。(C,D)通过小切口显露骨不连,做斜行腓骨截骨、牵引及顺行髓内钉固定。在扩髓髓内钉固定前,在放射透视下将导丝通过骨内骨痂打入。在软组织松解后轻度的反张是可以接受的。

够长的时间直到骨折愈合。

2.接骨板固定治疗骨不连

有些骨不连用接骨板固定比髓内钉容易得多。特别是骨折对线能够接受,而髓腔不允许髓内钉通过时,除非骨折完全分离,腓骨已经截断,而且软组织已被广泛剥离。这种情况一般是指使用石膏或支具治疗后,患者胫骨骨折尚未愈合,伴有轻微短缩,但力线尚能接受的病例(图 58-66)。另一种情况是患者最初使用外固定支架固定,骨折没有愈合且成角越来越大的病例。这样的患者可能已经进行过植骨,但产生了肥大性骨不连。对于以前使用外固定支架固定的患者,接骨板比髓内钉更适合。因为接骨板固定效果可靠,引起感染的危险性比髓内钉小,而后者不可避免地会通过原来的污染区域和可能已经感染的钉眼。

在某些情况下,胫骨骨不连的接骨板固定可视为

髓内钉的替代方法。所有接骨板固定的患者必须有足够的软组织,以便覆盖接骨板。少数情况下,需要切除质量差的皮肤,使用带蒂或游离皮瓣提供可靠覆盖。

(1)张力带接骨板:接骨板适用于有成角的肥大性骨不连。接骨板用在畸形的凸侧,充分发挥张力带作用,不仅可以矫正畸形,还可以对骨不连处进行加压,使该处获得稳定,一般在以后几周内就会得到愈合。张力带接骨板的稳定性很好,在这段时间内甚至很快可以渐进地进行负重活动(图 58-67)。如果采用闭合方法,需要用 AO 外固定张力带,即使是使用了动力加压接骨板和加压螺钉。接骨板要进行塑性使之贴附在胫骨上,这样接骨板就可跨过骨不连处,与胫骨长轴平行。当接骨板被固定牢固时,接骨板与骨将随着畸形得到矫正以及骨折得到加压而紧贴在一起。当张力带固定牢固时,骨不连的对侧可能会张开一点点,但是由于胫骨在这个平面的横径较大,所以骨有

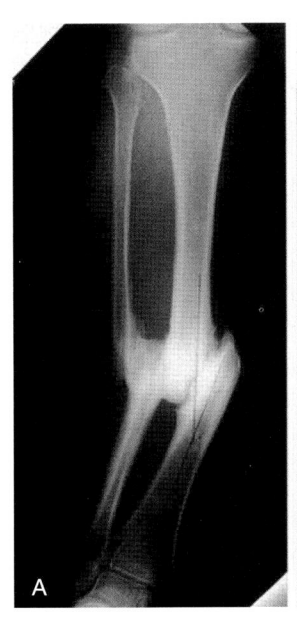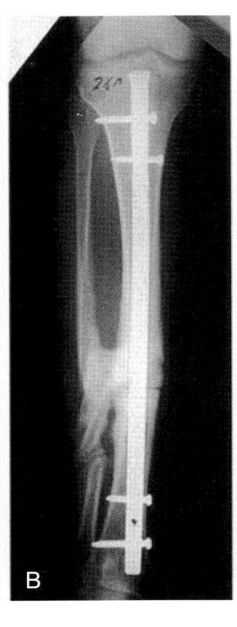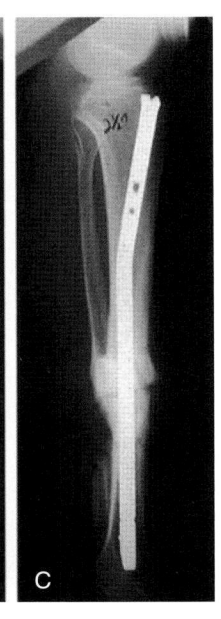

图 58-65　髓内钉治疗伴严重畸形的骨不连。(A)对开放性胫腓骨骨折起初用外固定器治疗,随后即改为管型制动了,出现对线不良及骨不连。(B,C)需要做腓骨截骨并在去除髓内骨痂后,将骨不连处"拆开"的难以切开复位的骨折的前后位和侧位 X 线片。髓内钉固定新鲜骨折,植骨,并使用外固定器,以避免再次畸形。

足够的宽度提供环状接骨板负荷。对于一个进行了适当矫形又有足够健康局部软组织覆盖的骨不连,这种技术是可靠的,而且骨不连处不需要植骨。

(2)波形接骨板或桥形接骨板:接骨板固定对胫骨骨不连很有价值,而且很有效。根据骨不连的形态,可以置入接骨板以中和给斜行骨不连加压的拉力螺钉,或者对不太严重的畸形,还可以固定在凸侧作为张力带。但更为典型的是,接骨板桥接跨过骨不连处,重新纠正力线,矫正骨折处畸形。虽然髓内钉在很多情况下很有吸引力,但由于插入困难,而且在矫正骨不连力线时已经暴露了骨折端,为使用接骨板做好了准备,这样使得接骨板成为有吸引力的选择。通常在这种情况下需要植骨。骨材可以放置在接骨板旁胫骨皮质表面,或像波形板一样,放置在接骨板下面(图 58-68)。为客户定做的特殊接骨板,对于干骺端骨折骨不连的治疗很有帮助,因为比起标准接骨板或为胫骨近端及远端设计的接骨板,特殊的接骨板通常可以在局部提供更可靠的加压固定(图 58-69)。最新的接骨板内配有螺纹,螺钉可以锁定在接骨板上,很有应用价值,而且容易使用。

笔者所遇到的非感染性胫骨干骨不连大多数可以运用上述的髓内钉或接骨板治疗。当然也有例外。许多严重的胫骨骨折,在骨折未愈合之前去除石膏或外固定支架会造成骨不连更严重的畸形。在临床上还常导致严重对线不良的骨不连,而且还常常存在局部皮肤受损的问题。当存在明显畸形,尤其是短缩超过

1~2cm 时,医生要考虑应用能够牵引或加压的外固定支架来矫正畸形。Ilizarov 支架技术及类似方法对于伴有骨缺损的感染性和非感染性骨不连,具有极其重要的价值。然而,这些技术可以应用到所有的骨不连,因而不仅需要考虑恢复丢失的长度,还有根据患者的软组织条件、医生的经验、医院的设备条件来判断应用髓内钉和接骨板是否安全[73,151,362]。Ilizarov 支架技术请参见第 11 章。关于骨不连的治疗可参见第 22 章。

(七)畸形愈合

1.指征

胫骨骨折愈合后残留畸形的影响尚不清楚。一般通过下列参数来描述:冠状面和矢状面上的成角,短缩,旋转畸形。有关这些参数的综合影响目前可提供的资料很少。Puno 等[378,473]指出,畸形的位置很重要。胫骨远端骨折的成角畸形更为重要,因为它会影响踝关节的负重。Kettkekamp 等研究了膝关节炎后证实胫骨畸形会导致的关节负重不正常[254]。内翻畸形比外翻畸形引起的负荷异常更多见。他们指出,需要更长期的研究来证实畸形和关节炎的关系,因为在他们的小批量研究病例中,从骨折发展为关节炎有的持续了 30 多年。Merchant 和 Dietz 未能证实胫骨骨折愈合后对线不良的长期危险性[319]。Kristensen 等在一个类似的长期随访研究中得出结论,认为 15°的畸形不会造成踝关节的并发症[271]。Milner 回顾了随访达 30 年或更

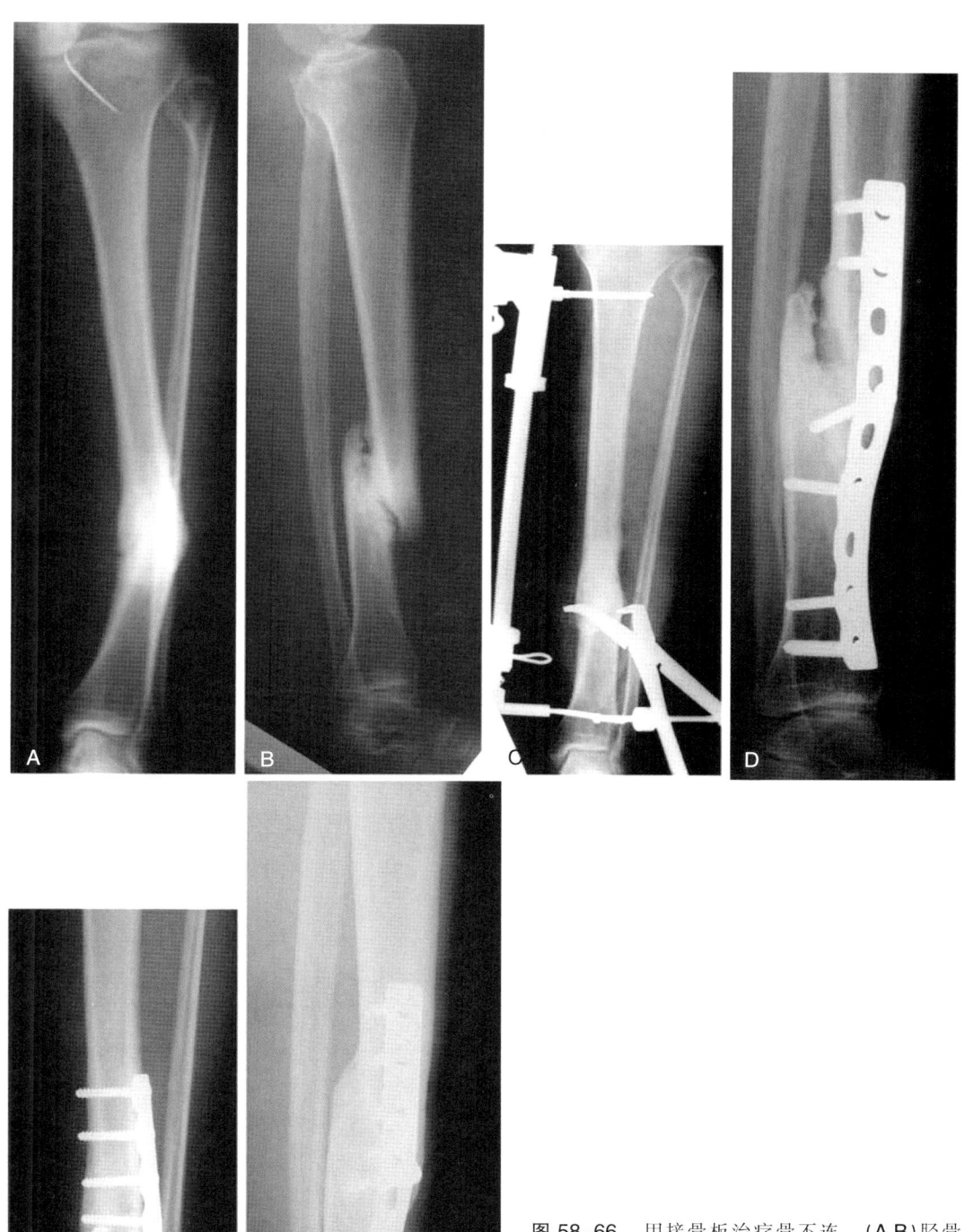

图 58-66　用接骨板治疗骨不连。(A,B)胫骨骨折支具治疗后出现中度畸形是不连的正侧位 X 线片。短螺旋骨折在麻醉下闭合复位后起初有 60% 的移位。起初满意的轴的对线逐步丧失。虽然患者可负重行走，但有持续的疼痛而且畸形逐步加重，故劝说患者进行手术治疗。(C)在牵引下开放复位,仅暴露需要矫正畸形的部位,用复位钳固定。(D)使用中立位接骨板和拉力螺钉。(E,F)4 个月后愈合。

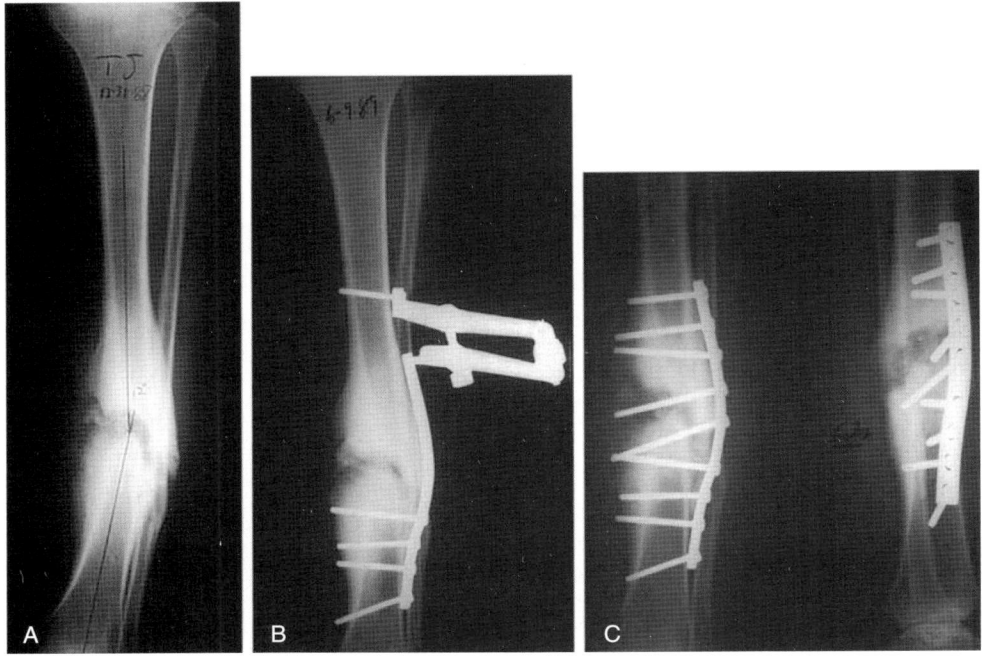

图 58-67 张力带接骨板治疗肥大性骨不连。(A)有成角的肥大性骨不连。(B)在凸面使用接骨板,并通过外接张力装置纠正畸形。(C)愈合且力线满意。

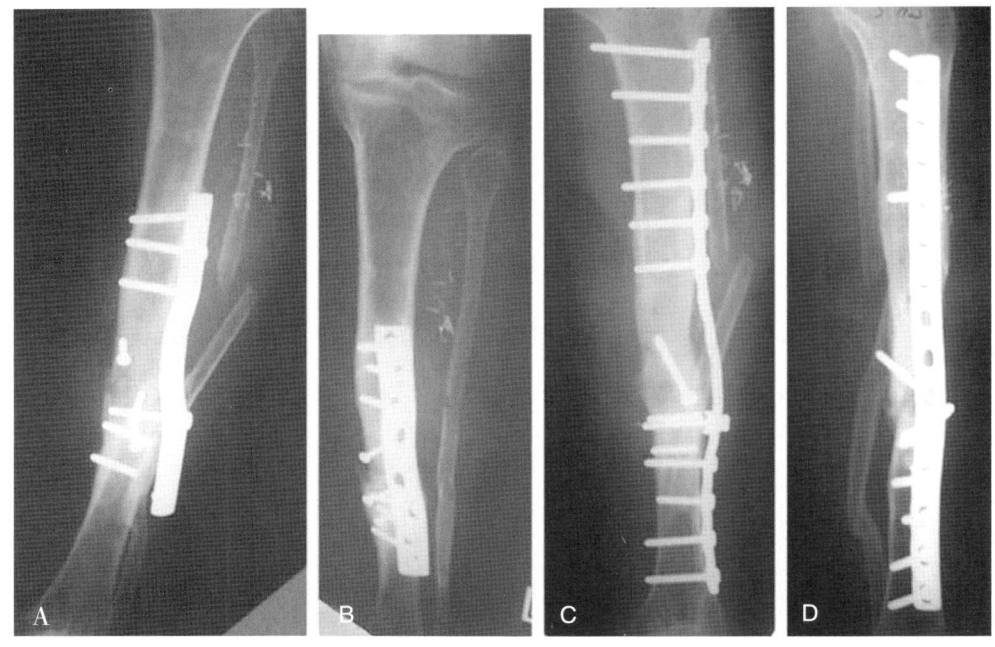

图 58-68 (A,B)骨干中段截骨后的骨不连,伴伤口坏死感染。游离皮瓣覆盖 6 个月后感染消失,但骨折仍然未愈合。(C,D)通过切开复位及波浪形接骨板进行固定。在接骨板和胫骨外侧皮肤间进行植骨。

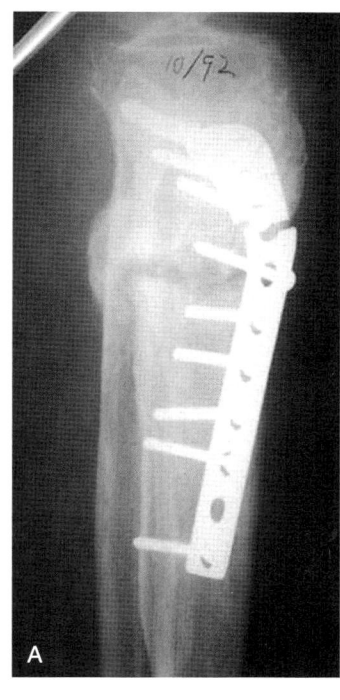
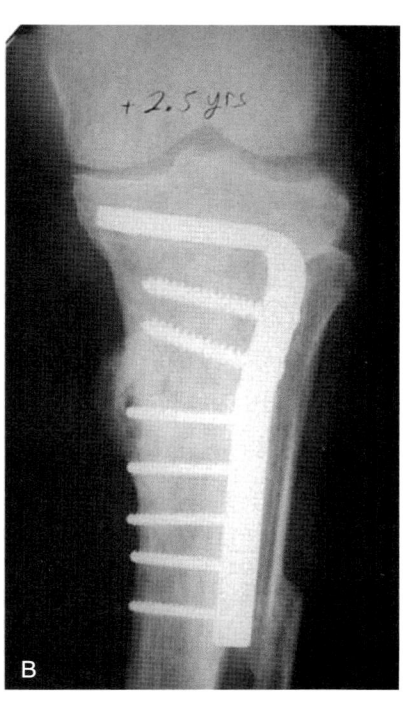

图 58-69 关节周围骨不连的片状接骨板治疗。(A)骨不连以及胫骨接骨板失败。(B)由片状接骨板修复并轴向加压。

久的 164 例用管型治疗的胫骨骨折患者。畸形愈合很常见,但畸形和关节炎或关节症状的关系不大[323]。然而 Puno 等[378]、Van der Schoot 等[505]以及 Tetsworth 和 Paley[473]]都强调指出,胫骨骨折对线不良可能会增加患关节炎的长期风险。而且,一些胫骨干骨折后有畸形的患者确实会有临床症状。也许正如 Olerud 所指出的,补偿能力因人而异,而且与距下关节的活动范围有关[349]。

因为无法预测哪些有畸形的患者会有临床症状,所以在治疗胫骨骨折时要努力争取恢复正常的力线。Kyro 报道了 64 例应用髓内钉治疗的胫骨骨折,其中 17 例愈合后有对线不良 (大约 5°成角或旋转,大于 10mm 的短缩)[275]。有对线不良的患者出现症状的概率要大得多。然而,尚没有证据表明,应用更积极的手段治疗无症状的对线不良,能够降低晚期创伤性关节炎的发生。因此,对于无症状的患者,应该讨论技术、风险以及纠正畸形和调整活动性及穿合适鞋的潜在益处。有时,对患者来讲,对畸形进行美容是需要考虑的更重要的问题。

2.评估与计划

对骨骼畸形的评价和矫正在第 63 章将详细论述,读者可以参考。胫骨骨干畸形是由于长度改变、旋转、成角及水平移位引起的。通常,这几个因素不止一

个会表现明显。有症状的畸形或非常严重的畸形是截骨矫形的指征。在截骨矫形之前,医生必须多方面考虑,做出个体化的评价和治疗方案。周围软组织状况会显著影响切在截骨固定后愈合的潜能。血管和神经在手术中或纠正畸形所产生的张力下可能比较危险。因为胫骨的力线或多或少会影响行走的功能,因此需要评价活动能力和足踝的力线。在对胫骨畸形愈合计划截骨时,要努力恢复下肢力学轴线,将足放置在中立位, 位于整个下肢力线轴的末端 (见图 63-2 和图 63-3)。胫骨的解剖轴和力学轴基本是平行的,解剖轴偏内后一点点。长度和旋转力线必须分别测定。有了这些信息,畸形的本质就能够测定,就能够选择正确的矫正方式。要恢复正常的力线,医生不仅仅要矫正成角,还有恢复近端和远端的轴向对位,以及恢复长度和矫正旋转畸形。通过测量旋转成角的中心,医生可以选择截骨纠正力线的部位和方式。根据周围软组织的状况可以判断要截骨的部位或固定方式是否安全[304]。医生必须有几种方法可供选择。截骨可经皮进行,软组织暴露相对小得多,或可以采用广泛暴露的方式。矫正畸形可在截骨的同时完成,也可通过一个可调节的铰链式外固定支架逐步进行矫形。一次矫形对软组织条件要求高, 可能会引起骨筋膜室综合征或神经牵拉损伤。矫正畸形时出现的骨缺损可立即植骨填充,以促进截骨的愈合(见第 11 章)。如果矫正畸形无法

通过一次截骨完成,必须要考虑同时改善软组织覆盖。这样的覆盖可以通过局部或游离组织转移来完成。

通过类似于治疗膝关节关节炎的干骺端楔形截骨的方法,很难矫正创伤后的胫骨骨干畸形。当医生术中专注于矫正某一方面畸形时,可能无法处理患者所有方面的畸形,反而会增加其他一些对线不良的成分,术前做足够的分析和计划会避免这样的尴尬。

对于有明显畸形和症状的患者,截骨是合适的治疗方法(图58-70)。要获得良好的效果,完整的术前评估和仔细的计划是非常重要的[30,218,233,301,302,304,414]。截骨前对畸形的评估和计划将在第63章中详细讨论。在计划截骨时,不仅要考虑矫正畸形效果,而且要考虑如何固定,腓骨是否也要截骨,特别要考虑以前的细菌污染、血管损伤、菲薄的软组织覆盖是否会增加感染的风险,导致伤口溃烂,难以愈合,这些考虑都是非常重要的。要避免在另外一个难以愈合的部位做切口而导致伤口愈合困难。内固定,尤其是髓内钉,相比外固定支架来讲是不合理的。运用Ilizarov支架技术慢慢地矫形可以允许软组织逐渐适应,比一次完全矫形要安全。

一些作者描述了各种胫骨截骨的技术[30,218,232,306,311,414,415,457,526–528]。对初期的单平面畸形,如果周围有健康的软组织,运用Sangeorzan、Johnson和Sanders等人介绍的斜行截骨是有好处的[414,415]。正确选择合适的胫骨畸形进行斜行截骨,其效果很好。胫骨远端部分以垂直于截骨平面的轴做旋转,正确的斜行截骨能够矫正成角和旋转畸形[415]。有时也需要腓骨截骨。在旋转轴上使用一枚螺钉固定后,牵引还能够恢复一些额外的长度。长斜行截骨面提供良好的骨接触,固定方便,骨折愈合可靠,速度快,不需要常规植骨。在最后固定之前,需要时可以用冷却的锯片对截骨表面打磨以调整截骨(图58-71)。

复杂的畸形可以在畸形愈合处做截骨来矫正,固定方法通常用接骨板,有时用髓内钉[233]。髓内钉固定持久,患者容易忍受,因为它不需要外固定,不必像接骨板那样长时间限制负重活动[306,311,526]。然而,它重新对线和打开髓腔以及容纳髓内钉都很困难。需要广泛的软组织剥离,而这样的剥离会减少胫骨的血供,延缓愈合,而且还需要植骨。即使使用AO牵引器,也难以恢复长度。比起单纯髓内钉,交锁钉能更好地控制对线,在胫骨截骨后更适合使用。医生可能需要使用定位螺钉。

畸形和髓腔内的骨痂会阻碍髓内钉的插入。在这

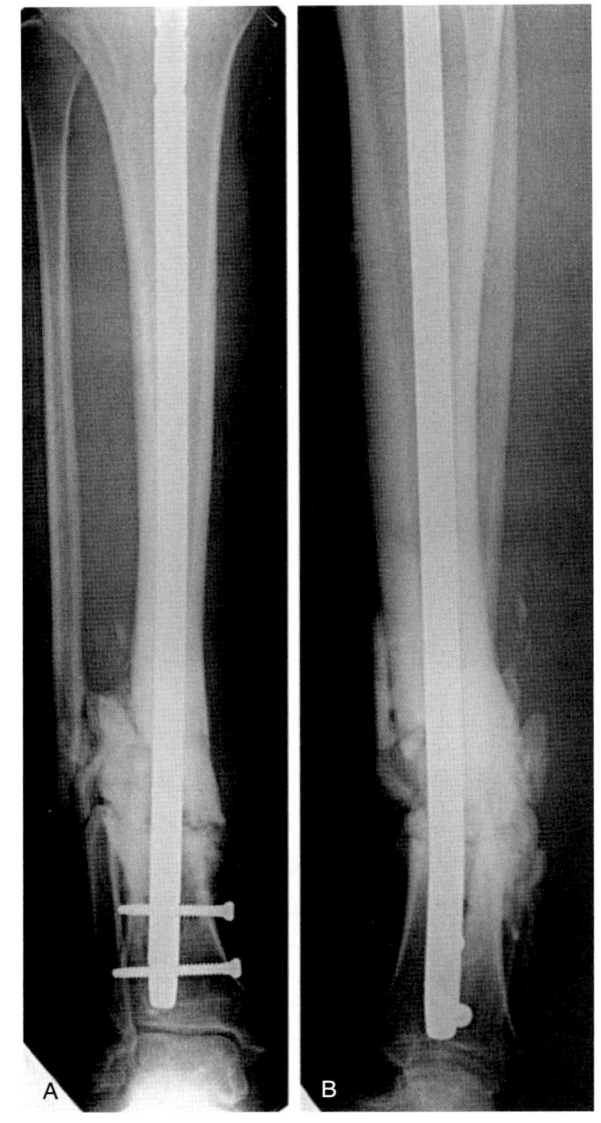

图58-70　髓内钉固定后的畸形愈合。(术前的放射影像见图58-21)胫骨和腓骨髓内钉固定截骨术后的正位片(A)和侧位片(B)。对于既往有距下关节融合术的患者,骨折愈合于外翻位是难以容忍的,因此必须在骨折愈合前进行后外侧的植骨。

样的病例中,髓内钉并非首选,而接骨板则是唯一合理的内固定选择。使用接骨板固定,使得经皮截骨和小切口置入接骨板成为可能[30]。然而,软组织是否健康和柔顺限制了接骨板的使用。如果皮肤覆盖情况不允许截骨以及接骨板固定,可以用Ilizarov支架技术代替[89,294,335]。

(1)长度:虽然穿增高鞋可以改善舒适度和功能,但是短缩超过2cm时大多数患者无法忍受[181,453]。许多患者不愿意看到这种情况。可以通过牵引成骨或截骨

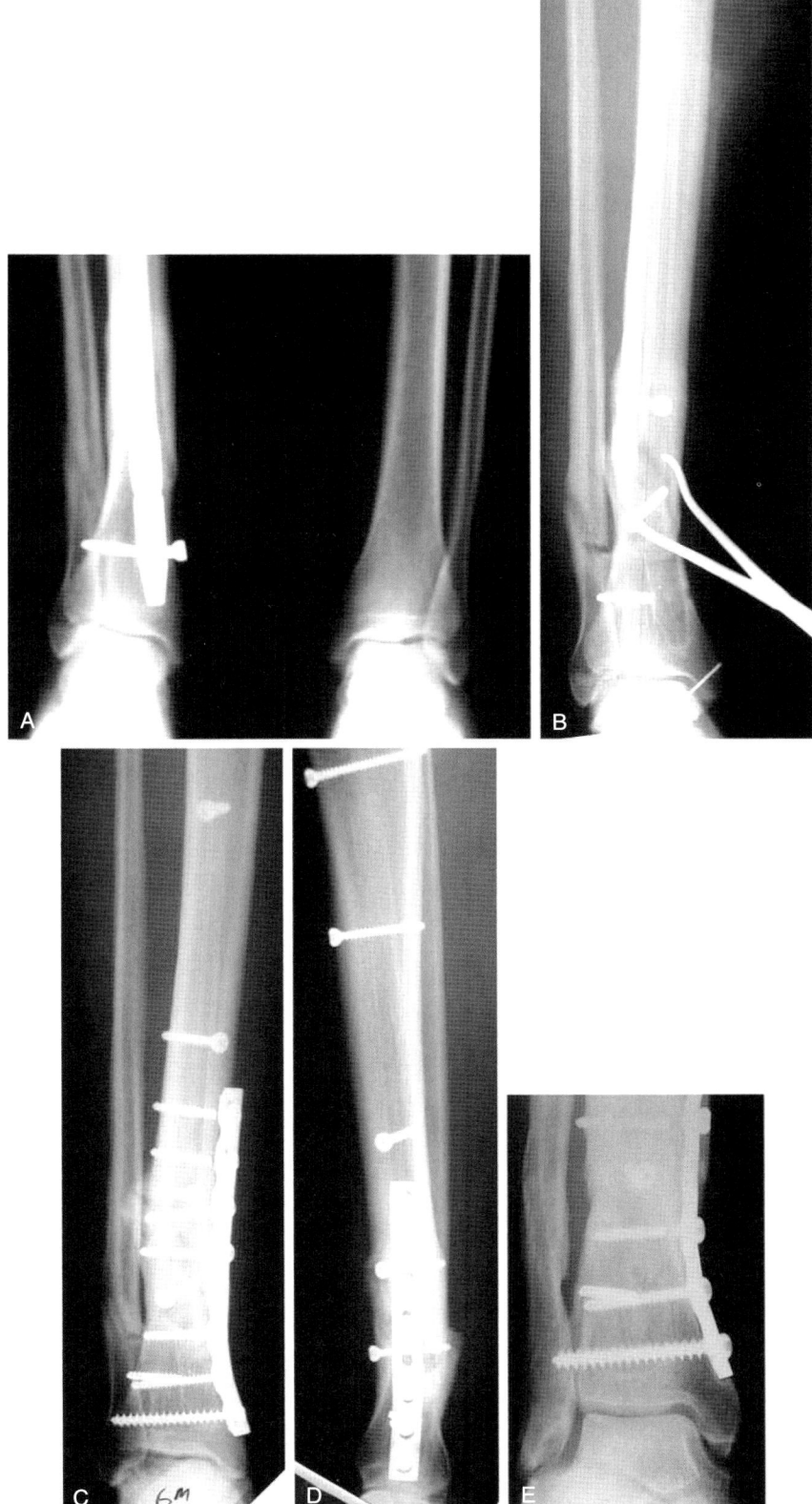

图 58-71　髓内钉固定后的畸形愈合。(A)胫骨远端骨折髓内钉固定后出现外翻畸形愈合。(B)术中影像显示斜行截骨并采用拉力螺钉和点状复位钳临时固定。取出原有的钉子需要从骨干远端至入钉口处对内踝皮质行纵行截骨。(C,D)6 个月后的 X 线片显示愈合以及有一些断钉。(E)截骨术后 18 个月时的站立位踝后前位 X 线片。

延长 1.5~3cm 来矫正 [232]。在截骨矫正成角畸形的同时,患者还可重新获得长度的改善。因此,医生需要评估小腿的长度和截骨可能对小腿长度带来的变化,然后再考虑是否需要用另外的方法来恢复长度。

(2)旋转:轻微的旋转畸形不是什么问题,但 van der Werken 和 Marti 认为,外旋大于 20°或内旋大于 15°需要进行截骨矫形[506]。旋转经常是畸形众多方面的一部分,有时是最主要的问题,尤其是髓内钉固定

后旋转力线没有恢复,或者由于未使用静力性锁钉而使旋转力线丧失。单纯的旋转畸形通常可通过经皮截骨和远近带锁髓内钉固定来矫正。如果髓内钉有所谓的动力性锁钉的锁孔,则可以控制旋转并允许截骨处轴向负荷。笔者喜欢使用 Afghan 经皮锯截骨,因为它可以获得最大的骨接触面[358]。截骨定位要与胫骨轴线垂直,除非需要某些特定角度的矫形。几乎都需要行腓骨截骨,以矫正旋转畸形(图 58-72)。

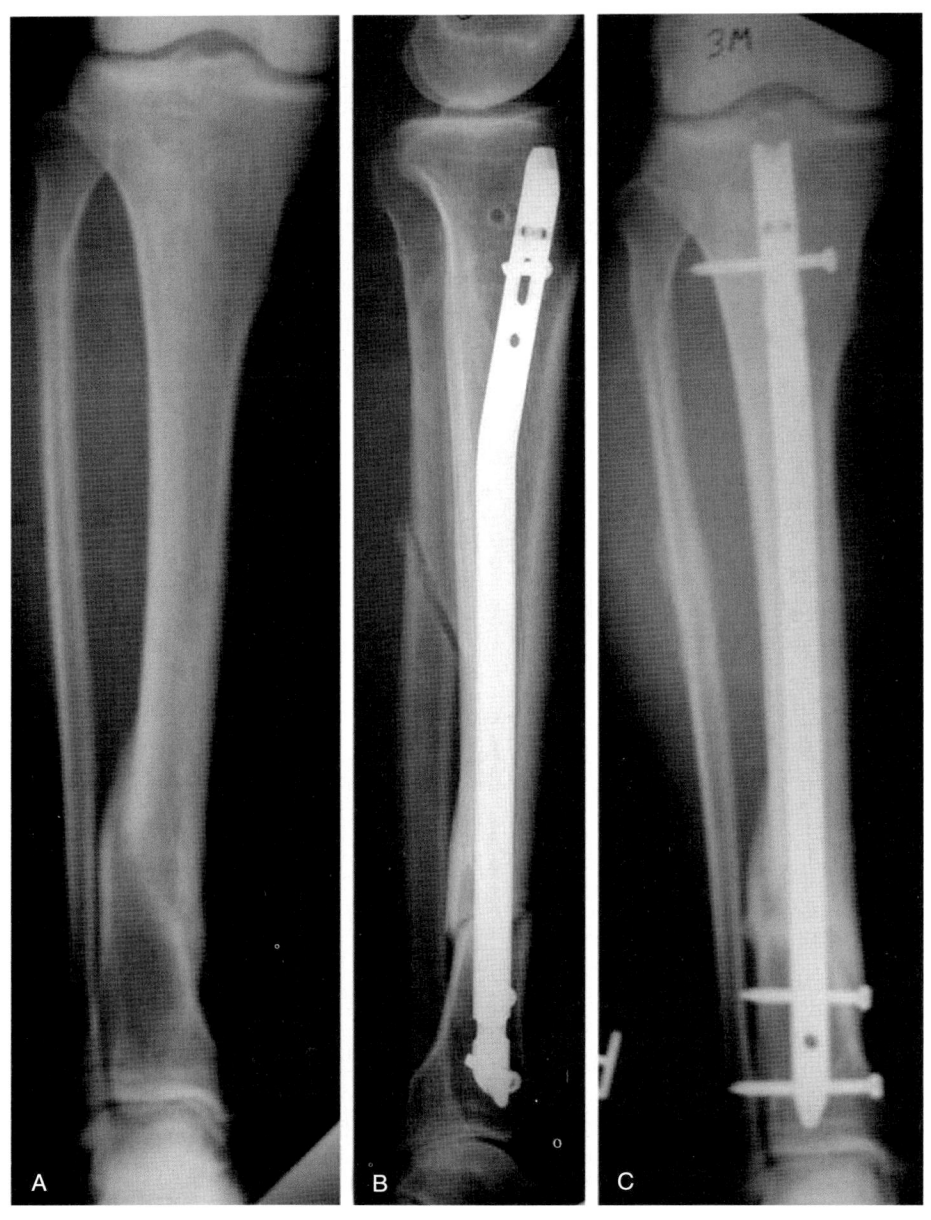

图 58-72　旋转畸形愈合。胫腓骨骨折 30°外旋畸形愈合可采用经皮"Afghan"截骨术。使用 Gigli 锯,长斜行腓骨截骨,闭合髓内钉内固定。(A)术前正位片显示除了旋转外还有轻度的内翻成角。(B)扩髓髓内钉固定后 6 周的侧位片。请注意膝和踝的侧位显示。截骨术轻度倾斜以纠正内翻畸形。已经有了早期的骨痂。(C)3 个月时发生放射影像愈合和临床愈合。

(八)再骨折

骨折愈合前过多负重会导致未完全愈合的骨折变形。White 等描述了骨折愈合失败的 4 个阶段,先是柔性失败,其次是较为刚性的失败,此后是整个骨折处高能量失败,最后是已愈合骨折处附近的失败[516]。Bostman 通过对愈合的螺旋形骨折施以扭转负荷证实了这种再骨折的临床相关性[62]。

若金属固定物取出过早也会发生再骨折,这种情况更多发生在接骨板固定后,尤其是以直接骨愈合为主的几乎看不见骨痂时。虽然一般超过 18 个月已经足够了,但高能量骨折会造成巨大的血供破坏,愈合会慢得多。取出螺钉和外固定支架马上会使骨变得脆弱,因此要求使用支具和夹板保护,逐渐增加负重,避免早期扭转负荷,以免在骨干螺钉孔处发生骨折[80]。人类胫骨骨干在去掉螺钉后需要多长时间恢复强度尚不明确,但是传统上认为需要至少 6 周后再负重,而且 12 周后才开始做有危险的活动。由于应力保护,接骨板会造成进行性废用性骨量减少。然而研究显示,接骨板下的骨吸收,可能是由于干扰了局部血供的结果,并不是进行性的[227,253]。因而,接骨板留在原位足够长的时间,以获得完全愈合,不必有所顾虑,因为它会降低而不是增加再骨折的风险。Karlsson 等研究显示,原有胫骨骨折的患者,随后长期会有较高的骨折发生率。由于新的骨折并不累及到原有胫骨的损伤,因此他们判断,患者是由于有"骨折倾向",而不是由于残存胫骨骨质疏松引起的结构衰弱所致[241]。

二、与骨折局部无关的问题

(一)压疮

使用石膏和夹板固定会增加压疮的危险性。压疮通常出现在骨突的位置。了解这个并发症非常重要,特别是在患者的知觉和周围感觉受限,以及营养条件差的情况下。可以通过使用适当的衬垫来减少压疮的危险,衬垫使用的部位包括腓骨头和颈、足跟后部、跟腱、踝、胫前棘以及骨折的部位。通过将石膏剪成两片或石膏开窗来进行早期的检查,那么在重要组织功能丧失前就能获得纠正。窗口的护理非常重要。位置必须合适,并且要足够大。石膏开窗后,去除石膏片的部位要用足够多的衬垫来代替,可以使用底面带黏着剂的泡沫型衬垫。窗口不关闭会导致局部肿胀("窗口肿胀"),而且窗口边缘会出现更多的压力问题。无论是

否有替代物,开窗都会减弱石膏的强度,通常不能再负重,并且此时将不再是个满意的固定物了。最好采用玻璃纤维石膏来增强,或者采用石膏替代物。

虽然压疮通常与石膏和夹板有关,但是使用外固定器时也会出现。有时候压疮会由于支架组件的错误位置而产生,而更多的原因是患者的后跟放于没有充分支架组件保护的床面上,使得整个下肢的重量都由后跟承担。由于感觉迟钝、疼痛或其他原因,会妨碍下肢的活动,因而跟后部会产生压疮。可以通过将下肢在固定架上悬起,或者使用衬垫来分散重量从而避免压疮。如果出现了压疮,就必须早期立刻处理,减少局部的压力,并进行适当的伤口护理。

(二)神经损伤

下肢周围神经直接损伤的原因为撕裂、挫伤、牵拉或者上述的联合作用。在对患者进行照料时,必须尽早进行详细的损伤检查。如果暂时不能做详细的检查,必须记住隐性神经损伤的可能性,并在可能的情况下进行全面的检查。神经损伤可以出现在治疗时,也可以是由于原来的创伤所致[262,416,510,519]。故此,在外科切开固定时,外固定器经皮穿针时,就必须特别注意。石膏压迫也可以引起神经损伤,特别是对腓神经的损伤,这是众所周知的并发症。同样的损伤也可以出现在夹板、牵引架骨折台、甚至医院的病床上。如果出现了腓神经功能丧失,必须对神经进行探查。重要的是不要再引起神经的损伤,包括避免出现"止血带麻痹",即运动和感觉功能的丧失,它会导致筋膜室综合征的产生。虽然筋膜室综合征通常会出现疼痛,但是如果已经存在感觉障碍或由于某些原因疼痛期被忽略了,那么就可能将早期可治疗的神经功能损害原因忽视了[195,222]。肌力损伤或感觉受损也可能是动脉损伤的征象。

(三)血管问题

与胫骨骨折相关的动脉损伤的诊断和治疗已经在前面有所讨论,读者可以参见第 13 章,血管堵塞可以延迟出现,因此必须对患者的血管状态进行持续监测。骨折的侵入性治疗会导致动脉损伤[501,520]。晚期可出现假性动脉瘤和动静脉瘘。

静脉功能不全可以是急性损伤(如深静脉血栓)所致。深静脉血栓常见,在骨干骨折中占有很大的比例[342,525]。据 Abelsech 等报道,在没有其他危险因素或没有延迟治疗的外科手术治疗患者中,有 22% 的发生

率(95%置信区间,12%~36%)[1]。静脉功能不全最常局限于小腿的深静脉,而且一般不容易发现。常常不会导致明显的后遗症,但是有时血栓也可以引起近端栓塞或肺栓塞。必须评估肺栓塞的危险因素。在损伤早期对高危患者应考虑使用抗凝剂。到目前为止,虽然有些学者建议使用抗凝剂,甚至是对立刻用石膏固定的患者,但是对于单一胫骨骨折还没有一个普遍认可的抗凝剂使用指导[1]。当然在胫骨骨折后如果出现了肺栓塞的征象,就必须采用以下的检查:通气-灌注扫描,螺旋 CT,肺血管造影,或以上检查的联合使用。患者的下肢比预计肿胀,就需要考虑使用彩色双多普勒超声检查法或下肢静脉造影。对所有胫骨骨折患者一律常规抗凝治疗是有风险的。有报道显示,一例预防性抗凝治疗患者在 12 天后出现了筋膜室综合征[312]。胫骨骨折患者,若没有明显血栓栓塞危险因素,常规抗凝治疗坏处大于益处(参加第 19 章)。

胫骨干骨折伴发静脉血栓后慢性静脉淤滞是一个潜在的具有挑战性的问题[3,375]。慢性肿胀相对少见,是由于静脉阻塞所致。患者会在胫骨骨折后数月内出现一定程度的足和小腿水肿。在出现肿胀消退趋势前,使用弹性袜是有益的。

(四) 反应性交感神经营养失调("痛性营养障碍")

局部疼痛综合征是指与损伤有关的弥散性下肢疼痛,其特征通常被描述为"烧灼样"。症状典型但多样,有皮肤和骨的弥散性营养改变,以及自主神经、感觉神经、运动神经异常(见第 20 章)。关节累及是另一个侵害结果[278]。Sarangi 对反应性交感神经营养失调进行了骨质疏松症放射学影像检查后认为,60 例单侧胫骨骨折患者中 30%患者的反应性交感神经营养失调与骨折的类型无关[417]。Smith 等认为,外固定器的使用可能较易产生反应性交感神经营养失调[451]。Tandon 等发现,包括负重在内的早期功能康复可以减少反应性交感神经营养失调的发生[465]。患者可能具有易感性个性特征[115]。如果胫骨骨折的患者有特别的难以忍受的疼痛,并且不能活动受损的下肢,而其他原因又被排除,那么就可以考虑为反应性交感神经营养失调。反应性交感神经营养失调通常需要更有效和积极的支持性康复治疗,可以考虑使用药物和神经阻滞剂。

(五) 筋膜室综合征

这里所述的筋膜室综合征指的是完全性的,已经在本章上文有讨论,更详尽的讨论参见第 13 章。胫骨骨折患者出现筋膜室综合征即便早期诊断和减压,也常会有持续的症状,但很难将它们与压力升高持续时间相关联[333,491]。

(六) 相关的疲劳骨折

在恢复期或在长期负重后, 有些患者会有疼痛,以及跖骨、跟骨结节或腓骨远端的局部触痛。早期放射学检查常提示正常。其他的检查结果可为阳性,并确诊为疲劳骨折。常规的治疗是临时减轻负重而非外固定。

(七) 关节活动受限

膝、踝、距下关节、足的关节面损伤可以导致活动受限、创伤后关节炎以及疼痛。在第 54、55、56、59 章和第 60 章中有讨论。这里仅是提醒读者注意早期认识并有效治疗这些损伤的必要性[61,507]。胫骨短缩骨折后腓骨完整呈弓形,可以产生踝部症状[238]。

即便没有直接的关节损伤,这些关节同样可以出现挛缩。膝挛缩少见,但是大部分膝挛缩是由于未知的膝损伤引起的[475]。长期的固定可以引起膝活动的部分丧失。踝和足的挛缩是更明显的问题。McMaster[313]讨论了闭合治疗后的挛缩。Merriam 和 Porter[320]讨论了手术后的挛缩,并由 Horne 等[217]证实。最常见的是不伴骨损伤的距下强直, 它在 McMaster 的病例中占 72%。在 Merriam 和 Porter 的病例中占 50%。内固定后活动有更好的保留,二组病例中仅偶遇有严重的功能问题(闭合治疗后有 12%,手术治疗后有 16%)。手术治疗骨折固定后早期活动似乎可以减少足和踝的强直。一些研究表明。挛缩的严重程度与软组织损伤的数量有关,特别是下肢的下 1/2 处的损伤。后深筋膜室综合征同样可以引起挛缩,特别是前足和足趾,而通常未被认识到[242]。胫后肌腱的断裂或丧失可以导致扁平足畸形。

足和踝不能在功能位置进行活动将导致更多的功能障碍。马蹄内翻足畸形通常可以采用石膏管型或支具来避免。严重的开发损伤特别适合采用跨越足的外固定器来治疗。据 Edwards 等报道,在严重开放胫骨骨折患者中仅有 5%足和踝挛缩[136]。足趾屈曲挛缩可通过持续被动手法操作来避免,但是挛缩有时候也会存留或复发,如果有症状,应考虑外科矫形。

在胫骨骨折后要恢复踝特别是足的活动是缓慢的,但是如果患者可以早期使用足在其功能位进行负重的话,恢复是会出现的。如果负重必须延缓,那么应保持中立位,而且要早期进行积极有力的足趾和踝大范围活动操练。

(八) 晚期关节炎

　　直接关节损伤是创伤后关节炎公认的原因。虽然创伤后骨骼畸形的发生率以及对线不良的可接受限度尚不明确,但它仍然是关节炎产生的一项原因。目前,有关胫骨骨折的长期随访研究较少。如果放射学研究显示有明显的畸形并有中等程度的关节炎,那么如前所述,截骨术可缓解其症状。

　　一旦出现了严重的关节炎,矫形仍然是可取的,但是对于采用良好衬垫鞋袜、足踝支具、口服抗炎药、减少活动等保守治疗仍不能控制症状的患者,给予远端关节的融合是最佳的治疗方法。

(九)功能丧失

　　关于胫骨骨折后的详细功能结果,目前的报道很少,完全恢复的时间也不明了。根据损伤的严重程度,优良率为50%~100%。然而 Bridgman 和 Baird 指出,根据不同的标准,同样的患者中有4%~42%未达到优良效果[23,67,137,230]。Peter 发现低能量损伤后采用功能支具治疗的患者在5年的问题最小,但是在损伤后1年的时候仅有一半的患者可以恢复滑雪运动[364]。据Horne 等报道,68个月的随访后,仅有21%的患者没有症状,仅有40%的患者可以参见所有的活动而没有困难。19%的患者有严重的持续疼痛,60%的患者有明显的畸形,24%的患者需要调换工作,52%的患者行走耐力有减少。症状出现与踝活动的减少最相关,而与距下活动减少的相关性较少,而且远端骨折引起的功能丧失更为常见[217]。为了确认功能结果与骨折严重程度、治疗以及康复之间的联系,还需要做更多的工作。

(十) 外观较差

　　骨和软组织畸形可以导致难看的下肢,会给患者带来或多或少不舒服的感觉。损伤的严重程度以及治疗中存在的问题是决定下肢外观的主要因素。可以通过对皮肤、软组织和下肢骨的延迟整复来改良。

第六节　腓骨骨折

　　腓骨的解剖和功能在解剖章节中有所论述(参见"相关解剖"一节)。正常的情况下负重不是腓骨的主要功能。据称可承担体重的大约17%,但是此数值可

能更接近于6%[464]。在近端,腓骨用于稳定膝关节的外侧。在远端,它对距骨和踝关节的外侧支撑起着非常重要的作用。虽然在胫骨完整时,腓骨的结构连续性并不重要,但是胫骨骨折后就需要腓骨的辅助支撑,而且有时候腓骨的固定有助于恢复稳定和对线[515]。虽然完整的腓骨是有益的,但是偶尔也会干扰胫骨的愈合,产生内翻畸形或延迟愈合[468]。然而,胫骨完整实际上是损伤较轻的标准,愈后良好[344,345]。胫骨单一骨折的髓内钉固定可以抵消腓骨完整所带来的不良效应。

　　对急性单一腓骨骨折必须进行仔细评估,以排除其他的明显损伤。单一腓骨骨折通常较轻,需要治疗的仅是有症状的。通常合并的损伤除了胫骨干骨折外,还包括神经和血管损伤以及膝或踝的韧带损伤。腓骨的间接骨折是由于足的外旋导致,通常为腓骨远端骨折,位于踝韧带联合或稍上方,偶尔也有骨折位置较高。这种骨折被称为 Maisonneuve 骨折,第60章将做进一步论述。如果内踝为单纯韧带撕裂,距骨向外移位不明显,那么这种复合损伤就值得怀疑。螺旋骨折、踝痛、触痛、不稳,这些均提示 Maisonneuve 骨折。无论腓骨在哪个平面骨折,都必须仔细检查踝关节(图58-73)。

　　腓骨近端骨折可能是由于腓侧韧带和股二头肌肌腱的止点撕脱所致。

　　如果在负重情况下,小腿外侧面由于外力而损伤,那么外翻力可以引起内侧韧带撕脱。腓总神经、腓浅神经、腓深神经可以是原发损伤,也可以是由于前室间和外侧间室压力的进展性增高所引起的。由于腓骨临近所有的4个间室,所以也可能累及后深间室和后浅间室。即便膝关节是稳定的,也必须要考虑血管损伤的可能性,特别是胫前动脉。因此对腓骨骨折患者的评估必须包括详细的神经血管检查,如果症状加重或患者出现意识损害,就必须重复检查。有时候,特别是年轻的患者,腓骨可能出现折弯而不是骨折,而折弯则可能干扰成角胫骨骨折的复位。

　　只有有症状的单一腓骨骨折才需要治疗。可以采用衬垫良好的夹板或石膏来固定,但并非是必需的。在充分的衬垫外使用轻质的弹力绷带固定,可以使患者较为舒服。可以抬高患肢,使用冰块,可负重的患者使用拐杖,以及使用止痛药物。一旦疼痛和肿胀有消退,通常1~2周,在患者能力允许的情况下鼓励逐步负重和积极的活动。如果使用上述的治疗,功能恢复通常需要6~8周。

　　对于严重胫骨骨折,偶尔需要对腓骨干骨折进行

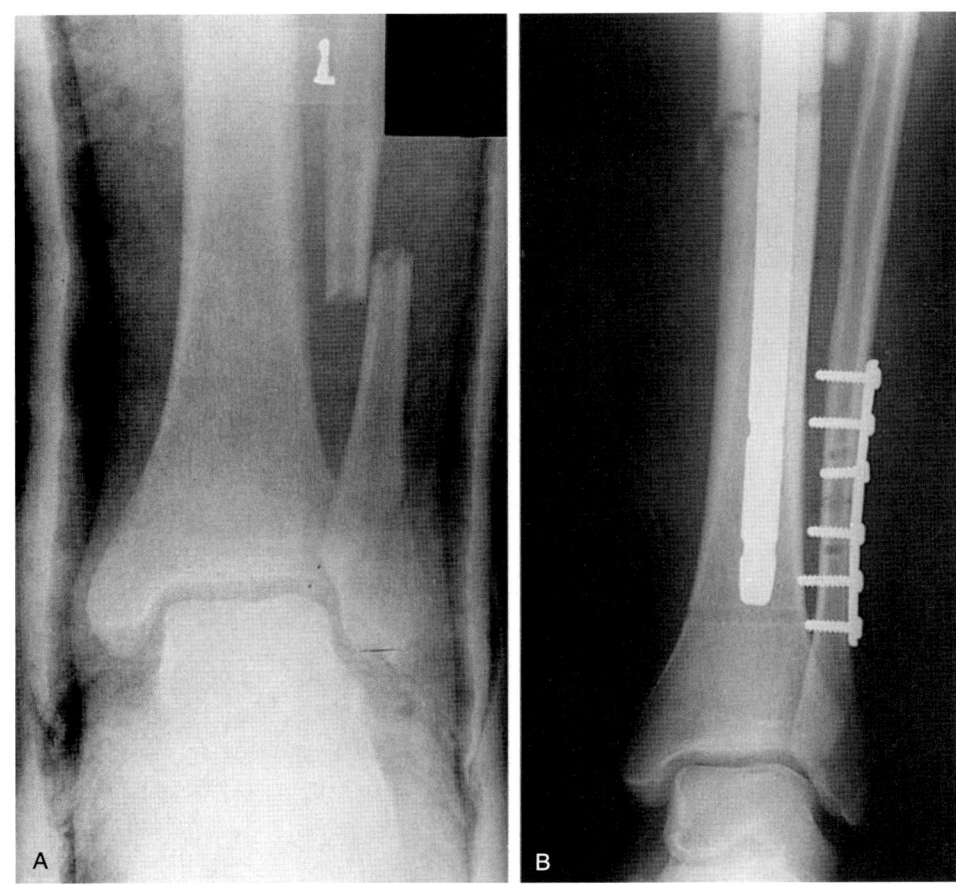

图 58-73 踝的损伤偶尔可伴发于胫骨干骨折。踝的解剖复位和固定为恢复正常踝功能提供了最好的机会,其前提是同时获得了胫骨和踝的满意复位。(A)损伤后 3 周的首次 X 线片。(B)双骨折行切开复位内固定后的 X 线片。为了恢复长度而做了骨牵引,可以在胫骨钉远端见到横行透光影。

固定,通常是为了增强固定[330]。如果需要固定,最佳的固定是用 3.5mm 的动力加压接骨板,骨折的两端最少各 3 枚螺钉固定。如果有粉碎和明显的血供阻断,植骨是有价值的。对腓骨近端进行手术时必须注意不能损伤腓总神经。腓骨干骨折后的并发症包括神经血管问题和上述的相关损伤。必须立即诊断和治疗动脉损伤以及筋膜室综合征。据 Mino 和 Hughes 报道,骨折骨痂形成可导致晚期腓浅神经受压和麻痹[324]。偶尔会出现骨不连,但是极少有症状。如果有治疗适应证,那么根据骨折的类型和血管情况可采用加压接骨板来治疗腓骨骨不连,并可同时使用植骨。也可以考虑闭合髓内钉治疗腓骨骨不连。对有症状的肥大型骨不连采用切除的方法同样也有成功的报道[441]。腓骨畸形愈合可能会影响踝穴,这是因为腓骨的短缩使外踝的远端直径增大,导致踝穴的增宽。同样可出现旋转不良。CT 扫描加上与对侧踝关节的对比有助于确定治疗方

案。在踝关节不可逆改变出现之前可以通过带植骨的腓骨截骨术来恢复腓骨的长度。

第七节　近胫腓关节的损伤

虽然近胫腓关节可以由于间接和直接创伤所损伤,但是并不常见。Ogden[348]以及 Resnick 等[387]对近胫腓关节损伤做了详尽的回顾,指出损伤可以合并有胫骨干骨折,也可以独立存在。知晓了这个疾病才可以早期进行合适的治疗。复发性脱位少见。对近胫腓关节损伤的报道和评论主要集中于单一性损伤。一旦胫骨骨折有移位而腓骨完整,那么就应该考虑该关节发生破坏的可能性。

近胫腓关节在解剖上有两种主要类型:水平型和斜型。虽然公认从水平到 76° 是连续的,但是 Ogden 采用 20° 作为二者间的分界点[348]。关节越垂直,接触面积

就越小。Ogden 认为，近胫腓关节在允许微小旋转和减低踝旋转力上起着非常重要的作用，但此功能会由于胫腓骨性连合而消失。可能是由于调节旋转的能力减少，关节越垂直脱位可能也就越大。目前尚不明确近胫腓关节是否承担体重，但是由于关节解剖的多样性决定了其负重能力的多样性。

有 4 种类型的近胫腓关节损伤：半脱位，前外侧脱位，后内侧脱位，上侧（或近侧）脱位。损伤的机制、后果和治疗各不相同。但是患者都常有局部疼痛、触痛、远端放射感觉异常，可以伴有或不伴有腓神经损伤。局部畸形在早期可以被软组织肿胀所掩盖，而且没有明显体征，这给早期诊断造成了困难（图 58-74）。

近胫腓关节半脱位与韧带松弛有关。关节的超活动性与局部触痛有关。如果通过观察或短期的夹板石膏制动症状不能缓解，特别是腓神经麻痹不能立即恢复，那么就有腓骨头切除的适应证。

近胫腓关节前外侧脱位通常是由于急性的非直接损伤所致，是在膝屈曲前间室和外侧间室肌肉收缩时，小腿近端相对于内翻距骨的向内旋转所产生的[437]。腓侧韧带和股二头肌肌腱是松弛的，旋转压力合并前外侧肌肉紧张，使得腓骨近端向外前方脱出。检查可以发现腓骨头突出，股二头肌肌腱异常的向前变形[148]。相关的损伤可能会干扰脱位的诊断。

除非诊断延迟时间过长，一般都可以进行闭合复位[235,348]。膝屈曲至少 70°，足背屈，旋前，外旋。直接施压于腓骨头，但不能施压于腓神经，然后突然向后越过胫骨外侧棘，复位到胫骨近端末的腓骨沟。复位通常是非常稳定的。Ogden 推荐在 2~3 周固定后进行积极的康复。然而他的 14 例患者中 8 例再次出现疼痛，并有主观的不稳定，故此他建议行腓骨头切除，有 4 例这样治疗取得成功。不推荐近端关节固定术，其原因是这会导致外踝旋转的丧失从而并发踝关节的症状。并且融合也十分困难，会出现器械的失败以及有症状的骨不连。如果踝症状出现在近端胫腓骨性融合后，Ogden 推荐节段性腓骨切除直至骨性融合处，或者行腓骨

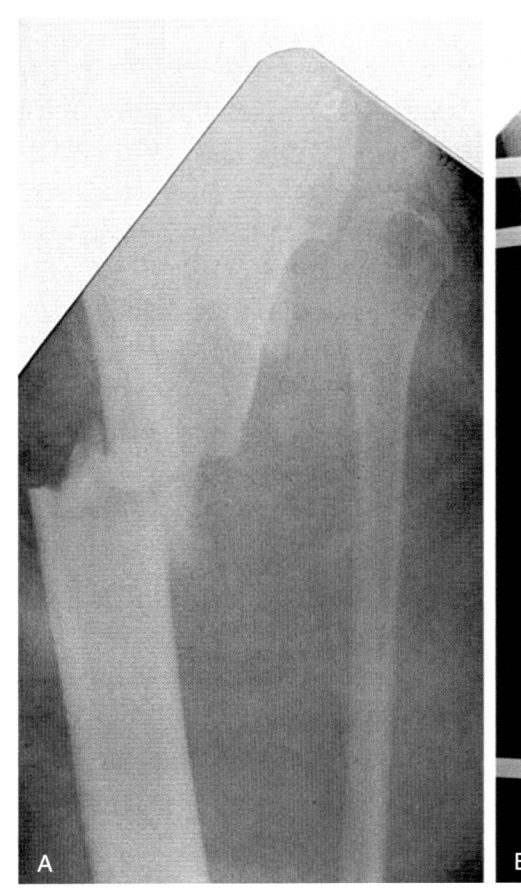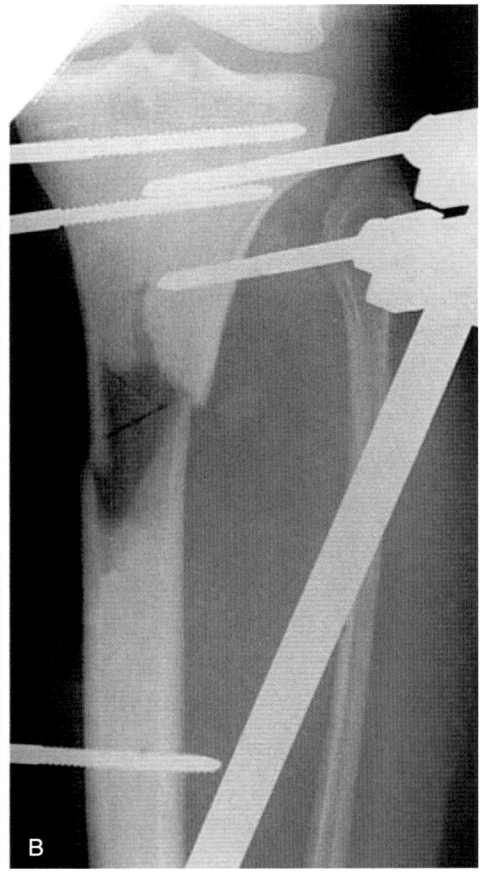

图 58-74　胫骨近端严重骨折伴腓骨脱位。(A)临时管型固定后。(B)清创和外固定器固定后。

头切除[348]。但是,如果治疗耽搁的时间过长,踝关节病的症状就难以缓解。近胫腓关节后内脱位少见,通常为直接的高能量损伤所致。可以损伤到膝关节的外侧支持结构。非手术治疗的效果差。包括切开复位、暂时性螺钉固定腓骨近端的外科修复,可以有好的效果。在这类操作中必须辨别和保护腓神经。

近胫腓关节上脱位是由于严重的下肢损伤伴胫骨干骨折移位而腓骨完整所致[231]。尽管大多数单一胫骨干骨折是由于低能量所致,总体愈合好,但是也有失败的病例,此时损伤通过的是近胫腓关节而非胫骨干。由于有产生脱位的力的存在,因此会伴有神经血管损伤和筋膜室综合征[284]。胫骨骨折的解剖复位和牢靠固定通常可以使近胫腓关节复位。如果失败,可以采用闭合或切开复位,并进行临时固定。有时候近胫腓关节的嵌入会妨碍胫骨骨折的复位[441]。这时候保留腓骨近端是明智的,其原因是下肢的重建需要腓骨近端的存在。持续的局部症状可能需要进行腓骨头切除。尽管效果通常良好,但是会出现晚期不稳[509]。

第八节 疲劳骨折和功能不全性骨折

当反复的负荷超过了骨在循环应力下重新塑造的能力时,就会出现疲劳骨折[78]。通常被称为"应力骨折",但是"疲劳骨折"由于强调了循环负荷在其病因学上的作用,因此更为贴切。最常见于士兵、跳舞者、跑步者等对下肢要求高的个体[27,33]。仔细询问病史通常可以发现有近期的负荷增加, 例如训练的强化或改变。远距离的奔跑即使没有负荷增加也会引起骨折[261]。据 Clayer 等报道,运动量的增加可以不明显,仅仅为重复性的扭转负荷也可能导致疲劳骨折[100]。有时候在原有的其他损伤治疗后, 积极的恢复负重也可以引起疲劳骨折[365]。这可能与骨的质量降低有关[371]。另外一个值得注意的危险因素是, 女性运动员的膳食问题和月经异常[33,484]。有文献发现,士兵中的胫骨疲劳骨折与下列因素有关:胫骨长度较短,相对大的膝外翻,右侧下肢占主导,髋外旋角度大,以及特殊兵种[155]。据 Emery 等报道, 胫骨疲劳骨折可以出现在同侧节段性骨移植取材后[146]。骨的循环应力耐受力下降,矿物质的减少,脆性增加,通常均可导致功能不全性骨折[6,75]。这种类型的疲劳骨折常出现于全身骨质减少的患者。类风湿性关节炎患者,特别是服用激素的患者,或下肢成角畸形的患者, 同样具有此类骨折的危险性[287]。

这种疲劳骨折可能与关节炎的突然发作相混淆[436]。在出现症状前骨扫描可为阳性[325]。

疲劳骨折的位置是典型的,而且可能与特殊的活动相关。

胫骨最大畸形的位置根据患者不同的活动而不同[139]。因此可以通过患者的活动来预测胫骨骨折典型的位置。足部的骨头,特别是跖骨,是最常见的疲劳骨折部位,而胫骨和腓骨也很常见[458]。胫骨干后侧面的近中 1/3 相接处,以及远 1/3 胫骨是常见的骨折部位。胫骨前皮质可以累及,特别是"跳跃运动员",除非明显地减少活动量,一般骨折愈合通常是缓慢的[26,352,367]。有时候疲劳骨折也会累及踝上的胫骨[325,334]。虽然大多数疲劳骨折是横行或短斜行的,但有时候也会是纵行的[31,439,508]。腓骨也可以发生疲劳骨折,特别是远端 1/3 的腓骨。

疲劳骨折可以仅为显微镜下所见, 伴有疼痛、肿胀、触痛以及温度增高为其临床表现。通常直到骨膜或骨内新骨形成明显才有影像学异常。可以出现非常明显的透光区。^{99m} 锝骨扫描通常可以很好地定位疲劳骨折的放射性核素聚集部位。温度记录器显示的温度增高和超声波显示的疼痛感应是非侵袭性的,比较经济,大多数 X 线正常的疲劳骨折患者会有阳性表现[122,398]。如果需要疲劳骨折的客观证据,那么可以使用上述的检查组合来代替骨扫描。MRI 可以显示水肿,而且通常可以很好地显示骨折线。MRI 在疲劳骨折诊断中的角色有所增加,在排除其他可能诊断的前提下对疲劳骨折的诊断是最有帮助的[160,161,257]。对疲劳骨折进行鉴别诊断以排除其他疾病是非常重要的,这可以保证及时、合适的治疗。必须考虑肿瘤、感染、筋膜室综合征以及所谓的胫骨内侧压力综合征。应通过病史、体检和放射学检查来加以鉴别[408,529]。胫骨内侧压力综合征的特征是广泛的骨吸收和改建功能亢进,但没有微骨折。这类骨折会有 ^{99m} 锝 MDP 的摄取广泛增加。慢性复发性筋膜室综合征的体检和间室压力测量会发现有典型的活动相关性改变。感染和肿瘤可以仅仅在高品质的放射学影像和 CT 扫描上有局部形态学发现。典型的临床和放射学表现通常是诊断疲劳骨折的最好手段。仅有少数的患者需要切开活检来明确诊断。

由于疲劳骨折产生于机械力弱的骨,灾难性的失败可以出现于有明显移位的骨折患者,可能出现在局部疼痛之前,与射线透射性或新骨形成有关。早期诊断,减少活动,外固定支持等恰当的治疗可以避免疲劳骨折的灾难性失败。胫前皮质疲劳骨折是"高危险"

的疲劳骨折，可以产生灾难性的失败，因此应给予积极的治疗[48]。

　　胫骨和腓骨疲劳骨折的最佳治疗通常为保守治疗。即使有移位，但是由于疲劳骨折通常为低能量创伤所致，也可以通过石膏或支具固定以及早期负重而获得良好效果[125,517]。如果有明显的放射学透亮区，那么就应该考虑保守治疗失败的可能。在积极的限制活动仍不能控制症状的情况下，可以建议使用外固定。胫前疲劳骨折具有高危险性，可以考虑使用扩髓髓内钉[57]。另外，可以使用拐杖来减少负重，逐步少量的恢复活动以避免诱发疼痛。低强度超声治疗可以加快胫骨疲劳骨折的恢复[66]。一旦患者的症状缓解，放射影像显示有愈合的征象，就可以在监护下逐步增加康复锻炼，使患者恢复到其所期望的水平。康复计划中，良好的锻炼指导和合适的鞋袜是非常重要的。症状可以在2~3 个月内缓解，但是如果活动量太大也会重新出现问题。疲劳骨折偶尔出现于关节炎和胫骨畸形的患者。这些患者有更高的骨折骨不连危险，应考虑进行合适的全膝置换[418,425]。

（周恒星 郭乾臣 译 李世民 冯世庆 校）

参考文献

1. Abelseth, G.; Buckley, R.E.; Pineo, G.E.; et al. Incidence of deep-vein thrombosis in patients with fractures of the lower extremity distal to the hip. J Orthop Trauma 10:230–235, 1996.

2. Adams, C.I.; Keating, J.F.; Court-Brown, C.M. Cigarette smoking and open tibial fractures. Injury 32:61–65, 2001.

3. Aitken, R.J.; Mills, C.; Immelman, E.J. The postphlebitic syndrome following shaft fractures of the leg. A significant late complication. J Bone Joint Surg 69:775–778, 1987.

4. Alberts, K.A.; Loohagen, G.; Einarsdottir, H. Open tibial fractures: Faster union after unreamed nailing than external fixation. Injury 30: 519–523, 1999.

5. Allgöwer, M. Modern Concepts of Fracture Treatment. AO/ASIF Dialogue 1:1, 1985.

6. Alonso-Bartolome, P.; Martinez-Taboada, V.M.; Blanco, R.; et al. Insufficiency fractures of the tibia and fibula. Semin Arthritis Rheum 28:413–420, 1999.

7. Anglen, J.O. Early outcome of hybrid external fixation for fracture of the distal tibia. J Orthop Trauma 13:92–97, 1999.

8. Anglen, J.O.; Blue, J.M. A comparison of reamed and unreamed nailing of the tibia. J Trauma 39:351–355, 1995.

9. Antich-Adrover, P.; Marti-Garin, D.; Murias-Alvarez, J.; et al. External fixation and secondary intramedullary nailing of open tibial fractures. A randomised, prospective trial. J Bone Joint Surg Br 79:433–437, 1997.

10. Archer, K.R.; Castillo, R.C.; Mackenzie, E.J.; et al. Physical disability after severe lower-extremity injury. Arch Phys Med Rehabil 87:1153–1155, 2006.

11. Ashford, R.U.; Mehta, J.A.; Cripps, R. Delayed presentation is no barrier to satisfactory outcome in the management of open tibial fractures. Injury 35: 411–416, 2004.

12. Atesalp, A.S.; Basbozkurt, M.; Erler, E.; et al. Treatment of tibial bone defects with the Ilizarov circular external fixator in high-velocity gunshot wounds. Int Orthop 22:343–347, 1998.

13. Atkins, R.M.; Madhavan, P.; Sudhakar, J.; et al. Ipsilateral vascularised fibular transport for massive defects of the tibia. J Bone Joint Surg Br 81:1035–1040, 1999.

14. Atkins, R.M.; Sudhakar, J.E.; Porteous, A.J. Distraction osteogenesis through high energy fractures. Injury 29:535–537, 1998.

15. Austin, R.T. Fractures of the tibial shaft: Is medical audit possible? Injury 9:93–101, 1977.

16. Austin, R.T. The Sarmiento tibial plaster: A prospective study of 145 fractures. Injury 13:10–22, 1981.

17. Bach, A.W.; Hansen, S.T. Jr. Plates versus external fixation in severe open tibial shaft fractures. Clin Orthop 241:89–94, 1989.

18. Bal, G.K.; Kuo, R.S.; Chapman, J.R.; et al. The anterior T-frame external fixator for high-energy proximal tibial fractures. Clin Orthop 380:234–240, 2000.

19. Bara, T.; Synder, M. Nine-years experience with the use of shock waves for treatment of bone union disturbances. Ortop Traumatol Rehabil 9:254–258, 2007.

20. Barei, D.P.; Taitsman, L.A.; Beingessner, D.; et al. Open diaphyseal long bone fractures: A reduction method using devitalized or extruded osseous fragments. J Orthop Trauma 21:574–578, 2007.

21. Barquet, A.; Masliah, R. Large segmental necrosis of the tibia with deep infection after open fracture. Acta Orthop Scand 59:443–446, 1988.

22. Barrick, E.F.; Jackson, C.B. Prophylactic intramedullary fixation of the tibia for stress fracture in a professional athlete. J Orthop Trauma 6:241–244, 1992.

23. Bauer, G.C.H.; Edwards, P.; Widmark, P.H. Shaft fractures of the tibia: Etiology of poor results in a consecutive series of 173 fractures. Acta Chir Scand 124:386–295, 1962.

24. Baumgaertel, F.; Buhl, M.; Rahn, B.A. Fracture healing in biological plate osteosynthesis. Injury 29 (Suppl 3):C3–6, 1998.

25. Beals, R.K.; Bryant, R.E. The treatment of chronic open osteomyelitis of the tibia in adults. Clin Orthop Relat Res 433:212–217, 2005.

26. Beals, R. K.; Cook, R.D. Stress fractures of the anterior tibial diaphysis. Orthopedics 14:869–875, 1991.

27. Beck, T.J.; Ruff, C.B.; Shaffer, R.A.; et al. Stress fracture in military recruits: Gender differences in muscle and bone susceptibility factors. Bone 27:437–444, 2000.

28. Bednar, D.A.; Parikh, J. Effect of time delay from injury to primary management on the incidence of deep infection after open fractures of the lower extremities caused by blunt trauma in adults. J Orthop Trauma 7:532–535, 1993.

29. Behrens, F.; Johnson, J.; Guntzburger, T.; et al. Early bone grafting for tibial fractures. J Orthop Trauma 3:156, 1989.

30. Behrens, F.F.; Sabharwal, S. Deformity correction and reconstructive procedures using percutaneous techniques. Clin Orthop 375:133–139, 2000.

31. Belzunegui, J.; Plazaola, I.; Maiz, O.; et al. Longitudinal stress fractures of the tibia: Report of three cases. Br J Rheumatol 36:1130–1131, 1997.

32. Bengner, V.; Ekbom, T.; Johnell, O.; et al. Incidence of femoral and tibial shaft fractures. Acta Orthop Scand 61:251–254, 1990.

33. Bennell, K.L.; Malcolm, S.A.; Thomas, S.A.; et al. Risk factors for stress fractures in female track-and-field athletes: A retrospective analysis. Clin J Sport Med 5:229–235, 1995.

34. Bhandari, M.; Adili, A.; Lachowski, R.J. High pressure pulsatile lavage of contaminated human tibiae: An in vitro study. J Orthop Trauma 12:479–484, 1998.

35. Bhandari, M.; Guyatt, G.H.; Swiontkowski, M.F.; et al. Treatment of open fractures of the shaft of the tibia. J Bone Joint Surg Br 83:62–68, 2001.

36. Bhandari, M.; Guyatt, G.H.; Swiontkowski, M.F.; et al. Surgeons' preferences for the operative treatment of fractures of the tibial shaft. An international survey. J Bone Joint Surg Am 83:1746–1752, 2001.

37. Bhandari, M.; Guyatt, G.H.; Tong, D.; et al. Reamed versus nonreamed intramedullary nailing of lower extremity long bone fractures: A systematic overview and meta-analysis. J Orthop Trauma 14:2–9, 2000.

38. Bhandari, M.; Guyatt, G.H.; Tornetta, P. 3rd; et al. Current practice in the intramedullary nailing of tibial shaft fractures: An international survey. J Trauma 53:725–732, 2002.

39. Bhandari, M.; Schemitsch, E.H.; Adili, A.; et al. High and low pressure pulsatile lavage of contaminated tibial fractures: An in vitro study of bacterial adherence and bone damage. J Orthop Trauma 13:526–533, 1999.

40. Bhandari, M.; Tornetta, P. 3rd; Sprague, S.; et al. Predictors of reoperation following operative management of fractures of the tibial shaft. J Orthop Trauma 17:353–361, 2003.

41. Bhattacharyya, T.; Bouchard, K.A.; Phadke, A.; et al. The accuracy of computed tomography for the diagnosis of tibial nonunion. J Bone Joint Surg Am 88:692–697, 2006.

42. Bhattacharyya, T.; Seng, K.; Nassif, N.A.; et al. Knee pain after tibial nailing: The role of nail prominence. Clin Orthop Relat Res 449:303–307, 2006.

43. Bilat, C.; Leutenegger, A.; Rüedi, T. Osteosynthesis of 245 tibial shaft fractures: Early and late complications. Injury 25:349–358, 1994.

44. Blachut, P.A.; O'Brien P.J.; Meek, R.N.; et al. Interlocking intramedullary nailing with and without reaming for the treatment of closed fractures of the tibial shaft. A prospective, randomized study. J Bone Joint Surg Am 79:640–646, 1997.

45. Blick, S.S.; Brumback, R.J.; Lakatos, R.; et al. Early prophylactic bone grafting of high energy tibial fractures. Clin Orthop 240:21–41, 1989.

46. Blick, S.S.; Brumback, R.J.; Poka, A.; et al. Compartment syndrome in open tibial fractures. J Bone Joint Surg Am 68:1348–1353, 1986.

47. Blokhuis, T.J.; de Bruine, J.H.; Bramer, J.A.; et al. The reliability of plain radiography in experimental fracture healing. Skeletal Radiol 30:151–156, 2001.

48. Boden, B.P.; Osbahr, D.C. High-risk stress fractures: Evaluation and treatment. J Am Acad Orthop Surg 8:344–353, 2000.

49. Boerger, T.O.; Patel, G.; Murphy, J.P. Is routine removal of intramedullary nails justified. Injury 30:79–81, 1999.

50. Bolhofner, B.R. Indirect reduction and composite fixation of extraarticular proximal tibial fractures. Clin Orthop 315:75–83, 1995.

51. Bonanni, F.; Rhodes, M.; Lucke, J.F. The futility of predictive scoring of mangled lower extremities. J Trauma 34:99–104, 1993.

52. Bone, L.B.; Johnson, K.D. Treatment of tibial fractures by reaming and intramedullary nailing. J Bone Joint Surg Am 68:877–887, 1986.

53. Bone, L.B.; Kassman, S.; Stegemann, P.; et al. Prospective study of union rate of open tibial fractures treated with locked, unreamed intramedullary nails. J Orthop Trauma 8:45–49, 1994.

54. Bone, L.B.; Sucato, D.; Stegemann, P.M.; et al. Displaced isolated fractures of the tibial shaft treated with either a cast or intramedullary nailing. An outcome analysis of matched pairs of patients. J Bone Joint Surg Am 79:1336–1341, 1997.

55. Bono, C.M.; Levine, R.G.; Rao, J.P.; et al. Nonarticular proximal tibia fractures: Treatment options and decision making. J Am Acad Orthop Surg 9:176–186, 2001.

56. Bono, C.M.; Sirkin, M.; Sabatino, C.T.; et al. Neurovascular and tendinous damage with placement of anteroposterior distal locking bolts in the tibia. J Orthop Trauma 17:677–682, 2003.

57. Borens, O.; Sen, M.K.; Huang, R.C.; et al. Anterior tension band plating for anterior tibial stress fractures in high-performance female athletes: A report of 4 cases. J Orthop Trauma 20:425–430, 2006.

58. Bosse, M.J.; MacKenzie, E.J.; Kellam, J.F.; et al. A prospective evaluation of the clinical utility of the lower-extremity injury-severity scores. J Bone Joint Surg Am 83:3–14, 2001.

59. Bosse, M.J.; MacKenzie, E.J.; Kellam, J.F.; et al. An analysis of outcomes of reconstruction or amputation after leg-threatening injuries. N Engl J Med 347:1924–1931, 2002.

60. Bosse, M.J.; McCarthy, M.L.; Jones, A.L.; et al. The insensate foot following severe lower extremity trauma: An indication for amputation? J Bone Joint Surg Am 87:2601–2608, 2005.

61. Böstman, O.M. Displaced malleolar fractures associated with spiral fractures of the tibial shaft. Clin Orthop 228:202–207, 1988.

62. Böstman, O.M. Rotational refracture of the shaft of the adult tibia. Injury 15:93–98, 1983.

63. Böstman, O.M. Spiral fractures of the shaft of the tibia. Initial displacement and stability of reduction. J Bone Joint Surg Br 68:462–466, 1986.

64. Boucher, M.; Leone, J.; Pierrynowski, M.; et al. Three-dimensional assessment of tibial malunion after intramedullary nailing: A preliminary study. J Orthop Trauma 16:473–483, 2002.

65. Bowen, C.V.; Botsford, D.J.; Hudak, P.L.; et al. Microsurgical treatment of septic nonunion of the tibia. Quality of life results. Clin Orthop 332:52–61, 1996.

66. Brand, J.C. Jr.; Brindle, T.; Nyland, J.; et al. Does pulsed low intensity ultrasound allow early return to normal activities when treating stress fractures? A review of one tarsal navicular and eight tibial stress fractures. Iowa Orthop J 19:26–30, 1999.

67. Bridgman, S.A.; Baird, K. Audit of closed tibial fractures: What is a satisfactory outcome? Injury 24:85–89, 1993.

68. Brien, E.W.; Long, W.T.; Serocki, J.H. Management of gunshot wounds to the tibia. Orthop Clin North Am 26:165–180, 1995.

69. Brighton, C.T.; Shaman, P.; Heppenstall, R.B.; et al. Tibial nonunion treated with direct current, capacitive coupling, or bone graft. Clin Orthop 321:223–234, 1995.

70. Brinker, M.R.; Bailey, D.E. Jr. Fracture healing in tibia fractures with an associated vascular injury. J Trauma 42:11–19, 1997.

71. Brinker, M.R.; Caines, M.A.; Kerstein, M.D.; et al. Tibial shaft fractures with an associated infrapopliteal arterial injury: A survey of vascular surgeons opinions on the need for vascular repair. J Orthop Trauma 14:194–198, 2000.

72. Brinker, M.R.; Cook, S.D.; Dunlap, J.N.; et al. Early changes in nutrient artery blood flow following tibial nailing with and without reaming: A preliminary study. J Orthop Trauma 13:129–133, 1999.

73. Brinker, M.R.; O'Connor, D.P. Outcomes of tibial nonunion in older adults following treatment using the Ilizarov method. J Orthop Trauma 21:634–642, 2007.

74. Brumback, R.J.; Jones, A.L. Interobserver agreement in the classification of open fractures of the tibia. The results of a survey of two hundred and forty-five orthopaedic surgeons. J Bone Joint Surg Am 76:1162–1166, 1994.

75. Buckwalter, J.A.; Brandser, E.A. Stress and insufficiency fractures. Am Fam Physician 56:175–182, 1997.

76. Buehler, K.C.; Green, J.; Woll, T.S.; et al. A technique for intramedullary nailing of proximal third tibia fractures. J Orthop Trauma 11:218–223, 1997.

77. Burgess, A.R.; Poka, A.; Brumback, R.J.; et al. Pedestrian tibial injuries. J Trauma 27:596–601, 1987.

78. Burr, D.B.; Milgrom, C.; Boyd, R.D.; et al. Experimental stress fractures of the tibia. Biological and mechanical aetiology in rabbits. J Bone Joint Surg Br 72:370–375, 1990.

79. Burri, C. Posttraumatic Osteomyelitis. Bern, Hans Huber, 1975.

80. Burstein, A.H.; Currey, J.; Frankel, V.H.; et al. Bone strength. The effect of screw holes. J Bone Joint Surg Am 54:1143–1156, 1972.

81. Burwell, H.N. Plate fixation of tibial shaft fractures. J Bone Joint Surg Br 53:258–271, 1971.

82. Busse, J.W.; Jacobs, C.L.; Swiontkowski, M.F.; et al. Complex limb salvage or early amputation for severe lower-limb injury: A meta-analysis of observational studies. J Orthop Trauma 21:70–76, 2007.

83. Calhoun, J.H.; Li, F.; Bauford, W.L.; et al. Rigidity of half-pins for the Ilizarov external fixator. Bull Hosp Jt Dis 52:21–26, 1992.

84. Calhoun, J.H.; Li, F.; Ledbetter, B.R.; et al. Biomechanics of the Ilizarov fixator for fracture fixation. Clin Orthop 280:15–22, 1992.

85. Canovas, F.; Bonnel, F.; Faure, P. Extensive bone loss in an open tibial shaft fracture (immediate bone boiling reimplantation). Injury 30:709–710, 1999.

86. Carrington, N.C.; Smith, R.M.; Knight, S.L.; et al. Ilizarov bone transport over a primary tibial nail and free flap: A new technique for treating Gustilo grade 3b fractures with large segmental defects. Injury 31: 112–115, 2000.

87. Cartwright–T.M.; Snow, M.; Nalwad, H. The severity and prediction of anterior knee pain post tibial nail insertion. J Orthop Trauma 21:381–385, 2007.

88. Castillo, R.C.; Bosse, M.J.; MacKenzie, E.J.; et al. Impact of smoking on fracture healing and risk of complications in limb-threatening open tibia fractures. J Orthop Trauma 19:151–157, 2005.

89. Catagni, M.A.; Guerreschi, F.; Holman, J.A.; et al. Distraction osteogenesis in the treatment of stiff hypertrophic nonunions using the Ilizarov apparatus. Clin Orthop 301:159–163, 1994.

90. Caudle, R.J.; Stern, P.J. Severe open fractures of the tibia. J Bone Joint Surg 69:801–807, 1987.

91. Chan, Y.S.; Ueng, S.W.; Wang, C.J.; et al. Antibiotic-impregnated autogenic cancellous bone grafting is an effective and safe method for the management of small infected tibial defects: A comparison study. J Trauma 48:246–255, 2000.

92. Chan, Y.S.; Ueng, S.W.; Wang, C.J.; et al. Management of small infected tibial defects with antibiotic-impregnated autogenic cancellous bone grafting. J Trauma 45:758–764, 1998.

93. Chang, P.S.; Harris, R.M. Intramedullary nailing for chronic tibial stress fractures. A review of five cases. Am J Sports Med 24:688–692, 1996.

94. Charalambous, C.P.; Siddique, I.; Zenios, M.; et al. Early versus delayed surgical treatment of open tibial fractures: Effect on the rates of infection and need of secondary surgical procedures to promote bone union. Injury 36:656–661, 2005.

95. Checketts, R.G.; Moran, C.G.; Jennings, A.G. 134 tibial shaft fractures managed with the Dynamic Axial Fixator. Acta Orthop Scand 66:271–274, 1995.

96. Christian, E.P.; Bosse, M.J.; Robb, G. Reconstruction of large diaphyseal defects in grade-IIIB tibial fractures without free fibular transfer. J Bone Joint Surg Am 71:994–1004, 1989.

97. Cierny, G. 3rd. Infected tibial nonunions (1981–1995). The evolution of change. Clin Orthop 360:97–105, 1999.

98. Cierny G.; Zorn, K.E., Segmental tibial defects: Comparing conventional and Ilizarov methodologies. Clin Orthop 301:118–123, 1994.

99. Claes, L.; Grass, R.; Schmickal, T.; et al. Monitoring and healing analysis of 100 tibial shaft fractures. Langenbecks Arch Surg 387:146–152, 2002.

100. Clayer, M.; Krishnan, J.; Lee, W.K.; et al. Longitudinal stress fracture of the tibia: Two cases. Clin Radiol 46:401–404, 1992.

101. Cole, J.D.; Ansel, L.J.; Schwartzberg, R. A sequential protocol for management of severe open tibial fractures. Clin Orthop 315:84–103, 1995.

102. Colen, R.P.; Prieskorn, D.W. Tibial tubercle-medial malleolar distance in determining tibial nail length. J Orthop Trauma 14:345–348, 2000.

103. Coles, C.P.; Gross, M. Closed tibial shaft fractures: Management and treatment complications. A review of the prospective literature. Can J Surg 43:256–262, 2000.

104. Collinge, C.; Kuper, M.; Larson, K.; et al. Minimally invasive plating of high-energy metaphyseal distal tibia fractures. J Orthop Trauma 21:355–361, 2007.

105. Collinge, C.A.; Sanders, R.W. Percutaneous plating in the lower extremity. J Am Acad Orthop Surg 8:211–216, 2000.

106. Cook, S.D.; Ryaby, J.P.; McCabe, J.; et al. Acceleration of tibia and distal radius fracture healing in patients who smoke. Clin Orthop 337:198–207, 1997.

107. Court-Brown, C.M. Reamed tibial nailing in Edinburgh (1985–1995). Bull Hosp Jt Dis 58:24–30, 1999.

108. Court-Brown, C.M.; Gustilo, T.; Shaw, A.D. Knee pain after intramedullary tibial nailing: Its incidence, etiology, and outcome. J Orthop Trauma 11:103–105, 1997.

109. Court-Brown, C.M.; Keating, J.F.; Christie, J.; et al. Exchange intramedullary nailing. Its use in aseptic tibial nonunion. J Bone Joint Surg Br 77:407–411, 1995.

110. Court-Brown, C.M.; Keating, J.F.; McQueen, M.M. Infection after intramedullary nailing of the tibia. Incidence and protocol for management. J Bone Joint Surg Br 74:770–774, 1992.

111. Court-Brown, C.M.; McBirnie, J. The epidemiology of tibial fractures. J Bone Joint Surg Br 77:417–421, 1995.

112. Court-Brown, C.M.; McQueen, M.M.; Quaba, A.A.; et al. Locked intramedullary nailing of open tibial fractures. J Bone Joint Surg Br 73:959–964, 1991.

113. Court-Brown, C.M.; Will, E.; Christie, J.; et al. Reamed or unreamed nailing for closed tibial fractures. A prospective study in Tscherne C1 fractures. J Bone Joint Surg Br 78:580–583, 1996.

114. De Bastiani, G.; Aldegheri, R.; Renzi Brivio, L. Dynamic axial fixation. A rational alternative for the external fixation of fractures. Int Orthop 10:95–99, 1986.

115. De Vilder, J. Personality of patients with Sudeck's atrophy following tibial fracture. Acta Orthop Belg 58(Suppl 1):252–257, 1992.

116. Dedmond, B.T.; Kortesis, B.; Punger, K.; et al. The use of negative-pressure wound therapy (NPWT) in the temporary treatment of soft-tissue injuries associated with high-energy open tibial shaft fractures. J Orthop Trauma 21:11–27, 2007.

117. DeFranzo, A.J.; Argenta, L.C.; Marks, M.W.; et al. The use of vacuum-assisted closure therapy for the treatment of lower-extremity wounds with exposed bone. Plast Reconstr Surg 108:1184–1191, 2001.

118. DeLong, W.G. Jr.; Born, C.T.; Wei, S.Y.; et al. Aggressive treatment of 119 open fracture wounds. J Trauma 46:1049–1054, 1999.

119. Den Outer, A.J.; Meeuwis, J.D.; Hermans, J.Z.A. Conservative versus operative treatment of displaced noncomminuted tibial shaft fractures. A retrospective comparative study. Clin Orthop 252:231–237, 1990.

120. Dendrinos, G.K.; Kontos, S.; Lyritsis, E. Use of the Ilizarov technique for treatment of non-union of the tibia associated with infection. J Bone Joint Surg Am 77:835–846, 1995.

121. Dervin, G.F. Skeletal fixation of grade IIIB tibial fractures. The potential of metaanalysis. Clin Orthop 332:10–15, 1996.

122. Devereaux, M.D.; Parr, G.R.; Lachmann, S.M.; et al. The diagnosis of stress fractures in athletes. JAMA 252:531–533, 1984.

123. DiCicco, J.D.; Ostrum, R.F.; Martin, B. Office removal of tibial external fixators: An evaluation of cost savings and patient satisfaction. J Orthop Trauma 12:569–571, 1998.

124. Dickson, K.F.; Hoffman, W.Y.; Delgado, E.D.; et al. Unreamed rod with early wound closure for grade IIIA and IIIB open tibial fractures: Analysis of 40 consecutive patients. Orthopedics 21:531–535, 1998.

125. Dickson, T. B. Jr.; Kichline, P.D. Functional management of stress fractures in female athletes using a pneumatic leg brace. Am J Sports Med. 15:86–89, 1987.

126. DiStasio, A.J. 2nd; Dugdale, T.W.; Deafenbaugh, M.K. Multiple relaxing skin incisions in orthopaedic lower extremity trauma. J Orthop Trauma 7:270–274, 1993.

127. Dogra, A.S.; Ruiz, A.L.; Marsh, D.R. Late outcome of isolated tibial fractures treated by intramedullary nailing: The correlation between disease-specific and generic outcome measures. J Orthop Trauma 16:245–249, 2002.

128. Dogra, A.S.; Ruiz, A.L.; Thompson, N.S.; et al. Dia-metaphyseal distal tibial fractures—treatment with a shortened intramedullary nail: A review of 15 cases. Injury 31:799–804, 2000.

129. Downing, N.D.; Griffin, D.R.; Davis, T.R. A comparison of the relative costs of cast treatment and intramedullary nailing for tibial diaphyseal fractures in the UK. Injury 28:373–375, 1997.

130. Dugdale, T. W.; Degnan G.G.; Bosse, M.J.; et al. A technique for removing a fractured interlocking tibial nail. J Orthop Trauma 2:39–42, 1988.

131. Durham, R.; Mistry, B.M.; Mazuski, J.E.; et al. Outcome and utility of scoring systems in the management of mangled lower extremities. Am J Surg 172:569–574, 1996.

132. Duwelius, P.J.; Schmidt, A.H.; Rubinstein, R.A.; et al. Nonreamed interlocked intramedullary tibial nailing. One community's experience. Clin Orthop Rel Res 315:104–113, 1995.

133. Ebraheim, N.A.; Savolaine, E.R.; Patel, A.; et al. Assessment of tibial fracture union by 35–45 degrees internal oblique radiographs. J Orthop Trauma 5:349–350, 1991.

134. Edlich, R.F.; Rogers, W.; Kasper, G.; et al. Studies in the management of the contaminated wound. I. Optimal time for closure of contaminated wounds. Am J Surg 117:323–329, 1969.

135. Edwards, C.C.; Simmons, S.C.; Browner, B.D.; et al. Severe open tibial fractures. Results treating 202 injuries with external fixation. Clin Orthop 230:98–115, 1988.

136. Edwards, C.C.; Simmons, S.C.; Browner, B.D.; et al. Severe open tibial fractures. Results treating 202 injuries with external fixation. Clin Orthop 230:98–115, 1988.

137. Edwards, P. Fracture of the shaft of the tibia: 492 consecutive cases in adults: Importance of soft tissue injury. Acta Orthop Scand (Suppl) 76:1–83, 1965.

138. Egol, K.A.; Weisz, R.; Hiebert, R.; et al. Does fibular plating improve alignment after intramedullary nailing of distal metaphyseal tibia fractures? J Orthop Trauma 20:94–103, 2006.

139. Ekenman, I.; Halvorsen, K.; Westblad, P.; et al. Local bone deformation at two predominant sites for stress fractures of the tibia: An in vivo study. Foot Ankle Int 19:479–484, 1998.

140. Ekenman, I.; Tsai-Fetlander, L.; Westblad, P.; et al. A study of intrinsic factors in patients with stress fractures of the tibia. Foot Ankle Int 17:477–478, 1996.

141. Ellis, H. Disabilities after tibial shaft fractures: With special references to Volkmann's ischaemic contracture. J Bone Joint Surg Br 40:190–197, 1958.

142. Ellis, H. The speed of healing after fracture of the tibial shaft. J Bone Joint Surg Br 40:42–46, 1958.

143. Emami, A.; Mjoberg, B.; Karlstrom, G.; et al. Treatment of closed tibial shaft fractures with unilateral external fixation. Injury 26:299–303, 1995.

144. Emami, A.; Mjoberg, B.; Ragnarsson, B.; et al. Changing epidemiology of tibial shaft fractures. 513 cases compared between 1971–1975 and 1986–1990. Acta Orthop Scand 67:557–561, 1996.

145. Emami, A.; Petren-Mallmin, M.; Larsson, S. No effect of low-intensity ultrasound on healing time of intramedullary fixed tibial fractures. J Orthop Trauma 13:252–257, 1999.

146. Emery, S.E.; Heller, J.G.; Petersilge, C.A.; et al. Tibial stress fracture after a graft has been obtained from the fibula: A report of five cases. J Bone Joint Surg Am 78:1248–1251, 1996.

147. Esterhai, J.L.; Sennett, B.; Gelb, H.; et al. Treatment of chronic osteomyelitis complicating nonunion and segmental defects of the tibia. J Trauma 30:49–54, 1990.

148. Falkenberg, P.; Nygaard, H. Isolated anterior dislocation of the proximal tibiofibular joint. J Bone Joint Surg Br 65:310–311, 1983.

149. Farouk, O.; Krettek, C.; Miclau, T.; et al. Minimally invasive plate osteosynthesis and vascularity: Preliminary results of a cadaver injection study. Injury 28 (Suppl 1):A7–12, 1997.

150. Farouk, O.; Krettek, C.; Miclau, T.; et al. Minimally invasive plate osteosynthesis: Does percutaneous plating disrupt femoral blood supply less than the traditional technique? J Orthop Trauma 13:401–406, 1999.

151. Feldman, D.S.; Shin, S.S.; Madan, S. et al. Correction of tibial malunion and nonunion with six-axis analysis deformity correction using the Taylor Spatial Frame. J Orthop Trauma 17:549–554, 2003.

152. Feliciano, D.V.; Cruse, P.A.; Spjut-Patrinely, V.; et al. Fasciotomy after trauma to the extremities. Am J Surg 156:533–536, 1988.

153. Ferguson, M.; Brand, C.; Lowe, A.; et al. Outcomes of isolated tibial shaft fractures treated at level 1 trauma centres. Injury 39:187–195, 2008.

154. Ferraro, S.P. Jr.; Zinar, D.M. Management of gunshot fractures of the tibia. Orthop Clin North Am 26:181–189, 1995.

155. Finestone, A.; Shlamkovitch, N.; Eldad, A.; et al. Risk factors for stress fractures among Israeli infantry recruits. Mil Med 156:528–530, 1991.

156. Finkemeier, C.G.; Schmidt, A.H.; Kyle, R.F.; et al. A prospective, randomized study of intramedullary nails inserted with and without reaming for the treatment of open and closed fractures of the tibial shaft. J Orthop Trauma 14:187–193, 2000.

157. Forster, M.C.; Bruce, A.S.; Aster, A.S. Should the tibia be reamed when nailing? Injury 36:439–444, 2005.

158. Franklin, J.L.; Winquist, R.A.; Benirschke, S.K.; et al. Broken intramedullary nails. J Bone Joint Surg Am 70:1463–1471, 1988.

159. Freedman, E. L.; Johnson, E.E. Radiographic analysis of tibial fracture malalignment following intramedullary nailing. Clin Orthop 315:25–33, 1995.

160. Gaeta, M.; Minutoli, F.; Scribano, E.; et al. CT and MR imaging findings in athletes with early tibial stress injuries: Comparison with bone scintigraphy findings and emphasis on cortical abnormalities. Radiology 235:553–561, 2005.

161. Gaeta, M.; Minutoli, F.; Vinci, S.; et al. High-resolution CT grading of tibial stress reactions in distance runners. Am J Roentgenol 187:789–793, 2006.

162. Galpin, R.D.; Veith, R.G.; Hansen, S.T. Treatment of failures after plating of tibial fractures. J Bone Joint Surg Am 68:1231–1236, 1986.

163. Gardner, T N.; Evans, M.; Kenwright, J. A biomechanical study on five unilateral external fracture fixation devices. Clin Biomech (Bristol, Avon) 12:87–96, 1997.

164. Gaston, P.; Will, E.; Elton, R.A.; et al. Fractures of the tibia. Can their outcome be predicted? J Bone Joint Surg Br 81:71–76, 1999.

165. Gaston, P.; Will, E.; McQueen, M.M.; et al. Analysis of muscle function in the lower limb after fracture of the diaphysis of the tibia in adults. J Bone Joint Surg Br 82:326–331, 2000.

166. Geller, J.; Tornetta, P. 3rd; Tiburzi, D.; et al. Tension wire position for hybrid external fixation of the proximal tibia. J Orthop Trauma 14:502–504, 2000.

167. Georgiadis, G.M. Tibial shaft fractures complicated by compartment syndrome: Treatment with immediate fasciotomy and locked unreamed nailing. J Trauma 38:448–352, 1995.

168. Georgiadis, G.M.; Behrens, F.F.; Joyce, M.J.; et al. Open tibial fractures with severe soft-tissue loss. Limb salvage compared with below-the-knee amputation [see comments]. J Bone Joint Surg Am 75:1431–1441, 1993.

169. Georgiadis, G.M.; Ebraheim, N.A.; Hoeflinger, M.J. Displacement of the posterior malleolus during intramedullary tibial nailing. J Trauma 41:1056–1058, 1996.

170. Georgiadis, G.M.; Heck, B.E.; Ebraheim, N.A. Technique for removal of intramedullary nails when there is failure of the proximal extraction device: A report of three cases. J Orthop Trauma 11:130–132, 1997.

171. Giannoudis, P.V.; Nicolopoulos, C.; Dinopoulos, H.; et al. The impact of lower leg compartment syndrome on health related quality of life. Injury 33:117–121, 2002.

172. Giannoudis, P.V.; Snowden, S.; Matthews, S.J.; et al. Temperature rise during reamed tibial nailing. Clin Orthop Relat Res 395:255–261, 2002.

173. Giannoudis, P.V.; Matthews, S.J.; Smith, R.M. Removal of the retained fragment of broken solid nails by the intra-medullary route. Injury 32:407–410, 2001.

174. Gopal, S.; Giannoudis, P.V.; Murray, A.; et al. The functional outcome of severe, open tibial fractures managed with early fixation and flap coverage. J Bone Joint Surg Br 86:861–867, 2004.

175. Gopal, S.; Majumder, S.; Batchelor, A.G.; et al. Fix and flap: The radical orthopaedic and plastic treatment of severe open fractures of the tibia. J Bone Joint Surg Br 82:959–966, 2000.

176. Gordon, J.E.; Kelly-Hahn, J.; Carpenter, C.J.; et al. Pin site care during external fixation in children: Results of a nihilistic approach. J Pediatr Orthop 20:163–165, 2000.

177. Govender, S.; Csimma, C.; Genant, H.K.; et al. Recombinant human bone morphogenetic protein-2 for treatment of open tibial fractures: A prospective, controlled, randomized study of four hundred and fifty patients. J Bone Joint Surg Am 84:2123–2134, 2002.

178. Granhed, H.P.; Karladani, A.H. Bone debridement and limb lengthening in type III open tibial shaft fractures: No infection or nonunion in 9 patients. Acta Orthop Scand 72:46–52, 2001.

179. Green, S.A.; Jackson, J.M.; Wall, D.M.; et al. Management of segmental defects by the Ilizarov intercalary bone transport method. Clin Orthop Rel Res 280:136–142, 1992.

180. Greenwood, D.C.; Muir, K.R.; Doherty, M.; et al. Conservatively managed tibial shaft fractures in Nottingham, UK: Are pain, osteoarthritis, and disability long-term complications? J Epidemiol Community Health 51:701–704, 1997.

181. Gross, R.H. Leg length discrepancy: How much is too much? Orthopedics 1:307–310, 1978.

182. Gugala, Z.; Nana, A.; Lindsey, R.W. Tibial intramedullary nail distal interlocking screw placement: Comparison of the free-hand versus distally-based targeting device techniques. Injury 32(Suppl 4): SD21–5, 2001.

183. Gunalp, B.; Ozguven, M.; Ozturk, E.; et al. Role of bone scanning in the management of non-united fractures: A clinical study. Eur J Nuclear Med 19:845–847, 1992.

184. Habernek, H.; Kwasny, O.; Schmid, L. et al. Complications of interlocking nailing for lower leg fractures: A 3–year follow up of 102 cases. J Trauma 33:863–869, 1992.

185. Habernek, H.; Walch, G.; Dengg, C. Cerclage for torsional fractures of the tibia. J Bone Joint Surg Br 71:311–313, 1989.

186. Haddad, F.S.; Desai, K.; Sarkar, J.S.; et al. The AO unreamed nail: Friend or foe. Injury 27:261–263, 1996.

187. Hahn, D.; Bradbury, N.; Hartley, R.; et al. Intramedullary nail breakage in distal fractures of the tibia. Injury 27:323–327, 1996.

188. Hak, D.J.; Johnson, E.E. The use of the unreamed nail in tibial fractures with concomitant preoperative or intraoperative elevated compartment pressure or compartment syndrome. J Orthop Trauma 8: 203–211, 1994.

189. Hallock, G.G.; Sussman, D.; Rhodes, M. Lower limb salvage with autoclaved autogenous tibial diaphysis: Case report. J Trauma 29:528–530, 1989.

190. Hamilton, F.H. A Practical Treatise on Fractures and Dislocations. Philadelphia, Blanchard and Lea, 1860.

191. Hammer, R.R.; Hammerby, S.; Lindholm, B. Accuracy of radiologic assessment of tibial shaft fracture union in humans. Clin Orthop 199:233–238, 1985.

192. Hannouche, D.; Petite, H.; Sedel, L. Current trends in the enhancement of fracture healing. J Bone Joint Surg Br 83:157–164, 2001.

193. Hansen, S.T.J. The type IIIC tibial fracture: Salvage or amputation. J Bone Joint Surg Am 69:799–800, 1987.

194. Harmon, P.H. A simplified posterior approach to the tibia for bonegrafting and fibular transference. J Bone Joint Surg Am 27:496, 1945.

195. Harrington, P.; Bunola, J.; Jennings, A.J.; et al. Acute compartment syndrome masked by intravenous morphine from a patient-controlled analgesia pump. Injury 31:387–389, 2000.

196. Harris, I.A.; Kadir, A.; Donald, G. Continuous compartment pressure monitoring for tibia fractures: Does it influence outcome? J Trauma 60:1330–1335 (discussion 1335), 2006.

197. Harvey, E.J.; Agel, J.; Selznick, H.S.; et al. Deleterious effect of smoking on healing of open tibia-shaft fractures. Am J Orthop 31:518–521, 2002.

198. Hasenboehler, E.; Rikli, D.; Babst, R. Locking compression plate with minimally invasive plate osteosynthesis in diaphyseal and distal tibial fracture: A retrospective study of 32 patients. Injury 38:365–370, 2007.

199. Heatley, F. W. Severe open fractures of the tibia: The courage to amputate. Br Med J (Clin Res Ed) 296:229, 1988.

200. Heckman, J.D.; Ryaby, J.P.; McCabe, J.; et al. Acceleration of tibial fracture-healing by non-invasive, low-intensity pulsed ultrasound. J Bone Joint Surg Am 76:26–34, 1994.

201. Helfet, D.L.; Jupiter, J.B.; Gasser, S. Indirect reduction and tension-band plating of tibial non-union with deformity. J Bone Joint Surg Am 74:1286–1297, 1992.

202. Helfet, D.L.; Shonnard, P.Y.; Levine, D.; et al. Minimally invasive plate osteosynthesis of distal fractures of the tibia. Injury 28(Suppl 1):A42–47 (discussion A47–48), 1997.

203. Hellemondt, F. J.; Haeff, M.J. Removal of a broken solid intramedullary interlocking nail: A technical note. Acta Orthop Scand 67:512, 1996.

204. Helttula, I.; Karanko, M.; Gullichsen, E. Central hemodynamics during reamed intramedullary nailing of unilateral tibial fractures. J Trauma 48:704–710, 2000.

205. Henley, M.B.; Chapman, J.R.; Agel, J.; et al. Treatment of type II, IIIA, and IIIB open fractures of the tibial shaft: A prospective comparison of unreamed interlocking intramedullary nails and half-pin external fixators. J Orthop Trauma 12:1–7, 1998.

206. Henley, M.B.; Meier, M.; Tencer, A.F. Influences of some design parameters on the biomechanics of the unreamed tibial intramedullary nail. J Orthop Trauma 7:311–319, 1993.

207. Henry, S.L.; Osterman, P.; Seligson, D. Prophylactic management of open fractures with the antibiotic bead pouch technique. Orthop Trans 13:748, 1989.

208. Heppenstall, R.B.; Sapega, A.A.; Scott, R; et al. The compartment syndrome. An experimental and clinical study of muscular energy metabolism using phosphorus nuclear magnetic resonance spectroscopy. Clin Orthop 226:138–155, 1988.

209. Hernigou, P.; Cohen, D. Proximal entry for intramedullary nailing of the tibia. The risk of unrecognised articular damage. J Bone Joint Surg Br 82:33–41, 2000.

210. Herscovici, D. Jr.; Sanders, R.W.; Scaduto, J.M.; et al. Vacuum-assisted wound closure (VAC therapy) for the management of patients with high-energy soft tissue injuries. J Orthop Trauma 17:683–688, 2003.

211. Hertel, R.; Lambert, S.M.; Muller, S.; et al. On the timing of soft-tissue reconstruction for open fractures of the lower leg. Arch Orthop Trauma Surg 119:7–12, 1999.

212. Hertel, R.; Strebel, N.; Ganz, R. Amputation versus reconstruction in traumatic defects of the leg: Outcome and costs. J Orthop Trauma 10:223–229, 1996.

213. Hofmann, G. O.; Gonschorek, O.; Buhren, V. Segment transport employing intramedullary devices in tibial bone defects following trauma and infection. J Orthop Trauma 13:170–177, 1999.

214. Hohmann, E.; Tetsworth, K.; Radziejowski, M.J.; et al. Comparison of delayed and primary wound closure in the treatment of open tibial fractures. Arch Orthop Trauma Surg 127:131–136, 2007.

215. Hoogendoorn, J.M.; van der Werken, C. Grade III open tibial fractures: Functional outcome and quality of life in amputees versus patients with successful reconstruction. Injury 32:329–334, 2001.

216. Hooper, G.J.; Keddell, R.G.; Penny, I.D. Conservative management or closed nailing for tibial shaft fractures. A randomised prospective trial. J Bone Joint Surg Br 73:83–85, 1991.

217. Horne, G.; Iceton, J.; Twist, J.; et al. Disability following fractures of the tibial shaft. Orthopedics 13:423–426, 1990.

218. Horster, G. Corrective osteotomies of the tibial shaft. In: Hierholzer, G.; Muller, K.H., eds. Corrective Osteotomies of the Lower Extremity after Trauma. New York, Springer-Verlag, 1985, pp. 127–139.

219. Howard, P.W. Jr.; Poole, G.V. Jr.; Hansen K.J.; et al. Lower limb fractures with associated vascular injuries. J Bone Joint Surg Br 72:116–120, 1990.

220. Hsiao, C.W.; Wu, C.C.; Su, C.Y.; et al. Exchange nailing for aseptic tibial shaft nonunion: Emphasis on the influence of a concomitant fibulotomy. Chang Gung Med J 29:283–290, 2006.

221. Hutson, J. J. Jr.; Zych, G.A. Infections in periarticular fractures of the lower extremity treated with tensioned wire hybrid fixators. J Orthop Trauma 12:214–218, 1998.

222. Hyder, N.; Kessler, S.; Jennings, A.G.; et al. Compartment syndrome in tibial shaft fracture missed

because of a local nerve block. J Bone Joint Surg Br 78:499–500, 1996.

223. Ikem, I.C.; Ogunlusi, J.D.; Ine, H.R. Achieving interlocking nails without using an image intensifier. Int Orthop 31:487–490, 2007.

224. Im, G.I.; Tae, S.K. Distal metaphyseal fractures of tibia: A prospective randomized trial of closed reduction and intramedullary nail versus open reduction and plate and screws fixation. J Trauma 59:1219–1223 (discussion 1223), 2005.

225. Ito, H.; Shirai, Y. The efficacy of ununited tibial fracture treatment using pulsing electromagnetic fields: Relation to biological activity on nonunion bone ends. J Nippon Med Sch 68:149–153, 2001.

226. Jain, A.K.; Sinha, S. Infected nonunion of the long bones. Orthop Relat Res 431:57–65, 2005.

227. Janes, G.C.; Collopy, D.M.; Price, R.; et al. Bone density after rigid plate fixation of tibial fractures: A dual-energy X-ray absorptiometry study. J Bone Joint Surg Br 75:914–917, 1993.

228. Jenny, J.Y.; Jenny, G.; Kempf, I. Infection after reamed intramedullary nailing of lower limb fractures. A review of 1,464 cases over 15 years. Acta Orthop Scand 65:94–96, 1994.

229. Johner, R.; Joerger, K.; Cordey, J. et al. Rigidity of pure lag-screw fixation as a function of screw inclination in an in vitro spiral osteotomy. Clin Orthop 178:74–79, 1983.

230. Johner R.; Wruhs, O. Classification of tibial shaft fractures and correlation with results after rigid internal fixation. Clin Orthop 178:7–25, 1983.

231. Johnson, B.A.; Amancharla, M.R.; Merk, B.R. Dislocation of the proximal tibiofibular joint in association with a tibial shaft fracture: Two case reports and a literature review. Am J Orthop 36:439–441, 2007.

232. Johnson, E.E. Acute lengthening of shortened lower extremities after malunion or non-union of a fracture. J Bone Joint Surg Am 76:379–389, 1994.

233. Johnson, E.E. Multiplane correctional osteotomy of the tibia for diaphyseal malunion. Clin Orthop 215:223–232, 1987.

234. Johnson, E.E.; Simpson, L.A.; Helfet, D.L. Delayed intramedullary fixation after external fixation of the tibia. Clin Orthop 253:251–257, 1990.

235. Joshi, R.P.; Heatley, F.W. Dislocation of superior tibio-fibular joint in association with fracture of the tibia: 'Monteggia' injury of the leg. Injury 28:405–407, 1997.

236. Kahn, K.M.; Beals, R.K. Malrotation after locked intramedullary tibial nailing: Three case reports and review of the literature. J Trauma 53:549–552, 2002.

237. Kakar, S.; Tornetta, P. 3rd. Open fractures of the tibia treated by immediate intramedullary tibial nail insertion without reaming: A prospective study. J Orthop Trauma 21:153–157, 2007.

238. Karkabi, S.; Reis, N.D. Fibular bowing due to tibial shortening in isolated fracture of the tibia: Failure of late segmental fibulectomy to relieve ankle pain. Arch Orthop Trauma Surg 106:61–63, 1986.

239. Karladani, A.H.; Ericsson, P.A.; Granhed, H.; et al. Tibial intramedullary nails: Should they be removed? A retrospective study of 71 patients. Acta Orthop 78:668–671, 2007.

240. Karladani, A.H.; Granhed, H.; Edshage, B. et al. Displaced tibial shaft fractures: A prospective randomized study of closed intramedullary nailing versus cast treatment in 53 patients. Acta Orthop Scand 71:160–167, 2000.

241. Karlsson, M.K.; Nilsson, B.E.; Obrant, K.J. Fracture incidence after tibial shaft fractures. A 30–year follow-up study. Clin Orthop Relat Res 287:87–89, 1993.

242. Karlstrom, G.; Lonnerholdm, T.; Olerud, S. Cavus deformity of the foot after fracture of the tibial shaft. J Bone Joint Surg Am 57:893–900, 1975.

243. Keating, J.F.; Blachut, P.A.; O'Brien, P.J.; et al. Reamed nailing of open tibial fractures: Does the antibiotic bead pouch reduce the deep infection rate? J Orthop Trauma 10:298–303, 1996.

244. Keating, J.F.; Blachut, P.A.; O'Brien, P.J.; et al. Reamed nailing of open tibial fractures: Does the antibiotic bead pouch reduce the deep infection rate? J Orthop Trauma 10:298–303, 1996.

245. Keating, J.F.; Gardner, E.; Leach, W.J.; et al. Management of tibial fractures with the orthofix dynamic external fixator. J Royal Coll Surg Edin 36:272–277, 1991.

246. Keating, J.F.; O'Brien, P.J.; Blachut, P.A.; et al. Locking intramedullary nailing with and without reaming for open fractures of the tibial shaft. A prospective, randomized study. J Bone Joint Surg Am 79:334–341, 1997.

247. Keating, J.F.; O'Brien, P.I.; Blachut, P.A.; et al. Reamed interlocking intramedullary nailing of open fractures of the tibia. Clin Orthop 338: 182–191, 1997.

248. Keating, J.F.; Orfaly, R.; O'Brien, P.J. Knee pain after tibial nailing. J Orthop Trauma 11:10–13, 1997.

249. Kelley, S.S.; Morrison, J.A.; Templeman, D.C. Techniques for the removal of broken small-diameter tibial nails: A report of two cases. J Orthop Trauma 9:523–535, 1995.

250. Kelly, C.M.; Wilkins, R.M.; Eckardt, J.J.; et al. Treatment of metastatic disease of the tibia. Clin Orthop Relat Res 415S:219–229, 2003.

251. Kenwright, J.; Gardner, T. Mechanical influences on tibial fracture healing. Clin Orthop 355S:179–190, 1998.

252. Kenwright, J.; Richardson, J.B.; Cunningham, J.L.; et al. Axial movement and tibial fractures. A controlled randomised trial of treatment. J Bone Joint Surg Br 73:654–659, 1991.

253. Kessler, S.B.; Deiler, S.; Schiffl-Deiler, M.; et al. Refractures: A consequence of impaired local bone viability. Arch Orthop Trauma Surg 111:96–101, 1992.

254. Kettelkamp, D.B.; Hillberry, B.M.; Murrish, D.E.; et al. Degenerative arthritis of the knee secondary to fracture malunion. Clin Orthop. 234:159, 1988.

255. Khalily, C.; Behnke, S.; Seligson, D. Treatment of closed tibia shaft fractures: A survey from the 1997 Orthopaedic Trauma Association and Osteosynthesis International: Gerhard Kuntscher Kreis meeting. J Orthop Trauma 14:577–581, 2000.

256. Khalily, C.; Voor, M.J.; Seligson, D. Fracture site motion with Ilizarov and "hybrid" external fixation. J Orthop Trauma 12:21–26, 1998.

257. Kijowski, R.; Choi, J.; Mukharjee, R.; et al. Significance of radiographic abnormalities in patients with tibial stress injuries: Correlation with magnetic resonance imaging. Skeletal Radiol 36:633–640, 2007.

258. Kindsfater, K.; Jonassen, E.A. Osteomyelitis in grade II and III open tibia fractures with late debridement. J Orthop Trauma 9:121–127, 1995.

259. Kneifel, T.; Buckley, R. A comparison of one versus two distal locking screws in tibial fractures treated with unreamed tibial nails: A prospective randomized clinical trial. Injury 27:271–273, 1996.

260. Konrath, G.; Moed, B.R.; Watson, J.T.; et al. Intramedullary nailing of unstable diaphyseal fractures of the tibia with distal intraarticular involvement. J Orthop Trauma 11:200–205, 1997.

261. Korpelainen, R.; Orava, S.; Karpakka, J.; et al. Risk factors for recurrent stress fractures in athletes. Am J Sports Med 29:304–310, 2001.

262. Koval, K.J.; Clapper, M.F.; Brumback, R.J.; et al. Complications of reamed intramedullary nailing of the tibia. J Orthop Trauma 5:184–189, 1991.

263. Koval, K.J.; Meadows, S.E.; Rosen, H.; et al. Posttraumatic tibial osteomyelitis: A comparison of three treatment approaches. Orthopedics 15:455–460, 1992.

264. Kregor, P.J.; Christensen, R.; Nemecek, D.; et al. Neurovascular risk associated with submuscular fixation of the proximal tibia: A cadaveric study. Paper #2. Presented at the 17th annual meeting of the Orthopaedic Trauma Association. San Diego, 2001.

265. Krettek, C. Foreword: Concepts of minimally invasive plate osteosynthesis. Injury 28(Suppl 1):A1–2, 1997.

266. Krettek, C.; Blauth, M.; Miclau, T.; et al. Accuracy of intramedullary templates in femoral and tibial radiographs. J Bone Joint Surg Br 78:963–964, 1996.

267. Krettek C; Gerich T; Miclau T. A minimally invasive medial approach for proximal tibial fractures. Injury 32(Suppl 1):SA4–13, 2001.

268. Krettek, C.; Haas, N.; Tscherne, H. The role of supplemental lag-screw fixation for open fractures of the tibial shaft treated with external fixation. J Bone Joint Surg Am 73:893–897, 1991.

269. Krettek, C.; Miclau, T.; Schandelmaier, P. et al. The mechanical effect of blocking screws ("Poller screws") in stabilizing tibia fractures with short proximal or distal fragments after insertion of small-diameter intramedullary nails. J Orthop Trauma 13:550–553, 1999.

270. Krettek, C.; Stephan, C.; Schandelmaier, P.; et al. The use of Poller screws as blocking screws in stabilising tibial fractures treated with small diameter intramedullary nails. J Bone Joint Surg Br 81:963–968, 1999.

271. Kristensen, K.D.; Kiaer, T.; Blicher, J. No arthrosis of the ankle 20 years after malaligned tibial shaft fracture. Acta Orthop Scand 60:208–209, 1989.

272. Kristiansen, L.P.; Steen, H. Lengthening of the tibia over an intramedullary nail, using the Ilizarov external fixator. Major complications and slow consolidation in 9 lengthenings. Acta Orthop Scand 70:271–274, 1999.

273. Kumar, A.; Charlebois, S.J.; Cain, E.L.; et al. Effect of fibular plate fixation on rotational stability of simulated distal tibial fractures treated with intramedullary nailing. J Bone Joint Surg Am 8:604–608, 2003.

274. Kutty, S.; Farooq, M.; Murphy, D.; et al. Tibial shaft fractures treated with the AO unreamed tibial nail. Ir J Med Sci 172:141–142, 2003.

275. Kyro, A. Malunion after intramedullary nailing of tibial shaft fractures. Ann Chir Gynaecol 86:56–64, 1997.

276. Kyro A; Tunturi T; Soukka A. Conservative treatment of tibial fractures: Results in a series of 163 patients. Ann Chir Gynaecol 80:294–300, 1991.

277. Laflamme, G.Y.; Heimlich, D.; Stephen, D.; et al. Proximal tibial fracture stability with intramedullary nail fixation using oblique interlocking screws. J Orthop Trauma 17:496–502, 2003.

278. Lagier, R.; Van Linthoudt, D. Articular changes due to disuse in Sudeck's atrophy. Int Orthop 3:1–8, 1979.

279. Lang, G.J.; Cohen, B.E.; Bosse, M.J.; et al. Proximal third tibial shaft fractures. Should they be nailed? Clin Orthop 315:64–74, 1995.

280. Larsen, L.B.; Madsen, J.E.; Hoiness, P.R.; et al. Should insertion of intramedullary nails for tibial fractures be with or without reaming? A prospective, randomized study with 3.8 years' follow-up. J Orthop Trauma 18:144–149, 2004.

281. Laursen, M.B.; Lass, P.; Christensen, K.S. Ilizarov treatment of tibial nonunions results in 16 cases. Acta Orthop Belg 66:279–285, 2000.

282. Lee, J. Efficacy of cultures in the management of open fractures. Clin Orthop 339:71–75, 1997.

283. Leunig, M.; Hertel, R.; Siebenrock, K.A.; et al. The evolution of indirect reduction techniques for the treatment of fractures. Clin Orthop 375:7–14, 2000.

284. Levy, M. Peroneal nerve palsy due to superior dislocation of the head of the fibula and shortening of the tibia (Monteggia-like fracture dislocation of the calf). Acta Orthop Scand 46:1020–1025, 1975.

285. Lidor, C.; Ferris, L.R.; Hall, R.; et al. Stress fracture of the tibia after arthrodesis of the ankle or the hindfoot. J Bone Joint Surg Am 79:558–564, 1997.

286. Lin, C.H.; Wei, F.C.; Chen, H.C.; et al. Outcome comparison in traumatic lower-extremity reconstruction by using various composite vascularized bone transplantation. Plast Reconstr Surg 104:984–992, 1999.

287. Lingg, G.M.; Soltesz, I.; Kessler, S.; et al. Insufficiency and stress fractures of the long bones

occurring in patients with rheumatoid arthritis and other inflammatory diseases, with a contribution on the possibilities of computed tomography. Eur J Radiol 26:54–63, 1997.

288. Littenberg, B.; Weinstein, L.P.; McCarren, M.; et al. Closed fractures of the tibial shaft. A meta-analysis of three methods of treatment. J Bone Joint Surg Am 80:174–183, 1998.

289. Lynch, K.; Johansen, K. Can Doppler pressure measurement replace "exclusion" arteriography in the diagnosis of occult extremity arterial trauma? Ann Surg 214:737–741, 1991.

290. Mackenzie, E.J.; Bosse, M.J. Factors influencing outcome following limb-threatening lower limb trauma: Lessons learned from the Lower Extremity Assessment Project. J Am Acad Orthop Surg 14: S205–210, 2006.

291. MacKenzie, E.J.; Bosse, M.J.; Kellam, J.F.; et al. Factors influencing the decision to amputate or reconstruct after high-energy lower extremity trauma. J Trauma 52:641–649, 2002.

292. Malik, M.H.; Harwood, P.; Diggle, P.; et al. Factors affecting rates of infection and nonunion in intramedullary nailing. J Bone Joint Surg Br 86:556–660, 2004.

293. Markmiller, M.; Tjarksen, M.; Mayr, E.; et al. The unreamed tibia nail. Multicenter study of the AO/ASIF. Osteosynthesefragen/Association for the Study of Internal Fixation. Langenbecks Arch Surg 385:276–283, 2000.

294. Marsh, D.R.; Shah, S.; Elliott, J.; et al. The Ilizarov method in nonunion, malunion and infection of fractures. J Bone Joint Surg Br 79:273–279, 1997.

295. Marsh, J.; Nepola, J.; Seabold, J. Subclinical infection in delayed union of fractures. J Orthop Trauma 3:169, 1988.

296. Marsh, J.L.; Nepola, J.V.; Wuest, T.K.; et al. Unilateral external fixation until healing with the dynamic axial fixator for severe open tibial fractures. J Orthop Trauma 5:341–348, 1991.

297. Marsh, J. L.; Prokuski, L.; Biermann, J.S. Chronic infected tibial nonunions with bone loss. Conventional techniques versus bone transport. Clin Orthop Relat Res 301:139–146, 1994.

298. Martinez, A.; Sarmiento, A.; Latta, L.L. Closed fractures of the proximal tibia treated with a functional brace. Clin Orthop Relat Res 417:293–302, 2003.

299. Marwan, M.; Ibrahim, M. Simple method for retrieval of distal segment of the broken interlocking intramedullary nail. Injury 30:333–335, 1999.

300. Masquelet, A.C. Muscle reconstruction in reconstructive surgery: Soft tissue repair and long bone reconstruction. Langenbecks Arch Surg 388:344–346, 2003.

301. Mast, J.; Jakob, R.; Ganz, R. Planning and Reduction Technique in Fracture Surgery. New York, Springer-Verlag, 1989.

302. Mast, J.W. Preoperative planning in the surgical correction of tibial nonunions and malunions. Clin Orthop 178:26–30, 1987.

303. Matsushita, T.; Nakamura, K.; Ohnishi, I.; et al. Sliding performance of unilateral external fixators for tibia. Med Eng Phys 20:66–69, 1998.

304. Matsushita, T.; Nakamura, K.; Okazaki, H.; et al. A simple technique for correction of complicated tibial deformity including rotational deformity. Arch Orthop Trauma Surg 117:259–261, 1998.

305. May, J.W. Jr.; Jupiter, J.B.; Weiland, A.J.; et al. Current concepts review. Clinical classification of post-traumatic tibial osteomyelitis. J Bone Joint Surg Am 71:1422–1428, 1989.

306. Mayo, K.A.; Benirschke, S.K. Treatment of tibial malunions and nonunions with reamed intramedullary nails. Orthop Clin North Am 21:715–724, 1990.

307. McConnell, T.; Tornetta, P.; Tilzey, J.; et al. Tibial portal placement: The radiographic correlate of the anatomic safe zone. J Orthop Trauma 15:207–209, 2001.

308. McKee, M.D.; DiPasquale, D.J.; Wild, L.M.; et al. The effect of smoking on clinical outcome and complication rates following Ilizarov reconstruction. J Orthop Trauma 17:663–667, 2003.

309. McKee, M.D.; Schemitsch, E.H.; Waddell, J.P.; et al. A prospective, randomized clinical trial comparing tibial nailing using fracture table traction versus manual traction. J Orthop Trauma 13:463–469, 1999.

310. McKee, M.D.; Yoo, D.; Schemitsch, E.H. Health status after Ilizarov reconstruction of post-traumatic lower-limb deformity. J Bone Joint Surg Br 80:360–364, 1998.

311. McLaren, A.C.; Blokker, C.P. Locked intramedullary fixation for metaphyseal malunion and nonunion. Clin Orthop Relat Res 265:253–260, 1991.

312. McLaughlin, J.A.; Paulson, M.M.; Rosenthal, R.E. Delayed onset of anterior tibial compartment syndrome in a patient receiving low-molecular-weight heparin. A case report. J Bone Joint Surg Am 80:1789–1790, 1998.

313. McMaster, M. Disability of the hindfoot after fracture of the tibial shaft. J Bone Joint Surg Br 58:90–93, 1976.

314. McQueen, M.M.; Christie, J.; Court-Brown, C.M. Acute compartment syndrome in tibial diaphyseal fractures. J Bone Joint Surg Br. 78:95–98, 1996.

315. McQueen, M.M.; Christie, J.; Court-Brown, C.M.; Compartment pressures after intramedullary nailing of the tibia. J Bone Joint Surg. 72B:395–397, 1990.

316. McQueen, M.M.; Court-Brown, C.M. Compartment monitoring in tibial fractures. The pressure threshold for decompression. J Bone Joint Surg Br 78:99–104, 1996.

317. McQueen, M.M.; Gaston, P.; Court-Brown, C.M. Acute compartment syndrome. Who is at risk? J Bone Joint Surg Br 82:200–203, 2000.

318. Menon, D.K.; Dougall, T.W.; Pool, R.D.; et al. Augmentative Ilizarov external fixation after failure of diaphyseal union with intramedullary nailing. J Orthop Trauma 16:491–497, 2002.

319. Merchant, T.C.; Dietz, F.R. Long term follow-up after fractures of the tibial and fibular shafts. J Bone Joint Surg Am 71:599–606, 1989.

320. Merriam, W.F.; Porter, K.M. Hindfoot disability after a tibial shaft fracture treated by internal fixation. J Bone Joint Surg Br 65:326–328, 1983.

321. Miclau, T.; Martin, R.E. The evolution of modern plate osteosynthesis. Injury 28(Suppl 1):A3–6, 1997.

322. Miller, M.E.; Ada, J.R.; Webb, L.X. Treatment of infected nonunion and delayed union of tibia fractures with locked intramedullary nails. Clin Orthop 245:233–238, 1989.

323. Milner, S.A.; Davis, T.R.; Muir, K.R.; et al. Long-term outcome after tibial shaft fracture: Is malunion important? J Bone Joint Surg Am 84:971–980, 2002.

324. Mino, D.E.; Hughes, E.C. Jr. Bony entrapment of the superficial peroneal nerve. Clin Orthop 185:203–206, 1984.

325. Miyakoshi, N.; Sato, K.; Murai, H.; et al. Insufficiency fractures of the distal tibiae. J Orthop Sci 5:71–74, 2000.

326. Moda, S.K.; Kalra, G.S.; Gupta, R.S.; et al. The role of early flap coverage in the management of open fractures of both bones of the leg. Injury 25:83–85, 1994.

327. Moehring, H.D.; Gravel, C.; Chapman, M.W.; et al. Comparison of antibiotic beads and intravenous antibiotics in open fractures. Clin Orthop 120:254–261, 2000.

328. Moehring, H.D.; Voigtlander, J.P. Compartment pressure monitoring during intramedullary fixation of tibial fractures. Orthopedics 18:631–635 (discussion 635–636), 1995.

329. Moroni, A.; Faldini, C.; Marchetti, S.; et al. Improvement of the bone-pin interface strength in osteoporotic bone with use of hydroxyapatite-coated tapered external-fixation pins. A prospective, randomized clinical study of wrist fractures. J Bone Joint Surg Am 83:717–721, 2001.

330. Morrison, K.M.; Ebraheim, N.A.; Southworth, S.R.; et al. Plating of the fibula. Its potential value as an adjunct to external fixation of the tibia. Clin Orthop 266:209–213, 1991.

331. Mosheiff, R.; Safran, O.; Segal, D.; et al. The unreamed tibial nail in the treatment of distal metaphyseal fractures. Injury 30:83–90, 1999.

332. Müller, M.E.; Nazarian, S.; Koch, P.; et al. The Comprehensive Classification of Fractures of Long Bones. New York, Springer-Verlag, 1990.

333. Mullett, H.; Al-Abed, K.; Prasad, C.V.; et al. Outcome of compartment syndrome following intramedullary nailing of tibial diaphyseal fractures. Injury 32:411–413, 2001.

334. Mulligan, M.E.; Shanley, D.J. Supramalleolar fatigue fractures of the tibia. Skeletal Radiol 25:325–328, 1996.

335. Murray, J.H.; Fitch, R.D. Distraction histiogenesis: Principles and indications. J Am Acad Orthop Surg 4:317–327, 1996.

336. Nassif, J.M.; Gorczyca, J.T.; Cole, J.K.; et al. Effect of acute reamed versus unreamed intramedullary nailing on compartment pressure when treating closed tibial shaft fractures: A randomized prospective study. J Orthop Trauma 14:554–558, 2000.

337. Nieminen, H.; Kuokkanen, H.; Tukiainen, E.; et al. Free flap reconstructions of tibial fractures complicated after internal fixation. J Trauma 38:660–664, 1995.

338. Nolte, P.A.; van der Krans, A.; Patka, P.; et al. Low-intensity pulsed ultrasound in the treatment of nonunions. J Trauma 51:693–702 (discussion 702–703), 2001.

339. Noordeen, M.H.; Lavy, C.B.; Shergill, N.S.; et al. Cyclical micromovement and fracture healing. J Bone Joint Surg Br 77:645–648, 1995.

340. Nork, S.E.; Barei, D.P.; Schildhauer, T.A.; et al. Intramedullary nailing of proximal quarter tibial fractures. J Orthop Trauma 20:523–528, 2006.

341. Nork, S.E.; Schwartz, A.K.; Agel, J.; et al. Intramedullary nailing of distal metaphyseal tibial fractures. J Bone Joint Surg Am 87:1213–1221, 2005.

342. Nylander, G.; Semb, H. Veins of the lower part of the leg after tibial fractures. Surg Gynecol Obstet 134:974–976, 1972.

343. O'Dwyer, K.J.; Chakravarty, R.D.; Esler, C.N. Intramedullary nailing technique and its effect on union rates of tibial shaft fractures. Injury 25:461–464, 1994.

344. O'Dwyer, K.J.; Devriese, L.; Feys, H.; et al. The intact fibula. Injury 23:314–316, 1992.

345. O'Dwyer, K.J.; DeVriese, L.; Feys, H.; et al. Tibial shaft fractures with an intact fibula. Injury 24:591–594, 1993.

346. Ochsner, P.E.; Baumgart, F.; Kohler, G. Heat-induced segmental necrosis after reaming of one humeral and two tibial fractures with a narrow medullary canal. Injury 29(Suppl 2):B1–10, 1998.

347. Oestern, H. J.; Tscherne, H. Pathophysiology and classification of soft tissue injuries associated with fractures. In: Tscherne, H.; Gotzen, L., eds. Fractures with Soft Tissue Injuries. New York, Springer-Verlag, 1984, pp. 1–9.

348. Ogden, J.A. Subluxation and dislocation of the proximal tibiofibular joint. J Bone Joint Surg Am 56:145–154, 1974.

349. Olerud, C. The pronation capacity of the foot: Its consequences for axial deformity after tibial shaft fractures. Arch Orthop Trauma Surg 104:303–306, 1985.

350. Oni, O.O.; Fenton, A.; Iqbal, S.J.; et al. Prognostic indicators in tibial shaft fractures: Serum creatinine kinase activity. J Orthop Trauma 3:345–347, 1989.

351. Oni, O.O.; Hui, A.; Gregg, P.J. The healing of closed tibial shaft fractures. The natural history of union with closed treatment. J Bone Joint Surg Br 70:787–790, 1988.

352. Orava, S.; Karpakka, J.; Hulkko, A.; et al. Diagnosis and treatment of stress fractures located at the mid-tibial shaft in athletes. Int J Sports Med 12:419–422, 1991.

353. Orbay, G.L.; Frankel, V.H.; Kummer, F.J. The effect of wire configuration on the stability of the Ilizarov external fixator. Clin Orthop 279:299–302, 1992.

354. Orfaly, R.; Keating, J.E.; O'Brien, P.J. Knee pain after tibial nailing: Does the entry point matter? J Bone Joint Surg Br 77:976–977, 1995.

355. Orthopaedic Trauma Association Committee for Coding and Classification. Fracture and dislocation compendium. J Orthop Trauma 10(Suppl 1):1–154, 1996.

356. Ostermann, P.A.; Seligson, D.; Henry, S.L. Local antibiotic therapy for severe open fractures: A review of 1085 consecutive cases. J Bone Joint Surg Br 77:93–97, 1995.

357. Pai, V.; Coulter, G.; Pai, V. Minimally invasive plate fixation of the tibia. Int Orthop 31:491–496, 2007.

358. Paktiss, A.S.; Gross, R.H. Afghan percutaneous osteotomy. J Pediatr Orthop 13:531–533, 1993.

359. Paley, D.; Maar, D.C. Ilizarov bone transport treatment for tibial defects. J Orthop Trauma 14:76–85, 2000.

360. Panjabi, M.D.; Lindsey, R.W.; Walter, S.D.; et al. The clinicians ability to evaluate the strength of healing fractures from plain radiographs. J Orthop Trauma 3:29–32, 1989.

361. Pare, A. The classic: Compound fracture of leg, Pare's personal care. Clin Orthop 178:3–6, 1983.

362. Patil, S.; Montgomery, R. Management of complex tibial and femoral nonunion using the Ilizarov technique, and its cost implications. J Bone Joint Surg Br 88:928–932, 2006.

363. Peltier, L.F. Fractures. A History and Iconography of Their Treatment. San Francisco, Norman Publishing, 1990.

364. Peter, R.E.; Bachelin, P.; Fritschy, D. Skiers' lower leg shaft fracture. Outcome in 91 cases treated conservatively with Sarmiento's brace. Am J Sports Med 16:486–491, 1988.

365. Petje, G.; Landsiedl, F. Stress fracture of the tibia after total knee arthroplasty. Arch Orthop Trauma Surg 116:514–515, 1997.

366. Phisitkul, P.; McKinley, T.O.; Nepola, J.V.; et al. Complications of locking plate fixation in complex proximal tibia injuries. J Orthop Trauma. 21:83–91, 2007.

367. Plasschaert, V.F.; Johansson, C.G.; Micheli, L.J. Anterior tibial stress fracture treated with intramedullary nailing: A case report. Clin J Sport Med 5:58–61 (discussion 61–62), 1995.

368. Podolsky, A.; Chao, E.Y. Mechanical performance of Ilizarov circular external fixators in comparison with other external fixators. Clin Orthop 293:61–70, 1993.

369. Pollak, A.N.; McCarthy, M.L.; Burgess, A.R. Short-term wound complications after application of flaps for coverage of traumatic soft-tissue defects about the tibia. The Lower Extremity Assessment Project (LEAP) Study Group. J Bone Joint Surg Am 82:1681–1691, 2000.

370. Polyzois, D.; Papachristou, G.; Kotsiopoulos, K.; et al. Treatment of tibial and femoral bone loss by distraction osteogenesis. Experience in 28 infected and 14 clean cases. Acta Orthop Scand Suppl 275:84–88, 1997.

371. Pouilles, J.M.; Bernard, J.; Tremollieres, F.; et al. Femoral bone density in young male adults with stress fractures. Bone 10:105–108, 1989.

372. Pozo, J. L.; Powell, B.; Andrews, B.G.; et al. The timing of amputation for lower limb trauma. J Bone Joint Surg Br 72:288–292, 1990.

373. Prokuski, L.J.; Marsh, J.L. Segmental bone deficiency after acute trauma. The role of bone transport. [Review]. Orthop Clin North Am 25:753–763, 1994.

374. Puloski, S.; Romano, C.; Buckley, R.; et al. Rotational malalignment of the tibia following reamed intramedullary nail fixation. J Orthop Trauma 18:397–402, 2004.

375. Pun, W.K.; Chow, S.P.; Fang, D.; et al. Posttraumatic edema of the foot after tibial fracture. Injury 20:232–235, 1989.

376. Pun, W.K.; Chow, S.P.; Fang, D.; et al. A study of function and residual joint stiffness after functional bracing of tibial shaft fractures. Clin Orthop Relat Res 267:157–163, 1991.

377. Puno, R.M.; Teynor, J.T.; Nagano, J.; et al. Critical analysis of results of treatment of 201 tibial shaft fractures. Clin Orthop 212:113–121, 1986.

378. Puno, R.M.; Vaughan, J.J.; Stetten, M.L.; et al. Long-term effects of tibial angular malunion on the knee and ankle joints. J Orthop Trauma 5:247–254, 1991.

379. Puno, R.M.; Vaughan, J.J.; Von Fraunhofer, J.A.; et al. A method of determining the angular malalignments of the knee and ankle joints resulting from a tibial malunion. Clin Orthop 223:213–219, 1987.

380. Quirke, T.E.; Sharma, P.K.; Boss, W.K. Jr.; et al. Are type IIIC lower extremity injuries an indication for primary amputation? J Trauma 40:992–996, 1996.

381. Rajasekaran, S.; Naresh Babu, J.; Dheenadhayalan, J.; et al. A score for predicting salvage and outcome in Gustilo type-IIIA and type-IIIB open tibial fractures. J Bone Joint Surg Br 88:1351–1360, 2006.

382. Raschke, M.; Oedekoven, G.; Ficke, J.; et al. The monorail method for segment bone transport. Injury 24(Suppl 2):S54–61, 1993.

383. Reckling, F. W.; Waters, C.H. 3rd. Treatment of non-unions of fractures of the tibial diaphysis by posterolateral cortical cancellous bone-grafting. J Bone Joint Surg Am 62:936–941, 1980.

384. Reid, J.S.; Van Slyke, M.A.; Moulton, M.J.; et al. Safe placement of proximal tibial transfixation wires with respect to intracapsular penetration. J Orthop Trauma 15:10–17, 2001.

385. Reigstad, A. Soft tissue defects and bone loss in tibial fractures: Treatment with free flaps and bone transport. Acta Orthop Scand 68:615–622, 1997.

386. Remiger, A.R.; Miclau, T.; Neuer, W. A simple technique for creating hybrid fixators using a modified AO single adjustable clamp. J Orthop Trauma 11:54–56, 1997.

387. Resnick, D.; Newell, J.D.; Guerra, J. Jr.; et al. Proximal tibiofibular joint: Anatomic-pathologic-radiographic correlation. AJR Am J Roentgenol 131:133–138, 1978.

388. Rhinelander, F.W. Tibial blood supply in relation to fracture healing. Clin Orthop 105:34–81, 1975.

389. Rhinelander, F.W. The vascular response of bone to internal fixation. In: Browner, B.D.; Edwards, C.C. eds. The Science and Practice of Intramedullary Nailing. Philadelphia, Lea & Febiger, 1987, pp. 25–29.

390. Ricci, W.M.; O'Boyle M; Borrelli, J.; et al. Fractures of the proximal third of the tibial shaft treated with intramedullary nails and blocking screws. J Orthop Trauma 15:264–270, 2001.

391. Richardson, J.B.; Cunningham, J.L.; Goodship, A.E.; et al. Measuring stiffness can define healing of tibial fractures. J Bone Joint Surg Br 76:389–394, 1994.

392. Riemer, B.L.; Butterfield, S.L. Comparison of reamed and nonreamed solid core nailing of the tibial diaphysis after external fixation: A preliminary report. J Orthop Trauma 7:279–285, 1993.

393. Rijnberg, W.J.; van Linge, B. Central grafting for persistent nonunion of the tibia. A lateral approach to the tibia, creating a central compartment [see comments]. J Bone Joint Surg Br 75:926–931, 1993.

394. Ring, D.; Jupiter, J.B.; Gan, B.S.; et al. Infected nonunion of the tibia. Clin Orthop 369:302–311, 1999.

395. Ritchie, A.J.; Small, J.O.; Hart, N.B.; et al. Type III tibial fractures in the elderly: Results of 23 fractures in 20 patients. Injury 22:267–270, 1991.

396. Roberts, C.S.; King, D.; Wang, M.; et al. Should distal interlocking of tibial nails be performed from a medial or a lateral direction? Anatomical and biomechanical considerations. J Orthop Trauma 13:27–32, 1999.

397. Robertson, A.; Sutherland, M.; Keating, J.F. Intramedullary nailing of tibial fractures: How often are post-operative radiographs needed? J R Coll Surg Edinb 45:220–222, 2000.

398. Robinson, C.M.; McLauchlan, G.; Christie, J.; et al. Tibial fractures with bone loss treated by primary reamed intramedullary nailing. J Bone Joint Surg Br 77:906–913, 1995.

399. Romani, W.A.; Perrin, D.H.; Dussault, R.G.; et al. Identification of tibial stress fractures using therapeutic continuous ultrasound. J Orthop Sports Phys Ther 30:444–452, 2000.

400. Rommens, P.; Schmit-Neuerburg, K.P. Ten years of experience with the operative management of tibial shaft fractures. J Trauma 27:917–927, 1978.

401. Rommens, P.M. The significance of soft tissue trauma for fracture healing: A prospective study on 70 tibial shaft fractures. Acta Chirurgica Belgica 92:10–18, 1992.

402. Rompe, J.D.; Rosendahl, T.; Schollner, C.; et al. High-energy extracorporeal shock wave treatment of nonunions. Clin Orthop 387:102–111, 2001.

403. Roth, S.E.; Kreder, H.; Stephen, D.; et al. Biomechanical stability of intramedullary nailed high proximal third tibial fractures with cement augmented proximal screws. J Orthop Trauma 19:457–461, 2005.

404. Rozbruch, S.R.; Muller, U.; Gautier, E.; et al. The evolution of femoral shaft plating technique. Clin Orthop 354:195–208, 1998.

405. Rubin, C.; Bolander, M.; Ryaby, J.P.; et al. The use of low-intensity ultrasound to accelerate the healing of fractures. J Bone Joint Surg Am 83:259–270, 2001.

406. Rubinstein, R.A. Jr.; Green, J.M.; Duwelius, P.J. Intramedullary interlocked tibia nailing: A new technique (preliminary report). J Orthop Trauma 6:90–95, 1992.

407. Rüedi, T.H.; Webb, J.K.; Allgower, M. Experience with a dynamic compression plate (DCP) in 418 recent fractures of the tibial shaft. Injury 7:252–257, 1976.

408. Ruiz, A.L.; Kealey, W.D.; McCoy, G.F. Implant failure in tibial nailing. Injury 31:359–362, 2000.

409. Ruohola, J.P.; Kiuru, M.J.; Pihlajamaki, H.K. Fatigue bone injuries causing anterior lower leg pain. Clin Orthop Relat Res 444:216–223, 2006.

410. Russell, G.G.; Henderson, R.; Arnett, G. Primary or delayed closure for open tibial fractures. J Bone Joint Surg Br 72:125–131, 1990.

411. Sala, F.; Binda, M.; Lovisetti, G. Anterior gonalgic syndrome after intramedullary nailing: Ultrasound and radiologic study. Chir Organi Mov 83:271–275, 1998.

412. Salam, A.A.; Eyres, K.S.; Cleary, J.; et al. The use of a tourniquet when plating tibial fractures [see comments]. J Bone Joint Surg Br 73:86–87, 1991.

413. Sancineto, C.F.; Rubel, I.F.; Seligson, D.; et al. Technique for removal of broken interlocking screws. J Orthop Trauma 15:132–134, 2001.

414. Sanders, R.; Anglen, J.O.; Mark, J.B. Oblique osteotomy for the correction of tibial malunion. J Bone Joint Surg Am 77:240–246, 1995.

415. Sangeorzan, B.J.; Sangeorzan, B.P.; Hansen, S.T. Jr.; et al. Mathematically directed single-cut osteotomy for correction of tibial malunion. J Orthop Trauma 3:267–275, 1989.

416. Sarangi, P.P.; Karachalios, T. Posterior tibial nerve palsy after intramedullary nailing. Int Orthop 17:125–126, 1993.

417. Sarangi, P.P.; Ward, A.J.; Smith, E.J.; et al. Algodystrophy and osteoporosis after tibial fractures. J Bone Joint Surg Br 75:450–452, 1993.

418. Sarmiento, A. On the behavior of closed tibial fractures: Clinical/radiological correlations. J Orthop Trauma 14:199–205, 2000.

419. Sarmiento, A.; Burkhalter, W.E.; Latta, L.L. Functional bracing in the treatment of delayed union and nonunion of the tibia. Int Orthop. 27:26–29, 2003.

420. Sarmiento, A.; Latta, L.L. Closed Functional Treatment of Fractures. New York, Springer-Verlag, 1981.

421. Sarmiento, A.; Latta, L.L. Functional fracture bracing. J Am Acad Orthop Surg 7:66–75, 1999.

422. Sarmiento, A.; Latta, L.L. 450 closed fractures of the distal third of the tibia treated with a functional brace. Clin Orthop Relat Res 428:261–271, 2004.

423. Sarmiento, A.; McKellop, H.A.; Llinas, A.; et al. Effect of loading and fracture motions on diaphyseal tibial fractures. J Orthop Res 14:80–84, 1996.

424. Sarmiento, A.; Sharpe, F.E.; Ebramzadeh, E.; et al. Factors influencing the outcome of closed tibial fractures treated with functional bracing. Clin Orthop 315:8–24, 1995.

425. Sawant, M.R.; Bendall, S.P.; Kavanagh, T.G.; et al. Nonunion of tibial stress fractures in patients with deformed arthritic knees. Treatment using modular total knee arthroplasty. J Bone Joint Surg Br 81:663–666, 1999.

426. Schandelmaier, P.; Krettek, C.; Rudolf, J.; et al. Superior results of tibial rodding versus external fixation in grade 3B fractures. Clin Orthop 342:164–172, 1997.

427. Schmeling, G.J.; McCallum, S.; Havey, R. The effect of single-pass reaming on tibial nail insertion load and stress. J Orthop Trauma 10:569–574, 1996.

428. Schmitz, M.A.; Finnegan, M.; Natarajan, R.; et al. Effect of smoking on tibial shaft fracture healing. Clin Orthop 365:184–200, 1999.

429. Schnarkowski, P.; Redei, J.; Peterfy, C.G. et al. Tibial shaft fractures: Assessment of fracture healing with computed tomography. J Comput Assist Tomogr 19:777–781, 1995.

430. Schutz, M.; Sudkamp, N.; Frigg, R.; et al. Pinless external fixation. Indications and preliminary results in tibial shaft fractures. Clin Orthop 347:35–42, 1998.

431. Seabold, J.E.; Nepola, J.V.; Conrad, G.R.; et al. Detection of osteomyelitis at fracture nonunion sites: Comparison of two scintigraphic methods. Am J Roentgenol 152:1021–1027, 1989.

432. Seligson, D.; Ostermann, P.A.; Henry, S.L.; et al. The management of open fractures associated with arterial injury requiring vascular repair. J Trauma 37:938–940, 1994.

433. Sen, C.; Eralp, L.; Gunes, T.; et al. An alternative method for the treatment of nonunion of the tibia with bone loss. J Bone Joint Surg Br 88:783–789, 2006.

434. Sen, C.; Kocaoglu, M.; Eralp, L.; et al. Bifocal compression-distraction in the acute treatment of grade III open tibia fractures with bone and soft-tissue loss: A report of 24 cases. J Orthop Trauma 18:150–157, 2004.

435. Shannon, F.J.; Mullett, H.; O'Rourke, K. Unreamed intramedullary nail versus external fixation in grade III open tibial fractures. J Trauma 52:650–654, 2002.

436. Shapira, D.; Scharf, Y. Insufficiency fracture of the distal tibia mimicking arthritis in a rheumatoid arthritis patient. The possible role of methotrexate treatment. Clin Exp Rheumatol 13:130–131, 1995.

437. Sharma, P.; Daffner, R.H. Case report 389: Idiopathic, anterolateral dislocation of the fibula at the proximal tibiofibular joint. Skeletal Radiol 15:505–506, 1986.

438. Sharrard, W.J.W. A double-blind trial of pulsed electromagnetic fields for delayed union of tibial fractures. J Bone Joint Surg Br 72:347–355, 1990.

439. Shearman, C.M.; Brandser, E.A.; Parman, L.M.; et al. Longitudinal tibial stress fractures: A report of eight cases and review of the literature. J Comput Assist Tomogr 22:265–269, 1998.

440. Shen, W.J.; Shen, Y.S. Fibular nonunion after fixation of the tibia in lower leg fractures. Clin Orthop Relat Res 287:231–232, 1993.

441. Shenolikar, A.; Hoddinott, C. Tibiofibular impaction: Obstruction to tibial fracture reduction. J Bone Joint Surg Br 77:158–159, 1995.

442. Siebert, C.H.; Lehrbass-Sokeland, K.P.; Rinke, F.; et al. Compression plating of tibial fractures following primary external fixation. Arch Orthop Trauma Surg 116:390–395, 1997.

443. Siegel, H.J.; Patzakis, M.J.; Holtom, P.D.; et al. Limb salvage for chronic tibial osteomyelitis: An outcomes study. J Trauma. 48:484–489, 2000.

444. Simon, J. P.; Stuyck, J.; Hoogmartens, M.; et al. Posterolateral bone grafting for nonunion of the tibia. Acta Orthop Belg 58:308–313, 1992.

445. Simpson, A.H.; Andrews, C.; Giele, H. Skin closure after acute shortening. J Bone Joint Surg Br 83:668–671, 2001.

446. Simpson, A.H.; Kenwright, J. Fracture after distraction osteogenesis. J Bone Joint Surg Br 82:659–665, 2000.

447. Simpson, J.M.; Ebraheim, N.A.; An, H.S.; et al. Posterolateral bone graft of the tibia. Clin Orthop 251:200–206, 1990.

448. Sinclair, J. S.; McNally, M.A.; Small, J.O.; et al. Primary free-flap cover of open tibial fractures. Injury 28:581–587, 1997.

449. Singer, R.W.; Kellam, J.F. Open tibial diaphyseal fractures. Results of unreamed locked intramedullary nailing. Clin Orthop 315:114–118, 1995.

450. Skoog, A.; Soderqvist, A.; Tornkvist, H. et al. One-year outcome after tibial shaft fractures: Results of a prospective fracture registry. J Orthop Trauma 15:210–215, 2001.

451. Smith, E.J.; Ward, A.J.; Watt, I. Post-traumatic osteoporosis and algodystrophy after external fixation of tibial fractures. Injury 24:411–415, 1993.

452. Song, H.R.; Cho, S.H.; Koo, K.H.; et al. Tibial bone defects treated by internal bone transport using the Ilizarov method. Int Orthop 22:293–297, 1998.

453. Stanitski, D.F. Limb-length inequality: Assessment and treatment options. J Am Acad Orthop Surg 7:143–153, 1999.

454. Stedtfeld, H.W.; Mittlmeier, T.; Landgraf, P.; et al. The logic and clinical applications of blocking screws. J Bone Joint Surg Am 86(Suppl 2):17–25, 2004.

455. Stegemann, P.; Lorio, M.; Soriano, R.; et al. Management protocol for unreamed interlocking tibial nails for open tibial fractures. J Orthop Trauma 9:117–120, 1995.

456. Strauss, E.J.; Alfonso, D.; Kummer, F.J.; et al. The effect of concurrent fibular fracture on the fixation of distal tibia fractures: A laboratory comparison of intramedullary nails with locked plates. J Orthop Trauma 21:172–177, 2007.

457. Stuyck, J.; Nelen, G.; Feys, H.; et al. Corrective osteotomy for mal- and nonunion of the tibia using the posterolateral approach. Acta Orthop Belg 58 (Suppl 1):194–196, 1992.

458. Sullivan, D.; Warren, R.F.; Pavlov, H.; et al. Stress fractures in 51 runners. Clin Orthop Relat Res 187:188–192, 1984.

459 Surgical Implant Generation Network (SIGN). http://www.sign-post.org/.

460. Swiontkowski, M.F. Criteria for bone debridement in massive lower limb trauma. Clin Orthop 243:41–47, 1989.

461. Swiontkowski, M.F. The pinless fixator: Part II. Injury 25(Suppl 3):C1–2, 1994.

462. Swiontkowski, M.F.; Agel, J.; McAndrew, M.P.; et al. Outcome validation of the AO/OTA fracture classification system. J Orthop Trauma 14:534–541, 2000.

463. Swiontkowski, M.F.; Aro, H.T.; Donell, S.; et al. Recombinant human bone morphogenetic protein-2 in open tibial fractures. A subgroup analysis of data combined from two prospective randomized studies. J Bone Joint Surg Am 88:1258–1265, 2006.

464. Takebe, K.; Nakagawa, A.; Minami, H.; et al. Role of the fibula in weight-bearing. Clin Orthop Relat Res 184: 289–292, 1984.

465. Tandon, S.C.; Gregson, P.A.; Thomas, P.B.; et al. Reduction of post-traumatic osteoporosis after external fixation of tibial fractures. Injury 26:459–462, 1995.

466. Tang, P.; Gates, C.; Hawes, J.et al. Does open reduction increase the chance of infection during intramedullary nailing of closed tibial shaft fractures? J Orthop Trauma 20:317–322, 2006.

467. Taylor, G.I., Gianoutsos, M.P.; Morris S.F. The neurovascular territories of the skin and muscles: Anatomic study with clinical implications. Plast Reconstr Surg 94:1–36, 1994.

468. Teitz, C.C.; Carter, D.R.; Frankel, V.H. Problems associated with tibial fractures with intact fibulae. J Bone Joint Surg Am 62:770–776, 1980.

469. Templeman, D.; Larson, C.; Varecka, T.; et al. Decision making errors in the use of interlocking tibial nails. Clin Orthop 339:65–70, 1997.

470. Templeman, D.; Thomas, M.; Varecka, T.; et al. Exchange reamed intramedullary nailing for delayed union and nonunion of the tibia. Clin Orthop 315:169–175, 1995.

471. Templeman, D.C.; Gulli, B.; Tsukayama, D.T.; et al. Update on the management of open fractures of the tibial shaft. Clin Orthop 350:18–25, 1998.

472. Tetsworth, K.; Cierny, G. 3rd. Osteomyelitis debridement techniques. Clin Orthop Relat Res 360:87–96, 1999.

473. Tetsworth K; Paley D. Malalignment and degenerative arthropathy. Orthop Clin North Am. 25:367–377, 1994.

474. Thakur, A.J.; Patankar, J. Open tibial fractures. Treatment by uniplanar external fixation and early bone grafting. J Bone Joint Surg Br 73:448–451, 1991.

475. Thiagarajan, P.; Ang, K.C.; Das De, S.; et al. Ipsilateral knee ligament injuries and open tibial diaphyseal fractures: Incidence and nature of knee ligament injuries sustained. Injury 28:87–90, 1997.

476. Thomas, K.A.; Harris, M.B.; Willis, M.C.; et al. The effects of the interosseous membrane and partial fibulectomy on loading of the tibia: A biomechanical study. Orthopedics 18:373–383, 1995.

477. Tile, M. Fractures of the Tibia. In: Schatzker, J.; Tiler, M., eds. The Rationale of Operative Fracture Care. Berlin, Springer-Verlag, 1987, pp. 297–341.

478. Ting, A.J.; Tarr, R.R.; Sarmiento, A.; et al. The role of subtalar motion and ankle contact pressure changes from angular deformities of the tibia. Foot Ankle 7:290–299, 1987.

479. Toh, C.L.; Jupiter, J.B. The infected nonunion of the tibia. Clin Orthop 315:176–191, 1995.

480. Toivanen, J.A.; Hirvonen, M.; Auvinen, O.; et al. Cast treatment and intramedullary locking nailing for simple and spiral wedge tibial shaft fractures: A cost benefit analysis. Ann Chir Gynaecol 89:138–142, 2000.

481. Toivanen, J.A.; Honkonen, S.E.; Koivisto, A.M.; et al. Treatment of low-energy tibial shaft fractures: Plaster cast compared with intramedullary nailing. Int Orthop 25:110–113, 2001.

482. Toivanen, J.A.; Kyro, A.; Heiskanen, T.; et al. Which displaced spiral tibial shaft fractures can be managed conservatively? Int Orthop 24:151–154, 2000.

483. Toivanen, J.A.; Vaisto, O.; Kannus, P.; et al. Anterior knee pain after intramedullary nailing of fractures of the tibial shaft. A prospective, randomized study comparing two different nail-insertion techniques. J Bone Joint Surg Am 84:580–585, 2002.

484. Tomten, S.E.; Falch, J.A.; Birkeland, K.I.; et al. Bone mineral density and menstrual irregularities. A comparative study on cortical and trabecular bone structures in runners with alleged normal eating behavior. Int J Sports Med 19:92–97, 1998.

485. Tornetta, P. 3rd. Technical considerations in the surgical management of tibial fractures. Instr Course Lect 46:271–280, 1997.

486. Tornetta, P. 3rd; Bergman, M.; Watnik, N. et al. Treatment of grade-IIIb open tibial fractures. A prospective randomised comparison of external fixation and non-reamed locked nailing. J Bone Joint Surg Br 76:13–19, 1994.

487. Tornetta, P. 3rd; Collins, E. Semiextended position of intramedullary nailing of the proximal tibia. Clin Orthop Relat Res 328:185–189, 1996.

488. Tornetta, P. 3rd; DeMarco, C. Intramedullary nailing after external fixation of the tibia. Bull Hosp Jt Dis 54:5–13, 1995.

489. Tornetta, P. 3rd; French, B.G. Compartment pressures during nonreamed tibial nailing without traction. J Orthop Trauma 11:24–27, 1997.

490. Tornetta P 3rd; Riina, J., Geller, J.; et al. Intraarticular anatomic risks of tibial nailing. J Orthop Trauma 13:247–251, 1999.

491. Triffitt, P.D.; Konig, D.; Harper, W.M.; et al. Compartment pressures after closed tibial shaft fracture. Their relation to functional outcome. J Bone Joint Surg Br 74:195–198, 1992.

492. Tscherne, H.; Gotzen, L. Fractures with Soft Tissue Injuries. New York, Springer-Verlag, 1984.

493. Tulner, S.A.; Schaap, G.R.; Strackee, S.D.; et al. Long-term results of multiple-stage treatment for posttraumatic osteomyelitis of the tibia. J Trauma 56:633–642, 2004.

494. Turen, C.H.; Burgess, A.R.; Vanco, B. Skeletal stabilization for tibial fractures associated with acute compartment syndrome. Clin Orthop 315:163–168, 1995.

495. Turen, C.H.; DiStasio, A.J. Treatment of grade IIIB and grade IIIC open tibial fractures. Orthop Clin North Am 25:561–571, 1994.

496. Tyllianakis, M.; Megas, P.; Giannikas, D.; et al. Interlocking intramedullary nailing in distal tibial fractures. Orthopedics 23:805–808, 2000.

497. Tytherleigh-Strong, G.M.; Keating, J.F.; Court-Brown, C.M. Extra-articular fractures of the proximal tibial diaphysis: Their epidemiology, management and outcome. J R Coll Surg Edinb 42:334–338, 1997.

498. Ueng, S.W.; Liu, H.T.; Wang, I.C. Augmentation plate fixation for the management of tibial nonunion after intramedullary nailing. J Trauma 53:588–592, 2002.

499. Ueng, S.W.; Wei, F.C.; Shih, C.H. Management of large infected tibial defects with antibiotic beads local therapy and staged fibular osteoseptocutaneous free transfer. J Trauma 43:268–274, 1997.

500. Uhlin, B.; Hammer, R. Attempted unreamed nailing in tibial fractures: A prospective consecutive series of 55 patients. Acta Orthop Scand 69:301–305, 1998.

501. Urban, W.P. Jr.; Tornetta, P. 3rd. Vascular compromise after intramedullary nailing of the tibia: A case report. J Trauma 38:804–807, 1995.

502. Vaisto, O.; Toivanen, J.; Kannus, P.; et al. Anterior knee pain and thigh muscle strength after intramedullary nailing of tibial shaft fractures: A report of 40 consecutive cases. J Orthop Trauma 18:18–23, 2004.

503. Vaisto, O.; Toivanen, J.; Kannus, P.; et al. Anterior knee pain and thigh muscle strength after intramedullary nailing of a tibial shaft fracture: An 8–year follow-up of 28 consecutive cases. J Orthop Trauma 21:165–171, 2007.

504. Vaisto, O.; Toivanen, J.; Paakkala, T.; et al. Anterior knee pain after intramedullary nailing of a tibial shaft fracture: An ultrasound study of the patellar tendons of 36 patients. J Orthop Trauma 19:311–316, 2005.

505. van der Schoot, D.K.; Den Outer, A.J.; Bode, P.J.; et al. Degenerative changes at the knee and ankle related to malunion of tibial fractures. 15–year follow-up of 88 patients. J Bone Joint Surg Br 78:722–725, 1996.

506. Van Der Werken, C.; Marti, R.K. Post-traumatic rotational deformity of the lower leg. Injury 15:38–40, 1983.

507. Van Der Werken, C.; Zeegers, E.V. Fracture of the lower leg with involvement of the posterior malleolus; A neglected combination? Injury 19:241–243, 1988.

508. Verlhac, B. Longitudinal stress leg fracture in the elderly. Biomed Pharmacother. 51:213–216, 1997.

509. Veth, R.P.; Klasen, H.J.; Kingma, L.M. Traumatic instability of the proximal tibiofibular joint. Injury 13:159–164, 1981.

510. Vives, M.J.; Abidi, N.A.; Ishikawa, S.N.; et al. Soft tissue injuries with the use of safe corridors for transfixion wire placement during external fixation of distal tibia fractures: An anatomic study. J Orthop Trauma 15:555–559, 2001.

511. Wagner, K.S.; Tarr, R.R.; Resnick, C.; et al. The effect of simulated tibial deformities on the ankle joint during the gait cycle. Foot Ankle 5:131–141, 1984.

512. Watson, J.T.; Anders, M.; Moed, B.R. Management strategies for bone loss in tibial shaft fractures. Clin Orthop 315:138–152, 1995.

513. Watson-Jones, R.; Coltart, W.D. Slow union of fractures, with a study of 804 fractures of the shafts of the tibia and femur. Clin Orthop 168:2–16, 1982.

514. Webb, L.X.; Bosse, M.J.; Castillo, R.C.; et al. Analysis of surgeon-controlled variables in the treatment of limb-threatening type-III open tibial diaphyseal fractures. J Bone Joint Surg Am 89:923–928, 2007.

515. Weber, T.G.; Harrington, R.M.; Henley, M.B.; et al. The role of fibular fixation in combined fractures of the tibia and fibula: A biomechanical investigation. J Orthop Trauma 11:206–211, 1997.

516. White, A.A.I.; Panjabi, M.M.; Southwich, W.O. The four biomechanical stages of fracture repair. J Bone Joint Surg 59:188–192, 1977.

517. Whitelaw, G.P.; Wetzler, M.J.; Levy, A.S.; et al. A pneumatic leg brace for the treatment of tibial stress fractures. Clin Orthop Relat Res 270:301–305, 1991.

518. Whittle, A. P.; Wester, W.; Russell, T.A. Fatigue failure in small diameter tibial nails. Clin Orthop 315:119–128, 1995.

519. Williams, J.; Gibbons, M.; Trundle, H.; et al. Complications of nailing in closed tibial fractures. J Orthop Trauma 9:476–481, 1995.

520. Williamson, D.M.; Kershaw, C.J. Serious vascular complication of locked tibial nailing. Injury 20:310–312, 1989.

521. Wiss, D.A.; Johnson, D.L.; Miao, M. Compression plating for non-union after failed external fixation of open tibial fractures. J Bone Joint Surg Am 74:1279–1285, 1992.

522. Wiss, D.A.; Sherman, R.; Oechsel, M. External skeletal fixation and rectus abdominis free-tissue transfer in the management of severe open fractures of the tibia. Orthop Clin North Am 24:549–556, 1993.

523. Wiss, D.A.; Stetson, W.B. Nonunion of the tibia treated with a reamed intramedullary nail. J Orthop Trauma 8:189–194, 1994.

524. Wiss, D.A.; Stetson, W.B. Unstable fractures of the tibia treated with a reamed intramedullary interlocking nail. Clin Orthop 315:56–63, 1995.

525. Wolfe, J.H. Postphlebitic syndrome after fractures of the leg. Br Med J Clin Res 295:1364–1365, 1987.

526. Wu, C.C.; Chen, W.J.; Shih, C.H. Tibial shaft mal-

union treated with reamed intramedullary nailing: A revised technique. Arch Orthop Trauma Surg 120:152–156, 2000.

527. Yadav, S.S. Double oblique diaphyseal osteotomy. A new technique for lengthening deformed and short lower limbs. J Bone Joint Surg Br 75:962–966, 1993.

528. Yasui, N.; Nakase, T.; Kawabata, H.; et al. A technique of percutaneous multidrilling osteotomy for limb lengthening and deformity correction. J Orthop Sci 5:104–107, 2000.

529. Young, A.J.; McAllister, D.R. Evaluation and treatment of tibial stress fractures. Clin Sports Med 25:117–128, 2006.

530. Yu, S.W.; Tu, Y.K.; Fan, K.F.; et al. Anterior knee pain after intramedullary tibial nailing. Chang Keng I Hsueh Tsa Chih 22:604–608, 1999.

531. Zagorski, J.B.; Latta, L.L.; Finnieston, A.R.; et al. Tibial fracture stability. Analysis of external fracture immobilization in anatomic specimens in casts and braces. Clin Orthop Relat Res 291:96–207, 1993.

532. Zalavras, C.G.; Singh, A.; Patzakis, M.J. Novel technique for medullary canal debridement in tibia and femur osteomyelitis. Clin Orthop Relat Res 461:31–34, 2007.

533. Ziv, I.; Zeligowski, A.; Mosheiff, R.; et al. Split-thickness skin excision in severe open fractures. J Bone Joint Surg Br 70:23–26, 1988.

534. Zych, G.A.; Hutson, J.J. Jr. Diagnosis and management of infection after tibial intramedullary nailing. Clin Orthop 315:153–162, 1995.

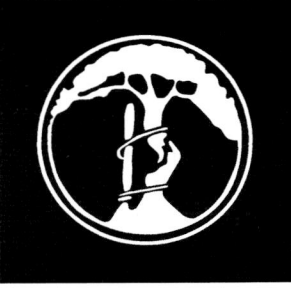

第 **59** 章

胫骨 pilon 骨折

Craig S. Bartlett III, M.D., Ryan M. Putnam, M.D., Nathan K. Endres,M.D.

当距骨撞击胫骨远端关节面时产生胫骨远端骨折。由于骨折明显累及踝关节的负重关节面和胫骨干骺端，因此治疗较为困难 [7,18,100,126,147]。1905 年，Albin Lambotte 对这种胫骨骨折实施了首例切开复位内固定术。1911 年，法国放射科医生 Deston 首先用"胫骨 pilon"一词描述胫骨干骺端，因为它的外形酷似药剂师使用的研杵 (Pilon)。Bonin 则用另一个法语单词 plafand(意为屋顶)描述胫骨远端关节面的水平部,这样就大大地丰富了骨折的名称。Pylon 一词意为桥梁或石拱门,与胫骨远端毫无关系,因此应避免使用该词[30,52,91]。

这种骨折的特点是,它累及胫骨远端干骺端的关节面。然而,这种骨折可为简单低能量损伤以及致使明显骨质压缩或粉碎的高能量损伤等不同程度的创伤。值得注意的是,1/3~1/2 高能量创伤性 Pilon 骨折患者有其他部位骨折或器官损伤。10%~30%(一些报道高达 50%)的 Pilon 骨折为开放性骨折,伴有皮肤脱套和破裂[7,9,11,13,52,63,88,94,100,101,105,124,140]。治疗过程中常出现感染、软组织坏死、骨不连、畸形愈合及创伤性关节炎等并发症。幸运的是,Pilon 骨折仅占胫骨骨折的 3%~10%,占下肢骨折的比例不到 1%[16,17,106,107,108]。

第一节　损伤机制

发生 pilon 骨折的常见原因有机动车事故、高处坠落和体育运动事故[11,101,102,112,113,127,131]。高能量损伤通常是在机动车事故或高处坠落过程中下肢受到纵向压力所致。高能量损伤发生概率的增加可能与广泛使用安全气囊有关。证据显示许多车祸幸存者有踝和足部损伤。因此,使用安全气囊可能会增加 pilon 骨折的概

率。因而驱使设计者重新设计车厢结构,包括脚趾盘,以保护下肢[20,38,73,146]。

高能量损伤通常导致更严重的骨质压缩和粉碎及软组织损伤。研究显示下肢纵向压力可导致软骨坏死,也可能导致关节解剖重建预后不良[16,139]。与高能量损伤相比,下肢低能量损伤通常由扭伤引起。这种损伤通常由体育运动事故导致,例如滑雪损伤(又称靴顶骨折)。

骨折的类型与损伤时足的体位密切相关[69,109,112](图 59-1)。当足处于跖屈位时,后方直接压缩暴力导致胫骨后侧较大骨块的分离移位(见图 59-1A 和图 59-19)。

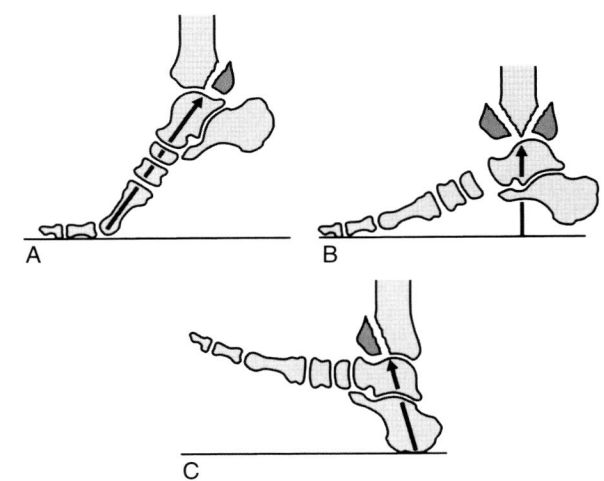

图 59-1　损伤机制。踝关节的位置与骨折类型的关系。(A)跖屈位损伤导致后踝骨折。(B) 中立位损伤导致前后踝骨折块。(C)背伸位损伤导致前踝骨折。(Redrawn from Gay, R.; Evrard, J. [Recent fractures of the tibial pestle in adults.]Rev Chir Orthop Reparatrice Appar Mot 49:397–512, 1963.)

当足处于中立位时,单纯的垂直应力造成整个关节面的骨折,或伴有前方和后方骨折块的 Y 形骨折(见图59-1B 和图 59-21)。如果足强迫于背伸位,距骨前缘关节面较宽,与踝穴对合较好,可引起胫骨前缘压缩和骨折,前方常形成较大的骨折块(见图 59-1C 和图59-6)。

　　骨折类型与两种主要暴力有关[69,86,109,111-113]。当距骨向胫骨关节面冲击时产生轴向压缩暴力。此外,还有使骨折块产生不同程度分离的剪切应力或旋转应力。必须区分这两种损伤机制在骨折中的主次作用,因为它们与骨折、软组织的损伤程度及治疗的预后相关[82,109,111,112]。

　　70%~85% 的 pilon 骨折伴有腓骨骨折[7,11,78,86,101,111,126,130,147]。如果出现腓骨骨折说明存在外翻应力损伤。这种损伤常导致胫骨外侧关节面损伤,外翻畸形,而且由于外侧柱不完整,对线不良的可能性更大[52,97,127]。这种损伤一般只有通过 CT 才能发现。开放性损伤常伴有外翻移位[52](见图 59-16 和图 59-30),因为踝关节内侧部的软组织菲薄。与此相反,如果腓骨完整则极可能伴有内翻压缩应力、内侧关节面损伤及内翻畸形[52,127](见图 59-6、59-10、59-13)。然而,最近研究显示,腓骨坏死可能与不太严重的损伤有关[8]。

第二节　影像学评价和分类

　　pilon 骨折治疗方案的制定需要对骨折形态有一个很好的理解。这种理解需要从三个标准方位来观察踝关节(正侧位、斜位)。踝关节外旋 45°位片可能有助于观察胫骨前内侧和后外侧,但较少使用该方法。在外力牵引下(如通过外固定架进行牵引)拍片可更好地观察每个骨折块[36,42]。对于复杂骨折,对侧踝关节斜位和侧位片能为术前计划提供参考。

　　而一些人怀疑它的价值[82],大多数作者认为术前CT 扫描能提供骨折形态的信息,尤其是骨折线的位置、皮质骨折的位置和数量、关节粉碎程度,以及压缩和移位程度[40,42,129,130,142](图 59-2)。因为韧带整复改善了骨折块对线,所以放置临时过渡性外固定器后再做CT 扫描可提供更有价值的信息[142]。适当方位的 CT 扫描能够协助医生确定最佳的手术切口和内置物位置(见图 59-8、59-16、59-17、59-22;也见图 59-6、59-9、59-21、59-25、59-30)。Tornetta 和 Gorup[129]发现 CT 扫描能为 82% 的病例提供更多信息,能改良 64%的需要手术固定的 pilon 骨折患者的手术方案。尽管纵向位

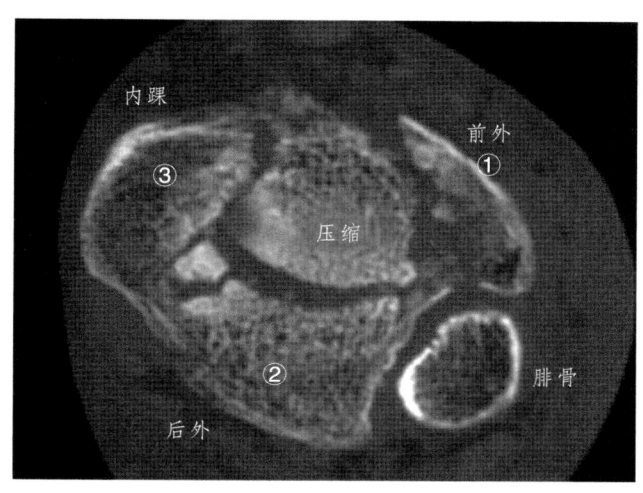

图 59-2　CT 横断面平扫。典型的 pilon 骨折包括前外侧骨块(Tillaux Chaput)、后踝(Volkmann)骨块、内踝及不同程度的碎骨块和关节面压缩。

片能够提供足够的信息,但某些情况下矢状位和冠状位重建有助于显示骨折的三维形态。

　　踝关节骨折的 Lauge-Hansen 分类[69]旨在了解参与产生各种损伤类型的暴力。其中有一种成为旋前背屈型损伤,可通过 X 线片分析得出,但在实验室中从未复制出这种损伤[69]。它是几种典型 pilon 骨折形态中的一种。它具有 pilon 骨折除粉碎之外的众多特征。这种骨折发生时分为 4 个阶段。首先,内踝骨折,骨折可为横行,但常见为斜行。第二阶段,胫骨前踝骨折,产生一大骨片。第三阶段,腓骨骨折,骨折线高于下胫腓联合水平。最后,胫骨在前踝骨折以上平面发生横行骨折。

　　Ruëdi 和 Allgöwer[111,112]提出另一种类似 Lauge-Hansen 分型的描述性分类,这种分类对无移位的低能量损伤和严重的粉碎性压缩性骨折进行了明确的区分(图 59-3)。Ruëdi I 型骨折,胫骨远端发生裂纹骨折,关节面无明显移位。Ruëdi II 型骨折,关节骨折线发生明显移位,但关节面无压缩或大体上无粉碎。Ruëdi III 型骨折,较严重,胫骨远端关节面和干骺端粉碎、压缩。

　　Mast 等[86]提出了一种复合分类,骨折预后随骨折类型的增加而逐渐变差[86,112]。I 型骨折与严重的三踝骨折类似,内踝骨折块较大,同时伴有后踝骨折。II 型骨折等同于 Maale 和 Seligon 分类中涉及胫骨远端关节面的胫骨干螺旋形骨折。III 型骨折为中央压缩损伤,分为 A、B、C 三个亚型,与 Ruëdi 和 Allgöwer 分类系统一致[86,112]。

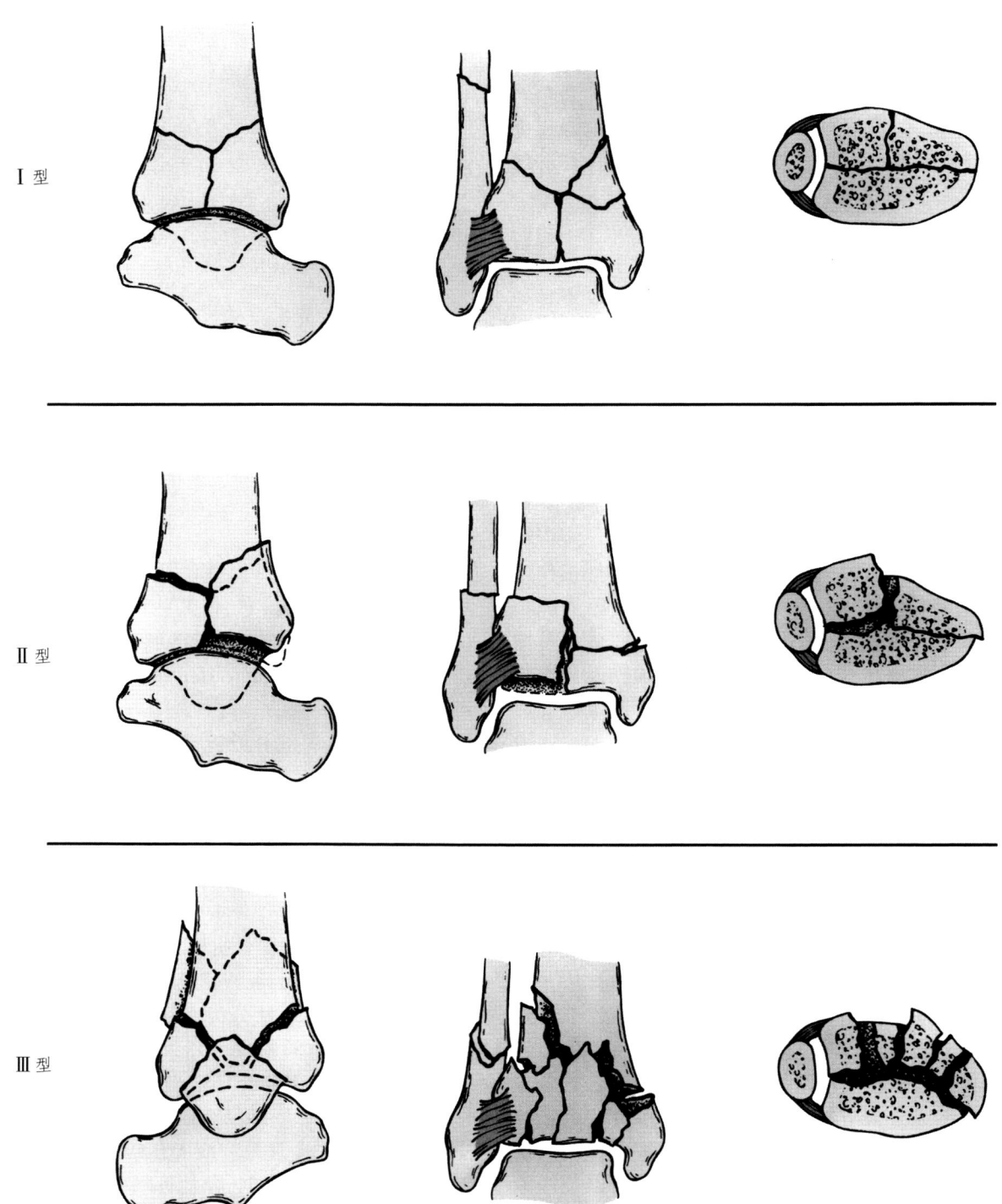

Ⅰ型

Ⅱ型

Ⅲ型

图 59-3 pilon 骨折的 Ruëdi-Allgöwer 分类。(Redrawn from Ruëdi, T.P.; Allgöwer, M. The operative treatment of intra-articular fractures of the lower end of the tibia. Clin Orthop 138:105-110, 1979.)

AO 分类系统[95,96](图 59-4)是最详尽的描述性分类系统。胫骨远端骨折被分为关节外骨折(A 型)、部分关节内骨折(B 型)和完全关节内骨折伴有干骺端骨干分离(C 型)。尽管有少数变异,但大多数 pilon 骨折属于 C 型骨折。骨折进一步分为三个亚型。C1 型为简单型骨折,即关节和干骺端无粉碎或压缩。C2 型为关节简单

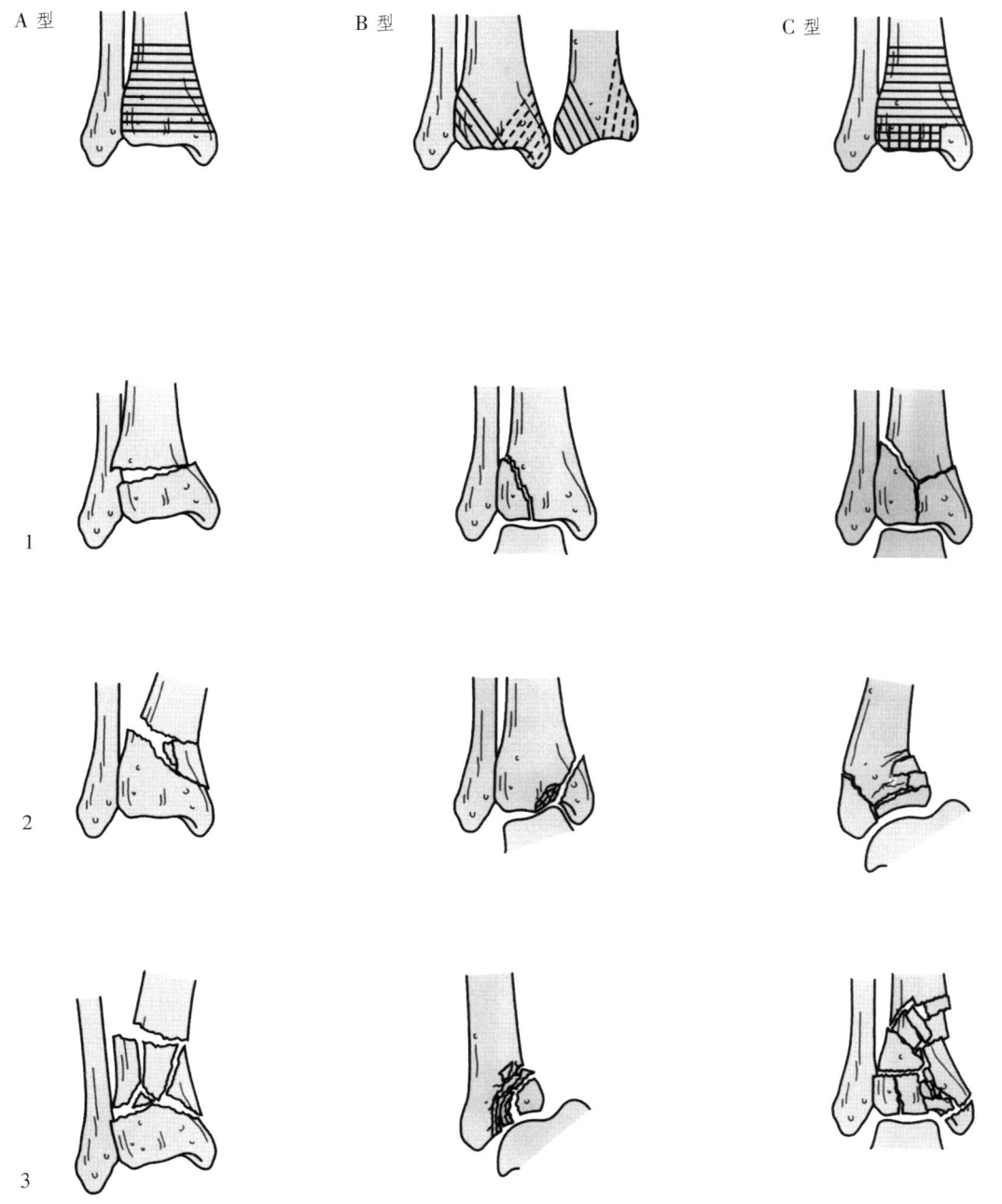

图 59-4 (A–C)pilon 骨折的 AO/OTA 综合分类。胫骨是骨 4。pilon 区是骨折块 3。因此,pilon 骨折用数码–43 定位。(Redrawn from Muller, M.E.; Allgower, M.; Schneider, R.; et al. In Tscherne, H.; Schatzker, J., eds. Manual of internal Fixation Techniques Recommended by the AO Group. New York, Springer–Verlag, 1991, p. 147.)

骨折,仅伴上关节面干骺端压缩。C3 型为干骺端压缩,同时关节面粉碎、压缩。B2 型(部分关节面骨折伴劈裂压缩,图 59–5)和 B3 型(部分关节面骨折伴多骨折块压缩, 图 59–6,也见图 59–17、59–19)也应被认为是pilon 骨折。

不幸的是,近来关于 X 线平片的研究表明,不论是 AO 分类[82,124]还是 Ruëdi-Allgöwer 分类[34,82],观察者内和观察者间的可信度均为中等或差。当把骨折分为A、B 或 C 型时[82,123],AO 分类是可靠的,甚至优于 Ruë-di-Allgöwer 分类。但进一步细分亚型时,前后的一致性

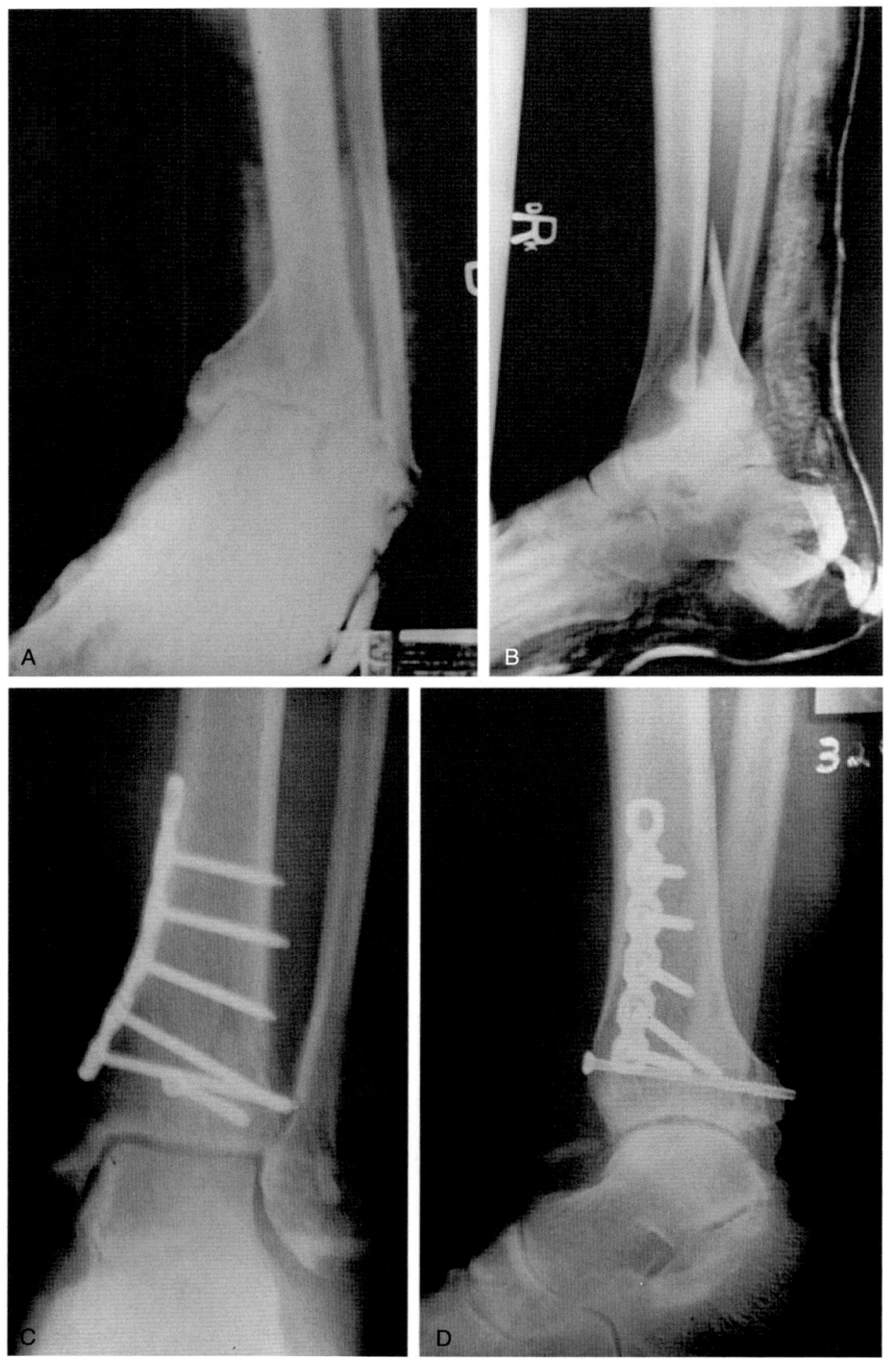

图 59-5 (A,B)AO 分类的 B2 型 pilon 骨折(移位的),并有下肢缩短和距骨从踝关节面前部脱位。侧位片显示胫骨缩短。距骨和后部骨折块脱位。(C,D)通过前内侧切口进行复位。注意重建钢板的使用。正确放置钢板可防止远端内侧骨折块向近端移位,使螺钉穿过钢板,垂直于骨折面,像拉力螺钉一样来增加稳定性。

就变得很差[82]。尽管观察者的经验有助于使骨折分类保持前后一致,但这种影响未达到明显的统计学差异[34,82]。CT 扫描有助于骨折分型。最近的研究是用 CT 扫描来确认特殊的 pilon 骨折形式和关节内骨折块。如前所述,这 10 种骨折类型属于两大类,矢状位和冠状位[128]。

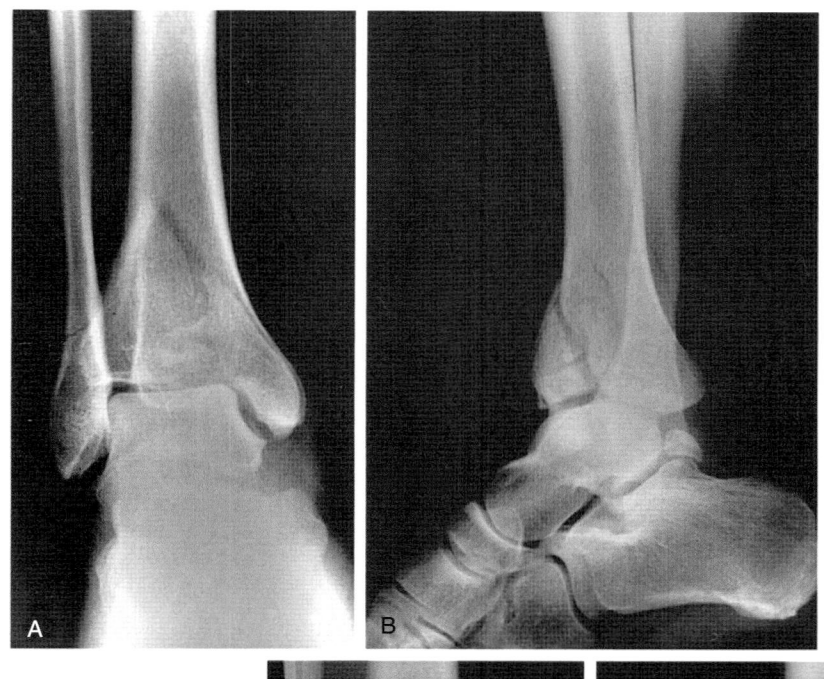

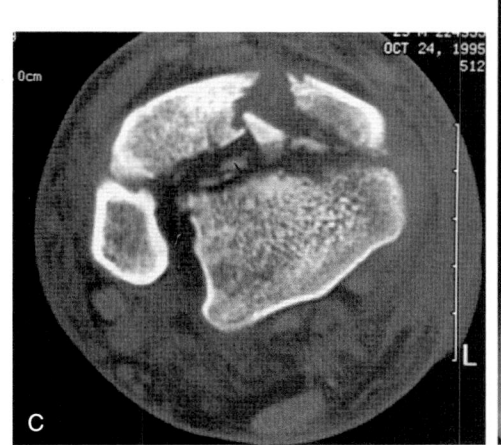
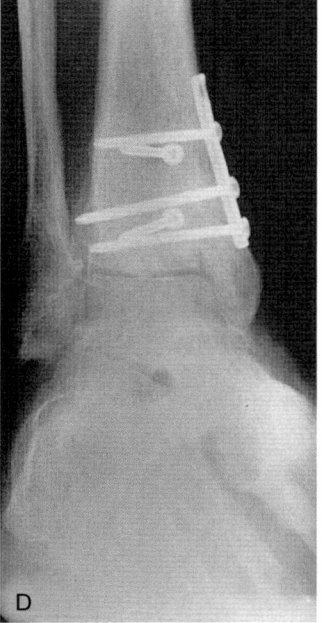
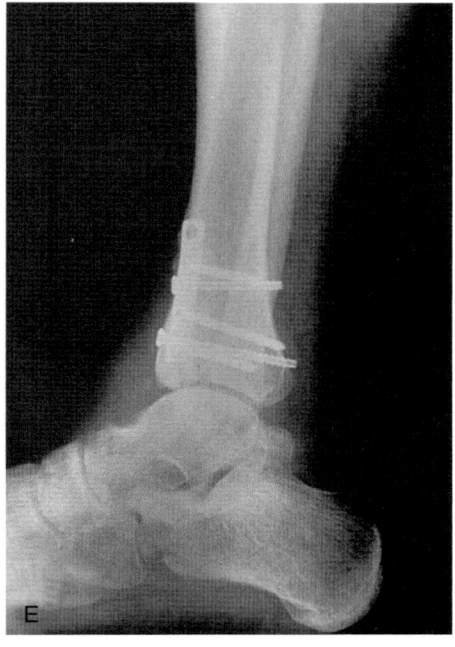

图 59-6　(A,B)B3 型 pilon 骨折伴前踝粉碎性骨折,距骨向前半脱位。(C)CT 平扫显示骨折的粉碎程度和主要骨折块的形态。(D,E)手术固定后 9 个月时的随访 X 线片,距骨完全复位,骨折愈合。

第三节　治疗的演变

在 1963 年以前,粉碎性压缩性胫骨远端关节面骨折的手术治疗效果很不理想。仅 43%~50% 的患者取得良好的效果。因此,对这一骨折趋于采用保守治疗[27,59,109]。然而,保守治疗的效果通常也很差[17,18,39,112]。

1963 年,AO 内固定协会阐明了骨折切开复位内固定的原则[2,95]。这些早期的内固定原则逐渐演变成现代的生物学固定原则。后者强调仔细的软组织解剖、骨折块的有限剥离、间接复位、稳定的固定[84-86]、早期功能锻炼以及晚期负重。

1969 年 Ruëdi 和 Allgöwer[11] 报道了一组 84 例 pilon 骨折的疗效。随访 4.2 年,74% 的患者功能优良,

90%的患者恢复了原来的工作。到第 9 年时,85%的患者疗效优良。但是,那些踝关节面重建不良或内固定不稳定的患者,总是出现渐进性关节病变,因疼痛使活动受限[109]。上述研究显示,低能量损伤的滑雪损伤占 75%,6%为开放性骨折。但是,研究认为,如果 pilon 骨折能达到解剖复位,给予坚强内固定,就可能取得良好的中长期疗效。

1986 年,Ovadia 和 Beals[100]回顾了 145 例 pilon 骨折,大多数属于高能量损伤。其中 80 例采用切开复位内固定,优良率达 74%,高于用其他方法治疗的病例(优良率仅为 54%)。然而,如果仅评估严重损伤的病例,切开复位内固定的优良率仅达 38%。该组病例并发症的发生率仍较高,包括 10 例伤口浅部感染,10 例骨髓炎,5 例皮肤坏死,17 例二期行关节融合或关节成形术,3 例行截肢术。25 例开放性骨折中 9 例发生感染,Ⅱ 型和 Ⅲ 型开放性骨折的并发症发生率显著升高,这一结果与其他报道一致[90,117]。

10 年后,许多报道仍没有发现预后得到改善。Rourne 等[17,18]对 Ruëdi Ⅲ 型骨折行切开复位内固定,满意率仅达 44%,并发症发生率也较高,25%发生骨不连,13%发生深部感染,25%发生畸形愈合,63%发生创伤性关节炎。McFerran 等[88]发现,在一级创伤中心治疗的严重 pilon 骨折的并发症发生率为 54%,24%的病例伤口裂开和 17%出现伤口感染。而且大多数并发症都是严重并发症。

Teeny 和 Wiss[126]的治疗结果更糟,60 例 pilon 骨折切开复位内固定的不满意率达 75%。这一结果毫不奇怪的是,并发症的发生率从 Ruëdi Ⅰ 型和 Ⅱ 型骨折的 30%增加到 Ruëdi Ⅲ 型骨折的 70%,而且许多病例发生一种以上的并发症。其中 30 例 Ruëdi Ⅲ 型骨折皮肤坏死和开裂率为 37%,感染率为 37%,而低能量骨折这些并发症发生率分别为 17%和 0%。而且 Ruëdi Ⅲ 型骨折发生骨不连的概率是低能量骨折的 4 倍(27%比 7%),发生畸形愈合的概率是后者的 7 倍(23%比 3%),因固定不牢固出现问题或内固定失败的发生率是后者的 6 倍,最终需行关节融合的可能为后者的近 3 倍(26%比 10%)。该研究还发现,感染不仅与开放性骨折有关,而且正是由于这些伤口使深部感染的发生率增加 6 倍,达 44%(16 例中有 7 例)。而且开放性骨折疗效的优良率仅为 17%,闭合性骨折则达 27%。因此他们建议:"如果术前预期不能达到解剖复位且不发生软组织并发症的效果,必须考虑采用其他治疗方法。"然而,有一项研究显示了令人满意的结果。Helfet

等人[54]报道,26 例 Ruëdi Ⅱ 型骨折中 65%预后良好,8 例 Ruëdi Ⅲ 型骨折中 50%预后良好。

由于大部分切开复位内固定术治疗效果不理想的病例通常伴有软组织并发症,因此研究者开始将这一技术与有限的切开技术相比较。在一项关于严重 pilon 骨折(44%为 Ruëdi Ⅲ 型,26%为开放性骨折)的前瞻性研究中,Wyrsch 等[147]比较了切开复位内固定和桥接外固定伴或不伴有限内固定两种治疗方法的疗效。虽然两组的踝关节评分相同,但切开复位内固定组更易出现并发症,且症状更严重。19 例切开复位内固定的患者中 7 例出现共 15 种并发症,为此而多进行了 28 次手术。这些并发症包括:需进行游离皮瓣移植的伤口开裂(33%),深部感染(33%),截肢(16%)。与此形成对比的是,20 例行外固定治疗的患者仅 4 例出现并发症,包括皮肤坏死(5%)、感染(5%),无截肢病例。更令人值得注意的是,在行切开复位内固定的病例中,13 例(68%)在伤后 3~5 天时手术,5 例(26%)在伤后 24 小时接受手术,此时伤口肿胀可能很明显。而且,7 例患者的伤口无法一期闭合,需二期手术闭合伤口。在外固定手术组,11 例患者在伤后 24 小时内手术,仅 2 例在术后 3~5 天内手术,7 例(35%)在伤后 1 周后手术。

为了进一步提高严重 pilon 骨折的疗效,Tornetta 等[130,131]提出了一种手术方法。他们采用有限切开内固定和复合外固定治疗了 26 例胫骨远端骨折,总体优良率为 81%,其中 13 例 Ruëdi Ⅲ 型 pilon 骨折的优良率为 69%。与切开复位内固定相比,并发症更少,症状也更轻。其中 1 例发生内翻畸形(10°),1 例浅部感染,3 例钉道感染。经口服抗生素和(或)拔出牵引针后,钉道感染均治愈。仅发生一例深部感染,在清创、拆除外固定支架和拉力螺钉后治愈。通过这种方法获得的解剖复位和早期的踝关节功能与早期的报道结果相当,但却未发生相关的软组织并发症。Marsh 等[78]采用铰链式外固定支架和有限内固定治疗了 49 例严重 pilon 骨折,也获得了满意的疗效。

其他研究者也赞成对严重 pilon 骨折使用有限手术技术,以避免因传统的切开复位内固定术而造成较差的疗效。使用了各种技术[108,126],这些技术包括:复合外固定支架[7,107,130,131],llizarov 外固定架[5,59,63,87,97,142],桥接外固定支架[12,78,79,114],经皮螺钉或接骨板内固定[11,55]。Kim 等[63]运用 llizarov 外固定技术和(或)有限切开复位内固定或关节镜治疗 pilon 骨折取得了良好的疗效(Ruëdi Ⅰ 型 100%,Ruëdi Ⅱ 型骨折 71%,Ruëdi Ⅲ 型骨折 60%）。Mcdonald 等[87]回顾了 13 例 pilon 骨折（1 例 Ⅰ 型，8 例 Ⅱ 型，4 例 Ⅲ 型），均仅采用 llizarov 外固定技术治疗，优良率达 91%。

然而，外固定支架也不是万能药。Bone 等[113]指出，踝关节的解剖恢复程度和功能好坏仍在一定程度上取决于软组织损伤和骨折的类型。他们发现，用有限内固定和跨关节三角外固定支架治严重开放性 pilon 骨折，软组织并发症虽然很轻微，但疗效的优良率仅为 30%。

Anglen 最近的一项研究[3]使人们对外固定支架治疗的热情进一步减退。他发现，复合外固定和（或）有限内固定常不能解决严重 pilon 骨折本身存在的问题。在这一回顾性研究中，63 例患者采用这一疗法，与一组 19 例采用切开复位内固定治疗的患者相比，29 例患者的临床评分更低，功能恢复的时间更长，并发症（骨不连，畸形愈合，感染）发生率更高。复合组的优良率仅为 52%，而切开复位内固定组为 79%。切开复位内固定组中仅 3 例发生并发症，而 15 例采用复合固定的患者发生了 16 种并发症，包括 7 例钢针穿刺处感染、3 例伴钉道感染、3 例伤口愈合不良、1 例化脓性关节炎、1 例屈肌腱活动受限、1 例足趾麻木。7 例感染经口服抗生素得到控制，3 例则需长期静脉应用抗生素。3 例钉道感染需手术处理。所有行切开复位内固定的骨折均愈合，而 34 例行复合固定的患者中有 7 例（21%）发生骨不连。与其他研究者结论不同的是，Anglen 发现内固定治疗患者的伤口愈合问题较轻微，无需进一步手术治疗。他认为这一结果应归功于仔细的病例选择和手术固定的时间较长（切开复位内固定组 11 天，复合固定组 7 天）。然而，两组病例资料并未完全配伍，对伴有严重软组织损伤（复合固定组 8 例开放性骨折，切开复位内固定组 1 例）、高度粉碎性或纵行广泛骨折及伴有明显的系统性损伤的患者多采用复合固定治疗。

Pugh 等[105]随访了 60 例高能量损伤 pilon 骨折，其中跨踝关节外固定支架治疗 21 例，复合固定治疗 15 例，切开复位内固定 24 例。开放性骨折 26 例，AO 分类 C 型骨折 41 例。切开复位内固定组中有 2 例进行膝下截肢，但 3 个治疗组间的并发症发生率无显著差异。外固定治疗后出现更多的畸形愈合，骨折复位后再次发生明显的移位倾向可发生在仍有外固定时，或外固定拆除后改为部分负重石膏时。研究中还发现，使用复合固定的病例可因胫骨干骺端骨干发生不连，而需进行二期植骨术。应该注意的是，所谓的复合外固定支架会降低骨折稳定性，尤其是当其近端（即干骺端）未进行多锚定点固定（即三维锚定）时。

不幸的是，尽管外固定和有限切开技术能减少伤口和皮肤坏死，但仍不能避免发生深部感染，而且钉道感染、对线不良、骨不连、畸形愈合、关节炎和慢性疼痛的发生率都较高。此外，这种技术依赖于周围的韧带合页作用使骨折复位，并不能使塌陷的关节面复位，且通常不能看清关节面的平整情况。

为了最大限度发挥切开复位内固定和经皮技术（如外固定支架固定）的优点，Watson 等[142]制定了一套根据软组织损伤程度的分期治疗方案。所有的骨折伤后立即进行跟骨牵引，然后行应力位 CT 平扫。开放性骨折和伴有多发性损伤的骨折急症行跨关节外固定支架固定。开放性骨折的患者在平均 2.5 天后重新进行清创和最终固定。闭合性骨折则在伤后软组织条件改善后（平均 5 天）行最终治疗。41 例 Tcherne 和 Gotzen 评分[135]为 0 或 Ⅰ 级的闭合性骨折，采用切开复位内固定；而 64 例评分为 Ⅱ 或 Ⅲ 级的闭合性骨折及所有开放性骨折，采用环形外固定支架和（或）有限切开技术最终固定骨折。外固定组的病例中 7 例进行了软组织覆盖手术，其中 4 例为游离皮瓣，3 例为植皮。

在平均随访 4.9 年时，切开复位内固定患者优良率为 75%，而外固定患者优良率为 81%。若按照 AO 分类，A 型骨折切开复位内固定的优良率为 91%，B 型为 68%，C 型为 60%。切开复位内固定后的并发症包括：伤口裂开（14%），深部感染（5%），骨不连（11%），畸形愈合（4%），需进行二期关节融合的创伤后关节炎（8%），需手术拆除内固定才能消除的相关症状（27%）。

而外固定组 A 型骨折优良率为 93%，B 型为 86%，C 型为 62%。钢针插入点常出现感染问题，可以通过加强钢针护理、短期口服抗生素、拆除钢针进行治疗。与切开复位内固定相比，外固定组的并发症较少（4%），一般经局部伤口换药就能控制，无深部感染，而且骨不连（3%）、畸形愈合（5%）和二期关节融合率（7%）都较低。该研究者未能像其他研究者那样，发现骨折延迟愈合和不愈合与外固定支架使用有关，这是由于他们的病例使用了完整的环形外固定支架，因此把外固定支架的弯曲应力对骨折愈合的影响降到了最低程度。虽然外固定治疗患者的 X 线评分较低，而且复位的好坏也能预测其疗效，但疗效在一定程度上受软组织损伤程度的影响大于骨折本身。其他降低骨折疗效的因素包括关节面不平整、大于 2mm 的关节面缺损和机械轴成角大于5°。

对于AO分型系统中的C型骨折,与使用外固定架患者相比,切开复位内固定组患者术后骨折不愈合、畸形愈合和严重并发症的发病率较高。虽然他们也认为AO分类中软组织损伤程度较轻的A型和B型骨折仍应采用切开复位内固定,但他们建议对闭合或开放性C型骨折应采用外固定手术,因为这些骨折发生骨或软组织并发症的概率明显增大。其他研究者也提出了同样的看法[28,42,131]。

由于切开复位内固定最适于对关节面骨折进行解剖复位,同时也有采用分期治疗高能量损伤的pilon骨折[3,11,33,101,118]。这些方案集中了切开复位内固定、有限切开、外固定和延期治疗的优点。首先,用接骨板固定腓骨,用外固定支架跨关节固定踝关节。待软组织愈合后,再对胫骨进行传统的切开复位内固定或有限切开复位内固定[11,101,118,135]。

Sirkin等[118]用这种方法治疗了56例pilon骨折,胫骨骨折在初次手术后平均13天行最终治疗。34例为闭合性骨折,22例为开放性骨折(其中Ⅰ型3例,Ⅱ型6例,ⅢA型8例,ⅢB型5例)。按AO分类,C1型4例,C2型10例,C3型43例。闭合性骨折发生部分软组织坏死率为17%,而开放性骨折则为10.5%。经伤口换药和口服抗生素后好转。所有的伤口均愈合,无伤口开裂或皮肤全层坏死而需二期软组织覆盖手术(理论上ⅢB型骨折需行二期软组织覆盖手术)。闭合性骨折中1例发生骨髓炎,开放性骨折为2例,其中1例骨髓炎进行截肢。

Patterson和Cole[101]采用类似的方案连续治疗了22例AO分类C3型pilon骨折,其中6例为开放性骨折。治疗方案不同的是腓骨采用髓内固定,胫骨的最终固定时间稍延迟,平均在伤后24天。结果除1例骨折外所有骨折平均4.2个月后愈合,疗效评估显示良为77%,中为14%,差为9%。无感染或软组织并发症。至随访时,2例需行胫距关节融合。

Blauth等[11]将51例pilon骨折(AO分类B型为4例,C1型为2例,C2型为26例,C3型为19例;19例开放性骨折)分为3个治疗组:15例采用常规切开复位内固定,其他两组采用微创关节面内固定术,即前内侧小切口或针刺切口行螺钉和克氏针固定,然后跨关节行外固定支架固定。后两组患者中,28例患者用外固定支架平均固定43天后改用石膏固定,总的制动时间为40~87天,平均60天;8例骨折在初次手术后平均17天拆除外固定支架,经皮接骨板内固定胫

骨。25例患者(49%)伤口无法一期闭合。临时用人造皮肤覆盖创面后,10例患者行分层厚皮移植术,2例行游离肌瓣移植。80%的患者回到了原来的工作岗位,86%的患者能进行伤前同等水平或降低水平的体育活动,92%的患者对治疗结果满意。

13例感染需进行清创治疗(25%),切开复位内固定组(33%)发生感染的倾向大于分期治疗组(12.5%)。虽然这种差异无显著统计学意义,但必须注意到切开复位内固定组的所有患者都是低能量闭合性骨折。5例患者(10%)发生骨髓炎,所有骨折均为AO分型C型,4例为Ⅱ型开放性骨折。创伤性关节病与治疗的方案无明显相关性。需关节融合的病例占23%,无一来自分期治疗组。尽管统计学上无差异,但分期治疗的患者疼痛较少,更多的返回原工作岗位,休闲活动受影响更小。仅进行一次微创内固定和外固定的病例,由于制动时间较长,因此疗效较差。其他报道认为,疗效较差是由于外固定和有限内固定需长时间制动踝关节[6]。

近来,随着内置物技术的发展,为pilon骨折的治疗提供了更佳的潜在途经。过去也用过大的内置物,通常是交锁钢板或勺状钢板。这些大的内置物常影响伤口的闭合和导致伤口感染等。现在,为胫骨远端专门设计的薄钢板减少了这些问题(图59-7、59-8、59-9,见图59-10、59-11、59-16、59-21、59-22)。另外,现代接骨板通常是为角固定螺钉的选择设计的。这些固定角度装置能改善固定的稳定性。通常用拉力螺钉为关节面骨折块间提供加压作用,而其他锁钉可改善干骺端的稳定性,并允许将接骨板当做内固定架,以承受初发或继发骨折对线的破坏,另外当通过微创技术放置内置物时还有其独特优点。为了避免挤压损伤的软组织,这种接骨板是按低剖面设计的。在pilon骨折的护理过程中病情会逐渐演变。但是,大多数研究的样本量较小,且为回顾性研究,研究不平行,损伤和疗效的分类也不一致,因此各研究间相互比较非常困难。毫无疑问,pilon骨折仍是一种具有挑战性的骨折。保守治疗、切开复位内固定以及各种有限内固定和外固定复合治疗都获得了不同程度的成功。显而易见,没有一种固定的方法适用于治疗所有类型的pilon骨折,因此每位医生必须为每个患者选出最佳的治疗方案。但是,根据现在对这种损伤的了解,在护理过程中需要遵守生物性原则。最后,最佳的治疗策略将会根据软组织情况适当延迟,然后在保护骨膜软组织的情况下选择合适切口暴露骨折,同时保证该切口便于修

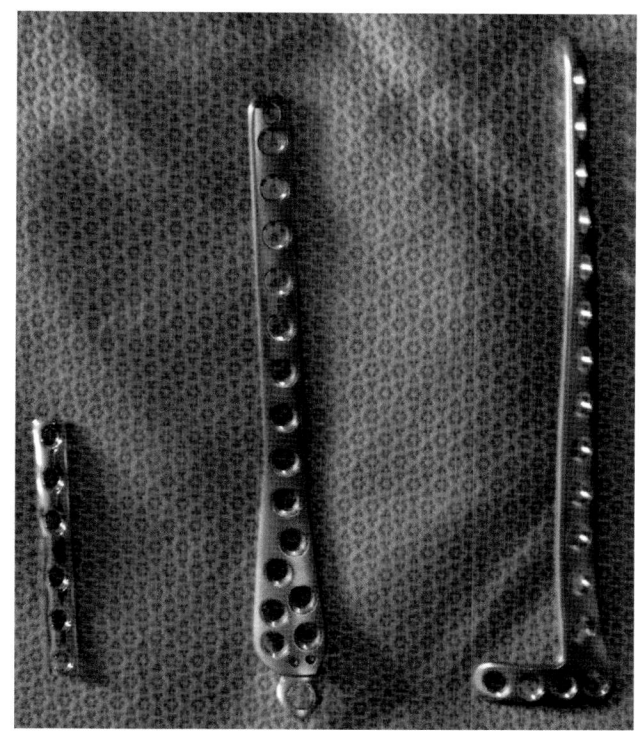

图 59-7　用于治疗 pilon 骨折的钢板。从左向右:经典 1/3 管状钢板;AO 胫骨远端内侧钢板,经塑形与左侧胫骨远端内侧面相吻合;AO 胫骨远端前外侧塑形钢板,为更好地固定 pilon 骨折经常重新设计钢板。医生必须熟悉钢板设计模型,并能够在特定情形下熟练使用。

复关节面,尤其是对跨干骺端粉碎性骨折,这样就能保护骨折血运,有利于愈合。复位必须达到对线。另外必须选择最佳切口并使组织坏死的风险最小化。必须预测并发症,并及时发现,以在恶化之前进行治疗。

第四节　初期处理

急救处理应从受伤现场开始。必须对骨折进行适当的制动以防止转运时进一步损伤周围脆弱的软组织。到达急救室后,马上仔细询问病史以确定受伤机制。如果是高能量创伤则应该采取高级创伤生命支持(ATLS)方案。pilon 骨折患者通常有其他相关损伤[7,52,54,86,101,111,140]。Wilson 等发现,与足和踝未受伤的司机和乘客相比,足和踝受伤者复合伤更多,并且统计学上发现他们的损伤严重度评分(ISS)更高[146]。Blauth 等[11]发现他们的患者中有 1/3 有对侧腿和足受伤,6%有多发伤,6%有腓神经损伤。Patterson 和 Cole[101]报道,他们的 AO 分类系统 C3 型 pilon 骨折患者中有复合伤

的概率是 64%。然而,另外一些报道,最常见的复合伤常累及跟骨(通常是对侧)和胫骨干[52],纵向应力向近端传导可导致足到腰椎之间的任何骨折[11,14,52,54,88,101,124]。

检查踝关节时,应仔细检查软组织,尤其看有无开放性伤口和软组织肿胀。详细记录神经血管检查结果。如果远端骨折段向后内侧移位,则有腓深神经和腓浅神经损伤的可能性[14]。闭合性软组织损伤可根据 Tscherne 和 Gotzen 分型系统[135]进行分级,而开放性骨折则根据 Gustilo 和 Anderson 分型系统[50]进行分级。任何骨折都应该尽快复位,以防止进一步软组织损伤和继发粉碎性骨折。最常见的开放性骨折是,远端骨折段向后移位,而胫骨干前部向前穿过皮肤[14]。

在初期处理时另一个需要注意的是,观察有无骨筋膜室综合征的早期征象,此时常有剧痛。第一趾间皮肤感觉改变和足趾背伸减弱提示存在前骨筋膜室综合征。被动背伸足趾疼痛、足趾背伸力减弱及足底感觉异常均提示后部深部骨筋膜室综合征[52]。

仔细回顾病史以便及时发现早就存在的可能影响伤口愈合的情况,以便及时调整治疗方案。这些情况包括:吸烟、糖尿病、过度饮酒、服用糖皮质激素、外周血管疾病、骨质疏松及其他导致骨质减少性疾病[100]。

早期拍片来判断骨折的严重性(参见“影像学评价和分级”)。如果有明显畸形则应早期进行复位,用加垫夹板固定并将下肢适当抬高[86,126,129]。

第五节　治疗

大多数研究者认为,pilon 骨折的治疗目标是使关节面达到解剖复位,纠正成角畸形,骨折予以坚强固定以便早期功能锻炼[3,11,13,18,39,42,54,69,84,-86,97,101,109-112,119,127,132,137]。然而,能否达到预期目标与损伤的严重程度和避免发生医源性并发症直接相关。影响治疗的基本因素包括:是否并存股骨干部的损伤,骨折移位和粉碎程度,骨的质量,软组织的条件,是否为开放性骨折,患者的自身情况和术者因素。

保守治疗可采用闭合复位石膏外固定[13,88,100]或骨牵引[86]下早期功能锻炼(通常为跟骨牵引)。过去曾有各种不同的闭合复位经皮内固定骨折块的方法,但目前均已弃之不用了。这些方法包括:穿针和石膏固定[100],腓骨的髓内固定,以及经皮跟距关节垂直穿针固定。

手术方法包括内固定、外固定支架固定或两者联合使用。外固定支架固定的同时还可联合使用腓骨或胫骨关节面的有限切开内固定[3,7,11-13,32,42,58,63,71,77,78,88,97,105,

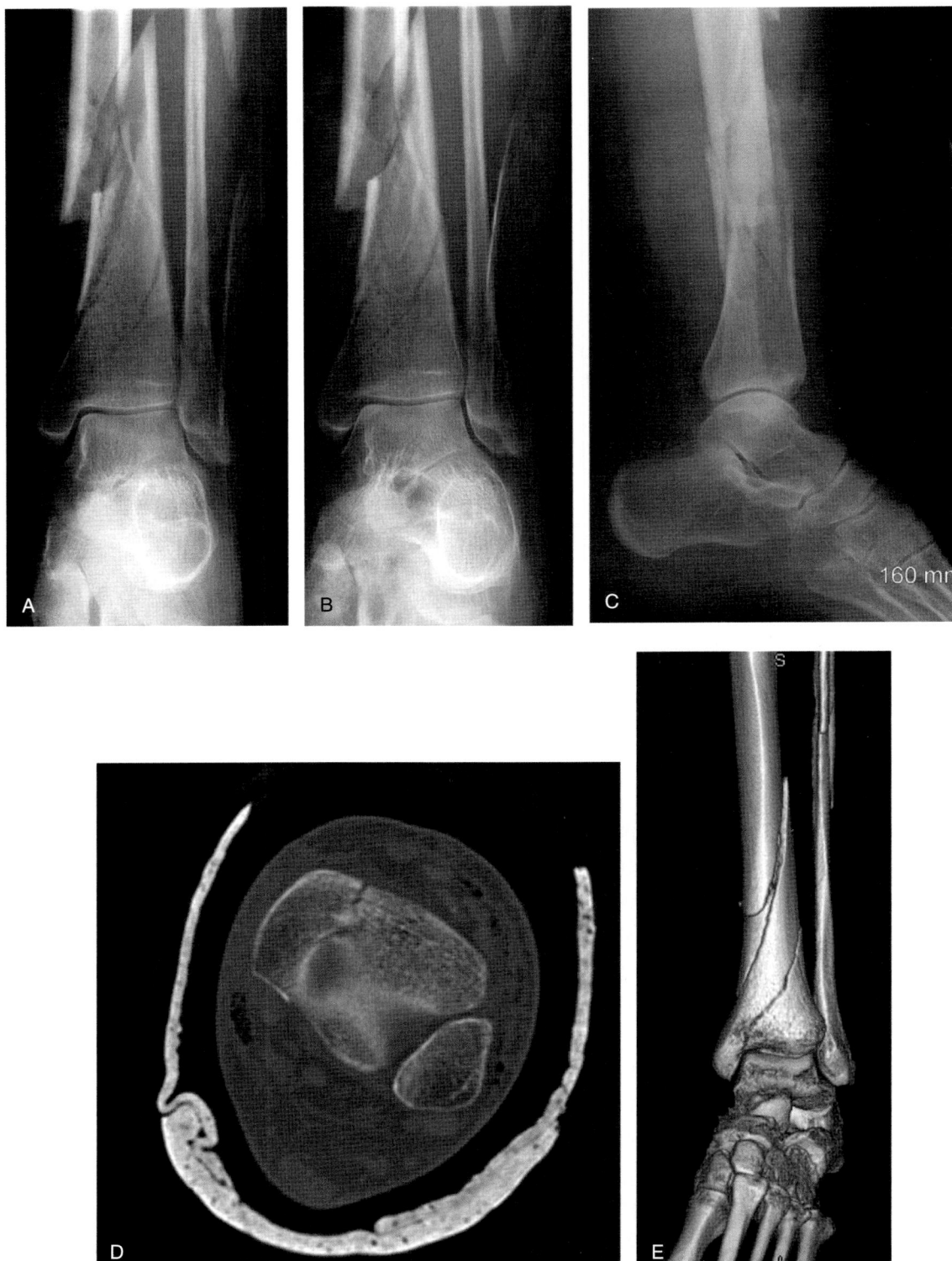

图 59-8 一位 56 岁妇女因摔倒导致 AO 分型 C1 型 pilon 骨折伴 Gustillo Ⅱ型开放性伤口。(A-C)正位、斜位、侧位片。可见轻微移位的长螺旋性骨折向远端延伸到关节。(D,E)通过 CT 扫描观察关节情况。(待续)

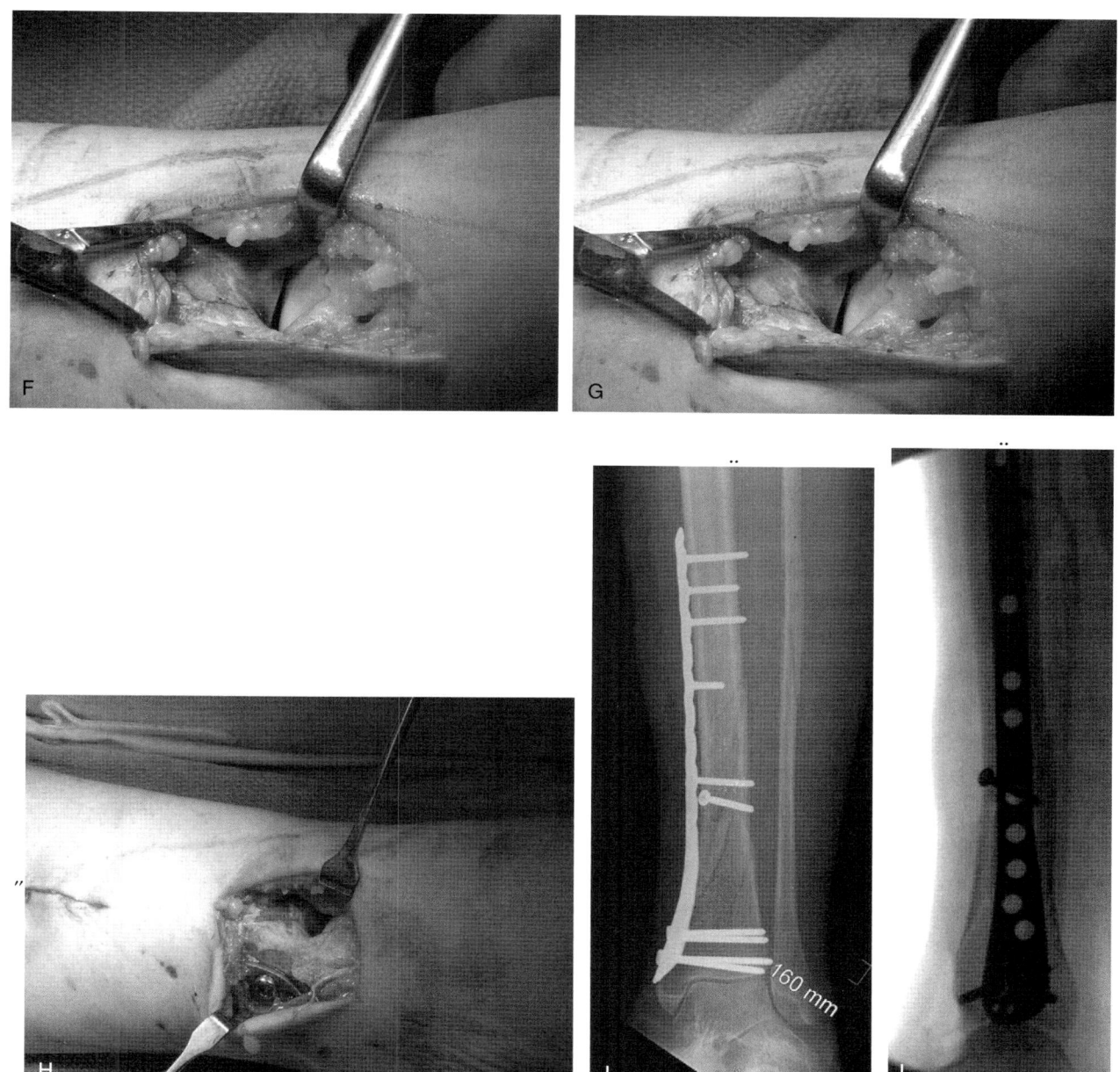

图 59-8(续)　(F)显示的是急诊灌洗、清创及开放伤口探查图像。(G)有限关节面暴露切口图像,经此切口可行解剖复位和(H)经皮置入预弯薄接骨板,并用拉力螺钉和锁钉分别固定关节面和干骺端骨折块。(I,J)正侧位片显示解剖复位和对线。

108,114,127,130 –132,142,147]。内固定方法有:传统切开复位 [2,17,54,71,85,95,105,109 –112,124,126,142,147],少量软组织剥离的有限切开内固定[11,55,88]。该手术可早期或延迟实施[3,11,101,118]。关节融合[27,47,49,80,92,93,100,114,116,120,121]和截肢[47,52,53,90,100,116,120]是一种挽救手术,在骨折初期处理中很少应用。然而,对严重骨折与软组织损伤的患者,特别是伴有缺血、低血压、多发性创伤、高龄或严重的神经损伤的患者,仍应考虑截肢(见图 59-27)[47,53,120]。

一、保守治疗

对于 pilon 骨折过去习惯用石膏固定[52,113]。即使一开始能使骨折解剖复位,但后期骨折常发生移位[19,42]。此外,石膏制动妨碍关节活动,从而影响关节软骨的营养供应和损伤的愈合[115]。最终常发生踝关节强直和骨营养不良[19,52]。

现在,仅对无移位的骨折、全身状况差的患者采

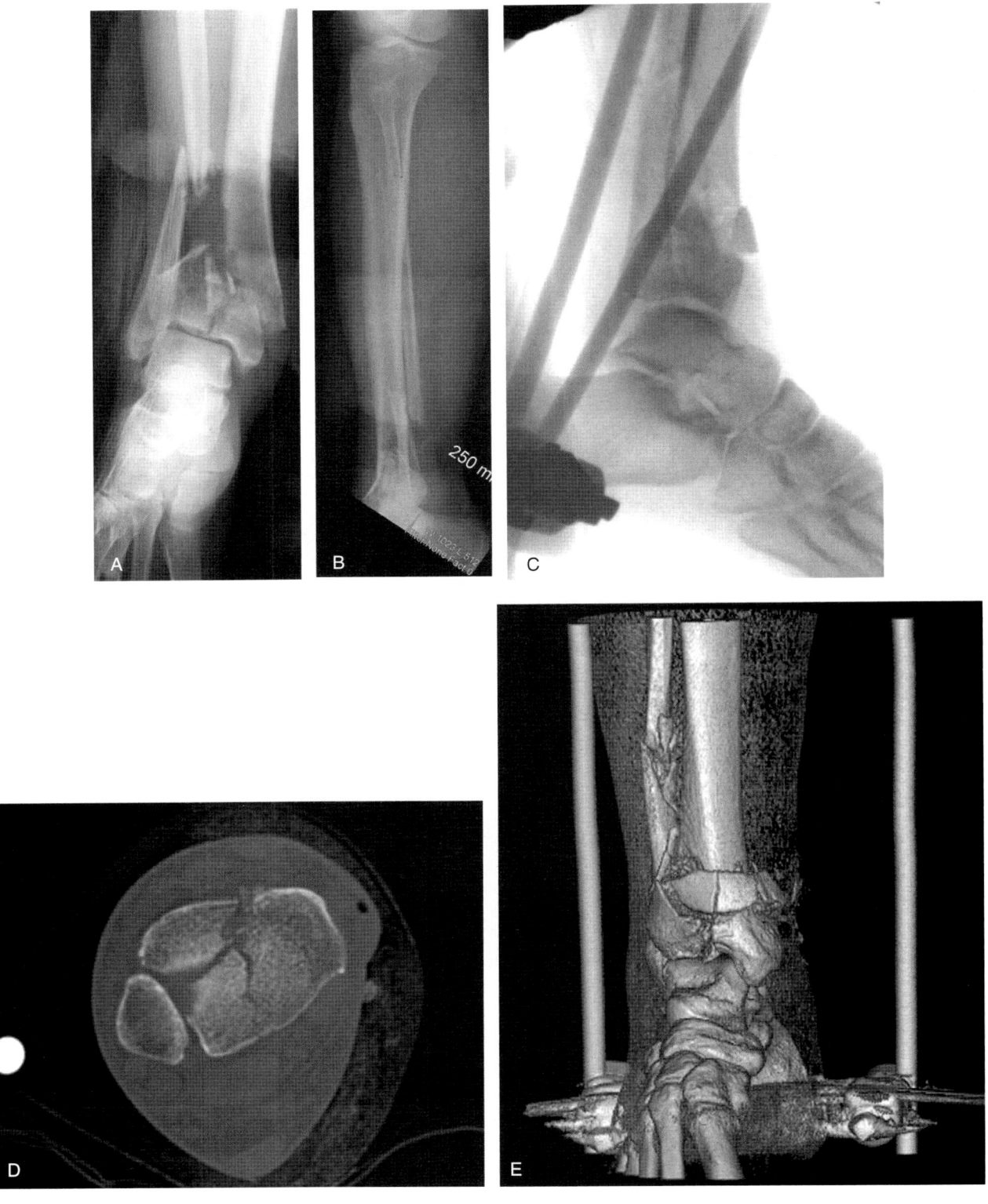

图 59-9　显示的是一位 45 岁妇女正面被汽车撞击，导致 AO 分型 C2 型 pilon 骨折，同时干骺端–骨干受累，干骺端严重粉碎，Tscherne 型 Ⅱ 度闭合性软组织损伤。(A,B)正侧位平片显示骨折移位。(C)受伤当天，采用临时外固定架进行固定，远端固定在穿跟骨钢针上。通过跨踝关节施加牵引使下肢恢复长度和对线(韧带合页作用)。(D,E)然后通过 CT 扫描观察关节面骨折和干骺端粉碎情况。(待续)

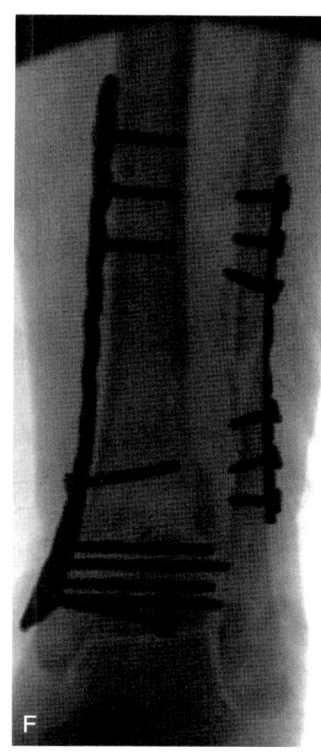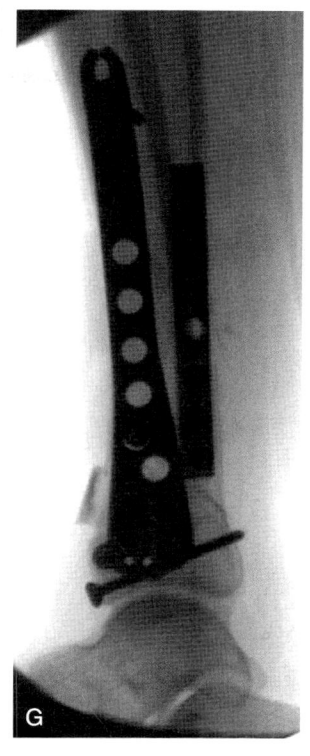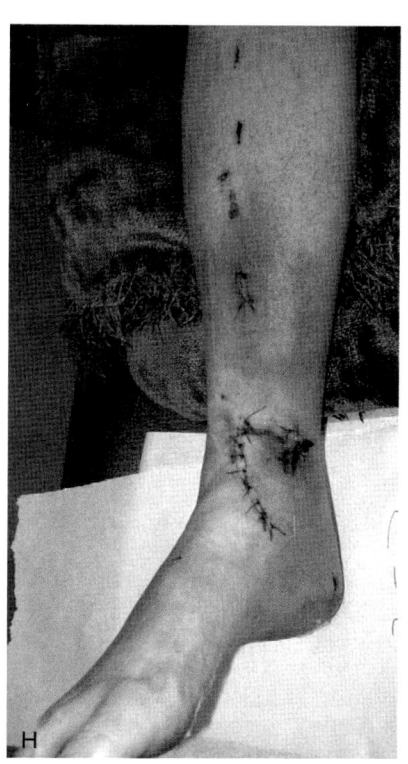

图 59-9(续)　(F,G)处理软组织水肿后,在伤后第 12 天通过小切口切开关节复位内固定关节面骨折。用拉力螺钉固定关节面骨折,用薄钢板固定干骺端。(H)术后第 19 天照片。

取保守治疗,或在进行最终骨折内固定前作为一种暂时措施以待软组织愈合[52,113,127]。无移位的骨折可采用保守治疗也可采取手术治疗[28,93,100]。虽然没有证据表明手术治疗能给这些骨折带来益处,但我们认为,如果手术治疗不会给患者额外增加风险,因手术后可进行早期功能锻炼,所以进行手术还是有价值的。

二、牵引

骨牵引(牵引重量通常是 15~20 磅,使用跟骨牵引针[86,113])可依靠韧带合页作用使骨折复位,并保持骨折块对线,特别适用于那些严重粉碎性骨折和软组织损伤严重的患者[28,83,97,142]。它操作简单,有利于观察伤口和护理,允许关节活动同时可防止骨折块移位。当骨的长度维持正常时,血供就会得到改善,可促进软组织愈合。

尽管骨牵引治疗可得到满意的长期效果,尤其是联合使用外固定架的情况下,但是,这种方法可能不适于严重粉碎和压缩的骨折。缺少韧带附着的关节面骨折块可能不会通过韧带合页作用复位,虽然牵引可为压缩的干骺端提供空间,但这种凹陷只能通过植骨才能愈合。

三、手术治疗

pilon 骨折手术重建的目标是:恢复骨与软组织的活力,使关节面解剖复位,使骨折端足够稳定以便早期功能锻炼[17,18,39,100,109,111,126]。总体上说,对于开放性骨折、骨筋膜室综合征、关节面台阶大于 2mm 以及任何一个平面成角大于 10°者,都应采取手术治疗[111,147]。但最近的一项研究表明,如果骨折成角大于 5°,其疗效将变差[142]。

尽管每个病例都应单独进行评估与治疗,但是以下根据骨折的治疗原则有利于了解 pilon 骨折的治疗方法。更重要的是,选择治疗方法时不可忽视软组织的损伤程度,必须将其与骨折程度结合在一起考虑来确定骨折的类型[142]。

B 型 pilon 骨折指部分关节内骨折,无骨干干骺端分离,通常通过有限切口进行暴露,采用拉力螺钉和薄接骨板进行固定(见图 59-5、59-6、59-17)。

未涉及骨干骨折的 C1 型和 C2 型 pilon 骨折,可通过限制性切口间接复位并用薄内置物固定(图 59-

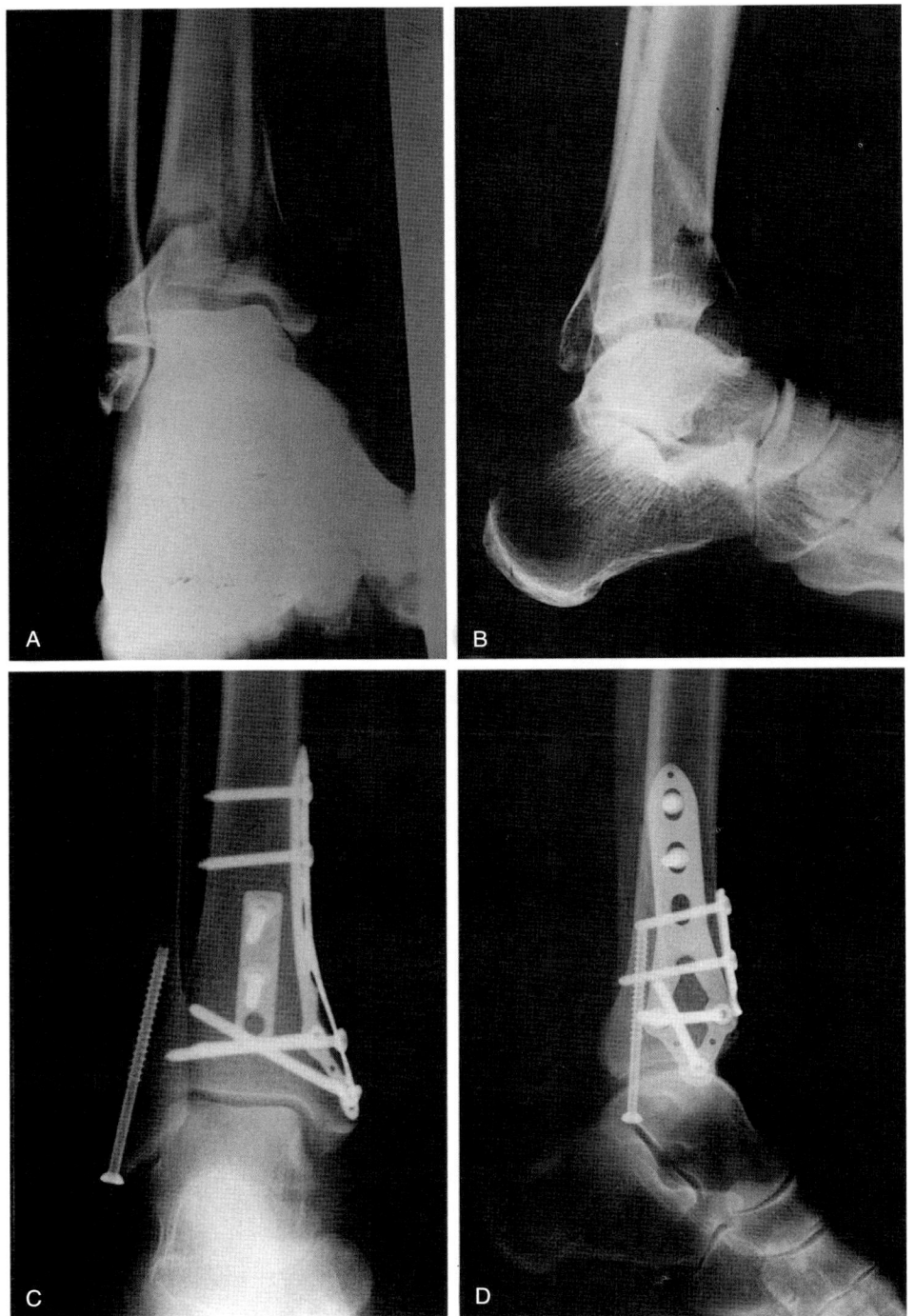

图 59-10　一位 62 岁老人因摔倒导致 C2 型 pilon 骨折,显示的是为减轻软组织血肿而用小夹板固定 8 天后的图像。(A,B)正侧位片显示的是骨折移位和肢体缩短。(C,D)通过前内侧入路行切开复位内固定。注意内侧专门为此骨折设计的薄钢板。这种骨折是切开复位内固定的最佳适应证,因为骨骺的主要骨折块可嵌入干骺端,同时骨干无粉碎性骨折。

10,见图 59-22)。薄的内固定物(如 1/3 管型接骨板)只能用在 B 型骨折或干骺端皮质对合良好的骨折。也可使用管状螺钉的经皮技术或联合外固定架来治疗这种骨折以及干骺端骨折[76,125]。

累及骨干的 C1 型和 C2 型 pilon 骨折,可能出现干骺端骨不愈合。虽然这类骨折可按传统切开复位内固定原则,但是更适于用小切口暴露关节并用桥接钢板固定。现在一种越来越受欢迎的技术是经皮放置桥

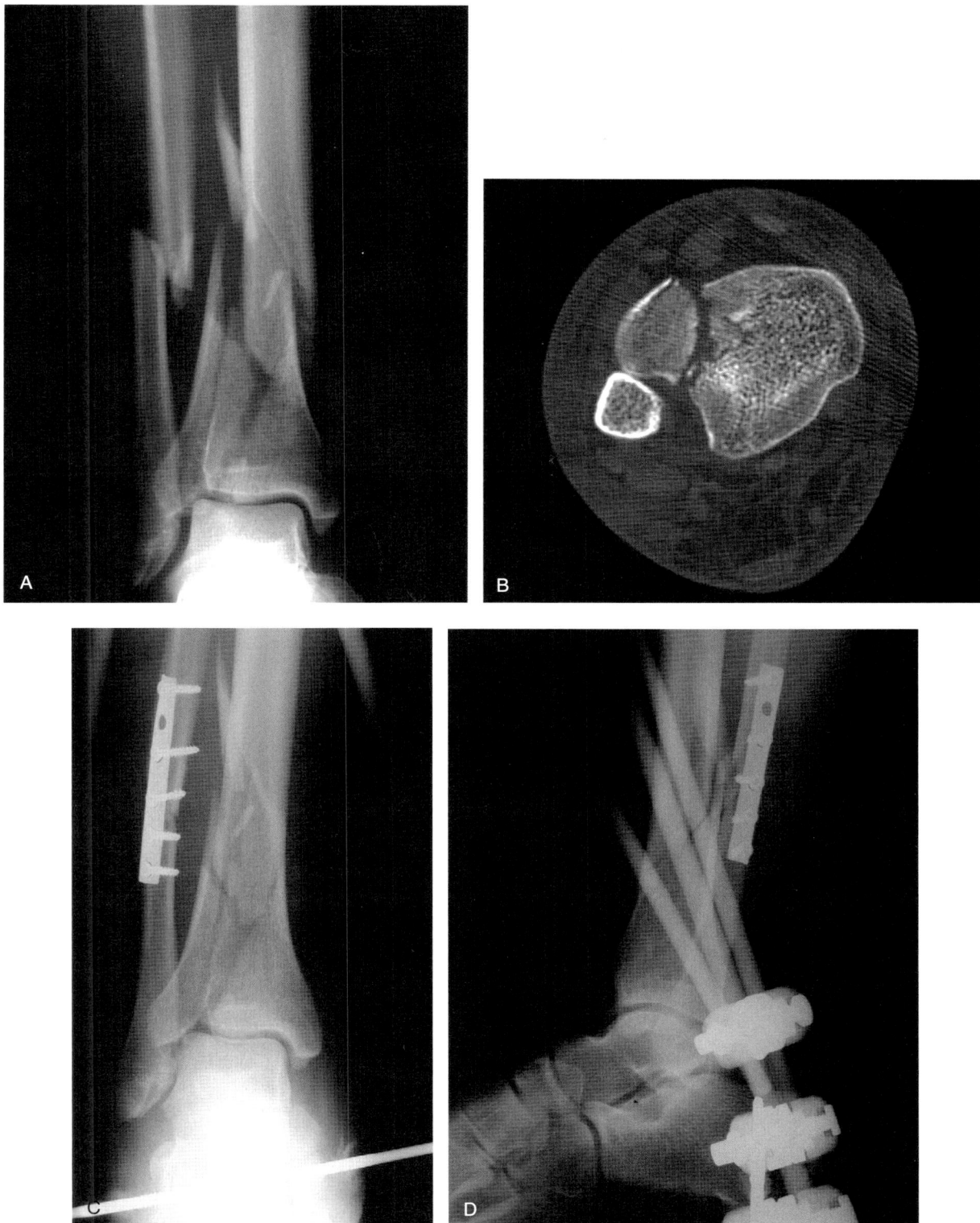

图 59-11　一名 25 岁青年男性因车轮碾压导致多发伤,其中包括累及骨干的 C2 型 pilon 骨折和 Tscherne Ⅱ 型软组织损伤。(A,B)平片和 CT 扫描显示骨折情况。(C,D)受伤当天,通过韧带合页作用和临时跨关节外固定支架固定腓骨恢复了下肢长度和对线(受伤当时,由于严重组织水肿取消了手术)。(待续)

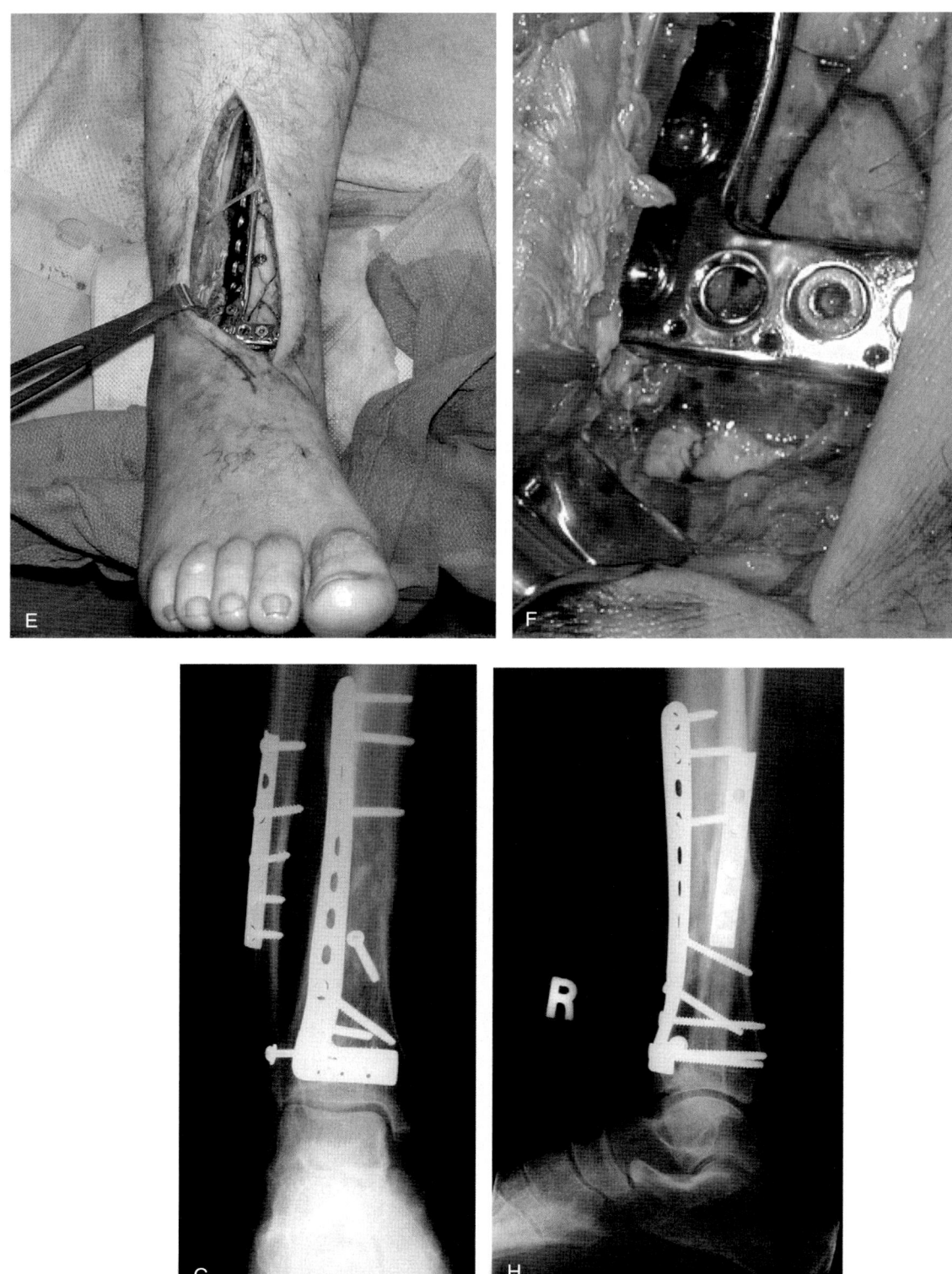

图 59-11(续) (E,F)显示的是伤后 11 天采取切开复位并用无锁前外侧钢板固定图像。由于有关节骨折,所以可选择有限关节切开术和桥接钢板技术。(G-K)显示的是一年后影像片,此时骨折已愈合且无疼痛,除足趾背伸稍微减弱外,其他运动功能良好。患者已回到原工作岗位。(待续)

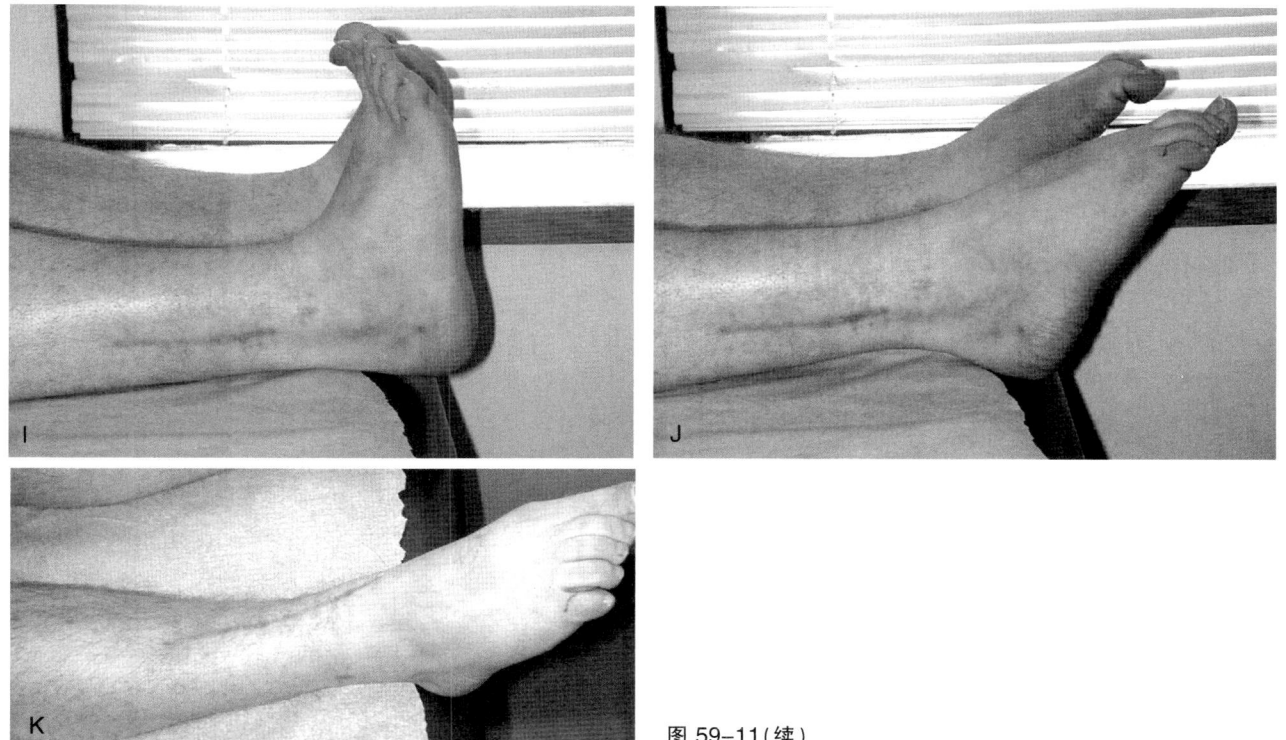

图 59-11（续）

接钢板（见图 59-8、59-9、59-16）。这种技术更需要注意恢复干骺端对线。然而，桥接钢板具有许多传统钢板固定的优点，同时避免过多的软组织剥离和外固定的缺点[11,55]。也可用联合 Ilizarov 型固定架和张力带钢丝进行外固定来替代桥接钢板（图 59-12），这种技术可能更适于干骺端广泛受累的骨折。在放置外固定架

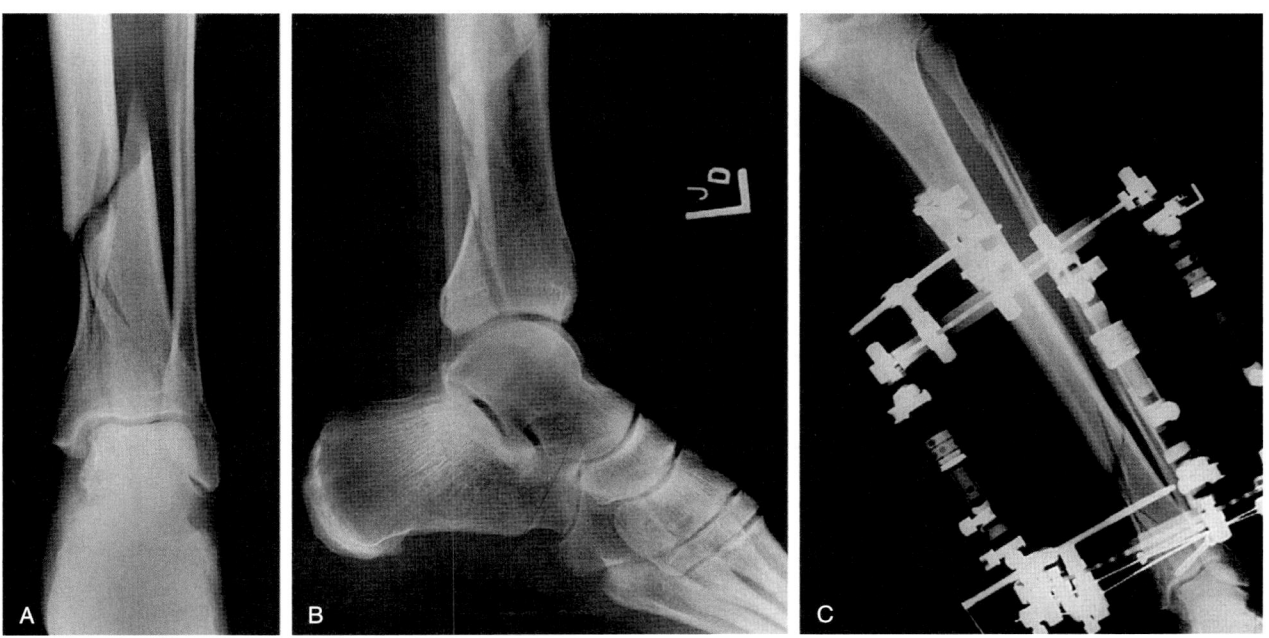

图 59-12　(A,B)伴骨干骨折的 C2 型 pilon 骨折。(C)行踝关节的有限切开使关节面复位，并用空心螺钉固定，然后用复合外固定支架固定骨干骨折。这种方法可与经皮钢板技术作对照（图 59-8）。

之前,先通过小的关节切口采用标准螺钉或管状螺钉复位和固定关节面骨折块。

　　关节面和干骺端都粉碎的 C3 型 pilon 骨折,则根据粉碎程度和干骺端受累程度采取不同的治疗方法。此时增大关节面暴露需扩大切口,但软组织进一步受损的风险将会增大,所以必须权衡二者之间的关系。

　　干骺端未受累的 C3 型 pilon 骨折,可用间接复位,然后用薄钢板进行固定。

　　涉及骨干骨折的 C3 型 pilon 骨折属于传导性损伤,这种损伤需要将骨干固定,然后使关节骨折达到解剖复位。通常可通过小切口切开复位内固定踝关节,经皮钢板固定[10,53],或者采用张力带钢丝外固定而达到目的(图 59-13 和图 59-21)。

　　严重粉碎的 C3 型 pilon 骨折 (见图 59-29、59-30)需要跨关节外固定架进行扩展或不扩展固定。

　　软组织情况是决定手术方法的关键因素。如果软组织严重损伤,则可采用经皮技术,例如经皮螺钉、经皮钢板或外固定架固定。然而,为成功实施这些技术,术前牵引后拍片或术中 X 线透视必须显示经韧带合页作用使关节面恢复平整,或经皮使用复位钳或其他工具能使骨折块复位(见图 59-22D)。应该意识到,骨折块可能从筋膜中疝出,从而使软组织嵌顿在骨折间隙内,因此通过韧带合页作用不能使骨折复位。如果无需进行切开复位内固定且干骺端骨缺损不严重,干骺端可用经皮螺钉内固定,然后用小的外固定支架、桥接外固定支架或经皮接骨板使股干骺端得到稳定。也可用经皮钢板、细钢针固定架或桥接外固定架来固定干骺端-骨干结合处骨折。处理这些复杂损伤时可能需要关节镜辅助治疗,但此种情况较罕见[63,66]。

　　经皮治疗的替代方法是采用分期治疗方案,从而使软组织有充分时间愈合[11,36,101,118](参见“手术时机和分期治疗”一节)和实施延迟切开复位内固定。French 和 Tornetta 认为,ⅢB 型开放性骨折是复合固定的相对禁忌证,因为干骺端穿钉后会使软组织重建更加困难。

四、手术入路

　　胫骨 pilon 骨折的标准手术切口包括暴露腓骨的后外侧切口和暴露胫骨的前内侧切口[95,111]。手术时使用气囊止血带,但仅在出血影响观察关节面复位时进行充气。切口位于腓肌腱的前方,腓骨的后缘,当二期关闭切口时,既不会使内置物外露,也不会暴露腓肠肌[127,137]。注意勿伤腓浅神经,其穿出肌间隔后行于切

口的前方。采用后外侧切口也使前方有足够的软组织,以便行前内侧切口暴露胫骨(图 59-14)。尽管有些研究者的软组织桥宽至 12cm,但多数研究者认为,为了防止皮肤坏死,前方软组织宽度至少应为 7~8cm[14,36,54,71,86,95,127,133]。经典的 AO 前内侧切口(图 59-15A)近端起始于胫前嵴外侧 5~10mm,跨过胫前肌支持带后弯向内踝的内侧和远端[54,86,95]。关节面骨折的暴露、复位和固定不需要长切口(图 59-15B)。因此,局限于干骺端的骨折小切口就可满足手术需要,或者是如果干骺端骨折将用桥接钢板固定时。目前更流行的改良内侧切口更直,延伸性更好,近端位于胫前肌腱的内缘,远端位于距舟关节[14,83,101,118](图 59-15C)。

　　不考虑切口的长度,手术入路需要根据骨折类型进行选择,分离时必须保证形成全厚皮瓣,牵拉时尽量避免损伤皮缘。小心保护胫前肌腱的腱旁组织,因为如果出现软组织问题需要进行植皮时,植在没有腱旁组织的肌腱上的皮肤常不能存活[46,83,84,113,118]。在切口远端经支持带水平进行深部的分离,在关节囊水平则向外分离至 Chaput 结节[83,101]。

　　有限切开(小切口关节切开术)特别适用于:那些轻微移位或无移位的骨折(见图 59-8),经牵引后关节面的主要骨折块都能复位的骨折(见图 59-22),以及需要用桥接钢板或外固定架固定的骨折(见图 59-9、59-12、59-13、59-16)。有限切口可按横行 CT 扫描图像上显示的骨折线进行切开[64,32,42,105,129,130]。这样,就能找到最佳的暴露途径,同时将软组织并发症风险最小化。

　　当考虑采取有限切口治疗侧方原发性骨折线较多的损伤时,前内侧切口(图 59-16)就能满足手术要求。然而,它的缺点是降低了在腓骨前再做切口的可能性。在 Chaput 结节内侧将一 5cm 长的切口置于外侧骨折线的中点。辨认腓浅神经,并在分离皮下组织和切开伸肌支持带时加以保护。然后将伸趾肌腱和腓骨肌向内侧牵拉并固定以暴露骨折处,如果可能的话也将腓深神经和足背动脉一起牵拉。也可将此切口向远端延伸到第三或第四跖骨底,将伸趾长短肌向外侧后远端牵拉以暴露胫骨远端前面、距骨顶前部、距骨颈、距舟关节、距下关节及跟骰关节[56]。Assal 等人提出了另一种可延伸的手术入路,该切口起始如前内侧皮肤切口,但该切口在关节处急转向内踝尖端。提起全厚皮瓣向内侧牵拉,切开伸肌支持带,向外侧牵拉胫骨前肌腱以暴露骨折处和关节面[4]。

　　医生也可以采取其他手术入路。他们还提到一种改良的外侧手术入路,该切口沿着腓骨的前外侧缘,

在顶点处转弯,然后平行于跟骨颈向远处延伸。切口深处平面介于腓骨长短伸肌腱和趾伸肌腱之间。采用这种切口,无论是当做单一可延伸的外侧切口[72],还是联合改良的内侧手术切口,报道说并发症概率都很低[22]。

据报道,经典的踝关节后外侧入路可用于某些

pilon 骨折[65]。然而,最近 Bhattacharya 等人的一项研究显示 19 名患者的并发症发生率为 47%,所以他们怀疑这种常规手术入路[10]。据报道,后侧–内侧–前部入路能够较好地暴露踝关节后部、内侧和前部(其中后内侧切口起始于内踝下部并向前延伸),并清楚地展示关节

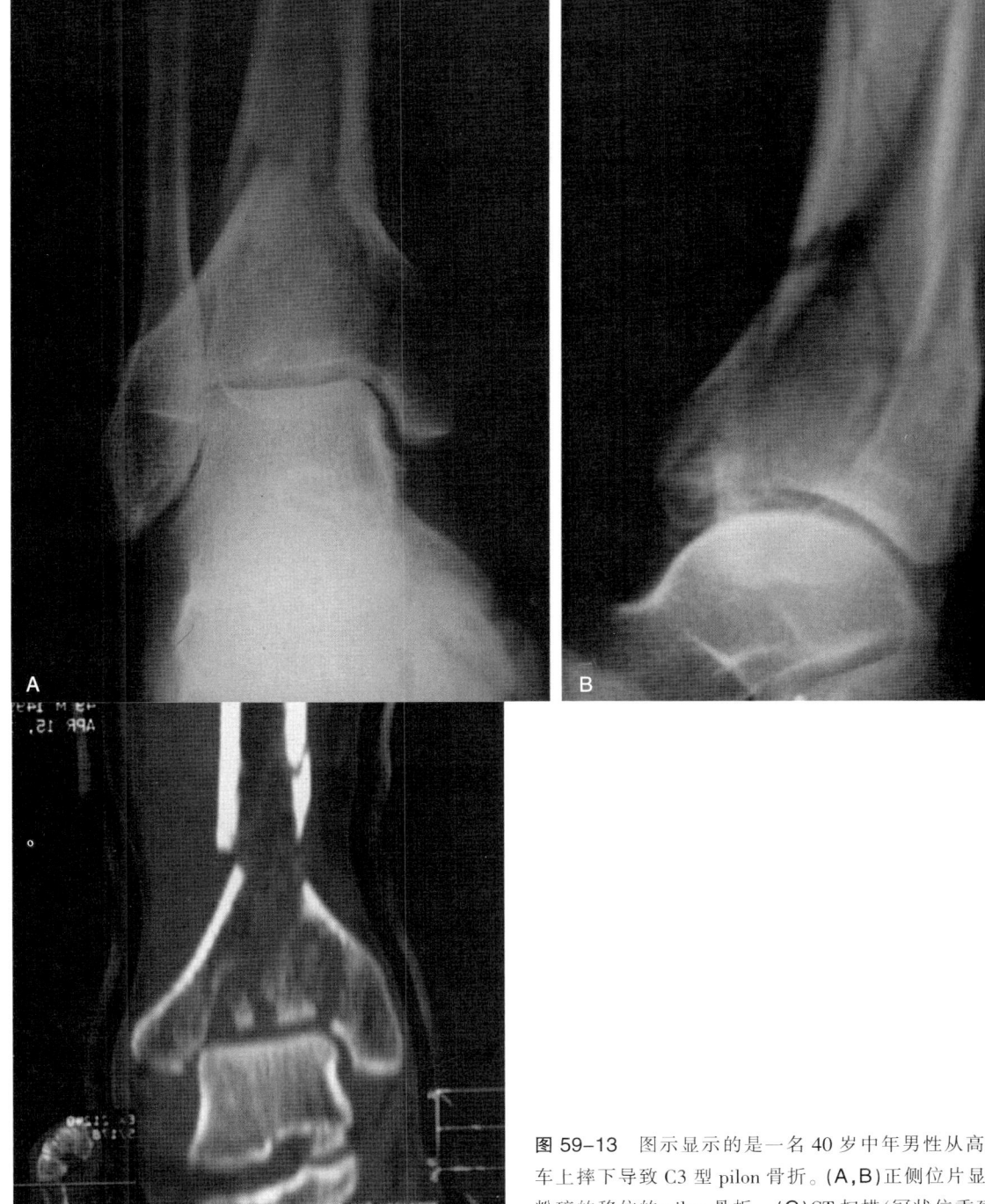

图 59-13 图示显示的是一名 40 岁中年男性从高速行进的自行车上摔下导致 C3 型 pilon 骨折。(A,B)正侧位片显示的是伴骨干粉碎的移位的 pilon 骨折。(C)CT 扫描(冠状位重建)显示关节面粉碎性骨折,并伴骨折块移位和骨质压缩。(待续)

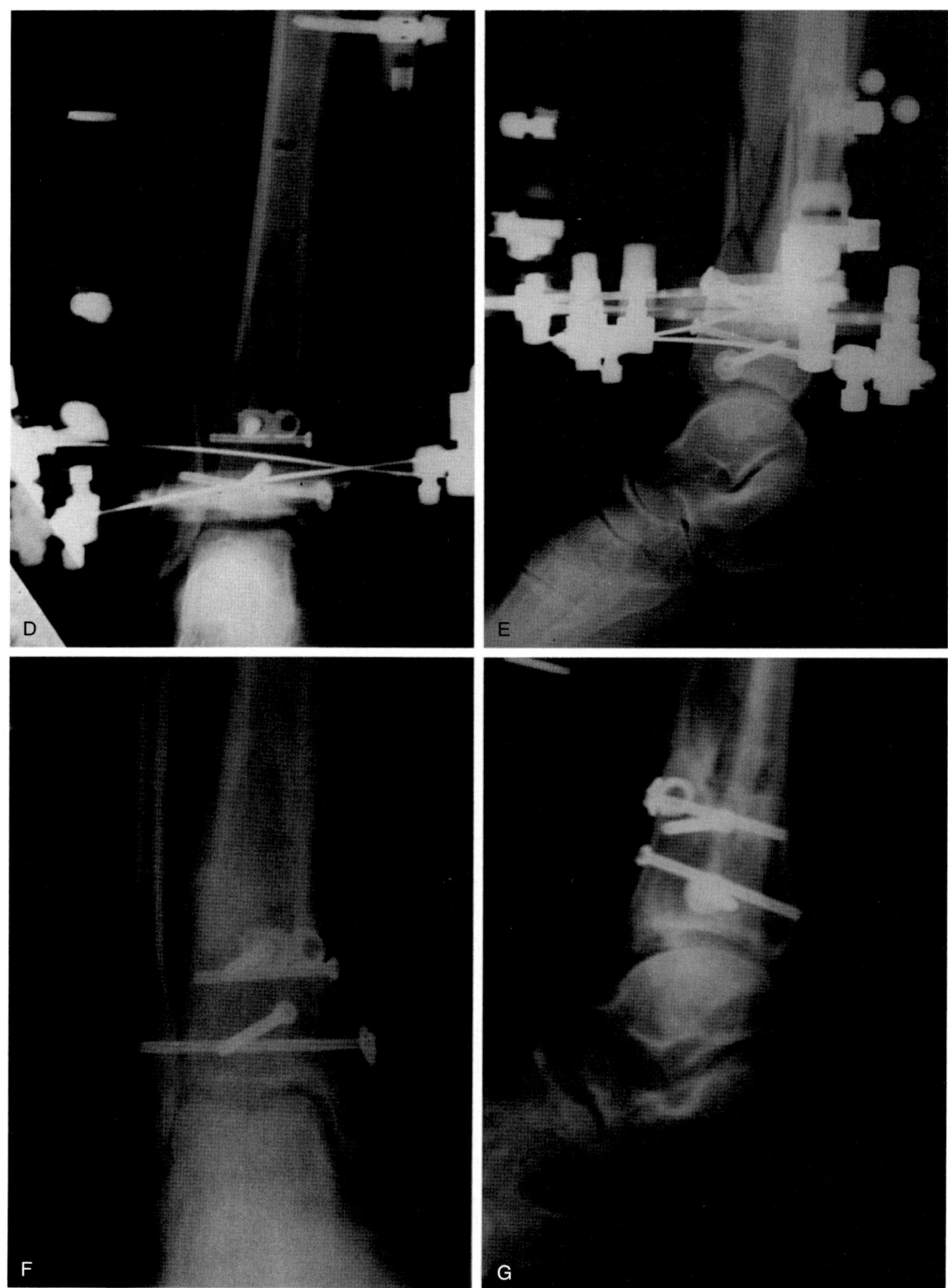

图 59-13(续) (D,E)图示显示的是切开复位内固定复合外固定架固定。通过切开关节暴露关节面骨折,从而使干骺端和关节面几乎达到了解剖复位。复合外固定架是用来复位和固定重建的骨干。没有暴露过渡区粉碎性骨折而只通过外固定架间接复位。(F,G)显示的是伤后 9 个月后骨折在复位处愈合良好。

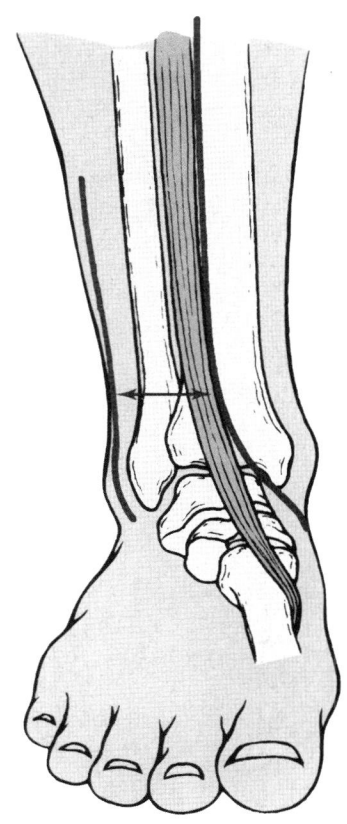

图 59-14　经典前内侧切口示意图。内外侧切口至少间距 7cm，以避免皮瓣缺血坏死。(Redrawn from Muller. M. E.; et al. Manual of internal Fixation, 2nd ed. New York, Springer-Verlag, 1979.)

面和微小的软组织并发症[60]（图 59-17、59-19）。

五、手术时机和分期治疗

对手术时机的选择既是有争议又是很关键的问题（图 59-18），因为它可影响伤口的愈合。骨折后早期的肿胀主要由于骨折血肿和肢体缩短引起[86]。8~12 小时以后，肿胀主要由间质水肿引起，此时手术后将出现更多的伤口并发症。控制这种间质水肿是确保伤口良好愈合的唯一最重要的因素[11,71,101,118]。

骨折后常出现水疱，最早可出现在伤后 6~8 小时（图 59-19）。据 Varela 等[137]报道，pilon 骨折的水疱发生率为 29.4%，比其他任何部位的发生率都高。水疱的类型有两种：充满澄清液体的水疱和充满血性液体的水疱。前者表示表皮和真皮部分分离，后者则表示完全分离。在 Giordano 和 Koval[45]治疗的 53 例 pilon 骨折中，所有 7 例并发症都仅有血性水疱，他们认为，必须等到水疱重新上皮化后才能在这种水疱上做切口。一旦水疱破裂，上皮化过程将持续 4~21 天（平均为 16

天）[45,137]。

明显水肿，皮肤出现水疱，深部擦伤，以及皮肤、皮下脂肪、肌肉挫伤，都是软组织损伤的表现。而且，严重骨折伴随的软组织损伤存在有广泛的移行区，因此软组织损伤的表现会延长[71]。必须注意的是，严重的下肢远端损伤，尽管进行了制动和抬高患肢，仍会出现一定程度的渐进性水肿。虽然最严重的缺血期可在伤后的最初 24 小时内出现，但在随后的 3~6 天内可进一步发展[52,123,134]（图 59-18）。如果在这一高危期经损伤的软组织做切口进行手术，极易出现灾难性并发症[83,88,113,126,147]。

如果采用经皮技术，则手术时机则不那么关键。Kim 等[63]在伤后平均 5.3 天采用经皮固定和关节镜治疗闭合性 pilon 骨折，无一例出现软组织并发症。

总之，手术应该等到软组织愈合或肿胀开始消退时进行，通常为伤后 7~14 天（范围是在 5 天到 7 周）[3,7,11,14,20,32,36,54,58,97,101,110,111,113,118,127,130]。当皮肤出现皱褶且皮肤光泽消失时，表明软组织条件开始改善。如果手术延迟到伤后 3 周后再进行，此时由于肉芽组织开始形成，血肿开始机化，骨折部分开始出现废用性骨质疏松和骨吸收，手术将更困难，而且软骨活力也降低，能达到解剖复位的概率更小[52]。

由于在急性期运用常规的手术方法可能带来软组织并发症，笔者和其他同道们建议采用分期手术治疗（见图 59-9、59-11、59-16、59-17、59-19、59-21）。在伤后 24 小时内进行首次手术。如果踝关节外侧软组织条件允许，对腓骨进行常规切开复位内固定，然后闭合复位干骺端-骨干骨折，安装桥接外固定支架。虽然外固定支架穿钉的方法有许多，但最简单的方法是在胫骨干穿两枚钉，经跟骨结节穿一枚钉固定骨折（图 59-19E、F 和图 59-24A）。如果预料到会推迟最终治疗，那么可用小直径钢针固定到第一跖骨以防止形成马蹄足（图 59-17I、J，同时参见"跨关节外固定支架"一节）。如果手术条件允许，让患者出院，数周后返回工作岗位。一旦水肿消退，重新入院手术，通常行切开复位内固定术。这样处理的优点是减少住院时间，降低治疗费用，降低院内感染机会。

分期治疗的另一个担忧是手术时也常有外固定支架或固定针的阻挡。但是，在二次手术时，有些医师[32,118]都将外固定支架拆除，并清洗手术视野中的固定针，然后安装重新消毒的外固定支架，术后感染率并未增加。虽然这种方法是可行的，但在某些情况下却必须保留整个外固定支架。Watson 等[143]用标准化的原

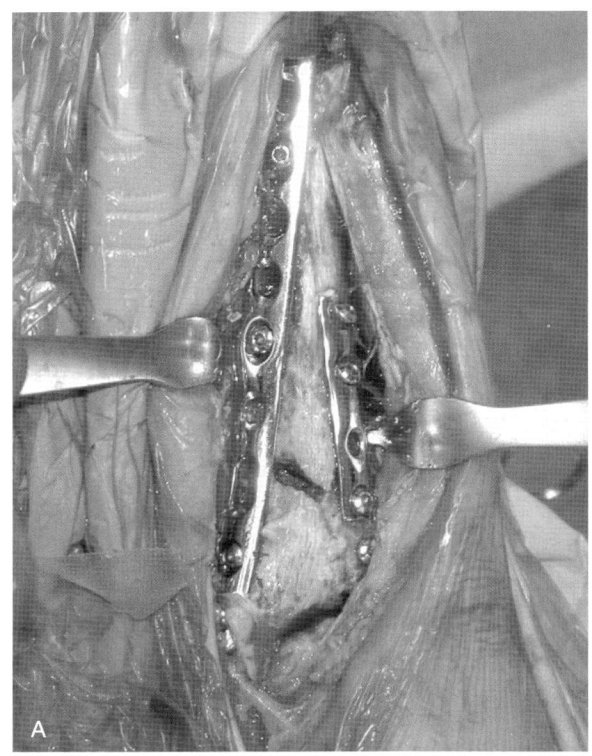

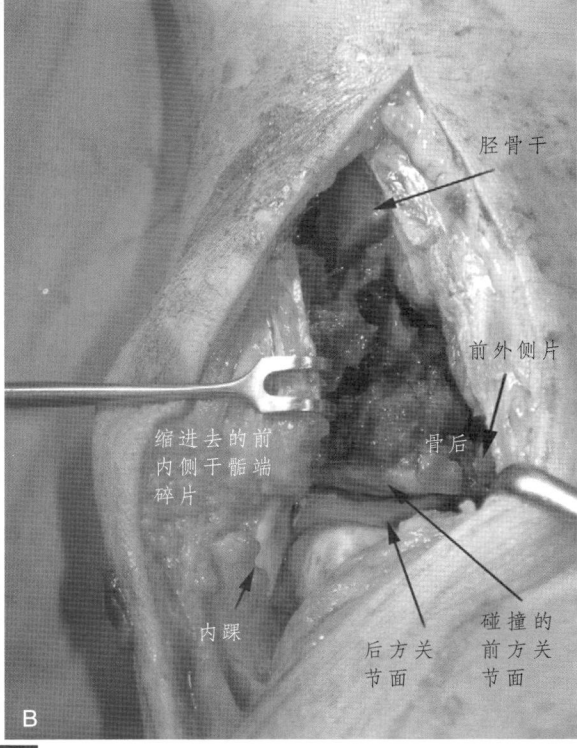

胫骨干

前外侧片

缩进去的前
内侧干骺端
碎片

骨后

内踝

后方关
节面

碰撞的
前方关
节面

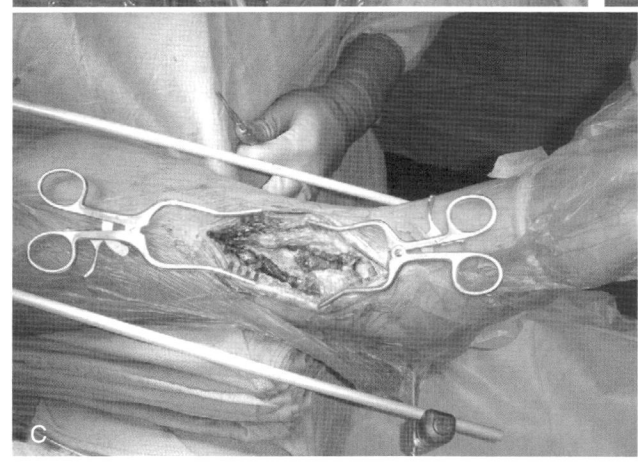

图 59-15 前内侧入路图。(A)经典切开复位内固定前内侧入路。(B)切开复位内固定有限切口,可能这种手术入路更适于局限于干骺端和关节面的骨折。(C)另外也可用沿胫骨前肌腱内侧缘向远端延伸的入路。重要的是,可根据不同骨折类型所需要的手术视野的大小而确定暴露切口(见图 59-8、59-9)。

位手术清洗法处理外固定支架,共随访 96 位病例,其中 55%的病例最初为开放性骨折,共进行了 108 次二期手术,包括切开复位内固定、植骨、伤口覆盖。二次手术时,21%的病例有轻度钉道感染,无一例化脓性感染。他们先用 95%的异丙醇清洗整个下肢和外固定针,然后用聚维酮碘水溶液依次擦洗外固定支架和下肢各 6 分钟,最后用覆有聚维酮碘的贴膜覆盖整个下肢和外固定架。结果仅有 2 例发生深部感染(2.1%),而且 2 例治疗前均为ⅢB 型开放性骨折。二次手术前固定支架固定时间的长短、轻度的钉道感染(浆液性渗出、钉道周围红斑或外固定支架松动)和手术细菌培养均不能预测术后是否会发生感染。

第六节　切开复位内固定

Ruëdi 和 Allgöwer[1111]首次提出了成功重建 pilon 骨折的四条顺序原则(图 59-20、59-21)。下面是四条顺序原则的主要内容:①恢复下肢的长度;②重建干骺端的外形轮廓;③实施植骨;④骨干干骺端复位固定。

Waddell 更详细地描述了这些步骤:①恢复腓骨的长度;②行前踝切开;③用外固定支架对踝关节撑开牵引;④使外侧关节和干骺端骨块复位;⑤使踝关

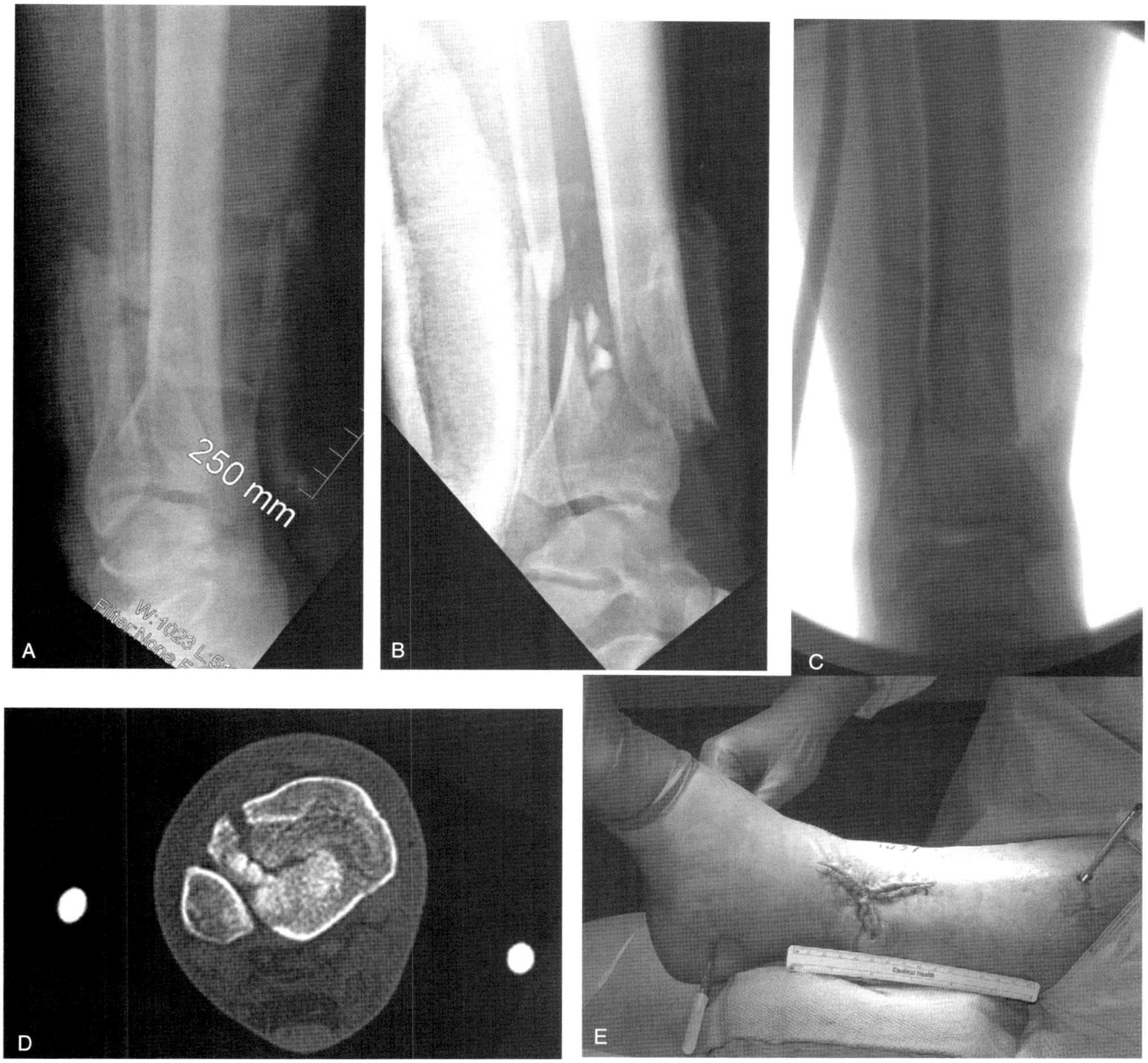

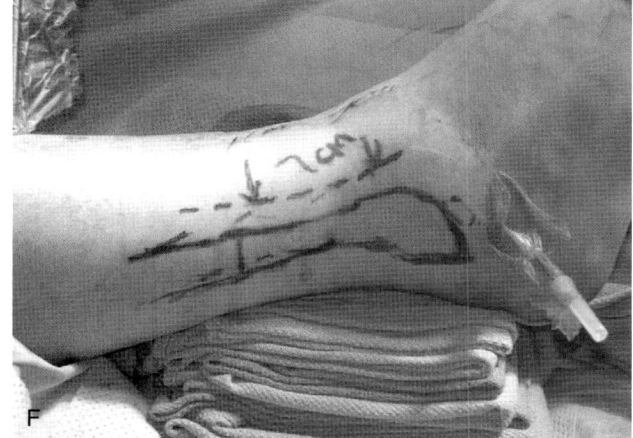

图 59-16　图像显示的是一位 49 岁从马上摔下导致 ⅢA 型开放性 C2 型 pilon 骨折,伴有严重软组织损伤。(A,B)正侧位片。(C)急诊清创后恢复了下肢长度和对线,然后安装跨关节外固定支架。(D)横行 CT 扫描显示前外侧为骨折线。(E)图像显示的是伤后第 6 天重复灌洗和清创过程中肌腱内侧软组织。(F)根据 CT 扫描确定前外侧手术入路,避免通过内侧入路放置内置物以保护切口和内侧损伤组织之间的 7cm 宽的组织桥。(待续)

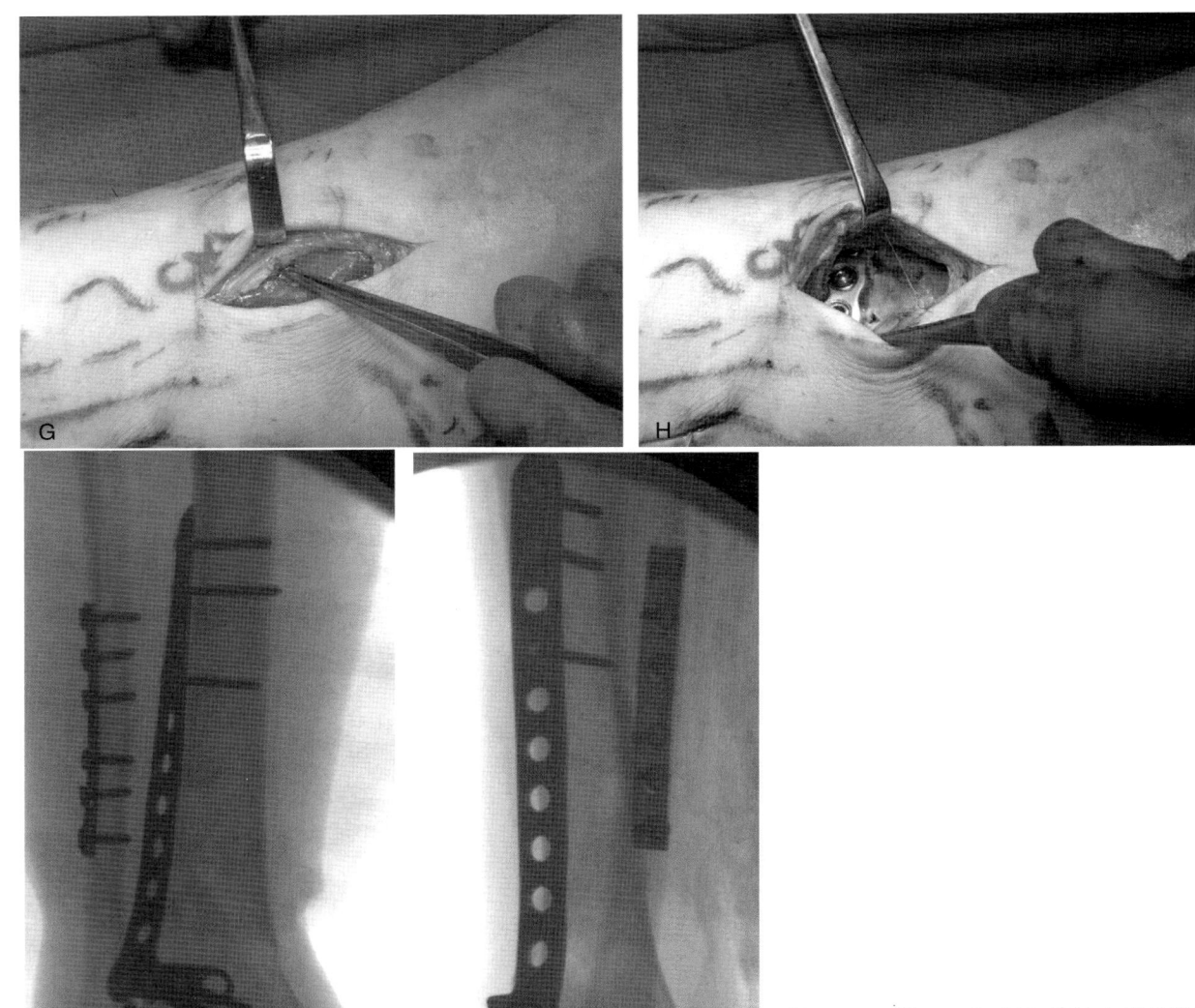

图 59-16(续) (G)仔细辨认和保护腓浅神经。(H)向内侧牵拉伸趾长肌腱,以方便解剖复位和固定前外侧骨折线。(I,J)干骺端骨折直接复位后,在前外侧经皮放置薄桥接钢板并用锁定螺钉固定。(待续)

节中央骨块复位;⑥进行植骨支撑;⑦恢复内侧支柱;⑧前侧或内侧安装支撑接骨板;⑨进行早期功能锻炼;⑩延期负重。

术前计划是保证预后良好的第一步关键因素。影响手术决策的因素包括:关节脱位、干骺端粉碎骨折和涉及骨干骨折。根据影像片,描绘骨折块的正侧位图像。如 Müller 等人[95]和 Mast 及其同事[84,85]所描述,将这些绘图组合成正常踝关节轮廓。将骨折块复位后再进行描绘轮廓,在合理的位置描绘内置物的轮廓。然后记录复位和固定的步骤,再根据步骤进行分工。同时必须考虑每一步骤的替代方法。最后,准备需要的

器材和内置物并交给手术室人员。

一、第一步:恢复长度

(一)固定腓骨

1956 年,Rieunau 和 Gay 首次认识到腓骨复位固定后,能使胫骨恢复对线,甚至使胫骨关节面复位。因此, 首先对腓骨骨折进行复位固定成为了治疗 pilon 骨折的经典第一步 [2,7,18,83-86,109,111,112,127,147]。Ruëdi 和 Allgöwer[112]的病例中有 60%符合这一原则。Tile 注意到: "如果做出腓骨不能重建这一错误的决定,将不能顺利

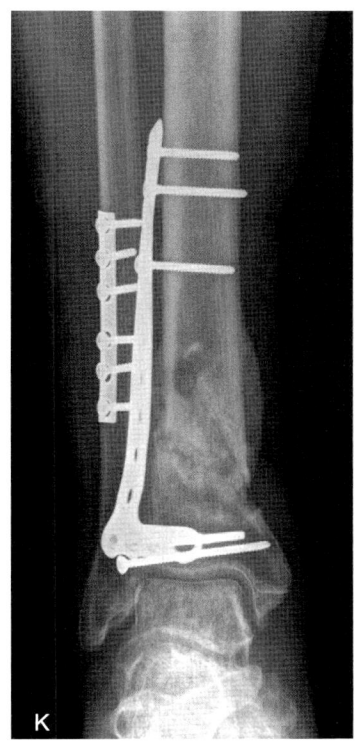
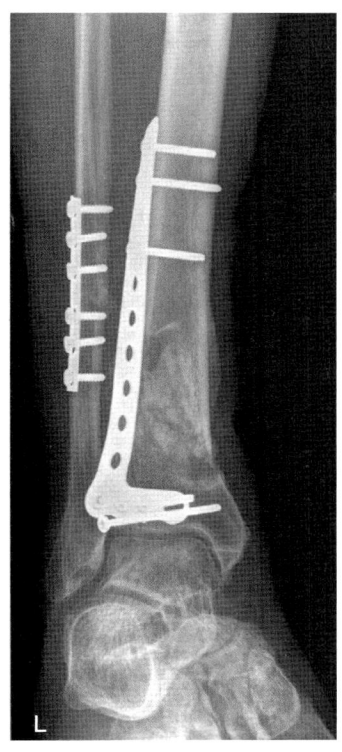
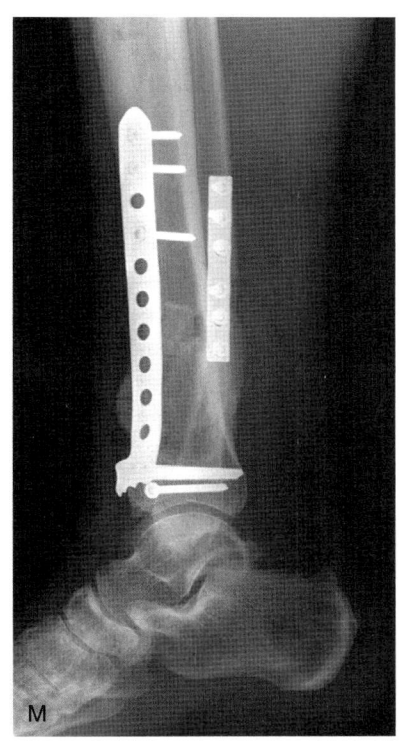
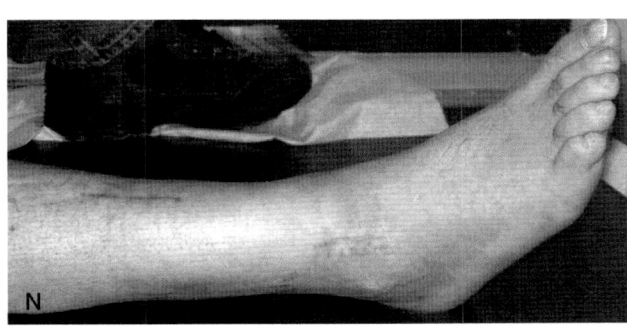
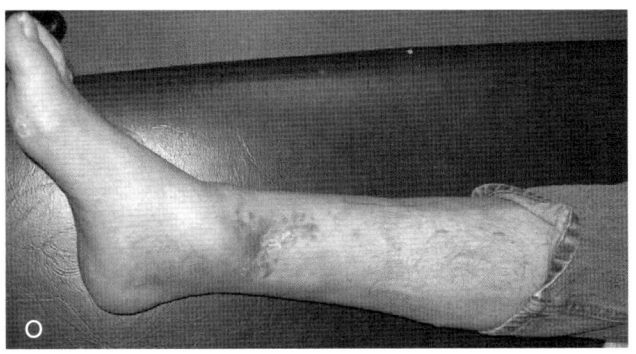

图 59-16(续)　(K-O)术后 5 个月,骨折已经愈合,踝关节运动良好只伴轻微足趾背伸减弱,但是仍诉有疼痛。

进行胫骨重建,难以克服踝关节发生外翻的倾向。"[127]需注意的是,腓骨复位包括恢复其旋转和轴向对线及长度,并使其关节面与踝穴顶胫骨部分和距骨恢复正常的关系。因此,医生必须考虑韧带附着处是否完整。

总之,腓骨是踝关节的外侧柱,如果能够很好地支撑腓骨骨折,将有利于防止踝关节继发性外翻畸形,并可改善肢体长度及稳定性。腓骨的远端通常与距骨和胫骨干骺端关节外侧骨块相连。对伴有软组织损伤的病例,早期固定腓骨有利于维持下肢的长度,以待软组织条件改善后进行最终的切开复位内固定[11,101,113,118,127]。

内固定物通常选择 1/3 管型接骨板(见图 59-20B),骨折线的两端各用 2~3 枚螺钉固定[14,95]。在更高

位的骨干骨折,骨折愈合更慢,可使用 3.5mm 的动力加压接骨板。很少使用 Steinmann 针、Rush 棒等髓内固定器。这些器材切口更小,软组织剥离也更小[7,101,127](见图 59-10)。

最近,对腓骨骨折进行复位并内固定这一做法提出争议[78,113,130,131,141]。虽然首要的任务是重建腓骨远端与踝穴的关系,但是如果不能使粉碎的腓骨骨折达到解剖复位,将会影响 pilon 骨折的后续处理[14,83,95,111]。如果不能恢复腓骨的长度,会导致胫骨远端的外翻畸形,使外侧关节面负载过大,引起退行性关节炎[14]。运用外固定架对伴有胫骨粉碎性骨折的腓骨骨折进行坚强固定可使胫骨干骺端的骨折块发生分离,导致内翻塌陷畸形,从而引起畸形愈合、延迟愈合和不愈合[42,141]

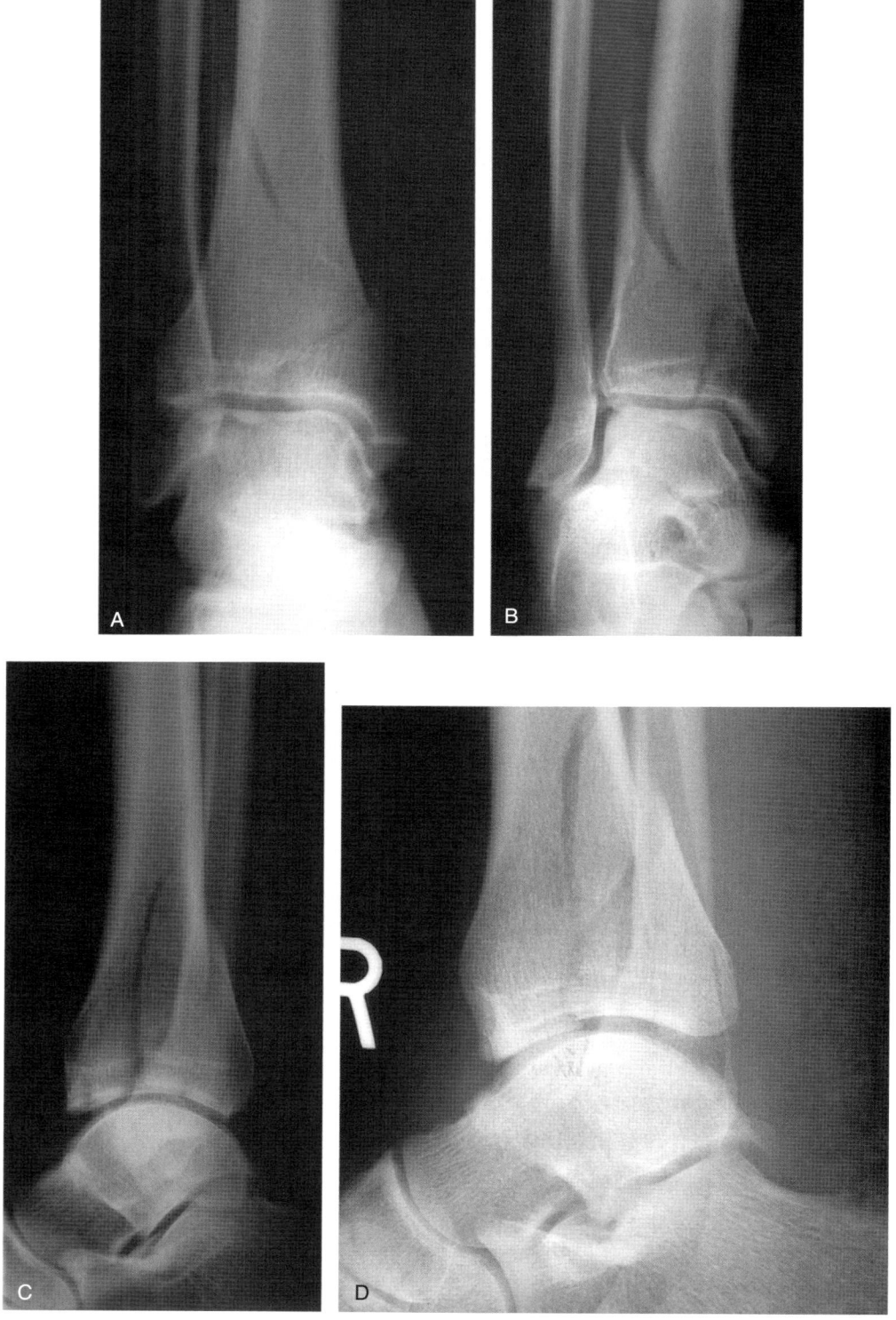

图 59-17 图像显示的是一名 26 岁摩托车越野赛运动员从高处跌倒导致 B3 型 pilon 骨折。(A-C)正位、斜位和侧位片显示轻微移位的关节内骨折。(D)其他侧位片显示关节面前部阶梯状骨折。(待续)

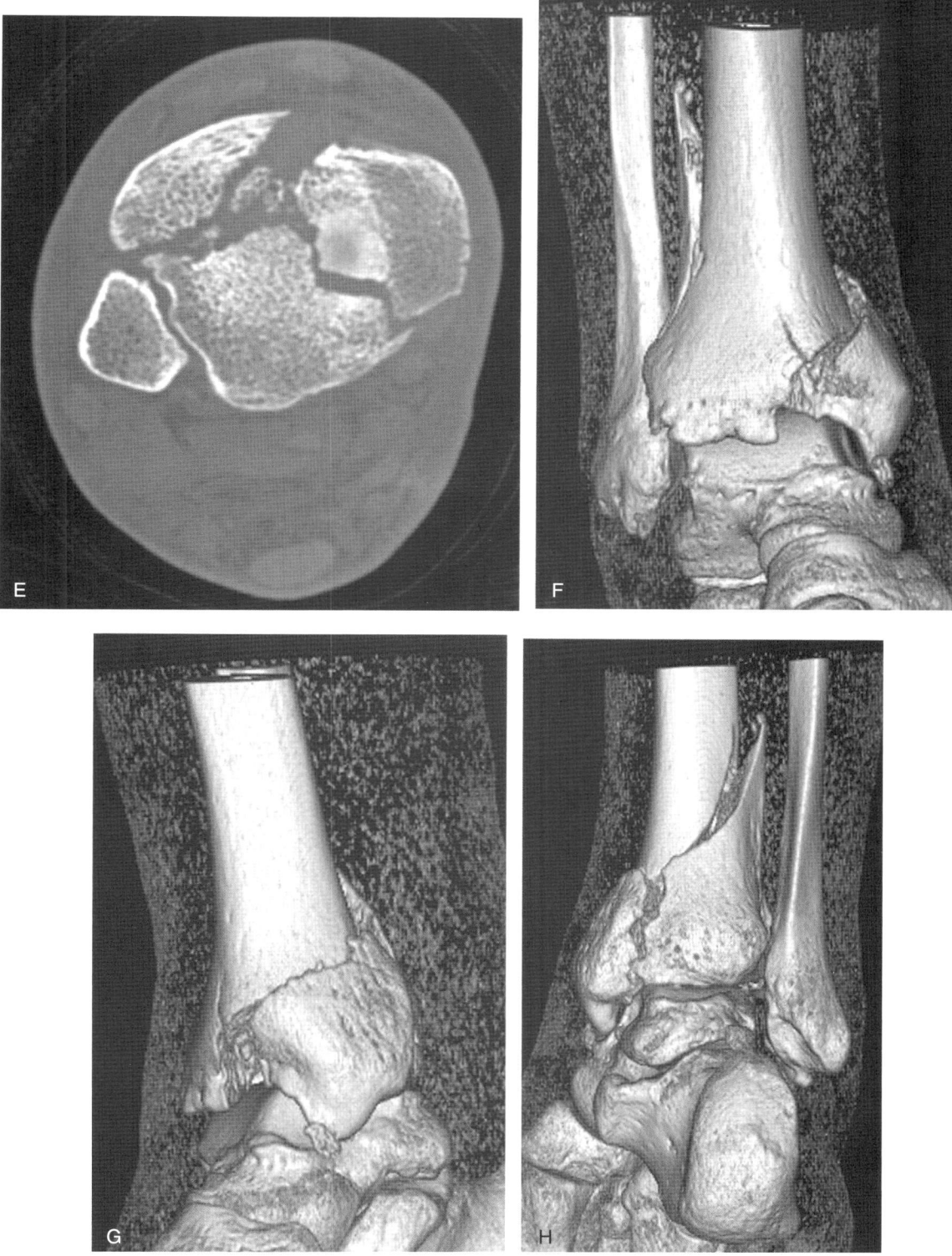

图 59-17(续)　(E–H)横行 CT 扫描和三维重建显示明显移位和关节面阶梯状骨折。(待续)

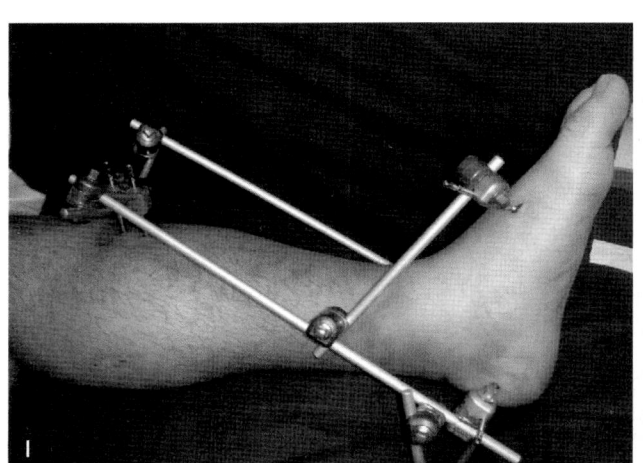

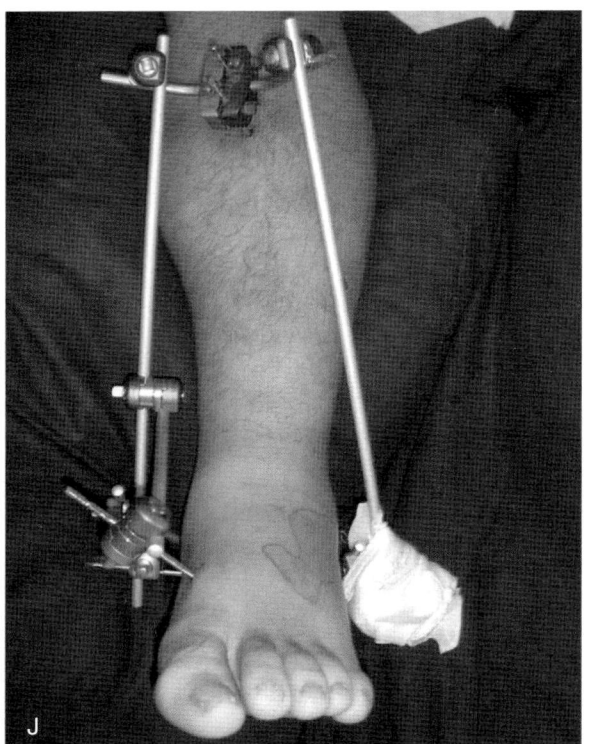

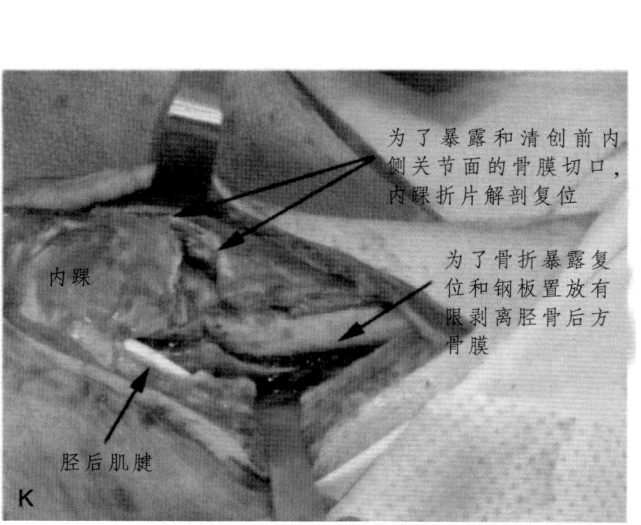

为了暴露和清创前内
侧关节面的骨膜切口，
内踝折片解剖复位

为了骨折暴露复
位和钢板放有
限剥离胫骨后方
骨膜

内踝

胫后肌腱

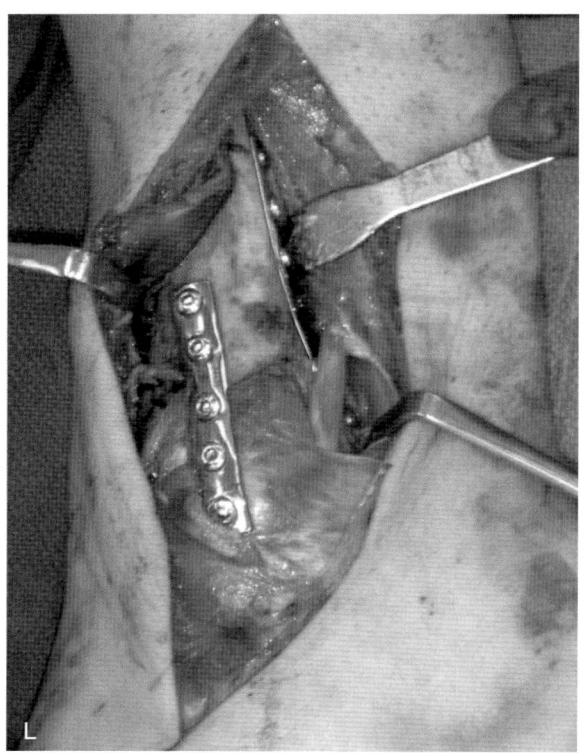

图 59-17(续)　(I,J)由于严重软组织水肿,用临时跨关节外固定支架固定 16 天。(K,L)软组织水肿消除后,行切开复位内固定。由于最常见的是骨折块向后内侧移位和关节间骨折块,然后通过后内侧入路仔细分离前部组织直至关节前内侧。将骨膜剥离到骨折边缘,为钢板放置选择位置,然后用拉力螺钉将 1/3 管状薄钢板固定,这种内置物最适于干骺端骨折。(待续)

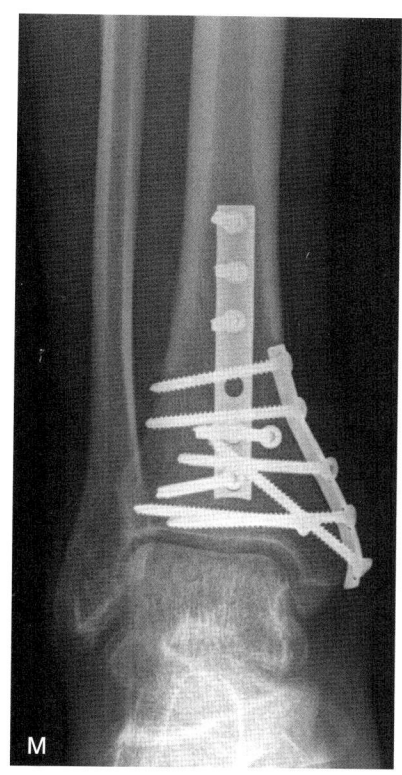
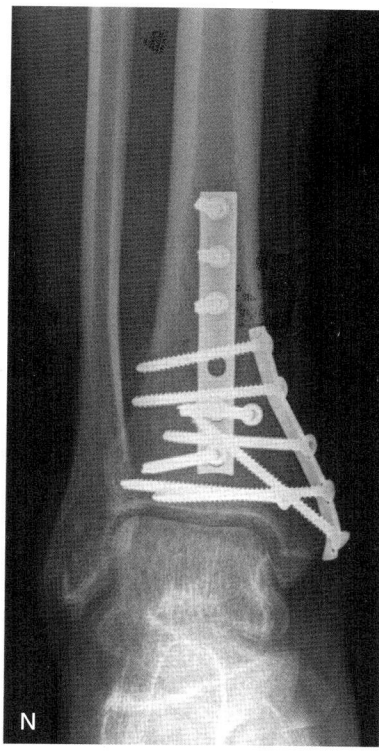
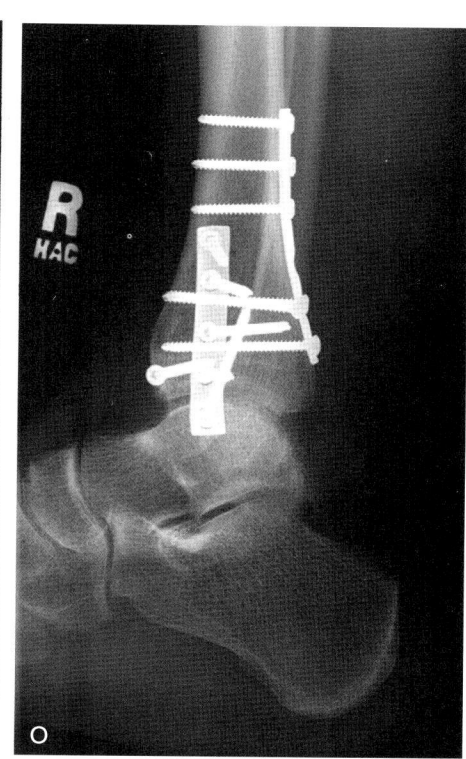

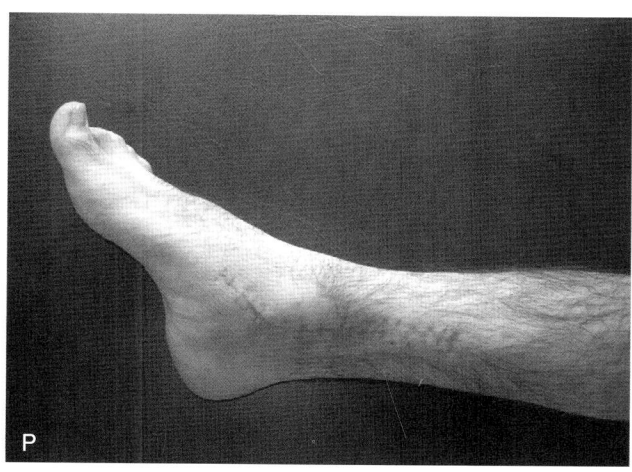
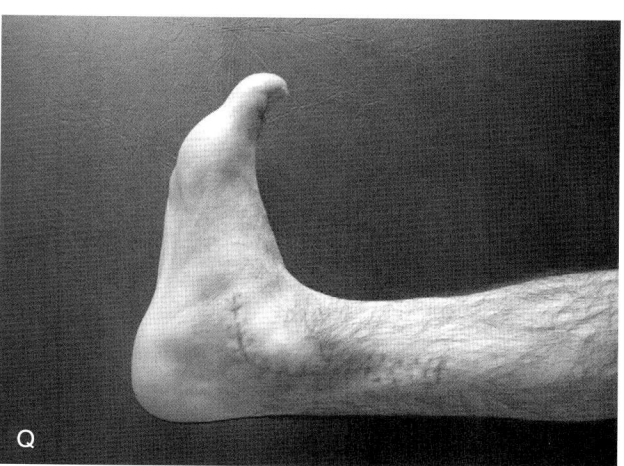

图 59-17(续)　(M-O)术后 3 个月,X 线片显示骨折愈合。患者未诉疼痛,且运动功能良好(P 和 Q)。

(见图 59-25)。另外,固定腓骨骨折需要再做一个切口,这将增加伤口并发症的概率[42,78,131]。

(二)使用 AO 撑开器

有些病例特别适合行胫跟或胫距撑开,其中包括:胫骨严重缩短,干骺端粉碎性骨折、节段性或粉碎性腓骨骨折,以及骨折后腓骨完整有内翻倾斜的病例[11,14,55,63,84-869,101,118,142,147]。牵引支架有 AO 撑开器(见图 59-20E、59-21G)或跨关节外固定支架(图 59-22,

见图 59-15B、59-19、59-24A)。这些装置通过增加软组织袖的张力恢复肢体长度和对线。如果有足够的软组织附着骨折块,韧带的合页作用可能是关节达到解剖复位。撑开还能增大关节间隙,以便直接观察复位的情况。

先在胫骨近端钻一 3.5mm 的孔,然后置入 5.0mm 的 Schanz 钉,使钉垂直于胫骨的解剖轴,这样该钉便几乎与胫骨远端关节面平行。然后在跟骨或距骨上穿入第二枚钉[85,113]。跟骨的最佳进钉部位位于跟骨颈,内

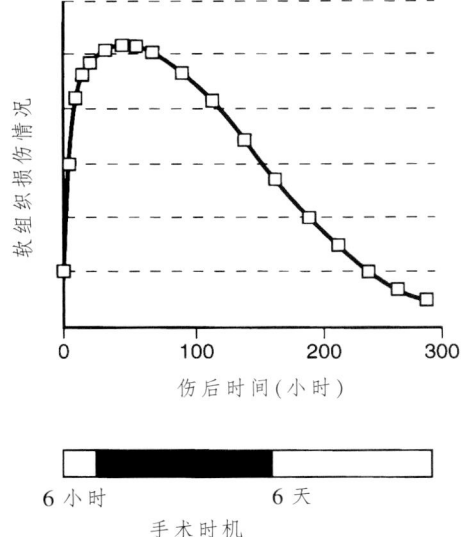

图 59-18 手术时机。损伤后软组织状况随时间的变化。两个阶段可进行手术：早期为伤后 6 小时内，晚期为伤后 6~12 天。（Redrawn from Trentz, O.; Friedl, H.P. Critical soft tissue conditions and pilon fractures. In Tscherne, H.; Schatzker, J., eds. Major Fractures of the pilon, the Talus, and the Calcaneus. Heidelberg, Germany, Springer-Verlag, 1993, pp. 59–64.）

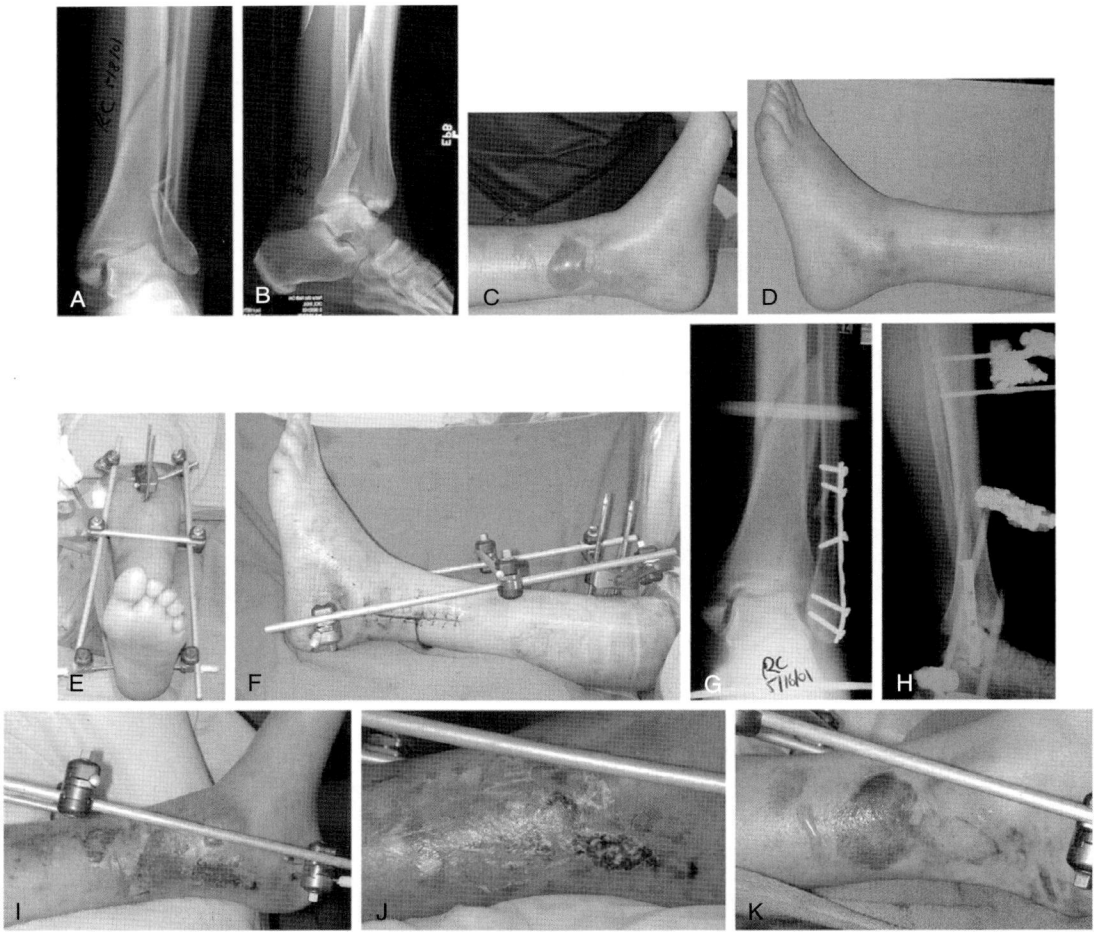

图 59-19 分期重建方案。69 岁老年男性从 8 英尺高处坠落，造成 B3 型骨折，骨折涉及骨干，且移位明显。(A,B)正侧位 X 线片。(C)伤后 8 小时，踝关节明显肿胀，内侧出现水疱。(D)踝关节外侧观。(E-H)跨关节外固定支架固定后通过韧带的合页作用使骨折部分复位。(I)1 周后踝关节的内侧观，显示软组织损伤。(J)2 周后踝关节内侧观，显示软组织肿胀消退。(K)3 周后踝关节内侧观，显示软组织愈合，肿胀消退。(待续)

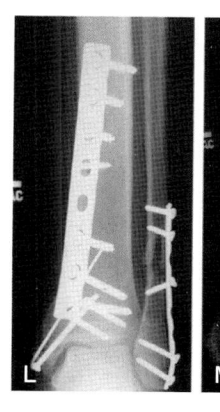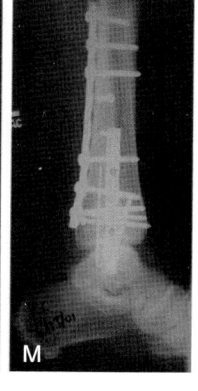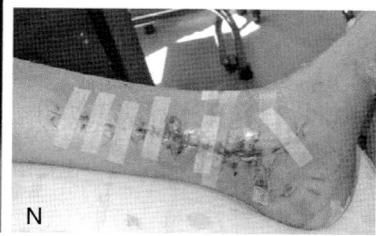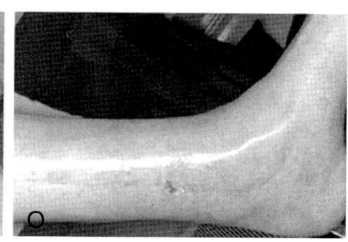

图 59-19(续)　(L,M)3 周后行重建手术。用 4.5mm 动力加压钢板固定,也可采用 3.5mm 动力加压接骨板或薄的接骨板固定。(N)切开复位内固定术后 1 周内出现皮肤边缘坏死。说明该区域的软组织处理较为困难,强调延迟进行切开复位内固定的重要性。(O)经简单地创口护理后伤口愈合。

踝的正前方,神经血管束的近侧。钻孔时需钻到但不能穿透对侧皮质[85]。近端和远端骨针应该在同一矢状面上,以便纠正旋转移位。必须避免足外翻畸形,否则可导致胫骨外侧关节面的畸形复位[42]。

二、第二步:重建干骺端的轮廓

在处理腓骨骨折,撑开踝关节并暴露胫骨后,应该重建胫骨干骺端的主要骨折块和胫骨远端关节面(见图 59-20C)。尽管骨折的类型较多,但有 3 个主要骨块需进行辨认固定:内踝、前外侧骨块(Tillaux-Chaput,Chaput 结节)和后踝(Volkmann 三角)骨块(见图 59-2、59-15B、59-6、59-8、59-9、59-11、59-16、59-17、59-21、59-22、59-25)。这些骨块的大小、位置各异,因此术前须周密准备,而 CT 扫描可精确显示骨折形态,这样有助于选择替代的手术入路,如前外侧入路(见图 59-16)、后内侧入路(见图 59-17)。前外侧角的骨块通过胫腓前韧带与腓骨相连,如果韧带保持完整,可将该角作为关节面解剖复位的参照点。后外侧骨块通过胫腓后下韧带和深部的横韧带与外踝相连,这一骨块通常被选做重建的起始基点[86,95,101]。腓骨和这些外侧骨块被用来恢复胫骨远端的外侧柱,而内踝大的骨折块则有助于内侧柱的复位。

经胫骨前方行关节切开并撑开踝关节后,干骺端的骨折块可像书本一样打开,从而暴露压缩的关节骨折块(见图 59-15B)。这些骨折块复位后将构成外侧柱骨块的一部分。胫骨远端前外侧关节面骨块很难复位,特别是使用内侧切口延期治疗骨折时[40]。对于这种病例,有必要在腓骨的前内侧缘进行有限切开。因为必须进行一定程度的软组织剥离,以便在腓骨的外侧安放

接骨板,所以大的前外侧骨块建议用拉力螺钉固定[101]。

距骨的关节面可作为胫骨远端关节面复位的模板,尤其当胫骨关节面粉碎性骨折时[42,52,95,101,111,127]。大的骨折块复位后可用大的骨单爪钳或骨盆复位钳固定。对干骺端和关节面进行临时固定大有益处。笔者通常用直径为 1.6mm 的克氏针固定骨块(见图 59-20C)。如果关节面的骨折块体积太小而不能用克氏针固定,但又大到不能弃之时,可将其固定于松质骨植骨块和距骨顶之间[127]。此时,必须通过直视观察和 X 线透视来确保骨折已复位,下肢长度恢复,且关节面平整。

由于正位 X 线片主要突出显示关节前部的情况,有时不能显示关节后部的缺损,因此准确地了解骨折的类型并充分地观察关节面显得非常重要[35]。为此,如果关节损伤主要位于后方或移位主要位于后方,在重建时必须仔细观察这一区域,必要时应增摄斜位 X 线片。

一旦骨折复位良好,克氏针就被小的骨块螺钉(4.0mm 部分螺纹松质骨螺钉或 3.5mm 皮质骨拉力螺钉)取代。尽可能使骨块间有压缩力,以使骨折稳定。

三、第三步:干骺端植骨

由于关节面的骨块被压入松软的干骺端,进行关节面重建后常造成干骺端骨缺损。必须在这些缺损区域仔细进行自体松质骨移植。近来的报道显示,切开复位内固定时需要首次植骨的比率为 12%~73%[3,11,101,105,142,147],而使用外固定架固定时需要植骨的比率为 0%~48%[3,7,63,105,142,147]。由于移植骨对干骺端的稳定性起一定作用,所以通常在首次手术时进行植骨[83,141,142]。而严重污染的开放性骨折是早期植骨的相对禁忌证。

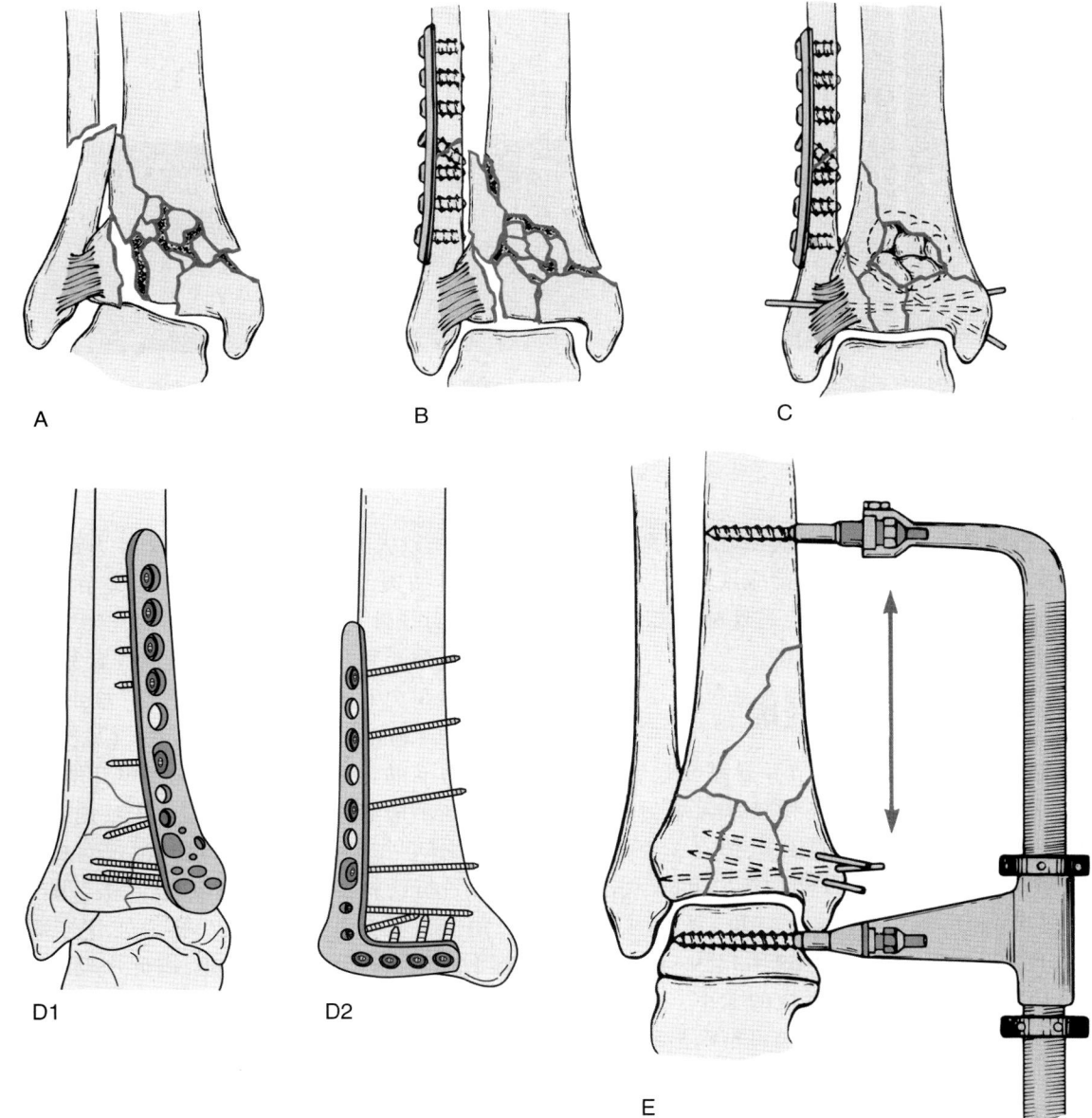

图 59-20 治疗 pilon 骨折的主要原则。(A)治疗前的骨折。(B)恢复长度, 固定腓骨。(C)重建关节面, 干骺端缺损植骨。(D)重新固定连接骨干和干骺端。(D1)在内侧用预弯的解剖型接骨板固定。(D2)在前外侧用预弯的解剖型接骨板固定。(E)利用 AO 牵开器 (或外固定支架) 恢复长度并复位固定。(A-D, Redrawn from Muller, M.E.; et al. Manual of internal Fixation, 2nd ed. New York, Springer-Verlag, 1979. E, Redrawn from Mast, J.W.;Jacob, R.; Ganz, R. Planning and Reduction Techniques in Fracture Surgery. New York, Springer-Verlag, 1989.)

髂骨是自体植骨的最佳供区, 也可从胫骨近端干骺端[32,52]和股骨远端干骺端[3]取骨。其他的植骨材料包括同种异体松质骨块[11,118]或骨替代物[101](如珊瑚羟基磷灰石)。如果出现干骺端-骨干过渡区延迟愈合则需要进行植骨, 以防骨折成角畸形(参见下文"后期并发症"一节)。

四、第四步:重新连接骨干和干骺端

重建的最后一步是连接骨干干骺端, 通常在胫骨内侧用接骨板固定。如果干骺端内侧的皮质粉碎, 必须给予支撑, 以防内翻畸形。接骨板、外固定或内外固定联合运用都能达到这一目的。由于广泛严重软组织

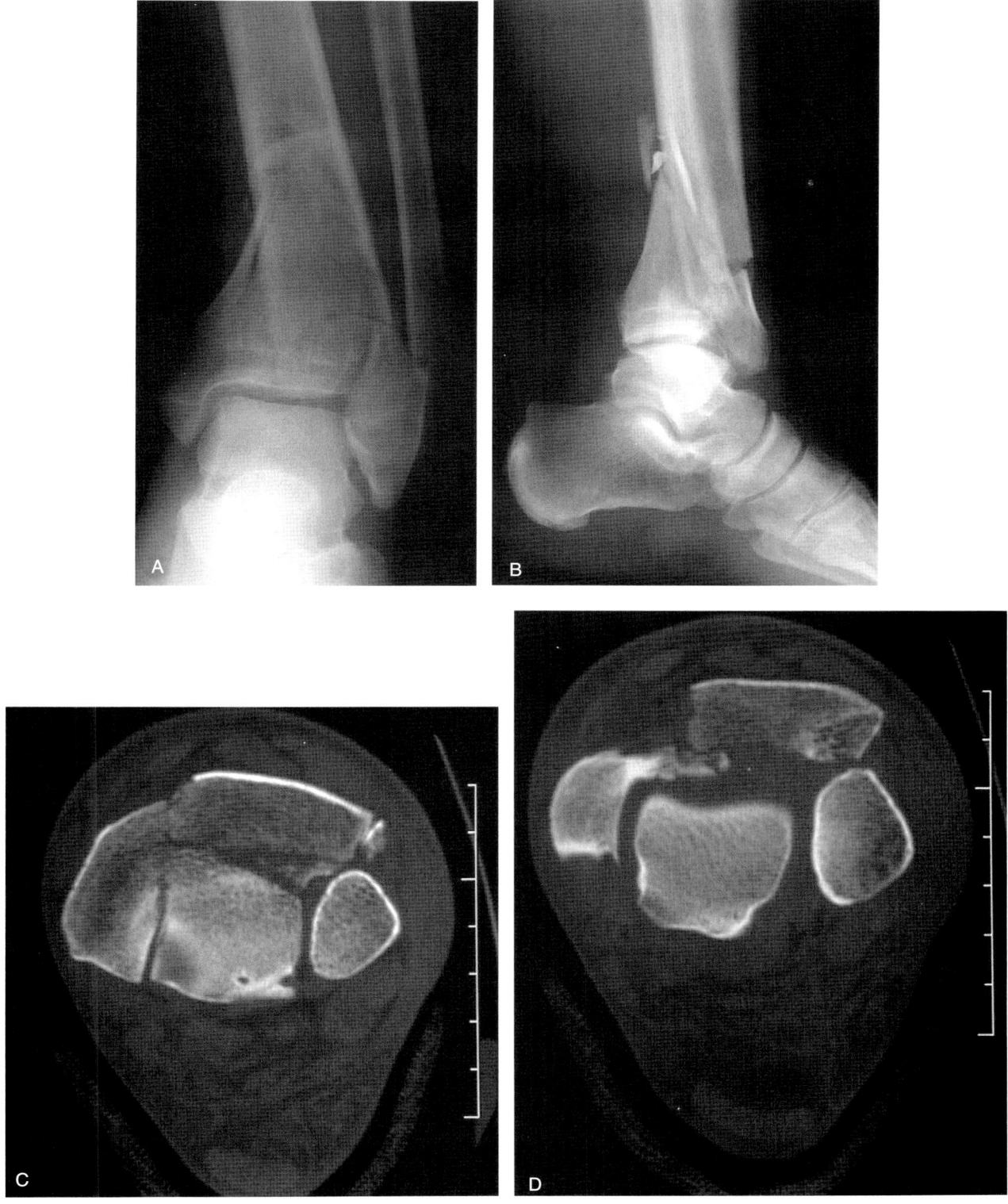

图 59-21　切开复位内固定技术。一名 52 岁男性驾驶汽车撞到树上造成 C3 型 pilon 骨折，并伴严重软组织损伤。(A,B)正侧位片显示骨折移位和成角。(C,D)横行 CT 扫描显示关节粉碎性骨折，肢体缩短，相对于前外侧骨折块关节面主要骨折块出现移位。(待续)

损伤，没有一种单一的方法可以治疗所有的 pilon 骨折。进行干骺端固定时，不论采用何种技术都必须达到稳定的目的，因此必须考虑各种影响因素。

(一)接骨板固定

对某些 pilon 骨折进行常规切开复位接骨板内固定能取得良好的疗效（见图 59-23，也见于图 59-5、59-6、59-10、59-11、59-17、59-19、59-21）。对于仅限于干骺端的骨折或关键骨块固定后能够使内侧柱稳定的骨折，接骨板是理想内固定物。

接骨板的类型取决于骨折的形态。近几年，用来固定小骨折块的三叶草型接骨板已被预弯的解剖型接骨板（见图 59-7，也见图 59-8、59-9、59-10、59-11、59-16、59-21、59-22）所替代，这种钢板通常是用来在内侧提供支撑以防内翻畸形的，并可用拉力螺钉从内向外穿过骨折线来固定骨折。然而，是否在其他部位放置钢板通常取决于骨折形态和软组织条件。其中包括 1/3 管状钢板（见图 59-6、59-10、59-13、59-17、59-21）或小骨折块钢板来复位小骨折块。预弯的解剖型接骨板不仅可用来固定胫骨远端内侧骨折（见图 59-20D1，也见图 59-8、59-9、59-10、59-21、59-22），也可固定胫骨远端前部和外侧骨折（见图 59-20D2，也见图 59-11、59-16）。然而，一旦预弯接骨板固定失败，则必须换用更好的接骨板，也可导致骨折成角。另

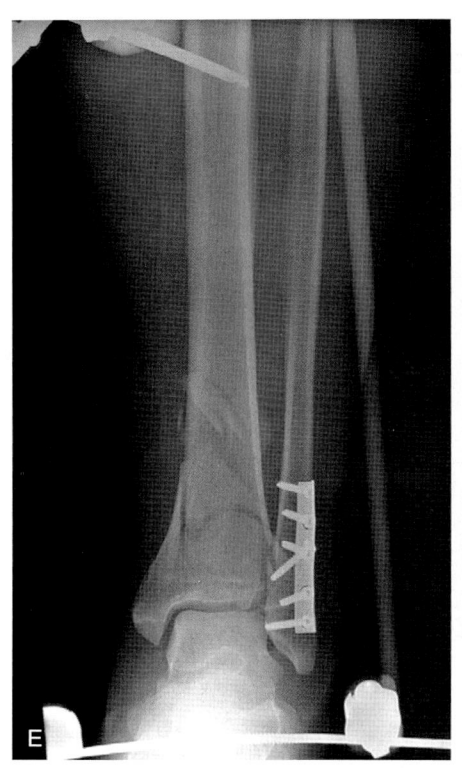
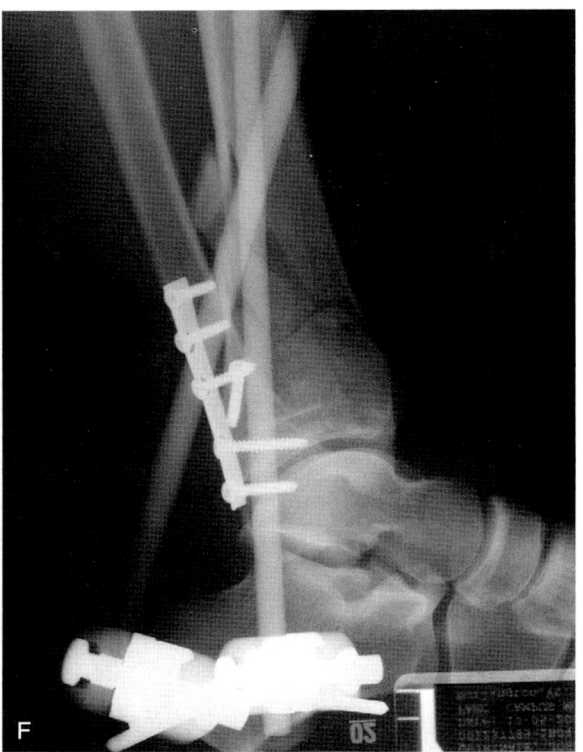
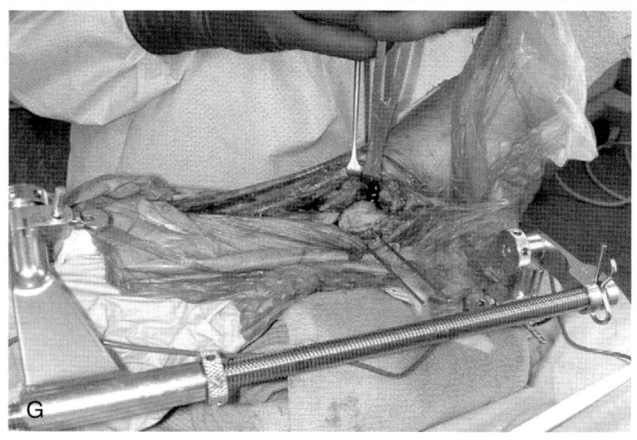

图 59-21(续)　(E,F)切开复位内固定腓骨，受伤当天临时安装跨关节外固定支架来维持骨折对线。(G)伤后第 11 天，软组织肿胀减轻，可实施切开复位内固定胫骨骨折。用 AO 牵张器可辅助复位。(待续)

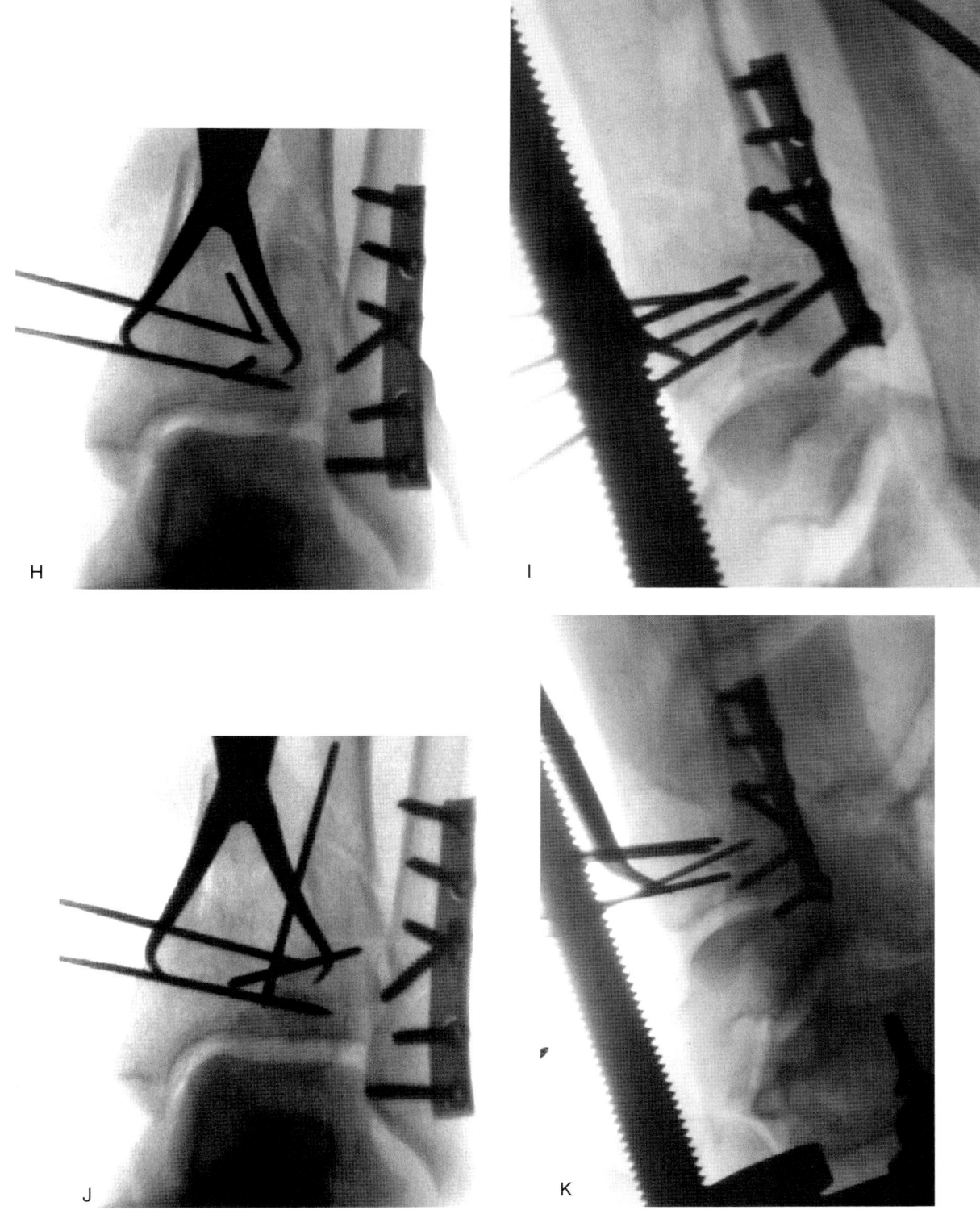

图 59-21(续) (H,I)直视下复位关节面骨折块,并用克氏针临时固定骨折块。然而,术中 X 线显示关节面不平整。(J,K)纠正之后,再重复拍 X 线片证实达到解剖复位。(待续)

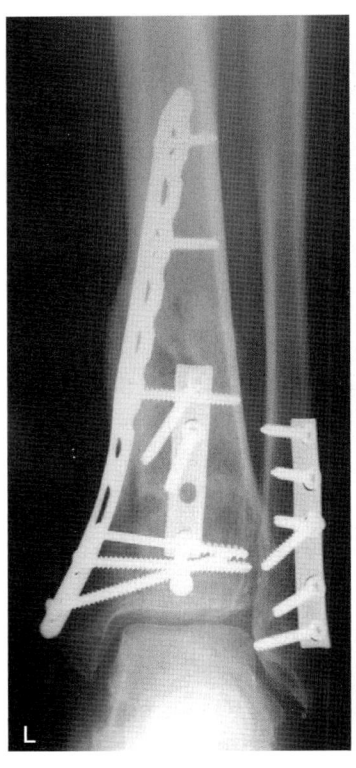
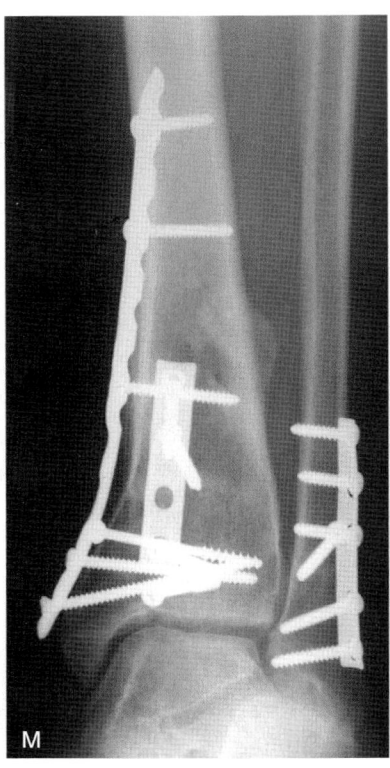
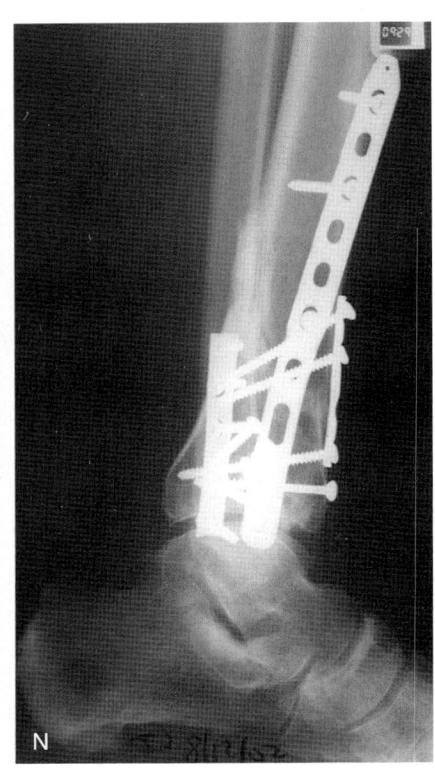

图 59-21(续) （L-N）术后 10 个月正位、斜位和侧位片，显示骨折已经愈合，病理症状已消失。且患者已返回原工作岗位，但限制某些运动。

外，还没有完全排除这些新型接骨板是否对软组织有损伤。实际上，这些接骨板不符合胫骨的解剖结构，尤其是远端，并且难以进行弯曲。因此，最终医生需要选择一种能够提供良好的固定的内植物，且能使并发症最小化。

如果患者的骨折线较长，则可用 3.5mm 的动力加压接骨板塑形后固定胫骨内侧远端，或者用为胫骨远端专门设计的预弯的解剖型接骨板。间接复位技术和经皮（见图 59-22）或有限切口[11,55]（见图 59-8、59-9）放置符合胫骨内侧缘解剖结构的弯曲钢板是非常有前景的治疗方法。与传统切开放置钢板相比，经皮放置接骨板对胫骨远端内侧的血供破坏较小[15]。但是这种微创方法可能影响复位准确程度和骨折块间压力。

利用锁定钢板联合固定法（锁定螺钉联合非锁定螺钉）来治疗 pilon 骨折日益受到欢迎。尽管这种技术正在发展过程中，但是与传统钢板相比，这种装置提供更佳的角稳定性，因此更有利于防止高度不稳定性骨折发生晚期塌陷。通常用这种钢板跨干骺端粉碎区域或干骺结合处固定骨折。可经皮安装锁定钢板，但是必须首先进行关节面骨折复位，恢复长度和对线。若锁定钢板安装不佳则会严重影响愈合。

虽然有这些新型内固定物，治疗方法仍然大部分取决于软组织条件[142]。医生必须权衡达到解剖复位和将软组织损伤最小化之间的利弊关系。对于内侧软组织严重损伤的患者，一些人建议通过前外侧入路将内固定器材安装在外侧（图 59-16）。木梳技术是指腓骨用接骨板固定，螺钉从外向内穿过接骨板钉孔固定胫骨[52,133]（图 59-23）。

(二)干骺端骨干的外固定支架固定

如果严重的软组织损伤或严重粉碎性骨折不能进行切开复位内固定，必须考虑微创技术，如外固定架固定。外固定架的安装相对较为简单，且稳定性良好，可使骨折间接复位，恢复肢体的长度和对线，而且软组织剥离较少。外固定支架的诸多优点使其能够用于术前维持肢体长度，在术中用于牵引或作为最终固定的一部分。在清创和包扎严重软组织损伤过程中，合适的外固定支架能够保持骨折稳定性，足部和踝部的对线。

外固定支架有三种（图 59-24、59-25，也见图 59-12、59-13、59-17、59-19、59-29、59-30）：跨关节静态支架[3,14,36,52,71,85,95,118,127,147,]、跨关节铰链式外固定支

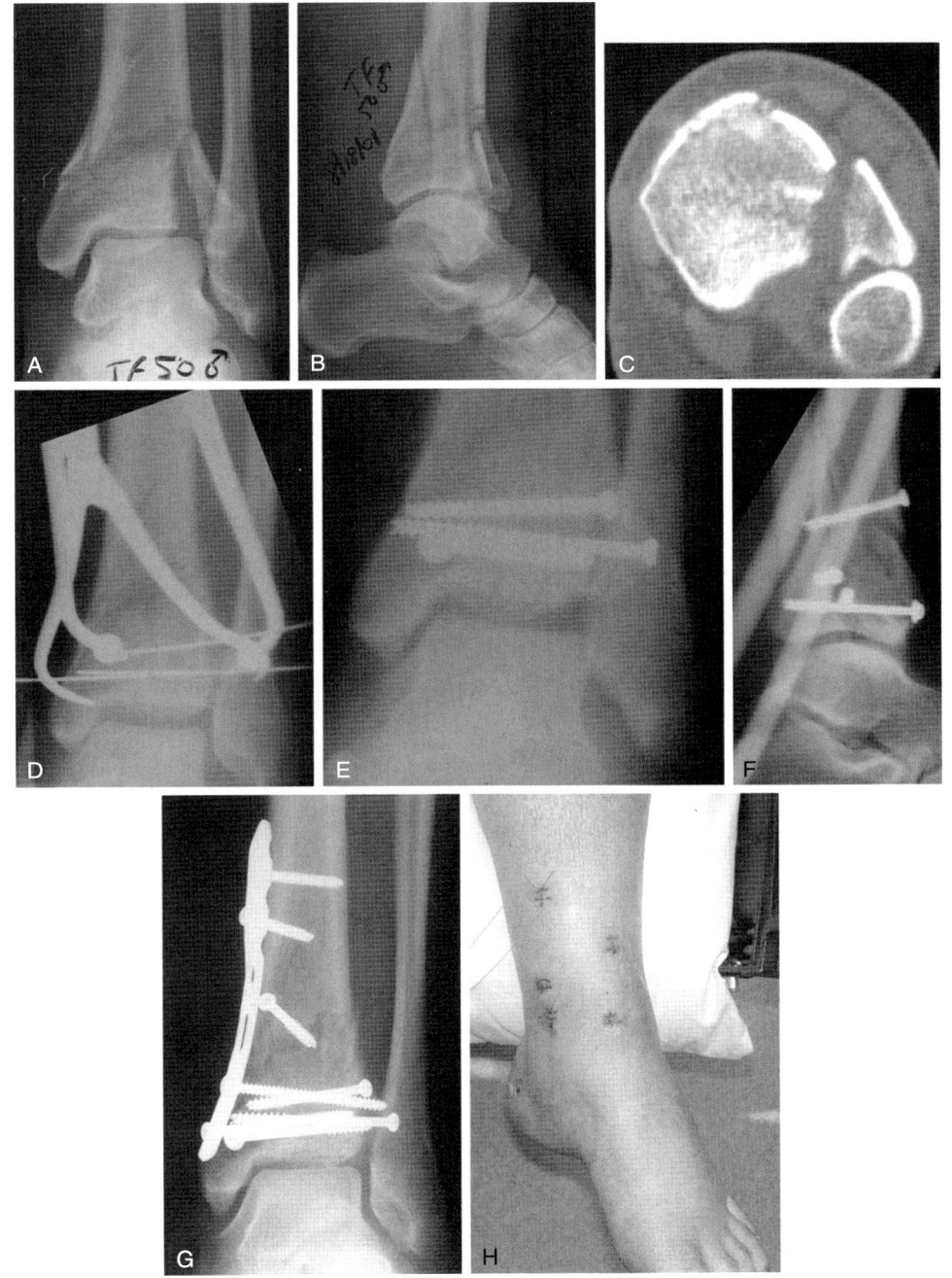

图 59-22　经皮接骨板固定。62 岁老人从 18 英尺高的梯子上坠落,造成 C2 型 pilon 骨折。(A,B)正侧位片显示前外侧骨块移位,伴有缩短。(C)CT 平扫可观察到主要的骨折块及旋转畸形。(D-F)由于组织肿胀,先用跨关节外固定支架固定,通过韧带合页作用使骨折几乎达到解剖复位,然后用两把经皮复位钳进一步矫正骨折块,并用经皮拉力螺钉固定干骺端骨折。(G)两周后再次手术,经皮用预弯的解剖型接骨板固定骨干和干骺端骨折。(H)接骨板固定一周后的伤口。

架[1,2,32,41,78,79,114,132]和非跨关节外固定支架[3,7,59,63,83,97,105,107,129,130]。后者的优点是可通过急性缩短和骨移植使骨折愈合并恢复肢体正常的长度[59]。

　　理想的外固定支架仍未确定。过于柔性的外固定支架可导致骨折畸形愈合、骨不连及骨内植物界面问题[21]。

　　总之,骨折的治疗需要更大的稳定性。胫骨远端关节内骨折最好使用内固定[3,7,11-13,32,42,71,78,79,88,97,105,107,108,114,130,132,142,147]。外固定支架同骨折块间拉力螺钉一起使用,可以避免使用大的接骨板,减少后者引起的皮肤坏死、感染和延期闭合伤口的可能性。然而,骨干干骺端用外固定

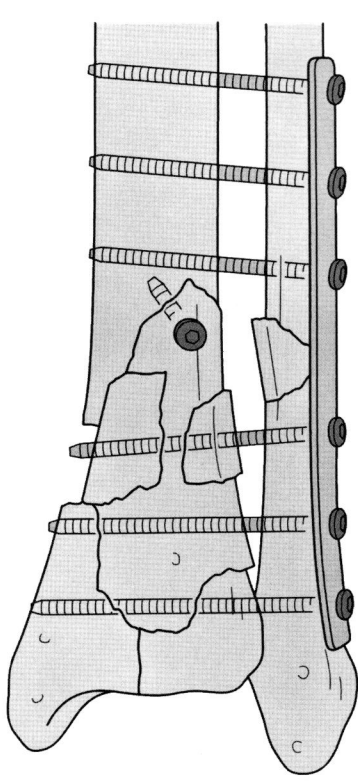

图 59-23　手术方法。"木梳技术"对处理伴有软组织损伤的骨折很实用。胫骨骨折通过腓骨的接骨板固定,螺钉从外向内穿过钉孔固定胫骨骨折。(Redrawn from Heim, U. The pilon Tibial Fracture: Classification, Surgical Techniques, Results. Philadelphia, W.B. Sauders, 1995.)

支架固定后不主张再用螺钉固定[42]。

单用接骨板固定腓骨来治疗胫骨 pilon 骨折已不再被接受[19,100],但可以与桥接外固定支架联合使用。

1. 跨关节外固定支架

急诊用跨关节外固定支架对骨折进行固定的优点较传统牵引更多,它可通过韧带的合页作用使腓骨和干骺端骨折复位,并维持肢体长度和对线,制动肢体,防止软组织进一步损伤,从而促进软组织更快地愈合,避免发生挛缩性马蹄足,同时便于搬动患者。此外,它还有利于对骨折进行术前摄片观察。在分期切开复位内固定前,可短期应用跨关节外固定支架进行固定,直至软组织愈合,如果将跨关节外固定支架作为最终固定方式,该支架可维持使用 6~10 周,直至骨折稳定,再改用内固定、石膏或支具制动[11,37,110,147]。

跨关节外固定支架固定的方法有很多:胫距固定[3,11,13,83,101,142,147]、胫跟固定[13]或两种固定联合使

用[12,32,41,78,79,118,147]。根据骨折的类型和骨科医生的偏好,外固定支架的造型可为单边、三角形(见图 59-24A,也见图 59-9、59-17、59-19、59-30)、环形或半环形[77](见图 59-24B、C,也见图 59-12、59-13、59-25)。器材包括不穿透或穿透骨皮质针、钢丝。固定时应注意一些问题[58]。小腿的长度应该恢复,但不能过度牵引,否则可能会导致畸形、神经血管损伤甚至骨筋膜室综合征等并发症。

一种更简单的外固定方法是在胫骨上穿一枚直径为 5.0mm 的半钉,在跟骨结节上穿一枚直径为 5.0mm 中部带螺纹的钉,然后组成三角形支架。穿跟骨的钉时必须靠后靠下,避免损伤神经血管束。必要时还可在距骨颈穿一枚钉。后部的固定针能够更好地平衡小腿三头肌的致畸作用。为了预防马蹄足畸形和增加外固定支架的稳定性,可用细钉穿过第一和第五跖骨(见图 59-17I、J,图 59-24A 和图 59-30G-J)。增加侧棒,减少侧棒与侧棒或骨中心的距离,更换半钉,加大固定骨折块间的钉距,或增加钉的直径和数量,都能增加外固定支架的稳定性。虽然可以使用直径为 6.0mm 的固定钉,但会使固定部位产生较大的应力变化。例如,跟骨用该钉固定后,与正常的跟骨相比,抵抗破坏载荷的能力将下降 22%[59]。因此,拆除外固定支架后,必须在一段时间内部分负重,使钉孔或其他缺损愈合。

跨关节外固定支架的缺点是它不能进行早期的胫距活动促使关节面的愈合[115,136]。胫跟支架的固定时间过长也可导致距下关节强直。Blauth 等[11]发现,用跨关节外固定支架或石膏固定骨折,平均固定 60 天,其疗效变差。然而,Bone 等[13]的一组 20 例骨折随访报告中,平均随访 18 个月,跨关节外固定支架固定 6~12 周(平均 10 周),踝关节活动度优良者共 15 例。他们认为,这一改善是由于固定时轻度地牵引踝关节,从而使软组织保持一定的张力。同样,Wyrsch 等[147]用跨关节外固定支架固定骨折 6~14 周(平均 10 周),直至骨痂出现。尽管所有踝关节的活动度都有不同程度的受限,但踝关节的评分仍比那些切开复位内固定者佳。其他研究者发现,跨关节外固定支架固定 6~10 周后踝关节的活动度仍可接受[59,63,108,147]。DiChristina 等[32]用跨关节外固定支架或石膏制动踝关节更长时间,达13~22 周,踝关节的平均活动度为:背屈 3.7°,跖屈24°,内翻 12°,外翻 7°。虽然适当的固定时间仍不确定,但仍应尽量避免过长时间地固定踝关节。

铰链式外固定支架除了具有桥接外固定架的各

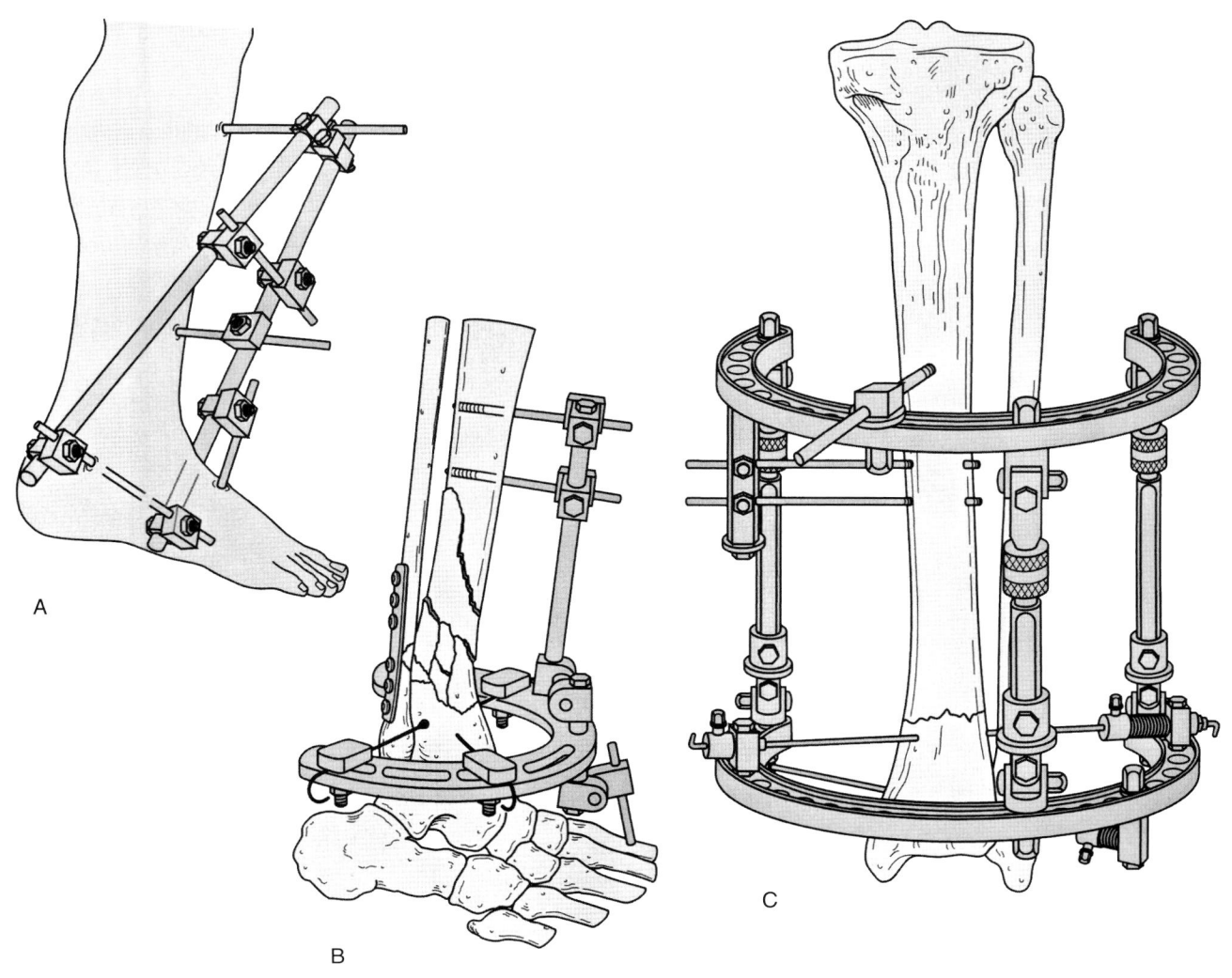

图 59-24　手术方法。(A–C)各种外固定支架。(A, redrawn from Ries, M.D.; Meindard, B.P. Medial external fixation with lateral plate internal fixation in metaphyseal tibia fractures: A report of eight cases associated with severe soft-tissue injury. Clin Orthop 256:215–224, 1990. B and C, Redrawn from Heim, U. The pilon Tibial Fracture: Classification, Surgical Techniques, Results. Philadelphia, W.B. Sauders, 1995.)

项优点外,他还有利于关节的早期活动。Marsh 等[78]介绍了这种外固定支架的使用方法。首先在足后部安装支架远端的半钉。在透视下将钉从踝关节的内侧插入距骨颈和跟骨结节。这些钉将影响铰链式支架的位置,所以必须确保它们同距骨的顶部平行。利用模板在胫骨内缘穿入近端的半钉。然后安装外固定支架牵引易于使骨折复位。

外固定支架固定后还可进行闭合或切开复位。同时可进行内固定、腓骨骨折的固定和干骺端缺损处植骨。最后,缓慢地放松对跨关节撑开,使关节恢复正常的关节间隙。然后将铰链固定在中立位 1~2 周,直至软组织愈合[41,78]。一旦打开铰链,患者即可开始被动和

辅助的主动关节运动。在一项研究报告中指出,外固定支架通常在安装后 4~12 周放松关节,在 8~25 周(平均 15 周)之间拆除[12];然而,最近的另一项研究表明,应在安装后 10~12 周拆除[78]。

目前,尽管铰链式支架已作了改进,使铰链的方向尽可能接近踝关节真正的轴线[41],但铰链式外固定架并不能完全重建正常踝关节的动力学。尽管这些改进的临床意义不明确,但如果外固定支架对线不好,将会引起骨折部位而非关节部位的活动,增加钉道感染和松动的发生率。Dichristna 等[32]发现,他们治疗的 7 例 AOC 型骨折即使不使用关节式铰链,由于出现跟骨钉道感染,不得不在术后平均 8 周时将外固定支架

拆除,固定拆除后渗出就消失。他们还发现,在 2 例 AOB3 型骨折中[32],铰链式外固定支架不能抵抗踝关节的持续性向前半脱位,因此需用一枚钉穿过跟距胫骨固定维持关节的正常对合。然而,这种支架的优点是允许一定程度的早期关节活动。Marsh 等[78]随访了 30 例病例,患侧踝关节背屈平均 8°,跖屈 28°,而健侧

踝关节背屈平均 18°,跖屈 36°。

2.拉张的细针外固定支架

带张力钢丝的环形外固定支架(Ilizarov 和复合外固定支架)能够直接固定胫腓骨远端。因此,这种固定器材能够提供更佳的稳定性,此外,它还不跨踝关节,

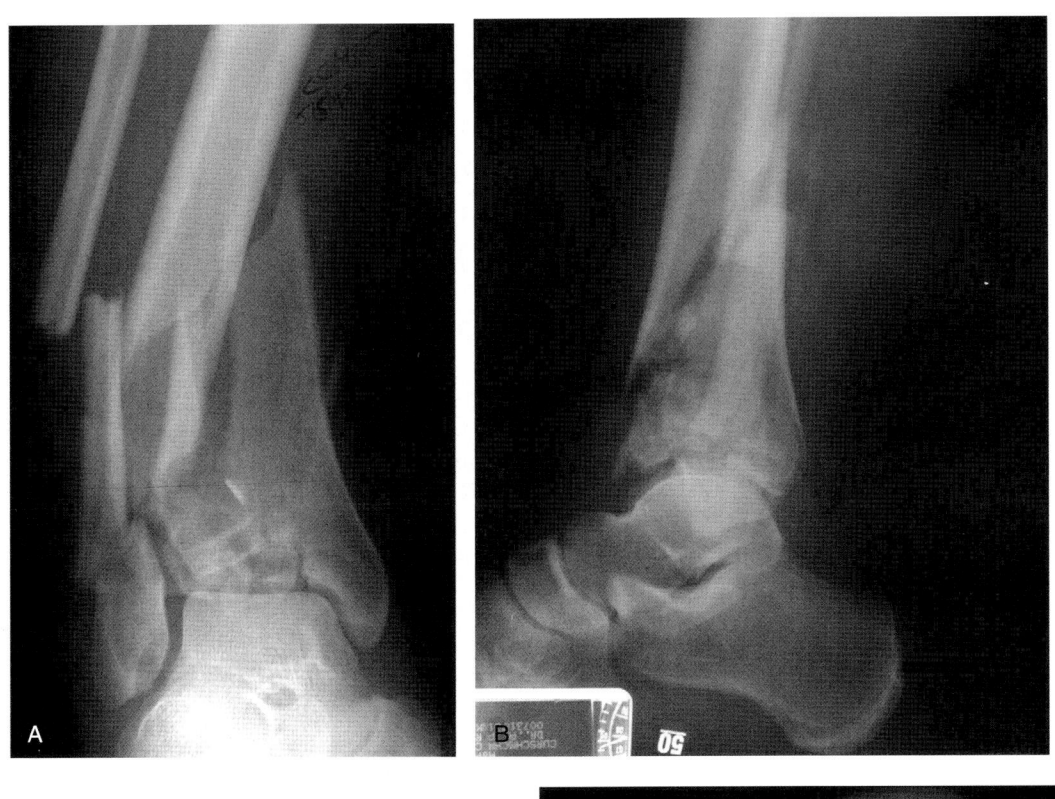

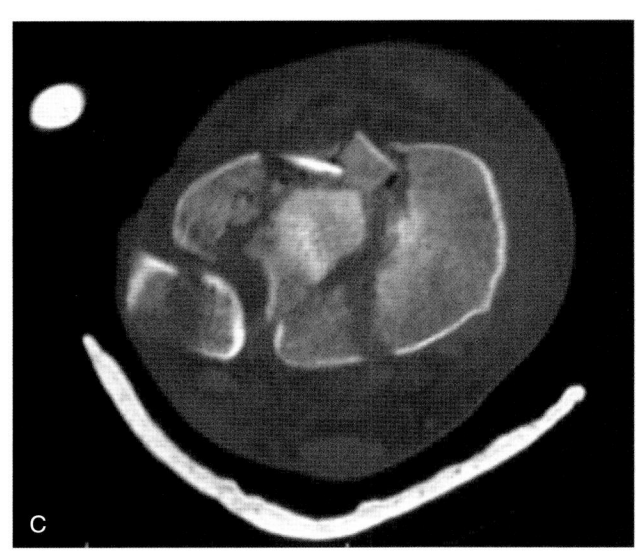
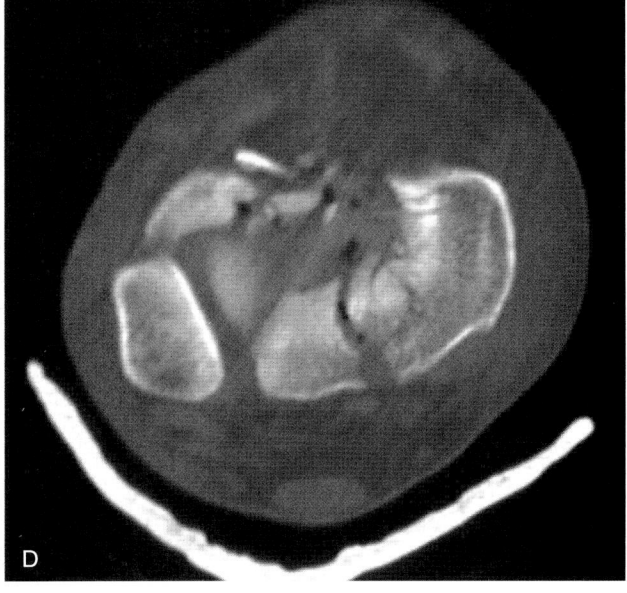

图 59-25 一位 43 岁男性从 10 英尺高处坠落,造成ⅢA 级开放性 C3 型 pilon 骨折。创口和粉碎骨折块位于踝部前外侧。(A,B) 正侧位片显示骨折块严重粉碎、移位及骨折成角。(C,D)横断 CT 扫描显示关节面严重粉碎性骨折。(待续)

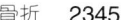

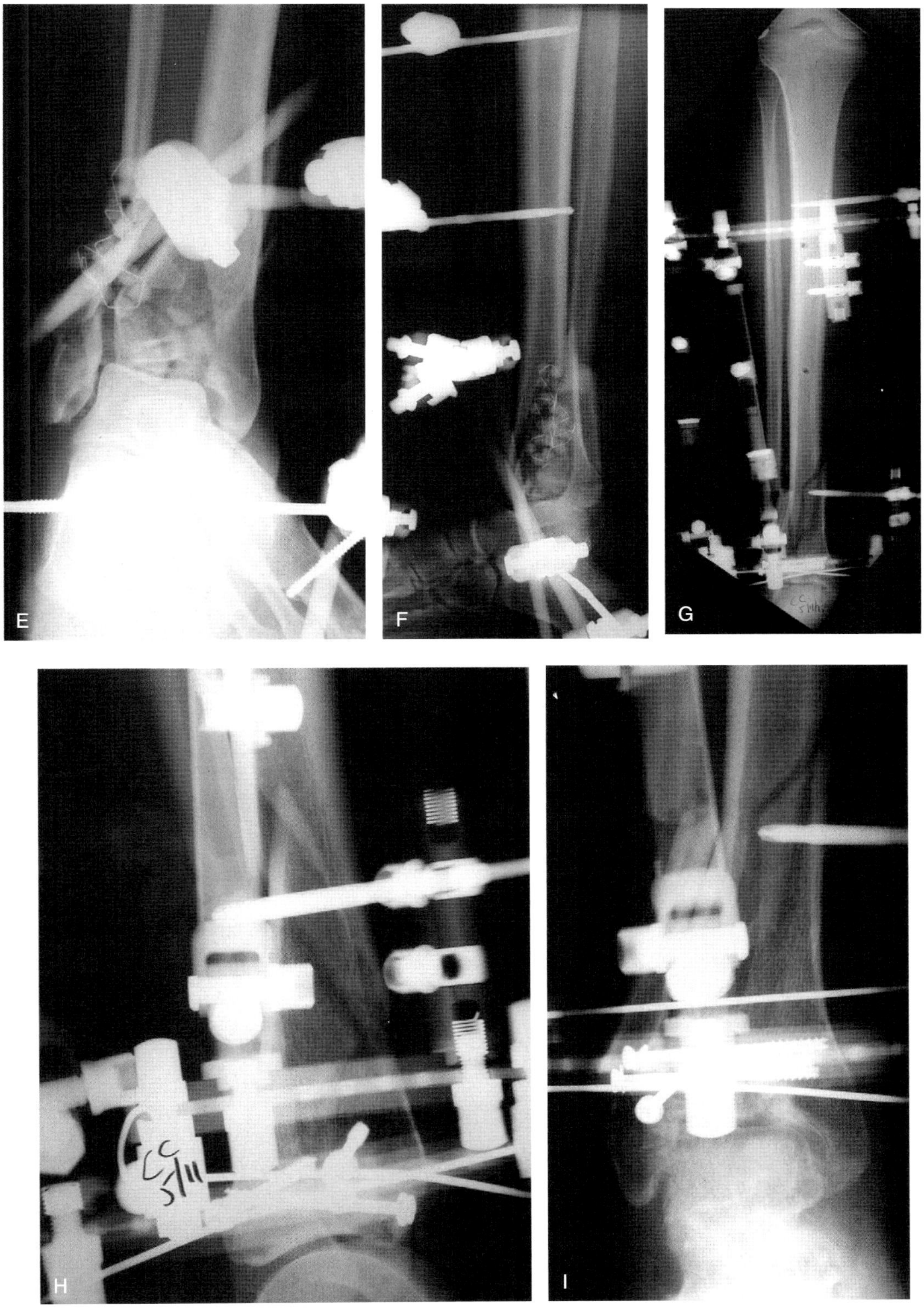

图 59-25(续)　(E,F)急诊伤口灌洗、清创并放入抗生素后,临时用跨关节外固定支架固定,以恢复肢体长度和对线。(G,H)1 周后,由于软组织损伤严重,所以选择关节有限切开内固定术,并用拉力螺钉联合非跨关节外固定支架进行固定。(待续)

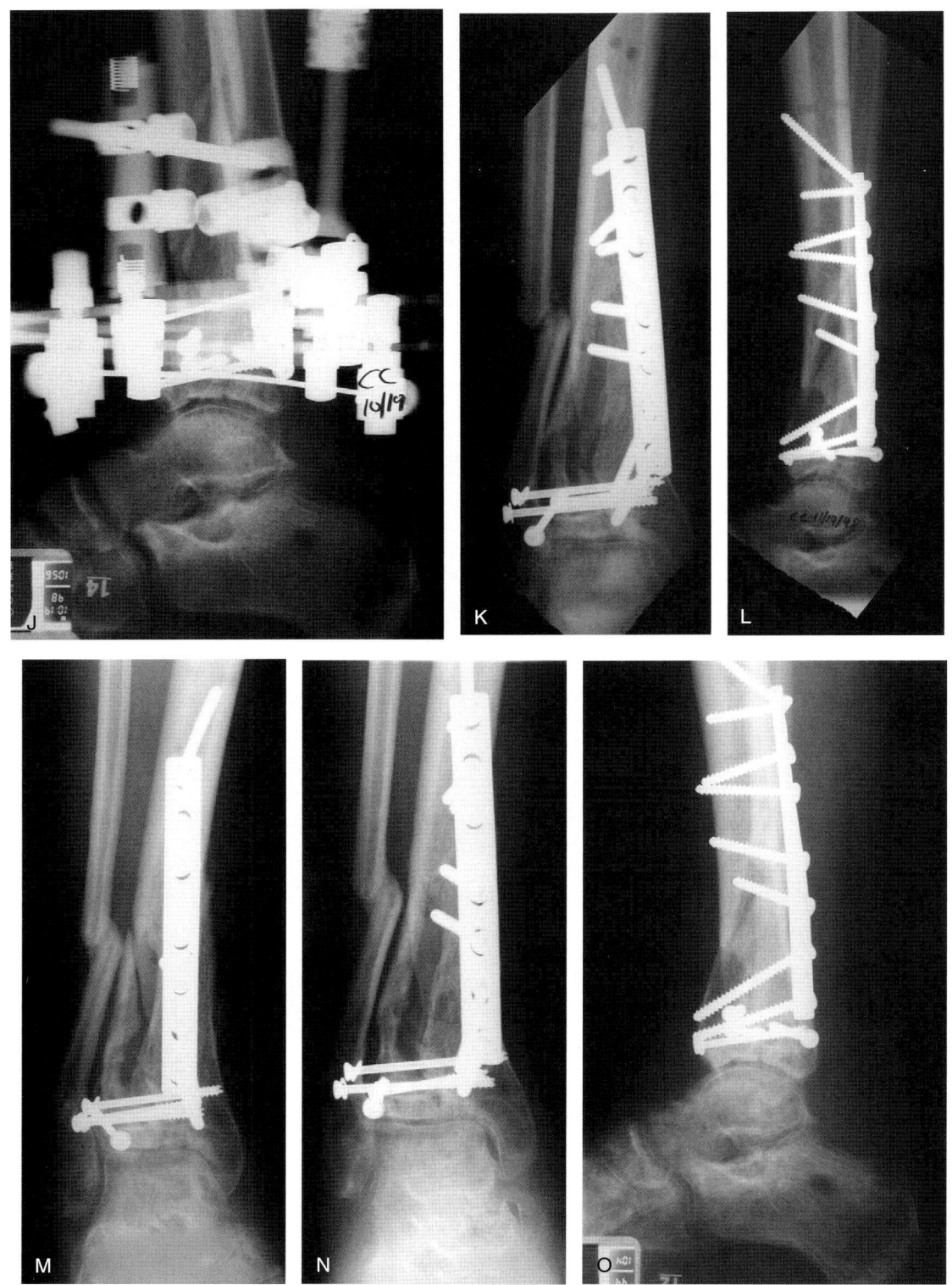

图 59-25(续) (I,J)6 个月后,正侧位片显示干骺端不愈合和关节面轻微不平整。(K,L)正侧位片显示为:骨不连切开复位、髂骨植骨并通过后内侧入路接骨板固定术后。(M-O)伤后第 13 个月,正位、斜位和侧位片显示骨折愈合,无退行性关节病。患者诉有轻微间歇性疼痛,并足趾背伸轻微受限。

所以它不妨碍踝关节运动。对于可以经皮接骨板固定的轻微移位的关节面 C1 型和 C2 型骨折疗效良好[98]。也可固定一些重建后的粉碎性关节内骨折（C3 型），但需仔细放置钢针。此外，如果骨折线延伸到骨干或粉碎严重而需要长钢板固定的骨折，那么这种外固定支架是传统固定架的良好替代品（见图 59-12、59-13 和图 59-25）。

增加环稳定性的方法有很多：①使用不锈钢环或铝环；②使用不锈钢针或钉；③增加针的直径或角度；④采用橄榄头的钢针；⑤在每个固定平面增加针或钉的数量；⑥将钉分别放置在环的上方和下方；⑦在关节周围安装两个不同水平的固定（通常不可行，因为骨块太小）；⑧保持合适的张力；⑨采用直径小的环来减小钉的力臂，或将固定夹向环的内部移动（如果空间允许的话）；⑩在不同平面增加连接棒[22,37,42,67,74,99,106,131,141]。

比外固定支架材料特性更重要的是患者本身的情况。Calhoun 等[21]发现，骨折是否坚强取决于骨折部位的压缩情况，由骨折类型和复位情况而定，而非取决于针的数量、类型及支架的类型。此外，干骺端必须有足够的骨量来提供充分的固定。如果骨块很薄或关节软骨损伤严重，应优先选用桥接外固定支架固定[42]。还可用张力钢丝外固定架固定干骺端骨折，但应暂时避开关节周围薄的骨折区，跨关节固定约 6~8 周（参阅"跨关节外固定支架"一节）[59,63,97]。

外固定支架通常等到骨折愈合后再拆除，一般在术后 8~28 周，平均为 16 周[42,63,97,107,131,142]。待软组织和关节面骨折愈合后，在外固定架支撑下可负重行走。在拆除外固定支架前 1~2 周可适当松动外固定支架。拆除外固定支架后数周内可用石膏固定或拄拐。

安装方法：不同的外固定支架有不同的安装方法，但须遵循一些特定的原则[42,106,129,130]。首先，应先关闭切口，避免外固定支架安装后影响切口的关闭，此外，还能减少固定针产生的皮肤张力。在干骺端使用外固定环时，一般使用 1.8mm 或 2.0mm 直径的固定针[21,42,58,99,120,142]从后外向前内方向、胫前肌腱的内侧缘穿出，如果使用橄榄头的固定针，固定则更为有效（图 59-26）。固定针可穿过腓骨，与踝关节平行，位于固定干骺端骨块螺钉的上方或下方。Lee 等人[70]最近的文献描述了踝关节囊延伸部的解剖结构。胫骨前部踝关节囊延伸部的近端距胫骨远端关节面的距离平均为 9.6mm（范围是 4.9~27.0mm），而关节囊延伸部远端距该关节面的距离平均为 3.8mm（范围是 -2.1~9.3mm）。在胫腓隐窝处，踝关节囊延伸部近端距胫骨关节面的距离平均为 13.4mm[70]（范围是 5.8~20.5mm）。因此，固定针常穿入关节内。当针穿出对侧皮质后，用锤子将固定针击出皮肤，可减少对神经血管束的损伤，减少因热效应产生的皮质坏死。穿针时避免穿过胫前肌腱或趾伸肌腱，可屈趾屈踝以明确是否穿过肌腱。Vives 等人[138]已描述了穿钉过程中伤及神经血管结构的风险。最易伤及的结构是隐静脉和趾伸肌总腱。

然后在第一枚固定针上安装半环，通过一套特殊系统使固定针保持张力（通常是 100~130kg）[67]。选择合适的固定环安装位置，尽量避免因固定环而影响踝关节摄片。以固定环为模板，从后内向前外在后内侧和胫后肌腱的正前缘穿入第二枚钉。两枚针的交角至少为 60°以获得足够的强度[99]。同法使第三枚针保持

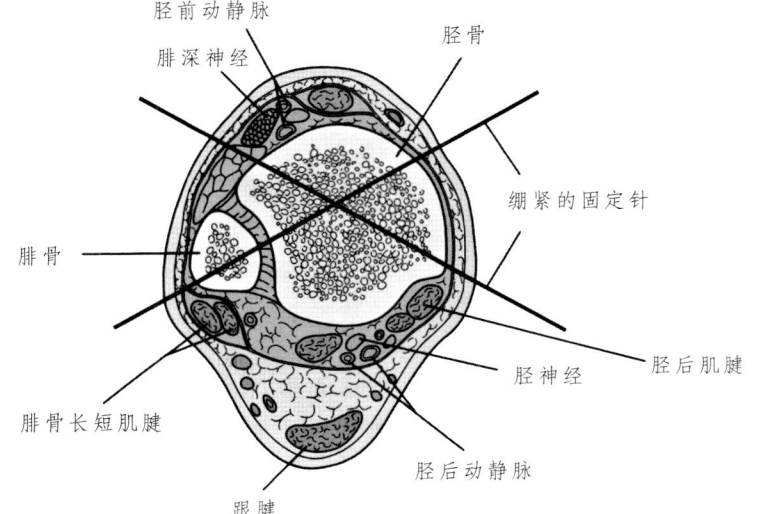

图 59-26 手术方法。外固定支架针或钉穿过踝关节的横断面解剖。(Redrawn from Tornetta, P.; Weiner, L.; Bergman, M.; et al. pilon fractures: Treatment with combined internal and external fixation. J Orthop Trauma 7:489-496, 1993.)

张力。位于环的上下方的固定针具有最佳的稳定性，如果因骨折类型需在同侧安装固定针，必须使这些固定针位于不同高度的平面，防止相互撞击。大多数情况下，增加一枚半钉或全钉，位于前两枚钉之间，可使骨骺部分的固定更加稳定[3,7,42,59,74,131,141]。完成远侧部的安装后，在透视下施予内翻或外翻应力，以了解关节的稳定性。固定针在骨内活动说明固定不可靠，需要更换固定针[42]。

在近端，通常在骨折线的近端 2~3cm 处开始穿钉固定，复合外固定支架通常使用三枚双面的 5.0mm 的半钉。如果骨折线的位置很低，进钉的位置可能离骨折线超过 3cm，以便与外固定支架的连接杆相连。外固定支架常用的构型是在标准的前方平面安装两枚半钉，其他钉则与该平面形成 60°~90°的交角[42]。这些钉同单边或双边外固定支架，或第二个环相连。这种环形外固定支架上与近端环相连的针或钉的组合数目不限。通常，至少需要 3 枚钉连接固定架的近端和远端部分以获得最佳的稳定性。如果不能调整连接夹，则必须在骨折复位后安装外固定支架。

一旦远端和近端都固定后，调节远端的固定环和近端的固定使干骺端与骨干对线，然后锁紧外固定支架，并根据不同外固定支架的功能可进一步作调整。

五、关闭伤口

仔细处理软组织可减少并发症。使用小的负压吸引可以避免死腔和积液。修复关节囊后，仔细分层关闭胫骨前侧的切口。深部用 2-0 可吸收缝线，皮肤用 4-0 的 Allgöwer-Donati 尼龙线[14,83,86,95]。不要使用皮钉，因其不能调节伤口的张力，容易引起皮肤坏死[134]。皮肤皱褶消失，出现张力性水疱，无法扪及骨性标志是一期闭合的相对禁忌证[72,127]。开放性骨折的创口，毛细血管充盈不良或皮瓣发白，是一期闭合的绝对禁忌证[72,134]。然而，最近经仔细选择并一期闭合开放性伤口的报道在逐渐增加[103,149]。

如果前方的创口关闭后张力不大，可同法关闭后外侧创口。如果不能关闭，可将腓肠肌膜和腱旁组织与深筋膜和前后两侧皮瓣的皮下组织缝在一起[72,83]。这样可以覆盖骨与内固定物，同时减少内侧皮瓣坏死的可能。随后可进行植皮或延迟关闭切口，通常最早在术后 3~5 天进行[72,83]，但在某些情况下，最长可达 10 天[127]。

关闭切口后，外敷松软的无菌敷料。采用切开复位内固定的患者，术后用 U 形石膏或支架固定，保持

踝关节 90°，以防止马蹄畸形。如果患者行外固定支架固定，而跖骨没有相应固定，可在外固定架上附加一个足垫。离开手术室前必须摄全长的正侧位 X 线片。

任何明显的皮肤坏死都要考虑进行软组织移植手术，如游离皮瓣移植，约 35% 的病例需要进行该项手术。如果必须进行这项手术，应尽快进行，但必须没有感染的征象[27,103,149]。旋转皮瓣在这个区域的效果不佳，因为该区的血运不良[134]。尽管游离皮瓣较臃肿，影响舒适及穿鞋，但它仍然是最佳的覆盖方式。Conroy等人[26]最近的一篇文献，报道了 32 例采用急诊清创、固定和带血运的肌皮瓣覆盖治疗的 Gustilo Ⅲ B 型损伤。其中出现 4 例浅表感染，2 例深部感染，2 例截肢。在术后 4.2 年内无一例需要做踝关节融合术。其他可选择的皮瓣有阔筋膜张肌、肩胛肌、背阔肌、腹内斜肌、腹直肌、腓肠肌皮瓣和各种皮肤筋膜瓣[46,117,134]。

第七节　开放性骨折

开放性骨折应该根据急症处理原则进行治疗[50,102,118,142,147]。这些原则强调破伤风预防、早期合理应用抗生素[50,102]、早期仔细清创和骨折固定。如果手术不能及时进行，在急症室内对伤口进行灌洗有利于后续处理，不过这种处理有增加伤口污染的风险。

而有争议的无污染的伤口可早期闭合或暂时敞开以备再次手术。然而，对于严重污染的创口通常用无菌敷料填塞，然后再用带抗生素（珠袋技术）或无抗生素的无菌膜覆盖，或用真空辅助闭合器械关闭伤口。

最近，Zalavras 等[149]讨论了关闭伤口对于开放性骨折的作用。他们发现全面清创后早期关闭伤口将会降低感染率。此外，早期关闭伤口还可防止继发性伤口污染，降低手术并发症，缩短住院时间，节省治疗费用。然而，开放性骨折早期闭合伤口后要保留气口，其原因主要是担心梭菌感染导致肌肉坏死。因此，开放性骨折早期应该敞开伤口，以防止厌氧菌感染，同时利于伤口引流和观察。早期清创过程中所做的新切口，以及暴露骨骼、肌腱、神经和血管的伤口应该早期闭合，将其余的创口敞开。他们建议用薄膜覆盖创口，但不要更换病房的被褥。Parrett 等人[103]最近建议应该在 7 天内闭合创口，以防止感染、骨髓炎、骨不连和软组织进一步坏死。他们认为 Ⅰ 型和大部分 Ⅱ 型开放性骨折可早期关闭创口，但是对此观点仍有争议。

一部分研究表明，开放性骨折与术后感染存在关

联[11,90,117,124]，其他研究则表明，开放性和闭合性骨折的感染发生率相差不大[13,52,63,126]。Swiontkowski 等报道，26 例开放性 pilon 骨折行切开复位内固定术后深部感染的发生率为 11%，而 58 例闭合性骨折的深部感染发生率则为 4%。然而，Bone 等人报道的 12 例骨折无一例发生感染。Heim 治疗了 615 例骨折，其中 21 例发生骨髓炎（3.4%），这些感染平均分布在开放性和闭合性骨折中。开放性 pilon 骨折用分期切开复位内固定后感染的发生率为 0%~9%，与闭合性骨折切开复位内固定的结果相当[101,118]。更加严重的开放性骨折往往伴有严重的软组织损伤，应行胫骨跟骨外固定支架固定（图 59-29），必要时前足也一起固定（参阅"半针外固定架"一节）[61]。这样可以维持下肢的长度、对线及骨折端的稳定直到软组织条件改善，可以进行最终的固定手术。Ilizarov 外固定支架已经被用来治疗高能量枪击伤，在骨损失严重情况下，这种支架便于进行植骨[148]。特殊情况下，软组织和骨质损伤非常严重，以致于必须实施挽救手术（参阅"无法重建的 pilon 骨折"一节）。

第八节　术后护理

虽然适当抬高肢体至少 2~3 天是很重要的，但是也不能过度强调它的重要性。事实上，Ruëdi 和 Allgöwer[111]推荐在最初 5 天里抬高肢体卧床休息。

根据伤口情况，术后持续运用抗生素 24~72 小时。另外，可使用抗血栓预防剂。如果使用了外固定支架，那么我们建议按时清洗针孔，然后用纱布覆盖针孔和皮肤接触面。一些人建议用稀释的过氧化氢溶液，其他一些人建议用生理盐水或干敷料[57]。一旦伤口和针道愈合，我们鼓励患者每天用香皂清洗。Davies 等最近发表了一篇文章，其中比较了各种固定针护理技术，发现：在安装固定器械时避免组织暖性坏死（脉冲）和血肿形成可显著降低感染率。另外，用酒精洗必泰清洗针孔，以及每 7~10 天更换敷料产生的封闭性压力大大降低了针孔感染的概率。

很多医生建议早期进行踝关节的主动活动，很重要的一点是必须等到软组织表现健康、手术伤口愈合才开始，至少要 48 小时，但经常需要 5~7 天或者更长。对于切开复位内固定的 pilon 骨折，有些学者甚至建议患者在开始活动范围的锻炼之前使用短腿不负重石膏 3 周或者 6 周[118,142]。

在术后软组织愈合，肿胀消退后，患者可以使用拐杖不负重行走。弹力袜有助于减少水肿[52,86]。一旦能够很好地调节踝关节，那些合作的患者可以拆掉石膏开始更多的有力的主动活动，通常大约是在 10 天到 2 周时。那些特别合作的患者，允许在第 2 周带支具的全足负重[86,113,131]，最小重量（20 磅），但大多数学者还是建议 6~8 周的不负重[14,42,142]。

骨折的愈合过程可以通过每月一次的放射影像来检测。一个胫骨 pilon 骨折的愈合过程通常需要 10~16 周[7,14,101,118,127,147]。因此，经过 3 个月时间，在放射学影像证实骨折愈合后，可鼓励患者进行完全负重行走。对于一些严重粉碎性骨折和那些伴有严重软骨破坏性的患者，我们建议较长时间（达 14~26 周）的保护性负重[52,107,111,112,127,131]。

第九节　无法重建的 pilon 骨折

随着现代骨折护理技术和微创技术的开展，大多数 pilon 骨折被认为是可挽救的。然而，对于某些伴有重度创伤的损伤，认为重建手术是不可能的，或是不合适做重建手术。在这些病例中，必须考虑关节融合术和截肢这两种可供选择的治疗方法。

早期关节融合术的指征是关节或干骺端严重粉碎性骨折及大块骨缺损无法进行重建[27,49,92,100,114,116,121]。这种情况下进行关节融合通常很困难。这些病例中发生并发症的概率达 50%，同时发生感染和一期关节融合失败的概率为 0%~23%（参阅"并发症"一节）[26,29,47,52,75,122]。最好在早期恢复肢体对线、长度及保存骨量，并且推迟到骨组织强化及软组织恢复后再进行融合术。有些患者可能重获满意的踝关节运动功能，或对踝关节僵硬适应良好，从而对关节功能较满意。骨折愈合并对线良好将提高患者的满意度[11,31,39,68,101,112]。

如果必须实施早期关节融合术，则可实施许多不同的肢体挽救方法（参阅"晚期并发症"一节中的"创伤后关节炎和慢性骨髓炎"）。Sanders 等人[116]通过运用一组阶段性的治疗程序治疗了 6 例ⅢB 型开放性 pilon 骨折患者，其中包括：清创、临时放置抗生素珠链、合成生物敷料临时覆盖伤口、静脉应用抗生素 6 周、软组织覆盖及胫距关节融合术。先行髂骨植骨，然后在前面用塑形 4.5mm 动力加压钢板固定，以实现关节融合。如果远端固定到距骨的固定不牢固，可将钢板延伸到跟骨上，如果需要，也可达到舟状骨。尽管所有的病例的感染都得到根除，关节得到融合，但是每个患者至少接受 5 次手术（平均为 9 次）。医疗费用相当高,并且身体和社会心理功能受到的损害持续存在。作者建议把延迟截肢当做一种保守治疗方法,尽管遭到所有患者的拒绝。

即使给予最好的护理,有些患者最终将不得不选择截肢[52,53,90,116,120](图59-27)。在该区域进行动脉重建极少能获得成功[52]。对于这种严重 pilon 骨折,即使血管能够再生,挽救措施的疗效仍然不佳,尤其是累及小腿和足部的严重损伤[47,80,116,120,124]。与实施挽救手术相比,安装下肢假肢却可早期获得接近正常的功能。所以,应该将截肢治疗告知受到严重损伤的患者。同时医生也必须明白挽救严重受损的肢体,疗效常不尽如人意,而且社会经济代价较高。

第十节 并发症

pilon 骨折的术后并发症很常见,尤其是那些高能量外伤者[7,17,18,52,88,94,100,105,109,124,126,130,134]。可分为早期并发症和后期并发症。

一、早期并发症

软组织问题比较常见,发生率为 0%~37% 不等[19,25,52,71,88,92,100,105,142,147]。它与损伤的严重程度密切相关。

软组织损伤的发生可归因于胫骨前内侧面较差的血管分布(流域效应),那里缺乏肌肉组织无法提供穿支动脉[134]。经典的前内侧及后外侧切口切断了来自腓动脉和胫后动脉支配皮肤血供的穿支动脉。然而不幸的是,尽管在做这些切口时保护了胫前动脉的跟骨分支,但是这些脆弱的血管往往在原始外伤时就已经损坏了[134]。如果再加上术中过度的软组织切开和骨膜剥离,无疑会增加更多的风险,包括血肿形成、伤口裂开、皮肤坏死、慢性水肿、淤滞溃疡形成以及感染[18,52,88,127,133,134]。

皮肤的坏死剥落和裂开的发生率为 5%~14%[52,100,142,144,147],但在软组织无法抵抗感染的手术患者中发生率将超过 1/3[126,147]。即使在某些软组织条件适宜的情况下,也可以见到内侧伤口边缘的边缘性坏死(见图 59-9、59-19)[83,118]。幸运的是,这种边缘性坏死通常可以通过局部伤口护理得到愈合。

浅层感染起源于软组织,随后可向骨组织播散[52]。浅层的感染率为 8%~20%[18,25,71,88,107]。深部的感染率据报告为 0%~55%[17,25,88,94,100,107,124,126,142,147]。存在伤口污染和外伤严重性增大,是不利于内固定的使用和时机把握的重要因素。Teeny 和 Wiss[126]指出,感染是粉碎性骨折(在 Ruëdi III 型骨折中发生率从 0% 升高到 37%)以及

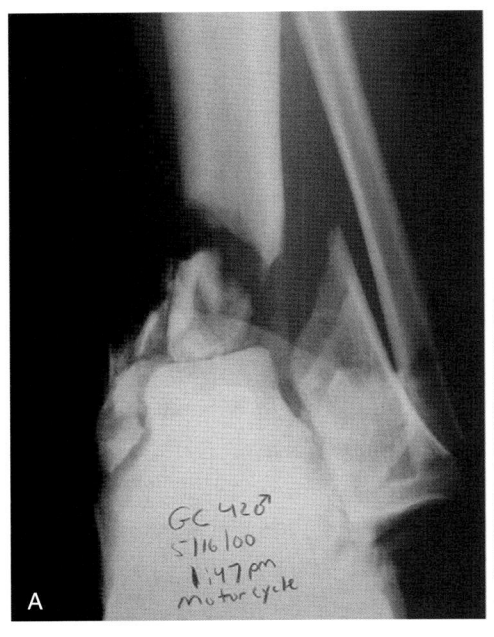
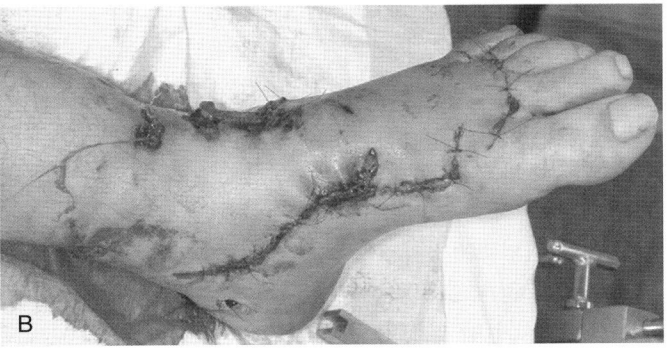

图 59-27 (A,B)一名多发性创伤患者的 AOC3 型, II C 型开放性 pilon 骨折的正位片,该患者同时还伴有前臂骨折和复杂的开放性骨盆骨折。入院时,超声检查只能得到胫后动脉的搏动(肢体撕裂严重程度评分为 6 分)。早期治疗包括冲洗、清创、松解伤口和外置外固定支架。到了第二天脉搏完全消失。由于病情的严重性,pilon 骨折的严重性,并考虑到肢体缺血时间将近 7 个小时,对他实行了膝下截肢。

那些伴有软组织问题的（发生率升高 6 倍达 43%）特征。高感染率也与急性期的切开复位内固定相关[52,147]。另一个重要因素是手术组的技术水平，经验不足常会导致灾难性的结果[112,126]。伤口的并发症可以通过正规采用阶段性治疗大大减少[3,11,36,101,116]，通常包括早期腓骨的切开复位内固定以及架设外固定支架，直到软组织条件稳定后再延迟进行切开复位内固定。这些生物学治疗方法可使闭合外伤的感染率降到 0%~3%，开放性骨折的感染率高达 10.5%，同 pilon 骨折的既往感染率相比这是令人满意的[11,101,116]。

尽管外固定支架有助于减小某些切开复位内固定的相关问题，但是也带来了一些新的并发症。安放外固定支架时金属线和针要穿过肌腱、血管和神经，损伤这些结构同时也增加了感染的风险。特别是针道感染，它是安放外固定支架后最常见的并发症，它的发生率通常为 5%~20%[3,32,42,43,48,58,130,131,144]。其他一些研究显示的数据与此不同，据报道，发生率可以高达 100%[32,58,142]。一部分问题在于我们怎么样来定义针道感染。幸运的是，大多数所谓"感染"对局部伤口护理和口服抗生素反映良好，通常用第一代先锋霉素，如头孢氨苄[58]。尽管经过了这些治疗，但是有些病例还是出现了较多的针道流液和松动，并且需要去除支架[32,60]。最近的一项研究表明，复合式外固定支架的结果很糟糕，据报告在调查的 34 例患者[3]中出现了 15 项并发症，其中包括伤口问题和感染。特别要注意的是复合式外固定支架或者 Ilizarov 外固定支架的近关节特点，此时针道感染可以进入骨折位置，并且影响到干骺端的螺钉或者关节[7,43,58,87,131,144]。

在一项对 145 例骨折（56 例 pilon 骨折）使用复合式外固定支架治疗的回顾性研究中，Huston 和 Zych[58]发现，所有病例的针道感染率为 13%（把感染并发症定义为局部伤口护理和抗生素对其无效）。然而所有的患者都需要在其治疗的某个阶段口服抗生素，平均为 14 周（6~32 周不等），9 例针道感染中有 8 例得到改善，其中 2 例通过静脉应用抗生素，5 例通过对针道的局部冲洗和清创，1 例在第 23 周对深部感染进行清创。另一例化脓性关节炎在第 24 周行关节腔冲洗和清创，随后行关节融合术。笔者建议，早期应用抗生素治疗针道周围浅表红斑，应用有力的冲洗和清创来治疗深部感染，对于化脓性关节炎则行关节切开配合静脉应用抗生素。

尽管通常不认为深静脉血栓与胫骨 pilon 骨折有关，但是据报道这类患者中发生深静脉血栓的概率为 12.5%，而所有胫骨骨折患者中发生深静脉血栓概率高达 77%[1,44]。深静脉血栓的危险因素包括：高龄、手术时间较长和骨折延迟固定。建议预防和充分监护深静脉血栓，以降低肺栓塞发生率和慢性静脉功能不全。

二、后期并发症

后期并发症通常与外伤本身的严重程度以及原始创伤和手术造成的软组织损伤的程度有关。这些并发症包括骨不连、畸形愈合、创伤性关节炎和慢性骨髓炎。

(一)骨不连和畸形愈合

骨折延迟愈合和畸形愈合的发生率为 4%~36%[3,7,17,18,52,88,100,101,107,126,142]。Teeny 和 Wiss[126]发现，在 Ruëdi Ⅲ型骨折中发生率最高（Ⅲ型达到 27%，相比较而言 Ruëdi Ⅰ 型和 Ⅱ 型的发生率为 7%），其中 55% 的病例需要植骨。pilon 骨折骨不连的治疗具有相当的难度，因为它需要复杂的技术，包括畸形矫正、植骨和稳定。

使用外固定支架出现的越来越多的问题是，干骺端与骨干连接处的骨折畸形愈合、延迟愈合和骨不连[3,7,105,107,141,144,147]（见图 59-25 和图 59-29）。Anglen 观察到，34 例中有 7 例使用复合式外固定支架治疗发生了骨不连，相比较而言，25 例采用切开复位内固定治疗的一例也没有。这些骨不连病例中有 5 例发生在干骺端和骨干连接处，2 例发生在干骺端。在一项对于以外固定支架治疗 pilon 骨折失败的 39 例病例分析中，Watson 和同事[141]发现，64%(25 例)畸形愈合或骨不连位于胫骨干骺端。他们把这个问题归因于：无法辨认这个部位骨折粉碎程度和骨丢失，植骨的失败，以及腓骨的完整或者钢板固定后支架动力作用时阻止了骨折部位的加压作用，并伴随出现骨折的内翻塌陷。固定失败的其他原因包括：植骨失败；固定不够稳定，在干骺端仅使用 2 根金属线（占 15%）或在骨干部位仅用 2 枚 Schans 针(7%)；以及干骺端或关节面复位不良（12% 的病例）。尽管单边的踝关节桥式支架结构不是机械性失败的内在原因，但是有 55% 的环形外固定支架的框架不稳定性是产生并发症的一个直接原因。其他一些学者指出，早期去除复合式框架结构，特别是在腓骨被固定的情况下，可以导致骨折随后发生内翻塌陷[42]。

为了提高骨折的治愈率，减少畸形愈合，在一些严重的干骺端结合部粉碎性骨折或伴有骨缺损的患者中，可以使用延迟一期植骨。通常植骨的最佳时机是在 4~8 周[7,105,144,147]，也有些学者建议延迟到 10~16 周[42,105,147]。对于伴有严重粉碎、骨坏死或创伤性关节炎的一些难治性骨不连，需要考虑挽救肢体的治疗方法（见"创伤后关节炎"和"慢性骨髓炎"）。

根据治疗方法的不同，骨折畸形愈合的发生率为 2%~58% 不等[17,18,88,100,105,109,126,142]。后干骺端的畸形愈合可导致慢性疼痛，而且需要行重新对线对位手术。关节内的畸形愈合通常很晚才发现，从而不可避免地会发生创伤后关节炎[6,14]。即使考虑手术治疗，复位不良后重建关节面的关节内骨切开术也具有非常大的难度。

(二)创伤后关节炎

由于关节损伤、制动及软组织疤痕的联合作用，关节发生一定程度的僵硬是不可避免的。但是，允许早期活动的骨折固定可以最大限度地减小这个问题并改善关节功能[41,78,86,147]。据报道，在 pilon 骨折患者中，创伤后关节炎的发生率为 13%~54%[17,18,52,88,100,109]，很可能与创伤、机械性磨损以及软骨下骨的无血供坏死共同作用相关[16,89,143]。Bourne 等人[18]发现，在复位差的患者中，这种并发症的发生率为 100%。Babis 等[6]发现，处在骨折复位"中等"和复位"较差"之间的患者，其中获得长期较好疗效的患者只有 1/3。

骨折粉碎程度可以严重到一些小的无血供的关节软骨和软骨下骨碎片必须清除的程度，从而在关节表面留下空隙[127]。尽管很难发现无血供坏死的证据，但是如果复杂骨折在解剖复位后出现早期关节炎症状，我们就可以对此提出怀疑[9,52,100]。

踝关节关节炎的治疗首先从非手术方法开始，包括控制活动、应用非甾类抗炎药和支具。后期的治疗可以采用一种系紧的踝支具（一种矫形器），或者是一种带弧形底面的坚硬的踝足矫形器[14]。一旦这些治疗方法不能有效缓解疼痛，应该考虑行胫距关节融合术（图 59-28、59-30）。融合成功后，长期随访该治疗方法的结果常显示日常活动的良好功能，但是最常见的活动受限是跑步困难[75,93,122]。对于一些较严重的损伤，pilon 骨折后的关节融合率为 6%~26%[11,17,18,94,101,109,126]。据 Bourne 和同事们[17,18]以及 Teeny 和 Wiss[126]报道，Ruëdi Ⅲ 型骨折的关节融合率分别为 32% 和 26%。Sanders 和同事们[116]治疗的所有 5 例Ⅲ型开放性 pilon 骨折都进行了关节融合术。

可以实现胫距关节融合的方法具有许多种[27,47,49,57,80,92,93,100,113,116,120,121]（见图 59-28、59-30）。对于获得良好对线并愈合的但是却发展成创伤后关节炎的

pilon 骨折，通常可清除保留的关节软骨，并用松质骨螺钉固定胫距关节，从而使关节融合。同时拆除早期的固定器械。有些学者描述了使用薄型钢板固定来进行踝关节融合术[48,93]（见图 59-29、59-30）。然而金属的暴露、感染以及距骨的骨折使它的应用变得十分复杂。为了减小这些问题，Gruen 和 Mears[49]推荐了一种后侧入路，避开原切口中遭受损伤的组织，并且为金属内固定物提供了较多的软组织覆盖。Morgan 等[93]在对 5 例 pilon 骨折的治疗中，采用改良后侧入路置入一块 90° 的薄型插入钢板并进行自体骨植骨，达到了关节融合（有 1 例患者采用了外侧入路）。在初步报告中，所有 6 例患者在 26 周内最终都获得了简单骨性融合。

Marsh 等[80]推荐了两种治疗创伤后关节炎伴踝部骨不连的方法。手术方法的选择依据受伤部位的放射影像学表现以及有无感染。其中 2 例肥大型骨不连患者采用内、外侧 1/3 管状钢板固定。3 例萎缩性骨不连及有感染史的患者采用外固定支架结合植骨的方法。2 例伤口活动性渗液的患者需要清除骨不连部位以下的胫骨远端和距骨顶部的软骨，运用单边外固定支架把距骨和胫骨远端压紧。随后通过牵张诱发骨再生从而重新获得长度。尽管 7 例患者中有 6 例达到了骨性愈合，但是作者发现，这种治疗方法冗长的治疗时间（达到融合需要 7.5 个月，外固定支架需要固定 6 个月才去除，支具要持续应用 11 个月），时常发生并发症（2 例因为再次感染需要再次清创，2 例因为再次骨不连而需要第二次关节融合术），昂贵的医疗费用以及功能结果的评价（SF-36），明显差于年龄匹配的对照组。尽管他们的这种技术是一种有效的替代截肢的方法，但笔者建议，在术前决定治疗问题时，对于一些考虑进行截肢的患者（特别是出现感染者），应仔细选择病例。

(三)慢性骨髓炎

慢性骨髓炎是与 pilon 骨折相关的最具破坏性的并发症（图 59-30），当手术入路通过了缺乏抗感染能力的软组织时，它的发生率可以高达 1/3~1/2。治疗结果无法预测，通常很难获得一个有功能的踝关节，而且最终的结果往往是关节融合甚至截肢。

处理慢性关节炎的基本原则包括：对所有感染坏死骨组织及周围软组织进行侵入性彻底清创，去除所有残留的金属固定物，制动，合理地应用抗生素（包括应用抗生素浸润的聚甲基丙烯酸甲酯珠链），以及填充死腔[24,25,47,57,64,120]。对于一些小的缺损，通过局部的自

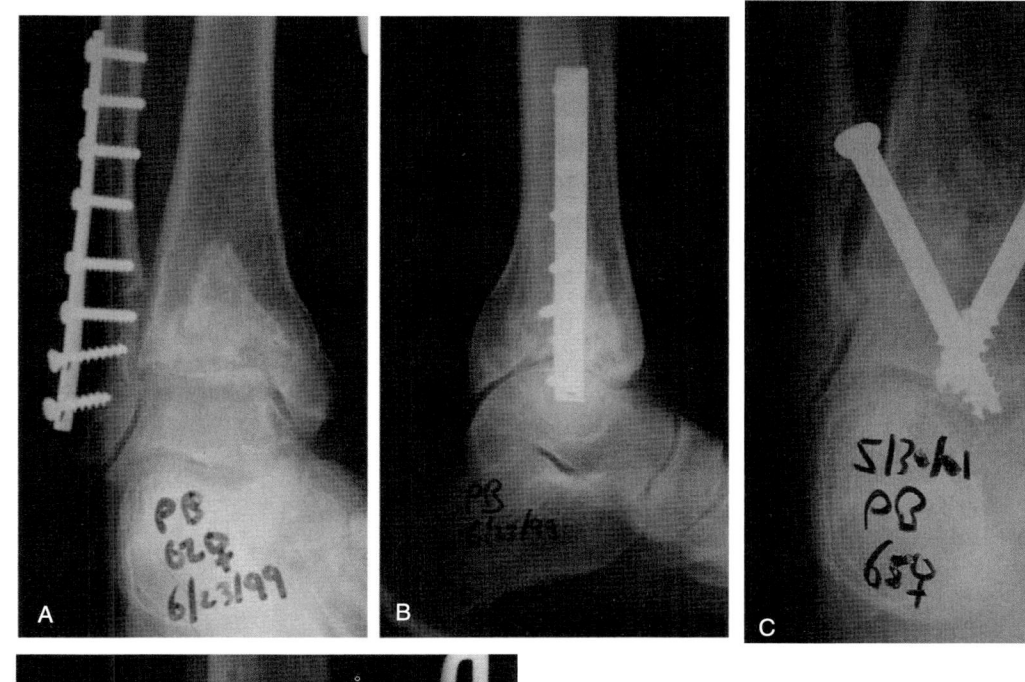

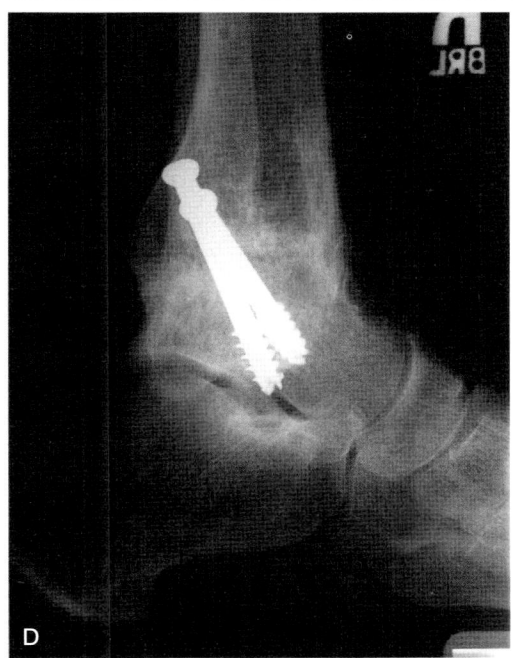

图 59-28　一位 64 岁女性在遭受 pilon 骨折 8 年后出现了踝关节疼痛。骨折的最初治疗是切开复位内固定,并植入骨替代物,随后取出胫骨的植入物。(A,B)正侧位 X 线片发现严重胫距关节炎,但是对线对位正常,且没有骨缺损。(C,D)正侧位 X 线片证实 2 年后胫距关节成功融合。然而患者因与远侧胫腓关节相关的前方疼痛逐渐加重而返回医院,通过简单地切除腓骨的末端疼痛得到有效的缓解。

体骨植骨可以有效填充骨缺损空隙并促进愈合。对于巨大缺损,可选择的治疗方法包括:大块骨植骨,三面皮质的骨块,带血供的植骨,骨转移技术,局部皮瓣,以及各式各样的游离组织转移法[23-25,47,116,120]。大块自体骨植骨的治疗时间长,需要多次手术,同时要牺牲双侧髂骨[23,116,120],而且这种方法治疗失败的后果是截肢。据报道,使用游离带血供的植骨治疗取得成功的占 60%~83%[62]。由于患者要保留一侧正常的下肢,所以最好保留对侧的腓骨。

在一些病例中,感染可以表现为在初次手术后数周或数月于螺帽或其他金属内固定物处出现局部皮肤坏死剥落。假如固定是稳定的,金属的暴露很少,炎症反应局限在剥落皮肤的周围,骨组织是可以存活的,而且骨折愈合的迹象十分明显,那么可以等到骨折愈合后再去除这些暴露的内植入物。一系列放射学影像是十分重要的,其可以显示出所有骨块废用性骨质疏松的迹象。死骨是不透射线的。

大多数持续存在的或重复出现感染的患者最终

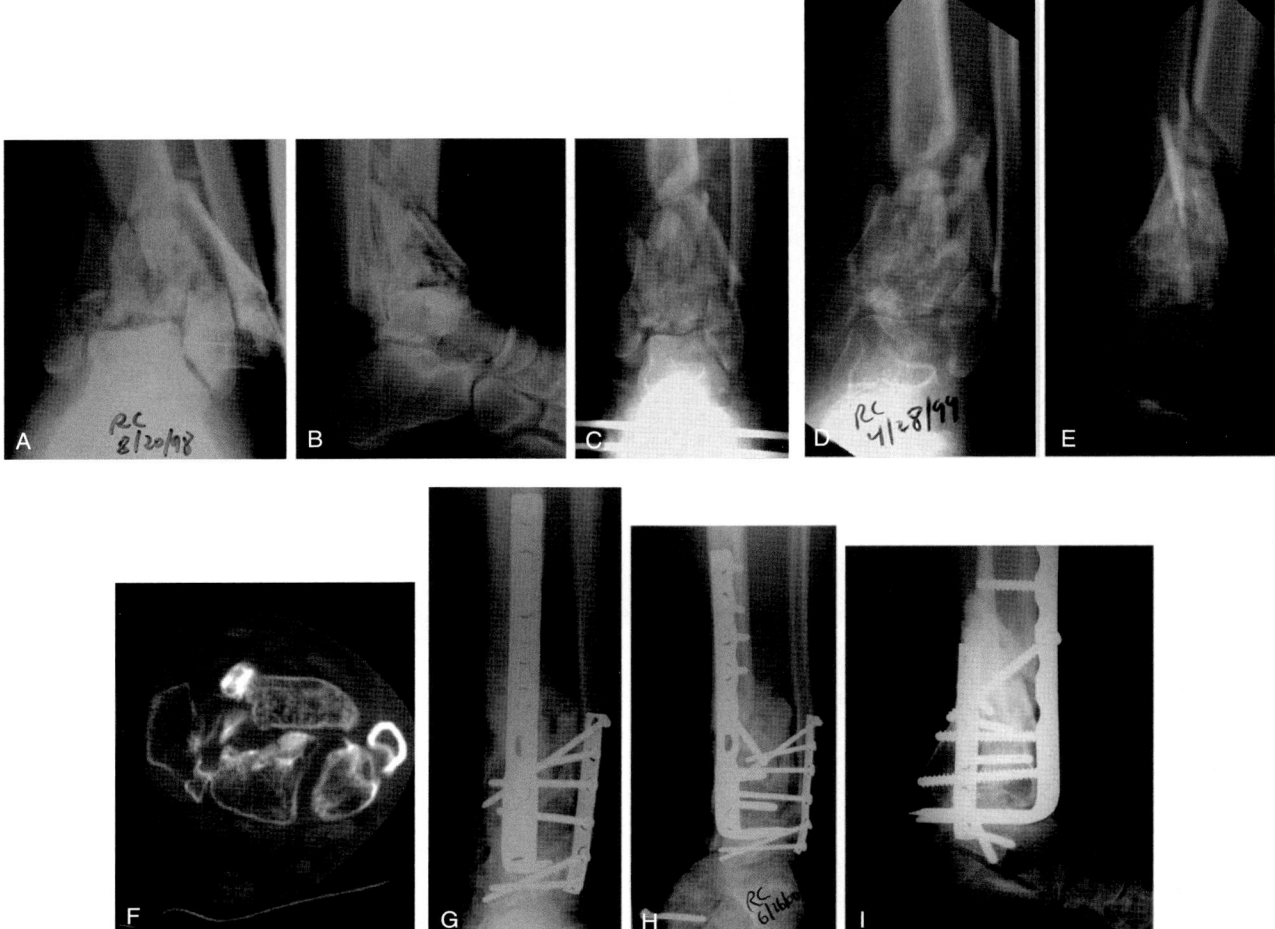

图 59-29　一位 42 岁女性在遭受 AOC3 型、ⅢA 型开放性 pilon 骨折 9 个月后出现了疼痛和不稳定。(A,B)正侧位 X 线片显示骨折严重粉碎和压缩。(C)正位 X 线片显示应用跨关节外固定支架进行韧带轴性牵张使对线对位得到改善。由于合并其他多种骨折、骨折的严重粉碎性以及较差的软组织条件,主治医生选择用固定器对骨折进行最终固定。(D,E)9 个月时的正侧位 X 线片发现骨不连和严重的创伤后关节炎。(F)计算机断层摄影扫描证实关节破坏和结构紊乱。通过前内侧入路行切开复位内固定,置入一块插入式薄型钢板并做了自体骨植骨。为了增加稳定性,通过外侧入路对腓骨、胫腓关节及距腓关节行切开复位内固定。(G)13 个月时的术后随访 X 线片显示胫距关节成功融合且干骺端骨架有效加强。对线对位符合解剖要求。

需要拆除金属固定物,以确保能够消除感染。如果固定坚强且感染可被抑制,则最好保留固定物直至骨折愈合。但是如果固定发生松弛或者感染持续存在,则需要去除金属固定物。此时,常需要用外固定支架固定。用石膏制动,即使在不负重的情况下,也很少能够提供牢固的固定使骨折愈合,甚至会导致骨折塌陷。这种情况通常需要固定多个月,通过清创、植骨获得足-踝部对线。如果经过了彻底清创和去除金属固定后感染仍持续存在,那么此时必须考虑关节感染的可能性。化脓性踝关节炎可以向皮肤表面不断流液,但可能不代表现有关节感染的常见临床症状(肿胀,发热,剧痛),而表现为对关节软骨的慢性、侵蚀性、细菌

性降解作用,出现关节间隙狭窄以及关节附近骨组织的侵蚀破坏[47]。对于这些病例,胫距关节融合术是挽救肢体的唯一选择[47,57,94,116,120]。

骨髓炎多半会形成巨大的空隙缺损,这些缺损必须用植骨以及游离或复合组织转移来填充。然而不幸的是,由于松质骨植骨的完全融合和皮质化需要 2~5 年,所以在去除外固定支架后还是要佩带支具[47]。为了防止可以导致骨不连的过度活动,Green 和 Roesler[47]建议把腓骨末端纳入到要"皮质化"植骨的部位。为了保留这种选择,他们主张在对感染的 pilon 骨折做踝关节融合术时不要切除腓骨。在一些病例中,尽管需要对前方的广泛皮质骨清创,但是感染已经累及胫骨远端

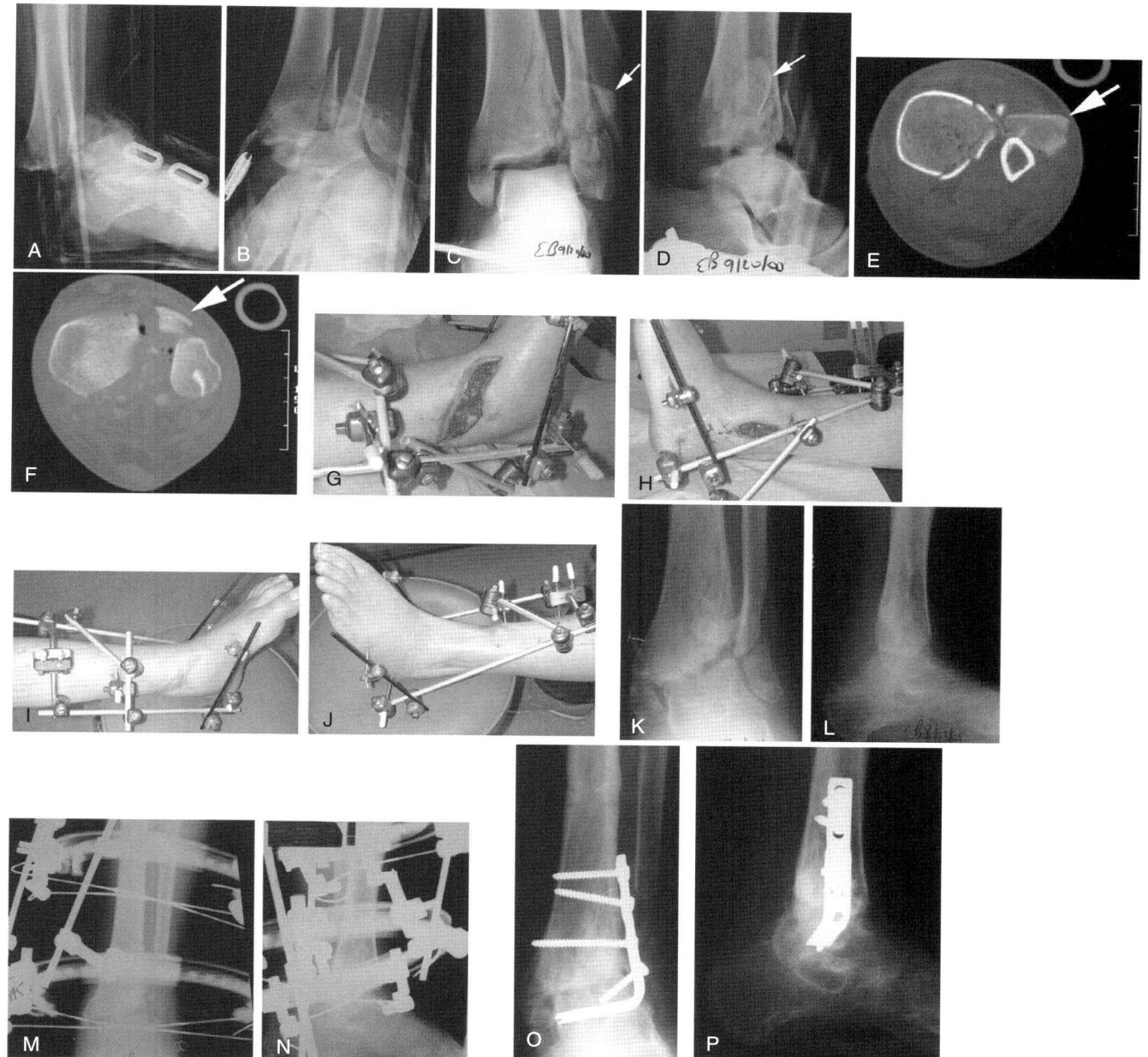

图 59-30　一名 45 岁的男性从高处摔下导致 AOC3 型、ⅢA 型开放性 pilon 骨折。(A,B) 骨折后的正侧位 X 线片显示骨折脱位且严重粉碎。(C,D) 患者转诊入院时进行了伤口冲洗和清创并放置跨关节外固定支架后的正侧位 X 线片。骨折造成的原始移位和结构紊乱很严重,致使后踝实际上移位到腓骨的前方(箭头所示)。(E,F) 计算机断层摄影扫描确定了碎骨块的大小和位置,包括后踝的碎骨块(箭头所示)。(G,H) 即使反复的清创和放置抗生素珠链,混合性细菌感染仍在迅速发展,因此需要进一步骨清创并向整形外科医生咨询。(I,J) 通过局部伤口护理和为期 6 周的抗生素应用,伤口开始生长肉芽组织并愈合。保留跨关节外固定架以促进伤口愈合,且便于伤口护理。(K,L) 由于长时间水肿、脆弱的软组织条件以及针道松动,去除了固定架,尝试使用带踝-足支具的支架和前侧夹具进行治疗。踝关节迅速移入外翻位。(M,N) 通过侧方入路行胫距关节融合后的正侧位 X 线片。通过使用一种细金属线的外固定支架来改善对线对位和获得胫距关节之间的加压。(O,P) 修复术后 3 个月的前后位和侧位 X 线片显示融合坚固。

后方及后侧方的空隙,这就使得骨性接合点对着保留的距骨上部的后方边缘,因此增加了结构的稳定性。

　　尽管用了最大的努力去挽救感染性 pilon 骨折,

但 Green 和 Roesler[47]发现,许多患者的结果仍不能令人满意。虽然 13 例中有 8 例得到了愈合,但有 2 例出现了持续存在的无法根除的脓毒症。2 例发生骨不连,

1 例需要膝下截肢,4 例需要行踝关节融合来控制慢性关节积脓。在所有感染得到清除达到骨折愈合的 6 例患者中,都存在踝关节疤痕与僵硬,且胫骨远端周围皮肤的营养不良。由于这个原因,笔者建议对每一个伴有下肢营养不良的患者都要行膝下截肢,同时要让患者知道,下肢的重建可能需要 1 年或更长时间,而且没有一个明确的好的结果。

Stasielis 和同事们[120]通过使用 Ilizarov 固定架和植骨技术来清除感染并达到胫距关节融合,治疗了 6 例感染性 pilon 骨折骨不连。彻底清除了坏死的和感染的骨组织,使胫骨和距骨表面都出现了可存活的出血的骨组织。死腔的处理方法是:以抗生素珠链填充缺损,即刻出现了肢体短缩术,或在几周后进行了肢体短缩术(即刻短缩的优点是相应软组织缺损得以闭合,而且在插入植骨片段和距骨之间早期进行短缩,从而缩短了关节融合所需的时间)。然后运用牵张诱发骨再生技术来矫正明显的肢体缩短。对所有的患者静脉内给予初始剂量的妥布霉素和克林霉素。在那些使用抗生素珠链的患者中,静脉运用抗生素至第 5 天停止,但大多数患者需要持续某种形式的抗生素静脉应用达 4 周。所有病例中,感染均被清除,并获得牢固的关节融合。平均手术次数为 1.3 次,固定时间平均为 8 个月(3~13 个月)。患者在治疗过程中都出现了至少一种次要的并发症(如表浅的针道感染),2 例患者融合,但是残留畸形;1 例则需要偶尔服用止痛药来缓解疼痛。这些学者建议把截肢作为肢体挽救前重建手术的一种替代方法。

Hulscher[57]提倡一种既可以清除感染又可以达到关节融合的循序渐进的方法。治疗开始阶段,取出内植入物,切除滑膜,并对无法存活、血供很差的软组织和骨组织进行彻底的清创。应用抗生素珠链来增加局部的抗生素浓度。接着,如果有适应证,可应用一种局部的或游离的肌肉转移来覆盖伤口。最后,通过内固定、外固定或两种技术结合来达到关节融合。在他的小样本病例中,10 例 pilon 骨折术后并发化脓性关节炎的都达到了关节融合(其中 8 例是 II 型或 III 型开放性骨折)。牢固愈合发生时间平均为 11.7 周,其中有一半的患者出现满意的功能结果(其中 5 例功能不满意者中有两例存在其他骨折后遗症)。可惜的是,作者没有提供有关时机把握和技术方面的细节。

最近 Zalavras 等人描述了一种挽救感染的 pilon 骨折的治疗方法。其中 6 个患者在初期治疗后 16 个月内平均经历了 5 次手术。这种治疗方案包括:①彻底清创并用桥接外固定支架固定;②用游离肌肉覆盖软组织;③用髂骨植骨融合踝关节。平均在 5.5 年内,肢体都得到挽救,感染都得到清除。

(四)其他并发症

Hutson 和 Zych 在治疗过的三个患者中观察到,使用张力固定架的一种罕见并发症是脉管炎和脂性硬皮病[58]。这种治疗的其他并发症包括:慢性水肿,拆除外固定支架后下肢持续疼痛,白细胞数量正常,血沉轻微升高,口服抗生素无效,而糖皮质激素治疗效果良好。

第十一节 临床疗效

由于骨折严重程度和 pilon 骨折分类上的明显差异使得评估以及对各项治疗方法的比较变得困难。Ovadia 和 Beals[100]认为,优良的结果是活动时无痛,且有能力进行各项活动而不伴有跛行。好的结果是:剧烈活动时轻度疼痛,娱乐活动需要适当调整,不依赖药物且没有跛行能够恢复受伤前的活动。

为了评价 pilon 骨折治疗的影像学结果和临床结果,设计了多种评价系统[31,107,126,131]。其中首先是 Burwell 和 Charnley 提出的影像学分型系统(表 59-1),最早是用于评价踝部骨折的,Tornetta 和合作者[131]提出了治疗 pilon 骨折临床结果的判断标准(表 59-2)。Teeny 和 Wiss[126]制作了一个类似于 HARIS 髋评分的更加复杂的系统,并改进了 Mazur 和同事的评价系统,创建了一个踝关节评分系统。而且,他们修改了由 Ovavia 和 Beals[100]提出的客观评分系统用以衡量复位的质量。

第十二节 预后

Ruëdi 和 Allgöwer[110,114]和其他学者[17,18,39,54,126,140]直接把复位的充分程度和长期随访的功能及影像学结果联系了起来。Teeny 和 Wiss[126]也注意到,那些解剖复位的病例中功能结果达到好和优的占 41%,一般的占 31.5%,差的占 27%。相比较而言,那些没有达到解剖复位的病例中,功能结果达到好和优的占 16.5%,一般的占 21%,差的占 63%。复位达到好或优者,只有 10% 需要行关节融合,而那些复位不充分者则有 32% 需要行关节融合。

然而,不考虑复位因素,若存在无血供的坏死[9,82,100],胫骨软骨的破坏[28,100,142]或相关的距骨软骨的破

表 59-1　复位的影像学标准

解剖复位

没有内、外踝的内侧或外侧移位

没有成角

内、外踝的纵向移位不超过 1mm

巨大后方骨折块的近端移位不超过 2mm

距骨没有移位

良好复位

没有内、外踝的内侧或外侧移位

没有成角

外踝的后方移位达 2~5mm

巨大后方骨折块的近端移位达 2~5mm

距骨没有移位

不佳复位

内、外踝有某种程度的内外侧移位

外踝的后方移位超过 5mm 或后踝的移位超过 5mm

距骨有残留移位

Source：Burwell, H.N., Charnley, A.D. The treatmenr of d:splased fractures at the ankle by rigit intemal fixatiar and cariy; nine meremant. J Bone Joint SurgBr 47:634-660,1965.

坏[39,68,109,131]，都会增加创伤后关节炎的可能性。此外，当软骨受到创伤时，它更容易受对线对位不良的影响[5289]，这样就能解释为什么无论采取什么方式治疗，AOC1 型和 C2 型总比 C3 型骨折的预后好很多。Wyrsch 等人[147]观察发现，不论使用哪种固定，所有的 Ruëdi Ⅱ 型或 Ⅲ 型骨折患者在平均随访 39 个月后都出现了一定程度的骨关节炎。此外，尽管临床评分和骨折类型不相对应，但在 Ruëdi Ⅱ 型或 Ⅲ 型骨折患者中普遍倾向于得

表 59-2　临床结果的判断标准

等级	疼痛	活动度	成角
优	无	D>5　P>40	<3
好	间断性,非类固醇类消炎药可缓解	D=0~5　P=30~40	3~5 外翻　<3 内翻
一般	日常活动时疼痛,服麻醉药可缓解	D=-5~0　P=25~30	5~8 内翻　3~5 内翻
差	难以缓解	D<-5　P<25	>8 外翻　>5 内翻

D,背屈；P,跖屈。

Source:Tornetta, P.; et al. P:loo fractures:Treatrment with combined internal ang external fixation.J OrthopTraums 7:489-496,1993.

分低。Cruchifield 等人[29]在对 38 例 pilon 骨折的 3 种不同治疗方法的回顾性研究中发现，一般来说，不考虑稳定方式，简单骨折预后好而复杂骨折预后差，而且骨折的严重程度是影响预后的关键因素。据 Barbieri 等人[3]报道，6 例 AOC1 型骨折，100%结果为好或优；与此相比，18 例 C2 型和 C3 型骨折只有 45%结果为好或优，一般的占 22%，差的占 33%。Watson 等人[142]指出，不考虑稳定性，严重的 pilon 骨折的患者(AO 分型 C 型)的预后不佳(切开复位内固定达到好和优结果的占 60%，而是用外固定支架者占 62%)。因此不佳的结果更多地暗示着本身的特点，而不是治疗方法的优劣。

其他影响治疗和结果的可预测因素包括：有开放性损伤，软组织损伤，骨量丢失，原先有内科疾病，外科医生的经验不足[112,126]以及其他生理系统相应的损伤。最让人感兴趣的是，观察发现，手术治疗后关节表面的台阶比非手术治疗后的同样台阶，更常伴发创伤后关节炎，也许是由于手术操作造成骨折块血运中断引起的[11]。

与前面提到的报告相反，预测 pilon 骨折中期和长期结果难度更大。Williams 等人[145]应用临床踝关节评分、影响关节炎评分系统、SF-36 以及患者重返工作的能力，对有限切开内固定和应用跨踝关节桥式外固定支架治疗的 32 例 pilon 骨折进行了评价。尽管术前影像学测量的损伤严重程度以及复位的精确性与关节炎的发生有很大的关联，但是它们与 3 种结果测量系统都没有明显的相关性。然而发现，患者的受教育程度和他重返工作的能力之间有着统计学上的显著相关性。Decoster 等人[31]对 25 例 pilon 骨折患者采用并列顺序法研究了原始骨折类型的严重程度和关节内复位质量对预后的影响。尽管这种方法把损伤的严重程度和复位分开了，通过后者来预测影像学上关节炎的发生，但无论是损伤本身还是复位的精确度都与临床踝关节评分无关。作者得出结论，其他因素，如软组织损伤(在他们的研究中没有评价)是决定预后的重要因素。

Blauth 等人[11]指出，在他们随后的 35~84 个月的随访中，尽管 94%的病例出现了影像学的关节炎表现，但有一半以上患者达到了 75%以上的正常活动范围，而且 92%的患者对结果满意。关节炎的严重程度和软组织损伤之间没有重要的联系，手术治疗的方式和创伤性关节炎之间也没有重要的联系。其他的学者也未能把影像学上的关节炎发生与临床的功能相联系。在一项行外固定支架及有限切开内固定治疗的 52 例患者的长期随访研究中(60~146 个月，平均随访 80

个月），Marsh 等[81]发现，损伤的严重程度及复位质量可以预测影像学骨关节炎的发生。尽管如此，用 SF-36 进行评价，影像学的骨关节炎表现、功能的临床评价和健康相关的生活质量之间没有发现有明显的联系。事实上，尽管患者的功能得分比同龄低许多，而且大多数踝关节都出现了一个令人满意的活动范围，据报道，功能持续获得改善平均为 2.4 年。

Pollak 等人[104]对同龄 pilon 骨折患者进行了回顾性分析，以观察术后中期的健康状况、功能和损伤。103 例患者中的 80 例（78%）是在伤后平均 3.2 年进行评价的。一般健康状况的 SF-36 评价明显低于同龄同性别对照组。据报道，35% 的患者踝关节严重僵硬，29% 有持续性下肢水肿，33% 有持续性疼痛。43% 的患者术后未继续工作，其中 68% 患者认为 pilon 骨折是其不能工作的原因。导致手术预后不良的因素包括：术后出现两种或多种并发症，离婚，年收入低于 25000 美元，为获得高等教育学位证，或是由于外固定支架固定导致。

根据上述研究可得出如下结论：胫骨 pilon 骨折对踝关节功能、疼痛和健康的生活质量有长期的不利影响。有些患者尽管存在活动受限，但是经历一段时间后，主观上的结果并不一定恶化，而是有改善的趋势[81,112]。尽管大多数患者都发生了关节炎，但通常与临床结果不相关。关节损害较小，通常预示着令人满意的结果[100,109,112]。Ruëdi 指出，如果外伤后 1~2 年内没有发生关节炎，那么预示着今后 5~10 年内也不会发生[109]。Jahna 等及其他作者一致同意，并用数据证明了外伤的严重程度在 4~5 年可获得可靠的评价，而且随后的变化很小[52,140]。

小　结

经过 40 年的发展直到今天，胫骨 pilon 骨折的治疗仍然困扰着骨科医生。Ruëdi 和 Allgöwer 对这种骨折的描述和确立的治疗原则形成了我们理解这种骨折的基础，直至今天这些前人的总结仍然是真理。随着生物学固定的进步，以及对软组织套重要性和关节软骨的生物力学作用的认识，都促进了 pilon 骨折治疗方法的改进。复杂性开放性 pilon 骨折的治疗方法已经改进了许多，并且向着分期治疗方案（有限切口临时外固定支架固定和延迟切开复位内固定）发展。治疗 pilon 骨折需要着重考虑的是预后和生活质量。随着对关节软骨的生物力学作用的认识，以及生物学

内固定技术的开展，人们开始对 pilon 骨折的治疗持乐观态度。除非有新的数据来证明有改变手术方法的必要性，否则仍然应该着重于解剖复位和牢固的关节面内固定。干骺端-骨干复位必须要恢复肢体对线，纠正旋转移位，恢复长度。对于这种复杂骨折，复位和固定过程中必须妥善处理软组织，以便将并发症风险最小化。

（冯洪永　郭乾臣　译　李世民　冯世庆　校）

参考文献

1. Abelseth, G.; Buckley, R.E.; Pineo, G.E.; et al. Incidence of deep-vein thrombosis in patients with fractures of the lower extremity distal to the hip. J Orthop Trauma 10:230–235, 1996.
2. Allgöwer, M.; Müller, M.E.; Willenegger, H. Technik der Operativen Frakturbehandlung. New York, Springer-Verlag, 1963.
3. Anglen, J.O. Early outcome of hybrid external fixation for fracture of the distal tibia. J Orthop Trauma 13:92–97, 1999.
4. Assal, M.; Ray, A.; Stern, R. The extensile approach for the operative treatment of high-energy pilon fractures: Surgical technique and soft-tissue healing. J Orthop Trauma 21:198–206, 2007.
5. Atkins, R.M.; Sudhakar, J.E.; Porteous, A.J. Use of modified Ilizarov olive wires as pushing wires. J Orthop Trauma 12:436–438, 1998.
6. Babis, G.C.; Vayanos, E.D.; Papaioannou, N.; et al. Results of surgical treatment of tibial plafond fractures. Clin Orthop 341:99–105, 1997.
7. Barbieri, R.; Schenk, R.S.; Koval, K.; et al. Hybrid external fixation in the treatment of tibial plafond fractures. Clin Orthop 332:16–22, 1996.
8. Barei, D.P.; Nork, S.E.; Bellabarba, C.; et al. Is the absence of an ipsilateral fibular fracture predictive of increased radiographic tibial pilon fracture severity? J Orthop Trauma 20:6–10, 2006.
9. Beck, E. Results of operative treatment of pilon fractures. In Tscherne, H.; Schatzker, J., eds. Major Fractures of the Pilon, the Talus, and the Calcaneus. Heidelberg, Springer-Verlag, 1993, pp. 49–51.
10. Bhattacharyya, T.; Crichlow, R.; Gobezie, R; et al. Complications associated with the posterolateral approach for pilon fractures. J Orthop Trauma 20:104–107, 2006.
11. Blauth, M.; Bastian, L.; Krettek, C.; et al. Surgical options for the treatment of severe tibial pilon fractures: A study of three techniques. J Orthop Trauma 15:153–160, 2001.
12. Bonar, S.K.; Marsh, J.L. Unilateral external fixation for severe pilon fractures. Foot Ankle 14:57–64, 1993.

13. Bone, L.; Stegemann, P.; McNamara, K.; et al. External fixation of severely comminuted and open tibial pilon fractures. Clin Orthop 292:101–107, 1993.

14. Borrelli, J., Jr.; Catalano, L. Open reduction and internal fixation of pilon fractures: Current controversies in orthopaedic trauma. J Orthop Trauma 13:573–582, 1999.

15. Borrelli, J., Jr; Prickett, W.; Song, E.; et al. Extraosseous blood supply of the tibia and the effects of different plating techniques—a human cadaveric study. J Orthop Trauma 16:691–695, 2002.

16. Borrelli, J.; Ricci, W.M. Acute effects of cartilage impact. Clin Orthop 423:33–39, 2004.

17. Bourne, R.B. Pylon fractures of the distal tibia. Clin Orthop 240:42–46, 1989.

18. Bourne, R.B.; Rorabec, C.H.; McNab, J. Intra-articular fractures of the distal tibia: The pilon fracture. J Trauma 23:591–596, 1983.

19. Brumback, R.J.; McGarvey, W.C. Fractures of the tibial pilon: Evolving treatment concepts for the pilon fracture. Orthop Clin North Am 26:273–285, 1995.

20. Burgess, A.R.; Dischinger, P.C.; O'Quinn, T.D. Lower extremity injuries in drivers of airbag-equipped automobiles: Clinical and crash reconstruction correlations. J Trauma 38:509–516, 1995.

21. Calhoun, J.H.; Li, F.; Ledbetter, B.R.; et al. Biomechanics of the Ilizarov fixator for fracture fixation. Clin Orthop 280:15–22, 1992.

22. Chen, L.; O'Shea, K; Early, J.S. The use of medial and lateral surgical approaches for the treatment of tibial plafond fractures. J Orthop Trauma 21:207–211, 2007.

23. Christian, E.P.; Bosse, M.J.; Robb, G. Reconstruction of large diaphyseal defects, without free fibular transfer, in grade IIIB tibial fractures. J Bone Joint Surg Am 71:994–1004, 1989.

24. Cierny, G. III; Byrd, H.S.; Jones, R.E. Primary versus delayed soft tissue coverage for severe open tibial fractures: A comparison of results. Clin Orthop 178:54–63, 1983.

25. Cierny, G. III; Cook, W.G.; Mader, J.T. Ankle arthrodesis in the presence of ongoing sepsis: Indications, methods, and results. Orthop Clin North Am 20:709–721, 1989.

26. Conroy, J.; Agarwal, M.; Giannoudis, P.V.; et al. Early internal fixation and soft tissue cover of severe open tibial pilon fractures. Internat Orthop 27:343–347, 2003.

27. Cox, F.J. Fractures of the ankle involving the lower articular surface of the tibia. Clin Orthop 42:51–55, 1965.

28. Crutchfield, E.H.; Seligson, D.; Henry, S.L.; et al. Tibial pilon fractures: A comparative clinical study of management techniques and results. Orthopedics 18:613–617, 1995.

29. Davies, R.; Holt, N.; Nayagam, S. The care of pin sites with external fixation. J Bone Joint Surg Br 87:716–719, 2005.

30. DeCoster, T.A. The nomenclature for intra-articular vertical impact fractures of the tibial plafond: Pilon versus pylon [letter]. Foot Ankle Int 26:667–668, 2005.

31. DeCoster, T.A.; Willis, M.C.; Marsh, J.L.; et al. Rank order analysis of tibial plafond fractures: Does injury or reduction predict outcome? Foot Ankle Int 20:44–49, 1999.

32. DiChristina, D.; Riemer, B.L.; Butterfield, S.L.; et al. Pilon fractures treated with an articulated external fixator: A preliminary report. Orthopedics 19:1019–1024, 1996.

33. Dickson, K.F.; Montgomery, S.; Field, J. High energy plafond fractures treated by a spanning external fixator initially and followed by a second stage open reduction internal fixation of the articular surface—preliminary report. Injury 32(Suppl 4):SD92–98, 2001.

34. Dirschl, D.R.; Adams, G.L. A critical assessment of factors influencing reliability in the classification of fractures, using fractures of the tibial plafond as a model. J Orthop Trauma 11:471–476, 1997.

35. Ebraheim, N.; Sabry, F.F.; Mehalik, J.N. Intraoperative imaging of the tibial plafond fracture: A potential pitfall. Foot Ankle Int 21:67–72, 2000.

36. Egol, K.A.; Wolinsky, P.; Koval, K.J. Open reduction and internal fixation of tibial pilon fractures. Foot Ankle Clin 5:873–885, 2000.

37. El-Shazly, M.; Dalby-Ball, J.; Burton, M.; et al. The use of trans-articular and extra-articular external fixation for management of distal tibial intra-articular fractures. Injury 32(Suppl 4):SD99–106, 2001.

38. Estrada, L.S.; Alonso, J.E., McGwin, G.; et al. Restraint use and lower extremity fractures in frontal motor vehicle collisions. J Trauma 57:323–328, 2004.

39. Etter, C.; Ganz, R. Long-term results of tibial plafond fractures treated with open reduction and internal fixation. Arch Orthop Trauma Surg 110:277–283, 1991.

40. Feldman, F.; Singson, R.D.; Rosenberg, Z.S.; et al. Distal tibial fractures: Diagnosis with CT. Radiology 164:429–435, 1988.

41. Fitzpatrick, D.C.; Marsh, J.L.; Brown, T.D. Articulated external fixation of pilon fractures: The effects on ankle joint kinematics. J Orthop Trauma 9:76–82, 1995.

42. French, B.; Tornetta, P. III. Hybrid external fixation of tibial pilon fractures. Foot Ankle Clin 5:853–871, 2000.

43. Gaudinez, R.F.; Mallik, A.R.; Szporn, M. Hybrid external fixation in tibial plafond fractures. Clin Orthop 329:223–232, 1996.

44. Geerts, W.H.; Code, K.I.; Jay, R.M.; et al. A prospective study of venous thromboembolism after major trauma. N Engl J Med 331:1601–1606, 1994.

45. Giordano, C.P.; Koval, K.J. Treatment of fracture blisters: A prospective study of 53 cases. J Orthop Trauma 9:171–176, 1995.

46. Gould, J.S. Reconstruction of soft tissue injuries of the foot and ankle with microsurgical techniques. Orthopedics 10:151–157, 1987.

47. Green, S.A.; Roesler, S. Salvage of the infected pilon fracture. Techn Orthop 2:37–41, 1987.

48. Griffiths, G.P.; Thordarson, D.B. Tibial plafond fracture: Limited internal fixation and hybrid external fixation. Foot Ankle Int 17:444–448, 1996.

49. Gruen, G.S.; Mears, D.C. Arthrodesis of the ankle and subtalar joints. Clin Orthop 268:15–20, 1991.

50. Gustilo, R.B.; Anderson, J.T. Prevention of infection in the treatment of one thousand and twenty-five open fractures of the long bones: Retrospective and prospective analyses. J Bone Joint Surg Am 58:453–458, 1976.

51. Hedstrom, M.; Torbjorn, A.; Dalen, N. Early postoperative ankle exercise. Clin Orthop 300:193–196, 1994.

52. Heim, U. The Pilon Tibial Fracture: Classification, Surgical Techniques, Results. Philadelphia, W.B. Saunders, 1995.

53. Helfet, D.L.; Howey, T.; Sanders, R.; et al. Limb salvage versus amputation: Preliminary results of the mangled extremity severity score. Clin Orthop 256:80–86, 1990.

54. Helfet, D.L.; Koval, K.; Pappas, J.; et al. Intra-articular "pilon" fractures of the tibia. Clin Orthop 298:221–228, 1994.

55. Helfet, D.L.; Shonnard, P.; Levine, D.; et al. Minimally invasive plate osteosynthesis of distal fractures of the tibia. Injury 28(Suppl 1):A42–48, 1997.

56. Herscovici, D.; Sanders, R.; Infante, A.; et al. Böler incision: An extensile anterolateral approach to the foot and ankle. J Orthop Trauma 14:429–432, 2000.

57. Hulscher, J.B.; te Velde, E.A.; Schuurman, A.H.; et al. Arthrodesis after osteosynthesis and infection of the ankle joint. Injury 32:145–152, 2001.

58. Hutson, J.J., Jr.; Zych, G.A. Infections in periarticular fractures of the lower extremity treated with tensioned wire hybrid fixators. J Orthop Trauma 12:214–218, 1998.

59. Hutson, J.J.; Zych, G.A. The treatment of 100 tibia/fibula, distal segment fractures with circular tensioned wire fixators. Presented at the 16th Annual Meeting of the Orthopaedic Trauma Association, San Antonio, Texas, 2000.

60. Kao, K.F.; Huang, P.J.; Chen, Y.C.; et al. Posteromedial-anterior approach of the ankle for the pilon fracture. Injury 31:71–74, 2000.

61. Kapukaya, A.; Subasi, M.; Arslan, H.; et al. Non-reducible, open tibial plafond fractures treated with a circular external fixator (is the current classification sufficient for identifying fractures in this area?). Injury 36:1480–1487, 2005.

62. Kelly, P.J.; Fitzgerald, R.H.; Cabenella, M.E.; et al. Results of treatment of tibial and femoral osteomyelitis in adults. Clin Orthop 259:295–303, 1990.

63. Kim, H.S.; Jahn, J.S.; Kim, S.S.; et al. Treatment of tibial pilon fractures using ring fixators and arthroscopy. Clin Orthop 334:244–250, 1997.

64. Klemm, K.; Seligson, D. Treatment of chronic osteomyelitis of the foot and ankle with gentamicin-PMMA beads and mini-beads. Techn Orthop 2:89–95, 1987.

65. Konrath, G.A.; Hopkins, G. Posterolateral approach for tibial pilon fractures: A report of two cases. J Orthop Trauma 13:586–592, 1999.

66. Kralinger, F.; Lutz, M.; Wambacher, M.; et al. Arthroscopically assisted reconstruction and percutaneous screw fixation of a pilon tibial fracture. Arthroscopy 19:1–4, 2003.

67. Kummer, F.J. Biomechanics of the Ilizarov external fixator. Clin Orthop 280:11–14, 1992.

68. Lanz, B.A.; McAndrew, M.; Scioli, M.; et al. The effect of concomitant chondral injuries accompanying operatively reduced malleolar fractures. J Orthop Trauma 5:125–128, 1991.

69. Lauge-Hansen, N. Fractures of the ankle. V: Pronation-dorsiflexion fractures. Arch Surg 67:813–820, 1953.

70. Lee, P.T.; Clarke, M.T.; Bearcroft, P.W.; et al. The proximal extent of the ankle capsule and safety for the insertion of percutaneous fine wires. J Bone Joint Surg Br 87:668–671, 2005.

71. Leone, V.J.; Ruland, R.; Meinhard, B. The management of soft tissue in pilon fractures. Clin Orthop 292:315–320, 1993.

72. Lindskog, D.M.; Baumgaertner, M.R. A lateral approach to pilon fractures with valgus malalignment. E-Poster, Orthopaedic Trauma Association Annual Meeting, October 18–20, 2001.

73. Loo, G.T.; Siegel, J.H.; Dischinger, P.C.; et al. Airbag protection versus compartment intrusion effect determines the pattern of injuries in multiple trauma motor vehicle crashes. J Trauma 41:935–951, 1996.

74. Lundy, D.W.; Albert, M.J.; Hutton, W.C. Biomechanical comparison of hybrid external fixators. J Orthop Trauma 12:496–503, 1998.

75. Lynch, A.F.; Bourne, R.B.; Rorabeck, C.H. The long-term results of ankle arthrodesis. J Bone Joint Surg Br 70:113–116, 1988.

76. Manca, M.; Marchetti, S.; Restuccia, G.; et al. Combined percutaneous internal and external fixation of type-c tibial plafond fractures: A review of twenty-two cases. J Bone Joint Surg Am 84:109–115, 2002.

77. Marsh, J.L. External fixation is the treatment of choice for fractures of the tibial plafond. J Orthop Trauma 13:583–585, 1999.

78. Marsh, J.L.; Bonar, S.; Nepola, J.V.; et al. Use of an articulated external fixator for fractures of the tibial plafond. J Bone Joint Surg Am 77:1498–1509, 1995.

79. Marsh, J.L.; Nepola, J.V.; Wuest, T.K.; et al. Unilateral external fixation until healing with dynamic axial fixator for severe open tibia fractures. J Orthop Trauma 5:341–348, 1991.

80. Marsh, J.L.; Rattay, R.E.; Dulaney, T. Results of ankle arthrodesis for treatment of supramalleolar nonunion and ankle arthrosis. Foot Ankle Int 18:138–143, 1997.

81. Marsh, J.L.; Weigel, D.P.; Dirschl, D. Tibial plafond fractures—how do these ankles function over time? J Bone Joint Surg Am 85:287–295, 2003.

82. Martin, J.S.; Marsh, J.L.; Bonar, S.K.; et al. Assessment of AO/ASIF fracture classification for the tibial plafond. J Orthop Trauma 11:477–483, 1997.

83. Mast, J. Pilon fractures of the distal tibia: A test of surgical judgement. In Tscherne, H.; Schatzker, J., eds.

Major Fractures of the Pilon, the Talus, and the Calcaneus. Heidelberg, Springer-Verlag, 1993, pp. 7–27.

84. Mast, J.W. Reduction techniques in fractures of the distal tibial articular surface. Techn Orthop 2:29–36, 1987.

85. Mast, J.W.; Jacobs, R.; Ganz, R. Planning and Reduction Techniques in Fracture Surgery. New York, Springer-Verlag, 1989, pp. 139, 182–184.

86. Mast, J.W.; Spiegal, P.G.; Pappas, J.N. Fractures of the tibial pilon. Clin Orthop 230:68–82, 1988.

87. McDonald, M.G.; Burgess, R.C.; Bolano, L.E.; et al. Ilizarov treatment of pilon fractures. Clin Orthop 325:232–238, 1996.

88. McFerran, M.A.; Smith, S.W.; Boulas, H.J.; et al. Complications encountered in the treatment of pilon fractures. J Orthop Trauma 6:195–200, 1992.

89. McKinley, T.O.; Rudert, M.J.; Koos, D.C.; et al. Incongruity versus instability in the etiology of post-traumatic arthritis. Clin Orthop 423:44–51, 2004.

90. McNamara, M.G.; Heckman, J.D.; Corley, F.G. Severe open fractures of the lower extremity: A retrospective evaluation of the mangled extremity severity score (MESS). J Orthop Trauma 8:81–87, 1994.

91. Michelson, J.; Moskovitz, P.; Labropoulos, P. The nomenclature for intra-articular vertical impact fractures of the tibial plafond: Pilon versus pylon. Foot Ankle Int 25:149–150, 2004.

92. Moore, T.; Prince, R.; Pochatko, D.; et al. Retrograde intramedullary nailing for ankle arthrodesis. Foot Ankle Int 16:433–436, 1995.

93. Morgan, S.J.; Thordarson, D.B.; Shepherd, L.E. Salvage of tibial pilon fractures using fusion of the ankle with a 90 degrees cannulated blade-plate: A preliminary report. Foot Ankle Int 20:375–378, 1999.

94. Muhr, G.; Breitfuss, H. Complications after pilon fractures. In Tscherne, H.; Schatzker, J., eds. Major Fractures of the Pilon, the Talus, and the Calcaneus. Heidelberg, Springer-Verlag, 1993, pp. 65–67.

95. Müller, M.E.; Allgöwer, M.; Schneider, R.; et al. In Tscherne, H.; Schatzker, J., eds. Manual of Internal Fixation Techniques Recommended by the AO Group. New York, Springer-Verlag, 1979, pp. 146, 147, 208–210, 214–215, 586–612.

96. Müller, M.E.N.; Nazarian, S.; Koch, P.; et al. The Comprehensive Classification of Fractures of Long Bones. New York, Springer-Verlag, 1987, pp. 170–179.

97. Murphy, C.P.; D'Ambrosia, R.; Dabezies, E.J. The small pin circular fixator for distal tibial pilon fractures with soft tissue compromise. Orthopedics 14:283–290, 1991.

98. Okcu, G.; Aktuglu, K. Intra-articular fractures of the tibial plafond: A comparison of the results using articulated and ring external fixators. J Bone Joint Surg Br 86:868–875, 2004.

99. Orbay, G.L.; Frankel, V.H.; Kummer, F.J. The effect of wire configuration on the stability of the Ilizarov external fixator. Clin Orthop 279:299–302, 1992.

100. Ovadia, D.N.; Beals, R.K. Fractures of the tibial plafond. J Bone Joint Surg Am 68:543–551, 1986.

101. Patterson, M.J.; Cole, J.D. Two-staged delayed open reduction and internal fixation of severe pilon fractures. J Orthop Trauma 13:85–91, 1999.

102. Patzakis, M.J.; Wilkins, J. Factors influencing infection rate in open fracture wounds. Clin Orthop 243:36–40, 1989.

103. Parrett, B.M.; Matros, E.; Pribaz, J.J.; et al. Lower extremity trauma: Trends in the management of soft-tissue reconstruction of open tibia-fibula fractures. Plast Reconstr Surg 117:1315–1322, 2006.

104. Pollak, A.N.; McCarthy M.L.; Bess, R.S.; et al. Outcomes after treatment of high-energy tibial plafond fractures. J Bone Joint Surg Am 85:1893–1900, 2003.

105. Pugh, K.J.; Wolinsky, P.R.; McAndrew, M.P.; et al. Tibial pilon fractures: A comparison of treatment methods. J Trauma 47:937–941, 1999.

106. Pugh, K.J.; Wolinsky, P.; Pienkowski, D.; et al. Comparative biomechanics of hybrid external fixation. J Orthop Trauma 13:418–425, 1999.

107. Raikin, S.; Froimson, M.I. Combined limited internal fixation with circular frame external fixation of intra-articular tibial fractures. Orthopedics 22:1019–1025, 1999.

108. Ries, M.D.; Meinhard, B.P. Medial external fixation with lateral plate internal fixation in metaphyseal tibia fractures: A report of eight cases associated with severe soft-tissue injury. Clin Orthop 256:215–224, 1990.

109. Ruëdi, T. Fractures of the lower end of the tibia into the ankle joint: Results nine years after open reduction and internal fixation. Injury 5:130–134, 1973.

110. Ruëdi, T. Treatment of pilon tibial fractures: State of the art. In Tscherne, H.; Schatzker, J., eds. Major Fractures of the Pilon, the Talus, and the Calcaneus. Heidelberg, Springer-Verlag, 1993, pp. 3–5.

111. Ruëdi, T.; Allgöwer, M. Fractures of the lower end of the tibia into the ankle joint. Injury 1:92–99, 1969.

112. Ruëdi, T.P.; Allgöwer, M. The operative treatment of intra-articular fractures of the lower end of the tibia. Clin Orthop 138:105–110, 1979.

113. Ruwe, P.A.; Randall, R.L.; Baumgaertner, M.R. Pilon fractures of the distal tibia. Orthop Rev 22:987–996, 1993.

114. Saleh, M.; Shanahan, M.D.; Fern, E.D. Intra-articular fractures of the distal tibia: Surgical management by limited internal fixation and articulated distraction. Injury 24:37–40, 1993.

115. Salter, R.; Simmonds, D.F.; Malcolm, B.W.; et al. The biologic effect of continuous passive motion on the healing of full-thickness defects in articular cartilage: An experimental investigation in the rabbit. J Bone Joint Surg Am 62:1232–1251, 1980.

116. Sanders, R.; Pappas, J.; Mast, J.; et al. The salvage of open grade IIIB ankle and talus fractures. J Orthop Trauma 6:201–208, 1992.

117. Sherman, R.; Wellisz, T.; Wiss, D.; et al. Coverage of type III open ankle and foot fractures with temporoparietal fascial free flap. Orthop Trans 14:265, 1990.

118. Sirkin, M.; Sanders, R.; DiPasquale, T.; et al. A staged protocol for soft tissue management in the treatment of complex pilon fractures. J Orthop Trauma 13:77–84, 1999.

119. Sowa, D.T.; Krackow, K.A. Ankle fusion: A new technique of internal fixation using a compression blade plate. Foot Ankle 9:232–240, 1989.

120. Stasikelis, P.J.; Calhoun, J.H.; Ledbetter, B.R.; et al. Treatment of infected pilon nonunions with small pin fixators. Foot Ankle 14:373–379, 1993.

121. Stiehl, J.B.; Dollinger, B. Primary ankle arthrodesis in trauma: Report of three cases. J Orthop Trauma 2:277–283, 1988.

122. Sward, L.; Hughs, J.S.; Howell, C.J.; et al. Posterior internal compression arthrodesis of the ankle. J Bone Joint Surg Br 74:752–756, 1992.

123. Swiontkowski, M.F. Interobserver variation in the AO/OTA fracture classification system for pilon fractures: Is there a problem? J Orthop Trauma 11:467–470, 1997.

124. Swiontkowski, M.F.; Sands, A.; Grujic, L.; et al. Open reduction with screw/plate fixation for pilon fractures: Complications and functional outcome. Presented at the 11th Annual Meeting of the Orthopaedic Trauma Association, Tampa, Florida, 1995.

125. Syed, M.A.; Panchbhavi, V.K. Fixation of tibial pilon fractures with percutaneous cannulated screws. Injury 35:284–289, 2004.

126. Teeny, S.M.; Wiss, D.A. Open reduction and internal fixation of tibial plafond fractures: Variables contributing to poor results and complications. Clin Orthop 292:108–117, 1993.

127. Tile, M. Fractures of the distal tibial metaphysis involving the ankle joint: The pilon fracture. In Schatzker, J.; Tile, M., eds. The Rationale of Operative Fracture Care. Berlin, Springer-Verlag, 1987, pp. 343–369.

128. Topliss, C.J.; Jackson, M.; Atkins, R.M. Anatomy of pilon fractures of the distal tibia. J Bone Joint Surg Br 87:692–697, 2005.

129. Tornetta, P. III; Gorup, J. Axial computed tomography of pilon fractures. Clin Orthop 323:273–276, 1996.

130. Tornetta, P.; Weiner, L. Severe fractures of the distal tibia. Complications Orthop Nov/Dec:75–78, 1993.

131. Tornetta, P.; Weiner, L.; Bergman, M.; et al. Pilon fractures: Treatment with combined internal and external fixation. J Orthop Trauma 7:489–496, 1993.

132. Treadwell, J.R.; Fallat, L.M. Dynamic unilateral distraction fixation: Surgical management of tibial pilon fractures. J Foot Ankle Surg 33:438–442, 1994.

133. Trentz, O.; Friedl, H.P. Critical soft tissue conditions and pilon fractures. In Tscherne, H.; Schatzker, J., eds. Major Fractures of the Pilon, the Talus, and the Calcaneus. Heidelberg, Germany, Springer-Verlag, 1993, pp. 59–64.

134. Trumble, T.E.; Benirschke, S.K.; Vedder, N.B. Use of radial forearm flaps to treat complications of closed pilon fractures. J Trauma 6:358–365, 1992.

135. Tscherne, H.; Gotzen, L. Fractures with Soft-Tissue Injuries. Berlin, Springer-Verlag, 1984, pp. 1–58.

136. Vander Griend, R.A.; Michelson, J.D.; Bone, L.B. Fractures of the ankle and distal part of the tibia. J Bone Joint Surg Am 78:1772–1783, 1996.

137. Varela, C.D.; Vaughan, T.K.; Carr, J.B.; et al. Fracture blisters: Clinical and pathological aspects. J Orthop Trauma 7:417–427, 1993.

138. Vives, M.J.; Abidi, N.A.; Ishikawa, S.N.; et al. Soft tissue injuries with the use of safe corridors for transfixion wire placement during external fixation of distal tibial fractures: An anatomic study. J Orthop Trauma 15:555–559, 2001.

139. Vrahas, M.S.; Mithoefer, K.; Joseph, D. The long-term effects of articular impaction. Clin Orthop 423:40–43, 2004.

140. Waddell, J.P. Tibial plafond fractures. In Tscherne, H.; Schatzker, J., eds. Major Fractures of the Pilon, the Talus, and the Calcaneus. Heidelberg, Springer-Verlag, 1993, pp. 43–48.

141. Watson, J.T.; Karges, D.E.; Cramer, K.E.; et al. Analysis of failure of hybrid external fixation techniques for the treatment of distal tibial pilon fractures. Presented at the 16th Annual Meeting of the Orthopaedic Trauma Association, San Antonio, Texas, 2000.

142. Watson, J.T.; Moed, B.R.; Karges, D.E.; Cramer, K.E. Pilon fractures: Treatment protocol based on severity of soft tissue injury. Clin Orthop 375:78–90, 2000.

143. Watson, J.T.; Occhietti, M.J.; Moed, B.R.; et al. Perioperative external fixator management during secondary surgical procedures. Presented at the 15th Annual Meeting of the Orthopaedic Trauma Association, Charlotte, North Carolina, 1999.

144. Weiner, L.S.; Mirsky, E.; Karas, E. Complications of composite fixation in juxtaarticular tibial fractures. Presented at the 11th Annual Meeting of the Orthopaedic Trauma Association, Tampa, Florida, 1995.

145. Williams, T.M.; Nepola, J.V.; DeCoster, T.A.; et al. Factors affecting outcome in tibial plafond fractures. Clin Orthop 423:93–98, 2004.

146. Wilson, L.S.; Mizel, M.S.; Michelson, J.D. Foot and ankle injuries in motor vehicle accidents. Foot Ankle Int 22:649–652, 2001.

147. Wyrsch, B.; McFerran, M.A.; McAndrew, M.; et al. Operative treatment of fractures of the tibial plafond: A randomized prospective study. J Bone Joint Surg Am 78:1646–1657, 1996.

148. Yildiz, C.; Atesalp, A.S.; Demiralp, B.; et al. High-velocity gunshot wounds of the tibial plafond managed with Ilizarov external fixation: A report of 13 cases. J Orthop Trauma 17:421–429, 2003.

149. Zalavras, C.G.; Patzakis, M.J.; Open fractures: Evaluation and management. J Am Acad Orthop Surg 11:212–219, 2003.
150. Zalavras, C.G.; Patzakis, M.J.; Thordarson, D.B.; et al. Infected fractures of the distal tibial metaphysis and plafond: Achievement of limb salvage with free muscle flaps, bone grafting, and ankle fusion. Clin Orthop 427:57–62, 2004.

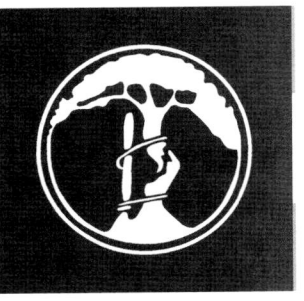

第 60 章

踝部骨折及软组织损伤

James B. Carr, M.D.

踝部没有明确的近端或远端解剖界限标志。此处的构造、功能和损伤没有界限，通常在进行任何区域的评价或治疗都要包括腿和足。本章讨论踝部骨折、相关的韧带损伤和踝部的其他软组织损伤。Pilon 骨折在第 59 章已讨论，距骨损伤将在第 61 章讨论。

踝关节是一个复杂的铰链样结构，其中的骨和韧带起着重要的、不可分割的作用。正常的功能主要依靠其精细结构的完整性。作为一个承重关节，在平稳步态下，踝关节会承受超过 1.25 倍体重的力；在剧烈活动时，则会承受超过 5.5 倍体重的力。正常步态需要适当的踝关节背屈和跖屈。距下关节提供内翻和外翻，以及对旋转应力的适应调节，其功能与踝关节的功能紧密相关[94,132]。踝关节在任何位置上本身是不稳定的，需要其周围肌肉和韧带的支持。

踝部的皮肤薄，只有纤细的血液供应。肌腱而非肌腹跨过关节，关节表面缺乏足够的覆盖组织。严重损伤后，踝关节的创口，包括外伤引起的或者是手术引起的，都有一个愈合的问题。踝关节区域的损伤可能影响（除骨、关节面、韧带以外）任何通过它的肌腱、神经和血管。

踝部损伤的治疗需要全面的评估，以确定损伤的解剖结构和损伤严重性。一旦损伤明确，最佳的治疗通常需要尽可能修复解剖结构的损伤，同时避免任何额外的损害。

第一节 解剖学和生物力学

一、解剖

已有一些学者对踝关节的解剖进行了详细的研究[101,178]。胫骨干的远端向两侧扩大，骨结构从管状皮质骨转为干骺端松质骨（图 60-1）。青年人和活动量多的成年人，其胫骨远端特别致密。胫骨内侧缘位于皮下，当胫骨骨折明显移位时，软组织有受损的风险。胫骨远端前内侧面是明显的内踝突起，其内是踝穴的内侧关节面。内踝的体积较外踝小，并被分成外侧覆盖关节软骨的前隆起和后隆起。浅层的三角韧带（内侧副韧带）附着在前隆起上，向后走行至距骨、跟骨和舟骨，但对踝关节本身几乎没有提供稳定性。其主要的内侧稳定结构是深层三角韧带，其附着在内踝的后突起，内踝略短的后部。此韧带几乎为横行走向，被滑膜覆盖，基本上在关节内，除非距骨侧方移位或内踝因骨折、截骨翻向远侧，自关节的外面不能触及（图 60-2）。任何不包括深部三角韧带的修复都不能恢复韧带的稳定性。

胫骨远端的关节面是凹形的，有前唇和更向后凸出的后唇。顶部的后唇是下胫腓韧带联合的后部附着处。其不像内外踝那样限制距骨的移动，但是，并非不常伴有内踝和外踝的损伤，即第三踝骨折。此损伤是三踝骨折名称的基础，表示损伤包括内踝、外踝和后唇一起的损伤[79]。

由于临床上所见伴有较大后踝骨块的三踝骨折倾向于后外侧距骨半脱位愈合，推测后踝可以限制距骨向后位移位[141,208,209]。尚不清楚腓骨畸形愈合程度对它的影响。通过尸体解剖，Harper[81]和 Raasch 等[168]发现，对于胫骨关节面骨折，接近 40% 的踝关节没有后方距骨的不稳定。在这种情况下，距腓后韧带能够抵抗骨折向后方移位，与距腓前韧带维持踝关节前方的稳定性相似。Scheidt 等[180]发现有些相反，他们采用轴向载荷试验模型，发现当后踝骨折累及 25% 胫骨远端关节面时，向后位移和内旋会增加。后踝也提供负重

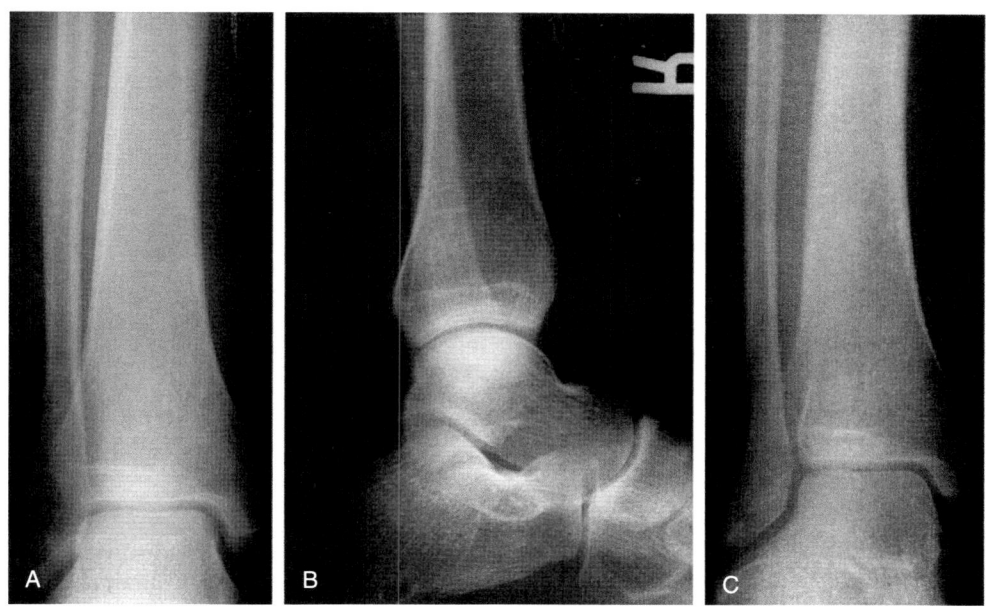

图 60-1　踝关节的正常前后位(A)、侧位(B)和关节踝位(C)X 线片。胫距关节表现为关节面吻合一致,正常软骨下骨性出口,软骨间隙均匀一致。胫骨与腓骨互相重叠的切迹很明显。

面,骨折累及一半关节面时接触压力将丢失 35%[182]。因此,必须评估后踝在关节面协调性方面的作用。虽然关于后侧胫骨对后部距骨稳定性的作用了解尚不清楚,一定大小的后踝骨折(超过 25%)需要仔细评价其是否需要修复。

在胫侧关节矢状面有一个中央隆起,隆起脊的大小是不确定的。距骨顶部关节面的外形轮廓与胫骨关节面顶板和矢状脊非常匹配。距骨轻度的外侧方移位可导致两块骨的接触面大幅度减少。根据 Ramsey 和 Hamilton 的研究 [170],1mm 的侧方移位会造成 42%的接

触面积减少。假定增加关节压力,由较小的面积负载相同数量的力,将会导致关节软骨的退行性变化,这是在发生距骨和胫骨关节面一致性丢失的严重损伤后出现的常见问题。另一些研究是利用接触压力膜技术测定关节接触面的压力变化[31,127]。虽然不能复制出 Ramsey 和 Hamilton 引人注目的结果,但研究结果表明,压力随着距骨外侧移位和较大的后踝骨块而增加。尽管有这些发现,但创伤后关节病的主要原因仍不清楚。

在外侧,胫骨远端有适于腓骨的浅槽或切迹(图 60-3)。这个浅槽是由一个大的前结节 (Chaput 或

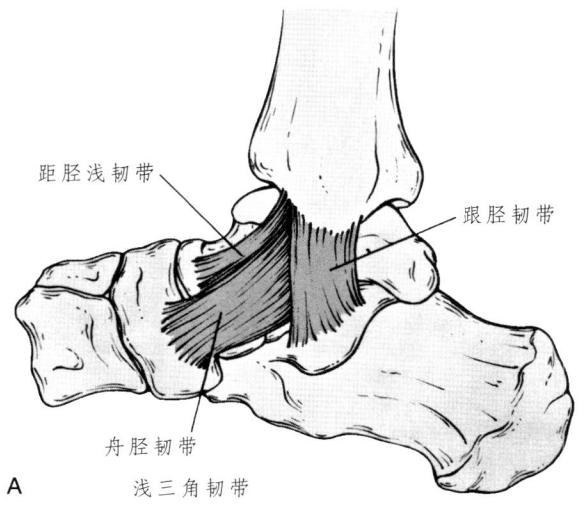

距胫浅韧带

跟胫韧带

舟胫韧带

A　　浅三角韧带

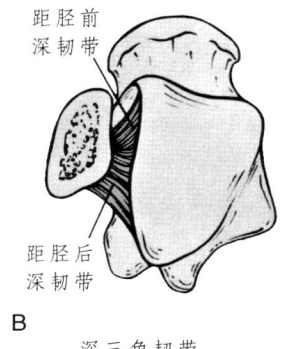

距胫前深韧带

距胫后深韧带

B

深三角韧带

图 60-2　踝关节内侧副韧带。(A)连接内踝与距骨、跟骨、舟骨的浅表纤维,大致呈三角形,称为三角韧带。(B)比较重要的深部纤维从后侧突起几乎横向走行至距骨后面的内侧关节面(横向部分)。

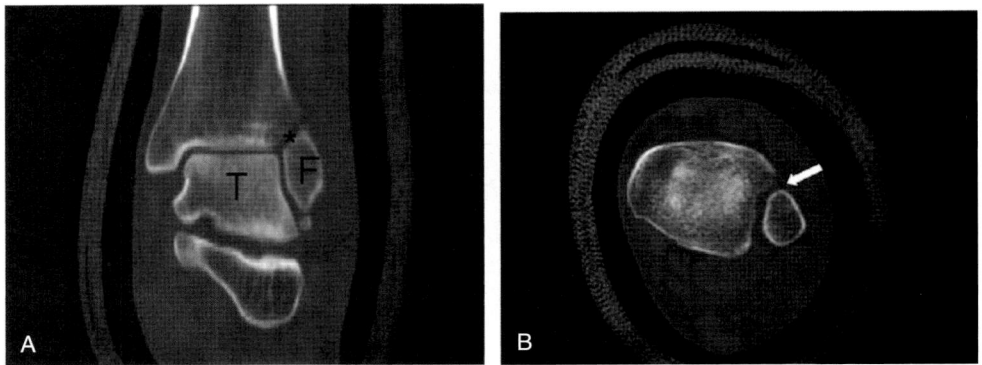

图60-3 经过韧带联合的正常的 CT 冠状位(**A**)和水平位(**B**)图像。冠状位图像显示胫骨与腓骨如何构成踝穴(二者之间的间距约为1mm)。水平位图像显示突出的前结节,该结节与腓骨后面重叠并有助于形成切迹(箭头)。Chaput 结节有一发丝裂纹。F,腓骨;T,距骨;*,韧带联合。

Tillaux-Chaput)和一个明显较小的后结节构成的。

踝部最重要的韧带联合体是连接胫骨和腓骨远端的韧带。这个被称为韧带联合的结构由4个不同的部分组成(图60-4)。在前方,前下胫腓韧带(AITFL)自胫骨结节(Chaput 结节)的前外方略斜向远侧到外踝的前方部分,此处的止点有时候被称为 Wagstaffe 结节。后下胫腓韧带(PITFL)自后方结节(Volkmann 结节,或第三踝或后踝)斜向远侧。下横向胫腓韧带不同于纤维软骨,但其他方面却类似,恰恰位于远端的胫腓骨之间的连接处。短的在踝上距离不等的胫腓骨间膜增厚并形成骨间韧带。这4个结构共同组成了韧带联合,并主要负责踝穴的结构完整性。如果此结构完整性遭到破坏,外踝向外侧移位,则距骨也向外侧移位,距骨同胫骨承重面的正常关系则会丧失[208,212]。距骨向外侧移位不能通过明显未损伤的三角韧带进行可靠的阻止,此为外踝损伤时需要建立外踝对胫骨远端的解剖关系的理论基础。

外侧副韧带复合体(LCL)由3部分组成(图60-5)。

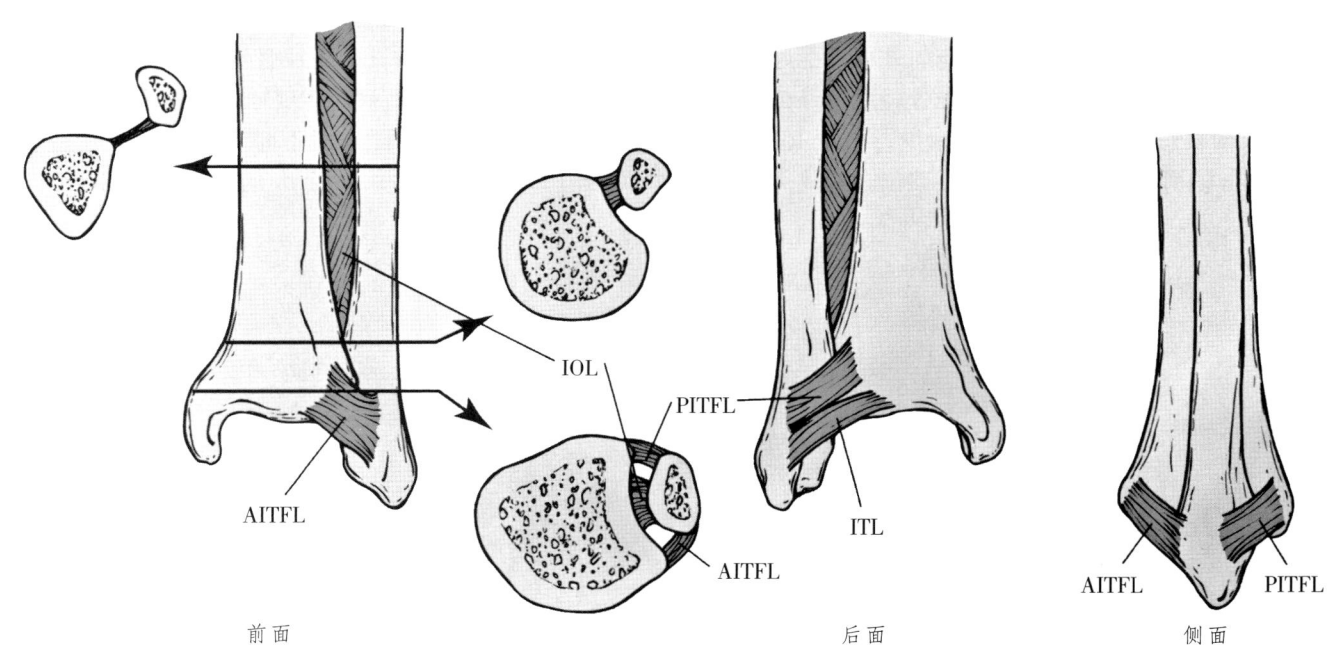

图60-4 远端胫腓联合韧带。骨间膜在下部变厚形成骨间韧带(IOL)。在平顶之上是前下胫腓联合韧带(AITFL)和后下胫腓联合韧带(PITFL),较远端的是下方横韧带(ITL)。(Redrawn from Hamilton,C.C.Traumatic Disorders of the Ankle. New York,Springer-Verlag,1984,Fig.1-7)

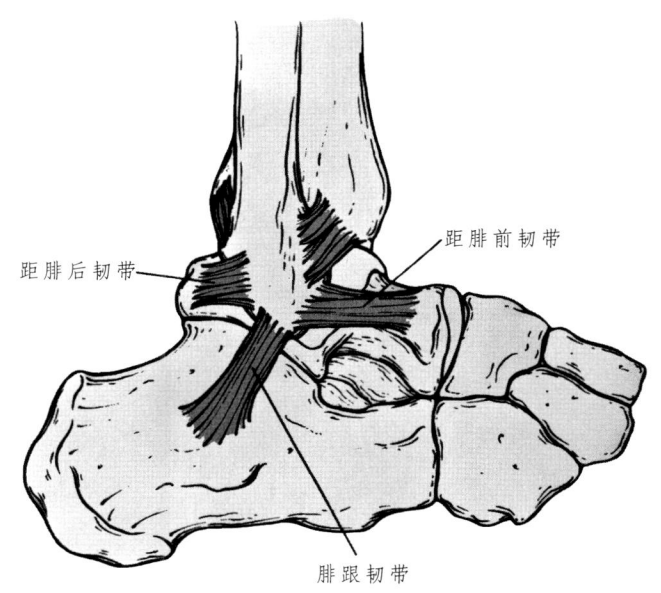

图 60-5　外侧副韧带的 3 个组成部分是距腓前韧带、距腓后韧带，以及在它们之间、止于距骨的腓跟韧带。距腓前韧带和腓跟韧带的定位示于图 60-14。

距腓前韧带直接位于距骨颈外侧的前内方。体大和坚韧的距腓后韧带向后内侧附着在距骨后突。这两条韧带基本上是增厚的，连同浅层内侧的三角韧带，位于结构上松弛的踝关节囊上。外侧副韧带复合体的中间部分是腓跟韧带。它斜行向后，远侧在腓骨肌腱深面，或多或少垂直跨过距下关节的后面，连接于跟骨的腓结节近侧区域的后面。另外，易变异的后外侧关节囊外韧带结构被称为腓距跟韧带，即小腿深筋膜的局部增厚，其阻止足的极度背屈[176]。

许多重要的结构跨过踝关节区域，在诊断和治疗踝关节损伤时需仔细考虑。

浅层后方的重要结构是强大的踝关节跖屈肌，即跟腱或 Achilles 腱，被包裹在薄的腱鞘和皮下软组织内，位于踝关节和表面的皮肤之间。恰在跟腱的外侧方是腓肠神经，它支配足跟外侧面和足中段的皮肤，局部的手术瘢痕组织有引起疼痛性卡压的危险。跖肌腱位于跟腱的内侧缘并紧靠近其内侧，止于跟骨。此微薄的肌腱可以用于踝部和其他部位的肌腱或韧带修复。

在踝的外侧面，腓骨短肌腱和腓骨长肌腱(后者位于较后侧)绕过外踝的后面走行(图 60-6)。它们被上腓侧支持带系于此，此支持带以及其纤维软骨样附着可能被从腓侧支持带，即下伸肌支持带的延长部分，不能阻止此脱位。腓骨肌腱位于腓跟韧带的浅层。当它们到达足的外侧缘时，腓骨长肌在腓骨短肌深面

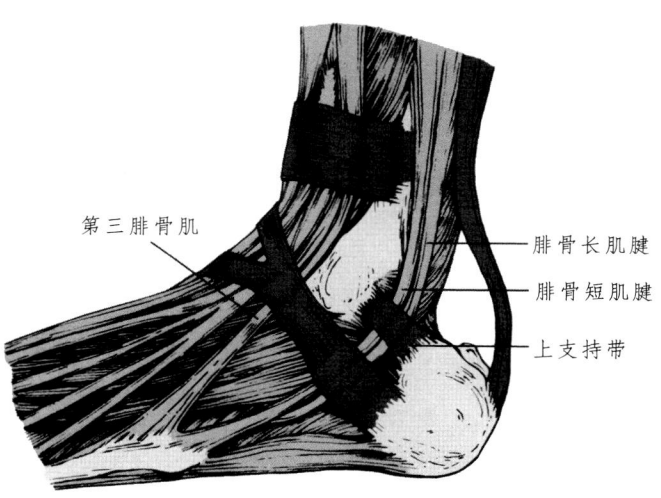

图 60-6　腓骨短肌和腓骨长肌交会于外踝，它们被后面的上支持带约束在外踝的末梢部分，跟骨腱位于最后面，第三腓骨肌和趾伸肌在前面。

向跖侧交叉，在跖长韧带深面横穿足，止于第一跖骨近侧和第一楔骨。腓骨短肌止于第五跖骨基底部，鉴于此，内翻扭伤时，可能被小的骨块撕脱。

在踝的内侧面，内踝的后方有几个重要的结构被屈肌支持带固定。屈肌支持带从踝的后下面走行到跟骨结节的内侧面。踝附部是纤维软骨滑车，最前方的屈肌腱、胫骨后肌，其后方分别是：趾屈长肌，胫后动脉及伴随的静脉与胫神经，最后方跨过踝关节的后面的踇长屈肌(图 60-7)。每个肌腱都位于发育良好的隧道内。如果屈肌腱撕裂或被割断，可能回缩到损伤部位以外，

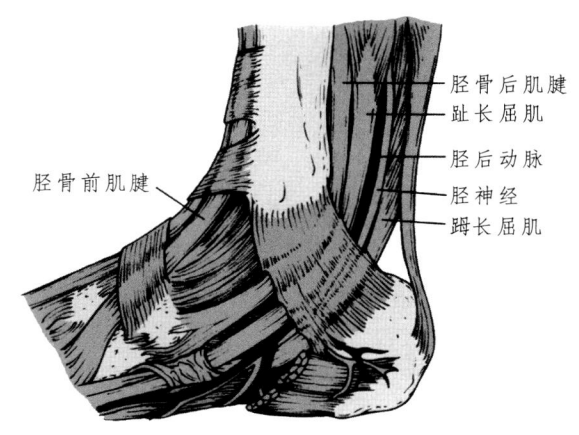

图 60-7　胫骨前肌腱、隐静脉、隐神经穿过内踝前方。在内踝后面有重要的胫骨后肌、趾长屈肌、胫后动脉、胫后静脉、胫神经和踇长屈肌。

以使损伤不被发现。胫后肌腱撕裂经常见于内踝骨折，在手术中骨折端暴露其隧道时应确认此肌腱。

　　隐静脉和伴随的隐神经(通常有两个或更多的小分支)位于内踝前方 1~2cm 处。这根静脉对于静脉给药很有价值，因为不论患者是否休克，均能够做到快速静脉切开。它对需要静脉引流的受伤足也很重要，如果可能应不损伤之。隐神经有被局部外伤性或手术性瘢痕卡压的危险，导致形成疼痛的神经瘤。它们应予以确认和保护，或采取让其近端回缩离任何创面以外的方法切除。

　　在踝的前面，伸肌支持带约束伸肌肌腱、胫前血管和腓深神经，在此处以上的结构离开小腿前间室而进入足的背面(图 60-8)。在踝的近侧，上伸肌支持带的横行纤维从皮下胫骨前内侧面走行至腓骨远端的前外侧面。下伸肌支持带呈"Y"字形，其基底部附着在跟骨外侧，近内侧支止于内踝，远侧支止于向内侧到舟骨上的深筋膜。下伸肌支持带位于前方的踝关节囊。在其深层，从外侧到内侧依次为第三腓骨肌、趾长伸肌、腓神经深支、胫前动脉(成为足背动脉)、踇长伸肌和胫骨前肌腱。胫骨前肌腱略微斜向止于第一楔骨内侧面和第一跖骨基底部。

　　踝的皮肤血供来自 3 根主要的下肢动脉[176]。每根均分出节段支穿出深筋膜至浅层供应皮肤[78](图 60-9)。吻合血管连接这些节段穿出支。这 3 根血管每根都有供应分布区域，叫做血管区域。在理想情况下，手术切口应该靠近这些血管区域的边缘[175]。另外，应该在深筋膜下剥离，以避免伤害皮肤血管，采用皮下皮瓣时必然会发生此血管的损伤。当治疗高损伤能量的骨折伴软组织损伤时，这两条原则很重要。最后，如果发生创面裂开，可通过这些血管区域筋膜皮瓣转移来治疗[78]。

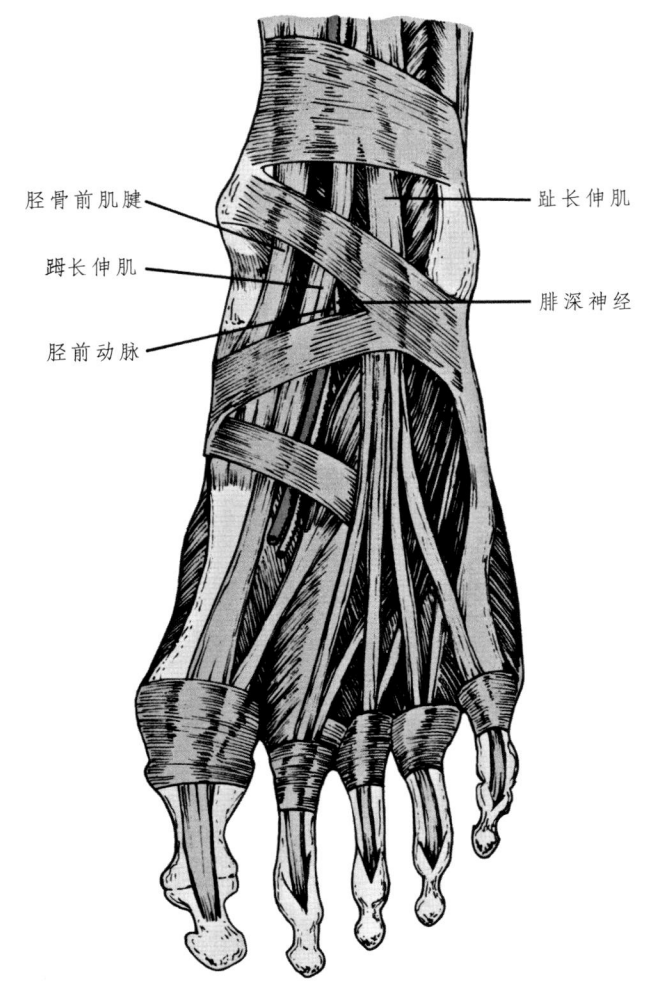

胫骨前肌腱　　　　趾长伸肌
踇长伸肌
胫前动脉　　　　腓深神经

图 60-8　踝关节前方被背屈肌交会穿越，包括胫骨前肌、踇长伸肌、趾长伸肌和偶尔不经过这里的第三腓骨肌。胫前血管和腓深神经均在踇长伸肌的外侧，上面的(横向的)和下面的(交叉的)支持带均为背侧屈肌提供滑轮。这些短的伸肌腱就是起源于足趾伸肌腱之下的跟骨前外侧。

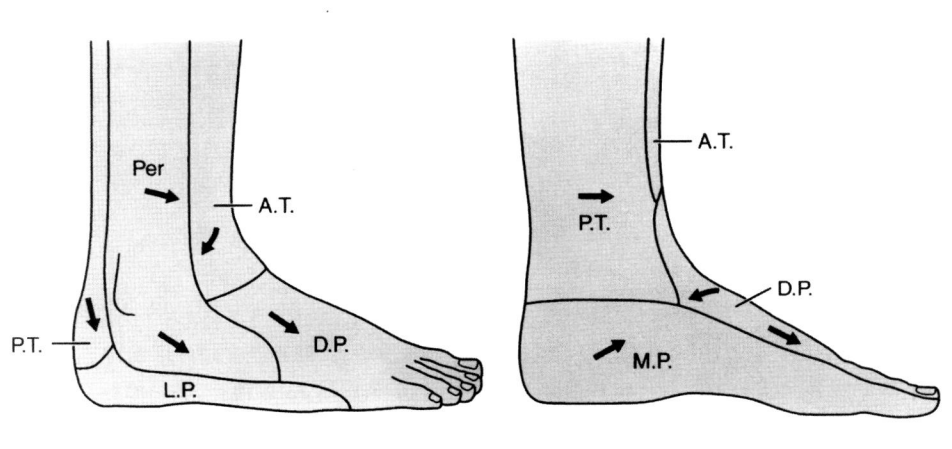

图 60-9　足和踝的血管区域。箭头所指的是表皮血流方向。手术切口不应切断远端血管区域部分的血流供应。表皮动脉区域被以下动脉供应：A.T.，胫骨前区；D.P.，足背区域；P.T.，胫后区域；Per，腓侧区域；M.P.，足底内侧；L.P.，足底外侧。(Redrawn from Salmon, N. Arteries of the Skin. New York, Churchill Livingstone, 1988.)

在界定正常解剖结构和实施治疗时应了解和考虑到踝关节解剖学和力学上的显著性个体差异。把另一个踝关节作为对照是有很大帮助的，但是认识到两个正常踝关节之间的不对称性也很重要，不对称性可视为左右侧的某些差异。例如，3%的正常人在内翻应力下踝关节 X 线片上，有 10°的距骨倾角差异[79]。

二、生物力学

(一)踝关节的力学

根据经验，踝关节轴线可以通过触及内外踝顶点来估计[94,132]。这条线正好在其下方，从内侧面指向后下方(图 60-10)。80%的踝关节，正常运动是简单的绕此轴旋转。

经验性踝关节轴线的倾斜角度在人与人之间存在差异。此线与胫骨中线在冠状面上的成角平均为 82°(即 8°内翻角)。其范围为 74°~94°，标准差为 3.6°。在横断面上胫骨外旋转在儿童期会增加。在成年人，相对于近端胫骨踝的中点，此角测量值大约为 22°，范围是 4°~56°，标准差为 10°[94]。

踝关节实际的轴线要比关节面更倾斜。胫骨远端顶部关节面在冠状面上相对于胫骨中线也成一定的角度，但在踝关节轴线的相反方向。其平均外翻角为 3°，范围是 2°~10°。胫距角是正常外踝列线的指标，其测量值为 83°±4°，并且与对侧踝关节之间存在 2°以内

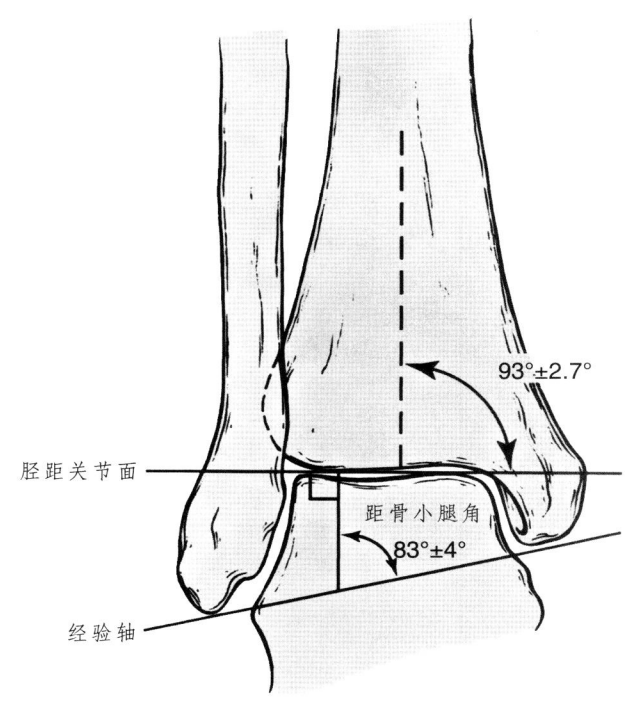

图 60-11　胫距关节面通常有一轻微的侧倾，平均为 3°。经验轴位于相对内翻位，可用距骨小腿角表示。该角由胫距关节面的垂线与经验轴相交形成，平均为 83°±4°。它是内踝与胫距关节面之间关系的放射学可靠指标。它应与对侧踝关节的角度相同。

正常差异[176]（图 60-11）。

在踝穴内距骨匹配精确，使其成为最适合的负重关节[94]。踝穴和距骨滑车在后方较狭窄。踝部的关节面在宽度减小和平行度方面存在个体差异。在踝关节的运动范围内，距骨在踝穴内的合适度仍然匹配，就像 Inman[94]所描述的那样，因为此关节的表面是一个锥体的截面体的一部分，锥体的轴即相当于踝关节的旋转轴(图 60-12)。因此，踝关节在运动中的关节间宽度的变化是很小的(根据 Inman 所述，为 0~2mm)[94]。踝关节倾斜轴分别在足的跖屈和背屈时起内旋和外旋的作用(图 60-13)。

Lindsjö 等[124]测量了负重踝关节的运动，发现，当髋和膝关节屈曲，脚放在 30cm 的高凳上时，平均有 32°的背屈和 45°的跖屈。他们认为，尽管正常步态需要至少 10°的背屈，但如果负重背屈小于 20°~30°，运动员的活动范围便会受到限制。

因为踝穴的内侧和外侧关节面在二者之间的关系以及踝穴轴之间的关系方面存在有差异，所以在踝穴 X 线平片上其关节软骨间隙宽度不一定显示为

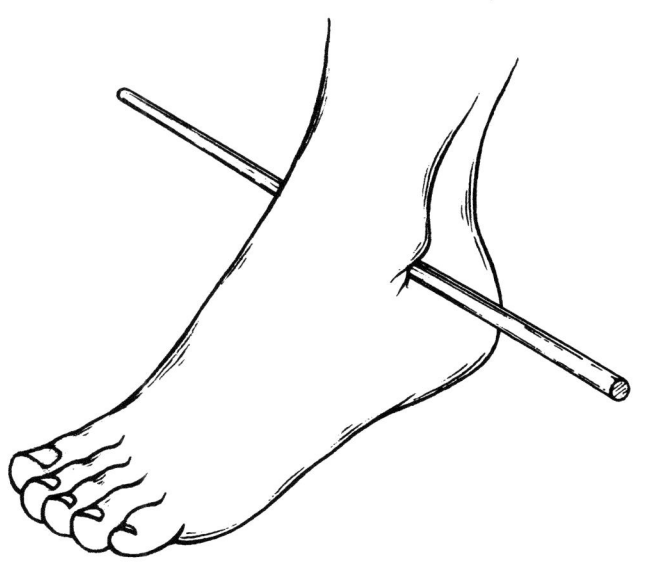

图 60-10　连接内外踝尖的一条线近似为踝关节的轴线，Inman(1976)将其称之为踝关节经验轴。

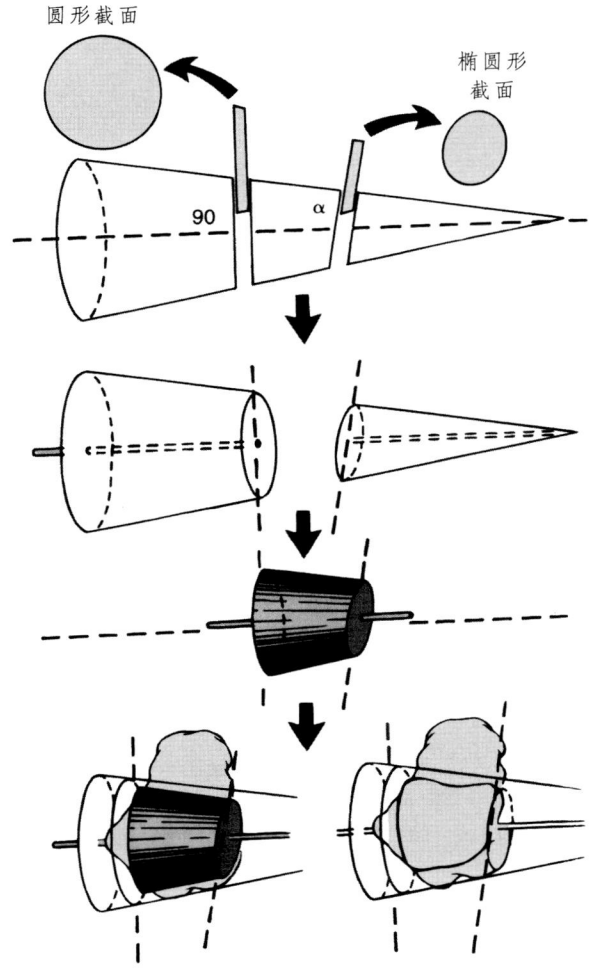

圆形截面

椭圆形
截面

90　α

图 60-12　距骨与踝穴的特殊形态保证了踝关节在运动过程中有良好的接触，正如 Inman 所描述的，关节的表面为圆锥体的一段，其轴线就是踝关节的经验轴。较小的腓骨关节面是椭圆形的，较大的内侧关节面由于与圆锥轴线垂直而呈圆形。(Redrawn from Inman, V.T. The Joins of the Ankle. Baltimore, Williams & Wilkins, 1976.)

对称。

距下关节并不是踝关节的组成部分，但在进行功能活动时它可与踝关节共同作用以适应足的位置。尤其需要注意的是，踝部韧带不稳定可使距下关节的活动度增大，因此在进行评估时应包括距下关节。在康复期也应牢记，由于踝关节损伤易导致距下关节僵直。

(二)踝韧带力学

1.内侧副韧带

三角韧带位于锥形隆起的踝关节侧面的顶点附近。这样它可以适应距骨在踝关节内侧面相对较小的移

动[94,132]。

三角韧带具有限制距骨在踝穴内外旋的功能。据生物力学研究显示，其所提供的功能占该功能的 57%[188]。正如本章后面将要讨论的，合并有其他踝部损伤的三角韧带损伤要特别注意评估距骨的稳定性。

2.外侧副韧带

因为该关节的外侧有较大的弯曲半径，所以同样弧度的旋转要经过更长的距离。因此外侧副韧带更复杂，其包括 3 个部分[176]。前部为距腓前韧带，在跖屈时与腓骨呈线形排列，并且，此体位时功能如同真正侧副韧带，可抵抗距骨在踝穴内的内旋。背屈时，跟腓韧带与腓骨线形排列，并成为功能上的侧副韧带。Inman[94]发现，LCL 复合体中这两根韧带间相互的位置存在有相当大的变异(70°~140°)(图 60-14)。他推测，踝关节内翻松弛可能存在于距腓前韧带和跟腓前韧带之间弧度相对较大的人群中，由于此时踝关节运动范围中重要的一部分是在 LCL 没有恰当定位的情况下完成的。

针对 LCL 复合体各部分的相对位置做出的一个重要推论是，必须根据踝关节的位置来评价其稳定性。距腓前韧带在跖屈时抵抗内翻，也能在踝关节中立位时防止距骨向前半脱位，正如前抽屉试验所描述的。跟腓韧带能抵抗踝关节在背屈时内翻。由于可能有一根或同时两根韧带存在功能不全，所以在检查内翻稳定性时需要分别在背屈和跖屈位进行。

腓跟韧带与距下关节的关系非常重要。正常情况下，它位于环绕距下关节轴所形成的"圆锥体"的表面。距下关节内翻和外翻时，腓跟韧带在关节面(由距骨外侧和跟骨所形成)上前后滑动，因而该韧带的张力不会受到影响，而且该韧带不会妨碍距下关节的活动[94]。如果手术中要重建它，偏离正常位置可能会影响距下关节的运动。

3.韧带联合

韧带联合将腓骨牢固地连接到胫骨，并且和三角韧带一起引导距骨在踝穴内运动。在正常步态时，韧带联合允许腓骨少量的向外侧运动和旋转。腓骨解剖上的长度和旋转是韧带联合发挥正常功能的先决条件。因此，韧带联合的稳定性的概念应包括韧带性和骨性两部分。特别是在确保距骨的恰当位置时，腓骨的长度和旋转必须符合解剖要求(图 60-15)。

韧带联合不稳定表现为距骨在踝穴内运动，最常见于内侧间隙增宽。虽然其表现为距骨向外侧运动，

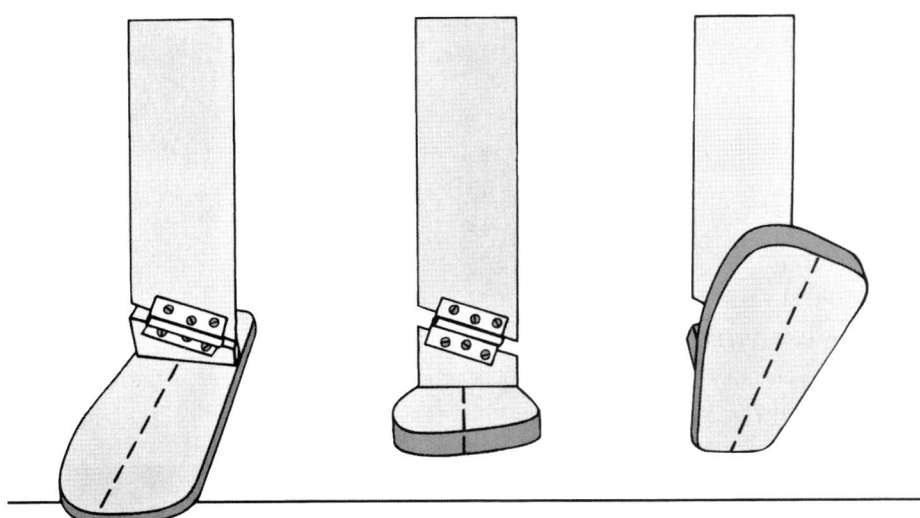

图 60-13 踝关节轴是倾斜的,在足部跖屈时产生内翻(内旋),背屈时则外翻(外旋)。(Redrawn from Mann,R.,ed. Surgery of the Foot,5th ed. St.Louis,C.V. Mosby,1986,Fig 1-12.)

但也会出现外旋和程度的后移。

Solari 等利用伴有三角韧带断裂的腓骨 Weber C 型骨折模型研究了各韧带联合结构对距骨稳定性的相对作用(表 60-1 和表 60-2)。利用同样的模型,Boden[20]等认为,在伴有三角韧带撕裂时,韧带联合撕裂导致距骨不稳定的临界区域是踝穴上 3~4.5cm 处。在每次研究中,三角韧带完整都明显有助于距骨稳定,并且在许多情况下,可不必进行韧带联合的固定。由于撕裂的骨间膜可向近侧延伸到腓骨骨折处,因此外踝骨折并不能可靠地表明韧带联合的稳定性[52],有证据表明,对后踝及其附着的 PITFL 进行修复,可恢复韧带联合的稳定性[137]。在最终分析时,韧带联合的稳定性(主要在治疗踝关节骨折中要考虑)必须基于每个病例来加以评估。

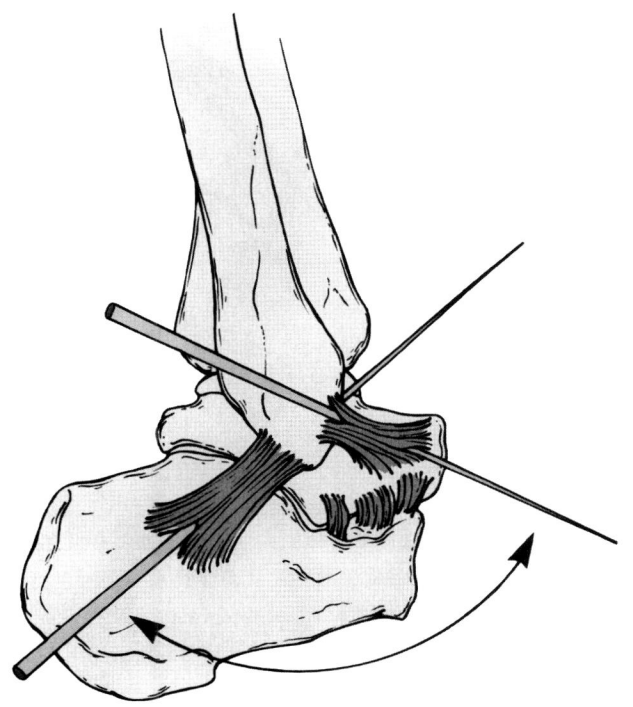

图 60-14 外侧副韧带的腓跟韧带与距腓前韧带的夹角在正常人群中从小于 80°到大于 130°。在踝关节增宽时该韧带不能有效防止踝关节内翻。注意背屈时由跟腓韧带对抗内翻,而跖屈时由距腓前韧带对抗内翻。(Redrawn from Inman,V.T. The Joints of the Ankle. Baltimore,Williams & Wilkins.1976.)

表 60-1　模拟 Weber C 型踝部损伤中外旋不稳定性的进行性增加

踝部骨折	平均外旋（度）	总的不稳定性（%）
踝关节完好	8	0
内踝骨折	14	25
内踝骨折+AITFL	19	46
内踝骨折+AITFL+骨间膜+PITFL	24	67
内踝骨折+AITFL+骨间膜+PITFL+外踝骨折	32	100

缩略语：AITFL，前下胫腓联合韧带；PITFL，后下胫腓联合韧带

Source: Data from Solari, J.; Benjamin, J.; Wilson, J.; et al. Ankle mortise stability in Weber C fractures: Indications for syndesmotic fixation. J Orthop Trauma 5:1990,1991.

表 60-2　模拟 Weber C 型骨折模型中各种结构修复后的外旋不稳定性

修复	平均外旋（度）	稳定性的增加（%）
无	32	–
外踝钢板	24	32
外踝钢板+韧带联合螺钉	22	51
外踝钢板+内踝螺钉	14	73
外踝钢板+韧带联合螺钉+内踝螺钉	8	100
内踝螺钉	18	56

Source: Data form Solari, J.; Benjamin, j; Wilson, J.; et al. Ankle mortise stability in Weber C fractures: Indications for syndesmotic fixation. J Orthop Trauma 5: 1990,1991.

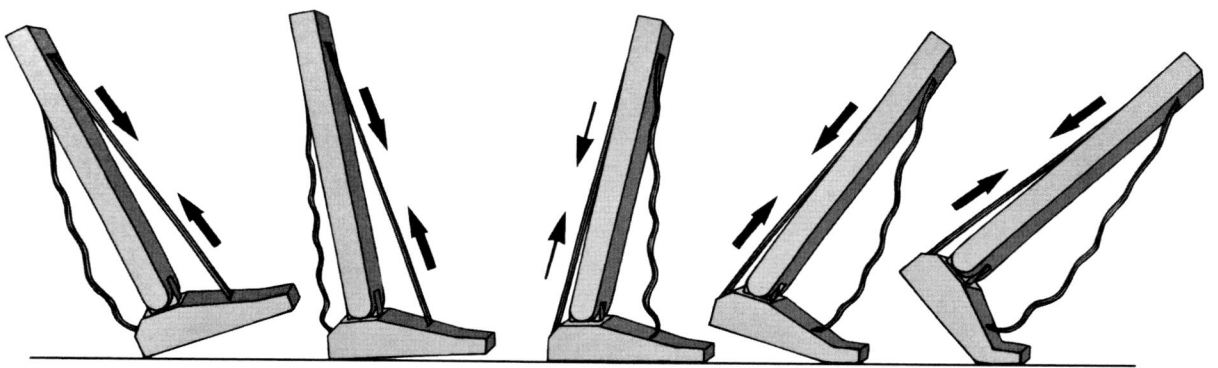

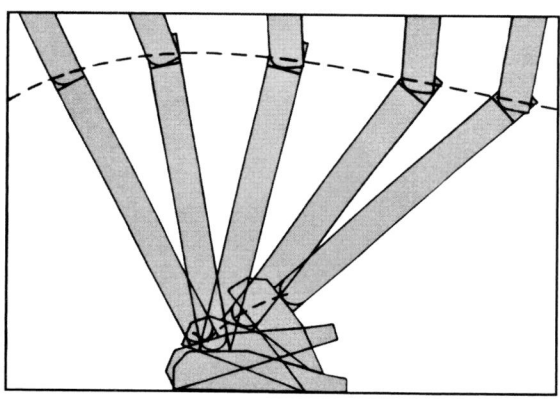

图 60-15　行走时踝关节的机械运动。足跟触地时，背屈肌使足跟力矩臂所产生的跖肌屈曲减慢。身体向前的动量使踝关节背屈，其受跖屈肌的约束，从而在终末姿势时保持足的稳定。（Redrawn from Inman, V.T.; Ralston, H.J.; Todd, F. Human Walking, Vol.1. Baltimore, Williams & Wilkins, 1981, Fig.1-9）

第二节　踝部损伤的评估

一、病史

踝部损伤患者的病史要点是：①损伤发生的方式、时间和地点，②受伤部位损伤前的状态，③患者的全身状况。

损伤机制对于明确骨折的性质和指导治疗十分重要。更重要的是，医生需要考虑导致损伤的能量大小。交通事故或者高空坠落等外力所致的骨折，即使是闭合性骨折，也常伴有软组织的损伤。而且这些外力所致的骨折类型常常会很复杂。相反，单纯的扭转外力所致的三踝骨折严重移位，则提示患者存在骨质疏松症。根据我的经验，不清楚自己如何受伤或受伤几天后才发现损伤的患者，通常为糖尿病神经病变或精神分裂症患者。

受伤之前小腿的状态也很重要。其包括：该部位是否正常，以前的损伤没完全恢复，有反复的不稳定或疼痛，或损伤后不稳定。要查找症状是哪些能提示神经系统损伤的症状，尤其是周围神经的病变的，最常见的是由糖尿病引起的。同样危险的临床表现包括血管性疾病，比如静脉淤血性溃疡、血管性跛行或慢性感染。其他因素包括疼痛、畸形或影响踝或小腿其他部位的功能改变。这些因素严重影响着治疗方法的选择。

全身性疾病明显影响整体治疗，并常常影响局部治疗的选择[38]。无论采取何种治疗，糖尿病患者发生并发症的风险都会较高[34]。酗酒者可能不配合限制负重的要求。心肺疾病的患者不能耐受使用拐杖或管型石膏行走的能量要求。对侧小腿受伤限制负重的患者，其康复计划不同于单侧不稳定骨折者。必须从患者、家属或者朋友那里获得医疗、药物过敏反应和家族遗传性疾病的信息。

二、体格检查

根据损伤的情况对踝部进行相应的检查。简要的检查可以发现严重的畸形或者开放性伤口。关键是明确损伤的全貌，并尽快给予所需要治疗以减少脱位，减轻损伤部位上方的软组织张力，或对开放性伤口清除污染并给予恰当的治疗。某些检查不可能进行，或者直到病程后期才适合进行（例如明显移位的骨折脱位时，不能获得恰当的远端肌力检查结果。任何重要的创口的探查应推迟到患者进入手术室后再进行）。

相反，如果患者主诉踝部损伤但问题不明显，应该在明确诊断前对该部位每一个结构进行系统的评估。因为损伤常常群集发生，偶然也同时发生，因此在发现第一个阳性体征或影像结果后绝不能停止进一步检查。

环周检查踝部有无开放性损伤、碾挫伤、擦伤、肿胀区域和骨折畸形。苍白可能提示局部缺血。任何开放损伤，甚至是一个小的伤口，都可能感染其深层受挫伤的软组织、骨折或关节。把创口情况和患者的病史联系起来考虑非常重要。例如，一个患者踝部被车碾过，皮肤上有个小的开放性创口，并非是Ⅰ级的开放性骨折，由于创伤的程度较大患者的临床表现更像是Ⅲ级开放性骨折。一个横向的、表面上看较浅的破口位于踝部的外侧面，刚好在外踝的远侧，可能是由于严重内翻损伤和外侧副韧带断裂导致的皮肤撕裂。这样的撕裂伤可能延伸至踝关节内。

血管的检查必须包括胫后动脉和足背动脉的触诊。局部的肿胀或畸形可能会影响检查的结果。多普勒装置可以帮助确定这些脉搏，但是仅仅在小腿气囊套袖测局部动脉血压的情况下，其血流评价才是可靠的。应当注意皮肤的温度、压迫泛白后毛细血管充盈、静脉充血和水肿的情况。在任何治疗前后，必须给出灌注充分性的结论，并迅速采取措施确定并纠正局部缺血的原因。

踝部的神经检查通过测定各神经感觉区域的轻触觉和痛觉来评估。腓肠神经分布于足跟外侧和足的外侧边缘。足底由跖内侧和跖外侧神经及胫神经的分支支配，其同时也分出足跟内侧支。被动用力背屈足趾产生的足底疼痛可能提示内在肌群局部缺血。

足的内侧缘由隐神经支配。足跟内侧区域由内侧跟骨支神经支配。第一足趾和第二足趾间背侧是腓深神经支配区域。这根神经发出运动神经分支支配足背的短伸肌。如果肿胀不严重，在局部可以触摸到这些肌肉的收缩。腓浅神经支配足背大部分分区域的感觉。

穿过踝部的肌腱的功能很难估计，但是，当可以进行较全面的检查时，必须尽早实施和评价。有必要评估主动肌肉收缩运动而不是仅仅表面上的被动运动。

通过触痛或触及缺损以及 Thompson 试验检查跟腱。在 Thompson 试验中，检查者挤压松弛的腓肠肌（通常取屈膝状态）则产生跖屈（图 60-16）。腓肠肌-肌腱单位的完整性和肌力的最终评价需要测定患者反

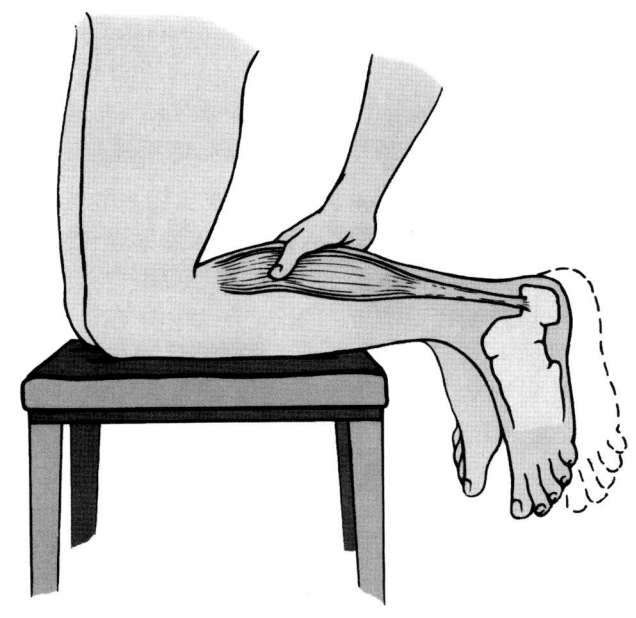

图 60-16 Thompson 试验。按压腓肠肌群会使踝关节跖屈。如果跟腱断裂，该试验会使跖屈减弱或消失。

复抬高足尖的能力，因为正常情况下强大的肌群必定有超过移动检查者手部阻力的力量。

腓骨长肌和腓骨短肌位于外踝后面。如果它们从上支持带脱出，可能有局部触痛或触及移位。腓骨肌使足外翻，因此如果可能，应在实施石膏管型固定前进行检查。

前室间隔肌肉背屈踝部和足趾。测定拇趾和其他趾的伸趾功能。常常能触及胫骨前肌的肌肉收缩。其肌腱很少由于摩擦而破裂，但是如果发生，其可以有触痛并且不能被触及。

深层的后室间隔肌肉是拇趾和其他趾的长屈肌和胫骨后肌。足纵弓的这个重要支持结构可能同其他踝部结构一起被损伤，也可能在磨损的基础上或炎症性关节炎时破裂。其内翻和跖屈足部，因此在收缩时应当能被触及。通过测定屈趾活动的力量检查趾屈肌。在偶然发生肌腱自屈肌支持带脱出时，这些肌腱在内踝后方应有触痛感。

必须意识到，踝部疼痛可能是进展性腓肠肌间隔综合征患者的主诉[15]。间隔综合征引起的疼痛是非常剧烈的，并且固定方法很少能减轻症状[113]。远端运动和感觉功能减退可能是其早期的临床表现，此时建议仔细地检查小腿触痛、硬化和受累肌群牵拉诱发的疼痛。当诊断不明确时，小腿肌间隔压力测量可能有助

于诊断。

当评估不严重的踝部损伤时，系统的触诊以确定触痛部位显得特别重要。因为踝部的大部分结构都比较表浅，具有正常感觉和无严重疼痛的合作患者常常可以明确指出损伤的区域。

必须检查前面提到的经过踝部的结构是否有触痛。同样，应当检查每处骨性突出部位是踝部广泛性疼痛还是仅仅位于韧带附着处疼痛？是否触痛局限于外侧副韧带的一处或多处，靠近前韧带联合，或浅层三角韧带？深层三角韧带是关节内的并且不能触及，可能破裂而没有明显的内侧触痛，在评价其完整性时应注意此特点。后韧带联合位置也较深，破裂后可能没有明显的局部触痛。由于标准踝关节 X 线片不能包括偶然伴有踝关节损伤的腓骨上端骨折（Maisonneuve 骨折），检查时必须触及腓骨全长。

如果体格检查或 X 线片显示有明显的损伤（此常在骨科医生诊治踝部损伤前进行），应当推迟关节活动范围和稳定性的检查。否则，应该检查关节活动范围。由于关节活动范围的正常值范围比较广，所以患侧关节的主动和被动背屈和跖屈度数必须同对侧关节度数相比较。正常关节平均背屈约 $30°$，跖屈为 $30°\sim45°$[124]。在评价踝关节活动范围时，重要的是要认识到，相当数量的背屈和跖屈活动范围发生在跗骨和跗跖关节。踝关节跖屈的测量尺度是足跟跖面和胫骨之间的夹角[124]。通过测量足底平面踏板和小腿之间的夹角，可以较好地区分胫距活动和较远端关节的活动。

内翻和外翻踝关节的活动密切相关，也应当给予评估。虽然外侧副韧带功能不全的踝可能在胫距关节外出现内翻，但正常情况下足内翻和外翻发生在距下关节。有必要拍摄内翻或者患者有反复内翻损伤史时。前抽屉试验可以发现足相对于胫骨的向前移动（图 60-17）。此现象提示外侧副韧带复合体的前腓距结构松弛。患者俯卧体位时易于进行此项检查。

踝穴不稳定，伴有韧带联合的松弛或破裂，可以通过在踝穴内侧向移动距骨获得提示。这种移动可以造成疼痛，并且有距骨向外侧移动的感觉，或者在向外移位后可发生弹响并移向内踝。踝关节应力位 X 线片可以帮助确诊这种距骨的不稳定性。将胫骨内旋可使踝的平面与 X 线胶片平行。然后将距骨拉向外侧或外旋并维持在此位置，然后 X 线曝片摄片。对侧拍摄相同位 X 线片以利于对照。应记住，即使

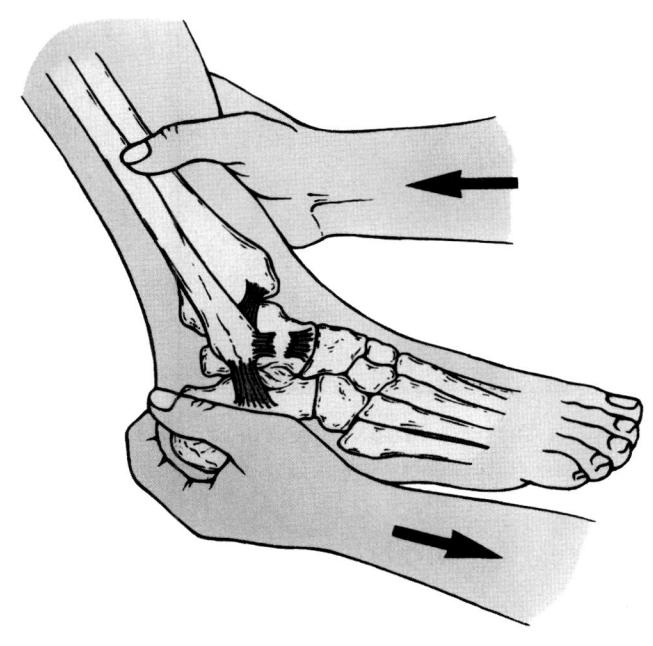

图 60-17　前抽屉试验时脚部相对于胫部前移说明距腓前韧带松弛。该检查应与对侧相比较,并可通过影像学定量测量。

1mm 的距骨向外侧移位也能显著减少踝关节的接触面积[170]。

与踝关节有关联的损伤或尽管胫距关节没有直接损伤但患者主诉有踝部症状时,必须检查其他局部结构。特别是跟骨前突骨折、距骨外侧突骨折或第五跖骨基底骨折易被漏诊,因为其他部位可能也有骨折,如跟骨或距骨骨折、舟骨骨折、足中段骨韧带损伤(例如跗跖骨脱位)(见第 61 章)[100]。任何有关足部异常的发现都提示需要加拍足的 X 线片,因为常规的踝部 X 线片很难显示足部的病变。

三、放射影像检查

踝局部触痛或负重时不稳定是拍摄踝部 X 线摄片的最好指征[165,191]。根据检查的常规要求确定 X 线的摄片程序[118,165]。常规 X 线摄片通常包括踝部的前后位、侧位和踝穴内旋位[43]。有证据表明,踝关节的踝穴位和侧位片足以满足外科手术中的阅片要求[149]。踝穴位是真正的踝关节前后位片,其位于平行于两踝之间的经验轴的平面。传统的前后位,位于解剖冠状面,可以提供内踝螺丝钉的附加影像评价[75]。如果已经发现近侧有触痛,拍摄腓骨全长 X 线片是必要的,而评价踝部近侧的其他潜在损伤的症状和体征则需要拍摄其他所有的 X

线片。上述各项对足部的 X 线检查也同样适用。

附加踝部的 X 线片可能包括一个或多个拍摄角度。负重位踝部 X 线片显示关节软骨的厚度和负荷下关节的合适性。这些检查是踝关节骨折后随访的重要内容。评价外侧副韧带时,可将足跟放在垫板上支持足部并给胫骨远端从后方施加外力后拍摄前抽屉试验侧位 X 线片。Broström[25,26]认为,距骨向前位移 3mm 即提示前距骨韧带破裂。

内翻应力性 X 线片可以显示胫距关节内翻不稳定[43,171]。生物力学研究显示,跖屈位内翻应力片提示前腓距韧带的功能,背伸位内翻应力片提示腓跟韧带的功能。将其与对侧的踝关节 X 线片进行比较十分有用,但是在正常的人群中也可出现不对称松弛。此外,正常踝部的内翻松弛范围变化相当大[171]。中立位时明显不稳定(距内翻超过 25°)提示外侧副韧带前中部分均有功能不全。因此,必须通过对应力 X 线片的正确解释得出结论。一般来说,这种检查不适用于急性韧带损伤,但是对慢性踝关节不稳的治疗方法的选择有帮助。

内翻不稳定性也可以由距下关节过度松弛引起。通过适当的应力性 X 线片可以明确临床诊断[99]。

计算机断层摄影术(CT),特别是在仔细进行薄层扫描并保持患者体位时,可以提供更多的信息。其在关节部位的横断面扫描可以区分腓骨与胫骨的关系,以及距骨同踝穴的关系和软组织结构的状态[35,52,128]。多排螺旋 CT 扫描能缩短扫描时间、增加分辨率以及提高多层面的重建效果(包括三维重建)[35]。它还可以进行精确的数据测量。对关节面损伤(尤其是后踝)的程度和部位的明确有利于手术方案的制订[57]。CT 片可以精确测定后踝骨折的部位和大小。常规的 X 线片不能全面地反映后踝的损伤的程度[57](图 60-18)。韧带联合横断轴位片可显示出腓骨在切迹处复位和韧带松弛[52]。有证据表明,螺旋 CT 和三维重建能提供较好的韧带及软骨面的成像[202]。CT 也可用来评估踝关节内翻损伤后慢性疼痛的患者[145]。

MRI 检查极大地推动了踝关节疾病的非侵入性诊断[44,175](图 60-19)。它能较容易地显示出软组织、关节软骨以及骨组织的病变。MRI 的优势在于它能对软骨和韧带进行较好的成像[169]。MRI 三维重建加强了我们对足与踝生物力学特性的认识,它已被应用于踝关节不稳定的诊断[172]。99m 锝骨扫描是一项较灵敏的检查,可用于确定应力性或其他隐匿性骨折、感染和痛性病变的部位[30]。

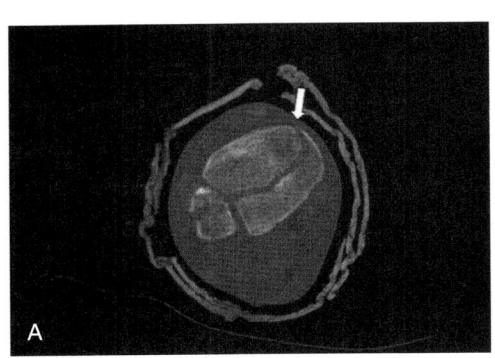
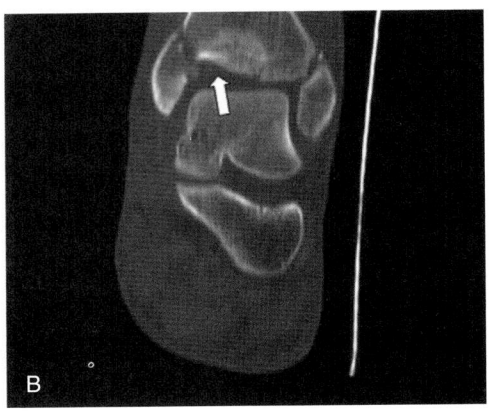

图 60-18   踝关节的 CT 扫描能提供常规 X 线片所不能显示的病理解剖。(A)该 CT 片显示一个较大的后踝骨折,通过内侧入路(箭头)能直接到达骨折平面以进行清创和复位。(B)该 CT 片显示内侧踝穴顶发生嵌插骨折(箭头),可通过前内侧入路经内踝骨折平面对其进行暴露。医生应预见到因嵌插骨折造成的骨缺损需进行骨移植。

四、其他检查

踝关节镜对检查和治疗疼痛性踝关节病变比较有用(图 60-19)。它有助于诊断和治疗骨软骨骨折、韧带联合损伤以及滑膜炎[192]。已有报道称,关节镜可用于治疗创伤后粘连性关节囊周围炎[42]。它已用于急性踝部骨折的检查,检查显示 79%的该类损伤伴有关节软骨损伤,而大部分患者不伴有附着骨的损伤[125,85]。虽然许多医生尚未常规应用关节镜治疗踝部骨折,但由于关节软骨损伤的发生率较高,只要认真检查就能在切开复位内固定时发现该类损伤。亦有报道称,在进行外侧韧带重建时,常会发现患者有软骨损伤[156]。有

趣的是,上述报道还称,这些损伤看起来并不影响患者的长期效果。动脉造影术、非侵入性血管检查和脉冲血氧定量法有助于评价和监测踝关节损伤远端部位的血液灌注情况。有时需要测量小腿或足的室间隔压力。神经传导速度和肌电图有助于评估胫神经损伤,例如跗管综合征。

五、排除其他损伤的主要方法

详细的病史和体格检查是创伤患者鉴别诊断的基础。测定周围脉搏是避免四肢局部缺血漏诊的主要检查方法。如果患者无意识或不配合,需要拍摄骨盆和脊柱常规 X 线片。踝部骨折可能是高处跌落伤

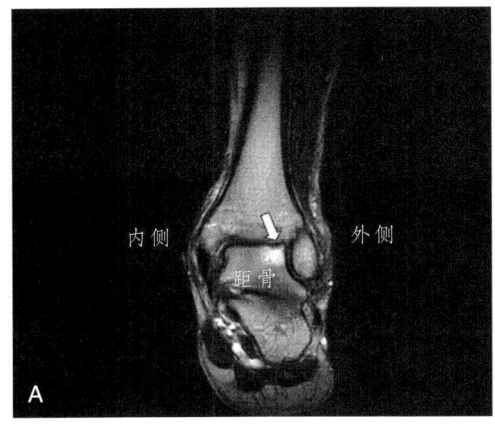
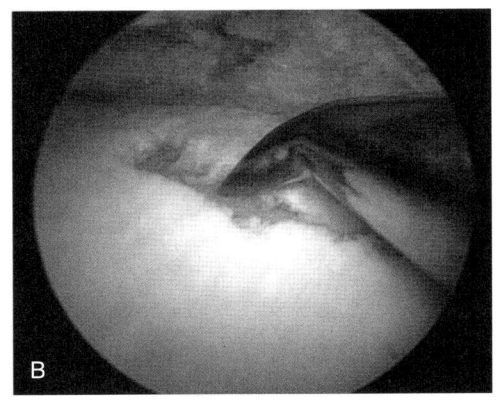

图 60-19   内踝骨折经非手术治疗愈合 4 个月后,患者仍存在持续性疼痛和跛行。X 线检查(包括内翻应力位片)均显示正常。随后进行了 MRI 检查。(A)冠状位 T1 加权像显示距骨的软骨下发生水肿,而且还显示有关节软骨不平整(箭头)。在骨折位置处内踝持续存在 MRI 信号。(B)该图为关节镜检查,检查显示距骨上外侧(由探针明确)的软骨发生分离。采用微骨折片技术对骨折片进行粉碎,然后对松弛的软骨骨折片进行清理。治疗后,患者的症状得到改善,但持续存在疼痛。

或高速汽车冲撞伤的唯一外部表现。应常规进行踝关节近端关节的视诊、触诊和关节活动范围与稳定性的评估。除非体格检查完全正常，否则 X 线摄片应包括骨盆。

六、鉴别诊断

在处理外伤患者时，特别是对于踝部损伤者，应对传统的鉴别诊断概念有所改良。与其考虑各种可能的诊断再逐个加以排除，不如始终意识到有多处损伤的可能性[113,146]。患者踝部疼痛的主诉除了指局部结构损伤外，还可见于小腿间隔综合征、近端血管神经损伤或足部损伤。表 60-3 列出了可影响踝部结构的各种损伤的清单。

第三节 踝部骨折的处理

一、一般原则

一般来说，对于患者全身和整个伤肢的诊断与治疗要优先于踝关节的诊断与治疗（参见第 6 章）。然而，有时恰当的处理踝部损伤可以避免严重的残废，例如截肢。在采取了抢救生命和保存肢体的措施后，踝部损伤绝对不能忽视。踝关节的诊断和治疗应按照以下的优先顺序进行：①确保足够的血流；②临时纠正明显的畸形和脱位；③处理任何开放的伤口及其他皮肤和软组织的损伤；④使骨骼畸形精确复位，而且必须维持至愈合；⑤修复肌腱和神经；⑥康复；⑦及时发现和治疗并发症。

没有足够的血流灌注，足就不能存活。所以，识别局部缺血至关重要。除了足与踝碾压伤的病例以外，踝关节处的动脉损伤通常不会威胁到患者生命。对于这种患者，早期截肢是最好的治疗。这个主题已在第 58 章进行了详细讨论。例外的情况是比碾压伤更大的撕裂损伤，可以考虑微血管重建术，乃至创伤性断肢或不完全性断肢再植术。

明显的畸形常由脱位、骨折脱位或严重移位骨折引起。断端移位突出可过度牵拉皮肤而影响局部血供。其加剧局部肿胀，也可能阻碍远端的血液循环。另外，患者常常感到剧烈疼痛，尖锐的骨端可能损伤关节软骨。因此，需要采取紧急措施予以复位，以改善局部血供和防止进一步损伤。可使用有衬垫的夹板进行固定，尽管并非总是有效，但急诊室简单的复位和夹板固定至少在一定程度上可改善患者的

表 60-3 踝部的损伤
骨损伤（骨折）
踝的
干骺端爆裂骨折
干骺端压缩骨折
韧带撕裂
关节囊撕裂
其他邻近部位骨折
第 5 跖骨基底骨折
距骨外侧突骨折
跟骨前突骨折
跖跗骨复合骨折
许多其他的可能性
关节面损伤
骨折，如上所述，累及关节的
骨软骨骨折（主要是距骨）
韧带损伤
侧副韧带复合损伤
韧带联合损伤
其他邻近韧带损伤
距下韧带损伤
距跗韧带损伤
跗骨间韧带损伤
周围软组织损伤
撕裂伤
挤压所致挫伤
脱套伤
异物遗留
水肿
以往遗留的陈旧伤
肌腱损伤
内在损伤
断裂
撕裂伤
支持带损伤
断裂，肌腱脱位
神经损伤
撕裂伤
挫伤
挤压伤
血管损伤
动脉损伤
静脉损伤

病情。将暴露和污染的骨端回复到伤口内比固定于极度畸形位置要好。因为,急诊手术处理伤口必须立即进行,与有可能加重已经污染的伤口相比,纠正畸形更加重要。

在踝部损伤治疗中,处理软组织,包括任何开放伤口,是一个重要的因素。开放性和闭合性软组织损伤程度都存在显著差异性[201]。一些低能量踝关节损伤几乎没有软组织损伤,因而很可能被忽略。损伤后几乎没有发生肿胀时,如果有外科手术指征,在损伤后任何时候均能安全进行手术。这种类型的损伤可能诱使外科医师认为所有踝关节损伤治疗方法都相似。伴有明显骨折块移位粉碎性骨折、嵌插骨折和横行骨折的高能量损伤可能在损伤后早期几小时没有表现出肿胀,特别是患者处于休克状态时。然而,即使没有开放性伤口,这些骨折也伴有严重的软组织损伤,对于大范围手术操作耐受性差。当然,如果有软组织损伤的表现,明显肿胀、水泡、擦伤或结痂,无论骨折的类型如何,均应考虑外固定[203]。如果必须手术治疗,应推迟数周至软组织恢复正常后再进行切开复位术。这可能需要数周时间,但只要踝部有部分复位,后期仍能对其进行准确复位和固定。

涉及踝部骨折与脱位的开放伤口仅代表了软组织损伤的一部分,而软组织损伤的范围远超过伤口本身[201]。对于伤口的处理应当按照开放性骨折伤口处理的要求,行无菌清创包扎、夹板固定和急诊静脉给予抗生素（通常对于不严重的伤口使用第一代头孢霉素和氨基糖苷类抗生素,对于较严重的伤口改用第三代头孢霉素）。除了这些初步处理外,关键是尽早进入手术室行外科清创和冲洗,以降低严重感染的危险。如果有骨折,给予恰当的内固定可以得到较好的结果[24,65,210]。对于损伤不严重者,内固定技术的要求基本上与闭合性损伤相同。对于损伤较严重者,手术的暴露范围应降低到最小限度并采用外固定支架(至少临时的)固定足和踝。

踝关节骨折时如果能进行解剖复位则其预后最好。通常认为,骨折复位的质量比方法更重要,无论采用的是开放复位还是闭合复位。基于这种观点和踝部内固定技术的进步,踝关节骨折的开放复位治疗方法已被广泛采用。正确地采用AO的原则和技术,90%以上外翻外旋踝关节骨折可以获得优良结果[47]。正如Olerud和Molander[158]所指出,对于较稳定的单侧损伤,钢丝、钢针或U形钉等低强度的内固定方法固定良好,但对于涉及踝关节的双侧损伤,复位则可能丢

失。近来,人们对生物可吸收性植入物很感兴趣,其在韧带联合修复部分有详细讲述[29,87,92,97,195]。

踝部骨折的严重程度有很大不同,对关节稳定性和关节面的影响也各不相同。骨折本身的治疗取决于骨折的位置、大小、移位程度和对关节稳定性的影响。关于踝关节骨折的治疗观点和推荐方案也各不相同,从非手术治疗到每一碎片的解剖恢复。显然,着手治疗的外科医师必须借鉴以往临床研究报告,并根据患者的损伤情况和其他特点,以及其临床经验和技术条件做出决定。踝关节骨折治疗的基本原则应当是采用最安全和最可靠的方法稳定地恢复正常解剖[79]。

如果伴有任何肌腱损伤或是损伤到踝部的主要部分,必须考虑手术修复[61]。特别是,伴有内踝骨折严重移位时,胫后肌腱易被撕裂。除非早期修复,否则胫骨后肌腱损伤通常会导致症状性扁平足畸形[132]。其他肌腱的撕裂或断裂修复后很少会出现病废。因此,此类肌腱损伤常常需要手术治疗,但仅在开放性损伤时需要急诊手术治疗。

踝部最严重的神经损伤性残废是胫神经功能障碍。胫神经传导足底的感觉。一些作者建议,由于具有神经营养性溃疡及其并发症的高度危险,成年人胫神经损伤伴有不能治疗的动脉损伤者应实施截肢手术。在足和踝僵硬和畸形时,也常常遇到此类问题。如果神经的连续性仍存在,神经功能可以恢复(有的要在数月后才能恢复)。胫神经功能恢复过程中可能伴有长时间的感觉异常。神经损伤后可能残留感觉异常。神经修复技术对部分感觉异常者有效。关于下肢神经损伤的治疗经验很少。Sedel[182]建议,如果下肢主要神经完全损伤,可采用显微外科技术修复。Seddon[181]回顾了大量病例,几乎所有患者均采用非手术治疗,建议采用非手术治疗,并强调即使伴有完全的胫神经麻痹者也能获得良好的功能预后。

经过踝部的其他神经发生损伤时会在瘢痕内形成神经瘤而导致疼痛。此问题可以通过切断损伤的神经,将它深埋在软组织内,远离瘢痕和移动结构来预防。

踝关节的韧带常受到损伤。联合韧带(下胫腓韧带)可能伴随腓骨骨折而断裂。如果骨折固定后仍然不稳定,手术固定是确保解剖位稳定愈合的最安全方式。有时可能不需要联合韧带固定,特别是在AITFL或PITFL引起撕脱骨折时,此时韧带附着可以稳定修复。对于伴有胫骨关节面以上平面的腓骨骨折的踝部损伤,评估胫腓间的稳定性是手术治疗中的基本部分。

许多作者提倡通过外科手术修复急性外侧副韧带完全断裂损伤[1,25,96]。尽管此修复可能明显增加稳定性，但其结果并不比功能性治疗好，即使在运动员的治疗中，目前仍主张采用非手术治疗[166]。如果发生迟发性不稳定，后期修复治疗可取得与早期缝合同样好的效果，但在恰当的功能治疗和康复后大多不再需要手术治疗[33]。

踝部没有骨折时，内侧副韧带（MCL）很少发生损伤[79]。如果三角韧带撕裂，其危害常常与内踝骨折相同，除非在 X 线片显示有距骨移位，否则可能被漏诊。对于不稳定踝部损伤，建议手术修复，但此治疗并不能有效地稳定距骨。此外，如果外踝已解剖复位固定，则不必再手术修复此韧带[7,47,167,214]。Hintermann 及其同事对内踝不稳定患者的关节镜检查结果进行了描述，认为其是获得性足部畸形，但该项检查是在病程进展中所做的[86]。该类损伤的临床表现为慢性进行性内踝疼痛，并伴有踝关节外翻和足部旋前畸形，而后者可在胫后肌腱收缩时得到矫正[86]。

踝部损伤的康复强调：维持中立的功能位，避免损伤区域过度用力，恢复活动，以及在安全的情况下尽早逐步恢复负重。目前有许多不同的方法和建议，但尚不能确定哪种方法更好[120]。医生需要根据患者骨折和手术治疗的情况进行选择。总之，必须在患者完全康复前，恢复其肌力、耐力和灵活性。

踝部损伤治疗中可能出现的并发症将在下文讨论。尤其重要的是避免并发症和及早发现并发症，包括感染、皮肤坏死、排列紊乱、内固定松动、不愈合以及不同程度交感反射性营养不良[183]。开放性损伤或外科手术后可发生感染并累及踝关节。诊断应依据关节穿刺、涂片革兰染色、细胞计数以及培养和药敏试验。也可能需要手术伤口探查。皮肤坏死，除非很小，通常都需要外科修复。如果局部筋膜皮肤皮瓣覆盖不了创口，则应采用组织游离移植进行治疗。

术中摄片有助于了解复位固定情况。石膏管型固定的患者要定期随访和 X 线片复查，以评价其复位固定状况。规范的手术操作和适当的术后处理可以预防内固定松动。如果出现松动，通常需要再次手术。如有症状性骨不连，需要切开复位及骨移植。交感反射性营养不良可能是疼痛的原因。它的特点就是，疼痛程度与愈合的阶段不成比例，而且麻醉剂的止痛效果较差。即使解剖复位骨折完全愈合后，也常会残留轻度的关节病变，25%~50%的患者有某种程度的主诉[13,46]。

二、多发性损伤的特殊考虑

正如上文所述，大多数其他损伤的治疗要先于踝关节损伤。详细的病史、体格检查、X 线照片可以明确诊断和指导治疗。必要时应临时复位与固定明显的脱位和畸形。如果有威胁生命和肢体活动的损伤，需要优先紧急处理。尽早手术治疗开放性骨折，骨折内固定可能需要在后期手术。

如果软组织损伤严重或需要持续牵引复位，可采用外固定支架的方法治疗，固定胫骨、跟骨、跖骨，以维持足的中立位，并便于软组织处理。轻度损伤者，采用石膏管型或夹板固定，并持续抬高患肢。石膏固定时注意衬垫，尤其在足跟部位。如果损伤是旋转不稳定的，适度屈膝可以增加石膏管型与夹板的固定效果。因为严重多发性损伤的患者不能早期实施踝关节手术，因此临时复位与制动很重要，而且明显的移位和不稳定可进一步引起软组织损伤[110]。

第四节　分类

关于踝关节骨折，Hamilton 在《踝关节创伤》[79]一书中做了详细的论述。此外，还有大量的有关文献[45,208]。本节将回顾 Lauge-Hansen 和其他作者的病理生理研究结果，以了解与损伤机制相关的损伤类型。然后根据 Danis-Weber（AO）的分类讨论踝关节骨折治疗[174]。而后者是 AO/OTA 对踝部区域采用字母进行分类的基础[64]。显然，详细的治疗方案更取决于骨和韧带损伤病理解剖状况。然而，有些研究指出，由于观察者之间存在内在差异[103,153]，他们在进行分类时并不能完全与课本中所描述的相匹配[69,152]。不过，手术医生对骨折解剖特征了解得越透彻，其制定的手术计划和临床效果越完美。

一、Lauge-Hansen 分类

在论及他的实验和分类以前[115,116]，首先需要了解 Lauge-Hansen 的骨折类型名称。该命名是指在尸体标本实验条件下（小腿近端固定后对足进行处理）骨折的发生机制。名称的第一部分是指足的位置，即旋后或旋前。第二部分是指引起外旋、外展或内收损伤的力。Lauge-Hansen 使用外翻来表示外旋，因此增加了其命名法的复杂性[115,116]。图 60-20 示出 Lauge-Hansen

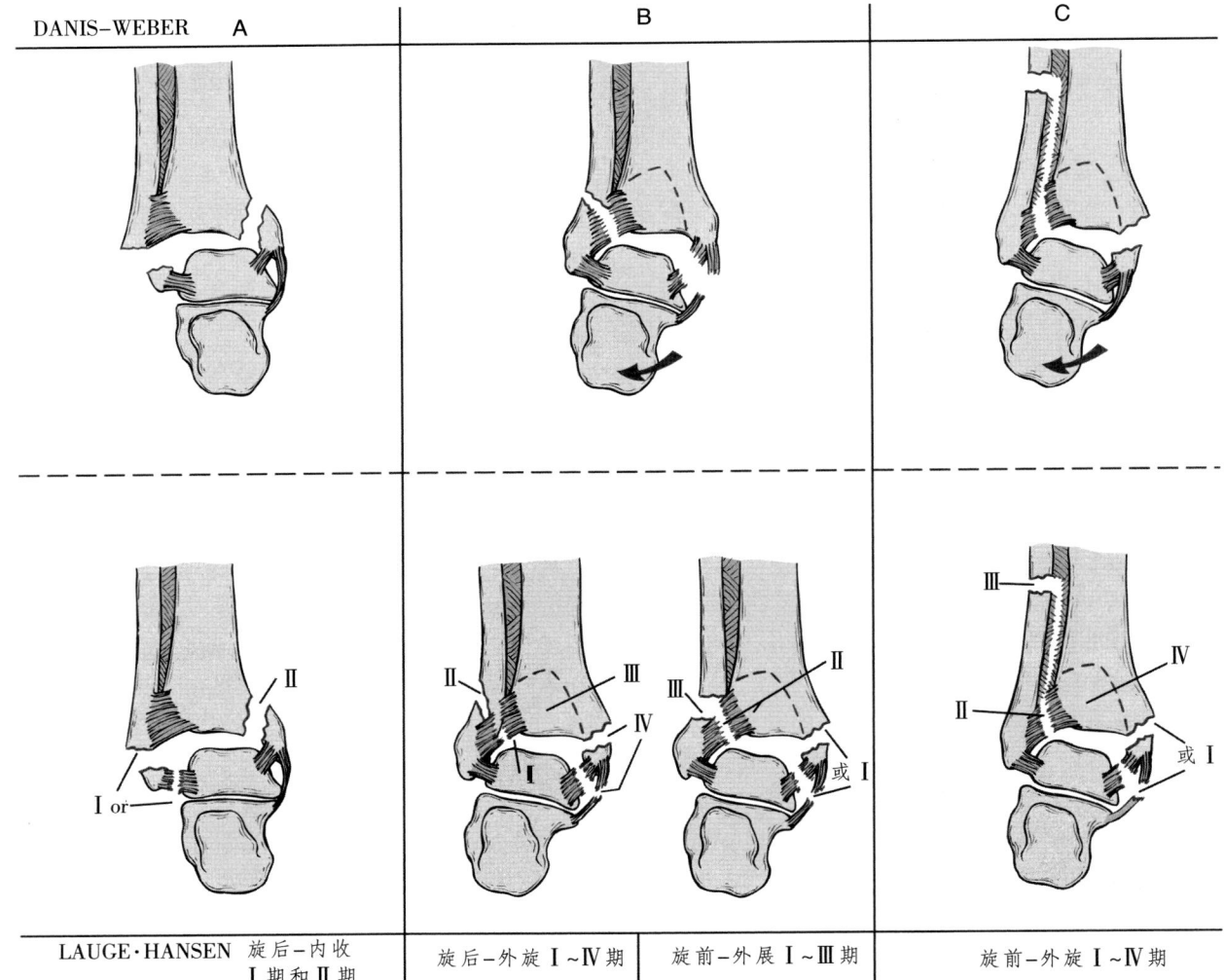

图 60-20　Danis-Weber(AO/ASIF 内固定研究协会)和 Lauge-Hansen 踝部骨折分类系统的对比。Danis-Weber 系统是以腓骨骨折的平面为基础的,而 Lauge-Hansen 系统则以实验证实的损伤机制为基础。B 型损伤可由两种机制引起:旋后-外旋和旋前-外展。详见正文。

的踝部骨折分类和相对应的 Danis-Weber 分类。

(一)旋后-内收型

内收-旋后的足,通常由于足外缘意外负重所致,是踝部损伤最常见的机制。损伤最初发生在外侧面。其承受的张力通常局限于外侧副韧带,可能发生腓骨远端撕脱性骨折。这种机制可产生典型的内翻扭伤。撕脱骨折的特征是垂直于外力横断骨折线。这种损伤的第二期是内踝因剪切作用向内侧移位骨折,由旋后足继续内收产生,其机制是距骨向内侧撞击。产生垂直骨折线的这种机制与张力骨折机制明显不同。此类型占踝部骨折的 10%~20%[79](图 60-21)。

内踝垂直骨折的特征提示损伤机制,即使外踝表现为单纯性侧副韧带撕裂。重要的是应该注意,由于损伤前外踝松弛而无外侧损伤,仅表现为无移位或轻度移位的内踝骨折。由于内侧加有压力,旋后-内收除了产生内踝骨折外,还可以产生胫骨关节面顶部的嵌塞[140](图 60-22)。有项研究表明,50%的旋后-内收型骨折伴有踝穴顶的嵌塞[140]。

内踝斜行骨折线常常很难与垂直骨折线区别。Giachino 和 Hammond[71]指出,应予以鉴别,因为斜行骨折线的损伤机制包括背屈、外展和外旋,其也可能导致隐蔽的前外侧胫骨关节面顶部骨折。斜行的内踝骨折是撕脱骨折,因此在张力状态下不稳定,最好采用

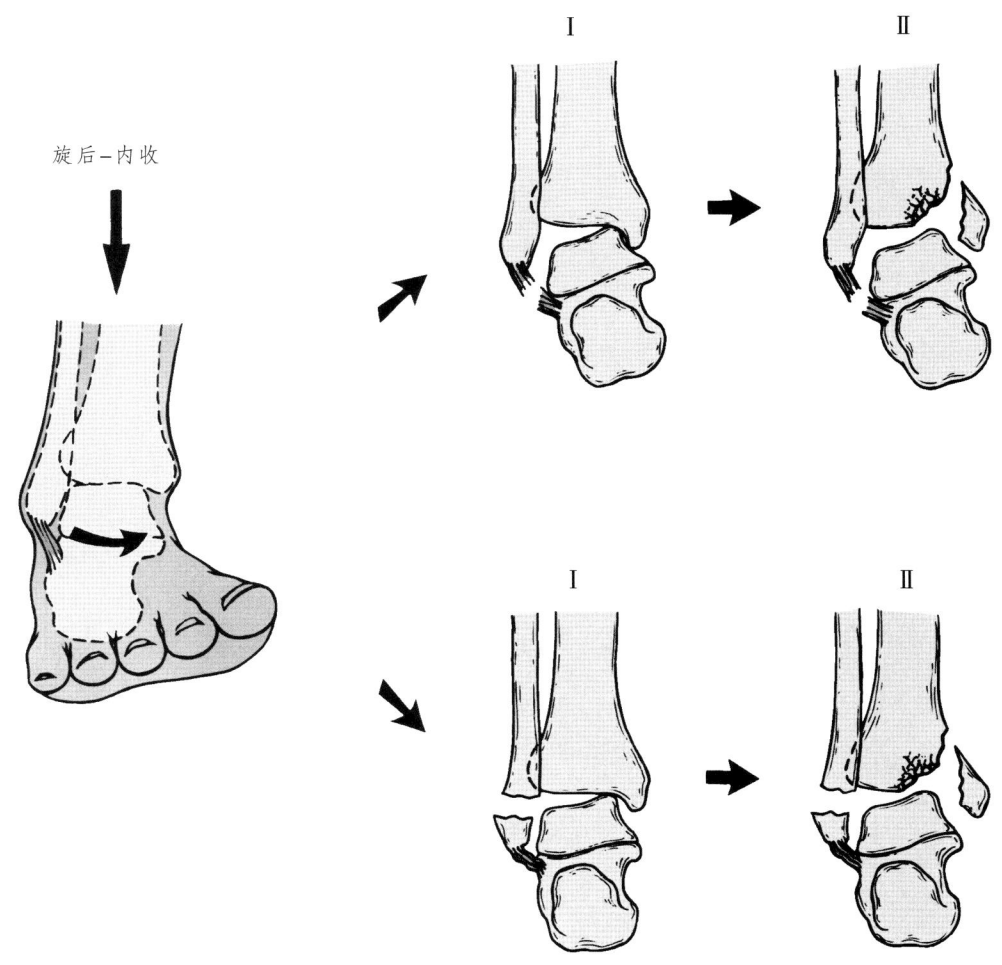

图 60-21　旋后-内收损伤的病理。第 I 期是一侧的踝或侧副韧带损伤。第 II 期是内踝的垂直骨折,可以伴有内侧嵌插骨折,如图所示。

内固定治疗。

(二)旋后-外旋型

外旋-旋后的足产生一种常见的骨折类型,占踝部骨折的 40%~75%[79]。外踝骨折线呈螺旋斜行,从胫骨关节面顶部平面开始,向近端不同程度的延伸(图60-23)。骨折线自前下方向近侧的后上方走行。损伤平面主要是额面,因此,除非明显移位,一般在侧位片上比正位或踝穴位片上表现得更明显。腓骨骨折的损伤机制是胫骨内旋时,距骨给腓骨施加了旋转剪切力,通常发生在身体坠落侧[133]。

Lauge-Hansen 证实,在外旋损伤中,踝关节周围的结构按特定顺序依次损伤。在旋后-外旋损伤中,首先是下胫腓前韧带(AITFL)损伤,其次是腓骨,然后是下胫腓后韧带(PITFL),最后是踝穴内侧面,此处张力导致三角韧带断裂,或者内踝横断撕脱骨折(图60-

24)。了解损伤的组成和次序有助于外科医师发现隐匿的韧带损伤或指导治疗。

应注意在旋后-外旋损伤中,腓骨骨折位于胫骨关节面顶部或略微近侧平面,因此即使伴有下胫腓前韧带和下胫腓后韧带损伤,较近侧的联合韧带部分仍可以稳定腓骨干。腓骨骨折的开放复位内固定(ORIF)能够恢复外踝对胫骨远端的正常关系。然而,因为其依赖于骨折上方的胫腓骨间膜的完整性,因此下胫腓间稳定性并不能获得保证。有时此结构断裂,因此踝穴-联合韧带的稳定性需要逐例分析[52,68,152]。

尽管踝关节骨折类型大致一致,但其中存在一定程度上的差别。旋后-外旋损伤的诊断应根据其典型的腓骨骨折类型来明确。如果行手术探查,可发现下胫腓前韧带明显撕裂。撕裂可通过韧带,从胫骨 Chaput 结节撕脱骨块,或撕脱其腓骨附着处,即所谓的 Wagstaffe(Le Fort)结节。此韧带可指导恢复正常的胫

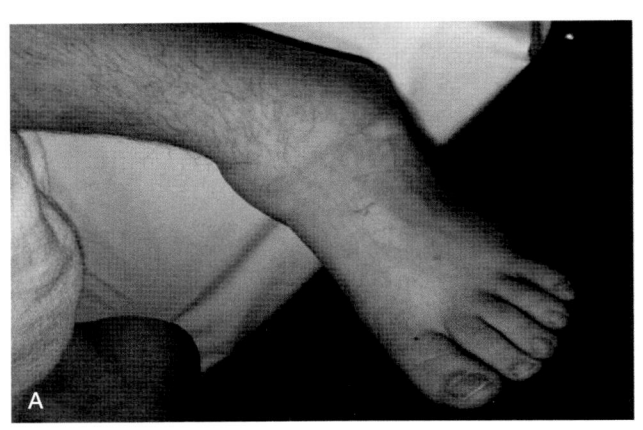

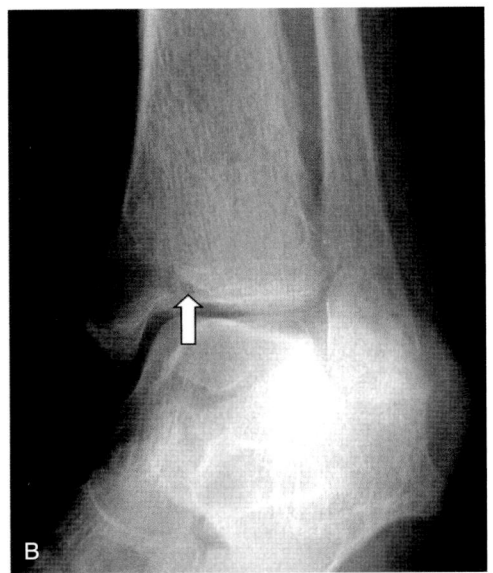

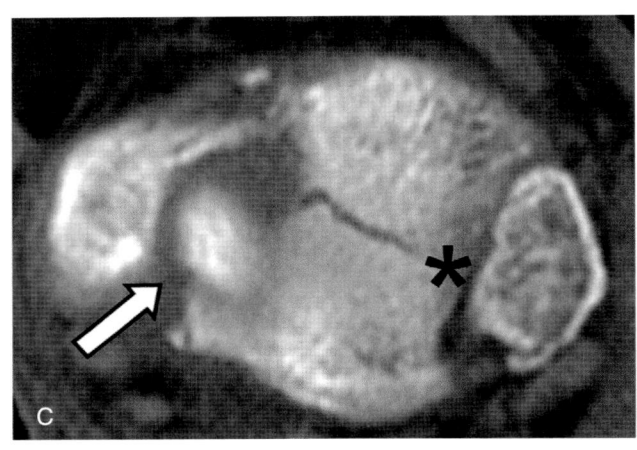

图 60-22 （A）旋后-内收型移位骨折 II 期的临床图片，并伴有踝穴顶内侧胫骨面的嵌塞。（B）复位后的 X 线片，在斜位片上显示有嵌塞（箭头）。（C）水平位 CT 片（箭头）能更好地显示出骨折的嵌塞情况。同时它还可显示出踝穴顶的中部有无移位的裂纹骨折（星号）。

腓关系，术中修复有助于确保联合韧带的愈合。虽然大多数旋后-外旋腓骨骨折位于踝关节平面，但有时在较高的平面也可遇到相同损伤机制的相同类型骨折[161,162]。

　　腓骨损伤后，其次是下胫腓后韧带损伤。由于其位于后方，在踝部骨折手术治疗中通常不予暴露。损伤可位于韧带本身或胫骨附着处撕脱，常常是小的关节外的"后踝"骨片，偶尔是较大的关节内骨块。这种后外侧胫骨结节撕脱骨折有时被称为 Volkmann 骨折块。

　　旋后-外旋损伤的内侧和最后部分可能是内踝骨折或者三角韧带断裂。伴有前方骨突骨折的混合损伤少见，前方骨突骨折表示浅层三角韧带和深层三角韧带纤维损伤，而后突完整无损[186,198]。即使对内踝骨折进行了修复，该类损伤仍可导致深层三角韧带功能不全。

　　必须记住，X 线片显示外踝旋后的骨折可能是完全不稳定的 IV 期损伤，伴有内侧三角韧带断裂，或者稳定的 II 期损伤[139]，其后方的韧带联合和内侧韧带完整无损。外侧距骨移位、后唇骨折和明显的腓骨移位均提示超过 II 期的损伤。鉴别诊断很重要，因为即使存在一些距骨向外侧移位倾向，单纯 II 期损伤采用非手术负重治疗效果也较好[12,139,112]。然而，如果 IV 期损伤未明确诊断，后期可能发生距骨半脱位、畸形愈合和关节病变，这些后遗症可以通过早期手术治疗来防止。如果存在疑问，随访 X 线片有助于确认早期未能诊断的三角带断裂[139]。

（三）旋前-外展型

　　足部处于旋前位时遭受外展力量即可导致踝部发生该类损伤，它常导致踝穴顶水平处的腓骨发生骨折。这种类型的损伤约占踝部骨折的 5%~21%[79]。旋前-外展型胫腓骨骨折和旋后-外旋型损伤受伤机制不同，前者骨折多呈横向并常有外侧粉碎性骨折，同

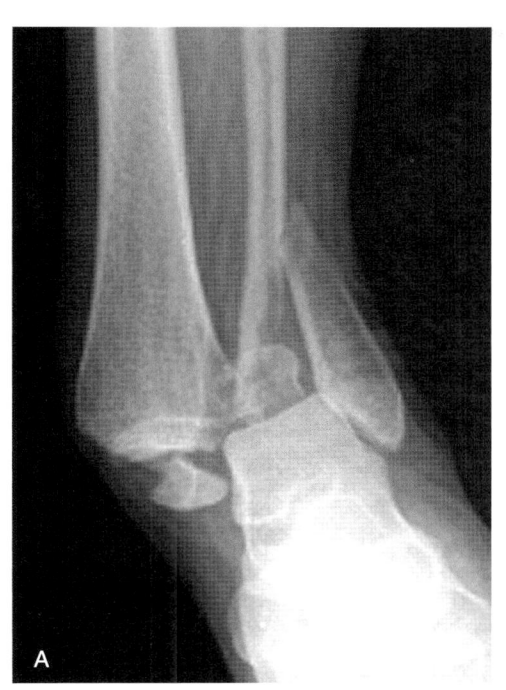
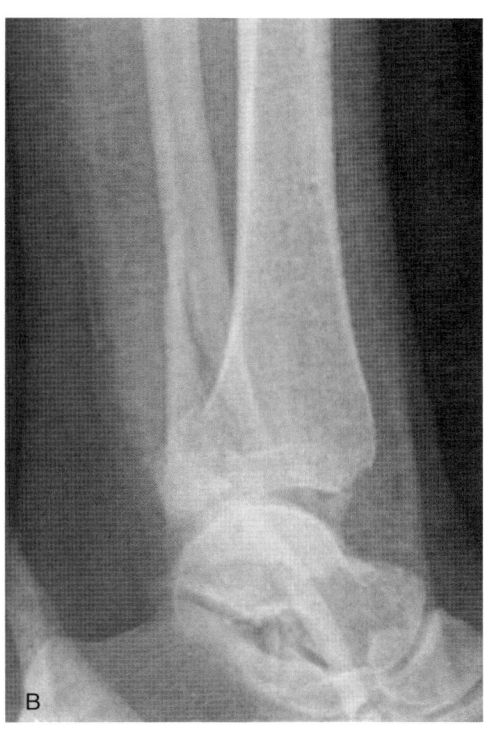

图 60-23　　(A,B) 为外踝旋后-外旋型移位骨折,并显示出因旋后-外旋外力所致的腓骨骨折类型。骨折面为斜行,自前下方走向后上方,因此侧位片比正位片更能清晰地显示出骨折移位情况。

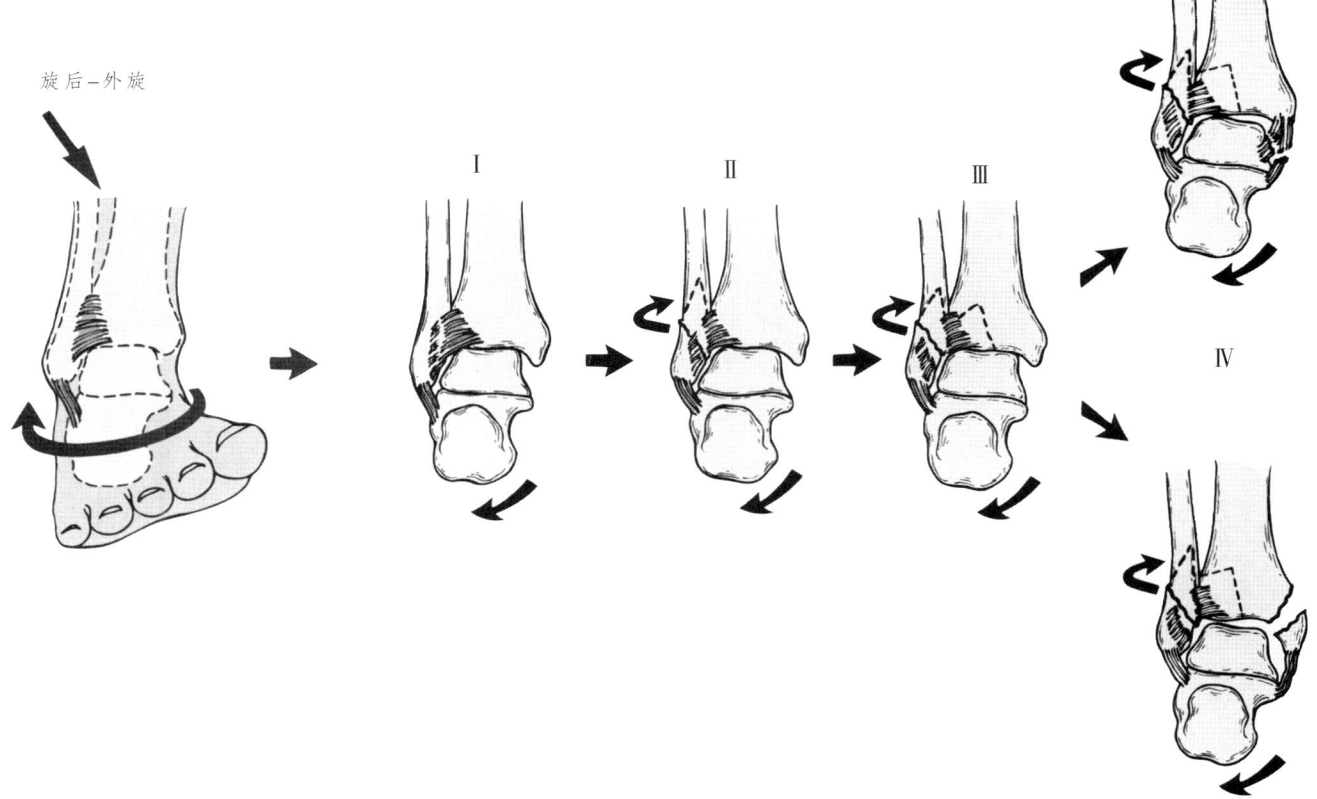

图 60-24　旋后-外旋损伤的病理。Ⅰ期是下胫腓前韧带(AITFL)损伤。Ⅱ期是外踝在穹顶平面螺旋形骨折。Ⅲ期是下胫腓后韧带(PITFL)损伤。Ⅳ期是内踝或三角韧带内侧撕裂。

时弯曲暴力作用于腓骨导致内侧张力变大和外侧压缩骨折(图 60-25)。有时损伤是混合性的,起初是外展,然后以下胫腓后韧带为轴产生外旋[72]。横向的损伤和外侧粉碎骨折可能较严重,使得旋前-外展损伤开放复位内固定比旋后-外旋损伤更困难。

　　Lauge-Hansen 证实,损伤的起初阶段(基本上如旋后-内收的镜像)是内侧张力性损伤,通过内侧三角韧带或者内踝横向撕脱骨折。第二期是下胫腓前韧带和下胫腓后韧带的撕脱和断裂。第三期是腓骨骨折 (图 60-26)。Limbird 和 Aaron[122]强调指出,这些损伤可以伴有胫骨关节面顶部外侧压缩骨折,也类似于旋后-内收型。尽管位于旋前-内收骨折水平近端的韧带联合纤维通常完整无损,但骨折本身过于偏近端而使得此纤维几乎不能提供胫腓关系的稳定性。所以,在修复旋前-外展腓骨骨折以后,如同旋后-外旋骨折一样,必须评估韧带联合的稳定性。

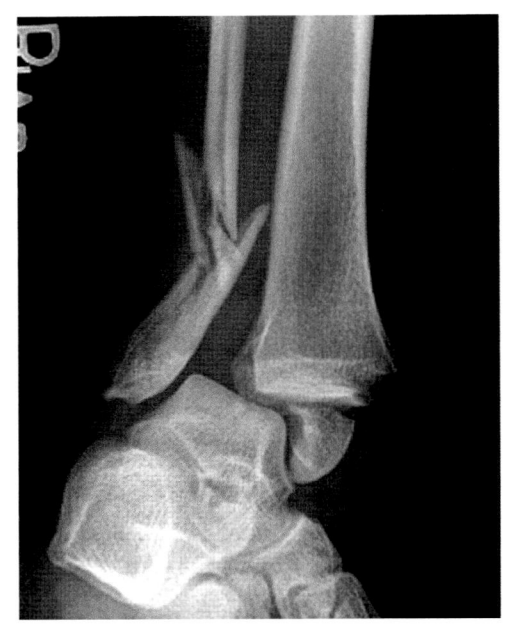

图 60-25　本例为旋前-外展型骨折,并且踝穴顶上方存在腓骨粉碎性骨折。该机制可导致外侧的踝穴顶发生嵌塞。

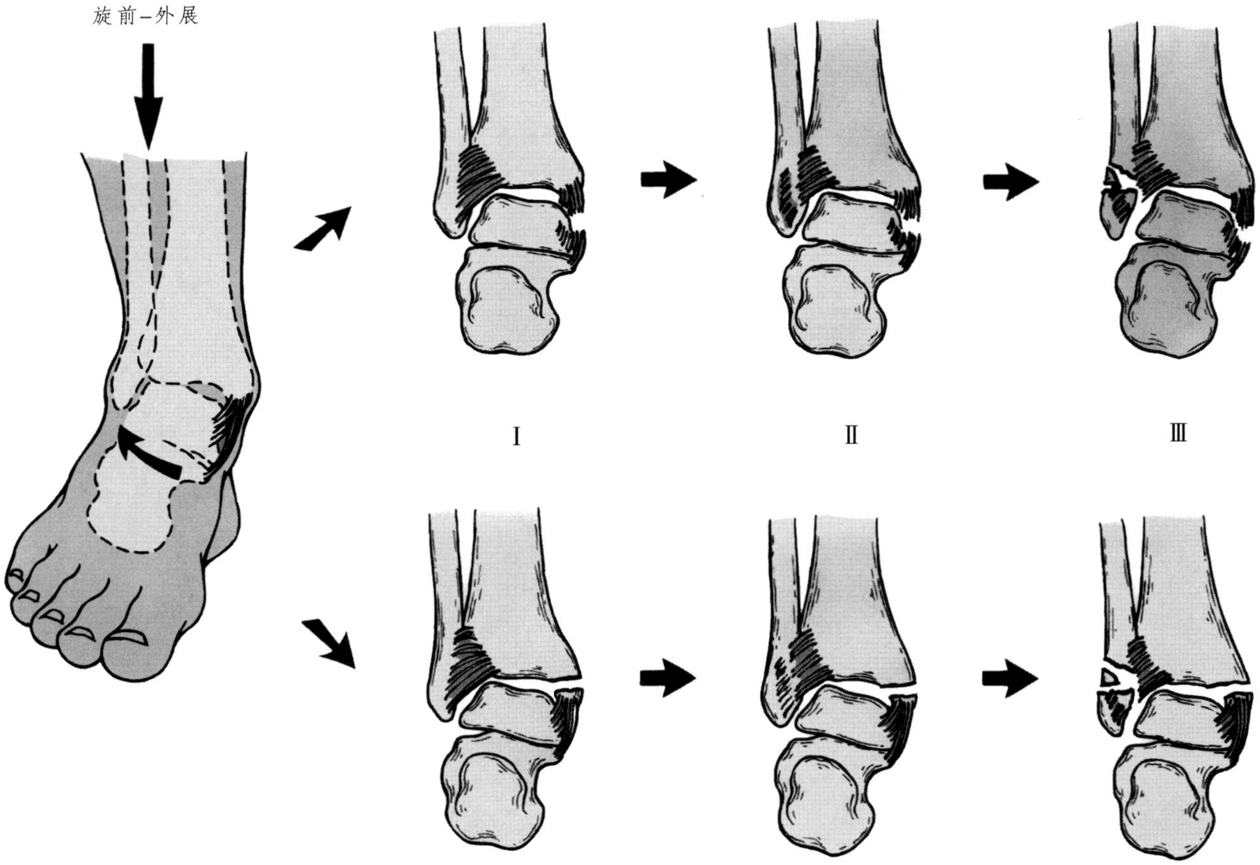

旋前-外展

Ⅰ　　　　Ⅱ　　　　Ⅲ

图 60-26　旋前-外展损伤的病理学。Ⅰ期是内踝或者三角韧带损伤。Ⅱ期是联合韧带(AITFL 和 PITFL)断裂。Ⅲ期是外踝横行弯曲骨折,外侧粉碎型。

(四)旋前-外旋型

当足外旋伴旋前时,Lauge-Hansen 产生了另外一种类型的踝部损伤(图 60-27)。由于旋前使内侧结构承受张力,起初的损伤发生在内侧,伴有三角韧带断裂或内踝的撕脱骨折。Ⅱ期损伤指下胫腓前韧带撕裂。特异性的Ⅲ期损伤指螺旋形或斜行骨折,通常自近端前面向远端后面走行,而不是旋后-外旋骨折中最重要的特性[161],因为其位于胫骨关节面顶部平面以上。此平面的腓骨骨折是 Danis-Weber C 型踝部损伤的标志(图 60-28)。旋前-外旋机制可能产生小腿近端的腓骨骨折联合其他踝部损伤,即 Maisonneuve 骨折。因此,对于一个单一的内踝或后踝骨折应检查是否合并有近端腓骨骨折。Ⅳ期是下胫腓后韧带(PITFL)骨韧带复合体撕裂。旋前-外旋损伤占踝部骨折的 7%~19%[79]。

这样,像旋后-外旋损伤一样,撕裂发生在踝关节周围相同方向,但起始点是内侧而不是前外侧。因为旋后-外旋损伤也可以导致超过关节的腓骨骨折,第

Ⅳ期损伤根据腓骨骨折的情况可见于一种类型或者另外一种类型[161,162]。此外,几乎无移位的 C 型腓骨骨折可能是稳定的Ⅱ期旋后-外旋骨折。

二、Danis-Weber 分类

此分类系统将踝部骨折分为三类,即 A 型、B 型和 C 型。分类的基础是腓骨骨折的位置相对于胫骨关节面顶部的关系[174]。

A 型骨折累及腓骨远端至胫距关节面顶部。旋后-内收可能是其典型的损伤机制。因此,联合韧带很少损伤。腓骨骨折类型倾向于横向,伴有旋后-内收力导致的内侧病理改变。

B 型骨折累及腓骨,位于胫距关节面顶部平面。旋后-外旋和旋前-外展均在这一平面导致骨折。虽然联合韧带通常会受到损伤,但功能性不稳定少见。这种稳定性是由于腓骨骨折近端的胫腓骨间膜未损伤。内侧的病理改变见于此两种损伤机制。

C 型骨折累及腓骨,位于胫距关节面顶部上方。旋前-外旋骨折是典型的暴力所致。因此,胫骨关节面顶

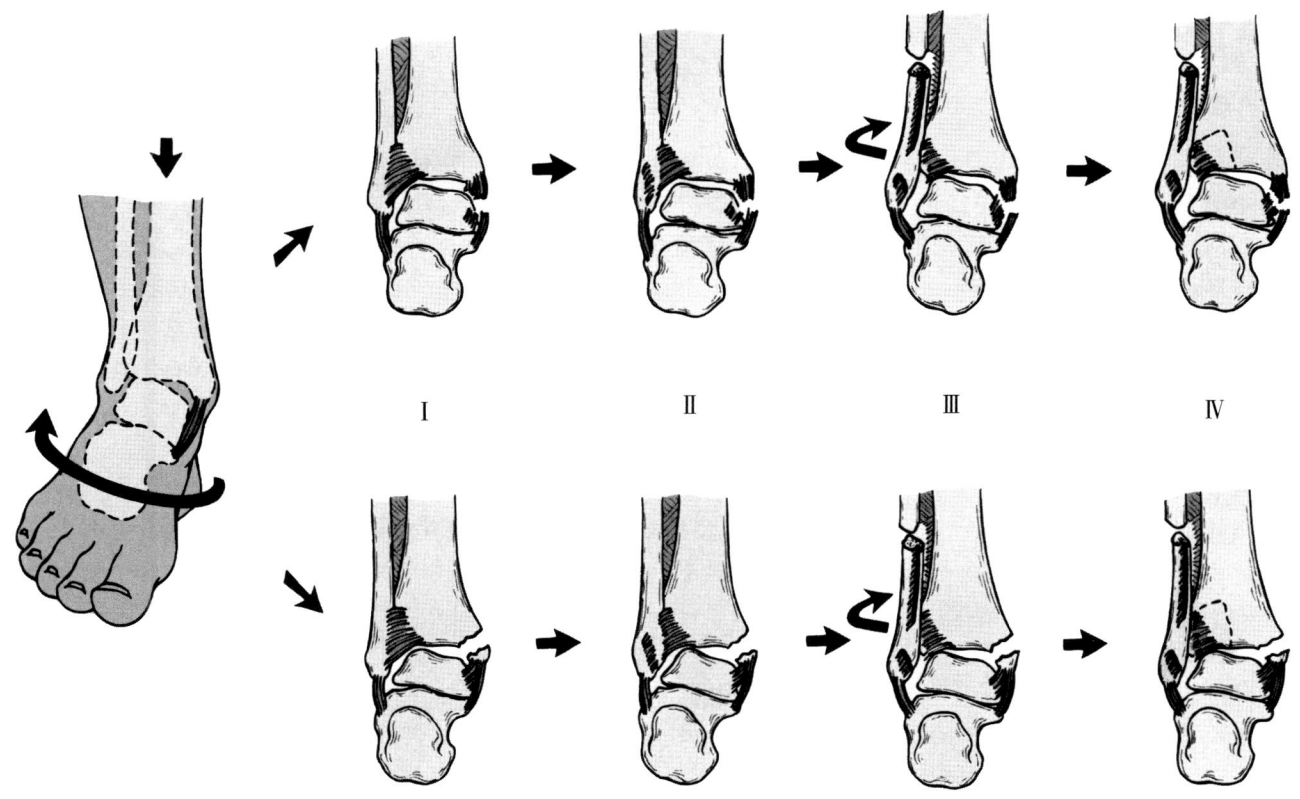

I Ⅱ Ⅲ Ⅳ

图 60-27 旋前-外旋型损伤的病理。Ⅰ期是内踝骨折或内侧三角韧带断裂。Ⅱ期是前下方胫腓骨韧带断裂。Ⅲ期是关节腔水平以上的腓骨螺旋形骨折。Ⅳ期是后踝骨折致使后下方胫腓骨韧带断裂。

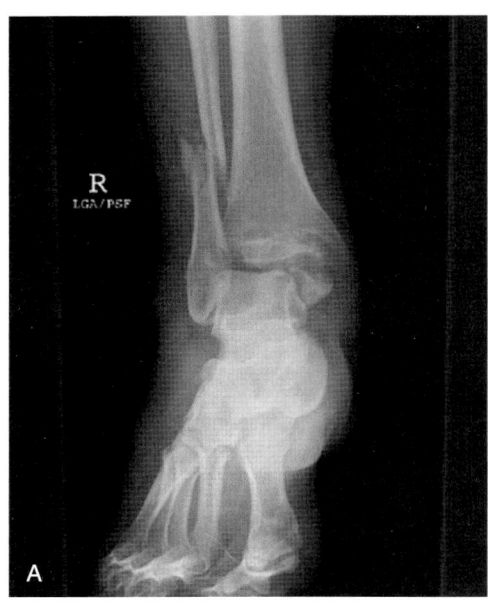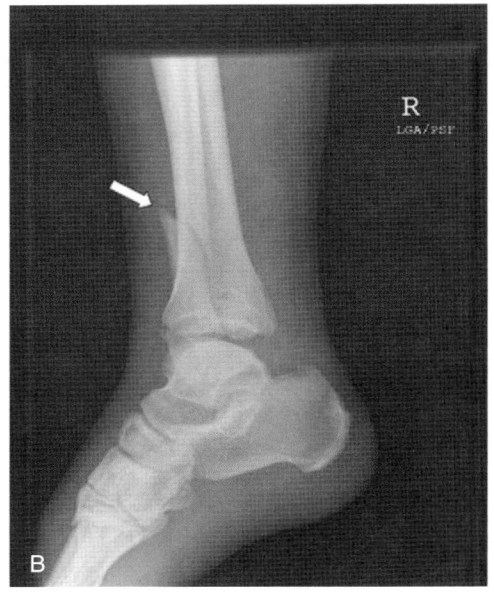

图 60-28　旋前-外旋型踝关节骨折的 X 线片。(A)此例 IV 期损伤出现了内踝骨折和腓骨侧向移位,表明胫腓韧带联合的完全破裂;(B)侧位片显示关节上腓骨短螺旋骨折线是从内侧下方到外侧上方走行(箭头)。

部联合韧带全部被撕裂。胫腓骨间膜撕裂部位至少延伸到腓骨骨折的平面。如前所述,再次获得的踝部联合韧带稳定性与胫腓骨间膜撕裂平面相关。

三、AO(矫形创伤协会)分类

此分类主要是 Danis-Weber 分类法详细的、以数字表示为基础的扩展。但在日常工作中使用不方便。但是,它是临床研究和发表论文的重要工具。此分类方法可参见《Journal of Orthopaedic Trauma》1996 年第 10 卷增刊 I [64]中或登录 AONA 北美网站,http://www.aona.org/longbone/index.asp.。

四、分类的重要性

关节上 C 型腓骨骨折的要点是,远端胫骨与远端腓骨之间整个韧带联合可能已经破裂,不论是穿过韧带本身还是小骨折片撕脱。C 型损伤往往需要通过手术方法来稳定韧带联合,并且在踝部骨折内固定后可以通过加压试验验证韧带联合的稳定性。

有时,C 型腓骨骨折后,残存的韧带联合足够坚固,则没有必要再进行韧带联合的固定。如果关节上 C 型腓骨骨折是由于 II 期旋后-外旋机制,如 Pankovich[161,162]

所证实那样,其移位是很少的,而且踝关节也相当稳定。在 Danis-Weber A 分类系统中,韧带联合潜在的不稳定是 C 型损伤的分类依据。

Lauge-Hansen 和 Danis-Weber 都不能提供完整的病理学和治疗所需的依据 [148]。Lauge-Hansen IV 期旋后-外旋型损伤不能确定是否存在韧带联合不稳定、后关节唇骨折、不稳定的骨折脱位或内踝骨折,甚至伴有高位的腓骨骨折。Danis-Weber A 型损伤不能确定是否存在外踝骨折、内踝骨折或内侧胫骨关节面顶部压缩。然而,依靠少量的解剖细节,这些分类可以提供有效的踝部损伤描述和归类方法并有助制订治疗方案。

五、不典型的踝部骨折

一定数量的踝部骨折不能依照所述分类方法进行分类。这些骨折常常由于直接撞击或者一定角度的外力所致,例如开放性损伤[77]。Bosworth 骨折脱位表现为伴有明显足外旋的、恰好位于胫距关节面顶部近端的骨折。近侧腓骨骨折卡压在胫骨后方,因此通常需要开放复位[15]。腓骨很少脱向前方。对于不典型的踝部骨折,仔细分析其病理解剖才能使之解剖复位。

第五节 治疗

一、踝部骨折

踝部骨折是最常见的肢体远端骨折[57],大多采用骨科手术进行治疗。目前的处理方法能达到更好的效果,出现的问题更少,康复更快。然而对此仍然有争议而且仍会发生并发症。虽然手术技术取得了进步,但仍存在有非手术治疗的适应证。

使用 Danis-Weber 分类系统,本节回顾了各种类型损伤的一般治疗原则。此后将详细描述手术治疗方法。处理关节骨折的基本要求是恢复正常胫骨距骨关系。这意味着踝穴内距骨解剖复位,也包括外踝关节面解剖复位。有移位的踝关节骨折,外踝会贴着距骨。如果近端解剖复位,胫距关节将恢复正常。

距骨复位的评价需要依据 X 线片,并仔细分析关节面与距骨圆顶间的关系、距骨外侧关节面与外踝间的关系、外踝与远端胫骨关节面间的关系。腓骨骨折部位的复位当然重要,然而外踝骨折是关节外骨折,复位的主要目的是恢复关节的一致性。远端腓骨的长度、旋转度、倾斜度都是成功复位的重要方面。腓骨必须恰当的位于其切迹内。因为腓骨远端的直径较宽,外踝近端移位会干扰其位于切迹内,使腓骨向外侧移位并导致踝穴增宽。对侧踝关节的 X 线片或者 CT 扫描有助于评价外踝复位情况。

图 60-29 给出了评价外踝与距骨及远端胫骨之间关系的影像标记。必须记住,良好的闭合复位和石膏固定应能使距骨对位对线令人满意。然而,除非外踝解剖复位愈合,否则石膏拆除后不能维持距骨位置。所以必须评价距骨的位置,同时还要评价外踝的位置。不能达到腓骨解剖复位则需要开放复位,以降低创伤后关节病变的风险。此要求主要针对年轻、活泼、健康的人群,而对于年老、习惯久坐的人,解剖位置的轻度移位是完全可以接受的。对于令人满意的复位的界定,基于长期临床研究,迄今为止尚没有明确而又

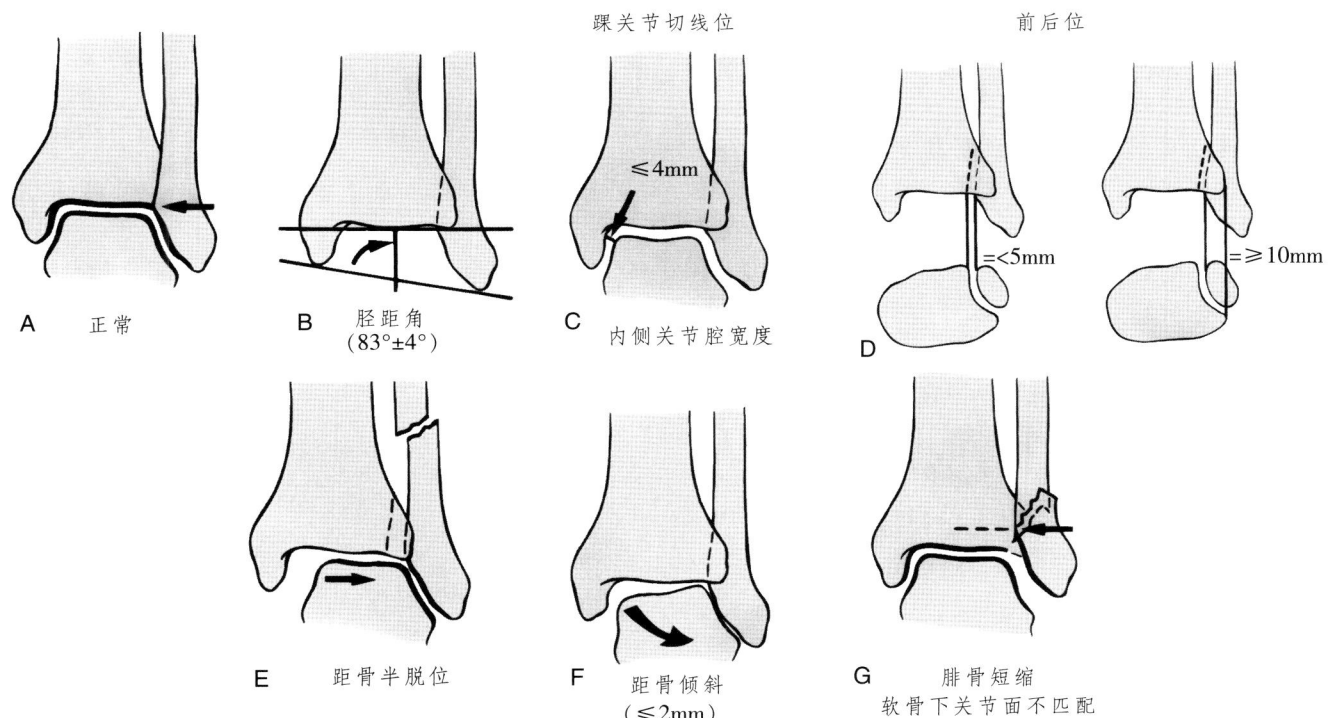

图 60-29 踝关节的恢复要求外踝达到解剖复位,以使其关节面和距骨达到一致。(A)踝关节切线位,聚集的软骨下骨将在距骨周围形成连续的线,这里没有外踝移位、旋转不良或成角畸形。(B,C)适当的胫距角和正常的关节腔宽度,内侧关节腔宽度小于 4mm,外侧上端关节腔宽度平均小于 2mm。(D)前后位适当的胫骨腓骨重叠显示出完全的韧带联合的关系。腓骨内侧壁和胫骨腓侧面之间的距离应小于 5mm,胫骨前结节覆盖在腓骨上至少 10mm。(E,F)因为外侧移位或者倾向外翻位,距骨排列错乱。(G)如图中所示,尽管距骨可以通过外力复位,但它的位置不能依靠缩短了的、旋转不良的外踝来维持。

被普遍接受的原则。其他因素也影响复位结果[20]。解剖复位的重要性可以从更为严重的创伤得到体现,但是两项长期跟踪研究表明,相对稳定的损伤发生轻度移位不会产生较差的结果[18,207]。因此,踝部骨折很少采用踝关节固定术[190]。

二、治疗原则

(一)A 型损伤

A 型损伤由旋后-内收机制引起,可导致外侧副韧带断裂或外踝远端横断性骨折的外侧拉力性损伤。在内侧面可有斜行的内踝骨折,但很少单独存在。内踝骨折或多或少都是有移位的,可能延伸至后关节面,并可能伴有胫距关节面顶部压缩骨折,部位自内侧关节软骨到外侧踝部骨折线。韧带联合很少受到影响。

无移位的踝部骨折无需外科手术治疗,只需短腿石膏固定。一些旋后-内收引起的移位内踝骨折伴有外踝骨折或外侧韧带断裂,可以通过反损伤机制的手法予以复位,并通过外展足后段来纠正骨折成角和移位。一般不会有过度复位,因此可施加较大的力,并在距骨和跟骨内侧加适当衬垫的短腿石膏管型来保持体位,以维持足后段的外翻对线。复位过程中需通过X 线透视予以监测。

如果有明显的关节面嵌塞,后内侧骨折线导致胫距关节面不平整,或者闭合复位失败,则应该实施开放复位内固定。单纯性外侧韧带损伤非手术方法疗效满意(见"外侧副韧带损伤")。然而,外侧副韧带修复是保护不稳定的内侧重建的相对次要的手术过程。为此,A 型外踝骨折通常予以固定,除非内侧非常稳定或外踝移位。除非闭合复位良好且外固定确实,内踝骨折移位一般应予开放复位内固定。胫骨关节面顶部骨折或压缩也需要开放复位并植骨填充压缩缺损区(图 60-30)。应根据骨的质量、固定的可靠性和累及胫距关节面顶部的范围来确定手术后的负重限制。

(二)B 型损伤

B 型损伤可以由旋后-外旋或旋前-外展损伤机制引起。韧带联合有时会断裂。内侧损伤可能是内踝撕脱骨折、内侧副韧带破裂或联合损伤。不能指望通过内踝骨折的解剖复位和固定来达到距骨位置的复位和维持(图 60-31)[13,98,213]。根据损伤机制和分期,下胫联合韧带可能有一条或两条都破裂。但在损伤平面

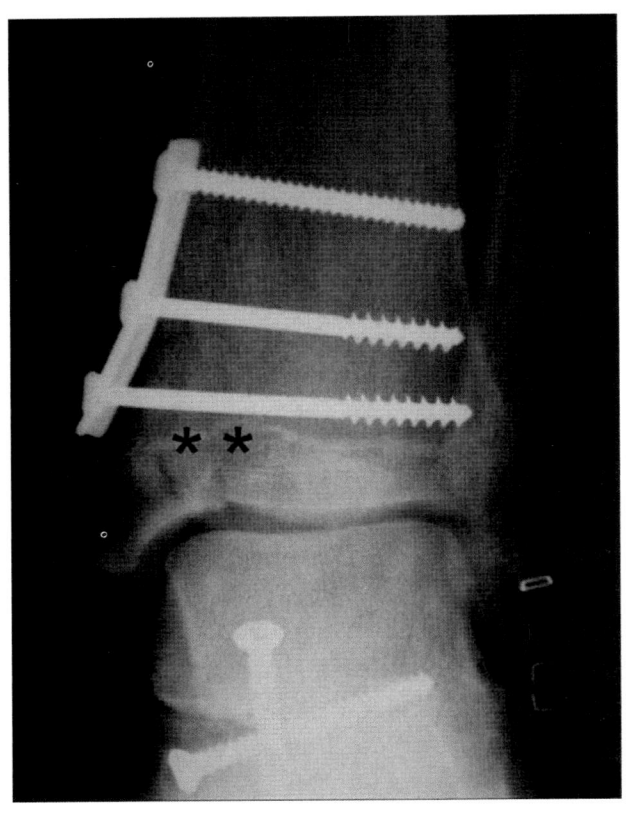

图 60-30　图 60-22 所示的 2 例旋后-内收型骨折的术后 X 线片。内侧钢板用以防止内踝发生内翻移位。嵌塞的区域由来自同侧胫骨结节(星号)的移植骨进行填充。患者有距骨骨折,需要用螺钉进行固定。

以上,胫腓之间的韧带性连接通常会得以保持。一般来讲,在腓骨远侧骨折端牢固固定到腓骨近侧骨折端,并达到解剖复位后,韧带联合是足够稳定的。

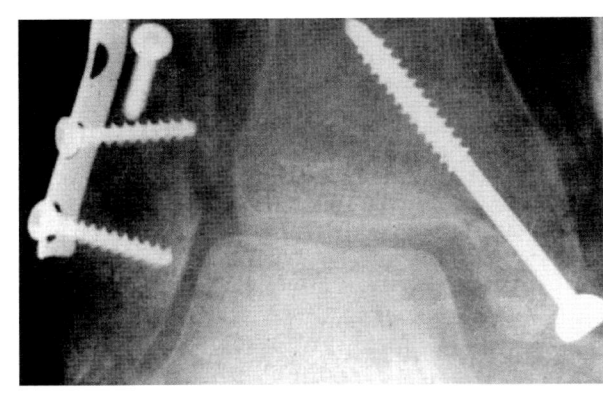

图 60-31　虽然内踝解剖复位,但因外踝复位不良而不稳定,距骨仍向侧方半脱位。深部三角韧带断裂。

如上所述，腓骨骨折的构形完全取决于损伤机制。对于旋后–外旋引起的骨折，螺旋斜行骨折线一般起始于腓骨远端前面的水平面，向外旋转，沿着腓骨斜行向上止于后面。有时远端骨折片是粉碎的。虽然两种类型的骨折位置相同，但更为横向的、常有外侧粉碎的旋前–外旋腓骨骨折通常更易于鉴别。骨折线围绕未损伤的PITFL有一定外旋的过渡型骨折一般为螺旋形，但是方向可有不同，从内侧低至外侧高，并且高于胫距关节面顶部平面。

除特征的腓骨骨折和可能存在的内侧损伤以外，B型损伤可能伴有大的或小的后唇骨折，涉及或不涉及关节面。并且，旋前–外展型损伤有时引起胫距关节面顶部外侧压缩。如果关节面凹陷明显，则需要植骨填充间隙。胫骨的碎片和畸形可能会妨碍腓骨的复位。在前面，前下胫腓联合韧带可能自胫前或腓前骨折块上撕脱，或者是单纯软组织损伤。

B型踝关节骨折的治疗取决于骨折的严重程度和病理解剖。无移位骨折通常表现为损伤程度较轻，可以通过非手术疗法处理。Ⅰ度旋后–外旋损伤，限于前下胫腓联合韧带，该损伤难以鉴定。前韧带联合损伤（高位踝关节扭伤）愈合较慢。常见的例子是先前所提到的无移位或少量移位（2~3mm以内）的外踝螺旋形骨折，但不伴有距骨外侧移位或倾斜，或没有内侧面损伤。因为X线片表现相似，必须与伴有内侧副韧带损害的Ⅵ期不稳定损伤相鉴别。短腿负重管型石膏或支架固定6周可以达到对稳定的B型旋后–外旋外踝骨折的功能性治疗。石膏固定后10~14天后复诊拍片，检查是否有距骨偏移，以利于发现漏诊的旋后–外旋Ⅵ期内侧副韧带损伤。

移位的旋后–外旋型损伤可采用闭合复位处理。膝关节屈曲，向前牵拉足，并内旋。复位评价应包括距骨相对于关节间隙位置的复位以及外踝和内踝的解剖复位。骨折移位超过2~3mm时，应考虑切开复位内固定。

如果局部和全身条件允许，移位的外旋腓骨骨折的开放复位内固定通常可获得良好的疗效，并且功能恢复最快。一般来说，最坚强的内固定方法是骨块间置入拉力螺钉并用钢板增加其强度。钢板可位于后外侧（如Brunner和Weber所述[38,179]）或外侧。韧带联合的稳定必须得到证实，如有明显的胫腓不稳定则需要经胫腓联合固定或下胫腓韧带修补。当深层三角韧带完整时，通过修复内踝骨折即可改善韧带联合的不稳定，而当深层三角韧带受损时易发生韧带联合不稳。

通过外踝的解剖复位和稳定的韧带联合，可以维持距骨的位置，而不必修复撕裂的内侧韧带[13,59,214]。为了避免偶尔发生的内踝骨不连并增加稳定性，大多数外科医生倾向于固定所有的伴有踝部移位的内踝骨折。

明确B型损伤的机制对治疗很有帮助，旋前–外展引起的骨折需要采取不同的闭合复位技术，并且比旋后–外旋型骨折更加复杂。Ⅰ期旋前外展损伤仅有单纯的内侧面损伤。如果韧带损伤，不需要修补，适用采用功能疗法。功能疗法也同样适用无移位的内踝骨折。如果移位超过2~3mm，则应实施开放复位内固定。Ⅱ期损伤增加了远端韧带联合损伤，除非关节腔内有大片撕脱骨片导致关节面不平整或韧带联合松动，否则治疗方法相同。Ⅲ期损伤有明显的移位，虽然通过旋后和内收可以达到闭合复位，但通常情况下需要固定腓骨骨折。

旋前–外展骨折时，常常有腓骨外侧粉碎性骨折，很难达到解剖复位。在这种情况下，最好的办法是距骨对线排列，用克氏针暂时固定已复位的外踝至胫骨或距骨。拍摄X线片检查复位固定状况，并同对侧踝关节相对比。最后用钢板固定，必要时局部植骨。如有可能，这种外侧粉碎的踝部骨折应进行间接复位，不必暴露骨折块，完好的软组织有助于复位，并有利于促进骨折的愈合（见图60-45和图60-46）。通常，先复位固定不复杂的内踝骨折，这样做有助于修复外踝的粉碎性骨折。在旋前外展外踝骨折中，远近骨折端很少使用拉力螺钉固定，所以外侧固定可能不够可靠。

（三）C型骨折

C型骨折损伤的机制是典型的旋前–外旋。Ⅰ期损伤包括内侧骨和韧带损伤。Ⅱ期是前下胫腓联合韧带损伤伴骨间韧带和部分骨间膜撕裂。Ⅲ期是关节面顶部上方不同高度的腓骨骨折。位置较高的骨折，譬如Maisonneuve骨折，骨间膜不太可能向上撕裂至骨折线水平[148]。远端软组织撕裂后，近端完整的骨间膜不能阻挡近端胫骨的扭力损伤。这种临床观察已被MRI检察证实[148]。最后，Ⅵ期累及后下胫腓联合韧带破裂。前结节特别是后结节骨折可能是下韧带撕裂的一部分。这种后踝骨折可能累及胫距关节面顶部。

C型骨折很少是稳定的、无移位和适合非手术治疗的骨折[162]。常见的是有移位和韧带联合不稳定。恢复稳定性需要腓骨骨折的解剖复位内固定。其次评价韧带联合，如果其不稳定或有移位，需要复位固定。移位的 C 型损伤需要复位和固定较大的或不稳定的胫距关节面骨折块和内踝骨折。如果是近端腓骨骨折，可以通过暴露远端来恢复腓骨的长度和旋转。X 线片证实外踝关节面解剖复位后，用 1~2 枚螺钉固定有利于韧带联合修复。C 型损伤较容易造成联合韧带的破裂和不稳定，甚至是腓骨骨折固定之后。所以这种类型的损伤需要注意评价韧带联合的稳定性。高位 Maisonneuve 骨折伴有内侧三角韧带撕裂时尤其容易忽视[162]。在常规踝部 X 线片中。仅外踝轻度的排列异常即可提示损伤的存在和性质。

三、踝部骨折的非手术治疗

　　无移位的踝部骨折可以通过短腿行走石膏管型固定在中立位进行治疗，效果比较满意，石膏应向上延伸至膝关节附近。近端胫骨石膏塑成三角形控制旋转，并防止腓神经受压。远端内侧和外侧石膏塑型防止内翻和外翻畸形。石膏接触面应广泛地分布在后足，避免压力集中在薄的软组织覆盖的骨性突起处。

　　在骨折急性期，10mL 局麻药注入关节可有效镇痛，以便于进行闭合复位[3]。也可以选择全身或区域麻醉药让全身放松，并减轻疼痛。

　　如果发生创伤后病程已超过一天，闭合复位就很难达到令人满意的效果。根据最初的 X 线片，闭合复位通常是逆着引起移位和骨折的损伤机制的方向完成的。牵引也可以帮助松解碎片，并使踝关节的距骨复位。距骨的复位不是将压力直接作用于踝，而是踝部复位及恢复力线。

　　典型的 A 型旋后-内收型骨折可以通过外展（外翻）足后段并用塑型石膏在最远端的内侧面进行固定。另两点在踝部近端外侧及胫骨干近侧内侧面塑型，以达到三点固定的作用。

　　B 型旋后-外旋型骨折通过如下步骤进行复位：①牵引，②向前方牵引，③内旋，④距骨向内移位。采用包括膝关节的长腿石膏管型足内旋位固定，并同时向上牵引踇指，胫骨远端内侧向后加压石膏塑型。不需要旋前，足相对中立位固定。虽然试图足后段旋后以恢复腓骨的长度，但很少有效，并且可能导致跛行足。对于旋后-外旋踝部骨折，长腿石膏固定时患者应取仰卧位，髋部和膝部屈曲，髋部外展，足内旋位（图 60-32）。在助手的帮助下，患足复位后，可直接进行足趾到大腿中段的石膏固定。外旋腿的重量对抗足的内旋力矩并维持复位。骨突部分加垫，在足外侧和外踝周围石膏塑型（图 60-33）。

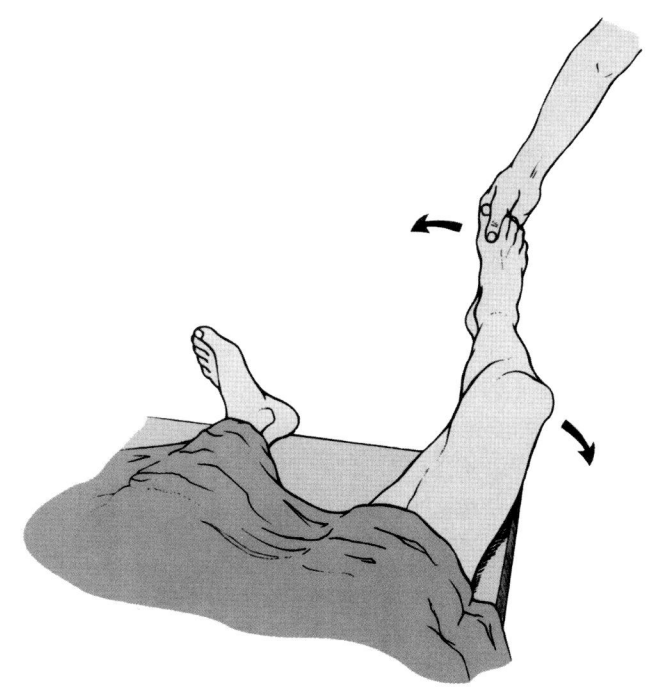

图 60-32　外旋畸形可以在外展和屈曲近端小腿的基础上内旋足部来复位。当小腿被固定在此位置上后应用长腿石膏管型固定。

　　B 型旋前-外展型骨折通过牵引和内收复位。未损伤和部分损伤的内踝通常可以防止矫形过度，并提供解剖复位的模板。如果没有内侧壁的支持（即内踝骨折位于或超过胫距关节面顶部），踝关节非常不稳定而很难达到闭合复位要求。虽然通常不需要纠正旋转，但控制旋转可以增加稳定性；同时，如果复位不稳定，需要屈膝长腿石膏固定。在石膏固定时，下肢的重量可以维持踝内翻力。

　　C 型旋前-外旋型骨折最好通过以下步骤进行复位：①牵引，②向前移位，③内旋，④向内侧移位，类似旋后-外旋损伤。膝部屈曲、足内旋长腿石膏固定，如图 60-33 所示，足保持轻度内旋，其他部位尽可能处于中立位。

　　对于 C 型骨折，尽管闭合复位通常可以恢复胫距关系，但很少能够达到外踝解剖复位。由于出现了一定的短缩或异常旋转，石膏拆除了负重行走后，外踝不能达到相对距骨的精确对位对线。因此，通常需要开放复位内固定。

　　如果旋转闭合复位治疗移位的踝部骨折，必须复查复位情况直到骨折完全愈合。如果出现位置改变，需要及时再复位或开放复位内固定治疗。一般情况下，不稳定踝部骨折需要 7~10 天复片，3 周后再次复

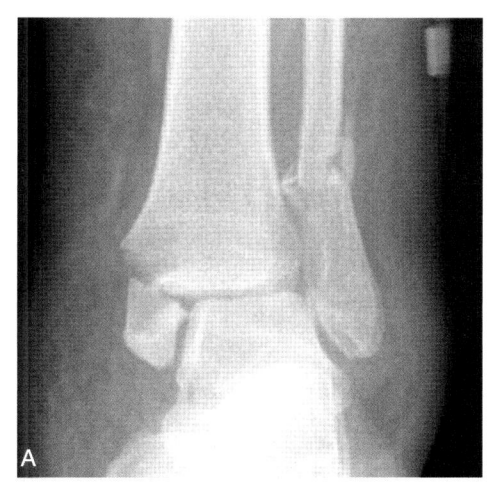

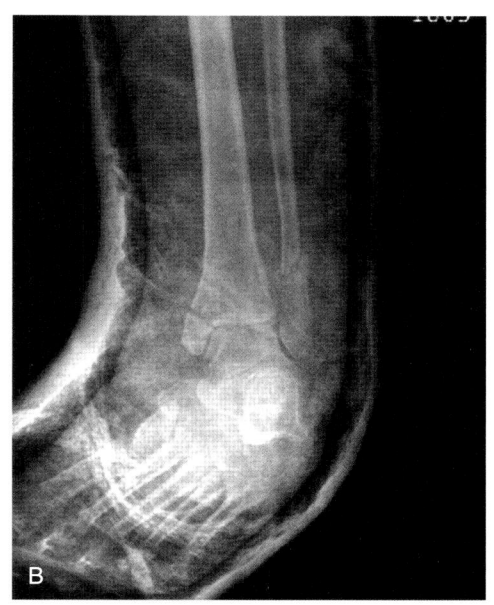

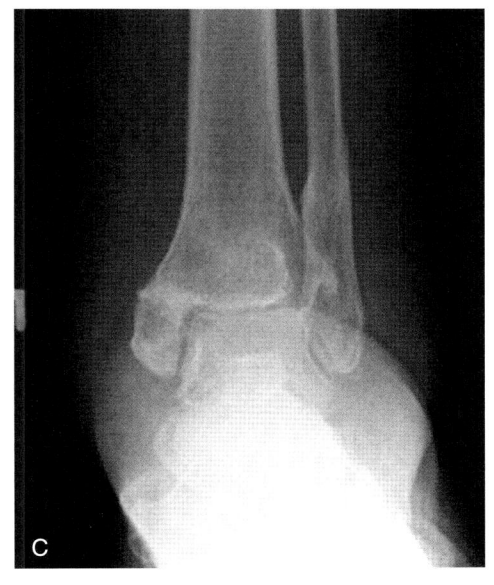

图 60-33　该例为双踝骨折并发生移位,采用非手术方法进行治疗。(A)未处理之前的 X 线片,显示为旋前-外展骨折。(B)石膏固定后的 X 线片,注意观察石膏塑形以整复距骨——通过内旋、内翻即可。(C)随访15 个月后的 X 线片,患者踝关节活动满意并且症状基本消失。

片。如果 3 周时位置良好,后 3 周非负重石膏管型固定下不再可能移位。有许多关于有移位的踝部骨折闭合复位后固定的方法。笔者建议非负重石膏管型固定6 周。然后,2~3 周跖行短腿管型石膏靴或支架保护以及康复治疗。根据骨骼质量、骨折稳定性和患者的特殊情况在治疗上应有所调整。

即使患者在石膏固定时不需要拐杖,石膏被拆除后,患者仍然需要一段时间扶拐杖行走。如果希望尽快恢复最佳治疗,需要进行拉伸训练、渐进性肌力锻炼、耐力训练和灵活性训练数月。石膏拆除后,1~2 个月内应穿弹力长袜控制水肿。休息时,患者抬高患肢也有帮助。

四、踝部骨折的手术治疗

(一)早期护理和手术时机

移位的踝部骨折经常伴有明显的胫距关节半脱位或全脱位。为了减少疼痛、肿胀和局部继发性损伤,应该及时予以安全有效的临时复位和夹板固定。在此之前应检查皮肤和神经血管的情况,并注意固定后定期检查。

如果可能,应在急诊室局部麻醉下进行正规的闭合复位和石膏固定。石膏固定应加衬棉垫以预防肿胀和保护皮肤,石膏硬化后应将石膏管型剖开。复位后应拍摄 X 线片进行观察,如果出现明显畸形伴有皮肤或神经血管损伤,应立即复查 X 线片。除非是非常不稳定的骨折,足处于正常位已获得解剖复位则应考虑非手术治疗。如果复位不理想,在麻醉下可再次闭合复位。仅当局部有严重禁忌证时,才考虑放弃对不稳定踝部骨折行开放复位内固定手术。

如果踝部有任何擦伤,如同开放性骨折一样,应立即行开放复位内固定,或延迟到皮肤愈合后再行手术[110]。覆盖在创伤皮肤表面的聚维酮碘敷料可以减少细菌感染的概率。如果仅有轻度软组织损伤,表现为轻度移位和肿胀,在损伤早期可选择行开放复位内固定。损伤 10 天后治疗难度增加,3 周后因为早期骨折愈合和失用性骨质疏松,治疗更加困难,这对于老年患者是个潜在的严重问题[14,45,129]。

因为解剖复位的可能性减少,2 周以上实施开放性复位内固定的患者效果相对较差[63,110]。在损害后开始的几天里,肿胀可能会增加手术操作的风险,因此在损伤早期,需要对踝部皮肤进行评估。如果有明显的肿胀和水疱,开放复位内固定应延迟至局部软组织恢复正常,这大概需要 7~10 天。表皮皱纹的恢复提示水肿消退。如果软组织挫伤特别严重,最好的方法是闭合复位加外部支架固定,并延迟开放复位,如有必要,应延迟到创面形成正常组织再进行治疗。

因为要早期手术治疗,所以手术前不能有踝部明显对位不良和固定不充分。因为很多意外原因,手术可能推迟,早期没有进行适当处理的踝部可能遭受进一步的损伤。

Konrath 等[110]比较了严重踝部骨折行早期固定和延迟固定(平均 14 天)的效果,发现延迟固定组术后住院时间明显缩短。

(二)固定的选择

满意的内固定技术必须要有低失败风险,必须能抵抗可能引起骨折再次移位的力,而且在治疗中必须不能使骨折增加新的粉碎或移位。许多踝部骨折固定技术可供选择。这里提到的技术主要是 AO/ASIF 推荐的方案[174]。还有一些其他的内固定方法,固定强度相对较差,主要用于相对稳定的骨折[158]。还有一些可吸收的植入物已应用于临床,主要用于替换稳定韧带联合的金属螺钉[87,92,97,195]。此外,许多制造商已研制出踝关节钢板,尤其是稳定腓骨的钢板。这些钢板的优势在于能够塑形,因而能适应骨骼的正常解剖。与标准钢板相比,它们的劣势在于体积较大。

确定术前计划,适当的 X 线片是必不可少的,对照未损伤的踝关节 X 线片会有很大的帮助。如果后踝骨折块较大或者踝穴顶有嵌塞的迹象,建议行 CT 检查。术前的计划可以指导定位及切口的选择,并提供一个能提高外科手术人员效率的方案[174]。

(三)手术准备

应制定一项术中 X 线检查计划(通过荧光屏或平片)。患者被安置在手术台上,同时骨盆区垫高,旋转小腿,使腓骨容易行 X 线检查。如果后踝需要固定,后外侧切口则要适当延长。当然,医生可考虑使患者处于俯卧位。可选用止血带。有些证据显示,使用止血带会增加术后疼痛和肿胀,并可导致创伤并发症。可选择长效局部麻醉药加入肾上腺素帮助术后镇痛。

(四)外踝骨折

有移位的外踝骨折可靠的解剖复位是踝部骨折手术中最重要的手术操作之一,因为它在维持胫距关节正常位置中起着重要作用。

因为腓骨位于后部,所以在仰卧位患者的同侧臀部下放上衬垫,使躯干和小腿向内旋,腓骨才比较容易处理。如果需要可以用安全带固定骨盆使之倾斜。

纵向外侧切口可提供远端腓骨适当的入口。由于主要目的是重建踝关节的解剖复位和完整性,而不是改善腓骨骨折的形态,所以外侧切口还必须能暴露前韧带联合,尤其是前下胫腓联合韧带和踝关节前面的上外韧带(图 60-34)。前下胫腓联合韧带的暴露需要切开伸肌支持带——一种容易和前下胫腓联合韧带混淆的组织。检查距骨、胫距关节面平顶和外踝之间的关系可揭示关节面的一致或松弛。切口的外端在前面轻度成角并向远端延伸,有利于看清这一区域。切口的远端允许行关节切开以便冲洗并检查踝关节,鉴别和移除松动的骨软骨碎片和关节内血凝块。切口的近端范围是根据腓骨骨折固定的需要而定的。

皮瓣应尽可能保持厚度,并且处理要轻柔。对于较大范围的软组织肿胀,筋膜切开最好要广泛一些。如果用前内侧切口,则外侧切口必须更加偏后,这样可以穿过腓骨肌和跟腱之间显露胫骨的后外侧,或者对旋后-外旋型腓骨骨折行后钢板固定。腓肠神经和腓浅神经在后外侧切口内有分支,因此应加以保护。

通过外侧面切开可以修复外侧韧带和固定外踝骨折。通过缝合修补撕裂的外侧副韧带。小的腓骨远端撕脱骨折可以用缝合术重新附着在骨组织或软组织上,或者采用小骨折块螺钉和塑型衬垫环来附着,

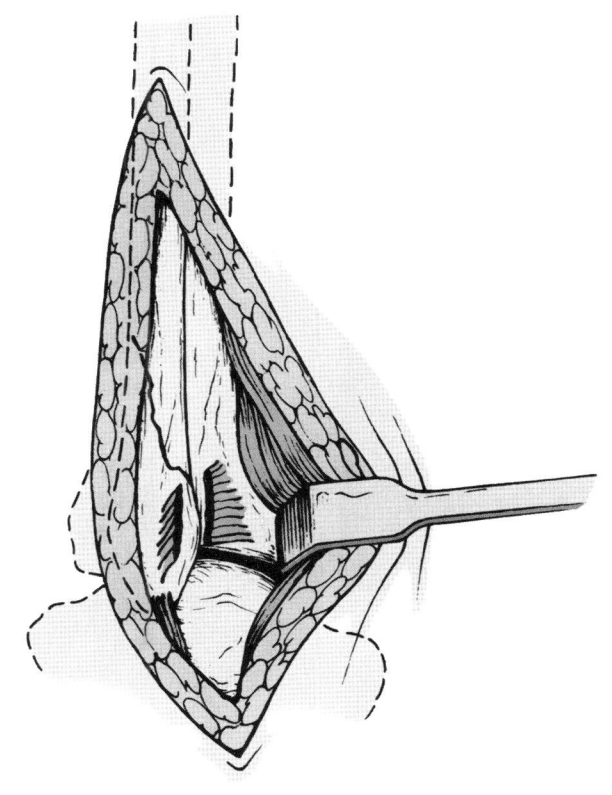

图 60-34　修复外踝骨折的切口应提供进入前外侧踝关节和前下胫腓韧带的入路。这个入路对寻找骨软骨损伤,特别是保证踝关节解剖复位是必不可少的。(见彩图)

这样可以防止附着在骨上的软组织发生压迫性坏死[173]。远端外踝大的撕脱碎片,典型的 A 型损伤,最好使用克氏针或小螺钉固定。固定必须能对抗足翻转产生的拉力(图 60-35)。

复位时先清理血凝块,减少骨膜反应,以了解骨的对合。远端骨片用小镊子夹住,在导针导引下归位,然后用尖的牙科探针将其固定。用 1.25mm 或 1.6mm 的克氏针将张力带钢丝固定,克氏针可斜行或髓腔内插入。把暴露的末端剪切并折弯拧成 J 形,然后将其嵌入骨质(图 60-36)。用直径 1.25mm 钢丝通过腓骨上的横行空呈 8 字形固定,更简单的方法是围绕小的皮质骨螺钉进行固定。如果旋转用斜行拉力螺钉,在螺钉插入期间用克氏针临时固定骨折碎片有助于保持正确的位置。

旋后-外旋型 B 型损伤,如前所述,通常会引起腓骨远端前面或平顶水平以上的螺旋形骨折。踝部碎片带有前下胫腓联合韧带的侧面附着,这个结构通常作为复位的参照点。从胫骨和腓骨上撕脱下的碎片增加了其复杂性。

先前描述的入路用于外踝切开复位内固定。充分延长切口后容易进入远端碎片的后面近端。除非严重的粉碎,否则后面的骨突可以引导长度恢复和旋转对位邻复位。完成后侧复位之后,先要对它进行重新定位并将其保持在此位置。显露骨折和邻近的腓骨前表

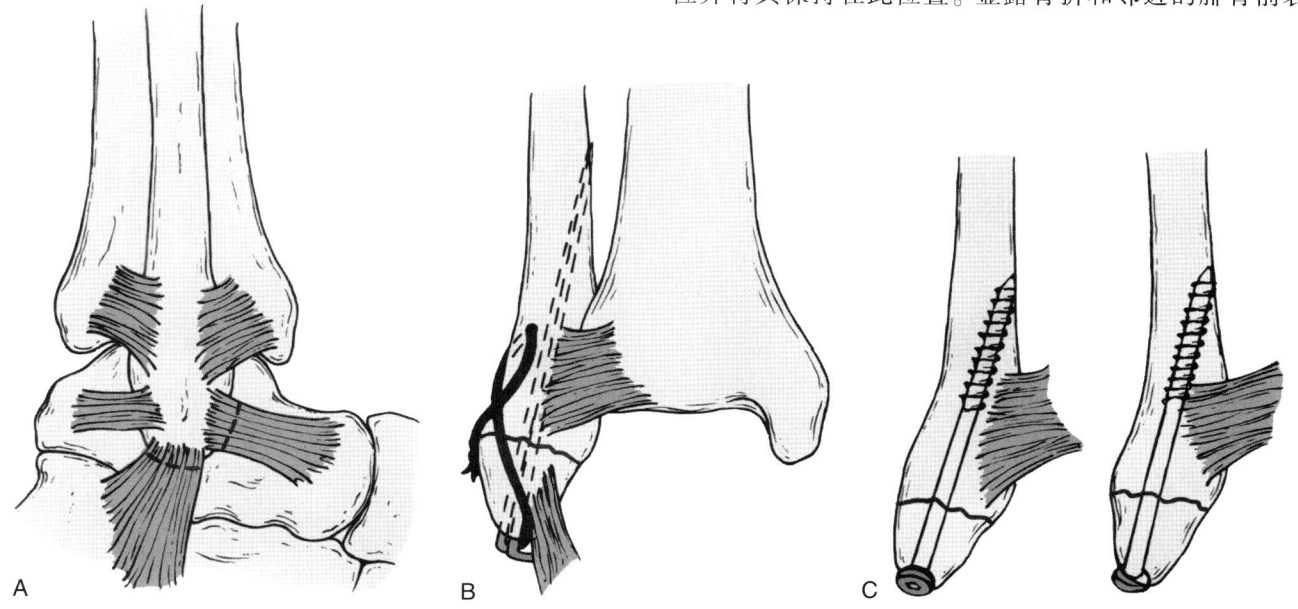

图 60-35　A 型外侧踝部损伤的修复。(A)韧带撕裂被缝合。低端横行腓骨骨折已解剖复位,并用克氏针和张力带固定(B)或用小的斜行螺钉 (C) 固定在邻近的内侧皮质。(A. Redrawn from Müller,M.E; et al. Manual of Internal Fixation,2nd ed. New York,Springer-Verlag,1979. B,Redrawn from Heim. U.; Pfeiffer,K.M. Small Fragment Set Manual: Technique Recommended by the ASIF Group,2nd ed. New York,Springer-Verlag,1982.)

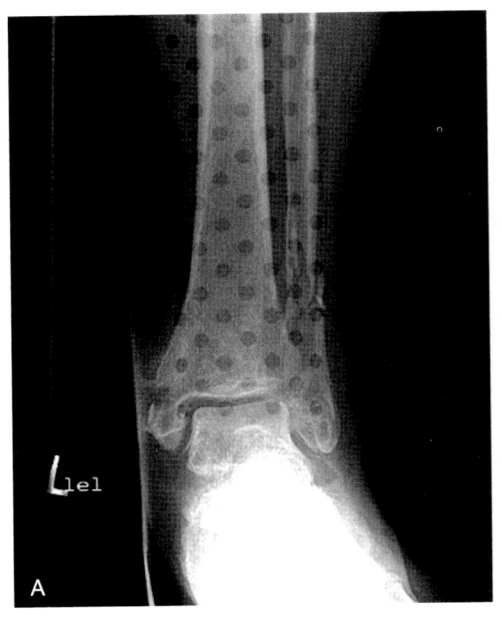

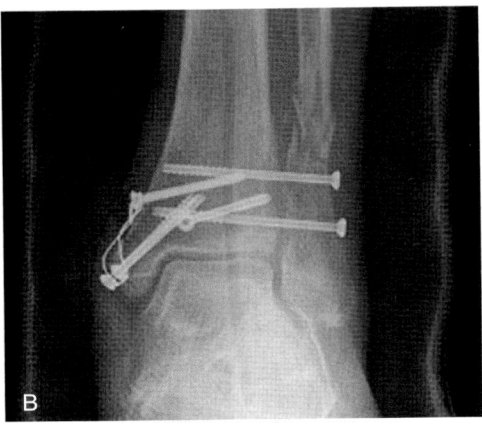

图 60-36　(A)C 型双踝骨折，伴明显粉碎的内踝碎片。(B)克氏针加张力带固定。需要注意的是，螺钉应置于近侧以锚住张力带。由于腓骨外侧的软组织受损，所以只用螺钉来固定腓骨，而不用钢板固定。

面之后，使用关节内成角牵引器撑开关节并探查。远端腓骨用尖头钳夹住牵拉复位，需要时要对足和骨折块进行重新定位(图 60-37)。如果有骨质疏松，要注意力量。同时，可以用骨折固定器帮助腓骨碎片整复。

　　使用小的锋利的爪型复位钳把远端和近端碎片对合复位。对于骨折面应垂直使用复位钳，否则可能引起再移位。注意复位钳的位置不应妨碍 AP 螺钉垂直打入骨折端，而且不要太接近骨片边缘，以免造成骨块粉碎。满意的复位应使腓骨的外侧面和前面骨折线获得良好的对合，近端骨突和前下胫腓联合韧带位置良好达到解剖复位。从踝关节前外侧角观察外踝、外侧间隙、距骨顶外侧边缘之间均能恢复解剖

关系位置。如果复位困难，可能是中间的填塞物(如骨折碎片或进入关节腔的屈肌腱)造成，则需行关节内探查清除。

　　如果达到解剖复位，使用直径为 3.5mm 的皮质骨螺钉垂直骨质面拧入并穿透对侧皮质骨。如果骨质较好，2 个或更多的螺钉可以达到完全固定[199]。这样可以避免一些因使用外侧钢板而引起的症状。1/3 管型钢板可以使轻微旋转的腓骨外侧平面达到更牢靠的固定。钢板放在骨折线附近，近端有 3~4 个螺孔，碎片远端至少有 2 个螺孔，仔细安置，然后进行 X 线检查确认螺钉不会进入关节腔(图 60-38 和 60-39)。

　　Brunner 和 Weber[28]曾提出，腓骨后外侧平面可以

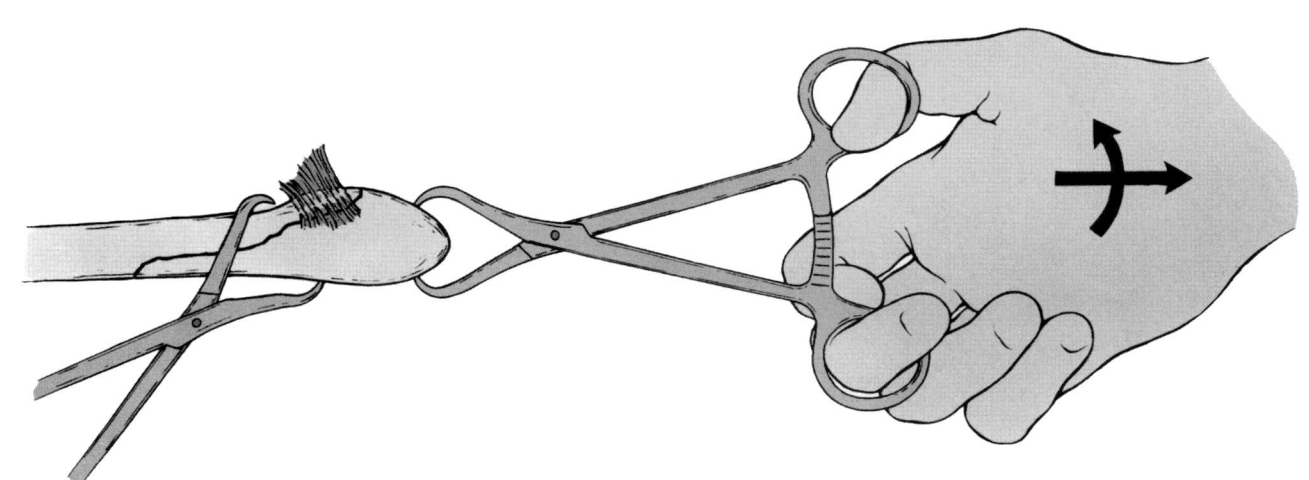

图 60-37　常见的旋后–外旋型外踝骨折的复位要求夹住远端碎片(如果患者有骨质疏松需谨慎)，把它与近端的骨折断端精确对合，在复位钳被拉紧后，与骨折面垂直。

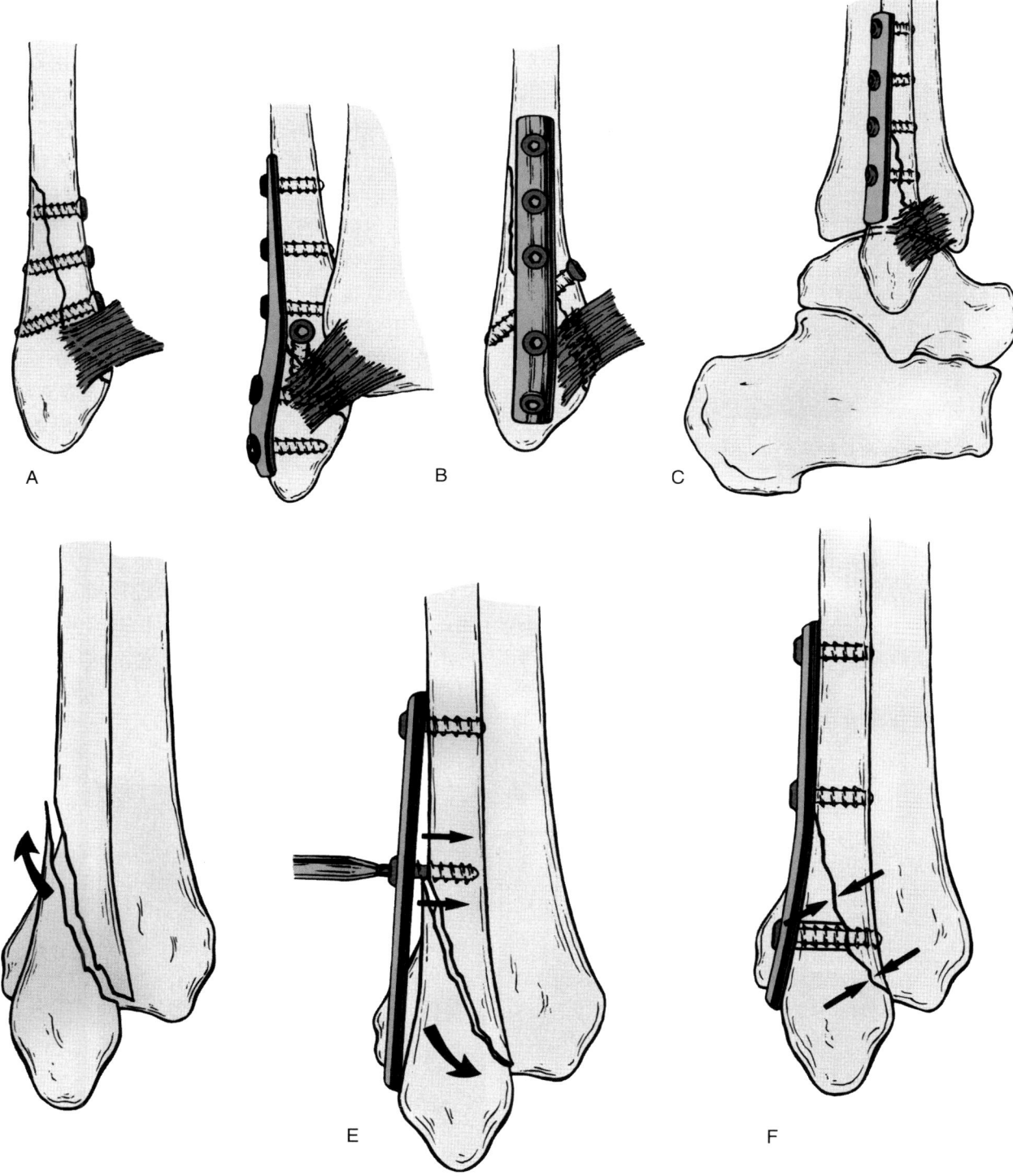

图 60-38 B 型外踝损伤的修复。(**A**)长螺旋形骨折可以用 2 个或多个螺钉修复。需外固定保护。(**B,C**)一枚拉力螺钉和 1/3 管型钢板更加牢固。(**D,E**)其次,可以在后侧放置防滑钢板(1/3 管状),以防止远端骨折碎片的移位。(**F**)拉力螺钉和后侧钢板可以一起使用,如图所示螺钉穿过钢板,或事先从前往后打入。后侧防滑钢板的使用原则如图所示。(**A**,Redrwan Müller M.E.; et al. Manual of Internal Fixation,2nd ed. New York,Springer-Verlag,1979. **B**,Redrawn from Heim,U.; Pfeiffer,K. M. Small Fragment Set Manual: Technique Recommended by the ASIF Group,2nd ed. New York,Springer-Verlag,1982. **D**−**F**; Modified from Brunner,C.F.; Weber,B. G. Special Techniques in Internal Fixation. New York,Springer-Verlag,1982.)

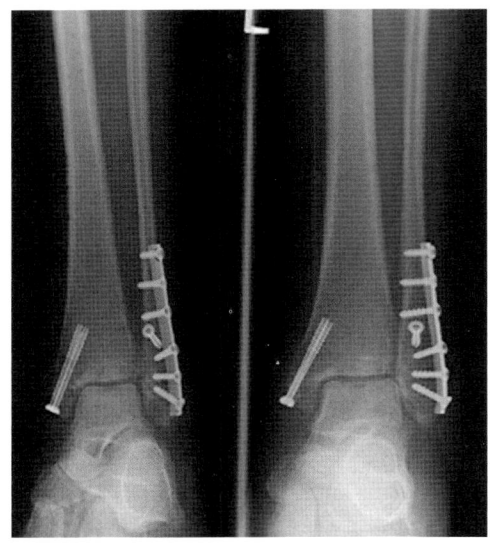

图 60-39 B 型外踝骨折，将拉力螺钉穿过骨折线并用 1/3 管状钢板固定即可达到解剖固定。

使用相似的钢板，覆盖在远端碎片的后骨折线上，以防止滑动[179]。外侧钢板不能太厚，后侧则要尽可能多的暴露（图 60-40）。应避免将螺钉置于钢板远端的大部分区域内，因为它可导致腓骨肌腱产生临床症状[205]。固定外踝的任何技术都需要防止近端移位和远端骨折碎片的旋转。因此，尽管一些特殊的

螺钉固定较好，但大多数髓内固定技术仍是有风险的[143,144]。

旋前-外展型 B 型损伤可以造成踝穴顶或其以上的横行且通常为粉碎性的骨折。根据粉碎的程度，外踝复位可能比较困难。术前 X 线片可以显示骨折状况，并帮助制定手术计划[122]。CT 扫描可以发现外侧关节间隙的嵌入物。踝关节内侧面可作为复位参照物。如果踝部完整，可把距骨向后推移。如果有比较容易固定的横断骨折，它也可以提供支撑。距骨依靠踝关节内侧面复位，距骨的外侧肩部可以为外踝复位提供参照。用克氏针暂时固定距骨和（或）腓骨，可用 X 线证实完整的效果。将此 X 线片与对侧踝关节 X 线片对比（图 60-41），并检查胫骨与腓骨的连接情况，如果复位良好，使用钢板（1/3 管型钢板；如果骨折是粉碎性的且患者年纪大，则用 3.5mm 的动态加压钢板）支撑固定。移植骨片对粉碎性腓骨骨折的愈合有帮助。间接复位技术有助于复杂骨折的复位（见图 60-45 和图 60-46）[137]。

应对前下胫腓韧带联合断裂进行修复，至少要适当的复位。韧带断裂，伴有或不伴有 Wagstaffe（Le Fort）或 Chaput 上唇结节撕脱骨折，一般可以用小螺钉或韧带垫圈修复。褥式缝合可以闭合破裂口，有助于改善韧带愈合的质量（图 60-42）。

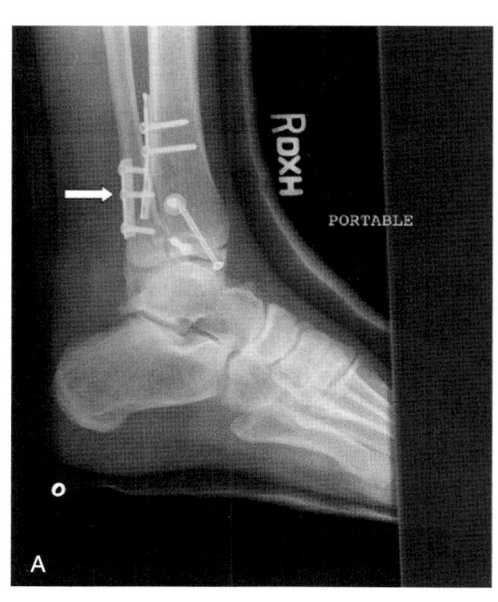

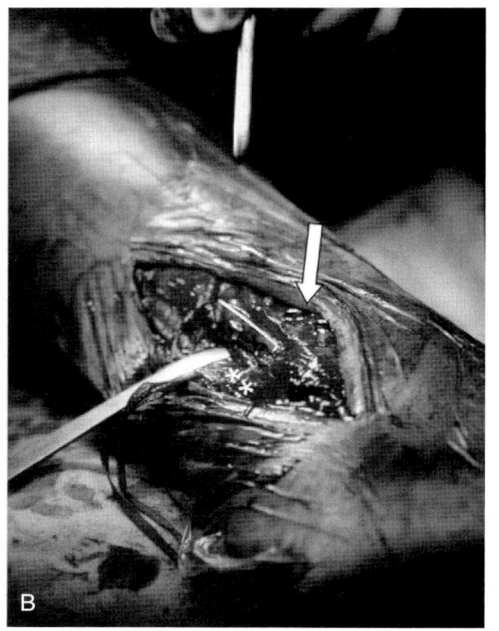

图 60-40 （A）Weber B 型腓骨骨折（箭头）用防滑钢板固定后的侧位片。远端螺钉所起的作用与拉力螺钉相似。将钢板放置在腓骨沟的近侧有助于减少它与肌腱碰撞所产生的症状。（B）防滑钢板的临床图片。注意观察两枚拉力螺钉（箭头）。Homan 牵开器（星号）可保护腓骨肌腱。

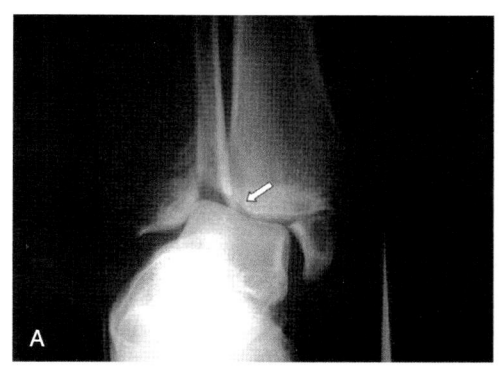

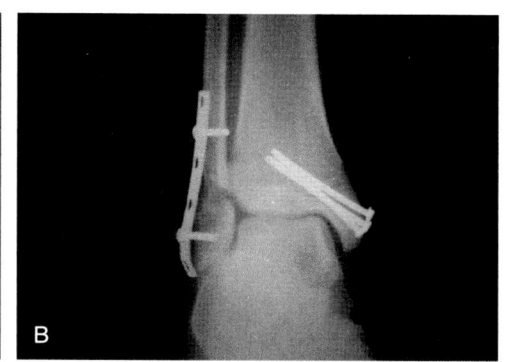

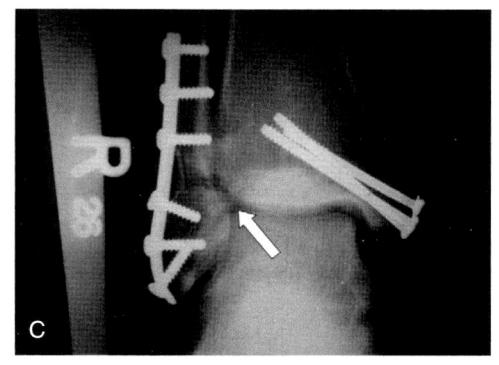

图 60-41　（A）该例为旋前-外展 B 型骨折并伴有外侧踝穴顶嵌塞（箭头），无法进行修复。（B）准确复位内踝有助于踝穴的对位。只将两枚螺钉插入腓骨，以便根据改变情况进行调整。（C）术后 X 线片。通过在踝穴顶水平处（箭头）检查胫骨与腓骨的关系，可明确腓骨的长度。

后下胫腓韧带联合的修复比较困难，但是由于胫腓韧带联合稳定的原因，对整个后外侧胫骨唇，甚至是关节外的碎片的整复和固定被认为是恰当的[68,84]（图 60-43）。也许这样就不必进行韧带联合的穿针固定了。远端胫骨后下胫腓韧带联合的固定结果是有差异的，但对这些差异尚没有提供可靠的证据[49,68,82]。小

Volkmann 碎片固定的价值仍有争论。

外踝被固定后，必须通过旋转足部并使用环钳侧向拉伸被修复的腓骨来评价韧带联合的稳定性。应对踝的前外侧角进行观察，如松弛超过 3~4mm 应考虑使用韧带联合贯穿螺钉[72,79,98]。术中拍摄应力位 X 线片也比较有用。

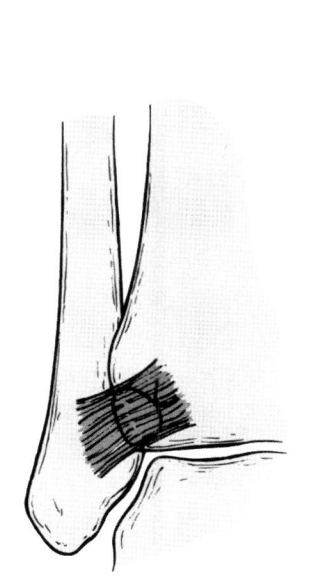

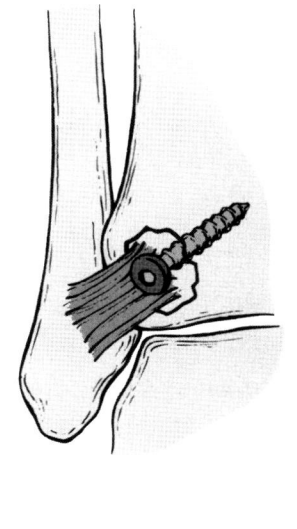

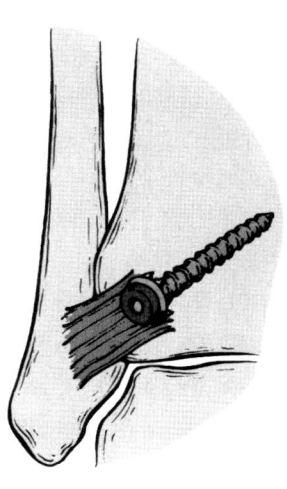

图 60-42　如果整复准确，前下胫腓韧带联合终点应完全并列附着。用一个螺钉贯穿撕脱的骨折片，或用一个小的刺状塑料韧带垫圈修复韧带，并用水平褥式缝合。

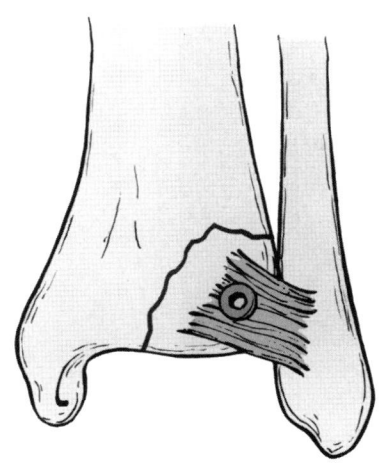

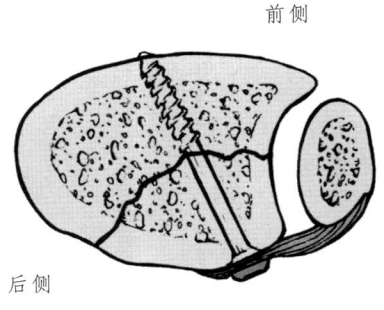

前侧

后侧

图 60-43　后下胫腓韧带联合的修复需要对远端胫骨的后外侧撕脱骨折片(Volkmann 碎片)进行整复和固定。

高位外踝骨折(分类中的 C 型损伤)通常是横断的,贯穿骨折碎片的螺钉固定是不可能的,但粉碎不是经常出现的问题,因为这是个典型的旋前-外展型损伤(图 60-44)。如果腓骨的粉碎或短缩明显,应使用拉伸器或紧张型钢板或骨扩张器恢复长度来间接复位(图 60-45 和图 60-46)[136]。暂时性的固定和 X 线或肉眼直接观察证实复位是必要的。外科医生应避免不暴露关节就整复高位外踝骨折,不应该被粉碎骨折部分外观上的复位所误导。整复的目的是使踝关节得以修复,而不是腓骨骨折复位(图 60-46 和图 60-47)。没有腓骨骨折的精密复位而使用韧带联合贯穿螺钉也可成功复位,但难以达到解剖复位。仅仅伴踝关节破裂的近端 1/3 腓骨骨折不能依靠直接整复和固定修复,但是踝关节的重建和贯穿固定应仔细处理。如果采用闭合技术进行复位,则建议术后行 CT 检查以观察腓骨在胫骨切迹处的位置。

(五)韧带联合的贯穿固定

韧带联合的稳定性可以通过观察胫骨和腓骨的位置关系,同时把远端腓骨从胫骨向外侧移位来进行检查。如果距骨出现了 3~4mm 的外侧移位,就表明存在不稳定。这种检查方法叫做 Cotton 实验[79](图 60-48)。严重的移位表明需要做胫腓联合的手术固定[119]。采用第二种方法对所有的踝关节组件进行修复后,应拍摄应力位 X 线片。如果在背屈的距骨上施加一个外旋的力量,则复位会更准确。内侧间距的宽度超过 5mm 则提示韧带联合稳定[163]。就像先前所说的,如果内侧副韧带破裂,实验室检查便可查出踝关节上 3.5~4cm 处骨间膜破裂[20,31,188]。

关于破裂韧带联合的手术适应证和稳定技术目前存在不同观点。相对于别的论题,对它的讨论是最多的,因为治疗结果没什么差异。问题是有时内外踝间固

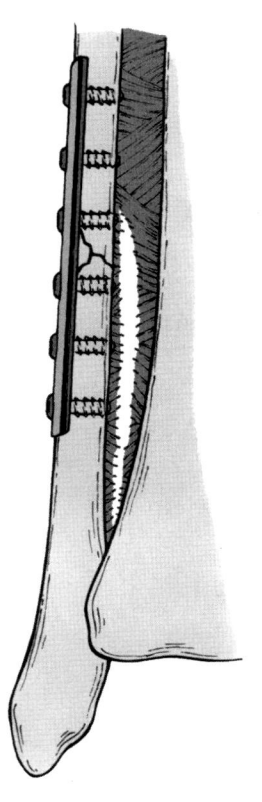

图 60-44　C 型外踝骨折的修复需要对关节内碎片进行精确解剖复位,并用钢板螺钉进行骨折的内固定。有时骨折只需要拉力螺钉即可,但一般多是横断或者粉碎性骨折。1/3 管状钢板,小钢板或 3.5mm 动力加压钢板都可以使用,骨折的上下各用 3~4 个螺钉固定。(Redrawn from Heim, U.;Pfeiffer, K.M. Small Fragment Set Manual: Technique Recommended by the ASIF Group, 2nd ed. New York, Springer-Verlag. 1982.)

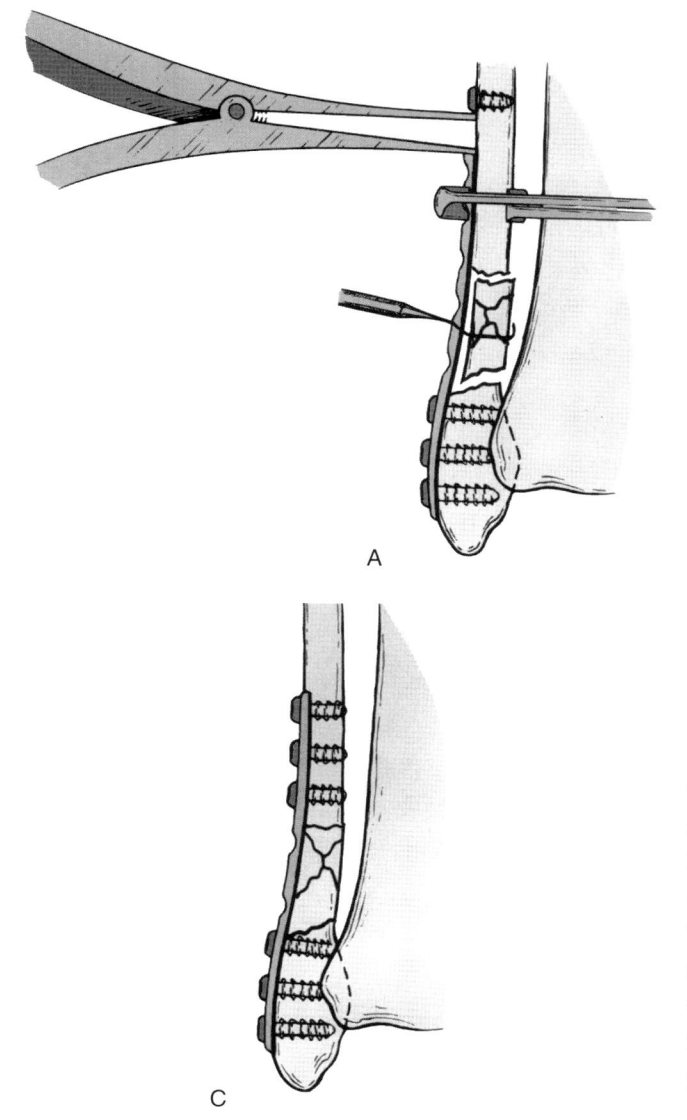

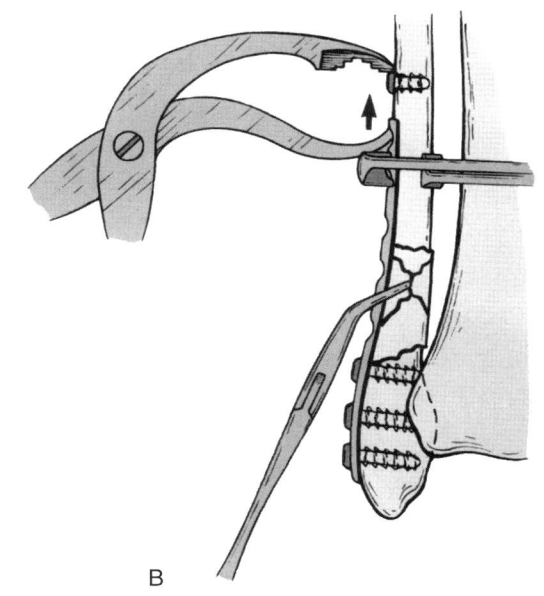

图 60-45 当 C 型骨折为粉碎性时,可以用钢板来进行间接复位,同时让软组织仍附着在粉碎的骨折片上。(A)钢板塑型并在远端将其固定,近端可以用钳子加以控制,然后使用骨扩张器对抗近端暂时插入的螺钉,以推动远端碎片进入整复位置。粉碎的骨片可以被拨进其应有的位置。(B)如果骨折形态允许,用 Verbrugge 钳钩住近端螺钉,在骨折两端加压固定。外踝长度必须维持。(C)然后将钢板在近端固定。小的粉碎性骨折片没必要使用螺钉。(Redrawn from Mast,J.; et al. Planning and Reduction Technique in Fracture Surgery. New York,Springer-Verlag,1989, Fig. 3-18)

定看上去良好,但胫骨和腓骨之间的距离增宽,而且距骨松弛配合在踝穴内。此后便可发生疼痛、不稳定以及创伤后关节病。显然,腓骨也承受一部分体重,而且至少在一些个体中,相对于胫骨而言正常步态时腓骨的移动轻微 [77,94,132]。使腓骨侧方移位的力量强度目前尚不明确。

技术问题包括:①什么时候韧带联合需要固定(如胫腓之间内固定,以防止分离),②固定应如何操作,③远端胫腓骨固定在一起时可以做哪些动作,④固定应保持多久。

开始和后来的 X 线片上,如果出现远端胫腓分离或严重的韧带联合不稳定,将预示着可能需要行韧带联合贯穿固定。腓骨移动度用以表示极不稳定性,目

前尚不确定[98]。复位良好的腓骨轻微动松(2~3mm 以内),特别是存在良好的止点时,并不预示有近期分离的危险。通过对撕裂的下胫腓韧带联合进行修复可改善韧带联合的稳定性。有证据表明,随着时间的推移稳定性会不断增加[188]。使用几周不承重的长腿石膏也可以防止对位的丢失。如果腓骨不能马上良好复位,韧带联合的贯穿固定不太可能达到预期的效果。

(六)技术

与 Grath[94]的观点一致,Inman[77]引用了 Grath 的研究作为证据,证明在踝关节完全背屈的情况下,外踝只能向外侧轻度移动(0~2mm)。Olerud[158]证实,胫腓韧带联合被固定时,距肌每屈曲踝关节 1°会有 0.1°的背

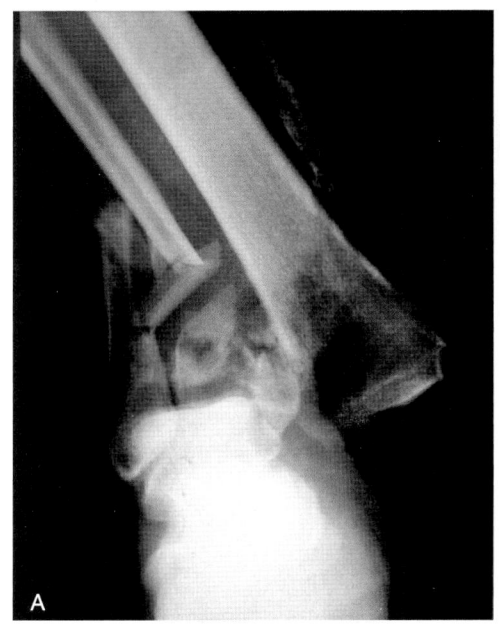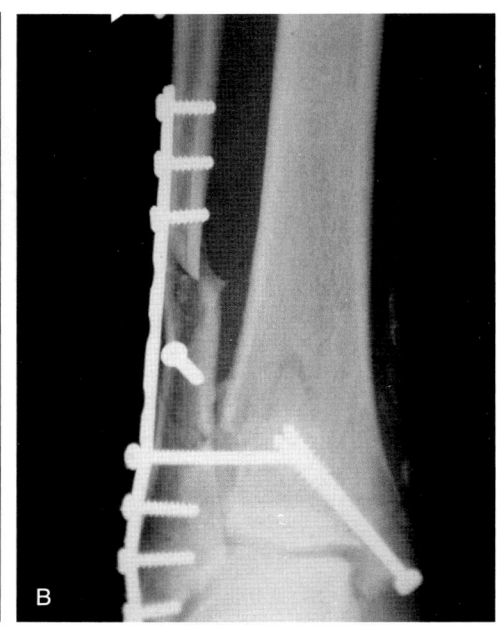

图 60-46 （A）C 型 III 级开放性骨折,并且踝关节严重粉碎。（B）用一枚推拉式螺杆和板状摊开器以恢复腓骨的长度。重建时不要加压。

屈丢失。Tornetta 等曾对这些结果提出了质疑[202]。根据我对韧带联合的临床观察,踝关节完全背屈时胫腓间距约为 1mm;踝关节跖屈时,胫骨与腓骨的关节面又连接在一起。直到有临床研究表明,否则韧带联合最好在距骨被完全背屈的情况下加以固定。固定时通常从腓骨后侧面植入 1 或 2 枚螺丝钉,从胫骨前侧面关节间隙上 1.5~3.0cm 处穿出（图 60-49）。肉眼直接观察踝关节可以确定螺钉相隔的距离。当螺钉被植入后,胫腓关系处于解剖位置是很重要的。背屈踝关节,然后用适当的钳子将腓骨整复到切迹处。当腓骨的位置（包括长度、旋转及其与距骨关节面的匹配性）正确后, 在固定韧带联合的同时用克氏针暂时固定外踝（图 60-50）。

最常用的技术就是使用全螺纹的螺钉, 即一种定

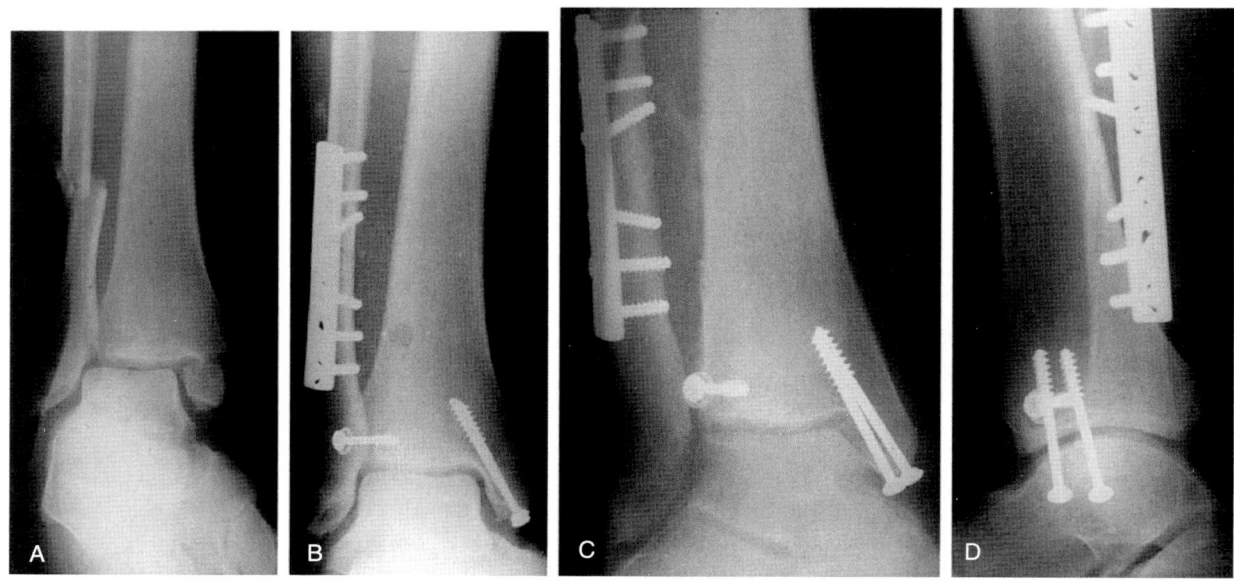

图 60-47 （A）高位不典型旋前-外展型 C 型骨折显示为横断的侧方粉碎性骨折,是因为重物击中外侧小腿（正位于踝部上方）所致。（B）术中踝关节 X 线显示 3.5mm 动力加压钢板固定,用一枚螺钉带垫圈修复韧带联合,使前下胫腓韧带联合重新附着在 Chaput 上唇结节上。用两枚 4.0mm 松质骨螺钉固定内踝。（C,D）10 周后两骨折愈合,显示有撕裂状低位骨间膜异位骨化。

位螺钉,在胫骨和腓骨的导引孔内穿入[174]。当螺钉被安置在两骨之间时基本不允许移位,除非螺钉松动(这也常常发生)。这避免了过度拧紧螺钉,但不允许矫正胫骨与腓骨之间的关系。医生在插入螺钉时必须小心,因为该类螺钉在插入过程中不会分散腓骨和胫骨的应力。一般选择 4.5mm 或 3.5mm 皮质骨螺钉(图 60-51)。有项研究表明,使用 3 或 4 枚皮质螺钉可达到相似的结果(1 年后的)[89]。必须牢记的是,该区域的胫骨皮质较薄,螺钉的把持力主要依赖于干骺端松质骨而非骨皮质。螺钉断裂的发生率低。有限制的承重,早期移除螺钉,为螺钉周围提供一些活动余量,以

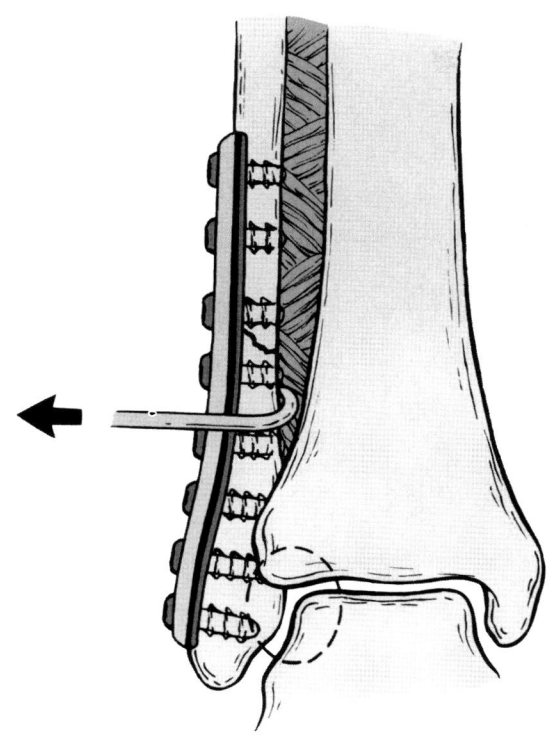

图 60-48　腓骨骨折修复后,一面试图使踝关节向外侧移位,一面观察踝关节前外侧角和胫骨的过分移动来证实韧带联合的稳定性。(Redrawn from Müller, M.E; et al. Manual of Internal Fixation, 2nd ed. New York, Springer-Verlag, 1979.)

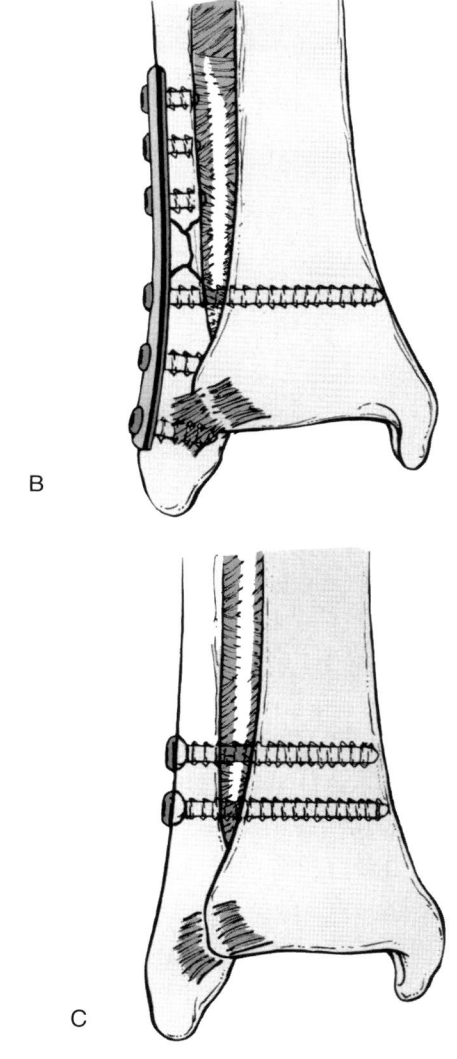

图 60-49　(A)韧带联合贯穿螺钉必须从腓骨后侧面向胫骨的前内侧面拧入。大概与冠状平面呈 30°角。(B)植入螺钉时腓骨须保持复位位置,而且踝关节应完全背屈。在这个病例中,螺钉是通过腓骨钢板植入的。(C)近端腓骨骨折不能内固定时,可以使用两枚螺钉来改善控制。(Redrawn from Helm, U.; Pfeiffer, K. M. Small Fragment Set Manual: Technique Recommended by the ASIF Group. 2nd ed. New York, Springer-Verlag, 1982.)

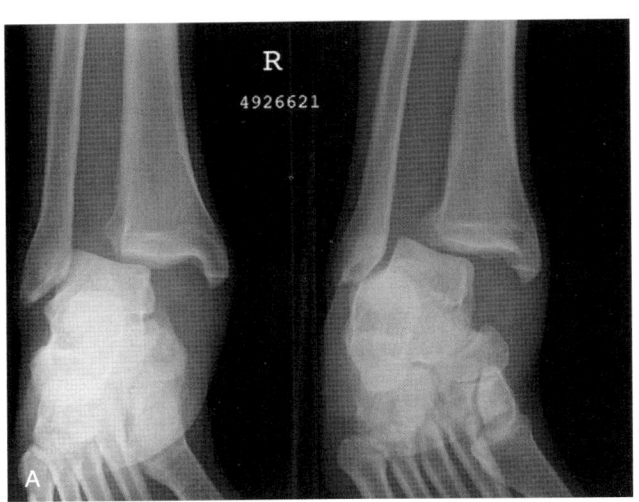

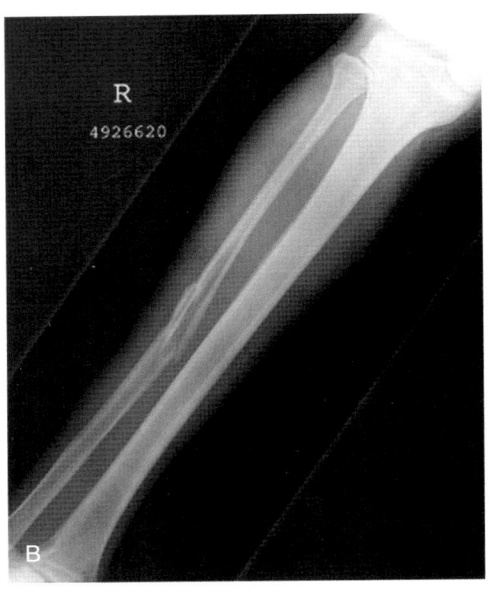

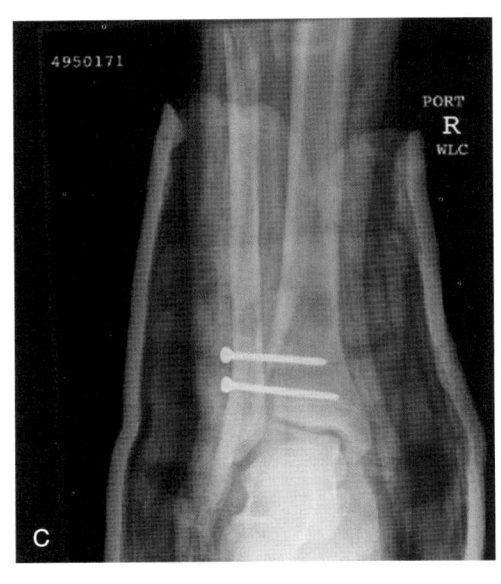

图 60-50 Maisonneuve 骨折。(A)踝部 X 线片显示踝穴增宽并且距骨向外侧移位。(B)腓骨近端发生骨折。(C)经皮复位并用 4.5mm 的双螺钉固定后的 X 线片。当施行经皮技术时，必须小心地将腓骨整复到切迹处。

及使用别的装置等各种方法，均可避免螺钉固定失败[98]。当然，也可使用拉力螺钉，但使用时应小心，以避免因拧紧拉力螺钉所致的腓骨变形和距骨活动范围受限。

生物可吸收性螺钉已引起人们的注意，最近有研究表明，可将它们应用于韧带联合的贯穿固定。这样，就不必取出植入物。一项随机试验表明，可吸收螺钉(PLLA)的固定效果与金属螺钉相似或略好于后者[97]。然而，在这项样本含量较小、随访时间较短的研究中，无论是金属螺钉固定还是可吸收螺钉固定均观察到踝部变宽。另外一些研究表明，采用可吸收螺钉

(PLLA)进行固定的效果令人满意，但尚不清楚它们的长期效果[92,195]。

胫腓韧带联合用一枚螺钉贯穿固定的目的是维持远端胫腓关系，直至联合韧带完全愈合。韧带充分愈合所需要时间尚不明确，但根据对其他韧带愈合的临床和实验室研究推断，需要 6 周时间才可恢复低强度。因此，通常推荐的贯穿固定仅 6 周时间是有风险的(图 60-52)。我建议贯穿固定应至少维持 3 个月。在韧带联合螺钉内固定期间及之后，要从无承重到完全承重来安排锻炼计划。我常建议的计划是，禁止负重 6 周，然后根据患者的情况逐步

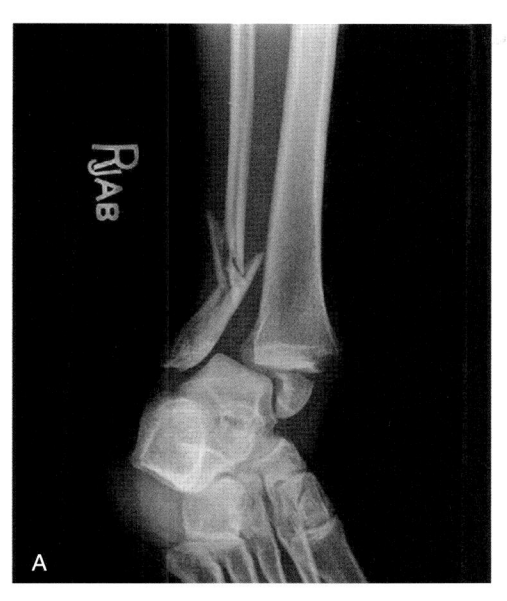

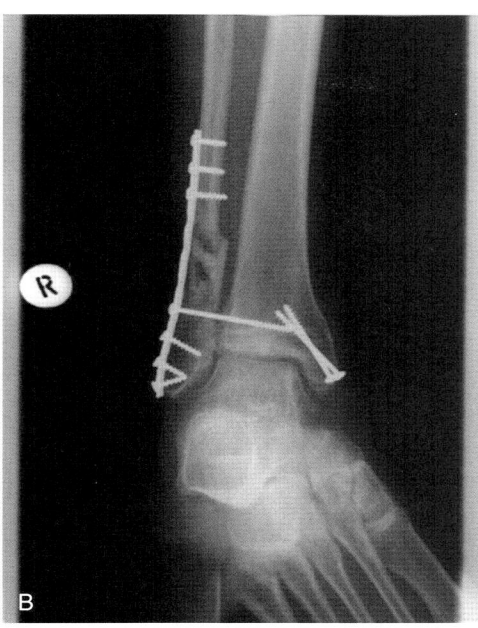

图 60-51 本例为旋前-外展型损伤并伴有腓骨粉碎骨折。用一块 1/3 管状钢板固定腓骨的粉碎骨片。在固定好内踝和外踝后，用一枚 3.5mm 的螺钉来稳定韧带联合。术后 6 周开始负重，螺钉不必取出。

增加负重。

(七)胫后唇骨复位与固定

后踝骨折有 3 种类型[79,80]。第一型为后外侧骨折，第二型为后内侧骨折，而后者常累及整个后踝并且骨折块较大。第三型为关节外骨折，多表现为 PITFL 撕脱。

后唇骨折可能与踝部骨折的机制有关系，可能是由后下胫腓韧带联合的张力与距骨圆顶的承压力相互作用造成的(图 60-53)。旋后-内收机制也可以造成踝关节中唇的骨折[79]。后唇骨折在未暂时固定之前很

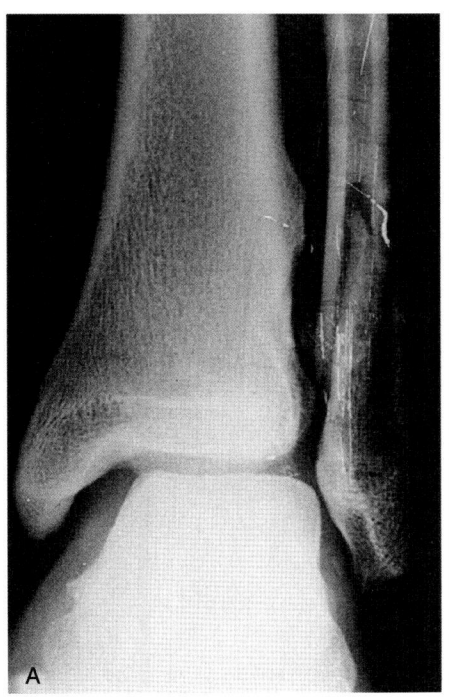

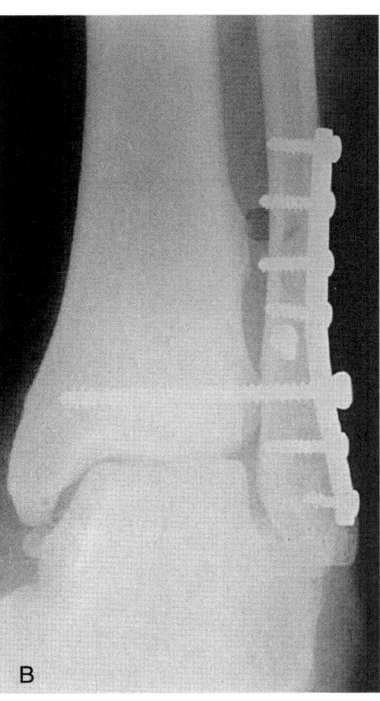

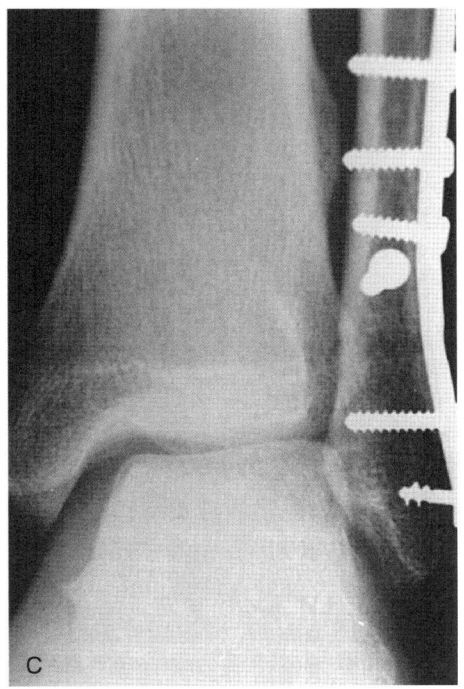

图 60-52 (A)伴三角韧带断裂的 B 型踝部骨折证实，韧带联合螺钉过早拆除(6 周时)有一定风险。(B)术后 X 线片证实复位良好。(C)螺钉拆除 8 周后，关节腔增宽，需要韧带重建。

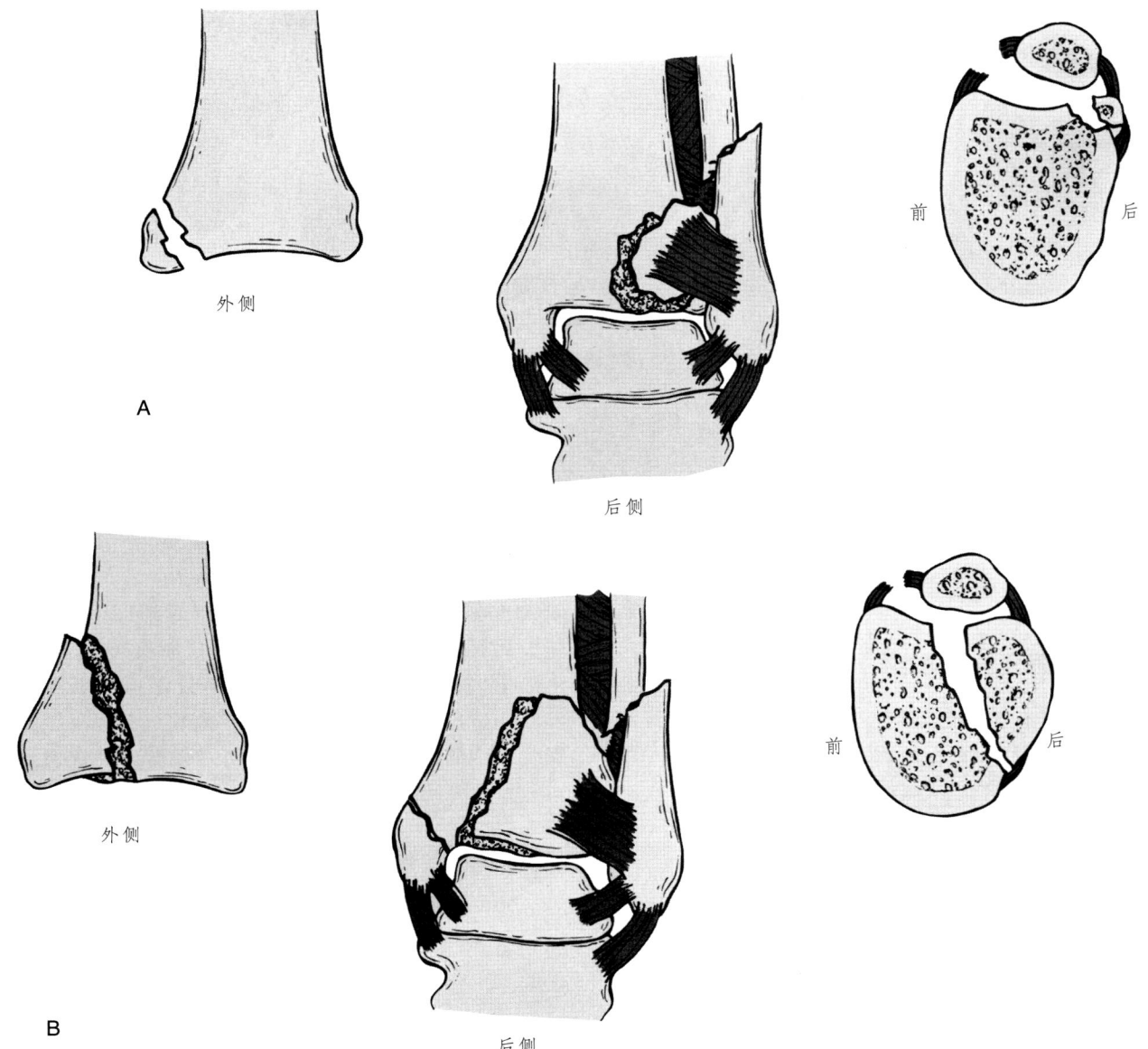

图 60-53 后踝骨折块可能是小的,(A)通常是关节外的。也可能是大的关节骨片,需要进行复位以防止距骨后脱位。(B)仔细检查前后位和俯视位 X 线片通常可显示骨折片位置是更内侧或是更外侧。(Redrawn from Helm,U.; Pfeiffer,K.M. Small Fragment Set Manual：Technique Recommended by the ASIF Group. 2nd ed. New York,Springer-Verlag,1982.)(见彩图)

难对其骨折脱位进行评估。最好通过 CT 轴位扫描来明确(图 60-54)。在踝关节前后位 X 线片中,后唇骨折碎片通常会在胫骨干骺端发现重叠的双重阴影。这些 X 线片可以帮助评估碎片的长度和宽度,判定是后中唇骨折还是后外侧骨折。后唇碎片的粉碎和倾斜在踝关节侧位 X 片中很难被鉴别。因为有倾斜,所以可能低估了碎片的大小。因为可能有距骨相对于胫骨的后部半脱位,所以应仔细检查踝关节;大的后踝骨折碎片常伴有半脱位。

有时,腓骨骨折伴有后唇丢失(>25%)产生不稳定,使距骨再次向后侧脱位,而且不能用石膏管型保持复位[141,208,209](图 60-55)。(尝试闭合复位后,后脱位仍然存在。踝关节被固定在中立位,很可能增加后面软组织的张力,增加胫距复位的困难)。背屈增加了后侧肌腱的张力,使这种情况变得更糟。小的后唇骨折碎片可能是关节外撕脱碎片,大一点的可能累及关

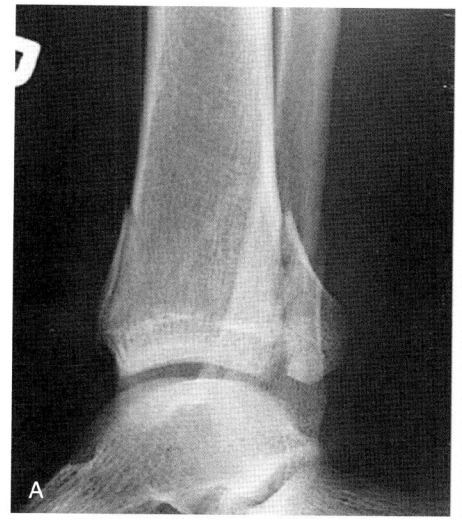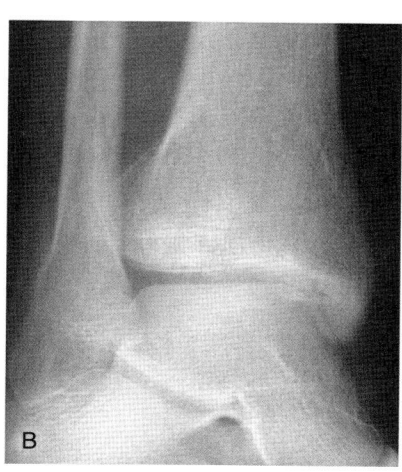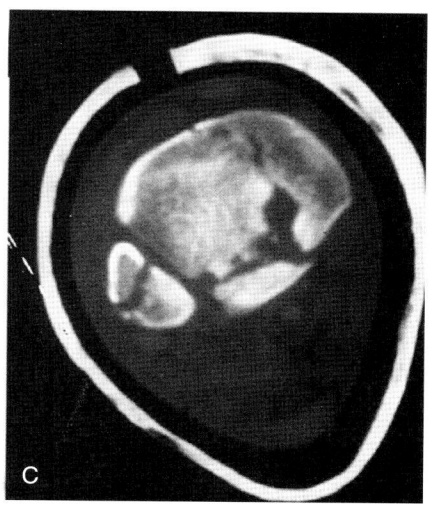

图 60-54　侧位(A)和斜位(B)X线片显示小的有移位后唇骨折。(C)CT显示嵌插碎片,关节面以上移位明显。

节。很多研究者一致认为，如果累及关节面的25%~35%以上,应对该骨折碎片进行复位和固定,以恢复踝关节的稳定性,并降低因关节面不平引起的创伤后关节病的风险[60,79,127,141,208]。尽管有移位的后唇骨折碎片闭合复位很少成功,但这些碎片可以通过后下胫腓韧带联合与远端胫腓碎片相连接。因此,外踝精确的切开复位通常会使胫后唇碎片产生闭合的重新对位。有人认为,这是很有必要的,除非关节间隙承重面畸形或出现距骨后侧半脱位[82]。另一些人建议所有的后唇骨折片均应常规固定[84]。人们的期望是,通过恢复踝穴顶的解剖结构,从而降低损伤后发生关节病变的风险。

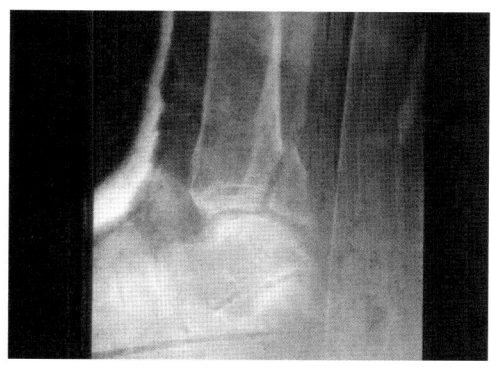

图 60-55　闭合复位后仍存在轻微的半脱位。如果后踝骨折片的大小如同本例,它就是手术治疗的适应证,至少应对内踝和外踝进行固定。如果修复后仍存在关节不一致,也需要对后踝进行复位和固定。

后唇骨折碎片复位与固定的适应证和方法主要取决于外科医生的判断。距骨后侧半脱位或脱位、关节面缺乏一致性以及韧带联合的稳定通常是由后唇骨折碎片切开复位内固定所致。

手术入路视碎片的位置、踝关节损伤后处理所需的切口以及术前固定的设计而定[174]。术前行CT检查有助于制定固定计划。应根据后踝骨折的位置来决定是选用内侧切口还是外侧切口。后外侧手术入路位于跟腱与腓骨长肌之间,在患侧臀下放置一个气泵、或患者取健侧侧卧位或取俯卧位均有利于做此切口。后内侧入路位于胫骨与胫后肌腱之间(图60-57)。虽然该入路比较适合于较大的后内侧骨折类型,但它可用于显露任何类型的后踝骨折。后外侧入路适宜于经皮螺钉插入,应在透视引导下进行复位和固定。利用骨折的周围边缘作为碎片复位的参照,也许要借助小关节切开术或通过未复位的内踝或外踝骨折面来观察踝穴顶。用于复位的器械有:刮匙、克氏针以及导钻。后唇碎片的临时固定需要用克氏针或者大的尖头复位钳(较常用)。除非关节面能被看见,否则在最终固定之前需要拍摄临时固定的侧位X线片(图60-58至图60-60)。

后唇骨折碎片应用一个或两个螺钉固定,当骨折碎片较大、或骨折片粉碎或者患者有骨质疏松症时,应考虑加用小钢板。后侧骨折片很大时常常累及踝穴顶的后侧面,可通过后内侧切口进行显露。

必须避免植入物进入关节腔,但又必须靠近关节腔,以获得良好的固定,因为楔形骨片的远端基底最

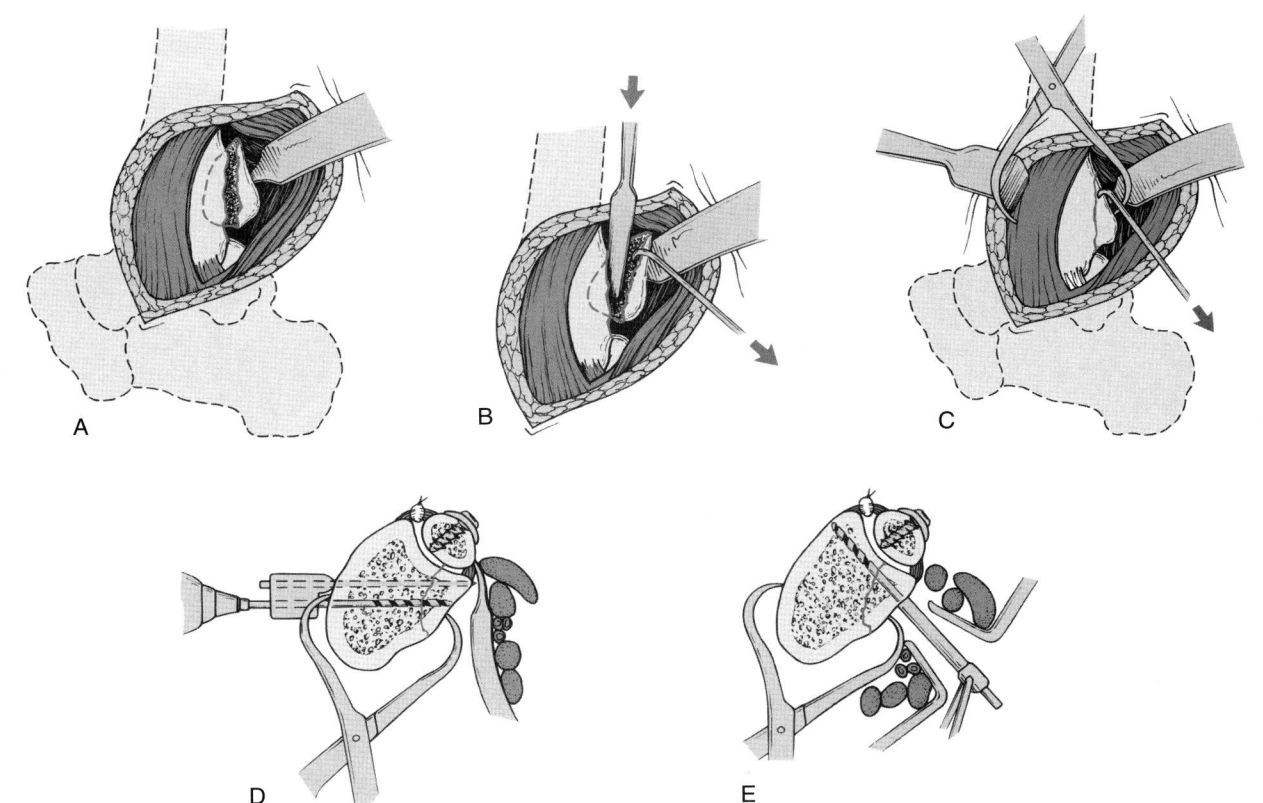

图 60-56　通过后中入路进行后踝骨折碎片的复位和固定。(**A**)用 Hohmann 牵引器向后侧牵引屈肌腱和神经血管束,(**B**)将此骨折片归到原位。(**C**)然后用尖头复位钳临时固定。有时关节平面的复位可以通过未整复的内踝骨折处看见。应该拍摄一张证实性 X 线片。(**D**)用前后拉力螺钉进行最终的固定。(**E**)有时将螺钉从跟骨腱和内踝后方结构之间的间隙植入。(Redrawn from Heim,U.; Pfeiffer,K. M. Small Fragment Set Manual: Technique Recommended by the ASIF Group,2nd ed. New York,Springer-Verlag,1982.)(见彩图)

厚。最可靠的固定是用螺钉行碎片内固定,必须滑过接近它们头部的骨片穿进对侧骨片。如果用后外侧切口来暴露骨片,应从后向前植入螺钉。否则,必须使用前内侧切口或者小的前外侧切口从前向后植入。如果使用的是有限切口,则空心螺钉比较有用。从前面植入螺钉暴露的最大的问题是,没有穿过骨折线的两侧。很难确认部分螺纹的螺钉是否适合于从前方插入。在复位之前,需要在前干骺端钻孔安置合适的钻套。然后使后唇骨折复位并临时固定,通过侧位片证实其对线,如有必要,要把螺纹孔钻透,穿过钻套并攻丝。最后,骨折片用适当长度的全螺纹3.5mm 或 4.5mm 皮质骨螺钉固定。一些后方骨折片最好使用螺钉从后往前固定,并应仔细操作避免进入关节腔。

　　如图 60-56 所示,可以经深部屈肌与跟腱之间的间隙平面插入一枚前后拉力螺钉。

　　由于固定三踝骨折有许多选项和多重步骤,所以仔细的术前评估以及详细的定位、暴露、复位、固定和X 线片报告等术前计划对治疗小组很有帮助,而且可以改善治疗结果。如果需要拍多种 X 线片,或者要在非直视下进行复位和固定,使用图像增强会有帮助,并应设计好手术台的位置。然而其图像质量可能缺乏标准摄片所提供的细节,所以最好用标准摄片来证实复位和固定效果(图 60-57)。

(八)前唇骨折

　　前唇骨折的位置和性质决定了手术入路和固定方式。CT 扫描对于术前诊疗计划的制订有帮助。如果前唇广泛粉碎是一种相对独立的损伤,则伸肌腱侧方的前外侧关节切开术是最好的手术入路。广泛粉碎需要小钢板协助固定。前外侧关节面碎片(Tillaux 碎片)需要整复并用拉力螺钉固定。如果嵌塞的前外侧碎片体积小或因滑质游离而隆起,并明显累及关节面,则该碎片可能需要切除。

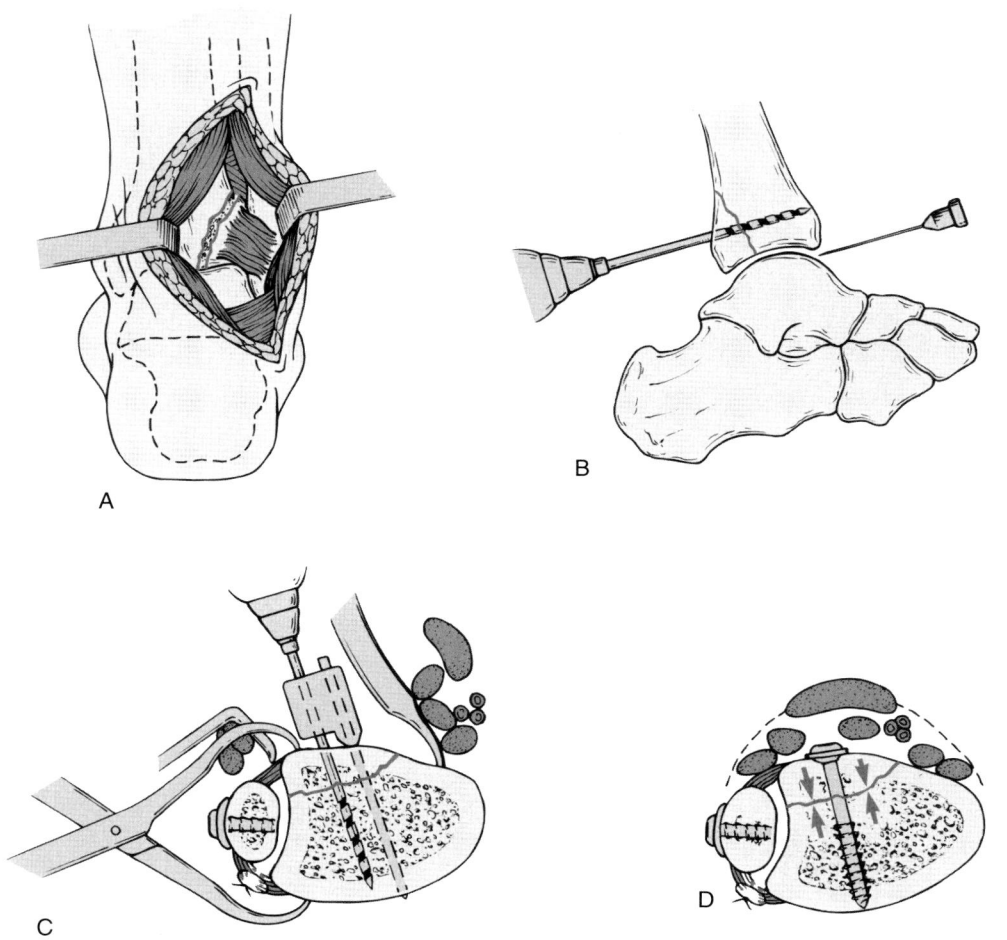

图 60-57　通过后外侧入路进行胫后骨折碎片的复位与固定。(A)通常在复位时使用关节外骨折线,因为一般情况下关节不能直接看见。(B)从后侧用拉力螺钉固定,注意避免进入关节面。(C)手术入口在腓侧肌腱和踇长肌腱之间。(D)用部分螺纹的 4.0mm 的松质骨螺钉提供了骨碎片之间的加压。(Redrawn from Heim, U.; Pfeiffer, K.M. Small Fragment Set Manual: Technique Recommended by the ASIF Group, 2nd ed. New York, Springer-Verlag, 1982.)(见彩图)

(九)内踝和韧带损伤

踝部损伤内侧韧带断裂的手术治疗不一定是必要的。由于掌握了外踝治疗的主要原则,许多研究者报告,通过解剖复位外踝和非手术处理内侧韧带完全断裂取得了良好的效果。一般来说,内踝骨折需要整复固定以增加稳定性,维持踝关节一致性,并降低内踝骨不连的风险。需要注意的是,修复较小的韧带撕裂并不能恢复三角韧带的完整性[198]。

依照外科医生的选择和计划的固定方法做直的、略斜行的或弧形的切口(图 60-61)。应注意保护前方的隐静脉和伴随的皮神经分支。这种切口应适合前内侧踝关节切开术,并可视察任何踝部骨折的前部和内

侧部分。检查关节,并清除任何已松弛的骨软骨碎片。牵拉踝部骨折碎片以显示偶尔受损的屈肌腱。胫骨后肌最容易被累及,应仔细检查以排除损伤[50]。局部粉碎性骨折可能会累及胫后肌腱[189]。

从骨折部位可以进入内侧关节面,尤其是旋后-内收型损伤,以便寻找需要恢复关节间隙高度和骨移植术的嵌插损伤部位。一般只需少量骨移植,移植骨片可以从近端胫骨 pilon 或者经单独切口从 Gerdy 结节(胫骨前肌结节)处获得。

如果三角韧带需要修复,应显露它的深部,通常在牵拉肌腱之后从后部显露,而且在固定外踝之前应安置好缝口。为此,距骨需向外侧移位。根据撕裂的部位,可在踝部或距骨上的钻孔处提供缝合点以提供可

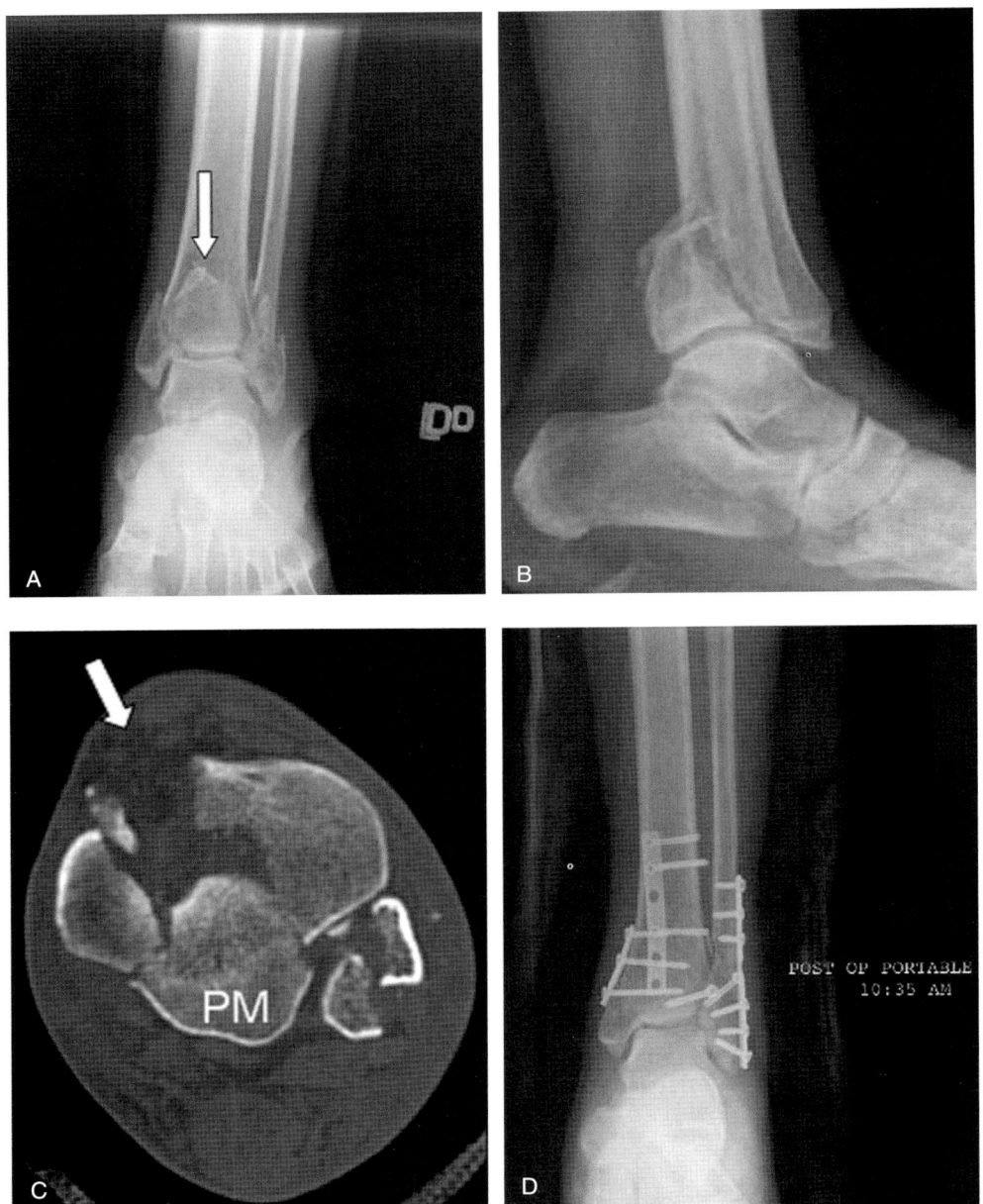

图 60-58 较大的后踝骨折并向后侧半脱位。(A)正位片,注意观察后踝(箭头)的影像。(B)侧位片显示后踝骨折累及 50%以上的踝穴顶。(C)CT 扫描后所显示的后踝,并证实经内侧入路(箭头)即可显露后踝。简写 PM:后踝。(D,E)术后 X 线片。由于骨折块较大,所以后踝与内踝均采用防滑钢板进行固定。

靠的重新附着。一些浅层三角韧带的缝合可以改善修复的外观,并增加踝关节的稳定性。

内踝撕脱骨折最好在骨折前面和侧面骨膜和筋膜分开后复位。用小的巾钳或锐利的复位钳夹住碎片,再用尖头锐口刮勺帮助复位。在确定两个固定点时可用刮勺或者骨钩保持位置。当内踝骨折片太小不能用螺钉固定,或是已粉碎时,拉近的 8 字形张力带和克氏针可以提供良好的固定。克氏针末端弯曲并压

在张力带上[70]。8 字形张力带的近端固定可绕在螺钉头上,而不要穿过钻孔(图 60-62 和图 60-63)。这种方法对于骨量减少的患者同样适用。

对于中等大小的碎片,用一个 2.0mm 或 2.5mm 的钻头钻孔,再用一枚直径 4.0mm 的带部分螺纹的松质骨螺钉固定。对于大骨片,用两枚这样的钻头行暂时固定,然后换成直径 4.0mm 的带部分螺纹的螺钉,一次换一枚。空心螺钉也可达到同样的目的。

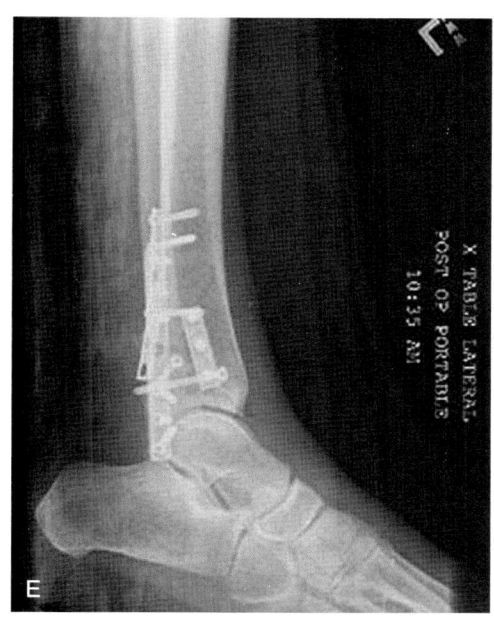

图 60-58（续）

植入松质骨螺钉固定内踝骨折时，应避免使骨折片碎裂（即不要太接近边缘,也不要拧得太紧）。螺钉应垂直骨折面拧入。为了获得迟滞效应，其螺纹不得穿过骨折线。螺钉应被拧入远端胫骨干骺端中心的密质骨内，长度大约需要 40mm。外层皮质太薄容易穿透。尽管在松质骨上攻丝没有必要，而且这会降低抗螺钉拔出强度，但是使用合适丝锥进行攻丝可便于螺钉的植入并可降低粉碎的风险。在钻出 pilon 孔之前在浅三角韧带纤维上开一小的切口会对这步操作有一定好处。

如果内踝骨折是垂直或斜行的，如像旋后-内收 A 型损伤，拉力螺钉固定此种骨折的方向与固定水平面撕脱骨折的方向完全不同。它们必须垂直于骨折面植入，因此是横向的。由于内侧皮质较薄，因此更需要使用垫圈，如果骨量减少或过度粉碎，有时还要用一块小的内侧支持钢板。有大块内侧骨折片的垂直型骨折需要用 3 个或更多的螺钉固定（图 60-64 和图 60-65）。

(十)术中摄片

为了证实关节周围骨折的复位与固定效果，必须进行充足的术中摄片，这也适用于踝部损伤。一般在关闭切口时或之前应拍摄前后位、侧位和俯视位 X 线片，不过是否需要拍摄前后和俯视位片还未被证实。在摄片时[22]，踝关节应保持中立位，并应仔细检查定位和暴露是否充分、踝部骨折的复位（尤其是胫距关系）、胫腓关系(韧带联合)、关节面、外踝的长度和旋转以及嵌插物的位置。当然,也可以选择行高质量的透视检查。

(十一)关闭术口及术后治疗

确认固定合适之后,冲洗并用不可吸收线无创关闭术口,不过有人建议将深部软组织也进行缝合。夹板可以一直用到拆线和采用新的制动之后。固定时尽可能背屈踝关节,否则一旦造成马蹄足畸形就很难恢复了。

有文献表明[120]:对于大多数患者术后制动的方法没什么不同,不过对固定欠理想、骨量减少、患者不合作或是神经病患者,应较多给予外固定。踝部可以用长腿或短腿行走管制型石膏[59,185]、铰链式支具、可拆卸型的管型或拐杖来限制承重。一项研究表明,早期活动比制动好[54]。对于固定稳定、骨量较好、或者健康状况较好的患者,我喜欢在拆除缝线后用负重石膏固定 2 周,这样有助于早期摆脱拐杖。对于神经病患者、一般的糖尿病患者,需要长腿屈膝管制型石膏固定 8 周来防止承重[38]。

在固定 6 周(如果仅仅是踝部骨折)或者更长时间(骨折累及关节间隙)之后,可以进行渐进性承重训练,使用拐杖直至行走自如,而且 X 线片显示骨折已愈合。关节活动度、力量、耐力、灵敏性练习对于功能恢复是必不可少的。在患者能进行强体力劳动或体育锻炼之前一般需要好几个月的时间。一些柔软组织肿胀会持续数月[51]。

五、需要特殊处理的人群

(一)骨量减少

随着该群体年龄的增加,因骨量减少而导致的骨折的发生率将会增加。医生需要仔细衡量为获得稳定性而进行手术固定所带来的风险和好处。如果选择切开复位内固定,可以使用标准的治疗方法。也可以使用如张力带钢丝环或腓骨髓内固定等方法。后侧使用腓骨钢板也是一种可以获得更长久、更牢靠的固定方法。在骨质疏松区,交锁钢板(见第 5 章)也能提供牢固的固定,它是可供选择的固定技术之一[174]。然而,骨质疏松区的骨折进行固定后,骨骼(而非器械)是维持骨折稳定性的最弱的一环。

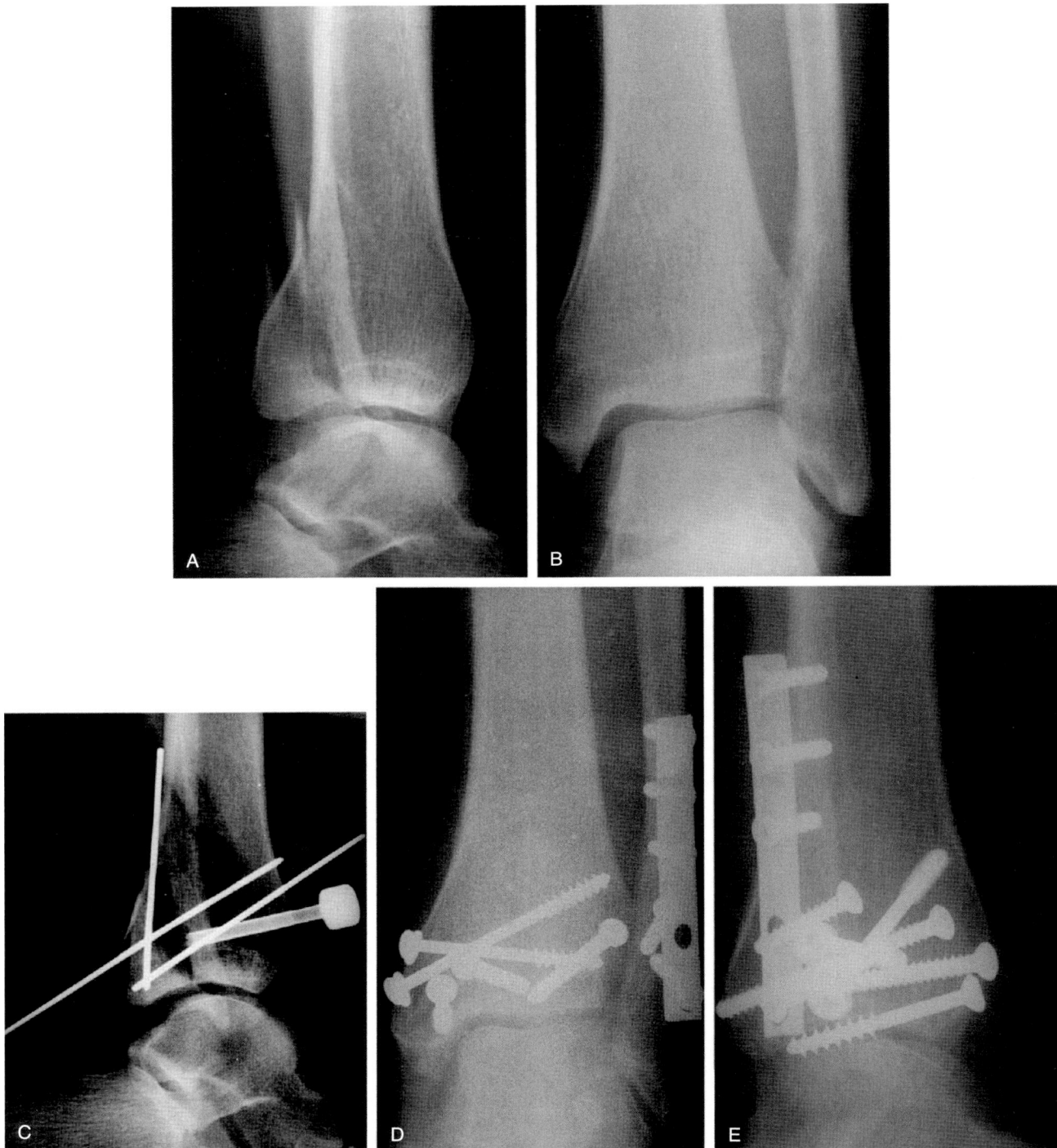

图 60-59 (A)关节不一致主要是由于大的、移位的后踝碎片造成。(B)也存在有粉碎性内踝骨折。(C)远端胫骨前侧预先钻出 3.5mm 滑孔后,放入插入式钻套,用克氏针固定完成暂时的复位。X 线片证实关节平面解剖对位。(D,E)用多枚拉力螺钉和腓骨钢板完成固定。骨折愈合良好。

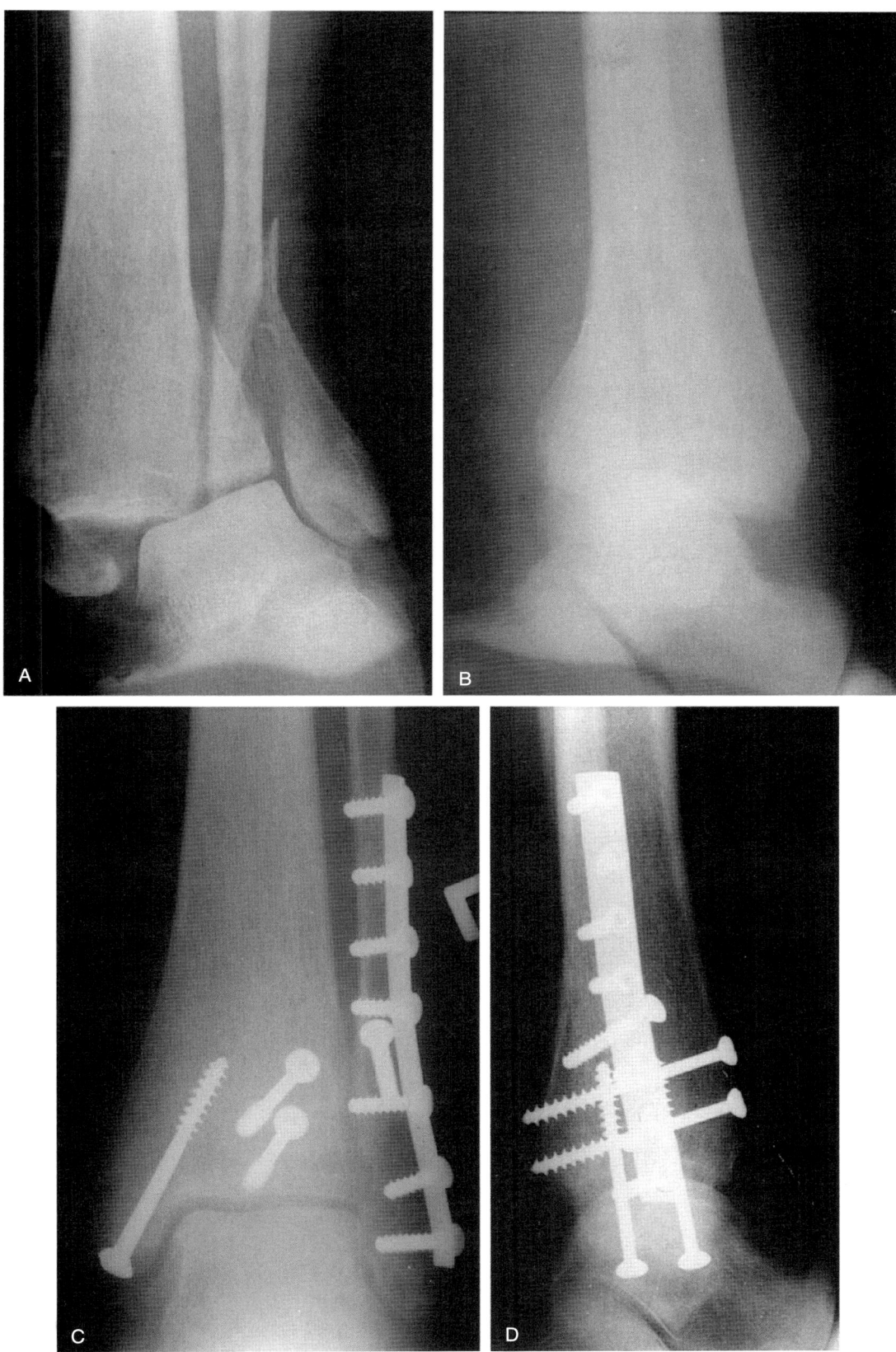

图 60-60　(A,B)三踝骨折脱位伴有明显的后唇骨折碎片。(C,D)用 2 枚 4.0mm 松质骨拉力螺钉从前向后进行固定。幸运的是用于这个固定的螺纹长度正合适,如果它们穿过骨折面则会受损。

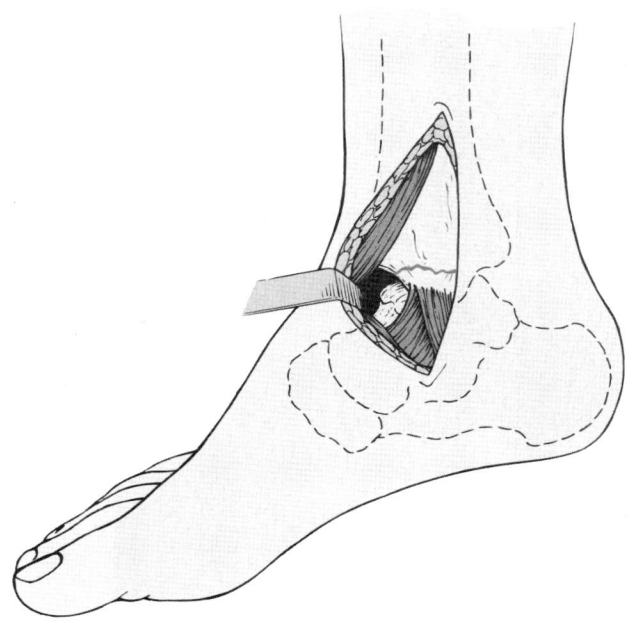

图 60-61　内踝可通过纵向切口来显露,而且可以暴露踝关节的前外侧角以及胫骨远端。长切口要比强力牵拉好。要注意不要切到隐神经分支。如果神经包埋在瘢痕中,会形成神经瘤。(见彩图)

(二)糖尿病患者

糖尿病患者严重的踝部骨折的处理让外科医生处

于进退两难的境地。有文献证实,手术或非手术治疗都会有很多的并发症[19,62,67],尤其是皮肤溃疡、感染、骨愈合不良的发生比正常的人更多[19,62,67]。文献未能提供指导性意见。我们应按照以下步骤来进行处理:

1. 需要确认骨折是急性损伤,而不是出于 Charcot 病程的某一期。Charcot 病程需要踝关节有肿胀疼痛数周的典型病史。常有报道称,该类损伤看似微不足道,可能做出深静脉血栓形成或蜂窝织炎的错误诊断。Charcot 踝需要固定、抬高患肢、不负重以减少充血过程。正如我下面所描述的那样,术后应先以长腿屈膝管型石膏制动以确保顺从并阻止血肿的病程发展。一旦炎症缓解(根据肿胀消退、皮温降低,皮肤不再发红进行判断),可以考虑外科治疗。

2. Charcot 骨折的固定必须牢固与持久。我倾向于使用韧带联合固定术,以获得踝关节的稳定性并加强腓骨的稳定性。如果先前的固定失败,则可用带有数枚韧带联合螺钉的大钢板进行补救[164]。损伤后的制动要用长腿屈膝管型石膏固定 6 周,并严格抬高患肢。然后再用短腿行走管型石膏固定 1 个月或者根据需要固定 1 个月以上。在拆除石膏之前,患者只在床和椅子之间做短距离的行走训练。应使用轮椅。根据我的经验,丧失自我保护意识的神经病变是导致早期负重的主要因素。早期负重可导致创口红肿、伤口充血

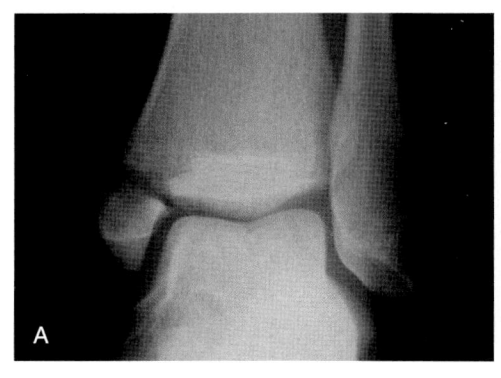

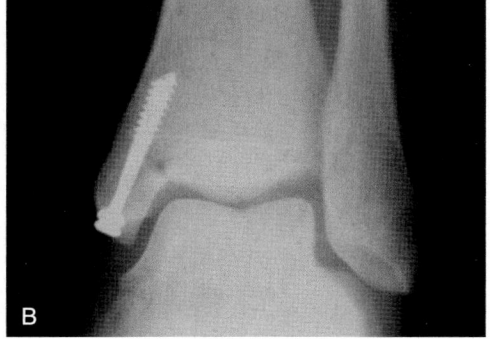

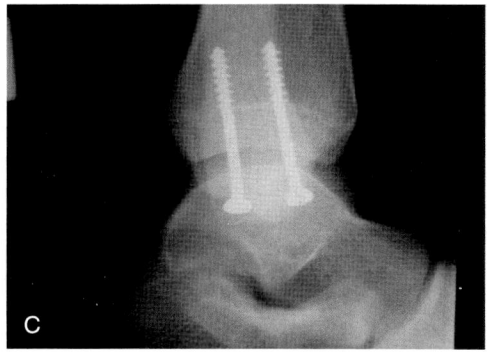

图 60-62　用 2 枚直径 4.0mm 松质骨螺钉固定的内踝。俯视图(A)和侧位图(B)。螺纹只要进入中央干骺端的密质骨,而且其向后的走向适应位于前侧的内踝的位置。(C)克氏针和环形张力带更适合小的或粉碎的内踝撕脱骨折位。图中可见用一枚螺钉来固定钢丝的近端。

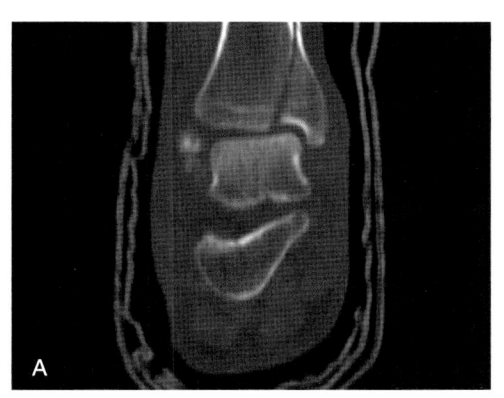

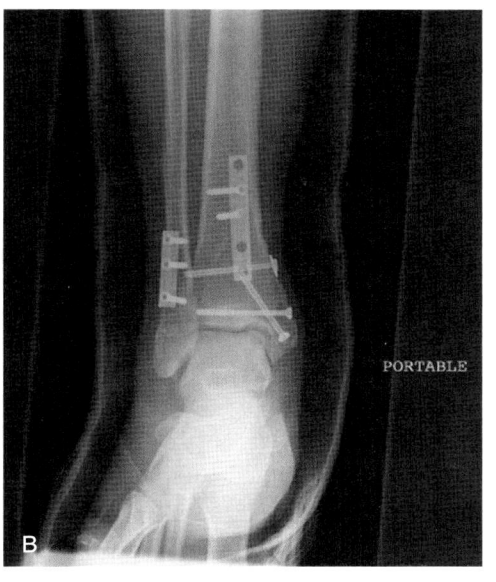

图 60-63　对于内踝大的、垂直剪切型骨折应行抗滑结构固定。(A)此病例中,术前 CT 示内翻位内踝较大的骨折。(B)在骨折尖端使用了带垫圈（一孔接骨板）的垂直螺钉,可防止术后骨折块向上移位。另外,使用了较短的三孔胫骨接骨板。注意,1/3 的三孔胫骨接骨板对后踝起着同样的作用。

及固定失败（即使固定 2 周）。尽管让患者短距离行走很艰难,但这样可以减少短期及长期的并发症。

3.尽管外科医生尽了最大努力,问题依然会出现。对并发症应进行早期干预。

六、踝骨骨折的治疗效果

损伤的治疗效果可以通过对患者的影响大小来判定[151]。疼痛、功能不全、畸形、活动能力丧失都是重要的因素。Petrisor 等出版了一项与治疗和结果有关的多因素的 meta 分析结果。他们发现现在的文献和推荐的随机试验的局限性,其中包括非手术疗法和手术疗法问题、联合韧带的稳定性、术后康复以及生物吸收性内置物。认识到这些局限性,作者总结如下。

最近的文献集中于以患者为中心的结果测量方法,这些方法全面地概括了踝骨骨折对总体健康的影响[18,56,58,167,206]。使用的工具包括 SF-36 和 SMFA,这两种方法通常联合踝关节评分标准一块使用,例如美国骨科足踝评分（AOFAS）（表 60-4）。大部分研究考察了手术治疗的疗效,结果显示,功能会随着时间的进展逐渐改善,并且在术后第一年改善最明显。这种情况类似于肢体碾压伤的研究结果,一项前瞻性研究显示,患者非手术因素是非常重要的低身体功能分数（SF-36）的独立性预测信号,例如受教育水平、吸烟和饮酒[18]。在另一项研究中发现了复位质量和关节炎程度与 SMFA 域评分（例如活动度和日常活动）之间的关系。利用 SMFA 和 AOFAS 评分,Egol 及其同事发现,90%的踝骨骨折患者无或仅有轻微踝部疼痛,同时

对娱乐活动无或有限制。他们发现年轻、男性、无糖尿病、美国麻醉师协会（ASA）评分较低患者的功能恢复预期为 1 年[56]。与此相反,Ponzer 等发现,随访 2 年后,只有 36%的 Weber B 型骨折患者无任何并发症。除理想身体条件外,损伤对 SF-36 的影响还体现在情感、生命活力和精神健康方面[167]。

考察术后治疗对手术疗效影响的研究倾向于显示,术后进行功能护理的患者功能恢复较早,但是这些差别会随着随访时间的延长而逐渐消失。一项对比研究显示,与管型石膏固定相比,早期活动后的创伤并发症发生率较高[120]。与之相反,Egol 及其同事发现,无工人赔偿金的患者如果采用无创伤并发症风险的功能支架进行治疗,那么他们返回工作岗位的时间将会缩短一半[54,56]。稳定性踝骨骨折患者术后采用早期负重方案,将会使功能提前恢复,且不会导致复位丢失[185]。许多研究显示,预后与原发伤严重程度和复位质量有关[119,123,129,167]。复位质量包括侧踝的对线、关节对合的恢复、韧带连接的稳定性。据 Lindsjö 报道,骨折复位良好的 217 例移位性踝骨骨折患者中 87%获得良好-优的疗效,与之相比,89 例复位不完的患者中只有 68%获得良好-优的疗效。根据我的经验,复位不良的小的内踝骨折块通常能够耐受。较大的后踝骨折块对线不良,以及关节面的破坏都会影响预后[114]。涉及深部感染或需要手术修补的软组织并发症会影响预后[88]。高龄是一种不利因素[56],很可能是因为它与已患疾病和骨质疏松有关。一项前瞻性随机研究显示,如果 55 岁及其以上的患者采用非手术疗法,骨折

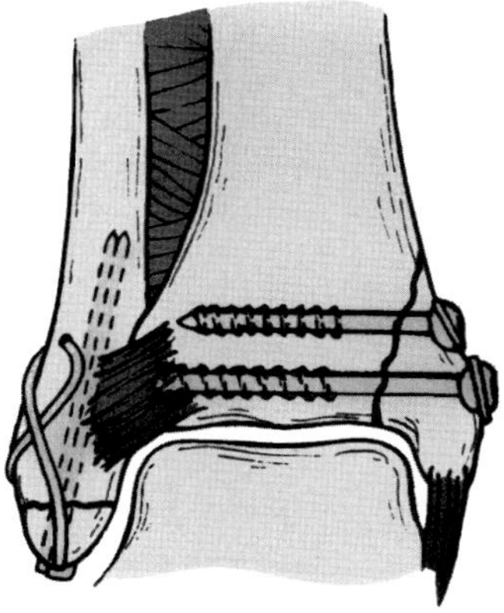

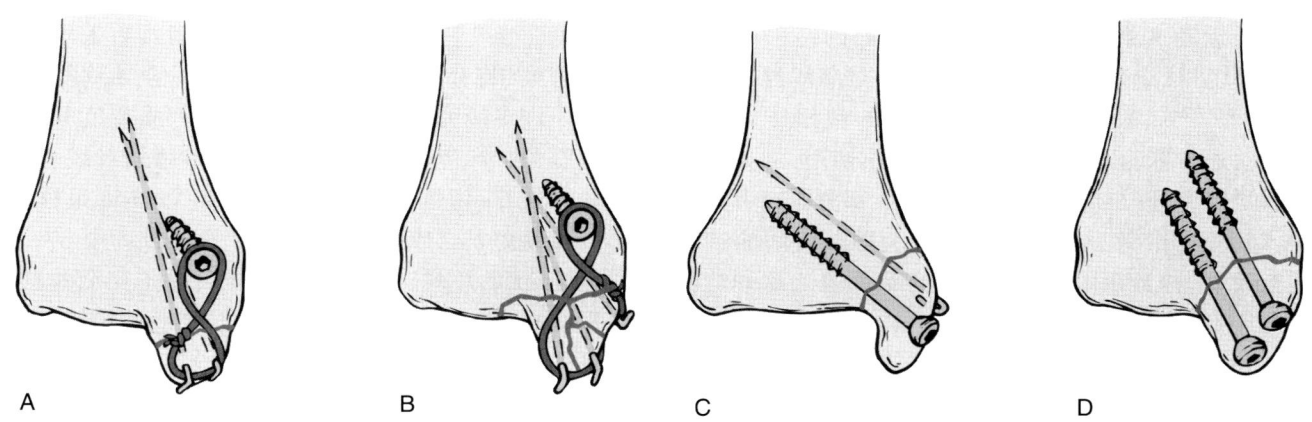

图 60-64　(A)垂直 A 型内踝骨折,用两个或多个拉力螺钉垂直植入来加以固定。可以使用垫圈,偶尔用支持钢板。(B,C)如果内侧关节间隙有嵌入物,关节软骨和软骨下骨应优先一同复位,并在修复内踝之前把移植骨片植入缺损处。(A,Redrawn from Heim, U.; Pfeiffer, K. M. Small Fragment Set Manual: Technique Recommended by the ASIF Group, 2nd ed. New York, Springer-Verlag, 1982. B, Redrawn from Müller, M.E; et al. Manual of Internal Fixation, 2nd ed. New York, Springer-Verlag, 1979.)

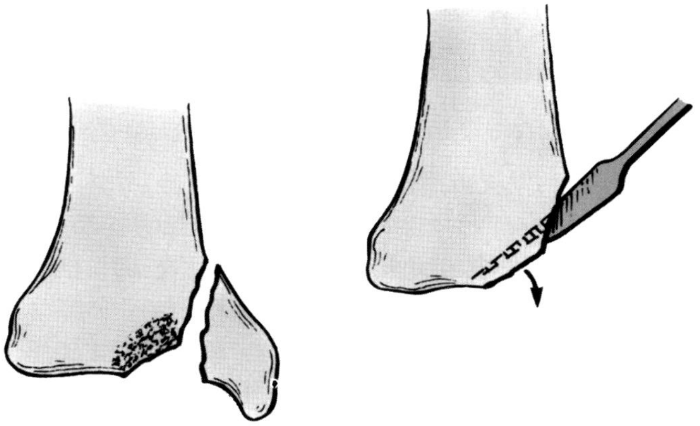

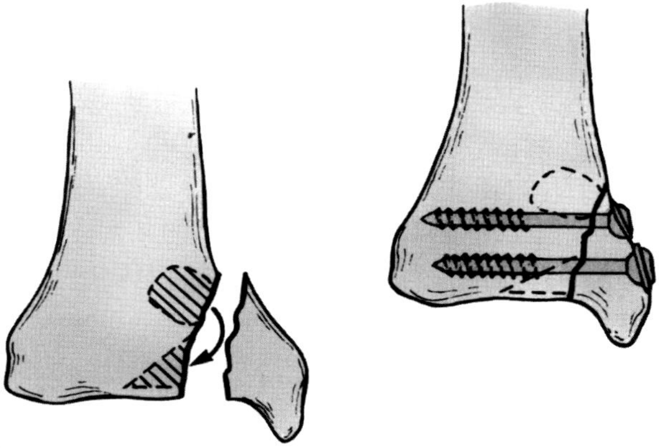

图 60-65　内踝撕脱骨折的固定需要根据骨折片的大小和粉碎情况而定。(A,B)小的或粉碎的骨片需要用克氏针和张力钢丝固定。(C)大块的碎片需要用克氏针和一个或两个拉力螺钉固定。(D)通常使用直径 4.0mm 的带有部分螺纹的螺钉垂直骨折线插入固定。用克氏针或直径 2.5mm 的钻头暂时固定,比使用钳子要好,钳子会使骨片粉碎或移位。(见彩图)

特征	足后段评分（共 100 分）
疼痛（40 分）	
无	40
轻微的,偶然发生	30
中等程度,每日发生	20
剧烈的,几乎始终存在	0
功能（50 分）	
活动受限,需要借助支撑物	
不受限,无需支撑	10
日常活动不受限,娱乐活动受限,无需支撑	7
日常和娱乐活动均受限,拄杖	4
日常和娱乐活动严重受限,需借助步行器、拐杖、轮椅	0
最大行走距离,街区数	
超过 6 个街区	5
4~6 个街区	4
1~3 个街区	2
少于 1 个街区	0
平路行走	
平路行走无困难	5
在不平坦的地形行走有困难,如楼梯、斜坡、梯子	3
在不平坦的地形行走有很大的困难,如楼梯、斜坡、梯子	0
异常步态	
无或轻微的	8
明显的	4
显著的	0
矢状面运动（屈伸和伸展）	
正常或轻度受限（30°或更多）	8
中都受限（15°~29°）	4
严重受限（低于 15°）	0
后足运动（内翻和外翻）	
正常或轻度受限（正常的 75%~100%）	6
中度受限（正常的 25%~74%）	3
明显受限（低于正常 25%）	0
踝部-后足稳定性（前后位,内翻,外翻）	
稳定	8
不稳定	0
对线（10 分）	
优,跖行足,踝部-后足呈一直线	10
良,跖行足,踝部-后足有某种程度排列不齐,无症状	5
差,非跖行足,严重排列不齐,有症状	0

表 60-4　美国足部和踝部矫形外科协会的踝部损伤评定量表

Source: Kitaoka, H. B.; Alexander, IJ.; Adelaar, R.S.; et al. Clinical rating system for the ankle-hindfoot, midfoot, hallux, and lesser toes. Foot Ankle Int l5:349, 1994.

复位不良和丢失的发生率较高[129,159]。

关于驾驶能力，一项研究表明术后大约9周将会恢复[55]。源于植入物的疼痛预示着持续的症状，即使内固定被取出。一项研究表明大多数患者取出植入物后疼痛得到改善，但仍有50%的患者仍有持续性疼痛。且在损伤程度相同的患者中，这些患者的SF-36及SMFA评分也较低[27]。最后，在患者基础疾病中，糖尿病是影响患者骨折愈合的最明显因素。一项全国范围的研究显示，相较于非糖尿病患者，糖尿病患者的术后并发症、死亡率、非常规出院率、卧床时间及总花费都更高[67]。

踝部骨关节炎（损伤后几乎都会发生）表现为骨赘形成、可透X线的软骨空间狭窄、软骨下硬化和囊肿形成。骨关节炎在损伤后早期（2~3年内）有发展的趋势，但不会是进行性发展的[12]。长期随访研究显示总体发生率为37%[12]。

多项研究确定，旋后-外旋型Ⅱ度外踝骨折有良好的预后[12,112]。尽管很多这种损伤最初有2~3mm的移位，但采用短腿承重石膏管型非手术治疗后的长期随访发现，其关节病发生率非常低。闭合复位非手术治疗双踝或三踝骨折，结果也是相同的。对一个19例患者的小组进行20年的随访，结果表明其中2例有最轻微的症状。这是一个选择性研究，仅包括了管型维持复位的患者，因此存在固有的选择偏倚[207]。这突出原有的治疗原则，无论通过何种方法只要达到及维持解剖复位，愈合结果都是好的。

第六节 踝部软组织损伤

一、外侧副韧带损伤

足踝扭伤很常见，因此患者和医师对此都很熟悉。这是娱乐活动引起的最常见的损伤，有广泛的社会经济影响，从而产生了大量回顾性的文献。据Bröstrom[25]报道，常见的踝关节扭伤中有75%有完全性韧带撕裂。其中2/3是距腓前韧带单一性损伤[25]。

本节讲述的重点是：①恰当的诊断，②基本上所有闭合性外侧韧带破裂目前都倾向于有效的非手术治疗，③功能上和力学上造成的晚期不稳定及其处理。

（一）诊断

在急诊室扭伤患者主诉踝部肿胀、触痛极为常见，以至于在踝关节X线片没有显示骨折时常被忽视。为了避免漏诊不太明显的损伤，必须进行系统评估。患者对损伤的描述十分重要，它可以明确病情是突然发生的急性损伤，还是逐渐出现的。

如上文所述，足猛烈旋后的内翻机制，可以造成外侧副韧带的损伤。距腓前韧带最有可能造成部分或完全断裂。如果足背屈，腓跟韧带也可能受累及。如果跖肌屈曲，前关节囊通常被撕裂。如果致伤力从外侧旋转足部（一般是在俯卧位），损伤可能会累及胫腓联合韧带和三角韧带（见前一节"踝部骨折"的"旋前-外旋"小节）。如果踝部X线片未发现骨折，这一损伤可能被误诊为外侧副韧带损伤，不管韧带联合是否受累及和踝穴内是否有高位腓骨骨折或距骨不稳定。肌腱断裂或脱位有特征性的负荷下损伤史，但踝关节没有过度扭转。为了判断有无肌腱退变和其他慢性损伤，必须询问下踝部在此前有无活动困难。

因为有触痛，体格检查很困难。皮肤的状态和神经血管功能极为重要。强烈的内翻可使外踝皮肤破损，产生一个特征的横行切开口，看上去像手术切口。腓神经麻痹和偶尔延迟发生的筋膜室综合征可伴随内翻扭伤而发生[5,113]。触痛的定位对判定损伤结构是必要的。如果外侧副韧带损伤，在距腓前韧带、腓跟韧带、前方关节囊和内侧副韧带处会有触疼。外侧副韧带损伤不会在韧带联合、近端腓骨、足跟或其他肌腱处产生触痛，尽管邻近的腓骨肌腱相当敏感。有时外侧副韧带破裂和外踝骨折会相伴产生。

稳定性的评估是确认和分级韧带损伤的基础。急性踝部损伤时通常难以进行评估，而且在此后一两天再进行评估困难更大。跖行足的前抽屉运动是前腓距松弛的标志，可以通过应力X线片证实和定量评估。内翻松弛可因腓跟韧带的缺陷（背屈位）或前距腓韧带缺损（背屈位）所致，因为患者的不适和距下关节的正常活动这种损伤很难判定，内翻松弛患者中有10%会出现距下关节不稳定[99]。

韧带的断裂可通过MRI[169]和3D螺旋CT[150,202]发现，但很少能发现，除非涉及到其他的潜在损伤（例如距骨外侧突骨折），而且这些影像检查不能明确不稳定的程度。对不稳定性的评估可以通过应力片（包括或不包括特别的装置或麻醉）来证实[2]。这类检查并不能令人信服地改善急性足踝扭伤患者的预后，所以很少被采用。

仔细检查疑有踝关节损伤患者的X线片极为重要，在外侧或内侧圆顶部都可能存在距骨的骨软骨骨折，其鉴别对于正确治疗是必不可少的（见第 61 章）。距骨侧突骨折可能被误认为是外侧副韧带损伤，跟骨前突骨折也一样。没有足的斜位片后者很难看见，不过它的特征性触痛比前者更明显。内翻损伤可造成第五跖骨基底的撕脱，伴或不伴踝部外侧副韧带破裂。

来源于外踝或踝关节囊附近的小韧带撕脱性骨折有时见于扭伤，但不会影响治疗和预后。Bröstrom[25]用标准 X 线片发现患者中有 14%有这种情况。Meyer 和他的同事[145]使用高分辨率的 CT 发现 42%病例有这种情况。

（二）处理

外侧副韧带损伤的治疗目的是，以最小的发病率和代价以及最低的后期不稳定达到快速而完全的康复。已报道的治疗方法有许多种，差异也较大[104,105]。目前只有很少的证据表明一期手术修补是正确的，几项前瞻性随机研究显示，其不能改善距腓前韧带单纯断裂或伴有腓韧带断裂的结果[33,111,168]。对于需要治疗的患者，晚期重建与早期修复的成功率差不多[33]。

踝关节外侧副韧带扭伤最佳的非手术疗法应包括功能性康复治疗[104,105]。因为晚期不稳定可由功能或解剖因素造成，而且适当的康复治疗（包括肌力和灵活性的练习）有疗效，所以这些康复措施在急性损伤的治疗中起一定作用，像各种物理治疗方法一样，有助于增加舒适度和提供踝关节支持。另一方面，许多患有这些常见损伤的患者也能很好地进行康复治疗，这样就使物理治疗和支具治疗这些常规疗法给患者带来明显的不必要的经济负担。

急性踝关节外侧副韧带扭伤的轻度损伤患者可能有轻度触痛、肿胀和行走困难。再进行更费力的活动就会出现症状，如果患者在没有保护的情况下立刻重新从事剧烈运动，再损伤的风险是显而易见的。中等损伤的患者有明显的肿胀和触痛、踝关节行走困难，且不能够参加剧烈活动。严重外侧副韧带损伤的患者有明显的疼痛和触痛，不做坚强的固定或不拄拐杖不能承重，而且常有检查数据证明距腓前韧带和腓跟韧带均完全断裂。

轻度踝部扭伤的处理是为了缓解症状，防止再次损伤。处理方法包括：减少活动，伸展和肌力锻炼，以及使用训练型支架。不用麻醉药，中度和严重性踝关节扭伤难以准确地进行鉴别。因此，建议二者采用相似的治疗方案。尽管对于大多数运动员来说，更精确的诊断可以加快压力下的康复，使其早期重返竞赛活动，但对于大多数患者来说这是不必要的，也是没有价值的。要根据临床病程来决定逐渐恢复患者的正常活动。

中度或重度踝部急性扭伤最好能用带衬垫的石膏夹板固定。应考虑用冷敷、抬高患肢及拄拐行走。2~3 天之内，当应急性肿胀消退后，再对患者进行重新评估。一般情况下，应放置带充气垫或其他垫子的马镫型夹板，里面衬以短袜或松软的弹性敷料，鼓励患者逐进性负重，并在舒适和安全的情况下尽早弃用拐杖（图 60-66）。对于不配合的重度损伤患者，可考虑使用石膏管型。然而一般来说这是不允许的，除非患者有残疾，否则必须使用外固定。在这种情况下，待肿胀消退后可以考虑使用短腿行走石膏管型或具有相同效果的矫形器，使用 1~3 周直至能完全负重，这时可换成功能性支具。

在急性外侧副韧带扭伤的后期护理中，功能性康复计划是极其重要的组成部分。这项计划通常应包括：各项活动的渐进性恢复，伸展和肌力锻炼，应用功能性支具，以及本体感受训练。许多文献都报道和描述过这类康复计划[8,104,105]。

二、迟发的内翻不稳定

据报道 20%~40%的急性踝关节内翻扭伤可演变为慢性不稳定[90]。患者会主诉内翻扭伤的复发或者描述踝关节像是有"屈服"的感觉。随机的前瞻性研究没有提供很多证据支持急性外科处理可减少风险的

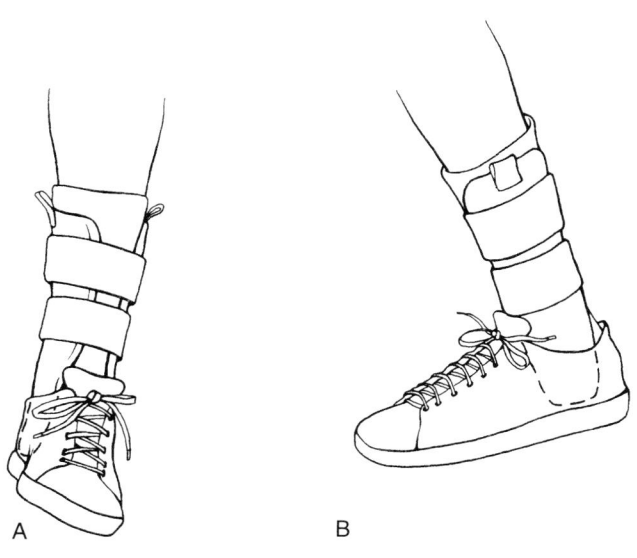

图 60-66　急性疼痛和水肿消退后，可用带尼龙搭扣和充气护垫的马镫型夹板为外侧副韧带损伤提供可靠的功能性支撑。

观点[33,111]。然而,更加有效的早期非手术治疗可能是有益的。

不稳定可能是机械性的,表现为踝关节或距下关节的内翻松弛。可出现足跟的内翻对线。也可能有功能性的原因,比如本体感觉和平衡受损,极少见的是腓侧破裂或麻痹[109]。根据病史、体检和 X 线片可以诊断踝部不稳定的原因(图 60-67)。如果加强康复治疗不成功,且机械性不稳定仍然存在,最好行侧方韧带重建。推荐行 Bröstrom 解剖修复。如果患者要求较高或修复后前韧带的质量仍较差,推荐行附带有下支持带到前腓骨的 Gould 修复[37]。因为起自跟骨的伸肌支持带被固定于腓骨,为腓跟韧带提供了额外的加强,这样也有助于距下关节活动过多的患者。另一增强修复的方法是利用跖肌腱,可通过解剖学放置的钻孔获得[4,48,101]。利用腓肌腱重建外侧副韧带可能会损伤它们作为主动外翻肌对抗内翻的作用。

三、踝关节扭伤后持续性疼痛

有时,踝部疼痛是踝关节内翻损伤后的一个残留问题,而不是不稳定本身的感觉。它可能是由一种或多种因素导致的。应考虑是距骨的骨软骨骨折[96,297](图 60-18)。距骨可能受到滑液变黏稠或肥大性前下胫腓韧带联合的侵犯[9,11]。CT 或 MRI 可用来评估[35,48,107]。骨扫描可显示广泛的吸收,可能是最好的筛检工具。除了治疗,踝关节镜检查有助于诊断[126,192]。

四、踝关节脱位

(一)无骨折的踝关节脱位

尽管大多数踝关节脱位是复杂踝部损伤的一部分,但是如果没有骨折,胫距关节很少会脱位[41,197]。大约有 1/3 病例是开放性的,可能会伴发感染,但可通过创面护理和延迟关闭伤口来减少感染的可能[102]。踝关节脱位常伴神经血管损伤。闭合复位一般可以成功,其结果令人满意,而且发生长期功能性不稳定或关节炎的风险比较低。开放性脱位结果较差。

距骨有时从距下关节和距舟关节完全脱位。这些挤压性的距骨损伤常常是开放性的,发生脓毒症、无血管性坏死和截肢的风险比较高。尽管有这些问题,但仍应尽力挽救距骨。如果发生并发症,行距骨摘除术、早期胫距关节固定术是挽救足部功能的最好办法[102]。

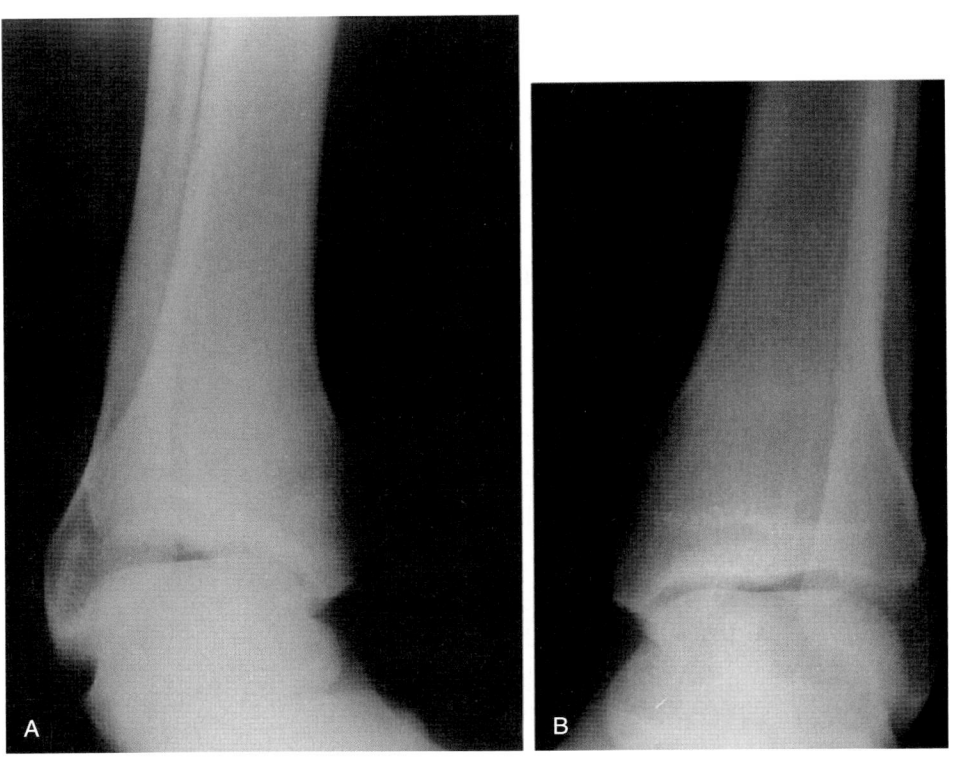

图 60-67 内翻应力 X 线片显示右距骨 14°内翻倾斜(A),左侧 2°内翻倾斜(B)。

(二)韧带联合扭伤–高位踝关节扭伤

据报道，韧带联合扭伤在所有踝关节扭伤中占1%~11%。它们都有外旋扭伤和前下胫腓联合病痛的病史。在没有伴随腓骨骨折的情况下，在小腿近端腓骨向胫骨加压会在韧带联合区域产生疼痛（挤压试验)[91]。这些较少发生的韧带损伤恢复较慢，采用限制性更强的治疗方法可促进其恢复，包括用非承重石膏管型制动几周的时间。一项研究显示制动的平均时间是 13.4 天，制动时间减少会导致沿着骨间膜的触痛时间延长及挤压试验阳性[154]。

排除完全韧带断裂伴随腓骨从凹凸切迹移位的诊断非常重要。在踝关节 X 线片上，如果没有踝关节增宽，或者腓骨和凹凸外侧缘之间有 5mm 或更大的分离，即提示这一诊断。高位腓骨骨折或腓骨塑性变形可能伴有这些损伤。远端胫腓解剖的准确信息可通过 CT 扫描来获得[52]，如果存在移位，闭合处理不可能使腓骨回到原位，应采用切开复位内固定使其复位。如果腓骨没有移位，应考虑保护性处理和渐进性的功能恢复。

(三)下胫腓分离

踝穴增宽偶尔会发生在并无明显骨折的损伤中[131]。它可能无明显的症状，只能在应力位摄片时才能确认所伴发的胫腓联合韧带断裂。也可能十分明显，在普通 X 线片上就能看到(图 60-68)。Edwards 和 DeLee[53]描述了四种类型这类罕见的损伤。Ⅰ型是指腓骨有明显的侧方移位，但其他方面正常。这种类型最好采用切开复位及韧带联合固定术进行治疗。Ⅱ型损伤与Ⅰ型相似，但腓骨有弹性变形，治疗时需要截骨，同时还需要做腓骨远端的切开复位。Ⅲ型损伤为后外侧旋转半脱位。Ⅳ型是距骨向上脱位嵌入下胫腓。据 Edwards 和 DeLee 报道，Ⅲ型和Ⅳ型损伤采用闭合整复和石膏制动即能有效治疗[53]。

五、三角韧带断裂

正如上文所述，三角韧带损伤通常是踝关节骨折的一部分。单独损伤极为少见[95]。非手术治疗可提供良好的稳定性，除非存在未被察觉的韧带联合断裂。

六、跟腱断裂

影响跟腱的病理状态有多种，包括跟腱炎、部分或不完全的跟腱断裂、滑囊炎以及跟腱鞘炎。因为小腿三头肌是较大的组织，而且在行走、跑步、跳跃等运动时具有维持胫距骨间关系的重要作用，所以跟腱承受着巨大而有规律的重复性负荷。跟腱炎属于过度使用综合征，因此必须与更急性损伤相鉴别，例如撕裂、部分撕裂、肌肉劳损和血栓性静脉炎。除非跟骨后上方有骨刺，X 线检查一般对跟腱炎的诊断没有帮助。多数过度使用综合征可通过动作改善、跖脚伸展运动、夜间足踝固定和非类固醇类消炎镇痛药等进行治疗。注射类固醇类药物将使胶原组织受到损伤，并最终导致医源性跟腱断裂，因此不推荐采用。

跟腱断裂通常是由足部跖屈后极度背屈所造成。典型患者就是被称为"周末运动员"的中年人群。运动前的热身运动不足可能是发生跟腱断裂的因素之一。常发生于高强度运动，例如篮球、足球和网球。而跟腱断裂极少伴有踝关节骨折[135]。

急性跟腱断裂患者接受检查时通常可有跟腱部压痛、完全性踝关节跖屈乏力、跟腱空虚等症状。肿胀有时会掩盖跟腱断裂缺损。进行汤普生试验时要让患

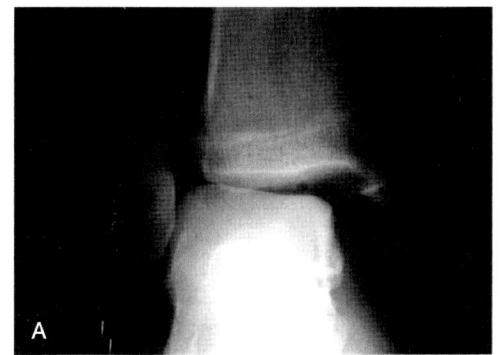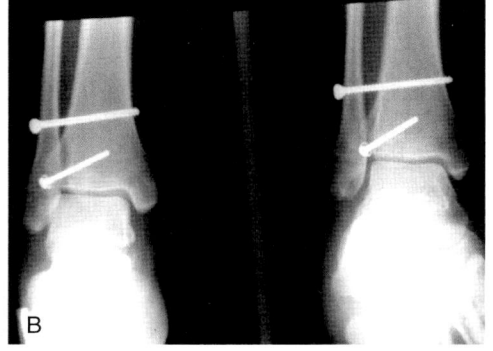

图 60-68　(A)胫腓骨分离合并胫骨 Chaput 结节撕脱骨折。手术需行外侧入路以复位踝穴内的韧带联合和距骨。(B)Chaput 结节螺钉仅能部分固定，因此需要加用韧带螺钉。

者采用跪式体位,医生用手挤压患者的腓肠肌。正常情况下,这项检查应使产生的跖屈幅度明显变小(见图 60-16)。

跟腱断裂的处理包括:保守治疗,让足维持在跖屈位 8~12 周[21,93,117];开放式治疗,即一期修复和保护跟腱的腱膜,经微创切口做经皮修复[32],以及切开修复加或不加固定增强。12 个随机的 Meta 分析实验表明非手术治疗有更高的再断裂率(13% 对 3.1%)[106]。尽管如此,手术组的并发症,尤其是感染,比较高,同时经皮修复的感染率低于开放治疗。经皮修复更有可能发生神经损伤[32]。现在发现早期功能性处理后行修复可以获得较好结果。假定不会发生再断裂,在最终的分析中,闭合治疗效果较好[93]。谨慎的康复治疗可降低发生再断裂的风险。手术治疗可降低再断裂率但是并发症(如感染)将会增多。

外科手术入路应选择后切口而不用中线切口,中线切口会伴发鞋子磨损问题以及切口瘢痕的溃破。如果可能,腱旁组织需要保护和修复,以防止皮肤与跟腱间的粘连。跟腱的断端缝合采用 Bunnell 或 Kessler 方式中合适的缝合方法[196]。跟腱的断端在对接前先缝合成一束[16]。如果跟腱不够强壮就以跖肌修补来增加其强度。涤纶网或其他纤维材料也可用作跟腱修补的补充材料。选择何种方法将根据断端缝合的位置而定,尽量不要暴露伤口以避免皮肤并发症(这是手术修复都存在的问题)。在一期修复或强化修补后,通常只需短腿石膏固定 6~8 周,随后再穿高跟鞋保护及功能恢复 6 周。对于运动员,也可以使用早期的康复方案以期更快的恢复[130]。

陈旧性跟腱断裂的后期修补可选用腓肠肌肌肤建模翻转、筋膜条、跖肌腱或者长屈肌等方法进行强化修补[10]。

七、少见的肌腱损伤

踝关节周围其他一些少见的肌腱损伤包括腓骨长短肌或后侧胫屈肌腱的断裂和脱位[121,146]。后侧胫屈肌腱断裂或功能障碍通常是由磨损性损伤所致。其常会使中老年突然发生疼痛性扁平足畸形。踝关节周围肌腱在开放性伤口中都有断裂的危险。腓骨长短肌的功能异常可表现为内翻不稳定[109,194]。

(一)腓骨肌腱脱位

腓骨肌腱脱位很少见,通常是由极度背屈或内翻所致[6,155]。这类损伤容易误诊为足踝扭伤,因而治疗中

让患者早期活动,从而造成再脱位或慢性脱位。在腓骨长短肌腱损伤患者的 X 线片上,会在外踝后侧发现小骨片。采用 CT 或 MRI 可明确诊断。外踝后侧典型的疼痛症状和局限性肿胀是撕脱性骨折的诊断依据。

如果脱位的肌腱复位稳定,那么这些损伤在闭合整复后要再行短腿行走石膏管型制动 6~8 周。在一些病例中,由于支持韧带的破裂使内在的稳定性明显减弱,所以建议切开复位及支持韧带修复或重建。

然而,再错位或半错位将成为一个更困难的重建问题。建议行支持带的解剖修复,如果腓骨沟也有病变则加深其深度[187]。

(二)胫后肌腱断裂

急性胫后肌腱断裂的诊断比较困难,因而长期以来未被大家认识[26,66]。偶尔伴发于踝关节骨折[178]。它们通常见于进行性加重 40~60 岁的扁平足畸形患者。站立位摄片只能显示扁平足畸形,伴不对称足弓。MRI 对此肌腱的显示最佳,对诊断很有帮助。明确诊断的完全断裂应尽早进行修复,通常用相邻的趾屈肌增强修补。确保没有发生固定性足部畸形,否则增强修补就失败了。伴有畸形的慢性肌腱断裂的治疗不在本章讨论范围内。胫后肌腱极少发生脱位[183]。

第七节　并发症

Shelton[183]对踝关节损伤及其治疗的并发症进行了完整而详尽的分析,根据我们了解的文献资料和个人经验,我们极为推荐这份完整的报告[185]。

大多数踝关节损伤的并发症与以下三大原因之一有关:感染、软组织问题,或畸形愈合及关节病(骨关节炎)。

一、伤口糜烂

踝关节周围软组织伤口通常由高能创伤所致。如上所述,开放性踝关节骨折可通过积极外科清创、即刻内固定以及关闭伤口来治疗。如果表面皮肤有缺损,应先使缺损处形成肉芽组织床(如采用真空伤口治疗,而后可按照 1:1.5 的比例行分层皮片移植术)。也可以使用皮肤替代品(例如 Epigard)或 Seligson 珠链,特别是当暴露骨和肌腱时,以防止创面干燥或感染。在选择病例中进行局限性皮片移植有一定的作用[78]。健康组织早期覆盖伤口可减少感染并发症的风险,不应该被无故的推迟。

由于带血管皮瓣移植术较为复杂,因此建议术者向精通骨科损伤的微血管外科医师咨询以便提供多项未曾用过的重建选择方案[73,184]。良好血供的游离皮瓣移植术比上述的分层皮片移植术具有更好的相容性和功能。潜在的灾难性损伤,特别是踝关节开放性损伤,这样的游离皮瓣移植可以使踝关节得以挽救。如果严重的软组织损伤发生在胫骨距骨关节面上,可能需要行踝关节融合术[36]。这样的游离皮瓣移植术为关节融合术提供了十分合适的软组织手术环境。

二、感染

开放性踝关节骨折在内固定后发生感染的风险极高。然而,对即刻用内固定治疗的开放性踝关节骨折的大样本研究显示,其感染率是可以接受的。成功的主要原因是联合应用了强有力的外科技术、开放伤口的处理和围术期的抗生素治疗。适当的伤口护理和即刻内固定术在开放性踝关节骨折治疗上所取得的良好结果,证明在传统矫形外科教学上正发生着变革[23,24,40,65,210]。

鉴别踝关节骨折手术治疗后是否感染或许有些困难。感染可能属于外科伤口但常常累及踝关节腔。只要有感染的可能,都必须抽取关节液并判断其性质。实验室检查包括革兰染色、细胞计数、细菌培养及药敏试验。

当踝关节切开复位内固定术后发生感染时,必须用最有效的进路立刻进行外科清创术,对深部伤口进行细菌培养,对症处理开放后的伤口并根据培养结果使用合适的抗生素。踝关节不要留下开放的伤口,而应清创后闭合引流,以防止脓液在关节内积聚,如果踝关节无法闭合,在慎重考虑后应尽早予以局部软组织移植或带血管皮瓣移植。

对于感染病例是否必须去除金属植入物,传染科医师和矫形科医师之间可能存在争议。如果植入物是稳定的,即便存在严重感染,通常依然应将植入物留在体内直至骨折愈合。被感染的不稳定骨折碎片为对抗感染提供了一种不理想的生物学环境。要想获得一个没有感染并具有良好功能的踝关节,需要具备多种条件:彻底清除坏死组织以及被感染的骨组织和软组织,解剖复位,坚强的稳定性,适当的抗生素治疗,临时的软组织覆盖(也许需要行游离肌瓣移植),以及最后制定的积极有效的术后踝关节功能康复计划。如果内固定不能提供足够的稳定性,应使用外固定加强。通常在跟骨及足前段进行固定。

三、畸形愈合

踝关节骨折的畸形愈合可能由于闭合整复不到位或复位失败而引起。如果因其中的某个原因而引起,早期识别并加以纠正(通常行切开复位内固定)便可解决问题,不过延迟手术会有一定的难度。如果整复不到位而且没有被发现,或者因内固定失败等造成骨折移位,应尽早行切开复位内固定术。导致畸形愈合的原因可能有:患者不配合或患有神经性疾病,固定的机械故障或骨质量不良。在伴有粉碎,嵌插、骨缺损和复位边界不清的严重损伤中,踝关节骨折整复不到位的风险会明显增大。

外科医生必须仔细判断术中 X 线片,以便绝对确认已达到解剖复位。由此而造成的失败并不少见。术中必须拍摄体位正确、曝光满意的前后位、侧位及踝穴位 X 线片,并进行仔细的判读,以确保各种骨骼关系正确而适当。

据报道,踝关节最常见的畸形愈合是腓骨的短缩和旋转不良[211-213]。Weber 和 Simpson[204]描述了一种恢复腓骨长度及恢复适当旋转的矫形截骨术。这种手术要求在术前制定相应的计划,术中进行分离、植骨和坚强固定[211,212]。如果腓骨经整复后复位并恢复适当的长度,接下来应进行积极的物理治疗。这种截骨术的应用范围有限,因为许多踝关节畸形愈合伴有疼痛和严重的退行性改变。如果出现活动能力丧失、疼痛和严重的退行性改变,延长牵引截骨术并不足以给患者提供一个功能正常的踝关节。然而,除非到了关节功能障碍的后期,否则就应认真考虑实施这项手术,并对影响踝关节的其他所有畸形进行矫正,因为有文献报道,大约 3/4 的患者可由此获得长期的明显的改善[48,134,204]。

四、创伤后关节病

创伤后关节病可通过一些其他方法得到控制,如:复位后的活动,应用非类固醇类消炎镇痛药,穿足跟抬高的鞋子,或应用足跟部有避震衬垫踝部固定的短腿支架。注射皮质类固醇可以获得数个月的临时缓解。尽管如此,偶尔利用开放或关节镜技术切除骨赘,尤其是从前踝切除,可以改善症状[74,83]。如果出现了明显的畸形,可以考虑机械性的再次对线。现已有 Ilizarov 支架牵引结合其他的方法的报道[160]。如果这些方法都不可用,关节固定术应该是最好的选择[138,193]。关节固定术可以有效地缓解疼痛但并没有改变正常的后足力学[193]。很多患者最终患上距下关节和足弓关节炎，随着时间的延长而逐渐加重[39]。对于大多数的创伤性关节炎患者，踝关节置换术尚不如关节固定术成功。踝关节置换术参见第 62 章。

五、迟发型韧带联合不稳定

偶尔在踝关节骨折后，尽管骨与骨之间解剖关系正常仍出现了踝内侧间隙增宽，并伴有疼痛和肿胀等症状。在大多数病例中，三角韧带连同外侧韧带联合都出现功能不全。Kekikian 和 Kelikian 对外科重建方法做过详细的描述[101]。在手术中将同时暴露踝关节的内侧和外侧。胫骨切迹和内侧关节间隙的碎片

必须清除。胫腓韧带复位并固定，并要在直视下和 X 线片上证实其稳定性。利用第五脚趾伸肌腱重建胫腓前韧带。在慢性病例中，AITFL 移植韧带可在用螺钉固定的胫骨处开始骨化[17]。Grass 及其合作者描述了利用部分腓骨长肌移植所产生的相似过程[76]。用 1~2 枚 U 形钉固定胫腓骨关节。由 Marqueen 等最近发明的 U 形钉，固定强度和普通螺钉相当，但可以更好地恢复胫腓骨关节的运动。也可用螺纹钉固定。患者在 6 周内禁止负重(图 60-69)。

六、胫腓骨性连接

胫腓联合韧带断裂后，胫腓骨间的软组织有时会

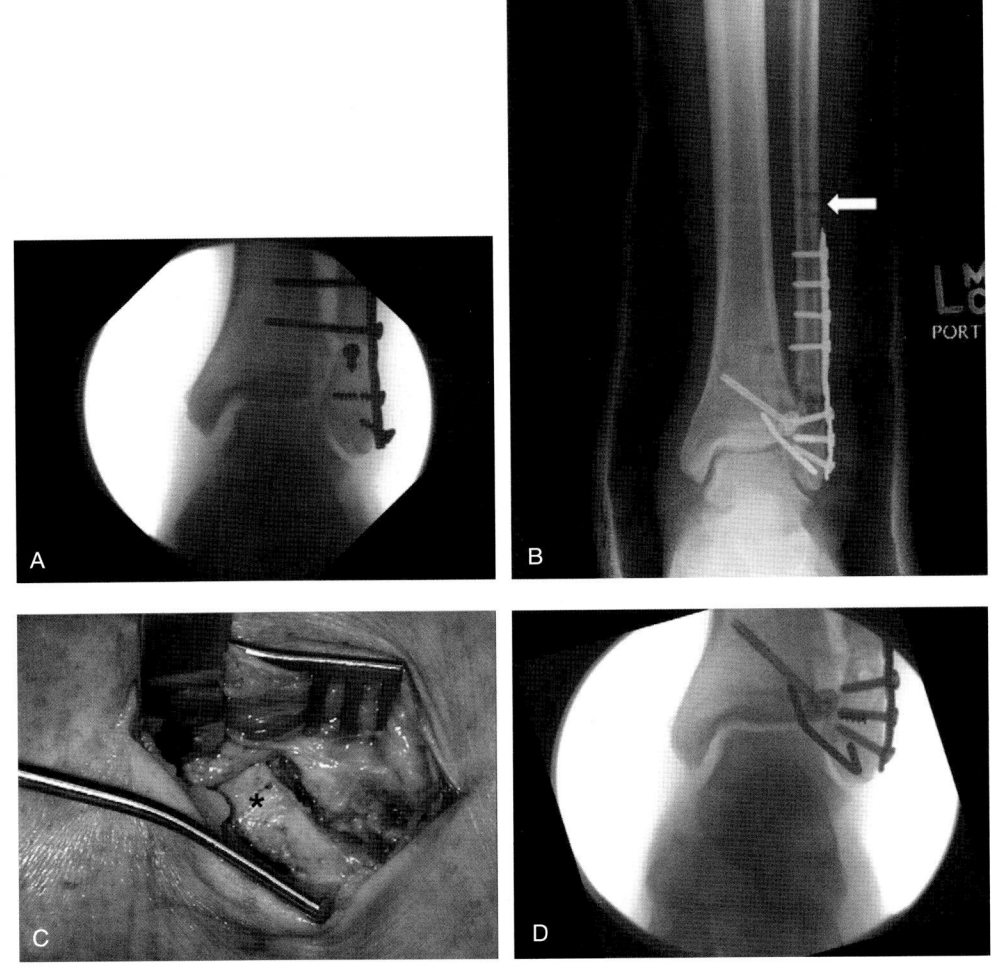

图 60-69　尽管有 2 枚韧带螺钉，依然有晚期联合韧带的不稳定，常合并潜在的腓骨骨不连。(A)伤后 6 个月，患者有踝关节的疼痛和肿胀。应力 X 线片示外侧断裂的植入物及扩大了的中部空间。(B,C)在腓骨骨不连处行外侧入路手术。腓骨短缩且向外旋转。这通过沿着局部骨干的接骨板来修复。用来恢复腓骨长度的推入螺钉插入孔可由术后 X 线片显示(B,箭头)。腓骨修复后，韧带联合仍不稳定，因此应该使用部分 AITFL 进行重建同时使用额外的骨栓(C,星号)。骨栓放置于外侧并用 1 枚拉力螺钉固定。韧带联合处使用 U 形钉，并和 AITFL 成一条直线。(D)6 个月后的 X 线片。

发生异位骨化,甚至出现骨性连接。骨性连接在胫腓联合韧带用和不用螺钉固定时都有发生,因此可能与最初损伤的严重程度有关。它可能没有症状或只是在用力按压时出现疼痛[144]。假如这样,切除异位骨化组织可能会缓解症状[47,144]。

七、骨不连

踝关节骨折的骨不连尽管少见,但通常需要通过自体植骨和稳定的内固定来进行治疗。内踝骨不连伴骨膜嵌入骨折线内,可通过刮除骨折线内的纤维组织,松质骨植骨填充以及坚强螺钉固定获得成功的治疗。腓骨骨不连是因未复位骨块的明显移位、粉碎或骨缺损所致。当最初的治疗恰当,但出现了晚期的复位失败时,就应该怀疑是腓骨骨不连。当需要大量的骨移植时,可考虑使用髂嵴。尽管如此,在大多数情况下,胫骨前肌结节(Gerdy 结节)周围的胫骨近端也需要提供适量的骨干。

致谢

感谢本书前一版该章节的合著者 Timothy J. Bray 教授、Lex A. Simpson 教授和 Peter G. Trafon 教授,本章作者引用了他们的著作、见解以及他们文中的一些插图。

(周恒星 郭乾臣 李世民 译 李世民 冯世庆 校)

参考文献

1. Ahlgren, O.; Larsson, S. Reconstruction for lateral ligament injuries of the ankle. J Bone Joint Surg Br 71:300, 1989.

2. Ahovuo, J.; Kaartinen, E.; Slatis, P. Diagnostic value of stress radiography in lesions of the lateral ligaments of the ankle. Acta Radiol 29:711, 1988.

3. Alioto, R.J.; Furia, J.P.; Marquardt, J.D. Hematoma block for ankle fractures: A safe and efficacious technique for manipulations. J Trauma 9:113, 1995.

4. Anderson, M.E. Reconstruction of the lateral ligaments of the ankle using the plantaris tendon. J Bone Joint Surg Am 67:930, 1985.

5. Arciero, R.A.; Shishido, N.S.; Parr, T.J. Acute anterolateral compartment syndrome secondary to rupture of the peroneus longus muscle. Am J Sports Med 12:366, 1984.

6. Arrowsmith, S.R.; Fleming, L.L.; Allman, F.L. Traumatic dislocations of the peroneal tendons. Am J Sports Med 11:142, 1983.

7. Baird, R.A.; Jackson, S.T. Fractures of the distal part of the fibula with associated disruption of the deltoid ligament: Treatment without repair of the deltoid ligament. J Bone Joint Surg Am 69:1346, 1987.

8. Balduini, F.C.; Vegso, J.J.; Torg, J.S.; et al. Management and rehabilitation of ligamentous injuries to the ankle. Sports Med 4:364, 1987.

9. Barber, F.A.; Britt, B.T.; Ratliff, H.W.; et al. Arthroscopic surgery of the ankle. Orthop Rev 17:446, 1988.

10. Barnes, M.J.; Hardy, A.E. Delayed reconstruction of the calcaneal tendon. J Bone Joint Surg Br 68:121, 1986.

11. Bassett, F.H. III; Gates, H.S. III; Billys, J.B.; et al. Talar impingement by the anteroinferior tibiofibular ligament: A cause of chronic pain in the ankle after inversion sprain. J Bone Joint Surg Am 2:55, 1990.

12. Bauer, M.; Jonsson, K.; Nilsson, B. Thirty-year followup of ankle fractures. Acta Orthop Scand 56:103, 1985.

13. Bauer, M.; Bergstrom, B.; Hemborg, A.; et al. Malleolar fractures: Nonoperative versus operative treatment—A controlled study. Clin Orthop 199:17, 1985.

14. Beauchamp, C.G.; Clay, N.R.; Thexton, P.W. Displaced ankle fractures in patients over 50 years of age. J Bone Joint Surg Br 65:329, 1983.

15. Beekman, R.; Watson, J.T. Bosworth fracture-dislocation and resultant compartment syndrome. J Bone Joint Surg Am 85:2211–2214, 2003.

16. Beskin, J.L.; Sanders, R.A.; Hunter, S.C.; et al. Surgical repair of Achilles tendon ruptures. Am J Sports Med 15:1, 1987.

17. Beumer, A.; Heijboer, R.P.; Fontijne, W.P.; et al. Late reconstruction of the anterior distal tibiofibular syndesmosis: Good outcome in 9 patients. Acta Orthop Scand 71:519–521, 2000.

18. Bhandari, M.; Sprague, S.; Hanson, B.; et al. Health-related quality of life following operative treatment of unstable ankle fractures: A prospective observational study. J Orthop Trauma 18:338–345, 2004.

19. Blotter, R.H.; Connolly, E.; Wasan, A.; et al. Acute complications in the operative treatment of isolated ankle fractures with diabetes mellitus. Foot Ankle Int 20:687, 1999.

20. Boden, S.D.; Labropaulos, P.A.; McCowin, P.; et al. Mechanical considerations for the syndesmotic screw: A cadaver study. J Bone Joint Surg Am 71:1548, 1989.

21. Bomler, J.; Sturup, J. Achilles tendon rupture: An 8-year followup. Acta Orthop Belg 55:307, 1989.

22. Brage, M.E.; Rockett, M.; Vraney, R.; et al. Ankle fracture classification: A comparison of reliability of three x-ray views versus two. Foot Ankle Int 19:555–562, 1998.

23. Bray, T.J. Soft-tissue techniques in the management of open ankle fractures. Tech Orthop 2:20, 1987.

24. Bray, T.J.; Endicott, M.; Capra, S.E. Treatment of open ankle fractures: Immediate internal fixation vs

closed immobilization and delayed fixation. Clin Orthop 240:47, 1989.

25. Bröstrom, L. Sprained ankles: Anatomic lesions in recent sprains. Acta Chir Scand 128:483, 1964.

26. Bröstrom, L. Sprained ankles. 6. Surgical treatment of chronic ligament ruptures. Acta Chir Scand 132:551, 1966.

27. Brown, O.L.; Dirschl, D.R.; Obremskey, W.T. Incidence of hardware-related pain and its effect on functional outcomes after open reduction and internal fixation of ankle fractures. J Orthop Trauma 15:271–274, 2001.

28. Brunner, C.F.; Weber, B.G. Special Techniques in Internal Fixation. Berlin, Springer-Verlag, 1982.

29. Bucholz, R.W.; Henry, S.; Henley, M.B. Fixation with bioabsorbable screws for the treatment of fractures of the ankle. J Bone Joint Surg Am 76:319, 1994.

30. Burkus, J.K.; Sella, E.J.; Southwick, W.O. Occult injuries of the talus diagnosed by bone scan and tomography. Foot Ankle 4:316, 1984.

31. Burns, W.C.; Prakash, K.; Adelaar, R.S.; et al. Tibiotalar joint dynamics: Indications for the syndesmotic screw—A cadaver study. Foot Ankle 14:153, 1993.

32. Calder, J.D.; Saxby, T.S. Early, active rehabilitation following mini-open repair of Achilles tendon rupture: A prospective study. Br J Sports Med 39:857–859, 2005.

33. Cass, J.R.; Morrey, B.F.; Katoh, Y.; et al. Ankle instability: Comparison of primary repair and delayed reconstruction after long-term follow-up study. Clin Orthop 198:110, 1985.

34. Castillo, R.C.; Bosse, M.J.; MacKenzie, E.J.; et al. Impact of smoking on fracture healing and risk of complications in limb-threatening open tibia fractures. J Orthop Trauma 19:151–157, 2005.

35. Choplin, R.H.; Buckwalter, K.A.; Rydberg, J.; et al. CT with 3D rendering of the tendons of the foot and ankle: Technique, normal anatomy, and disease. Radiographics 24:343–356, 2004.

36. Cierny, G. III; Cook, W.G.; Mader, J.T. Ankle arthrodesis in the presence of ongoing sepsis: Indications, methods, and results. Orthop Clin North Am 20:709, 1989.

37. Clanton, T.O. Athletic injuries to the soft tissues of the foot and ankle: Ligamentous injuries. In Coughlin, M.J.; Mann, R.A., eds. Surgery of the Foot, 7th ed. St. Louis, C.V. Mosby, 1999, pp. 1114–1130.

38. Clohisy, D.R.; Thompson, R.C., Jr. Fractures associated with neuropathic arthropathy in adults who have juvenile-onset diabetes. J Bone Joint Surg Am 70:1192, 1988.

39. Coester, L.M.; Saltsman, C.L.; Leupold, J.; et al. Long-term results following ankle arthrodesis for post-traumatic arthritis. J Bone Joint Surg Am 83:219–228, 2001.

40. Collins, D.N.; Temple, S.D. Open joint injuries: Classification and treatment. Clin Orthop 243:48, 1989.

41. Colville, M.R.; Colville, J.M.; Manoli, A. II. Posteromedial dislocation of the ankle without fracture. J Bone Joint Surg Am 69:706, 1987.

42. Cui, Q.; Milbrandt, T.; Millington, S.; et al. Treatment of posttraumatic adhesive capsulitis of the ankle: A case series. Foot Ankle Int 26:602–606, 2005.

43. Daffner, R.H. Ankle trauma. Radiol Clin North Am 28:395, 1990.

44. Daffner, R.H.; Riemer, B.L.; Lupetin, A.R.; et al. Magnetic resonance imaging in acute tendon ruptures. Skeletal Radiol 15:619, 1986.

45. Dahners, L.E. The pathogenesis and treatment of bimalleolar ankle fractures. Instr Course Lect 39:85, 1990.

46. Day, G.A.; Swanson, C.E.; Hulcombe, H.G. Operative treatment of ankle fractures: A minimum ten-year follow-up. Foot Ankle Int 22:102–106, 2001.

47. DeSouza, L.J.; Gustillo, R.B.; Meyer, T.J. Results of operative treatment of displaced external rotation-abduction fractures of the ankle. J Bone Joint Surg Am 67:1066, 1985.

48. De Vries, J.S.; Struijs, P.A.; Raaymakers, E.L.; et al. Long-term results of the Weber operation for chronic ankle instability: 37 patients followed for 20–30 years. Acta Orthop 76:891–898, 2005.

49. De Vries, J.S.; Wijgam, A.J.; Sierevelt, I.N.; et al. Long-term results of ankle fractures with a posterior malleolar fragment. J Foot Ankle Surg 44:211–217, 2005.

50. DeZwart, D.E.; Davidson, J.S.A. Rupture of the posterior tibial tendon associated with fracture of the ankle. J Bone Joint Surg Am 65:260, 1983.

51. Drabu, K.J. Soft-tissue swelling following fractures of the ankle. Injury 18:401, 1987.

52. Ebraheim, N.A.; Elgafy, H.; Padanilam, T. Syndesmotic disruption in low fibular fractures associated with deltoid ligament injury. Clin Orthop Relat Res Apr(409):260–267, 2003.

53. Edwards, G.S.; DeLee, J.C. Ankle diastasis without fracture. Foot Ankle 4:305, 1984.

54. Egol, K.A.; Dolan, R.; Koval, K.J. Functional outcome of surgery for fractures of the ankle: A prospective, randomized comparison of management in a cast or a functional brace. J Bone Joint Surg Br 82:246, 2000.

55. Egol, K.A.; Sheikhazadeh, A.; Mogatederi, S.; et al. Lower-extremity function for driving an automobile after operative treatment of ankle fracture. J Bone Joint Surg Am 85:1185–1189, 2003.

56. Egol, K.A.; Tejwani, N.C.; Walsh, M.G.; et al. Predictors of short-term functional outcome following ankle surgery. J Bone Joint Surg Am 88:974–979, 2006.

57. Ferries, J.S.; DeCoster, T.A.; Firoozbakhsh, K.K.; et al. Plain radiographic interpretation in trimalleolar ankle fractures poorly assesses posterior fragment size. J Orthop Trauma 8:328, 1994.

58. Finnan, R.; Funk, L.; Pinzur, M.S.; et al. Health related quality of life in patients with supination-external rotation stage IV ankle fractures. Foot Ankle Int 26:1038–1041, 2005.

59. Finsen, V.; Saetermo, R.; Kibsgaard, L.; et al. Early postoperative weight-bearing and muscle activity in patients who have a fracture of the ankle. J Bone Joint Surg Am 71:23, 1989.

60. Fitzpatrick, D.C.; Otto, J.K.; McKinley, T.O.; et al. Kinematic and contact stress analysis of posterior malleolus fractures of the ankle. J Orthop Trauma 18:271–278, 2004.

61. Floyd, D.W.; Heckman, J.D.; Rockwood, C.A., Jr. Tendon lacerations in the foot. Foot Ankle 4:8, 1983.

62. Flynn, J.M.; Rodriguez-del Rio, F.; Piza, P.A. Closed ankle fractures in the diabetic patient. Foot Ankle Int 21:311, 2000.

63. Fogel, G.R.; Morrey, B.F. Delayed open reduction and fixation of ankle fractures. Clin Orthop 215:187, 1987.

64. Fracture and dislocation compendium. Orthopaedic Trauma Association Committee for Coding and Classification. J Orthop Trauma 10(Suppl 1):v–ix, 1–154, 1996.

65. Franklin, J.L.; Johnson, K.D.; Hansen, S.T. Immediate internal fixation of open ankle fractures. J Bone Joint Surg Am 66:1349, 1984.

66. Funk, D.A.; Cass, J.R.; Johnson, K.A. Acquired adult flat foot secondary to posterior tibial-tendon pathology. J Bone Joint Surg Am 68:95, 1986.

67. Ganesh, S.P.; Pietrobon, R.; Cecilio, W.A.; et al. The impact of diabetes on patient outcomes after ankle fracture. J Bone Joint Surg Am 87:1712–1718, 2005.

68. Gardner, M.J.; Brodsky, A.; Briggs, S.M.; et al. Fixation of posterior malleolar fractures provides greater syndesmotic stability. Clin Orthop Relat Res June (447):165–171, 2006.

69. Gardner, M.J.; Demetrakopolous, D.; Briggs, S.M.; et al. The ability of the Lauge-Hansen classification to predict ligament injury and mechanism in ankle fractures: An MRI study. J Orthop Trauma 20:267–272, 2006.

70. Georgiadis, G.M.; White, D.B. Modified tension band wiring of medial malleolar ankle fractures. Foot Ankle Int 16:64, 1995.

71. Giachino, A.A.; Hammond, D.I. The relationship between oblique fractures of the medial malleolus and concomitant fractures of the anterolateral aspect of the tibial plafond. J Bone Joint Surg Am 69:381, 1987.

72. Golterman, A.F.L. Diagnosis and treatment of tibiofibular diastasis. Arch Chir Neerl 16:185, 1964.

73. Gould, J.S. Reconstruction of soft tissue injuries of the foot and ankle with microsurgical techniques. Orthopedics 10:151, 1987.

74. Gould, N.; Flick, A.B. Postfracture, late débridement resection arthroplasty of the ankle. Foot Ankle 6:70, 1985.

75. Gourinemi, P.V.; Knuth, A.E.; Nuber, G.F. Radiographic evaluation of the position of the implantation in the medial malleolus in relation to the ankle joint: Anteroposterior compared with mortise radiographs. J Bone Joint Surg Am 81:364, 1999.

76. Grass, R.; Rammelt, S.; Biewener, A.; et al. Peroneus longus ligamentoplasty for chronic instability of the distal tibiofibular syndesmosis. Foot Ankle Int 24:392–397, 2003.

77. Grath, G.B. Widening of the ankle mortise: A clinical and experimental study. Acta Chir Scand Suppl 263:1, 1960.

78. Hallock, G.G. Local fasciocutaneous flap skin coverage for the dorsal foot and ankle. Foot Ankle 11:274, 1991.

79. Hamilton, W.C. Traumatic Disorders of the Ankle. New York, Springer-Verlag, 1984.

80. Haraguchi, N.; Haruyama, H.; Toga, H.; et al. Pathoanatomy of posterior malleolar fractures of the ankle. J Bone Joint Surg Am 88:1085–1092, 2006.

81. Harper, M.C. Posterior instability of the talus: An anatomic evaluation. Foot Ankle 10:36, 1989.

82. Harper, M.C.; Hardin, G. Posterior malleolar fractures of the ankle associated with external rotation-abduction injuries: Results with and without internal fixation. J Bone Joint Surg Am 70:1348, 1988.

83. Hawkins, R.B. Arthroscopic treatment of sports-related anterior osteophytes in the ankle. Foot Ankle 9:87, 1988.

84. Heim, U.F. Trimalleolar fractures: Late results after fixation of the posterior fragment. Orthopedics 12:1053, 1989.

85. Hintermann, B.; Regazzoni, P.; Lampert, C.; et al. Arthroscopic findings in acute fractures of the ankle. J Bone Joint Surg Br 82:345–351, 2000.

86. Hintermann, B.; Valderrabono, V.; Boss, A.; et al. Medial ankle instability: An exploratory, prospective study of fifty-two cases. Am J Sports Med 32:183–190, 2004.

87. Hirvensalo, E. Fracture fixation with biodegradable rods: Forty-one cases of severe ankle fractures. Acta Orthop Scand 60:601, 1989.

88. Hoiness, P.; Engebretson, L.; Stromsoe, K. The influence of perioperative soft tissue complications on the clinical outcome in surgically treated ankle fractures. Foot Ankle Int 22:642–648, 2001.

89. Hoiness, P.; Stromosoe, K. Tricortical versus quadricortical syndesmosis fixation in ankle fractures: A prospective, randomized study comparing two methods of syndesmosis fixation. J Orthop Trauma 18:331–337, 2004.

90. Homminga, G.N.; Kluft, O. Long-term inversion stability of the ankle after rupture of the lateral ligaments. Neth J Surg 38:103, 1986.

91. Hopkinson, W.J.; St. Pierre, P.; Ryan, J.B.; et al. Syndesmosis sprains of the ankle. Foot Ankle 10:325, 1990.

92. Hovis, W.D.; Kaiser, B.W.; Watson, J.T.; et al. Treatment of syndesmotic disruptions of the ankle with bioabsorbable screw fixation. J Bone Joint Surg Am 84:26–31, 2002.

93. Ingvar, J.; Tagil, M.; Eneroth, M. Nonoperative treatment of Achilles tendon rupture: 196 consecu-

tive patients with a 7 percent re-rupture rate. Acta Orthop 76:597–601, 2005.

94. Inman, V.T. The Joints of the Ankle. Baltimore, Williams & Wilkins, 1976.

95. Jackson, R.; Wills, R.E.; Jackson, R. Rupture of deltoid ligament without involvement of the lateral ligament. Am J Sports Med 16:541, 1988.

96. Jaskulka, R.; Fischer, G.; Schedl, R. Injuries of the lateral ligaments of the ankle joint: Operative treatment and long-term results. Arch Orthop Trauma Surg 107:217, 1988.

97. Kaukonen, J.P.; Lamberg, T.; Korkala, O.; et al. Fixation of syndesmotic ruptures in 38 patients with a malleolar fracture: A randomized study comparing a metallic and a bioabsorbable screw. J Orthop Trauma 19:392–395, 2005.

98. Kaye, R.A. Stabilization of ankle syndesmosis injuries with a syndesmosis screw. Foot Ankle 9:290, 1989.

99. Keefe, D.T.; Haddad, S.L. Subtalar instability: Etiology, diagnosis, and management. Foot Ankle Clin 7:577–609, 2002.

100. Keene, J.S.; Lange, R.H. Diagnostic dilemmas in foot and ankle injuries. JAMA 256:247, 1986.

101. Kelikian, H.; Kelikian, A.S. Disorders of the Ankle. Philadelphia, W.B. Saunders, 1985.

102. Kelly, P.J.; Peterson, F.P. Compound dislocations of the ankle without fractures. Am J Surg 103:170, 1986.

103. Kennedy, J.G.; Johnson, S.M.; Collins, A.L.; et al. An evaluation of the Weber classification of ankle fractures. Injury 29:577–580, 1998.

104. Kerkhoffs, G.M.; Rowe, B.H.; Assendelft, W.J.; et al. Immobilisation and functional treatment for acute lateral ankle ligament injuries in adults. Cochrane Database Syst Rev (3):CD003762, 2002.

105. Kerkhoffs, G.M.; Struijs, P.A.; Marti, R.K.; et al. Functional treatments for acute ruptures of the lateral ankle ligament: A systematic review. Acta Orthop Scand 74:69–77, 2003.

106. Khan, R.J.; Fick, D.; Keogh, A.; et al. Treatment of acute Achilles tendon ruptures: A meta-analysis of randomized, controlled trials. J Bone Joint Surg Am 87:2202–2210, 2005.

107. Kirby, A.B.; Beall, D.P.; Murphy, M.P.; et al. Magnetic resonance imaging findings of chronic lateral ankle instability [Review]. Curr Probl Diagn Radiol 34:196–203, 2005.

108. Konrad, G.; Markmiller, M.; Lenich, A.; et al. Tourniquets may increase postoperative swelling and pain after internal fixation of ankle fractures. Clin Orthop Relat Res Apr(433):189–194, 2005.

109. Konradsen, L.; Sommer, H. Ankle instability caused by peroneal tendon rupture: A case report. Acta Orthop Scand 60:723, 1989.

110. Konrath, G.; Karges, D.; Watson, J.T.; et al. Early versus delayed treatment of severe ankle fractures: A comparison of results. J Orthop Trauma 9:377, 1995.

111. Korkala, O.; Rusanen, M.; Jokipii, P.; et al. A pro-

112. Kristensen, K.D.; Hansen, T. Closed treatment of ankle fractures: Stage II supination-eversion fractures followed for 20 years. Acta Orthop Scand 56:107, 1985.

113. Kym, M.R.; Worsing, R.A., Jr. Compartment syndrome in the foot after an inversion injury to the ankle: A case report. J Bone Joint Surg Am 72:138, 1990.

114. Langenhuijsen, J.F.; Heetveld, M.J.; Ultee, J.M.; et al. Results of ankle fractures with involvement of the posterior tibial margin. J Trauma 53:55–60, 2002.

115. Lauge-Hansen, N. Fractures of the ankle: Analytic historic survey as basis of new experimental roentgenologic and clinical investigations. Arch Surg 56:259, 1948.

116. Lauge-Hansen, N. Fractures of the ankle. 2. Combined experimental-surgical and experimental-roentgenologic investigation. Arch Surg 60:957, 1950.

117. Lea, R.B.; Smith, L. Non-surgical treatment of tendo Achilles rupture. J Bone Joint Surg Am 54:1398, 1972.

118. Leddy, J.J.; Smolinski, R.J.; Lawrence, J.; et al. Prospective evaluation of the Ottawa Ankle Rules in a university sports medicine center: With a modification to increase specificity for identifying malleolar fracture. Am J Sports Med 26:158, 1998.

119. Leeds, H.C.; Ehrlich, M.G. Instability of the distal tibiofibular syndesmosis after bimalleolar and trimalleolar ankle fractures. J Bone Joint Surg Am 66:490, 1984.

120. Lehtonen, H.; Jarvinen, T.L.; Honkonen, S.; et al. Use of a cast compared with a functional ankle brace after operative treatment of an ankle fracture: A prospective randomized study. J Bone Joint Surg Am 85:205–211, 2003.

121. LeMelle, D.P.; Janis, L.R. Longitudinal rupture of the peroneus brevis tendon: A study of eight cases. J Foot Surg 28:132, 1989.

122. Limbird, R.S.; Aaron, R.K. Laterally comminuted fracture dislocation of the ankle. J Bone Joint Surg Am 69:881, 1987.

123. Lindsjö, U. Operative treatment of ankle fracture-dislocations: A follow-up study of 306/321 consecutive cases. Clin Orthop 199:28, 1985.

124. Lindsjö, U.; Danckwardt-Lillieström, G.; Sahlstedt, B. Measurement of the motion range in the loaded ankle. Clin Orthop 199:68, 1985.

125. Loren, C.J.; Ferkel, R.D. Arthroscopic assessment of occult intraarticular injury in acute ankle fractures. Arthroscopy 18:412–421, 2002.

126. Lundeen, R.O. Arthroscopic evaluation of traumatic injuries to the ankle and foot. 2. Chronic posttraumatic pain. J Foot Surg 29:59, 1990.

127. Macko, V.M.; Matthews, L.S.; Zwerkoski, P.; et al. The joint contact area of the ankle: The contribution of the posterior malleolus. J Bone Joint Surg Am 73:347, 1991.

128. Magid, D.; Michelson, J.D.; Ney, D.R.; et al. Adult ankle fractures: Comparison of plain films and inter-

active two- and three-dimensional CT scans. AJR Am J Roentgenol 154:1017, 1990.

129. Makwana, N.K.; Bhowal, B.; Harper W.M.; et al. Conservative versus operative treatment for displaced ankle fractures in patients over 55 years of age: A prospective, randomized study. J Bone Joint Surg Br 83:525–529, 2001.

130. Mandelbaum, B.R.; Meyerson, M.S.; Forster, R. Achilles tendon ruptures: A new method of repair, early range of motion, and functional rehabilitation. Am J Sports Med 23:392–395, 1995.

131. Manderson, E.L. The uncommon sprain: Ligamentous diastasis of the ankle without fracture or bony deformity. Orthop Rev 15:664, 1986.

132. Mann, R.A. Biomechanics of the foot and ankle. In Coughlin, M.J.; Mann, R.A., eds. Surgery of the Foot and Ankle, 7th ed. St. Louis, C.V. Mosby, 1986, pp. 2–35.

133. Markolf, K.L.; Schmalzried, T.P.; Ferkel, R.D. Torsional strength of the ankle in vitro: The supination-external-rotation injury. Clin Orthop 246:266, 1989.

134. Marti, R.K.; Raaymakers, E.L.F.B.; Nolte, P.A. Malunited ankle fractures: The late results of reconstruction. J Bone Joint Surg Br 72:709, 1990.

135. Martin, J.W.; Thompson, G.H. Achilles tendon rupture: Occurrence with a closed ankle fracture. Clin Orthop 210:216, 1986.

136. Mast, J.W.; Jakob, R.; Ganz, R. Planning and Reduction Technique in Fracture Surgery. New York, Springer-Verlag, 1989.

137. Mattingly, B.; Talwalkar, V.; Tylkowski, T.; et al. Fixation of posterior malleolar fractures provides greater syndesmotic stability. Clin Orthop Relat Res 447:165–171, 2006.

138. Mazur, J.M.; Schwartz, E.; Simon, S.R. Ankle arthrodesis: Long-term follow-up with gait analysis. J Bone Joint Surg Am 61:964, 1979.

139. McConnell, T.; Creevy, W.; Tornetta, P. III. Stress examination of supination external rotation-type fibular fractures. J Bone Joint Surg Am 86:2171–2178, 2004.

140. McConnell, T.; Tornetta, P. III. Marginal plafond impaction in association with supination-adduction ankle fractures: A report of eight cases. J Orthop Trauma 15:447–449, 2001.

141. McDaniel, W.J.; Wilson, F.C. Trimalleolar fractures of the ankle. Clin Orthop 122:37, 1977.

142. McLennan, J.G.; Ungersma, J. Evaluation of the treatment of ankle fractures with the Inyo nail. J Orthop Trauma 2:272, 1988.

143. McLennan, J.G.; Ungersma, J.A. A new approach to the treatment of ankle fractures: The Inyo nail. Clin Orthop 213:125, 1986.

144. McMaster, J.H.; Scranton, P.E. Tibiofibular synostosis: A cause of ankle disability. Clin Orthop 111:172, 1975.

145. Meyer, J.M.; Hoffmeyer, P.; Savoy, X. High resolu-tion computed tomography in the chronically painful ankle sprain. Foot Ankle 8:291, 1988.

146. Mittal, R.L.; Jain, N.C. Traumatic dislocation of the tibialis posterior tendon. Int Orthop 12:259, 1988.

147. Montane, I.; Zych, G.A. An unusual fracture of the talus associated with a bimalleolar ankle fracture: A case report and review of the literature. Clin Orthop 208:278, 1986.

148. Morris, J.R.; Lee, J.; Thordarson, D.B.; et al. Magnetic resonance imaging of acute Maisonneuve fractures. Foot Ankle Int 17:259–263, 1996.

149. Musgrove, D.J.; Frankhauser, R.A. Intraoperative radiographic assessment of ankle fractures. Clin Orthop 351:186, 1998.

150. Nakasa, T.; Fukahara, K.; Adachi, N.; et al. Evaluation of anterior talofibular ligament lesion using 3-dimensional computed tomography. J Comput Assist Tomogr 30:543–547, 2006.

151. Nasell, H.; Bergman, B.; Tomkvist, H. Functional outcome and quality of life in patients with type B ankle fractures: A two year follow-up study. J Orthop Trauma 13:363, 1999.

152. Nielson, J.H.; Gardner, M.J.; Peterson, M.G.; et al. Radiographic measurements do not predict syndesmotic injury in ankle fractures: An MRI study. Clin Orthop Relat Res Jul(436):216–221, 2005.

153. Nielson, J.O.; Dons-Jensen, H.; Sorenson, H.T. Lauge-Hansen classification of malleolar fractures: An assessment of the reproducibility in 118 cases. Acta Orthop Scand 61:385–387, 1990.

154. Nussbaum, E.D.; Hosea, T.M.; Sieler, S.D.; et al. Prospective evaluation of syndesmotic ankle sprains without diastasis. Am J Sports Med 29:31–35, 2001.

155. Oden, R.R. Tendon injuries about the ankle resulting from skiing. Clin Orthop 216:63, 1987.

156. Okuda, R.; Kinoshita, M.; Morikowa, J.; et al. Arthroscopic findings in chronic lateral ankle instability: Do focal chondral lesions influence the results of ligament reconstruction? Am J Sports Med 33:35–42, 2005.

157. Olerud, C. The effect of the syndesmotic screw on the extension capacity of the ankle joint. Arch Orthop Trauma Surg 104:299, 1985.

158. Olerud, C.; Molander, H. Bi- and trimalleolar ankle fractures operated with nonrigid internal fixation. Clin Orthop 206:253, 1986.

159. Pagliaro, A.J.; Michelson, J.D.; Mizel, M.S. Results of fixation of unstable ankle fractures in geriatric patients. Foot Ankle Int 22:399–402, 2001.

160. Paley, D.; Lamm, B.M. Ankle joint distraction. Foot Ankle Clin 10:685–698, ix, 2005.

161. Pankovich, A.M. Fractures of the fibula proximal to the distal tibiofibular syndesmosis. J Bone Joint Surg Am 60:221, 1978.

162. Pankovich, A.M. Maisonneuve fracture of the fibula. J Bone Joint Surg Am 58:337, 1976.

163. Park, S.S.; Kubiak, E.N.; Egol, K.A.; et al. Stress radiographs after ankle fracture: The effect of ankle

position and deltoid ligament status on medial clear space measurements. J Orthop Trauma 20:11–18, 2006.

164. Perry, M.D.; Taranow, W.S.; Manoli, A. II; et al. Salvage of failed neuropathic ankle fractures: Use of large fragment fibular plating and multiple syndesmotic screws. J Surg Orthop Adv 14(2):85–91, 2005.

165. Pigman, E.C.; Klug, R.K.; Sanford, S.; et al. Evaluation of the Ottawa clinical decision rules for the use of radiography in acute ankle and midfoot injuries in the emergency department: An independent site assessment. Ann Emerg Med 24:41, 1994.

166. Pjinenburg, A.C.; Boagaard, K.; Krips, R.; et al. Operative and functional treatment of rupture of the lateral ligament of the ankle: A randomized, prospective trial. J Bone Joint Surg Br 85:525–530, 2003.

167. Ponzer, S.; Nasell, H.; Bergman, B.; et al. Functional outcome and quality of life in patients with Type B ankle fractures: A two year follow-up study. J Orthop Trauma 13:363–368, 1999.

168. Raasch, W.G.; Larkin J.J.; Draganich, L.F. Assessment of the posterior malleolus as a restraint to posterior subluxation of the ankle. J Bone Joint Surg Am 74:1201, 1992.

169. Ramnath, R.R. 3T MR imaging of the musculoskeletal system. 2. Clinical applications. Magn Reson Imaging Clin N Am 14:41–62, 2006.

170. Ramsey, P.; Hamilton, W. Changes in tibiotalar area of contact caused by lateral talar shift. J Bone Joint Surg Am 58:356, 1976.

171. Rijke, A.M.; Jones, B.; Vierhout, P.A. Stress examination of traumatized lateral ligaments of the ankle. Clin Orthop 210:143, 1986.

172. Ringleb, S.I.; Udupa, J.K.; Siegler, S.; et al. The effect of ankle ligament damage and surgical reconstructions on the mechanics of the ankle and subtalar joints revealed by three-dimensional stress MRI. J Orthop Res 23:743–749, 2005.

173. Robertson, D.B.; Daniel, D.M.; Biden, E. Soft tissue fixation to bone. Am J Sports Med 14:398, 1986.

174. Rüedi, T.P. In AO Principles of Fracture Management, 4th ed. Rüedi, T.P.; Murphy, W.M., eds. Stuttgart, New York, Thieme Verlag, 2000.

175. Salmon, N. Arteries of the Skin. New York, Churchill Livingstone, 1988, pp. 62, 151.

176. Sarrafian, S.K. Anatomy of the Foot and Ankle. Philadelphia, J.B. Lippincott, 1983.

177. Sartoris, D.J.; Resnick, D. Magnetic resonance imaging of tendons in the foot and ankle. J Foot Surg 28:370, 1989.

178. Schaffer, J.J.; Lock, T.R.; Salciccioli, G.G. Posterior tibial tendon rupture in pronation-external rotation ankle fractures. J Trauma 27:795, 1987.

179. Schaffer, J.J.; Manoli, A. II. The antiglide plate for distal fibular fixation: A biomechanical comparison with a lateral plate. J Bone Joint Surg Am 69:596, 1987.

180. Scheidt, K.B.; Stiehl, J.B.; Skrade, D.A.; et al. Posterior malleolar ankle fractures: An in vitro biomechanical analysis of stability in the loaded and unloaded states. J Orthop Trauma 6:96, 1992.

181. Seddon, H.J. Surgical Disorders of Peripheral Nerves, 2nd ed. London, Churchill Livingstone, 1975.

182. Sedel, L. The surgical management of nerve lesions in the lower limbs: Clinical evaluation, surgical technique and results. Int Orthop 9:159, 1985.

183. Shelton, M.L. Complications of fractures and dislocations of the ankle. In Epps, C.H., Jr., ed. Complications in Orthopaedic Surgery, 3rd ed., Vol. 1. Philadelphia, J.B. Lippincott, 1994, pp. 595–649.

184. Sherman, R.; Wellisz, T.; Wiss, D.; et al. Coverage of type III open ankle and foot fractures with the temporoparietal fascial free flap. Orthop Trans 14:265, 1990.

185. Simanski, C.J.; Maegle, M.G.; Lefering, R.; et al. Functional treatment and early weightbearing after an ankle fracture: A prospective study. J Orthop Trauma 20:108–114, 2006.

186. Skie, M.; Woldenberg, L.; Ebraheim, N.; et al. Assessment of collicular fractures of the medial malleolus. Foot Ankle 10:118, 1989.

187. Slatis, P.; Santavirta, S.; Sandelin, J. Surgical treatment of chronic dislocation of the peroneal tendons. Br J Sports Med 22:16, 1988.

188. Solari, J.; Benjamin, J.; Wilson, J.; et al. Ankle mortise stability in Weber C fractures: Indications for syndesmotic fixation. J Orthop Trauma 5:1990, 1991.

189. Stein, R.E. Rupture of the posterior tibial tendon in closed ankle fractures—Possible prognostic value of a medial bone flake: Report of two cases. J Bone Joint Surg Am 67:493, 1985.

190. Stiehl, J.B.; Dollinger, B. Primary ankle arthrodesis in trauma: Report of three cases. J Orthop Trauma 2:277, 1988.

191. Stiell, I.G.; Greenberg, G.H.; McKnight, R.D.; et al. Decision rules for the use of radiography in acute ankle injuries: Refinement and prospective validation. JAMA 269:1127, 1993.

192. Thomas, B.; Yeo, J.M.; Slater, G.L. Chronic pain after ankle fracture: An arthroscopic assessment case series. Foot Ankle Int 26:1012–1016, 2005.

193. Thomas, R.; Daniels, T.R.; Parker, K. Gait analysis and functional outcomes following ankle arthrodesis for isolated ankle arthritis. J Bone Joint Surg Am 88:526–535, 2006.

194. Thompson, F.M.; Patterson, A.H. Rupture of the peroneus longus tendon: Report of three cases. J Bone Joint Surg Am 71:293, 1989.

195. Thordarson, D.B.; Samuelson, M.; Sheperd, L.E.; et al. Bioabsorbable versus stainless steel screw fixation of the syndesmosis in pronation-lateral rotation ankle fractures: A prospective randomized trial. Foot Ankle Int 22:335–338, 2001.

196. Tonino, P.; Shields, C.L.; Chandler, R.W. Rupture of the Achilles tendon. Tech Orthop 2:6, 1987.

197. Toohey, J.S.; Worsing, R.A., Jr. A long-term follow-up study of tibiotalar dislocations without associated fractures. Clin Orthop 239:207, 1989.

198. Tornetta, P. III. Competence of the deltoid ligament in bimalleolar ankle fractures after medial malleolar fixation. J Bone Joint Surg Am 82:843–848, 2000.

199. Tornetta, P. III; Creevy, W. Lag screw only fixation of the lateral malleolus. J Orthop Trauma 15:119–121, 2001.

200. Tornetta, P. III; Spoo, J.E.; Reynolds, F.A.; et al. Overtightening of the ankle syndesmosis: Is it really possible? J Bone Joint Surg Am 83:489–492, 2001.

201. Tscherne, H.; Gotzen, L. Fractures with Soft Tissue Injuries. Berlin, Springer-Verlag, 1984.

202. Verhagen, R.A.; Maas, M.; Digjgraaf, M.G.; et al. Prospective study on diagnostic strategies in osteochondral lesions of the talus: Is MRI superior to helical CT? J Bone Joint Surg Br 87:41–46, 2005.

203. Watson, T.J.; Moed, B.R.; Karges, D.E.; et al. Pilon fractures: Treatment protocol based on severity of soft tissue injury. Clin Orthop Relat Res Jun (375):78–90, 2000.

204. Weber, B.G.; Simpson, L.A. Corrective lengthening osteotomy of the fibula. Clin Orthop 199:61, 1985.

205. Weber, M.; Krause, F. Peroneal tendon lesions caused by antiglide plates used for fication of lateral malleolar fractures: The effect of plate and screw position. Foot Ankle Int 26:281–285, 2005.

206. Weening, B.; Bhandari, M. Predictors of functional outcome following transsyndesmotic screw fixation of ankle fractures. J Orthop Trauma 19:102–108, 2005.

207. Wei, S.Y.; Okereke, E.; Winiarsky, R.; et al. Non-operatively treated displaced bimalleolar and trimalleolar fractures: A 20 year follow-up. Foot Ankle Int 20:404–407, 1999.

208. Wilson, F.C. The pathogenesis and treatment of ankle fractures: Classification. Instr Course Lect 39:79–83, 1990.

209. Wilson, F.C. The pathogenesis and treatment of ankle fractures: Historical studies. Instr Course Lect 39:73–77, 1990.

210. Wiss, D.A.; Gilbert, P.; Merritt, P.O.; Sarmiento, A. Immediate internal fixation of open ankle fractures. J Orthop Trauma 2:265, 1988.

211. Yablon, I.G. Treatment of ankle malunion. Instr Course Lect 33:118, 1984.

212. Yablon, I.G.; Leach, R.E. Reconstruction of malunited fractures of the lateral malleolus. J Bone Joint Surg Am 71:521, 1989.

213. Yablon, I.G.; Keller, F.G.; Shouse, L. The key role of the lateral malleolus in displaced fractures of the ankle. J Bone Joint Surg Am 59:169, 1977.

214. Zeegers, A.V.; van der Werken, C. Rupture of the deltoid ligament in ankle fractures: Should it be repaired? Injury 20:39, 1989.

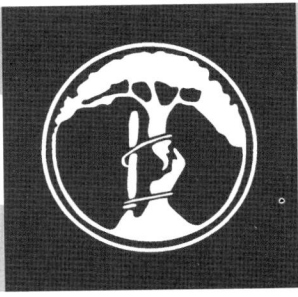

第 **61** 章

足损伤

Rahul Banerjee, M.D., Florian Nickisch, M.D., Mark E. Easley, M.D., and
Christopher W. Digiovanni, M.D.

与其他动物不同,足是人体整个解剖结构中最独特的部分。无论是否引以为荣,足是人类的专化器官,是人类的特征。通过足,人类区别于动物王国中的其他物种。

——Frederick Wood Jones, 18 世纪英国解剖学家

第一节 总论

一、概述

人类的足部平均每年要行走一百万步,它是我们身体内部唯一一个需要依赖近 30 块小骨及其关节组合而成的结构,用以支撑生物力学负荷,这一负荷高达体重的 3~7 倍。无论同侧的髋、膝及其邻近结构状况如何,足部创伤(尽管有时创伤比较小)都会影响到下肢的功能。

足部创伤大多由摩托车事故(MVAs)、工业生产意外或者高空坠落所致。随着车辆安全性能及创伤后高级生命支持技术(ATLS)的提高,患者在受到高能量创伤后发生足部损伤的比例在增加。发生交通事故时,优良的安全气囊减少了受害者重要结构的钝挫伤,但它不能同时对下肢进行保护[436,220]。交通事故中简明损伤定级(AIS)大于 2 级的患者,其足部和踝部受到损伤的比例至少有 33%[264]。数据显示,在正面碰撞所致的中度与重度损伤中,足部与踝部损伤占到 8%~12%[91,217,291]。在工业生产意外中,足部也是身体最常受到损伤的部位,这一特性更加强调了上述范式转移的重要性(参见挤压伤部分)。

多发伤的患者,当他们的足部与踝部受到创伤时(尽管有时只有足前部受到损伤),他们的结果也会比较差。足部与踝部同时受到创伤的患者,他们的损伤严重度评分,身体、心理以及社会评分会比较差(损伤严重度评分 17.9 vs 11.5,$P < 0.001$)[412,436]。

遵循下述骨折处理的基本原则,足部骨折后的功能结果可以得到改善。①恢复骨折段之间的正常解剖结构。②避免长期固定。③鼓励患者早期活动。④尽可能早的开始负重[343]。本章主要介绍一些处理原则,以指导创伤足部的护理。

二、创伤足部护理的一般原则

AO 提出的内固定 4 个基本目标之一就是——受伤肢体在术后尽早恢复活动,这一点对足部损伤来说尤为重要。当下肢长期废用时,足部的功能退化要比下肢其他部位快。与未负重状态相比,足部在部分负重时,哪怕是较小的负重(落地时),都会对足部的功能与恢复产生积极的影响。足部不能忍受其组成部分的微小变化或者不稳定因素,尽管只有 5° 的关节外成角,就会造成明显的功能障碍[74,156]。虽然足部骨折可以保守治疗,但 Morton 认为:非手术处理不应以肢体轴线的解剖复位为代价[265]。足部骨折治疗的趋势是向运用更小器械方向发展,与传统器械系相比,这些小器械具有相同的生物力学特性。

足部包括"重要"与"非重要"关节[160]。足部生理功能依赖这些"重要"关节的活动——踝关节(腓距关节和胫距关节)、距下关节、距舟关节(TN)和跖趾(MTP)。而踇趾的趾骨间关节(IP)、小趾的趾骨间关节、内侧跗跖关节(TMT)以及足中部的跗骨间关节被认为是"非重要"关节,它们只是维持足部的解剖对

位,很少提供足部功能。虽然跟骰关节(CC)、骰骨以及第四、五跖骨关节转移应力的能力是维持足部理想功能的重要组成部分,但是足后部的内翻和外翻并不需要跟骰关节无节制的活动[293]。实际上,患者对跟骰关节的不协调或者创伤后关节炎有相当程度的耐受性。

足部受到创伤后可能会遗留有马蹄足畸形(图 61-1),这时应使用夹板固定来防止其发生[106]。当发生腓肠肌挛缩时,应考虑施行腓肠肌松解术,以减轻足中部与前部在负重时的应力(图 61-2)。

早期活动与保护下负重,可以降低静脉回流障碍、关节僵硬、失用性骨质疏松以及肌肉萎缩等并发症。在损伤后及术后早期,在抬高患肢的同时,应鼓励患者进行足内在肌的等长运动,以防止水肿。患肢没必要抬得过高,对于一些休克或者低血压的患者,抬高患肢有时会导致"抬举性缺血"[434]。

三、足部结果分析

目前,有多种肌肉骨骼系统评分方法,读者可参阅 AO《肌肉骨骼系统结果评测指南》以对结果评分方法有一个综合的理解[386]。有一些结果评分方法专门用于足部,包括:足部功能指数(FFI)、美国骨科医师学会(AAOS)下肢器械评分以及美国足踝骨科(AOFAS)临床分级系统评分。FFI 用疼痛、功能障碍及活动受限

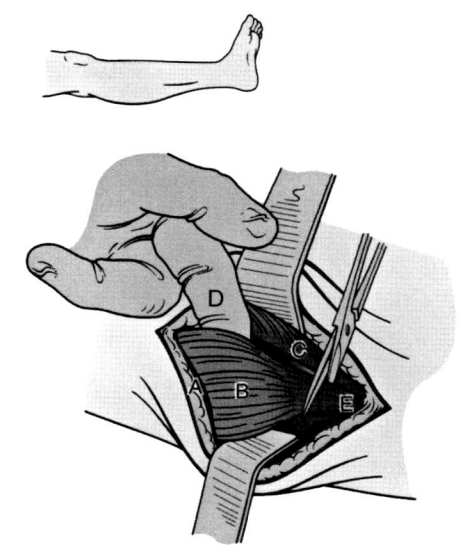

图 61-2　腓肠肌的松解术(腓肠肌滑移)可在患者仰卧或者俯卧时快速方便地施行。如图所示为暴露腓肠肌(B)-比目鱼肌(C)肌间隔的后内侧 1~2 英寸切口,该切口可减少术后腓肠神经处的瘢痕。切口沿深层肌间隔进入,达到深面的腓肠肌-比目鱼肌肌间隔,随同腓肠肌(B)间隙,以及其远程的附着点(E)。外科医师可以通过手指(D)滑动从近至远分隔这个间隔,术中必须保护好腓肠神经(A)。(见彩图)

等指标去评测足部损伤对患者功能的影响,通过测定自我管理的指数获得相应的分数,自我管理的内容包括 23 个项目,每个项目分成 3 个级别。Budiman-Mak 和他的同事对 87 例风湿性关节炎患者进行了测试[64],他们发现指数的再测信度为 0.87~0.69,具有内部一致性的为 0.96~0.73。Agel 和他的同事在无系统性疾病的患者中,对 FFI 的效度进行了研究,他们发现其再测信度为 0.68[4]。最近修订的 FFI 增加了社会心理评测指标[65]。AAOS 下肢器械包括一个特定的足踝组件,其再测信度为 0.80[196]。(AOFAS)临床分级系统将足踝分成 4 个水平(踝-足后部水平、足中部水平、蹈肢跖趾-趾骨间水平以及小趾跖趾-趾骨间水平),它测定的指标是:疼痛、功能以及对位情况。前两项由患者决定,而对位情况要由骨科医师来判断。评分结果可能是 100 分,而且分数越高提示结果越好。尽管这些评分方法在文献中被广泛应用与报道,但是有效的个体化测试尚未实施。

四、足部损伤的早期评价

对多发伤患者的早期评价常常忽视足部损伤。尽管对多发伤患者的多处损伤进行了理想的处理,但如

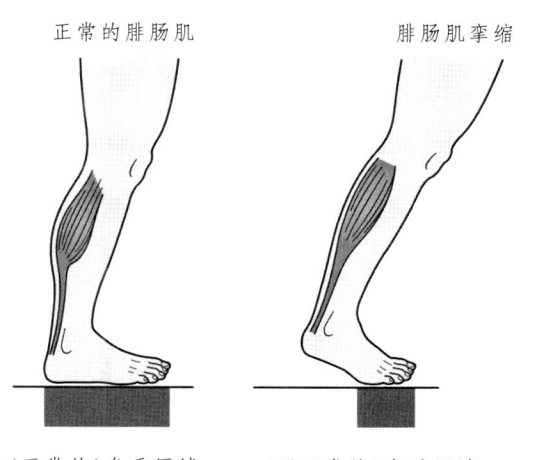

正常的腓肠肌　　　　腓肠肌挛缩

(正常的)负重区域　　(不正常的)负重区域

图 61-1　腓肠肌挛缩在早期可增加足中部和前部骨折内固定失败或不愈合的危险。在康复期因行走时应力异常分布会产生不稳定。如图所示,比较正常和异常状态下的起步阶段,挛缩的腓肠肌将更多的应力传递到足前部和中部,对局部固定产生损害作用,对这类患者可考虑松解挛缩的腓肠肌。

果在早期评价或者次级评估阶段仍未能发现足部损伤,那么患者的结果会比较差[412]。从患者或其护送人员搜集的病史,可能会提示患者足部受到创伤或者了解患者足部先前已有的病理状况。足部和踝关节应充分显露以方便检查。有时,需要减轻患者疼痛以使其配合临床诊断。

注意皮肤的刺伤、擦伤、水疱、拉伤、撕裂、红斑以及肿胀,还应仔细检查足底、足跟后部以及脚趾之间的部位。开放性损伤,在明确治疗之前(治疗最好是在手术室),要一直用无菌敷料覆盖。过去人们曾建议使用聚维酮碘纱布湿敷开放性创口,然而,近来有证据显示:聚维酮碘也许对成纤维细胞、成骨细胞以及角质细胞有毒性作用,因此它会妨碍伤口的愈合[22,204,373],这时,使用无菌生理盐水纱布效果较好。在急诊室,要避免用探头探查伤口,以保持手术室的无菌环境。如果不能及时转送患者到手术室,在急诊室应该冲洗开放性创口以减少进一步污染。当伤口伤势加重时,开放性骨折应使用先锋霉素(1 型和 2 型),联合氨基糖苷类药物(3 型)或克林霉素或盘尼西林(污秽性损伤,严重污染的创伤)。应做预防破伤风治疗。对位不齐与脱位应予以矫正,在开放性骨折中,对暴露的骨端应适当覆盖一些软组织以减少其暴露。

详细的足部神经血管检查应包括:①足背和胫后动脉的搏动幅度与完整性,必要时与对侧肢体的踝臂指数值作比较;②足趾的毛细血管再灌注情况;③针刺感觉;④用纸夹或者其他器械检查 5 个神经(腓深神经、腓浅神经、胫神经、隐神经以及腓肠神经)的轻触觉情况;⑤足部和腿部各肌群的活动功能。出现任何检查异常时,都应立即行近心侧相关检查,以明确其原因与严重程度。

应仔细检查足部与腿部的筋膜室,并与对侧比较。应检查足趾被动屈伸时的疼痛情况。任何有病理意义的改变如疼痛加重、肿胀、麻木、刺痛、皮肤温度降低,都提示应尽快重新评价肢体的神经血管情况。如有怀疑,应该测量筋膜室压,并与患者目前的通透压相比较。

足部的 X 线摄影检查包括正位片、斜位片以及侧位片;踝部的 X 线摄影检查包括正位片、侧位片以及切线位片。这些检查不能因为敷料、衣物、固定材料、功能夹板以及运送工具等而受妨碍。骨科医师不能耽误 X 线摄影检查,在这些情况下使用玻璃纤维夹板可以获得质量更高的 X 线片,因此有助于对损伤进行明确的诊断。

一旦确诊,对损伤肢体应施行临时夹敷(在治疗将要结束及软组织肿胀允许的情况下可以进行固定),并向患者及家属告知病情、预后、可选择的不同处理方法。对多发伤患者还应告知二次评估可能会发现其他损伤。多发伤患者中,有 10%~30%的患者延误了足部与踝部损伤的诊断。

第二节　各论

一、距骨骨折

(一)概述

距骨一直被视为“足部的万向接头”[82],其上部与远程胫骨及远程腓骨组成踝关节,下部与跟骨组成距下关节,前方与舟骨组成距舟关节。即使是轻微的对位不齐,尤其是距骨颈内翻畸形以及关节周围运动的丧失,都会导致足部功能较差[177,302,350]。

距骨骨折并不常见,在身体各部位骨折中,其大约占 0.85%~1%,而且多来自类似高空坠落、交通车辆碰撞等高能量损伤[351]。距骨骨折有 15%~20%是开放性骨折,而且联合伤十分常见。根据原始骨折线,并结合软组织损伤严重度、骨折移位量、是否为粉碎骨折以及关节软骨损伤,可将距骨骨折分为距骨体骨折、距骨颈骨折、距骨头骨折以及累及距骨后侧突与外侧突的周围骨折。然而,距骨各部分特有的解剖结构、承重功能以及骨折类型,要求我们对每种骨折要有个体化的处理方法[129]。

1.解剖

距骨是第二大跗骨,60%以上的距骨表面覆盖有软骨[352]。虽然距骨缺少直接的肌肉或肌腱附着,但它通过多条坚固的韧带以及多个关节囊牢固地与远端胫骨、远端腓骨以及足舟骨连接在一起[31,246]。根据解剖结构,距骨可分为距骨体、距骨颈、距骨头以及周围突(图 61-3)。

距骨体形似不规则四边形,其前部比后部宽,下方比上方宽[352]。在背屈位,距骨与踝关节存在有关节一致性。距骨体的上关节面形似滑轮,中间有一个矢状位的浅沟。与轻微倾斜的关节外壁相比,关节内侧壁较为平直。距骨的外侧突几乎完全被关节软骨覆盖,它对距腓关节与距跟关节的关节面起着重要作

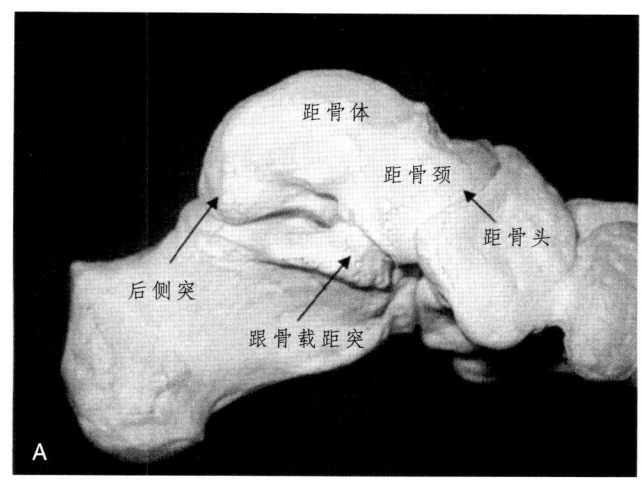
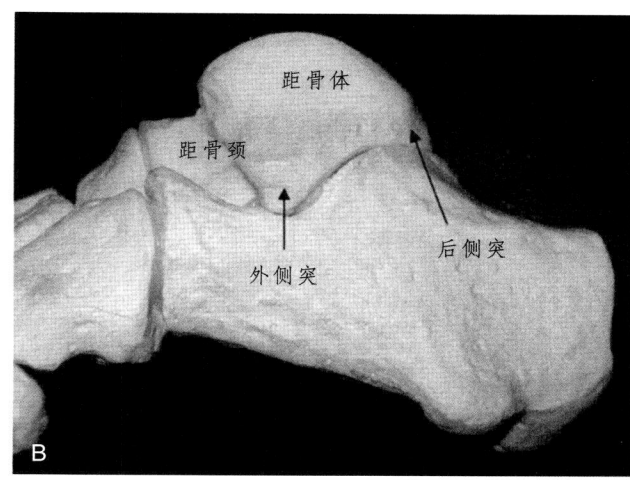

图 61-3　距骨的解剖示意图。(A) 从内侧面所看到的距骨结构。注意观察跟骨载骨突如何支撑距骨颈内侧部分。(B) 从外侧面看到的距骨结构。尖锐的外侧突在 Gissane 角与距下关节相连。

用，而且它也是踝与距下关节外侧稳定韧带的附着点，包括距跟外侧韧带[221]。后侧突包含有后内侧结节及后外侧结节，它们被踇长屈肌腱(FHL)沟分开。后外侧结节较大，而且其形状及大小也因人而异，其下关节面是距下关节的组成部分[352]。在 3%~8% 的人群中，后外侧结节可以作为巨大的三角突（被称为 Stieda 突）而存在，也可以作为独立的附件骨（被称为附三角骨）而存在（图 61-4）[155]。对于急性骨折不要混淆这种正常的解剖变化。距骨体双面均为凹形，其与跟骨的后部相连。

距骨颈的角度平均为内侧 24°（范围 10°~44°）以及跖侧 24°（范围 5°~50°），而且距骨颈是少数没有关节软骨覆盖的部位之一[352]，此处有血管通过，容易受

到损伤[159,435]。距骨颈外侧皮质在接近外侧突时变得凹陷而且外倾，而略微突起的内侧边缘则直接与距骨体后方相连。在距骨颈的下方有距跟骨间韧带附着，该韧带的前方有一横沟，该沟与跟骨上表面的相应沟相连从而形成跗骨管，以后，跗骨管增宽形成跗骨窦。距下关节的中部位于跗骨管的前方，并且与距骨颈相连。

距骨头相对于距骨体的纵轴向外侧旋转 45°[352]。距骨头覆盖有关节软骨，并与"足部髋臼"相连，"足部髋臼"由距舟关节、跳跃韧带（跟舟下韧带），以及距下关节前面汇集而成。

2.血供

距骨表面有 1/2 以上覆盖有关节软骨，因此血管进入距骨的部位比较局限，主要位于距骨颈、距骨体内侧面以及后突[159,435]。但是，距骨可以通过骨内与骨外相吻合的血管网得到很好的灌注。其血供主要来自胫后动脉、足背动脉（来自胫前动脉）以及腓骨穿动脉[143,206,266,305]（图 61-5）。距骨体的血供大部分依赖于足背动脉（来自胫后动脉及其分支）[143]。胫后动脉的直接分支穿越组织到达后结节，进而供应后侧突。在跗骨管内，足背动脉与跗骨窦动脉在距骨颈最近端处相吻合，组成距骨的动脉轴干。跗骨窦动脉是腓骨穿动脉的一个分支，其供应距骨颈下方以及距骨体的外侧部位，包括外侧突。在距骨颈的背侧，足背动脉的直接分支（距骨内侧、外侧）以及距骨动脉提供距骨颈与距骨头背侧及内侧 2/3 的血供。除了有三角动脉以及胫后动脉的直接分支供血外，大部分距骨体通过距骨周

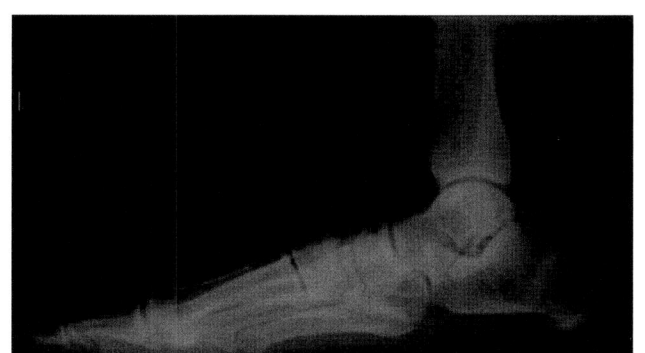

图 61-4　该患者足部侧位平片显示一块附三角骨。附三角骨表面光滑，边界清晰，借此可与急性骨折相鉴别。这些附件骨多为双侧，对另一足部的相应部位进行摄片检查可以帮助鉴别急性骨折与附件骨。

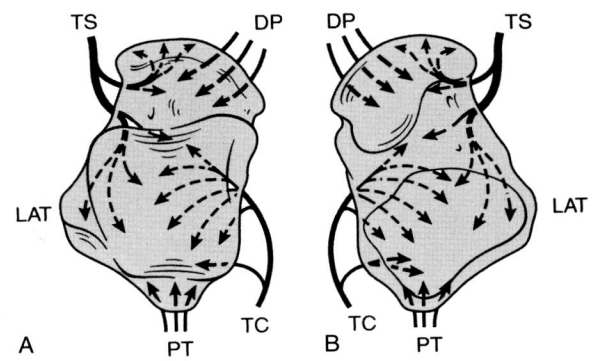

图61-5　了解距骨损伤时的血流灌注在手术切开复位内固治疗时是很重要的。从足背视图(A)与足底视图(B)中可见由小腿3根血管而来的5组重要的血供:跗骨窦(TS)血管来自于足背或者腓动脉,三角动脉来自跗骨管(TC)动脉或者胫后动脉,后方直接分支(PT)来自于腓动脉,以及足背动脉(DP)的内上侧直接分支。注意:距骨是有广泛覆盖的关节面,而且只要有软组织附加就会有血供进入。

围的血管吻合来获得血供[352]。

距骨颈受到损伤,尤其是伴有距骨体脱位或者半脱位时,很容易破坏距骨体的重要血供,进而导致高发的距骨体缺血性坏死(AVN)[159,305]。最易发生这一潜在并发症的部位是距骨体的前外侧部[143]。一般而言,距骨的存活需要胫后动脉的完整血供[143,206,266]。与年龄、损伤严重度等因素相比,距骨骨内血管吻合形式的变异性对距骨体缺血性坏死的发生及严重程度产生更大的影响[266]。在手术暴露时,认真的对骨折进行处理以及轻柔的剥离软组织,对于使血流损害达到最小化起着关键作用。在施行内踝截骨术时,一定要注意保护好三角动脉,因为它常常是距骨颈移位骨折后唯一保留的血供。

损伤时的能量吸收(如骨折段粉碎、骨折移位)是影响AVN发生率的一个重要因素[415]。除非出现脱位后不可手法复位、皮肤有感染风险、开放性创口以及明显的神经血管损害,一般反对对距骨颈移位骨折或距骨体损伤即刻施行切开复位内固定。

3.影像

距骨颈或距骨体骨折通常通过踝关节X线平片进行诊断。仔细审阅距骨的正侧位片,有助于最大限度地降低距骨颈无移位骨折的漏诊率。然而,对于距骨颈无移位的骨折有时需要借助CT才能作出诊断。足部三种方位的摄片能够明确距骨损伤及伴发的骨折。特殊方位的摄片如Canale及Broden法,能更加详

细地提供距骨骨折的类型,并能帮助术中复位。Canale法[69]是对距骨颈的正位投射,其对距骨内翻畸形的评估非常有用。Canale法的步骤是:①尽量跖屈踝关节。②将足旋前15°以消除距骨与跟骨的重叠影。③X线球管与水平线成75°夹角(图61-6)。Broden法(图61-7)的步骤是:①足部向内旋转45°。②X线球管向头侧倾斜10°~40°连续摄片,直至获得距骨中或后关节面的精确成像[55]。在术前及术后评估时,这些方法大多被CT取代。可应用1~2mm厚的冠状面、矢状面以及轴状面来创建二维重建图像,进而可以获得距骨骨折的三维情况。我们认为,在制定手术计划时没有必要做三维重建图像,因为二维图像也能提供足后部及踝部的详细情况,从而进行诊断。在一些医院,术中可以应用可移动、机动化的C臂透视机(SIREMOBILISO-C-3D)获得三维图像。如果目前的研究及经验认为这种成像方式可以被广泛应用,那么在不久的将来这种成像方式将会得到普遍使用[329]。

目前,MRI不用于距骨骨折的诊断。MRI检查主要在出现下述情况时使用:①距骨的软骨损伤。②伴发的软组织损伤。③距骨损伤后评估距骨体缺血性坏死以及血管再生。患者受伤后踝关节持续疼痛但没有明显的距骨骨折,MRI检查也许能提供一些诊断依据。一些作者认为,如果需要MRI检查时,可在施行距骨骨折固定时辅用一些含有钛元素的内置物,以方便检查[402]。

(二)距骨颈骨折

距骨颈骨折相当少见(<全身骨折的1%),但约有50%的距骨骨折是常见的骨折类型[83,207,389]。原则上说,距骨颈骨折属于关节外骨折。Inokuchi和他的同事设计出一种有助于鉴别距骨颈骨折与距骨体骨折的摄片方法,鉴别依据是:原始骨折线外侧端的位置跨过距骨颈处[188]。他们将距骨颈骨折定义为骨折线起于距骨外侧突前面的一种骨折,因此,距骨颈骨折不包括距下关节的后部。然而,在临床实践中,当骨折碎片插入到距骨体时,就很难将二者鉴别出来[233]。

在第一次世界大战期间,许多飞行员在空难中幸存下来,但他们却受到了距骨颈骨折这种损伤,Anderson在1919年将他们尊称为"飞行员距骨"[10]。他认为,这些骨折是由于足部受到极大的背屈力所致,该力在踝穴内胫骨前方撞击距骨颈从而导致该骨折。Peterson和他的同事认为:当踝关节处于中立位时,由于距骨远程受到一个到达足底表面的轴向负荷而致

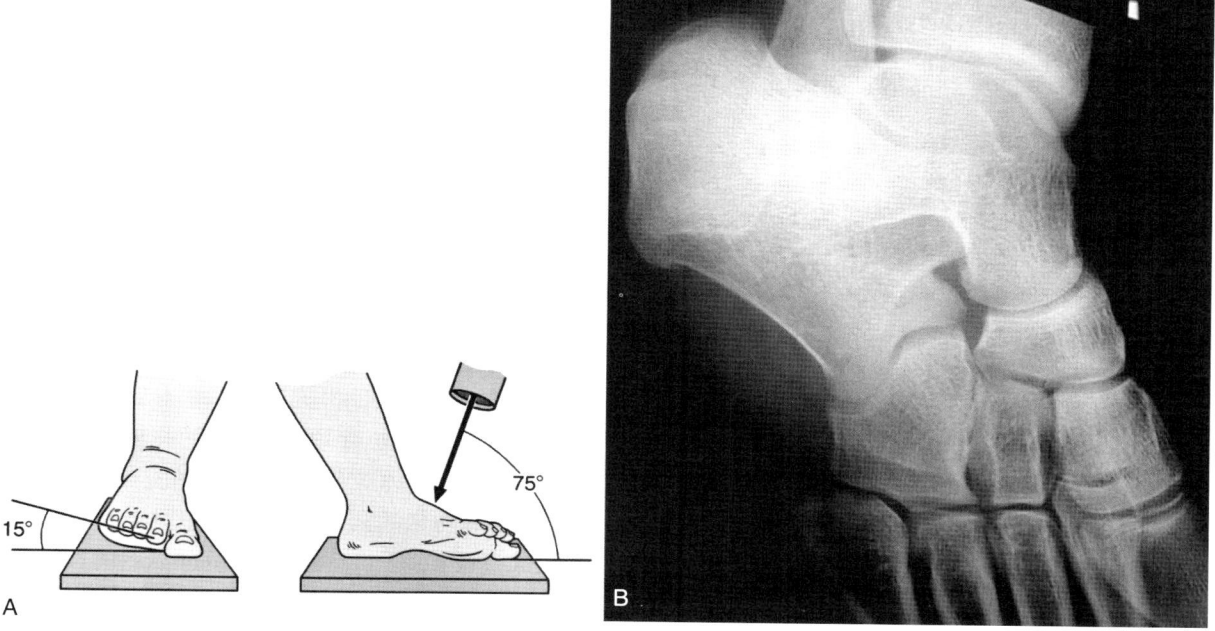

图 61-6 Canale 和 Kelly 方法有助于准确判断距骨颈骨折的台阶样移位或对位不良。(A)如图所示的 X 线投照角度能纠正距骨的 15°倾斜以及距骨和跟骨的重叠影。(B)这个视角使距骨正面成像,使跟骨脱离下方而不影响距骨内侧皮质和距骨颈外侧肩部成像。

距骨颈骨折[306]。这些外力与小腿充分伸展、腓肠肌收缩时产生的力相似,这些情况多发生于交通事故中足踩踏板或者高空坠落时足部着地。人们认为撞击造成

足后部内翻时,肌腱产生了一个旋后的力量,这样就可以解释距骨颈足背内侧常常会出现骨折碎片以及伴有内踝骨折高发(20%~25%)的原因[167]。在背屈力的

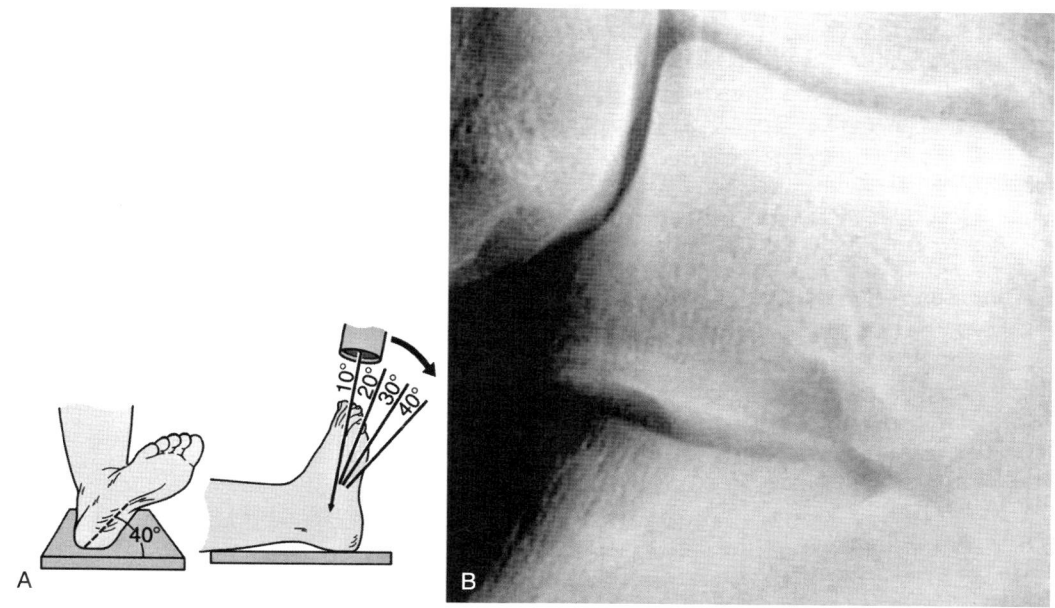

图 61-7 (A)Broden 位最好使用透视机,因为需要反复调整足和球管的位置,以便能很好显示距下关节。(B)这个位置的 X 线片非常有利于检查距下关节的后关节面,但依据经验也可检查中关节面和前关节面。这个投照位置也可显示软骨下骨的异常,如距骨骨折的关节内移位。

持续作用下,骨间韧带与后侧距骨关节囊破裂,从而导致距骨体向后半脱位或者全脱位,与此同时,还造成跟骨向前移位[303]。当受到高能量创伤时,距骨体常常沿着三角韧带开始旋转,并在内踝后部与肌腱之间静止,在这个位置有造成神经血管损伤的危险。在多数情况下,三角韧带会被撕破,从而使距骨体完全脱出。除了上述受伤机制外,距骨颈骨折还可能由高能量损伤时发生的内翻、外翻、旋转或者直接撞击足背所致[95,302,374]。20%~30%的距骨颈骨折是开放性骨折,而且其伴发筋膜室综合征、足部、踝部以及脊柱损伤的发生率比较高[69,167,416]。

1.分类

有许多作者对不同的距骨颈骨折分类方法进行了描述[42,82,95,245,302]。最近,创伤骨科协会与 AO 组织也将距骨纳入骨折综合分类中,这一分类方法最初由 Maurice Müller 提出,主要用于长骨骨折的分类[444]。Hawkins 分类法因其能简单、有效地指导临床治疗及进行预后评估,而被广泛用于距骨颈骨折分类[167](图 61-8)。这种分类法主要依据骨折的 X 线表现。它根据距骨体与距骨颈骨折段的移位量、半脱位或全脱位的情况进行严重度分级,因此它能够帮助预测发生距骨体缺血性坏死的可能性。距骨颈骨折时,距骨体缺血性坏死的可能性在 5%~90%。Hawkins 分类法如下:

Ⅰ型:距骨颈骨折无移位,踝关节及距下关节完整。骨折线位于距骨颈下方,距下关节前部与中部之间,与侧面投照的 X 线束平行,但在平片中易于漏诊。Sangeorzan 与他的同事们在实验中对距骨颈骨折进行常规的摄片检查,并不能发现 2mm 以内的移位[350]。这

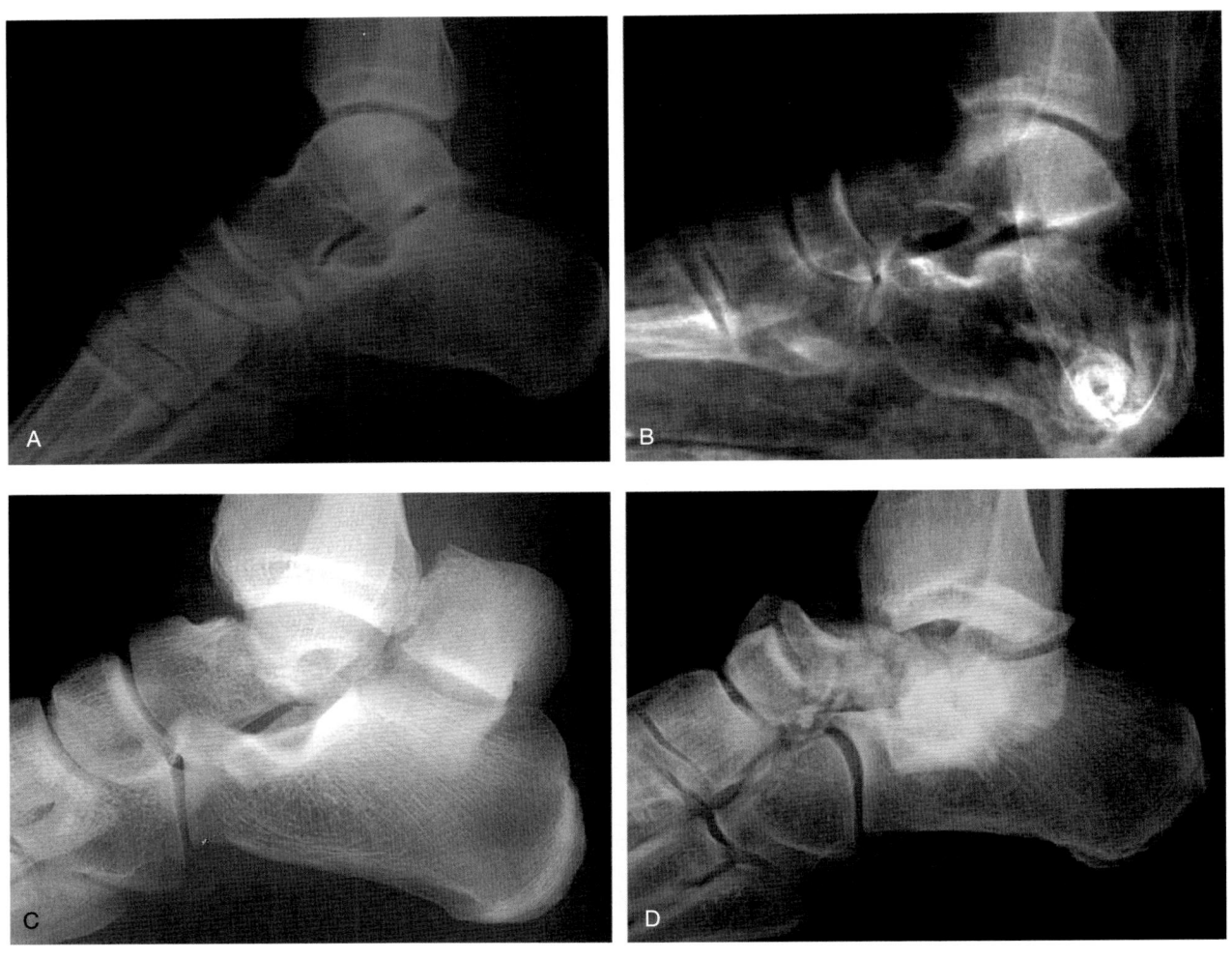

图 61-8　距骨颈骨折的 Hawkins 分类法。(A)Ⅰ型骨折(无移位)。(B)Ⅱ型骨折(距下关节移位)。(C)Ⅲ型骨折(距下关节及胫距关节移位)。(D)Canale 所描述的Ⅳ型骨折,距骨颈骨折伴有距下、胫距以及距舟关节移位。

时,需要借助 CT 进行明确的诊断。该型骨折距骨体缺血性坏死发生率小于 14%[167]。

Ⅱ型:从轻微骨折移位伴有距下关节后部略微脱位到严重的骨折移位导致距下关节脱位均属于该类骨折。踝穴中的距骨体没有轴向移位。其距骨体缺血坏死的发生率约为 20%~50%[167]。

Ⅲ型:距骨体自踝关节与距下关节脱位,但距舟关节保持完整。距骨体常向后内方脱出,因此,胫骨神经血管束有受伤的危险,皮肤也可被移位的骨折段刺破。这型骨折约 40%~60% 为开放性骨折,常常伴有神经血管损伤。通常情况下,踝部前外侧的皮肤会失去张力。移位的距骨体骨折段很少在后内侧形成开放性创口。需要注意的是,在这些患者中,三角动脉分支常常是唯一保留的供应距骨体的血管。距骨体缺血性坏死的发生率为 75%~100%[167]。

Ⅳ型:Canale 与 Kelly 在 1978 年对 Hawkins 分类法进行了修改,他们增加了距骨颈骨折的第四种类型[69]。除了包括有距骨体自踝关节与距下关节移位外,该型骨折还涉及距舟关节的半脱位或全脱位。该型骨折除了可能发生Ⅲ型骨折所有的并发症外,尚可造成血管破裂以及距骨头缺血性坏死。

2.临床评价

距骨颈骨折的患者会出现疼痛、踝关节及足后部肿胀,大多曾有高空坠落或交通事故受伤史。造成极度坚硬的距骨发生骨折,需要有极大的力量,所以这些患者大多是多发伤,需要根据 ATLS 原则对他们进行一个总的手术创伤评估[338]。据报道,58%~86%的患者伴有远处骨折,因此需要对患者的脊柱以及同侧、对侧肢体进行仔细的检查[338]。最近,对 100 例患者的(有 102 处距骨颈骨折)进行的调查显示,44 例患者有同侧足、踝损伤,26 例患者有对侧足、踝损伤[416]。最常见的联合伤是内踝骨折(高达 25%)[42]。

细致的足部检查必须包括对其周围软组织进行评估并详细记录神经血管状况。即使骨折不伴有严重移位,也可能会出现明显的水肿。当距骨体向后移位时,可以看到足趾固定于屈曲位,从而导致踇长屈肌腱处于弓弦状态。在骨折水平处或移位距骨体后部的上方可能会有皮肤开裂,这就提示需施行急症手术。然而,如果有明显的软组织水肿,上述情况就会变得模糊,因而需要进行细心地触诊以便发现皮下移位的骨折片段。皮肤变苍白以及延迟的毛细血管再灌注是急性缺血的标志,同时也提示要对骨折进行复位以防

止皮肤脱落以及继发感染。

14%~27%的距骨颈骨折以及 50%以上的距骨颈Ⅲ型骨折是开放性骨折[233,338,416]。报道称这类损伤感染发生率高达 40%,并会引起其他严重后果尤其是距骨体缺血性坏死,所以对其要积极进行冲洗和清创治疗[83,245]。距骨体或整个距骨很少完全脱出缺乏软组织附着的皮肤(见图 61-24),但当有较大的骨折段脱出时,应对其加以保护以便为后期的重建手术提供更多的选择。

虽然距骨体向后移位,但它很少累及胫骨后部的神经血管。然而,足极端位置受到此种损伤常导致Ⅲ、Ⅳ型骨折以及距骨体脱位,并会对神经血管结构有损伤的风险。

3.治疗

距骨颈骨折治疗的目标主要是:解剖复位,保护运动功能,保持关节稳定性以及最大限度地减少并发症如:感染、骨折不愈合、骨折畸形愈合、创伤性关节炎以及距骨体缺血性坏死等。

(1)闭合治疗:闭合治疗只适用于由 CT 检查所证实的无移位的Ⅰ型骨折[409,429]。在这种情况下,需要 4~6 周的非负重石膏制动,然后是 4~6 周保护下负重,直至 X 线检查和临床体格检查提示骨折愈合。对于无移位或移位较小(<1mm)的距骨颈骨折,闭合治疗只是内固定之前的临时制动措施,或者是一些不适宜手术或有手术禁忌证患者的治疗措施,比如老年患者,卧床患者或手术风险较大者。

对有移位的距骨颈骨折进行闭合复位,可减轻脱位的程度或短期降低软组织张力。必须对足前部进行牵引,然后跖屈,最后恢复其在矢状面的对位。随后,为了复位距下关节,应牵引足跟,并根据移位的方向决定内翻或外翻。如果距骨体从胫距关节脱位,闭合复位很少成功。然而,如果脱位距骨体骨折段后内方的皮肤开裂,应推迟手术,这种情况下,在跟骨管放置一根牵引针可以方便手术处理。如果在前方经皮肤对距骨体施加压力,然后屈膝 90°使腓肠肌充分放松,就可以使足跟受到牵引并外翻,从而方便打开距下和踝关节[28]。尽管这种处理可以获得满意的复位(由 CT 证实),但踝关节需要跖屈才能维持这种对位。这种位置的长期制动将会导致马蹄足畸形,所以建议对其进行手术治疗以促进早期活动及功能复位。

过去一些学者认为,小于 5°的成角或者 5mm 以内的移位都可用闭合复位的方法治疗,但现在人们认为,最好只对能够解剖复位的骨折进行闭合复位[2,96]。

即使距骨骨折轻微移位,也可能会改变距下关节的生物接触以及足后部的运动,而这些都是创伤性距下关节炎的致病因素[96,350]。Sangeorzan 和他的同事们近期研究发现,2mm 的骨折移位将导致最大接触负荷以及距骨和跟骨间的承载显著改变[350]。足背内侧及内翻移位将会对足部产生很大影响,这两种畸形也是距骨颈骨折畸形愈合的常见类型。另一项研究发现,距骨颈内翻畸形将会显著降低距下关节的运动,并会导致足跟内翻,足前部内收畸形[96]。

(2)经皮固定(Hawkins Ⅰ 型):经皮固定适用于无移位或已解剖复位的距骨颈骨折。然而这种治疗方法假定骨折面不存在粉碎骨折,因为粉碎骨折在经皮加压螺钉固定时可能会导致碰撞畸形。

经皮内固定可以于患者仰卧位时行前侧入路或者患者俯卧位或侧卧位时行后侧入路。有实验证实,后前联合入路能够对距骨颈骨折提供最坚固的固定[388]。后侧入路的缺点是不方便对骨折线进行观察而且进入距下关节受限。患者侧卧位时,骨科医师可以旋转小腿从而利于骨折观察,必要时还可对距下关节进行清创。

为了提高对骨折的观察及精确放置螺钉的效果,我们建议经后外侧入路施行后前联合入路螺钉固定术。而且,这种入路能够避免神经血管或踇长屈肌腱损伤[409,429]。这种入路,在深部分离腓动脉及跟腱时有损伤腓动脉及其分支的风险。

踇长屈肌腱向内侧回缩(这样可以保护后内侧的神经血管),就可以安全地暴露距骨后侧突(图 61-9)。施行坚固螺钉固定时,为了在术中维持复位并避免骨折移位,可以在放置螺钉之前在骨折处先暂时置入两根平行的克氏针。良好复位后,可将螺钉沿克氏针孔置入。螺钉的置入点必须在荧光镜的控制下仔细确定。如果置入点太远,将很容易穿入距下关节的后关节面,如果太近,在跖屈位时,螺钉头会碰撞胫骨远端的后部,从而会导致疼痛或运动受限。为了减少内置物对足部的刺激,较小的内固定物比较合适,一般来说,2.7~4.0mm 的皮质螺钉较理想。螺钉螺纹似乎很浅,但螺柱很大螺纹又多,因而螺纹的总表面积很大,所以置入小腿后,其可对距骨皮质骨产生理想的加压力量。由于螺钉的螺纹较多,所以在固定之前应预先打好引导孔。在置入第一枚螺钉时,至少要保持一枚克氏针以防止螺钉置入时产生的扭转。可以选用3.5mm 或 4mm 的空心螺钉,虽然空心螺钉可以减少钉子置入时对足部产生的撞击,但与相同大小的实心螺钉相比,它们不能提供同等的固定力量。不管选择何

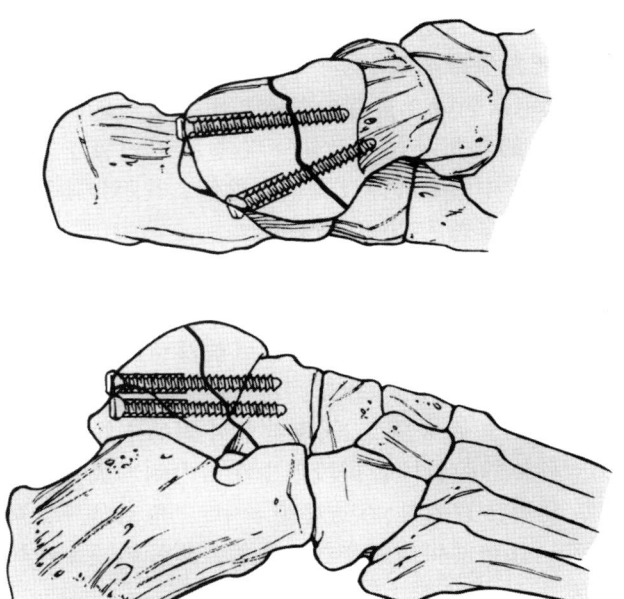

图 61-9　良好复位的非粉碎性距骨颈骨折,用 3.5mm拉力螺钉固定。另一枚螺钉防止旋转。虽然克氏针也可以用于内固定,但是它不能支持早期活动和局部负重。应用标准的 AO 技术置入拉力螺钉。皮质骨螺钉因为直径小,产生的扭力也较其他螺钉小,是固定皮质骨理想的器材。后内侧纵向切口或者后外侧切口(因为距骨的成角)是很好的手术置入路,可以顺利置入 1~2 枚螺钉。有时螺钉必须从跟腱另外一侧置入。

种螺钉,我们建议在放置内固定物时应在影像学的引导下进行,以避免距下关节的摆动。正位片及 Canale 片能够帮助控制螺钉在距骨头的定位以及核查是否纠正距骨颈对位不齐。

距骨颈骨折无移位时,与后入路相比,前入路经皮固定也许对技术的要求较低并且较为安全,在距骨头远端的内侧与外侧切开一个较小的切口即可 (图 61-10)。我们认为,从两侧每一边都置入一枚螺钉的固定效果较好,但也可以考虑在一侧置入两枚平行的螺钉。螺钉应垂直于骨折面置入,以防止加压螺钉时会使对侧的骨折裂隙增大。螺钉头必须埋在距骨头的软骨下,以避免妨碍距舟关节。应避免螺钉头埋入过深,因为这样会降低螺钉固定的稳固性。可以选择不带头的螺钉,这样螺钉就不会埋入过深。距骨颈近端骨折位于距骨颈外侧的近侧,而距骨颈外侧骨相当坚硬,因此它能为置入的外侧内固定物提供理想的固定点。与后侧入路相比,前侧入路的优点是:骨科医师可以更清楚地观察骨折情况,以明确是移位骨折还是粉

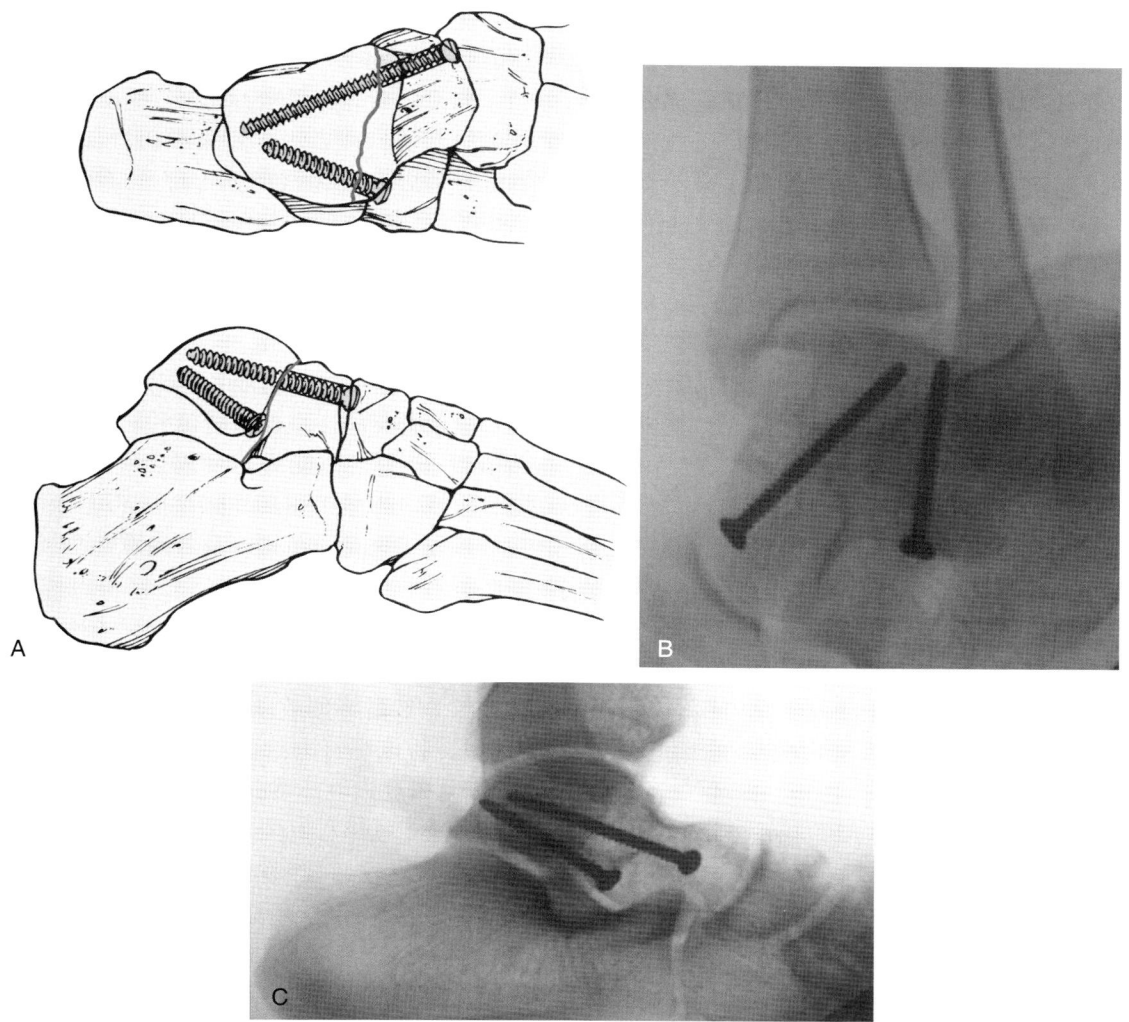

图 61-10 螺钉自前向后置入,用以经皮固定距骨颈骨折轻微移位。两枚 3.5mm 的皮质螺钉穿过骨折处,置于距骨颈的底部。第一枚螺钉放在内侧并埋入关节面。第二枚螺钉通过跗骨窦 3.5mm 的滑孔以及距骨体 2.5mm 的螺纹孔置入。(A)两枚螺钉大致都垂直于骨折线并沿着距骨颈的中轴线置入,以避免加压时使骨折线间的裂隙增大。(B)术中 Canale 片显示螺钉的放置情况。(C)术中侧位片显示螺钉的位置。

碎骨折。

(3)切开复位(Hawkins Ⅱ~Ⅳ型):移位的距骨颈骨折大多需要切开复位坚强内固定。虽然缺乏足够的证据,但过去人们一直建议对这些骨折应尽力进行临时治疗(6~8 小时内),以使发生缺血性坏死的风险最小化。治疗上一般是通过骨内融合术和手术减压来限制距骨进一步的缺血损伤并重建距骨体血流。然而,一些新近的研究对上述紧急处理产生了疑问。一项对89 位创伤专家的调查显示:大多数的距骨颈移位骨折,其理想的治疗可以在受伤 8 小时后实施[299]。最近,对接受 ORIF 治疗的距骨颈骨折患者进行了临床回顾性研究,这些患者手术时间与发生 AVN 的关系证实

了上述观点的正确[55,306]。笔者发现,AVN、骨折愈合率及治疗后的总体结果多与损伤的严重程度有关。损伤的严重程度主要取决于:是否移位、是否为粉碎性骨折、软组织的损伤程度(开放性骨折)和手术复位的质量。

距骨颈骨折伴有以下情况时均属于骨科急症:①脱位难以复位,②难以处理比较紧张的软组织覆盖或皮肤可能坏死,③筋膜室综合征,④神经血管受损,⑤开放性损伤。紧急治疗包括:对伴有脱位的骨折进行复位,对周围的软组织进行减压,对开放性损伤进行清创及考虑有筋膜室综合征时施行筋膜切开术。暴露的关节在重新定位前应进行评估和清创,否则,关节进行重新定位时视野会比较模糊。如果需要对筋膜室

进行减压,那么在选择手术入路时必须考虑到能够对骨折进行最终固定。距骨体挤压或距骨骨折块较大的处理仍有争议。以前,虽然人们建议行距骨部分或全切术以预防感染[235,393],但有报道称在对挤压的骨折片或创口进行彻底的清创后,感染的发生率为 7.4%~10.5%[117,132]。我们建议,在能够满足手术清创及骨折满意复位的需要下尽可能保留较大的骨折块。按急诊骨折护理基本原则处理后,如有需要或患者不能承受进一步的手术干预,则可以通过克氏针或外固定器对骨折进行临时固定[2,360]。伴有软组织严重水肿的病例,建议对其延迟外科固定以降低皮肤坏死、创口裂开及感染的风险,有报道称如果对其进行急诊治疗,上述危险的发生率接近 77%[167,207,416]。

距骨颈有移位或者粉碎性骨折的闭合整复通常难以实施。事实上,这些类型的骨折(Hawkins Ⅱ~Ⅳ型)常常需要两个切口以进行整复(图 61-11)。手术入路取决于骨折的类型及软组织状况。通常使用的手术入路有 4 种:内侧入路(无论是否联合内踝截骨),前外侧入路,后内侧入路及联合入路。很少情况下,如果

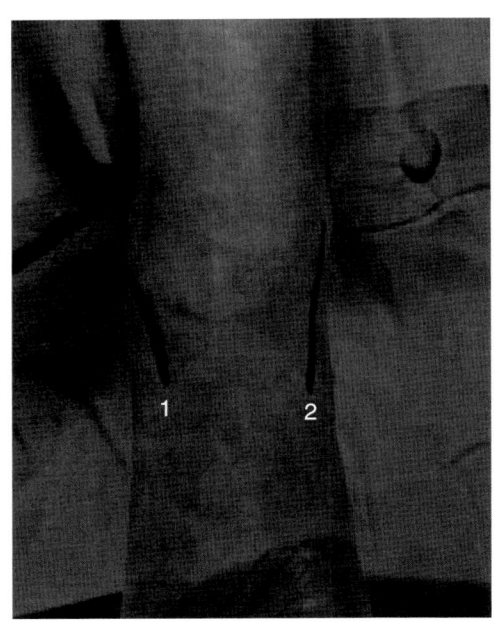

图 61-11　至距骨颈的双切口入路。内侧切口(1)联合前外侧纵行切口(2)可以较好地显露距骨颈。所有移位的距骨颈骨折都应通过内侧及外侧入路进行显露。外侧暴露可以对距下关节面的复位及清创情况进行评估,内侧切口可以较好地显露踝关节及距舟关节,而且需要内踝截骨时还可以经过内踝延伸该切口。距骨骨折复位时通常需要观察两个切口,以便明确哪个切口便于对解剖对线进行评估并预防复位不良。

需要经后外侧显露距骨体,则可以施行 Hansen 所描述的腓骨截骨或开窗术[160]。

如果距骨体未能完全显露,内侧切口需要联合前外侧纵行切口或者跗骨窦弧形切口(Ollier 切口)。患者最好仰卧在透 X 线的手术台上,在同侧臀下放置一个垫子以使足部的两侧能够同时显露。内侧切口能够显露胫距关节的内侧、跟距关节内侧关节面和距舟关节。切口起于内踝最高点,沿足部内侧缘延长到舟楔联合关节。深入到内侧支持带,在该处将胫后肌牵向下方,将隐静脉与胫前肌拉向背侧,锐性分离并进入距骨颈内侧。应注意保留背侧和跖侧的距骨颈周围的关节囊,因为它们能为距骨提供重要的血供,尤其是跗骨管或者三角韧带的血供被破坏后。经过内踝延长切口可以扩大暴露范围。联合内踝截骨可以进一步暴露距骨,而且不会破坏进入距骨顶内侧的三角动脉(图 61-12)。

在截骨之前,内踝预先以 2mm 钻头钻孔,连续的攻螺纹,然后将两枚 4mm 直径的松质骨螺钉部分插入,随后将该螺钉去除。经过屈肌支持带切口牵拉胫后肌,其可在内踝后缘受到保护。先用薄的锯片呈 45°角截骨,锯到踝穴肩部但不要穿过软骨下骨,用骨刀逐步完成截骨,使软骨边缘呈不规则锯齿状,以便内踝复位时能够准确对合固定并促进解剖对线。距骨颈骨折后进行内踝截骨并无科学根据,但距骨体骨折时可以进行内踝截骨,因为单独行关节切开术不能很好地暴露距骨。

发生在距骨外侧的距骨颈骨折通常比内侧骨折容易处理,因为骨没有受到牵拉。前外侧纵行切口或弧形切口(改良的 Ollier 切口)能够较好地显露距骨颈外侧骨折。注意保护外侧入路跖面的腓肠神经和腓骨肌腱以及背面的腓浅神经外侧分支。纵行切口起于踝关节沿第三腓骨肌至跗骨窦上方,转向远侧延伸到足中部水平。

根据骨折的类型,切口可以选择在距骨颈的高位(背面)或者低位(跖面)。在进行深部分离时,伸肌下支持带被分离(关闭切口时需修复该韧带以防止伸肌张力过大)而且趾短伸肌(EDB)可能会向远侧及跖面回缩。对于简单的骨折,一个较小的切口(2~3cm)就足够确认距骨颈是否复位。但是,在严重损伤的病例,应延长切口以暴露距骨体前外侧关节面和距下关节的后关节面以及距舟关节的外侧。胫距关节可向近侧延长切口来暴露,从这个入路可以清除距下关节内的碎骨屑,这些骨软骨碎屑在跗骨窦及跗骨管的前上方,

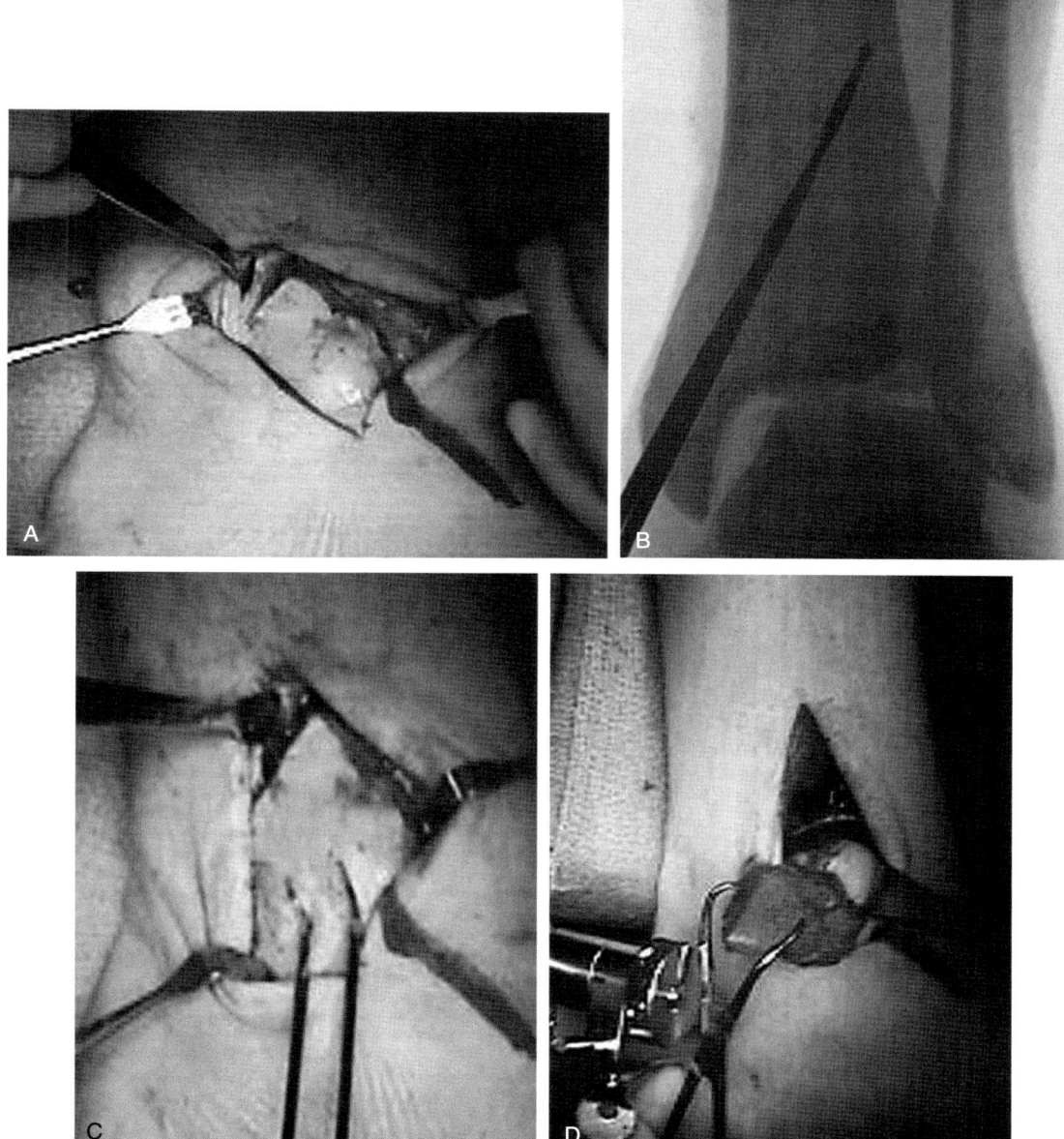

图 61-12 有时需要行内踝截骨以暴露距骨体骨折,目前已有多种技术。(A)这里所述的是,在暴露内踝后行"人"字形截骨。(B)在截骨之前钻好孔以放置拉力螺钉。(C)用骨刀或锯在踝穴水平上方进行"人"字形截骨。(D)维持所截内踝周围的软组织附着十分重要,但是为了显露距骨体也可以牵拉周围的软组织。"人"字形截骨能够较好地暴露距骨顶,但是在一些病例中,较小的斜形截骨能够到达踝穴,也能较好地显露距骨。

这样可以避免血管被推移。有时,为了更好地暴露距骨颈外侧,可以 Z 字形切断第三腓骨肌,随后再修复。解剖复位常需要通过内、外侧两种入路才能完成。在解剖复位时,应预先考虑到这些操作常会导致内侧出现裂隙和粉碎骨屑。尽管距骨颈内侧出现粉碎,但通过外侧入路来进行暴露并拍 Canale 位片可以核实是

否达到解剖复位。可能需要局部骨移植(来自跟骨或胫骨)来填充距骨颈内侧的骨缺损。粉碎的距骨颈内侧骨折,如用加压螺钉进行内侧纵行固定可能会导致内翻畸形。我们建议用轴向定位螺钉或薄钢板来稳定距骨颈内侧粉碎骨折。

Hawkins Ⅲ型或Ⅳ型距骨颈骨折的距骨体再定位

非常困难，因为趾长屈肌腱（FDL）、姆长屈肌腱（FHL）、胫后肌腱阻碍距骨体的显露。距骨体常被困在载距突的后内方（图61-13）。然而，必须通过闭合处理方法整复踝穴内的距骨体。如果距骨体需要进行切开复位，可将一个垫子置于对侧臀下以利于受伤的踝与足部后内侧的显露。距骨体整复完后，将垫子置于同侧臀下以利于固定期间显露内侧及外侧。这种复位需在消除脱位所致的间隙后才能进行，并且需在透X线的手术台上进行并使用C臂机，否则一旦距骨体重新占据了脱位所致的间隙，那么该区域的视野将会受到影响。在这种情况下，股骨的牵引或者外固定支架可以作为辅助的工具，可从内侧将这些器械固定在胫骨干和跟骨的钉上。在施行这些处理之前，患者要尽量放松并要屈膝以使腓肠肌放松。如果这种技术进行闭合复位失败，则应通过后内侧切口暴露移位的距骨体。

通常情况下，邻近钳闭的距骨片段的皮肤比较紧张而且常会受到移位距骨体的推压。我们建议，松开止血带之前在多普勒超声的帮助下使胫后动脉局限化，并在暴露之前标记好它的位置。在经后内侧入路进行距骨体复位时，必须使血管束向前方回缩以保护到距骨的血供。

距骨体暴露以后，用2~2.5mm的克氏针或4mm坎兹针（Schanz针）将骨折片段临时固定于解剖位置。很少情况下，需要进行内踝截骨以整复距骨体。即使距骨脱出，到达距骨体内侧的三角动脉血供常常依然

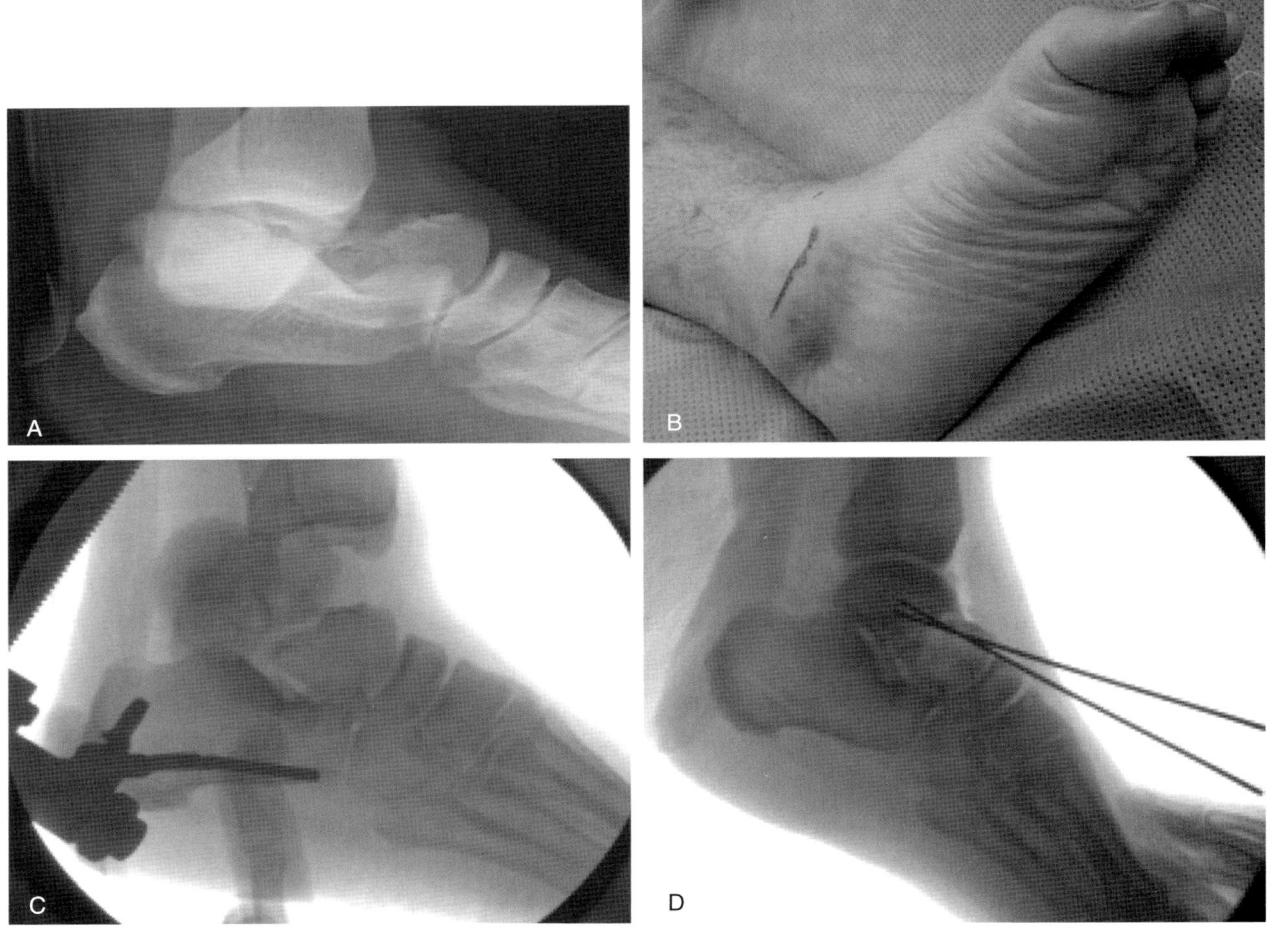

图61-13　(A)Hawkins Ⅲ型骨折，距骨体常常从踝关节及距下关节向后内方挤压。(B)注意肌腱固定术对趾屈肌腱的影响。闭合复位常常会失败，因为移位的距骨体会被困在载距突或趾屈肌腱的后方。(C)通过后内侧纵行切口进行暴露，同时将股骨牵引器置于胫骨远端至跟骨的内侧面以牵引踝关节，即可做到切开复位。然后通过标准的内、外侧入路整复骨折。有时，由于会存在外侧粉碎骨折，这种情况下，解剖复位的最好视角就在内侧。（待续）

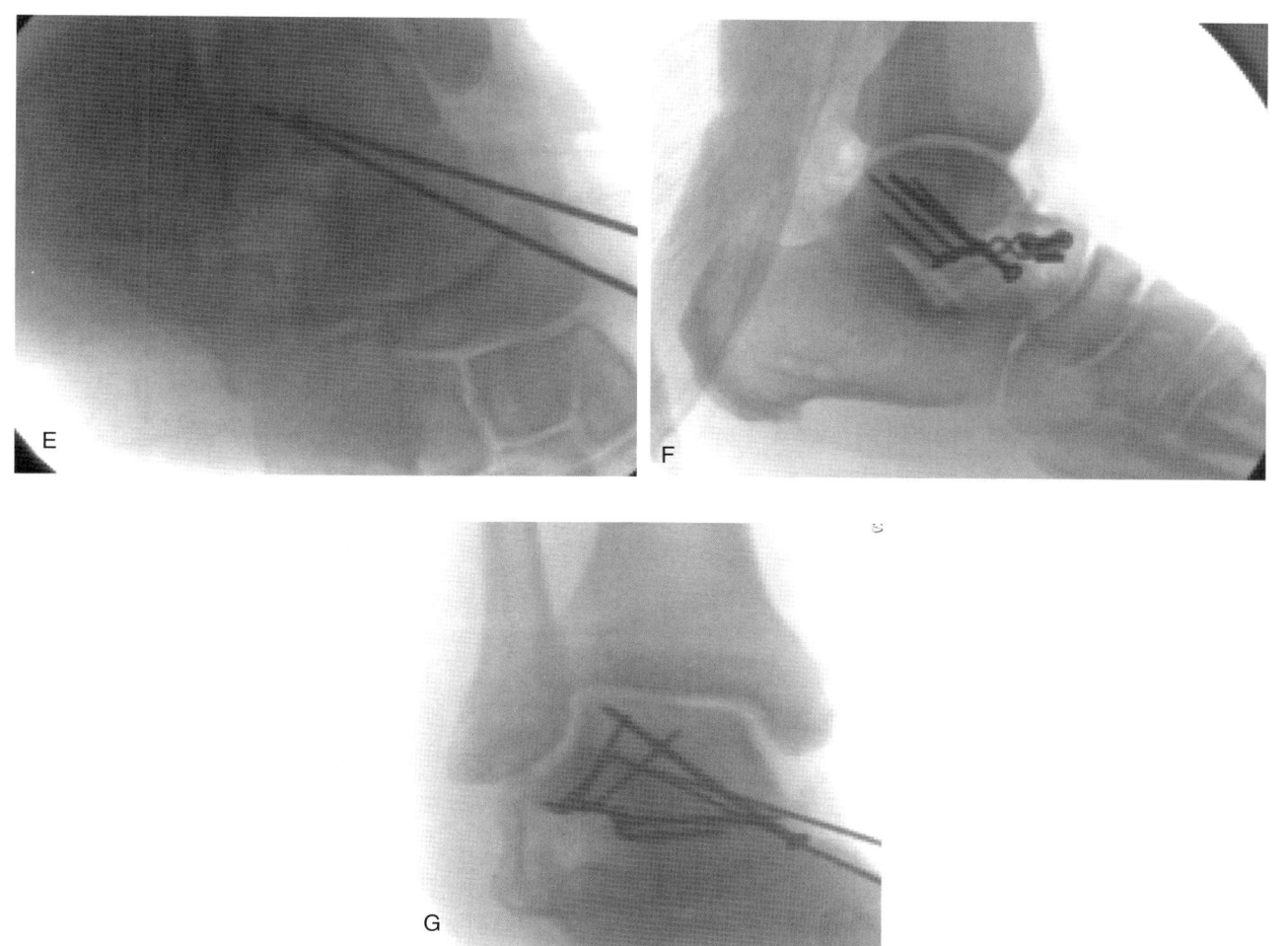

图 61-13(续) (D,E)预先用克氏针固定并摄片证实解剖复位以后,(F,G)在外侧用 2mm 的角钢板在内侧用加压螺钉即可达到稳定固定。

完整。保留好这些三角动脉血管有利于距骨体的血管形成,还可能避免在将来施行关节融合术。使用一个肩钩(像肩外科用的锥子)和头灯有利于暴露和骨折复位。肩钩比传统运用的较薄的齿状镙所造成的骨折碎裂更少。

距骨体后侧复位后,通过内、外侧入路整复骨折并用克氏针临时固定。距骨轻微粉碎骨折可用几枚拉力螺钉牢固固定。这些螺钉可以通过任何切口之间的联合放入,但是,不通过骨折位置较为理想。粉碎较明显的骨折,应避免使用该技术,因为它可能会对骨折位置产生加压从而使距骨颈倾斜伸展及内翻。虽然外侧也可能为粉碎骨折,但粉碎常常会影响内侧。大多数的距骨颈内侧粉碎骨折,通过距骨肩外侧进入可以使骨折精确复位。距骨没有粉碎的一侧应用拉力螺钉固定,而粉碎的区域应用定位螺钉(非拉力螺钉)或薄

钢板进行固定。

作者倾向于使用可以跨越距骨颈骨折粉碎部分的中和钢板,可以将它安放在距骨颈的内侧、外侧或者双侧。2mm 或 2.4mm 厚的角钢板、直钢板或 T 形钢板都能够达到理想的固定目的(图 61-14)。与轴向螺钉固定相比,钢板固定并没有显示出生物力学优势,但是钢板固定可以维持距骨的长度、骨折的对线和防止旋转[76]。虽然安放在距骨颈任意一侧的钢板较薄,但它比较坚硬。在末端放置一枚螺钉或一个嵌塞刀片即可将钢板放在贴近距骨头软骨下(关节外)。

在侧方,钢板沿着距骨肩部到距骨外侧突边缘,然后插入剩余的螺钉。这一操作可以为自距骨体后方到距骨颈及距骨头前方的区域提供坚强的固定。固定在内侧,距骨颈相对比较平直,钢板同样可以安放在靠近距骨头并向近侧延伸到靠近内踝甚至更后方处

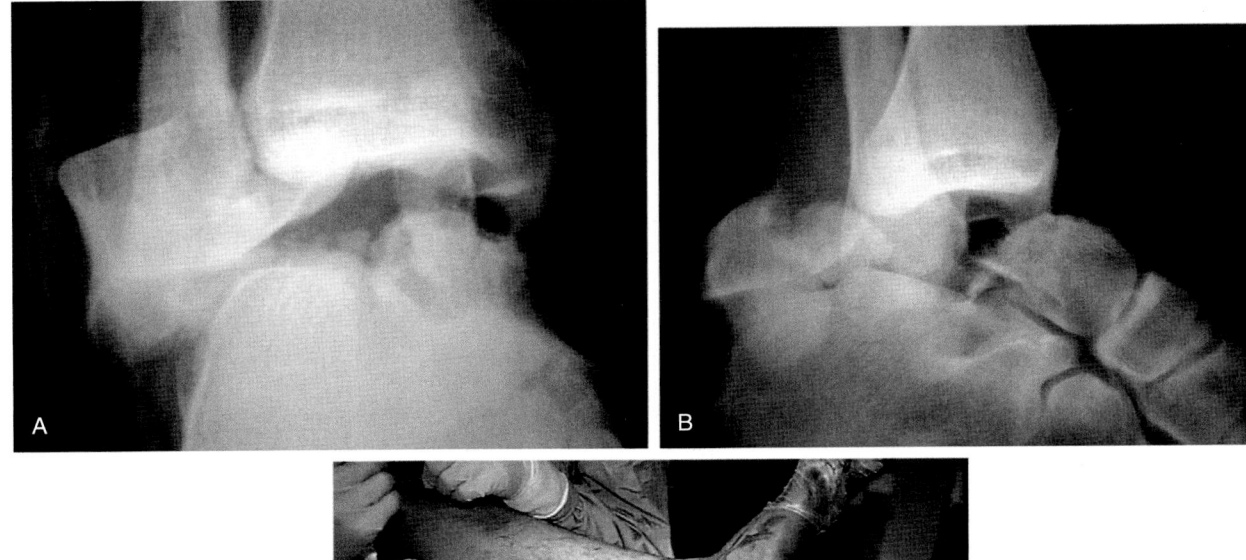

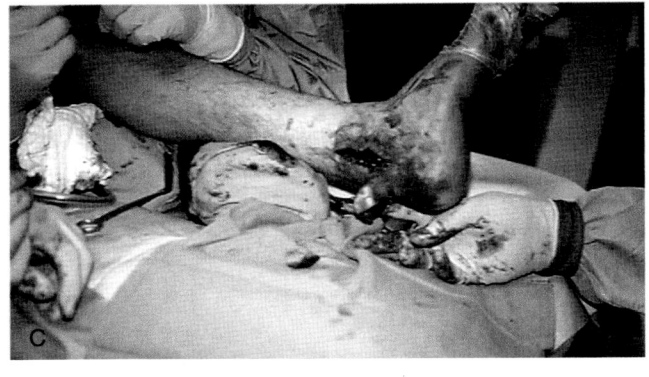

图 61-14　粉碎并且移位的距骨颈骨折须通过正式的双切口来显露移位并进行复位内固定。通常，钢板螺钉的联合内固定足够坚强，可让关节早期的功能活动和恢复血供，这是一种最好的有利于早期活动、解剖复位的坚强内固定方法。本例用一块厚 2mm 的接骨板，有效地根据距骨肩部的外侧缘和距骨颈内侧部分来塑形，用数枚 2mm 直径的螺钉沿距骨颈从多个方向均衡固定。如果骨折的解剖复位用螺钉就可固定，那么可以选用小的 1.5mm 或者较好的 2mm 的小钢板。这些钢板能够维持距骨长度、对线和旋转，这一作用单用螺钉是不能达到的。(A,B)本例包括开放性距骨颈骨折脱位，还有小的距骨体骨折碎片，(C)术中延长的创口以利于碎骨片的清除和复位。(待续)

（图 61-15）。钢板非常薄，当需要桥接时，可以将其定位于距骨体内侧关节面的下方并到达内踝附近，同时使其位于深三角肌止点的上方，以免在术后撞击踝关节。然而，在放置内侧钢板术中应背屈、跖屈踝关节以保证钢板不与内踝邻接。用直径为 1.5mm 的钻头或直径为 1.6mm 的克氏针在距骨头近侧预先钻出一个0.5~1.0cm 的入口，用于放置角钢板。将钢板沿着距骨长轴进行定位，然后用一个小骨夯在角钢板上方将其轻轻地夯入预先钻好的孔内。

　　作者建议在操作时应摄正位片、侧位片以及 Canale 位片，以证实距骨颈不内翻和放置的器械在牢固固定前能适当定位。通过这种入路对骨折进行固定能够适应早期活动时产生的应力，而且骨折不会发生移位[125]。此外，放置钢板时不会牵拉软组织，理论上来讲，它也不会增加缺血性坏死的发生率[125]。

　　距骨颈单侧或双侧放置钢板后，很少再需要进行辅助固定。钢板外的所有螺钉都必须尽量与骨折线垂直，这样利于紧密加压而不会使骨折移位。如果距骨颈外侧的骨折片裂开而与远端的骨折片相连，可用关节外的外侧螺钉固定。内侧螺钉穿过距骨颈部结节或沉入距舟关节内侧关节面可提供有力的固定。如果螺钉放置于距骨头关节缘的内侧，则可能会使该区域内质量较差的骨中断。虽然不锈钢器械很少牵拉软组织而且易于移除，但是如果计划术后行 MRI 检查以评估缺血性坏死的风险，则可以考虑使用钛金属植入物[402]。

　　距骨颈骨折进行固定后，如出现持续的踝关节或距下关节不稳定则不正常。发现上述情况后，可以通过放置一枚 1/8 英寸的斯氏针进行改善，该针应通过跟骨并穿过距下和胫距关节放置。如果 Hawkins Ⅳ 型

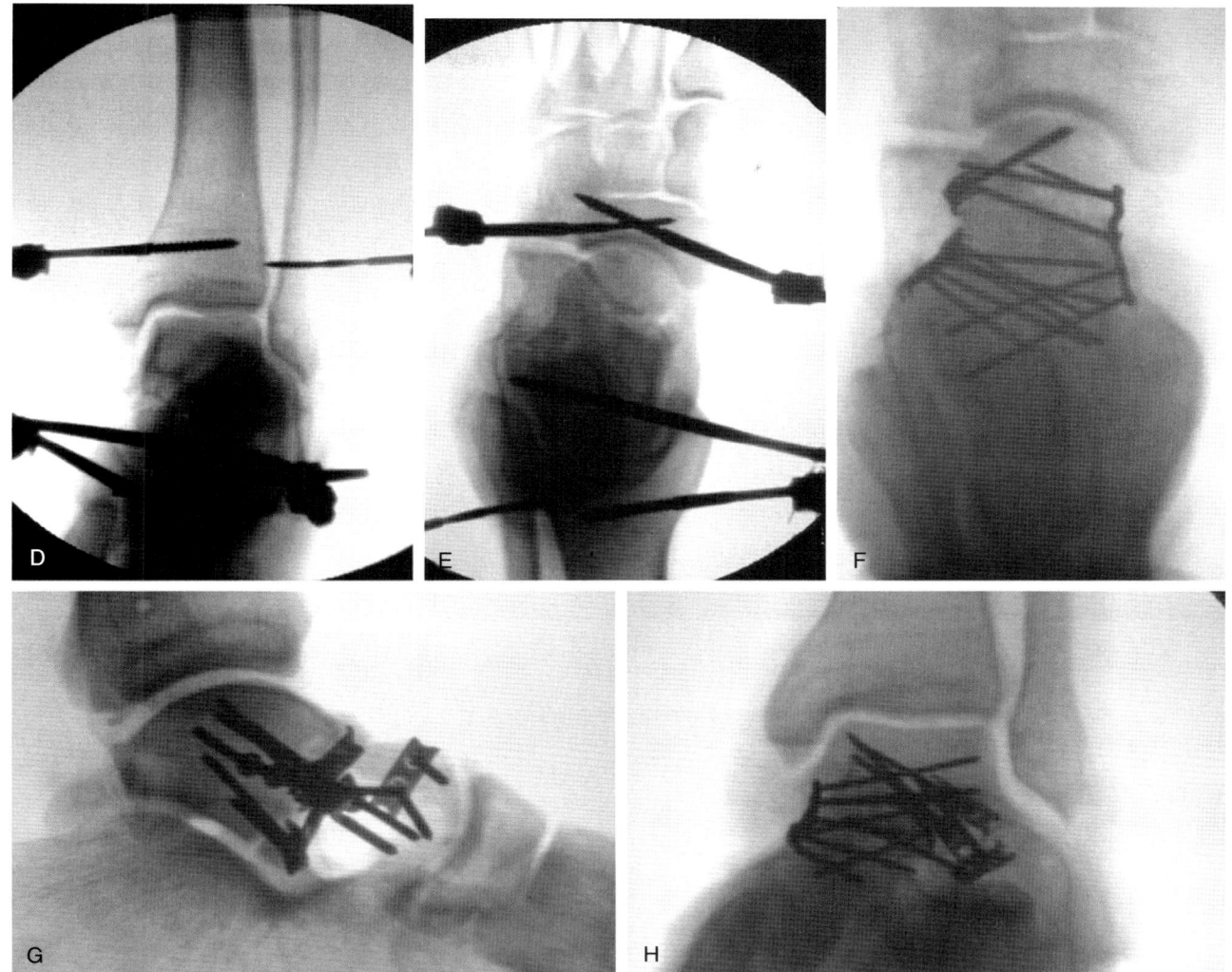

图 61-14(续)　(D,E)踝关节和足中部使用外固定也有利于移位骨折片的复位,而且在这些病例中,有助于避免切口过大以及更多血运损坏,有利于复位。(F~H)术中固定后的摄片应包括足的正位和侧位片、Canale 位片以及踝穴位片,以便于观察植入物的位置。

骨折在固定之后存在有距舟关节持续的不稳定,则可用两枚 1.6mm 的克氏针将该关节固定。这些临时稳定装置应保留 2~4 周,以辅助固定。也可将外固定器放置在胫骨至跟骨及足前部处,保留 2~4 周以确保术后瘢痕能够稳定。

距骨颈骨折移位并伴有距下关节严重粉碎时,应立刻考虑对距下关节施行早期有螺钉固定的关节融合术,同时对距骨骨折进行解剖固定[154,397](图 61-16)。有学者提出距下关节早期施行关节融合术可能对距骨颈骨折移位后距骨血管的再生产生积极的影响,这一说法并不科学[3]。

4.术后治疗

手术后,如果软组织肿胀较轻,切口需要逐层缝合。由于这种包括踝关节或足后部的骨折通常是典型的高能损伤,一旦放松了空气止血带,必须在半个小时内在皮肤再灌注肿胀发生前关闭切口。如果创口周围软组织张力过大或皮肤严重受创,则不宜早期关闭切口。5~7 天后延迟关闭切口或行皮肤移植可以降低创口并发症及后期感染的发生率。在延迟关闭切口前可以用抗生素珠袋或真空辅助关闭装置(VAC)对创口进行暂时处理。

无论是早期关闭切口还是延迟关闭切口,都不能用血管钳钳夹创口或者切口周围的皮肤。缝合后,要用未剪断的(全长)消毒胶布保护切口,并进一步降低皮肤边缘的张力。消毒胶布不要用安息香处理,因为它可能会使皮肤的表皮与真皮分离,随后还可能会在

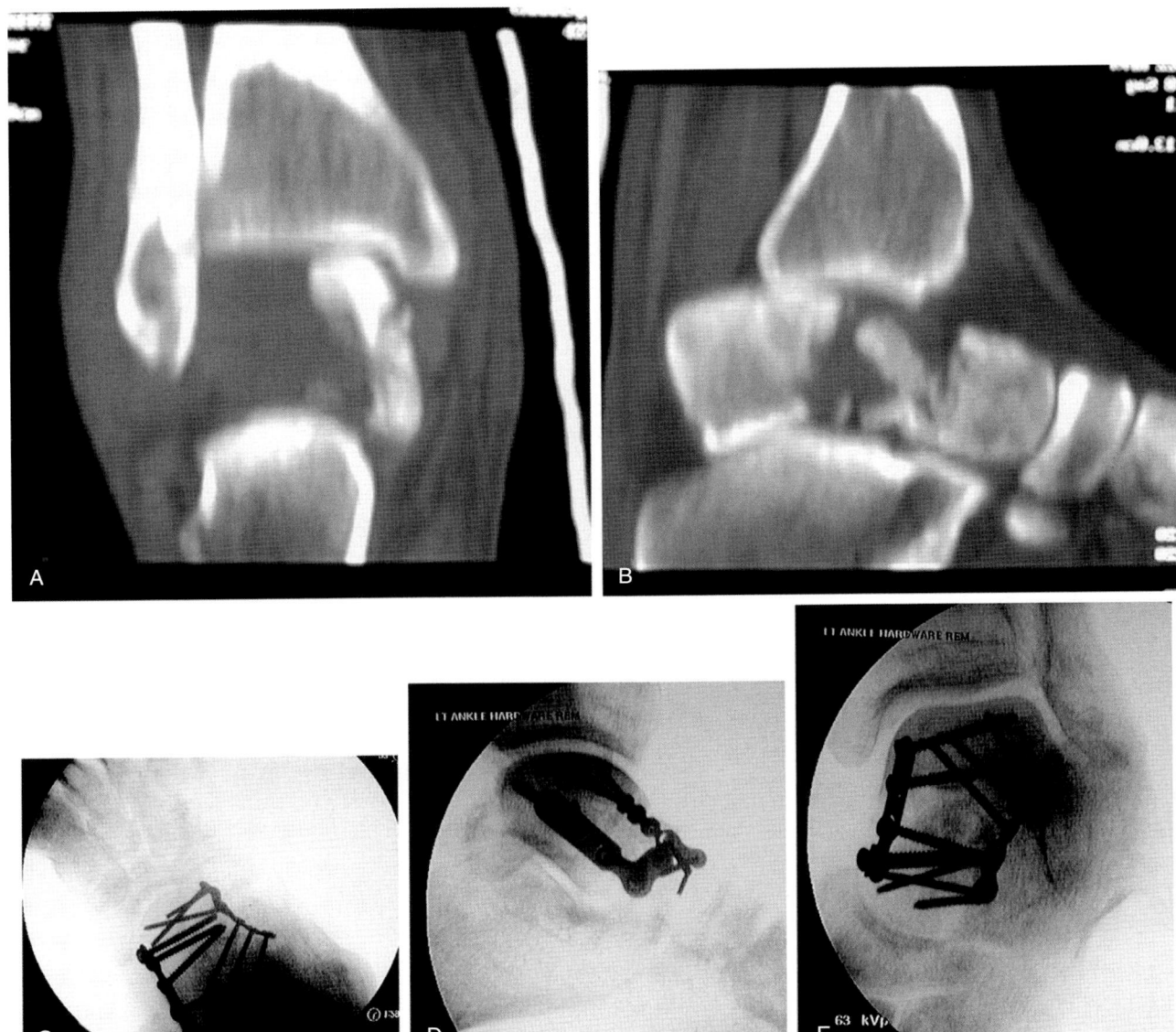

图 61-15 (A,B)距骨颈或距骨体的粉碎性骨折用钢板达到稳定的内固定。(C~E)注意植入物要沿着距骨颈内侧和距骨肩的外侧放置,而不能妨碍踝关节。本例因为毒瘾发作而从 25 英尺高处跌落,导致中度的 Hawkins Ⅲ型距骨颈粉碎性骨折。沿着坚硬的距骨颈置入 2mm 的微型角钢板和 2.7mm 的 L 形钢板进行了固定。因为有坚强的内固定,手术后一周内就开始了活动。

切口线附近形成出血泡。使用消毒胶布可以在术后发生水肿时转移切口处的应力,同时可以使皮肤在胶布下方滑动,因此可以避免皮肤表皮与真皮之间的剪切损伤。创口关闭后,用厚实的绷带或后托将小腿与踝关节保持在中立位。可以使用玻璃纤维石膏,在伤口渗漏时玻璃纤维会导致软组织泡软,但是石膏可以消除切口或伤口处的渗血。Hemovac 引流或早期 (3~5天)更换敷料及调整夹板可以减少伤口渗漏所带来的麻烦。

患者术后前 2 周禁止负重,以减轻伤口肿胀及预防其他并发症。缝线应在手术 2~3 周拆除,随后,患者可以使用可移除的小腿前后石膏托固定,或者能够控制活动的踝部支架(CAM)或其他可以移动的制动器械进行锻炼。这个时候患者可以进行着地负重,一旦伤口愈合到一定程度,则鼓励患者进行踝关节与足后部的主动活动功能锻炼。有时可能还需对患肢进行理疗以控制水肿。

手术 8~10 周后,X 线检查和临床检查都证明骨

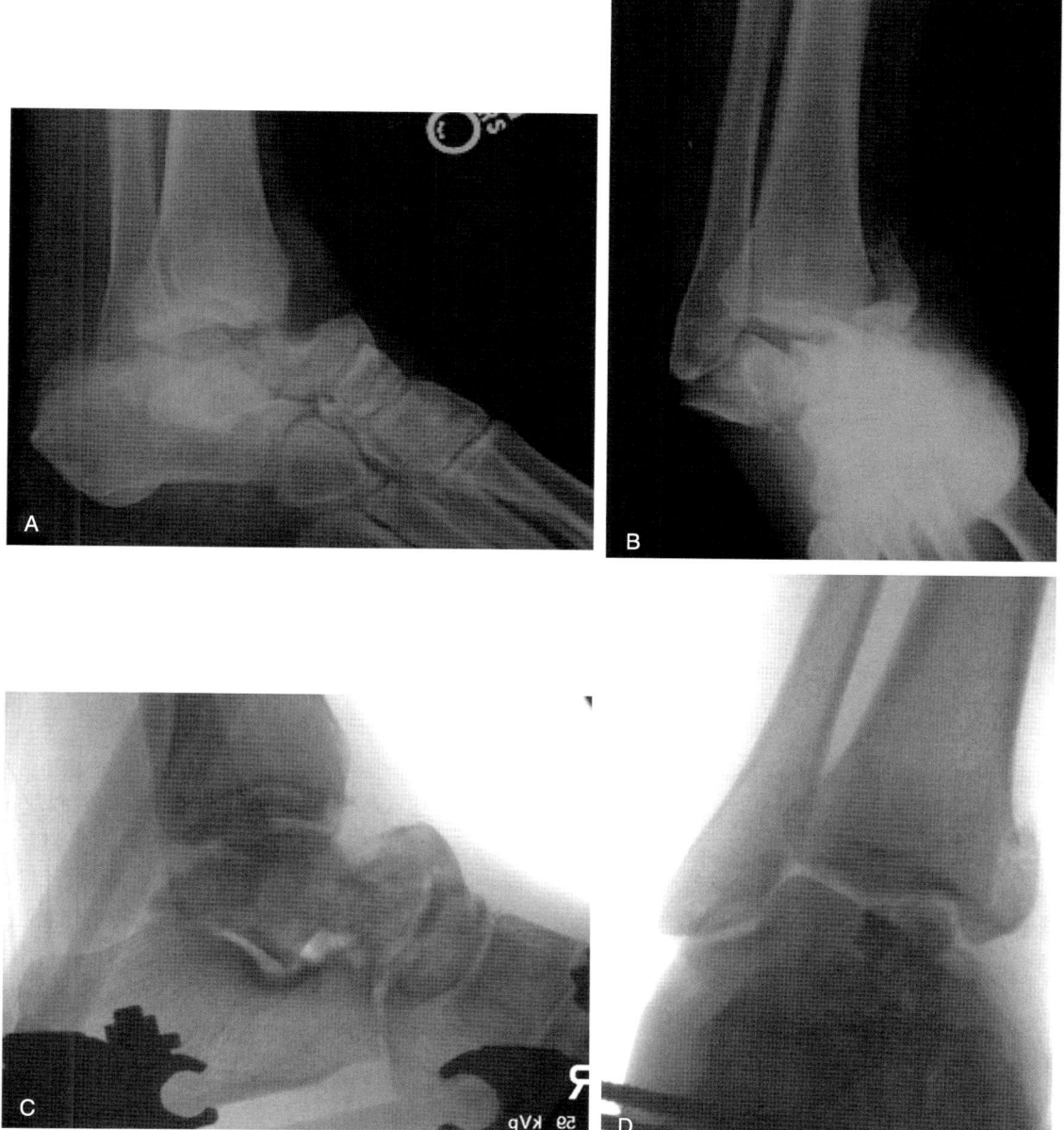

图 61-16 (A,B)这是一位 35 岁的男性患者,从 35 英尺高处跳下后造成距骨严重粉碎骨折及对侧 Pilon 开放骨折。(C,D)由于软组织受伤及肿胀较为严重,开始时对距骨骨折只进行了闭合复位和外固定治疗。(待续)

折符合临床愈合后患者才可负重。这一时间段与能显示距骨血供重建的第一个摄片信号一致。Hawkins 信号——即在踝关节踝穴片上提示距骨穹顶下方的软骨下发生失用性骨质疏松,它提示距骨血供重建,同时也是是否发生缺血性坏死的重要征兆。如有 Hawkins 信号即可开始部分负重 [167,233,393]。Canale 和 Kelly 从随访的 70 例距骨颈骨折中发现,有 Hawkins

信号的 23 例患者中仅有 1 例出现距骨缺血性坏死,而无 Hawkins 信号的 26 例中有 20 例发生坏死[69]。一旦在外科治疗 8~12 周内距骨骨折被 X 线检查证实愈合,患者将可以安全地逐渐完全负重。理论上讲,如果缺乏 Hawkins 信号,负重可能会导致距骨局部塌陷。但是,距骨有缺血风险部位的早期负重造成骨塌陷的资料仍不充分。此外,文献报道显示患者的结果与是

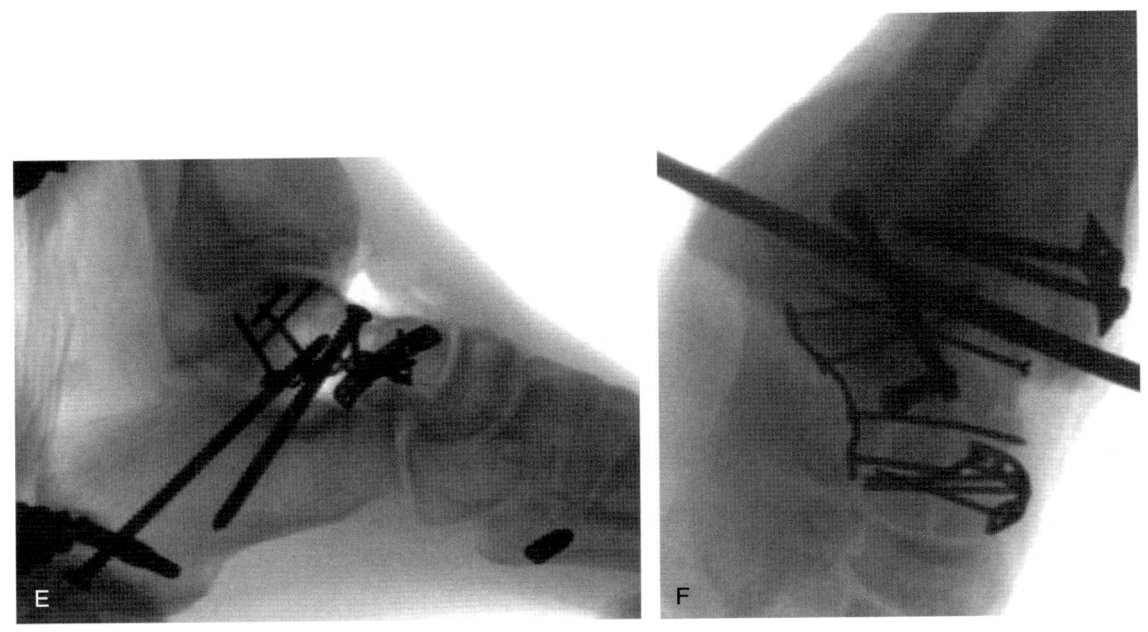

图 61-16(续) (E,F) 消肿后,通过标准的内侧、外侧入路对距骨体进行复位,伴随的内踝骨折利于视野的暴露。将一块 2mm 厚的钢板放置在距骨颈远端的内侧周围,用于固定距骨头的矢状骨折。由于距下关节后关节面的软骨几乎全部分层,所以对其施行了早期关节固定术。

否发生距骨缺血性坏死的关系不大。即使有部分塌陷及轻微的关节病变,患者的功能也可能恢复较好。仅仅出现缺血性坏死并不能将其统统视为预后不良的征兆[83]。相对来说,如有畸形、僵直或残留疼痛,将显著影响其功能恢复。

5.结果

　　距骨颈骨折后的功能结果评估非常困难,主要是因为该类骨折比较少见,而且它常常伴有下肢其他损伤或其他系统损伤。文献中所报道的回顾性研究大多基于对少数患者及其短期随访进行分析所获得的结论。虽然缺乏前瞻性随机试验(Ⅰ 及 Ⅱ 类),但已获得的数据显示及时的切开复位及坚强内固定可能会达到以下效果:功能结果良好,愈合率较高,畸形愈合率较低,缺血性坏死发生率较低,而且创伤后关节炎的发生率也较低。最近报道显示,不伴有足后部或踝关节畸形或创伤后关节炎的患者,其距骨颈骨折行切开复位内固定治疗后,采用美国足踝外科协会后足评分标准(AOFAS)、踝关节炎评分标准(AOS)以及肌肉骨骼系统短期评估(SMFA)进行评分后,评分结果显示患者的功能结果恢复较好[338]。相反,如果伴有畸形,则患者将会出现痛苦及功能障碍症状,而且可能会较早地发展成关节炎。这项调查还显示,移位的距骨骨折

在施行切开复位内固定术 1、2、5 及 10 年后,需要行二次重建手术的概率分别为 24%、32%、38% 以及 48%。粉碎骨折、Hawkins Ⅲ 型和 Ⅳ 型以及伴有同侧肢体两处及两处以上损伤的患者,大多需行二次重建手术。最常见的二次手术是距下关节融合术或三维关节融合术[338]。虽然有 70% 的患者能够回到工作当中去,但是有 42% 的患者诉有踝部疼痛,11% 的患者需要镇痛,25% 的患者需服非甾体类抗炎药,38% 的患者伴有患肢畸形,残疾的总体发生率为 26%[338]。

　　使用足部功能指数(FFI)和肌肉骨骼系统评估(MFA) 方法可以分别对足与踝关节的功能及健康状况进行分析,Vallier 和他的同事[416]对距骨颈骨折的患者与未受伤的患者以及后足、踝关节或小腿受损的患者之间的比较发现,距骨颈骨折组患者的残疾率明显高于另外两组。粉碎骨折对 MFA 评分与 FFI 评分都会产生不利影响[416]。在这项研究中,虽然 71% 的患者重返工作岗位,但其中 15% 的患者因为损伤不得不更换工作[416]。

6.并发症

　　(1)创伤后关节炎:距骨颈骨折后导致足后部或踝关节(或两者均有)创伤后关节炎十分常见,而且它们是导致患者结果较差或患者需行二次重建手术的

重要原因[117,132,154,233,235,338,389,416]。创伤后关节炎的形成与软骨受损、复位不良或畸形愈合后继发的关节生物力学改变以及不得不延长的制动治疗有关。创伤后关节炎对距下关节的影响大于踝关节，而且它是距骨颈骨折后高发伤残性疼痛及功能障碍的重要原因[117,233,338,416]。最近有报道称，移位距骨颈骨折后发生距下关节创伤性关节炎的概率为 46%~78%[235,338,360,361]。

距骨颈畸形愈合与距下关节炎之间的关系尚无临床证据。然而相关实验显示，距骨颈精确对位对恢复距下关节正常的生物力学特性、接触应力及活动范围十分重要[96,350]。创伤后关节炎最好通过联合不同的技术进行治疗，如：支具固定、非甾体类抗炎药、局部注射类固醇类药物、开放或关节镜清创以及关节融合术。虽然距下关节融合术是距骨颈骨折后最常用的二次重建手术，但是除非胫距关节病变伴有距骨体缺血性坏死，否则因其导致的疼痛和功能障碍将显著低于踝关节融合术[338]。

（2）缺血性坏死：在 1970 年，Hawkins 报道了 57 例距骨颈骨折，缺血性坏死的发生率为 53%（图 61-17）[167]；在 1978 年，Canale 和 Kelly 报道了 71 例距骨颈骨折，缺血性坏死的发生率为 52%[69]。在 Canale 和 Kelly 的研究中，如果仅仅考虑距骨颈移位骨折的患者，则缺血性坏死的发生率达到 63%。然而，对这些病例仔细分析后发现，有一半以上的骨折（包括 Hawkins Ⅱ 和 Ⅲ 损伤）进行了非手术治疗。最近的研究显示缺血性坏死的发生率比较低，约为 6.6%~16.6%，这可能得益于坚强固定技术[117,132,154]。除距骨颈移位骨折以外的所有患者中，骨坏死的发生率约为 30%~35%，与距骨

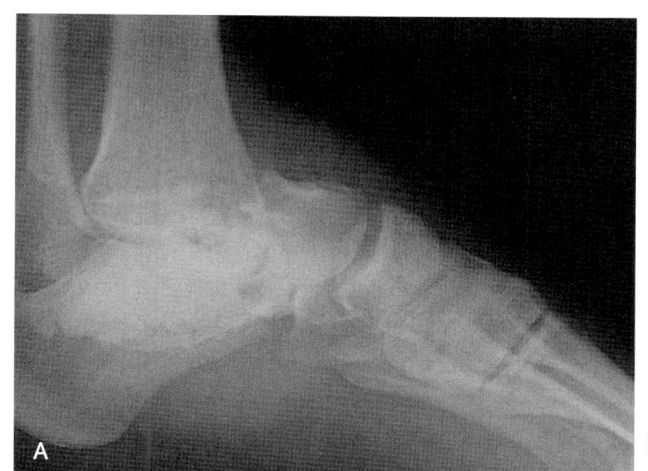

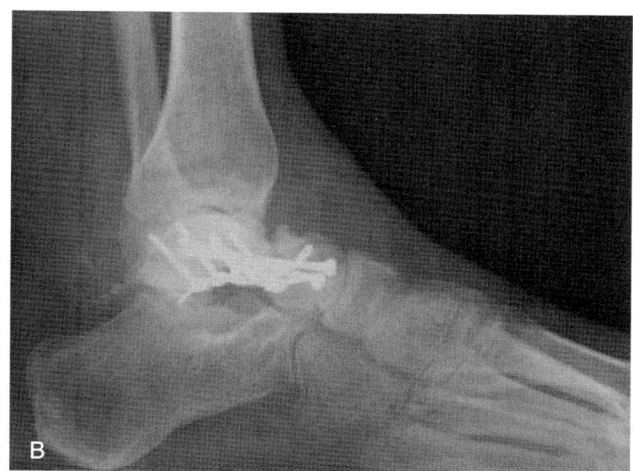

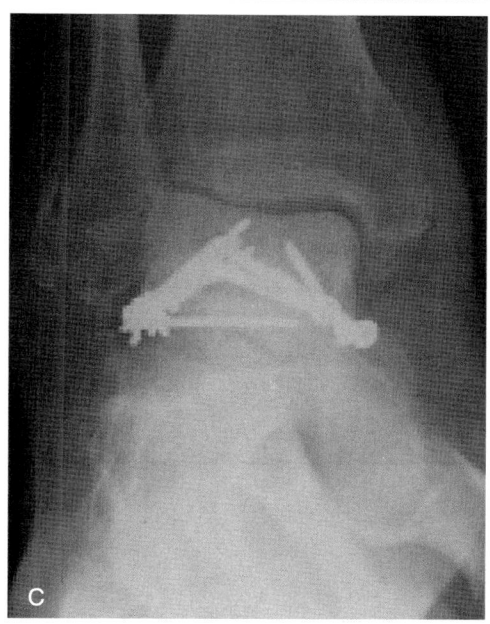

图 61-17　（A）该病例为距骨颈 Ⅲ 型骨折，通过双切口入路对其进行切开复位内固定。（B,C）固定 8 个月后，该患者发生了距骨体缺血性坏死和距骨颈骨不连。如侧位片所示，距骨体有硬化表现并伴有部分塌陷。

骨坏死形成有关的因素主要有三方面：骨折的粉碎程度、移位量以及开放伤口[233,416]。距骨缺血性坏死的形成可能主要受损伤时踝关节及后足的能量吸收影响。

骨坏死可以通过踝关节的正位、侧位以及踝穴位片协助诊断，它表现为距骨体密度不均（相对硬化）并可伴有软骨下骨折或塌陷。虽然创伤后距骨缺血性坏死多以点状出现或者多发生于距骨顶的前外侧部，但是它偶尔也可累及整个距骨体。如前所述，距骨体血管再生的典型指标——Hawkins 信号在正位片及踝穴位片上显示较为清晰[167]。在片子上它表现为一个可相对透过 X 线的区域，提示软骨下骨出现斑点状骨坏死。尽管 Hawkins 信号能较可靠地提示距骨颈骨折后距骨体血供完整，但并不是所有发生缺血性坏死的病例均在 6~8 周内缺乏 Hawkins 信号。

距骨颈骨折愈合后，无血管的距骨顶可能在数年之内仍不会出现症状。因为术后血管再生平均需要 35 周的时间（25~65 周），所以患者很难做到在血管再生形成之前一直保持限制负重[416]。对小样本病例的结果进行分析后，有报道建议对髌骨肌腱进行支具固定以限制负重。人们发现，即使患者的距骨有时会出现部分塌陷但其功能结果可能比较好，而且很难预见距骨的哪部分将会出现塌陷[95,245,329]。然而存在上述问题的患者，其治疗的目标之一就是降低距骨塌陷的风险，通过咨询无症状的患者可以避免从事对距骨产生较大影响的活动。

MRI 在协助诊断创伤后缺血性坏死的作用仍有争议[172]。缺血性坏死引起的距骨塌陷平均发生在受伤 39 周后，但它也可能发生于骨折 65 周后[416]。如果患者有症状而且不愿尝试保守治疗，则距骨缺血部分的骨需要用来自自身髂骨的三面有皮质的骨块来施行部分或全关节融合。最近，有些医生建议用部分或大块距骨进行同种移植[277,279]。目前，跟距胫关节融合术已经成为距骨缺血性坏死的标准补救措施。成功的跟距胫关节融合术能够较好地解除患者的疼痛症状，但它常常导致患者功能受限，尤其是在肥胖的患者和有踝关节及后足畸形的患者中更易出现。全距关节固定术可能会造成踝与后足更加僵直。跟距胫关节融合术也可能会造成严重的关节病变。目前，对于距骨缺血性坏死的患者，禁止施行全踝关节成形术。

（3）感染：严重移位的骨折、开放性损伤以及手术时牵拉软组织，都将增加感染的风险。过早地关闭肿胀的伤口也可导致术后伤口裂开，最终可引起感染。

一些开放性损伤或者施行了切开复位内固定术的张力切口，最好将其敞开并用抗生素湿敷或者用真空辅助装置覆盖伤口直至切口延迟缝合。距骨骨折的感染往往后果不良，以致需要手术行距骨截骨伴部分或全部关节融合或者截肢来补救[69]。

（4）骨不连和畸形愈合：距骨颈骨折大约需要 11 周就能愈合，但是也可能需要 3~6 个月甚至是更长时间才能愈合。实际上，骨不连的发生率非常低，在 0%~4% 之间，延迟愈合的发生率低于 10%[167,235,416]。如果 6 个月后不能从平片上明确骨折是否愈合，则应通过 CT 检查进行评估。伴有骨不连症状或骨不连持续超过 12~18 个月，可以通过髂骨松质骨或者全层骨移植进行治疗，并经距骨打孔以便置入植骨块。要用适当的方法固定植入骨使其稳定，以允许关节早期的活动。

通过内侧和外侧切口对移位的距骨颈骨折进行解剖复位、妥善固定，常可以避免畸形愈合。畸形愈合常见于足的内侧和背侧，尤其是背侧的嵌插短缩，这将会导致内翻畸形、背屈时踝部的撞击、足部内侧柱的短缩（足的内收）以及距舟关节活动受限。畸形愈合也可见于粉碎性骨折初期固定不良导致固定后再移位，因暴露不足造成的复位不良，以及因单侧固定造成的该侧骨的压缩与缩短。这样所造成的足部畸形常导致外侧负重和病性步态，这时患者会十分疼痛。如果定期摄片见骨折最初的解剖复位已丧失，则应尽早再整复和固定，以解决这些问题，避免日后需行风险更高的距骨截骨和关节部分融合术[263,320]。很少情况下，如果症状比较明确，简单的小截骨术也能够消除症状[69]。

（5）关节纤维化：关节强直在距骨颈骨折后也比较常见，尤其在高能量损伤或者需要长期固定的情况下。一旦可能，就应开始进行活动度锻炼，以期至少恢复伤前 50% 的功能。距骨移位骨折无论选择何种处理，患者都会有某种程度无症状而不易觉察的关节僵直。然而，大多数患者在损伤后都可以恢复 50% 的距下关节活动功能和 75%~100% 的踝关节活动功能。虽然创伤后关节炎大多是因距下关节、踝关节、距舟关节损伤所致，但如果存在有关节僵直也可导致创伤后关节炎。关节附近的僵直可使受累较轻的距骨周围其他关节加速磨损。

7.补救

疗效不佳的距骨颈骨折，根据失败的原因和所累及的关节可以用一些治疗方法加以补救。这些方法包括距下关节固定术、胫距关节固定术、全距关节固定术以及用于个别病例的距骨摘除术。距骨塌陷或距骨挤压再植失败者,可以行胫跟关节固定术[272]。虽然胫跟关节固定术常导致患者患肢短缩,但它可以减轻患者痛苦从而改善大多数患者的功能恢复。如果没有鞋拔,则可以考虑对患肢胫骨近侧行皮质切开术以延长短缩的患肢。

(三)距骨体骨折

距骨体骨折比距骨颈骨折少见,在距骨骨折中大约占 7%~38%[416]。精确地给出距骨体骨折的发生率比较困难,因为距骨体骨折常累及距骨颈,因此它的分类也比较模糊。

距骨体骨折为关节内骨折,常常累及距下关节和胫距关节;相反,距骨颈骨折多为关节外骨折(偶尔发生在中关节面的骨折为关节内骨折)。X 线片上,多根据骨折线是经过距骨外侧突的前方还是后方对二者进行鉴别[187]。

距骨体骨折常常是因高能量损伤时产生的轴向压缩所致(从高处跌落或者发生于交通事故中)。开放性骨折约占 20%,其中有 50%的开放性骨折伴有同侧和对侧足与踝部损伤[417]。不管如何分类,我们建议要根据骨折位置、骨折平面、是否累及关节、骨折粉碎的程度来描述这些骨折[375]。根据我们的经验,CT 检查能够帮助明确距骨体骨折的类型及其所伴发的足与踝部损伤。

1.治疗

(1)概述:大多数的距骨体骨折需行切开复位,稳定的内固定利于早期活动并可减轻术后僵直。距骨体开放性骨折必须及时清创,移位骨折必须进行复位。根据伴发伤和踝部软组织覆盖的状况,可以先用克氏针或外固定器进行临时固定,待踝部受损的软组织状况改善后(通常需 10~12 天)再进行切开复位内固定。

(2)体位:距骨体骨折的类型或者距骨体骨折同时伴有距骨颈骨折决定了手术入路及患者的体位。如果需要行多个切口,通常使患者处于仰卧位,并在同侧臀下放置一个垫子以便同时作内侧和外侧切口。距骨体后部骨折在患者处于俯卧位时易于暴露[416]。延伸到距骨体后方的复杂骨折,最好使患者处于仰卧位,并在臀下分别放置一个垫子,便于同时行前侧与后外侧或后内侧入路。

(3)入路:简单的骨折类型可能仅仅单独行前外侧、前内侧、后外侧或后内侧手术入路即可,但是复杂的骨折可能需要同时行两种手术入路。前内侧与前外侧联合入路能够较好地暴露胫距关节和距下关节。前中入路与 Pilon 骨折复位、踝关节固定术或踝关节置换术的手术入路相似,该入路可以较好地暴露胫距关节但距下关节暴露不太满意。谨慎计划后,前内侧与前外侧入路可以进一步延长,并可用来行内踝或外踝截骨术,这样就可以方便处理延伸到距骨体后方的复杂骨折。

内侧入路(包括内踝截骨术入路)已经在距骨颈骨折切开复位内固定术中作过详细介绍,这一入路同样适合于距骨体骨折。距骨体骨折同时伴有踝部骨折并非少见,很明显,上述入路可用于对距骨体进行暴露与治疗(图 61-18)。

外侧入路为自第四跖骨延伸至骰骨水平,随后向上到达踝部韧带联合处。将切口延长至踝以上是为了能使腓浅神经和前肌间隔肌腱能够安全地回缩。通过将近侧的前筋膜室与远侧的下伸肌支持带纵向分离即可显露距骨外侧部,前筋膜室的结构向内侧回缩、趾短伸肌向跖侧回缩即可显露距骨颈与距骨体的外侧部。有时可能需行关节囊切开术,但依据我们的经验,关节囊在距骨体损伤时常常会破裂。有时,我们需要 Z 字形分离第三腓骨肌以暴露距骨,在手术完成后可以轻松地将其修复。

很少情况下,需要行腓骨远端截骨术以更好地暴露距骨体[160]。前面述及的外侧切口可以进一步延长以暴露腓骨远端。我们建议在施行腓骨截骨术之前,先将小的腓骨钩钢板临时放置在欲截除的位置,并用钻头预先钻好螺钉孔。我们使用较多的是用摆锯从腓骨近端外侧向腓骨远端内侧斜行截骨,摆锯从胫骨踝穴上方数厘米处进入,从紧邻踝穴近侧处穿出。在施行截骨术时,必须打开部分腓骨肌上支持带以保护腓骨肌腱。如果韧带完整,可以将胫腓前下韧带与距腓前韧带(ATFL)锐性分离以便于截骨术后远端腓骨的旋转。腓骨可能会被依然保留的后侧、下侧软组织附着拉向后方或下方。距骨体骨折切开复位内固定后,在接下来的腓骨截骨之前应整复腓骨并用小钢板将其稳定在合适的位置。由于摆锯较厚,截骨时可能会产生一定的空隙,这时可以用拉力螺钉或者钢板(尤其是钩状钢板)进行加压。然后,修复胫腓前下韧带与距腓前韧带,并缝合腓骨肌上支持带。

累及距骨体后方的骨折,可经由前面述及的后外侧纵向切口或后内侧切口显露[416]。因为存在有距骨后部骨折,患者最好处于俯卧位。我们建议,对于需要同

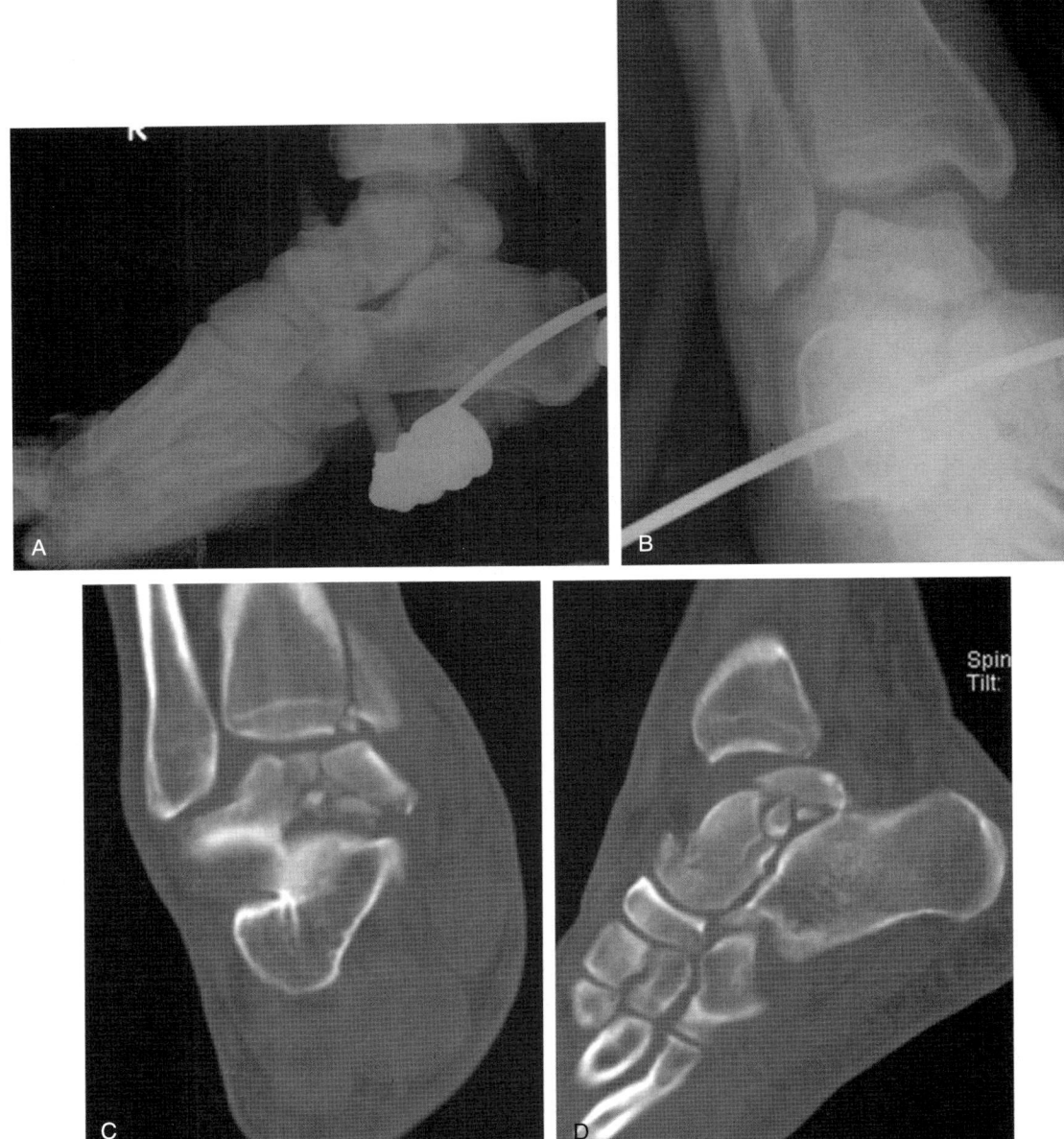

图 61-18　该病例为距骨颈与距骨体粉碎性骨折。(A,B)入院之前,用外固定器对患者患处进行了固定。(C,D)CT 检查显示出损伤的范围,同时还显示出内踝无移位骨折,而这些表现在 X 线平片上不能很好地显示出来。修复内踝骨折能够改善距骨顶的暴露,从而避免了内踝截骨术。(待续)

时行前方及后方入路的复杂骨折,患者最好位于仰卧位,在同侧臀下放置一个垫子以便后外侧暴露,在对侧臀下放置一个垫子以便后内侧暴露。距骨体后外侧骨折则由跟腱外侧的直切口显露,切口一直延伸到腓肠神经的后方。踇长屈肌腱向内侧回缩即可暴露距骨体的后侧突及结节。

距骨体后内侧骨折,可经后内侧入路显露。皮肤切口位于内踝后缘与跟腱内缘之间,切口应从内踝尖近侧数厘米处开始,并沿着屈肌腱向远侧延伸。分离屈肌支持带以后,根据骨折的类型对踇长屈肌腱与血管神经束或与踇长屈肌腱进行深部分离。除了谨慎地缩回血管神经束外,也要小心保护胫神经的跟骨支,后者常常位于胫神经其他分支后方数毫米处。然后切开胫距关节后方即可暴露距骨骨折。

(4)切开复位内固定:头灯照明能改善暴露效果,用中度的股骨牵引器进行牵引或较大的外固定器可

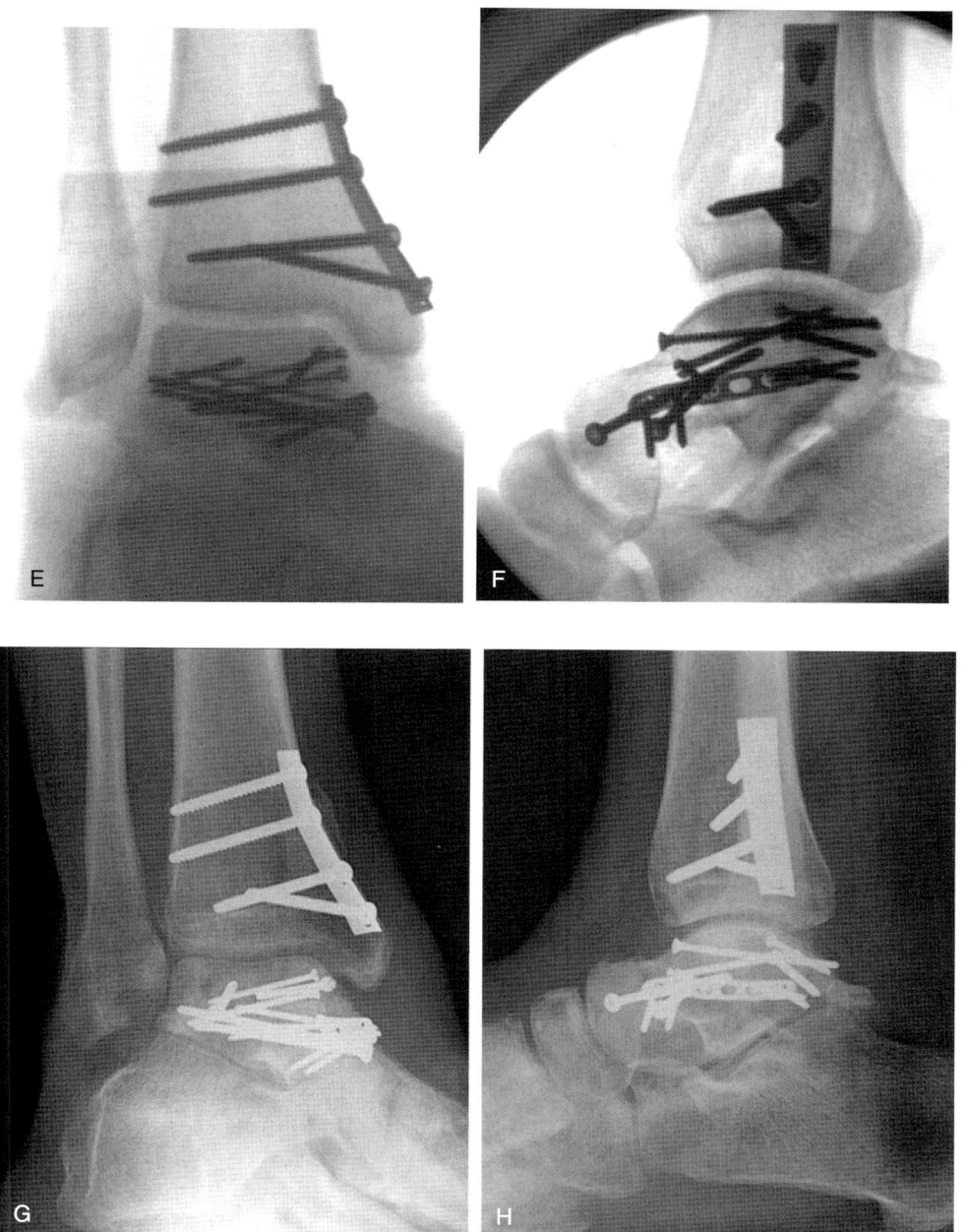

图 61-18(续) 整复距骨体,在用直径为 2mm 和 2.4mm 的软骨下埋头螺钉固定之前先用克氏针临时固定。整复距骨体用 2.4mm 厚的内侧钢板和两枚直径为 2.7mm 的外侧螺钉固定距骨颈。**(E,F)** 内踝骨折用 3.5mm 厚及 1/3 管型的抗滑钢板进行稳定固定。**(G,H)** 虽然距骨顶发生部分缺血性坏死而且距下关节间隙有一定程度的丧失,但是受伤 10 个月后该患者的不适症状比较轻微。

以利于暴露和复位。我们常常使用的螺钉直径为 1.5mm、2mm、2.4mm、2.7mm 或 3.5mm。大多数的螺钉必须经软骨放置,因此有必要事先钻好埋头孔。距骨体骨折片段可能需要用直径较小的钉子进行处理以便于复位,小心放置夹钳也许有益于维持最初的骨折复位。即使是距骨后部骨折,也可以通过在距骨颈内侧放置一枚直径为 4mm 的钉子对距骨体进行处理。对于不能进行重建的距骨骨折片段,在清创后可以用克氏针或带有插管的导针暂时维持复位。距骨体骨折类型比较多变,因此医师应将螺钉准确地放置在理想的部位。建议采用拉力螺钉技术将骨折片段并置,粉碎骨折可以通过全纹定位螺钉进行较好地处理。关节完整性恢复以后,任何的骨空隙都应通过骨移植来填充。

小头螺钉很少引起胫距关节后部碰撞。距骨体后部相对较薄,因此注意不要将螺钉穿入到距下关节。我们建议在插入螺钉之前,应摄片检查以明确克氏针、导针或钻头的位置。螺钉应从后外侧进入然后向前并稍微向内插入,这样可以顺从距骨头与距骨颈的正常解剖。螺钉需要沿着距骨后侧突的内侧结节或外侧结节插入,以避免侵及姆长屈肌腱沟。

2.术后治疗与康复

距骨体骨折后的注意事项与足部其他严重损伤一样。小腿应用弹力绷带和夹板包裹。从我们的经验来看石膏的效果更好,因为它可以消除附近伤口的渗出,而且可以发现敷料下面的渗出。因为术后前几天患肢肿胀比较明显,所以必须嘱咐患者要抬高患肢。鼓励患者屈曲内在肌肉组织以进行床上锻炼(而非卧床休息),从而刺激循环和足的静脉回流。如果软组织在术后2周左右愈合良好,则可以拆除缝线,并用无菌胶布覆盖伤口。如果踝关节和距下关节稳定,则患者应立即进行上述关节的主动运动。如果固定足够坚固的话,则可以进行着地负重。有些患者在这些时候可以用小腿前后石膏托或者可以移动的夹板对患肢加以保护。小腿负重与足趾、踝关节以及距下关节的主动活动应一直坚持到骨折完全愈合,大约需要术后10~12周的时间。

我们建议患者进行规范的理疗。术后早期应鼓励患者进行跖趾关节的被动运动。当小腿无需制动并且骨折固定满意后,应鼓励患者进行踝关节和后足的无抵抗运动,在恢复期逐步增加活动力度。尽管有这些康复措施,距骨体骨折切开复位内固定后,患者要达到完全康复或许需要1年以上的时间。

3.结果

严重的距骨体骨折并发症的发生率比较高[82,117,233,417]。这些并发症和距骨颈骨折所述及的并发症相似,它们的治疗方针也一样[189]。有症状的踝关节创伤后关节炎及距下关节病变的发生率较高,有报道称38%~50%的患者发生了距骨体缺血性坏死,开放性骨折预后明显不良[233,417]。

(四)距骨头骨折

在距骨骨折中,距骨头骨折不到10%,而且它很少单独发生。距骨头骨折常常伴发于距骨颈骨折、距骨体骨折或舟骨骨折。距骨头骨折时,常常会伴有距骨的脱位或半脱位。距骨头骨折多为关节内骨折,可能会累及距舟关节或距下关节的中部关节面。距骨头骨折多由穿过载距突或舟骨的轴向压缩所致,它也可由足极度背屈或高能量撞击所致[82]。发生距骨头骨折的一个可能机制就是足强力内翻或背屈,从而导致剪切骨折或关节面的挤压损伤。剪切骨折移位表明轴向撞击时造成距骨头部分暴露,或者可能伴有内侧柱显著短缩。距舟关节常遭破坏,如果距骨头有大部受累就会出现不稳定[112,405]。评估距骨头骨折时,必须考虑外侧柱的损伤,有的损伤可以延伸到外侧柱并累及跟骰关节或骰骨。有时距骨头骨折比较轻微可能会漏诊。由于该类骨折常常是后足损伤的一部分,所以后足受创后一定要注意检查是否伴有距骨头骨折。

1.治疗

(1)非手术治疗:小的关节压缩碎片或无移位的骨折最好采用保守治疗,2~3周制动后开始早期活动和逐步负重。一旦患者可以完全负重,可考虑用矫形支架支撑内侧柱以减少距舟关节处的应力,不过没有证据能证明这些做法可以为患者带来远期益处。

(2)手术治疗:距骨头骨折的手术指征是碎骨片移位,并与距舟关节不匹配,或者妨碍距下关节或距舟关节的活动。手术治疗的目标是恢复关节面(距舟关节和距跟关节)的平整性、足部内侧柱与外侧柱的长度及对线。距骨头挤压伤、冠状及内侧剪切骨折的手术入路和其他距骨骨折的入路是一致的,均采用典型的前内侧切口。然而,对于位于中部或外侧的剪切骨折,如果不沿着背侧关节囊广泛分离则很难通过内侧入路充分暴露。这种情况下,可能需要在骨折线上方作一背侧切口,以便显露骨折并确保复位时不会对软组织进行过度牵拉。

使用上述入路时,可能需要从内侧或外侧进行经皮固定。当内侧柱短缩或伴有外侧柱损伤时,我们建议使用一个小的外固定器或关节牵开器改善暴露并恢复它们的长度与对线[112]。半针外固定器要放置在楔骨及距骨颈处,或跟骨结节内侧、距骨底外侧柱以及跟骨外侧结节处。牵引能够减轻骨折嵌塞并有利于距骨头骨折复位。

可以用一枚直径较小的克氏针将骨折片段固定于整复位置。用直径为1.5mm、2mm、2.4mm或2.7mm的皮质螺钉或者无头螺钉或可吸收螺钉,将复位的骨折段固定到距骨头处。与髋臼臂骨折复位相似,可能需要对压缩骨折进行植骨,以防止塌陷和内固定后关节面的不匹配,随后可将大小合适的螺钉垂直于骨折线固定,并且沉头埋入软骨内[42](图61-19)。体积太小不能复位的骨折片,或因粉碎无法可靠固定的骨折片,均应切除。建议对距骨顶微小骨折用软骨下暴露钢板固定,较大的嵌塞入关节的骨折片(通常由舟骨挤压所致),可在松质骨植骨支撑后用微型钢板(直径为2mm,1.5mm)加以支持固定。除非受牵引器本身的限制,否则放置的钢板在后足活动时不能引起碰撞。恢复内侧柱的长度与对线十分重要,当内侧柱严重压碎的骨折达不到坚强内固定时,可以用外固定器将其固定。

重建距骨头后,距舟关节有时仍可能不稳,可以用0.062英寸或直径为2mm的克氏针将其固定在解剖位置,固定时间为4~6周。建议修复关节囊以促进术后距舟关节稳定性的恢复。

2.术后治疗与康复

该类骨折的患者,术后8~12周内不要负重。根据固定后骨折重建的稳定性,可以在手术2~3周后开始进行适当的锻炼。如果需要外固定器或克氏针维持长度与对线,则可将其保留4~6周。一旦容许活动,建议

晚上用背屈的托架或者容易撤除的类似器械予以保护,以防止静止状态进行性马蹄挛缩。

3.结果

目前尚无该方面的文献报道,可能是由于距骨头骨折比较少见,而且很少单独发生该类骨折。然而,目前有关于距骨和距舟关节损伤方面的文献,文献显示严重粉碎的骨折以及损伤较小的骨折,如不进行治疗则可能会导致距舟关节或距下关节(或者二者均有)急性关节病变。如有持续性不稳定、骨不连、创伤后关节炎或畸形,则可能需要进行距舟关节固定术。

(五)距骨后部及侧方骨折

以前,该类骨折与距骨体骨折归为一类,现今多将它们独立出来进行评价和治疗。虽然已经将它们单独分出,但是许多该类骨折常常会延误治疗,主要是因为在损伤初期评估时往往会漏诊[247,284]。

(六)距骨后突骨折

距骨后侧突包括内侧结节与外侧结节,后者要比前者大。两者之间的结节间沟是踇长屈肌腱越过的通道。当后外侧结节与距骨体后部融合时,称其为Stieda突。当与距骨体后方的外侧突相区别时,该后外侧结构被视为踇三角骨(先天性存在),在人群中出现该骨的比例高达14%[136,278,352]。踇三角骨可通过软骨结合或

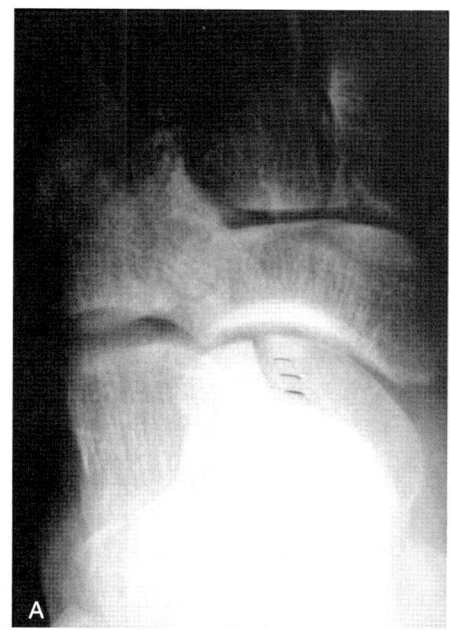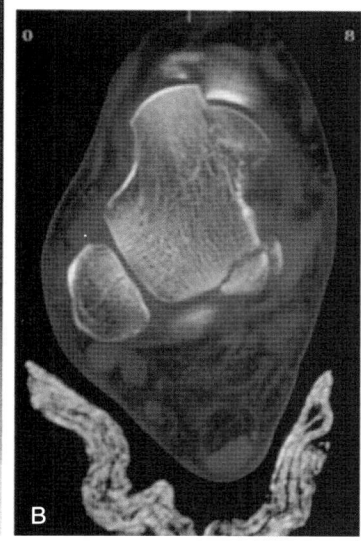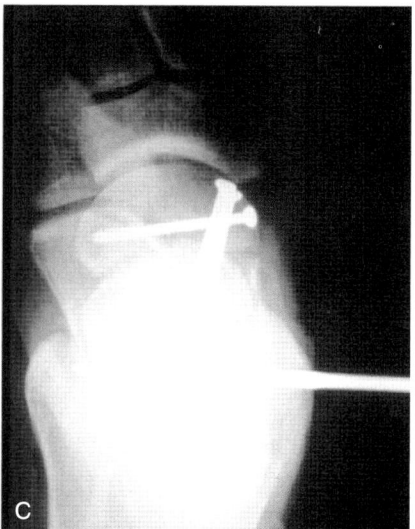

图61-19 距骨头骨折少见而且非常容易漏诊。(A)在这个病例中,患者足部在外展位受到压缩载荷,导致距骨头骨折并伴有骰骨的压缩性骨折,使足部丧失了外侧柱的长度,并有通过内侧柱外展性距骨周围半脱位。(B)轴位CT片很好地显示了距骨头剪切损伤。(C)距骨头骨折经嵌插解除、复位和固定,骰骨骨折经嵌插解除、植骨和钢板固定。

骨性连接融合到距骨体外侧结节,这种情况下就称其为三角突。50%的患者具有双侧跗三角骨,通过比较双侧足与踝部 X 线片可以将其与急性骨折相鉴别。这两个结节均不同程度地参与胫距关节面与距下关节后关节面的形成。距腓后韧带与 Rouvière 和 Canela Lazaro 韧带(跟距腓韧带)附着于外侧结节,内侧结节的上方有三角韧带附着、下方有分歧韧带附着[170,298,379]。

距骨后部损伤十分常见,它可由高能量损伤(如高空坠落、交通事故等)或玩耍时扭伤踝部所致。最初提出的受伤机制是:足部过度跖屈和内翻引起位于胫骨后缘与跟骨之间的距骨后内侧压缩损伤,从而导致距骨体后内侧骨折[11,298,362]。累及后侧突全部的骨折很少见。比较常见的内侧结节撕裂骨折(Cedell 骨折)可能是由于旋前、背屈运动及后三角韧带牵拉所致。累及外侧结节的骨折(Sheperd 骨折)认为是在极度背屈和内翻运动时由距腓后韧带牵拉所致[11,33,363,390,421]。在距下关节脱位或足内翻受到高能量轴向负荷时,也可导致距骨体后内侧损伤[21,25]。距下关节内脱位时可导致累及全部后侧突的骨折,由于脱位造成前外侧皮肤撕裂,所以该类骨折常常为开放性损伤。

踝或足部损伤后如患者踝后部有持续性的疼痛,则应高度怀疑距骨后部受损。跖屈踝部或使踇趾被动背屈或许可以引出距骨后方症状。患者可能会出现软组织肿胀和踝窝后外侧或后内侧触痛。虽然常规平片检查有时难以发现该类损伤,但 CT 或 MRI 检查可以明确这些损伤。CT 片上骨折前缘的不规则表现,提示急性骨折或轻微骨折伴发距下关节和胫距关节损伤。MRI 检查有助于水肿和软组织潜在损伤的诊断。

不伴距骨后突损伤的患者,如果踝后方出现不间断的慢性疼痛,则常常称为"踝关节后方撞击综合征"。与踝窝后方先天存在跗三角骨的病理相似,距骨后突隐匿骨折的患者常因下列情况导致上述疼痛:①软组织压缩,②炎症导致踝后方容积增加,③骨不连部位轻微移动,④骨挫伤,⑤踇长屈肌腱受刺激或狭窄性腱鞘炎。患者可因距骨突存在明显骨折或静止的跗三角骨受累而出现症状。应使大踇趾被动背屈或抵抗其主动跖屈来评估踇长屈肌腱炎。也有报道称,距骨后突隐匿骨折可能会引起跗骨管综合征的症状[381]。通过摄片、骨扫描、CT 或 MRI 检查可以区别急性骨折与其他先天性畸形。

治疗和结果

踝关节后方撞击综合征,除了有移位、大的关节碎片以外,最好紧急运用 RICE(休息、冰敷、加压、抬高)方案制动 2~3 周,随后进行渐进性恢复负重及关节活动度功能锻炼。如能及早治疗这些损伤常能痊愈,当存在有小碎片骨时,也不会太影响患者的骨折愈合[210]。然而,如果没有诊断出这些损伤并进行相应的治疗,则患者的临床结果较差[298,379]。有时需要给予诊断性(偶尔为治疗性)注射,或者行切开术或关节镜术,切除跗三角骨或未连接的结节骨折,以达到最大程度的缓解[11,362]。

当非手术治疗不能缓解症状时,可以通过后外侧或后内侧有限切口入路暴露距骨后结节。切除骨折或能够有效地缓解疼痛,恢复活动,并能恢复正常步态[36,187,362]。

在部分病例,大的距骨后突骨折可以通过切开复位内固定进行治疗。大多数情况下,可能是单纯的距骨体后部骨折而非距骨后突骨折,目前没有关于二者相鉴别方面的文献报道。关节内较大的距骨后突骨折或距骨体骨折(累及 25%的距下关节面),应通过后内侧或后外侧垂直切口行切开内固定,以避免发生距下关节炎[33,36,37]。建议用细的螺钉(直径为 1.5mm、2mm 或 2.4mm)对距骨后突较大损伤行切开复位内固定术,以免妨碍踝关节和距下关节活动以及碰撞踝关节后部,因为该区域用来置入植入物的空间有限(图 61-20)。在置入螺钉时,必须保护好血管神经束和踇长屈肌腱。

使患者取俯卧位,通过后方双切口入路即可采用关节镜技术施行手术减压和骨切除。在内踝尖水平处,通过邻近跟腱的后内侧和后外侧入路即可显露距骨后方[439]。采用关节镜技术时,注意使其一直位于踇长屈肌腱外侧以免损伤胫后血管神经束[370]。不提倡对距骨后部骨折采用关节镜技术进行切开复位内固定。

(七)距骨外侧突骨折

单纯的距骨外侧突骨折(LPT)越来越常见,尤其是滑雪的人越来越多以后更为常见[107,221]。最近,Kirkpatrick 和他的同事对滑雪时导致的损伤进行了统计,并记录了 74 例距骨外侧突骨折,该类骨折在所统计的全部损伤中占 2.3%,在踝部骨折中占 34%[211]。因为在滑雪时这种骨折比较高发,所以又称其为"滑雪板骨折"。解剖上,距骨后突构成跗骨窦的后壁及距骨后面关节的前外角。这种结构的功能常被低估,它是一些韧带的锚定点,即外侧的跟距韧带、距腓前韧带和

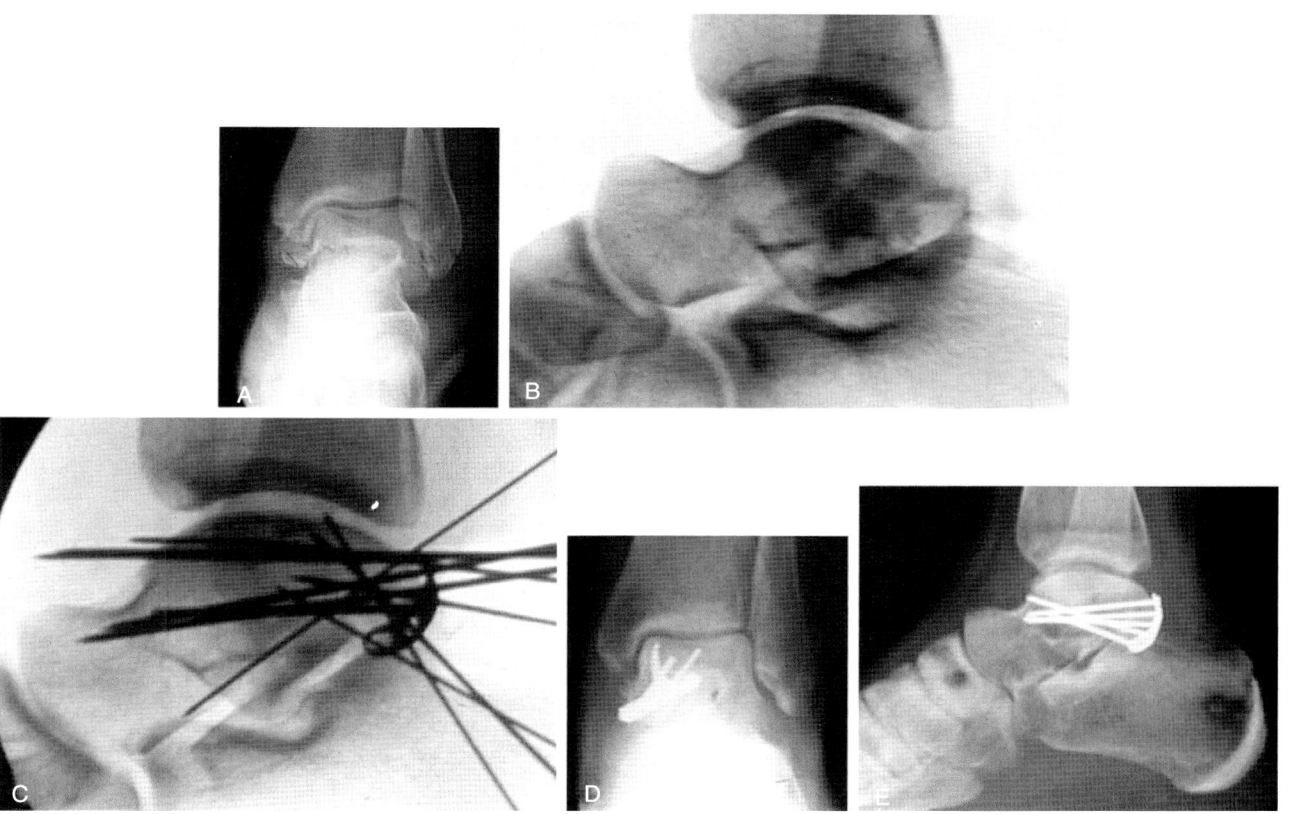

图61-20 距骨后突的骨折常意味着踝部和足后部还有更重要的损伤,并且常常被漏诊。(A,B)当骨折累及后突较大部分或者有移位时,(C~E)必须将其解剖复位和固定,本例从后侧入路以常用的1.5mm或2mm的微型钢板和螺钉进行固定。和距骨外侧突骨折相同,小碎骨片常有强大的韧带附着,所以要进行固定以利于距骨的稳定。

距腓后韧带[107,221,352]。它还提供一些骨性支撑,通过上方与外踝的关节和下方与跟骨后关节面的关节阻止外翻。外侧突的实际大小比在X线片上的显示要大,常出现一些距骨周围最大的骨软骨骨折。

直到最近,人们才认为该类损伤是由于足内翻时过度背屈所致[21,25,122,370]。最近对尸体的生物力学研究及临床研究表明,背屈和外翻或外旋时的轴向负载是最可能引起该类骨折的损伤机制[202,251,301]。滑雪时高发的原因可能是:滑雪时滑雪者多微屈膝关节及背屈踝关节。当向前跌倒时,位于前方的小腿会旋向滑雪板的前方,从而导致背屈的踝关节强力外旋或外翻。

最近有人在距骨外侧突骨折时对其附着韧带的解剖位置进行了研究,以尝试明确这些韧带对周围关节稳定性的影响[33,221]。对尸体的研究显示,距骨外侧突仅有三条韧带附着:外侧的跟距韧带、距腓前韧带和距腓后韧带[107]。他们还发现,切除1cm³的外侧突骨折片段既不会导致踝关节不稳定也不会导致距下关节不稳定[221]。

1.诊断

从踝关节平片上很难诊断出距骨外侧突骨折,尤其是骨折较轻微或无移位时诊断更为困难,所以损伤后要注意检查距骨外侧突。体格检查通常发现压痛点在腓骨远端的前下方,接近踝关节外侧韧带的止点。虽然这些骨折在踝部平片,尤其是足部跖屈时的踝穴位片上(或 Broden 位片)可以看见,但对于那些临床有高度怀疑的病例应进行 CT 检查[331]。

Hawkins 将这些损伤分为三型:①有大的骨折片,且单一骨折线穿过上下关节面,②粉碎性骨折,③关节外撕脱性骨折[166]。对于距骨外侧突骨折的常见类型以及过去5年间的总体发生率,已经有人开始着手研究(Langer, P. 数据尚未发表)。有报道称距骨外侧突骨折的总体发生率为10%,这一数据可能低于实际水平。在所报道的154例距骨外侧突骨折病例中,80%的骨折在距下关节和距腓关节之间发生劈裂,而且骨折块为单一的大骨折块(Ⅰ型)或者是小的粉碎骨折块

（Ⅲ型）。Ⅱ型损伤比较少,这型骨折为累及两个关节的粉碎骨折。

2.治疗

（1）非手术治疗:微小骨折(小于 2mm)的距骨外侧突骨折,用短腿石膏固定制动并禁止负重 4~6 周[170]。由于距骨外侧突传递着足部通过小腿承重的 16%~17% 的负载,所以早期负重可能导致再移位。无移位骨折用这种方法处理一般有好的预后[414]。当骨折有移位时,常难以闭合复位。

（2）手术治疗:通过跗骨窦上方前外侧纵行切口或沿着 Langer 线的弧形切口可以显露距骨外侧突。在趾短伸肌远端回缩及踝-距下关节切开后,即可较好地显露外侧突。注意在保护软组织附着的情况下小心移动骨折片,仔细检查距下关节面并清除骨折碎片。克氏针预先固定后,用直径为 1.5mm、2mm 或 2.4mm 的螺钉或者微型钢板予以加压固定(图 61-21),以把整复的外侧突固定到距骨体上。建议切除严重粉碎的骨折块。患者踝关节扭伤后出现持续性疼痛的常见原因就是未能发现距骨外侧突骨折。偶尔,骨折块较大但距下关节面保护较好时也可进行固定[21,25]。外侧突切除后造成的关节不稳定,并不将其视为临床问题,我们推测这可能是由于残余的踝部或距下关节处韧带可以进行代偿,以及创伤后遗留不同程度的后足僵直。

手术后,在切口愈合之前应将患者的足部用短腿石膏制动。除非固定已经非常坚强,否则踝部只能进行有限的活动度功能锻炼,以免后足内翻或外翻。限制负重时间约为 6 周,随后根据患者的状况逐步增加负重。

3.结果

有关距骨外侧突骨折的报道均为回顾性研究,患

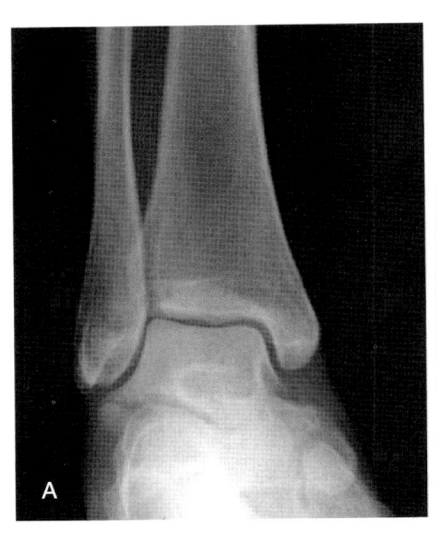
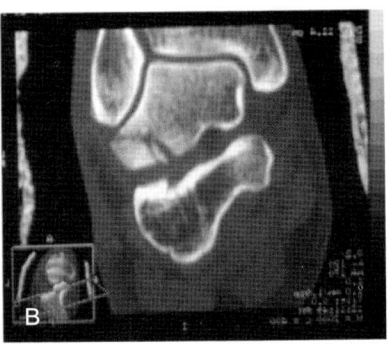
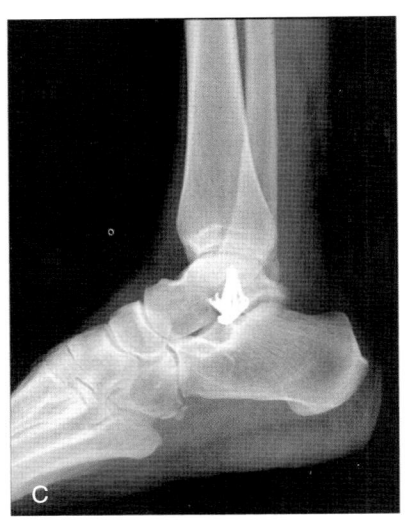
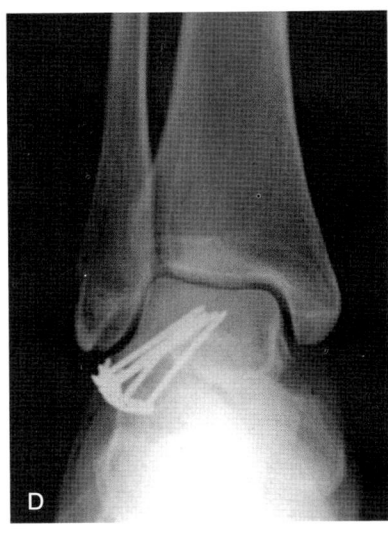

图 61-21 (A,B)单纯后突骨折诊断困难。因为它常附着有重要的韧带,如果骨折片大于 1cm 或者移位超过2mm,必须行内固定来稳定结构并支持早期一定范围内的活动。(C,D)用微型 1.5mm 或 2mm 的拉力螺钉或者（如在本例中）经 Ollier 入路用 2mm 的微型直钢板进行了固定并早期活动。

者损伤的程度及受伤机制多样,而且多伴有足与踝部损伤,所以推断精确地数据比较困难[77,141,166,240,390]。

单纯距骨外侧突骨折的研究来自于滑雪意外(20位患者,均为低能量损伤)。调查者发现患者的结果比较好,他们报道称 90%的患者临床结果为良好,而且美国足踝骨科(AOFAS)后足评分平均为 93 分(满分为 100 分)[414]。骨折块较大的患者,其结果(AOFAS 评分、后足活动、疼痛)较好主要是因为进行了解剖复位和螺钉坚强内固定治疗。轻微的撕脱性骨折、粉碎性骨折或较大的无移位骨折患者中,30%的患者在开始时进行了保守治疗,但是这些患者中后期因骨不连或碰撞而需行清创术者占 50%。35%的患者有轻到中度疼痛,后足轴向负载时如有极度背屈、外翻或外旋运动即可引起疼痛。虽然结果较好,但 20%的患者(包括保守治疗的患者)不能重返以前的运动水平。

距骨外侧突骨折后,距下关节创伤性关节炎的发生率为 15%~25%,在高能量所致骨折及保守治疗的患者中,其发生率更高[202,240,443]。尽管切开复位内固定后骨不连比较少见,但在保守治疗以及漏诊的患者中,骨不连的发生率超过 50%,这样就会使患者的结果较差[298]。距骨外侧突骨折预后主要受以下因素影响:及时诊断、创伤初始对关节软骨的损伤程度、关节面恢复的准确度。即使切除较大的外侧突骨折块,也可能不会造成后足或踝关节不稳定。尽管及时诊断并通过闭合或切开复位固定治疗对骨折进行了恰当处理,患者仍然会有持续性疼痛和僵直,有时需行距下关节清创术甚至距下关节固定术。

(八)距骨顶的骨软骨骨折

距骨顶损伤很大一部分为骨软骨骨折或压缩性骨折。骨软骨骨折是指累及关节软骨和软骨下骨的损伤,应将其与慢性"剥脱性骨软骨炎"(OCD)相区别。这些骨折在常规 X 线平片上不易显现,它们常常伴有足与踝部明显损伤(包括骨折与扭伤)。近来对 50 例 IV 型旋后型踝部骨折患者的一项回顾性研究发现,其中有 38%的病例存在有距骨顶骨软骨骨折[379]。骨与韧带的损伤形式方面没有什么区别,因此作者建议所有的踝关节骨折都应检查距骨顶。仅存在踝关节扭伤的患者,其骨软骨骨折的发生率为 0.1%~6.5%[104,259,387]。距骨顶内侧及外侧受损的概率几乎相等。

无移位骨折(如压缩或剪切骨折)常难以及时诊断,因为普通平片常无阳性表现,而且患者无特殊的临床症状。踝关节扭伤时,采集的病史及体格检查结果与踝关节扭伤的症状一致,因此患者的主诉常常比较准确。然而,踝关节扭伤后如果患者的症状在 4~6 周内仍得不到改善,则应怀疑存在有骨软骨骨折。这类骨折在韧带联合损伤和距下关节部分或全部损伤时(包括脱位)比较常见。

由于该类骨折难以早期诊断,所以患者就诊时往往已处于慢性期。这一观点导致有些医生认为骨坏死是"距骨骨软骨损伤"(OLT)或"骨软骨缺损"的病因。最近有文献报道称,98%~100%的外侧损伤和 70%~82%的内侧损伤是由创伤造成[256,322]。患者在发生该类骨折前,可能遭遇一次较大的创伤事故或者连续的轻微损伤。外侧损伤常常位于前侧,并与距骨顶的外侧肩相邻。人们认为这些损伤主要是由于背屈、内翻运动损伤所致,剪切力主要集中于距骨顶外侧与腓骨远端之间[362,363,421]。

相反,内侧损伤大多位于后侧,多为踝关节跖屈、内翻时产生的外旋和压缩力量所致[33]。在形态学上,距骨骨软骨外侧及内侧损伤也有区别。外侧损伤通常较浅、主要为软骨受损,而且受损的软骨常常是距骨肩的一部分;内侧损伤多偏向中部,常常包括一部分明显受损的软骨下骨[362]。

影像学上,踝关节常规 X 线平片多能显示较大的骨折片,在踝穴位或正位片多表现为"斑点状信号"(图 61-22)。踝关节尽量背屈和跖屈后拍摄踝穴位片,有助于诊断该类骨折,因为该位置可以看到前方及后方损伤,而在常规平片(中立位)上常常会漏诊。除了骨折分离、移位、较大以外,难以发现其他骨折,所以平片检查对于诊断这些损伤的价值有限。如果患者有持续、慢性的症状,则应高度怀疑可能伴发有该类损伤,这时可以考虑进行 CT、MRI、闪烁扫描等辅助检查。上述措施已被证明在鉴别骨折及软骨损伤中有极大价值。对于平片上显示的骨缺损大小和位置,CT 检查是评价的金标准,而 MRI 对于检查单纯的软组织损伤及其范围具有极大的灵敏性[390]。

距骨顶骨软骨骨折没有公认的分类标准。当今广泛采用的分类标准是由 Berndt 和 Harty 在 1959 年提出的,最初是用于剥脱性骨软骨炎的分类[33]。它主要依据踝关节常规摄片后对于骨软骨骨折移位量的评估进行分类。1 期骨折:软骨下骨压缩性骨折,2 期骨折:骨折段从其骨床处部分分离,3 期骨折:骨折段从周围骨床处全部分离但没有移位,4 期骨折:骨折段全部分离并且移位。在该分类法提出以后,又陆续出现许多其他的分类方法。虽然没有以前那么广泛应用,但该

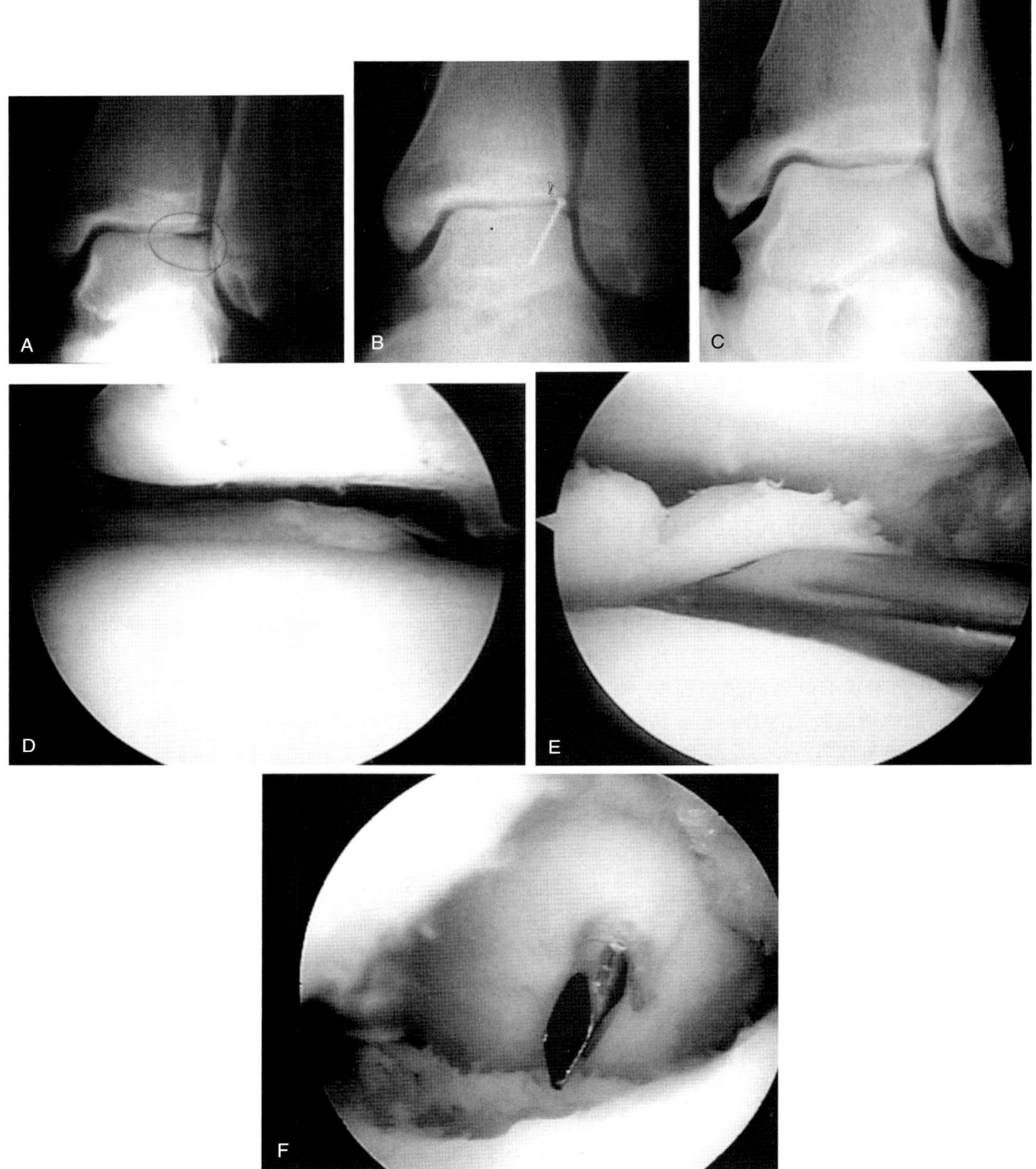

图 61-22　距骨顶骨软骨骨折,如果有移位,如果引起嵌插症状或保守治疗失败,常常需要用关节镜治疗。(A,B)理想的情况下,如果在软骨下层平面或软骨下层以外,碎片有完整的软骨和骨,则能够通过直径为 1.5mm 的微型骨片螺钉或无头螺钉或类似于克氏针的可吸收钉进行修复。如果碎片主要是软骨或者由于骨折片碎裂/不稳定到相当程度而妨碍内固定,就必须在关节镜下将其清除。所造成的缺损可以通过钻孔、刮除或细微骨折术来治疗。后一种情况见于这名半职业足球运动员,在初诊前数月,受足部的严重扭伤后有踝部的慢性交锁和疼痛。(C)首次拍摄的平片显示在距骨颈侧方有移位的骨软骨骨折,(D)而在首次关节镜检查时更清晰地呈现为台阶状。(E)在切除外侧较大的缺陷后,(F)进行了钻孔治疗。随访时,他仍有间歇性疼痛和踝部肿胀,但他 80% 的疼痛和全部的嵌顿症状已解除,并恢复了足球生涯。

分类法依然主要根据 CT 扫描[25]或 MRI 检查[11]的结果进行协助诊断。

需要注意的是,平片检查在诊断该类损伤时的作用有限,因为它仅能发现 3 期和 4 期较大的骨折。因此在保守治疗(RICE 方案)几周后,如患者症状仍然持续,则可借助 CT、闪烁扫描以及 MRI 检查以协助诊断。CT 检查已被证明在诊断平片上所显示的损伤范围大小及损伤位置方面十分重要,而 MRI 对于检查单纯的软组织损伤具有极大的灵敏性[390]。

距骨顶骨软骨骨折的治疗主要是根据:剧烈程度、分期、位置以及骨折大小。1 期和 2 期的损伤可以保守治疗,如制动、限制负重、理疗支持。3 期和 4 期的损伤,保守治疗效果较差,所以应进行手术干预。较大的骨折(大于 13mm),应该进行整复并用细螺钉、可吸收钉、克氏针或纤维蛋白胶固定[421]。当这些骨折处于慢性期时,尚不明确是否可以进行切开复位内固定,目前尚未见该手术结果的有关报道。小的或单纯的软骨损伤,很难补救,通常建议对骨折进行清创处理。如果骨折位于在最前方,通过内侧或者外侧关节切开比较容易予以修复。

大多情况下,建议用关节镜进行早期评估,无论如何,它们中的绝大多数最好用关节镜治疗,采用标准的踝前内侧入路、踝前外侧入路,有时也用踝后外侧入路,用镜角为 30°、光圈为 2.7mm 或 4mm 的广角关节镜来施行[21,122](见图 61-22)。偶尔,也因为软骨骨折碎片的位置处理困难而采用 1.9mm、30° 镜角或 2.7mm、70° 镜角。术野清理后,软骨基底部用刮匙、细微骨折术或者用 0.054 英寸或 0.062 英寸的克氏针经前侧入路或经踝钻孔。不要使用更细的克氏针,因为它会有在关节内断裂的风险。可以用一些构型不同的引导器械方便操作上述技术,但它们要从一个单一入口插入,而且除软骨外不要影响其他组织。

通过关节镜对这些损伤清理和评估后,医师面临的问题是切除骨折块还是将其固定。通常情况下,可以将同侧的关节镜入口扩大,从而切除那些需要被移除的骨片。通过关节镜或开放切口治疗后,这些患者多能达到骨折愈合。当损伤位于前面时,可通过延长切口进行直接暴露;当切口位于中部或后面时,可通过内踝截骨直接暴露骨折片。单纯地通过关节镜难以对骨折进行复位和固定,因为植入物需要垂直于骨折片进入,这样就要求入口较大。

尽管大多数的前外侧损伤在踝关节尽量跖屈时,可以通过标准的前外侧纵行切口进行显露,但是位于中部或内侧的骨折则不能经该入路进行很好地暴露

和固定。对于这些难以显露的骨折,可以通过胫骨远端、内踝、腓骨远端多处截骨来暴露[251,301]。然而,至今尚不清楚哪种入路在提供较好显露的同时,其风险较低、患者恢复较好。

术后,患者先用夹板固定 2 周并禁止负重。一旦切口愈合即拆除缝线,患者用可以控制活动的踝部支架(CAM)保护并禁止负重 4~6 周,在此期间应该进行积极的功能锻炼和理疗,以减轻关节僵直和使之产生关节液从而营养关节。这些治疗可以促进骨折愈合和纤维软骨的康复。根据临床检查和摄片检查结果,可以逐步增加患者的负重直至完全负重行走。

骨软骨慢性损伤是指:尚未明确诊断或伤后保守治疗 6 个月依然没有消除症状[362]。与骨软骨急性损伤不同,这些慢性损伤不按临床分期进行处理。即便是小的或中度的慢性骨折损伤,关节镜清理或软骨下钻孔治疗可能均有疗效[404]。较大的骨折片或关节镜清理及钻孔治疗失败的骨折,可以选择骨软骨同种异体移植、马赛克植骨成形术或者自体软骨细胞移植进行治疗[136,213,240,318,443]。运用这些技术治疗后,患者的恢复状况有待于进一步研究。

二、跗骨脱位

(一)距周-距下关节脱位

距下关节和距周关节脱位(距下关节与距舟关节同时脱位)大约占全部脱位的 1%,这些脱位有 68%~75%因高能暴力所致[105,120,162,233,295](图 61-23)。临床上,主要是根据伤足相对于小腿其余部分和踝部的关系来加以描述,可分为内侧、外侧、前和后脱位。内侧脱位比较常见(65%~80%),开放性损伤常常伴有外侧脱位[30,229]。纯粹的矢状面(前后方向)脱位罕见[340,385]。

不管向哪个方向脱位,这些损伤都会导致明显的足部畸形。距下关节脱位的早期临床表现与踝关节脱位相似。踝关节脱位可以表现为距下关节脱位的延续,也可以是距骨全脱位的前提。

距下关节内侧脱位源于足部跖屈内翻,这种运动将载距突作为旋转轴,先损伤距舟关节,再导致跟距关节的跟骨向内侧脱位[222]。足相对静止于小腿内侧,并处于跖屈、内翻和内收位,所以初诊时就像马蹄内翻足。脱位距骨头外侧的皮肤多有牵拉甚至是撕破。相反,外侧脱位有反向的畸形,初诊时就像扁平足(足外展外翻)。它们是由绕着跟骨前突旋转的外翻力量所致,一半以上伴有内侧开放性损伤[120,232]。

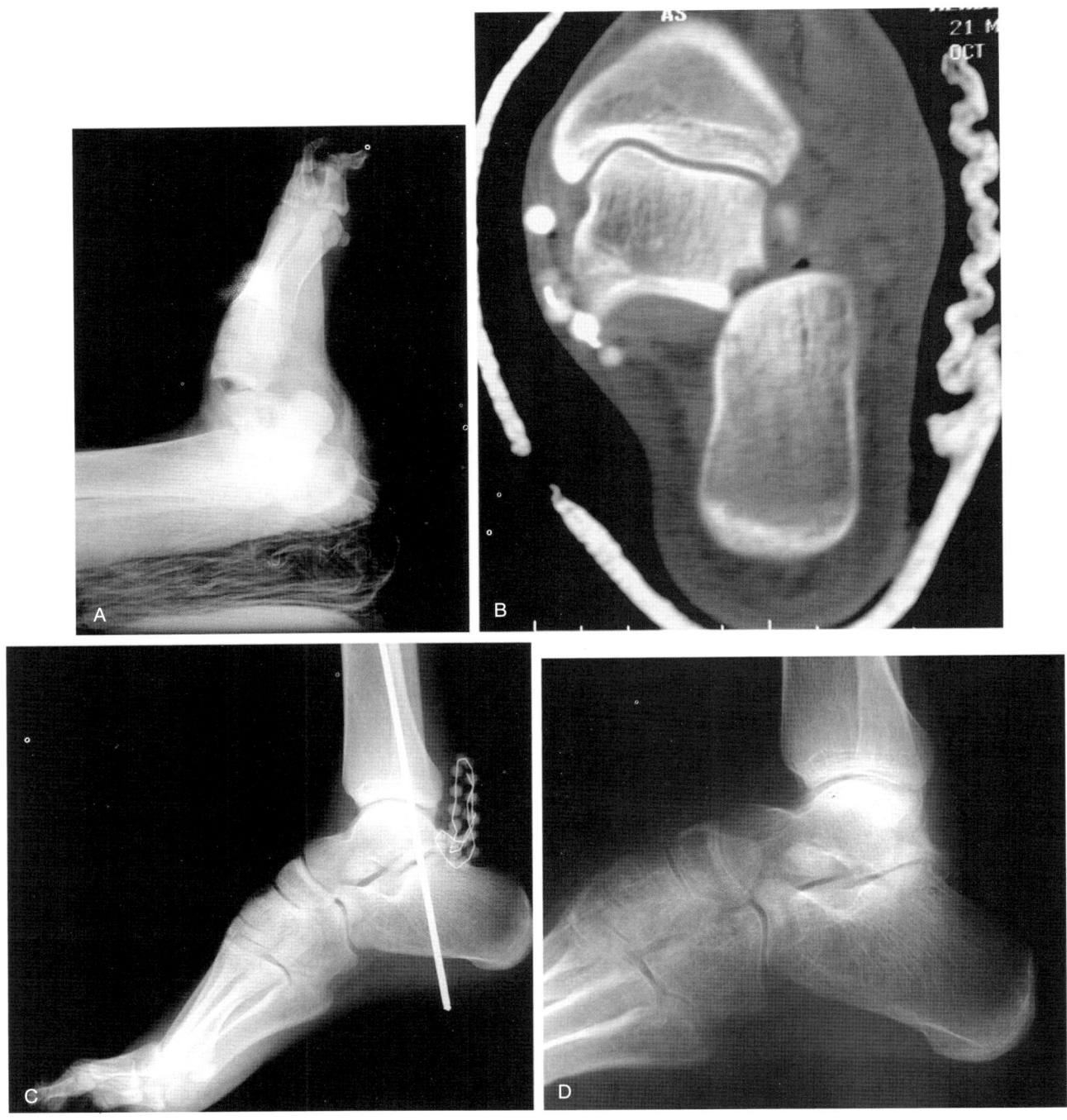

图 61-23　(A)这名患者因高能量摩托车车祸造成伴有内侧创口和大的外侧突骨折的开放性距下关节骨折脱位。急诊室闭合整复未成功。首次手术行切开复位并用石膏制动，但是既没有固定外侧突，也没有穿针固定。(B)数天后，跟距关节再次向外侧脱位，因为外侧突移位而造成了空缺，并且内侧软组织无牵制作用。这是个距骨骨折碎片(如外侧突)固定的典型病例，这种固定可有效保证距骨周围损伤的稳定，并防止不稳定的复发。通过斯氏针从足底穿过距下关节的固定，能使许多外侧附着韧带发挥功能，并使局部骨折片恢复原位。(C)本例患者再次手术时即采用了这一方法。(D)值得注意的是，在损伤后仅 6 个月的随访复查片上依然可以看到外侧突畸形愈合，并且有距下关节的狭窄。

距下关节脱位伴发足与踝部损伤十分常见。这些伴发伤主要包括偶尔伴有的距骨颈和跟骨骨折,也可伴有跗骨间或跖骨压缩骨折或撕脱性骨折,伴发距骨周围和距骨头损伤比较常见。同时伴有踝部骨折的发生率高达88%[120,232]。即使缺乏明显的伴发伤,CT检查通常能够发现距下关节脱位时所导致的骨软骨骨折[259,354]。

除了开放性损伤,一般神经血管损伤很少见,但闭合性损伤伴皮肤肿胀仍然是高危征象。急症手术进行闭合复位能够避免软组织的进一步损伤。

1.治疗

(1)闭合复位:复位手法应根据移位方向而定,下列顺序有助于整复的进行:①充分麻醉;②屈曲同侧的髋关节和膝关节,以放松腓肠肌并有利于对抗牵引;③纵向牵引脱位的跟骨;④先加大畸形以开启足部。

上述操作完成后,应根据脱位的方向进行相应处理。距舟关节能够引导距骨头在足窝内重新定位。此后,如果是向内侧脱位,内翻跖屈足部(沿畸形方向),接着外翻背屈足部实现复位。在向外脱位时,同样加大原先的畸形后,由背外侧向足底内侧施压,从远端稳定距骨头直到复位。

距周关节脱位可能会导致矢状方向上的移位。前足跖屈,牵拉足部,沿纵向向足前方背侧加压,首先在足底距骨颈处将脱位的足舟骨"解放",然后在其后方相应的部位也随之而整复。需要重复阐明的是,距骨头必须用手法稳定其方向才能顺利整复[187]。足部任何结构总是围绕距骨来动,而不是相反。所有距骨前方的结构应从相反的方向,即跖屈位,向前牵引,以将跟骨后关节面从距骨外侧突处解锁,这种交锁就像颈椎的关节突"跳跃"一样[187]。足部随后才会有整复后的向后移动。虽然有高达30%的脱位采用非手术治疗不能复位[36],但是在整复时还是应该镇定。随着从损伤到治疗时间的推移,距骨周围的肿胀不可避免会加大,闭合复位愈加困难。如果复位成功,夹板固定前立即摄片检查踝部和足部的复位情况。距下关节脱位伴发隐匿损伤的概率较高,所以对于该类损伤应做CT检查以作进一步的评估[37,43,44]。

(2)切开复位:大约有10%~27%的内侧脱位和20%~50%的外侧脱位不能闭合复位[36,174]。不能闭合复位的原因可能是:①距骨头扣锁在其周围的支持带(背侧支持带最易扣锁),②腓深神经血管束的嵌绕,③跟舟韧带(即分歧韧带内侧部分)包裹或包绕关节囊,④趾短伸肌腱嵌顿,⑤腓骨嵌插,⑥距舟骨压缩骨折[168]。最后一种损伤常常使舟骨不能接触距骨头,以及产生像肩部那样的Hill-Sachs损害。外侧脱位的整复常常因为对面距舟骨的撞击损伤,或者因为趾长屈肌的嵌入或最为常见的距骨头周围胫后肌腱的嵌入而受到影响。

对于不能复位的外侧脱位,可采用内侧的常用切口,或者较少应用的纵向切口延长至跗骨窦到腓骨尖。前一切口可用于胫后肌或者趾屈肌腱的嵌绕,而后一切口则用于无法整复的前方或后方的半脱位。任何不能修复的骨与软骨都必须在复位前切除,当然暴露要清晰,而且较大的关节旁骨折片必须解剖复位和内固定。

闭合或者手术整复后一般是稳定的,不需要内固定,因为足后部具有自然稳定的本质,但应将其固定在中立位的短腿石膏中。固定前应通过被动旋前和旋后以确认是否复位。

有时,即使对伴发骨折行切开复位内固定和修复韧带与关节囊后,仍然持续存在不稳定。这种情况下,通过外固定或钉住距下关节可以牢固固定。如有必要,还可以用2mm的克氏针或粗的斯氏针穿过距舟关节进行固定。这些固定针应维持大约6周,并且在此期间患肢不能负重。开放性损伤最佳的治疗应该是急诊标准冲洗和清创,恰当处理骨折碎片,置入抗生素珠链,如果可能,创口延迟一期闭合。急诊延误的病例也并不排除在急诊室行闭合复位以保护周围软组织。如果难以实行闭合复位或者皮肤在最初检查时明显不能存活,应及早请整形科医师参与治疗。

2.康复计划

对于无骨折的闭合性稳定损伤且复位容易者,可在短腿石膏或靴子的保护下逐渐负重2~4周,直至完全负重。随后拆除石膏,对踝关节、距下关节、跗横关节的活动范围进行渐近性理疗。一些学者建议康复活动应尽早进行,以防止发生距下关节脱位后最常见的并发症——后足关节僵直[77]。较严重的损伤,可能需要进行切开复位,或者先行短腿石膏固定、在石膏保护下限制负重4~6周。用克氏针或外固定器临时固定的患者,必须维持固定6周,拆除固定后在可移动的短腿石膏或靴子的保护下开始进行性负重。

3.并发症

距下关节脱位后的结果与初始损伤的严重程度直接相关。较易发生并发症和预后较差主要与下列因素有关:高能损伤、开放性脱位、延期整复或关节内骨折[30,229]。许多距周–距下关节脱位的患者,常会导致后足僵直。距下关节创伤性关节炎比较常见,在外侧脱位和骨折–脱位时更易发生[21,322]。由于距骨仍然位于踝穴内,所以距骨缺血性坏死比较少见[141]。延期整复可能会导致后足不稳,这时需行后足关节固定术。除非患者的韧带松弛,否则距下关节脱位后再发半脱位相当少见。

4.结果

单纯距下关节脱位后,有关患者结果的结论十分有限,因为其发生率比较低,而且其临床表现与同侧、对侧的其他损伤有重复。单纯距下关节脱位的结果较好,只有一小部分患者有长期后遗症[174]。而伴有骨折的脱位时,则较易形成距下关节炎[36]。

Bibbo 和他的同事对 25 例距下关节脱位的临床结果进行了随访研究,这些脱位均由高能损伤所致[36]。美国足踝协会后足评分平均为 71 分 (满分为 100 分),而对侧未受伤下肢的该项评分为 93 分。在这组患者中,内侧脱位和外侧脱位的结果没有差别。只有 72% 的患者重返以前的职业和活动水平。然而上述结果并不能全部归因于距下关节脱位,因为 89% 的患者伴发足与踝部损伤。

Goldner 和他的同事报道了 15 例 III 型距下关节开放性脱位的病例,大部分患者的结果较差[148]。这些病例中,外侧脱位是内侧脱位的 2 倍,但它们的结果相似。大多数患者都有伴发伤,而且在首次手术治疗后需要二次手术。所有患者均有持续性疼痛,包括 4 位患者因损伤神经而致灼性神经痛。

(二)距骨全脱位

距骨全脱位(即"活体脱出")而没有骨折的病例罕见,但也曾有过报道[90,391](图 61-24)。距骨只受周围软组织的牵拉,所以强大的外力可使它向任一方向脱位[202]。绝大多数是开放性损伤且预后不良[301]。闭合复位常难以成功,常需经前内侧或后外侧入路行切开复位。必须将距骨邻近的肌腱松解以便进行复位,主要是胫后肌腱(PTT)或跚屈长肌腱(FDL)[251]。缺血性坏死、感染以及创伤后关节炎的发生率极高,因此,常需要行距骨摘除和胫跟融合手术。

如果能对骨及软组织床进行有效清创,有些作者建议将距骨及早切除,但是也有人提倡将距骨保留在复位后的位置,以便让距骨周围的组织愈合[24,248]。满意的距骨复位,能够恢复其长度及解剖关系。距骨还可以作为补救措施,如:因存在进行性塌陷、缺血性坏死或疼痛症状需行距骨周围融合时,可以将距骨用于移植。

如果整复后距骨不稳,可将一枚 1/8 英寸的克氏针穿入跟骨,一枚 0.062 英寸的克氏针穿入距舟关节,或者两者共用,可以有效地保持复位,6 周后再将其安全地拆除。尽管对支架保护下负重是否影响缺血性坏死的自然演变过程仍有争议,但是这些患者需要用髌韧带承重踝–足矫正器(PTB、AFO)保护 1~2 年,以减小血管再生期可能的塌陷。

(三)Chopart 关节或跗横关节脱位

距舟关节和跟骰关节在解剖及功能上是一个单元,被称为 Chopart 关节或跗横关节。这些关节是以法国外科医师 Francois Chopart(1743~1795)的名字来命

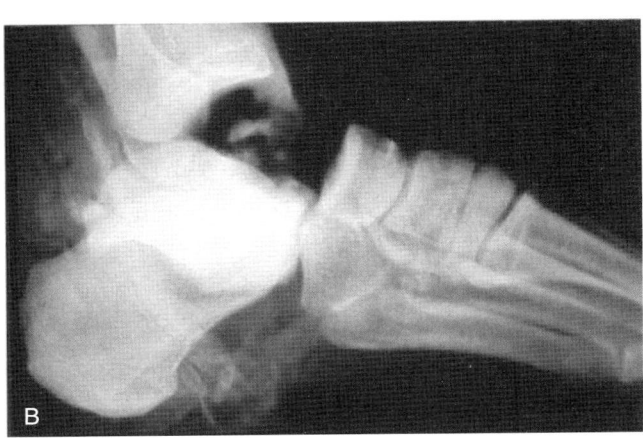

图 61-24　距骨全脱位的罕见病例。(**A**)本病例无明显骨折,(**B**)距骨整体完全性脱位。无论如何治疗,这种损伤的预后都很差。通常合并有如图所示的开放性创口。

名的,他最先提出在该关节水平进行截肢以治疗前足感染。这些关节水平处的脱位和骨折-脱位能够危及全足的功能,因此这些潜在损伤能导致足部残疾(图61-25)。幸运的是,这些损伤比较少见,通常只有高能损伤(如交通事故、高空坠落等)时才会发生。该类损伤在多发伤时比较常见,而且其伴发伤的概率高达88%[331]。由于其伴发致命伤的概率较高,而且该区域的

脱位在摄片检查时难以被发现,所以这些脱位在初诊时漏诊率高达 40%[54,297,399]。与距下关节脱位和距骨全脱位不同,这些损伤通常不伴有明显的足部畸形。

损伤的主要机制是,后足或前足在固定时遭受外展或内收的外力,再加上足部跖屈时遭到轴向压缩,即可导致骰骨、跟骨前突(外展时)、舟骨、距骨头(内收时)压缩性骨折。虽然存在有单纯性的骰骨和舟骨

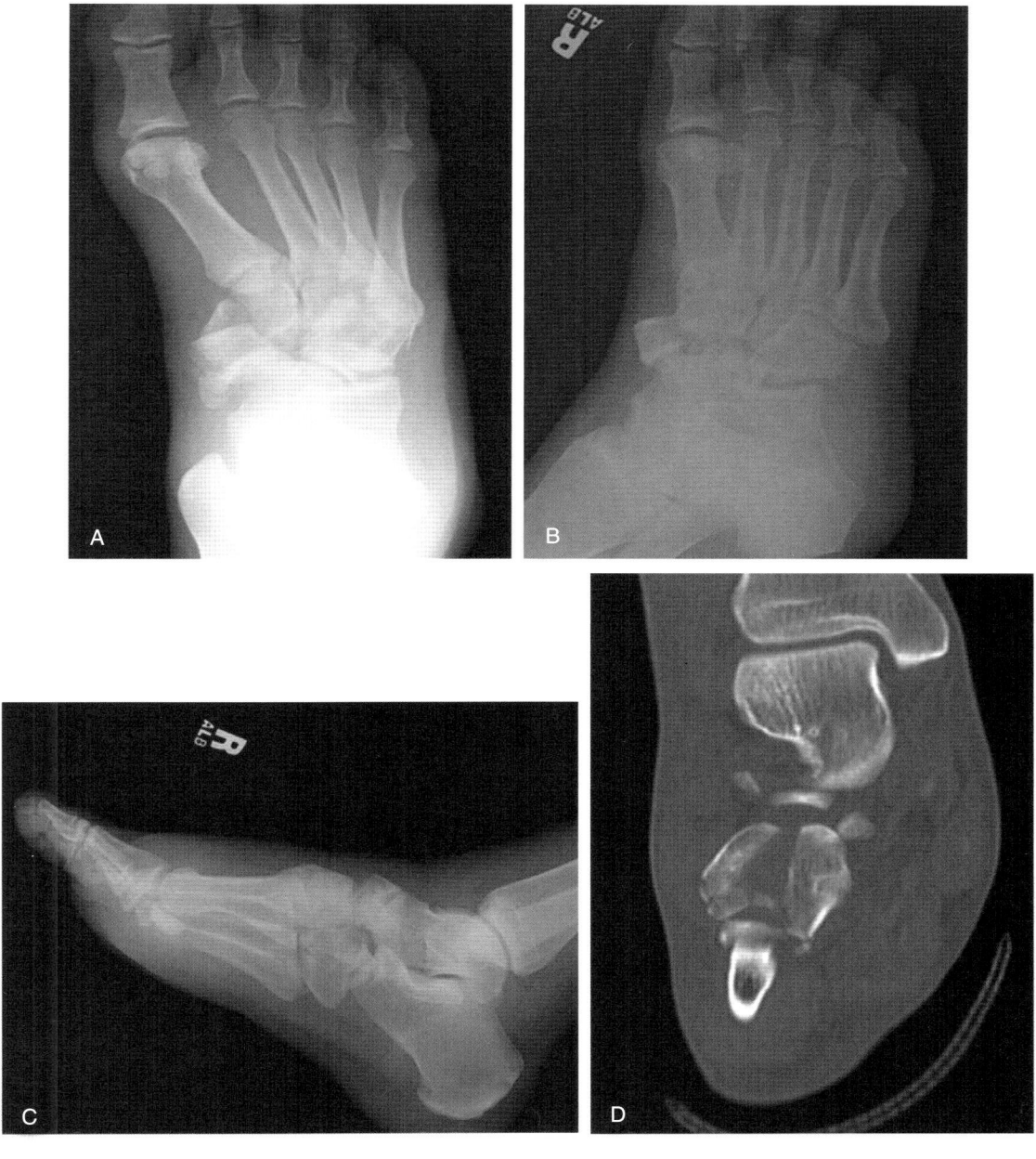

图 61-25   患者为 32 岁的男性患者,在摩托车事故中造成单纯 Chopart 关节骨折-脱位。(A~C)平片不易辨别,需要认真阅读平片才能发现隐匿损伤。明显粉碎和移位的舟骨骨折,必须考虑到可能伴有外侧柱损伤。(B,C)外侧和斜行损伤平片提示存在有骰骨压缩性骨折,(E,F)这一损伤可经 CT 检查证实。此外,CT 片上还显示楔骨内侧有冠状骨折(D)。(待续)

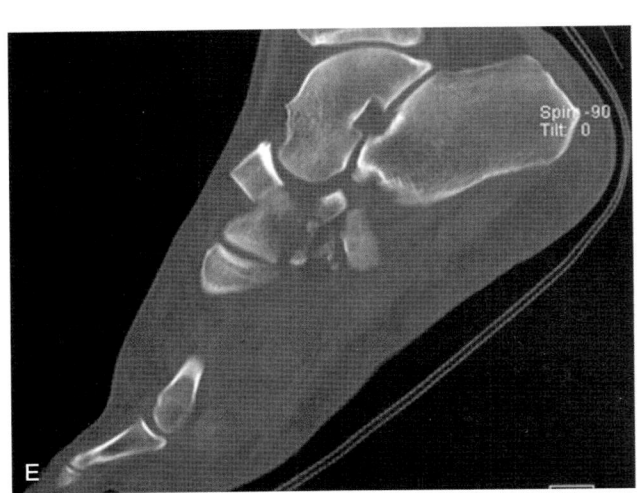

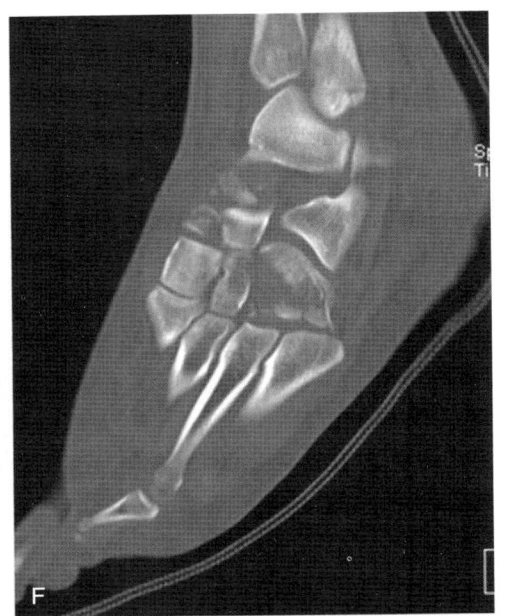

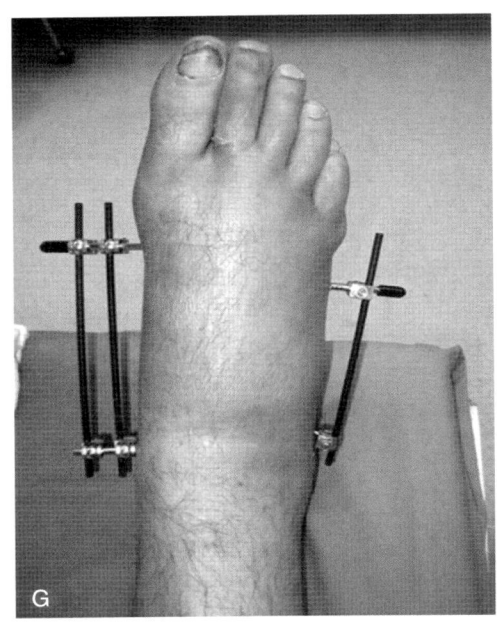

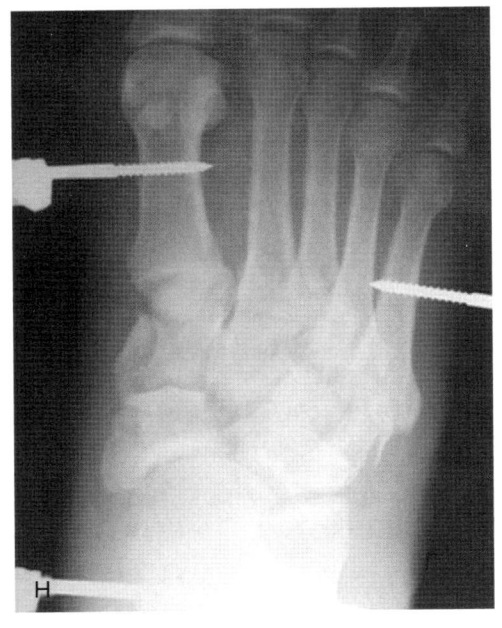

图 61-25(续) (G,H)由于软组织肿胀严重,可以通过双侧外固定器维持内、外侧柱的长度和固定。为了防止软组织恢复期间发生马蹄足挛缩,应将足放置于可移动的夹板中,从而方便检查和护理。延迟 2 周后再进行牢固固定(见图 61-65)。

骨折,但是骰骨、舟骨压缩性或撕脱性骨折的患者,根据受伤机制在对患者进行诊断时,应考虑到对侧足部可能会发生隐匿损伤。

1.分类

Chopart 关节脱位或骨折-脱位的类型比较多变,Main 和 Jowett[240]将跗骨间骨折脱位分为 5 种类型:

1 型:(a)内侧脱位(前足受到内侧力量)伴有舟骨

边缘骨折,包括"旋转"脱位(仅仅为距舟关节),(b)内侧脱位伴有舟骨体骨折(外侧骨折)。

2 型:沿着第一列跗骨的轴向、纵行外力所致,舟骨中部骨折。

3 型:外侧脱位(骰骨或跟骨前部骨折)。

4 型:距侧脱位(前足遭受屈曲力量),距舟关节及跟骰关节脱位或者距舟关节及距跟关节脱位。

5 型:任意力量(尤其是高速或高能)所致的压碎损伤。

最近,Zwipp 将 Chopart 关节骨折-脱位分为 6 种不同类型[443]。以这种分类法,最常见的类型是舟骨内跖侧骨折-脱位[213]。这些损伤常向远端延伸至楔骨和 Lisfranc 关节处。Chopart 关节单纯的韧带脱位是种例外。在中年女性人群中,低能损伤导致 Chopart 关节半脱位比较常见[318]。受伤的机制可能是,上楼时失足或滑倒,同时伴有前足和中足外展、背屈。Main 和 Jowett 将这些损伤归为后足外侧拉伤[240]。这种情况下,在平片上可以发现舟骨结节撕脱性骨折、跟骨前突骨折或跟骰关节周围的其他撕脱性骨折。

2.临床表现

尽管大部分损伤均可表现为畸形明显、肿胀严重和淤斑,但不同的患者其临床表现变化很大,而且足部看起来正常并不能排除 Chopart 关节损伤。虽然影像学检查显示为阴性,但是中足跖部淤斑常常是胫后肌腱跖侧止点断裂的特殊临床表现,而且这种情况下偶尔会伴有 Chopart 关节损伤[104]。前足被动外展或内收时出现疼痛,应及时拍片检查,可能需要行 CT 检查以明确足部损伤。

在正常的足部正位片上,将楔骨的近侧边缘与舟骨的远侧边缘相连,跟骰关节间隙不应超过 2mm,Chopart 关节对侧任一部分均不应出现重叠。在正位及侧位片上,距骨与第一跖骨之间的连线应该是直线,这与对侧未受损的足部相似。在正常的侧位片,Chopart 关节的轮廓就像光滑的 S 型,也被称为波状线(cyma 线)(图 61-26)。

很难观察到 Chopart 关节脱位或半脱位的影像学表现,因为它们常常自发复位。在影像学上,这些脱位

常常表现为移位、压缩性骨折、或像颈椎关节突那样"跳跃"。有时,足部正位片或侧位片上即便只有较小的骨重叠,它也为诊断提供了一个线索。

如果怀疑有纯粹的韧带损伤,但平片检查不能支持,则应在全麻或局麻时外展、内收、跖屈或背屈前足,以在应力下摄片。通常情况下,Chopart 关节损伤多有骰骨短缩,CT 检查能够较好地显示骰骨的损伤范围。

横断 CT 扫描在发现轻微的不协调方面很有价值,有助于正确诊断,而且在诊断压缩性或粉碎性骨折方面有较大价值。在制定手术入路、固定方法以及可能需要施行的骨移植或初期融合等计划时,重建 CT 检查具有极大的价值。

3.治疗

(1)非手术治疗/闭合处理:位于外侧柱的关节轻微半脱位或跟骰关节撕脱性骨折,如果内侧柱稳定,则只需短期制动、早期进行功能康复锻炼即可。内侧柱不稳可能会导致纵弓塌陷[104,387],因此内侧柱不稳需要短腿石膏保护性负重 6 周,有时,要用外固定器维持内侧柱的长度和复位。

纯粹的 Chopart 关节韧带脱位或脱位伴有关节外撕脱性骨折,如能进行解剖复位,则可用上述方式进行治疗。为了维持距舟关节和跟骰关节的复位,可以用克氏针代替外固定器进行暂时固定。移位的舟骨撕脱性骨折将影响胫后肌腱的止点,应对骨折进行固定以免发生后期塌陷和扁平足畸形[318]。

(2)手术治疗:大部分的 Chopart 关节骨折-脱位需行切开复位内固定,以恢复关节一致性、轴向对位和足内、外侧柱的长度[259]。如果不进行治疗,短缩的内侧柱会导致内翻高弓足畸形、短缩的外侧柱会导致扁平足畸形。对脱位进行复位的基本目标是:恢复足部解剖位置。下列情况应考虑行急诊手术:Chopart 关节脱位和骨折-脱位不易复位、开放性损伤、即将发生筋膜室综合征、皮肤可能坏死等。

手术入路必须能直接显露距舟关节、跟舟关节间隙和跟骰关节。通常选择内侧入路、背内侧入路或外侧入路(纵行或 Ollier 型入路),最常用的是双入路。小的关节牵开器或外固定器有助于解除骨折嵌塞和恢复内、外侧柱的长度。

使距舟关节达到解剖复位并恢复外侧柱的长度十分重要。不要忽视跟骰关节重建的重要性,如果患者足部对位良好,则其可以耐受跟骰关节创伤后关节炎,如

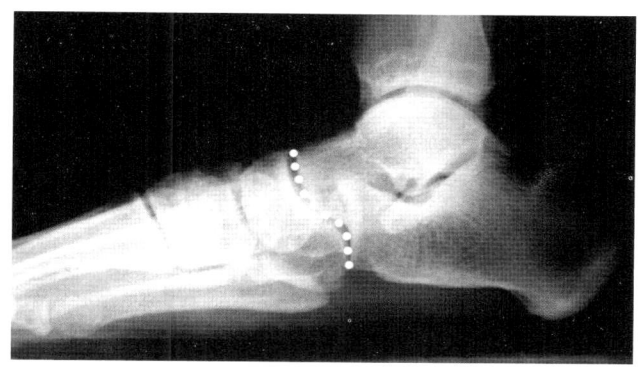

图 61-26　摄片显示 cyma 线。

有必要可通过跟骰关节固定术进行补救[213]。治疗时，Chopart 关节脱位常常需要屈从于伴发的距骨头、舟骨及骰骨骨折。距骨头、舟骨及骰骨骨折的复位及固定技术在其各自章节均有详细讲述。一旦对这些骨折进行合适治疗后，应复查已整复的 Chopart 关节。距舟或跟骰关节的持续不稳定，可以穿入克氏针进行临时固定。也可以用外固定器稳定足部。在内侧柱严重粉碎的病例，可以用桥接钢板进行固定(见图 61-65)。恢复内侧柱的长度后，可以对压缩区域进行骨移植治疗。

4.术后治疗

由于损伤的严重程度及重建的要求不同，所以足部损伤的术后处理也不同。这些损伤的患者先限制负重 6~8 周，然后根据临床及影像学表现逐步增加负重。在增加负重和开始进行积极的活动之前，应将距舟关节处的克氏针、外固定器或桥式钢板移除。一旦患者能完全负重，则半刚性的弓形矫正器支撑有助于患者康复[318]。

5.结果

Chopart 关节骨折-脱位的并发症有感染、深静脉血栓(DVT)、扁平足畸形或内翻高弓足畸形、舟骨缺血性坏死和中足关节病变。文献中，很少有该类损伤患者功能结果的报道。与非手术治疗相比，切开复位稳定内固定的疗效较好[331]。Main 和 Jowett 指出，患者的结果与内侧纵弓的稳定性有关[240]。纯粹的 Chopart 关节损伤比 Chopart 关节骨折-脱位的结果要好[331]。

(四)孤立性跗骨脱位

孤立性跗骨脱位比较罕见，文献主要是个案报道[256]。在这些损伤中，应注意评价有无其他隐匿骨折或跗骨脱位，以确定是否需要切开复位内固定。除了足部常规 X 线检查以外，强烈建议进行彻底的临床体格检查和 CT 检查。

1.跟骨脱位

距舟关节完整而且无严重骨折的距下脱位和跟骰关节对位不良定义为跟骨脱位。至今仅有不到 10 例的报道[322,423]。脱位多向外侧。可以闭合复位，随后短腿行走石膏制动 6~8 周。如果距下关节在复位后仍然不稳定，可以用直径为 2mm 的克氏针临时固定 4~6 周。必要时以外侧切口施行切开复位。

2.舟骨和距舟关节脱位

单纯的舟骨和距舟关节脱位也很罕见[336]。额状面

上跟骰关节以前半足为支点旋转而导致距舟关节脱位。在这些病例中，跟距骨间韧带保持完好，因此距下关节不发生移位。闭合复位后通常在短腿石膏保护下逐步负重 6~8 周。如果需要，用常规的内侧切口行切开复位。足前部受到高能量跖屈外力时可导致舟骨脱位[71,197]。这种损伤机制导致典型的足舟骨背侧脱位，可能与缺乏背侧坚实的韧带连接保护、足舟骨的梯形弯曲形态(足舟骨背侧部分较宽)有关。这些损伤需要及时复位和切开复位内固定，以减少对皮肤和神经血管的损害，减少缺血性坏死的发生，或者避免创伤后足中部的塌陷。

3.骰骨和跟骰关节脱位

纯粹的骰骨或跟骰关节脱位也很罕见，而且多由高能损伤所致。骰骨只向跖侧脱位，这是因为它的解剖结构类似于立方体，有一个钩状跖突而且有强大的韧带附着[214]。可以在少数病例中见到骰骨从跟骰关节脱出[72,257]。如果不能用闭合复位和短腿石膏托治疗，则可用背外侧入路。假使解剖复位后关节残留有不稳定，应以宽型微钢板固定或用交叉克氏针固定。无论用哪种内固定方法必须维持足够长的时间 (8~12 周) 之后才能去除，以利于韧带愈合。距舟关节需要在恢复其正常活动后才能理想地使足部功能恢复，而跟骰关节的要求则没那么严格。需要强调的是，一定要维持足部外侧柱的长度和稳定性。

4.楔骨脱位

楔骨脱位是非骨折性 Lisfranc 伤的变异[56]。由于受到骨及软组织的内在限制，它易向背侧脱位。强力的跖侧韧带和楔骨梯形的结构，易产生高能外力从而使楔骨向背侧脱位，尤其是在足跖屈时更易发生[5]。与 Lisfranc 骨折-脱位相似，楔骨脱位可能比较轻微，而且只能通过摄应力位片和 CT 检查才能证实。治疗如其他背侧脱位一样，需要切开复位内固定。

三、足后部损伤

虽然踝与足后部有韧带紧密相连，但是人们对足后部损伤的认识远不及踝关节扭伤。下列病变与足后部脱位或半脱位有相似的症状，如："跗骨窦综合征"、距下关节骨间韧带撕裂、分歧韧带撕裂、距舟关节/跳跃韧带撕裂等[136]。虽然内侧三角韧带损伤没有外侧损伤常见，但其可继发于足后部扭伤。顽固性滑膜炎、瘢痕挛缩或轻微的不稳等后遗症，可能会导致症状持久存在。

足后部急性扭伤与踝关节扭伤的治疗类似,包括 RICE 方案(休息、冷敷、加压、抬高)、非类固醇类消炎药、理疗、逐渐负重,治疗几周或数月后症状即可消除。距下关节诊断性注射只是医生将症状局限到距下关节。可能需要行关节镜清理,极少情况下,需要重建踝外侧韧带并修复跟腓韧带。

多数足后部严重损伤不导致脱位或半脱位,但可以引起重要韧带的撕裂。近些年,典型的跗骨窦处疼痛称为“跗骨窦综合征”。这一术语已逐渐被淘汰,因为出现了更多可供选择的精确诊断命名。跗骨窦综合征有局部疼痛,如上文所述,是临床上反复在跗骨窦处注射的反应。Frey 和他的同事已经证明,有许多临床病变都有这些症状[136]。包括:骨间韧带撕裂(距下嵌顿伤或“STIL”),足后部(如距骨外侧突或跟骨前突)骨折,骨软骨损伤,关节纤维化,足后部关节炎,跗骨联合,游离体,距下关节滑膜炎,或者踝关节病变(如前外侧撞击综合征)。因此,有跗骨窦综合征症状和征象的患者,应进行合理的评估以排除这些潜在病变。

四、跟骨骨折

(一)关节内跟骨骨折

跟骨损伤能导致严重的残疾,跟骨高能骨折可令遭受这种骨折的大多数患者改变人生。在跗骨中跟骨最易发生骨折,跟骨骨折占全身骨折的 2%,占所有跗骨骨折的 60%[285]。虽然跟骨骨折可以发生在关节内或关节外,但累及距下关节者约为 75%。跟骨关节内骨折大多因交通事故或高处跌落所致,常常伴发脊柱或肢体损伤,并且累及的人群多为(高达 90%)人生的鼎盛时期(20~40 岁)[391]。跟骨骨折的高发生率及统计学资料显示,这些损伤造成了严峻的社会经济问题[90]。

1.回顾

20 世纪期间,跟骨骨折的治疗方法一直存在争议。即便是现在,还是一直在保守治疗与切开复位内固定之间徘徊。

20 世纪早期,手术治疗方法在跟骨骨折中的应用一直受阻。人们几乎放弃了对急性骨折的早期治疗,治疗只是集中于对后期的畸形愈合进行重建。这种损伤很明显会导致患者虚弱。在 1916 年,Cotton 和 Henderson 用保守方法治疗跟骨骨折后这样总结道:“终于治好了这名跟骨骨折患者。”[87]Conn 在 1935 做

了如下描述:“跟骨骨折是严重损伤,并且是最终将导致永久的不容置疑的致残性损伤。”[84]相反,早在 1931 年,Böhler 就提倡对跟骨骨折进行切开复位[45]。然而,由于用于诊断的工具有限而且缺乏合适的植入物以牢固固定骨折,所以并发症的发生率比较高。McLaughlin 这样描述早期的手术治疗:“用蛋黄派制成的钉子去穿过墙壁。”[248]Bankart 在 1942 年描述道:“跟骨粉碎性骨折的结果是可恶的。”[24]

Conn[84]和 Gallie[140]报道:跟骨骨折畸形愈合的患者,在延期施行三关节融合术或者距下关节融合术后获得了满意的结果。而 Palmer 对患者施行后期关节融合术后的结果并不满意,在 1948 年,他根据关节内跟骨急性骨折治疗后患者的结果,发表了他的经典论文[295]。Palmer 提出了 Kocher 外侧入路以显露距下关节,在关节面整复完毕后,他通过骨移植进行复位。Palmer 报道称,他的许多患者最后能够重返工作中去。1952 年,Essex-Lopresti 报道了跟骨急性骨折手术治疗后的结果,其结果与 Palmer 所报道的相似[120]。尽管 Essex-Lopresti 对舌形骨折进行了手法整复,但他建议对关节内压低关节的骨折行切开复位,并且他报道称在青年与老年患者中均获得了好的结果。

然而在这期间,距下关节融合术的支持者依然反对关节分离术,从而使得融合术颇为流行。20 世纪 50 年代,Dick[105]和 Harris[162]发表了运用 Gallie 技术施行距下关节融合术后的结果,其结果比较令人满意。这两位作者均报道,他们的大部分患者术后都能返回工作岗位。在这期间,一期距下关节融合术被吹捧为是跟骨急性移位骨折的标准治疗。

然而,对跟骨骨折后经过手术治疗患者进行长期随访研究后,Lindsey 和 Dewar 在 1958 年提出:跟骨骨折在经过距下关节融合术治疗后,患者的结果较差而且并发症的发生率较高[232]。基于他们的研究,20 世纪 60~70 年代,非手术治疗再度成为跟骨骨折的标准治疗方法。

在过去的 20 年间,随着技术的进步,我们对跟骨骨折的治疗和护理水平也在提高。CT 机的发明、AO/ASIF 内固定原则的发展,以及我们对跟骨骨折病理解剖的进一步理解,包括近来人们比较感兴趣的微创手术入路治疗,它们一起推动手术治疗方法的进步,并不断改善患者的结果。新近一项研究表明,跟骨骨折经手术治疗后患者的结果得到改善[30,180,229,340,385,395]。尽管取得了上述进步,但在许多人眼中,跟骨骨折在一定程度上依然被视为“没能解决的骨折”。著名的治疗跟

骨骨折的专家说:"期望跟骨骨折有最好的疗效,除了有完好的足部形状,踝关节能活动,似乎只剩下距下关节的完全僵直。"

2.解剖

虽然跟骨尺寸不大,但它复杂的三维解剖结构使其具有重要的功能:负重期间的主要支撑点、负荷经跟骨有效传递的主要支点。跟骨表面有三个关节面,后侧关节面较大而前侧、中间关节面较小,后两个关节面常合在一起并构成距下关节的下部。后侧关节面是凸起的并稍呈鞍形,向后内方倾斜并托起距骨体;前侧和中间关节面比较平,支撑着距骨头和距骨颈。虽然前侧、中间的关节面较小,但它们单位面积所承受的负荷比大的后侧关节面要多。一条小的斜行的沟将后侧关节面与前侧、中间关节面分隔开,这条沟是骨间韧带、伸肌下支持带以及跟骨后侧关节囊的止点附着处。过去,甚至是现在,人们对跟骨骨折的治疗主要集中在恢复关节面的平整性,尤其是后侧关节面。然而现在人们越来越认识到,恢复三个关节面的三维解剖关系同等重要,没有轻重之别(图61-27)。

内侧的载距突支撑内侧关节面,并且作为屈踇长肌的支持点。密实的载距突为螺钉装置提供了一个较好的附着点。紧靠这些结构的背侧是神经血管束和后深间隔的肌腱。这些结构容易受到损伤,或者易受到由外向内钻孔或放置螺钉的钳闭。

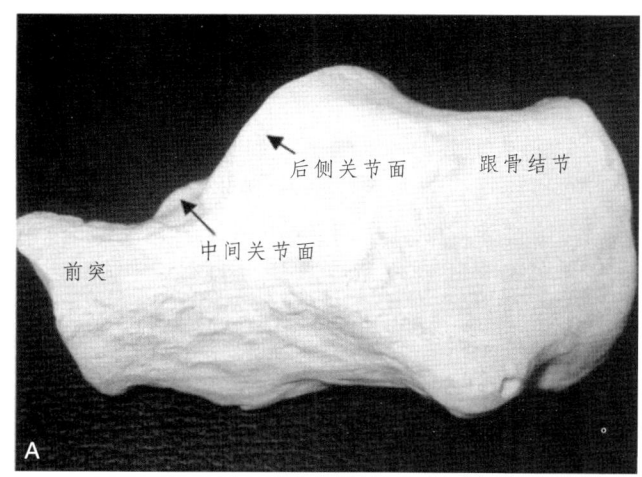

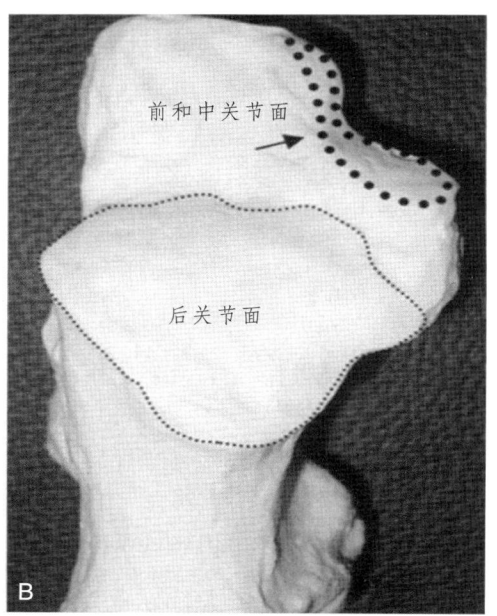

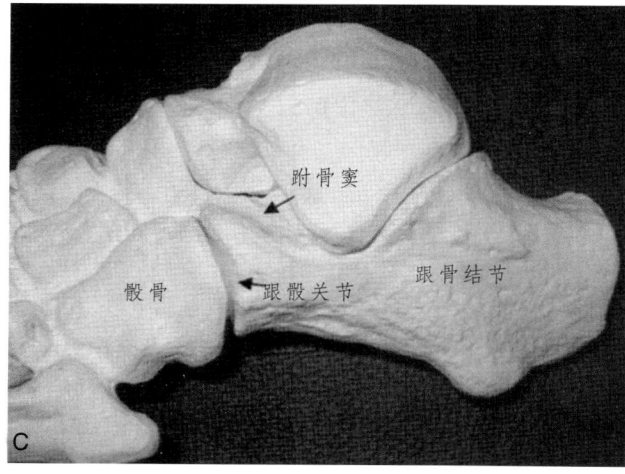

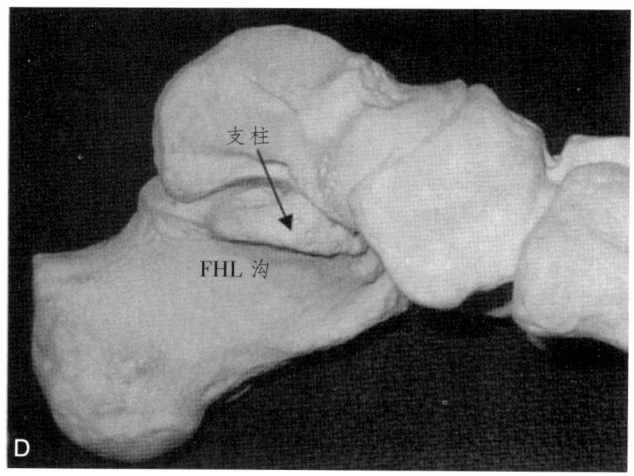

图 61-27 (A)跟骨的外侧面(移除距骨)。(B)从跟骨上面看到的三个关节面之间的关系,如图所示,前侧关节面与中间关节面常常汇合在一起。(C)从侧面所看到的正常的距舟关节。(D)最后,足后部的内侧观。FHL横越载距突下方的沟,自外向内放置螺钉时,FHL易受损伤。简写:CC,跟骰关节;FHL,踇长屈肌腱。

外侧,在后关节面的前方,跗骨管向跗骨窦处开放。这个区域常被血管脂肪垫占据,在延伸外侧暴露时必须将其部分切除。在跟骨的外下壁,腓骨结节充当腓侧肌腱通过足后部的沟槽。腓骨结节把两根肌腱分开,腓骨短肌腱在上而腓骨长肌腱在下。腓骨结节在形状和大小上可有不同,如果先天比较大或者骨折经过处理,将导致腓前肌腱的狭窄性腱鞘炎或腓骨肌腱撕裂。跟骨外侧相当平坦,而且被皮肤和皮下组织覆盖。这一结构有利有弊。有利的一面是,它可以方便显露骨并能为器械的放置提供理想的附着点;不利的是,由于软组织覆盖较薄,所以在伤口发生并发症的时候较难处理。

远侧,跟骨前侧突与骰骨相关节,形成了跟骰关节。在其后方,跟腱插入到跟骨结节处。

距下关节被跗骨窦和跗管处的骨间肌韧带分割为两个间隔。如 Frey 和 DiGiovanni 所述,后间隔包含有跟骨后侧的关节面,前间隔包含有合在一起的跟骨前和中关节面[135]。如果该处的韧带关节囊保留完好,在用可延伸的外侧切口暴露跟骨时,不能显露前和中关节面或跟骨前突。因此,如果复位时需要显露这些结构,常常切除部分韧带关节囊组织。事实上,跟骨骨折复位不良常是由于这些结构没能完全暴露所致,骨科医师在暴露时要警惕这些缺陷(图 61-28)。

跟骨的三维解剖结构在步态中起到杠杆臂的作用和纵向支撑作用。此外,在站立时它还提供足部外侧柱的重要水平支撑。跟骨的关节面能够使其他骨围绕其旋转,而旋转是足内翻、外翻运动的重要组成部分。距下关节内翻将会锁住中足,从而使其成为一个坚固的"推出器"。在足外翻时,关节面的朝向改变,跗横关节的运动将会使足部吸收踝部撞击时产生的能量。恢复跟骨的解剖结构,将会使跟骨继续发挥其功能,进而完成我们日常生活中需要依赖跟骨才能完成的无数功能。

3.初始评估和处理

跟骨骨折的所有患者,主治医师必须认真对其进行彻底的检查。该类损伤的患者中,约有 10%~15%者发生双侧骨折或脊柱损伤,其伴发伤可能还有肌肉骨骼系统其他区域的轴向压缩性骨折,例如股骨近端。高能损伤所致跟骨骨折的患者,应常规拍摄腰椎正位片和侧位片。

在初始评估时,就应对患者的健康、生活习惯、职业以及嗜好作一总体评价,这将有助于制定治疗方案。

首先应对受伤足部进行软组织覆盖的评估,包括:有无开放创口、水疱或骨折移位引起的皮肤损伤。应仔细检查跟骨内侧皮肤,因为跟骨内侧壁的刺突向外突出所引起的开放创口很小。应认真检查是否有腓骨半脱位或完全脱位,因为在检查匆忙或肿胀严重时常常不易发现这种损伤。上述损伤尚可见于严重的关节塌陷性损伤。

应对即将发生或已经明显出现的筋膜室综合征进行评估,因为有报道称跟骨骨折时有高达 10%的患者会出现这种损伤。出现下列情况后应高度怀疑存在有筋膜室综合征:①与体格检查不成比例的不间断的疼痛,②足趾被动拉伸时出现疼痛,③足部间隔室明显肿胀。伴发足部其他部分(中足和前足)骨折的患者,其发生筋膜室综合征的危险直线上升,因此对这类患者尤其是损伤后的最初几天,要仔细观察、高度警惕,以免发生这种损伤。

对血管状态进行详细的检查,如有必要,应详细记录毛细血管再灌注以及足背动脉和胫后动脉的搏动情况。神经学检查包括要对全足的感觉进行仔细的

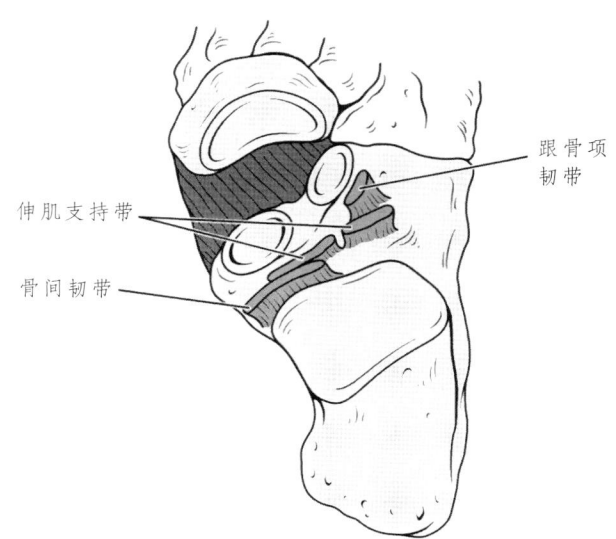

图 61-28　如果骨间韧带完整,通过距下关节镜或者在跟骨骨折内固定时的外侧切口,从距骨窦的外侧向内进行观察时,不可能看见距下关节的前部和中部关节面。该结构(即骨间韧带)将距下关节分成两个部分,前部和后部,要同时看清这两个部分必须拉开韧带或者切除韧带。因此,在跟骨骨折内固定时,只能看清后关节面,除非将后关节面切除。后关节面可以切除,而且要想更精确地复位也应该将其切除。另一种选择是,建议在常规距下关节镜治疗时保护该韧带完整以期关节稳定,除非有明确的撕裂损伤需行局部清创治疗或者修复。(见彩图)

评估,同时要对腓肠神经、隐神经的支配范围进行仔细的检查。即便是轻微的感觉减退,也常常是筋膜室综合征的早期迹象。隐匿的神经损伤(尤其是胫后神经分支),在采取进一步的治疗措施之前,应评估神经损伤的病因并注意观察其变化。运动检查包括:对足趾和踝部进行仔细的评估,并对他们的肌肉力量进行分级。

如果损伤(脱位难以手法复位、开放性骨折、皮肤有坏死危险以及筋膜室综合征)无需急诊手术治疗,对这些损伤应给予衬垫厚实的夹板、Buck 海绵靴或预制的背屈石膏托固定。Buck 海绵靴的优点是有衬垫、穿着舒适、应用方便,但是一旦手术延迟,它常常会导致轻微的马蹄足挛缩畸形,这将使跟骨的解剖复位变得更加困难。预制的背屈石膏托或石膏夹板能够防止跟腱发生潜在的并发症,但是患者对这些器械有时很难耐受。最重要的是,在患者制动期间,应保护好足跟周围的软组织。无论选择哪种的制动措施,都要时刻牢记这点。

这种最初的固定有助于跟骨高度及长度的最终复位,但是当足背屈位固定对跟骨后方薄弱的软组织产生较大的压力时,不应强调或实施这种固定,而应该将患肢固定在跖屈位,以避免跟骨后方的皮肤坏死。

足跟损伤的患者,需要拍摄 3 个标准位的影像学照片(正位、侧位以及斜位),以及双足跟骨的轴位(Harris)片。双侧对比有助于发现对侧的隐匿损伤(在患者中发生这种损伤不足为奇),同时它们还有助于引导手术行解剖复位。Harris 位片的拍摄方法是,尽量背屈足部、X 线光束成 45°角向头部照射。在标准的跟骨侧位片上不应看到距骨的重影。因为足部各骨都围绕在距骨周围,所以一张标准的跟骨侧位片能准确地反映出足部各骨的排列及相互关系。对这些患者也应对踝关节拍摄 3 个标准位的影像学照片(正位、侧位以及踝穴位),以评估伴发的踝关节或距骨损伤。对跟骨关节内骨折制定术前计划时,应进行 CT 三维重建扫描。拍摄的 CT 水平位片,其横断面必须与足底面平行。CT 矢状位和冠状位片同样有用,但它们受到水平位片质量的限制。矢状位、水平位以及冠状位扫描时,层厚为 2~3mm。这些片子在后面会有详细讲述。

根据患者跟骨骨折的性质、严重程度,健康、社会经济状况,可靠度,家庭位置以及他们的社会关系支持网络等,进行个体化分析以决定是将患者收住入院还是进行门诊治疗。最好将患者收住入院,以便观察患肢的软组织状态、患者的依从性、疼痛的控制、抬高患肢、行走困难、伴发伤或其他需行急症或急诊治疗的损伤的状况。应指导患者做内在屈肌锻炼以减少足部水肿。是否应对所有足部损伤的患者均需要预防深静脉血栓或肺栓塞形成,人们对该问题的意见并不统一[437],但是根据危险因素分析,对所有足部损伤的患者均要防止发生深静脉血栓[60]。门诊治疗的患者需要经常进行复查,以降低并发症的发生率、及时发现问题,医生向患者交代病情及可供选择的治疗方法后,然后再决定骨折治疗的时机和方法。

4.影像学解剖

图 61-29 描述了跟骨在影像学上的正常解剖结构,骨科医师必须熟悉这些结构。

侧位片上可以看到两个重要的影像学标志。Böhler 角是后关节面和后突顶点的连线与后侧关节面的顶点和前突顶点的连线所形成的夹角,一般为 25°~40°。在受损的跟骨中,该角是评估跟骨倾斜(高度)和关节面降低的可靠指标。Gissane 角是沿着跟骨前突背侧所画直线与沿着后关节面斜坡所画直线所形成的夹角,一般为 120°~145°。在受损的跟骨中,Gissane 角的变化提示前侧、中间及后侧关节面的关系发生了改变。

有时需要对受损的跟骨拍摄不同的 X 线片并行 CT 扫描,以检查一些比较特殊的损伤。正位片有助于明确足部内、外侧柱有无伴发伤,包括:跟骰关节、距舟关节以及跟骨外侧壁。斜位片可帮助确定开始时骨折线的移位程度,以及明确较小的关节面损伤,而且还有助于描述骰骨损伤。侧位片可测量 Böhler 角,可明确跟骨倾角的丢失,以及明确距下关节损伤的情况。轴位片(Harris 片)可确定早期的骨折线、任何内翻错位、脚跟变宽、后侧关节面台阶、后侧关节面和载距突骨折碎片的关系。这些片子应与健侧跟骨的片子对比,以明确损伤的严重程度。这些摄片检查同样有助于术中复位。

CT 检查有助于制定术前计划并能明确损伤的范围。CT 片提供的信息不同,则治疗方案也会不同。CT 水平位扫描,可以提供外侧壁"爆裂"的范围以及是否存在跟骰关节和载距突的损伤。CT 冠状位扫描,可以对脚跟宽度、腓骨下端碰撞程度、距下关节(尤其是后关节面)移位和粉碎程度进行评估。此外,在 CT 软组织窗还可以核实腓骨肌腱的位置。CT 冠状位扫描结果还是 Sander 跟骨骨折分类的根据(见后述)。CT 矢状位扫描能够提供前突和距下关节的相关信息,同时它还有助于 Essex-Lopresti 跟骨骨折分类(见后述)。

5.受伤机制和骨折类型

　　关节内跟骨骨折大多是由于施加于跟骨的轴向负荷大于其生理承受量所致,关节内跟骨骨折通常来自高空坠落或交通事故。由于受到突发、高能的轴向负荷,距骨猛烈向下运动,即可导致跟骨骨折。距骨下方冠状位的中间部分,是运动时的支点,在遭受外力时其被推挤入 Gissane 角。骨折的实际类型受下列因素的影响:足部和距下关节在受伤时的位置、外力碰

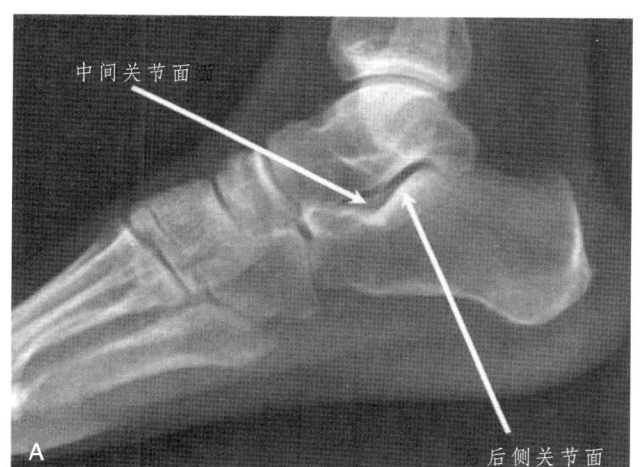

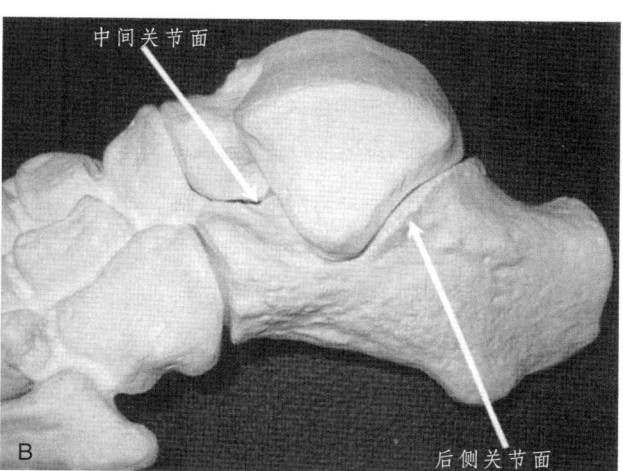

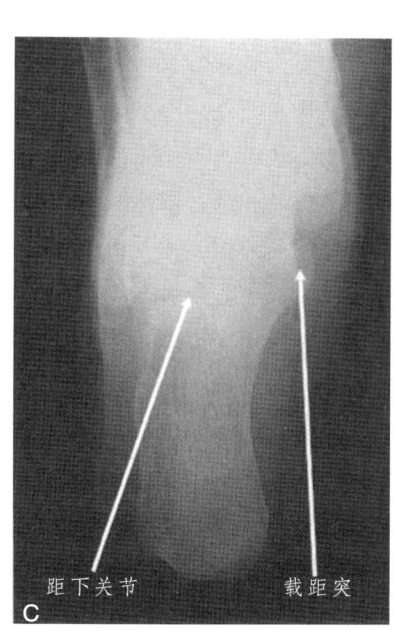

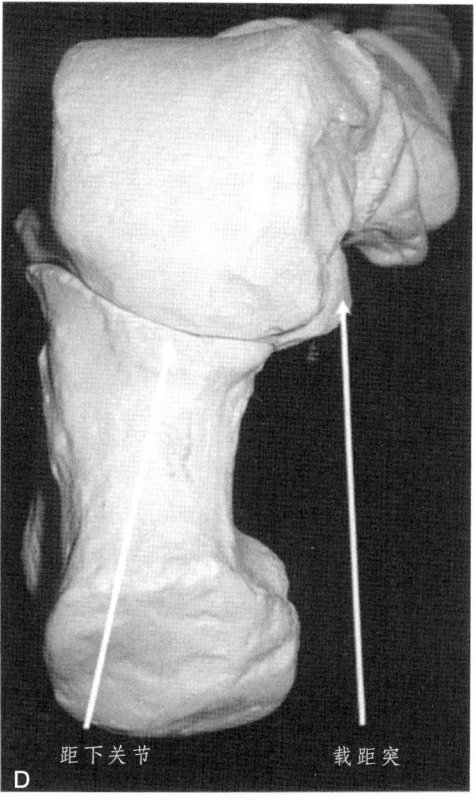

图 61-29　(A,C)正常跟骨摄片所示的解剖,(B,D)病变跟骨摄片所示的解剖。(A,E,G)跟骨侧位片和(C,H)Harris 位片有助于评估跟骨的形状和对线。(A,E)侧位片用于评估跟骨的后侧关节面、中间关节面以及跟骨的高度(Böhler 角,E)。Böhler 角由两条线相交所成,将前突最高点和后关节面最高点相连即为第一条线,第二条线为跟骨结节上缘的切线,一般为 25°~40°。(待续)

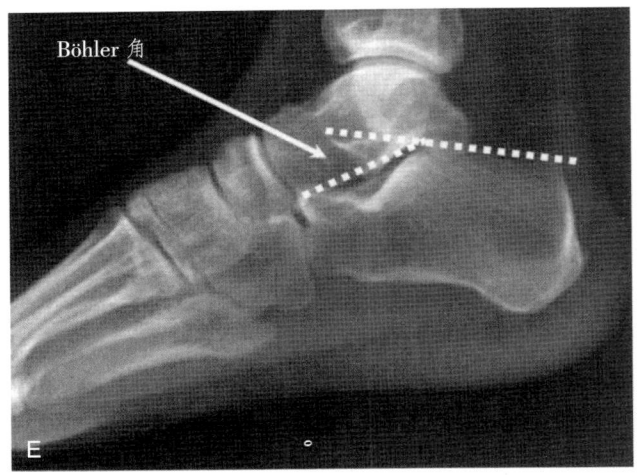

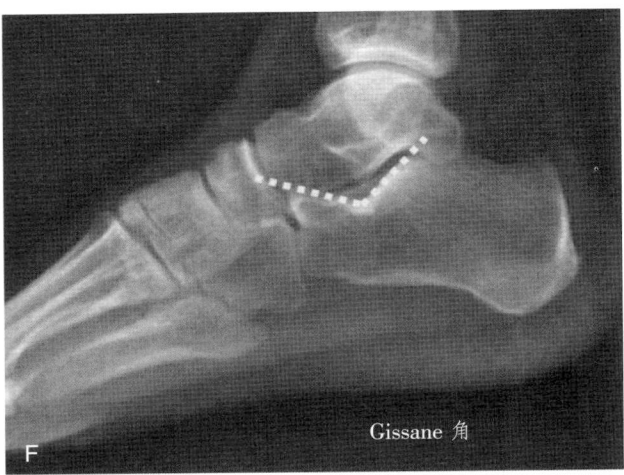

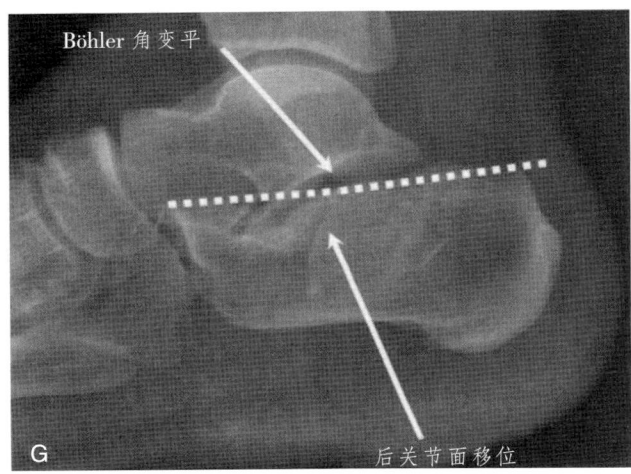

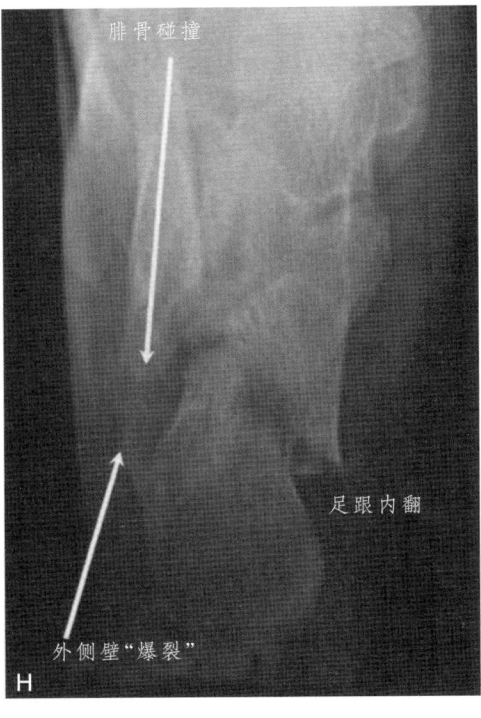

图 61-29（续）　(G) 在受损的跟骨，Böhler 角随着跟骨高度的降低而减少。(F) Gissane 角是沿着跟骨前突背侧所画直线与沿着后关节面斜坡所画直线所形成的夹角，一般为 120°~145°。(C,H) 轴位片可用于确定跟骨结节移位量、内翻成角、腓骨坝肩以及跟骨外侧壁的移位量。(From Banerjee, R.; Nickisch, F. Calcaneus fractures. In: DiGiovanni C.W.; Greisberg, J., eds. Core Knowledge in Orthopaedics: Foot and Ankle, Elsevier, New York, 2007.)

撞的强度、患者骨的质量。除了上述因素外，患者跟骨独特的特性有时还会导致关节内跟骨骨折。

正如军人的经历那样，跟骨也可因足跖屈时足下方发生爆炸导致骨折，这不仅仅见于足踏上地雷引起爆炸，尚可见于军车爆炸。在这些高能骨折中，可以出现严重粉碎骨折。

尽管跟骨骨折类型变化较大，但是无论哪种类型

骨折常会出现两块较大的骨折块：前内侧块和后外侧块。后外侧块包含有：跟骨结节、外侧壁以及后关节面的一部分；而前内侧块包含有：前侧关节面、中间关节面、载距突以及后关节面的剩余部分（图 61-30）。由于前内侧骨折块之间存在有坚韧的骨间韧带和内侧（三角）韧带，所以它常常能够在骨折后依然维持其与距骨和足部的生理关系，因此它也被认为是"固定的骨折

块"。然而,在受到更大的高能损伤时,载距突可能会从距骨分离、并使后关节面发生交锁。后外侧骨折块由于受跟腱的牵拉,常常会向外侧移位并导致内翻。

Essex-Lopresti 在 1952 年描述了关节内跟骨骨折的受伤机制和骨折特点[120]。Essex-Lopresti 写道:"在碰撞的时候,距下关节发生外翻,其尖部被挤入临界

角,然后像'斧子'一样将该角和跟骨的外侧壁劈开。"这种外力便导致分离骨折并形成早期的骨折线,该骨折源于 Gissane 角,随后向内侧或跖侧穿行直至后关节面,最后经由跟骨内侧皮质穿出。这种骨折位于骨间韧带的后方,将跟骨分成前内侧骨折块与后外侧骨折块。

Carr 和他的同事根据跟骨骨折实验模型,论证了早期骨折线的位置[72]。在 18 例经胫骨截肢的尸体标本

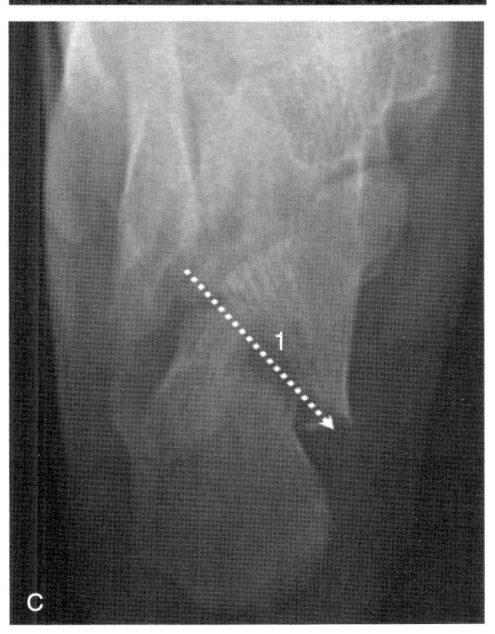

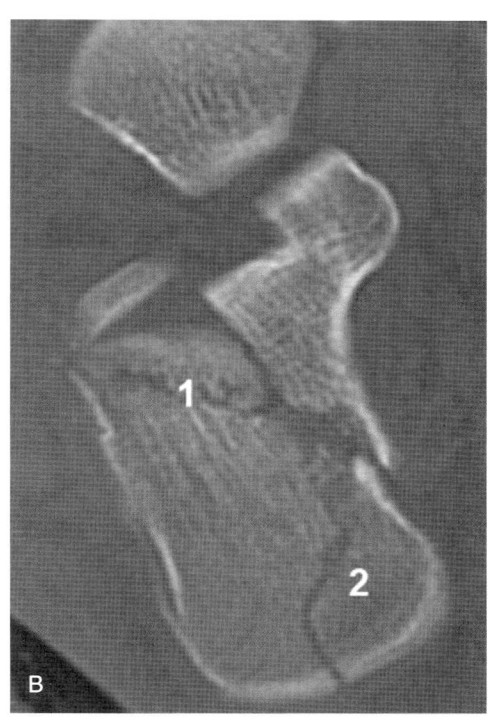

图 61-30　Carr 和他的同事所描述的关节内跟骨骨折的两条特征性骨折线。这些骨折线在图表 (A)、CT 横断面 (B) 以及跟骨轴向位片 (Harris 位片,C)上的显示。所谓的早期骨折线或分离骨折,标记线 1:骨折线始于 Gissane 角并向内侧延伸,把跟骨在冠状位上分开。标记线 2:骨折线从前突向跟骨结节处延伸。(From Banerjee, R.; Nickisch, F. Calcaneus fractures. In: Di Giovanni C. W.; Greisberg, J., eds. Core Knowledge in Orthopaedics: Foot and Ankle, Elsevier, New York, 2007.)

中,分别将一枚导杆插入到各自的胫骨髓腔内,然后在导杆上施加不同的外力。实验后,作者报道称他们观察到两条始终如一的骨折线。第一条骨折线始于Gissane角并向跟骨内侧皮质处延伸,第二条骨折线将跟骨分成内、外侧部分、并经由前侧关节面或跟骰关节穿出。

Miric和Patterson对220例跟骨骨折患者的X线片和CT片进行了研究[257]。研究发现,一半以上的骨折累及跟骰关节,1/3的骨折累及前侧关节面,9%的骨折累及中间关节面。在这些骨折中,可以明确发现前外侧骨折块的病例超过93%,这些骨块是由穿经前侧关节面、中间关节面或跟骰关节的纵行骨折线所形成。

人们关于"早期骨折线"这一词语的概念有些混乱。Essex-Lopresti最初描述为:早期骨折线始于Gissane角并向内侧延伸。然而,Carr和他的同事、Miric和Patterson以及其他学者对骨折线进行了补充描述:骨折线从前向后纵向延伸,从而形成了前外侧骨折块。在Carr和他的同事的实验研究中,上述两条骨折线均可人为产生,因此这两条骨折线都可以是早期的骨折线。然而,Essex-Lopresti所描述的早期骨折线一直被人们沿用,骨科医师所讨论的早期骨折线通常是指相对固定的骨折线:始于Gissane角并向后内侧延伸到跟骨内侧皮质。

实际中,骨折常从Gissane角向不同的方向延伸,从而形成多样的骨折线。骨折线可以沿着骨的长径自前向后进行矢状位的延伸。这些骨折线可以穿入到跟骰关节,将前侧关节面劈开,或者从跟骨体的内侧或外侧穿出。由于存在坚韧的骨间韧带和内侧韧带,三角形的载距突骨折块常常能够保持其与距骨的联系。

如Essex-Lopresti所述,由于继发的骨折线从后侧关节面下、后方穿出,故继发骨折线也可导致舌型骨折或关节塌陷骨折(见分类部分)。有关骨折线的其他发现还包括:其可导致后侧关节面的前面部分发生碰撞或旋转。这样,后侧关节面就可以以完整的跟骨结节为枢纽向距侧方向进行30°~90°的旋转。舌型骨折只用于描述:后侧关节面和跟骨背侧结节从剩余跟骨处分离开来,成为独立的骨折片。

虽然来自外侧壁的后外侧骨折块其骨折类型多变,但骨折常向外侧移位,如果不进行相应治疗,骨折将会使脚跟变宽并碰撞腓骨下端。高能创伤时,外侧壁移位可能会导致腓骨肌腱脱位。跟骨内、外侧皮质

的完整性一旦遭到破坏,则跟骨的高度将会丢失,从而使距骨与跟骨之间的生理关系发生改变。Böhler角的丢失以及跟骨变平坦,将会导致跟骨倾角丢失。这样,距骨的位置就比较平坦,从而会使胫距关节和距舟关节的功能发生改变。

6.分类

目前,跟骨骨折有多种分类方法。主要分为两大类:关节内骨折和关节外骨折。30%的跟骨骨折为关节外骨折。前突骨折多见于女性,它占关节外骨折的10%~15%。关节内骨折占所有跟骨骨折的70%,大部分的分类方法都是基于对骨折类型的描述和处理。

如前所述,Essex-Lopresti在1952年将关节内跟骨骨折分成两大类:舌型骨折和关节塌陷型骨折(图61-31)[120]。虽然是根据平片检查进行的分类,但它经受住了时间的考验,结合CT检查后该分类法得到进一步的发展。关节塌陷型骨折是指,后侧关节面因继发的骨折线而与跟骨后结节分离;舌型骨折是指,后侧关节面与后结节尚有相连。Essex-Lopresti分类法主要是对骨折进行描述,但它同时也可指导跟骨骨折的手术治疗。一些舌型骨折可通过经皮撬拨完整的结节/关节面骨折碎片进行处理,而关节塌陷型骨折常常需要行切开复位内固定才能将嵌插的后关节面解锁并复位。用这种方法进行分类时,近50%的跟骨骨折被认为是关节塌陷型,35%为舌型,10%~15%无法分类。

自从1993年以来,Sander CT分类法得到普遍使用[340]。这种分类法,首先仔细分析冠状面CT重建片的结果,然后根据跟骨后侧关节面骨折片的数量和位置进行分类(图61-32)。Sander分类法的独特之处在于,它不仅描述骨折,而且其与预后的相关性较好。总体来说,当后侧关节面的粉碎骨折恶化时,跟骨骨折的预后也就较差。

鉴于Sander分类法只根据后侧关节面进行分类,一些研究者建议采用AOFAS足踝研究小组所作的骨、关节以及韧带损伤积分进行分类[444]。该分类法能对足部损伤进行精确的描述,包括跟骨骨折。在该分类法中,足被分为三个区域(后足、中足以及前足),而且用数字来描述骨折的位置,81.2用来表示跟骨。骨折被分为A型(关节外)、B型(关节内)以及C型(骨折–脱位)。还有根据下列要素进行的进一步细分:脱位方向、受累关节的数量以及软组织的损伤状况。虽然该法是一种综合的分类方法,但其有用性及"生命

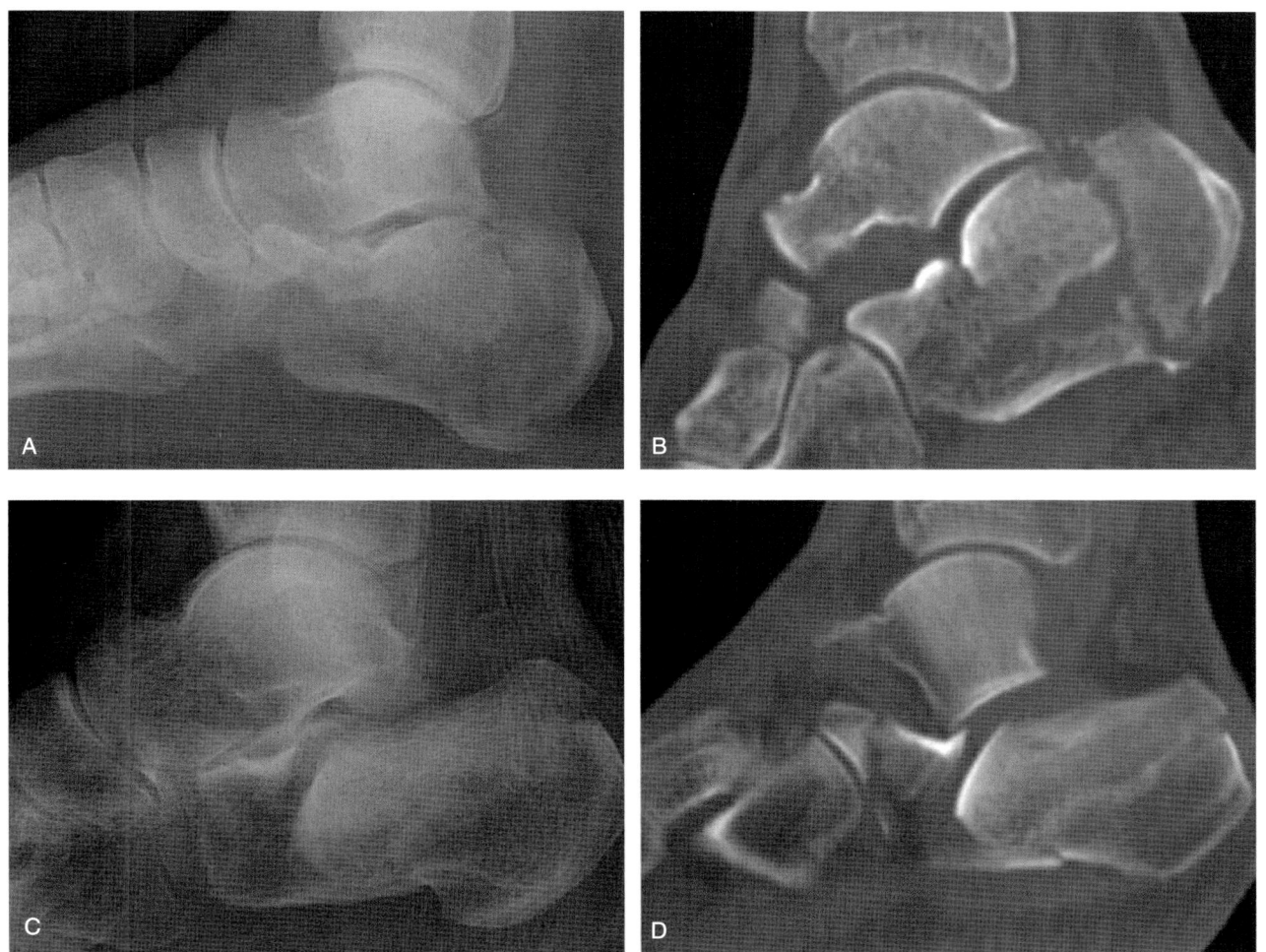

图 61-31 Essex-Lopresti 在 1952 年描述了两种不同的骨折类型。(A,B)舌型骨折,后侧关节面与后结节尚有相连;(C,D)关节塌陷型骨折,后侧关节面因继发的骨折线而与跟骨后结节分离。Essex-Lopresti 是根据常规 X 线片进行的分类,该分类法有助于指导治疗,但是不能用于判断预后。(From Banerjee, R.; Nickisch, F. Calcaneus fractures. In: DiGiovanni C. W.; Greisberg, J., eds. Core Knowledge in Orthopaedics: Foot and Ankle, Elsevier, New York, 2007.)

力"有待于进一步考察。

目前,人们对于跟骨骨折的分类方法(包括 Sander 分类法)仍未达成一致[75,308]。此外,这些分类方法均未考虑到骨折移位对距下关节三个关节面关系的影响。

7.与跟骨功能有关的治疗目标

Hansen 曾概述了跟骨的主要功能,这些功能可因跟骨骨折严重受损。其功能主要有:①维护并支撑足部的外侧柱,②是全身重量的动态稳定和适应的基础,③通过腓肠肌–比目鱼肌复合体作为推进步态的杠杆臂[160]。除非跟骨形态学解剖和关节一致性保持正常,否则将影响上述功能的发挥。

距下关节损伤后,其关节活动范围将会减小或消失,进而会损害跟骨的功能。实验数据表明,关节内移位大于 2mm 的骨折,将导致距下关节功能的有效减弱,而且残存关节面的病理性负载将增加[350]。因此,这会使足部顺应不平整路面的能力受损,而且其吸收震荡的能力也会减小。

许多关于跟骨骨折治疗的描述与讨论只是强调对距下关节后侧关节面的治疗。然而,跟骨骨折治疗的结果也取决于受到破坏的后足解剖。维持好支撑外侧柱的水平长度,将会降低下列风险:距骨周围关节的背外侧半脱位、骨折复位困难以及潜在的胫后肌腱超载。适当重建跟骨的外侧倾角,可使距下关节解锁

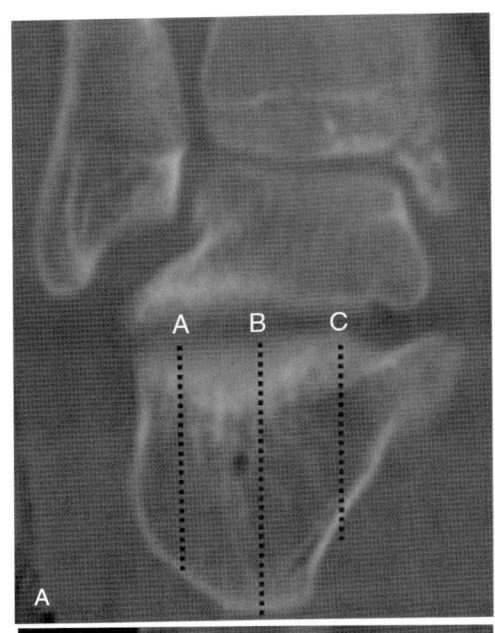

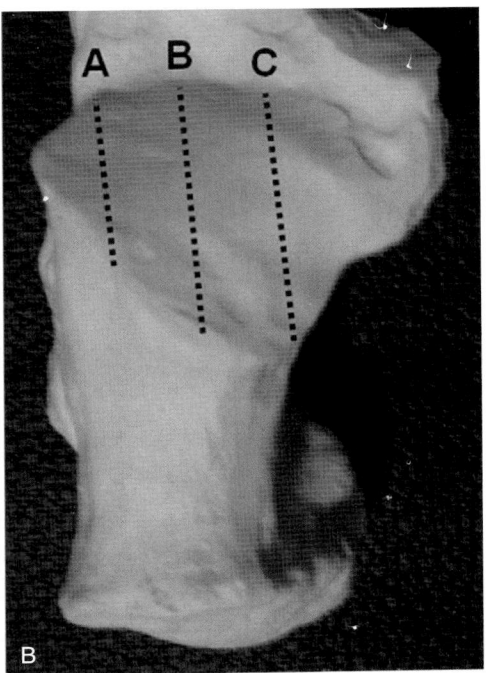

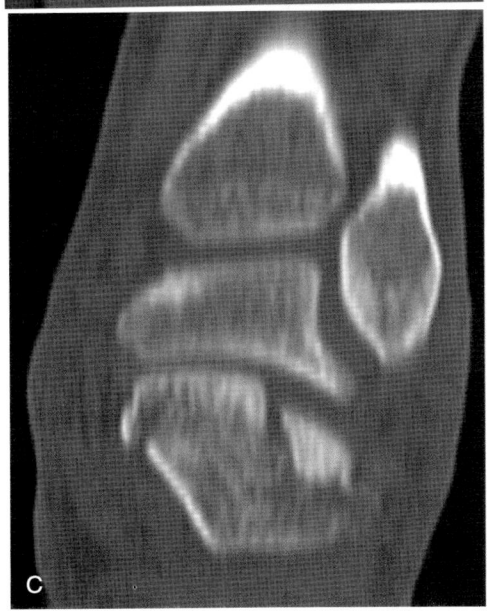

图 61-32　Sander 主要是根据冠状位 CT 片上穿过后侧关节面最宽处的骨折类型进行分类。Ⅰ 型骨折：无移位，Ⅱ 型骨折：后侧关节面两块骨折片，Ⅲ 型骨折：后侧关节面三块骨折片，Ⅳ 型骨折：后侧关节面四块或更多骨折片的严重粉碎骨折。(A,B)Ⅱ 型和Ⅲ 型骨折可根据骨折线的位置进一步细分。(C)根据这种分类方法，本图所示的骨折类型为 SanderⅢ AC 型。随着后侧关节面粉碎骨折的恶化，跟骨骨折的预后也就较差。(From Banerjee, R.; Nickisch, F. Calcaneus fractures. In: DiGiovanni C. W.; Greisberg, J., eds. Core Knowledge in Orthopaedics: Foot and Ankle, Elsevier, New York, 2007.)

并在负重期间稳定足与踝部,同时还可以恢复足的缓冲功能。使已变宽的足跟恢复正常,将会减少腓骨下端碰撞并便于穿鞋。恢复足跟的高度可增加距骨的倾角,可以减小发生踝关节前方撞击综合征的风险,或许还能促进胫距关节和距下关节功能的改善。

因此,治疗的目标依然是:恢复跟骨功能(距下关节活动、踝关节活动以及无痛行走)、恢复跟骨解剖。此外,跟骨三个关节面以及跟骨形态学的各个方面(跟骨高度、长度以及足跟宽度)在治疗时同等重要。

8.治疗选择(手术治疗与非手术治疗)

尽管跟骨关节内骨折、移位骨折的手术治疗方法在不断进步,但是跟骨骨折是应该手术治疗还是应非手术治疗依然存在争论。正如 Böhler 在 1931 年所言:"跟骨骨折必须像其他骨折一样处理,即必须进行精确整复,并将复位后的骨折片固定在正常位置直到骨折愈合,而且在此期间要尽可能多地锻炼各个关节"[45]。然而,由于手术治疗后有时会发生极其严重的并发症,所以非手术治疗即便是违反了骨折需解剖复位的原则,但它依然有一定的吸引力。

(1)患者因素:许多因素可能会影响手术治疗的结果和并发症的处理,如:年龄、智能、性别、抽烟史、有其他合并症、患者的工伤赔偿情况以及骨折的严重程度。

虽然跟骨骨折大多累及 20 岁~40 岁的人群,但是医生发现临床上也会出现许多小儿及老年病例。虽然有人建议,对 14 岁以下的儿童跟骨骨折应采用非手术治疗[58],但是也有报道称,骨骼发育未成熟和成熟的儿童跟骨骨折经手术治疗后能够获得满意的结果[308]。Ceccarelli 和他的同事建议,对于骨骼发育成熟的儿童跟骨骨折,应采用手术治疗[75]。

单纯的高龄并不是手术治疗的禁忌证,但是,在老年人群中,是否伴有合并症才是决定性的因素。Essex-Lopresti 曾报道,小于 50 岁的患者其手术成功率为 80%,而大于 50 岁的患者其手术成功率仅为 40%[120]。然而,Buckley 和他的同事所进行的随机对照试验研究表明,在 60 岁以上的患者中,手术治疗与非手术治疗的结果没有什么不同[62]。Hersovici 和他的同事最近报道了 42 例病例,这些患者的年龄在 65 岁或 65 岁以上,他们均采用了切开复位内固定治疗[176]。平均手术 110 天后,97%的骨折达到愈合,而且 AOFAS 后足评分平均为 82.4 分。然而,作者称并发症的发生率为 43%,发生并发症的患者大多伴有合并症。作者据此得出结论,单纯的年龄因素不是放弃手术治疗的理由,但是在这些高龄人群中进行手术治疗时应谨慎地选择患者。

虽然没有特别针对智能的研究,但是如果患者出现下列情况:药物成瘾和酒精成瘾、器质性脑疾患、或者其他的心智不全以致患者不能配合术后康复,则该类患者应采取非手术治疗。

也许是因为女性没有男性从事的体力活动重,所以手术治疗后女性患者的结果比较满意,其满意度是男性患者的 2.5 倍。

抽烟的患者,其手术治疗后并发症的发生率较高,尤其是伤口愈合方面的并发症。一些研究发现抽烟患者其术后并发症的发生率较高,所以他们建议抽烟可以作为手术治疗的一个禁忌证[34,53]。Assous 和 Bhamra 曾报道,抽烟患者和不抽烟患者其术后并发症的发生率分别为 70%和 15%[18]。因此,医生在决定是否对抽烟患者采取手术治疗时,要考虑到并发症的高发率。应鼓励患者戒烟,也可用不含尼古丁的制品辅助治疗如抗抑郁剂和行为疗法。

如 Herscovici 所述,患者如伴有合并症,则其并发症的发生率较高[176]。糖尿病患者和血管周围疾患患者,更易发生感染和伤口愈合方面的并发症,因此他们不宜手术治疗。

许多其他因素也可导致结果较差。一项对 190 例跟骨骨折后采用手术治疗的回顾性研究发现,伤口并发症的发生率为 25%。在这组人群中,111 例为抽烟患者、9 例为糖尿病患者、18 例患者的骨折为开放性骨折[34]。伤口并发症的风险随着危险因素的增加而增加。

有一些针对患者工伤赔偿情况的研究[216,403]。报道称,患者在等待工伤赔偿期间,无论采取什么治疗方法,其结果可能非常差。Buckley 和他的同事曾报道,只有 25%获得工伤赔偿的患者无论是手术治疗还是非手术治疗,他们的满意度在平均值以上。

骨折的性质同样会影响治疗方法的选择。移位轻微的骨折可以通过非手术治疗。移位的骨折结合前述的因素综合考虑后,也许可以手术治疗。也有研究表明,对于明显移位的骨折(Böhler 角较小或消失),无论是手术治疗还是非手术治疗其结果都会比较差。

(2)手术治疗和非手术治疗的比较:在过去的 20 年间,有许多研究对手术治疗与非手术治疗进行了比较,但是只有 4 项研究为随机对照试验[62,287,297,399]。Bridgman 和他的同事在 1998 年对其中的 3 项随机对照试验结果进行了总结[54]。作者发现,手术治疗(24/40)与非手术治疗(24/42)有同样的疼痛后遗症(比值比[OR]为 0.9,95%置信区间[CI]为 0.34~2.36)。然而,与非手术治疗相比,手术治疗组能够恢复原工作的人数较多(OR 为 0.3,95%CI 为 0.13~0.71),并且能穿上受伤前同样鞋子的人数也较多(OR 为 0.37,95%CI 为 0.17~0.84)。Randle 和他的同事对跟骨骨折两种治疗方法的结果做了 meta 分析[321]。虽然结果没有达到"统计学意义"的标准,但他们的研究结果显示,手术治疗组的结果要好于非手术治疗组。此外,作者除了进行随机对照试验外还进行了观察性研究。

Buckley 和他的同事在 2002 年报道了他们的随机对照试验研究[62]。他们随机选取了 424 例患者(471 例跟骨骨折),这些患者均进行了手术治疗或非手术治疗。在研究开始后,他们对 309 例患者(371 例骨折)进行了平均 2~8 年的随访研究。根据 SF-36 问卷调查和视觉模拟评分结果,他们认为两种治疗组之间的结果没有明显的差异。然而把治疗组的对象进行分层后,他们发现手术治疗后,女性患者比男性患者的结果好、未要求工伤赔偿的患者其结果比对照组要好。在这些未要求工伤赔偿的患者中,年轻患者、Böhler 角损伤为 0°~14°以及体力活动较轻的患者,他们在手术治疗后结果较好。

针对这些调查研究,一些批评者警告说:必须对调查结果认真分析。他们称在进行上述研究时存在下列问题:25%的患者随访中断、73%的患者只通过一个医生治疗、手术技术不标准。此外,长期的跟骨畸形愈合(尤其是未经手术治疗的跟骨)不应纳入随访对象。

与延长切口暴露和非手术治疗相比,微创或经皮技术以及外固定方法或许比较安全,所以近来这些方法在处理跟骨骨折(甚至是跟骨复杂骨折)时得到应用。运用上述技术后或许可以不再通过延长切口暴露进行治疗,这将有助于降低并发症的发生率。早期的随访研究显示,通过这些技术可以获得较满意的结果而且并发症的发生率较低[48,142,163,294,380]。

(3)非手术治疗:非手术治疗的目标是保持功能的恢复。然而,由于不能恢复跟骨的形态学结构,所以治疗应专注于解除患者疼痛和维持足部运动。在进行初步评估和处理后,应将伤足休息、抬高、并在伤后第 1~2 周内进行间断冰敷以镇痛。用可移除的后部夹板进行加压包扎以免发生马蹄足挛缩。没必要制动 2 周以上,事实上,这可能会导致关节纤维化和挛缩。

在手术 2 周后,应指导患者进行踝关节、距下关节和足趾的功能活动锻炼。术后 2 周、4 周、8 周以及 12 周应进行摄片检查,以观察愈合情况以及可能发生的移位。在临床检查和摄片检查证实骨折愈合之前,患者应禁止负重,通常需要 8~12 周。一旦骨折愈合,患者应逐步恢复负重,如果患者能够耐受,可每周增加 15~20 磅。对轻微移位的骨折,这种治疗方案通常比较有效。由于移位的骨折经非手术治疗时常发生内翻畸形,所以定制一个后跟较宽、平底并可调节的鞋子有助于改善患者的结果。

对于跟骨骨折移位,在手术处理技术取得进步之前,人们用手法对其进行闭合复位。Omoto 和 Naka-mura 描述了一种在患者处于俯卧位并麻醉后的闭合复位方法[290]。有效的手法复位需要屈曲膝关节,以松解腓肠肌比目鱼肌联合体对足跟的牵拉。膝关节屈曲后,通过前足和后足进行牵引以对抗损伤的力量。医生将大拇指放在 Gissane 角水平处的跖侧,以提供一个支点,然后将前足与后足围绕支点进行屈曲以提高跟骨的高度和 Böhler 角。牵引满意后,根据最初的畸形类型(通常为内翻)内翻或外翻足跟,随后行横向加压以使变宽的足跟恢复正常。这些手法与后述的切开复位相似。

可将一枚牵引钉插入到跟骨结节处以辅助手法复位。在牵引钉处再运用一枚牵引弓有助于医生操纵足跟。事实上,这种技术是跟骨骨折外固定技术的第一步操作。虽然可以用成型的石膏维持复位,但它是以失去关节的早期活动(前述)为代价。因此,这种手法复位的价值还不确定。

(4)手术治疗

A.关节内跟骨骨折的切开复位内固定:关节内跟骨骨折切开复位内固定治疗的目标是,保持距下关节的解剖复位、恢复跟骨的形态学结构、早期进行功能锻炼活动。

1)手术时机:跟骨骨折常导致明显的软组织创伤,因此骨折时常伴有严重的肿胀和皮肤水泡(图 61-33)。由于存在上述情况,应推迟手术直至软组织恢复。然而,最佳的手术时机仍有争论。尽管 Abidi 和他的同事[1]曾报道,患者在跟骨骨折 5 天后才施行手术将会导致伤口并发症的发生率增加,但是许多医生坚持 Sander 的观点,在"皱纹实验"阳性后再进行手术(图 61-34)[339]。在对跟骨骨折进行侧方显露之前,背屈

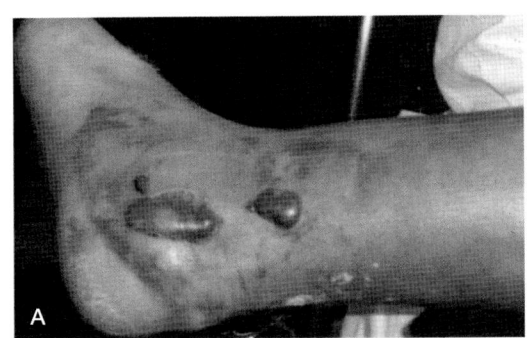

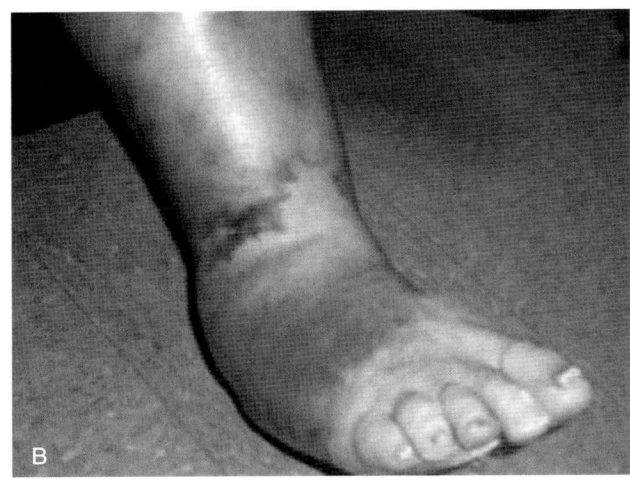

图 61-33　伴发于跟骨骨折的软组织损伤的摄片检查。除了位于内侧的水泡外(A),患者的患足也存在弥漫性肿胀(B)。

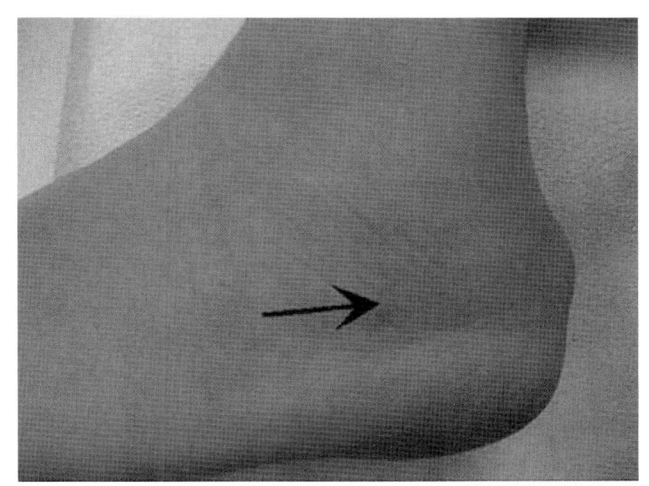

图 61-34 皮肤皱纹可用于明确软组织是否恢复到可以耐受手术的程度。Sander 所描述的"皱纹实验",主要是指对跟骨侧方的皮肤进行视诊、触诊检查。将患者的患足背屈、外翻,如果皮肤起皱而且没出现水肿即为实验阳性,它提示软组织可以耐受手术治疗。(From Maskill, J.D.; Bohay, D.R.; Anerson, J.G. Calcaneus fractures: A review article. Foot Ankle Clin 10:463 – 489,2005.)

踝关节并使足外翻,跟骨侧方的皮肤应该起皱并且没有凹陷性水肿。做过上述实验后,如果能看到皮肤皱纹并且没有凹陷性水肿,就说明实验为阳性,它提示软组织已经恢复到可以安全地进行手术干预的程度。

在高能创伤的病例,皮肤皱纹可能直到 7~14 天后才能被发现。如果医师判断错误仓促施行手术将导致严重的软组织损害,比如坏死和(或)感染,其结果只能通过游离软组织移植或截肢来补救。

将患足抬高到心脏水平位置以上,并采用冰敷以及加强足跖深屈肌的内在锻炼,可促进软组织的恢复和肿胀的消除。临床显示,间歇性气动踏板加压装置(足泵)对术前控制水肿也有效[400]。

2)水泡:水泡提示有严重的软组织损伤。骨折并发的典型水泡常位于足部内侧,但也可出现在足部周围。水泡成分多为透明液体或血液,多因皮肤表皮、真皮之间的剪切力量所致。如果表皮与真皮没有完全分离,则液体通常是透明的,而二者完全分离时,水泡则会充满血液,它提示软组织损伤比较严重[142,317,355]。

Giordano 和 Koval 对治疗骨折水泡的 3 种不同方法进行了评价[144]。水泡的治疗方法主要有:吸引、打开水泡并用磺胺嘧啶银乳膏或用非黏附性敷料覆盖、继续保持水泡完整并用薄纱布覆盖或直接将其暴露于空中。作者经过比较后得出结论,三种治疗方法的结果没有明显的不同。有 19 例患者其皮肤水泡完整,作者为他们进行了早期手术,其中 2 位患者的切口穿过充满血液的水泡,后来发生了伤口并发症。Varela 和他的同事对骨折伴发的水泡进行了研究,他们注意到完整水泡中的液体常常是无菌的[418]。然而,一旦水泡破裂,皮肤上的病原体就会进入水泡直至皮肤表皮再生。基于上述发现,应延迟手术治疗直至水泡愈合和水泡处的表皮完全再生。

3)手术入路:a,外侧入路:目前,外侧入路被广泛用于跟骨骨折切开复位内固定。L 形外侧延长切口(图 61-35)可以较好地显露跟骨,并能直接整复后侧关节面、后外侧骨折块,以及任何已分离的前外侧骨折块。然而,骨折的间接复位需要恢复这些骨折块与前内侧支柱骨的解剖关系。

在 20 世纪 40 年代,Palmer 使最初的外侧入路或 Kocher 入路得到普及[295]。在这条入路中,切口起自腓骨肌腱的前、近侧,皮肤切口向外、远侧延伸到达距骨头,然后在外踝尖下方约 2cm 处弯曲,最后向后方延长止于距外踝尖约 5cm 处,同时将腓骨肌腱拉向后方。

当前的外侧延长切口是由多位学者提出来的。Letournel[229]对 Palmer 入路进行了修改,在切口定位时他选的位置更低、更靠后,然后将厚层皮瓣与腓骨肌腱一起提起。Regazzoni[326] 和 Benirschke 以及 Sange-

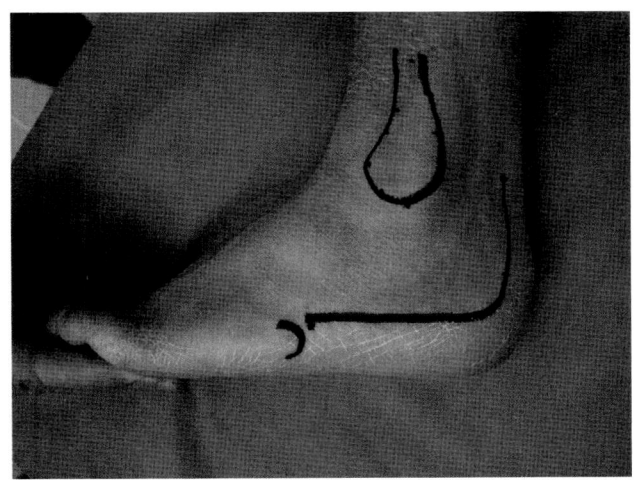

图 61-35 外侧延长切口可以较好地显露跟骨外侧部分(自跟骨结节到前突),并可在直视下进行关节整复。L 形切口包含有一个垂直分支,该分支位于跟腱的前方。而水平分支则在足背非光滑皮肤和足底光滑皮肤的交界水平处并与足底相平行,或者向上有轻微成角并与跟骨前突相平行。

orzan[30]也对这条修改的手术入路进行了描述。

b,内侧入路:McReynold[249]提出了用于对跟骨移位骨折进行手术处理的内侧入路,Burdeaux[66]后来对这条入路进行了修改。McReynold 采用了一个位于跟骨结节处的内侧纵行切口,以便显露支柱骨,而 Burdeaux 补充了一个方法间接显露和整复关节面。前内侧和后外侧骨折块的间接复位需要进行外侧显露,与之相反,沿着早期骨折线可以通过内侧入路对这两个骨折块直接进行整复。在做内侧切口时,必须保护好内侧的神经血管结构。支柱骨骨折时,蹞长屈肌腱可能会陷于骨折块间,这时采用内侧入路可以将屈蹞长肌腱定位于其解剖位和松弛位,从而显示出内侧入路的优点。单纯的通过内侧入路,无法直接复位距下关节面、后外侧骨折块以及前外侧骨折块。

c,联合入路:联合内侧入路与外侧入路可以对所有的骨折进行直接复位。一些作者已经证实了采用联合入路治疗跟骨移位骨折的优势[71,197,383]。虽然 Stephenson[383]曾报道,22 例病例经联合入路治疗后有 17 例获得了较好的结果,但 27%的患者发生了伤口并发症。Johnson 和 Gebhardt[197]以及 Carr[71]对 Stephenson 的联合入路进行了修改并且他们报道称,采用修改的联合切口治疗后患者的结果比较满意而且伤口并发症较少。虽然两条入路可以对跟骨进行广泛的显露,但是这些作者表示只通过相对较小的联合入路即可对骨折进行满意的复位。

4)手术体位:手术入路决定了患者的体位。我们常用外侧延长切口,使患者侧卧于可透过射线的手术台上。需要有足够的棉垫,尤其是健侧小腿的下方,因为有腓总神经在腓骨头周围穿过。腋下也需要垫棉卷以保护臂丛神经,同侧的上肢需放置于臂架上加以支撑。对侧小腿需要伸直,并将多层铺巾或者预先做好的泡沫塑料垫放置于其周围。同时将卷单或卷垫放置于患肢下方,并在两个下肢之间放置一个枕头(图 61-36)。

手术需要处理双侧跟骨骨折时,建议将患者处于俯卧位。可增加两个臂夹板以使手术床增宽,双髋应外展、屈曲,这样就可以做双切口。需要联合内侧入路和外侧入路时,在维持患者俯卧位的同时也应使足跟处于中立位。此时需要放置好胸部和骨盆部的棉垫,应注意不要压迫尺神经。对于单纯采用内侧入路的患者(一般用于极少发生的支柱骨骨折),应使患者处于仰卧位,并在对侧臀下放置一个枕头以增加足内侧的暴露。

无论是选择何种手术入路和体位,患者的身体都应位于手术台边缘的远侧,手术台不应有其他妨碍操作的装置。手术之前,对患足应摄侧位和轴位片,以保证手术操作时有自由视野。股骨上端绑上止血带。

B.通过外侧延长切口进行切开复位内固定:

1)适应证:关节内跟骨移位骨折、粉碎骨折的患者,如无明显的手术禁忌证,可通过外侧延长切口进行切开复位内固定治疗。在决定采取该手术方法时,需要综合考虑多种因素(如"治疗方法选择"部分所述)。

2)手术范围暴露:患者处于侧卧位(如前所述),将小腿抬高并用弹力绷带驱血,然后绑上止血带。

跟骨外侧软组织皮瓣完好时才能做外侧延长切口。掌握外侧软组织的血管分布情况对正确的切开软组织并最大限度地减少术后切口的并发症是非常重要的。此处软组织的血供全部由腓动脉供应,最近的一项尸解注射研究对此有详尽的描述。此处软组织有 3 个主要的血液供应途径:跟骨外侧动脉,外侧踝动脉,以及跗骨外侧动脉。这些血管能给软组织提供良好的血供,但如果做横切口则非常有可能将这些血管切断。在做切口之前,可用无菌的多普勒超声显示出跟骨外侧动脉的行径。

沿着足跟的侧缘做 L 形皮肤切口。近侧分支(垂直切口)位于跟腱的前方,跖侧分支(水平切口)则位于足背非光滑皮肤与足底光滑皮肤的交界处。水平切口可在远侧向上成角,以与跟骨前突的位置相适应。有时,使水平切口与足底平行,这样可以避免在分离组织时损伤腓肠神经的分支(图 61-35)。

做好皮肤切口后,在切口的顶点直接深切到外侧壁将其暴露,并翻开从皮肤到骨膜的软组织瓣。需要注意的是,不要将皮肤至骨膜的软组织分离。不要牵拉皮肤边缘,相反,应将拉钩放置于深部已被提起的骨膜上进行牵拉。翻开软组织时,跟腓韧带就被暴露在翻起的骨膜下了。在切口两端分离组织时,必须小心谨慎以免损伤腓肠神经。在对水平切口下的组织进行分离时,不要切到小趾外展肌的筋膜。虽然损伤小趾外展肌后不会造成严重的功能障碍,但它可导致出血过多并且松开止血带时可能会伤及软组织瓣。

将软组织进一步翻开,将会暴露腓肠肌腱、伸肌下支持带以及腓骨腱鞘。把腓骨腱鞘从外侧壁上锐性分离即可显露跗骨窦。这样就可以将腱鞘与软组织分离。腓肠神经与这些肌腱非常接近,所以同样需要保护。由于腓骨肌腱可能会明显偏离它们的生理位置,所以在其上进行骨膜下的分离时,不要伤及该肌腱。

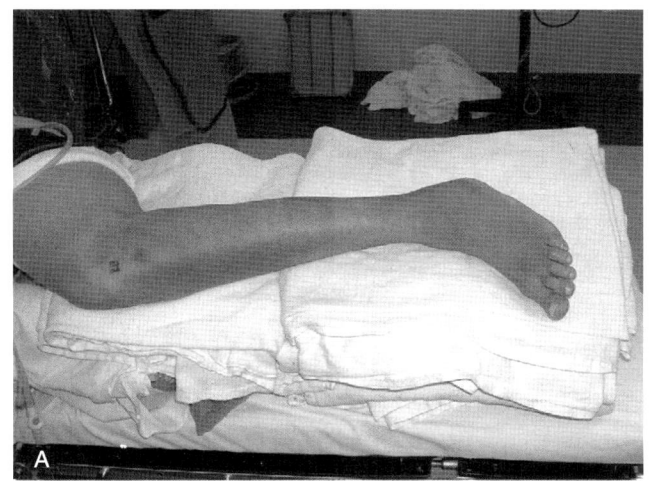

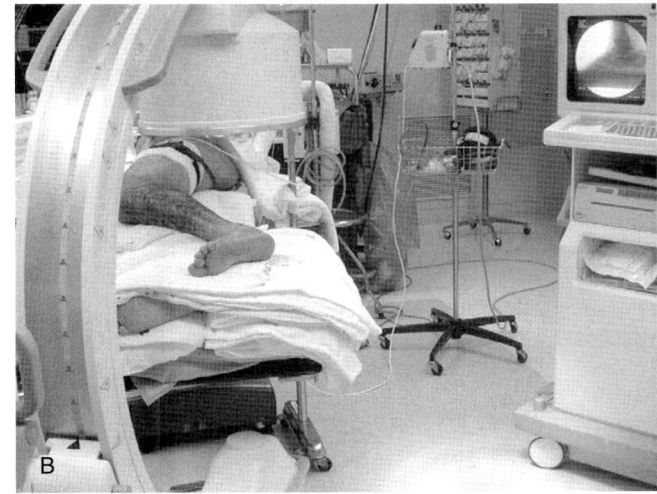
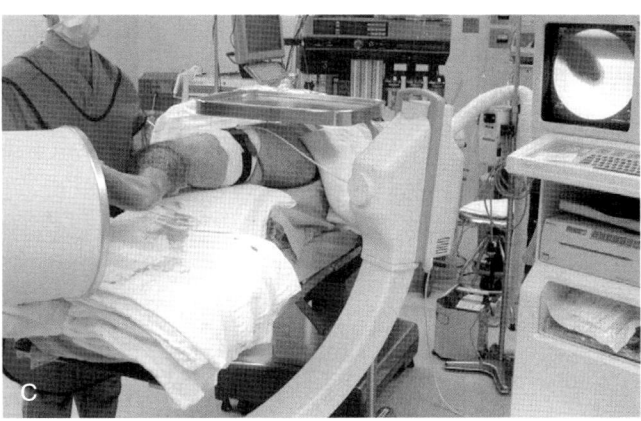

图 61-36 (A)准备跟骨骨折的固定时,患者应侧卧于可透视的手术床上,垫上多层预制的泡沫垫。这样做的目的是:①在长时间手术操作中,保护有危险的浅层区域,②提供一个耐用的"工作台",便于进行复位和固定,③便于术中对跟骨重复进行侧位(B)与轴位(C)透视,而不必移动患者和器械,仅需旋转 C 臂机。逆转足趾靠近手术医生,在这种背景中荧光屏上影像清晰可见。

当软组织分离到可以看见距下关节时,助手用皮肤拉钩或牵开骨膜的 Senn 拉钩将软组织轻轻拉开,然后将 2mm 的克氏针放置到距骨体、腓骨远端、距骨颈以及骰骨处,以使软组织处于"非接触"牵拉状态(图 61-38C)。这样不用人工牵引就可以将软组织有效地翻开。随后进行间断的冲洗以免软组织干燥。如可能,尽量减少其他牵引(除克氏针外)[30]。

继续打开覆盖组织,可通过关节的上外侧进一步显露后侧关节面,这对跟骨后缘的关节面整复将有所帮助,注意不要损伤腓动脉的分支。将趾短伸肌的起点和 Sharpey 纤维从跟骨前缘内侧移位的骨折线分离(通过 CT 扫描可以发现)。在保护好腓肠神经的同时,将腓骨长短肌提起以暴露远端的跟骰关节。将跗骨窦处的脂肪组织部分切除并将该处的骨间韧带分离,可

以较好地显露前侧关节面和中间关节面[135]。

无影灯可以帮助进一步显露关节和跗骨窦。在足内侧下方放置一个气泵使足内翻以较好的显露内侧结构如:中间关节面和骨间韧带。

3)复位和临时稳定:外侧壁骨折片向下滑移或从术野滑到盐水纱布处,跟骨结节骨折片通常向前、上、外侧移位,从而使得跟骨中间部分变得拥挤并且阻碍后侧关节面的复位。

将一枚 4mm 或 5mm 的斯氏针从外侧向内侧 (或稍微倾斜)打入到跟骨结节,以撑开牵引并可整复结节的骨折碎片(见图 61-37)。斯氏针可经结节后下方的切口置入,有时,可以在结节后下方单独做一个小切口以置入斯氏针。

舌形骨折需要通过斯氏针来修复。因为腓肠肌-

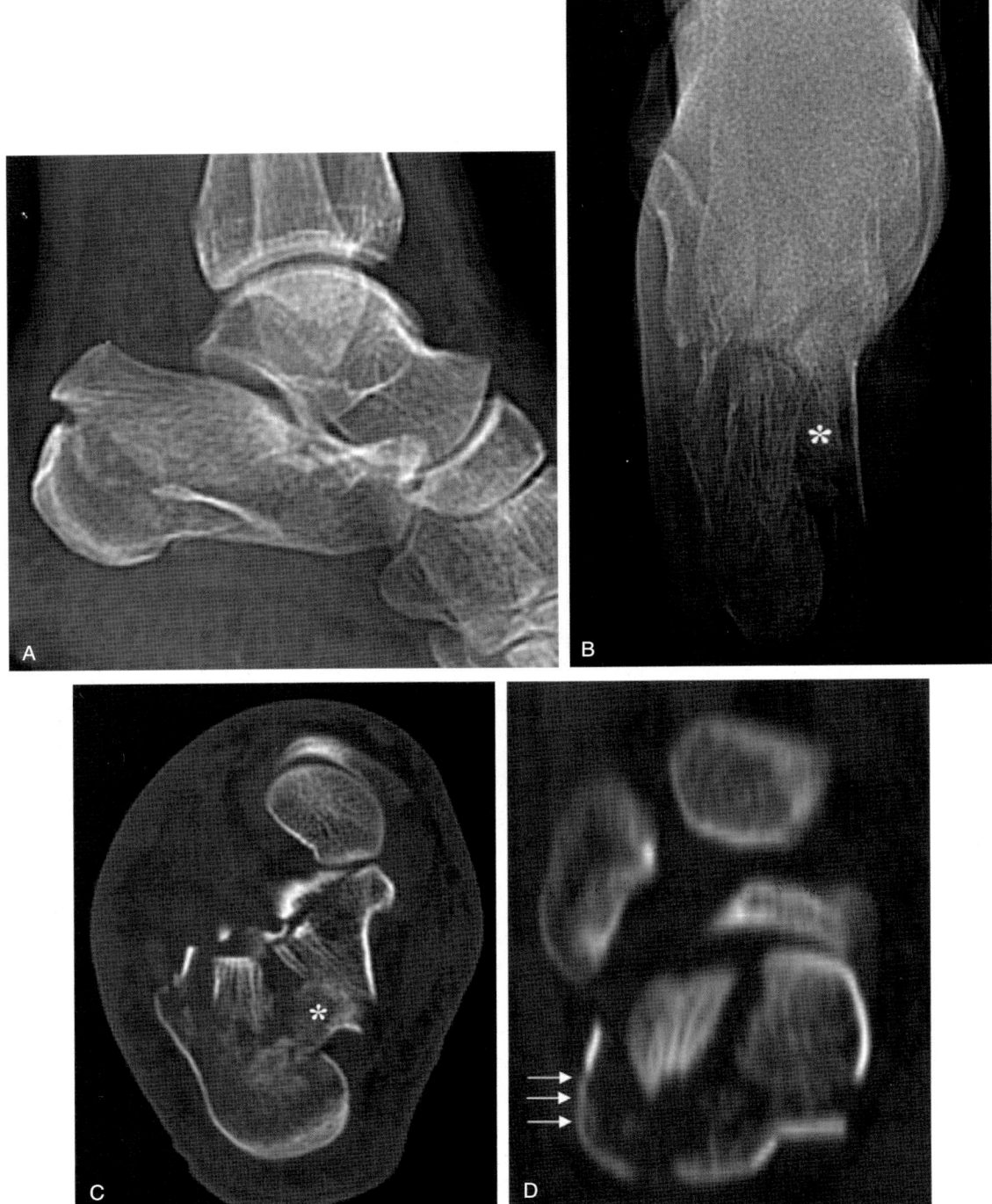

图 61-37 (A,B)41 岁女性患者,发生了关节内跟骨移位骨折。最初的侧位平片检查可能只提示有 Essex-Lopresti 舌形骨折,但是后来的检查和 CT 扫描显示:骨折线穿过后侧关节面而且早期的骨折线处还存在移位(C 和 B 图中的白星所示)。水平位(C)、冠状位(D)以及矢状位(E)CT 片提示有关节内移位骨折、并有外侧壁爆裂(D,图中的白色箭头)。(待续)

比目鱼肌会造成跟骨后缘骨折碎片的旋转(肌肉附着于跟骨结节的上方),所以需将一枚斯氏针自跟骨后方经皮打入。斯氏针一定要位于跟骨后缘的下面,以

旋转后上方的骨折片。如果骨折片较小或患者骨的质量较差,一定要小心操作以免钉子从上方穿出和破坏后侧关节面。剩下的跖肌附着的结节碎片需要以传统

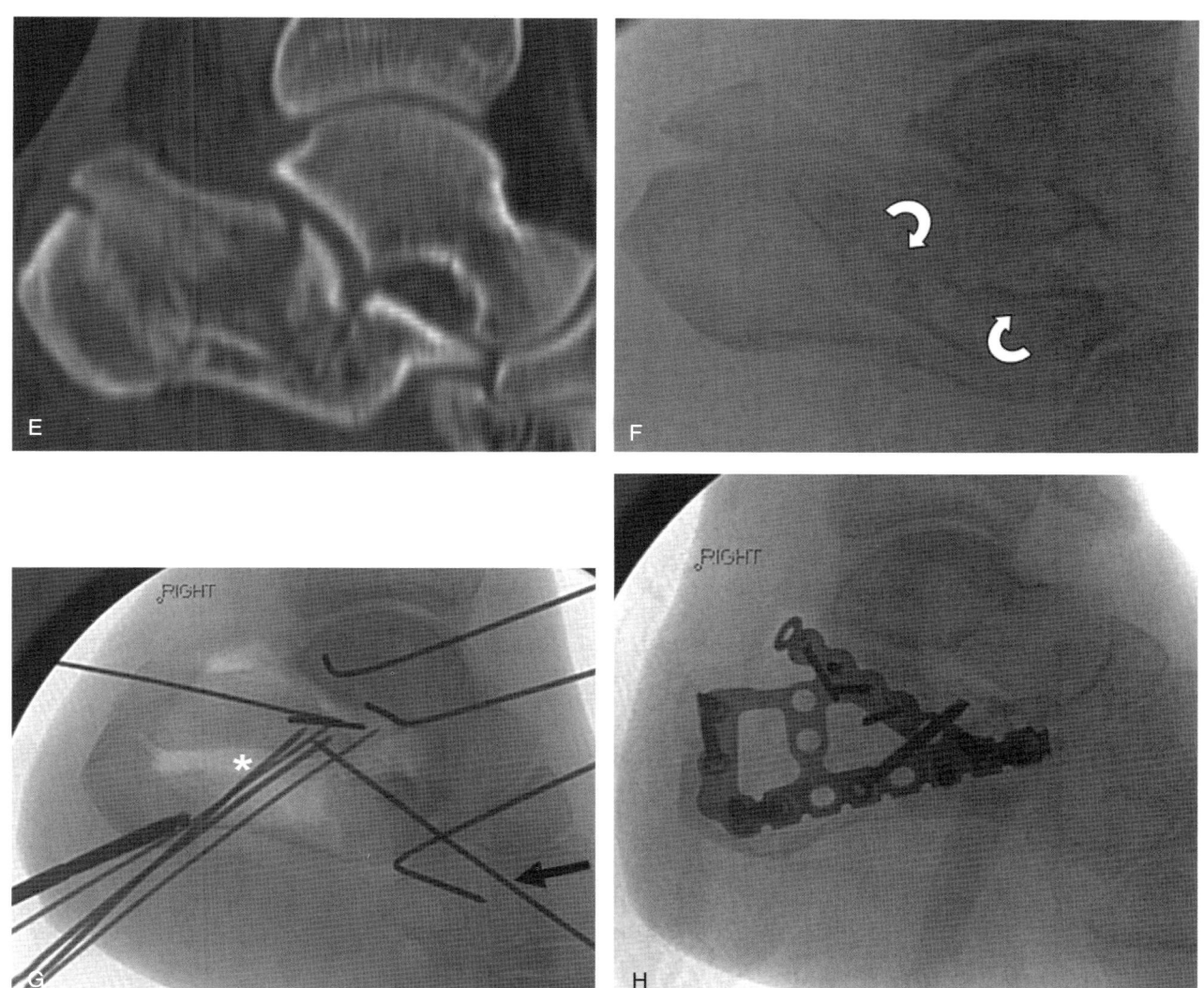

图 61-37（续） （F）跟骨前突多有移位并向背侧旋转,而在 Gissane 角临界平面的中后段多被挤向跖侧(白色弯箭头)。为了恢复正常关系,复位应逐步进行。应将移位的外侧壁(I 图中细箭头)向下拉或将其移动以改善暴露。J 图中将斯氏针(黑箭头)插入到结节处以恢复足跟长度和纠正足跟内翻畸形。在早期骨折线处放置一枚骨膜剥离子以帮助复位。然后用几枚克氏针将结节骨折片固定到载距突(J)。然后自前向后、自内向外进行复位。图 F 所示的移位必须予以纠正。提起Gissane 角临界平面的中后段并解除前突压陷后,即恢复其正常关系。(G)可能需要将一枚克氏针自前向后经皮打入以维持这种复位(黑箭头)。一旦用克氏针完成复位后,应摄片检查以核实对线和复位情况。关节面整复后留下的空隙(G 图中白星所示),应用移植骨填充。然后将移位的外侧壁复位。(H,K)最后,用侧位重建钢板进行固定。(待续)

的从外向内打入斯氏针来处理。

　　由外向内打入斯氏针以使跟骨结节向远端和后方移动,从而恢复跟骨的高度和长度。在早期骨折线处放置一枚弯形的骨膜剥离子(elevator),这有助于纠正跟骨结节的内翻畸形和恢复其相对于载距突的位置。使用外侧入路时,这种手法只是通过早期骨折线对内侧壁进行间接整复。整复后,用 2mm 的克氏针将结节骨折片固定到支柱骨上。这些克氏针应由结节的

跖后方向支柱骨骨折片的前内侧打入 (见图 61-37)。然后摄片(尤其要摄轴位片),以证实跟骨内侧皮质复位良好。

　　恢复跟骨结节与载距突的关系以后,然后自内侧向外侧、自前侧向后侧继续复位。在复杂类型的骨折, 来自跟骨后缘内侧部位的骨折线可能会使跟骨中段分离。跟骨后缘内侧的骨折片可能会有移位,必须将其整复。对于这部分的骨折,建议将无菌气泵置

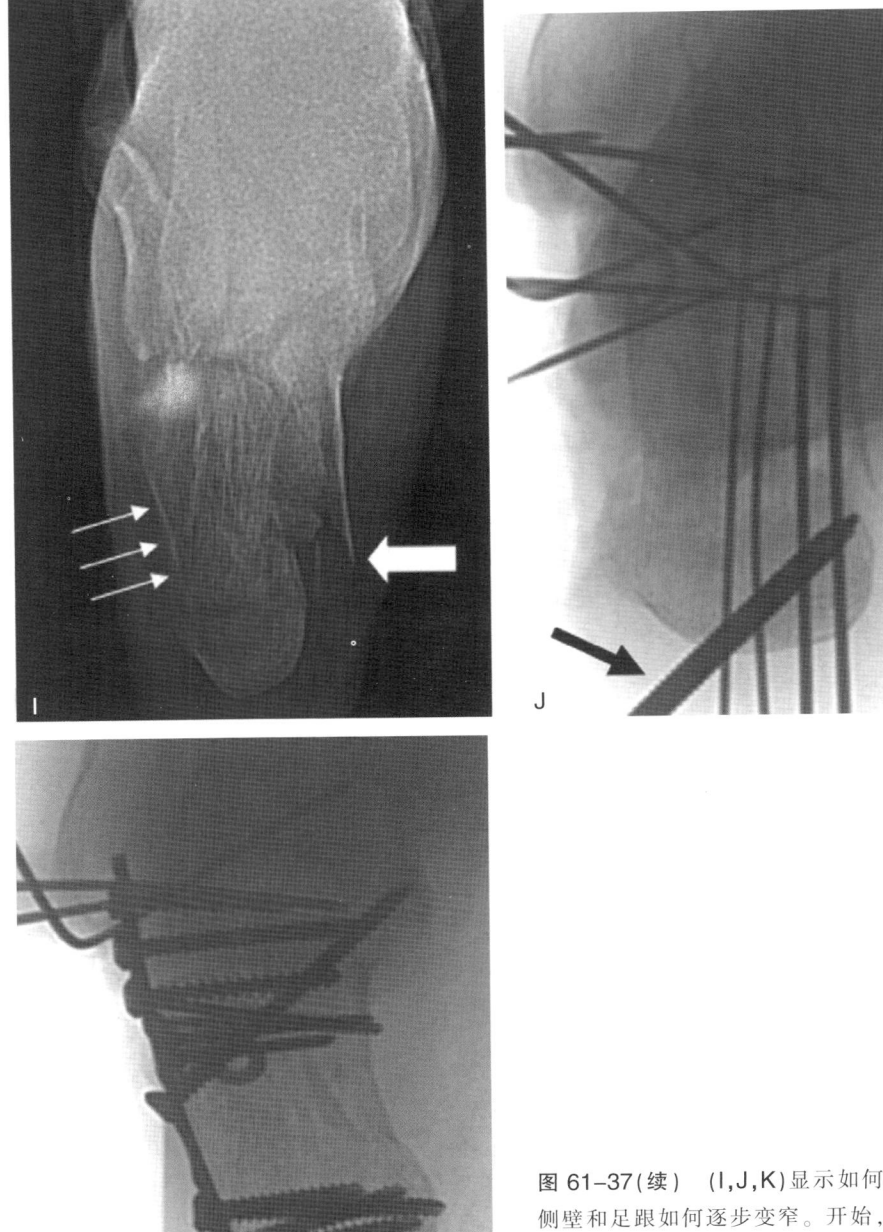

图 61-37(续)　(I,J,K)显示如何复位移位的内侧壁和足跟如何逐步变窄。开始,复位手法是用于对内侧壁进行间接复位并使之达到临时固定(J)。放置的钢板就像垫圈一样使足跟进一步变窄并对内侧壁进行复位(K)。

于患踝下方并对好无影灯以利于整复。一旦整复好这些骨折片并用克氏针固定后,接下来需要整复跟骨前段。

随后整复跟骨前段骨折并用克氏针固定。由于载距突骨折片依然与附着的内侧韧带有解剖联系,所以,连续的并向前外侧延伸的上方皮质可以引导整复外侧骨折片和前段骨折片。如果跟骨上部表面的形态

学结构已被准确整复,那么延伸到跟骰关节的骨折线也就被间接整复。大部分的跟骰关节移位时继发于前突骨折片的旋转。较少发生的前突压缩性骨折,多是由骰骨撞击所致。这种情况下,必须将切口向远端延长充分暴露跟骰关节,以恢复跟骨前侧关节面的一致性。用于固定的克氏针应放于跟骨前突的周围,以方便跟骨侧钢板的定位。

跟骨中段和前段恢复解剖位置以后,开始整复跟骨后缘。跟骨后缘的内侧部分与载距突部分相连。对于一些跟骨后缘的中部与侧方发生的移位或粉碎骨折,可能需要将骨折片移除并在桌子上进行重建(图61-38)。Gissane 临界角已恢复、通过跗骨窦以及跟骨结节上方后外侧,均可用于判断跟骨后缘的整复情况。此外,用一个弯形的骨膜剥离子查看其与内侧关节表面的整复情况。

跟骨后缘整复以后,同样放置克氏针予以固定。克氏针放在软骨下骨处比较理想,这样不仅可以维持复位,而且不阻碍侧方拱形钢板的置入。同样要进行摄片检查,以证实关节面的整复情况,Broden 位片的实用价值比较大。

对跟骨后缘的重建常常也对跟骨中段复位,因为后缘的移位会对跟骨中段后方造成影响。在 Gissane临界平面的中后段的复位要复杂一些,需要将此处撬拨起来和前段对合。为了维持已经复位的 Gissane 临界平面,将克氏针经皮穿入、自前突向下并穿过 Gissane 临界平面最后到达骨折后段进行固定(见图 61-37G)。

跟骨后缘复位后,复位外侧壁,其位置可用来评估跟骨的高度及长度。随后用斯氏针修复结节骨折片,并用克氏针固定。最后,拍摄轴位、侧位以及 Broden 位片,以查看复位情况。

4)植骨:骨科医师应考虑是否用移植骨或骨替代材料对跟骨后缘的空隙进行填充,填充空隙可能会导致外侧壁骨折发生再发移位。空隙通常位于跟骨中间

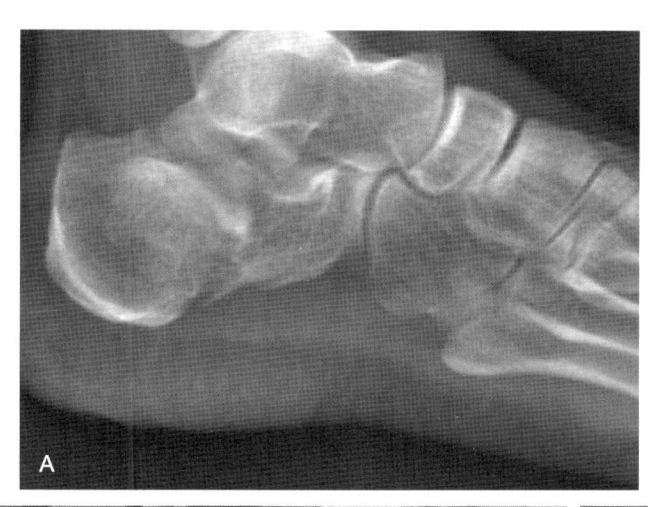
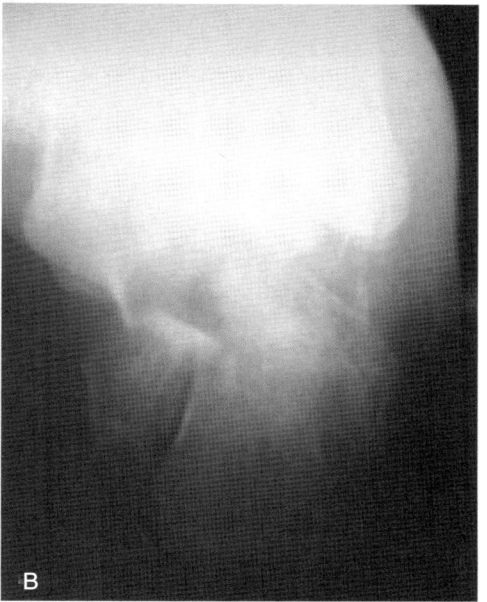
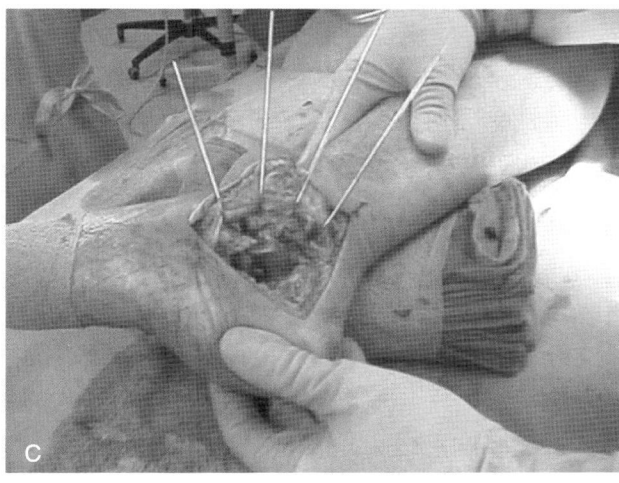
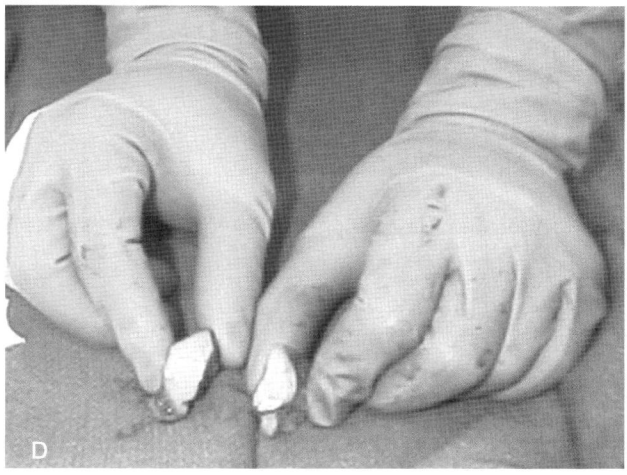

图 61-38 一位年轻女性患者的侧位片(A)和轴位片(B)。如图所示,患者足跟后缘内侧的骨折片已经从结节处向内侧完全移位。(C)外侧延长切口用于对跟骨进行重建。移去足跟后缘的外侧部分,以显露并恢复移位的骨折片。(待续)

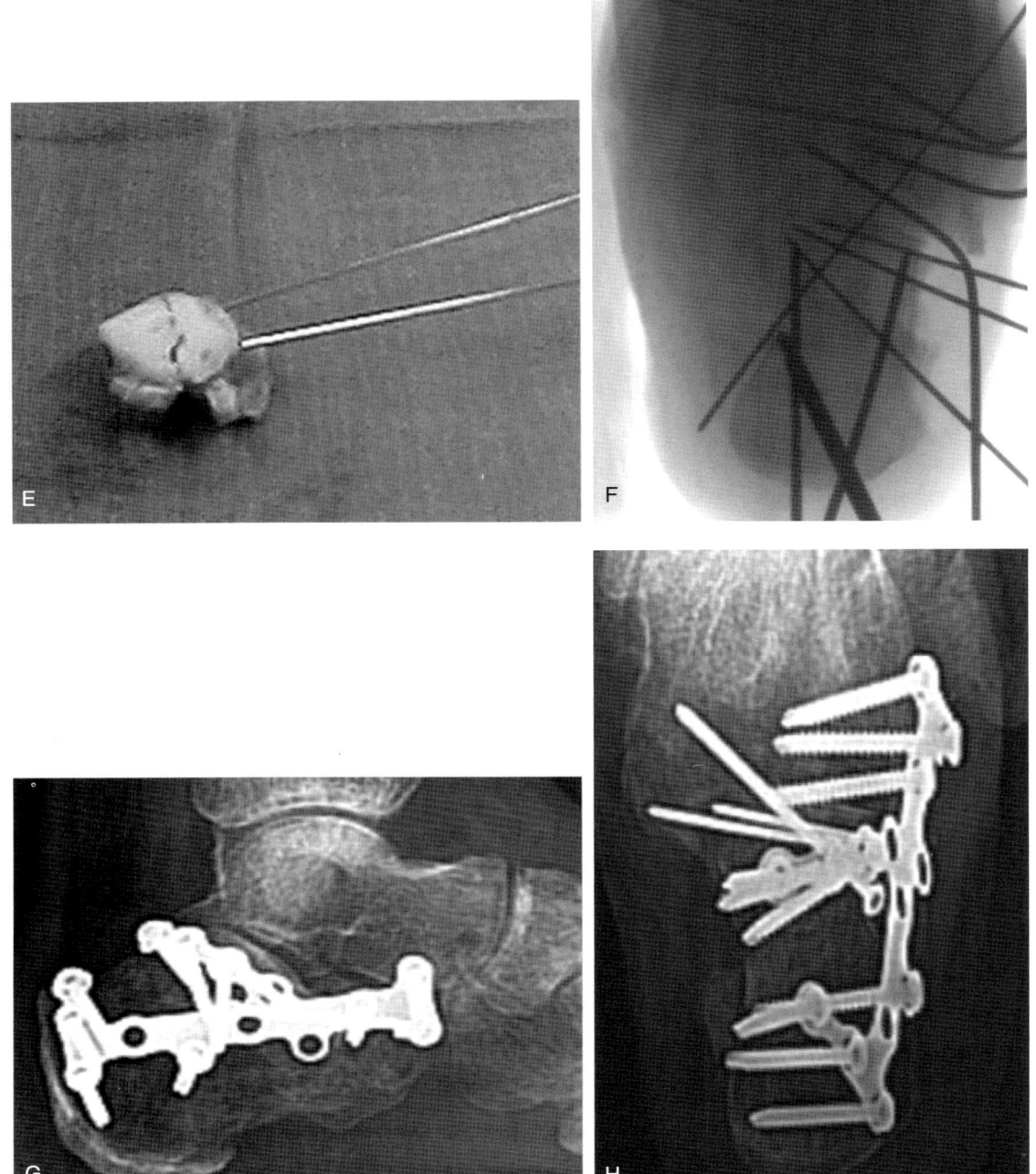

图 61-38(续)　(D,E)在桌子上对骨折片进行重建,(F)然后整复剩余的跟骨。(G,H)4 个月后,患者恢复了正常活动。

三角处(图 61-39),而跟骨这片区域的骨折片并经不住螺钉固定。

　　现今,移植骨有多种来源。跟骨植骨的骨取自胫骨结节、髂前上棘或者髂后上棘。最近,同种异体骨、人造骨(Pro-Osteon,DBX 骨基质,Norian SRS)以及其他种类的人造骨已得到广泛应用,从而避免了采用自体骨移植及其带来的并发症(图 61-40)。

　　理论上讲,移植骨或骨替代材料能够为被提起的关节部分提供支撑,但是在对采用骨移植进行治疗和未采用骨移植进行治疗的患者比较之后发现,前者并未显示出较好的影像学或功能表现[239,445]。

　　然而,在重建的跟骨后缘注入骨水泥(Norian

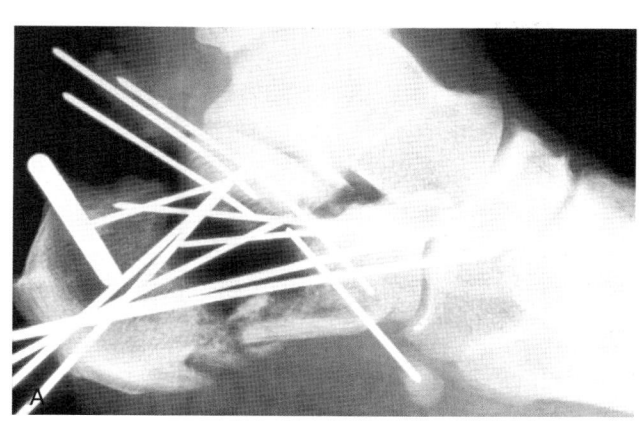
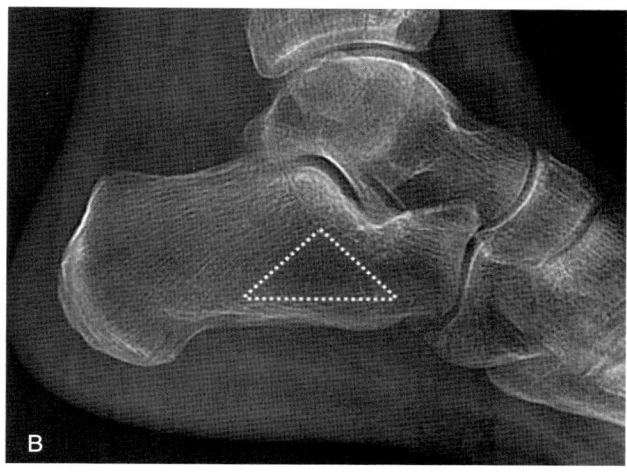

图 61-39　(A)跟骨骨折整复后,后关节面下一般留有大的空缺。这是由压缩骨折将松质骨压实所致。(B)正常跟骨的侧位片上,也可看到在中间三角下有一个类似的空洞。对于是否要在术中将该孔"填满"至今仍有争论,但尚未证实二者之间有什么区别。最好将此空隙用移植骨或非加压骨替代物填充,以获得理想的加压固定。

SRS)后能够提高加压力量[157,171]。Schildhauer 和他的同事对 32 位患者进行了切开复位内固定治疗,同时用磷酸钙骨水泥辅助治疗[353]。作者允许患者早期负重(术后 3 周),未发现复位失败。虽然没有临床研究对术后 6 周的承重量和未骨折时的承重量进行比较,但是早期负重有许多好处,如改善关节的营养、下肢的功能恢复以及防止发生骨质疏松。

5)最终固定:外侧壁恢复其解剖位置后,应逐步

移去临时固定复位跟骨的克氏针并进行最终固定。将外侧重建钢板(见固定和植入物部分)塑形以适合外侧壁形状,钢板前端呈一约 5°的内弯弧度(在跟骰关节水平),使其与跟骨前突紧密贴合。在克氏针下方,钢板与跟骨外侧皮质的上缘要尽可能得贴紧,使之有从外向内的加压作用(没有剪切力)。螺钉应自前往后逐一拧入,帮助加压外侧壁和使足跟变窄。

跟骨的 5 个重要区域提供了跟骨的结构强度,因

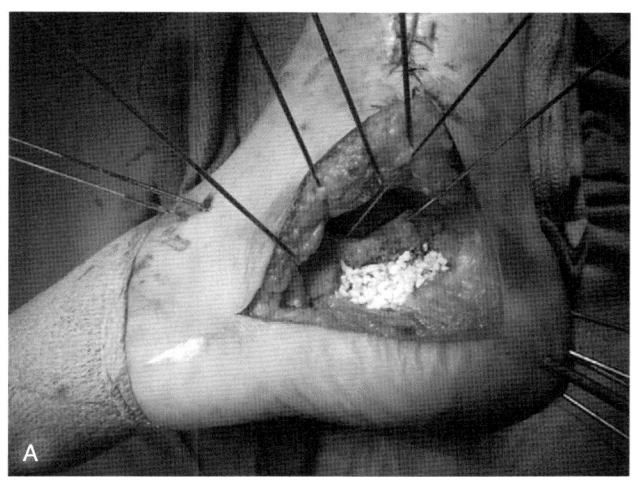
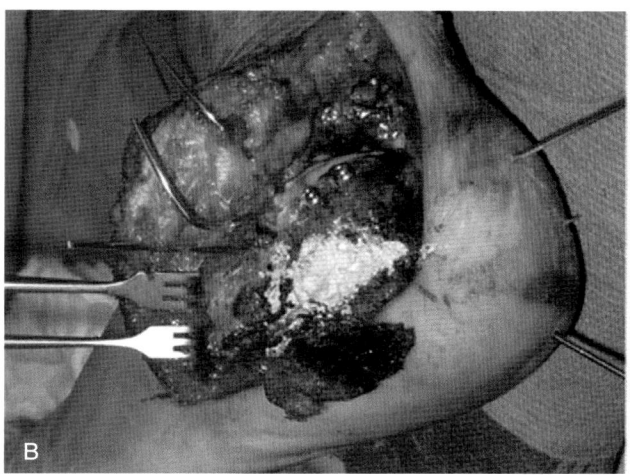

图 61-40　复位和固定后,在跟骨后缘下方常常会遗留有空隙。可将移植骨或骨替代材料放于该处,以稳定复位并防止发生后期塌陷。移植材料应由骨科医师判定,可选自体骨或其他骨替代材料进行移植(A),还可注入磷酸钙骨水泥(B)。在复位外侧壁之前,填充自体移植骨或其他骨替代材料并不妨碍置入固定器械。注入磷酸钙骨水泥(Norian SRS)能够提供加压和支撑力量,而且利于患者早期负重,然而使用该方法后会阻碍固定器械从该区域穿过。总之,应将移植骨或骨替代材料置于跟骨的中间三角处,而该区域并不是螺钉的理想放置位置。

此可用螺钉固定。最重要的区域是柱托区域,它在跟骨关节面的下方,是承压骨小梁的聚合,以支撑距骨的重量和结构。另外,在距骨突下的临界角(Gissane)、跟骨后突的跖面、沿跟骰和跟舟关节联合处的前突最前侧的关节面,以及内侧支柱区,都是骨密度大的区域,可考虑螺钉和接骨板的置入(图61-41)。当在内侧皮质处钻孔时,必须非常小心内侧皮质附近的神经血管束和姆长屈肌腱[6]。

与惯用的关节周围骨折复位原则相反,我们喜欢最后拧入跟骨后缘的螺钉。固定后外侧缘的碎骨片时,可以选择3.5mm、2.7mm、或2.4mm钻头钻孔,内侧经皮固定时可以选用2.5mm、2mm或1.8mm的钻头钻孔,然后拧入适当长度和粗细的螺钉。通过垫圈直接加压或者用支撑钢板进行加压。当完成内固定物的植入后,将克氏针和斯氏针取出(见图61-37I,J,K)。

舌形骨折切开复位内固定的体位和骨折端的暴露与上文所述的关节压缩性损伤的方法相同。复位后用Letournel Y形钢板固定即可取得坚强的固定[229]。上方的粗隆骨折片可以用长为50~60mm的螺钉和跟骨前段的下方皮质固定在一起。

最后应行侧位及轴位透视,以观察螺钉的长度和对线情况。在Broden位片上,螺钉应打入到跟骨后缘

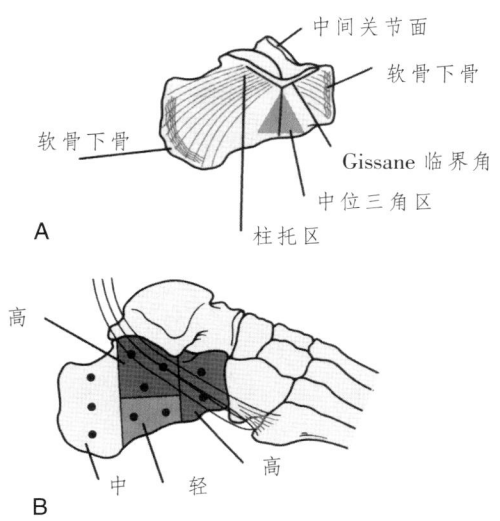

图61-41 (A)跟骨有5个重要皮质骨区域,可在骨折固定期间用于放置植入物。熟悉这些区域有助于适当置入螺钉,并可减少手术时间和由于早期活动而致的固定失败。这些区域包括后结节、临界角下的柱托区、后侧关节面的软骨下骨、前突前内侧主面,以及支柱区。(B)Albert和他的同事曾描述过:放置螺钉时,跟骨内侧神经血管束以及肌腱结构易受损伤的轻、中、高危险区域。医生在钻孔和穿入螺钉时必须要十分小心。(见彩图)

的软骨下骨处而不能穿入关节内。另外,还需行足的前后位透视,以观察跟骰关节的复位情况和跟骨前突螺钉的长度。当然,还要确认姆长屈肌的移动,以确认其未被螺钉穿过。

6)植入物:与跟骨骨折其他治疗措施相似,固定的方法和植入物选择也有争议,即便是现在,人们对克氏针固定、拉力螺钉固定、微型植入物固定,以及外侧钢板固定的选择并未达成一致。

克氏针固定方法已经被证明可能会导致固定失败或发生并发症。Buch曾报道172例仅用克氏针进行固定的病例,克氏针移动的发生率为22%[61]。Poigenfurst和Buch在另外一项研究中曾报道,仅用克氏针进行固定复位失败率为71%[310]。而Tornetta曾报道(后面有讲述),经皮复位并用克氏针固定治疗后,患者的结果比较好[407]。跟骨骨折手术治疗的目标就是稳定固定,也就是术后早期活动时依然能维持复位。单独使用克氏针满足不了这种要求,但是辅以其他植入物或固定器械或许可达到该要求。例如,Hatzokos和他的同事曾报道,对一小部分患者采用切开复位并用克氏针内固定,同时辅以Norian SRS骨水泥治疗后,95.5%的患者获得了较好的结果[164]。

外侧延长切口能够允许钢板通过,从而进行钢板固定。从理论上来讲,钢板固定能在骨折愈合前使复位后的骨折片不发生移位并增加稳定性。过去,由于植入的器械突出常会导致腓骨肌受到刺激、腓骨下端发生碰撞,以及穿鞋困难等问题,现已研制出能够稳定跟骨骨折的特殊形状的钢板。这些钢板在稳定骨折片的同时,还可以通过螺钉对骨折片之间进行加压(图61-42)。

近来,出现了用于固定跟骨骨折(尤其是粉碎骨折)的交锁钢板,它可以增加固定的稳定性。 Richter和他的同事[330]称,交锁钢板比其他不带交锁螺钉的钢板更能抵抗锯形骨折片的再发移位,但是Redfern和他同事所做的跟骨骨折尸体模型实验表明,交锁钢板与标准钢板相比并无生物力学方面的优势[324]。

Buckley和其他人建议使用较小的植入物和克氏针进行固定,用以避免植入物突出、影响软组织愈合,以及满足患者禁止负重的要求(图61-43)。

由于用于内固定的植入物类型较多,而且缺乏相应的研究,所以很难评价它们的优劣。在尸体生物力学实验中,Carr和他的同事将3.5mm厚重建钢板与1/3管形钢板进行了比较,他们发现二者没有明显区别[70]。也许作者得出的结论是正确的,即:通过对骨折

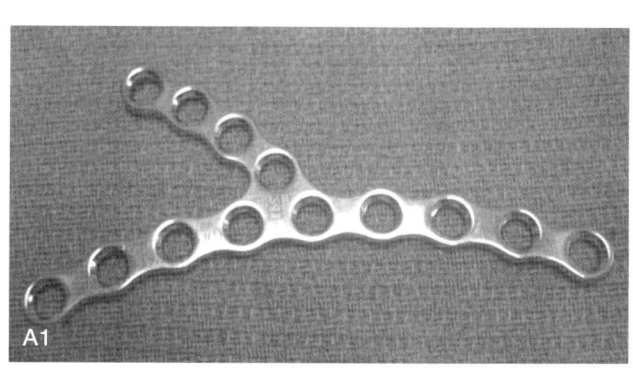

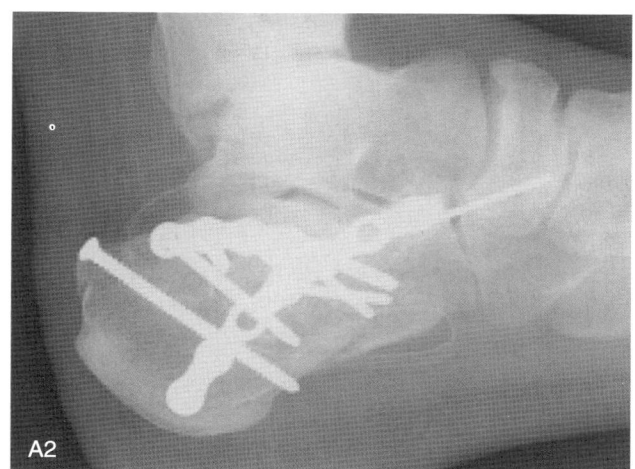

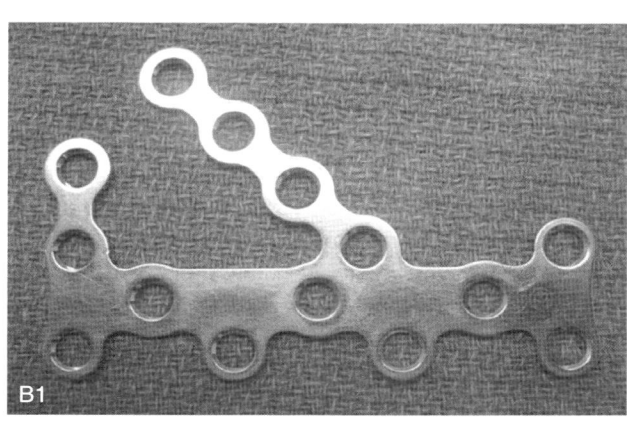

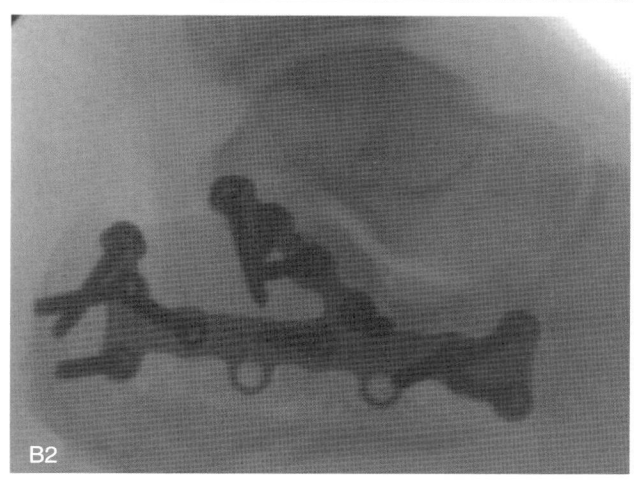

图 61-42　已设计出多种钢板用于固定跟骨骨折。新设计的钢板包括以下几种,外形较小的钢板主要是为了将其放置到跟骨 5 个重要的皮质骨区域;(A)Letournel Y 形钢板对固定舌形骨折比较有用。(B)Sanders 钢板外形较小可以沿着跟骨后缘、前突以及跟骨结节放置。(待续)

进行解剖复位并维持骨与骨之间的稳定性比单纯地使用植入物进行固定更重要。

　　由于缺乏数据方面的证据,所以跟骨骨折的治疗原则仍然没有统一的标准。用于内固定的植入物应满足以下要求:既要提供坚强的固定以利于患者早期活动,又要有尽可能低的外形以避免植入物的突出。

　　7)关闭切口:切口的关闭和手术本身同样重要。无论是选择何种手术入路,都不要用手术镊去处理受伤跟骨周围的皮肤,因为它可能导致微血管的损伤并影响伤口的愈合。

　　应逐步关闭外侧延长切口。松开止血带以后,明显的出血点用电刀止血。随后将一小的引流管(1/8 英寸)放在跗骨窦的神经间安全区(腓肠神经和腓浅神经之间)。然后,用深部可吸收缝线(2-0 Vicryl 缝线)自软组织末端向其顶端进行缝合,这些缝线应是全层缝

线,以便可以将皮下组织和骨膜一起缝合。用止血钳夹住缝线末端以免缝线缠结(图 61-44)。不要将缝线直接放在软组织顶端,因为该区域的血供比较差。当此处的缝合完成以后,从垂直切口与水平切口的汇合处开始打结。助手可以轻柔地按压软组织以减小缝线打结时的张力。

　　接着,用水平向 Allgöwer 皮肤缝合法以 3-0 号或 4-0 号尼龙线缝合皮肤,不要用手术镊钳夹皮肤边缘。同样,应从垂直切口和水平切口的末端向软组织顶端的方向进行缝合,不要将缝线直接放在软组织的顶端(图 61-45)。将 Steri 创可贴放在皮肤缝线之间,以分散切口处的张力。切口关闭后,用碘附消毒切口并用无菌敷料覆盖伤口。

　　8)包扎和术后护理:伤口关闭后,用一种轻便的可吸收敷料覆盖伤口,用棉垫将足和踝关节固定于中

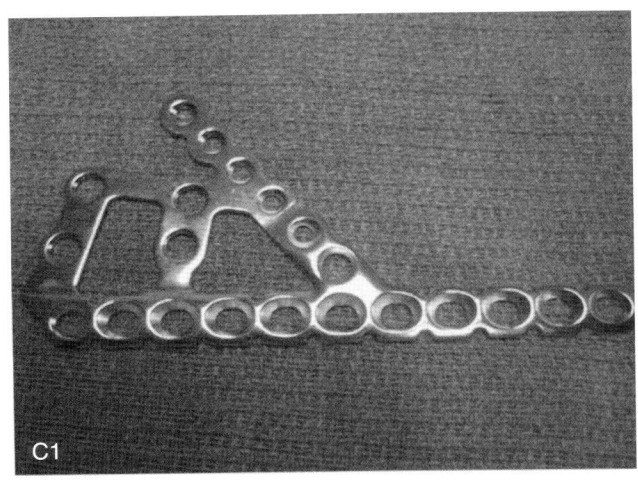
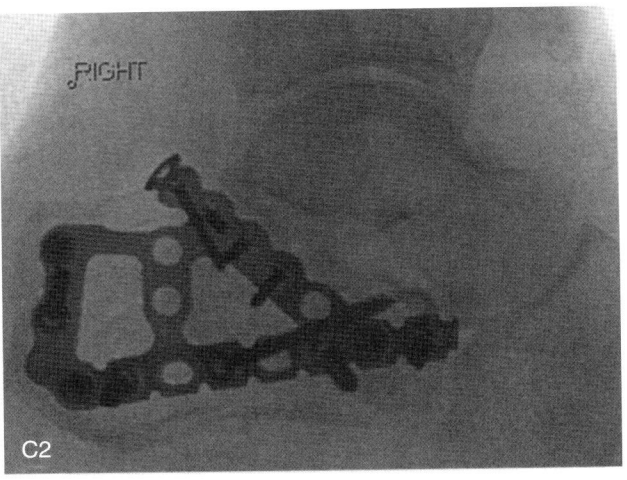
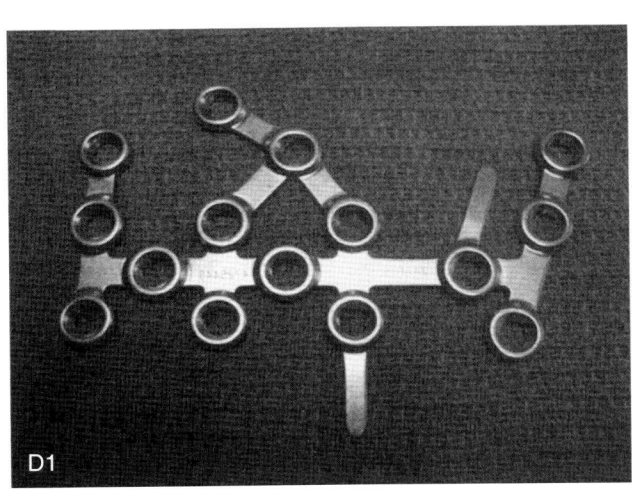
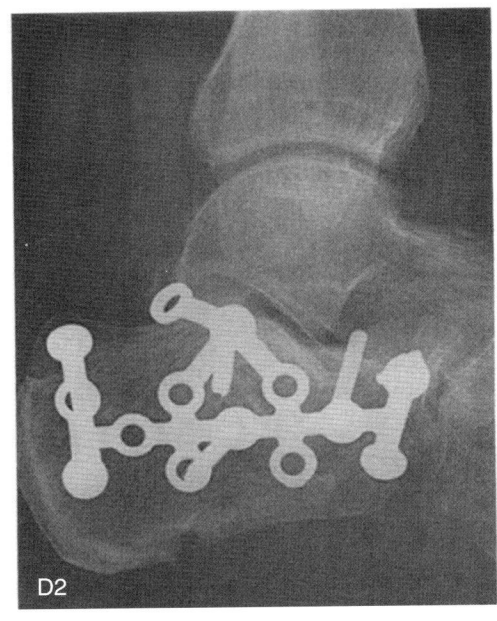

图 61-42(续) **(C)** 为了满足大小不同的拉力螺钉的需要,设计出了 2.4mm/2.7mm/3.5mm 厚度的联合钢板,这种钢板的独特之处在于:可以将较小的螺钉置于关节面下方,但是较大的螺钉放置在跟骨结节以及跟骨前突处,此外,这种钢板下部和后部较厚,可以逐步使跟骨结节变窄。**(D)** 虽然跟骨骨折时交锁钢板的使用指征尚未明确,但是在高度粉碎的骨折中这种钢板能够提供较好的稳定作用。

立位。随后再以敷料支具固定。也可在术后采用加压的 Jones 包扎法以弹力绷带固定,此时在腓骨突起的地方需特别注意,防止皮肤溃烂。然后可将患肢置于弯成 90° 的支具中或者事先做好的矫形器中,并在 24~48 小时后活动踝关节,3~5 天后活动距下关节,或者在伤口允许的情况下尽早活动。当 8 小时引流量少于 20mL 时拔除引流。

在理想情况下,可行坐骨神经封闭(0.5%丁哌卡因加肾上腺素)来减轻术后疼痛(持续 12~18 小时),或者再在切口周围局麻镇痛[333]。或者用硬膜外麻醉以减轻双侧的疼痛,作用持续时间同上。当麻醉药效过后,可选择其他方法镇痛,但尽量避免使用 NSAIDs 类药物(尤其是 COX-2 抑制剂),因此类药物可能影响伤口及骨的愈合[93]。

为了进一步减轻肿胀和软组织并发症,应将患肢抬高 24~48 小时。患者卧床期间应防止发生深静脉血栓。随后,患者可以挂拐活动,但是术肢不要负重。术后前两周,应指导患者进行内在肌的功能活动锻炼。鼓励患者做主动足趾等长运动,当去除外固定后,在患者能够承受的情况下可开始被动屈曲及过伸足趾,

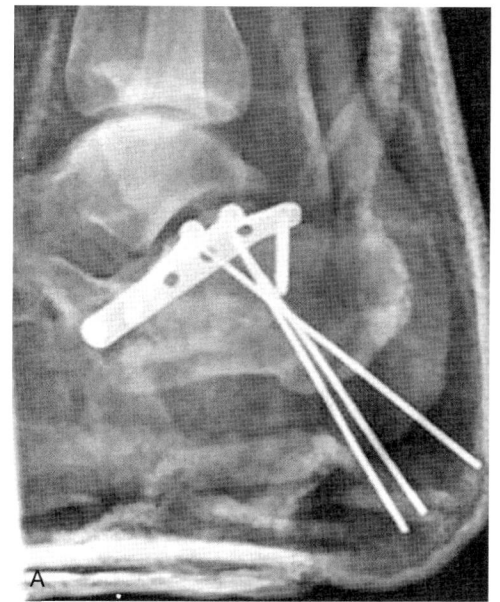
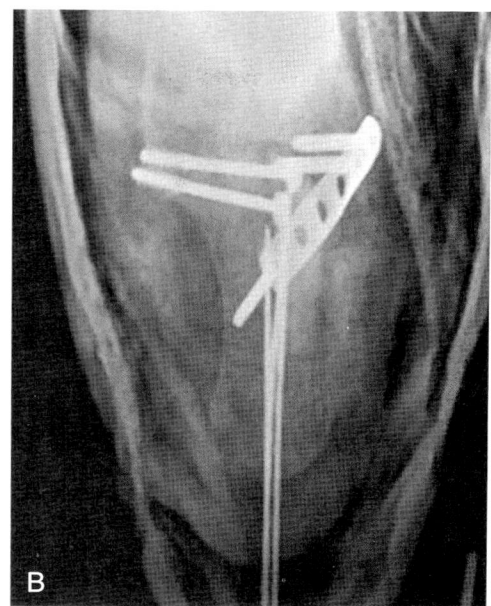

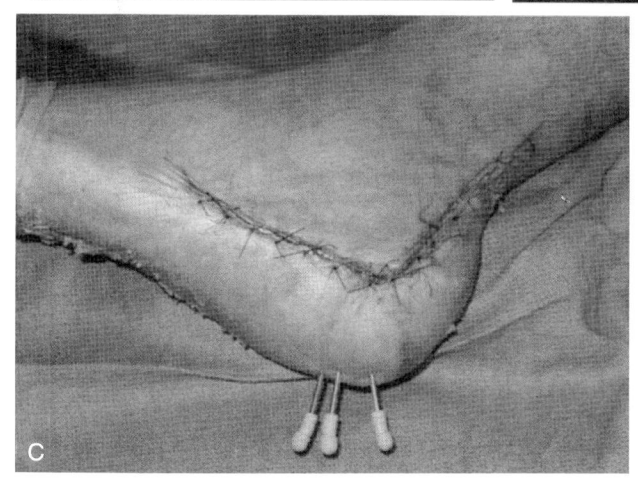

图 61-43　(A,B)Buckley 和其他人建议使用形状较小的内固定器械,以避免植入物突出和发生软组织并发症。此外,用克氏针辅助固定。(C)在这种情况下,克氏针具有双重功能,第一、它支撑跟骨后缘以及跟骨结节的复位,第二、它们主要位于足的距面,从而帮助患者禁止负重。

以防止趾长屈肌腱挛缩。

术后 3 天至 2 周时间里(根据软组织的状况),可以换上一个更轻的、可随意装卸的支具,以无菌干纱布包扎伤口直到拆线。当买来的支具和患者体形不符时,可以用分体式短腿玻璃纤维管型模具固定。当创口闭合后(通常在 48 小时内),就可以实施主动的功能锻炼。通过踝关节的屈伸、内外翻、转动来锻炼距下关节。医生对内固定的效果满意后,才能允许患者进行主动的功能锻炼,以便内固定足够坚固、能承受康复训练。通常在术后 2~3 周时间内切口已能完全愈合,此时可以拆线。

术后 6 周时,可在弹力绷带保护下进行术后第一次侧位及轴位摄片。内侧壁的愈合情况可以在轴位片上看到。在侧位片上,可以观察跟骨后缘的血管重建

情况,当然在 Borden 位上也能看到。理想的固定能够直接促进骨折愈合。对骨折愈合进行临床影像学评价非常重要,因为骨折线逐渐淡化,毛玻璃样网状结构逐步形成,这是无法通过肉眼直接观察的。形成骨痂意味着骨折位置发生活动和骨折固定不满意。

至少在术后 3 个月患肢才能完全承重。当开始负重锻炼时,应以 10~20 磅增量递增负重。最近有研究报道,在进行内固定时注入磷酸钙骨水泥有利于患者早期活动[164]。当患者经过一定时间锻炼,负重时疼痛感消失后,则可根据常规加量。当去掉双拐后,患者可以在手杖的支撑下完全负重,开始是健侧,然后再是患侧负重。

应尽早地(最好是手术前)告知患者,足跟不可能完全复原,需要改变长期以来穿的鞋型并进行适应,

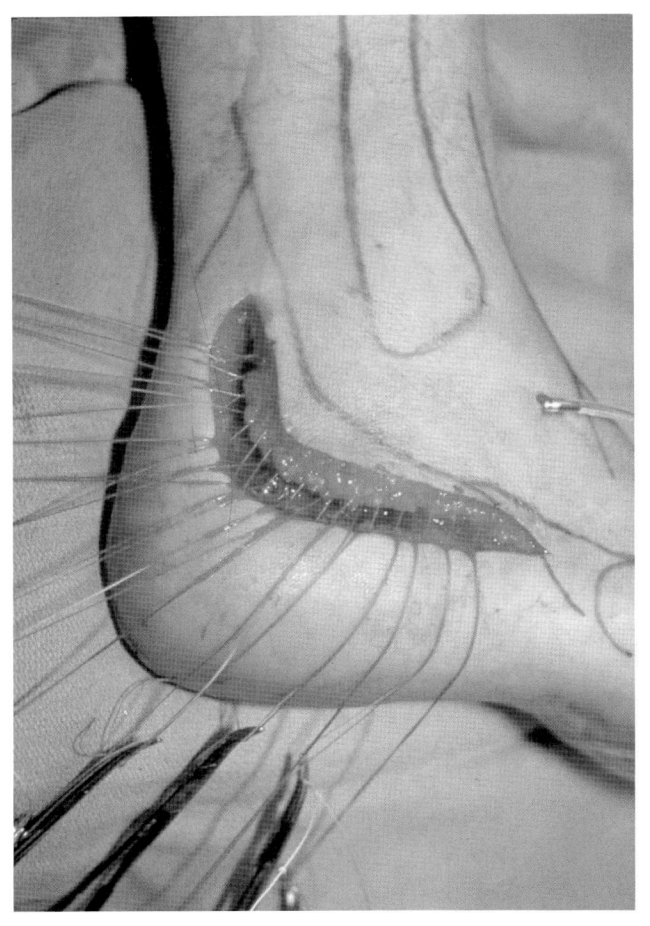

图 61-44　内固定完成后，在软组织下放置一根引流管，引流管应从跗骨窦前方穿出。深部缝线应穿过皮下组织并将其与骨膜一起缝合。如图所示，用止血钳夹住缝线末端以免缝线缠结，然后从垂直切口与水平切口的汇合处开始逐一打结。

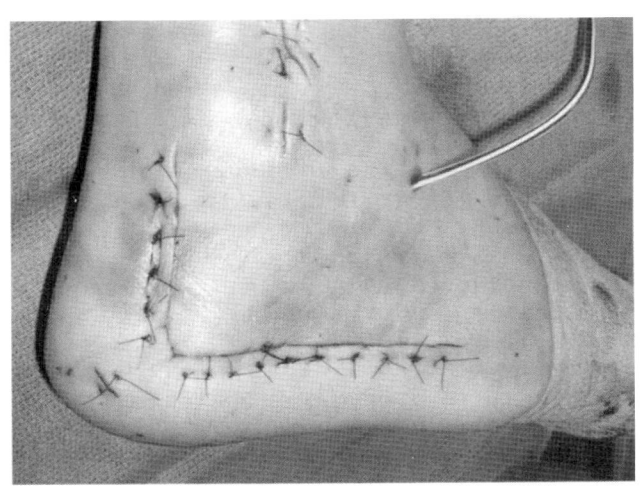

图 61-45　深部缝合后，用水平向 Allgöwer 皮肤缝合法以尼龙线缝合皮肤。注意不要将缝线直接放在软组织的顶端，因为该处易发生皮肤坏死。如果有用于放置斯氏针或克氏针的小切口，也应用尼龙线将其缝合。该患者有同侧腓骨骨折，通过另外一个独立的切口将其固定。

包括足底的避震、跟骨所支撑的足弓下脂肪垫的损伤以及足跟的缓冲。

　　C.关节内跟骨骨折闭合或微小切口复位以及经皮固定

　　由于手术治疗的并发症的发生率相对较高，所以许多医生一直在努力寻找其他的微创治疗方法。有些研究曾报道手术治疗后伤口并发症的发生率高达20%[29]，如果对所选的患者采用微小切口入路或经皮进行复位和固定，或许能降低并发症的发生率。

　　除了能降低伤口并发症外，该技术还有操作时间短、软组织损伤较少以及治疗周期较短的优点。因无需做钢板内固定，所以取出植入物时，操作也简便很多。此外，因其他危险因素不能实施手术治疗的患者，也可采用该技术。例如，对不宜手术治疗的抽烟或糖尿病患者，运用该技术或许能恢复跟骨的形态学解剖结构。

　　然而这项技术也有一定的风险：暴露不完全将导致不完全复位及固定。采用该技术后达不到复位的病例，医生必须做开放切口入路进行处理。

　　在 20 世纪，经皮复位技术不断在发展。Cotton 和 Henderson 进行闭合复位时，在骨折的皮肤上方覆盖好衬垫并用锤子敲打，然后将一枚钢针从跟腱后方穿过进行牵引[87]。Böhler 用一枚钉子钉住跟骨，并用他自己设计的 Böhler 架进行轴向牵引[46]。

　　再后来，Forgon 在跟骨结节、距骨以及骰骨上方进行三点牵拉[128]。牵引后，作者从跟骨外侧打入克氏针，以处理压低的跟骨后缘。用一个夹钳控制增宽的足跟。然后在透视引导下经皮置入螺钉。

　　对跟骨移位骨折进行经皮间接复位技术，最初是由 Westhues 在 1934 年提出[431]。Westhues 将一枚钉子经皮置入到跟骨结节的主要骨折片上，通过钉子的杠杆作用将骨折片复位。复位后，用石膏把钉子和患足固定，以维持复位。Gissane[145] 以及后来的 Essex-Lopresti[120] 将这项技术推广，后来这项技术就被称为 Essex-Lopresti 技术。

　　Westhues / Essex-Lopresti 手法成为治疗舌形骨折的有效方法。Tornetta[407] 报道了经该技术治疗的 41 例病例，在治疗时，他将斯氏针经皮穿入到舌形骨折片，并通过斯氏针的杠杆作用对骨折进行复位。行透视检查以明确复位情况，并用克氏针或空心螺钉进行固定。治疗后,85%的患者结果较好。在这些病例中,骨折主要是 Sander 2B 和 2C 类型骨折。而 Stein 和他的同事报道了 47 例病例,将这些患者按年龄、性别进行匹配,其中的 25 位患者采用了 Westhues / Essex-Lopresti 手法治疗并用斯氏针固定,结果显示手术治疗和非手术治疗没有明显差别[382]。

Levine 和 Helfet 描述了另外一种经皮复位治疗技术[230]。他们将斯氏针打入到跟骨结节,然后将一个牵引弓绑在斯氏针上,用以处理结节骨折片。在影像学引导下,于后侧关节面水平做一小的外侧切口,然后用一枚小的较钝的剥离子进行复位,用克氏针稳定跟骨后缘骨折片并将结节固定到支柱骨上。复位满意后,用螺钉经皮进行固定(图 61-46)。

在高能所致跟骨粉碎骨折中,粉碎的骨折片不利于斯氏针或克氏针对结节进行有效的处理。Schild-hauer 和 Sangeorzan 描述了一种底脚螺钉,用以对跟骨高度粉碎的骨折进行间接复位 [355]。作者将一枚 6.5mm 的全螺纹螺钉自结节尖端向距骨体打入,将螺钉向距下关节方向推进,但不要穿透距骨。将一枚刮匙经皮插入到距下关节处,以阻止螺钉穿透距骨。转动螺钉,结节就会沿着螺钉轴线被推向后、下方,从而恢复跟骨的高度和长度。作者所描述的该项技术,主要是为施行距下关节融合术做准备,但是该技术也可以在不施行融合术的情况下对骨折进行治疗。

有人对该技术复位的准确性以及影像学评价产生了怀疑。Rammelt 和他的同事曾报道,经透视检查证实复位准确的病例中,在进行距下关节镜评价时发现,有 22% 的病例存在 1~2mm 的对位不良[317]。在距下关节镜的帮助下,Gavlik 和他的同事也对 Sander Ⅲ A 型和 Ⅲ B 型骨折进行了经皮治疗[142]。作者用 6.5mm 的 Schanz 螺钉经皮处理结节骨折片,用距下关节镜清理关节和骨折碎屑。关节镜可在直视下对关节进行复位,而且还可以对复位的效果进行精确的调整。复位后,将皮质螺钉经皮插入以稳定骨折。作者称这些患者 AOFAS 踝-后足平均评分为 93.7 分, 但是病例较少且随访较短(15 例患者中,对 10 例患者进行了一年的随访)。

将来,术中三维成像或许能方便施行经皮复位与固定技术。Rübberdt 等人对 82 例患者进行了前瞻性研究,这些患者均接受了切开复位内固定治疗,并且术中进行了三维成像检查(Iso-C3D)[335]。其中的 6 例患者在三维扫描后重新进行了复位,10 例患者的螺钉放置错位。随着三维成像技术的发展,经皮技术的应用也会不断提高。

对于某些特定类型的骨折,该技术或许比较有用。然而,该技术要求医生彻底理解跟骨解剖、骨折类型以及影像学表现。该技术的学习难度比较高,医生必须熟练掌握传统的外侧延长切口切开复位内固定技术后,才能尝试应用该技术。

此外, 虽然已提出多种经皮复位内固定技术,但是缺乏相应的回顾性研究与病例报告。这些技术需要用大量的研究和随机对照试验来进行评价。

手术技术(Essex-Lopresti):

(1)适应证:如前所述,在选择经皮或有限切口技术进行复位和内固定时,要综合考虑患者因素和骨折类型。对于皮肤受累或有其他外侧手术入路禁忌证的患者,经皮技术具有一定的优势。经皮技术最初只适用于舌形骨折,后来其适应证不断扩大。Carr 提出,有限切口入路能用于以下骨折类型:舌形骨折、开放性骨折、跟骨骨折-脱位、甚至是累及跟骨内、外侧的复杂骨折[71]。决定采用该技术之前,医生必须熟练掌握骨折的病理和手术治疗方法。

(2)复位和固定:患者处于侧卧位(如前面"体位"部分所述)。在足跟下放置一个泵(在泵上通常铺三层无菌巾)使操作便于进行。在 C 臂机定位下确定进针点,将 4mm 粗细的斯氏针打入跟骨结节后缘。根据 CT 扫描的图像在跟骨结节段后上方做一垂直切口。此时的切口可能在中线的正中、内侧或者外侧。保护好进针点,最后可能将此处作为整复跟骨结节螺钉的打入部位。此时在跟骨结节下 5mm 处,打入一根操作杆,最好能进入跟骨后缘的软骨下。

斯氏针放好后,即可按照 Westhues[431]和 Essex-Lo-presti[120]以及最近的 Tornetta[407]所描述的 4 步法进行复位(图 61-47)。首先,常规纵向牵引(由助手完成),将骨块分离。通过对足跟(穿过斯氏针)和前足施加一个内翻力量即完成牵引。其次,医生将其大拇指放在位于足跟底部的骨折水平处,并靠近跟骨中部,一只手放在斯氏针上,另一只手放在前足上,以拇指为支点向远端推移斯氏针,以撬起骨折片并恢复跟骨高度。再次,在斯氏针(足跟)上施加一外翻力量,并再塑内侧柱结构。

如果侧位片证实后侧关节面已解剖复位,在轴位片显示骨折复位良好时,用 0.054 英寸或 0.062 英寸的克氏针在纵轴方向固定骨折碎片。Broden 位片也可用来判断关节面的整复情况。如果骨折片仍有不稳定,应在 Gissane 临界角附近做一个 1cm 的横向切口以协助关节面的整复。

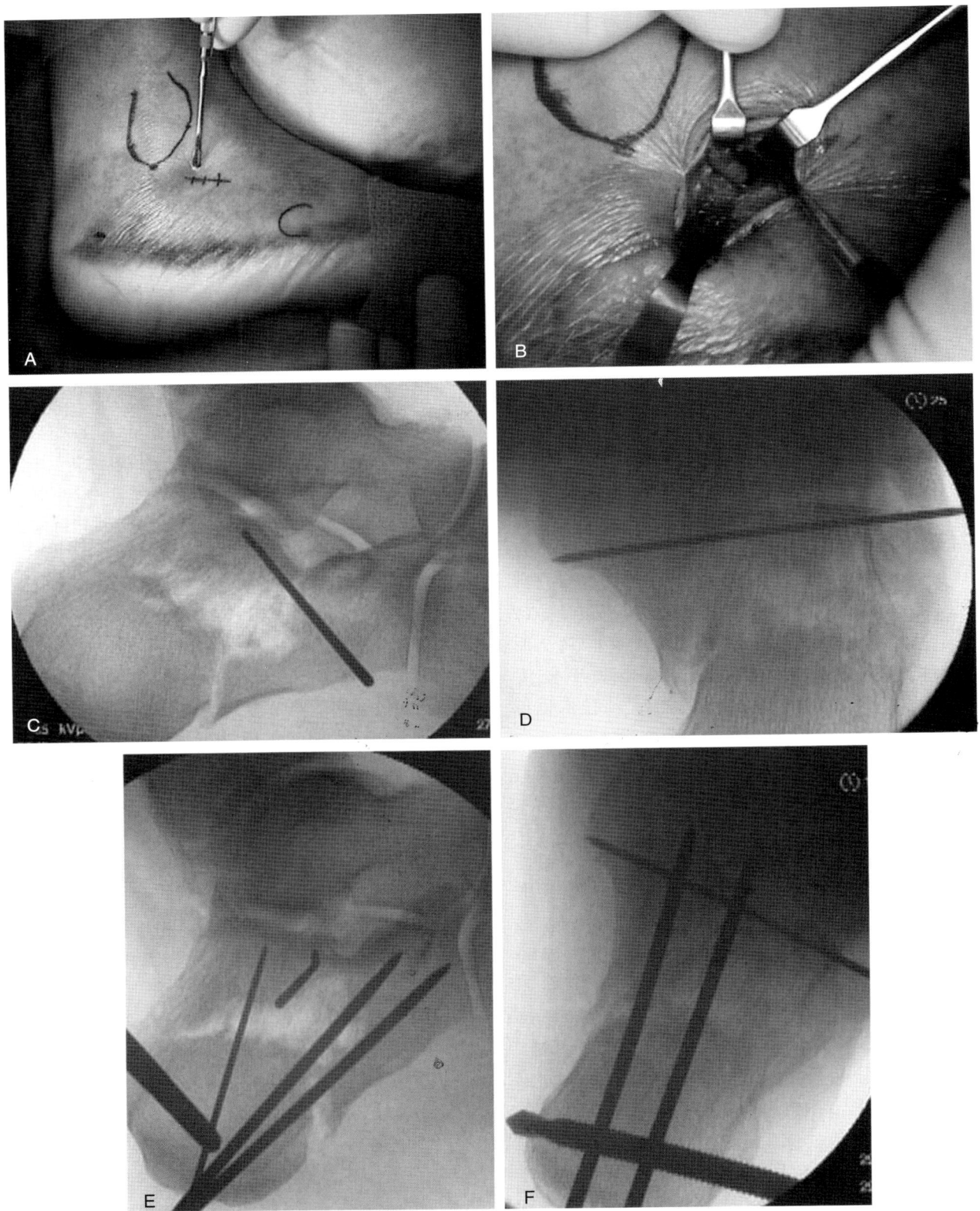

图 61-46 相对于切开复位内固定来说,经皮复位与内固定微创手术入路也是一个不错的选择。(A,B)在该例中,做一小切口以对跟骨后缘进行复位。(C,D)然后用一枚克氏针将跟骨后缘撬起并整复。接着用斯氏针纠正跟骨的高度、宽度以及对线。(E,F)复位后,置入克氏针以维持复位。(待续)(A,B 见彩图)

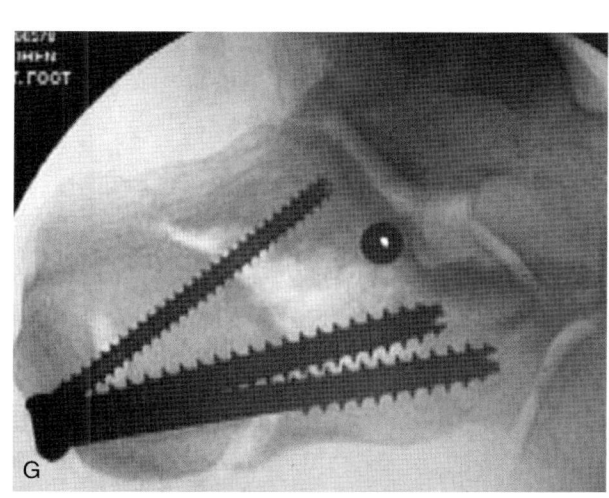

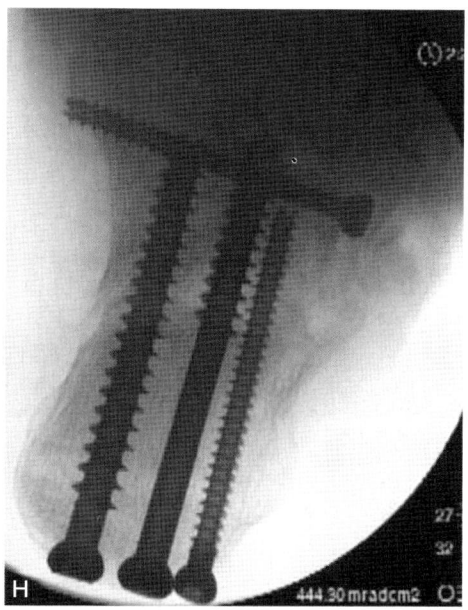

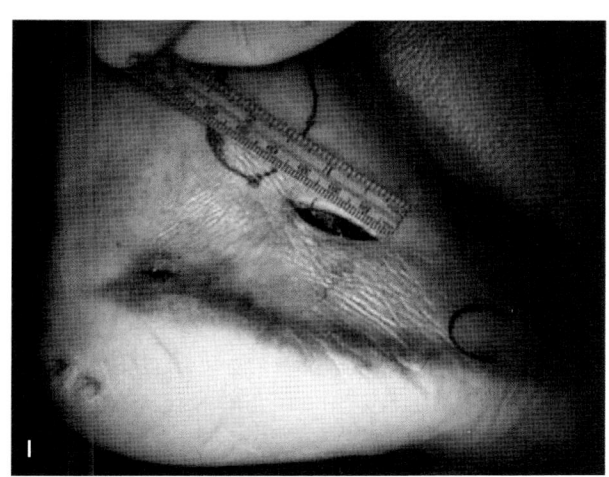

图 61-46(续) (G,H)最后,用空心螺钉进行最终固定。(I)复位与固定后遗留的皮肤切口。(I 见彩图)

如果是关节塌陷性骨折,外侧壁的塌陷性骨折应避免经皮穿刺点过高,因为这些骨折碎片比较靠下面。外科医生采用经皮穿刺这种方法时,在确定其位置和方向时应格外小心仔细。该切口应避免损伤腓肠神经和腓侧的肌腱;如果有必要可以平行于这些结构做切口。在透视引导下很容易发现此复位工具正在关节面下方,其通常可提供肿胀减压作用,并可结合前面所述的操作来完成跟骨的整复。

复位满意后,再将另一枚克氏针穿过骨折位置以维持复位。最后,医生用手掌对足跟进行加压,以恢复足跟的高度。

复位成功后,用 2.7mm 或 3.5mm 皮质骨螺钉固定,也可用空心螺钉固定[407]。内固定置入的顺序取决于骨折的解剖关系。第一枚螺钉在中立位斜向轴位固定第

一条骨折线,能够完全固定跟骨的前突,刚好位于临界角和后关节面的下方。这些螺钉还可作为已复位和抬高的关节面的支撑。通常在后期还要在此结节的后上缘两端再放置两枚螺钉以抵抗跟腱的张力。这些骨折片有时由于手术未经完好的皮质骨固定,因腓肠肌的牵拉而再移位。如果在术前或术中考虑到腓肠肌对复位及其稳定的影响,应考虑施行腓肠肌松解术。

最后,通过跗骨窦再置入 1~2 枚螺钉,以维持后关节面对内侧完好的支持骨碎片的复位和加压。为了保护内侧的神经血管和肌腱结构,不要将跟骨内侧皮质钻穿。

固定完成后,拔除斯氏针和克氏针并进行术中摄片,以观察复位情况。如果跟骨后缘遗留有较大的空隙,可经过事先做好的侧方小切口用移植骨或骨替代材料进行填充,也可注入磷酸钙骨水泥。

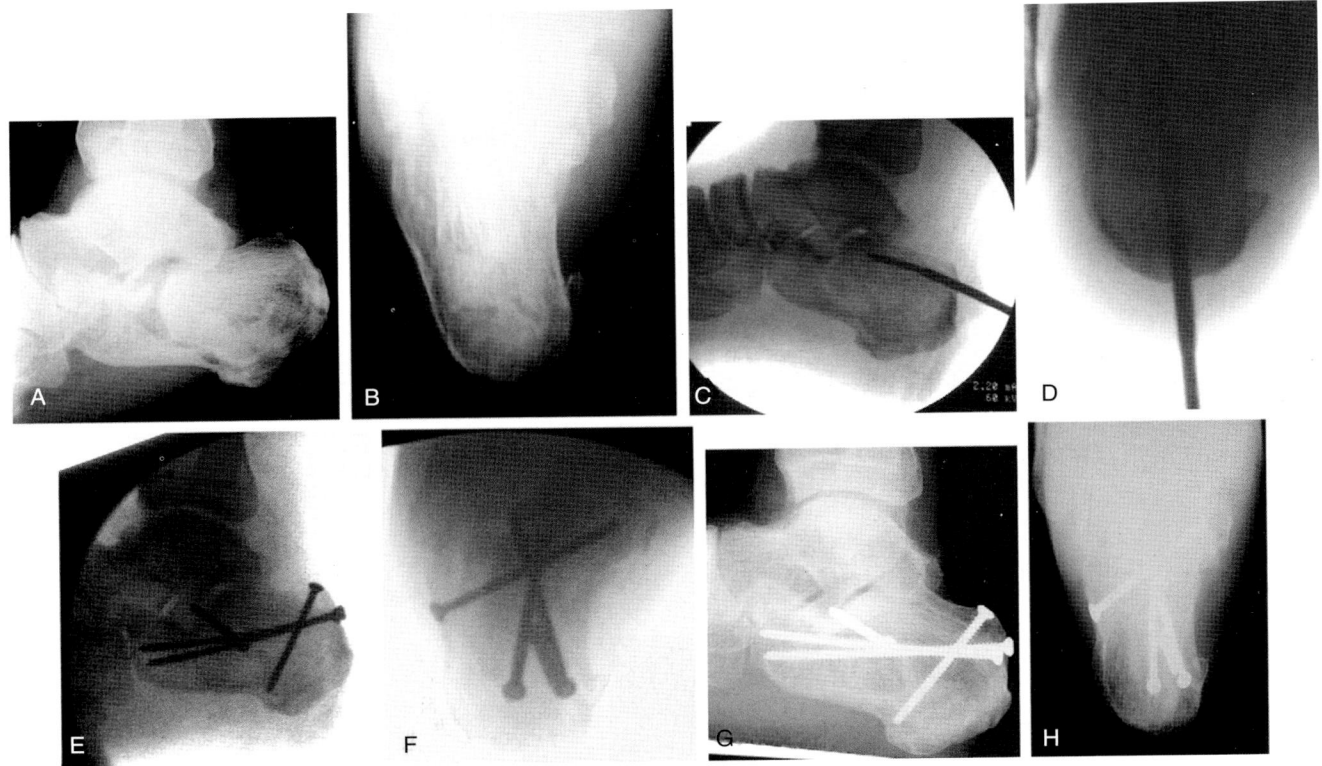

图 61-47 (A,B)应用 Essex-Lopresti 手法经皮整复与固定舌状跟骨骨折。(C,D)如图所示,配合使用 AO 骨膜剥离器撬入原始骨折线下,然后用 4.5mm 带螺纹斯氏钉插入后结节内,左为操纵杆,可很方便地整复此骨折。应用 C 臂机帮助整复并证实复位的可接受程度,然后用克氏针固定。(E,F)此后用 3.5mm 皮质骨螺钉经皮固定舌状跟骨骨折,常很成功且创伤很小,可恢复跟骨的长度、高度和宽度,并可满意地重建距下关节后关节面的平整性。常在丘部下纵向拧入两枚螺钉,但不加压,以维持长度和对线,并支撑复位后的后关节面。一枚螺钉从外侧向内侧拧入,以维持原位骨折线间的加压,并可恢复宽度;另一枚自后上向下拧入,以恢复附着在跟间的舌状骨折片并抵抗该骨折片的再移位。这些患者常在 1~2 周后可正常行走,可进行主动和被动全活动范围的功能锻炼,并可由接近正常的后半足的活动及对线,而不必冒正规切开手术整复内固定的风险。(G,H)该例患者伤后 6 周即良好康复,恢复了 75% 的距下关节活动,无疼痛,已部分恢复其繁重的建筑工地工作。

通过微切口或经皮手术治疗跟骨骨折,其复位满意与否只能通过术中摄片来确定。此时需要获得一张距骨的真正的侧位片,这样跟骨就处于合适的透视位。如果没有使用关节镜或三维成像检查以明确复位情况,则这种侧位片尤为重要,因为它能够清晰地观察到跟骨复位后的解剖状况。

(3)关闭切口和术后护理:内固定完成以后,用尼龙线将伤口关闭,同样注意不要用手术镊钳夹伤口边缘的皮肤。将患肢固定在支具中。与采用切开复位内固定治疗的患者一样,在术后前两周就可以进行早期活动。术后 2~3 周拆除缝线。承重须在有足够证据证明骨折处已开始愈合后方能进行,通常是 6~10 周。

D.早期的距下关节融合术:

急性跟骨骨折的另一个治疗方法是:早期的距下关节融合术。该手术的适应证非常难以掌握。有人建议出现下列情况时才使用该法:严重的粉碎性骨折、尤其是术中发现关节软骨遭到广泛破坏时[182]。但是有些医生主张先行保守治疗,待日后必要时再行关节融合术[124,344]。也有报道称,采用手术方法恢复跟骨的生理解剖,并联合早期的距下关节融合术,能获得可以接受的功能结果[60]。

跟骨骨折行 ORIF 并联合早期距下关节融合术的目的在于:优化后足的功能。跟骨的高度、长度以及对线重建失败,常导致后足与踝关节功能较差。例如,行距下关节融合术但没有纠正跟骨高度的患者,可能会发生踝关节前方撞击综合征[410]。

有多种技术可以用于早期距下关节融合术[114,124,182]。起初,跟骨骨折的整复主要是强调恢复跟骨的高度、长度以及对线,然后进行坚固的固定(前已述及)。如决定施行早期距下关节融合术,应切除跟骨关节面和距骨下方的关节软骨，为手术做好准备。一旦显露出血的软骨下骨，即开始整复距下关节并用克氏针固定。仔细观察足跟的后侧关节面并与术中的片子进行比较，整复满意后，穿过距下关节行坚固固定。虽然融合时需要加压，但压力过大可能会导致骨折再发移位。前面已经述及多种固定技术，如：半螺纹空心螺钉、松质骨拉力螺钉等(图61-48)。

除了距下关节活动要求不同外，其术后护理与ORIF或经皮复位内固定相似。然而，踝关节活动应尽早进行，最好在术后前2周就开始。术后2~3周拆除缝线，术后6周再次拍摄X线片。采用ORIF和早期距下关节融合术治疗的患者，应禁止负重3个月。

9.结果

前面(治疗选择部分)已经讨论过影响跟骨骨折结果的因素。如前所述，结果主要与下列因素有关：患者方面、医生方面以及骨折自身方面。

已经有许多作者对非手术治疗的疗效进行了研究。如前所述，Buckley及其同事在进行随机对照研究后得出结论：在为期2年的随访中，除了女性和未要求工伤赔偿金的患者外，其他患者的手术治疗与非手术治疗结果没有差别[62]。最近，Allmacher和他的同事报道了15例非手术治疗的病例，并对这些患者进行了20年的随访[9]。作者采用艾奥瓦跟骨评分(ICS)、视觉模拟评分以及SF-36量表评价患者的临床结果。随访10年后，根据ICS评分，24例后足骨折中患者的15例结果良好或优秀，而这19位患者中的16位重返损伤前

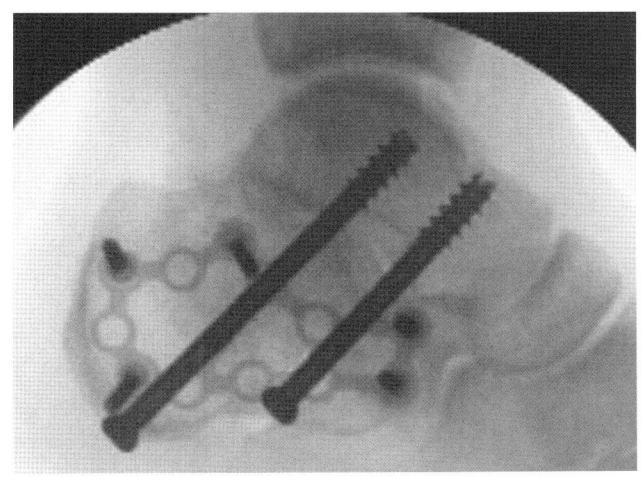

图 61-48　早期距下关节融合术可用于：严重的粉碎性骨折、或关节面遭到破坏。复位与固定完成以后，切除距下关节的软骨，然后穿过距下关节进行加压。

的工作岗位。随访20年后，ICS平均评分明显降低，但是对于没有发生关节病变或关节病变轻微的患者，他们的ICS评分保持不变。作者得出结论：CT检查明确的距下关节病变，其ICS结果评分较低。有趣的是，在10年随访中，患者Böhler角变小、跟骨高度以及长度丢失、跟骨宽度增宽，都不能用于判断患者的结果。

在Buckley和他的同事在2002年所做的随机对照试验之前，有关手术疗效的数据大多是基于回顾性研究获得的。Letournel综述了他所治疗的99例关节内跟骨骨折患者，在2年随访时只有47%的患者距下关节能够活动，而其中只有56%的患者疗效良好或者优秀[229]。Sander和他的同事综述了120例通过外侧入路及改良的外侧入路手术治疗的患者，根据Sander跟骨后缘的CT分级，发现有73%轻度或中度粉碎患者疗效优良，而重度粉碎的患者只有9%疗效优良[340]。位于西雅图的Harborview医学中心回顾了100例随访两年以上的有移位的跟骨关节内骨折患者，对手术的满意度为70%，同时显示65%的患者仅在从事体力活动和强力运动时才有功能受限，而且50%的患者能在任何路面上舒适地行走[239]。60%的患者无需用药缓解疼痛，而有40%的患者因活动受限而无法从事原职。Zwipp综述了194例接受ORIF治疗的患者，并对他们进行了5年的随访。根据merled的Merled's Aubigne评分，46%的患者疗效为优秀、42%为良好、而只有11%为中等以及1%疗效为差[445]。

经皮或微创治疗的患者，有关其疗效方面的研究样本较小。Tornetta综述了41例经该技术治疗的患者，85%的患者疗效为良好或优秀[407]。Burdeaux曾报道，采用有限内侧切口治疗后，患者的AOFAS足与踝关节评分平均为97分[66]。有许多人曾报道，微创入路和有限内固定治疗十分成功。然而，至今仍缺乏关于这些患者长期疗效的大规模随机前瞻性试验研究。

(二)跟骨开放性骨折

有报道称，在跟骨骨折中，开放性骨折可能占10%[171,445]。伤口多位于足跟的内侧，跟骨皮质的内侧壁发生移位并穿透皮肤即可导致开放性骨折。此外，足跟遭受极度外翻力量也可导致该类骨折。有时，在一些更高能量损伤的病例，开放性创口可能位于足跟外侧。大多数情况下，内侧创口可能比较小，容易漏诊，所以在检查患者皮肤时一定要警惕上述损伤。在高能创伤时，足跟的套状撕脱伤提示可能存在跟骨开放性骨折(图61-49)。

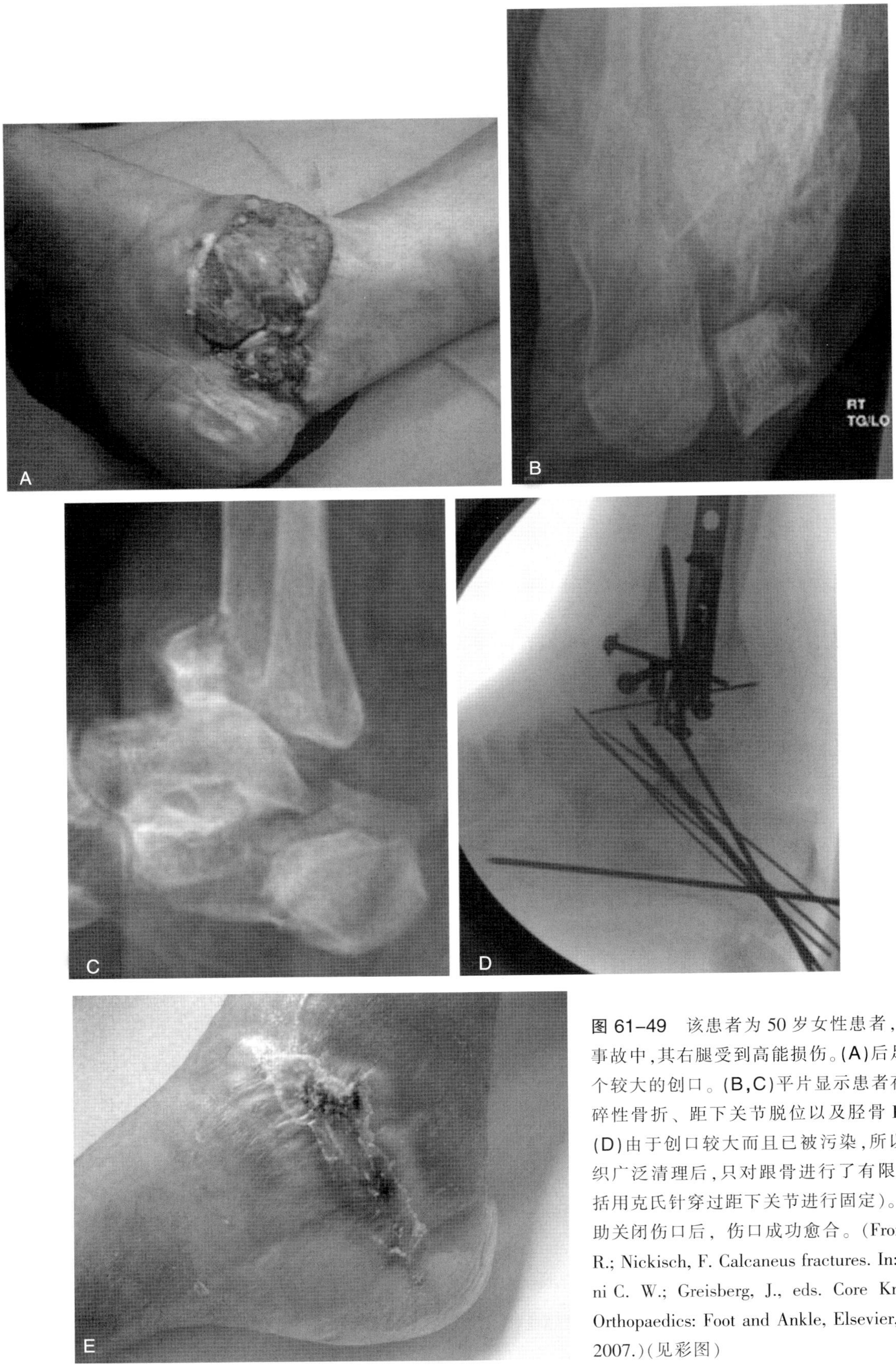

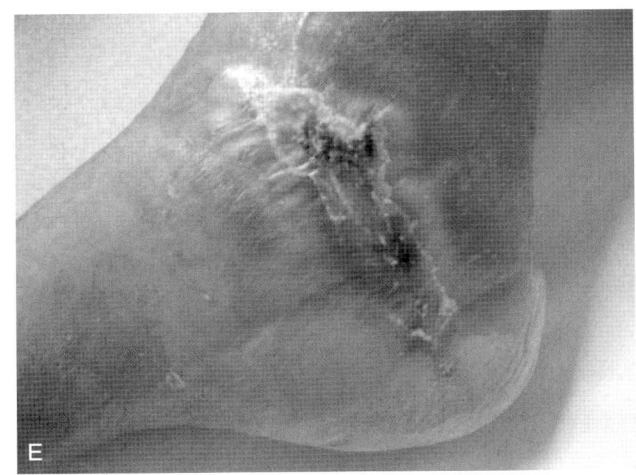

图 61-49　该患者为 50 岁女性患者，在摩托车事故中，其右腿受到高能损伤。(A)后足内侧有一个较大的创口。(B,C)平片显示患者存在跟骨粉碎性骨折、距下关节脱位以及胫骨 Pilon 骨折。(D)由于创口较大而且已被污染，所以在对软组织广泛清理后，只对跟骨进行了有限内固定(包括用克氏针穿过距下关节进行固定)。(E)真空辅助关闭伤口后，伤口成功愈合。(From Banerjee, R.; Nickisch, F. Calcaneus fractures. In: DiGiovanni C. W.; Greisberg, J., eds. Core Knowledge in Orthopaedics: Foot and Ankle, Elsevier, New York, 2007.)(见彩图)

1.分类

跟骨开放性骨折一般根据 Gustilo 分类法进行分类[157]。其分类与跟骨闭合性骨折的分类一致(见跟骨骨折"分类"部分)。Lawrence 最近提出了两部分分类法,但还未被广泛采用[225]。骨折根据骨组织所遭受的能量大小(低、中、高)以及软组织所遭受能量的高低(高、低)进行分级。这种分类对指导骨折的处理和判断预后的价值尚有待于进一步的验证。

2.处理

根据他们自己的经验,一些作者建议对跟骨开放性骨折进行分期处理[98,118,121,241]。分期处理比较受欢迎,这是因为不用对所伴发的并发症以分期处理的方式进行治疗。1998 年,Siebert 及其同事报道了德国 Hannover 35 例患者的 36 处跟骨开放性骨折的结果[368]。这些患者在转院之前已做过初步治疗,转院后未再进行特别的治疗。结果发现,感染发生率为 39%、截肢率为 29%,44 个月以后,48% 的患者功能结果较差。作者据此得出结论:对于跟骨开放性骨折,应处理好软组织损伤并防止感染,不要进行最终固定。Folk 及其同事综述了 190 例经过手术治疗的跟骨骨折病例,伤口并发症的发生率为 25%,其中跟骨开放性骨折的病例占到伤口并发症的 10%[127]。

Lawrence 描述了 3 期处理方法[225]。第 1 期的处理包括:①合理使用抗生素并防止发生破伤风,②急症手术清创,③对骨折进行临时复位并用微创的克氏针稳定骨折。作者表示,复位和稳定骨折能够帮助维持已被整复的跟骨形态学结构,而且有助于后期的最终固定和重建。此外,它还能稳定伤口周围受累的皮肤,从而改善软组织的愈合。

早期关闭伤口对预后比较有利。如果患者内侧伤口较小而且已经过充分清创,则可一期关闭伤口,随后要密切观察以防发生感染。Lawrence 提出,虽然 75% 的伤口可以一期关闭,但是需要进行皮肤或(和)软组织移植[225]。Brenner 及其同事所报道的足部复合损伤(包括跟骨开放性骨折)患者资料表明,与延迟覆盖软组织相比,早期覆盖软组织能改善患者的结果[53]。在足与踝关节受创的病例中,由于真空辅助关闭装置的广泛运用,覆盖软组织不再是一个难以操作的问题(见图 61-49)。

Lawrence 的第 2 期处理是指,对于清创完毕后进行骨的修复。在可以经皮或微创切口进行固定的病

例,该期在清创完毕以后就可立即开始。然而,如果医生计划做外侧延长切口,最好等到跟骨周围的软组织恢复以后再进行(见"手术时机"部分)[225]。

清创 3~4 周以后,就进入所谓的"重建"期。这时,解剖复位及内固定不再可行,需要对骨折进行重建手术,如:外侧骨切除术或距下关节融合术。

3.结果

过去,有关开放性骨折治疗的病例报道较少,而且这些病例常常混有闭合性骨折。最近,已有多项报道描述了跟骨开放性骨折的治疗和结果。感染的总体发生率为 7.7%~39%。

Heier 及其同事综述了 9 年间的 43 例跟骨开放性骨折病例[171]。作者的治疗计划主要包括:应用抗生素、外科清创、伤口清洁和软组织水肿减轻以后再稳定骨折。治疗后,37% 的患者发生了感染、19% 的患者发生了骨髓炎。Gustilo ⅢA 型和ⅢB 型损伤所致的骨折中,有 50% 发生了感染。作者据此得出结论:软组织损伤的严重程度是决定患者结果的最重要因素。

Berry 及其同事综述了 30 例跟骨开放性骨折的病例[34]。在平均 49 个月的随访期间,患者的 AOFAS 评分(0~100 分)平均分为 60 分、Maryland 足与踝关节评分(0~100 分)平均分为 63.5 分。这项研究的特别之处在于,70% 的患者伴有对侧下肢骨折,仅有 2 例患者为单纯性跟骨开放性骨折。有跖底伤口和严重粉碎性骨折的患者,其结果较差。

Benirschke 和 Kramer 回顾了 39 例跟骨开放性骨折病例,这些患者均先行清创,随后通过外侧延长切口进行开放复位和内固定治疗[29]。他们报道称,同期治疗的闭合性骨折其感染率为 1.8%,而开放性骨折的感染率为 7.7%。他们据此得出结论:开放性骨折在延迟稳定骨折时,外侧延长切口入路是一个比较安全的方法。

Aldridge 及其同事综述了 19 例跟骨开放性骨折的病例,这些骨折采用了"分期处理"方式进行治疗。先行伤口清创、接着处理软组织、然后用克氏针临时固定、最后行切开复位内固定。他们报道,Gustilo Ⅱ 型和Ⅲ型跟骨开放性骨折并发症的发生率为 11%。

最近,Thornton 及其同事回顾了 31 例经分期治疗方案治疗的病例[403]。对这些病例先进行了清创和稳定治疗,再根据伤口的位置和大小决定下一步治疗。治疗后,29% 的病例发生了软组织并发症。作者得出结论:外侧伤口软组织并发症的发生率比内侧伤口的高。他们还建议,小于 4cm 的内侧伤口可以采用切开复位内固定

治疗,而大于4cm的内侧伤口采用该治疗后其并发症的发生率较高,建议对这些病例用克氏针经皮固定。

总之,跟骨开放性骨折的处理仍然比较棘手。应向患者告知,该类骨折易发生感染和伤口并发症。采用分期治疗方案比较理想,即先处理软组织、然后根据软组织的恢复状况决定是否延迟进行切开复位内固定。对于软组织严重受损的病例,医师应考虑采用经皮固定或延迟重建治疗。

(三)并发症

(1)伤口愈合问题和感染:伤口愈合问题和感染依然是手术治疗后令人烦恼的问题。该并发症的发生率为10%~30%,而最常见的就是创口边缘皮肤坏死[29]。外侧延长切口手术入路能较好地保护足与踝外侧的血管区域,随着该入路的普及,创口边缘皮肤坏死的发生率开始下降。在2004年,Zwipp及其同事报道了553例经外侧延长切口进行治疗的病例,创口边缘皮肤坏死率为6.7%[445]。最近,Koski及其同事报道的创口边缘皮肤坏死率为8%[216]。

创口换药并认真观察伤口可能会减少该并发症(图61-50)。必须认真观察伤口的情况。及早发现皮肤坏死和感染,能够避免发生不可逆转的并发症。如果皮瓣的存活能力较差,即使只有皮瓣下血肿产生的征象也应迅速减压。一旦确认发生了切口坏死,必须早期进行手术清创,采取措施快速补救,以免进一步发展造成不可挽回的损失。

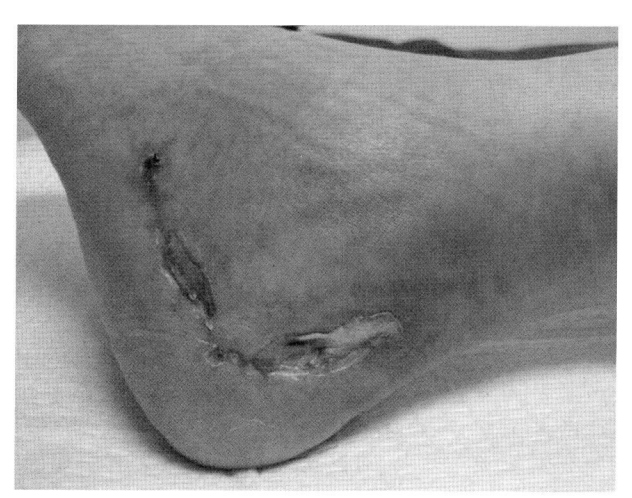

图61-50 跟骨骨折切开治疗后,最常见的并发症就是创口边缘皮肤坏死和感染。坏死区域较小(如该图所示),可以通过换药和经常检查伤口来处理。只要怀疑可能存在皮下血肿,就应进行外科引流,否则将成为感染发生的病灶。(见彩图)

创口感染与创口边缘皮肤坏死的鉴别可能会比较困难。感染与坏死可能会同时存在并连续在一起,即创口一端出现边缘皮肤坏死,而在另一端则为深部感染。正因如此,许多文献所报道的创口并发症一般是指:感染和创口边缘皮肤坏死。Benirschke和Kramer用"严重感染"一术语来描述下列任一种感染:需要患者住院治疗、需要手术治疗,以及内固定后需静脉注射抗生素等[29]。根据这种定义,闭合骨折经切开治疗后严重感染的发生率为0%~20%,而开放性骨折为0%~21%。同样地,必须审慎观察创口边缘皮肤坏死,一旦发现,应进行积极的干预治疗。

影响伤口愈合的危险因素包括:单层关闭伤口、体重指数(BMI)较高、损伤与手术时间间隔较长、抽烟、糖尿病、开放性骨折[1,63]。伤口并发症的发生率随着上述危险因素的增加而增加。

一些医生主张说,手术时间较长与伤口并发症的发生率较高直接相关。然而,时至今日,只有一项研究表明手术时间是一个潜在的危险因素[216]。虽然这方面的文献报道比较有限,但是一些医生认为在绑扎止血带的时间窗内(2小时)应完成ORIF手术。虽然缩短手术时间对患者比较有利,但是目前没有证据支持医生以牺牲解剖复位内固定原则为代价而达到缩短手术时间的目的。

对该类并发症的最好应对措施还是预防。同时帮助患者作出正确的选择,是保守治疗还是经皮手术治疗。如果需行切开复位内固定术,医生必须小心操作手术、软组织处理必须轻柔、并且要逐层关闭伤口。

(2)距下关节纤维化:跟骨骨折后,距下关节的活动或多或少会受到影响。有项研究估计,关节内跟骨骨折后,大部分患者的距下关节活动会丧失约50%[30]。通常根据受损距下关节占健侧距下关节活动范围的百分比来对其活动进行分级。

Kingwell及其同事研究了所测距下关节活动范围对患者满意度的影响,在这项研究中并不考虑患者采用何种治疗方法[210]。在骨折发生12周后,测量距下关节活动,在2年后,用SF-36量表、视觉模拟评分,以及Gait满意度评分等方法对患者的满意度进行评价。研究后作者得出结论:关节内跟骨移位骨折,无论其采用何种治疗方法,患者2年后的满意度与12周后的距下关节活动范围直接相关。

由于试验的可靠性和可重复性较差,所以应慎用试验结果[63]。即使是用量角器测量关节活动,它也缺乏可靠性[118]。由于距下关节本身就很复杂,所以对其活动范围进行可靠的测量比较困难。

大多数患者都会丧失一定的活动范围,所以患者在不平地面上行走、或者改变步态时,关节处可能会出现响声。虽然尸体试验表明,对距下关节进行解剖复位、恢复跟骨形态学结构、坚强固定以及早期进行关节活动后,应该能使距下关节维持其正常活动,但临床研究还没能证明该理论。

(3)疼痛:关节内跟骨骨折患者在相当长的时间内会有足跟或距下关节的疼痛。疼痛可能与距下关节炎、内固定物突出、神经受到刺激、后足复位不良、踝关节撞击以及其他原因有关。许多作者在文献中阐明这种损伤后需要长时间的恢复过程,有的在术后 10 年才能恢复[254,312]。大部分的患者,在伤后 1 年的时间内即可达到最大的功能恢复。

因此,对于持续性疼痛,建议至少等到一年以后再采取干预措施。医生应努力找出疼痛的位置和病因。疼痛可以由许多因素引起,保守治疗如口服或局部用消炎镇痛类药物、使用跟骨矫形器、使用承重可卸式支架等都可减轻患者的疼痛。

如果考虑疼痛是由关节内因素(如距下关节炎)引起的,只要在距下关节注射 1~2mL 的 0.5% 丁哌卡因或利多卡因混合液即可做出诊断,并可将其作为临时治疗措施。在决定是否行下一步治疗,如距下关节融合术时,短期制动也会有一定好处。只有明确疼痛病因后才可行手术治疗。

(4)内固定引起其他症状:用于固定跟骨骨折的植入物可能会突出,或者可能会引起其他症状。Harvey及其同事曾报道,经外侧延长切口入路行 ORIF 治疗的患者中,约有 40% 的患者需行二次手术,以取出引起其他症状的内固定[163]。由于内固定材料越来越薄,而且其设计符合跟骨的解剖,所以不像以前那样频繁地取出内固定。

取出内固定的指征包括:内固定物引起疼痛、骨折愈合后发生感染、内固定干扰后续施行的距下关节融合术。症状是与内固定有关还是由距下关节炎或神经受刺激所致,医生常常难以鉴别。在距下关节注射利多卡因有助于鉴别疼痛的病因。

如果内固定引起其他症状,则可在术后 12~18 个月将其取出。通常,内固定必须从其置入时的入路取出。外侧延长切口入路的病例,取内固定时需注意避免损伤腓肠神经和腓骨肌腱,这些结构可能位于瘢痕组织下方。为了降低重复手术所带来的并发症,Stamatis 和 Myerson 描述了一种新的方法用于取出经

皮置入的内固定物,因此避免了再次做外侧延长切口入路[380]。一些医生建议用薄的内固定物(见图 61-43),以避免内固定突出引起症状,并降低取出内固定时所带来的其他并发症。

(5)创伤后关节病:在关节内跟骨骨折的病例中,无论患者采用了何种治疗方法,受到高能损伤的距下关节或多或少会导致大部分患者出现创伤后关节病。在高能撞击后,关节软骨常遭到不可逆转的破坏[48]。

创伤后关节病在平片上表现为:有骨赘形成、软骨下囊肿,以及距下关节变狭窄。并不是有影像学表现的患者就一定会出现症状[163,294]。然而,非手术治疗的患者在 20 年后结果较差,可能与事先出现的距下关节炎有关[9]。

有症状的距下关节病患者,可通过距下关节融合术来治疗。Csizy 及其同事曾报道,非手术治疗的患者,后期需行距下关节固定术的概率是手术治疗患者的 5 倍[92]。后期关节融合固定术的危险因素有:男性、患者要求工伤赔偿、重体力劳动者、Böhler 角小于 8°,以及 Sander Ⅳ 型骨折[92]。Zwipp 综述了随访 5 年的 194 例经手术治疗的患者,他们后期需行关节融合术的概率为 5.6%[445]。

如果关节形态已恢复,仅存在关节病,则后期关节固定术相对比较简单;除了距下关节固定术外,要想矫正跟骨畸形还需行其他辅助手术,以优化足与踝关节的功能。血供差的碎骨片需要用带松质骨的皮质骨替代以恢复跟骨的高度及长度,从而恢复踝关节的正常力学特性和功能。后足复位不良可能会导致踝关节和 Chopart 关节的生物力学特性发生异常,从而会使患者发生胫距关节炎或中足关节炎。跟骰关节的不匹配或骨关节炎通常能被耐受,因此很少有行关节融合术的指征。

(6)筋膜室综合征:在所有跟骨骨折病例中,筋膜室综合征的发生率约为 10%,它能导致足趾爪形畸形或留有神经性后遗症,同时在受影响的患者中,会有50% 的患者出现疼痛[276]。单纯性跟骨骨折所发生的筋膜室综合征与足部筋膜室综合征不同,它常局限于跟骨内侧的深部。后者需行急症手术以对筋膜室进行减压,而前者并不急需手术。如漏诊,则可能会发展成足趾爪形畸形。然而,如果疼痛与症状不成比例,则可以进行减压。足部损伤后需保持高度警惕,以便早期发现该类并发症,必要时需及时切开减压。

(7)神经损伤:损伤当时即可发生该并发症,也可因 ORIF 时医源性损伤所致。在外侧延长切口两端,容易伤及腓肠神经。内侧入路则容易伤及胫神经的跟骨支。

Harvey 及其同事曾报道，经外侧延长切口入路治疗的患者，术后腓肠神经受到刺激的发生率为 2.8%[163]。在切口两端分离组织时，如果足够小心就可以避免伤及腓肠神经。在做手术入路时，如果不小心损伤或切断腓肠神经，有些医生建议在贴近踝关节近侧处切除该神经，以防止切口区域内形成神经瘤。

（8）深静脉血栓：跟骨骨折后 DVT 的发生率尚不清楚。患者在术前及术后有一段时间的制动期，他们之所以未发生 DVT 可能是得益于机械或药物预防，但这尚缺乏证据。由于低分子肝素可能会促进皮下血肿的形成，所以大多医生会避免使用该药。但是可以选择使用低剂量普通肝素(5000U/天)。

（9）缺血性坏死：跟骨后缘骨折片的坏死很少发生，但是如果有足够的时间让血供恢复的话，也很少发生塌陷。过早的负重可引起距下关节塌陷，通常有疼痛这一先驱症状。这些并发症在护理良好的患者中也偶有发生，其他一些特异性因素，包括初始骨折有移位、关节脱位、开放性骨折、感染或发病前因素，如全身性疾病（糖尿病、外周血管疾病、免疫低下）和抽烟，均会影响术后。若发生缺血性坏死，通常需要去除死骨、重新恢复跟骨对线以及后足局部融合来挽救。当然，也可进行植骨以恢复后足高度。

（10）畸形愈合：无论是手术治疗还是非手术治疗，均可发生畸形愈合。畸形愈合可以分成两大类：关节内畸形愈合和关节外畸形愈合，前者指的是距下关节复位不完全，而后者指的是畸形影响到跟骨的高度、长度以及宽度。关节内畸形愈合可能与发生创伤后关节病有关[350]。关节外畸形愈合可导致下列并发症：腓神经受到刺激、不能穿正常的鞋子、邻近关节发生关节病变。在非手术治疗的患者中，Böhler 角、跟骨高度、长度以及跟骨宽度的改变并不能用于判断患者的预后[9]。

有许多种方法[281]可用于治疗跟骨畸形愈合所造成的足后段对线不良或损伤，这些技术将在下文有关创伤后重建的章节中详尽描述。

（11）骨不连：跟骨骨折发生骨不连非常少见。Zwipp 及其同事报道的骨不连发生率为 0.4%[445]。Myerson 和 Berger 报道了支柱骨发生的骨折不愈合[273]。手术进行有限固定的患者，如怀疑其发生骨折不愈合，则应行 CT 检查。如果发现存在有骨折不愈合，则应取出内固定、对纤维组织和缺血或感染的骨折片进行清理，同时进行植骨、坚强加压固定治疗。

（12）腓骨或踝关节损伤：残留的外侧壁移位或跟骨的畸形愈合可引起腓骨肌腱群的损伤，造成腓侧管狭窄从而引起有症状的腱鞘炎或活动受限及内外翻时疼痛(图 61-51)。在这种情况下，肌腱实际上处于半脱位状态，但也有可能发生完全脱位。如果局封、石膏管型或矫形鞋固定都无效的话，对外侧壁行外生骨疣切除术实施减压，通常能缓解症状[52]。

跟骨的下沉或没有完全恢复的 Böhler 角的高度也会诱发前踝背屈时疼痛。踝关节撞击后需行的重建手术，在下文有关创伤后重建的章节中详尽描述。

（13）腓骨肌腱脱位：腓骨肌腱脱位可伴发于跟骨骨折。足部明显的水肿，将会影响腓骨肌腱脱位的诊断。急性跟骨骨折可能会伴有足部水肿，所以临床检查偶尔会漏诊腓骨肌腱脱位并不罕见。Ebraheim 及其同事在对 21 例跟骨骨折的 X 线片、CT 片以及 MRI 片回顾后发现，有 8 例病例发生了腓骨肌腱脱位[115]。跟骨骨折患者，没有必要常规行 MRI 检查。然而，应常规行 CT 扫描以明确骨折类型，CT 检查有时也能有效诊断出腓骨肌腱脱位[178]。因为患者极不舒服而且伴有肿胀，术前的临床检查常常比较困难。术中，在做切口之前对患者进行检查有时可以发现脱位，肌腱多自腓骨沟脱向腓骨前方。在腓骨沟触诊肌腱时就会发现，腓骨沟变空或者触诊到腓骨肌腱向前方脱位。

手术时应对脱位进行复位，以使患者获得理想结果。采用外侧延长切口入路的病例，可能需要将切口向近侧延长以显露腓骨沟。肌腱常常被皮下的软组织缠绕，应小心将软组织松开。如果采用微创切口入路，则可直接在腓骨沟上方做一纵行切口。可以用缝线修复腓骨肌腱鞘和腓骨支持带。也可将缝合锚钉打入腓骨，以加强修复效果。

应修改跟骨骨折伴发腓骨肌腱脱位的术后治疗方案。应推迟功能活动锻炼，以使腓骨肌腱鞘愈合。这样可能会导致距下关节僵直，但如果不遵从上述要求，则可导致腓骨肌腱鞘修复失败和腓骨肌腱再发脱位，医生在治疗时应权衡利弊。

(四)关节外跟骨骨折

关节外跟骨骨折的定义是：未累及距下关节的跟骨骨折。在跟骨所有骨折中，该类骨折约占 25%。该类骨折为低能损伤所致，多发生于足部受到扭转或撕脱外力时。这类骨折可累及跟骨前突、跟骨结节、跟骨体、或者内侧柱。

1.跟骨前缘骨折

跟骨前缘是跟骨周围最易发生骨折的结构。跟骨

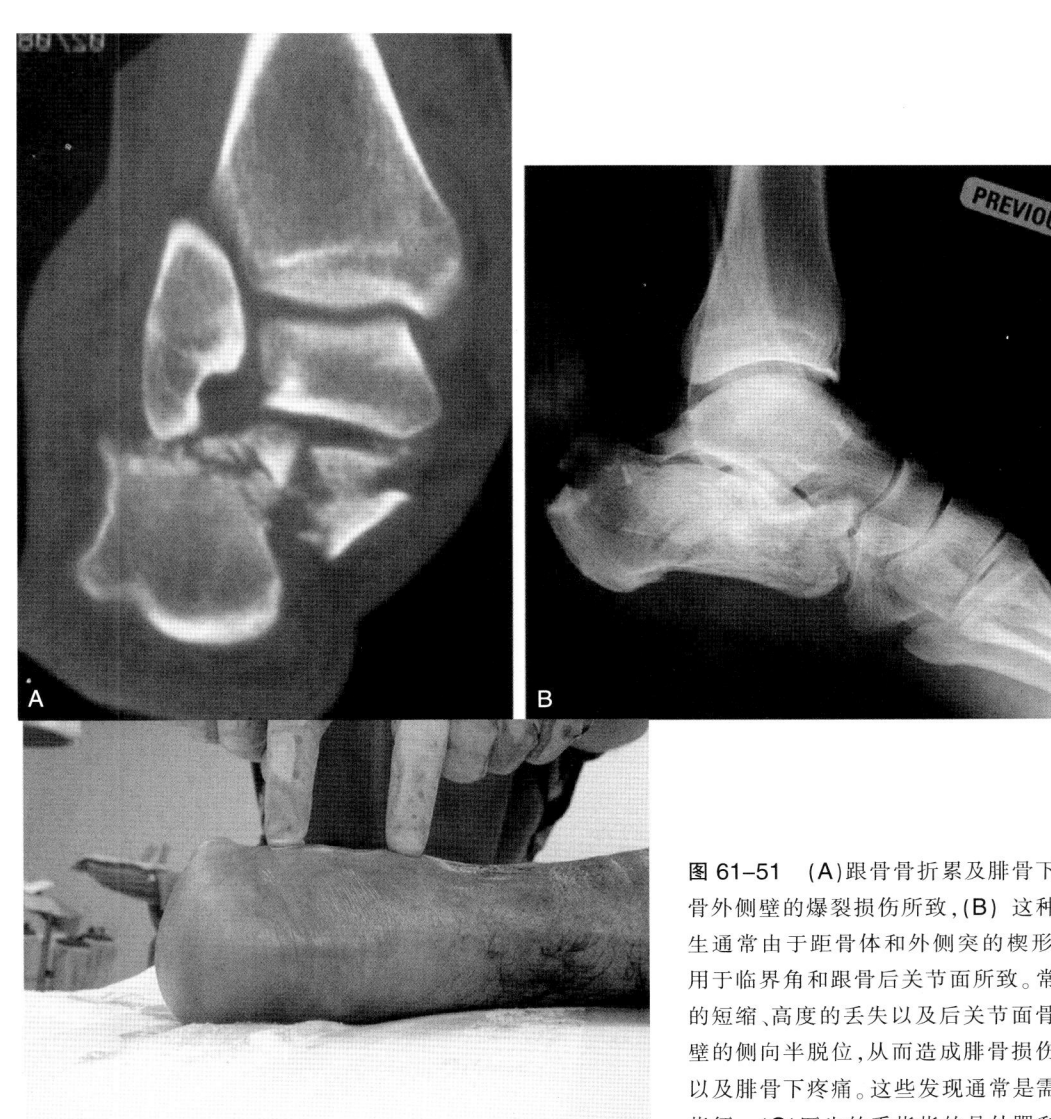

图 61-51　(A)跟骨骨折累及腓骨下端是由跟骨外侧壁的爆裂损伤所致,(B) 这种损伤的发生通常由于距骨体和外侧突的楔形压缩力作用于临界角和跟骨后关节面所致。常伴有跟骨的短缩、高度的丢失以及后关节面骨片和后侧壁的侧向半脱位,从而造成腓骨损伤或半脱位以及腓骨下疼痛。这些发现通常是需要手术的指征。(C)医生的手指指的是外踝和跟骨的外侧结节。

前缘是一马鞍形的小骨块,并伸向舟骨[100]。跟骨前缘的下方与骰骨相关节,分歧韧带与趾短伸肌均附着在跟骨前缘处。分歧韧带将骰骨、舟骨与跟骨前缘连在一起。

因为踝关节跖屈、内翻时会在分歧韧带止点处产生应力, 所以踝关节在跖屈位时发生内翻也可导致该类骨折[100],从而可将骨折片从跟骨前缘撕脱。需要注意的是,踝关节扭伤的机制(跖屈、内翻)可与该类损伤相同,因此,对于踝关节扭伤(尤其是慢性扭伤)的患者,应检查其是否伴有跟骨前缘骨折。有时,背屈、外翻的力量也可能会在骰骨和距骨之间产生挤压力量。

由于患者多有"踝关节扭伤",所以该类骨折的诊断具有一定的挑战性。事实上,二者之间的症状可能

会一样,如:肿胀、足外侧疼痛等。跟骰关节和跗骨窦处的疼痛、肿胀以及淤斑,常常提示有跟骨前缘骨折。体格检查时,可以诱导出这种疼痛,而且在足处于内翻和跖屈位进行触诊时仔细注意疼痛区是否远离了外侧踝韧带复合体,有利于做出鉴别诊断。

前侧鹰嘴样骨折在足的侧位片或斜位片上可清楚看到,表现为跟骨前突的细小撕脱,常为透亮线,提示有骨不连。这类损伤通常无明显移位。这些骨折需与副跟骨相区别。副跟骨与骨折片的不同之处在于有一个独立的骨化中心。由于这些骨折在大多的踝关节常规平片上不易被发现,因此,对于与踝关节扭伤症状和体征相同的患者,除了要拍摄标准的踝关节 X 线

片外,还要常规拍摄足部 X 线片。高度怀疑存在该类骨折时,如果 X 线片不能支持诊断,则应行 MRI、CT、或骨扫描以协助诊断(图 61-52)。最后,可以注射利多卡因以协助诊断。

尽管跟骨前缘骨折不累及距下关节,但该类损伤可侵及跟骰关节。Degan 及其同事提出了一种分类方法,该法根据骨折是否移位、是否累及跟骰关节对跟骨前缘骨折进行分类[100]。Ⅰ 型骨折:无移位撕脱骨折,Ⅱ 型骨折:移位、但未累及跟骰关节,Ⅲ 型骨折:移位、累及跟骰关节。

虽然文献中无该类骨折的治疗原则,但是,如果 Ⅲ 型骨折在急性期就被确诊,则可考虑采取 ORIF 治疗,而其他类型的骨折,大多可采取支持疗法。根据肿胀情况和症状,患者可在支持性保护靴或短腿石膏托保护下进行逐步的负重练习。应告知患者,虽然进行了制动治疗,有一些患者仍会有症状、有的可能还需后期手术治疗。

如果移位的关节外骨折有内固定的指征,则可通过 Ollier 切口显露骨折。注意避免损伤腓浅神经、趾伸肌腱和上方的第三腓骨肌,以及腓肠神经和下方的腓骨肌腱群。骨折片可用螺钉稳定。

如果跟骨前缘骨折迁延不愈,则保守治疗就不适用了。在这些病例中,疼痛通常是因骨折不愈合所致。为了减轻疼痛,可在跗骨窦用 1~2mL 的丁哌卡因和类固醇衍生物,如倍他米松(Celestone)或曲安西龙(Kenalog),进行局部封闭。如果疼痛症状仍不消失,则可行手术治疗[100]。

根据术者的经验和术式倾向, 可施行切开或者关节镜切除。切除的手术入路与早期内固定相同。关节镜的入路和距下关节镜的入路相同。极前侧的两个切口是用来观察和摘除碎骨片的。即使发展成慢性症状,切除术也能在功能和舒适度上给患者带来巨大好处。

2.跟骨后结节骨折

跟骨后结节上方或下方均可受损,不过上方受损

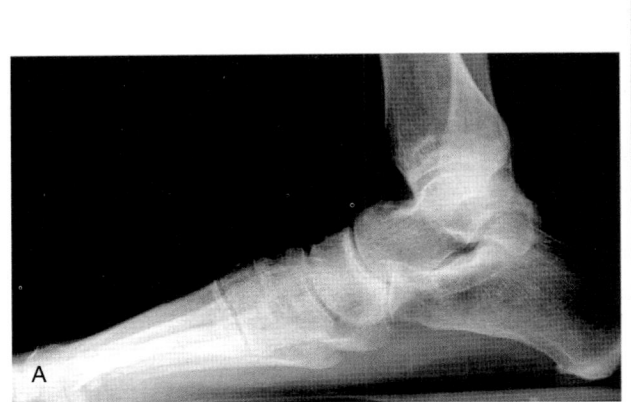
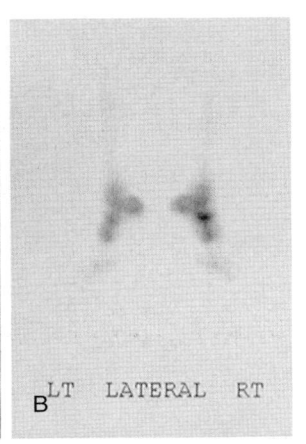
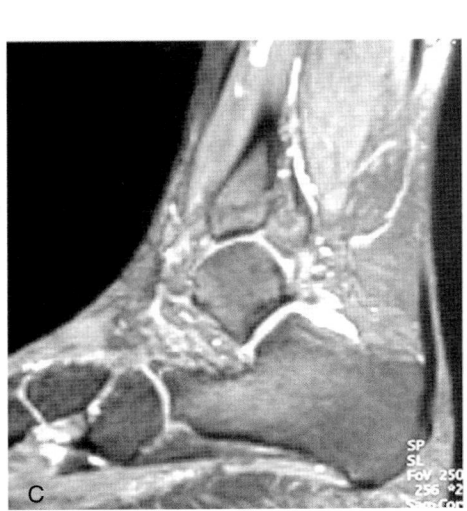
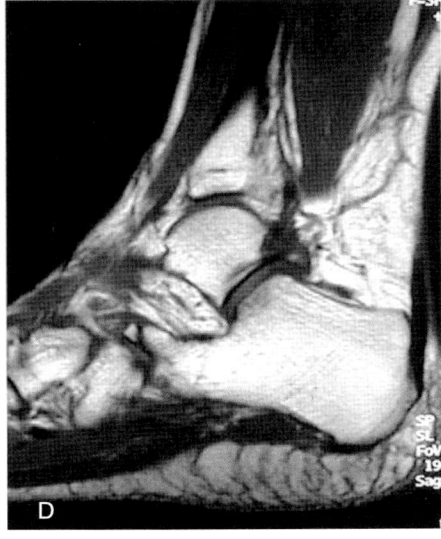

图 61-52 虽然单独的跟骨前突骨折对功能影响不大而无需外科治疗,但是它却被证实能导致跗骨窦疼痛,使患者虚弱。(A)如此病例所示,在初始的 X 线片上骨折很细小,任何牵引分歧韧带或趾短展肌都能导致移位。尽管在平片上缺乏证据,但是跟骨前突持续的疼痛和重复的触痛需要做进一步检查。(B)这位患者行骨扫描时发现有异常区域,接下来在磁共振 T1 加权(C)和 T2 加权(D)序列上被证实有骨不连。当疼痛症状持续发生时需要去除这些异常骨碎片,预后通常良好。这例患者在打篮球时发生扭伤,直到受伤 1 年后才明确诊断。切除后症状完全消除。

较常见。跟骨结节上方的骨折多由腓肠肌-比目鱼肌复合体突然收缩造成撕脱性损伤所致。骨质疏松也是造成此类损伤的原因,特别是在老年患者和糖尿病患者多见[40,68]。

患者常有疼痛、行走困难、抬不起后跟等症状。肿胀通常出现在后方,因此必须注意检查后方薄弱的软组织,一旦出现皮肤过紧、破裂或者坏死则急需手术减压。

对后方软组织没有明显压迫的无移位或轻度移位骨折,可以用跖屈的短腿石膏托固定6~8周并在此期间逐步负重。建议适时调整石膏的松紧度并检查皮肤的状况,对于糖尿病患者更要照此去做。需要一直观察骨折有无移位情况。同时还要预防腓肠肌的挛缩。Silfverskiöld 检查法是明确诊断的最好查体方法。

大块有移位的或者有损皮肤活性的骨折需要通过后外侧或后内侧切口进行切开修复(尤其是后者需急诊修复)。后方直接切口也可以使用,这取决于骨折块的位置和软组织的情况。可以用 2.7mm、3.5mm 或4mm 的螺钉固定骨折块(图 61-53)。需要注意的是,要将一两枚螺钉和跟腱成直角打入骨折块以对抗其拉力,另外的一两枚螺钉要和骨折线垂直打入,以保证足够的压力。还有环扎术可供选择,但是要切开更多的皮肤,伤口并发症发生的可能性也会大大上升。

如果很难将骨折块向足底拉拢复位,则要考虑是否为腓肠肌张力过高所引起。如果是张力过高则可做腓肠肌松解术,如果不是,则可能是由于手术固定失败(图 61-54)。

术后康复方案和非手术治疗此类骨折一样,但是负重要延后。术后,可将患足置于轻度跖屈位,以进一

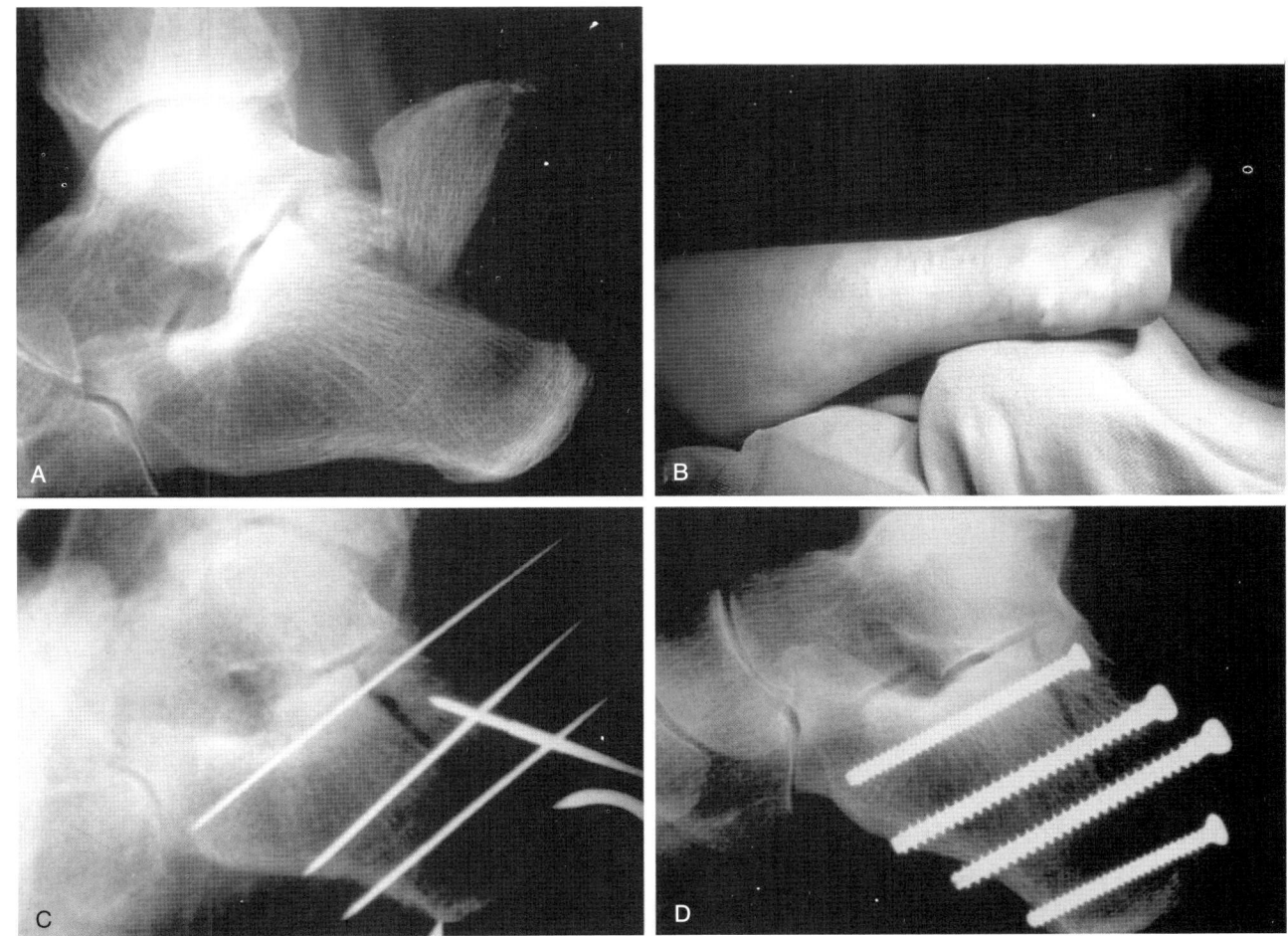

图 61-53 (A)单独的跟骨后结节骨折不常见,但经常发生于糖尿病患者中,如这例患者。(B)当发生移位时,常可见跟骨后部的皮肤隆起,(C,D)此时应考虑行外科急诊手术用螺钉固定,或者用加压钢板或钢丝环扎术固定。这些固定可恢复跟腱的完整性,减少对皮肤的压迫以避免皮肤坏死(对糖尿病患者这是一种灾难)。这类患者在手术时应当检查他们的腓肠肌紧张度,因为紧张度过大会发生撕脱骨折,这常见于糖尿病患者。这可以通过近端释放减缓其应力来有效治疗。

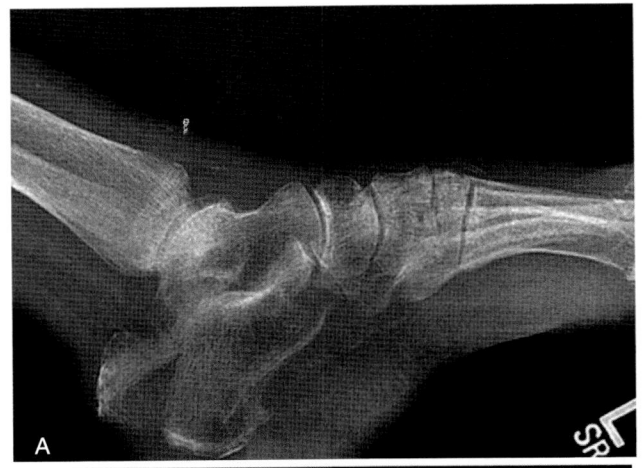

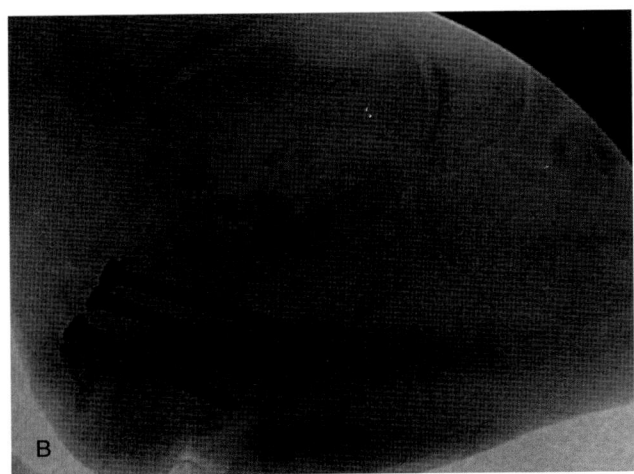

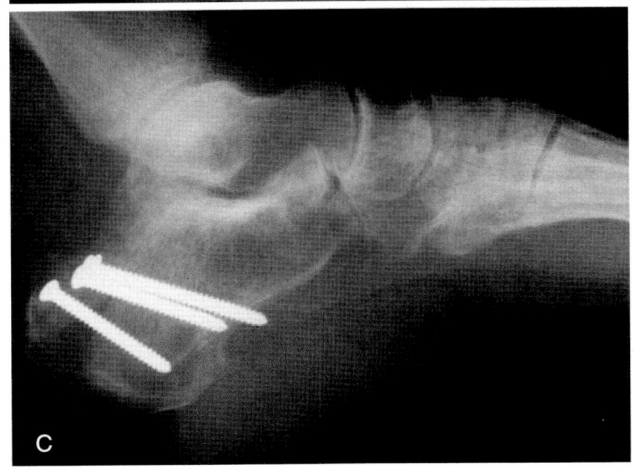

图 61-54 该病例旨在说明跟骨结节修复后松解腓肠肌的重要性。(A)患者为 56 岁糖尿病女性患者,其发生了跟骨结节移位骨折。(B)经 ORIF 治疗后,患者骨折复位满意,但是没有施行腓肠肌松解术。(C)术后 2 周,患者因疼痛加剧再次来院检查,X 线片示固定失败。拔除螺钉并切除结节骨折片,同时松解腓肠肌,并对跟腱进行修复。

步减轻已修复的跟骨结节上的应力。

单纯的跟骨下方骨折很少发生。这种骨折一般会累及近端跟骨内侧承重段,此处是姆外展肌、跖筋膜、趾短屈肌的起点[352]。此处也被称为跟骨后内侧结节,而通过这里的骨折线可以从跟骨轴位或侧位片看到。这里骨折后很少发生严重移位,通过治疗能获得相当不错的疗效。该部位骨折后一般不需要制动。主要的治疗是通过 2~3 周的不负重,随后在石膏、缓冲力良好的运动鞋等保护下逐步负重 2~4 周。这类患者极少采用手术治疗。虽然此处骨折预后较好,但必须告知患者该部位承受着所有体重,因此偶尔仍会有不适感。

3.关节外的跟骨体骨折

该类骨折与关节内骨折的损伤机制相似,然而,这类损伤通常是由另一类低能外力引起,且预后较好。尽管最初的骨折线通常会通过跟骨体,从后关节面后侧穿过,从而避开了距下关节,但最初的骨折线可以通过好几个平面。虽然可能非常严重并且造成附近组织间隔的紊乱,但关节外变形较小,损伤也往往比关节内骨折要轻。

这类骨折的特点、评价和早期处理均同关节内骨折相似,但它无需常规行 CT 检查。然而,当平片上怀疑距下关节存在损伤时,则需要做 CT 检查。

该类损伤的患者,其治疗与关节内跟骨骨折所述的非手术入路方法相似。尽管足跟可能会长期存在轻微症状,但大部分患者长期的功能评定均良好。应告知患者可能会长期存在间歇性疼痛、局部僵直、或者偶尔会发生活动后水肿,但是这些症状很少造成功能受限。

4.跟骨内侧柱骨折

虽然将该类骨折放在关节外骨折部分介绍,但大部分的该类骨折会累及距下关节。单纯的内侧柱骨折并不常见,通常是足内翻状态下受到直接暴力所致。

患者有避痛步态,足内侧疼痛肿胀,并出现淤斑。患者经常会有距下关节跗骨联合处的肿胀疼痛。因姆长屈肌在内侧柱下方,故其收缩可压迫骨折块而加重疼痛。必须注意不要漏诊踝部骨折或扭伤,因为此处损伤同三角韧带损伤非常容易混淆,而内侧柱的损伤更加容易掩盖其症状。对踝关节功能要仔细检查以排除内侧神经血管束损伤。需拍摄足的常规 X 线片,包括跟骨轴位片,这个体位拍摄对此类骨折的诊断有很大帮助。踝关节 X 线片和(或)CT 扫描对排除其他损伤或为进一步评估伤情有所帮助。

　　没有移位或者轻度移位的骨折可用短腿石膏托制动 6 周,此后可进行早期活动以及逐渐负重和理疗。对有移位的骨折可通过跖屈和内翻足部进行闭合复位,但并不推荐以此来取代手术固定,因为这需要将足长时间非功能位固定于石膏管型内。骨不连不常见,一旦出现,单纯的切除术就可以有效治疗[273]。

　　大块骨折片移位超过 2mm 时,需考虑进行手术治疗(图 61-55)。如不处理,则可引起蹬长屈肌狭窄性腱鞘炎、骨折片夹住蹬长屈肌、以及因神经血管束受压引起的症状[273]。

　　通过内侧切口的近侧部分即可显露内侧柱。当切开屈肌支持带后,应将胫后肌腱和趾长屈肌(通常在此结构的内侧)向上拉开,并将神经血管束和蹬长屈肌向下方拉开。在距下关节水平切开三角韧带和关节囊,此时易于观察跟骨中间部位,并能最大程度地减少对韧带的损伤和分离。如果软组织破裂使直接进入有困难的话,可以用一根针或通过影像增强来定位韧带复合体。如有可能,应尽量保持内侧柱骨折片的骨膜完整。

　　将神经血管束和蹬长屈肌轻轻拉开,暴露跟骨内侧壁的骨折片下缘,即可判断复位情况。一旦钢板置

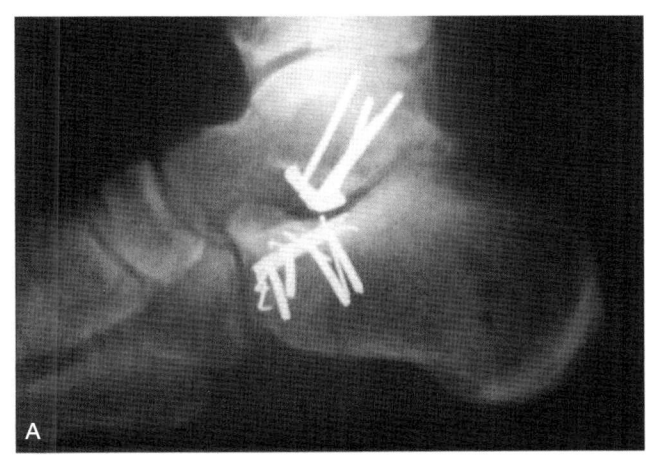

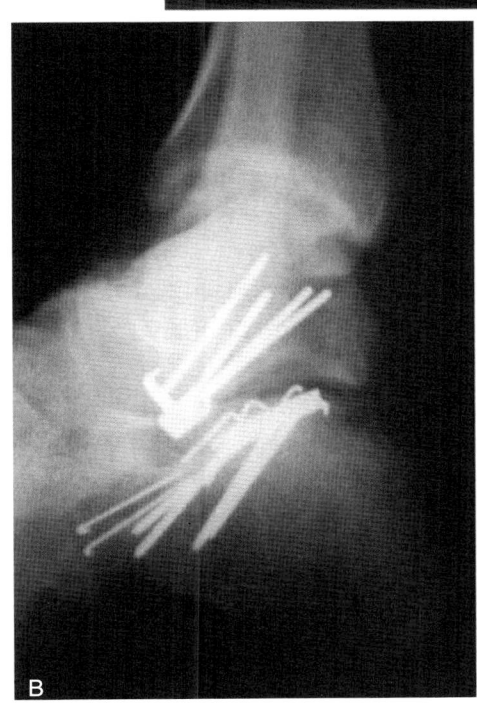

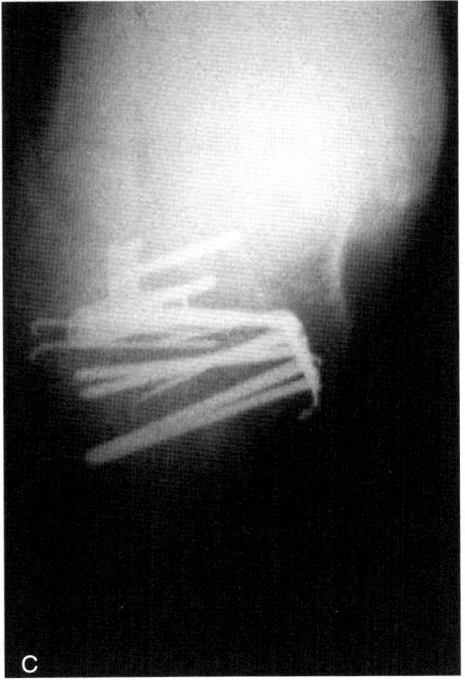

图 61-55　跟骨内侧柱骨折是不常见的一种骨折。需要紧急查看是否有周围骨块骨折或韧带损伤。这是个典型病例,患者还存在外侧距骨骨折,可能是对足部的急性外展导致了这种类型的损伤。通过内外侧联合切口对其进行了切开复位内固定。在侧位(A)、Broden 位(B)和轴位(C)X 线片上可看到,内侧柱是用微型骨折钢板复位和固定的。这种损伤会累及距下关节的前内关节面,同时有主要韧带附着(三角韧带),因此在大多数情况下需进行固定。

入后,如果没有粉碎或旋转的骨碎片即可使跟骨中间关节面解剖复位。此后可用 1.5mm、2mm 或 2.4mm 的螺钉坚强内固定,有时可加上垫圈。在这种致密骨上一般不用加垫圈。所有无法重建的关节内碎骨片均应在切口关闭前清除。术中进行透视检查(轴位片)以查看复位和螺钉放置情况。

术后,这些患者需在背屈中立位用支具固定 2 周以松解软组织,之后用可拆卸的支具或前后石膏托固定,嘱患者活动踝关节和脚趾,尤其是距下关节,以防止僵直。如果临床和影像学指标都允许的话,在术后 4~6 周时可开始逐步负重。这类骨折一般在术后 8~10 周内可以愈合。

五、舟骨骨折

该类骨折比较少见,一旦发生,则其对功能的影响较大。舟骨是足内弓的关键组成部分,通过它将后足与前足的生理功能连接起来。舟骨损伤(尤其是伤后未采取治疗措施者)后,将对后足活动、足的功能,以及患者的步态产生不利的影响[259]。

(一)解剖

舟骨是足内弓的关键组成部分,其三面被软骨环绕。它由内侧柱支撑,即:近端的距骨、远端的楔骨、后面的胫后肌腱,以及内侧跖面的跳跃韧带。它是一块密度高、卵圆形的碟状骨头。在近端,舟骨与距骨相关节形成距舟关节,该关节比较灵活,控制着后足 80% 以上的生理活动。在远端,它和第一、第二和第三楔骨相关节,以稳定中足(弓)。舟骨参与“足部髋臼窝”的形成,而后者是距骨头的支撑结构。参与组成“足部髋臼窝”的其他部分有:①下方的分歧韧带与内上方的跟舟韧带(跳跃韧带),②跟骨前缘。唯一的肌肉附着是由 Sarrafian 发现的胫骨肌腱的前分支,这个分支穿过内下方的结节[352]。

(二)血供

舟骨的血液循环比较独特,在损伤、应力骨折、骨折延迟愈合,以及缺血性坏死时易造成血供紊乱。进入舟骨的滋养动脉主要有 3 条途径:①背侧(来自足背动脉),②跖侧(来自足底内侧动脉),③跟骨结节(来自足背动脉和足底内侧动脉的吻合网)。进入舟骨的跖侧、背侧动脉穿过韧带将舟骨与邻近的骨块连接起来。看似血供丰富,但有人观察到在舟骨内存在一个血供的分水岭[419]。

舟骨体中部的血供不稳定,而且随着年龄的增长会变得越来越差,在损伤时易造成血供紊乱。正因如此,该区域是应力骨折和骨折不愈合的高发区。基于相同的原因,老年患者,即使无受伤史,也可能会发生舟骨塌陷或血供变差。

(三)损伤机制

急性骨折是足部轴向高能损伤所致,损伤通常来自摩托车事故、挤压伤、或高空坠落,也可因较少见的外翻张力(经胫后肌腱或距舟关节周围的关节囊韧带传递)所致。这种损伤机制可导致副舟骨软骨联合发生破裂。过度使用舟骨可导致应力骨折,骨折常发生在舟骨中部血供较差的区域。

(四)初步评估

舟骨损伤后,患者会出现中足疼痛、承重受限以及步态异常。肿胀通常位于中足背内侧,但也可弥漫分布。患者会有轻微的舟骨不稳,在活动跗横关节时也可能会出现疼痛。根据高能损伤后的临床和影像学表现,可能会发现韧带有严重损伤。对患足摄应力位和负重位 X 线片,通常可以明确是否存在韧带严重损伤。就诊较晚的患者,其负重可能会提示患者存在足部畸形(尤其是纵弓高度降低或丢失)。

除了拍足部标准的 X 线片外,还要摄外斜位片(与足部常规的斜位片方向相反),该片能较好地显露舟骨内侧的结节。在 X 线片上不易发现移位轻微的骨折。应常规拍摄患侧踝关节的 X 线片,以检查是否存在伴发伤。三相骨扫描和 MRI 检查对于发现舟骨骨折非常有用,但是 CT 重建能明确骨折的类型(图 61-56)。因 2~3mm 层厚的 CT 扫描可能发现不了轻微的骨折,所以,对于移位较小的骨折和应力骨折,CT 扫描时层厚要薄一些。此外,CT 片还能显示关节内舟骨骨折的程度。足的内侧柱受到损伤时,常常会有伴发伤,这些伴发伤会影响到外侧柱(见前面所述的“跗横关节脱位”部分)。

就诊较晚或严重损伤时,患足可能肿胀非常厉害而且足部畸形。对于这些病例,医生应高度警惕以免发生筋膜室综合征,而且要认真监视患者的疼痛变化并做神经血管检查。

(五)分类

舟骨骨折主要分为两类:撕脱骨折和舟骨体骨折,二者的发生率基本相当。舟骨体骨折有一半发生于舟骨的中部,另一半是舟骨结节骨折。

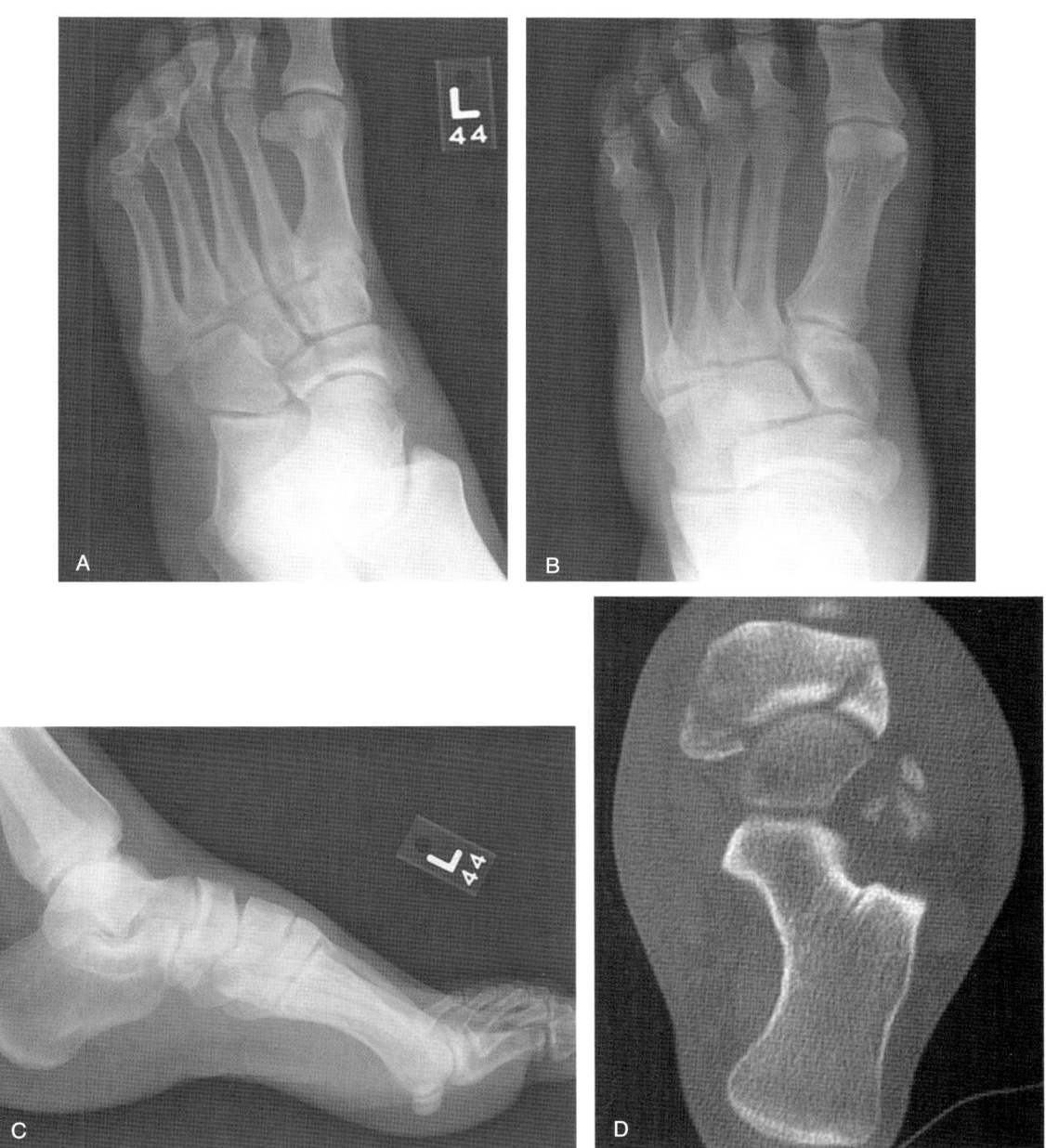

图 61-56　(A~C)舟骨骨折的影像学表现不太明显,而且 X 线片常常显示不出损伤的程度。该例患者的 X 线片显示舟骨发生冠状骨折,(C)只有通过斜位片才能对骨折进行评估。(待续)

1.撕脱骨折

　　这类骨折大约占整个舟骨骨折的 50%[116,309]。该类骨折多因中足受到过度跖屈的外力所致,通常为低能损伤。这类骨折通常很小并且常位于背侧,因浅层三角韧带的牵拉而引起(图 61-57)。虽然骨折可发生在背侧、跖侧、或者内侧,但这些骨折未进行细分。发生在跖侧或内侧的骨折是由于胫后肌腱或跳跃韧带牵拉造成的。较大的骨折可能与副骨混淆。有近期足扭

转损伤病史, 以及在 X 线片上骨折显示有锐利边缘时,可以很容易将急性骨折与副舟骨骨折区分开。副骨骨折通常在两个足都会发生,所以对健足拍一张 X 线片有助于鉴别。撕脱骨折导致舟骨体也发生骨折或移位时,则将其归为舟骨体骨折(见后述)。

2.舟骨体骨折

　　舟骨体骨折非常复杂,可发生在舟骨弓的多个部位或者多个方向。该类骨折通常是因轴位受高能损伤或挤

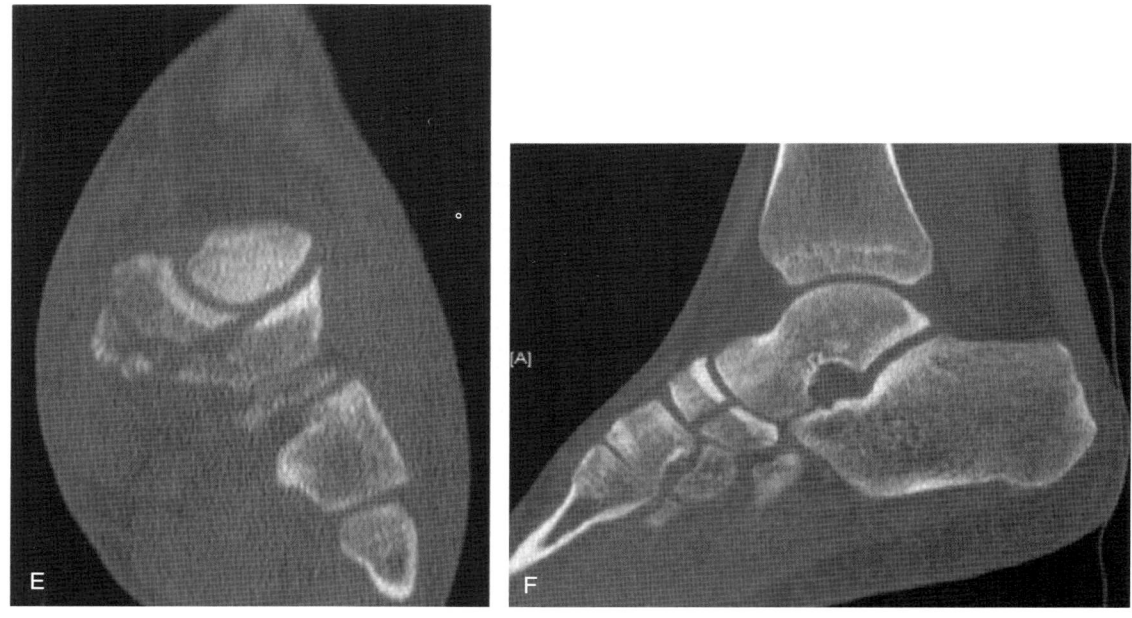

图 61-56(续)　(D~F)CT 检查非常有用,它能显示出这些在 X 线片上不易发觉的损伤,CT 片上的表现通常要比预期的严重。

压伤所致,轴向负荷是沿足外展和踝跖屈位传递的[116]。

Sangeorzan 及其同事[345]报道了他们对 21 例有移位舟骨关节内骨折的治疗经验,并综述了现有的一些文献,提出了舟骨移位骨折的分类方法。该法根据损伤机制、骨折类型以及移位方向进行分类(图 61-58)。他们将舟骨移位骨折分为 3 型,这些骨折自 1 型~3 型有下列变化:①损伤的严重性(指损伤的能量以及骨折本身)在增加,②患者手术复位(指距舟关节恢复60%以上的一致性)的满意度在下降。

3.舟骨结节和副舟骨骨折

舟骨结节骨折(图 61-59)通常代表 2 型舟骨体骨折,但是明显移位的结节骨折,其骨折片通常较小而且常位于结节外侧。

副舟骨是跖内侧结节内一个未愈合的骨化中心,是胫后肌腱前侧部分的附着点。副舟骨主要有 3 种类型:①骨块较小且边缘光滑,位于胫后肌腱内,②副舟骨通过纤维软骨联合与舟骨体相连,副舟骨大小不一,③舟骨内侧的一块突起。足部受创导致稳定的软骨联合破裂时,2 型的副舟骨就可引起症状。Kidner 认为,副舟骨的损伤多由足弓虚弱或扁平足引起[209]。

舟骨撕脱骨折、副舟骨移位骨折,以及正常的副舟骨之间的鉴别非常困难。仔细比较患侧与健侧的片

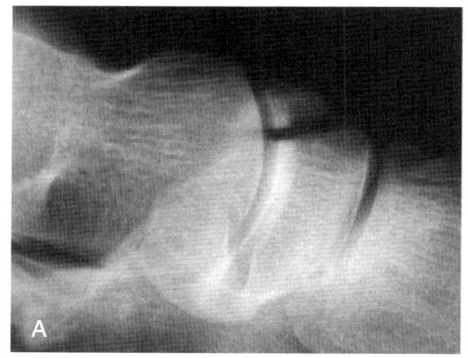
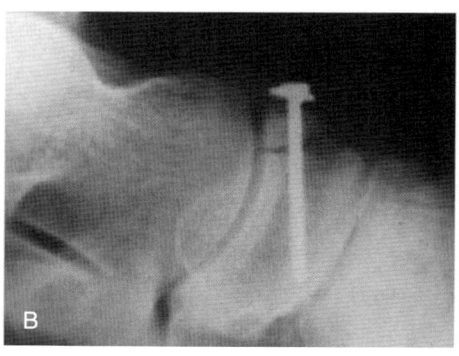
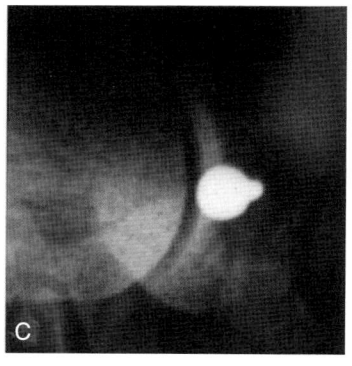

图 61-57　副舟骨或胫后肌腱止点的损伤可导致舟骨撕脱性骨折和向近侧移位,需要手术治疗。(A~C)尽管小的骨折块可以切除,而且胫后肌腱可以用 Kidner 方法朝前移,但 Sangeorzan 最近描述了一种用螺钉固定大骨折块的方法,如本病例所示。骨折块可以用 2.7mm 或 3.5mm 皮质钉固定,通常需要放置韧带垫圈或金属垫圈。

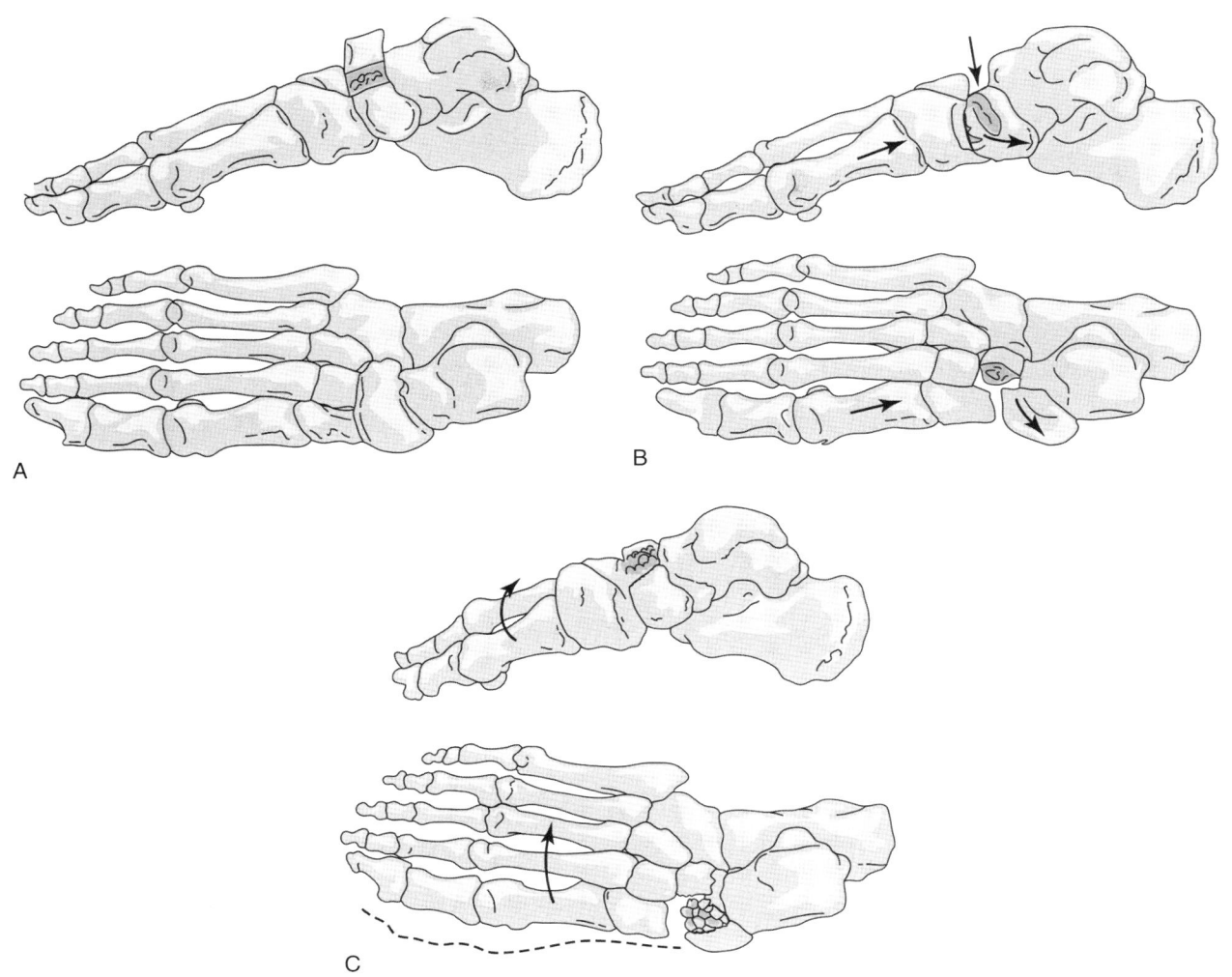

图 61-58　Sangeorzan 及其同事将舟骨骨折分为 3 型。(A)1 型骨折：由沿足的中立轴线作用力所引起。骨折线是横向的，将舟骨分为背侧段和跖侧段，但基本上没有粉碎。前足无结构紊乱，侧位片常能看到一向背侧移位的骨碎片。(B)2 型骨折(箭头所示)：是最常见的类型。是由轴向压力和背内侧作用力作用于前足所致，形成的骨折线沿背外侧至足底内侧方向走行。距舟关节通常会半脱位或全脱位，舟骨相对完好的、大块的背内侧骨片向背内侧移位。结果使前足内收或内翻，而且正位片 (A) 通常可显示舟骨大块骨片向内侧移位。(C)3 型骨折：是由轴向和外侧的直接暴力所致(箭头所示)。距舟关节破裂，且舟骨中段或外侧段可受累及。通常有粉碎和移位，同时可伴有骰骨骨折、跟骨前缘骨折和跟骰关节损伤。这里，前足显现出外侧错位。在 X 线片上可显示出舟骨严重粉碎性骨折，常伴有内侧纵弓的长度丢失或内侧柱的短缩。

子有助于明确诊断。表皮完整、光滑的骨块，则多为副骨而非撕脱骨折。

(六)适应证

撕脱骨折、稳定骨折，以及经闭合整复过的简单脱位均可非手术治疗。此外，对伴有下列情况的患者也应考虑非手术治疗：高龄、对活动要求较低的患者、软组织覆盖较差、严重抽烟者、糖尿病患者或舟骨血供较差者、以及不愿接受手术治疗者。

舟骨体骨折大多需要手术治疗。手术的适应证包括：①骨折移位或关节面错位(大于 1mm)，②内侧柱短缩(>2~3mm)，③半脱位或全脱位，④骨折累及外侧柱，⑤开放性创口、筋膜室综合征、骨折非常不稳、或者皮肤创伤较大，⑥难复性脱位。

舟骨骨折 ORIF 的适应证应视是否发生骨折畸形愈合或骨折不愈合而定。舟骨生理解剖复位失败，可影响足部内侧柱的稳定性、步态的推进以及后足的生理活动。距舟关节与距下关节，以及跟骰关节共同作

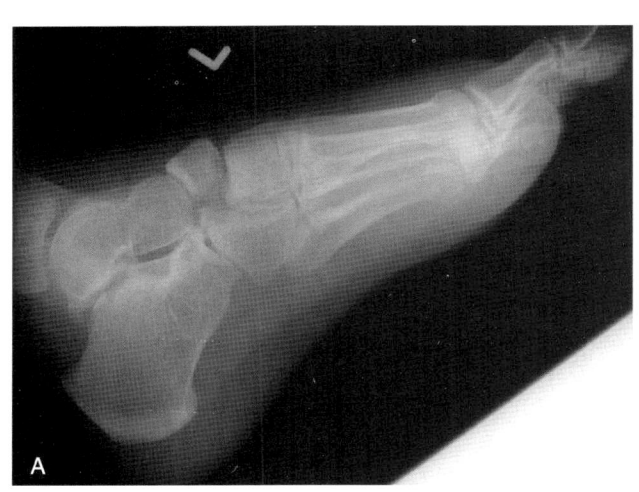
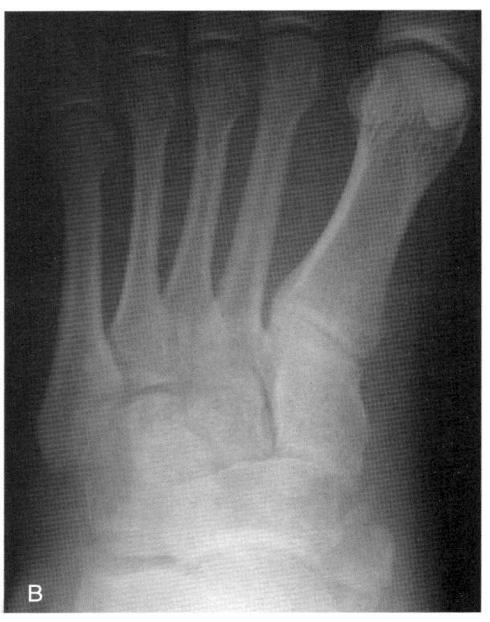

图 61-59　足的侧位片(A)和正位片(B)显示舟骨结节移位骨折。

用,以允许足内旋(能缓冲后跟冲击)和外旋(增大推力),所以合适的舟骨解剖对优化距舟关节的功能非常重要。根据 Pinney 和 Sangeorzan 的结果,为了防止骨折愈合后距舟关节发生半脱位,60%以上的舟骨关节面需要保留或修复[309]。

治疗的目标是:对距舟关节进行解剖复位,维持足部内侧柱的长度,如有可能,应行坚强固定以使患者能早期活动。

(七)手术入路

仅通过一条入路很难显露舟骨全部,可用两条入路显露骨折:即前内侧入路和外侧入路(图 61-60)。前内侧入路是距舟关节和舟楔关节之间的切口,该入路还包括内侧入路的一部分。在胫前肌腱和胫后肌腱之间进行暴露。切开关节囊显露距舟关节和舟楔关节,以便观察骨折的长度和关节面复位情况。不要广泛剥离舟骨背面的骨膜,否则会妨碍舟骨体中部的血供。

从外侧显露舟骨通常需做单独的外侧切口。在透视引导下确定皮肤切口的位置。能够显露舟骨外侧的手术入路,通常位于踇长伸肌和趾短伸肌之间。小心分离组织,并保护好腓浅神经以及腓深神经的运动支。

矢状面上的单纯骨折最好通过骨折平面上方的背侧切口显露,以便直视下行解剖复位。内、外侧均做一小切口以便置入螺钉。

(八)治疗

1. 背侧撕脱骨折

虽然是关节内骨折,但这类骨折的骨折片通常较小,多由中足韧带扭伤所致。通常可采取穿支持鞋、石膏靴,以及短腿石膏托固定等非手术治疗。影像学检查只显示单纯的撕脱骨折而患者软组织肿胀严重或疼痛厉害时,则表明韧带损伤严重,应先禁止负重并制动 6 周,随后进行逐步负重和康复锻炼(见图 61-57)。

2. 舟骨体骨折

该类骨折为高能损伤。没有移位的简单骨折可通过制动、保护下负重进行非手术治疗。4~6 周后,患者可以穿步行长筒靴。每月进行一次 X 线检查以明确是否发生移位,如有移位则应进行手术治疗。有时为了避免长期制动带来的不利影响,即使是移位较轻或无移位的骨折,也进行了手术以稳定骨折,这样可改善或加速患者的功能恢复。

1 型骨折通过前内侧切口进行显露。切开关节囊以便探查骨折断端和距舟关节面。可将大的尖头镊伸入进切口,垂直于骨折线抓住主要的骨折碎片,然后通过纵向牵引将骨折片复位。也可以用牵引装置或小型外固定架,跨于距骨或内踝和第一跖骨基底或楔骨之间来进行复位。牵引器有助于在复位前、复位过程中和复位后观察距舟关节舟骨面的复位情况,并有助

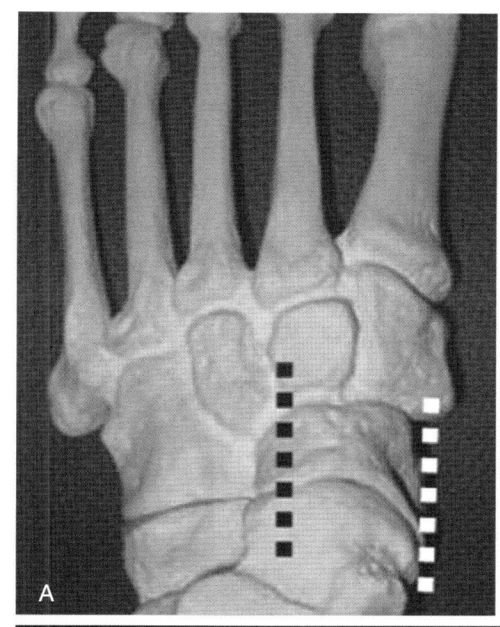
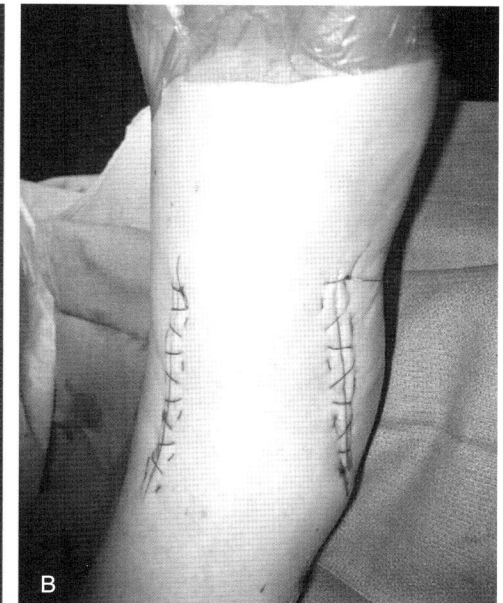
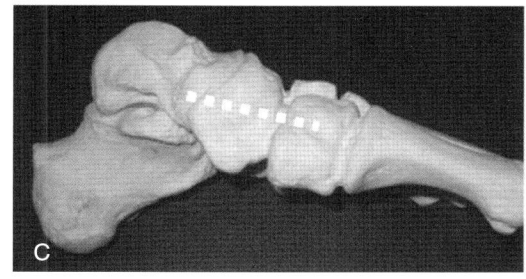

图 61-60 (A,B)仅通过一条入路不能显露舟骨全部,对于复杂的骨折,应做双切口入路。(C)沿距舟关节在背内侧做一内侧切口(点状的白线)。透视引导下,在舟骨外侧做一前外侧切口(点状的黑线)。

于使关节内的嵌塞骨片精确复位。

从背侧切口拧入两枚加压螺钉进行固定。如果骨片较大,最好用两枚 3.5mm 的皮质骨螺钉从背侧向跖侧拧入来进行固定。3.5mm 螺钉的钉芯直径大,比老式 4mm 的松质骨螺钉坚固,并减少了螺钉断裂的危险,特别是在难治性骨不连或难以取出螺钉时(极少发生)。骨折片较小时可用 2.7mm、2.4mm 或 2mm 的螺钉加以固定。在 1 型骨折中,舟骨关节内骨折的足底和足背碎片不会粉碎得很厉害,因此可以用螺钉来固定(图 61-61)。对骨质疏松区的骨块,可用垫圈来作为"单孔钢板"进行有效地加压固定。通常情况下,没有必要将螺钉拧入远端的楔骨内。

2 型骨折复位很困难,因为足部外侧的骨片可能是粉碎的,而且背内侧碎片可能在距舟关节上脱位。无移位的骨折最好通过骨折上方的背侧切口显露,以便直视下行解剖复位。根据骨折线的位置和走行,可通过内侧或(和)外侧的小切口经皮打入螺钉进行固定(图 61-62)。对于伴有碎片的复杂骨折,以及伴有部分或全脱位的骨折,可采用背内侧切口,但它常需要

做一个背外侧切口以协助复位。如果有可能的话,最好进行间接复位。将前足外展有助于显露。在许多病例中,不可能用拉力螺钉来固定外侧和跖侧粉碎的骨片。因为关节囊仍附着在舟骨上,所以最好在骨折片表面操作来达到复位,并将克氏针沿关节面切线方向打入以暂时维持关节复位。小的垫圈钢板、1/4 管型钢板加 2.7mm 螺钉、2.4mm 微型钢板加 2.4mm 螺钉以及 2mm 微型钢板和 T 形钢板加 2mm 螺钉,都非常适合舟骨固定,特别是 2mm 钢板,因为它们很薄并能产生足够的压力而不会发生医源性断裂。自攻螺钉非常好用,而且能和克氏针一起维持关节面的复位。

当固定牢靠时,可拔出克氏针。当有严重粉碎时,外侧、跖侧和内侧的碎骨片可以沿内侧到外侧方向很可靠地固定在楔骨或骰骨内,以恢复距舟关节形态。完全恢复距舟关节形态对恢复内侧柱的长度非常重要。不仅要重建关节面而且要达到形态上的完全恢复,才能使跗横关节的功能得以恢复。如果内侧柱没有恢复到解剖长度,会导致中足和后足的力学特性异常。通常,跨越内侧柱(从第一跖骨到距骨颈)安置一

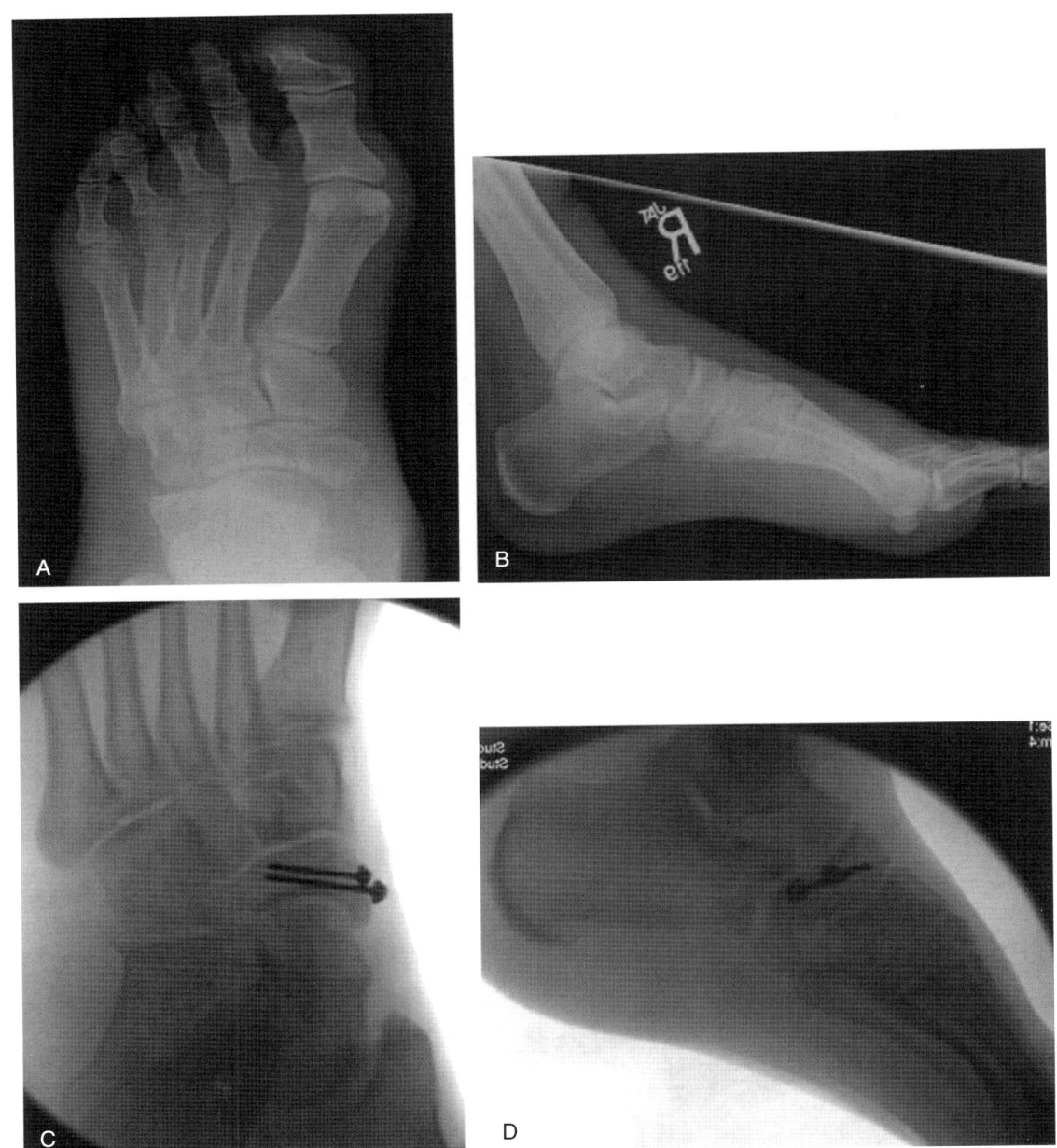

图 61-61　(A,B)轻微移位的 1 型骨折。(C,D)用两枚 2.4mm 的拉力螺钉稳定骨折。

小型外固定器或微型固定器,有助于复位和分辨这些难处理的损伤。如果关节面需要辅助支撑来维持稳定的解剖复位,应立即进行植骨(移植骨来自跟骨、胫骨远端以及 Gerdy 结节)。由于舟骨的血供较差,最好行自体植骨。

　　与 2 型骨折相似,3 型骨折同样有外下方粉碎性骨折,因此不能单纯用螺钉固定来复位。再次强调,内侧或背内侧的大骨片一定要固定在解剖位置,将螺钉拧入楔骨。通过此方法固定,不仅可复位舟骨,也可纠正舟楔关节的错位。对此型骨折,选用微型钢板非常合适,因为它能维持舟楔关节的复位,支持距舟关节面,并对粉碎性骨折提供牢靠的固定。通常需要骨移植以支撑复位的距舟关节面。3 型骨折常伴发骰骨“坚果钳”骨折,其治疗在后面有详述。

3.结节骨折和撕脱骨折

　　由于胫后肌腱的止点比较宽,所以大多数的结节骨折移位比较轻微。移位<2~3mm 的骨折,可采用短腿石膏托、步行靴,以及逐渐负重进行非手术治疗,时间

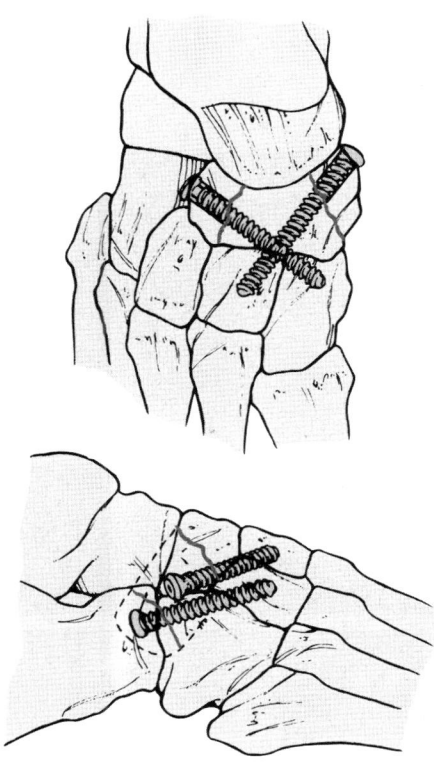

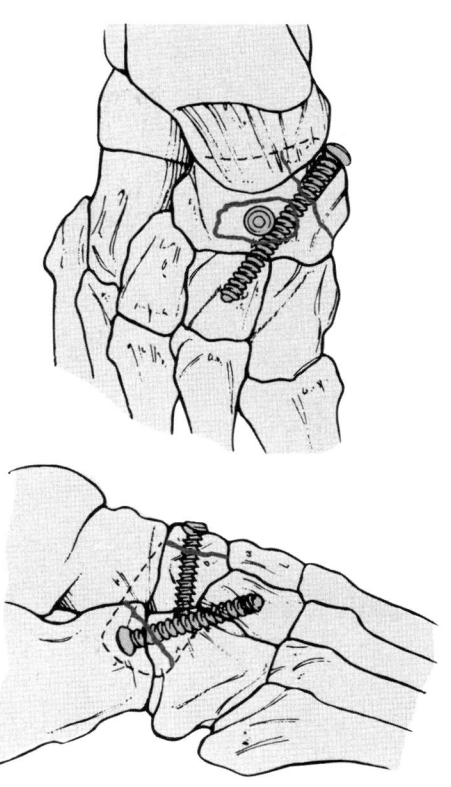

图 61-62　在粉碎性舟骨骨折的两端植钉通常不能提供足够的稳定性,尽管软骨下骨密度很高。我们应当仔细考虑用邻近的楔骨来补充固定。应将舟楔关节分离开,如果可能的话用桥接螺钉将其融合在一起,以使舟骨骨折块复位,提高稳定性和维持内侧柱的长度,并提高流向舟骨的血流量,促使血管床恢复。复位的重点的是距舟关节,以保持解剖的完整性,从而最大限度保持关节的活动能力。如果为了保持足部的活动度可以少许牺牲舟楔关节。经典的固定方式通常比上图所示更精细。通常使用 3 枚2.7mm 或 3.5mm 皮质骨螺钉来穿过舟楔关节以抓住舟骨近内端骨折块,并在远端穿过舟楔关节两侧,延伸到远侧第一和第三楔骨的软骨下骨,以达到最大固定。背侧螺钉应当瞄准外侧楔骨,因为内踝将阻止钻头通过第一楔骨。从跖侧置钉比较容易,因为内收可以让钻头通过内侧柱。第三枚螺钉可以从远端内侧楔骨延伸通过舟楔关节到舟骨外侧面。如需额外固定的话,可以从内侧切口或单独外侧切口将其余的舟骨骨块固定在一起。(见彩图)

图 61-63　在背侧撕脱骨折与结节撕脱骨折时放置螺钉的方法。在后一个病例中,将螺钉穿过舟骨并拧入到楔骨。可用一个小垫圈固定胫后肌腱。(见彩图)

副舟骨和舟骨的相对侧缘清创至骨质,然后用皮质拉力螺钉固定[241]。放置韧带垫圈有助于在固定期间维持加压作用。

4.严重粉碎骨折的处理

　　高能损伤所致的严重粉碎骨折,致使传统的内固定方法不再适合。面对这些病例时,医生有 5 种选择:①行一期舟楔关节固定术,②用跨关节外固定器进行固定,③非手术治疗并延迟重建,④用桥接钢板暂时固定足部内侧柱,⑤足内侧柱行关节固定术。

　　对舟骨和第一、二楔骨行一期关节固定术可用于维持内侧柱的长度、保留距舟关节,以及提高舟骨固定的牢固性(图 61-64)。舟楔关节融合导致的足部功能丢失微不足道,但它能改善舟骨的血供[309,345]。切除舟骨与第一、二楔骨关节处的软骨,然后用直径较小的钻子(2mm 或 2.5mm)在软骨下骨处钻孔。我们倾向于用局部骨移植或骨替代材料来进行填充。移植骨可来自跟骨、胫骨远端、或者 Gerdy 结节。将拉力螺钉或2.7mm 的钢板沿着内侧柱并伸入到胫前肌腱处进行

要在 6 周以上。很少发生骨折不愈合,即使发生患者也常无症状。如果骨折移位>2~3mm,则可用拉力螺钉和垫圈进行固定(图 61-63)。

　　偶尔,可能会发生胫后肌腱撕裂或副舟骨软骨联合破裂。舟骨结节的粉碎骨折也可导致胫后肌腱附着破裂。发生上述情况时,应切除副舟骨或其他小的碎片,并将胫后肌腱重新附着在保留完整的舟骨体上(Kidner 术式)[209]。如果移位的副舟骨足够大,则应将

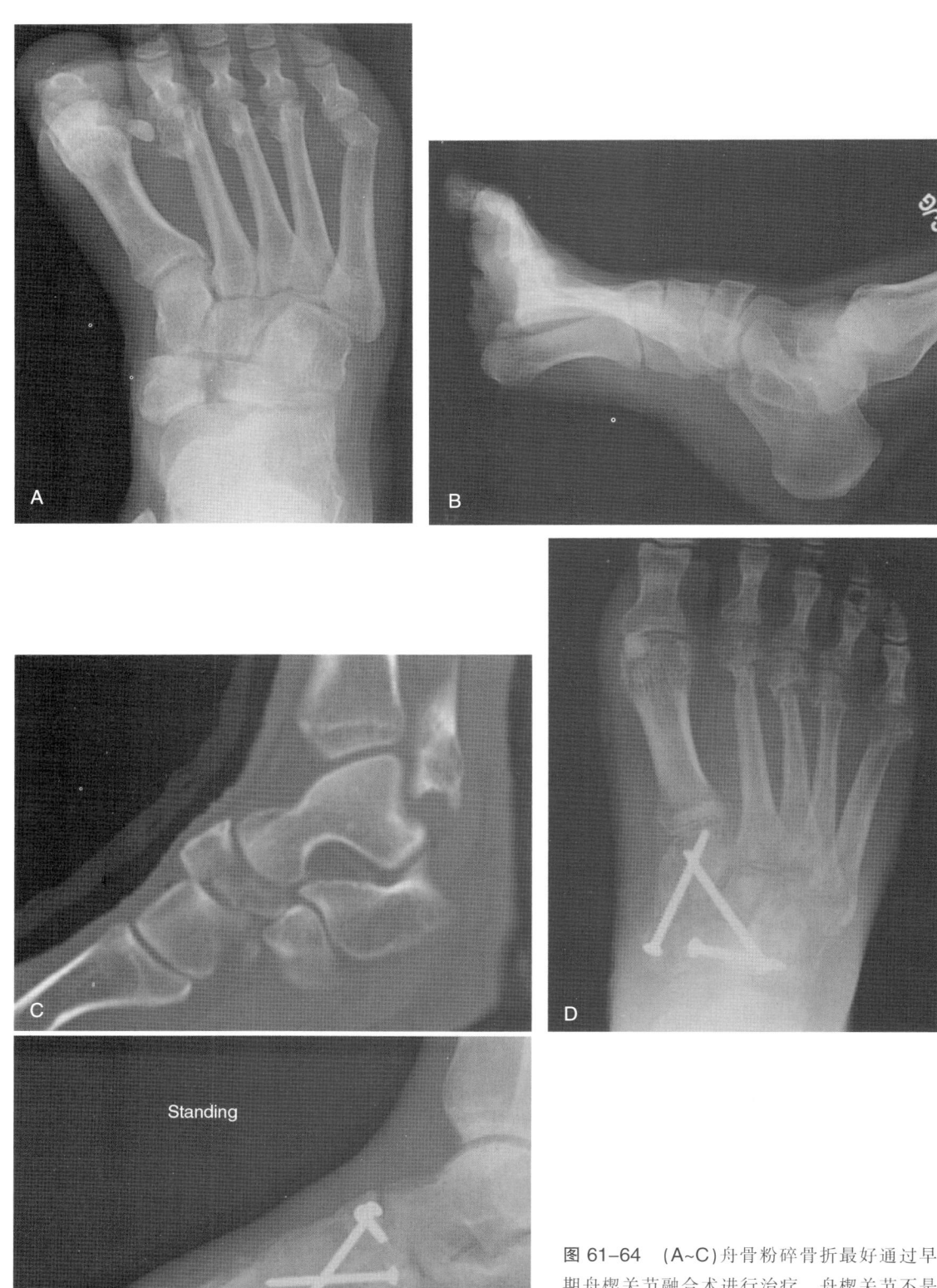

图 61-64   (A~C)舟骨粉碎骨折最好通过早期舟楔关节融合术进行治疗。舟楔关节不是足部的"重要"关节,该关节的融合术有助于改善舟骨的血供。(D,E)移除舟楔关节的软骨,拉力螺钉穿过舟楔关节并拧入到舟骨,以稳定舟骨骨折和融合的舟楔关节。

固定。2.7mm 的钢板可在单位面积中拧入较多的螺钉,并可沿着融合位置进行加压。

对于中足软组织严重损伤或有手术禁忌证的患者,非手术治疗并制动 6~8 周是唯一合理的措施。应告知患者可能需行延迟重建手术。根据作者的经验,即使有 ORIF 术的禁忌证,仍可对骨折进行闭合复位并用跨关节外固定器进行固定。在内侧运用一个跨舟骨碎片的外固定器可保留内侧柱的长度、并维持其对线,同时它还便于后期行重建手术。

Schildhauer 及其同事描述了一种治疗舟骨严重粉碎骨折的技术[354]。舟骨重建后,作者用一块 2.7mm 或 3.5mm 的桥接式重建钢板将整个内侧柱(包括距骨颈)固定(图 61-65)。这样并不触犯距舟关节。钢板起到支柱的作用,从而在骨折愈合期间保护压碎的舟骨。骨折牢固愈合后拆除钢板,因而距舟关节的活动也得到恢复。

虽然要尽量保留距舟关节,但严重的舟骨骨折(尤其是关节面没有重建者),行一期距舟关节和舟楔关节固定术或许是最好的治疗方法。通常情况下,要等到中足损伤的软组织能耐受手术时才能施行关节固定术。严重粉碎的舟骨骨折,恢复内侧柱的对位非常困难。如有可能,恢复并保护好舟骨的解剖结构有助于指导内侧柱的定位。移去距舟关节和舟楔关节剩余的关节面后,通过恢复距骨与第一跖骨在前后面和侧面上的轴线即可简化内侧柱生理方向的定位难度。舟骨碎片不适合放置拉力螺钉,内侧柱固定术通常需要用内侧柱钢板或外固定器进行固定。如果未能恢复内侧柱的生理长度,则需进行骨移植。

(九)术后处理和康复

术后,2 天之内患者只能卧床进行功能锻炼并将患足抬高。将踝关节固定于中立位以免发生马蹄足挛缩畸形。2 周后,如果固定稳定则可进行踝关节、后足以及前足的主动和被动功能活动。如果固定不够稳定,建议在开始功能锻炼之前用短腿石膏制动 6 周。术后 6~8 周、10~12 周进行 X 线检查,以观察骨折的愈合情况。患肢应禁止负重 3 个月,或者术后 X 线片显示骨折愈合后再开始负重。

(十)结果

Sangeorzan 及其同事报道了 21 例舟骨移位骨折的手术治疗效果[345]。100%的 1 型骨折、67%的 2 型骨折和 50%的 3 型骨折均达到了满意复位。平均 8.5 周后,X 线检查证实骨折愈合。平均随访 44 个月后,患者的结果为:良好[106]、中等[291]、和较差[264]。结果与骨折的类型以及手术复位的准确度有关。

(十一)并发症

1. 创伤后关节炎

关节内舟骨骨折后,该并发症比较常见。也许是

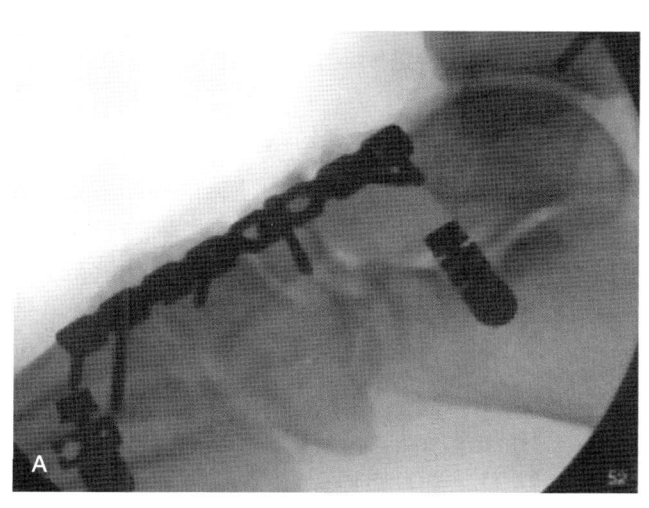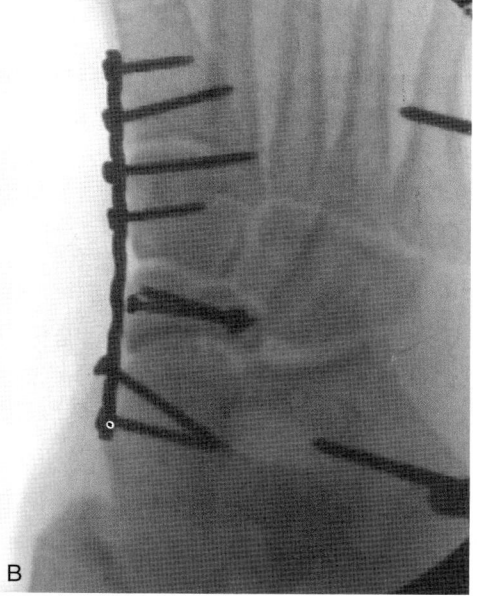

图 61-65　(A,B),舟骨粉碎骨折并伴有距舟关节脱位时,内侧柱的桥接钢板固定技术非常有用。这里,自距骨颈至远端的第一跖骨用桥接钢板固定(见图 61-25)。舟骨骨折愈合以及内侧柱稳定以后,移除桥接钢板以恢复距舟关节的活动。

关节复位不到位或创伤后发生的退行性改变所致,但是,就算关节复位满意,如果软骨受损也会导致该并发症。成功的融合术并且足部的解剖对位得到恢复,通常能有效地解除该症所带来的疼痛。虽然舟楔关节融合不会对足部功能造成太大的影响,但距舟关节融合会使80%的后足功能受限,即使融合术后足部仍然能继续跛行,但患足丧失了对不平整地面的适应能力。

2. 缺血性坏死

舟骨塌陷以及关节间隙变窄后,常会发生缺血性坏死。舟骨的血供本来就差再加上过度牵拉软组织等医源性损伤,很容易导致该并发症。舟骨缺血性坏死并伴有晚期舟骨塌陷和关节炎的患者,最好采用融合术进行治疗。

3. 骨折不愈合

该并发症的发生率随着舟骨体骨折严重程度的增加而增加,可能是因为舟骨血供受到破坏,手术技术不适合,以及患者存在其他合并症所致。它常发生于舟骨的中部,可通过骨移植和坚强固定进行治疗。

4. 僵直

即使对距舟关节进行了解剖重建,也应告知患者后足可能会丧失一定的活动并且可能会发生僵直。后足的活动功能与损伤的性质以及距舟关节解剖重建术的质量有关。为了降低后足僵直的发生率,应坚强内固定并鼓励患者进行早期的功能活动锻炼。

5. 续性疼痛

同样要告诉患者可能会发生中足持续性疼痛。这种疼痛可由多种因素造成,如软骨损伤、韧带损伤、或者骨挫伤。有时,骨折再发移位或舟骨周围存在大量的骨痂会引起背侧碰撞,从而导致疼痛。如果疼痛持续存在,则应调整鞋子或行手术治疗。

6. 后足内翻

后期发生后足渐进性内翻畸形可能是因舟骨外侧塌陷所致,可通过距舟关节融合术或三关节融合术进行处理。后足内翻畸形要比创伤后关节炎更早引起患者穿鞋困难。距舟关节融合或三关节融合的目标不仅仅是融合受累的关节,而且应在融合之前恢复正常的跟舟角以及内侧柱的长度,以便矫正内翻畸形。

六、跖跗关节(Lisfranc 关节)损伤

Jacques Lisfranc 医生描述了经中足截跖以治疗足部严重损伤的手术方法。随着社会的进步,很少再使用该治疗方法,但是依然用 Lisfranc 的名字代指跖跗关节。

骨折时很少发生跖跗关节损伤,在所有骨折中跖跗关节骨折的发生率不到 1%。据报道,Lisfranc 骨折-脱位的发生率每年仅为 1/60000[161]。由于初步评估时常常漏诊轻微的损伤,所以其真实发病率可能要高一些[121]。

(一)解剖和生物力学

跖跗关节因其结构本身和它周围韧带结构的特点,使得该关节具有内在的稳定性。第一、二、三跖骨分别与内侧、中间、外侧楔骨相关节,而第四、五跖骨与骰骨相关节[98]。由于足是由四足动物可动的"额外的手"进化为今日的稳定的双足,所以中足的活动可能会随年龄增长而减少。

中足可支持坚固的足弓,以便让血管神经结构和肌腱安然通过,进入前足而不受站立时负重的压迫。第二跖骨与中间楔骨相关节,并相对于其他跖跗关节向近端嵌入,这一榫结构外形能对穿过跖跗关节的内侧或外侧的剪切应力产生抵抗作用。跖骨基底部与相对应的楔骨的梯形形状形成了所谓的"罗马弓",而第二跖骨起着"基石"的作用,从而保证冠状面的稳定性(图 61-66)。这一骨性结构依赖于各骨之间相互接触,即便是较小的移位也可导致关节接触面的面积明显减少。第二跖骨底向背外侧移位 1mm 或 2mm 将会分别导致跖跗关节面的面积减少 13.1%和 25.3%[237]。

跖跗关节的支持韧带包括:背侧韧带、跖侧韧带以及骨间韧带。背侧和跖侧的跗间韧带稳定第五跖骨、楔骨以及骰骨[16,377]。跖跗关节最坚韧的韧带是 Lisfranc 韧带,该韧带起自内侧楔骨的外侧面到达第二跖骨底的跖内侧[98]。在 5 块跖骨的远端均有坚固的跖骨间韧带来稳定,从而使得这些韧带稳定远侧骨折的能力远强于近侧。第一跖跗关节残留返祖现象,容易产生不稳定,因为它像"拇指"一样有侧方活动。在第一跖骨与第二跖骨底之间无韧带连接。大部分的软组织被跖韧带束缚,而且跖韧带要比背韧带坚韧[16,377]。

腓骨长肌腱和胫前肌腱进一步稳定第一跖跗关节。足部的跖侧筋膜以及内在肌也增加了跖跗关节的稳定性。在行走时,跖侧筋膜就会张紧。

第一、二以及第三跖跗关节在站立与行走期间使中足保持稳定,而第四、第五跖跗关节的活动性较大

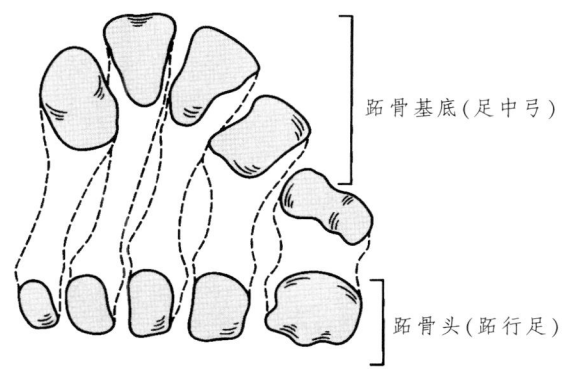

跖骨基底(足中弓)

跖骨头(跖行足)

图 61-66　在横截面图中,中足恰如坚固的、互相支撑的半圆拱。由于有韧带以及更加重要的骨性解剖,使这一结构异常坚固。骨骼互相镶嵌和跖骨基底的梯形形状,使得该处骨骼在冠状面与水平面上都能够承受压力,而且这种构形也让我们在负重行走时避免伤及血管神经束。这一情况会被改变,例如当未经治疗的 Lisfranc 损伤以足背屈和外展位愈合时。

以调整步态。正常生理状况下,第二跖骨与三块楔骨之间的关节很少活动,其矢状面弧度平均只有 0.6° 的背屈-跖屈活动度。第一和第三跖跗关节的平均活动度分别为 1.6° 和 3.6°。相反,外侧的第四、第五跖骨-骰骨关节的活动度较大,背屈-跖屈的平均范围分别为 9.6° 和 10.2°[293]。

足背动脉的第一跖骨间分支穿过中足并接近第二跖跗关节。在 Lisfranc 损伤时,该分支易于中断,偶尔它也是引起筋膜室综合征的原因之一。腓深神经在该动脉的外侧行走,因此它也易于受到损伤。

(二)机制

1. 高能损伤

大多数的跖跗关节损伤是因高能创伤(摩托车事故、高空坠落、或者挤压伤)所致,损伤形式有跖跗关节骨折、骨折-脱位、或者跖跗关节脱位。由于外力的大小、方向各不相同,所以足部的畸形也各异。发生摩托车事故和坠落时,损伤的外力在跖屈的踝关节与足部急剧减速[371]。在摩托车事故中,外来暴力致使前足扭曲和外展即可导致该类骨折 [398]。高能所致的 Lisfranc 损伤常常导致临床结果较差,尤其是伴有软组织严重受损时[274]。在多发伤的患者,要认真检查是否存在跖跗关节损伤[130,334]。

2. 低能损伤

跖跗关节损伤也可发生于低速运动时(如体育活

动)。最常见的受伤机制是:足部处于跖屈、旋转位时遭受轴向负荷所致,例如足球运动员在足部处于背屈位时突然被另一名运动员踢中脚跟处[92]。另一种受伤机制是:足部处于跖屈位时前足遭受极大的外展力量所致。拿破仑的医生 Lisfranc 发现了这种损伤机制,当时骑兵们被甩下马、而他们的双足仍蹬在马镫中。在帆板运动员的运动中(在中足的背部绑上皮带从而将双足绑在帆板上) 也可见到类似的损伤 [92]。Sands 和 Grose 描述了一种所谓的"背部折叠损伤",即用力步下路缘石,而此时足与踝关节处于跖屈位时[342]。

(三)诊断

患者的前足常会出现中到重度的肿胀,开放性损伤时常会有皮肤和皮下组织的破裂。患足可出现对位不齐以及足部不稳定。第一和第二足趾之间的间隙增宽提示楔骨间韧带破裂以及跖跗关节损伤[17]。如果触摸不到足背动脉搏动,以及超声检查未显示血流信号,则要怀疑足背动脉或足背动脉第一跖骨间分支发生破裂。也应对神经进行一彻底的检查,并详细记录神经的状况。必须尽早发现筋膜室综合征、开放性骨折-脱位,以及皮肤受到中足移位骨折片的挤压,因为上述情况均要急诊手术治疗。

低能所致的跖跗关节损伤常常相当隐匿,有时诊断会十分困难。详细采集病史,了解受伤机制,以及适当的体格检查有助于诊断该类损伤。虽然这类损伤比较少见,但一旦怀疑,则应仔细检查以明确诊断。采集的有关受伤机制以及发生事故时患者疼痛程度的病史十分有用。肿胀、受伤的前足通常不能再承受压力,而且中足的背侧常会出现肿胀和淤斑。跖侧出现淤斑可能与 Lisfranc 韧带破裂有关[334]。检查时也可发现,足外展时内侧楔骨较健侧相对突出(图 61-67)。触痛可能局限于单个的跖跗关节,而且被动的旋前和外展力量能够引出中足的疼痛[92]。加压试验有助于诊断。对患足做背屈和外展加压试验可诱发出"恐惧"征。有时,对侧足也可出现相似的损伤,因此对它也应进行仔细的检查。

影像学检查:虽然高能所致的跖跗关节损伤在标准的正位、侧位以及 30° 的斜位 X 线片上清晰可见,但是低能所致损伤在最初检查时可能并不明显。正位片应在跖跗关节的切线方向上拍摄,健侧足也应拍摄 X 线片以进行对比。如果摄片时不施加适当的应力,则有高达 10% 的跖跗关节损伤不会在 X 线片上显示出来。如果患者能够耐受,则对患足进行应力下摄片以

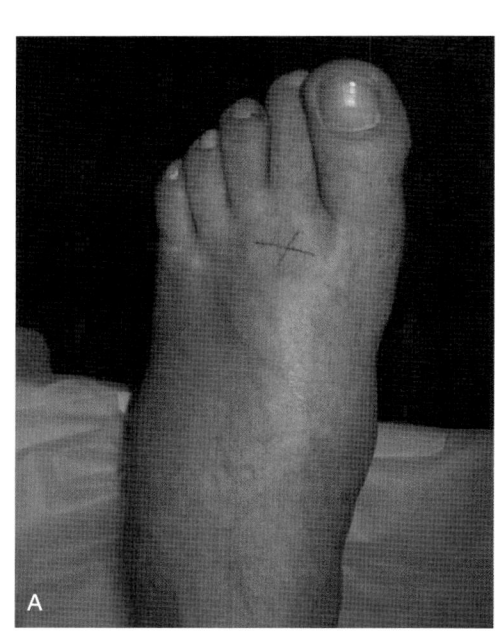
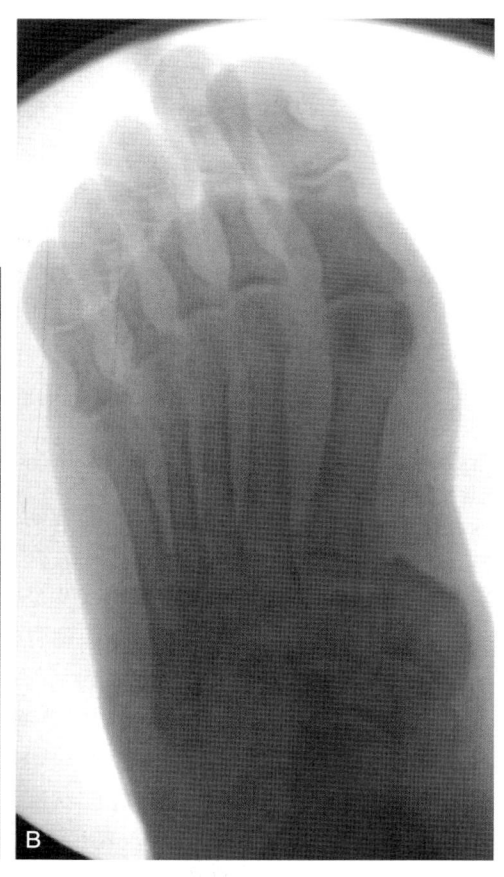

图 61-67　(A,B) 跖跗关节向外侧移位，外展前足可发现内侧楔骨较健侧相对突出。

明确跖跗关节之间的解剖关系。

　　医生必须熟悉中足各骨之间的正常关系。在正位片上，第一、二跖骨的基底内侧与相应楔骨的内侧应对齐。在 30° 的斜位片上，第三跖骨的内侧与外侧楔骨的内侧缘应对齐，而第四跖骨与骰骨内侧边缘应对齐（图 61-68）。在侧位片上，跖跗关节的背侧应平整[130]。在正位片上，第一与第二跖骨底之间的距离有一定的变化范围，只要不超过 3mm 就视其为正常[85]。

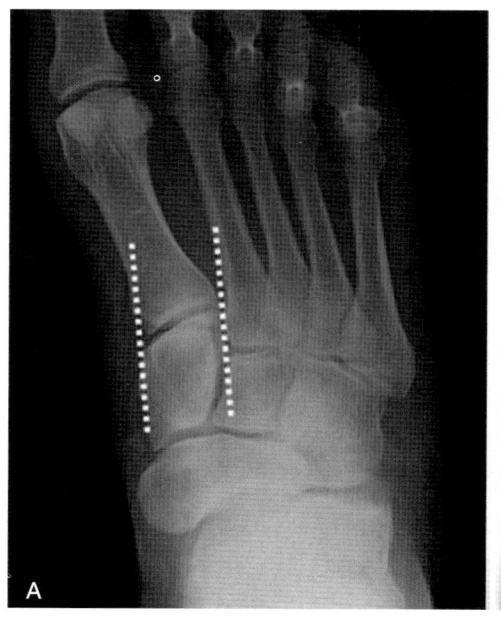
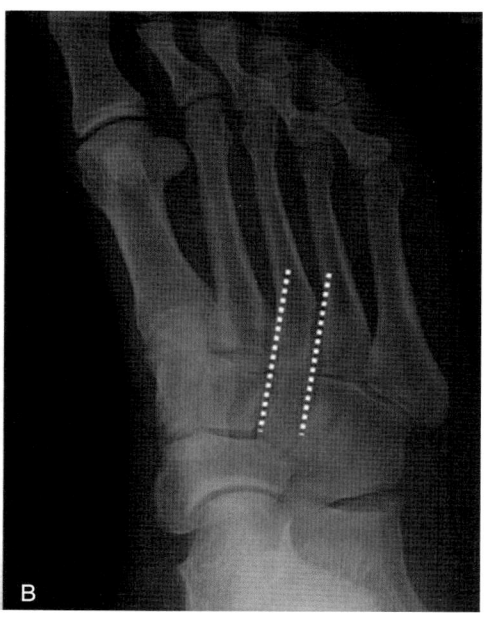

图 61-68　掌握好中足的正常 X 线片表现十分重要。(A) 在正位片上，第一、二跖骨的基底内侧与相应楔骨的内侧应对齐。(B) 在 30° 的斜位片上，第四跖骨底的内侧与骰骨内侧边缘应对齐，同时，第三跖骨的内侧与外侧楔骨的内侧缘应对齐。在侧位片上（未提供片子），不应当看到跖跗关节的背侧有任何台阶。

X 线片上一些细微的发现也可提示存在跗跖关节损伤。足部正位片上的"片状"征,或者 Lisfranc 韧带从第二跖骨底撕脱,均提示存在跗跖关节损伤[269](图 61-69)。背部折叠损伤的患者,在侧位片上可能会发现存在一小块背侧撕脱片[342]。在侧位负重片上,Meary 线(穿过距骨长轴的线应与穿过第一跖骨长轴的线对齐)应完整。

因疼痛或其他损伤致使负重受限时,手法行应力检查或许可以发现跗跖关节损伤。为了提高检查效果,这类手法可在踝部封闭或全身麻醉下进行。

用力将前足置于外展位,支点位于跟骨前突的外侧摄正位片。前足处于跖屈位而足中部与后足部处于中立位时摄侧位片。在正位应力片上,Coss 及其同事描述了一条线[85]。这条线应沿着舟骨和内侧楔骨内侧缘的切线方向画。如果该线与第一跖骨相交,则表明跗跖关节向外侧移位以及跗跖关节受到损伤。如果跗跖关节脱位大于 2mm,应进行手术治疗。

X 线片能诊断出大多数的跗跖关节损伤。辅助性成像技术仅在下列情况时使用:X 线片显示正常但医生怀疑存在跗跖关节损伤,以及对复杂损伤进行其他影像学检查以帮助制定手术计划。骨显像对于诊断轻微损伤以及漏诊的损伤比较有用[283]。CT 检查对于发现较小的骨折以及移位的骨折(<2mm)要比 X 线片灵敏。CT 冠状面以及矢状面重建能提供其他方面的信息,而且 CT 检查有助于制定术前计划(图 61-70)。

(四)分类

由于跗跖关节损伤的类型以及严重性多种多样,所以该类损伤的分类仍然是以描述性为主,缺乏判断预后的价值。过去,人们概述了 3 种主要的损伤组合,按脱位方向与累及的跖骨数量来定义:①孤立型(至少一块跖骨而非全部跖骨单向脱位,通常是第一或第二趾线),②同侧型(所有跖骨一致向内或更经常是一致向外半脱位或脱位),③分离型(跖骨向不同方向或在一个以上平面分离)。Hardcastle 及其同事在 1982 年对该分类法进行了修改,他们主要根据跗跖关节的匹配性进行分类:①部分不匹配型,②全部不匹配型,③分岔型[161]。Myerson 及其同事对该分类法又做了修改,他们根据移位的程度和方向进行了进一步的细分(图 61-71)[274]。

但是因为跗跖关节损伤有许多种骨折组合类型,因此难以提供一种更适用的分类方法。跗跖关节破裂后移位程度各有不同,轻者单纯脱位,移位轻微,难以诊断,重者移位严重,伴有跖骨基底部、楔骨或

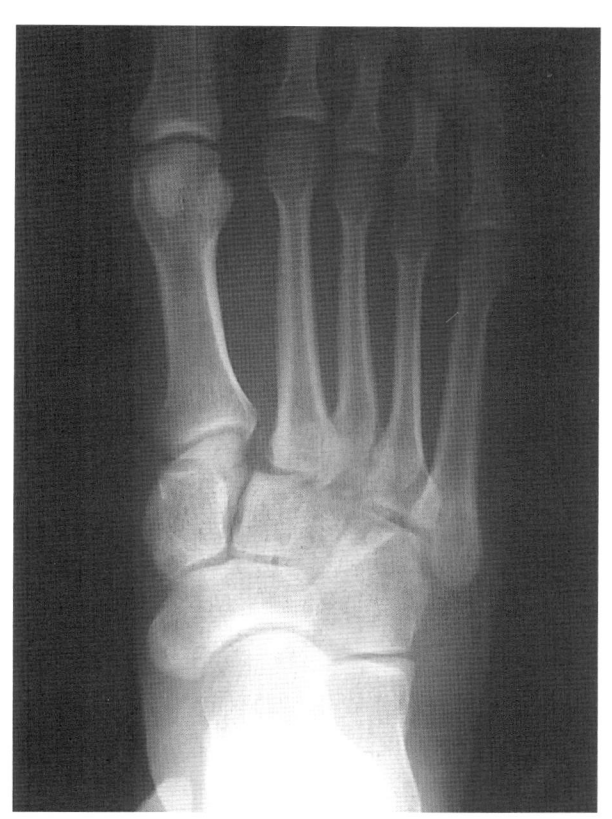

图 61-69 "片状"征常可敏锐地提示足中部在 Lisfranc 关节处存在不稳定,这一"薄片"在足的正位片上位于第一和第二跖骨基底之间,说明起自内侧楔骨的跖侧 Lisfranc 韧带从第二跖骨基底处撕脱。即使 X 线片的其他方面都正常,这些患者亦应行足中部的应力摄片,以排除隐匿的足中部不稳定。

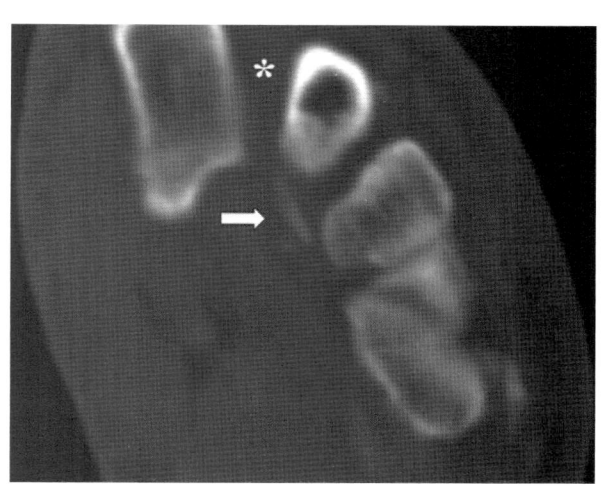

图 61-70 CT 片上可发现跗跖关节的轻微损伤。第二跖骨底发生骨折(白色箭头),以及第一和第二列之间的间隙增宽(白色星形),提示医生患者可能存在跗跖关节损伤。

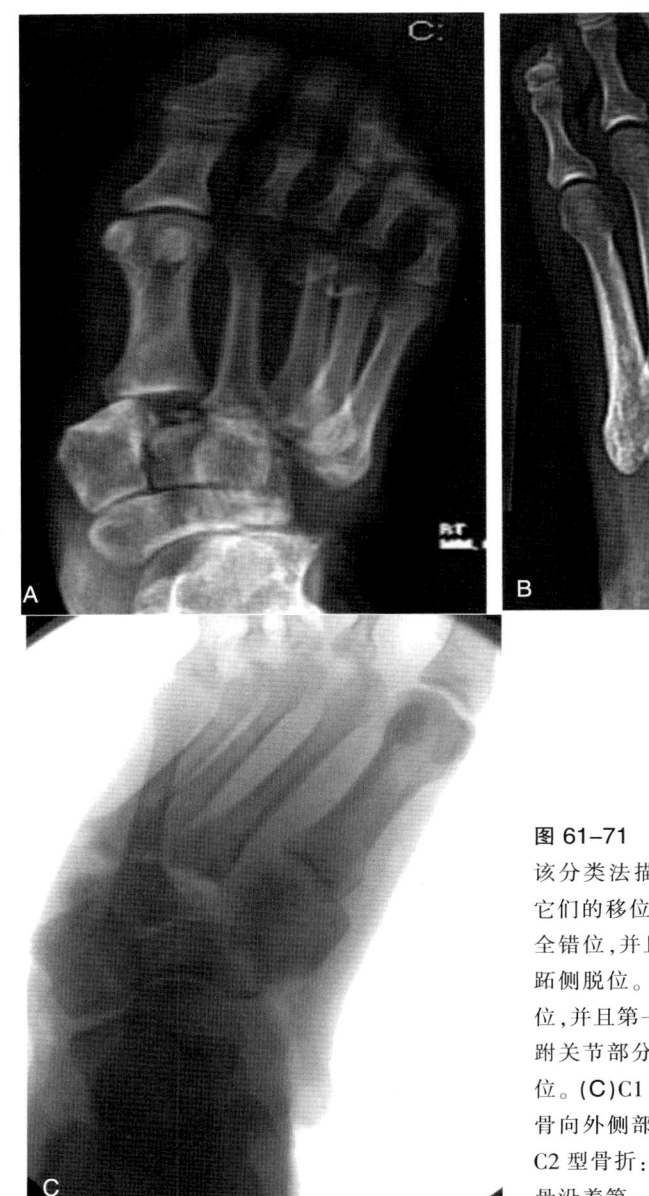

图 61-71   Lisfranc 损伤的 Myerson 分类法，该分类法描述了跖跗关节的对位情况以及它们的移位方向。(A) A 型骨折：跖跗关节完全错位，并且第 1~5 跖骨向外侧或由背侧向跖侧脱位。(B) B1 型骨折：跖跗关节部分错位，并且第一跖骨向内侧脱位；B2 型骨折：跖跗关节部分错位，并且第 2~5 跖骨向外侧脱位。(C) C1 型骨折：分岔骨折，并且第 2~5 跖骨向外侧部分移位而第一跖骨向内侧移位；C2 型骨折：分岔骨折，跖骨全部移位，内侧楔骨沿着第一跖骨移位。

远端跖骨骨折。其他合并伤还可有楔骨或骰骨的骨折或脱位。

　　Lisfranc 骨折-脱位的类型在 AOFAS 的 ICI 的骨、关节以及韧带损伤部分有详细讲述[444]。该系统为足部损伤(包括 Lisfranc 损伤)提供了精确的描述性分类。

　　Kuo 及其同事提出，跖跗关节的断裂方式具有判断预后的价值[219]。作者建议明确下列 3 种情况：①关节受累的类型，②受累关节的数量（而非移位的方向），③分清是单纯的韧带损伤还是骨折，将有助于指导治疗。最近，Ly 和 Coetzee 也认为，单纯韧带损伤的治疗与跖跗关节骨折并不相同[238]。

七、中足扭伤

　　中足扭伤是由于它受到超过其生理负荷的外力，从而造成中足外展或者中足跖侧韧带防御结构部分撕裂但不足以引起临床跖跗关节不稳定所致。尽管患足有明显的水肿、淤斑和疼痛，但临床体检与负重/应力位 X 线检查均未见不稳定(由 Nunley 和 Vertullo 描述的中足一期损伤)[283]。就像踝部扭伤有各种各样的表现一样，中足扭伤可在数周或数月后恢复而不必施行手术。经过仔细检查，排除了筋膜室综合征的可能，以及应力位摄片排除了隐匿性不稳定之后，这些扭伤可以用 RICE 方案进行治疗,扶拐保护性行走,可能还需要进行理疗。最终会完全恢复,但应告知患者症状消失需要的时间较长,长达 2~4 个月之久。如果症状消失的快慢与损伤机制不吻合,应仔细诊断有无伴随的足部损伤。这些足部损伤包括距骨颈骨折、跗骨骨折或距下关节骨间韧带撕裂。

(一)治疗

1. 初步治疗

如前所述,应将 Lisfranc 的高能损伤与低能损伤区别开来。因此,要根据损伤的性质进行初步的处理。高能损伤的患者,应注意其是否存在筋膜室综合征、开放性损伤以及其他伴发伤。应采取措施以控制患者的疼痛。开放性损伤应急诊行清创术,并稳定患足。明显肿胀的闭合性损伤,应注意检查其是否发生了筋膜室综合征。

对脱位和骨折-脱位的患者应进行闭合复位,以保护软组织。闭合复位时,患处应充分松弛。首先加大畸形(外展和跖屈),然后朝相反的方向矫正畸形(内收和背屈)。如果跗骨间不存在明显的不稳定,医生可将其拇指置于内侧楔骨处以作为复位的支点。将足固定于垫有棉垫的松弛夹板中,以使踝关节处于中立背屈位。高能损伤的患者,应住院观察并抬高患肢,在软组织恢复期间应防止发生 DVT。

低能损伤应根据损伤的严重程度采取相应的治疗措施。Nunley 和 Vertullo 根据他们对 Lisfranc 损伤的分类提出了一种治疗方案[283]。无移位损伤(韧带扭伤)的患者,石膏固定并禁止负重 6 周。6 周后复查时,如果患者疼痛症状消失,则可定制一个矫形器并可逐步进行各项活动;如果患者仍有疼痛,则可在矫形器保护下负重 4 周。有移位损伤的患者,应行 ORIF 治疗。作者报道,依这种方案进行治疗后,93%的患者获得了较好的结果。

虽然无移位的 Lisfranc 低能损伤可进行闭合治疗,但移位的 Lisfranc 骨折-脱位损伤经闭合治疗后疗效较差[16,274]。对于这些损伤的理想治疗方法,人们的观点尚不统一,但是有足够证据表明:对移位损伤进行解剖复位后,患者的结果最好。通常情况下,需要行 ORIF 治疗[16,219,274]。

2.手术时机

在确定手术时机时,医生必须考虑多方面的因素。开放性损伤以及皮肤张力过大,都应视为急诊手术,需立即进行治疗。脱位要尽早整复。伤后 4~6 小时整复是最佳时机。

足部的脱位会损伤前足的动静脉循环,故对循环有依赖的肢体及早恢复血供对促进骨与软组织愈合极为关键。第一跖骨间动脉在第一跖骨间自足背动脉分出之后损伤,则可能会造成足的筋膜室综合征。在面对这类损伤的各种表现时,医生应当警惕这一可能的并发症。在挤压伤时,可能会有更广泛的血管损伤。这种损伤会破坏所有通向跗跖关节区域的血供,除非恢复血供,否则中足水平的截肢将很难避免。

急性血管损伤不如组织压升高常见。即便是成功复位,在伤后急性期内也应密切监视以免发生筋膜室综合征。跗跖关节整复后,即可降低组织压并恢复血液循环。所有的脱位都是急诊复位的适应证,可进行直接切开复位,也可对严重软组织损伤或明显肿胀的患者行间接复位加内侧柱与外侧柱的外固定。筋膜室综合征应仔细观察,如果确诊,也是急诊治疗的适应证。

在闭合性损伤,医生应根据软组织的状况选择手术时机。当软组织肿胀较轻微时(伤后不久或肿胀消失以后)即可施行 ORIF 术。软组织的肿胀可能需要长达 2 周的时间才能消除,足部背侧的皮肤出现皱纹即表明软组织肿胀已经消失(可能需要 10~14 天)。即使水肿未能消除,有时也可以进行闭合复位和经皮固定[35,283],但是医生不能为了避免行切开手术而去接受未能达到解剖复位的整复结果。

3.暴露

达到跗跖关节的手术入路包括:①两个平行的足背切口,②一个 Hannover 纵行切口,③一个横行切口。

作者通常采用两个平行的足背切口来显露跗跖关节。通过第一跖骨间隙上方的背内侧切口来显露第一、二跗跖关节。做内侧切口时,必须保护好足背动脉的第一跖骨间分支和腓深神经。通过第四跖骨干上方的背侧纵行切口来显露第三、四和第五跗跖关节(图61-72)。在显露外侧的跗跖关节时,必须保护好腓浅神经。这些切口长约 4~6cm。要保护好软组织瓣,不要钳夹皮肤和过度牵拉软组织。保护好软组织瓣以及轻柔的处理皮肤要远比保持两切口之间 7cm 的间隔重要。

Hannover 切口起自第二跖骨间隙并向近侧延伸至伸肌支持带。通过该切口可处理复杂的创伤或者碾压的肢体损伤。但它的缺点是,需要在损伤的跗跖关节的内侧和外侧进行广泛的组织分离。

Vertullo 及其同事描述了一个跗跖关节背侧的横

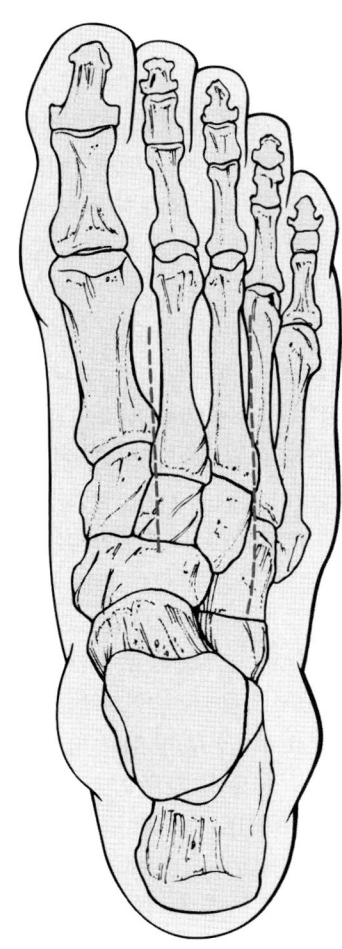

图 61-72　完全稳定跖跗关节骨折脱位常需要两个平行的足背切口。切口应一直切到骨质,二者之间的皮瓣至少要 7~9cm 宽,勿将皮肤或皮下组织损伤或将其从深筋膜上游离,尤其是中间皮瓣。切口一般能一期闭合,偶尔外侧切口需要植皮(一般外侧切口的内固定物也较少)。

行切口,如需放置一块内侧钢板时,该切口可延伸成 T 字形切口。在他们所治疗的 12 例患者中,有 5 例患者存在免疫抑制病,另外 7 例患者伤口愈合良好,没有出现并发症。这 12 例患者均采用了中足延长术进行治疗,该手术导致一小片的组织坏死,经二次手术后安全愈合[422]。

经皮复位与内固定治疗可避免上述切口。然而锐利器械放置错误也可导致神经血管损伤(通常是医生不小心所致)。在放置克氏针或尖头镊之前,应事先做好切口并将组织钝性分离至跖骨处。

采用两个平行的足背切口的手术技术:

A.复位:跖跗关节的 ORIF 治疗应自内侧柱至外侧柱逐步进行,解剖复位的关键是恢复内侧楔骨与第二跖骨底的适当关系。必须要清理嵌入第一、二以及第三跖跗关节内的骨折片或软组织,尤其要清理嵌于移位的第二跖骨底内侧的组织。除了粉碎外,一般可先处理内侧楔骨/第二跖骨的关节处(见后述)。

首先在第二跖骨底的外侧钻一小孔,以支撑尖头复位钳的末端。整复好内侧楔骨/第二跖骨关节处后,用尖头复位钳维持复位(图 61-73A,B)。可用一枚克氏针暂时稳定该关节。放置克氏针时,要保证其不影响置入螺钉的视野。克氏针置入的理想情况是,它不阻碍计划好的置入螺钉的路线。

然后,整复第一跖跗关节。在能看到该关节内侧和背侧的情况下,整复效果比较理想。当第二跖骨底为粉碎骨折时,在整复内侧楔骨/第二跖骨关节之前应先整复第一跖跗关节,以为其提供一个稳定的内侧底。当尖头复位钳置于关节背侧复位后,用克氏针暂时稳定关节。

接着就要处理外侧切口。通过该切口显露并整复第三跖跗关节,然后用克氏针暂时稳定关节(如前所述)。

然后拍摄足部 3 个标准位的 X 线片,以明确跖跗关节解剖复位的情况。尤其要注意观察侧位片上跖跗关节的对位情况,因为过大的背屈或跖屈将会改变跖骨头远端的承重,从而导致患者结果较差。

通常情况下,第一、二和第三跖跗关节解剖复位后会引起第四和第五跖跗关节间接复位,不过这要通过摄片检查来明确。如果第四和第五跖跗关节间接复位不满意,则可通过外侧切口显露以达到解剖复位。

解剖复位并暂时固定后,经 X 线检查满意,即可开始进行最终固定。

B.内固定:人们提出了多种 Lisfranc 损伤的内固定方法。主要有 3 种器械用于固定跖跗关节骨折,即:克氏针、螺钉或者小钢板。

Lee 及其同事做了一项尸体研究,即单独用皮质螺钉或克氏针稳定足的内侧柱,分别施加相同的循环荷载,研究后发现:与克氏针固定组相比,皮质螺钉固定后足部僵直更加严重[227]。相反,用同样的方法固定足的外侧柱后,二者出现的足部僵直没有明显的差别。Alberta 及其同事做了一项不同的尸体研究,他们分别用 3.5mm 的皮质螺钉穿过关节和 2.7mm 厚的 1/4 背侧管型钢板进行固定[7]。作者研究后发现,在足随后的负重中,二者维持复位的效果没有明显的差别。

C.最终固定:①内侧柱:我们建议用螺钉来稳定内侧柱。用桥接钢板跨越粉碎的跖跗关节进行固定也可恢复足的对位和长度,不过有的患者可能会因钢板突

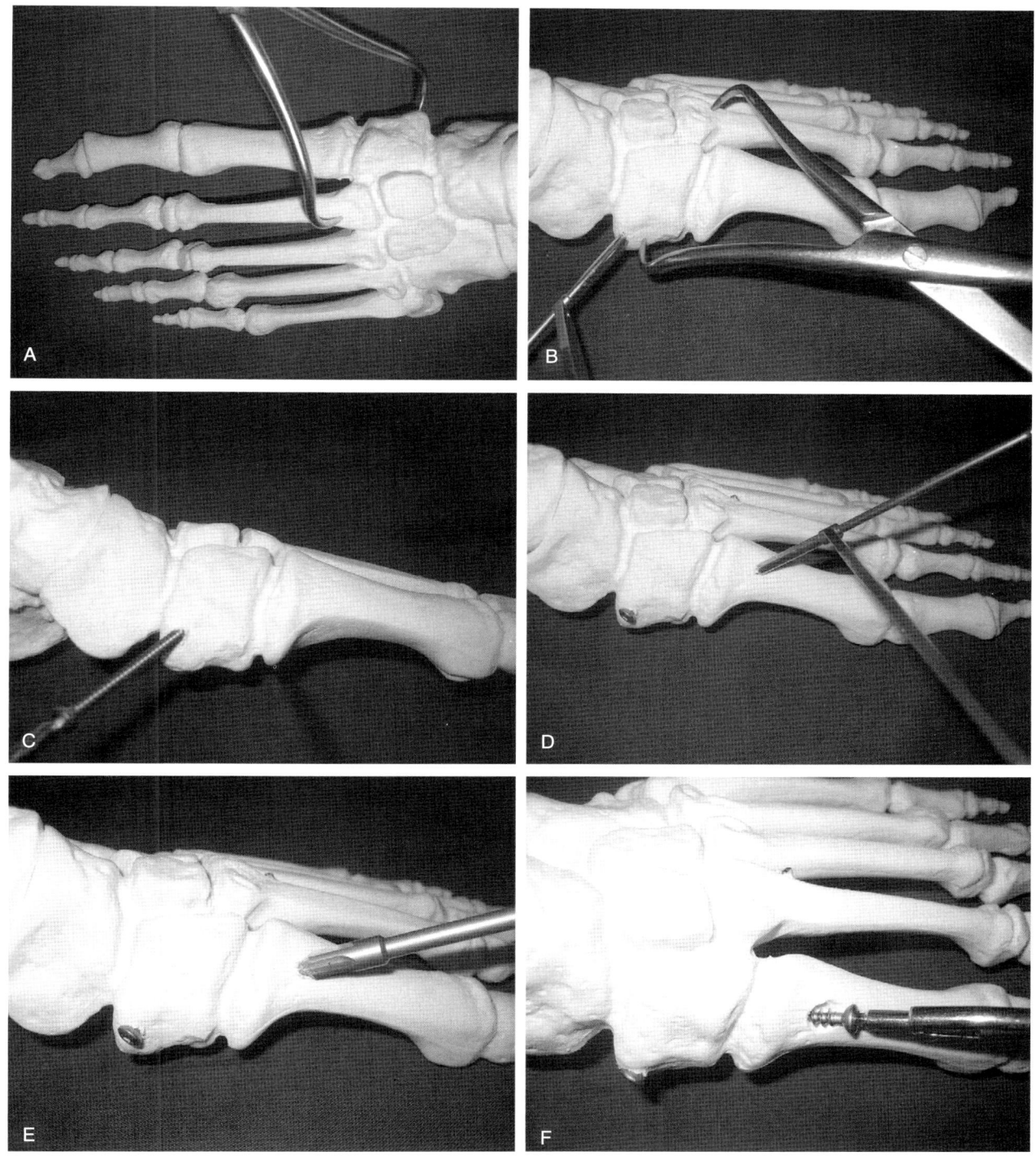

图 61-73　自内侧向外侧对跖跗关节逐步进行内固定。(A)首先,对第二跖骨底/内侧楔骨进行整复,并用尖头复位钳暂时稳定,也可辅以克氏针维持稳定。(B)然后,自内侧楔骨底近端的跖侧向第二跖骨底钻孔。(C)随后插入螺钉并松开尖头复位钳。(D)接下来稳定第一跖跗关节,自远端向近端穿过第一跖跗关节钻孔。(E)为了防止钻孔开裂,必须用埋头钻或较小的钻头钻孔。(F)钻好孔后拧入螺钉稳定第一跖跗关节。(待续)

出而有不适感。虽然也有人支持用克氏针来稳定内侧柱[35],但是单纯的克氏针固定,其失败率较高[349]。

跖跗关节 ORIF 时,螺钉可以拉力(压缩)或者位置(固定)的技术进行固定。采用拉力技术时,滑孔的近端要大一些以便它能穿过跖跗关节进行加压。采用固定技术时,近端的滑孔与远端的螺纹孔大小一致,螺钉穿过关节时不产生加压作用。由于螺钉是用于定位,所以无论是预先攻丝还是用自攻螺钉,事先都必须让关节面准确复位并用尖头复位钳或克氏针暂时维持复位。拉力螺钉技术的优势在于,在拧入螺钉期间关节面可以轻柔地对合,而暂时固定的器械则达不到这种效果。骨块里面的螺纹可使螺钉抓紧两端骨骼维持复合而不致滑移。必须避免过度加压,以免把完整的软骨面压碎。螺钉应用手指力量拧入以免拉力螺钉拧得过紧。建议一期融合术时,采用这种拉力螺钉技术。

可从第一跖跗关节或内侧楔骨/第二跖骨关节处开始,沿着自内侧向外侧的方向依次进行最终固定。当第二跖骨底有粉碎骨折时,则应从第一跖跗关节开始进行最终固定。

Lisfranc 螺钉可以模仿已破裂的 Lisfranc 韧带的方向和功能,可以用它来稳定内侧楔骨/第二跖骨关节。通过内侧的小切口,可将一枚 4mm、3.5mm 或 2.7mm 的螺钉自内侧楔骨底的内侧斜向拧入到第二跖骨底的皮质。预先对第二跖骨钻孔并维持其与内侧楔骨的对位(见图 61-73B,C),该螺钉在近端内侧角进入第二跖骨底,以大约 45°角穿出其外侧皮质。较长的螺钉可通过第三跖骨底以获得更大的稳定性。

可以用皮质螺钉来固定第一跖跗关节。固定第一跖跗关节用的螺钉尺寸由该骨直径决定。大骨用 4mm 或 3.5mm 皮质骨螺钉,小骨用 2.7mm 皮质骨螺钉。穿过第一跖跗关节拧入逆行皮质骨螺钉时,应在第一跖骨背侧皮质上距关节 2cm 处用 3mm 的骨凿做一小骨槽。这一骨槽可以沉入螺钉头,还可以防止螺钉头撞击跖骨背侧皮质使其发生劈裂。然后经过关节钻孔(拉力螺钉技术或者固定螺钉技术均可)一直钻到内侧楔骨,钻好孔后拧入螺钉。

由于第一列骨承受身体 1/3 的重量,所以对于跖跗关节单纯韧带损伤的病例,我们建议在第一跖楔关节处使用两枚螺钉(见图 61~73D~H)。单枚螺钉固定,尤其是用于单纯韧带损伤病例时,会导致内侧柱固定失败[219]。第二枚螺钉可顺行拧入,不必事先准备埋入的骨槽,因为内侧楔骨较为松软,远比跖骨基底易于

处理。至于第二跖骨,如果想拧入一枚纵向的从远端向近端的螺钉,也要事先准备好同样的骨槽。

随后,通过外侧切口拧入一枚逆行螺钉以稳定第三跖骨。第三跖跗关节的解剖特点使得其对螺钉的置入要求要比内侧两个跖跗关节的高。由于第三、第四跖跗关节内的横弓渐渐向下向外侧倾斜,其进钉角度也与第一和第二跖跗关节不一样。第三跖骨底较第一、二跖骨底更为平浅。螺钉从外侧沿轻度偏向背侧的方向进入,通过跖骨基底指向内侧,进入跗骨(见图 61-73I~J)。这种入路确保螺钉拧入到中间楔骨。与第一跖骨相似,应在近端骨干处做一小骨槽以防止发生皮质劈裂。如果内侧柱已坚强固定后,第三跖骨通常只需要一枚螺钉,因为远侧的跖骨间韧带以及近侧的骨性支持结构可提供内在的稳定性。

②外侧柱:内侧柱解剖对位并稳定固定后,拍摄 3 个方向的标准 X 线片以明确内侧 3 列骨的解剖对位情况。也应通过 X 线片查看第四、第五跖跗关节的对位情况。如果外侧的跖跗关节已被整复,则可用克氏针经皮固定(见图 61-73)。如果复位不理想,则应通过外侧切口直视下对第四、第五跖跗关节进行复位,并用克氏针(1.6mm 或 2mm)进行固定。克氏针应穿过第四、第五跖骨的外侧皮质,然后略偏向上分别进入内侧楔骨和骰骨。可将克氏针埋入皮肤内或留在皮肤外。埋入皮肤内的克氏针可能需行二次手术以移出克氏针,但它可降低表层感染的发生率。此外,也可用螺钉来稳定第四、第五跖跗关节(见内侧柱部分)。

4. 微创治疗

虽然 ORIF 治疗可以获得理想的结果,但是对于轻微移位或无移位的损伤还可采用经皮复位和经皮固定治疗。跖跗关节的闭合复位应在全麻下进行。如果复位成功,则应经皮置入一枚尖头复位钳并使其穿过第二跖骨/内侧楔骨关节处,然后行 X 线检查以证实达到解剖复位。然后,经内侧楔骨底内侧的小切口经皮插入 Lisfranc 螺钉。经辅助切口可置入辅助螺钉或克氏针(图 61-74)。即便是采用微创技术,我们仍建议使用刚性的皮质螺钉。

虽然人们对经皮治疗比较有兴趣,但不应违反解剖复位并稳定固定的原则。在施行经皮治疗前,应先在足部画出用于切开入路的切口位置,然后再做经皮的小切口,以备必要时行切开复位治疗。如果跖跗关节经闭合复位和经皮固定后达不到解剖复位,即应转向切开复位治疗。

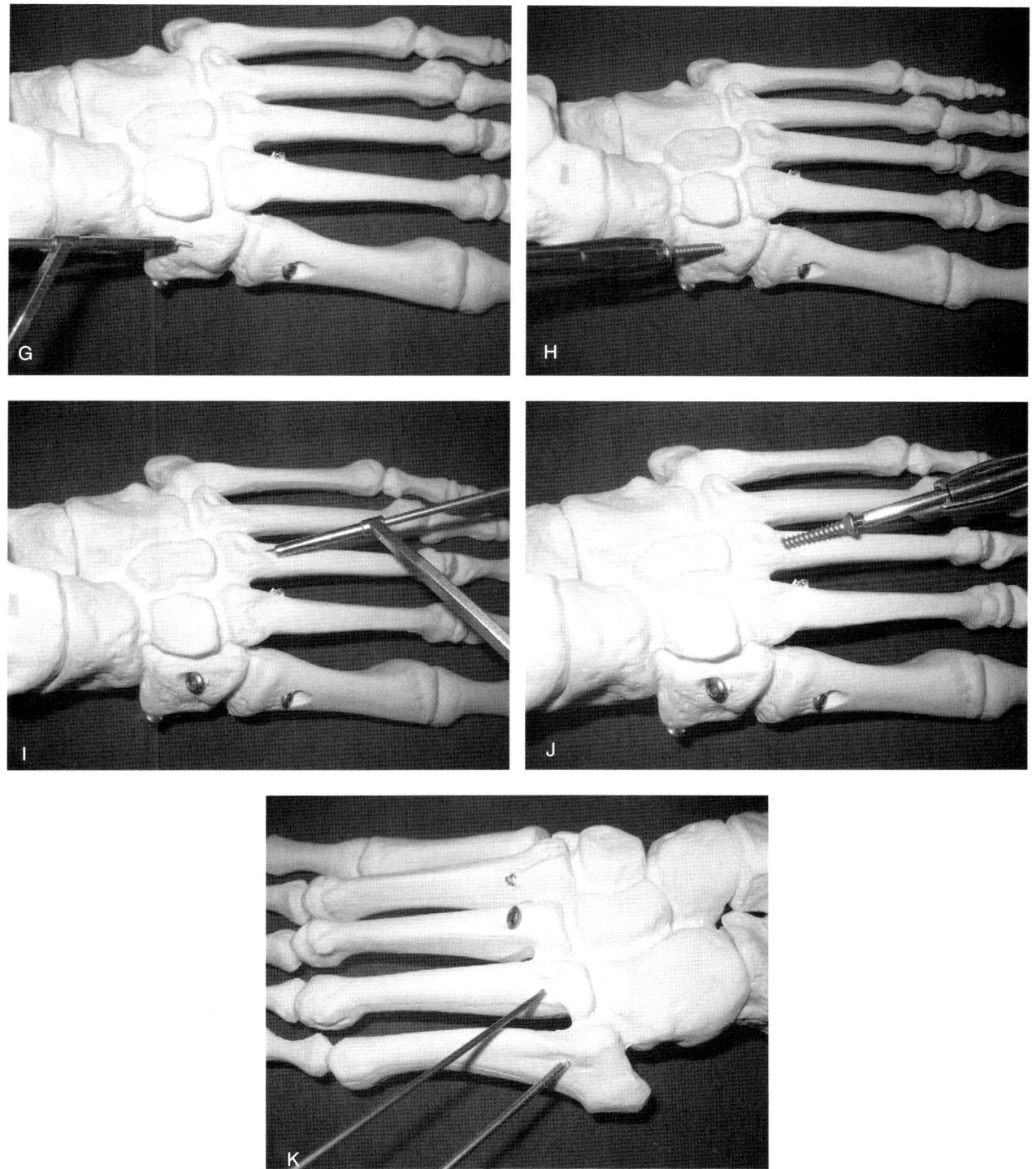

图 61-73(续) (G)第一跖跗关节理想的固定是,再用一枚螺钉自近端向远端穿过内侧楔骨进行固定。楔骨比较柔韧,不需要用特别的钻头钻孔。(H)第二枚螺钉拧入以后,开始稳定第三跖跗关节。(I,J)以相似的操作依次钻孔拧入螺钉。(K)最后,用克氏针稳定第四和第五跖跗关节。

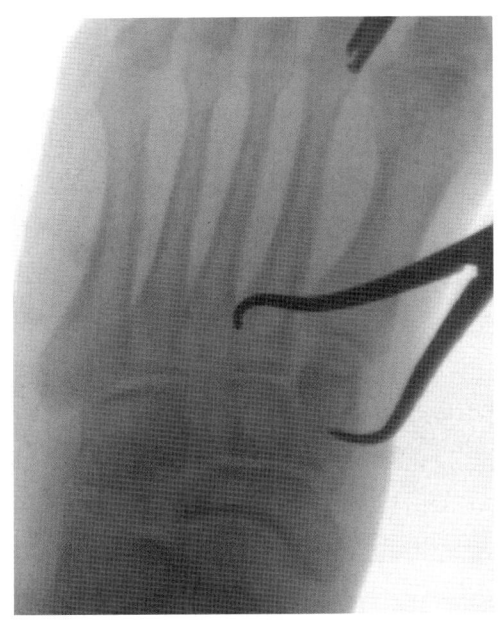

图 61-74　Lisfranc 低能损伤后,在透视引导下,对内侧楔骨/第二跖骨分离进行经皮复位。经小切口置入一枚尖头复位钳,在拧入螺钉之前应行 X 线检查以保证复位满意。

5. 外固定

外固定适用于：①因软组织严重损伤无法行手术内固定，②因为严重不稳定的足中部可以得到初步的整复，直到情况允许进行切实的内固定，③当骨块粉碎或骨质疏松时，辅助内固定进行治疗，④暂时维持中足复位，以便进行理想的 ORIF 治疗。任何小型的外固定架，例如和用于桡骨的那种相似，都可置放于足的内侧柱或外侧柱。4mm 的斯氏钉(粗的带螺纹的钢钉)可用于近侧的跟骨、距骨或舟骨(由损伤的部位决定)，以及远侧的第一跖骨或第四和第五跖骨底。对于严重不稳定性损伤，应双侧同时安放支架(图 61-75)。

(二)相关病理

1. 跗骨间不稳定

与跖跗关节相似，舟楔关节和楔骨间关节在正常情况下活动度较小，将螺钉穿过这些关节进行固定并不影响其功能(见图 61-81)。

跗骨间不稳定可在术前 X 线片、术中荧光透视或手术时直接观察到。如果在楔骨间或舟楔关节发现有不稳定，则应在着手稳定跖跗关节之前先行稳定这些关节。这样可使近端骨块稳定，从而为远侧固定提供一个基石。开始可用克氏针暂时固定楔骨间关节与舟

楔关节，然后拧入 2.7mm 或 3.5mm 的皮质螺钉。也可自复位过的距骨处越过跖跗关节和舟楔关节拧入一枚长螺钉。

如果应用该技术，重要的是先行确定是否达到解剖复位，因为这些关节互相牵制，很容易导致一系列的对位不准。为此而使用长螺钉时需要对足中部的拱形结构有一个深入的了解，因为无论从远侧还是内侧进钉都需要瞄向背侧，这样才能避免螺钉从跖侧穿出骨骼。像跖跗关节一样，楔骨间关节与舟楔关节正常情况下活动度都不大，用螺钉贯穿它们不会影响其功能(图 61-76)。

患者也可伴有距舟关节不稳定。与中足其他的大部分关节不同，距舟关节是"重要关节"，而且占后足活动度的 80%。中足复位后，跖跗关节脱位所伴发的距舟关节半脱位或脱位通常能自行复位。如果荧光透视检查提示距舟关节持续不稳定，医生则应考虑用克氏针对已复位过的距舟关节进行暂时固定。

跗骨间不稳定并伴有楔骨或舟骨骨折或骨折-脱位的病例，可用桥接钢板自舟骨或楔骨至距骨进行固定(图 61-77)。虽然中足的钢板在骨折愈合后不用移出，但是越过距舟关节的钢板在骨折愈合后则需要取出。

2. 跖骨骨折

高能损伤或挤压伤所致的跖骨骨折，可导致足部阶段性不稳定。该类骨折可累及跖骨干、跖骨颈或跖骨头。跖骨干和跖骨底骨折，可能无法用螺钉来固定跖跗关节，有时需要用钢板进行固定。为了维持跖骨的长度和旋转及跖跗关节的对线，微型或小钢板(2.4mm、2.7mm 或 3.5mm)较为理想。较小的钢板比较薄而且有多个孔，能达到多点固定，以对这些骨折起中和对抗作用。钢板可以沿跖骨纵向放置，也可跨越跖跗关节(图 61-78)。跖骨头或跖骨颈骨折，虽然伴发于跖跗关节损伤，它们可以单独治疗，并不影响跖跗关节的固定。

3. 骰骨嵌插骨折

Lisfranc 损伤时，如果前足处于外展位则可导致骰骨嵌插骨折(坚果钳样伤)，这是由于位于外侧跖骨底和跟骨前突之间的骰骨受到挤压所致。这种骨折一般隐匿，如不处理，可能造成骰跖基底关节的残余半脱位或不稳定。更为重要的是，它会加重外侧柱的短缩，这种短缩常常发生于背屈/外展暴力所致的 Lisfranc 损伤中。逐步恢复的负重会使这种畸形逐步发展

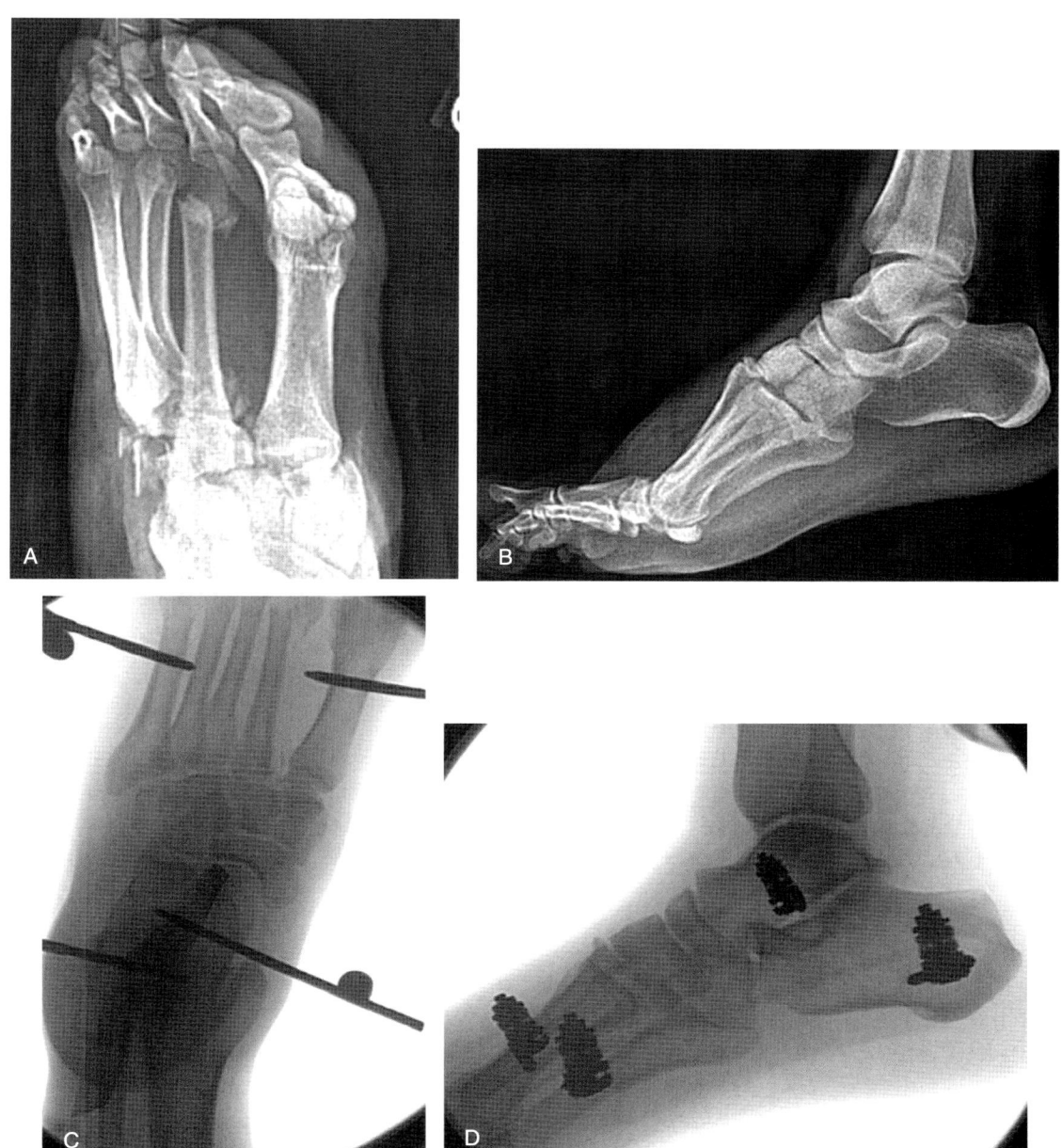

图 61-75　足部受到高能损伤时,常需使用跨关节的外固定器用以稳定骨折、暂时复位,以及使软组织得以恢复。(A,B)该患者因摩托车事故导致开放性(内侧)Lisfranc骨折-脱位。(待续)

为距舟关节半脱位、胫后肌腱乏力、距舟关节塌陷和跗骨窦嵌顿等。因此,一旦发现,就应对骰骨的明显短缩或"坚果钳"骨折予以固定,用距骨基部作为模板恢复关节形态,如有必要,可用外固定器以恢复外侧柱的长度。骰骨和外侧柱的重建在后面有详细讲述。

(三)伤口关闭

一期关闭手术切口,并要避免对皮肤造成医源性损伤。用尼龙缝线逐层关闭内侧、外侧切口,皮肤要外翻缝合。

有些病例因软组织肿胀严重不能一期关闭切口。应密切观察病情变化,以防止足部发生筋膜室综合征,如有必要则应对筋膜室进行减压。有时可能需要延期关闭切口、真空辅助下关闭切口、或者延期行皮肤移植。常用的方法是,先一期关闭内侧切口、待软组织水肿消失以后再延期关闭外侧切口。

伤口并发症比较常见,尤其是两个纵行切口之间的区域。医生应避免在张力下关闭切口。

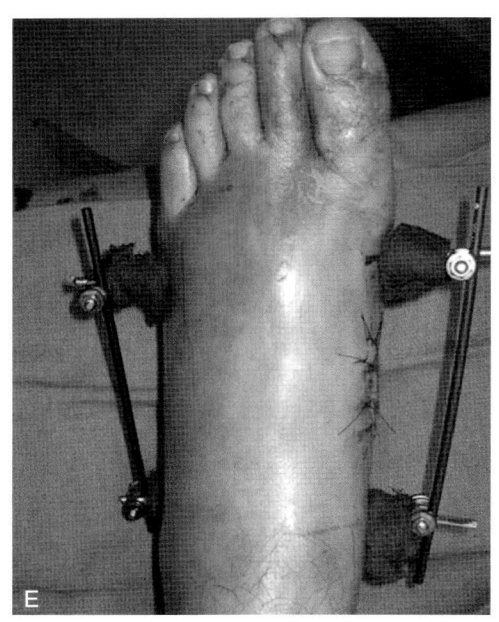

图 61-75（续）　（C～E）创口清创和冲洗后，对患足进行了闭合复位并用外固定支架固定，以使软组织得到恢复。

（四）跗跖关节固定术

一期或二期 ORIF 治疗失败、或者跗跖关节损伤后患者出现持续性的疼痛，可采用关节固定术进行补救[215,349]。严重不稳定的单纯韧带损伤病例，一期关节固定术要比 ORIF 有优势。ORIF 治疗单纯韧带损伤要比采用该法治疗骨折–脱位的效果差[342]。Kuo 及其同事曾报道，采用 ORIF 治疗后，单纯韧带损伤患者创伤后关节炎的发生率（约为 40%）要比骨折–脱位患者的高。虽然上述结果没有统计学意义，但它提示医生可采用一期关节固定术来治疗单纯的韧带损伤[219]。

Mulier 及其同事对 28 例 Lisfranc 损伤病例进行了随机研究。16 例采用了 ORIF 治疗，6 例采用了 5 个跗跖关节固定术进行治疗，另外 6 例则采用了第一、二和第三跗跖关节固定术进行治疗[267]。作者对 3 组的结果进行比较后发现，第 1 组和第 3 组的结果评分相似，它们均高于第 2 组的结果评分。然而，随访 30 个月后，94% 的接受 ORIF 治疗的患者发生跗跖关节创伤后关节炎。最近，Ly 和 Coetzee 对 Lisfranc 单纯韧带损伤的患者进行了一项随机的前瞻性试验研究，其中 21 位患者采用了一期 ORIF 治疗、20 位患者采用了一期第一、二和第三跗跖关节固定术进行治疗[238]。一期关节融合术组的患者，内侧柱关节融合时伴或不伴有用克氏针暂时固定外侧柱的治疗。平均随访 2 年后，ORIF 治疗

组与一期关节固定术治疗组的 AOFAS 平均评分分别为 68.6 分和 88 分（P<0.005）。此外，关节固定术治疗后的患者，其活动水平恢复到伤前的 92%，而 ORIF 治疗组的患者仅为伤前的 65%（P<0.005）。根据上述结果，对于单纯韧带损伤的患者，医生应考虑采用第一、二和第三跗跖关节一期固定术进行治疗。

一期关节固定术的技术与 ORIF 术相似，但是前者需要移除第一、二和第三跗跖关节的软骨并穿过关节进行加压。关节显露完毕后，可用一把小的锋利的骨刀或高速的骨凿移除软骨。可用一把较细的钻子穿透软骨下骨以促进融合。注意只将软骨移除，否则可能会使骨骼变短。必须移除跖侧软骨以免跖骨处于背屈位，跖骨处于背屈位可能会导致邻近的跖骨头过度负载。尽量保留关节的外形，以利于增加融合时的接触面积。可用螺钉或钢板固定，以对关节进行加压（图 61-79）。不要对第四和第五跗跖关节进行融合，因为它们在调整步态中起着重要的作用。

（五）术后处理与康复

应告诉患者这些损伤的恢复期比较长，有数据表明可能需要 2 年的时间才能达到完全的功能恢复[218,408]。术后，我们建议对患足用夹板进行制动。2～3 周后拆除缝线。如果固定稳定，使用可移除的石膏托或可以控制活动的踝部支架（CAM），以使患者的踝部与足趾能进行间断的功能锻炼活动。如果暂时固定外侧柱的器械刺激皮肤、或者伤口延迟愈合、或者严重粉碎骨折需要较长时间的制动，我们建议用石膏固定 6～8 周。6～8 周后，如果 X 线检查证实复位良好，则移去外侧柱的固定器械，但仍要禁止负重。如果 ORIF 术 3 个月后 X 线检查证实复位良好，则允许患者在 CAM 保护下逐步负重，并逐步过渡到穿着正常鞋子进行负重。

目前，内侧柱固定器械的移除时间尚没有标准，按照常规它们的移除时间应在术后 6～8 周[244,269,342]。我们建议器械固定内侧柱至少要有 5 个月，即：在患者开始负重 2 个月后再移除，以降低复位后再错位的发生率。在 ORIF 之前应告知患者，负重可能会导致器械固定失败。有时，固定器械可能会引起症状，这时就应及时移除器械。移除器械之前，螺钉一般不会发生断裂。

（六）结果

有几位作者报道了 Lisfranc 损伤 ORIF 治疗后疗效较好。Arntz 和 Hansen 曾报道，在为期 3.4 年的随访

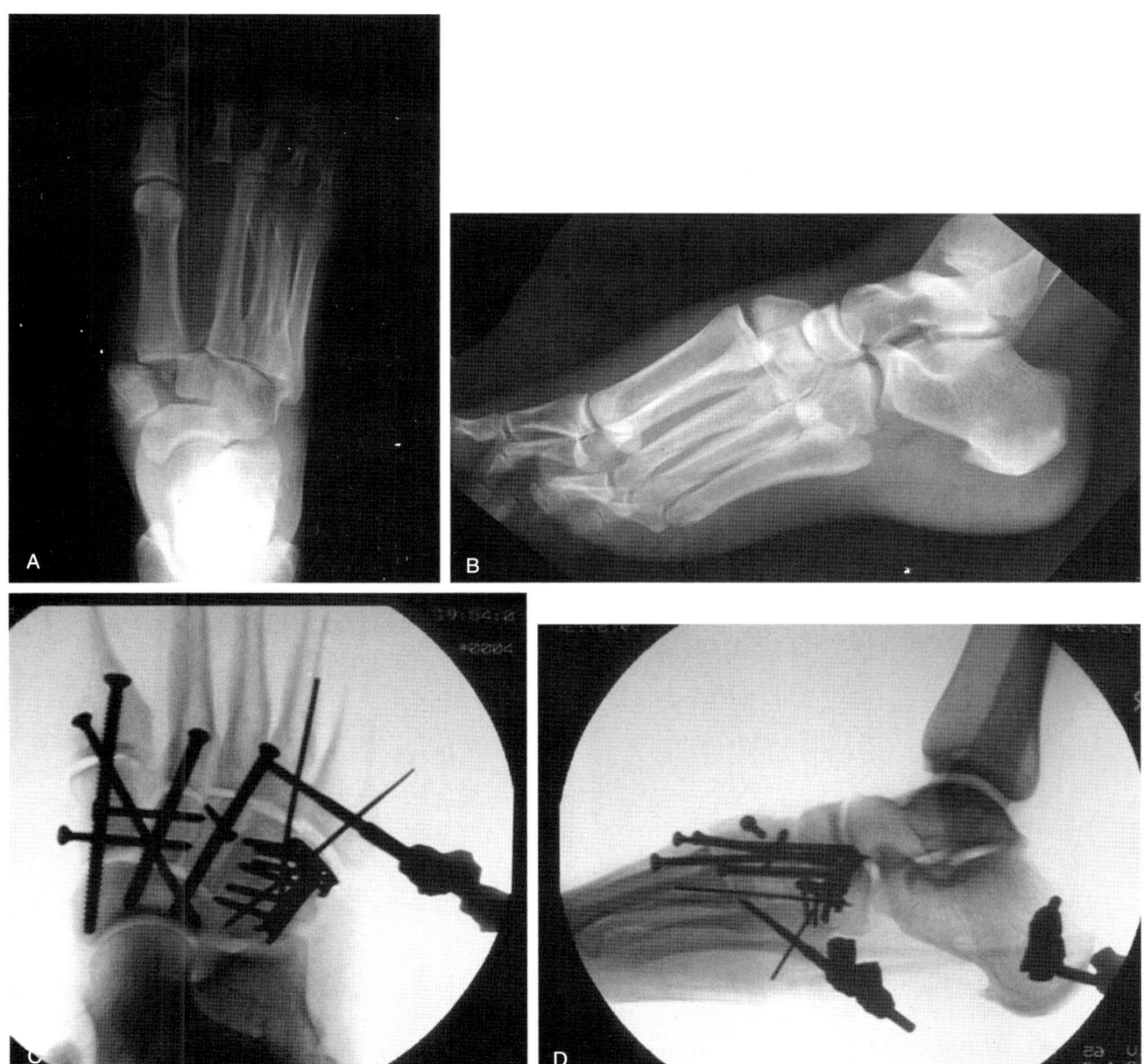

图 61-76 Lisfranc 损伤通常伴有跗骨间不稳定。有时它是隐匿的,所以手术中应保持高度警惕,并行临床以及应力 X 线检查。但是,一般 Lisfranc 损伤是明显的(如本病例——A,B),而且治疗方法也相同,都要进行切开解剖复位并坚强内固定(ORIF)(C,D)。跗骨间不稳定常可用内侧柱或外侧柱外固定支架获得初步纠正,就如本病例所用的。此后,对于医师而言,进行内固定就简单得多,可从近侧开始,逐步推向远侧,使异常的解剖关系按顺序恢复正常。注意,这一技术有助于本病例骰骨外侧"坚果钳"样嵌顿伤的治疗,该处损伤还需要用切开复位内固定加植骨来恢复外侧柱的完整性。

中,使用螺钉进行内固定治疗的病例中,95% 的患者结果为良好或优秀[16]。Kuo 及其同事综述了 48 位经过 4 年随访且采用 ORIF 进行治疗的患者的最终结果,研究表明,平均 AOFAS 评分为 77 分(40~100)[219]。最近,Rajapaske 及其同事综述了 15 例经过 42 个月随访的病例,其结果与前面相似(中足平均 AOFAS 评分为

78.3 分)[316]。

导致 Lisfranc 骨折-脱位患者结果较差的因素主要有:①跖跗关节未达到解剖复位[219,274],②高能伤而且有伴发伤[316],③开放性损伤[16],④延误诊断在 6 个月以上[67],⑤患者要求工伤赔偿[67]。与 Lisfranc 损伤后跖跗关节未能解剖复位相比,跖跗关节达到解剖复位的患

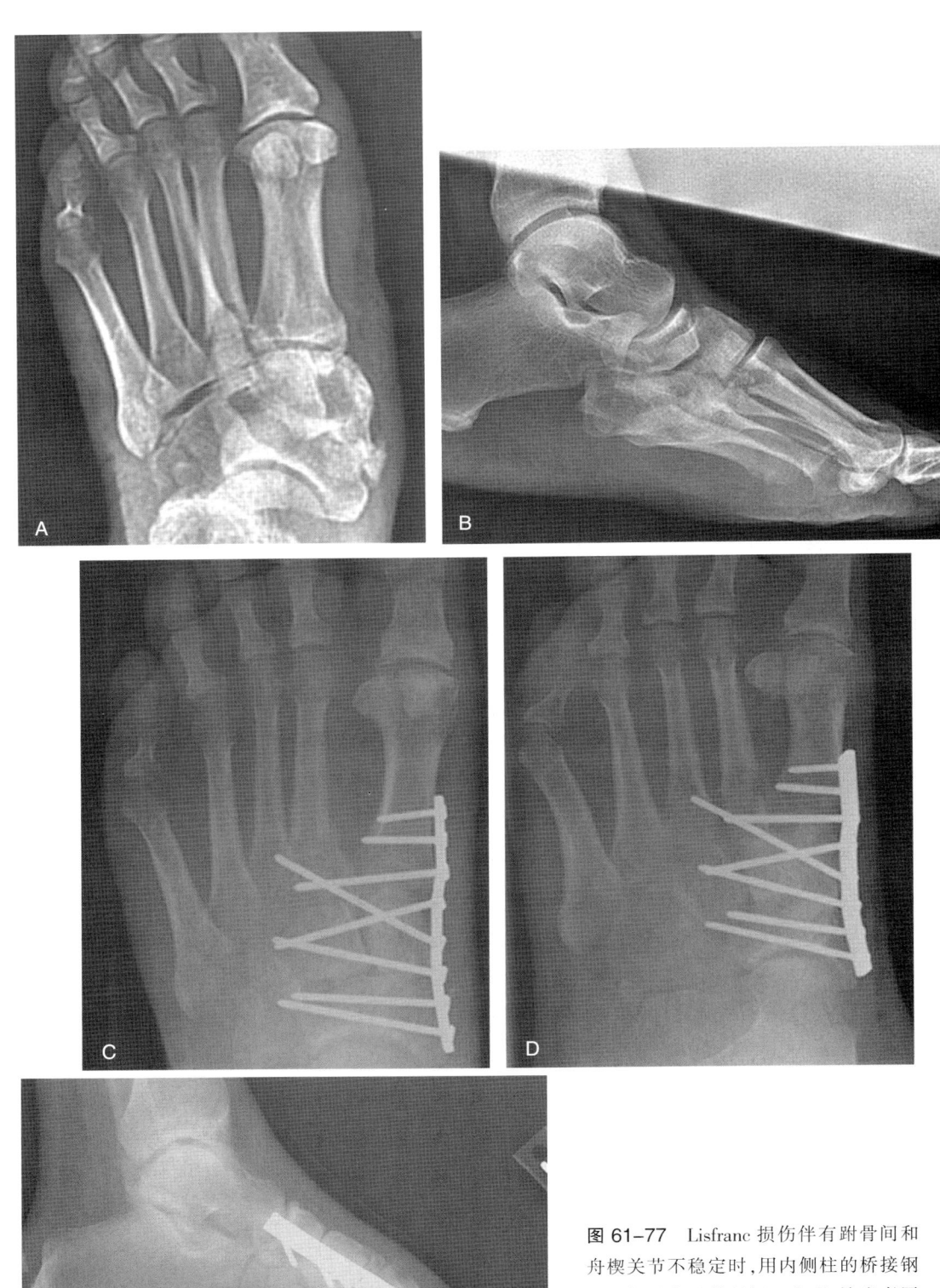

图 61-77 Lisfranc 损伤伴有跖骨间和舟楔关节不稳定时,用内侧柱的桥接钢板进行固定比较理想。(A,B)该患者因摩托车事故导致闭合性骨折脱位。(C,D,E)切开复位后,用内侧柱桥接钢板进行固定并对外侧列用克氏针暂时稳定。3个月后,患者恢复活动并且中足稳定。

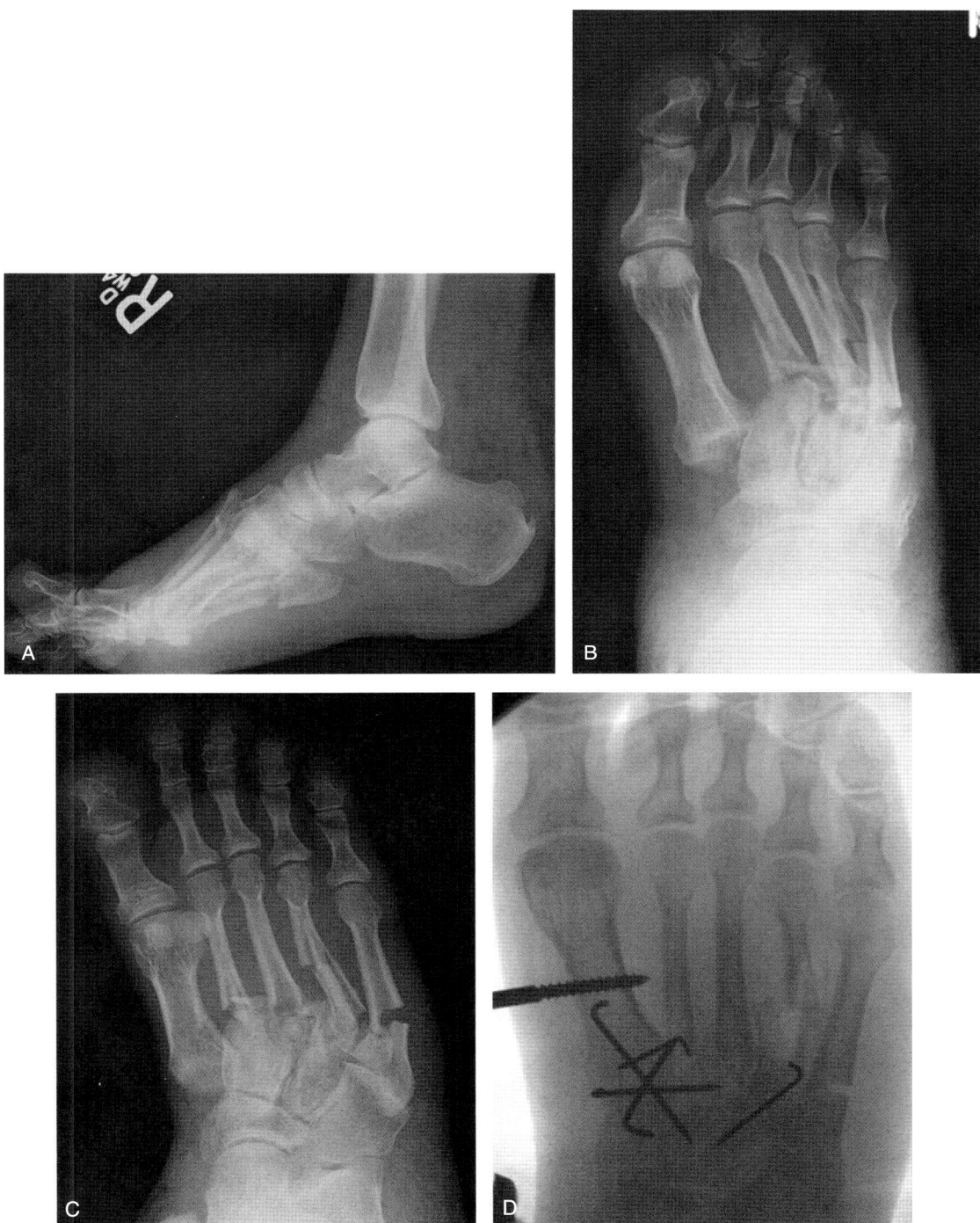

图 61-78　(A～C)在该病例中可以看到,跖跗关节和跖骨发生严重粉碎和移位,需要辅助固定。该患者因遭到铲车挤压而发生上述损伤。用克氏针和外固定器进行了临时复位。(D～F)因跖跗关节粉碎,用 2.7mm 的钢板跨关节对第 2 和第 3 列进行固定。采用该技术时,医生必须注意维持远侧跖骨头在矢状轴上的正常对线。钢板固定时,如果第 2 和第 3 列过度跖屈或背屈,则可导致跖骨痛。(待续)

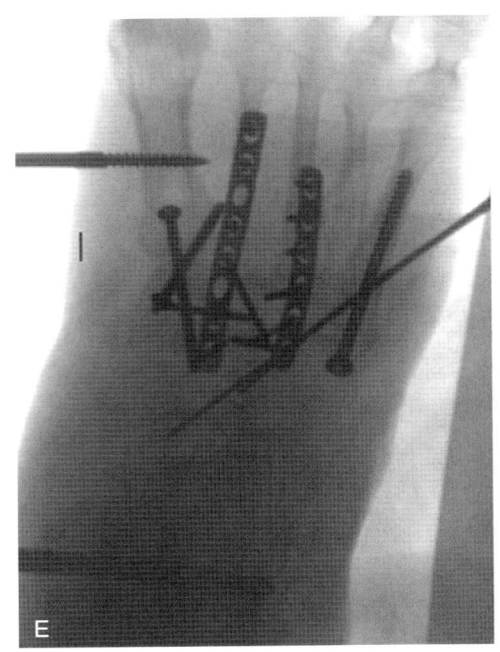

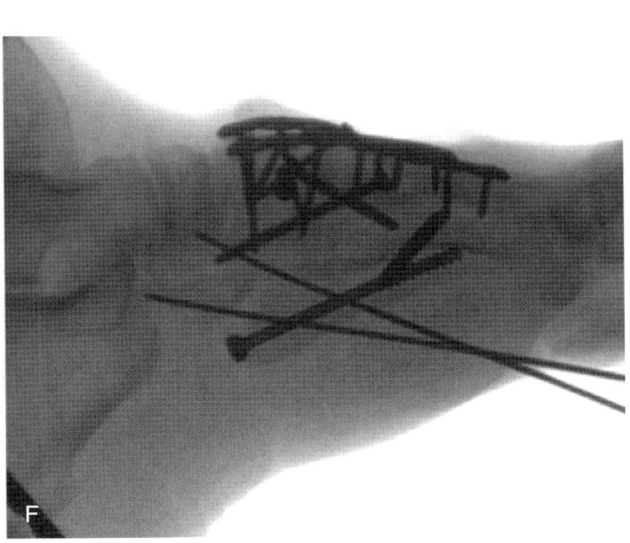

图 61-78(续)

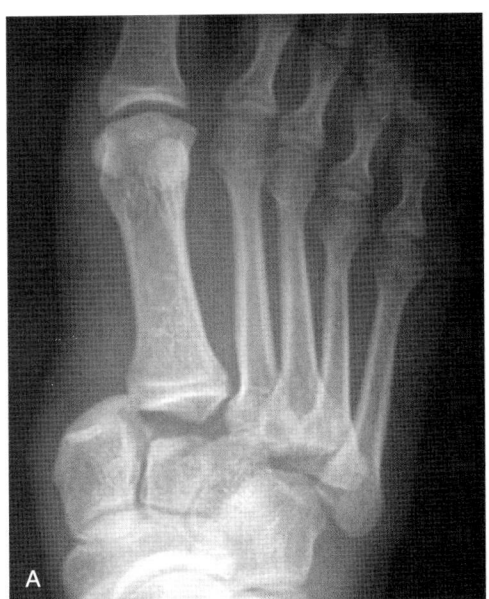

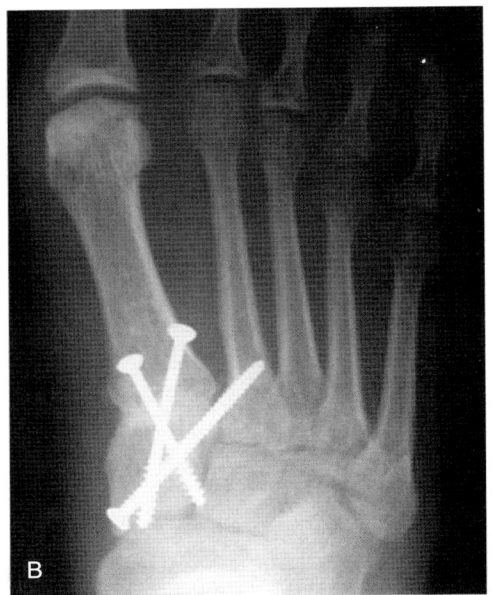

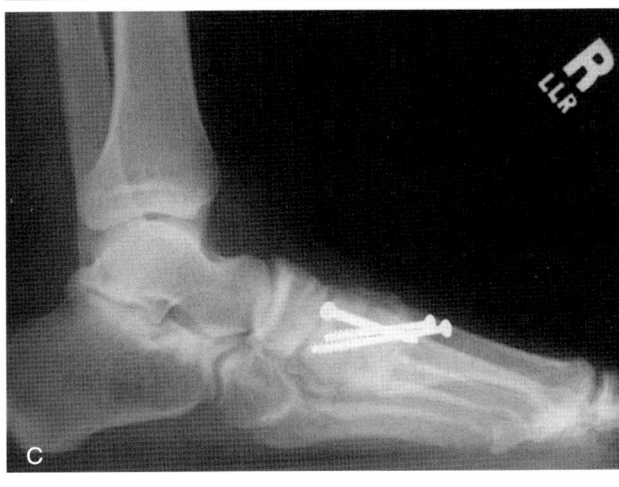

图 61-79　(A)最近,Ly 和 Co-etzee 提倡对 Lisfranc 单纯韧带损伤的患者进行内侧柱的一期融合。一期融合可避免发生骨关节炎。(B,C)3 个月后,该患者足部功能恢复、疼痛症状消失,X 线片显示关节已经融合。

者,他们的结果较好[274],而且创伤后关节炎的发生率较低[219]。

下列两种损伤类型其创伤后关节炎的发生率较高:①Lisfranc 高能损伤,尤其是累及关节者,②跖跗关节单纯性韧带损伤 [219]。Arntz 和 Hansen 对 40 例 Lisfranc 损伤的患者采用了 ORIF 治疗,作者发现,8例跖跗关节面粉碎的患者全部发生了创伤后关节炎[16]。Kuo 及其同事曾报道,与跖跗关节骨折-脱位相比,单纯性韧带损伤更易发生创伤后关节炎[219]。

虽然 Ly 和 Coetzee 所做的前瞻性随机试验研究表明,一期跖跗关节融合术的疗效明显好于 ORIF 治疗[238],但并不是所有的创伤后关节炎都有症状。虽然所有的 Lisfranc 损伤或多或少的会导致不同程度的关节炎,然而,创伤后关节炎和关节的退行性改变与患者的结果较差并无直接关联[267]。Teng 及其同事综述了 11 例达到解剖复位的 Lisfranc 损伤病例,其中的 8 位患者发生了跖跗关节创伤后关节炎,此外,他们的中足 AOFAS 评分平均为 71 分[394]。

(七)并发症

1. 伤口愈合问题和感染

许多研究均报道过,Lisfranc 损伤术后发生感染的概率较小。伤口愈合问题可能与损伤时软组织受创有关。然而,暴露、骨折复位、尤其是伤口关闭时的医源性损伤也可导致该类并发症。轻柔地处理软组织并保护好软组织瓣可以防止该类并发症。

2. 深静脉血栓

损伤后 DVT 的发生率较高,尤其是术后早期患者制动期间。DVT 将在后面讲述。

3. 筋膜室综合征

Lisfranc 损伤可伴发该类并发症。它也可在术后发生,因此,术后要密切监视患者的病情变化。

4. 创伤后关节炎

有症状的创伤后关节炎可通过调整鞋子、穿矫形鞋、戴支具和应用抗炎药等措施进行处理。保守治疗结束后,患者就会从延期的跖跗关节固定术中受益[215]。在后面的章节将会介绍对退变的 Lisfranc 关节如何施行关节固定术。

5. 畸形愈合

对 Lisfranc 关节损伤进行手术治疗后,医生必须注意防止发生畸形愈合。尤其要注意跖骨头的对位,因为第一和第二跖骨发生跖屈或背屈后可导致明显的跖骨痛。

6. 固定器械所带来的问题

高达 25% 的患者可能会发生固定器械断裂[219]。如前所述,术前应告知患者这一问题。器械断裂通常并不引起症状,大多是在随访期间经 X 线检查后偶然发现。使用中空螺钉时更易发生该并发症。

许多作者建议 ORIF 治疗后,常规移除固定器械。如不常规移除,当器械突出时(尤其是足部内侧面的突出),即便骨折愈合,仍需再次手术以移除器械。第一列跖骨有内侧或背侧钢板固定的患者,常常会感到不舒服(尤其是穿鞋时)。对于这些病例,一旦骨折愈合即应安全移除固定器械。

八、骰骨骨折

单纯性的骰骨骨折很少见,它可伴发于下列损伤:①跖跗关节骨折-脱位[175,255,430],②距下关节的骨折-脱位,③Ⅲ型舟骨骨折[185],④Chopart 骨折-脱位[175,348]。中足损伤时必须对骰骨进行仔细的检查。骰骨骨折可能比较隐匿,最好在足部的斜位 X 线片上进行观察。即使是中足隐匿的骨折,CT 检查也可提供一定的信息,或许有助于制定术前计划。

与骨盆环受到损伤相似,外伤不可能只造成中足单一位置的损伤。足部的外侧柱与内侧柱在功能上是一致的,外侧柱受到挤压伤时不可能不伴有相应内侧柱的损伤。Hunter 和 Sangeorzan 曾提出,舟骨撕脱骨折可伴发骰骨骨折[185]。

Hermel 和 Gershon-Cohen 描述了一种骰骨"坚果钳"样骨折,足部遭受跖屈和外展的外力时,即可挤压位于跟骨与第四和第五跖骨之间的骰骨,从而导致该类骨折[175]。骰骨骨折也可与 Chopart 脱位、距下关节骨折-脱位、以及距骨周围外侧脱位的损伤机制相似。如果足部外侧柱的短缩和关节破裂未进行治疗,则可导致扁平足畸形以及跟骰关节、第四和第五跖跗关节关节炎。前足跖屈及外展也可导致第四和第五跖骨的关节面边缘发生撞击,从而引起关节炎但不伴有外侧柱短缩 [430]。前足遭到内收的外力也可导致骰骨撕脱骨折,但它通常并不造成长期的后遗症。

(一)治疗

不伴有关节不稳定 (可经荧光透视检查明确)或

关节错位的外侧柱扭伤,以及骰骨的轻微嵌插性骨折(可经 CT 检查明确),可采用短腿石膏固定、CAM 行走支架制动、或者术后木鞋矫正等措施进行治疗。保守治疗要持续到患者症状消失,可能需要数周到数月的时间。

手术指征是:骨折移位、关节内骰骨骨折并导致外侧柱短缩。这些骨折通常伴有内侧柱损伤,为了维持中足的生理对位,在处理这些骨折时也必须同时对内侧柱损伤进行治疗。残留的外侧柱短缩常导致患者的结果较差[240]。虽然需要对不稳定的外侧柱进行处理,但手术操作时也要维持跟骰关节、第四和第五跖骨–骰骨的活动度,因为它们在调整步态中起着重要的作用[348]。

我们喜欢自 Gissane 角 (越过第四和第五跖骨之间的间隙)做一纵向的外侧切口以显露骰骨,该入路可显露跟骰关节、骰骨、以及第四和第五跖骨底。注意避免损伤腓肠神经和腓骨肌腱,因为在显露过程中当向背侧牵拉趾短伸肌时会将二者牵拉至跖侧。

为了便于复位骰骨并恢复外侧柱的长度,可自跟骨的前侧突到第四和第五跖骨放置一个小型牵开器[73](图 61–80)。张开牵开器有助于观察关节面并对其进行整复[430]。以完整的跟骨和距骨关节为模板自内侧向外侧将骨折片依次组合,从而重建骰骨关节面。克氏针暂时固定后,行透视检查以证实解剖对位。然后用移植骨填充网眼状的间隙,进而整复外侧皮质壁。有时,严重粉碎的外侧壁需用自体髂骨或同种异体骨进行移植,以维持外侧柱的长度并防止后期发生塌陷[430]。

可以将外固定作为最终固定,尤其是软组织损伤不允许行内固定时。我们建议对大多数的病例行内固定时,应使用小钢板或微型钢板(图 61–81)。严重粉碎的骨折,可能需用一块自跟骨前段到距骨外侧的跨骰骨钢板进行固定,骨折愈合时需将这块钢板取出。骨折愈合期间,为了给外侧柱提供更大的支撑力量,我们通常同时使用内固定和外固定,外固定支架通常要维持 6~8 周。

没有研究支持采用跟骰关节或第四和第五跖跗关节融合术来治疗急性损伤。有症状的跟骰关节创伤后关节炎,可通过单纯的跟骰关节融合术进行治疗,该术仅轻微限制后足的活动[19,341,347]。骰骨/第四、第五跖骨关节融合后,患者常难以耐受,因为外侧柱丧失了调整步态的功能,所以只有在特别的情况下(如:患者中足有 Charcot 神经性关节病)才采用该法进行治疗[315]。肌腱植入关节成形术可有效地治疗有症状的第四和第五跖骨关节炎[32]。

如果骰骨半脱位或骰骨跖侧面的不规整性未能矫正,则可导致腓长肌腱鞘炎或疼痛性腓籽骨综合征(POPS)[195,286,376]。腓长肌的偏移可通过要求患者抗阻力主动屈曲踇趾和外翻足部来检查。检查者的拇指放在患者的第一和第五跖骨头下,以确定是否偏移,然后在腓骨肌沟和骰骨管触诊。疼痛、交锁或弹响都表明通道内有病变,应及时行 CT 检查以明确骰骨跖侧面及其关节的相关情况。骰骨损伤初步治疗后发现存在骰骨半脱位或骰骨跖侧面不规整时,可能需行下列治疗:①对关节和关节面进行切开复位,②对跖侧骰管进行清创,③对腓长肌腱进行清创和修复。切开复位

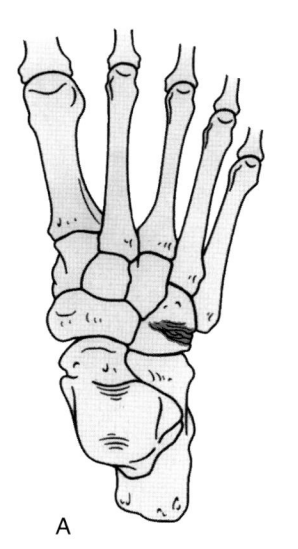
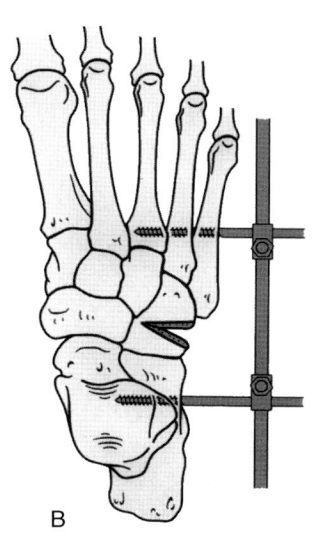
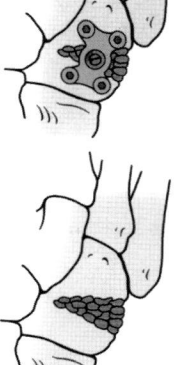

图 61–80　(A)骰骨所谓的"坚果钳"样嵌顿损伤,使足部外侧柱短缩,导致其与内侧柱不协调而呈现扁平足样畸形。(B)外固定对骨折端进行牵开,可矫正畸形,但留下了骨缺损。实现稳定的愈合需要进行植骨,且常用微型接骨板加以支撑。

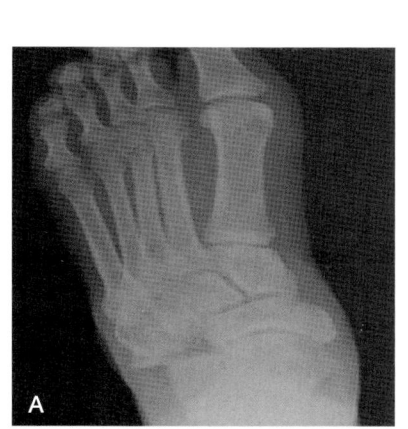

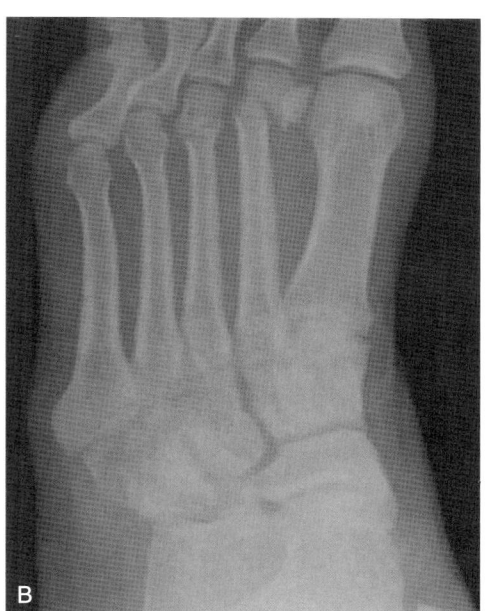

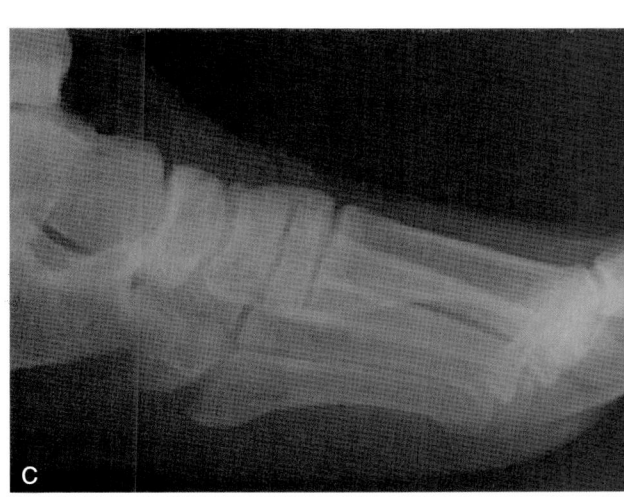

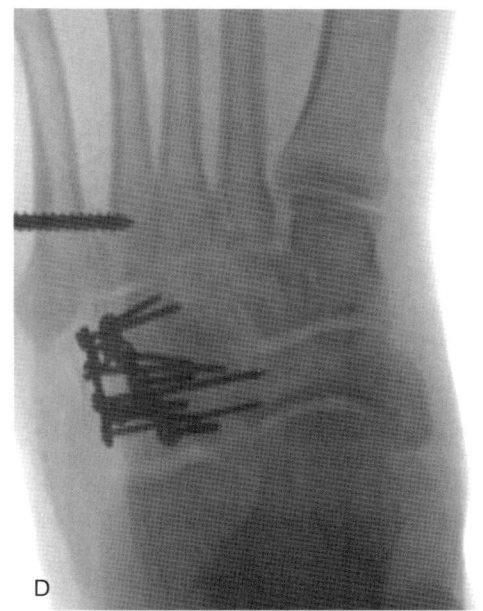

图 61-81　单纯性的骰骨骨折很少见。(A~C)当关节内骨折明显移位或关节半脱位时,应行 ORIF 治疗,如本例所示。(D~F)如果骨折周围的骨量足够多的话,可用微型的骰骨重建钢板进行固定。可用一个较小的外固定支架以维持外侧柱的长度并帮助关节复位。(待续)

后,术后可能需要制动并禁止负重数周,但是,如有可能,也应鼓励患者尽早活动以免腓长肌腱粘连。如果 POPS 持续存在, 则可将不愈合的腓籽骨切除并修复腓长肌腱[304]。腓长肌腱无法重建时,将腓长肌腱转移至腓短肌腱处也可减轻症状,但这样会丧失第一列跖骨的跖屈动力。

(二)术后护理和康复

　　术后, 用夹板把患侧的踝关节固定于中立位、禁止负重并抬高患肢,2 周后拆除缝线。如果骰骨坚固重建, 而且未用跨越跟骰关节或骰骨/外侧距骨关节的钢板固定, 则患者可以开始足与踝部的功能活动锻炼。

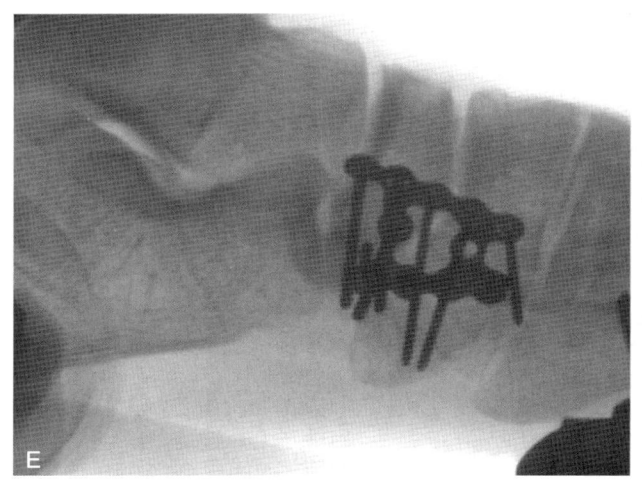
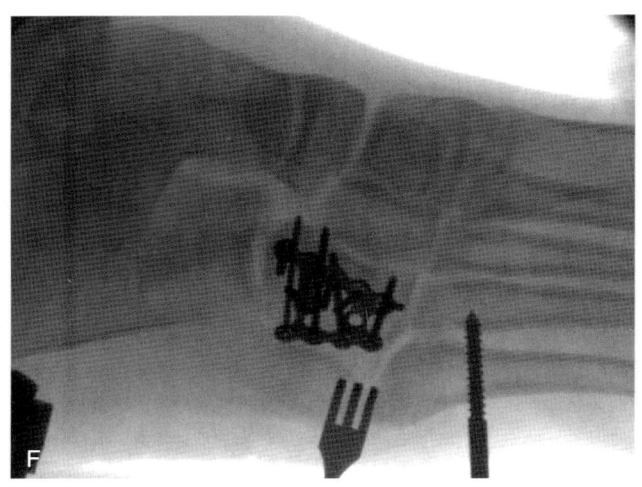

图 61-81(续)

如果有跨越关节的固定器械或者骨折严重粉碎,患者则应继续用带有衬垫的短腿石膏固定 8 周。我们一般在术后 6~8 周拔除克氏针,在术后 8~10 周拆去外固定支架。在术后 8~12 周内,应逐步负重并帮助患肢进行足与踝部的功能锻炼。我们的患者带半硬式矫形器的时间一般为 1 年,或者他们的功能恢复到能够承重足部纵弓时不再使用矫形器。除非跨越骰骨关节,否则不必常规取出固定器械。跨越骰骨外侧的钢板应在术后 6 个月左右取出。

九、楔骨骨折

楔骨骨折不常见,尤其是孤立性楔骨骨折更是很少发生[300]。当发生时,通常会累及内侧楔骨,但大多数只是中足复杂损伤的一部分[181]。如果存在该类骨折,就必须仔细评估和鉴别其他伴发的骨折或结构不稳定。当楔骨骨折孤立存在时,通常是由于挤压伤或者直接撞击所致,不同于高能损伤时的多发性损伤模式。

治疗高能量不稳定型损伤或累及楔骨的骨折,通常是手术,这在 TMT 损伤一节中已详细讨论过。单纯闭合性楔骨骨折的治疗通常是石膏固定,除非考虑有皮肤隐患或者移位明显[300]。

当需要手术暴露时,常规采用在胫前肌和胫后肌之间的内侧切口,或者用以中侧和内侧楔骨为中心的背侧切口。后者在做切口时必须小心暴露,以免损伤附近的神经血管束。当骨折碎裂明显时,胫前肌可能被嵌夹在舟楔关节内,在整复关节前需要将它移开。鉴于跗跖关节的复杂性,我们建议行坚强内固定。严重粉碎的楔骨骨折可能需行一期关节固定术。对于单

纯脱位的老年患者,也可对内侧柱进行一期融合。

十、跖骨骨折

跖骨骨折是足部常见的损伤。虽然大部分的该类骨折能够很好地愈合,但是,一旦发生骨不连或者畸形愈合将会导致长期的功能障碍。如前所述,这些骨折多与足部的其他损伤一同发生。因此,发生该类损伤时,医生需对整个足部进行仔细的临床和 X 线检查。第五跖骨是最易受伤的跖骨,由于其病理特点比较独特,所以将其分开介绍。

(一)第 1~4 跖骨骨折

1.发病率与流行病学

该类骨折比较常见,其发病率约为 Lisfranc 骨折-脱位的 10 倍[427],其中最常见的是第五跖骨骨折[307]。Petrisor 及其同事对该类骨折的流行病学进行了研究,研究表明:该类骨折在女性患者(尤其是老年女性)中较为常见,而且第五跖骨骨折是最常见的损伤[307]。事实上,许多文献都曾报道,第五跖骨最易发生骨折,可能是因足部外侧柱的活动度较大所致[198,307]。跖骨骨折通常有其他伴发伤。有一项研究曾报道,63%的第三跖骨骨折伴有第二或第四跖骨骨折[307]。

2.解剖

生理情况下,近侧的跖骨弓比较稳定。坚硬的第二和第三跖骨为推进行走提供了坚实的基础,而外侧列跖骨(第四和第五跖骨)的活动则可适应步态。第一跖骨较粗、较短、较其他跖骨坚固。由于第一和第二跖

骨间没有跖骨间横韧带(其他几个跖骨间有该韧带),所以它的活动度较大。此外,由于第一跖骨不像其他几个跖骨那样有韧带附着在跖骨基底部,所以它的活动度比其他几个跖骨要大。

两块有力的外来肌稳定第一跖骨底。一块是胫前肌,它附着于第一跖骨底内下结节,其作用是抬升第一跖骨并后旋前半足。第二块是腓骨长肌,它止于第一跖骨底的近外侧,它可跖屈第一跖骨并前旋前半足。通过前半足和两块直接位于其下的籽骨,第一跖骨承受约 1/3 的体重,这与它的大小极不相称。两块籽骨由内外侧屈趾短肌腱固定于第一跖骨头下,两根屈趾短肌腱来自楔骨跖侧的韧带和腱鞘。踇趾内收肌的两个头止于腓侧籽骨的外缘,踇趾外展肌的一端止于胫侧籽骨的内侧缘。此外,腓侧籽骨也拴系在跖骨间横韧带上。上述韧带附着于第一跖趾关节韧带,将籽骨拴系在第一跖骨头跖侧的骨嵴上,而跖侧的骨嵴则有助于引导籽骨平衡运动。

外侧 4 块跖骨的活动度较小、而且它们比第一跖骨略长,通过各自的 TMT 关节韧带和跖骨间横韧带维持自身的稳定。与第一和第五跖骨不同,第二、三、和第四跖骨没有外来肌的插入,但它们有骨间肌的附着。从第二跖骨开始自内向外,跖骨的长度逐渐变短。

负重期间,前足所承受的负荷分散在两块籽骨和外侧的 4 块跖骨头上。第二和第三跖骨通常要比第四和第五跖骨承受的重量大。理论上,站立时如果前足所承受的负荷平均分散到两块籽骨与第二跖骨头(内侧 3 个点)以及第三、四和第五跖骨(外侧 3 个点)上,那么前足的位轴和解剖轴就能保持平衡[265]。损伤后治疗的目标就是恢复这些负重关系。

跖骨干骨折(尤其是足中间的跖骨)通常很少移位,因为它们有内在的骨间肌和韧带附着。相反,由于受到足部外来肌和跖骨头、跖骨干处韧带的作用,跖骨颈骨折可导致跖骨干向近侧及跖侧移位。由于存在有坚韧的跖骨间横韧带,所以向内侧或外侧移位的骨折比较少见[367]。跖骨头骨折有时也需要手术治疗,因为骨折线已将跖骨头同其他的骨和肌肉以及关节囊韧带附着部位分离开。

3.损伤机制

大部分的跖骨骨折是由外力直接撞击所致,如:重物砸落、高空坠落、摩托车事故、或者挤压损伤[198]。当轴向负荷外力使第一跖骨嵌插到内侧楔骨时,即可导致骨折。继发于旋转或扭转运动的低能间接损伤,也可导

致该类骨折。而跖屈或外翻损伤则可导致撕脱骨折。

4.评估和初步治疗

仔细而有顺序地检查每一块跖骨和跖跗关节可以可靠地确定受伤的部位。这些检查包括:①沿每一根跖骨干进行触诊,②在矢状位的应力下,对每一跖跗关节进行触诊,③沿矢状面叩击每一根跖骨。对跖骨头跖侧面进行触诊常常能发现矢状面上的对位改变,如不矫正这些错位常会导致明显的转移性跖骨痛[367]。足部的正位片、侧位片以及斜位片(如病情允许最好摄应力位 X 线片),可以明确跖骨骨折与足骨对位情况以及伴发的其他损伤(图 61-82)。如果患者能够负重,则拍摄一张跖骨头的切线位 X 线片,以利于观察矢状面上的对位情况(图 61-83)。前足的骨间室比较小,在足部受到损伤时发生筋膜室综合征的概率较高,所以应仔细观察足部变化以免发生筋膜室综合征。最初治疗时,我们建议在疼痛得到控制并且水肿消失后用垫有衬垫的夹板对患足进行制动。

5.分类

该类骨折是根据解剖位置进行分类的,即:跖骨底骨折、跖骨干骨折、跖骨颈骨折或跖骨头骨折。这种分类法是由 OTA 提出[131],而 AO ICI 主要是描述性分类[444]。

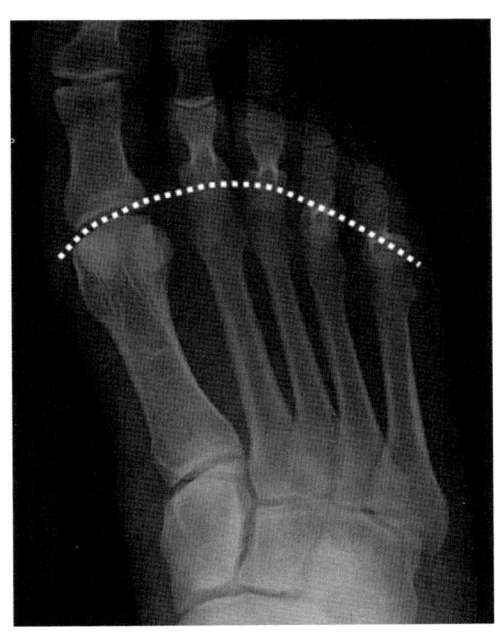

图 61-82 图示为跖骨正常的关系(瀑布样)。这种关系可用来判断跖骨的长度是否得到恢复(尤其是在跖骨粉碎骨折时)。

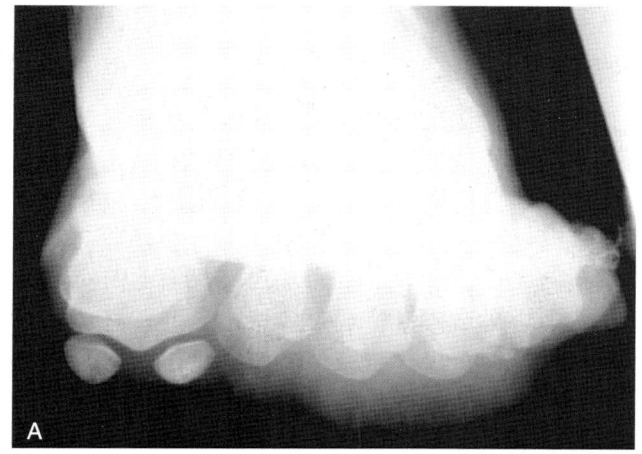

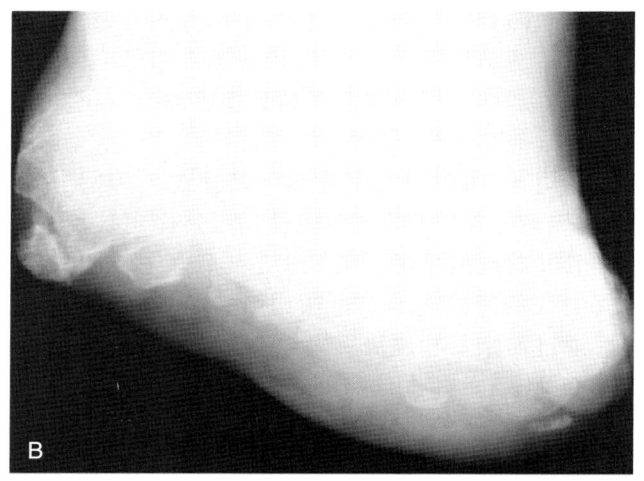

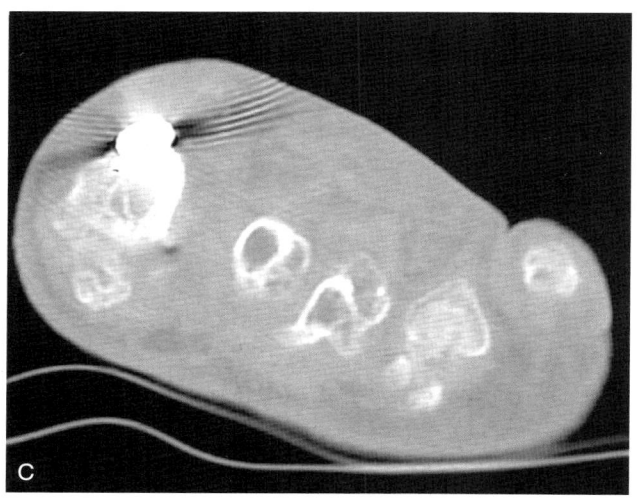

图 61-83　籽骨轴位片（A，正常）是评估第一跖骨下籽骨关节面的极佳方法，但实用太少；也可评估每个跖骨头之间跖侧接触关系或该处出现的任何病理情况。这一方法大大提高了外科医生在处理前半足骨折或关节重建时评估跖骨位置是否合适的能力。该方位的 X 线片可在术前或术中拍摄。异常的籽骨轴位片（B）和相应的 CT 片（C）显示出跖骨头的关系不正。该伤员的前半足遭受重物挤压伤，导致多发性跖骨干、颈、头的骨折。这些骨折最终导致矢状面畸形及跖骨转移性疼痛。他需要行手术重置对线以缓解其跖底不适。

6.跖骨骨折的最终治疗

（1）治疗的适应证：无移位的跖骨骨折通常采取非手术治疗。有报道称，对轻微移位的第五跖骨骨折采用手术治疗可以改善患者的结果。

跖骨骨折的手术治疗指南主要是根据跖骨头的休息位来进行确定，但是，它没有经过系统的研究。一些医生建议在出现下列情况时采取手术治疗：①成角畸形大于 10°，②骨折移位>3~4mm，③足趾旋转畸形，④跖骨短缩导致远端跖骨头的"抛物线"关系发生改变[367]。矢状面上发生移位可改变跖骨头的负重关系，并可导致疼痛性胼胝、转移性跖骨痛、或者偶尔情况下可刺激跖骨间神经（横向移位）。患者可以很好地耐受水平面的骨折移位，但它可以伴有难治性跖底角化症[367]，当移位累及第四和第五跖骨时可导致穿鞋时发生足趾碰撞。第一跖骨骨折发生移位时，也应手术治疗，以恢复第一跖骨头和两块籽骨的解剖关系。将双足的 X 线片以及籽骨的轴位片进行比较，有助于评估患

足的畸形。根据我们的经验，建议根据跖骨头在矢状面、水平面以及纵向面上的相互关系和解剖对位情况来决定是否手术，而不是根据跖骨近侧的对位情况。

（2）非手术治疗：无移位的跖骨骨折，可制动 3~5 周并且损伤的跖骨不要承重。受伤当时就可负重，也可在伤后 1~2 周开始负重，要视患者的感觉以及跖骨的稳定性而定。其治疗方法主要包括：加压包裹、穿支持鞋、内侧纵弓支撑器械（跖骨头不要承重）、短腿石膏托或者石膏塑形鞋[198,319,367]。

对于跖骨移位骨折，医生可在患者满意麻醉后将其指头置于患者的足趾处，然后以与桡骨远端骨折复位相似的手法对跖骨进行复位。复位满意并经透视检查证实后，用石膏将患足固定，但是，如果没有行内固定则常常导致复位失败。手法复位失败后则应行手术治疗。

移位轻微或者无移位的跖骨骨折，在 6 周之内即能愈合而且很少造成功能缺陷。应避免长期制动，因

为它可导致踝关节、后足以及足趾发生僵直。

(3)手术治疗

1)第一跖骨:必须纠正矢状面(恢复正常负重)和水平面(防止畸形和穿鞋困难)的移位。闭合复位和克氏针经皮固定即可维持骨折的稳定,而且该法比较适合于骨骼未成熟的患者。建议对粉碎性骨折采用ORIF术进行治疗,并用跨关节钢板或外固定支架进行固定。

第一跖骨可从背侧入路或内侧入路显露,偶尔也可根据伤口的性质和位置来定。背侧切口可位于第一跖骨干的上方,但是位于第一和第二跖骨间的背侧切口可同时显露第一和第二跖骨。当手术入路到达EHL和EHB之间时,要保护好腓浅神经、腓深神经以及足背动脉(包括该动脉的第一跖骨间分支)。该入路还可用于伴随的筋膜室综合征减压、楔骨损伤、跗跖关节不稳定或第二跖骨骨折。另一入路是沿第一跖骨中轴面的内侧缘切口,该切口可向近侧延伸以处理伴发的中足损伤。内侧切口在分离组织时,应将隐静脉和隐神经向背侧趋离。跖侧的静脉丛会妨碍显露第一跖骨,如果不小心将其撕裂将会导致出血很难控制而且可能会在术后形成血肿,所以分离组织时应用电凝止血器将其烧灼皱裹。无论选择哪种入路,都必须保护好胫前肌及其止点。

第一跖骨的解剖特点决定了适用于这一区域骨折的固定方式。与那些长骨相比,第一跖骨干较小,而且周围软组织薄弱,因此需应用薄层器械。固定在背侧皮质的钢板和螺钉由于靠近伸肌腱,常会引起症状并且后期需将其取出。

对于较长的螺旋形骨折或单纯的斜形骨折,2.4mm、2.7mm、或3.5mm的皮质骨拉力螺钉即可足够维持骨折的稳定性。皮质骨螺钉优于松质骨螺钉或半螺纹螺钉有两个理由:①跖骨主要是皮质骨与少部分干骺端骨,②从骨折的任何一侧都难以判断其宽度,从而使拉力固定与加压更可靠。

粉碎骨折可能需用小的或者微型的钢板进行固定(图61-84)。

有多种设计类型的钢板(包括交锁钢板)可用于跖骨头或跖骨底关节周围骨折,以便对这些骨折行ORIF治疗[110]。与放置在背侧的钢板相比,患者对放置在第一跖骨内侧的钢板耐受性较好,因为跖骨背侧的软组织覆盖较薄,而且存在有交叉伸肌腱。

2)第二、第三和第四跖骨:必须恢复跖骨的长度以及它们在矢状面上的对位,以恢复前足均衡的负

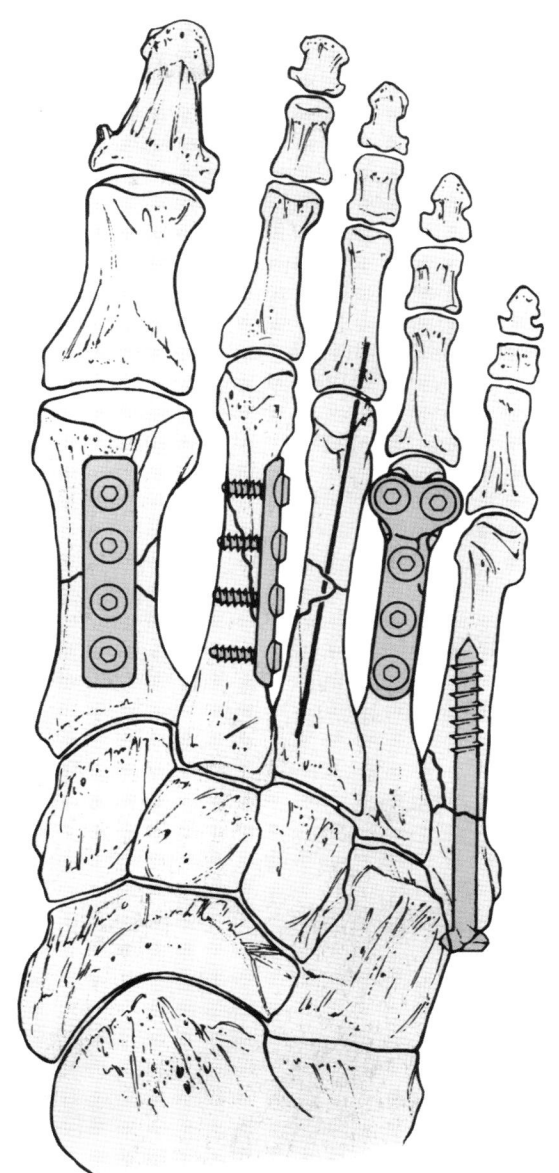

图61-84 跖骨骨折的各种固定装置。1/3管状钢板,可纵向放置于背侧或稍偏于背内侧放置,适于固定有移位的第一跖骨骨折。1/4管状钢板可用于固定第二跖骨有显著移位的骨折或截骨术。钢板可置于背侧或背外侧,如图上所示。克氏针适于固定较小的跖骨的骨干中部骨折。1/4管状T形钢板和2.7mm螺钉可用于稳定另外4枚跖骨极远端的骨折。直的1/4管状四孔钢板可用于固定截骨术。踝螺钉,如图所示固定在第五跖骨中的,可用于固定典型的Jones骨折,或用于治疗延迟愈合,或用于固定大运动量运动员的新鲜骨折。

重。可以尝试用牵引或手指支具进行闭合复位,但需用克氏针、拉力螺钉或钢板维持复位。

可将克氏针自近节趾骨的跖底或趾尖逆行穿入

距骨,从而达到闭合复位和髓内固定(图61-85)。为了使对线满意,克氏针应紧贴跖骨的背侧皮质并与之平行穿入。如果在插入克氏针时钻头有摇动,那么在进入骨髓腔后就不容易穿出对侧的骨皮质。可通过跖骨颈背侧的小切口,在C臂机引导下用一把较钝的骨膜剥离子将跖骨骨折端复位同时纵向牵引足趾,以利于克氏针顺利穿过。当然,也可将远端的骨折块与其邻近的跖骨进行闭合复位并用克氏针水平固定[101]。

如果不能进行闭合复位,也可通过一个或两个平行的纵行切口(与治疗Lisfranc损伤的切口相似,但其向远侧延伸)来显露跖骨(图61-86)。通过该法显露骨

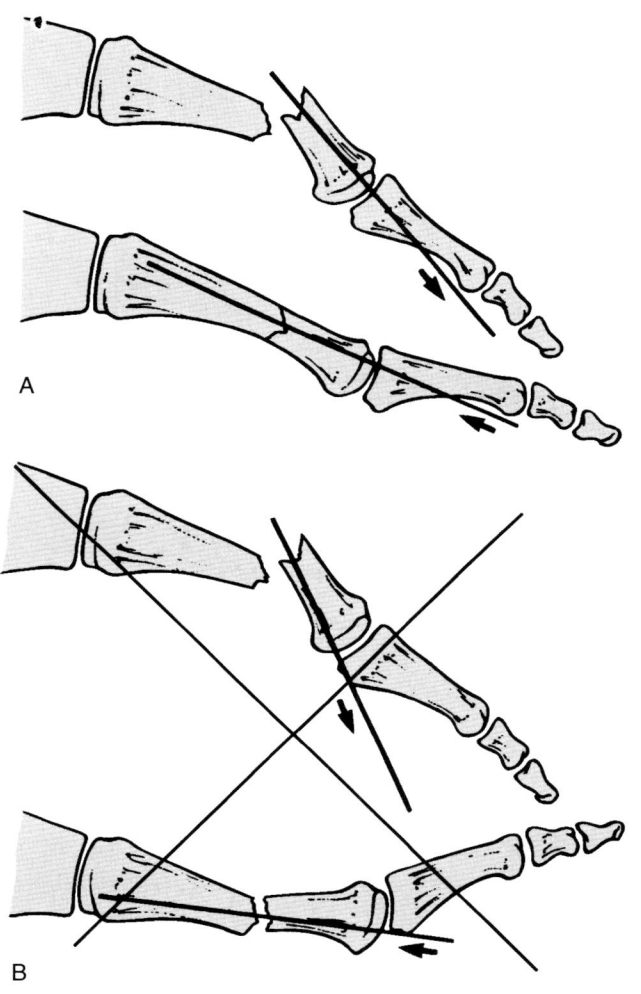

图61-85　(A)用克氏针整复和固定跖骨骨折。注意跖骨头未被抬升。(B)在克氏针回穿进入近侧骨折段时,远侧的跖骨头被克氏针抬升。这一错误常发生在骨科医师试图避开跖趾关节的跖骨而无意间偏高跖侧时。在这一位置的固定将导致畸形愈合,随之会发生跖骨痛及邻近跖骨的转移性损害。(见彩图)

折时骨膜剥离较少,克氏针先顺行进入远端骨折片的髓腔,然后穿过跖骨头、MTP关节以及趾骨。然后直视下对骨折进行复位,并将克氏针向后穿过骨折近段。当然,也可将克氏针先逆行穿过近节趾骨的跖侧皮肤,然后再顺行穿过骨折的位置。钢板固定通常使骨折段更加稳定,而且可避免远侧的皮肤发生摆动,或许还可降低MTP关节僵直的发生率。无论用哪种方法,应使用结实的克氏针(1.6mm或2mm)以抵抗骨折再发移位并避免克氏针断裂。骨折复位完成后,应使跖骨头保持平衡。对于跖骨底粉碎骨折,尤其是伴有跖骨短缩和对线不齐者,建议跨过TMT关节进行桥接固定(见图61-87)。

我们常采用非接触技术处理皮肤,牵拉深部组织时应小心,同时不要打开伸肌肌腱周围以减少挛缩和瘢痕的形成。不能剥离皮肤与筋膜之间的皮下组织层,以保护皮肤的灌注。应逐层关闭切口即关节囊(如果需要时)、皮下组织层以及皮肤。如果做的是两条平行的切口,则切口之间的皮肤张力会增大,可采用Allgöwer-Donati技术以免皮肤张力过大。

(4)术后处理和康复:患者应予短腿夹板架制动,要置衬垫,以适应可能发生的水肿。除非足趾有克氏针纵向固定,否则应进行MTP关节的主动和被动活动。术后2~3周拆线,并将夹板改换为短腿石膏或可控制踝关节活动的步行器(CAM)。石膏托或靴子必须达到足趾处,以保护经皮置入的克氏针。这期间允许患者足跟触地负重。

我们通常在术后4~6周取出克氏针,在CAM步行器的保护下开始逐步负重,并开始进行踝关节、足部以及足趾的活动。绝大多数该类损伤都会在2~3个月内愈合,患者可逐步将CAM步行器改为支持鞋。

7.并发症

骨折的矢状面移位,可导致畸形愈合和转移性跖骨痛。如果使用矫形器或者调整鞋子仍不能有效地卸载突出的跖骨头处的负荷,则可能需手术矫正。骨折水平面移位可导致难治性跖底角化症,而第四或第五跖骨的畸形愈合则可导致穿鞋困难。穿过MTP关节的克氏针留置过久则可导致MTP关节僵直。而跖骨背侧的钢板通常需要取出。

8.结果

虽然内侧4块跖骨的损伤比较常见,但有关它们结果的报道十分有限。有一项关于中间3块跖骨骨折后的结果的研究,这些骨折采用了克氏针(21例)或者

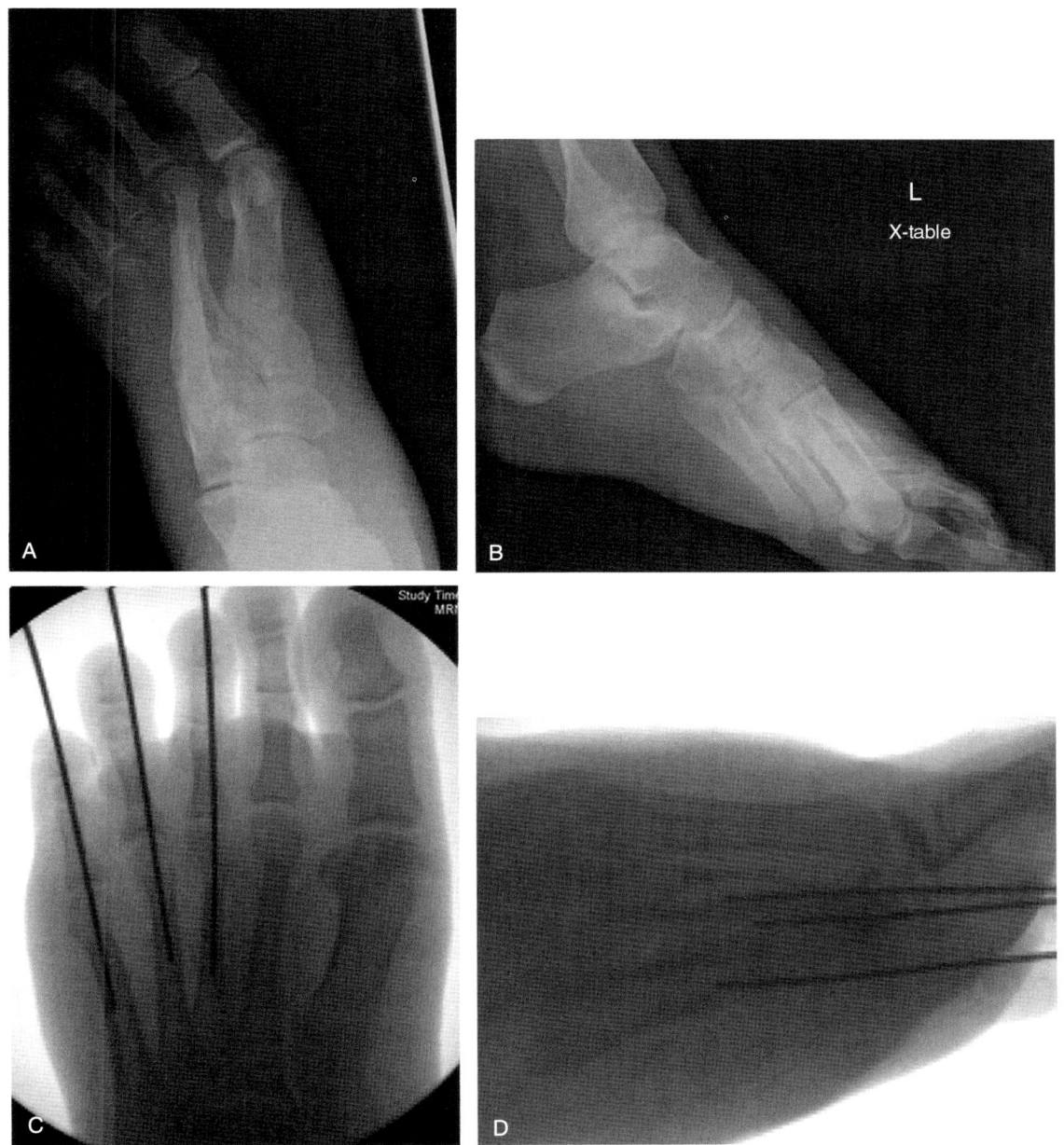

图 61-86 (A,B)该患者因摩托车事故导致第三和第四跖骨颈移位骨折以及第五跖趾关节脱位。(C,D)对第三和第四跖骨颈移位骨折进行了切开复位并用克氏针固定。第五 MTP 关节复位后,用克氏针钉住小趾以维持复位。(待续)

石膏托(36)进行固定,研究表明两种方法固定后,结果不具有统计学意义[337]。56%的患者有跖骨痛,结果较差的因素主要有:骨折粉碎、骨折矢状面移位、开放性骨折或者严重的软组织损伤。有一项对 50 位外侧 4 块跖骨轻微移位骨折患者的随机对照试验研究,一组患者用石膏托制动,另一组则为弹性绷带支持。虽然在平均 3 个月的随访后 X 线检查显示骨折愈合,但是,与石膏托固定治疗相比,弹性绷带治疗组的患者其 AOFAS 中足评分较高,而且治疗期间疼痛较轻[440]。

(二)第五跖骨骨折

第五跖骨骨折几乎占所有跖骨骨折的 1/4,在工业损伤中该跖骨是最易发生骨折的跖骨[198]。尽管第五跖骨的有些损伤是来自创伤的直接撞击,但大多数的第五跖骨骨折是因间接力量所致(如体育活动)。第五跖骨近段骨折通常不能顺利愈合。

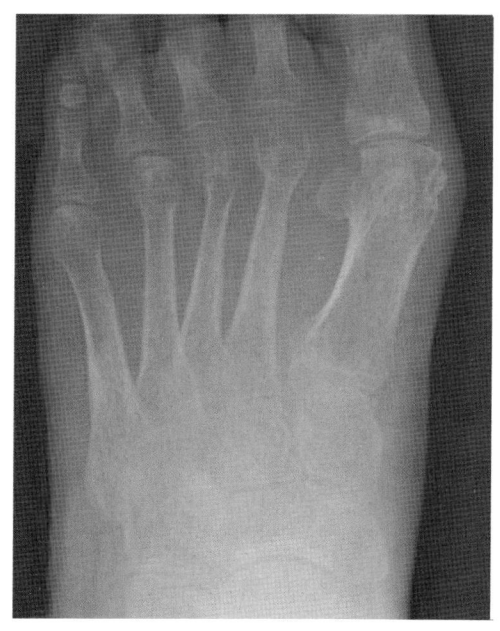

图 61-86(续)　(E)6 周后取出克氏针,患者的骨折安全愈合。

1. 解剖

内侧的跖趾关节相对坚韧,它支撑着纵弓并作为杠杆臂推进行走,与之不同,第五跖趾关节的活动主要是在站立期间使足部适应地面。第五跖骨要比中间 3 块跖骨短,而且它是唯一有外来肌腱附着的跖骨。腓骨短肌与第三腓骨肌止于第五跖骨底的背侧,跖侧腱

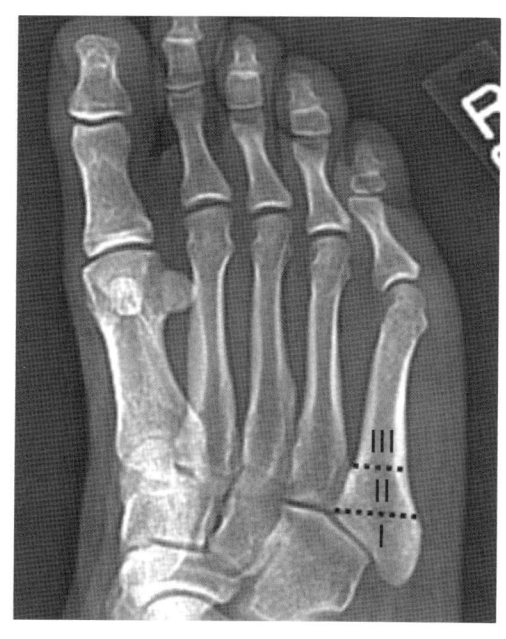

图 61-87　Dameron 所定义的损伤区域。

膜的外侧束止于第五跖骨底的跖侧。它的近外侧角变窄从而形成茎突,与其他跖骨不同,第五跖骨外侧缘的软组织覆盖较少。

第五跖骨干唯一的滋养动脉从骨干近中 1/3 交界处进入内侧皮质,而基底部与结节部则由跖骨的骺动脉和干骺端动脉供应。近段干骺端附近的骨折常常难以愈合[372]。

必须将急性损伤与副骨区分开来。腓籽骨可能位于腓长肌腱内并与骰骨外侧相邻,而腓骨短肌内的副骨可位于跟骨腓侧结节的外上方并与第五跖骨底相邻。通过比较患侧与健侧的 X 线片,即可将它们与急性损伤区别开来。

2. 损伤机制

虽然直接打击可导致第五跖骨骨折,但该类损伤大多由间接创伤引起。Mollenhoff 及其同事描述了一条 "旋后骨折线", 即在后旋足部时损伤沿着该线发生,而第五跖骨是这条线的端点[262]。尸体试验表明,拴系在第五跖骨的跖侧腱膜的外侧束,如受外力牵拉即可导致结节撕脱骨折[328],而腓骨短肌腱则可使撕脱骨折发生移位[396]。后足处于内翻位,可使第五跖骨易于发生骨折。临床检查时要注意评估足部对位情况。

3. 分类

根据骨折位置可以分为：①结节骨折或撕脱骨折,②位于干骺端的骨折,③位于骨干近侧区的骨折,④骨干骨折。在 1902 年,Robert Jones 首先描述了第五跖骨近侧骨折[199]。他描述了 4 例(包括他自己)第五跖骨近侧骨折。后来,凡是第五跖骨近侧的骨折,人们都称其为"Jones 骨折"。所报道过的分类方法,都试图对沿着第五跖骨近侧的损伤类型进行明确的定义。

有多种分类方法对第五跖骨近侧骨折进行了规定。Dameron 将第五跖骨近侧分为 3 种骨折区(图 61-87)：Ⅰ区是茎突(撕脱骨折),Ⅱ区是干骺端(Jones 骨折),Ⅲ区是骨干近侧区(应力骨折)。在他的研究中,90%以上的骨折发生于Ⅰ区[94]。Delee 及其同事也对这类骨折进行了分类：ⅠA 型为急性、无移位干骺端骨折,ⅠB 型为急性粉碎性干骺端骨折,Ⅱ型为慢性干骺端骨折可伴有临床前驱症状或伴有应力反应的 X 线表现,ⅢA 型是茎突的关节外撕脱骨折,ⅢB 型是茎突的关节内撕脱骨折[102]。最后,Torg 及其同事根据骨折的愈合潜能和 X 线表现将第五跖骨底骨折分为 3 类：Ⅰ型为不伴髓内硬化症的急性骨折,Ⅱ型为骨折延迟愈合(骨折线较宽并伴有髓内硬化症),Ⅲ型为骨不连

(髓腔闭塞)[406]。

A,撕脱骨折:发生在第五跖骨的最常见骨折是近侧骨骺的撕脱骨折,损伤的机制常为急剧内翻,可伴有跖屈成分。这种机制与引起距腓前韧带损伤或踝关节扭伤或者引起跟骨前结节撕脱骨折的机制相似。患者常诉行走不稳但不伴足部外侧缘的疼痛。局限于第五跖骨茎突处的压痛常伴有足部外侧处的淤斑和水肿。

(1)治疗:可以使用软敷料或者短腿石膏进行非手术治疗。60例结节撕脱骨折的一项前瞻性随机试验研究表明,软敷料治疗组要比石膏治疗组康复的快,两组的康复时间分别为33天和46天[433]。另外一项调查研究表明,先用石膏固定直至水肿消退,然后改为矫形器以防止后旋,经该方法治疗后患者的结果较好[319]。也有一项研究曾报道,对33例结节撕脱骨折采用可移除的石膏固定治疗后,疗效较好[208]。

发生该类骨折的患者,能够较好地耐受早期负重。对该类损伤行非手术治疗并长期禁止负重可导致:结果评分较低、患者极不舒适,以及僵直的发生率较高[425]。有研究表明,平均骨折9天后即在可移除靴子的保护下进行早期负重,能使患者在伤后19天内即可返回工作岗位[149]。无论是什么形式的治疗,大部分的该类损伤在经过6~8周的非手术治疗后通常能顺利愈合。骨折的X线愈合可能会迟于临床愈合。

骨折移位>2mm或者骨折累及骰骨-第五跖骨关节,可以用张力带重建钢针或拉力螺钉进行一期固定[226]。尸体研究表明,用双皮质螺钉固定能够提供较理想的生物力学力量[186]。

(2)结果:第五跖骨结节骨折很少发生症状性骨不连,但它受下列因素的影响:烟草滥用、营养不良或者骨折端有软组织插入等[150]。Dameron综述了100例经过非手术治疗的结节骨折病例,只有1例发生骨不连[94]。如果发生了症状性骨不连且骨折片较小,则可将骨折片切除并修复腓骨短肌腱。如果骨折片较大,则可根据骨折的类型选用骨移植、张力带、双皮质螺钉或髓内螺钉固定进行治疗。

B,干骺端骨折(Jones骨折):在1902年,Robert Jones描述了第五跖骨近侧骨折,该骨折是因内收力矩和轴向负荷作用于跖屈位足部的第五跖骨所致。他发现,第五跖骨底部有内在韧带支持围绕,从而使得该处更易发生骨折而不易发生脱位[199]。与第五跖骨远侧的应力骨折不同,Jones骨折线先进入到第四和第五的跖间关节面[384],然后直接到达第五跖骨的近侧。

(1)治疗:该类损伤的非手术治疗方法是由Torg及其同事提出[406]。大部分的无移位或微小移位的骨折可以先用非负重短腿石膏管型固定6周,此后2周在石膏或CAM助行器的保护下逐步增加负重。根据骨折的临床和X线愈合征象,患者可穿支撑鞋或支具。

对于急性移位骨折或症状性骨不连或者高水平的运动员(患者需要早期康复并尽早重返赛场),我们常采用手术治疗。尽管有张力带和钩形接骨板可供选用,但是,位于干骺端与骨干交界处的第五跖骨近侧骨折常采用髓内加压螺钉固定治疗(图61-88)。

髓内螺钉的插入与顺行股骨髓内钉相似。在第五跖骨底的近侧做一2cm的纵行切口,该切口要与跖骨干的长轴平行。虽然是微创切口,但它的大小应能保证较好地趋离腓肠神经和腓骨肌腱,以免损伤它们。进钉部位要贴近骰骨关节面(高和内),选好螺钉的合适的置入路线十分重要,它和置入顺行股骨髓内钉时股骨钉与梨状肌窝的关系相似。最具挑战性的是,将一枚直螺钉插入到弯曲的第五跖骨内[113,205]。置入螺钉时,在正位、侧位以及斜位面上进行透视引导十分重要。侧位片上显示的骨块的矢状面宽度常常限制螺钉的直径不能大于正位片所示的宽度[366]。

我们倾向于用坚硬的半螺纹螺钉,但是在对第五跖骨钻孔时建议使用管状钻。在正位、侧位以及斜位面的透视引导下放置一枚导针,从而确定螺钉的最佳置入路线。在第五跖骨近侧允许的情况下,我们尽量置入较粗的螺钉。生物力学研究表明,螺钉的拉离强度随着螺钉直径的减小而降低[205],从而易导致螺钉断裂[325]。随着螺钉直径的增加,跖骨发生骨折的概率也在升高[366],但是半螺纹螺钉不穿过跖骨全长,只需将最后一圈螺纹穿过骨折位置即可[205]。因此,许多位于干骺端-骨干交界处的第五跖骨近侧骨折,通常能安全地容纳6.5mm的螺钉。

后足内翻畸形可使第五跖骨易于发生骨折或再发骨折,应给予矫形器支具进行治疗,对于部分病例可能需截骨治疗。

(2)结果/并发症:结果主要关注骨不连的发生率,因为骨折愈合后患者的结果通常比较满意。至今,没有相应的前瞻性随机试验去寻找Jones骨折的理想治疗方法。

骨折非手术治疗的愈合率为72%~93%[79,94,406]。Torg及其同事曾报道,在不负重短腿石膏固定6周后骨折的愈合率为93%,而Clapper及其同事综述了25例急性Jones骨折的病例,在不负重短腿石膏固定8

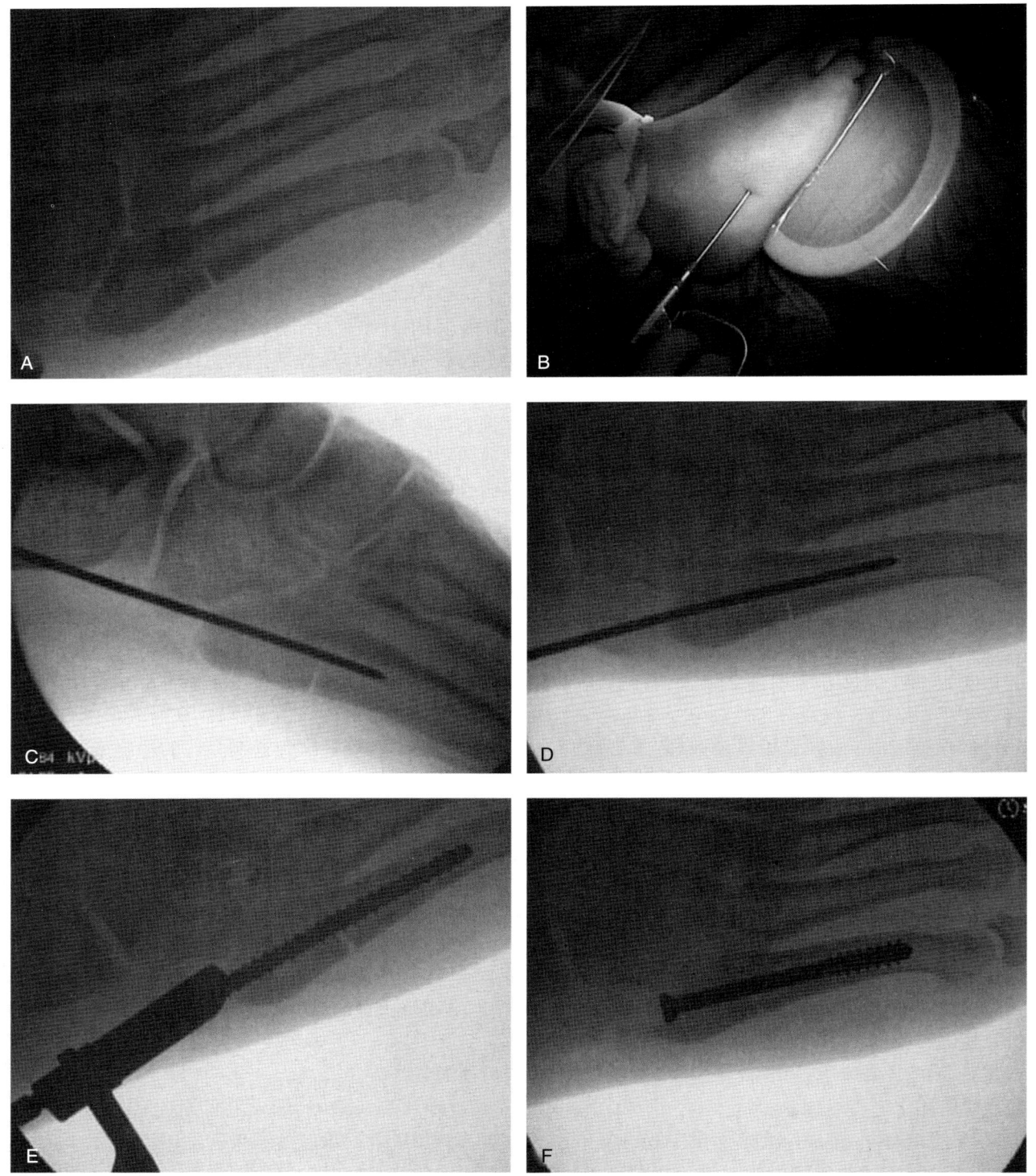

图 61-88　(A)髓内螺钉固定可用于稳定第五跖骨近侧骨折。(B)透视引导下,从第五跖骨结节近侧的小切口插入一枚导针。(C, D)导针应"偏高偏内"进入,以确保攻丝时能在髓腔内进行。(E)导针插好后,在髓腔内攻丝。(待续)(见彩插)

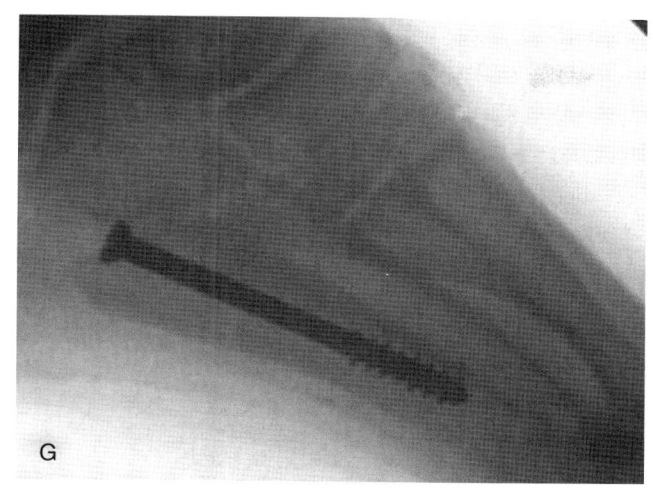

图 61-88（续）　（F,G）随后将半螺纹的非中空螺钉小心地插入并穿过骨折处。

周后骨折的愈合率仅为 72%。

非手术治疗后可能会发生骨折延迟愈合。Ka-vanaugh 及其同事综述了 18 例经保守治疗的 Jones 骨折病例，其中有 12 例发生了延迟愈合[203]。Torg 及其同事发现，在 15 例治疗时禁止负重的病例中，仅有 1 例发生延迟愈合，而 10 例负重石膏治疗的病例中,则有 6 例骨折不能顺利愈合。

有的报道称髓内螺钉固定治疗后，骨折愈合率为 100%[102,203,311,325,403]，但是也有报道称该技术常导致治疗失败[223,312,438]。Kavanaugh 及其同事对 13 例跖骨近侧骨折采用 4.5mm 的踝关节螺钉进行固定，骨折愈合率为 100%并且未再发生骨折[203],Delee 及其同事曾报道，采用相似的方法固定后,11 位运动员的骨折全部愈合[102]。Reese 及其同事综述了 15 例用中空螺钉（直径为 4mm~6.5mm)进行固定的病例，伤后 8 周内骨折全部愈合[325]。Porter 及其同事综述了 23 例采用 4.5mm 中空螺钉进行固定的 Jones 骨折病例，骨折全部达到临床愈合，平均 7.5 周后所有的患者都重返体育活动[311]。虽然有两位患者再次受伤，但都不需要手术治疗。

有两项研究曾报道，骨折经髓内螺钉固定并经临床和 X 线检查达到愈合后，再发骨折的发生率较高[223,438]。Wright 及其同事综述了 6 位采用中空螺钉固定的运动员患者，虽然临床检查及 X 线检查都显示骨折愈合，但后来这 6 位运动员均发生再发骨折[438]。其中 3 位运动员是在进行完全活动时发生的，而另外 3 位是在恢复活动 2.5~4.5 个月后发生的。作者建议，对体重指数较高的运动员患者应使用较粗的螺钉进行

固定，而且患者重返体育活动时要使用矫正支具进行保护。Larson 及其同事在另外一项研究中警告说，在 X 线检查显示骨折愈合之前就重返竞技活动中可能会导致治疗失败。作者报道了 15 例采用中空螺钉进行固定的 Jones 骨折病例，患者均为运动员，治疗后有 4 例再发骨折和 2 例症状性骨不连[223]。与另外 9 位达到骨折愈合的运动员相比，髓内固定失败的运动员大多是优秀运动员(大学生或职业一级运动员)，而且他们均过早地返回体育活动(2 周左右)。虽然这 15 位运动员在进行全部的活动量之前均无症状，但治疗失败的 6 位运动员中仅有 1 位患者的 X 线检查显示骨折愈合。为了能综合地评价骨折愈合情况，Fetzer 及 Wright 建议用 CT 检查进行评估[123]。

C,近侧骨干骨折(应力骨折)：该类骨折常见于青年男性运动员，可因冲击训练时突然增加训练量，或者因轻微的生物力学异常(如:膝内翻、胫骨内翻、弓形足或后足内翻)所致,这些异常会导致外侧足负荷增加。Delee 及其同事以 3 条标准定义了第五跖骨的应力骨折：①足外侧的前驱症状,②X 线证实第五跖骨近侧有应力反应，③以往未治疗过第五跖骨骨折[102]。应力骨折可能发生于干骺端，主要因为:①该区域相对缺少血供，②该区域的张力较大，因为它的近端有韧带和腓骨短肌附着并受其牵拉，而远端则受内收肌的影响。

(1)治疗:Torg 及其同事建议要把下列损伤区分开:①急性损伤,②早期的应力骨折,③延迟愈合,④骨不连[406]。

急性创伤所致第五跖骨近侧轻微移位骨折以及不伴有骨折吸收或髓样硬化的应力骨折，应进行非手术治疗，方法与 Jones 骨折相同。不负重短腿石膏固定 6 周，随后逐步增加负重和活动。生物力学错位(如后足内翻)可能会导致应力骨折，所以在恢复负重和活动期间，应注意中和这些错位所给外侧足施加的应力。一些辅助设备如超声、脉冲电磁场等有利于处理这些骨折。有项研究表明，9 例延迟愈合的第五跖骨近侧骨折经过这些辅助治疗后，骨折最终愈合[179]。

第五跖骨应力骨折伴有骨折段之间间隙增宽或者伴有部分或全部髓腔硬化(TorgⅡ期和Ⅲ期)的患者，或者先前有应力骨折病史的患者（尤其是重体力劳动者或优秀运动员），建议对其行一期手术治疗[102,203]。

延迟愈合或骨不连病例，其骨块的 X 线表现可能会影响固定方法的选择。肥大型骨不连并且有广泛骨膜反应的病例，可用髓内螺钉或钢板来稳定第五跖

骨,不需要进行骨移植。Torg Ⅲ 期的患者伴有明显的髓内硬化和骨折吸收,建议刮除硬化骨、然后髓内固定并行骨移植进行治疗[203,406]。髓内螺钉置入方法如前面Jones 骨折部分所述。

Torg 及其同事提出,用结构性皮髓质嵌入骨移植治疗跖骨近侧干骺端区域的骨不连[228,406]。该技术的操作方法是,首先暴露骨膜下的骨不连部位,然后取出跨越骨不连位置的矩形骨块并移出髓腔内的硬化骨,随后将自体的结构性皮髓质移植骨移植到骨不连位置处,移植骨是通过另外一个切口取自胫骨远端。将移植骨压入到骨槽后,将骨膜和软组织覆盖在移植骨上并关闭伤口。Hansen 所提出的技术是,骨折的背内侧上短段的硬皮质骨要用小钻头(5~8mm)钻孔,然后将来自跟骨或第五跖骨底或者 Gerdy 结节的自体骨填充到该间隙[160]。Hens 与 Martens[160]以及 Dameron[173]曾分别提出用倒形的梯形移植骨和滑动植骨治疗第五跖骨近侧的骨不连。

(2)结果:Delee 及其同事报道了 10 例经髓内螺钉固定的第五跖骨近侧应力骨折的病例,骨折愈合率为 100%,运动员平均 8.5 周内重返体育运动[102]。Quill 报道了 9 例经髓内螺钉固定的第五跖骨近侧应力骨折,其中有 8 例骨折愈合,骨折愈合的平均时间为 6.5 周[313]。

Torg 及其同事对 20 例骨不连的病例采用自体皮髓质植骨进行治疗,其中 19 例治疗成功[406]。来自同一研究所的 Glasgow 及其同事则发现,采用 Torg 及其同事所提出的方法治疗后可发生以下并发症:移植骨骨折、移植骨尺寸太小以及再发骨折[146]。

D,第五跖骨干骨折:第五跖骨远端创伤性骨干骨折,可因受到轴向负荷期间同时发生扭转损伤所致,也可在跳舞时发生该类骨折(该骨折也称"跳舞者骨折")。水平面与斜面中度移位常见,但该类骨折愈合后其对线与矢状面的长度通常令人满意。该类骨折与拳击手发生的手部骨折相似。由于第五跖跗关节的活动度相对较大,所以即使是中度移位骨折畸形愈合患者也能较好地耐受,而且不会引起第五跖骨头过度承重。大部分的该类骨折能通过短腿石膏固定、CAM 助行靴或者穿硬底鞋有效地进行治疗,但是有些第五跖骨远端骨折可能需要 ORIF 治疗。

十一、跖趾关节损伤

如果跖跗关节或趾间关节能维持其解剖对位,则可以损失它们的活动度而不会造成明显的功能丧失。

与之相比,正常生理步态与无疼痛则有赖于 MTP 关节的可动性。如果不造成明显的功能丧失,可以不保留跖跗关节或跗间关节的活动度,但应尽力保留跖趾关节的活动度。第一跖趾关节融合仅在特殊情况下才可作为补救性措施予以实施,而外侧的 4 个跖趾关节绝不能进行融合。尽管少见,但这些关节损伤后的持续性疼痛,尤其是第一列,可能是相当难处理的问题。由于在步态站立相的 75%时间内足趾接触地面,并产生与跖骨头荷载相近的压力[183],所以足部受到创伤后,如果留有 MTP 关节僵直将会影响患者的结果。

(一)第一跖趾关节

拇趾的跖趾关节损伤常常使运动员变得虚弱(赛马趾),尤其是伴发的软组织损伤的严重性被低估以及损伤没得到及时治疗时[51,78]。如果这种损伤被漏诊,可能会留有长期的后遗症如:拇强直、拇外翻、步行时缺乏推进力量、或者拇趾"翘头"畸形,这些后遗症将会限制功能的满意恢复。

1.解剖

拇趾的跖趾关节不是一个简单的枢纽,围绕它可进行滑动和旋转等运动。拇趾跖趾关节的稳定性依赖于其周围复杂的关节囊韧带装置附着和止于近节趾骨的肌腱等解剖结构。其关节囊韧带装置主要包括有:跖板、侧副韧带、拇短屈肌、拇收肌、拇展肌腱。跖板与近节趾骨的连接较其与跖骨颈的连接坚强得多。拇外展肌与拇短屈肌的内侧头止于近节趾骨底的内侧,而拇收肌与拇短屈肌的外侧头止于近节趾骨底的外侧,它们保持平衡并形成联合肌腱。两块籽骨位于拇短屈肌腱内、外侧头的分离处,并通过坚韧的籽骨韧带相连。两块籽骨自第一跖骨头的跖侧伸出并跨越骨嵴处,而拇长屈肌腱则从籽骨间韧带的跖侧穿过。在背侧,拇长伸肌覆盖于拇短伸肌之上,在近节趾骨的扩展,以提供附加的稳定性。拇趾跖趾关节的生理活动范围为自背屈 40°~100°到跖屈 3°~45°,并有轻度的外展和内收[200]。

2.损伤机制

第一跖趾关节的损伤机制多为:该关节过度背屈,同时前足承受轴向负荷并且踝关节因马蹄足畸形而被固定。轻微的扭伤、赛马趾(严重扭伤)或者关节脱位等损伤类型[332],常可导致骨折、半脱位和脱位的各种组合[51]。该处常见关节软骨损伤,偶尔可导致拇强直并发展为背侧拇囊炎。如果同时伴有外翻力量,则可导致内侧跖韧带和关节囊韧带装置损伤,甚至可导致创伤性蹬囊炎畸形[109]。而蹬内翻畸形则可因外侧关节囊韧带装置和内收肌腱破裂所致。过屈伤则可导致MTP背侧囊损伤,有时人们将其称为"沙脚趾"以与赛马趾(过伸伤导致跖侧结构损伤所致)相区别[134]。

3.评估

虽然第一跖趾关节脱位后可出现明显的畸形,但大多数时候比较隐匿。由于该类损伤可导致严重的功能障碍,所以不要漏诊。当患者诉有第一跖趾关节疼痛时,医生应及时、认真地检查蹬趾跖趾关节。患者患处常出现压痛、水肿或者淤斑。同时受伤的膝关节解剖对位正常并不能排除膝关节病变,所以应仔细检查伤膝。前抽屉试验(Lachman的足趾试验)阳性表明蹬趾跖趾关节相对于跖骨向前方半脱位,提示跖侧韧带损伤。足部的正位、侧位以及斜位片可发现关节周围的撕脱骨折,但是需要与健侧进行对比,以发现一些隐匿的损伤。籽骨轴位片可显示跖骨-籽骨关节的损伤,动态或应力摄片检查有助于发现跖侧囊状韧带损伤。

A.赛马趾

赛马趾损伤包括:第一跖趾关节跖侧结构受到创伤和跖板(位于近节趾骨底与籽骨之间的韧带)损伤。这些损伤中,大多是第一跖趾关节过度背屈(半脱位)损伤,如果同时还有内翻、外翻损伤则会增加韧带结构损伤的复杂性和可能性。认识这些损伤或者损伤的范围和程度仍然相当困难。如果是跖侧韧带结构损伤,则大多可进行非手术治疗。无论手术与否,田径运动员(如足球运动员)可能需要一个赛季的时间来恢复[81]。

Clanton及其同事将这些损伤分为3级:Ⅰ级是关节囊韧带紧张,伴轻微肿胀及跖内侧触痛;Ⅱ级是关节囊韧带结构的软组织破裂,伴有轻度肿胀及弥漫性触痛;Ⅲ级为Ⅱ级损伤并伴有第一跖趾关节面的背侧嵌塞,伴严重肿胀、触痛和第一跖趾关节周围僵直[78]。作者指出,该类损伤后期所造成的软骨与骨性嵌塞可能愈合更差。

X线检查可以发现损伤所造成的一些病理改变。通过与健侧的X线片进行比较,可发现籽骨的近侧移位以及两块籽骨分离。动态的应力位透视或轴面的X线检查能显示内侧或外侧韧带结构装置的损伤情况。当背屈蹬趾并且籽骨不再活动时行矢状面的上述X线检查,能够显示出跖板破裂。MRI检查也能显示出跖板破裂,但伴有水肿时其灵敏性较低。

治疗:

轻度扭伤或轻微关节囊撕脱,可以通过穿硬底鞋或定制的石膏矫形鞋以限制背屈来进行治疗,需4周时间。Ⅰ级或Ⅱ级损伤,对第一跖趾关节采用CAM助行器或短腿石膏制动并用"人"字形绷带将足趾固定于轻微的跖屈位,然后进行理疗并穿特制保护性鞋恢复运动,用一把坚硬的纵行铁柄加固鞋子或鞋内垫上石膏托全接触内鞋垫以限制第一列骨块的活动(Morton附加器)。此外,将蹬趾固定于跖屈位也有帮助。严重损伤(Ⅲ级损伤)常需1年的时间进行功能恢复。

有大的或钳闭于关节内的骨折片、或关节不匹配、或者非手术治疗不能使患者重返伤前的活动水平时,应采取手术治疗。非手术治疗失败的原因可能是:籽骨骨折、两块籽骨分离、籽骨向近侧移位、或者关节不稳定导致持续性疼痛[428]。偶尔,也可手术修复完全断裂的跖板或籽骨复合体。当这些结构分离过宽不能对抗跖屈力量时,不再适合非手术治疗。此外,这些治疗可能导致背屈受限、甚至可导致关节炎[332],一旦蹬短屈肌腱短缩,后期的修复或重建将会变得困难。手术修复破裂的跖侧结构的优点在于:既可达到解剖复位,又可早期进行跖趾关节的功能活动。手术入路选在跖内侧,需要广泛暴露时还可将其延长[78,428]。大家对该入路可能不太熟悉而且经该入路可能会损伤趾神经,但跖板的修复与髌韧带的修复相似、而籽骨的修复则与髌骨的ORIF治疗相似。

B.跖趾关节脱位

第一跖趾关节脱位罕见,大多数是背侧脱位,是高能量过伸机制的结果。趾骨脱向跖侧或外侧很少见[57,191](图61-89)。尽管建议摄3个方位X线片,但通常两个方位的X线片就能做出诊断。

Jahss按照是否累及跖板与籽骨装置对背侧脱位进行了分类[191]。籽骨装置在跖骨跖侧断裂并移位到跖骨头的背侧。恢复原位会受到完整的侧副韧带和内外侧联合肌腱的阻碍,它们将使跖骨头钳闭在跖侧从而妨碍复位。Jahss最初只描述了3种类型的脱位(Ⅰ型、ⅡA型和ⅡB型)[191],后来又增加了3种类型(ⅠA/B型、ⅡC型和Ⅲ型)[258](图61-90)。

在Ⅰ型脱位中,籽骨间的韧带保持完整。ⅠA型脱位是指:蹬趾移位并且籽骨的近侧附着结构断裂。因此,跖板和籽骨钳闭于跖趾关节,这种损伤常需切开复位。ⅠB型脱位是指:籽骨的远侧附着结构断裂,可以行闭合复位。如果非手术复位或手术修复未能

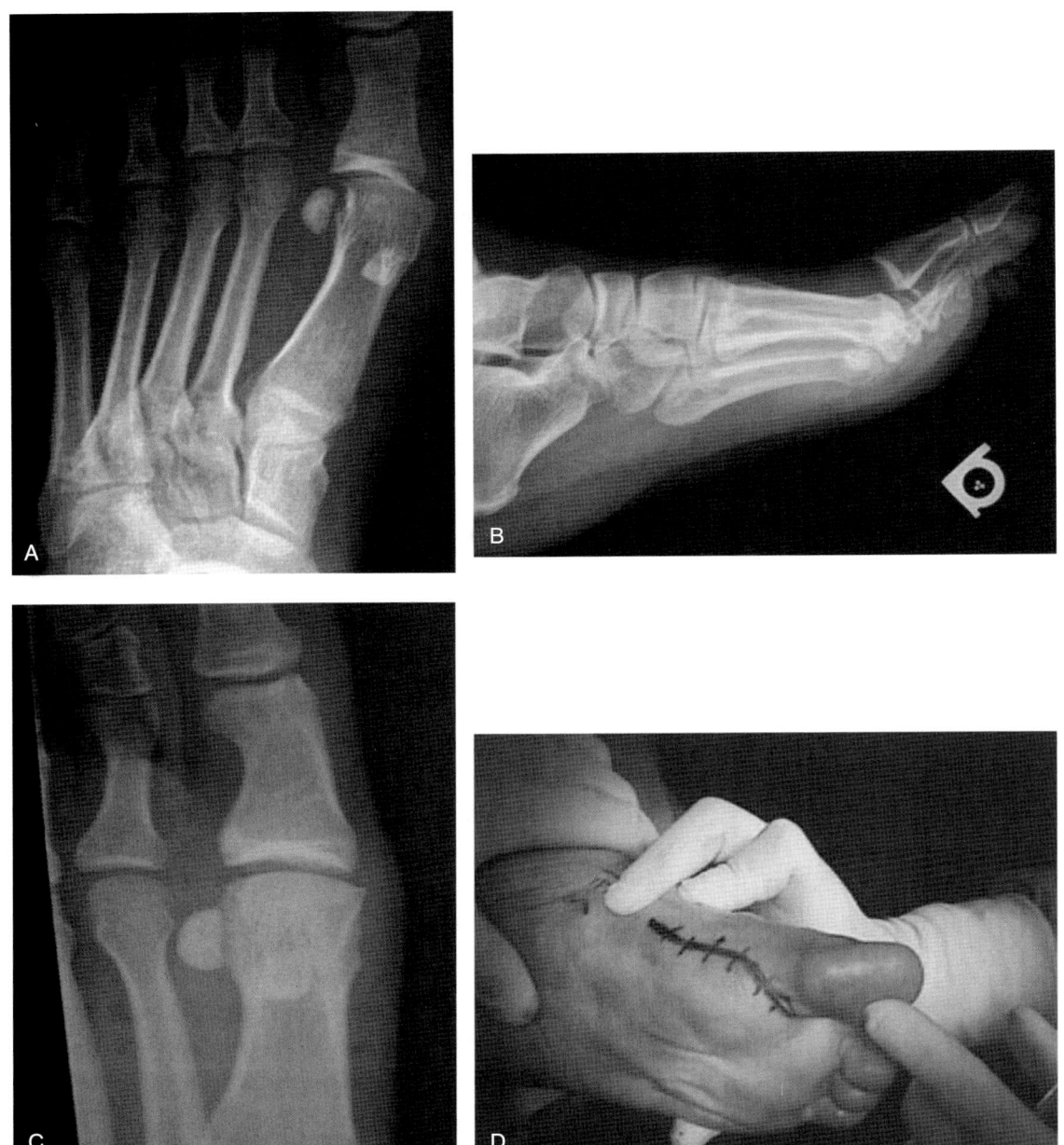

图 61-89　第一跖趾关节脱位容易诊断。(A,B)如该例一样,这类损伤大多数为背侧脱位。必须通过正位片和复位后的 X 线片核实籽骨的位置,以免漏诊籽骨的损伤。(C)如果复位后的 X 线片显示籽骨向近侧回缩,则应对其进行及时修复。(D)最好通过跖内侧的 J 形切口进行处理。(待续)

对籽骨装置进行充分的治疗, 则后期可能会发展为爪趾畸形。

　　高能的 II 型脱位撕断了籽骨间韧带,会使籽骨向内侧或外侧偏移(IIA 型),或导致籽骨横行骨折(IIB 型)。在 II 型损伤中,由于没有背侧阻碍,常可闭合复位。IIC 型则是同时发生 IIA 型和 IIB 型损伤。

　　III 型损伤是指,两条联合肌腱均断裂但籽骨或跖板没有受到损伤。有些学者发现一些很少见的损伤组合,如脱位时籽骨趾骨韧带的背侧断裂,而籽骨由于回缩留在跖侧和近侧[428]。

治疗

　　皮肤常在脱位时受伤,不过很少有开放伤口,故应立即复位。复位后应拍摄 X 线片并进行活动范围检查,

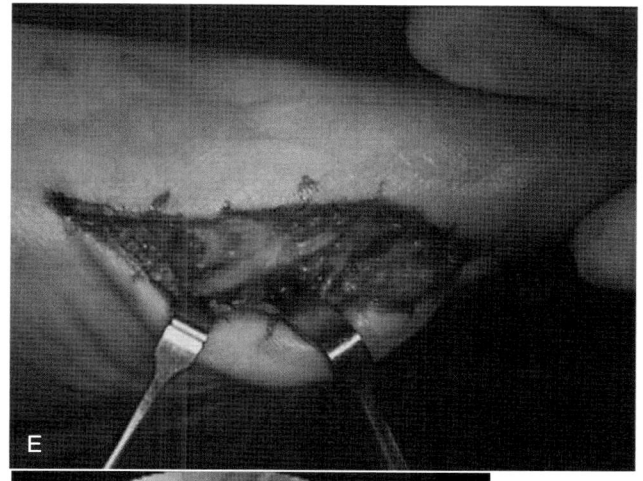

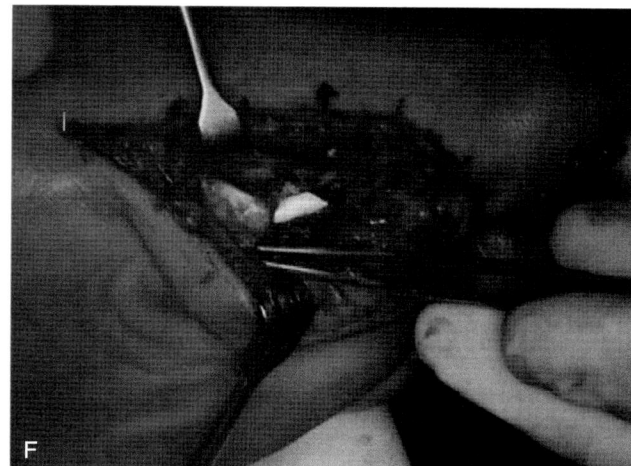

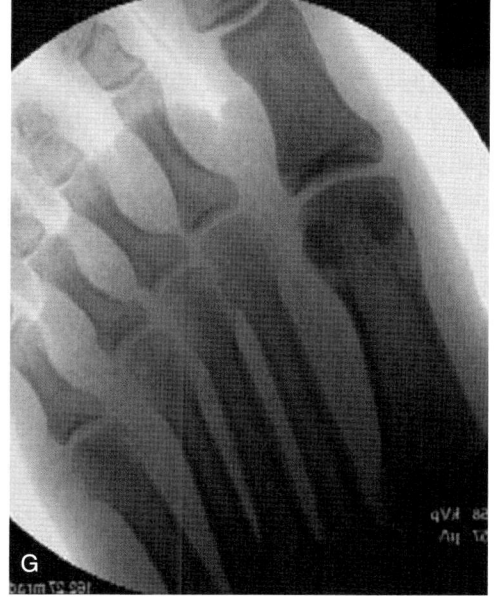

图 61-89(续)　(E)暴露时应避免损伤足底内侧皮神经,否则,损伤后可形成神经瘤。(F)在该例中,发现远侧跖板破裂并对其进行了修复。(G)修复后,摄正位 X 线片以核实籽骨处于其解剖位置。

以证实其稳定性、匹配性以及没有骨与软组织嵌顿。

　　闭合复位需要在充分麻醉下进行, 常采用趾神经阻滞麻醉。复位的手法是:①使趾间关节伸直,②施以纵向牵引,③将 MTP 移向跖侧。复位的阻力可能是由于将近侧趾骨底的跖侧面铰接压在跖骨头的背侧缘(这里是软骨止点和跖骨颈起点)所引起。加大畸形以解开骨嵌顿,随后轻轻分离即可成功复位。在绝大多数病例中,复位一般会成功且稳定,随后可穿硬底鞋或短腿石膏管型进行负重并限制背屈 4 周。预后良好。但如果复位后由于有骨或软组织嵌顿而使关节不稳定或关节不匹配,我们建议清创或修复关节面、然后行切开复位并以 1.6mm 克氏针固定。

　　有时,因为第一跖骨头"钮孔样"穿过籽骨-踇屈短肌装置,常导致背侧脱位难以闭合复位[57]。这样,第一

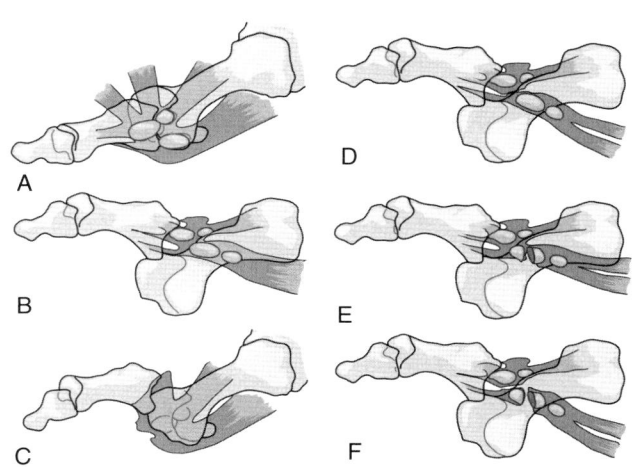

图 61-90　第一跖趾关节脱位的分类。(A)正常解剖。(B)ⅠA型脱位。(C)ⅠB型脱位。(D)ⅡA型脱位。(E)ⅡB型脱位。(F)ⅡC型脱位。(From Mittlmeier, T.; Haar, P. Sesamoid and toe fracture. Injury 35 Suppl 2:SB87-97,2004.)

跖骨头背侧便被近节趾骨底、跖底横韧带和跖板钳闭;其内侧被内侧副韧带、蹑短肌腱内侧头和蹑内收肌腱钳闭;跖侧被跖筋膜钳闭;外侧被外侧副韧带、蹑屈短肌腱外侧头、蹑内收肌腱和蹑屈长肌钳闭。当关节钳闭或复位后不匹配、弹响或不稳定时,则应对第一跖趾关节切开复位。通过第一趾蹼的背内侧切口即可显露关节,将关节分开即可解脱钳闭的跖板。跖间韧带(跖间深横韧带)和内收肌的两个头应从外侧松解,以方便操作,在复位后必须将两者修复。

关节以克氏针制动可用于有残余不稳定的病例。切开复位后,足与蹑趾应以石膏固定于中立位 2~3 周,然后通过活动度锻炼、肌力锻炼和水肿控制使关节逐步康复。对于跖侧脱位,内侧切口优于跖侧切口或外侧切口。

手术后一定要拍 X 线片或进行荧光透视,以确保关节良好对合,已去除所有的钳闭骨片,以及籽骨位置适当。如果跖板从近节趾骨断裂,则在治疗计划中应有对籽骨的处理(赛马趾部分已述及)。修复可通过跖内侧切口来完成,而且该切口还可在必要时进行延长[78,428]。跖板的修复常需用非吸收性缝线或带缝线的锚钉将其重新附着在近节趾骨底上。

偶尔发生的籽骨撕脱、跖板位于中间、或者籽骨骨折,必须对它们进行修复以重建籽骨装置并恢复跖韧带的连续性。髌骨或膝关节的伸肌损伤后,手术修复的优势在于它能使患者更早地进行功能锻炼活动。一旦发现籽骨远侧的跖侧装置有缺损,则可用非吸收缝线进行一期修复。用 1.9mm 的小关节镜可有效地移除第一跖趾关节内残留的游离骨片或妨碍匹配复位的钳闭骨片[97,137]。

(二)外侧的跖趾关节

1.解剖

外侧的每一个跖趾关节都有侧副韧带、跖板装置以及附着于背侧腱帽的内在肌。趾长屈肌腱附着于远侧趾骨底,趾短屈肌附着于中节趾骨,趾长伸肌沿背侧腱帽走行,附着于远节趾骨的背侧面。生理情况下,当近节趾骨相对于跖骨头位于中立位时,跖趾关节的跖侧脂肪垫正好位于跖骨头下。内在和外来屈趾肌腱的作用在正常步态下是互补的。步态机制要求在足部前提足踝离地时跖趾关节被动背屈 30°~40°。足趾要求在跪下或蹲下时足趾被动背屈 60°~90°。当其功能良好时,内在和外来屈趾肌腱使足趾屈曲,轻度抬升

跖骨头,并在步态的站立相与早期推行相由各个跖趾关节承受体重。

外侧跖趾关节扭伤在骨科文献上基本未予讨论。虽然可能是由于对其认识不足,但推测可能是由于这种损伤非常少见,因为绝大部分广泛引起跖趾关节扭伤的绝大多数轴向碰踢伤发生在较长的内侧列(第一列和第二列)而几乎不累及外侧各列。由于第一和第二跖趾关节解剖学上的差异,引起蹑趾"赛马趾"的损伤机制会造成第二跖骨折或趾间关节极度屈曲。外侧跖趾关节的脱位也很罕见,常发生于背外侧方向,多因突然的外侧暴力作用于前足所致,或发生于该足趾受碰踢或挤压时。

2.治疗

2/3 的外侧跖趾关节脱位通过纵向牵引容易复位。偶尔跖骨头会嵌顿在跖板中,并嵌夹于内侧关节盂缘与外侧跖屈肌腱之间[59,323]。对于这些不能复位的脱位,其切开复位治疗与前面述及的蹑趾的跖趾关节脱位相似,即通过在近节趾骨与跖骨头上的背侧直切口进入[88]。必须将跖板和跖间深横韧带分开,使其在复位之前与跖骨对齐。用小螺钉与克氏针固定跖骨头骨折以达到解剖复位。如无骨折,复位后一般不必用克氏针固定。慢性脱位(3 周以上),如爪趾畸形,常需切开复位但很少切除跖骨头。外侧跖趾关节脱位经复位后通常比较稳定。术后 2~3 天即可让足部轻度被动活动,而主动活动或更大强度的被动活动则可在 3~4 周后开始。对于伴发的骨折,如果骨折愈合良好并且已将克氏针拔除,则可进行相似的功能锻炼。

十二、蹑趾的近节趾骨和趾间关节损伤

蹑趾近节趾骨和趾间关节将单独讨论,因为它们的解剖结构与外侧各足趾不同。大部分这类损伤是由于直接撞击未受保护的足部所引起,也可因下落物体或误踢而损伤,它还常伴有附近软组织与甲床的损伤。足部常规 X 线片能清除看到骨折。这种近节趾骨横断骨折的畸形愈合率较高,因为在损伤后会发生内在肌和外在肌之间的严重肌力不平衡。

(一)骨折

我们对第一近节趾骨骨折的治疗通常要比其他趾骨骨折更加积极。趾短屈肌联合腱比趾短伸肌联合腱更强大,而且近节趾骨的骨折不稳定可产生跖侧成角、后期继发性角化症和穿鞋问题。无移位或微小移

位的骨折,邻趾固定并穿硬底鞋治疗 4~5 周后,骨折的愈合通常令人满意。对于近节趾骨的不稳定骨折或明显移位骨折, 应采取解剖复位并用 0.045 英寸或 0.054 英寸交叉克氏针或 1.5mm 或 2mm 微型拉力螺钉固定(图 61-91)。在进行固定时,趾支具有助于维持复位。第一趾间关节的关节内移位骨折,则需要解剖复位。可通过闭合轻度牵引和石膏固定来达到复位。如果不能进行闭合复位,则应在骨折上方做一纵行切

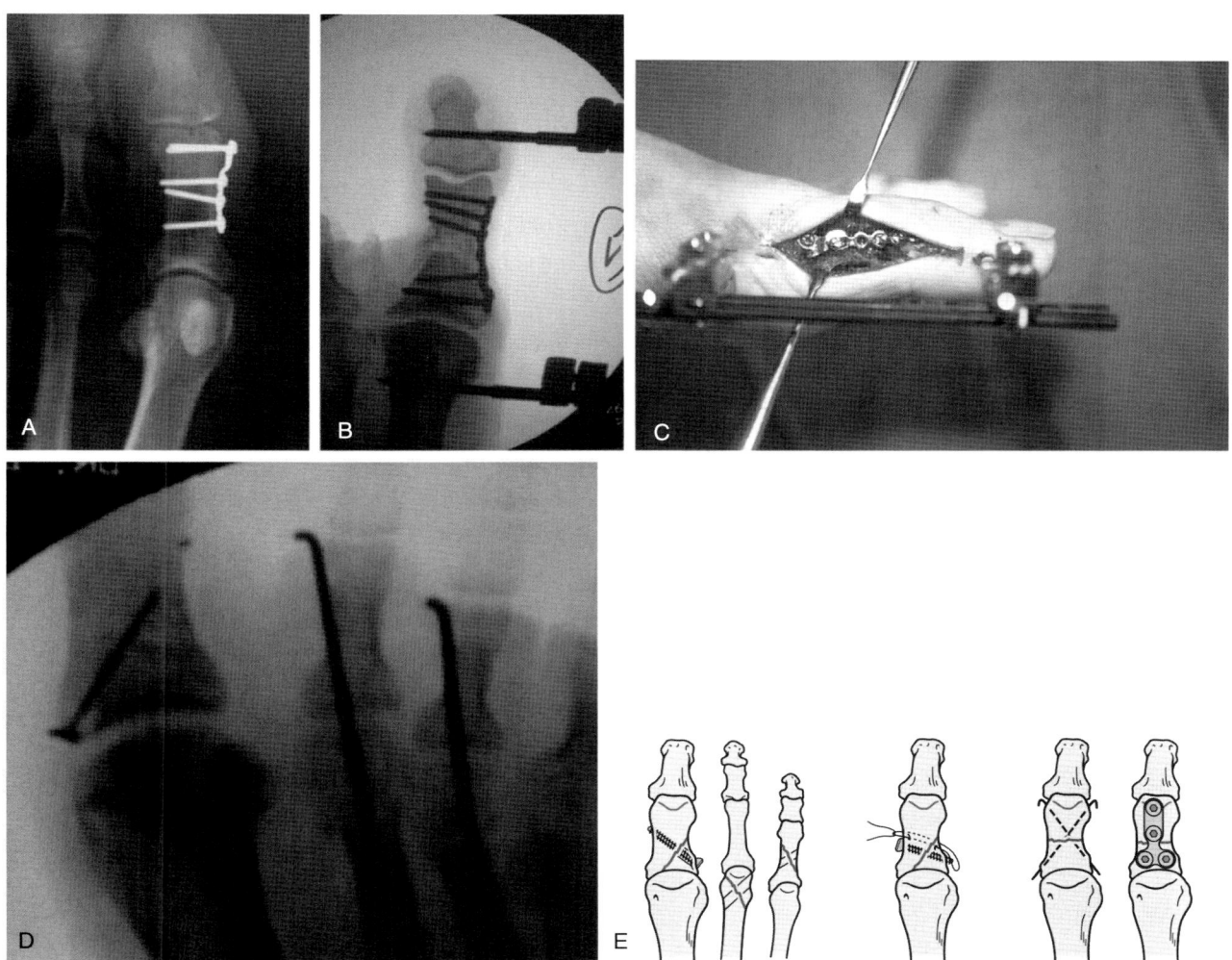

图 61-91　图中显示出跖趾关节与近节趾骨骨折的内固定技术。姆趾的近节趾骨骨折和第一跖骨一般用2mm、2.4mm 或 2.7mm 螺钉和(或)张力带钢针进行固定,视骨骼大小而定,但克氏针可用于固定外侧较小的趾骨头。在姆趾水平,骨性撕脱常伴有外侧短屈肌和外展肌联合肌腱的致畸暴力。背侧位 X 线片显示出两个切口,经这两个切口对骨折进行整复及固定——一个是外侧趾蹼切口,另一个是内侧正中切口,位于完整的近节趾骨内侧皮质上。螺钉从外侧骨折片伸出 2~3mm,以使张力带钢针能穿过中轴线上由内向外侧方向的钻孔,再从跖骨下穿过绕在螺钉头上,然后将其拉紧。也可以在相反方向用两枚小的拉力螺钉(2.7mm 和 2mm)对骨折块加压。(A)在所示病例中,患者的姆趾关节近节趾骨发生了不稳定、有短缩、有移位的关节内骨折,需用 2mm 微型钢板加螺钉固定,以维持其长度和对线。(B,C)注意内侧切口与外固定架的位置,这样可在安放钢板前方便地进行复位和固定,而且可减小粉碎的骨干区域的血行阻断。内固定完成后去除外固定架。这种钢板螺钉可允许早期活动。小趾的跖骨骨折不需要固定,除非骨折是开放的或倾向于成角畸形。(D)在这种情况下,用克氏针或者更理想的用 1.5mm 或 2mm 微型皮质骨拉力螺钉进行固定,就像本病例所示的姆趾跖骨基底骨折伴跖趾关节半脱位,骨折块就是用拉力螺钉固定的。(E)姆趾近节趾骨外侧基底骨折更靠近跖侧,更容易用螺钉自内上方打入来固定,或许还要辅以张力带钢丝,如图所示。注意在 E 图中的螺钉是从外侧置入的,而第一近节趾骨的外侧基常位于比此处所示位置更靠跖侧的外侧位。在这种情况下,螺钉应通过导孔位于近节趾骨的背内侧,并垂直于骨折线,以便把跖侧外侧骨折片压入到解剖位。

口以行 ORIF 治疗、并用微型钢板或克氏针固定,应鼓励患者尽早进行功能锻炼活动。上述损伤的患者,术后可在短腿石膏或硬底鞋的保护下进行负重。

(二)脱位

脱位的机制与踇趾的挤卡伤或碰踢伤相似。患者的踇趾在受到挤卡或碰踢损伤后,将踇趾伸展或过伸可导致患者疼痛,而且屈曲踇趾时会出现第一趾间关节不稳。依次对足趾进行纵向牵引、加大畸形、解除受挤卡的骨,然后快速屈曲即完成复位。如果复位后足趾稳定,可用铝夹板在足趾背侧固定 3 周左右,随后开始进行功能活动锻炼。

在极少数病例,第一趾间关节复位后仍然极不稳定。也有报道称,踇屈长肌腱、跖板和踇趾下籽骨嵌顿(图 61-92)在切开复位后仍然不稳定[23]。虽然可对这些损伤进行闭合复位,但是,骨或软组织的持续性钳闭、或残余的关节不匹配或者极不稳定的病例,即使进行闭合复位,但通常尚需手术干预。可通过背侧或内侧入路显露关节,应先移去钳闭的组织以方便复位。如有需要,关节可用克氏针暂时稳定 4 周。

僵直是第一趾间关节(生理活动范围为 20°~60°)

损伤后最常见的并发症。但是第一趾间关节僵直导致的功能障碍在绝大多数情况下都很轻微。只有在跖趾关节已经强直而且需要行后期关节融合时,恢复趾间关节的活动才较为重要。

十三、外侧趾骨和趾间关节损伤

(一)骨折

前足的骨折绝大多数是足趾骨折,该类损伤每年的发病率为 140 例/10 万人[15]。近节和中节趾骨的骨干骨折常是闭合性低能损伤,由直接撞击或外展力量所致,可用邻趾固定或夹板固定进行非手术治疗(图 61-93)。这类损伤常是碰踢伤,多发生于小趾的近节趾骨[193]。可将伤趾轻轻地与邻趾捆绑在一起,趾间垫以纱布或羊毛毯。伤后的最初 2、3 天捆绑不要过紧,因为可能有明显肿胀。有时更喜欢用跖骨条或穿硬底鞋[80]。延伸到趾间关节的骨折要与骨干一起用夹板固定。

除非骨折移位明显或为开放性,一般足趾损伤不需要手术治疗。移位的骨折常可手法或用指套复位。近节趾骨两端的肌力会使骨折向跖侧成角。中节和远节趾骨的畸形常与损伤的机制有关。不管 X 线片所示如何,治疗应以临床所见为基础,并与邻趾相对照。常常会有这种情况,X 线片上显著畸形,而临床上却表现一般,只需数周休息、邻趾固定和穿着木底鞋即可获得良好的功能效果。

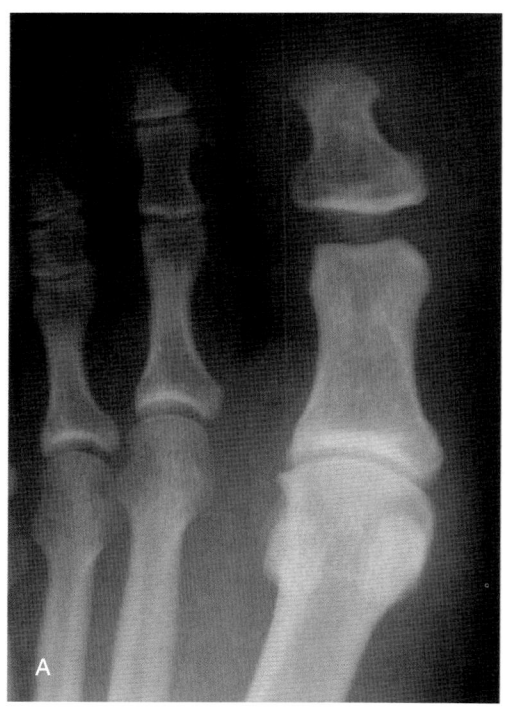

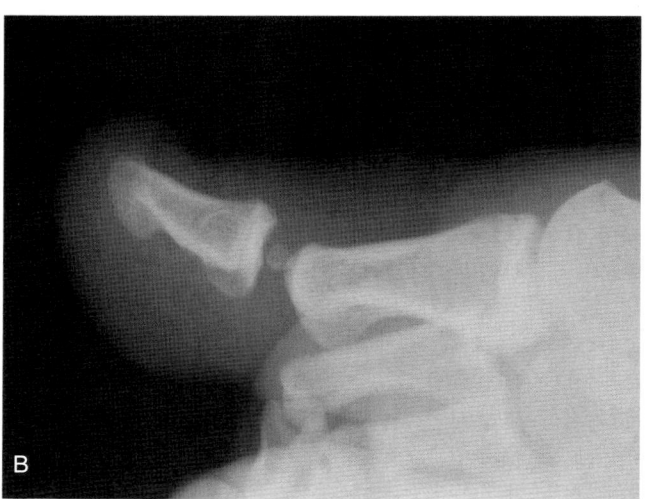

图 61-92 (A,B)踇趾下籽骨(在人群中可高达 13%)可钳闭于脱位的第一趾间关节。该例患者,可对其进行闭合复位,但不可复位的钳闭需要行手术治疗。(From Banerjee, R.; Bradley, M.P.; Bluman, E.M.; et al. Clinical pearls: Locked great toe. Acad Emerg Med 10: 878-880,2003.)

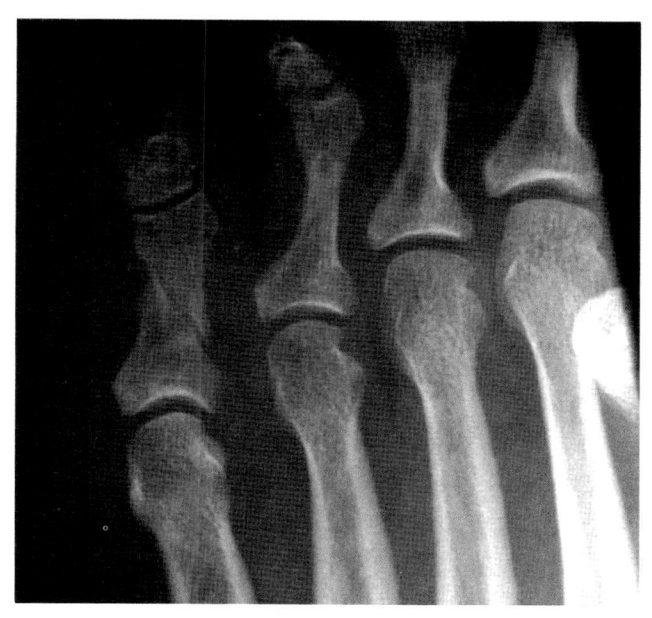

图 61-93　跖骨骨折常因直接撞击或碰踢所致。常被恰当地称为"夜行者骨折"。行夹板或邻趾固定保守治疗,骨折很容易愈合,无后遗症,也很少需要复位。

第五趾的残余不稳定有时很讨厌,因为它会绊在袜子或鞋子上,甚至在日常行走中绊跌[192]。这一问题可用截骨术、PIP 关节融合术、并趾术甚至足趾外侧部分截趾术来解决,视患者身体情况与功能要求而定。

无法用保守方法恢复解剖对线的足趾,需及时行切开复位加克氏针固定。小趾僵硬或对位不齐可与邻趾相摩擦从而产生趾间胼胝(鸡眼),最后会发生糜烂。溃烂的鸡眼不但会疼痛而且会感染。虽然这些后遗症可通过伤口局部护理、胼胝清理,以及穿合适的鞋具进行治疗,但有些患者需行冲洗、清创、或外生骨疣切除术、截骨术或者切除成形术进行治疗。

(二)脱位

外侧趾间脱位比踇趾更为少见。大多数易于整复,主要是纵向牵引和手法复位,加上数周的邻趾固定和穿硬底鞋,随后恢复活动。跖屈长肌腱或跖板嵌顿需要手术的情况也有报道[139,201]。闭合复位失败时,可通过背侧的纵行切口进行复位。虽然近侧和远侧趾间关节的活动对于正常足趾功能并非必需,但是外侧趾间关节的慢性脱位可导致活动或穿鞋困难。

十四、远节趾骨与甲床损伤

足趾远节和甲床损伤非常常见。在手指,该类损

伤因砸伤而造成(如被锤子)或被门扎伤。在足趾,常因重物坠落而砸伤[411]。碰踢伤可对趾骨产生轴向负荷并使之发生旋转,进而可导致螺旋形骨折。

(一)骨折

大多数的远节趾骨闭合性骨折可通过保护性负重和穿适当的鞋子 2~3 周进行治疗。伴有畸形的骨折应闭合复位。邻趾固定可使患者感觉舒服并可维持对位。累及甲床或甲板的远节趾骨开放性骨折将在后面部分介绍。

(二)甲床损伤

甲下血肿可能会十分疼痛,并有触痛,可造成部分甲床缺失。然而,该类损伤常可完全恢复。如同指甲一样,趾甲血肿也可在局部消毒后引流。如血肿占到整个甲床的 25% 以上,应将血液排出。可在血肿中央穿过趾甲烫出一个小孔,可使用烧红的回行针、小锥或电凝刀等。当然,也可用 11 号刀片的手术刀轻轻按压血肿并进行旋转,直至甲板穿通并使血肿排空。该区域应保持无菌,以防甲床和远端趾骨感染。

如果甲下血肿占甲床的 50% 或更多,有作者建议需要对甲床挫伤或趾骨骨折进行治疗[369]。Seaberg 及其同事对 48 例随访 1 年的甲下血肿病例进行了前瞻性研究,结果表明,不论血肿的大小,均成功将血肿排空(没有对甲床进行暴露或修复)并且没有留有后遗症[365]。开放性损伤应通过去除趾甲(拔甲)、冲洗与清创、甲床修复并采用开放性骨折的标准处理方法来处理任何趾端骨折进行治疗。如骨损伤是闭合性的,趾甲应保留,并将其作为趾端骨折的辅助夹板和甲床损伤的生物性敷料。

(三)挤压伤

高能量创伤所致的挤压伤,可严重损毁甲床。断裂的甲床或甲的起始部必须仔细冲洗与清创,甲床必须仔细对拢并用 5-0 或 6-0 可吸收肠线缝合[442]。足趾或足部应以厚而柔软的压力棉垫包扎,以保护趾甲周围区域,防止血肿形成,并抬高患足 2~3 天。此后可用术后鞋或带有长趾托的石膏靴继续保护。甲床的损伤或其下趾骨的损伤可导致轻度畸形, 如甲板起脊、凹坑、内陷、变色或增厚,因此应尽量使甲床对拢到其正常解剖结构[356]。

医生常建议用残余甲板来保护修复的甲床,引导新甲生长,并预防瘢痕形成。在足部,可放弃甲板,因它可

以单独形成新甲。但是甲床瘢痕很少在足趾形成,不管这些损伤是怎样包扎的。新生趾甲的质量会受原始甲的起始部和甲床的原发损伤严重程度的影响,故在某些病例中,可能需行外科全甲拔除术或远侧 Syme 截趾术。

十五、籽骨骨折

(一)解剖

籽骨是踇趾中双头踇屈短肌的有机组成部分,其功能如同膝关节股四头肌中的髌骨。它们是第一跖骨头和跖趾关节负重压力的缓冲垫,并作为短屈肌的杠杆用以牵拉近侧趾骨。每枚籽骨约有 7~10mm 长,稍呈长方形。其背侧与第一跖骨头的跖面相关节。位于跖骨头下的中央骨嵴将内外关节面分开,并帮助籽骨维持其正确位置。

籽骨嵌入在第一跖趾关节的关节囊韧带装置内(见图 61-90)。坚强的籽骨横韧带连接二籽骨,并延伸到跖骨间横韧带。踇屈短肌的内、外侧头分别同外展肌和内收肌组成联合肌腱,止于第一近节趾骨底下方的内、外侧。一般来说,内侧籽骨更处于第一跖骨头下的中央,因此负重可能更多,更易于受伤[89]。

腓侧籽骨很少出现偶籽,但是约有 10% 的人的内侧籽骨可出现偶籽。其中双侧均有的占 25%。偶籽的存在使得急性骨折与有症状的偶籽或偶籽骨折之间的鉴别十分困难[327]。

(二)病因学与诊断学

籽骨的损伤机制有 3 种:①直接受到创伤,②重复、过度使用导致应力骨折,③MTP 脱位时导致籽骨骨折-脱位。籽骨骨折可因籽骨装置受到张力或籽骨受到直接撞击所致。大多数的籽骨骨折为横向骨折并伴有轻微移位,而且骨折边缘比较锐利。

患者常有轻度肿胀、跖趾关节僵硬和定点触压痛,尤其是受累籽骨,这些症状只要认真检查一般可准确诊断。主、被动过度屈伸可加重疼痛,因为这时整个籽骨装置处于牵拉状态。

足部正位、侧位、斜位以及籽骨轴位摄片(图 61-94),通常可诊断出籽骨骨折。籽骨轴位 X 线片可让医生独立地观察每一个籽骨跖骨关节面的形态、软骨面的状态以及骨折移位情况。与对侧 X 线片进行对比有助于将籽骨骨折和偶籽鉴别开来,不过概率只有 25%。CT片能提供更多的损伤表现,但是在籽骨骨折的诊断中通常无需行 CT 检查。

籽骨急性骨折需要与有症状的偶籽进行鉴别。偶籽可来自两个、三个甚至多个骨化中心。偶籽有许多特征可在 X 线平片上加以鉴别:双侧性(25%),偏内侧(10%),边缘光整,较大,斜向 X 线片透亮线(而非横行),以及没有骨痂[194]。

(三)治疗

急性籽骨骨折和可疑的应力骨折,在治疗时常在足弓和第一跖骨头下设置软垫并用夹板将踇趾第一跖趾关节置于轻度屈曲位或中立位。然后将整个足用石膏或特制的鞋制动 4~8 周。这个治疗过程是治疗籽骨急性骨折的第一阶段。如果籽骨在石膏内未愈合(籽骨常不愈合)或者如果疼痛持续存在(一般要 4~6个月才能有缓解),则应行骨移植术(伴或不伴 ORIF术)或籽骨切除术。

1. 籽骨切除术

有症状的籽骨骨折经非手术治疗失败,则应行籽骨切除术。手术时将籽骨从籽骨装置中摘出,但不得扰动屈肌腱。如果骨折未通过籽骨中央,则可考虑只将小骨折片切除。内侧切口位于中轴线的跖侧,经该切口可切除内侧(胫侧)籽骨。虽然外侧(腓侧)籽骨可经第一和第二跖骨头之间的背侧切口切除,但我们建议用位于第一和第二跖骨头之间的跖侧切口[49]。移出籽骨时应注意:①认出并保护好踇趾的趾神经,②保护好踇长屈肌腱,③小心关闭伤口以免形成疼痛性瘢痕。内侧籽骨切除术需保护好足底内侧趾神经,并需要将关节切开以查明内侧籽骨的损伤范围和程度。籽骨取出后,应修复或叠盖肌腱,如有必要,则可将踇展肌向跖侧旋转以扩大修复范围。外侧籽骨切除术需保护好外侧趾神经,该神经位于外侧籽骨的跖侧表面上。内侧籽骨摘除后,应修复或叠盖肌腱。无论采用哪种方法切除籽骨,都应尽早使跖趾关节被动屈曲并活动踇趾的趾间关节(以免 FHL 发生粘连),但是,在开始背屈康复锻炼以及完全负重之前,应将踇趾用夹板固定于保护位 4~6 周。不要随意地将籽骨切除,因为籽骨切除不一定能恢复无痛的生理功能。

外侧籽骨的切除会产生内偏(踇趾内翻)畸形,是切除外侧籽骨的 McBride 踇囊炎切除术的一个并发症。另一个可能的并发症是转移至其他跖骨的转移性损伤。与之相似,内侧籽骨切除术可导致踇趾外翻畸形。切除两块籽骨可导致踇趾"翘头"畸形,应予以避免。鉴于籽骨切除术会带来许多并发症和后遗症,所

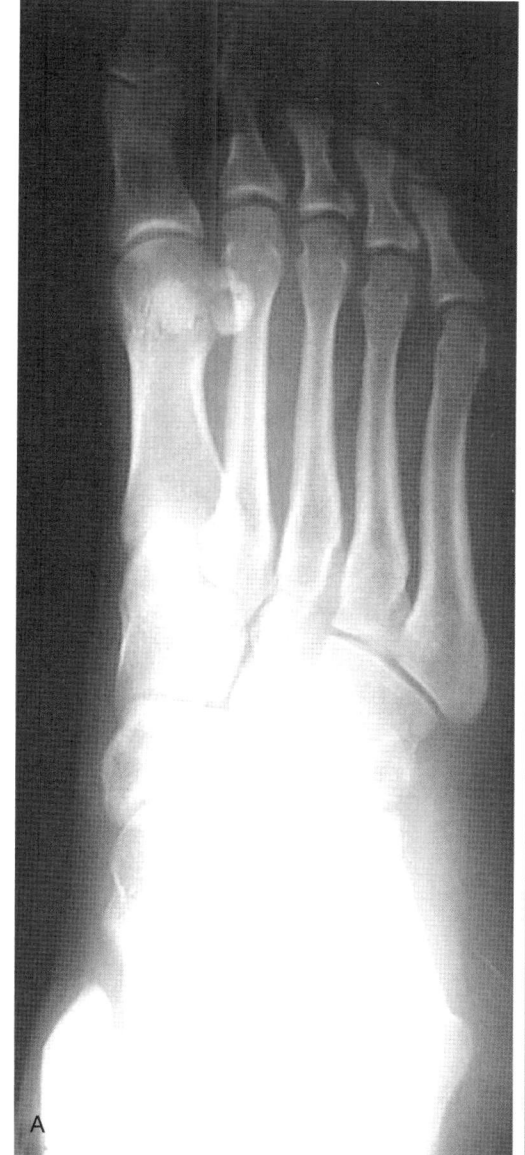
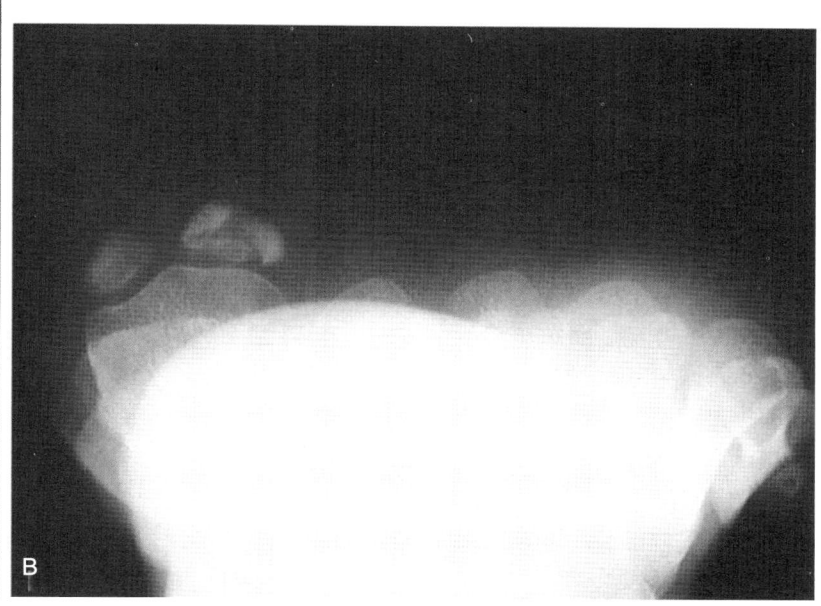

图 61-94 尽管采取了适当的治疗,籽骨骨折也常会发生不愈合,并会持续存在各种症状。应尽一切可能避免手术。如有必要,籽骨切除术可能是最可靠的治疗选择,包括仔细取出受累籽骨以及精心修复屈曲和内收/外展装置。(A,B)该例青年人是垒球队投手,由于她经常采用下蹲伏位造成籽骨骨折。经长期保守治疗她的症状未能缓解,最终接受了切除术,以缓解症状并重新开始垒球运动。

以在考虑切除籽骨之前,应对疼痛的籽骨先采取非手术治疗并对鞋子进行调整并带上矫形支具。

2. ORIF 加骨移植术

关于籽骨不愈合后行切开复位内固定加骨移植术的实验和文献报道结果实在不多[39,41]。如果决定对愈合失败的籽骨骨折行植骨与固定,其愈合率要高于单纯夹板固定。在籽骨骨折面的中心钻一小孔,填入松质骨。如果骨折片足够大,可用螺钉进行加压。Blundell 及其同事最近描述了一种中空螺钉经皮固定

术(不伴植骨)[41]。采用该法治疗的 9 位患者,功能都在 3 个月内得到恢复。如果直视下关节面完整,不连接的跖侧部分可通过刮除或钻孔然后填入移植骨进行治疗[12]。术后用夹板将蹬趾和短屈肌装置固定于中立位。

十六、筋膜室综合征

(一)解剖与诊断

足部被筋膜分成 9 个解剖间隔(图 61-95),从而

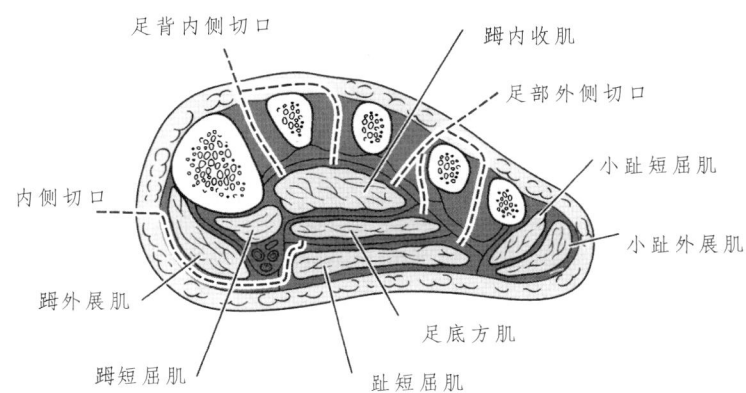

足背内侧切口
蹈内收肌
足部外侧切口
小趾短屈肌
内侧切口
小趾外展肌
蹈外展肌
蹈短屈肌
足底方肌
趾短屈肌

图 61-95　足部有各自独立的 9 个肌间隔,如 Manoli 所描述。内侧,它们可以与小腿后侧深间隔相连,因此一个区域的肿胀可以影响到另一区域。医师在对足部筋膜室综合征行减压时,需熟悉足部深间隔的解剖。(见彩图)

能阻止因创伤后出血和间质水肿所引起的肿胀。足底有 4 个间隔(内侧、外侧、表层以及跟骨间隔),足背有 4 个骨间间隔以及中间的内收肌间隔,这些间隔共同组成了足部的 9 个解剖间隔。虽然筋膜室综合征大部分是由于高能损伤所引起,但足部最微小的骨和软组织创伤也会造成此结果。此综合征可在单个或多个间隔内同时发生。将患足抬得过高会影响动脉的灌注从而可造成低血压或局部缺血,从而会加剧筋膜室综合征[434]。高于心脏水平 6 英寸是最理想的[160]。筋膜室综合征并不是由于足部达到多高压力所引起的,而是筋膜室内的压力超过动脉压力所造成的。事实上,筋膜室综合征是由于筋膜室内的压力超过一定范围后造成组织缺氧所引起的。

足部筋膜室综合征的诊断需要保持高度警惕。一些作者告诫说,足部发生筋膜室综合征后的漏诊率要高于身体其他部位,事实上,跟骨骨折就有 10% 的发生率[276]。

严重损伤所造成的足部明显肿胀、两点辨认觉的丧失(比轻触觉更具诊断意义)、尤其是足部疼痛与损伤不成比例时,都在提醒医生血管损害和足部筋膜室综合征即将发生。特别要注意被动牵拉足趾内收活动时引起的异常剧烈疼痛。重要的是,筋膜室综合征可伴发于足部开放性损伤。足部开放性骨折可使筋膜室的筋膜发生破裂,对受累的筋膜室通常并未产生足够的减压。超过 12 小时后症状多不可逆转[270]。足部动脉搏动丧失、毛细血管再充盈的缺乏、麻痹或感觉异常均为该症的后期表现,所以,此时行切开减压是最有效的[38]。

高度怀疑发生筋膜室综合征时,应把其作为骨科急症进行处理,需要立即测量间隔内压力,必要时切开减压。如果错过最佳治疗时间,损伤常会造成挛缩、

疼痛、瘢痕化、神经功能丧失以及不同组合的功能缺失。即使是足部和腿部损伤独立发生,也应对足底间隔和后方深部间隔同时进行评估。

(二)压力的测定

Manoli[242]对 9 个间隔的测量、形态和减压都做了详尽的描述,不过跟骨间隔对于对筋膜室综合征的临床意义仍有争论[158]。现在有多种仪器可供压力测量,它们大多比较轻便而且有可替换的针头。虽然操作简便,但是需要使用者对足的解剖有足够的认识。足背的间隔可在跖骨间进行测定,如果需要在第二趾间进行测定,只要将针头刺穿骨间筋膜进入内收肌间隔即可。后足内侧(该处有蹈外展肌)和跟骨(该处有跖方肌和内在趾屈肌)间隔的压力测定,可在内踝下 4cm 足后跟前 6cm 处进针。测完蹈外展肌的压力后,将针从肌间穿过即可测得跟骨间隔的压力。足底浅间隔(该处有 FDB)的压力测定,进针处位于足弓足底中部。最后可在第五跖骨下测量外侧间隔(该处有小趾外展肌)。建议使用皮肤局部麻醉,但不要麻醉到皮下组织,同时应避免损伤神经血管结构。

(三)切开减压

指征有很多,但是没有必要在完全符合所有指征下才行减压。我们在出现下列情况时行切开减压:①间隔压超过主动脉压 30mmHg(即 △P),②或者间隔内压达到 40mmHg 以上,③或者通过不断检测发现间隔内压持续升高。

Manoli 推广了对这些间隔实行减压的三个切口技术[243](图 61-96)。我们建议使用止血带以便有助于识别胫骨的神经血管束。第一个切口用于对内侧、外侧、浅表和跟骨间隔进行减压,切口位于足底表面上

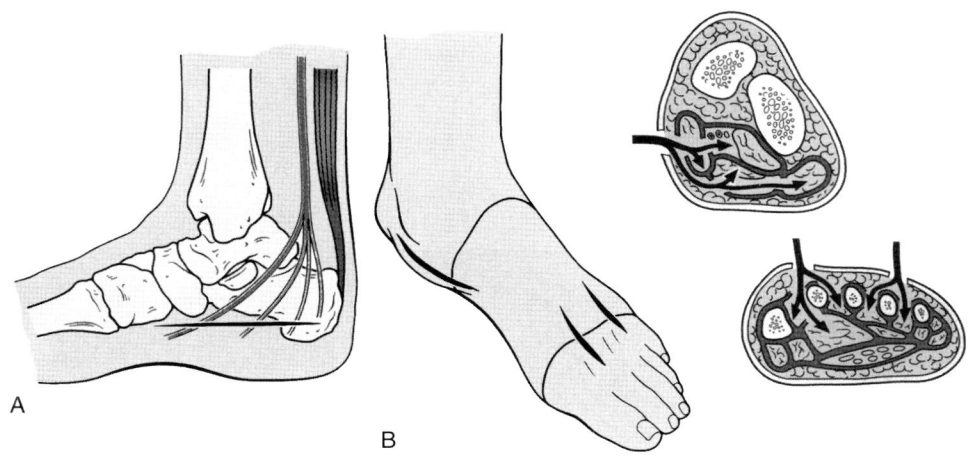

图 61-96　足底筋膜室综合征通常由于足底肌肉血肿所致。(A) 足部 9 个间隔可用 4 种不同的针和合适的压力测定装置（如 Stryker）进行检查，如果证实有病理性压力升高，所有 9 个间隔都可通过 3 个独立的切口进行减压。背侧的两个切口，类似于在第二和第四趾间进行 Lisfranc 固定时的切口，可用于释放 4 个骨间间隔和内侧间隔。(B)内侧切口用于减压其余的 4 个纵深间隔（内侧、外侧、跟骨和跖浅肌间隔）。这些切口通过排除血肿来减压和缓解疼痛。3~5 天后延迟关闭切口，如果担心挛缩的话可以放置动力趾伸支架。(见彩图)

方 3cm 并从足后跟远侧 4cm 处开始，然后向远侧延长 6~8cm。对姆外展肌筋膜减压，此时肌肉都鼓向背侧，以便打开内侧肌间隔，并对跟骨间隔减压。为了保护该区域的足底外侧神经血管束，当在筋膜上打开一个缺口后，应使用分离器或手指进行钝性减压。足底内侧束有各种解剖结构，但可以在跟骨或者浅表间隔发现。接着，将足底皮肤拉向跖侧并将姆展肌推向背侧，以对足底内侧浅表间隔进行加压。然后，趾短屈肌可以从背侧拉向足底进行保护，并通过外侧肌间隔对外侧的小趾外层肌和小趾屈肌进行加压。

背侧的两个纵行骨间切口分别位于第一和第二跖骨之间以及第四和第五跖骨之间，切口之间应保留有足够的距离。可根据骨折固定的暴露要求对这些切口做一些改动。切口长度约为 2~4cm，也可将其交错开，这样可以减少血管损伤。只要留有足够的皮肤宽度，很少会发生皮肤坏死。如果担心发生这一并发症，可用 Benirschke（见下面部分）所提倡的"馅饼皮"技术。通过这些背侧切口，首先筋膜得到减压，接着骨间肌也得到减压。做内侧切口，从第二跖骨抬起骨间肌即可打开此间隔上的深筋膜，进而对姆内收肌间隔进行减压。

减压后伤口保持开放，在后侧支具或固定器械保护下，可使用真空辅助关闭装置[14]或珠链池来稳定软组织。待水肿消退后（约为 3~5 天）再延期关闭伤口。偶尔需要植皮，主要是背侧切口。

任何骨折固定，特别是距骨或者中足的固定，需要时可在减压时同时进行，但内固定物上的切口一定要一期关闭，如果皮肤不够，则需植皮。如果软组织有问题，跟骨骨折、舟骨骨折或骰骨骨折的 ORIF 可以延期进行。然而，我们建议在减压的同时应对距骨移位骨折立即固定，以免影响血供和发生皮肤损害。

当肿胀和疼痛延伸至前足时，可采用"馅饼皮"技术对其进行减压(图 61-97)。它对足背部或整个足损伤的软组织进行减压都非常理想。有时候，利用此技术减压可以成功地对血肿进行减压，使足部的整个软组织覆盖得到松解。这些皮肤切口的长度为 5~10mm，位于前足和中足的背侧，这里有很好的皮肤宽度。用血管钳钝性分离浅筋膜，深入到跖骨间以清除血肿，降低压力。我们建议，即使此技术看似对足部减压成功，也必须要测定跟骨间隔内的压力。我们常规采用内固定或外固定（较常用）来稳定骨骼，以限制软组织进行性肿胀和损害。

如果担心日后可能发生爪形趾畸形，可以使用一个夜间动态支具固定以降低此风险。可以将足趾逐个悬吊起来，并可通过足趾的主动和被动的伸展锻炼来防止其主动或挛缩性屈曲。

十七、深静脉血栓形成及其预防

通过检查凝血酶原片段 F1 和 F2 并定量测定 D 二聚体以测定凝血酶和纤维蛋白，同时对患者的下肢

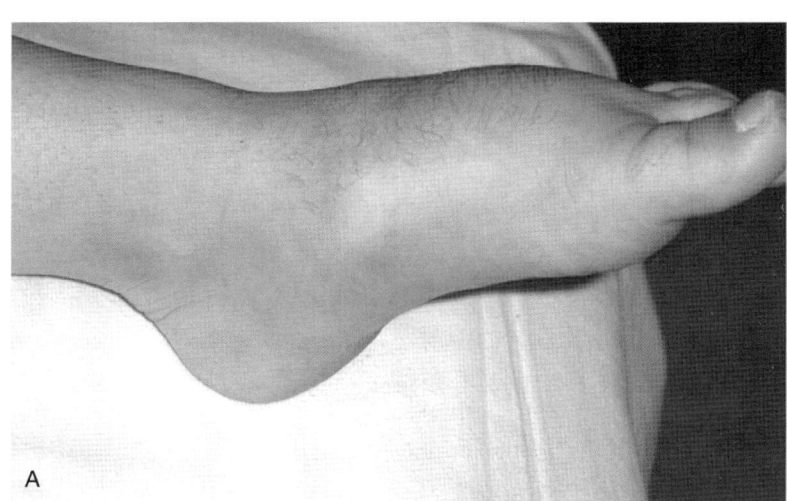
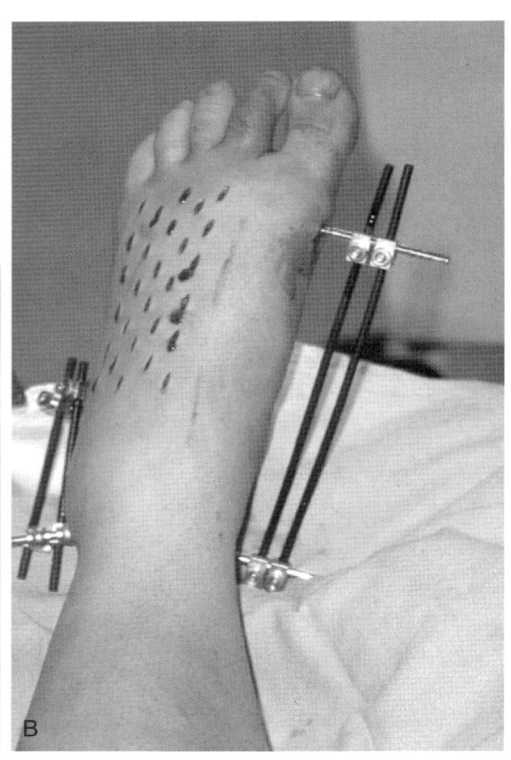

图 61-97   Benirschke 近来推广了一种背侧"馅饼皮"技术,用以降低足部各间隔的内压,其适应证为:①怀疑有亚急性血肿并可通过背侧皮肤小切口减压;②软组织不适合做标准长切口进行减压;③考虑有发生急性筋膜室综合征的可能,预防性地经皮切开减压。使用此项技术需注意:此技术的优点是对软组织损伤较少,并且不用关闭切口(在肿胀的皮肤边缘会形成肉芽组织),因而便于进行下一步治疗,但其不足之处是,不能同时对 4 个深部肌间隔彻底减压,而这 4 个间隔又最容易引发足部的筋膜室综合征,如果主要担心这 4 个区域,则需行常规切口减压。(A)这个患者由于摩托车事故造成 Lisfranc 损伤,导致严重的组织水肿、不适以及中足不稳定。(B)尽管它没有明显的筋膜室综合征表现,但对它用外固定支架来稳定软组织并恢复对线,并用馅饼皮技术进行了血肿减压,从而防止了筋膜室的进行性损伤,减小了已受损软组织下方的血肿,取得了良好的疗效。图中示出馅饼皮切口呈纵向排列,这样做在需要切开复位内固定时能很容易地转成常规切口。需要时这些切口也可贯穿整个足背。

做多普勒超声检查,Meissner 及其同事发现,在创伤后的前 7 天,血栓的发生率为 63%,而且 90% 以上发生在制动时间超过 3 天后的患者中[253]。此外,他们还发现能预计静脉血栓栓塞的既不是损伤的特定区域(部位),也不是损伤的严重程度(简化损伤评分)。唯有制动的持续时间(>3 天)和肥胖才是预计发生血栓栓塞的主要因素[252]。

DVT 的发病率以及足与踝创伤后发生的血栓栓塞性疾病在文献中很少被报道。针对足部与踝关节手术后的深静脉血栓形成所进行的一项多中心的前瞻性研究表明,在 2733 例患者中,DVT 的发病率为 0.22%,非致命性有症状的肺栓塞的发病率是 0.15%[260]。另外一项针对足部与踝关节手术后深静脉血栓形成的调查研究表明,在 201 例患者中,小腿深静脉血凝块的发生率为 3.5%,随访期间对患

者的下肢进行了超声检查,检查发现小腿 DVT 的患者其血凝块均未向近侧移动[378]。这些研究表明,对足部与踝关节创伤的患者,没必要常规行超声检查和预防 DVT。由于这些研究的对象均为作过手术的患者,上述结果并不能用来推断创伤的患者,因此,对于有 DVT 症状、长期卧床以及有伴发伤的患者,我们建议对他们进行筛查。

考虑到患者有一段时间的制动,而且其软组织受到损伤,或者有其他危险因素,可能需要采取某种形式的预防措施,对于有合并症(如复合伤、既往有 DVT 或 PE 病史、口服避孕药、活动性恶性肿瘤、或者其他危险因素)的患者,强烈建议对其采取一定的预防措施。不同的医生,其所采用的预防深静脉血栓形成的措施也不相同。Wolf 和 DiGiovanni 所做的一项调查表明,67% 的医生在术前没有进行预防 DVT,只有 44%

的医生在术后对足部与踝关节创伤的患者采取了预防措施,最常用的预防 DVT 的方法是:连续加压装置或者使用低分子量肝素[437]。

十八、断肢损伤

在美国,从 1996 年到 2004 年,估计有 663 393 例割草机损伤病例,每年平均发生 74000 例。在 2004年,因推割草机或者开割草机所致的割草机损伤,其发病率分别为 35 人/10 万人、8.3 人/10 万人。在这些损伤中,发生率最高的四种损伤均累及足部(撕裂伤、骨折以及截肢)[86]。

几乎 75% 的儿童割草机损伤是在旁观时损伤的,在所有割草机损伤中占到 15%,他们当中最终需要截肢的比率是 16%~78%[108]。常常在下列情况下发生割草机损伤:在斜坡上或光滑草地上时,许多人乘坐在一个割草机上,而且他们常常没有穿鞋或者鞋底不够坚硬[13]。

割草机的旋转暴力导致高能量损伤易污染伤口,患者通常伴有严重的背侧软组织缺失、骨骼暴露、不稳定、组织被砍伤,时常还会有肢体的缺失[296](图 61-98)。足底和跟部后方的预后最差[27,426]。这些损伤中至少有 50% 需要皮瓣转移覆盖或皮肤的移植[119,426]。

必须遵循开放性骨折的处理原则,包括综合应用抗生素和预防破伤风。对于大多数患者,需在手术室对伤口和骨折进行及时彻底的清创,并移除污染和失活的组织,然后用无菌盐水冲洗干净。损伤区域很难在最初清创时界定,通常需要进行反复的清创,然后才能准确界定活力骨和软组织的范围。荧光标记、多普勒血流超声和分层皮瓣的切除,可帮助外科医生对组织活力进行评价[268]。

在最终覆盖软组织之前,应使用抗生素珠链或VAC 保护损伤的组织。真空辅助关闭装置(VAC)能形成健康的肉芽组织床,因此有利于随后的伤口覆盖。事实上,一些医生使用 VAC 是为了加速次级愈合,这时不再需要游离组织移植。根据我们的经验,虽然通过 VAC 使伤口得到成功处理,但是大多数的伤口要么一期闭合、要么需要皮肤移植或者局部转动皮瓣以覆盖肉芽组织床[14,250]。在那些对感染缺乏抵抗力的软组织上选择切口位置时,需要遵循足部血管分布域原则[392]:①胫后动脉的跟骨分支,②足背支,③腓侧动脉的跟骨分支,④内侧跖动脉,⑤外侧跖动脉。当切口或开放伤口的延长切口沿下列边界区纵向走行时愈合最可靠:①在光滑的结合处沿足的内侧和外侧走行,②在足跟和跟腱的中线处走行,③沿足底的中心走行。

广泛的软组织损伤或者不稳定的骨折-脱位,应用克氏针、斯氏针或外固定支架进行临时固定。如有可能,

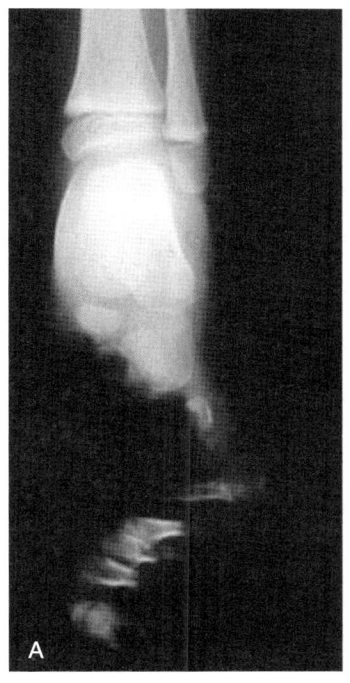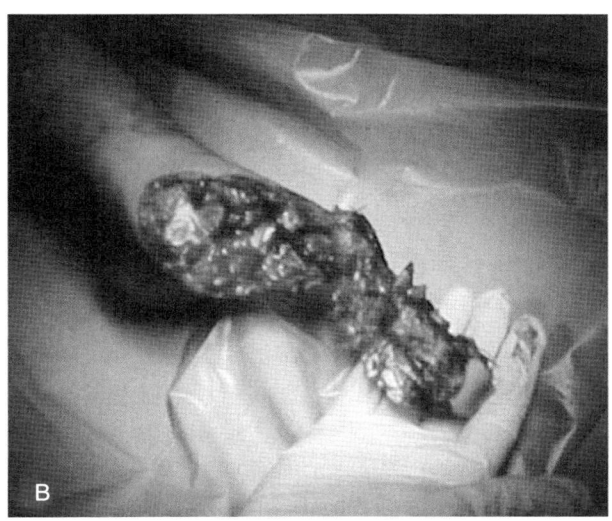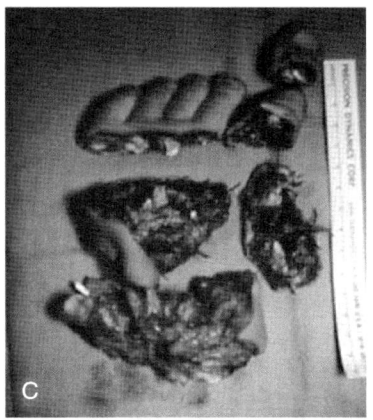

图 61-98　足部截断伤的治疗要求具有骨骼肌肉创伤的全方位治疗技术,即使对有经验的创伤科医生来说也是非常棘手的。不幸的是,许多此类创伤,特别是像图中所示(A~C)的割草机损伤,已经超过了目前重建技术的极限,只能行截肢。因此,术前需要护理好足与踝关节,并拟定详细的截肢计划。

应用内固定代替暂时固定[346]。早期内固定可以使伤口快速关闭,因此它能把细菌繁殖的机会减至最小。此外,早期内固定还可使伤肢和关节早期开始术后活动。

治疗足部多发性损伤一般按下列顺序进行:①保留血液供应,②保留感觉(特别是足底),③维持足的跖行位,④控制感染,⑤保留足底的皮肤和脂肪垫,⑥保留各方向的活动(主动和被动),⑦促进骨折愈合,⑧保留精细运动[169]。治疗割草机损伤时,取得骨愈合并不是唯一重要的目标[190]。偶尔情况下,要获得最理想的结果只有截肢。

十九、挤压伤

足部挤压伤的发病率比较高。Myerson 及其同事对 58 例足部挤压伤的病例做了回顾性研究,研究表明 24%的损伤是由于工业设备挤压引起,22%的损伤是因汽车、工业车辆或者火车等交通工具从足部碾过所致[275]。

Vora 和 Myerson 将足部挤压伤分为 3 类:①因宽大的重物挤压(如:叉车)而使足部遭受巨大的压力,②足部受到挤压并撕裂(碾压伤),③足部受到挤压并且软组织发生剪切、套状撕脱或者撕脱损伤[424]。1 型常伴发足部筋膜室综合征,2 型常出现粉碎骨折,而 3 型的特点为皮肤和软组织从它们的附着点(尤其是足跟垫)处裂开。

足部挤压伤的初步处理包括:做出次级评估、对开放性骨折合理应用抗生素并预防破伤风。开放性骨折并未消除发生筋膜室综合征的风险,所以要注意监测筋膜室综合征的发生。工业挤压伤常常会有油料、溶剂或者其他化学物品污染深部组织和骨骼,需要对其进行及时的冲洗和清创。软组织的损伤范围常常超过足部直接受创的区域,所以应仔细对损伤进行监测以明确损伤的真正区域。需行早期软组织覆盖以补救受挤压的足部,但是应清除所有的失活组织。

治疗主要包括下列方面:对软组织进行评估和治疗、稳定骨折、防止肌肉失衡。骨折的治疗原则如前面部分所述。外固定比较有用,因为它可限制受损的软组织覆盖发生分离[271]。可将外固定支架延伸到踝关节以上以限制发生马蹄足挛缩的风险。

Ziv 及其同事描述了一种治疗脱套伤的全层皮肤切除技术,该类损伤时撕脱的皮肤常松散地连接在肢体上,皮肤活力有问题时可用皮刀将其切除[441]。真皮的出血情况可用于显示撕脱皮肤的活力状况。如果损伤区域的真皮出血,则可将其保留,并用全层皮肤移植来代替其软组织床。如果真皮不出血,则将其切除,并将全层皮肤移植放置在真皮下的组织上[268]。

足部挤压伤的后遗症包括:软组织挛缩和爪趾畸形。这些后遗症可能是由于患足废用、漏诊筋膜室综合征、制动或者内在肌萎缩引起[424]。由于损伤本身的性质,可能会造成一定程度的爪趾畸形或软组织挛缩,但它可通过早期的理疗来进行预防。固定的挛缩需要手术进行松解。

足部挤压伤的结果依然很差。医生必须牢记,这类损伤比单纯的骨折和关节损伤预后更差。不良的预后是因为这种损伤机制会导致软组织的广泛损伤,包括损伤神经和血管。因此,这类损伤常具有特殊的症状和体征,如灼痛或局部剧痛。Omer 和 Pomerantz 曾报道,在这些情况下,50%的患者需要扶助行走或具有慢性疼痛[289]。Myerson 及其同事对 58 例足部挤压伤患者为期平均 3.5 年的随访研究表明,经过治疗后 46%的患者结果良好、29%的患者结果中等、25%的患者结果较差[275]。结果较差主要与下列情况有关:延误治疗、延迟进行软组织覆盖、因碾压伤需行截肢术、出现复杂性区域疼痛综合征(CRPS)、患者诉讼或要求工伤赔偿。及时地认出 CRPS 并请疼痛专家和理疗师进行会诊,有助于改善患者的长期结果。

二十、热量伤

(一)灼伤

虽然足部的表面积较小(各足均为人体总表面积的 3.5%),但是美国烧伤协会把足部烧伤归类为严重烧伤,因为受损的区域将不能适应负重及高剪切应力[357]。由于足部软组织浅薄,无论是直接造成或是继发于愈合时的瘢痕形成,烧伤很快会累及神经血管和肌腱组织。足部烧伤的治疗与身体其他部位一样,不过如果是孤立的足部烧伤,由于其不会发生大量的液体丢失,所以不用像身体其他部位的烧伤那样需进行针对性的治疗。烧伤时伴有骨折则是一个特殊的情况。在损伤发生后的最初一段时间内,细菌繁殖与烧伤皮肤的污染发展十分迅速。因此,医生应考虑早期内固定以防止手术需要穿过的组织受到细菌污染。烧伤的治疗常需多学科人员的参与,如:骨科医生、整形医生、烧伤科专家以及理疗师。常在初步愈合后再行重建手术。

(二)冻伤

冻伤可表现为浅表伤或深部伤。浅表冻伤常常只导致皮肤损伤，多表现为皮肤出现一块白色区域，该类损伤多能痊愈。深部冻伤常常比较严重，可导致组织坏死和血管内形成血栓。深部冻伤可导致下列结果：麻木、畏寒、瘢痕形成、甚至是干性坏疽和"自动"截肢[99]。

冻伤的治疗包括：将患足放在温水浴（40℃或104°F）中复温，在复温患肢之前应先纠正身体组织的低体温。对于暴露于冷环境中少于 24 小时、或热缺血少于 6 小时、或者没有冷冻-解冻联合循环证据的患者，应用溶栓剂有助于减少并发症[413]。用夹板固定患足，并指导患者进行早期的功能活动锻炼。与足部其他损伤不同，该类损伤要等到坏死组织与健康组织分界开以后(2 周)才能进行清创。

二十一、枪弹伤

足部枪伤的治疗同身体其他部分的同类伤。手枪伤常是低速伤(小于 2000 英尺/秒)，步枪伤是高能伤(大于 2000 英尺/秒)。霰弹伤是大面积高能损伤，但产生低速伤口[50]。小口径低速枪伤，最好在急诊室对伤口进行局部护理和清创，评价神经血管状态，并处理伴发的骨折。与其他的开放伤不同，低能量或小口径枪所致的骨折，只有当骨折类型或关节损伤有手术指征时才进行手术治疗[26]。这类骨折可闭合复位，并用制动鞋、夹板或者石膏固定，并短期(3~7 天)应用第一代头孢菌素治疗，以及早期随访检查伤口情况。关于在此阶段是静脉给予还是口服抗生素哪种作用最好仍存在一些争议。当损伤不涉及关节时，不必担心铅毒性或滑膜炎，但是如果在关节内有很多骨折碎屑，则要切开清创以尽量减少发生创伤后滑膜炎和关节炎的可能性。这类损伤一般都能痊愈。

高速枪伤(图 61-99)则要积极地进行治疗，包括切开清创、处理骨折和静脉应用广谱抗生素[50]。一般而言，软组织和骨的损伤程度要比 X 线或体格检查时所见严重得多。这种更严重的损伤是由于弹道自身的能量和作用不仅损伤所见局部组织而且毁坏了毗邻的组织[103]。如有发生筋膜室综合征的风险，必要时可通过测量间隔内压力来排除。应尽快进行软组织覆盖和骨的稳定治疗，因为细菌污染和感染的发生会随时间而增加，因此，只要软组织条件允许最好在 5~7 天内进行。

二十二、足跟垫损伤

足跟垫撕脱伤通常是由高能创伤引起的，不管有无神经血管束损伤或骨缺损，都会造成严重的后果。在正常状态下把脂肪垫保持在跟骨底面上并阻止其移位的致密纤维隔，以及外部特化的表皮和真皮组织，使足的这一部分组织在损伤时不容易复位。如果足跟垫能存活，感觉仍存在，且没有完全分离，则可以考虑清创后再缝合[231](图 61-100)。但是这种补救方法不适用于广泛的撕脱，此时可能要行 Syme 截肢或膝下截肢，应将此必要性告知患者[99]。

足跟垫损伤常导致该区域的血供受损，即：损害胫后动脉的内侧跟骨支的血供。Graf 和 Biemer 表示，对足跟垫脱套伤进行血管重建可成功进行补救[151]。

有报道称，此部位可使用游离皮瓣移植，但是转移皮瓣通常无法承受负重时跟部的压力和剪切力，以至于无法取得良好的功能。如果实施游离皮瓣移植，需要立即减低张力，以减少跟骨下压力性溃疡发生的概率。Graf 及其同事采用足背动脉游离皮瓣移植到患者患足跟部获得了满意的结果[152]。作者在同一报告中指出，对足跟垫撕脱伤进行一期血管重建后，足跟下生理压力分布与对侧健足相似。虽然有待于做大规模的研究以证实该法的有效性，但是它为足跟垫损伤这一尚未解决的难题提供了一种治疗方法。

二十三、创伤性肌腱损伤

肌腱断裂可由外力直接引起，也可是足或踝关节挤压伤/碾压伤的一部分。在伴有足部与踝关节损伤的复杂损伤，可能会漏诊肌腱损伤。高度怀疑有肌腱损伤时应对其进行一期修复。可采用 Kessler、Bunnell 或 Krakow 缝合技术并用非吸收缝线对肌腱进行一期端对端缝合，然后可以再用细的单纤维缝线缝合，这样可以增加修复的力量[218]。肌腱损伤延误诊断可能需行肌腱转移术。

(一)胫前肌腱

胫前肌腱损伤可发生于其在足背走行处的任何部位。触痛和肿胀常位于伤口或断裂水平的近侧，其位置与回缩的肌腱的近端相对应。患者的患足不能主动背屈或者背屈力量较弱，尝试背屈患足时肌腱不再张紧。

胫前肌腱急性断裂需要进行一期端对端修复[126,292,401]。即使是在断裂 6 周时通常仍可进行一期修

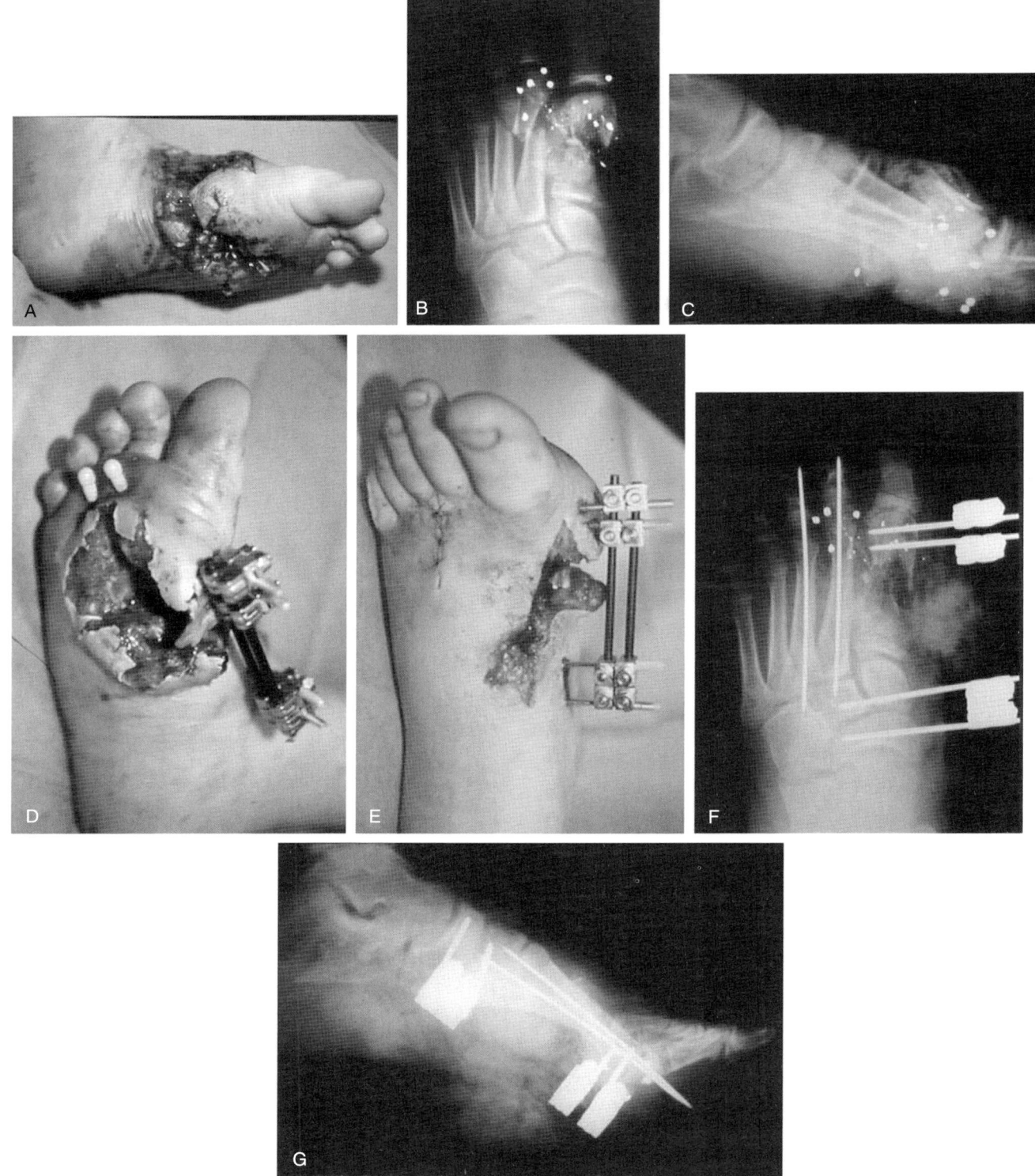

图 61-99 (A~C)足部高能枪伤要进行积极的手术治疗,常要不断地在手术室充分清除坏死的碎屑。(D~G)外固定是维持对线,尽可能减小血行阻断,以及在清创时提供软组织和骨暴露的有效方法。然后应对保留组织的状况进行评价,以便确定达到安全的骨性稳定和软组织覆盖所要求的治疗方法。

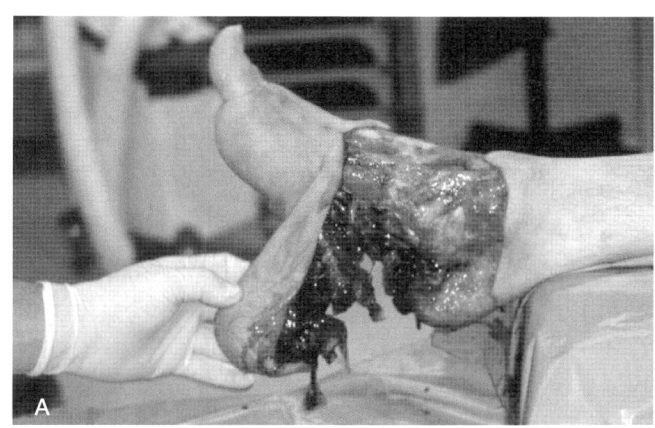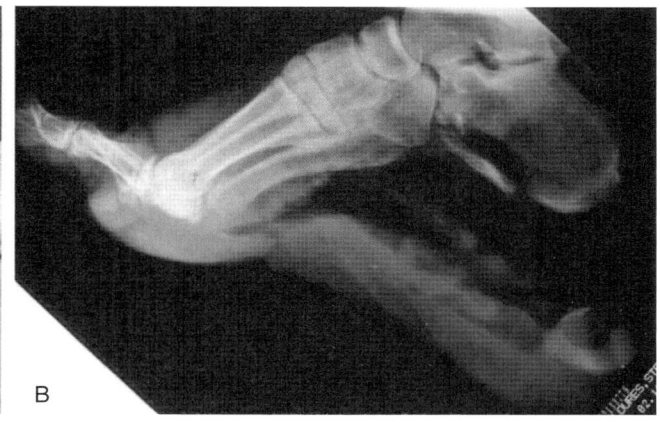

图 61-100   不管肢体的骨骼或神经血管状态如何,足垫撕脱伤的预后都非常差,因为无法恢复足跟底面的特化纤维隔,使其能耐受日常站立和行走时剪切应力。(A)这名患者的足部在工业机器中受伤,他的整个足跟垫组织从近侧向远侧撕脱。撕脱下的组织血供好。(B)尽管曾建议行 Syme 截肢或膝下截肢,但最终因为骨骼损伤小而且无明显神经缺陷而尝试保肢治疗。

复,而损伤3个月的患者,也可以尝试进行一期修复。一旦发现断裂的肌腱断端,即应开始进行手术治疗。通常可在伤口或者损伤水平处发现断裂肌腱的远端,而近端则可回缩3cm或者更多。有时需要将伤口扩大以探查肌腱的近端。当然,也可将止血钳放在伸肌支持带下方,从而将回缩的近端拉向伤口[401]。然后开始修复肌腱。

如果肌腱未能在 3 个月内进行修复,则医生无法再对断裂的肌腱进行一期修复。这种情况下,需要进行重建手术以恢复肌腱的功能,如:邻近肌腱转移术(EHL)、或者滑动肌腱移植术。

(二)腓骨肌腱

腓骨肌腱损伤应一期修复。足部外翻主要来自腓骨短肌的牵拉,该肌受到创伤后如未治疗,则在对抗肌完整时(胫后肌腱)可产生后足内翻畸形[153]。如何修复这些肌腱在前面已有介绍。如果两个腓骨肌腱均断裂,医生可根据他们的解剖将其鉴别开来。这些肌腱在踝关节水平处发生断裂可导致腓骨肌上支持带损伤,手术时也应对该损伤进行修复,以降低腓骨肌腱发生半脱位的风险[401]。

(三)跨长屈肌腱

跨长屈肌腱断裂导致跨趾的趾间关节不能屈曲。由于跨长屈肌腱和趾长屈肌腱互相连接,所以跨长屈肌腱断裂后患者能很好地耐受,而且其功能丧失较少。然而,如果能及早发现该类损伤,也应对跨长屈肌腱进行一期修复。修复该肌腱时不能使之过紧,以免

发生医源性爪形趾畸形。如果损伤未能及时修复,对肌腱行一期重建术则比较困难,这时需要在跖趾关节水平行 FHL 和 FHB 肌腱固定术。然而,FHL 功能丧失后患者常能很好地耐受,该肌腱常用于进行跟腱或胫后肌腱修复[133]。

(四)趾长屈肌腱

患者通常能很好地耐受趾长屈肌腱断裂,尤其是趾短屈肌腱保留完整时。趾长屈肌腱常用于肌腱转移术,并且不会对足部功能产生较大的影响。无需对断裂的趾长屈肌腱进行手术修复,但是在手术期间发现存在该类损伤时,则可对其进行修复。

(五)跨长伸肌腱

跨长伸肌腱的断裂可导致跨趾不能背屈。虽然穿鞋期间可以很好地耐受该类损伤,但是由于跨趾不能背屈,患者在步态改变时可导致足趾发生碰撞或绊跌[401]。如果不能进行急性修复并且肌腱已经回缩,则可用邻近的趾长伸肌腱行肌腱转移术。慢性的跨长伸肌腱破裂可导致跨趾在趾间关节处屈曲挛缩,需行跨趾趾间关节融合术。

(六)趾长伸肌腱

只要趾短伸肌腱的功能正常,单纯的趾长伸肌腱断裂无需修复[432]。如果这两条肌腱均断裂,则患者可因趾屈肌力量失衡而形成爪形趾畸形。这种情况常发生在第五足趾,因为该趾常常没有趾短伸肌腱。断裂的趾长伸肌腱也可在关闭创口时进行修复。

二十四、刺伤

足部刺伤看似无害(图 61-101),但是如果不进行治疗,则其可导致骨损伤(1%)、软组织损伤(10%)或关节感染(1%)[165]。虽然大部分的刺伤只表现为穿透皮肤的木材、玻璃或其他碎屑的异物反应,但是偶尔其可发展成深部脓肿或化脓性关节炎[420]。超过 90%的这种损伤是由钉子刺破所致。葡萄球菌和链球菌是常见的病原体,多来自足部感染的浅表刺伤或深部刺伤。刺伤所致的关节积脓或骨髓炎的最主要致病菌是假单胞菌,这可能是由于它与人造革鞋类有亲和力,而且易侵犯软骨组织。糖尿病患者的足部刺伤常导致多细菌感染。

与感染发生率增加相关的因素有:残留异物、刺入过深(达跖筋膜下)、免疫抑制、缺乏破伤风免疫以及可能延误治疗。医生还要考虑刺伤的位置(靠近关节或不易检查的深部间隙)、鞋的类型、是否穿鞋、刺伤的物体或机制以及患者的合并症等。

必须明确刺伤时的环境危险因素,因为它会影响抗生素的选择,而且在严重污染的病例中,还会影响到手术决策。出现蜂窝织炎和淋巴结炎体征,以及最为重要的卡纳佛尔征,都提示有深层组织或腱鞘感染(脓肿),因此要通过体检和超声或 MRI 检查加以排除[261]。必须行常规摄片检查以明确是否有异物残留或软组织

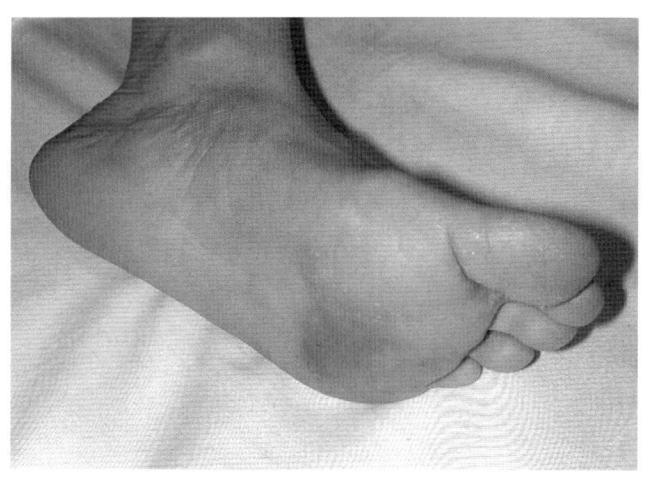

图 61-101　初次检查时足部的刺伤可能看起来并不严重。但如果不进行积极的治疗,他们会引起持续症状,导致深部组织或骨骼的感染,如本病例所示。在延误诊治时,这种现象尤为明显。因此,不管初始情况如何,医师都要想到可能需要进行手术清创、透视下取出异物和长期静脉使用抗生素。因为这名患者的第五跖趾关节刺伤导致化脓性关节炎和骨髓炎,因此最终需要截除跖骨头。

是否有气体影,当出现这两种情况时均需手术处理。只有在能获得深部感染组织的样本或脓液(不是来自周围皮肤的污染)时,病菌培养才会有价值。

如果刺伤严重,要行局部清洗,创口清创,并进行不负重夹板固定或 Jones 包扎[364]。在 48~72 小时内进行随访观察。在这段时间的后期发生症状则并发症的发生率较高。另一方面,异物反应一般要在预防接种后很长时间才会出现,甚至到数月至数年,如肉芽肿反应。如果在随访时患者没有明显的体征或症状,只要进行伤口的局部处理并应用 10~14 天的抗生素即可治疗。是否应用抗生素以及应用哪类抗生素仍存在争议,但是有文献报道这类损伤可并发假单胞菌骨髓炎,因此建议使用针对该类细菌的抗生素。

如果患者就诊较晚(受伤 24~48 小时以后),而且足部已出现红斑、肿胀或疼痛症状,则应考虑行手术清创治疗。必须辨认出可能会发生的骨髓炎。虽然 X 线平片在数周内仍显示不出骨皮质破坏的征象,但是核医学检查、白细胞标记成像、或者 MRI 检查都有助于辨认感染是否累及骨骼。然而,应避免因漫长的标记成像而导致延误手术清创治疗。如果确诊骨髓炎,则应对感染的骨骼进行手术清创,还应放置抗生素珠链。

免疫抑制患者如:糖尿病患者、人类免疫缺陷病毒感染者、酗酒者或长期进行免疫抑制治疗的患者,他们是坏死性筋膜炎的高危人群。偶尔情况下,这些患者会迅速发展成深部感染或脓肿,但感染的临床体征并不明显。综合的检查有助于对其进行诊断,但是不能延误深部感染的清创治疗,因为它可迅速发展成败血症。

感染的刺伤如未进行治疗,则可导致骨髓炎,在刺伤中其发生率高达 1.8%。Rahn 和 Jacobson 综述了足部刺伤后导致籽骨骨髓炎的发生率[314],在 22 例籽骨骨髓炎病例中,有 7 例的病原菌是假单胞菌。Laughlin 及其同事报告了足底被钉子刺伤后导致的 6 例跟骨骨髓炎的病例[224],在这 6 例患者中有 2 例糖尿病患者为多细菌感染,其中的 1 例糖尿病患者最终被截肢。

二十五、动物咬伤和海洋生物伤

猫或狗咬伤常会使出血败血性巴斯德菌潜入体内,需用第一代先锋霉素、阿莫西林克拉维酸钾治疗,如果对青霉素过敏,改用四环素克林霉素。同其他咬伤和刺伤一样,在初次治疗后需要在几天内进行复诊。

海洋生物咬伤(图 61-102)、珊瑚虫伤或在类似环

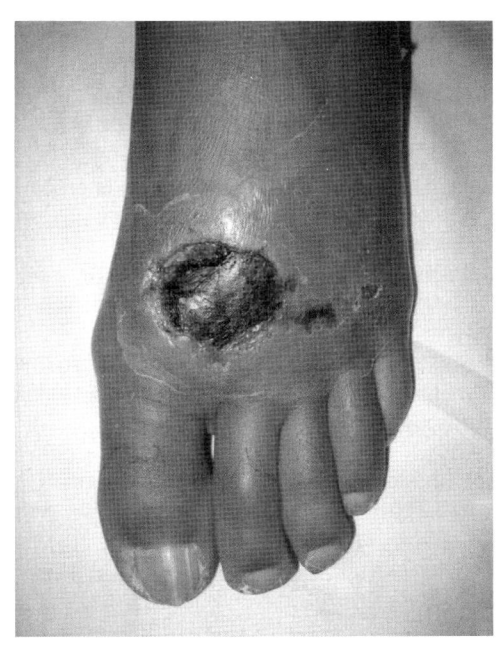

图 61-102　海洋生物伤常导致非典型感染。该患者被大西洋沙鲨(沙虎鲨)咬伤,导致感染和局部皮肤坏死。(见彩插)

境下造成的开放性伤口在海滨地区常见。不同的生物所造成的损伤性质各不相同[138,282]。海洋生物伤中,其周围的海洋环境中常见的病原体有:弧形菌属、嗜水气单胞菌、假单胞菌、邻单胞菌属类、红斑丹毒丝菌、海洋性结核菌以及其他的微生物。在对海洋生物伤进行抗生素治疗时,必须选用针对这些病菌的抗生素。治疗这些伤口时应咨询传染病方面的专家。

蛇毒素损伤可由黄貂鱼、带刺鱼、海胆以及珊瑚虫类损伤相互作用而引起。对这些损伤除了要处理伤口并预防感染外,还应进行清创、取出带毒素的刺、以及注射抗蛇毒血清等治疗[20]。

二十六、神经病变性足部骨折

糖尿病是引起周围神经病变的最常见原因,但它并不是手术治疗足部骨折或脱位的禁忌证,而是从其他方面影响了手术。应告知神经病变性骨折的糖尿病患者,他们发生感染和神经病变的概率要比其他人群高。无论是手术治疗还是非手术治疗,在治疗中必须采取一定的预防措施,以防止神经性关节病的发生[359]。实际上,糖尿病患者足部骨折后发生 Charcot 神经病变的概率相当低(0%~1%)。只有在延迟诊断或治疗后才发生,特别是过早的负重或者制动时间不够时。作为一种常规,Schon 和 Marks 建议将糖尿病骨折患者的石膏制

动时间延长到普通患者的 2 倍[234,359]。神经性足部骨折常累及跗骨间和跖跗关节区域。在外周神经病变的患者中,也可发生跟骨结节撕脱骨折[40]。

最初评估时,Charcot 关节神经病变性骨折或脱位可能难以与感染相鉴别。骨髓炎或软组织感染要比外周神经病变的患者发生 Charcot 神经性关节病的概率小,通过详细的病史询问和仔细的体格检查,如果无皮肤破损, 则可以非常容易地将其排除。临床上,Charcot 神经性关节病所出现的足部水肿和红斑,只需将患足抬高数分钟即可消退。相反,如果足部感染,则水肿和红斑将持久存在。作为一个常规,如果水肿消退患足皮温升高, 而且 X 线片上不再能看到骨折碎屑,则提示 Charcot 病变的急性期已过。虽然这些损伤相对为低能损伤,但是我们建议要像不伴有神经病变的高能损伤患者那样进行治疗。糖尿病患者偶尔会有足部关节的自发性半脱位或脱位, 而没有外伤史[280]。由于神经病变的患者对疼痛的感知能力受到损害,所以对关节周围和最初不严重的足部损伤往往没有充分的认识,还继续让足部负重,从而导致无法形成桥接骨痂,不能完全或有效地愈合。

如果能早期发现神经病变性足部骨折, 则可进行石膏制动和禁止负重治疗。不幸的是,许多神经病变的患者,由于失去生理知觉,在骨折或脱位后继续负重,从而导致延误诊断和足部畸形。总的来说,与非神经病变患者相比, 对神经病变患者的骨折所进行的手术固定应注意下列问题:①采用更坚固的稳定器械,②制动和保护性负重的时间需为正常时间的 1.5~2 倍[358]。伴有 Charcot 神经性关节病的患者,患肢的血流灌注通常较好,术前无需常规进行血管检查。当触摸不到足背动脉搏动时,则很可能不是 Charcot 神经性关节病。虽然进行了合理的非手术或手术治疗,Charcot 神经性骨折有时仍可进展成畸形。Charcot 病变继续进展并且保护性知觉丧失常导致难以应用支具或固定。治疗的目标就是使足部仍能满足跖行的需要。

Early 和 Hansen 提出了糖尿病患者足部骨折的手术治疗原则:①切口要能直接显露骨块并且轻微地分离软组织,②手术时间不能超过 2 个小时,③避免使用止血带, ④考虑用免缝胶带以分散伤口的张力,⑤使用全接触夹板,⑥住院 2~3 天以确保术后早期严格抬高患足[111]。

(陈有　郭乾臣 译　李世民 冯世庆 校)

参考文献

1. Abidi, N.A., Dhawan, S.; Gruen, G.S.; et al. Wound-healing risk factors after open reduction and internal fixation of calcaneal fractures. Foot Ankle Int 19:856–861, 1998.

2. Adelaar, R.S. Complex fractures of the talus. Instr Course Lect 46:323–338, 1997.

3. Adelaar, R.S.; Madrian, J.R. Avascular necrosis of the talus. Orthop Clin North Am 35:383–395, xi, 2004.

4. Agel, J.; Beskin, J.L.; Brage, M.; et al. Reliability of the Foot Function Index: A report of the AOFAS Outcomes Committee. Foot Ankle Int 26:962–967, 2005.

5. Aggarwal, P.K., Singh, S.; Kumar, S. Isolated dorsal dislocation of the intermediate cunieform: A case report and review of the literature. Arch Orthop Trauma Surg 123:252–253, 2003.

6. Albert, M.J.; Waggoner, S.M.; Smith, J.W. Internal fixation of calcaneus fractures: An anatomical study of structures at risk. J Orthop Trauma 9:107–112, 1995.

7. Alberta, F.G.; Aronow, M.S.; Barrero, M.; et al. Ligamentous Lisfranc joint injuries: A biomechanical comparison of dorsal plate and transarticular screw fixation. Foot Ankle Int 26:462–473, 2005.

8. Aldridge, J.M., 3rd; Easley, M.; Nunley, J.A. Open calcaneal fractures: Results of operative treatment. J Orthop Trauma 18:7–11, 2004.

9. Allmacher, D.H.; Galles, K.S.; Marsh, J.L. Intra-articular calcaneal fractures treated nonoperatively and followed sequentially for 2 decades. J Orthop Trauma 20:464–469, 2006.

10. Anderson, H.G. Medical and Surgical Aspects of Aviation. London: Oxford Medical Publications, 1919.

11. Anderson, I.F.; Crichton, K.J.; Gratton-Smith, T.; et al. Osteochondral fractures of the dome of the talus. J Bone Joint Surg [Am] 71:1143–1152, 1989.

12. Anderson, R.B.; McBryde, A.M., Jr. Autogenous bone grafting of hallux sesamoid nonunions. Foot Ankle Int 18:293–296, 1997.

13. AOFAS. Preventing Lawnmower Injuries. In American Orthopaedic Foot and Ankle Society Position Statement. Rosemont, Illinois, American Academy of Orthopaedic Surgeons, 2001.

14. Argenta, L.C.; Morykwas, M.J. Vacuum-assisted closure: A new method for wound control and treatment: Clinical experience. Ann Plast Surg 38:563–576; discussion 577, 1997.

15. Armagan, O.E.; Shereff, M.J. Injuries to the toes and metatarsals. Orthop Clin North Am 32:1–10, 2001.

16. Arntz, C.T.; Hansen, S.T., Jr. Dislocations and fracture dislocations of the tarsometatarsal joints. Orthop Clin North Am 18:105–114, 1987.

17. Ashworth, M.J.; Davies, M.B.; Williamson, D.M. Irreducible Lisfranc's injury: The 'toe up' sign. Injury 28:321–322, 1997.

18. Assous, M.; Bhamra, M.S. Should Os calcis fractures in smokers be fixed? A review of 40 patients. Injury 32:631–632, 2001.

19. Astion, D.J., Deland, J.T.; Otis, J.C.; et al. Motion of the hindfoot after simulated arthrodesis. J Bone Joint Surg [Am] 79:241–246, 1997.

20. Auerbach, P. Envenomation by aquatic vertebrates. In: Auerbach, P., ed. Wilderness Medicine, 4th ed. St. Louis, Mosby, 2001, pp. 1488–1506.

21. Baker, C.L.; Andrews, J.R.; Ryan, J.B. Arthroscopic treatment of transchondral talar dome fractures. Arthroscopy 2:82–87, 1986.

22. Balin, A.K.; Pratt, L. Dilute povidone-iodine solutions inhibit human skin fibroblast growth. Dermatol Surg 28:210–214, 2002.

23. Banerjee, R.; Bradley, M.P.; Bluman, E.M.; et al. Clinical pearls: Locked great toe. Acad Emerg Med 10:878–880, 2003.

24. Bankart, A. Fractures of the os calcis. Lancet 2:175, 1942:

25. Barnes, C.J.; Ferkel, R.D. Arthroscopic débridement and drilling of osteochondral lesions of the talus. Foot Ankle Clin 8:243–257, 2003.

26. Bartlett, C.S.; Helfet, D.L.; Hausman, M.R.; et al. Ballistics and gunshot wounds: Effects on musculoskeletal tissues. J Am Acad Orthop Surg 8:21–36, 2000.

27. Baumhauer, J.E. Mutilating injuries. In M. Myerson, ed. Foot and Ankle Disorders. Philadelphia, Saunders, pp. 1245–1264, 2000.

28. Baumhauer, J.F.; Alvarez, R.G. Controversies in treating talus fractures. Orthop Clin North Am 26:335–351, 1995.

29. Benirschke, S.K.; Kramer, P.A. Wound healing complications in closed and open calcaneal fractures. J Orthop Trauma 18:1–6, 2004.

30. Benirschke, S.K.; Sangeorzan, B.J. Extensive intra-articular fractures of the foot. Surgical management of calcaneal fractures. Clin Orthop Relat Res 292:128–134, 1993.

31. Berlet, G.C.; Hodges Davis, W.; Anderson, R.B. Tendon arthroplasty for basal fourth and fifth metatarsal arthritis. Foot Ankle Int 23:440–446, 2002.

32. Berlet, G.C.; Lee, T.H.; Massa, E.G. Talar neck fractures. Orthop Clin North Am 32:53–64, 2001.

33. Berndt, A.L.; Harty, M. Transchondral fractures (osteochondritis dissecans) of the talus. J Bone Joint Surg [Am] 41:988–1020, 1959.

34. Berry, G.K.; Stevens, D.G.; Kreder, H.J.; et al. Open fractures of the calcaneus: A review of treatment and outcome. J Orthop Trauma 18:202–206, 2004.

35. Besse, J-L.; Kasmaoui, El-H.; Lerat, J-L.; et al, Tarso-metatarsal fracture-dislocation: Treatment by percutaneous pinning or open reduction (a report on 17 cases). Foot and Ankle Surgery 11:17–23, 2005.

36. Bibbo, C.; Anderson, R.B.; Davis, W.H. Injury characteristics and the clinical outcome of subtalar disloca-

tions: A clinical and radiographic analysis of 25 cases. Foot Ankle Int 24:158–163, 2003.

37. Bibbo, C.; Linn, S.S.; Abidi, N.; et al. Missed and associated injuries after subtalar dislocation: The role of CT. Foot Ankle Int 22:324–328, 2001.

38. Bibbo, C.; Lin, S.S.; Cunningham, F.J. Acute traumatic compartment syndrome of the foot in children. Pediatr Emerg Care 16:244–248, 2000.

39. Biedert, R.; Hintermann, B. Stress fractures of the medial great toe sesamoids in athletes. Foot Ankle Int 24:137–141, 2003.

40. Biehl, W.C., 3rd; Morgan, J.M.; Wagner, F.W., Jr.; et al. Neuropathic calcaneal tuberosity avulsion fractures. Clin Orthop Relat Res 296:8–13, 1993.

41. Blundell, C.M.; Nicholson, P.; Blackney, M.W. Percutaneous screw fixation for fractures of the sesamoid bones of the hallux. J Bone Joint Surg [Br] 84:1138–1141, 2002.

42. Boack, D.H.; Manegold, S.; Haas, N.P. (Treatment strategy for talus fractures). Unfallchirurg 107:499–514; quiz 513–514, 2004.

43. Bohay, D.R.; Manoli, A., 2nd. Subtalar joint dislocations. Foot Ankle Int 16:803–808, 1995.

44. Bohay, D.R.; Manoli, A., 2nd. Occult fractures following subtalar joint injuries. Foot Ankle Int 17:164–169, 1996.

45. Böhler, L. Diagnosis, pathology, and treatment of fractures of the os calcis. J Bone Joint Surg 13:75–89, 1931.

46. Böhler, L. Fersenbeinfrakturen. In L. Böhler, ed. Die Technik der Knochenbruchbehandlung. Wein, Maudrich, pp. 2148–2217, 1957.

47. Borrelli, J., Jr.; Lashgari, C. Vascularity of the lateral calcaneal flap: A cadaveric injection study. J Orthop Trauma 13:73–77, 1999.

48. Borrelli, J., Jr.; Torzilli, P.A.; Grigiene, R.; et al. Effect of impact load on articular cartilage: Development of an intra-articular fracture model. J Orthop Trauma 11:319–326, 1997.

49. Bouché, R.; Heit, E. Surgical approaches for hallucal sesamoid excision. J Foot Ankle Surg 41:192–196, 2002.

50. Boucree, J.B., Jr.; Gabriel, R.A.; Lezine-Hanna, J.T. Gunshot wounds to the foot. Orthop Clin North Am 26:191–197, 1995.

51. Bowers, K.D., Jr.; Martin, R.B. Turf-toe: A shoe-surface related football injury. Med Sci Sports 8:81–83, 1976.

52. Braly, W.G.; Bishop, J.O.; Tullos, H.S. Lateral decompression for malunited os calcis fractures. Foot Ankle 6:90–96, 1985.

53. Brenner, P.; Rammelt, S.; Gavlik, J.M.; et al. Early soft tissue coverage after complex foot trauma. World J Surg 25:603–609, 2001.

54. Bridgman, S.A.; Dunn, K.M.; McBride, D.J.; et al. Interventions for treating calcaneal fractures. Cochrane Database Syst Rev 2:CD001161, 2000.

55. Broden, B. Roentgen examination of the subtaloid joint in fractures of the calcaneus. Acta Radiol 3:85–91, 1949.

56. Brown, D.C.; McFarland, G.B., Jr. Dislocation of the medial cuneiform bone in tarsometatarsal fracture–dislocation. A case report. J Bone Joint Surg [Am] 57:858–859, 1975.

57. Brunet, J.A. Pathomechanics of complex dislocations of the first metatarsophalangeal joint. Clin Orthop Relat Res 332:126–131, 1996.

58. Brunet, J.A. Calcaneal fractures in children. Long-term results of treatment. J Bone Joint Surg [Br] 82:211–216, 2000.

59. Brunet, J.A.; Tubin, S. Traumatic dislocations of the lesser toes. Foot Ankle Int 18:406–411, 1997.

60. Buch, B.D.; Myerson, M.S.; Miller, S.D. Primary subtalar arthrodesis for the treatment of comminuted calcaneal fractures. Foot Ankle Int 17:61–70, 1996.

61. Buch, J. Bohrdrahtosteosynthese des Fersenbeinbruches. Akt Chir 15:285–296, 1980.

62. Buckley, R.; Tough, S.; McCormack, R.; et al. Operative compared with nonoperative treatment of displaced intra-articular calcaneal fractures: A prospective, randomized, controlled multicenter trial. J Bone Joint Surg [Am] 84:1733–1744, 2002.

63. Buckley, R.E.; Hunt, D.V. Reliability of clinical measurement of subtalar joint movement. Foot Ankle Int 18:229–232, 1997.

64. Budiman-Mak, E.; Conrad, K.J.; Roach, K.E. The Foot Function Index: A measure of foot pain and disability. J Clin Epidemiol 44:561–570, 1991.

65. Budiman-Mak, E.; Conrad, K.; Stuck, R.; et al. Theoretical model and Rasch analysis to develop a revised Foot Function Index. Foot Ankle Int 27:519–527, 2006.

66. Burdeaux, B.D., Jr. The medical approach for calcaneal fractures. Clin Orthop Relat Res 290:96–107, 1993:

67. Calder, J.D.; Whitehouse, S.L.; Saxby, T.S. Results of isolated Lisfranc injuries and the effect of compensation claims. J Bone Joint Surg [Br] 86:527–530, 2004.

68. Campbell, J.T. Intra-articular neuropathic fracture of the calcaneal body treated by open reduction and subtalar arthrodesis. Foot Ankle Int 22:440–444, 2001.

69. Canale, S.T.; Kelly, F.B., Jr. Fractures of the neck of the talus. Long-term evaluation of seventy-one cases. J Bone Joint Surg [Am] 60:143–156, 1978.

70. Carr, J.B.; Tigges, R.G.; Wayne, J.S.; et al. Internal fixation of experimental intra-articular calcaneal fractures: A biomechanical analysis of two fixation methods. J Orthop Trauma 11:425–428; discussion 428–429, 1997.

71. Carr, J.B. Surgical treatment of intra-articular calcaneal fractures: A review of small incision approaches. J Orthop Trauma 19:109–117, 2005.

72. Carr, J.B.; Hamilton, J.J.; Bear, L.S. Experimental intra-articular calcaneal fractures: Anatomic basis for a new classification. Foot Ankle 10:81–87, 1989.

73. Carr, J.B.; Hansen, S.T.; Benirschke, S.K. Surgical treatment of foot and ankle trauma: Use of indirect

reduction techniques. Foot Ankle 9:176–178, 1989.

74. Cavanaugh, P.R.; Rodgers, M.M.; Iboshi, A. Pressure distribution under symptomatic free feet during barefoot standing. Foot Ankle 7:262–276, 1987.

75. Ceccarelli, F., Faldini, C.; Piras, F.; et al. Surgical versus non-surgical treatment of calcaneal fractures in children: A long-term results comparative study. Foot Ankle Int 21:825–832, 2000.

76. Charlson, M.D., Parks, B.G.; Weber, T.G.; et al. Comparison of plate and screw fixation and screw fixation alone in a comminuted talar neck fracture model. Foot Ankle Int 27:340–343, 2006.

77. Christensen, S.B., Lorentzen, J.E.; Krogsøeo, O.; et al. Subtalar dislocation. Acta Orthop Scand 48:707–711, 1977.

78. Clanton, T.O.; Butler, J.E.; Eggert, A. Injuries to the metatarsophalangeal joints in athletes. Foot Ankle 7:162–176, 1986.

79. Clapper, M.F.; O'Brien, T.J.; Lyons, P.M. Fractures of the fifth metatarsal. Analysis of a fracture registry. Clin Orthop Relat Res:315:238–241, 1995.

80. Cobey, J.C. Treatment of undisplaced toe fractures with metatarsal bar made from tongue blades. Clin Orthop Relat Res 103:56, 1974.

81. Coker, T.P.; Arnold, J.A.; Weber, D.L. Traumatic lesions of the metatarsophalangeal joint of the great toe in athletes. Am J Sports Med 6:326–334, 1978.

82. Coltart, W.D. Aviator's astragalus. J Bone Joint Surg [Br] 34:545–566, 1952.

83. Comfort, T.H.; Behrens, F.; Gaither, D.W.; et al. Long-term results of displaced talar neck fractures. Clin Orthop Relat Res 199:81–87, 1985.

84. Conn, H. The treatment of fractures of the os calcis. J Bone Joint Surg [Am] 17:392–405, 1935.

85. Coss, H.S.; Manos, R.E.; Buoncristiani, A.; et al. Abduction stress and AP weight bearing radiography of purely ligamentous injury in the tarsometatarsal joint. Foot Ankle Int 19:537–541, 1998.

86. Costilla, V.; Bishai, D.M. Lawnmower injuries in the United States: 1996 to 2004. Ann Emerg Med 47:567–573, 2006.

87. Cotton, F.; Henderson, F.F. Results of fractures of the os calcis. Am J Orthop Surg 14:290–298, 1916.

88. Coughlin, M.J. Subluxation and dislocation of the second metatarsophalangeal joint. Orthop Clin North Am 20:535–551, 1989.

89. Coughlin, M.J. Sesamoid pain: Causes and surgical treatment. Instr Course Lect 39:23–35, 1990.

90. Coughlin, M.J. Calcaneal fractures in the industrial patient. Foot Ankle Int 21:896–905, 2000.

91. Crandall, J.; Klopp, G.S.; Klisch, S.; et al. Research program to investigate lower extremity injuries. In: Society of Automotive Engineers, Depth Accident Investigations—Trauma Team Findings in Late Model Vehicle Collisions. SAE Paper No. 940711, 1994.

92. Curtis, M.J.; Myerson, M.; Szura, B. Tarsometatarsal joint injuries in the athlete. Am J Sports Med 21:497–502, 1993.

92a. Csizy, M.; Buckley, R.; Tough, S.; et al. Displaced intra-articular calcaneal fractures: Variables predicting late subtalar fusion. J Orthop Trauma 17:106–112, 2003.

93. Dahners, L.E.; Mullis, B.H. Effects of nonsteroidal anti-inflammatory drugs on bone formation and soft-tissue healing. J Am Acad Orthop Surg 12:139–143, 2004.

94. Dameron, T.B., Jr. Fractures and anatomical variations of the proximal portion of the fifth metatarsal. J Bone Joint Surg [Am] 57:788–792, 1975.

95. Daniels, T.R.; Smith, J.W. Talar neck fractures. Foot Ankle 14:225–234, 1993.

96. Daniels, T.R.; Smith, J.W.; and Ross, T.I. Varus malalignment of the talar neck. Its effect on the position of the foot and on subtalar motion. J Bone Joint Surg [Am] 78:1559–1567, 1996.

97. Davies, M.S.; Saxby, T.S. Arthroscopy of the hallux metatarsophalangeal joint. Foot Ankle Clin 5:715–724, 2000.

98. de Palma, L.; Santucci, A.; Sabetta, S.P.; et al. Anatomy of the Lisfranc joint complex. Foot Ankle Int 18:356–364, 1997.

99. DeCoster, T.A.; Miller, R.A. Management of traumatic foot wounds. J Am Acad Orthop Surg 2:226–230, 1994.

100. Degan, T.J.; Morrey, B.F.; Braun, D.P. Surgical excision for anterior-process fractures of the calcaneus. J Bone Joint Surg [Am] 64:519–524, 1982.

101. DeLee, J. Surgery of the foot. In: Mann, R.A., ed. Fractures and Dislocations of the Foot. St. Louis, Mosby, pp. 729–749, 1980.

102. DeLee, J.C.; Evans, J.P.; Julian, J. Stress fracture of the fifth metatarsal. Am J Sports Med 11:349–353, 1983.

103. DeMuth, W.E., Jr. Bullet velocity and design as determinants of wounding capability: An experimental study. J Trauma 6:222–232, 1966.

104. Dewar, F.P.; Evans, D.C. Occult fracture–subluxation of the midtarsal joint. J Bone Joint Surg [Br] 50:386–388, 1968.

105. Dick, I.L. Primary fusion of the posterior subtalar joint in the treatment of fractures of the calcaneum. J Bone Joint Surg 35:375–380, 1953.

106. DiGiovanni, C.W.; Kuo, R.; Tejwani, N.; et al. Isolated gastrocnemius tightness. J Bone Joint Surg [Am] 84:962–970, 2002.

107. DiGiovanni, C.W.; Langer, P.R.; Nickish, F.; et al. Proximity of the lateral talar process to the lateral stabilizing ligaments of the ankle and subtalar joint. Foot Ankle Int 28:175–180, 2007.

108. Dormans, J.P.; Azzoni, M.; Davidson, R.S.; et al. Major lower extremity lawn mower injuries in children. J Pediatr Orthop 15:78–82, 1995.

109. Douglas, D.P., Davidson, D.M.; Robinson, J.E.; et al. Rupture of the medial collateral ligament of the first metatarsophalangeal joint in a professional

soccer player. J Foot Ankle Surg 36:388–390, 1997.

110. Dutkowsky, J.; Freeman, B.L., 3rd. Fracture–dislocation of the articular surface of the third metatarsal head. Foot Ankle 10:43–44, 1989.

111. Early, J.S.; Hansen, S.T. Surgical reconstruction of the diabetic foot: A salvage approach for midfoot collapse. Foot Ankle Int 17:325–330, 1996.

112. Early, J.S. Management of fractures of the talus: Body and head regions. Foot Ankle Clin 9:709–722, 2004.

113. Ebraheim, N.A.; Sabry, F.F.; Haman, S.; et al. Anatomical and radiological considerations of the fifth metatarsal bone. Foot Ankle Int 21:212–215, 2000.

114. Ebraheim, N.A.; Elgafy, H.; Sabry, F.F.; et al. Sinus tarsi approach with trans-articular fixation for displaced intra-articular fractures of the calcaneus. Foot Ankle Int 21:105–113, 2000.

115. Ebraheim, N.A.; Zeiss, J.; Skie, M.C.; et al. Radiological evaluation of peroneal tendon pathology associated with calcaneal fractures. J Orthop Trauma 5:365–369, 1991.

116. Eichenholtz, S.N.; Levine, D.B. Fractures of the tarsal navicular bone. Clin Orthop Relat Res 34:142–157, 1964.

117. Elgafy, H.; Ebraheim, N.A.; Tile, M.; et al. Fractures of the talus: Experience of two level 1 trauma centers. Foot Ankle Int 21:1023–1029, 2000.

118. Elveru, R.A.; Rothstein, J.M.; Lamb, R.L. Goniometric reliability in a clinical setting. Subtalar and ankle joint measurements. Phys Ther 68:672–677, 1988.

119. Erdmann, D.; Lee, B.; Roberts, C.D.; et al. Management of lawnmower injuries to the lower extremity in children and adolescents. Ann Plast Surg 45:595–600, 2000.

120. Essex-Lopresti, P. The mechanism, reduction technique, and results in fractures of the os calcis. Br J Surg 39:395–419, 1952.

121. Faciszewski, T.; Burks, R.T.; Manaster, B.J. Subtle injuries of the Lisfranc joint. J Bone Joint Surg [Am] 72:1519–1522, 1990.

122. Ferkel, R.D. Arthroscopic Surgery: The Foot and Ankle. Philadelphia, Lippincott-Raven, 1996.

123. Fetzer, G.B.; Wright, R.W. Metatarsal shaft fractures and fractures of the proximal fifth metatarsal. Clin Sports Med 25:139–150, x, 2006.

124. Flemister, A.S., Jr.; Infante, A.F.; Sanders, R.W.; et al. Subtalar arthrodesis for complications of intra-articular calcaneal fractures. Foot Ankle Int 21:392–399, 2000.

125. Fleuriau Chateau, P.B.; Brokaw, D.S.; Jelen, B.A.; et al. Plate fixation of talar neck fractures: Preliminary review of a new technique in twenty-three patients. J Orthop Trauma 16:213–219, 2002.

126. Floyd, D.W.; Heckman, J.D. Rockwood, C.A., Jr. Tendon lacerations in the foot. Foot Ankle 4:8–14, 1983.

127. Folk, J.W.; Starr, A.J.; Early, J.S. Early wound complications of operative treatment of calcaneus fractures: Analysis of 190 fractures. J Orthop Trauma 13:369–372, 1999.

128. Forgon, M. Closed reduction and percutaneous osteosynthesis: Technique and results in 265 calcaneal fractures. In: Tscherne, H.; Schatzker, J., ed. Major Fractures of the Pilon, the Talus and the Calcaneus. New York, Springer Verlag, 1992.

129. Fortin, P.T.; Balazsy, J.E. Talus fractures: Evaluation and treatment. J Am Acad Orthop Surg 9:114–127, 2001.

130. Foster, S.C.; Foster, R.R. Lisfranc's tarsometatarsal fracture–dislocation. Radiology 120:79–83, 1976.

131. Fracture and dislocation compendium. Orthopaedic Trauma Association Committee for Coding and Classification. J Orthop Trauma 10 Suppl 1:v–ix, 1–154, 1996.

132. Frawley, P.A.; Hart, J.A.; Young, D.A. Treatment outcome of major fractures of the talus. Foot Ankle Int 16:339–345, 1995.

133. Frenette, J.P.; Jackson, D.W. Lacerations of the flexor hallucis longus in the young athlete. J Bone Joint Surg [Am] 59:673–676, 1977.

134. Frey, C.; Andersen, G.D.; Feder, K.S. Plantar flexion injury to the metatarsophalangeal joint ("sand toe"). Foot Ankle Int 17:576–581, 1996.

135. Frey, C.; DiGiovanni, C.W. Gross and arthroscopic anatomy of the foot. In: Guhl, J.F.; Parisien, J.S.; Boynton, M.D., eds. Foot and Ankle Arthroscopy, 3rd ed. New York, Springer-Verlag, 2003.

136. Frey, C.; Feder, K.S.; DiGiovanni, C. Arthroscopic evaluation of the subtalar joint: Does sinus tarsi syndrome exist? Foot Ankle Int 20:185–191, 1999.

137. Frey, C.; van Dijk, C.N. Arthroscopy of the great toe. Instr Course Lect 48:343–346, 1999.

138. Frey, C. Marine injuries. Prevention and treatment. Orthop Rev 23:645–649, 1994.

139. Fugate, D.S.; Thomson, J.D.; Christensen, K.P. An irreducible fracture–dislocation of a lesser toe: A case report. Foot Ankle 11:317–318, 1991.

140. Gallie, W. Subastragalar arthrodesis in fractures of the os calcis. J Bone Joint Surg [Am] 25:731–736, 1943.

141. Garofalo, R.; Moretti, B.; Ortolano, V.; et al. Peritalar dislocations: A retrospective study of 18 cases. J Foot Ankle Surg 43:166–172, 2004.

142. Gavlik, J.M.; Rammelt, S.; Zwipp, H. The use of subtalar arthroscopy in open reduction and internal fixation of intra-articular calcaneal fractures. Injury 33:63–71, 2002.

143. Gelberman, R.H.; Mortensen, W.W. The arterial anatomy of the talus. Foot Ankle 4:64–72, 1983.

144. Giordano, C.P.; Koval, K.J. Treatment of fracture blisters: A prospective study of 53 cases. J Orthop Trauma 9:171–176, 1995.

145. Gissane, W. News notes: Proceedings of the British Orthopedic Association. J Bone Joint Surg 29:254–255, 1947.

146. Glasgow, M.T., Naranja, R.J., Jr.; Glasgow, S.G.;

et al. Analysis of failed surgical management of fractures of the base of the fifth metatarsal distal to the tuberosity: The Jones fracture. Foot Ankle Int 17:449–457, 1996.

147. Goff, C. Fresh fractures of the os calcis. Arch Surg 36:744–765, 1938.

148. Goldner, J.L.; Poletti, S.C.; Gates, H.S., 3rd.; et al. Severe open subtalar dislocations. Long-term results. J Bone Joint Surg [Am] 77:1075–1079, 1995.

149. Gosele, A.; Schulenburg, J.; Ochsner, P.E. (Early functional treatment of a 5th metatarsal fracture using an orthopedic boot). Swiss Surg 3:81–84, 1997.

150. Gould, N.; Trevino, S. Sural nerve entrapment by avulsion fracture of the base of the fifth metatarsal bone. Foot Ankle 2:153–155, 1981.

151. Graf, P.; Biemer, E. (Degloving injuries of the soft tissues of the heel. An indication for microvascular revascularization!). Chirurg 65:642–645, 1994.

152. Graf, P.; Kalpen, A.; Biemer, E. Revascularisation versus reconstruction of degloving injuries of the heel: Case report. Microsurgery 16:149–154, 1995.

153. Griffiths, J.C. Tendon injuries around the ankle. J Bone Joint Surg [Br] 47:686–689, 1965.

154. Grob, D.; Simpson, L.A.; Weber, B.G.; et al. Operative treatment of displaced talus fractures. Clin Orthop Relat Res 199:88–96, 1985.

155. Grogan, D.P.; Walling, A.K.; Ogden, J.A. Anatomy of the os trigonum. J Pediatr Orthop 10: 618–622, 1990.

156. Grundy, M.T.; Tosh, P.A.; McLeish, R.D.; et al. An investigation of the centers of pressures under the foot while walking. J Bone Joint Surg [Br]:57:98–103, 1975.

157. Gustilo, R.B.; Mendoza, R.M.; Williams, D.N. Problems in the management of type III (severe) open fractures: A new classification of type III open fractures. J Trauma 24:742–746, 1984.

158. Guyton, G.P.; Shearman, C.M.; Saltzman, C.L. The compartments of the foot revisited. Rethinking the validity of cadaver infusion experiments. J Bone Joint Surg [Br] 83:245–249, 2001.

159. Haliburton, R.A.; Sullivan, C.R.; Kelly, P.J.; et al. The extra-osseous and intra-osseous blood supply of the talus. J Bone Joint Surg [Am] 40:1115–1120, 1958.

160. Hansen, S.T., Jr. Functional Reconstruction of the Foot. Philadelphia, Lippincott, 2000.

161. Hardcastle, P.H.; Reschauer, R.; Kutscha-Lissberg, E.; et al. Injuries to the tarsometatarsal joint. Incidence, classification and treatment. J Bone Joint Surg [Br] 64:349–356, 1982.

162. Harris, R.I. Fractures of the os calcis: Their treatment by tri-radiate traction and subastragalar fusion. Ann Surg 124:1082–1100, 1946.

163. Harvey, E.J.; Grujic, L.; Early, J.S.; et al. Morbidity associated with ORIF of intra-articular calcaneus fractures using a lateral approach. Foot Ankle Int 22:868–873, 2001.

164. Hatzokos, I.; Karataglis, D.; Papadopoulos, D.; et al. Treatment of intra-articular comminuted os calcis fractures. Orthopedics 29:25–29, 2006.

165. Haverstock, B.D.; Grossman, J.P. Puncture wounds of the foot. Evaluation and treatment. Clin Podiatr Med Surg 16:583–596, 1999.

166. Hawkins, L.G. Fracture of the lateral process of the talus. J Bone Joint Surg [Am] 47:1170–1175, 1965.

167. Hawkins, L.G. Fractures of the neck of the talus. J Bone Joint Surg [Am] 52:991–1002, 1970.

168. Heck, B.E.; Ebraheim, N.A.; Jackson, W.T. Anatomical considerations of irreducible medial subtalar dislocation. Foot Ankle Int 17:103–106, 1996.

169. Heckman, J.D. Fractures and dislocations of the foot. In: Rockwood, C.A.; Green, D.P.; Bucholtz, R.W.; et al., eds. Rockwood and Green's Fractures in Adults, 4th ed, Philadelphia, Lippincott-Raven, pp. 2267–2405, 1996.

170. Heckman, J.D.; McLean, M.R. Fractures of the lateral process of the talus. Clin Orthop Relat Res 199:108–113, 1985.

171. Heier, K.A.; Infante, A.F.; Walling, A.K.; et al. Open fractures of the calcaneus: Soft-tissue injury determines outcome. J Bone Joint Surg [Am] 85:2276–2282, 2003.

172. Henderson, R.C. Posttraumatic necrosis of the talus: The Hawkins sign versus magnetic resonance imaging. J Orthop Trauma 5:96–99, 1991.

173. Hens, J.; Martens, M. Surgical treatment of Jones fractures. Arch Orthop Trauma Surg 109:277–279, 1990.

174. Heppenstall, R.B.; Farahvar, H.; Balderston, R.; et al. Evaluation and management of subtalar dislocations. J Trauma 20:494–497, 1980.

175. Hermel, M.B.; Gershon-Cohen, J. The nutcracker fracture of the cuboid by indirect violence. Radiology 60:850–854, 1953.

176. Herscovici, D., Jr.; Widmaier, J.; Scaduto, J.M.; et al. Operative treatment of calcaneal fractures in elderly patients. J Bone Joint Surg [Am] 87:1260–1264, 2005.

177. Higgins, T.F.; Baumgaertner, M.R. Diagnosis and treatment of fractures of the talus: A comprehensive review of the literature. Foot Ankle Int 20:595–605, 1999.

178. Ho, R.T.; Smith, D.; Escobedo, E. Peroneal tendon dislocation: CT diagnosis and clinical importance. AJR Am J Roentgenol 177:1193, 2001.

179. Holmes, G.B., Jr. Treatment of delayed unions and nonunions of the proximal fifth metatarsal with pulsed electromagnetic fields. Foot Ankle Int 15:552–556, 1994.

180. Huang, P.J.; Huang, H.T.; Chen, T.B.; et al. Open reduction and internal fixation of displaced intra-articular fractures of the calcaneus. J Trauma 52:946–950, 2002.

181. Hubbell, J.D.; Goldhagen, P.; O'Connor, D.; et al. Isolated plantar fracture–dislocation of the middle cuneiform. Am J Orthop 27:234–236, 1998.

182. Huefner, T.; Thermann, H.; Geerling, J.; et al. Primary subtalar arthrodesis of calcaneal fractures. Foot

Ankle Int 22:9–14, 2001.

183. Hughes, J.; Clark, P.; Klenerman, L. The importance of the toes in walking. J Bone Joint Surg [Br] 72:245–251, 1990.

184. Hunt, S.A.; Ropiak, C.; Tejwani, N.C. Lisfranc joint injuries: Diagnosis and treatment. Am J Orthop 35:376–385, 2006.

185. Hunter, J.C.; Sangeorzan, B.J. A nutcracker fracture: Cuboid fracture with an associated avulsion fracture of the tarsal navicular. AJR Am J Roentgenol 166:888, 1996.

186. Husain, Z.S.; DeFronzo, D.J. Relative stability of tension band versus two-cortex screw fixation for treating fifth metatarsal base avulsion fractures. J Foot Ankle Surg 39:89–95, 2000.

187. Inokuchi, S.; Hashimoto, T.; Usami, N. Posterior subtalar dislocation. J Trauma 42:310–313, 1997.

188. Inokuchi, S.; Ogawa, K.; Usami, N. Classification of fractures of the talus: Clear differentiation between neck and body fractures. Foot Ankle Int 17:748–750, 1996.

189. Inokuchi, S.; Ogawa, K.; Usami, K.; et al. Long-term follow up of talus fractures. Orthopedics 19:477–481, 1996.

190. Jacobs, L.G. The landmine foot: Its description and management. Injury 22:463–466, 1991.

191. Jahss, M.H. Traumatic dislocations of the first metatarsophalangeal joint. Foot Ankle 1:15–21, 1980.

192. Jahss, M.H. Chronic and recurrent dislocations of the fifth toe. Foot Ankle 1:275–278, 1981.

193. Jahss, M.H. Stubbing injuries to the hallux. Foot Ankle 1:327–332, 1981.

194. Jahss, M.H. The sesamoids of the hallux. Clin Orthop Relat Res 157:88–97, 1981.

195. Jennings, J.; Davies, G.J. Treatment of cuboid syndrome secondary to lateral ankle sprains: A case series. J Orthop Sports Phys Ther 35:409–415, 2005.

196. Johanson, N.A.; Liang, M.H.; Daltroy, L.; et al. American Academy of Orthopaedic Surgeons lower limb outcomes assessment instruments. Reliability, validity, and sensitivity to change. J Bone Joint Surg [Am] 86:5:902–909, 2004.

197. Johnson, E.E.; Gebhardt, J.S. Surgical management of calcaneal fractures using bilateral incisions and minimal internal fixation. Clin Orthop Relat Res 290:117–124, 1993.

198. Johnson, V.S. Treatment of fractures of the forefoot in industry. In: Bateman, J.E., ed. Foot Science, Philadelphia, W.B. Saunders, 1976.

199. Jones, R. Fracture of the base of the fifth metatarsal bone by indirect violence. Ann Surg 35:697–700, 1902.

200. Joseph, J. Range of movement of the great toe in men. J Bone Joint Surg [Br] 36:450, 1954.

201. Katayama, M.; Murakami, Y.; Takahashi, H. Irreducible dorsal dislocation of the toe. Report of three cases. J Bone Joint Surg [Am] 70:769–770, 1988.

202. Katz, B.E.; Yang, E. Complete closed posterior talus dislocation without fracture. Orthopedics 23:846–848, 2000.

203. Kavanaugh, J.H.; Brower, T.D.; Mann, R.V. The Jones fracture revisited. J Bone Joint Surg [Am] 60:776–782, 1978.

204. Kaysinger, K.K.; Nicholson, N.C.; Ramp, W.K.; et al. Toxic effects of wound irrigation solutions on cultured tibiae and osteoblasts. J Orthop Trauma 9:303–311, 1995.

205. Kelly, I.P.; Glisson, R.R.; Fink, C.; et al. Intramedullary screw fixation of Jones fractures. Foot Ankle Int 22:585–589, 2001.

206. Kelly, P.J.; Sullivan, C.R. Blood supply of the talus. Clin Orthop Relat Res 30:37–44, 1963.

207. Kenwright, J.; Taylor, R.G. Major injuries of the talus. J Bone Joint Surg [Br] 52:36–48, 1970.

208. Khanduja, V.; Lim, C.B.; Vemulapalli, K.K.; et al. Detachable functional focused rigidity cast for metatarsal fractures. Br J Nurs 15:282–284, 2006.

209. Kidner, F. The prehallux (accessory scaphoid) in its relation to flatfoot. J Bone Joint Surg 11:831, 1929.

210. Kim, D.H.; Berkowitz, M.J.; Pressman, D.N. Avulsion fractures of the medial tubercle of the posterior process of the talus. Foot Ankle Int 24:172–175, 2003.

210a. Kingwell, S.; Buckley, R.; Willis., N. The association between subtalar joint motion and outcome satisfaction in patients with displaced intraarticular calcaneal fractures. Foot Ankle Int 25:666–673, 2004.

211. Kirkpatrick, D.P.; Hunter, R.E.; Janes, P.C.; et al. The snowboarder's foot and ankle. Am J Sports Med 26:271–277, 1998.

212. Kitaoka, H.B.; Alexander, I.J.; Adelaar, R.S.; et al. Clinical rating systems for the ankle-hindfoot, midfoot, hallux, and lesser toes. Foot Ankle Int 15:349–353, 1994.

213. Klaue, K. Chopart fractures. Injury 35 Suppl 2: SB64–70, 2004.

214. Kollmannsberger, A.; De Boer, P. Isolated calcaneocuboid dislocation: Brief report. J Bone Joint Surg [Br] 71:323, 1989.

215. Komenda, G.A.; Myerson, M.S.; Biddinger, K.R. Results of arthrodesis of the tarsometatarsal joints after traumatic injury. J Bone Joint Surg [Am] 78:1665–1676, 1996.

216. Koski, A.; Kuokkanen, H.; Tukiainen, E. Postoperative wound complications after internal fixation of closed calcaneal fractures: A retrospective analysis of 126 consecutive patients with 148 fractures. Scand J Surg 94:243–245, 2005.

217. Kruger, H.; Heuser, G; Kraemer, B.; et al. Foot loads and footwell intrusion in an offset frontal crash, Paper 94-S4-0-03. In 14th ESV Conference. Berlin, Germany, 1994.

218. Kubota, H.; Aoki, M.; Pruitt, D.L.; et al. Mechanical properties of various circumferential tendon suture techniques. J Hand Surg [Br] 21:474–480, 1996.

219. Kuo, R.S.; Tejwani, N.C.; DiGiovanni, D.W.; et al. Outcome after open reduction and internal fixation of Lisfranc joint injuries. J Bone Joint Surg [Am] 82:1609–1618, 2000.

220. Lagares-Garcia, J.A.; Kurek, S.; Ankney, R.N.; et al. Foot fractures and associated inuries in motor-vehicle crashes: Do restraints offer protection? Foot Ankle Surg 3:199–203, 1997.

221. Langer, P.; Nickish, F.; Spenciner, D.; et al. In vitro evaluation of the effect lateral process talar excision on ankle and subtalar joint stability. Foot Ankle Int 28:78–83, 2007.

222. Larsen, H.W. Subastragalar dislocation (luxatio pedis sub talo); A follow-up report of eight cases. Acta Chir Scand 113:380–392, 1957.

223. Larson, C.M.; Almakinders, L.C.; Taft, T.N.; et al. Intramedullary screw fixation of Jones fractures. Analysis of failure. Am J Sports Med 30:55–60, 2002.

224. Laughlin, R.T.; Reeve, F.; Wright, D.G.; et al. Calcaneal osteomyelitis caused by nail puncture wounds. Foot Ankle Int 18:575–577, 1997.

225. Lawrence, S.J. Open calcaneal fractures: Assessment and management. Foot Ankle Clin 10:491–502, vi, 2005.

226. Lawrence, S.J.; Botte, M.J. Jones' fractures and related fractures of the proximal fifth metatarsal. Foot Ankle 14:358–365, 1993.

227. Lee, C.A.; Birkedal, J.P.; Dickerson, E.A.; et al. Stabilization of Lisfranc joint injuries: A biomechanical study. Foot Ankle Int 25:365–370, 2004.

228. Lehman, R.C.; Torg, J.S.; Pavlov, H.; et al. Fractures of the base of the fifth metatarsal distal to the tuberosity: A review. Foot Ankle 7:245–252, 1987.

229. Letournel, E. Open treatment of acute calcaneal fractures. Clin Orthop Relat Res 290:60–67, 1993.

230. Levine, D.S.; Helfet, D.L. An introduction to the minimally invasive osteosynthesis of intra-articular calcaneal fractures. Injury 32 Suppl 1:SA51–54, 2001.

231. Libermanis, O. Replantation of the heel pad. Plast Reconstr Surg 92:537–539, 1993.

232. Lindsay, W.; Dewar, F.P. Fractures of the os calcis. Am J Surg 95:555–576, 1958.

233. Lindvall, E.; Haidukewych, G.; DiPasquale, T.; et al. Open reduction and stable fixation of isolated, displaced talar neck and body fractures. J Bone Joint Surg [Am] 86:2229–2234, 2004.

234. Loder, R.T. The influence of diabetes mellitus on the healing of closed fractures. Clin Orthop Relat Res 232:210–216, 1988.

235. Lorentzen, J.E.; Christensen, S.B.; Krogsøe, O.; et al. Fractures of the neck of the talus. Acta Orthop Scand 48:115–120, 1977.

236. Loucks, C.; Buckley, R. Böhler's angle: Correlation with outcome in displaced intra-articular calcaneal fractures. J Orthop Trauma 13:554–558, 1999.

237. Lu, J.; Ebraheim, N.A.; Skie, M.; et al. Radiographic and computed tomographic evaluation of Lisfranc dislocation: A cadaver study. Foot Ankle Int 18:351–355, 1997.

238. Ly, T.V.; Coetzee, J.C. Treatment of primarily ligamentous Lisfranc joint injuries: Primary arthrodesis compared with open reduction and internal fixation. A prospective, randomized study. J Bone Joint Surg [Am] 88:514–520, 2006.

239. Macey, L.R.; Benirschke, S.K.; Sangeorzan, B.J.; et al. Acute calcaneal fractures: Treatment options and results. J Am Acad Orthop Surg 2:36–43, 1994.

240. Main, B.J.; Jowett, R.L. Injuries of the midtarsal joint. J Bone Joint Surg [Br] 57:89–97, 1975.

241. Malicky, E.S.; Levine, D.S.; Sangeorzan, B.J. Modification of the Kidner procedure with fusion of the primary and accessory navicular bones. Foot Ankle Int 20:53–54, 1999.

242. Manoli, A., 2nd. Compartment syndromes of the foot: Current concepts. Foot Ankle 10:6: 340–344, 1990.

243. Manoli, A. Compartment releases of the foot. In: Johnson, K.A. ed. Master Techniques in Orthopaedic Surgery: The Foot and Ankle. New York, Raven, 1994, pp. 257–270.

244. Mantas, J.P.; Burks, R.T. Lisfranc injuries in the athlete. Clin Sports Med 13:719–730, 1994.

245. Marsh, J.L.; Saltzman, C.L.; Iverson, M.; et al. Major open injuries of the talus. J Orthop Trauma 9:371–376, 1995.

246. Mayo, K.A. Fractures of the talus: Principles of management and techniques of treatment. Tech Orthop 2:42–54, 1987.

247. McCrory, P.; Bladin, C. Fractures of the lateral process of the talus: A clinical review. "Snowboarder's ankle." Clin J Sport Med 6:124–128, 1996.

248. McLaughlin, H.L. Treatment of late complications after os calcis fractures. Clin Orthop Relat Res 30:111–115, 1963.

249. McReynolds, I.S. The case for operative treatment of fractures of the os calcis. In: Leach, R.E.; Hoaglund, F.T.; Riseborought, E.J., eds. Controversies in Orthopaedic Surgery. Philadelphia, W.B. Saunders, 1982, pp. 232–254.

250. Meara, J.G.; Guo, L.; Smith, J.D.; et al. Vacuum-assisted closure in the treatment of degloving injuries. Ann Plast Surg 42:589–594, 1999.

251. Meinhard, B.P.; Girgis, I.; Moriarty, R.V. Irreducible talar dislocation with entrapment by the tibialis posterior and the flexor digitorum longus tendons. A case report. Clin Orthop Relat Res 286:222–224, 1993.

252. Meissner, M.H. Deep venous thrombosis in the trauma patient. Semin Vasc Surg 11:274–282, 1998.

253. Meissner, M.H.; Chandler, W.L.; Elliott, J.S. Venous thromboembolism in trauma: A local manifestation of systemic hypercoagulability? J Trauma 54:224–231, 2003.

254. Melcher, G.; Degonda, F.; Leutenegger, G.; et al. Ten-year follow-up after operative treatment for intra-articular fractures of the calcaneus. J Trauma 38:713–716, 1995.

255. Mihalich, R.M.; Early, J.S. Management of cuboid crush injuries. Foot Ankle Clin 11:121–126, ix, 2006.

256. Miller, C.M.; Winter, W.G.; Bucknell, A.L.; et al. Injuries to the midtarsal joint and lesser tarsal bones. J Am Acad Orthop Surg 6:249–258, 1998.

257. Miric, A.; Patterson, B.M. Pathoanatomy of intra-articular fractures of the calcaneus. J Bone Joint Surg [Am] 80:207–212, 1998.

258. Mittlmeier, T.; Haar, P. Sesamoid and toe fractures. Injury 35 Suppl 2:SB87–97, 2004.

259. Mittlmeier, T.; Krowiorsch, R.; Brosinger, S.; et al. Gait function after fracture–dislocation of the midtarsal and/or tarsometatarsal joints. Clin Biomech (Bristol, Avon) 12:S16–S17, 1997.

260. Mizel, M.S.; et al. Thromboembolism after foot and ankle surgery. A multicenter study. Clin Orthop Relat Res 348:180–185, 1998.

261. Mizel, M.S.; Steinmetz, N.D.; Trepman, E. Detection of wooden foreign bodies in muscle tissue: Experimental comparison of computed tomography, magnetic resonance imaging, and ultrasonography. Foot Ankle Int 15:437–443, 1994.

262. Mollenhoff, G.; Richter, J.; Muhr, G. (Supination trauma. A classic case). Orthopade 28:469–475, 1999.

263. Monroe, M.T.; Manoli, A., 2nd. Osteotomy for malunion of a talar neck fracture: A case report. Foot Ankle Int 20:192–195, 1999.

264. Morgan, R.; Eppinger, R.H.; Hennessey, B.C. Ankle Joint Injury Mechanism for Adults in Frontal Automotive Impact. In Proceedings of the 35th Stapp Car Crash Conference. SAE Paper No. 912902. 1991.

265. Morton, D. The Human Foot: Its Evolution, Physiology and Functional Disorders. New York, Columbia University Press, 1935.

266. Mulfinger, G.L.; Trueta, J. The blood supply of the talus. J Bone Joint Surg [Br] 52:160–167, 1970.

267. Mulier, T.; Reynders, P.; Dereymaeker, G.; et al. Severe Lisfrancs injuries: Primary arthrodesis or ORIF? Foot Ankle Int 23:902–905, 2002.

268. Myerson, M. Split-thickness skin excision: Its use for immediate wound care in crush injuries of the foot. Foot Ankle 10:54–60, 1989.

269. Myerson, M. The diagnosis and treatment of injuries to the Lisfranc joint complex. Orthop Clin North Am 20:655–664, 1989.

270. Myerson, M. Diagnosis and treatment of compartment syndrome of the foot. Orthopedics 13:711–717, 1990.

271. Myerson, M.S. Management of crush and soft tissue injuries of the foot. In: Adelaar, R.S. ed. Complex Foot and Ankle Trauma. Philadelphia, Lippincott-Raven, pp. 175–190, 1999.

272. Myerson, M.S.; Alvarez, R.G.; Lam, P.W. Tibiocal-caneal arthrodesis for the management of severe ankle and hindfoot deformities. Foot Ankle Int 21:643–650, 2000.

273. Myerson, M.S.; Berger, B.I. Nonunion of a fracture of the sustentaculum tali causing a tarsal tunnel syndrome: A case report. Foot Ankle Int 16:740–742, 1995.

274. Myerson, M.S.; Fisher, R.T.; Burgess, A.R.; et al. Fracture dislocations of the tarsometatarsal joints: End results correlated with pathology and treatment. Foot Ankle 6:225–242, 1986.

275. Myerson, M.S.; McGarvey, W.C.; Henderson, M.R.; et al. Morbidity after crush injuries to the foot. J Orthop Trauma 8:343–349, 1994.

276. Myerson, M.; Manoli, A. Compartment syndromes of the foot after calcaneal fractures. Clin Orthop Relat Res:290:142–150, 1993.

277. Myerson, M.S.; Neufeld, S.K.; Uribe, J. Fresh-frozen structural allografts in the foot and ankle. J Bone Joint Surg [Am] 87:113–120, 2005.

278. Nasser, S.; Manoli, A., 2nd. Fracture of the entire posterior process of the talus: A case report. Foot Ankle 10:235–238, 1990.

279. Neufeld, S.K.; Uribe, J.; Myerson, M.S. Use of structural allograft to compensate for bone loss in arthrodesis of the foot and ankle. Foot Ankle Clin 7:1–17, 2002.

280. Newman, J.H. Spontaneous dislocation in diabetic neuropathy. A report of six cases. J Bone Joint Surg [Br] 61:484–488, 1979.

281. Nickisch, F.; Anderson, R.B. Post-calcaneus fracture reconstruction. Foot Ankle Clin 11:85–103, viii, 2006.

282. Noonburg, G.E.; Management of extremity trauma and related infections occurring in the aquatic environment. J Am Acad Orthop Surg 13:243–253, 2005.

283. Nunley, J.A.; Vertullo, C.J. Classification, investigation, and management of midfoot sprains: Lisfranc injuries in the athlete. Am J Sports Med 30:871–878, 2002.

284. Nyska, M.; Howard, C.B.; Matan, Y.; et al. Fracture of the posterior body of the talus—The hidden fracture. Arch Orthop Trauma Surg 117:114–117, 1998.

285. O'Connell, F.; Mital, M.A.; Rowe, C.R. Evaluation of modern management of fractures of the os calcis. Clin Orthop Relat Res 83:214–223, 1972.

286. O'Donnell, P.; Saifuddin, A. Cuboid oedema due to peroneus longus tendinopathy: A report of four cases. Skeletal Radiol 34:381–388, 2005.

287. O'Farrell, D.A.; O'Byrne, J.M.; McCabe, J.P.; et al. Fractures of the os calcis: Improved results with internal fixation. Injury 24:263–265, 1993.

288. O'Malley, M.J.; Hamilton, W.G.; Munyak, J. Fractures of the distal shaft of the fifth metatarsal. "Dancer's fracture." Am J Sports Med 24:240–243, 1996.

289. Omer, G.E., Jr.; Pomerantz, G.M. Initial manage-

ment of severe open injuries and traumatic amputations of the foot. Arch Surg 105:696–698, 1972.

290. Omoto, H.; Nakamura, K. Method for manual reduction of displaced intra-articular fracture of the calcaneus: Technique, indications and limitations. Foot Ankle Int 22:874–879, 2001.

291. Otte, D.; Rheinbaben, H.; Zwipp, H. Biomechanics of injuries to the foot and ankle joint of car drivers and improvements for an optimal car floor development. In Proceedings of the 36th Stapp Car Crash Conference, SAE 922514, 1992.

292. Ouzounian, T.J.; Anderson, R. Anterior tibial tendon rupture. Foot Ankle Int 16:406–410, 1995.

293. Ouzounian, T.J.; Shereff, M.J. In vitro determination of midfoot motion. Foot Ankle 10:140–146, 1989.

294. Paley, D.; Hall, H. Intra-articular fractures of the calcaneus. A critical analysis of results and prognostic factors. J Bone Joint Surg [Am] 75:342–354, 1993.

295. Palmer, I. The mechanism and treatment of fractures of the calcaneus. J Bone Joint Surg [Am] 30:2–8, 1948.

296. Park, W.H.; DeMuth, W.E., Jr. Wounding capacity of rotary lawn mowers. J Trauma 15:36–38, 1975.

297. Parmar, H.V.; Triffitt, P.D.; Gregg, P.J. Intra-articular fractures of the calcaneum treated operatively or conservatively. A prospective study. J Bone Joint Surg [Br] 75:932–937, 1993.

298. Parsons, S.J. Relation between the occurrence of bony union and outcome for fractures of the lateral process of the talus: A case report and analysis of published reports. Br J Sports Med 37:274–276, 2003.

299. Patel, R.; Van Bergeyk, A.; Pinney, S. Are displaced talar neck fractures surgical emergencies? A survey of orthopaedic trauma experts. Foot Ankle Int 26:378–381, 2005.

300. Patterson, R.H.; Petersen, D. Cunningham, R. Isolated fracture of the medial cuneiform. J Orthop Trauma 7:94–95, 1993.

301. Pavic, R. The rare and serious total open luxation of the talus. Mil Med 170:iii–iv, 2005.

302. Pennal, G.F. Fractures of the talus. Clin Orthop Relat Res 30:53–63, 1963.

303. Penny, J.N.; Davis, L.A. Fractures and fracture-dislocations of the neck of the talus. J Trauma 20:1029–1037, 1980.

304. Peterson, D.A.; Stinson, W. Excision of the fractured os peroneum: A report on five patients and review of the literature. Foot Ankle 13:277–281, 1992.

305. Peterson, L.; Goldie, I.F. The arterial supply of the talus. A study on the relationship to experimental talar fractures. Acta Orthop Scand 46:1026–1034, 1975.

306. Peterson, L.; Romanus, B.; Dahlberg, E. Fracture of the collum tali—An experimental study. J Biomech 9:277–279, 1976.

307. Petrisor, B.A.; Ekrol, I.; Court-Brown, C. The epidemiology of metatarsal fractures. Foot Ankle Int 27:172–174, 2006.

308. Pickle, A.; Benaroch, T.E.; Guy, P.; et al. Clinical outcome of pediatric calcaneal fractures treated with open reduction and internal fixation. J Pediatr Orthop 24:178–180, 2004.

309. Pinney, S.; Sangeorzan, B.J. Fractures of the tarsal bones. In: B. Sangeorzan, ed. The Traumatized Foot. Rosemont, Illinois, AAOS, pp. 41–53, 2001.

310. Poigenfurst, J.; Buch, J. (Treatment of severe fractures of the calcaneus by reposition and percutaneous bore wire fixation). Unfallchirurg 91:493–501, 1988.

311. Porter, D.A.; Duncan, M. Meyer, S.J. Fifth metatarsal Jones fracture fixation with a 4.5-mm cannulated stainless steel screw in the competitive and recreational athlete: A clinical and radiographic evaluation. Am J Sports Med 33:726–733, 2005.

312. Pozo, J.L.; Kirwan, E.O.; Jackson, A.M. The long-term results of conservative management of severely displaced fractures of the calcaneus. J Bone Joint Surg [Br] 66:386–390, 1984.

313. Quill, G.E., Jr. Fractures of the proximal fifth metatarsal. Orthop Clin North Am 26:353–361, 1995.

314. Rahn, K.A.; Jacobson, F.S. Pseudomonas osteomyelitis of the metatarsal sesamoid bones. Am J Orthop 26:365–367, 1997.

315. Raikin, S.M.; Schon, L.C. Arthrodesis of the fourth and fifth tarsometatarsal joints of the midfoot. Foot Ankle Int 24:584–590, 2003.

316. Rajapaske, B.; Edwards, A.; Hong, T. A single surgeon's experience of treatment of Lisfranc joint injuries. Injury 37:914–921, 2006.

317. Rammelt, S.; Gavlik, J.M.; Barthel, S.; et al. The value of subtalar arthroscopy in the management of intra-articular calcaneus fractures. Foot Ankle Int 23:906–916, 2002.

318. Rammelt, S.; Grass, R.; Schikore, H.; et al. (Injuries of the Chopart joint). Unfallchirurg 105:371–383; quiz 384–385, 2002.

319. Rammelt, S.; Heineck, J.; Zwipp, H. Metatarsal fractures. Injury 35 Suppl 2:SB77–86, 2004.

320. Rammelt, S.; Winkler, J.; Heineck, J.; et al. Anatomical reconstruction of malunited talus fractures: A prospective study of 10 patients followed for 4 years. Acta Orthop 76:588–596, 2005.

321. Randle, J.A.; Kreder, H.J.; Stephen, D.; et al. Should calcaneal fractures be treated surgically? A meta-analysis. Clin Orthop Relat Res 377:217–227, 2000.

322. Rao, H. A complete dislocation of the calcaneus: A case report. J Foot Ankle Surg 44:401–405, 2005.

323. Rao, J.P.; Banzon, M.T. Irreducible dislocation of the metatarsophalangeal joints of the foot. Clin Orthop Relat Res 145:224–226, 1979.

324. Redfern, D.J.; Oliveira, M.L.; Campbell, J.T.; et al. A biomechanical comparison of locking and non-locking plates for the fixation of calcaneal fractures. Foot Ankle Int 27:196–201, 2006.

325. Reese, K.; Litsky, A.; Kaeding, C.; et al. Cannulated screw fixation of Jones fractures: A clinical and biomechanical study. Am J Sports Med 32:1736–1742, 2004.

326. Regazzoni, P. Technik der stabilen Osteosynthese bei Calcaneusfrakturen. Hefte Unfallheilkd 200:432, 1988.

327. Richardson, E.G. Hallucal sesamoid pain: Causes and surgical treatment. J Am Acad Orthop Surg 7:270–278, 1999.

328. Richli, W.R.; Rosenthal, D.I. Avulsion fracture of the fifth metatarsal: Experimental study of pathomechanics. AJR Am J Roentgenol 143:889–891, 1984.

329. Richter, M.; Geerling, J.; Zech, Z.; et al. Intraoperative three-dimensional imaging with a motorized mobile C-arm (SIREMOBIL ISO-C-3D) in foot and ankle trauma care: A preliminary report. J Orthop Trauma 19:259–266, 2005.

330. Richter, M.; Gosling, T.; Zech, S.; et al. A comparison of plates with and without locking screws in a calcaneal fracture model. Foot Ankle Int 26:309–319, 2005.

331. Richter, M.; Thermann, H.; Huefner, T.; et al. Chopart joint fracture–dislocation: Initial open reduction provides better outcome than closed reduction. Foot Ankle Int 25:340–348, 2004.

332. Rodeo, S.A.; O'Brien, S.; Warren, R.F.; et al. Turf-toe: An analysis of metatarsophalangeal joint sprains in professional football players. Am J Sports Med 18:280–285, 1990.

333. Rongstad, K.; Mann, R.A.; Prieskorn, D.; et al. Popliteal sciatic nerve block for postoperative analgesia. Foot Ankle Int 17:378–382, 1996.

334. Ross, G.; Cronin, R.; Hauzenblas, J.; et al. Plantar ecchymosis sign: A clinical aid to diagnosis of occult Lisfranc tarsometatarsal injuries. J Orthop Trauma 10:119–122, 1996.

335. Rübberdt, A.; Feil, R.; Stengel, D.; et al. (The clinical use of the ISO-C(3D) imaging system in calcaneus fracture surgery). Unfallchirurg 109:112–118, 2006.

336. Samoladas, E.; Fotiades, H.; Christoforides, J.; et al. Talonavicular dislocation and nondisplaced fracture of the navicular. Arch Orthop Trauma Surg 125:59–61, 2005.

337. Sanchez Alepuz, E.; Vicent Carsi, V.; Alcántara, P.; et al. Fractures of the central metatarsal. Foot Ankle Int 17:200–203, 1996.

338. Sanders, D.W.; Busam, M.; Hattwick, E.; et al. Functional outcomes following displaced talar neck fractures. J Orthop Trauma 18:265–270, 2004.

339. Sanders, R. Intra-articular fractures of the calcaneus: Present state of the art. J Orthop Trauma 6:252–265, 1992.

340. Sanders, R.; Fortin, P.; DiPasquale, T.; et al. Operative treatment in 120 displaced intra-articular calca-

neal fractures. Results using a prognostic computed tomography scan classification. Clin Orthop Relat Res 290:87–95, 1993.

341. Sands, A.; Early, J.; Harrington, M.; et al. Effect of variations in calcaneocuboid fusion technique on kinematics of the normal hindfoot. Foot Ankle Int 19:19–25, 1998.

342. Sands, A.K.; Grose, A. Lisfranc injuries. Injury 35 Suppl 2:SB71–76, 2004.

343. Sangeorzan, B.J. Foot and ankle joint In: Hansen, S.T., Jr.; Swiontowski, M.F., eds. Othopaedic Trauma Protocols. New York, Raven, 1993.

344. Sangeorzan, B.J. Salvage procedures for calcaneus fractures. Instr Course Lec, 46:339–346, 1997.

345. Sangeorzan, B.J.; Benirschke, S.K.; Mosca, V.; et al. Displaced intra-articular fractures of the tarsal navicular. J Bone Joint Surg [Am] 71:1504–1510, 1989.

346. Sangeorzan, B.J.; Hansen, S.T., Jr. Early and late posttraumatic foot reconstruction. Clin Orthop Relat Res 243:86–91, 1989.

347. Sangeorzan, B.J.; Mosca, V.; Hansen, S.T., Jr. Effect of calcaneal lengthening on relationships among the hindfoot, midfoot, and forefoot. Foot Ankle 14:136–141, 1993.

348. Sangeorzan, B.J.; Swiontkowski, M.F. Displaced fractures of the cuboid. J Bone Joint Surg [Br] 72:376–378, 1990.

349. Sangeorzan, B.J.; Veith, R.G.; Hansen, S.T., Jr. Salvage of Lisfranc's tarsometatarsal joint by arthrodesis. Foot Ankle 10:193–200, 1990.

350. Sangeorzan, B.J.; Wagner, U.A.; Harrington, R.M.; et al. Contact characteristics of the subtalar joint: The effect of talar neck misalignment. J Orthop Res 10:544–551, 1992.

351. Santavirta, S.; Seitsalo, S.; Kiviluoto, O.; et al. Fractures of the talus. J Trauma 24:986–989, 1984.

352. Sarrafian, S.K. Anatomy of the Foot an Ankle, 2nd ed. Philadelphia, J.B. Lippincott, 1993.

353. Schildhauer, T.A.; Bauer, T.W.; Josten, C.; et al. Open reduction and augmentation of internal fixation with an injectable skeletal cement for the treatment of complex calcaneal fractures. J Orthop Trauma 14:309–317, 2000.

354. Schildhauer, T.A.; Nork, S.E.; Sangeorzan, B.J. Temporary bridge plating of the medial column in severe midfoot injuries. J Orthop Trauma 17:513–520, 2003.

355. Schildhauer, T.A.; Sangeorzan, B.J. Push screw for indirect reduction of severe joint depression-type calcaneal fractures. J Orthop Trauma 16:422–424, 2002.

356. Schnaue-Constantouris, E.M.; Birrer, R.B.; Grisafi, P.J.; et al. Digital foot trauma: Emergency diagnosis and treatment. J Emerg Med 22:163–170, 2002.

357. Schoen, N.S.; Gottlieb, L.J.; Zachary, L.S. Distribution of pedal burns by source and depth. J Foot Ankle Surg 35:194–198, 1996.

358. Schon, L.C.; Easley, M.E.; Weinfeld, S.B. Charcot neuroarthropathy of the foot and ankle. Clin Orthop

Relat Res 349:116–131, 1998.

359. Schon, L.C.; Marks, R.M. The management of neuroarthropathic fracture–dislocations in the diabetic patient. Orthop Clin North Am 26:375–392, 1995.

360. Schulze, W.; Richter, J.; Klapperich, T.; et al. (Functional outcome of surgical therapy of talus fractures). Chirurg 69:1207–1213, 1998.

361. Schulze, W.; Richter, J.; Russe, O.; et al. Surgical treatment of talus fractures: A retrospective study of 80 cases followed for 1–15 years. Acta Orthop Scand 73:344–351, 2002.

362. Schuman, L.; Struijs, P.A.; van Dijk, C.N. (Traumatic osteochondral lesions of the talar dome). Orthopade 30:66–72, 2001.

363. Schuman, L.; Struijs, P.A.; van Dijk, C.N. Arthroscopic treatment for osteochondral defects of the talus. Results at follow-up at 2 to 11 years. J Bone Joint Surg [Br] 84:364–368, 2002.

364. Schwab, R.A.; Powers, R.D. Conservative therapy of plantar puncture wounds. J Emerg Med 13:291–295, 1995.

365. Seaberg, D.C.; Angelos, W.J.; Paris, P.M. Treatment of subungual hematomas with nail trephination: A prospective study. Am J Emerg Med 9:209–210, 1991.

366. Shah, S.N.; Knoblich, R.; Lindsey, D.P.; et al. Intramedullary screw fixation of proximal fifth metatarsal fractures: A biomechanical study. Foot Ankle Int 22:581–584, 2001.

367. Shereff, M.J. Fractures of the forefoot. Instr Course Lect 39:133–140, 1990.

368. Siebert, C.H.; Hansen, M.; Wolter, D. Follow-up evaluation of open intra-articular fractures of the calcaneus. Arch Orthop Trauma Surg 117:442–447, 1998.

369. Simon, R.R.; Wolgin, M. Subungual hematoma: Association with occult laceration requiring repair. Am J Emerg Med 5:302–304, 1987.

370. Sitler, D.F.; Amendola, A.; Bailey, C.S.; et al. Posterior ankle arthroscopy: An anatomic study. J Bone Joint Surg [Am] 84:763–769, 2002.

371. Smith, B.R.; Begeman, P.C.; Leland, R.; et al. A mechanism of injury to the forefoot in car crashes. Traffic Inj Prev 6:156–169, 2005.

372. Smith, J.W.; Arnoczky, S.P.; Hersh, A. The intraosseous blood supply of the fifth metatarsal: Implications for proximal fracture healing. Foot Ankle 13:143–152, 1992.

373. Smoot, E.C., 3rd; Kucan, J.O.; Roth, A.; et al. In vitro toxicity testing for antibacterials against human keratinocytes. Plast Reconstr Surg 87:917–924, 1991.

374. Sneppen, O.; Buhl, O. Fracture of the talus. A study of its genesis and morphology based upon cases with associated ankle fracture. Acta Orthop Scand 45:307–320, 1974.

375. Sneppen, O.; Christensen, S.B.; Krogsøe, O.; et al.

Fracture of the body of the talus. Acta Orthop Scand 48:317–324, 1977.

376. Sobel, M.; Pavlov, H.; Geppert, M.J.; et al. Painful os peroneum syndrome: A spectrum of conditions responsible for plantar lateral foot pain. Foot Ankle Int 15:112–124, 1994.

377. Solan, M.C.; Moorman, C.T., 3rd; Miyamoto, R.G.; et al. Ligamentous restraints of the second tarsometatarsal joint: A biomechanical evaluation. Foot Ankle Int 22:637–641, 2001.

378. Solis, G.; Saxby, T. Incidence of DVT following surgery of the foot and ankle. Foot Ankle Int 23:411–414, 2002.

379. Sorrento, D.L.; Mlodzienski, A. Incidence of lateral talar dome lesions in SER IV ankle fractures. J Foot Ankle Surg 39:354–358, 2000.

380. Stamatis, E.D.; Myerson, M.S. Percutaneous hardware removal after open reduction and internal fixation of calcaneus fractures. Orthopedics 25:1025–1027, 2002.

381. Stefko, R.M.; Lauerman, W.C.; Heckman, J.D. Tarsal tunnel syndrome caused by an unrecognized fracture of the posterior process of the talus (Cedell fracture). A case report. J Bone Joint Surg [Am] 76:116–118, 1994.

382. Stein, H.; Rosen, N.; Lerner, H.; et al. Minimally invasive surgical techniques for the reconstruction of calcaneal fractures. Orthopedics 26:1053–1056, 2003.

383. Stephenson, J.R. Surgical treatment of displaced intra-articular fractures of the calcaneus. A combined lateral and medial approach. Clin Orthop Relat Res 290:68–75, 1993.

384. Stewart, I.M. Jones's fracture: Fracture of base of fifth metatarsal. Clin Orthop 16:190–198, 1960.

385. Stulik, J.; Stehlik, J.; Rysavy, M.; et al. Minimally-invasive treatment of intra-articular fractures of the calcaneum. J Bone Joint Surg [Br] 88:1634–1641, 2006.

386. Suk, M.; Hanson, B.P.; Norvell, D.C.; et al. AO Handbook of Musculoskeletal Outcomes Measures and Instruments. New York, Thieme Medical Publishers, 2005.

387. Suren, E.G.; Zwipp, H. (Dislocation fractures of the Chopart and Lisfranc joint). Unfallchirurg 92:130–139, 1989.

388. Swanson, T.V.; Bray, T.J.; Holmes, G.B., Jr. Fractures of the talar neck. A mechanical study of fixation. J Bone Joint Surg [Am] 74:544–551, 1992.

389. Szyszkowitz, R.; Reschauer, R.; Seggl, W. Eighty-five talus fractures treated by ORIF with five to eight years of follow-up study of 69 patients. Clin Orthop Relat Res 199:97–107, 1985.

390. Takao, M.; Ochi, M.; Uchio, M.; et al. Osteochondral lesions of the talar dome associated with trauma. Arthroscopy 19:1061–1067, 2003.

391. Tanke, G.M. Fractures of the calcaneus. A review of the literature together with some observations on methods of treatment. Acta Chir Scand Suppl 505:1–103, 1982.

392. Taylor, G.I.; Pan, W.R. Angiosomes of the leg: Anatomic study and clinical implications. Plast Reconstr Surg 102:599–616; discussion 617–618, 1998.

393. Tehranzadeh, J.; Stuffman, E.; Ross, S.D. Partial Hawkins sign in fractures of the talus: A report of three cases. AJR Am J Roentgenol 181:1559–1563, 2003.

394. Teng, A.L.; Pinzur, M.S.; Lomasney, L.; et al. Functional outcome following anatomic restoration of tarsal–metatarsal fracture dislocation. Foot Ankle Int 23:922–926, 2002.

395. Tennent, T.D.; Calder, P.R.; Salisbury, R.D.; et al. The operative management of displaced intra-articular fractures of the calcaneum: A two-centre study using a defined protocol. Injury 32:491–496, 2001.

396. Theodorou, D.J.; Theodorou, S.J.; Kakitsubata, Y.; et al. Fractures of proximal portion of fifth metatarsal bone: Anatomic and imaging evidence of a pathogenesis of avulsion of the plantar aponeurosis and the short peroneal muscle tendon. Radiology 226:857–865, 2003.

397. Thomas, R.H.; Daniels, T.R. Primary fusion as salvage following talar neck fracture: A case report. Foot Ankle Int 24:368–371, 2003.

398. Thompson, M.C.; Mormino, M.A. Injury to the tarsometatarsal joint complex. J Am Acad Orthop Surg 11:260–267, 2003.

399. Thordarson, D.B.; Krieger, L.E. Operative vs. non-operative treatment of intra-articular fractures of the calcaneus: A prospective randomized trial. Foot Ankle Int 17:2–9, 1996.

400. Thordarson, D.B., Greene, N.; Shepherd, L.; et al. Facilitating edema resolution with a foot pump after calcaneus fracture. J Orthop Trauma 13:43–46, 1999.

401. Thordarson, D.B.; Shean, C.J. Nerve and tendon lacerations about the foot and ankle. J Am Acad Orthop Surg 13:186–196, 2005.

402. Thordarson, D.B.; Triffon, M.J.; Terk, M.R. Magnetic resonance imaging to detect avascular necrosis after open reduction and internal fixation of talar neck fractures. Foot Ankle Int 17:742–747, 1996.

403. Thornton, S.J.; Cheleuitte, D.; Ptaszek, A.J.; et al. Treatment of open intra-articular calcaneal fractures: Evaluation of a treatment protocol based on wound location and size. Foot Ankle Int 27:317–323, 2006.

404. Tol, J.L.; Struijs, P.A.; Bossuyt, P.M.; et al. Treatment strategies in osteochondral defects of the talar dome: A systematic review. Foot Ankle Int 21:119–126, 2000.

405. Toolan, B.; Sangeorzan, B.J. Fractures of the talus. In: Sangeorzan, B., ed. The Traumatic Foot. Rosemont, Illinois, American Academy of Orthopaedic Surgeons, 2001, pp. 1–14.

406. Torg, J.S.; Balduini, F.C.; Zelko, R.R.; et al. Fractures of the base of the fifth metatarsal distal to the tuberosity. Classification and guidelines for non-surgical and surgical management. J Bone Joint Surg [Am] 66:209–214, 1984.

407. Tornetta, P., 3rd. Percutaneous treatment of calcaneal fractures. Clin Orthop Relat Res. 375:91–96, 2000.

408. Trevino, S.G.; Kodros, S. Controversies in tarsometatarsal injuries. Orthop Clin North Am 26:229–238, 1995.

409. Trillat, A.; Bousquet, G.; Lapeyre, B. (Displaced fractures of the neck or of the body of the talus. Value of screwing by posterior surgical approach). Rev Chir Orthop Reparatrice Appar Mot 56:529–536, 1970.

410. Trnka, H.J.; Easley, M.E.; Myerson, M.S. The role of calcaneal osteotomies for correction of adult flatfoot. Clin Orthop Relat Res 365:50–64, 1999.

411. Tucker, D.J.; Jules, K.T.; Raymond, F. Nail bed injuries with hallucal phalangeal fractures—Evaluation and treatment. J Am Podiatr Med Assoc 86:170–173, 1996.

412. Turchin, D.C.; Schemitsch, E.H.; McKee, M.D.; et al. Do foot injuries significantly affect the functional outcome of multiply injured patients? J Orthop Trauma 13:1–4, 1999.

413. Twomey, J.A.; Peltier, G.L.; Zera, R.T. An open-label study to evaluate the safety and efficacy of tissue plasminogen activator in treatment of severe frostbite. J Trauma 59:1350–1354; discussion 1354–1355, 2005.

414. Valderrabano, V.; Perren, T.; Ryf, C.; et al. Snowboarder's talus fracture: Treatment outcome of 20 cases after 3.5 years. Am J Sports Med 33:871–880, 2005.

415. Vallier, H.A., Nork, S.E.; Barei, D.P.; et al., Talar neck fractures: Results and outcomes. J Bone Joint Surg Am, 86-A:8 pp. 1616–1624, 2004.

416. Vallier, H.A.; Nork, S.E.; Benirschke, S.K.; et al. Surgical treatment of talar body fractures. J Bone Joint Surg [Am] 86 Suppl 1(Pt 2):180–192, 2004.

417. Vallier, H.A.; Nork, S.E.; Benirschke, S.K.; et al. Surgical treatment of talar body fractures. J Bone Joint Surg [Am] 85:1716–1724, 2003.

418. Varela, C.D.; Vaughan, T.K.; Carr, J.B.; et al. Fracture blisters: Clinical and pathological aspects. J Orthop Trauma 7:417–427, 1993.

419. Velluda, C. Sur la vascularisation du scaphoid du tarse (On the vascularization of the tarsal scaphoid). Ann Anat Pathol 5:1016, 1928.

420. Verdile, V.P.; Freed, H.A.; Gerard, J. Puncture wounds to the foot. J Emerg Med 7:193–199, 1989.

421. Verhagen, R.A.; Struijs, P.A.; Bossuyt, P.M.; et al. Systematic review of treatment strategies for osteochondral defects of the talar dome. Foot Ankle Clin 8:233–242, viii–ix, 2003.

422. Vertullo, C.J.; Easley, M.E.; Nunley, J.A. The transverse dorsal approach to the Lisfranc joint. Foot Ankle Int 23:420–426, 2002.

423. Viswanath, S.S.; Shephard, E. Dislocation of the calcaneum. Injury 9:50–52, 1977.

424. Vora, A.; Myerson, M.S. Crush injuries of the foot in the industrial setting. Foot Ankle Clin 7:367–383, 2002.

425. Vorlat, P.; Achtergael, W.; Haentjens, P. Predictors of outcome of non-displaced fractures of the base of the fifth metatarsal. Int Orthop 31:5–10, 2007.

426. Vosburgh, C.L.; Gruel, C.R.; Herndon, W.A.; et al. Lawn mower injuries of the pediatric foot and ankle: Observations on prevention and management. J Pediatr Orthop 15:504–509, 1995.

427. Vuori, J.P.; Aro, H.T. Lisfranc joint injuries: Trauma mechanisms and associated injuries. J Trauma 35:40–45, 1993.

428. Watson, T.S.; Anderson, R.B.; Davis, W.H. Periarticular injuries to the hallux metatarsophalangeal joint in athletes. Foot Ankle Clin 5:687–713, 2000.

429. Webb, J.; Moorjani, N.; Radford, M. Anatomy of the sural nerve and its relation to the Achilles tendon. Foot Ankle Int 21:475–477, 2000.

430. Weber, M.; Locher, S. Reconstruction of the cuboid in compression fractures: Short to midterm results in 12 patients. Foot Ankle Int 23:1008–1013, 2002.

431. Westhues, H. Eine neue behandlungsmethode der Calcaneusfrakturen. Arch Orthop Unfallchir 35:121, 1934.

432. Wicks, M.H.; Harbison, J.S.; Paterson, D.C. Tendon injuries about the foot and ankle in children. Aust N Z J Surg 50:158–161, 1980.

433. Wiener, B.D.; Linder, J.F.; Giattini, J.F. Treatment of fractures of the fifth metatarsal: A prospective study. Foot Ankle Int 18:267–269, 1997.

434. Wiger, P.; Styf, J.R. Effects of limb elevation on abnormally increased intramuscular pressure, blood perfusion pressure, and foot sensation: An experimental study in humans. J Orthop Trauma 12:343–347, 1998.

435. Wildenhauer, E. Die Blutversorgung des Talus. Zeitschr Anat 115:32, 1950.

436. Wilson, L.S., Jr.; Mizel, M.S.; Michelson, J.D. Foot and ankle injuries in motor vehicle accidents. Foot Ankle Int 22:649–652, 2001.

437. Wolf, J.M.; DiGiovanni, C.W. A survey of orthopedic surgeons regarding DVT prophylaxis in foot and ankle trauma surgery. Orthopedics 27:504–508, 2004.

438. Wright, R.W.; Fischer, D.A.; Shively, R.A.; et al. Refracture of proximal fifth metatarsal (Jones) fracture after intramedullary screw fixation in athletes. Am J Sports Med 28:732–736, 2000.

439. Yilmaz, C.; Eskandari, M.M. Arthroscopic excision of the talar Stieda's process. Arthroscopy 22:225 e1–225 e3, 2006.

440. Zenios, M.; Kim, W.Y.; Sampath, J.; et al. Functional treatment of acute metatarsal fractures: A prospective randomised comparison of management in a cast versus elasticated support bandage. Injury 36:832–835, 2005.

441. Ziv, I.; Zeligowski, A.; Moscheiff, R.; et al. Split-thickness skin excision in severe open fractures. J Bone Joint Surg [Br] 70:23–26, 1988.

442. Zook, E.G. Nail bed injuries. Hand Clin 1:701–716, 1985.

443. Zwipp, H. Chirurgie des Fußes. Wein, Springer, 1994.

444. Zwipp, H.; Baumgart, F.; Cronier, P.; et al. Integral classification of injuries (ICI) to the bones, joints, and ligaments—Application to injuries of the foot. Injury 35 Suppl 2:SB3–9, 2004.

445. Zwipp, H.; Rammelt, S.; Barthel, S. Calcaneal fractures—Open reduction and internal fixation (ORIF). Injury 35 Suppl 2:SB46–54, 2004.

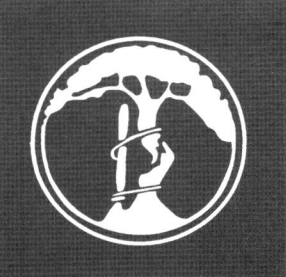

第 **62** 章

足和踝关节的创伤后修复重建

Sigvard T. Hansen, Jr., M.D.

第一节 下肢的轴线和关节定位

创伤后遗症是引起足部和踝关节各种症状的主要原因。其原因是,到目前为止,尚没有像对待长干骨和关节损伤那样,对足部损伤进行积极有效的专业化治疗。此外,足部和踝关节也不像膝关节、髋关节、脊柱甚至手部那样容易发生单纯性退行性关节炎或骨关节炎。

普遍认为,累及软组织(包括韧带和肌腱)的损伤会在踝关节和足部本身导致明显的关节病变。许多有关踝关节融合术或关节成形术的病例报告也把骨关节炎列为主要诊断项目。然而,当对病史和体检结果进行仔细评价时却发现,踝关节病变是由陈旧性侧副韧带损伤引起的。同样,胫后肌腱创伤或退变也会在足部引起外翻畸形和继发性关节病,并最终累及踝关节。甚至腓短肌腱或者腓短和腓长肌腱撕裂或破裂也可导致内翻畸形加重,并最终导致关节病。累及足部和踝关节的创伤是引发足部和踝关节症状的最常见原因,由此而导致需要行手术重建。

踝关节发生 Pilon 骨折时,各负重关节面都会被损坏,无论早期治疗是否得当,都极易发生关节病。大多数其他的踝关节骨折(软骨损伤除外),经过早期有效的治疗均可明显降低畸形和后期并发症的发生率。严重的关节内跟骨骨折,不管早期治疗是否得当,都会导致在距下关节内发生关节病。当然,如果重建并

保持了跟骨体的解剖结构,治疗程序可大大简化。使跟骨发生Ⅲ型或Ⅳ型骨折的创伤,尽管早期治疗得当,也会导致缺血性坏死,并给重建手术带来巨大困难。Ⅰ型和Ⅱ型跟骨骨折,以及许多跟骨体及其周围的骨折,若早期治疗得当,可大大减少并发症,而且几乎不需要进行手术重建。

一些不重要的关节(例如舟楔关节、楔骨间关节以及第一、二、三跗跖关节)的关节内骨折,比较容易治疗或重建,因为这些关节的稳定性比活动度更重要。如果已恢复其解剖结构,关节融合术可提供非常满意的治疗效果。

第二节 重建原则

在足部修复重建手术中,明确致病原因是一条重要的原则。显而易见,如果 Lisfranc 损伤后出现足中段关节病变,那么关节病和萎陷是由于对 Lisfranc 损伤固定不坚固所致。然而,通常很少意识到紧张的腓肠肌对其产生的影响,它会导致作用于后段的跖屈力增强,给愈合中的足中段及其跖侧支持韧带施加压力。在 Lisfranc 损伤前,跖筋膜、跖长韧带和跖侧关节间韧带可以抵抗该作用力,而一旦损伤,就不再能发挥这种作用。通过对受累的跗跖关节进行复位和融合来进行治疗可能不太合适,治疗还应包括腓肠肌腱延长术。作者在参加足踝研究所培训时,一直强调"无因不成果"这一哲理。

第三节 体格检查

对有症状的足部进行早期检查的目的是明确致病原因。首先应仔细检查健侧足(假定对侧足未受到损伤)。医生可以利用由此得到的信息推测损伤前患足的状况,并找出一些基本问题的答案,例如:患者是否有腓肠肌腱紧张或跟腱紧张(图62-1),足跟韧带内翻或外翻、平足或高弓足,趾屈和趾伸长肌的肌力是否平衡或是否有功能障碍(图62-2),腓长肌是否有过度使用或过度驱使的迹象,第一跖骨的跖屈是动力性还是静力性(图62-3),以及有无足前段带动足后段外

翻或内翻畸形的迹象(图62-4和图62-5)。

在此基础上,检查患足,并注意检查合并伤,例如创伤后胫骨内翻或外翻畸形、过度伸展或旋转异常以及小腿的短缩或延长。应检查伤足的循环、感觉以及肌力和平衡情况。肢体血液循环可以通过观察皮肤和软组织的质地以及毛细血管的充盈度来评估。并比较上、下肢血管的搏动及血压。如果血液循环容量不足,在制定重大重建手术方案之前可能需要进行多普勒超声检查或血管造影。

神经损伤、糖尿病、老年患者的严重高血压、其他疾患或特发性原因所导致的神经病变,可严重影响治疗方案的选择。例如,神经病变的患足禁忌行踝关节

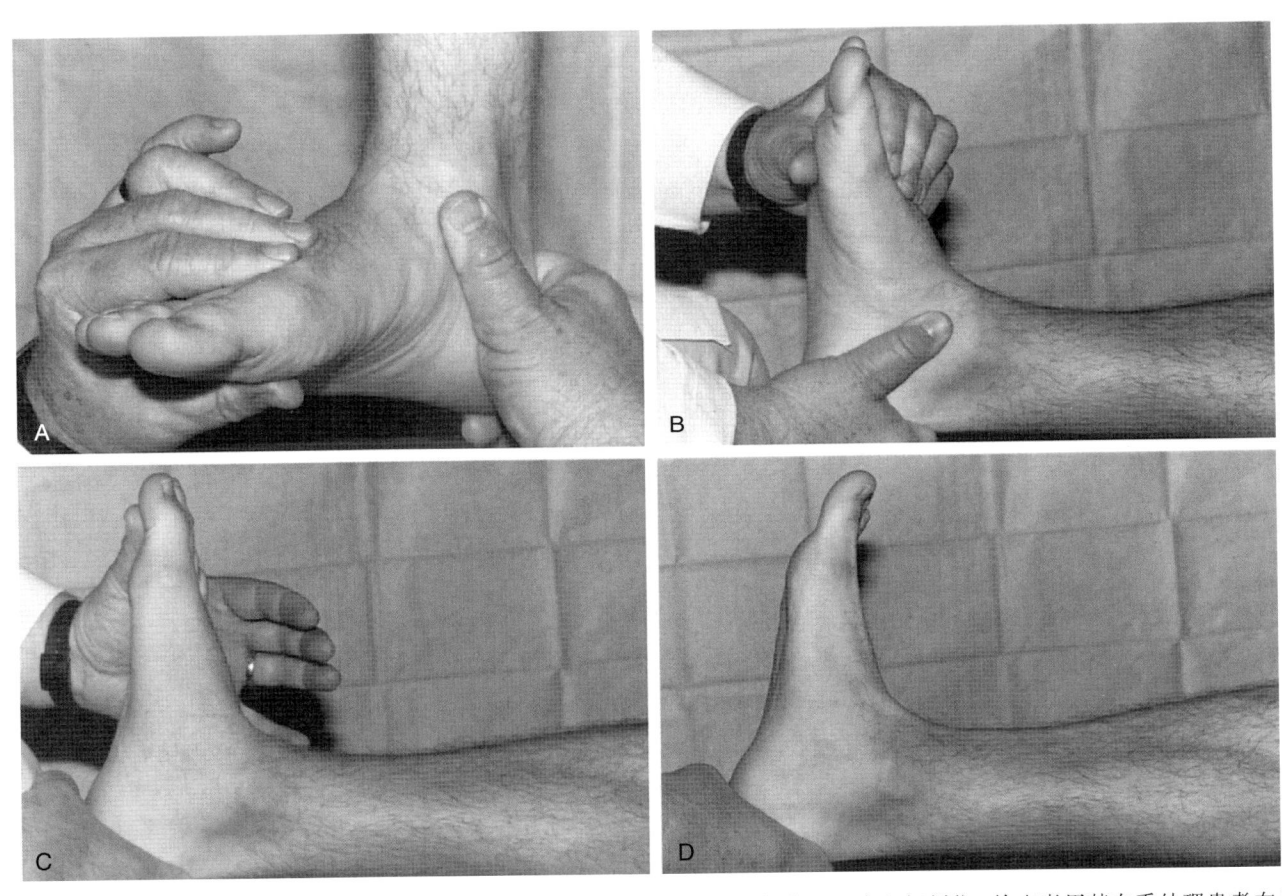

图62-1 (A)腓肠肌源性的马蹄足。检查者站在患者的前面,将足后跟和内侧柱置于中立解剖位。检查者用其右手处理患者右足:将拇指放在距骨头上紧贴舟结节近端,同时用其余手指抓住足跟,使足后段不处于外翻位。用另一只手使前足处于内收位,并使外侧跖骨处于跖屈位和后足对齐。(B)要求患者放松,既不要辅助也不要对抗检查者,让膝关节伸直(腓肠肌近端紧张)然后弯曲(腓肠肌远端放松),以测定被动背屈范围。如果伸膝时中立位背屈基本消失,或者在固定马蹄足中,膝关节弯曲时,背屈超过20°±5°,则表明腓肠肌存在病理性的短缩或紧张,并给跟骨韧带、跖筋膜、足底韧带以及胫后肌和肌腱增加了功能性应力。(C)如果检查进行的不正确,则可能难以明确诊断。如果没有在内侧柱锁定的情况下使足部稳定,踝关节可能会有将近10°的背屈。(D)当患者在足不稳定的情况下主动背屈足部时,背屈可达10°或更多。所以,每次检查时都必须让肌肉完全放松并以相同的方式使足部稳定。在这项检查中,每一位检查者对正常或异常的范围会有不同的感觉。笔者认为,在足部稳定且膝关节伸直的情况下如果基本上没有背屈,以及在膝关节屈曲的情况下(足部以完全相同的方式把持)背屈达到或超过15°时,应实施腓肠肌延长术。

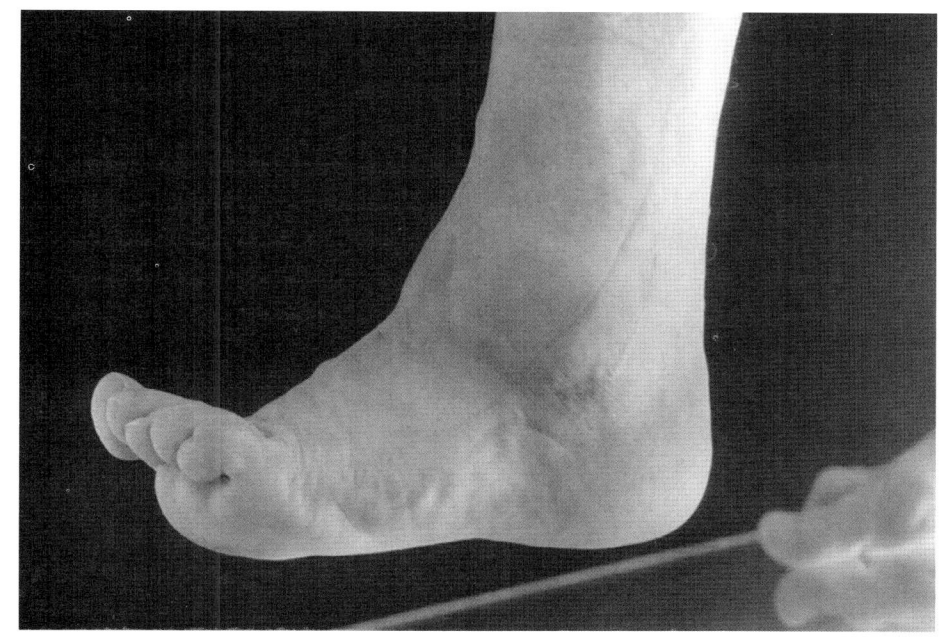

图 62-2　患者试图在膝关节伸直时背屈踝关节。注意到足趾均已最大限度伸展。如此的代偿活动表明腓肠肌高度紧张。这就是通常说的"背伸肌代偿"，即趾伸肌帮助胫骨前肌和第三腓骨肌（主要背屈肌群）背屈踝关节。当内在肌薄弱、失神经支配（如糖尿病性神经病变）、炎症破坏（如类风湿性关节炎）时，足趾将会发生半脱位和完全性脱位。治疗主要包括腓肠肌延长术以及趾长伸肌转移至足中段或第三腓骨肌内。

置换术，但比无神经病变的足更适合行腓肠肌延长术。应评价足部所有内在肌和外在肌的肌力以及有无可能与栓塞性或慢性筋膜室综合征相关的活动范围受限。

跟骨骨折的患者常常伴发内在屈肌畸形和爪形趾。

　　注意检查并矫正踝关节的跖屈肌和背屈肌之间、第一跖骨的跖屈肌和背屈肌之间以及内翻肌和外翻

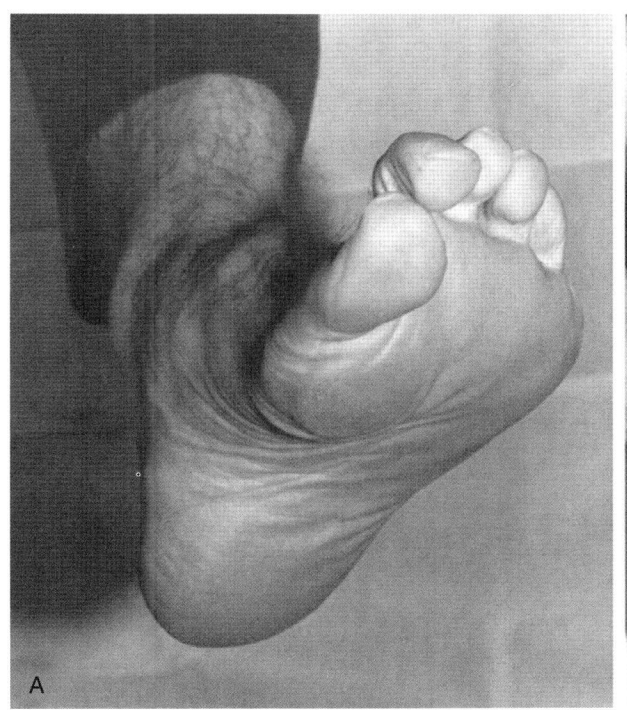
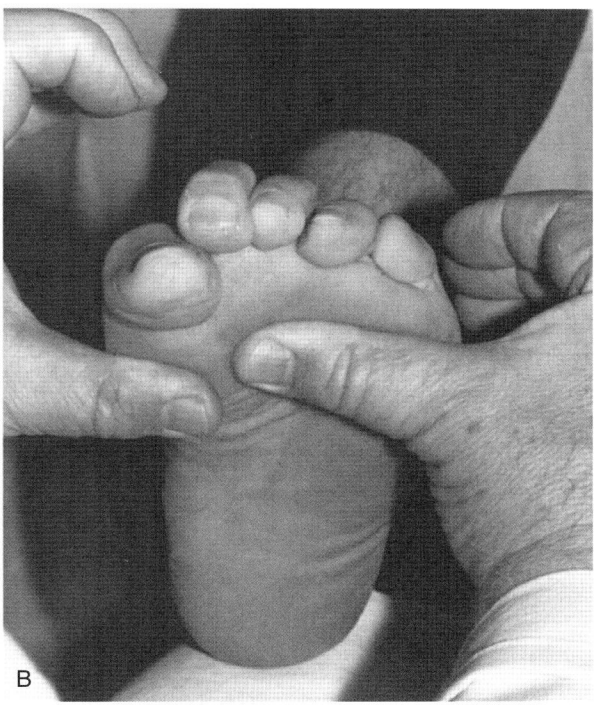

图 62-3　(A)该患者第一跖骨发生跖屈畸形。可以看到第 2~5 趾背屈，以及第一跖骨头下有很厚的胼胝。如果将第一跖骨推至第 2~5 跖骨的水平能使明显的内侧弓形足复位，则表明是动态畸形。如果不能矫正畸形，则可认定为静态或骨性畸形。(B)为了确定第一跖骨跖屈畸形是静态的还是动态的，检查者应将一个拇指放在第 2~5 跖骨头下，将另一拇指放在第一跖骨头下，如果只有在患者跖屈踝关节和足时第一跖骨头才能跖屈于第 2~5 跖骨头下，则说明是由于腓骨长肌动态活动过度引起的。

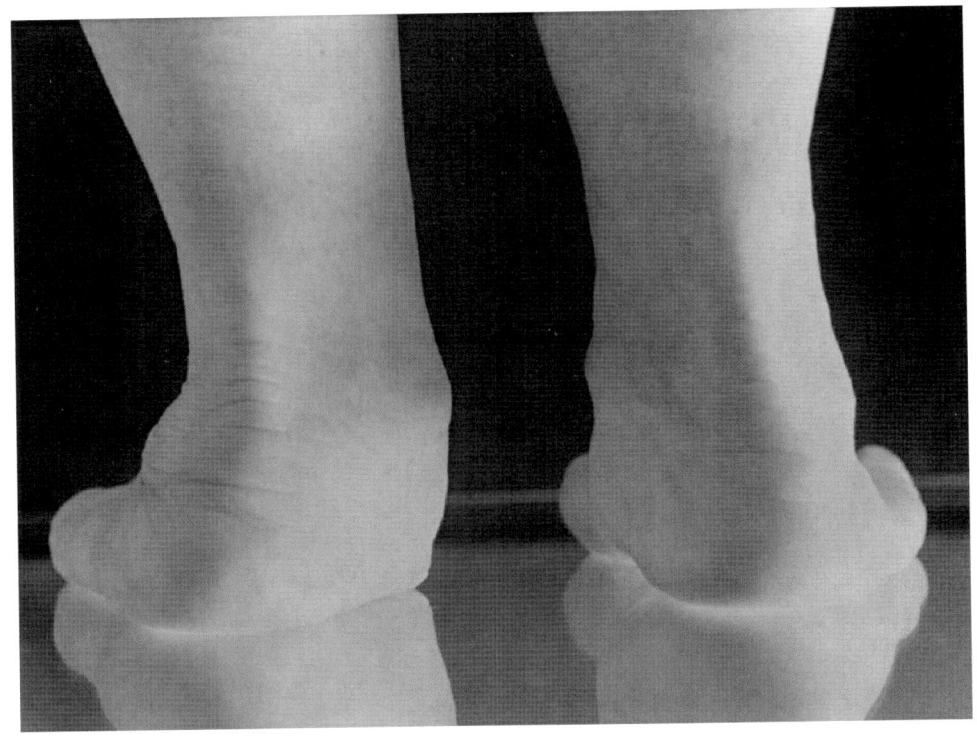

图 62-4 站立位后面观,显示患者有长期扁平足和轻度足跟外翻。几年前,患者左足内侧足弓近端出现疼痛,足弓逐渐变平并伴有严重的足跟外翻。体检显示该侧腓肠肌紧张,无法行单腿足跟提升,且无法跖屈和足内翻。第一跖骨易动性过度并抬高。这些症状是胫后肌腱断裂的典型表现。

肌之间的肌力失衡。例如,腓骨短肌或腓骨长短肌的撕裂常被漏诊,以致发生进行性足部空凹内翻畸形和踝关节不稳定(图 62-6)。临床常见胫后肌腱损伤导致进行性足外翻畸形,并伴随着内侧柱的塌陷,这是由于跳跃韧带或跖底关节囊以及舟楔韧带、第一跖骨跗跖关节过度牵拉所致。这最终引起外踝损伤和(或)三角韧带的过度牵拉。

无论足跟处于中立位、内翻位或极度外翻位,都必须检查负重状态下足后段的排列力线,以及足中段和足前段相对于足后段的位置。内侧柱和外侧柱的相对长度决定了足前段相对于足后段的位置。第一跖骨的固定性跖屈可导致足前段带动足后段内翻,而第一

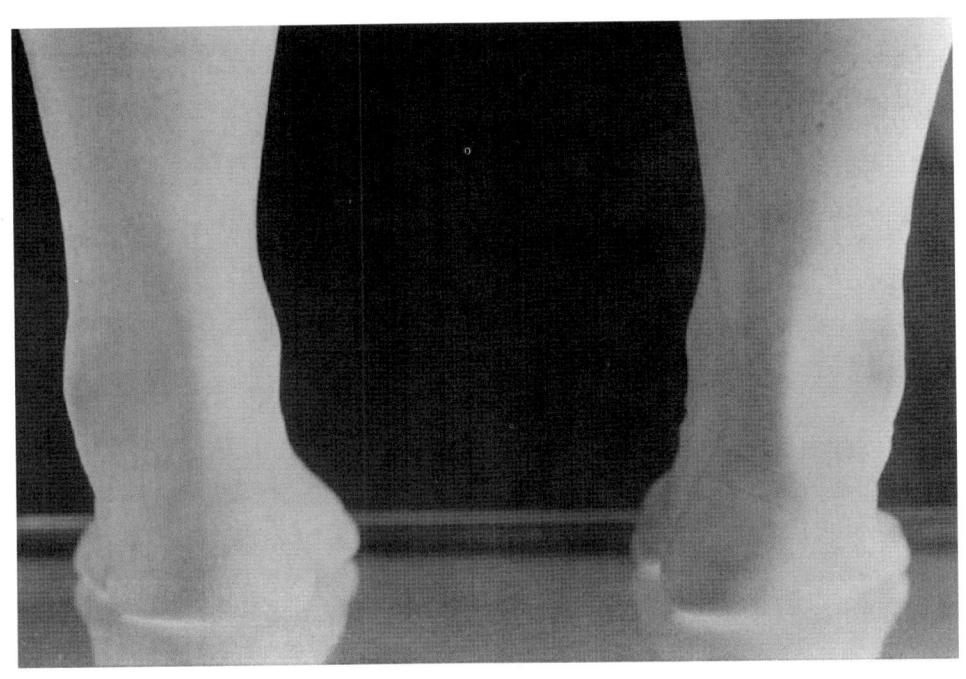

图 62-5 这位年轻女性双足跟内翻畸形,右侧比左侧明显。右侧的症状更明显,表现为外踝后方疼痛和肿胀。做 Coleman 封闭试验时,后足伸直接近正常但不能外翻。腓骨短肌有明显触痛。这些表现与前足带动和后足固定内翻畸形的症状完全一致,多见于腓骨短肌纵向撕裂的病例。治疗包括将腓骨长肌移位至足外侧腓骨短肌的远端,施行跟骨偏外侧截骨术,以及修补腓骨短肌。

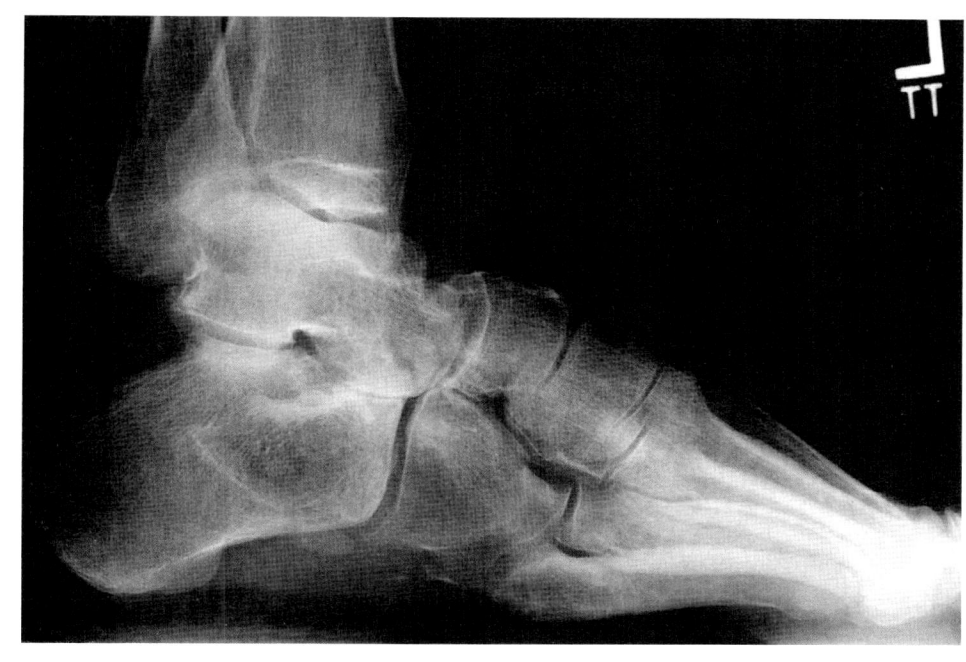

图 62-6　这是 50 岁男性的左足，有中重度空凹内翻足的长期病史，在腓骨长短肌腱断裂后突然发生踝关节不稳定并出现更明显症状。注意腓籽骨已向近端移位。行肌力平衡术和跟骨与第一跖骨截骨术后取得了满意的疗效。

跖骨或内侧柱的易动性过度会使足弓塌陷，并使足后段继发性外翻。这种情况通常称之为过度旋前。

通过体检获得全面的信息，然后行相应的放射学检查，最终制订治疗方案。

第四节　影像学检查

拍摄足 X 线片时患者取负重站立位，膝关节要伸直，以明确腓肠肌是否是导致异常的因素。摄片时不应人为地矫正足的位置。摄片的目的是发现足部的畸形或功能性异常，包括平常稳定的足中段各关节的半脱位或塌陷。常规拍摄足部负重下的前后位和侧位片，如果怀疑外侧楔骨或跖楔关节异常，需加摄斜位片。踝关节需拍摄负重下前后位、侧位和踝穴位片。在进行距骨或跟骨复杂性畸形愈合的重建术以及罕见的 Pilon 骨折重建术之前，行 CAT 扫描会有帮助。

MRI 检查有时用于评价软组织损伤，但多数情况下体格检查即可明确诊断。笔者认为，足踝部 MRI 诊断假阳性多见。畸形愈合常需要做复杂的截骨术，尤其是距骨或跟骨，此时 CAT 扫描更有帮助。诊断踝关节或 Pilon 骨折很少需要做 MRI，但 MRI 对设计重建方案可能有用。

无移位的骨不连比较容易处理。缺血性坏死需要延长固定时间，有时需要固定 18~36 个月。MRI 易于高估缺血性坏死，检出的缺血范围通常比实际范围大。笔者主要依据对原发损伤的评价做出诊断，并观察其随时间的变化，尤其是负重时的变化。高质量的 X 线平片，有时借助 CAT 扫描，即可明确骨坏死的程度、对功能的影响以及是否需要手术切除。与使用类固醇或其他药物所致的骨坏死相比，创伤后缺血性骨坏死倾向于形状不规则和不完整，因此适合于融合术和（或）关节成形术治疗。

第五节　距骨的畸形愈合、骨不连和退行性骨刺形成，包括三角骨形成和骨软骨病

距骨矫形的关键是合适的手术暴露。这一区域的手术要求充分显露距骨的受累部分，并有足够的空间来整复骨折碎片。在显露过程中应避免损伤局部的血供、神经或韧带结构。上述这些是所有手术暴露的总体要求，而对于距骨的显露则要求更高，因为距骨深藏于内外踝下方，其后方有深厚的软组织覆盖，而且支配足的主要神经血管组织和肌腱束都位于其后内角。

笔者建议采用前内侧和前外侧入路来显露距骨颈，而且几乎总是联合采用这两种入路。对于距骨体后侧，采用通过扩大的常规内侧切口的经内踝入路。如果要显露距骨体外侧，需要进行腓骨双侧截骨，因此笔者取纵向外侧皮肤切口开窗显露腓骨。对于距骨后内侧的骨碎片，则选择内下侧入路，即常规内侧切口的上端，以便能够显露胫骨后肌腱和趾长屈肌腱之间的距

骨以及神经血管结构。采用垂直的后内侧切口(恰好在跟腱的前方),可以显露距骨后面和三角骨,以及后方的退行性骨刺。切口从外侧通过后方深筋膜间隔,内侧为血管神经结构和蹈长屈肌。松解蹈长屈肌腱鞘,向内侧牵开肌腱和血管神经机构,以充分显露距下关节后方和距骨后方。采用后外侧垂直入路,注意保护腓肠神经,可充分地暴露踝后、距骨和距下关节。这种入路要求患者取侧卧位,而后内侧入路要求患者仰卧位并且一侧足部抬高,双下肢交叉成"4"字形。

对于距骨颈骨折笔者不再建议从后方打入螺钉,因为这对改善患者糟糕的体位并没有多大好处。然而,对于严重损伤的后内侧距骨体骨折,如果没有充分认识并进行早期固定,则后果将会十分糟糕,而从后方插入螺钉后一般恢复得不错。基于这些,对于后内侧距骨体骨折,我仍然采用后方入路。

对于踝关节前方清创术,包括去除距骨颈部的骨赘或增生组织,可选择略偏近侧的前内侧和前外侧入路,这样可以从内外侧方向显露踝关节。注意外侧切口不能过低,以免损伤跗骨窦处的前距腓韧带。根据病变的部位是偏内侧还是偏外侧,可选择其中一处或两处切口。扩大重建术时,笔者经常采用两侧显露,用5/8英寸或3/4英寸的圆凿来修复重建距骨颈,同时可为踝关节提供充分的间隙。需要指出的是除了踝部胫前的骨刺外,不再清除更多的组织,以便不损伤到踝部前面的前方保护屏。过度的清创增加了不稳定性,并因此可导致关节病。大部分被累及的骨是通过在距骨颈上切槽移除的,只有很少的骨是从胫骨前面移除的,并采用骨蜡封闭骨残端。

跗骨窦病灶清除术可采用小切口Ollier入路。斜行的切口应顺应局部的皮肤,并且直接位于跗骨窦上方。在跟骨的前方处牵开趾短伸肌近端,并在切除跗骨窦处脂肪和部分跟距韧带之后做此切口。此后可根据需要清除所有的骨赘并使距骨前外侧肩部骨折稳定。注意避免切口过高,以免导致前距腓韧带损伤。行踝部融合术时,跗骨窦病灶清除术可能是必须的而且是有帮助的。对于僵直的有炎症的踝关节,尤其是伴有踝关节内翻的患者,骨刺可在距下关节后面前侧突的外侧形成,也可在距下关节后面形成。踝关节融合术后,需大幅度地活动该关节,去除跗骨窦及其后面的骨刺可使关节活动变得容易。

距骨顶部骨软骨损伤

笔者已经开始采用骨软骨块移植术来修复距

顶部直径在1.5cm以下的缺损。同侧膝关节作为骨软骨的供体,通过关节镜观察距骨顶部,以确定软骨填植的指征,并评价需要填植的大小[1]。距骨处的植骨采用切口显露。在内侧进行内踝截骨,轻度内翻显露距骨顶。然后将从同侧膝关节外侧髁取出的骨软骨块植入病变区域。对于病变位于距骨顶部外侧的患者,该切口较少采用。此时多采用外侧入路腓骨开窗方法[2]。取踝关节外侧切口,在距离距骨顶约6~8cm处截骨。在腓侧肌腱及腱鞘袖处向后翻转腓骨。Schanz钉插入距骨体的前方,轻轻向外斜方向牵拉距骨,并同时屈曲或伸展踝关节直到病变区域显露在胫骨的腓骨切迹处。此入路能直接显露受损部位并采用标准手法进行骨软骨块移植。

第六节 跟骨的畸形愈合和骨不连

跟骨的显露明显比距骨显露容易。常用于跟骨切开复位内固定的外侧扩大切口,也可用于修复重建术。然而对于其他一些手术,如垂直于距骨的内侧或外侧截骨术,其他的切口显得更小且更安全。笔者采用外侧"L"形或"J"形扩大切口实施三平面截骨以及矫正关节内畸形愈合,从而避免了距骨下关节融合术。跟骨结上外侧斜行小切口可适用于简单的结节内侧面、外侧面和跖面位移的截骨术。对于距下关节融合术,笔者通常采用较长的后外侧直切口,有时需要切断腓肠神经。术中注意避免使内脱位关节处于内翻位。

此处讨论的是治疗的一般原则,而在临床工作中,每个患者的畸形愈合均不尽相同。通常,在原始骨折线的基础上进行整复更利于获得解剖复位。临床上常见的跟骨畸形愈合包括:跟结节向内翻同时向外侧移位,以及在外侧柱和垂直高度上足跟缩短。所有这些畸形都可通过足跟外翻偏前的斜行截骨,以及向后和向内成角的方法来矫正(图62-7)。通常,该斜度较矢状面而言更靠近冠状面,而且相对于外侧柱伸长量而言,要矫正的外翻度数也较大。

除了跟骨截骨术以外,在不损伤骨块神经或血管的前提下,还应对局部软组织进行仔细松解拉伸。有时跟腱也将被延长,在另外一些病例中,仅仅将瘢痕腱鞘和骨膜组织拉伸。这些操作有利于术者在同一平面从三个方向上移动后方或结节处的骨块。跟骨结节可被移向内侧和后侧,也可以向下移位。后足跟被延长之后,骨片可以被轻轻地旋转出内翻倾斜位。横向

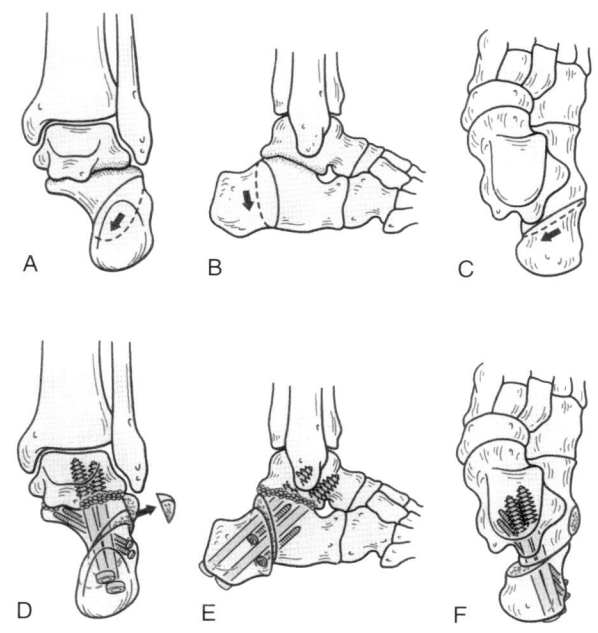

图 62-7 进行三面矫正的截骨术。(A)跟骨骨折移位导致外翻畸形的后侧观。注意腓骨尖端下的撞击和跟骨相对于胫骨负重线的外侧移位。实线和虚线标出了矫正所需要的截骨范围。把跟骨结节向内侧转位可以矫正外翻。(B)外侧观:由通过距下关节的压缩性骨折所致,后足出现高度减小,且跟骨向前倾斜。实线和虚线标出了需要进行截骨矫正的平面。截骨区域的划定有助于医生决定跟骨结节的跖侧移位程度,以利于矫正跟骨的高度和倾斜。(C)上面观:可以清晰了解后跟需向内侧移位的程度、需要矫正的第三平面(横断面)以及后跟需要增加的总长度。(D)截骨术和固定之后,后方的跟骨结节向内侧、上方和后方移位。以拉力螺钉方式插入 2 枚 3.5mm(最好为 4.0mm)的皮质骨螺钉,螺钉应垂直于骨截面。将 2 枚 6.5mm 的松质骨螺钉从跟骨结节后方通过截骨面垂直于后关节面打入,后关节面用刮匙搔刮后填入从外侧壁取下的松质骨碎片。(E)跟骨结节的位置在 3 个面上都得以矫正并被螺钉固定。距骨向跖侧移位,跟骨高度恢复,跟距角明显改善。(F)上面观,显示足跟的内后侧移位和固定螺钉的角度。(见彩图)

截骨时易于旋转,当为了获得外侧跟骨长度进行相对冠状面的斜行截骨时,旋转则比较复杂。至少将两枚螺钉垂直于截骨面置入跟骨才能使截骨端稳定。当距下关节有严重的骨关节炎时,可以利用刮匙或钻孔法从距下关节去除少量软骨,然后再用松质骨填塞。骨质可以取自 Gerdy 结区或者先前已被切除的跟骨外侧壁的骨块。再置入两枚螺钉,从跟骨结节斜上穿过截骨面并向上通过距下关节加以固定。

可以重建的关节内畸形愈合要求采用与跟骨骨折同样的手术入路。显露关节腔并进行适当截骨,以模拟初始骨折并重新拼接关节面至解剖位。该手术不一定可行,而且相当困难。同样,在侧向跟骨截骨时观察也要求十分仔细:避免损伤血管神经结构,特别是包裹在瘢痕内的足底外侧神经。该神经通常位于跟骨内侧的截骨区,而且夹在跖方肌和趾短屈肌中间,因此常被骨折和瘢痕组织伤及。当预期有可能损伤该神经时,应尽可能增加内侧切口,类似于跗管松解那样,以便在直视下并通过松解保护此处的血管神经结构。

第七节　舟骨骨不连与畸形愈合及距舟关节病

像距骨一样,在行舟骨手术入路时必须保护舟骨的血供。舟骨是通过周围附着的软组织和骨膜供血的,所以必须尽量少剥离这些结构。入路最好直接位于骨折或骨不连处,通常切口在背侧或背外侧。沿着血管神经走向的直切口较为适宜,因此需要确认血管神经结构并将其移到一侧。显露骨折或骨不连部位后,清除掉所有血肿或纤维组织,但不要剥离周围的软组织。

在处理骨不连时,稍微延长切口以暴露距舟关节(以及可能的舟楔关节),以便确定应在何处进行截骨。手术目的是重建距舟关节使其尽可能恢复解剖位置,不要过分顾及舟楔关节,因为舟楔关节活动度极小,融合后不会影响功能。可在直视下使骨折复位,并用巾钳钳夹对骨折端加压。在 C 臂机定位下钻孔,通常从外侧置入拉力螺钉。外侧周围的软组织不能因为置入螺钉而过分剥离。

治疗有移位的或不愈合的应力骨折,该手术特别有效。原骨折类型大多数为垂直的骨折线,并位于中央偏外侧。对于复发性或延续性舟骨应力骨折,应仔细检查斜位 X 线片或 CT 扫描片,以除外存在有跟舟骨桥联合体。根据笔者的经验,其他类型的骨不连少见,如果存在,也可以采用同样的手术方法治疗。随着舟骨骨不连位置的不同,手术入路也不尽相同,螺钉的置入方向也不同。不幸的是,在一些骨不连中舟骨的外侧端已严重粉碎,很难作为骨块复位到内侧柱上。在这些病例中,将舟骨内侧块和第一以及可能的第二楔骨准确对位十分重要。这些骨骼(舟骨及第一和第二楔骨)应通过在松解剪应力部位填塞小骨块或松质骨来进行融合,但不能出现短缩。也可以采用旋转90°的骨块或圆柱块。这项技术可用于急性病例,使得舟骨内侧完好的较大骨块保持正确对位,并使外侧粉碎的骨块填充就位及再生。关节面碎块可向距骨头方向推压,并用克氏针临时固定距舟关节 2~6 周。通过舟骨及第一和第二楔骨的融合术治疗舟骨骨不连特别有效,因为它可提供稳定性并可提高愈合区的血供(图 62-8)。

在临时固定和植骨以后,至少置入 3 枚(也可能是 4 枚)螺钉。笔者通常用 2.7mm 或 3.5mm 螺钉,应视患者的部位而定。分别将一枚螺钉从舟骨结节穿入,再分别穿出第一和第二楔骨,将第三枚及第四枚从第一楔骨内侧逆向穿至舟骨的外侧。最近研发的 4.0mm

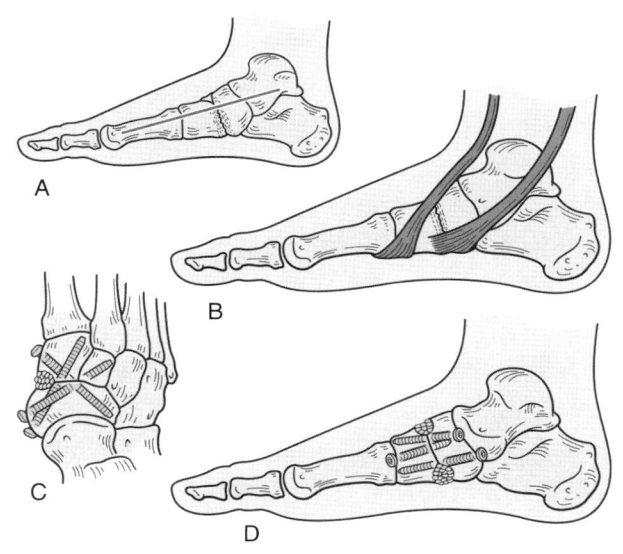

图 62-8　舟楔关节融合。(A)图中实线示出内侧切口的位置,用于暴露舟楔关节。(B)在舟楔关节内可见关节病(伴下垂)。注意胫前肌腱,它是进入该关节的标志,在暴露内侧楔骨置入螺钉时应注意保护。胫前肌腱附着于第一跖骨基底的跖侧偏内,可在内侧楔骨表面上向远端或近端移开。用骨刀或刮匙清除第一和第二舟楔关节上的软骨,用 2.0mm 钻头在软骨下骨钻多个孔。然后恢复其力线并固定。(C)足背跖侧正面观显示,螺钉走向非常合理。这些关节难以融合,所以必须给予坚强固定。至少应在背内侧和跖内侧(未示出)植入已松解剪应力的骨块。跖底的螺钉(3.5mm 或 4.0mm 的皮质骨螺钉)从舟骨结节打入与足内侧缘相平行,到达第一楔骨下半部。第二枚螺钉从舟骨结节靠背侧进入,到达第二楔骨上半部。第三枚螺钉从楔骨远端进入越过胫前肌腱下到达舟骨外侧。在某些情况下,需从楔骨内侧缘斜向舟骨打入第四枚螺钉。(D)内侧观显示固定舟楔关节的螺钉方向。舟骨由内向外 1/3 处的骨不连伴外侧舟骨体粉碎也可用相同原则处理。(Adapted from Hansem, S.T., Jr. Functional Reconstruction of the Foot and Ankle. Philadelphia, Lippincott Williams & Wilkins, 2000.)(见彩图)

Lisfranc 螺钉,对于大部分患者更为有效和理想,我们也开始将之应用于大部分患者。皮质螺钉的中心直径非常大而且不常出现裂口,但却能提供同样的压缩力,有时称之为"拔出力量"。

距舟融合术治疗关节病

距舟关节病治疗的主要困难是重新获得正确的对线排列。原则上讲,在前后位和侧位 X 线片上,距骨、舟骨、第一楔骨和第一跖骨几乎排列成一直线。其次应考虑的是足的内侧柱不能短缩,短缩意味着将舟骨内侧过复位至距骨头上使足位于旋后位。软骨下骨应被保留在关节上,以避免短缩。通过局部切骨至软骨下骨,并置入松质骨的方法,至少应在两处置入已松解剪应力的骨块。这样的结果,贯穿关节的螺钉不需要加压,并可以维持足部正确位置。

足部旋后往往僵硬并可能产生明显的残疾。患者常常依靠在第五跖骨基底部行走,经常出现足跟内翻和僵硬,呈现不能缓冲的步态。少许旋前是适宜的,但过度旋前使三角韧带和胫后肌腱应力增加,最终导致外踝的功能障碍,就像膝关节的过度内翻或外翻一样。

在未整复舟骨骨折、骨不连或畸形愈合的情况下,距舟关节融合是通过内侧入路实施的。在前后肌腱之间沿着关节内侧面进入,远离任何重要的血管神经结构及错综复杂的静脉丛(见图 62-19)。

第八节　伴或不伴外侧柱短缩的骰骨畸形愈合和骨不连

骰骨的手术路径和血供问题不如距骨与舟骨那么重要,因为骰骨表面有更多软组织覆盖。骰骨骨折治疗的要点是保留外侧柱的长度,因为外侧柱短缩可导致足前段外展并且渐渐丧失其正常功能。跟骰关节以及骰骨与第四、五跖骨关节的外展程度,以及关节病引起的疼痛症状直接同骰骨的短缩程度有关。

取足背外侧直线切口显露骰骨,注意保护腓肠神经,将外固定装置或牵开器放置在跟骨外侧和第五跖骨基底部。如果骨折短缩愈合,可在截骨后适当地牵开延长。沿着足外侧的切口应足够低,以确保从关节的下方对合关节面。有时需要在跟骰关节内行骨块融合,以恢复外侧柱的解剖长度。外科医生必须通过评估放射检查结果,来确定短缩位置,然后决定是通过骰骨还是跟骰关节来延长外侧柱。如果外侧柱短缩是由于骰骨压缩性骨折所致,延长骰骨而保留跟骰关节常常是较好的选择。

骰骨第四、五跖骨关节病

有关第四、五跖骨与骰骨关节的关节病治疗目前并不令人满意。这些关节不易融合,即使融合了也常常残留症状,因为在正常情况下,足外侧的缓冲运动需要依靠这些关节的微动。正常情况下足没有外侧弓,唯一从外侧进入足的软组织结构是经过骰骨凹槽进入的腓骨长肌。

足部外侧面看来需要有适当的缓冲或关节扩展功能,因此当跟骰关节融合时,第四、五跖骨骰骨关节则被迫承担压力。当应力过大时,这些关节会出现临床症状。用矫形支具或厚的软底鞋可减轻不适。在这里行骨融合术是不可靠和不明智的。在极少数的病例中,鱼尾状关节成形术可减轻症状,但目前尚无第四、五跖骨骰骨关节病的确切解决办法。

第九节　跖骨畸形愈合与骨不连

严重的跖骨骨折畸形愈合,特别是多处骨折,可严重破坏骨前段的对线排列并扰乱足前段的负重功能。当负重只限于一两个跖骨或承重点少于正常的 6 个接触点时,则会出现功能障碍性症状。这些接触点是第一跖骨头下方的胫侧及腓侧籽骨以及其他 4 个较小的跖骨头。与 20 年前所教的解剖学相反:在跖骨头水平上没有所谓的"横弓",在理想情况下所有跖骨头在前足承重时都应与地面接触,而且重量平均分配于 6 个接触点。但事实上,第二、第三跖骨(可能也包括第四跖骨)较其他接触点承担略多的重量。较少的接触面承担较集中的重量可导致较早的和较严重的临床症状。

当跖骨的长度和斜度与其附近的跖骨相称时,它们的承重较为协调。骨折的跖骨可在抬高的位置上愈合,少数情况下也可在压低的位置上愈合,并且常常伴有功能障碍性短缩。当跖骨头分配过多的重量时会逐渐导致一系列异常,包括疼痛性足底角质化、跖趾关节滑膜炎伴肿胀、跖骨应力性骨折或跗跖骨关节滑膜炎及关节病。上述病症可单独发生,也可能同时发生在一个患者身上。先天性第二跖骨长而稳定,同时第一跖骨过度灵活的患者,其长期的跖趾关节滑膜炎可导致关节囊和内在肌病变、伸趾畸形,甚至出现趾跖关节脱位和严重的仰

爪趾。少数情况下,滑膜炎会以瘤的形态出现在两个跖骨头之间。

每种畸形都要求有相对应的治疗方案。第一跖骨的矫正是最重要的,因为第一跖骨倾向于过度灵活,并将承重转移到第二跖骨上。第一跗跖关节的融合及适当的截骨术可恢复其解剖长度、角度和旋转度,从而使前足 6 个承重点恢复承重作用(图 62-9)。

其余较小的跖骨截骨术常在畸形愈合或骨不连处实施,并进行钢板内固定和局部植骨。克氏针髓内固定往往做不到精确的对位和良好的稳定性,而仅用骨折块间螺丝钉也不足以维持固定,虽然它们可联合使用中立位钢板(图 62-10)。笔者通常用磨钻磨除背侧的骨痂,并在截骨处两端重建正常的皮质骨。其次,在融骨区植入自体松质骨(取自近端胫骨),特别是在做楔形切口时。在跖骨背侧放置 1/4 管状 4 孔或 6 孔钢板进行固定。对于大部分有良好软组织覆盖的患者,坚强钢板(如 2.7mm DCP 板)比较合适。对于在跖

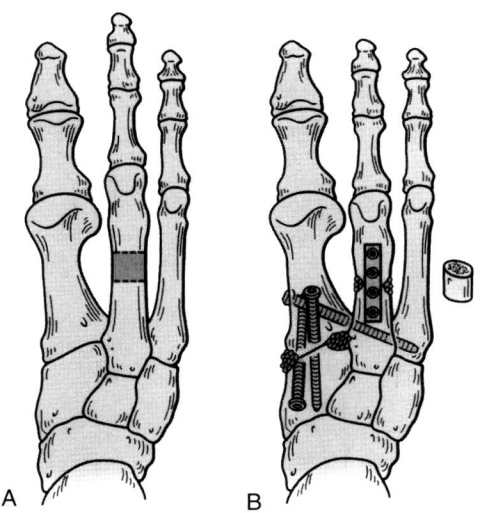

图 62-9　第一跖骨的稳定和第二跖骨的截骨缩短术。(**A**)前足可见较短的第一跖骨和较长的、明显肥大的、过度负荷的第二跖骨。一般而言,足的重建称为"Morton 足",它通常伴有腓肠肌源性马蹄足。其症状通常为第二跖骨头周围疼痛,伴严重胼胝形成或跖骨头足底皮肤角化。后期出现类似于 Lisfranc 损伤的关节病。(**B**)通过切除第一跗跖关节的软骨,并沿斜面打入 3 枚 4.0mm 皮质骨螺钉来解决该问题。在融合关节的背侧两边常需植入松质骨。过长的第二跖骨可通过骨干截骨缩短并植骨和钢板固定来治疗。应通过跖骨头的 6 个负重点来均衡承重。这 6 个点分别是:内外侧的籽骨和第二至第五跖骨头。(Adapted from Hansen, S.T., Jr. Functional Reconstruction of the Food and Ankle. Philadelphia, Lippincott Williams & Wilkins, 2000.)

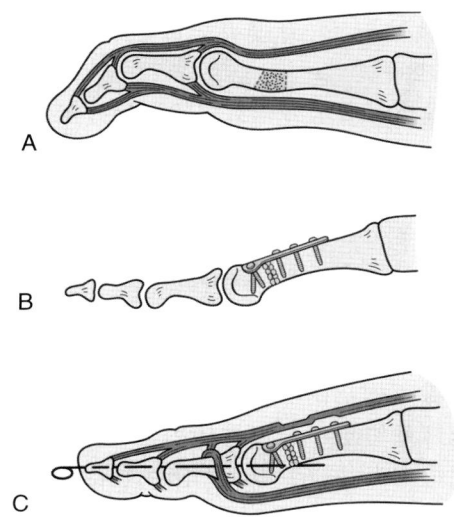

图62-10　第二至第五跖骨远端过伸位畸形愈合的截骨矫形术。(A)跖骨的侧面观显示,畸形愈合于伸直位。这可发生在急性跖骨颈骨折后的任一跖骨内,但更多见于应力骨折后的第二跖骨。如果跖骨头在抬高位愈合,它就不能再负重。邻近的跖骨头会过度负重,从而渐渐发展为跖骨痛症状,有些还伴有严重的足底角化病或跖趾关节滑膜炎。体检时可发现,屈曲所有跖趾关节时,足底部触诊有空虚感。受损跖骨头的足背有"隆起"。(B)跖骨头背部的角化组织(胼胝)要从其基底部挖除,然后再行截骨术。截骨长度可依据邻近的跖骨长度,可行开放或闭合楔形截骨。在足底面恢复对位、对线、长度及分担的负重后,用"T"形钢板和2.7mm螺钉进行固定。松质骨植骨可促进骨愈合。(C)为矫正鹰爪趾可能需要行一些辅助手术。伸趾肌腱的"Z"形延长术以及屈伸肌腱的整形移位术或内在整形术可用于校直脚趾。克氏针从脚趾穿过跖趾关节;将其固定于伸直位。4~5周后将克氏针拔出。(Adapted from Hansen, S.T., Jr. Functional Reconstruction of the Food and Ankle. Philadelphia, Lippincott Williams & Wilkins, 2000.)

骨头或跖骨颈附近的截骨术,需要用小的 T 形钢板或 L 形钢板,远端骨块至少用两枚螺丝钉固定。至少要 8 周时间才能植骨和进行有保护的承重。

最后,重建前足与足中部的患者必须评估其有无腓肠肌性马蹄足,其在受伤前往往没有症状。然而,一旦足损伤后,挛缩的腓肠肌可能会影响治疗。简单的腓肠肌腱延长术可减轻足前部及足中部的张力(图62-11)。在康复后,患者均可恢复其肌肉力量。

第十节　趾骨畸形愈合和骨不连

第 2~5 趾骨的有症状愈合很少见,除非它们压在邻近骨上并在趾间形成鸡眼。第一近节趾骨畸形愈合

的症状往往较为严重。与其他趾骨不同,第一近节趾骨常因明显的动力因素而容易畸形。趾短屈肌的两个止点附着于第一趾骨基底部,趾短伸肌则广泛而薄弱地附着于第一趾骨的背侧。骨折及截骨术后,强大的趾短屈肌拉力可引起第一趾骨向足底成角,形成足底隆凸及皮肤角质化,可导致明显的临床症状。有时,固定不良的 Akin 截骨术也会出现相似的后果。畸形愈合的症状可通过截骨术和钢板固定来消除,通常采用内侧切口和背侧皮瓣抬升。用于手的内固定钢板经过折叠可用于此处骨骼。至少用两枚,最好用三枚螺丝钉进行固定,使得截骨术任何一侧均达到稳定。附加自体松质骨移植可保障骨性融合。

第十一节　创伤后关节病

一、踝关节病

根据笔者的临床经验,大多数踝关节病都可归因于创伤的后遗症。可以肯定的是,当过去曾发生过严重的踝关节扭伤并且具有外踝不稳定表现时都会发生关节病。这是创伤后关节病,而非原发性退变性关节病变。关节内骨折,特别是 Pilon 骨折,通常会导致创伤后关节病。少数踝关节骨折也会发展为关节病。那些切开复位内固定后病情恶化的患者,起初可能就伴有难以诊断的软骨损伤。那些伴有较大或未复位后踝骨块的三踝骨折就属于这种。如果原发损伤伴有轴向负荷,更准确地说应将其诊断为 Pilon 骨折。还有一类预后差的踝关节骨折是伴有侧方移位的骨折,以及易被忽视的 Chaput 结节骨折或外侧顶部的嵌入骨折。这些骨折若没有准确复位都会发展为严重的关节病。即使相对简单的踝关节骨折,特别是当其伴有踝移位、腓骨短缩、踝穴增宽或这些畸形的某种组合时,如果早期没有准确复位,都将演变为关节病。然而,问题也存在于复发性踝关节扭伤的患者。经常发生踝关节扭伤的患者通常有素因性胫骨或跟骨内翻畸形和(或)腓肠肌性马蹄足,这很好地诠释了"无因不成果"这句话。很明显,经常发生踝关节扭伤的患者需要纠正两个或更多素因性的生化或解剖异常。然而,尽管最终发展为创伤后关节病的患者比例比较小,但绝对数量不在少数。

骨软骨骨折后的创伤后病变通常被分类为骨软骨病或骨软骨炎性软骨下骨吸收,治疗多采取观察或随访。这些骨折多发于年轻人,可发展为早期严重的

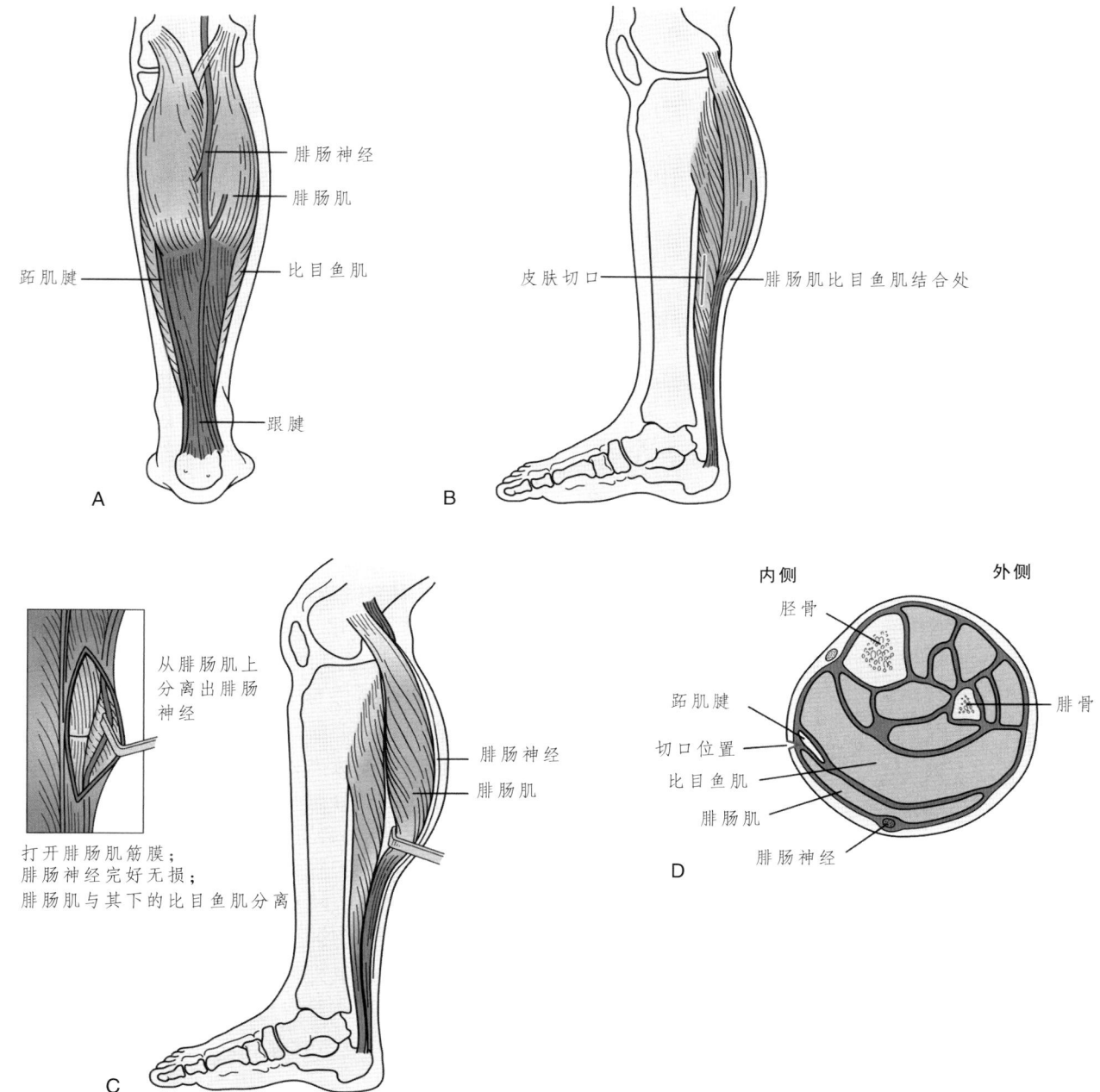

图 62-11 腓肠肌松解。(A)腓肠肌和腓肠神经在后浅间隔内的后面观,可见腓肠肌的内外侧头起自股骨的背侧,高于膝关节平面,在小腿中部以外缩小成扁平的筋膜,并在此处和比目鱼肌筋膜相联合。腓肠神经位于肌筋膜浅表面。(B)图上的线表示后内侧手术入路的推荐位置,通过该切口将腓肠肌与比目鱼肌分离。(C)用牵开器把腓肠肌同其下的比目鱼肌分离。在腓肠肌的肌肉肌腱联合和腓肠肌与比目鱼肌筋膜交汇处上方 1~3cm 处进行分离比较容易。但向下到肌肉肌腱聚合处进行分离会越来越困难。小插图示出在该肌肉系统的深层筋膜处所做的横向切口,包裹其中的腓肠神经已从腓肠肌筋膜切口内向后牵开。在手术结束前要单独缝合此筋膜层,以防止在皮肤上形成小凹陷。(D)近端腓肠肌的横断面。切口在内侧,中线偏后,在位于腓肠肌和比目鱼肌之间的跖肌腱的上方。(E)该插图显示腓肠肌及筋膜的深面观。此层面面对着比目鱼肌。从内侧切口可进入此间隔。正常情况下可进入此间隔的最深层,即切口上方的筋膜交汇处。在图中(1)位置处切开,筋膜就被彻底切开。把腓肠神经直接定位于后面并必须保护好腓肠神经。通常情况下,对于比较瘦的女性和不需要太多矫正的患者以及想要避免皮肤产生皱纹或过度萎缩的患者,我们只仅仅切开筋膜,如图中(2)位置所示。(待续)(见彩图)

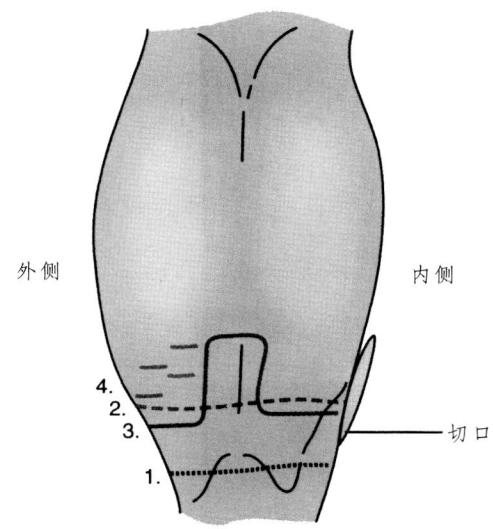

外侧　　　　　　　内侧

4.
2.
3.　　　　　　　　切口
1.

E

图 62-11（续）　留下腹侧一些肌肉。这有效地隔离了腓肠神经，这些肌肉可以伸展但不会和远端的筋膜联合彻底分离。这种方法可减少日后的抽筋。另一建议的技术与过去 Vulpius 术式相似，它在筋膜联合的远端实施，在这个位置做一个舍-槽状的切口，如图中（3）位置所示。(Adapted from Blitz, N.M.; Rush, S.M. The gastrocnemius intramuscular aponeurotic recession: A simplified method of gastrocnemius recession. J Foot Ankle Surg 46:133-138,2007.) 最后，如 Manoli 所建议的那样，用间隔2英寸的馅饼皮样切口去扩大深筋膜，如图中（4）位置所示，通过这种方法使腓肠肌的筋膜得到延长。这也许是获得足够长腓肠肌腱的最好方法，该方法并没有损伤肌肉或腓肠神经的风险。（见彩图）

关节病，并最终导致终生的踝关节残疾。所以由严重创伤导致的急性骨软骨损伤要及时救治，作出明确的诊断和治疗。

（一）评估和非手术治疗

在很多情况下，早期踝关节病的症状可以采取非手术治疗。然而，首要原则是明确诊断和病因，如果致病因素不消除，踝关节病变会逐步加重，此时只能选择手术治疗。例如，关节病可因踝关节不稳定而导致，引起关节前方挤压或嵌顿，并由于腓肠肌性马蹄足而进一步加重。在这种情况下，应早期实施腓肠肌延长，同时行前方病灶清除和 Brostrom 稳定术或韧带修复重建术（见图 62-11）。如先前所指出的那样，不

要清除踝前方原解剖以外的病灶来减少距骨顶的包含物，这是前方病灶清除的关键。此外，在距骨颈上刻槽意味着给踝关节前方解压。此种做法加上腓肠肌延长术，将有利于减少足进一步向前突出的可能性。如果有复发性踝关节扭伤的病史，X线片上显示距骨前移，以及临床体征上有腓肠肌性马蹄足或（和）踝关节跖屈时不稳定，即可明确诊断。

长期的踝关节内翻或外翻并出现踝关节负重偏移，类似于膝关节的长期内翻或外翻畸形，可导致踝关节病。创伤性胫后肌腱断裂伴有内侧柱塌陷、足跟外翻和跟腱或腓肠肌挛缩，所引起的踝关节病需要行早期足中段修复重建。修复重建应包括足跟轴向延长、胫后肌腱加强以及内侧的跟骨截骨，以恢复踝关节的力线。同时也需要行内侧柱稳定术，以控制足后段的外翻倾向（图 62-12）。

Charcot-Marie-Tooth 病患者的肌肉不平衡，例如胫骨后肌或腓骨长肌肌力过强，或陈旧性后深部筋膜室综合征，表现为内翻和继发性距骨内翻倾斜。需要行早期足部修复重建，包括恢复足力线、肌肉平衡和韧带稳定术，以防止踝关节的进一步损害。很明显，对于腓肠肌性马蹄足患者应将其胫后肌腱移到足背部。人们很少意识到胫前肌腱可以有强大的转换作用，如果一直存在有内翻倾向，胫前肌腱需要向侧方移动。一些学者喜欢将其分离开，而我发现如果将其附着于第二或第三楔骨上，会更容易成功纠正肌肉平衡。即使这些手术不能维护踝关节稳定，这也是以后踝关节融合术或关节成形术的基础。

在无进一步损害的情况下，当踝关节因软骨缺损和活动范围丧失而继发疼痛时，非手术治疗会有些帮助。建议穿木底鞋或维持足底平衡的硬底鞋，鞋底应宽，以最少的踝关节功能（特别是背屈活动）来维持相对正常的步态。当疼痛是前方病变引起，而患者跖屈在5°和10°~30°之间症状相对缓解时，可以在鞋底垫高足跟，并在站立位时让踝关节处于约20°的屈曲位来暂时缓解疼痛。

如这些措施未能减轻疼痛，可用在中立位或中度跖屈位塑型的踝-足矫形支具来进行非手术治疗。目的是固定踝关节，防止其受内翻或外翻倾斜应力的影响。在严重的患者中，踝-足矫形支具可替代或推迟外科手术。

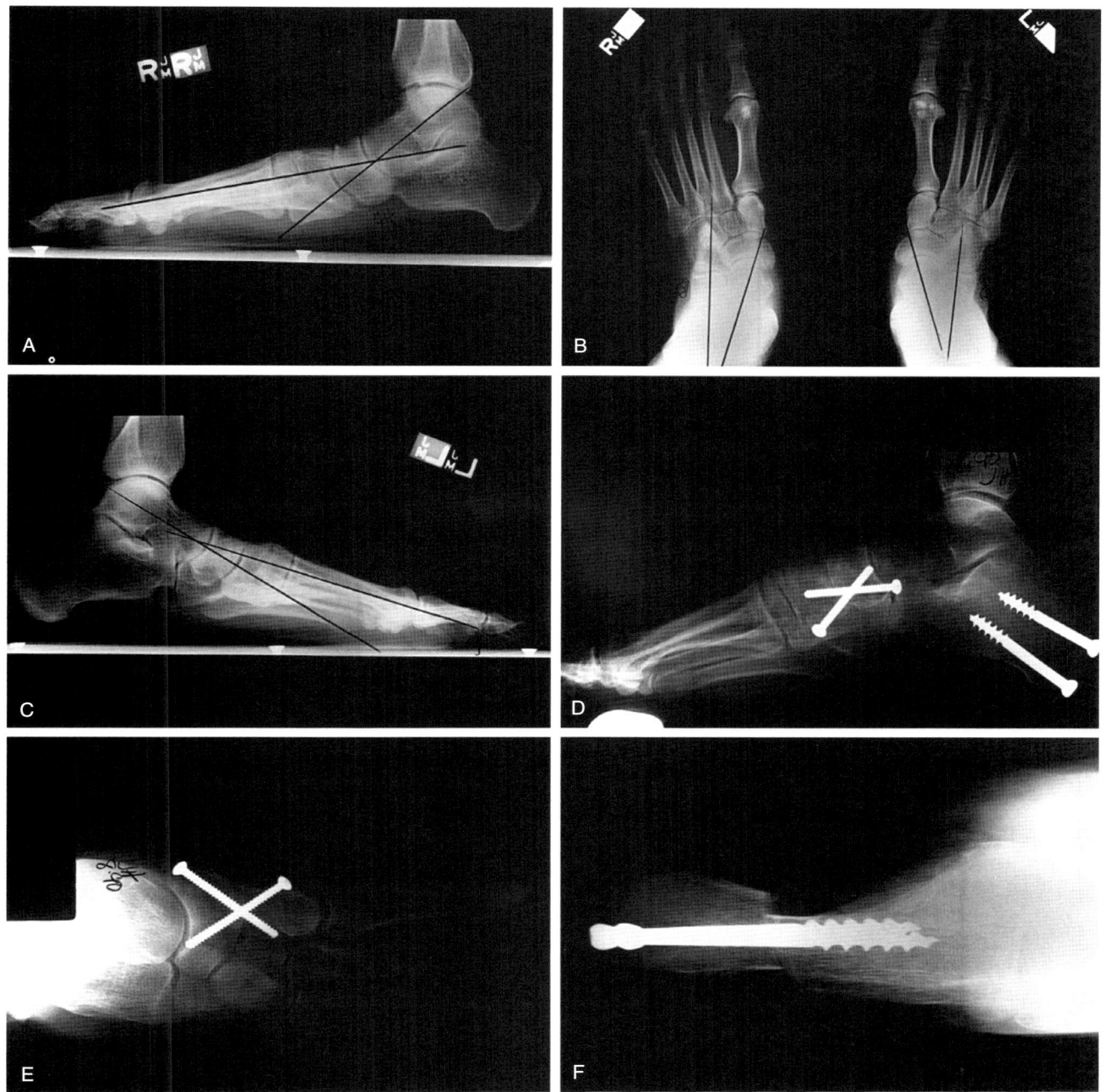

图 62-12　后足外翻。**(A)**一名 35 岁女性患者,长期右足疼痛,图示为右足的负重位 X 线片内侧观。患者足跟外翻,内侧足弓疼痛和旋前突然加重。临床检查发现胫后肌腱断裂。X 线片显示:距楔关节的内侧柱塌陷,跟距角减小,跗骨窦间隙减小且距骨跖屈。**(B)**双足负重前后位 X 线片显示:跟距角增大,距骨和第一跖骨排列破坏。症状较轻的(右侧)足也有同样倾向,但足跟外翻不严重,且足弓形态尚可。左侧的胫后肌腱未受损,但双侧的腓肠肌都十分紧张。**(C)**左足负重位的内侧观显示:舟楔关节有轻度塌陷,但跟骨倾斜角和跟距角较右侧好,且跗骨窦是开放的。**(D)**右足的手术包括:舟楔关节力线矫正并融合,足跟内侧截骨,腓肠肌延长,并利用趾长屈肌加固胫后肌腱。与图 A 比较,跟骨倾斜角提高,距骨和第一跖骨排列得到矫正,且跗骨窦开放。**(E)**术后数周拍的负重正位 X 线片显示:舟楔关节做了固定,距骨和第一跖骨的排列得到矫正,舟骨和距骨对位较正常。**(F)**跟骨轴位片显示:跟骨内侧截骨后用两枚 6.5mm 松质骨螺钉固定。(待续)

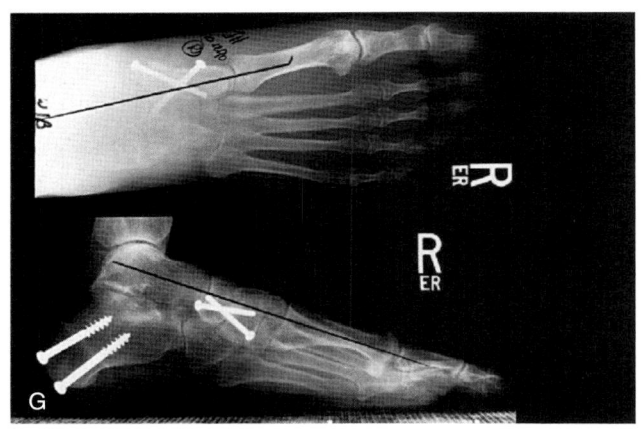

图 62-12(续)　后足外翻。(G)负重下正侧位 X 线片摄于术后3 个月,图中显示正常排列的足部。此时足部症状已基本消除。对症状较轻的左足也做了类似的手术，术后症状完全缓解。(Adapted from Hansen, S.T., Jr. Functional Reconstruction of the Food and Ankle. Philadelphia, Lippincott Williams & Wilkins, 2000.)

(二)踝关节病的手术治疗

　　在必须外科手术治疗时,术式的选择不应只限于关节成形术或固定术。正如前面所提到的,改善踝关节以外的状况可降低踝关节本身的应力。踝关节疼痛伴偏心侵蚀,例如在内翻或外翻情况下,可采取踝上截骨的方法治疗。踝关节顶部内翻或外翻时行踝上截骨。手术原则与高位胫骨截骨术相同,即将病变侧应力转移到关节的正常侧。如果足跟外翻明显但踝关节顶部关节面正常,可考虑内侧跟骨截骨。以上两种手术方法均可用于伴有外侧侵蚀和距骨外翻倾斜的关节病,并可将关节固定术或关节成形术推迟数年。对于距骨内翻倾斜和内踝顶部侵蚀,外侧闭合踝上楔形截骨或外侧转移跟骨截骨连同足部肌力平衡术,可保存踝关节功能达数年之久(图 62-13)。

二、踝关节固定术与踝关节成形术

(一)踝关节融合术存在的困难

　　踝关节固定术长期以来一直是踝关节补救治疗的金标准。在笔者受教育中,曾确信它是一种永久解决问题的方法并且患者也会有适当的功能。当然,也曾有不良的结果,如骨不连、畸形愈合以及感染等。由于 20 世纪 70 年代踝关节成形术的早期尝试未取得成功,所以目前仍坚信踝关节融合术的疗效。笔者从

业的前 15 年或 20 年一直倡导这一信念,并坚持不懈的力图使关节固定术的手术更加完美。笔者的目的是早期获得愈合以利于距下关节的活动,使其进入理想的位置(0°~5°跖屈,5°~7°外翻),以及避免发生感染。尽管以上所有的要求均已实现(而且笔者认为已达到最佳效果),但结果还是令人失望:术后 10 年左右,早期结果很好的患者逐渐出现了距下和跗骨间关节病。这些关节病出现的时间不可预测，范围在术后 1 年~20 年之间，平均为 10 年。笔者通常将此时间表述为10 年±9 年。很明显,踝关节的活动是长期保存足中段和后段其他关节功能的基础。

　　基于这个原因,新一代踝关节假体再次引起人们的兴趣,并发现假体在设计与工艺上已明显改善。同时，人们也加深了对踝关节和足解剖力线的认识,从而增强了关节成形术的功能和寿命。另一个影响足部功能的重要因素是肌力平衡,主要是腓肠肌或跟骨延长,有时也行后内侧和外侧韧带松解以及腓骨长短肌

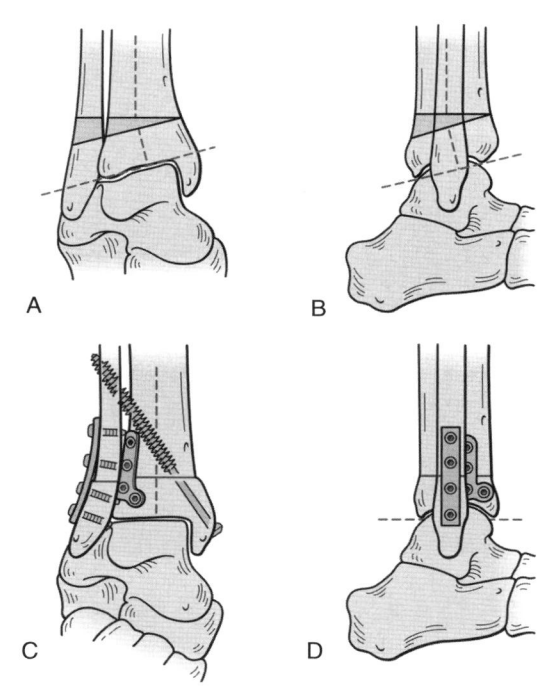

图 62-13　矫正内翻畸形的胫、腓骨远端截骨术。(A)前后位观显示踝关节内陈旧性 Pilon 骨折所导致的内翻畸形和牵伸性畸形愈合,关节轮廓尚正常。(B)侧位观显示关节牵伸。踝上的楔形底纹区表示闭合楔形截骨,用以恢复踝关节对合,降低软骨面的偏心或剪切应力。(C,D)截骨后固定于踝表面,后足与小腿力线被矫正。力线矫正可延缓踝关节病的发生。(Adapted from Hansen, S.T., Jr. Functional Reconstruction of the Foot and Ankle. Philadelphia, Lippincott Williams & Wilkins, 2000.)

腱的调整。但是,到目前为止还没有出现非常接近正常踝关节功能的假体,或者可以使用 10 年或更长时间的假体。

踝关节成形术曾有许多报道获得了长期优良结果,但大多数发生于理想的病例。这些病例都有较好的骨储备、良好的解剖对位及肌肉平衡、坚强的内侧和外侧踝部韧带以及与体重相匹配的骨骼大小。最后,一项判断标准通常是指患者体重不明显超重。最后,好的手术结果还要求患者能配合治疗要求,不吸烟,术后 8 周内不过早负重或承受过度撞击或剪切应力,以利于假体与骨骼的长入。对于年轻患者严重的踝关节病,目前尚缺乏长期随访疗效观察。

然而,该领域已经有了很大的进步,过去的一些观念已得到改变。首先是踝关节融合失败就无药可救这个难题已被解决,仍有许多补救的治疗方法。当融合失败是由于马蹄足力线不正、前方突出或内翻所致时,可通过翻修的方法重新定位。如果解剖结构,包括内外踝韧带和三角韧带在原先融合术中未被损坏仍保持完好,踝关节融合失败的病例在许多情况下可改做成形术。在笔者临床工作中曾遇到过许多类似的病例[3]。大量的踝关节融合术是由于继发性距下关节病变而失败。在此情况下,治疗可以选择距骨的关节广泛融合术或同时行距下关节融合和踝关节成形术。虽然患者的治疗效果较好,不过距骨的关节广泛融合术有两点不足。首先,术后足后部非常僵硬,许多患者对此情况非常不满意甚至要求截肢术。其次是,难以达到足后段的完全融合,特别是体重超重的患者,因为运动时容易折断内固定和(或)融合区。当在踝关节进行第二次融合时,此现象更容易发生。身高超过 6 英尺(约 1.83 米)、体重超过 250 磅(约 113 千克)的患者甚至初次融合都难以达到,因为高应力通常导致持续和(或)复发性骨不连。

围绕全踝关节成形术的另一观点是,一旦出现疼痛或假体松动,必须取出假体并行踝关节复合融合术。这已被证实是错误的,至少对于灵活的踝关节而言。大体上说,疼痛和假体失败的最常见原因是距骨侧假体周围骨痂的过度生长,因为距骨侧假体附着不完全或缺乏附着力。最终发生不同方向的塌陷或移位。目前,踝关节成形术与髋部的整形失败率相差无几,后者可通过装配股骨假体得到解决,前者也可以通过补救获得成功。一系列专门的距骨组件已用于解决这类问题。虽然牺牲了距下关节,但在这些情况下踝关节修复比较容易,并且比原来的踝关节假体更易

成功。

(二)关节固定术手术方法

鉴于以上的讨论,踝关节融合术入路和内固定的选择应遵循几项基本原则。在理想的情况下,融合术可在较少的骨床损害下早期发生骨性愈合。软骨下骨质和整体骨骼形态,包括踝韧带和三角韧带,均应保存良好。踝部可轻度缩窄,但没有理由将其切除。如果足后段在最少去骨后仅轻度缩窄,踝部将不会受到鞋的摩擦或挤压。当踝部保持完好无损时,正常的解剖将被维持,且胫后肌腱和腓骨肌腱穿过的肌腱将被保留下来。特别重要的是,要使外踝的宽度接近于正常,以确保在后期翻修时可放置合适尺寸的假体。遵循这些原则不仅在踝关节融合后能达到后足的正常功能和外形,而且能保证日后早期转换为踝关节成形术。

当踝关节处于非解剖位,特别是前半脱位时,笔者实施的关节固定术采用腓骨上切口,向外侧和前侧游离腓骨,然后横断前韧带联合和前距腓韧带(图 62-14)。在腓骨尖上约 3 英寸处从近段外侧向远端内侧斜向进行截骨。除非腓骨已经短缩,否则应做第二个切口切除 5~10mm 的骨组织使其稍微缩短。腓骨以其腱鞘为枢点向后侧旋转,以便后侧显露踝关节和距下关节。该入路特别适于通过向后方移动来定位踝关节的手术,因为后踝容易在直视下去薄或切除。全部切除踝关节的软骨,并用 2mm 钻头在踝关节的软骨下骨上钻出多个孔。在内侧沟正前方做一前内侧纵行小切口,以清除内踝和距骨内侧的关节软骨,并推压距骨抵住内踝。

踝关节被暴露、成形和钻孔后,将其置于理想的位置(0°~5°跖屈和 5°~7°外翻)并临时固定。将 3.5mm 或 4.0mm 的皮质骨螺钉从 Chaput 结节垂直向下置入到距骨体外侧。在模拟负荷下拍摄全足的侧位 X 线片,以确认踝关节的准确位置。如果排列位置满意,便可永久固定。第一枚螺钉在直视下从跟腱外侧于踝关节近端置入。用 4.5mm 钻头于后踝上方约 3cm 处钻入胫骨的后外侧。首先向下略向内侧瞄准穿过踝关节前半部分,然后进入距骨的下头。胫骨侧使用 4.5mm 钻头,距骨侧用 3.5mm 钻头。长约 75mm,螺纹长 16mm 的 6.5mm 螺钉适用于大多数患者。此外,也可使用类似大小的空心钉。

接着,将合适长度的 6.5mm 螺钉从内踝上方呈 45°角瞄准置入到距骨中间。将另一枚螺钉从胫骨前

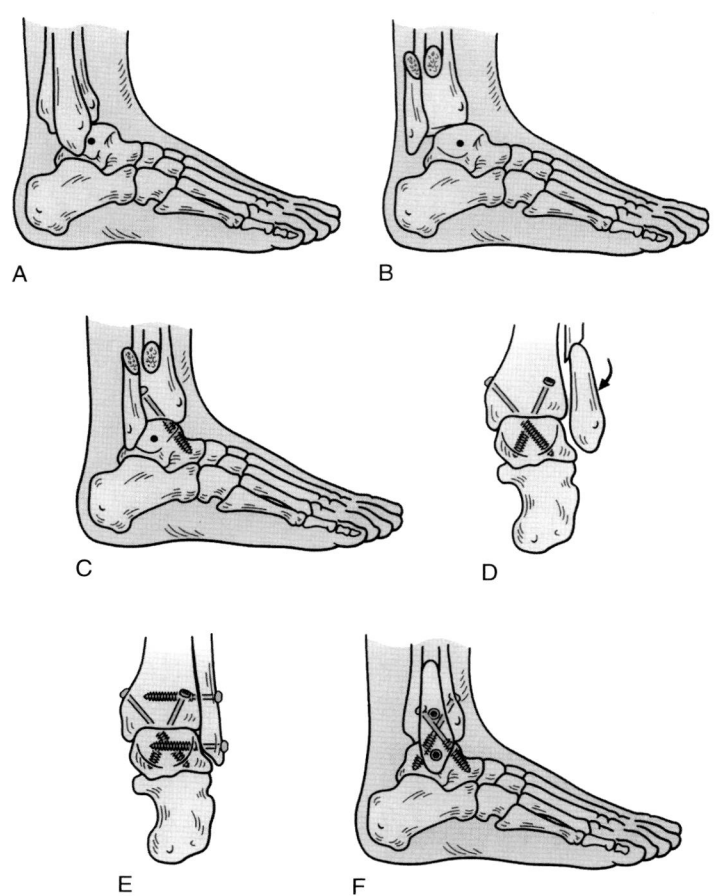

图 62-14 第一种踝关节融合术。(A)此侧位图示出,因距腓前韧带慢性扭伤或前侧 Pilon 骨折导致踝关节炎,其足部相对于胫骨负重力线向前方突出。(B)通过外侧纵行入路,在踝关节水平上约 3cm 处横断腓骨。去除前方、内侧和外侧的软组织,将腓骨沿腓骨肌腱鞘旋向后侧。该入路能保留血供并提供踝关节复位时所需的手术视野。可通过纵行前内侧小切口清理内踝沟。(C)可通过外侧入路暴露后踝,为第一枚螺钉提供合适的进钉点。将定位螺钉(3.5mm 或 4.0mm 的皮质骨螺钉)从 Chaput 距骨结节的上方向下直接置入到距骨外侧,其在影像学检查和置入固定螺钉时有助于维持位置。从后上方至关节的螺钉,其进钉点位于跟腱正外侧的小腿上。螺钉进入胫骨后方,距外侧缘约 1cm 的内侧,角度少许偏内,沿距骨颈和下头的方向向下穿入。在胫骨钻一个 4.5mm 的导孔,在距骨钻一个 3.5mm 的插钉孔,准备好螺钉拧入通道。用 C 臂机定位操作。(D)第一枚螺钉打入之后,另一枚螺钉经皮从内踝穿入距骨体中部。(E)将分离后的腓骨复位并用 3.5mm 或 4.0mm 皮质骨螺钉固定。(F)最后从胫骨前方向后达距骨体后部打入一枚螺钉,予以稳定的固定。如果患者骨质良好,术后 2.5 周可将石膏管型换成 CAM 助步器,在洗浴、活动距下关节和睡觉时可解下支具。一般到术后 8 周时 X 线片证实骨折愈合后方可行走。(Adapted from Hansen, S.T., Jr. Functional Reconstruction of the Foot and Ankle. Philadelphia, Lippincott Williams & Wilkins, 2000.)

方向下置入到距骨后方,小心不能穿透距下关节。腓骨内侧皮质被剥露之后,将其放回距骨外侧和胫骨远端,保持合适的长度和位置,并用 3.5mm 或 4.0mm 的皮质骨螺钉固定。远端腓骨截骨块的近端斜面从上方挡住腓骨,使其不会从皮下突出。

截除的骨组织可用于胫骨和腓骨前方之间的植骨。在关节的前方磨出两处已松解剪应力的植骨区,每处直径约 1cm,植入取自胫骨近端前方(Gerdy 结节)的松质骨。在关闭切口前摄片确认踝关节的位置和螺钉的长度。

术后,足部用石膏管型固定 2~3 周,然后换成硬底步行靴。患者仅限于承受小腿重量或轻微负重,沐浴、睡觉和活动距下关节时可脱掉靴子。愈合通常需要 8~12 周,此后患者继续穿适合足底形状的轻质硬底鞋。

Zwipp 所述的另外一种技术,可用于计划在日后再行关节成形术的病例[4](图 62-15)。这种技术在我们这里很常见,对于年轻的患者,我们常常会选择这种

踝关节融合术,当他们年老的时候,还可以施行踝关节成形术,届时踝关节成形术的技术很可能有所提高。该术式取踝关节前方手术入路。手术的准备和融合定位与前面所述的第一种手术方式类似,即,将足部置于屈曲伸展中立位并轻度外翻,距骨顶部位于胫骨中轴线或略微偏后。将两枚 6.5mm 拉力螺钉从暴露良好的胫骨远端前方并排置入,进入部位至少距踝关节近端 3cm 处,止于距骨中间部位。第三枚重要的螺钉经过内踝上方胫骨后内侧嵴打入,从前外侧进入距骨颈部和距骨下头。胫腓骨韧带联合处也要打毛植骨,然后用 3.5mm 或 4.0mm 螺钉从腓骨向胫骨以及从腓骨向距骨置入。韧带联合处的融合有利于日后关节成形术的操作。需要牢记的是,做完融合术后,尤其是先前存在踝内翻畸形者,术者应仔细检查患者的距下关节,观察跗骨窦或距下关节的后部是否有骨刺。如有骨刺,应将其清除,以获得患者踝部最大功能,因为距下关节可能是患者术后 5~10 年踝部可以活动的主要关节。

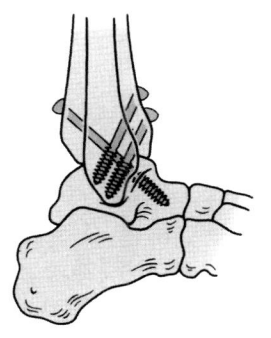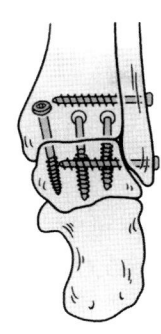

图 62-15 第二种踝关节融合技术。该融合术可用于将来拆除内固定行踝关节成形术。采用前方入路，将来关节成形术也可再利用此切口。两枚 6.5mm 的螺钉从胫骨远端的前方置入到距骨体的中部。一枚螺钉在内踝上方从胫骨后内侧置入，偏向距骨颈和距骨头。这种螺钉配置可提供绝佳的稳定性以促进早期融合，后期需要拆除内固定行关节成形术时也便于拆下。（Adapted from Hansen, S.T., Jr. Functional Reconstruction of the Foot and Ankle. Philadelphia, Lippincott Williams & Wilkins, 2000.）

术后处理同先前所述。此技术的优点是后期可通过原切口进行关节成形术，而且要取出的螺钉也可通过用于关节成形术的标准前方入路来取出。

踝关节融合仅仅是一种临时解决办法。踝关节融合使距下关节承受被动屈伸应力，在有些病例中，其活动范围接近于正常踝关节活动。然而，对于距下关节来说这样的活动是异常的，最终会发生病变并出现严重的症状。

(三)全踝关节成形术

适合任何一种踝关节成形术的理想患者年龄应超过 55 岁。原发的病变应位于踝关节面，而肌肉和韧带平衡良好，且足部的骨性排列正常。这种情况很少见。遗憾的是，许多创伤后关节病发生在年轻人，有些在 20 岁以下，并且伴有软组织瘢痕形成、胫骨远端排列异常、足后段内翻或外翻以及局部有内固定残留。外侧韧带经常功能不全或肌肉组织挛缩。踝关节融合术对于这些条件不理想的患者不是一种好的治疗方案，因为排列异常和年轻都是关节成形术的禁忌证。较现实的处理方法是先行融合后期再行关节成形术，或者在了解到日后需要行翻修手术的情况下实施成形术。

在过去的几年里，北美使用的人工踝关节种类包括 Beuchel-Pappas、S.T.A.R（Link）和 Agility Ankle（DePuy Orthopaedics, Warsaw, IN）。在 2007 年，一些新的踝关节假体材料被批准进入临床试验。虽然需要通过一段时间的临床试验才能明确这些假体是否能够解决关节成形术所带来的相关问题，但是它至少可以丰富我们对踝关节假体的选择。然而，需要明确的是：合适的肌肉平衡、对线排列以及插入至关重要。与股骨头类似，距骨在手术中易被伤及，因此在踝关节成形术中，要求术者一定要掌握距骨的处理技术。我们正跨入一个充满希望的时代，因为踝关节成形术将会变得更加可靠。

关节成形术在技术上要求很高，偶尔做手术的医生最好不要做。依笔者的观点，每年少于 15 例踝关节成形手术的医生不要开展该手术。学习该项技术是个亲自参与的过程，最好去观摩有经验医生的手术过程。矫形外科中心每年有多次 Agility 手术操作培训课程。

到目前为止，最困难的踝关节成形术是那些残留内踝问题患者的手术。它需要许多专门的肌肉和韧带平衡措施和骨骼结构的重新排列。多例的手术经验是基础，因为几乎每个患者都各具特点，需要因人而异制订治疗方案。

三、距下关节病

大多数伴有症状的距下关节病患者都曾发生过关节内跟骨骨折，并且可能伴有骨骼排列异常。其他的创伤后原因包括距骨骨折或距下骨折脱位。偶尔，未经治疗的创伤后侧深部筋膜室综合征也可导致距下关节内翻、继而发展为距下关节病。处于内翻或外翻位的胫骨骨折所导致的创伤后列线异常也会引起踝关节和距下关节病，但要经历若干年，40 年甚至更长时间之后才需要治疗。距下关节病也可能发生于神经肌肉疾病导致的长期内翻，以及未经治疗的胫后肌腱断裂所致的严重外翻，但这些问题是退变性而非创伤性。

(一)非手术治疗

非手术治疗或临时治疗包括应用非类固醇类消炎药和制动。限定距下关节活动的装置包括装在支持鞋上的硬塑料的踝-足矫正器或带屈伸铰链的双直立支具。后一种装置在限制足内外翻的同时可允许踝关节活动。据笔者的经验，矫形装置并非十分有效。局部注射镇痛药和类固醇类药物是诊断措施并可以暂时缓解症状。

(二)手术治疗

当前尚无距下关节假体,所以在足部症状明显且经过非手术治疗无效或患者不能接受时,关节固定术是主要的治疗方法。对距下关节固定术还存在一定顾虑。因为它是不可缺少的关节,一旦固定将会改变步态机制和邻近关节的应力。包括胫距关节或踝关节,距下关节的功能占此处关节功能的1/2,它的缺失意味着踝关节将超负荷并承受倾斜应力。

当行任何关节固定术时,距下关节都必须融合在最佳位置,也就是中立位或生理解剖位。实际上,该位置是外翻5°~7°而不是该关节中间位置。从生理上讲此处外翻位置较合适,因为内侧的三角韧带较外侧韧带可提供较强的支持力并可以抵抗踝关节倾斜。距下关节不允许旋后位融合,因其限制了Chopart关节的代偿性活动,使患者行走负重在足外侧。此状态将增加总体的撞击载荷,并最终导致第五跖骨基底部疼痛。

手术医生常见的错误观点是,认为从距下关节楔形切骨或填骨可以获得正确的对线排列。事实上,只要用手法使足按正常进行的旋转活动做旋前和旋后活动即可获得正确的对线排列。换句话说,将足置于外翻或旋前位,术者把足向外转过距下关节-距舟关节复合体,以闭合跗骨窦处的间隙。可以通过向内旋转患足或将其置于旋后位置来达到较大的内翻,从而打开跗骨窦的间隙。在足负重X线片上,跗骨窦间隙是一个非常重要的测量标志。

一旦获得恰当的对线排列,至少需要两枚螺钉将其牢固固定。通常的方法是,在距下关节正常旋转轴附近,将螺钉从距骨颈向下或从足跟向上和向前旋入关节。单枚螺钉固定后由于存在小的旋转和微动可能会移位,从而出现剪切应力,并导致纤维性融合。单枚螺钉固定的问题是螺钉非常接近距下关节的旋转轴心,所以临床上常见单枚螺钉固定后出现骨不连。

距下关节病是跟骨骨折常见的后遗症。另一个问题是因跟骨骨折未复位而导致的整个足后段解剖结构紊乱。在有些病例中,跟骨被压缩,导致小腿继发性缩短、距骨坡度丢失以及伴有踝关节前方撞击的踝关节背屈范围减小。较典型的情况是,后结节倾斜内翻和向外位移,并伴有功能性外翻和腓骨下方突出与跟骨外侧壁的撞击。由于外侧柱缩短,跟骨可能已经短缩。少数情况下,关节会有轻度位移,并伴有骨撞击的小突起。有时,患者的主要症状是由于突出的跟骨外侧壁对腓骨的简单撞击所致。

(三)手术方法

因为距下关节融合伴发的一些问题,故选择手术方法要深思熟虑。例如,若CAT扫描提示除了外侧骨隆起以外关节面绝大部分完好,应实施关节清理和松解术,并尽可能在关节镜下操作。同时,伴有内翻或外翻跟骨结节对线异常或隆起者可实施截骨术。

年轻患者发生距下关节病时存在一个特殊问题。因为距下关节融合许多年后会出现各种严重的问题,所以应考虑关节内跟骨截骨。理想对位下距下关节融合后,若干年也不会继发踝关节病变,特别是对于体重较轻、多数时间在平地上活动和没有关节病遗传病倾向的患者。但是,如果患者体重超重,工作环境不是平地,或者有关节病变倾向或有踝关节损伤病史,通常会在2~5年内继发踝关节病。缺乏正常距下关节活动者会较早出现关节病变,因为距下关节起到缓冲和减少倾斜应力的作用。

跟骨截骨术最严重的问题是潜在有胫后神经损伤的危险,特别是外侧足底。该神经会陷夹在瘢痕组织内或被陈旧性跗部筋膜室综合征挤压。即使该神经在截骨时没有被直接损伤,跟骨的部分移位也可导致牵拉或挤压性损伤。在行截骨术时,应考虑内侧暴露,像跗管松解时那样,至少在手术前要让患者有所准备。

尽管进行了切开复位内固定,而且没有大的结构排列异常,也可能在距下关节发生关节病。如果已经去除了内固定并实施了关节松解术而没有改善症状,或者考虑这些治疗不会获得成功,应选择最简单的距下关节融合术(图62-16)。

通过可延长的外侧入路或有限的跗骨窦入路,用刮匙清除所有残留的关节软骨。用磨钻在关节面中央后侧面磨出10~12mm宽的松质骨面,并在此处以及关节内任何其他间隙填植自体松质骨。自体松质骨可取自Gerdy结节、胫骨近端或其他恰当的位置。将两枚带16mm螺纹的6.5mm螺钉从足跟后下方分别置入到距骨中间部位和距骨颈前方。瞄准距骨体部后螺钉最好从足跟外侧进入,但必须从外侧位斜向,以避免进入外侧沟槽。置入距骨前方的螺钉自中线处进入,然后斜向内侧,以避免进入外侧的跗骨窦。进入距骨体部的螺钉通常要80mm长,偏前侧的螺钉要85~90mm长。如果加压螺钉螺纹长度超过16mm,则螺纹与螺杆交界处太靠近融合面,因而易断裂。螺钉进钉点不能位于跟骨中线的内侧,以免损伤血管神经。

在上述十分稳定的固定下,足部以石膏管型固

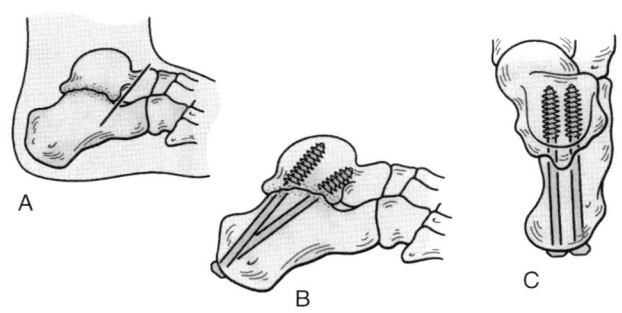

图 62-16　距下关节原位固定术。(A)后足的外侧解剖图显示，患者有距下关节病但后足没有明显的畸形。实线所示是 Ollier 入路，用于通过跗骨窦显露距下关节。伸短肌起点被提起拉开并切除脂肪后，便可显露滑膜、距骨颈韧带及后关节面，以使用刮匙清除软骨面并打毛软骨下骨面。(B)置入两枚粗的拉力螺钉(长为 85mm±5mm，螺纹体长度为 16mm，直径为 6.5mm)。推荐使用实心螺钉。通过后足跟切口瞄准距骨体后方打入第一枚螺钉，使其近似垂直于后关节面。可以让助手用三角测量技术，或者在 C 臂机定位下直视第二个面准确地定位螺钉的方向，以确定 4.5mm 和 3.5mm 钻头的位置。也可使用空心螺钉。第二枚螺钉的进钉点在足跟中线附近。此螺钉方向向内主要对着前方，这样可以和第一枚螺钉交叉以防止旋转。螺钉应进入距骨颈或体部的前方区域。术中有 C 臂机监视，切口关闭前拍摄足和踝关节的前后位和侧位片以及跟骨的轴位片。(C)螺钉和跟距角的理想位置是：足既不能旋后(跟距角变窄)也不能旋前(跟距角增宽)。(Adapted from Hansen, S.T., Jr. Functional Reconstruction of the Foot and Ankle. Philadelphia, Lippincott Williams & Wilkins, 2000.)

定，在拆去缝线之前的 2.5 周内只允许触地负重。在拆除石膏后，可以使用 CAM 助步器开始活动，但在洗澡、睡觉及踝关节活动时可将其取下。直到证明骨已愈合。通常需要 8~12 周，才允许脱离 CAM 助步器扶拐杖行走。

若跟骨畸形或未采用切开复位内固定早期治疗，则治疗更为困难。此时，在实施融合术的同时还需要恢复跟骨的正常形态。对于跟骨体承受直接暴力和外侧壁爆裂所致的压缩性骨折，特别是残存骨质不充分的患者，也建议行距骨下骨块牵开融合。目的是恢复高度或小腿的长度，以及距骨的倾斜度，即在 X 线影像(及解剖形态)上恢复距骨和第一跖骨的对线排列。当在足的负重正侧位 X 线片上可通过距骨、舟骨、楔骨和第一跖骨的轴线画一条直线时，则提示已恢复了正常的解剖结构。

获得恰当对线和坚强融合需要一定的手术技术。患者在手术台上置于侧卧位，以便从后外侧显露距下关节以及骨盆后侧的取骨区。这一体位有助于将股骨牵开器从胫骨放置于内侧的后结节上。此牵开器可以确保该关节不发生外侧大于内侧的楔形张开，否则将会使跟骨结节旋转为内翻，进而产生不理想的结果(图 62-17)。

术前体位准备之后，做一纵行后外侧长切口。一定要注意，此切口可能会损伤腓肠神经。笔者有时会

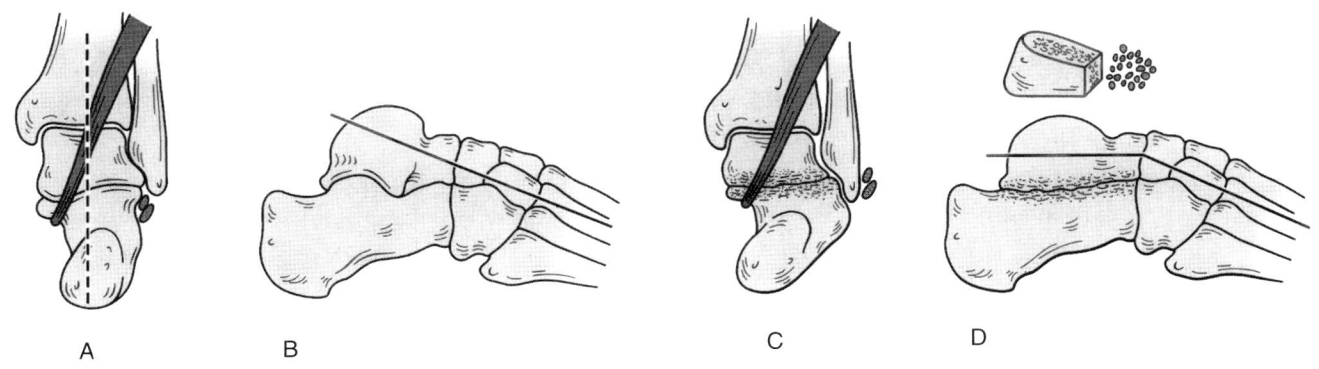

图 62-17　距下关节牵开融合。(A)虚线所示为胫骨通过跟骨结节的力线，那里有拇长屈肌通过关节背侧，腓侧肌腱位于腓骨尖端下方。(B)示出距下关节的正常对线和距骨的倾斜。注意，至关重要的距骨中轴线直接通过中足和内侧柱的第一跖骨顶端。(C)跟骨在高能量挤伤后，跟骨结节内翻成角，而跟骨外侧壁成角并爆裂向外侧呈外翻，撞击腓骨远端，把腓侧肌腱推移开正常位置。距下关节被挤压，后足段失去高度。(D)距骨的倾斜与内侧柱不在一条直线，从而使距骨前顶的背屈范围受限。用从后面髂嵴处取的楔形骨，撑开跟距关节以恢复其高度。(待续)

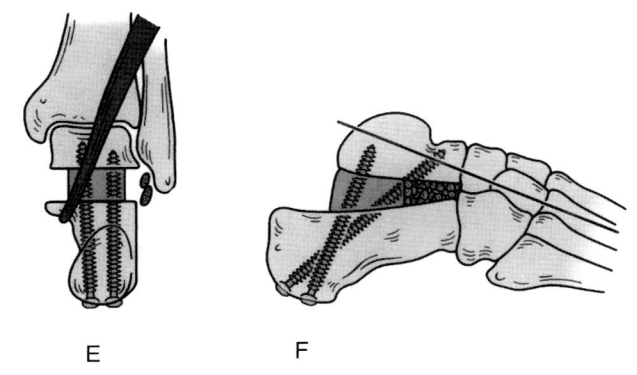

E F

图 62-17(续) (E)用两枚粗的 6.5mm 螺栓或全螺纹螺钉固定距下关节,与距下关节原位固定术相同。但是在此情况下,螺钉是用于定位而不是起拉力螺钉的作用,用螺钉使跟骨和距骨分离而不是对植骨块加压。将破碎的跟骨外侧壁切除,跟骨结节复位于轻度内翻倾角,并与胫骨负重力线轻度外翻对线。(F)通过重建恢复距骨倾斜和距骨-舟楔-第一跖骨的轴向对位。术中拍摄足部前后位 X 线片,以确认跟距关节在横断面的力线得到矫正,而且足部没有明显的旋前和旋后。(Adapted from Hansen, S.T., Jr. Functional Reconstruction of the Foot and Ankle. Philadelphia, Lippincott Williams & Wilkins, 2000.)

告诉患者,可能需要切断此神经并将其近端埋入肌肉。虽然该操作效果很好,但有些医生发现它不容易被患者接受,因此最好尽一切努力将其保护起来。清理该关节,并通过截骨将其楔形打开。后侧深部间隔内的血管神经和肌腱结构必须置于内侧加以保护。可在远端略微松解此间隔,以允许较大的活动度。放置内侧牵开器并将其依序张紧,以防由于关节内侧瘢痕把跟骨牵开到中立位或异常内翻位。由于这些瘢痕靠近神经血管,因此必须小心切除瘢痕。

对关节的处理仅限于后关节面,并应避免在关节的前方剥离,以防止损伤距骨的血供。切除已膨出的跟骨外侧壁,切除的骨性部分可用于植骨。通过张开 1~1.5cm 的高度,可以恢复正常的距跟角。测量出实际的间隙尺寸,然后转向后髂嵴,在此处取 1~2 块尺寸合适的三面皮质骨,恰好填入到该间隙。可另外取一些松质骨填入在植骨块的周围。

植骨后,将两枚定位螺钉(非拉力螺钉)置于撑开的关节两端。最好的固定钉是全螺纹 6.5mm 松质骨螺钉,或者用 6.5mm 的粗径螺栓。也有人喜欢用合适尺寸的空心钉。然而,限制距骨挤向跟骨的全螺纹钉可以起到固定位置和维持牵开的作用。

一枚螺钉从外侧跟骨结节置入到距骨体中间,另一枚通过跟骨结节中线进入距骨颈。两枚螺钉分开合适的角度可提供理想的固定。应通过事先用直径 3.5mm 的钻头在跟骨和距骨上钻出钻孔置入螺钉,以避免拧入时发生拉力效应,并确保其只起定位作用。术中摄足部正位 X 线片,以检查距跟关节和距骨第一跖骨关节在此平面的对线并验证足的精确对位。跟距角偏小提示足被置入旋后位。摄跟骨侧位和轴位片,以检查其复位,排列和螺钉的长度。必须拍摄踝穴位 X 线片,以确认无螺钉进入踝关节沟。当距骨体部螺钉过度偏外进入距腓关节间隙时,常会发生这种误入。

术后处理主要是 8~10 周的石膏制动和最小限度的负重。

(四)融合和截骨联合手术

近年来,笔者几乎不做植骨块撑开融合术,而常做融合和跟骨截骨联合手术(图 62-18)。该手术避免了与植骨块相关的并发症和安装内侧撑开器的不方便,并且减少了腓肠神经损伤的风险。该手术可矫正跟骨的排列不整,但它要求跟骨本身骨质良好。对于恢复距骨的倾斜度和对线排列这种手术不大可靠。对于跟骨内翻或外翻位移和(或)背侧压缩的患者,同时

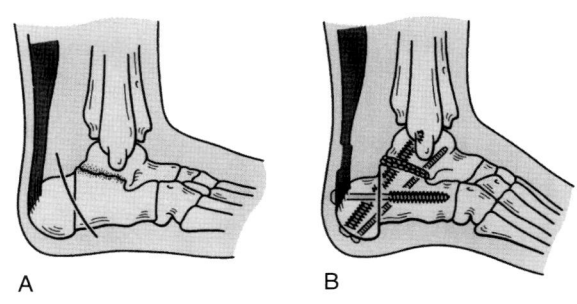

A   B

图 62-18 跟骨截骨术。(A)图中可见,在右侧踝关节和足后段跟骨高度和距骨倾斜度有些减少,伴有跟骨顶点下降和距下关节病。实线示出手术入路,位于后足跟的外侧缘,腓骨肌腱和腓肠神经主支的后方。切口一般会跨越腓肠神经的一个后侧小分支。在背侧,切口开始于距下关节的正后方,在跖侧,位于跟骨结节的负重区域的前方。切口不要延伸到足的内侧。(B)截骨后将跟骨向跖侧移位,清除距下关节的软骨并植骨,然后在这两个部位用粗的 6.5mm 螺钉予以固定。行"Z"形切开延长跟腱。注意到距骨的倾斜角和跟骨顶角已加大,这两个角比横断面控制旋前和旋后的跟距角容易看到,跟距角在将螺钉穿过关节之前也必须矫正。(Adapted from Hansen, S.T., Jr. Functional Reconstruction of the Foot and Ankle. Philadelphia, Lippincott Williams & Wilkins, 2000.)

行横向截骨和融合是有效的。当旋转不是问题但矢状面上需要延长时,可以实施较斜向的截骨。对于足跟外翻,斜面通常自前外到后内,并在向外平移跟骨结节的同时略微延长跟骨。

通过扩大的外侧入路显露跟骨外侧壁和结节。确定距下关节的后侧延伸部并清除关节内残留的软骨。切除膨出或爆裂的跟骨外侧壁,并留待植入距下关节。

除非计划沿外侧柱延长跟骨,一般从后关节面的后缘到跟骨的距面(恰好在负重的跟结节前方)做垂直切骨。通过此切骨,通常能够满足上述的四项要求。如果不能满足,则切骨略微前移到距下关节。因为距下关节将要被融合,而且跟骨的负重区域也不会受到影响。用摆锯截骨,仅切到内侧皮质骨。必须避免切入过深,以免伤及内侧的血管神经组织。

用骨刀或椎板撑开器小心张开截骨面。骨膜组织和背侧、内侧的瘢痕组织可在直视下锐性分离,或用骨膜剥离器将其钝性剥离。跟腱可能需要"Z"形延长。跟骨结节根据要求重新定位,以恢复原来的解剖位置。可以将它旋转矫正内翻,然后向内侧平移矫正外翻,向跖侧平移以恢复小腿的长度和距骨的倾斜度。用大号克氏针临时固定跟骨结节,并通过 X 线透视证实其是否位于理想的位置。

用一枚大的 6.5mm 拉力螺钉,垂直于截骨面,从跟骨后方向前方进行固定。然后,垂直于距下关节置入两枚全螺纹 4.0mm 皮质骨螺钉或 6.5mm 松质骨螺钉。螺钉从跟骨结节后下方拧入,经过截骨面和关节进入距骨体和距骨颈。此外,自胫骨近端取松质骨填入距下关节间隙。

正如所有的距下关节融合术一样,此手术有两个主要目的:获得可靠坚强的融合,恢复足后段正常的形态和对线排列。具有重要作用的距下关节的活动丧失,以及继发的足部适应不平整路面上行走、缓冲步态冲击以及避免踝关节承受额外应力这些能力的丧失,只有依靠使其融合在最佳中立位上来加以改善。

四、距舟关节和跟骰关节(Chopart 关节)关节病

跟骰关节损伤经常被漏诊,行非手术治疗或不恰当的治疗,从而导致该区域在损伤后高发创伤后关节病。其原因之一是,早期跟骰关节损伤是隐匿的,伴发有其他更严重的损伤。另一个原因是,有些类型的损伤似乎难以实施手术治疗,即舟骨外侧是隐匿的,伴发有 1/3 严重粉碎或几乎呈粉末状的那类损伤,以及内侧结节不完全脱位和骶骨轻度嵌压的那类损伤。无论手术治疗不当的原因是什么,最终结果对患足都非常不利。距舟关节病会影响到极为重要的距下关节的活动,而且通过骰骨与外侧柱的撞击可导致外侧柱短缩。这种状况会使足前段处于外展位,并限制了足离地时所必需的正常旋后动作,使患者行走时出现明显的跛行。患足的不适和肿胀会导致穿鞋困难。

目前尚没有适合此区域的关节重建技术,推荐的治疗方法是关节固定术。跟骰关节固定术的主要缺点是,会丧失 90% 的距下关节基本运动。这会导致正常步态时旋前和旋后的受限,以及缓冲和起步力量的降低。同时还丧失了足的内翻和外翻或足部适应倾斜路面的能力,并将这些动作转移到踝关节。由于踝关节不能长时间耐受这些应力,因此常会发生踝关节病。为了降低这些负面影响,这些关节的融合必须恰当,而且任何残存的肌力失衡,如腓肠肌源性马蹄足,都必须予以矫正。

距下关节融合的标准同样适用于跟骰关节融合术:在足负重下正位和侧位 X 线上恢复距骨和第一跖骨的力线,通过在两个面上恢复正常的跟距角来平衡内外侧柱的长度。从某种程度上讲这两条标准有些重复,因为二者是相互包容的。当足部实现了完美对线和平衡后,患者站立时足的外形和感觉就相当正常了。也就是说,足跟有 5°~10° 外翻,足弓正常,且前、中、后足呈直线排列。从足跟到距骨以及内外侧柱之间负重是均匀分配的。融合的负面影响至少可以通过完美的对线而降至最低。

手术方法

行距舟关节融合时,患者取仰卧位,并在同侧髋部下加垫,患足竖直处于松弛位,在做好充分准备和铺单后,敷止血带并做内侧常规切口,以显露胫后肌腱正上方的距舟关节内侧。切开内侧关节囊,如果需要更好的显露关节,可在楔骨的内侧锐性剥离胫后肌腱附着部。锐性切开内侧关节囊后可将其向背侧提起,但不能过度剥离以保护舟骨的血供,其血管是呈放射状自关节囊进入的。像距骨一样,舟骨表面主要为关节面,因此进入的血管十分有限(图 62-19)。

用骨刀或刮匙锐性刮除关节软骨,并切除创伤引起的任何较大的骨赘。有些病例,舟骨内侧向内侧突出,并绕过距骨的内侧头。可能需要部分切除舟骨内

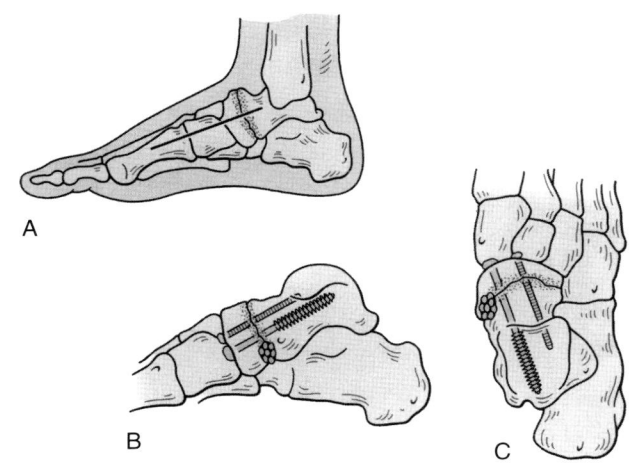

图 62-19　距舟关节融合。(A)可以看见距舟关节内有肥大性关节病，但此平面的基本力线仍接近正常，在正侧位 X 线片上可见，在正常内侧柱内，距骨、舟骨、第一楔骨和第一跖骨在完全负重时几乎位于一条穿过各骨轴线的直线上。(B)清除关节边缘的骨赘，在内侧跖侧关节线内植入一块已松解剪切应力的植骨块。按图中所示进行固定。注意到第一跖骨和距骨的对线是直的。(C)一般用一枚 6.5mm 的松质骨螺钉予以加压。置入第二枚较小的螺钉，以防止旋转。通过舟骨上 4.0mm 的导孔和距骨上 2.5mm 的螺孔拧入该螺钉。有时还要从距骨头近端到舟骨的外侧拧入第三枚螺钉，当骨质量有问题时应打入第三枚螺钉。(Adapted from Hansen, S.T., Jr. Functional Reconstruction of the Foot and Ankle. Philadelphia, Lippincott Williams & Wilkins, 2000.)

侧，以利于将距骨头向内侧牵拉，将舟骨定位于更外侧，并恢复距骨、舟骨、楔骨和第一跖骨的对线排列和足的中立位。

　　软骨清除后，用 2mm 钻头对软骨下骨进行多处钻孔。然后，通过评价患足的临床形态尽可能理想地矫正距舟关节的对线。将一枚大号克氏针置入到舟骨中远端结节内，邻近第一楔骨，或者直接置入到在其上钻出的小切口内。要钻通这一切口，钻头应平行于第一楔骨并向上进入距骨头部和颈部。摄 X 线片或用 C 臂机透视证实其对线排列。在患足承受模拟负荷的状态下（即在跖骨头下方垫一把锤子头），拍摄术中最后一组 X 线片，以确认在踝关节上患足处于中立位。用正侧位 X 线片证实对线正确。此后，将两枚螺钉（6.5mm 松质骨螺钉或 4.0mm 皮质骨螺钉）置于关节两端。如果术前存在足严重外翻，那么位于舟骨内侧较短的螺钉将承受较大的应力。如果固定不够牢固，则应在位于舟楔关节远端的足中部做第

二个切口，并经此切口打入第三枚螺钉。目的是使螺钉自舟骨顶部贯穿至距骨，从而使距舟关节足够牢固，进而保证旋前的应力不会撕脱舟骨的内侧结节。

　　跟骰关节融合，或同时融合舟骨，可采取足部纵向外侧切口，其恰好在腓骨短肌腱和腓肠神经背侧（图 62-20）。从跗骨窦处提起趾短伸肌，并提离开关节顶部，然后切除骨赘和碎骨块。必须保护趾短伸肌

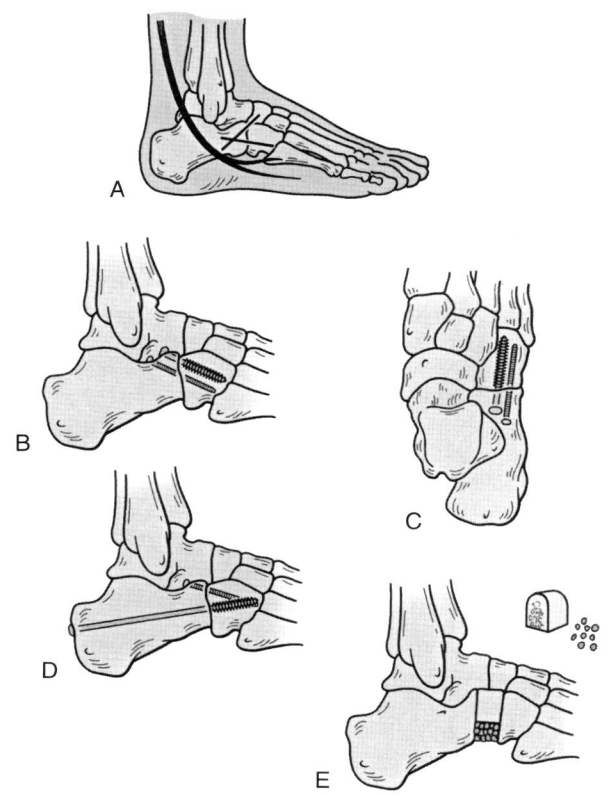

图 62-20　跟骰关节融合术。(A)跟骰关节处可见关节病。实线示出纵向切口和 Ollier 切口。计划行关节牵开固定术时通常用纵向切口。(B)若不必延长外侧柱，可用此种固定方法。去除软骨，并给软骨下骨钻孔。虽然图上没有显示，但已松解剪切应力的骨移植是必要的。(C)足背至足底视图，可以确认内外侧柱等长对线。(D)这种固定方式更牢靠，适合于缺乏坚强跟骨前突的病例。(E)陈旧性 Chopart 损伤中可见因骰骨或跟骰关节受压缩而导致的前足部外展或外侧柱变短。一般取跟骨后嵴部的骨块进行移植来矫正这种畸形。多余的松质骨片可放于内上侧，并至少要用两枚螺钉进行固定。螺钉应尽量长以提供足够的力臂。螺钉从远端拧入近端，借助其延伸到跟骨内的长度可提供更坚强的固定。采用这种方法置入螺钉时要求小心暴露骰骨远端，以避开腓肠神经及第三腓骨肌。(Adapted from Hansen, S.T., Jr. Functional Reconstruction of the Foot and Ankle. Philadelphia, Lippincott Williams & Wilkins, 2000.)

的内侧面,以保护神经和血供。清除关节内的软骨面并按距舟关节的钻孔说明钻孔。此时的关键是决定是否要牵开关节间隙来平衡内外侧柱的长度,并要牢记,过度牵开会导致旋后进而产生一系列功能障碍。当两个关节都需融合时,要在二者都做好准备后才能予以固定。牵开平衡术是恢复距舟关节排列的基本术式,应在螺钉固定距舟关节前完成。

如果需要牵开,可通过跟骨和第五跖骨近端置入克氏针用小的外固定装置来进行,植骨块可以取自跟骨外侧或前方髂骨嵴。如果手术医生事先知道需要行大的骨块移植,可在手术开始时让患者取侧卧位从其后侧髂骨嵴取植骨块。

关节的固定方法有多种。可用中号颈椎钢板自外侧桥接固定跟骨和骰骨。可将 1 或 2 枚螺钉从跗骨窦置入到骰骨,或将长约 100mm 的 6.5mm 螺钉从跟骨后外侧置入到骰骨。16mm 螺纹的拉力螺钉主要用于骨与骨之间的融合,但当需要用定位螺钉维持牵开时,全螺纹 6.5mm 螺钉或螺栓更为合适。笔者通常采用钢板和至少 1 枚从跗骨窦或跟骨进入的螺钉。

在固定之前必须控制好骰骨的背侧和跖侧在跟骨前方的位置。牵开的情况下骰骨容易向背侧移位,做起来会有困难。插钉时可通过将外固定器旋入正确的对线排列来控制牵开。初期融合时需要行松解剪切应力植骨,其方法与距舟关节融合相同。骨块牵开融合术要在植骨块周围填塞松质骨。

五、跗跖关节病

足中段创伤后关节病和畸形的发病率有上升趋势。这可能是由于在交通事故中身体其他部位都有气囊和安全带保护,使足部损伤相对增多,也可能是由于急诊医生提高了足部损伤的认识和诊断水平。

对足部损伤的关注使得诊断更准确。很明显,跗跖关节病并非总是由创伤所致,如跗跖关节扭伤或骨折脱位,而可能是伴随腓肠肌马蹄足的 "Morton 足"(跖骨痛)的后期表现。简单地说,这种情况是由于第一跖骨功能性短缩或过度活动使第二跖骨慢性过度负重所致。其结果导致第二跖骨变得增厚和（或)肥大。第二跗楔关节逐渐出现关节病和不稳定,并使第三跗跖关节(或第三跗楔关节)过度负重。随着病变的发展,足前段相对于足中段最终背屈和外展成角。其临床表现与创伤后跗跖关节病几乎相同。

两者的区别常导致医疗上的法律纠纷,认为医生对跗跖关节扭伤漏诊或治疗不当,从而导致关节病。

临床研究表明,当患者具有肥厚、骨质致密的第二跖骨时,跗跖关节病变的病因是慢性退变而不是创伤后并发症。当患者对侧肢体出现伴有腓肠肌紧张的跖骨痛时则进一步说明了这种致病原因。创伤后关节病具有明确的跗跖关节外伤的诊断和治疗史。损伤后很久拍的 X 线片表现可有不同的关节病类型,包括楔骨平面损伤或陈旧性跖骨骨折伴或不伴畸形愈合。

各个病例的治疗可有不同,但目标是一致的,即恢复正常的解剖和力线,并融合有病变或疼痛的关节。多数情况下仅融合第一、第二和第三个跗跖关节。这三个关节正常情况下仅有很少的活动,因此融合后患者实际上没有功能丧失。第四和第五跖骰关节在正常步态时有少量活动,通常不受关节病变的影响。

手术方法

患者仰卧于手术台上,同侧髋下垫纱卷,使患足的各足趾自然向上。适当准备及铺单后,敷上止血带,并在足前段与足中段标出两个切口的位置(图 62-21)。内侧切口位于第一和第二跖骨间,沿纵向切开,即在第一跖骨背外侧,向近侧延伸至第一和第二楔骨。第二个切口大体上沿第四跖骨背侧切开,向上延伸至第三楔骨。在第一个切口内可见第一跖楔关节、第一二楔骨间关节和第二楔骨的内侧面。笔者常规采用窄的摆锯去除残余软骨,去掉一块楔形骨块,使关节面在对线排列时对位更良好。在所有的关节都完全从切口中暴露出来之后才能进行对线排列的矫正。通过第二个切口,在姆短伸肌和到小趾的趾短伸肌肌腹之间,向深层解剖关节。通过此间隙可以显露第二跖楔关节外侧面,第三跖楔关节和第四跖骰关节的内侧面。对于长期的关节病,骨赘和骨质肥大常常遮挡关节面。可用骨凿去除这些赘生物,使关节显露得更清晰。

在切除软骨和软骨下骨并松解开关节周围的粘连后,进行关节对位对线。跖骨的相对长度也应矫正,一般需要短缩第二跖骨和第三跖骨的基底部(在退行性关节病中较常见,其第二和第三跖骨经常比第一跖骨长)。

因为各种原因,关节面一般不可能一次性完全对位。一些插入的骨块可能仍位于关节的深部。较小的跖骨间的跖间韧带可能需要切断,特别是第三和第四跖骨间韧带。有时,直到第二和第三跖骨间韧带或第一和第二跖骨间韧带也被切断后,关节才能够对位对线,因为它们已适应于成角位。跖骨间韧带的分离使用 0.5 英寸或 1cm 的骨凿。将骨凿深入到各跖骨的近

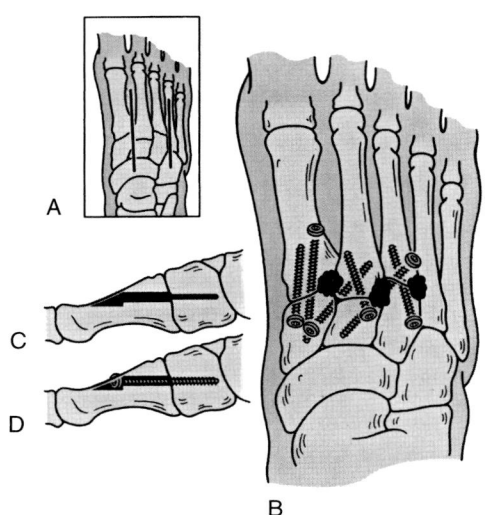

图 62-21　跗跖关节固定术(足前段三关节固定术)。(A)图中所示实线是跗跖关节病(第一、第二和第三跗跖关节病)复位和融合术所用的两条切口。足背侧的血管神经位于两条切口之间的软组织桥内。外侧切口用以显露踇短伸肌内侧与趾短伸肌外侧之间的间隙,同时显露第三跗跖关节。(B)将跗跖关节复位,每个关节置入两根螺钉使之融合。螺钉应足够长,以获得足够的力矩来稳定关节。(C)在第一跖骨的背侧皮质上为螺钉头开出埋入槽,离关节面约 2.0cm 比较理想。然后在跖骨基底部,钻出 3.5mm 或 4.0mm 的导孔,在第一楔骨上钻出 2.5mm 的螺孔。(D)这样就可以置入 3.5mm 或(最好)4.0mm 的皮质骨螺钉,对关节融合面进行加压。45mm±5mm 长的螺钉可提供足够的力矩。在第一和第二跖骨基底及其相应的楔骨结合部位至少要进行一处已松解剪切应力的松质骨移植。(Adapted from Hansen, S.T., Jr. Functional Reconstruction of the Foot and Ankle. Philadelphia, Lippincott Williams & Wilkins, 2000.)

端头之间,与跖骨平行,向跖骨远端移动。这样可将跖骨间的系带断开 (其声音犹如切芹菜),并使跖骨短缩,以便融合关节面。

现在到了手术中最难的地方了。当助手贯穿关节置入螺钉时,主刀医生应在横向(内收/外展)和前后面(跖屈/背屈) 上使各跖骨保持正确对线。第一枚螺钉(3.5mm 或 4.0mm 皮质骨螺钉)以大约 45°角从第一楔骨内缘进入并穿过第一和第二楔骨交界处,止于第二跖骨基底部,牵拉第二跖骨基底部进入切迹处。正常情况下,跗跖关节的强度和稳定度取决于第二跖骨基底部对第二楔骨面和第一楔骨外侧面的可靠对位。

第二枚螺钉通过在第一跖骨背侧皮质上距关节远端 2cm 处所做的孔或槽插入。此处用 4.0mm 皮质骨

螺钉,长约 45mm。在置入上述两枚螺钉时,术者必须使跖骨头保持水平并正确对线。

第三枚螺钉自第三跖骨背外侧拧入,朝向近侧和内侧,进入第三或第二楔骨。每个跖楔关节固定后,确定其位置和对线是否准确。位置对正确后,在每一关节附加贯穿一枚 2.7mm 螺钉,从近端穿到远端。第二枚螺钉可以小一些,因为其目的是防止旋转,而非提供维持力。

在操作的最后,自第一跖骨干骺端跖侧向上和外侧将一枚中和作用的螺钉置入到第二楔骨。当舟楔关节也被融合时,中和作用螺钉作用很大。这样做是因为此处有创伤后关节病或者是为了矫正第一跖距关节在舟楔骨平面上的塌陷或中断。在这些病例中,该螺钉应进入舟骨外侧。虽然在此处常规不用钢板固定,但如果需要提供适当的固定,其效果很好。

在固定后,笔者总要在每个关节应用松解剪切应力技术置入自体松质骨。为此,应在每个关节的背面磨出直径为 6~8mm 的松质骨面,第一跗跖关节磨出两处,然后在其内植入松质骨。移植用松质骨通常来源于刨削关节时的骨碎片。如果松质骨量不够,可在近侧胫骨干骺端取松质骨。

拆除止血带后,加上模拟负重并使足处于中立位置拍摄正位和侧位 X 线片。目的是确定螺钉的位置和跖骨的力线排列。趾骨的实际平面不能只靠拍片来确定,必须通过临床检查来判断。在手术区充血恢复和(或)出血控制后,等待拍片结果时,进行皮肤缝合。足部于中立位做石膏管型固定,1~2 个小时之后从后面剖开一个 1cm 宽的条,以适应可能出现的肿胀。这个部位的手术常会出现明显肿胀与疼痛,术后要求患者住院并抬高患肢 2~3 天。

术后 2.5~3 周时更换石膏并拆线检查伤口。患者可扶拐杖行走,并小重量负重,但在 8~10 周内必须避免前足起步动作。肿胀和不适完全消除需要 3~6 个月。如果患者 6 个月后没有其他原因(如骨不连或畸形愈合)仍感到不适,可能需要拆除内固定。如果某一跖骨较其他跖骨在更大的跖屈位下愈合,通过穿带有厚的减震缓冲底的鞋和软的随和支具即可减轻不适症状。跖骨畸形可以通过跖骨近端背侧闭合的楔形截骨术进行翻修。

有一点很重要,腓肠肌紧张可加重足中段的应力。外科医生应通过检查对侧足来决定是否需要对患足实施腓肠肌肌腱滑移延长术。此手术应在跗跖关节融合术完成后进行。若患者术后在膝伸直位足部不能

轻易背屈 10°~15°，则应考虑松解腓肠肌。

第十二节　筋膜室综合征的后遗症

小腿或足的创伤后筋膜室综合征可明显地影响足和踝的功能。其最常发生在小腿的前间隔、后侧深间隔和跖部中间隔。胫骨骨折后，由于较近侧动脉损伤或中断血供几小时的任何其他损伤后会出现再灌注综合征，因而可能发展为前侧筋膜室综合征。当延迟修复后恢复血循环时，就会发生再灌注综合征。

在胫骨骨折、距骨骨折、跟骨骨折或再灌注后，可发生后侧深部筋膜室综合征。一般只有非常大能量造成的足和踝部骨折才会导致后侧深部筋膜室综合征。跖中部筋膜室综合征通常伴发于跟骨骨折，在严重病例中，其很难与直接肌肉损伤相鉴别。在急性期，小腿后侧深部或跖部筋膜室综合征非常容易漏诊。一般说来，创伤后前侧筋膜室综合征较易立即诊断，因为其症状较易引出。早期治疗相对简单而且有效。令人惊奇的是，如果坏死组织未感染，前侧筋膜室综合征是三者中预后最好的。

瘢痕及挛缩是筋膜室内坏死的后遗症。明显的足下垂或严重的马蹄足畸形（在睡眠姿势时加重），可能被认为是单纯的前间隔内肌群（胫前肌、踇长伸肌、趾长伸肌和第三腓骨肌）麻痹。然而，此处的瘢痕和挛缩倾向于使足背屈，并使足和踝常被抬高超过中立位几度。可发生跟骨畸形，但重力及睡眠姿势会限制继续背屈。由于内翻和外翻肌继续稳定足部，而且跖屈肌仍然提供起步力，因此功能障碍的程度可能轻微，特别是那些穿高跟鞋的女性。轻微跛行是不可避免的，因为患者不得不"提髋"以抬高趾尖并避免绊脚，特别是在赤脚和穿低跟鞋行走时。

如果需要，治疗方法包括转移胫后肌和肌腱到足背侧以替代胫前肌和第三腓骨肌。将趾长屈肌转移到舟骨或胫后肌残端可防止内侧足弓的塌陷。

胫后肌转移到足背部有许多种方法。笔者通过多年临床实践，建议将胫后肌腱从前面绕过骨间膜，在踝上方拼接到胫前肌腱和伸趾长肌腱内。当腓总神经损伤或患者有神经肌肉疾病时，以及当腓骨肌瘫痪时，不能采用此方法。在这种情况下，由于缺乏腓骨肌的对抗作用，胫后肌腱收缩会通过胫前肌腱的作用使足部背屈和内翻。例如，Charcot-Marie-Tooth 病患者有足内翻的倾向，胫后肌腱只能通过趾长伸肌和第三腓骨肌转移到足的外侧面来防止内翻加重。

陈旧性后侧深筋膜室综合征

相对而言，后侧深部筋膜室综合征可导致足部显著畸形和功能障碍。此时，胫骨后肌、踇屈长肌和趾屈长肌的一些联合功能将会受到影响。这些肌肉的肌腹可以不同程度或组合形式受到损害。重力和马蹄足内翻的睡觉姿势会加重挛缩。胫骨后肌使足内翻和内旋，并同时导致踝关节马蹄足。当伴有胫骨骨折时，可能被误认为是内旋位畸形愈合，而实际上仅仅由于胫骨后肌挛缩导致的足内旋。

趾屈长肌挛缩可导致在趾间及跖趾关节处屈肌挛缩，并可导致足和踝处于马蹄高弓内翻足位。仰卧或俯卧睡眠姿势可使足内旋和马蹄高弓内翻，而且随着肌肉的瘢痕化和夜间肌肉的收缩这种畸形位会逐渐固定下来。很明显，这个姿势不利于行走，因此建议采用各种方法进行治疗，从肌腱切断术到胫骨远端背屈外翻截骨术。

出于显而易见的原因，笔者倾向于完全切除严重瘢痕化的肌肉和粘连的肌腱，使它们无法再粘连和复发畸形。这种方法与前臂的掌筋膜室综合征的治疗方法（由 Volkmann 所描述）很相似。去除短缩的肌肉组织可矫正背屈、外翻和外旋畸形，使足呈跖位。残余的跖内侧面关节瘢痕可以仔细地分离以获得完全矫正，但过度的分离可导致矫正过度以及因缺乏胫骨后肌腱的作用而出现旋后。

因为某块肌肉或其中的部分肌组织可能未发生坏死和瘢痕挛缩，所以可将健康的肌肉组织和肌腱并入胫后肌腱残端，以恢复一些足内翻或至少防止足过度旋后。换句话说，这些做法是试图维持足弓的支撑作用。即使轻微的腓肠肌挛缩也应实施延长术，以防止内旋加重。跖部和前足部的内在肌肉有可能未受损害因而可提供正常足趾屈曲，但通常情况下它们也已被损坏。总之，在明确诊断并进行治疗时，通常已发生了固定的足趾屈曲挛缩畸形。简单的 Girdlestone 屈肌伸肌转移术和跖侧关节囊切开术即可使足趾伸直。如果后期把足趾牵拉到跖趾关节的延伸部，可通过把踇长伸肌转移到第三腓骨肌和可能的伸肌置换术（把踇伸短肌转移到踇伸长肌远端）使足趾伸直。

跖部中央筋膜室综合征可导致趾屈曲挛缩，其表现类似小腿后侧深部筋膜室综合征。这并不奇怪，因为在足前段受影响的跖方肌进入前足的长屈肌肌腱，通过肌腱的远端造成屈曲。结果造成在趾间关节和跖趾关节内出现固定屈曲畸形。其不同于内在小肌肉畸形或伸肌补偿所造成的爪形足,其表现为跖趾关节伸展而趾间关节屈曲。

笔者没有在跖间隔深部清除坏死的瘢痕肌肉的经验,治疗这种畸形时只是从足趾上切除了挛缩屈肌腱的远端,手术取内侧入路,类似于 Girdlestone 屈肌伸肌转移术入路。远端肌腱不宜屈曲或延长,应去除这部分以防止再连接和挛缩复发。足前段的内在肌(蚓状肌和北侧骨间肌)可能未受影响并有一定柔韧性,可提供一定的跖趾关节屈曲。

(陈有 郭乾臣 译 李世民 冯世庆 校)

参考文献

1. Hansen, S.T., Jr. The fibular window. In Functional Reconstruction of the Foot and Ankle. Philadelphia, Lippincott Williams & Wilkins, 2000, pp. 496–497.

2. Holt, E.S.; Hansen, S.T.; Mayo, K.A.; et al. Ankle arthrodesis using internal screw fixation. Clin Orthop 268:21–28, 1991.

3. Scranton, P.E.; McDermott, J.E. Treatment of type V osteochondral lesions of the talus with ipsilateral knee osteochondral autografts. Foot Ankle Int 22:380–384, 2001.

4. Zwipp, H. Arthodese OSG. In: Chirurgie des Fusses. Wien, Springer-Verlag, 1994, pp. 188–191.

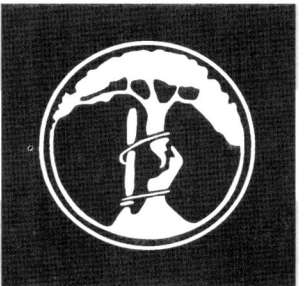

第 **63** 章

畸形矫正原则

Dror Paley, M.D., F.R.C.S.C.

第一节　下肢的轴线和关节定位

人体骨干和关节的定位可以通过其在两个不同平面轴线的关系来加以描述。机械轴是位于近侧关节中心和远侧关节中心之间的一条轴线（图63-1）。解剖轴则是指骨干的中心线（见图63-1）。解剖轴用于额状面和矢状面，而机械轴只可用于额状面。每个关节的定位可以在关节的额状面和矢状面定位线之间以及在机械轴和解剖轴之间进行测量（图63-2）。胫骨的机械轴和解剖轴是相互平行的（见图63-1A）。正常情况下胫骨的解剖轴位于其机械轴内侧数毫米处。股骨的机械轴和解剖轴则是彼此相交的（见图63-1B）。

下肢的机械轴从髋关节中心延伸到踝关节中心（图63-3A）。在对线正常的下肢中，机械轴通过膝关节线的中心或略偏向内侧。下肢的机械轴线与膝关节中点之间的距离称之为机械轴偏离（MAD，见图63-3A）。股骨和胫骨在额状面上的畸形导致MAD超出其正常值范围。偏内侧和偏外侧MAD可导致膝关节关节病。为了客观地判断是否因股骨或胫骨畸形而导致MAD，应测量关节定位的机械角（即股骨远端外侧角与胫骨近端内侧角），并将其同正常值范围（85°~90°）相比较（见图63-3B和图63-3C）。这种评估称之为对线不齐检查。若结果超出正常值则表明MAD是由股骨和（或）胫骨的畸形所致。当股骨和胫骨关节在额状位的定位线不平行时，这个关节线会聚角也可导致机械轴偏离（见图63-3D）。髋关节和踝关节附近的成角畸形对MAD没有太大影响（图63-4和图63-5）。因此在额状面上测定踝关节和髋

关节相对于各个骨骼机械轴或解剖轴的定位是极为重要的。可以检查踝关节和髋关节在额状面上相对于机械轴线以及在各个面上相对于总解剖轴线（即在矢状面上解剖轴与近端和远端关节正常交点之间的连线）的定位关系。另外，可以测量其相对于骨干节段的解剖轴线或机械轴线的定位关系。这两者都叫作对线不齐检查。

第二节　畸形的特征

一、成角水平

成角畸形会导致解剖轴线和机械轴线的弯曲或中断（图63-6）。近端轴线和远端轴线的交点即为成角的旋转中心（CORA）（图63-7）。多平面成角畸形中，每个成角顶点都有各自的CORA。画出近端和远端的机械轴线或解剖轴线即可找出CORA。解剖轴线的绘制方法在图63-8至图63-11有详细说明。机械轴线的绘制方法也可应用，在其他的出版物中有详细说明[3,5]。解剖轴线的绘制方法可用于矢状面和额状面，而且容易确定成角畸形是单水平还是多水平的（图63-8至图63-11）。

（一）截骨原则

截骨方式与CORA的关系决定了截骨对下肢对线的效果。一条通过CORA并将横向角平分的线叫横向平分线（图63-12A）。这条线上的每一个点都可以视为CORA（见图63-12B）。当截骨线通过凸侧皮质CORA并对畸形最明显处进行切开或楔形成角矫正时，骨干的近端和远端机械轴和解剖轴线将恢复共

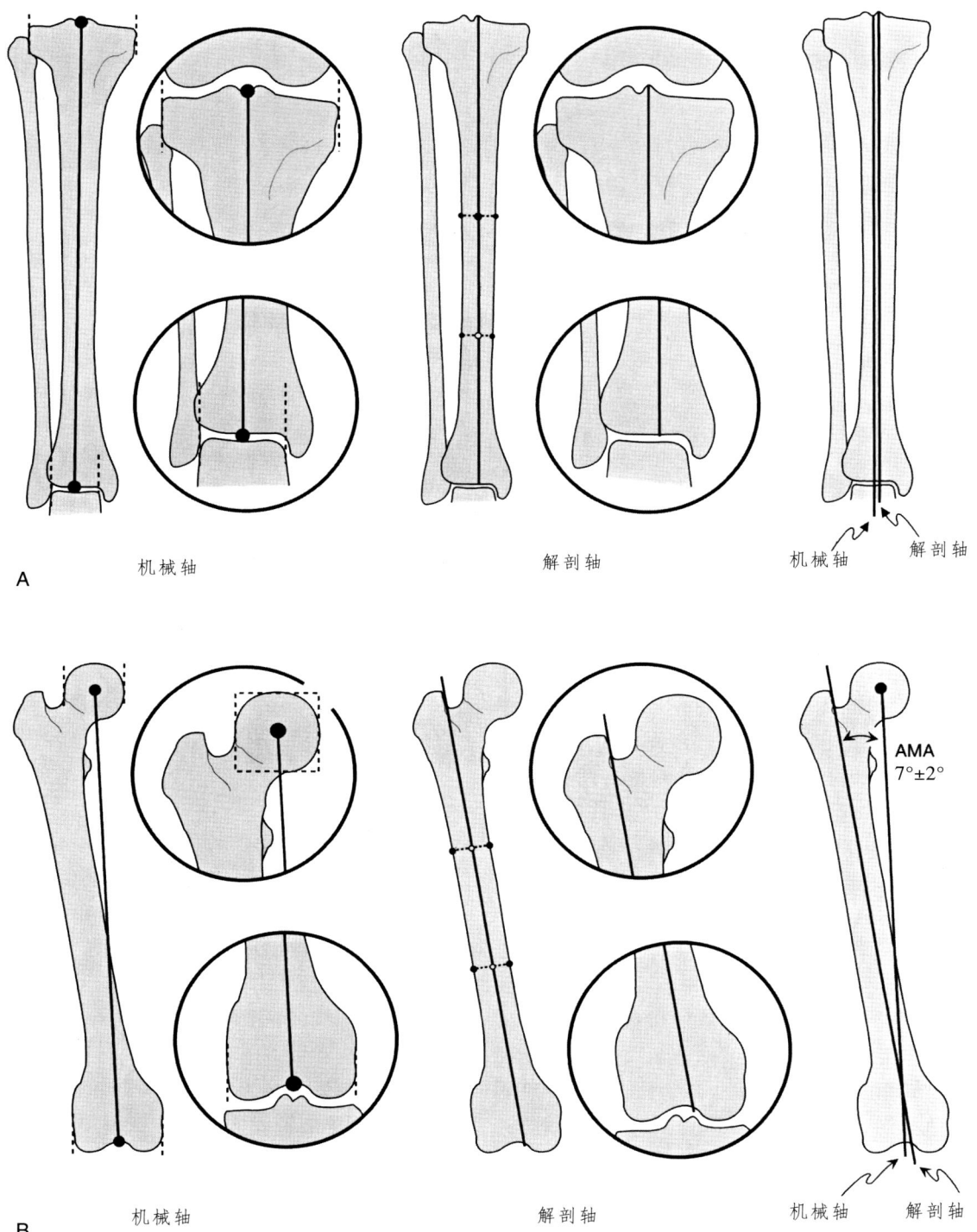

图 63-1 (A)胫骨的机械轴和解剖轴是平行的但是没有重合。解剖轴略偏向于机械轴的内侧。胫骨的机械轴实际上略偏向于胫骨干中线的外侧。相反,解剖轴并不是通过膝关节的中心,它在胫骨内侧棘处与膝关节线相交。(B)股骨的机械轴和解剖轴是不平行的。股骨的解剖轴与膝关节线的交点通常位于膝关节中点内侧 1cm,胫骨内侧棘的附近。当向近端延长时,它常通过股骨大转子内侧的梨状窝。股骨解剖轴和机械轴之间的角度为 7°±2°。AMA:解剖–机械角。(Redrawn from Paley, D. Principles of Deformity Correction, rev. ed. Berlin, Springer-Verlag, 2005.)

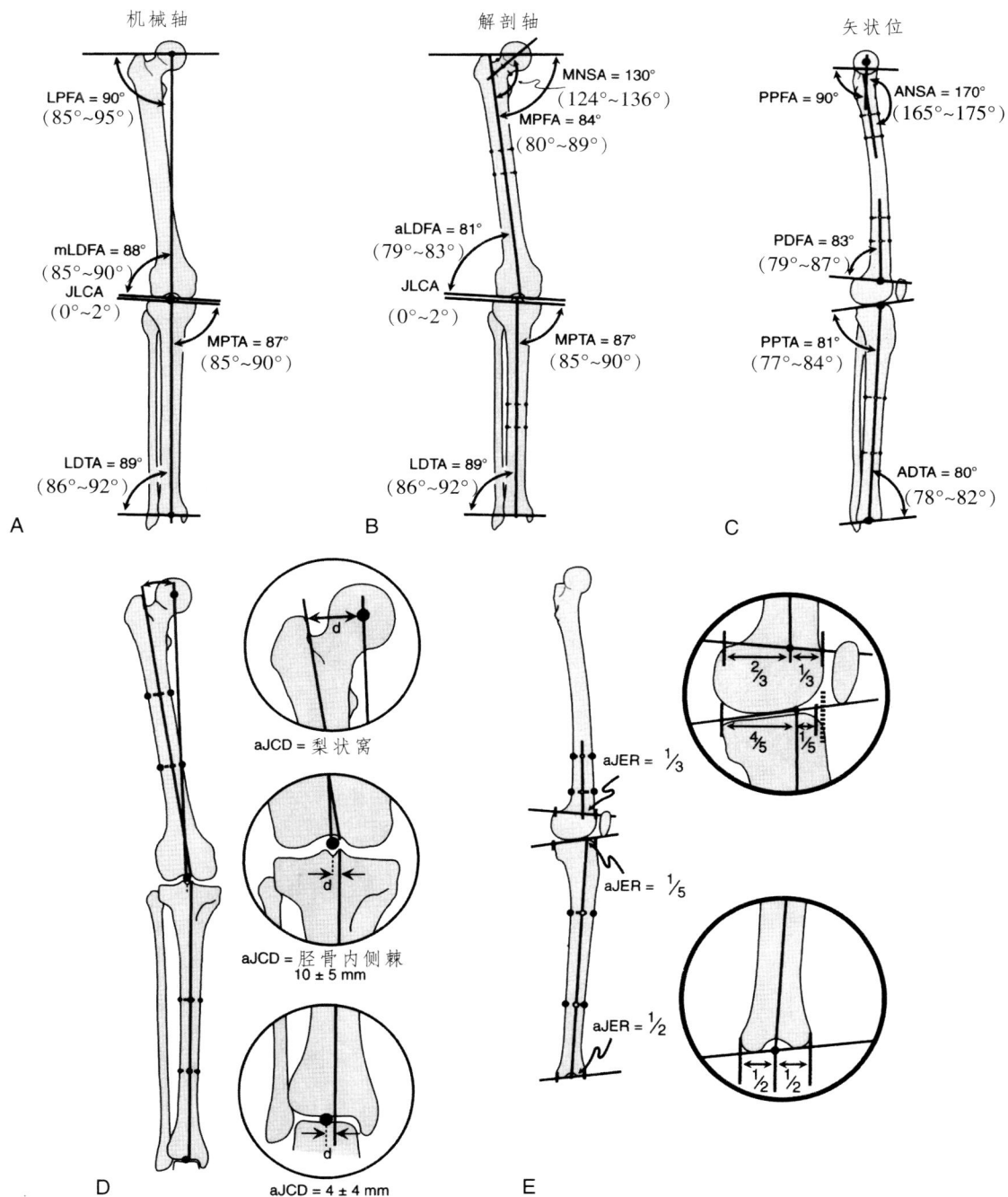

图 63-2 下肢的轴线。(A)图中绘出在额状位与机械轴有关的关节定位角的名称和正常值。(B)图中绘出在额状位与解剖轴有关的关节定位角的名称和正常值。(C)在矢状位与解剖轴有关的关节定位角的名称和正常值。(D)解剖轴和关节线的相交点。图中示出额状面的解剖轴与关节中心点的距离(aJCD)。(E)解剖轴和关节线的相交点。图中示出矢状面的解剖轴分别到前后关节缘的距离比率(aJER)。ADTA:胫骨远端前角;aLDFA:股骨远端外侧解剖角;ANSA:颈干前侧角;d:距离;JLCA:关节线会聚角;LDTA:胫骨远端外侧角;LPFA:股骨近端外侧角;mLDFA:股骨远端外侧机械角;MNSA:颈干内侧角;MPFA:股骨近端内侧角;MPTA:胫骨近端内侧角;PDFA:股骨远端后角;PPFA:股骨近端后角;PPTA:胫骨近端后角。(Redrawn from Paley, D. Principles of Deformity Correction, rev. ed. Berlin, Springer-Verlag, 2005.)

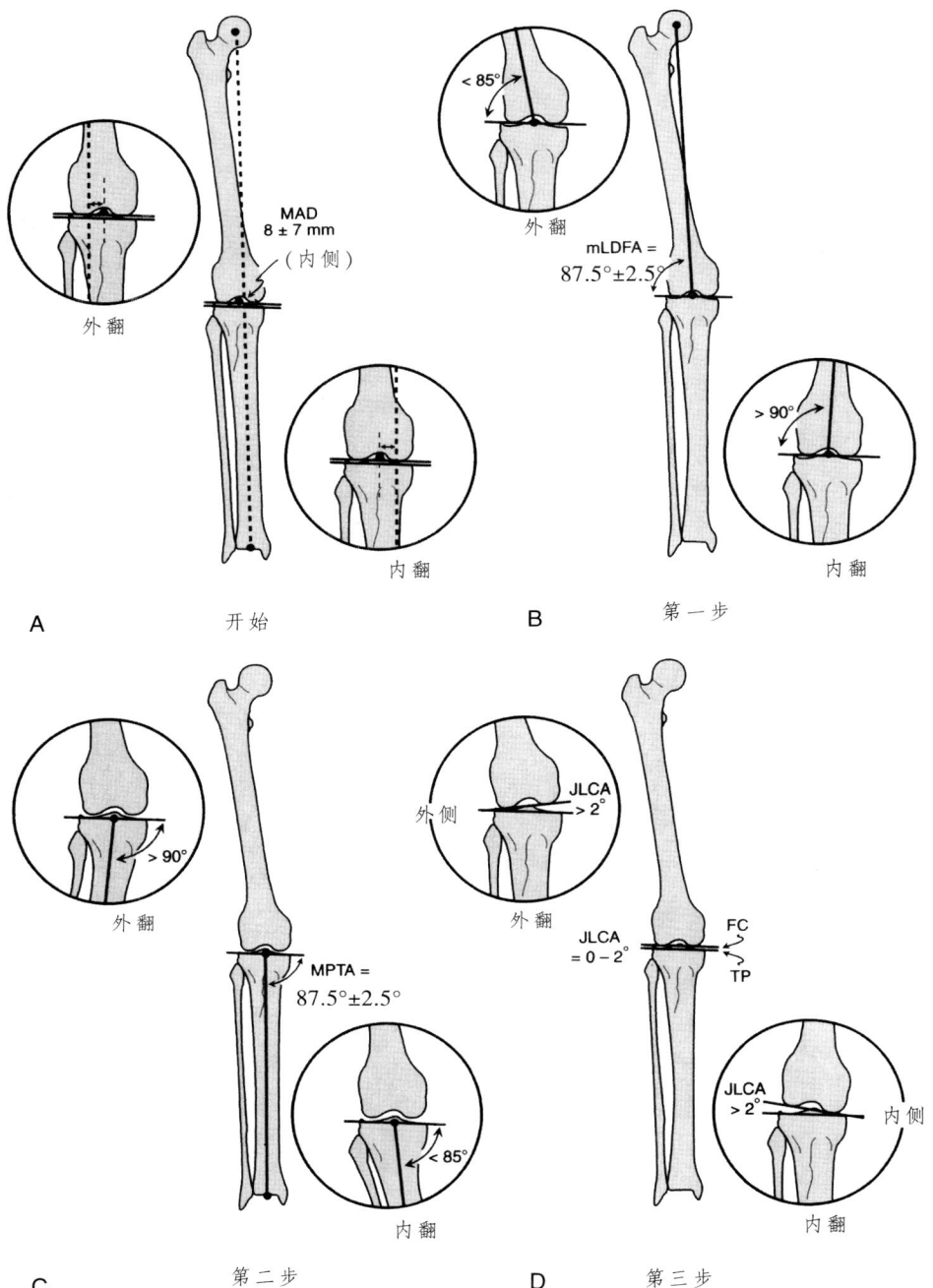

图 63-3　用于畸形识别和确定畸形位置的对线不齐检查。**(A)**开始：测量机械轴的偏离(MAD)。其正常值范围是相对关节中心点偏内侧 1~15mm。内侧 MAD 超过 15mm 即为内翻畸形。外侧 MAD 超过 15mm 即为外翻畸形(如小图所示)。**(B)**第一步：测量股骨远端外侧角。其正常值范围是 85°~90°。股骨远端外侧角小于 85°即意味着股骨畸形使 MAD 偏向外侧(即外翻畸形)，而大于 90°即意味着股骨畸形使 MAD 偏向内侧(即内翻畸形)。**(C)**第二步：测量胫骨近端内侧角。其正常值范围是 85°~90°。胫骨近端内侧角大于 90°即意味着胫骨畸形使 MAD 偏向外侧(即外翻畸形)，而小于 85°即意味着胫骨畸形使 MAD 偏向内侧(即内翻畸形)。**(D)**第三步：测量关节线会聚角。其正常值范围是关节线内侧会聚角 0°~2°。关节线内侧会聚角大于 2°即意味着外侧韧带囊松弛或内侧关节软骨丢失导致 MAD 偏向内侧(即内翻畸形)，而出现外侧的关节线会聚角则表明内侧韧带囊松弛或外侧关节软骨丢失导致 MAD 偏向外侧(即外翻畸形)。JLCA：关节线会聚角；FC：股骨髁；mLDFA：股骨远端外侧机械角；MPTA：胫骨近端内侧角；TP：胫骨平台。(Re-drawn from Paley, D. Principles of Deformity Correction, rev. ed. Berlin, Springer-Verlag, 2005.)

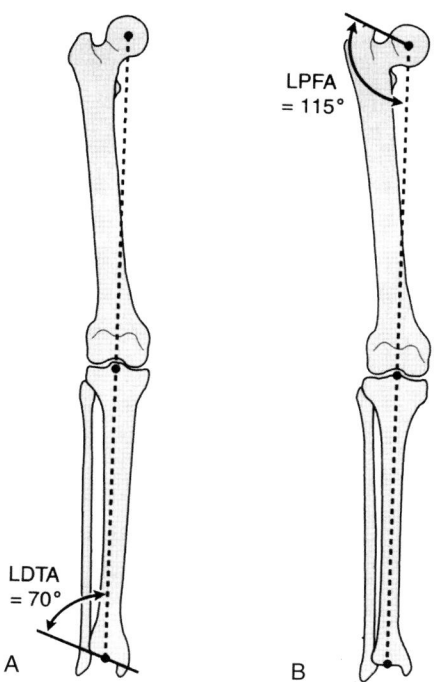

图 63-4 靠近髋关节或踝关节的畸形可能不会影响机械轴。**(A)** 踝关节顶部或其附近的踝关节定位不正不会产生机械轴偏移 (MAD)。**(B)**股骨头水平或其附近的髋关节定位不正亦不会产生 MAD。LDTA:胫骨远端外侧角;LPFA:股骨近端外侧角。(Redrawn from Paley, D. Principles of Deformity Correction, rev. ed. Berlin, Springer-Verlag, 2005.)

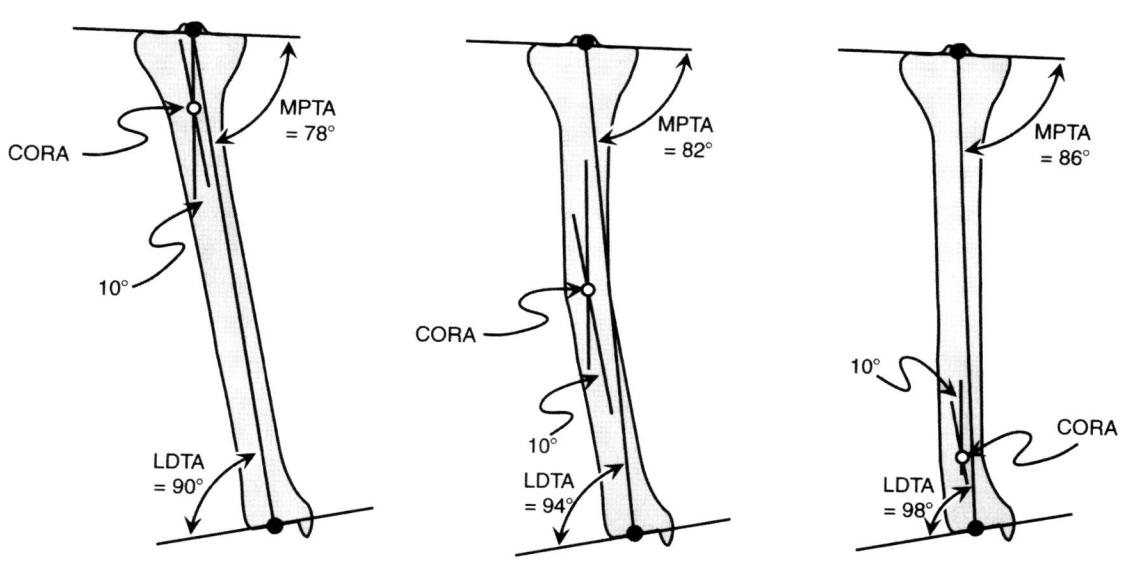

图 63-5 畸形的位置对关节的影响。图示为 3 种 10°的成角畸形。当 CORA 接近于踝关节时,踝关节相对于机械轴的定位会受到影响(影响胫骨远端外侧角,LDTA)。但膝关节定位不受影响(不影响胫骨近端内侧角,MPTA)。同样的情况也适用于 CORA 靠近膝关节时。骨干中段畸形则可改变近端和远端关节的关节定位。(Redrawn from Paley, D. Principles of Deformity Correction, rev. ed. Berlin, Springer-Verlag, 2005.)(见彩图)

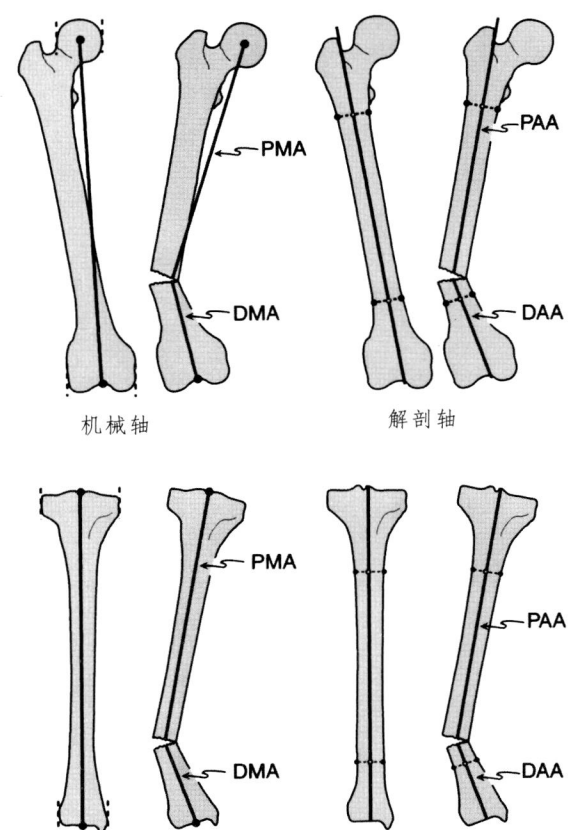

机械轴　　　　　　　　解剖轴

机械轴　　　　　　　　解剖轴

图 63-6　畸形可以用机械轴或解剖轴成角来表示.当股骨或胫骨成角畸形时,这两条轴线也会有一定成角。如果用一条直线来表示骨,此时会有两条轴线,近端和远端轴线。在胫骨,由于解剖轴线和机械轴线几乎是同一条线,所以成角畸形的两端轴线[近端机械轴(PMA)和近端解剖轴(PAA)以及远端机械轴(DMA)和远端解剖轴(DAA)]也几乎是一条线。在股骨的额状面上,由于解剖轴线和机械轴线不是同一条线,所以近端机械轴线和解剖轴线以及远端机械轴线和解剖轴线也不是同一条线。(Redrawn from Paley, D. Principles of Deformity Correction, rev. ed. Berlin, Springer-Verlag, 2005.)

线,并且该骨的远端和近端关节之间也将恢复正常的关节定位。当畸形最明显处的闭合楔形截骨集中于凹侧皮质 CORA 时也可达到同样的矫正效果。这两种方法都是截骨原则 1 的具体范例(图 63-13)。

　　如果切开和闭合楔形截骨的位置与 CORA 不在同一水平, 则远端和近端的轴线虽然可以成角恢复对线但彼此会有一定的侧移 (截骨原则 3)(图 63-14)。截骨原则 3 表明,如果截骨通过成角矫正轴线但是没有通过 CORA,它将矫正成角畸形但由于其与近端轴线平行会引起远端轴线平移。这种情况被称

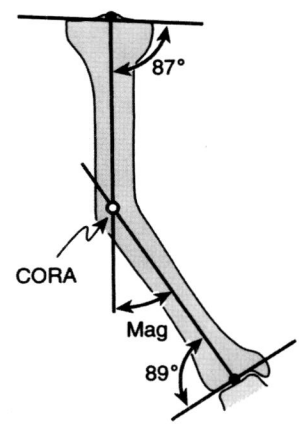

图 63-7　成角旋转中心。近端和远端机械轴线的交叉点即为成角旋转中心(CORA)。成角的大小(Mag)可在近端和远端轴线之间测量。成角旋转中心对应于成角的顶点。正常情况下膝关节和踝关节分别按近端和远端轴线来定位。这是一种单顶点成角畸形 (即单一部位畸形)。(Redrawn from Paley, D. Principles of Deformity Correction, rev. ed. Berlin, Springer-Verlag, 2005.)

之为继发性平移畸形。为了避免在截骨和 CORA 不在同一水平时出现继发性平移畸形, 截骨线可以在使骨变直的情况下适当成角并做适当的平移以矫正预期的继发性平移量(即截骨原则 2;见图 63-14)。骨干的轴线按共线的方式恢复对线,而且远端至近端关节定位也可恢复正常。

(二) 焦点弧形截骨

　　圆形(圆柱形)切骨叫做弧形截骨。(弧形)截骨的成角矫正轴线位于切骨圆的圆心。因为截骨线距圆心有一定的距离(圆的半径),所以截骨线会有一定成角和平移。如果切骨圆的圆心与成角畸形的 CORA 相重合,按照截骨原则 2 可得到骨端的完美对线。这种方法叫做焦点弧形截骨[5]。

　　如果弧形截骨中心与 CORA 不在同一水平,按照截骨原则 3 则近端和远端轴线将会发生相互平移。Maquet[2]的近端胫骨截骨术 (图 63-15),其凹面朝向远端, 就是弧形截骨中心与 CORA 不重合的一个例子。在胫骨的近端,如果弧形截骨在 CORA 的凹侧近端而非远端实施, 则弧形截骨的成角矫正轴线 (ACA)与 CORA 相重合(见图 63-15)。

　　对于用髓内钉固定来矫正骨畸形来说,弧形截骨术是一种很实用的方法,因为截骨面可以调节而且有较大的骨接触面积,能促进股愈合并使负荷均匀分布

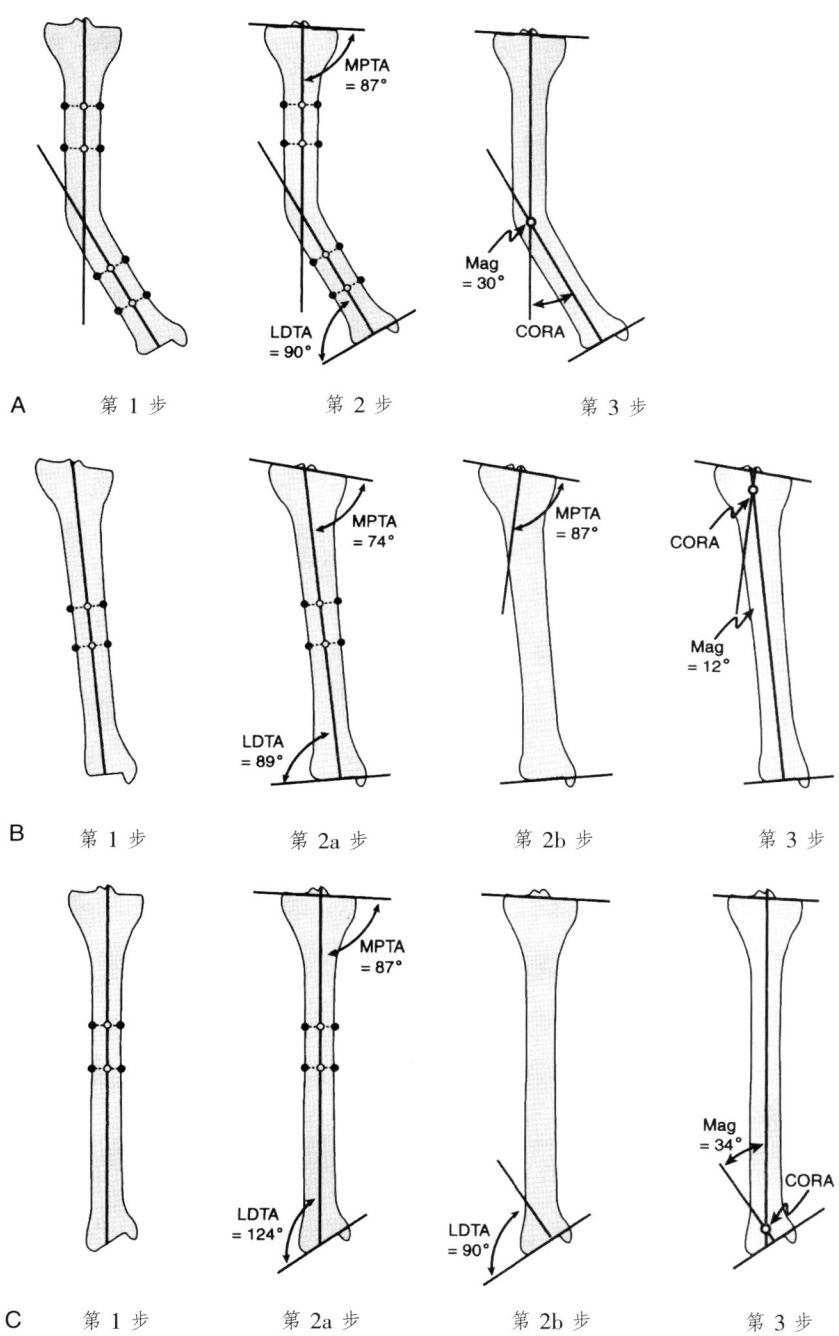

图 63-8　(待续)

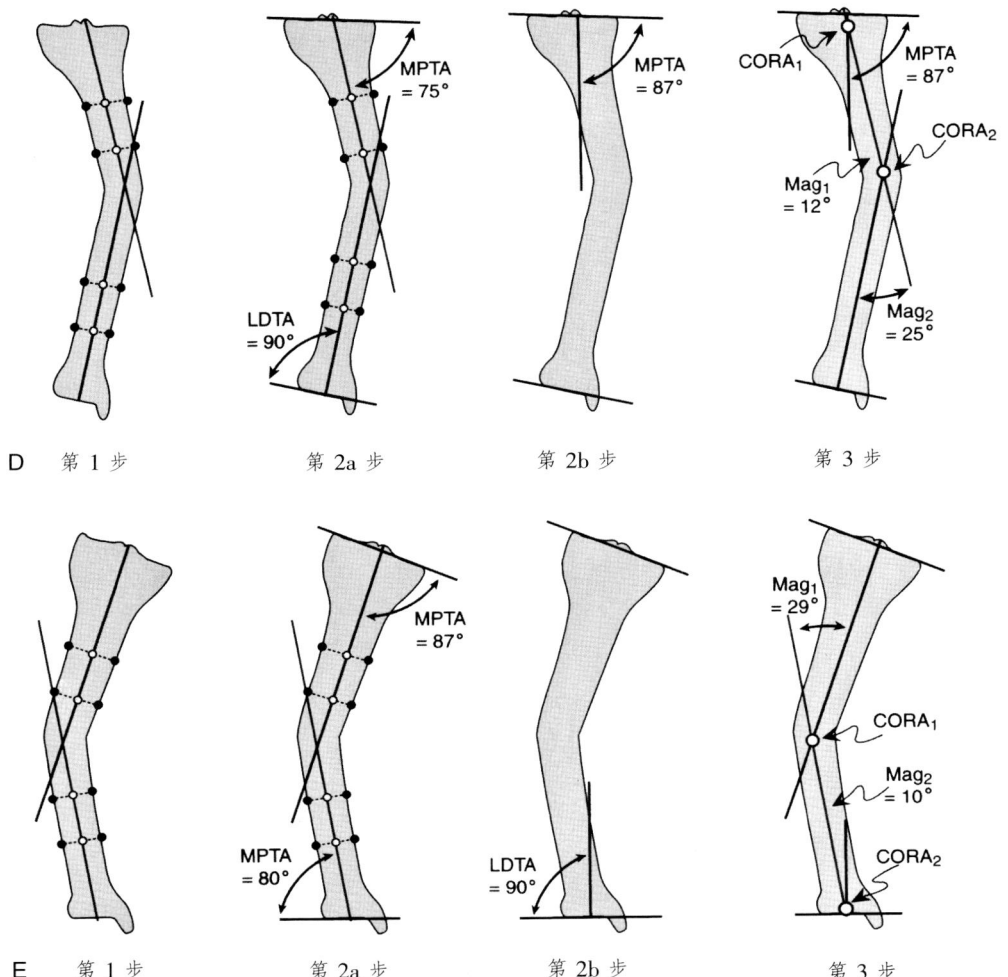

图 63-8(续) 胫骨解剖轴示意图。第 1 步,画一条骨干中轴线用以表示胫骨骨干。在 A~E 各示例中,每条骨干中轴线段就是这段骨的解剖轴线。第 2 步,分别在骨干最近端和最远端中轴线之间以及在膝关节和踝关节平面线之间进行对线不齐检查。测量出相对于胫骨最近端骨干中轴线的胫骨近端内侧角(MPTA)。在 C 和 E 中,如果 MPTA 正常,则成角旋转中心(CORA)或解剖轴线不会在近端。在 B 和 D 中,如果 MPTA 异常,应参照膝关节的定位线画出一条解剖轴线。它的始点可以从正常的对侧得到(如果可行),或者在成人中,这条线可以从胫骨内侧棘的顶点画出。如果可行,要用正常对侧的 MPTA 作为模板角。如果对侧的 MPTA 无法得到或者异常,那么就用 MPTA 的正常平均值 87° 作为模板角。测量出相对于胫骨最远端骨干中轴线的胫骨远端外侧角(LDTA)。在 A、B 和 D 中,如果 LDTA 正常,成角旋转中心(CORA)不会在远端。在 C 和 E 中,如果 LDTA 异常,应参照踝关节定位线画出一条解剖轴线。轴线的始点可以从正常的对侧得到(如果可行),或者在成人,这条线可从踝关节中点的内侧 4mm 处画出。如果可行,要用正常对侧的 LDTA 作为模板角。如果对侧的 LDTA 无法得到或者异常,那么就用 LDTA 的正常平均值 90° 作为模板角。第 3 步,确定该病例是单点成角(A,B,C)还是多点成角(D,E)。标出各个 CORA,测量出成角的大小(Mag)。(Redrawn from Paley, D. Principles of Deformity Correction, rev. ed. Berlin, Springer-Verlag, 2005.)

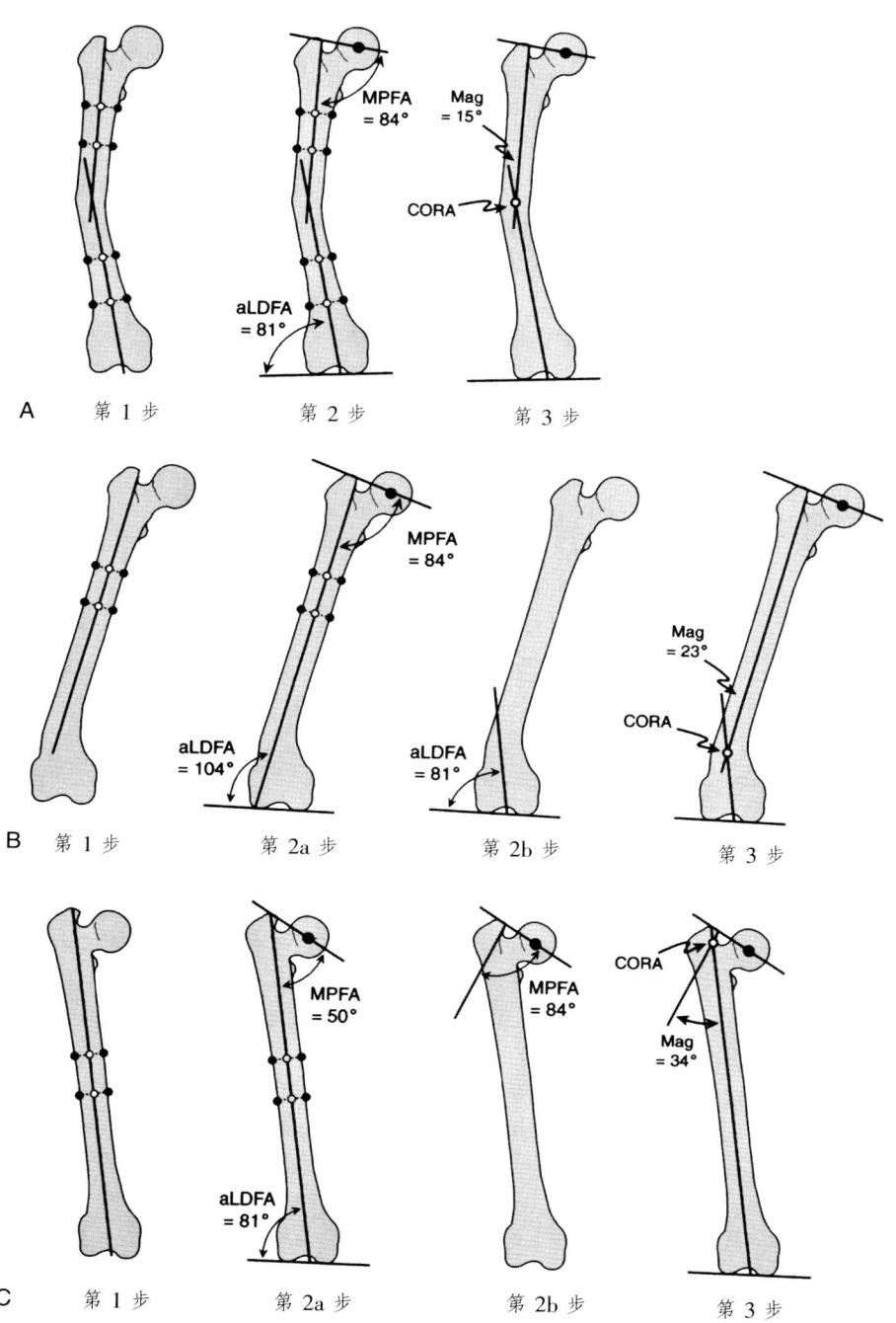

图 63-9　A B C　（待续）

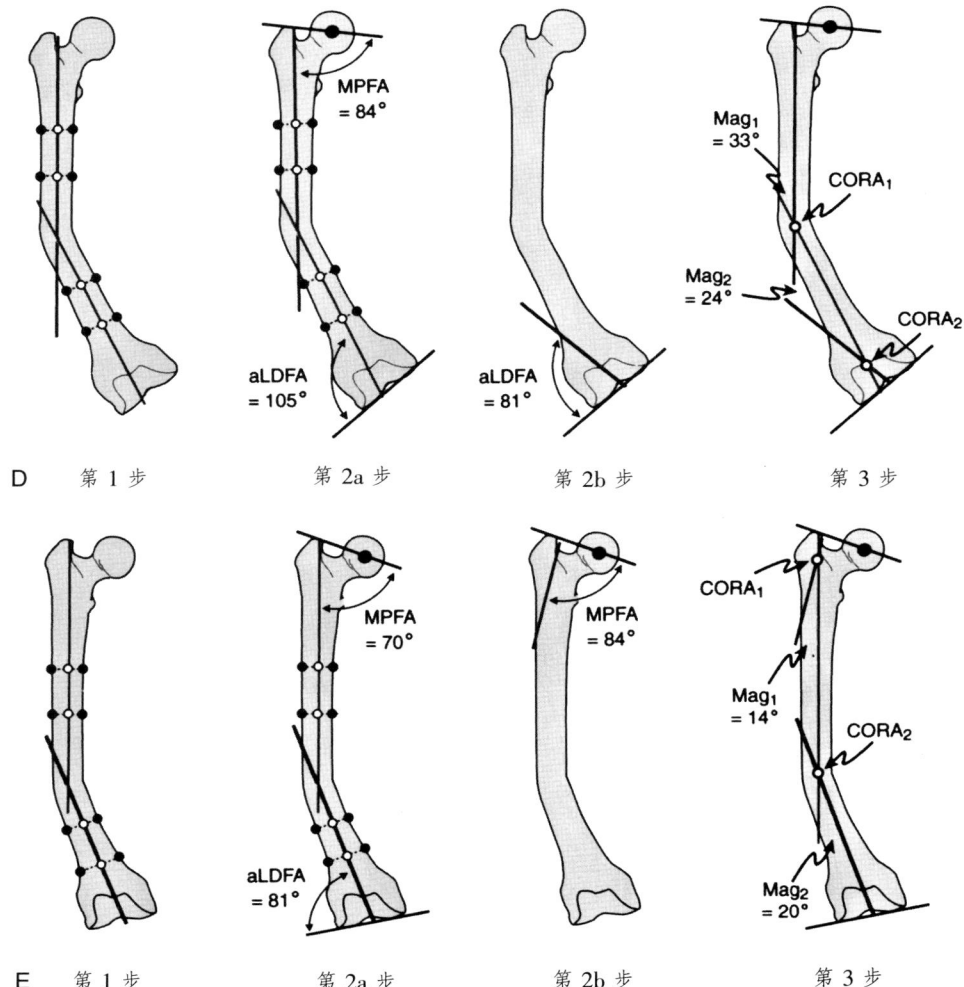

图 63-9 股骨解剖轴示意图。第 1 步,画出一条骨干中轴线用以表示胫骨的骨干。在 A~E 示例中,每条骨干中轴线段就是这段骨的解剖轴线。第 2 步,分别在骨干最近端和最远端中轴线之间以及在膝关节和踝关节平面线之间进行对线不齐检查。测量出相对于股骨最远端骨干中轴线的股骨远端外侧解剖角(aLDFA)。在 A、C 和 E 中,如果 aLDFA 正常,则成角旋转中心(CORA)或解剖轴线不会在近端。在 B 和 D 中,如果 aLDFA 异常,应参照膝关节的定位线画出一条解剖轴线。它的始点可以从正常的对侧得到(如果可行),或者在成人中,这条线可以从膝关节中点的内侧 1mm 处画出。如果可行,要用正常对侧的 aLDFA 作为模板角。如果对侧的 aLDFA 无法得到或者异常,那么就用 aLDFA 的正常平均值 81°作为模板角。测量出相对于股骨最近端置于中轴线的股骨近端内侧角(MPFA)。在 A、B 和 D 中,如果 MPFA 正常,成角旋转中心(CORA)不会在远端。在 C 和 E 中,如果 MPFA 异常,应参照髋关节定位线画出一条解剖轴线。轴线的始点可以从正常的对侧得到(如果可行),或者在成人,这条线可通过梨状窝画出。如果可行,要用正常对侧的 MPFA 作为模板角。如果对侧的 MPFA 无法得到或者异常,那么就用 MPFA 的正常平均值 84°作为模板角。第 3 步,确定该病例是单点成角 A、B、C 还是多点成角 D、E。标出各个 CORA,测量出成角的大小 (Mag)。(Redrawn from Paley, D. Principles of Deformity Correction, rev. ed. Berlin, Springer-Verlag, 2005.)

于髓内钉上。术中使用外固定器可以保持理想的骨线与接触。基于对固定的选择,这项技术被称之为固定器辅助插钉术[4](FAN)(图 63-16 到图 63-19)或固定器辅助插板术(FAP)。FAN 和 FAP 技术也能用于开放或闭合楔形截骨。与焦点弧形截骨相比,开放楔形截骨会丧失骨直接接触,而闭合楔形截骨要求精确地楔形切除以确保骨的直接接触。

二、成角平面

从正位(AP)和侧位(即双平面)上发现有成角畸形就可证明斜位上成角畸形(图 63-20)。可以通过三角学方法(图 63-21)或者绘图的方式(图 63-22)来计算或

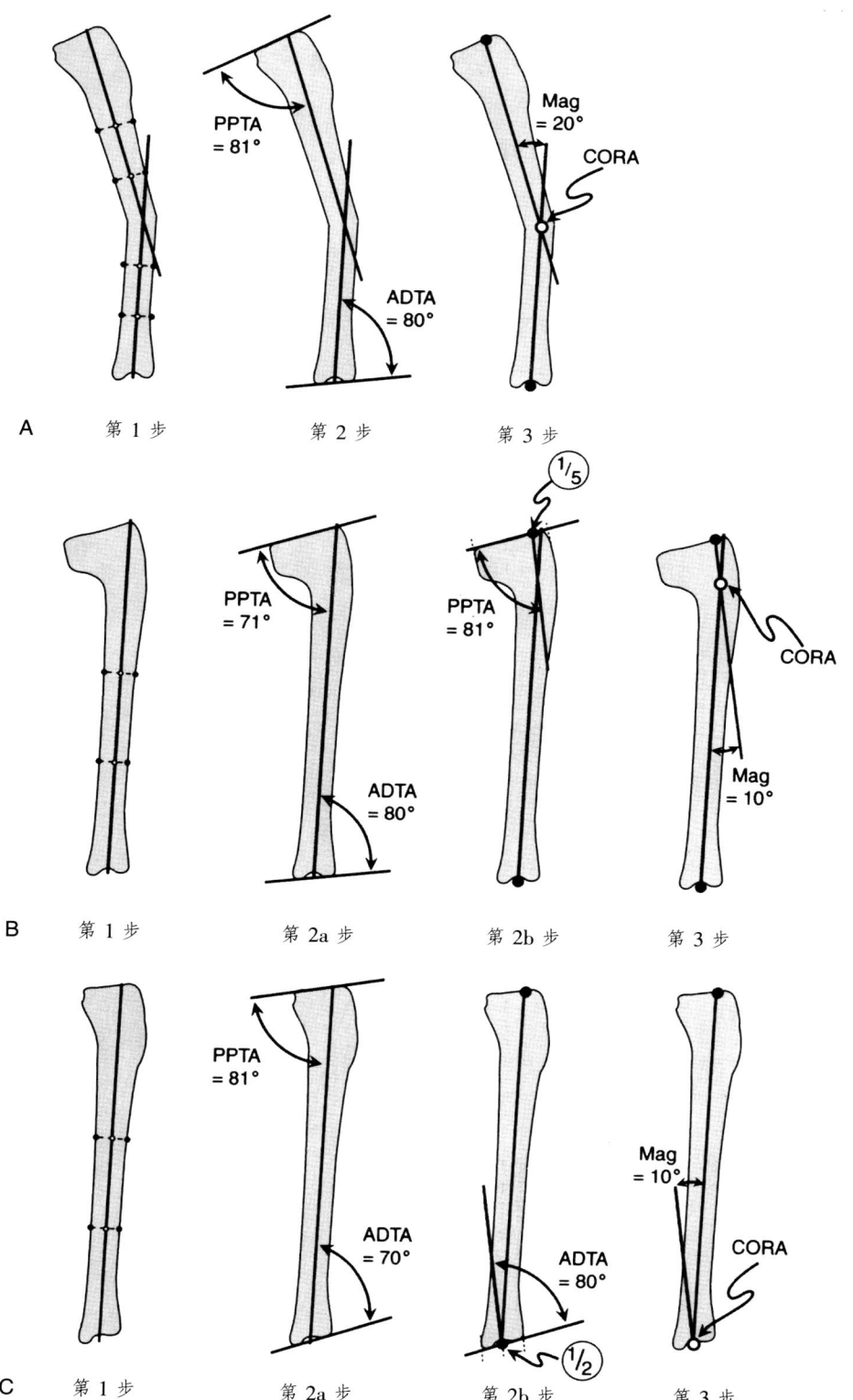

图 63-10 矢状面上矫正胫骨畸形解剖轴示意图。第 1 步,画一条骨干中轴线用以表示胫骨骨干。在 A~F 各示例中,每条骨干中轴线段就是这段骨的解剖轴线。第 2 步,分别在骨干最近端和最远端中轴线之间以及在膝关节和踝关节平面线之间进行对线不齐检查。测量出相对于胫骨最近端骨干中轴线的胫骨近端后角(PPTA)。在 A,C 和 E 中,如果 PPTA 正常,则成角旋转中心(CORA)或解剖轴线不会在近端。(待续)

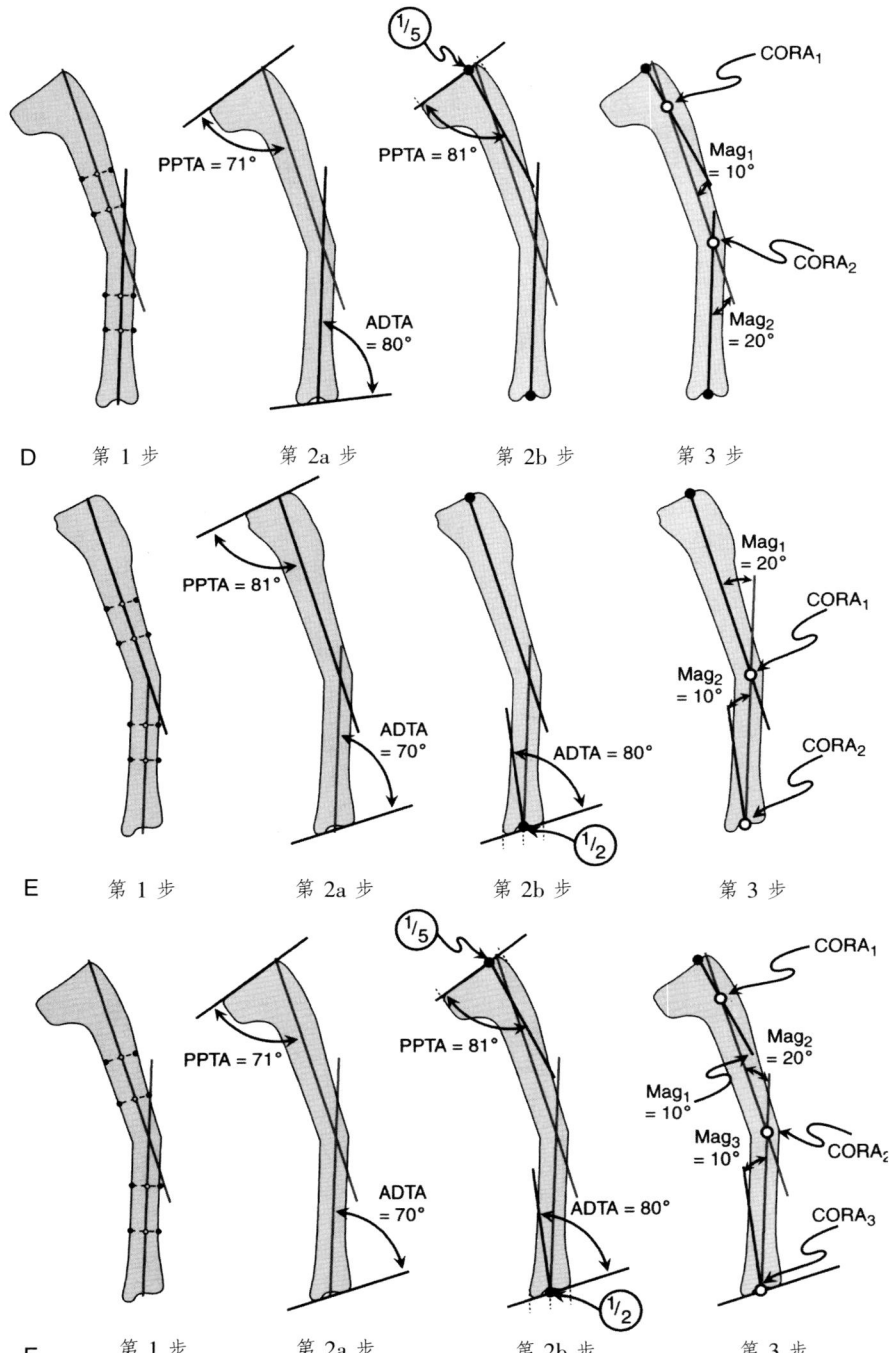

图 63-10(续) 在 B、D 和 F 中,如果 PPTA 异常,应参照膝关节的定位线画出一条解剖轴线。它的始点可以从正常的对侧得到(如果可行),或者在成人中,这条线可以从该关节线前缘后方的 1/5 处画出。如果可行,要用正常对侧的 PPTA 作为模板角。如果对侧的 PPTA 无法得到或者异常, 那么就用 PPTA 的正常平均值 80°作为模板角。测量出相对于胫骨最近端骨干中轴线的胫骨远端前角 (ADTA)。在 A、B 和 D 中,如果 ADTA 正常,成角旋转中心(CORA)不会在远端。在 C、E 和 F 中,如果 ADTA 异常,应参照踝关节定位线画出一条解剖轴线。轴线的始点可以从正常的对侧得到(如果可行),或者在成人中,这条线可以在侧位图上从踝关节线的中点画出。如果可行,要用正常对侧的 ADTA 作为模板角。如果对侧的 ADTA 无法得到或者异常,那么就用 ADTA 的正常平均值 90°作为模板角。第 3 步,确定该病例是单点成角(A,B,C)还是多点成角(D,E,F)。标出各个 CORA,测量出成角的大小(Mag)。(Redrawn from Paley, D. Principles of Deformity Correction, rev. ed. Berlin, Springer-Verlag, 2005.)

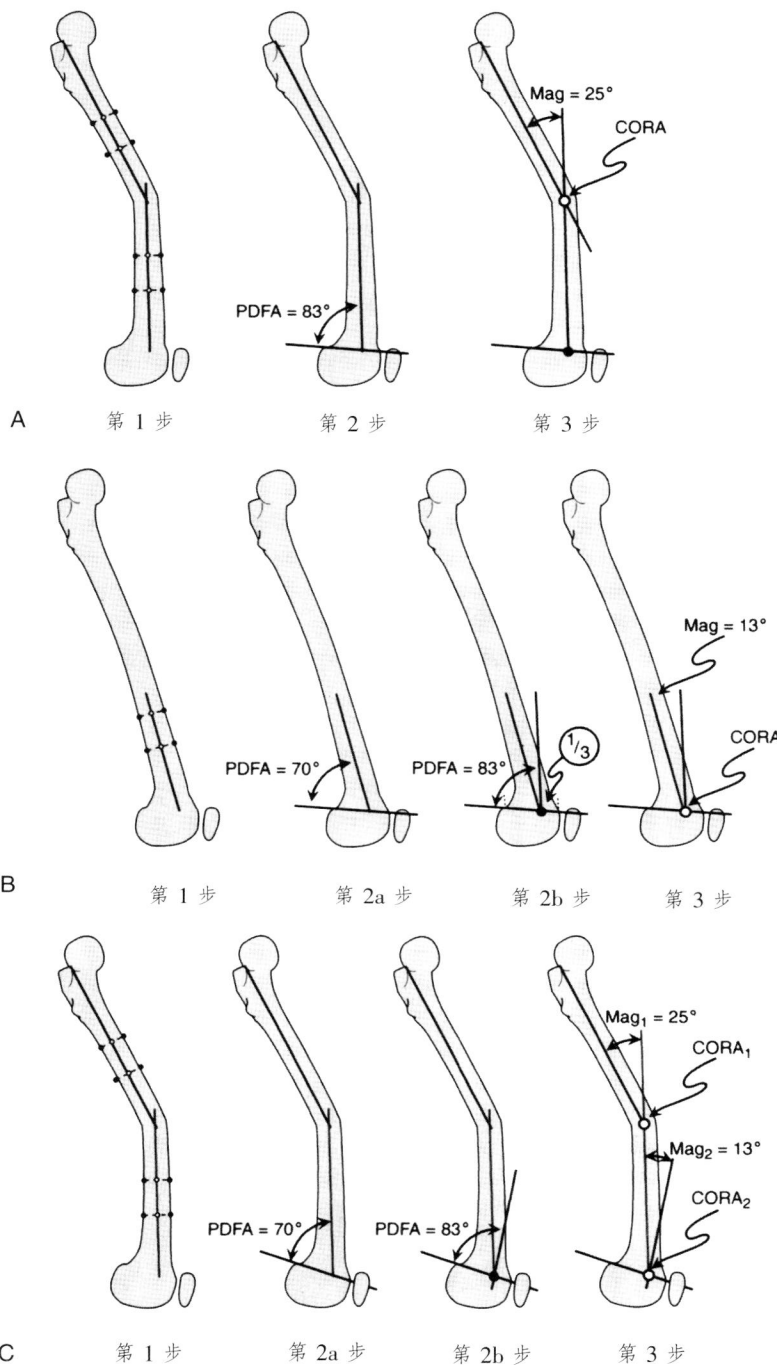

图 63-11　矢状面上矫正股骨畸形解剖轴示意图。第 1 步,画一条骨干中轴线用以表示股骨骨干。在 A~C 各示例中,每条骨干中轴线段即为这段骨的解剖轴线。第 2 步,在骨干远端中轴线和膝关节平面线之间进行对线不齐检查。相对于股骨最远端骨干中线测量出股骨远端后角(PDFA)。在 A 中,如果 PDFA 正常,则成角旋转中心(CORA)或解剖轴线不会在远端。在 B 和 C 中,如果 PDFA 异常,应参照膝关节的定位线画出一条解剖轴线。它的始点可以从正常的对侧得到(如果可行),或者在成人中,这条线可以从该关节线前缘后方的 1/3 处画出。如果可行,要用正常对侧的 PDFA 作为模板角。如果对侧的 PDFA 无法得到或者异常,那么就用 PDFA 的正常平均值 83°作为模板角。第 3 步,确定该病例是单点成角(A,B)还是多点成角(C)。标出各个 CORA,测量出成角的大小(Mag)。(Redrawn from Paley, D. Principles of Deformity Correction, rev. ed. Berlin, Springer-Verlag, 2005.)

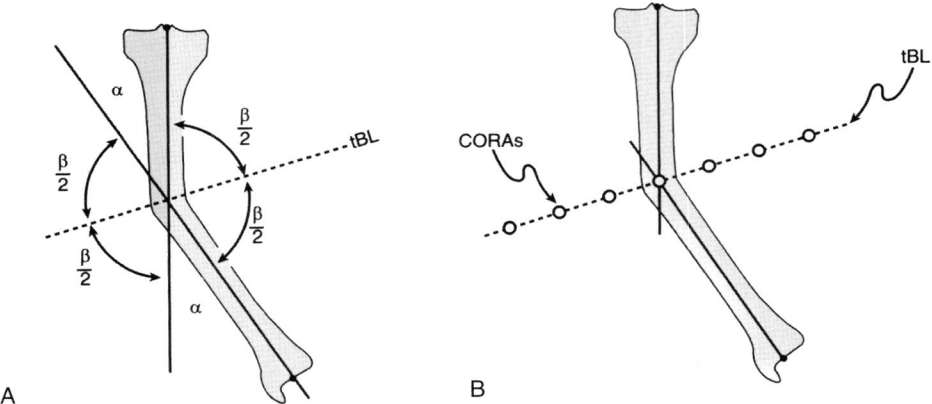

图 63-12 横向平分线。(A)这两条轴线形成了两个横向角(β)及两个纵向角(α)。平分线将一个角分为两个相等的部分。横向平分线(tBL)将横向角平分为两个等大的角。(B)横向平分线上所有的点都是一个个成角旋转中心(CORA)。(Redrawn from Paley, D. Principles of Deformity Correction, rev. ed. Berlin, Springer-Verlag, 2005.)

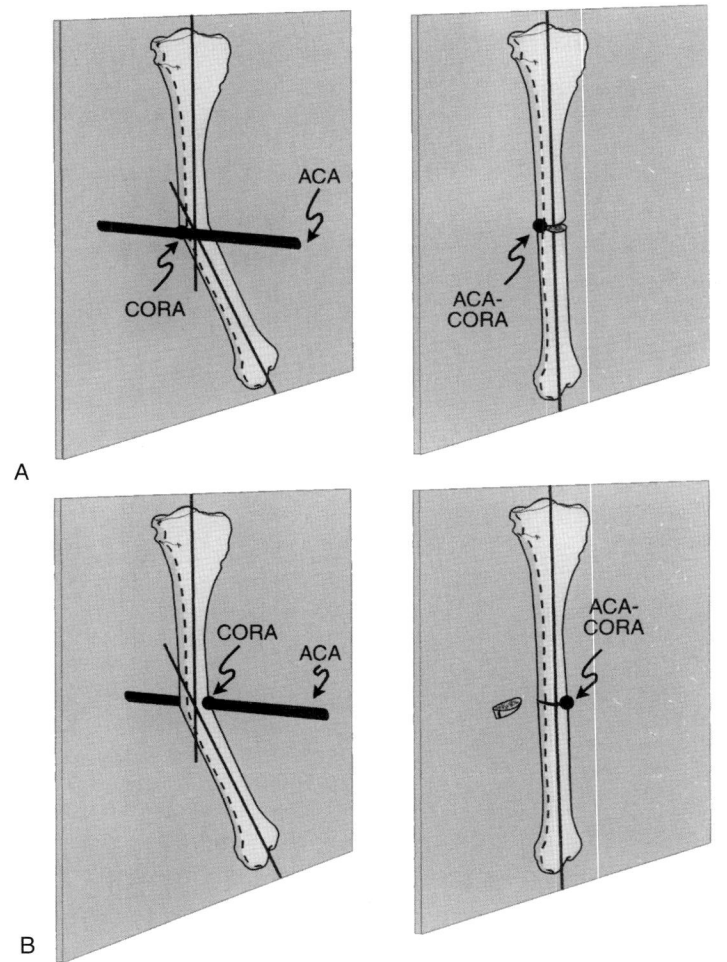

图 63-13 截骨原则 1。让骨段沿着某一轴线,即成角畸形矫正轴线(ACA)旋转,即可改变成角的大小。ACA(粗线所示)可通过开放楔形的成角旋转中心(CORA)(小圆所示),该点称之为 ACA-CORA。如果截骨术通过 ACA-CORA,那么这种矫正可在截骨处产生单纯成角,而且该骨的近端和远端轴线会共线。(A)开放楔形成角轴线。如果 ACA-CORA 在凸侧皮质,则产生开放楔形成角的结果。(B)闭合楔形成角轴线。如果 ACA-CORA 在凹侧皮质,则产生闭合楔形成角的结果。(Redrawn from Paley, D. Principles of Deformity Correction, rev. ed. Berlin, Springer-Verlag, 2005.)(见彩图)

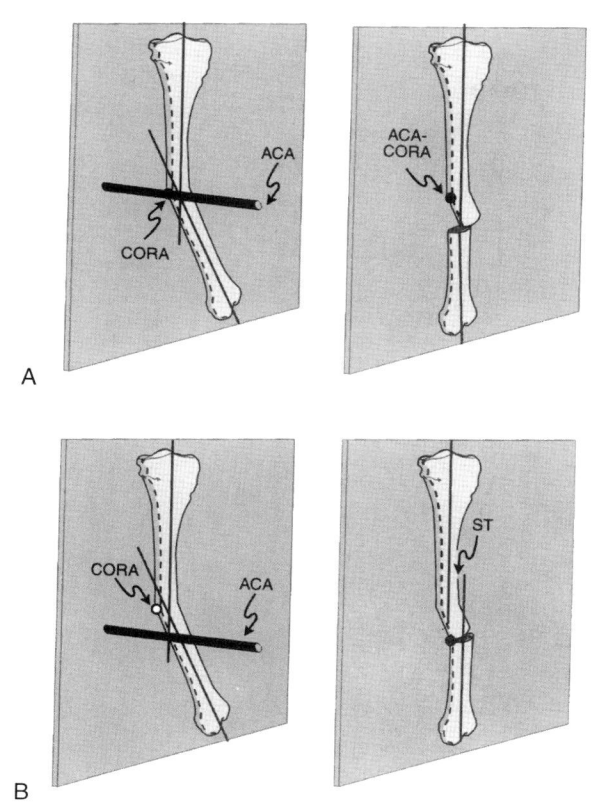

图 63-14　截骨原则 2 和 3。(A)截骨原则 2。如果截骨处和成角旋转中心(CORA)不在同一水平面。但成角矫正轴线(ACA)通过 CORA(ACA–CORA)，则这种矫正会在截骨位水平产生成角和平移。(B)截骨原则 3。如果截骨处和 ACA 在同一水平面。但与成角旋转中心(CORA)不在同一水平，则在成角矫正后轴线将会变得平行但彼此有平移(即继发性平移,ST)，即使截骨处的骨端只成角而没有平移。这种平移是一种继发畸形，是由于成角矫正水平与 CORA 水平不同所致。(Redrawn from Paley, D. Principles of Deformity Correction, rev. ed. Berlin, Springer-Verlag, 2005.)(见彩图)

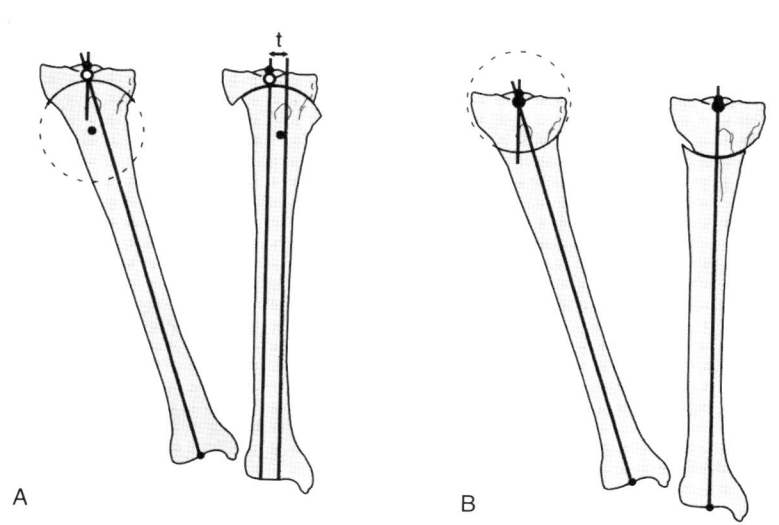

图 63-15　弧形截骨。(A)Maquet 弧形截骨术(远端凹侧)用于矫正胫骨内翻畸形,其弧形截骨的顶点通过成角旋转中心(CORA)，甚至截骨面也通过 CORA。骨端在截骨线处向内侧平移,产生继发性内侧平移畸形,并因这种平移畸形而导致内部矫形不够完全(即截骨原则 3)。(B)这种 CORA 的焦点弧形截骨术应在近端凹侧处进行。图中示出,通过截骨线的成角和外侧平移使轴线恢复了对线(即截骨原则 2)。(Redrawn from Paley, D. Principles of Deformity Correction, rev. ed. Berlin, Springer-Verlag, 2005.)

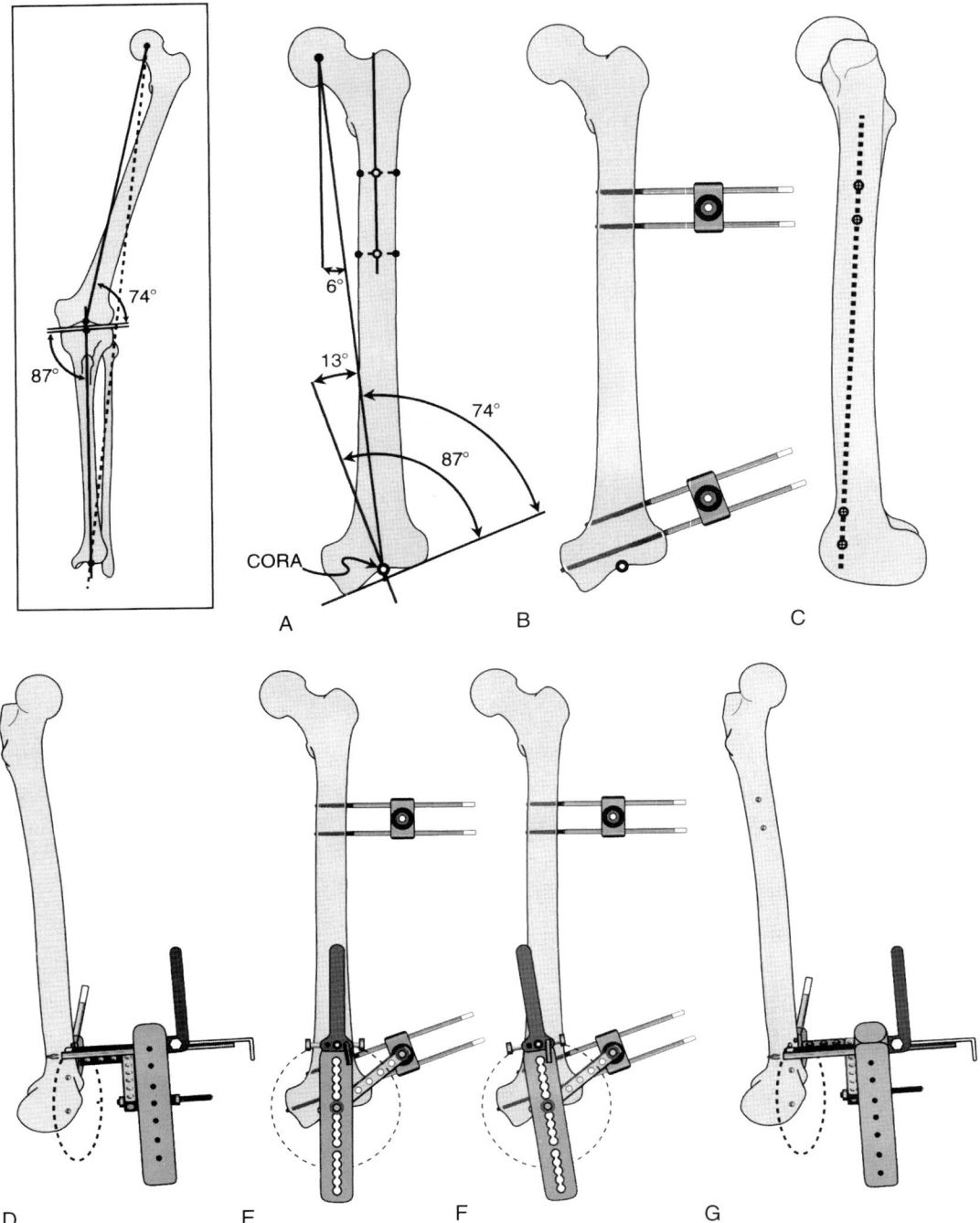

图 63-16 逆行髓内钉技术。**(A)**股骨远端外翻畸形(13°),其成角旋转中心(CORA)在关节线水平。**(B)**两对外侧的固定钉从外侧插入。**(C)**在远端,固定钉在股骨前侧,使其偏离计划的插钉路径。在近端,固定钉置于骨干中央,因为逆向钉将阻止其缩短。**(D)**将弧形钻孔导航器连接至一对远端固定钉上。钻孔导航器被悬置于大腿的软组织上。**(E)**钻孔导航器的额状面示意图。导航器的枢轴点在 CORA 上。图中示出的外支架在空间形成这个枢轴点。用影像增强器调整这个外支架,直到外支架的枢轴点与 CORA 相重合。弧形钻孔导航器可以向 CORA 两侧旋转。选定用于截骨的钻孔在外侧必须留有足够的空间,以便锁定髓钉固定件。在皮肤上做一横行切口,纵向劈开股四头肌。用钻孔导向器进行保护,在股骨上钻出多个 4.8mm 或 3.8mm 的孔。这些孔要围成一个圆,其半径由钻孔导向器决定。**(F,G)**边缘的孔比较难钻。钻头容易在骨的楔形表面上滑移。利用限位导向探针则容易在边缘钻孔。(待续)(见彩图)

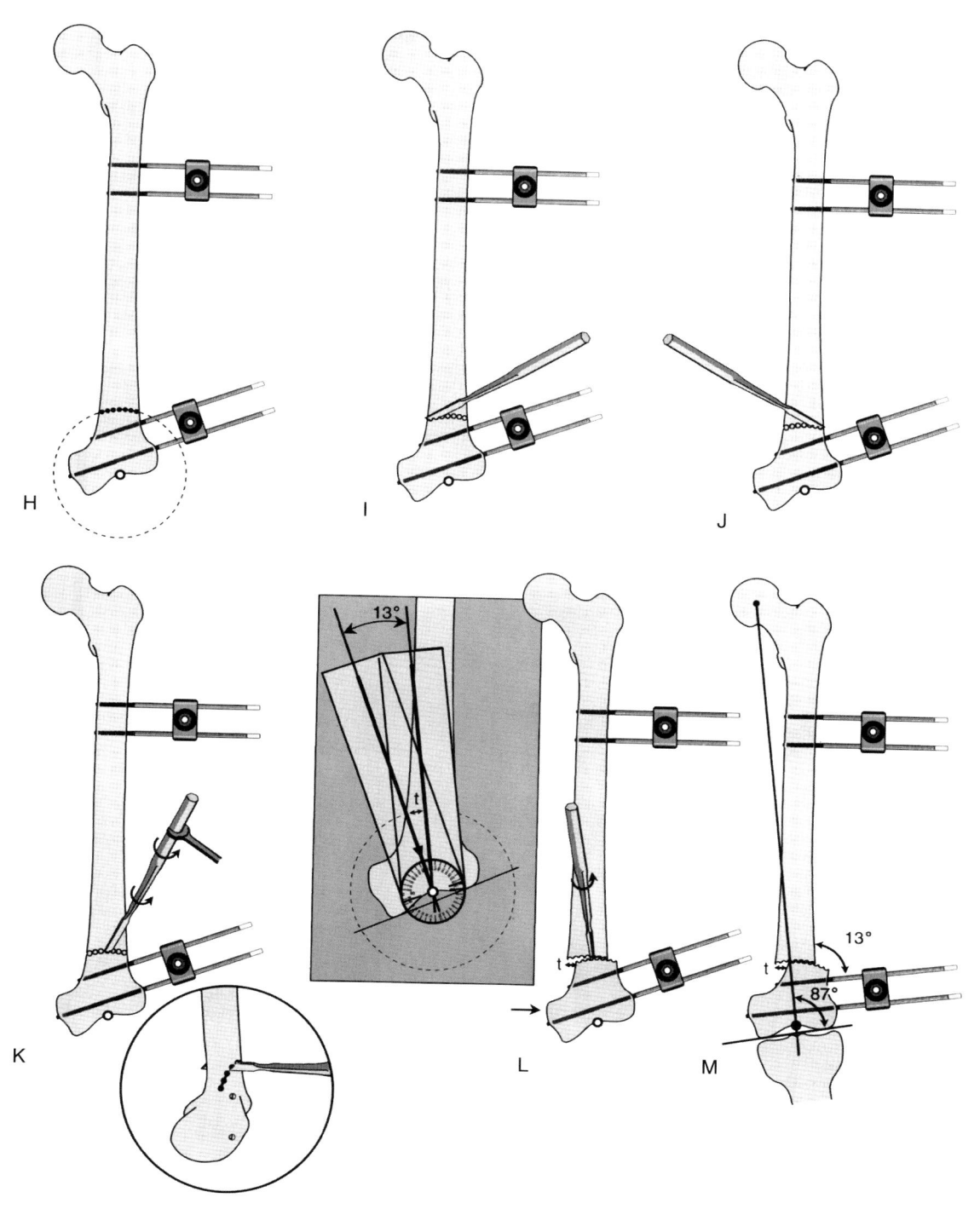

图 63-16(续) (H)完成钻孔后孔呈环形。(I,J)利用骨凿切去骨的内侧和外侧边缘。(K)然后将骨凿穿透两层皮质插入骨的中心。扭转骨凿使骨扩开并破裂,扭转的方向由期望的移位方向决定。希望内侧平移时骨凿顺时针方向扭转;向外侧平移时骨凿要逆时针方向扭转。(L)在进行成角截骨之前先让截骨面向外侧平移。平移的量要在手术前用角度器进行测定。要把角度器的中心对准 CORA,然后将其张开到期望的矫正度数。截骨处所需的平移量等于角度器两臂在该平面上的距离。(M)然后进行成角截骨。（待续）（见彩图）

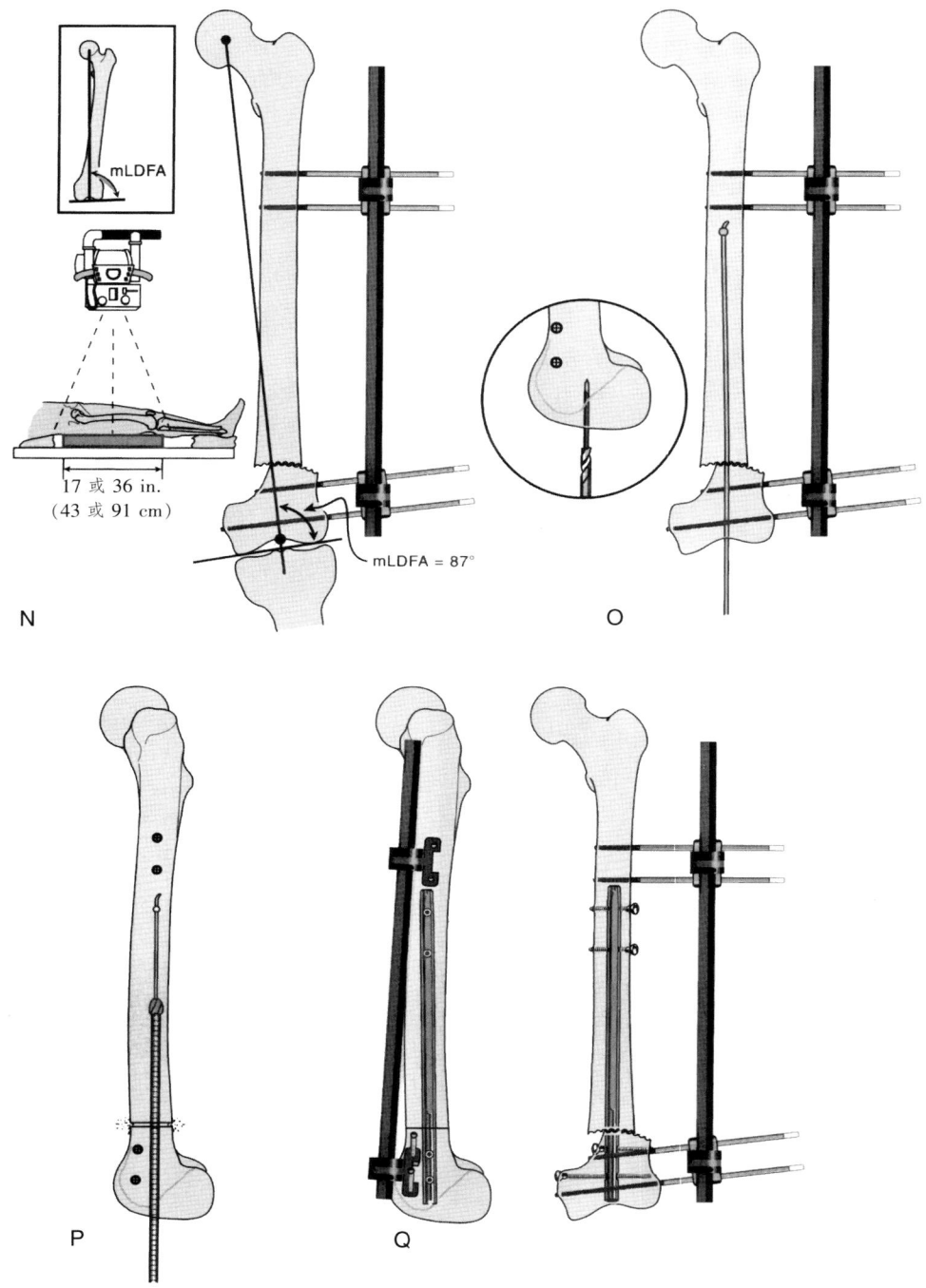

图 63-16(续) **(N)**为了确认是否已达到期望的矫正,应拍摄术中 X 线片,并测量 LDFA。如果已达到所要求的矫正,则可以开始置钉。如果矫正后的 LDFA 与预期的目标相差 1°以上,则必须重新调整固定架并重新拍摄 X 线片。**(O)**然后插上髁上钉。入钉点位于 blumensaat 线的边缘,即髁间窝区域内。经皮插入一根金属钉进入正确的起始位,并在前后位和侧位 X 线片上检查。钉道要用 4.8mm 空心钻头扩大。然后通过钻孔插入扩孔器的球形头导丝。**(P)**按逆行方向对股骨进行扩髓。扩髓的碎屑退出截骨区,可用于自体植骨。**(Q)**插入髓内钉并在近端和远端将其锁定。远端的锁钉从内侧拧入比较容易,可以避免在锁钉引导器和固定架之间发生碰撞。固定系统位于股骨的前面,使其不会妨碍利用影像增强器来观察膜骨。(待续)(见彩图)

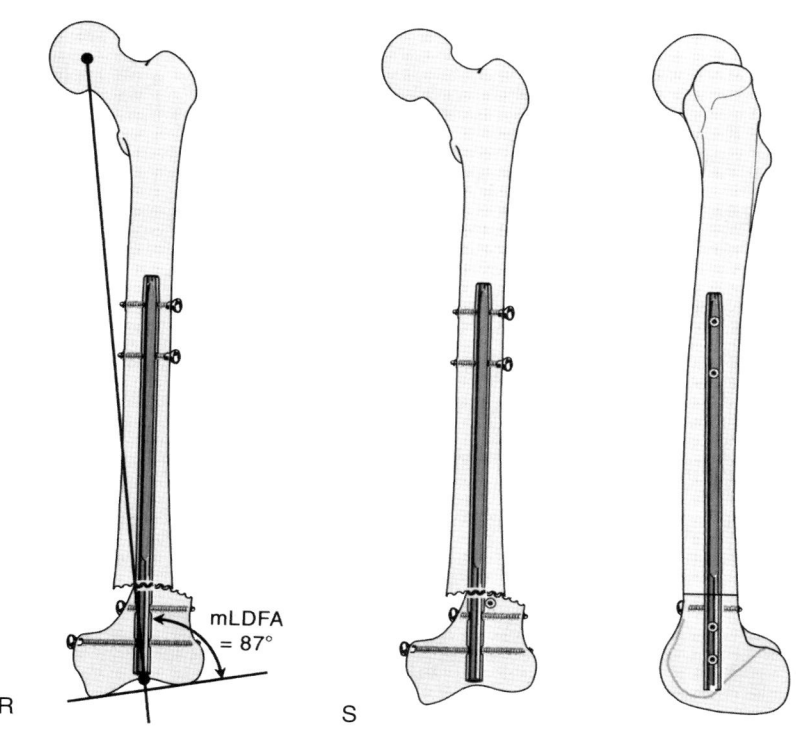

图 63-16(续) (R)然后拆去固定架,由髓内钉维持矫正后的位置。(S)为了更加稳定,可插入数枚加强螺钉,使髓腔缩窄。最好在拆除外固定架之前进行这步操作。(Redrawn from Paley, D. Principles of Deformity Correction, rev. ed. Berlin, Springer-Verlag, 2005.)(见彩图)

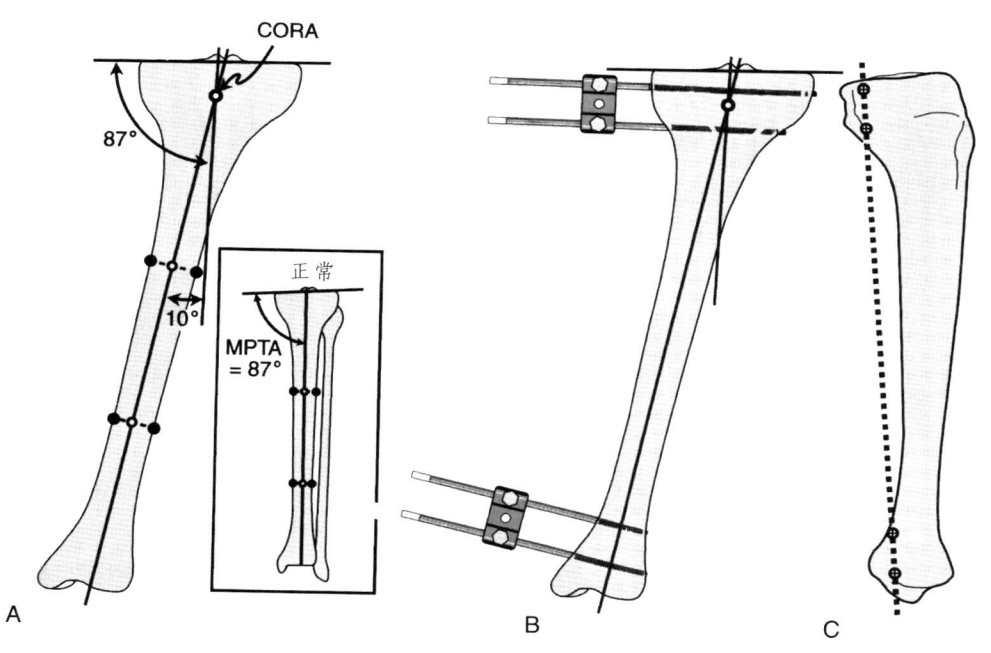

图 63-17 胫骨内翻畸形的固定器辅助插钉示意图。(A)用解剖轴方法来设计胫骨内翻畸形的矫正方案。成角旋转中心(CORA)位于胫骨干骺端的近侧。成角大小为 10°。在正常的对侧胫骨图上示出了解剖轴(即骨干中轴线)。因为髓内钉必须沿着骨干的中轴线进入,所以这条轴线与膝关节的交叉点是理想的进钉点(在本例为胫骨内侧棘)。(B)在胫骨的极近端和极远端插入两对外固定装置的定位钉。(C)这些定位钉位于胫骨后部,在髓内钉路径以外。(待续)(见彩图)

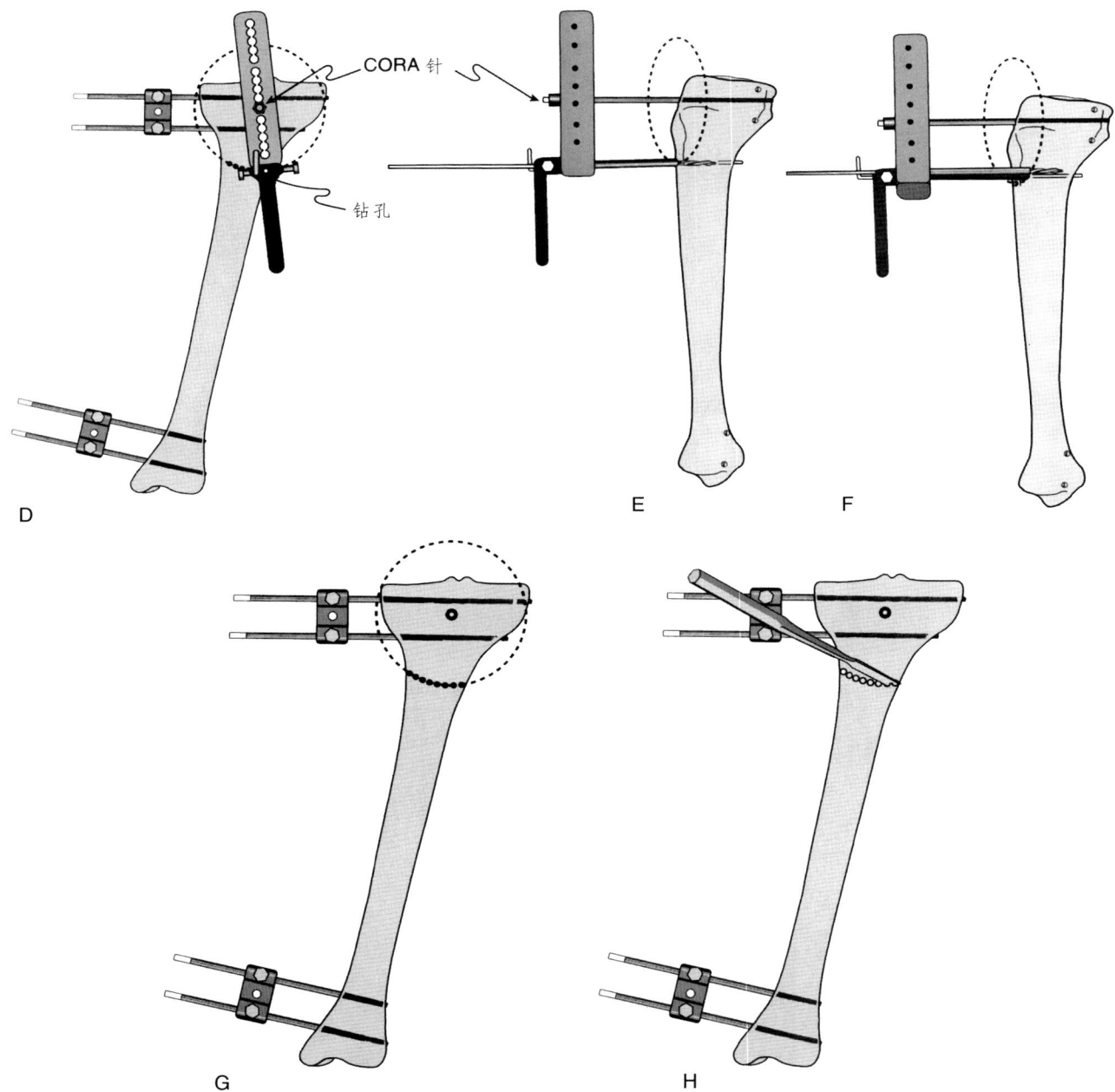

图 63-17(续) (D)垂直于额状面上将一枚半钉插入到 CORA 内。钻孔导向架围绕这枚半钉旋转。沿圆形钻出多个钻孔。(E)弧形截骨系统的外侧观。(F)使用限位导向器使边缘钻孔变得很容易。(G)钻孔完成后钻孔呈圆形排列。(H,I)先用骨凿截断边缘的孔。(待续)(见彩图)

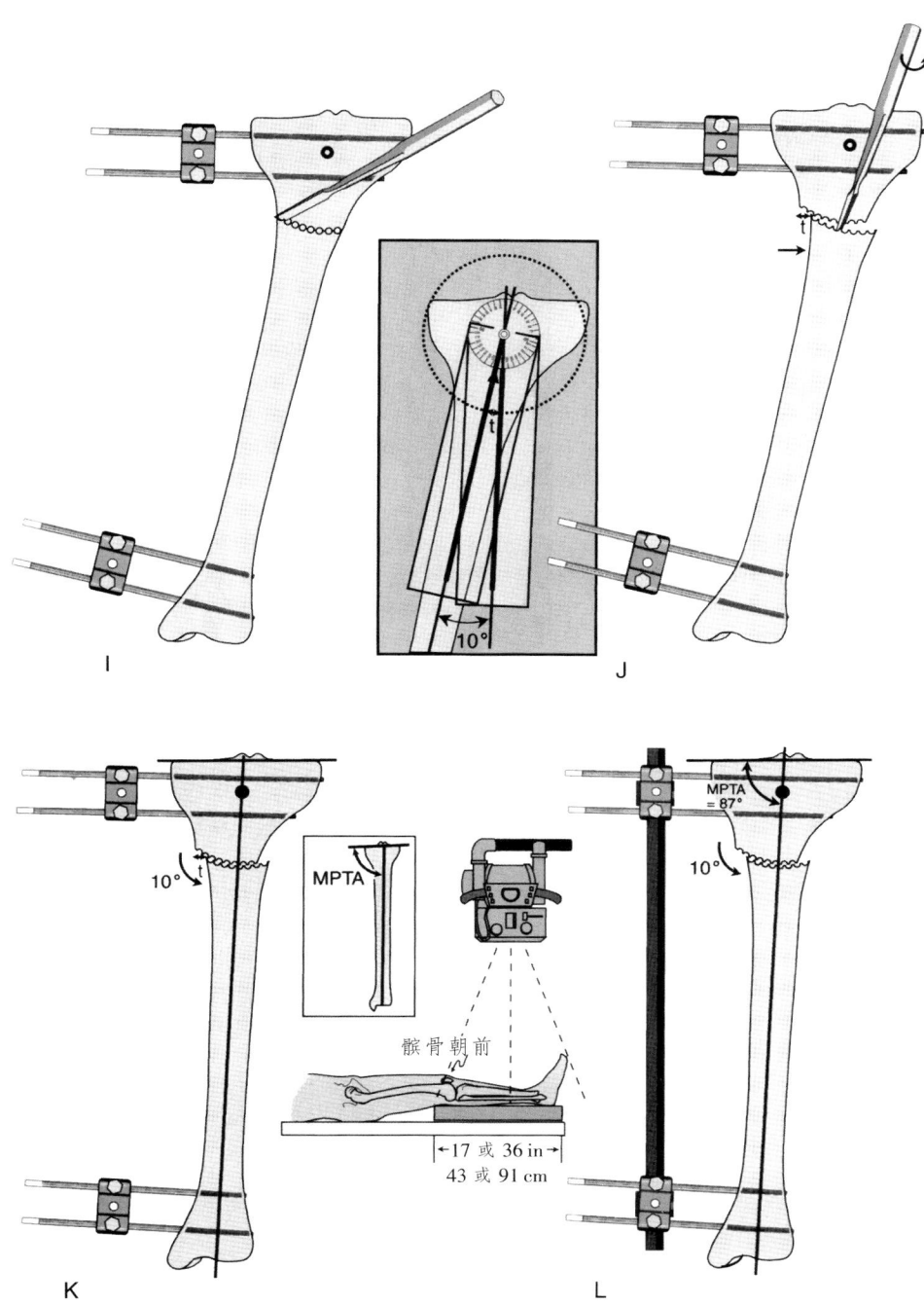

图 63-17(续) **(J)**将骨凿插入中心,然后扭转骨凿完成截骨。骨凿按逆时针方向扭转,使骨向外侧平移。所要求的初始平移量**(T)**应在术前用角度器来确定。**(K)**然后行成角截骨。**(L)**装上外固定架以维持矫正后的位置。拍摄胫骨的正位 X 线片,测量胫骨近端内侧角(MPTA)。如果已达到预期的矫正量,便可插入髓内钉。如果没有达到预期的矫正量,则应调整固定架并重拍 X 线片。(待续)(见彩图)

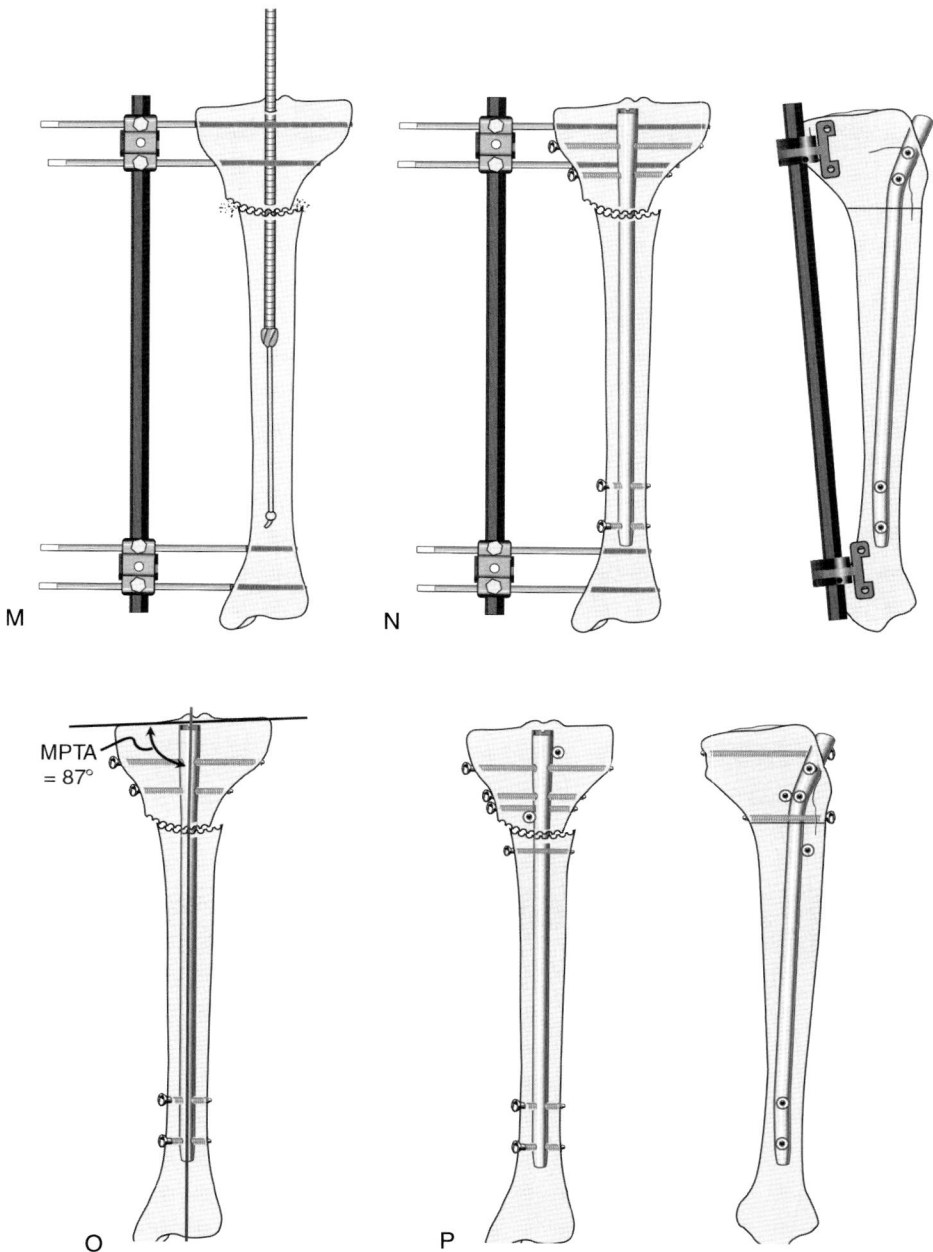

图 63-17(续)　(M)对胫骨进行扩髓。(N)插入髓内钉并在近端和远端将其锁定。固定架应位于钉的后侧,以免影响锁定螺钉的拧入和图像的视野。(O)移除外固定架,由髓内钉维持矫正位置。(P)为了增加稳定性,可拧入数枚加强螺钉以缩窄髓腔。相对于股骨远端的固定架辅助置钉来说,这一点对于胫骨近端的固定架辅助置钉更为重要。这些加强螺钉可以在移除外固定架之前拧入。(Redrawn from Paley, D. Principles of Deformity Correction, rev. ed. Berlin, Springer-Verlag, 2005.)(见彩图)

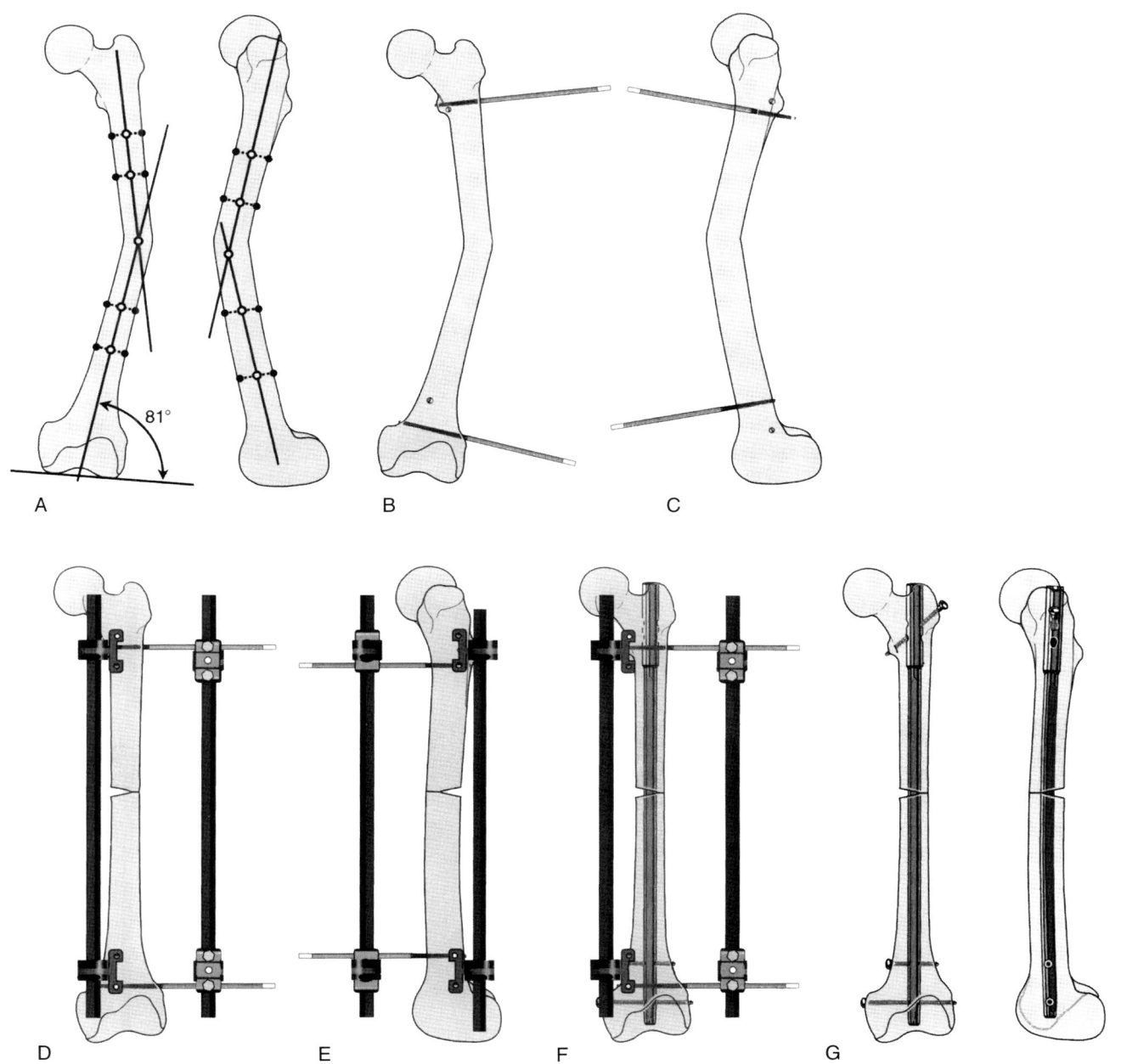

图 63-18　辅助固定螺钉。**(A~G)**在两个平面分别行辅助螺钉固定的方法，可以用来矫正两个平面上的成角畸形（即斜面畸形）。(Redrawn from Paley, D. Principles of Deformity Correction, rev. ed. Berlin, Springer-Verlag, 2005.)

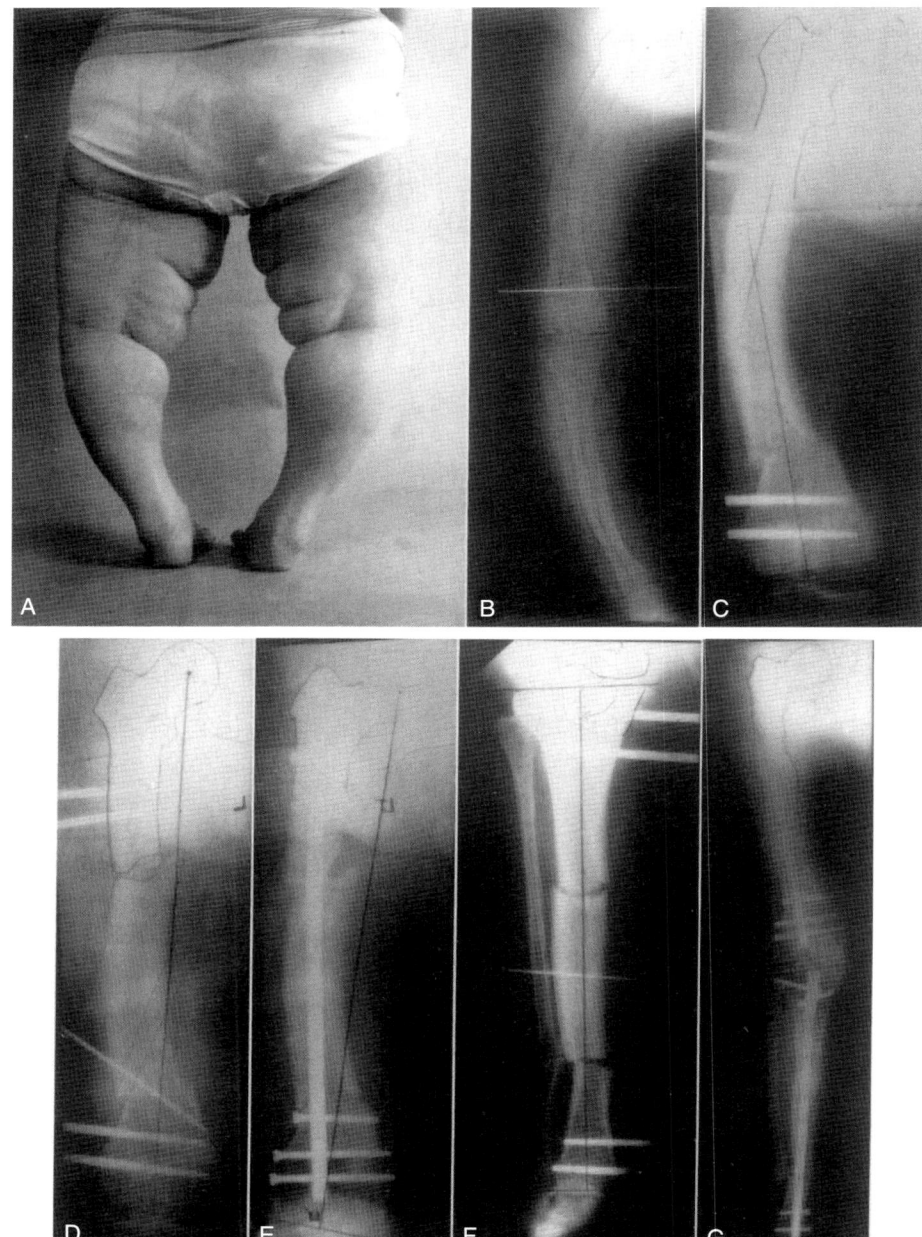

图 63-19 (A)照片显示了一名 40 岁的软骨先天性发育不良的肥胖女性的 O 形腿畸形。(B)同一患者右腿的站立位 X 线片上标出了矫正多点畸形的方法。(C)术中的股骨正位 X 线片显示,经过单侧安装外固定架和远端局部穹窿矫正后的影像学表现。次级旋转中心平面被确定,术中根据影像学结果修订手术方案。(D)在初次截骨处经 Steinmann 钉临时固定后,进行二次截骨矫形并在二次截骨面水平上将骨端外翻外旋。畸形矫正后外固定架维持,术中摄片并测量 LDFA(88°)。(E)进行髓内钉固定并使 LDFA 维持于88°。(F)在股骨固定完成 6 周后,再以相似的步骤进行胫骨近端和远端的截骨矫形。为了准确地矫正外旋畸形,将远端横断截骨,并摄片使 MPTA 维持于 90°。(G) 内固定完成和截骨愈合后再次摄片。(Redrawn from Paley, D. Principles of Deformity Correction, rev. ed. Berlin, Springer-Verlag, 2005.)

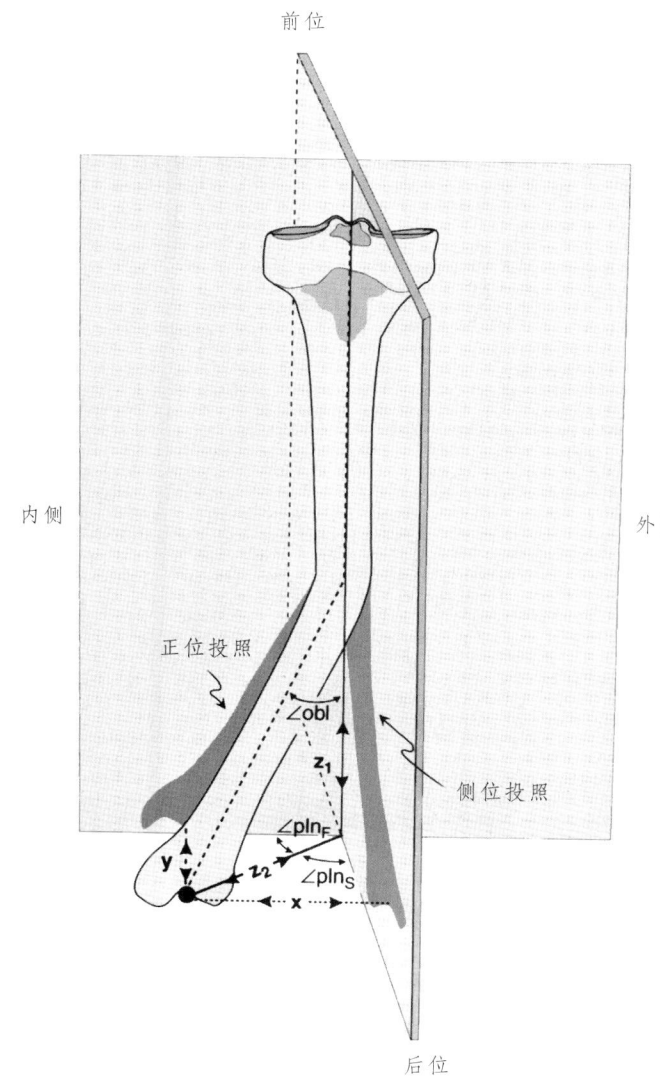

前位

内侧

外侧

正位投照

∠obl

z_1

∠pln$_F$

侧位投照

y

∠pln$_S$

z_2

x

后位

图 63-20 斜面成角畸形。成角在正位和侧位上的投影。成角畸形的真实平面被定位在矢状面和额状面之间的斜面上（∠pln$_F$ 为额状面成角畸形，∠pln$_S$ 为矢状面成角畸形）。斜位上的角度要大于在矢状面和额状面上投影的投影大小（∠obl 为斜面上成角畸形）。(Redrawn from Paley, D. Principles of Deformity Correction, rev. ed. Berlin, Springer-Verlag, 2005.)

确定成角平面。绘图分析是一种粗略的方法，当两个角小于 45°时其误差为 2°~4°[3]，更大的角度应该用三角学公式来计算。成角平面的定位用其相对于额状面或矢状面的位置关系来表示。每一个成角平面都有两个可能的顶点方向。例如在额状面上，可同时存在内翻和外翻畸形，分别对应外侧和内侧顶点方向。除了标出成角平面的方位以外，还必须标出顶点方向。在斜面上的成角畸形大小总比其在矢状位和额状位投

照时的畸形角度大，这些可以在常规的正侧位 X 线片上显示出来。

总之，描述成角畸形的特征有 4 个参数：CORA 的水平，成角平面的方位，顶点方向，以及成角畸形的角度。机械轴或解剖轴的 CORA 绘图法可以得到轴线相交的水平，绘图法可以得到剩余的参数（图 63-23）。

三、多顶点成角

当有多个 CORA 时，则视为多顶点畸形。可将多顶点成角畸形的截骨术解决方法分解为单水平解决方法或多水平解决方法。通过将近端和远端关节的解剖轴或机械轴的轴线向对方延长，可得到单水平解决方法。两条轴线的相交点就是解析点 CORA。这个点可以将多个 CORA 水平转化为一个水平，从而得到一个单水平截骨解决方法（图 63-24 和图 63-25）。也可以对每个 CORA 分别做单独的截骨。这就是多水平的截骨解决方法（图 63-24 到图 63-26）。如果近端轴线和远端轴线相交于骨的近端与远端之间，则可以采用单水平成角截骨来解决，不过最好采用多水平截骨解决方法（见图 63-23）。如果近端轴线和远端轴线相交于畸形骨近端或远端关节的近端或远端，则可以把截骨方法分解为单水平成角和平移的某种组合，或者分解为多水平的成角矫正（见图 63-24）。如果近端轴线和远端轴线相互平行（即彼此不相交），则可将其视为平移畸形，可采用单水平平移截骨来治疗。如果近端轴线和远端轴线之间的距离过大，则不能用这种单水平解决方法，因为截骨线两端的骨接触面过小（见图 63-25）。最好的解决方法是让两个水平的成角等大但方向相反（见图 63-25）。

将骨的近端和远端轴线连接到近端和远端关节。为了维持正常的关节定位，近端和远端轴线就不能任意改变。中央轴线用于表示各骨干段的定位。中央轴线可以重画，以改变各 CORA 的水平，从而改变截骨水平。多点畸形矫正计划的这种特性可以用来改变截骨水平而不会产生继发性平移畸形，也可以用于各 CORA 不在期望位置的情况。通过改变中央轴线，可以把各个 CORA 水平移到所选的水平（例如从骨干移到干骺端）（图 63-27）。

四、平移畸形

平移畸形大多是由于骨折或截骨术后的移位所

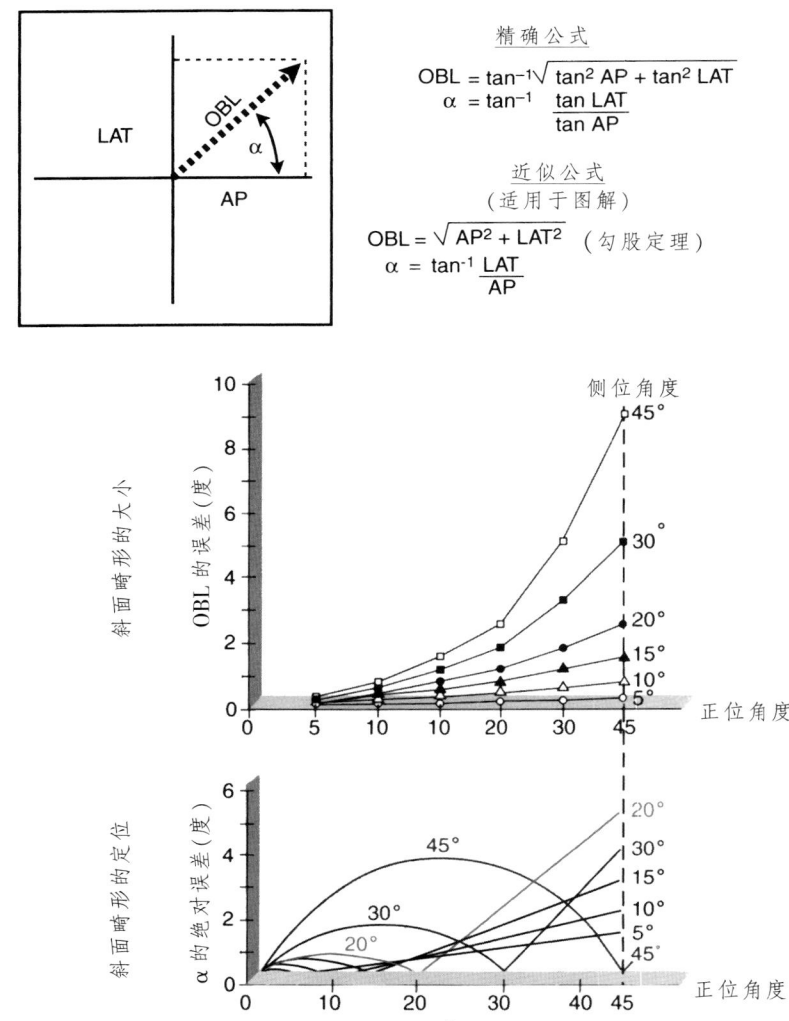

图 63-21 通过正位(AP)和侧位(LAT)X 线片来评估畸形的大小和所在平面。计算矫正斜面(OBL)的角度大小的三角函数公式可以用图解的方法近似得到,其原理是,通过正位和侧位上的角度利用勾股定理来计算。类似的,计算斜面和额状面之间的夹角(α)大小也可以近似地通过图解的方法得到的三角函数公式 tanLAT/AP。这个公式提供了一个精确的角度,而作图法只能给出一个近似的角度。矫正斜面角和 α 角的误差在图上被画出。对一个斜面角其定位误差小于 2°,除非当两个角度都大于 30°时。在 AP=20°和 LAT=45°时,α 角度的最大误差为 4°。仅当 AP 和 LAT 都大于 30°时,在斜面中角度大小的误差大于 5°。斜面的公式是基于正切函数,由于这个函数值在 0°~45°时之间近似一条直线,因此这个区间内应用,其误差是很小的。(Redrawn from Paley, D. Principles of Deformity Correction, rev. ed. Berlin, Springer-Verlag, 2005.)(见彩图)

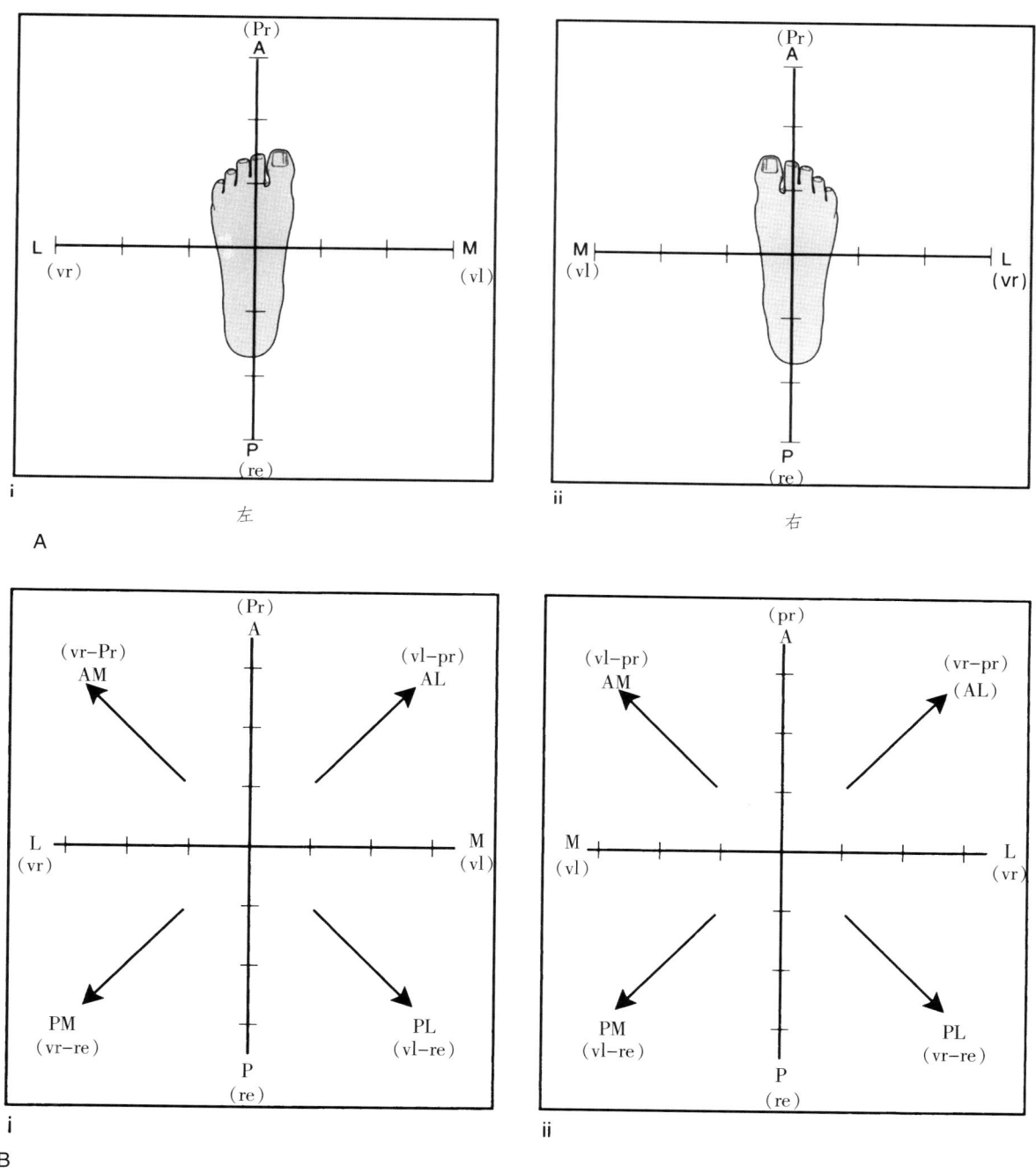

图 63-22 斜面分析的图解法。(A)箭头所示为左右足自上向下的观察图,图的上方是前侧(A),图的下方为后侧(P)。内侧(M)和外侧(L)已互为镜像在左右脚图像上标出。(B)每个 1/4 斜面标明不同的顶角:前内(AM),前外(AL),后内(PM),后外(PL),前屈(pr),反曲(re),外翻(vl),内翻(vr)。(待续)

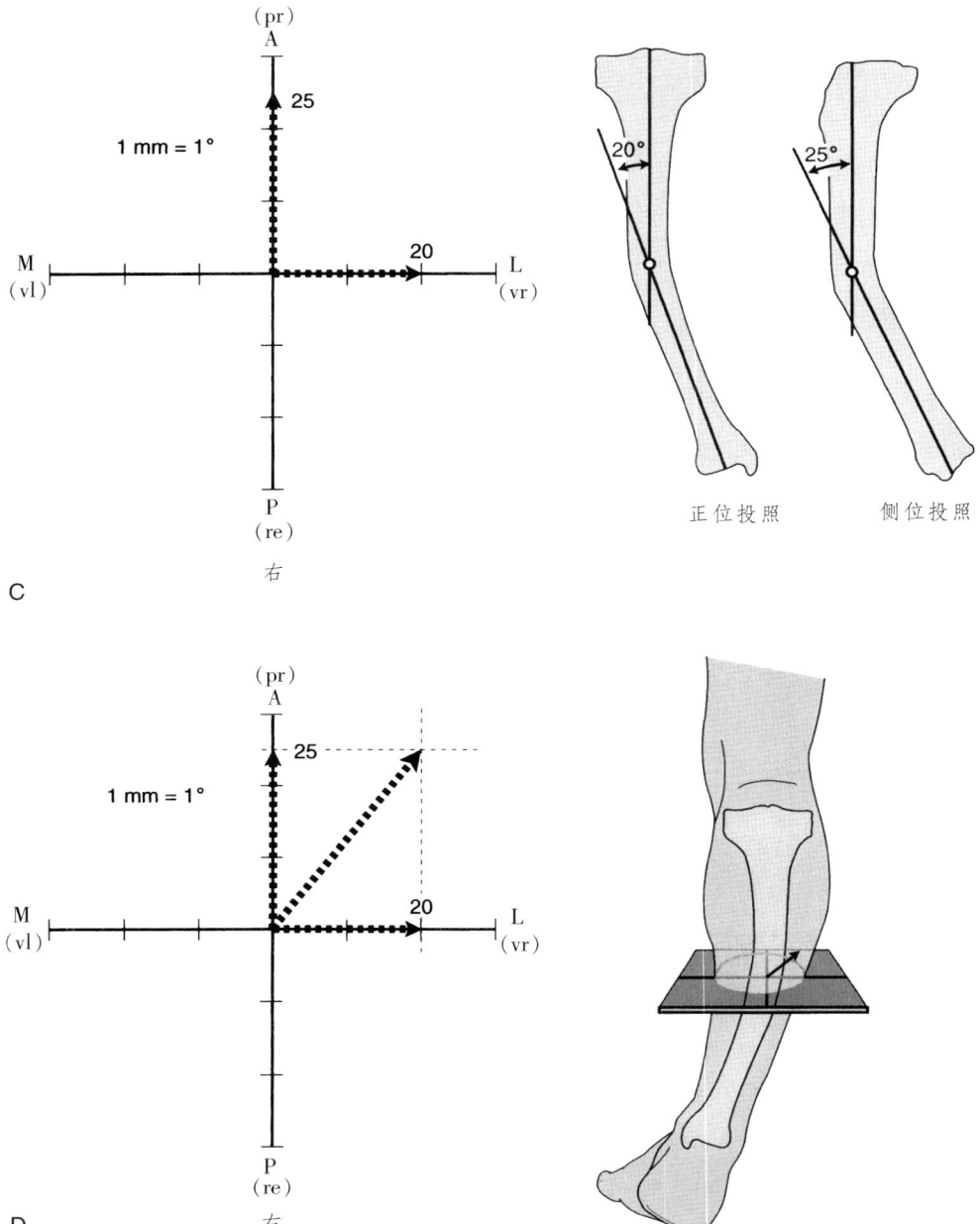

C

D

图 63-22(续) (C)额状面的畸形程度标于 X 轴上,矢状面成角标于 Y 轴上(比例为 1mm=1°)。如图所示,正位成角为 20°且尖端向外(即内翻)。在侧位片上成角 25°,尖端向前(即前屈)。(D)斜面上的成角畸形的轴线是连接坐标(0,0)到(20°,25°)之间的线段。这个图显示了通过下肢畸形形成成角水平的横断面。(待续)

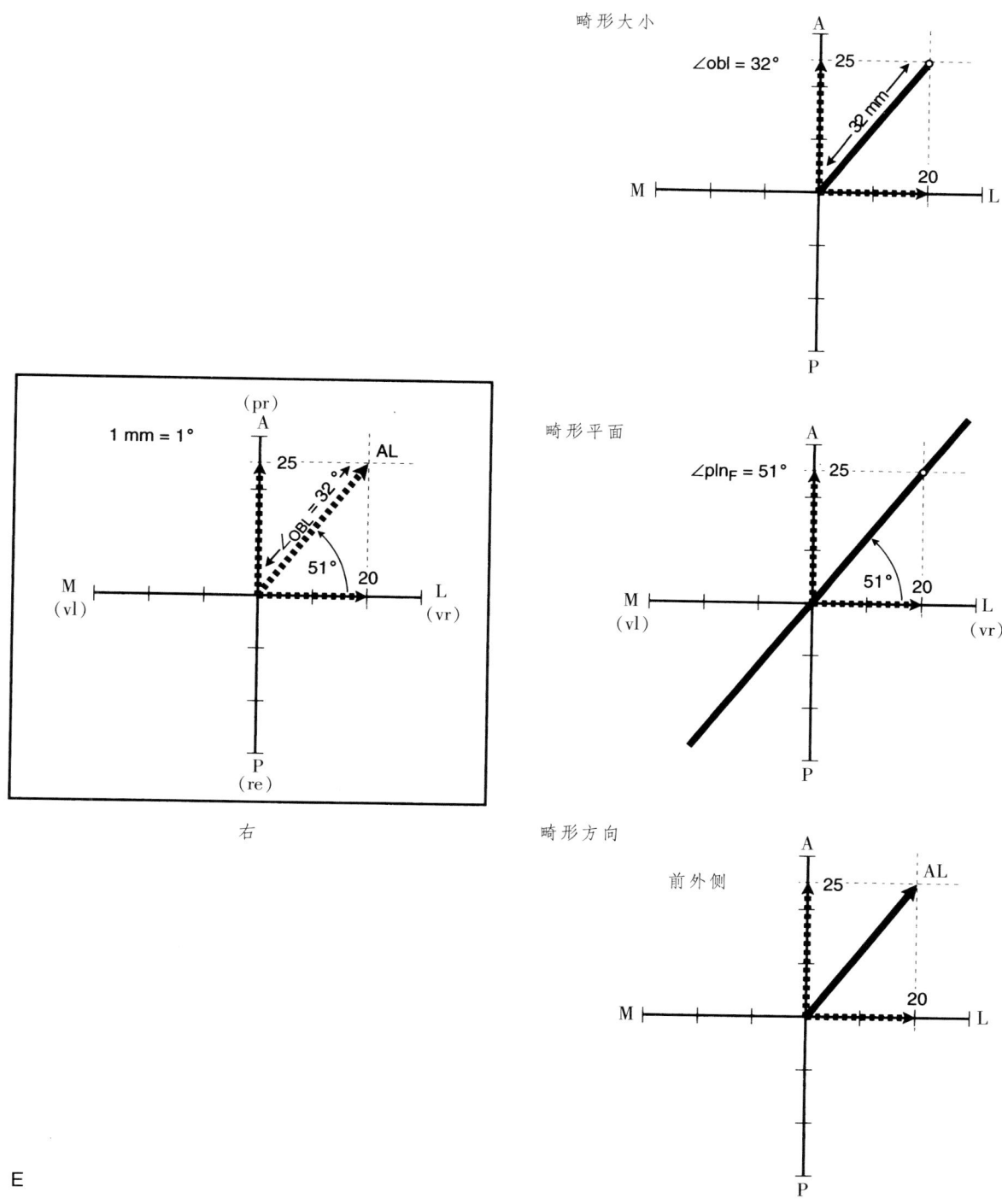

图 63-22(续) (E)左图显示了斜面上畸形的大小、所在平面的方向以及顶点的方向。上图:斜面角度(∠obl)的大小就是第三条斜面的毫米数(32mm=32°)。中图:斜面相对于额状面的定位角(∠plnF)可以从图中测量出。下图:角度顶点的方向以箭头标出。(待续)

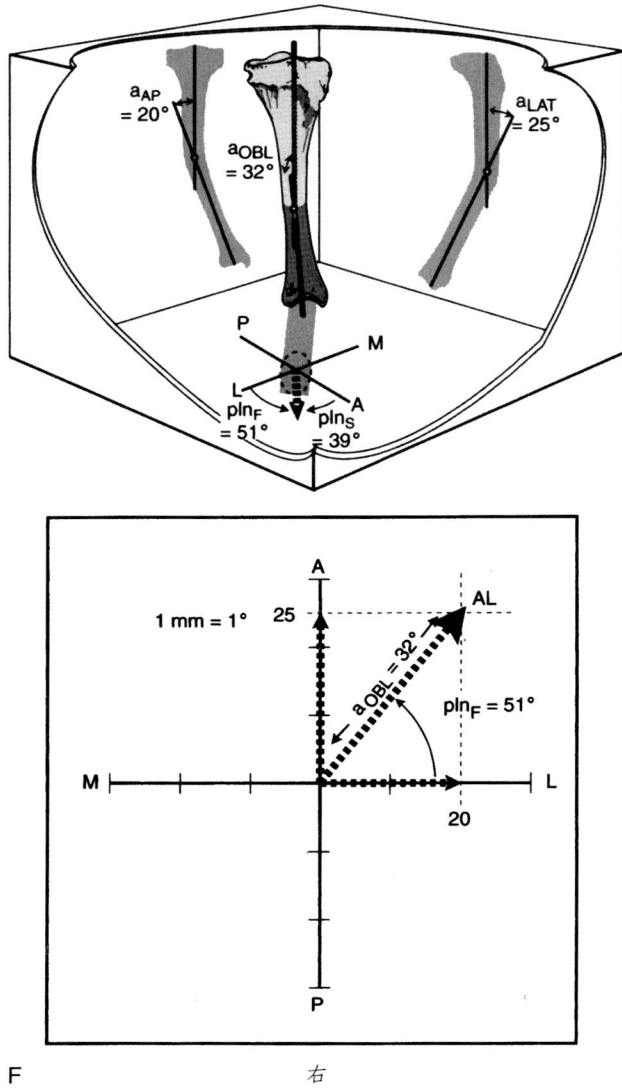

图 63-22（续） （F）三维视图盒（上）与平面图（下）的比较。缩略语：A：前侧；α_{AP}：前后位成角；AL：前侧位；α_{LAT}：外侧成角；α_{OBL}：斜面成角；L：外侧；M：内侧；P：后侧；pln_F：与额状面所成的角度；pln_S：与矢状面所成的角度。（Redrawn from Paley, D. Principles of Deformity Correction, rev. ed. Berlin, Springer-Verlag, 2005.）。

致。骨的近端和远端轴线平行但彼此之间有一定移位，伴有单纯性平移畸形（图 63-28）。位移的方向可描述为远端部分相对于近端部分的方向。平移的大小用近端和远端轴线间的距离来测量，平移的平面取决于骨不连续所在的平面。两个等大但不在同一平面上的成角畸形等同于平移畸形（图 63-29）。反过来说，骨折所致的平移畸形可分解成两个等大但方向相反的成角畸形（图 63-28）。这些畸形所在的水平是可以调整的（例如调整中央轴线）。这种平移畸形的截骨矫形方

法是处理单水平的平移畸形或者处理两个水平的成角畸形（见图 63-28）。

平移畸形的平面可以用绘图法或者三角学方法来确定（图 63-30）。在斜面上平移的大小可以利用图形来测量。对于斜面成角畸形，斜面平移的实际大小要比在正侧位 X 线片测出的值大。与成角畸形的评估不同，斜面平移的图形分析值是精确值而不是近似值。可以平移图形来确定平移平面的定位以及平移的大小和方向。

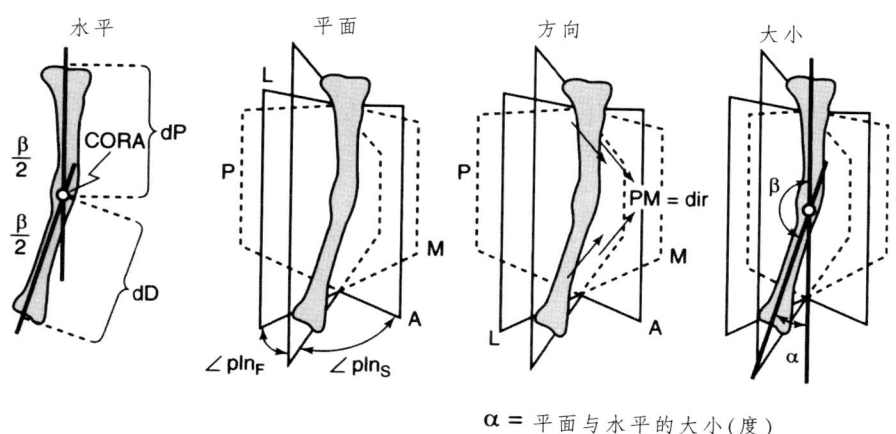

α = 平面与水平的大小(度)

图 63-23　成角有 4 个参数：成角旋转中心的水平，成角平面的方位，成角顶点的方向，以及成角畸形的大小。缩略语：**A** 前侧；α，横向角(大小)；β，纵向角；dD，从 CORA 到远端关节的距离；dir，方向；dP，从 CORA 到近端关节的距离；**L**，外侧；**M**，内侧；**P**，后侧；plnF，额状面；plnS，矢状面；**PM**，后内侧。(见彩图)

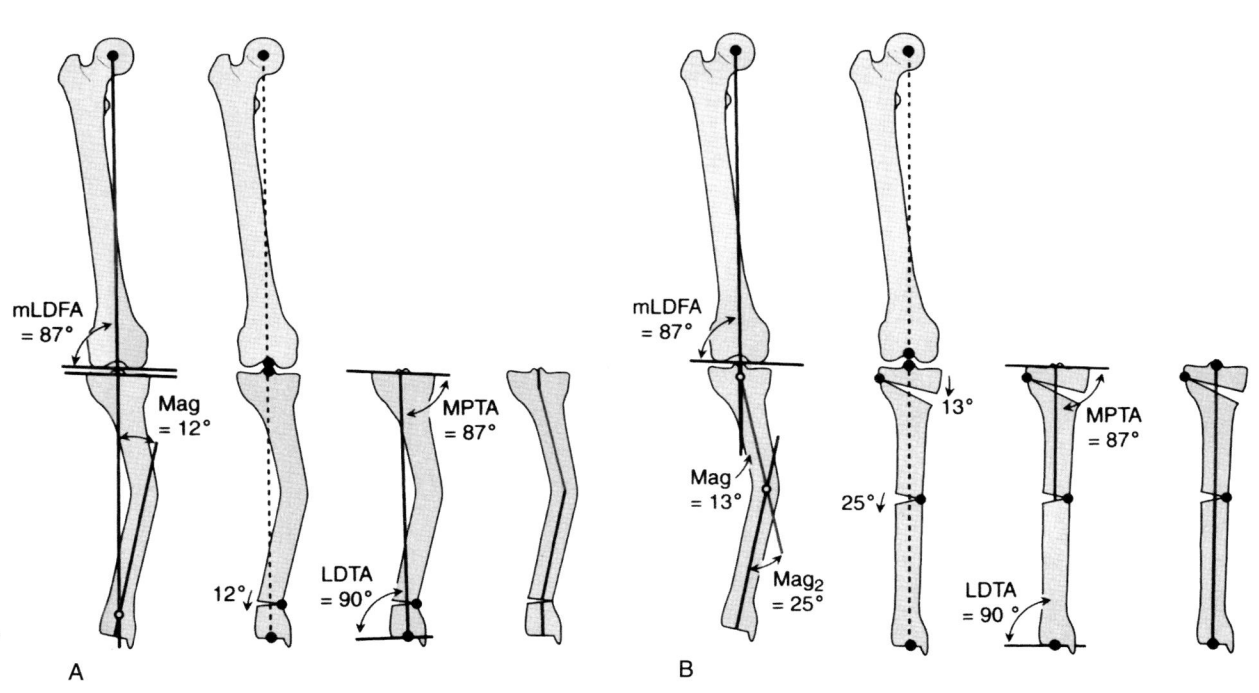

图 63-24　胫骨多发性畸形。解决方法为应用开放楔形截骨术行单一平面和多平面的截骨。闭合楔形截骨术和弧形截骨术未显示，但也可以应用并可取得相似结果。**(A)** 在单平面截骨方案中，近远端的机械轴线相交于无明显成角畸形的远端胫骨平面，即成角的旋转中心(CORA)的解析顶点 CORA。CORA 解析点的幅度大小是 12°，我们在该水平行 12°楔形截骨，从而使得机械轴重新恢复(即截骨原则 1)。膝踝关节关节轴恢复正常。但解剖轴呈曲张状。**(B)** 在多水平截骨方案中，做出了第三条中轴线以确定两个真正的 CORA。近端 CORA 为 13°，远端 CORA 为 25°。相当于在 CORA 近远端分别做 13°外翻矫正与 25°内翻矫正。膝关节和踝关节轴恢复正常，解剖轴也完全得以恢复。缩略语：LDFA：股骨远端外侧角；LDTA：胫骨远端外侧角；Mag：成角度数；MPTA：胫骨近端内侧角。(Redrawn from Paley, D. Principles of Deformity Correction, rev. ed. Berlin, Springer-Verlag, 2005.)

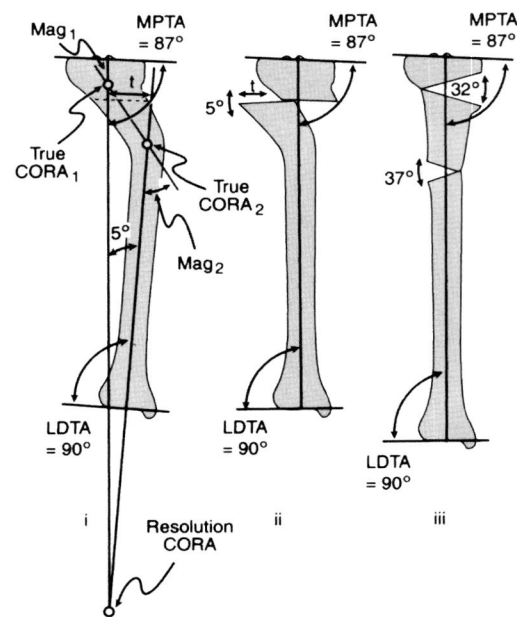

图 63-25 平移和成角。近远侧轴线相交于踝关节远端(ⅰ)。畸形可以看成是轻度的平移成角。单水平截骨方案可以导致一个轻度成角的平移(ⅱ)。多水平截骨则可以导致两个不同水平上方向相反的成角(ⅲ)。缩略语:CORA:成角旋转中心;LDTA:胫骨远端外侧角;Mag: 成角度数;MPTA: 胫骨近端内侧角。(Redrawn from Paley, D. Principles of Deformity Correction, rev. ed. Berlin, Springer-Verlag, 2005.)

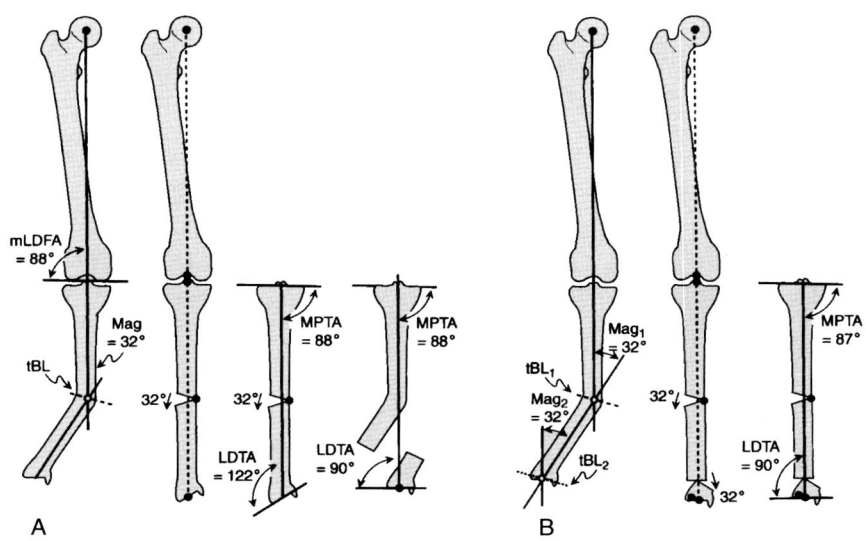

图 63-26 胫骨多发性畸形。显示开放性楔形单一水平和多水平截骨方案。闭合楔形截骨与弧形截骨方案未在此显示,但同样可用,且能达到相同的机械轴、解剖轴与关节定向的效果。(A)单水平截骨方案。近远端机械轴线相交于骨干外翻畸形最明显水平,畸形角度为32°。截骨和32°畸形的矫正使机械轴恢复正常。膝关节轴正常,但踝关节轴不正常(胫骨远端外侧角为122°),踝关节处于内翻位。该水平截骨方案暴露踝关节内翻,故应放弃。(B)多水平截骨方案。近远端机械轴线相交于胫骨骨干明显外翻水平,畸形角度为32°。踝关节与远端机械轴线关系异常。故在该处形成一继发的成角旋转中心(CORA),该踝部畸形成角为32°。近远端轴线互相平行。这被认定为平移畸形。单水平截骨方案不宜使用,因为要完全矫正成角的程度所需的平移常难以达到,继而会导致骨与骨在截骨水平不能接触(见 A)。较好的方案是分别在远端和近端 CORA 处用两处大小相等(32°)方向相反的截骨来使机械轴恢复。膝与踝关节轴也得以恢复正常(LDTA=90°)。踝关节对于解剖轴的角度也无异常。缩略语:LDFA:股骨远端外侧角;LDTA:胫骨远端外侧角;Mag:成角度数;MPTA:胫骨近端内侧角;tBL:横向平分线。(Redrawn from Paley, D. Principles of Deformity Correction, rev. ed. Berlin, Springer-Verlag, 2005.)

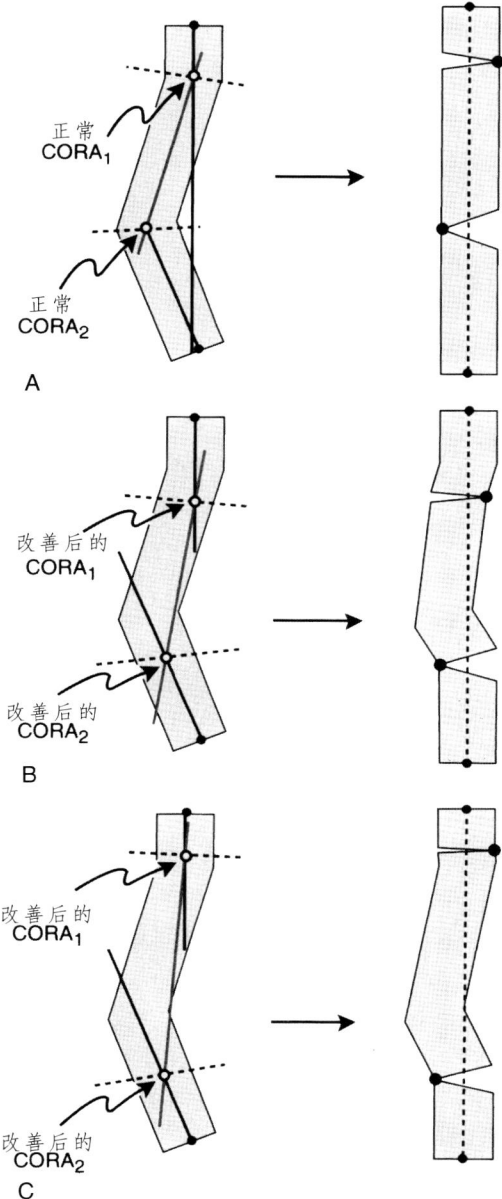

图 63-27　对于多发性畸形,矫正截骨术不需要做出骨干的中轴线的顶点。(A)原始中线,多水平截骨后导致机械轴和解剖轴重排。(B,C)原始中线方向改变。多水平截骨后机械轴和关节轴恢复但解剖轴仍残余成角,第三条线位置的改变使成角旋转中心(CORA)产生平移。(Redrawn from Paley, D. Principles of Deformity Correction, rev. ed. Berlin, Springer-Verlag, 2005.)

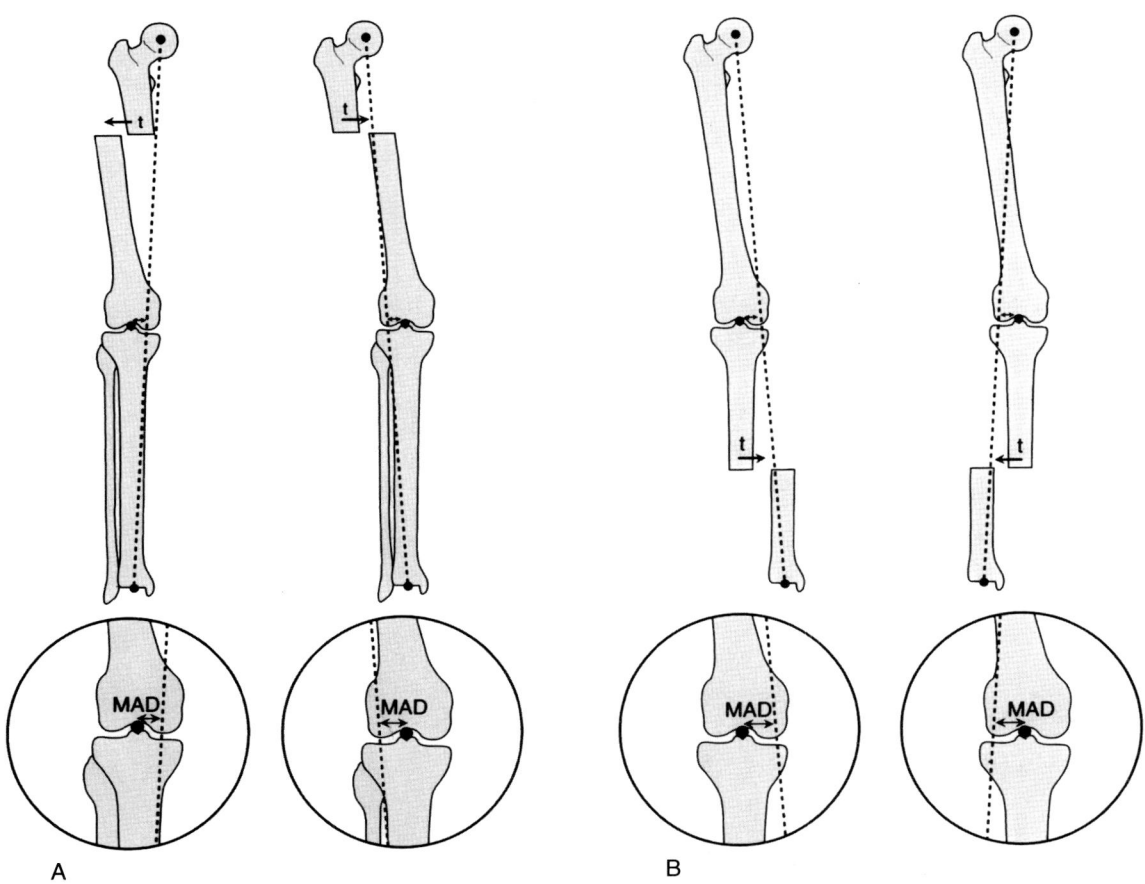

图 63-28   额状面的平移效应。(A)股骨外内侧平移(t)分别导致内侧与外侧机械轴偏离(MAD)。(B)胫骨的内外侧平移分别导致内外侧 MAD。(Redrawn from Paley, D. Principles of Deformity Correction, rev. ed. Berlin, Springer-Verlag, 2005.)

五、成角和平移

当成角畸形和平移畸形共同存在时,成角畸形的 CORA 可以移向初始骨折处的近端或远端。CORA 越接近膝关节,对膝关节成角畸形的影响就越大。反之,CORA 越远离膝关节,对髋关节或踝关节成角畸形的影响就越大。平移的影响可以加大或减弱机械轴偏移(MAD)(图 63-31)。

平移的大小可在远端骨块的近端进行测量 (图 63-32)。对斜面畸形,应在该骨同一水平的正位和侧位 X 线片上测量平移的大小。可将成角和平移标绘在同一个图上。通过图解我们可以在两个平面上比较成角和平移的定位,成角可以和平移位于同一个平面上(图 63-33 和图 63-34),也可以在不同的平面上(图 63-35 和图 63-36)。当成角和平移在同一平面上时,正位和侧位 X 线片上的 CORA 在同一平面上(见图 63-33 和

图 63-34)。当成角和平移在不同平面上时,正位和侧位 X 线片上的 CORA 也在不同平面上(图 63-35 和图 63-36)。

当成角和平移畸形在同一个平面上时,存在有两种截骨解决方法。第一种是,将二者作为 CORA 水平上的单水平畸形来处理,采用单水平开放或闭合楔形截骨术(即截骨原则 1)(见图 63-32)。第二种是,可以在平移和成角畸形的原发骨折水平进行截骨(即截骨原则 2)(见图 63-34)。采用前一种方法时可以避开原发骨折水平。当原发部位有骨愈合不良和感染危险时,这种方法是有益的。它的缺点是,由于在原发骨折部位有平移畸形故不能应用髓内钉。采用第二种方法时,截骨线可在原始骨折水平,因此截骨线需要有成角和平移。

当成角和平移畸形处于不同平面时,正位和侧位的 CORA 将在不同的平面上。如果截骨在正位或侧位

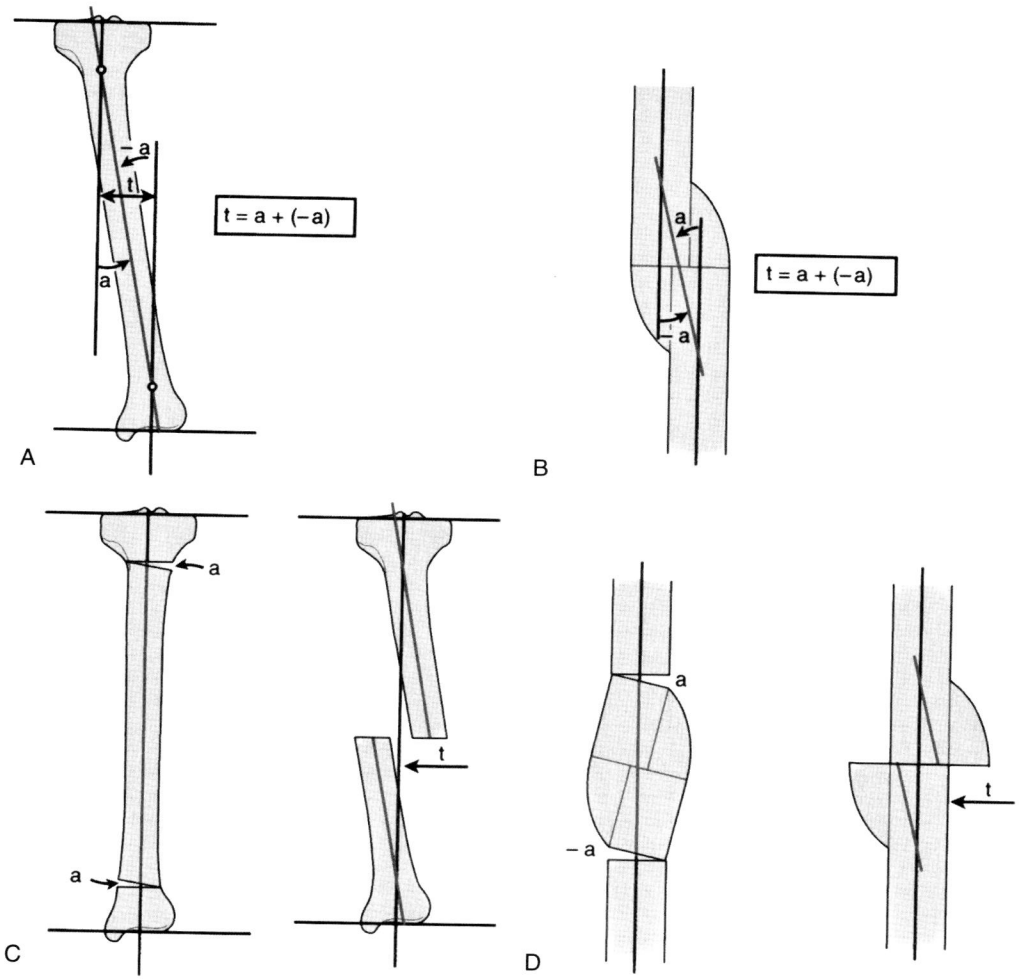

图 63-29　平移畸形的截骨术。(A)同一平面上两个成角畸形(a)，大小相同方向相反，有单一平移畸形(t)的净效应。(B)单一水平的平移畸形可分解为同一平面两个大小相等方向相反的成角畸形。(C,D)这些畸形的解决可用单一水平截骨加骨端侧移，或用两水平的楔形截骨。(Redrawn from Paley, D. Principles of Deformity Correction, rev. ed. Berlin, Springer-Verlag, 2005.)

CORA 上进行，而且在截骨平面对所有成角畸形进行矫正，则会在另一个平面发生继发平移畸形(见图 63-35)。否则，骨折、畸形愈合或骨不连可能会通过原发骨折部位而复位(如果在骨折原发部位愈合的话可采用截骨术)。如果这两个 CORA 间隔较大，可以把这种畸形视为两平面畸形，成角畸形在额状面是一个水平而在矢状面是另一个水平(见图 63-36H)。很好地理解成角和平移畸形的关系对骨折的复位也很有用 (见图63-36C)。

在骨折畸形(骨不连接、畸形愈合)时，由于成角与移位处于不同的平面，正位 X 线片上的 CORA 与侧位 X 线片上的 CORA 并不一致。Dr. J. Charles Taylor 建议在最接近线(LOCA)水平处矫正畸形，在该水平

处骨折段之间的移位最小。

通过绘图法可以确定 LOCA。第 1 步，在正位面与侧位面分别标明两条水平线(图 63-37)。第 2 步，在上述两水平测出骨折参照段与畸形段之间的移位量，然后将两点绘制在轴面图上(图 63-38)。第 3 步，在轴面图上绘制出从骨折参照段到骨折畸形段的垂线。这条线就是 LOCA，其与骨折畸形段的交点就是 LOCA 点。新的 LOCA 点的移位可以在正位面与侧位面上推测和确定。这些测量值作为移位畸形的参数 (图 63-39 A)。新的 LOCA 点的移位用来确定截骨的水平 (图63-39 B-D)。LOCA 表可用来确定斜面畸形的大小(图 63-40 和 63-41)。

大多数的创伤后畸形可以通过应用 CORA 来明

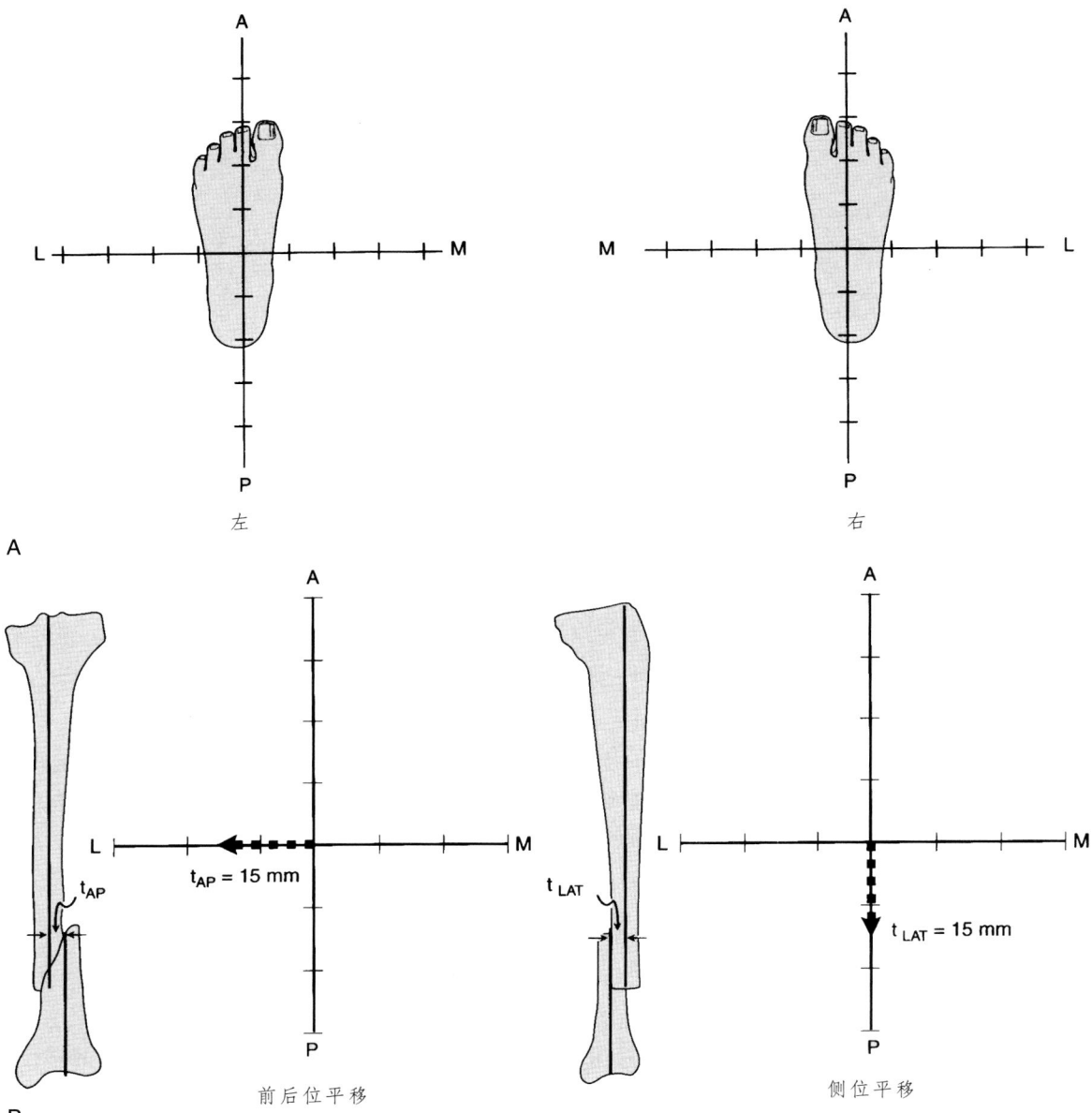

图 63-30 平移图。(A)平移图的标记方法与成角的标记方法相同。其方向为:前(A),后(P),外(L),内(M),指的是远侧端相对于近侧端的平移方向。图示为左右腿的镜像。(B)左侧胫骨。左图显示外侧额状面平移,大小为 15mm。右图显示后侧矢状面平移,大小为 15mm。(待续)(见彩图)

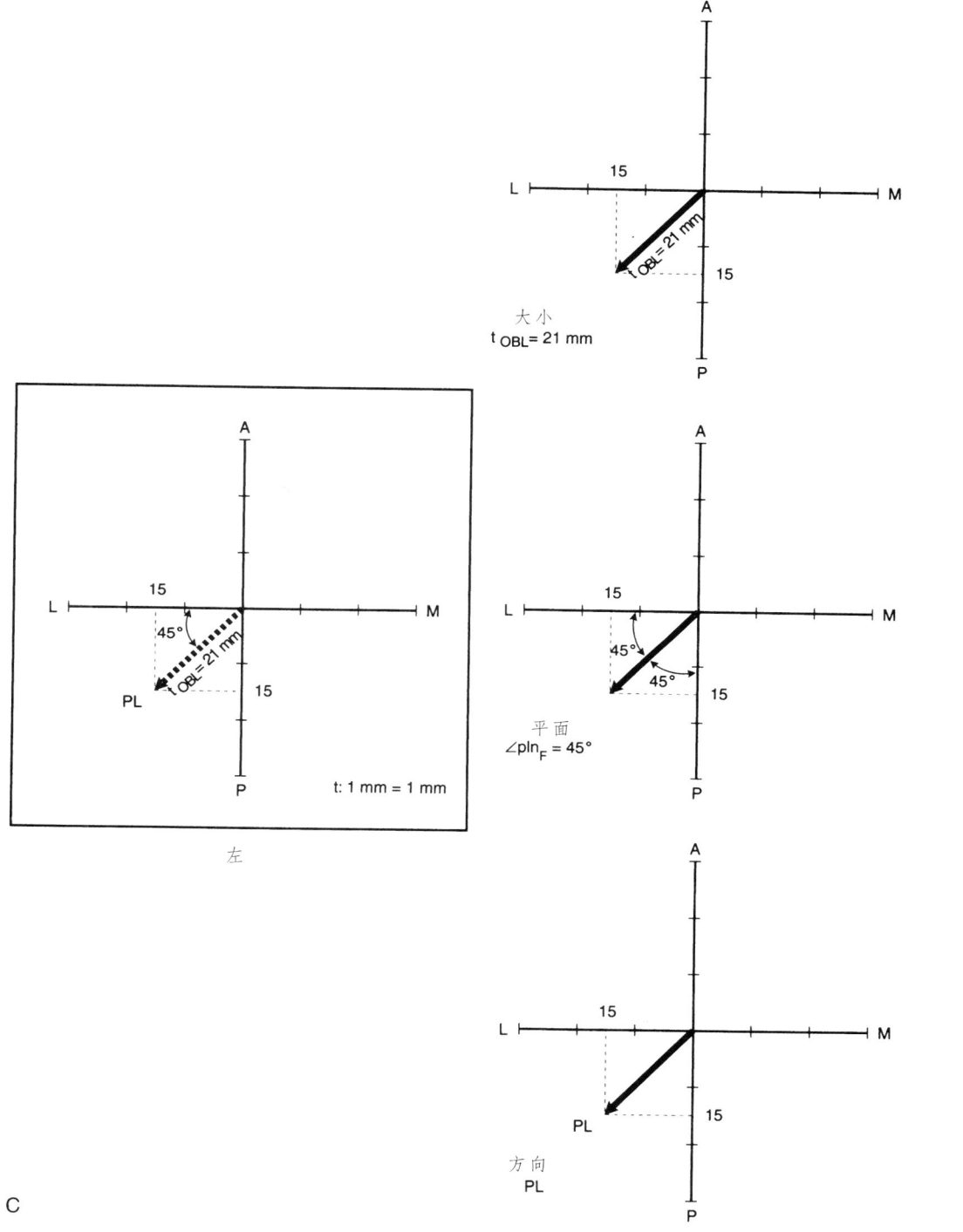

图 63-30(续) (C)斜面图示出平移畸形的大小、平面定位与方向(左侧框图)。斜面平移幅度(t_{OBL}=21mm),指的是从图的原点到坐标点(-15,-15)的连线长度。图上标记 1mm 即为实际平移 1mm。这个距离相对应的轴向投射区两中轴线之间的距离(见 **D**)。相对于额状面或矢状面的平移平面指的是矢量相对于 X 轴或 Y 轴的夹角,大小为 45°(中图)。平移的方向如箭头所示,为后外方向(下图)。(待续)(见彩图)

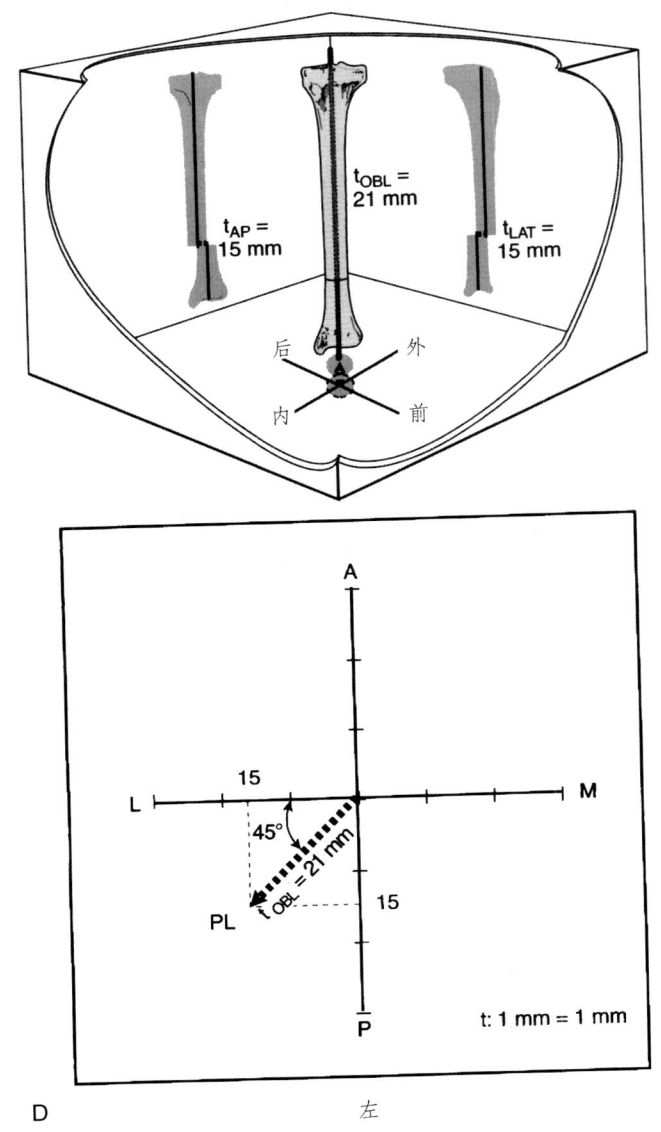

图 63-30(续) (D)斜面平移畸形在三位视图盒中的表现。中间为真实畸形。由于平移是向后外而且观察点是自前内,故在同一斜面中部分骨影像相重叠且对线。左壁是正位投影(AP),右壁是侧位投影(LAT),底面为轴向投影。轴向投影示出的图是按视图盒的透视图标记的。成角平面是相对于额状面或矢状面测绘的。(待续)(见彩图)

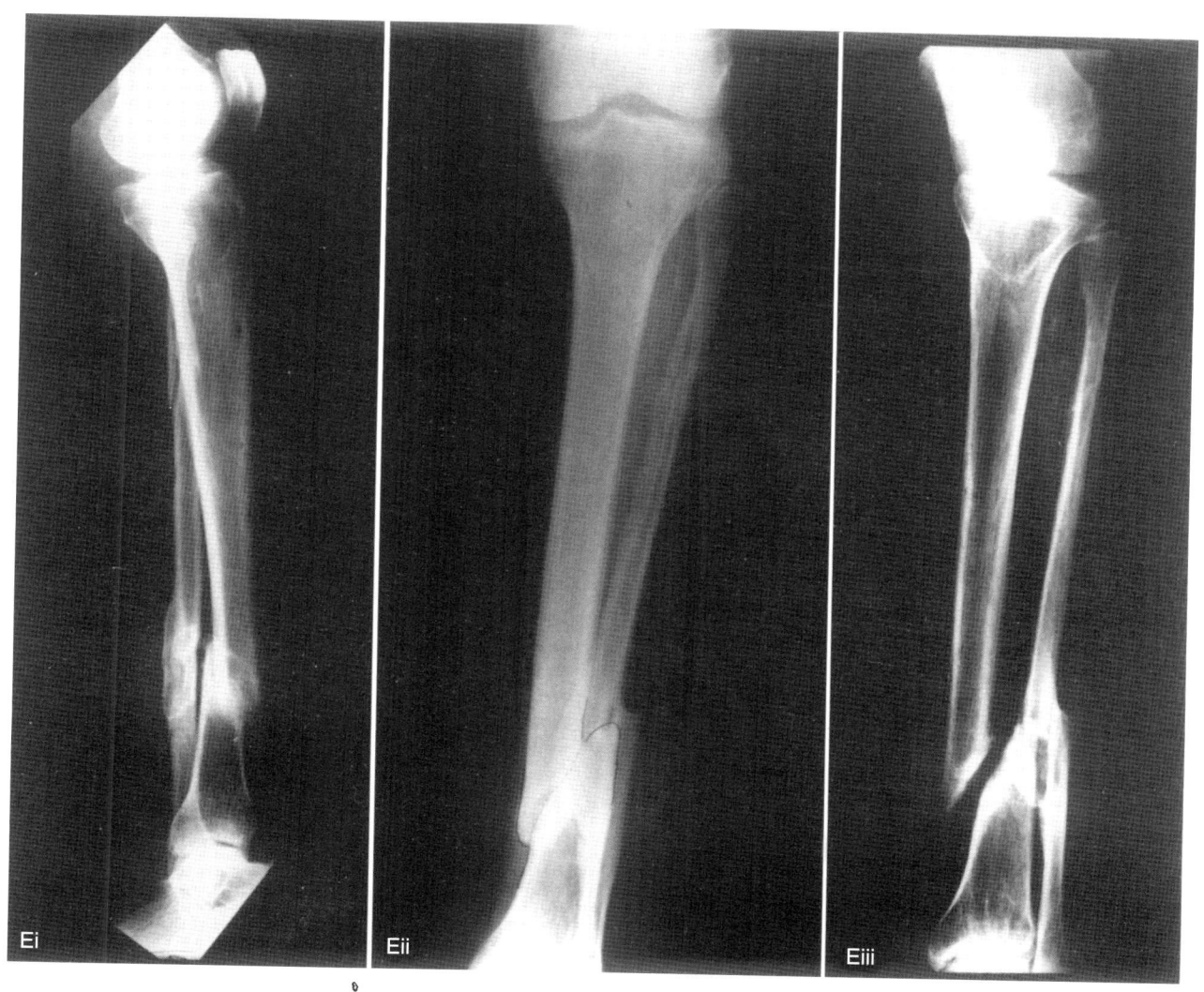

图 63-30(续)　（E）X 线片所示为平移畸形的病例。正位(E ⅰ)所示为约有 50% 出现重叠影的外侧平移,表现为畸形愈合。侧位(E ⅱ)所示为后向平移,约有50%重叠影,也是畸形愈合。斜位(E ⅲ)所示为最大幅度的平移,说明存在有骨不连接。PL:后外侧;pln$_F$:额状面上的成角面;t$_{AP}$:前后平移;t$_{LAT}$:外侧平移;t:平移。（Redrawn from Paley, D. Principles of Deformity Correction, rev. ed. Berlin, Springer-Verlag, 2005.）

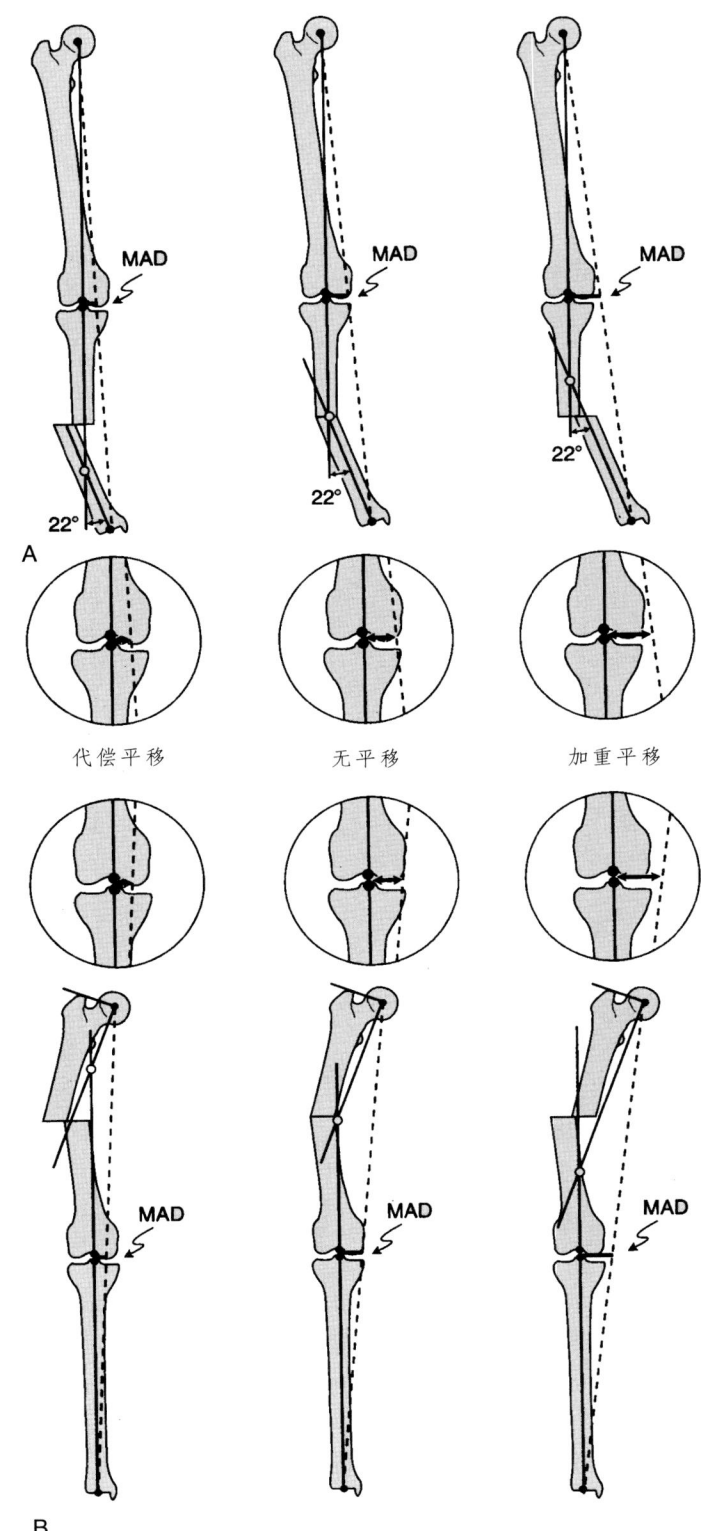

图 63-31 机械轴偏离(MAD)受成角和移位的影响。某些畸形方式的愈合可代偿和减少 MAD,而其他一些组合则可能加重 MAD。(A)胫骨,朝向成角顶点方向的平移是代偿性的,而背离成角顶点的平移则加重 MAD。(B)股骨,朝向成角顶点的平移加重 MAD,而背离成角顶点的平移是代偿性的。(Redrawn from Paley, D. Principles of Deformity Correction, rev. ed. Berlin, Springer-Verlag, 2005.)

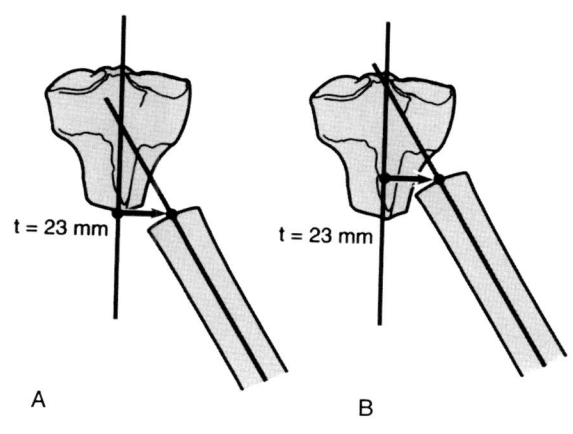

图 63-32　在伴有成角畸形时(t)大小的测量。(A)自近端轴线到远端轴线在远段近端终点平面上的垂直距离即为平移的大小。(B)如有短缩，而短缩又以近端轴线为参照，则相对于近端轴线的短缩量不会随长度的改变而改变。(Redrawn from Paley, D. Principles of Deformity Correction, rev. ed. Berlin, Springer-Verlag, 2005.)

确。从本质上来说，CORA 是 LOCA 长度为 0 时的一个特例，然而，当成角与移位畸形将 CORA 在冠状面和矢状面上置于不同水平时，LOCA 即是初始点与其对应点之间的最近水平。LOCA 线段的端点包括的可能是一对初始点及其相应点。因此，通过明确 LOCA 的水平，可以找出 LOCA 线上骨折参照段上的初始点。如果截骨选在 LOCA 的水平，那么移位矫正量就会最小。

六、旋转畸形

旋转畸形就是环绕骨干长轴线的成角畸形。旋转畸形的矫正轴与成角畸形的矫正轴是垂直的。成角畸形的矫正轴是在横断面。我们可以采用绘图的方法去测定合并有旋转畸形和成角畸形的矫正轴（图 63-42）。通过绘图获得的矫正倾斜轴，可以指导术者应用旋转复位和斜形截骨的方法来矫正成角畸形[1,6-9]。将成角和旋转分解到空间的一条轴线中是使用泰勒三维外固定架进行矫正的基础（Smith & Nnephew, Inc., Memphis, TN）。矫正旋转畸形的一种简单办法是先整复成角和平移畸形，再沿着骨干的长轴旋转。

七、长度畸形

肢体长度的差异是由骨干长度的改变引起的。它是一种用长度测量的畸形，类似于平移畸形。正如旋转畸形可以分解为成角畸形一样，平移畸形也可以通过绘图的方式来分解为长度畸形。这也就是泰勒三维外固定矫正器的矫形基础。与同时解决成角和平移畸形相比，单纯解决长度畸形要简单得多。

第三节　关节和畸形矫正的关系

邻近的关节在水平和成角方向上的运动可以用来补偿成角畸形（图 63-43）。例如，向后弯曲的胫骨畸形就可由膝关节的弯曲来补偿，向前弯曲的膝部畸形就可由膝关节的过伸来补偿。由于过伸是有限的，只能补偿很小的向前弯曲畸形。这就是为什么股骨和胫骨的后弯畸形比前弯畸形更可以接受的原因。骨科医师在关节运动平面上矫正畸形之前，应首先排除继发于代偿运动的关节挛缩。例如，对于膝关节后弯畸形，如果膝关节被动的过伸小于成角畸形的大小，继发的固定屈曲挛缩就会形成。如果骨干的后弯畸形被完全矫正，这个屈曲挛缩会被发现。测量胫骨近端和股骨远端的关节定位（后侧的胫骨近端角和股骨远端角），并与膝关节的最大活动范围相比较（例如，股骨远端与胫骨近端的前侧皮质线共线），便可区分骨干畸形和关节挛缩，并可鉴别已经存在的固定挛缩或者代偿骨干畸形的关节过屈（图 63-44 和图 63-45）。

踝和距下关节补偿踝关节附近的胫骨畸形。踝的背屈补偿前弯畸形，跖屈补偿后弯畸形（图 63-46 和图 63-47）。因为跖屈的角度可以很大，所以胫骨远端的后弯畸形可以比前弯畸形容易补偿。似乎后弯畸形更容易导致踝周围的退行性改变，因为距骨的圆顶未被覆盖。前弯畸形一般更容易产生症状，因为它可以导致对前面胫骨结节的冲击。类似地，外翻足比内翻足更容易被补偿，因为距下关节内翻的角度比外翻的角度更大，因此足外翻比足内翻更容易被患

2650 第 5 篇 下肢

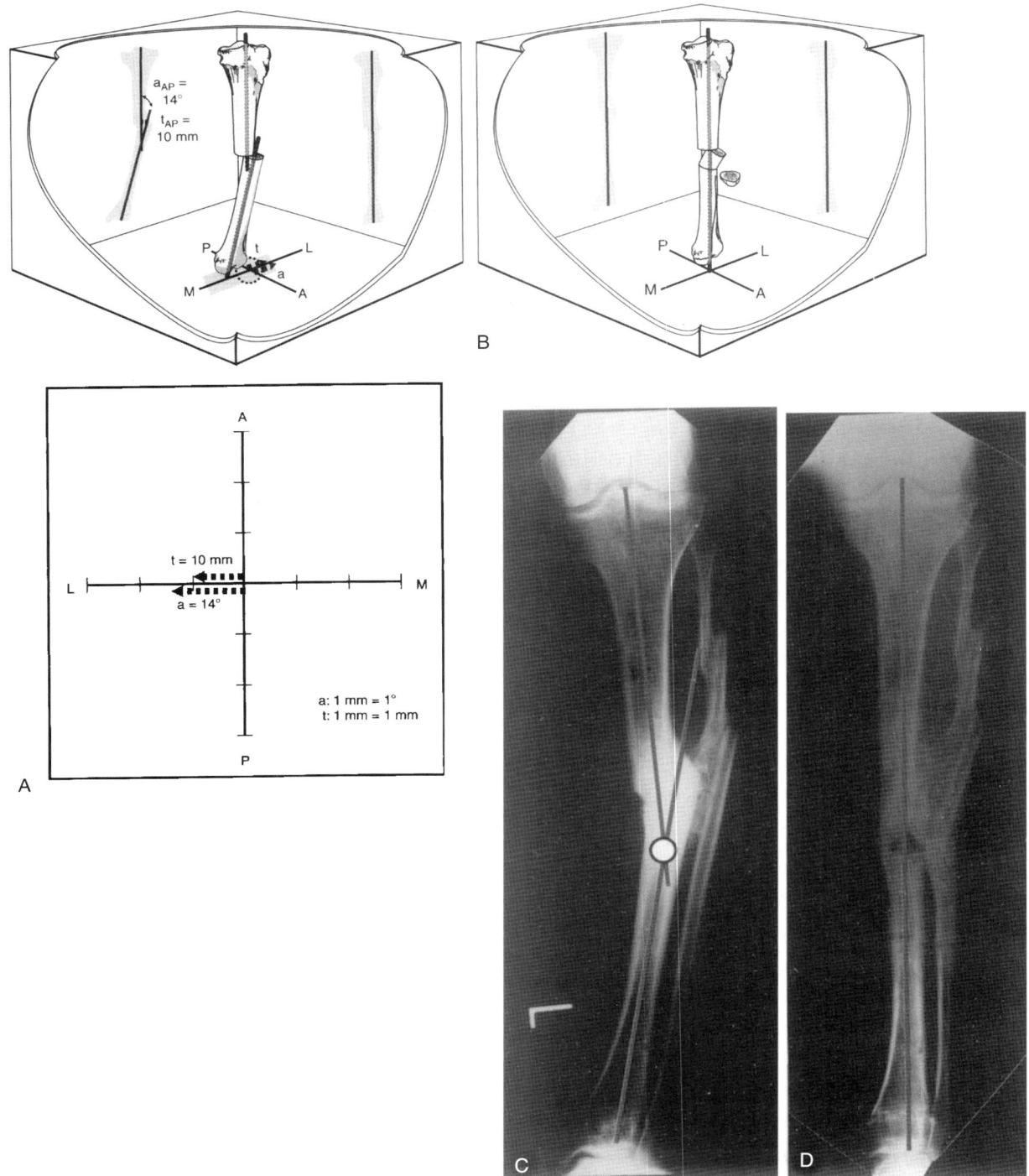

图 63-33   单一平面成角和平移畸形可通过成角旋转中心(CORA)上的楔形截骨术矫正。成角(a_{AP})与平移(t_{AP})仅见于正位片上。该片描绘了成角平面与平移平面;两个平面均在一个解剖平面上。(A)当成角与平移在同一个解剖平面或斜面上时,截骨可选在此成角-平移的 CORA 水平上,即近端轴与远端轴的交点上。(B)畸形可在闭合楔形 CORA 上矫正(即闭合楔形截骨)。畸形以单一成角手法校正。骨折部位未受扰动,平移所致的外凸仍在骨上。因为本例中外凸是在胫骨的外侧,所以它被前筋膜间隔中的肌肉所遮盖,无法看见。(C)术前 X 线片显示相似的畸形。(D)在成角平移点行开放楔形截骨术后的 X 线片。本例以 Ilizarov 支架固定。缩略语:A:前侧;L:外侧;M:内侧;P:后侧。(Redrawn from Paley, D. Principles of Deformity Correction, rev. ed. Berlin, Springer-Verlag, 2005.)(见彩图)

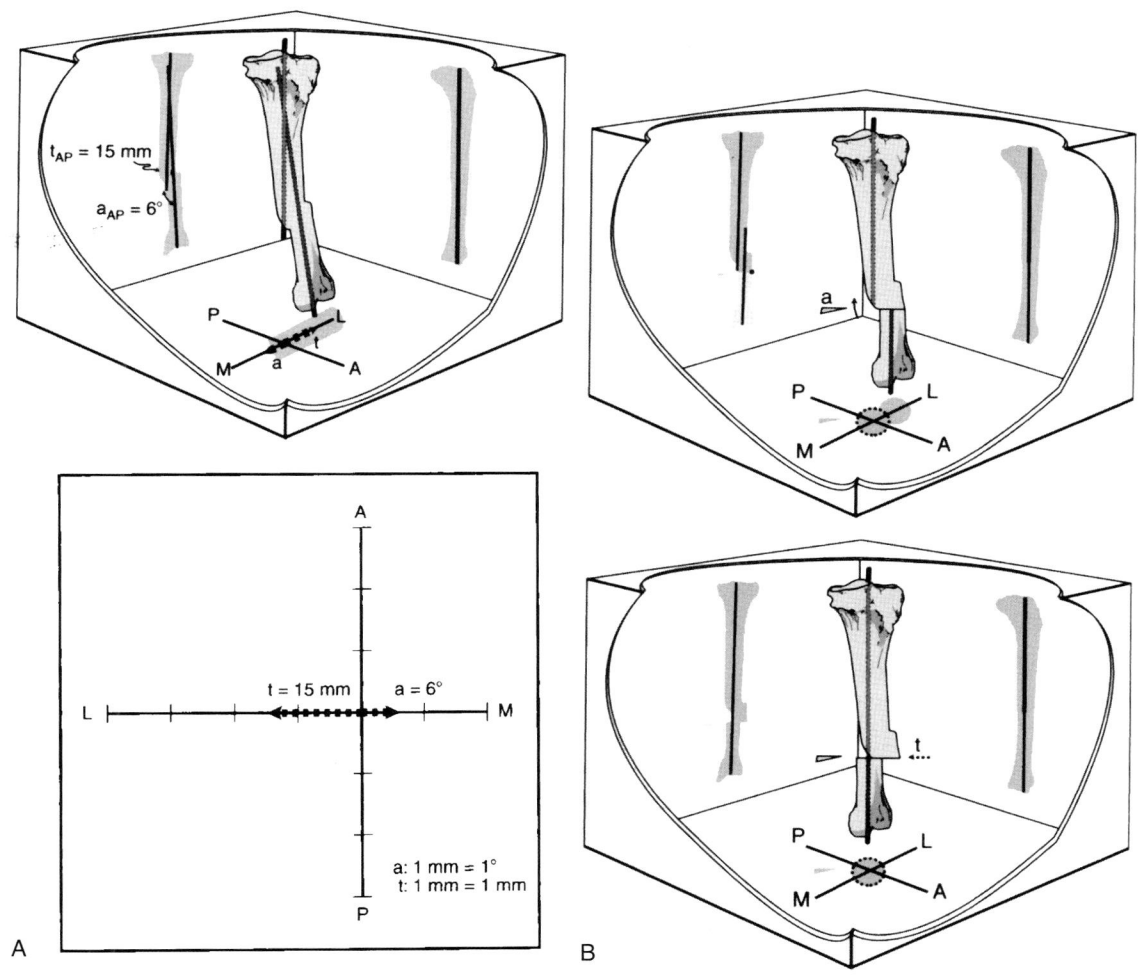

图 63-34　同一平面的成角(a)和平移(t)畸形可以通过矫正成角和平移来矫正。(A)当胫骨内侧皮下出现肿块时,骨折诊断是明确的。为消除外凸,必须在原骨折处截骨。矫正包括成角和平移矫正,无论先后。以此原则治疗就不会残留外凸肿块。如快速矫正,宜先矫正平移后矫正成角。如选择逐步矫正,则先矫正成角后矫正平移。(B)对于闭合楔形截骨,宜先矫正成角后矫正平移。(待续)(见彩图)

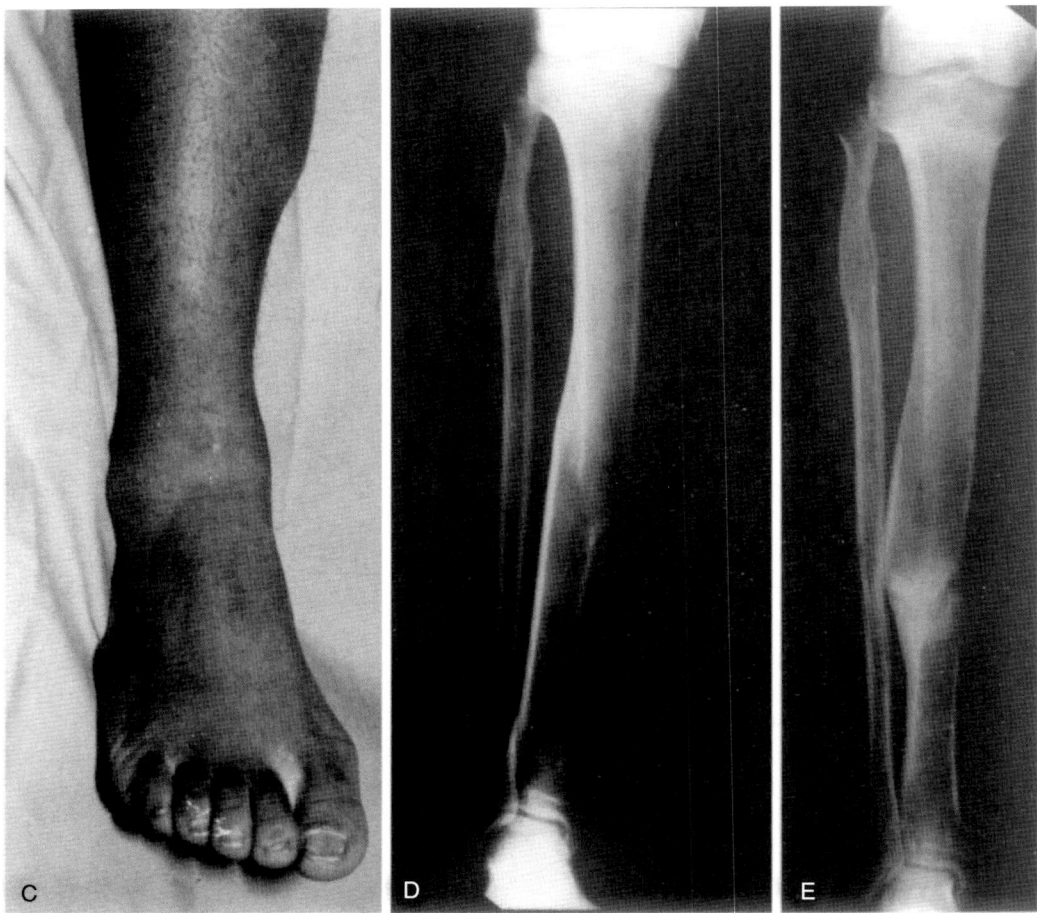

图 63-34(续) (C)病例照片显示因畸形愈合所致的胫骨内缘外凸。(D)正位片上的畸形。(E)矫正后的 X 线片,消除了内侧缘外凸。本例用 Ilizarov 支架固定。A:前侧;a_AP:前后成角;L:外侧;M:内侧;P:后侧。t_AP 前后平移。(Redrawn from Paley, D. Principles of Deformity Correction, rev. ed. Berlin, Springer-Verlag, 2005.)

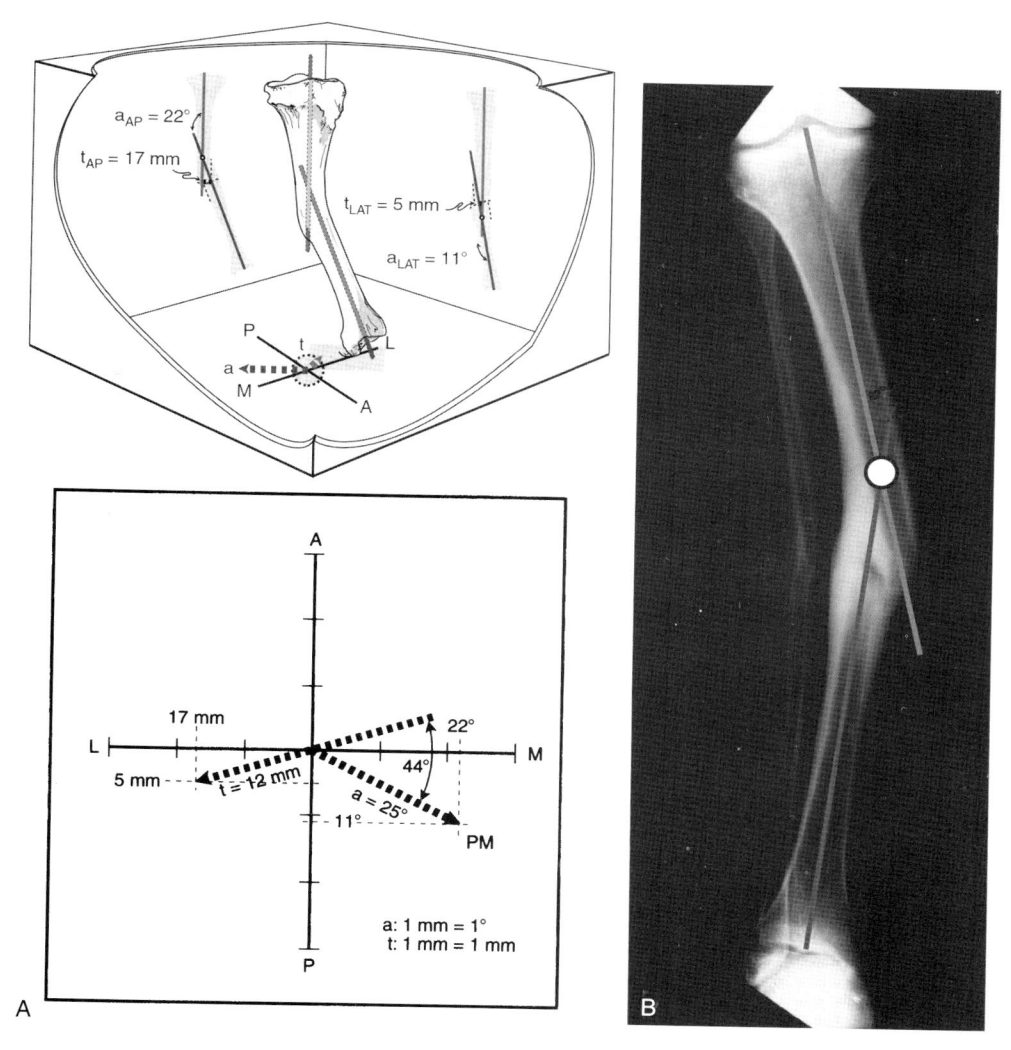

图 63–35　在相交角度小于 90°的不同平面上的成角(a)和平移(t)畸形。(A)正位与侧位片上所见的成角与平移。各平面上成角旋转中心(CORA)处于不同水平,说明成角和平移在不同平面上。图中描绘了成角与平移的平面。两个平面线条都处于斜面上,两平面的成角小于 90°。(B)成角与平移在夹角小于 90°的两个不同平面上。在正位片上呈现外翻成角和外侧平移,CORA 位置在骨折点的近端。(待续)(见彩图)

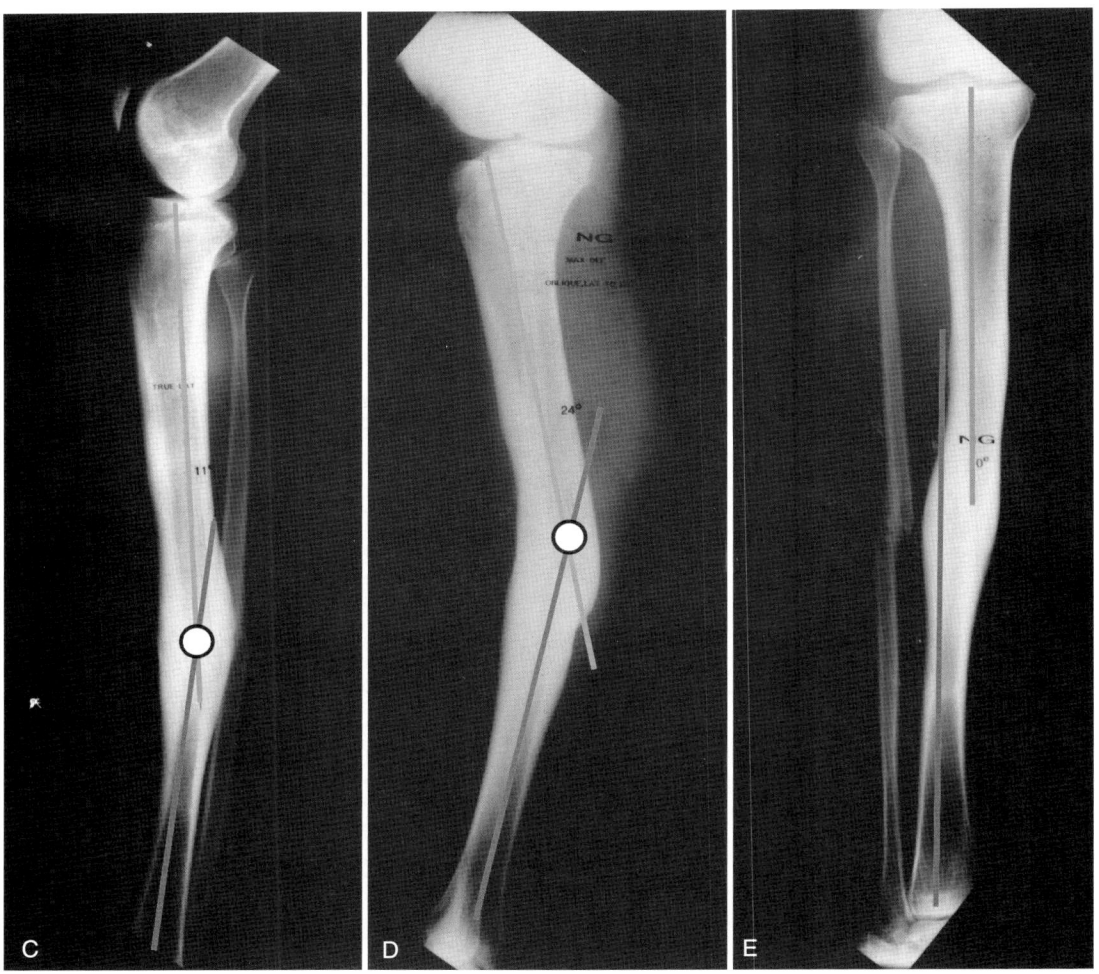

图 63-35(续)   (C)在侧位 X 线片上,有反屈成角与后侧平移,CORA 位置在骨折点远端。(D)斜位 X 线片显示最大成角与某些残余平移。(E)与 D 斜面的夹角为 90°的另一斜位 X 线片,未见成角但有某些平移。因为部分平移在两个平面上均可见到,故平移平面与成角平面不能互为 90°。如果平移与成角平面相交成 90°,那么在最大成角平面上就不会有平移。(待续)(见彩图)

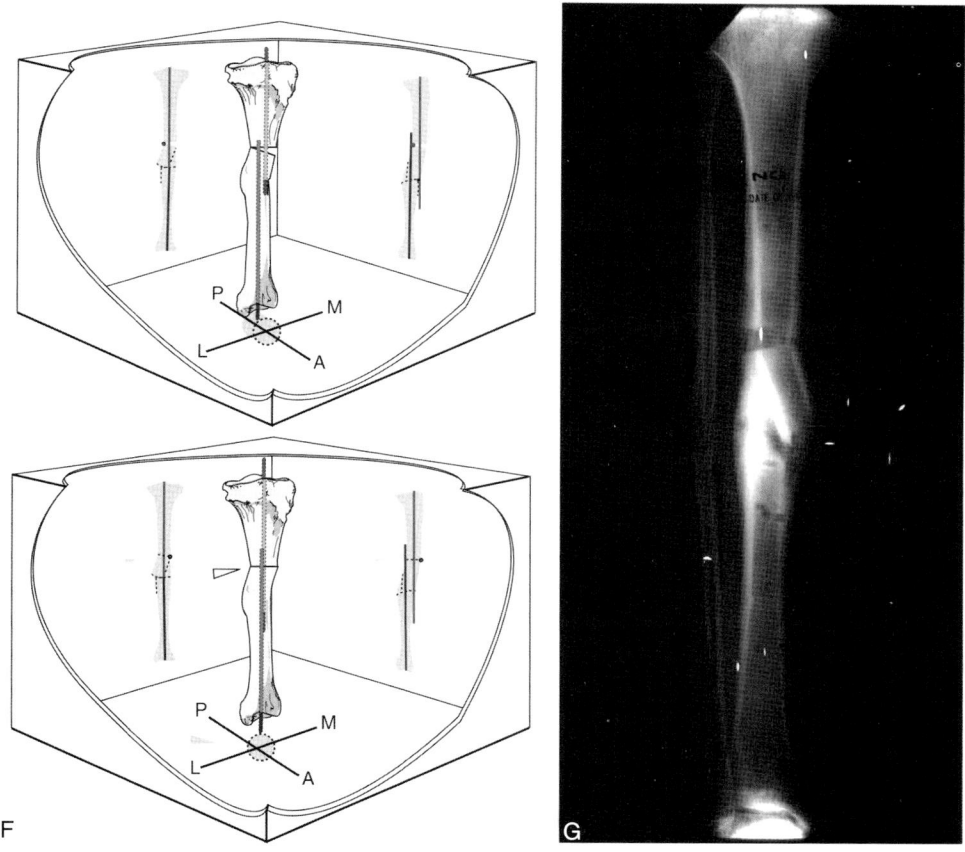

图 63-35(续)　(F)在第一例中,成角和平移是在不同的平面,且在侧位片上的平移畸形是没有临床意义的。通过正位上的平移-成角畸形的 CORA 进行斜面成角畸形的开放楔形截骨矫正术。其正位上的平移自动矫正。侧位上残留少量平移畸形一般认为没有临床意义,因此也不需要矫正。在第二例中,应用闭合截骨术来实现同样的矫正。(G,H)正位和侧位的胫骨 X 线片,是在利用 Ilizarov 支架行开放性逐渐楔形矫正之后拍摄的。截骨处用成熟的再生骨填充。(待续)(见彩图)

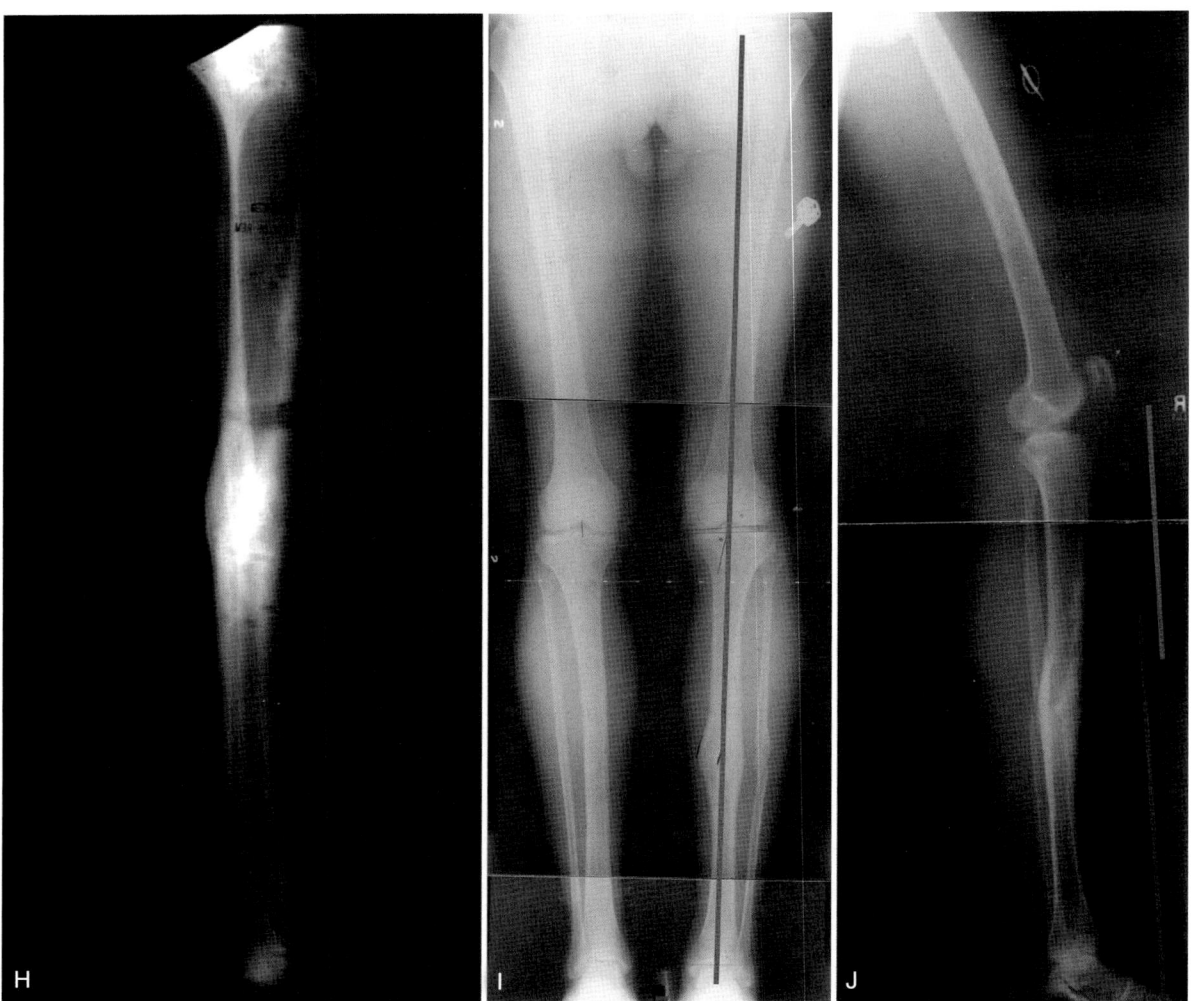

图 63-35(续)   (I)肢体全长直立正位 X 线片上显示机械轴已经完全恢复正常。(J)肢体全长侧位 X 线片上可见无临床意义的残留平移。A:前侧;a_{AP}:正位成角;a_{LAT}:侧位成角;L:外侧;M:内侧;P:后侧;PM:后内侧;t_{AP}:正位平移;t_{LAT}:侧位平移。(Redrawn from Paley, D. Principles of Deformity Correction, rev. ed. Berlin, Springer-Verlag, 2005.)(见彩图)

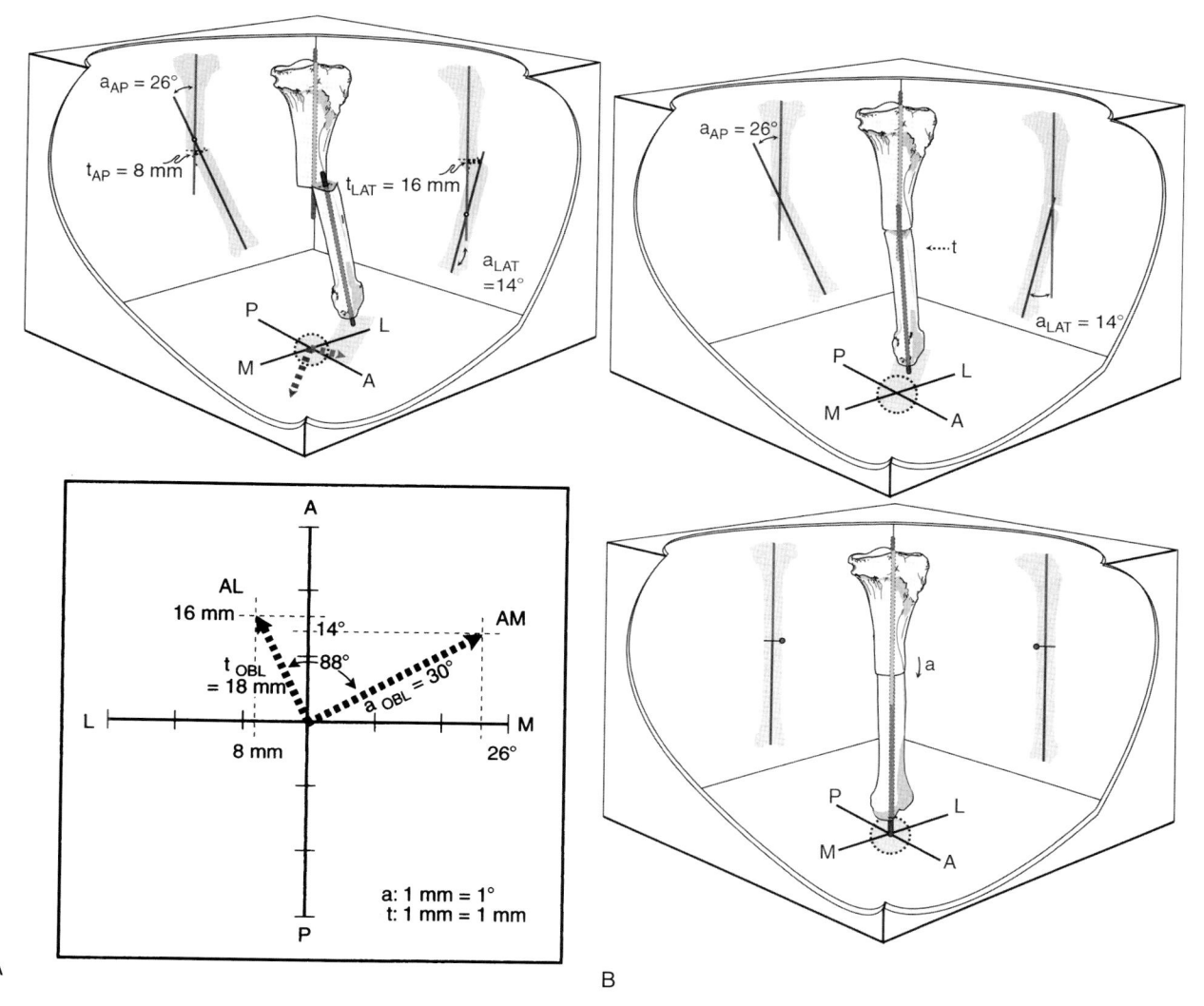

图 63-36 成角(a)和平移(t)均在近似呈 90°的斜面上。**(A)** 在本例中,矫形在原骨折处进行。**(B)** 在各自斜面上分别对成角和平移进行矫正。这同时消除了外凸。先矫正平移再矫正成角是一种比较实用的方法。(待续)

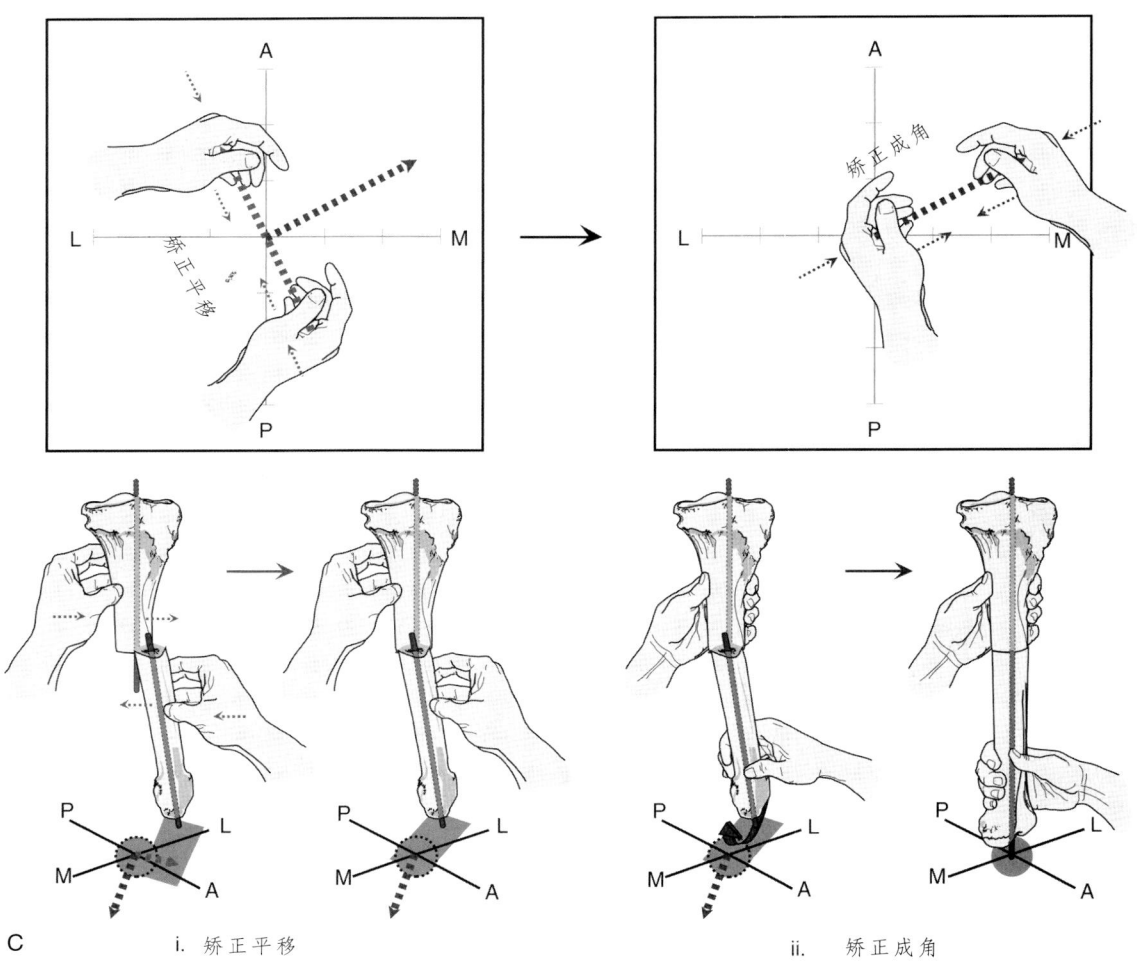

C   i. 矫正平移   ii. 矫正成角

图 63-36(续) (C)骨折整复也是先矫正平移再矫正成角。双手放在平移面上矫正平移(ⅰ),双手放在成角平面上矫正成角(ⅱ)。(待续)

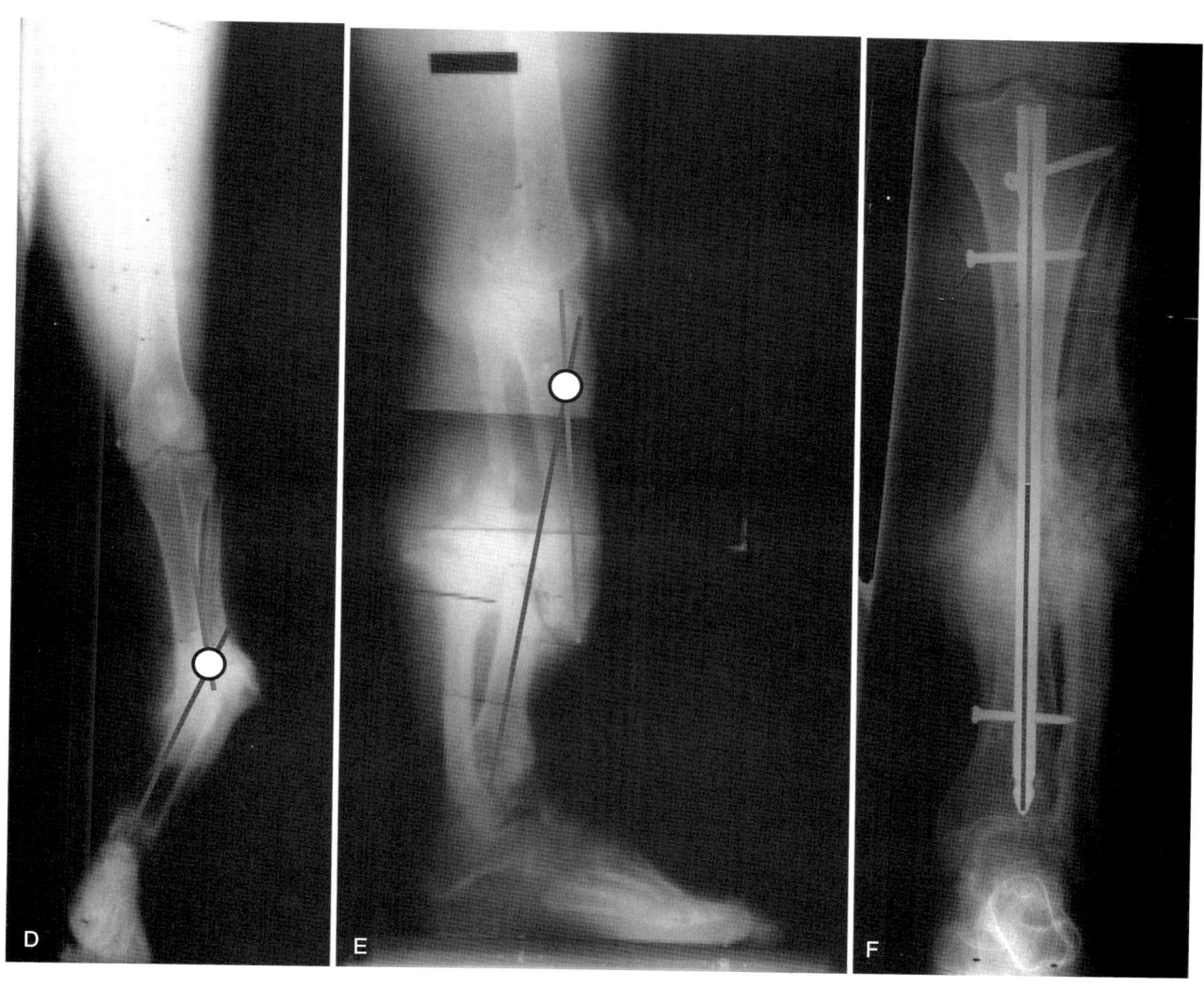

图 63–36(续)　(D,E)在两个不同斜面上伴有平移和成角畸形的骨不连。正位片显示内翻成角和外侧平移。侧位片显示前屈成角和后侧平移。CORA 位于不同的水平。(F,G)正侧位片显示原骨折处对线已完全恢复,这是通过在不同平面上对成角和平移进行矫正而达到的。明确两部分畸形所在的平面,整复就会容易得多。但骨不连位置难以复位。(待续)

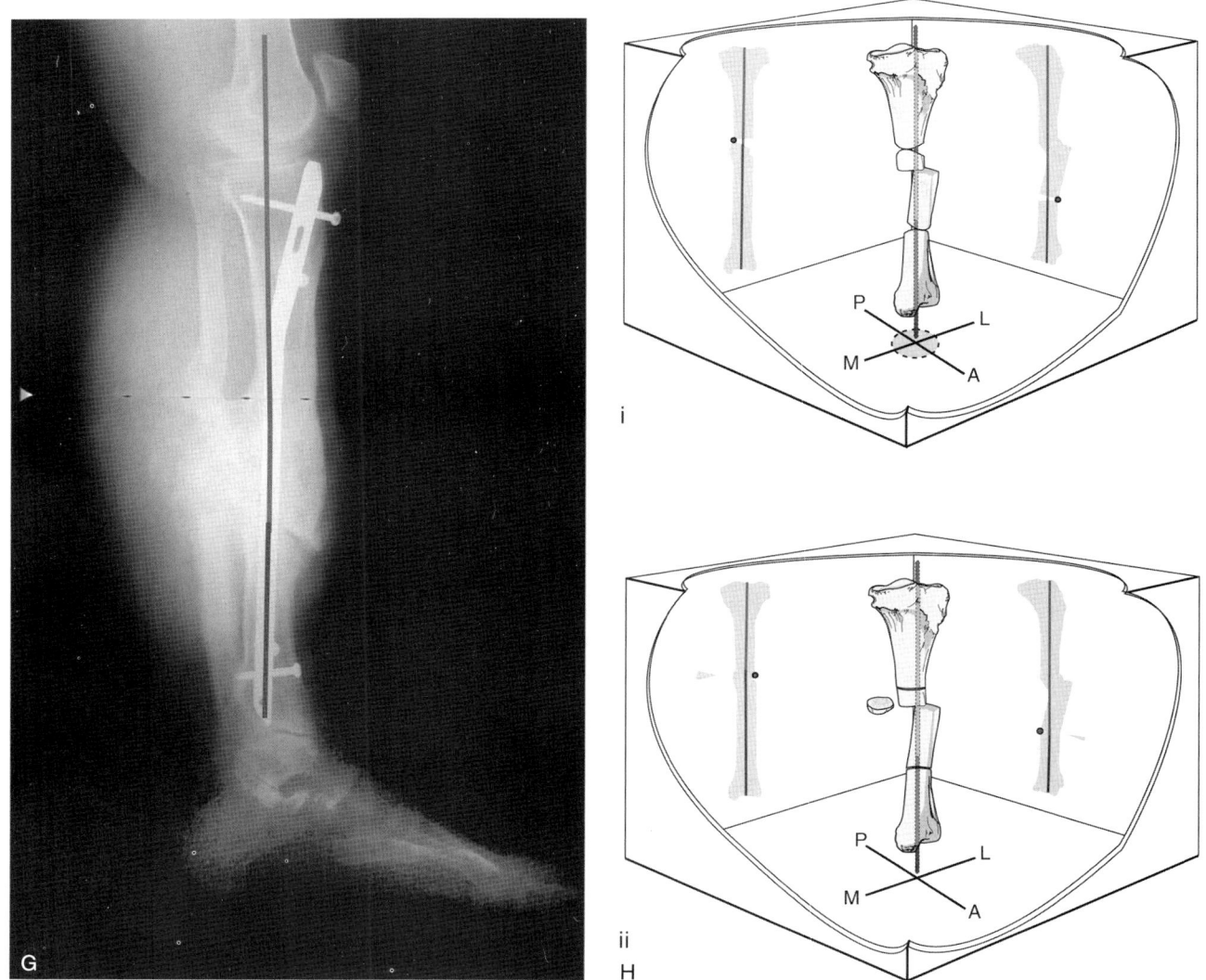

图 63-36(续) (H)这是一个与 A 不同的解决方案。由于两个 CORA 相隔较远,可通过两部位分别截骨来进行矫正。一处在正位 CORA 处截骨,另一处在侧位 CORA 处截骨。正位上 CORA 仅需矫正额状面上的成角畸形,侧位 CORA 仅需矫正矢状面上的成角畸形。治疗上通过开放楔形截骨(i)或者闭合楔形截骨(ii),在两个成角平面、两个水平分别进行畸形矫正。A:前侧;AL:前外侧;a_{LAP}:外侧成角;AM:前内侧;a_{AP} :正位成角;a_{OBL}:斜位成角;L:外侧;M:内侧;P:后侧。t_{AP}:正位平移。t_{LAT}:侧位平移。(Redrawn from Paley, D. Principles of Deformity Correction, rev. ed. Berlin, Springer-Verlag, 2005.)

者耐受。但是,外翻足增加了踝关节的碰撞力,而内翻足却减少了该力。因此外翻足比内翻足更容易导致继发性踝部退行性变。代偿良好的后弯畸形经常继发踝部马蹄足挛缩,同时前弯畸形可能发展成背屈挛缩。内翻足可能导致外翻挛缩,同时,外翻足导致距下关节的内翻挛缩。这些挛缩是不明显的,为了鉴别它们, 摄片时足部必须放在胫骨的畸形位。例如,胫骨远端的外翻畸形,脚跟部就必须放在最大的外翻位(图 63-48)。如果足跟部不能处在外翻成角

畸形的范围内,就说明存在一个固定的内翻挛缩。为了完全矫正胫骨畸形, 距下关节也必须从内翻足中矫正过来。

第四节 畸形矫正技术的改良:进展与应用

20 世纪肢体的矫形是通过目测来实施的,而进入 21 世纪这种粗略评估的方式已经很难再被接受了。肢

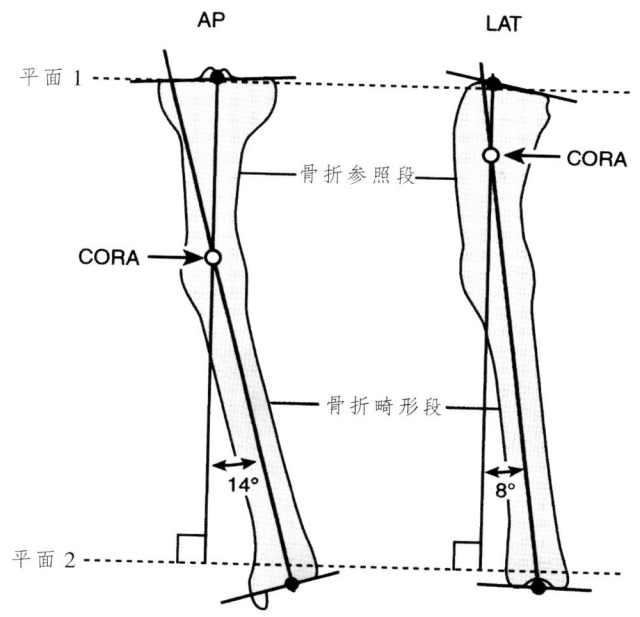

图 63-37 LOCA 法的第 1 步是:在冠状面与矢状面指定两条水平线,这两条线可以随便选择,但必须保证在冠状位与矢状位摄片时能画出等同的水平线。这些点应该选在骨端处。AP,正面;CORA,成角旋转中心;LAT,侧面。(From Paley, D. Six-Axis Deformity Analysis and Correction. In: Paley, D. Principles of Deformity Correction, rev. ed. Berlin, Springer-Verlag, 2005, Page 426, Figure 12-21. Legend and figure used with kind permission of Springer Science and Business Media.)

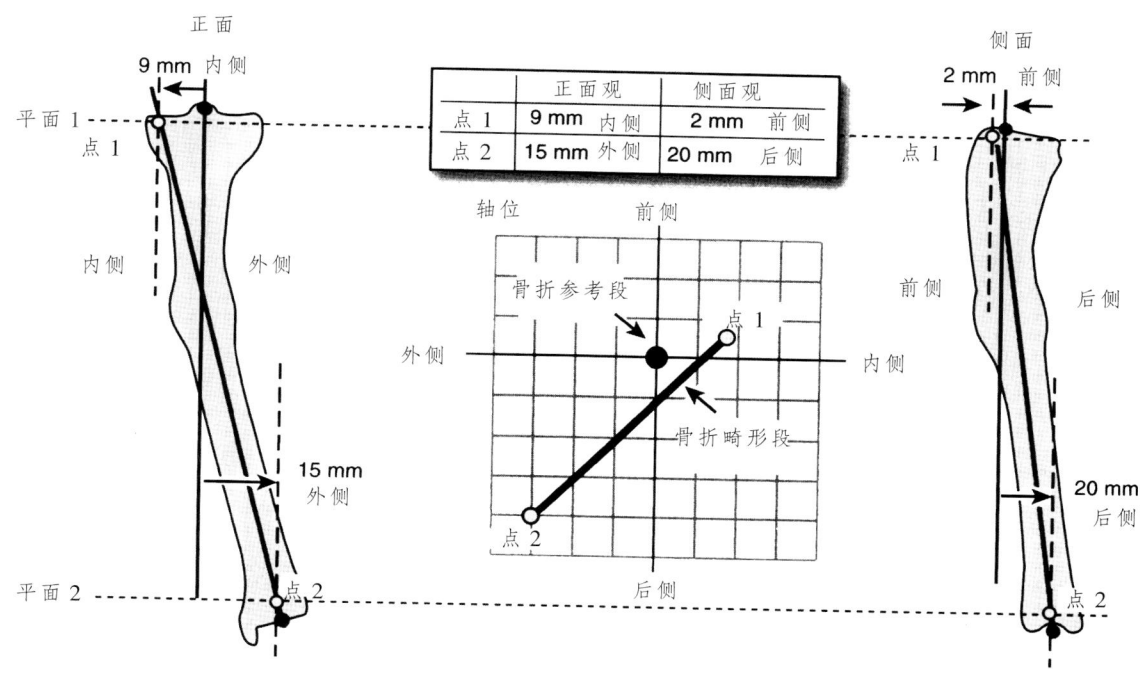

图 63-38 在每个指定的水平处明确两条轴线之间的平移畸形,并将它们绘制在轴面图上。将轴面图中的两点连接起来,将其作为轴面图中关于骨折参照段的骨折畸形段。(From Paley, D. Six-Axis Deformity Analysis and Correction. In: Paley, D. Principles of Deformity Correction, rev. ed. Berlin, Springer-Verlag, 2005, Page 426, Figure 12-22. Legend and figure used with kind permission of Springer Science and Business Media.)

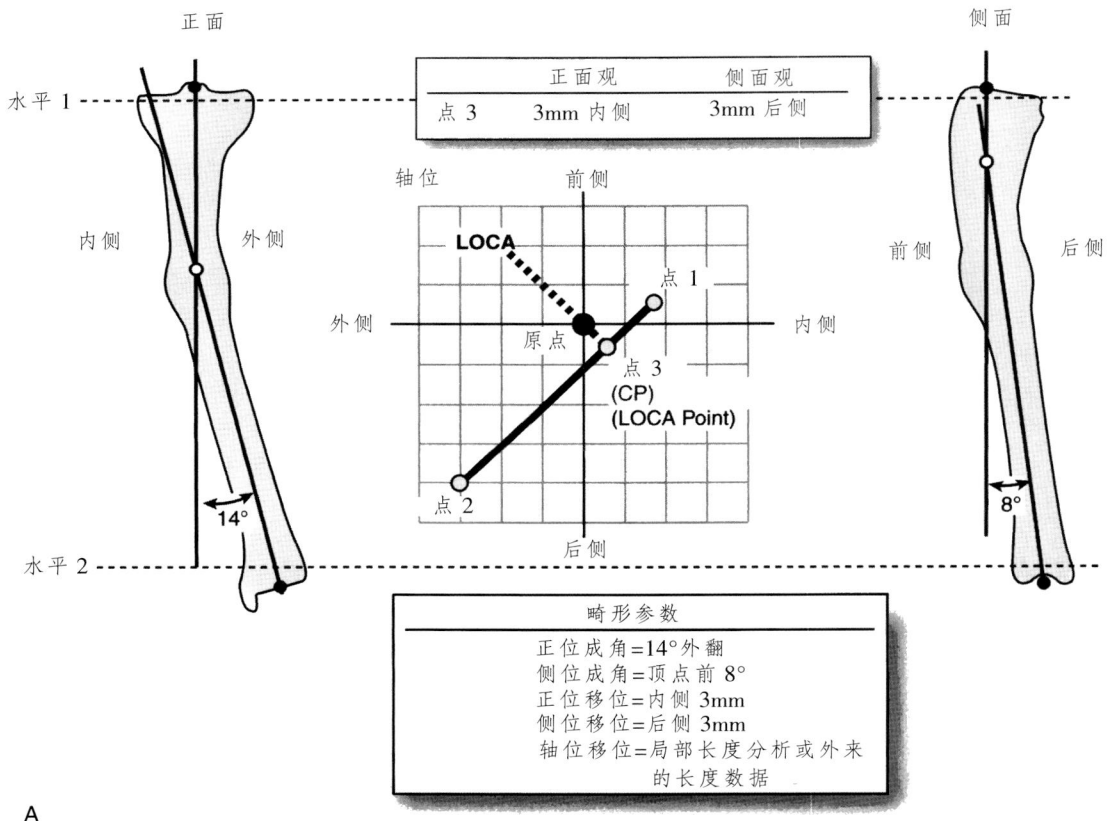

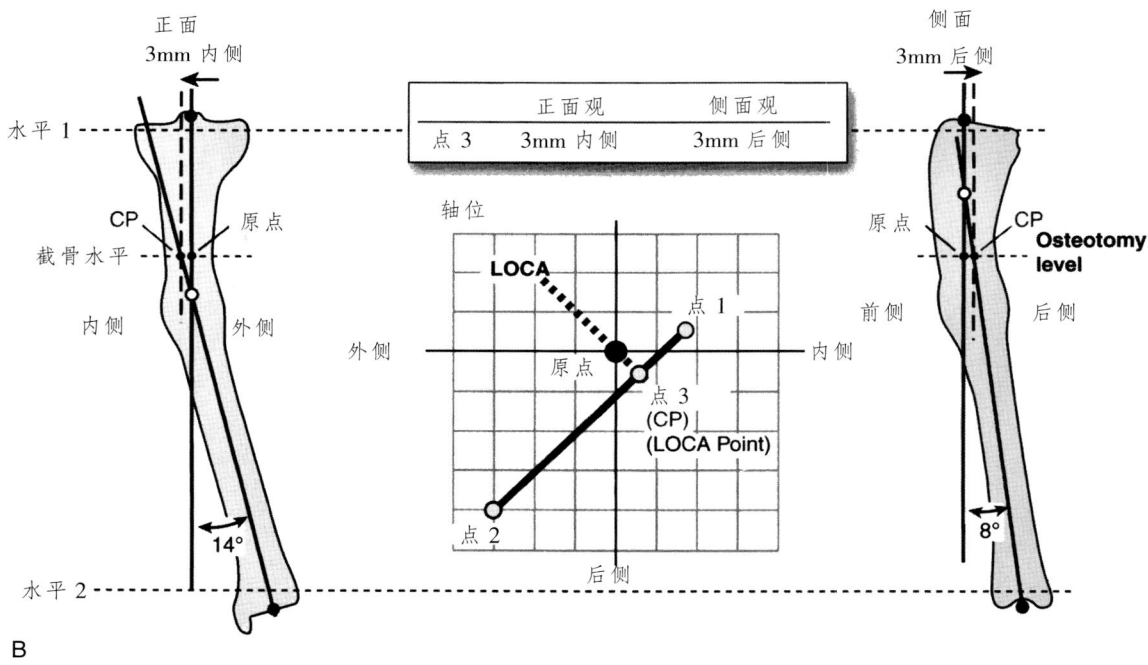

图 63-39 (A)在轴面图上绘制出从骨折参照段到骨折畸形段的垂线,这条线代表 LOCA。在该例中,新的 LOCA 点(点 3)相对于骨折参照段的移位被测量出来——向内侧移位 3mm,向后侧移位 3mm。这些测量值作为移位畸形的参数。(B) 通过测量出新的 LOCA 点的移位量,可以明确截骨的水平。在该例中,沿着已标明的水平 1,其中的一个点在正位面上相对于骨折参照段向内侧移位 3mm,另一个点在侧位面上相对于骨折参照段向后侧移位 3mm。LOCA 线与骨折的畸形段是垂直的,两条线的交点就是截骨所在的水平。应该注意的是,在正位面与侧位面上截骨水平是一样的。(待续)

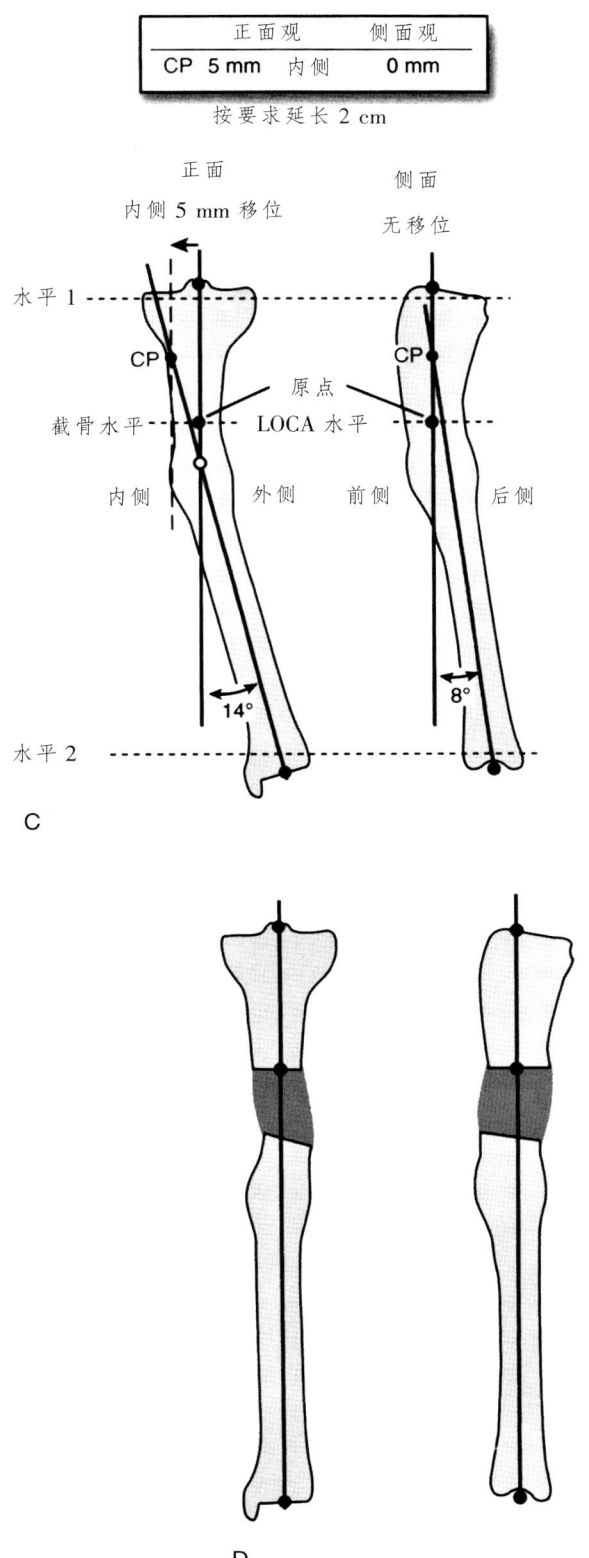

正面观		侧面观
CP　5 mm　内侧		0 mm

按要求延长 2 cm

正面
内侧 5 mm 移位

侧面
无移位

水平 1

CP

CP

原点

截骨水平
LOCA 水平

内侧　　　外侧　　前侧　　　后侧

14°

8°

水平 2

C

D

图 63-39(续)　(C)在该例中,延长 2cm 比较理想。(D)延长 2cm 后进行矫正。AP:正面,CP:对应点,LAT:侧面。(From Paley, D. Six-Axis Deformity Analysis and Correction. In: Paley, D. Principles of Deformity Correction, rev. ed. Berlin, Springer-Verlag, 2005, Page 427~428, Figure 12~23. Legend and figure used with kind permission of Springer Science and Business Media.

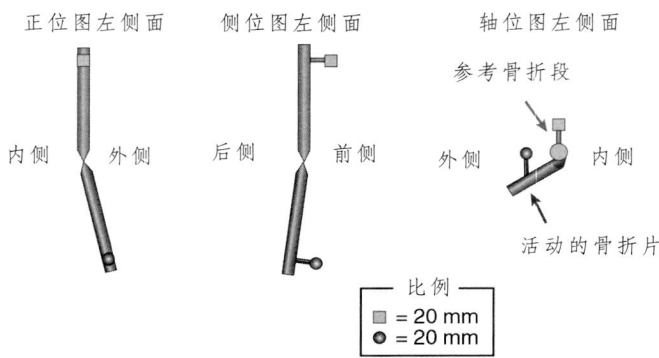

正位图左侧面　　　侧位图左侧面　　　轴位图左侧面

参考骨折段

内侧　　外侧　　　后侧　　前侧　　　外侧　　　内侧

活动的骨折片

比例
■ = 20 mm
● = 20 mm

图63-40　将图63-39所示例子的成角数据输入 Taylor Spatial Frame Web 程序,便可得到畸形的图解表。轴向图表可通过 LOCA 绘图法制出。(From Paley, D. Six-Axis Deformity Analysis and Correction. In: Paley, D. Principles of Deformity Correction, rev. ed. Berlin, Springer-Verlag, 2005, Page 428, Figure 12-24. Legend and figure used with kind permission of Springer Science and Business Media.)(见彩图)

体的畸形可以根据以下几个因素分类:病因(如先天性、发育性、创伤性等),部位(如骨或关节挛缩、关节内或关节外),几何构型(如成角平移、旋转、肢体不等长),严重程度(即量化值大小),畸形的进展情况(即稳定性或者进展性)。我们在手术时必须考虑到上述所有的因素。

肢体的畸形可以导致功能障碍、疼痛和关节的退行性改变。对于患者来说,外观可能是首要的问题。骨骼畸形主要的治疗手段是截骨术,而对于关节挛缩畸形,关节外以及关节内的组织松解术是标准化的治疗措施。目前有许多种经过改良的截骨手术方式来治疗肢体畸形,但其结果往往是尽管患者主观上可以接受但客观上来说矫形是不够精确的;并且首次矫形常导致继发性畸形。这个问题的严重性直到最近才被认识到[5]。这种治疗上的不精确往往被医生们宽容和认可:比如对于儿童患者,医生会说"随着年龄的增长它会

慢慢重新塑形的",对于一个成年人则会说"这已经很不错了"。在某些情况下这样说是正确的,但在许多情况下患者残留的或者继发的平移畸形和成角畸形并没有得到有效治疗。那么我们就应该认识到"这样的治疗是不够的"。

尽管大多数的残留畸形和继发畸形起初并没有症状,但随着时间的延长会导致退行性改变和功能障碍。在20世纪,常见报道称畸形矫正技术有很高的术后并发症,如矫形过度导致牵拉损伤从而引发神经血管的并发症,筋膜室综合征以及由于骨干的广泛暴露和内固定所造成的骨骼并发症。

在20世纪的最后10年中,由于生物力学的发展而引发了畸形矫正技术的革命。我们应该感谢前苏联骨科医生 Ilizarov,他使我们对骨与软组织的重建加深了认识,从而产生了多种方法和装置来逐步矫正简单或复杂的畸形。逐步矫正技术减少了原来经皮截骨手

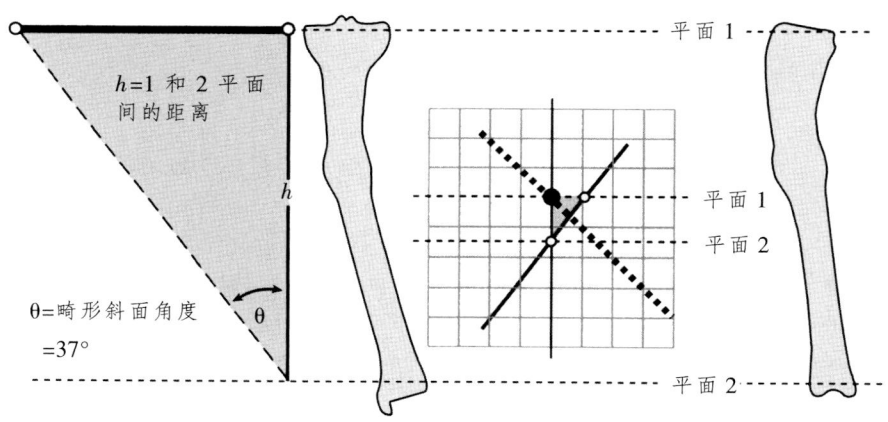

h=1和2平面间的距离

h

θ=畸形斜面角度
=37°

θ

平面1

平面1
平面2

平面2

图63-41　通过绘制一个三角形可以计算出斜面成角的大小。三角形的高相当于已标明的两条水平线之间的距离,三角形的底相当于轴面图中骨折畸形段的长度,再绘制一条斜边即完成一个三角形的绘制,然后测出角θ的大小,其大小等于斜面成角畸形的大小。(Redrawn from Paley, D. Principles of Deformity Correction, rev. ed. Berlin, Springer-Verlag, 2005.)

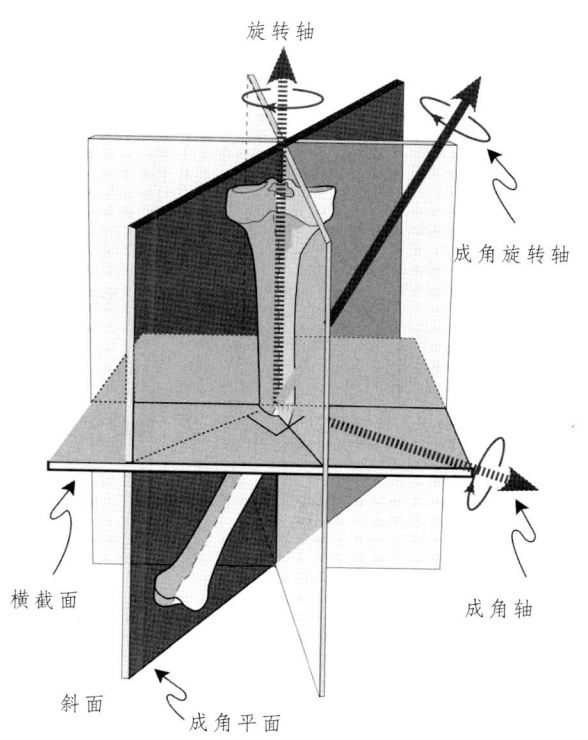

图 63-42　旋转畸形。成角畸形的轴线位于横截面上。旋转畸形的轴线是纵向的，并与横截面垂直。成角伴有旋转的轴线可以被合成为一条纵向并倾斜的轴线。（Redrawn from Paley, D. Principles of Deformity Correction, rev. ed. Berlin, Springer-Verlag, 2005.）（见彩图）

术不可避免地暴露和损伤。这些措施大大降低了手术的死亡率。逐步矫正技术避免了对神经血管束的牵拉性损伤。能够矫正的程度曾经是畸形能够得到多大矫正的限制因素，在逐步矫正技术中，这种限制已不再是障碍。以往矫正精度仅有 ±5°，由于逐步矫正技术并应用术后外固定架而得以大大提高。尽管 Ilizarov 推荐使用环形外固定架，但其他学者主张应用单侧外固定支架获得逐步矫正。单侧外固定支架的可调节性要小得多，后来设计的单侧架更具可装配性和可调节性，而且单侧架能与环形架合用。以往的环形支架太过臃肿且很难应用，现在可以与半针和单侧架合用从而渐渐被医生接受。

新世纪的发展方向是微创手术。新设计的钢板、螺钉及其配套器械将这一技术的应用扩大至成人矫形[4]。固定模块、扩展杆以及皮下与带锁钢板使骨科医生能够应用稳定的微创内固定技术，获得与外固定架

相同的治疗结果。比如，固定架辅助性螺钉技术在畸形矫正中的应用可使内固定获得与外固定一样的精确性。

由于 100 多年来放射技术的进步，我们对畸形的几何学理解有了长足的提高，拓展了各种各样的截骨技术来矫正畸形。开放楔形截骨、闭合楔形截骨、弧形截骨等是最常用的技术。CT 可以获得比以往更加精确的关于旋转畸形和关节内畸形的影像学资料。

尽管影像技术和内外固定技术有了很大程度的提高，但只是到最近 15 年对畸形的几何学研究才取得了突破性进展。我们往往只凭借直观确定畸形的顶点以及和截骨平面的关系，这往往容易导致继发的平移畸形。Paley 和他的同事们[5]提出了 CORA 的概念。他们证明了如果截骨和矫正轴线所在平面与 CORA 不在同一水平就会产生继发的平移畸形。他们提出了一个简单、快速的方法来确定 CORA 的水平。因为 CORA 的概念和矫正轴都是矫形技术的基本要素，所以它们与我们采用的固定方式无关。过去的观念是截骨适应固定，而如今的趋势是把畸形矫正的原则放在首要考虑的位置，固定术及截骨都要服从这个原则。与以往截骨服从于固定不同，现在固定要服从于截骨。这样就可以避免截骨后继发的平移畸形。

本章提供了一系列方法去定义和分析下肢的成角、平移和旋转畸形。要正确的矫正畸形就要完全理解畸形的所有特征。创伤性畸形很少位于常规的解剖学和放射学平面，而往往位于一个斜面，因此在正位和侧位 X 线片上都可以显现。另一个常见的困扰因素是成角和平移畸形常位于不同的水平，表现为正位与侧位 X 线片上的 CORA 水平互不相同。此外，短缩畸形也常常存在。

本章所提供的工具有助于通过几种不同的方式制定矫形计划。肢体的术后等长也是一个必须考虑和重视的问题（本章未涉及）。在确定对患者的治疗方案前，骨科医师还必须要考虑患者的其他因素：组织耐受创伤的能力，骨的愈合能力，拟用的固定类型，一次性矫形还是用可调节装置分步矫形，血管神经情况，是否进行预防性松解术，相关的代偿性挛缩以及美观等。在经过全面分析，充分理解，仔细考虑所有矫形方案之后选择一个折中的方案是明智的。本章只是畸形矫正及其原则的导论，详细资料参见别处。

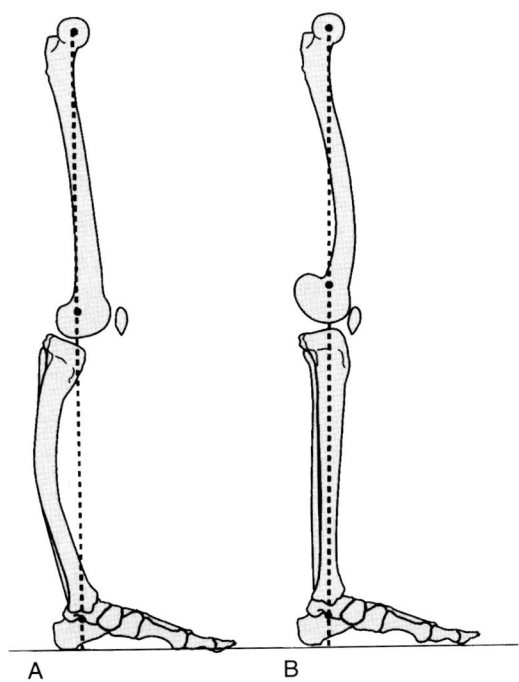

图 63-43　关节在其活动平面上可以部分代偿发生的畸形。(A)膝关节的弯曲可以代偿胫骨的反屈畸形。(B)股骨的前屈畸形可在一定范围内被膝关节的过伸所代偿。(Redrawn from Paley, D. Principles of Deformity Correction, rev. ed. Berlin, Springer-Verlag, 2005.)

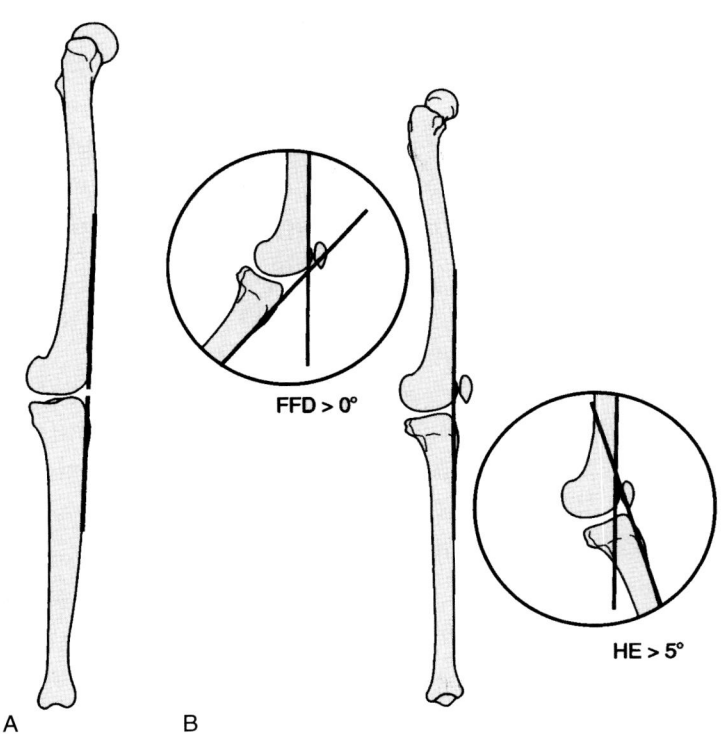

图 63-44　矫正畸形前首先要确定有无挛缩。(A)在膝关节为 0°屈曲时,近侧胫骨的前皮质线和远侧股骨的前皮质线是重合的。(B)膝关节最大伸直位时拍摄 X 线片。如果前皮质线屈曲相交,则说明有固有的屈曲畸形(FFD)存在。如果前皮质线在伸直位交叉,则说明存在膝关节过伸(HE)。如果过伸超过 5°即为过伸畸形。(待续)(见彩图)

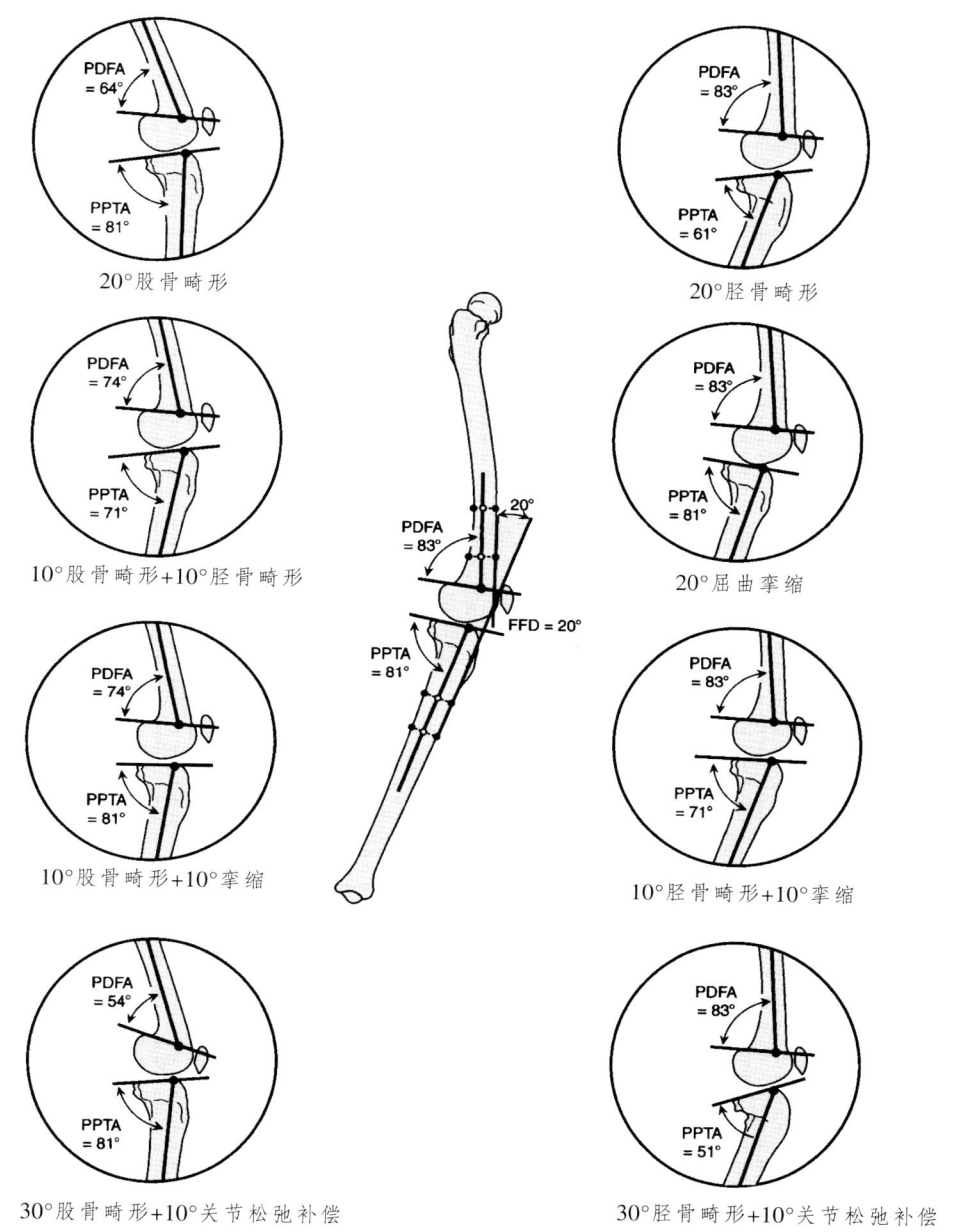

C

20°股骨畸形

10°股骨畸形+10°胫骨畸形

10°股骨畸形+10°挛缩

30°股骨畸形+10°关节松弛补偿

20°胫骨畸形

20°屈曲挛缩

10°胫骨畸形+10°挛缩

30°胫骨畸形+10°关节松弛补偿

63-44(续)　(C)膝平面矢状面上对线不良试验。将固定屈曲畸形或过伸的程度与骨干的畸形程度相对比。如果它们相一致就说明骨干的畸形是固定屈曲畸形或过伸的唯一因素。如果存在股骨或胫骨畸形,但固定屈曲畸形或过伸程度与骨相应的反屈或前屈不一致,则提示膝关节松弛或挛缩代偿或加重了固定屈曲畸形(FFD)或过伸。图中示出多个复合畸形病例,均导致 20° FFD。PDFA,股骨远端后侧角;PPTA,胫骨近端后侧角。(Redrawn from Paley, D. Principles of Deformity Correction, rev. ed. Berlin, Springer-Verlag, 2005.)

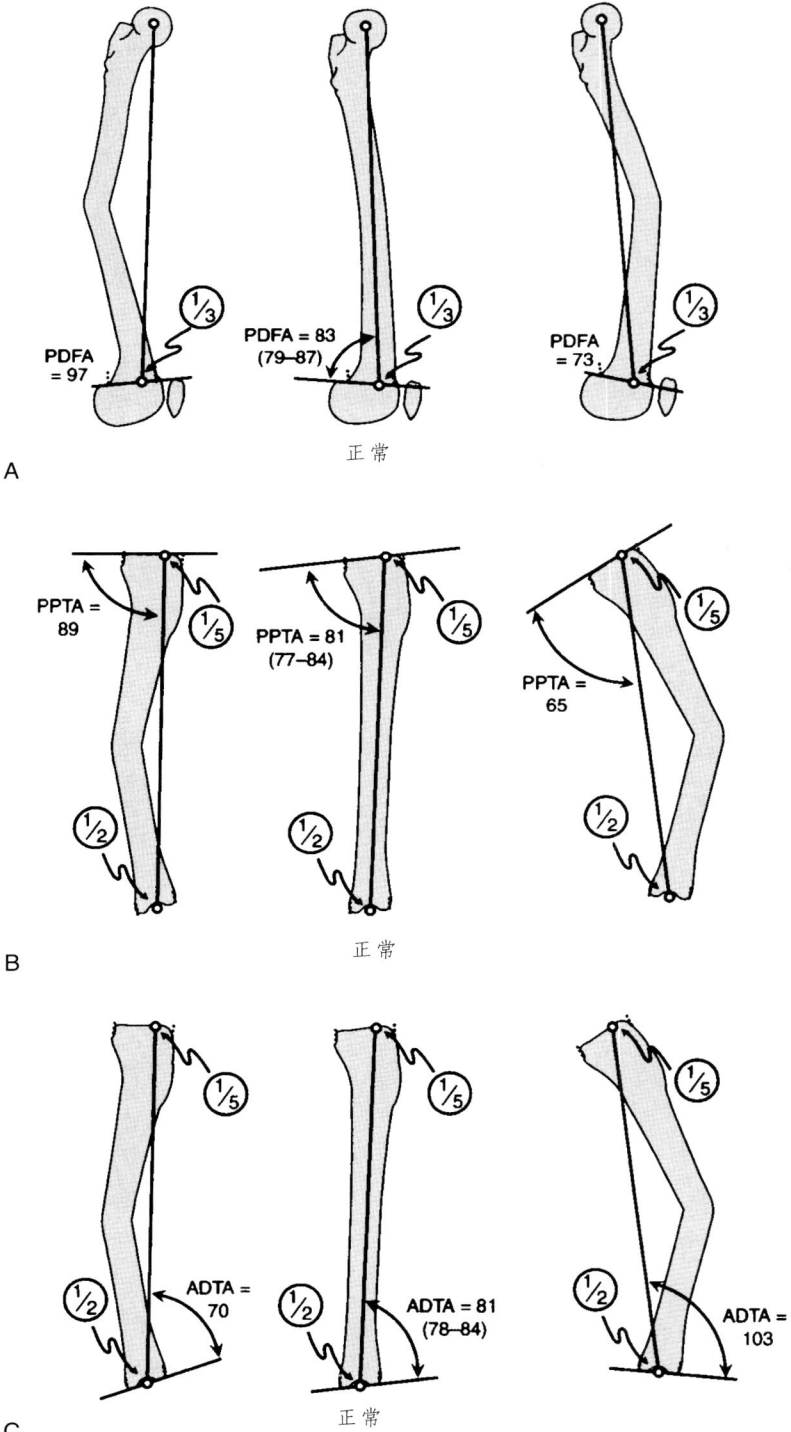

图 63-45　任何平面的骨干畸形对关节定位的影响可以通过"全面"矢状面上对线不良试验来评估。(A)股骨远端。(B)胫骨近端。(C)胫骨远端。相对于修正的胫骨解剖轴测量胫骨远端前侧角。正常的关节交点决定胫骨解剖轴的修正。这表明了在近端或远端关节定位方向上成角畸形的影响。ADTA:胫骨远端前侧角;PDFA:股骨远端后侧角;PPTA:胫骨近端后侧角。(Redrawn from Paley, D. Principles of Deformity Correction, rev. ed. Berlin, Springer-Verlag, 2005.)

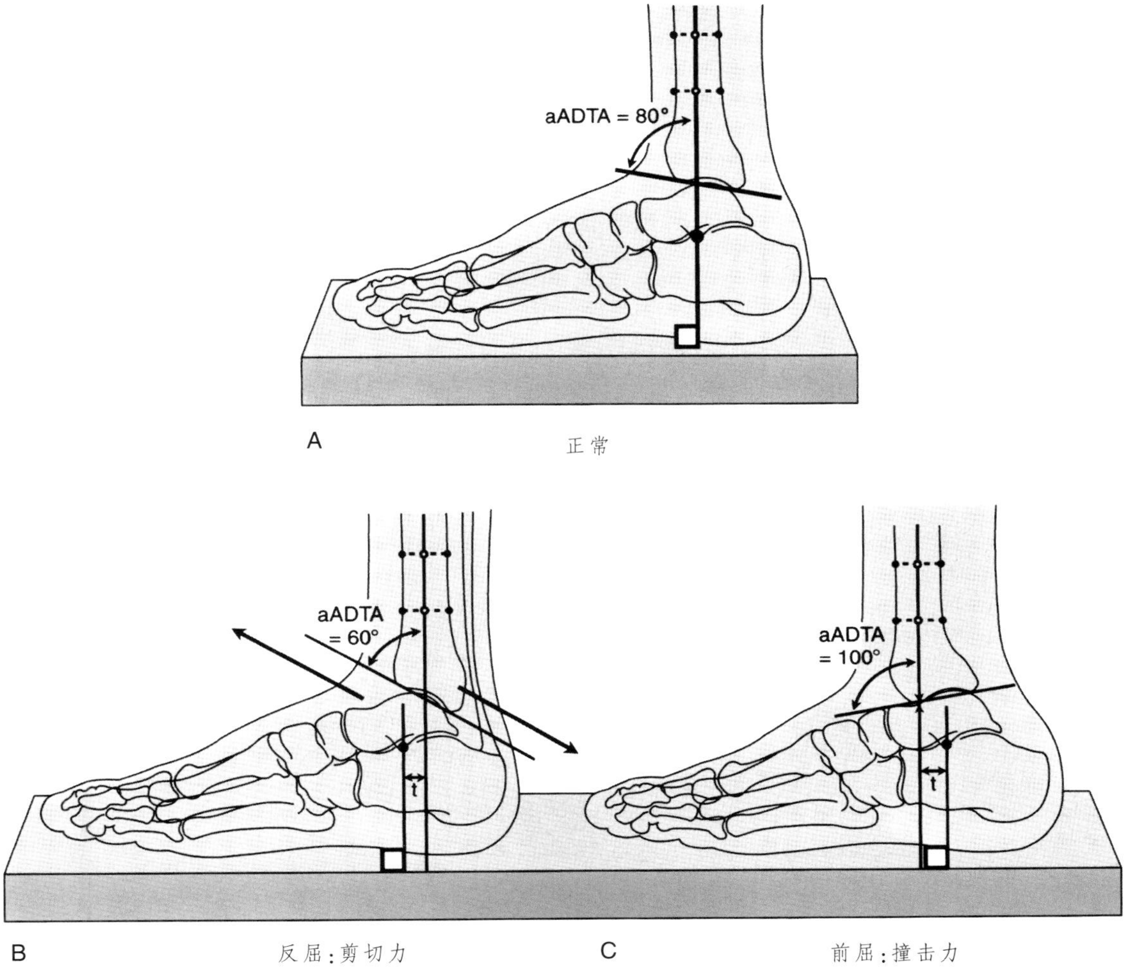

图 63-46　胫骨远端矢状面畸形。(A)正常解剖位胫骨远端前侧角(aADTA)为 80°。(B)胫骨远端 20°反屈畸形被踝关节跖屈 20°所代偿,但是这样就使得距骨暴露较多,从而产生了一个踝关节向前脱位的剪切力。踝关节的旋转中心向前移位,延伸了足长。(C)远端胫骨的前屈 20°畸形被踝关节的背伸 20°所补偿。这使得距骨暴露较少,在最大背屈时,距骨颈会受到撞击。踝关节的旋转中心向后移位,缩短了足长。(Redrawn from Paley, D. Principles of Deformity Correction, rev. ed. Berlin, Springer-Verlag, 2005.)

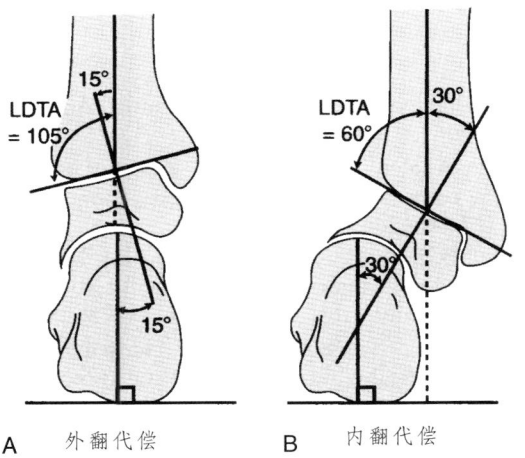

图 63-47　远端胫骨的额状面畸形。(A)远端胫骨 15°内翻畸形可被距下关节外翻 15°代偿。尽管由此代偿,跟骨中线仍进一步远离胫骨中骨干线,从而增加了踝关节的负荷力臂。(Redrawn from Paley, D. Principles of Deformity Correction, rev. ed. Berlin, Springer-Verlag, 2005.)

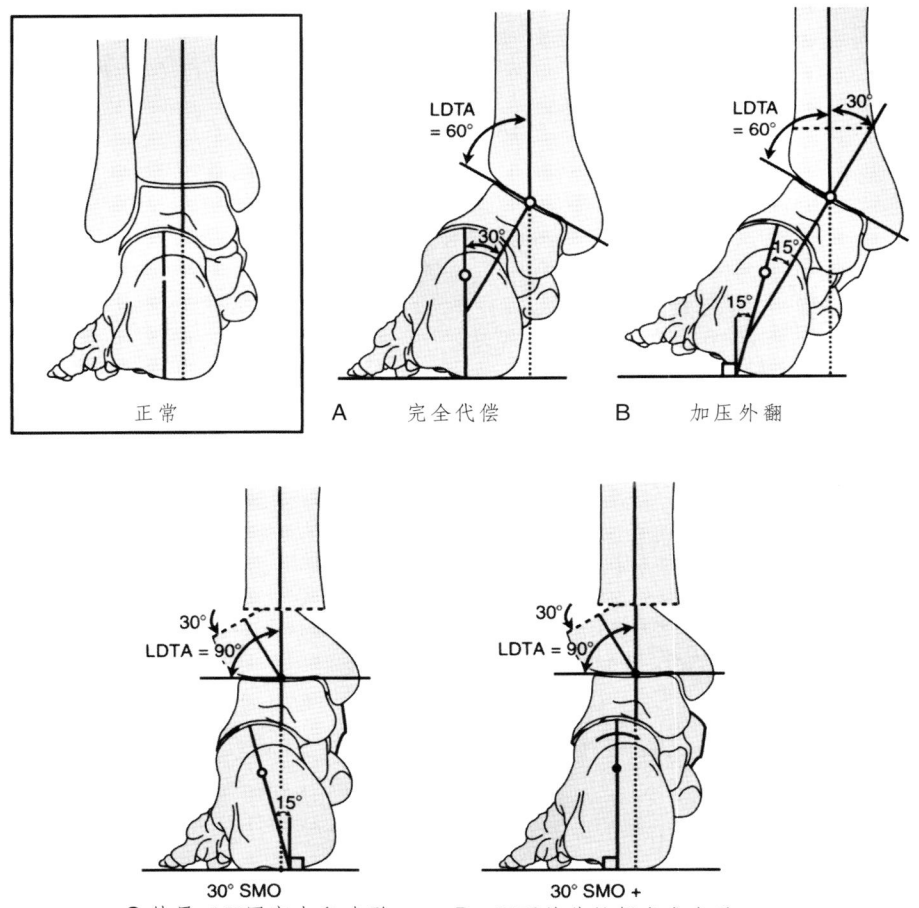

图 63-48　远端胫骨的外翻畸形导致足后部的内翻挛缩。(A)远端胫骨的 30°外翻畸形,被距下关节 30°代偿。代偿成角畸形导致足后部向外侧的平移畸形。(B)最大加压外翻发现存在有固定的 15°代偿性距下内翻挛缩。足跟相对于胫骨有 15°外翻。如无挛缩,足跟相对于胫骨应有 30°外翻。(C)在距下关节存在有 15°固定内翻畸形的情况下,行踝上截骨术(SMO)完全矫正远端胫骨 30°畸形,将使足部产生 15°足后段内翻畸形。(D)欲使跟后部恢复对线,可行距下关节的松解术或者牵引。LDAT,胫骨远端外侧角。(Redrawn from Paley, D. Principles of Deformity Correction, rev. ed. Berlin, Springer-Verlag, 2005.)(见彩图)

(陈有　郭乾臣　李世民　译　李世民　冯世庆　校)

参考文献

1. Johnson, E.E. Multiplane correctional osteotomy of the tibia for diaphyseal malunion. Clin Orthop 215:223–232, 1987.

2. Maquet, P. Valgus osteotomy for osteoarthritis of the knee. Clin Orthop 120:143–148, 1976.

3. Paley, D. Principles of Deformity Correction, rev. ed. Berlin, Springer-Verlag, 2005.

4. Paley, D; Herzenberg, J.E.; Bor, N. Fixator-assisted nailing of femoral and tibial deformities. Tech Orthop 12:260–275, 1997.

5. Paley, D.; Herzenberg, J.E.; Tetsworth, K.; et al. Deformity planning for frontal- and sagittal-plane

corrective osteotomies. Orthop Clin North Am 25: 425–465, 1994.

6. Sanders, R.; Anglen, J.O.; Mark, J.B. Oblique osteotomy for the correction of tibial malunion. J Bone Joint Surg Am 77:240–246, 1995.

7. Sangeorzan, B.P.; Judd, R.P.; Sangeorzan, B.J. Mathematical analysis of single-cut osteotomy for complex long bone deformity. J Biomech 22:1271–1278, 1989.

8. Sangeorzan, B.J.; Sangeorzan, B.P.; Hansen, S.T.; et al. Mathematically directed single-cut osteotomy for correction of tibial malunion. Orthop Trauma 3:267–275, 1989.

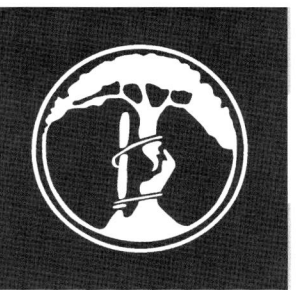

第 **64** 章

下肢假体周围骨折

Luther H. Wolff III, M. D. and Daniel J. Berry, M. D.

第一节　概述

关节炎患者数量的增加和关节置换术指征的扩大,使每年接受全髋和全膝关节成形术的人群迅速增加。目前,美国每年要施行 250 000 多例髋关节成形术和 300 000 多例膝关节成形术。随着接受髋和膝关节置换术患者的增多,假体周围骨折的患病率也相应增加[7]。由于植入物的存在,这些骨折的处理比较复杂,而且处理经常会失败。成功处理这些骨折要理解成人骨折的重建与固定原则,以及上述原则的技术要求。

一、历史

从关节成形术伊始,下肢假体周围就开始在术中和术后发生骨折。Sir John Charnley 是最早描述全髋关节成形术发生假体周围骨折的人之一[5]。在早期,由于假体的设计和关节成形术刚刚起步,所以接受该手术的患者很少,因此假体周围骨折的患病率比较低。然而,随着时间的流逝,假体周围骨折的患病率在增加。部分是因为接受该手术的患者增加,另外,非骨水泥植入物和关节成形术后的翻修等高危因素也是患病率增加的重要因素。

二、患者评估

下肢假体周围骨折的患者在术前需要进行一个全面的医学评估。这些患者通常年龄较大,并且全身经常有复杂的医学问题,在着手处理这些问题之前,需要制定一个最优化的治疗措施。如果患者有深静脉血栓形成史,或者在接受最佳医疗治疗方案时患者需长时间固定,可能需要让患者做双下肢超声检查以排除急性或慢性深静脉血栓形成。此外,还需进行尿液检查以排除尿路感染。

除了详细的医学评估外,外科医生应该明确患者发生假体骨折前是否有因关节成形术引起的疼痛——这有助于明确植入物是否松弛或发生感染;也要明确与关节成形术相关的其他问题例如假体不稳定等,这些都会影响手术计划。

应对神经和血管做一个全面检查,详细记录检查结果并排除骨碎片或血肿造成的神经血管损害。大部分假体周围骨折伴有低能量损伤,这些损伤继发于高能量损伤,需要对其进行一个全面的评估以排除合并伤。

参考以往的手术记录来确定植入物的厂家和尺寸对制定术前计划十分重要。查看假体骨折前的 X 线片有助于明确骨折的原因和假体安装是否失败。了解植入物的固定状况十分重要,因为它决定是否继续保留假体行切开复位内固定术,或者要进行关节成形术的翻修。对于假体周围骨折的患者来说,存在有假体感染的风险,对患者评估时要包括 C 反应蛋白和血沉。然而,在受创伊始,这些非特异的标记物就会升高,因此必须谨慎解释它们的变化[101]。如果非常担心会发生潜在感染,可以考虑对受累关节行关节穿刺术,等培养结果出来后再决定何时手术。大部分髋和膝关节假体周围骨折的患者存在有肢体短缩。术前,可以对肢体进行短期、轻微的 Buck 牵引以使肢体处在合理的位置。对于假体周围股骨骨折的患者,如果术前准备要较长时间,通过胫骨骨牵引可以维持肢体长度并减少移位和短缩。有人建议,不要把牵引针和需要进行翻修的假体放进同一块骨里,因为针道会使骨受到污染,从而增加了感染的风险。在术前准备期间,减少静脉血栓形成的物理措施包括:穿医用弹力袜和使用弹力绷带。

第二节 全髋成形术的假体周围骨折

一、髋臼

假体周围髋臼骨折相对比较少见。骨水泥型髋臼假体发生髋臼骨折的报道更少。McElfresh 和 Conventry [68] 报道了 5400 例骨水泥型全髋关节置换术患者只有 1 例假体周围髋臼骨折。然而，随着非骨水泥型髋臼假体固定技术的发展，假体周围髋臼骨折的发病率在增加，因为这种压配型髋臼假体的设计会产生很大的环形应力[17]。大部分的假体周围髋臼骨折发生在术中，这些骨折大多是对髋臼杯的稳定性有极小或没有影响的非移位裂缝骨折（图 64-1）[45,69]。为了防止这种并发症的发生，应根据宿主骨的质量选择合适的模板，以及适当的手术技术。髋臼的过度扩髓会使宿主骨变薄，因而易导致术中骨折。扩髓的大小与假体杯的尺寸相差太大会引起过度的环形应力，从而也易导致术中骨折。把髋臼假体插入尸体标本的体外试验中，Kim 和他的同事们对 40 个髋臼的研磨程度与发生骨折的关系进行了分析，髋臼扩髓不足 2mm 的 20 个髋臼中，发生骨折的有 4 个，髋臼扩髓不足 4mm 的

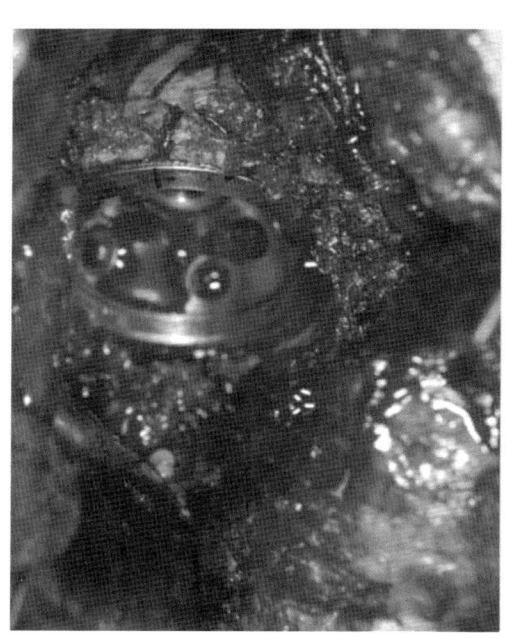

图 64-1 术中摄片表明，插有非骨水泥型髋臼杯的髋臼，其后壁有轻微的骨折移位。髋臼杯比较稳定，髋臼柱没有被破坏。髋臼杯由螺钉固定，后来有骨长入。

20 个髋臼中，发生骨折的有 14 个[54]。目前，关于扩髓的建议是：最终的扩髓尺寸应比计划的髋臼杯外径小 1~2mm。对于很硬或很软的骨以及向外扩展或椭圆形的植入物，外科医生需要调整手术方法。

对于术中出现的髋臼裂缝骨折，其不影响髋臼假体或骨盆的稳定性[7]，如果情况允许建议使用髋臼螺钉来加固髋臼假体，在术后一段时间内其负重也应受到限制[85]。影响假体杯或骨盆稳定性的严重术中骨折，通常需要施行骨盆内固定术[71]。

另外两种类型的假体周围髋臼骨折即骨盆骨质疏松引起的骨折和急性外伤后发生的骨折则更少见。因骨盆骨质疏松发生的骨折中大部分是慢性应力骨折（通常存在骨盆骨不连续），需行关节翻修术来治疗（图 64-2）。

急性骨盆骨折也可以发生在有溶骨性缺损的患者[97]。如果骨盆骨折与假体急性塌陷入溶骨性病变区同时发生，通常需早期行关节翻修术。这种翻修术十分复杂，因为骨盆骨质丢失比较严重、髋臼柱也可能受到破坏，而且很难提供一个稳定的髋臼座[9,11]。如果骨盆骨折发生在有功能性植入物的溶骨性病变区，也许需要将手术推迟几个月直到骨折愈合。Sanchez-Sotelo 和他的同事们报道了 3 例伴有严重骨盆溶骨性病变的假体周围髋臼骨折，这 3 例患者受到的创伤都比较小[97]。

因创伤造成的髋臼假体周围急性骨折并不常见。Peterson 和 Lewallen 报道了 11 例假体周围髋臼骨折，其中只有 4 例是由创伤所致[85]。因急性创伤所致的假体周围髋臼骨折的患者可能伴有其他器官系统或者肌肉骨骼系统的损伤[43]。为了获得理想的结果，通常需行髋臼翻修术以固定骨折并使其稳定。

二、股骨

（一）发病率

全髋关节成形术（THA）假体周围股骨骨折的患病率主要有两大类：术中骨折患病率及术后骨折患病率[65]。对 Mayo 临床关节病例登记处的记录情况进行的回顾性研究表明，自 1969 年到 1990 年，一共施行了 24054 例髋关节成形术[7]，其中的 4397 例患者施行了关节翻修术。初次施行全髋成形术时，术中股骨骨折的发生率为 0.5%，而翻修的患者中，股骨骨折的术中发生率为 5%。根据固定材料的类型进一步细分显示：在 17597 例使用骨水泥型假体进行初次全髋

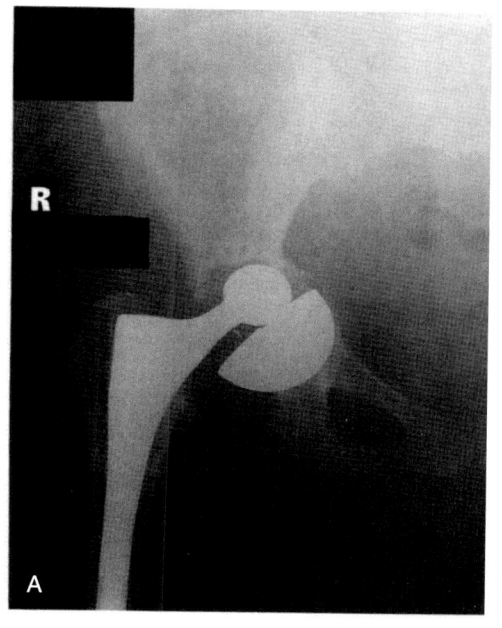 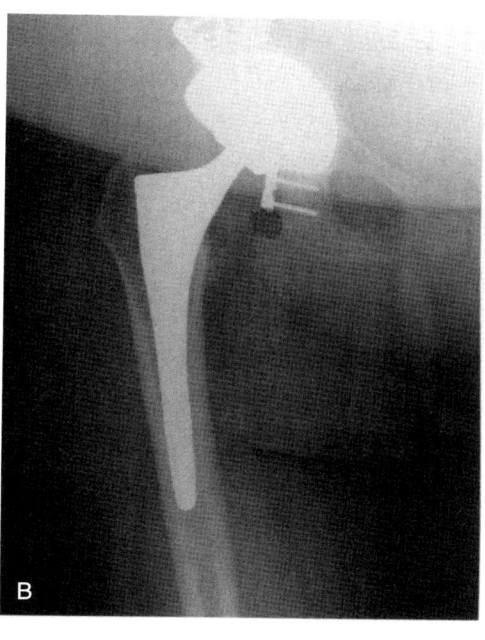

图 64-2 （A）全髋关节成形术失败，摄片表明存在有骨盆骨不连续，注意观察骨折线。（B）通过使用非骨水泥型髋臼杯以及放置髋臼后侧柱进行的全髋关节翻修术。

关节成形术的患者中，其术中出现股骨骨折的发生率为0.1%；而在2078例使用非水泥型假体初次进行全髋关节成形术的患者中，其术中出现股骨骨折的发生率为3.9%。同期施行关节翻修术的病例中，有3265例使用骨水泥型假体进行关节翻修，其术中出现股骨骨折的发生率为1.9%；有1132例使用非骨水泥型假体进行关节翻修，其术中出现股骨骨折的发生率为14%。

在19 657例行初次全髋关节成形术的患者中，术后出现股骨骨折的发生率为0.6%，进一步细分，在17 579例使用骨水泥型假体进行初次全髋关节成形术的患者中，其术后出现股骨骨折的发生率为0.6%；而在2078例使用非骨水泥型假体进行初次全髋关节成形术的患者中，其术后出现股骨骨折的发生率仅为0.4%。与术中骨折一样，接受翻修术的患者其术后股骨骨折的发生率较未接受翻修术的患者高。在4397例接受关节翻修术的患者中，其术后出现股骨骨折的发生率为2.4%，进一步细分，在3265例使用骨水泥型假体进行关节翻修的患者中，其术后出现股骨骨折的发生率为2.8%；而在1132例使用非骨水泥型假体进行关节翻修的患者中，其术后出现股骨骨折的发生率为1.5%。

(二) 危险因素及骨折时间

许多研究发现，年龄、性别及体重指数并不是假体周围骨折的高危因素。Lindahl等对瑞典国家全髋关节成形术病例登记处的研究表明，从初次施行全髋关节成形术至出现股骨骨折的平均时间为7.4年，而接受关节翻修的患者中，其平均时间则为3.9年[63]。而Lewallen及Berry对Mayo临床关节病例登记处的记录情况分析后表明，从初次施行全髋关节成形术至出现股骨骨折的平均时间为8.1年[61]。

术后发生假体周围骨折的主要因素是：植入物松动和患者存在骨溶解症[86,98]。Lindahl等发现，70%晚期发生假体周围骨折的患者，植入物松动和与植入物相关的因素在骨折的发生中起着重要作用[39,56,62]。Jensen等发现，松动的骨水泥型假体多会导致股骨近端骨折，而固定较好的骨水泥型假体常会导致假体尖端骨折[50]。Lewallen及Berry对Mayo临床关节病例登记处的记录情况分析后表明，94%的患者骨折之前的摄片就已显示有假体松动[61]。

骨折的最常见病因是假体与患肢同级下降。Lindahl等的研究发现，75%的初次施行全髋关节成形术和56%经过全髋关节翻修术的患者中，都存在有坐位或站位的同级下降。在经过关节翻修的人群中，有同级下降因素存在时，约有37%的患者同时发生骨折，而在施行初次全髋关节成形术的人群中，约有18%的患者同时发生骨折。同级下降时，两组人群中发生较大创伤的患者仅约为7%[62]。

(三) 股骨骨折的分类

为了使假体周围骨折的交流有统一的标准，并帮助外科医生作出治疗决策,过去几十年间出现了多种分类方法。Johansson 等[51]的分类方法是:Ⅰ 型骨折位于假体柄尖端的近侧,Ⅱ 型骨折位于假体柄尖端的周围,Ⅲ 型骨折位于假体柄尖端的远侧。Bethea 等[12]的分类方法是:A 型骨折位于假体柄尖端的远侧,B 型骨折位于股骨干周围,C 型骨折为粉碎性骨折。Mont 和 Maar[72]提出了六分法;Ⅰ 型骨折为术中骨折,Ⅱ 型骨折位于假体柄周围,Ⅲ 型骨折位于假体尖端周围,Ⅳ 型骨折位于假体尖端远侧,Ⅴ 型骨折为假体柄周围严重的粉碎性骨折,Ⅵ 型骨折位于股骨髁上区域。现今,应用最普遍的分类方法是由 Duncan 和 Masri 提出的温哥华分类法(图 64-3)[26]。这种分类方法基于三方面的因素:骨折部位、植入物的稳定性和剩余骨量。A 型骨折位于转子周围的区域,累及大转子的为 AG,累及小转子的为 AL。B1 型是固定牢固的假体柄周围的骨折,B2 型是固定松动的假体柄周围的骨折,B3 型是植入物松动并伴有骨量流失的骨折。A 型骨折通常不影响假体柄的稳定性,B1 型骨折通常需要保留假体并行切开复位内固定术。B2 型骨折需要对骨折进行固定并对股骨假体进行翻修。B3 型骨折需要应用同种异体骨合成的假体进行股骨近端置换,或者应用不依赖于股骨近端就能获得稳定性的植入物进行重建。C 型骨折通常需要进行切开复位内固定。

(四) 假体周围股骨骨折的治疗

1. 温哥华 A 型骨折

术中骨折:在初次安装髋关节假体或翻修时都可能会发生大转子术中骨折。在初次安装髋关节假体时,大转子骨折可发生于股骨准备、股骨假体植入或髋关节复位等阶段[34,47,102],而骨的质量较差是发生骨折的一个危险因素[59]。在行翻修术时,由于大转子存在骨质溶解,所以在暴露或移除股骨假体时更易发生大转子骨折。外展肌和骨外侧肌复合体完整的无裂缝骨折,可通过固定器械或进行负重保护并装有外展肌撑杆的非手术方法来加固。有移位的术中骨折通常需要复位,并用金属线、转子爪形器或转子索道板进行固定,以防止骨折进一步移位、外展肌力量下降和髋关节不稳定。在初次安装非骨水泥型股骨假体时,从股骨颈延伸至小转子的术中骨折很常见,这些骨折多为无移位的裂缝骨折。如果股骨假体较稳定,则这些骨折可通过钢丝环扎及术后进行负重保护得到成功处理[31,99,107,120]。

术后骨折:大转子术后骨折常会伴有小的创伤,通常情况下,骨折并不影响股骨假体的稳定性。然而,如果存在骨折移位,则需考虑骨折复位并进行坚固的固定以防止长期的功能障碍。如果骨溶解症是导致大转子骨折的重要因素,则需行手术治疗,以彻底处理

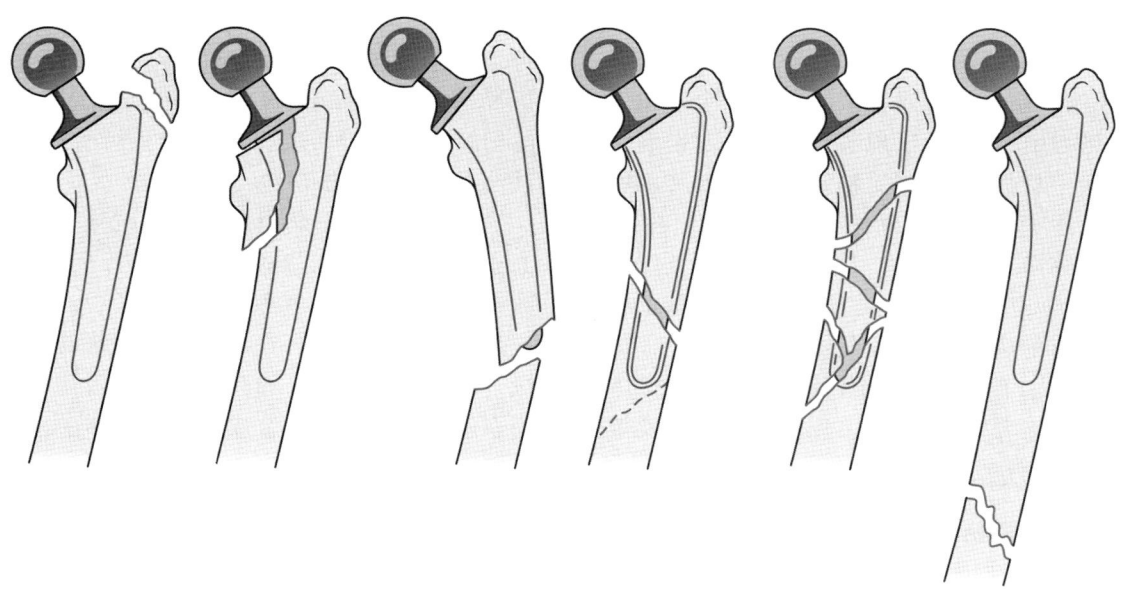

图 64-3 全髋关节成形术伴发的假体周围股骨骨折,其温哥华分类法图解,描述见正文。

关节成形术所致骨质溶解的潜在问题（图 64-4）[9.32]。骨折发生后,在决定再次手术前可以考虑让骨折通过纤维性连接达到骨性愈合或骨折稳定。Hsieh 等报道,安装小型 Omnifit 全髋关节假体后发生大转子假体周围骨折的平均时间为 11 年。他们发现,在 887 例全髋成形术的患者中,通过大转子的骨折发生率为 2.6%,这些骨折发生于术后 4~11 年,并且都穿过骨质溶解区,人们认为这些骨折与聚乙烯磨损有关。对 17 位存在骨折轻微移位的患者进行了非手术治疗,其措施包括:扶拐行走、限制活动和使用镇痛药。治疗 6~8 周后,其中 15 位患者的骨折达到临床和影像学的愈合。对 4 例骨折进行了内固定和髋臼线重新校正,并对骨质溶解区进行骨块移植的治疗,这些骨折在治疗后均达到愈合并未出现再移位[46]。

2. 温哥华 B1 型骨折

位于股骨假体固定牢固的假体柄周围或其尖端的骨折,治疗具有很大的挑战性。因为该区域应力较大而且存在髓内植入物。虽然目前已有多种固定技术,但人们仍在致力于研发能够优化股骨生物愈合潜能的稳定方法。牵引、支具或石膏疗法等非手术治疗,延长了患者的恢复时间,而且易引起皮肤溃破、褥疮、骨折畸形愈合和不愈合等并发症[112,51,112]。手术治疗可以使骨折达到解剖复位和稳定固定,从而可以使患者早期负重和恢复功能。过去,人们对该型骨折的治疗措施主要是:使用不锈钢丝环扎固定和切开复位并用坚硬的动力加压钢板进行内固定[6,12,34,83,119]。临床研究表明:单独进行环扎固定效果不理想,单皮质螺钉仅联合动力加压钢板进行固定常常导致近端固定不理想[1,2,24,84,100,106]。上述不足推动了钢板环扎联合固定术的发展,包括 Ogden 钢板和新近出现的钢缆系统[39,106,119,121,128]。现代的技术常包括使用贴附有皮质骨的同种异体骨移植来增加固定。使用近端镀有钢缆、前面及内面嵌有移植骨的钢板进行固定,要比单独使用同种异体骨移植进行固定的效果理想(图 64-5)[38]。据报道,在骨折位置上方和下方移植 2~3 块骨并用钢缆进行固定,其效果较好[25,125]。Haddad 报道了 40 例 B1 型骨折,其中的 19 例仅仅采用皮质骨植骨进行治疗,21 例采用钢板联合 1~2 块皮质植骨进行治疗。98%的骨折都达到骨连接,有 4 例畸形愈合,对线不齐的发生率小于 10%,没有一例出现股骨假体松动[38]。

与普通钢板相比,带锁钢板能够增加轴向和角向的稳定性,但是对于 B1 型假体周围骨折,一些学者又倾向于使用外侧钢板进行固定。一些带锁钢板在设计时考虑到了间接复位、保留骨膜及螺钉靶向固定的需要,以便减小手术切口。Ricci 等描述了 50 例经过间接复位、钢板固定治疗的温哥华 B1 型骨折,平均 12 周

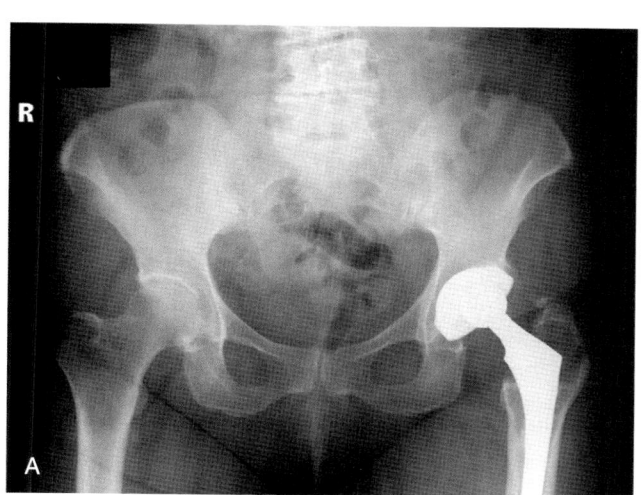

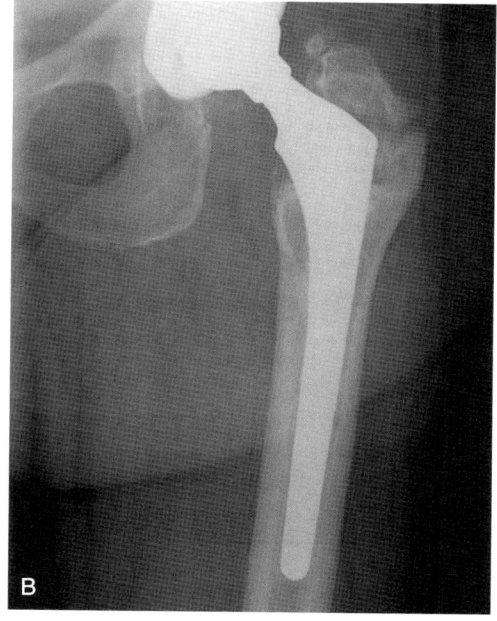

图 64-4　(A)伴有假体周围骨质溶解的大转子轻微移位骨折的摄片。(B)在经过聚乙烯填充和股骨头置换以及骨块移植 3 年后的摄片。骨折没有进一步移位并达到纤维性连接,患者已无症状。

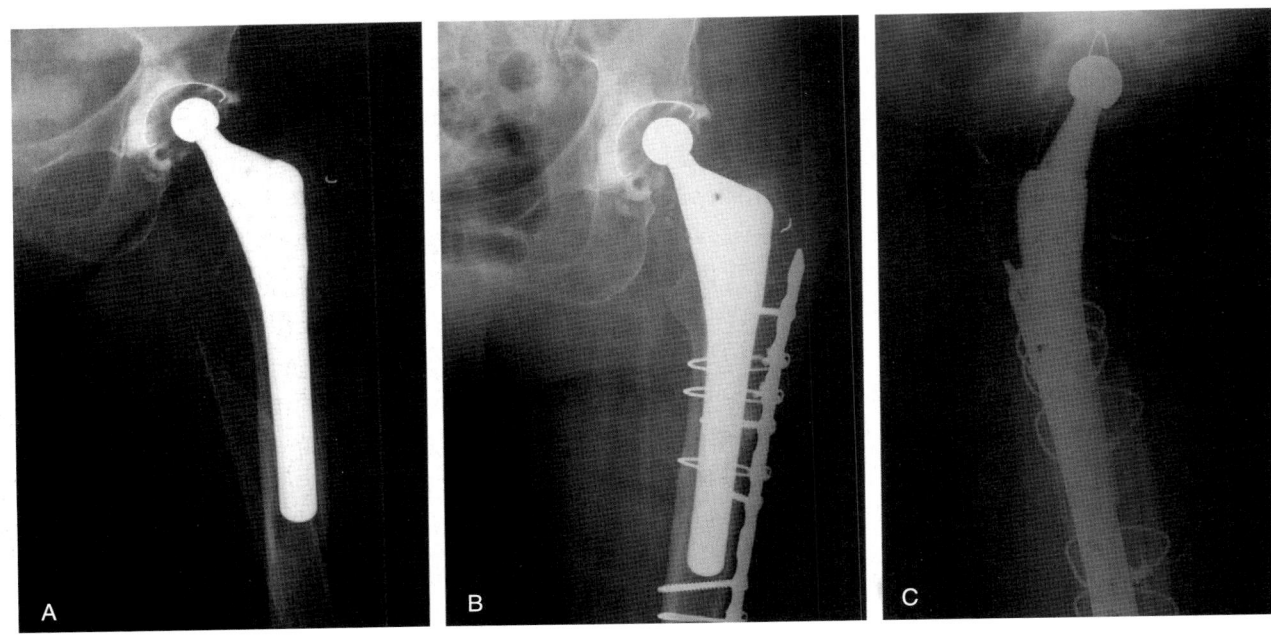

图 64-5 (A)温哥华 B1 型假体周围股骨骨折的摄片。(B)正位片。(C)侧位片。图中显示的是使用外侧带锁钢板及前侧皮质骨植骨进行内固定。

后,它们都达到骨性连接,并且对线满意[90]。Fulkerson 等[33]通过体外生物力学测试比较了两种治疗股骨干假体周围骨折的方法。他们将带锁钢板与远端带有螺钉、近端镀有钢缆的 Ogden 构造器械进行了比较,结果发现,无论是在轴向负荷与扭转来回循环之前还是循环之后,带锁钢板均要比后者坚硬。然而,在侧弯、稳定性或最大扭转负荷方面,两者没有差别。但是两者固定失败的模式并不相同:带锁钢板固定失败的主要原因是穿过螺钉孔的外侧皮质发生骨折,而后者固定失败的主要原因是近端的钢缆将宿主骨割断或近端的钢缆松动。

来自瑞典的 Lindahl 等[63]报道了温哥华 B1 型骨折在施行内固定术后,其翻修率为 59%,其预后较差的主要原因是单纯地使用钢板(非带锁钢板)进行固定。他认为预后较差的原因之一是,外科医生误解了股骨干的稳定性,并对一些病例进行了不当的处理如使用松动的植入物去单独固定骨折而未对股骨假体进行翻修。

3. 温哥华 B2 型骨折

在发生骨折的患者中,他们骨折前的 X 线片显示至少有 3/4 的患者在骨折前就已出现股骨干松动,因此假体周围股骨骨折的主要类型是温哥华 B2 型骨折或温哥华 B3 型骨折[12]。这些骨折的处理较复杂,因为外科医生在稳定骨折的同时需要成功翻修股骨假体。

对于温哥华 B2 型骨折,通常需要移去原有的假体,并植入一个新的柄较长的假体(图 64-6)。使用标准的手术方法可以将非骨水泥型假体从股骨近端拔出,从骨折位置处着手可以到达假体与股骨的交界面,从而能够加快移除假体的速度。对于一些特定的骨折,可以在转子处截骨从而方便移除植入物[127]。一旦骨水泥型假体被移除,应将长柄关节假体绕行距骨折处至少两倍于骨皮质直径,以稳定骨折。也许可以考虑使用骨水泥型假体,但是这类假体存在一些问题如:水泥可能会从骨折处脱出、延迟愈合和全髋翻修术操作较困难等,这使得大部分外科医生倾向于使用非骨水泥型植入物[4,19,72,110]。在大多需要翻修的病例中,多孔涂层植入物或槽锥形模块植入物较为理想,因为在骨折近端及骨折远端的骨干处均可固定假体[8,10,27]。

Springer 等对 118 例温哥华 B2 型及 B3 型骨折的 116 位患者进行了评估。使用骨水泥型假体柄进行翻修的有 42 例,使用近端带有多孔涂层非骨水泥型假体柄进行翻修的有 28 例,使用多孔涂层假体柄进行翻修的有 30 例,使用同种异体假体复合体进行翻修的有 18 例。随访时间平均为 5.4 年。股骨假体 5 年生存率为 90%,10 年生存率为 79.2%,15 年生存率为 58%,股骨假体最终需要进行移除或翻修。他们报道称,非骨水泥型多孔涂层植入物获得稳定固定的可能性较高,而且不会导致骨折不愈合[113]。Ko 等报道了 12

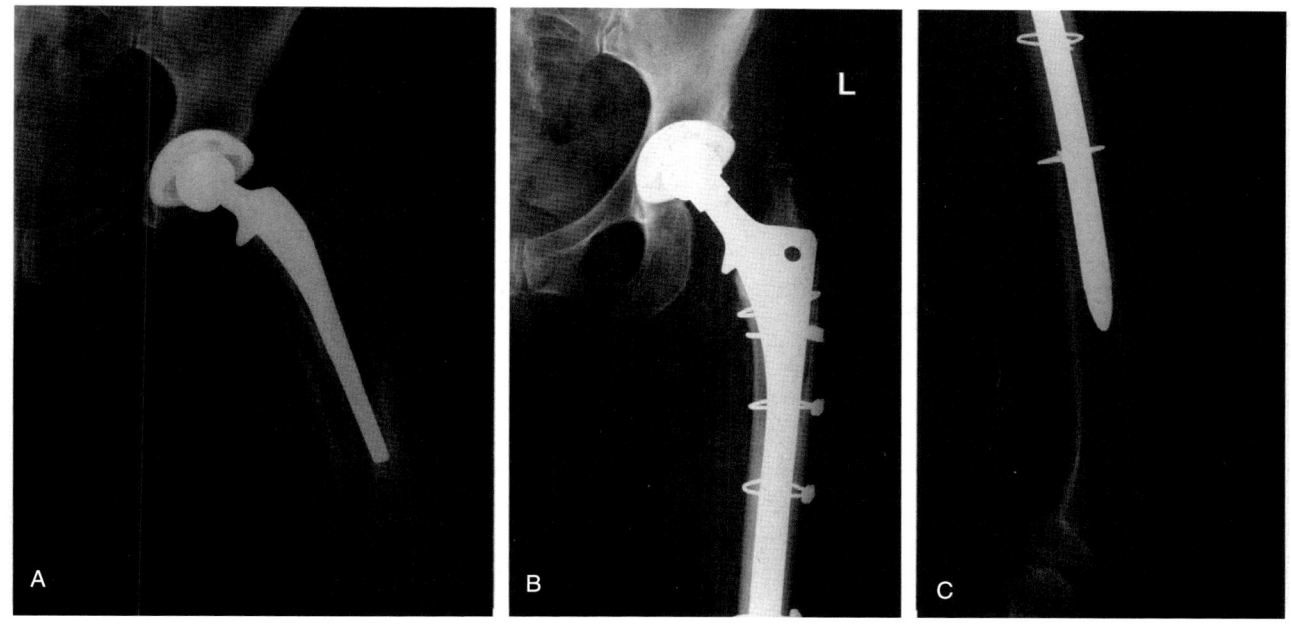

图 64-6　(A)股骨假体温哥华 B2 型骨折的摄片。(B,C)，全髋关节成形翻修后的摄片

例温哥华 B2 型骨折的病例，它们使用 Wagner 假体柄进行翻修治疗，随访时间平均为 58.5 个月。这 12 位患者在翻修之前其假体固定牢固、骨折达到坚固愈合[56]。报道称，使用骨水泥型股骨假体对温哥华 B2 型骨折进行翻修，其骨折不愈合发生率为 31%，再骨折发生率为 15%[4]。因骨折不愈合、假体无菌性松动、假体感染和假体脱位而导致的非骨水泥型多孔涂层植入物翻修失败率为 12%~20%[23,47,57,72,73,75,81,123]。

4. 温哥华 B3 型骨折

温哥华 B3 型假体周围股骨骨折的处理方法仍然在不断发展并逐步得到改善。目前所述及的翻修方法包括同种异体骨移植、嵌塞骨移植、近端股骨置换术和植入能够保留股骨近端的槽锥形假体。同种异体骨移植虽然考虑到了方便大转子再附着，但该手术比较费时并且存在传播疾病的风险[3]。在 2006 年，Maury 等对 25 例温哥华 B3 型假体周围股骨骨折进行了分析，这些患者采用了同种异体股骨近端骨移植治疗。在这些患者中，有 17 例的大转子达到骨性连接，翻修率为 16%。在后来的随访中发现，有 23 位患者可以行走，15 位患者需要助行器，18 位患者有轻度的外展倾斜，6 位患者有重度倾斜[67]。Tsiridis 等对 106 位接受嵌塞骨移植治疗的温哥华 B2 和 B3 型骨折患者进行了回顾性研究，这些病例中骨折不愈合率为 19.8%，88% 的温

哥华 B3 型骨折采用了嵌塞骨–长柄假体复合物进行翻修，57% 温哥华 B2 型骨折采用了嵌塞骨–短柄假体复合物进行翻修。他们建议使用嵌塞骨移植以修复骨缺损，使用长柄假体以获得理想的结果[118]。Klein 等对 21 例接受近端股骨置换术进行温哥华 B3 型骨折翻修的患者进行了平均 3 年的随访，随访发现只有 1 位患者在行走时出现明显的疼痛，有 6 位患者存在有并发症：感染 2 例、脱位 2 例、再骨折 1 例和髋臼固定失败 1 例[55]。

远端骨量充足的患者，可以考虑使用槽锥形假体柄进行翻修（图 64-7）。经过骨折线使宿主骨近端开放，或在宿主骨近端进行截骨以便移除需要翻修的假体。注意保护血供，并保留好骨块以使其附着于翻修的假体周围。Berry 报道了 7 例采用槽锥形假体柄进行翻修的温哥华 B3 型骨折患者，对他们的最短随访时间为 2 年[10]。截至最后一次随访，所有患者的植入物均稳定，并且所有的急性骨折均已愈合。这样就对股骨近端的骨质重建过程有了一个连续的观察。Mulay 等对 24 例温哥华 B2 和 B3 型骨折的患者进行了分析，这些患者采用非骨水泥型假体进行翻修并经股骨对假体柄远端进行固定。91% 的骨折达到骨性连接，患肢平均下沉 5mm。在这些患者中，有 5 例脱位和 2 例骨折不愈合（其中 1 例伴发感染）[76,108]。

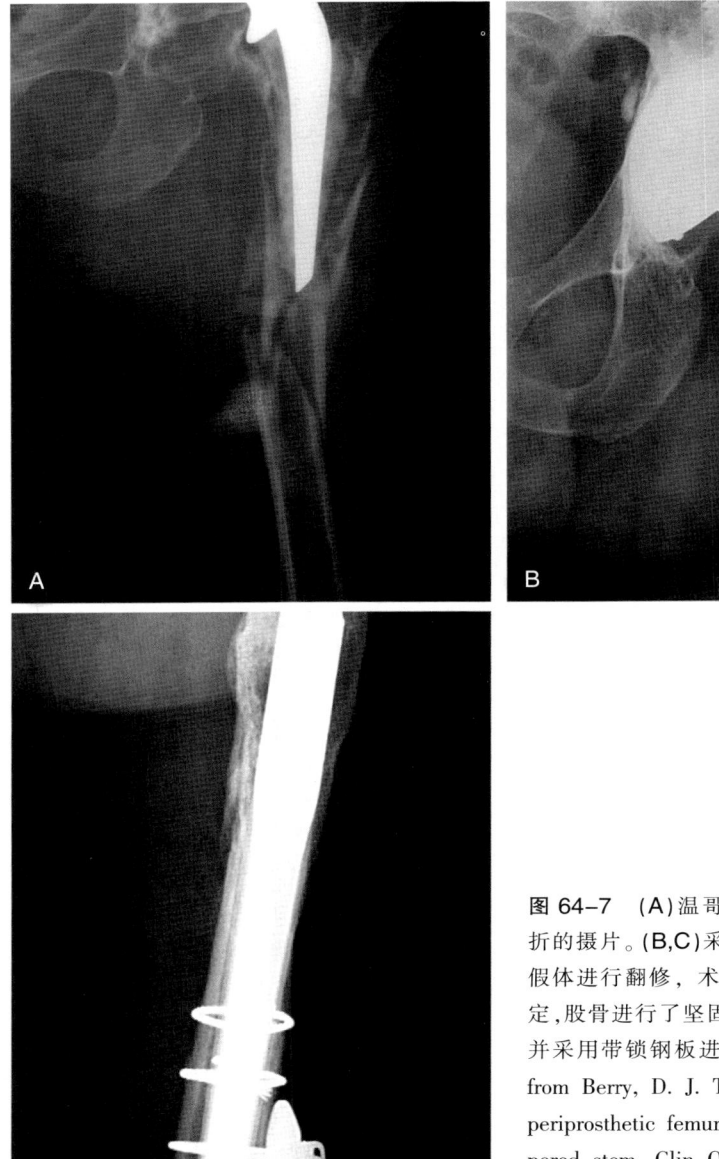

图 64-7 （A）温哥华 B3 型假体周围股骨骨折的摄片。（B,C）采用非骨水泥型槽锥形长柄假体进行翻修，术后 2 年的摄片。假体柄稳定，股骨进行了坚固的重建。患者有髁上骨折并采用带锁钢板进行治疗。（With permission from Berry, D. J. Treatment of Vancouver B3 periprosthetic femur fractures with a fluted tapered stem. Clin Orthop 417:224 –231, 2003, Figs. 3A, 3C, and 3D.）

5. 温哥华 C 型骨折

温哥华 C 型假体周围股骨骨折有多种治疗方法。无移位的稳定骨折和不宜手术的患者，可以通过牵引、功能支具或长腿石膏进行治疗[59,111]。移位或不稳定的骨折，切开复位内固定治疗效果较好。这些骨折也可通过钢板固定或逆行交锁髓内钉进行治疗[124]。一块长的钢板可能会与股骨干部分重叠，从而避免钢板末端与股骨干末端之间的应力增加。当需要重叠固定时，建议固定假体柄近端并将假体柄尖端至少距骨折两皮质直径处进行绕行[125]。随着带锁钢板的发展，这些骨折通常可以通过间接复位并保留骨折处软组织附着进行治疗[14,18]。

第三节 全膝成形术的假体周围骨折

随着行初次全膝关节成形术和术后全膝关节翻修术患者数量的不断增加，全膝成形术假体周围骨折的发生率也在增加。假体周围股骨骨折是全膝关节成形术后再次手术的常见原因之一。Vessely 等[122]对 1000 例采用骨水泥型股骨髁假体行全膝关节成形术的患者进行了15 年的随访。在再次手术的病因中，假体周围骨折占

22%,假体周围髌骨骨折大多发生于术后 5 年内,假体周围股骨骨折大多发生于术后 10 年或 10 年以后。

全膝关节成形术(TKA)假体周围骨折可被分为:股骨髁上骨折、髌骨骨折和胫骨骨折。也可分为术中骨折或术后骨折。治疗时需要考虑的因素有:患者的活动水平及合并症、植入物的固定及稳定情况、骨折的性质和骨折的时间。

一、假体周围股骨骨折

(一) 发病率

Mayo 临床关节登记处记录了 16 906 例初次膝关节成形术和 2904 例膝关节成形翻修病例。在这些病例中,股骨远端骨折在初次膝关节成形术术中发生率为 0.1%,在膝关节成形翻修术中发生率为 0.8%;而术后股骨骨折在初次膝关节成形术中的发生率为 0.9%,在膝关节成形翻修术中的发生率为 1.6%[7]。

(二) 危险因素

全膝成形术假体周围股骨骨折的危险因素主要有:骨质疏松、类风湿性关节炎、应用皮质类固醇激素、高龄、女性和存在神经功能疾病患者[22]。有些研究报道,手术时股骨远端的前侧切迹也是发生假体周围骨折的危险因素[94]。生物力学研究表明,股骨前侧 3mm 的切迹将会导致骨的扭转力量下降 30%[16,60]。无菌性假体松动和大量的骨缺损会使支撑骨变薄,进而可能会导致术后骨折[28]。发生假体周围骨折时,患者受到的创伤通常较小而且多伴有假体与患肢的同级下降[79]。

(三) 骨折分类

Sisto 和他的同事们[109]第一次对膝关节假体周围骨折进行了分类,他们将病例分为无移位、移位和粉碎型骨折。随后,Merkel 和 Johnson[70]以及 Neer 和他的同事们[78]提出了新的分类方法,他们以骨折的移位和粉碎程度为基础进行分类。Lewis 和 Rorabeck 在分类时不仅考虑到骨折移位因素,同时考虑到假体的稳定性(图 64-8)[95,96]。Ⅰ型股骨骨折:无移位、股骨假体固定良好。Ⅱ型股骨骨折:骨与假体界面保持完整、骨折移位。Ⅲ型股骨骨折:无论是否移位,均有假体松动。

(四) 治疗

术中骨折:只要暴露充分、足够细心,许多术中骨折在手术时即可被发现。股骨髁骨折大多发生在植入假体前的骨准备阶段。股骨髁骨折,尤其是位于骨质疏松区域者,通常可以用拉力螺钉附加垫圈获得满意的固定。对植入物附加一个柄可以防止骨折延伸至髁上区域。在注入水泥之前发现的骨折,应将其充分暴露并进行固定。股骨干骨折常发生于假体翻修时,诊断比较困难,通常需要借助于摄片检查。如果发现有股骨干骨折,建议将假体柄绕过骨折处。对于不稳定的骨折,可以用钢丝环扎或钢板固定。

术后骨折:术后发生的骨折通常在正位片上显示较清楚。对于轻微的骨折,需要仔细对比骨折前后的片子才能做出诊断。有时需行 CT 扫描以进一步明确骨折的类型,尤其是粉碎型骨折或怀疑为无移位的应力骨折。Lewis 和 Rorabeck 分类法能够较好的指导治疗。Ⅰ型股骨骨折由于假体固定良好、骨折无移位,多采用非手术治疗。使用圆柱形石膏托进行固定能够防止软组织并发症,在骨折达到骨性愈合前应限制负重,持久的石膏固定可能会导致日后运动范围受限。这些骨折非手术治疗的成功率为 57%~100%[95]。Chen 和他的同事[20]对 195 例该类骨折进行了回顾性研究,研究表明,无移位骨折行非手术治疗 83%取得了满意效果,有移位骨折经非手术治疗后仅 64%取得满意效

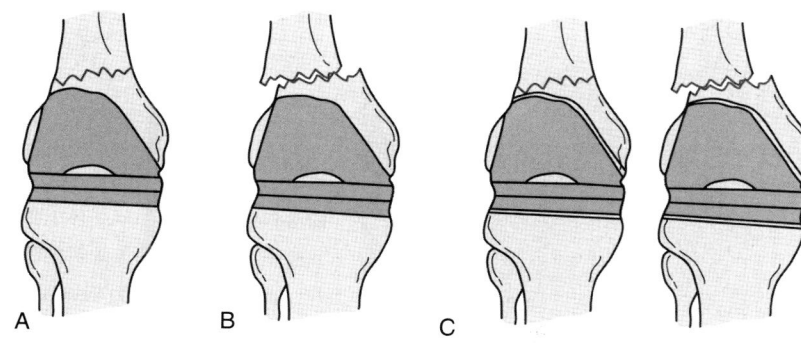

图 64-8　Rorabeck 等[95,96]关于全膝关节成形假体周围股骨骨折的分类方法。详见文中描述。

A　　　　B　　　　C

果。Moran 和他的同事[74]报道,29 例股骨髁上骨折中 5 例无移位骨折行非手术治疗后 100%取得满意效果。由于手术治疗时存在有围术期风险,所以大多数学者一致同意对这类骨折的患者,首选非手术治疗。然而,随着手术技术的发展,即使是股骨高应力区的无移位骨折,其手术指征也可能会扩大。

对于植入物固定良好的股骨移位骨折和不稳定骨折,标准的治疗方法是切开复位内固定。固定方法有:拉力螺钉固定、钢丝环扎固定、钢板螺钉固定及髓内器械固定。大多数骨折在骨质疏松区有不同程度的粉碎,最好使用钢板及螺钉进行重建或使用髓内固定器械进行处理[30]。Healy 和他的同事报道了 20 例经侧方入路对股骨髁上骨折进行切开复位内固定的患者。他们推荐用翼状钢板而不是动力髁螺钉钢板,因为前者能提高对远端骨折块旋转的控制。平均 16 周后,18 例骨折达到愈合,2 例需要翻修并要在骨折部位进行骨移植。骨折前的 AKS(美国膝关节协会)疼痛评分平均为 85 分(59 分~100 分),骨折后的随访其评分平均为 84 分(49 分~100 分)。骨折前的 AKS 功能评分平均为 55 分(20 分~90 分),骨折后的随访其评分平均为 57 分(20 分~90 分)。在最后一次随访时,所有的患者均已恢复到骨折前的功能水平[44]。但有些人并不同意上述观点,Figgie 等报道了 10 例股骨髁上骨折用钢板和螺钉固定后有 5 例出现骨不连[30]。此外,还有骨折内翻成角畸形的发生率较高、传统钢板固定失败和发生滑膜瘘的报道[22,79]。

在过去的十年间,远端股骨髁上钢板的设计和股骨远端骨折的固定技术有了显著的发展。通过微小暴露对骨折进行间接复位并用带锁螺钉经皮固定技术,在提供坚强固定的同时还可以减少对软组织的牵拉(图 64-9)[58,126]。带锁髁钢板为股骨远端骨折后使用螺钉进行固定提供了更多的选择,而且可以减少骨质疏松区骨组织中断的发生率。Ricci 和他的同事对 24 例股骨髁上骨折的 22 位患者进行了回顾性研究,这些骨折均位于固定良好、不带柄的膝关节假体上方。在这些病例中,骨折复位时均未进行骨移植。86%的骨折达到愈合,有 2 例因感染而致骨不连,有 1 例为无菌性骨不连。其中的 20 例骨折术后对线满意,15 位患者恢复了他们的基本活动水平。能够进行无限制负重的平均时间为 12 周[91]。Raab 等[87]对 11 位股骨远端假体周围骨折的患者进行了回顾性研究,其中 4 位患者使用的是后交叉韧带保留型全膝关节假体,6 例患者使用的是后交叉韧带替代性(后稳定型)全膝关节假体,1 位患者使用的是铰链型假体。所有的骨折均进行了切开复位带锁髁钢板或 LISS(微创手术系统)钢板内固定。平均 21 周后,9 例急性骨折全部愈合,2 例骨不连骨折中的 1 例达到愈合,9 例患者达到解剖复位。在这些患者中,没有发生感染或畸形愈合,膝关节的活动范围平均为 4°~92°。

20 世纪 90 年代,假体周围股骨骨折逆行交锁髓内钉开始受到欢迎(图 64-10)。这项技术的优势包括:对骨折进行间接复位、切口相对较小、避免牵拉软组

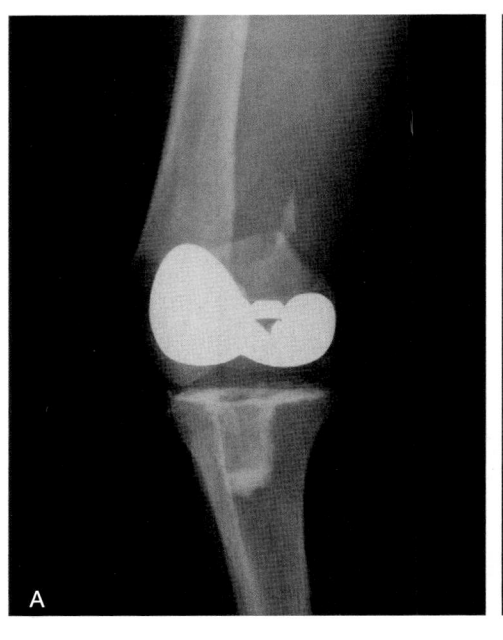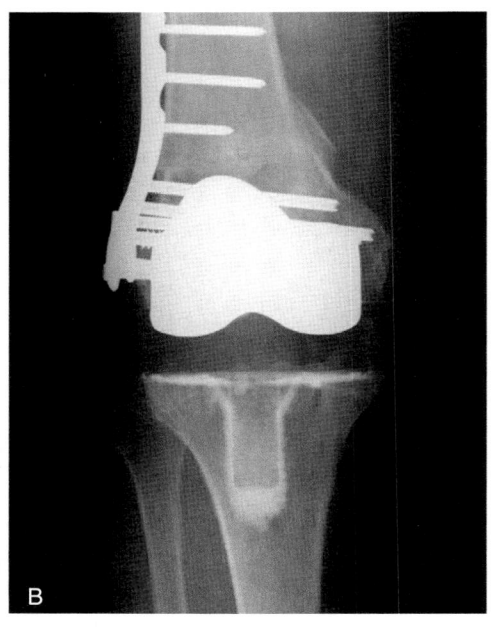

图 64-9　(A)膝关节假体上方发生的假体周围股骨骨折的摄片。(B)带锁钢板进行内固定 7 个月后的摄片,骨折顺利愈合。

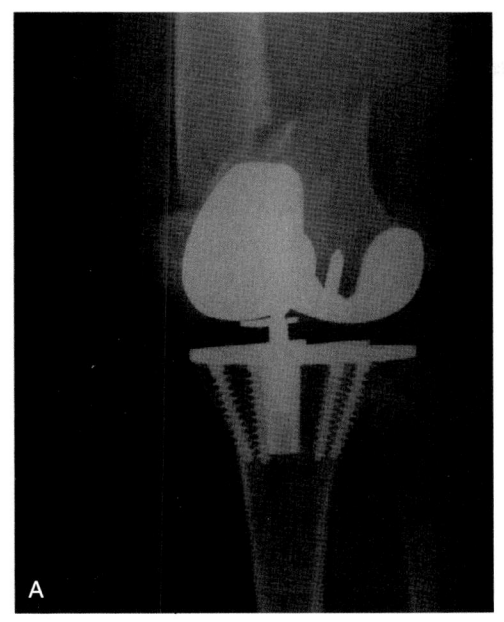
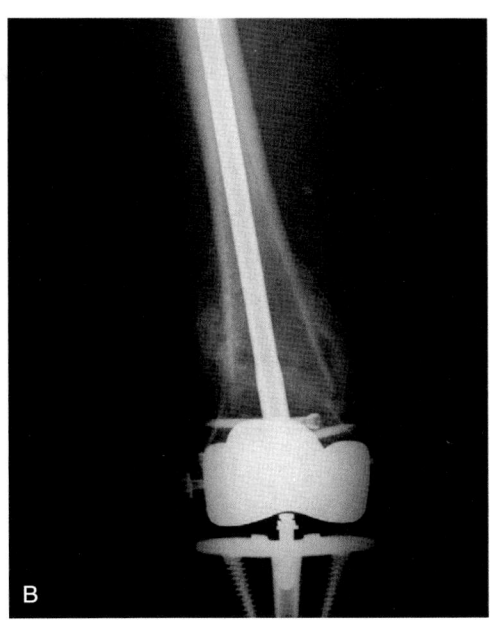

图 64-10　(A)膝关节假体上方股骨远端骨折的摄片。(B)逆行交锁髓内钉固定后的摄片。

织及阻断血运[30,48,77]。这个治疗方法有一定的局限性，首先，带有闭合后交叉韧带替代盒的假体及一些髁间距较窄的后交叉韧带保留型假体不允许放置逆行交锁髓内钉。虽然可以通过金属切割工具钻除髁间交叉韧带替代盒，但是这样可能会使一些金属碎屑残留在关节间隙内[66]。其次，干骺端的管腔比交锁髓内钉的直径大，从而使得骨折远端的髓内固定不够牢固。目前，股骨髁上逆行交锁钉的设计有了进一步的发展，新的交锁钉可以在骨折远端放置多达 5 颗带锁螺钉。

除了贯穿股骨全长的髓内钉外，也有报道称使用短的髓内钉进行固定可以获得较好的结果。短的逆行钉在设计时考虑到了在股骨近端安装靶向带锁装置的要求。然而，大多数医生更喜欢放置一枚能贯穿股骨全长并到达小转子水平的长钉，以避免髓内钉尖端处的应力增加[40]。为了防止碰撞到胫骨处的聚乙烯，逆行交锁髓内钉必须有足够的基座[49]。

Gilatis 和他的同事[36]报道了有 10 处假体周围股骨骨折的 9 例患者，并对他们进行了至少 2 年的随访，这些骨折都采用了逆行交锁髓内钉治疗。3 个月内骨折全部愈合，其中 1 例有 35°外翻畸形并进行了翻修，没有出现感染或假体松动病例。术后功能与术前相比没有明显的差别。Bezwada 等[13]报道了 30 例股骨髁上骨折的治疗。逆行交锁髓内钉固定组有 18 例，切开复位内固定组有 12 例。使用髓内钉进行治疗的患者，其膝关节活动范围平均为 5°~100°。而经过切开复位内固定的患者，其活动范围为 5°~95°。在切开复位

内固定组，术中出血量较大。两组骨折的愈合时间平均为 10 周。在最后一次随访时，髓内钉固定组平均有 4°的外翻，而切开复位内固定组有 5°的外翻。有 1 例患者因髓内固定时发生严重的脓毒症而在膝关节水平以上行截肢术，在最后一次随访时没有出现假体松动或失败病例[13]。

(五) 关节成形术翻修

膝关节假体松动或不稳定的股骨远端骨折，可以考虑用带有股骨柄的假体进行翻修。如有可能，应尽量维持内、外侧韧带在股骨远端的附着。可能需要用拉力螺钉稳定股骨髁，以使其与用于翻修的股骨假体相连。Giannoudis 和他的同事报道了 6 位股骨远端骨折的患者，他们均采用了骨水泥型长柄假体进行翻修。患者的平均年龄为 78 岁，骨折达到骨性连接的平均时间为 3.8 个月。他们需用长柄假体进行翻修的指征有：骨折伴有股骨髁严重粉碎、严重的骨质减少、假体松动或假体磨损[114]。

骨折严重粉碎而且骨质量较差的患者，如果不适合用标准的股骨柄假体进行翻修，可以考虑进行股骨远端置换治疗(图 64-11)。这种治疗，需要移除股骨远端片段及失败的股骨假体，并通过连接股骨假体与胫骨假体的组件来稳定膝关节。这种手术需要对胫骨槽进行修整，人们建议，股骨假体与胫骨假体在髓腔内应有附着干，以优化在骨质疏松区的固定。年龄较大活动较少的患者，较适合做股骨远端置换术，这有利

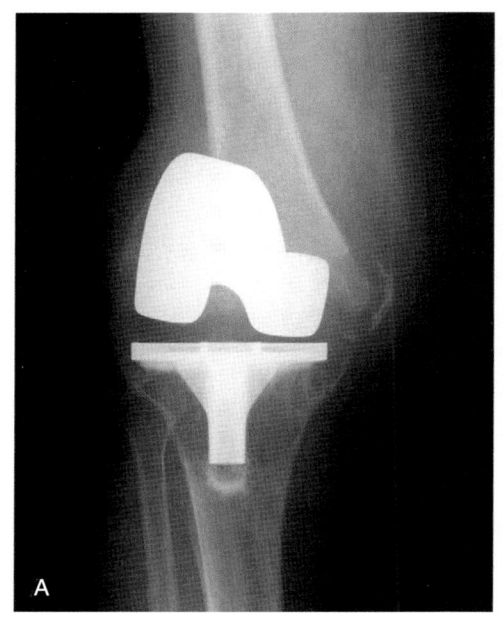
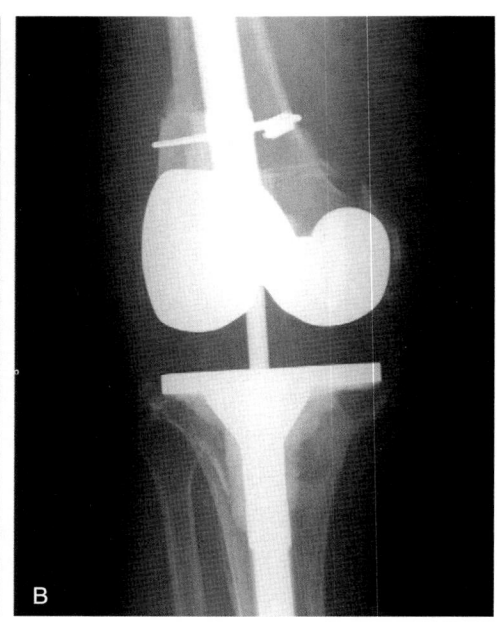

图 64-11   (A)伴有严重骨质溶解股骨骨折的 X 线平片。股骨远端剩余的骨量不够施行另外一个内固定术。B,使用同种异体假体施行的股骨远端置换术后的 X 线平片。

于他们早期活动和负重,这种手术也适用于对铰链型植入物耐受较小的患者[42,52]。

二、假体周围胫骨骨折

据报道,施行全膝关节置换术的患者,其假体周围胫骨骨折的发生率为 0.39%~0.5%。Felix 和他的同事对 Mayo 临床关节登记处记录的 17 727 例全膝关节置换病例进行了回顾,它们中有 102 例胫骨骨折。胫骨骨折的总体发生率为 0.4%,其中初次全膝关节置换术后为 0.39%,全膝关节翻修术后为 0.48%。假体周围胫骨骨折术后发生的平均时间为 60 个月。81%的假体周围胫骨骨折发生于术后,而且大部分的骨折在发生时没有明确的外伤史[29],23%的骨折发生于坠落后,6%的骨折伴有较大创伤。在 2001 年,Thompson 和他的同事[117]报道称,使用非骨水泥型胫骨假体患者中,其假体周围胫骨骨折发生率为 0.7%。

假体周围胫骨骨折的危险因素与股骨相似。手术技术和假体的类型也可能会增加骨折的风险。暴露不充分、骨准备不合适及胫骨植入物过大都可能会导致术中骨折[115]。合适的术前计划可能会降低骨折的危险,尤其是对于已有解剖改变或准备进行翻修的患者。非骨水泥型胫骨假体,尤其是有压配型髓内柄者,已被证实是假体周围胫骨骨折的危险因素之一,尤其是对于有明显骨质疏松的患者[89,93,95,104]。

继发于聚乙烯磨损的骨质溶解已经被公认为是胫骨骨折的危险因素。骨质溶解可能会导致应力骨折

和植入物失败[88]。常规摄片通常只能显示出患者因骨质溶解有发生骨折的危险,而 CT 扫描或 MRI 检查能定量显示出骨质溶解区的范围。

近来发现了单髁膝关节成形术时发生的一种新的骨折类型。该骨折累及胫骨内侧平台,通常为穿过钻孔的垂直剪切骨折。现今,大部分骨科医师都通过限制该区域钻孔的大小,以减少该型骨折的发生率。

(一)分类

Felix 和他的同事对假体周围胫骨骨折做出的分类被广泛采用,该分类法有助于假体周围胫骨骨折的诊断与治疗(图 64-12)[29]。他们结合了骨折时间、胫骨假体位置和胫骨植入物的稳定性进行分类。Ⅰ型:骨折位于胫骨平台并延伸至植入物界面。Ⅰa 型,骨折位于胫骨平台的内侧并且植入物固定良好。Ⅰb 型,骨折位于胫骨平台内侧但胫骨假体松动,这种类型的骨折常常穿过骨质溶解腔。Ⅰc 型,发生于术中的胫骨平台骨折。大多发生于初次全膝关节成形术胫骨准备期间或全膝关节翻修移除骨水泥型植入物时。

Ⅱ型:骨折位于胫骨假体柄的附近但没有延伸至植入物的界面。因此, 这些骨折发生于假体柄的远端,通常位于干骺端与骨干交界区。Ⅱa 型,植入物固定良好、大多为轻微移位骨折。Ⅱb 型,骨折通常伴有假体柄松动及骨质溶解。Ⅱc 型,术中骨折,通常发生于移除失败的胫骨假体或安装长柄骨水泥型或非骨水泥型胫骨植入物时。Engh 和 Ammeen 报道称,插入

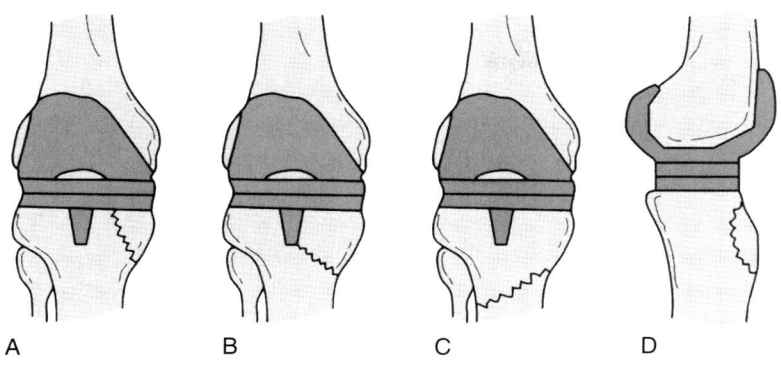

A　　　　B　　　　C　　　　D

图 64-12　Felix 等对假体周围胫骨骨折的分类，详见正文所述。

非骨水泥型假体柄时发生的骨折大多为轻微移位的垂直骨折，常在术后复查 X 线片时才被发现[28]。Ⅲ型：骨折位于胫骨干植入物的远端。Felix 和他同事的研究表明，在 102 例假体周围胫骨骨折中，只有 17 例为Ⅲ型骨折。Ⅲa 型骨折其植入物固定良好，Ⅲb 型骨折其胫骨假体松动（通常有明显的骨质溶解或失用性骨质疏松）。Ⅲc 型为术中骨折，常发生于安装翻修的骨水泥型长柄假体或在骨质疏松区处理小腿及试验假体时。

　　Ⅳ型：骨折累及胫骨结节，并且伸肌装置断裂。在 102 例患者中，只有 2 位发生该型骨折。这种骨折可能发生于术中，患者多有明显的骨质减少或其术前活动范围较差，或者发生于高位胫骨截骨及胫骨近端存在骨质溶解时。

（二）治疗

　　Ⅰ型骨折：无移位的Ⅰa 型骨折可以采用限制负重、制动等方法进行非手术治疗。需要认真对患者进行随访，以确保骨折不发生移位，因为移位能引起胫骨近端内翻畸形。移位的Ⅰa 型骨折常采用切开复位内固定治疗。

　　假体松动并伴有骨缺损的Ⅰb 型骨折常需手术治疗。在 Mayo 临床关节登记处的记录显示，23 例Ⅰb 型骨折的患者，有 17 例在开始时采用固定、限制负重进行治疗。然而，17 例骨折在 2 年内全部都需进行翻修。非手术治疗的风险主要包括：进行性畸形、再发骨折和进行性骨质丢失。骨缺损可以通过骨移植、增加胫骨槽或定制植入物进行治疗。有学者建议，应使用长柄假体以减少骨与骨水泥界面上的应力。

　　Ⅰc 术中骨折，在最终固定假体前就应发现该骨折并对其进行固定。人们建议，应使用带柄假体以消除骨折部位的应力。在植入物黏结之前应对骨折进

行解剖复位内固定，以避免骨水泥突入到骨折部位。Felix 所回顾的 102 例骨折中，有 11 例为Ⅰc 型骨折，在平均 47 个月的随访后，有 9 例结果较为满意，仅有 1 位患者进行了翻修。

　　Ⅱ型骨折：典型的Ⅱa 型骨折多有轻微移位，可以通过制动和限制负重治疗。移位骨折可以尝试闭合复位并制动或切开复位钢板内固定。如果选择闭合治疗，应事先向患者交代。固定治疗后膝关节活动范围可能会减小。

　　建议对Ⅱb 型骨折进行胫骨假体翻修，同时行骨移植治疗，并使长柄假体绕过骨折部位。大量的骨丢失可以通过同种异体骨移植或置入肿瘤型植入物进行治疗。

　　只要植入物稳定并且不伴有太大移位的Ⅱc 型骨折，可以行限制负重等非手术治疗。建议仔细分析术中 X 线片以全面理解骨折的性质，从而帮助制定最优的治疗方案。

　　Ⅲ型骨折：无移位或轻微移位的Ⅲa 型骨折，可以进行制动、限制负重处理。大部分的病例，在制动期间可以进行石膏固定，以保留膝关节的活动范围。移位或不愈合的骨折可进行切开复位内固定，对骨折部位进行骨移植并用钢板-螺钉固定。

　　Ⅲb 型骨折可以进行关节翻修或骨折愈合后行延迟翻修术并制动。这些骨折通常伴有骨缺损和骨质溶解，需要行同种异体骨移植或安装肿瘤型假体[35,52]。建议使用至少越过骨折位置两倍骨皮质宽度的髓内柄。

　　如果术中发现Ⅲc 型骨折，可以进行制动和限制负重处理。然而，如果植入物不够稳定，则需要对假体进行翻修。如果骨折不稳定并且移位明显，则建议对其行切开复位内固定术。

　　Ⅳ型骨折：胫骨结节骨折的治疗需要考虑骨折的移位量及骨折对伸肌装置连续性的影响。伸肌装置完

整的轻微移位骨折,可以进行制动治疗,并注意观察病情变化。移位骨折或伸肌明显迟缓的患者,应该对其伸肌装置进行重建,并对合适患者的胫骨结节骨折块进行固定。如果胫骨结节骨折块足够大,则可以用螺钉将骨折块固定。该型骨折很难达到坚固固定,可能需要钢丝、非吸收性网丝固定或将腘窝增大。软组织并发症包括:感染、创口延迟愈合和膝关节纤维性粘连。胫骨结节术中骨折需要用螺钉或钢丝进行处理以稳定骨折。

三、假体周围髌骨骨折

有报道称,假体周围髌骨骨折的发生率与股骨及胫骨相似,为 0.1%~8.5%[15,22,80,95,116]。与股骨及假体周围胫骨骨折一样,翻修术后骨折发生率比初次全膝关节成形术后高。假体周围胫骨骨折的危险因素主要包括三个方面:患者因素、假体设计和手术技术。患者方面因素有:肥胖,易于跌倒,患有炎症性关节炎、伴有骨质减少并使用皮质类固醇类药物治疗和骨量较差或骨量已有改变。此外,男性患者比女性发病率高[37,64,82]。Ortiguera 和 Berry 对 1985~1998 年间 12464 例全膝关节成形术患者进行了随访,其中有 85 例假体周围髌骨骨折,总体发病率为 0.68%[80],其中男性发病率为 1.01%,女性为 0.4%。

髌骨假体的设计也会影响髌骨骨折的发生率。假体柄太大可能会使保留的髌骨变得脆弱,易于发生骨折[103]。现代的假体大多带有 3 个较小的钉子,从而降低了假体周围骨折的发生率。

手术技术也与假体周围髌骨骨折的发生有关。危险因素包括:大量切除宿主骨、髌股关节对位不齐——由于股骨假体或胫骨假体旋转不良/错位或由于髌骨假体错位所致。骨量切除不足及髌股关节填塞过多的材料均可导致髌骨假体承受过大的应力,进而导致骨折[15,80,82]。当施行外侧松解术及内侧关节切开术时,可能会导致髌骨缺血性坏死[53,82,92,105]。如果要在髌骨外侧施行松解术,则至少应在髌骨边缘外侧 1cm 处进行,并尽量保护膝上外侧血管,以降低髌骨血运中断的发生率。

(一) 分类

目前,应用最广的假体周围髌骨骨折分类法是由 Ortiguera 和 Berry 提出的(图 64-13)[80]。I 型骨折:植入物稳定且伸肌装置完整(图 64-14)。II 型骨折:伸肌装置断裂(图 64-15)。III 型骨折:髌骨假体松动但伸肌装置完整。IIIa 型骨折:髌骨保留量满意;IIIb 型骨折:髌骨保留量较少。

(二) 治疗及结果

假体周围髌骨骨折治疗的复杂程度取决于骨折的类型。治疗的目标应是全膝关节功能良好并且伸肌装置完整,以使患者能够恢复到骨折前的活动水平。制定治疗计划前,必须对骨折位置、移位量、可利用的骨量和髌骨假体的状态进行评估[80]。术中骨折与术后骨折应单独论述。

1. 术中骨折

术中骨折常见于翻修时。溶骨性缺损或移除先前放置的植入物时用力过大,可能会导致髌骨骨折,尤其是在移除有金属支撑的假体时更易发生。术中就应对移位骨折进行固定以防止伸肌功能障碍。内固

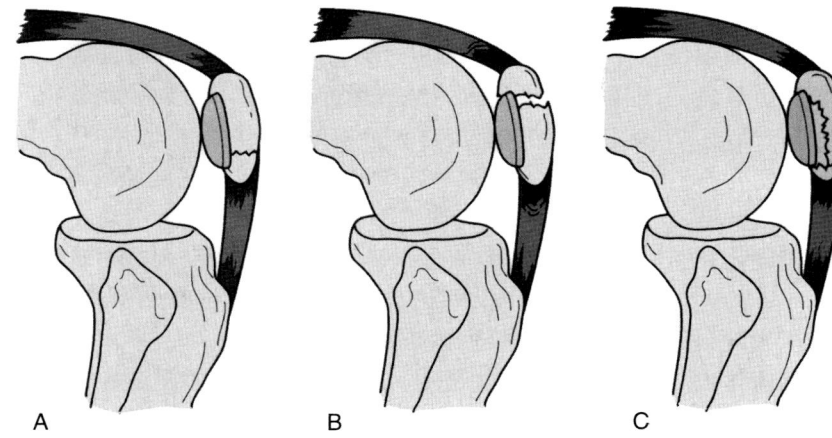

A　　　　　B　　　　　C

图 64-13 Ortiguera 和 Berry 所提出的假体周围髌骨骨折分类法,详见正文。

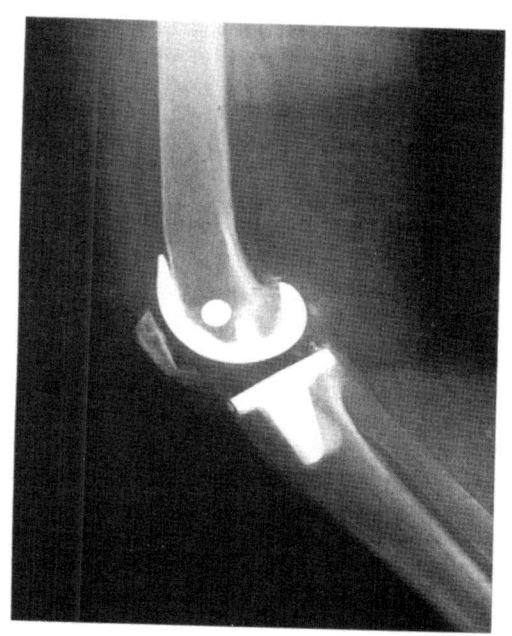

图 64-14　轻微移位的髌骨远端骨折,其伸肌装置完整。非手术治疗后结果较好。

定可能会避免髌骨关节面重建。在这种情况下,嵌塞髌骨骨移植也是一项治疗措施[41]。螺钉内固定、钢丝环扎固定和不可吸收缝线等措施均可用于固定术中骨折[82]。

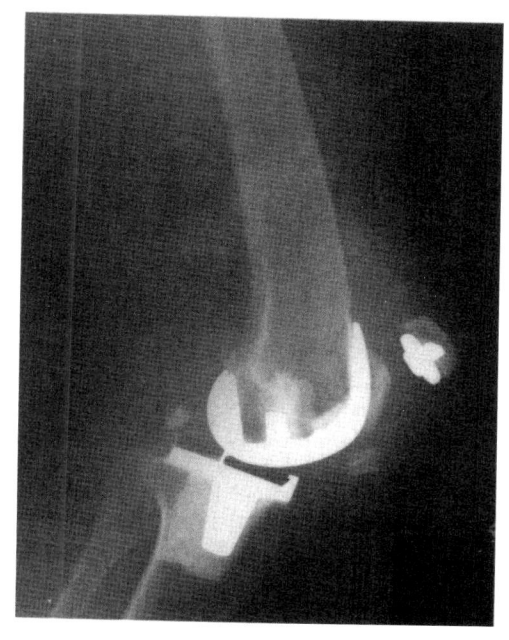

图 64-15　移位的假体周围髌骨骨折,其伸肌装置断裂。

2. 术后骨折

Ortiguera 和 Berry 所提出的分类法能够指导全膝关节成形术后髌骨骨折的治疗[80]。

Ⅰ 型骨折:大部分不伴伸肌装置断裂的无移位或轻微移位髌骨骨折,非手术治疗后结果满意[64]。

髌骨垂直骨折通常不伴伸肌装置断裂,可以进行短程的制动治疗。假体稳定且伸肌装置完整的横行骨折,可以先用膝关节固定器或管型石膏固定 4~8 周,然后再进行物理治疗。

在 Ortiguera 的报道中,Ⅰ 型骨折有 38 例(49%),其中 44% 的患者在发现骨折时没有症状或症状轻微,37 例患者接受了非手术治疗并且效果较好。Parvizi 等报道了 7 例 Ⅰ 型骨折,其中 3 例发生于跌倒后、1 例发生于交通事故后、1 例源于直接撞击,另外 2 例没有明确的病因;6 例用支具固定,1 例用管型石膏固定;6 例患者治疗效果良好,1 例患者治疗效果中等[82]。

Ⅱ 型骨折:该型骨折并不常见但其治疗极具难度,因为患者伴有伸肌装置断裂。许多医生建议对该型骨折进行手术治疗以恢复伸肌装置的连续性。然而,手术处理后并发症发生率较高。Ortiguera 报道,12 例该型骨折患者中有 11 例接受了手术治疗,有 6 例发生了并发症,其中 5 例需要再次手术。并发症发生率较高的原因包括:髌骨的位置较浅(这可能会导致感染)、髌骨太薄、血供较差的骨其固定选择有限并且愈合能力较差。固定的标准方法是用张力钢丝带固定,在一些病例张力钢丝带联合螺钉固定也许比较有效。当存在有小骨折块时,可以考虑将其切除并把肌腱固定到髌骨主要的骨块上。治疗失败并且伸肌功能持久障碍的患者,可以考虑对伸肌装置进行同种异体移植重建。

Ⅲ 型骨折:一些 Ⅲ 型骨折患者其症状轻微并可采用非手术治疗。有症状的骨折通常要移除松动的假体。如果保留的骨量满意,则应切除或固定骨折块并插入一个新的假体。如果保留的骨量不足以再插入一个髌骨假体,则最好的治疗措施是切除髌骨假体并行髌骨成形术,如有可能尽量保留主要的髌骨块。采用该方法治疗后小部分患者会有进行性的疼痛,但大部分患者的治疗效果比较满意。一些患者的持久疼痛可能是由保留髌骨块所致,采用 Compere 的伸肌装置管技术对髌骨进行彻底的切除或许是一个补救方法[21,40,80,82]。

（陈有　郭乾臣 译　李世民　冯世庆 校）

参考文献

1. Agarwal, S.; Andrews, C.M.; Bakeer, G.M. Outcome following stabilization of type B1 periprosthetic femoral fractures. J Arthroplasty 20:118–121, 2005.

2. Ahuja, S.; Chatterji, S. The Mennen femoral plate for fixation of periprosthetic femoral fractures following hip arthroplasty. Injury 33:47–50, 2002.

3. Barden, B.; von Knoch, M.; Fitzek, J.G.; et al. Periprosthetic fractures with extensive bone loss treated with onlay strut allografts. Int Orthop 27:164–167, 2003.

4. Beals, R.K.; Tower, S.S. Periprosthetic fractures of the femur: An analysis of 93 fractures. Clin Orthop 327:238–246, 1996.

5. Bergstrom, B.; Lindberg, L.; Persson, B.M.; et al. Complications after total hip arthroplasty according to Charnley in a Swedish series of cases. Clin Orthop 95:91–95, 1973.

6. Berman, A.T.; Zamarin, R. The use of Dall-Miles cables in total hip arthroplasty. Orthopedics 16:833–835, 1993.

7. Berry, D.J. Epidemiology: Hip and knee. In Duncan, C.P.; Callaghan, J.J., eds. Periprosthetic Fractures After Major Joint Replacement. Philadelphia, W.B. Saunders, 1999, pp. 183–190.

8. Berry, D.J. Management of periprosthetic fractures: The hip. J Arthroplasty 17:11–13, 2002.

9. Berry, D.J. Periprosthetic fractures associated with osteolysis: A problem on the rise. J Arthroplasty 18:107–111, 2003.

10. Berry, D.J. Treatment of Vancouver B3 periprosthetic femur fractures with a fluted tapered stem. Clin Orthop 417:224–231, 2003.

11. Berry, D.J.; Lewallen, D.G.; Hanssen, A.D.; et al. Pelvic discontinuity in revision THA. J Bone Joint Surg Am 81:1692, 1999.

12. Bethea, J.S.; DeAndrade, J.R.; Fleming, L.L.; et al. Proximal femur fractures following total hip arthroplasty. Clin Orthop 170:95–106, 1982.

13. Bezwada, H.P.; Neubauer, P.; Baker, J.; et al. Periprosthetic supracondylar femur fractures following total knee arthroplasty. J Arthroplasty 19:453–458, 2004.

14. Bong, M.R.; Egol, K.A.; Koval, K.J.; et al. Comparison of the LISS and a retrograde-inserted supracondylar intramedullary nail for fixation of a periprosthetic distal femur fracture proximal to a total knee arthroplasty. J Arthroplasty 17:876–881, 2002.

15. Burnett, R.S.; Bourne, R.B. Periprosthetic fractures of the tibia and patella in total knee arthroplasty. Instruct Course Lect 53:217–235, 2004.

16. Burstein, A.H.; Currey, J.; Frankel, V.H.; et al. Bone strength: The effect of screw holes. J Bone Joint Surg Am 54:1143–1156, 1972.

17. Callaghan, J.J. Periprosthetic fractures of the acetabulum during and following total hip arthroplasty. Instruct Course Lect 47:231–235, 1998.

18. Chandler, H.P.; King, D.; Limbird, R.; et al. The use of cortical allograft struts for fixation of fractures associated with well fixed total joint prostheses. Semin Arthroplasty 4:99–107, 1993.

19. Charnley, J. The healing of human fractures in contact with self-curing acrylic cement. Clin Orthop 47:157–163, 1966.

20. Chen, F.; Mont, M.A.; Bachner, R.S. Management of ipsilateral supracondylar femur fractures following total knee arthroplasty. J Arthroplasty 9:521–526, 1994.

21. Compere, C.L.; Hill, J.A.; Lewinnek, G.E.; et al. A new method of patellectomy for patellofemoral arthritis. J Bone Joint Surg Am 61:714–718, 1979.

22. Cordeiro, E.N.; Costa, R.C.; Carazzato, J.G.; et al. Periprosthetic fractures in patients with total knee arthroplasties. Clin Orthop 252:182–189, 1990.

23. Crockarell, J.R., Jr.; Berry, D.J.; Lewallen, D.G. Nonunion after periprosthetic femoral fracture associated with total hip arthroplasty. J Bone Joint Surg Am 81:1073–1079, 1999.

24. Dave, D.J.; Koka, S.R.; James, S.E. Mennen plate fixation for fracture of the femoral shaft with ipsilateral total hip and knee arthroplasties. J Arthroplasty 10:113–115, 1995.

25. Dennis, M.G.; Simon, J.A.; Kummer, F.J.; et al. Fixation of periprosthetic femoral shaft fractures: A biomechanical comparison of two techniques. J Orthop Trauma 15:177–180, 2001.

26. Duncan, C.P.; Masri, B.A. Fractures of the femur after hip replacement. Instruct Course Lect 44:293–304, 1995.

27. Engh, C.A.; Glassman, A.H.; Griffin, W.L.; et al. Results of cementless revision for failed cemented total hip arthroplasty. Clin Orthop 235:91–110, 1988.

28. Engh, G.A.; Ammeen, D.J. Periprosthetic fractures adjacent to total knee implants: Treatment and clinical results. Instruct Course Lect 47:437–448, 1998.

29. Felix, N.A.; Stuart, M.J.; Hanssen, A.D. Periprosthetic fractures of the tibia associated with total knee arthroplasty. Clin Orthop 345:113–124, 1997.

30. Figgie, M.P.; Goldberg, V.M.; Figgie, H.E., III. The results of treatment of supracondylar fracture above total knee arthroplasty. J Arthroplasty 5:267–276, 1990.

31. Fink, B.; Fuerst, M.; Singer, J. Periprosthetic fractures of the femur associated with hip arthroplasty. Arch Orthop Trauma Surg 125:433–442, 2005.

32. Foster, A.P.; Thompson, N.W.; Wong, J.; et al. Periprosthetic femoral fractures: A comparison between cemented and uncemented hemiarthroplasties. Injury 36:424–429, 2005.

33. Fulkerson, E.; Koval, K.; Preston, C.F.; et al. Fixation of periprosthetic femoral shaft fractures associated with cemented femoral stems: A biomechanical comparison of locked plating and conventional cable plates. J Orthop Trauma 20:89–93, 2006.

34. Garbuz, D.S.; Masri, B.A.; Duncan, C.P. Periprosthetic fractures of the femur: Principles of prevention and management. Instruct Course Lect 47:237–242, 1998.

35. Garino, J.P. The use of impaction grafting in revision total knee arthroplasty. J Arthroplasty 17:94–97, 2002.

36. Gliatis, J.; Megas, P.; Panagiotopoulos, E.; et al. Mid-term results of treatment with a retrograde nail for supracondylar periprosthetic fractures of the femur following total knee arthroplasty. J Orthop Trauma 19:164–170, 2005.

37. Grace, J.N.; Sim, F.H. Fracture of the patella after total knee arthroplasty. Clin Orthop 230:168–175, 1988.

38. Haddad, F.S.; Duncan, C.P.; Berry, D.J.; et al. Periprosthetic femoral fractures around well fixed implants: Use of cortical onlay allografts with or without a plate. J Bone Joint Surg Am 84:945–950, 2002.

39. Haddad, F.S.; Marston, R.A.; Muirhead-Allwood, S.K. The Dall-Miles cable and plate system for periprosthetic femoral fractures. J Injury 28:445–447, 1997.

40. Haidukewych, G.J.; Jacofsky, D.J.; Hanssen, A.D. Treatment of periprosthetic fractures around a total knee arthroplasty. J Knee Surg 16:111, 2003.

41. Hanssen, A.D. Bone-grafting for severe patellar bone loss during revision knee arthroplasty. J Bone Joint Surg Am 83:171–176, 2001.

42. Harrison, R.J., Jr; Thacker, M.M.; Pitcher, J.D.; et al. Distal femur replacement is useful in complex total knee arthroplasty revisions. Clin Orthop 446:113–120, 2006.

43. Harvie, P.; Gundle, R.; Willett, K. Traumatic periprosthetic acetabular fracture: Life threatening haemorrhage and a novel method of acetabular reconstruction. Injury 35:819–822, 2004.

44. Healy, W.L.; Siliski, J.M.; Incavo, S.J. Operative treatment of distal femoral fractures proximal to total knee replacements. J Bone Joint Surg Am 75:27–34, 1993.

45. Helfet, D.L.; Ali, A. Periprosthetic fractures of the acetabulum. Instruct Course Lect 53:93–98, 2004.

46. Hsieh, P.H.; Chang, Y.H.; Lee, P.C.; et al. Periprosthetic fractures of the greater trochanter through osteolytic cysts with uncemented Micro-Structured Omnifit prosthesis: Retrospective analyses of 23 fractures in 887 hips after 5–14 years. Acta Orthop 76:538–543, 2005.

47. Incavo, S.J.; Beard, D.M.; Papparo, F.; et al. One-stage revision of periprosthetic fractures around loose cemented total hip arthroplasty. Am J Orthop 27:35–41, 1998.

48. Itter, M.E.; Keating, E.M.; Faris, P.M.; et al. Rush rod fixation of supracondylar fractures above total knee arthroplasties. J Arthroplasty 10:213, 1995.

49. Jabczenski, F.F.; Crawford, M. Retrograde intramedullary nailing of supracondylar femur fractures above total knee arthroplasty: A preliminary report of 4 cases. J Arthroplasty 10:95–101, 1995.

50. Jensen, J.S.; Barfod, G.; Hansen, D.; et al. Femoral shaft fracture after hip arthroplasty. Acta Orthop Scand 59:9–13, 1998.

51. Johansson, J.E.; McBroom, R.; Barrington, T.W.; et al. Fracture of the ipsilateral femur in patients with total hip replacements. J Bone Joint Surg Am 63:1435–1442, 1981.

52. Kassab, M.; Zalzal, P.; Azores, G.M.S.; et al. Management of periprosthetic femoral fractures after total knee arthroplasty using distal femoral allograft. J Arthroplasty 19:361–368, 2004.

53. Kayler, D.E.; Lyttle, D. Surgical interruption of patellar blood supply by total knee arthroplasty. Clin Orthop 229:221–227, 1988.

54. Kim, Y.S.; Callaghan, J.J.; Ahn, P.B.; et al. Fracture of the acetabulum during insertion of an oversized hemispherical component. J Bone Joint Surg Am 77:111–117, 1995.

55. Klein, G.R.; Parvizi, J.; Rapuri, V.; et al. Proximal femoral replacement for the treatment of periprosthetic fractures. J Bone Joint Surg Am 87:1777–1781, 2005.

56. Ko, P.S.; Lam, J.J.; Tio, M.K.; et al. Distal fixation with Wagner revision stem in treating Vancouver type B2 periprosthetic femur fractures in geriatric patients. J Arthroplasty 18:446–452, 2003.

57. Kolstad, K. Revision total hip replacement after periprosthetic femoral fractures: An analysis of 23 cases. Acta Orthop Scand 65:505–508, 1994.

58. Kregor, P.J.; Hughes, J.L.; Cole, P.A. Fixation of distal femoral fractures above total knee arthroplasty utilizing the less invasive stabilization system (LISS). Injury 32(Suppl 3):SC64, 2001.

59. Lee, S.R.; Bostrom, M.P.G. Periprosthetic fractures of the femur after total hip arthroplasty. Instruct Course Lect 53:111–118, 2004.

60. Lesh, M.L.; Schneider, D.J.; Deol, G.; et al. The consequences of anterior femoral notching in total knee arthroplasty: A biomechanical study. J Bone Joint Surg Am 82:1096–1101, 2000.

61. Lewallen, D.G.; Berry, D.J. Periprosthetic fracture of femur after THA: Treatment and results to date. Instruct Course Lect 47:243–249, 1998.

62. Lindahl, H.; Malchau, H.; Herberts, P.; et al. Periprosthetic femur fractures: Classification and demographics of 1049 periprosthetic femoral fractures from the Swedish National Hip Arthroplasty Register. J Arthroplasty 20:857–865, 2005.

63. Lindahl, H.; Malchau, H.; Oden, A.; et al. Risk factors for failure after treatment of a periprosthetic fracture of the femur. J Bone Joint Surg Br 88:26–30, 2006.

64. Lotke, P.A.; Ecker, M.L. Transverse fractures of the patella. Clin Orthop 158:180, 1981.

65. Mallory, T.H.; Kraus, T.J.; Vaughn, B.K. Intraoperative femoral fractures associated with cementless total hip arthroplasty. Orthopaedics 12:231–239, 1989.

66. Maniar, R.N.; Umlas, M.E.; Rodriguez, J.A.; et al. Supracondylar femoral fracture above a PFC posterior cruciate-substituting total knee arthroplasty treated with supracondylar nailing: A unique technical problem. J Arthroplasty 11:637–639, 1996.

67. Maury, A.C.; Pressman, A.; Cayen, B.; et al. Proximal femoral allograft treatment of Vancouver type B3 periprosthetic femoral fractures after total hip arthroplasty. J Bone Joint Surg Am 88:953–958, 2006.

68. McElfresh, E.C.; Coventry, M.B. Femoral and pelvic fractures after total hip arthroplasty. J Bone Joint Surg Am 56:483–492, 1974.

69. Mears, D.C.; Velyvis, J.H. Primary total hip arthroplasty after acetabular fracture. Instruct Course Lect 50:335–354, 2001.

70. Merkel, K.D.; Johnson, E.W., Jr. Supracondylar fracture of the femur after total knee arthroplasty. J Bone Joint Surg Am 68:29–43, 1986.

71. Miller, A.J. Late fracture of the acetabulum after total hip replacement. J Bone Joint Surg Br 54:600–606, 1972.

72. Mont, M.A.; Marr, D.C. Fractures of the ipsilateral femur after hip arthroplasty: A statistical analysis of outcome based on 487 patients. J Arthroplasty 9:511–519, 1994.

73. Moran, M.C. Treatment of periprosthetic fractures around total hip arthroplasty with an extensively coated femoral component. J Arthroplasty 11:981–988, 1996.

74. Moran, M.C.; Brick, G.W.; Sledge, C.B.; et al. Supracondylar femoral fracture following total knee arthroplasty. Clin Orthop 324:196–209, 1996.

75. Morrey, B.F.; Kavanagh, B.F. Complications with revision of the femoral component of total hip arthroplasty: Comparison between cemented and uncemented techniques. J Arthroplasty 7:71–79, 1992.

76. Mulay, S.; Hassan, T.; Birtwistle, S.; et al. Management of types B2 and B3 femoral periprosthetic fractures by a tapered, fluted, and distally fixed stem. J Arthroplasty 20:751–756, 2005.

77. Murrell, G.A.; Nunley, J.A. Interlocked supracondylar intramedullary nails for supracondylar fractures after total knee arthroplasty: A new treatment method. J Arthroplasty 10:37–42, 1995.

78. Neer, C.S., II; Grantham, S.A.; Shelton, M.L. Supracondylar fracture of the adult femur: A study of 110 cases. J Bone Joint Surg Am 49:591–613, 1967.

79. Nielsen, B.F.; Petersen, V.S; Varmarken, J.E. Fracture of the femur after knee arthroplasty. Acta Orthop Scand 59:155–157, 1988.

80. Ortiguera, C.J.; Berry, D.J. Patellar fracture after total knee arthroplasty. J Bone Joint Surg Am 84:532–540, 2002.

81. O'Shea, K.; Quinlan, J.F.; Kutty, S.; et al. The use of uncemented extensively porous-coated femoral components in the management of Vancouver B2 and B3 periprosthetic femoral fractures. J Bone Joint Surg Br 87:1617–1621, 2005.

82. Parvizi, J.; Kim, K.I.; Oliashirazi, A.; et al. Periprosthetic patellar fractures. Clin Orthop 446:161–166, 2006.

83. Partridge, A.J.; Evans, P.E. The treatment of fractions of the shaft of the femur using nylon cerclage. J Bone Joint Surg Br 64:210–214, 1982.

84. Petersen, V.S. Problems with the Mennen plate when used for femoral fractures associated with implants: A report of 5 patients. Int Orthop 22:169, 1998.

85. Peterson, C.A.; Lewallen, D.G. Periprosthetic fracture of the acetabulum after total hip arthroplasty. J Bone Joint Surg Am 78:1206–1213, 1996.

86. Poss, R.; Ewald, F.C.; Thomas, W.H.; et al. Complications of total hip replacement arthroplasty in patients with rheumatoid arthritis. J Bone Joint Surg Am 58:1130–1133, 1976.

87. Raab, G.E.; Davis, C.M., III. Early healing with locked condylar plating of periprosthetic fractures around the knee. J Arthroplasty 20:984–989, 2005.

88. Rand, J.A. Supracondylar fracture of the femur associated with polyethylene wear after total knee arthroplasty. J Bone Joint Surg Am 76:1389–1393, 1994.

89. Rand, J.A; Coventry, M.B. Stress fractures after total knee arthroplasty. J Bone Joint Surg Am 62:226–233, 1980.

90. Ricci, W.M; Bolhofner, B.R; Loftus, T.; et al. Indirect reduction and plate fixation, without grafting, for periprosthetic femoral shaft fractures about a stable intramedullary implant. J Bone Joint Surg Am 87:2240–2245, 2005.

91. Ricci, W.M.; Loftus, T.; Cox, C.; et al. Locked plates combined with minimally invasive insertion technique for the treatment of periprosthetic supracondylar femur fractures above a total knee arthroplasty. J Orthop Trauma 20:190–196, 2006.

92. Ritter, M.A.; Campbell, E.D. Postoperative patellar complications with or without lateral release during total knee arthroplasty. Clin Orthop 219:163–168, 1987.

93. Ritter, M.A.; Carr, K.; Keating, E.M.; et al. Tibial shaft fracture following tibial tubercle osteotomy. J Arthroplasty 11:117–119, 1996.

94. Ritter, M.A.; Faris P.M.; Keating E.M. Anterior femoral notching and ipsilateral supracondylar femur fracture in total knee arthroplasty. J Arthroplasty 3:185, 1988.

95. Rorabeck, C.H.; Angliss, R.D.; Lewis, P.L. Fractures of the femur, tibia, and patella after total knee arthroplasty: Decision making and principles of management. Instruct Course Lect 47:449–458, 1998.

96. Rorabeck, C.H.; Taylor, J.W. Classification of periprosthetic fractures complicating total knee arthroplasty. Orthop Clin North Am 30:209–214, 1999.

97. Sanchez-Sotelo, J.; McGrory, B.J.; Berry, D.J. Acute periprosthetic fracture of the acetabulum associated with osteolytic pelvic lesions: A report of 3 cases. J Arthroplasty 15:126–130, 2000.

98. Sarvilinna, R.; Huhtala, H.; Sovelius, R.T.; et al. Factors predisposing to periprosthetic fracture after hip arthroplasty: A case (n=31)–control study. Acta Orthop Scand 75:16–20, 2004.

99. Sarvilinna, R.; Huhtala, H.S.A.; Pajamaki, K.J.K. Young age and wedge stem design are risk factors for periprosthetic fracture after arthroplasty due to hip fracture: A case-control study. Acta Orthop 76:56–60, 2005.

100. Schmidt, A.H.; Kyle, R.F. Periprosthetic fractures of the femur. Orthop Clin North Am 33:143–152, 2002.

101. Schwab, J.H.; Pagnano, M.W.; Haidukewych, G.J.; et al. A technique for treating periprosthetic fractures of the femur associated with deep prosthetic infection. J Arthroplasty 18:211–215, 2003.

102. Schwartz, J.J.; Mayer, J.G.; Engh, C.A. Femoral fracture during noncemented total hip arthroplasty. J Bone Joint Surg Am 71:1135–1142, 1989.

103. Scott, R.D.; Turoff, N.; Ewald, F.C. Stress fracture of the patella following duopatellar total knee arthroplasty with patellar resurfacing. Clin Orthop 170:147–151, 1992.

104. Scott, W.N.; Rubinstein, M.; Scuderi, G. Results after knee replacement with a posterior cruciate-substituting prosthesis. J Bone Joint Surg Am 70:1163–1173, 1988.

105. Scuderi, G.; Scharf, S.C.; Meltzer, L.P.; et al. The relationship of lateral releases to patellar viability in total knee arthroplasty. J Arthroplasty 2:209–214, 1987.

106. Serocki, J.H.; Chandler, R.W.; Dorr, L.D. Treatment of fractures about the hip prostheses with compression plating. J Arthroplasty 7:129–135, 1992.

107. Sharkey, P.F.; Hozack, W.J.; Booth, R.E.; et al. Intraoperative femoral fractures in cementless total hip arthroplasty. Orthop Rev 21:337–342, 1992.

108. Sim, F.H.; Chao, E.Y.S. Hip salvage by proximal femoral replacement. J Bone Joint Surg Am 63:1228–1239, 1981.

109. Sisto, D.J.; Lachiewicz, P.F.; Insall, J.N. Treatment of supracondylar fractures following prosthetic arthroplasty of the knee. Clin Orthop 196:265–272, 1985.

110. Sledge, J.B., III; Abiri, A. Algorithm for the treatment of Vancouver type B2 periprosthetic femur fractures. J Arthroplasty 17:887–892, 2002.

111. Sochart, D.H.; Hardinge, K. Nonsurgical management of the supracondylar fracture above total knee arthroplasty: Still the nineties option. J Arthroplasty 12:830–834, 1997.

112. Somers, J.F.; Sui, R.; Stuyck, J.; et al. Conservative treatment of femoral shaft fractures in patients with total hip arthroplasty. J Arthroplasty 13:162–171, 1998.

113. Springer, B.D.; Berry, D.J.; Lewallen, D.G. Treatment of periprosthetic femoral fractures following total hip arthroplasty with femoral component revision. J Bone Joint Surg Am 85:2156–2162, 2003.

114. Srinivasan, K.; Macdonald, D.A.; Tzioupis, C.C.; et al. Role of long stem revision knee prosthesis in periprosthetic and complex distal femoral fractures: A review of 8 patients. Injury 36:1094–1102, 2005.

115. Stuart, M.J.; Hanssen, A.D. Total knee arthroplasty: Periprosthetic tibial fractures. Orthop Clin North Am 30:279–286, 1999.

116. Tharani, R.; Nakasone, C.; Vince, K.G. Periprosthetic fractures after total knee arthroplasty. J Arthroplasty 20:27–31, 2005.

117. Thompson, N.W.; McAlinden, M.G.; Breslin, E.; et al. Periprosthetic tibial fractures after cementless low contact stress total knee arthroplasty. J Arthroplasty 16:984–990, 2001.

118. Tsiridis, E.; Narvani, A.A.; Haddad, F.S.; et al. Impaction femoral allografting and cemented revision for periprosthetic femoral fractures. J Bone Joint Surg Br 86:1124–1132, 2004.

119. Tsiridis, E.; Narvani, A.A.; Timperley, J.A.; et al. Dynamic compressive plates for Vancouver type B periprosthetic femoral fractures. Acta Orthop 76:531–537, 2005.

120. Van der Wal, B.C.H; Vischjager, M.; Grimm, B.; et al. Periprosthetic fractures around cementless hydroxyapatite-coated femoral stems. Int Orthop 29:235–240, 2005.

121. Venu, K.M.; Koka, R.; Garikipati, R.; et al. Dall-Miles cable and plate fixation for the treatment of periprosthetic femoral fractures: Analysis of results in 13 cases. J Injury 32:395–400, 2001.

122. Vessely, M.B.; Whaley, A.L.; Harmsen, W.S.; et al. Long-term survivorship and failure modes of 1,000 cemented condylar total knee arthroplasties. Presented at the American Association of Hip and Knee Surgeons Specialty Day, Chicago, IL, March 25, 2006.

123. Wang, J.W.; Wang, C.J. Periprosthetic fracture of femur after hip arthroplasty the clinical outcome using cortical strut allografts. J Orthop Surg 8:27–31, 2000.

124. Weber, D.; Pomeroy, D.L.; Schaper, L.A.; et al. Supracondylar nailing of distal periprosthetic femoral fractures. Int Orthop 24:33–35, 2000.

125. Wilson, D.; Frei, H.; Masri, B.A.; et al. A biomechanical study comparing cortical onlay allograft struts and plates in the treatment of periprosthetic femoral fractures. J Clin Biomech 20:70–76, 2005.

126. Wong, M.K.; Leung, F.; Chow, S.P. Treatment of distal femoral fractures in the elderly using a less-invasive plating technique. Int Orthop 29:117–120, 2005.

127. Younger, T.I.; Bradford, M.S.; Paprosky, W.G. Removal of a well fixed cementless femoral component with an extended proximal femoral osteotomy. Contemp Orthop 30:375–380, 1995.

128. Zenni, E.J.; Pomeroy, D.L.; Caudle, R.J. Ogden plate and other fixations for fractures complicating femoral endoprosthesis. Clin Orthop 231:83–90, 1988.

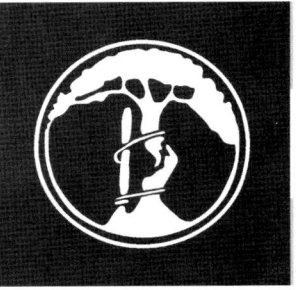

第 65 章

创伤性截肢

Michael S. Pinzur, M.D.

现代骨科手术追求以证据为基础的决策,而非依靠个人经验,患者的结果测评是所需考虑证据的重要组成部分。无论是施行关节镜手术治疗损伤、关节置换术治疗退行性病变,还是创伤后的截肢,高明的医师在制定治疗计划时应当使用现有的最佳证据。现代决策要求医师对疾病发展的自然过程或者损伤状况,以及建议的干预措施将会如何改变疾病的进程有所了解。决策的制定不仅仅来自医师的观点,还应有患者的参与。

讨论肢体截除时,我们如何定义一个有利的结果?我们对于截肢是否是一个好的结果的判定应该依据哪些因素呢?血管外科医师基于移植血管的畅通和肢体得到挽救来测评结果。依据这个标准,图 65-1 中的那位先生尽管在小腿截肢后不久就回到高尔夫球场,他依然被认定为疗效"不佳"。如果他施行了动脉重建术,比如做了旁路血管移植,但由于跛行功能恢复仅限于在房间里踱步,依据上述标准,他大概会被评为疗效"优良"。好的决策要求在采取某一干预措施时确立合理的、可以实现的目标。无论是为图 65-1 中的那位先生还是图 65-2 中创伤室中的患者提供咨询,我们需要谨慎的定义我们的目标。患者及其家属需要接受相关教育以便他们也能参与到决策的制定当中。我们的目标是什么?是保留肢体?还是让患者恢复发病前的功能活动水平?

第二次世界大战后,Ernest Burgess 将波兰医师 Marion Weiss 的术后即时装配假体的理念用于来自战场的截肢者。他专注于手术截肢作为康复过程的第一步,让我们认识到该手术是重建手术而非破坏性手

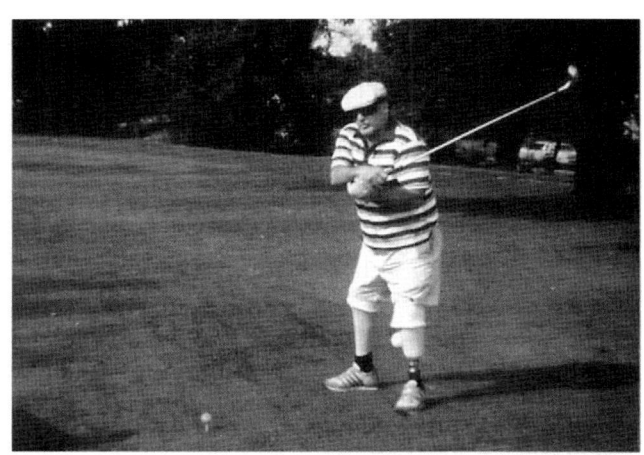

图 65-1 该患者在治疗外周血管供应不足后获得有利结果了吗?这是一个比成功保肢但步行 50 步以上会出现缺血性疼痛有利的结果吗?(见正文)

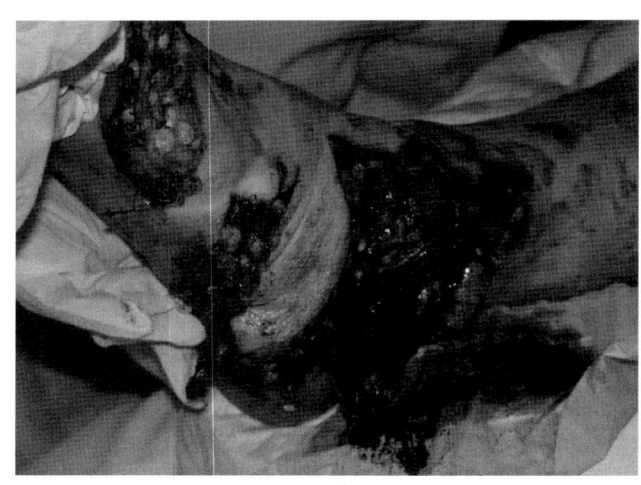

图 65-2 该患者因受到高能量损伤被送往创伤室。成功保肢后,什么是合理可期待的功能?那种功能结果如何与早期截肢和装配假肢比较?(见彩图)

术。随着手术技术与康复技术的提高,他敦促工程师们用现代技术去开发更加轻巧、更具动力性以及更为舒适的假肢,从而代替被截除的肢体。他专注于截肢是患者恢复正常的功能活动的第一步,并设定可以达到的目标。他的治疗方案所关注的已不再是接受残疾的概念,而是适应功能的限制,让截肢者重返主流社会。本章将介绍他的努力和尝试,以便为肌肉骨骼损伤领域提供一种以证据为基础、关注最终结果的截肢概念[4,6]。

第一节　保肢还是截肢

因创伤、坏疽、感染、肿瘤或先天性畸形可能需要截除肢体。不管损伤或者疾病过程如何,决策的算法是一致的。考虑到功能恢复,也就是说,保肢或截肢,在开始施行治疗方案之前首先应回答下列问题:

(1)保留的肢体是否优于截肢后装配假肢?如果最终结果能合理地预见到,该患者在保肢与功能重建之后的自理能力是优于截肢后安装的假肢,还是不如假肢?答案会因年龄、职业、健康状况、生活方式、教育程度和社会状况的不同而各不相同。功能影响与病废程度也会因患者的能力与其所从事职业的要求而异。律师或会计师完全可以坐着轮椅重返工作岗位,而一位体力劳动者就可能会完全残废,即便很小的功能障碍也会让他无法重新工作。对于体力劳动者来说,截肢也许是更为"稳妥"的治疗措施,会让他保留更多的工作能力。同样的问题,对于上肢损伤的患者可能会有完全不同的答案,对于他们,一只仅有一点抓握功能但感觉良好的手,会比毫无感觉的假肢能完成更多的个人生活必需的功能。期望的功能依患者的特殊要求及其具体能力而有个体差异[2,8,10,18,22,37]。

(2)治疗结束后,什么是现实可期待的功能结果?并非每一位患者都能达到那位医师所经治的最佳效果。绝大多数患者获得的效果,将会落在由外科医师、辅助治疗团队以及治疗机构经治效果构成的"钟形"曲线的中段,最终的结果主要取决于损伤的具体情况。在急诊创伤室做最初评价时,现实地对保肢和截肢做远期功能的精确评估,会使治疗决策更客观。如果在受伤当天无法理性判断,那就需要等到清创之后,结合清创时所获悉的骨骼稳定情况再做合理判断。

(3)保肢对于患者和医疗保健系统来说需要付出什么代价?最直接的代价是患者的金钱损失以及医疗保健系统的资源损耗。患者的医疗费用有哪些呢?

累及多器官系统的严重创伤患者,在试图重建骨骼稳定与软组织覆盖的漫长手术过程中有相当高的死亡率与病残率。保肢对这些危重患者来说也许是一项很大的心理负担。必须记住,从事重体力劳动的年轻人容易遭受开放性胫骨骨折。有经验的外科医生常常见到,一些创伤患者花光了他们的医疗保险金,用光了家庭存款,承受着巨大的精神压力而最终导致离婚以及遭受长期的情绪困扰[2,8,10,18,37]。在目前的医学经济环境中,我们必须现实地面对患者和医疗保健系统的实际情况。

(4)保肢的风险是什么?首先,保肢的患者其病残率会大大增加,因为残留在损伤区域的坏死组织会增加感染的机概率。残留的坏死组织会导致败血症、横纹肌溶解伴肾衰竭或者伤口不愈合。这些患者需要长达数个月的多次手术治疗,包括设法进行游离组织移植以促使伤口闭合。患者和医师都必须对手术过程、治疗时间以及最终结果有一个清醒的认识。这种意识可以在非此即彼的情形下让选择的天平有所倾斜[2,10,37]。

一旦所有当事人都能理性回答上述每一问题,合理的个性化治疗方案即可制定并付诸实施。

第二节　功能独立性测评(FIM)

无论保肢还是截肢,宗旨都是恢复患者伤前的生活方式。为了评价疗效,我们必须有一个客观的测评工具。在治疗和康复领域,用于测评结果的"行业标准"就是 FIM 评分标准,这些结果测评反映了损伤的严重程度以及患者的恢复状况对于功能的影响。医护人员、理疗师以及社会工作者,可以接受快速培训,从而提供一个疾病严重程度对于患者功能影响的客观标准。FIM 培训较容易,而且应用方便,可用于广大伤病员。

FIM 选择了最能反映独立性的 7 级主要动作行为。它评价的是功能,而不是损害。它测试的是伤残者实际能做什么,而不是他能做什么的能力。表 65-1 列出了其测试范围与评分方法。

第三节　截肢患者行走的代谢效率

我们每个人都选择一种"能量—效率个性化"的速度行走。一旦发生损伤、关节炎、神经疾患或关节异常,我们的行走效率就会降低,通过减缓速度来有效

表 65-1 功能独立性测评(FIM)	
得分(1~7)	**得分(1~7)**
自我护理	移动
进食	床,椅,轮椅,
洗浴	如厕
上身穿衣	盆浴,淋浴
下身穿衣	
如厕	交流
排尿控制	理解
排便控制	表达
行动	社交
行走,轮椅	解决问题
上下楼梯	记忆
评分要点	

依赖型

1 全面护理(0%)

2 最大限度护理(25%)

部分依赖型   有护理人

3 中度护理(50%)

4 最低限度护理(75%)

5 监护

6 中度独立(设施)   无护理人

7 完全独立(及时,安全)

患者姓名:_____

评估者:_____   日期:

References: Guide for the Uniform Data Set for Medical Rehabilitation (including the FIM™ instrument), Version 5.1.Buffalo, NY 14214: State University at Buffalo; 1997; Getting Started with the Uniform Data System for Medical Rehabilitation, Version 5.0.Buffalo, NY 14214: State University of New York at Buffalo; 1996.

利用机体内"动力工厂"所储备的能量。下肢的关节在解剖结构上起着能量耦合的作用。假体关节,无论是内置假体还是体外支架,都不如原有的"设施"有效。行走的代谢能耗与截肢的近端平面的高低成正比,而与被保留的残肢的长度和关节的数量成反比(图 65-3)[24,38,39]。截肢平面越靠近端,截肢者自选的最大行走速度越低,而且每行走 1 米的耗氧量越大。对于因缺血而行经股骨截肢者,由于耗能巨大,故仅能在平地慢速短距离行走。

从预期结果来看,他们的 FIM 评分与截肢平面密切相关,同样的距离,远端截肢者行走的代谢能耗较小,其 FIM 评分也就相对较高。对于那些有可能应用假肢行走者,应尽最大努力降低截肢水平,争取提供有功能的足踝。

第四节 截肢后的残端

一、负荷传递与负重

正常人的脚由 26 块骨及其关节构成,这些结构将持久耐用的跖底组织与足部皮肤连接起来并放在最佳位置,从而有效地吸收站立和行走时产生的负荷。残肢必须利用较小的表面积完成正常情况下的负荷传递,必须利用覆盖的软组织吸收负重时产生的负荷与剪切力,原本生物学上这些组织并非用于完成以上任务。骨科医师应该在生产假肢时对负荷传递的要求及可获得的代偿方法进行充分的评估。

直接负荷传递,即残端负重——肢体末端通过其残段负重,是传递垂直到达足部,然后经过下肢的多个关节到达骨盆的地面反作用力时所产生负荷的正常方式。长骨干骺端宽大,使相应关节面的负重面积增加,从而使负重时所加的应力分散到更大的表面上。关节软骨与干骺端骨骼不像骨干那么坚硬,因此,它们能缓冲足跟着地时的负荷。关节断离截肢后的残端负重需要假肢套窝来提供缓冲和悬吊(即防止假体下滑脱落或从满意的对线位置移位)的作用[21](图 65-4)。

间接负荷传递(即全接触负重)是经骨(而非关节断离)截肢后负重的一种方式。当经骨干截肢后,残肢的末端表面不能承受负重时产生的负荷。在经骨干截肢平面上残端表面积较小而且其骨骼非常坚硬,从而使应力集中于表面积较小的骨端与周围覆盖的软组织,而二者并不能很好地吸收和分散应力。为了适应上述限制,假肢套窝必须把应力分散到残肢的整个表面,这时,软组织覆盖的缓冲对于负重时应力的分散起着关键作用。假肢套窝紧紧包绕残肢后,残肢周围的软组织就像纳入一个液压汽缸,从而使负重时的应力分散到整个残肢表面。一个适配的假肢套窝在有效的负荷传递中很有必要,套垫过大会导致残端负重与组织破溃,过小会导致"穿不上"假肢(图 65-5)。

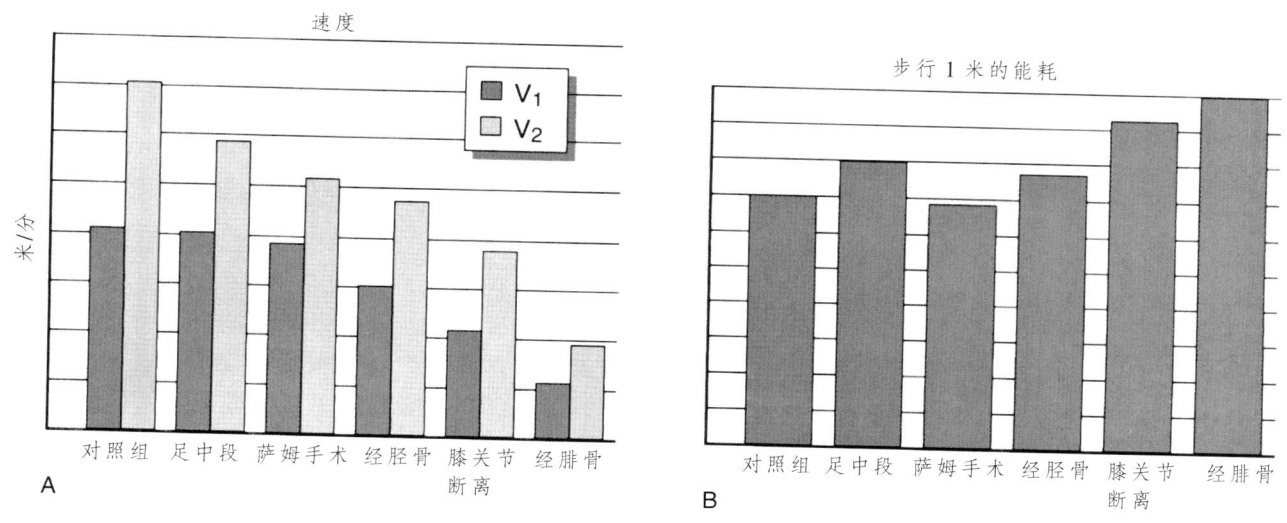

图 65-3　截肢者的行走代谢效率。(A) 步行速度作为评价截肢平面的功能一项指标 V1 是测试者自选的行走速度,V2 是测试者最大的行走速度。(B) 步行时每米的耗氧量相对于休息时的耗氧量。截肢平面越靠近端,患者行走速度越慢,每行走 1 米的耗氧量越大,耗氧量的增加使在平地上行走时代谢能耗的需求增加,在有坡度或者不平整的地面行走更为明显。(Adapted from Pinzur, M.S., Gold, J., Schwartz, D., et al. Energy demands for walking in dysvascular amputees as related to the level of amputation. Orthopaedics 15: 1033–1037,1992.)(见彩图)

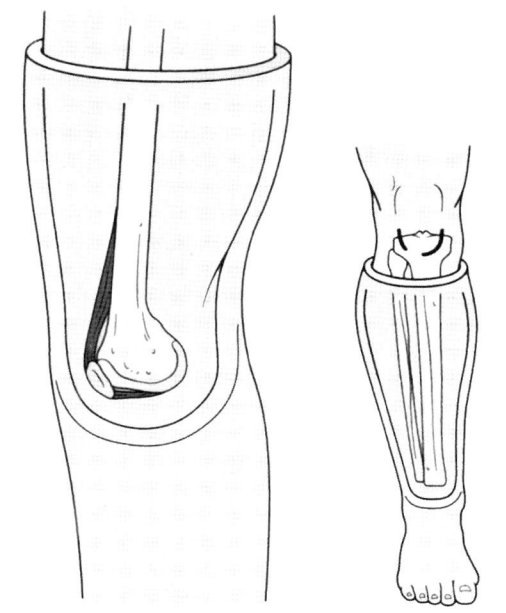

图 65-4　膝或踝关节断离截肢后的负重和负荷传递。长骨远侧干骺端增加了负重面积, 将应力分散到较大的表面积上；干骺端骨骼不像骨干那么坚硬, 能够缓冲碰撞。(Adapted from Pinzur, M.S. New concepts in lower-limb amputation and prosthetic management. Inst Course Lect 39:361-366, 1990.)

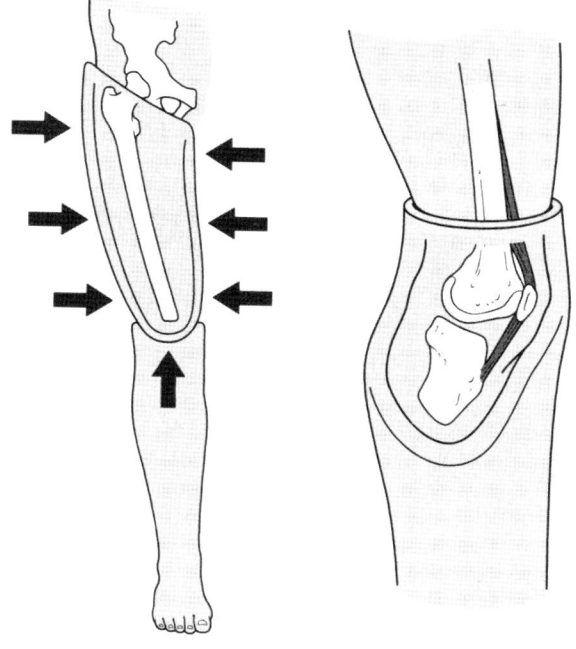

图 65-5　经胫骨和经股骨截肢平面的负荷传递。通过把负重应力分散到残肢的整个表面从而为残肢末端减负, 即是所谓的全接触负重。(Adapted from Pinzur, M.S. New concepts in lower-limb amputation and prosthetic management. Inst Course Lect 39:361-366, 1990.)

二、软组织覆盖

　　有功能的残肢要求骨骼具有稳定性并将其作为负荷传递或负重的平台,而覆盖的软组织在负荷传递中起着一种界面或缓冲垫的作用。软组织覆盖的最佳作用是减小骨端的负荷,并分散负重期间所加的压力与应力,这或多或少的能替代正常足部的运动节段、持久耐用的跖底皮肤和皮下组织。

三、软组织的手术处理

　　必须注意损伤的区域与时间。手术首先应移除所有失去活力的组织,但要尽可能保留有利于功能的组织。手术一开始就对受创组织进行明确的重建,只会增加其额外创伤。基于上述原因,同样应避免牵拉皮肤。开放性创伤的治疗,可使组织回缩至它们静息状态下的张力,从而避免其受到进一步的创伤。尽管多数人建议在损伤 3~5 天后进行明确的重建,但作者更喜欢在损伤 48~72 小时后进行"二次清创",并在损伤

5~10 天后进行明确的重建。上述处理可使损伤区域的组织充分恢复,并与周围健康组织分开,从而降低皮瓣移植失败或感染的发生率。创伤后膝关节断离截肢获得的结果较差,也许是由于在损伤区域没有足够的软组织覆盖[2]。

　　软组织覆盖最好包含有活动的、无粘连的肌肉及全厚皮肤。其应有足够的耐久性,以便在假肢套窝内能够承受负重压力和剪切应力(图 65-6)。当软组织包膜在骨端与皮肤之间有足够的肌肉时,骨端就可以在软组织包膜中产生"活塞样活动"。在全接触式假肢适配时,假肢套窝的密配并非绝对完美。由于不够密配,残端在假肢套窝中多少会有一点活塞样活动。如果皮肤与骨端粘连,这种活塞样活动就会产生剪切应力,从而导致水疱形成、溃疡及组织溃破。最佳的软组织覆盖大多通过应用肌筋膜皮肤复合皮瓣来实现。在取皮瓣时,医师不要切断腓肠肌和皮下组织之间的组织。切断这些组织将会中断皮肤与肌肉筋膜之间的血管连接,从而使皮瓣有坏死的风险。

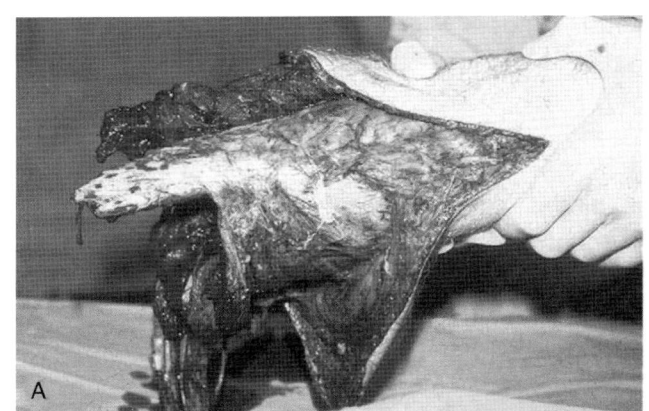
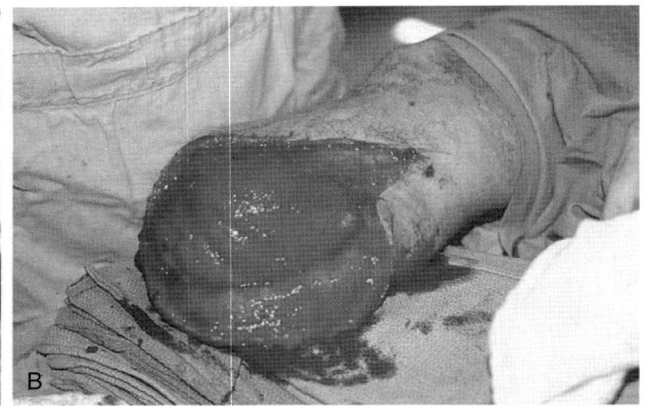
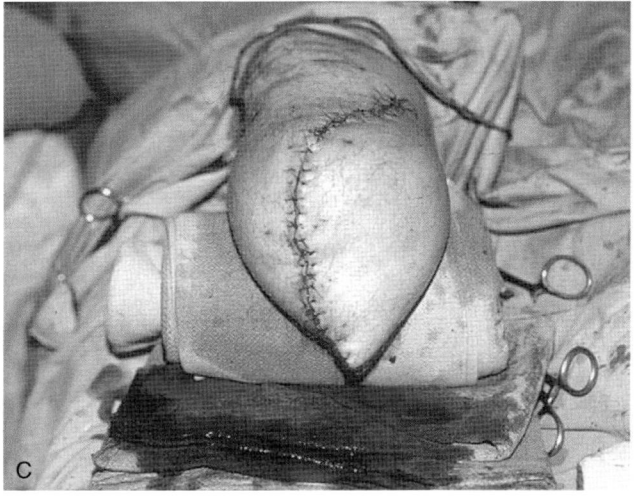

图 65-6　(A)此例ⅢC级开放性胫骨骨折不适于保肢。对其进行了清创,去除了所有的坏死组织及感染组织。(B)创口闭合前对其再次清创。(C)创口闭合。患者重返建筑工作。虽然创口位于前方,但截肢并安装假肢后 20 年来,残肢并未发生溃疡。

通过在正常静息肌张力状态下进行肌肉修复并将残肢置于中立位,来避免医源性关节屈曲挛缩。避免关节挛缩可使假肢理想地定位于假肢套窝内,这个定位能够优化负荷传递并提高行走效率。例如,尽管在经股骨截肢术中将长枕置于患者大腿下是一个惯用操作,但它使臀部屈曲,伸肌拉长屈肌缩短,从而导致医源性屈曲挛缩。骨科医师应将长枕置于患者臀下,使臀部肌群充分伸展,进而保留其运动范围并维持肌肉平衡。

在经胫骨截肢术中,利用广为接受的后侧肌皮瓣进行腓肠肌的肌肉固定术。标准技术是将腓肠肌的后侧肌筋膜连接到胫骨远端前面的钻孔或者该区域胫骨的骨膜上[3]。在经胫骨截肢者,为了使剪切应力更好地分散,并且在胫骨远端前面的高应力区域能有更好的缓冲,Smith 建议使用扩展的后侧肌筋膜皮瓣。经过调整后,腓肠肌后侧肌筋膜被缝合至胫骨的骨膜以及终端骨横断平面近侧几厘米处的前间隔筋膜上。这些区域就开始形成光滑的缓冲垫,从而降低经胫残肢高应力区域组织早期和晚期溃破的风险(图 65-7)。

很久以来人们一直告诫,在残肢传递负荷的区域应避免行分层皮肤移植,尤其是残留胫骨的小腿前方和远端,因为这些区域在负荷传递时将分担较大的剪切应力。用于缓冲和悬挂的凝胶假肢套窝的出现,使骨科医师在特殊情况下打破上述规则,比如在套状撕脱伤时为了达到有功能的软组织覆盖,因失去上覆的皮肤而必须保留足够的肌肉用来缓冲(图 65-8)。

当经胫截肢者由于附着的软组织包膜不足而发生晚期水疱或组织溃破时,骨科医师必须遵循基本原则,即重新制作一个良好的负重残端。骨科医师可在小心维持残留胫腓骨足够长度的情况下将骨端缩短,动员局部软组织制作一个功能更完善的残肢。游离组织移植与组织膨胀器的作用有限,因此只有那些有经验者才可施行[14]。

膝和踝水平的关节离断术可进行直接负荷传递,即残端负重。关节离断截肢术需要软组织覆盖,它们在残留的股骨或胫骨与假肢套窝之间起着缓冲作用。只要有一个有功能的底垫,活塞样活动和剪切应力对残肢末端不会有太大的影响。膝关节离断术通过残留腓肠肌的肌筋膜皮瓣,Syme 踝关节离断术通过足跟垫,即可达到上述要求。在损伤区域施行膝关节离断术时,LEAP 研究者认识到这些缓冲不能很好地适应假肢内的垫子[2]。当残端负重的骨端有软组织覆盖时,分层皮片移植以及硅胶假肢缓冲垫在关节离断术中耐受度较好。

四、经胫骨截肢中的胫腓骨骨桥

在经胫骨截肢后,没有客观科学的研究去测量假肢套窝内的实际负荷。对于假肢套窝内的负荷传递方式,我们目前的观念是以临床观察和电脑有限元分析为基础。髌腱负重的观念已经被全表面负重的观点取代。经过实践,假肢专家认识到应将膝屈曲 7°~10°,并将应力分布到残肢的整个表面积上,这样它们就起作负重平台的作用。传统观念认为:在横断腓骨时,其长度至少比胫骨短 1cm——这一观念或许不正确。与腓骨近侧切除并且胫腓骨间没有骨桥连接相比,包括远端胫腓骨以及骨间膜在内的平台重建能提供一个更好的负重平台。骨间膜及近端胫腓关节创伤性中断的患者,在恢复胫腓骨的对位及稳定性后,他们后来的表现较好(图 65-9)。

以前,在胫腓骨远端建立骨桥的"Ertl 术式"很有争议,但这一术式现在又被重新应用,或许能用上述稳定平台所带来的益处去解释。尽管 Ertl 提倡远端胫腓骨融合是作为残端负重的一种方式,但骨桥的真正价值或许是提供了一个用于负荷传递的稳定平台。至今,能证明这一术式利大于弊的客观证据也十分有限。然而,近来与传统手术技术的客观比较表明:包括远端胫腓骨骨性结合的经胫骨截肢能够带来更好的结果[29,30]。

人们一直告知:当胫骨的长度是 12cm~15cm,并且腓骨比其短 1cm 时,经胫骨截肢能获得最佳功能。从建立传递负荷的平台中获得的经验,既支持保留一个较长的残肢又支持腓骨应在与胫骨相似的长度水平处进行横断。骨桥的作用尚未证明,但对于一些年轻、更加积极的截肢者来说,它或许具有使伤口理想愈合的潜在功能。当经胫骨创伤性损伤伴有骨间膜中断时,稳定的腓骨就能改善截肢并装配假体后的功能。一旦腓骨丧失,很难找到解决负荷传递的办法。因此,在经胫骨截肢时骨科医师应考虑减少并稳定已部分撕脱的腓骨。

五、经股骨截肢的内收肌肌肉固定术

传统的经股骨截肢,多利用前后皮肤和肌肉皮瓣施行肌成形术——修复前、后部的肌肉,但它们均未锚定于残留的股骨。这种技术使内收肌脱离并回缩至腹股沟形成可怕的"内收肌卷"。内收肌从它们在股骨的止点处分离,使得臀部外展肌失去拮抗肌的对抗平

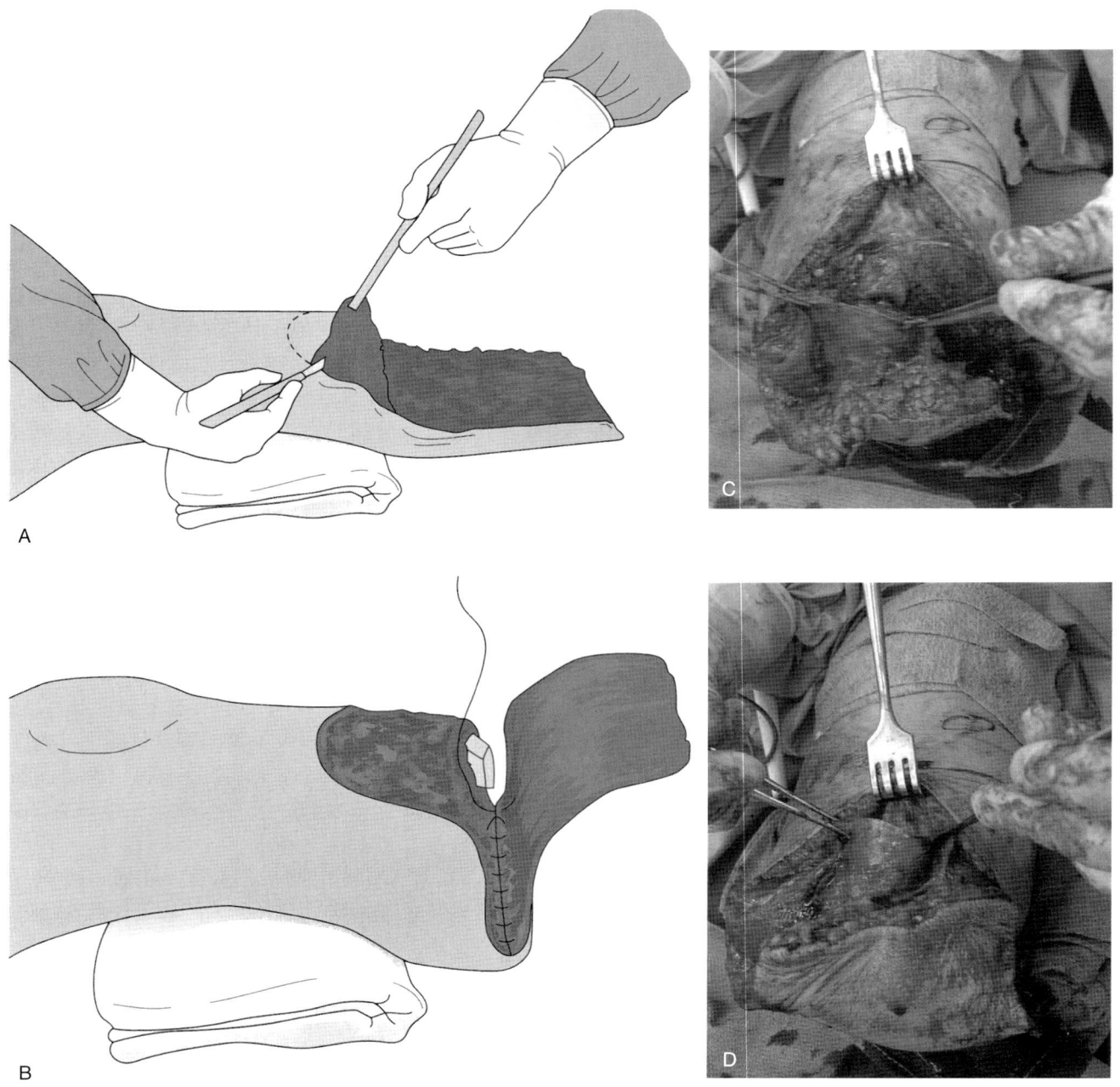

图 65-7   用于经胫骨截肢术的扩展后皮瓣。(A)后侧肌皮瓣的长度比标准的后皮瓣长几厘米。(B)骨科医师在胫骨末端近侧几厘米处修复腓肠肌后侧筋膜,代替在胫骨远端和前间隔筋膜横断平面修复。这样,与传统的经胫骨截肢术相比,在负重时可以提供较大范围并持久耐用的软组织覆盖。(C)将胫骨远端前面的皮肤凹陷,从而能够将腓肠肌后筋膜附着到胫骨的骨膜和在残留胫骨末端近侧几厘米处的前间隔筋膜上。(D) 这样可以提供一个面积较大并持久耐用的软组织覆盖。(A and B, adapted from Assal, M.; Blanck, R.; Smith, D.G. Extended posterior flap for transtibial amputation. Orthopedics 28:542, 2005.)(见彩图)

衡作用,进而导致臀部外展畸形。当装上假肢后,经股骨截肢者就会以一种特殊的行走方式来适应这种畸形,这种行走方式和被绑架时的行走步态相似。

Gottschalk 认为外展畸形是内收肌脱离的结果,而不是因为装配假肢套窝[13]。通过将内收肌锚定于股骨上,可以避免导致上述异常步态以及在腹股沟处形成"内收肌卷"[12]。这样,可以使股骨定位于一个较正常的位置,从而有效地完成负荷传递(图 65-10)。

第五节　手术注意事项

创伤后,一旦明确截肢优于保肢或截肢是功能重建的后期程序或提示有感染和功能缺失,即可早期进行截肢。早期处理应遵循严重开放性骨折创口的处理原则。初始的治疗包括对所有失活组织以及失去血供的骨骼进行清创(让失活组织"复活"是不可能的)。在

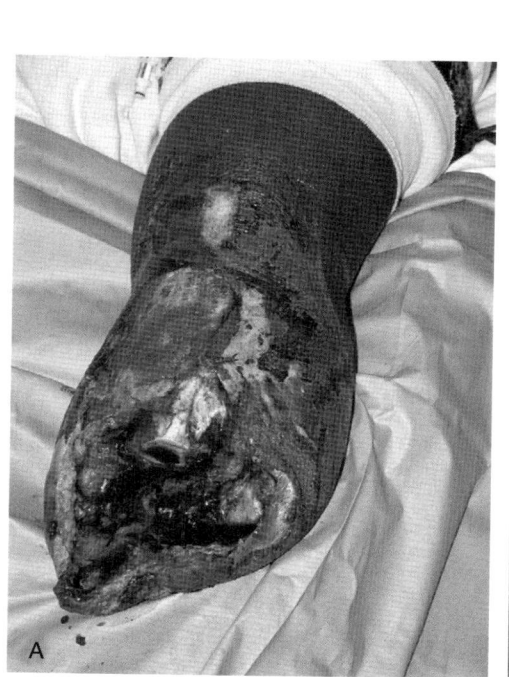

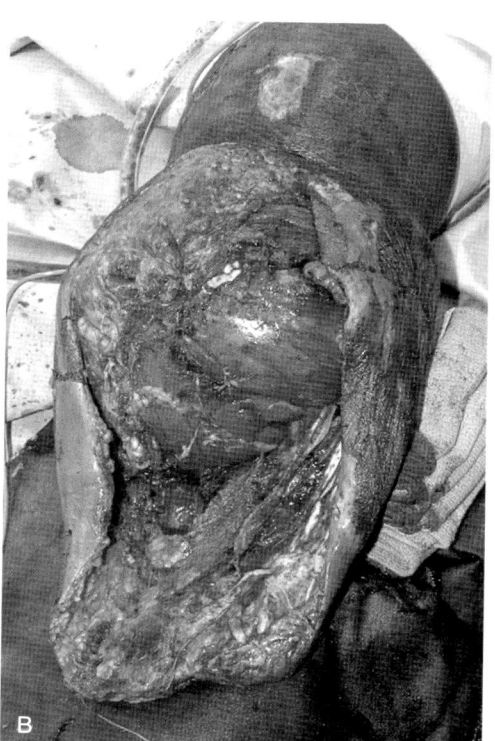

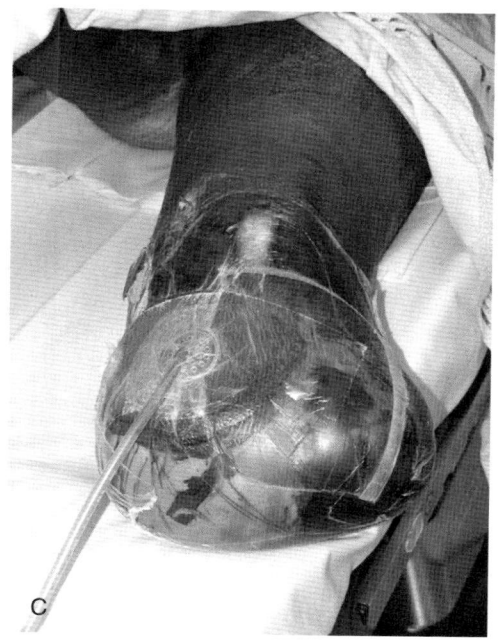

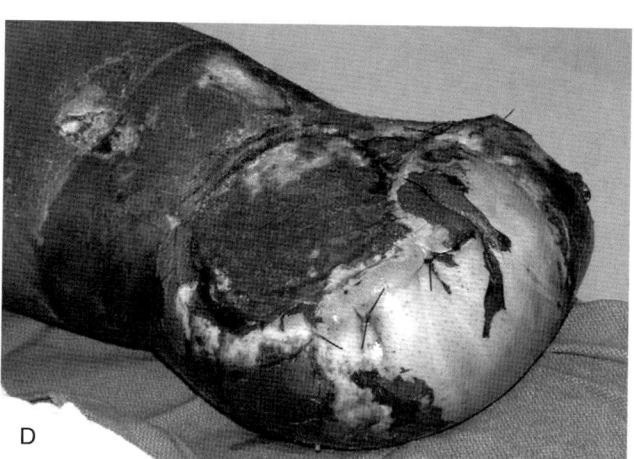

图 65-8　(A)青年男性患者,创伤后失去大量皮肤,并接受了经胫骨截肢术。(B)在肢体重建时,利用可移动的有活力的肌肉覆盖骨端,脱套撕裂的皮肤失活。(C)在对失活皮肤彻底清创后,使用真空辅助伤口辅料以帮助伤口愈合。(D)在覆盖残留胫骨的肌肉上方长出良好的肉芽组织,这些缺点可通过分层皮肤移植解决。(待续)(见彩图)

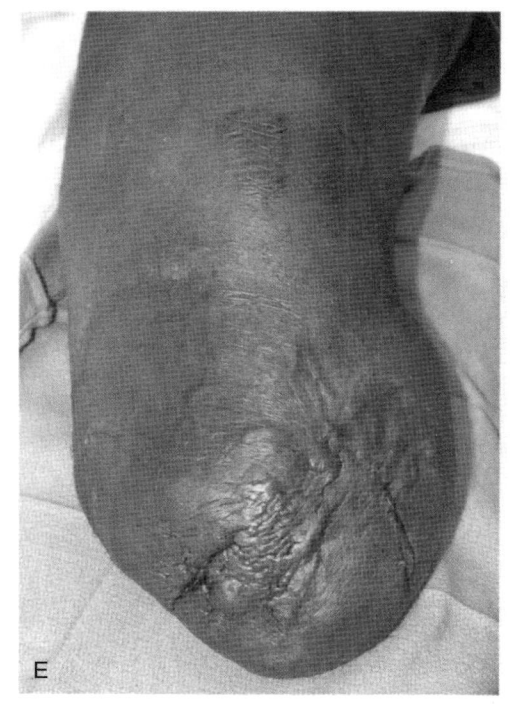

图 65-8(续) (E)移植成功后,最初装配的假肢可通过应用一个较厚的硅胶悬挂套来保护。1 年后,这个青年人能够重返垒球场。(见彩图)

这些损伤中常常会有压碎的成分,因此在初期手术时实际损伤区域的分界可能不清楚。如果有足够的软组织可供建立功能性软组织覆盖,则可使骨骼稳定,以保留残肢的长度(图 65-11)。

应避免在损伤区域直接关闭伤口和任何形式的皮肤牵拉,因为这些处理会进一步增加损伤区域的创伤。将创口敞开并多次让患者重返手术室进行清创护理,可以安全地长出组织,利用这些组织可以创建一个功能性残肢。通过这种方式,在跨关节处重塑肌肉长度以提供正常静息张力时不会受到损害。使损伤区域的受创组织充分恢复,可以降低感染、创口崩裂的风险,并能使软组织覆盖的质量得到优化。

动脉应缝扎两道,外科夹与电凝用于静脉止血是有效的。切勿钳夹神经,因为医源性钳夹伤可能导致日后神经源性疼痛,即使切除被钳夹的神经也会如此。神经可用海绵钳提起,轻轻推至远侧,再以锐利的手术刀横断其近侧。由此产生的神经瘤将被植入肌肉内,并受到保护,使其免受外来压力。肌肉应以正常静息功能长度缝至骨膜上或钻孔上。创口不能有张力,否则将会有创口感染、组织溃破或残端缺乏弹性的风险。一开始就应尽力提供一个理想残肢,这样可使患者避免后期翻修。

虽然对所有失活组织要进行强制性的清创,但是如果有可以用来创建残肢的软组织,那么就有可能使残肢保留一定的长度。在这种情况下,有限的内、外固定可以帮助恢复骨骼的稳定性。应避免一期闭合创口,因为最初重建时的任何尝试只会增加损伤区域受创组织的进一步创伤。通过封闭负压引流(VAC, KCI, San Antonio, TX)处理伤口,可以提高我们护理损伤区域组织的能力。患者应重回手术室进行反复清创并且敷料,应每 48~72h 更换一次,直至损伤区域的组织得到恢复。当局部组织恢复弹性,损伤区域没有坏死组

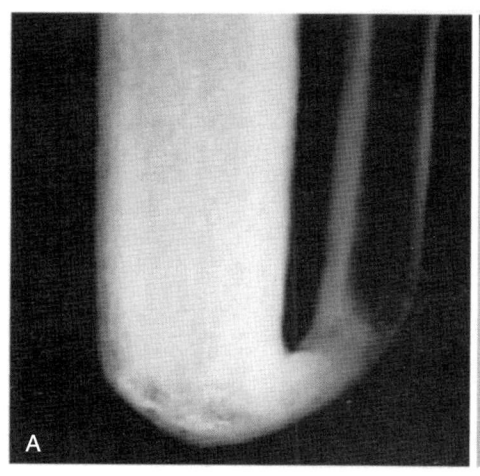
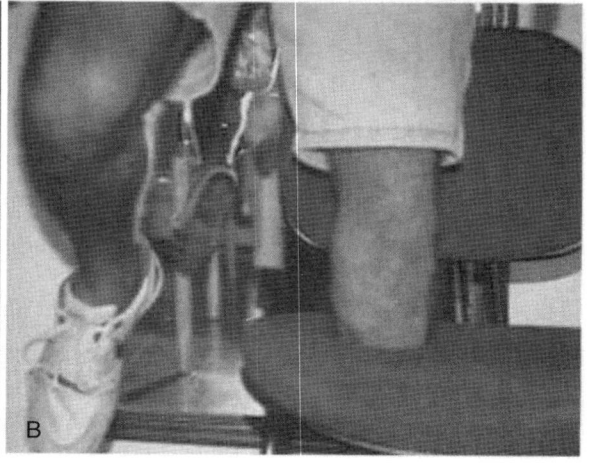

图 65-9 (A)Ertl 术式——在经胫骨截肢中,在胫腓骨之间建立骨桥。(B)手术调整的目的是:在经胫骨截肢中,创建一个更大、更稳的负重平台。(Courtesy of Dr.Marco Guedes.)

织残留以及没有感染征象时,即可关闭创口。

最终功能重建应遵循本章前面提及的有关原则。重建时如果没有足够的骨平台及软组织覆盖会导致功能不理想或者需要进行翻修术。整形外科组织移植原则的提出与应用,将会提高最终残肢的质量。

有时因感染、畸形或者功能不全,需要做后期截肢术。如果手术可以在感染水平的近侧完成,那么手术可以一期完成;如果手术将会通过感染区域,那么创口应该二期闭合并应用敏感的抗生素进行治疗。

第六节　假肢的注意事项

创伤性截肢的最终目的是通过使用假肢获得最大的独立功能。骨科医师必须明白患者与残肢以及假肢之间的关系。下肢假肢有三个组成部分:①假肢套窝,②腿假体,③足假体。在膝关节离断术与经股骨截肢术中要使用膝部铰链。假肢套窝垫起接受负荷传递及承受肢体的作用。腿假体代偿失去的腿部,足假体接触地面(图 65-12)。

假肢套窝将承重负荷传递到残肢上,而残肢的骨平台及软组织覆盖能接受这种负荷。足够的残肢长度对于提供悬挂(假肢一直装配在患者身上)和提供足够的承重表面积是必不可少的,残端长度 5 英寸

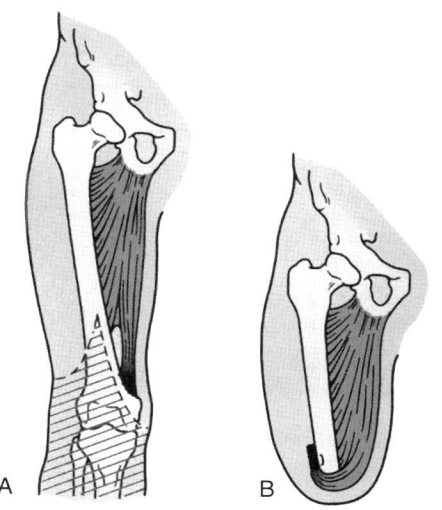

图 65-10　(A)经股骨截肢中内侧皮瓣的手术切口技术。(B)内收肌肌肉固定术,用来控制残留股骨的位置,以便更好地负重。(Modified from Gottschalk, F. Transfemoral amputation. In Smith, D.G.; Michael, J.W.; Bowker, J.H., eds. Atlas of Amputations and Limb Deficiencies. Rosemont, IL, American Academy of Orthopaedic Surgeons, 2004, p.537.)

(12.5~15cm)是一条行之有效的经验法则。理想的经胫骨截肢,其保留的胫骨长度是 12.5~15cm,而经股骨截肢,其截除的股骨长度也约为 12.5~15cm。这个长度在经胫骨截肢中能够达到最佳负荷传递并能提供高质量的软组织覆盖,在经股骨截肢中能够维持正常的膝中心。当残肢达不到功能要求时,就要求假体专家根据假肢的最终功能作出相应的调整。当腿假肢有足够长度时,假体专家就可以利用特定的动态组件来满足患者的特殊需求。

第七节　术后处理

术后的早期目标包括镇痛、早期活动以及使患者早日重返正常的社会生活。一旦安全可行,即可开始负重和装配假肢。创伤后要求截肢的患者,伤处几乎总有挤压伤,它是引起灼痛与神经源性疼痛的原因之一。通过持续留置导管进行预防性镇痛是将不适与疼痛降到最小的最有效办法,其对残肢疼痛或幻觉性肢体疼痛的长远影响尚不清楚[23]。事实上,所有截肢的患者像成人一样都会经历幻觉性肢体感觉。大多数创伤性截肢者多多少少会存在有残肢疼痛或幻觉性肢体疼痛。与截肢本身相比,这种慢性疼痛更多的与挤压伤有关[2,9,15,17]。疼痛方面的文献表明:早期的神经封闭是有效减轻残肢疼痛、幻觉性肢体疼痛以及神经源性疼痛的最好方式。通过在治疗一开始就留置硬膜外导管或者术后持续局部麻醉即可完成预防性镇痛(PI-CRA)(图 65-13)。

患者几乎都有一个为失去肢体而哀伤的过程,哀伤的阶段与 Kubler-Ross 所描述的即将逝去患者及其家属所经历的悲伤阶段相似:1.拒绝相信事实真相。2.生气。3.依旧不愿相信事实。4.沮丧。5.接受事实[16]。患者出现一段抑郁期十分普遍,如有必要,应该为其提供咨询服务[33]。

无论是从全身还是局部看,受创伤者早期行走都很有价值。活动能降低发生关节屈曲挛缩、褥疮以及形成深静脉血栓的风险。最近一次大会分析了临床能够获得的证据,大会表明没有临床证据能够证明即使装配假肢并开始负重能改善结果。目前的建议是:早期活动,然后装配假肢,等残肢达到临床安全时开始负重[35,36]。术后,保护好残肢非常重要,因为残肢脱落非常常见。许多有经验的骨科医师在做经胫骨截肢或膝关节断离截肢术时,倾向于使用坚硬的石膏绷带[6,25,36]。至于何时开始装配假体及负重,要视经治医师与康复治疗小组的经验

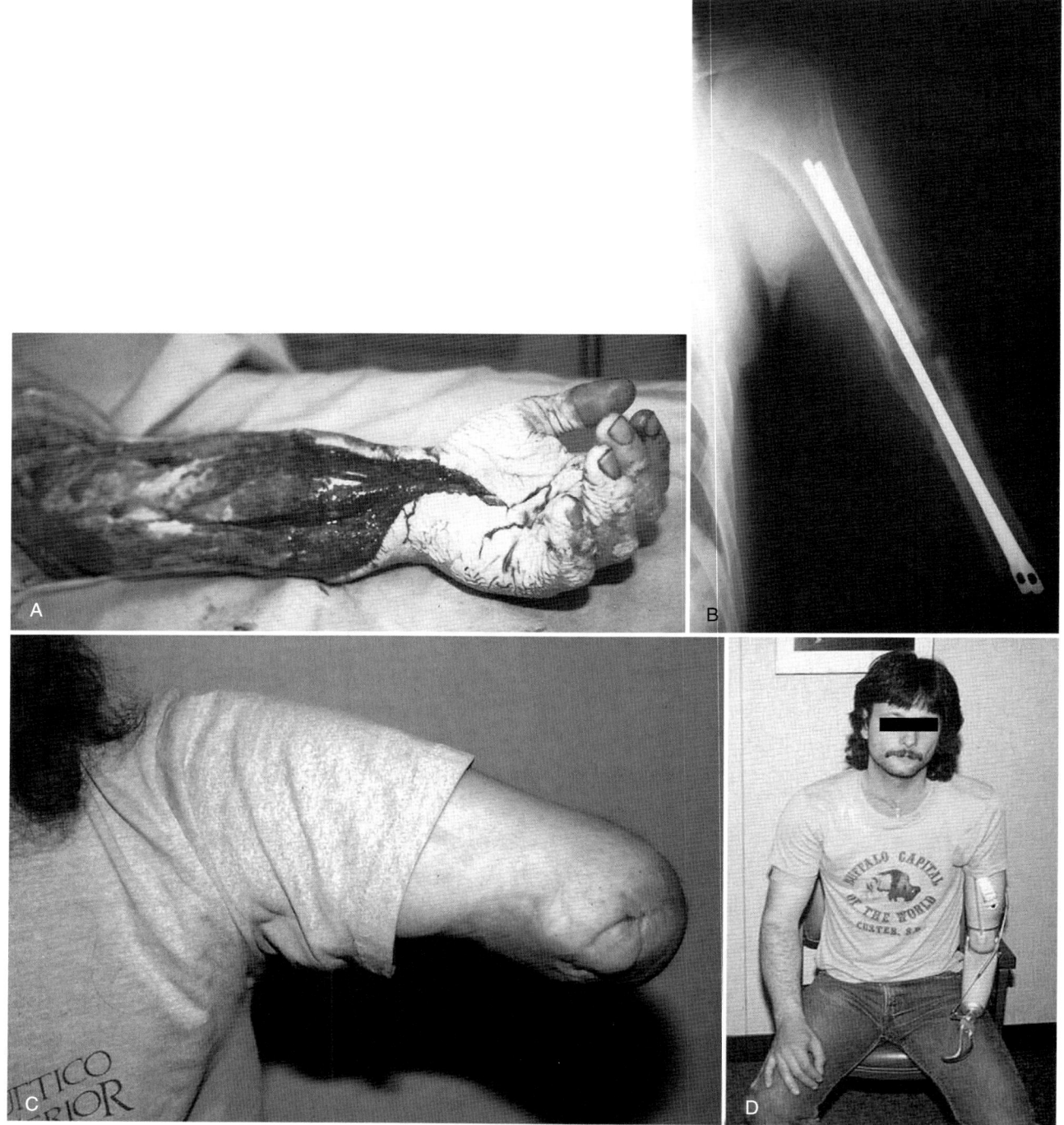

图 65-11　(A)这位患者前臂烧伤和挤压伤伴肱骨闭合骨折。保肢困难。(B)肱骨远端截肢加肱骨髓内钉固定以保留残肢长度。(C)最后的活动范围。(D)安装肌电假肢。

以及患者自身的情况而定。

　　经骨(经胫骨和经股骨)截肢要求有一个适配的假肢套窝垫,其用来防止由于残肢与假肢套窝形状不匹配以及剪切应力导致组织溃破。这些水平的截肢,在术后早期残肢会有明显的容积与形状改变。在残肢

的容积趋向稳定以及预制的假肢套窝制备好之前,可以一直应用绷带卷弹性压缩或弹性袜。关节断离截肢(膝和踝)不需要适配的假肢套窝,因此一旦这些患者的软组织覆盖在承受负荷时足够可靠,即可开始负重。对于足部分截趾,可通过将踝在管型石膏中置于

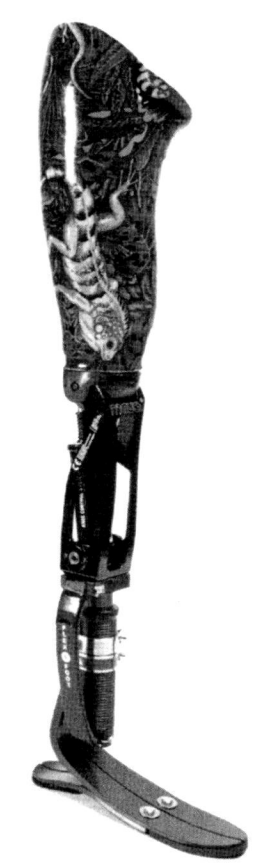

图 65-12 "高科技"经股骨截肢假肢。这种假体重量轻,有可屈曲的坐骨窝、高性能的液压膝,以及配有冲击缓冲器的动态弹性响应式足假体,可在负重时减小应力。(Flex-Foot Re-Flex VSP foot on a Mauch Gaitmaster Low Profile Prosthetic Knee, Flex-Foot, Inc., a subsidiary of Flex-Foot, Aliso, CA.)

中立位得到很好处理。足部分截趾后,一旦创口与软组织牢固就可开始负重,因为这些残趾利用正常的负重组织[6,35,36]。

第八节　足和踝截肢

下肢远端截肢可保留某些正常的负重组织。功能丧失的程度常常直接与足部截肢量的多少相关。

一、足趾截除

拇趾截除对行走的影响不大。拇趾截除后的功能缺失表现为在步态站立期末出现轻度不稳定。足趾截除时要努力保留拇趾近节趾骨的近侧干骺端(图 65-14)。保留拇短屈肌的止点可在步态站立末期保持足内侧柱的稳定性。籽骨中心化降低了后期籽骨痛的可能性。有跖侧皮瓣更好,但并非必需。如果必须截去第二趾,应力求保存近节趾骨基底。这种"空间占位"可防止拇趾偏移以及造成严重的拇外翻畸形,拇外翻易发生压力性溃疡。小趾截肢的目的是保留足的外形,以便穿鞋,因为小趾截除基本上无功能丢失。

二、纵列截除

纵列截除指的是截去趾骨及相应的足趾。单列截去外侧列较好。第五列(外侧列)切除并不造成实质上

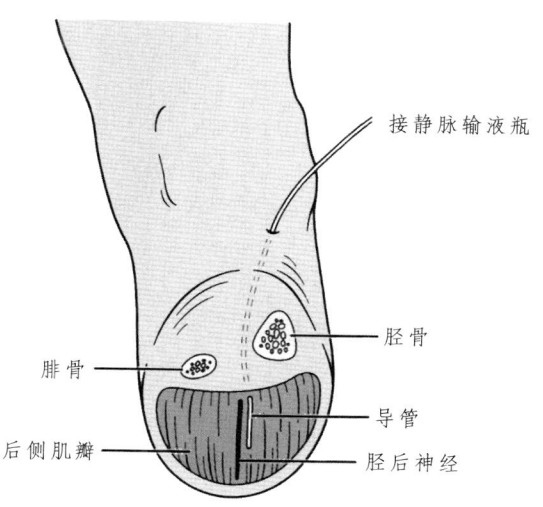

图 65-13 经胫骨截肢后,将 19 号硬膜外导管置于横断的胫后神经旁。导管穿出皮肤,连接到给药泵上。术后 48 小时内通过给药泵经导管以 1ml/h 的速度注入0.5%浓度的丁哌卡因。

接静脉输液瓶

胫骨

腓骨

导管

后侧肌瓣

胫后神经

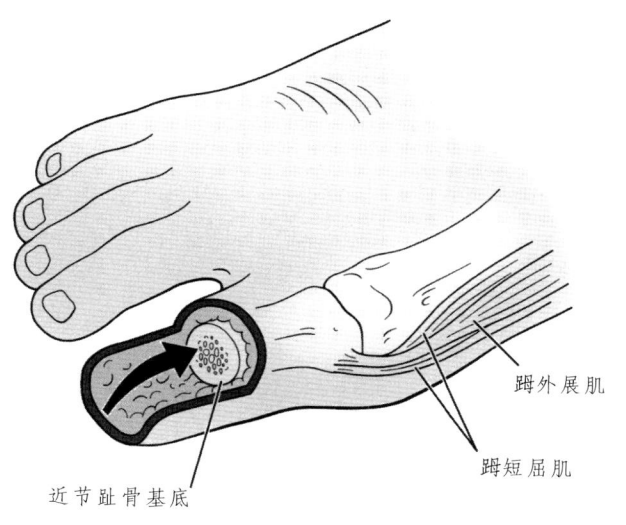

拇外展肌

拇短屈肌

近节趾骨基底

图 65-14 拇趾截趾。应尽力保留近节趾骨的近侧干骺端,以便保留拇长屈肌腱的止点。这样做在步态站立末期可以保持足内侧柱的稳定性。(Redrawn from Kelikian, A.S., ed. Operative Treatment of the Foot and Ankle. Stamford, CT, Appleton & Lange, 1999, p.613.)

的残废,但内侧(第一)列截除则会降低足内侧柱在步态站立末期的稳定性。切除中间列后伤口很难获得愈合,因而很少施行。如要切除一列以上,残留的前足就会太狭窄,易于发生马蹄足,而且在鞋子中难以管理,在这种情况下,倒不如行跖跗关节截肢。手术时采用环绕相应足趾基底的"网球拍"样切口。术后可穿帮助愈合的鞋子,直至能穿普通鞋时(图 65–15)[27]。

三、中足截趾

中足截肢可经跖骨也可在跖跗关节(Lisfranc)处实施,视组织残余情况而定。虽然有跖侧皮瓣更好,但其他皮瓣也容易适应保护性鞋子。跖跗关节截除应包括皮下跟腱延长术,以防止日后发生踝关节马蹄足(图 65–16 和图 65–17)。对于后期内翻畸形,可通过将胫前止点转移至位于残留中足外侧的中立背屈点来改善。挛缩,包括屈肌腱挛缩在内,需要被解除从而恢复跖足。中足截趾术后应用膝下行走支具 4 周。随后,使用氯丁二烯橡胶足趾填充料可保持鞋子的外形[26]。

四、后足截趾

后足截趾(Boyd, Chopart)者由于腓肠肌对抗力量消失更易发生晚期马蹄足畸形。即使术后马蹄足得以避免,残端的行走力臂也太短,从而导致无推进步态(小脚老太太步态)[7,32]。对于那些不易获得假肢的患者,尽管后足截趾加踝关节融合不能推进行走,但它能提供一个稳定的负重平台。

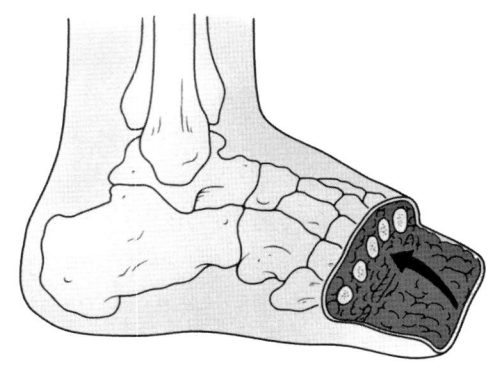

图 65–16 中足截肢。从功能上看,经跖骨的中足截除(图中所示)与经跖跗关节截除一样好。(Redrawn from Kelikian, A.S., ed. Operative Treatment of the Foot and Ankle. Stamford, CT, Appleton & Lange, 1999, p.616.)

五、踝关节离断术(Syme 术式)

踝关节离断术可提供理想的末端负重残肢,日后极少引起并发症。即将施行这一术式的患者,其脚跟上必须有健康的皮肤组织。F.W.Wagner 推广这一术式用于解决足部的神经性问题,他提议在二期手术切除

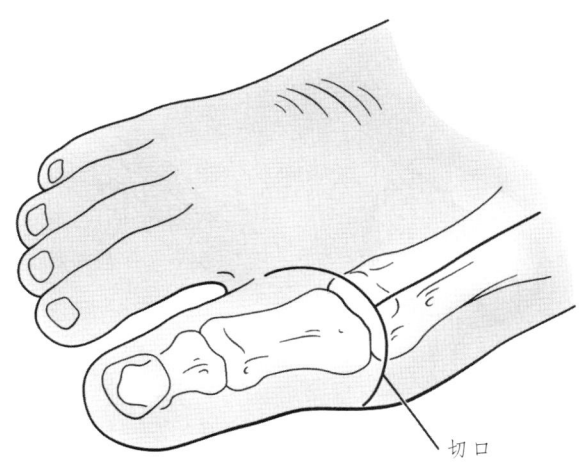

图 65–15 单列远端(跖骨及其相应足趾)切除只造成较小残疾,这种残疾通过穿标准的鞋子容易校正。切口延至足趾,再以网球拍样切口切除足趾。

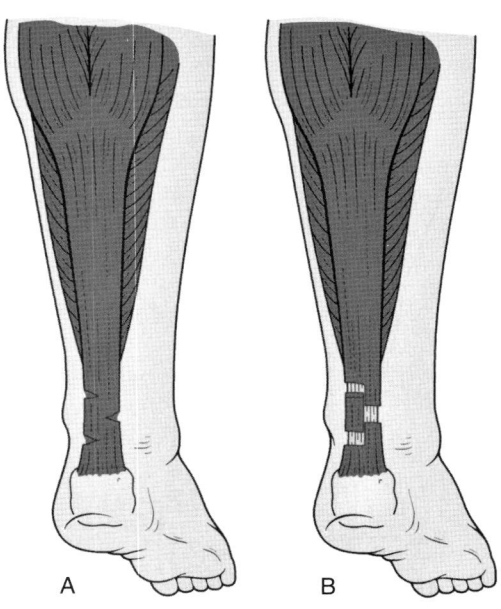

图 65–17 经跖跗关节(Lisfranc)截除时,术后发展成为踝关节马蹄足的危险较高。这可以通过皮下跟腱延长术及短腿行走石膏固定 4 周来预防。(Redrawn from Kelikian, A.S., ed. Operative Treatment of the Foot and Ankle. Stamford, CT, Appleton & Lange, 1999, p.615.)

双踝,但现在我们建议一期进行 Syme 手术。原先二期手术时切除的内外踝"折角",现在由于将切口顶移至内外踝的中前侧缘而得以避免(图 65-18)。距骨与跟骨行锐性解剖切除。胫后动脉必须仔细保护,因为它可提供保证皮瓣存活所必需的血供。用骨钩或持骨钳牵拉距骨以方便显露。双踝在关节水平截除,并将远端胫腓骨隆突缩窄以便装配假肢。通过钻孔将足跟垫前缘筋膜缝合到胫骨前缘上,使足跟垫固定于胫骨上[31]。应用膝下行走支具加橡胶行走足跟 10~14 天。一旦残肢消肿且伤口安全愈合后即可采用带有动态响应足的假肢。

六、经胫截肢

在美国,小腿截肢利用后侧肌肉筋膜皮瓣一直是标准术式[6,25]。理想的胫骨残肢长度是 12~15cm,不过只要残端还保留有胫骨结节及髌韧带的止点,也可通过保留的股四头肌完成行走功能。后侧皮瓣的长度应等于所截肢平面处的直径再加上 1cm。保留的腓肌筋膜后部应通过钻孔固定到胫骨远端斜面上,或者直接固定到胫骨远端骨膜上和保留的前间隔筋膜上 (图65-19)[6]。专家们喜欢应用延长的后侧肌肉筋膜皮瓣,从而在胫骨远端的前面为其提供软组织缓冲 (见图

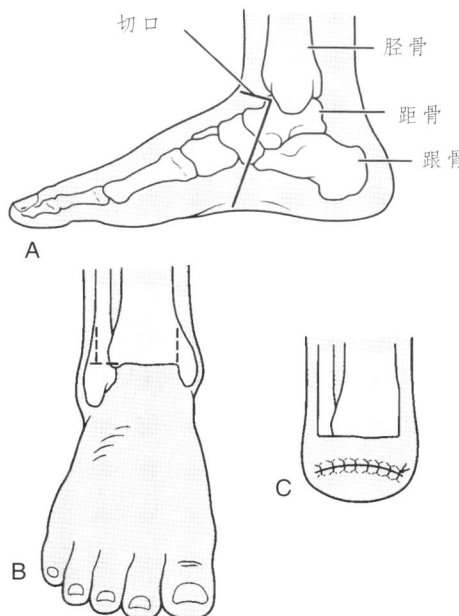

图 65-18 (A) 切口。(B) 一期截骨行踝关节离断术(Syme 术式)。(C)闭合前方切口。 (Redrawn from Kelikian, A.S., ed. Operative Treatment of the Foot and Ankle. Stamford, CT, Appleton & Lange, 1999, p.617.)

65-7)。许多欧洲医生倾向于在缺血性截肢时选择所谓的"斜行"肌皮瓣,它是根据解剖上的血供区域决定的[34]。这一思想比目前的血管区域的观念要早。这两种技术都可让残端生成缓冲的软组织界面,以缓和负重的剪切应力,并控制胫骨残端的位置以适应假体的功能。美国医师偏爱由 Burgess 推广的标准后侧皮瓣,他们认为,避免切断皮肤与肌间的组织可以减少皮瓣坏死的风险。在创伤性截肢中,皮瓣血运应在确定截肢手术时进行充分评估。在手术室要对截肢进行坚实的石膏敷裹。石膏要在 5~7 天时更换,此后每周更换一次,直至安装假肢[6]。一般情况下,装预备性假肢可在术后 5~21 天负重,按当地康复人员的经验而定。

七、膝关节断离

该水平截肢在创伤中的应用十分有限,因为其所需的软组织肌皮瓣长度与经胫骨截肢相似。尽管患者在负重时能够利用直接负荷传递,但即便是较短的经胫骨截肢(此时保留有股四头肌的止点),他们也会因失去股四头肌力臂而丧失推进功能。如果创伤后施行膝关节断离术的目标是截肢后装配假肢,那么有足够的腓肠肌作为缓冲垫十分必要。如果达不到上述要求,可施行经股骨截肢术[5,28]。为了避免皮肤丢失,施行膝关节断离术时多利用后侧肌肉筋膜皮瓣。髌肌腱可被缝合至交叉韧带的残端上,腓肠肌后侧筋膜被缝合至髌肌腱和横断的膝关节支持带上[5,20,28]。一旦软组织覆盖坚实固定即可开始负重。一定要记住,创伤后膝关节断离可能因创伤伴有软组织损伤而造成疗效不佳。因此,骨科医师一定要谨慎选择经股骨截肢[19]。

八、经股骨截肢

与缺血的患者不同,创伤后经股骨截肢者仍能用假肢行走。Gottschalk 曾明确表示,经股骨截肢的残肢的手术重建方法,决定了股骨定位是否能达到最佳负荷传递[12,13]。采用鱼嘴切口的标准经股骨截肢消除了内收肌的作用,使残肢外展。这种肌动力性不平衡在功能上会造成外展肌肌力减弱,并导致内收肌性蹒跚步态。应用内侧的以内收肌为底的肌皮瓣,可将内收肌缝合于股骨残端,使股骨能位于假肢套窝内预先确定好的位置(见图 65-20)。这样可以改善蹒跚步态。应用弹性加压覆裹直至残端牢固愈合。预制的容积可调试预备性假肢或定制的假肢套窝可在术后 5~21 天时装配,视当地康复人员的经验与特长而定。

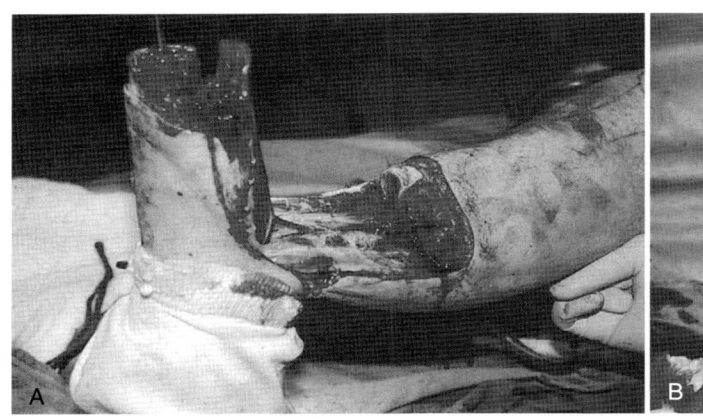
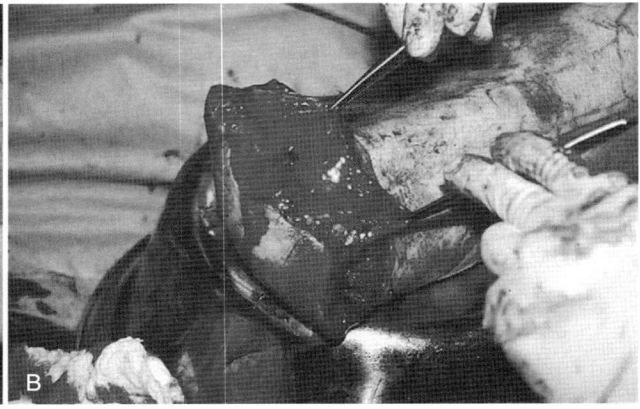

图 65-19 （A）在标准的经胫骨截肢术中,应用全层后侧肌皮瓣。（B)腓肠肌的后筋膜可被缝合至胫骨远端的骨膜上以及前间隔筋膜上。

九、髋关节断离

髋关节断离术后几乎不会有人能应用功能性假肢。小粗隆水平的关节囊外截肢为坐式位或假肢套窝提供了理想的负重平台。该平台应加缓冲垫,以便为肌肉提供覆盖。全厚皮瓣较理想。

第九节 上肢截肢

下肢是行走器官,使用下肢假肢代偿截去的肢体部分取得了满意的功能效果。人类的上肢是人类与周围世界相互感知的器官。上肢截肢后,假肢包裹了具有感觉的残肢,遮挡了大部分感知反馈。如果上肢使用假肢,骨科医师必须使其能够根据视觉指导协调运动。当假肢处于完全旋前位时,由于视线被遮挡从而很大程度地限制了假肢的功能。有感知的手即使只有一点点抓握功能,也大大优于假肢[22]。

从功能上看,肩关节可被视为功能圆周的中心。手在其外周完成其探索和抓握功能。肘关节如同卡钳,用以确定手在功能圆周中的位置。在上肢使用假肢,保留肢体长度至关重要。在正常情况下,我们同时活动与控制同一肢体的多个关节,而上肢截肢者却只能依次活动假体的各关节。例如,正常情况下我们在完成某一任务时,预先将手定位并同时将其张开或握拢。而上肢截肢者只能先将他们的手放到其想放的位置,或者先将他们的手张开,然后才能进行下面的动作。这些依次完成的动作,降低了假肢反应的效率。假体的重量与拖累也随着关节功能要求的增加而加重。

上肢的悬吊会随残肢长度的增加而加大。为分散负荷而增加表面积既有利于在空间内驱动假肢,又有利于抵抗在完成某一任务时所承受的压力。

当残余肢体为正常长度的 75% 左右时,经桡骨截肢的功能最佳。这时,可以在假肢套窝内安置一个肌电机。掌侧屈肌的肌肉要附着在残余的尺桡骨上从而完成肌肉固定术。背伸肌可以直接地附着在被固定的屈肌上。这样可使肌肉固定在一个合适的长度,从而能为假体的肌电装置提供最佳的电信号以及提供持久的软组织覆盖。预制式假肢可在术后 5~7 天时装配。推荐早期应用肌电装置。如果预备性假肢安装延迟到 30 天以后,单侧上肢截肢者就不可能再

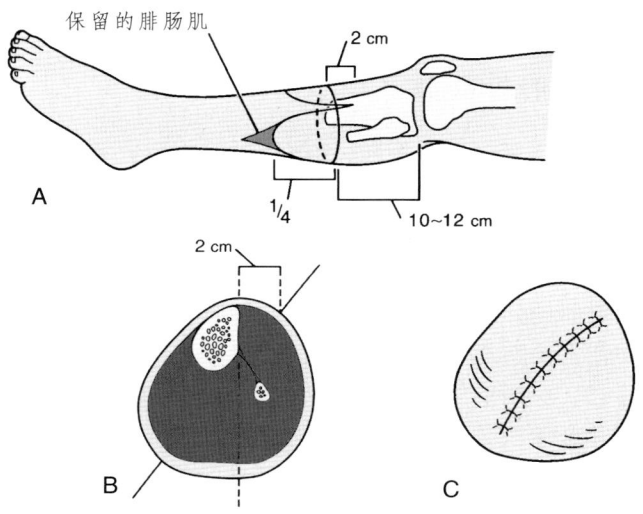

图 65-20 基于小腿各筋膜室及皮肤的学供情况,经股骨截肢的斜行肌皮瓣方法。（Modified from Robinson, K.P.; Hoile, R.; Coddington, T.Br J Surg 69:554-557,1982.）

应用假肢了。

经肱骨截肢者很少能得到高性能的假体。这种假体重而笨拙。因为这些截肢者必须操纵两个视觉提示关节，因此假肢反应较慢。残留长度与良好的软组织覆盖，是使用功能假肢的基本要素[2]。

晚期伤口并发症少见，因为它所承受的负荷远低于下肢截肢。尽管上肢更易形成神经瘤，但如果在初始手术中注意，一般都可避免。对离体神经进行轻微的牵引并对其横切，以便其近端能够缩回到周围的肌肉内。当可触及的疼痛性神经瘤对压痛点皮质类固醇封闭无效时，近侧的锐性切除一般可消除症状。

臂丛与严重的肩关节损伤密切相关。高位臂丛损伤可令尚具功能的手无用，因为手臂无法将手放至所要的位置。躯体动力性假肢由肩关节挽套控制，无法进行高于头部的活动。对于严重的无法重建的低位臂丛损伤可采取一种新方法；这些患者肩关节功能已丧失，但肩胸活动控制尚存。在这种情况下，可行肩关节融合和感觉平面上的经肱骨截肢，可能会有有限的残肢功能。

第十节　心理适应

患者一定会为肢体的截除而哀伤。有些患者在住院期间就不再哀伤，但许多患者则要持续几个月。LEAP 研究更加坚定了人们长期持有的信念：那些拥有较好支持网络的患者比缺少支持的患者表现较好[2]。地方支持组织可以提供心理支持，还可以作为当地的消费者组织增进与假肢供应商的交涉。美国肢残者协会是唯一能为创伤患者提供这些服务的真正的全国性组织。它有许多个地方分会。可用电话联系：1-888-AMP-KNOW（267-5669），也可网络联系：www.amputee-coalition.org。

第十一节　晚期并发症

截肢者会因感染、溃疡、疼痛或功能障碍回访医生。这些问题绝大多数可由学识渊博的假肢专家帮助解决。假肢技术的发展突飞猛进，现可提供重量更轻的假肢，其对残肢撞击更小，对负荷冲击吸收更好，而且更适合在不平地面上行走。许多溃疡是因残肢胖瘦及形态改变所致。上述问题可通过修整假肢套窝而解决。截肢者晚期并发症的评价首先应由假肢专家来进行。

残肢疼痛可因假肢套窝不适、骨突压迫及异位骨化所致。它们均可通过修整假肢套窝、调整残肢位置或加上一个减震动态弹性响应假体足来解决。如果这些方法未能奏效或者患者产生幻觉性肢体疼痛（疼痛位于已截去的肢体部分），最好的办法是到现代多学科的功能导向的疼痛门诊进行治疗。每个成人截肢者都会经历幻觉性肢体感觉，这种感觉可表现为对截去肢体的空间假想意识，或者是出现异感症。大多数创伤后截肢者将会有不同程度的幻觉性肢体疼痛，其特征是在截去的部分出现幻觉性的烧灼样、烤烙样或跳动样疼痛。疼痛诊所的各种治疗或神经封闭一般可控制症状。

翻修截肢手术的适应证是以扩展一期截肢手术的原则为基础的。深部感染可行标准手术进行治疗。如果骨突无法容纳在假肢套窝内，骨突切除结合皮瓣覆盖也是一种有用的解决办法（图 65-21）。

皮疹常是卫生不佳或过敏的结果。保持残端清洁干燥，更换肥皂，以及应用羊毛脂护肤霜，一般能解决问题。可局部应用氢化可的松油膏或霜剂来治疗皮疹。痤疮样皮损和深部痛可口服四环素治疗，有时需做手术引流。疣样增生是因为静脉性充血、肿胀以及假肢套窝不适合。此时，残肢的末端组织肿胀膨隆，伴浆液性渗出及绒毛样突起。该处组织会发展为"坚实性"水肿，与静脉严重栓塞性小腿溃疡十分相似。其治疗方法是改善假肢套窝的适应性，常需要假肢专家反复修整假肢套窝。

小　结

Burgess 曾告诫我们，截肢术是建设性手术。一旦明确截肢可以提供比保肢和重建更加良好的功能结果后，截肢就应作为康复过程的第一步来施行。如果我们用和准备施行全关节置换术（此手术在截除不能按要求重建的关节之后实施）一样的严格态度来处理残端，那么很多患者完全能够完成类似于他们受伤前所能完成的工作。

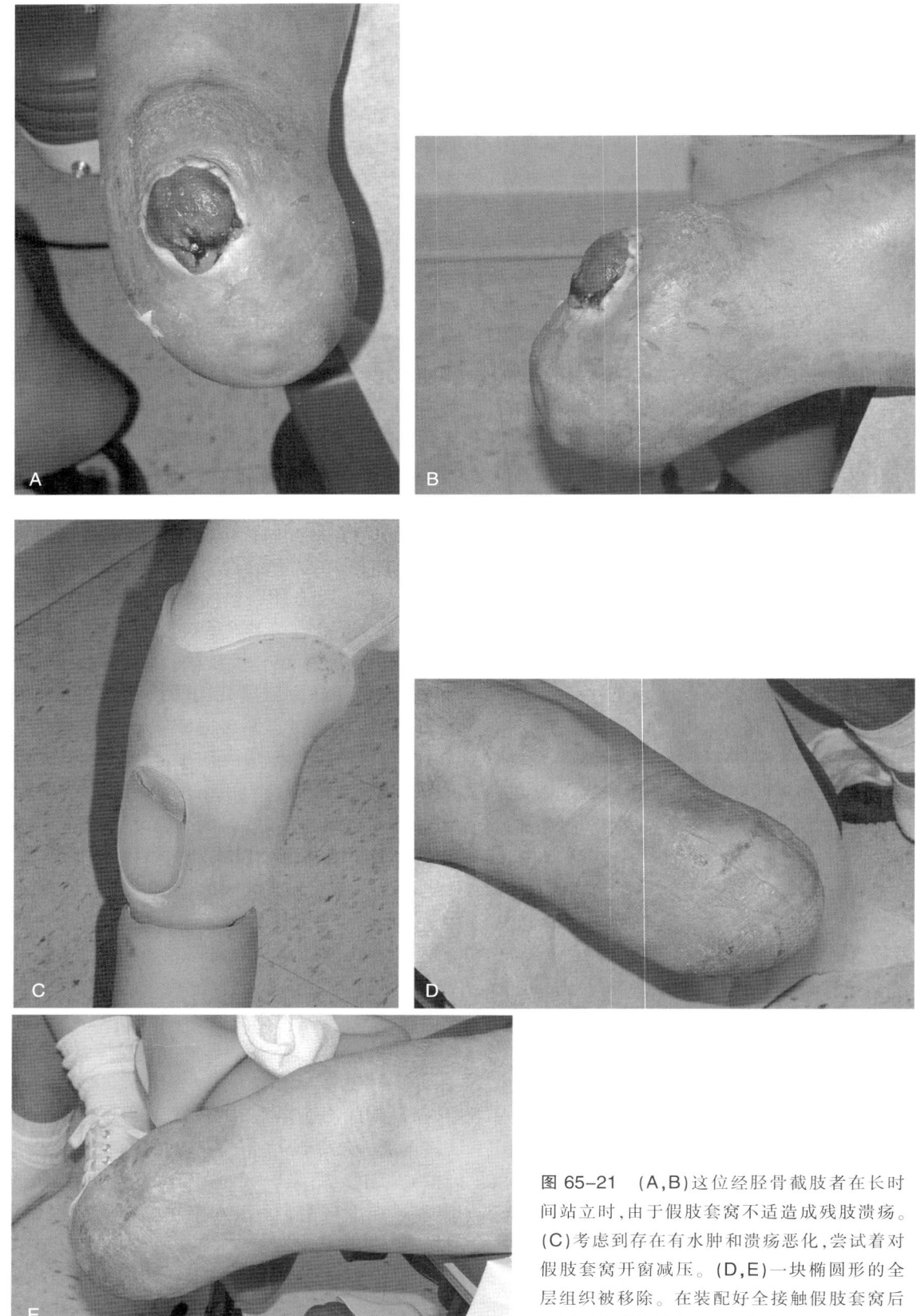

图 65-21　(A,B)这位经胫骨截肢者在长时间站立时,由于假肢套窝不适造成残肢溃疡。(C)考虑到存在有水肿和溃疡恶化,尝试着对假肢套窝开窗减压。(D,E)一块椭圆形的全层组织被移除。在装配好全接触假肢套窝后应用石膏敷料固定。(见彩图)

(陈有　郭乾臣　译　李世民　冯世庆　校)

参考文献

1. Assal, M.; Blanck, R.; Smith, D.G. Extended posterior flap for transtibial amputation. Orthopedics 28:532–545, 2005.

2. Bosse, M.J.; MacKenzie, E.J.; Kellam, J.F., et al. An analysis of outcomes of reconstruction or amputation of leg-threatening injuries. N Engl J Med 347:1924–1931, 2002.

3. Bowker, J.H. Transtibial amputation: Surgical management. In Smith, D.G.; Michael, J.W.; Bowker, J.H., eds. Atlas of Amputations and Limb Deficiencies, 3rd ed. Rosemont, IL, American Academy of Orthopaedic Surgeons, 2004, pp. 481–515.

4. Bowker, J.H.; Pritham, C.H. The history of amputation surgery and prosthetics. In Smith, D.G.; Michael, J.W.; Bowker, J.H., eds. Atlas of Amputations and Limb Deficiencies, 3rd ed. Rosemont, IL, American Academy of Orthopaedic Surgeons, 2004, pp. 3–20.

5. Bowker, J.H.; San Giovanni, T.P.; Pinzur, M.S. North American experience with knee disarticulation with use of a posterior myofasciocutaneous flap: Healing rate and functional results in seventy-seven patients. J Bone Joint Surg Am 82:1571–1574, 2000.

6. Burgess, E.M.; Romano, R.L.; Zettl, J.H. The Management of Lower Extremity Amputations. Washington, DC, U.S. Government Printing Office, 1969. Available at: http://www.prs-research.org/htmPages/Reference/IPOP.html.

7. Dillon, M.P.; Barker, T.M. Preservation of residual foot length in partial foot amputation: A biomechanical analysis. Foot Ankle Int 27:110–116, 2006.

8. Dirschl, D.R.; Dahners, L.E. The mangled extremity: When should it be amputated? J Am Acad Orthop Surg 4:182–190, 1996.

9. Ehde, D.M.; Smith, D.G. Chronic pain management. In Smith, D.G.; Michael, J.W.; Bowker, J.H., eds. Atlas of Amputations and Limb Deficiencies, 3rd ed. Rosemont, IL, American Academy of Orthopaedic Surgeons, 2004, pp. 711–726.

10. Fairhurst, M.J. The function of below-knee amputee versus the patient with salvaged grade III tibial fracture. Clin Orthop 301:227–232, 1994.

11. Functional Independence Measure. The Center for Functional Assessment Research. School of Medicine and Biomedical Sciences. Buffalo, NY, State University of New York at Buffalo.

12. Gottschalk, F. Transfemoral amputation: Surgical management. In Smith, D.G.; Michael, J.W.; Bowker, J.H., eds. Atlas of Amputations and Limb Deficiencies, 3rd ed. Rosemont, IL, American Academy of Orthopaedic Surgeons, 2004, pp. 533–540.

13. Gottschalk, F.; Kourosh, S.; Stills, M. Does socket configuration influence the position of the femur in above-knee amputation? J Prosthet Orthot 2:94–102, 1989.

14. Hadden, W.; Marks, R.; Murdoch, G.; et al. Wedge resection of amputation stumps: A valuable salvage procedure. J Bone Joint Surg Br 69:306, 1987.

15. Hoaglund, F.T.; Jergesen, H.E.; Wilson, L.; et al. Evaluation of problems and needs of veteran lower-limb amputees in the San Francisco Bay area during the period 1977–1980. J Rehabil Res Dev 20:57–71, 1983.

16. Kubler-Ross, E. On Death and Dying. New York, Simon and Schuster, 1969.

17. Legro, M.W.; Reiber, G.D.; Smith, D.G.; et al. Prosthetic evaluation questionnaire for persons with lower limb amputations: Assessing prosthesis-related quality of life. Arch Phys Med Rehabil 79:931–938, 1998.

18. Lerner, R.K.; Esterhai, J.L.; Polomano, R.C.; et al. Quality of life assessment of patients with posttraumatic fracture nonunion, chronic refractory osteomyelitis, and lower extremity amputation. Clin Orthop 295:28–36, 1993.

19. MacKenzie E.J.; Bosse M.J.; Castillo R.C.; et al. Functional outcomes following trauma-related lower-extremity amputation. J Bone Joint Surg Am 86:1636–1645, 2004.

20. Pinzur, M. Knee disarticulation: Surgical management. In Smith, D.G.; Michael, J.W.; Bowker, J.H., eds. Atlas of Amputations and Limb Deficiencies, 3rd ed. Rosemont, IL, American Academy of Orthopaedic Surgeons, 2004, pp. 517–523.

21. Pinzur, M.S. New concepts in lower-limb amputation and prosthetic management. Instr Course Lect 39:361–366, 1990.

22. Pinzur, M.S.; Angelats, J.; Light, T.R.; et al. Functional outcome following traumatic upper limb amputation and prosthetic limb fitting. J Hand Surg [Am] 19:836–839, 1994.

23. Pinzur, M.S.; Garla, P.G.; Pluth, T.; et al. Continuous postoperative infusion of a regional anesthetic after an amputation of the lower extremity. J Bone Joint Surg Am 78:1501–1505, 1996.

24. Pinzur, M.S.; Gold, J.; Schwartz, D.; et al. Energy demands for walking in dysvascular amputees as related to the level of amputation. Orthopaedics 15:1033–1037, 1992.

25. Pinzur, M.S.; Gottschalk, F.; Smith, D.; et al. Functional outcome of below-knee amputation in peripheral vascular insufficiency. Clin Orthop 286:247–249, 1993.

26. Pinzur, M.S.; Kaminsky, M.; Sage, R.; et al. Amputations at the middle level of the foot. J Bone Joint Surg Am 68:1061–1064, 1986.

27. Pinzur, M.S.; Sage, R.; Schwaegler, P. Ray resection in the dysvascular foot: A retrospective review. Clin Orthop Rel Res 191:20–22, 1984.

28. Pinzur, M.S.; Smith, D.G.; Daluga, D.G.; et al. Selection of patients for through-the-knee amputation. J Bone Joint Surg Am 70:746–750, 1988.

29. Pinzur, M.S.; Smith, D.G.; Guedes, S.; et al. Controversies in Amputation Surgery. Instr Course Lect 52:445–454, 2003.

30. Pinzur, M.S.; S. Pinto, M.A.G.; Saltzman, M.; et al. Health-related quality of life in patients with transtibial amputation and reconstruction with bone bridging of the distal tibia and fibula. Foot Ankle Int 27:907–912, 2006.

31. Pinzur, M.S.; Stuck, R.; Sage, R.; et al. Syme's ankle disarticulation in patients with diabetes. J Bone Joint Surg Am 85:1667–1672, 2003.

32. Pinzur, M.S.; Wolf, B.; Havey, R.M. Walking pattern of midfoot and ankle disarticulation amputees. Foot Ankle Int 18:635–638, 1997.

33. Racy, J.C. Psychological adaptation to amputation. In Smith, D.G.; Michael, J.W.; Bowker, J.H., eds. Atlas of Amputations and Limb Deficiencies, 3rd ed. Rosemont, IL, American Academy of Orthopaedic Surgeons, 2004, pp. 727–738.

34. Robinson, K.P.; Hoile, R.; Coddington, T. Skew flap myoplastic below-knee amputation: A preliminary report. Br J Surg 69:554–557, 1982.

35. Smith, D.G.; Berke, G.M. Post-operative management of the lower extremity amputee. J Prosth Orthot 16:3(suppl), 2004.

36. Smith, D.G.; McFarland, L.V.; Sangeorzan, B.J.; et al. Postoperative dressing and management strategies for transtibial amputations: A critical review. J Rehabil Res Dev 40:213–224, 2003.

37. Tornetta, P.; Olson, S.A. Amputation vs. limb salvage. Instr Course Lect 46: 511–518, 1997.

38. Waters, R.L.; Mulroy, S.J. Energy expenditure of walking in individuals with lower extremity amputations. In Smith, D.G.; Michael, J.W.; Bowker, J.H., eds. Atlas of Amputations and Limb Deficiencies, 3rd ed. Rosemont, IL, American Academy of Orthopaedic Surgeons, 2004, pp. 395–408.

39. Waters, R.L.; Perry, J.; Antonelli, D.; et al. Energy cost of walking of amputees: The influence of level of amputation. J Bone Joint Surg Am 58:42–46, 1976.

索　引

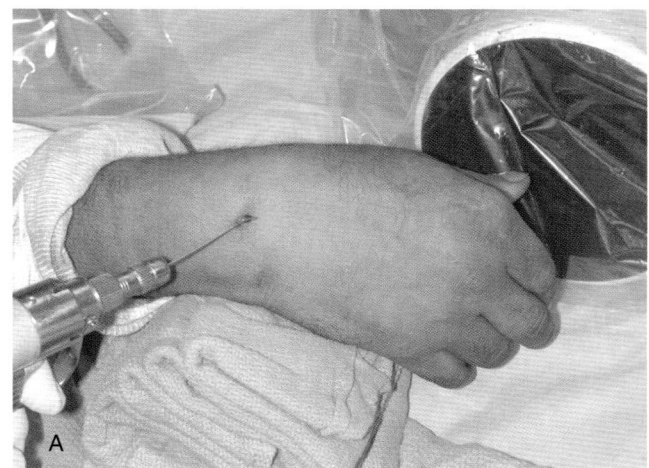

图 39-7A

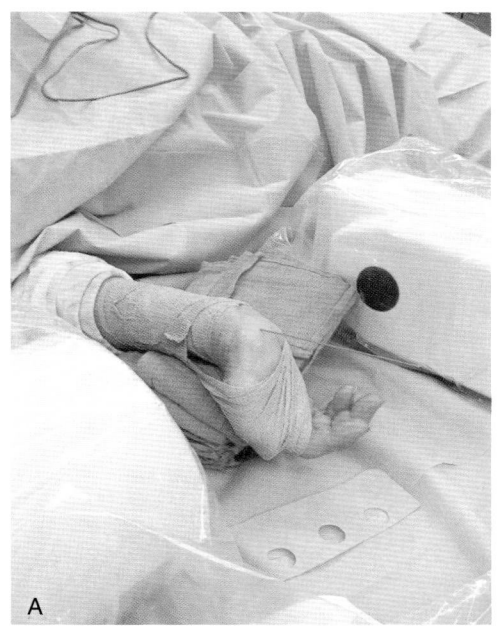

图 39-6A

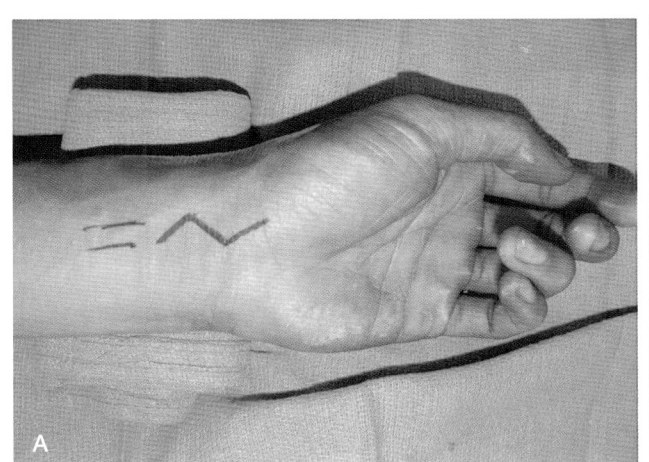

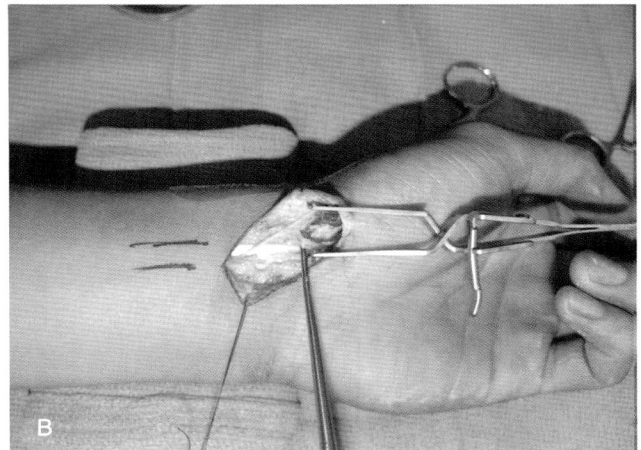

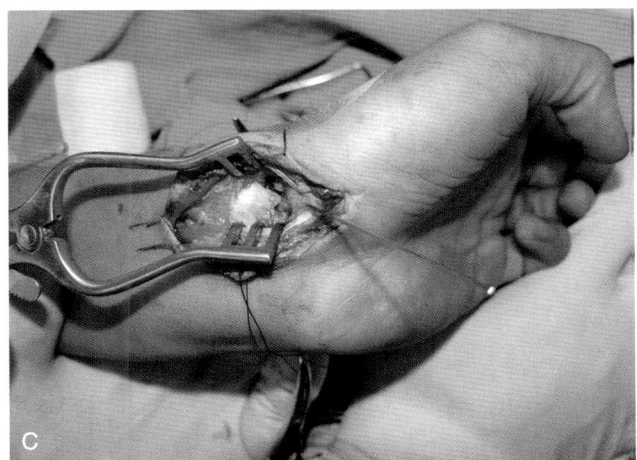

图 39-12

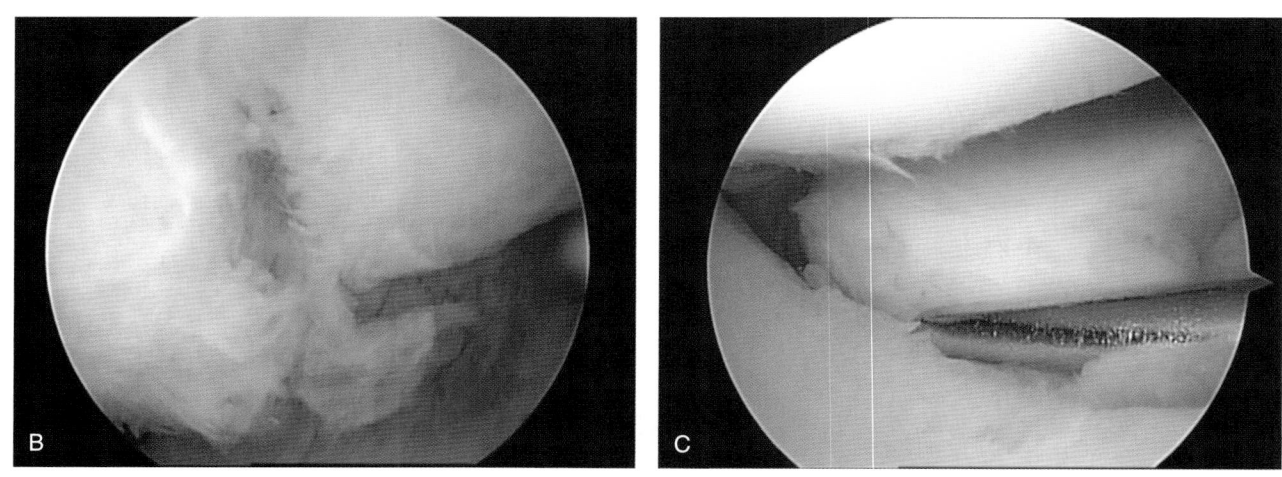

图 39-55B,C

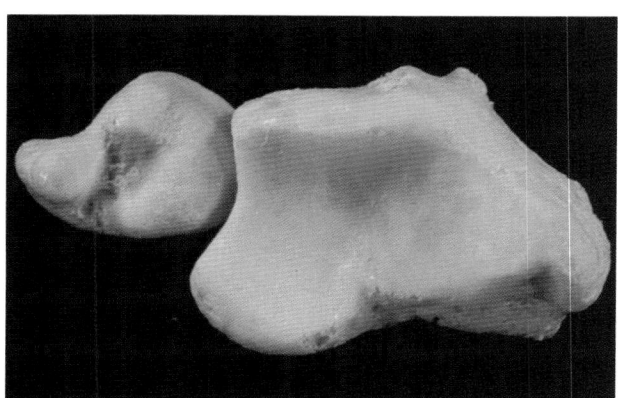

图 40-1

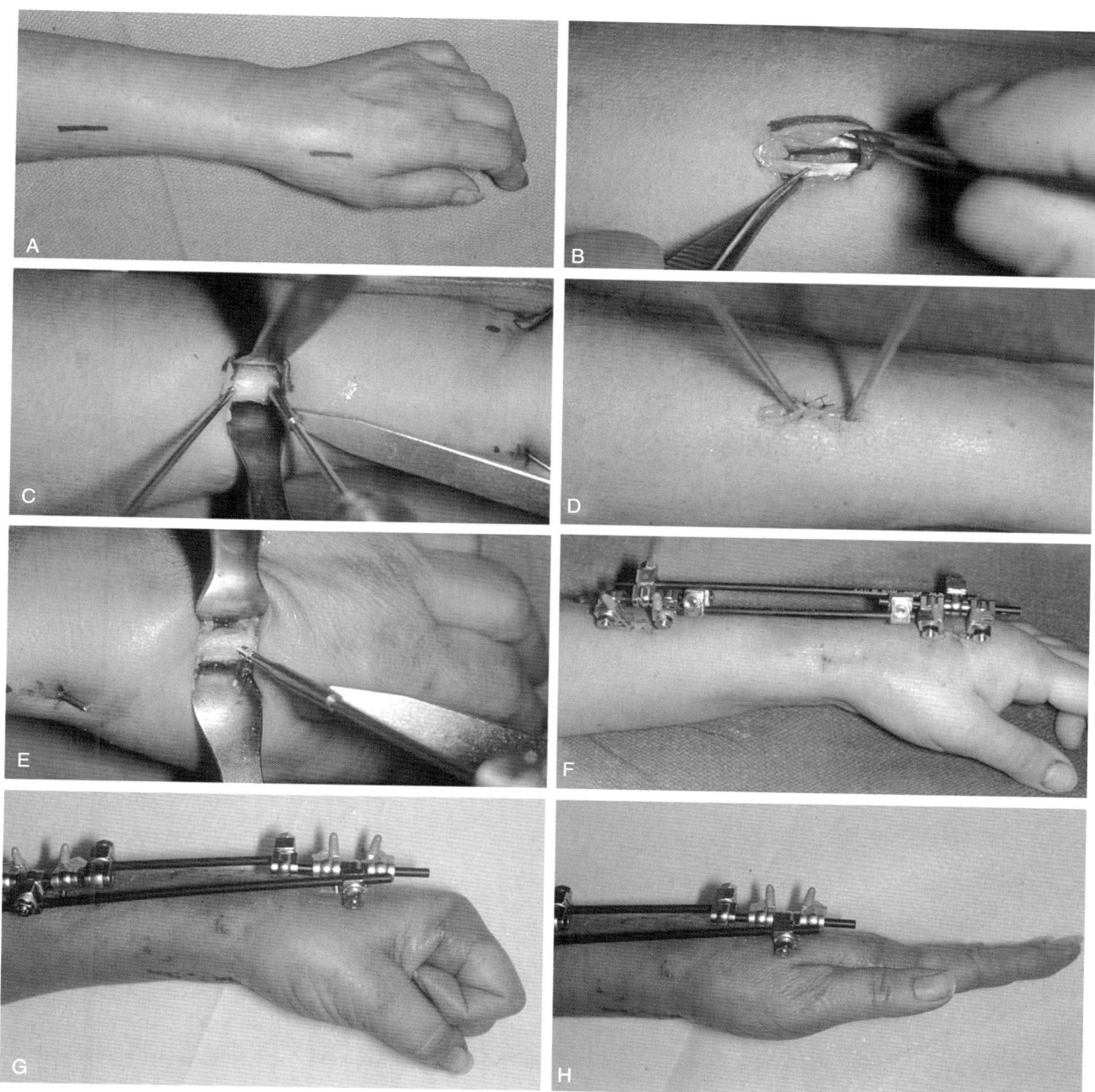

图 40-11

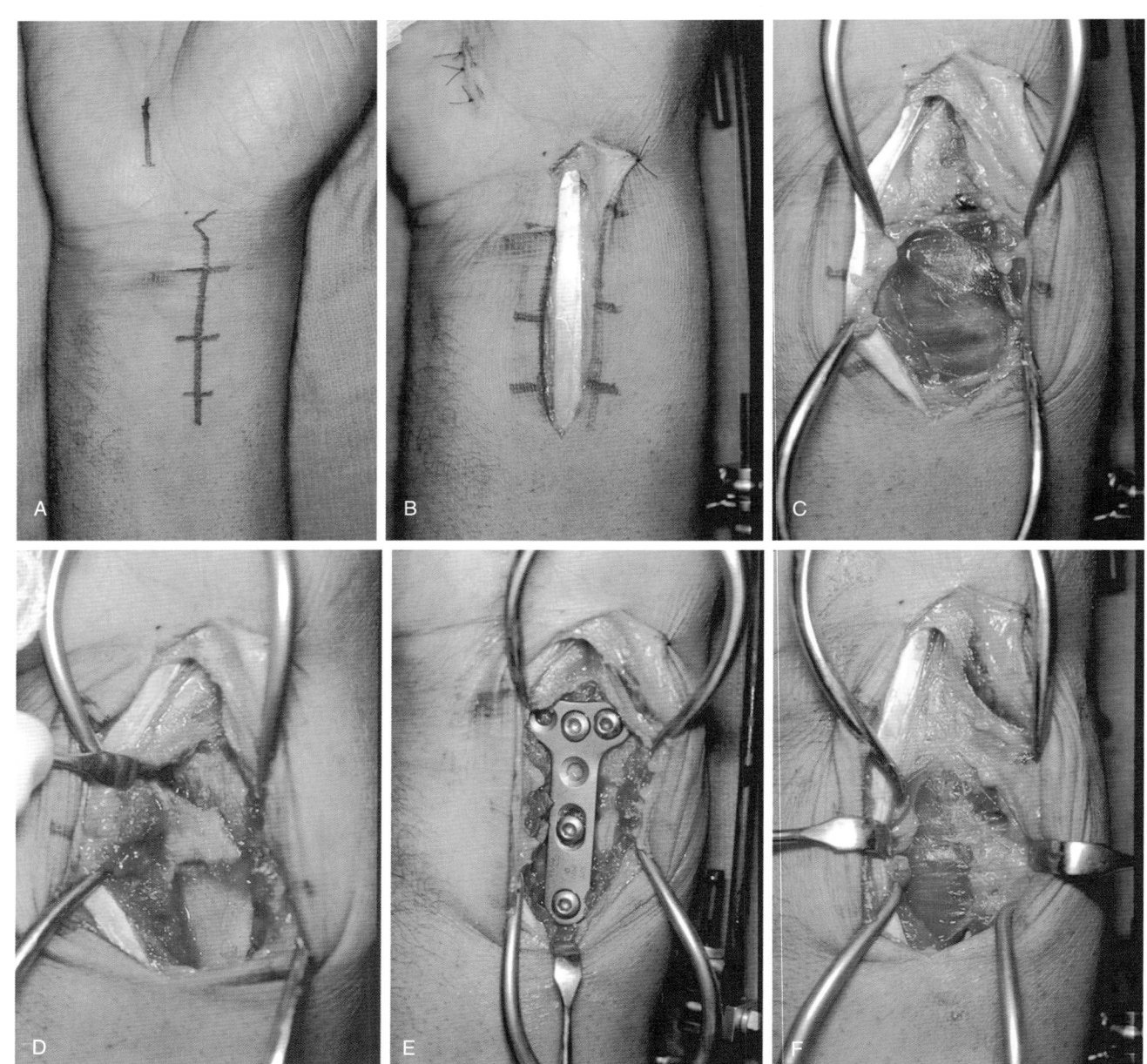

图 40-13

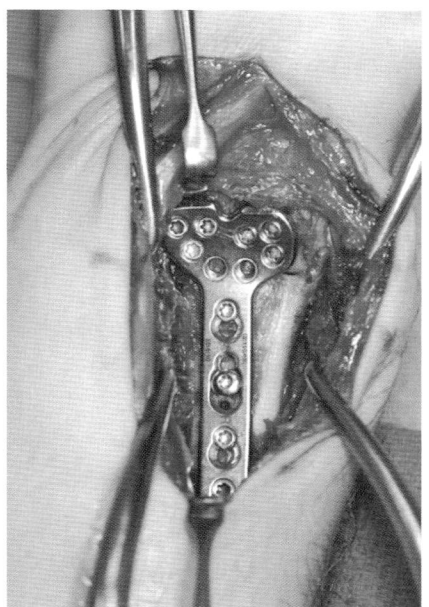

图 40-18C

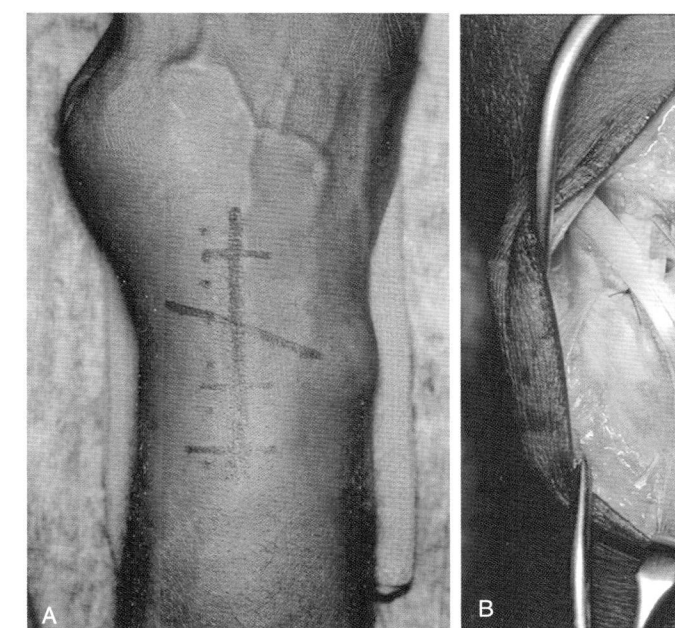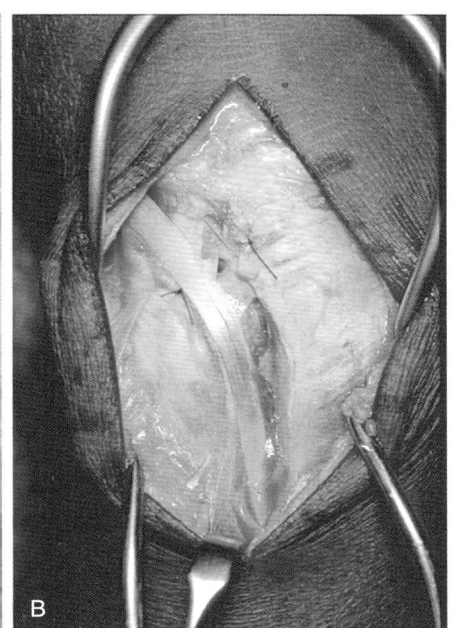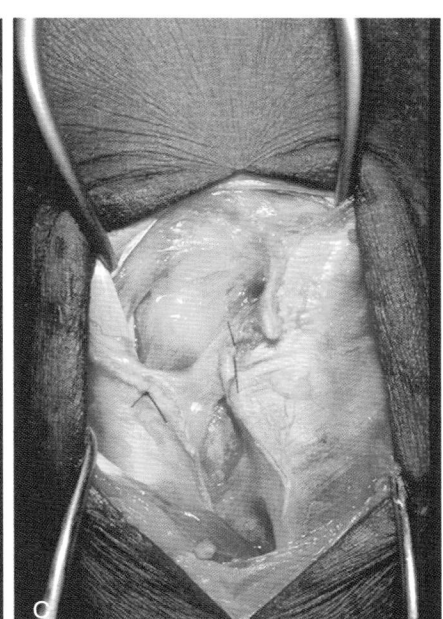

图 40-19A,B,C

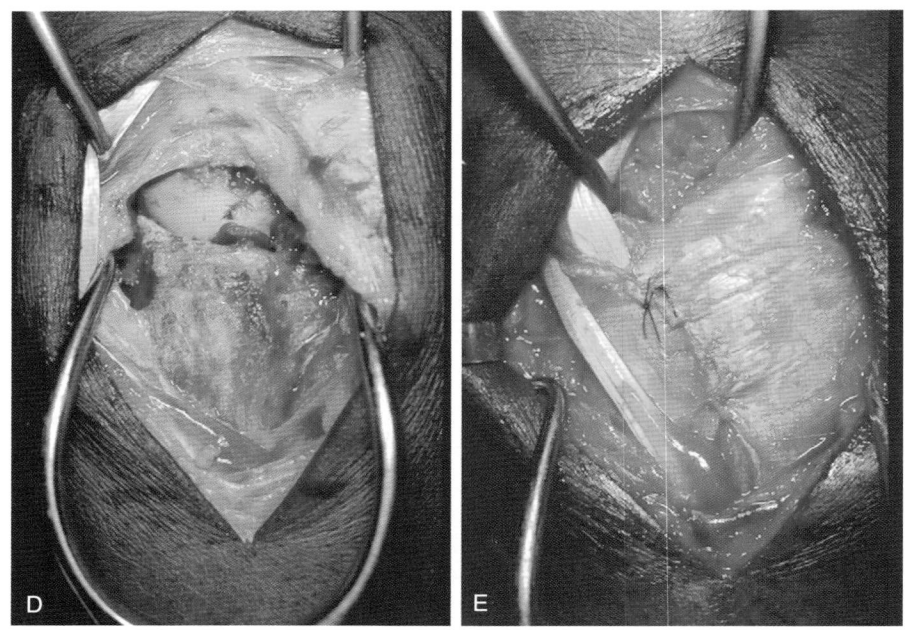

图 40-19

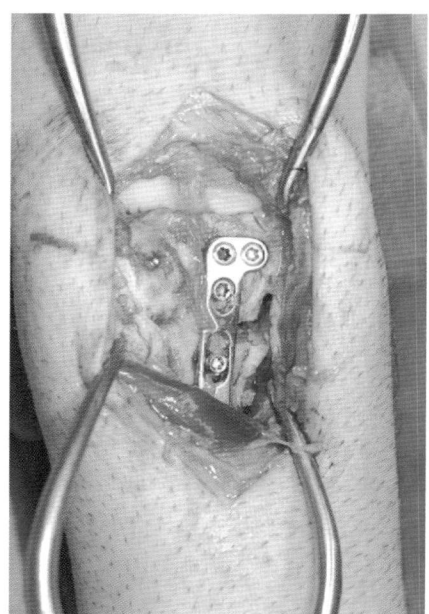

图 40-25C

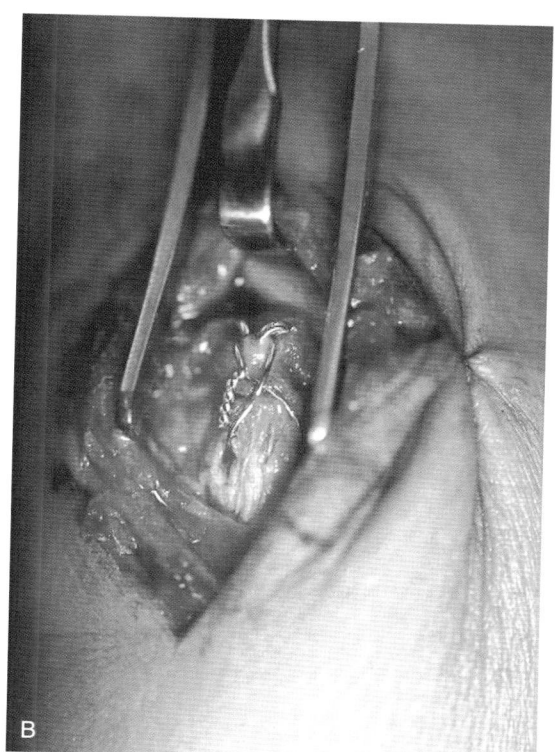

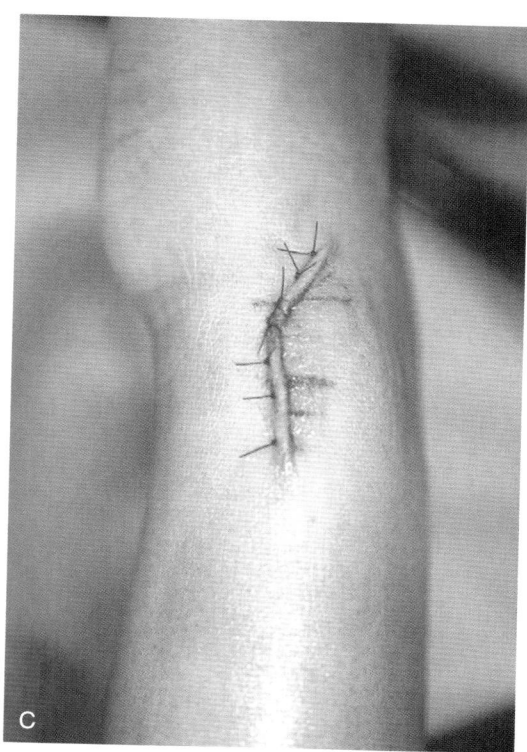

图 40-28B,C

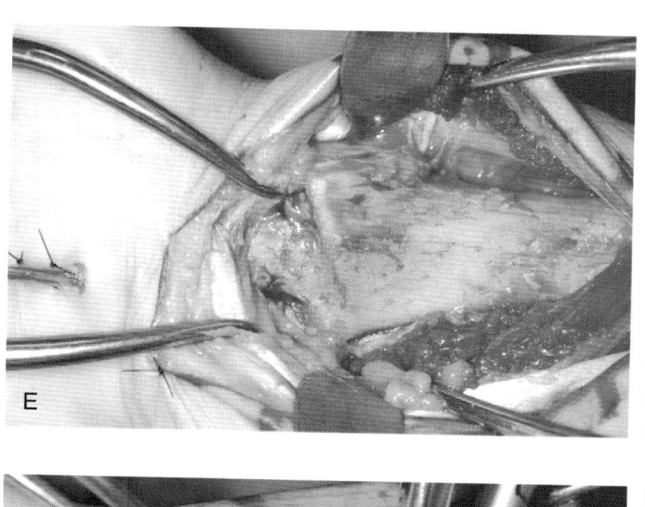

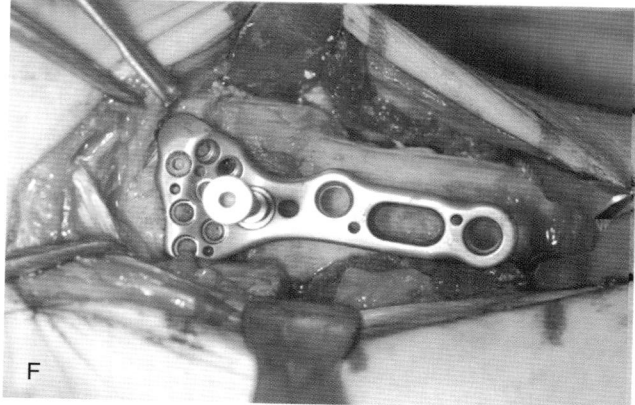

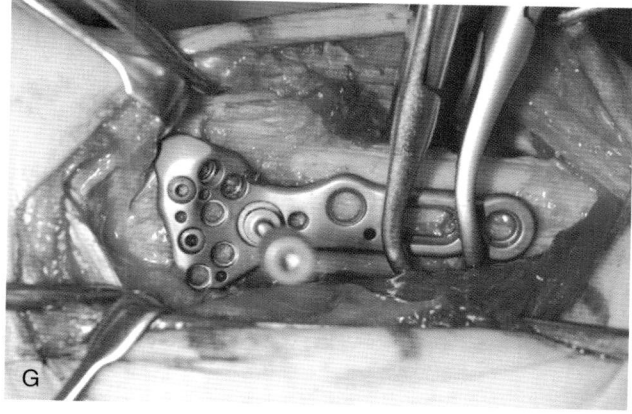

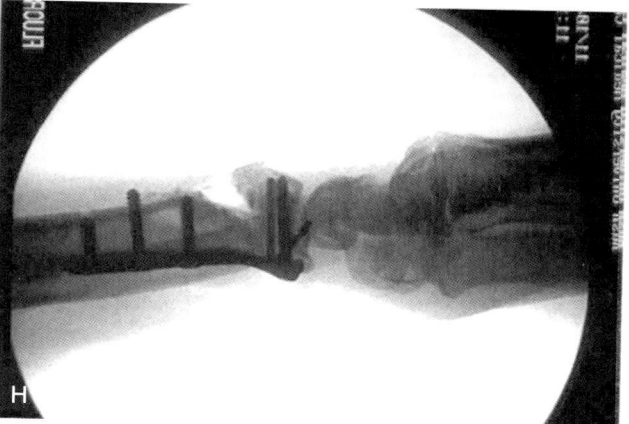

图 40-31E-H

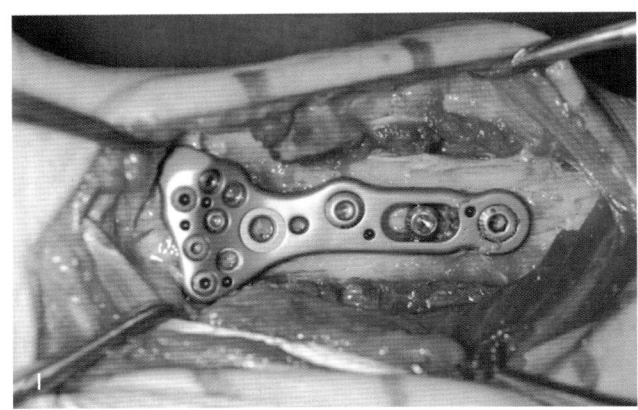

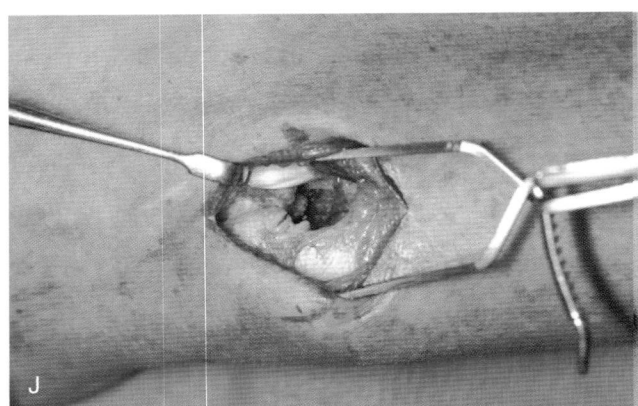

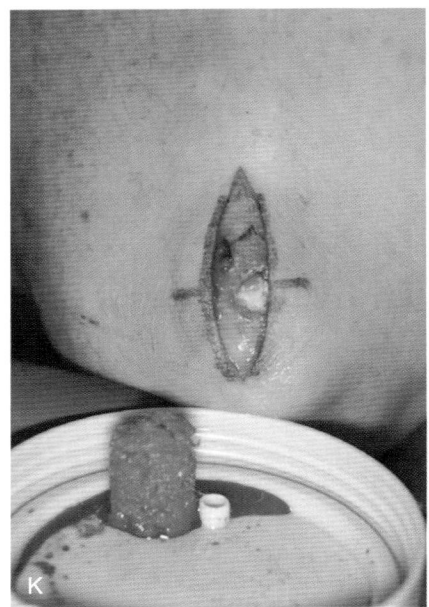

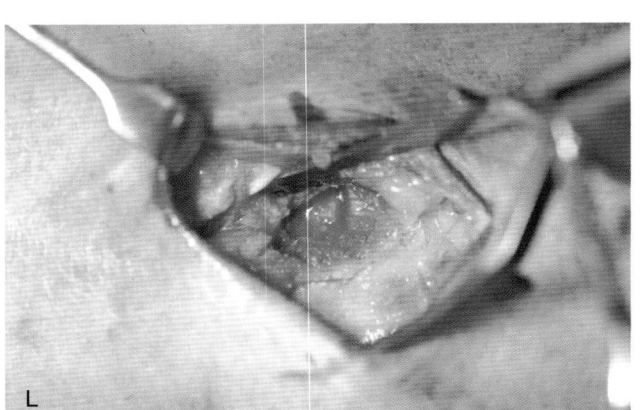

图 40-31I-L

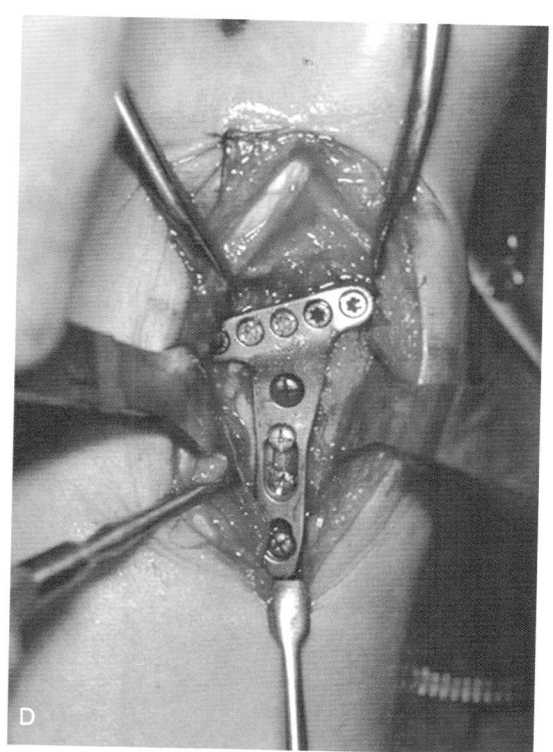

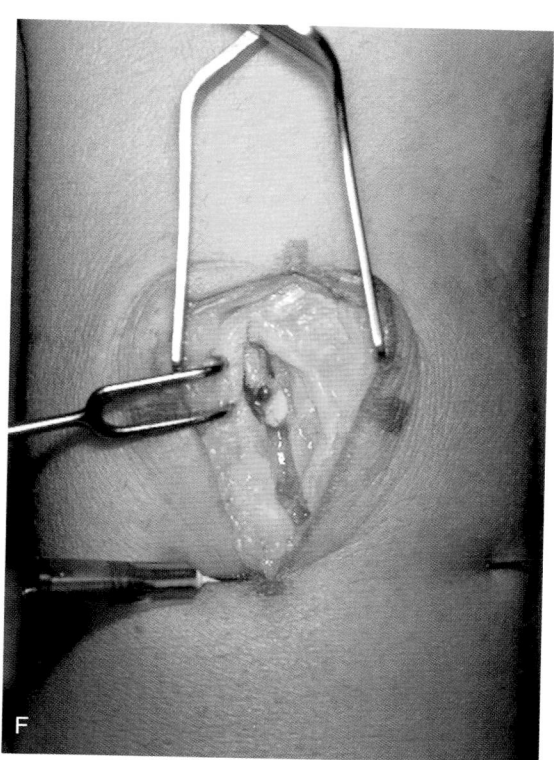

图 40-32D,F

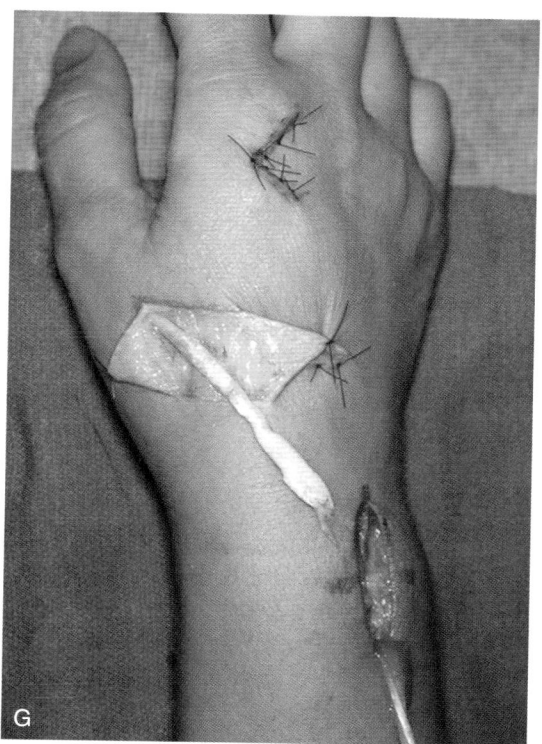

图 40-32G

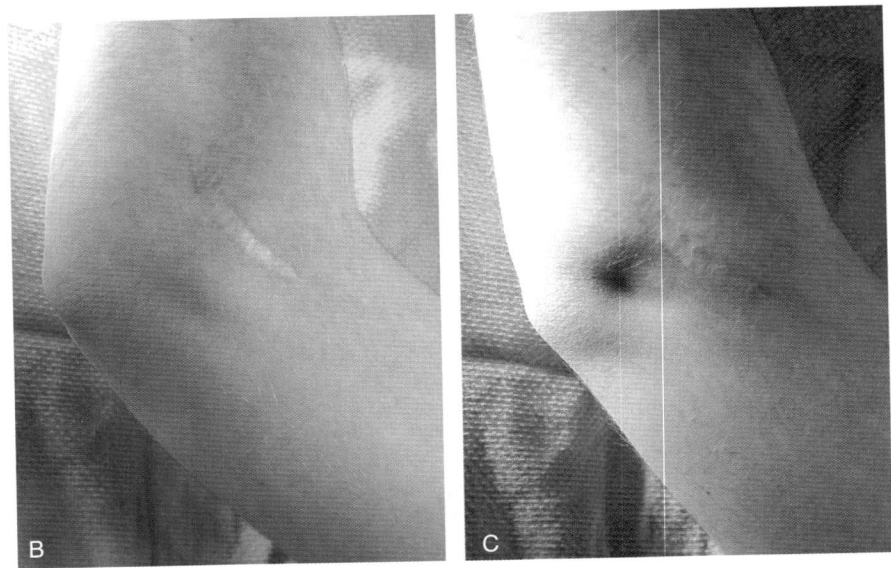

图 42-4B,C

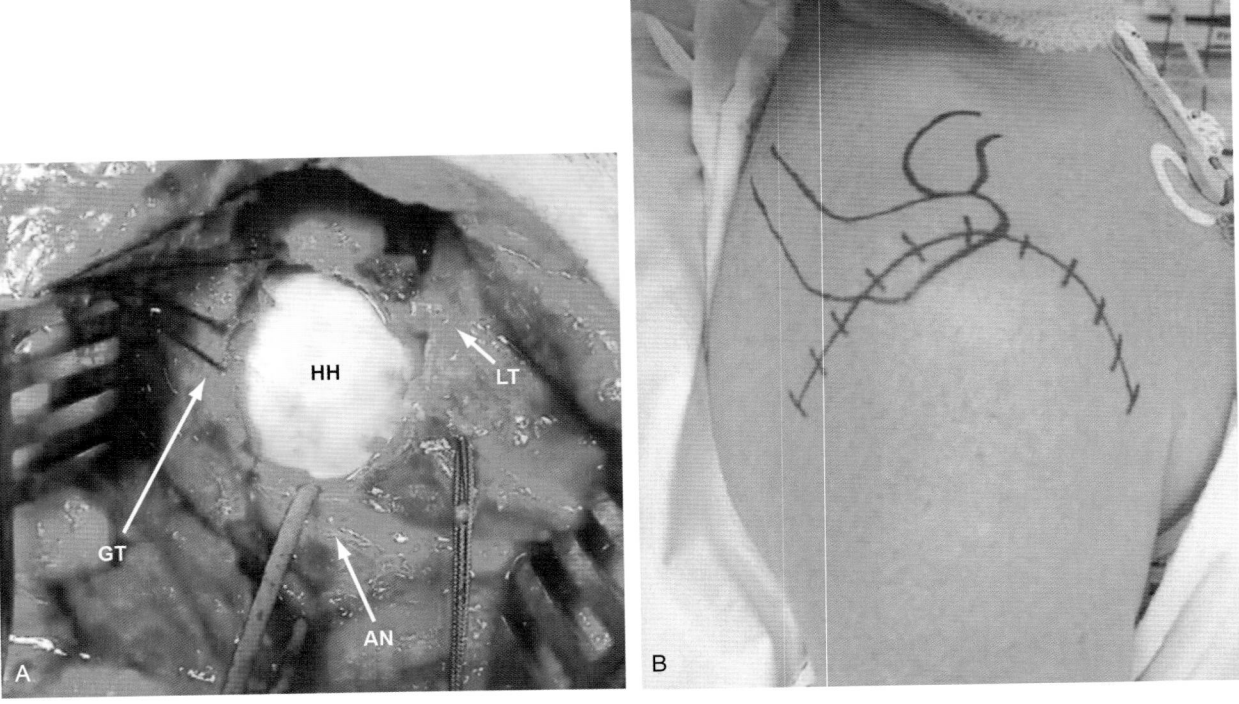

图 44-9

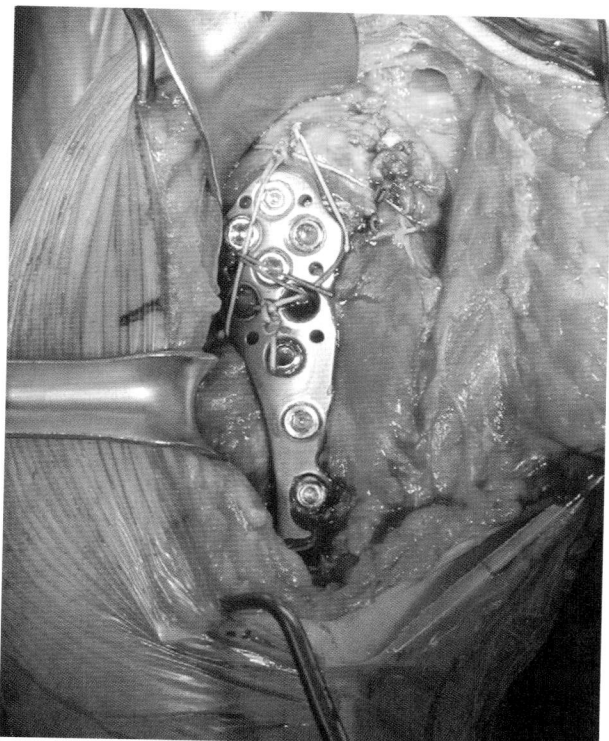

图 44-64F

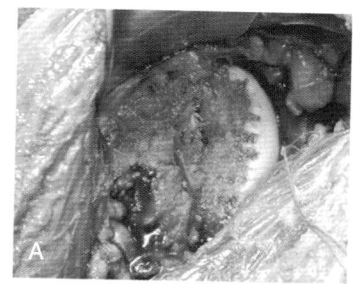
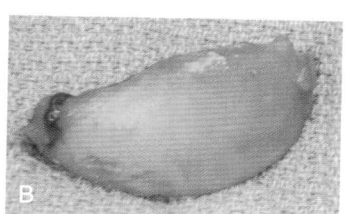
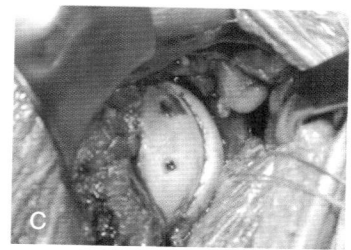

图 44-110

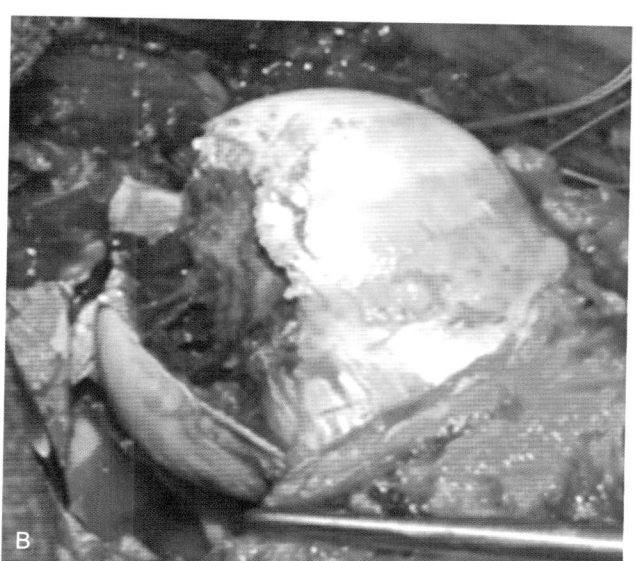
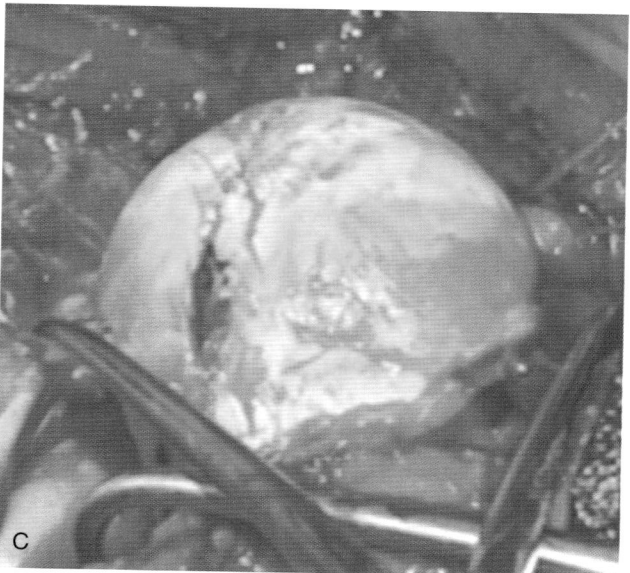

图 46-32B,C

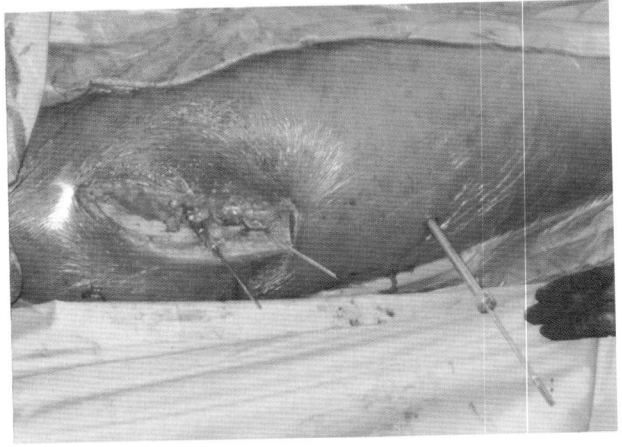

图 51-11C

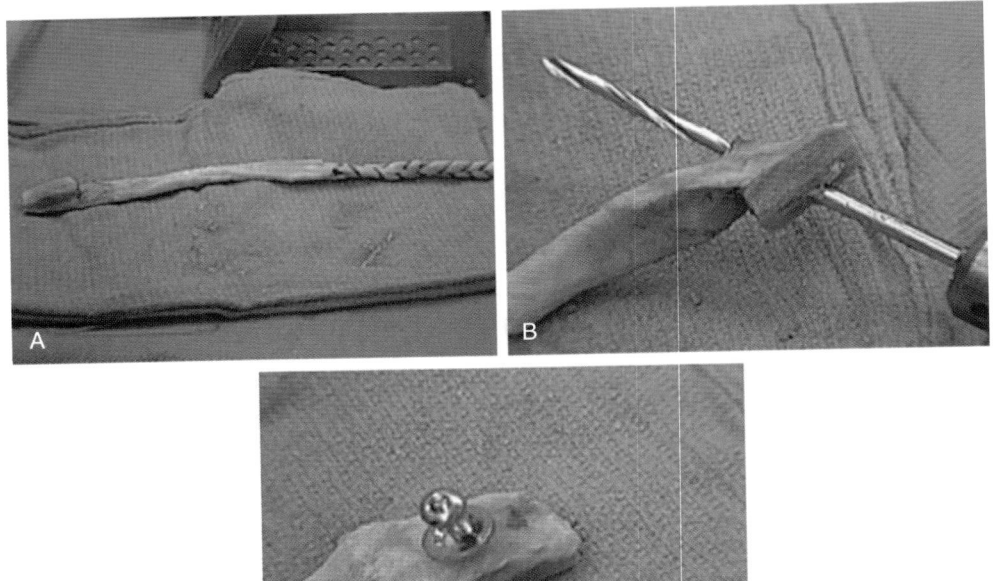

图 55-15

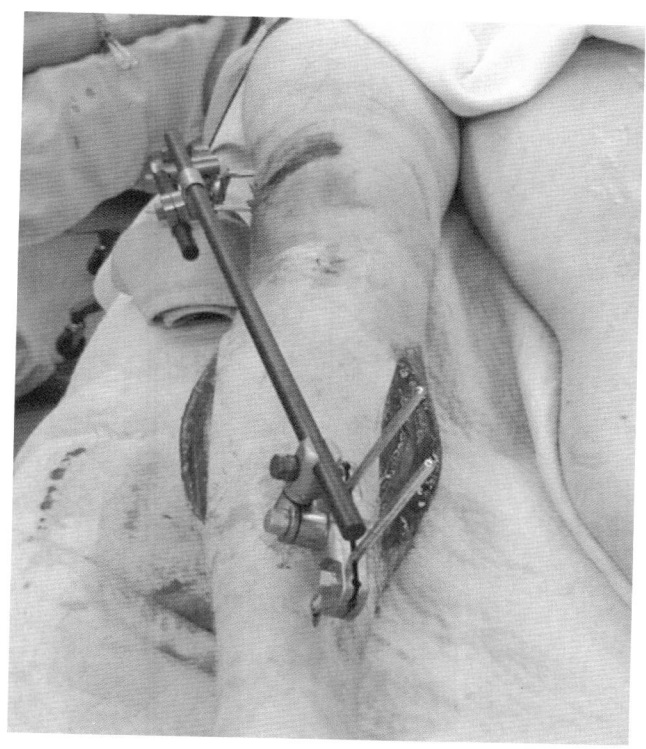

图 56-15

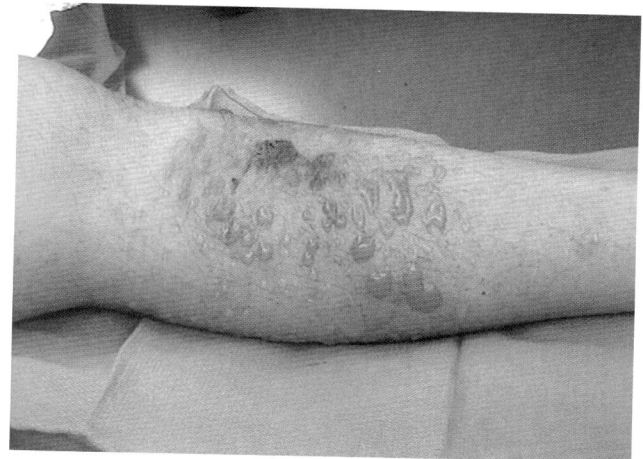

图 56-16

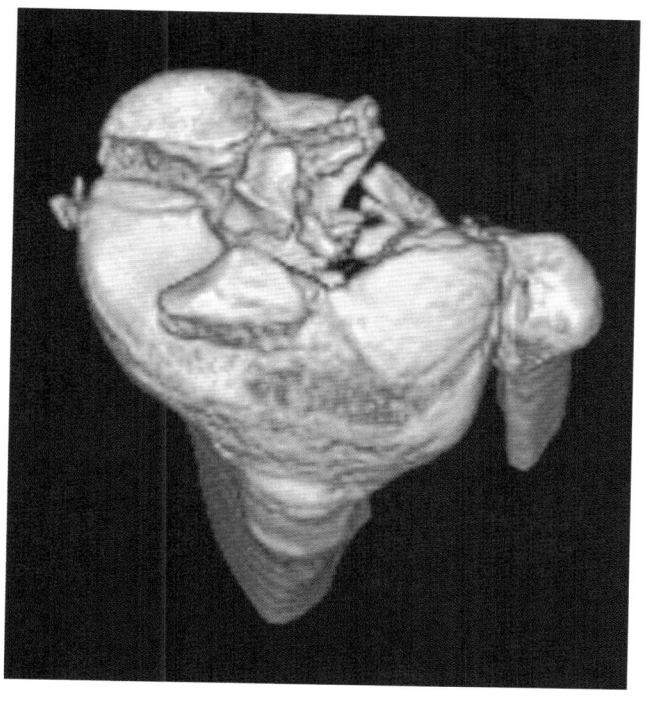

图 56-20

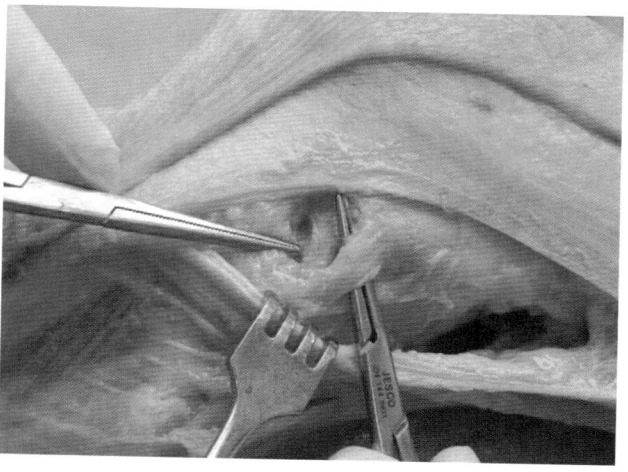

图 56-24

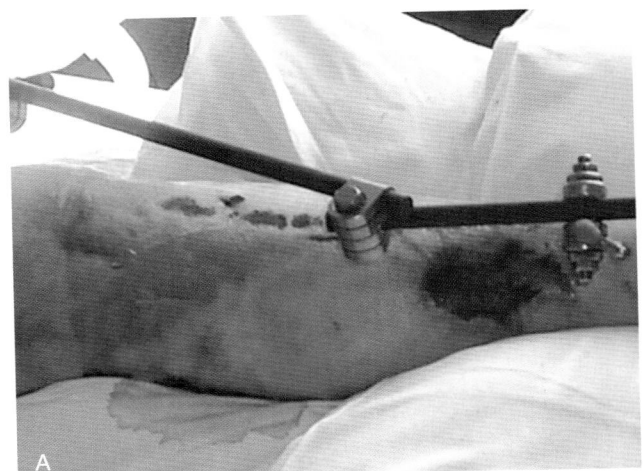

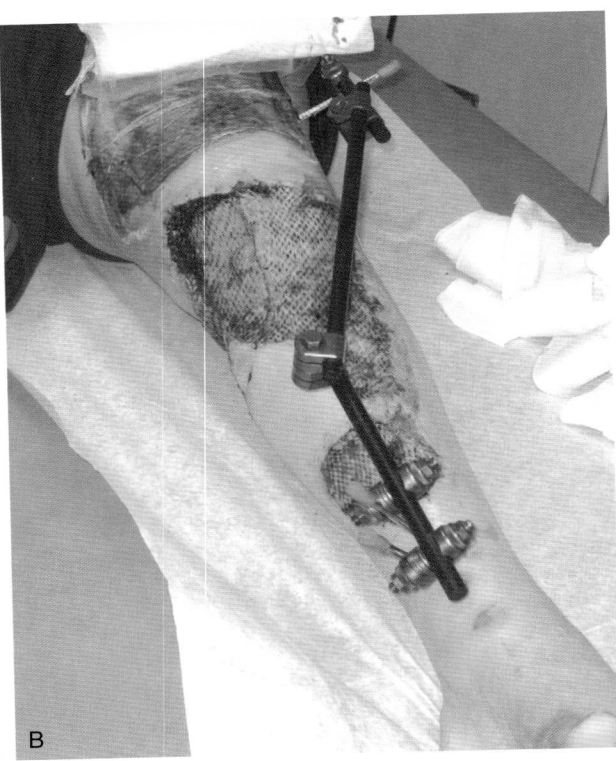

图 56-29

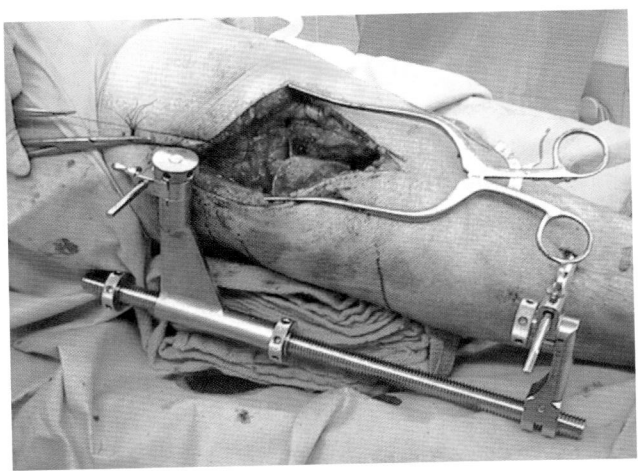

图 56-31

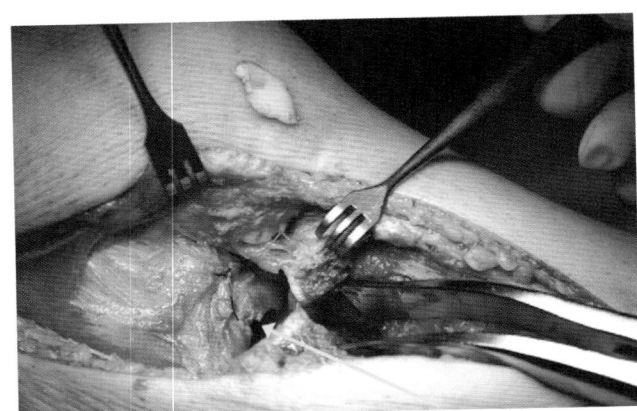

图 56-32A

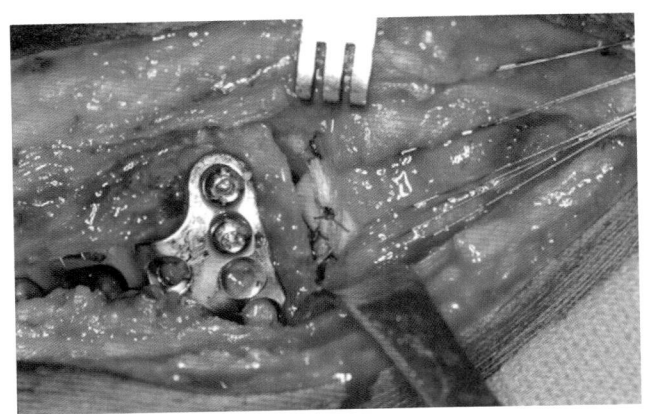

图 56-37

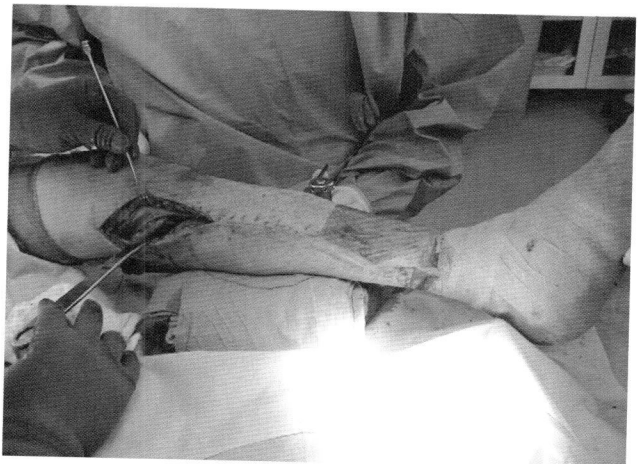

图 56-38

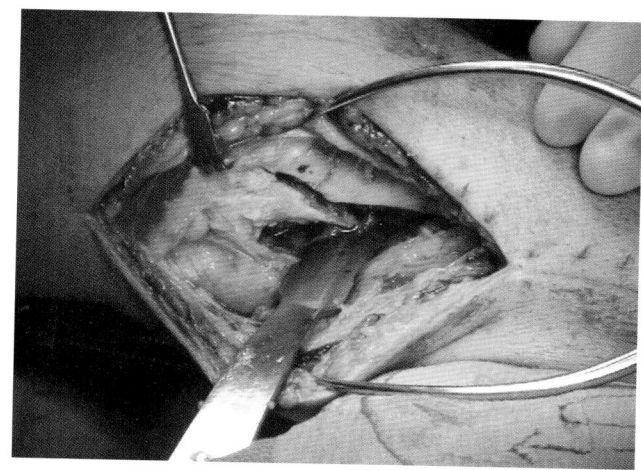

图 56-39

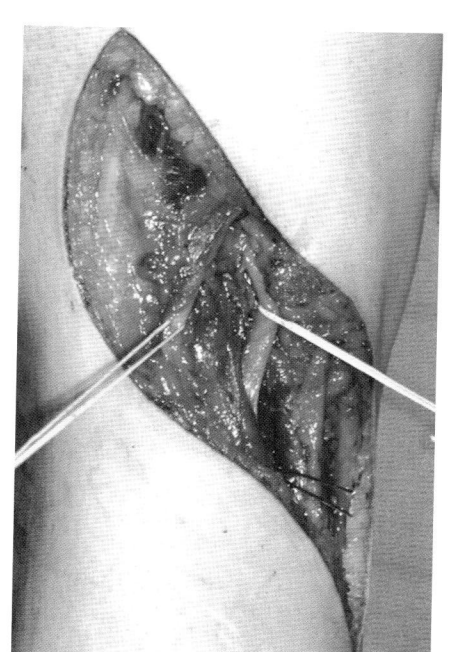

图 56-41

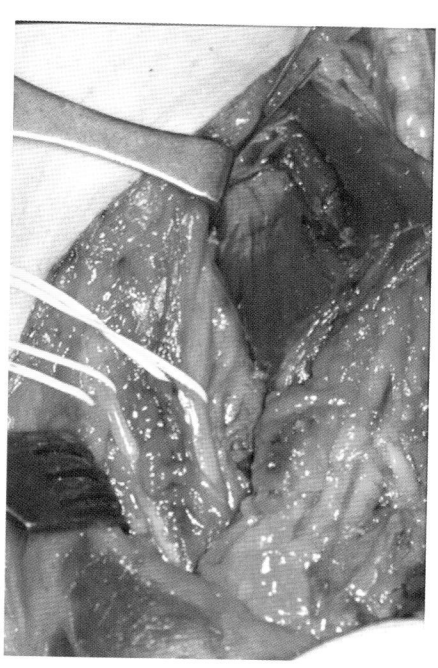

图 56-42

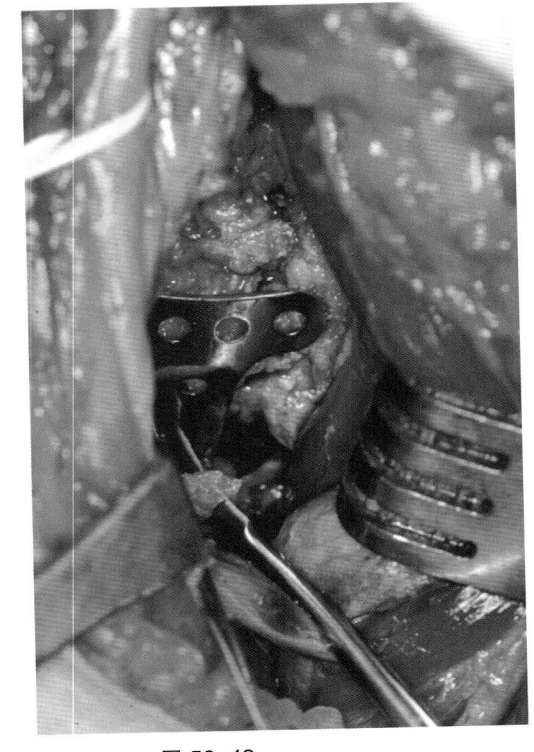

图 56-43

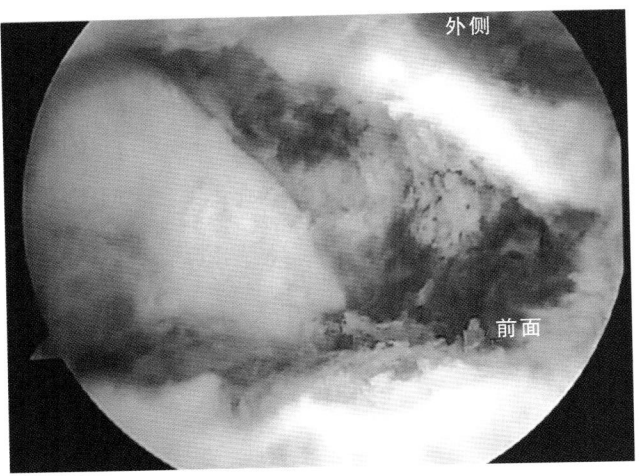

图 56-64

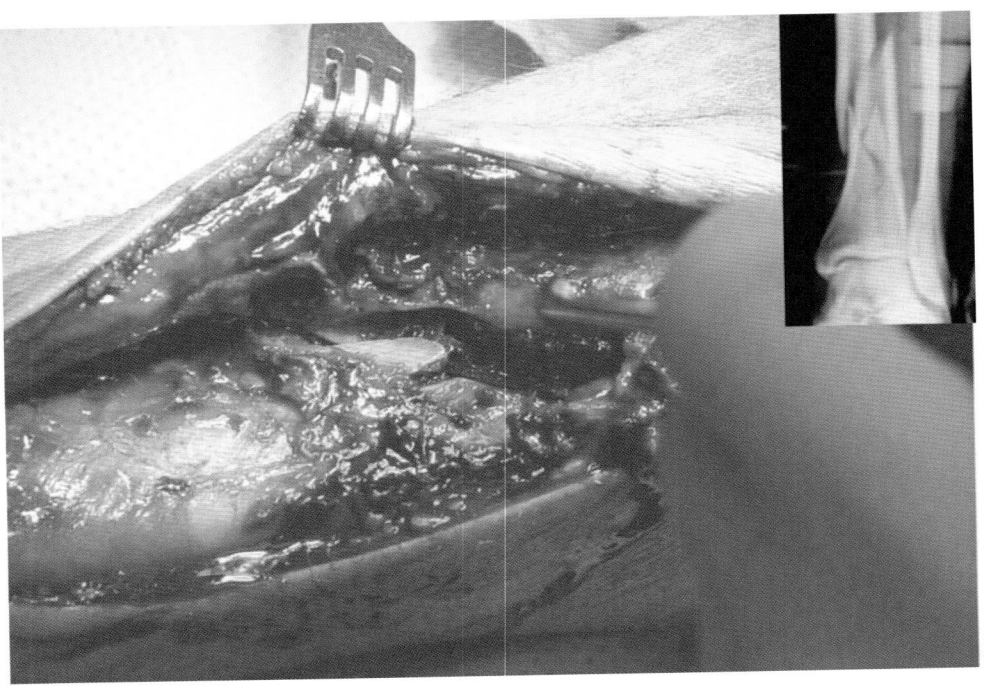

图 58-43B

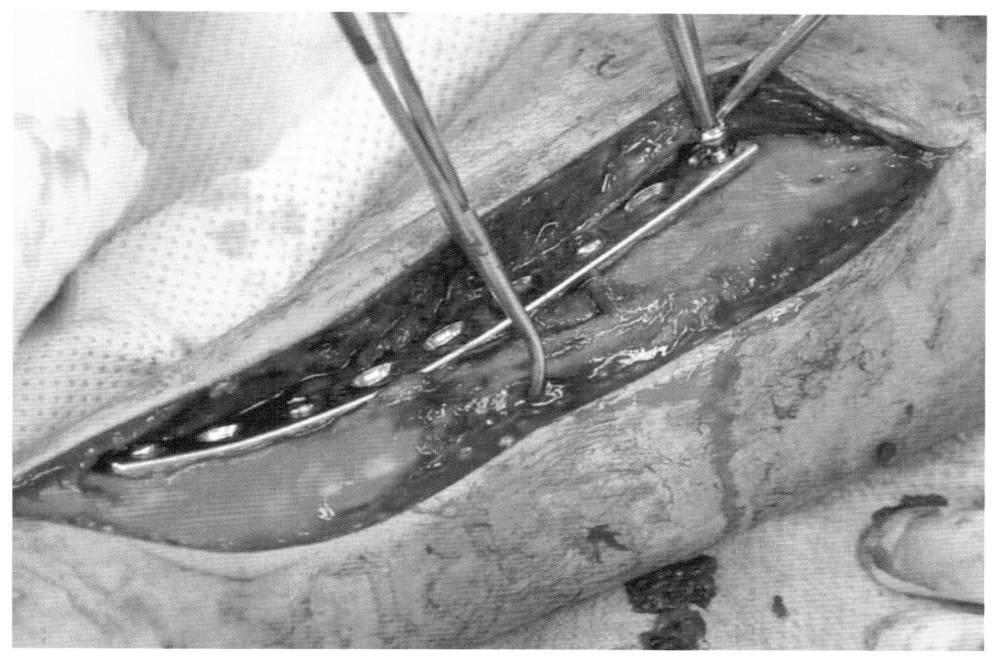

图 58-43C

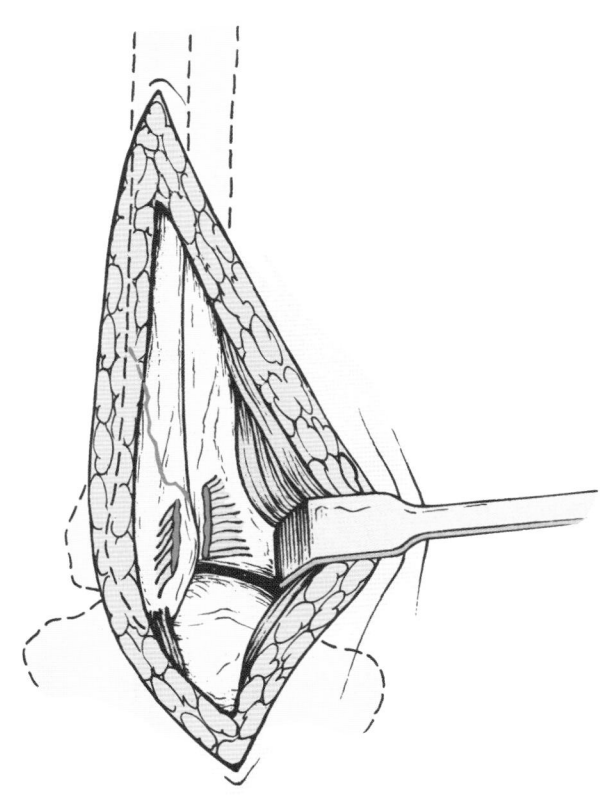

图 60-34

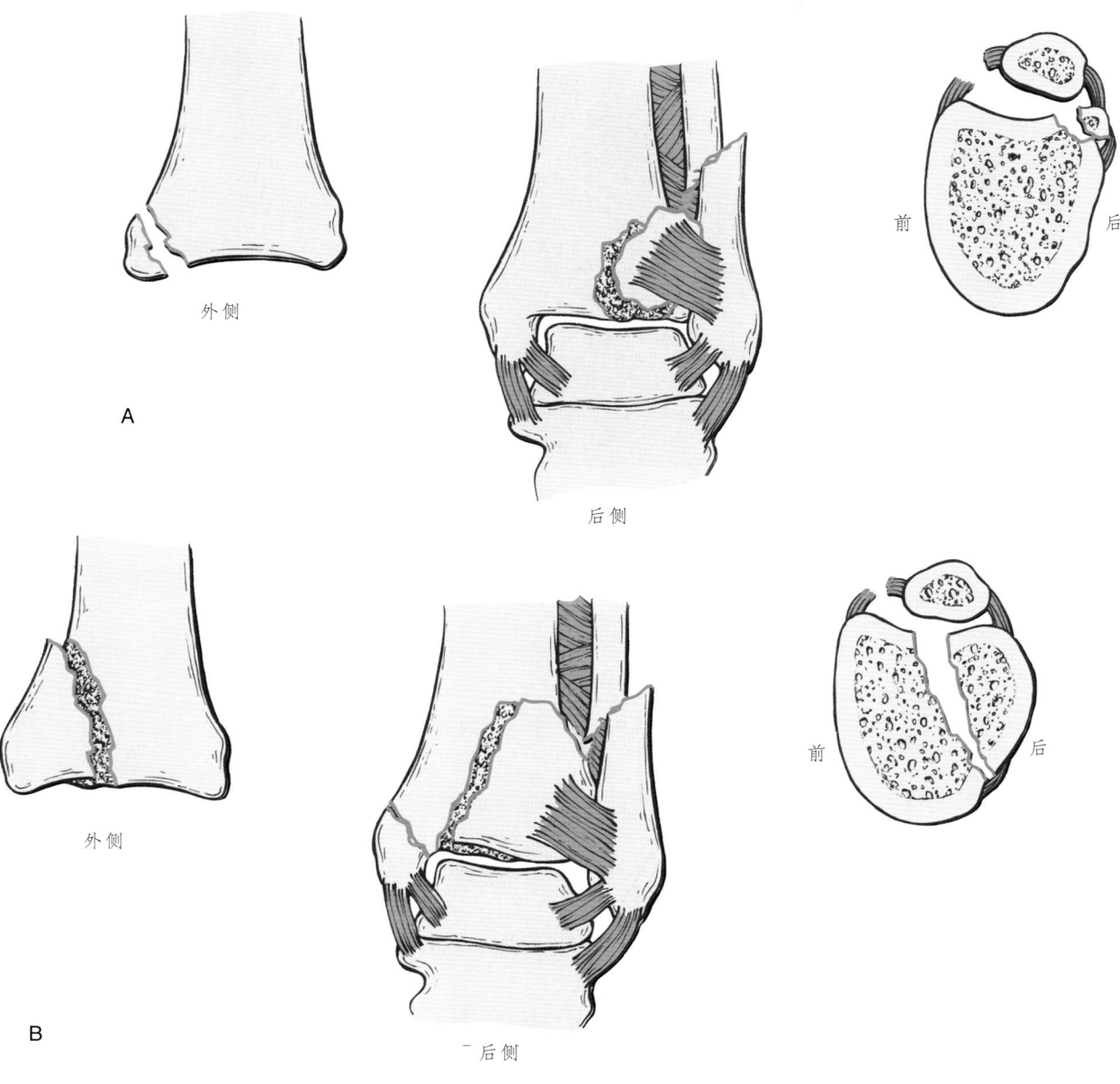

外侧

后侧

前　　后

A

外侧

后侧

前　　后

B

图 60-53

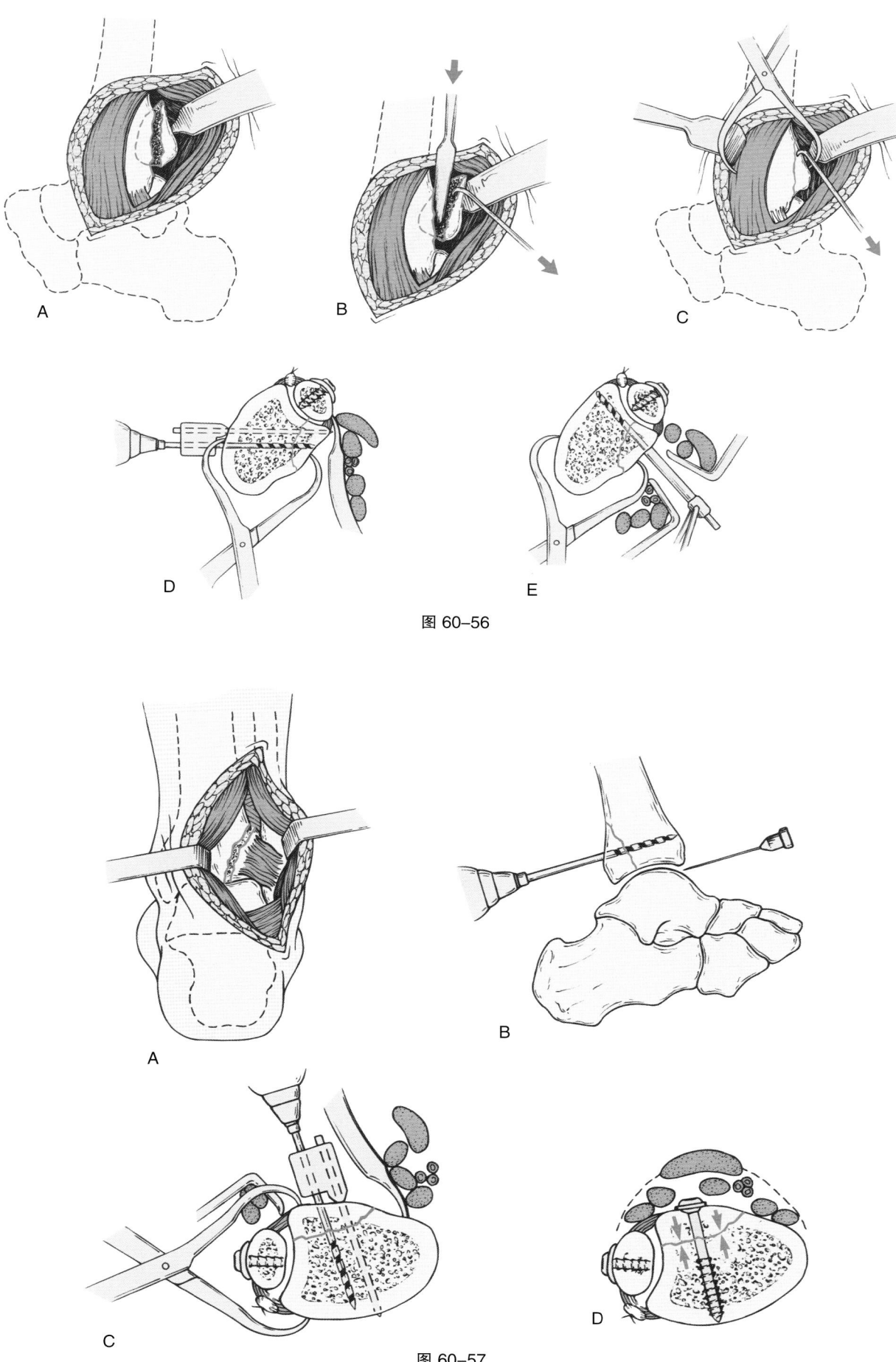

A

B

C

D

E

图 60-56

A

B

C

D

图 60-57

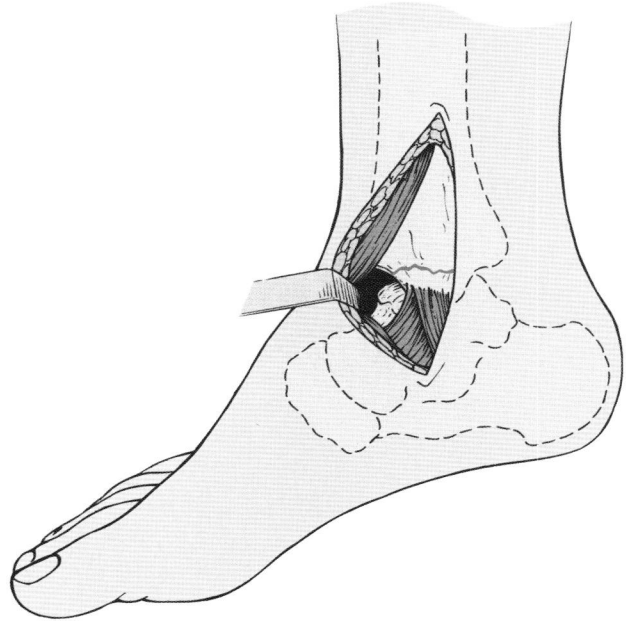

图 60-61

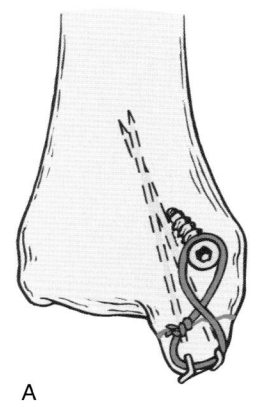 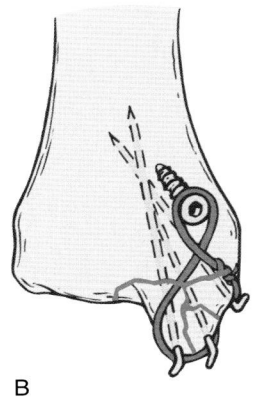 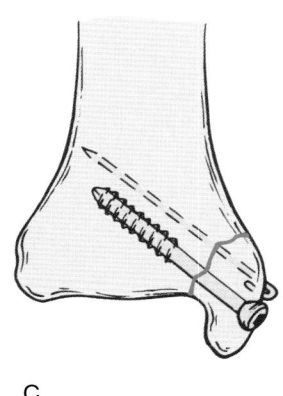 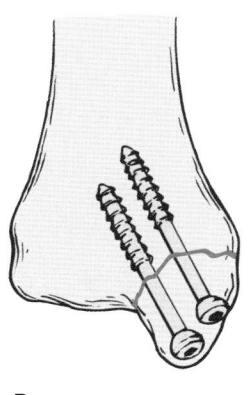

A   B   C   D

图 60-65

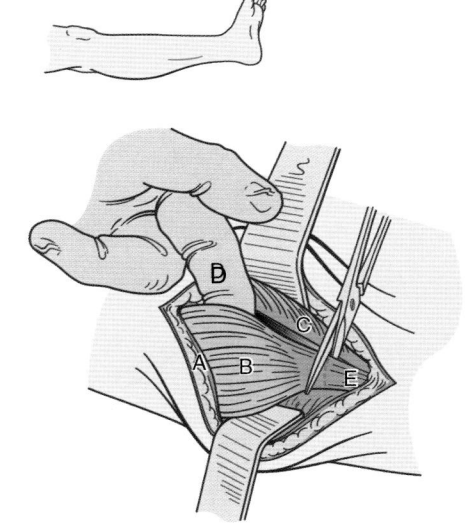

图 61-2

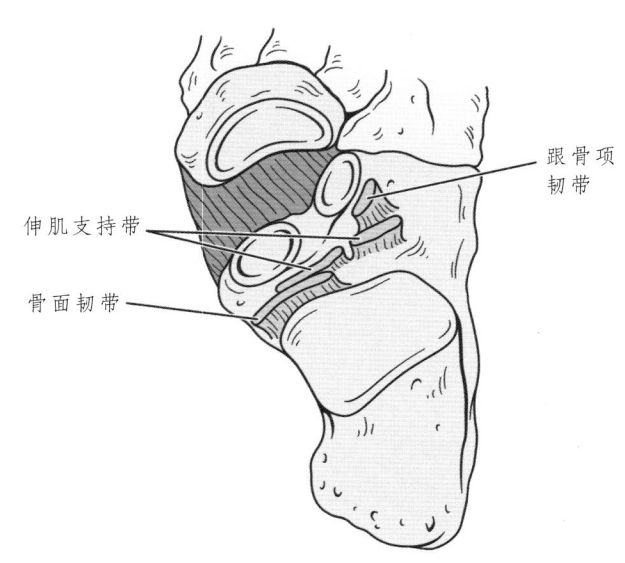

图 61-28

跟骨项韧带

伸肌支持带

骨面韧带

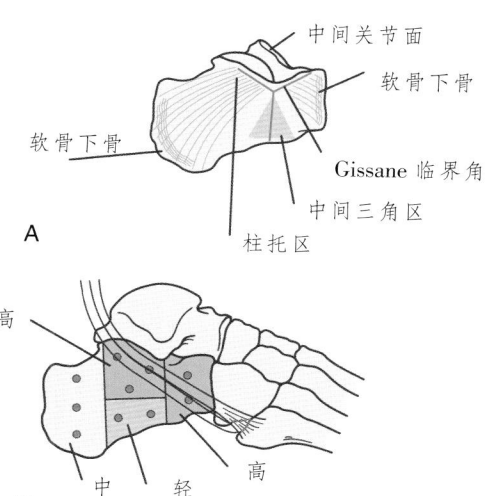

A

B

图 61-41

中间关节面
软骨下骨
软骨下骨
Gissane 临界角
中间三角区
柱托区

高
中
轻
高

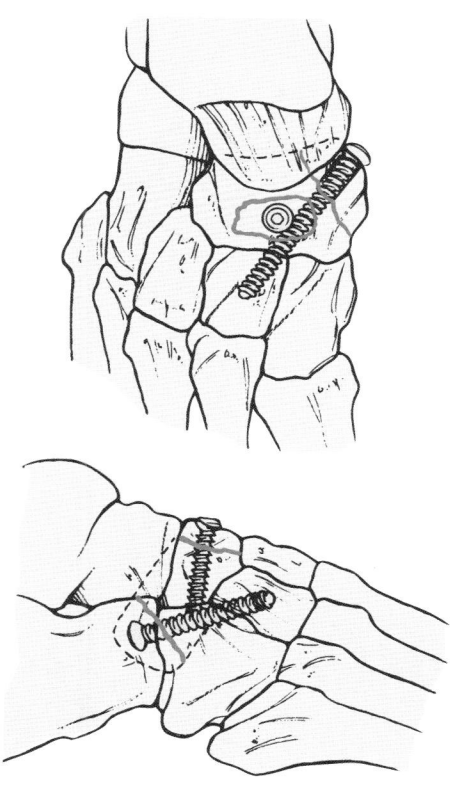

图 61-63

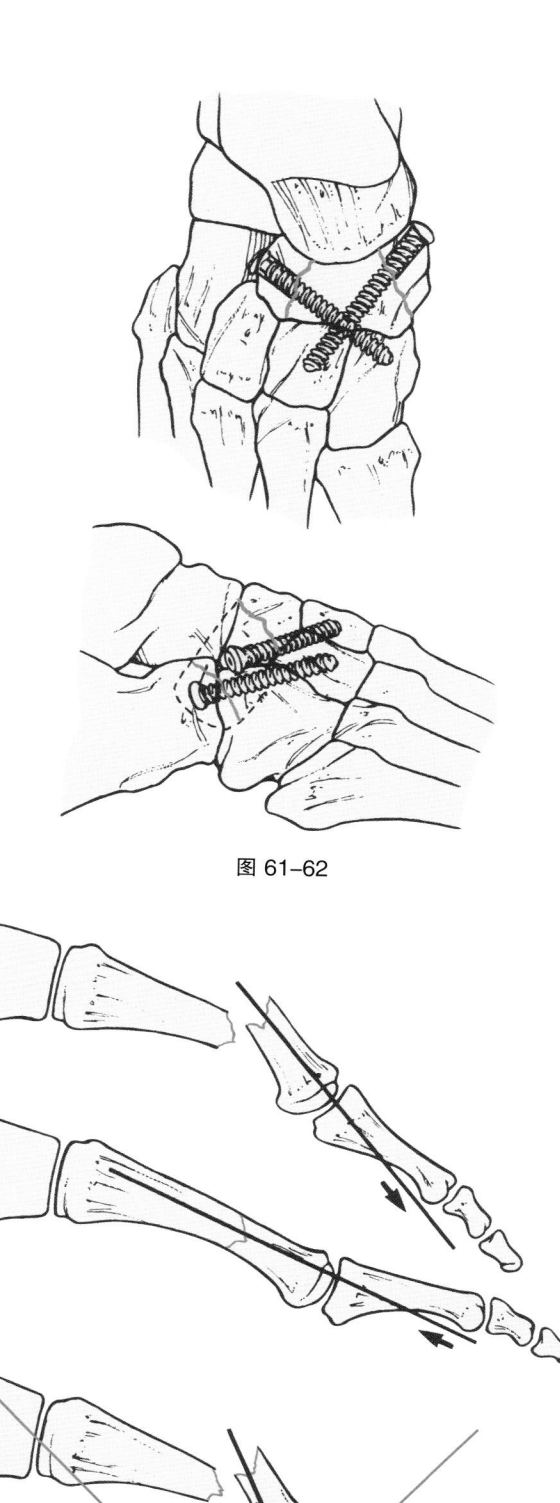

图 61-62

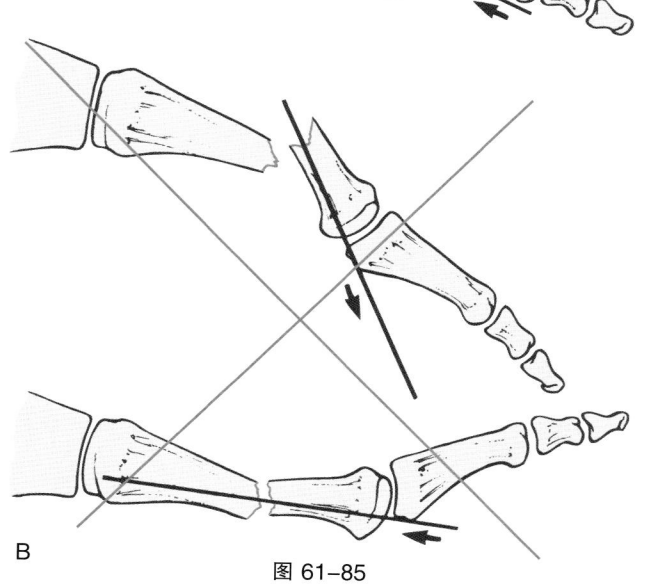

A

B

图 61-85

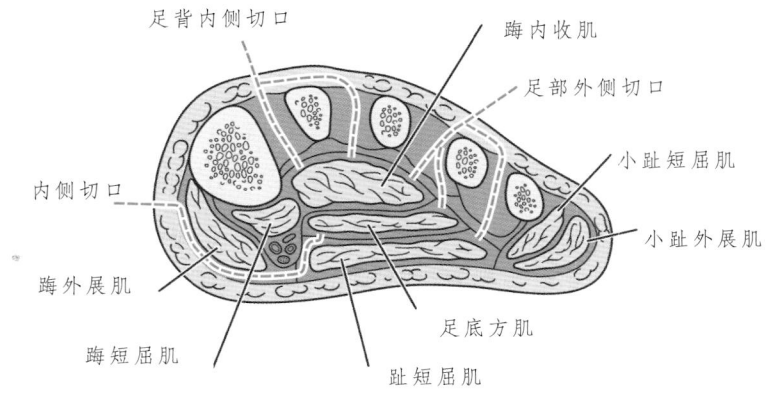

足背内侧切口　　　　　　　　　　踇内收肌

　　　　　　　　　　　　　　　　足部外侧切口

足背内侧切口

内侧切口　　　　　　　　　　　　　小趾短屈肌

　　　　　　　　　　　　　　　　　小趾外展肌

踇外展肌

踇短屈肌　　　　　足底方肌

　　　　　趾短屈肌

图 61-95

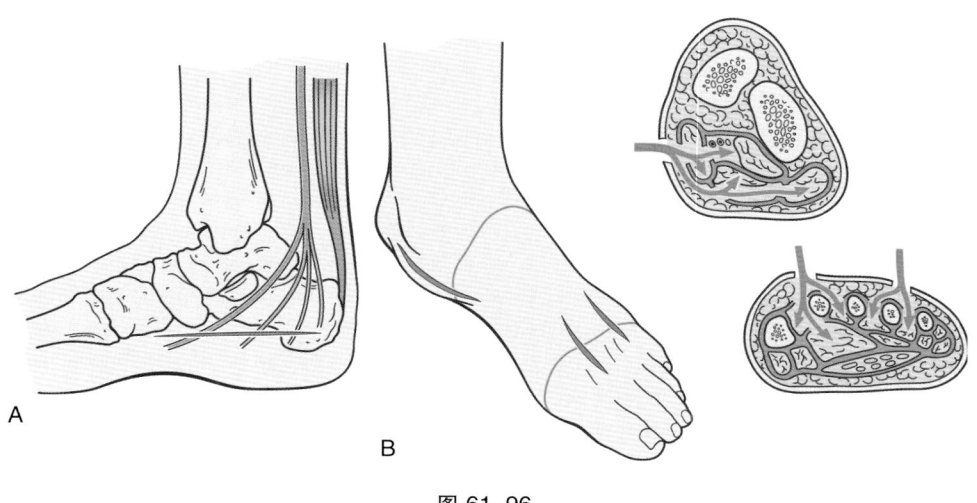

A

B

图 61-96

A　　　　B　　　　C

D　　　　E　　　　F

图 62-7

A

B

C

D

图 62-8

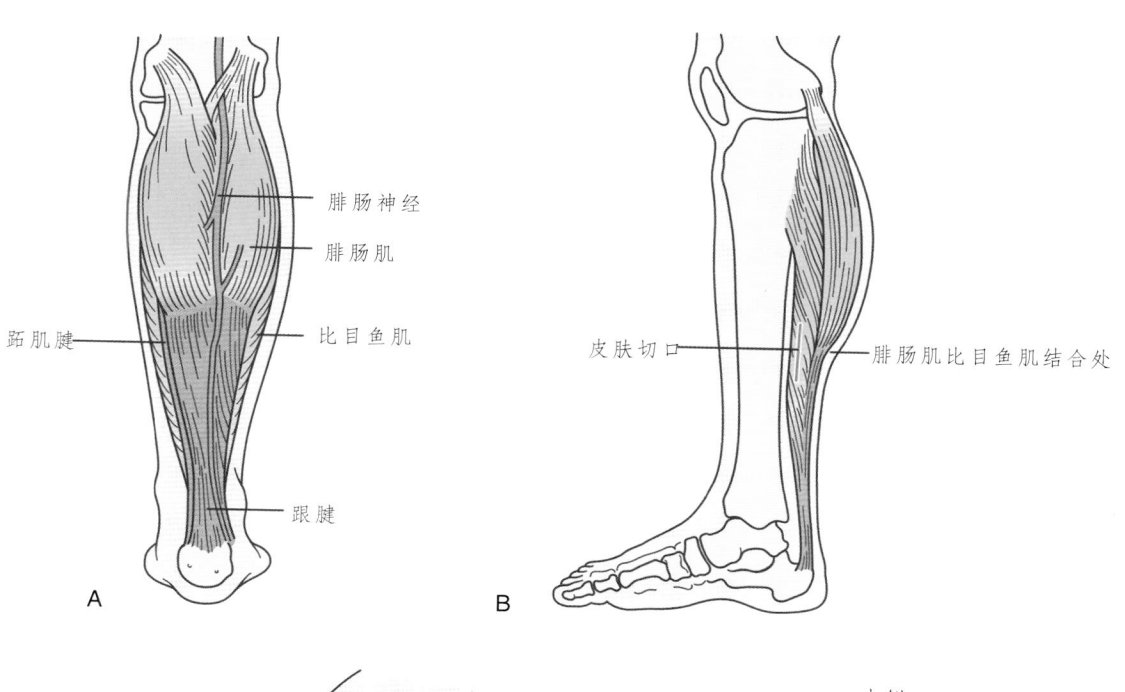

腓肠神经
腓肠肌
比目鱼肌
跖肌腱
跟腱

A

皮肤切口
腓肠肌比目鱼肌结合处

B

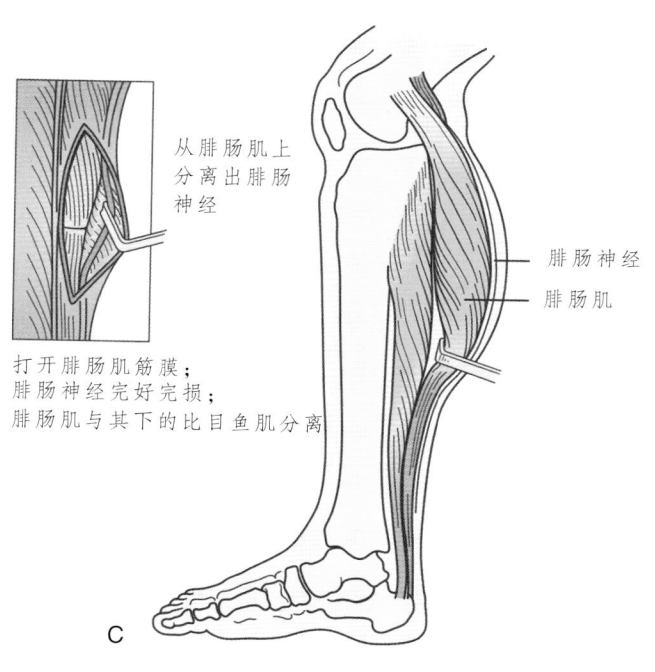

从腓肠肌上
分离出腓肠
神经

打开腓肠肌筋膜；
腓肠神经完好完损；
腓肠肌与其下的比目鱼肌分离

腓肠神经
腓肠肌

C

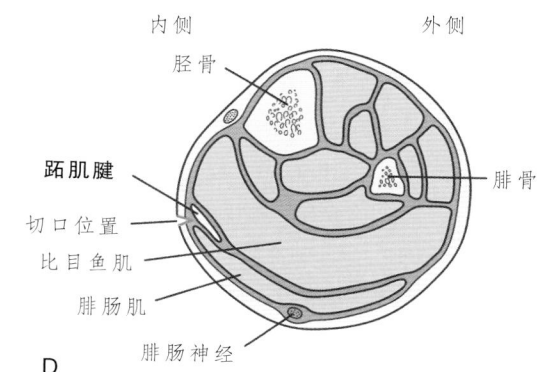

内侧   外侧

胫骨

跖肌腱
切口位置
比目鱼肌
腓肠肌
腓肠神经

腓骨

D

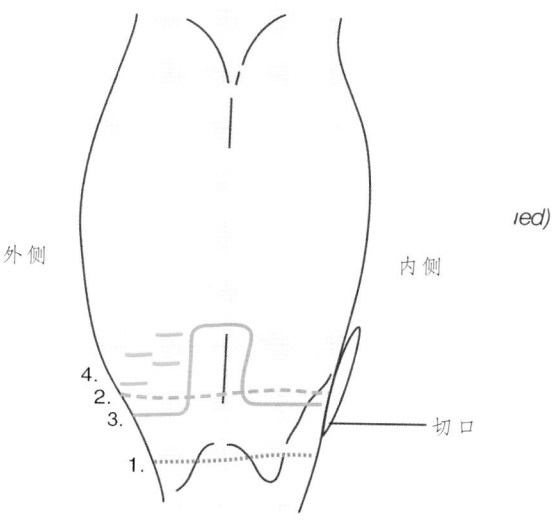

外侧   内侧

4.
2.
3.
1.

切口

ıed)

E

图 62-11

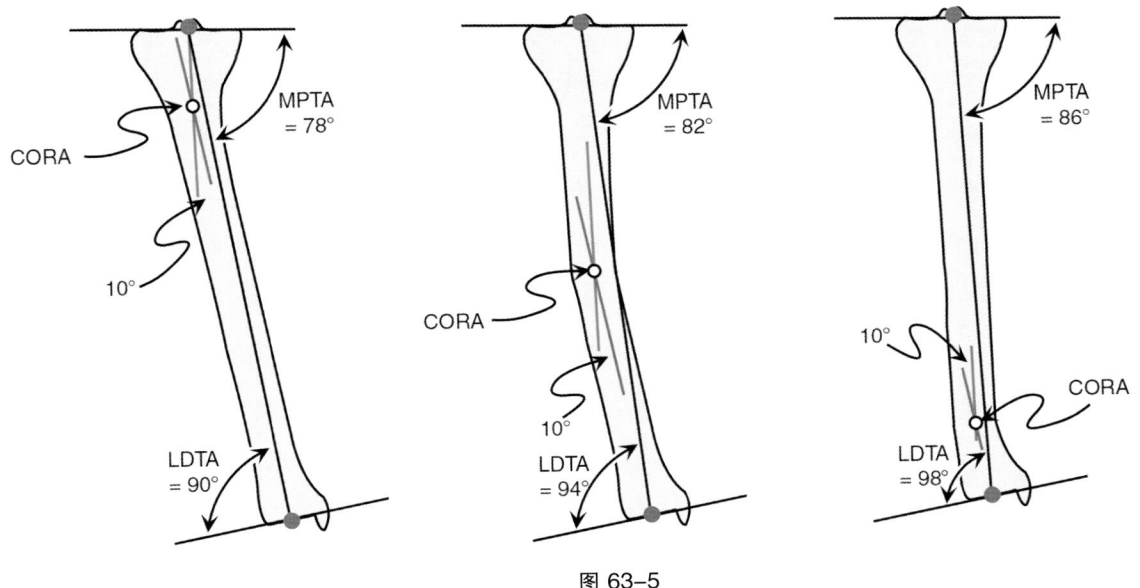

图 63-5

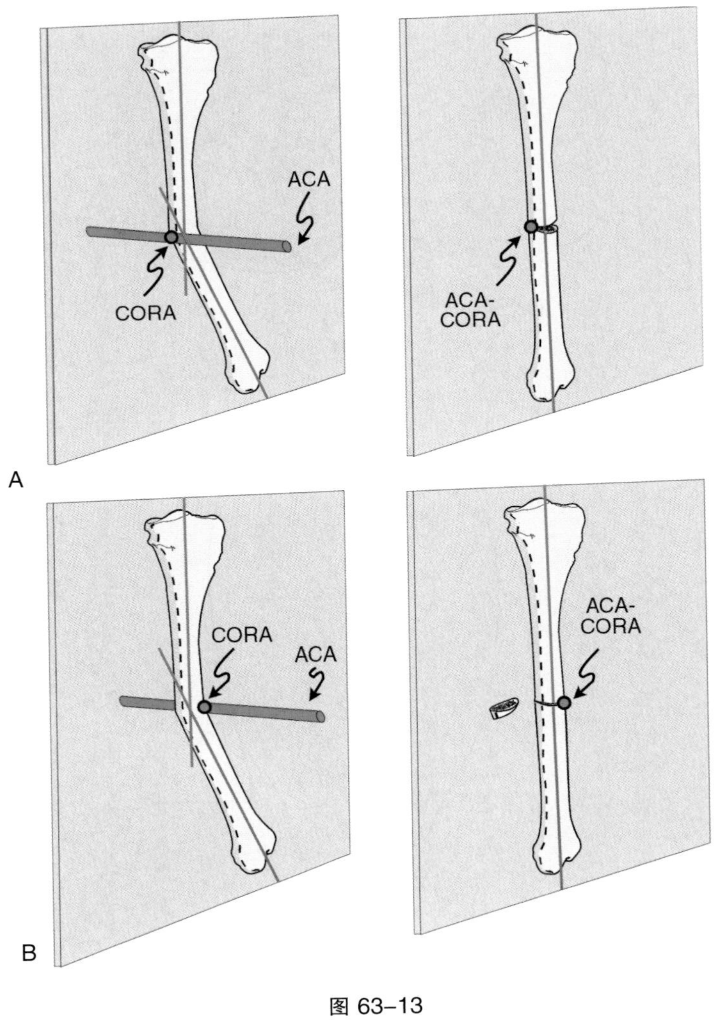

A

B

图 63-13

A

B

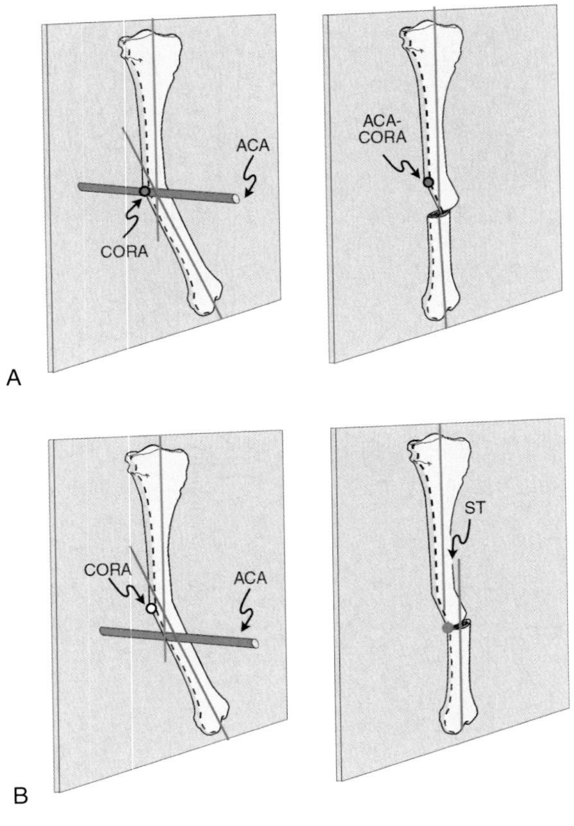

图 63-14

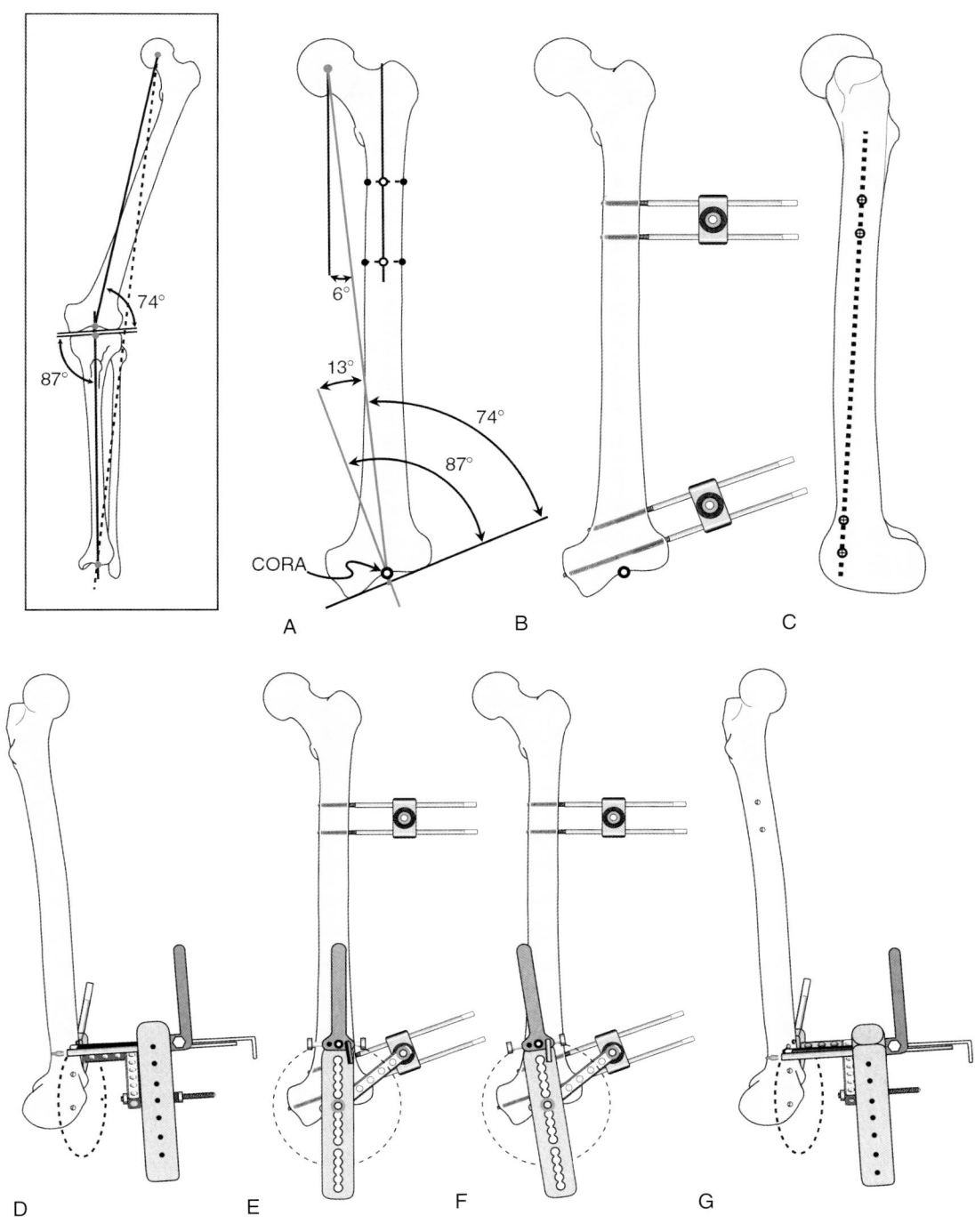

图 63-16

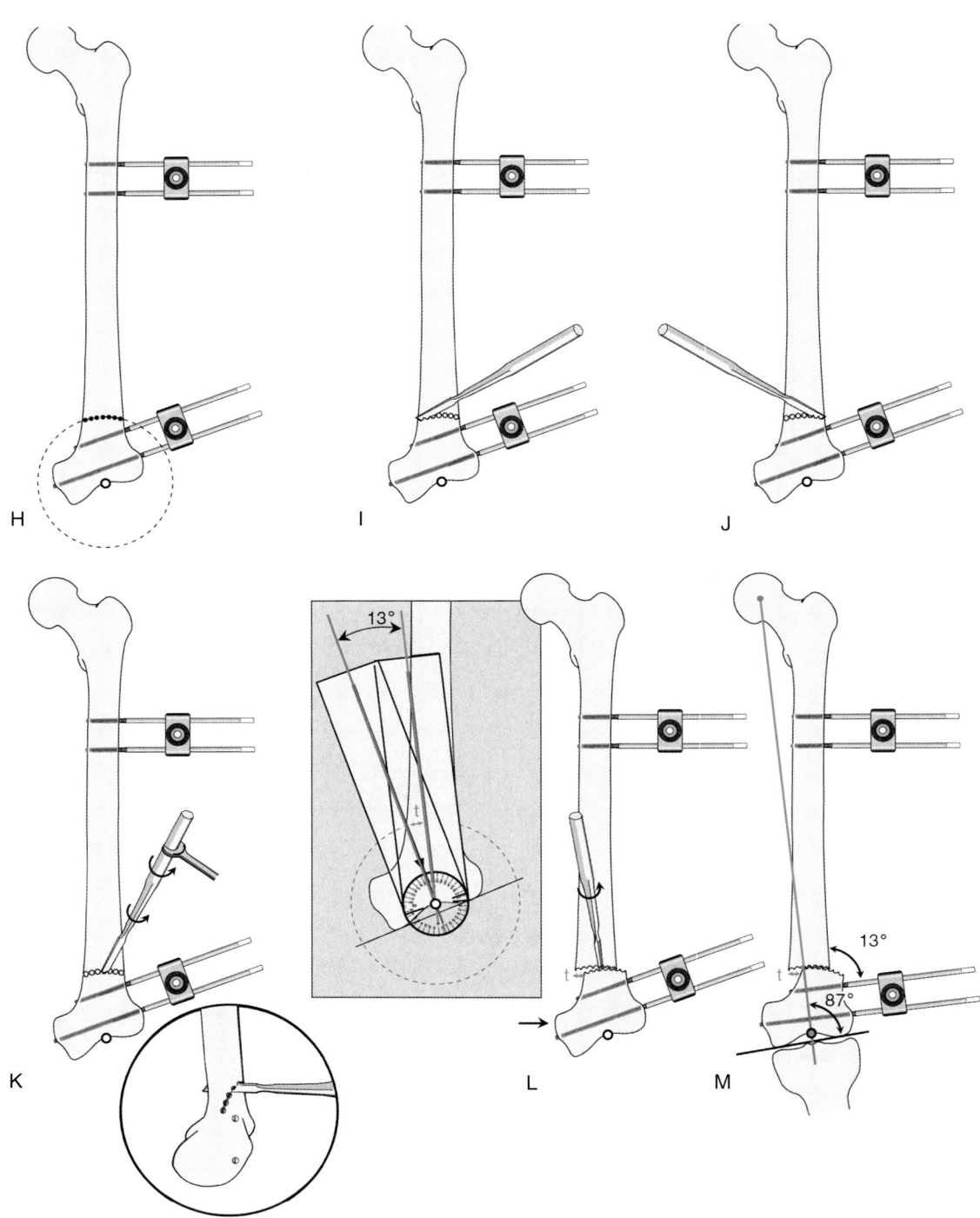

图 63-16

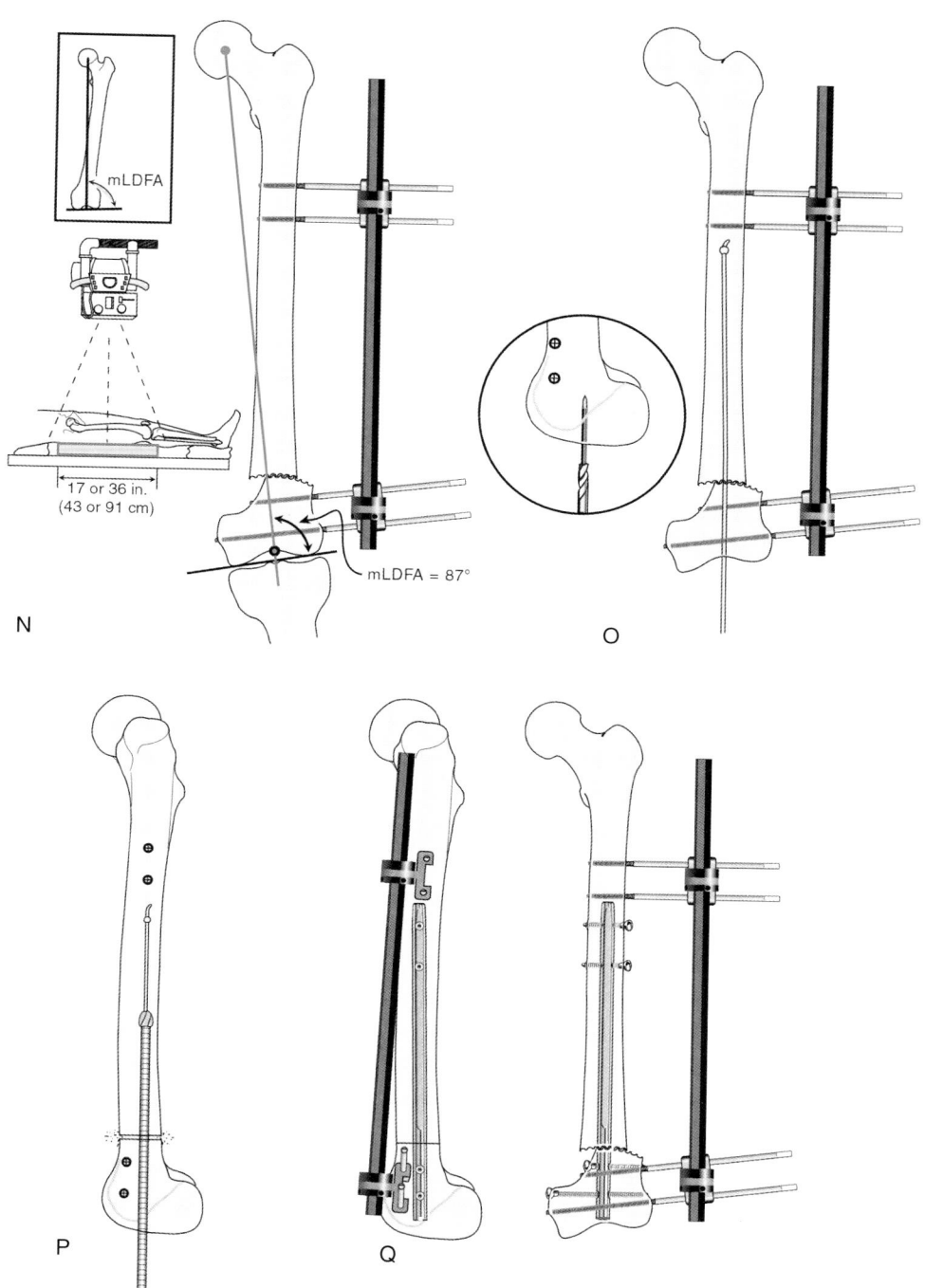

图 63-16

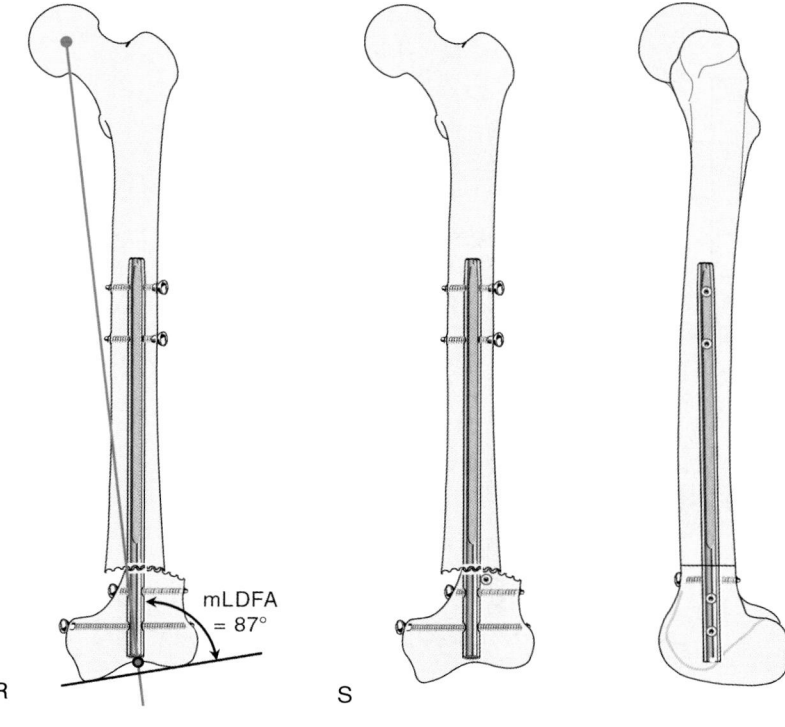

mLDFA = 87°

R S

图 63-16

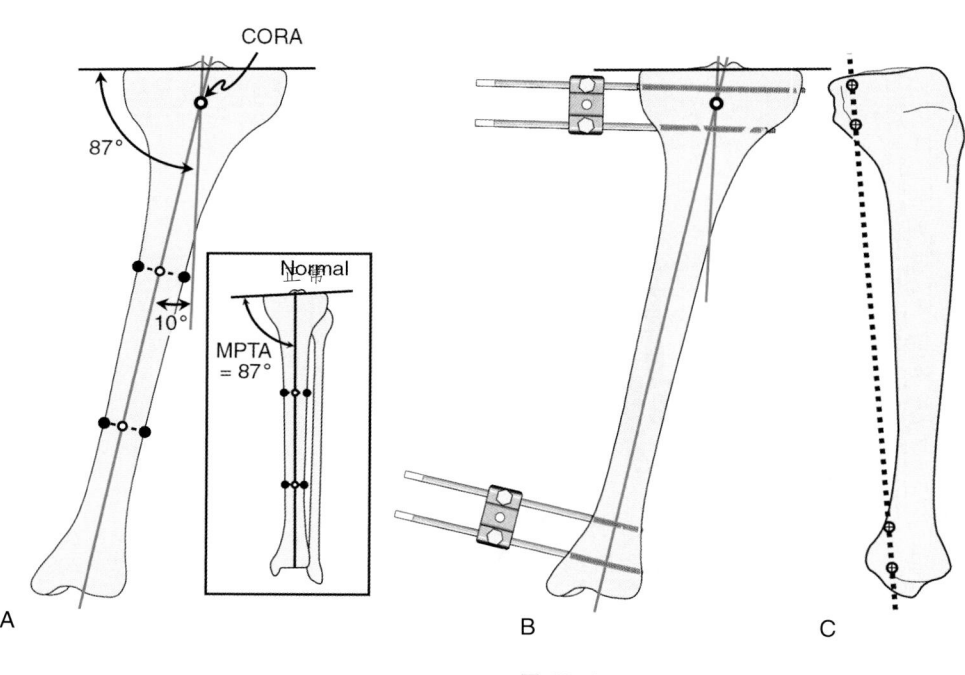

CORA

87°

10°

Normal
正常

MPTA = 87°

A B C

图 63-17

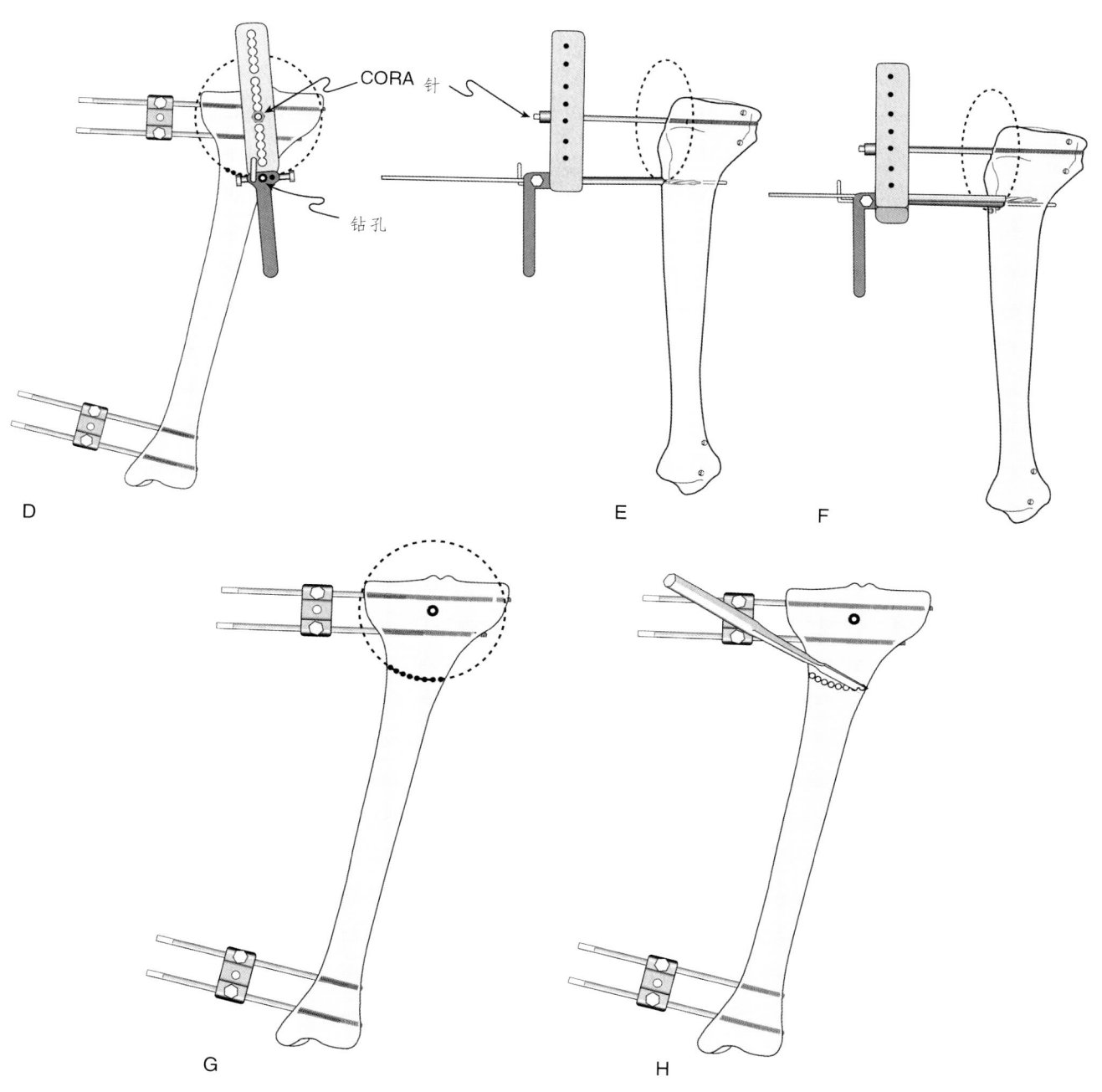

CORA 针

钻孔

D

E

F

G

H

图 63-17

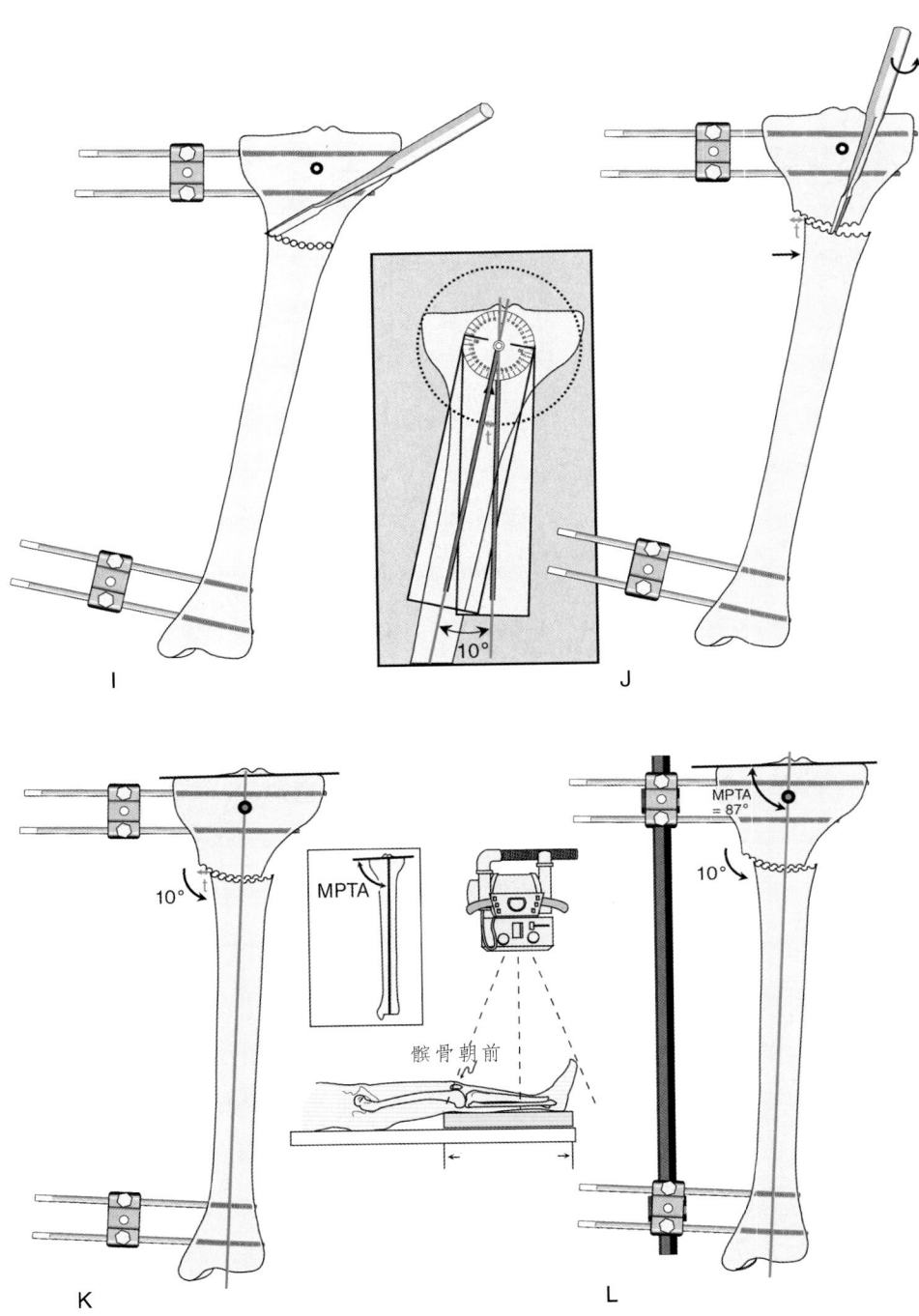

I

J

K

MPTA

髌骨朝前

L

MPTA
= 87°

图 63-17

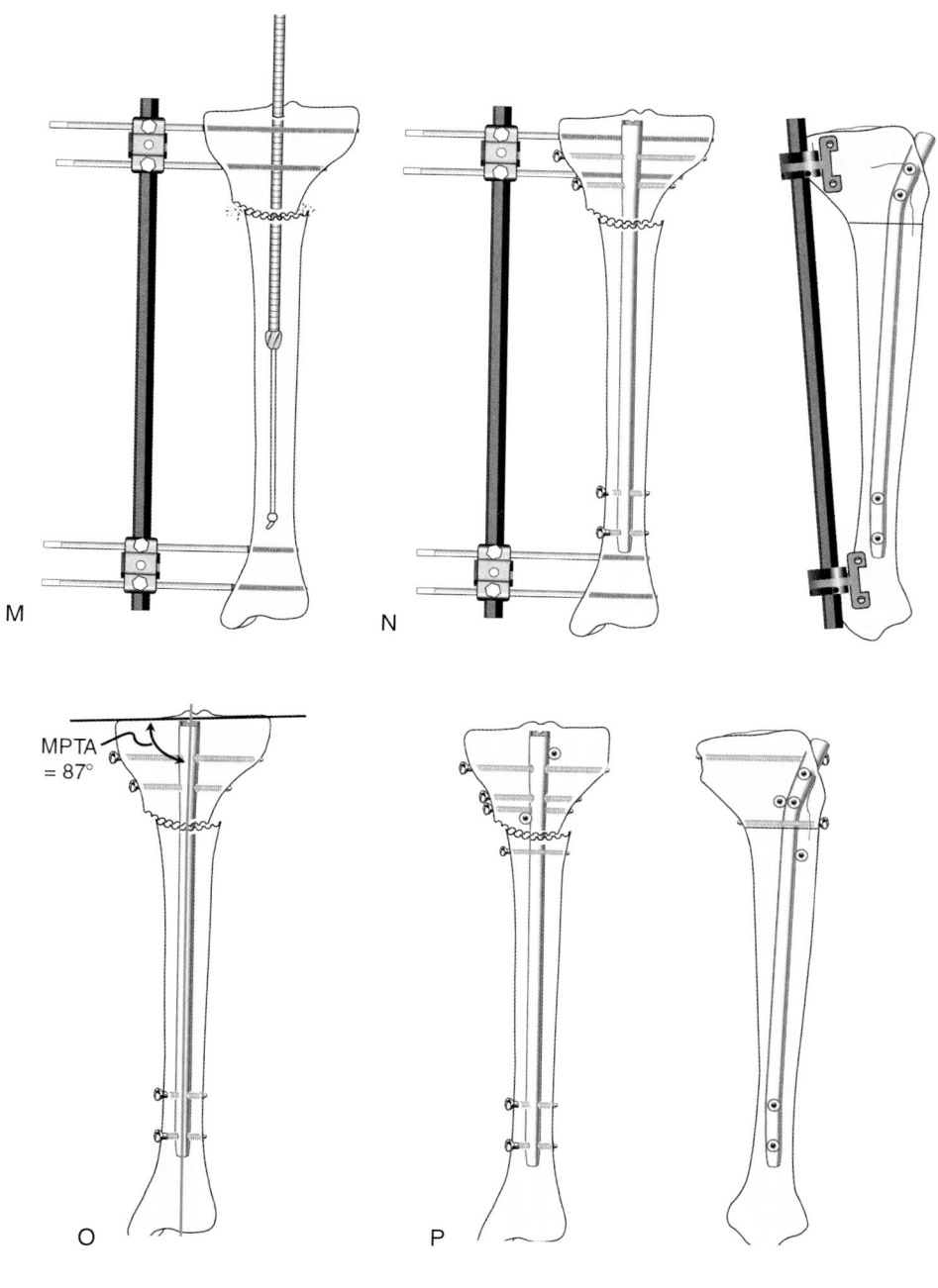

M

N

MPTA
= 87°

O

P

图 63-17

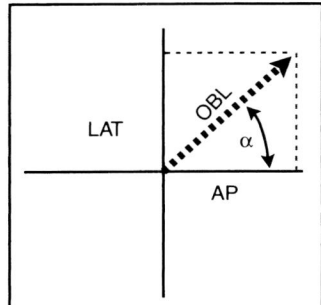

$$\underline{精确公式}$$

$$OBL = \tan^{-1}\sqrt{\tan^2 AP + \tan^2 LAT}$$
$$\alpha = \tan^{-1}\frac{\tan LAT}{\tan AP}$$

$$\underline{近似公式}$$
（适用于图解）

$$OBL = \sqrt{AP^2 + LAT^2} \quad （勾股定理）$$
$$\alpha = \tan^{-1}\frac{LAT}{AP}$$

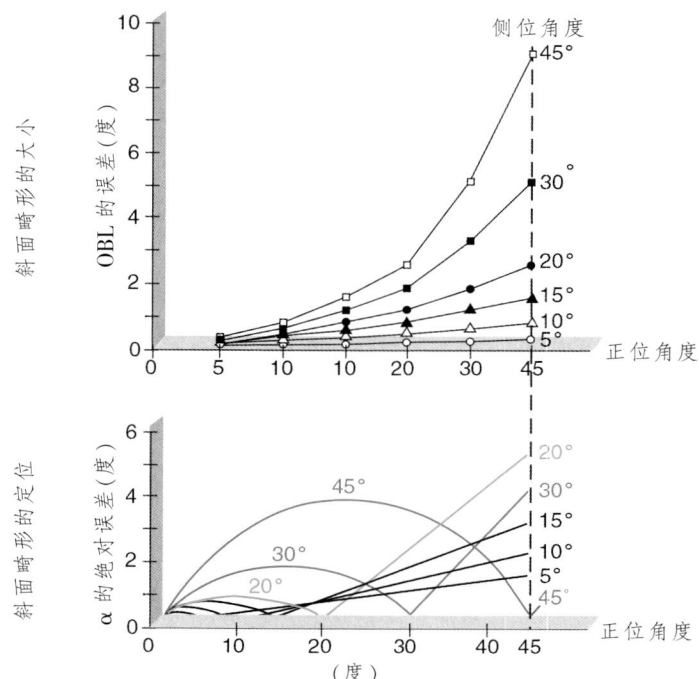

图 63-21

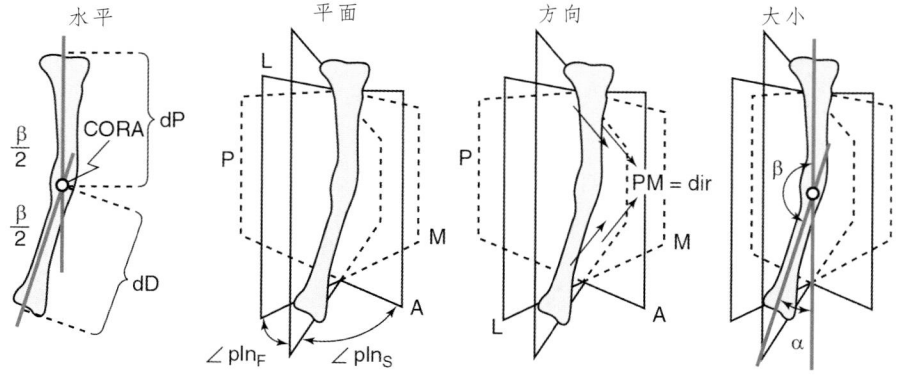

平面与水平的大小(度)

图 63-23

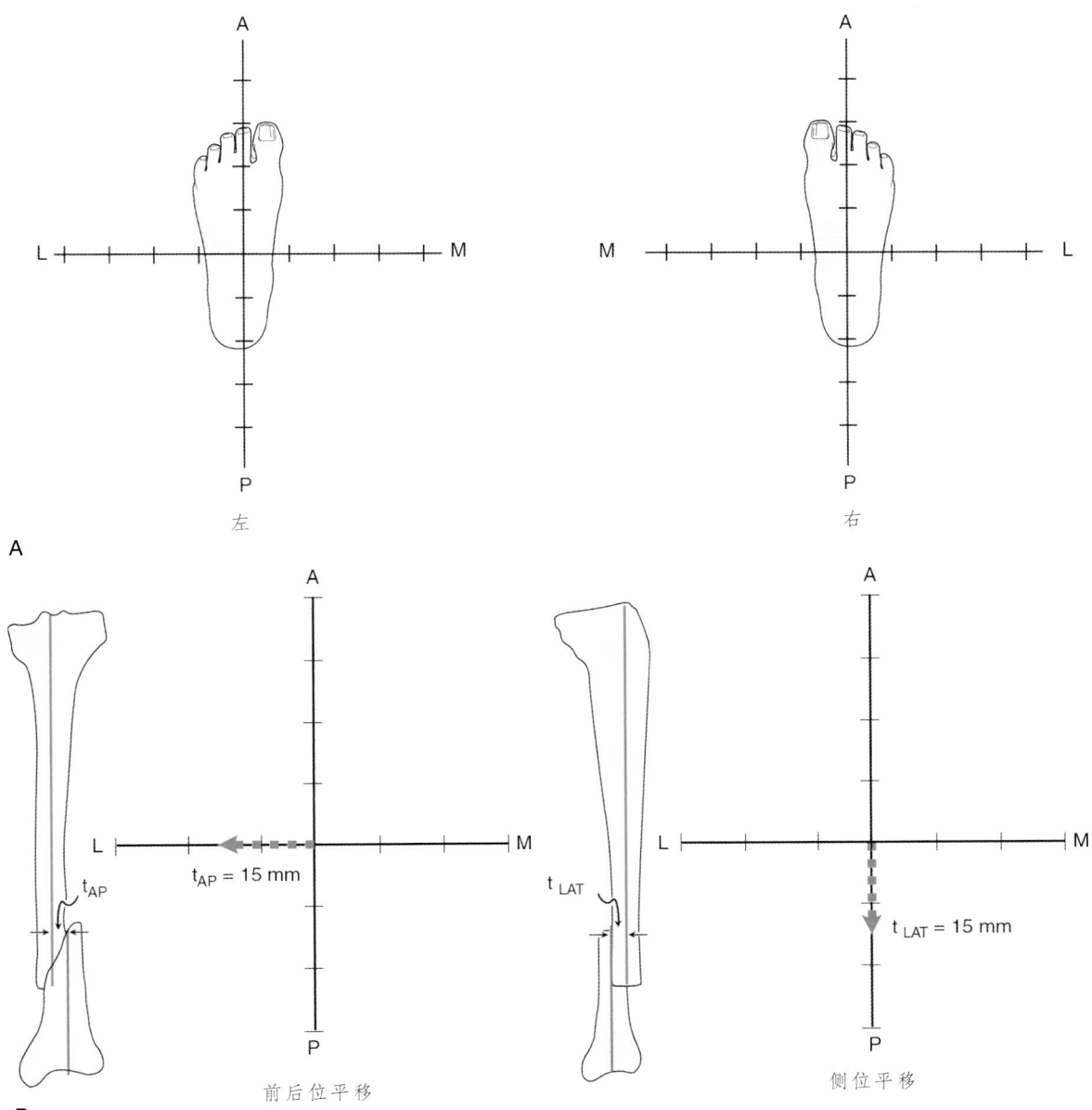

A

左 右

B

t_{AP} $t_{AP} = 15\ mm$ 前后位平移

t_{LAT} $t_{LAT} = 15\ mm$ 侧位平移

图 63–30

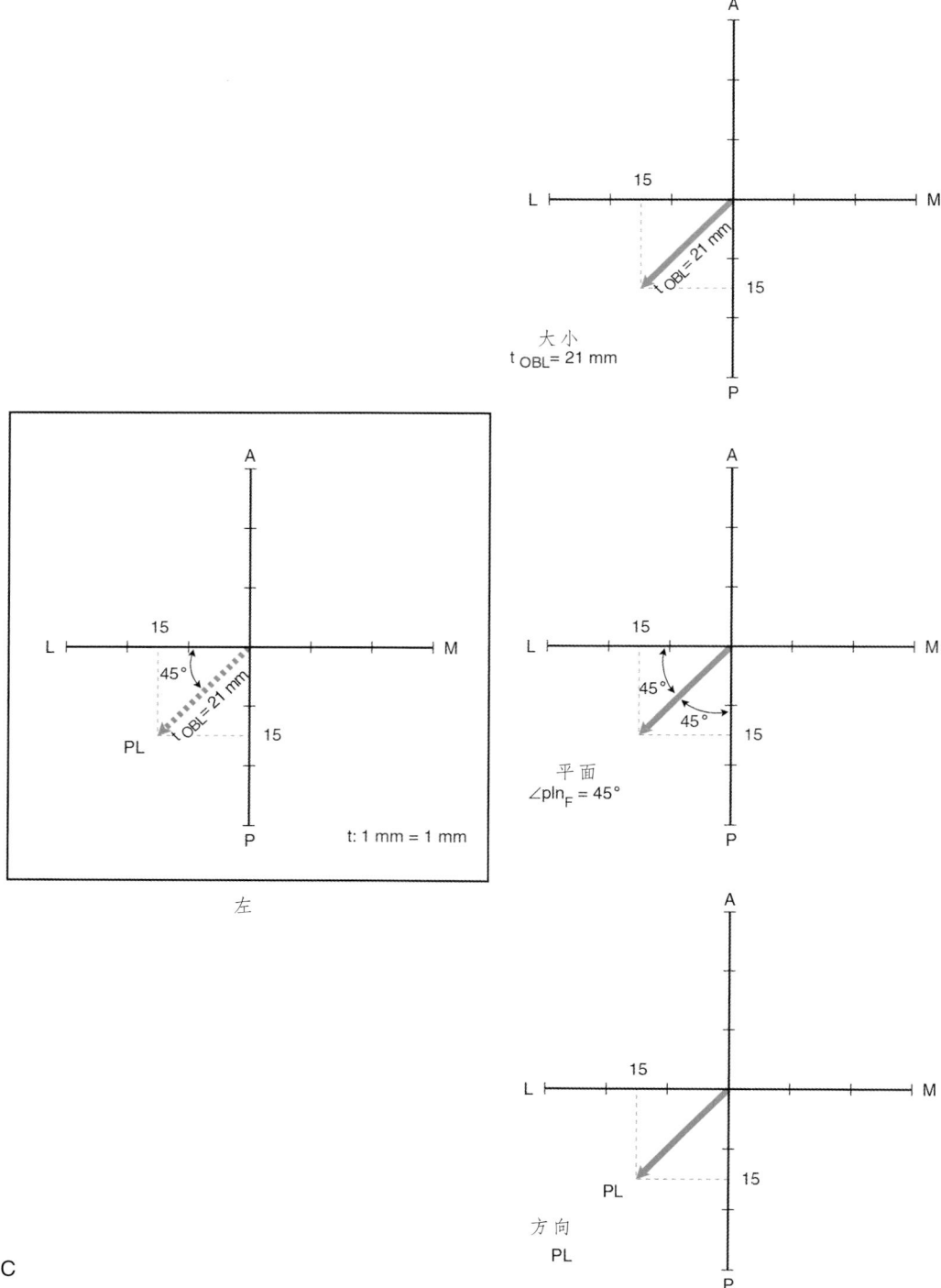

大小
t OBL = 21 mm

平面
∠pln_F = 45°

方向
PL

左
t: 1 mm = 1 mm

C

图 63–30

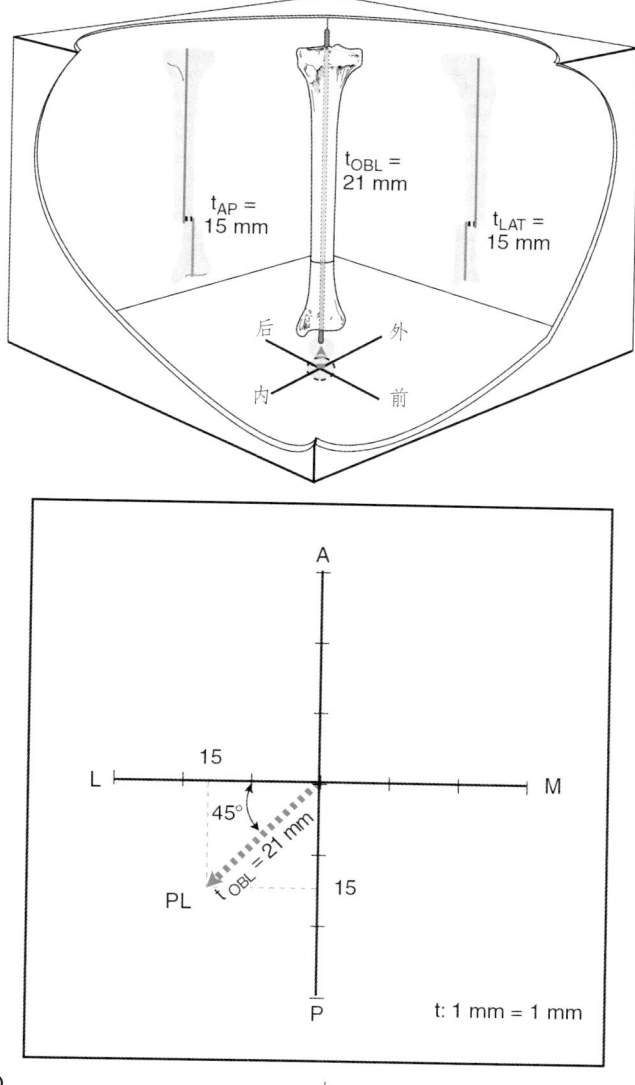

t_OBL = 21 mm

t_AP = 15 mm

t_LAT = 15 mm

后　外
内　前

A

15

L ———————————————— M

45°

t_OBL = 21 mm

15

PL

P

t: 1 mm = 1 mm

D　　　　　　　　　　左

图 63–30

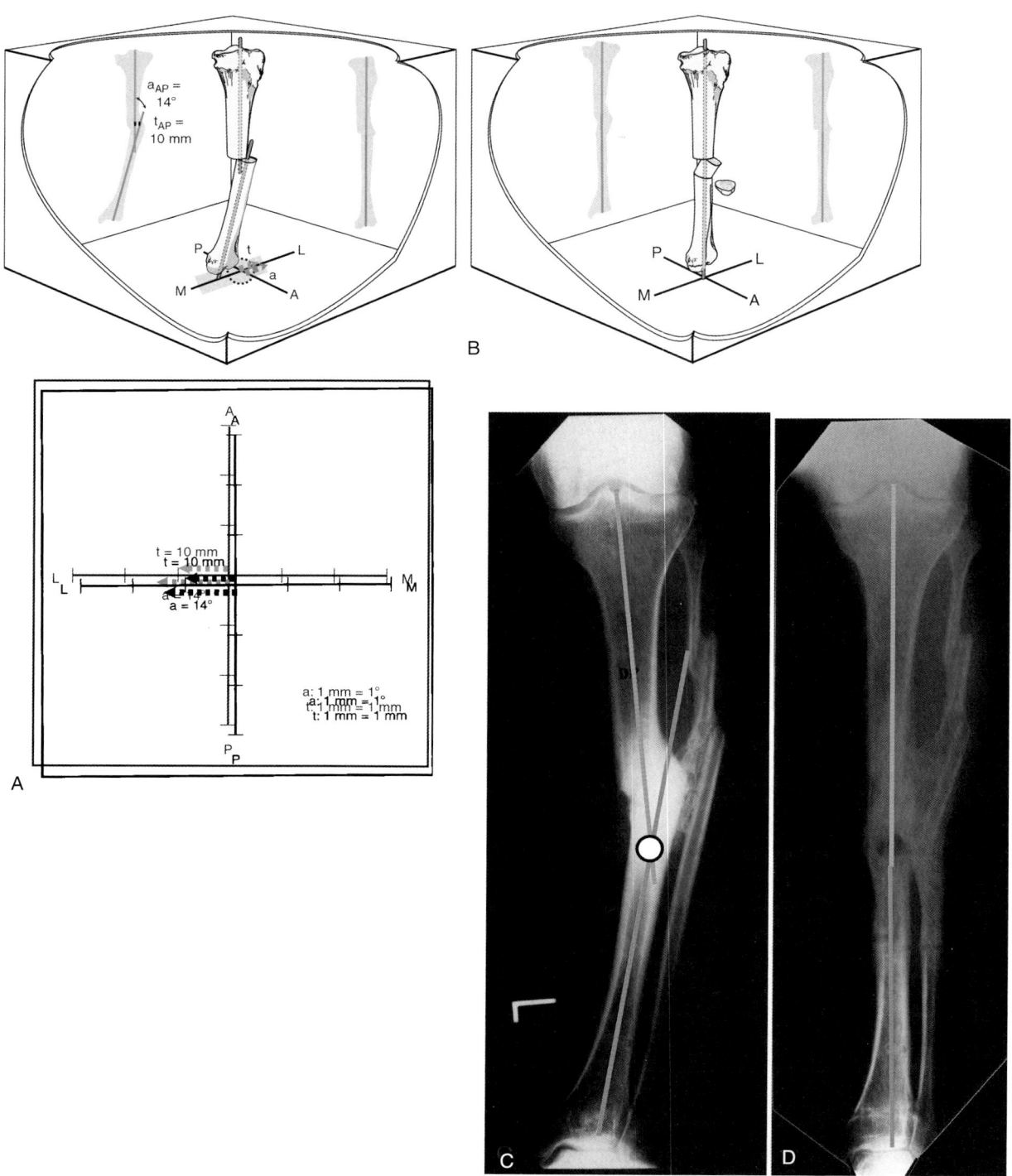

图 63-33

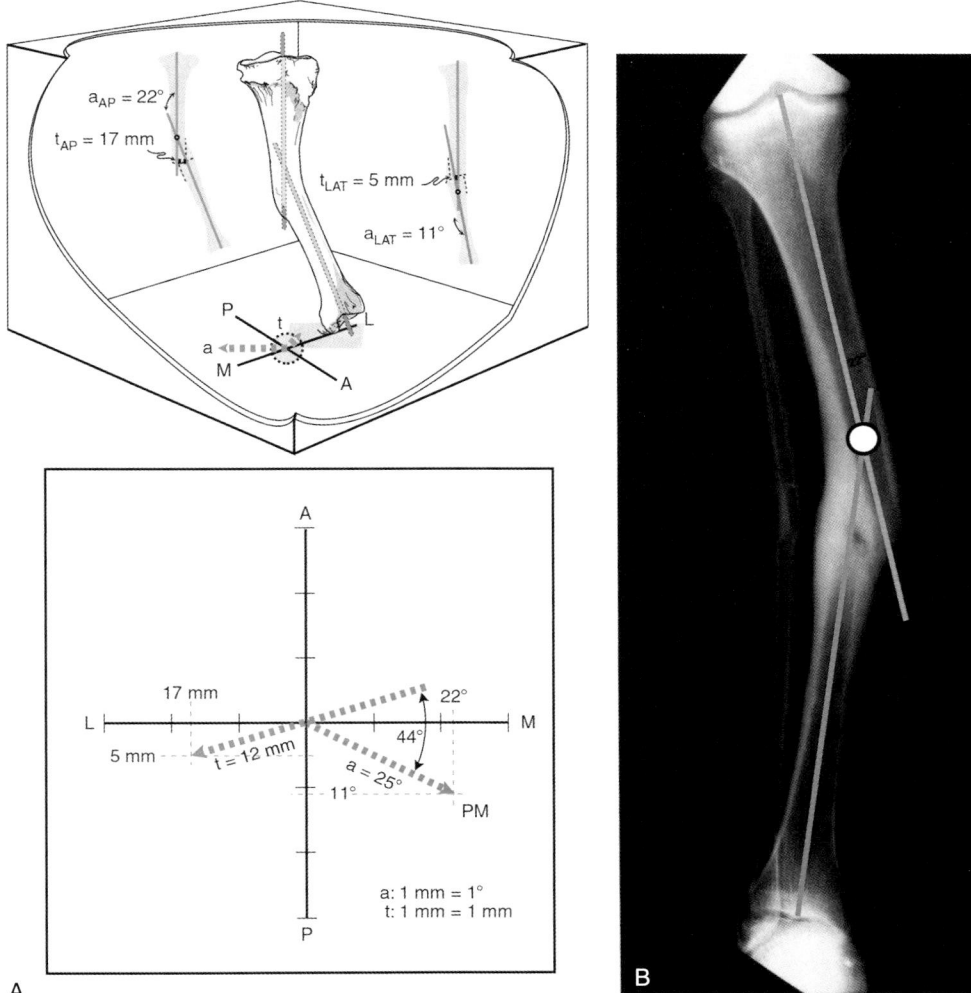

图 63-35

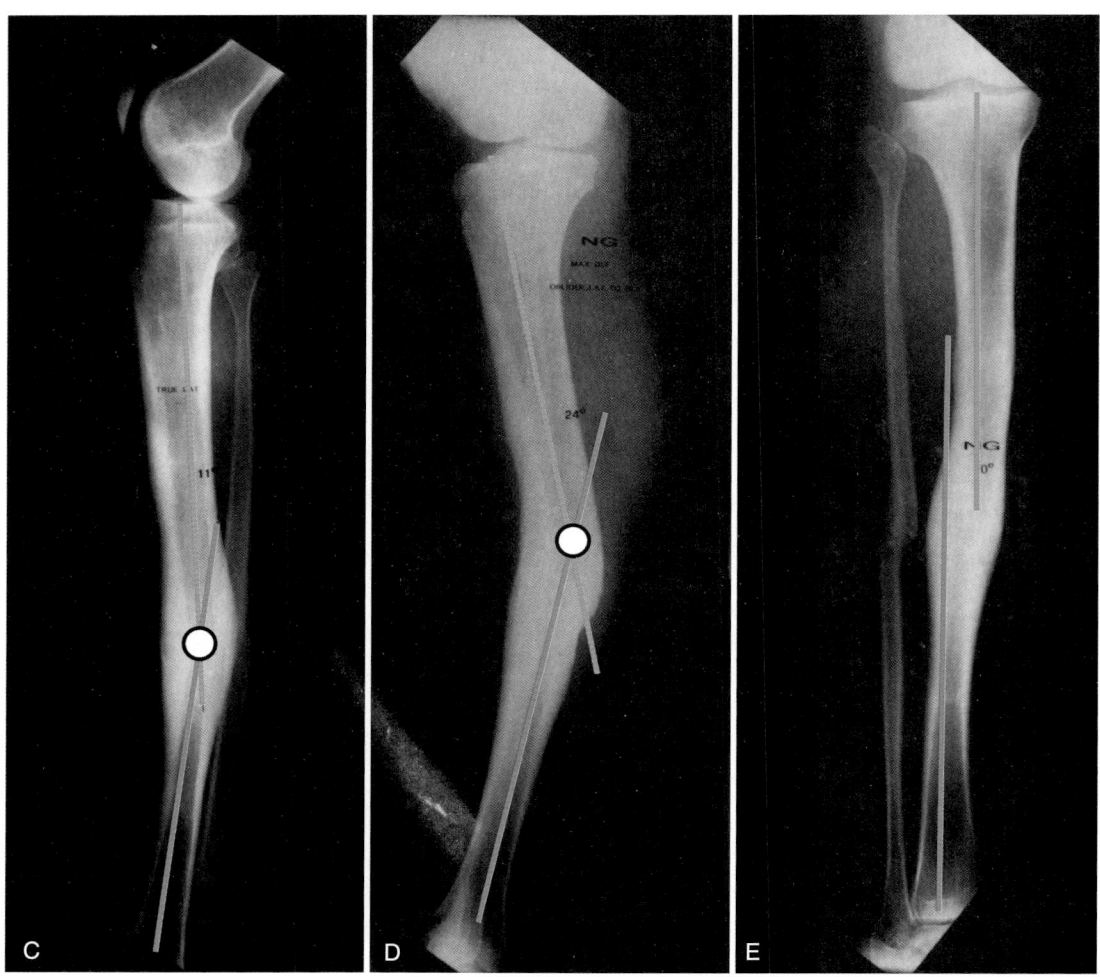

图 63-35

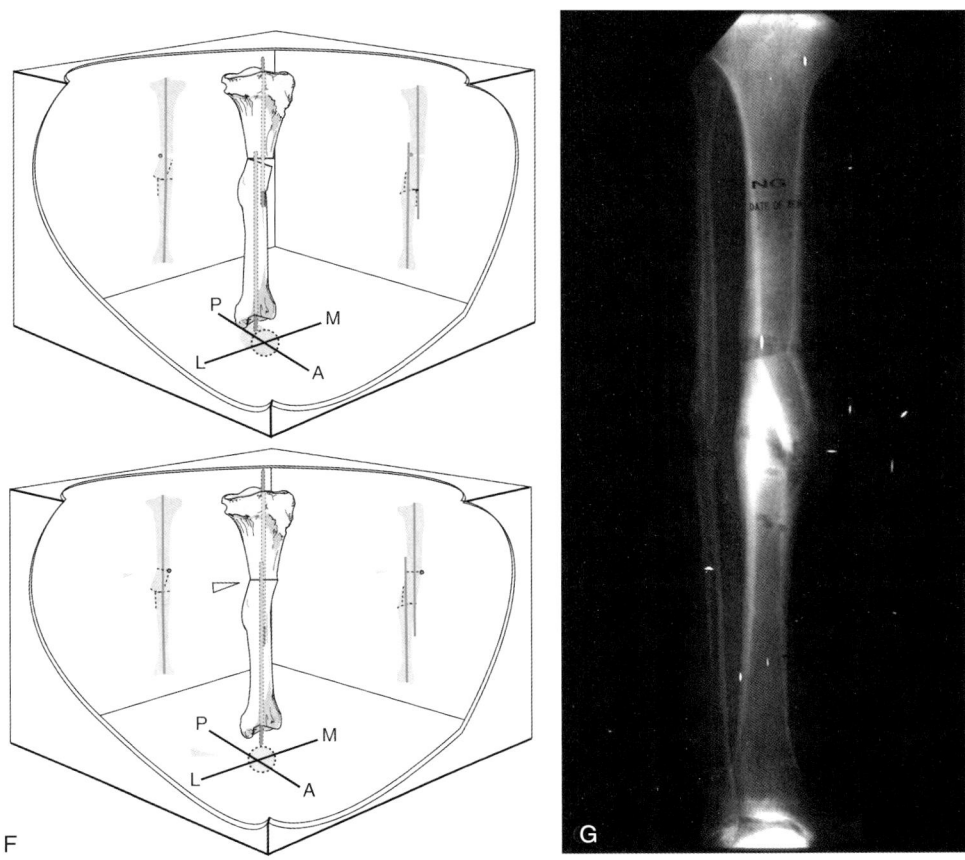

F

G

图 63-35

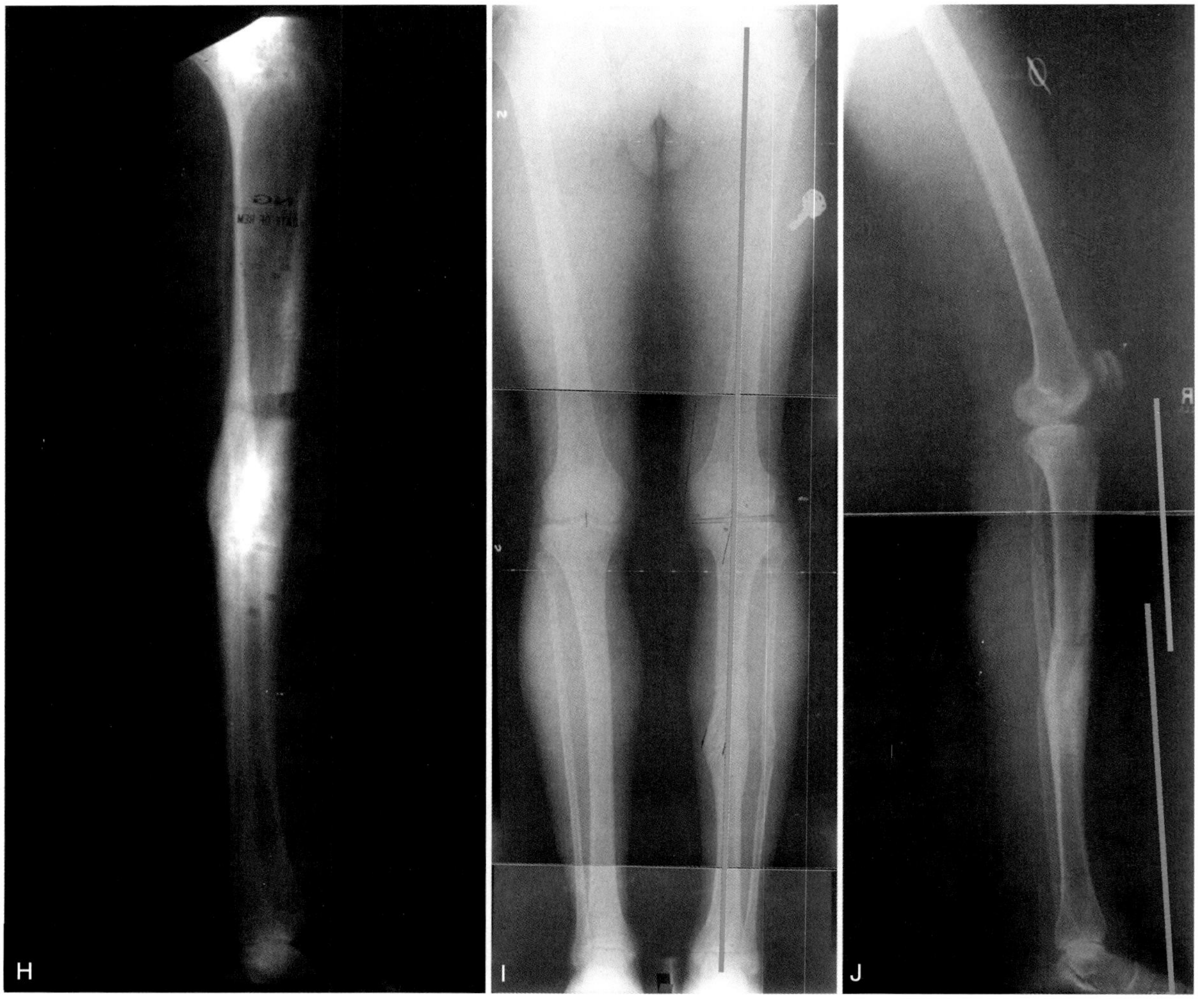

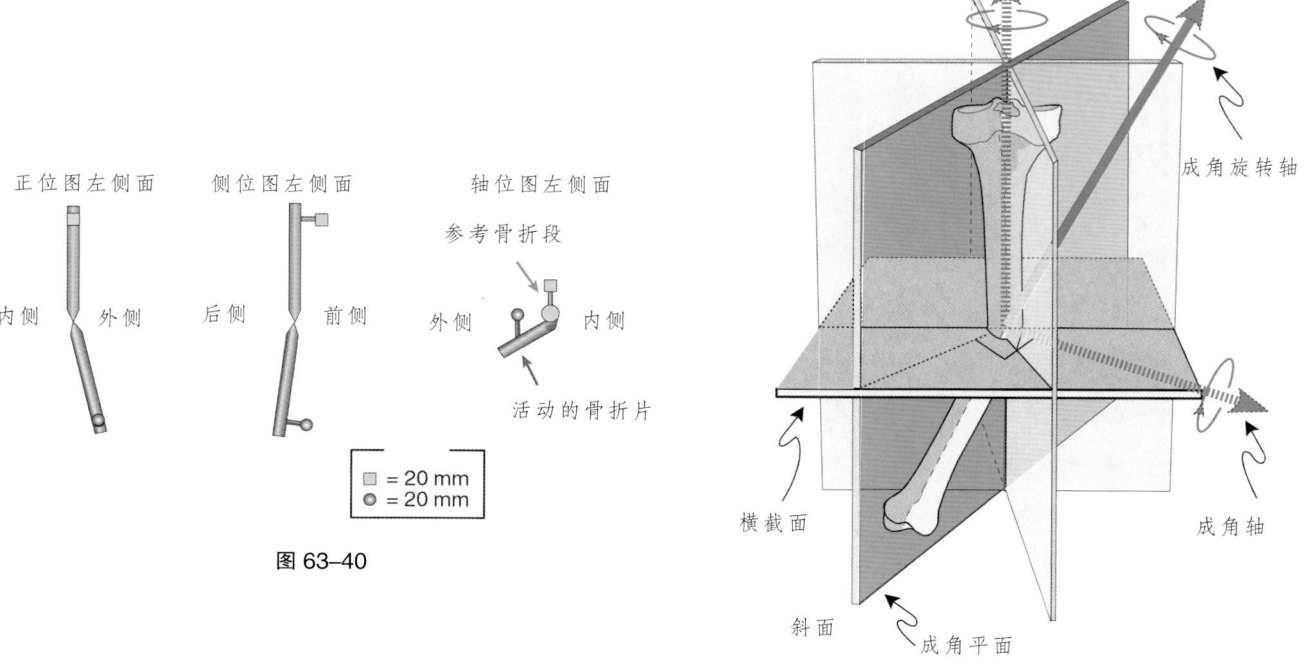

图 63-35

图 63-40

正位图左侧面　　侧位图左侧面　　　　轴位图左侧面

参考骨折段

内侧　　　　外侧　　　后侧　　　前侧　　　外侧　　　内侧

活动的骨折片

□ = 20 mm
○ = 20 mm

旋转轴

成角旋转轴

横截面

成角轴

斜面

成角平面

图 63-42